RANG & DALE
Farmacologia

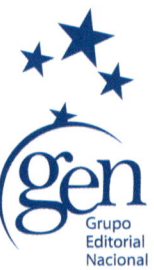

O GEN | Grupo Editorial Nacional – maior plataforma editorial brasileira no segmento científico, técnico e profissional – publica conteúdos nas áreas de ciências da saúde, exatas, humanas, jurídicas e sociais aplicadas, além de prover serviços direcionados à educação continuada e à preparação para concursos.

As editoras que integram o GEN, das mais respeitadas no mercado editorial, construíram catálogos inigualáveis, com obras decisivas para a formação acadêmica e o aperfeiçoamento de várias gerações de profissionais e estudantes, tendo se tornado sinônimo de qualidade e seriedade.

A missão do GEN e dos núcleos de conteúdo que o compõem é prover a melhor informação científica e distribuí-la de maneira flexível e conveniente, a preços justos, gerando benefícios e servindo a autores, docentes, livreiros, funcionários, colaboradores e acionistas.

Nosso comportamento ético incondicional e nossa responsabilidade social e ambiental são reforçados pela natureza educacional de nossa atividade e dão sustentabilidade ao crescimento contínuo e à rentabilidade do grupo.

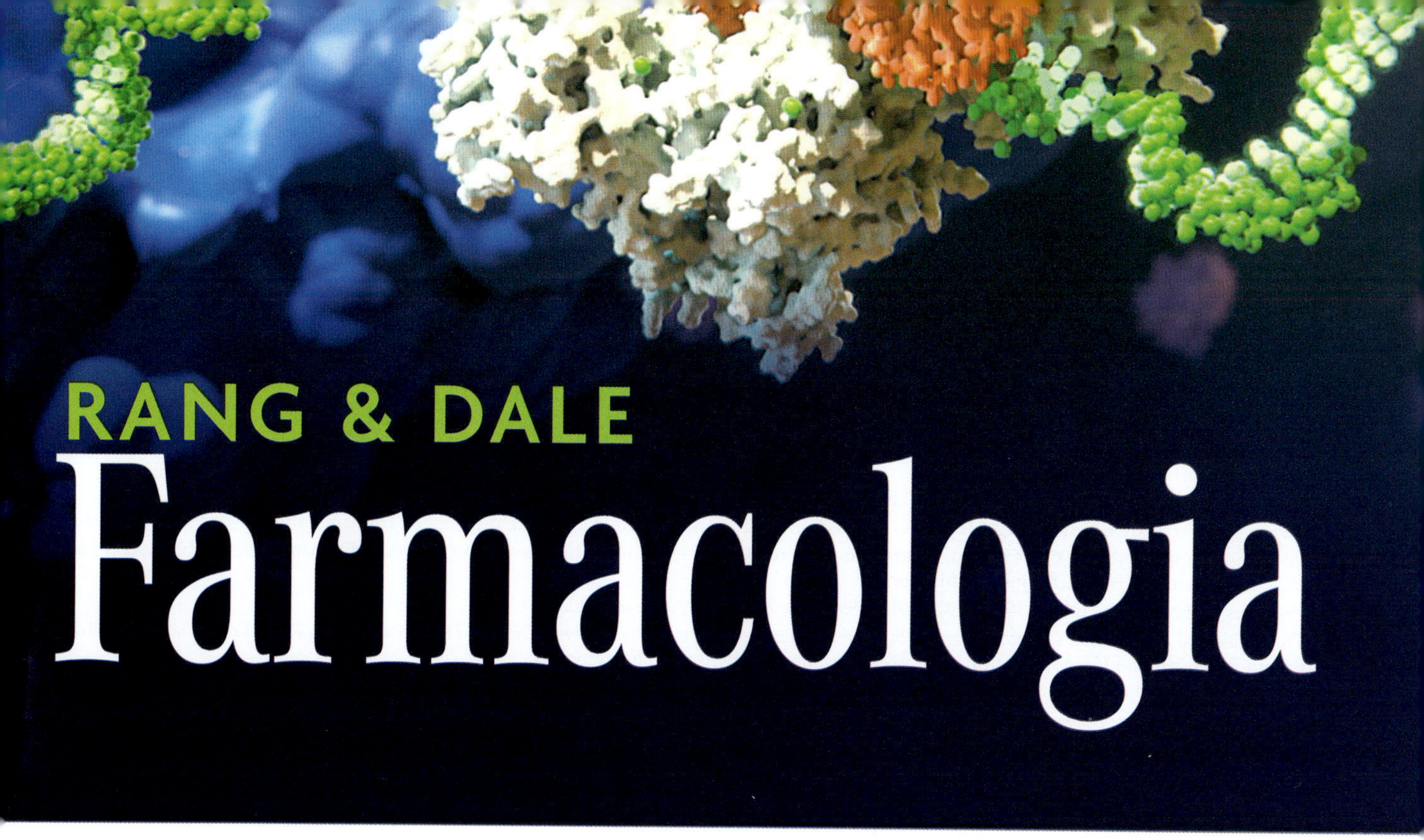

RANG & DALE
Farmacologia

JAMES M. RITTER
DPhil FRCP HonFBPhS FMedSci

Emeritus Professor of Clinical Pharmacology.
King's College London.
London, United Kingdom

ROD FLOWER
PhD LLD DSc HonFBPhS FMedSci FRS

Emeritus Professor of Pharmacology.
Bart's and the London School of Medicine.
Queen Mary, University of London.
London, United Kingdom

GRAEME HENDERSON
PhD, FRSB, HonFBPhS

Professor of Pharmacology.
University of Bristol.
Bristol, United Kingdom

YOON KONG LOKE
MBBS MD FRCP FBPhS

Professor of Medicine and Pharmacology.
Norwich Medical School, University of East Anglia.
Norwich, United Kingdom

DAVID MacEWAN
PhD FRSB FBPhS SFHEA

Professor of Molecular Pharmacology/Toxicology.
Deputy Executive Dean.
University of Liverpool.
Liverpool, United Kingdom

EMMA ROBINSON
PhD FBPhS

Professor of Psychopharmacology.
University of Bristol.
Bristol, United Kingdom

JAMES FULLERTON
MA MBChB MRCP PhD FHEA

Associate Professor of Clinical Therapeutics.
University of Oxford.
Consultant in Acute General Medicine and Clinical Pharmacology.
Oxford University Hospitals NHS Foundation Trust.
Oxford, United Kingdom

10ª edição

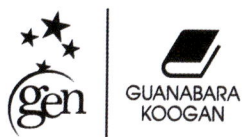

- Os autores deste livro e a editora empenharam seus melhores esforços para assegurar que as informações e os procedimentos apresentados no texto estejam em acordo com os padrões aceitos à época da publicação. Entretanto, tendo em conta a evolução das ciências, as atualizações legislativas, as mudanças regulamentares governamentais e o constante fluxo de novas informações sobre os temas que constam do livro, recomendamos enfaticamente que os leitores consultem sempre outras fontes fidedignas, de modo a se certificarem de que as informações contidas no texto estão corretas e de que não houve alterações nas recomendações ou na legislação regulamentadora.

- Data do fechamento do livro: 22/11/2024

- Os autores e a editora se empenharam para citar adequadamente e dar o devido crédito a todos os detentores de direitos autorais de qualquer material utilizado neste livro, dispondo-se a possíveis acertos posteriores caso, inadvertida e involuntariamente, a identificação de algum deles tenha sido omitida.

- **Atendimento ao cliente: (11) 5080-0751 | faleconosco@grupogen.com.br**

- Traduzido de:
RANG & DALE'S PHARMACOLOGY, TENTH EDITION
Copyright © 2024 by Elsevier, Ltd. All rights reserved, including those for text and data mining, AI training, and similar technologies.
Publisher's note: Elsevier takes a neutral position with respect to territorial disputes or jurisdictional claims in its published content, including in maps and institutional affiliations.
Previous editions copyrighted 1987, 1991, 1995, 1999, 2003, 2007, 2012, 2016 and 2020.
This edition of *Rang & Dale's Pharmacology, 10th edition*, by James M. Ritter, Rod Flower, Graeme Henderson, Yoon Kong Loke, David MacEwan, Emma Robinson and James Fullerton is published by arrangement with Elsevier Ltd.
ISBN: 978-0-323-87395-6
Esta edição de *Rang & Dale's Pharmacology, 10ª edição*, de James M. Ritter, Rod Flower, Graeme Henderson, Yoon Kong Loke, David MacEwan, Emma Robinson and James Fullerton é publicada por acordo com a Elsevier Ltd.

- Direitos exclusivos para a língua portuguesa
Copyright © 2025 by
GEN | Grupo Editorial Nacional S.A.
Publicado pelo selo Editora Guanabara Koogan Ltda.
Travessa do Ouvidor, 11
Rio de Janeiro – RJ – 20040-040
www.grupogen.com.br

- Reservados todos os direitos. É proibida a duplicação ou reprodução deste volume, no todo ou em parte, em quaisquer formas ou por quaisquer meios (eletrônico, mecânico, gravação, fotocópia, distribuição pela Internet ou outros), sem permissão, por escrito, do GEN | Grupo Editorial Nacional Participações S/A.

- Adaptação de capa: Bruno Gomes

- Editoração eletrônica: Know-how Editorial

Nota

Este livro foi produzido pelo GEN | Grupo Editorial Nacional, sob sua exclusiva responsabilidade. Profissionais da área da Saúde devem fundamentar-se em sua própria experiência e em seu conhecimento para avaliar quaisquer informações, métodos, substâncias ou experimentos descritos nesta publicação antes de empregá-los. O rápido avanço nas Ciências da Saúde requer que diagnósticos e posologias de fármacos, em especial, sejam confirmados em outras fontes confiáveis. Para todos os efeitos legais, a Elsevier, os autores, os editores ou colaboradores relacionados a esta obra não podem ser responsabilizados por qualquer dano ou prejuízo causado a pessoas físicas ou jurídicas em decorrência de produtos, recomendações, instruções ou aplicações de métodos, procedimentos ou ideias contidos neste livro.

- Ficha catalográfica

CIP-BRASIL. CATALOGAÇÃO NA PUBLICAÇÃO
SINDICATO NACIONAL DOS EDITORES DE LIVROS, RJ

R153
10. ed.

Rang & Dale farmacologia / James M. Ritter ... [et al.] ; tradução Patricia Lydie Voeux ; revisão técnica Alessandra Linardi... [et al.]. - 10. ed. - Rio de Janeiro : Guanabara Koogan, 2025.
    28 cm.

Tradução de: Rang & Dale's pharmacology
Inclui índice
ISBN 9786561110211

1. Farmacologia. I. Ritter, James M. II. Voeux, Patricia Lydie. III. Linardi, Alessandra.

24-94124

CDD: 615.1
CDU: 615

Meri Gleice Rodrigues de Souza - Bibliotecária - CRB-7/6439

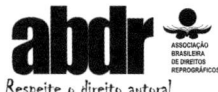

Revisão Técnica e Tradução

REVISÃO TÉCNICA

ALESSANDRA LINARDI

Professora Adjunta de Farmacologia, do Departamento de Ciências Fisiológicas da Faculdade de Ciências Médicas da Santa Casa de São Paulo (FCMSCSP). Graduação em Farmácia pela Faculdade de Ciências Farmacêuticas da Universidade São Francisco (USF). Doutorado e Pós-Doutorado em Farmacologia pela Universidade Estadual de Campinas (UNICAMP).

ARIADINY DE LIMA CAETANO

Professora Assistente do Departamento de Ciências Fisiológicas da Faculdade de Ciências Médicas da Santa Casa de São Paulo (FCMSCSP). Graduação em Ciências Biológicas. Mestrado e doutorado em Ciências da Saúde pela FCMSCSP.

JAIR GUILHERME SANTOS-JUNIOR

Professor Adjunto de Farmacologia na Faculdade de Ciências Médicas da Santa Casa de São Paulo (FCMSCSP). Doutorado em Psicobiologia pela Universidade Federal de São Paulo (UNIFESP). Pós-doutorado em Neurociências pela UNIFESP. Especialização em Farmacodependências pela UNIFESP.

ROBERTA SESSA STILHANO

Professora Assistente de Farmacologia da Faculdade de Ciências Médicas da Santa Casa de São Paulo (FCMSCSP). Mestrado em Biologia Molecular pela Universidade Federal de São Paulo (UNIFESP). Doutorado em Biologia Molecular pela UNIFESP. Pós-doutorado em Engenharia Biomédica pela University of California, Davis (UC Davis). Pós-doutorado em Farmacologia pela UNIFESP.

TRADUÇÃO

PATRICIA LYDIE VOEUX

Prefácio

"As coisas terão que mudar para que continuem a ser as mesmas."
(príncipe Don Fabrizio Salina, em O Leopardo*)*

A obra *Farmacologia*, publicada pela primeira vez por Churchill Livingstone, em 1987, e dedicada à memória do professor HO Schild, foi ideia de Humphrey Rang. Sua antecessora, *Farmacologia aplicada*, de Schild, estabeleceu um padrão que os autores procuraram manter. *Rang & Dale Farmacologia*, como é hoje conhecida, já teve nove edições e foi publicada em 11 idiomas, desde a quinta edição. Esta décima edição é a primeira que não se beneficiou da liderança prática de Humphrey e, embora ele permaneça muito vivo e forte, procuramos manter, com um espírito semelhante, os padrões que ele estabeleceu nos últimos 35 anos. Com esse propósito e em sintonia com o sentimento expressado pelo príncipe Don Fabrizio, citado acima, damos as boas-vindas a dois colegas mais jovens, a professora Emma Robinson (Bristol) e o Dr. James Fullerton (Oxford), que habilmente nos ajudaram a redigir esta mais recente edição.

Nesta edição, assim como nas anteriores, decidimos não apenas descrever o que os fármacos fazem, mas também explicar os mecanismos por meio dos quais atuam. Isso envolve a análise dos mecanismos fisiológicos e das alterações patológicas em níveis molecular e celular. A farmacologia tem as suas raízes na terapêutica, bem como na química orgânica e na biotecnologia, razão pela qual tentamos estabelecer uma ligação entre os efeitos a nível molecular e a gama de efeitos benéficos e adversos que os seres humanos experimentam quando fazem uso de substâncias para fins terapêuticos ou por outras razões. Muitos fármacos psicoativos não são prescritos como medicamentos nem vendidos sem receita. Alguns deles são muito usados por prazer, especialmente por jovens, algumas vezes com consequências prejudiciais. Embora nossa ênfase principal seja sobre uso terapêutico, os fármacos psicoativos, a adicção de substâncias e a tolerância também são discutidos. Também há um capítulo dedicado às substâncias usadas (ou "abusadas") no esporte e para outros propósitos associados ao estilo de vida.

A farmacologia continua sendo um campo em rápida evolução. Em 2021, a European Medicines Agency aprovou 54 novas substâncias ativas. Destas, sete estão relacionadas com a covid-19, porém outras indicações também foram amplamente representadas: outras infecções (duas), cardiovasculares (três), metabólicas (duas), para a reprodução (três), gastrointestinal (uma), neurológica (cinco), endócrina (quatro), para a pele (três), para os olhos (duas), reumatologia (três), hematologia (cinco), câncer (12) e vacinas além daquelas direcionadas contra o SARS-CoV-2 (duas). Nas edições anteriores, não incluímos vacinas de organismos vivos atenuados ou de material inativo derivado de organismos patogênicos; optamos por concentrar-nos em entidades moleculares de estrutura química definida. A atual onda de vacinas apresenta estruturas químicas definidas que atuam como alvos específicos para as células imunes do receptor, e mencionamos isso em seções relevantes, como aquela dedicada à covid-19, no capítulo sobre fármacos antivirais, porém sem entrar em detalhes. Os fármacos macromoleculares (incluindo anticorpos monoclonais e fármacos de RNA), que atuam especificamente para produzir efeitos no hospedeiro por meio de ligação de alta afinidade a alvos, como receptores de membrana de superfície, representam uma nova fronteira em farmacologia. Eles diferem na farmacocinética, especificidade, eficácia terapêutica e uma gama de efeitos adversos das entidades químicas de pequenas moléculas, que ainda constituem o principal arsenal de substâncias terapêuticas. Esses fármacos são abordados com maior profundidade do que as novas vacinas nos capítulos relevantes específicos para cada órgão. O capítulo sobre biofármacos foi revisado e atualizado por completo e inclui, agora, uma seção muito maior sobre fármacos de RNA. Como nas edições anteriores, incluímos anestésicos e agentes imunossupressores, que possibilitam outras modalidades terapêuticas, como cirurgia e transplante. A questão surpreendentemente complicada de "o que é um fármaco?", levantada por tais distinções, é considerada com mais detalhes no Capítulo 1.

A farmacologia, por si só, é uma disciplina científica viva, com uma importância que se estende para além de fornecer uma base para o uso de fármacos na terapia ou para outros propósitos. Pretendemos oferecer uma base sólida, não apenas para futuros médicos, mas também para cientistas e profissionais de outras disciplinas, como farmácia e outras profissões aliadas à medicina, particularmente as que contemplam a possibilidade de uma carreira na descoberta e no desenvolvimento de fármacos, que são abordados em um capítulo especial. Por esse motivo, e sempre que for apropriado, descreveremos como os fármacos são usados como sondas para elucidar funções celulares e fisiológicas, mesmo quando não têm aplicação clínica.

Nomenclatura. Os nomes dos fármacos e das substâncias químicas relacionadas são estabelecidos pelo uso, e, algumas vezes, há mais de um nome de uso comum. Para fins de prescrição, é importante usar nomes padrão, e seguir, tanto quanto possível, a lista de nomes genéricos recomendados internacionalmente (rINNs, *recommended international non proprietary names*) pela Organização Mundial da Saúde (OMS). Algumas vezes, esses nomes entram em conflito com os nomes familiares, como, por exemplo, o mediador endógeno prostaglandina I_2, nome padrão na literatura científica, passa a ser "epoprostenol" – pouco conhecido da maioria dos cientistas – na lista de rINN. Alguns nomes comerciais se tornaram tão familiares que são amplamente utilizados fora de sua competência original. Consumidores do Reino Unido falavam outrora em "aspirar o tapete", e entre consumidores (pacientes, médicos e outros), "heroína", nome comercial da Bayer para a diamorfina, foi, de modo semelhante, usado coloquialmente e estendido do produto sintético para incluir várias resinas e misturas obtidas pela acetilação do extrato de ópio, mas diamorfina (o rINN) é o termo preferido. O mesmo vale para casos mais recentes (p. ex., Herceptin®/trastuzumabe e Viagra®/sildenafila), porém com a ressalva para prescritores e farmacêuticos para os quais existem casos em que a prescrição pelo nome comercial é recomendada pelo British National Formulary, devido a diferenças farmacocinéticas clinicamente importantes entre os produtos.* Em geral, utilizamos nomes rINN tanto

---

*N.R.T.: No Brasil, a Resolução da Diretoria Colegiada (RDC) nº 51, de 15 de agosto de 2007, determina que, no âmbito do Sistema Único de Saúde (SUS), as prescrições pelo profissional responsável adotarão obrigatoriamente a Denominação Comum Brasileira (DCB), ou, na sua falta, a Denominação Comum Internacional (DCI). Já nos serviços privados de saúde, a prescrição ficará a critério do profissional responsável, podendo ser realizada sob a DCB ou, na sua falta, sob a DCI, ou sob o nome comercial do produto.

quanto possível no contexto do uso terapêutico; entretanto, com frequência, usamos o nome comum para descrever mediadores e fármacos familiares. Algumas vezes, o uso na Inglaterra e na América do Norte varia (como no caso da adrenalina/epinefrina e noradrenalina/norepinefrina). A adrenalina e a noradrenalina são os nomes oficiais nos estados membros da UE e relacionam-se claramente com termos como "noradrenérgico", "receptor adrenérgico" e "glândula suprarrenal", e nós os preferimos por essas razões.

Organização. A ação de um fármaco só pode ser compreendida no contexto do que está acontecendo no corpo. Assim, no início da maioria dos capítulos, discutimos brevemente os processos fisiológicos e bioquímicos relevantes para a ação dos fármacos descritos naquele capítulo. No que concerne às estruturas químicas dos fármacos, nós as incluímos apenas quando elas ajudam a entender como esses fármacos atuam ou são processados pelo corpo.

A organização geral do livro foi mantida, com seções cobrindo: (1) os princípios gerais de ação dos fármacos; (2) os mediadores químicos e os mecanismos celulares pelos quais os fármacos interagem na produção de seus efeitos terapêuticos e outros efeitos; (3) a ação dos fármacos em sistemas e órgãos específicos; (4) a ação dos fármacos no sistema nervoso; (5) a ação de fármacos utilizados no tratamento de doenças infecciosas e do câncer; (6) uma variedade de tópicos especiais que tratam dos efeitos nocivos dos fármacos, fármacos de estilo de vida e fármacos no esporte, bem como a descoberta e o desenvolvimento dos fármacos. Essa organização reflete nossa crença de que a ação dos fármacos precisa ser compreendida não como mera descrição dos efeitos de fármacos individuais e seus usos, mas como intervenção química que afeta a complexa rede de sinalização química e celular subjacente à função de qualquer organismo vivo. Além disso, para atualizar todos os capítulos, dentro desse plano geral, reorganizamos o texto de várias maneiras, de modo a acompanhar os avanços modernos:

- O Capítulo 5, sobre biofármacos, foi totalmente revisado e atualizado, incluindo agora uma seção muito maior sobre fármacos de RNA
- O Capítulo 24, *Sistema Hematopoiético e Tratamento da Anemia*, foi atualizado para incorporar os recentes avanços na detecção de oxigênio e resposta à redução da tensão de oxigênio, incluindo uma nova figura, e fármacos seguros e efetivos decorrentes disso (p. ex., daprodustate)
- Foi incluído um novo capítulo (27) sobre fármacos e olhos
- O Capítulo 40, *Doenças Neurodegenerativas*, foi reescrito para ampliar o seu foco na doença de Alzheimer e incluir outras formas de demência (p. ex., a associada aos corpos de Lewy e a vascular) e seus tratamentos
- Há um novo capítulo (42) sobre o tratamento farmacológico da cefaleia (incluindo os novos antagonistas do CGRP para profilaxia da enxaqueca)
- O Capítulo 43, *Fármacos Analgésicos*, tem uma nova seção sobre o tratamento farmacológico da dor crônica

- O Capítulo 51, *Princípios Básicos da Terapia Antimicrobiana*, foi revisado e contém novos diagramas que ilustram os locais de ação de antibióticos nos ribossomos
- O Capítulo 53, sobre fármacos antivirais, foi completamente revisado, incorporando mais informações sobre o modo de replicação, bem como uma seção sobre covid-19
- O Capítulo 57, sobre fármacos antineoplásicos, foi significativamente atualizado, incorporando a grande expansão dos diferentes tipos de novos agentes antineoplásicos que surgiram na prática clínica nos últimos anos
- Há uma nova seção sobre os antecedentes da descoberta de fármacos, destacando os sucessos atuais e o potencial futuro de fármacos de pequenos RNAs de interferência no desenho de fármacos baseado na estrutura, que parecem destinados a acessar muitos novos alvos de fármacos e revolucionar a medicina.

Ao selecionar novos materiais para inclusão neste livro, levamos em consideração não apenas os novos agentes, mas também extensões recentes de conhecimento básico que pressagiam um maior desenvolvimento de fármacos. E, sempre que possível, apresentamos uma breve visão geral de novos tratamentos em andamento. Eliminamos os fármacos que se tornaram obsoletos, assim como as teorias que já tiveram o seu dia.

A bibliografia e as leituras complementares estão restritas, em grande parte, a fornecer uma orientação sobre leituras adicionais e artigos de revisão que listam os principais documentos originais.

AGRADECIMENTOS

Gostaríamos de agradecer, por sua ajuda e seus conselhos na elaboração desta edição, à Dra. Peggy Frith, ao Prof. Eamonn Kelly, ao Dr. Jan Melichar, à Dra. Katy Sutcliffe, ao Prof. Andrew Owen e ao Dr. William Brown.

Também agradecemos a Dra. Christine Edmead, por seu trabalho sobre questões de autoavaliação que estão disponíveis como material adicional na edição original deste livro.

Gostaríamos de deixar registrado nosso apreço pela equipe da Elsevier que trabalhou nesta edição: Alexandra Mortimer (estrategista de conteúdo), Nicholas Henderson (especialista em desenvolvimento de conteúdo) e Joanna Souch (gerente de projetos).

Somos também muito gratos aos leitores que tiveram o trabalho de nos escrever comentários construtivos e sugestões. Fizemos o nosso melhor para incorporá-los. Comentários sobre a nova edição serão bem-vindos.

James M. Ritter
Rod Flower
Graeme Henderson
Yoon Kong Loke
David MacEwan
Emma Robinson
James Fullerton

Sumário

SEÇÃO 1 Princípios Gerais, 1

1 O que É Farmacologia?, 1
Considerações gerais, 1
O que é um fármaco?, 1
Origens e antecedentes, 1
Farmacologia nos séculos XX e XXI, 2
  Princípios terapêuticos alternativos, 3
  Surgimento da biotecnologia, 4
  A farmacologia atual, 4

2 Como os Fármacos Agem: Princípios Gerais, 6
Considerações gerais, 6
Introdução, 6
Proteínas como alvos para a ligação de fármacos, 6
  Receptores para fármacos, 7
  Especificidade dos fármacos, 7
  Classificação dos receptores, 8
  Interações fármaco-receptor, 8
  Antagonismo competitivo, 11
  Agonistas parciais e conceito de eficácia, 13
  Ativação constitutiva de receptores e agonistas inversos, 14
  Agonismo tendencioso, 16
  Modulação alostérica, 16
  Outras formas de antagonismo de fármacos, 18
Dessensibilização e tolerância, 19
  Alteração nos receptores, 19
  Translocação de receptores, 19
  Depleção de mediadores, 20
  Alteração do metabolismo de fármacos, 20
  Adaptação fisiológica, 20
Aspectos quantitativos das interações fármaco-receptor, 20
  Reação de ligação, 20
  Ligação quando há mais de um fármaco presente, 21
Natureza dos efeitos farmacológicos, 22

3 Como Atuam os Fármacos: Aspectos Moleculares, 24
Considerações gerais, 24
Alvos proteicos para a ação de fármacos, 24
  Receptores, 24
  Canais iônicos, 24
  Enzimas, 25
  Transportadores, 25
Proteínas receptoras, 26
  Tipos de receptor, 26
  Estrutura molecular dos receptores, 27
  Tipo 1: canais iônicos controlados por ligantes, 28
  Tipo 2: receptores acoplados à proteína G, 30
  Tipo 3: receptores ligados a quinases e receptores relacionados, 42
  Tipo 4: receptores nucleares, 46
Canais iônicos como alvos de fármacos, 48
  Seletividade iônica, 50
  Mecanismo de comporta, 50
  Arquitetura molecular dos canais iônicos, 50
  Farmacologia dos canais iônicos, 51
Controle da expressão dos receptores, 52
Receptores e doença, 52

4 Como Atuam os Fármacos: Aspectos Celulares – Excitação, Contração e Secreção, 55
Considerações gerais, 55
Regulação do cálcio intracelular, 55
  Mecanismos de entrada de cálcio, 55
  Mecanismos de extrusão de cálcio, 58
  Mecanismos de liberação de cálcio, 58
  Calmodulina, 59
Excitação, 59
  A célula "em repouso", 60
  Eventos elétricos e iônicos subjacentes ao potencial de ação, 60
  Função dos canais, 61
Contração muscular, 66
  Músculo esquelético, 66
  Músculo cardíaco, 66
  Músculo liso, 66
Liberação de mediadores químicos, 69
  Exocitose, 69
  Mecanismos de liberação não vesiculares, 70
Transporte epitelial de íons, 71

5 Como Atuam os Fármacos: Biofármacos e Terapia Gênica, 73
Considerações gerais, 73
Introdução, 73
Biofármacos de proteínas e peptídeos, 73
  Métodos de produção, 74
  Proteínas modificadas, 74
  Anticorpos monoclonais, 75
  Farmacologia de biofármacos de proteínas, 76
Oligonucleotídeos, 78
  Fármacos de RNA que têm como alvo proteínas, 79
  Fármacos de RNA que têm como alvo outros nucleotídeos, 79
  Fármacos de RNA usados na codificação de proteínas, 81
  Diversas outras espécies de RNA com potencial farmacológico, 81
  Problemas relacionados com biofármacos de RNA, 81
Terapia gênica, 82
  Entrega de genes, 83
  Como controlar a expressão gênica, 86
Questões sociais e de segurança, 86
Aplicações terapêuticas, 86
Direções futuras, 87

6 Proliferação, Apoptose, Reparo e Regeneração Celular, 89

Considerações gerais, 89
Proliferação celular, 89
  Ciclo celular, 89
  Interações entre células, fatores de crescimento e matriz extracelular, 92
Angiogênese, 93
Apoptose e remoção das células, 93
  Alterações morfológicas na apoptose, 94
  Principais participantes da apoptose, 94
  Vias para a apoptose, 95
Implicações fisiopatológicas, 96
  Reparo e cicatrização, 96
  Hiperplasia, 97
  Crescimento, invasão e metástases de tumores, 97
  Células-tronco e regeneração, 97
Perspectivas terapêuticas, 98
  Mecanismos apoptóticos, 98
  Angiogênese e metaloproteinases, 98
  Regulação do ciclo celular, 99

7 Mecanismos Celulares: Defesa do Hospedeiro, 101

Considerações gerais, 101
Introdução, 101
Resposta imune inata, 101
  Reconhecimento de padrões, 102
Resposta imune adaptativa, 107
  Fase de indução, 107
  Fase efetora, 108
Respostas sistêmicas na inflamação, 112
  Papel do sistema nervoso na inflamação, 112
  Respostas inflamatórias e imunes indesejadas e suas consequências imprevistas, 113
  Resultado da resposta inflamatória, 113

8 Métodos e Medidas em Farmacologia, 115

Considerações gerais, 115
Bioensaios, 115
  Sistemas de testes biológicos, 115
  Princípios gerais de bioensaio, 117
Modelos animais de doenças, 119
  Modelos farmacológicos, 120
  Modelos animais geneticamente modificados, 120
  Redução do uso de animais em pesquisas, 121
Estudos farmacológicos em humanos, 121
Ensaios clínicos, 121
  Risco de viés em ensaios clínicos controlados randomizados, 123
  Tamanho da amostra, 123
  Medidas dos resultados clínicos, 124
  Placebos, 124
  Metanálise, 124
  Considerações clínicas de benefícios e riscos, 125

9 Absorção e Distribuição de Fármacos, 127

Considerações gerais, 127
Introdução, 127
Processos físicos envolvidos na translocação de fármacos, 127
  Movimento das moléculas de fármacos através das barreiras celulares, 127
  Ligação de fármacos às proteínas plasmáticas, 133
  Partição no tecido adiposo e em outros tecidos, 134
Absorção e vias de administração de fármacos, 134
  Administração oral, 135
  Administração pela mucosa oral (sublingual ou bucal), 137
  Administração retal, 137
  Aplicação em superfícies epiteliais, 137
Distribuição dos fármacos no organismo, 139
  Compartimentos de líquidos corporais, 139
  Volume de distribuição, 140
  Interações medicamentosas causadas por alteração da absorção, 141
  Interações medicamentosas causadas por alteração da distribuição, 141
Sistemas especiais de fornecimento de fármacos, 142
  Profármacos, 142
  Conjugados de anticorpo-fármaco, 142
  Empacotamento em lipossomas, 143
  Dispositivos implantáveis revestidos, 143

10 Metabolismo e Eliminação de Fármacos, 144

Considerações gerais, 144
Introdução, 144
Metabolismo dos fármacos, 144
  Reações de fase 1, 144
  Reações de fase 2, 146
  Estereosseletividade, 147
  Inibição do citocromo P450, 147
  Indução de enzimas microsomais, 147
  Metabolismo pré-sistêmico (de "primeira passagem"), 148
  Metabólitos farmacologicamente ativos, 148
  Interações medicamentosas devido à indução ou inibição enzimática, 149
Excreção de fármacos e seus metabólitos, 150
  Excreção biliar e circulação êntero-hepática, 150
  Excreção renal de fármacos e seus metabólitos, 151
  Interações medicamentosas devido à alteração da excreção de fármacos, 152

11 Farmacocinética, 154

Considerações gerais, 154
Introdução: definição e usos da farmacocinética, 154
  Aplicações da farmacocinética, 155
  Objetivo deste capítulo, 155
Eliminação dos fármacos expressa como depuração, 156
Modelo de um compartimento, 157
  Administração em doses repetidas, 158
  Efeito da variação sobre a velocidade de absorção, 159
Modelos cinéticos mais complexos, 159
  Modelo de dois compartimentos, 160
  Cinética de saturação, 161
Farmacocinética populacional, 162
Limitações da farmacocinética, 162

12 Variação Individual, Farmacogenômica e Medicina Personalizada, 164

Considerações gerais, 164
Introdução, 164
Fatores epidemiológicos e variação interindividual da resposta a fármacos, 165
   Etnia, 165
   Idade, 165
   Gravidez, 166
   Doença, 166
   Interações medicamentosas, 167
Variação genética na capacidade de resposta a fármacos, 168
   Doenças farmacocinéticas de um único gene, 169
Fármacos terapêuticos e testes farmacogenômicos clinicamente disponíveis, 170
   Incorporação de dados farmacogenéticos a fluxos de trabalho clínicos diários, 171
Conclusões, 173

SEÇÃO 2 Mediadores Químicos, 174

13 Mediadores Químicos e Sistema Nervoso Autônomo, 174

Considerações gerais, 174
Aspectos históricos, 174
O sistema nervoso autônomo, 175
   Bases anatômicas e fisiológicas, 175
   Transmissores no sistema nervoso autônomo, 177
Alguns princípios gerais da transmissão química, 177
   Modulação pré-sináptica, 177
   Modulação pós-sináptica, 181
   Outros transmissores além da acetilcolina e da noradrenalina, 181
   Cotransmissão, 181
   Término da ação dos transmissores, 182
   Hipersensibilidade por denervação, 183
Etapas básicas na transmissão neuroquímica: locais de ação dos fármacos, 185

14 Transmissão Colinérgica, 186

Considerações gerais, 186
Ações muscarínicas e nicotínicas da acetilcolina, 186
Receptores de acetilcolina, 187
Receptores nicotínicos, 187
Receptores muscarínicos, 188
Fisiologia da transmissão colinérgica, 190
   Síntese e liberação de acetilcolina, 190
   Eventos elétricos da transmissão nas sinapses colinérgicas rápidas, 191
Efeitos de fármacos sobre a transmissão colinérgica, 193
   Fármacos que afetam os receptores muscarínicos, 193
   Fármacos que afetam os gânglios autônomos, 197
   Fármacos que atuam em local pré-sináptico, 202
   Fármacos que intensificam a transmissão colinérgica, 203
   Outros fármacos que intensificam a transmissão colinérgica, 207

15 Transmissão Noradrenérgica, 209

Considerações gerais, 209
Catecolaminas, 209
Classificação dos receptores adrenérgicos, 209
Fisiologia da transmissão noradrenérgica, 212
   O neurônio noradrenérgico, 212
   Captação e degradação das catecolaminas, 214
Fármacos que atuam sobre a transmissão noradrenérgica, 216
   Fármacos que atuam sobre os receptores adrenérgicos, 216
   Fármacos que afetam os neurônios noradrenérgicos, 227

16 5-Hidroxitriptamina e Purinas, 231

Considerações gerais, 231
5-Hidroxitriptamina, 231
   Distribuição, biossíntese e degradação, 231
   Efeitos farmacológicos, 234
   Fármacos que atuam nos receptores de 5-HT, 235
Condições clínicas em que a 5-HT desempenha um papel, 237
   Síndromes serotoninérgica e carcinoide, 237
   Hipertensão pulmonar, 237
Purinas, 238
Receptores purinérgicos, 238
O sistema purinérgico na saúde e na doença, 240
   Sistema cardiovascular, 240
   Asma e inflamação, 241
   Plaquetas, 241
Purinas como neurotransmissores, 241
Resumo, 242

17 Hormônios Locais: Histamina, Lipídeos, Peptídeos e Proteínas, 243

Considerações gerais, 243
Introdução, 243
O que é um "mediador"?, 243
Histamina, 244
   Síntese e armazenamento da histamina, 244
   Liberação da histamina, 244
   Receptores de histamina, 244
   Ações da histamina, 244
Eicosanoides, 246
   Considerações gerais, 246
   Estrutura e biossíntese, 246
   Prostanoides, 249
Leucotrienos, 252
   Receptores de leucotrienos, 252
   Ações dos leucotrienos, 252
Outros derivados importantes de ácidos graxos, 253
Fator ativador plaquetário, 254
   Biossíntese, 254
   Ações e função na inflamação, 254
Esfingosina 1-fosfato, 254
   Biossíntese e metabolismo, 254
   Receptores e ações, 255
Mediadores peptídicos e proteicos, 256
   Princípios gerais, 256
   Tipos de mediadores peptídicos e proteicos, 256

Biossíntese e regulação de peptídeos, 256
  Precursores peptídicos, 257
  Diversidade dentro das famílias
    de peptídeos, 258
  Tráfego e secreção de peptídeos, 258
Bradicinina, 259
  Fonte e formação da bradicinina, 259
  Metabolismo e inativação da bradicinina, 259
  Receptores de bradicinina, 259
  Ações e papel na inflamação, 260
Neuropeptídeos, 260
Citocinas, 261
  Interleucinas e compostos relacionados, 261
  Quimiocinas, 261
  Interferons, 263
  "Tempestade de citocinas", 263
Proteínas e peptídeos que infrarregulam
  a inflamação, 263
Considerações finais, 264

18 Canabinoides, 266

Considerações gerais, 266
Canabinoides derivados de plantas ("fitocanabinoides")
  e seus efeitos farmacológicos, 266
  Efeitos farmacológicos, 266
  Aspectos farmacocinéticos, 267
  Efeitos adversos, 267
  Tolerância e dependência, 267
Receptores de canabinoides, 267
Endocanabinoides, 269
  Biossíntese dos endocanabinoides, 269
  Término do sinal endocanabinoide, 269
  Mecanismos fisiológicos, 270
  Envolvimento patológico, 270
Canabinoides sintéticos, 271
Aplicações clínicas, 271

19 Óxido Nítrico e Mediadores Relacionados, 273

Considerações gerais, 273
Introdução, 273
Biossíntese do óxido nítrico e seu controle, 273
Degradação e transporte do óxido nítrico, 275
Efeitos do óxido nítrico, 276
  Aspectos bioquímicos e celulares, 276
  Efeitos vasculares (ver Capítulo 21), 277
  Efeitos neuronais (ver Capítulo 13), 277
  Defesa do hospedeiro (ver Capítulo 7), 277
Aspectos terapêuticos, 277
  Óxido nítrico, 277
  Doadores/precursores de óxido nítrico, 277
  Inibição da síntese de óxido nítrico, 277
  Substituição ou potencialização
    do óxido nítrico, 278
Condições clínicas em que o óxido nítrico pode
  participar, 278
Mediadores relacionados, 280
  Sulfeto de hidrogênio (H_2S) e monóxido de
    carbono (CO), 280

SEÇÃO 3 Fármacos que Afetam os Grandes Sistemas de Órgãos, 281

20 Coração, 281

Considerações gerais, 281
Introdução, 281
Fisiologia da função cardíaca, 281
  Frequência e ritmo cardíacos, 281
  Contração cardíaca, 284
  Consumo de oxigênio do miocárdio e fluxo
    sanguíneo coronariano, 286
Controle autônomo do coração, 287
  Sistema simpático, 287
  Sistema parassimpático, 288
Peptídeos natriuréticos cardíacos, 289
Cardiopatia isquêmica, 289
  Angina, 289
  Síndrome coronariana aguda, 290
Fármacos que afetam a função cardíaca, 290
  Fármacos antiarrítmicos, 290
  Fármacos que atuam sobre a contração
    do miocárdio, 294
  Fármacos antianginosos, 296

21 Sistema Vascular, 301

Considerações gerais, 301
Introdução, 301
Estrutura e função do sistema vascular, 301
Controle do tônus da musculatura lisa vascular, 302
  Endotélio vascular, 302
  Sistema renina-angiotensina, 305
Fármacos vasoativos, 306
  Fármacos vasoconstritores, 306
  Fármacos vasodilatadores, 307
Usos clínicos dos fármacos vasoativos, 312
  Hipertensão sistêmica, 313
  Insuficiência cardíaca, 314
  Choque por vasodilatação e estados hipotensivos, 317
  Doença vascular periférica, 318
  Doença de Raynaud, 318
  Hipertensão pulmonar, 318

22 Aterosclerose e Metabolismo das Lipoproteínas, 321

Considerações gerais, 321
Introdução, 321
Aterogênese, 321
Transporte de lipoproteínas, 322
  Dislipidemia, 323
Prevenção de doença ateromatosa, 324
Fármacos hipolipemiantes, 325
  Estatinas: inibidores da HMG-CoA redutase, 325
  Ácido bempedoico, 326
  Inibição da PCSK9, 326
  Fibratos, 326
  Fármacos que inibem a absorção do colesterol, 328
  Inibidores da proteína de transporte microssomal
    de triglicerídeos (MTP), 328
Oligonucleotídeos *antissense*, 328

23 Hemostasia e Trombose, 330
Considerações gerais, 330
Introdução, 330
Coagulação sanguínea, 330
    Cascata da coagulação, 330
    Endotélio vascular na hemostasia e na trombose, 332
Fármacos que atuam na cascata da coagulação, 333
    Defeitos da coagulação, 333
    Trombose, 334
Adesão e ativação das plaquetas, 339
    Fármacos antiplaquetários, 339
Fibrinólise (trombólise), 342
    Fármacos fibrinolíticos, 343

24 Sistema Hematopoiético e Tratamento da Anemia, 346
Considerações gerais, 346
Introdução, 346
Sistema hematopoiético, 346
Tipos de anemia, 348
Agentes hematínicos, 348
    Ferro, 348
    Ácido fólico e vitamina B_{12}, 351
Fatores de crescimento hematopoiéticos, 353
Anemia hemolítica, 356
    Fármacos usados no tratamento das anemias hemolíticas, 357

25 Fármacos Anti-Inflamatórios e Imunossupressores, 359
Considerações gerais, 359
Introdução, 359
Inibidores da ciclo-oxigenase, 359
    Mecanismo de ação, 361
    Ações farmacológicas, 361
    Alguns AINEs e coxibes importantes, 365
Fármacos antirreumáticos, 368
    Fármacos antirreumáticos modificadores da doença, 368
Fármacos antirreumáticos modificadores das doenças biológicas, fármacos anticitocinas e outros biofármacos, 374
Fármacos usados na gota, 375
    Alopurinol, 376
    Agentes uricosúricos, 376
    Colchicina, 376
Antagonistas da histamina, 377
    Ações farmacológicas, 377
    Aspectos farmacocinéticos, 378
Possíveis avanços futuros na terapia anti-inflamatória, 378

26 Pele, 381
Considerações gerais, 381
Introdução, 381
Estrutura da pele, 383
Doenças comuns da pele, 384
    Acne, 384
    Rosácea, 384
    Alopecia e hirsutismo, 386
    Eczema, 386
    Prurido, 386
    Urticária, 386
    Psoríase, 387
    Verrugas, 387
    Outras infecções, 387
    Melanoma, 387
Fármacos que atuam na pele, 388
    Formulação, 388
Principais fármacos usados em doenças da pele, 388
    Agentes antimicrobianos, 388
    Biofármacos, 388
    Glicocorticoides e outros agentes anti-inflamatórios, 389
    Fármacos usados no controle do crescimento capilar, 390
    Retinoides, 390
    Análogos da vitamina D, 391
Agentes que atuam por outros mecanismos, 392
Observações finais, 392

27 Olho, 394
Considerações gerais, 394
Introdução, 394
Considerações farmacocinéticas especiais relacionadas com o olho, 395
    Controle autonômico da lente e da pupila e fármacos relacionados, 395
Tratamento da inflamação e da infecção do olho, 396
Controle da pressão intraocular e tratamento do glaucoma, 397
    Agonistas dos receptores de prostaglandinas FP (ver Capítulo 17), 397
    Antagonistas dos receptores β_1-adrenérgicos, 397
    Agonistas dos receptores α_2-adrenérgicos, 398
    Inibidores da anidrase carbônica, 398
    Inibidores da rho quinase, 398
    Agonistas muscarínicos, 398
Vascularização ocular e inibidores do fator de crescimento do endotélio vascular, 398

28 Sistema Respiratório, 400
Considerações gerais, 400
Fisiologia da respiração, 400
    Controle da respiração, 400
    Regulação da musculatura, dos vasos sanguíneos e das glândulas das vias respiratórias, 400
Doença pulmonar e seu tratamento, 401
    Asma brônquica, 401
    Fármacos usados no tratamento e na prevenção da asma, 404
    Asma aguda grave (estado de mal asmático), 408
    Emergências alérgicas, 408
    Doença pulmonar obstrutiva crônica, 408
    Bronquiectasia, 410
    Fibrose cística, 410
    Fibrose pulmonar idiopática, 410
    Surfactantes, 410
    Tosse, 410

29 Rim e Trato Urinário, 412
Considerações gerais, 412
Introdução, 412
Visão geral da função renal, 412

Estrutura e função do néfron, 413
 Suprimento sanguíneo do néfron, 413
 Aparelho justaglomerular, 413
 Filtração glomerular, 414
 Função tubular, 414
 Equilíbrio ácido-básico, 418
 Equilíbrio do potássio, 418
 Excreção de moléculas orgânicas, 418
 Peptídeos natriuréticos, 418
 Prostaglandinas e função renal, 419
Fármacos que atuam no rim, 419
 Diuréticos, 419
Fármacos que alteram o pH da urina, 423
Fármacos que alteram a excreção de moléculas orgânicas, 424
Fármacos usados na insuficiência renal, 424
 Hiperfosfatemia, 424
 Hiperpotassemia, 424
Fármacos usados em distúrbios do trato urinário, 425

30 Trato Gastrointestinal, 426

Considerações gerais, 426
Inervação e hormônios do trato gastrointestinal, 426
 Controle neuronal, 426
 Controle hormonal, 426
Secreção gástrica, 426
 Regulação da secreção de ácido pelas células parietais, 426
 Coordenação dos fatores que regulam a secreção de ácido, 428
 Fármacos usados para inibir ou neutralizar a secreção de ácido gástrico, 428
 Tratamento da infecção por *Helicobacter pylori*, 431
 Fármacos que protegem a mucosa, 431
Vômitos, 431
 Mecanismo reflexo do vômito, 431
 Fármacos antieméticos, 433
Motilidade do trato gastrointestinal, 435
 Purgativos, 435
 Fármacos que aumentam a motilidade gastrointestinal, 436
 Agentes antidiarreicos, 436
Fármacos para a doença intestinal crônica, 437
 Glicocorticoides, 438
 Aminossalicilatos, 438
 Outros fármacos, 438
Fármacos que afetam o sistema biliar, 438
Rumos futuros, 439

31 Controle da Glicemia e Tratamento Farmacológico do Diabetes Melito, 440

Considerações gerais, 440
Introdução, 440
Controle da glicemia, 440
Hormônios das glicoses pancreáticas, 442
 Insulina, 442
 Glucagon, 444
 Somatostatina, 445
 Amilina (polipeptídeo amiloide das ilhotas), 445
 Incretinas, 445

Diabetes melito, 446
 Fármacos usados no tratamento do diabetes melito, 447
 Tratamento do diabetes melito, 452

32 Obesidade, 455

Considerações gerais, 455
Introdução, 455
 Definição de obesidade, 455
Obesidade como problema de saúde, 455
Mecanismos homeostáticos que controlam o balanço energético, 456
 Papel da sinalização periférica na regulação do peso corporal, 456
 Circuitos neurológicos que controlam o peso corporal e comportamento alimentar, 457
Fisiopatologia da obesidade nos seres humanos, 459
 Ingestão alimentar e obesidade, 460
 Exercício físico e obesidade, 460
 Fatores genéticos e obesidade, 460
Abordagens farmacológicas para o problema da obesidade, 461
 Supressores do apetite de ação central, 461
 Orlistate, 462
 Agonistas dos receptores de GLP-1, 463
Novas abordagens para a terapia da obesidade, 463

33 Hipófise e Córtex da Glândula Suprarrenal, 465

Considerações gerais, 465
A hipófise, 465
 Adeno-hipófise, 465
 Hormônios hipotalâmicos, 466
 Hormônios da adeno-hipófise, 467
 Neuro-hipófise, 470
Córtex da glândula suprarrenal, 471
 Glicocorticoides, 472
 Mineralocorticoides, 478
Novos rumos na terapia com glicocorticoides, 479

34 Glândula Tireoide, 482

Considerações gerais, 482
Síntese, armazenamento e secreção dos hormônios da tireoide, 482
 Captação do iodeto do plasma pelas células foliculares, 482
 Oxidação do iodeto e iodação dos resíduos de tirosina, 482
 Secreção de hormônio tireoidiano, 482
Regulação da função tireoidiana, 483
Ações dos hormônios tireoidianos, 484
 Efeitos sobre o metabolismo, 484
 Efeitos sobre o crescimento e o desenvolvimento, 484
 Mecanismo de ação, 485
Transporte e metabolismo dos hormônios tireoidianos, 485
Anomalias da função tireoidiana, 485
 Hipertireoidismo (tireotoxicose), 485
 Bócio simples atóxico, 486
 Hipotireoidismo, 486
Fármacos usados nas doenças da tireoide, 486
 Hipertireoidismo, 486
 Hipotireoidismo, 488

35 Sistema Reprodutor, 489
Considerações gerais, 489
Introdução, 489
Controle endócrino da reprodução, 489
  Controle neuro-hormonal do sistema reprodutor feminino, 489
  Controle neuro-hormonal do sistema reprodutor masculino, 491
  Efeitos comportamentais dos hormônios sexuais, 492
Fármacos que afetam a função reprodutora, 492
  Estrógenos, 492
  Antiestrógenos, inibidores da aromatase e moduladores seletivos do receptor de estrógeno (SERMS), 493
  Progestógenos, 494
  Antiprogestógenos, 494
  Terapia de reposição hormonal (TRH) na pós-menopausa, 495
  Androgênios, 495
  Esteroides anabolizantes, 496
  Antiandrogênios, 496
  Hormônio liberador de gonadotrofinas (GnRH): agonistas e antagonistas, 497
  Gonadotrofinas e análogos, 497
Fármacos usados para contracepção, 498
  Contraceptivos orais, 498
  Outros esquemas de fármacos usados para contracepção, 499
Útero, 500
  Motilidade do útero, 500
  Fármacos que estimulam o útero, 500
  Fármacos que inibem a contração do útero, 501
Disfunção erétil, 501
  Inibidores da fosfodiesterase tipo V, 502

36 Metabolismo Ósseo, 505
Considerações gerais, 505
Introdução, 505
Estrutura e composição do osso, 505
Remodelação óssea, 505
  Ação das células e das citocinas, 507
  Renovação dos minerais ósseos, 507
  Hormônios envolvidos no metabolismo e na remodelação do osso, 509
Doenças ósseas, 510
Fármacos usados nas doenças ósseas, 510
  Bifosfonatos, 510
  Estrógenos e compostos relacionados, 512
  Paratormônio e análogos, 512
  Preparações de vitamina D, 512
  Biofármacos, 512
  Calcitonina, 513
  Sais de cálcio, 513
  Compostos calcimiméticos, 513

SEÇÃO 4 Sistema Nervoso, 515

37 Transmissão Química e Ação dos Fármacos no Sistema Nervoso Central, 515
Considerações gerais, 515
Introdução, 515
Sinalização química no sistema nervoso, 515
Alvos para a ação dos fármacos, 518
Ação dos fármacos no sistema nervoso central, 518
  Barreira hematoencefálica, 520
Classificação dos fármacos psicotrópicos, 521

38 Aminoácidos Transmissores, 523
Considerações gerais, 523
Aminoácidos excitatórios, 523
  Aminoácidos excitatórios como transmissores no SNC, 523
  Metabolismo e liberação dos aminoácidos excitatórios, 523
Glutamato, 524
  Subtipos de receptores de glutamato, 524
  Plasticidade sináptica e potencialização a longo prazo, 527
  Fármacos que atuam sobre os receptores de glutamato, 530
Ácido γ-aminobutírico, 532
  Síntese, armazenamento e função, 532
  Receptores de GABA: estrutura e farmacologia, 532
  Fármacos que atuam sobre os receptores GABA, 534
Glicina, 535
Observações finais, 536

39 Outros Transmissores e Moduladores, 538
Considerações gerais, 538
Introdução, 538
Noradrenalina, 538
  Vias noradrenérgicas no SNC, 538
  Aspectos funcionais, 538
Dopamina, 540
  Vias dopaminérgicas no SNC, 540
  Receptores de dopamina, 541
  Aspectos funcionais, 541
5-Hidroxitriptamina, 543
  Vias da 5-HT no SNC, 543
  Receptores de 5-HT no SNC, 543
  Aspectos funcionais, 544
  Fármacos de uso clínico, 545
Acetilcolina, 545
  Vias colinérgicas no SNC, 545
  Receptores de acetilcolina, 546
  Aspectos funcionais, 547
Purinas, 547
Histamina, 548
Outros mediadores do SNC, 548
  Melatonina, 549
  Óxido nítrico, 549
  Mediadores lipídicos, 550
Mensagem final, 551

40 Doenças Neurodegenerativas, 553
Considerações gerais, 553
Dobramento incorreto e agregação das proteínas nas doenças neurodegenerativas crônicas, 553
Mecanismos de morte neuronal, 554
  Excitotoxicidade, 555
  Apoptose, 555
  Estresse oxidativo, 557

Lesão cerebral isquêmica, 557
　Fisiopatologia, 558
　Abordagens terapêuticas, 558
Demência, 559
　Patogenia da doença de Alzheimer, 559
　Patogenia da demência com corpos de Lewy, 561
　Abordagens terapêuticas para a demência, 561
Doença de Parkinson, 562
　Características da doença de Parkinson, 562
　Patogenia da doença de Parkinson, 563
　Tratamento farmacológico da doença de Parkinson, 564
Tremor essencial, 568
Doença de Huntington, 568
Esclerose lateral amiotrófica, 569
Atrofia muscular espinal, 569
Esclerose múltipla, 569

41 Agentes Anestésicos Gerais, 572

Considerações gerais, 572
Introdução, 572
Mecanismo de ação dos fármacos anestésicos, 572
　Lipossolubilidade, 572
　Efeitos sobre os canais iônicos, 573
　Efeitos sobre o sistema nervoso, 574
　Efeitos sobre os sistemas cardiovascular e respiratório, 575
Agentes anestésicos intravenosos, 575
　Propofol, 575
　Tiopental, 576
　Etomidato, 577
　Outros agentes intravenosos, 577
Anestésicos inalatórios, 577
　Aspectos farmacocinéticos, 578
Anestésicos inalatórios individuais, 581
　Isoflurano, desflurano, sevoflurano, enflurano e halotano, 581
　Óxido nitroso, 581
Sedação e anestesia equilibrada, 582

42 Cefaleia, 584

Considerações gerais, 584
Cefaleia, 584
Tipos de cefaleias, 584
　Enxaqueca (migrânea), 584
　Cefaleias do tipo tensional, 587
　Cefalalgias trigêmino-autonômicas, 587
　Outras cefaleias primárias, 587
Terapia farmacológica para a cefaleia, 587
　Fármacos que atuam no sistema 5-HT, 587
　Fármacos que atuam no sistema do CGRP, 588
　Fármacos anti-inflamatórios, 589
　Fármacos de ação central, 589
　Fármacos cardiovasculares, 590
　Grupo diverso, 590
　Outros tratamentos não farmacológicos, 590
Resumo, 590

43 Fármacos Analgésicos, 592

Considerações gerais, 592
Introdução, 592
Mecanismos neurais da dor, 592
　Modulação na via nociceptiva, 593
　Sinalização química na via nociceptiva, 596
Fármacos analgésicos, 598
　Fármacos opioides, 598
　Paracetamol, 608
Dor crônica, 608
　Tratamento da dor crônica secundária, 609
　Tratamento da dor crônica primária, 610
　Outros fármacos usados no tratamento da dor, 610

44 Anestésicos Locais e Outros Fármacos que Afetam os Canais de Sódio, 613

Considerações gerais, 613
Anestésicos locais, 613
　Histórico, 613
　Aspectos químicos, 613
　Mecanismo de ação, 613
　Efeitos adversos, 614
　Aspectos farmacocinéticos, 617
　Novas abordagens, 617
Outros fármacos que afetam os canais de sódio, 619
　Tetradotoxina e saxitoxina, 619
　Agentes que afetam o mecanismo de comporta dos canais de sódio, 619

45 Fármacos Ansiolíticos e Hipnóticos, 620

Considerações gerais, 620
A natureza da ansiedade e o seu tratamento, 620
Medição da atividade ansiolítica, 621
　Modelos animais de ansiedade, 621
　Quantificação da ansiedade em seres humanos, 621
Fármacos utilizados no tratamento da ansiedade, 623
Efeito ansiolítico tardio de fármacos que atuam por meio de mecanismos serotoninérgicos, 624
　Benzodiazepínicos e fármacos relacionados, 624
　Gabapentinoides, 628
　Outros fármacos ansiolíticos potenciais, 628
Fármacos usados no tratamento da insônia (fármacos hipnóticos), 629
　Indução do sono pelos benzodiazepínicos, 629

46 Fármacos Antiepilépticos, 631

Considerações gerais, 631
Introdução, 631
Natureza da epilepsia, 631
　Tipos de epilepsia, 631
　Mecanismos neurais e modelos animais de epilepsia, 633
Fármacos antiepilépticos, 634
　Mecanismo de ação, 634
　Carbamazepina, 638
　Fenitoína, 639
　Valproato, 640
　Etossuximida, 640
　Fenobarbital, 640
　Benzodiazepínicos, 641
　Fármacos antiepilépticos mais novos, 641
　Novos fármacos, 642
　Outros usos dos fármacos antiepilépticos, 643
　Fármacos antiepilépticos e gravidez, 643
Espasmo muscular e relaxantes musculares, 643

47 Fármacos Antipsicóticos, 645

Considerações gerais, 645
Introdução, 645
A natureza da esquizofrenia, 645
   Etiologia e patogenia da esquizofrenia, 646
Fármacos antipsicóticos, 649
   Classificação dos fármacos antipsicóticos, 649
   Eficácia clínica no tratamento da esquizofrenia, 652
   Outros usos dos fármacos antipsicóticos, 652
   Propriedades farmacológicas, 653
   Efeitos adversos, 655
   Aspectos farmacocinéticos, 657
Desenvolvimentos futuros, 657

48 Fármacos Antidepressivos, 659

Considerações gerais, 659
Natureza da depressão, 659
Teorias da depressão, 660
   Teoria monoaminérgica, 661
   Mecanismos neuroendócrinos, 661
   Efeitos neurotróficos e neuroplasticidade, 661
   Hipótese neuropsicológica, 662
Fármacos antidepressivos, 662
   Tipos de fármacos antidepressivos, 662
   Testes para fármacos antidepressivos, 664
   Mecanismo de ação dos fármacos antidepressivos convencionais, 668
   Inibidores da captação de monoaminas, 671
   Antidepressivos bloqueadores de receptores, 675
   Inibidores da monoaminoxidase, 675
   Agonista da melatonina, 677
   Antidepressivos de ação rápida, 677
   Outras abordagens antidepressivas, 677
Eficácia clínica dos tratamentos antidepressivos, 678
   Fatores farmacocinéticos, 678
   Suicídio e antidepressivos, 678
Fármacos antidepressivos no futuro, 678
Terapias de estimulação cerebral, 679
Tratamento farmacológico do transtorno bipolar, 679
   Lítio, 679
   Fármacos antiepilépticos, 680
   Fármacos antipsicóticos de segunda geração, 680

49 Fármacos Psicoativos, 682

Considerações gerais, 682
Introdução, 682
Estimulantes psicomotores, 682
   Anfetaminas, 682
   Metilfenidato, 684
   Modafinila, 685
   Cocaína, 685
   MDMA, 687
   Catinonas, 688
   Metilxantinas, 688
   Nicotina, 689
   Efeitos farmacológicos da nicotina, 689
   Aspectos farmacocinéticos, 690
   Adicção e tolerância, 690
   Efeitos prejudiciais do fumo de tabaco, 691
   Outros efeitos do fumo de tabaco, 692

Substâncias que potencializam a cognição, 692
   Eficácia, 693
   Fármacos não estimulantes, 693
Psicodélicos, 693
   Dietilamida do ácido lisérgico, psilocibina e mescalina, 693
   Outros psicodélicos, 694
Fármacos dissociativos, 695
Depressores, 695
   Etanol, 696
   Efeitos farmacológicos do etanol, 696
   Aspectos farmacocinéticos, 698
   Tolerância e dependência física, 700
Agonistas sintéticos dos receptores canabinoides, 701

50 Uso de Substâncias e Drogadição, 703

Considerações gerais, 703
Uso de substâncias, 703
   Administração de substâncias, 703
   Efeitos nocivos das substâncias, 704
   Adicção em substâncias, 704
   Tolerância, 708
   Abordagens farmacológicas para o tratamento da drogadição, 708
Redução de danos, 709

SEÇÃO 5 Fármacos Usados no Tratamento das Infecções e do Câncer, 711

51 Princípios Básicos de Quimioterapia Antimicrobiana, 711

Considerações gerais, 711
Histórico, 711
Base molecular da quimioterapia, 711
   Bactérias, 711
   Reações bioquímicas como potenciais alvos, 713
   Estruturas formadas da célula como potenciais alvos, 718
Resistência aos fármacos antibacterianos, 718
   Disseminação da resistência aos antibióticos, 719
   Mecanismos bioquímicos de resistência a antibióticos, 721
Estado atual de resistência aos antibióticos nas bactérias, 723
   Resistência a outros fármacos antimicrobianos, 723

52 Fármacos Antibacterianos, 726

Considerações gerais, 726
Introdução, 726
   Coloração de Gram e sua importância na ação dos fármacos, 726
Agentes antibacterianos que interferem na síntese ou na ação do folato, 726
   Sulfonamidas, 727
   Trimetoprima, 728
Antibióticos β-lactâmicos e outros agentes que interferem na parede ou na síntese da membrana das bactérias, 729
   Penicilinas, 729

Cefalosporinas e cefamicinas, 731
Outros antibióticos β-lactâmicos, 732
Outros antibióticos que inibem a síntese de peptideoglicano da parede celular bacteriana, 732

Agentes antimicrobianos que afetam a síntese das proteínas bacterianas, 733
Tetraciclinas, 733
Cloranfenicol, 734
Aminoglicosídeos, 734
Macrolídeos, 735
Oxazolidinonas, 736
Ácido fusídico, 736
Estreptograminas, 736
Clindamicina, 736

Agentes antimicrobianos que afetam a topoisomerase, 737
Quinolonas, 737

Agentes antibacterianos diversos, 738
Metronidazol, 738
Nitrofurantoína, 738

Agentes antimicrobianos, 738
Fármacos usados no tratamento da tuberculose, 738
Fármacos usados no tratamento da hanseníase, 741

Perspectivas para novos fármacos antibacterianos, 742

53 Fármacos Antivirais, 744

Considerações gerais, 744
Informações básicas sobre os vírus, 744
Visão geral da estrutura dos vírus, 744
O ciclo de vida dos vírus, 744
Mecanismos de replicação viral, 745

Interação hospedeiro-vírus, 747
Defesas do hospedeiro contra vírus, 747
Estratégias virais para evadir-se das defesas do hospedeiro, 747

HIV e AIDS, 748
Indução da doença, 748
Progressão da infecção, 750

Covid-19, 752

Fármacos antivirais, 752
Inibidores da DNA polimerase, 752
Inibidores da transcriptase reversa, 754
Inibidores não nucleosídicos da transcriptase reversa, 754
Inibidores de protease, 754
Inibidores da neuraminidase e inibidores da desmontagem do capsídeo viral, 755
Fármacos que atuam por meio de outros mecanismos, 755
Biofármacos como fármacos antivirais, 755
Outros agentes, 756

Tratamento combinado para o HIV, 756
Farmacoterapia para covid-19, 757
Perspectivas para novos fármacos antivirais, 758

54 Fármacos Antifúngicos, 760

Considerações gerais, 760
Fungos e infecções fúngicas, 760
Fármacos usados no tratamento das infecções fúngicas, 761
Antibióticos antifúngicos, 761
Fármacos antifúngicos sintéticos, 763
Desenvolvimentos futuros, 764

55 Fármacos Antiprotozoários, 766

Considerações gerais, 766
Introdução, 766
Interações hospedeiro-parasita, 766
Malária e fármacos antimaláricos, 767
Ciclo de vida do parasita da malária, 768
Fármacos antimaláricos, 769
Novos e potenciais fármacos antimaláricos, 775

Amebíase e fármacos amebicidas, 776
Metronidazol, 777
Diloxanida, 777

Tripanossomíase e fármacos tripanossomicidas, 777
Suramina, 778
Pentamidina, 778
Melarsoprol, 778
Eflornitina, 778

Outras infecções causadas por protozoários e fármacos utilizados no seu tratamento, 778
Leishmaniose, 778
Tricomoníase, 779
Giardíase, 779
Toxoplasmose, 779
Pneumocystis, 779

Avanços futuros, 779

56 Fármacos Anti-Helmínticos, 781

Considerações gerais, 781
Infecções por helmintos, 781
Fármacos anti-helmínticos, 784
Benzimidazóis, 785
Praziquantel, 785
Piperazina, 785
Dietilcarbamazina, 785
Niclosamida, 786
Levamisol, 786
Ivermectina, 786

Resistência aos fármacos anti-helmínticos, 786
Vacinas e outras abordagens novas, 787

57 Fármacos Contra o Câncer, 789

Considerações gerais, 789
Introdução, 789
Patogenia do câncer, 789
Gênese de uma célula cancerosa, 790
Características especiais das células tumorais, 790

Princípios gerais dos fármacos citotóxicos contra o câncer, 792

Fármacos contra o câncer, 794
Agentes alquilantes e compostos relacionados, 794
Antimetabólitos, 799
Antibióticos citotóxicos, 800
Derivados de plantas, 801
Hormônios, 801
Antagonistas hormonais, 802
Anticorpos monoclonais, 803
Inibidores de proteína quinase, 804
Diversos agentes, 805
Resistência aos fármacos contra o câncer, 806
Terapias combinadas, 806
Controle da êmese e da mielossupressão, 807

Perspectivas futuras, 807

SEÇÃO 6 Tópicos Especiais, 808

58 Efeitos Nocivos dos Fármacos, 808

Considerações gerais, 808
Introdução, 808
Classificação das reações adversas aos fármacos, 809
    Efeitos adversos relacionados com a ação farmacológica conhecida do fármaco, 809
    Efeitos adversos não relacionados com a ação farmacológica conhecida do fármaco, 809
Toxicidade farmacológica, 809
    Teste de toxicidade, 809
    Mecanismos gerais de dano e morte celular induzidos por toxinas, 810
    Mutagênese e avaliação do potencial genotóxico, 812
Reações imunológicas aos fármacos, 816
    Mecanismos imunológicos, 817
    Tipos clínicos de respostas alérgicas a fármacos, 817

59 Estilo de Vida e Fármacos no Esporte, 819

Considerações gerais, 819
O que são substâncias/fármacos do estilo de vida?, 819
Classificação das substâncias/fármacos do estilo de vida, 819
Intensificadores cognitivos, 821
Substâncias, fármacos e sexo, 821
Substâncias/fármacos no esporte, 823
    Esteroides anabolizantes e compostos relacionados, 823
    Fármacos que aumentam o fornecimento de oxigênio aos músculos, 825
Questões regulatórias, sociais e éticas, 826
Conclusão, 826

60 Descoberta e Desenvolvimento dos Fármacos, 828

Considerações gerais, 828
Descoberta de fármacos: antecedentes históricos, 828
Etapas de um projeto, 829
    Fase de descoberta de fármacos, 831
    Desenvolvimento pré-clínico, 833
    Desenvolvimento clínico, 833
Biofármacos, 835
Aspectos comerciais, 835
    Reaproveitamento de fármacos, 835
    Medicamentos genéricos, 835
Perspectivas futuras, 835
Considerações finais, 837

Índice Alfabético, 839

Princípios Gerais SEÇÃO 1

O que É Farmacologia?

CONSIDERAÇÕES GERAIS

Neste capítulo introdutório, explicaremos de que maneira a farmacologia surgiu e evoluiu como disciplina científica e descreveremos a sua atual estrutura, como ela continua se desenvolvendo e quais são as suas associações com outras ciências biomédicas. A estrutura que emergiu dessa evolução forma a base da organização do restante deste livro. Os leitores ansiosos para se atualizarem sobre a farmacologia podem, com segurança, pular este capítulo.

O QUE É UM FÁRMACO?

Para os propósitos deste livro, fármaco pode ser definido como *uma substância química de estrutura conhecida, que não seja um nutriente nem um ingrediente da dieta,*[1] *que, quando administrado a um organismo vivo, produz um efeito biológico.*

Alguns pontos são dignos de nota. Os fármacos podem ser substâncias químicas sintéticas, substâncias químicas obtidas a partir de plantas ou de animais, ou ainda produtos da biotecnologia (biofármacos). Um *medicamento* é uma preparação química que – em geral, mas não necessariamente – contém um ou mais fármacos e é administrado com a intenção de produzir determinado efeito terapêutico. Em geral, os medicamentos contêm outras substâncias (excipientes, conservantes, veículos etc.) além do princípio ativo, de modo a tornar o seu uso mais conveniente. Para ser considerada um fármaco, a substância precisa ser administrada como tal, em vez de ser liberada por mecanismos fisiológicos. Muitas substâncias, como a insulina ou a tiroxina, são não apenas hormônios endógenos, mas também fármacos, quando administradas de maneira intencional. Muitos fármacos não são comumente usados em medicina, porém constituem ferramentas de pesquisa úteis. A definição de fármaco também abrange as toxinas, das quais uma ou duas são administradas na clínica, enquanto muitas constituem ferramentas farmacológicas fundamentais. Na linguagem comum, a palavra *droga* é com frequência associada a substâncias psicoativas e à adicção – conotações infelizmente negativas que tendem a influenciar a opinião desinformada contra qualquer tipo de terapia química. Neste livro, concentramo-nos sobretudo nos fármacos usados para fins terapêuticos; além disso, descrevemos fármacos psicoativos, medicamentos *lifestyle*, bem como substâncias usadas no esporte para melhorar o desempenho, e fornecemos importantes exemplos de fármacos empregados como ferramentas experimentais. Os venenos são classificados estritamente dentro da definição de fármacos; na verdade, "todos os fármacos são venenos, apenas a dose é que faz uma substância ser um veneno" (um aforismo creditado a Paracelsus, médico suíço do século XVI). Em contrapartida, os venenos podem ser agentes terapêuticos efetivos quando administrados em doses subtóxicas. A toxina botulínica (também conhecida como botox, ver Capítulo 14) fornece um exemplo notável: trata-se do veneno mais potente conhecido em relação à sua dose letal, porém é amplamente usado tanto como medicamento quanto como cosmético. No Capítulo 58, são discutidos os aspectos gerais dos efeitos nocivos dos fármacos. A toxicologia é o estudo dos efeitos tóxicos das substâncias químicas (incluindo os fármacos), e testes toxicológicos são realizados em novas substâncias químicas durante o seu desenvolvimento como potenciais produtos medicinais (ver Capítulo 60), porém o assunto não é abordado neste livro.

Historicamente, a definição de fármaco – uma substância química de estrutura conhecida – impedia que as vacinas fossem incluídas como tal, tendo em vista que normalmente elas são preparações de antígenos feitas a partir de formas enfraquecidas ou mortas de micróbios ou vírus, suas toxinas ou proteínas de superfície. Entretanto, atualmente a moderna tecnologia de vacinas utiliza sequências de DNA ou de RNA de estrutura conhecida, o que possibilita incluí-las em nossa definição de fármaco.

ORIGENS E ANTECEDENTES

A farmacologia pode ser definida como o estudo dos efeitos dos fármacos sobre o funcionamento dos sistemas vivos. Como ciência, nasceu em meados do século XIX e constitui uma das muitas novas ciências biomédicas baseadas nos princípios de experimentação, e não em dogma ou intuição, que surgiram nesse notável período. Muito antes disso – na verdade, já nos primórdios da civilização –, remédios à base de ervas eram amplamente usados, foram redigidas farmacopeias, e o mercado dos boticários floresceu. Entretanto, nada que se assemelhasse aos princípios científicos foi aplicado à terapêutica, a qual, na época, era conhecida como *matéria médica*.[2] Até mesmo Robert Boyle, que lançou os fundamentos científicos da química em meados do século XVII, era capaz, quando lidava com a terapêutica (*A Collection of Choice Remedies*, 1692), de recomendar misturas de vermes, esterco, urina e musgo retirados do crânio de um homem morto. O impulso para a farmacologia surgiu da necessidade de melhorar os resultados das intervenções terapêuticas feitas pelos médicos, que, naquela época, eram hábeis na observação clínica e no diagnóstico, porém amplamente ineficazes quando se tratava de fornecer algum

---

[1] À semelhança da maioria das definições, essa também tem suas limitações. Por exemplo, diversos constituintes alimentares essenciais – como ferro e várias vitaminas – são usados como medicamentos. Além disso, alguns produtos biológicos (p. ex., **epoetina**) apresentam variações de um lote para outro na sua constituição química, o que afeta significativamente suas propriedades. Existe também o estudo dos nutrientes de grau farmacêutico ou "nutracêuticos".

[2] O nome persiste até hoje em algumas universidades antigas, estando relacionado com disciplinas que poderíamos denominar *farmacologia clínica*.

tratamento.[3] Até o final do século XIX, conhecer o funcionamento normal e anormal do organismo era algo muito rudimentar para permitir, mesmo em uma base aproximada, a compreensão dos efeitos dos fármacos; ao mesmo tempo, a doença e a morte eram considerados assuntos semissagrados, tratados apropriadamente por meio de tendências autoritárias, e não de doutrinas científicas. A prática clínica costumava demonstrar obediência à autoridade e ignorar o que pareciam ser fatos facilmente verificáveis. Por exemplo, a casca da cinchona foi reconhecida como tratamento específico e eficaz para a malária, e um protocolo válido para seu uso foi estabelecido por Lind, em 1765. Entretanto, em 1804, Johnson declarou esse protocolo inseguro até que a febre tivesse baixado e recomendou, em seu lugar, o uso de grandes doses de calomelano (cloreto mercuroso) nos estágios iniciais – um conselho fatal que foi servilmente seguido durante os 40 anos seguintes.

A motivação para se compreender o que os fármacos podem e o que não podem fazer vem da prática clínica, porém a ciência só poderia se desenvolver tendo como base fundamentos seguros de fisiologia, patologia e química. Foi apenas em 1858 que Virchow propôs a teoria celular. O primeiro uso de uma fórmula estrutural para descrever um composto químico ocorreu em 1868. As bactérias como causa de doença foram descobertas por Pasteur, em 1878. Antes dessa data, a farmacologia dificilmente encontraria alguma sustentação para se tornar independente, e podemos admirar a visão ousada de Rudolf Buchheim, que criou o primeiro instituto de farmacologia (em sua própria casa) na Estônia, em 1847.

Nos primórdios, antes do advento da química orgânica sintética, o interesse da farmacologia se concentrava exclusivamente na compreensão dos efeitos de substâncias naturais, sobretudo extratos vegetais, e de algumas substâncias químicas (principalmente tóxicas), como o mercúrio e o arsênico. Um avanço inicial na química foi a purificação de compostos ativos de plantas. Friedrich Sertürner, um jovem boticário alemão, purificou a morfina a partir do ópio, em 1805. Outras substâncias rapidamente se seguiram, e, mesmo que suas estruturas fossem desconhecidas, esses compostos mostraram que as substâncias químicas – e não a magia nem forças vitais – eram as responsáveis pelos efeitos que os extratos de plantas produziam nos organismos vivos. Os primeiros farmacologistas concentraram mais a sua atenção nesses fármacos derivados das plantas, como quinina, digitálicos, atropina, efedrina, estricnina e outros (muitos dos quais ainda são utilizados hoje em dia e serão bem familiares quando você tiver terminado de ler este livro).[4]

---

[3]Oliver Wendell Holmes, um eminente médico, escreveu em 1860: "[Eu] acredito firmemente que, se toda a *matéria médica*, como é usada atualmente, pudesse afundar no mar, seria a melhor coisa para a humanidade e a pior para os peixes" (ver Porter, 1997).
[4]Algumas substâncias sintéticas conquistaram lugar de destaque na farmacologia muito antes do início da era da química sintética. O éter dietílico, inicialmente preparado como "óleo doce de vitríolo" no século XVI, e o óxido nitroso, preparado por Humphrey Davy em 1799, eram utilizados para animar festas antes de sua introdução como agentes anestésicos em meados do século XIX (ver Capítulo 41). O nitrito de amila (ver Capítulo 19) foi obtido em 1859 e pode reivindicar o lugar de primeiro fármaco terapêutico "racional"; seu efeito terapêutico na angina foi previsto com base em seus efeitos fisiológicos – um verdadeiro "fármaco de farmacologista" e o precursor do mau odor dos nitrovasodilatadores, amplamente utilizados hoje em dia. O ácido acetilsalicílico (ver Capítulo 25), o fármaco mais usado na história, foi sintetizado pela primeira vez em 1853, sem nenhuma finalidade terapêutica em mente. Foi redescoberto em 1897, nos laboratórios da empresa farmacêutica alemã Bayer®, que, buscando um derivado menos tóxico do ácido salicílico, comercializou o ácido acetilsalicílico em 1899 e fez fortuna.

FARMACOLOGIA NOS SÉCULOS XX E XXI

No início do século XX, o vento novo que soprou na química sintética começou a revolucionar a indústria farmacêutica e, com ela, a ciência da farmacologia. Novos fármacos sintéticos, como os barbitúricos e os anestésicos locais, começaram a aparecer, e a era da quimioterapia antimicrobiana surgiu com a descoberta, feita por Paul Ehrlich, em 1909, de compostos arsenicais para o tratamento da sífilis. Aproximadamente na mesma época, William Blair-Bell ficou reconhecido em todo o mundo pelo seu trabalho pioneiro em Liverpool no tratamento do câncer de mama com um composto de certo modo venenoso, que consistia em misturas coloidais de chumbo. A ideia era que, sim, os fármacos eram tóxicos, porém levemente mais tóxicos para um micróbio ou uma célula cancerígena. Essa quimioterapia inicial lançou os alicerces para grande parte das terapias antimicrobianas e antineoplásicas ainda utilizadas hoje em dia. Avanços posteriores ocorreram quando as sulfonamidas, os primeiros fármacos antibacterianos, foram descobertas por Gerhard Domagk, em 1935, e com o desenvolvimento da penicilina por Chain e Florey durante a Segunda Guerra Mundial, com base nos trabalhos iniciais de Fleming.

Esses poucos exemplos bem conhecidos mostram como o crescimento da química sintética e o ressurgimento da química dos produtos naturais produziu uma notável revitalização da terapêutica na primeira metade do século XX. Cada nova classe de fármacos que apareceu trouxe aos farmacologistas novos desafios; foi então que a farmacologia de fato estabeleceu a sua identidade e a sua posição entre as ciências biomédicas.

Paralelamente à exuberante proliferação de moléculas terapêuticas – impulsionada em especial pela química –, que proporcionou aos farmacologistas tanto material para reflexão, a fisiologia também estava progredindo rápido, sobretudo em relação aos mediadores químicos, que são discutidos de modo detalhado ao longo deste livro. Naquele período, foram descobertos muitos hormônios, neurotransmissores e mediadores inflamatórios, e o reconhecimento do papel central desempenhado pela comunicação química em quase todos os mecanismos de regulação do nosso organismo estabeleceu, imediatamente, uma grande área de base comum entre a fisiologia e a farmacologia, visto que as interações entre substâncias químicas e sistemas vivos eram exatamente o que preocupava os farmacologistas desde o início. De fato, esses campos se desenvolveram lado a lado, de maneira que, onde houver um mecanismo fisiológico ou patológico, a farmacologia poderá estar no local para explorá-lo com um fármaco. O conceito de "receptor" para mediadores químicos, proposto pela primeira vez por Langley, em 1905, foi rapidamente adotado por farmacologistas como Clark, Gaddum, Schild e outros, constituindo um tema constante na farmacologia atual (como você logo descobrirá ao avançar pelos próximos dois capítulos). O conceito de receptor e as tecnologias desenvolvidas a partir dele tiveram enorme impacto na descoberta de fármacos e na terapêutica. A bioquímica também surgiu como ciência distinta no início do século XX, e a descoberta de enzimas, bem como o delineamento de vias bioquímicas forneceram mais uma estrutura para a compreensão dos efeitos dos fármacos. O quadro da farmacologia que emerge desse breve olhar na história (Figura 1.1) é o de uma disciplina que se desenvolveu a partir de uma terapêutica pré-científica antiga, envolvida no comércio do século XVII em diante e que ganhou respeitabilidade ao assumir as características

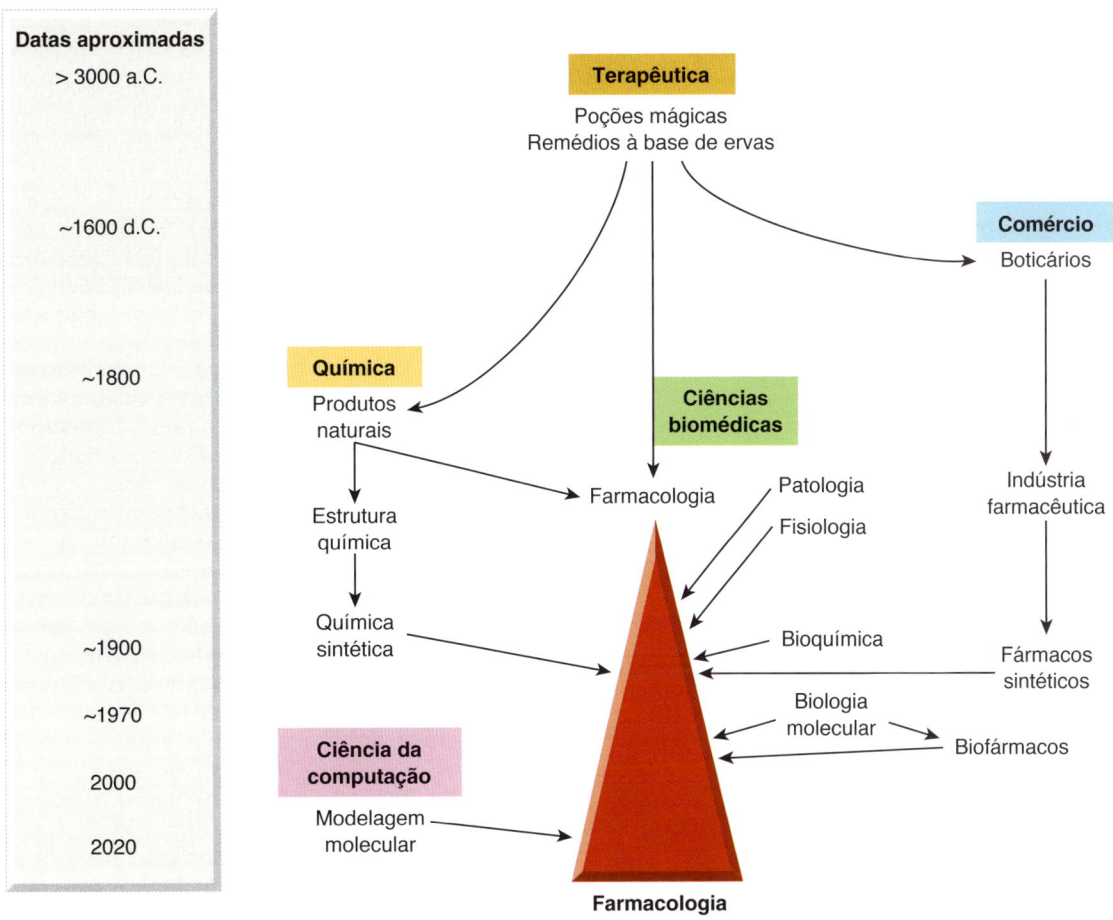

Figura 1.1 Desenvolvimento da farmacologia.

científicas tão logo isso se tornou possível, em meados do século XIX. A farmacologia cresceu rapidamente em parceria com a evolução da química orgânica e de outras ciências biomédicas e, foi ligeira em assimilar os notáveis avanços da biologia molecular e celular no final do século XX. Agora, no século XXI, estamos na emocionante e nova era da modelagem molecular. A elucidação das estruturas proteicas em nível atômico, particularmente das proteínas dos receptores, possibilita o uso da modelagem *in silico* de alta potência e de abordagens de simulação matemáticas para revelar como os fármacos interagem com os receptores e os canais iônicos. Além de fornecer mais dados sobre como os fármacos atuais funcionam, essas abordagens estão revolucionando o desenho de novos fármacos.

PRINCÍPIOS TERAPÊUTICOS ALTERNATIVOS

A medicina moderna depende bastante dos fármacos como principal ferramenta de terapia. Sem dúvida, outros procedimentos terapêuticos, como cirurgia, vacinação, dietas, exercício físico, tratamentos psicológicos, radioterapia e outros, também são importantes, assim como a não intervenção intencional, porém nenhuma é aplicada de maneira tão ampla quanto a terapia baseada em fármacos.

Antes do advento das abordagens baseadas na ciência, faziam-se tentativas repetidas para a construção de sistemas terapêuticos, muitos dos quais produziam resultados ainda piores do que o empirismo puro. Um deles foi a *alopatia*, adotada por James Gregory (1735-1821). Os remédios preferidos incluíam flebotomia, eméticos e purgativos, utilizados até que os principais sintomas da doença fossem suprimidos. Muitos pacientes morriam em decorrência desses tratamentos. Foi em reação a isso que Hahnemann introduziu a prática da *homeopatia*, no início do século XIX. Os princípios improváveis que a norteiam são:

- O semelhante cura o semelhante
- A atividade pode ser potencializada por diluição.

Rapidamente, o sistema chegou ao absurdo: por exemplo, Hahnemann recomendava o uso de fármacos em diluições de $1:10^{60}$, o equivalente a uma molécula em uma esfera do tamanho da órbita de Netuno.

Muitos outros sistemas de terapia surgiram e desapareceram, e os vários princípios dogmáticos defendidos por estes tenderam mais a dificultar do que a impulsionar o progresso científico. Atualmente, os sistemas terapêuticos que têm uma base fora do domínio da ciência continuam sendo populares sob a designação geral de medicina "alternativa" ou "complementar". Em sua maioria, esses sistemas rejeitam o "modelo médico" que atribui a doença a um distúrbio subjacente da função normal, o qual pode ser definido em termos fisiológicos ou estruturais, detectado cientificamente por meios objetivos e influenciado de maneira benéfica por meio de intervenções físicas e químicas apropriadas. Em vez disso, concentram-se sobretudo no mal-estar subjetivo, que pode ou não estar associado a uma doença. Abandonar a objetividade quando se define e avalia uma doença implica um afastamento dos princípios científicos na avaliação da eficácia terapêutica e do risco, para que os princípios e as práticas possam ser aceitos sem preencher qualquer um dos critérios de validade que convenceriam um cientista criterioso e que são necessários por lei, antes que um novo fármaco possa ser introduzido na terapêutica. Lamentavelmente, a demanda de terapias "alternativas" pelo público em geral tem pouco a ver com uma eficácia demonstrável.[5]

SURGIMENTO DA BIOTECNOLOGIA

Desde a década de 1980, a biotecnologia surgiu como importante fonte de novos agentes terapêuticos na forma de anticorpos, enzimas, várias proteínas reguladoras, oligonucleotídios e vacinas de DNA/RNA (Clark e Pazderink, 2015; Theobold, 2020). Embora esses produtos (conhecidos como *biofármacos*) em geral sejam produzidos por engenharia genética, e não sejam quimicamente sintetizados, os princípios farmacológicos são, em essência, os mesmos dos fármacos convencionais, embora todos os detalhes de absorção, distribuição e eliminação, especificidade, efeitos adversos e eficácia clínica sejam muito diferentes entre biofármacos de alto peso molecular e fármacos de baixo peso molecular – assim como o seu custo! Nesses últimos anos, o desenvolvimento das terapias baseadas em genes e células ganhou velocidade, levando a terapia a um novo domínio (ver Capítulo 5). Os princípios que governam a supressão gênica, a edição de genes para reparo de genes defeituosos (notavelmente por meio de avanços nas tecnologias de edição de genes CRISPR-Cas9) e o desenho, o fornecimento e o controle de genes artificiais funcionais introduzidos em células ou de células produzidas por engenharia e introduzidas no organismo são muito diferentes daqueles das terapias baseadas em fármacos e exigem outra estrutura conceitual.

A FARMACOLOGIA ATUAL

À semelhança de outras disciplinas biomédicas, as fronteiras da farmacologia não estão nitidamente definidas e tampouco são constantes. Seus expoentes, como convém aos pragmáticos, estão sempre prontos para se apropriar dos territórios e das técnicas de outras disciplinas. Se ela já teve uma base conceitual e técnica que realmente pudesse ser dela própria, isso agora ficou reduzido quase ao ponto de extinção, e o assunto é definido pelo seu propósito – para compreender o que os fármacos fazem aos organismos vivos e, mais particularmente, como seus efeitos podem ser aplicados à terapêutica, e não pela sua coerência científica.

A Figura 1.2 mostra a estrutura atual da farmacologia. Dentro da disciplina principal estão incluídos vários compartimentos (neurofarmacologia, imunofarmacologia, farmacocinética etc.) que são subdivisões convenientes, senão herméticas. Esses tópicos compõem o principal material deste livro. Em torno de seus limites encontram-se várias disciplinas de interface, não abordadas neste livro, que formam importantes pontes de mão dupla entre a farmacologia e outros campos da biomedicina. A farmacologia tende a ter

---

[5] A Medicines and Healthcare Regulatory Agency (MHRA) do Reino Unido exige evidências detalhadas da eficácia terapêutica, com base em ensaios clínicos controlados, antes que um novo fármaco seja registrado, porém não há dados de ensaios clínicos de produtos homeopáticos ou dos muitos fitoterápicos que estavam à venda antes do Medicines Act de 1968.[*]

[*] N.R.T.: Entretanto, no Brasil existem normas específicas que regulamentam os fitoterápicos desde 1967. Essas diretrizes foram sendo ajustadas de acordo com o desenvolvimento científico tecnológico ao longo dos anos, considerando as modificações implementadas pela Política Nacional de Plantas Medicinais e Fitoterápicos e pela Política de Práticas Integrativas e Complementares no Sistema Único de Saúde, ambas publicadas em 2006. Além disso, apenas indústrias e laboratórios certificados pela Agência Nacional de Vigilância Sanitária (Anvisa) podem registrar e produzir fitoterápicos de acordo com a resolução RDC n° 17/2010.

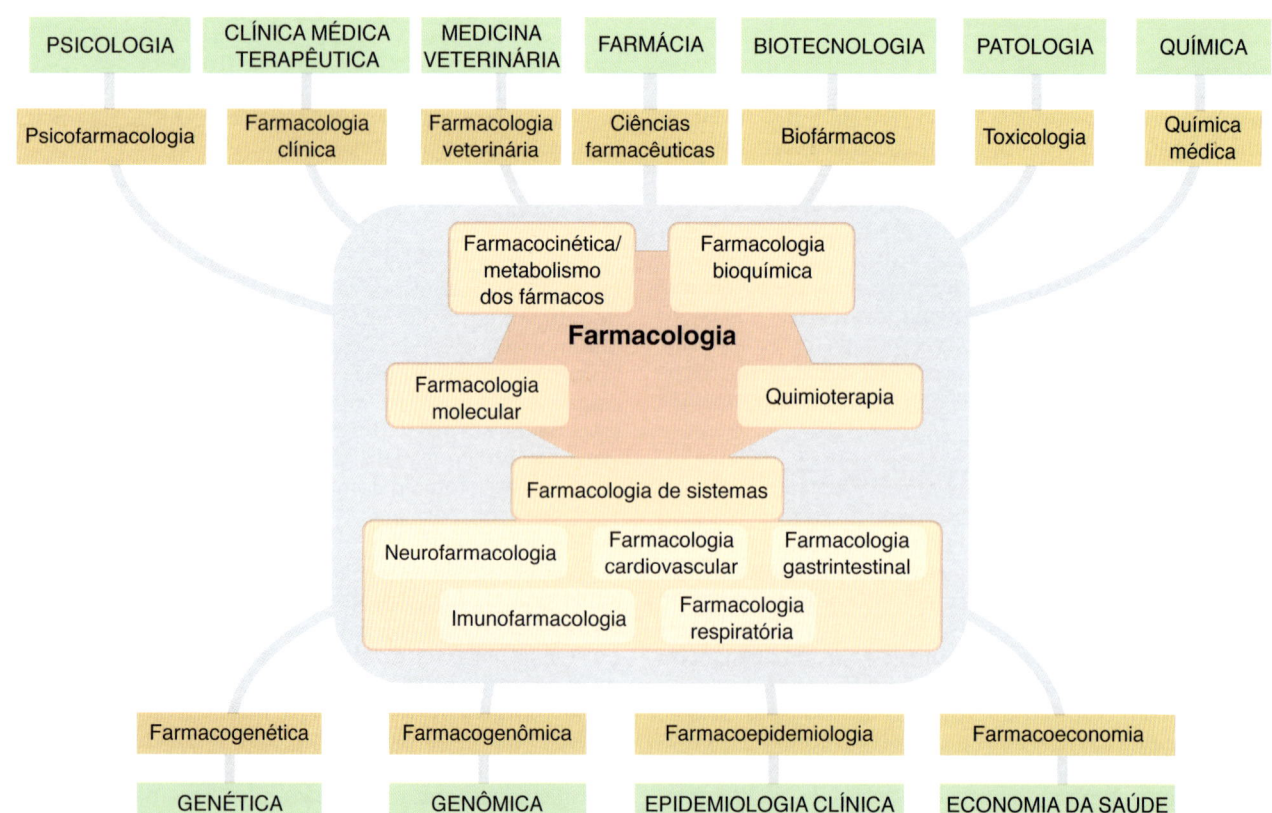

Figura 1.2 Farmacologia atual com suas várias subdivisões. O *retângulo cinza* contém as áreas gerais da farmacologia abordadas neste livro. As disciplinas de interface (*retângulos laranja*) ligam a farmacologia a outras disciplinas biomédicas principais (*retângulos verdes*).

mais dessas pontes do que outras disciplinas. Como recém-chegadas, temos disciplinas como a farmacogenômica, a farmacoepidemiologia e a farmacoeconomia.

Farmacogenômica. A farmacogenética, que é o estudo das influências genéticas sobre as respostas aos fármacos, concentrou-se a em reações idiossincrásicas familiares a fármacos, em que os indivíduos afetados exibiam uma resposta anormal – habitualmente adversa – a uma classe de fármacos (Nebert e Weber, 1990). Renomeada como farmacogenômica, ela agora abrange variações mais amplas e geneticamente baseadas na resposta a fármacos, em que a base genética é mais complexa. O objetivo é usar a informação gênica para orientar a escolha da terapia farmacológica em uma base individual – a denominada medicina personalizada (ver Capítulo 12). O princípio subjacente consiste em ser possível prever diferenças entre indivíduos na sua resposta a agentes terapêuticos a partir de sua constituição gênica. Os exemplos que confirmam esse princípio estão aumentando constantemente (ver Capítulo 12). Até agora, envolvem sobretudo o polimorfismo genético de enzimas metabolizadoras de fármacos ou o polimorfismo genético de receptores. Em última análise, a associação de variações gênicas a variações nos efeitos terapêuticos ou adversos de determinado fármaco deve possibilitar a personalização das escolhas terapêuticas com base no genótipo do indivíduo. As melhorias constantes no custo e na viabilidade da genotipagem individual aumentarão a sua aplicabilidade, potencialmente com consequências de longo alcance para a terapêutica (ver Capítulo 12).[6]

Farmacoepidemiologia. A farmacoepidemiologia é o estudo dos efeitos dos fármacos em nível populacional (ver Caparrotta et al., 2019). Ocupa-se da variabilidade dos efeitos dos fármacos entre indivíduos de uma mesma população e entre populações. Trata-se de um tópico cada vez mais importante aos olhos das autoridades reguladoras, que decidem se um novo fármaco pode ou não ser aprovado para uso terapêutico. A variabilidade entre indivíduos ou populações diminui a utilidade de um fármaco, mesmo quando o nível de efeito global pode ser satisfatório. Os estudos farmacoepidemiológicos procedem à metanálise de ensaios clínicos randomizados e controlados e também levam em consideração a adesão do paciente ao tratamento e outros fatores que se aplicam quando o fármaco é usado em condições do mundo real.

Farmacoeconomia. Esse ramo da economia em saúde tem por objetivo quantificar, em termos econômicos, os custos e os benefícios dos fármacos usados terapeuticamente. Surgiu da preocupação de muitos governos em fornecer cuidados em saúde a partir de receitas tributárias, levantando questões sobre quais procedimentos terapêuticos representam o melhor valor em termos financeiros. É óbvio que isso gera uma acirrada controvérsia, visto que, em última análise, significa atribuir valor monetário à saúde e longevidade, utilizando, com frequência, uma medida de anos de vida ajustados pela qualidade (QALY) para aferir o impacto de novas intervenções terapêuticas, a fim de avaliar se a sociedade *deve* financiar um novo fármaco e para quais ganhos sociais. À semelhança da farmacoepidemiologia, as autoridades reguladoras exigem cada vez mais uma análise econômica, bem como evidências de benefício individual, quando tomam decisões sobre o licenciamento de fármacos. (Para mais informações sobre esse assunto complexo, ver Franklin et al., 2019).

---

[6]O sequenciamento do genoma completo agora é oferecido diretamente ao público e custa apenas £50.*

*N.R.T.: No Brasil o sequenciamento do genoma completo pode custar em média de R$12 a R$23 mil.

BIBLIOGRAFIA E LEITURA COMPLEMENTAR

Caparrotta, T.M., Dear, J.W., Colhoun, H.M., Webb, D.J., 2019. Pharmacoepidemiology: using randomised control trials and observational studies in clinical decision-making. Br. J. Clin. Pharmacol. 85, 1907–1924.

Clark, D.P., Pazderink, N.J., 2015. Biotechnology. Elsevier, New York.

Franklin, M., Lomas, J., Walker, S., Young, T., 2019. An educational review about using cost data for the purpose of cost-effectiveness analysis. Pharmacoeconomics 37, 631–643.

Nebert, D.W., Weber, W.W., 1990. Pharmacogenetics. In: Pratt, W.B., Taylor, P. (Eds.), Principles of Drug Action, third ed. Churchill Livingstone, New York.

Porter, R., 1997. The Greatest Benefit to Mankind. Harper-Collins, London.

Theobold, N., 2020. Emerging vaccine delivery systems for COVID-19. Drug Discov. Today 25, 1556–1558.

SEÇÃO 1 • Princípios Gerais

2 Como os Fármacos Agem: Princípios Gerais

CONSIDERAÇÕES GERAIS

A emergência da farmacologia como ciência ocorreu quando o foco mudou de descrever o que os fármacos fazem para explicar como eles funcionam. Neste capítulo, definimos alguns princípios gerais subjacentes à interação dos fármacos com os sistemas vivos. O Capítulo 3 aborda com mais detalhes alguns dos aspectos mais moleculares. Também fornece uma descrição da interação entre fármacos e células, seguida de uma análise mais detalhada dos diferentes tipos de interação entre fármaco e receptor. O conceito de receptor foi descrito como "a grande ideia" da farmacologia (Rang, 2006) e será um tema recorrente ao longo deste livro.

INTRODUÇÃO

Para começar, devemos manifestar nossa gratidão a Paul Ehrlich, por ter insistido no ponto de vista de que a ação dos fármacos deve ser explicada em termos de interações químicas convencionais entre fármacos e tecidos e por ter afastado a ideia de que a notável potência e a especificidade de ação de alguns fármacos os colocavam, de certo modo, fora do alcance da química e da física e exigiam a intervenção de "forças vitais" mágicas. Embora muitos fármacos produzam efeitos em doses e concentrações extraordinariamente baixas, a presença de baixas concentrações ainda envolve um número muito grande de moléculas. Uma gota de uma solução de um fármaco na concentração de apenas 10^{-10} mol/ℓ ainda contém cerca de 3×10^9 moléculas do fármaco, de modo que não há nenhum mistério no fato de que ele possa produzir uma resposta farmacológica evidente. Algumas toxinas bacterianas (p. ex., a toxina diftérica) atuam com tamanha precisão que uma única molécula captada por uma célula-alvo é suficiente para matá-la.

Um dos princípios básicos da farmacologia afirma que as moléculas dos fármacos precisam exercer alguma influência química sobre um ou mais constituintes celulares para produzir uma resposta farmacológica. Em outras palavras, as moléculas de um fármaco precisam se aproximar muito das moléculas desses constituintes celulares para que ambas possam interagir quimicamente de tal maneira que a função destas últimas seja alterada. Naturalmente, o número de moléculas existentes no organismo supera muito o número de moléculas do fármaco, e se essas moléculas do fármaco simplesmente fossem distribuídas ao acaso, a chance de ocorrer uma interação com qualquer classe específica de molécula celular seria desprezível. Por conseguinte, os efeitos farmacológicos exigem, em geral, uma distribuição não uniforme das moléculas do fármaco dentro do organismo ou do tecido, o que é o mesmo dizer que as moléculas de um fármaco precisam estar "ligadas" a determinados constituintes das células e dos tecidos para produzir um efeito. Ehrlich resumiu tudo isso declarando: *Corpora non agunt nisi fixata* (nesse contexto, "um fármaco não agirá, a menos que esteja ligado").[1]

Esses sítios de ligação fundamentais são frequentemente referidos como "alvos farmacológicos" (uma alusão óbvia à famosa expressão "balas mágicas" de Ehrlich, que descreve o potencial dos fármacos antimicrobianos). Os mecanismos por meio dos quais a associação de uma molécula de um fármaco com o seu alvo leva a uma resposta fisiológica constituem o principal foco da pesquisa farmacológica. A maioria dos alvos de fármacos consiste em moléculas proteicas. Até mesmo os anestésicos gerais (ver Capítulo 41), cujos efeitos produzidos foram, por muito tempo, atribuídos a uma interação com os lipídeos de membrana, parecem agora interagir principalmente com proteínas de membrana (ver Franks, 2008).

Todas as regras precisam de exceções, e muitos fármacos antimicrobianos e antitumorais (ver Capítulos 51 e 57), bem como agentes mutagênicos e carcinogênicos (ver Capítulo 58), interagem diretamente com o DNA, em vez de interagir com proteínas; os bifosfonatos, usados no tratamento da osteoporose (ver Capítulo 36), ligam-se aos sais de cálcio na matriz óssea, tornando-os tóxicos para os osteoclastos. Existem também exceções entre a nova geração de *biofármacos* ou *biofarmacêuticos*, que incluem ácidos nucleicos, proteínas e anticorpos (ver Capítulo 5), embora interajam com componentes celulares para produzir seus efeitos.

PROTEÍNAS COMO ALVOS PARA A LIGAÇÃO DE FÁRMACOS

Existem quatro tipos principais de proteínas reguladoras que em geral estão envolvidos como alvos farmacológicos primários, isto é:

- Receptores
- Enzimas
- Moléculas carregadoras (transportadoras)
- Canais iônicos.

Além disso, muitos fármacos ligam-se (além de sua ligação a seus alvos primários) às proteínas plasmáticas (ver Capítulo 9) e a outras proteínas teciduais, sem produzir qualquer efeito fisiológico evidente. Entretanto, a generalização de que a maioria dos fármacos atua em um ou outro dos quatro tipos de proteínas listados anteriormente serve como um bom ponto de partida.

Uma discussão mais aprofundada sobre os mecanismos por meio dos quais essa ligação leva a respostas celulares é fornecida nos Capítulos 3 e 4.

---

[1] Se procurarmos com afinco, encontraremos exceções ao ditado de Ehrlich – fármacos que atuam sem haver ligação a qualquer constituinte tecidual (p. ex., diuréticos osmóticos, purgativos osmóticos, antiácidos e agentes quelantes de metais pesados). Todavia, o princípio permanece válido para a grande maioria dos fármacos.

RECEPTORES PARA FÁRMACOS

O QUE QUEREMOS DIZER COM RECEPTORES?

Como foi ressaltado no Capítulo 1, o conceito de receptores é central para a farmacologia, e esse termo é usado, com mais frequência, para descrever as moléculas-alvo por meio das quais os mediadores fisiológicos solúveis – hormônios, neurotransmissores, mediadores inflamatórios etc. – produzem seus efeitos. Exemplos como os receptores de acetilcolina, receptores de citocinas, receptores de esteroides e receptores do hormônio de crescimento são abundantes neste livro, e o termo *receptor* geralmente indica uma molécula de reconhecimento para um mediador químico por meio do qual uma resposta é transduzida. As moléculas de receptores evoluíram para permitir o ajuste preciso do controle homeostático das células e funções fisiológicas – a farmacologia com frequência sequestra essas etapas de controle inatas.

Alvos para a ação dos fármacos

- Um fármaco é uma substância química aplicada a um sistema fisiológico, que afeta a sua função de maneira específica
- Com algumas exceções, os fármacos atuam sobre proteínas-alvo, nomeadamente:
  - Receptores
  - Enzimas
  - Carreadores
  - Canais iônicos.
- O termo *receptor* é empregado de diferentes maneiras. Em farmacologia, descreve moléculas proteicas cuja função é reconhecer sinais químicos endógenos e responder a eles. Outras macromoléculas com as quais os fármacos interagem para produzir seus efeitos são conhecidas como *alvos farmacológicos*
- A especificidade é recíproca: classes individuais de fármacos ligam-se apenas a determinados alvos, e alvos individuais só reconhecem determinadas classes de fármacos.
- Nenhum fármaco é totalmente específico em suas ações. Em muitos casos, o aumento da dose de um fármaco faz com que ele afete outros alvos além do seu alvo principal (os chamados efeitos "fora do alvo"), e isso pode levar a efeitos colaterais.

Algumas vezes, o termo "receptor" é utilizado para denotar *qualquer* molécula-alvo com que uma molécula de um fármaco (*i. e.*, um composto estranho, e não um mediador endógeno) precisa se combinar para desencadear seu efeito específico. Por exemplo, o canal de sódio voltagem-dependente é algumas vezes designado como o "receptor" para **anestésicos locais** (ver Capítulo 44), ou a enzima di-hidrofolato redutase como "receptor" para o **metotrexato** (ver Capítulos 51 e 57). Nesse contexto, é preferível usar a terminologia *alvo de fármacos*, do qual os receptores constituem um tipo.

No contexto mais geral da biologia celular, o termo *receptor* é empregado para descrever várias moléculas de superfície celular (como os *receptores de linfócitos T*, as *integrinas*, os *receptores Toll* etc.; ver Capítulo 7) envolvidas nas interações entre células que são importantes na imunologia, no crescimento, na migração e na diferenciação das células, algumas das quais também se destacam como alvos farmacológicos.

Esses receptores diferem dos receptores farmacológicos convencionais, visto que eles respondem a proteínas ligadas a superfícies celulares ou a estruturas extracelulares, e não a mediadores solúveis.

Existem enzimas para modular os sinais bioquímicos dentro das células ou tecidos. Alguns fármacos são capazes de modular as atividades dessas enzimas para nosso benefício. Por exemplo, fármacos anti-inflamatórios comuns (AINEs; ver Capítulo 25) são usados para aliviar a dor e a inflamação – eles exercem seus efeitos por meio da inibição das enzimas ciclo-oxigenases.

Várias proteínas carreadoras são frequentemente referidas como receptores, como o *receptor de lipoproteínas de baixa densidade*, que desempenha um papel fundamental no metabolismo dos lipídeos (ver Capítulo 22), e o *receptor de transferrina*, envolvido na absorção do ferro (ver Capítulo 24). Elas têm pouco em comum com os receptores farmacológicos. Embora sejam bastante distintas dos receptores farmacológicos, essas proteínas desempenham um importante papel na ação de fármacos como as estatinas (ver Capítulo 22).

RECEPTORES EM SISTEMAS FISIOLÓGICOS

Os receptores constituem uma parte fundamental do sistema de comunicação química que todos os organismos multicelulares utilizam para coordenar as atividades de suas células e órgãos. Sem eles, seríamos incapazes de funcionar.

Algumas propriedades fundamentais dos receptores são ilustradas pela ação da **adrenalina** (epinefrina) no coração. A adrenalina se liga inicialmente a uma proteína receptora (o *receptor β_1-adrenérgico*, ver Capítulo 15), que atua como sítio de reconhecimento para a adrenalina e outras catecolaminas. Quando a adrenalina se liga ao receptor, uma série de reações é iniciada (ver Capítulo 3), levando a um aumento na força e na frequência dos batimentos cardíacos. Na ausência de adrenalina, o receptor é, em geral, funcionalmente silencioso. Isso é válido para a maioria dos receptores de mediadores endógenos (hormônios, neurotransmissores, citocinas etc.), embora existam exemplos (ver Capítulo 3) de receptores que são "constitutivamente ativos" – isto é, que exercem uma influência controladora até 'mesmo quando não há nenhum mediador químico presente.

Existe uma distinção importante entre *agonistas*, que "ativam" os receptores, e *antagonistas*, que se combinam no mesmo sítio sem causar ativação e bloqueiam o efeito dos agonistas nesse receptor. A distinção entre agonistas e antagonistas só existe para os receptores farmacológicos; não se pode falar apropriadamente de "agonistas" para se referir às outras classes de alvos de fármacos descritas anteriormente.

As características e a nomenclatura aceitas dos receptores farmacológicos e de outros alvos de fármacos são apresentadas de forma detalhada no Guide to Pharmacology, um extenso banco de dados on-line, bem como em um resumo regularmente atualizado (Alexander et al., 2019). As origens do conceito de receptor e sua importância farmacológica são discutidas em Rang (2006).

ESPECIFICIDADE DOS FÁRMACOS

Para que um fármaco seja útil como ferramenta terapêutica ou científica, ele precisa atuar de modo seletivo sobre células e tecidos específicos. Em outras palavras, precisa exibir um alto grau de especificidade pelo sítio de ligação. Em contrapartida, as proteínas que funcionam como alvos de fármacos em geral apresentam um alto grau de especificidade pelo ligante; ligam-se apenas a moléculas de um tipo específico.

Esses princípios relativos à especificidade pelo sítio de ligação e ligante podem ser claramente reconhecidos nas ações de um mediador como a **angiotensina** (ver Capítulo 21). Esse peptídeo atua acentuadamente sobre o músculo liso vascular e o túbulo renal, porém tem muito pouco efeito sobre outros tipos de músculo liso ou sobre o epitélio intestinal. Outros mediadores afetam um espectro muito diferente de células e tecidos, e, em cada caso, o padrão reflete o tipo específico de expressão dos receptores proteicos para os vários mediadores. Uma pequena mudança química, como a conversão de um dos aminoácidos da angiotensina da forma L para a forma D, ou a remoção de um aminoácido da cadeia pode inativar a molécula por completo, visto que o receptor é incapaz de se ligar à forma alterada. A especificidade complementar dos ligantes e dos sítios de ligação, que dá origem às propriedades de reconhecimento molecular muito exato das proteínas, é fundamental para explicar muitos dos fenômenos da farmacologia. Não é exagero dizer que a capacidade das proteínas de interagir de maneira altamente seletiva com outras moléculas – incluindo com outras proteínas – constitui a base das máquinas vivas. Sua relevância para a compreensão da ação dos fármacos será um tema recorrente neste livro.

Por fim, é preciso ressaltar que nenhum fármaco atua com especificidade completa. Assim, os antidepressivos tricíclicos (ver Capítulo 48) atuam por meio do bloqueio dos transportadores de monoaminas, porém são famosos pela produção de efeitos colaterais (p. ex., boca seca) relacionados com a sua capacidade de bloquear vários outros receptores. Em geral, quanto menor a potência de um fármaco e maior a dose necessária, maior a probabilidade de que outros locais de ação diferentes do local primário assumem importância. Em termos clínicos, isso frequentemente está associado ao aparecimento de efeitos colaterais "fora do alvo" indesejados,[2] dos quais nenhum fármaco está livre.

Desde a década de 1970, a pesquisa farmacológica tem conseguido identificar os alvos proteicos de muitos tipos diferentes de fármacos. Atualmente, sabe-se que fármacos como os analgésicos opioides (ver Capítulo 43), os canabinoides (ver Capítulo 18) e os benzodiazepínicos (ver Capítulo 45), cujas ações foram descritas com detalhes durante muitos anos, têm como alvos receptores bem definidos, muitos dos quais foram totalmente caracterizados por meio de técnicas de clonagem de genes e cristalografia de proteínas (ver Capítulo 3).

CLASSIFICAÇÃO DOS RECEPTORES

Quando a ação de um fármaco pode ser associada a determinado receptor, isso fornece uma maneira valiosa para a classificação e o aperfeiçoamento do planejamento de fármacos. Por exemplo, a análise farmacológica das ações da histamina (ver Capítulo 17) mostrou que alguns de seus efeitos (os efeitos H_1, como contração do músculo liso) eram fortemente antagonizados pelos antagonistas competitivos da histamina então conhecidos. Em 1970, Black e seus colaboradores sugeriram que as outras ações exercidas pela histamina, que incluíam seu efeito estimulante sobre a secreção gástrica, poderiam representar a existência de uma segunda classe de receptores para histamina (H_2). Ao testar vários análogos da histamina, constataram que alguns deles eram seletivos na produção de efeitos H_2, com pouca atividade H_1. Ao analisar que partes da molécula da histamina conferiam esse tipo de especificidade, eles foram capazes de desenvolver antagonistas seletivos de H_2, que demonstraram ser potentes no bloqueio da secreção de ácido gástrico, uma descoberta de grande importância clínica (ver Capítulo 30).[3] Posteriormente, foram reconhecidos dois tipos adicionais de receptores para histamina (H_3 e H_4).

A classificação dos receptores com base nas respostas farmacológicas continua sendo uma abordagem valiosa e amplamente utilizada. Posteriormente, abordagens experimentais mais recentes levaram a outros critérios usados como base para a classificação dos receptores. A medição direta da ligação de ligantes aos receptores (ver adiante) permitiu a definição de muitos subtipos novos de receptores que não poderiam ser facilmente distinguidos por estudos dos efeitos farmacológicos. O sequenciamento molecular da estrutura dos aminoácidos (ver Capítulo 3) forneceu uma base totalmente nova para a classificação com um nível de detalhes muito mais rico do que aquele que pode ser obtido por meio da análise farmacológica. Por fim, a análise das vias bioquímicas associadas à ativação dos receptores (ver Capítulo 3) fornece ainda outra base para a classificação.

Como resultado dessa explosão de dados, a classificação dos receptores subitamente se tornou muito mais detalhada, com uma proliferação de subtipos de receptores para todos os tipos principais de ligantes. Com o surgimento de classificações moleculares e bioquímicas alternativas que eram incompatíveis com as classes de receptores farmacologicamente definidas e aceitas, a International Union of Basic and Clinical Pharmacology (IUPHAR) reuniu vários grupos de especialistas para elaborar classificações aceitas para os principais tipos de receptores, levando em conta as informações farmacológicas, moleculares e bioquímicas disponíveis. Esses especialistas têm uma tarefa árdua, e suas conclusões não serão nem perfeitas nem definitivas, porém serão essenciais para garantir uma terminologia consistente. Para o estudante, isso pode parecer um exercício misterioso de taxonomia, gerando muitos detalhes, porém com pouco esclarecimento. Existe o perigo de que as tediosas listas de nomes, ações e efeitos colaterais de fármacos que costumavam sobrecarregar o tema sejam substituídas por tabelas exaustivas de receptores, ligantes e vias de transdução. Neste livro, tentamos evitar detalhes para seu próprio bem e incluir apenas informações sobre a classificação dos receptores que se mostrem interessantes por si próprias ou que sejam úteis para explicar as ações das importantes classes de fármacos.

INTERAÇÕES FÁRMACO-RECEPTOR

A ocupação de um receptor por uma molécula de fármaco pode ou não resultar em *ativação* desse receptor. Por ativação, queremos dizer que o receptor é afetado pela molécula ligada de tal modo que possa alterar a função da célula e desencadear uma resposta tecidual. Os mecanismos moleculares associados à ativação dos receptores são discutidos no Capítulo 3. A ligação e a ativação representam duas etapas distintas na geração da resposta mediada por receptor a um agonista (Figura 2.1). Quando um fármaco se liga ao receptor sem causar ativação (e, portanto, impede a ligação do agonista) recebe a denominação de *antagonista do receptor*. A tendência de um fármaco a se ligar aos receptores é determinada pela sua *afinidade*, enquanto a tendência de

---

[2] Os efeitos colaterais "no alvo" são efeitos indesejados mediados pelo mesmo receptor do efeito clinicamente desejado, como, por exemplo, constipação intestinal e depressão respiratória por analgésicos opioides (ver Capítulo 43), enquanto os efeitos colaterais "fora do alvo" são mediados por um mecanismo diferente.

[3] Por esse trabalho e pelo desenvolvimento de antagonistas dos receptores β-adrenérgicos realizado por uma abordagem experimental semelhante, *Sir* James Black recebeu o Prêmio Nobel em Fisiologia ou Medicina de 1984.

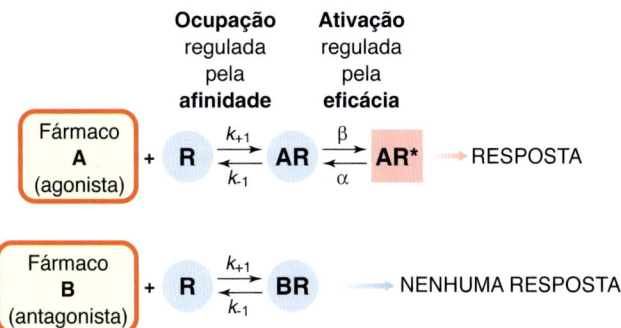

Figura 2.1 Distinção entre ligação dos fármacos e ativação dos receptores. O ligante A é um agonista, visto que, quando se liga, o receptor (R) tende a se tornar ativado, ao passo que o ligante B é um antagonista, visto que a sua ligação não leva à ativação. É importante reconhecer que, para a maioria dos fármacos, a ligação e a ativação são processos dinâmicos e reversíveis. As constantes de velocidade K_{+1}, K_{-1}, α e β para as etapas da ligação, separação e ativação variam entre os fármacos. Para um antagonista que não ativa o receptor, $\beta = 0$.

um fármaco, uma vez ligado, de ativar o receptor em sua conformação ativa é indicada pela sua *eficácia*. Esses termos serão definidos com mais precisão mais à frente. Os fármacos de alta potência em geral apresentam alta afinidade pelos receptores e, portanto, ocupam uma proporção significativa de receptores, mesmo em baixas concentrações. Os agonistas também possuem *eficácia* significativa, enquanto os antagonistas, no caso mais simples, têm eficácia zero. Os fármacos com níveis intermediários de eficácia, que produzem uma resposta tecidual submáxima até mesmo quando 100% dos receptores são ocupados, são conhecidos como *agonistas parciais*, para distingui-los dos *agonistas plenos*, cuja eficácia é suficiente para poder desencadear uma resposta tecidual máxima. Esses conceitos, embora claramente sejam uma descrição muito simplificada dos eventos que ocorrem em nível molecular (ver Capítulo 3), fornecem uma base útil para caracterizar os efeitos dos fármacos.

A seguir, discutiremos com mais detalhes certos aspectos, como a ligação dos fármacos, as curvas de concentração-efeito de agonista, o antagonismo competitivo, os agonistas parciais e a natureza da eficácia. A compreensão desses conceitos em nível qualitativo é suficiente para muitos propósitos; entretanto, para uma análise mais detalhada, é necessária uma formulação quantitativa (ver posteriormente neste capítulo).

LIGAÇÃO DE FÁRMACOS A RECEPTORES

Com frequência, a ligação dos fármacos aos receptores pode ser medida diretamente com o uso de moléculas de fármacos (agonistas ou antagonistas) marcadas com um ou mais átomos radioativos (em geral, ^3H, ^{14}C ou ^{125}I). O procedimento usual consiste em incubar amostras do tecido (ou de fragmentos de membrana) com várias concentrações do fármaco radioativo até que sejam alcançadas condições de equilíbrio (*i. e.*, quando as taxas de associação [ligação] e dissociação [liberação] do fármaco radioativo são iguais). A radioatividade ligada é medida após remoção do sobrenadante e de qualquer fármaco marcado não ligado.

Nesses experimentos, o fármaco radiomarcado apresenta tanto ligação específica (*i. e.*, ligação aos receptores, que é saturável, visto que existe um número finito de receptores no tecido) quanto uma certa quantidade de "ligação não específica" (*i. e.*, o fármaco captado por outras estruturas distintas dos receptores, que, nas concentrações usadas nesses estudos, normalmente não é saturável), que obscurece o componente específico e precisa ser mantida em um mínimo (Figura 2.2A e B). A quantidade de ligação não específica é estimada pela medição da radioatividade captada na presença de uma concentração saturante de um ligante (não radioativo) que inibe por completo a ligação do fármaco radioativo aos receptores, sem afetar o componente não específico. Em seguida, esse valor obtido é subtraído da ligação total, de modo a obter uma estimativa da ligação específica (Figura 2.2C). A *curva de ligação* (Figura 2.2C, D) define a relação entre a concentração e a quantidade do fármaco ligado (B) e, na maioria dos casos, ajusta-se bem à relação teoricamente prevista (ver Figura 2.14), possibilitando a estimativa da afinidade do fármaco pelos receptores, bem como da *capacidade de ligação* máxima ($B_{máx}$), que representa a densidade de receptores no tecido. Quando combinadas com estudos funcionais, as medições de ligação demonstraram ser muito valiosas. Por exemplo, foi confirmado que a *hipótese dos receptores de reserva* para os receptores muscarínicos do músculo liso é correta; foi constatado, em geral, que os agonistas se ligam com afinidade bastante baixa e que ocorre um efeito biológico máximo quando a ocupação dos receptores é baixa; além disso, foi demonstrado que, no músculo esquelético e em outros tecidos, a denervação leva a um aumento no número de receptores da célula-alvo, um achado que explica, pelo menos em parte, o fenômeno da *supersensibilidade de denervação*. De modo mais geral, parece que o número de receptores tende a aumentar habitualmente no decorrer de alguns dias se o hormônio ou transmissor relevante estiver ausente ou em quantidade escassa, ao passo que esse número diminui se os receptores forem ativados por um período prolongado, um processo de adaptação à administração contínua de fármacos ou hormônios.

Técnicas de imagem não invasivas, como a *tomografia por emissão de pósitrons* (PET), que utilizam fármacos marcados com um isótopo de meia-vida curta (como ^{11}C ou ^{18}Fl), também podem ser utilizadas para investigar a distribuição dos receptores em estruturas como o cérebro humano vivo. Essa técnica tem sido empregada, por exemplo, para medir o grau de bloqueio dos receptores de dopamina produzido por fármacos antipsicóticos no cérebro de pacientes com esquizofrenia (ver Capítulo 47).

Com frequência, as curvas de ligação com agonistas revelam uma heterogeneidade aparente entre os receptores. Por exemplo, a ligação de agonistas aos receptores muscarínicos (ver Capítulo 14) e também aos receptores β-adrenérgicos (ver Capítulo 15) sugere a existência de pelo menos duas populações de sítios de ligação com afinidades diferentes. Isso pode ser devido ao fato de que os receptores podem estar não ligados ou acoplados dentro da membrana a outra macromolécula, denominada proteína G (ver Capítulo 3), que constitui parte do sistema de transdução por meio do qual o receptor exerce seu efeito regulador. A ligação de antagonistas não mostra esse tipo de complexidade, provavelmente porque os antagonistas, por sua natureza, não levam ao evento secundário de acoplamento à proteína G. Como a ligação do agonista resulta em ativação, a afinidade dos agonistas demonstrou ser um conceito surpreendentemente enganoso sobre o qual os aficionados gostam de discutir.

RELAÇÃO ENTRE CONCENTRAÇÃO E EFEITO DE AGONISTAS

Embora a ligação possa ser medida de forma direta, em geral estamos interessados em uma resposta biológica, como elevação da pressão arterial, contração ou relaxamento de

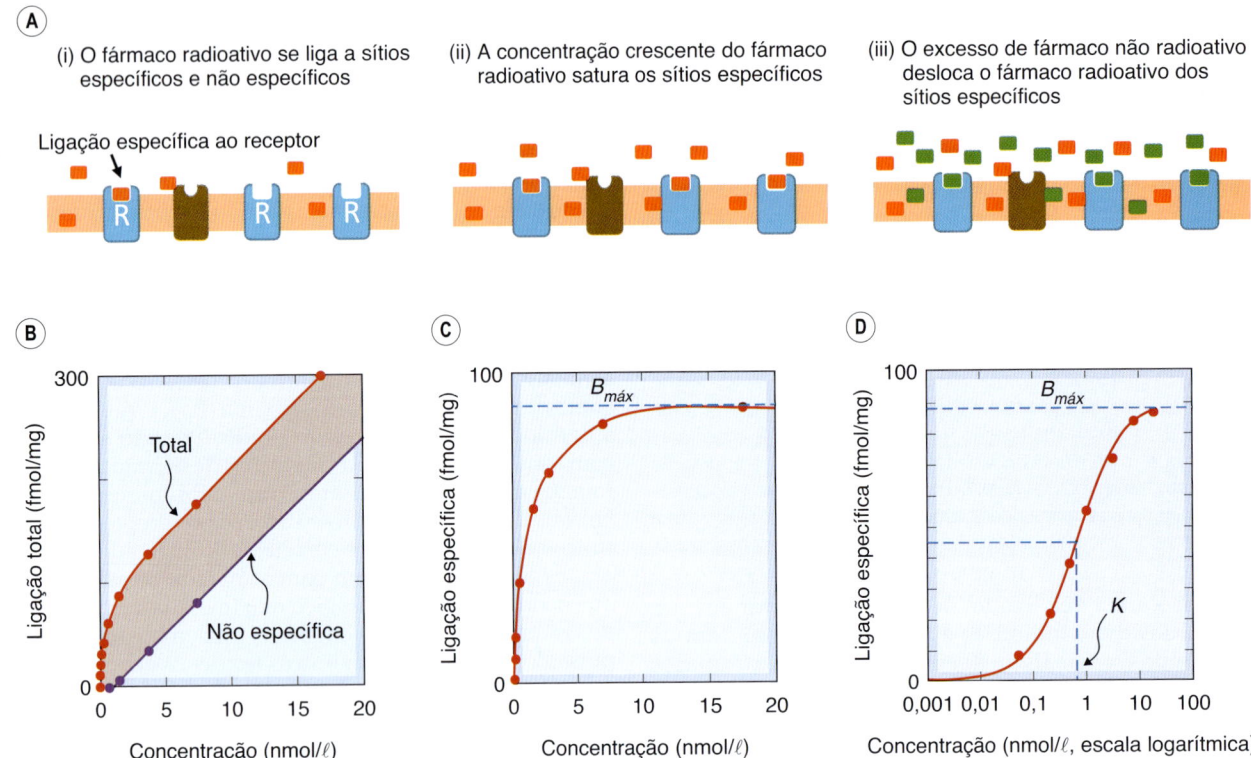

Figura 2.2 Medida da ligação a receptores. **A.** (i) Desenho esquemático mostrando a ligação de um radioligante (*mostrado em vermelho*) a seu receptor (*R*) nas membranas, bem como a sítios não específicos em outras proteínas e lipídeos. Em (ii), quando a concentração do radioligante é aumentada, todos os sítios específicos tornam-se saturados, porém a ligação não específica continua aumentando. Em (iii), a adição de uma alta concentração de um fármaco não radioativo (*mostrado em verde*), que também se liga ao R, desloca o fármaco radioativo de seus receptores, mas não dos sítios não específicos. **B** a **D.** Ilustram os resultados experimentais reais para a ligação de radioligante a receptores β-adrenérgicos em membranas celulares cardíacas. O ligante é o [³H]-cianopindolol, um derivado do pindolol (ver Capítulo 15). **B.** Medidas da ligação total e não específica em equilíbrio. A ligação não específica é medida na presença de uma concentração saturante de um agonista não radioativo dos receptores β-adrenérgicos, que impede a ligação do ligante radioativo aos receptores β-adrenérgicos. A diferença entre as duas linhas representa a ligação específica. **C.** Representação gráfica da ligação específica em relação à concentração. A curva é uma hipérbole retangular (Equação 2.5). **D.** Gráfico da ligação específica, como em (**C**), em relação à concentração em escala logarítmica. A curva sigmoide é uma *curva logística* que representa a escala logarítmica da hipérbole retangular no gráfico em (**C**), a partir do qual é possível determinar os parâmetros de ligação K (a constante de dissociação de equilíbrio) e a $B_{máx}$ (a capacidade de ligação).

uma tira de músculo liso em um banho de órgão, ativação de uma enzima ou resposta comportamental, e esses eventos com frequência são representados na forma de gráfico como *curva de concentração-efeito* (*in vitro*) ou *curva de dose-resposta* (*in vivo*), conforme mostrado na Figura 2.3. Isso nos permite estimar a *resposta/efeito máximo* que um fármaco é capaz de produzir ($E_{máx}$) e a concentração ou dose necessária para produzir 50% da resposta máxima (CE_{50} ou DE_{50}). Com frequência, utiliza-se uma escala logarítmica para a concentração ou dose. Isso transforma a curva de uma hipérbole retangular em uma curva sigmoide, em que a porção do meio é essencialmente linear (a importância da inclinação da porção linear ficará evidente mais adiante neste capítulo, quando considerarmos o antagonismo e os agonistas parciais). Os parâmetros $E_{máx}$, CE_{50} e da inclinação são úteis para comparar fármacos diferentes que produzem efeitos qualitativamente semelhantes (ver Figura 2.7 e Capítulo 8). Embora pareçam ser semelhantes à curva de ligação na Figura 2.2D, as curvas de concentração-efeito não podem ser utilizadas para medir a afinidade de fármacos agonistas pelos seus receptores, visto que a resposta produzida não é, em geral, diretamente proporcional à ocupação dos receptores. Com frequência, isso ocorre devido ao fato de

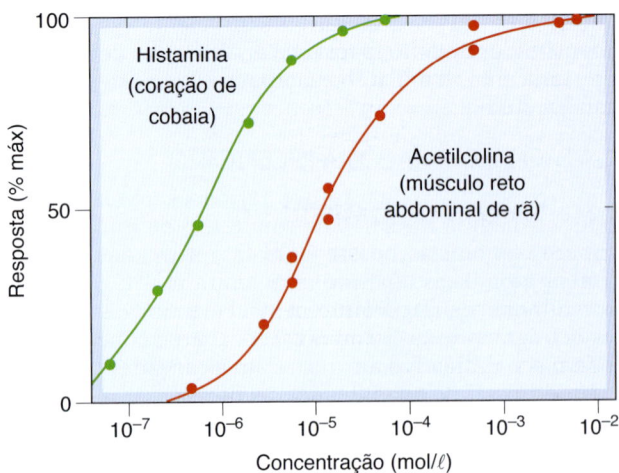

Figura 2.3 Curvas de concentração-efeito experimentalmente observadas. Embora as linhas, traçadas de acordo com a Equação 2.5 de ligação, coincidam bem com os pontos, essas curvas não fornecem estimativas corretas da afinidade dos fármacos pelos receptores. Isso se deve ao fato de que a relação entre ocupação dos receptores e resposta em geral não é linear.

que a resposta máxima de um tecido pode ser produzida por agonistas quando estes ocupam menos de 100% dos receptores. Nessas circunstâncias, diz-se que o tecido possui receptores de reserva (ver adiante).

Quando for interpretar curvas de concentração-efeito, é preciso lembrar que a concentração do fármaco nos receptores pode diferir da concentração conhecida na solução de banho. Os agonistas podem estar sujeitos a uma rápida degradação enzimática ou à sua captação pelas células, visto que eles se difundem da superfície em direção ao local de ação, e pode ser alcançado um estado de equilíbrio dinâmico em que a concentração do agonista nos receptores é muito menor do que a concentração no banho. Por exemplo, no caso da acetilcolina, que é hidrolisada pela colinesterase presente na maioria dos tecidos (ver Capítulo 14), a concentração que alcança os receptores pode ser inferior a 1% daquela existente no banho, e foi constatada uma diferença ainda maior com a noradrenalina (norepinefrina), que é avidamente captada pelas terminações nervosas simpáticas de muitos tecidos (ver Capítulo 15). O problema é reduzido, mas não inteiramente erradicado, com o uso de receptores recombinantes expressos em células em cultura. Por conseguinte, mesmo se a curva de concentração-efeito, como a observada na Figura 2.3, assemelhar-se a uma cópia exata da curva de ligação (ver Figura 2.2D), ela não pode ser utilizada diretamente para determinar a afinidade do agonista pelos seus receptores.

RECEPTORES DE RESERVA

Stephenson (1956), ao estudar as ações de análogos da acetilcolina em tecidos isolados, constatou que muitos agonistas plenos eram capazes de desencadear respostas máximas com uma ocupação muito baixa, frequentemente inferiores a 1%. Isso significa que o mecanismo que liga a resposta à ocupação do receptor tem uma capacidade de reserva substancial. Pode-se afirmar que esses sistemas possuem *receptores de reserva*. A existência de receptores de reserva não implica nenhuma subdivisão funcional do reservatório de receptores, mas apenas que o reservatório é maior do que o número necessário para induzir uma resposta completa. Esse excesso de receptores em relação ao número realmente necessário pode parecer um desperdício dos processos biológicos. Todavia, na verdade é altamente eficiente, visto que um determinado número de complexos agonista-receptor, que corresponde a determinado nível de resposta biológica, pode ser alcançado com uma concentração de hormônios ou de neurotransmissor mais baixa do que se houvesse menos receptores disponíveis. Assim, a economia da secreção de hormônios ou transmissores é obtida à custa do fornecimento de mais receptores.

ANTAGONISMO COMPETITIVO

Embora um fármaco possa inibir a resposta de outro de diversas maneiras, a competição no nível do receptor é particularmente importante, tanto no laboratório quanto na clínica, devido às elevadas potência e especificidade que podem ser alcançadas.

Na presença de um antagonista competitivo, a ocupação pelo agonista (i. e., a proporção de receptores aos quais o agonista se liga) em determinada concentração desse agonista é reduzida, visto que o receptor em geral só consegue acomodar uma molécula de cada vez. Entretanto, como os dois competem entre si, a elevação da concentração do agonista pode restabelecer a sua ocupação (e, portanto, a resposta do tecido). O antagonismo é, portanto, considerado *superável*, em contraste com outros tipos (ver adiante), em que o aumento da concentração do agonista não é capaz de superar o efeito bloqueador. Uma análise teórica simples (ver *Aspectos quantitativos das interações fármaco-receptor* mais adiante) prevê que, na presença de uma concentração fixa do antagonista, a curva log de concentração-efeito para o agonista é deslocada para a direita, sem nenhuma mudança na inclinação ou no efeito máximo – a principal característica do antagonismo competitivo (Figura 2.4A). O deslocamento é expresso como *razão de dose*, r (a razão pela qual a concentração do agonista precisa ser aumentada na presença do antagonista de modo a restabelecer um determinado nível de resposta). A teoria prevê que a razão de dose aumenta de forma linear com a concentração do antagonista. Essas previsões com frequência são comprovadas na prática (Figura 2.5A), fornecendo um método relativamente simples para a determinação da constante de dissociação de equilíbrio do antagonista (K_B; Figura 2.5B). Os exemplos de antagonismo competitivo são muito comuns em farmacologia. A superabilidade do bloqueio pelo antagonista pode ser importante na prática, visto que permite que o efeito funcional do agonista seja restabelecido por um aumento na sua concentração. Com outros tipos de antagonismo (conforme descrito de forma detalhada mais adiante), o bloqueio em geral é insuperável.

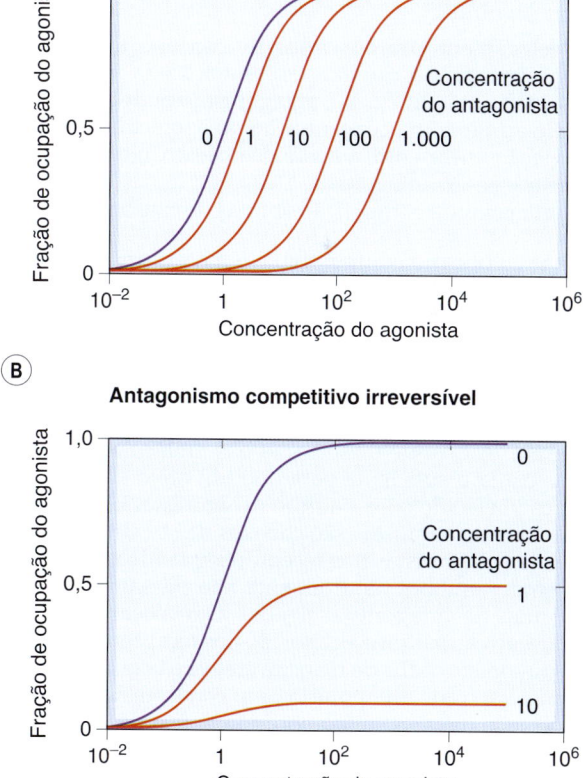

Figura 2.4 Curvas hipotéticas de concentração-ocupação do agonista na presença de antagonistas competitivos reversível (**A**) e irreversível (**B**). As concentrações são normalizadas em relação às constantes de dissociação de equilíbrio, K (i. e., 1,0 corresponde a uma concentração igual à K e resulta em uma ocupação de 50%). Observe que, em (**A**) a elevação na concentração do agonista supera o efeito de um antagonista reversível (i. e., o bloqueio é superável), de modo que a resposta máxima não é alterada, ao passo que, em (**B**), o efeito de um antagonista irreversível é insuperável, e a ocupação por um agonista pleno não pode ser obtida.

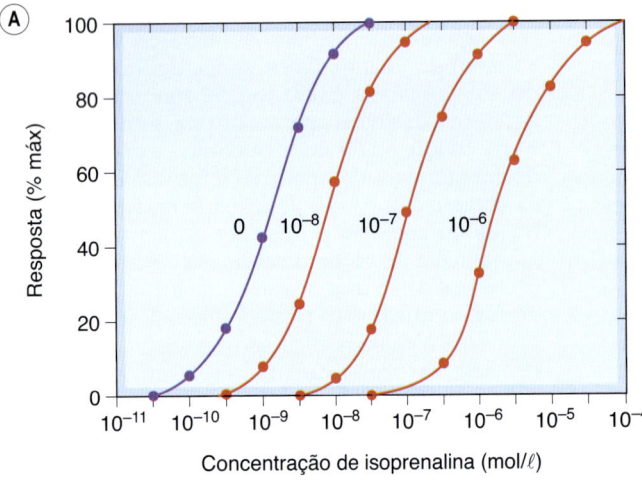
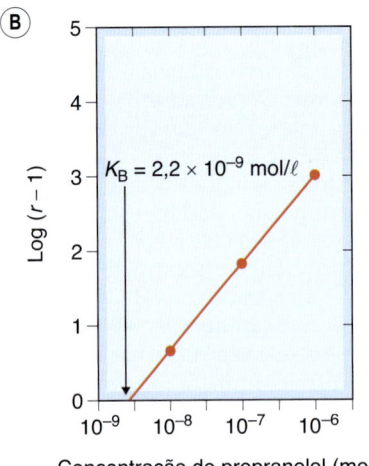

Figura 2.5 Antagonismo competitivo da isoprenalina pelo propranolol, medido em átrios isolados de cobaia. **A.** Curvas de concentração-efeito obtidas com várias concentrações de propranolol (indicadas nas curvas). Observe o deslocamento progressivo para a direita, sem alteração da inclinação ou do valor máximo. **B.** Gráfico de Schild (Equação 2.10). r é a razão da concentração de agonista que produz determinado nível de resposta na presença e na ausência de concentrações crescentes do antagonista (ver mais adiante em *Aspectos quantitativos das interações fármaco-receptor*). A constante de dissociação de equilíbrio (K_B) para o propranolol é fornecida pela interseção do eixo das abscissas, $2{,}2 \times 10^{-9}$ mol/ℓ. Observe que o subscrito B é usado agora em K_B para indicar que a constante de dissociação de equilíbrio é a do antagonista (designado como fármaco B), medida na presença do agonista (designado como fármaco A). (Resultados de Potter L.T., 1967. Uptake of propranolol by isolated guinea pig atria. J. Pharmacol. Exp. Ther. 55, 91-100.)

As características marcantes do antagonismo competitivo são as seguintes:

- Deslocamento da curva log de concentração-efeito do agonista para a direita, sem alteração da inclinação ou do efeito máximo (*i. e.*, o antagonismo pode ser superado pelo aumento na concentração do agonista)
- Relação linear entre a razão de dose do agonista e a concentração do antagonista
- Evidências de competição obtidas de estudos de ligação.

O antagonismo competitivo é o mecanismo mais direto por meio do qual um fármaco pode reduzir o efeito de outro (ou de um mediador endógeno).

As características do *antagonismo competitivo reversível* descritas refletem o fato de que as moléculas de agonistas e de antagonistas competitivos não permanecem ligadas ao receptor, porém se dissociam e voltam a se ligar de modo contínuo. A taxa de dissociação das moléculas de antagonistas é alta o suficiente para que um novo equilíbrio seja logo estabelecido com a adição do agonista. Com efeito, as moléculas de agonistas são capazes de substituir as moléculas de antagonistas nos receptores quando o antagonista é liberado, embora naturalmente não possam expulsar as moléculas de antagonistas ligadas. O deslocamento ocorre porque, ao ocupar uma proporção dos receptores desocupados, o agonista reduz de maneira efetiva a taxa de associação das moléculas de antagonistas; em consequência, a taxa de dissociação ultrapassa temporariamente a de associação, e a ocupação global pelo antagonista é reduzida.

ANTAGONISMO COMPETITIVO IRREVERSÍVEL

Ocorre *antagonismo competitivo irreversível* (ou de *não equilíbrio*) quando o antagonista se liga ao receptor no mesmo sítio do que o agonista, porém se dissocia dos receptores muito lentamente ou não se dissocia, de modo que, como resultado, não ocorre nenhuma alteração na ocupação pelo antagonista quando se adiciona o agonista.[4]

---

[4]Esse tipo de antagonismo é algumas vezes denominado não competitivo, porém esse termo é ambíguo e deve ser evitado nesse contexto.

> **Antagonista competitivo**
>
> - O antagonismo competitivo reversível constitui o tipo mais comum e mais importante de antagonismo e apresenta duas características principais:
>   - Na presença do antagonista, a curva log de concentração-efeito do agonista é deslocada para a direita, sem alteração na inclinação ou no efeito máximo, sendo a extensão do deslocamento uma medida da *razão de dose*
>   - A razão de dose aumenta de forma linear com a concentração do antagonista
> - A afinidade do antagonista, medida dessa maneira, tem sido amplamente utilizada como base para a classificação dos receptores.

Os efeitos previstos dos antagonistas reversíveis e irreversíveis são comparados na Figura 2.4.

Em alguns casos (Figura 2.6A), o efeito teórico é reproduzido de maneira acurada com o antagonista que reduz a resposta máxima. Entretanto, a distinção entre antagonismo competitivo reversível e irreversível (ou até mesmo antagonismo não competitivo) nem sempre é tão clara. Isso se deve ao fenômeno dos receptores de reserva; se a ocupação pelo agonista necessária para produzir uma resposta biológica máxima for muito pequena (p. ex., 1% do reservatório total de receptores), então é possível bloquear de modo irreversível quase 99% dos receptores sem reduzir a resposta máxima. O efeito de um menor grau de ocupação pelo antagonista será produzir um deslocamento paralelo da curva log de concentração-efeito, que é indistinguível do antagonismo competitivo reversível (Figura 2.6B). Somente quando a ocupação pelo antagonista ultrapassa 99% é que a resposta máxima será reduzida.

Ocorre antagonismo competitivo irreversível com fármacos que possuem grupos reativos que formam ligações covalentes com o receptor. Esses compostos são usados sobretudo como ferramentas de pesquisa para investigar

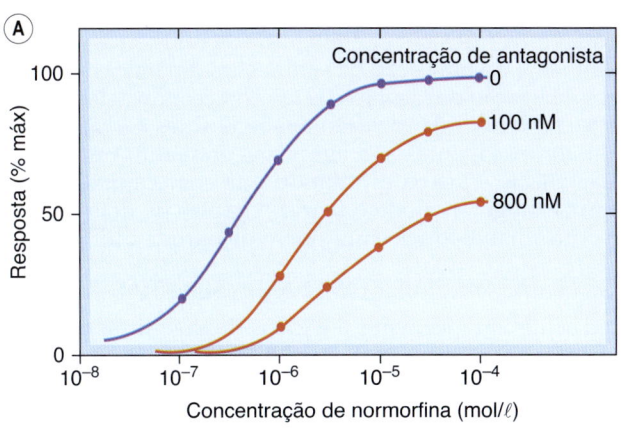 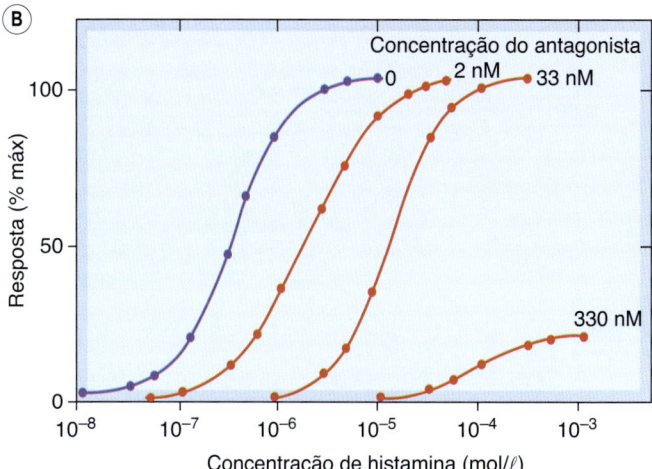

Figura 2.6 Efeito dos antagonistas competitivos irreversíveis sobre as curvas de concentração-efeito do agonista. **A.** Neurônios do cérebro de rato que respondem ao agonista opioide, normorfina, antes e depois de sua exposição ao antagonista competitivo irreversível, a β-funaltrexamina por 30 minutos e, em seguida, lavados para remover o antagonista. Observe a depressão da resposta máxima. **B.** Respostas do íleo de cobaia à histamina antes e depois do tratamento com concentrações crescentes de um agente alquilante receptor (GD121) por 5 minutos e, em seguida, lavado para remover o antagonista. Observe que a curva de concentração-resposta é inicialmente deslocada para a direita, sem depressão da resposta máxima. (Painel [A] de Williams JT, North RA, 1984. Mol. Pharmacol. 26, 489-497; painel [B] de Nickerson M. 1955. Nature. 178, 696-697.)

a função dos receptores, e poucos são utilizados clinicamente. Entretanto, inibidores enzimáticos irreversíveis que atuam de forma semelhante são clinicamente utilizados e incluem fármacos como o **ácido acetilsalicílico** (ver Capítulo 25), o **omeprazol** (ver Capítulo 30) inibidores da monoamina oxidase (ver Capítulo 48) e **ibrutinibe** (ver Capítulo 57).

AGONISTAS PARCIAIS E CONCEITO DE EFICÁCIA

Até aqui, consideramos os fármacos como agonistas, que, de algum modo, ativam o receptor quando o ocupam, ou como antagonistas, que não produzem ativação. Todavia, a capacidade da molécula de um fármaco em ativar o receptor – ou seja, a sua eficácia – é, na verdade, um processo gradual, e não uma característica do tipo tudo ou nada. Quando uma série de fármacos agonistas quimicamente relacionados que atuam nos mesmos receptores é testada em determinado sistema biológico, constata-se, com frequência, que a maior resposta passível de ser produzida difere de um fármaco para outro. Alguns compostos (conhecidos como *agonistas plenos*) são capazes de produzir uma resposta máxima (a maior resposta que pode ser dada pelo tecido), enquanto outros (*agonistas parciais*) podem produzir apenas uma resposta submáxima. A Figura 2.7A mostra as curvas de concentração-efeito de vários agonistas dos receptores α-adrenérgicos (ver Capítulo 15), que causam contração de tiras isoladas de aorta de coelho. O agonista pleno, a **fenilefrina**, produziu a resposta máxima capaz de ser produzida pelo tecido; os outros compostos só conseguem produzir respostas submáximas e são agonistas parciais. A diferença entre agonistas plenos e parciais reside na relação entre a ocupação dos receptores e a resposta obtida. No experimento mostrado na Figura 2.7, foi possível estimar a afinidade dos vários fármacos pelo receptor e, portanto (com base no modelo teórico descrito posteriormente), calcular a fração de receptores ocupados (conhecida como *ocupação*) como função da concentração do fármaco. Gráficos da resposta como função da ocupação para os diferentes compostos são mostrados na Figura 2.7B, indicando que, no caso dos agonistas parciais, a resposta em determinado nível de ocupação é menor do que aquela para os agonistas plenos.

O agonista parcial mais fraco, a **tolazolina**, produz uma resposta quase indetectável, até mesmo com uma ocupação de 100%, e é habitualmente classificado como *antagonista competitivo* (ver Capítulo 15).

Essas diferenças podem ser expressas quantitativamente em termos de *eficácia* (e), um parâmetro originalmente definido por Stephenson (1956), que descreve a "força" do complexo agonista-receptor na produção de uma resposta do tecido. No esquema simples mostrado na Figura 2.1, a eficácia descreve a tendência do complexo fármaco-receptor a adotar o estado ativo (AR*), em vez de o estado de repouso (AR). Um fármaco com eficácia zero ($e = 0$) não tem nenhuma tendência a causar ativação dos receptores e não leva a nenhuma resposta tecidual. Um agonista pleno é um fármaco cuja eficácia[5] é suficiente para produzir uma resposta máxima quando menos de 100% dos receptores estão ocupados. Um agonista parcial possui eficácia inferior, de modo que uma ocupação de 100% desencadeia apenas uma resposta submáxima.

Subsequentemente, foi reconhecido que a eficácia é constituída por componentes dependentes do fármaco e dependentes do tecido. O componente dependente do fármaco é referido como *eficácia intrínseca*, que é a capacidade da molécula do fármaco agonista, uma vez ligada, de ativar a proteína receptora (ver Kelly, 2013). Os componentes da eficácia dependentes do tecido incluem o número de receptores que ele expressa e a eficácia do acoplamento da ativação do receptor à resposta tecidual avaliada. O número de receptores expressos é particularmente relevante para o estudo dos receptores em sistemas de expressão recombinante quando os receptores são, com frequência, altamente expressos, e os agonistas de eficácia intermediária aparecem, então, como agonistas plenos. Em diferentes tipos de células que expressam o mesmo receptor, porém em diferentes densidades,

---

[5]Na formulação de Stephenson, a eficácia é a recíproca da ocupação necessária para produzir 50% da resposta máxima; portanto $e = 25$ significa a ocorrência de 50% da resposta máxima com 4% de ocupação. Não existe nenhum limite superior teórico para a eficácia. Com efeito, alguns agonistas são denominados *superagonistas*, visto que possuem maior eficácia do que o próprio agonista endógeno do receptor (p. ex., dexmedetomidina, um agonista dos receptores α_2-adrenérgicos com maior eficácia que a da adrenalina ou noradrenalina).

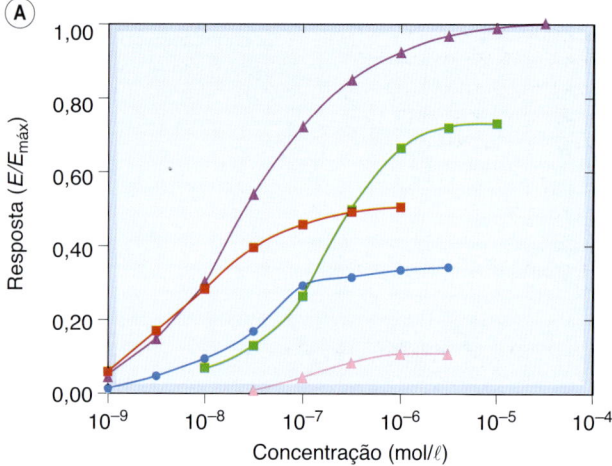

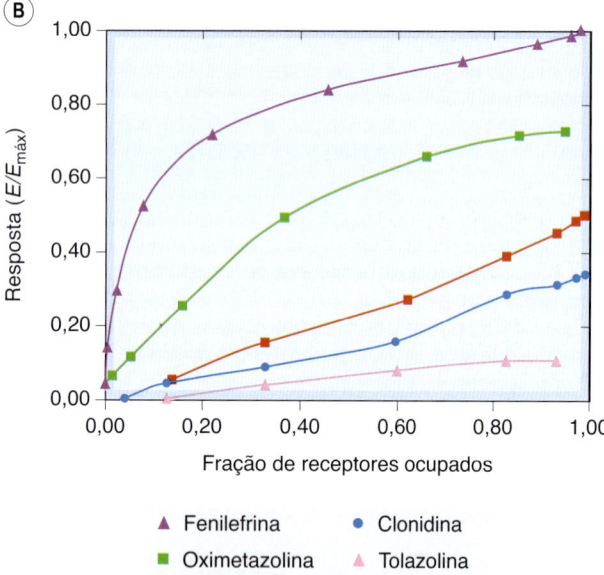

Figura 2.7 Agonistas parciais. A. Curvas log de concentração-efeito para uma série de agonistas do receptor α-adrenérgico, causando contração de uma tira isolada de aorta de coelho. A fenilefrina é um agonista pleno. Os demais são agonistas parciais com diferentes eficácias. Quanto mais baixa a eficácia do fármaco, menor a resposta máxima e a inclinação da curva log de concentração-resposta. **B.** Relação entre resposta e ocupação pelo receptor para a série de agonistas. Observe que o agonista pleno, a fenilefrina, produz uma resposta quase máxima quando apenas cerca da metade dos receptores está ocupada, enquanto os agonistas parciais produzem respostas submáximas até mesmo quando ocupam todos os receptores. A eficácia da tolazolina é tão baixa que ela é classificada como antagonista dos receptores α-adrenérgicos (ver Capítulo 15). Nesses experimentos, a ocupação dos receptores não foi medida diretamente, porém calculada a partir de estimativas farmacológicas das constantes de equilíbrio dos fármacos. (Dados de Ruffolo, R. R. Jr. et al., 1979. J. Pharmacol. Exp. Ther. 209, 429-436.)

um determinado fármaco de eficácia intermediária pode aparecer como agonista pleno em um tecido (nível elevado de expressão do receptor), como agonista parcial em outro (menor nível de expressão do receptor) e até mesmo como antagonista em outro (nível muito baixo de expressão do receptor). O termo "agonista parcial" é, portanto, apenas aplicável quando se descreve a ação de um fármaco sobre um tecido ou um tipo de célula específico.

Para os receptores acoplados à proteína G, a elucidação de suas estruturas por cristalografia de raios X (descrita no Capítulo 3) e a aplicação de simulações dinâmicas moleculares de ligação de fármacos estão começando a desvendar a base molecular da ativação dos receptores e a razão pela qual alguns ligantes são agonistas enquanto outros são antagonistas. Para os estudantes que começam a estudar a farmacologia, o modelo teórico simples de dois estados descrito adiante fornece um ponto de partida útil.

AGONISTAS PARCIAIS COMO ANTAGONISTAS

Ao discutir anteriormente a eficácia dos agonistas parciais, consideramos a situação na qual o tecido era exposto a um único fármaco, o agonista parcial. O que também devemos considerar é como a presença de um agonista parcial poderia alterar a resposta de um tecido a um agonista de eficácia mais alta. Isso está ilustrado na Figura 2.8, em que se pode observar que a presença do agonista parcial induz algum nível de resposta dependente da concentração inicialmente aplicada; todavia, além disso, como o agonista parcial compete com o agonista pleno pelos receptores, ele atua de modo efetivo como antagonista competitivo, deslocando a curva de concentração-resposta do agonista pleno para a direita. Isso não é apenas um ponto teórico obscuro, mas algo que ocorre na prática clínica. No tratamento de usuários de heroína, a buprenorfina, um agonista parcial fraco, não apenas atua como substituto opioide fraco, mas também como antagonista e reduz a probabilidade de superdosagem quando os usuários sofrem recaída e voltam a fazer uso de heroína (ver Capítulo 50).

ATIVAÇÃO CONSTITUTIVA DE RECEPTORES E AGONISTAS INVERSOS

Embora estejamos acostumados a pensar que os receptores são ativados apenas quando ocorre ligação de uma molécula de agonista, existem exemplos (ver De Ligt et al., 2000) em que pode haver um nível apreciável de ativação (*ativação constitutiva*) mesmo na ausência de ligantes. Esses exemplos incluem receptores para benzodiazepínicos (ver Capítulo 45), canabinoides (ver Capítulo 18), 5-hidroxitriptamina (ver Capítulo 16) e vários outros mediadores. Além disso, ocorrem mutações nos receptores – de maneira espontânea, em algumas doenças (ver Bond e Ijzerman, 2006) ou experimentalmente induzidas (ver Capítulo 4) –, que resultam em ativação constitutiva apreciável. Se um ligante reduzir a atividade abaixo do nível basal de ativação constitutiva, esses fármacos são designados como *agonistas inversos* (Figura 2.9; ver De Ligt, et al., 2000) para distingui-los dos *antagonistas neutros*, que, por si sós, não afetam o nível de ativação. Os agonistas inversos podem ser considerados como fármacos com eficácia negativa, o que os diferencia dos agonistas (eficácia positiva) e dos antagonistas neutros (eficácia zero). Os antagonistas neutros, quando se ligam ao sítio de ligação do agonista, antagonizam tanto os agonistas quanto os agonistas inversos. O agonismo inverso foi observado pela primeira vez no receptor de benzodiazepina (ver Capítulo 45), porém esses fármacos são pró-convulsivantes e, portanto, não são terapeuticamente úteis! Novos exemplos de receptores constitutivamente ativos e de agonistas inversos estão surgindo com frequência crescente (sobretudo entre os receptores acoplados à proteína G). A **pimavanserina**, um agonista inverso no receptor 5-HT$_{2A}$, foi recentemente desenvolvida para o tratamento da psicose associada à doença de Parkinson (ver Capítulos 40 e 47). Foi constatado que a maioria dos antagonistas de receptores de uso clínico

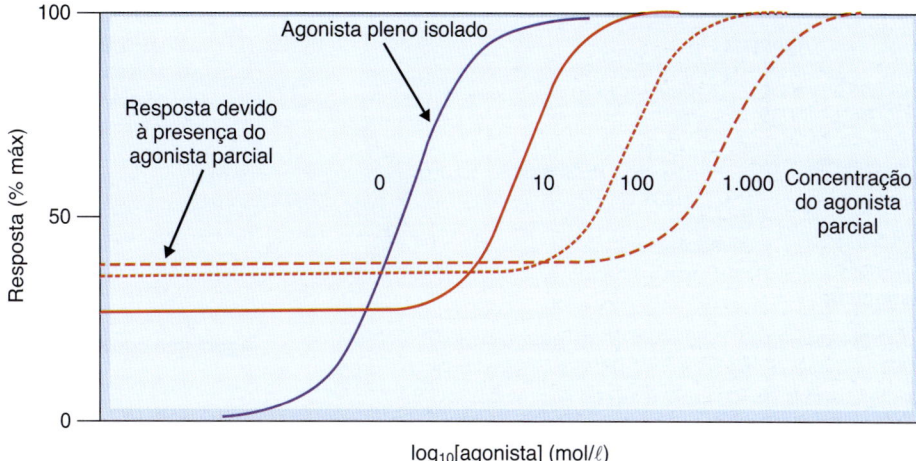

Figura 2.8 Curvas de concentração-resposta hipotéticas para um agonista pleno na ausência e na presença de concentrações crescentes de um agonista parcial. O agonista parcial terá uma ação agonista; assim, a resposta inicial aumentará à medida que a concentração do agonista parcial aumentar, alcançando um máximo igual à resposta máxima do agonista parcial. Entretanto, quando se adiciona o agonista pleno na presença do agonista parcial, sua curva de concentração-resposta é deslocada para a direita.

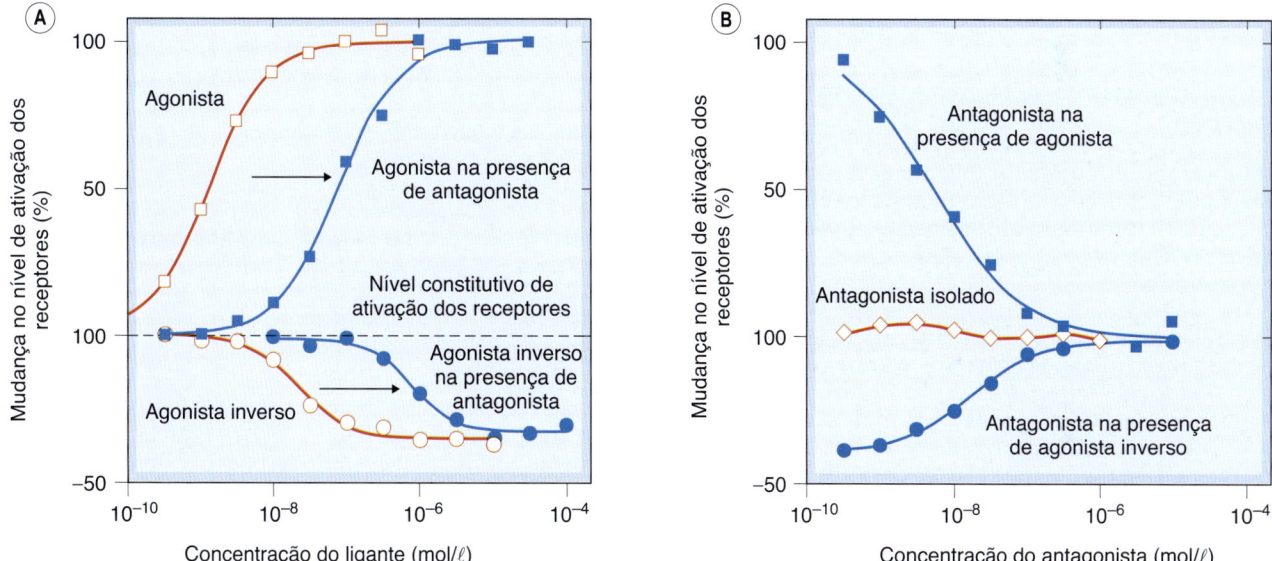

Figura 2.9 Agonismo inverso. Interação de um antagonista competitivo com agonistas normais e inversos em um sistema que mostra a ativação dos receptores na ausência de quaisquer ligantes adicionados (ativação constitutiva). **A.** O grau de ativação dos receptores (escala vertical) aumenta na presença de agonista (*quadrados vazios*) e diminui na presença de um agonista inverso (*círculos vazios*). A adição de um antagonista competitivo desloca ambas as curvas para a direita (*símbolos cheios*). **B.** O antagonista por si só não altera o nível de atividade constitutiva (*símbolos vazios*), visto que apresenta uma afinidade igual pelos estados ativo e inativo do receptor. Na presença de um agonista (*quadrados cheios*) ou de um agonista inverso (*círculos cheios*), o antagonista restaura o sistema para o nível constitutivo de atividade. Esses dados foram obtidos com receptores para 5-hidroxitriptamina (5-HT) humanos clonados expressos em uma linhagem de células. (Agonista, 5-carboxamidotriptamina; agonista inverso, espiperona; antagonista, WAY 100635; consultar o Capítulo 16 para mais informações sobre a farmacologia dos receptores 5-HT). (Reproduzida, com autorização, de Newman-Tancredi, A., et al., 1997. Br. J. Pharmacol. 120, 737-739.)

consiste, na verdade, em agonistas inversos quando testados em sistemas que detectam uma ativação constitutiva dos receptores. Entretanto, a maioria dos receptores – como os gatos – mostra preferência pelo estado inativo, de modo que, para esses casos, não há diferença prática entre um antagonista competitivo e um agonista inverso, visto que o agonismo inverso só é revelado se for possível observar uma ativação constitutiva.

A seção a seguir descreve um modelo simples para explicar o agonismo pleno, parcial e inverso em termos da afinidade relativa de diferentes ligantes pelos estados de repouso e ativação do receptor.

MODELO DOS DOIS ESTADOS DOS RECEPTORES

Conforme ilustrado na Figura 2.1, tanto os agonistas quanto os antagonistas ligam-se a receptores, porém apenas os agonistas os ativam. Como podemos expressar essa diferença e levar em conta a atividade constitutiva em termos teóricos? O modelo de dois estados (Figura 2.10) fornece uma abordagem simples, porém útil.

Conforme ilustrado na Figura 2.1, prevemos que o receptor ocupado seja capaz de se deslocar de seu estado de "repouso" (R) para um estado ativado (R*), sendo R* favorecido pela ligação de uma molécula de agonista, mas não de uma molécula de antagonista.

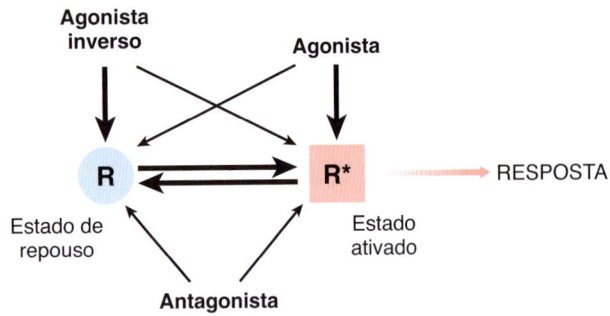

Figura 2.10 Modelo de dois estados. O receptor é mostrado em dois estados de conformação, *repouso* (R) e *ativado* (R*), que existem em equilíbrio. Em geral, na ausência de ligante, o equilíbrio está muito deslocado para a esquerda, e são encontrados poucos receptores no estado R*. Quanto aos receptores constitutivamente ativos, uma proporção apreciável adota a conformação R* na ausência de qualquer ligante. Os agonistas exibem maior afinidade pelo R* do que pelo R, de modo que o equilíbrio é deslocado para R*. Quanto maior a afinidade relativa por R* em relação a R, maior será a eficácia do agonista. O agonista inverso possui maior afinidade por R do que por R* e, assim, desloca o equilíbrio para a esquerda. Um antagonista *neutro* tem afinidade igual por R e R*, de modo que, por si só, não afeta o equilíbrio de conformação, porém reduz, por meio de competição, a ligação de outros ligantes.

Conforme descrito, os receptores podem exibir ativação constitutiva (*i. e.*, a conformação R* pode existir sem que qualquer ligante esteja ligado), de modo que o fármaco administrado encontra uma mistura de R e R* em equilíbrio (ver Figura 2.10). Se o fármaco tiver maior afinidade por R* do que por R, produzirá um deslocamento do equilíbrio em direção a R* (*i. e.*, promoverá a ativação do receptor e será classificado como agonista). Se a preferência do fármaco por R* for muito grande, quase todos os receptores ocupados adotarão a conformação R*, e o fármaco será classificado como agonista pleno; se exibir apenas um grau modesto de seletividade por R* (digamos, de 5 a 10 vezes), uma proporção menor de receptores ocupados adotará a conformação R*, e o fármaco será considerado como agonista parcial; se não mostrar nenhuma preferência, o equilíbrio R:R* prevalente não será afetado, e esse fármaco será um antagonista neutro (eficácia zero), ao passo que, se demonstrar seletividade para R, ele deslocará o equilíbrio em direção a R e será classificado como agonista inverso (eficácia negativa). Assim, podemos considerar a eficácia como uma propriedade determinada pela afinidade relativa de um ligante por R e R*, uma formulação conhecida como *modelo de dois estados*, que é bastante útil, visto que propõe uma interpretação física para o significado normalmente misterioso da eficácia, além de explicar a existência de agonistas inversos.

AGONISMO TENDENCIOSO

Um importante problema relacionado com o modelo dos dois estados é que, como sabemos agora, os receptores não estão de fato restritos a dois estados distintos, mas possuem uma flexibilidade de conformação muito maior, de modo que há mais de uma conformação inativa e outra ativa. As diferentes conformações que podem ser adotadas pelos receptores podem ser preferencialmente estabilizadas por diferentes ligantes e podem produzir diferentes efeitos funcionais por meio da ativação de diferentes vias de transdução de sinal (ver Capítulo 3).

Os receptores acoplados a sistemas de segundos mensageiros (ver Capítulo 3) podem acoplar-se a mais de uma via intracelular efetora, desencadeando duas ou mais respostas simultâneas. Seria possível esperar que todos os agonistas que

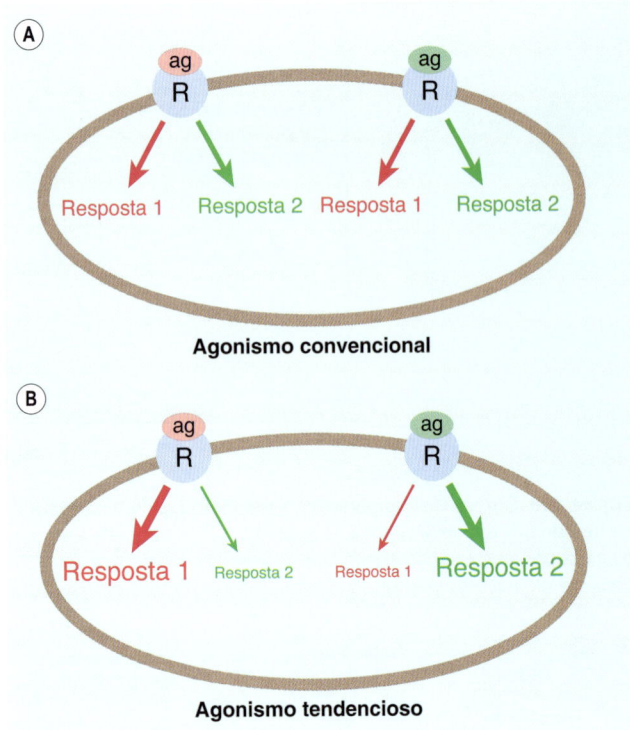

Figura 2.11 Agonismo tendencioso. Em (**A**), o receptor (R) está acoplado a duas respostas intracelulares – a *resposta 1* e a *resposta 2*. Quando diferentes agonistas, indicados em *vermelho* e em *verde*, ativam o receptor, eles desencadeiam as duas respostas de maneira semelhante. Isso é o que podemos considerar como agonismo convencional. Em (**B**), está ilustrado o agonismo tendencioso, em que dois agonistas se ligam ao mesmo sítio do receptor, porém o agonista *vermelho* é melhor na produção da resposta 1, enquanto o agonista *verde* é melhor para desencadear a resposta 2.

ativam o mesmo tipo de receptores produzissem a mesma sequência de respostas (Figura 2.11A). Entretanto, tornou-se evidente que diferentes agonistas podem exibir um viés para a geração de uma resposta em vez de outra, embora estejam atuando por meio do mesmo receptor (Figura 2.11B), provavelmente pelo fato de que eles estabilizam diferentes estados ativados do receptor (ver Kelly, 2013). O viés do agonista se tornou um importante conceito em farmacologia.

Contudo, é problemático redefinir e procurar medir a eficácia dos agonistas nesse modelo de múltiplos estados, e isso exige um modelo de transição de estados mais complicado do que o modelo de dois estados descrito anteriormente. Os erros, os imprevistos e uma possível via a seguir foram delineados por Kenakin e Christopoulos (2013).

MODULAÇÃO ALOSTÉRICA

Além do sítio de ligação do agonista (agora referido como sítio de ligação *ortostérico*), ao qual os antagonistas competitivos também se ligam, as proteínas dos receptores possuem muitos outros sítios de ligação (*alostéricos*) (ver Capítulo 3) por meio dos quais os fármacos podem influenciar a função do receptor de diversas maneiras, aumentando ou diminuindo a afinidade dos agonistas pelo sítio de ligação do agonista, modificando a eficácia ou produzindo eles próprios uma resposta (Figura 2.12). Dependendo da direção do efeito, os ligantes podem ser antagonistas alostéricos ou facilitadores alostéricos do efeito agonista, e o efeito pode consistir em alterar a inclinação ou o efeito máximo da curva log de concentração-efeito do agonista (ver Figura 2.12).

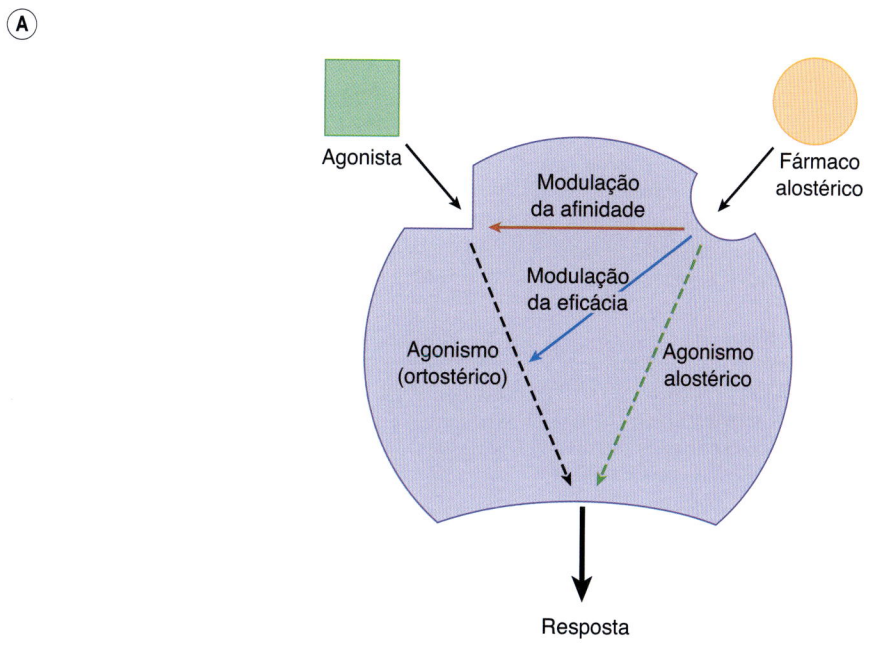

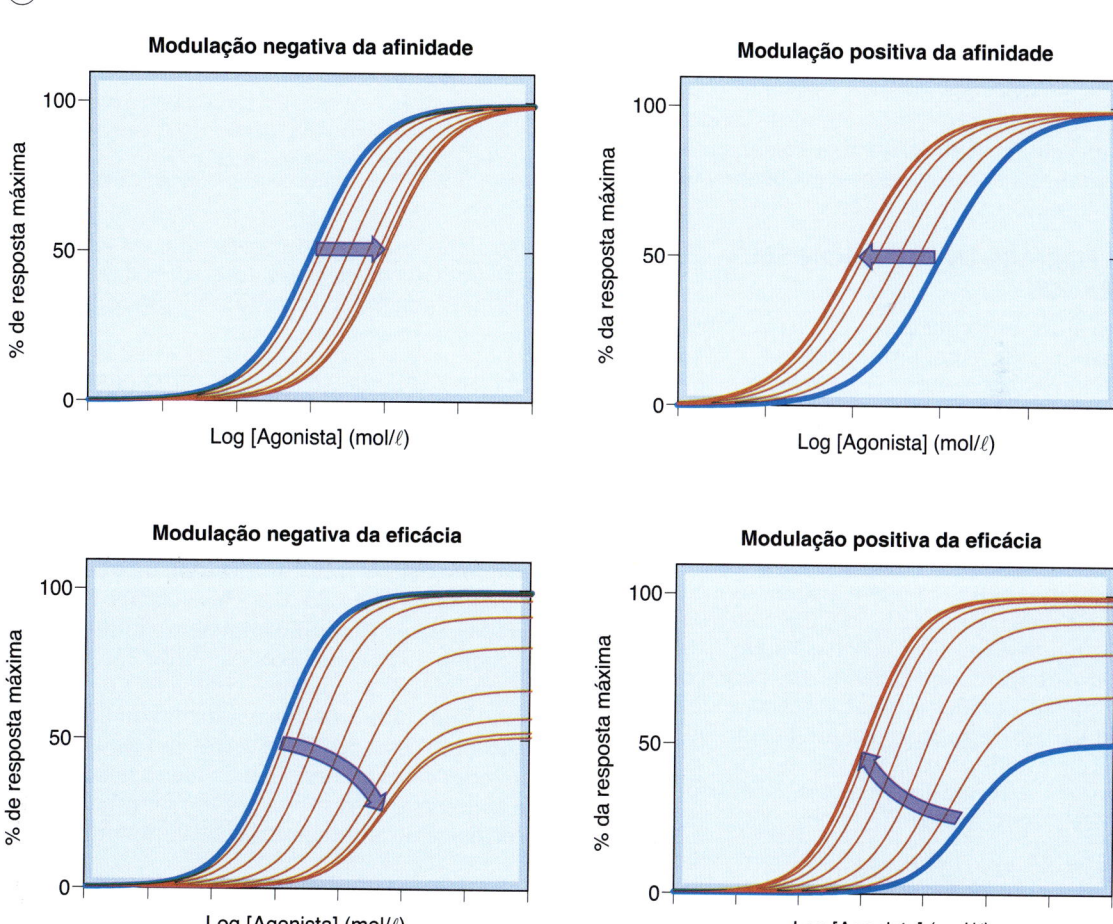

Figura 2.12 Modulação alostérica. A. Os fármacos alostéricos se ligam a um sítio no receptor diferente dos agonistas "tradicionais" (agora designados, com frequência, como agonistas "ortostéricos"). Podem modificar a atividade do receptor (i) alterando a afinidade do agonista, (ii) alterando a eficácia do agonista ou (iii) desencadeando diretamente eles próprios uma resposta. **B.** Efeitos dos moduladores alostéricos modificadores de afinidade e eficácia, na curva de concentração-efeito de um agonista (*linha azul*). Na presença do modulador alostérico, a curva de concentração-efeito do agonista (*agora ilustrado em vermelho*) é deslocada de maneira determinada pelo tipo de modulador alostérico até que seja alcançado o efeito máximo do modulador. (Painel [A] adaptado, com autorização, de Conn et al., 2009. Nat. Rev. Drug Discov. 8, 41-54; painel [B] por cortesia de Christopoulos, A.)

Recentemente, esse tipo de modulação alostérica da função do receptor atraiu muita atenção e ocorre em diferentes tipos de receptores (ver revisão por Changeux e Christopoulos, 2016). Exemplos bem conhecidos de facilitação alostérica incluem a glicina nos receptores de *N*-metil-D-aspartato (NMDA) (ver Capítulo 38), benzodiazepinas nos receptores GABA$_A$ (ver Capítulo 45) e **cinacalcete** no receptor de Ca^{2+} (ver Capítulo 36). Uma razão por que a modulação alostérica pode ser importante para o farmacologista e para o futuro desenvolvimento de fármacos é o fato de que, entre as famílias de receptores, como os receptores muscarínicos (ver Capítulo 14), os sítios de ligação ortostéricos são muito semelhantes e tem sido difícil desenvolver agonistas e antagonistas seletivos para subtipos individuais. A esperança é que exista uma maior variação nos sítios alostéricos e que seja possível desenvolver ligantes alostéricos seletivos para receptores. Além disso, os moduladores alostéricos positivos (PAMs) irão exercer seus efeitos apenas em receptores ativados por ligantes endógenos, ao passo que não terão nenhum efeito sobre aqueles não ativados. Isso pode proporcionar um grau de seletividade (p. ex., potencializando a inibição espinal mediada por opioides endógenos, ver Capítulo 43) e uma redução no perfil de efeitos colaterais.

AGONISTAS BITÓPICOS

Para complicar ainda mais a questão das interações entre fármaco-receptor, alguns agonistas podem apresentar uma combinação de ações ortostéricas e alostéricas no mesmo receptor, proporcionando funções agonistas diretas e moduladoras (ver Volpato et al., 2020). Esses agonistas são denominados agonistas bitópicos e, provavelmente, ouviremos mais sobre esses fármacos no futuro.

OUTRAS FORMAS DE ANTAGONISMO DE FÁRMACOS

Outros mecanismos também podem ser responsáveis por interações inibitórias entre fármacos.
Os mais importantes são os seguintes:
- Antagonismo químico
- Antagonismo farmacocinético
- Bloqueio da relação receptor-resposta
- Antagonismo fisiológico.

ANTAGONISMO QUÍMICO

O antagonismo químico se refere à situação incomum em que duas substâncias se combinam em solução; como resultado, há perda do efeito do fármaco ativo. Os exemplos incluem o uso de agentes quelantes (p. ex., **dimercaprol**), que se ligam a metais pesados e, dessa maneira, reduzem a sua toxicidade, e o uso do anticorpo neutralizante, **infliximabe**, que possui ação anti-inflamatória devido à sua capacidade de sequestrar a citocina inflamatória, o fator de necrose tumoral (TNF; ver Capítulo 17).

ANTAGONISMO FARMACOCINÉTICO

O antagonismo farmacocinético descreve a situação em que o "antagonista" reduz efetivamente a concentração do fármaco ativo em seu sítio de ação. Isso pode ocorrer de várias maneiras. A velocidade de degradação metabólica do fármaco ativo pode ser aumentada (p. ex., redução do efeito anticoagulante da **varfarina** quando se administra um agente que acelera o metabolismo hepático, como a **fenitoína**; ver Capítulos 10 e 58). Como alternativa, a velocidade de absorção do fármaco ativo a partir do sistema gastrointestinal pode ser reduzida, ou a taxa de excreção renal pode ser aumentada. Interações desse tipo, discutidas com mais detalhes no Capítulo 58, são comuns e podem ser importantes na prática clínica.

BLOQUEIO DA RELAÇÃO RECEPTOR-RESPOSTA

O antagonismo não competitivo descreve a situação em que o antagonista bloqueia e interrompe, em algum ponto distal ao sítio de ligação do agonista do receptor, a cadeia de eventos que leva à produção de uma resposta pelo agonista. Por exemplo, a **cetamina** entra no poro do canal iônico do receptor NMDA (ver Capítulo 38), bloqueando-o e, assim, impedindo o fluxo de íons pelos canais. Fármacos como o **verapamil** e o **nifedipino** impedem o influxo de Ca^{2+} através da membrana celular (ver Capítulo 21) e, dessa maneira, bloqueiam seletivamente a contração do músculo liso produzida por fármacos que atuam em qualquer receptor que se acople a esses canais de cálcio. Em geral, o efeito consiste em redução da inclinação e do efeito máximo da curva log de concentração-resposta, embora também seja possível a ocorrência de algum grau de deslocamento para a direita.

ANTAGONISMO FISIOLÓGICO

O antagonismo fisiológico é uma terminologia usada genericamente para descrever a interação de dois fármacos cujas ações opostas no organismo tendem a se anular mutuamente. Por exemplo, a **histamina** atua sobre receptores das células parietais da mucosa gástrica estimulando a secreção ácida, ao passo que o **omeprazol** bloqueia esse efeito por meio da inibição da bomba de prótons; pode-se afirmar que esses dois fármacos atuam como antagonistas fisiológicos.

Agonistas, antagonistas e eficácia

- Os fármacos que atuam sobre receptores podem ser *agonistas* ou *antagonistas*
- Os agonistas iniciam alterações na função celular, produzindo vários tipos de efeitos; os antagonistas ligam-se a receptores, sem produzir essas alterações
- A potência dos agonistas depende de dois parâmetros: a *afinidade* (i. e., a tendência do agonista a se ligar a receptores) e a *eficácia* (i. e., a capacidade do agonista, uma vez ligado, dar início a alterações que produzem efeitos)
- Para os antagonistas, a eficácia é igual a zero
- Os *agonistas plenos* (que são capazes de produzir efeitos máximos) apresentam alta eficácia; os *agonistas parciais* (que são capazes de produzir apenas efeitos submáximos) têm eficácia intermediária
- De acordo com o modelo de dois estados, a eficácia reflete a afinidade relativa do composto pelos estados de repouso e ativado do receptor. Os agonistas exibem seletividade pelo estado ativado, ao passo que os antagonistas não apresentam seletividade. Esse modelo, apesar de sua utilidade, não é capaz de explicar a complexidade da ação dos agonistas
- Os *agonistas inversos* exibem seletividade pelo estado de repouso do receptor, e isso só tem significado em situações nas quais os receptores apresentam *atividade constitutiva*
- Os *moduladores alostéricos* se ligam ao receptor em sítios diferentes do sítio de ligação do agonista e são capazes de modificar a atividade do agonista.

> **Tipos de antagonismo farmacológico**
>
> O antagonismo farmacológico ocorre por meio de vários mecanismos:
> - Antagonismo químico (interação em solução)
> - Antagonismo farmacocinético (um fármaco que afeta a absorção, o metabolismo ou a excreção de outro)
> - Antagonismo competitivo (ambos os fármacos se ligam aos mesmos receptores); esse antagonismo pode ser reversível ou irreversível
> - Interrupção da relação receptor-resposta
> - Antagonismo fisiológico (dois agentes que produzem efeitos fisiológicos opostos).

DESSENSIBILIZAÇÃO E TOLERÂNCIA

Muitas vezes, o efeito de um fármaco diminui gradualmente quando é administrado de forma contínua ou repetida. A *dessensibilização* e a *taquifilaxia* são termos sinônimos empregados para descrever esse fenômeno que frequentemente se desenvolve em poucos minutos. Por outro lado, o termo *tolerância* é empregado convencionalmente para descrever uma diminuição mais gradual da responsividade a um fármaco, que leva várias horas, dias ou semanas para se desenvolver; no entanto, a distinção entre esses termos não está bem definida. Algumas vezes, emprega-se também o termo *refratariedade*, sobretudo em relação à perda da eficácia terapêutica. A *resistência a fármacos* é uma expressão usada para descrever a perda de eficácia de fármacos antimicrobianos ou antineoplásicos (ver Capítulos 51 e 57). Muitos mecanismos diferentes podem dar origem a esses fenômenos. Eles incluem:

- Alteração nos receptores
- Translocação de receptores
- Depleção de mediadores
- Aumento da degradação metabólica do fármaco
- Adaptação fisiológica
- Extrusão ativa do fármaco das células (sobremodo relevante na quimioterapia do câncer; ver Capítulo 57).

ALTERAÇÃO NOS RECEPTORES

Entre os receptores que possuem acoplamento direto a canais iônicos (ver Capítulo 3), a dessensibilização é, com frequência, rápida e pronunciada. Na junção neuromuscular (Figura 2.13A), o estado dessensibilizado é causado por uma mudança de conformação do receptor, resultando em ligação estreita da molécula do agonista sem que ocorra abertura do canal iônico. A fosforilação de regiões intracelulares da proteína receptora constitui um segundo mecanismo mais lento, por meio do qual os canais iônicos se tornam dessensibilizados.

A maioria dos receptores acoplados à proteína G (ver Capítulo 3) também exibe dessensibilização (Figura 2.13B). A fosforilação do receptor interfere na sua capacidade de ativar cascatas de segundos mensageiros, embora ainda possa ligar-se à molécula do agonista. Os mecanismos moleculares desse "desacoplamento" são considerados de forma mais detalhada no Capítulo 3. Em geral, esse tipo de dessensibilização leva de segundos a minutos para se desenvolver e recupera-se quando o agonista é removido.

É possível perceber que o modelo dos dois estados em sua forma simples, discutido anteriormente, necessita ser mais elaborado para incorporar estados dessensibilizados adicionais do receptor.

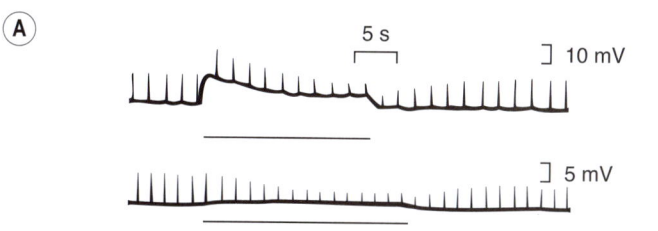

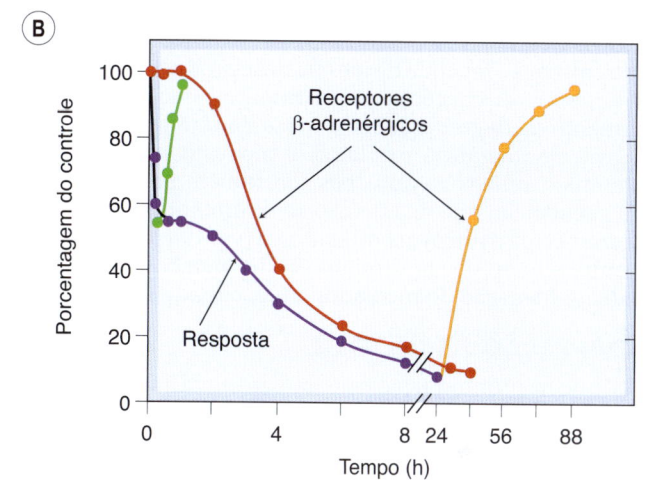

Figura 2.13 Dois tipos de dessensibilização de receptores. **A.** A acetilcolina (ACh) na placa terminal motora de rã. São produzidas despolarizações breves (*deflexões para cima*) por pulsos curtos de ACh liberada de uma micropipeta. Um pulso longo (*linha horizontal*) provoca declínio da resposta com um período de cerca de 20 segundos, devido à dessensibilização, e ocorre recuperação dentro de um período semelhante. **B.** Receptores β-adrenérgicos de células de glioma de rato em cultura de tecido. Foi adicionado isoproterenol (1 µmol/ℓ) no tempo zero, e a resposta da adenilato ciclase e a densidade dos receptores β-adrenérgicos foram medidas a determinados intervalos. Durante a fase de desacoplamento inicial, a resposta (*linha roxa*) declina, sem qualquer alteração na densidade dos receptores (*linha vermelha*). Posteriormente, a resposta declina ainda mais, concomitantemente com o desaparecimento dos receptores da membrana por internalização. As *linhas verde* e *laranja* mostram a recuperação da resposta e da densidade de receptores após a remoção do isoproterenol durante a fase inicial ou tardia. (Painel [A] de Katz B., Thesleff S., 1957. J. Physiol. 138, 63; painel [B] de Perkins, J.P., 1981. Trends Pharmacol. Sci. 2, 326.)

TRANSLOCAÇÃO DE RECEPTORES

A exposição prolongada a agonistas com frequência resulta em diminuição gradual do número de receptores expressos na superfície das células em consequência da *internalização* dos receptores. Esse efeito é mostrado para os receptores β-adrenérgicos na Figura 2.13B e constitui um processo mais lento do que o desacoplamento descrito. Foram descritas alterações semelhantes em outros tipos de receptores, inclusive naqueles para vários peptídeos. Os receptores internalizados são englobados pela célula por meio de endocitose de porções da membrana, um processo que normalmente depende da fosforilação do receptor e da ligação subsequente de proteínas *arrestina* ao receptor fosforilado (ver Capítulo 3, Figura 3.16). Esse tipo de adaptação é comum para os receptores de hormônios e tem relevância óbvia para os efeitos produzidos quando são administrados fármacos por períodos prolongados. Em geral, trata-se de uma complicação indesejada quando se utilizam fármacos agonistas na prática clínica.

DEPLEÇÃO DE MEDIADORES

Em alguns casos, a dessensibilização está associada à depleção de uma substância intermediária essencial. Fármacos como a **anfetamina**, que atua por meio da liberação de aminas das terminações nervosas (ver Capítulos 15 e 49), exibem taquifilaxia acentuada, visto que ocorre depleção das reservas de aminas.

ALTERAÇÃO DO METABOLISMO DE FÁRMACOS

A tolerância a alguns fármacos, como, por exemplo, **barbitúricos** e **etanol** (ver Capítulo 49), ocorre em parte porque a administração repetida da mesma dose produz uma redução progressiva da concentração plasmática como resultado do aumento da degradação metabólica do fármaco. Em geral, o grau de tolerância resultante é modesto, e, nesses dois exemplos, outros mecanismos contribuem para a tolerância substancial que de fato ocorre. Entretanto, a tolerância pronunciada a **nitrovasodilatadores** (ver Capítulos 19 e 21) resulta sobretudo da diminuição do metabolismo, o que reduz a liberação do mediador ativo, o óxido nítrico.

ADAPTAÇÃO FISIOLÓGICA

Pode ocorrer diminuição do efeito de um fármaco devido à sua anulação por uma resposta homeostática. Por exemplo, o efeito de redução da pressão arterial dos **diuréticos tiazídicos** é limitado, devido a uma ativação gradual do sistema renina-angiotensina (ver Capítulo 21). Esses mecanismos homeostáticos são muito comuns e, quando ocorrem lentamente, o resultado consiste no desenvolvimento gradual de tolerância. É um fato comum de que muitos efeitos colaterais de fármacos, como náuseas ou sonolência, tendem a diminuir, embora a administração do fármaco seja mantida. Podemos pressupor que algum tipo de adaptação fisiológica esteja ocorrendo, presumivelmente associada a uma alteração da expressão gênica, resultando em alterações nos níveis de várias moléculas reguladoras; entretanto, pouco se sabe acerca dos mecanismos envolvidos.

ASPECTOS QUANTITATIVOS DAS INTERAÇÕES FÁRMACO-RECEPTOR

Apresentamos aqui alguns aspectos da denominada teoria dos receptores, que se baseia na aplicação da Lei da Ação das Massas à interação fármaco-receptor e que também serviu como base para a interpretação de grande número de dados experimentais quantitativos (ver Colquhoun, 2006).

REAÇÃO DE LIGAÇÃO

A primeira etapa na ação de um fármaco sobre receptores específicos consiste na formação de um complexo fármaco-receptor reversível, em que as reações são governadas pela Lei da Ação das Massas. Suponhamos que um fragmento de tecido, como o músculo cardíaco ou o músculo liso, contenha um número total de receptores, N_{tot}, para um agonista como a adrenalina. Quando esse tecido é exposto a uma concentração x_A de adrenalina e alcança o equilíbrio, um certo número de receptores, N_A, ficará ocupado, e o número de receptores vagos ficará reduzido a $N_{tot} - N_A$. Normalmente, o número de moléculas de adrenalina aplicadas ao tecido em solução excede acentuadamente o N_{tot}, de modo que a reação de ligação não reduz de modo apreciável o valor de x_A. A magnitude da resposta produzida pela adrenalina está relacionada (mesmo que não saibamos exatamente como) ao número de receptores ocupados, razão pela qual é útil considerar a relação quantitativa prevista entre N_A e x_A. A reação pode ser representada da seguinte forma:

$$\underset{\substack{\text{fármaco} \\ (x_A)}}{A} + \underset{\substack{\text{receptor livre} \\ (N_{tot} - N_A)}}{R} \underset{k_{-1}}{\overset{k_{+1}}{\rightleftharpoons}} \underset{\substack{\text{complexo} \\ (N_A)}}{AR}$$

A Lei da Ação das Massas (que afirma que a velocidade de uma reação química é proporcional ao produto das concentrações dos reagentes) pode ser aplicada a essa reação.

$$\text{Velocidade da reação direta} = k_{+1} x_A (N_{tot} - N_A) \quad (2.1)$$

$$\text{Velocidade da reação reversa} = k_{-1} N_A \quad (2.2)$$

Em equilíbrio, as duas velocidades são iguais:

$$k_{+1} x_A (N_{tot} - N_A) = k_{-1} N_A \quad (2.3)$$

A *constante de afinidade* da ligação é fornecida por k_{+1}/k_{-1} e, a partir da Equação 2.3, é igual a $N_A/x_A(N_{tot} - N_A)$. Infelizmente, apresenta unidades de concentração recíproca (ℓ/mol), o que, para alguns de nós, é um pouco difícil de entender. Por isso, os farmacologistas tendem a usar a recíproca da constante de afinidade, a *constante de dissociação de equilíbrio* (K), que apresenta unidades de concentração (mol/ℓ).

Para o fármaco A, a sua constante de dissociação de equilíbrio (K_A)[6] pode ser representada da seguinte forma:

$$K_A = k_{-1}/k_{+1} = x_A (N_{tot} - N_A)/N_A \quad (2.4)$$

A proporção de receptores ocupados ou ocupação (P_A), é igual a N_A/N_{tot}. Se manejarmos a Equação 2.4, então

$$P_A = \frac{x_A}{x_A + k_{-1}/k_{+1}} = \frac{x_A}{x_A + K_A} \quad (2.5)$$

Assim, se a constante de dissociação de equilíbrio de um fármaco for conhecida, podemos calcular a proporção de receptores que ele ocupará em qualquer concentração, visto que é independente de N_{tot}.

A Equação 2.5 pode ser escrita da seguinte forma:

$$P_A = \frac{x_A/K_A}{x_A/K_A + 1} \quad (2.6)$$

Esse importante resultado é conhecido como equação de Hill-Langmuir.[7]

A *constante de dissociação de equilíbrio*, K_A, é uma característica do fármaco e do receptor. Ela tem as dimensões de concentração e é numericamente igual à concentração do fármaco necessária para ocupar 50% dos sítios em equilíbrio. (Na Equação 2.5, note que, quando $x_A = K_A$, logo $P_A = 0,5$.) Quanto maior for a afinidade do fármaco pelos receptores, menor será o valor de K_A. A Equação 2.6 descreve a relação

---

[6] Aqui, utilizamos agora K_A, em vez de apenas K, visto que, na próxima seção, consideraremos a situação em que dois fármacos, A e B, estão presentes, e, nesse caso, utilizaremos K_A e K_B para indicar as constantes de dissociação de equilíbrio dos dois fármacos.

[7] A.V. Hill publicou pela primeira vez essa equação em 1909, quando ainda era estudante de Medicina. Langmuir, um físico-químico que trabalhava com adsorção de gases, a deduziu de modo independente, em 1916. Um tempo depois, ambos receberam Prêmios Nobel. Até recentemente, essa equação era conhecida pelos farmacologistas como equação de Langmuir, embora Hill mereça o crédito.

entre a ocupação e a concentração do fármaco e gera uma curva característica, conhecida como *hipérbole retangular*, como mostra a Figura 2.14A. Nos trabalhos farmacológicos, é comum utilizar uma escala logarítmica de concentração; isso converte a hipérbole em uma curva sigmoide simétrica (Figura 2.14B).

Utiliza-se a mesma abordagem para a análise dos dados obtidos de experimento, em que a ligação do fármaco é medida diretamente (ver Figura 2.2). Nesse caso, a relação entre a quantidade ligada (B) e a concentração do ligante (x_A) deve ser:

$$B = B_{máx} x_A / (x_A + K_A) \tag{2.7}$$

Em que $B_{máx}$ é o número total de sítios de ligação na preparação (frequentemente expresso como pmol/mg de proteína). Para exibir os resultados em forma linear, a Equação 2.6 pode ser reorganizada da seguinte maneira:

$$B/x_A = B_{máx} / (K_A - B/K_A) \tag{2.8}$$

O gráfico de B/x_A contra B (conhecido como *gráfico de Scatchard*, assim denominado em homenagem ao físico-químico norte-americano George Scatchard) fornece uma reta a partir da qual é possível estimar tanto $B_{máx}$ quanto K_A. Do ponto de vista estatístico, esse procedimento não está isento de problemas e, atualmente, é comum calcular esses parâmetros a partir dos valores de ligação não transformados por um procedimento interativo de ajuste de curva não linear.[8]

Até esse momento, nossa análise considerou a ligação de um ligante a uma população homogênea de receptores. Para nos aproximarmos mais da farmacologia real, precisamos considerar: (a) o que ocorre quando há mais de um ligante presente, e (b) de que maneira a resposta tecidual está relacionada com a ocupação dos receptores.

LIGAÇÃO QUANDO HÁ MAIS DE UM FÁRMACO PRESENTE

Suponhamos que dois fármacos, A e B, que se ligam ao mesmo receptor com constantes de dissociação de equilíbrio K_A e K_B, respectivamente, estejam presentes nas concentrações x_A e x_B. Se esses dois fármacos competem entre si (i. e., o receptor só pode acomodar um deles por vez), então, ao aplicar o mesmo raciocínio utilizado na situação anteriormente descrita que envolve apenas um fármaco, a ocupação pelo fármaco A será fornecida por:

$$P_A = \frac{x_A / K_A}{x_A / K_A + x_B / K_B + 1} \tag{2.9}$$

A comparação desse resultado com a Equação 2.5 mostra que, conforme esperado, a adição do fármaco B reduz a ocupação dos receptores pelo fármaco A. A Figura 2.4A mostra as curvas de ligação previstas para A na presença de concentrações crescentes de B, demonstrando o desvio sem qualquer mudança na inclinação ou no valor máximo que caracteriza o efeito farmacológico de um antagonista competitivo (ver Figura 2.5). A extensão do deslocamento para a direita, em escala logarítmica, representa a razão (r_A, dada por x_A'/x_A, em que x_A' é a concentração aumentada de A) por meio da qual a concentração do fármaco A precisa ser elevada de modo a superar a competição pelo fármaco B. O rearranjo da Equação 2.9 mostra que

$$r_A = (x_B / K_B) + 1 \tag{2.10}$$

Por conseguinte, r_A depende apenas da concentração e da constante de dissociação de equilíbrio do fármaco competidor B, e não da concentração ou da constante de dissociação de equilíbrio de A.

Se o fármaco A for um agonista, e B for um antagonista competitivo, e se supormos que a resposta do tecido será uma função desconhecida de P_A, então o valor de r_A determinado pelo deslocamento da curva da concentração-efeito do agonista em diferentes concentrações do antagonista pode ser utilizado para estimar a constante de dissociação de equilíbrio K_B do antagonista. Essas estimativas farmacológicas de r_A são comumente denominadas *razões de dose do agonista* (mais apropriadamente, razões de concentração, embora a maioria dos farmacologistas utilize o termo mais antigo). Essa Equação 2.10 simples e muito útil é conhecida como *equação de Schild*, em homenagem ao farmacologista que a utilizou pela primeira vez para analisar o antagonismo farmacológico.

A Equação 2.10 pode ser expressa logaritmicamente na seguinte forma:

$$\log (r_A - 1) = \log x_B - \log K_B \tag{2.11}$$

Assim, um gráfico de log ($r_A - 1$) contra log x_B, habitualmente chamado gráfico de Schild (como na Figura 2.5, anteriormente), deve originar uma reta com inclinação unitária (i. e., seu gradiente é igual a 1) e uma intercepção do eixo das abscissas igual ao log K_B. Seguindo a notação usada de pH e pK, a potência do antagonista pode ser expressa como valor de pA_2; em condições de antagonismo competitivo, $pA_2 = -\log K_B$.

---

[8]Esses programas de computadores interativos de ajuste de curva não linear não eram disponíveis aos nossos farmacologistas antepassados.

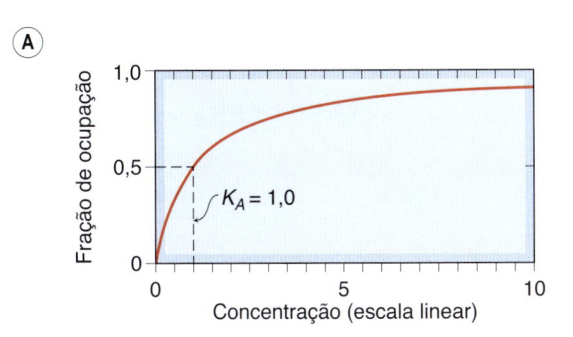

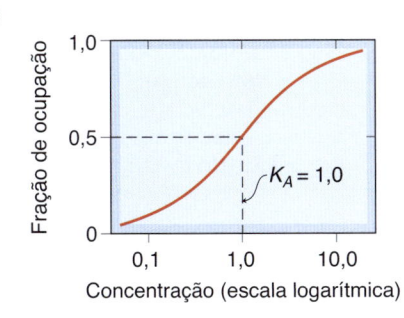

Figura 2.14 Relação teórica entre ocupação e concentração do ligante. A relação é representada graficamente de acordo com a Equação 2.5. **A.** Essa curva, obtida com uma escala de concentração linear, é uma hipérbole retangular. **B.** Representada graficamente com uma escala logarítmica de concentração, aparece como curva sigmoide simétrica. K_A é definido no texto e na nota de rodapé 6.

Numericamente, pA_2 é definido como o logaritmo negativo da concentração molar do antagonista necessária para produzir uma razão de dose do agonista igual a 2. À semelhança da notação pH, sua principal vantagem consiste em produzir números simples, em que um valor de pA_2 de 6,5 equivale a uma K_B de $3,2 \times 10^{-7}$ mol/ℓ.

Para o antagonismo competitivo, r mostra as seguintes características:

- Depende apenas da concentração e da constante de dissociação de equilíbrio do antagonista, e não da dimensão da resposta que é escolhida como ponto de referência para as medições (contanto que seja submáxima)
- Não depende da constante de dissociação de equilíbrio do agonista
- Aumenta de forma linear com x_B, e a inclinação da curva de um gráfico de $(r_A - 1)$ contra x_B é igual a $1/K_B$; essa relação, por ser independente das características do agonista, deve ser a mesma para um antagonista contra todos os agonistas que atuam na mesma população de receptores.

Essas previsões foram comprovadas em muitos exemplos de antagonismo competitivo (ver Figura 2.5).

Nesta seção, evitamos fornecer muitos detalhes e simplificamos consideravelmente a teoria. À medida que aprendemos mais sobre os detalhes moleculares reais de como os receptores funcionam para produzir seus efeitos biológicos (ver Capítulo 3), as falhas desse tratamento teórico se tornarão mais evidentes. O modelo dos dois estados pode ser incorporado sem dificuldade, porém surgem complicações quando incluímos o envolvimento das proteínas G (ver Capítulo 3) no esquema de reações (visto que elas deslocam o equilíbrio entre R e R*) e também quando levamos em consideração o fato de que a ativação dos receptores não constitui um processo simples de ativação-desativação, como supõe o modelo dos dois estados, mas que pode assumir diferentes formas. Apesar dos árduos esforços dos teóricos para levar em consideração essas possibilidades, as moléculas sempre parecem estar um passo adiante. Entretanto, esse tipo de teoria básica aplicada ao modelo de dois estados continua sendo uma base útil para o desenvolvimento de modelos quantitativos de ação dos fármacos. Recomenda-se o livro de Kenakin (1997) para uma introdução, ao passo que a revisão posterior (Kenakin e Christopoulos, 2011) apresenta uma descrição detalhada do valor da quantificação no estudo da ação dos fármacos.

> **Ligação de fármacos aos receptores**
>
> - A ligação de fármacos aos receptores obedece necessariamente à *Lei da Ação das Massas*
> - No equilíbrio, a ocupação dos receptores está relacionada com a concentração do fármaco de acordo com a *equação de Hill-Langmuir* (Equação 2.6)
> - Quanto maior a afinidade do fármaco pelo receptor, menor a concentração do fármaco na qual produz determinado nível de ocupação
> - Os mesmos princípios são válidos quando dois ou mais fármacos competem entre si pelos mesmos receptores; cada um tem o efeito de reduzir a afinidade aparente do outro

NATUREZA DOS EFEITOS FARMACOLÓGICOS

Neste capítulo, ao discutirmos como os fármacos atuam, concentramo-nos principalmente nas consequências rápidas da ativação dos receptores. No Capítulo 3, são fornecidos detalhes sobre os receptores e a sua relação com os efeitos observados em nível celular. Agora, temos uma compreensão razoavelmente boa do que ocorre nesse nível. Entretanto, é importante, sobretudo quando se consideram os fármacos no contexto terapêutico, ressaltar o fato de que seus efeitos diretos sobre a função celular em geral levam a efeitos secundários tardios, que, com frequência, são bastante relevantes na prática clínica tanto em relação à eficácia terapêutica quanto aos efeitos adversos (Figura 2.15). Por exemplo, a ativação dos receptores β-adrenérgicos cardíacos (ver Capítulos 3 e 20) provoca alterações rápidas no funcionamento do músculo cardíaco, mas também alterações mais lentas (minutos a horas) no estado funcional dos receptores (p. ex., dessensibilização) e alterações ainda mais lentas (horas a dias) na expressão gênica, que produzem mudanças a longo prazo (p. ex., hipertrofia) na estrutura e na função cardíacas. Os opioides (ver Capítulo 43) produzem um efeito analgésico imediato; entretanto, depois de um certo tempo, ocorrem tolerância e dependência. Nesses exemplos e em muitos outros, a natureza do mecanismo envolvido não está bem elucidada, embora, como regra geral, qualquer mudança fenotípica a longo prazo envolva necessariamente alterações na expressão gênica. Com frequência, são utilizados fármacos para o tratamento de condições crônicas e a compreensão dos efeitos farmacológicos a longo prazo, bem como os agudos, é muito importante. Tradicionalmente, os farmacologistas tendem a se concentrar nas respostas fisiológicas a curto prazo, cujo estudo é muito mais fácil, do que nos efeitos tardios. Atualmente, o foco está mudando claramente.

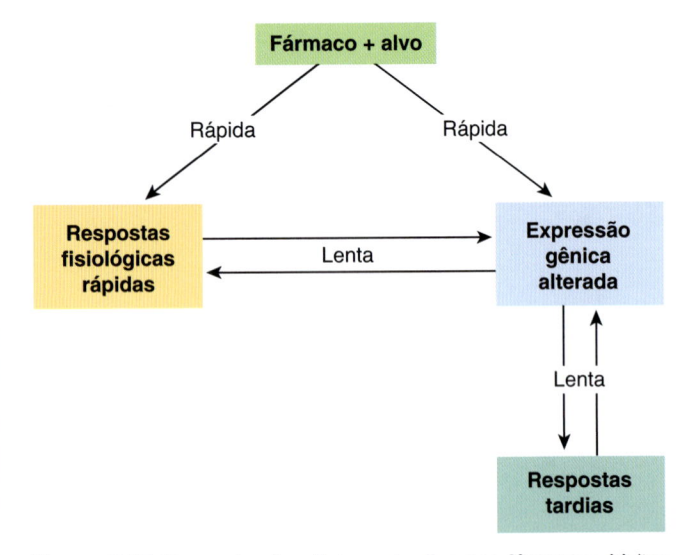

Figura 2.15 Respostas imediatas e tardias aos fármacos. Muitos fármacos atuam de modo direto em seus alvos (*setas à esquerda*) para produzir uma resposta fisiológica rápida. Se essa ação for mantida, é provável que causará alterações na expressão gênica, dando origem a efeitos tardios. Alguns fármacos (*setas à direita*) exercem a sua principal ação na expressão gênica, produzindo respostas fisiológicas tardias. Os fármacos também podem agir por ambas as vias. Observe a interação bidirecional entre expressão gênica e resposta.

Efeitos farmacológicos

- Os fármacos atuam principalmente em alvos celulares, produzindo efeitos em diferentes níveis funcionais (p. ex., bioquímico, celular, fisiológico e estrutural)
- O efeito direto do fármaco sobre o seu alvo produz respostas rápidas nos níveis bioquímico, celular ou fisiológico
- Em geral, a ativação prolongada do receptor leva a *efeitos tardios a longo prazo*, como dessensibilização ou infrarregulação dos receptores, hipertrofia, atrofia ou remodelamento dos tecidos, tolerância e dependência
- As respostas tardias a longo prazo resultam de alterações na expressão gênica, embora os mecanismos pelos quais os efeitos agudos produzem essas mudanças sejam, com frequência, incertos
- Os efeitos terapêuticos podem se basear nas respostas agudas (p. ex., uso de fármacos broncodilatadores para o tratamento da asma; Capítulo 28) ou nas respostas tardias (p. ex., antidepressivos; Capítulo 48).

BIBLIOGRAFIA E LEITURA COMPLEMENTAR

Geral

Alexander, S.P.H., Kelly, E., Mathie, A., et al., 2019. The concise guide to pharmacology. Br. J. Pharmacol. 176 (S1), S1–S493.

Colquhoun, D., 2006. The quantitative analysis of drug–receptor interactions: a short history. Trends Pharmacol. Sci. 27, 149–157.

Franks, N.P., 2008. General anaesthesia: from molecular targets to neuronal pathways of sleep and arousal. Nat. Rev. Neurosci. 9, 370–386.

Guide to Pharmacology. Available at: https://www.guidetopharmacology.org/.

Kenakin, T., 1997. Pharmacologic Analysis of Drug-Receptor Interactions, third ed. Lippincott-Raven, New York.

Kenakin, T., Christopoulos, A., 2013. Signalling bias in new drug discovery: detection, quantification and therapeutic impact. Nat. Rev. Drug Discov. 12, 205–216.

Rang, H.P., 2006. The receptor concept: pharmacology's big idea. Br. J. Pharmacol. 147 (Suppl. 1), 9–16.

Stephenson, R.P., 1956. A modification of receptor theory. Br. J. Pharmacol. 11, 379–393.

Mecanismos dos receptores: agonistas e eficácia

Bond, R.A., Ijzerman, A.P., 2006. Recent developments in constitutive receptor activity and inverse agonism, and their potential for GPCR drug discovery. Trends Pharmacol. Sci. 27, 92–96.

Changeux, J.P., Christopoulos, A., 2016. Allosteric modulation as a unifying mechanism for receptor function and regulation. Cell 166, 1084–1102.

De Ligt, R.A.F., Kourounakis, A.P., Ijzerman, A.P., 2000. Inverse agonism at G protein-coupled receptors: (patho)physiological relevance and implications for drug discovery. Br. J. Pharmacol. 130, 1–12.

Kelly, E., 2013. Efficacy and ligand bias at the μ-opioid receptor. Br. J. Pharmacol. 169, 1430–1446.

Kenakin, T., Christopoulos, A., 2011. Analytical pharmacology: the impact of numbers on pharmacology. Trends Pharmacol. Sci. 32, 189–196.

May, L.T., Leach, K., Sexton, P.M., Christopoulos, A., 2007. Allosteric modulation of G protein-coupled receptors. Annu. Rev. Pharmacol. Toxicol. 47, 1–51.

Volpato, D., Kauk, M., Messerer, R., et al., 2020. The role of orthosteric building blocks of bitopic ligands for muscarinic M1 receptors. ACS Omega 5, 31706–31715.

SEÇÃO 1 — Princípios Gerais

3 Como Atuam os Fármacos: Aspectos Moleculares

CONSIDERAÇÕES GERAIS

Neste capítulo, passamos dos princípios gerais de ação dos fármacos delineados no Capítulo 2 para as moléculas envolvidas no reconhecimento dos sinais químicos e na sua tradução em respostas celulares. A farmacologia molecular vem avançando rapidamente, e os novos conhecimentos adquiridos estão mudando nossa compreensão sobre a ação dos fármacos e abrindo muitas novas possibilidades terapêuticas, que são discutidas de forma mais detalhada em outros capítulos.

Em primeiro lugar, consideraremos os tipos de proteínas-alvo sobre as quais os fármacos atuam. Em seguida, descreveremos as principais famílias de receptores e canais iônicos. Por fim, discutiremos as várias formas de ligação receptor-efetor (mecanismos de transdução de sinais) por meio das quais os receptores são acoplados à regulação da função celular. A relação entre a estrutura molecular de um receptor e a sua ligação funcional a um determinado tipo de sistema efetor constitui o tema principal. Nos próximos dois capítulos, veremos como esses eventos moleculares alteram importantes aspectos da função celular – uma base útil para compreender os efeitos dos fármacos sobre organismos vivos íntegros. Estamos convictos de que a farmacologia de amanhã estará solidamente embasada nos avanços da biologia celular e molecular aqui discutidos.

ALVOS PROTEICOS PARA A AÇÃO DE FÁRMACOS

Os alvos proteicos para a ação de fármacos em células de mamíferos (Figura 3.1), descritos neste capítulo, em geral podem ser divididos em:

- Receptores
- Canais iônicos
- Enzimas
- Transportadores (moléculas carregadoras).

A maioria dos fármacos importantes atua sobre um ou outro desses tipos de proteína, porém existem exceções. Por exemplo, a **colchicina**, que é usada no tratamento de ataques agudos de gota (ver Capítulo 25), interage com a proteína estrutural tubulina, enquanto alguns fármacos imunossupressores (p. ex., **ciclosporina**; ver Capítulo 25) ligam-se a proteínas citosólicas, conhecidas como imunofilinas. Os anticorpos terapêuticos atuam por meio de sequestro de mediadores da inflamação (ver Capítulos 5, 25 e 40), e sequências de oligonucleotídeos atuam como antisense ou transgenes para alterar a expressão de proteínas (ver Capítulo 40). Os alvos para fármacos quimioterápicos (ver Capítulos 51 a 57), em que o objetivo é suprimir os microrganismos invasores ou as células neoplásicas, incluem o DNA e constituintes da parede celular, bem como outras proteínas.

RECEPTORES

Os receptores (ver Figura 3.1A) são os elementos sensores no sistema de comunicações químicas que coordenam a função e as respostas de todas as diferentes células do organismo, enquanto os mensageiros químicos incluem os vários hormônios, transmissores e outros mediadores, discutidos na Seção 2 deste livro. Muitos fármacos terapeuticamente úteis atuam como agonistas ou antagonistas sobre os receptores de mediadores endógenos conhecidos. Na maioria dos casos, o mediador endógeno foi descoberto antes – com frequência, muitos anos antes – da caracterização farmacológica e bioquímica do receptor. Em alguns casos, como os receptores canabinoides e opioides (ver Capítulos 18 e 43), os mediadores endógenos foram identificados depois; em outros, conhecidos como *receptores órfãos* (ver adiante), o mediador, se existir, ainda permanece desconhecido. O sistema de defesa do hospedeiro também utiliza um conjunto de receptores (p. ex., os receptores *Toll*), que são especialistas no reconhecimento de fragmentos "estranhos" de bactérias e outros organismos invasores. Esses receptores são considerados separadamente no Capítulo 7.

CANAIS IÔNICOS

Os canais iônicos[1] são basicamente portões de entrada nas membranas celulares que permitem a passagem seletiva de íons e cuja abertura ou fechamento são induzidos por uma variedade de mecanismos. Os *canais controlados por ligantes* e os *voltagem-dependentes* são dois tipos importantes. Os primeiros se abrem apenas quando uma ou mais moléculas agonistas são ligadas e são propriamente classificados como receptores, visto que é necessária a ligação de um agonista para ativá-los. Os canais voltagem-dependentes são regulados por mudanças no potencial transmembranar, e não pela ligação de um agonista.

Em geral, os fármacos podem afetar a função dos canais iônicos de várias maneiras:

1. Por meio da ligação à proteína do próprio canal, tanto no sítio de ligação do ligante (*ortostérico*) dos canais controlados por ligantes ou nos outros sítios (*alostéricos*) quanto no caso mais simples, exemplificado pela ação dos anestésicos locais sobre os canais de sódio voltagem-dependentes (ver Capítulo 44), a molécula do fármaco obstrui fisicamente o canal (ver Figura 3.1B), com consequente bloqueio da permeação de íons. Exemplos de fármacos que se ligam a sítios alostéricos no canal da proteína e que, portanto, afetam a regulação desse canal incluem:
    - **Benzodiazepínicos** (ver Capítulo 45). Esses fármacos se ligam a uma região do complexo receptor $GABA_A$-canal de cloreto (um canal controlado por ligante), distinta do sítio de ligação do GABA, facilitando a abertura do canal pelo neurotransmissor inibitório GABA (ver Capítulo 38)

---

[1] "Os canais iônicos e as propriedades elétricas que eles conferem às células estão envolvidos em todas as características humanas que nos distinguem das pedras em um campo". (Armstrong, C.M., 2003. Voltage-gated K channels. Sci. STKE 188, re10).

angiotensina; ver Capítulo 21); em outros casos, a ligação é irreversível e não competitiva (p. ex., **ácido acetilsalicílico**, que atua sobre a ciclo-oxigenase; ver Capítulo 25). Os fármacos também podem atuar como falsos substratos, com a molécula do fármaco sofrendo transformação química e dando origem a um produto anômalo que perturba a via metabólica normal. Um exemplo é o fármaco antineoplásico **fluoruracila**, que substitui a uracila como intermediário na biossíntese das purinas, mas que não pode ser convertido em timidilato, bloqueando, assim, a síntese de DNA e impedindo a divisão celular (ver Capítulo 57).

Além disso, deve-se assinalar que os fármacos podem exigir a sua degradação enzimática para que sejam convertidos de uma forma inativa, o profármaco (ver Capítulo 10), em uma forma ativa (p. ex., o **enalapril** é convertido por esterases em enalaprilato, que inibe a enzima conversora da angiotensina). Além disso, conforme discutido no Capítulo 58, a toxicidade do fármaco frequentemente resulta da conversão enzimática da molécula do fármaco em um metabólito reativo. O **paracetamol** (ver Capítulo 25) provoca dano hepático dessa maneira. No que concerne à ação primária do fármaco, esta é uma reação colateral indesejada, porém de grande importância prática.

TRANSPORTADORES

Em geral, o movimento de íons e de pequenas moléculas orgânicas polares através das membranas celulares ocorre por canais ou com o auxílio de uma proteína transportadora (ver Figura 3.1D), visto que as moléculas permeantes são, em geral, insuficientemente lipossolúveis para penetrar por si próprias nas membranas lipídicas. Muitos desses transportadores são conhecidos, e exemplos de alguns com importância farmacológica em particular incluem aqueles responsáveis pelo transporte de íons e de muitas moléculas orgânicas através do túbulo renal, do epitélio intestinal e da barreira hematoencefálica, o transporte de Na$^+$ e de Ca^{2+} para fora das células, a captação de precursores de neurotransmissores (como a colina) ou dos próprios neurotransmissores (como aminas e aminoácidos) pelas terminações nervosas e o transporte de moléculas de fármacos e seus metabólitos através das membranas celulares e das barreiras epiteliais. Falaremos com frequência dos transportadores nos próximos capítulos.

Em muitos casos, a hidrólise do ATP fornece a energia necessária para o transporte de substâncias contra seu gradiente eletroquímico. Essas proteínas transportadoras incluem um sítio de ligação de ATP distinto e são denominadas transportadores *ABC* (cassete de ligação de ATP). Exemplos importantes incluem a bomba de sódio (Na$^+$-K$^+$-ATPase; ver Capítulo 4) e os transportadores de *resistência a múltiplos fármacos* (RMF), que expulsam fármacos citotóxicos de células cancerosas e microbianas, conferindo resistência a esses agentes terapêuticos (ver Capítulo 57). Em outros casos, incluindo os transportadores de neurotransmissores, o transporte de moléculas orgânicas está acoplado ao transporte de íons (habitualmente Na$^+$), na mesma direção (*simportador*) ou na direção oposta (*antiportador*) e, portanto, depende do gradiente eletroquímico de Na$^+$ gerado pela bomba de sódio dependente de ATP. As proteínas carreadoras incorporam um sítio de reconhecimento que as torna específicas para uma espécie particular a ser transportada, e esses sítios de reconhecimento também podem constituir alvos para fármacos cujo efeito consiste em bloquear o sistema de transporte (p. ex., a cocaína bloqueia a captação de

- Fármacos vasodilatadores do tipo **di-hidropiridina** (ver Capítulo 21), que inibem a abertura dos canais de cálcio do tipo L (ver Capítulo 4).
2. Por uma interação indireta, que envolve uma subunidade da proteína G ativada ou outro intermediário.
3. Pela alteração do nível de expressão dos canais iônicos na superfície celular. Por exemplo, a **gabapentina** reduz a inserção de canais de cálcio tipo N na membrana plasmática (ver Capítulo 46).

A seguir, apresentaremos um resumo dos diferentes grupos de canais iônicos e suas funções.

ENZIMAS

Vários fármacos têm como alvo enzimas (ver Figura 3.1C). Com frequência, a molécula do fármaco é um substrato análogo que atua como inibidor competitivo da enzima (p. ex., **captopril**, que atua sobre a enzima conversora de

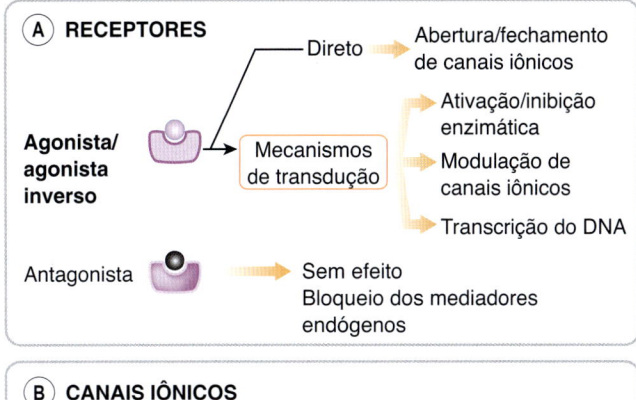

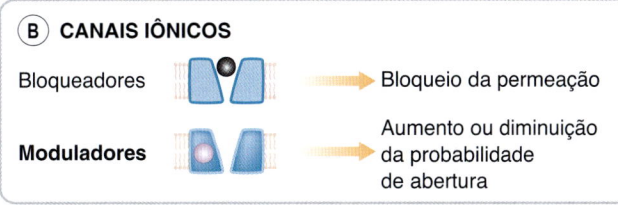

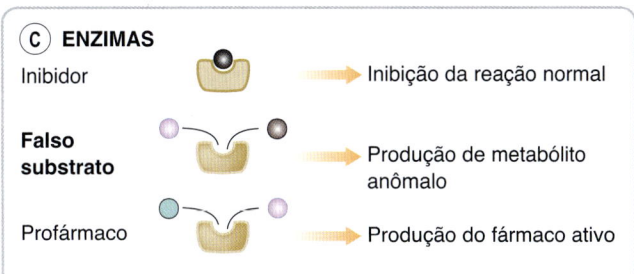

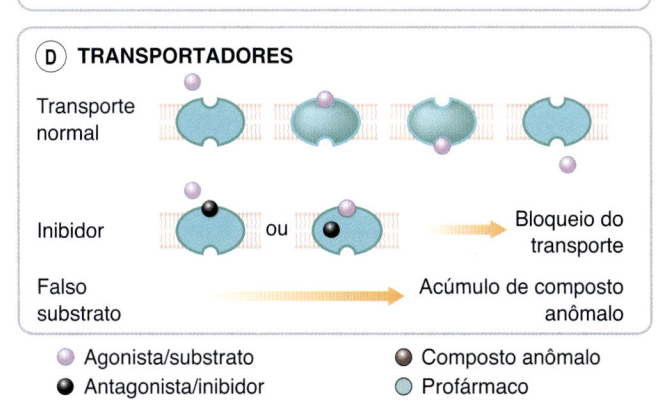

Figura 3.1 Tipos de alvos para a ação de fármacos.

neurotransmissor de monoamina nas terminações nervosas; ver Capítulo 49).

A importância dos transportadores como fonte de variação individual nas características farmacocinéticas de vários fármacos é cada vez mais reconhecida (ver Capítulo 11).

PROTEÍNAS RECEPTORAS

Na década de 1970, a farmacologia entrou em uma nova fase quando os receptores, que até então tinham sido entidades teóricas, começaram a surgir como realidades bioquímicas. Ao longo das cinco décadas seguintes, foram realizados enormes avanços.[2]

Um grande passo à frente foi a determinação da sequência de aminoácidos das proteínas receptoras, inicialmente por clonagem de receptores individuais e, em seguida, por sequenciamento do genoma. Os dados de sequência obtidos revelaram muitas variantes moleculares (subtipos) de receptores conhecidos que não tinham sido evidenciados a partir de estudos farmacológicos (ver IUPHAR/BPS, *Guide to Pharmacology*). Ainda há muito a ser descoberto sobre o significado farmacológico, funcional e clínico desse abundante polimorfismo molecular. Entretanto, espera-se que essas variações expliquem parte da variabilidade entre indivíduos na resposta a agentes terapêuticos (ver Capítulo 12).

Embora já tivéssemos conhecimento de muitos dos ligantes endógenos que ativavam receptores bem caracterizados, tornou-se aparente, a partir do sequenciamento do genoma, que existiam novos receptores para os quais os ligantes endógenos permaneciam até o momento desconhecidos, e esses receptores são descritos como "órfãos".[3] A identificação de ligantes para esses supostos receptores foi e, em alguns casos, ainda é difícil. Cada vez mais, existem exemplos (p. ex., receptores de ácidos graxos livres) em que ligantes endógenos importantes foram associados a receptores até então órfãos, e há um certo otimismo de que surgirão novos agentes terapêuticos usando como alvo esse grupo de receptores órfãos.

Muitas informações foram adquiridas em linhagens celulares pela introdução do cDNA que codifica receptores individuais, produzindo células que expressam os receptores recombinantes de forma funcional. Essas células obtidas por manipulação permitem um controle muito mais preciso dos receptores expressos do que seria possível com células naturais ou tecidos intactos (p. ex., podem ser introduzidas mutações específicas na sequência do receptor, e as alterações resultantes na função do receptor podem ser caracterizadas), e a expressão de receptores recombinantes é amplamente usada para estudar as características funcionais e farmacológicas dos receptores. Os receptores humanos expressos, que, em geral, diferem na sua sequência e nas suas propriedades farmacológicas de seus correspondentes em animais, podem ser estudados dessa maneira.

Muitas das dificuldades na obtenção de cristais de proteínas inseridas em membranas foram superadas. A obtenção de cristais de uma proteína receptora permite a análise de sua estrutura em alta resolução por meio de técnicas de difração de raios X. A cristalografia de raios X e, mais recentemente, a criomicroscopia eletrônica estão sendo usadas para elucidar em detalhes a estrutura molecular tridimensional dos receptores, o que permitirá o uso de ancoragem molecular computacional sofisticada e simulações dinâmicas moleculares para estudar a interação de ligantes com o receptor e as mudanças subsequentes na conformação das proteínas associadas à ativação do receptor.

TIPOS DE RECEPTOR

Os receptores induzem muitos tipos diferentes de efeitos celulares. Alguns são muito rápidos, como os envolvidos na transmissão sináptica rápida e que atuam em questão de milissegundos, enquanto outros efeitos mediados por receptores, como muitos dos produzidos pelo hormônio tireoidiano ou por vários hormônios esteroides, ocorrem dentro de algumas horas ou dias. Existem muitos exemplos de escalas temporais intermediárias – por exemplo, as catecolaminas costumam atuar em questão de segundos, enquanto muitos peptídeos levam mais tempo para produzir seus efeitos. Não surpreende que muitos tipos diferentes de ligação entre a ocupação do receptor e a subsequente resposta estejam envolvidos. Com base na estrutura molecular e na natureza dessa ligação (o mecanismo de transdução), podemos distinguir quatro tipos de receptores ou superfamílias (Figuras 3.2 e 3.3; Tabela 3.1):

- Tipo 1: **canais iônicos controlados por ligantes** (também conhecidos como receptores **ionotrópicos**).[4] São os receptores que mediam a transmissão sináptica rápida no sistema nervoso (ver Tabela 3.1)
- Tipo 2: **receptores acoplados à proteína G** (GPCRs, do inglês *G-protein-coupled receptors*). Também são conhecidos como **receptores metabotrópicos** ou **receptores 7-transmembranares** (7-TM, tipo serpentina ou hepta-helicoidais). Trata-se de receptores de membrana que estão acoplados a sistemas efetores intracelulares, principalmente por meio de uma proteína G. Constituem a maior família[5] e incluem receptores para muitos hormônios e transmissores lentos (ver Tabela 3.1)
- Tipo 3: **receptores relacionados e ligados à quinases**. Trata-se de um grupo grande e heterogêneo de receptores de membrana que respondem principalmente a mediadores proteicos. Apresentam um domínio extracelular de ligação de ligante conectado a um domínio intracelular por uma única hélice transmembranar. Em muitos casos, o domínio intracelular é de natureza enzimática (com atividade de proteína quinase ou guanilato ciclase). Alguns carecem de atividade enzimática própria, porém ligam-se a enzimas efetoras intracelulares por meio de sua ligação a proteínas adaptadoras
- Tipo 4: **receptores nucleares (NRs)**. São receptores que regulam a transcrição gênica.[6] Os receptores desse tipo também reconhecem muitas moléculas estranhas, induzindo a expressão de enzimas que as metabolizam.

---

[2]Incluindo a entrega do prêmio Nobel de Fisiologia e Medicina de 2021 a David Julius e Ardem Patapoutian, por sua descoberta dos receptores de canais iônicos mecanossensíveis e dependentes de ligantes utilizados na sensação de temperatura, de toque e de dor.
[3]Um termo curiosamente dickensiano, que parece inapropriadamente condescendente. Como podemos presumir que esses receptores desempenham papéis definidos na sinalização fisiológica, sua "orfandade" reflete nossa ignorância, e não o seu *status*. (Mais informação sobre os receptores órfãos podem ser encontradas em www.guidetopharmacology.org/GRAC/FamilyDisplayForward?familyId=115#16.)
[4]Aqui, com enfoque nos receptores, estão incluídos os canais iônicos controlados por ligantes como exemplo de uma família de receptores. Outros tipos de canais iônicos são descritos mais adiante; muitos deles também são alvos de fármacos, embora não sejam receptores no sentido estrito.
[5]Existem 865 GPCRs humanos, que compreendem 1,6% do genoma (Fredriksson e Schiöth, 2005). Acredita-se que quase 500 deles sejam receptores olfativos envolvidos nos sentidos de olfato e paladar, enquanto o restante é constituído por receptores para mediadores endógenos conhecidos ou desconhecidos – o suficiente para manter os farmacologistas ocupados ainda por algum tempo.
[6]O termo *receptor nuclear* é um nome um tanto impróprio, visto que alguns estão, na verdade, localizados no citosol e migram para o compartimento nuclear quando há um ligante presente.

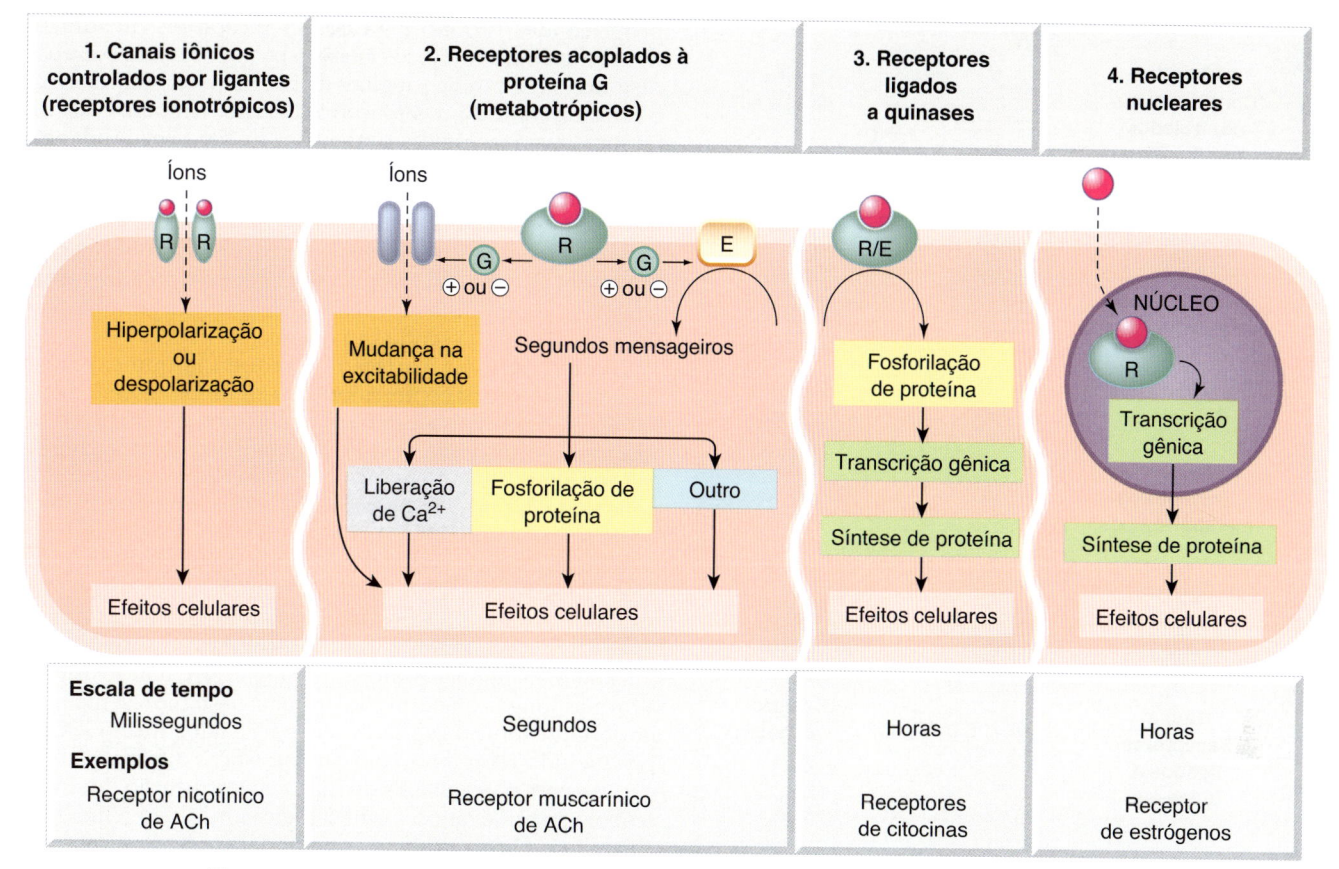

Figura 3.2 Tipos de relação receptor-efetor. *ACh*, acetilcolina; *E*, enzima; *G*, proteína G; *R*, receptor.

Tabela 3.1 Os quatro tipos principais de receptores.

	Tipo 1: canais iônicos controlados por ligantes	Tipo 2: receptores acoplados à proteína G	Tipo 3: receptores ligados a quinases	Tipo 4: receptores nucleares
Localização	Membrana	Membrana	Membrana	Intracelular
Efetor	Canal iônico	Canal ou enzima	Proteína quinases	Transcrição gênica
Acoplamento	Direto	Proteína G ou arrestina	Direto	Por meio do DNA
Exemplos	Receptor nicotínico da acetilcolina, receptor GABA$_A$	Receptor muscarínico da acetilcolina, receptores adrenérgicos	Insulina, fatores de crescimento, receptores de citocinas	Receptores de esteroides
Estrutura	Montagem oligomérica de subunidades que circundam um poro central	Montagem monomérica ou oligomérica de subunidades que compreendem sete hélices transmembranares, com domínio intracelular de acoplamento à proteína G	Hélice transmembranar única que liga o domínio extracelular do receptor ao domínio intracelular de quinase ou capacidade de ligação de quinase	Estrutura monomérica com domínios de ligação do receptor e de DNA

ESTRUTURA MOLECULAR DOS RECEPTORES

A Figura 3.3 mostra a organização molecular de membros típicos de cada uma dessas quatro superfamílias de receptores. Embora os receptores individuais exibam uma considerável variação quanto à sua sequência em regiões particulares, e os comprimentos dos principais domínios intracelulares e extracelulares também variem de um membro para outro dentro da mesma família, os modelos estruturais globais e as vias de transdução de sinais associadas são muito consistentes. O reconhecimento de que apenas quatro superfamílias principais de receptores proporcionam uma base sólida para interpretar o complexo conjunto de informações sobre os efeitos de uma grande proporção dos fármacos estudados representa um dos avanços mais animadores na farmacologia moderna.

HETEROGENEIDADE E SUBTIPOS DE RECEPTORES

Considerando determinada família de receptores, geralmente ocorrem muitas variedades moleculares ou subtipos, com uma arquitetura semelhante, porém com diferenças significativas em suas sequências e, com frequência, em suas propriedades farmacológicas.[7] Os receptores nicotínicos de acetilcolina são típicos nesse aspecto; ocorrem subtipos distintos em diferentes regiões do encéfalo (ver Tabela 39.2), e estes diferem do receptor no músculo. Algumas das diferenças farmacológicas conhecidas (p. ex., sensibilidade a agentes bloqueadores) entre os receptores de acetilcolina do músculo e do encéfalo correlacionam-se com diferenças específicas na sequência, todavia, até onde sabemos, todos os receptores nicotínicos de acetilcolina respondem ao mesmo mediador fisiológico e produzem o mesmo tipo de resposta sináptica, de modo que a razão pela qual surgiram tantas variantes continua sendo um enigma.

Grande parte da variação na sequência que explica a diversidade dos receptores origina-se no nível genômico, isto é, diferentes genes dão origem a subtipos distintos de receptores. Uma variação adicional surge em decorrência do *splicing* alternativo do mRNA, o que significa que um único gene pode dar origem a mais de uma isoforma de receptor. Após tradução do DNA genômico, o mRNA normalmente contém regiões não codificantes (íntrons), que são removidas pelo *splicing* do mRNA antes que a mensagem seja traduzida em proteína. Dependendo da localização dos sítios de *splicing*, o resultado pode ser a inclusão ou a deleção de uma ou mais regiões codificantes do mRNA, dando origem a formas longas ou curtas da proteína. Isso representa uma importante fonte de variação, em particular para os GPCRs, produzindo receptores com características diferentes de ligação e com mecanismos distintos de transdução de sinais, embora sua relevância farmacológica ainda não tenha sido elucidada. Outro processo que pode produzir receptores diferentes a partir do mesmo gene é a edição do mRNA, que envolve a substituição anômala de uma base no mRNA por outra, e, assim, potencialmente uma pequena variação na sequência de aminoácidos do receptor expresso.

Essa heterogeneidade molecular constitui uma característica de todos os tipos de receptores – na verdade, das proteínas funcionais em geral. Novos subtipos e isoformas de receptores continuam sendo descobertos, e dispõe-se de atualizações regulares do catálogo (www.guidetopharmacology.org). Os problemas de classificação, nomenclatura e taxonomia resultantes dessa inundação de dados foram mencionados anteriormente.

A seguir, descrevemos as características de cada uma das quatro superfamílias de receptores.

TIPO 1: CANAIS IÔNICOS CONTROLADOS POR LIGANTES

O receptor nicotínico de acetilcolina, que encontramos na junção neuromuscular esquelética (ver Capítulo 14), nos gânglios autônomos (ver Capítulo 14) e no encéfalo (ver Capítulo 39), fornece um exemplo típico de um canal iônico controlado por ligante, conhecido como receptores com alça *cys* (assim denominados por terem em sua estrutura um grande domínio intracelular entre os domínios transmembranares 3 e 4 contendo múltiplos resíduos de cisteína [ver Figura 3.3A]). Outros receptores desse tipo incluem os receptores $GABA_A$ e de glicina (ver Capítulo 38), bem como o receptor 5-hidroxitriptamina tipo 3 (5-HT_3; ver Capítulos 16 e 39). Existem outros tipos de canais iônicos controlados por ligantes – sendo eles os receptores ionotrópicos de

---

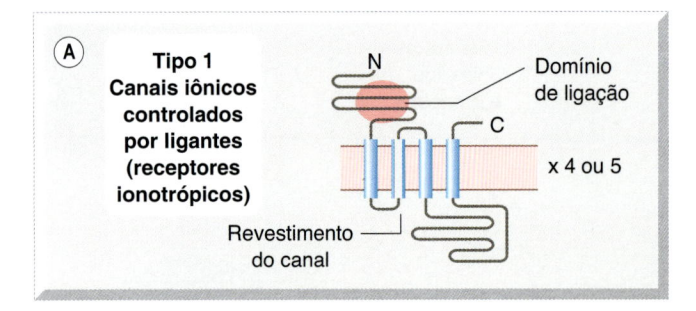

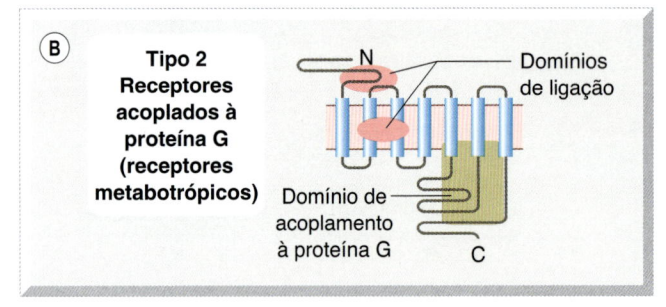

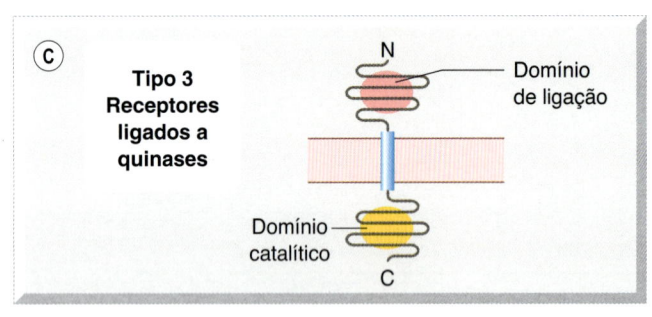

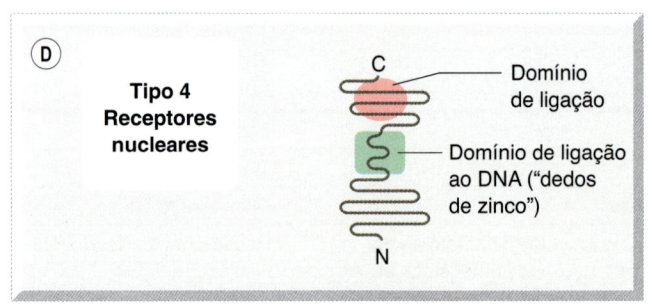

Figura 3.3 Estrutura geral de quatro famílias de receptores. Os segmentos retangulares representam regiões hidrofóbicas α-helicoidais da proteína, composta por cerca de 20 aminoácidos, que formam os domínios transmembranares dos receptores. As áreas *sombreadas em rosa* ilustram a região dos domínios ortostéricos de ligação de ligantes. **A.** Tipo 1: subunidade do canal iônico controlado por ligante. O exemplo mostra a estrutura da subunidade do receptor nicotínico de acetilcolina. A estrutura da subunidade de outros canais iônicos controlados por ligantes é apresentada na Figura 3.5. Muitos canais iônicos controlados por ligantes são constituídos por quatro ou cinco subunidades do tipo mostrado, e o complexo inteiro contém de 16 a 20 segmentos transmembranares que circundam um canal iônico central. **B.** Tipo 2: receptores acoplados à proteína G (GPCRs). Os dois domínios de ligação a ligantes na figura mostram a posição dos domínios ortostéricos de ligação a ligantes em diferentes tipos de GPCRs, havendo apenas um em cada GPCR. **C.** Tipo 3: receptores ligados a quinases. A maior parte dos receptores de fatores de crescimento incorpora os domínios de ligação do ligante e o domínio enzimático (quinase) na mesma molécula, enquanto os receptores de citocinas não contêm domínio de quinase intracelular, porém ligam-se às moléculas de quinases citosólicas. Existem também outras variantes estruturais. **D.** Tipo 4: receptores nucleares que controlam a transcrição gênica.

---

[7]Os receptores para 5-hidroxitriptamina (ver Capítulo 16) são, atualmente, os campeões no que concerne à diversidade, com 13 subtipos de GPCR e um canal iônico controlado por ligantes, os quais respondem todos ao mesmo ligante endógeno.

glutamato (ver Capítulo 38) e os receptores purinérgicos P2X (ver Capítulos 17 e 39), que diferem em vários aspectos dos receptores nicotínicos de acetilcolina (ver Figura 3.5). Além dos canais iônicos controlados por ligantes encontrados na membrana celular, que medeiam a transmissão sináptica rápida, existem também canais iônicos controlados por ligantes intracelulares – isto é, os receptores de inositol trifosfato (IP_3) e os receptores de rianodina (ver Capítulo 4), que liberam Ca^{2+} das reservas intracelulares.

ESTRUTURA MOLECULAR

Os canais iônicos controlados por ligantes têm características estruturais em comum com outros canais iônicos, descritos mais adiante neste capítulo. O receptor nicotínico da acetilcolina, clonado pela primeira vez da raia elétrica *Torpedo* (Figura 3.4),[8] consiste em uma montagem pentamérica de diferentes subunidades, das quais existem quatro tipos, denominados α, β, γ e δ, cada um com peso molecular (M_r) de 40 a 58 kDa. As subunidades exibem acentuada homologia de sequência, e cada uma delas contém quatro α-hélices que atravessam a membrana na qual estão inseridas, como mostra a Figura 3.4B. A estrutura pentamérica ($α_2$, β, γ, δ) possui dois sítios de ligação para a acetilcolina, cada um na interface entre uma das duas subunidades α e sua vizinha. Ambos devem ligar-se a moléculas de acetilcolina para que o receptor seja ativado. A Figura 3.4B mostra a estrutura do receptor. Cada subunidade atravessa a membrana quatro vezes, de modo que o canal compreende não menos de 20 hélices transmembranares, circundando um poro central.

Uma das hélices transmembranares (M_2) de cada uma das cinco subunidades forma o revestimento do canal iônico (ver Figura 3.4). As cinco hélices M_2 que formam o poro são acentuadamente torcidas para dentro, a meio caminho da espessura da membrana, formando uma constrição. Quando há ligação de moléculas de acetilcolina, ocorre uma mudança de conformação na parte extracelular do receptor, que torce as subunidades α, fazendo com que os segmentos M_2 torcidos se afastem, abrindo o canal. O revestimento do canal contém uma série de resíduos aniônicos, o que o torna permeável a determinados cátions (em especial ao NA^+ e ao K^+, embora alguns tipos de receptores nicotínicos também sejam permeáveis ao Ca^{2+}).

O uso de mutagênese direcionada para sítios, que possibilita a alteração de regiões curtas ou de resíduos únicos da sequência de aminoácidos, mostrou que a ocorrência de uma mutação de um resíduo crítico na hélice M_2 modifica o canal passando de permeável a cátions (e, portanto, excitatório no contexto da função sináptica), para permeável a ânions (típico de receptores para transmissores inibitórios, como GABA e glicina). Outras mutações afetam propriedades como os mecanismos de comporta e dessensibilização de canais controlados por ligantes.

Outros canais iônicos controlados por ligantes, como os receptores de glutamato (ver Capítulo 38) e os receptores P2X (ver Capítulos 16 e 39), cujas estruturas de subunidades são apresentadas na Figura 3.5, exibem uma arquitetura diferente. Os receptores ionotrópicos de glutamato são tetraméricos, e o poro é formado a partir de alças, em vez de hélices

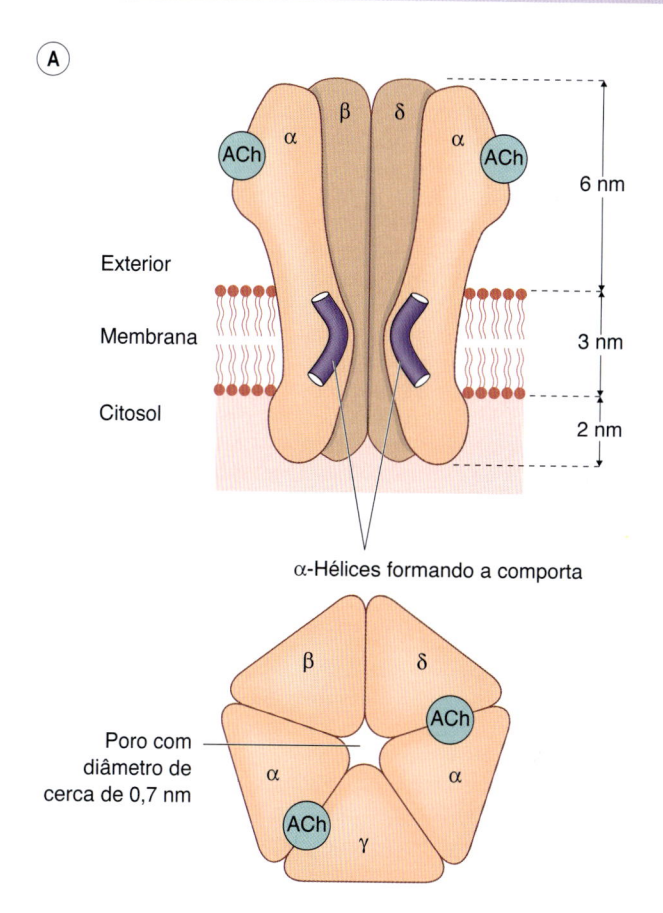

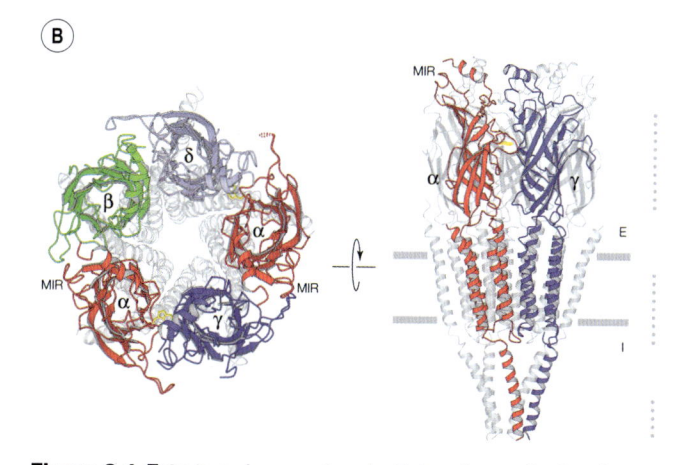

Figura 3.4 Estrutura do receptor nicotínico da acetilcolina (um típico canal iônico controlado por ligante). **A.** Diagrama esquemático em vista lateral (*acima*) e vista transversal (*abaixo*). As cinco subunidades do receptor ($α_2$, β, γ, δ) formam um agregado que circunda um poro transmembranar central, cujo revestimento é formado pelos segmentos helicoidais M_2 de cada subunidade. Essas subunidades contêm um predomínio de aminoácidos com carga negativa, o que torna o poro seletivo para cátions. Existem dois sítios de ligação para a acetilcolina na porção extracelular do receptor, na interface entre a subunidade α e as subunidades adjacentes. Quando ocorre ligação com a acetilcolina, as α-hélices torcidas se endireitam ou giram e se afastam, resultando na abertura do poro do canal. **B.** Imagem de alta resolução mostrando um esquema revisado dos domínios intracelulares. (Painel [A] baseado em Unwin, N., 1993. Nicotinic acetylcholine receptor at 9Å resolution. J. Mol. Biol. 229, 1101-1124, e Unwin, N., 1995. Acetylcholine receptor channel imaged in the open state. Nature 373, 37-43; painel [B] reproduzido, com autorização, de Unwin, N., 2005. Refined structure of the nicotinic acetylcholine receptor at 4Å resolution. J. Mol. Biol. 346(4), 967-989.)

---

[8]Nos estudos iniciais realizados, a raia elétrica *Torpedo* foi usada para isolar e purificar o receptor nicotínico, visto que ela expressa uma densidade muito alta de receptores nicotínicos em suas eletroplacas. Sabemos agora que as composições das subunidades dos receptores nicotínicos neuromusculares (ver Capítulo 14) e neuronais (ver Capítulos 14 e 39) dos mamíferos são diferentes daquela da *Torpedo*, porém aqui concentramo-nos no receptor da *Torpedo* para manter a simplicidade.

transmembranares, em comum com muitos outros canais iônicos (não controlados por ligantes) (ver Figura 3.20). Os receptores P2X são triméricos, e cada subunidade tem apenas dois domínios transmembranares (North, 2002). O receptor nicotínico e outros receptores com alça *cys* são pentâmeros, com dois sítios de ligação para o agonista em cada receptor. A ligação de uma molécula de agonista ao sítio aumenta a afinidade de ligação no outro sítio (cooperação positiva), e ambos os sítios precisam estar ocupados para que o receptor seja ativado e para que ocorra abertura do canal. Alguns receptores ionotrópicos de glutamato possuem até quatro sítios de ligação do agonista, ao passo que os receptores P2X possuem três; entretanto, eles parecem se abrir quando ocorre ligação de duas moléculas de agonista. Mais uma vez, constatamos que o modelo simples de ativação dos receptores mostrados na Figura 2.1 é uma simplificação excessiva, visto que considera apenas a ligação de uma molécula de agonista para produzir uma resposta. Para que haja ligação de duas ou mais moléculas de agonista, são necessários modelos matemáticos mais complexos (Colquhoun, 2006).

MECANISMO DE COMPORTA

Os receptores desse tipo controlam os eventos sinápticos mais rápidos no sistema nervoso, em que um neurotransmissor atua na membrana pós-sináptica de um nervo ou de uma célula muscular e aumenta transitoriamente a sua permeabilidade a determinados íons. Os neurotransmissores excitatórios, como a acetilcolina na junção neuromuscular (ver Capítulo 14) ou o glutamato no sistema nervoso central (ver Capítulo 38), provocam, em sua maioria, um aumento da permeabilidade ao Na^+ e ao K^+ e, em alguns casos, ao Ca^{2+}. Nos potenciais de membrana negativos, isso resulta em uma corrente de entrada que se deve, principalmente, ao Na^+, despolarizando a célula e aumentando a probabilidade de gerar um potencial de ação. A ação do transmissor alcança um pico em uma fração de milissegundo e, em geral, decai em poucos milissegundos. A acentuada velocidade dessa resposta significa que o acoplamento entre o receptor e o canal iônico é direto, e a estrutura molecular do complexo receptor-canal (ver anteriormente) está de acordo com isso. Diferentemente de outras famílias de receptores, não há etapas bioquímicas intermediárias envolvidas no processo de transdução.

A *técnica de registro por patch clamp* (fixação de placas), desenvolvida por Neher e Sakmann, possibilita a medição direta da passagem de correntes muito pequenas através de um único canal iônico (Figura 3.6). A técnica *patch clamp* fornece uma visão, rara em biologia, do comportamento fisiológico em tempo real de moléculas individuais de proteína e tem fornecido novas perspectivas sobre as reações e características de permeabilidade tanto dos canais controlados por ligantes quanto daqueles voltagem-dependentes. A magnitude da condutividade de um único canal confirma que a permeação ocorre por meio de um poro físico através da membrana, visto que o fluxo de íons é demasiado grande (cerca de 10^7 íons por segundo) para ser compatível com um mecanismo transportador. A condutividade do canal produzida por diferentes agonistas é a mesma, ao passo que o tempo de vida médio do canal varia. O esquema de interação entre ligante e receptor apresentado no Capítulo 2 é um modelo útil de funcionamento dos canais iônicos. Acredita-se que a conformação R^*, que representa o estado aberto do canal iônico, seja a mesma para todos os agonistas, o que explica a observação de que a condutividade do canal não varia. Cineticamente, o tempo médio de abertura é determinado, em sua maior parte, pela constante de velocidade de fechamento, α, que varia de um fármaco para outro. Conforme explicado no Capítulo 2 (ver Figura 2.1), um agonista de alta eficácia que ativa uma grande proporção dos receptores por ele ocupados será caracterizado por $\beta/\alpha \gg 1$, ao passo que, para um fármaco de baixa eficácia, β/α apresenta um valor menor.

Em alguns canais iônicos controlados por ligante, a situação é mais complexa, visto que diferentes agonistas podem provocar abertura de canais individuais em um ou mais dos distintos níveis de condutividade (ver Figura 3.6B). Isso explica a existência de mais de uma conformação R^*. Além disso, a dessensibilização dos canais iônicos controlados por ligantes (ver Capítulo 2) também envolve um ou mais estados de conformação adicionais induzidos por agonistas. Esses achados exigem alguma complementação ao modelo simples, no qual apenas um único estado aberto, R^*, é representado, trazendo um exemplo da maneira pela qual o comportamento real dos receptores faz com que nossos modelos teóricos pareçam um tanto desgastados.

TIPO 2: RECEPTORES ACOPLADOS À PROTEÍNA G

Os GPCRs constituem a classe única mais comum de alvos para fármacos. A família dos GPCRs compreende muitos dos receptores que são familiares aos farmacologistas, como

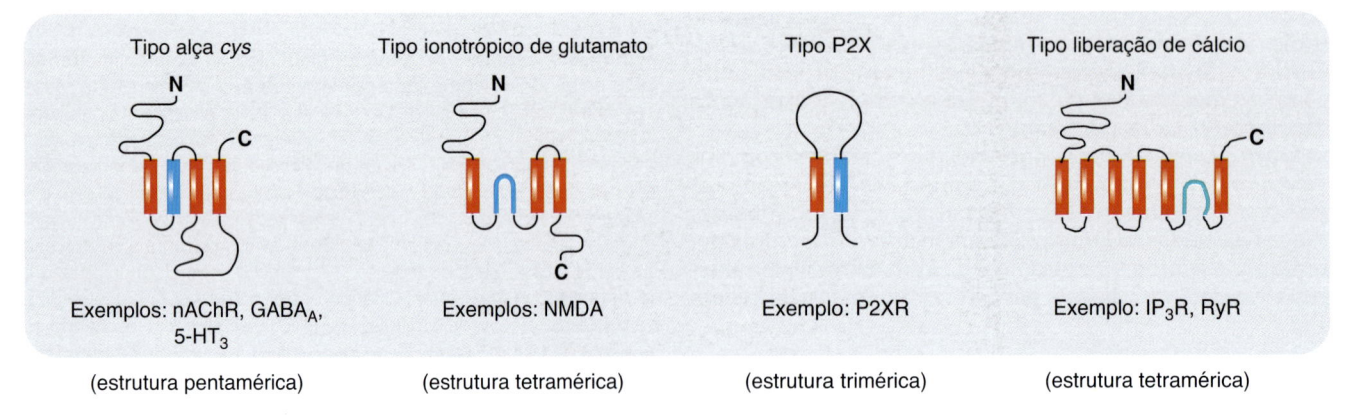

Tipo alça *cys*	Tipo ionotrópico de glutamato	Tipo P2X	Tipo liberação de cálcio
Exemplos: nAChR, GABA$_A$, 5-HT$_3$	Exemplos: NMDA	Exemplo: P2XR	Exemplo: IP$_3$R, RyR
(estrutura pentamérica)	(estrutura tetramérica)	(estrutura trimérica)	(estrutura tetramérica)

Figura 3.5 Arquitetura molecular dos canais iônicos controlados por ligantes. Os *retângulos vermelhos* e *azuis* representam as α-hélices transmembranares, enquanto os *grampos azuis* representam as regiões formadoras dos poros *P loop*. 5-HT$_3$, receptor de 5-hidroxitriptamina tipo 3; GABA$_A$, receptor GABA tipo A; IP$_3$R, receptor de inositol trifosfato; nAChR, receptor nicotínico de acetilcolina; NMDA, receptor de ácido N-metil-D-aspartato; P2XR, receptor de purina P2X; RyR, receptor de rianodina.

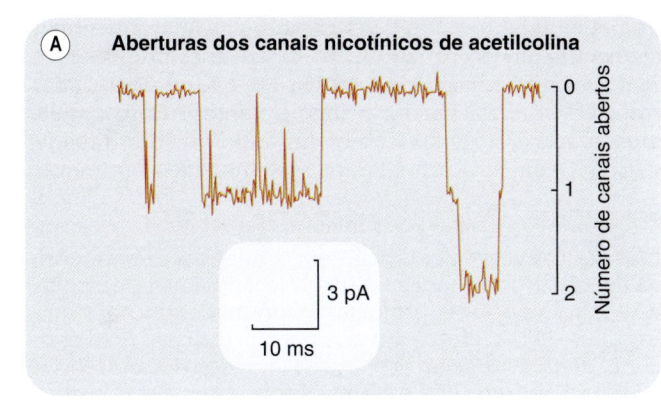

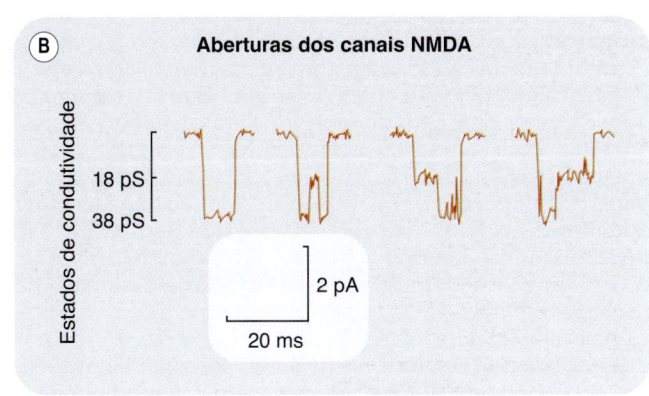

Figura 3.6 Aberturas de canais registradas pela técnica de *patch clamp*. **A.** Canais iônicos ativados pela acetilcolina na placa motora terminal de rã. A pipeta foi pressionada à superfície da membrana com 10 μmol/ℓ de ACh. Os desvios para baixo mostram o fluxo da corrente através de canais iônicos na zona da membrana em que foi aplicada a pipeta. No fim do registro, pode-se observar a abertura de dois canais, com uma etapa distinta da primeira para a segunda. **B.** Correntes de um único canal receptor de ácido N-metil-D-aspartato (NMDA) registradas a partir de neurônios cerebelares na conformação exterior da parte da membrana da célula. O NMDA foi adicionado ao exterior da parte da membrana da célula para ativar o canal. O canal se abre em vários níveis de condutividade. Em (**B**), as aberturas no nível mais alto de condutividade e os fechamentos subsequentes são lentos, indicando que um canal está aberto (não se deve esperar que dois canais se abram e fechem simultaneamente), ao passo que, em (**A**), existem duas etapas distintas indicando dois canais. (Painel [A] com cortesia de D. Colquhoun e D.C. Ogden; painel [B] reproduzido, com autorização, de Cull-Candy, S.G. e Usowicz, M.M., 1987. Multiple-conductance channels activated by excitatory amino acids in cerebellar neurons. Nature 325, 525-528.)

Canais iônicos controlados por ligantes

- São algumas vezes denominados receptores ionotrópicos
- Estão envolvidos principalmente na transmissão sináptica rápida
- Existem várias famílias estruturais, e as mais comuns consistem em montagens heteroméricas de quatro ou cinco subunidades, com hélices transmembranares dispostas em torno de um canal central aquoso
- A ligação do ligante e a abertura do canal ocorrem em uma escala temporal de milissegundos
- Os exemplos incluem os receptores nicotínicos da acetilcolina, GABA tipo A ($GABA_A$), glutamato (p. ex., receptor de ácido N-metil-D-aspartato [NMDA]) e de ATP (P2X).

AChRs muscarínicos, receptores adrenérgicos, receptores de dopamina, receptores 5-HT (serotonina), receptores para muitos peptídeos, receptores de purinas e muitos outros, entre os quais os quimiorreceptores envolvidos no olfato e na detecção de feromônios, bem como muitos receptores "órfãos". Para a maioria desses receptores, os estudos farmacológicos e moleculares revelaram a existência de uma variedade de subtipos. Todos eles apresentam a estrutura hepta-helicoidal (ver Figura 3.3B).

Muitos neurotransmissores, exceto os peptídeos, podem interagir tanto com os GPCRs quanto com canais controlados por ligantes, permitindo que a mesma molécula produza efeitos rápidos (por meio dos canais iônicos controlados por ligantes) e relativamente lentos (por meio dos GPCRs). Entretanto, hormônios peptídicos individuais em geral atuam sobre os GPCRs ou os receptores ligados a quinases (ver adiante), mas quase nunca sobre ambos, e uma escolha semelhante aplica-se aos muitos ligantes que atuam sobre os receptores nucleares.[9]

ESTRUTURA MOLECULAR

Em 1986, o primeiro GPCR farmacologicamente relevante, o receptor $β_2$-adrenérgico (ver Capítulo 15), foi clonado. Depois, a biologia molecular alcançou rapidamente a farmacologia, e, com o sequenciamento do genoma humano, a sequência de aminoácidos de todos os GPCRs até então identificados pelas suas propriedades farmacológicas foi revelada, bem como a estrutura de muitos novos GPCRs. Mais recentemente, a cristalografia de raios X e a criomicroscopia eletrônica foram usadas para estudar de forma detalhada a estrutura molecular tridimensional desses receptores (Figura 3.7) (Garcia-Nafria e Tate, 2019; Zhang et al., 2015). Além disso, foram desenvolvidos métodos de ancoragem molecular computacional (*docking*), simulação dinâmica molecular e ressonância magnética nuclear (RMN) para estudar a ligação de ligantes e as mudanças subsequentes de conformação associadas à ativação (Sounier et al., 2015). Com isso, foi possível obter informações importantes sobre as conformações dos receptores ligados a agonistas e a antagonistas, bem como sobre as interações de receptores acoplados à proteína G. A partir desses estudos, obtivemos um panorama mais claro do mecanismo de ativação dos GPCRs e dos fatores que determinam a eficácia dos agonistas, bem como a aquisição de bases mais robustas para o planejamento de novos ligantes de GPCR.

Os GPCRs consistem em uma única cadeia polipeptídica, normalmente com 350 a 400 resíduos de aminoácidos, porém, em alguns casos, com até 1.100 resíduos. A anatomia geral é apresentada na Figura 3.3B. Sua estrutura característica compreende sete α-hélices transmembranares, semelhantes àquelas dos canais iônicos já discutidos, com um domínio N-terminal extracelular de comprimento variável e um domínio C-terminal intracelular.

---

[9]Entretanto, os exemplos de promiscuidade estão aumentando. Os hormônios esteroides, que normalmente demonstram seletividade aos receptores nucleares, algumas vezes podem interagir com canais iônicos e GPCRs, enquanto alguns eicosanoides atuam em receptores nucleares, bem como nos GPCRs. A natureza tem uma mente bastante aberta, porém esses exemplos podem ser responsáveis pelo desespero de farmacologistas taciturnos e estudantes.

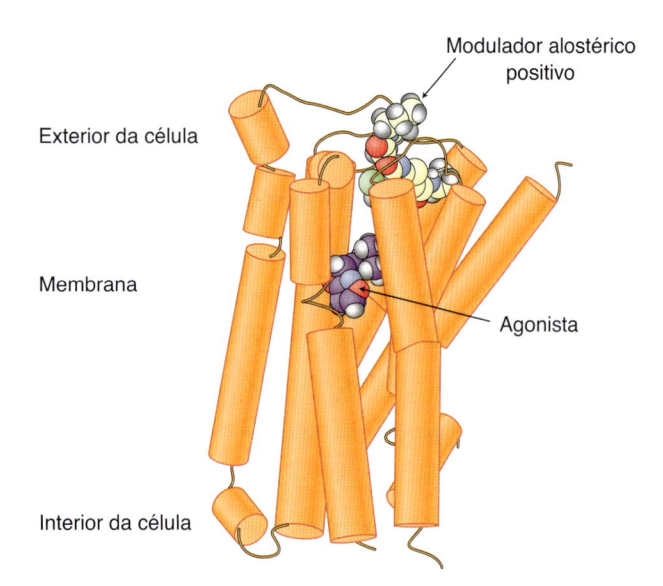

Figura 3.7 Estrutura do receptor muscarínico M₂. Imagem de alta resolução mostrando a conformação do receptor muscarínico M₂ ligado a um agonista (ortostérico) e a um modulador alostérico positivo. Os cilindros na cor laranja representam os domínios transmembranares. A extensão total dos domínios N- e C- terminais e a terceira alça intracelular não são mostrados. (Cortesia de A. Christopoulos.)

Os GPCRs são divididos em três classes principais: A, B e C (Tabela 3.2). Existe certa homologia de sua sequência dentro do mesmo grupo, porém pouca diferença entre as classes. Partilham a mesma estrutura de sete hélices transmembranares (hepta-helicoidais), mas diferem em outros aspectos, sobretudo no comprimento da extremidade N-terminal extracelular e na localização do domínio de ligação do agonista. A classe A é, de longe, a maior e compreende grande parte dos receptores de monoaminas, neuropeptídeos e quimiocinas. A classe B inclui receptores para alguns outros peptídeos, como a calcitonina e o glucagon. A classe C é a menor de todas, e seus principais membros consistem nos receptores metabotrópicos para glutamato e GABA e os receptores sensíveis ao Ca^{2+}.[10]

Para as pequenas moléculas, como noradrenalina (norepinefrina) e acetilcolina, o domínio da ligação ao ligante nos receptores de classe A está inserido na fenda existente entre os segmentos α-helicoidais dentro da membrana (ver Figuras 3.3B e 3.7), similar ao espaço ocupado pelo retinal na molécula de rodopsina.[11] Os ligantes peptídicos, como a substância P (ver Capítulo 17), ligam-se mais superficialmente às alças extracelulares, conforme ilustrado na Figura 3.3B. A partir de estruturas cristalinas e de experimentos de mutagênese de sítio único, é possível mapear o domínio de ligação ao ligante desses receptores. Avanços recentes no *docking* (acoplamento molecular computacional de ligantes no sítio de ligação do receptor) tornaram possível o projeto de novos ligantes sintéticos baseados primariamente no conhecimento da estrutura do receptor (Manglik et al., 2016) – um importante marco no desenvolvimento de fármacos, baseado, até agora, principalmente na estrutura dos mediadores endógenos (como a histamina) ou de alcaloides vegetais (como a morfina) para a sua inspiração química.[12]

RECEPTORES ATIVADOS POR PROTEINASES[13]

Embora a ativação dos GPCRs em geral seja a consequência da ligação de um agonista difuso, ela também pode resultar da ativação por uma proteinase. Foram identificados quatro tipos de receptores ativados por proteinase (PARs, do inglês *protease-activated receptors*) (ver revisão Chandrabalan e Ramachandran, 2021). Muitas proteinases, como a trombina (uma proteinase envolvida na cascata da coagulação sanguínea; ver Capítulo 24), ativam os PARs ao remover a extremidade da cauda N-terminal extracelular do receptor (Figura 3.8) para expor cinco ou seis resíduos N-terminais, que se ligam a domínios do receptor nas alças extracelulares, atuando como "agonistas aprisionados". Receptores desse tipo ocorrem em vários tecidos e parecem desempenhar um papel na inflamação e em outras respostas ao dano tecidual quando há liberação de proteinases teciduais. Um PAR só pode ser ativado uma vez, visto que a clivagem não pode ser revertida, razão por que é necessária a ressíntese contínua da proteína receptora. Ocorre inativação por meio de uma clivagem proteolítica adicional, que libera o ligante fixado, ou por dessensibilização, envolvendo a fosforilação (ver Figura 3.8), quando então o receptor é internalizado e degradado para ser substituído por uma proteína recém-sintetizada.

> **Receptores acoplados à proteína G**
>
> - Algumas vezes, são denominados receptores metabotrópicos ou receptores com sete domínios transmembranares (7-TDM)
> - As estruturas compreendem sete α-hélices transmembranares
> - A proteína G é uma proteína de membrana constituída por três subunidades (α, β, γ), em que a subunidade α possui atividade GTPase
> - A proteína G interage com uma bolsa de ligação na superfície intracelular do receptor
> - Quando a proteína G liga a um receptor ocupado por agonista, a subunidade α liga-se ao GTP, dissocia-se e, em seguida, fica livre para ativar um efetor (p. ex., uma enzima de membrana). Em alguns casos, a subunidade βγ é a espécie ativadora
> - A ativação do efetor termina quando a molécula de GTP ligada sofre hidrólise, o que possibilita a recombinação da subunidade α com βγ
> - Existem vários tipos de proteína G, que interagem com diferentes receptores e que controlam diferentes efetores
> - Exemplos incluem os receptores muscarínicos de acetilcolina, receptores adrenérgicos, receptores de neuropeptídeos e de quimiocinas e receptores ativados por proteinase

---

[10] O receptor sensível ao Ca^{2+} (Conigrave et al., 2000) é um GPCR incomum, que não é ativado por mediadores convencionais, mas sim pelo Ca^{2+} extracelular na faixa de 1 a 10 mmol/ℓ, uma afinidade extremamente baixa em comparação com outros agonistas do GPCR. É expresso por células das glândulas paratireoides e tem por função regular a concentração extracelular de Ca^{2+} por meio do controle da secreção de paratormônio (ver Capítulo 36). Esse mecanismo homeostático é diferente dos mecanismos envolvidos na regulação do Ca^{2+} intracelular, discutidos no Capítulo 4.

[11] As pequenas moléculas hidrofílicas têm acesso ao seu domínio de ligação ao ligante a partir do espaço extracelular através do espaço preenchido de água; entretanto, para moléculas altamente lipofílicas, as que ativam os receptores de canabinoide CB_1 e de lisofosfolipídeo S1 P_1, o acesso parece ser por uma fenestração de acesso inserida na membrana no lado do receptor.

[12] No passado, muitos compostos protótipos (*lead compounds*) surgiram do rastreamento de imensas bibliotecas químicas (ver Capítulo 60). Não havia necessidade de nenhuma inspiração, apenas ensaios clínicos robustos, grandes computadores e robótica eficiente. Atualmente, com a geração de estruturas cristalinas, passamos para uma era mais sofisticada na descoberta de fármacos.

[13] Esses receptores antes eram denominados receptores ativados por proteases.

Tabela 3.2 Principais classes de receptores acoplados à proteína G.[a,b]

Classe	Receptores[b]	Características estruturais
A: família da rodopsina	O maior grupo. Receptores para a maioria dos neurotransmissores de aminas, muitos neuropeptídeos, purinas, prostanoides, canabinoides etc.	Cauda extracelular (N-terminal) curta. O ligante se une a hélices transmembranares (aminas) ou a alças extracelulares (peptídeos)
B: família dos receptores de secretina/glucagon	Receptores para hormônios peptídicos, incluindo secretina, glucagon, calcitonina	Cauda extracelular intermediária que incorpora o domínio de ligação ao ligante
C: família do receptor metabotrópico de glutamato/sensíveis ao cálcio	Grupo pequeno. Receptores metabotrópicos de glutamato, receptores GABA$_B$, receptores sensíveis ao Ca^{2+}	Cauda extracelular longa que incorpora o domínio de ligação ao ligante

[a]Outras classes incluem receptores acoplados à proteína G (GPCRs) *frizzled*, GPCRs de adesão e receptores para feromônios.
[b]Para listas completas, consultar www.guidetopharmacology.org.

PROTEÍNAS G E SUA FUNÇÃO

As proteínas G englobam uma família de proteínas residentes na membrana, cuja função é responder à ativação do GPCR e transmitir a mensagem dentro da célula aos sistemas efetores, que geram uma resposta celular. Representam o nível de coordenação intermediária na hierarquia organizacional, intervindo entre os receptores – como diligentes oficiais atentos ao mínimo sinal de seu agente químico preferencial – e as enzimas efetoras ou canais iônicos – a brigada de soldados que executam o trabalho sem precisar saber qual hormônio autorizou o processo. São as proteínas mensageiras que, na realidade, foram denominadas proteínas G em virtude de sua interação com os nucleotídeos guanina, GTP e GDP. Para informações mais detalhadas sobre a estrutura e as funções das proteínas G, consultar a revisão por Li et al. (2020). As proteínas G consistem em três subunidades: α, β e γ (Figura 3.9). Os nucleotídeos de guanina ligam-se à subunidade α, que tem atividade enzimática (GTPase) e catalisa a conversão do GTP em GDP. As subunidades β e γ permanecem unidas na forma de um complexo βγ. A subunidade γ está ancorada à membrana por meio de uma cadeia de ácido graxo acoplada à proteína G por uma reação conhecida como *prenilação*. No estado de "repouso" (ver Figura 3.9), a proteína G se encontra na forma de um trímero αβγ, que pode ou não estar previamente acoplado ao receptor, onde o GDP ocupa o sítio na subunidade α. Quando um GPCR é ativado por um agonista, o processo induz pequenas alterações nos resíduos ao redor do sítio de ligação traduzidos em rearranjos maiores das regiões intracelulares do receptor, que abrem uma cavidade no lado intracelular do receptor ao qual a proteína G pode se ligar, resultando em uma interação de alta afinidade de αβγ e do receptor. Essa interação induzida por agonista do αβγ com o receptor ocorre em cerca de 50 ms, causando a dissociação do GDP ligado e a sua substituição por GTP (permuta de GDP-GTP), o que, por sua vez, provoca dissociação do trímero da proteína G, liberando α-GTP das subunidades βγ. Estas constituem as formas "ativas" da proteína G, que se difundem na membrana e podem se associar a várias enzimas e canais iônicos, produzindo ativação do alvo (ver Figura 3.9). Originalmente, acreditava-se que apenas a subunidade α tinha uma função de sinalização, enquanto o complexo βγ serviria apenas como chaperona para manter as subunidades α soltas e fora do alcance das várias proteínas efetoras que, de outro modo, seriam excitadas. Entretanto, os complexos βγ têm, na realidade, as próprias atribuições e controlam os efetores de maneira muito semelhante ao das subunidades α. A associação das subunidades α ou βγ com enzimas-alvo ou canais pode causar ativação ou inibição, dependendo da proteína G envolvida (Tabela 3.3).

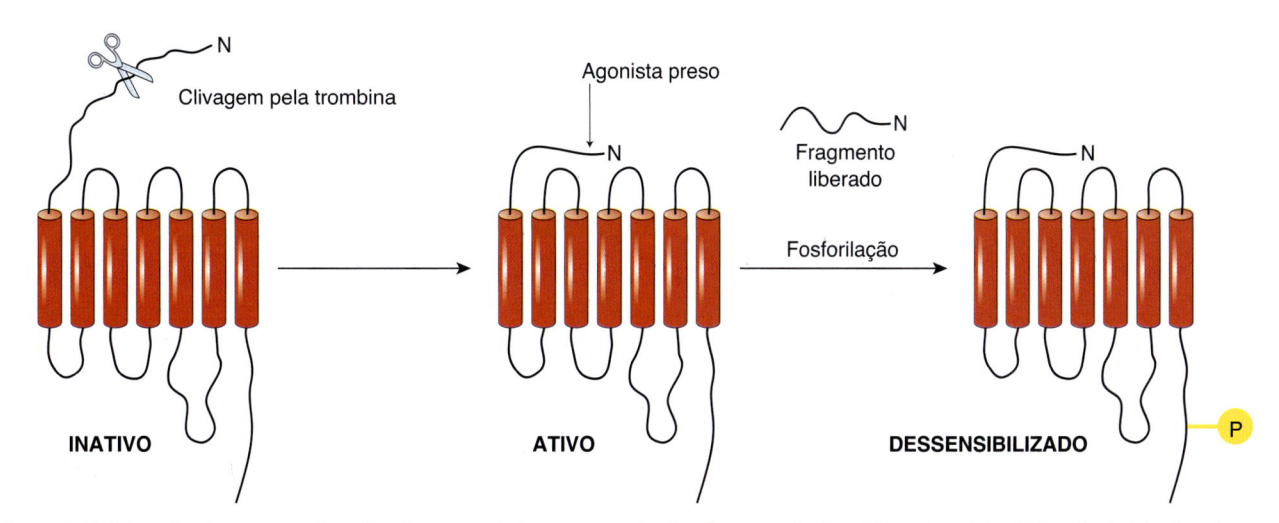

Figura 3.8 Ativação de um receptor ativado por proteinase por meio de clivagem do domínio extracelular N-terminal. A inativação ocorre por fosforilação. A recuperação requer nova síntese do receptor.

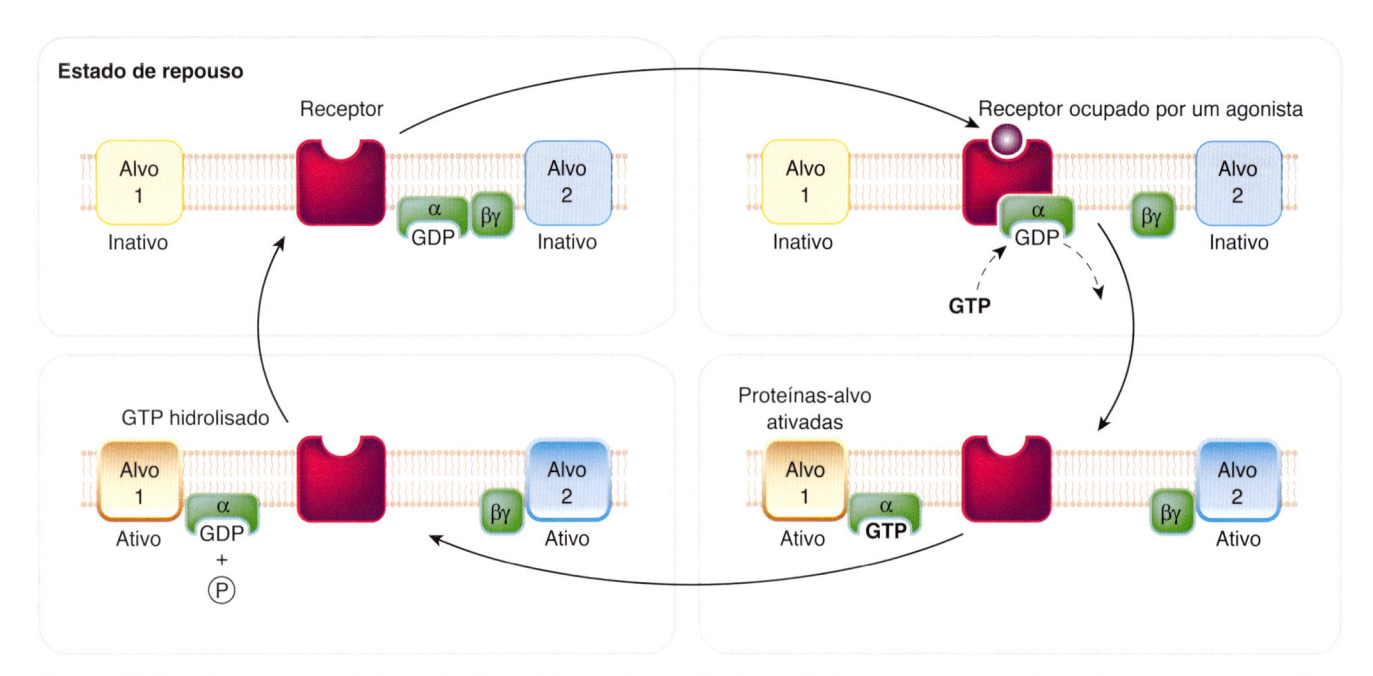

Figura 3.9 Função da proteína G. A proteína G consiste em três subunidades (α, β, γ), que são ancoradas à membrana por meio de resíduos de lipídeos fixos. O acoplamento da subunidade α a um receptor ocupado por agonista promove a troca do GDP ligado pelo GTP intracelular. Em seguida, o complexo α-GTP se dissocia do receptor e do complexo βγ e interage com uma proteína-alvo (alvo 1, que pode ser uma enzima, como adenilato ciclase ou fosfolipase C). O complexo βγ também ativa uma proteína-alvo (alvo 2, que pode ser um canal iônico ou uma quinase). A atividade de GTPase da subunidade α é aumentada quando a proteína-alvo é ligada, resultando em hidrólise do GTP ligado em GDP, quando então a subunidade α volte a se unir ao βγ.

A ativação da proteína G resulta em amplificação, visto que um único complexo agonista-receptor pode ativar, por sua vez, várias moléculas de proteínas G, e cada uma delas pode permanecer associada à sua enzima efetora por um período suficiente para produzir muitas moléculas do composto. O composto (ver adiante) é, com frequência, um "segundo mensageiro", e ocorre amplificação adicional antes da produção da resposta celular final. A sinalização é concluída quando ocorre hidrólise do GTP a GDP por meio da atividade de GTPase inerente da subunidade α. Em seguida, o α-GDP resultante dissocia-se do efetor e volta a se unir ao βγ, completando o ciclo.

A ligação da subunidade α a uma molécula efetora aumenta, de fato, a sua atividade de GTPase, e a magnitude desse aumento varia em diferentes tipos de efetores. Como a hidrólise do GTP é a etapa que finaliza a capacidade da subunidade α de produzir seu efeito, a regulação de sua atividade de GTPase pela proteína efetora significa que a ativação do efetor tende a ser autolimitante. Além disso, existe uma família de cerca de 20 proteínas celulares, reguladoras da sinalização da proteína G (RGS, do inglês *regulators of G protein signalling*) (ver revisão de Sjögren, 2017), que apresentam uma sequência conservada que faz uma ligação específica com as subunidades α para aumentar acentuadamente a atividade de GTPase, de modo a acelerar a hidrólise do GTP e inativar o complexo. Portanto, as proteínas RGS exercem um efeito inibitório sobre a sinalização das proteína G, um mecanismo que, acredita-se, tem uma função reguladora em muitas situações.

Os diferentes GPCRs se acoplam a diferentes proteínas G e, dessa maneira, produzem respostas celulares distintas. Por exemplo, os receptores muscarínicos M_2 de acetilcolina (mAChRs) e os receptores $β_1$-adrenérgicos, ambos os quais ocorrem nas células musculares cardíacas, produzem efeitos funcionais opostos (ver Capítulos 14 e 15). Quatro classes principais de proteína G (G_s, G_i, G_o e G_q) têm importância farmacológica (ver Tabela 3.3), que diferem principalmente na subunidade α de cada uma.[14] As proteínas G exibem seletividade no que concerne aos receptores e aos efetores aos quais se acoplam e têm domínios de reconhecimento específicos em sua estrutura complementar para domínios de ligação de proteína G específicos nas moléculas receptoras e efetoras. Por exemplo, a G_s e a G_i produzem, respectivamente, estimulação e inibição da enzima *adenilato ciclase* (Figura 3.10).

Uma diferença funcional que tem sido útil como ferramenta experimental para distinguir o tipo de proteína G envolvido em diferentes situações diz respeito à ação de duas toxinas bacterianas, a *toxina da cólera* e a *toxina pertússis* (ver Tabela 3.3). Essas toxinas, que são enzimas, catalisam uma reação de conjugação (ribosilação do ADP) na subunidade α das proteínas G. A toxina da cólera atua apenas na G_s e causa ativação persistente. Muitos dos sintomas da cólera, como excreção excessiva de fluido pelo epitélio gastrointestinal (levando à evacuação de fezes com aspecto de "água de arroz"), resultam da ativação descontrolada da adenilato ciclase. A toxina pertússis bloqueia especificamente a G_i e a G_o ao impedir a dissociação do trímero de proteína G. A toxina pertússis é liberada por bactérias *Bordetella pertussis*, que causa coqueluche. À semelhança da toxina da cólera, os sintomas causados pela toxina pertússis estão relacionados com seus efeitos sobre as proteínas G; todavia, neste caso, os efeitos consistem em inibir G_i e G_o, em vez de ativar G_s e em provocar alterações na secreção do sistema respiratório e tosse distinta, em vez da diarreia abundante da cólera.

---

[14]Nos seres humanos, existem 21 subtipos conhecidos de Gα, seis de Gβ e 12 de Gγ, formando, em teoria, cerca de 1.500 variantes do trímero. Pouco se sabe sobre o papel dos diferentes subtipos α, β e γ, porém seria precipitado pressupor que as variações são funcionalmente irrelevantes. Por enquanto, você não ficará surpreso (embora fique um pouco confuso) com toda essa heterogeneidade molecular, já que este é o caminho da evolução.

Tabela 3.3 Os principais subtipos de proteína G e suas funções.[a]

Subtipos	Principais efetores	Notas
Subunidades Gα[b]		
$G\alpha_s$	Estimula a adenilato ciclase, produzindo aumento na formação de AMPc	Ativada pela toxina da cólera, que bloqueia a atividade da GTPase, impedindo a inativação
$G\alpha_i$	Inibe a adenilato ciclase, diminuindo a formação de AMPc	Bloqueada pela toxina pertússis, que impede a dissociação do complexo αβγ
$G\alpha_o$	Efeitos limitados da subunidade α (efeitos principalmente devidos às subunidades βγ)	Bloqueada pela toxina pertússis. Ocorre principalmente no sistema nervoso
$G\alpha_q$	Ativa a fosfolipase C, aumentando a produção dos segundos mensageiros trifosfato de inositol e diacilglicerol, com consequente liberação de Ca^{2++} das reservas intracelulares e ativação da proteína quinase C (PKC)	
$G\alpha_{12/13}$	Ativa Rho e, portanto, a Rho quinase	
Subunidades Gβγ		
	Ativam os canais de potássio	Muitas isoformas de βγ foram identificadas, porém as funções específicas ainda não são conhecidas
	Inibem os canais de cálcio voltagem-dependentes	
	Ativam as GPCR quinases (GRKs)	
	Ativam a cascata de proteína quinases ativadas por mitógenos	
	Interagem com algumas formas de adenilato ciclase e com a fosfolipase Cβ	

[a]Esta tabela lista apenas as isoformas de maior relevância farmacológica. Muito mais isoformas foram identificadas, algumas das quais desempenham funções no olfato, paladar, transdução visual e outras funções fisiológicas.
[b]Inicialmente, os subscritos "s" e "i" eram usados para indicar ações estimuladoras (*stimulatory*, em inglês) e inibitórias sobre a adenilato ciclase, todavia, os termos "q" e "12/13" têm pouca lógica por trás de seu uso.
GPCR, receptor acoplado à proteína G.

ALVOS DAS PROTEÍNAS G

Os principais alvos das proteínas G, por meio dos quais os GPCRs controlam diferentes aspectos da função celular (ver Tabela 3.3), incluem:
- *Adenilato ciclase*, enzima responsável pela formação de AMPc
- *Fosfolipase C*, enzima responsável pela formação de fosfato de inositol e diacilglicerol (DAG)
- *Canais iônicos*, particularmente os de cálcio e de potássio
- *Rho A/Rho quinase*, sistema que regula a atividade de muitas vias de sinalização que controlam o crescimento, a proliferação e a motilidade celulares, a contração do músculo liso etc.
- *Proteína quinase ativada por mitógenos (MAP quinase)*, um sistema que controla muitas funções celulares, incluindo a divisão celular, e que também atua como alvo para vários receptores ligados a quinases.

Sistema de adenilato ciclase/AMPc

A descoberta por Sutherland et al. do papel do AMPc (monofosfato de 3′,5′-adenosina cíclico) como mediador intracelular derrubou de uma vez só as barreiras que existiam entre a bioquímica e a farmacologia e introduziu o conceito de segundos mensageiros na transdução de sinais. O AMPc é um nucleotídeo sintetizado no interior da célula a partir do ATP pela ação de uma enzima ligada à membrana, a adenilato ciclase. É produzido de maneira contínua e inativado por hidrólise a monofosfato de 5′-adenosina (AMP) pela ação de uma família de enzimas conhecidas como fosfodiesterases (PDEs). Muitos fármacos, hormônios e neurotransmissores atuam sobre os GPCRs e aumentam ou diminuem a atividade catalítica da adenilato ciclase (ver Figura 3.10), com consequente elevação ou redução da concentração de AMPc dentro das células. Nas células dos mamíferos, existem 10 isoformas moleculares diferentes da enzima, algumas das quais respondem seletivamente à $G\alpha_s$ ou $G\alpha_i$.

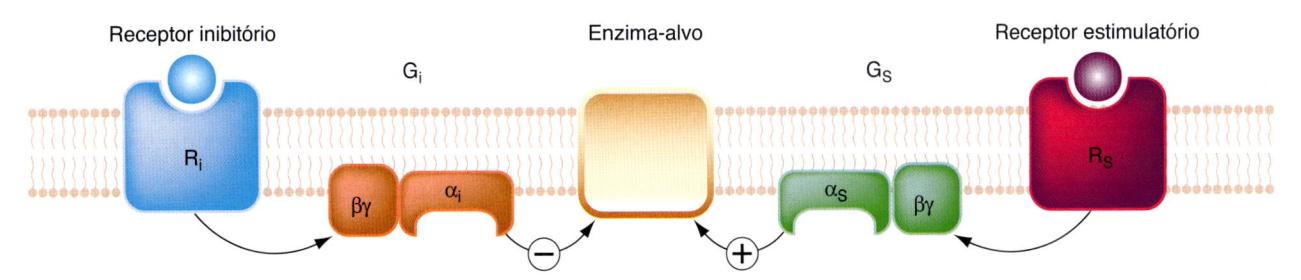

Figura 3.10 Controle bidirecional de uma enzima-alvo, como a adenilato ciclase pela G_s e G_i. A heterogeneidade das proteínas G permite que diferentes receptores exerçam efeitos opostos em uma mesma enzima-alvo.

O AMPc regula muitos aspectos da função celular, incluindo, por exemplo, enzimas envolvidas no metabolismo energético, divisão e diferenciação celulares, transporte de íons, canais iônicos e as proteínas contráteis no músculo liso. Entretanto, esses efeitos variados são todos produzidos por um mecanismo comum, especificamente a ativação de proteína quinases por AMPc (conhecidas como *proteína quinases dependentes de AMPc*) nas células eucarióticas. Uma importante proteína quinase dependente de AMPc é a *proteína quinase A* (PKA). As proteínas quinases regulam a função de muitas proteínas celulares por meio do controle da fosforilação proteica. A Figura 3.11 mostra como a produção aumentada de AMPc em resposta à ativação dos receptores β-adrenérgicos afeta as enzimas envolvidas no metabolismo do glicogênio e da gordura nas células hepáticas, adiposas e musculares. O resultado consiste em uma resposta coordenada, na qual a energia armazenada na forma de glicogênio e de gordura torna-se disponível na forma de glicose para impulsionar a contração muscular.

Outros exemplos de regulação pela PKA incluem o aumento de atividade dos canais de cálcio voltagem-dependentes nas células musculares cardíacas (ver Capítulo 20). A fosforilação desses canais aumenta a quantidade de Ca^{2+} que entra na célula durante o potencial de ação e, assim, aumenta a força da contração do coração.

No músculo liso, a PKA fosforila (e, portanto, inativa) outra enzima, a *quinase da cadeia leve de miosina*, que é necessária para a contração. Isso explica o relaxamento do músculo liso produzido por muitos fármacos que aumentam a produção de AMPc no músculo liso (ver Capítulo 4).

Conforme mencionado, os receptores ligados à G_i, e não à G_s, inibem a adenilato ciclase e, desse modo, reduzem a formação de AMPc para induzir respostas opostas aos receptores que ativam a G_s. Os exemplos incluem certos tipos de mAChR (p. ex., o receptor M_2 do músculo cardíaco; ver Capítulo 14), os receptores $α_2$-adrenérgicos no músculo liso (ver Capítulo 15) e os receptores opioides (ver Capítulo 43). A adenilato ciclase pode ser ativada por fármacos como a **forscolina**, que é usada experimentalmente no estudo do papel do sistema AMPc.

O AMPc é hidrolisado no interior das células por *PDEs*, uma família importante e ubíqua de enzimas. Existem 24 subtipos de PDE, dos quais alguns são mais seletivos para o AMPc, enquanto outros exibem maior seletividade para GMPc. A maioria é fracamente inibida por fármacos como as metilxantinas (p. ex., **teofilina** e **cafeína**; ver Capítulos 28 e 49). O **roflumilaste** (usado no tratamento da doença pulmonar obstrutiva crônica [DPOC]; ver Capítulo 28) é seletivo para a PDE_{4B}, expressa em células inflamatórias; a **milrinona** (um agente inotrópico positivo que torna os batimentos cardíacos mais fortes e, às vezes, é utilizado para tratamento sintomático em pacientes que estão aguardando transplante cardíaco; ver Capítulo 20) é seletiva para a PDE_{2A}, que é expressa no músculo cardíaco; a **sildenafila** (mais conhecida como Viagra®; ver Capítulo 35) é seletiva para a PDE_{5A} e, como consequência, intensifica os efeitos vasodilatadores do óxido nítrico (NO) e de fármacos que liberam NO, cujos efeitos são mediados pelo GMPc (ver Capítulo 19). A semelhança de algumas das ações desses fármacos com as das aminas simpaticomiméticas (ver Capítulo 15) provavelmente reflete sua propriedade comum, que consiste em aumentar a concentração intracelular de AMPc.

Sistema fosfolipase C/fosfato de inositol

O sistema *fosfoinositídeo*, um importante sistema intracelular de segundos mensageiros, foi descoberto na década de 1950 por Hokin e Hokin, cujo principal interesse era sobre o mecanismo de secreção de sais pelas glândulas nasais de aves marinhas. Eles constataram que a secreção era acompanhada de aumento da renovação de uma classe menor de fosfolipídeos de membrana, conhecidos como fosfoinositídeos (coletivamente designados como PIs; Figura 3.12). Depois, Michell e Berridge descobriram que muitos hormônios que produzem aumento na concentração intracelular de Ca^{2+} livre (incluindo, por exemplo, agonistas muscarínicos e agonistas dos receptores α-adrenérgicos que atuam sobre o músculo liso e as glândulas salivares) também aumentam a renovação de PI. Mais tarde, descobriu-se que determinado membro da família dos PIs, especificamente o fosfatidilinositol (4,5) bifosfato (PIP_2), que possui grupos adicionais de fosfato ligados ao anel de inositol, desempenha um papel essencial. O PIP_2 é o substrato para uma enzima ligada à membrana, a fosfolipase Cβ (PLCβ), que o cliva em *DAG* e inositol *(1,4,5) trifosfato* (IP_3; Figura 3.13), ambos os quais atuam como segundos mensageiros, a ativação de PLCβ por vários agonistas é mediada por uma proteína G (G_q; ver Tabela 3.3). Após clivagem do PIP_2, o *status quo* é restabelecido, como mostra a Figura 3.13, sendo o DAG fosforilado para formar ácido fosfatídico (PA) enquanto o IP_3 é desfosforilado e, a seguir, reacoplado ao PA para formar mais uma vez PIP_2.[15] O lítio, um agente usado em psiquiatria (ver Capítulo 48), bloqueia essa via de reciclagem (ver Figura 3.13).

Fosfatos de inositol e cálcio intracelular

O inositol (1,4,5) trifosfato (IP_3) é um mediador hidrossolúvel, que é liberado no citosol e atua sobre um receptor específico – o receptor de IP_3 –, que é um canal de cálcio controlado por ligante presente na membrana do retículo endoplasmático (ver Figuras 3.5 e 4.1). A principal função do IP_3, descrita de forma mais detalhada no Capítulo 4, consiste em controlar a liberação de Ca^{2+} das reservas intracelulares. Como muitos efeitos de fármacos e de hormônios envolvem o Ca^{2+} intracelular, essa via é particularmente importante.

DAG e proteína quinase C

O DAG é produzido, assim como o IP_3, sempre que ocorre hidrólise de PI induzida por receptores. O principal efeito do DAG consiste em ativar uma proteína quinase, a *proteína quinase C* (PKC), que catalisa a fosforilação de várias proteínas intracelulares. Ao contrário dos fosfatos de inositol, o DAG é muito lipofílico e permanece dentro da membrana. Liga-se a um sítio específico na molécula da PKC, induzindo a migração da enzima do citosol para a membrana celular, tornando-se então ativada. Existem pelo menos 10 subtipos diferentes de PKC nos mamíferos, com distribuições celulares distintas, que fosforilam diferentes proteínas. Vários dos subtipos são ativados pelo DAG e por níveis intracelulares elevados de Ca^{2+}, ambos os quais são produzidos por ativação de GPCRs.[16] As PKCs também são ativadas por *ésteres de forbol* (compostos altamente irritantes que

---

[15] As abreviaturas alternativas para esses mediadores são PtdIns (PI), PtdIns (4,5)-P_2 (PIP_2), Ins (1,4,5)-P_3 (IP_3).
[16] As PKCs foram originalmente denominadas proteína quinases (PKC) dependentes de Ca^{2+}, em oposição à PKA dependente de AMPc. Embora, depois, tenha-se constatado que os subtipos não são dependentes de Ca^{2+}, o nome de PKC continuou sendo usado.

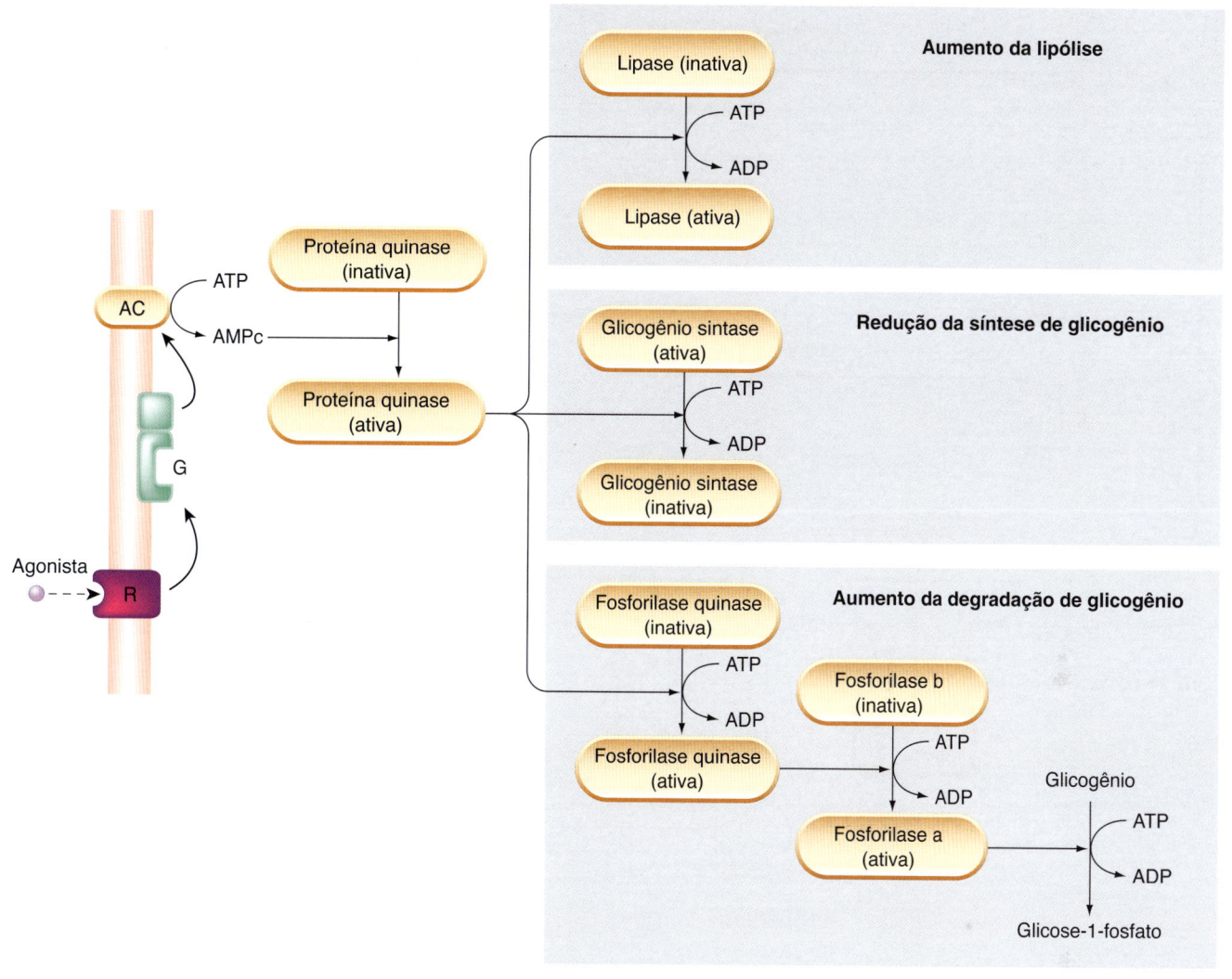

Figura 3.11 Regulação do metabolismo energético pelo AMPc. *AC*, adenilato ciclase.

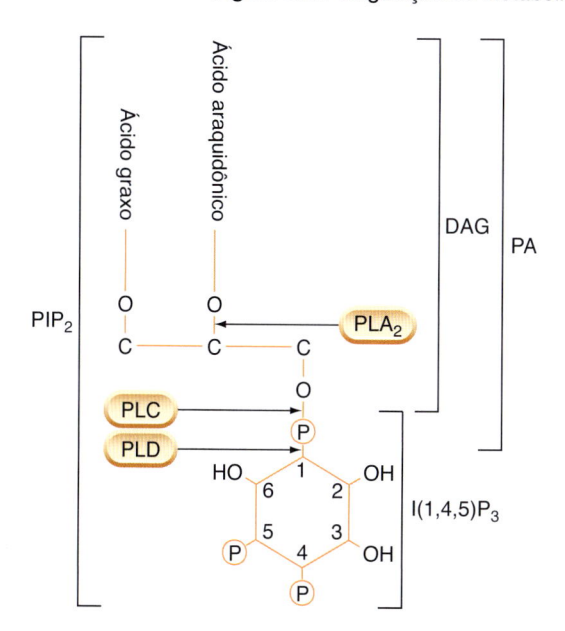

Figura 3.12 Estrutura do fosfatidilinositol bifosfato (PIP$_2$), mostrando os pontos de clivagem por diferentes fosfolipases para produzir mediadores ativos. A clivagem pela fosfolipase A2 (PLA$_2$) produz ácido araquidônico. A clivagem pela fosfolipase C (PLC) produz inositol trifosfato (I(1,4,5)P$_3$) e diacilglicerol (DAG). *PA*, ácido fosfatídico; *PLD*, fosfolipase D.

promovem tumores e são produzidos por certas plantas), que têm sido muito úteis no estudo das funções da PKC. Um dos subtipos é ativado pelo mediador lipídico, o ácido araquidônico (ver Capítulo 17), produzido pela ação da fosfolipase A$_2$ sobre fosfolipídeos da membrana, de modo que a ativação da PKC também ocorre com agonistas que ativam essa enzima. À semelhança das tirosinas quinases discutidas adiante, as várias isoformas da PKC atuam sobre muitas proteínas funcionais diferentes, como canais iônicos, receptores, enzimas (incluindo outras quinases), fatores de transcrição e proteínas do citoesqueleto. A fosforilação de proteínas por quinases desempenha um papel central na transdução de sinais e regula muitos aspectos diferentes da função celular. A ligação DAG-PKC proporciona um mecanismo pelo qual os GPCRs podem mobilizar esse exército de agentes controladores.

Canais iônicos como alvos para proteínas G

Outra função importante dos GPCRs consiste em controlar a função dos canais iônicos diretamente por meio de mecanismos que não envolvem segundos mensageiros, como AMPc ou fosfatos de inositol. A interação direta do canal da proteína G, por meio das subunidades βγ das proteínas G$_i$ e G$_o$, parece constituir um mecanismo geral para o controle dos canais de K$^+$ e Ca^{2+}. Por exemplo, no músculo cardíaco,

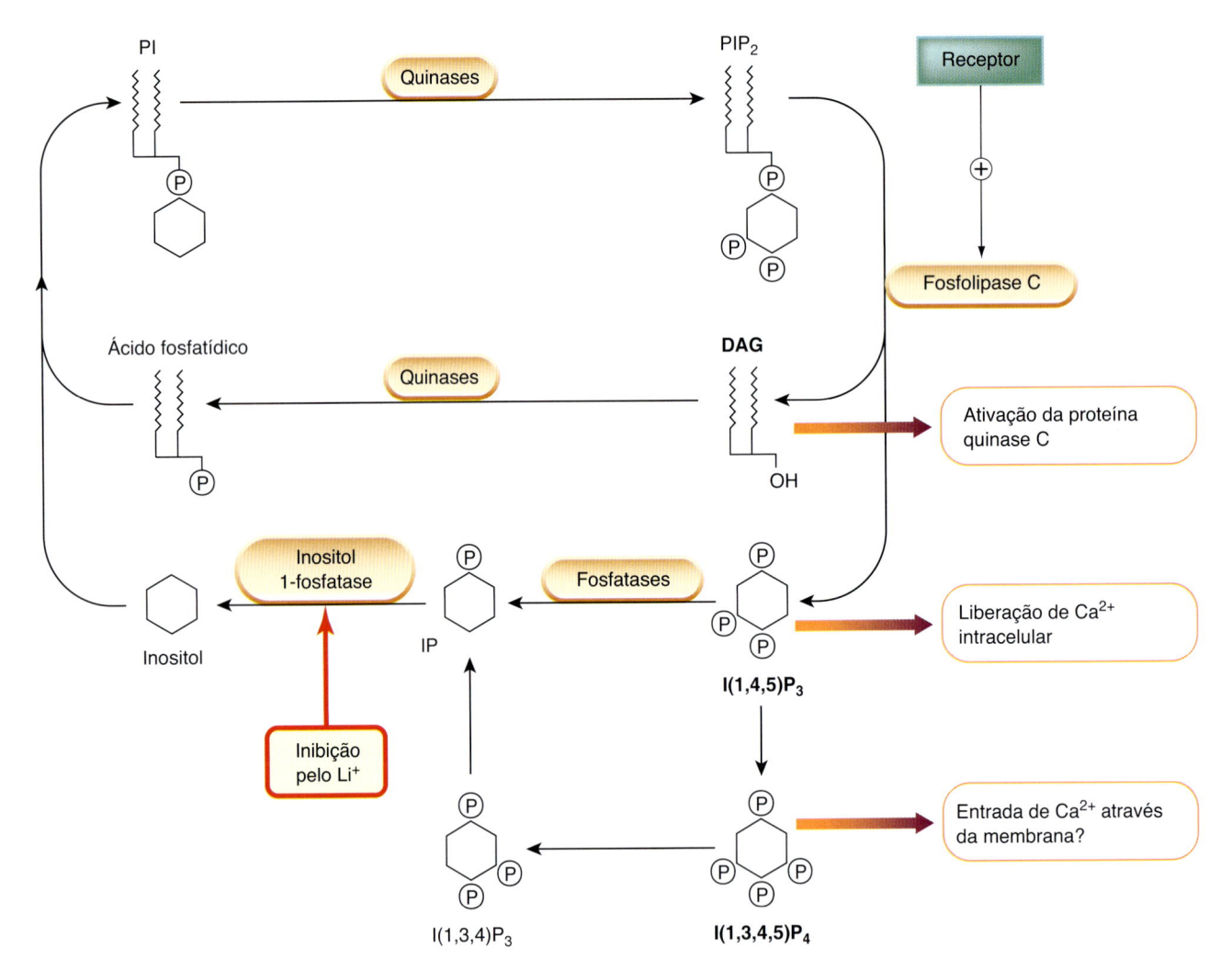

Figura 3.13 Ciclo do fosfatidilinositol (PI). A ativação da fosfolipase C mediada por receptor resulta na clivagem do fosfatidilinositol bifosfato (PIP_2), com formação de diacilglicerol (DAG) (que ativa a proteína quinase C) e de inositol trifosfato (IP_3) (que libera Ca^{2+} intracelular). O papel do inositol tetrafosfato (IP_4), que é formado a partir do IP_3 e de outros fosfatos de inositol, ainda não foi elucidado, mas ele pode facilitar a entrada de Ca^{2+} através da membrana plasmática. O IP_3 é inativado por desfosforilação em inositol. O DAG é convertido em ácido fosfatídico, e esses dois produtos são utilizados para regenerar o PI e o PIP_2.

os mAChRs aumentam a permeabilidade ao K^+, com consequente hiperpolarização das células e inibição da atividade elétrica (ver Capítulo 20). Mecanismos semelhantes operam nos neurônios, onde muitos fármacos inibitórios, como os analgésicos opioides, reduzem a excitabilidade ao abrir determinados canais de K^+ – conhecidos como canais de K^+ retificadores internos ativados pela proteína G (GIRKs, do inglês *G protein-activated inwardly rectifying K^+ channels*) – ou ao inibir os canais de Ca^{2+} do N e P/Q voltagem-dependentes, reduzindo, assim, a liberação do neurotransmissor (ver Capítulos 4 e 43).

Sistema de Rho/Rho quinase

A via de sinalização de Rho/Rho quinase consiste em três GTPases pequenas – Rho A, B e C –, que podem ativar quinases a jusante, as Rho quinases 1 e 2 (algumas vezes designadas como Rock 1 e Rock 2 –um acrônimo em inglês para *Rho-associated coiled-coil containing protein kinase*) (Porazinski et al., 2020). A Rho A pode ser ativada por certos GPCRs (e por mecanismos que não envolvem o GPCR), que se acoplam a proteínas G do tipo $G_{12/13}$. A subunidade α da proteína G livre interage com o *fator de troca denucleotídeo de guanosina*, que facilita a troca de GDP-GTP em outra GTPase, Rho. A Rho-GDP, que é a forma em repouso, é inativa; entretanto, quando ocorre troca de GDP-GTP, as Rho são ativadas e, por sua vez, ativam Rho quinases. As Rho quinases fosforilam muitos substratos proteicos e controlam uma ampla variedade de funções celulares, como contração do músculo liso e proliferação, movimento e migração celulares, angiogênese e remodelagem sináptica. Foram implicados em numerosos estados patológicos, incluindo glaucoma (ver Capítulo 27), doença cardiovascular (ver Capítulos 20 e 21), doenças neurodegenerativas (ver Capítulo 40) e câncer (ver Capítulo 57). Foram desenvolvidos inibidores de Rho quinase (p. ex., **fasudil**, **netarsudil**), que são usados clinicamente em alguns países para o tratamento do glaucoma e do declínio cognitivo após acidente vascular cerebral. Seu progresso em ensaios clínicos para determinar a sua eficácia no tratamento da hipertensão pulmonar parece ter estagnado.

Sistema de MAP quinase

O sistema de MAP quinase envolve diversas vias de transdução de sinal (Figura 3.15) que são ativadas não apenas por várias citocinas e fatores de crescimento que atuam sobre receptores ligados a quinases (Figura 3.17), mas também por ligantes ativadores de GPCRs. O acoplamento de GPCRs a diferentes famílias de MAP quinases pode envolver as subunidades α e βγ das proteínas G, bem como *Src* e *arrestinas* – proteínas que também estão envolvidas na dessensibilização do GPCR. O sistema da MAP quinase controla muitos processos envolvidos na expressão gênica, divisão celular, apoptose e regeneração dos tecidos.

Os principais papéis postulados dos GPCRs no controle das enzimas e dos canais iônicos estão resumidos na Figura 3.14.

OUTROS AVANÇOS NA BIOLOGIA DOS GPCRS

No início da década de 1990, acreditava-se que, em certa medida, a função do GPCR já era conhecida. Desde então, o enredo se avolumou, e os avanços posteriores exigiram uma reformulação substancial do modelo básico.

Dessensibilização dos GPCRs

Conforme descrito no Capítulo 2, a dessensibilização é uma característica da maioria dos GPCRs, e os mecanismos subjacentes foram exaustivamente estudados. A *dessensibilização homóloga* restringe-se aos receptores ativados pelo agonista dessensibilizador, enquanto a *dessensibilização heteróloga* também afeta outros GPCRs. Existem dois processos principais envolvidos (Kelly et al., 2008):

- Fosforilação do receptor
- Internalização do receptor (endocitose).

A sequência dos GPCRs inclui certos resíduos (serina e treonina), em especial na cauda citoplasmática C-terminal, que pode ser fosforilada por GPCR quinases (GRKs) específicas e por quinases como a PKA e a PKC.

Efetores controlados por proteínas G

Os GPCRs se acoplam por meio das proteínas G a vias de segundos mensageiros e a canais iônicos:

- Adenilato ciclase/AMPc:
  - Podem ser ativadas ou inibidas por ligantes farmacológicos, dependendo da natureza do receptor e da proteína G
  - A adenilato ciclase catalisa a formação do mensageiro intracelular AMPc
  - O AMPc ativa proteína quinases, como a PKA, que controlam a função celular de muitas maneiras diferentes, por meio de fosforilação de várias enzimas, transportadores e outras proteínas
- Fosfolipase C/trifosfato de inositol (IP_3)/DAG:
  - Catalisa a formação de dois mensageiros intracelulares, o IP_3 e o DAG, a partir de fosfolipídeo da membrana
- O IP_3 atua aumentando o Ca^{2+} citosólico livre, liberando Ca^{2+} dos compartimentos intracelulares
- O aumento do Ca^{2+} livre desencadeia vários eventos, incluindo contração, secreção, ativação enzimática e hiperpolarização de membranas
- O DAG ativa várias isoformas de PCK, que controlam muitas funções celulares por meio de fosforilação de uma variedade de proteínas
- Canais iônicos:
  - Abertura dos canais de potássio (GIRKs) resultando em hiperpolarização da membrana
  - Inibição dos canais de cálcio voltagem-dependentes, reduzindo, assim, a liberação de neurotransmissores
- Fosfolipase A_2 (e, portanto, a formação de ácido araquidônico e de eicosanoides).

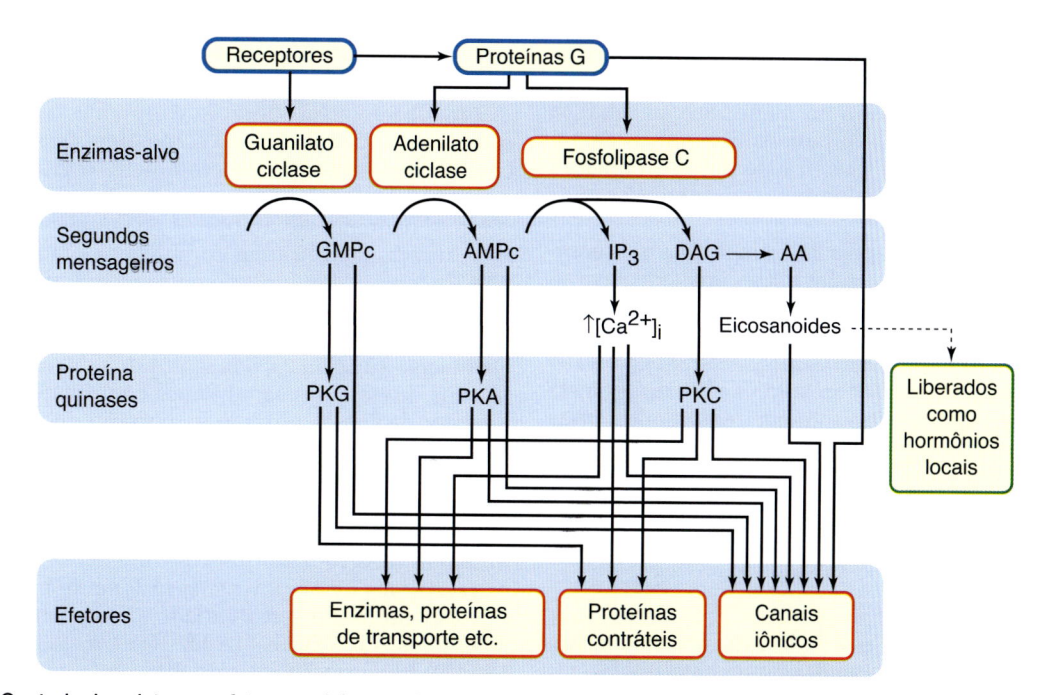

Figura 3.14 Controle dos sistemas efetores celulares pela proteína G e segundos mensageiros. Neste diagrama, não são mostradas as vias de sinalização nas quais as arrestinas, e não as proteínas G, ligam-se a receptores acoplados à proteína G para desencadear os eventos seguintes (consultar o texto e a Figura 3.15). *AA*, ácido araquidônico; *DAG*, diacilglicerol; *IP_3*, trifosfato de inositol; *PKA*, proteína quinase A; *PKC*, proteína quinase C; *PKG*, proteína quinase dependente de GMPc.

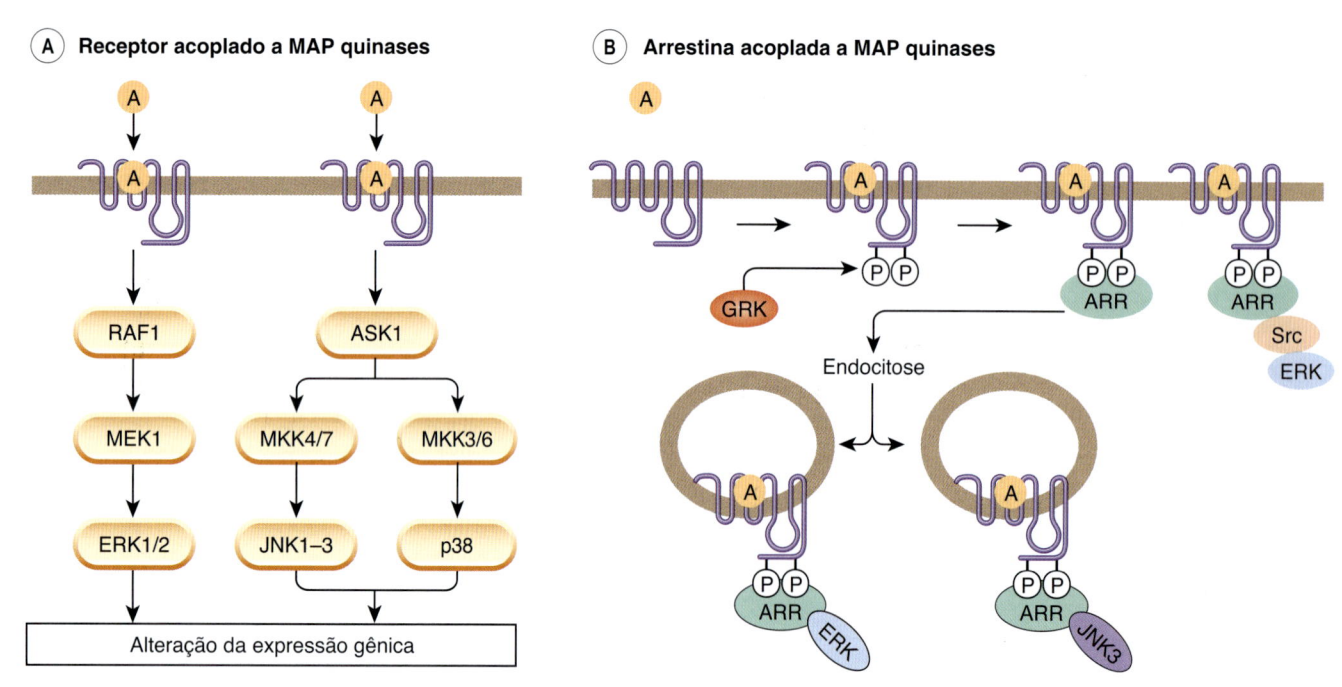

Figura 3.15 Ativação da cascata de proteína quinase ativada por mitógeno (MAP quinase) pelo receptor acoplado à proteína G (GPCR). **A.** Ativação sequencial de múltiplos componentes da cascata MAP quinase. A ativação das MAP quinases pelo GPCR pode envolver as subunidades Gα e as βγ (não mostradas). **B.** Ativação do ERK e do JNK3 por meio da interação com arrestinas (βARR). A ativação de ERK pode ocorrer na membrana plasmática, envolvendo Src, ou por ativação direta após internalização do complexo receptor/arrestina. ARR, arrestina; GRK, receptor de quinase acoplado à proteína G.

Na ativação do receptor, a GRK2 e a GRK3 são recrutadas para a membrana plasmática por meio de sua ligação a subunidades βγ livres da proteína G. Em seguida, as GRKs fosforilam os receptores em seu estado ativado (ou seja, ligados ao agonista). O receptor fosforilado atua como sítio de ligação para arrestinas, proteínas intracelulares que bloqueiam a interação entre o receptor e as proteínas G, produzindo *dessensibilização homóloga* seletiva. A ligação da arrestina também sinaliza o receptor como alvo para endocitose através de vesículas revestidas por clatrina (Figura 3.16). Em seguida, o receptor internalizado pode ser desfosforilado e reinserido na membrana plasmática (*ressensibilização*) ou transferido para os lisossomos para a sua degradação (*inativação*). Esse tipo de dessensibilização ocorre na maioria dos GPCRs, porém com diferenças sutis que fascinam os aficionados.

A fosforilação pela PKA e pela PKC em resíduos diferentes daqueles usados como alvos das GRKs, em geral, leva ao comprometimento do acoplamento entre o receptor ativado e a proteína G, de modo que o efeito do agonista é reduzido. Isso pode levar a uma dessensibilização homóloga ou heteróloga, dependendo se outros receptores além do agonista dessensibilizador são simultaneamente fosforilados pelas quinases, algumas, inclusive, não muito seletivas. É provável que os receptores fosforilados por quinases que atuam como segundos mensageiros não sejam internalizados, mas sim reativados por desfosforilação por fosfatases quando o agonista é removido.

Oligomerização do GPCR

A visão convencional de que os GPCRs existem e funcionam como proteínas monoméricas (diferentemente dos canais iônicos que, em geral, formam complexos multiméricos) foi derrubada pela primeira vez pelo trabalho realizado com o receptor GABA$_B$. Existem dois subtipos desse GPCR, codificados por diferentes genes, e o receptor funcional consiste em um heterodímero de ambos (ver Capítulo 38). Observa-se uma situação semelhante com os receptores de glutamato acoplados à proteína G. Curiosamente, embora o dímero de GABA$_B$ tenha dois sítios de ligação potenciais para agonistas, um em cada subunidade, apenas um deles é funcional, e a sinalização é feita por meio do dímero para o outro receptor no dímero acoplado à proteína G (ver Figura 39.9).

Outros GPCRs são funcionais como monômeros, porém agora parece provável que a maioria, senão todos os GPCRs, possa existir como oligômeros homoméricos ou heteroméricos (*i. e.*, dímeros ou oligômeros maiores) (Ferré et al., 2015). Dentro da família dos receptores opioides (ver Capítulo 43), o receptor μ foi cristalizado como dímero, e foram criados, em linhagens celulares, heterodímeros estáveis e funcionais dos receptores κ e δ, cujas propriedades farmacológicas diferem daquelas de ambos os receptores originais. Também foram encontradas combinações mais diversas do GPCR, como a combinação entre receptores de dopamina (D$_2$) e de somatostatina, nos quais ambos os ligantes agem com potência aumentada. Indo mais além na pesquisa de atribuições funcionais, o receptor de dopamina D$_5$ pode se acoplar direto a um canal iônico controlado por ligante, o receptor de GABA$_A$, inibindo a função deste último sem a intervenção de qualquer proteína G (Liu et al., 2000). Essas interações foram até agora estudadas, em sua maior parte, em linhagens celulares desenvolvidas por engenharia genética, porém também ocorrem em células nativas. Em plaquetas humanas, ocorrem complexos diméricos funcionais entre os receptores de angiotensina (AT$_1$) e de bradicinina (B$_2$), que exibem maior sensibilidade à angiotensina do que os receptores AT$_1$ "puros" (AbdAlla et al., 2001). Em mulheres com hipertensão relacionada com a gravidez (toxemia pré-eclâmptica), o número desses dímeros aumenta devido à expressão aumentada de receptores B$_2$, resultando – paradoxalmente – em aumento da sensibilidade à ação vasoconstritora da angiotensina.

Receptores constitutivamente ativos

Os GPCRs podem estar ativos constitutivamente (*i. e.*, espontaneamente) na ausência de qualquer agonista (ver Capítulo 2 e revisão por Costa e Cotecchia, 2005). Isso foi demonstrado pela primeira vez para os receptores opioides δ (ver Capítulo 43). Hoje, existem muitos outros exemplos de GPCRs nativos que exibem atividade constitutiva quando estudados *in vitro*. O receptor de histamina H_3 também mostra atividade constitutiva *in vivo*, o que pode ser um fenômeno muito geral e significa que os agonistas inversos (ver Capítulo 2), que suprimem essa atividade basal, podem exercer efeitos distintos daqueles dos antagonistas neutros, que bloqueiam os efeitos do agonista sem afetar a atividade basal.

Especificidade do agonista

Acreditava-se que a ligação de determinado GPCR a uma via de transdução de sinal particular dependia sobretudo da estrutura do receptor, que confere especificidade a certa proteína G, a partir da qual o restante da via de transdução de sinal prossegue. Isso significaria que, de acordo com o modelo de dois estados discutido no Capítulo 2, todos os agonistas que atuam em determinado receptor estabilizariam o mesmo estado ativado (R*), ativariam a mesma via de transdução de sinal e produziriam o mesmo tipo de resposta celular. Atualmente, ficou claro que essa visão é uma supersimplificação. Por exemplo, em muitos casos, com agonistas que atuam em receptores de angiotensina, ou com agonistas inversos nos receptores β-adrenérgicos, os efeitos celulares são qualitativamente diferentes com diferentes ligantes, indicando a existência de mais de um – e, provavelmente, de muitos – estados R* (algumas vezes designado como *agonismo tendencioso*; ver Capítulo 2). A ligação das arrestinas aos GPCRs inicia a sinalização da MAP quinase, de modo que os agonistas que induzem "dessensibilização" de GRK/arrestina irão interromper parte da sinalização do GPCR, mas também poderão ativar a sinalização por meio de arrestinas, o que pode continuar até mesmo após a internalização do complexo receptor/arrestina (ver Figura 3.15).

O agonismo tendencioso tem implicações profundas – o que representa, na verdade, uma heresia para muitos farmacologistas acostumados a considerar os agonistas em termos de sua afinidade e eficácia, e nada mais; esses dados abriram uma nova dimensão para o modo como consideramos a eficácia e a especificidade dos fármacos (Kenakin e Christopoulos, 2013).

Proteínas modificadoras da atividade dos receptores

As proteínas modificadoras da atividade dos receptores (RAMPs, do inglês *receptor activity-modifying proteins*) constituem uma família de proteínas de membrana que se associam a alguns GPCRs e alteram suas características funcionais.

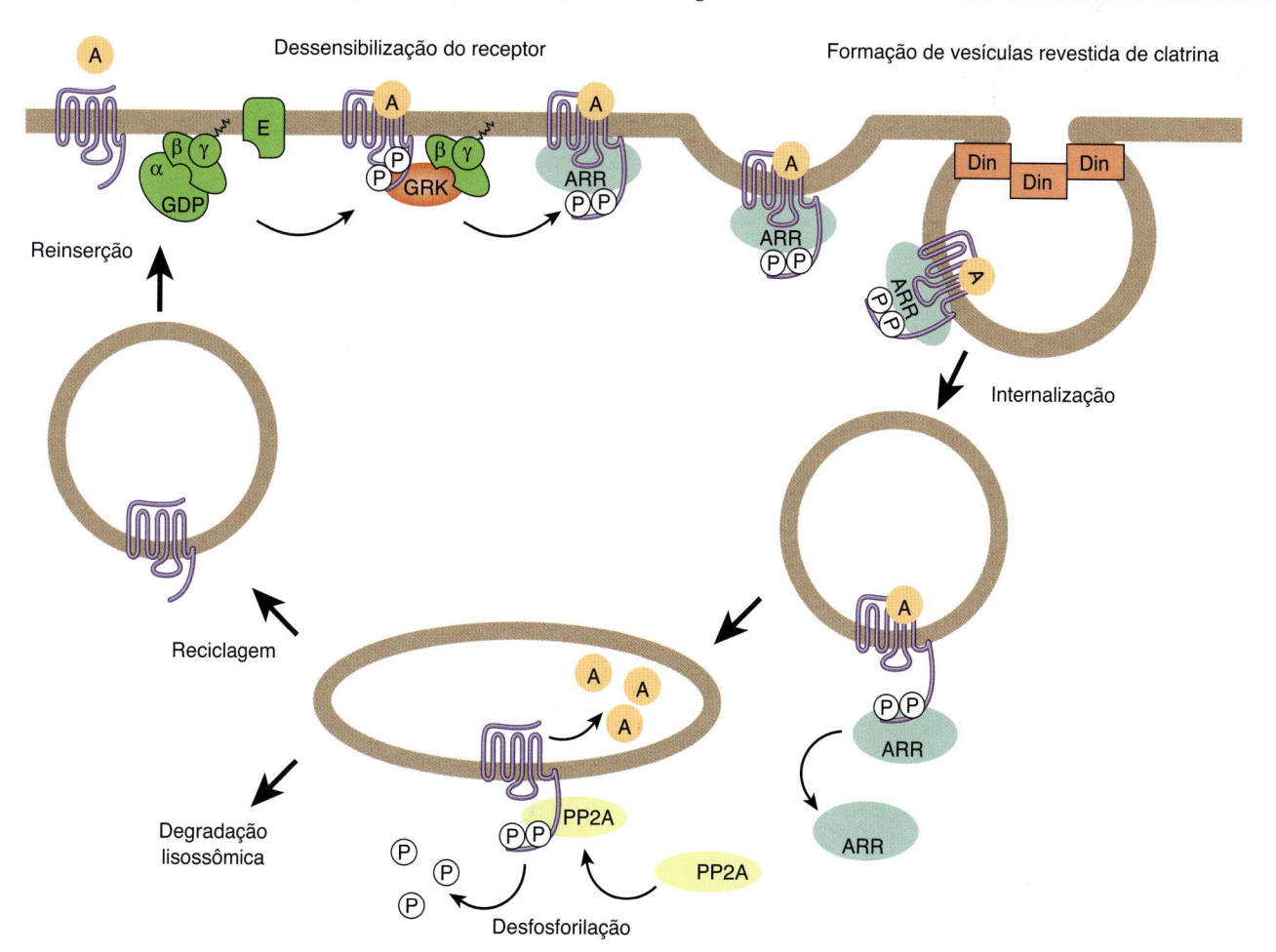

Figura 3.16 Dessensibilização e tráfego dos receptores acoplados à proteína G (GPCRs). Na ativação prolongada do GPCR pelo agonista, determinadas GPCRs quinases (GRKs) seletivas são recrutadas para a membrana plasmática e fosforilam o receptor. Em seguida, a arrestina (ARR) se liga ao GPCR e transporta-o para vesículas revestidas por clatrina para uma subsequente internalização nos endossomas, em um processo dependente de dinamina. Então, o GPCR é desfosforilado por uma fosfatase (PP2A) ou é reciclado de volta à membrana plasmática ou transportado para os lisossomos para degradação. *Din*, dinamina; *GRK*, receptor de quinase acoplado à proteína G; *PP2A*, fosfatase 2A.

Foram descobertas em 1998, quando foi constatado que o receptor funcionalmente ativo para o neuropeptídeo, o *peptídeo relacionado com o gene da calcitonina* (CGRP) (ver Capítulos 16 e 19), consiste em um complexo formado por um GPCR – denominado receptor semelhante ao receptor de calcitonina (CRLR, do inglês *calcitonin receptor-like receptor*) – que, por si só, não apresenta atividade, e outra proteína de membrana (RAMP1). Surpreendentemente, o CRLR, quando acoplado a outra RAMP (RAMP2), demonstrou ter uma farmacologia muito diferente, sendo ativado por um peptídeo não relacionado, a *adrenomedulina*. Em outras palavras, a especificidade do agonista é conferida pela RAMP associada, assim como pelo próprio GPCR. Surgiram mais RAMPs, e, até o momento, quase todos os exemplos envolvem receptores peptídicos da classe B (ver Tabela 3.2), sendo o receptor sensível ao cálcio uma exceção. As RAMPs são um exemplo de como as interações proteína-proteína influenciam o comportamento farmacológico dos receptores de maneira muito seletiva, podendo se tornar novos alvos para o desenvolvimento de fármacos (Hay e Pioszak, 2015).

Sinalização independente das proteínas G

Quando utilizamos a expressão *receptor acoplado à proteína G* para descrever a classe de receptores caracterizada por sua estrutura hepta-helicoidal, estamos seguindo o dogma dos textos convencionais, porém negligenciando o fato de que as proteínas G não constituem a única ligação entre os GPCRs e os vários sistemas efetores que elas regulam. Nesse contexto, é importante a sinalização mediada por arrestinas ligadas ao receptor, em vez de proteínas G (ver revisão de Lefkowitz, 2013). As arrestinas podem atuar como intermediários para a ativação da cascata de MAP quinase pelo GPCR (ver Figura 3.15B).

Existem muitos exemplos em que as várias "proteínas adaptadoras", que ligam os receptores do tipo tirosina quinase a seus efetores, também podem interagir com os GPCRs (Brzostowski e Kimmel, 2001), permitindo que os mesmos sistemas efetores sejam regulados por receptores de ambos os tipos.

Em resumo, o simples dogma que sustentou muitos dos nossos conhecimentos dos GPCRs, isto é, um gene GPCR – uma proteína GPCR – um GPCR funcional – uma proteína G – uma resposta, mostra sinais de mudança. Em particular:
- Um gene, por meio de *splicing* alternativo, edição de RNA etc., pode dar origem a mais de uma proteína de receptor
- Uma proteína do GPCR pode se associar a outras, ou a outras proteínas como as RAMPs, produzindo mais de um tipo de receptor funcional
- Diferentes agonistas podem afetar um receptor de diversas maneiras e podem produzir respostas qualitativamente diferentes
- A via de transdução de sinal a partir do "GPCR" não requer invariavelmente a presença de proteínas G, e pode haver uma interação cruzada com receptores ligados à tirosina quinases.

Os GPCRs são moléculas evidentemente versáteis e "aventureiras", em torno das quais gira grande parte da farmacologia moderna, e ninguém imagina que tenhamos chegado ao fim da história.

TIPO 3: RECEPTORES LIGADOS A QUINASES E RECEPTORES RELACIONADOS

Esses receptores de membrana são bem diferentes, na sua estrutura e função, dos canais controlados por ligantes e dos GPCRs. São ativados por uma ampla variedade de proteínas mediadoras, incluindo fatores de crescimento e citocinas (ver Capítulo 19) e hormônios, como a insulina (ver Capítulo 31) e a leptina (ver Capítulo 32), cujos efeitos são exercidos principalmente em nível de transcrição gênica. Esses receptores são, em sua maioria, grandes proteínas que consistem em uma cadeia simples de até mil resíduos, com uma única região helicoidal transmembranar, que liga um grande domínio extracelular de ligação de ligantes a um domínio intracelular de tamanho e função variáveis. A estrutura básica é mostrada na Figura 3.3C, porém existem muitas variantes (ver adiante). Mais de 100 desses receptores foram clonados, e existem muitas variações estruturais. Para maiores detalhes, consulte a revisão por Hubbard e Miller (2007). Exemplos dos tipos de receptores ligados a quinases (indiretos) relacionados incluem os receptores de citocinas (p. ex., receptores do fator de necrose tumoral [TNF, do inglês *tumour necrosis factor*]) e receptores de reconhecimento de padrões (PRRs, do inglês *pattern recognition receptors*), que reconhecem padrões moleculares associados aos patógenos (PAMPs, do inglês *pathogen-associated molecular patterns*) ou padrões moleculares associados a danos (DAMPs, do ingês *danger-associated molecular patterns*) encontrados em patógenos, que estimulam o sistema imune inato da rede de defesa do hospedeiro (ver Capítulo 7). Os receptores PRRs incluem os receptores semelhantes a Toll (TLRs, do inglês *Toll-like receptors*) de superfície celular e os receptores citoplasmáticos, como os receptores semelhantes a RIG-I (RLRs, do inglês *RIG-I-like receptors*) e os semelhantes a NOD (NLRs, do inglês *NOD-like receptors*). Todos esses receptores imunes sinalizam seus efeitos intracelulares por meio de proteínas adaptadoras e quinases, de modo a alterar a transcrição celular para induzir a resposta imune correta necessária para combater quaisquer invasores patogênicos. Todos esses receptores desempenham um papel importante no controle da divisão celular, metabolismo intermediário, crescimento, diferenciação, inflamação, reparo tecidual, apoptose e respostas imunes, discutidos de forma mais detalhada nos Capítulos 6 e 19.

Os principais tipos são os seguintes:

Receptores tirosina quinases (RTKs). Têm a estrutura básica mostrada na Figura 3.17A incorporando uma porção tirosina quinase na região intracelular. Incluem receptores para muitos fatores de crescimento, como o **fator de crescimento epidérmico** e o **fator de crescimento dos nervos**, bem como o grupo de *TLRs*, que reconhecem lipopolissacarídeos bacterianos e que desempenham uma importante função na reação do organismo à infecção (ver Capítulo 7). O receptor de insulina (ver Capítulo 31) também pertence à classe das RTKs, embora tenha uma estrutura dimérica mais complexa e se ligue indiretamente à tirosina quinases intracelulares.

Receptor de serina/treonina quinases. Essa pequena classe assemelha-se às RTKs na sua estrutura, porém fosforila resíduos de serina e/ou treonina, em vez de tirosina. O principal exemplo é o receptor para o **fator de crescimento transformador** (TGF).

Receptores de citocinas. Esses receptores (Figura 3.17B) carecem de atividade enzimática intrínseca. Quando ocupados, ativam várias tirosinas quinases, como a Jak (Janus quinase). Os ligantes para esses receptores incluem citocinas, como interferon e **fatores estimuladores de colônias** envolvidos nas respostas imunológicas, bem como no crescimento e na diferenciação celulares.

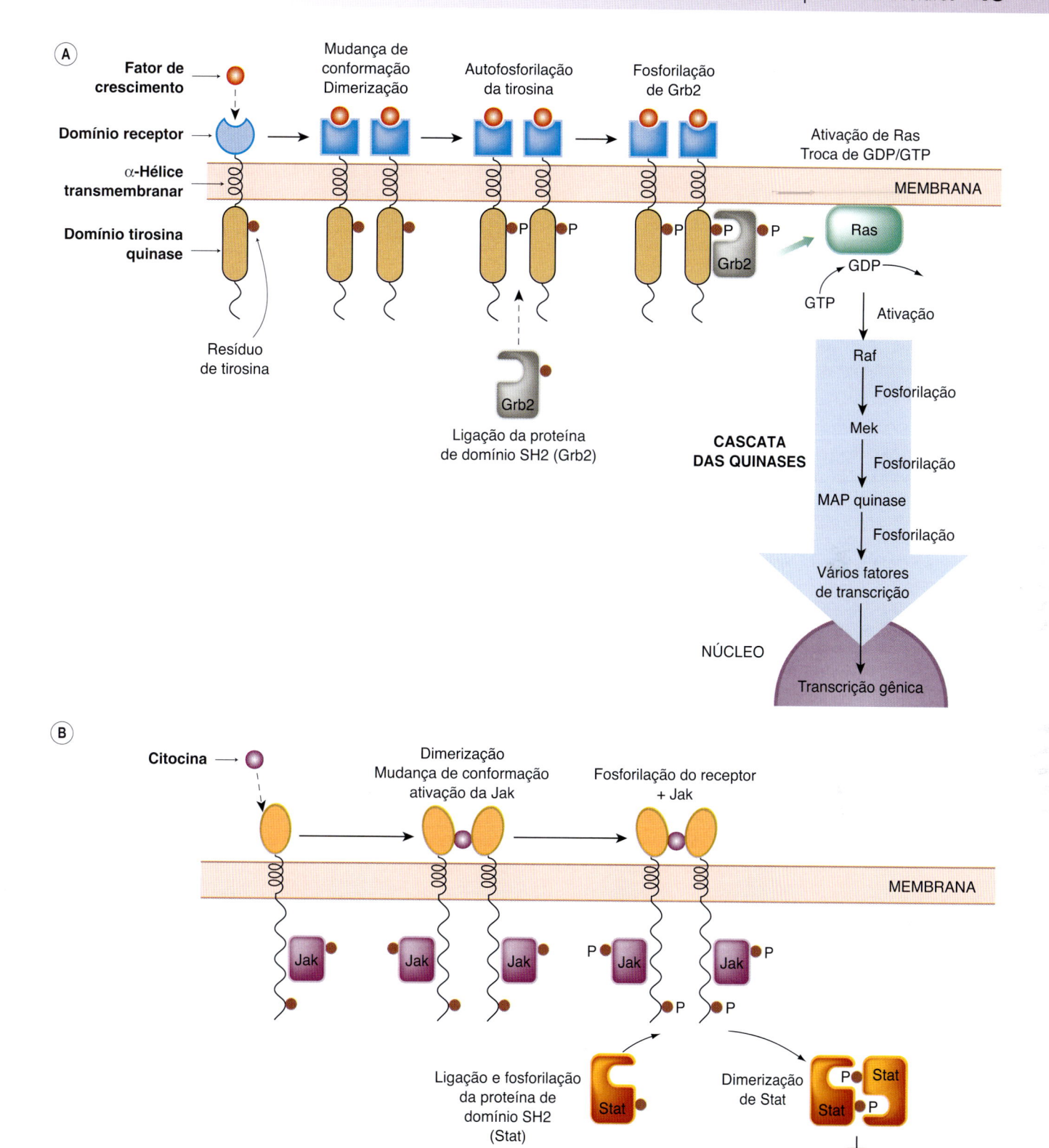

Figura 3.17 Mecanismos de transdução de receptores ligados a quinases. A primeira etapa após a ligação do agonista é a dimerização, que leva à autofosforilação do domínio intracelular de cada receptor. Em seguida, as proteínas com domínio SH2 ligam-se ao receptor fosforilado e sofrem elas próprias fosforilação. São mostradas duas vias bem caracterizadas: **A.** A via do fator de crescimento (Ras/Raf/proteína ativada por mitógeno [MAP] quinase) (ver Capítulo 6). O Grb2 também pode ser fosforilado, porém isso regula negativamente a sua sinalização. **B.** Esquema simplificado da via da citocina (Jak/Stat) (ver Capítulo 57). Alguns receptores de citocinas podem existir previamente como dímeros, em vez de sofrer dimerização com a ligação às citocinas. Existem várias outras vias, e essas cascatas de fosforilação interagem com componentes dos sistemas de proteínas G.

MECANISMOS DE FOSFORILAÇÃO DE PROTEÍNAS E CASCATA DE QUINASES

A fosforilação de proteínas (Cohen, 2002) é um mecanismo essencial para controlar a função delas (p. ex., enzimas, canais iônicos, receptores, proteínas de transporte) envolvidas na regulação dos processos celulares. A fosforilação e a desfosforilação são realizadas por *quinases* e por *fosfatases*, respectivamente – enzimas que têm várias centenas de subtipos representados no genoma humano –, as quais são sujeitas à regulação, dependendo de seu estado de fosforilação. Atualmente, existem muitos esforços para mapear as interações complexas entre moléculas de sinalização envolvidas nos efeitos de fármacos e em processos fisiopatológicos, como oncogênese, neurodegeneração, inflamação e muitos outros. Aqui, podemos citar apenas alguns aspectos farmacologicamente relevantes que se tornaram tema de grande proposições.

Receptores ligados a quinases

- Os receptores para vários fatores de crescimento incorporam a tirosina quinase em seu domínio intracelular
- Os receptores de citocinas têm um domínio intracelular que se liga a quinases citosólicas e as ativam quando o receptor é ocupado
- Todos os receptores compartilham uma arquitetura comum, que consiste em um grande domínio extracelular de ligação do ligante conectado ao domínio intracelular por meio de uma única hélice transmembranar
- Em geral, a transdução de sinais envolve a dimerização dos receptores, seguida de autofosforilação de resíduos de tirosina. Os resíduos de fosfotirosina atuam como aceptores dos domínios SH2 de uma variedade de proteínas intracelulares, o que possibilita o controle de muitas funções celulares
- Estão envolvidos principalmente em eventos que controlam o crescimento e a diferenciação das células e atuam de maneira indireta por meio da regulação da transcrição gênica
- Existem duas vias importantes:
  – A via Ras/Raf/MAP quinase, importante na divisão, no crescimento e na diferenciação celulares
  – A via Jak/Stat, ativada por muitas citocinas, que controla a síntese e a liberação de muitos mediadores inflamatórios.

Em muitos casos, a ligação do ligante ao receptor leva à dimerização. A associação dos dois domínios de quinase intracelulares possibilita a ocorrência de autofosforilação mútua de resíduos de tirosina intracelulares. Os resíduos de tirosina fosforilados atuam, então, como sítios de ancoragem de alta afinidade para outras proteínas intracelulares que constituem o próximo estágio na cascata de transdução de sinais. Um importante grupo dessas proteínas é conhecido como *proteínas de domínio SH2* (referindo-se à homologia *Src*, visto que foram identificadas pela primeira vez no produto do oncogene *Src*).[17] Essas proteínas apresentam uma sequência altamente conservada de cerca de 100 aminoácidos, formando um sítio de reconhecimento para os resíduos de fosfotirosina do receptor. Proteínas de domínio SH2 individuais, muitas já conhecidas, ligam-se de modo seletivo a determinados receptores, de modo que o padrão de eventos desencadeados por determinados fatores de crescimento é muito específico. O mecanismo é resumido na Figura 3.17.

O que ocorre quando a proteína de domínio SH2 se liga ao receptor fosforilado varia acentuadamente de acordo com o receptor envolvido. Muitas proteínas de domínio SH2 são enzimas, como proteína quinases ou fosfolipases. Alguns fatores de crescimento ativam um subtipo específico de fosfolipase C (PLCγ) e provocam degradação de fosfolipídeos, formação de IP_3 e liberação de Ca^{2+}. Outras proteínas que contêm domínio SH2 acoplam proteínas que contêm fosfotirosina com uma variedade de outras proteínas funcionais, incluindo muitas envolvidas no controle da divisão e diferenciação celulares. O resultado final consiste em ativar ou inibir, por fosforilação, uma variedade de fatores de transcrição que migram para o núcleo e suprimem ou induzem a expressão de determinados genes. Para mais detalhes, consultar Jin e Pawson (2012). O *fator nuclear kappa B* (NF-κB, do inglês *nuclear factor kappa B*) é um fator de transcrição que desempenha um papel fundamental em diversos distúrbios, incluindo inflamação e câncer (ver Capítulos 18 e 57; Karin et al., 2004). Normalmente, está presente no citosol, formando um complexo com um inibidor (I-κB). Ocorre fosforilação do I-κB quando uma quinase específica (IKK) é ativada em resposta a várias citocinas inflamatórias e agonistas do GPCR. Isso resulta em dissociação do complexo I-κB do NF-κB e na migração deste último para o núcleo, onde ativa vários genes pró-inflamatórios e antiapoptóticos.

A Figura 3.17 resume duas vias bem definidas de transdução de sinais. A via Ras/Raf medeia o efeito de muitos fatores de crescimento e mitógenos. O Ras, que é um produto proto-oncogênico, funciona como uma proteína G e transmite o sinal (por meio de permuta de GDP/GTP) da proteína de domínio SH2, Grb. Por sua vez, a ativação de Ras ativa Raf, que é a primeira de uma sequência de três serina/treonina quinases, em que cada uma fosforila e ativa a próxima na sequência. A última delas, a MAP quinase (que também é ativada por GPCRs, ver anteriormente), fosforila um ou mais fatores de transcrição, que iniciam a expressão gênica, resultando em uma variedade de respostas celulares, entre as quais a divisão celular. Essa cascata de três quinases escalonadas de MAP quinase forma parte de muitas vias de sinalização intracelulares envolvidas em uma ampla variedade de processos patológicos, incluindo neoplasia maligna, inflamação, neurodegeneração, aterosclerose e muitos outros. As quinases formam uma grande família, com diferentes subtipos que desempenham funções específicas. Acredita-se que representem um importante alvo para futuros agentes terapêuticos. Muitos tipos de câncer estão associados a mutações nos genes que codificam proteínas envolvidas nessa cascata, levando à ativação da cascata na ausência do sinal do fator de transcrição (ver Capítulos 6 e 57). Para mais detalhes, consulte a revisão de Avruch (2007).

Uma segunda via, a Jak/Stat (ver Figura 3.17B), está envolvida nas respostas a muitas citocinas. Ocorre dimerização desses receptores quando a citocina se liga, e isso atrai uma unidade tirosina quinase citosólica (Jak) para se associar ao dímero do receptor e fosforilá-lo. As Jaks pertencem a uma família de proteínas na qual diferentes membros exibem especificidade para diferentes receptores de citocinas. Entre os alvos para fosforilação pela Jak, encontra-se uma família de fatores de transcrição (Stats). Trata-se de proteínas de domínio

---

[17] *O v-Src* é um gene encontrado no vírus do sarcoma de Rous, que codifica uma tirosina quinase que provoca sarcoma (um tumor maligno) em galinhas. Foi constatado que ele possui uma sequência estreitamente relacionada com o próprio gene das galinhas, denominado c-Src (para Src celular, em vez de viral). Esse foi o primeiro oncogene a ser descoberto, em 1979.

SH2 que se ligam aos grupos de fosfotirosina no complexo receptor-Jak, sendo elas próprias fosforiladas. O Stat, assim ativado, migra para o núcleo e ativa a expressão gênica.

Outros mecanismos importantes concentram-se na *fosfatidilinositol-3-quinase* (PI$_3$ quinases; ver Vanhaesebroeck et al., 1997), uma família de enzimas ubíquas que é ativada tanto por GPCRs quanto por RTKs e que se liga a um grupo fosfato na posição 3 do PIP$_2$ para formar PIP$_3$. Outras proteínas quinases, particularmente a proteína quinase B (PKB,[18] também conhecida como Akt), têm sítios de reconhecimento para PIP$_3$ e, portanto, são ativadas, controlando uma ampla variedade de funções celulares, como apoptose, diferenciação, proliferação e tráfego. A Akt também provoca a ativação de NO sintase no endotélio vascular (ver Capítulo 21).

Pesquisas recentes sobre as vias de transdução de sinais produziram uma profusão desnorteante de detalhes moleculares, com frequência expressos em um jargão que tende a intimidar os menos corajosos. Entretanto, a perseverança será recompensada, pois não resta dúvida de que novos fármacos importantes surgirão, em particular nas áreas de inflamação, imunologia e câncer, tendo como alvo essas proteínas (Wilson et al., 2018). Foi obtido um avanço no tratamento da leucemia mieloide crônica com a introdução do primeiro inibidor de quinase especificamente projetado, o **imatinibe**, um fármaco que inibe uma tirosina quinase específica envolvida na patogenia da doença (ver Capítulo 57).

A Figura 3.18 mostra, de modo muito simplificado e esquemático, o papel central das proteínas quinases nas vias de transdução de sinal. Muitas das proteínas envolvidas, senão todas, incluindo os receptores e as próprias quinases, são substratos de quinases, de modo que existem muitos mecanismos de retroalimentação e interações cruzada entre as diversas vias de sinalização. Tendo em vista a existência de mais de 500 proteínas quinases e de um número igualmente elevado de receptores e de outras moléculas de sinalização, a rede de interações pode ter uma aparência bastante complexa. A dissecção dos detalhes se tornou um importante

---

[18] A proteína quinase B foi assim denominada para preencher a lacuna entre a proteína quinase A (dependente de AMPc) e a proteína quinase C (dependente de Ca^{2+}). Como você pode constatar, a nomenclatura é extremamente criativa!

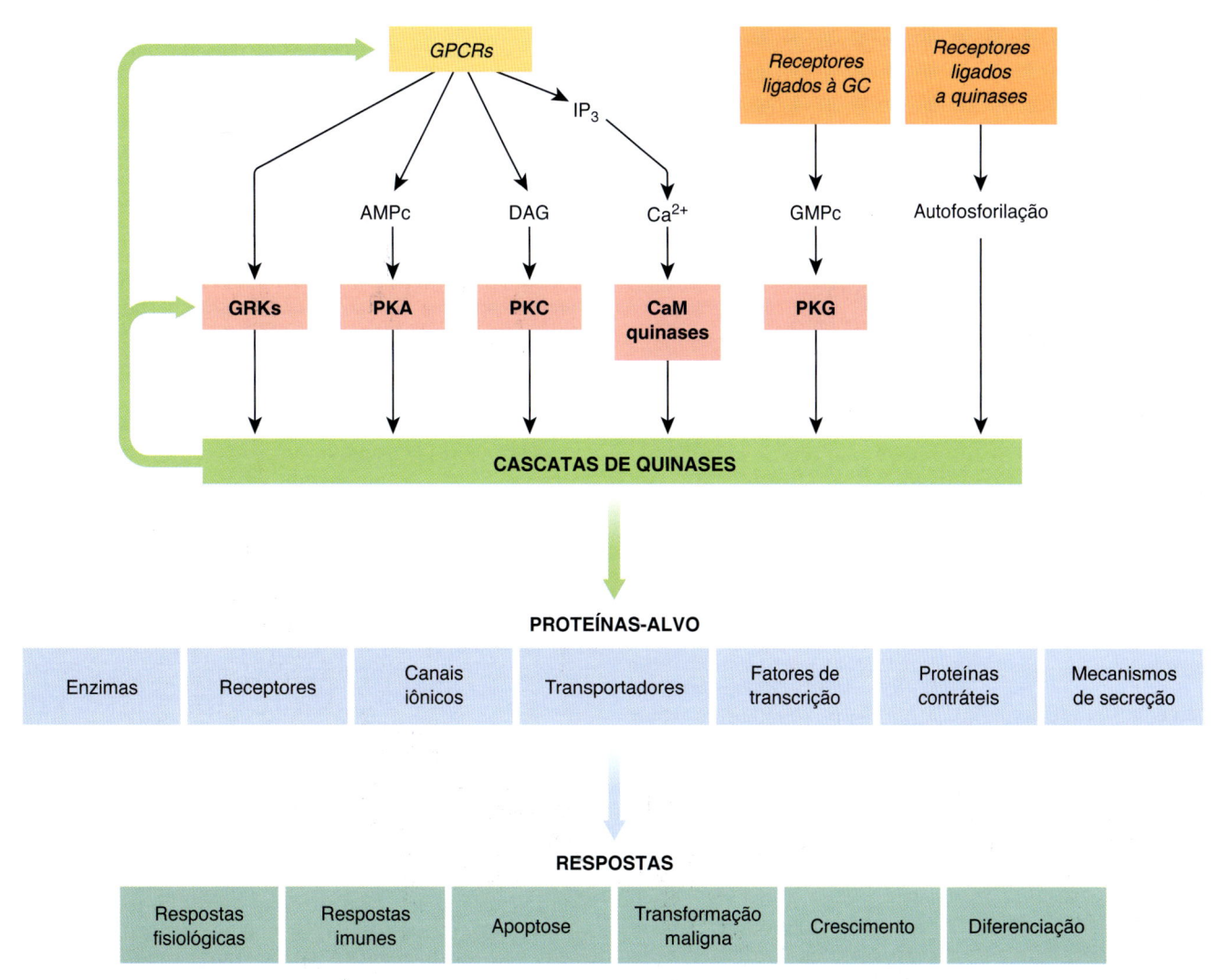

Figura 3.18 Papel central das cascatas de quinases na transdução de sinais. As cascatas de quinases (p. ex., as mostradas na Figura 3.15) são ativadas por receptores acoplados à proteína G (GPCRs), diretamente ou por segundos mensageiros diferentes, por receptores que geram GMPc ou por receptores ligados a quinases. As cascatas de quinases regulam várias proteínas-alvo, as quais, por sua vez, produzem uma grande variedade de efeitos de curto e longo prazos. *CaM-quinase*, quinase dependente de Ca^{2+}/calmodulina; *DAG*, diacilglicerol; *GC*, guanilato ciclase; *GRK*, GPCR quinase; *IP$_3$*, inositol trifosfato; *PKA*, proteína quinase dependente de AMPc; *PKC*, proteína quinase C; *PKG*, proteína quinase dependente de GMPc.

tema em biologia celular. Para os farmacologistas, a ideia de uma conexão simples entre receptor e resposta, que orientou o pensamento durante todo século XX, está, sem dúvida, desmoronando, embora seja necessário algum tempo para que as complexidades das vias de sinalização sejam incorporadas, formando um novo modo de pensar sobre a ação dos fármacos.

> **Fosforilação de proteínas na transdução de sinais**
>
> - Muitos eventos mediados por receptores envolvem a fosforilação de proteínas que controlam as propriedades funcionais e de ligação das proteínas intracelulares
> - As tirosinas quinases ligadas a receptores, as tirosinas quinases ativadas por nucleotídeos cíclicos e as serina/treonina quinases intracelulares constituem um mecanismo de "cascata de quinases" que leva à amplificação dos eventos mediados por receptores
> - Existem muitas quinases com diferentes especificidades de substrato, proporcionando a especificidade nas vias ativadas por diferentes hormônios
> - A dessensibilização dos GPCRs ocorre em consequência de fosforilação por quinases receptoras específicas, o que torna o receptor não funcional e leva à internalização
> - Existe uma grande família de fosfatases que atuam na desfosforilação de proteínas e que, portanto, revertem os efeitos das quinases

TIPO 4: RECEPTORES NUCLEARES

Na década de 1970, a partir de experimentos com traçadores radioativos, ficou claro que os receptores para hormônios esteroides, como estrógeno e glicocorticoides (ver Capítulos 33 e 35) estavam presentes no citoplasma das células e eram transferidos para o núcleo após ligação com o seu ligante esteroide. Foi constatado que outros hormônios, como o hormônio tireoidiano T_3 (ver Capítulo 34), e as vitaminas lipossolúveis D e A (ácido retinoico) atuam de maneira semelhante. Em meados da década de 1980, os genes para os receptores de estrógenos e glicocorticoides foram identificados utilizando as técnicas de clonagem molecular até então relativamente novas. As comparações dos dados de sequência de genes e proteínas levaram ao reconhecimento de que esses receptores eram semelhantes e, de fato, membros de uma família muito maior de cerca de 50 proteínas relacionadas. Atualmente, é conhecida como *família de receptores nucleares* (NR, do inglês *nuclear receptor*).

Naturalmente, os ligantes para a maioria dos receptores endócrinos já eram conhecidos, porém a família de NR também incluía muitos outros *receptores órfãos* (cerca de 36), ou seja, receptores sem ligantes endógenos conhecidos. O primeiro desses receptores a ser descrito, na década de 1990, foi o *receptor X de retinoide* (RXR), que foi clonado com base em sua semelhança com o receptor de vitamina A. Depois, foi constatado que esse receptor se liga ao derivado da vitamina A, o ácido 9-*cis*-retinoico (Evans et al., 2014). Esse evento despertou intenso interesse pelo campo dos NRs e, nos anos seguintes, foram descobertos parceiros de ligação específica que foram caracterizados para pelo menos 11 outros NRs ("órfãos adotados"; p. ex., RXR). Entretanto, os ligantes para os 25 ("órfãos verdadeiros") restantes ainda não foram identificados – ou talvez nem existam como tais, visto que uma possível função desses receptores é a sua capacidade "promíscua" de se ligar a muitos compostos relacionados (como, fatores dietéticos) com baixa afinidade.

Embora existam 48 NRs conhecidos no ser humano, mais proteínas podem surgir por meio de eventos de *splicing* alternativos. Enquanto isso representa uma proporção bastante pequena de todos os receptores (p. ex., menos de 10% do número total de GPCRs), os NRs constituem alvos muito importantes de fármacos (Burris et al., 2013), sendo responsáveis pelos efeitos biológicos de cerca de 10 a 15% de todos os fármacos prescritos. Eles são capazes de reconhecer um grupo extraordinariamente diversificado de substâncias (sobretudo pequenas moléculas hidrofóbicas), que podem exibir atividade de agonista pleno ou parcial, antagonista ou agonista inverso. Muitos NRs que se ligam a seus ligantes com alta afinidade (p. ex., receptor de estrógeno [ER, do inglês *estrogen receptor*] e receptor de glicocorticoides [GR, do inglês *glucocorticoid receptor*]) estão envolvidos predominantemente na sinalização endócrina, porém muitos se ligam a seus ligantes com baixa afinidade e é provável que atuem como sensores metabólicos (p. ex., lipídeos). Assim, constituem elos cruciais entre nosso estado dietético e metabólico e a expressão de genes que regulam o metabolismo e a disposição de lipídeos (Goto, 2019). Os NRs também regulam a expressão de muitas enzimas metabolizadoras de fármacos e transportadores. Por exemplo, o receptor X de pregnano (PXR) e o *receptor constitutivo de androstano (CAR)*, são semelhantes a guardas de segurança dos aeroportos, que alertam o esquadrão antibombas quando encontram bagagens suspeitas. Quando detectam moléculas estranhas (xenobióticos), induzem enzimas envolvidas no metabolismo de fármacos, como CYP3A (responsável por metabolizar cerca de 60% de todos os fármacos prescritos; ver Capítulo 10 e di Masi et al., 2009). Além disso, ligam-se a algumas prostaglandinas e a fármacos não esteroidais, bem como as tiazolidinedionas antidiabéticas (ver Capítulo 31) e fibratos (ver Capítulo 22).

CLASSIFICAÇÃO DOS NRS

Em geral, os NRs são classificados em subfamílias de acordo com a sua filogenia (Germain et al., 2006). Entretanto, para nossos propósitos, é mais útil classificá-los com base em seu mecanismo molecular em duas classes principais (I e II) e em dois outros grupos menores de receptores (III, IV).

A classe I consiste, em grande parte, em receptores de esteroides endócrinos, que costumam atuar como homodímeros. Incluem os receptores GR (2 subtipos) e de mineralocorticoides (MRs), bem como os receptores de estrógeno ERs (dois subtipos), os receptores de progesterona e de androgênios (PR e AR, respectivamente). Os hormônios reconhecidos por esses receptores em geral atuam por meio de retroalimentação negativa para controlar eventos biológicos (ver Capítulo 33 para mais detalhes). Na ausência de seus ligantes, esses NRs estão localizados sobretudo no citoplasma (embora possivelmente ligados de forma reversível ao citoesqueleto ou a outras estruturas intracelulares), complexados com proteínas de choque térmico (HSPs, do inglês *heat shock proteins*) "chaperonas" e outros fatores "cochaperonas".

Diferentemente dos receptores da Classe I, os NRs da Classe II quase sempre operam como heterodímeros, junto ao RXR, o receptor X retinoide. Em seguida, podem ser formados dois tipos de heterodímero: um *heterodímero não permissivo*, que só pode ser ativado pelo próprio ligante do

RXR, e o *heterodímero permissivo*, que pode ser ativado pelo próprio ácido retinoico ou pelo ligante de seu parceiro. Os NRs da Classe II em geral ligam-se a proteínas correpressoras. Dissociam-se quando o ligante se liga e permite o recrutamento de proteínas coativadoras e, assim, alterações na transcrição gênica. Tendem a mediar efeitos por retroalimentação positiva (p. ex., a ocupação do receptor amplifica determinado evento biológico, em vez de inibi-lo).

Os NRs da Classe III assemelham-se muito aos da Classe I no sentido de que formam homodímeros, enquanto os NRs da Classe IV podem funcionar como monômeros ou dímeros. Muitos dos receptores órfãos restantes pertencem a essas últimas classes.

ESTRUTURA DOS NRS

A superfamília de NRs provavelmente evoluiu a partir de um único gene ancestral evolutivo distante por duplicação e outros eventos. Todos os NRs são proteínas monoméricas de 50 a 100 kDa, que compartilham uma configuração estrutural bem semelhante, conforme revelada por cristalografia de raios X (ver Figura 3.19 e Bourguet et al., 2000, para mais detalhes). O *splicing* alternativo de genes pode produzir várias isoformas de receptores, cada uma delas com regiões N-terminais ligeiramente diferentes, embora, no caso do ER, cada um dos dois subtipos seja codificado por um gene diferente.

O *domínio N-terminal* da família de receptores exibe maior heterogeneidade. Abriga um sítio crucial de *função de ativação 1 (AF1)*, que se liga a outros fatores de transcrição específicos da célula, de maneira independente do ligante, e modifica a ligação ou capacidade reguladora do próprio receptor. Na presença do ligante, une-se com uma sequência de ativação adicional, a *AF2*, para produzir um complexo totalmente ativo. A região AF2 é importante na ativação dependente de ligante e, em geral, é bastante conservada, embora esteja ausente em *Rev-erbAα* e *Rev-erbAβ*, NRs que regulam o metabolismo (e que atuam como parte do mecanismo molecular do ritmo circadiano).

O *domínio central* do receptor é altamente conservado e consiste na estrutura responsável pelo reconhecimento e ligação do DNA. Em nível molecular, isso compreende dois *dedos de zinco* – alças ricas em cisteína (ou cistina/histidina) na cadeia de aminoácidos, que são mantidos em determinada conformação por íons zinco. A principal função dessa parte da molécula é ligar-se a elementos de reconhecimento, localizados nos genes que são regulados por essa família de receptores, porém regula também a dimerização do receptor NR. A *região de dobradiça* bastante flexível é crucial para esta última função dos NRs, mas ela também regula o tráfego intracelular do receptor.

Por fim, o *domínio C-terminal* contém o *módulo de ligação do ligante*. Essa região não é bem conservada entre os NRs (embora seja estruturalmente semelhante) e é específica para cada classe de receptor, permitindo, assim, o reconhecimento de seus ligantes cognatos. Também é importante na dimerização e ligação de proteínas coativadoras e correpressoras. Também localizados próximos ao C-terminal, existem estruturas que contêm *sinais de localização nuclear* e outras que podem, no caso de alguns receptores, ligar-se a *proteínas de choque térmico acessórias* e a outras proteínas.

CONTROLE DA TRANSCRIÇÃO GÊNICA PELOS NRS

Diferente dos outros receptores descritos neste capítulo, os NRs podem interagir diretamente com o DNA e, assim, podem ser considerados como *fatores de transcrição ativados por ligantes*, que produzem seus efeitos por modificação

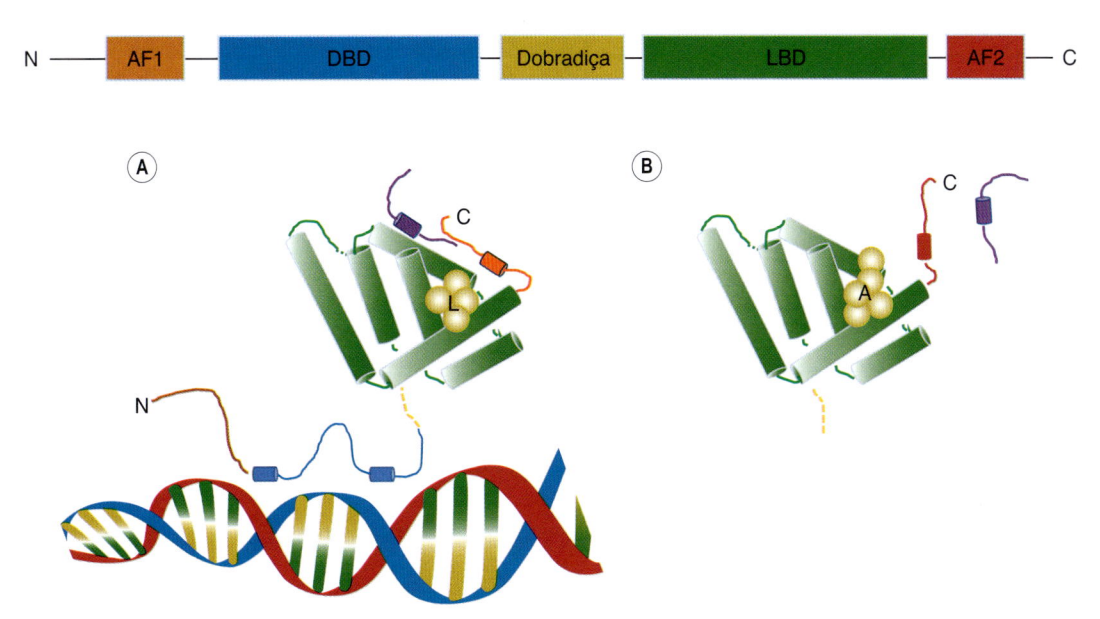

Figura 3.19 Diagrama esquemático de um receptor nuclear. Diagrama muito simplificado da topologia funcional de um receptor nuclear (o receptor de estrógeno é escolhido como exemplo). Um diagrama esquemático mostra as várias regiões do receptor, incluindo o domínio de ligação do DNA (DBD, do inglês *DNA-binding domain*). Abaixo um diagrama ilustra, nas cores correspondentes, a configuração do receptor ligado, mostrando a sua ligação aos elementos de resposta hormonal (HREs, do inglês *hormone response elements*) no DNA. No painel **A**, o ligante (L) está acoplado ao sítio de ligação do ligante (LBD), o que permite a ligação da região AF2 C-terminal ao LBD. Por sua vez, isso provoca a ligação de uma proteína coativadora no LBD (a figura mostra apenas uma estrutura parcial), que possibilita a continuação da transcrição gênica. No painel **B**, um antagonista (A) está ligado ao LBD. Isso inibe estericamente a ligação de *AF2* e, assim, a ligação da proteína coativadora. A maioria dos receptores nucleares opera como dímeros, porém apenas um monômero é mostrado aqui para maior clareza. As estruturas cilíndricas representam regiões de estrutura proteica α-helicoidal. (Baseada, em grande parte, de Shiau, A.K., Barstad, D., Loria, P.M. et al., 1998. The structural basis of estrogen receptor/coactivator recognition and the antagonism of this interaction by tamoxifen. Cell 95, 927-937.)

da transcrição genética. Por meio desse mecanismo, eles podem controlar a transcrição e a expressão de muitos genes e proteínas, de modo que, como se pode imaginar, são fundamentais na regulação dos processos metabólicos e de desenvolvimento e de outros processos fisiológicos essenciais.

Outra propriedade característica é a de que os NRs em geral não estão inseridos em membrana, como os GPCRs ou os canais iônicos (apesar de existirem exceções importantes), mas estão presentes em outros compartimentos da célula. Alguns, como os receptores endócrinos, que estão predominantemente localizados no citoplasma, são ativados pelo seu ligante e translocados do citoplasma para o núcleo, ao passo que outros, como o RXR, provavelmente residem, em grande parte, no compartimento nuclear. Dito isso, há evidências crescentes sobre a existência de pequenos reservatórios de alguns NRs, como os ERs e os GRs associados à membrana plasmática, em organelas como as mitocôndrias (Levin e Hammes, 2016) e até mesmo em células sem núcleos, como as plaquetas, onde eles aparentemente podem regular outros alvos, como proteína-quinases para produzir ações biológicas imediatas (Shaqura et al., 2016).

Para provocar mudanças na transcrição gênica, os NRs ativados ligam-se a *elementos de resposta hormonal* (HREs) no genoma. Os HREs consistem em sequências curtas (habitualmente 4 a 6 pares de bases) de DNA, que, em geral, estão presentes simetricamente em pares ou *meios-sítios*, com uma metade em cada fita de DNA. Em geral, compreendem *repetições invertidas*, que são separadas por três bases de nucleotídeos, embora possa haver arranjos diferentes (p. ex., repetições *simples*, em vez de invertidas). Cada NR exibe uma preferência por determinada *sequência de consenso* e espaçamento de nucleotídeos entre eles; todavia, devido à homologia de família, todos compartilham uma estreita semelhança. Alguns NRs, em particular os da Classe III, funcionam como homodímeros, mas podem se ligar a HREs, que não possuem uma sequência de repetições invertidas, enquanto os NRs da Classe IV podem atuar como monômeros ou dímeros, porém ligam-se apenas a meio-sítio do HRE.

No núcleo, os domínios AF1 e AF2 do receptor ligado ao ligante recrutam grandes complexos de outras proteínas, incluindo proteínas *coativadoras* ou *correpressoras* para modificar a expressão gênica. Alguns desses coativadores são enzimas envolvidas no remodelamento da cromatina, como histonas acetilase/desacetilase que, junto a outras enzimas, regulam o desenrolamento do DNA para facilitar o acesso a enzimas polimerases e, portanto, a transcrição gênica. Os complexos de correpressor são recrutados por alguns receptores e compreendem a histona desacetilase e outros fatores que fazem com que a cromatina se torne densamente compactada, evitando qualquer ativação adicional da transcrição. O caso do *CAR* (ver adiante) é particularmente interessante: à semelhança de algumas proteínas G descritas neste capítulo, a CAR pode formar um complexo constitutivamente ativo, que termina quando se liga a seu ligante. Os mecanismos de regulação gênica negativa pelos NRs são particularmente complexos (ver Santos et al., 2011, para uma boa descrição).

Além dos agonistas, os NRs também podem ser alvos de antagonistas competitivos, que impedem a ocupação do sítio de ligação pelo ligante endógeno ou por agonistas inversos (ou antagonistas), que causam um impedimento estéril da ligação de fatores coativadores, reduzindo, assim, a atividade constitutiva desses receptores. Um avanço muito interessante é a identificação de moduladores seletivos de receptores (p. ex., moduladores seletivos do ER – SERMs, como **tamoxifeno**) que, ao alterar a ligação das proteínas coativadoras ou correpressoras, apresentam atividade agonista em alguns tecidos e atividade antagonista em outros.

REGULAÇÃO DA ATIVIDADE DOS NRS

Muitos NRs estão sujeitos a uma notável regulação pós-transcricional e outro tipo de regulação. As HSPs desempenham um papel particularmente importante no funcionamento dos receptores, sendo a HSP90 essencial para a função dos GRs, enquanto a HSP70 é inibitória. A interação dinâmica entre essas HSPs é crucial para a ciclagem do GR entre seus estados ativo e inativo (Noddings et al., 2022). A fosforilação diferencial do GR também desempenha um importante papel no comportamento do receptor, em que sítios como Ser^{211}, Ser^{203} e outros são particularmente significativos. Por exemplo, a fosforilação do primeiro resíduo está associada à ativação do receptor e sua localização nuclear, enquanto a fosforilação do segundo tem uma influência infrarregulatória (Wang et al., 2002). A metilação do receptor também pode ser importante (Malbeteau et al., 2022).

A FAMÍLIA DE NRS NA SAÚDE E NA DOENÇA

Tendo em vista o fato de que a família NR de receptores desempenha um papel fundamental na regulação e na coordenação do crescimento, do desenvolvimento e organogênese, da reprodução, do sistema imune e de muitos outros processos biológicos fundamentais, não é surpreendente que muitas doenças estejam associadas a um mau funcionamento do sistema de NRs. Essas condições incluem inflamação, câncer, diabetes melito, doença cardiovascular, obesidade e distúrbios reprodutivos (Kersten et al., 2000; Murphy e Holder, 2000).

A discussão aqui deve ser considerada apenas como um guia geral da ação dos NRs, visto que foram descobertos muitos outros tipos de interação. Por exemplo, alguns desses receptores podem produzir ações não genômicas – ou até mesmo genômicas – por meio de interação direta com fatores no citosol, ou podem ser modificados de forma covalente por fosforilação ou por interações proteína-proteína com outros fatores de transcrição, de modo que a sua função é alterada (Falkenstein et al., 2000).

A Tabela 3.4 sintetiza as propriedades de alguns NRs importantes para os farmacologistas.

CANAIS IÔNICOS COMO ALVOS DE FÁRMACOS

Consideramos anteriormente os canais iônicos regulados por ligantes como um dos quatro principais tipos de receptores de fármacos. Existem muitos outros tipos de canais iônicos que representam importantes alvos para fármacos, embora em geral não sejam classificados como "receptores", visto que não constituem os alvos imediatos de neurotransmissores rápidos, porém os fármacos podem atuar sobre eles, alterando a sua capacidade de abertura e fechamento.[19]

---

[19] Na verdade, a distinção entre canais regulados por ligantes e outros canais iônicos é arbitrária. Ao agrupar os canais regulados por ligantes com outros tipos de receptores neste livro, estamos respeitando a tradição histórica estabelecida por Langley et al., que foram os primeiros a definir os receptores no contexto da ação da acetilcolina na junção neuromuscular. Os avanços da biologia molecular poderão nos forçar a reconsiderar essa questão semântica no futuro, todavia, atualmente, optamos por manter a tradição farmacológica.

Tabela 3.4 Alguns receptores nucleares farmacologicamente significativos.

Nome do receptor	Abreviatura	Ligante	Fármacos	Localização	Ligação do ligante	Mecanismo de ação
Tipo I						
Androgênio	AR	Testosterona	Todos os glicocorticoides naturais e sintéticos (ver Capítulo 33), mineralocorticoides (ver Capítulo 29) e esteroides sexuais (ver Capítulo 35), com seus antagonistas (p. ex., raloxifeno, 4-hidroxitamoxifeno e mifepristona)	Citosólica	Homodímeros	Translocação para o núcleo. Ligação a HREs com dois meios-sítios em sequência invertida. Recrutamento de coativadores, fatores de transcrição e outras proteínas
Estrógeno	ERα, β	17β-estradiol				
Glicocorticoide	GRα	Cortisol, corticosterona				
Progesterona	PR	Progesterona				
Mineralocorticoide	MR	Aldosterona				
Tipo II						
Retinoide X	RXR α, β, γ	Ácido 9-*cis*-retinoico	Fármacos retinoides (ver Capítulo 27)	Nuclear	Heterodímeros, frequentemente com RXR	Ligação a HREs com dois meios-sítios com sequência invertida ou simples repetida. Complexados com correpressores, que são deslocados após a ligação do ligante, possibilitando a ligação de coativadores
Ácido retinoico	RAR α, β, γ	Vitamina A				
Hormônio tireoidiano	TR α, β	T_3, T_4	Fármacos tireoidianos (ver Capítulo 34)			
Proliferador de peroxissomo	PPAR α, β, γ, δ	Ácidos graxos, prostaglandinas	Rosiglitazona, pioglitazona (ver Capítulo 31)			
Androstano constitutivo	CAR	Androstano	Estimulação da síntese de CYP e alteração do metabolismo de fármacos (ver Capítulo 10)			
Pregnano X	PXR	Xenobióticos				

São incluídos apenas exemplos das classes I e II.
HRE, elemento de resposta hormonal.

Receptores ligados a quinases

- Nos seres humanos, essa família de proteínas compreende 48 receptores intracelulares solúveis, que detectam sinais lipídicos e hormonais, além de modular a transcrição gênica
- Seus ligantes são numerosos e variados, incluindo hormônios esteroides e fármacos, hormônios tireoidianos, vitaminas A e D, diversos lipídeos e xenobióticos
- Existem duas categorias principais:
  - Os NRs da **Classe I** estão presentes no citoplasma, formam homodímeros na presença de seu ligante e migram para o núcleo. Seus ligantes são, em sua maioria, de natureza endócrina (p. ex., hormônios esteroides)
  - Os NR da **Classe II** em geral estão constitutivamente presentes no núcleo e formam heterodímeros com o RXR. Seus ligantes consistem habitualmente em lipídeos (p. ex., ácidos graxos)
- Os complexos de receptores com ligantes iniciam mudanças na transcrição gênica por meio de sua ligação à HRs em promotores de genes e recrutam fatores coativadores ou correpressores
- A família dos receptores constitui o alvo de cerca de 10% dos fármacos prescritos, e as enzimas que regulam afetam a farmacocinética de cerca de 60% de todos os fármacos prescritos.

A seguir, analisaremos a estrutura e a função dos canais iônicos em nível molecular; seu papel como reguladores da função celular é descrito no Capítulo 4.

Os íons são incapazes de penetrar na bicamada lipídica da membrana celular e só podem atravessá-la com o auxílio de proteínas transmembranares, na forma de canais ou transportadores. O conceito de canais iônicos foi desenvolvido na década de 1950, com base em estudos eletrofisiológicos sobre o mecanismo de excitação da membrana (ver Capítulo 4). A eletrofisiologia, particularmente a *técnica de clampeamento de voltagem*, continua sendo uma ferramenta essencial para o estudo das propriedades fisiológicas e farmacológicas dos canais iônicos. Desde meados da década de 1980, quando os primeiros canais iônicos foram clonados por Numa, no Japão, muitas descobertas foram feitas sobre a estrutura e a função dessas moléculas complexas. O *patch clamp*, que possibilita o estudo do comportamento de canais individuais em tempo real, tem sido particularmente valioso para distinguir os canais com base na sua condutividade e características de controle por comporta. Os relatos de Ashcroft (2000), Catterall (2000) e Hille (2001) fornecem informações básicas.

Os canais iônicos consistem em moléculas proteicas organizadas para formar poros preenchidos de água, que atravessam a membrana e podem modificar o seu estado entre aberto e fechado. A taxa de direção dos movimentos iônicos através do poro é determinada pelo gradiente eletroquímico para o íon em questão, que é uma função de sua concentração em ambos os lados da membrana e do potencial de membrana. Os canais iônicos apresentam as seguintes características:

- Seletividade por espécies particulares de íons, determinada pelo tamanho do poro e pela natureza de seu revestimento
- Propriedades de controle por comporta (*i. e.*, a natureza do estímulo que controla a transição entre os estados aberto e fechado do canal)
- Sua arquitetura molecular.

SELETIVIDADE IÔNICA

Em geral, os canais são seletivos para cátions ou para ânions. Os principais canais seletivos para cátions são seletivos para o Na^+, Ca^{2+} ou K^+ ou não seletivos e permeáveis a todos os três. Os canais aniônicos são principalmente permeáveis ao Cl^-, embora ocorram também outros tipos. O efeito da modulação dos canais iônicos sobre a função celular é discutido no Capítulo 4.

MECANISMO DE COMPORTA

CANAIS VOLTAGEM-DEPENDENTES

Em geral, esses canais abrem-se quando a membrana celular é despolarizada.[20] Formam um grupo muito importante, visto que estão na base do mecanismo de excitabilidade da membrana (ver Capítulo 4). Os canais mais importantes nesse grupo são os canais seletivos para o sódio, o potássio ou o cálcio.

Em geral, a abertura (ativação) do canal induzida por despolarização da membrana é de curta duração, mesmo se a despolarização for mantida. Isso se deve ao fato de que, no caso de alguns canais, a ativação inicial é seguida de um processo mais lento de inativação.

O papel desempenhado pelos canais voltagem-dependentes na geração de potenciais de ação e no controle de outras funções celulares é descrito no Capítulo 4.

CANAIS CONTROLADOS POR LIGANTES

Esses canais (ver Figura 3.5) são ativados pela ligação de um ligante químico a sítios presentes na molécula do canal. Os neurotransmissores rápidos, como glutamato, acetilcolina, GABA, 5-HT e ATP (ver Capítulos 14, 16, e 38), atuam dessa maneira e ligam-se a sítios presentes no exterior da membrana. Além disso, existem também canais iônicos controlados por ligantes que não respondem a neurotransmissores, mas a mudanças em seu ambiente local. Por exemplo, o canal TRPV1 nos nervos sensitivos, que media a geração de dor pela capsaicina, um ingrediente das pimentas, responde a prótons extracelulares quando há queda do pH do tecido, como ocorre nos tecidos inflamados, bem como ao estímulo físico do calor (ver Capítulo 43).

Alguns canais controlados por ligantes na membrana plasmática respondem a sinais intracelulares, mais do que extracelulares, dos quais os mais importantes são os seguintes:

- Canais de potássio ativados pelo cálcio, que são encontrados na maioria das células e se abrem, promovendo hiperpolarização da célula, quando a $[Ca2+]_i$ aumenta
- Canais de cloreto ativados pelo cálcio, que são amplamente expressos em células excitáveis e não excitáveis, onde estão envolvidos em diversas funções, como secreção epitelial de eletrólitos e água, transdução sensorial, regulação da excitabilidade neuronal e cardíaca e regulação do tônus vascular
- Canais de potássio sensíveis a ATP, que se abrem quando a concentração intracelular de ATP cai devido à escassez de energia na célula. Esses canais, que são muito distintos daqueles que mediam os efeitos excitatórios de ATP extracelular, ocorrem em muitas células nervosas e musculares, bem como nas células secretoras de insulina (ver Capítulo 31), onde fazem parte do mecanismo que liga a secreção de insulina à concentração sanguínea de glicose.

Outros exemplos de canais de membrana celular que respondem a ligantes intracelulares incluem os canais de potássio sensíveis ao ácido araquidônico e os canais de cálcio sensíveis ao DAG, cujas funções ainda não estão bem caracterizadas.

CANAIS DE LIBERAÇÃO DE CÁLCIO

Os principais, que são os receptores de IP_3 e de **rianodina** (ver Capítulo 4), constituem uma classe especial de canais de cálcio controlados por ligantes presentes no retículo endoplasmático ou sarcoplasmático, e não na membrana plasmática, que controlam a liberação de Ca^{2+} das reservas intracelulares. O Ca^{2+} também pode ser liberado das reservas lisossomais pela nicotinamida-adenina-dinucleotídeo-fosfato, que ativa canais de cálcio com domínios de dois poros.

CANAIS DE CÁLCIO OPERADOS POR RESERVA

Quando ocorre depleção das reservas intracelulares de Ca^{2+}, os canais "operados por reserva" (SOCs, do inglês *store operated channels*) na membrana plasmática abrem-se para possibilitar a entrada de Ca^{2+}. O mecanismo pelo qual essa operação ocorre envolve a interação de uma proteína sensora de Ca^{2+} na membrana do retículo endoplasmático com um canal específico de Ca^{2+} na membrana plasmática (Stathopulos e Ikura, 2017). Em resposta aos GPCRs que induzem a liberação de Ca^{2+}, a abertura desses canais permite que a concentração citosólica de Ca^{2+} livre, $[Ca^{2+}]_i$, permaneça elevada, mesmo quando as reservas intracelulares estão baixas, e proporciona uma via pela qual pode ocorrer reabastecimento das reservas (ver Capítulo 4).

ARQUITETURA MOLECULAR DOS CANAIS IÔNICOS

Os canais iônicos são moléculas grandes e elaboradas. Seus padrões estruturais característicos foram revelados à medida que aumentaram os conhecimentos sobre a sua sequência e estrutura desde meados da década de 1980, quando o primeiro canal de sódio voltagem-dependente foi clonado. Os principais subtipos estruturais estão ilustrados na Figura 3.20. Todos consistem em vários domínios (frequentemente quatro), que são semelhantes ou idênticos entre si, organizados na forma de um conjunto oligomérico de subunidades separadas ou na forma de uma grande proteína. Cada subunidade ou domínio contém um feixe de duas a seis hélices transmembranares.

---

[20]Há sempre uma exceção à regra! Os membros da família HCN de canais de potássio encontrados nos neurônios e nas células musculares cardíacas são ativados por hiperpolarização.

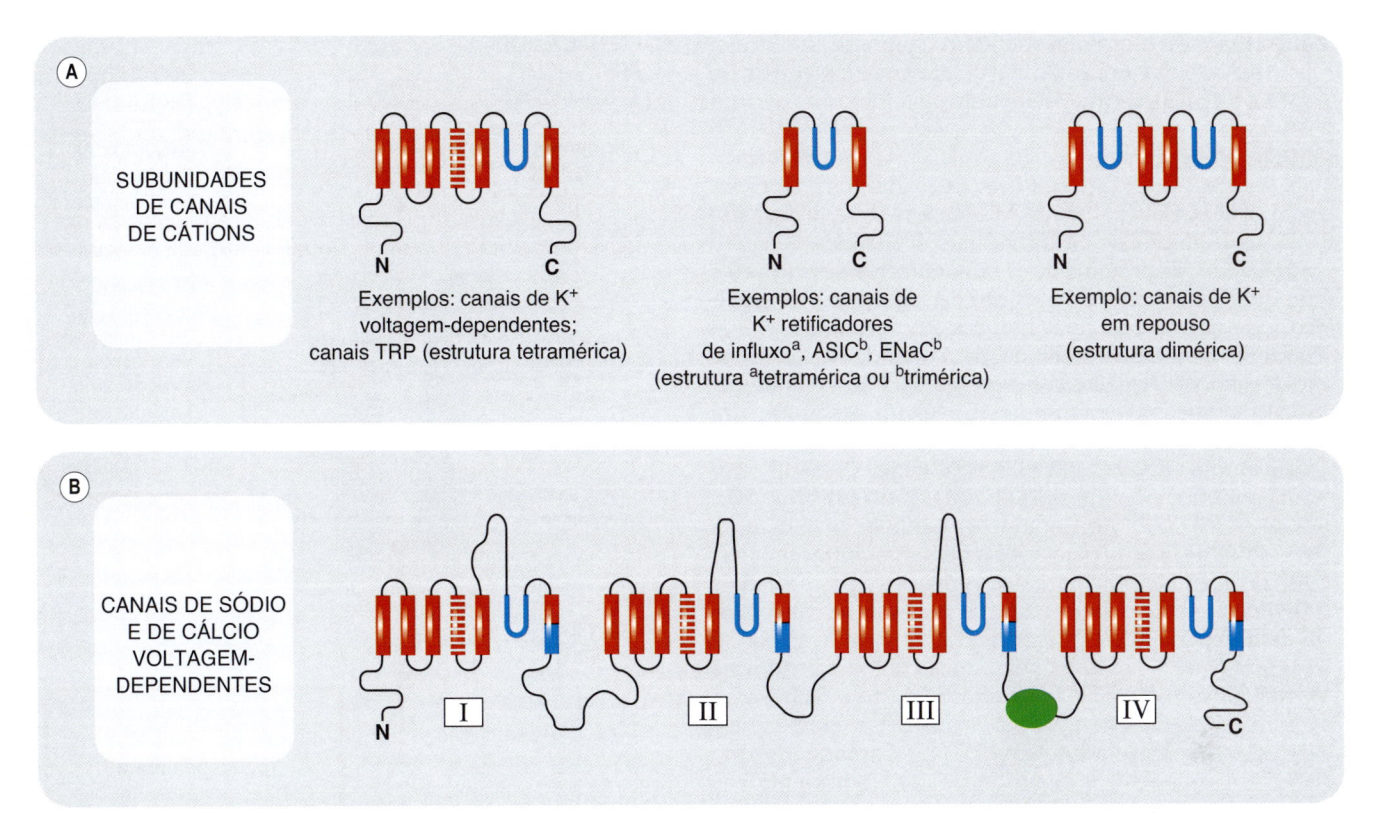

Figura 3.20 Arquitetura molecular dos canais iônicos. Os *retângulos vermelhos* e *azuis* representam as α-hélices transmembranares. Os *grampos azuis* são domínios em alça do poro (P), presentes em muitos canais; os *retângulos azuis* são as regiões formadoras de poros das α-hélices transmembranares. Os *retângulos listrados* representam as regiões sensoras de voltagem dos canais voltagem-dependentes. O *símbolo verde* representa a partícula inativadora dos canais de sódio voltagem-dependentes. Mais informações sobre os canais iônicos são fornecidas no Capítulo 4. ASIC, canal iônico sensor de ácido; ENaC, canal epitelial de sódio; TRP, canal potencial transitório do receptor.

Em geral, os canais voltagem-dependentes incluem uma hélice transmembranar que contém aminoácidos básicos (i. e., com cargas positivas) em quantidades abundantes. Quando a membrana é despolarizada, de modo que o interior da célula se torna menos negativo, essa região – o sensor de voltagem – move-se levemente em direção à superfície externa da membrana, fazendo com que o canal se abra (Bezanilla, 2008). Muitos canais voltagem-dependentes também apresentam *inativação*, que ocorre quando um apêndice intracelular da proteína do canal move-se para obliterar o canal a partir do lado interno. Os canais de sódio e de cálcio voltagem-dependentes são notáveis, visto que toda a sua estrutura com quatro domínios de seis hélices consiste em uma única molécula enorme de proteína, com os domínios unidos entre si por alças intracelulares de comprimento variável (ver Figura 3.20B). Os canais de potássio compreendem a classe mais numerosa e heterogênea.[21] Os canais de potássio voltagem-dependentes assemelham-se aos canais de sódio, exceto por serem constituídos de quatro subunidades, em vez de uma única cadeia longa. A classe dos canais de potássio, conhecidos como "canais retificadores de influxo", em virtude de suas propriedades biofísicas, possui a estrutura de duas hélices mostrada na Figura 3.20A, enquanto outros são classificados como canais com "domínio de dois poros", porque cada subunidade contém duas alças P.

Os vários padrões de arquitetura mostrados na Figura 3.20 dão apenas uma ideia superficial da diversidade molecular dos canais iônicos. Em todos os casos, as subunidades individuais aparecem em diversas variedades moleculares, que podem se unir em diferentes combinações para formar canais funcionais na forma de *hétero-oligômeros* (distintos dos *homo-oligômeros*, constituídos a partir de subunidades idênticas). Além disso, as estruturas descritas que formam o canal estão habitualmente associadas a outras proteínas de membrana, o que afeta de modo substancial suas propriedades funcionais. Por exemplo, o canal de potássio controlado por ATP existe em associação ao *receptor de sulfonilureias* (SUR, do inglês, *sulfonylurea receptor*) e é por meio dessa ligação que vários fármacos (incluindo fármacos antidiabéticos da classe das sulfonilureias; ver Capítulo 31) regulam o canal. É notório o avanço satisfatório na compreensão da relação entre a estrutura molecular e a função dos canais iônicos, porém ainda temos apenas uma compreensão fragmentada do papel fisiológico de muitos desses canais. Muitos fármacos importantes exercem seus efeitos ao influenciar a função dos canais, seja por via direta ou indireta.

FARMACOLOGIA DOS CANAIS IÔNICOS

Muitos fármacos e mediadores fisiológicos descritos neste livro exercem seus efeitos ao alterar o comportamento dos canais iônicos.

O mecanismo de comporta e a permeação dos canais iônicos voltagem-dependentes e controlados por ligantes são modulados por muitos fatores, incluindo os seguintes:

- *Ligantes que se ligam diretamente a vários sítios na proteína do canal.* Incluem uma variedade de fármacos e toxinas

---

[21] O genoma humano codifica mais de 70 subtipos diferentes de canais de potássio – o que significa ou um pesadelo ou uma oportunidade de ouro para o farmacologista, dependendo da perspectiva de cada um.

que atuam de diferentes maneiras, como, por exemplo, por meio do bloqueio do canal ou afetando o processo de controle por comporta, facilitando ou inibindo a abertura do canal
- *Mediadores e fármacos que atuam de forma indireta, principalmente por ativação dos GPCRs.* Estes últimos produzem seus efeitos principalmente ao afetarem o estado de fosforilação de aminoácidos individuais localizados na região intracelular da proteína do canal. Conforme descrito, essa modulação envolve a produção de segundos mensageiros que ativam proteínas quinases. A abertura do canal pode ser facilitada ou inibida, dependendo dos resíduos fosforilados. Fármacos como os agonistas dos receptores β-adrenérgicos (ver Capítulo 15) afetam dessa maneira a função dos canais de cálcio e de potássio, produzindo uma ampla variedade de efeitos celulares
- *Sinais intracelulares, particularmente Ca^{2+} e nucleotídeos, como ATP e GTP* (ver Capítulo 4). Muitos canais iônicos têm sítios de ligação para esses mediadores intracelulares. A $[Ca^{2+}]_i$ aumentada abre determinados tipos de canais de potássio e de cloreto e inativa os canais de cálcio voltagem-dependentes. Conforme descrito no Capítulo 4, a própria $[Ca^{2+}]_i$ é afetada pela função dos canais iônicos e dos GPCRs. O ATP intracelular liga-se e fecha uma família de canais de potássio, conhecidos como canais de potássio controlados por ATP (ver Capítulo 31), que também são sensíveis às sulfonilureias. Os nucleotídeos cíclicos intracelulares, o AMPc e o GMPc, ativam os canais permeáveis a íons cálcio e sódio ou a íons potássio.

A Figura 3.21 fornece um resumo dos principais locais e mecanismos pelos quais os fármacos afetam os canais de sódio voltagem-dependentes, um exemplo típico desse tipo de alvo de fármacos.

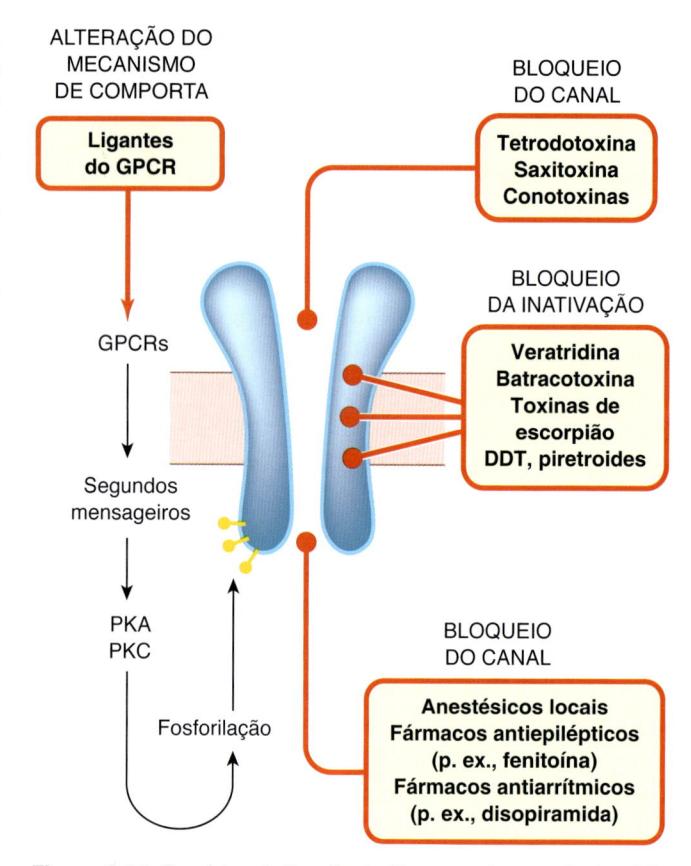

Figura 3.21 Domínios de ligação de fármacos dos canais de sódio voltagem-dependente (ver Capítulo 44). A multiplicidade dos diferentes sítios de ligação e efeitos parecem ser típicos de muitos canais iônicos. *DDT*, diclorodifeniltricloroetano (dicofano, um inseticida bem conhecido); *GPCR*, receptor acoplado à proteína G; *PKA*, proteína quinase A; *PKC*, proteína quinase C.

CONTROLE DA EXPRESSÃO DOS RECEPTORES

As proteínas receptoras são sintetizadas pelas células que as expressam, e o nível de expressão em si é controlado por meio das vias discutidas anteriormente, por eventos mediados por receptores. Não é mais possível considerar os receptores como elementos fixos dos sistemas de controle celular, respondendo a mudanças na concentração de ligantes e iniciando efeitos por meio da via de transdução de sinais – eles próprios estão sujeitos ao processo de regulação. Em geral, a regulação da função do receptor a curto prazo ocorre por meio de *dessensibilização*, conforme já discutido. A regulação a longo prazo ocorre por um *aumento* ou por uma *diminuição da expressão do receptor*. Exemplos desse tipo de controle incluem a proliferação de vários receptores pós-sinápticos após denervação (ver Capítulo 13), a suprarregulação de vários receptores acoplados à proteína G e receptores de citocinas em resposta à inflamação (ver Capítulo 17) e a indução de receptores de fatores de crescimento por determinados vírus tumorais (ver Capítulo 6). O tratamento com fármacos a longo prazo invariavelmente induz respostas adaptativas, as quais, em especial no caso de fármacos que atuam no sistema nervoso central, podem limitar a sua eficácia, como na tolerância a opioides (ver Capítulo 43), ou constituir a base da eficácia terapêutica. Neste último caso, isso pode assumir a forma de um início muito lento do efeito terapêutico (p. ex., com fármacos antidepressivos; ver Capítulo 48). É provável que mudanças na expressão do receptor, secundárias à ação imediata do fármaco, estejam envolvidas em efeitos tardios desse tipo – uma espécie de "farmacologia secundária" cuja importância só agora está se tornando mais clara. Os mesmos princípios aplicam-se a outros alvos de fármacos além dos receptores (canais iônicos, enzimas, transportadores etc.), em que a administração a longo prazo do fármaco é acompanhada de mudanças adaptativas na expressão e na função, resultando, por exemplo, em resistência a determinados fármacos antineoplásicos (ver Capítulo 57).

RECEPTORES E DOENÇA

A crescente compreensão da função dos receptores em termos moleculares revelou a existência de diversas doenças diretamente ligadas a um mau funcionamento do receptor. Os principais mecanismos envolvidos incluem:
- Autoanticorpos dirigidos contra proteínas receptoras
- Mutações em genes que codificam receptores, canais iônicos e proteínas envolvidos na transdução de sinais.

Um exemplo do primeiro mecanismo é fornecido pela *miastenia gravis* (ver Capítulo 14), uma doença da junção neuromuscular causada por autoanticorpos que inativam os receptores nicotínicos de acetilcolina. Os autoanticorpos também podem mimetizar os efeitos de agonistas, conforme observado em muitos casos de hipersecreção da tireoide, causada pela ativação dos receptores de **tirotropina** (ver Capítulo 34).

Mutações herdadas de genes que codificam os GPCRs são responsáveis por vários estados patológicos (Stoy e Gurevich, 2015). Os receptores mutados dos **hormônios vasopressina** e **adrenocorticotrófico** (ver Capítulos 29 e 33) podem resultar em resistência a esses hormônios. As mutações em receptores podem levar à ativação de mecanismos efetores na ausência de agonistas. Um deles envolve o receptor para a tirotropina, produzindo hipersecreção contínua de hormônio tireoidiano; outro envolve o receptor para o hormônio luteinizante e resulta em puberdade precoce. É comum haver polimorfismos dos receptores adrenérgicos em seres humanos, e certas mutações do receptor β2-adrenérgico, embora não sejam causa direta da doença, estão associadas a uma redução da eficácia dos agonistas dos receptores β-adrenérgicos no tratamento da asma (ver Capítulo 28) e a um mau prognóstico em pacientes com insuficiência cardíaca, potencialmente por meio de *mutações constitutivamente ativas* que tornam os receptores ativos na ausência de qualquer agonista (ver Capítulo 20). A ocorrência de mutações em proteínas G também pode causar doenças (Spiegel e Weinstein, 2004). Por exemplo, mutações de determinada subunidade de Gα provoca uma forma de *hipoparatireoidismo*, enquanto mutações de uma subunidade Gβ resultam em hipertensão. Muitos tipos de câncer estão associados a mutações dos genes que codificam receptores de fatores de crescimento, quinases e outras proteínas envolvidas na transdução de sinais e na sobrevida das células (ver Capítulo 6).

As mutações nos canais iônicos controlados por ligantes (GABA$_A$ e nicotínico) e em outros canais iônicos (Na$^+$ e K$^+$) que alteram suas funções dão origem a algumas formas de epilepsia idiopática (ver Capítulo 46 e Thakran et al., 2020).

As pesquisas sobre polimorfismos genéticos que afetam receptores, moléculas de sinalização, canais iônicos e enzimas efetoras continuam em ritmo acelerado, e espera-se que, em um futuro próximo, obtenha-se uma melhor compreensão da variabilidade entre indivíduos na sua suscetibilidade às doenças e resposta aos fármacos (ver Capítulo 12).

BIBLIOGRAFIA E LEITURA COMPLEMENTAR

Geral

IUPHAR/BPS. Guide to Pharmacology. Available at: www.guidetopharmacology.org/.

Nelson, N., 1998. The family of Na$^+$/Cl$^-$ neurotransmitter transporters. J. Neurochem. 71, 1785–1803.

Canais iônicos

Ashcroft, F.M., 2000. Ion Channels and Disease. Academic Press, London.

Bezanilla, F., 2008. How membrane proteins sense voltage. Nat. Rev. Mol. Cell Biol. 9, 323–332.

Catterall, W.A., 2000. From ionic currents to molecular mechanisms: the structure and function of voltage-gated sodium channels. Neuron 26, 13–25.

Colquhoun, D., 2006. Agonist-activated ion channels. Br. J. Pharmacol. 147, S17–S26.

Hille, B., 2001. Ionic Channels of Excitable Membranes. Sinauer Associates, Sunderland.

North, R.A., 2002. Molecular physiology of P2X receptors. Physiol. Rev. 82, 1013–1067.

Stathopulos, P.B., Ikura, M., 2017. Store operated calcium entry: from concept to structural mechanisms. Cell Calcium 63, 3–7.

Thakran, S., Guin, D., Singh, P., et al., 2020. Genetic landscape of common epilepsies: advancing towards precision in treatment. Int. J. Mol. Sci. 21, 7784.

Receptores acoplados à proteína G

AbdAlla, S., Lother, H., El Massiery, A., Quitterer, U., 2001. Increased AT$_1$ receptor heterodimers in preeclampsia mediate enhanced angiotensin II responsiveness. Nat. Med. 7, 1003–1009.

Adams, M.N., Ramachandran, R., Yau, M.K., et al., 2011. Structure, function and pathophysiology of protease activated receptors. Pharmacol. Ther. 130, 248–282.

Audet, M., Bouvier, M., 2012. Restructuring G protein-coupled receptor activation. Cell 151, 14–23.

Chandrabalan, A., Ramachandran, R., 2021. Molecular mechanisms regulating proteinase-activated receptors (PARs). FEBS J. 288, 2697–2726.

Conigrave, A.D., Quinn, S.J., Brown, E.M., 2000. Cooperative multi-modal sensing and therapeutic implications of the extracellular Ca^{2+}-sensing receptor. Trends Pharmacol. Sci. 21, 401–407.

Costa, T., Cotecchia, S., 2005. Historical review: negative efficacy and the constitutive activity of G protein-coupled receptors. Trends Pharmacol. Sci. 26, 618–624.

Ferré, S., Casadó, V., Devi, L.A., et al., 2015. G protein-coupled receptor oligomerization revisited: functional and pharmacological perspectives. Pharmacol. Rev. 66, 413–434.

Fredriksson, R., Schiöth, H.B., 2005. The repertoire of G protein-coupled receptors in fully sequenced genomes. Mol. Pharmacol. 67, 1414–1425.

Garcia-Nafria, J., Tate, C.G., 2019. Cryo-EM structures of GPCRs coupled to G$_s$, G$_i$ and G$_o$. Mol. Cell. Endocrinol. 488, 1–13.

Hay, D.L., Pioszak, A.A., 2015. Receptor activity-modifying proteins (RAMPs): new insights and roles. Ann. Rev. Pharmacol. Toxicol. 56, 469–487.

Kelly, E., Bailey, C.P., Henderson, G., 2008. Agonist-selective mechanisms of GPCR desensitization. Br. J. Pharmacol. 153 (Suppl. 1), S379–S388.

Kenakin, T., Christopoulos, A., 2013. Signalling bias in new drug discovery: detection, quantification and therapeutic impact. Nat. Rev. Drug Discov. 12, 205–216.

Lefkowitz, R.J., 2013. A brief history of G-protein coupled receptors. Angew. Chem. Int. Ed. 52, 6366–6378.

Li, J., Ge, Y., Huang, J.X., Strømgaard, K., Zhang, X., Xiong, X.F., 2020. Heterotrimeric G proteins as therapeutic targets in drug discovery. J. Med. Chem. 63, 5013–5030.

Liu, F., Wan, Q., Pristupa, Z., et al., 2000. Direct protein–protein coupling enables cross-talk between dopamine D$_5$ and γ-aminobutyric acid A receptors. Nature 403, 274–280.

Manglik, A., Lin, H., Aryal, D.K., et al., 2016. Structure-based discovery of opioid analgesics with reduced side effects. Nature 537, 185–190.

Simonds, W.F., 1999. G protein regulation of adenylate cyclase. Trends Pharmacol. Sci. 20, 66–72.

Sjögren, B., 2017. The evolution of regulators of G protein signalling proteins as drug targets – 20 years in the making: IUPHAR Review 21. Br. J. Pharmacol. 174, 427–437.

Sounier, R., Mas, C., Steyaert, J., et al., 2015. Propagation of conformational changes during μ-opioid receptor activation. Nature 524, 375–378.

Spiegel, A.M., Weinstein, L.S., 2004. Inherited diseases involving G proteins and G protein-coupled receptors. Annu. Rev. Med. 55, 27–39.

Stoy, H., Gurevich, V.V., 2015. How genetic errors in GPCRs affect their function: possible therapeutic strategies. Genes Dis. 2, 108–132.

Xie, G.X., Palmer, P.P., 2007. How regulators of G protein signalling achieve selective regulation. J. Mol. Biol. 366, 349–365.

Zhang, D., Zhao, Q., Wu, B., 2015. Structural studies of G protein-coupled receptors. Mol. Cells 38, 836–842.

Transdução de sinais

Avruch, J., 2007. MAP kinase pathways: the first twenty years. Biochim. Biophys. Acta 1773, 1150–1160.

Brzostowski, J.A., Kimmel, A.R., 2001. Signaling at zero G: G protein-independent functions for 7TM receptors. Trends Biochem. Sci. 26, 291–297.

Porazinski, S., Parkin, A., Pajic, M., 2020. Rho-ROCK signaling in normal physiology and as a key player in shaping the tumor microenvironment. Adv. Exp. Med. Biol. 1223, 99–127.

Vanhaesebroeck, B., Leevers, S.J., Panayotou, G., Waterfield, M.D., 1997. Phosphoinositide 3-kinases: a conserved family of signal transducers. Trends Biochem. Sci. 22, 267–272.

Receptores ligados a quinases

Cohen, P., 2002. Protein kinases – the major drug targets of the twenty-first century. Nat. Rev. Drug Discov. 1, 309–315.

Cook, D.N., Pisetsky, D.S., Schwartz, D.A., 2004. Toll-like receptors in the pathogenesis of human disease. Nat. Immunol. 5, 975–979.

Hubbard, S.R., Miller, W.T., 2007. Receptor tyrosine kinases: mechanisms of activation and signaling. Curr. Opin. Cell Biol. 19, 117–123.

Ihle, J.N., 1995. Cytokine receptor signalling. Nature 377, 591–594.

Jin, J., Pawson, T., 2012. Modular evolution of phosphorylation-based signalling systems. Philos. Trans. R. Soc. Lond. B. Biol. Sci. 367, 2540–2555.

Karin, M., Yamamoto, Y., Wang, M., 2004. The IKK-NFκB system: a treasure trove for drug development. Nat. Rev. Drug Discov. 3, 17–26.

Wilson, L.J., Linley, A., Hammond, D.E., et al., 2018. New perspectives, opportunities, and challenges in exploring the human protein kinome. Cancer Res. 78, 15–29.

Receptores nucleares

Bourguet, W., Germain, P., Gronemeyer, H., 2000. Nuclear receptor ligand-binding domains: three-dimensional structures, molecular interactions and pharmacological implications. Trends Pharmacol. Sci. 21, 381–388.

Burris, T.P., Solt, L.A., Wang, Y., et al., 2013. Nuclear receptors and their selective pharmacologic modulators. Pharmacol. Rev. 65, 710–778.

di Masi, A., De Marinis, E., Ascenzi, P., Marino, M., 2009. Nuclear receptors CAR and PXR: molecular, functional, and biomedical aspects. Mol. Aspects Med. 30, 297–343.

Evans, R.M., Mangelsdorf, D.J., 2014. Nuclear receptors, RXR, and the big bang. Cell 157, 255–266.

Falkenstein, E., Tillmann, H.C., Christ, M., Feuring, M., Wehling, M., 2000. Multiple actions of steroid hormones – a focus on rapid non-genomic effects. Pharm. Rev. 52, 513–553.

Germain, P., Staels, B., Dacquet, C., Spedding, M., Laudet, V., 2006. Overview of nomenclature of nuclear receptors. Pharmacol. Rev. 58, 685–704.

Goto, T., 2019. A review of the studies on food-derived factors which regulate energy metabolism via the modulation of lipid-sensing nuclear receptors. Biosci. Biotechnol. Biochem. 83, 579–588.

Kersten, S., Desvergne, B., Wahli, W., 2000. Roles of PPARs in health and disease. Nature 405, 421–424.

Levin, E.R., Hammes, S.R., 2016. Nuclear receptors outside the nucleus: extranuclear signalling by steroid receptors. Nat. Rev. Mol. Cell Biol. 17, 783–797.

Malbeteau, L., Pham, H.T., Eve, L., Stallcup, M.R., Poulard, C., Le Romancer, M., 2022. How protein methylation regulates steroid receptor function. Endocr. Rev. 43, 160–197.

Murphy, G.J., Holder, J.C., 2000. PPAR-γ agonists: therapeutic role in diabetes, inflammation and cancer. Trends Pharmacol. Sci. 21, 469–474.

Noddings, C.M., Wang, R.Y., Johnson, J.L., Agard, D.A., 2022. Structure of Hsp90-p23-GR reveals the Hsp90 client-remodelling mechanism. Nature 601, 465–469.

Santos, G.M., Fairall, L., Schwabe, J.W.R., 2011. Negative regulation by nuclear receptors: a plethora of mechanisms. Trends Endocrinol. Metab. 22, 87–93.

Shaqura, M., Li, X., Al-Khrasani, M., et al., 2016. Membrane-bound glucocorticoid receptors on distinct nociceptive neurons as potential targets for pain control through rapid non-genomic effects. Neuropharmacology 111, 1–13.

Shiau, A.K., Barstad, D., Loria, P.M., et al., 1998. The structural basis of estrogen receptor/coactivator recognition and the antagonism of this interaction by tamoxifen. Cell 95, 927–937.

Wang, Z., Frederick, J., Garabedian, M.J., 2002. Deciphering the phosphorylation "code" of the glucocorticoid receptor in vivo. J. Biol. Chem. 277, 26573–26580.

Princípios Gerais • SEÇÃO 1

Como Atuam os Fármacos: Aspectos Celulares – Excitação, Contração e Secreção

4

CONSIDERAÇÕES GERAIS

A conexão entre um fármaco que interage com um alvo molecular e seu efeito em nível fisiopatológico, como mudança na concentração de glicose no sangue ou redução do tamanho de um tumor, envolve eventos em nível celular. Qualquer que seja sua função fisiológica especializada, as células em geral compartilham basicamente o mesmo repertório de mecanismos de sinalização. Neste capítulo, descrevemos os mecanismos de sinalização para a excitação, a contração e a secreção que operam principalmente em uma escala de tempo curta (de milissegundos a horas), que são responsáveis por muitas respostas fisiológicas.

A regulação da função celular a curto prazo depende principalmente dos seguintes componentes e mecanismos, que regulam a concentração livre de Ca^{2+} no citosol, $[Ca^{2+}]_i$, ou que são regulados por ela:

- Canais iônicos e transportadores na membrana plasmática
- Armazenamento e liberação de Ca^{2+} pelas organelas intracelulares
- Regulação dependente de Ca^{2+} de uma variedade de proteínas funcionais, incluindo enzimas, proteínas contráteis e proteínas vesiculares.

Como a $[Ca^{2+}]_i$ desempenha um papel fundamental na função celular, uma grande variedade de efeitos dos fármacos resultam de sua interferência em um ou mais desses mecanismos dependentes de Ca^{2+}. O conhecimento dos detalhes moleculares e celulares é extenso, e aqui nos concentramos nos aspectos que ajudarão a explicar os efeitos dos fármacos. Uma descrição mais detalhada dos tópicos apresentados neste capítulo pode ser encontrada em Berridge (2014) e Kandel et al. (2021).

REGULAÇÃO DO CÁLCIO INTRACELULAR

Desde o famoso acidente ocorrido com o técnico de Sydney Ringer, em 1882, que mostrou que o uso de água da torneira, em vez de água destilada, para fazer a solução para corações isolados de rã permitiria que eles continuassem a sofrer contrações, o papel do Ca^{2+} como importante regulador da função celular nunca mais foi questionado. Muitos fármacos e mecanismos fisiológicos operam, direta ou indiretamente, ao influenciar a $[Ca^{2+}]_i$. Aqui, consideraremos as principais maneiras por meio das quais o cálcio é regulado. No Capítulo 3, são apresentados detalhes dos componentes moleculares e alvos de fármacos, enquanto os capítulos posteriores fornecem descrição dos efeitos dos fármacos sobre a função fisiológica integrada.

O estudo da regulação do Ca^{2+} foi enormemente facilitado pelo desenvolvimento de técnicas ópticas baseadas na fotoproteína sensível ao Ca^{2+}, a *aequorina*, e de corantes fluorescentes, como *Fura-2*, que possibilitam o monitoramento contínuo da $[Ca^{2+}]_i$ livre em células vivas, com alto nível de resolução temporal e espacial. A adição de um acetoximetil (AM) éster às moléculas de corante permite que elas se difundam nas células e fiquem "aprisionadas" dentro das células vivas quando as esterases intracelulares clivam o grupo AM do corante. Algumas (p. ex., Fura-2) são de natureza ratiométricas, possibilitando uma maior acurácia na quantificação da $[Ca^{2+}]_i$.

A maior parte do Ca^{2+} em uma célula em repouso é sequestrada em organelas, particularmente no *retículo endoplasmático* ou *sarcoplasmático* (RE ou RS) e nas mitocôndrias, e a $[Ca^{2+}]_i$ livre é mantida em baixos níveis, de cerca de 100 nmol/ℓ. A concentração de Ca^{2+} no líquido extracelular, $[Ca^{2+}]_o$, é de cerca de 2,4 mmol/ℓ, de modo que existe um grande gradiente de concentração a favor da entrada de Ca^{2+}. A $[Ca^{2+}]_i$ livre é mantida baixa (1) pela atuação de mecanismos de transporte ativo que ejetam o Ca^{2+} citosólico através da membrana plasmática e bombeiam-no para dentro do RE e (2) pela permeabilidade, normalmente baixa, das membranas plasmáticas e do RE ao Ca^{2+}. A regulação da $[Ca^{2+}]_i$ envolve três mecanismos principais:

- Controle da entrada de Ca^{2+}
- Controle da extrusão de Ca^{2+}
- Troca de Ca^{2+} entre o citosol e as reservas intracelulares.

Esses mecanismos estão descritos de forma mais detalhada posteriormente e estão resumidos na Figura 4.1.

MECANISMOS DE ENTRADA DE CÁLCIO

Existem quatro vias principais pelas quais o Ca^{2+} entra nas células através da membrana plasmática:

- Canais de cálcio voltagem-dependentes
- Canais de cálcio controlados por ligantes e ativados fisicamente
- Entrada de cálcio operada por estoque
- Troca de Na^+–Ca^{2+} (que pode operar em ambas as direções).

CANAIS DE CÁLCIO VOLTAGEM-DEPENDENTES

O trabalho pioneiro de Hodgkin e Huxley sobre a base iônica do potencial de ação do nervo identificou as condutâncias de Na^+ e de K^+ voltagem-dependentes como principais participantes. Depois, foi constatado que algumas células nervosas e musculares de invertebrados podem produzir potenciais de ação que dependem de Ca^{2+}, em vez de Na^+, e foi então descoberto que as células de vertebrados também possuem canais de cálcio voltagem-dependentes capazes de permitir a entrada de quantidades substanciais de Ca^{2+} na célula quando a membrana é despolarizada. Esses canais voltagem-dependentes são altamente seletivos para o Ca^{2+} e não são permeáveis ao Na^+ ou ao K^+; são onipresentes nas células excitáveis e provocam a entrada de Ca^{2+} na célula sempre que a membrana for despolarizada, como, por exemplo, por um potencial de ação propagado.

Com base em critérios eletrofisiológicos e farmacológicos combinados, foram identificados cinco tipos distintos de correntes de canais de cálcio voltagem-dependentes: L, T, N,

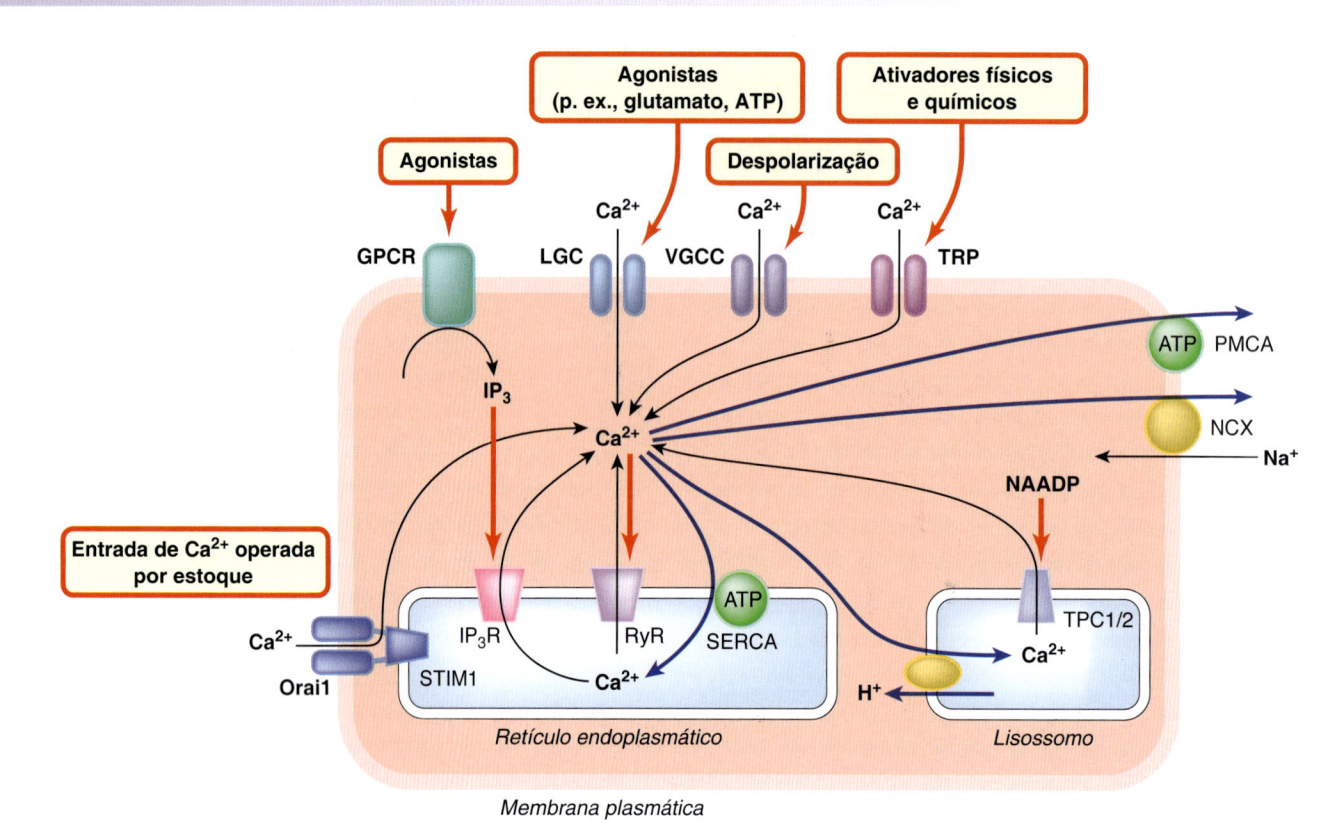

Figura 4.1 Regulação do cálcio intracelular. As principais vias de transferência de Ca^{2+} para dentro e para fora do citosol, do retículo endoplasmático (RE) e das estruturas lisossomais são mostradas para uma célula típica (consultar o texto para maiores detalhes). *Setas pretas:* vias para dentro do citosol. *Setas azuis:* vias para fora do citosol. *Setas vermelhas:* mecanismos reguladores. A liberação de Ca^{2+} pelo RE ativa a proteína sensora Stim1, que, em seguida, interage diretamente com Orai1 para promover a entrada de Ca^{2+} quando ocorre depleção das reservas do RE. Em geral, a $[Ca^{2+}]_i$ é regulada em cerca de 10^{-7} mol/ℓ em uma célula "em repouso". As mitocôndrias (não mostradas) também atuam como organelas de armazenamento de Ca^{2+}, porém só liberam Ca^{2+} em condições patológicas, como a isquemia. Há evidências da existência de uma reserva lisossomal de Ca^{2+}, ativada pelo segundo mensageiro adenina dinucleotídeo fosfato-ácido nicotínico (NAADP), por meio de um canal de cálcio com domínio de dois poros (TPC). *GPCR*, receptor acoplado à proteína G; IP_3, trifosfato de inositol; IP_3R, receptor de trifosfato de inositol; *LGC*, canal de cátions controlado por ligante; *NCX*, transportador de troca de Na^+–Ca^{2+}; *PMCA*, Ca^{2+}-ATPase da membrana plasmática; *RyR*, receptor de rianodina; *SERCA*, ATPase do retículo sarcoplasmático/endoplasmático; *VGCC*, canal de cálcio voltagem-dependente.

P/Q e R.[1] Esses cinco tipos variam em relação a seu limiar de voltagem para ativação, cinética de ativação e inativação, condutância e sensibilidade a agentes bloqueadores, conforme resumido na Tabela 4.1. A base molecular dessa heterogeneidade foi detalhadamente elucidada. A principal subunidade formadora de poro (denominada α_1; ver Figura 3.20) é observada em pelo menos 10 subtipos moleculares e está associada a outras subunidades (β, γ e duas subunidades do mesmo gene, $\alpha_2\delta$, ligadas por uma ponte de dissulfeto), que também existem em diferentes subtipos para formar o canal funcional. Diferentes combinações dessas subunidades dão origem aos diversos subtipos fisiológicos.[2] Em geral, as correntes de canais L são particularmente importantes na regulação da contração dos músculos cardíaco e liso, enquanto as correntes de canais N (bem como P/Q) estão envolvidas na liberação de neurotransmissores e hormônios. As correntes de canais T modulam a entrada de Ca^{2+} nos neurônios em torno do potencial de membrana em repouso e podem controlar a velocidade de repolarização dos neurônios e das células cardíacas, bem como várias funções dependentes de Ca^{2+}, como a regulação de outros canais iônicos, enzimas etc. Os fármacos usados na prática clínica que atuam diretamente sobre algumas formas de canais de cálcio incluem o grupo de "bloqueadores dos canais de Ca^{2+}", que consistem nas *di-hidropiridinas* (p. ex., **nifedipino**), **verapamil** e **diltiazem** (utilizados pelos seus efeitos cardiovasculares; ver Capítulos 20 e 21). Muitos fármacos afetam indiretamente os canais de cálcio por meio de sua atuação nos receptores acoplados à proteína G (ver Capítulo 3). Diversas toxinas atuam seletivamente sobre um ou outro tipo de canal de cálcio (ver Tabela 4.1), e elas são utilizadas como ferramentas experimentais.

CANAIS CONTROLADOS POR LIGANTES E ATIVADOS FISICAMENTE

Os canais de cátions controlados por ligantes (ver Capítulo 3), que são ativados por neurotransmissores excitatórios, são, em sua maioria, relativamente não seletivos e conduzem íons Ca^{2+}, bem como outros cátions. Nesse aspecto, o mais importante é o receptor de glutamato do tipo *N*-metil-D-aspartato (NMDA) (ver Capítulo 38), que apresenta permeabilidade particularmente alta ao Ca^{2+} e que constitui um importante

---

[1]P e Q são tão semelhantes que, em geral, são considerados em conjunto. A terminologia é menos poética: L refere-se a *long-lasting* [duração longa]; T significa *transient* [transitório]; e N indica *neither long-last nor transient* [nem de longa duração nem transitório]. Embora P signifique *Purkinje* – esse tipo de corrente de canal foi observado pela primeira vez em células de Purkinje do cerebelo –, ele seguiu a sequência alfabética (naturalmente omitindo a letra O), de modo que os próximos descobertos foram denominados Q e R.
[2]Os leitores interessados em saber mais sobre a composição das subunidades de diferentes canais de cálcio voltagem-dependentes devem consultar o *Guide to Pharmacology* em http://www.guidetopharmacology.org/GRAC/FamilyDisplayForward?familyId=80.

Tabela 4.1 Tipos e funções dos canais de Ca^{2+}.

Controlado por	Principais tipos	Características	Localização e função	Efeitos dos fármacos
Voltagem (voltagem-dependentes)	L	Alto limiar de ativação Inativação lenta	Membrana plasmática em muitas células Principal fonte de Ca^{2+} para a contração dos músculos liso e cardíaco	Bloqueado por di-hidropiridinas, verapamil, diltiazem e calciseptina (peptídeo do veneno de serpente) Ativado por BayK 8644 A fosforilação pela PKA (p. ex., após ativação dos receptores β_1-adrenérgicos) aumenta a abertura dos canais
	N	Alto limiar de ativação Inativação lenta	Principal fonte de Ca^{2+} para a liberação de transmissores pelas terminações nervosas	Bloqueado pela ω-conotoxina GV1A (componente do veneno do molusco *Conus*) e ziconotida (preparação comercializada de ω-conotoxina usada no controle da dor) (ver Capítulo 43)
	T	Baixo limiar de ativação Inativação rápida	De ampla distribuição Importante no marca-passo cardíaco e nos átrios (papel nas arritmias), também nos padrões de disparo neuronais	Bloqueado pelo mibefradil
	P/Q	Alto limiar de ativação Inativação lenta	Terminações nervosas Liberação de transmissores	Bloqueado pela ω-agatoxina-4A (componente do veneno da aranha-teia-de-funil)
	R	Alto limiar de ativação Inativação rápida	Neurônios e dendritos Controle dos padrões de disparo	Bloqueado por baixas concentrações de SNX-482 (uma toxina de um membro da família da tarântula)
IP_3	Receptor de IP_3	Ativado pela ligação do IP_3 e Ca^{2+}	Localizado no retículo endoplasmático/sarcoplasmático Modulam a liberação de Ca^{2+} produzida pela ativação dos GPCRs	Não constituem um alvo direto para fármacos Alguns agentes bloqueadores experimentais conhecidos Respondem a agonistas e antagonistas do GPCR em muitas células
Ca^{2+}	Receptor de rianodina	Ativado diretamente no músculo esquelético por meio do receptor de di-hidropiridina dos túbulos T. Ativado pelo Ca^{2+} no músculo cardíaco	Localizado no retículo endoplasmático/sarcoplasmático Via para a liberação de Ca^{2+} no músculo esquelético	Ativado por cafeína e ATP na presença de Ca^{2+} A rianodina ativa (baixas concentrações) e fecha (altas concentrações) o canal. Também é fechado por Mg^{2+}, bloqueadores dos canais de K^+ e dantroleno A ocorrência de mutações pode levar a hipotermia maligna induzida por fármacos, morte súbita cardíaca e doença do "core" central
Depleção dos estoques	Canais operados por estoque	Ativados por proteína sensora que monitora os níveis de estoque de Ca^{2+} do RE	Localizados na membrana plasmática	Ativados indiretamente por agentes que provocam depleção dos estoques intracelulares (p. ex., agonistas do GPCR, tapsigargina) Não constituem um alvo direto de fármacos

RE, retículo endoplasmático; *GPCR*, receptor acoplado à proteína G; *IP_3*, trifosfato de inositol; *PKA*, proteína quinase A.

contribuinte da captação de Ca^{2+} pelos neurônios pós-sinápticos (e também pelas células gliais) no sistema nervoso central. A ativação desse receptor pode induzir prontamente a entrada de Ca^{2+} em quantidade tão grande que a célula acaba morrendo, sobretudo pela ativação de proteases dependentes de Ca^{2+}, mas também pelo desencadeamento de *apoptose* (ver Capítulo 6). Esse mecanismo, denominado *excitotoxicidade*, provavelmente desempenha um papel em várias doenças neurodegenerativas (ver Capítulo 40).

Durante muitos anos, houve controvérsias sobre a existência de "canais operados por receptores" no músculo liso que respondem diretamente a mediadores, como adrenalina (epinefrina), acetilcolina e histamina. Atualmente, parece que o receptor P2X (ver Capítulo 3), que é ativado pelo ATP, seja o único exemplo de um verdadeiro canal controlado por ligante no músculo liso, constituindo uma importante via para a entrada do Ca^{2+}. Conforme assinalado, muitos mediadores, que atuam sobre receptores acoplados à proteína G, afetam indiretamente a entrada de Ca^{2+}, em grande parte por meio da regulação dos canais de cálcio ou dos canais de potássio voltagem-dependentes.

A superfamília de canais TRP[3] compreende seis famílias de canais iônicos – TRPC, TRPM, TRPV, TRPA, TRPP e TRPML –, que apresentam homologia estrutural. São permeáveis ao Ca^{2+}, bem como ao Na^+ e ao K^+. Diferentes canais TRP respondem a diferentes estímulos e podem ser quimicamente ativados (p. ex., por prótons extracelulares ou por segundos mensageiros intracelulares, como o diacilglicerol) ou fisicamente ativados (p. ex., por resfriamento ou aquecimento e por estiramento). Tendo em vista a sua ampla distribuição no corpo em uma variedade de tecidos e as suas respostas a diferentes estímulos, não surpreende, portanto, que esses canais estejam envolvidos em inúmeras situações fisiológicas e patológicas (Blair et al., 2019). Por enquanto, tudo que precisamos reconhecer é que eles possibilitam a entrada de Ca^{2+} nas células em resposta a diferentes estímulos.

ENTRADA DE CÁLCIO OPERADA POR ESTOQUE

A entrada de cálcio operada por estoque ocorre através de canais de condutância muito baixa que estão presentes na membrana plasmática e que se abrem para permitir a entrada de cálcio quando há depleção das reservas do RE; entretanto, esses canais não são sensíveis à $[Ca^{2+}]_i$ citosólica. A ligação entre o RE e a membrana plasmática envolve uma proteína sensora de Ca^{2+} (*Stim1*) na membrana do RE, que se conecta diretamente à proteína do canal (*Orai1*) na membrana plasmática adjacente (ver Figura 4.1). A perda de Ca^{2+} do RE provoca acúmulo de Stim1 nas junções entre o RE e a membrana plasmática, onde retém e ativa a Orai1, resultando na entrada de Ca^{2+} através da membrana plasmática (Lewis, 2020).

À semelhança dos canais do RE e do RS, esses canais podem atuar para amplificar a elevação da $[Ca^{2+}]_i$ em decorrência da liberação de Ca^{2+} das reservas. Até agora, apenas compostos experimentais são conhecidos pela sua capacidade de bloquear esses canais, porém esforços estão sendo envidados para desenvolver agentes bloqueadores específicos para uso terapêutico como relaxantes do músculo liso.

MECANISMOS DE EXTRUSÃO DE CÁLCIO

O transporte ativo de Ca^{2+} para fora da célula através da membrana plasmática e para dentro através das membranas do RE ou do RS depende da atividade de ATPases distintas dependentes de Ca^{2+},[4] semelhantes à ATPase dependente de Na^+/K^+ que bombeia Na^+ para fora da célula em troca de K^+. A **tapsigargina** (derivada de uma planta mediterrânea, *Thapsia garganica*) bloqueia especificamente a bomba do RE, provocando perda de Ca^{2+} do RE. Trata-se de uma ferramenta experimental útil, mas que não tem nenhum significado terapêutico.

O cálcio também é retirado das células em troca do Na^+ por meio de troca de Na^+–Ca^{2+}. O transportador transfere três íons Na^+ em troca de um íon Ca^{2+} e, portanto, produz uma corrente de despolarização efetiva enquanto retira o Ca^{2+}. A energia para a extrusão do Ca^{2+} provém do gradiente eletroquímico do Na^+, e não diretamente da hidrólise do ATP. Isso significa que uma redução do gradiente de concentração de Na^+, decorrente da entrada desse Na^+, diminuirá a extrusão de Ca^{2+} pelo transportador, provocando uma elevação secundária da $[Ca^{2+}]_i$, um mecanismo que é particularmente importante no músculo cardíaco (ver Capítulo 20). A **digoxina** (derivada da planta *Digitalis* ou "dedaleira"), que inibe a extrusão de Na^+, atua dessa maneira sobre o músculo cardíaco (ver Capítulo 20), provocando aumento da $[Ca^{2+}]_i$.

MECANISMOS DE LIBERAÇÃO DE CÁLCIO

Existem dois tipos principais de canais de cálcio na membrana do RE e do RS, que desempenham uma função importante no controle da liberação de Ca^{2+} dessas reservas:

- O *receptor de trifosfato de inositol* (IP_3R) é ativado pelo trifosfato de inositol (IP_3), um segundo mensageiro produzido pela ação de muitos ligantes sobre os receptores acoplados à proteína G (ver Capítulo 3). O IP_3R é um canal iônico controlado por ligante, porém a sua estrutura molecular difere daquela dos canais controlados por ligantes na membrana plasmática (Berridge, 2016). Esse é o principal mecanismo pelo qual a ativação dos receptores acoplados à Gq causa aumento da $[Ca^{2+}]_i$
- Os *receptores de rianodina* (RyRs) são assim denominados porque foram identificados pela primeira vez por meio da ação de bloqueio específico do alcaloide vegetal, a **rianodina**. Existem três isoformas – RyR1 a 3 (Van Petegem, 2012), que são expressas em muitos tipos diferentes de células. O RyR1 é altamente expresso no músculo estriado, enquanto o RyR2 está presente no coração, e o RyR3, nos neurônios cerebrais. No músculo esquelético, os RyRs no RS estão fisicamente acoplados a *receptores de di-hidropiridina (DHPRs)* nos túbulos T (ver Figura 4.9); esse acoplamento resulta na liberação rápida de Ca^{2+} após o potencial de ação na fibra muscular. Em outros tipos de músculo, os RyRs respondem ao Ca^{2+} que entra na célula através dos canais de cálcio da membrana por um mecanismo conhecido como *liberação de cálcio induzida por cálcio* (CICR, do inglês *calcium-induced calcium release*).

As funções dos IP_3Rs e RyRs são moduladas por uma variedade de outros sinais intracelulares (Berridge, 2016; Van Petegem, 2012) que afetam a magnitude e o padrão espaço-temporal dos sinais de Ca^{2+}. Técnicas de imagem por fluorescência revelaram um nível de complexidade dos sinais de Ca^{2+}, porém são necessárias muito mais pesquisas para descobrir a importância desse padrão em relação aos mecanismos fisiológicos e farmacológicos. A sensibilidade dos RyRs ao Ca^{2+} é aumentada pela **cafeína**, provocando liberação de Ca^{2+} do RS, até mesmo com níveis de $[Ca^{2+}]_i$ em repouso. Isso é utilizado experimentalmente, mas a sua ocorrência é rara em seres humanos, visto que os outros efeitos farmacológicos da cafeína (ver Capítulo 49) são observados com doses muito menores. O efeito bloqueador do **dantroleno**, um composto relacionado com a rianodina, é usado terapeuticamente para aliviar o espasmo muscular que ocorre na condição rara de *hipertermia maligna* (ver Capítulo 41), que está associada a anormalidades hereditárias da proteína RyR.

A Figura 4.2A mostra um sinal típico da $[Ca^{2+}]_i$ em decorrência da ativação de um receptor acoplado à Gq. A resposta produzida na ausência de Ca^{2+} extracelular representa a liberação das reservas intracelulares. A resposta maior e mais prolongada, que ocorre na presença de Ca^{2+} extracelular, mostra a contribuição da entrada de cálcio operada por estoque. Os vários mecanismos de retroalimentação positiva

---

[3]TRP é uma abreviatura de "potencial transitório do receptor" (do inglês, *transient receptor potential*), termo aplicado ao primeiro canal desse tipo observado na retina de drosófila. Embora os canais da superfamília TRP tenham características biofísicas e farmacológicas muito diferentes, a terminologia "pegou", apesar de sua relevância ser questionável. Em 2021 David Julius e Ardem Patapoutian receberam o prêmio Nobel de Fisiologia ou Medicina pelo seu trabalho nos canais de TRP.

[4]Essas bombas foram comparadas a Sísifo, condenado eternamente a empurrar uma pedra para cima em uma montanha (consumindo também ATP, sem dúvida), apenas para que ela rolasse mais uma vez montanha abaixo.

e negativa que regulam a [Ca^{2+}]$_i$ dão origem a uma variedade de padrões oscilatórios temporais e espaciais (Figura 4.2B), que são responsáveis pela atividade rítmica espontânea no músculo liso e nas células nervosas (Berridge, 2008).

OUTROS SEGUNDOS MENSAGEIROS

Dois metabólitos intracelulares, a ADP-ribose cíclica (ADPRc) e o ácido nicotínico adenina dinucleotídeo (NAADP), formados pelas coenzimas onipresentes, nicotinamida adenina dinucleotídeo (NAD) e NAD fosfato, também afetam a sinalização do Ca^{2+} (Morgan et al., 2015; Parrington et al., 2015). A ADPRc atua por meio de aumento da sensibilidade dos RyRs ao Ca^{2+}, aumentando, assim, o "ganho" do efeito do CICR, enquanto foi sugerido que o NAADP libera Ca^{2+} dos lisossomos pela ativação dos canais de cálcio com domínio de dois poros (ver Figura 4.1).

Os níveis desses mensageiros nas células de mamíferos podem ser regulados sobretudo em resposta a mudanças no estado metabólico da célula, porém os detalhes envolvidos ainda não estão esclarecidos. A sinalização anormal do Ca^{2+} está envolvida em muitas condições fisiopatológicas, como morte celular por isquemia, distúrbios endócrinos e arritmias cardíacas, ao passo que a ADPRc e o NAADP e sua interação com outros mecanismos que regulam a [Ca^{2+}]$_i$ podem ser importantes.

PAPEL DAS MITOCÔNDRIAS

Em condições normais, as mitocôndrias acumulam Ca^{2+} passivamente, como resultado do potencial intramitocondrial, fortemente negativo em relação ao citosol. Essa negatividade é mantida pela extrusão ativa de prótons, ao passo que é perdida – liberando, assim, Ca^{2+} no citosol – se a célula ficar sem ATP, como, por exemplo, em condições de hipoxia. Essa situação só ocorre em casos extremos, e a liberação resultante de Ca^{2+} contribui para a citotoxicidade associada ao distúrbio metabólico grave. A morte celular em decorrência de isquemia cerebral ou isquemia coronariana (ver Capítulos 20 e 40) envolve esse mecanismo, com outros que contribuem para uma elevação excessiva de [Ca^{2+}]$_i$.

CALMODULINA

O cálcio exerce o seu controle sobre as funções celulares em virtude de sua capacidade de regular a atividade de muitas proteínas diferentes, incluindo enzimas (particularmente quinases e fosfatases), canais, transportadores, fatores de transcrição, proteínas de vesículas sinápticas e muitas outras, seja por meio de ligação direta a essas proteínas, seja por meio de uma proteína de ligação do Ca^{2+} que atua como intermediária entre o Ca^{2+} e a proteína funcional regulada; entre essas proteínas de ligação, a mais conhecida é a *calmodulina* onipresente. A calmodulina regula pelo menos quarenta proteínas funcionais diferentes – na verdade, trata-se de um poderoso mediador. A calmodulina (abreviação para proteína modulada por cálcio, frequentemente abreviada ainda mais para CaM) é uma proteína em forma de haltere com um domínio globular em ambas as extremidades, cada uma com dois sítios de ligação de Ca^{2+}. Quando todos estão ocupados, a proteína sofre uma mudança de conformação e expõe um domínio hidrofóbico "aderente", que atrai muitas proteínas e as mantêm associadas, afetando, dessa maneira, suas propriedades funcionais.

EXCITAÇÃO

A excitabilidade descreve a capacidade de uma célula de apresentar uma resposta elétrica regenerativa do tipo tudo ou nada à despolarização de sua membrana, e essa resposta da membrana é conhecida como *potencial de ação*. Trata-se de uma característica da maioria dos neurônios, das células musculares (incluindo células musculares esqueléticas, cardíacas e lisas) e de muitas células das glândulas endócrinas. Nos neurônios e nas células musculares, a capacidade do potencial de ação, uma vez iniciado, de propagar-se para

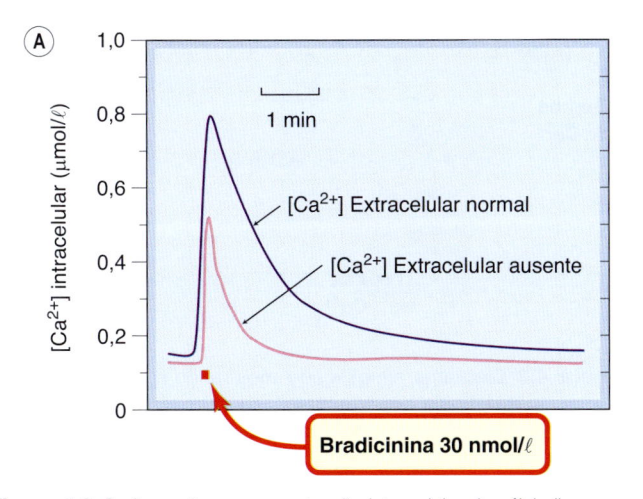

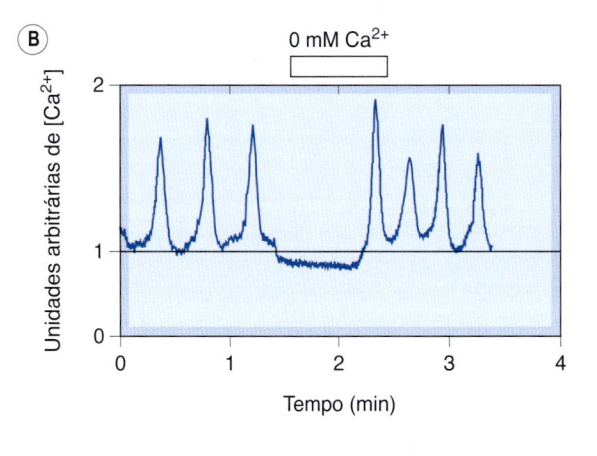

Figura 4.2 A. Aumento na concentração intracelular de cálcio livre em resposta à ativação dos receptores. Os registros foram obtidos de um único neurônio sensitivo de rato cultivado em cultura de tecido. As células foram carregadas com o indicador de Ca^{2+} fluorescente, Fura-2, e o sinal emitido de uma única célula foi monitorado com microscópio de fluorescência. Uma breve exposição ao peptídeo bradicinina, que causa excitação dos neurônios sensitivos (ver Capítulo 43), provoca elevação transitória da [Ca^{2+}]$_i$ a partir do valor de repouso de cerca de 150 nmol/ℓ. Quando o Ca^{2+} é removido da solução extracelular, ainda ocorre aumento da [Ca^{2+}]$_i$ induzido pela bradicinina, porém em menor grau e por um período mais curto. A resposta na ausência de Ca^{2+} extracelular representa a liberação do Ca^{2+} intracelular armazenado, decorrente da produção intracelular de trifosfato de inositol. Acredita-se que a diferença entre essa resposta e a resposta maior na presença de Ca^{2+} extracelular represente a entrada de Ca^{2+} através dos canais de íons operados por estoque existentes na membrana celular. **B.** Oscilações espontâneas do cálcio intracelular em células marca-passo da uretra de coelho, que regulam as contrações rítmicas do músculo liso. Os sinais cessam quando o Ca^{2+} externo é removido, mostrando que a ativação dos canais de Ca^{2+} da membrana está envolvida no mecanismo. (A, figura gentilmente fornecida por G. M. Burgess and A. Forbes, Novartis Institute for Medical Research. B, de McHale, N., Hollywood, M., Sergeant, G., Thornbury, K., 2006. Origin of spontaneous rhythmicity in smooth muscle. J. Physiol. 570, 23-28.)

todas as partes da membrana celular e, com frequência, de espalhar-se para as células vizinhas explica a importância da excitação das membranas na sinalização intra e extracelular. No sistema nervoso e no músculo esquelético, a propagação do potencial de ação constitui o mecanismo responsável pela comunicação por longas distâncias, em alta velocidade, indispensável para as criaturas de grande porte que se movimentam rapidamente. No músculo cardíaco e no músculo liso, bem como em alguns neurônios centrais, ocorre atividade rítmica espontânea. Nas células glandulares, o potencial de ação, onde ocorre, serve para amplificar o sinal que induz a célula a secretar o seu conteúdo. Em cada tipo de tecido, as propriedades do processo de excitação refletem as características especiais dos canais iônicos que são responsáveis pelo processo. A natureza molecular dos canais iônicos e a sua importância como alvos de fármacos são consideradas no Capítulo 3. Aqui, discutiremos os processos celulares que dependem principalmente da função dos canais iônicos. Para mais detalhes, ver Hille (2001).

> ### Regulação do cálcio
>
> A concentração intracelular de Ca^{2+}, $[Ca^{2+}]_i$, é fundamentalmente importante como regulador da função celular.
> - O Ca^{2+} intracelular é determinado pela (a) entrada de Ca^{2+}; (b) extrusão de Ca^{2+}; e (c) troca de Ca^{2+} entre o citosol, o retículo endoplasmático ou sarcoplasmático (RE, RS), os lisossomos e as mitocôndrias
> - A entrada de cálcio ocorre por diversas vias, incluindo os canais de cálcio voltagem-dependentes e controlados por ligantes e troca de Na^+–Ca^{2+}
> - A extrusão de cálcio depende principalmente da bomba de Ca^{2+} impulsionada pelo ATP
> - Os íons cálcio são ativamente captados e armazenados pelo RE/RS, a partir dos quais são liberados em resposta a diversos estímulos
> - Os íons cálcio são liberados dos estoques do RE/RS (1) pelo segundo mensageiro trifosfato de inositol (IP_3), atuando nos receptores de IP_3; ou (2) pelo aumento da $[Ca^{2+}]_i$, que atua, ela própria, nos receptores de rianodina, um mecanismo conhecido como liberação de Ca^{2+} induzida por Ca^{2+}
> - Outros segundos mensageiros, como a ADP-ribose cíclica e o ácido nicotínico dinucleotídeo fosfato, também promovem a liberação de Ca^{2+} dos estoques de Ca^{2+}
> - A depleção dos estoques de Ca^{2+} dos RE/RS promove a entrada de Ca^{2+} pela membrana plasmática através de canais operados por estoque
> - Os íons cálcio afetam muitos aspectos da função celular por meio de sua ligação a proteínas, como a calmodulina, que, por sua vez, ligam-se a outras proteínas e regulam suas funções.

A CÉLULA "EM REPOUSO"

A célula em repouso não está de modo algum em repouso, mas sim muito ativa e envolvida no controle do estado de seu interior e exige um suprimento contínuo de energia para fazê-lo. Tendo em vista os tópicos discutidos neste capítulo, as seguintes características são particularmente importantes:

- Potencial de membrana
- Permeabilidade da membrana plasmática a diferentes íons
- Concentração intracelular de íons, particularmente $[Ca^{2+}]_i$.

Em condições de repouso, todas as células mantêm um potencial interno negativo, entre cerca de –30 mV e –80 mV, dependendo do tipo de célula. Isso ocorre porque (1) a membrana é relativamente impermeável ao Na^+ e (2) os íons Na^+ são ativamente retirados da célula em troca de íons K^+ por um transportador dependente de energia, a bomba de Na^+ (ou Na^+–K^+-ATPase). Como resultado, a concentração intracelular de K^+, $[K^+]_i$, é mais alta, e a $[Na^+]_i$, mais baixa do que suas concentrações extracelulares respectivas (Figura 4.3). Em muitas células, outros íons, particularmente o Cl^-, são ativamente transportados e distribuídos de forma desigual através da membrana. Em muitos casos (p. ex., nos neurônios), a permeabilidade do K^+ é relativamente alta, e o potencial de membrana se estabelece em um valor de –60 mV a –80 mV, próximo ao potencial de equilíbrio para o K^+ (ver Figura 4.3). Em outras células (p. ex., músculo liso), os ânions desempenham um papel mais importante, e o potencial de membrana geralmente é mais baixo (–30 a –50 mV) e menos dependente de K^+.

EVENTOS ELÉTRICOS E IÔNICOS SUBJACENTES AO POTENCIAL DE AÇÃO

Nossa compreensão atual da excitabilidade elétrica baseia-se solidamente nos trabalhos de Hodgkin, Huxley e Katz em axônios de lula, publicados entre 1949 e 1952. Seus experimentos (Katz, 1966) revelaram a existência de canais iônicos

	Intracelular	Potencial de equilíbrio	Extracelular
Na^+	12 mmol/ℓ	+60 mV	145 mmol/ℓ
K^+	150 mmol/ℓ	–90 mV	2,4 mmol/ℓ
Ca^{2+}	0,1 μmol/ℓ	+120 mV	2 mmol/ℓ
Cl^-	5 mmol/ℓ	–90 mV	125 mmol/ℓ

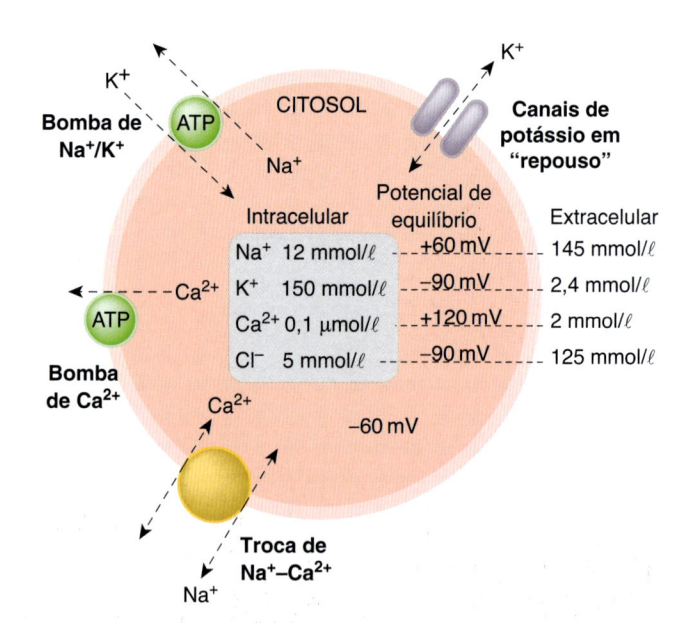

–60 mV

Figura 4.3 Diagrama simplificado mostrando o equilíbrio iônico de uma célula típica em "repouso". Os principais mecanismos de transporte que mantêm os gradientes iônicos através da membrana plasmática são as bombas de Na^+–K^+ e de Ca^{2+} impulsionadas por ATP e o transportador de troca Na^+–Ca^{2+}. A membrana é relativamente permeável ao K^+, visto que alguns tipos de canais de potássio estão abertos em repouso, porém a membrana é impermeável a outros cátions. As concentrações desiguais de íons em ambos os lados da membrana dão origem aos "potenciais de equilíbrio" mostrados. O potencial de repouso da membrana, que normalmente é de cerca de –60 mV, mas que difere entre diferentes tipos de células, é determinado pelos potenciais de equilíbrio, pelas permeabilidades aos diversos íons envolvidos e pelo efeito "eletrogênico" dos transportadores. Por uma questão de simplificação, os ânions e outros íons, como os prótons, não são mostrados, embora desempenhem um papel importante em muitos tipos de células.

voltagem-dependentes e mostraram que o potencial de ação é gerado pela interação de dois processos:

1. Um aumento rápido e transitório da permeabilidade ao Na^+, que ocorre quando a membrana é despolarizada além de aproximadamente –50 mV.
2. Um aumento mais lento e sustentado da permeabilidade ao K^+.

Tendo em vista a desigualdade das concentrações de Na^+ e de K^+ nos dois lados da membrana, um aumento na permeabilidade ao Na^+ produz uma corrente de influxo (despolarizante) de íons Na^+, ao passo que o aumento da permeabilidade ao K^+ provoca uma corrente de efluxo (repolarizante). A independência dessas duas correntes pode ser mais claramente demonstrada pelo uso de fármacos bloqueadores dos canais de sódio e de potássio, como mostra a Figura 4.4. No início ou na propagação fisiológica de um impulso nervoso, o primeiro evento consiste em uma pequena despolarização da membrana, produzida pela ação de um transmissor ou pela aproximação de um potencial de ação que passa ao longo do axônio. Isso abre os canais de sódio, possibilitando o fluxo de uma corrente de entrada de íons Na^+, o que despolariza ainda mais a membrana. Por conseguinte, trata-se de um processo regenerativo, e o aumento da permeabilidade ao Na^+ é suficiente para levar o potencial de membrana em direção à E_{Na}. O aumento da condutância do Na^+ é transitório, visto que os canais sofrem rápida inativação, e a membrana retorna a seu estado de repouso.

Em muitos tipos de células, incluindo a maioria das células nervosas, a repolarização é auxiliada pela abertura de canais de K^+ voltagem-dependentes. Esses canais funcionam de maneira muito semelhante aos canais de sódio, porém a sua cinética de ativação é cerca de 10 vezes mais lenta, e eles não sofrem inativação de modo apreciável. Isso significa que os canais de potássio se abrem mais tarde do que os canais de sódio, contribuindo para o rápido término do potencial de ação e para a pós-hiperpolarização mais lenta que ocorre após a fase de despolarização. A Figura 4.5 mostra o comportamento dos canais de sódio e de potássio durante um potencial de ação.

A descrição anterior, baseada no trabalho de Hodgkin e Huxley, realizado há 70 anos, envolve apenas os canais de Na^+ e de K^+. Depois, foram descobertos os canais de cálcio voltagem-dependentes (ver Figura 4.1). Esses canais funcionam basicamente da mesma forma que os canais de sódio, porém em uma escala de tempo ligeiramente mais lenta. Eles contribuem para a geração do potencial de ação em muitas células, particularmente as células musculares cardíacas e musculares lisas, mas também nos neurônios e em células secretoras. A entrada de Ca^{2+} através dos canais de cálcio voltagem-dependentes desempenha um papel fundamental na sinalização intracelular.

FUNÇÃO DOS CANAIS

Os padrões de descarga das células excitáveis variam acentuadamente. As fibras musculares esqueléticas estão em repouso, a não ser que sejam estimuladas pela chegada de um impulso nervoso à junção neuromuscular (ver Capítulo 14). As fibras musculares cardíacas disparam espontaneamente em uma frequência regular (ver Capítulo 20). Em geral, os neurônios podem estar inativos, ou podem sofrer disparo espontâneo, regular ou eventualmente; as células musculares lisas apresentam uma variedade semelhante de padrões de disparo. A frequência com que diferentes células em geral disparam potenciais de ação também varia de modo acentuado, de 100 Hz ou mais para os neurônios de condução rápida até cerca de 1 Hz para as células musculares cardíacas. Essas variações funcionais muito pronunciadas refletem as diferentes características dos canais iônicos expressos em diferentes tipos de células. As flutuações rítmicas da $[Ca^{2+}]_i$ estão na base dos padrões de disparo distintos que ocorrem nos diferentes tipos de células (Berridge, 2016).

Os fármacos que alteram as características dos canais, por meio de interação direta com o próprio canal ou indiretamente por meio de segundos mensageiros, afetam a função de muitos sistemas orgânicos, incluindo os sistemas nervoso,

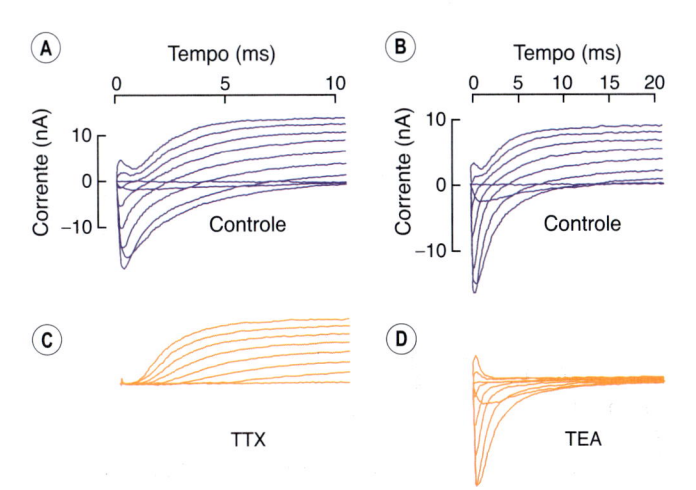

Figura 4.4 Separação das correntes de sódio e de potássio na membrana do nervo. Registros com fixação de voltagem do nó de Ranvier de uma única fibra nervosa de rã. No tempo 0, o potencial de membrana foi elevado a um nível despolarizado, variando de –60 mV (traçado inferior em cada série) a +60 mV (traçado superior em cada série) em etapas de 15 mV. **A** e **B**. Registros de controle de duas fibras nervosas. **C.** Efeito da tetrodotoxina (TTX), que anula as correntes de Na^+. **D.** Efeito do tetraetilamônio (TEA), que abole as correntes de K^+. (De Hille, B., 1970. Ionic channels in nerve membranes. Prog. Biophys. Mol. Biol. 21, 1-32.)

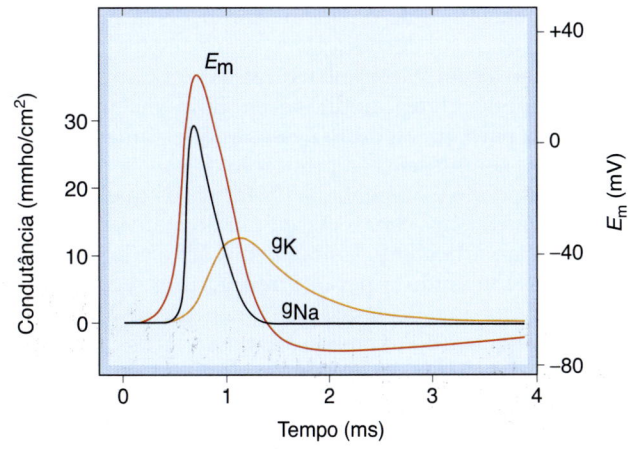

Figura 4.5 Comportamento dos canais de sódio e de potássio durante a condução de um potencial de ação. Ocorre abertura rápida dos canais de sódio durante a fase de ascensão do potencial de ação. A abertura tardia dos canais de potássio e a inativação dos canais de sódio causam repolarização. E_m, potencial de membrana; g_K, condutância da membrana ao K^+; g_{Na}, condutância da membrana ao Na^+.

cardiovascular, endócrino, respiratório e reprodutor e constituem um tema frequente neste livro. Aqui descrevemos alguns dos mecanismos fundamentais envolvidos na regulação das células excitáveis.

Em geral, os potenciais de ação são iniciados por correntes na membrana, que causam despolarização da célula. Essas correntes podem ser produzidas por atividade sináptica, pela aproximação de um potencial de ação proveniente de outra parte da célula, por um estímulo sensorial ou pela atividade de *marca-passo* espontânea. A tendência dessas correntes a iniciar um potencial de ação é governada pela *excitabilidade* da célula, que depende principalmente do estado (1) dos canais de sódio e/ou de cálcio voltagem-dependentes e (2) dos canais de potássio da membrana em repouso. Qualquer evento que aumente o número de canais de sódio ou de cálcio disponíveis, ou que reduza o seu limiar de ativação, tende a aumentar a excitabilidade, enquanto o aumento da condutância ao K^+ em repouso a reduz. Os agentes que fazem o inverso, bloqueando os canais ou interferindo na sua abertura, terão o efeito oposto. Alguns exemplos são apresentados nas Figuras 4.6 e 4.7. Mutações herdadas nas proteínas dos canais são responsáveis por uma ampla variedade de doenças neurológicas e outras doenças genéticas (Imbrici et al., 2016).

DEPENDÊNCIA DE USO E VOLTAGEM-DEPENDÊNCIA

Os canais voltagem-dependentes podem existir em três estados funcionais (Figura 4.8): *em repouso* (o estado fechado que prevalece no potencial de repouso normal), *ativado* (o estado aberto é favorecido por despolarização breve) e *inativado* (estado bloqueado que resulta de uma oclusão do tipo alçapão do canal aberto por um apêndice intracelular flácido da proteína do canal). Após a passagem do potencial de ação, muitos canais de sódio encontram-se no estado inativado; após o retorno do potencial de membrana a seu valor de repouso, os canais inativados levam tempo para retornar ao estado de repouso e, assim, ficam disponíveis para uma nova ativação. Nesse período, a membrana é temporariamente *refratária*. Cada potencial de ação faz com que os canais passem por esse ciclo de estados. A duração do período refratário determina a frequência máxima com que os potenciais de ação podem ocorrer. Os fármacos que bloqueiam os canais de sódio, como os anestésicos locais (ver Capítulo 44), os fármacos antiarrítmicos (ver Capítulo 20) e os antiepilépticos (ver Capítulo 46) em geral exibem afinidade seletiva para um ou outro desses estados funcionais do canal, e, na sua presença, a proporção de canais no estado de alta afinidade é aumentada. Os fármacos que se ligam mais fortemente aos canais no seu estado inativado são de importância particular e, assim, favorecem a adoção desse estado, prolongando o período refratário e reduzindo a frequência máxima de geração de potenciais de ação. Esse tipo de bloqueio é denominado *dependente do uso*, visto que a ligação desses fármacos aumenta em função da frequência de disparo do potencial de ação, o que governa a taxa em que os canais inativados – e, portanto, sensíveis aos fármacos – são gerados. Isso é importante no caso de alguns fármacos antiarrítmicos (ver Capítulo 20) e antiepilépticos (ver Capítulo 46), visto que os disparos de alta frequência podem ser inibidos sem afetar a excitabilidade em frequências normais. Os fármacos que bloqueiam prontamente os canais de sódio no estado de repouso (p. ex., alguns anestésicos locais, ver Capítulo 44) impedem a excitação em frequências tanto baixas quanto altas.

Os fármacos bloqueadores dos canais de sódio são, em sua maioria, catiônicos em pH fisiológico, e, por isso, são afetados pelo gradiente de voltagem através da membrana celular. Alguns fármacos bloqueiam o canal a partir do interior, de modo que a sua ação bloqueadora é favorecida pela despolarização. Esse fenômeno, conhecido como *voltagem-dependência*, também é relevante para a ação dos fármacos antiarrítmicos e antiepilépticos, visto que as células que constituem o local de arritmia ou atividade convulsivante geralmente estão um tanto despolarizadas, sendo bloqueadas mais fortemente do que as células saudáveis. Considerações semelhantes se aplicam também aos fármacos que bloqueiam os canais de potássio ou de cálcio, porém sabemos menos sobre a importância da dependência do uso e da voltagem para esses canais do que para os canais de sódio.

CANAIS DE SÓDIO

Na maioria das células excitáveis, a corrente de influxo regenerativa que inicia o potencial de ação resulta da ativação dos canais de sódio voltagem-dependentes. Os estudos iniciais de Hodgkin e Huxley com clampeamento de voltagem no axônio gigante de lula revelaram as propriedades funcionais essenciais desses canais. Posteriormente, aproveitou-se da ação bloqueadora potente e altamente seletiva da **tetrodotoxina** (TTX, ver Capítulo 44) para marcar e purificar as proteínas do canal e, subsequentemente, para cloná-las. Os canais de sódio consistem em uma subunidade α central formadora de poro (mostrada na Figura 3.20) e em duas subunidades β auxiliares. Em mamíferos, foram identificadas nove subunidades α ($Na_v1.1$ a $Na_v1.9$) e quatro subunidades β. As subunidades α contêm quatro domínios semelhantes, e cada um deles é constituído por seis hélices transmembranares (Catterall et al., 2020). Uma dessas hélices, a S4, que contém vários aminoácidos básicos e que forma o sensor de voltagem, move-se para fora, com consequente abertura do canal, quando a membrana é despolarizada. Uma das alças intracelulares é concebida para oscilar através do canal e bloqueá-lo quando a S4 é deslocada, com consequente inativação do canal.

Estudos fisiológicos demonstraram que os canais de sódio do músculo cardíaco e do músculo esquelético diferem em vários aspectos dos canais dos neurônios. Em particular, os canais de sódio cardíacos (e aqueles de alguns neurônios sensitivos) são relativamente insensíveis à TTX e apresentam cinética mais lenta em comparação com a maioria dos canais de sódio neuronais. Isso é explicado pela insensibilidade relativa de algumas subunidades α ($Na_v1.5$, $Na_v1.8$ e $Na_v1.9$) à TTX. Acredita-se que mudanças no nível de expressão de algumas subunidades dos canais de sódio estejam na base da hiperexcitabilidade dos neurônios sensitivos em diferentes tipos de dor neuropática (ver Capítulo 43).

Além dos compostos que bloqueiam os canais, como a TTX, outros compostos afetam o controle dos canais de sódio. Por exemplo, o alcaloide vegetal **veratridina** e o veneno da pele de rã, a **batracotoxina**, causam ativação persistente, enquanto várias toxinas de escorpiões impedem a inativação. Esses mecanismos resultam em aumento da excitabilidade neuronal.

EXCITAÇÃO

Canais excitatórios voltagem-dependentes

Na⁺
- Despolarização
- Batracotoxina
- Veratridina
- Tetrodotoxina
- Anestésicos locais (Capítulo 44)
- Antiepilépticos (alguns, Capítulo 46)
- Antiarrítmicos (alguns, Capítulo 20)

Ca²⁺
- Despolarização
- BayK 8644 (alguns)
- AMPc (alguns)
- Di-hidropiridinas (algumas, Capítulo 21)
- ω-Conotoxinas (algumas)
- Ligantes do GPCR (alguns)

Canais controlados por nucleotídeos cíclicos ativados por hiperpolarização (HCNs)

Na⁺/K⁺
- Hiperpolarização
- AMPc (alguns)
- Ivabradina (Capítulo 20)

Canais excitatórios controlados por ligantes

Na⁺/K⁺ (e Ca²⁺?)
- NEUROTRANSMISSORES Muitos exemplos (Capítulos 14, 15, 16, 38)

OUTROS LIGANTES
- pH baixo (H⁺)
- Amilorida (alguns, Capítulo 29)
- Capsaicina (Capítulo 43)
- Calor nocivo
- Capsazepina

Canais inibitórios voltagem-dependentes

- Despolarização
- Tetraetilamônio
- 4-Aminopiridina
- Dendrotoxinas — K⁺

Canais "em repouso"

- Ligantes de GPCR (alguns)
- Anestésicos (alguns, Capítulo 41)
- Ligantes de GPCR (alguns) — K⁺

Canais controlados por Ca²⁺

- Aumento da [Ca²⁺]ᵢ
- Apamina (alguns) — K⁺

Canais controlados por ATP

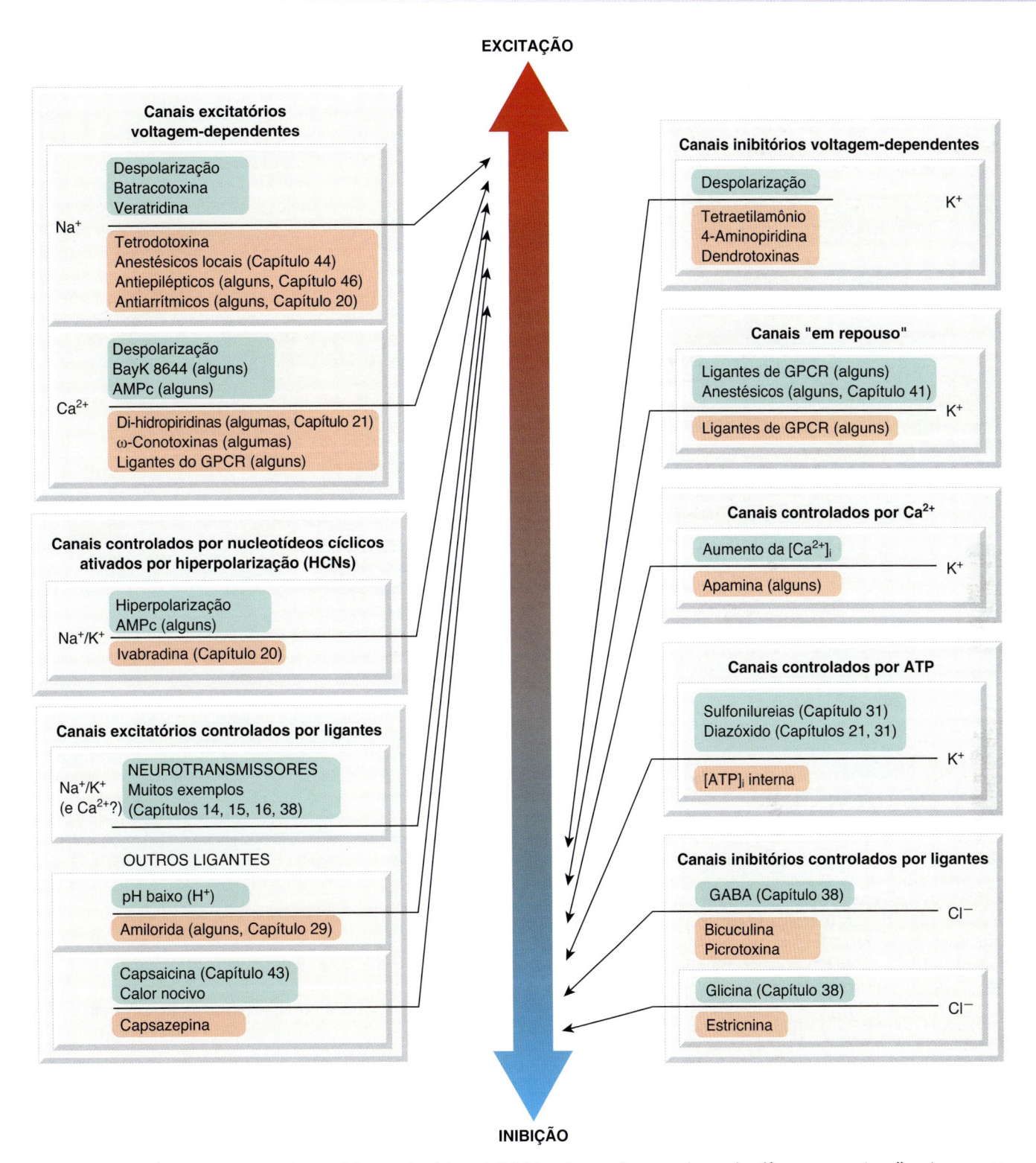

- Sulfonilureias (Capítulo 31)
- Diazóxido (Capítulos 21, 31)
- [ATP]ᵢ interna — K⁺

Canais inibitórios controlados por ligantes

- GABA (Capítulo 38)
- Bicuculina
- Picrotoxina — Cl⁻
- Glicina (Capítulo 38)
- Estricnina — Cl⁻

INIBIÇÃO

Figura 4.6 Canais iônicos associados a efeitos excitatórios e inibitórios da membrana e alguns dos fármacos e outros ligantes que os afetam. Os ativadores dos canais são mostrados nos *retângulos verdes*, ao passo que os agentes bloqueadores e os inibidores estão nos *retângulos de cor rosa*. Os canais de Na⁺/K⁺ ativados por hiperpolarização são conhecidos como canais controlados por nucleotídeos cíclicos ativados por hiperpolarização (HCNs); os canais ativados por H⁺ são conhecidos como canais iônicos sensores de ácido (ASICs). *GPCR*, receptor acoplado à proteína G.

CANAIS DE POTÁSSIO

Em uma célula em repouso típica (ver Figura 4.3), a membrana é seletivamente permeável ao K⁺, e o potencial de membrana (cerca de –60 mV) é um tanto positivo em relação ao equilíbrio do K⁺ (cerca de –90 mV). Essa permeabilidade em repouso ocorre devido à abertura de alguns canais de potássio. Se um maior número de canais de potássio estiver aberto ocorre hiperpolarização da membrana, e a célula é inibida, ao passo que ocorre o oposto quando os canais de potássio se fecham. Além de afetar a excitabilidade dessa maneira, os canais de potássio também desempenham um importante papel na regulação da duração do potencial de

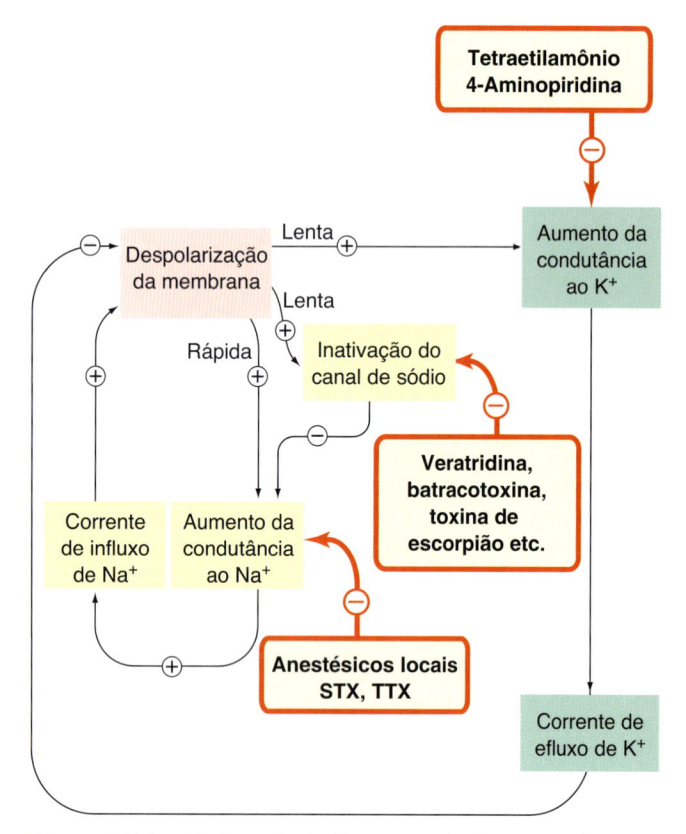

Figura 4.7 Locais de ação de fármacos e toxinas que afetam os canais envolvidos na geração de potenciais de ação. Muitos outros mediadores afetam esses canais indiretamente por meio de receptores de membrana, fosforilação ou alteração da expressão. *STX*, saxitoxina; *TTX*, tetrodotoxina.

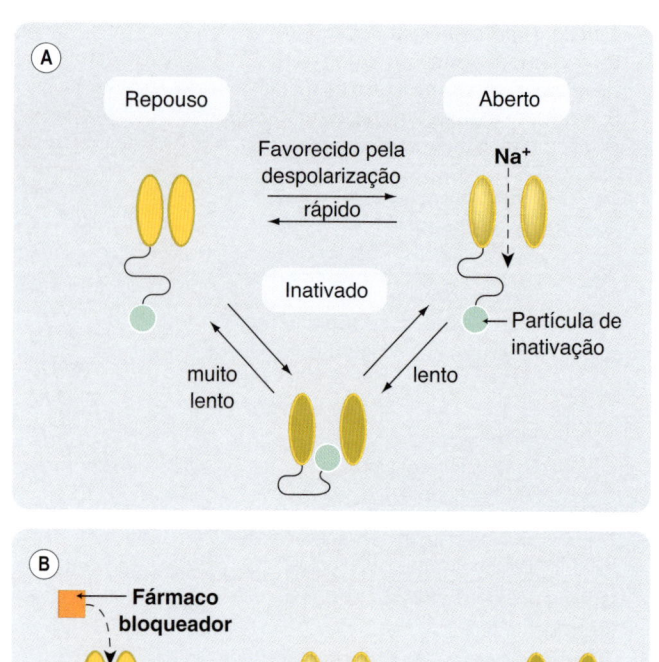

Figura 4.8 Estados de repouso, ativado e inativado dos canais voltagem-dependentes, exemplificados pelo canal de sódio. **A.** A despolarização da membrana provoca uma rápida transição do estado de repouso (fechado) para o estado aberto. A partícula de inativação (parte do domínio intracelular da proteína do canal) é então capaz de bloquear o canal. Com a despolarização prolongada abaixo do limiar para a abertura, os canais podem passar diretamente do estado de repouso para a inativação sem se abrir. **B.** Algumas substâncias bloqueadoras (como a tetrodotoxina) bloqueiam o canal a partir do lado externo, como um tampão, ao passo que outros fármacos (como os anestésicos locais e os antiepilépticos) entram pelo interior da célula e, com frequência, mostram preferência pelos estados aberto ou inativado e, dessa maneira, afetam o comportamento cinético dos canais, com implicações para a sua aplicação clínica.

ação e no padrão temporal de descargas do potencial de ação; juntos, esses canais desempenham um papel central na regulação da função celular. Conforme assinalado no Capítulo 3, o número e a variedade de subtipos de canais de potássio são extraordinários, indicando que a evolução foi impulsionada pela vantagem biológica a ser alcançada a partir de variações sutis nas propriedades funcionais desses canais. Existem mais de 60 subunidades diferentes formadoras de poros, além de outras 20 ou mais subunidades auxiliares. Uma impressionante exibição evolutiva, talvez, mas difícil de ser compreendida pela maioria de nós.

Os canais de potássio são divididos em três classes principais (Tabela 4.2),[5] cujas estruturas estão ilustradas na Figura 3.20.

- *Canais de potássio voltagem-dependentes*, que possuem seis hélices transmembranares, uma das quais atua como sensor de voltagem, induzindo a abertura do canal quando a membrana é despolarizada. Nesse grupo estão incluídos os canais responsáveis pela maior parte das correntes de K^+ voltagem-dependentes, conhecidas dos eletrofisiologistas, bem como outros canais, como os canais de potássio ativados por Ca^{2+}, e os canais hERG importantes para o coração. Muitos desses canais são bloqueados por fármacos como o **tetraetilamônio** e o **4-aminopiridina**
- *Canais de potássio retificadores de influxo*, assim denominados porque permitem a passagem do K^+ para dentro com muito mais facilidade do que para fora. Esses canais possuem duas hélices transmembranares e uma única alça formadora de poro (a alça P). São regulados pela interação com proteínas G (ver Capítulo 3) e modulam os efeitos inibitórios de muitos agonistas que atuam sobre receptores acoplados à proteína G. Alguns tipos são importantes no coração, sobretudo na regulação da duração do potencial de ação cardíaco (ver Capítulo 20), outros constituem o alvo para a ação das **sulfonilureias** (fármacos antidiabéticos que estimulam a secreção de insulina pelo bloqueio desses canais; ver Capítulo 31) e relaxantes do músculo liso, como o **minoxidil** e o **diazóxido**, que abrem os canais (ver Capítulo 21)

---

[5] A terminologia dos canais de potássio é confusa, sem qualquer exagero. Os eletrofisiologistas deram às correntes de K^+ nomes prosaicos, com base nas suas propriedades funcionais (I_{KV}, I_{KCa}, I_{KATP}, I_{KIR} etc.); os geneticistas deram nomes um tanto fantasiosos aos genes, de acordo com os fenótipos associados às mutações (*shaker*, *ether-ago-go* etc.), enquanto os biólogos moleculares introduziram uma nomenclatura racional, porém imemorável, com base em dados de sequência (KCNK, KCNQ etc., com sufixos numéricos). Quanto a nós, precisamos nos adaptar ao jargão pouco poético de rótulos como hERG (que – não se surpreenda – refere-se a "gene humano relacionado a *ether-a-go-go*"), TWIK, TREK e TASK.

- *Canais de potássio com domínio de dois poros*, que apresentam quatro hélices e duas alças P. Exibem retificação de efluxo, exercendo forte influência de repolarização, opondo-se a qualquer tendência à excitação. Esses canais podem contribuir para a condutância do K^+ em repouso em muitas células e são suscetíveis à regulação por meio das proteínas G. Alguns tipos foram implicados na ação de anestésicos locais, como o **isoflurano** (ver Capítulo 41).

Para mais detalhes e informações sobre os canais de potássio e os vários fármacos e toxinas que os afetam, ver Jenkinson (2006) e Alexander et al. (2021).

As anormalidades hereditárias dos canais de potássio (canalopatias) contribuem para um número rapidamente crescente de doenças cardíacas, neurológicas e de outros tipos. Entre eles, destaca-se *síndrome do QT longo*, associada a mutações nos canais de potássio voltagem-dependentes cardíacos, causando episódios de parada ventricular que podem resultar em morte súbita. O prolongamento do intervalo QT induzido por fármacos constitui um efeito colateral indesejado de vários fármacos (ver Capítulos 20 e 58), incluindo a **metadona** e vários agentes antipsicóticos. Hoje em dia, os novos fármacos são submetidos a rastreamento para essa propriedade no início de seu processo de desenvolvimento (ver Capítulo 60). Alguns tipos de surdez e epilepsia familiares estão associados a mutações nos canais de potássio voltagem-dependentes (Imbrici et al., 2016).

Tabela 4.2 Tipos e funções dos canais de K^+.

Classe estrutural[a]	Subtipos funcionais[b]	Funções	Efeitos de fármacos	Comentários
Voltagem-dependentes (6T, 1P)	Canais de K^+ voltagem-dependentes	Repolarização do potencial de ação	Bloqueados por tetraetilamônio, 4-aminopiridina	No coração, os subtipos incluem os canais hERG e LQT, que estão envolvidos em arritmias congênitas ou induzidas por fármacos
		Limita a frequência máxima de disparo	Certos subtipos são bloqueados por dendrotoxinas (do veneno da serpente mamba)	Outros subtipos podem estar envolvidos em formas hereditárias de epilepsia
	Canais de K^+ ativados por Ca^{2+}	Inibição após estímulos que aumentam a $[Ca^{2+}]$	Determinados subtipos são bloqueados pela apamina (do veneno de abelha) e pela caribdotoxina (do veneno de escorpião)	Importantes em muitos tecidos excitáveis para limitar as descargas repetitivas; também encontrados em células secretoras
Retificadores de influxo (2T, 1P)	Ativados pela proteína G	Modulam efeitos dos GPCRs acoplados a Gi/Go, que causam inibição pelo aumento da condutância ao K^+	Agonistas e antagonistas dos GPCRs. Alguns são bloqueados pela tertiapina Q (do veneno de abelha)	Outros canais de K^+ retificadores de influxo importantes nos rins
	Sensíveis ao ATP	Encontrados em muitas células. Os canais abrem-se quando a [ATP] está baixa, causando inibição. Importantes no controle da secreção de insulina no pâncreas	A associação de um subtipo ao receptor de sulfonilureia (SUR) resulta em modulação por esses fármacos (p. ex., **glibenclamida**), que fecham os canais, e por ativadores dos canais de K^+ (p. ex., **diazóxido, minoxidil**), que relaxam o músculo liso	
Domínio de dois poros (4T, 2P)	Vários subtipos identificados (TWIK, TRAAK, TREK, TASK etc.)	A maioria é insensível à voltagem; alguns normalmente estão abertos e contribuem para a condutância ao K^+ "em repouso". Modulados por GPCRs	Certos subtipos são ativados por anestésicos voláteis (p. ex., isoflurano). Não existem agentes bloqueadores seletivos	A nomenclatura é enganosa, particularmente quando são incorretamente designados como canais de dois poros

[a]As estruturas dos canais de K^+ (ver Figura 3.20) são definidas de acordo com o número de hélices transmembranares (T) e o número de alças formadoras de poros (P) em cada subunidade α. Os canais funcionais contêm diversas subunidades (frequentemente quatro), que podem ser idênticas ou diferentes e que, em geral, estão associadas a subunidades acessórias (β).
[b]Foram identificadas diversas variantes moleculares em cada subtipo funcional; com frequência, são restritas a determinadas células e tecidos. O significado fisiológico e farmacológico dessa heterogeneidade ainda não foi elucidado.
GPCR, receptor acoplado à proteína G; hERG, gene humano relacionado a *ether-a-go-go*; LQT, síndrome do QT longo.

> **Canais iônicos e excitabilidade elétrica**
>
> - As células excitáveis geram um potencial de ação do tipo tudo ou nada em resposta à despolarização da membrana. Isso ocorre na maioria dos neurônios, nas células musculares e em algumas células glandulares. A base iônica e a evolução temporal da resposta variam de acordo com o tecido
> - A resposta regenerativa resulta da corrente de despolarização associada à abertura dos canais de cátions voltagem-dependentes (principalmente Na^+ e Ca^{2+}). É terminada pela inativação desses canais, acompanhada de abertura dos canais de K^+
> - Existem muitas variedades moleculares desses canais voltagem-dependentes, com funções específicas em diferentes tipos de células
> - A membrana da célula "em repouso" é relativamente permeável ao K^+, porém impermeável ao Na^+ e ao Ca^{2+}. Os fármacos ou mediadores que abrem os canais de K^+ reduzem a excitabilidade da membrana, assim como os inibidores da função dos canais de Na^+ ou de Ca^{2+}. O bloqueio dos canais de K^+ ou a ativação dos canais de Na^+ ou de Ca^{2+} aumentam a excitabilidade
> - As células do músculo cardíaco, alguns neurônios e algumas células musculares lisas geram potenciais de ação espontâneos, cuja amplitude, frequência e ritmo são afetados por fármacos que alteram a função dos canais iônicos.

CONTRAÇÃO MUSCULAR

Os efeitos de fármacos sobre o mecanismo contrátil do músculo liso constituem a base de muitas aplicações terapêuticas, visto que o músculo liso é um importante componente da maioria dos sistemas fisiológicos, incluindo os vasos sanguíneos e os sistemas gastrointestinal, respiratório e urinário. Durante muitas décadas, a farmacologia do músculo liso com sua tecnologia de marca registrada – o banho de órgãos isolados – manteve-se no centro do palco farmacológico, e nem o tema nem a tecnologia mostraram qualquer sinal de fadiga, embora o palco tenha ficado muito mais cheio. A contratilidade do músculo cardíaco e do músculo esquelético também constitui o alvo de importantes efeitos de fármacos.

Embora a base molecular da contração seja semelhante em cada caso, isto é, uma interação entre a actina e a miosina, impulsionada pelo ATP e iniciada por um aumento da $[Ca^{2+}]_i$, existem diferenças entre esses três tipos de músculo, que respondem pelas suas diferentes capacidades de resposta a fármacos e a mediadores químicos.

Essas diferenças (Figura 4.9) envolvem (1) a conexão entre os eventos na membrana e a elevação da $[Ca^{2+}]_i$ e (2) o mecanismo pelo qual a $[Ca^{2+}]_i$ regula a contração.

MÚSCULO ESQUELÉTICO

O músculo esquelético possui um arranjo de túbulos T transversos, que se estendem a partir da membrana plasmática para o interior da célula. O potencial de ação da membrana plasmática depende dos canais de sódio voltagem-dependentes, como ocorre na maioria das células nervosas, e propaga-se rapidamente a partir de seu local de origem, a placa motora (ver Capítulo 14) para o restante da fibra. A membrana dos túbulos T contém canais de cálcio voltagem-dependentes, denominados *receptores de di-hidropiridina* (DHPRs),[6] que respondem à despolarização da membrana conduzida passivamente ao longo dos túbulos T, quando a membrana plasmática é invadida por um potencial de ação. Os DHPRs estão localizados em extrema proximidade dos *RyRs* (ver Capítulo 3) na membrana do RS adjacente, e a ativação desses RyRs provoca liberação de Ca^{2+} pelo RS. O acoplamento direto entre os DHPRs dos túbulos T e os RyRs do RS (conforme ilustrado na Figura 4.9) desencadeia a abertura dos RyRs com a despolarização da membrana. Por meio dessa ligação, a despolarização ativa rapidamente os RyRs, liberando um curto fluxo de Ca^{2+} do RS para o sarcoplasma. O Ca^{2+} se liga à troponina, uma proteína que em geral bloqueia a interação entre a actina e a miosina. Quando ocorre ligação do Ca^{2+}, a troponina se afasta e permite que o mecanismo contrátil entre em ação. A liberação de Ca^{2+} é rápida e breve, e o músculo reage com uma resposta de "espasmo" de curta duração. Trata-se de um mecanismo relativamente rápido e direto, em comparação com o arranjo observado no músculo cardíaco e no músculo liso (ver adiante), que consequentemente é menos suscetível à modulação farmacológica.

MÚSCULO CARDÍACO

O músculo cardíaco difere do músculo esquelético em vários aspectos importantes. A natureza do potencial de ação cardíaco, os mecanismos iônicos subjacentes à sua ritmicidade inerente e os efeitos dos fármacos sobre a frequência e o ritmo cardíacos são descritos no Capítulo 20. O potencial de ação cardíaco varia quanto à sua configuração em diversas partes do coração, porém em geral apresenta um platô com duração de várias centenas de milissegundos após a despolarização rápida inicial. Os túbulos T no músculo cardíaco contêm canais de cálcio do tipo L, que se abrem durante esse platô e possibilitam a entrada de Ca^{2+}. Essa entrada de Ca^{2+} atua sobre os RyRs (um tipo molecular diferente daquele encontrado no músculo esquelético) para liberar Ca^{2+} do RS (ver Figura 4.9). Com diferenças muito pequenas, o mecanismo subsequente por meio do qual o Ca^{2+} ativa a maquinaria contrátil é o mesmo que ocorre no músculo esquelético. A liberação de Ca^{2+} induzida por Ca^{2+} através dos RyRs pode desempenhar um papel em algumas formas de arritmia cardíaca. Mutações dos RyRs estão envolvidas em vários distúrbios da função dos músculos esquelético e cardíaco (Priori e Napolitano, 2005).

MÚSCULO LISO

As propriedades do músculo liso variam de modo considerável em diferentes órgãos, e os mecanismos que ligam os eventos na membrana e a contração são correspondentemente variáveis e mais complexos do que em outros tipos de músculo. Ocorre atividade rítmica espontânea em muitos órgãos por mecanismos que produzem oscilações da $[Ca^{2+}]_i$ (ver Figura 4.2B). Em geral, o potencial de ação do músculo liso é um evento bastante lento e vago, em comparação ao

---

[6] Embora esses canais sejam, para todos os efeitos, apenas uma forma do canal de cálcio do tipo L, o termo *receptor di-hidropiridina* (DHPR) é empregado para indicar que não são idênticos aos canais do tipo L nos neurônios e no músculo cardíaco.

CAPÍTULO 4 • Como Atuam os Fármacos: Aspectos Celulares – Excitação, Contração e Secreção

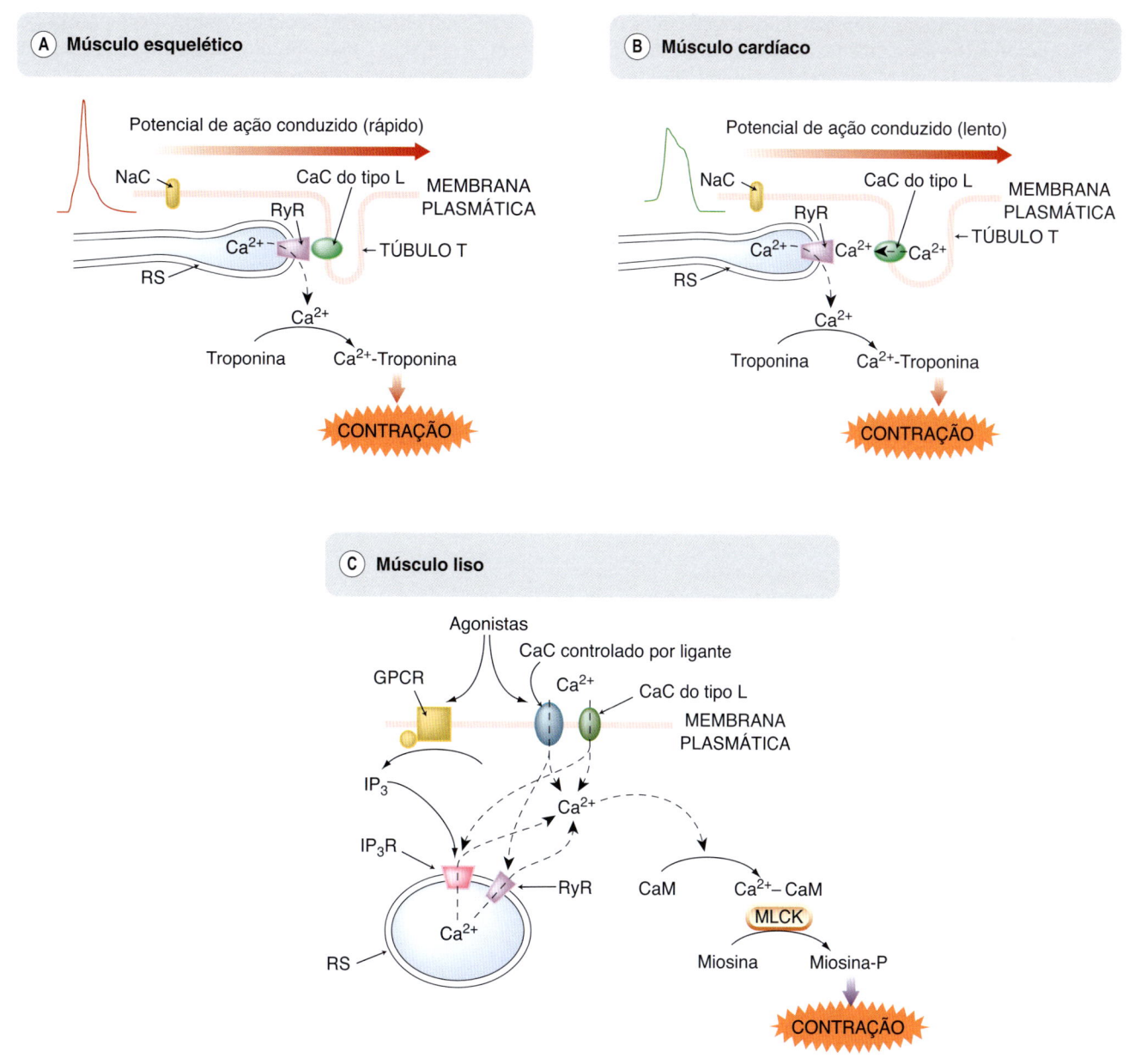

Figura 4.9 Comparação do acoplamento excitação-contração no **(A)** músculo esquelético, **(B)** no músculo cardíaco e **(C)** no músculo liso. Os músculos esquelético e cardíaco diferem sobretudo no mecanismo pelo qual a despolarização da membrana está acoplada à liberação de Ca^{2+}. O canal de cálcio (CaC) e o receptor de rianodina (RyR) estão estreitamente posicionados em ambos os tipos de músculo. No músculo cardíaco, a entrada de Ca^{2+} através dos canais de cálcio voltagem-dependentes inicia a liberação de Ca^{2+} por meio da ativação dos RyRs sensíveis ao Ca^{2+}, ao passo que, no músculo esquelético, os canais de cálcio do sarcolema ativam os RyRs por meio de uma interação física voltagem-dependente. O controle do Ca^{2+} intracelular nas células musculares lisas pode variar, dependendo do tipo de músculo liso. Em termos gerais, a contração do músculo liso é, em grande parte, dependente da liberação de Ca^{2+} dos estoques do RS induzida pelo trifosfato de inositol (IP_3), por meio dos receptores de IP_3 (IP_3R). A contração do músculo liso também pode ser produzida pela entrada de Ca^{2+} através dos canais de cálcio voltagem-dependentes ou controlados por ligantes. O mecanismo pelo qual o Ca^{2+} ativa a contração é diferente e opera mais lentamente no músculo liso, em comparação com o músculo esquelético ou cardíaco. *CaM*, calmodulina; *GPCR*, receptor acoplado à proteína G; *MLCK*, quinase da cadeia leve da miosina; *NaC*, canal de sódio voltagem-dependente; *RS*, retículo sarcoplasmático.

comportamento mais rigoroso dos músculos esquelético e cardíaco, e propaga-se pelo tecido de maneira muito mais lenta e imprecisa. Na maioria dos casos, o potencial de ação é gerado por canais de cálcio do tipo L, e não por canais de sódio voltagem-dependentes, constituindo importante via de entrada de Ca^{2+}. Além disso, muitas células musculares lisas possuem receptores P2X, canais de cátions controlados por ligantes, que possibilitam a entrada de Ca^{2+} quando ativados pelo ATP liberado dos nervos autonômicos (ver Capítulo 13). As células musculares lisas também armazenam Ca^{2+} no RE, a partir do qual pode ser liberado quando o IP_3R é ativado (ver Capítulo 3). O IP_3 é gerado pela ativação de muitos tipos de receptores acoplados à proteína G. Por conseguinte, diferentemente dos músculos esquelético e cardíaco, a liberação de Ca^{2+} e a contração podem ocorrer no músculo liso quando esses receptores são ativados, sem necessariamente envolver a despolarização e a entrada de Ca^{2+} através da membrana plasmática. Os RyRs também estão presentes em muitas células musculares lisas, e a liberação de Ca^{2+} induzida por cálcio através desses canais pode desempenhar um papel na geração da contração muscular (ver Figura 4.9) ou no acoplamento aos canais de K+ ativados por cálcio da membrana plasmática, resultando em hiperpolarização celular, com consequente redução da entrada de Ca^{2+} através dos canais de cálcio voltagem-dependentes (Figura 4.10).

A maquinaria contrátil do músculo liso é ativada quando a *cadeia leve da miosina* sofre fosforilação, desprendendo-a dos filamentos de actina. Essa fosforilação é catalisada por uma quinase, a *quinase da cadeia leve de miosina* (MLCK, do inglês *myosin light-chain kinase*), que é ativada quando se liga à Ca^{2+}-calmodulina (ver Figura 4.9). Uma segunda enzima, a *miosina fosfatase*, reverte a fosforilação e provoca relaxamento. Assim, a atividade da MLCK e da miosina fosfatase exerce um efeito balanceado, promovendo a contração e o relaxamento, respectivamente. As duas enzimas são reguladas por nucleotídeos cíclicos (AMPc e GMPc; ver Capítulo 3), e muitos fármacos que causam contração ou relaxamento do músculo liso modulados por receptores acoplados à proteína G ou por meio de receptores ligados à guanilato ciclase atuam dessa maneira. A Figura 4.10 fornece um resumo dos principais mecanismos pelos quais os fármacos controlam a contração do músculo liso. A complexidade desses mecanismos de controle e interações explica por que os farmacologistas ficaram fascinados por tanto tempo pelo músculo liso. Muitos fármacos atuam por meio da contração ou do relaxamento do músculo liso, particularmente os que afetam os sistemas cardiovascular, respiratório e gastrointestinal, conforme discutido em capítulos posteriores, nos quais são fornecidos detalhes de fármacos específicos e seus efeitos fisiológicos.

> **Contração muscular**
>
> - A contração muscular ocorre em resposta a uma elevação da $[Ca^{2+}]_i$
> - No músculo esquelético, a despolarização provoca a rápida liberação de Ca^{2+} do retículo sarcoplasmático (RS); no músculo cardíaco, o Ca^{2+} entra através de canais voltagem-dependentes, e essa entrada inicial desencadeia a liberação adicional a partir do RS; no músculo liso, o sinal de Ca^{2+} deve-se, em parte, à entrada do Ca^{2+} e, em parte, à liberação do RS modulada pelo trifosfato de inositol (IP_3).
> - No músculo liso, a contração pode ocorrer sem potenciais de ação, por exemplo, quando agonistas nos receptores acoplados à proteína G levam à formação de IP_3
> - A ativação da maquinaria contrátil do músculo liso envolve a fosforilação da cadeia leve da miosina, um mecanismo que é regulado por uma variedade de sistemas de segundos mensageiros.

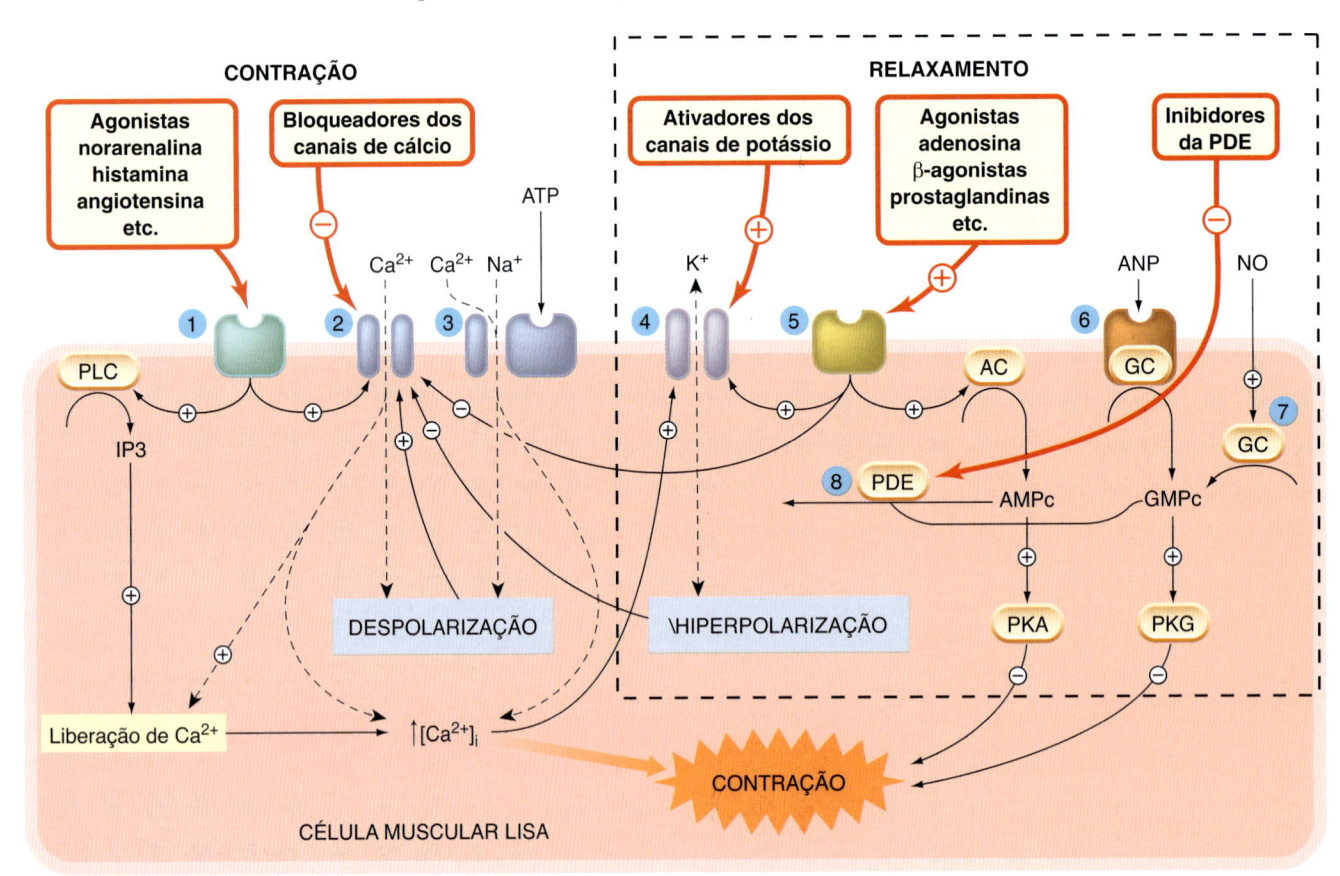

Figura 4.10 Mecanismos que controlam a contração e o relaxamento do músculo liso. *1.* Receptores acoplados à proteína G para agonistas excitatórios, que regulam principalmente a formação de trifosfato de inositol e a função dos canais de cálcio. *2.* Canais de cálcio voltagem-dependentes. *3.* Receptor P2X para ATP (canal de cátions controlado por ligantes). *4.* Canais de potássio. *5.* Receptores acoplados à proteína G para agonistas inibitórios, que regulam principalmente a formação de AMPc e a função dos canais de potássio e de cálcio. *6.* Receptor para o peptídeo natriurético atrial (ANP) acoplado diretamente à guanilato ciclase (GC). *7.* GC solúvel, ativada por óxido nítrico (NO). *8.* Fosfodiesterase (PDE), a principal via de inativação de AMPc e do GMPc. *AC*, adenilato ciclase; *PKA*, proteína quinase A; *PKG*, proteína quinase G; *PLC*, fosfolipase C.

LIBERAÇÃO DE MEDIADORES QUÍMICOS

Grande parte da farmacologia se baseia na interferência com os próprios mediadores químicos do organismo, sobretudo neurotransmissores, hormônios e mediadores inflamatórios. Aqui, discutiremos alguns dos mecanismos comuns envolvidos na liberação desses mediadores, e não será surpreendente constatar que o Ca^{2+} desempenha um papel central. Os fármacos e outros agentes que afetam os vários mecanismos de controle que regulam a $[Ca^{2+}]_i$ também afetam, portanto, a liberação de mediadores, o que explica muitos dos efeitos fisiológicos que eles produzem.

Os mediadores químicos que são liberados das células são classificados em dois grupos principais (Figura 4.11):

- Mediadores que são pré-formados e empacotados em vesículas de armazenamento – algumas vezes denominadas grânulos de armazenamento –, a partir das quais são liberados por *exocitose*. Esse grande grupo compreende todos os neurotransmissores e neuromoduladores convencionais (ver Capítulos 13 e 37), bem como muitos hormônios. Inclui também proteínas secretadas, como citocinas e vários fatores de crescimento (ver Capítulo 17)
- Mediadores que são produzidos de acordo com a demanda e que são liberados por difusão ou por carreadores de membrana.[7] Esse grupo inclui o óxido nítrico (ver Capítulo 19) e muitos mediadores lipídicos (p. ex., prostanoides, ver Capítulo 17) e endocanabinoides (ver Capítulo 18), que são liberados a partir da célula pós-sináptica para atuar de forma retrógrada nos terminais nervosos.

Os íons cálcio desempenham um papel fundamental em ambos os casos, visto que uma elevação da $[Ca^{2+}]_i$ inicia o processo de exocitose e também constitui o principal ativador das enzimas responsáveis pela síntese de mediadores difusíveis.

Além dos mediadores que são liberados pelas células, alguns são formados a partir de precursores no plasma, e dois exemplos importantes são as *cininas* (ver Capítulo 17) e a *angiotensina* (ver Capítulo 21), que são peptídeos produzidos pela clivagem de proteínas circulantes mediada por proteases.

EXOCITOSE

A exocitose, que ocorre em resposta a um aumento da $[Ca^{2+}]_i$, constitui o principal mecanismo de liberação de transmissores (ver Figura 4.11) nos sistemas nervosos periférico e central, bem como nas células endócrinas e nos mastócitos. A secreção de enzimas e de outras proteínas pelas glândulas gastrointestinais e exócrinas e pelas células endoteliais vasculares também é basicamente semelhante. A exocitose (Thorn et al., 2016) envolve a fusão entre a membrana das vesículas sinápticas e a superfície interna da membrana plasmática. As vesículas são pré-carregadas com transmissor armazenado, e a liberação ocorre em pacotes distintos ou *quanta*, representando, cada um deles, a liberação de uma única vesícula. As primeiras evidências desse processo foram obtidas do trabalho de Katz et al., na década de 1950, que registraram "potenciais da placa motora em miniatura"

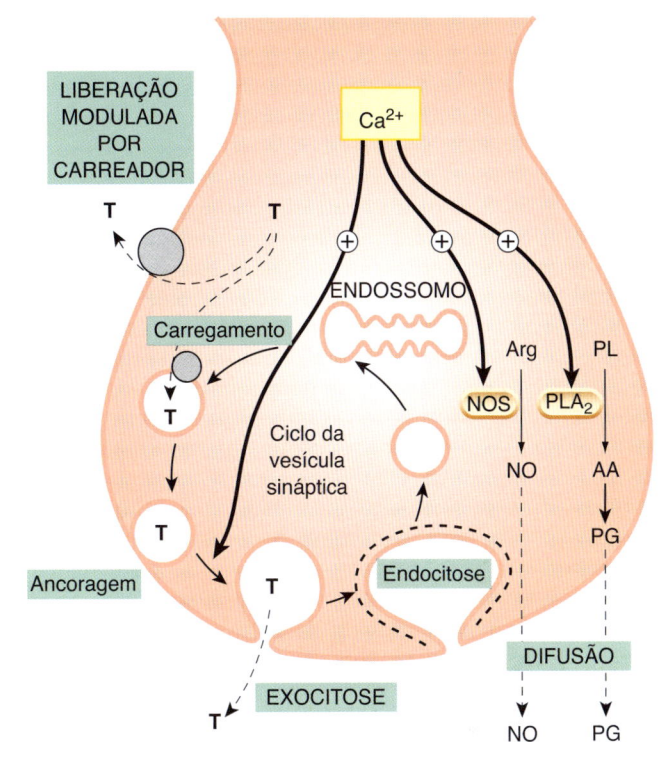

Figura 4.11 Papel da exocitose, do transporte modulado por carreador e difusão na liberação de mediadores. O principal mecanismo de liberação de mediadores de monoamina e peptídeos é a exocitose modulada pelo Ca^{2+}, embora também ocorra liberação modulada por carreador a partir do citosol. T representa um transmissor amínico típico, como a noradrenalina (norepinefrina) ou a 5-hidroxitriptamina. O óxido nítrico (NO) e as prostaglandinas (PGs) são liberados por difusão, tão logo sejam formados a partir da arginina (Arg) e do ácido araquidônico (AA), respectivamente, pela ação de enzimas ativadas por Ca^{2+}, óxido nítrico sintase (NOS) e a fosfolipase A_2 (PLA_2) (ver Capítulos 17 e 19 para mais detalhes).

espontâneos na junção neuromuscular de rã e mostraram que cada um resultava da liberação espontânea de um pacote do transmissor, a acetilcolina.[8] Além disso, mostraram que a liberação provocada por estimulação nervosa ocorria pela liberação sincrônica de várias centenas de *quanta* e era altamente dependente da presença de Ca^{2+} na solução do banho. Evidências inequívocas de que os *quanta* representavam vesículas que liberavam seu conteúdo por exocitose foram obtidas de estudos de microscopia eletrônica, em que o tecido era rapidamente congelado durante a liberação, revelando as vesículas no processo de extrusão, bem como de medidas eletrofisiológicas elegantes, mostrando que a capacitância da membrana (refletindo a área da membrana pré-sináptica) aumentava de maneira gradual com a fusão de cada vesícula e, em seguida, retornava gradativamente à medida que a membrana da vesícula era recuperada da superfície. Há também evidências bioquímicas mostrando que, além do transmissor, ocorre liberação simultânea de outros constituintes das vesículas.

Nas terminações nervosas especializadas para a transmissão sináptica rápida, o Ca^{2+} entra pelos canais de cálcio

---

[7] Pode também ocorrer liberação modulada por carreador, com armazenamento de neurotransmissores em vesículas; todavia, é quantitativamente menos significativa do que a exocitose.

[8] Por esse trabalho, Sir Bernard Katz recebeu o prêmio Nobel em Fisiologia ou Medicina, em 1970. Dividiu o prêmio com Ulf Von Euler e Julius Axelrod, que trabalharam sobre aspectos da transmissão noradrenérgica.

voltagem-dependentes, sobretudo dos tipos N e P/Q (ver Tabela 4.1), e as vesículas sinápticas são "ancoradas" em zonas ativas – isto é, regiões especializadas da membrana pré-sináptica a partir das quais ocorre a exocitose, situadas nas proximidades dos canais de cálcio relevantes e em zonas opostas ricas em receptores da membrana pós-sináptica. Em outros locais em que a velocidade é menos importante, o Ca^{2+} pode se originar de reservas intracelulares, e a organização espacial das zonas ativas não está tão bem definida. É comum que as células secretoras, incluindo os neurônios, liberem mais de um mediador (p. ex., um transmissor "rápido", como o glutamato, e um transmissor "lento", como um neuropeptídeo) a partir de diferentes reservatórios de vesículas (ver Capítulo 13). As vesículas que contêm transmissores rápidos estão localizadas próximo às zonas ativas, ao passo que as vesículas contendo transmissores lentos estão mais distantes. Em virtude de sua estreita organização espacial, a liberação do transmissor rápido ocorre tão logo os canais de cálcio vizinhos se abram, antes que o Ca^{2+} possa sofrer difusão através do terminal, enquanto a liberação do transmissor lento exige uma difusão mais ampla do Ca^{2+}. Como resultado, a liberação de transmissores rápidos ocorre a cada impulso, mesmo com baixas frequências de estimulação, ao passo que a liberação de transmissores lentos só ocorre em frequências mais altas de estimulação. Por conseguinte, as taxas de liberação de ambos dependem fundamentalmente da frequência e do padrão de disparo do neurônio pré-sináptico (Figura 4.12). Nas células não excitáveis (p. ex., a maioria das glândulas exócrinas e endócrinas), o mecanismo lento predomina e é ativado sobretudo pela liberação de Ca^{2+} dos estoques intracelulares.

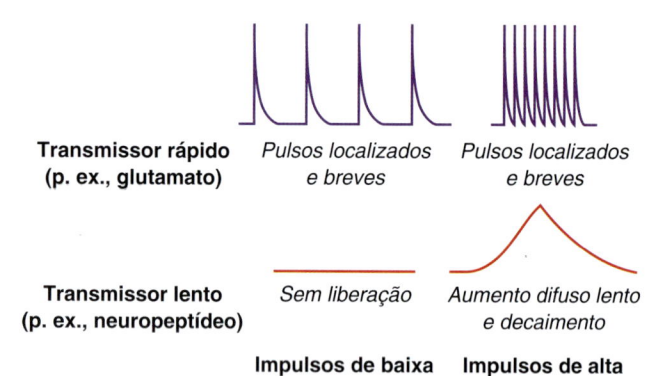

O cálcio provoca exocitose por meio de sua ligação à sinaptotagmina, uma proteína ligada às vesículas, o que favorece a associação entre uma segunda proteína ligada às vesículas, a *sinaptobrevina*, e uma proteína relacionada, a *sintaxina*, na superfície interna da membrana plasmática.

Essa associação faz com que a membrana da vesícula fique em estreita aposição com a membrana plasmática, causando fusão das membranas. Esse grupo de proteínas, conhecidas coletivamente como SNAREs, desempenha um papel fundamental na exocitose.

Após sofrer exocitose, a vesícula vazia[9] é recapturada por endocitose e retorna ao interior do terminal, onde se funde com a membrana endossômica maior. Ocorre brotamento de novas vesículas a partir do endossomo, e essas vesículas captam o transmissor a partir do citosol por meio de proteínas transportadoras específicas e são de novo ancoradas na membrana pré-sináptica. Essa sequência, que em geral leva vários minutos, é controlada por diversas proteínas de tráfego associadas à membrana plasmática e às vesículas, bem como por proteínas do citosol. Até o momento, existem poucos exemplos de fármacos que afetam a liberação de transmissores por meio de sua interação com proteínas sinápticas, embora as neurotoxinas botulínicas (ver Capítulo 14) produzam seus efeitos pela clivagem proteolítica das proteínas SNARE.

MECANISMOS DE LIBERAÇÃO NÃO VESICULARES

Se esse cenário organizado de pacotes de transmissores prontos e aguardando obedientemente para aparecer fora da célula em resposta a uma pequena quantidade de Ca^{2+} parece ser bom demais para ser verdade, esteja certo de que o quadro não é tão simples assim. A acetilcolina, a noradrenalina (norepinefrina) e outros mediadores podem extravasar das terminações nervosas a partir do compartimento citosólico, independentemente da fusão das vesículas, utilizando carreadores na membrana plasmática (ver Figura 4.11). Fármacos como as **anfetaminas**, que liberam aminas a partir dos terminais nervosos centrais e periféricos (ver Capítulos 15 e 39) têm esse efeito ao deslocar a amina endógena das vesículas de armazenamento no citosol, a partir do qual escapa por meio do transportador de monoaminas na membrana plasmática, um mecanismo que não depende de Ca^{2+}.[10]

O óxido nítrico (ver Capítulo 19), os metabólitos do ácido araquidônico (p. ex., prostaglandinas; ver Capítulo 17) e os endocanabinoides (ver Capítulo 18) são exemplos importantes de mediadores que são liberados do citosol por difusão através da membrana ou por extrusão modulada por carreador, e não por exocitose. Os mediadores não são armazenados, mas escapam da célula tão logo sejam sintetizados. Em cada caso, a(s) enzima(s) de síntese é(são) ativada(s) pelo Ca^{2+}, e o controle da taxa de síntese a cada momento depende da $[Ca^{2+}]_i$. Esse tipo de liberação é necessariamente mais lento do que o mecanismo clássico de exocitose; todavia, no caso do óxido nítrico, é rápido o suficiente para atuar como um verdadeiro transmissor (ver Figura 13.5 e Capítulo 19).

Figura 4.12 Dependência da evolução temporal e da frequência para a liberação de transmissores "rápidos" e "lentos". Os transmissores rápidos (p. ex., glutamato) são armazenados em vesículas sinápticas que estão "ancoradas" próximo aos canais de cálcio, voltagem-dependentes na membrana do terminal nervoso, e são liberados em pequenos fluxos quando a membrana é despolarizada (p. ex., por um potencial de ação). Os transmissores lentos (p. ex., neuropeptídeos) são armazenados em vesículas separadas e mais distantes da membrana. A liberação é mais lenta, visto que elas precisam inicialmente migrar para a membrana, o que só ocorre quando a $[Ca^{2+}]_i$ aumenta o suficiente.

---

[9]O conteúdo das vesículas nem sempre pode ser totalmente descarregado. Em vez disso, as vesículas podem sofrer fusão transitória com a membrana celular e liberar apenas parte de seu conteúdo antes de se desconectar (a denominada *exocitose do tipo kiss-and-run* ["beije e fuja"]).

[10]Alguns queijos podem apresentar altos níveis do aminoácido traço, a tiramina, que pode atuar de modo semelhante às anfetaminas e liberar noradrenalina (particularmente em indivíduos tratados com inibidores da monoamina oxidase [MAO], ver Capítulo 48), provocando um intenso episódio simpaticomimético, conhecido como "efeito do queijo".

Liberação de mediadores

- Os mediadores químicos são, em sua maioria, empacotados em vesículas de armazenamento e liberados por exocitose. Alguns não são armazenados, porém sintetizados de acordo com as demandas e liberados por difusão ou por meio de carreadores de membrana
- Ocorre exocitose em resposta a um aumento da $[Ca^{2+}]_i$ como resultado da interação modulada por Ca^{2+} entre proteínas da vesícula sináptica e da membrana plasmática, induzindo a fusão das membranas
- Após liberar o seu conteúdo, as vesículas são recicladas e recarregadas com transmissor
- Muitas células secretoras contêm mais de um tipo de vesículas, que são carregadas com diferentes mediadores e secretadas independentemente
- Os mediadores armazenados (p. ex., neurotransmissores) podem ser liberados diretamente do citosol, em um processo independente do Ca^{2+} e da exocitose, por fármacos que interagem com os mecanismos de transporte da membrana
- Os mediadores que não são armazenados, como os prostanoides, o óxido nítrico e os endocanabinoides, são liberados pelo aumento da $[Ca^{2+}]_i$, que ativa as enzimas responsáveis pela sua síntese

TRANSPORTE EPITELIAL DE ÍONS

Os epitélios secretores de líquidos compreendem os epitélios dos túbulos renais, das glândulas salivares, do sistema gastrointestinal e das vias respiratórias. Em cada caso, as células epiteliais estão dispostas em camadas que separam o compartimento interno (perfundido por sangue) do compartimento do lúmen externo, no qual ou a partir do qual ocorre secreção. A secreção de líquidos envolve dois mecanismos principais que frequentemente coexistem na mesma célula e que, de fato, interagem entre si. Os dois mecanismos (Figura 4.13) estão envolvidos no transporte de Na^+ e de Cl^-, respectivamente.

No caso do transporte de Na^+, ocorre secreção porque o Na^+ entra na célula de maneira passiva em uma das extremidades e é bombeado ativamente na outra extremidade, sendo acompanhado passivamente pela água. Uma classe de canais de sódio epiteliais (ENaCs, do inglês *epithelial sodium channels*) altamente regulados, que possibilitam a entrada de Na^+, é fundamental para esse mecanismo.

Os ENaCs (Hanukoglu, 2021) estão amplamente expressos não apenas nas células epiteliais, mas também em neurônios e em outras células excitáveis, onde a sua função é, em grande parte, desconhecida. São regulados sobretudo pela aldosterona, um hormônio produzido pelo córtex suprarrenal, que aumenta a reabsorção de Na^+ pelos rins (ver Capítulo 29). À semelhança de outros hormônios esteroides, a aldosterona exerce seus efeitos por meio da regulação da expressão gênica (ver Capítulo 3) e provoca um aumento na expressão de ENaC, aumentando, assim, a taxa de transporte de Na^+ e de líquidos. Os ENaCs são bloqueados seletivamente por determinados diuréticos, sobretudo a **amilorida** (ver Capítulo 29), um composto amplamente usado no estudo do funcionamento dos ENaCs em outras situações.

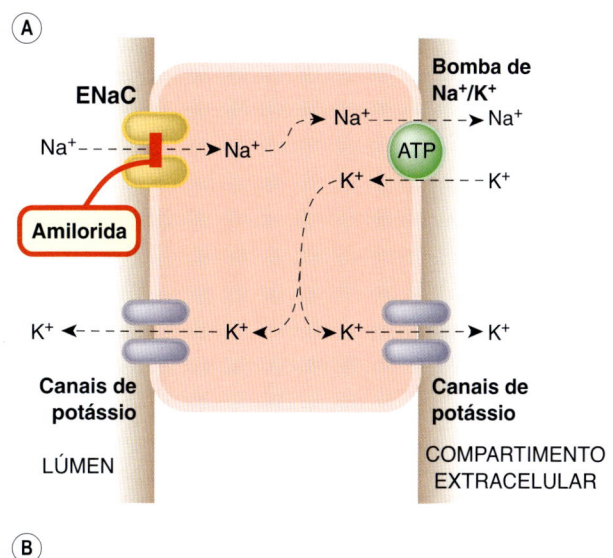

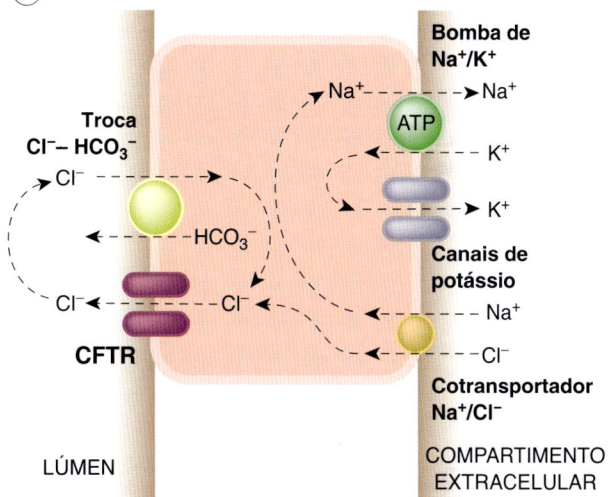

Figura 4.13 Mecanismos generalizados para o transporte epitelial de íons. Esses mecanismos são importantes nos túbulos renais (ver Capítulo 29 para mais detalhes) e em muitas outras situações, como no sistema gastrointestinal e no sistema respiratório. O mecanismo exato pode variar de um tecido para outro, dependendo da expressão e da localização dos canais e das bombas. **A.** Transporte de sódio. Um tipo especial de canal de sódio epitelial (ENaC) controla a entrada de Na^+ dentro da célula a partir da superfície luminal, em que o Na^+ é bombeado ativamente para fora na superfície apical pela bomba de troca de Na^+–K^+. O K^+ se move passivamente através dos canais de potássio. **B.** Transporte de cloreto. O Cl^- sai da célula através de um canal especial de membrana, o regulador da condutância transmembranar da fibrose cística (CFTR, do inglês *cystic fibrosis transmembrane conductance regulator*), após entrar na célula a partir da superfície apical por meio do cotransportador de Na^+/Cl^- ou na superfície luminal, por meio do cotransportador de Cl^-/HCO_3^-.

O transporte de cloreto é particularmente importante nas vias respiratórias e no sistema gastrointestinal. Nas vias respiratórias, é essencial para a secreção de líquido, ao passo que, no cólon, modula a reabsorção de líquidos, sendo a diferença devido à disposição diferente dos vários transportadores e canais em relação à polaridade das células. O esquema simplificado apresentado na Figura 4.13B representa a situação existente no pâncreas, onde a secreção depende do transporte de Cl^-. A molécula-chave no transporte do Cl^- é o *regulador da condutância transmembranar da fibrose cística* (CFTR, do inglês *cystic fibrosis transmembrane conductance regulator*), assim denominado porque estudos iniciais sobre a doença hereditária fibrose cística mostraram que ela estava associada a um comprometimento da condutância de Cl^- na membrana das células epiteliais secretoras. Foi constatado que o gene *CFTR*, identificado como resultado de estudos laboriosos de ligação gênica e isolado em 1989, codifica um canal iônico condutor de Cl^-. Mutações do *CFTR* levam a consequências fisiológicas graves, com comprometimento resultante da secreção, particularmente nas vias respiratórias, mas também em muitos outros sistemas, como as glândulas sudoríparas e o pâncreas. Estudos de mutações do gene *CFTR* associadas a doenças (ver Capítulo 28) revelaram muitos aspectos sobre os mecanismos moleculares envolvidos no transporte de Cl^- (Wang et al., 2014).

Tanto o transporte de Na^+ quanto o do Cl^- são regulados por mensageiros intracelulares, sobretudo pelo Ca^{2+} e pelo AMPc. Este último exerce seus efeitos por meio da ativação de proteína quinases, causando, assim, fosforilação dos canais e dos transportadores. O próprio CFTR é ativado pelo AMPc. No sistema gastrointestinal, o aumento na formação de AMPc provoca um acentuado aumento na taxa de secreção de líquidos, um efeito que leva à diarreia copiosa provocada pela cólera (ver Capítulo 3) e por condições inflamatórias nas quais ocorre aumento na formação de prostaglandinas (ver Capítulo 17). A ativação dos receptores acoplados à proteína G, que induz a liberação de Ca^{2+}, também estimula a secreção, possivelmente pela ativação do CFTR. Em capítulos posteriores, são apresentados muitos exemplos de fármacos que afetam a secreção epitelial por meio da ativação ou do bloqueio dos receptores acoplados à proteína G.

> **Transporte epitelial de íons**
>
> - Muitos epitélios (p. ex., túbulos renais, glândulas exócrinas e vias respiratórias) são especializados no transporte de íons específicos
> - Esse tipo de transporte depende de uma classe especial de ENaCs, que possibilita a entrada de Na^+ dentro da célula em uma superfície, acoplada à extrusão ativa de Na^+, ou a troca por outro íon na superfície oposta
> - O transporte de ânions depende de um canal de cloreto específico (o *CFTR*), cujas mutações resultam em fibrose cística
> - A atividade dos canais, das bombas e dos transportadores de troca é regulada por vários segundos mensageiros e receptores nucleares, que controlam o transporte de íons de maneiras específicas.

BIBLIOGRAFIA E LEITURA COMPLEMENTAR

Referências gerais

Alexander, S.P.H., Mathie, A., Peters, J.A., et al., 2021. The concise guide to pharmacology 2020/21: ion channels. Br. J. Pharmacol. 178, S157–S245.
Berridge, M.J., 2014. Cell Signalling Biology. Portland Press, London. Available at: https://doi.org/10.2218/gtopdb/F78/2021.3. www.cellsignallingbiology.org.
Berridge, M.J., 2016. The inositol trisphosphate/calcium signaling pathway in health and disease. Physiol. Rev. 96, 1261–1296.
Blair, N.T., Carvacho, I., Chaudhuri, D., et al., 2019. Transient Receptor Potential Channels (TRP) (Version 2019.3) in the IUPHAR/BPS Guide to Pharmacology Database. IUPHAR/BPS Guide to Pharmacology. Available at: https://doi.org/10.2218/gtopdb/F78/2021.3.
Kandel, E.R., Koester, J.D., Mack, S.H., Siegelbaum, S.A., 2021. Principles of Neural Science, sixth ed. McGraw-Hill, New York.
Katz, B., 1966. Nerve, Muscle and Synapse. McGraw-Hill, New York.
Lewis, R.S., 2020. Store-operated calcium channels: from function to structure and back again. Cold Spring Harb. Perspec. Biol. 12, a035055.
Morgan, A.J., Davis, L.C., Ruas, M., Galione, A., 2015. TPC: the NAADP discovery channel? Biochem. Soc. Trans. 43, 384–389.
Parrington, J., Lear, P., Hachem, A., 2015. Calcium signals regulated by NAADP and two-pore channels–their role in development, differentiation and cancer. Int. J. Dev. Biol. 59, 341–355.

Excitação e canais iônicos

Catterall, W.A., Lenaeus, M.J., Gamal El-Din, T.M., 2020. Structure and pharmacology of voltage-gated sodium and calcium channels. Ann Rev. Pharmacol. Toxicol. 60, 133–154.
Hille, B., 2001. Ionic Channels of Excitable Membranes. Sinauer Associates, Sunderland.
Imbrici, P., Liantonio, A., Camerino, G.M., et al., 2016. Therapeutic approaches to genetic ion channelopathies and perspectives in drug discovery. Front. Pharmacol. 7, 121.
Jenkinson, D.H., 2006. Potassium channels – multiplicity and challenges. Br. J. Pharmacol. 147 (Suppl. 1), 63–71.

Contração muscular

Berridge, M.J., 2008. Smooth muscle cell calcium activation mechanisms. J. Physiol. 586, 5047–5061.
Priori, S.G., Napolitano, C., 2005. Cardiac and skeletal muscle disorders caused by mutations in the intracellular Ca^{2+} release channels. J. Clin. Invest. 115, 2033–2038.
Van Petegem, F., 2012. Ryanodine receptors: structure and function. J. Biol. Chem. 287 (31), 31624–31632.

Secreção e exocitose

Hanukoglu, I., 2021. Epithelial sodium channel (ENaC). IUPHAR/BPS guide to pharmacology. CITE 2021 (2). Available at: https://doi.org/10.2218/gtopdb/F122/2021.2.
Thorn, P., Zorec, R., Rettig, J., Keating, D.J., 2016. Exocytosis in non-neuronal cells. J. Neurochem. 137, 849–859.
Wang, Y., Wrennall, J.A., Cai, Z., Li, H., Sheppard, D.N., 2014. Understanding how cystic fibrosis mutations disrupt CFTR function: from single molecules to animal models. Int. J. Biochem. Cell Biol. 52, 47–57.

Princípios Gerais • SEÇÃO 1

Como Atuam os Fármacos: Biofármacos e Terapia Gênica

5

CONSIDERAÇÕES GERAIS

Neste capítulo, discutiremos as propriedades de um grupo de agentes terapêuticos conhecidos coletivamente como *biofármacos*. Essas são adições relativamente recentes ao nosso arsenal terapêutico, porém já tiveram grande impacto no tratamento de doenças genéticas raras e de doenças crônicas, como a artrite reumatoide. O número de biofármacos aprovados para uso clínico está aumentando rápido, e o setor deverá assumir ainda mais significado no futuro. Introduzimos aqui os biofármacos baseados em proteínas e em oligonucleotídeos (em grande parte, derivados do RNA), destacamos as principais diferenças com os fármacos de pequenas moléculas "convencionais" e explicamos como são fabricados, como atuam e como são metabolizados. Em seguida, apresentamos os conceitos centrais da *terapia gênica*, discutimos os aspectos promissores e os problemas associados a essa modalidade terapêutica e evidenciamos alguns sucessos recentes.

INTRODUÇÃO

Este capítulo trata das características farmacológicas gerais dos fármacos baseados em proteínas e ácidos nucleicos produzidos com o uso de técnicas de "engenharia genética" ou de química sintética. Muitos desses fármacos preencheram nichos terapêuticos que outros de "pequenas moléculas" mais convencionais foram incapazes de ocupar. Pode-se ter uma ideia do vigor do setor biofármaco a partir do tamanho total do mercado, estimado em mais de 320 bilhões de dólares até 2026.

Os fármacos descritos neste capítulo são denominados biofármacos, porém o que é incômodo para autores de livros didáticos e seus leitores é o fato de não haver consenso sobre o que de fato constitui um "biofármaco" em oposição a um fármaco convencional. Uma característica diferencial aparentemente óbvia é se o fármaco é predominantemente de natureza "química" (como quase todos os fármacos de pequenas moléculas neste livro) ou de origem ou fabricação "biológica" (como a insulina ou o hormônio do crescimento). Infelizmente, essa distinção simplista é logo anulada quando consideramos que os fármacos de "pequenas moléculas" (como a **morfina** ou a **penicilina**) são produtos vegetais ou fúngicos, enquanto outras "moléculas biológicas", como peptídeos curtos ou oligonucleotídeos *antissense* (ASOs) podem ser sintetizados com o uso de técnicas de química orgânica.

Outro problema é a postura adotada pelas principais agências reguladoras. Do ponto de vista histórico, a Food and Drug Administration (FDA) dos EUA e os seus homólogos europeus usaram definições ligeiramente diferentes para a classificação dos "biofármacos", o que tem efeitos profundos sobre as empresas que os fabricam, afetando suas obrigações regulamentares, modelos de negócios, registros de patentes, investimento financeiro e até mesmo relações públicas. Como um comentarista (Rader, 2008) declarou: "O resultado é uma situação que lembra Babel, com caos e anarquia terminológicos que confundem a comunicação, as análises comparativas e de indústria, compreensão e regulação".

Há também aqui outro problema semântico desagradável que deve ser assinalado: esses fármacos são, com frequência, designados simplesmente como "biológicos" em discussões e artigos acadêmicos para maior conveniência, porém esse termo também é empregado para se referir a *quaisquer* reagentes biológicos (p. ex., exames laboratoriais à base de anticorpos, hemoderivados e assim por diante). Portanto, por motivos de maior clareza, usaremos o termo *biofármaco* neste capítulo. Começaremos com uma discussão sobre os biofármacos de proteínas e oligonucleotídeos.

BIOFÁRMACOS DE PROTEÍNAS E PEPTÍDEOS

O uso de proteínas como agentes terapêuticos não é uma ideia nova. A insulina, extraída do tecido pancreático animal (ver Capítulo 31), e o hormônio do crescimento humano (extraído outrora de hipófise de cadáveres humanos; ver Capítulo 33) foram as primeiras proteínas terapêuticas usadas; durante muitos anos, esses extratos purificados representavam a única opção para o tratamento de distúrbios por deficiência de hormônios proteicos. Entretanto, havia problemas. As dificuldades técnicas na extração do hormônio a partir dos tecidos frequentemente resultavam em um rendimento decepcionante. A administração de hormônios animais (p. ex., insulina porcina) a humanos não forneceu uma solução fácil. Essas insulinas podiam desencadear uma resposta imune, e havia também outro perigo insidioso – a transmissão de agentes infecciosos entre espécies ou entre pessoas. Isso foi evidenciado na década de 1970, quando foram observados casos da *doença de Creutzfeldt-Jakob neurodegenerativa* (ver Capítulo 40) em pacientes que tinham sido tratados, algumas vezes décadas antes, com hormônio do crescimento humano obtido de cadáveres. Esse problema grave e, em algumas ocasiões, potencialmente fatal foi atribuído à contaminação das hipófises dos doadores com *príons* infecciosos (ver Capítulo 40). Felizmente, o advento das técnicas de "engenharia genética" ofereceu uma nova maneira de lidar com essas questões problemáticas.

Os biofármacos de proteínas utilizados hoje são algumas vezes classificados como agentes de primeira ou de segunda geração. Os biofármacos de *primeira geração* são, em geral, cópias simples dos hormônios ou de outras proteínas provenientes dos seres humanos, preparados por *transdução* do gene humano em um *sistema de expressão* apropriado (uma linhagem celular que produz a proteína com bom rendimento); em seguida, a *proteína recombinante* é coletada e purificada para uso como fármaco. O primeiro agente a ser produzido dessa forma foi a insulina humana recombinante, em 1982. Os biofármacos de *segunda geração* são aqueles que foram obtidos de alguma maneira por *engenharia genética*, ou seja, o gene foi deliberadamente modificado antes da transdução, de modo que a estrutura da proteína recombinante é alterada, ou alguma alteração é feita no produto final purificado. Em geral, essas mudanças são realizadas com o objetivo de melhorar algum aspecto do perfil de atividade da proteína. As insulinas recombinantes humanas desenvolvidas para ter uma ação mais rápida ou mais longa estão entre as primeiras dessa classe a serem comercializadas, e a Tabela 5.1 fornece outros exemplos.

MÉTODOS DE PRODUÇÃO

Existem vários desafios técnicos e outros associados à fabricação de qualquer tipo de proteína recombinante, e um dos mais urgentes é a escolha do sistema de expressão. As proteínas recombinantes podem ser convenientemente expressas em sistemas bacterianos (p. ex., *Escherichia coli*), que crescem rápido e, em geral, são fáceis de manipular. As desvantagens dessa abordagem incluem o fato de que o produto final pode conter endotoxinas bacterianas, que precisam ser removidas antes da administração do fármaco aos pacientes, bem como de que as células bacterianas diferem das células dos mamíferos nos padrões de *processamento pós-tradução* (p. ex., glicosilação) das proteínas, o que pode afetar a sua ação biológica. Para contornar esses problemas, células de mamíferos (p. ex., ovário de *hamster*-chinês [CHO]) também podem ser usadas como sistemas de expressão, embora essas células exijam uma cultura mais cuidadosa, cresçam mais lentamente do que as bactérias e gerem menos produto, o que contribui para o custo do medicamento final.

Várias tecnologias emergentes estão preparadas para transformar o processo de produção no futuro. O uso de plantas (Huebbers e Buyel, 2021; Moon et al., 2019) ou algas (Rosales-Mendoza et al., 2020; Taunt et al., 2018) para produzir proteínas recombinantes obviamente tem potencial considerável. O conceito associado de "alimento terapêutico", em que biofármacos ou vacinas são incorporados dentro da planta, de modo que o próprio alimento se torne o agente terapêutico (Cebadera Miranda et al., 2020), teria vantagens óbvias no tratamento de grandes populações, em particular nos países em desenvolvimento, se os desafios legislativos e éticos, bem como os problemas farmacêuticos de entrega desses fármacos por via oral, pudessem ser superados (Homayun et al., 2019). Olhando para o futuro, alguns biofármacos poderão ser produzidos com o uso da tecnologia de impressão 3D (Evans et al., 2021), agilizando de maneira considerável a produção.

PROTEÍNAS MODIFICADAS

Existem várias maneiras por meio das quais as proteínas podem ser alteradas antes de sua expressão. É possível recorrer à mudança da sequência de nucleotídeos do gene codificante para alterar aminoácidos únicos ou, na verdade, segmentos inteiros da cadeia polipeptídica. As razões para modificar as proteínas dessa maneira incluem:

- Melhora das propriedades farmacocinéticas
- Criação de novas proteínas de *fusão* ou outras proteínas
- Redução da imunogenicidade, por exemplo, pela *humanização* da proteína.

Com frequência, é útil modificar as propriedades farmacocinéticas das proteínas recombinantes. Por exemplo, mudanças na estrutura da insulina humana forneceram uma forma do hormônio que não se autoassocia (*i. e.*, se "aglomera") durante o armazenamento e, portanto, é de ação mais rápida e mais fácil de controlar. A meia-vida das proteínas no sangue frequentemente pode ser prolongada por PEGuilação (ver Capítulo 11), isto é, adição de polietilenoglicol (PEG) à molécula. Essa abordagem de *mudança pós-tradução* tem sido aplicada a hormônios humanos, como o hormônio de crescimento recombinante, interferons e outros. Não se trata meramente de uma conveniência para os pacientes; esse processo também reduz o custo global do tratamento, o que representa um importante fator na adoção de qualquer tipo de terapia.

As *proteínas de fusão* compreendem duas ou mais proteínas modificadas (por modificação de seus genes), de modo que sejam expressas como uma única cadeia polipeptídica, algumas vezes unida por um ligante curto. Um exemplo é

Tabela 5.1 Alguns exemplos de biofármacos de proteínas.

Classe	Biofármaco	Mudança	Alvo	Indicação	Razão para a mudança
De 1ª geração	Insulina humana	Nenhuma	Receptor de insulina	Diabetes melito	N/A
	Hormônio do crescimento humano	Nenhuma	Receptor do hormônio do crescimento (agonista)	Nanismo hipofisário; síndrome de Turner	N/A
De 2ª geração	Insulina	Sequência de AA	Receptor de insulina	Diabetes melito	Hormônio de ação mais rápida
	Análogo da interferon	Sequência de AA	Replicação viral	Infecção viral	Atividade antiviral superior
	Glicocerebrosidase	Resíduo de carboidrato	Glicocerebrosídeos	Doença de Gaucher	Promove a captação fagocítica
	Análogo da eritropoetina	Resíduo de carboidrato	Receptor de eritropoetina	Anemia	Prolonga a meia-vida
	Hormônio do crescimento humano	Sequência de AA; grupo prostético	Receptor do hormônio do crescimento (antagonista)	Acromegalia	Converte o agonista em antagonista com duração de ação prolongada

AA, aminoácido.

o **etanercepte**, um fármaco anti-inflamatório utilizado no tratamento da artrite reumatoide e de outras condições (ver Capítulo 25). O etanercepte consiste no domínio de ligação do ligante retirado do receptor do fator de necrose tumoral (TNF), unido ao domínio *constante* (Fc) de um anticorpo humano, a imunoglobulina G. A porção do receptor sequestra o TNF endógeno, complexando-o em uma forma inativa, enquanto o fragmento de imunoglobulina aumenta a permanência do fármaco no sangue. A redução da imunogenicidade por meio de bioengenharia é discutida mais à frente.

Talvez a ideia mais interessante na engenharia de modificação de proteínas seja a noção de que o uso de um código genético "modificado" possibilitará a inclusão de aminoácidos não canônicos em biofármacos. Isso proporcionaria várias oportunidades para a descoberta de novos fármacos (Kang et al., 2018). Tal abordagem já produziu pelo menos um medicamento veterinário aprovado (***Pegbovigrastim***, uma forma modificada do fator estimulador de colônias de granulócitos (G-CSF) usada no tratamento da mastite no gado), e vários outros agentes já estão em processo de desenvolvimento.

ANTICORPOS MONOCLONAIS

À semelhança dos primeiros hormônios, os anticorpos monoclonais (mAbs) a princípio usados como terapia foram obtidos por meio de sua transferência a partir de humanos ou animais para pacientes como "antissoros". Convencionalmente, os antissoros são produzidos a partir do sangue de humanos ou animais que se recuperaram de uma infecção ou que foram imunizados. O antissoro contendo altos níveis de anticorpos específicos (p. ex., toxina tetânica, veneno de cobra ou, mais recentemente, proteínas de espícula do SARS-CoV-2) é preparado a partir desse soro e, em seguida, pode ser usado de modo terapêutico para neutralizar patógenos ou outras substâncias perigosas no sangue do paciente receptor. Embora as preparações possam conferir, assim, *imunidade passiva*, elas apresentam diversas desvantagens inerentes que limitam a sua utilidade.

A resposta imune endógena produz uma mistura de *anticorpos policlonais* – isto é, uma mistura *polivalente* de anticorpos de todos os clones de plasmócitos que reagiram a esse antígeno específico. A composição e a eficácia reais variam ao longo do tempo, e, obviamente, existe um limite quanto à quantidade de plasma imune que pode ser coletado em qualquer ocasião. Todavia, em 1975, Milstein e Köhler[1] descobriram um método de produzir, a partir de camundongos imunizados, um *hibridoma* imortalizado, uma fusão de um clone de linfócitos selecionados com uma célula tumoral imortalizada. A linhagem celular do hibridoma poderia ser mantida e expandida indefinidamente, enquanto se preservava a integridade de seu produto. Como consequência, isso proporcionou um método versátil de produção de *mAbs* – uma única espécie de anticorpo *monovalente* – em grande quantidade *in vitro* contra praticamente qualquer antígeno.

Os mAbs terapêuticos podem ser classificados em reagentes de primeira ou de segunda geração, seguindo linhas semelhantes às outras proteínas terapêuticas discutidas antes. Os mAbs de primeira geração eram simplesmente anticorpos monoclonais murinos (ou fragmentos deles), porém esses anticorpos se depararam com vários problemas na clínica. Por serem proteínas murinas, provocaram uma resposta imune em 50 a 75% de todos os receptores humanos, tinham meia-vida curta na circulação humana e eram incapazes de ativar o complemento humano.

A maior parte desses problemas foi superada com o uso de mAbs *quiméricos* ou *humanizados*. Esses dois termos se referem ao grau de modificação da imunoglobulina (Figura 5.1). A molécula de IgG consiste em um domínio Fc e no domínio de ligação do anticorpo (Fab), com regiões *hipervariáveis* que reconhecem e que se ligam ao antígeno em questão. Os genes para os mAbs quiméricos são modificados a fim de conter o cDNA do domínio Fab *murino*, acoplado às sequências do domínio Fc *humano*. Isso prolonga acentuadamente (cerca de cinco vezes) a meia-vida plasmática, visto que, embora a maioria das proteínas plasmáticas sofra renovação muito rapidamente, as imunoglobulinas são uma exceção (é fácil constatar por que isso proporciona uma vantagem seletiva para o hospedeiro). A incorporação de sequências Fc humanas também melhora a funcionalidade do anticorpo na medicina humana. Um avanço adicional (e que constitui, agora, a abordagem preferida) é substituir *toda* a região Fc e Fab com o equivalente humano, com exceção das regiões hipervariáveis, produzindo uma molécula que, embora seja essencialmente de natureza humana, contém apenas o segmento mínimo de sítios de ligação do anticorpo murinos. O anticorpo monoclonal antineoplásico **trastuzumabe** (**Herceptin**®; ver Capítulo 57) é um exemplo desse tipo de anticorpo.

Hoje em dia, é também possível produzir um mAb *totalmente humano*. As técnicas para isso incluem o uso de camundongos "humanizados" geneticamente modificados (GM) que carregam genes de imunoglobulina humanos ou o uso de técnicas de engenharia de anticorpos. Essas proteínas em geral são designadas como mAbs "humanos",

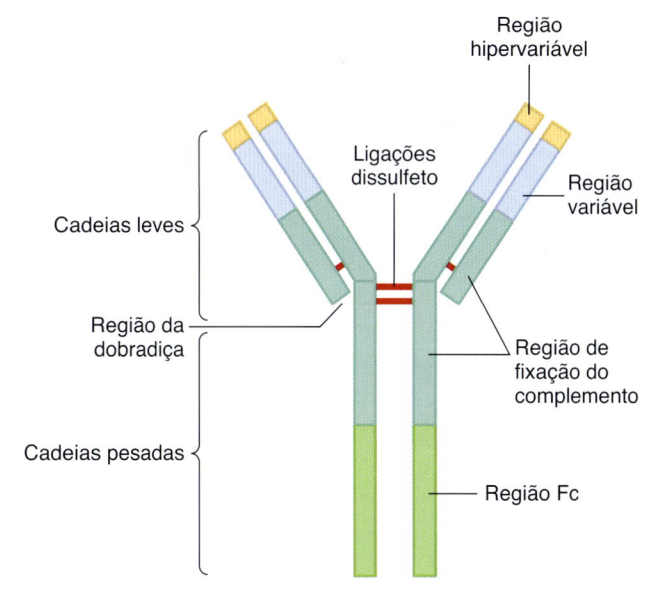

Figura 5.1 Produção de anticorpos monoclonais "quiméricos" e "humanizados" modificados. A molécula de anticorpo com formato em Y consiste em dois domínios principais: o domínio Fc (constante) e o domínio Fab (de ligação do antígeno). Na extremidade das regiões Fab (nos braços do "Y") estão as regiões hipervariáveis que se ligam efetivamente ao antígeno. São produzidos anticorpos quiméricos pela substituição da região Fc murina pelo seu equivalente humano por meio de alteração e *splicing* do gene. Para os anticorpos humanizados, apenas as regiões hipervariáveis murinas são retidas, enquanto o restante da molécula é de origem humana. (De Walsh, G., 2004. Second-generation biopharmaceuticals. Eur. J. Pharm. Biopharm. 58, 185-196.)

---

[1]Receberam o prêmio Nobel de Fisiologia ou Medicina em 1984 por este trabalho.

porém é importante reconhecer que elas ainda podem ser imunogênicas, apesar de serem predominantemente proteínas humanas (Harding et al., 2010).

As preparações de mAbs agora constituem, sem dúvida alguma, o maior setor do mercado de biofármacos e representam a maior parte dos fármacos de maior arrecadação nos últimos anos (citado em Evans et al., 2021). No momento em que este livro está sendo redigido, existem cerca de 80 dessas preparações no mercado (Lu et al., 2020). A Tabela 5.2 fornece alguns exemplos desses fármacos, juntamente com uma explicação do sistema de nomenclatura de difícil pronúncia pelo qual são conhecidos.

No futuro, os anticorpos de outros animais poderão representar um acréscimo útil ao nosso arsenal. Os anticorpos de *Camelídeos* (camelos, lhamas etc.) apresentam uma estrutura molecular mais simples do que anticorpos humanos e, portanto, são mais fáceis de fabricar e de "modificar por engenharia" (Wrapp et al., 2020).

FARMACOLOGIA DE BIOFÁRMACOS DE PROTEÍNAS

Existem diferenças importantes entre as propriedades farmacológicas de proteínas (e de biofármacos de oligonucleotídeos) e aquelas de fármacos de pequenas moléculas convencionais (Tabelas 5.3 e 5.4), que, em parte, são atribuíveis à sua diferença na massa molecular. Os fármacos mais convencionais têm massas moleculares inferiores a 1.000 e, em geral, inferiores a 500 – de fato, acredita-se que esse fator seja importante na obtenção de uma distribuição ideal do fármaco no corpo e de sua atividade biológica. Em contrapartida, até mesmo o menor biofármaco de proteína, a insulina, tem massa molecular de quase 6 kDa, enquanto os anticorpos costumam pesar cerca de 150 kDa. *A grosso modo*, 1 kDa equivale a 1.000 g/mol. Naturalmente, seu tamanho afeta a absorção e a biodisponibilidade dos biofármacos.

Outro fator de distinção entre os dois tipos de fármacos é uma consequência de sua produção. Os fármacos "convencionais" (e peptídeos curtos e oligonucleotídeos) são produzidos por síntese química total (em certas ocasiões, parcial), com características idênticas, onde quer que o composto seja fabricado. Entretanto, esse não é o caso de muitos biofármacos à base de proteínas. O sistema de expressão gênica utilizado para produzir proteínas terapeuticamente ativas difere de uma empresa ou de um laboratório para outro – de maneira deliberada na maioria dos casos, visto que, diferentemente do que ocorre com os próprios genes, os constructos e os sistemas de expressão dos proprietários podem ser patenteados, possibilitando que as farmacêuticas protejam sua propriedade intelectual. Cada sistema de expressão produz um produto ligeiramente diferente quanto à sua pureza, modificações pós-tradução e "impressão digital" da proteína.[2] Isso tem consequências importantes para a regulamentação do fármaco, visto que, diferentemente dos fármacos de pequenas moléculas sintéticos, cada biofármaco é único, e um ditado comum na indústria de biotecnologia é que "o produto é o processo". Em comparação com os fármacos pioneiros, os *agentes biológicos de introdução subsequente* (SEBs, do inglês *subsequent entry biologics*) ou os *agentes biológicos de seguimento* (FOBs, do inglês *follow-on biologics*) podem ser *bioequivalentes* (ou seja, fármacos que

---

[2]A "variação biológica" encontrada quando são utilizadas células vivas para produzir um fármaco obviamente não está presente nos processos químicos medicinais mais precisos. A atividade dos fármacos "químicos" convencionais está relacionada diretamente com as suas propriedades físico-químicas, como peso e pureza, enquanto a atividade dos biofármacos só pode ser medida em "unidades" de atividade.

Tabela 5.2 Algumas terapias atuais com anticorpos monoclonais licenciados.

Fármaco	Tipo	Alvo	Doença
Adalimumabe	mAb totalmente humano	TNF-α	Artrite reumatoide e outras doenças artríticas; doença de Crohn, colite ulcerativa; uveíte
Bevacizumabe	mAb humanizado	VEGF-A	Câncer colorretal; câncer de pulmão não de células pequenas; alguns outros tipos de câncer
Eculizumabe	mAb humanizado	Proteína C5 do complemento	Hemoglobinúria paroxística noturna; síndrome hemolítico-urêmica atípica; miastenia *gravis*; outras
Infliximabe	mAb quimérico	TNF-α	Doença de Crohn; colite ulcerativa; artrite reumatoide e outras doenças artríticas
Nivolumabe	mAb totalmente humano	Receptor de "morte" de MCP-1	Melanoma; câncer de pulmão não de células pequenas; alguns outros tipos de câncer
Omalizumabe	mAb humanizado	Região Fc da IgE	Asma; urticária idiopática crônica
Pembrolizumabe	mAb humanizado	Receptor de "morte" de MCP-1	Melanoma; câncer de pulmão não de células pequenas; câncer de cabeça e pescoço; linfoma; alguns outros tipos de câncer
Rituximabe	mAb quimérico	CD20 (linfócitos B)	Linfoma não Hodgkin; leucemia linfocítica crônica; artrite reumatoide; outras
Trastuzumabe	mAb humanizado	Receptor HER2	Câncer de mama; câncer gástrico
Ustequinumabe	mAb totalmente humano	IL-12; IL-23	Psoríase; artrite psoriática; doença de Crohn

Todos os nomes dos anticorpos monoclonais terapêuticos terminam em "-mabe", precedidos por uma indicação da natureza de sua espécie: -umabe (humano), -omabe (camundongo), -cimabe (quimera), -zumabe (humanizado).
HER2, receptor do fator de crescimento epidérmico humano 2; IgE, imunoglobulina E; IL, interleucina; mAb, anticorpo monoclonal; MCP-1, proteína da morte celular programada 1; TNF-α, fator de necrose tumoral α; VEGF-A, fator de crescimento do endotélio vascular A.

Tabela 5.3 Diferenças entre biofármacos e fármacos de moléculas pequenas convencionais.

Propriedade	Fármaco convencional	Biofármaco de proteína	Biofármaco de oligonucleotídeo
Dimensão	Geralmente < 500 kDa	Geralmente > 5.000 kDa Pequenas proteínas 10^3 a 10^4 kDa mAbs 10^5 kDa	Geralmente ~10^3 kDa
Síntese	Fácil de sintetizar em lotes idênticos	A maior parte consiste em agentes únicos que exigem síntese complexa e purificação	Em geral, fáceis de sintetizar em lotes idênticos
Relação entre dose e resposta	Habitualmente uma relação de efeito previsível entre dose e efeito	Mecanismo de ação complexo, geralmente ligação de alta afinidade, taxas lentas de ativação/inativação, curvas D/R incomuns	Mecanismo de ação complexo. Relação D/R incomum
Farmacocinética	Com frequência, administração oral, absorção e biodisponibilidade variáveis, metabolismo de fase 1 e 2, excreção do fármaco na urina ou nas fezes	Em geral, administração parenteral; biodisponibilidade elevada, meia-vida longa, mecanismos de distribuição e de eliminação atípicos	Em geral, administração *ex vivo* ou tópica. Metabolismo por nucleases e depuração por eliminação renal
Toxicologia e efeitos adversos	Variável, possíveis interações medicamentosas. Efeitos fora do alvo comuns	Imunogenicidade, poucas interações medicamentosas, em geral, menos efeitos adversos fora do alvo	Reações imunes que podem ser problemáticas

mAb, anticorpo monoclonal.

Tabela 5.4 Comparação da farmacocinética entre dois fármacos de moléculas pequenas convencionais e alguns biofármacos.

Tipo	Fármaco	Via[a]	Frequência das doses	$T_{máx}$	$T_{1/2}$	Biodisponibilidade	V
Fármaco convencional	20 mg de sinvastatina	VO	1 por dia	0,7 h	1,5 h	< 5%	215 ℓ/kg
	75 mg de indometacina	VO	1 a 2 por dia	2 a 3 h	2 a 3 h	> 90%	1,0 ℓ/kg
Biofármaco	25 mg de etanercepte	IM	1 a 2 por semana	69 h	102 h	58%	6 a 11 ℓ/kg
	40 mg de adalimumabe	IM	1 por 2 semanas	131 h	10 a 20 dias	64%	4,7 a 6,0 ℓ/kg
	75 mg de omalizumabe	IM	1 por mês	7 a 8 dias	26 dias	62%	5,5 ℓ/kg

[a]Via de administração: *IM*, intramuscular; *VO*, via oral. Todos os dados aproximados a partir da informação do fabricante.
$T_{máx}$, tempo necessário para alcançar a concentração plasmática máxima; $t_{1/2}$, meia-vida; *V*, volume de distribuição.

são intermutáveis com a preparação original e terapeuticamente equivalentes a ela); entretanto, com mais frequência, embora sejam ainda efetivos do ponto de vista terapêutico, eles apresentam propriedades clínicas diferentes.[3] Todavia, cada preparação exige uma aprovação regulatória separada.

Outra questão de fabricação refere-se ao número de etapas necessárias ao preparo dos biofármacos. Com a síntese química, é possível avaliar facilmente a pureza exata do produto final, enquanto as preparações de biofármacos podem não ser homogêneas e conter misturas de diferentes glicoformas da proteína ou, ainda, traços de proteínas bacterianas ou endotoxinas. Isso significa que existe a necessidade de um controle de qualidade muito maior, o que obviamente tem implicações profundas na facilidade de fabricação e no custo unitário final (Revers e Furczon, 2010).

Algumas ações dos biofármacos se assemelham às dos fármacos convencionais: por exemplo, a insulina ou o hormônio do crescimento têm ações idênticas ao hormônio nativo. Entretanto, outros são diferentes. Alguns mAbs imunoneutralizam substâncias indesejadas: por exemplo, o **infliximabe** neutraliza diretamente a citocina TNF, de modo que não produza seu efeito terapêutico. Todavia, outro mAb, o **rituximabe** liga-se ao CD20 nos linfócitos, provocando destruição efetiva das células para diminuir uma resposta imune indesejada. O **ibritumomabe tiuxetana** liga-se também ao CD20, porém libera ^{90}Y para matar as células.

Devido a esses diferentes modos de ação, a relação entre dose e efeito, tão estimada pelos farmacologistas, é muito menos definida. Agoram (2009) destaca alguns dos problemas. No caso dos mAbs, por exemplo, a ligação de

---

[3]Mais uma terminologia desconcertante: os *biossimilares* são fármacos genéricos, com função semelhante ao fármaco original, porém com farmacologia ou toxicologia diferentes; os *biofármacos melhorados* (*biobetters*) são fármacos genéricos, com função semelhante ao fármaco original, porém com farmacologia ou toxicologia superior.

alta afinidade é usual (algumas vezes, uma mistura de ligação específica e inespecífica), as taxas lentas de ativação e desativação são comuns, e o mAb pode ser internalizado, modificando, assim, as propriedades de sua célula-alvo. Algumas vezes, as relações de dose-resposta exibem um formato de sino ou em U. A eritropoetina recombinante humana apresenta uma relação dose-resposta em formato de sino, e, no caso de muitos mAbs, existe uma dose ideal única na qual ocorre imunoneutralização efetiva, em vez dos efeitos proporcionais aos quais estamos mais acostumados quando lidamos com fármacos de pequenas moléculas.

As diferenças na natureza e nas dimensões da maioria dos biofármacos, quando comparados com fármacos convencionais, também têm implicações nas suas propriedades farmacocinéticas. Tendo em vista que as proteínas não costumam sobreviver à administração oral, a maior parte precisa ser administrada por via parenteral, de modo que a biodisponibilidade normalmente é elevada, em comparação com muitos fármacos de pequenas moléculas – com frequência, na faixa de 80 a 100%. Entretanto, exceto no caso da administração intravenosa, a absorção a partir do local de injeção em geral é lenta, e o tempo necessário para alcançar $C_{máx}$ (ou seja, o $T_{máx}$) reflete isso. Todavia, uma vez na circulação, a meia-vida em geral é longa. Como os anticorpos se ligam a seu alvo com alta afinidade, o volume de distribuição é frequentemente pequeno, porém o tráfego transcelular e incomum pode redistribuir o fármaco para outros tecidos (Zhao et al., 2012). A Tabela 5.4 fornece uma comparação da farmacocinética de fármacos de moléculas pequenas convencionais com vários biofármacos.

Os biofármacos de proteínas não são removidos do corpo após o tipo de transformação metabólica e excreção descrito para os fármacos convencionais no Capítulo 10, e alguns anticorpos podem persistir na circulação durante semanas. Em vez disso, a absorção de biofármacos grandes pelo sistema linfático constitui a primeira etapa habitual, seguida de degradação lisossomal. Entretanto, alguns mAbs "pequenos" (< 69 kDa) podem ser eliminados diretamente pelo rim. A imunogenicidade é um problema que afetou de maneira acentuada o desenvolvimento inicial de proteínas como fármacos, e, embora isso tenha sido superado, em grande parte pela "humanização" dos anticorpos e proteínas, continua sendo importante, uma vez que pode alterar as propriedades farmacocinéticas do fármaco (Richter et al., 1999) pelo aumento de sua depuração da circulação.

As interações medicamentosas são menos problemáticas com os biofármacos de proteínas, assim como os problemas gerais de toxicidade e efeitos adversos (embora os efeitos colaterais biológicos adversos possam ser graves), uma vantagem que se reflete na sua aprovação relativamente rápida pelas agências reguladoras. Em parte, isso se deve à sua extraordinária especificidade. De fato, poucos fármacos atualmente se aproximam mais da ideia de uma "bala mágica"[4] do que os mAbs que, em virtude da especificidade do sistema imune, podem inativar alvos únicos com extraordinário grau de precisão.

Ironicamente, essa última propriedade pode causar grandes problemas quando se testam esses fármacos. Em 2006, por exemplo, um ensaio clínico de fase 1 no Reino Unido de um novo mAb (TGN 1412) projetado para ativar linfócitos T (ver Capítulo 7) e, portanto, para tratar a leucemia linfocítica de linfócitos B, acabou muito mal. Todos os seis participantes – desse que foi o primeiro ensaio conduzido em humanos – ficaram gravemente doentes após uma "tempestade de citocinas" e sofreram danos de longa duração. O incidente provocou uma ampla divulgação pela mídia,[5] e, embora a investigação subsequente tenha atribuído a culpa a uma reação biológica "imprevisível" para explicar o desastre, esse evento fez com que muitos refletissem profundamente sobre como esses ensaios clínicos deveriam ser conduzidos no futuro (Muller e Brennan, 2009). Reagentes altamente específicos, como anticorpos monoclonais destinados a uso humano, constituem problemas particulares, visto que podem não apresentar reação cruzada com as proteínas correspondentes de outras espécies, escapando, assim, à detecção dos testes pré-clínicos de segurança habituais em animais. Pode ser que os mAbs "substitutos", que são específicos da espécie, tenham de ser desenvolvidos para teste, em modelos animais, da doença antes da realização de testes em seres humanos.

OLIGONUCLEOTÍDEOS

No momento em que escrevemos este capítulo, os avanços mais notáveis nesta categoria consistem nos biofármacos baseados em RNA. Enquanto o RNA foi descoberto apenas alguns anos depois da publicação revolucionária da estrutura do DNA, era, até início da década de 1990, considerado apenas uma espécie de transportador molecular, que transferia a informação genética do genoma para os ribossomos, onde poderia ser traduzido na proteína apropriada. A descoberta em 1990 de que a injeção de mRNA em tecido muscular poderia aumentar a síntese da proteína correspondente representou um grande avanço conceitual no campo e despertou interesse no uso terapêutico do RNA.

Cerca de 30 anos depois, estamos colhendo os frutos dessa descoberta. O uso de fármacos à base de RNA deverá ter um enorme impacto na farmacologia, ampliando enormemente seu alcance e objetivos (Yu et al., 2020). Parte da razão disso é que as moléculas de RNA são extremamente versáteis e podem ser utilizadas para atingir, como alvo, não apenas outras espécies de RNA, mas também proteínas e até mesmo o próprio DNA, em outras palavras, não apenas o *proteoma*, mas também o *transcriptoma* e o *genoma* da célula. Apenas cerca de 2% do genoma codifica proteínas funcionais; o restante (antes conhecido arrogantemente como "DNA lixo") compreende os *pseudogenes*, isto é, os remanescentes moleculares de antigas infecções virais, alguns (presumivelmente) não funcionais ou informação genética redundante, porém de maneira significativa também inclui uma enorme quantidade de *RNA não codificante longo*. A função desse RNA está apenas emergindo. A perspectiva de direcionar fármacos de RNA (ou, com mais frequência, análogos modificados) nessa parte do transcriptoma aumenta enormemente o número de potenciais alvos de fármacos, muitos dos quais agora podem ser abordados pela primeira vez. Além disso, quando usados em conjunto com outras técnicas moleculares, como o sistema de repetições palindrômicas curtas regularmente interespaçadas (CRISPR, do inglês *clustered regulatory interspersed short palindromic repeats*) para edição do gene Cas (discutido posteriormente), o RNA

---

[4]Foi a ópera de Weber, *Der Freischütz* (O Franco-Atirador, 1821), que introduziu a ideia de uma "bala mágica" que, uma vez disparada, sempre encontra o seu alvo. Ehrlich gostou da ideia e pensou que era uma boa descrição para um fármaco altamente específico. O termo e o conceito aspiracional associado assombraram nossa disciplina desde então.

[5]Um título de tabloide dizia: "Vimos cobaias humanas explodir" (citado por Stobbart et al., 2007).

pode estender o alcance da farmacologia diretamente no genoma para a edição de determinados genes. Trata-se de uma possibilidade espantosa.

Na prática, podemos dividir convenientemente os fármacos de RNA em quatro categorias gerais:

- Fármacos de RNA direcionados para proteínas
- Fármacos de RNA que têm como alvo outros nucleotídeos (RNA ou DNA)
- Fármacos de RNA que de fato são usados para codificar proteínas
- Diversas outras espécies de RNA com potencial farmacológico.

As principais propriedades dessas espécies estão listadas na Tabela 5.5. Consideraremos cada categoria separadamente.

FÁRMACOS DE RNA QUE TÊM COMO ALVO PROTEÍNAS

Os *aptâmeros* são estruturas de fita simples de RNA (ou de DNA). É provável que existam naturalmente em alguns organismos (p. ex., vírus e bactérias), em que desempenham várias funções celulares. Devido à facilidade com que podem ser (quimicamente) sintetizados, e tendo em vista a sua capacidade de adotar muitas estruturas diferentes por meio de ligação intramolecular entre suas bases de nucleotídeos constituintes, os aptâmeros podem ser usados para atingir proteínas (e outras estruturas) como alvo, de maneira muito semelhante aos fármacos de pequenas moléculas convencionais, podendo atuar, assim, em receptores de superfície celular e outros alvos "farmacológicos".

Em 2004, o primeiro aptâmero de RNA aprovado para uso clínico foi licenciado pela FDA. O **pegaptanibe** tem uma estrutura de 28 nucleotídeos com um grupo PEG adicionado. O alvo terapêutico foi a degeneração macular relacionada com a idade (ver Capítulo 27); o fármaco se liga especificamente a uma isoforma do fator de crescimento do endotélio vascular (VEGF) e inibe a sua ação ao bloquear o receptor de VEGF, impedindo-o, assim, de estimular o crescimento de novos vasos sanguíneos.

FÁRMACOS DE RNA QUE TÊM COMO ALVO OUTROS NUCLEOTÍDEOS

OLIGONUCLEOTÍDEOS *ANTISSENSE*

Descobertos em 1978 e, há muito tempo, um elemento básico da pesquisa de laboratório, onde eram usados com grande sucesso para "derrubar" a expressão de genes de interesse, os oligonucleotídeos *antissense* ("ASOs") tiveram agora o seu lugar estabelecido na clínica. Em geral, são oligonucleotídeos de fita simples quimicamente modificados, os quais hibridizam com o mRNA complementar (que, por sua vez, precisa ser de fita simples a fim de participar na tradução) para determinadas proteínas e impedem a transcrição ou a tradução diretamente (visto que as duas fitas formam agora um duplex) ou porque o mRNA alvo é então degradado por RNAses. Em geral, apresentam massas moleculares na faixa de 7 a 15 kDa.

Os ASOs podem atuar de diversas maneiras: por exemplo, o fármaco anticitomegalovírus **fomivirseno** (o primeiro

Tabela 5.5 Tipos de fármacos à base de RNA.

Tipo	Estrutura do RNA	Mecanismo	Comentários
Aptâmeros	De fita simples	Ação direta sobre proteínas e outros alvos	Semelhantes a fármacos de pequenas moléculas. Podem ser modelados ou projetados para ligarem-se a diferentes sítios
Oligonucleotídeos *antissense* (ASOs)	De fita simples	Ligam-se ao mRNA específico por pareamento de bases, resultando em sua inativação ou causando degradação por meio de mecanismo de interferência de RNA	Também podem consistir em oligo-DNA. Atuam melhor no compartimento nuclear. Em geral, 15 a 30 pares de bases
Pequenos RNAs de interferência (siRNAs)	De fita dupla	Mecanismo complexo. Ligam-se ao mRNA específico formando um complexo de "silenciamento induzido por RNA", com consequente inativação	Atuam melhor para alvos citoplasmáticos. Maiores (20 a 24 pares de bases) do que outras espécies de RNA
MicroRNAs (miRNAs)	De fita simples	Ligam-se ao mRNA específico por meio de pareamento de bases, causando degradação ou instabilidade do RNA ou tradução menos eficiente pelos ribossomos	Espécies de RNAs não codificantes endógenas, que regulam a expressão gênica. miRNAs sintéticos podem ser projetados para atuar da mesma maneira. Podem silenciar múltiplos alvos
RNA mensageiro (mRNA)	De fita simples	Atua de maneira semelhante ao mRNA endógeno para aumentar a síntese de proteínas específicas	Maior do que a maioria dos outros fármacos de RNA. Precisa conter uma estrutura adequada e uma fase de leitura aberta para permitir a ocorrência de tradução
RNA guia (gRNA)	De fita simples	Liga-se a uma região-alvo específica do DNA	Menor do que outras espécies de RNA. Pode ser usado em conjunto com o sistema de edição gênica com CRISPR-Cas

CRISPR, repetições palindrômicas curtas regularmente interespaçadas.
De Yu, A.M., Choi, Y.H., Tu, M.J., 2020. RNA drugs and RNA targets for small molecules: principles, progress, and challenges. Pharmacol. Rev. 72, 862-898.

agente desse tipo a ser introduzido, porém agora retirado do mercado por falta de demanda) interrompe a progressão da retinite por citomegalovírus ao bloquear a transcrição de uma proteína viral essencial. O **mipomerseno** reduz a expressão da apolipoproteína B e tem sido usado no tratamento da hipercolesteremia (Figura 5.2), enquanto fármacos como a **eteplirsena** e a **golodirsena** atuam para mitigar a progressão da distrofia muscular de Duchenne de maneira mais complexa. O problema aqui reside em uma mutação (um códon de terminação prematuro) no gene da distrofina, que leva à síntese de uma proteína não funcional; isso resulta em atrofia gradual da massa muscular, com fraqueza progressiva e, por fim, paralisia e morte. Como se trata de um gene ligado ao X, as vítimas são meninos. A **eteplirsena** e a **golodirsena** podem interferir na transcrição do gene defeituoso e reintroduzir uma nova fase de leitura aberta, resultando na transcrição de uma proteína truncada, porém ainda funcional. Existem várias mutações comuns (e, portanto, variantes dessa doença) com diferentes regiões afetadas do gene da distrofina. Por esse motivo, foram desenvolvidos vários fármacos direcionados para éxons diferentes do gene da distrofina. A **eteplirsena** tem como alvo o éxon 51; a **golodirsena** e a **vitolarsena** têm como alvo o éxon 53, e um outro fármaco *antissense*, o **casimerseno** tem como alvo o éxon 45.

PEQUENOS RNAS DE INTERFERÊNCIA

Descobertos em 1998,[6] e à semelhança dos agentes *antissense*, os pequenos RNAs de interferência (siRNAs) também têm como alvo o mRNA, porém por meio de um processo mais complexo. Trata-se de moléculas de RNA de fita dupla, que compreendem uma *fita-guia* e uma *fita passageira*. Após processamento enzimático bastante complexo, a fita passageira é removida, e a fita-guia forma um complexo com o mRNA alvo para formar um *complexo de silenciamento induzido por siRNA* (RISC, do inglês *siRNA-induced silencing complex*). Isso aumenta a quebra do mRNA que codifica uma proteína específica, potencialmente por um longo período (vários meses). De modo geral, os siRNAs são mais efetivos no silenciamento de alvos de mRNA citoplasmático, enquanto os RNAs *antissense* são mais efetivos no compartimento nuclear. São muito instáveis no plasma, e o seu uso como agentes terapêuticos depende de uma modificação química na posição 2' do anel ribose, o que melhora acentuadamente a sua estabilidade (ver Capítulo 60). Outro obstáculo é o acesso a seu local de ação no citoplasma. Um método para obter esse acesso é uma formulação em nanopartículas lipídicas (ver Capítulo 9). Mais recentemente, para medicamentos que atuam nos hepatócitos, esse problema foi resolvido pela conjugação do siRNA quimicamente modificado com tris-N-acetilgalactosamina (Gal-Nac). Este se liga a receptores de asialoglicoproteína (ASGP) expressos por hepatócitos. A ligação à ASGP leva rapidamente à endocitose e à liberação eficiente em um local de ação hepático.

Um fármaco de siRNA aprovado e formulado em nanopartículas lipídicas, a **patisirana**, é usado no tratamento da neuropatia causada por cópias mal enoveladas de transtirretina em pacientes com amiloidose hereditária modulada por transtirretina. Dois outros fármacos de siRNA mais recentemente licenciados são conjugados Gal-Nac, nomeadamente **givosirana** (ilustrada na nossa capa, em combinação com seu complexo RISC) e **inclisirana**. A **givosirana** é usada no tratamento de pacientes com porfiria hepática causada por disrupção da biossíntese do heme no fígado. Atua por meio de quebra do mRNA que codifica a ácido aminolevulínico sintase 1, suprimindo, assim, a síntese dessa enzima hepática induzível para níveis normais. A **inclisirana** (ver Capítulo 22) reduz o colesterol-lipoproteína de baixa densidade

---

[6]Descoberto inicialmente quando os cientistas botânicos perceberam, para sua surpresa, que a introdução do RNA que codifica a enzima produtora de cor nas petúnias tornava as flores *menos* coloridas, e não mais – um processo que denominaram "repressão gênica". Subsequentemente, o siRNA surgiu como um importante mecanismo fisiológico para controlar a expressão gênica e foi reconhecido por ter dado, em 2006, o Prêmio Nobel a Craig Mello e Andrew Fire por suas descobertas seminais em *Caenorhabditis elegans*.

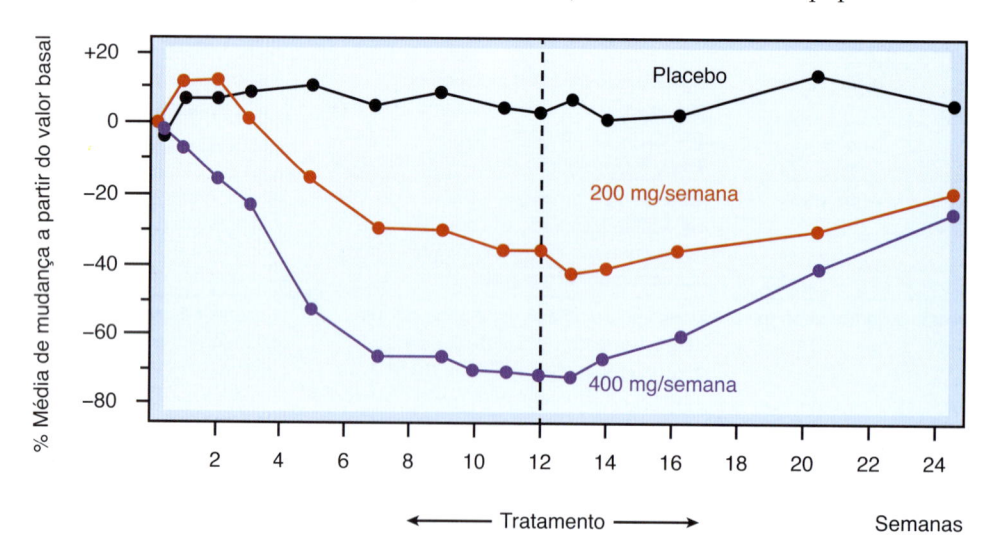

Figura 5.2 Uso de oligonucleotídeos *antissense* para corrigir a hiperlipidemia leve a moderada. O oligonucleotídeo *antissense* **mipomerseno** foi administrado a 50 pacientes durante 13 semanas. Os dados mostram a redução média do colesterol da lipoproteína de baixa densidade (LDL) expressa em termos percentuais a partir das leituras basais realizadas no dia 1, com doses de 200 mg/semana (*vermelho*) e 400 mg/semana (*roxo*) em comparação com um placebo (*preto*). A redução na expressão da apolipoproteína B, causada pelo fármaco, foi exatamente paralela aos dados do colesterol-LDL. Após a interrupção do tratamento (indicado pela *linha tracejada*), os níveis sanguíneos mostraram sinais de retorno aos valores basais, porém ainda estavam reduzidos em 20 a 30% por ocasião da conclusão do estudo nessas doses. (Redesenhada de Geary, R.S., Baker, B.F., Crooke, S.T., 2015. Clinical and preclinical pharmacokinetics and pharmacodynamics of mipomersen (Kynamro®): a second-generation antisense oligonucleotide inhibitor of apolipoprotein B. Clin. Pharmacokinet. 54, 133-146.)

(LDL) por desestabilização do mRNA que codifica PCSK9 e, portanto, supressão da síntese de PCSK9 nos hepatócitos. A inclisirana é administrada por via subcutânea, duas vezes por ano, de modo que é potencialmente útil em cuidados primários. O potencial terapêutico dessa classe extraordinariamente versátil de agentes para o tratamento de doenças tanto raras quanto comuns é discutido com mais detalhes no Capítulo 60.

MICRORNAS

Os microRNAs (miRNAs) são estruturas de fita simples, com peso molecular de cerca de 10 a 12 kDa. São derivados do RNA não codificante envolvido na regulação gênica pós-transcricional. O seu mecanismo de ação é complexo; entretanto, à semelhança dos siRNAs, podem formar um "complexo silenciador" com seu mRNA-alvo. Todavia, diferentemente dos siRNAs, podem alterar de modo simultâneo a expressão de múltiplas transcrições, tornando-os um fármaco experimental (e, possivelmente, terapêutico) versátil. No momento em que este capítulo está sendo redigido, não se dispõe de nenhum fármaco de miRNA na clínica, porém existem vários em fase de ensaio clínico para, por exemplo, a doença de Huntington. Além disso, são particularmente promissores como possíveis substitutos dos miRNAs supressores de tumor (em oposição aos "oncomiRs" pró-tumorais) que são perdidos em alguns tipos de câncer.

FÁRMACOS DE RNA USADOS NA CODIFICAÇÃO DE PROTEÍNAS

Uma vez que a transcrição de cópias de mRNA (de fita simples) de genes constitui a maneira habitual pela qual as células geram proteínas, é óbvio que essa espécie pode ter grande potencial terapêutico na forma de "terapia de substituição". Se determinada proteína não for produzida, ou pelo menos produzida em quantidades suficientes, a administração do mRNA apropriado à célula-alvo poderá proporcionar uma maneira muito atrativa – por certo mais fácil do que usar constructos de DNA ou plasmídeos – de executar o mesmo trabalho.

Uma aplicação particular que recentemente obteve sucesso (além de ganhar as manchetes) tem sido o seu uso em vacinas. Na vacina contra covid-19 da Pfizer-BioNTech amplamente usada para prevenir a infecção pelo SARS-CoV-2, por exemplo, o mRNA para uma versão da proteína da "espícula" completa do vírus é administrado por via intramuscular em partículas nanolipídicas. Em seguida, esse mRNA é traduzido no músculo do hospedeiro para produzir cópias da proteína da espícula do coronavírus, que então é reconhecida pelo sistema imune, que responde com um anticorpo apropriado e linfócitos T. A vacina contra covid-19 da Moderna baseia-se em um mecanismo semelhante.[7]

Para funcionar como mRNA na célula, o constructo sintético precisa conter os sinais moleculares necessários que permitirão seu reconhecimento pela maquinaria de síntese de proteínas. Esses sinais incluem a presença de uma fase de leitura aberta, bem como grupos apropriados 5' e 3' não traduzidos e uma cauda poli(A). Por essa razão, os constructos de mRNA tendem a ser maiores do que os outros fármacos derivados de RNA nesta seção. Além disso, à semelhança de quase todas as outras espécies, precisam ser modificados de alguma forma para evitar a sua destruição por RNAses.

DIVERSAS OUTRAS ESPÉCIES DE RNA COM POTENCIAL FARMACOLÓGICO

Esse grupo compreende vários outros tipos de espécies de RNA que são promissores para uso futuro, mas cujo estado atual de desenvolvimento ainda não está maduro o suficiente para ter realizado esse potencial. O grupo inclui o *RNA-guia* (gRNA), que consiste em pequenos fragmentos de RNA complementar que podem ser usados em conjunto com a técnica de edição de gene CRISPR-Cas, bem como *ribozimas*, que são RNAs cataliticamente ativos.

A Tabela 5.6 fornece alguns exemplos de fármacos à base de RNA já em uso clínico.

PROBLEMAS RELACIONADOS COM BIOFÁRMACOS DE RNA

Há uma série de problemas constitutivos com todos os tipos de biofármacos de RNA. Uma característica particularmente problemática dos fármacos de RNA é o fato de que o sistema imune reconhece o RNA por meio de receptores *Toll* (particularmente TLR 7; ver Capítulo 7) como sendo indicador da presença de um vírus patogênico, o que pode desencadear uma reação imune aberrante e, possivelmente, uma tempestade de citocinas.

Como no caso das proteínas, a administração dos fármacos de RNA não pode ocorrer por via oral e, portanto, precisa se dar por outras vias, como injeção intramuscular ou infusão. Alguns podem ser administrados topicamente (ver Tabela 5.6). Os polinucleotídeos têm uma carga negativa e são de natureza hidrofílica, o que dificulta a sua passagem através das membranas celulares, de modo que o desenvolvimento de sistemas adequados de fornecimento representa outro obstáculo que precisa ser superado para que qualquer tipo de RNA seja útil na clínica. Carreadores lipídicos de várias composições foram testados como sistemas de fornecimento, frequentemente com algum sucesso, porém outras possibilidades incluem a construção de moléculas híbridas, nas quais o RNA é conjugado a outros ligantes para obter uma abordagem mais direcionada. No caso da **givosirana**, por exemplo, um resíduo de *N*-acetilgalactosamina conjugado promove a captação pelo fígado, que é o órgão-alvo.

Como também se poderia antecipar, assim como a exigência de armazenamento a frio da terapia com RNA, a estabilidade do próprio RNA representa um importante problema. As células e os tecidos contêm quantidades abundantes de RNAses, que poderiam destruir rapidamente qualquer RNA administrado. As RNAses são encontradas em impressões digitais, em todas as superfícies e até mesmo no ar que respiramos. Para contornar essa situação, várias estratégias foram elaboradas pelas quais a modificação química da estrutura do nucleotídeo, utilizando com frequência derivados de *metilfosfonato* ou *fosforotioato*, podem oferecer proteção contra essas enzimas. Tais modificações também podem melhorar a propriedades farmacocinéticas desses fármacos, embora exista o risco de aumento da imunogenicidade e, possivelmente também, de toxicidade. A depuração final dos fármacos de RNA (ou fragmentos metabólicos) do corpo ocorre principalmente pelos rins.

---

[7]Segundo relatos, no início de 2022, a Pfizer e a Moderna juntas tiveram um lucro de aproximadamente 100 milhões de dólares por dia apenas com essas duas vacinas.

Tabela 5.6 Alguns fármacos à base de RNA de uso clínico.

Fármaco	Tipo	Doença	Alvo	Mecanismo	Forma posológica
Pegaptanibe[a]	Aptâmero	Degeneração macular relacionada com a idade neovascular	Receptor de isoforma de VEGF	Antagonista direto	Injeção intravítrea (com intervalos de 6 semanas)
Eteplirsena[a]	Oligonucleotídeo *antissense*	Distrofia muscular de Duchenne	Éxon 51 do pré-RNA da distrofina	Altera o *splicing* da versão incorreta da proteína, possibilitando a transcrição de proteína funcional	Infusão intravenosa (semanalmente)
Golodirsena[a]	Oligonucleotídeo *antissense*	Distrofia muscular de Duchenne	Éxon 53 do pré-RNA da distrofina	Impede o *splicing* da versão incorreta da proteína, possibilitando a transcrição de proteína funcional	Infusão intravenosa (semanalmente)
Nusinersena	Oligonucleotídeo *antissense*	Atrofia muscular espinal	mRNA da proteína do neurônio motor de sobrevivência (SMN)	Altera o *splicing* do mRNA da proteína do SMN para produzir a versão correta da proteína	Intratecal (esquema variável)
Patisirana	Pequeno RNA de interferência	Amiloidose modulada por transtirretina hereditária	mRNA da transtirretina	Liga-se ao mRNA para impedir a produção de proteína	Infusão intravenosa (a cada 3 semanas)
Givosirana	Pequeno RNA de interferência	Porfiria hepática aguda	mRNA do ácido d-aminolevulínico sintase 1	Liga-se ao mRNA para causar a sua degradação por meio do RNA de interferência	Injeção subcutânea (mensalmente)
Vacina contra covid-19 Pfizer-BioNTech	mRNA da proteína da "espícula"	Infecção por covid-19 (proteção profilática)	Proteína da "espícula" externa do covid-19	O mRNA nas células musculares produz cópias da proteína da espícula, que são reconhecidas como alvos imunogênicos pelo sistema imune do hospedeiro	Injeção intramuscular (duas doses com intervalo de 21 dias)

[a]Ainda não disponível no Reino Unido.
Dados principalmente de Yu, A.M., Choi, Y.H., Tu, M.J., 2020. RNA drugs and RNA targets for small molecules: principles, progress, and challenges. Pharmacol. Rev. 72, 862-898.

TERAPIA GÊNICA

Surpreendentemente, o primeiro estudo que demonstrou a viabilidade teórica da transferência de genes foi realizado em 1944, quando Avery e colaboradores mostraram que um fator de virulência poderia ser transferido entre duas cepas de pneumococo e identificaram o fator como (o que hoje denominamos) DNA, que nem mesmo era, naquela época, reconhecido como material genético. Entretanto, após a revolução da biologia molecular na década de 1980, a importância desse experimento tornou-se clara, e a noção de que seria possível substituir genes defeituosos ou ausentes se tornou uma perspectiva distante – senão emocionante. É fácil ver a razão disso; em primeiro lugar, é uma abordagem (enganosamente) simples para uma cura radical de literalmente milhares de doenças genéticas raras e outras doenças monogênicas, como a *fibrose cística* e as *hemoglobinopatias*, que são coletivamente responsáveis por muito sofrimento em todo o mundo. Em segundo lugar, muitas outras condições mais comuns, incluindo doenças malignas, neurodegenerativas e infecciosas, apresentam um grande componente genético. O tratamento convencional desses distúrbios está longe do ideal (como os leitores dos capítulos posteriores poderão perceber), de modo que a promessa de uma abordagem completamente nova teve um enorme fascínio. O campo, que estava no início bastante instável, alcançou agora algum sucesso notável (Tabela 5.7), e, apesar do fato de que apenas algumas terapias gênicas até agora tenham sido aprovadas para uso clínico, alguns especialistas estimam que o setor alcance 10 a 20 bilhões de dólares até 2028.

Existem duas estratégias principais de terapia gênica. Na *técnica in vivo*, o vetor que contém o gene terapêutico é injetado no paciente por via intravenosa (caso em que é necessário algum tipo de direcionamento para órgãos ou

Tabela 5.7 Algumas terapias gênicas atuais licenciadas.

Terapia gênica	Indicação terapêutica	Gene	Comentários
Yescarta (Axicabtagene ciloleucel)	Linfoma de grandes linfócitos B	Receptor de antígeno quimérico (CAR-T)	Uso *ex vivo*. Linfócitos T transduzidos com gene do receptor CAR para reinfusão
Strimvelis	Imunodeficiência combinada	Nova cópia da proteína adenosina desaminase	Uso *ex vivo*. Transdução de células CD34 com gene para reinfusão
Zynteglo (Betibeglogene autotemcel)	β-Talassemia	Hemoglobina	Uso *ex vivo*. Células-tronco transduzidas com gene para reinfusão
Luxturna (Voretigeno neparvoveque)	Amaurose congênita de Leber; retinite pigmentosa	Isômero-hidrolase retinoide	Uso *in vivo*; injeção subretiniana. Sistema de distribuição por adenovírus
Zolgensma (Onasemnogeno abeparvoveque)	Atrofia muscular espinal	Nova cópia da proteína do neurônio motor de sobrevivência (SMN1)	Uso *in vivo*; infusão IV única. Sistema de entrega de vírus adenoassociado
Roctavian (Valoctogene roxaparvoveque)	Hemofilia A	Fator VIII	*In vivo*; administração por via intravenosa. Sistema de entrega de vírus adenoassociado (em análise)
Imlygic (Talimogeno laerparepeveque)	Melanoma	GM-GSF	*In vivo*: injeção direta no tumor. Sistema de entrega de herpes-vírus simples

GM-CSF, fator estimulador de colônias de granulócitos-macrófagos; *IV*, intravenoso.

tecidos) ou diretamente no tecido-alvo (p. ex., a retina). Na *estratégia ex vivo* (Figuras 5.3 e 5.4), as células são removidas do paciente (p. ex., células-tronco da medula óssea, células do sangue circulante ou mioblastos por meio de biópsia de músculo estriado) e tratadas com o vetor no laboratório. As células autólogas geneticamente alteradas são injetadas de volta no paciente (em geral, algum tempo depois), evitando, dessa maneira, qualquer rejeição imune.

Embora muitas dificuldades tenham sido superadas, a tecnologia ainda está repleta de problemas (técnicos e outros), que incluem:

- *Farmacocinética*: entrega do gene para dentro das células-alvo apropriadas *in vivo* (particularmente as do sistema nervoso central [SNC]) ou *in vitro*
- *Farmacodinâmica*: expressão controlada do gene em questão
- *Segurança*
- *Eficácia clínica e viabilidade em longo prazo*.

ENTREGA DE GENES

A transferência de grandes segmentos de ácido nucleico recombinante nas células-alvo é fundamental para o sucesso da terapia gênica. Nas palavras de um comentarista (Galun, citado em Bender, 2016): "A terapia gênica consiste, na verdade, em três coisas: entrega, entrega e entrega". Para alcançar seus efeitos terapêuticos, os constructos precisam passar do espaço extracelular através das membranas plasmática e nuclear e serem incorporados aos cromossomos. Como o DNA tem carga negativa, e os genes isolados possuem pesos moleculares cerca de 10^4 vezes maiores do que os fármacos convencionais, o problema é de ordem diferente do estágio equivalente de desenvolvimento de rotina de fármacos.

Existem várias considerações importantes na escolha de um sistema de entrega de genes, que incluem as seguintes:

- A *capacidade* do sistema (p. ex., a quantidade de DNA que ele pode carregar)
- A *eficiência da transdução* (a sua capacidade de entrar e de ser utilizado pela própria maquinaria da célula)
- O *tempo de vida* do material transduzido (geralmente determinado pelo tempo de vida das células-alvo)
- A *questão da segurança*, particularmente importante no caso de sistemas de fornecimento virais.

Um vetor ideal deve ser seguro, altamente eficiente (i. e., deve inserir o gene terapêutico em uma alta proporção de células-alvo, sob o controle do promotor apropriado) e seletivo, na medida em que ele deve levar à expressão da proteína terapêutica nas células-alvo, mas não na expressão de outras (p. ex., proteínas virais). Na situação ideal, e contanto que a célula na qual é inserido seja, ela própria, de vida longa, o vetor deve induzir uma expressão persistente, evitando a necessidade de tratamento repetido. Esta última consideração pode representar um problema em alguns tecidos. Por exemplo, na fibrose cística, uma doença autossômica recessiva, o epitélio das vias respiratórias não funciona de maneira adequada, visto que carece de um transportador de Cl⁻ de membrana, conhecido como regulador do transporte da fibrose cística (CFTR, *cystic fibrosis transport regulator*). As células epiteliais das vias respiratórias morrem continuamente e são substituídas, de modo que, mesmo se o gene *CFTR* não mutado pudesse ser transduzido de forma estável no epitélio, haveria ainda uma necessidade periódica de tratamento adicional, a menos que o gene pudesse ser inserido nas células progenitoras (células-tronco). Problemas semelhantes são previstos em outras células que sofrem renovação contínua, como o epitélio gastrointestinal e a pele.

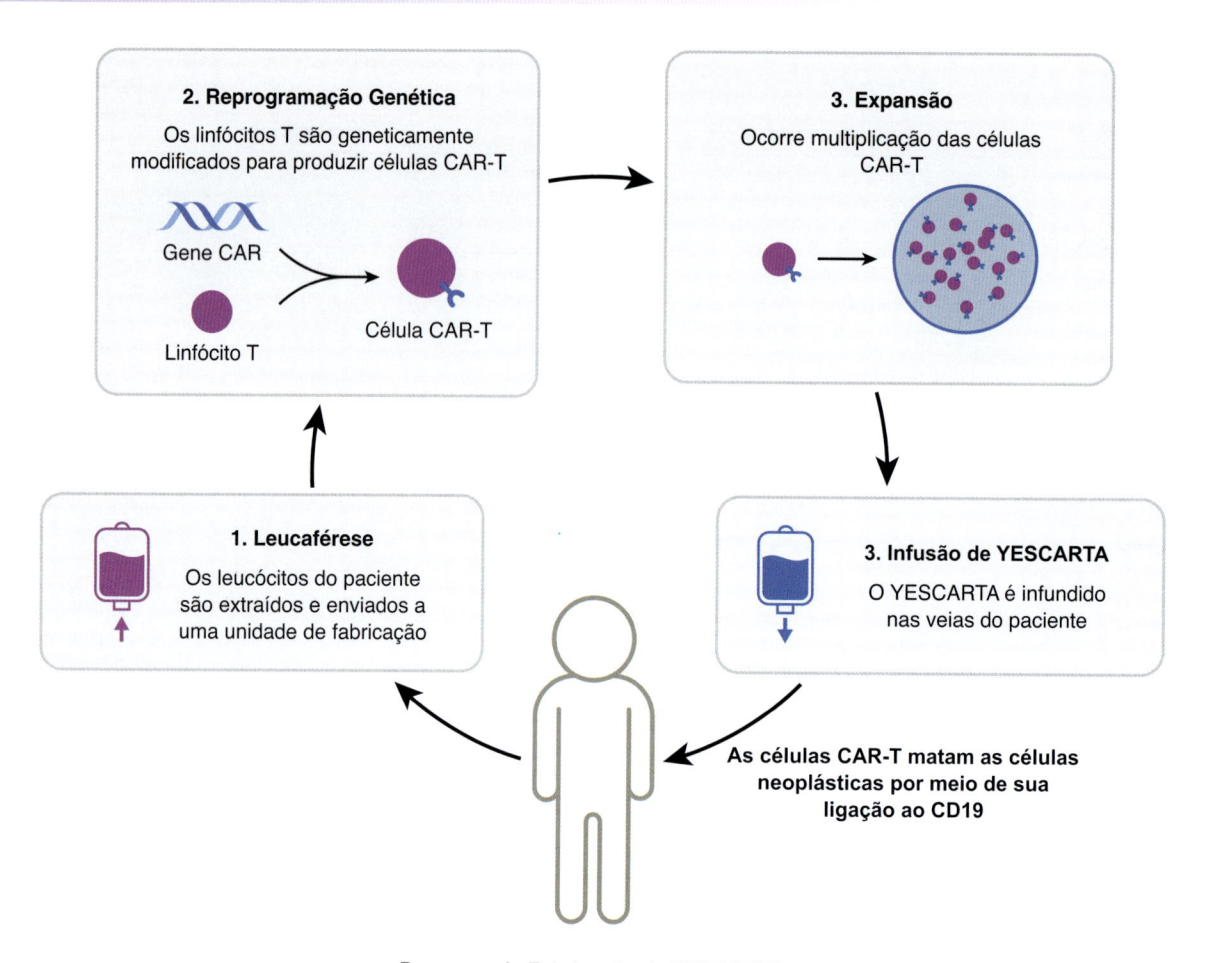

Figura 5.3 Um exemplo de terapia gênica *ex vivo*. O **Yescarta** (axicabtagene ciloleucel) é uma terapia gênica para tratamento do linfoma de grandes linfócitos B. Os linfócitos T são removidos do paciente e, no laboratório, transduzidos com o gene para um receptor específico de linfócitos T (antígeno quimérico) (CAR-T). Após a expansão da população, a preparação de linfócitos T autólogos é reinfundida no paciente preparado com um esquema de quimioterapia adequado. Os linfócitos T modificados ligam-se ao receptor CD19 nas células do linfoma e as matam. Observe que o procedimento de preparação leva 3 a 4 semanas para ser realizado.

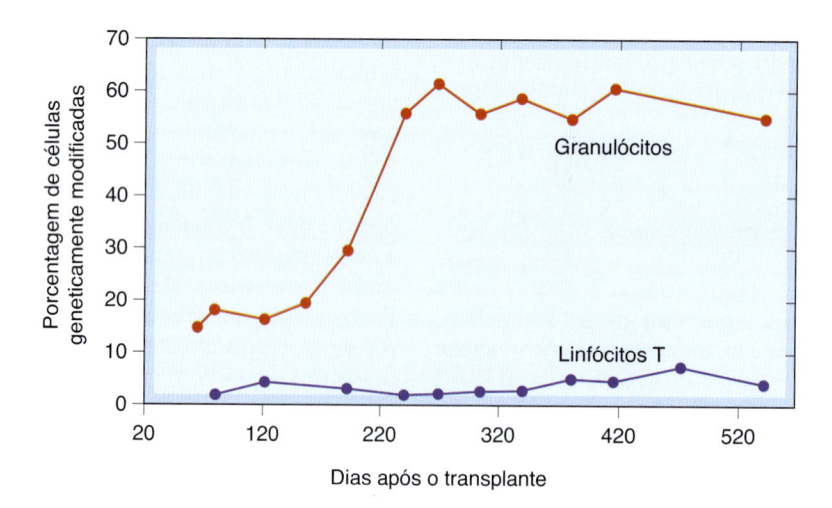

Figura 5.4 Correção de um defeito hereditário com uso de terapia gênica. Nesse ensaio clínico, dois pacientes com doença granulomatosa crônica ligada ao X foram transfundidos com células do sangue periférico tratadas com GM-CSF (fator estimulador de colônias de granulócitos-macrófagos), que tinham sido geneticamente modificadas com um vetor retroviral contendo o gene *gp91 phox* intacto ("protocolo *in vitro*" – ver o texto). O gráfico mostra que o número de leucócitos do sangue periférico geneticamente modificados permaneceu elevado por mais de 1 ano, e isso foi acompanhado de níveis satisfatórios de produção de superóxido nessas células – constituindo uma "cura" clínica. (Dados redesenhados de Ott, M.G., Schmidt, M., Schwarzwaelder, K., et al., 2006. Correction of X-linked chronic granulomatous disease by gene therapy, augmented by insertional activation of MDS1-EVI1, PRDM16 or SETBP1. Nat. Med. 12, 401-409.)

VETORES VIRAIS

Para superar esse primeiro e mais importante obstáculo da entrega de genes, técnicas emprestadas dos vírus, que são mestres nesse tipo de sequestro molecular necessário para a introdução de genes funcionais em células de mamíferos, são frequentemente utilizadas em pesquisas da terapia gênica.

Apesar de aparentar ser simples, essa abordagem de *vetor viral* continua apresentando problemas práticos substanciais. À medida que os vírus desenvolveram meios de invadir as células humanas, os humanos também criaram respostas imunes e outras contramedidas protetoras. Embora limitante em alguns aspectos, nem tudo são más notícias do ponto de vista da segurança. Tendo em vista que muitos dos vírus usados como vetores são patogênicos, eles são habitualmente modificados, de modo que tenham uma "replicação defeituosa" para evitar a toxicidade.

Retrovírus

Quando introduzidos em células-tronco, os *vetores retrovirais* apresentam, em sua maioria, efeitos duradouros, visto que são integrados ao DNA genômico do hospedeiro e se replicam juntamente com ele, de modo que o gene "terapêutico" é transmitido a cada célula-filha durante a divisão. Contra isso, a *integrase retroviral* insere o constructo de modo aleatório nos cromossomos, de maneira que ela também pode causar dano. Além disso, os retrovírus poderão infectar células germinativas ou células não alvo e produzir efeitos indesejáveis se forem administrados *in vivo*. Por essa razão, eles têm sido usados sobretudo para a terapia gênica *ex vivo*.

Muitos vírus são equipados para infectar tipos específicos de células, mas que não são necessariamente as células-alvo de interesse. Entretanto, é possível modificar o envelope retroviral para alterar a especificidade, de modo que o vetor possa ser administrado de maneira sistemática, porém tendo como alvo apenas a população desejada de células. Um exemplo dessa abordagem com um *lentivírus* (um tipo de retrovírus) é a substituição da proteína do envelope de um vetor não patogênico (p. ex., vírus da leucemia murina) com a proteína do envelope do vírus da estomatite vesicular humana, para atingir especificamente as células epiteliais humanas.

A maioria dos vetores de retrovírus é incapaz de atravessar o envelope nuclear, e como ele se dissolve durante a divisão celular, eles apenas infectam células em divisão, e não células que não se dividem (como os neurônios adultos).

Vetores de adenovírus

Os *vetores de adenovírus* são populares, em virtude da alta expressão de transgenes que pode ser obtida. Esses vírus transferem genes para o núcleo da célula hospedeira; entretanto, diferentemente dos retrovírus, eles não são inseridos no genoma do hospedeiro e, portanto, não produzem efeitos que duram mais do que o tempo de vida da célula transduzida. Essa propriedade também afasta o risco de afetar a função de outros genes celulares e os riscos teóricos de carcinogenicidade e transdução de células germinativas. Devido a essas propriedades favoráveis, os vetores de adenovírus têm sido usados extensivamente para a terapia gênica *in vivo*. Deleções produzidas por engenharia genética no genoma viral o tornam incapaz de se replicar ou de provocar infecção generalizada no hospedeiro, enquanto, ao mesmo tempo, criam espaço no genoma viral para a inserção do transgene terapêutico.

Um dos primeiros vetores de adenovírus não possuía parte de uma região de controle do crescimento, denominada E_1, enquanto incorporava o transgene desejado. Esse vetor produziu excelentes resultados, demonstrando a transferência de genes para linhagens celulares e modelos animais de doença, porém revelou-se decepcionante como tratamento para a fibrose cística em ensaios clínicos realizados em humanos. A administração de doses baixas (por aerossol a pacientes com essa doença) produziu apenas uma transferência de eficiência muito baixa, enquanto doses mais altas causaram inflamação, uma resposta imune do hospedeiro e expressão gênica de curta duração. Além disso, não foi possível repetir o tratamento, devido ao aparecimento de anticorpos neutralizantes na circulação. Isso levou a tentativas de manipular os vetores de adenovírus para mutar ou remover os genes que são mais fortemente imunogênicos.

Outros vetores virais

Outros potenciais vetores virais usados em preparações para terapia gênica incluem o *vírus adenoassociado*, o *herpes-vírus* e versões desativadas do *vírus da imunodeficiência humana* (HIV). O vírus adenoassociado associa-se ao DNA do hospedeiro, porém ele não é ativado; isso acontece somente se a célula for infectada por um adenovírus. É menos imunogênico do que outros vetores, porém é difícil de ser produzido em massa e não pode ser utilizado para carregar grandes transgenes. O herpes-vírus não se associa ao DNA do hospedeiro, porém tem uma vida muito longa no tecido nervoso (de modo que pode ter aplicação específica no tratamento da doença neurológica). Diferentemente do que ocorre com a maioria dos outros retrovírus, o HIV pode infectar células que não se dividem, como os neurônios. É possível remover os genes que controlam a replicação do HIV e substituí-los por outros genes. Como alternativa, poderá ser possível transferir para outros retrovírus não patogênicos os genes que permitem a passagem do HIV no envelope nuclear.

VETORES NÃO VIRAIS

A fim de reduzir os potenciais problemas associados aos vetores virais, foram utilizadas várias outras substâncias para entregar genes e outros materiais. Com frequência, são coletivamente conhecidos como *nanocarreadores*. A lista inclui os seguintes (ver também Xu et al., 2014).

Lipossomas

Os vetores não virais incluem uma variante de lipossomas (ver Capítulo 9). Os plasmídeos (com diâmetro de até aproximadamente 2 µm) são demasiado grandes para serem empacotados em lipossomas regulares (com diâmetro de 0,025 a 0,1 µm), entretanto, partículas maiores podem ser produzidas a partir de lipídeos de cargas positivas ("lipoplexos"), que interagem com membranas celulares de carga negativa e com o DNA, melhorando a entrega no núcleo da célula e a incorporação ao cromossomo do hospedeiro. Essas partículas têm sido usadas para entregar os genes de HLA-B7, interleucina-2 e CFTR (bem como vacinas contra covid-19) às células. São muito menos eficientes do que os vírus, e atualmente são feitas tentativas para melhorar essas partículas, integrando diversas proteínas de sinal virais (proteínas de fusão de membrana, por exemplo) em sua camada externa. A injeção direta desses complexos em tumores sólidos (p. ex., melanoma, câncer de mama, de rim e de cólon) pode, entretanto, alcançar concentrações locais elevadas dentro do tumor.

Microesferas

Microesferas biodegradáveis feitas a partir de copolímeros de polianidrido dos ácidos fumárico e sebácico podem ser carregadas com DNA de plasmídeo. Um plasmídeo com atividade de β-galactosidase bacteriana formulado dessa maneira e administrado por via oral a ratos resultou surpreendentemente em absorção sistêmica e expressão da enzima bacteriana no fígado do rato, aumentando a eventual possibilidade de terapia gênica oral (Kutzler e Weiner, 2008).

DNA plasmidial

Surpreendentemente, o próprio DNA plasmidial ("DNA nu", obtido de culturas bacterianas) entra no núcleo de algumas células e é expresso, embora com muito menos eficiência do que quando é empacotado em um vetor. Esse DNA não apresenta nenhum risco de replicação viral e, em geral, não é imunogênico, mas não pode ser direcionado com precisão. Entretanto, há considerável interesse no uso de DNA nu em vacinas, visto que a técnica tem várias vantagens teóricas (Kutzler e Weiner, 2008; Liu, 2011). No momento em que este capítulo está sendo redigido, a primeira vacina de DNA, **ZyCoV-D** (para tratamento profilático da infecção por covid-19), desenvolvida pela empresa farmacêutica da Índia Zydus Cadilla, foi aprovada para uso global. Muitas outras estão em fase de desenvolvimento.

COMO CONTROLAR A EXPRESSÃO GÊNICA

O reconhecimento de todo o potencial da terapia gênica não é suficiente para transferir seletivamente o gene às células-alvo desejadas e manter uma expressão aceitável de seu produto – difícil, embora esses objetivos também o sejam. Além disso, é essencial que a atividade do gene possa ser controlada. Historicamente, foi o reconhecimento da magnitude dessa tarefa que desviou a atenção das hemoglobinopatias (que estavam entre os primeiros alvos projetados de terapia gênica). A correção desses distúrbios exige um equilíbrio apropriado na síntese de cadeias de α e β-globina normais para ser efetiva; para isso e também para muitas outras potenciais aplicações, é essencial uma expressão gênica controlada com precisão.

Ainda não se provou rotineiramente a possibilidade de controlar com precisão transgenes em receptores humanos, porém existem técnicas que finalmente poderão possibilitar alcançar esse objetivo. Uma delas depende do uso de um *sistema de expressão induzível*. Trata-se de uma técnica de laboratório bastante padrão, por meio da qual o gene inserido também inclui, por exemplo, um promotor induzível por **doxiciclina**, de modo que a expressão do gene possa ser ativada ou desativada por tratamento, com o antibiótico ou a sua retirada.

O controle dos genes tranduzidos também é importante no direcionamento de genes. Por meio de *splicing* do gene de interesse com um promotor específico do tecido, deve ser possível restringir a expressão do gene ao tecido-alvo. Essa abordagem tem sido usada no projeto de constructos de terapia gênica para uso no câncer de ovário, cujas células expressam várias proteínas em alta abundância, incluindo o inibidor da proteinase SLP1. Em combinação com o promotor SLP1, plasmídeos carregando vários genes foram expressos com sucesso e seletivamente em linhagens celulares de câncer de ovário (Wolf e Jenkins, 2002).

QUESTÕES SOCIAIS E DE SEGURANÇA

Os experimentos ou protocolos que envolvem a transferência de material genético tendem a provocar profundo mal-estar em alguns setores da sociedade – como testemunho, temos o debate sobre culturas GM (Freire et al., 2014), a "hesitação diante da vacina", que vimos durante a recente pandemia de covid-19, bem como a controvérsia em torno da vacina MMR e o autismo. Embora isso possa ser atribuído, em parte, à ignorância ou ao preconceito (não ajudados pela politização da ciência e das questões de saúde da sociedade), trata-se, entretanto, de um problema que pode dificultar a introdução de novos agentes. Existe um amplo consenso de que a *barreira de Weismann*[8] deveria ser violada, e, assim, foi acordada uma moratória para a realização de alterações no DNA das células germinativas (o que poderia influenciar as futuras gerações), e os ensaios clínicos de terapia gênica concentraram-se apenas em células somáticas.

Deixando as questões sociais de lado, a técnica levanta uma série de preocupações específicas, geralmente relacionadas com o uso de vetores virais. Em geral, esses vírus são selecionados por não serem patogênicos ou são modificados para torná-los inócuos; entretanto, permanece a preocupação de que esses agentes ainda possam adquirir virulência durante o seu uso. Os retrovírus, que se inserem de maneira aleatória no DNA do hospedeiro, podem danificar o genoma e interferir nos mecanismos protetores que normalmente regulam o ciclo celular (ver Capítulo 6), e, se ocorrer qualquer ruptura em funções celulares essenciais, isso pode aumentar o risco de processos malignos.[9]

Outro problema é que as proteínas virais imunogênicas podem desencadear uma resposta inflamatória. As experiências clínicas iniciais foram tranquilizadoras, porém a morte de Jesse Gelsinger, um voluntário de 18 anos em um ensaio clínico de terapia gênica para a doença não fatal *deficiência de ornitina descarboxilase* (que pode ser controlada, embora tediosamente, por meio de dieta e fármacos), levou ao reconhecimento de que essas preocupações de segurança são muito reais (Marshall, 1999).

APLICAÇÕES TERAPÊUTICAS

Apesar da infinidade de problemas técnicos e preocupações quanto à segurança, houve alguns sucessos encorajadores e interesse contínuo no setor, conforme evidenciado pelo enorme número de artigos que descrevem ou propõem a gênica como solução para uma variedade de condições clínicas, desde bexiga hiperativa e visão de cores defeituosa até tipos de câncer potencialmente fatais e condições neurológicas. Mesmo assim, há atualmente apenas um pequeno grupo de terapias genéticas realmente aprovadas. Algumas delas estão listadas na Tabela 5.7.

O primeiro a ser aprovado foi o **Gendicine**, um tratamento destinado a substituir* a proteína p53 defeituosa, que provoca câncer de cabeça e pescoço, licenciado na China em 2003. A European Medicines Agency concedeu a sua primeira licença a um produto de terapia gênica, o **alipogene tiparvovec (Glybera)**, em 2012.[10] Trata-se de um

---

[8]Recebeu esse nome em homenagem a August Weismann (1834–1914), que formulou o conceito de que a herança utiliza apenas células germinativas, e não somáticas.

[9]Esse risco é mais do que uma possibilidade teórica; várias crianças tratadas para a *imunodeficiência combinada grave* (IDCG) com um vetor retroviral desenvolveram uma doença semelhante à leucemia (Woods et al., 2006). Foi demonstrado que o vetor retroviral se inseriu em um gene denominado *LMO-2*, cujas mutações estão associadas a cânceres infantis.

*N.R.T.: Na verdade, o genedicine não substitui a proteína p53, mas superexpressa essa proteína.

[10]Com um custo anual de pelo menos 1 milhão de dólares por tratamento, Glybera era, naquela época, apelidado de "o medicamento mais caro do mundo". Essa honra questionável foi agora transferida para Zolgensma, com 1,79 milhão de libras por tratamento.

constructo de vírus adenoassociado que fornece uma cópia correta de lipoproteína lipase para pacientes que carecem dessa enzima (uma doença muito rara que provoca pancreatite grave), e, em 2016, **Strimvelis** também foi aprovado na Europa. Trata-se de uma abordagem de terapia gênica *ex vivo* para substituir a adenosina desaminase que está ausente em crianças com um tipo raro (cerca de 15 pacientes por ano na Europa) de imunodeficiência severa combinada grave (em inglês SCID, *severe combined immunodeficiency*). Nos EUA, foi aprovada a primeira terapia gênica em 2017: **Kymriah (tisagenlecleucel)**, um tratamento para a leucemia linfoblástica aguda. Baseia-se também em uma técnica *ex vivo* por meio da qual os linfócitos T do paciente são geneticamente modificados para conter uma célula com receptor de antígeno quimérico (CAR-T) que, quando reinfundidos no paciente, destroem as células leucêmicas. Atualmente, as terapias gênicas para atrofia muscular espinal (uma das doenças hereditárias fatais e comuns da lactância) e o linfoma de grandes linfócitos B comandam a maior quota de mercado desse setor.

DIREÇÕES FUTURAS

Esse setor de biofármacos do mercado está crescendo rapidamente, e grandes avanços aparecem com uma velocidade desconcertante.

Um campo particularmente promissor é a *edição genética* ou *de genes*. Em vez de substituir um gene em sua totalidade, essa técnica, cujo campo de aplicação se assemelha aos biofármacos de RNA, na verdade tem por objetivo "editar" o gene defeituoso na célula. O mecanismo para efetuar essa edição consiste em um sistema de edição genética originalmente descoberto em bactérias. Com o nome bastante assustador de *conjunto de repetições palindrômicas curtas regularmente interespaçadas* (CRISPR, do inglês *clustered regulatory interspersed short palindromic repeats*), esse sistema pode ser direcionado de modo seletivo para nucleases (notadamente *Cas9*) a fim de editar com precisão genes de interesse.[11] Os vírus podem entregar os componentes CRISPR-Cas9, atuando, dessa maneira, como veículos de entrega para a maquinaria bioquímica necessária ao reparo de genes defeituosos em humanos (Gori et al., 2015; Gee et al., 2017). Podem ser utilizados gRNAs em conjunto com essa técnica a fim de que se obtenha seletividade e especificidade. No momento em que este capítulo está sendo redigido, vários estudos estão em andamento em todo o mundo para usar essa técnica no tratamento das hemoglobinopatias. Esse novo campo, juntamente com uma avaliação dos prováveis problemas e obstáculos a serem superados, é analisado por Cornel et al. (2019).

Vale também mencionar o fato de que alguns fármacos de moléculas pequenas foram descobertos, de maneira bastante surpreendente, por produzirem seus efeitos por meio de uma ação sobre o RNA ou o DNA como alvo. Esses fármacos incluem os antibióticos de ocorrência natural que atuam sobre as ribozimas, que catalisam a síntese de cadeias em crescimento de proteínas nos ribossomos (ver Capítulo 52), e o **atalureno**, um fármaco que, apesar de estar incluído, sem dúvida alguma, na classe de pequenas moléculas (com peso molecular 284,25 kDa), pode, de fato, reduzir a probabilidade de "códons de terminação" prematuros (como os que ocorrem na distrofina) ao interferir na síntese de proteínas completas nos ribossomos. Em virtude dessa ação, é possível o seu uso no tratamento da distrofia muscular de Duchenne. Ainda mais extraordinária foi a descoberta (Jones e Taylor, 1980) de que o fármaco **5'-azacitidina** (ver Capítulo 57), utilizado durante anos como fármaco antineoplásico, na verdade inibe a metilação do DNA, em outras palavras, pode influenciar a *modificação epigenética* dos genes (ver Ghasemi, 2020, para uma visão geral abrangente dos fármacos que atuam por meio de vários mecanismos epigenéticos). A ideia de que os fármacos podem funcionar – ou ser até mesmo projetados para atuar por meio de mecanismos epigenéticos – é revolucionária e pode abrir caminho para todos os tipos de farmacologia útil. Seria possível, por exemplo, fazer com que células totalmente diferenciadas sofressem reversão para células-tronco. Embora isso já seja possível agora, trata-se de um procedimento difícil do ponto de vista técnico.

Embora os biofármacos de oligonucleotídeos e até mesmo de proteínas compartilhem algumas das características de outros fármacos descritos neste livro, o mesmo não pode ser dito da terapia gênica, o que levanta algumas questões importantes: "O gene é um 'fármaco'?"; "Um vírus é um 'fármaco'?"; "Uma célula-tronco GM é um 'fármaco'?". Poderíamos argumentar que eles satisfazem a ampla definição que apresentamos no início deste livro, em que "a administração a um organismo vivo produz um efeito biológico", porém não parece sensato discutir a "farmacologia" da terapia gênica como tal, e a maioria consideraria esse tema além do escopo de nosso assunto atualmente. Entretanto, são terapias. Um gene não tem propriedades farmacodinâmicas ou farmacocinéticas inerentes; a maior parte da toxicidade e dos efeitos adversos mencionados aqui se deve ao vetor ou ao carreador, e não ao gene em si. E como você avalia a dose ideal de um "fármaco" com capacidade de autorreplicação? Dito isso, não pediremos desculpas por ter incluído a terapia gênica nesta seção. Ela está se tornando uma importante modalidade terapêutica, e médicos e farmacologistas serão convidados a avaliar e a comentar os efeitos biológicos que ela produz.

---

[11] Emmanuelle Charpentier e Jennifer Doudna ganharam o prêmio Nobel de Química de 2020 por essa extraordinária descoberta.

BIBLIOGRAFIA E LEITURA COMPLEMENTAR

Revisões gerais sobre biofármacos e terapia gênica

Agoram, B.M., 2009. Use of pharmacokinetic/pharmacodynamic modelling for starting dose selection in first-in-human trials of high-risk biologics. Br. J. Clin. Pharmacol. 67, 153–160.

Bender, E., 2016. Gene therapy: industrial strength. Nature 537, S57–S59.

Cebadera Miranda, E., Castillo Ruiz-Cabello, M.V., Camara Hurtado, M., 2020. Food biopharmaceuticals as part of a sustainable bioeconomy: edible vaccines case study. Nat. Biotechnol. 59, 74–79.

Evans, S.E., Harrington, T., Rodriguez Rivero, M.C., Rognin, E., Tuladhar, T., Daly, R., 2021. 2D and 3D inkjet printing of biopharmaceuticals – a review of trends and future perspectives in research and manufacturing. Int. J. Pharm. 599, 120443.

Harding, F.A., Stickler, M.M., Razo, J., DuBridge, R.B., 2010. The immunogenicity of humanized and fully human antibodies: residual immunogenicity resides in the CDR regions. MAbs 2, 256–265.

Homayun, B., Lin, X., Choi, H.J., 2019. Challenges and recent progress in oral drug delivery systems for biopharmaceuticals. Pharmaceutics 11, 1–29.

Huebbers, J.W., Buyel, J.F., 2021. On the verge of the market – plant factories for the automated and standardized production of biopharmaceuticals. Biotechnol. Adv. 46, 107681.

Jones, P.A., Taylor, S.M., 1980. Cellular differentiation, cytidine analogs and DNA methylation. Cell 20, 85–93.
Kang, M., Lu, Y., Chen, S., Tian, F., 2018. Harnessing the power of an expanded genetic code toward next-generation biopharmaceuticals. Curr. Opin. Chem. Biol. 46, 123–129.
Kaplon, H., Reichert, J.M., 2021. Antibodies to watch in 2021. mAbs 13, 1860476.
Kutzler, M.A., Weiner, D.B., 2008. DNA vaccines: ready for prime time? Nat. Rev. Genet. 9, 776–788.
Liu, M.A., 2011. DNA vaccines: an historical perspective and view to the future. Immunol. Rev. 239, 62–84.
Lu, R.M., Hwang, Y.C., Liu, I.J., et al. 2020. Development of therapeutic antibodies for the treatment of diseases. J. Biomed. Sci. 27, 1.
Moon, K.B., Park, J.S., Park, Y.I., et al. 2019. Development of systems for the production of plant-derived biopharmaceuticals. Plants (Basel) 9, 1–21.
Rader, R.A., 2008. (Re)defining biopharmaceutical. Nat. Biotechnol. 26, 743–751.
Regolado, A., 2016. The world's most expensive medicine is a bust. MIT Technology Review. May issue. Available at: https://www.technologyreview.com/2016/05/04/245988/the-worlds-most-expensive-medicine-is-a-bust/.
Revers, L., Furczon, E., 2010. An introduction to biologics and biosimilars. Part II: subsequent entry biologics: biosame or biodifferent? Can. Pharm. J. 143, 184–191.
Rosales-Mendoza, S., Solis-Andrade, K.I., Marquez-Escobar, V.A., Gonzalez-Ortega, O., Banuelos-Hernandez, B., 2020. Current advances in the algae-made biopharmaceuticals field. Expert. Opin. Biol. Ther. 20, 751–766.
Taunt, H.N., Stoffels, L., Purton, S., 2018. Green biologics: the algal chloroplast as a platform for making biopharmaceuticals. Bioengineered 9, 48–54.
Verma, I.M., Somia, N., 1997. Gene therapy – promises, problems and prospects. Nature 389, 239–242.
Wrapp, D., De Vlieger, D., Corbett, K.S., et al., 2020. Structural basis for potent neutralization of betacoronaviruses by single-domain camelid antibodies. Cell 181, 1004–1015.e15.
Walker, R.S.K., Pretorius, I.S., 2018. Applications of yeast synthetic biology geared towards the production of biopharmaceuticals. Genes (Basel) 9, 340.
Walsh, G., 2004. Second-generation biopharmaceuticals. Eur. J. Pharm. Biopharm. 58, 185–196.
Wirth, T., Parker, N., Yla-Herttuala, S., 2013. History of gene therapy. Gene 525, 162–169.
Xu, H., Li, Z., Si, J., 2014. Nanocarriers in gene therapy: a review. J. Biomed. Nanotechnol. 10, 3483–3507.
Yu, A.M., Choi, Y.H., Tu, M.J., 2020. RNA drugs and RNA targets for small molecules: principles, progress, and challenges. Pharmacol. Rev. 72, 862–898.
Zhao, L., Ren, T.H., Wang, D.D., 2012. Clinical pharmacology considerations in biologics development. Acta Pharmacol. Sin. 33, 1339–1347.

Problemas

Ahmed, B., Zafar, M., Qadir, M.I., 2019. Review: oncogenic insertional mutagenesis as a consequence of retroviral gene therapy for X-linked severe combined immunodeficiency disease. Crit. Rev. Eukaryot. Gene Expr. 29, 511–520.
Check, E., 2002. A tragic setback. Nature 420, 116–118.
Delhove, J., Osenk, I., Prichard, I., Donnelley, M., 2020. Public acceptability of gene therapy and gene editing for human use: a systematic review. Hum. Gene Ther. 31, 20–46.
Freire, J.E., Medeiros, S.C., Lopes Neto, A.V., et al., 2014. Bioethical conflicts of gene therapy: a brief critical review. Rev. Assoc. Med. Bras. (1992) 60, 520–524.
Marshall, E., 1999. Gene therapy death prompts review of adenovirus vector. Science 286, 2244–2245.
Muller, P.Y., Brennan, F.R., 2009. Safety assessment and dose selection for first-in-human clinical trials with immunomodulatory monoclonal antibodies. Clin. Pharmacol. Ther. 85, 247–258.
Reijers, J.A.A., Malone, K.E., Bajramovic, J.J., Verbeek, R., Burggraaf, J., Moerland, M., 2019. Adverse immunostimulation caused by impurities: the dark side of biopharmaceuticals. Br. J. Clin. Pharmacol. 85, 1418–1426.
Richter, W.F., Gallati, H., Schiller, C.D., 1999. Animal pharmacokinetics of the tumor necrosis factor receptor-immunoglobulin fusion protein lenercept and their extrapolation to humans. Drug Metab. Dispos. 27, 21–25.
Stobbart, L., Murtagh, M.J., Rapley, T., et al., 2007. We saw human Guinea pigs explode. BMJ 334, 566–567.
Woods, N.B., Bottero, V., Schmidt, M., von Kalle, C., Verma, I.M., 2006. Gene therapy: therapeutic gene causing lymphoma. Nature 440, 1123.

Usos terapêuticos

Ahangarzadeh, S., Payandeh, Z., Arezumand, R., Shahzamani, K., Yarian, F., Alibakhshi, A., 2020. An update on antiviral antibody-based biopharmaceuticals. Int. Immunopharmacol. 86, 106760.
Alnasser, S.M., 2021. Review on mechanistic strategy of gene therapy in the treatment of disease. Gene 769, 145246.
Cornel, M.C., Howard, H.C., Lim, D., Bonham, V.L., Wartiovaara, K., 2019. Moving towards a cure in genetics: what is needed to bring somatic gene therapy to the clinic? Eur. J. Hum. Genet. 27, 484–487.
Gee, P., Xu, H., Hotta, A., 2017. Cellular reprogramming, genome editing, and alternative CRISPR Cas9 technologies for precise gene therapy of Duchenne muscular dystrophy. Stem Cells Int. 2017, 8765154.
Geary, R.S., Baker, B.F., Crooke, S.T., 2015. Clinical and preclinical pharmacokinetics and pharmacodynamics of mipomersen (Kynamro®): a second-generation antisense oligonucleotide inhibitor of apolipoprotein B. Clin. Pharmacokinet. 54, 133–146.
Ghasemi, S., 2020. Cancer's epigenetic drugs: where are they in the cancer medicines? Pharmacogenomics J. 20, 367–379.
Gori, J.L., Hsu, P.D., Maeder, M.L., Shen, S., Welstead, G.G., Bumcrot, D., 2015. Delivery and specificity of CRISPR-Cas9 genome editing technologies for human gene therapy. Hum. Gene Ther. 26, 443–451.
Hutmacher, C., Neri, D., 2019. Antibody-cytokine fusion proteins: biopharmaceuticals with immunomodulatory properties for cancer therapy. Adv. Drug Deliv. Rev. 141, 67–91.
Murer, P., Neri, D., 2019. Antibody-cytokine fusion proteins: a novel class of biopharmaceuticals for the therapy of cancer and of chronic inflammation. Nat. Biotechnol. 52, 42–53.
Ott, M.G., Schmidt, M., Schwarzwaelder, K., et al., 2006. Correction of X-linked chronic granulomatous disease by gene therapy, augmented by insertional activation of MDS1-EVI1, PRDM16 or SETBP1. Nat. Med. 12, 401–409.
Wolf, J.K., Jenkins, A.D., 2002. Gene therapy for ovarian cancer (review). Int. J. Oncol. 21, 461–468.

Princípios Gerais • SEÇÃO 1

Proliferação, Apoptose, Reparo e Regeneração Celular

6

CONSIDERAÇÕES GERAIS

Aproximadamente 10 bilhões de novas células são produzidas diariamente no ser humano por meio de divisão celular, e essa produção deve ser contrabalanceada pela eliminação de um número semelhante de células do organismo de maneira ordenada. Neste capítulo, é explicado como essa homeostasia ocorre. Trataremos da vida e da morte das células – os processos de replicação, proliferação, apoptose, reparo e regeneração, bem como da forma como se relacionam com as ações dos fármacos. Iniciaremos com a replicação celular. Explicamos como a divisão celular é estimulada por fatores de crescimento e, a seguir, consideramos a interação dessas células com a matriz extracelular (MEC), que posteriormente regula a proliferação e o desenvolvimento celulares. Descrevemos o fenômeno crucial da apoptose (a série programada de eventos que levam à morte controlada das células), delineando as alterações que ocorrem em uma célula que está se preparando para morrer, bem como as vias intracelulares que culminam em sua morte. Explicamos como esses processos estão relacionados com o reparo dos tecidos danificados, com a possibilidade de sua regeneração, e se existe alguma aplicação para a modulação desses processos com o uso de novos fármacos.

PROLIFERAÇÃO CELULAR

A proliferação celular em geral é um evento biológico fundamental. Está envolvida em muitos processos fisiológicos e patológicos, como crescimento, cicatrização, reparo, hipertrofia, hiperplasia e desenvolvimento de tumores. Uma vez que as células necessitam de oxigênio e de nutrientes para sobreviver, a *angiogênese* (desenvolvimento de novos vasos sanguíneos) é necessária para que muitos desses processos possam ocorrer.

As células em proliferação passam por um processo denominado *ciclo celular*, durante o qual elas replicam todos os seus componentes e, em seguida, dividem-se em duas células-filhas idênticas.[1] O processo é rigorosamente regulado por meio de vias de sinalização, incluindo receptores de tirosina quinase ou quinases ligadas a receptores e a cascata da proteína quinase ativada por mitógeno (MAP-quinase) (ver Capítulo 3). Em todos os casos, as vias levam finalmente à transcrição dos genes que controlam o ciclo celular.

CICLO CELULAR

No adulto, poucas células se dividem repetidamente; a maioria permanece em uma fase quiescente, fora do ciclo celular, na fase denominada G_0 (Figura 6.1). Algumas células, como os neurônios e as células do músculo esquelético (consideradas como células de "diferenciação terminal"), passam todo o tempo de sua vida na fase G_0, enquanto outras, cujo fenótipo se assemelha mais às células-tronco, incluindo células da medula óssea e do epitélio do trato gastrointestinal, dividem-se diariamente.

O ciclo celular consiste em uma série de fases sequenciais (ver Figura 6.1), conhecidas como fases S (Síntese), M (Mitose) e G (*Gap* entre as fases S ou M), que ocorrem sempre nessa ordem:

- G_1: (Gap1) preparação para a síntese de DNA
- S: (Síntese) síntese de DNA e duplicação dos cromossomos da célula parental
- G_2: (Gap2) preparação para a divisão
- M: (Mitose) divisão em duas células-filhas idênticas.

Nas células que sofrem divisão contínua, as fases G_1, S e G_2 compreendem a *interfase* – a fase entre uma mitose e a próxima.

A divisão celular exige o controle temporal das fases S e M de importância fundamental. A entrada em cada uma dessas fases é rigorosamente regulada em *pontos de controle* (*check points*, pontos de restrição), no início das fases S e M. Qualquer dano que seja causado ao DNA interrompe o ciclo em um ou outro desses pontos de controle para possibilitar o reparo e, assim, a manutenção da integridade de nossa sequência de DNA em cada célula subsequente. Esse processo é fundamental para a manutenção da estabilidade genômica. A incapacidade dos pontos de controle de interromper o ciclo quando é apropriado fazê-lo leva à instabilidade genômica, que constitui uma característica essencial do câncer.[2]

As células quiescentes (G_0) entram na fase G_1 após exposição a mediadores químicos, alguns dos quais estão associados à ocorrência de dano. Por exemplo, uma ferida pode estimular uma célula quiescente da pele a se dividir, levando, assim, ao reparo da lesão. O impulso para a entrada de uma célula no ciclo celular (i. e., a sua passagem de G_0 para G_1) pode consistir em *fatores de crescimento*, que atuam sobre *receptores de fatores de crescimento*, embora esse processo também possa ser iniciado pela ação de outros tipos de ligantes em receptores acoplados à proteína G (ver Capítulo 3).

Os fatores de crescimento estimulam a síntese de reguladores positivos do ciclo celular, que controlam as alterações necessárias à divisão celular, bem como de reguladores negativos, que contrabalançam os reguladores positivos. A manutenção do número normal de células nos tecidos e órgãos exige um equilíbrio entre os sinais reguladores positivos e negativos. A *apoptose*[3] também controla o número de células.

---

[1] Essas células-filhas não são estritamente idênticas no caso das células-tronco, visto que uma delas se diferencia, enquanto a outra permanece como célula-tronco.

[2] A principal tarefa diária do sistema imune consiste em detectar e destruir células que exibem instabilidade genômica que podem se tornar cancerígenas se não forem detectadas. Essa imunovigilância elimina diariamente milhares de células que sofreram divisão incorreta ou que apresentam danos perigosos. Em certas ocasiões, nosso sistema imune pode deparar-se com algum corpo estranho, como vírus ou bactéria, e também "auxiliará" nessa tarefa por algum tempo.

[3] Originalmente uma palavra grega que descreve a queda das folhas ou das pétalas das plantas, usada, em 1972, pelo Professor James Cormack do Greek Department da Universidade de Aberdeen.

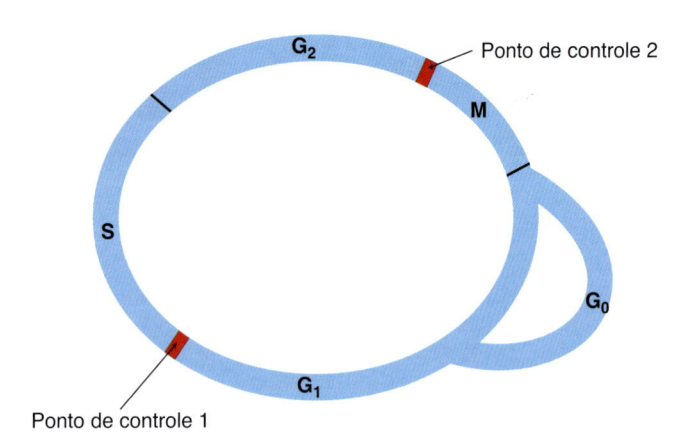

Figura 6.1 As principais fases do ciclo celular das células em divisão.

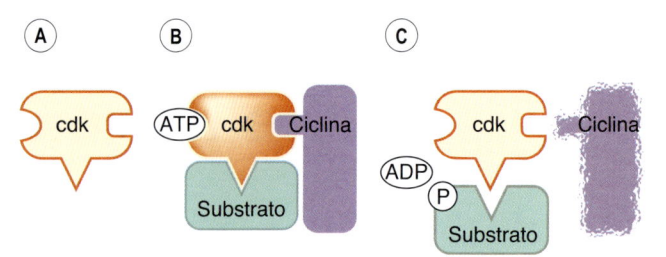

Figura 6.2 Representação esquemática da ativação de uma quinase dependente de ciclina (cdk). **A.** Uma cdk inativa. **B.** A cdk inativa se liga a uma ciclina e é ativada; então, ela pode fosforilar um substrato proteico específico (p. ex., uma enzima). **C.** Após o evento de fosforilação, a ciclina é degradada.

REGULADORES POSITIVOS DO CICLO CELULAR

O ciclo começa quando um fator de crescimento atua sobre uma célula quiescente, levando-a a sofrer divisão. Os fatores de crescimento estimulam a produção de duas famílias de proteínas, as *ciclinas* e as serina/treonina proteína quinases, denominadas *quinases dependentes de ciclinas* (cdks, do inglês *cyclin-dependent kinases*), que são codificadas pelos genes de *resposta tardia*. As cdks fosforilam sequencialmente várias enzimas – ativando algumas e inibindo outras –, de modo a coordenar a progressão da célula ao longo do ciclo.

Cada cdk permanece inativa e precisa ligar-se a uma ciclina antes de poder fosforilar sua(s) proteína(s)-alvo. Após o evento de fosforilação, a ciclina é degradada (Figura 6.2) pelo *sistema de ubiquitina/protease*. Aqui, várias enzimas acrescentam sequencialmente pequenas moléculas de ubiquitina à ciclina. O polímero de ubiquitina resultante atua como "etiqueta de endereço", que direciona a ciclina para o *proteassomo*, onde a ciclina poliubiquitinada é prontamente degradada.

Existem oito grupos principais de ciclinas. De acordo com o "modelo clássico" do ciclo celular (Satyanarayana e Kaldis, 2009), as ciclinas de importância principal no controle do ciclo são as ciclinas A, B, D e E. Cada ciclina está associada a uma cdk específica que ela ativa. A ciclina A ativa as cdks 1 e 2; a ciclina B ativa a cdk 1; a ciclina D, as cdks 4 e 6; e a ciclina E, a cdk 2. O momento preciso de ocorrência de cada etapa é essencial e muitas proteínas do ciclo sofrem degradação após exercer suas funções.[4] A Figura 6.3 ilustra as ações dos complexos ciclina/cdk em todo o ciclo celular.

A atividade desses complexos ciclina/cdk é modulada negativamente em algum dos dois pontos de controle, detendo a célula antes que ela passe para o seu próximo estágio. Nas células G_0 quiescentes, a ciclina D se encontra presente em baixas concentrações, e uma proteína reguladora importante – a *proteína Rb*[5] é hipofosforilada (i. e., fosforilada, porém sem alcançar um estado de hiperfosforilação). Isso impede o prosseguimento do ciclo celular no ponto de controle 1 ao inibir a expressão de várias proteínas fundamentais para a progressão do ciclo celular. A proteína Rb desempenha essa função de restrição por meio de sua ligação a fatores de transcrição, impedindo-os de promover a expressão dos genes que codificam proteínas (como ciclinas E e A, DNA polimerase, timidina quinase e di-hidrofolato redutase) necessárias para a replicação do DNA durante a fase S. Essa configuração é mantida até que uma célula seja instruída a se dividir:

- A ação do fator de crescimento em uma célula na fase G_0 impulsiona a sua progressão para G_1, preparando-a para a fase S. A concentração de ciclina D aumenta e o complexo ciclina D/cdk fosforila e ativa as proteínas necessárias para a replicação do DNA
- Na metade da fase G_1, o complexo ciclina D/cdk fosforila a proteína Rb, liberando um fator de transcrição que ativa os genes para os componentes essenciais à próxima fase do ciclo – a síntese de DNA. A ação do complexo ciclina E/cdk é necessária para a transcrição da fase G_1 para a fase S após o ponto de controle 1
- Uma vez na fase S, os processos que foram desencadeados não podem ser revertidos, e a célula fica comprometida para a replicação de DNA e a mitose. Os complexos ciclina E/cdk e ciclina A/cdk regulam a progressão ao longo da fase S, fosforilando e, assim, ativando as proteínas/enzimas envolvidas na síntese do DNA
- Na fase G_2, a célula, que nesse estágio apresenta o dobro do número de cromossomos, produz os RNA-mensageiros e as proteínas necessárias para duplicar todos os outros componentes celulares destinados às duas células-filhas
- Os complexos ciclina A/cdk e ciclina B/cdk são ativos na fase G_2 e são necessários para a entrada na fase M, isto é, para a passagem pelo ponto de controle 2. A presença de complexos ciclina B/cdk no núcleo é necessária para o início da mitose.

A **mitose** ocorre em quatro estágios:

- *Prófase*. Os cromossomos duplicados (que, nesse estágio, consistem em uma massa emaranhada no núcleo) condensam-se, e cada um consiste em duas *cromátides-filhas* (o cromossomo original e uma cópia idêntica). São liberadas no citoplasma à medida que a membrana nuclear se desintegra
- *Metáfase*. Os cromossomos alinham-se no equador da célula (ver Figura 6.3)
- *Anáfase*. Um dispositivo citoesquelético especializado, o aparelho mitótico, captura os cromossomos e os conduz para polos opostos da célula em divisão (ver Figura 6.3)
- *Telófase*. Forma-se uma membrana nuclear em torno de cada conjunto de cromossomos. Por fim, o citoplasma divide-se entre as duas células-filhas em formação. A última

---

[4]Essa sequência de eventos garante que o ciclo celular prossiga apenas em uma direção, ou seja, não há nenhum ponto de divisão antes de produzir duas cópias idênticas do conjunto de cromossomos.

[5]Assim denominada porque as mutações do gene *Rb* estão associadas a tumores conhecidos como retinoblastomas.

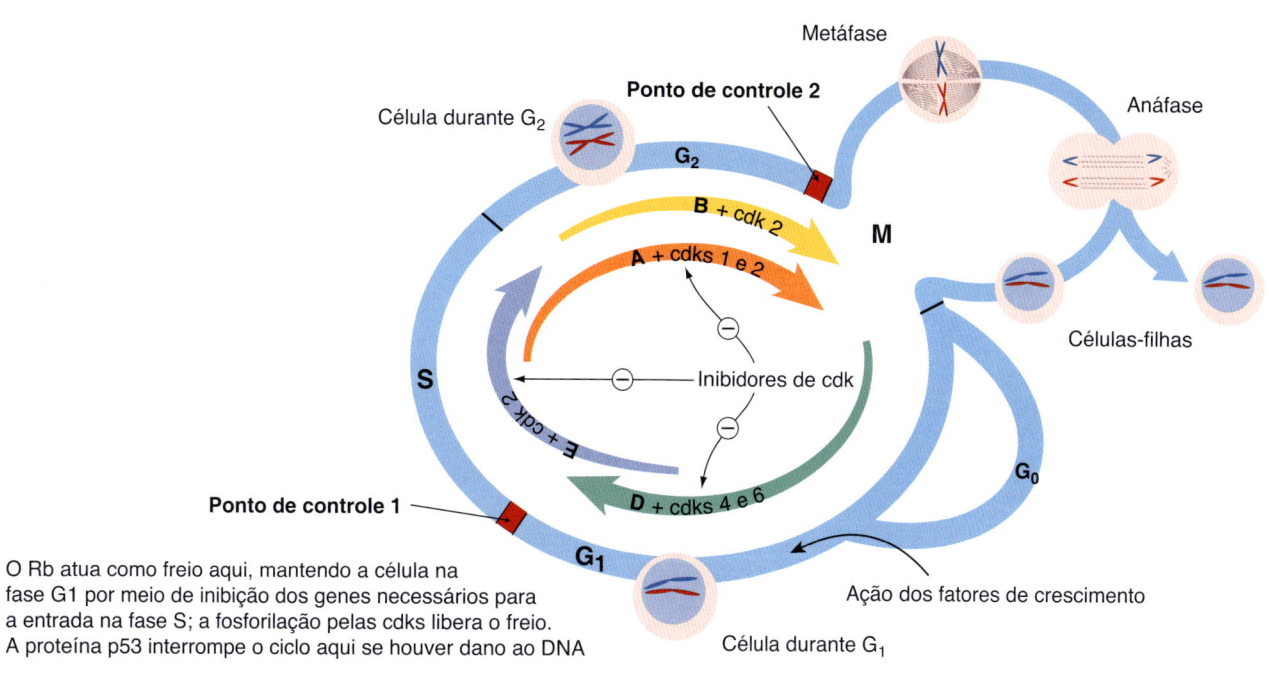

Figura 6.3 Diagrama esquemático do ciclo celular, mostrando o papel dos complexos ciclina/quinase dependente de ciclina (cdk). Os processos delineados no ciclo ocorrem no interior de uma célula, como aquela mostrada na Figura 6.4. Uma célula quiescente (na fase G_0), quando estimulada a sofrer divisão por fatores de crescimento, é impulsionada para a fase G_1 e prepara-se para a síntese de DNA. A progressão ao longo do ciclo é determinada pela ação sequencial dos complexos ciclina/cdk – representados aqui por *setas coloridas*, nas quais estão indicados os nomes das ciclinas relevantes: D, E, A e B. As cdks aparecem próximo às ciclinas relevantes. A espessura de cada seta representa a intensidade da ação da cdk naquele ponto do ciclo. A atividade das cdks é regulada por inibidores de cdk. Se houver dano ao DNA, os produtos do gene supressor tumoral *p53* interrompem o ciclo no ponto de controle 1, permitindo a ocorrência de reparo. Se o reparo falhar, a apoptose (ver Figura 6.5) é iniciada. O estado dos cromossomos é mostrado de maneira esquemática em cada fase G – na forma de um par único em G_1 e cada par duplicado formando duas cromátides-filhas em G_2. Algumas alterações que ocorrem durante a mitose (metáfase, anáfase) são mostradas em um círculo subsidiário. Após a divisão mitótica, as células-filhas podem entrar na fase G_1 ou G_0. *Rb*, gene do retinoblastoma.

etapa na mitose é a *citocinese*, em que a membrana plasmática entre cada célula-filha é comprimida e dividida.[6] Cada célula-filha encontra-se na fase G_0 e permanece nessa fase, a não ser que seja estimulada para entrar mais uma vez na fase G_1, conforme descrito anteriormente.

Durante a metáfase, os complexos de ciclina A e B fosforilam proteínas do citoesqueleto, histonas nucleares e, possivelmente, componentes do *fuso mitótico* (os microtúbulos ao longo dos quais as cromátides são tracionadas durante a metáfase).

REGULADORES NEGATIVOS DO CICLO CELULAR

Um dos principais reguladores negativos é a proteína Rb, que restringe o ciclo celular quando está hipofosforilada.

Os inibidores das cdks também atuam como reguladores negativos, cuja principal ação é exercida nos pontos de controle. Existem duas famílias conhecidas de inibidores: a *família CIP* (proteínas inibidoras de cdk, também denominadas KIP ou proteínas inibidoras de quinases) – as proteínas p21, p27 e p57 – e a *família Ink* (inibidores de quinases) – as proteínas p16, p19 e p15.

A proteína p21 fornece um bom exemplo do papel de um inibidor de ciclina/cdk. A proteína p21 é controlada pelo gene *p53* – um regulador negativo particularmente importante que é relevância na carcinogênese –, que opera no ponto de controle 1.

Inibição do ciclo no ponto de controle 1

O gene *p53* tem sido denominado o "guardião do genoma". Esse gene codifica a proteína p53, um fator de transcrição encontrado apenas em baixas concentrações nas células normais saudáveis. Entretanto, após a ocorrência de lesão do DNA, a proteína acumula-se e ativa a transcrição de vários genes, um dos quais codifica a p21. A proteína p21 inativa os complexos ciclina/cdk, de modo que a fosforilação da Rb é evitada, e ela torna hipofosforilada. Isso provoca a parada do ciclo no ponto de controle 1, permitindo que o reparo do DNA ocorra. Se o reparo for bem-sucedido, o ciclo prossegue além do ponto de controle 1 para a fase S. Se o reparo não tiver sucesso, o gene *p53* desencadeia a apoptose ou suicídio celular.[7]

Inibição do ciclo celular no ponto de controle 2

A ocorrência de dano ao DNA pode interromper o ciclo no ponto de controle 2, porém os mecanismos envolvidos não estão bem elucidados. A inibição do acúmulo do complexo ciclina B/cdk no núcleo parece constituir um fator. Para mais detalhes sobre o controle do ciclo celular, veja a seção sobre microRNAs posteriormente neste capítulo e em Swanton (2004).

---

[6]Todo o processo do ciclo celular, em sua sequência, é resumido pelo acrônimo IPMATC: interfase, prófase, metáfase, anáfase, telófase e citocinese.

[7]Por conseguinte, o p53 é o "guardião do genoma", impedindo a ocorrência e a passagem de quaisquer erros irreparáveis ou instabilidade genômica de uma célula para as células-filhas ao matar essa célula, enquanto outra célula saudável substituirá a célula destruída pelo p53. É mais adequado para um organismo matar as células menos perfeitas do que manter quaisquer erros que serão transmitidos às gerações futuras – "as necessidades de muitos superam as de poucos", diria Spock.

> **O ciclo celular**
>
> - A expressão *ciclo celular* se refere à sequência de eventos que ocorrem no interior de uma célula quando esta se prepara para a divisão. O estado quiescente ou de repouso é denominado G_0
> - A ação do fator de crescimento estimula uma célula em G_0 a entrar no ciclo
> - As fases do ciclo celular são as seguintes:
>   – G_1: preparação para a síntese do DNA
>   – S: síntese do DNA
>   – G_2: preparação para a divisão
>   – M, mitose: divisão em duas células-filhas
> - Na fase G_0, uma proteína hipofosforilada, codificada pelo gene *Rb*, interrompe o ciclo por meio da inibição da expressão de fatores essenciais e necessários à replicação do DNA
> - A progressão pelo ciclo celular é controlada por quinases específicas (cdks), que são ativadas pela ligação a proteínas específicas, denominadas ciclinas
> - As quatro ciclinas principais, D, E, A e B, juntamente com seus complexos cdk, impulsionam o ciclo; o complexo ciclina D/cdk também libera a inibição modulada pela proteína Rb.

Existem inibidores proteicos das cdks na célula. A proteína p21 é particularmente importante; é expressa quando o dano ao DNA desencadeia a transcrição do gene *p53* e interrompe o ciclo no ponto de controle 1.

INTERAÇÕES ENTRE CÉLULAS, FATORES DE CRESCIMENTO E MATRIZ EXTRACELULAR

A proliferação celular é regulada pela interação integrada entre fatores de crescimento, as próprias células, a MEC e as metaloproteinases da matriz (MPMs). A MEC é secretada pelas células e fornece uma estrutura de sustentação. Além disso, influencia profundamente o comportamento das células pela sinalização por meio das integrinas celulares (proteínas encontradas na superfície extracelular de uma célula, que detectam a MEC e sinalizam para a célula em que ambiente ela está ou quais as células vizinhas que ela possui). A expressão da matriz pelas células é regulada por fatores de crescimento e por citocinas (Jäverläinen et al., 2009; Verrecchia e Mauviel, 2007). Por sua vez, a atividade de alguns fatores de crescimento é determinada pela matriz, visto que são presos por componentes da matriz e liberados por proteinases (p. ex., MPMs) secretadas pelas células.

A ação dos fatores de crescimento que agem por meio de receptores de tirosina quinases ou quinases acopladas a receptores (ver Capítulo 3) constitui uma parte fundamental desses processos. Exemplos importantes incluem o *fator de crescimento do fibroblasto* (FGF), o *fator de crescimento epidérmico* (EGF), o *fator de crescimento dependente de plaquetas* (PDGF), o *fator de crescimento do endotélio vascular* (VEGF) e o *fator de crescimento transformador* (TGF)-β.

Os principais componentes da MEC são os seguintes:

- Elementos formadores de fibras, como, por exemplo, *espécies de colágeno* (as principais proteínas da matriz) e *elastina*
- Elementos não formadores de fibras, como, por exemplo, proteoglicanos, glicoproteínas e proteínas de adesão como a *fibronectina*. Os proteoglicanos desempenham um papel na regulação do crescimento, em parte ao atuar como reservatório de fatores de crescimento presos. Outros elementos estão associados à superfície celular, onde ligam as células à matriz. As proteínas de adesão conectam os diferentes elementos da matriz e também formam ligações entre as células e a matriz por meio de integrinas da superfície celular.

Outras proteínas presentes na MEC incluem a *trombospondina* e a *osteopontina*, que são elementos não estruturais, mas que modulam as interações célula-matriz e os processos de reparo. A produção dos componentes da MEC é regulada por fatores de crescimento, particularmente o TGF-β.

A MEC constitui um alvo para a ação de fármacos. Foram relatados efeitos tanto benéficos quanto adversos. Assim, os glicocorticoides diminuem a síntese de colágeno na inflamação crônica, enquanto inibidores da ciclo-oxigenase (COX)-2 podem modificar os processos fibróticos aparentemente por meio de uma ação sobre o TGF-β. As estatinas podem diminuir a fibrose por meio de inibição da produção do fator de crescimento do tecido conjuntivo induzida pela angiotensina (Rupérez et al., 2007) e pela redução da expressão de MPM. Isso pode contribuir para seus efeitos nas doenças cardiovasculares (Tousoulis et al., 2010). As ações adversas de alguns fármacos atribuíveis a um efeito sobre a MEC incluem a osteoporose e o afinamento da pele causado pelos glicocorticoides (discutidos em Järveläinen et al., 2009). A MEC também constitui um importante alvo na busca de novos fármacos capazes de regular o reparo dos tecidos.

PAPEL DAS INTEGRINAS

As integrinas são receptores transmembranares ligados a quinases (ver Capítulo 3) que contêm as subunidades alfa (α) e beta (β). A interação com os elementos da MEC (p. ex., fibronectina) desencadeia várias respostas celulares, como o rearranjo do citoesqueleto (não discutido aqui) e a corregulação da função dos fatores de crescimento.

A sinalização intracelular tanto pelos receptores dos fatores de crescimento quanto pelas integrinas é importante para a proliferação celular ideal (Figura 6.4). Após estimulação pelas integrinas, uma proteína adaptadora e uma enzima (*quinase de adesão focal [FAK]*) ativam a cascata de quinases, dando início à sinalização dos fatores de crescimento. Há uma extensa interação cruzada entre as vias das integrinas e dos fatores de crescimento (Streuli e Akhtar, 2009). A autofosforilação dos receptores de fatores de crescimento (ver Capítulo 3) é intensificada pela ativação das integrinas, e a adesão à MEC modulada por integrinas (ver Figura 6.4) não apenas suprime as concentrações dos inibidores de cdk, mas também é necessária para a expressão das ciclinas A e D e, portanto, para a progressão do ciclo celular. Além disso, a ativação das integrinas inibe a apoptose (ver adiante), facilitando ainda mais a ação dos fatores de crescimento (ver revisões por Barczyk et al., 2010 e Gahmberg et al., 2009).

Vários anticorpos monoclonais terapêuticos, incluindo o **natalizumabe** (usado no tratamento da esclerose múltipla) e o **abciximabe** (um antitrombótico; ver Capítulo 23), têm como alvo as integrinas.

PAPEL DAS METALOPROTEINASES DA MATRIZ

A degradação da MEC por MPMs é necessária para o crescimento, o reparo e a remodelação dos tecidos. Quando fatores de crescimento estimulam uma célula a entrar no ciclo celular, eles também estimulam a secreção de MPMs (como precursores inativos), que, em seguida, esculpem a matriz, produzindo as mudanças locais necessárias para o tratamento de cânceres e distúrbios inflamatórios, embora os ensaios clínicos conduzidos até o momento tenham demonstrado uma eficácia limitada e efeitos adversos significativos (Gialeli et al., 2011). A **doxiciclina**, um antibiótico, também inibe as MPMs e é usada experimentalmente com esse propósito.

Interações entre células, fatores de crescimento e matriz

- As células secretam os componentes da MEC e tornam-se envolvidas nesse tecido
- A MEC influencia o crescimento e o comportamento das células. Atua como reservatório de fatores de crescimento
- As integrinas são receptores celulares transmembranares que podem interagir com elementos da MEC. Modulam as vias de sinalização dos fatores de crescimento e também ajustes do citoesqueleto dentro da célula
- Os fatores de crescimento induzem as células a liberar metaloproteinases, que degradam a matriz local, de modo que esta possa acomodar o aumento do número de células
- Por sua vez, as metaloproteinases liberam fatores de crescimento da MEC e podem ativar alguns fatores que estão presentes na forma de precursores.

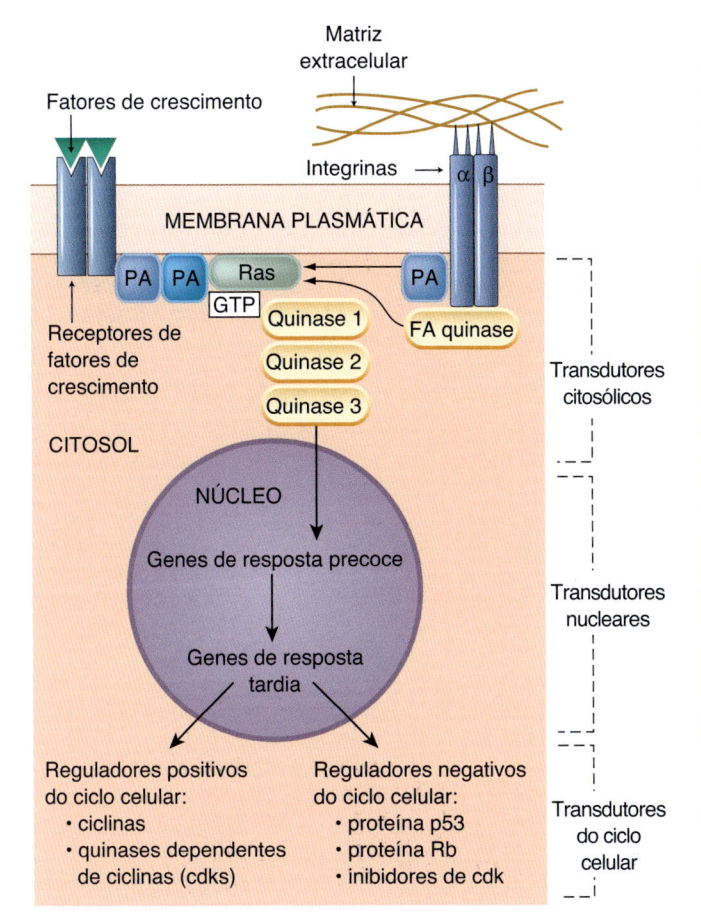

Figura 6.4 Diagrama simplificado do efeito dos fatores de crescimento em uma célula em G_0. O efeito global da ação dos fatores de crescimento consiste na geração dos transdutores do ciclo celular. Uma célula como a ilustrada nesta figura entrará, então, na fase G_1 do ciclo celular. A maior parte dos receptores de fatores de crescimento possui uma tirosina quinase integral (ver Figura 3.17). Esses receptores sofrem dimerização e, em seguida, realizam a fosforilação cruzada de seus resíduos de tirosina. Os transdutores citosólicos iniciais incluem proteínas que se ligam aos resíduos de tirosina fosforilados. O efeito ideal exige a cooperação da ação das integrinas. As integrinas (que possuem subunidades α e β) conectam a matriz extracelular às vias de sinalização intracelulares e também ao citoesqueleto da célula (não mostrado aqui). Os receptores acoplados à proteína G também podem estimular a proliferação celular, visto que suas vias intracelulares podem conectar-se com a cascata Ras/quinase (não mostrada aqui). *PA*, proteína adaptadora; *cdk*, quinase dependente de ciclina; *FA quinase*, quinase de adesão focal; *Rb*, proteína do retinoblastoma.

acomodar o aumento do número de células. Por sua vez, as metaloproteinases liberam fatores de crescimento da MEC e, em alguns casos (p. ex., interleucina [IL]-1β), os processam da forma precursora para a sua forma ativa. A ação dessas enzimas é regulada por inibidores teciduais de metaloproteinases (TIMPS), que também são secretados pelas células locais.

Além de sua função fisiológica, as metaloproteinases estão envolvidas na destruição tecidual que acompanha várias doenças, como artrite reumatoide, osteoartrite, periodontite, degeneração macular e reestenose do miocárdio. Além disso, desempenham um papel fundamental no crescimento, na invasão e na metástase dos tumores (Clark et al., 2008; Jackson et al., 2017; Marastoni et al., 2008). Por esse motivo, muitos esforços foram direcionados para o desenvolvimento de inibidores sintéticos das MPMs para

ANGIOGÊNESE

A angiogênese, que em geral acompanha a proliferação celular, consiste na formação de novos capilares a partir de pequenos vasos sanguíneos já existentes. Sem esse processo, os novos tecidos (incluindo os tumores) não podem se alimentar e crescer. Os estímulos angiogênicos incluem citocinas e diversos fatores de crescimento, particularmente o *VEGF*. A sequência de eventos envolvidos na angiogênese é a seguinte:

1. A membrana basal é degradada localmente por proteinases.
2. As células endoteliais migram para fora, formando um "broto".
3. Seguindo essas células condutoras, outras células endoteliais proliferam sob a influência do VEGF.
4. Ocorre deposição de material de matriz em torno do novo capilar.

O **bevacizumabe**, um anticorpo monoclonal que neutraliza o VEGF, é usado como tratamento adjuvante de vários tipos de câncer (ver Capítulo 57) e, após injeção no olho, para tratamento da degeneração macular relacionada com a idade, uma condição em que ocorre proliferação excessiva dos vasos sanguíneos da retina, causando cegueira (ver Capítulo 27).

APOPTOSE E REMOÇÃO DAS CÉLULAS

A apoptose é um "suicídio" celular que ocorre de modo controlado e ordenado. A apoptose é regulada por um mecanismo constitutivo e geneticamente programado de autodestruição, que consiste em uma sequência específica de eventos bioquímicos. Por conseguinte, é diferente da *necrose*, que consiste na desintegração totalmente desorganizada das células lesionadas que liberam substâncias que desencadeiam a resposta inflamatória.[8]

A apoptose desempenha um papel essencial na embriogênese, modelando os órgãos durante o desenvolvimento por meio da eliminação das células que se tornaram redundantes. É o mecanismo que remove de maneira discreta cerca de 10 bilhões de células do corpo humano diariamente. A apoptose está envolvida em numerosos eventos fisiológicos; incluindo descamação do revestimento intestinal, morte dos neutrófilos envelhecidos e renovação dos tecidos à medida que o recém-nascido cresce para atingir a maturidade. Constitui a base para o desenvolvimento da autotolerância no sistema imune (ver Capítulo 7) e atua como defesa de primeira linha contra as mutações carcinogênicas por meio de eliminação das células que poderiam se tornar malignas.

Os distúrbios da apoptose também estão envolvidos na fisiopatologia de muitas condições, incluindo:

- Doenças neurodegenerativas crônicas, como doença de Alzheimer, doença de Parkinson e esclerose múltipla (ver Capítulo 40)
- Condições com lesão tecidual aguda ou perda celular, como infarto do miocárdio (ver Capítulo 22), acidente vascular cerebral e lesão da medula espinal (ver Capítulo 40)
- Depleção dos linfócitos T na infecção pelo HIV (ver Capítulo 53)
- Osteoartrite (ver Capítulo 36)
- Doenças hematológicas, como anemia aplásica (ver Capítulo 24)
- Escape da resposta imune por células neoplásicas e resistência à quimioterapia do câncer (ver Capítulo 57)
- Doenças autoimunes/inflamatórias, como miastenia *gravis* (ver Capítulo 14), artrite reumatoide (ver Capítulo 25) e asma brônquica (ver Capítulo 28)
- Infecções virais com erradicação ineficaz das células infectadas pelos vírus (ver Capítulo 53).

A apoptose é particularmente importante para a regulação da resposta imunológica e para as muitas condições em que é um componente subjacente. Há evidências de que os linfócitos T possuem uma via regulatória negativa controlada por *receptores de PCD* de superfície (p. ex., receptor PD-1) e que, em geral, existe um equilíbrio entre as vias de estimulação desencadeadas por antígenos e essa via de regulação negativa indutora de apoptose. Esse equilíbrio é importante na manutenção da tolerância periférica. Observa-se um distúrbio desse equilíbrio na doença autoimune, na "exaustão" de linfócitos T nas doenças virais crônicas, como o HIV, e, possivelmente, no escape dos tumores da destruição imune (Zha et al., 2004). De fato, o PD-1 geralmente age para inibir a sinalização do receptor de linfócitos T, e os inibidores de PD-1 (inibidores de ponto de controle) causam ativação de linfócitos T, permitindo que eles reconheçam e ataquem novamente o tumor (ver também Capítulo 57).

A apoptose é uma *resposta padrão automática*, isto é, é necessária uma sinalização ativa contínua por fatores tróficos específicos dos tecidos, citocinas e hormônios, assim como os fatores de contato entre células (moléculas de adesão, integrinas etc.) para a sobrevivência e a viabilidade das células. O mecanismo de autodestruição é automaticamente deflagrado, a não ser que seja inibido de modo ativo e contínuo por esses fatores antiapoptóticos. Diferentes tipos de células exigem diferentes conjuntos de *fatores de sobrevivência*, os quais funcionam apenas localmente. Se uma célula for extraviada ou desalojada da área protegida pelos seus sinais de sobrevida parácrinos, ela morrerá.

A retirada desses fatores de sobrevivência – que foram denominados *morte por negligência* – não constitui a única via para a apoptose (Figura 6.5). O maquinário da morte celular pode ser ativado por dano ao DNA e por ligantes que estimulam os *receptores de morte*. Entretanto, aceita-se em geral que os processos de proliferação celular e a apoptose estejam estreitamente integrados.

ALTERAÇÕES MORFOLÓGICAS NA APOPTOSE

Quando a célula morre, ela se "arredonda", a cromatina se condensa em massas densas, as nucleases cortam o genoma em fragmentos de diferentes tamanhos inutilizáveis (observados em gel de eletroforese como DNA em "escadas"), o citoplasma se contrai e ocorre formação de vesículas na membrana plasmática. Por fim, por meio de processo modulado por uma família de enzimas proteolíticas conhecidas como caspases, a célula é transformada em um aglomerado de substâncias delimitadas por membrana. Esse "cadáver" celular emite sinais de "me coma", como presença de fosfatidilserina em sua superfície, que são reconhecidos pelos macrófagos, os quais, em seguida, fagocitam os resíduos. É importante que esses fragmentos celulares estejam envolvidos por uma membrana, visto que, de outro modo, a liberação dos constituintes celulares poderia desencadear uma reação inflamatória. Uma defesa adicional contra a reação é que os macrófagos fagocíticos liberam mediadores anti-inflamatórios, como o TGF-β, a anexina-1 e a IL-10.

PRINCIPAIS PARTICIPANTES DA APOPTOSE

O repertório de reações na apoptose é extremamente complexo e varia entre espécies e entre tipos de células. Entretanto, é possível que a(s) reação(ões) fundamental(is) que leva(m) à sobrevivência da célula ou à sua morte, ao alcançar(em) esse ponto crítico, possa(m) ser controlada(s) por um único gene ou por uma combinação de genes essenciais. Seja como for, esses genes constituem alvos desejáveis de fármacos no tratamento de muitas doenças proliferativas.

Aqui, podemos apenas apresentar um simples esboço da apoptose. Portt et al. (2011) analisaram todo o assunto em detalhes. Os principais participantes são uma família de proteinases dirigidas para cisteína aspartato (*caspases*), presentes na célula em sua forma inativa. Elas executam uma delicada cirurgia nas proteínas, clivando seletivamente um conjunto específico de proteínas-alvo (enzimas, componentes estruturais, que contêm um motivo característico reconhecido pelas caspases), inativando algumas e ativando outras. Isso exige uma cascata de cerca de nove caspases diferentes, algumas das quais atuam como iniciadoras que transmitem os sinais apoptóticos iniciais, enquanto outras são responsáveis pela fase final da morte celular (ver Figura 6.5).

As caspases "executoras" (p. ex., a caspase 3) clivam e inativam diretamente constituintes celulares, como enzimas de reparo do DNA, proteína quinase C e componentes do citoesqueleto. A ativação de uma DNAase cliva o DNA genômico entre os nucleossomos, com geração de fragmentos de DNA de cerca de 180 pares de bases.

Todavia, nem todas as caspases são enzimas mediadoras de morte, e algumas desempenham um papel no processamento e na ativação de citocinas (p. ex., a caspase 8 é ativa no processamento das citocinas inflamatórias IL-1 e IL-18).

---

[8]Existem várias outras formas de morte celular programada (MCP), incluindo *autofagia* e (que gera confusão) *necrose programada* ou *necroptose* (Galluzzi et al., 2018). Aqui, nosso foco é a apoptose, também conhecida como "MCP do tipo I".

CAPÍTULO 6 • Proliferação, Apoptose, Reparo e Regeneração Celular **95**

Além das caspases, outra via pode ser desencadeada pelo *fator iniciador de apoptose* (AIF, do inglês *apoptotic initiating factor*), uma proteína liberada pelas mitocôndrias que entra no núcleo e desencadeia o suicídio celular.

VIAS PARA A APOPTOSE

Existem duas vias principais para a morte celular: a estimulação dos receptores de morte por ligantes externos (a *via extrínseca*) e uma *via mitocondrial* interna. Ambas as vias ativam caspases iniciadoras e convergem para uma via comum final de caspases efetoras.

A VIA EXTRÍNSECA

À espreita na membrana plasmática da maioria dos tipos celulares encontram-se membros da superfamília de receptores do fator de necrose tumoral (TNFR, do inglês *tumour necrosis factor receptor*) (também conhecidos como receptores Fas), que atuam como "receptores de morte" (ver Figura 6.5). Os membros importantes dessa família incluem TNFR-1 e CD95 (também conhecidos como ligantes Fas ou Apo-1), porém existem muitos outros (p. ex., PD-1, um receptor de morte que pode ser induzido em linfócitos T ativados, conforme discutido anteriormente).

Cada receptor possui um "domínio de morte" em sua cauda citoplasmática. A estimulação dos receptores por um ligante, como o próprio fator de necrose tumoral (TNF[9]) ou o TRAIL,[10] induz a formação de trímeros e o recrutamento de uma proteína adaptadora que se liga a seus domínios de morte. O complexo resultante ativa a caspase 8 (e, provavelmente, a caspase 10), que, por sua vez, ativa a cascata das caspases efetoras (ver Figura 6.5).

A via mitocondrial

Essa via pode ser desencadeada por dano ao DNA, remoção dos fatores de sobrevivência das células ou por outras causas. De certo modo, a célula pode "fiscalizar" a lesão e decidir se ela inicia a via apoptótica. É possível que *corpos de leucemia promielocítica*, que consistem em grandes complexos de proteínas no núcleo, participem dessa tarefa (Wyllie, 2010), embora não se tenha esclarecido a maneira pela qual o fazem.

O evento apoptótico é regulado por membros da família da proteína Bcl-2, um grupo de proteínas com domínios homólogos que permitem a ocorrência de interações entre membros individuais. Se a célula selecionar a via apoptótica, a proteína p53 ativa a p21 e os membros pró-apoptóticos da família Bcl-2 – Bid, Bax e Bak. Além dessas espécies pró-apoptóticas, essa família possui membros antiapoptóticos (p. ex., a própria Bcl-2).[11] Esses fatores competem entre si em sítios na superfície das mitocôndrias, e o resultado depende das concentrações competitivas relativas dessas

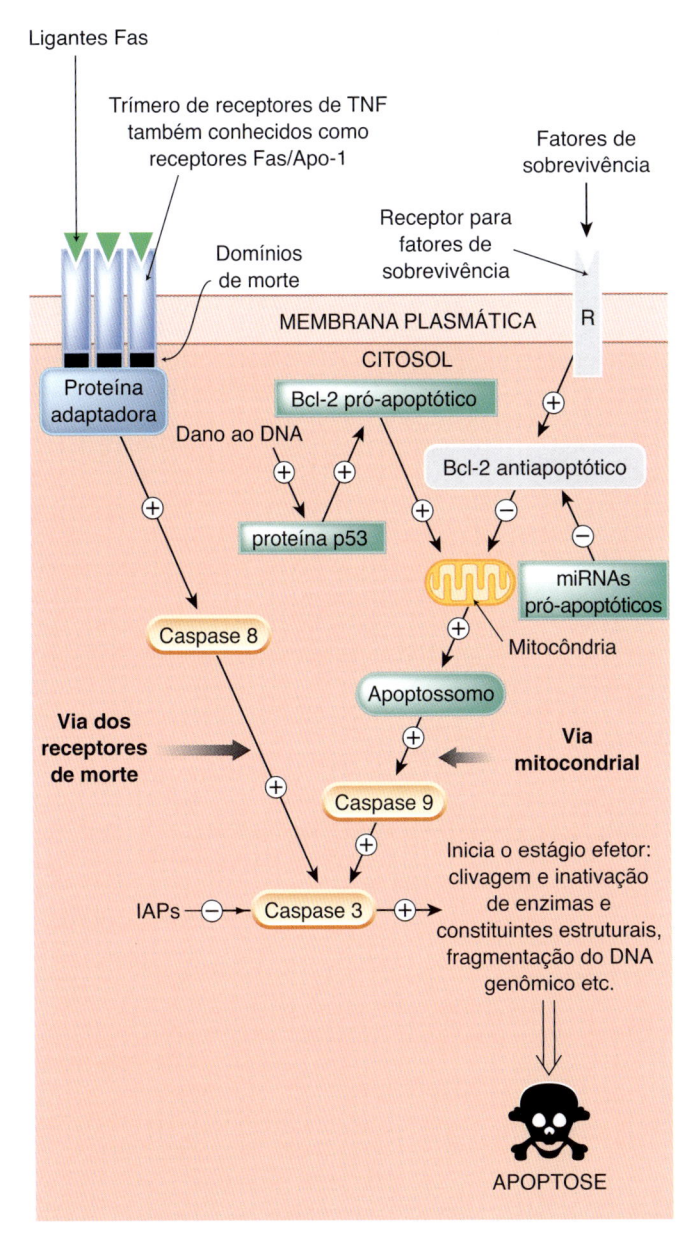

Figura 6.5 Diagrama simplificado das duas principais vias de sinalização na apoptose. A via dos "receptores de morte" é ativada quando eles, como os membros da família do fator de necrose tumoral (TNF), são estimulados por ligantes de morte específicos. Esse processo recruta proteínas adaptadoras que ativam caspases iniciadoras (p. ex., a caspase 8), que, por sua vez, ativam caspases efetoras, como a caspase 3. A via mitocondrial é ativada por diversos sinais, um dos quais consiste em dano ao DNA. Na presença de dano ao DNA que não possa ser reparado, a proteína p53 (ver o texto e as Figuras 6.3 e 6.4) ativa uma via acessória que libera o citocromo C da mitocôndria, com envolvimento subsequente do *apoptossomo* e ativação de uma caspase iniciadora, a caspase 9. O apoptossomo é um complexo de pró-caspase 9, citocromo C e fator ativador da protease apoptótica 1 (Apaf-1). Ambas as vias convergem para a caspase efetora (p. ex., a caspase 3), que leva à morte da célula. A via acessória do fator de sobrevivência normalmente restringe a apoptose por meio de inibição da via mitocondrial por ativação do fator antiapoptótico Bcl-2. O receptor designado por "*R*" representa os respectivos receptores de fatores tróficos, fatores de crescimento, fatores de contato entre células (moléculas de adesão, integrinas) etc. A estimulação contínua desses fatores é necessária para a sobrevivência/proliferação das células. Se essa via não for funcional (*mostrada na cor cinza*), esse condutor antiapoptótico é removido. *IAP*, inibidor da apoptose.

---

[9]No início, acreditava-se que o TNF fosse secretado por bactérias, visto que se sabia que os tumores infectados algumas vezes regrediam e eram curados. Foi descoberto que esse *fator de necrose tumoral*, "secretado por bactérias" era o TNF, liberado, na verdade, pelos nossos macrófagos em resposta à infecção bacteriana. Um efeito colateral do TNF era a "morte do tumor", o que explica o seu nome. O TNF também é conhecido como *caquexina,* o agente responsável pela apoptose muscular e debilitação em pacientes com câncer.
[10]TRAIL é o ligante indutor da apoptose relacionado com o fator de necrose tumoral α (do inglês *tumor necrosis factor-α-related apoptosis-inducing ligand*), naturalmente. Ver Janssen et al. (2005) para uma discussão do papel do TRAIL. O PD-L1, um ligante do receptor de PD-1, é encontrado em todas as células hematopoéticas e em muitos outros tecidos.
[11]Outro freio para a morte celular é constituído por uma família de proteínas inibidoras de caspases, denominadas IAPs (inibidores das proteínas da apoptose).

moléculas que atuam no processo. No caso de um sinal pró-apoptótico, oligômeros de Bax ou Bak formam poros na membrana mitocondrial através dos quais proteínas como o citocromo C podem vazar.

Quando liberado, o citocromo C forma um complexo com uma proteína denominada Apaf-1 (fator ativador da protease apoptótica-1); em seguida, o par se combina com a pró-caspase 9 para ativá-la. Esta última enzima orquestra a via das caspases efetoras. A associação tríplice de citocromo C, Apaf-1 e pró-caspase 9 é denominada *apoptossomo* (ver Figura 6.5 e Riedl e Salvesen, 2007). O óxido nítrico (ver Capítulo 21) é outro mediador que pode exercer ações pró-apoptóticas ou antiapoptóticas.

Nas células normais, os fatores de sobrevivência (especificados antes) ativam de forma contínua os mecanismos antiapoptóticos. A retirada dos fatores de sobrevivência pode levar à morte de várias maneiras diferentes, dependendo do tipo celular. Um mecanismo comum é o deslocamento do equilíbrio entre membros da família de Bcl-2, levando à perda de ação das proteínas antiapoptóticas, com consequente ação não oposta dos membros pró-apoptóticos da família de proteínas Bcl-2 (ver Figura 6.5).

As duas principais vias de morte celular estão conectadas entre si, visto que a caspase 8 na via dos receptores de morte pode ativar as proteínas pró-apoptóticas da família Bcl-2 e, portanto, ativar a via mitocondrial.

MicroRNAs, ciclo celular e apoptose

Os *microRNAs* (miRNAs), que foram descobertos apenas na virada do milênio, são uma família de pequenos RNAs "não codificantes de proteínas", encontrados nas plantas e nos animais. Os miRNAs, que são codificados por seções do genoma encontradas fora das sequências normais de codificação de proteínas dos genes, regulam negativamente os processos de tradução ribossômica de muitos outros genes. Atualmente, sabe-se que eles inibem a expressão de genes que codificam a regulação do ciclo celular, a apoptose (ver Figura 6.5), a diferenciação e o desenvolvimento das células (Carleton et al., 2007; Lynam-Lennon et al., 2009). Cerca de 3% dos genes humanos codificam o miRNAs, e aproximadamente 30% dos genes humanos que codificam proteínas são eles próprios regulados por miRNAs.

Hoje em dia, acredita-se que a expressão alterada de miRNAs esteja associada a uma variedade de doenças, como diabetes melito, obesidade, doença de Alzheimer, doenças do sistema cardiovascular, condições inflamatórias e doenças neurodegenerativas (Barbato et al., 2009), bem como carcinogênese, metástases e resistência às terapias contra o câncer (Garzon et al., 2009; Wurdinger e Costa, 2007). Acredita-se também que os miRNAs possam atuar como oncogenes e/ou genes supressores de tumor e regular os linfócitos T (Zhou et al., 2009). Não é surpreendente que os miRNAs estejam sendo considerados como alvos para o desenvolvimento de novos fármacos direcionados para uma variedade de doenças (Christopher et al., 2016; Rupaimoole e Slack, 2017).

IMPLICAÇÕES FISIOPATOLÓGICAS

Conforme anteriormente assinalado, a proliferação e a apoptose celulares estão envolvidas em muitos processos fisiológicos e patológicos, que incluem:

- O crescimento de tecidos e órgãos no embrião e, posteriormente, durante o desenvolvimento
- A reposição de células perdidas ou com "tempo de vida expirado", como leucócitos, células do epitélio intestinal e do endométrio uterino
- Respostas imunológicas, incluindo o desenvolvimento de tolerância imunológica a proteínas do hospedeiro
- Reparo e cicatrização após lesão ou inflamação
- A hiperplasia (aumento do número de células e do tecido conjuntivo) associada a doenças inflamatórias crônicas, de hipersensibilidade e autoimunes (ver Capítulo 7)
- Crescimento, invasão e metástases de tumores (ver Capítulo 57)
- Regeneração de tecidos.

O papel da proliferação e da apoptose celulares nos primeiros dois processos é evidente por si mesmo e não necessita de mais comentários. Seu envolvimento na tolerância imunológica já foi discutido de maneira sucinta, porém os outros processos exigem uma discussão mais detalhada.

REPARO E CICATRIZAÇÃO

Ocorre reparo quando os tecidos são danificados ou perdidos. O reparo também está envolvido na resolução da reação inflamatória local a um patógeno ou irritante químico. Em alguns casos, o dano ou a perda de tecido podem levar à *regeneração*, que é diferente do reparo e que será abordada mais adiante.

Existe uma considerável sobreposição entre os mecanismos ativados na inflamação e no reparo. Em ambos, existe uma série ordenada de eventos, incluindo migração celular,

---

Apoptose

- A apoptose é uma MCP. Trata-se de um processo biológico essencial e fundamental, por exemplo, na embriogênese e na homeostasia dos tecidos
- A apoptose depende de uma cascata de proteinases denominadas caspases. Dois conjuntos de caspases iniciadoras convergem para um grupo de caspases efetoras, que produzem o evento apoptótico
- As caspases efetoras são ativadas por duas vias principais: a via dos receptores de morte e a via mitocondrial
  - A estimulação da família do TNFR inicia a via dos receptores de morte. O principal iniciador é a caspase 8
  - A via mitocondrial é ativada por fatores internos, como dano ao DNA, que resulta na transcrição do gene *p53*. A proteína p53 ativa uma via acessória que libera o citocromo C das mitocôndrias. Por sua vez, o citocromo C forma um complexo com a proteína Apaf-1, e esse conjunto ativa a caspase 9 iniciadora
- Em células intactas, os fatores de sobrevivência (citocinas, hormônios, fatores de contato entre células) ativam continuamente os mecanismos antiapoptóticos. A retirada dos fatores de sobrevivência provoca morte celular pela via mitocondrial
- As caspases efetoras (p. ex., a caspase 3) iniciam uma cascata de proteases que clivam os constituintes celulares, como DNA, componentes do citoesqueleto, enzimas etc. Esse processo reduz a célula a um aglomerado de substâncias delimitadas por membrana, que finalmente são fagocitadas por macrófagos.

angiogênese, proliferação de células do tecido conjuntivo, síntese de MEC e, por fim, remodelagem – todos coordenados pelos fatores de crescimento e pelas citocinas que são apropriados para o tecido específico afetado. O TGF-β é um regulador fundamental de vários desses processos.[12]

> **Reparo, cicatrização e regeneração**
>
> - Ocorrem reparo e cicatrização quando os tecidos são danificados. Trata-se de uma sequela comum da inflamação. As células do tecido conjuntivo, os leucócitos e os vasos sanguíneos comumente estão envolvidos
> - A regeneração se refere à substituição do tecido ou órgão que foi danificado ou perdido. Depende da presença de um reservatório de células-tronco primitivas que têm o potencial de desenvolver-se em qualquer tipo de célula no corpo. Nos mamíferos, é raro haver regeneração completa de um tecido ou órgão. Os processos mais rápidos de reparo – com frequência acompanhados de formação de cicatriz – são bem-sucedidos na resolução do problema. Isso pode representar uma compensação evolutiva nos mamíferos devido à perda do poder de regeneração
> - Entretanto, é possível ativar finalmente as vias regenerativas nos mamíferos – pelo menos em certo grau e em alguns órgãos.

HIPERPLASIA

A hiperplasia (proliferação celular e expansão da matriz) constitui uma característica de doenças inflamatórias crônicas e autoimunes, como a artrite reumatoide (ver Capítulos 7 e 25), a psoríase, as úlceras crônicas e a doença pulmonar obstrutiva crônica. A hiperplasia também está na base da hiper-reatividade brônquica da asma crônica (ver Capítulo 28) e nefrite glomerular.

A proliferação celular e os eventos apoptóticos também estão envolvidos na aterosclerose, reestenose e reparo do miocárdio após infarto (ver Capítulo 22).

CRESCIMENTO, INVASÃO E METÁSTASES DE TUMORES

Os sistemas de sinalização dos fatores de crescimento, as vias antiapoptóticas e os controladores do ciclo celular possuem interesse crescente como alvos para novas abordagens ao tratamento do câncer (ver Capítulo 57).

CÉLULAS-TRONCO E REGENERAÇÃO

A regeneração do tecido substitui o tecido perdido após lesão ou doença e possibilita a restauração da função. Muitos animais (p. ex., os anfíbios) possuem uma impressionante capacidade regenerativa e podem até mesmo induzir o novo crescimento de um órgão inteiro, como um membro ou uma cauda. O processo essencial consiste na ativação de *células-tronco* – um reservatório de células indiferenciadas que têm o potencial de se desenvolver em qualquer uma das células mais especializadas do organismo – células "totipotentes" ou "pluripotentes" (Burgess, 2016; Slack, 2014). Não apenas os anfíbios dispõem de um suprimento abundante dessas células primitivas, como também muitas de suas células mais especializadas podem sofrer desdiferenciação, retornando ao estado de células-tronco. Em seguida, essas células podem se multiplicar e percorrer novamente as vias de desenvolvimento fetal que geraram aquele órgão, com diferenciação nos vários tipos celulares necessários para substituir a estrutura ausente.

Entretanto, durante a evolução, os mamíferos perderam essa capacidade em todos os tecidos, salvo algumas exceções. As células sanguíneas, o epitélio intestinal e as camadas mais externas da pele são substituídos continuamente ao longo da vida, ao passo que há uma renovação e reposição lentas de células em determinados órgãos, como o fígado, os rins e os ossos. Essa "renovação fisiológica" é efetuada por células-tronco locais específicas do tecido.

O fígado, praticamente o único entre os órgãos de mamíferos, possui uma capacidade significativa de reconstituir-se. Ele pode se regenerar até o seu tamanho original em um período de tempo notavelmente curto, contanto que pelo menos 25% ainda estejam intactos.[13] As células hepáticas maduras do parênquima participam desse processo, bem como todos os outros componentes celulares do fígado.

É necessário distinguir entre *células-tronco embrionárias* (células ES) e *células-tronco adultas* (células AS) e *células progenitoras*. As células ES representam as verdadeiras células pluripotentes do embrião, que têm a capacidade de se diferenciar em qualquer outro tipo de célula. As células AS possuem uma capacidade mais restrita, ao passo que as células progenitoras são capazes de se diferenciar apenas em um único tipo de célula. As células ES estão ausentes nos mamíferos adultos, porém as células AS estão presentes, embora em pequeno número. Nos mamíferos, o dano a tecidos ou órgãos (com exceção do fígado, já mencionado) em geral leva ao reparo, e não à regeneração.

Até recentemente, pensava-se (com poucas exceções) que essa situação era inalterável; entretanto, trabalhos recentes sugerem que talvez seja possível ativar as vias regenerativas nos mamíferos – pelo menos em certo grau e em alguns órgãos. Para que isso ocorra, é necessário estimular a proliferação, o desenvolvimento e a diferenciação de algumas células-tronco nos locais de interesse, ou – e isso representa uma perspectiva ainda mais remota nos seres humanos – induzir algumas células locais especializadas a sofrer desdiferenciação. Esse processo pode ocorrer em alguns mamíferos em circunstâncias especiais. Entretanto, é possível que o reparo seja a face de Janus da regeneração, constituindo uma compensação evolutiva nos mamíferos para essa capacidade perdida.[14]

---

[12]Da próxima vez que você se cortar, examine a cicatriz exatamente 1 semana depois. Pode ser que quase toda cicatriz já tenha desaparecido. Esse impressionante processo biológico (sangramento, formação de cicatriz, cicatrização de feridas) em 1 semana depende de fatores de crescimento da ferida que estimulam as células-tronco epiteliais e endoteliais a remodelar-se e corresponder ao que foi danificado – até mesmo na reprodução de uma impressão digital.

[13]Existe um relato de regeneração do fígado na mitologia grega. Prometheus roubou de Zeus o segredo do fogo e o entregou aos homens. Para puni-lo, Zeus o acorrentou a um rochedo no Cáucaso, e diariamente uma águia bicava a sua carne e devorava grande parte de seu fígado. Entretanto, durante a noite, o fígado se regenerava, de modo que, pela manhã, estava novamente inteiro. A lenda não revela se, após se alimentar, a águia deixava os 25% necessários, e a regeneração descrita no mito parece ter uma velocidade não realística – com efeito, o fígado do rato leva 2 semanas ou mais para recuperar o seu tamanho original após uma hepatectomia de 66%.

[14]Foram utilizadas células-tronco miossatélites bovinas para cultivar hambúrgueres em laboratório (as denominadas alternativas "não mate"). O fato de que um hambúrguer possa custar até 250 mil libras esterlinas pode significar que, por enquanto, apenas os jogadores de futebol profissionais podem comprá-lo.

Onde se encontram as células-tronco relevantes que poderiam ser persuadidas a realizar um serviço de regeneração? Várias possibilidades estão sendo bastante investigadas e, em alguns casos, testadas clinicamente. Essas possibilidades incluem:

- Células ES (disponibilidade limitada e com sérios problemas éticos envolvidos)
- Células-tronco mesenquimais derivadas da medula óssea (Zhang et al., 2017)
- Células-tronco derivadas de músculos (Kelc et al., 2013)
- Células-tronco pluripotentes induzidas em seres humanos (Nishikawa et al., 2008)
- Células progenitoras residentes em tecidos.

Para que um tecido como o fígado possa se regenerar, as células-tronco locais específicas do tecido precisam ser estimuladas por fatores de crescimento, de modo a entrar no ciclo celular e proliferar. Outros processos essenciais (já discutidos) incluem a angiogênese, a ativação das MPMs e a interação entre a matriz e a fibronectina para ligar todos os novos elementos entre si. É também necessário haver uma reposição concomitante dos componentes do tecido conjuntivo perdido (fibroblastos, macrófagos etc.).

Como a maioria dos tecidos não se regenera de modo espontâneo, o desenvolvimento de mecanismos que pudessem restaurar a capacidade de regeneração seria de imenso valor terapêutico. A terapia com células-tronco tornou-se uma possibilidade atraente para o tratamento de todos os tipos de doenças, desde a disfunção erétil e incontinência urinária até a doença cardíaca e a neurodegeneração. Estudos realizados em animais confirmaram que essa é uma área potencialmente gratificante, embora a terapia de rotina com células-tronco em humanos ainda seja uma hipótese remota. A literatura é desanimadora, porém os seguintes exemplos fornecem uma ideia dos obstáculos e das aspirações dessa área: reparo de músculo cardíaco lesionado (ver Capítulo 21; Lovell e Mathur, 2011), reparo de degeneração da retina (Ong e da Cruz, 2012), acidente vascular cerebral (Banerjee et al., 2011) e reposição de células secretoras de insulina no tratamento do diabetes melito tipo 1 (ver Capítulo 32; Voltarelli et al., 2007).

PERSPECTIVAS TERAPÊUTICAS

Teoricamente, todos os processos descritos neste capítulo poderiam constituir alvos úteis para o desenvolvimento de novos fármacos. A seguir, fornecemos uma lista das abordagens que estão sendo proveitosas ou que provavelmente serão promissoras.

MECANISMOS APOPTÓTICOS

Compostos passíveis de modificar a apoptose estão sendo intensamente investigados (MacFarlane, 2009; Melnikova e Golden, 2004;). Aqui, podemos apenas delinear algumas das abordagens mais importantes.

Os fármacos que promovem a apoptose por diversos mecanismos foram anunciados como uma nova abordagem potencial para o tratamento do câncer e estão sendo ativamente estudados, embora até o momento nenhum deles tenha sido aprovado para uso clínico. As abordagens terapêuticas proapoptóticas potenciais precisam ter um alvo preciso no tecido afetado, de modo a evitar os riscos óbvios de causar dano a outros tecidos. Os exemplos incluem os seguintes:

- Um composto *antissense* contra Bcl-2 (**oblimersen**) está sendo testado para tratamento da leucemia linfocítica crônica
- O **obatoclax** e o **navitoclax** são pequenas moléculas inibidoras da ação de Bcl-2 que estão sendo testadas para tratamento de neoplasias malignas hematológicas. Para mais detalhes, consultar MacFarlane (2009)
- A tecnologia de microRNA também poderia ser usada para promover a apoptose (ver Figura 6.5)
- Anticorpos monoclonais agonistas para o ligante do receptor de morte TRAIL (p. ex., **lexatumumabe**) encontram-se em fase de ensaios clínicos para o tratamento de tumores sólidos e linfomas (MacFarlane, 2009)
- O **bortezomibe**, que inibe o proteossomo, está disponível para o tratamento de tipos selecionados de câncer. O bortezomibe causa acúmulo de Bax, uma proteína promotora apoptótica da família Bcl-2, que atua ao inibir a Bcl-2 antiapoptótica. O fármaco atua, em parte, por meio de inibição da ação do fator nuclear κB (NF-κB) (ver Capítulo 3)
- Um dos genes mais específicos para câncer codifica um inibidor de caspase endógeno, a *survivina*. Esta ocorre em altas concentrações em certos tumores, e uma pequena molécula da survivina está em fase de ensaio clínico (Giaccone e Rajan, 2009), com o objetivo de induzir o suicídio das células neoplásicas.

A inibição da apoptose poderia prevenir ou tratar uma ampla variedade de doenças degenerativas comuns. Infelizmente, até o momento, o sucesso no desenvolvimento desses inibidores para uso clínico demonstrou ser difícil e vários deles demonstraram uma falta de eficácia nos ensaios clínicos realizados. Atualmente, as áreas de interesse incluem as seguintes:

- O bloqueio do receptor de morte PD-1 com anticorpo direcionado (como o **nivolumabe**) é um novo caminho potencialmente promissor a ser explorado para o tratamento das infecções pelo HIV e pelos vírus da hepatite B e da hepatite C, bem como de outras infecções crônicas e alguns tipos de câncer que expressam o ligante de PD-1 (Trivedi et al., 2015)
- Vários inibidores de caspases estão em fase de investigação para o tratamento do infarto do miocárdio, acidente vascular cerebral, doença hepática, transplante de órgãos e sepse. O **emricasan** é um desses candidatos em fase de ensaio clínico em pacientes que necessitam de transplante de fígado.

ANGIOGÊNESE E METALOPROTEINASES

A busca de fármacos antiangiogênicos e de inibidores de MPMs clinicamente úteis é contínua, porém não tem tido sucesso até o momento. Atualmente, apenas um novo fármaco foi aprovado para uso no tratamento do câncer: o **bevacizumabe**, um anticorpo monoclonal que neutraliza o VEGF e que também é utilizado no tratamento da degeneração macular associada à idade, uma doença também associada à proliferação excessiva de vasos sanguíneos da retina.

REGULAÇÃO DO CICLO CELULAR

Os principais reguladores positivos endógenos do ciclo celular são as cdks. Foram desenvolvidas várias pequenas moléculas que inibem as cdks tendo como alvo os sítios de ligação dessas quinases ao ATP. Um exemplo é o **flavopiridol**, que inibe todas as cdks, causando interrupção do ciclo celular. Atualmente, o flavopiridol está em fase de ensaio clínico para o tratamento da leucemia mieloide aguda; além disso, promove a apoptose, possui propriedades antiangiogênicas e pode induzir diferenciação (Dickson e Schwartz, 2009).

Alguns compostos afetam as vias ascendentes para a ativação das cdks e podem ser usados no tratamento do câncer. Entre os exemplos, destacam-se a **perifosina** (embora atualmente seu futuro seja incerto) e a **lovastatina** (um fármaco para reduzir o colesterol, ver Capítulo 22, que também pode exibir propriedades antineoplásicas).

O **bortezomibe**, um composto boronato, liga-se de forma covalente ao proteassoma, inibindo a degradação de proteínas pró-apoptóticas. É utilizado no tratamento do mieloma múltiplo (ver Capítulo 57).

Entre os vários componentes da via de sinalização dos fatores de crescimento, as tirosina quinases receptoras, a proteína Ras e as quinases citoplasmáticas têm sido objeto de maior interesse. Recentemente, os inibidores de quinases introduzidos recentemente para o tratamento do câncer incluem o **imatinibe**, o **gefitinibe**, o **lapatinibe**, o **sunitinibe** e o **erlotinibe** (ver Capítulo 57).

BIBLIOGRAFIA E LEITURA COMPLEMENTAR

Ciclo celular e apoptose (geral)

Ashkenasi, A., 2002. Targeting death and decoy receptors of the tumour necrosis receptor superfamily. Nat. Rev. Cancer 2, 420–429.

Aslan, J.E., Thomas, G., 2009. Death by committee: organellar trafficking and communication in apoptosis. Traffic 10, 1390–1404.

Barbato, C., Ruberti, F., Cogoni, C., 2009. Searching for MIND: microRNAs in neurodegenerative diseases. J. Biomed. Biotechnol. 2009, 871313.

Carleton, M., Cleary, M.C., Linsley, P.S., 2007. MicroRNAs and cell cycle regulation. Cell Cycle 6, 2127–2132.

Christopher, A.F., Kaur, R.P., Kaur, G., Kaur, A., Gupta, V., Bansal, P., 2016. MicroRNA therapeutics: discovering novel targets and developing specific therapy. Perspect. Clin. Res. 7, 68–74.

Cummings, J., Ward, T., Ranson, M., Dive, C., 2004. Apoptosis pathway-targeted drugs – from the bench to the clinic. Biochim. Biophys. Acta 1705, 53–66.

Danial, N.N., Korsmeyer, S.J., 2004. Cell death: critical control points. Cell 116, 205–219.

Dickson, M.A., Schwartz, G.K., 2009. Development of cell-cycle inhibitors for cancer therapy. Curr. Oncol. 16, 36–43.

Elmore, S., 2007. Apoptosis: a review of programmed cell death. Toxicol. Pathol. 35, 495–516.

Galluzzi, L., Vitale, I., Aaronson, S.A., et al., 2018. Molecular mechanisms of cell death: recommendations of the nomenclature committee on cell death 2018. Cell. Death Differ. 25, 486–541.

Garzon, R., Calin, G.A., Croce, C.M., 2009. MicroRNAs in cancer. Annu. Rev. Med. 60, 167–179.

Giaccone, G., Rajan, A., 2009. Met amplification and HSP90 inhibitors. Cell Cycle 8, 2682.

Janssen, E.M., Droin, N.M., Lemmens, E.E., 2005. CD4+ T-cell-help controls CD4+ T cell memory via TRAIL-mediated activation-induced cell death. Nature 434, 88–92.

Lynam-Lennon, N., Maher, S.M., Reynolds, J.V., 2009. The roles of microRNAs in cancer and apoptosis. Biol. Rev. 84, 55–71.

MacFarlane, M., 2009. Cell death pathways – potential therapeutic targets. Xenobiotica 39, 616–624.

Melnikova, A., Golden, J., 2004. Apoptosis-targeting therapies. Nat. Rev. Drug Discov. 3, 905–906.

Ouyang, L., Shi, Z., Zhao, S., et al., 2012. Programmed cell death pathways in cancer: a review of apoptosis, autophagy and programmed necrosis. Cell Prolif. 45, 487–498.

Portt, L., Norman, G., Clapp, C., Greenwood, M., Greenwood, M.T., 2011. Anti-apoptosis and cell survival: a review. Biochim. Biophys. Acta 1813, 238–259.

Riedl, S.J., Salvesen, G.S., 2007. The apoptosome: signalling platform of cell death. Nat. Rev. Mol. Cell Biol. 8, 405–413.

Riedl, S.J., Shi, Y., 2004. Molecular mechanisms of caspase regulation during apoptosis. Nat. Rev. Mol. Cell Biol. 5, 897–905.

Rupaimoole, R., Slack, F.J., 2017. MicroRNA therapeutics: towards a new era for the management of cancer and other diseases. Nat. Rev. Drug Discov. 16, 203–222.

Satyanarayana, A., Kaldis, P., 2009. Mammalian cell-cycle regulation: several Cdks, numerous cyclins and diverse compensatory mechanisms. Oncogene 28, 2925–2939.

Swanton, C., 2004. Cell-cycle targeted therapies. Lancet 5, 27–36.

Tousoulis, D., Andreou, I., Tentolouris, C., et al., 2010. Comparative effects of rosuvastatin and allopurinol on circulating levels of matrix metalloproteinases in patients with chronic heart failure. Int. J. Cardiol. 145, 438–443.

Trivedi, M.S., Hoffner, B., Winkelmann, J.L., Abbott, M.E., Hamid, O., Carvajal, R.D., 2015. Programmed death 1 immune checkpoint inhibitors. Clin. Adv. Hematol. Oncol. 13, 858–868.

Wurdinger, T., Costa, F.F., 2007. Molecular therapy in the microRNA era. Pharmacogenomics J. 7, 297–304.

Wyllie, A.H., 2010. 'Where, O death, is thy sting?' A brief review of apoptosis biology. Mol. Neurobiol. 42, 4–9.

Yang, B.F., Lu, Y.J., Wang, Z.G., 2009. MicroRNAs and apoptosis: implications in molecular therapy of human disease. Clin. Exp. Pharmacol. Physiol. 36, 951–960.

Zha, Y., Blank, C., Gajewski, T.F., 2004. Negative regulation of T-cell function by PD-1. Crit. Rev. Immunol. 24, 229–237.

Zhou, L., Seo, K.H., Wong, H.K., Mi, Q.S., 2009. MicroRNAs and immune regulatory T cells. Int. Immunopharmacol. 9, 524–527.

Integrinas, matriz extracelular, metaloproteinases e angiogênese

Barczyk, M., Carracedo, S., Gullberg, D., 2010. Integrins. Cell Tissue Res. 339, 269–280.

Clark, I.M., Swingler, T.E., Sampieri, C.L., Edwards, D.R., 2008. The regulation of matrix metalloproteinases and their inhibitors. Int. J. Biochem. Cell Biol. 40, 1362–1378.

Gahmberg, C.G., Fagerholm, S.C., Nurmi, S.M., et al., 2009. Regulation of integrin activity and signalling. Biochim. Biophys. Acta 1790, 431–444.

Gialeli, C., Theocharis, A.D., Karamanos, N.K., 2011. Roles of matrix metalloproteinases in cancer progression and their pharmacological targeting. FEBS. J. 278, 16–27.

Jackson, H.W., Defamie, V., Waterhouse, P., Khokha, R., 2017. TIMPs: versatile extracellular regulators in cancer. Nat. Rev. Cancer 17, 38–53.

Järveläinen, H., Sainio, A., Koulu, M., Wight, T.N., Penttinen, R., 2009. Extracellular matrix molecules: potential targets in pharmacotherapy. Pharmacol. Rev. 61, 198–223.

Marastoni, S., Ligresti, G., Lorenzon, E., Colombatti, A., Mongiat, M., 2008. Extracellular matrix: a matter of life and death. Connect. Tissue Res. 49, 203–206.

Rupérez, M., Rodrigues-Diez, R., Blanco-Colio, L.M., et al., 2007. HMG-CoA reductase inhibitors decrease angiotensin II-induced vascular fibrosis: role of RhoA/ROCK and MAPK pathways. Hypertension 50, 377–383.

Streuli, C.H., Akhtar, N., 2009. Signal co-operation between integrins and other receptor systems. Biochem. J. 418, 491–506.

Verrecchia, F., Mauviel, A., 2007. Transforming growth factor-beta and fibrosis. World J. Gastroenterol. 13, 3056–3062.

Células-tronco, regeneração e reparo

Aldhous, P., 2008. How stem cell advances will transform medicine. New Scientist 2654, 40–43.

Banerjee, S., Williamson, D., Habib, N., Gordon, M., Chataway, J., 2011. Human stem cell therapy in ischaemic stroke: a review. Age Ageing 40, 7–13.

Burgess, R., 2016. Stem Cells: A Short Course. Wiley-Blackwell. ISBN: 978-1-118-43919-7.

Gaetani, R., Barile, L., Forte, E., et al., 2009. New perspectives to repair a broken heart. Cardiovasc. Hematol. Agents Med. Chem. 7, 91–107.

Kelc, R., Trapecar, M., Vogrin, M., Cencic, A., 2013. Skeletal muscle-derived cell cultures as potent models in regenerative medicine research. Muscle Nerve 47, 477–482.

Lovell, M.J., Mathur, A., 2011. Republished review: cardiac stem cell therapy: progress from the bench to bedside. Postgrad. Med. J. 87, 558–564.

Nature Reviews Neuroscience, 2006. Vol. 7 (August) has a series of articles on nerve regeneration.

Nishikawa, S., Goldstein, R.A., Nierras, C.R., 2008. The promise of human induced pluripotent stem cells for research and therapy. Nat. Rev. Mol. Cell Biol. 9, 725–729.

Ong, J.M., da Cruz, L., 2012. A review and update on the current status of stem cell therapy and the retina. Br. Med. Bull. 102, 133–146.

Rosenthal, N., 2003. Prometheus's vulture and the stem-cell promise. N. Engl. J. Med. 349, 267–286.

Slack, J.M.W., 2014. Genes. A Very Short Introduction. Oxford University Press. ISBN: 9780199603381.

Voltarelli, J.C., Couri, C.E., Stracieri, A.B., et al., 2007. Autologous nonmyeloablative hematopoietic stem cell transplantation in newly diagnosed type 1 diabetes mellitus. JAMA 297, 1568–1576.

Zhang, X., Bendeck, M.P., Simmons, C.A., Santerre, J.P., 2017. Deriving vascular smooth muscle cells from mesenchymal stromal cells: evolving differentiation strategies and current understanding of their mechanisms. Biomaterials 145, 9–22.

Wilson, C., 2003. The regeneration game. New Scientist 179, 2414–2427.

Princípios Gerais • SEÇÃO 1

Mecanismos Celulares: Defesa do Hospedeiro

CONSIDERAÇÕES GERAIS

Todos nós já tivemos um episódio inflamatório em algum momento da vida, razão por que conhecemos bem os sintomas característicos, como rubor, inchaço, calor, dor e perda da função no local da lesão ou infecção, algumas vezes acompanhados de febre e mal-estar. Os mediadores inflamatórios são considerados separadamente no Capítulo 17. Aqui, concentramo-nos nos componentes celulares envolvidos na resposta de defesa do hospedeiro e explicamos os elementos essenciais desse mecanismo crucial e sofisticado. O reconhecimento dessas respostas e de suas funções é fundamental para compreender as ações dos fármacos anti-inflamatórios e imunossupressores – uma importante classe de agentes terapêuticos com múltiplas aplicações clínicas (ver Capítulo 25).

INTRODUÇÃO

Todas as criaturas vivas nascem em um mundo que impõe desafios constantes a seu bem-estar físico e sobrevivência. A evolução, que nos proporcionou sistemas homeostáticos para manter um ambiente interno estável diante das mudanças das temperaturas externas e das flutuações no suprimento de água e alimentos, também nos forneceu mecanismos para combater a ameaça constante de infecção e para promover a cicatrização e a restauração da função normal no caso de lesão. Nos mamíferos, essa função é auxiliada pelos sistemas imunes *inato* (ou não adaptativo ou não específico) e *adaptativo* (alternativamente *adquirido ou específico*). Esses sistemas trabalham em conjunto com uma variedade de mediadores e mecanismos para desencadear a *resposta inflamatória*. Apesar de tais mecanismos serem predominantemente protetores, a ocorrência de desregulação na iniciação, magnitude, duração, localização ou resolução da inflamação contribui para um amplo espectro de doenças para as quais a terapia farmacológica pode ajudar a restabelecer a ordem.

Por conseguinte, as principais funções dessa resposta inflamatória do hospedeiro consistem em *defesa, reparo* e restauração da função – em outras palavras, nada menos do que a biossegurança contínua e a sobrevivência do organismo. A imunodeficiência devido a causas genéticas (p. ex., *deficiência de adesão de leucócitos*), infecção não tratada por organismos como HIV, exposição excessiva à radiação ou fármacos imunossupressores constitui, portanto, um estado de risco à vida.

À semelhança dos sistemas de segurança dos aeroportos no mundo prático, o corpo possui os equivalentes celulares e moleculares de guardas, verificações de identidade, sistemas de alarme e rede de comunicação para convocar reforços e apoio, quando necessário. O corpo também tem acesso a um banco de dados surpreendente, que armazena detalhes moleculares precisos de intrusos indesejáveis anteriormente encontrados e que os impede de retornar. Essa resposta do hospedeiro dispõe de dois componentes principais, que trabalham lado a lado. Esses componentes são:

- *A resposta inata*. Desenvolveu-se cedo na evolução e está presente em praticamente todos os organismos. De fato, algumas das principais famílias de genes de mamíferos e outros componentes foram identificados pela primeira vez em plantas e insetos. Trata-se da primeira linha de defesa
- *A resposta imune adaptativa*. Essa resposta apareceu muito mais tarde em termos evolutivos e é encontrada quase exclusivamente nos vertebrados. Fornece a base física para nossa "memória" imunológica e constitui a segunda linha de defesa extremamente eficaz.

Embora essas duas respostas sejam consideradas separadamente, é preciso compreender que suas funções e ações estão estreitamente interligadas.

> **Resposta inflamatória**
> - A resposta inflamatória ocorre nos tecidos após lesão ou exposição a determinado patógeno ou outra substância nociva
> - É constituída por dois componentes: uma resposta imunológica *inata* não adaptativa e uma resposta *adaptativa* (adquirida ou específica)
> - Em geral, essas reações são protetoras, porém podem ser deletérias se forem mobilizadas de maneira inadequada
> - O resultado normal da resposta é a cura, com ou sem formação de cicatriz; como alternativa, se a causa subjacente persistir ou se a resposta não for capaz de produzir seu efeito, o resultado será uma inflamação crônica
> - Muitas doenças que exigem tratamento farmacológico envolvem inflamação. Por conseguinte, a compreensão da ação e do uso de fármacos anti-inflamatórios e imunossupressores exige um conhecimento da biologia subjacente.

RESPOSTA IMUNE INATA

Os tecidos epiteliais da mucosa, que são expostos ao ambiente externo, secretam continuamente proteínas antibacterianas, como as *defensinas*, em conjunto com um tipo de imunoglobulina "para todos os propósitos", conhecida como imunoglobulina A (IgA), como tipo de estratégia defensiva de prevenção. De outro modo, a resposta inata é ativada imediatamente após uma infecção ou lesão.[1]

---
[1] Um imunologista descreveu a resposta imune inata como a resposta do "reflexo patelar" do organismo à infecção – trata-se de uma excelente descrição.

> **Resposta imune inata**
>
> - A resposta inata ocorre imediatamente após uma lesão ou infecção. É constituída por elementos vasculares e celulares. Os mediadores gerados pelas células ou a partir do plasma modificam e regulam a magnitude da resposta
> - Utilizando receptores *Toll* e outros receptores de reconhecimento, as células-sentinela presentes nos tecidos do corpo, como macrófagos, mastócitos e células dendríticas, detectam os padrões moleculares associados a patógenos específicos ou lesão. Esse processo desencadeia a liberação de citocinas, particularmente a interleucina (IL)-1 e o fator de necrose tumoral (TNF)-α, bem como várias quimiocinas
> - A IL-1 e o TNF-α atuam sobre as células endoteliais venulares pós-capilares locais, causando:
>   - vasodilatação e exsudação de líquido
>   - expressão de moléculas de adesão nas superfícies celulares
> - O exsudato contém cascatas de enzimas que geram bradicinina (a partir do cininogênio) e C5a e C3a (a partir do complemento). A ativação do complemento provoca lise das bactérias
> - O C5a e o C3a estimulam os mastócitos a liberar histamina, que dilata as arteríolas locais
> - A lesão tecidual e as citocinas induzem a liberação das prostaglandinas PGI_2 e PGE_2 (vasodilatadoras) e leucotrieno $(LT)B_4$ (uma quimiocina)
> - As citocinas estimulam a síntese do vasodilatador óxido nítrico, que aumenta a permeabilidade vascular
> - Por meio de moléculas de adesão, os leucócitos sofrem rolamento, aderem e, por fim, migram através do endotélio vascular ativado, em direção ao patógeno (atraídos por quimiocinas, IL-8, C5a e LTB_4), onde ocorrem fagocitose e destruição bacteriana.

RECONHECIMENTO DE PADRÕES

Uma das funções mais importantes de qualquer sistema de segurança é a habilidade de estabelecer a identidade. Como um organismo consegue decidir se uma célula ou molécula perdida é um cidadão genuíno ou um intruso indesejado e potencialmente perigoso? No caso da resposta inata, essa identificação é realizada por meio de uma rede de *receptores de reconhecimento de padrões* (PRRs, do inglês *pattern recognition receptors*). Esses receptores reconhecem *padrões moleculares associados aos patógenos* (PAMPs, do inglês *pathogen-associated molecular patterns*) –, produtos comuns produzidos por bactérias, fungos, parasitas e vírus, que não podem se modificar prontamente para escapar da detecção.

Os PRRs consistem em múltiplas famílias, que podem ser classificadas pela homologia de domínios de proteínas (ver Li and Wu, 2021, para uma revisão recente). Eles incluem: receptores ligados à membrana, como a família do FPR (receptor de formilpeptídeo, do inglês *formyl peptide receptor*) acoplada à proteína G, que reconhece peptídeos *N*-formilados característicos da síntese de proteínas bacterianas (e também liberados por mitocôndrias danificadas); os *receptores de lectina tipo C* (CLRs), que detectam predominantemente betaglicano e manose dos fungos; e receptores citoplasmáticos, como os *receptores semelhantes a NOD* (receptores semelhantes ao domínio de oligomerização de ligação a nucleotídeos, do inglês *nucleotide-binding oligomerisation domain-like receptors*), uma grande família de proteínas intracelulares que têm a capacidade de reconhecer fragmentos de proteoglicanos bacterianos – bem como várias outras famílias, como receptores semelhantes ao *gene-1 induzível pelo ácido retinóico* (RIG-1) e *receptores semelhantes a ausentes no melanoma-2* (ALRs, do inglês *absent in melanoma-2-like receptors*), que detectam, respectivamente, RNA e DNA intracelular de origem do patógeno. Incluem também aquele provavelmente mais estudado desse PRR, o *receptor semelhante a Toll* (TLR, do inglês *Toll-like receptor*; ver Fitzgerald e Kagan, 2020, para uma revisão recente).

O gene *Toll*[2] foi identificado pela primeira vez em *Drosophila*, na metade da década de 1990, porém genes análogos foram logo encontrados em vertebrados. Rapidamente, foi estabelecido que a principal função dessa família de proteínas consistia na detecção de componentes altamente conservados em patógenos e na sinalização de sua presença a ambos os braços do sistema imune.

Os humanos possuem um repertório de 10 TLRs, porém alguns outros animais apresentam um número maior. Do ponto de vista estrutural, são glicoproteínas transmembranares que pertencem à família de *receptores de tirosina quinase* (ver Capítulo 3). Do ponto de vista filogenético, são muito conservados. Diferentemente dos receptores de antígenos nos linfócitos T e B que se desenvolvem e se modificam ao longo da vida, dotando cada clone de linfócitos de um receptor estruturalmente único (ver adiante), os TLRs são codificados por genes distintos no DNA do hospedeiro. A Tabela 7.1 fornece uma lista desses receptores e dos principais produtos patogênicos reconhecidos, quando estes são conhecidos. Existem dois tipos principais de TLR, localizados, respectivamente, na superfície celular e nos endossomos. Em geral, este último tipo reconhece o RNA/DNA de patógenos (provavelmente porque aparecem nos fagossomos), ao passo que o outro tipo reconhece outros componentes do patógeno, como material da parede celular, endotoxina etc. Alguns TLRs também reconhecem *padrões moleculares associados ao dano* (DAMPs), moléculas ou sequências liberadas de maneira ativa ou passiva quando as células do hospedeiro são danificadas (p. ex., proteínas de choque térmico). Isso proporciona um modo adicional de detectar a ocorrência de lesão interna e "ativar o alarme" (com efeito, os DAMPs frequentemente são referidos como *alarminas*).

Como uma única família de receptores tem a capacidade de reconhecer um espectro tão amplo de diferentes substâncias químicas continua sendo um mistério molecular. Alguns resolvem esse problema ao atuar em conjunto. Os TLRs 1, 2 e 6 atuam dessa maneira, enquanto outros recrutam proteínas "acessórias" adicionais, que modulam suas propriedades de ligação para alcançar o mesmo objetivo (p. ex., TLR 4 com MD-2 e CD14). Quando ativados, os receptores *Toll* sofrem dimerização e dão início a vias de sinalização complexas, as quais ativam os genes que codificam proteínas e fatores cruciais para o desenvolvimento ou a modulação da resposta inflamatória – muitos deles serão discutidos mais adiante. Curiosamente, do ponto de vista farmacológico, o TLR 7 também reconhece alguns compostos antivirais sintéticos, como as *imidazolquinolonas*. A capacidade desses fármacos de provocar a ativação do TLR provavelmente constitui a base de sua eficácia clínica (ver Capítulo 53).

---

[2]O nome, uma tradução livre do alemão que significa "Incrível!" ou "Eureca!", permaneceu firmemente associado à família. Descoberto em experimentos com moscas-das-frutas, Christiane Nüsslein-Volhard exclamou "Das ist ja *toll*!". O nome "pegou" desde então.

Tabela 7.1 Família do receptor do tipo *Toll* (TLR) humano de receptores de reconhecimento de padrões (PRRs).

PRR	Patógeno ou produto endógeno reconhecido	Ligante	Locais de expressão	Localização
TLR 2 (que costuma atuar em conjunto com **TLR 1, TLR 6** e possivelmente **TLR 10**)	Bactérias (Gm pos) *Mycoplasma* Parasitas Leveduras Células hospedeiras danificadas	Lipoproteínas Ácido lipoteicoico Âncoras de GPI Carboidratos da parede celular Proteínas de choque térmico	Monócitos/macrófagos Algumas células dendríticas Linfócitos B Mastócitos	Superfície celular
TLR 4[a]	Bactérias (Gm neg) Vírus Células hospedeiras danificadas	Lipopolissacarídeos Algumas proteínas virais Proteínas de choque térmico Fibrinogênio Ácido hialurônico	Monócitos/macrófagos Algumas células dendríticas Mastócitos Epitélio intestinal	
TLR 5	Bactérias	Flagelina	Monócitos/macrófagos Algumas células dendríticas Epitélio intestinal	
TLR 3	Vírus	dsRNA viral	Células dendríticas Linfócitos B	Intracelular (endossomal)
TLR 7	Vírus	ssRNA viral Alguns fármacos sintéticos	Monócitos/macrófagos	
TLR 8	Vírus	ssRNA viral	Mastócitos	
TLR 9	Bactérias	Contendo CpG bacteriano DNA bacteriano DNA próprio	Linfócitos B	

[a]Opera em conjunto com MD-2 (antígeno linfocitário 96, uma proteína de ligação de lipopolissacarídeos) e CD14.
CpG DNA, dinucleotídeo CG não metilado; *dsRNA*, RNA de fita dupla; *Gm neg/pos*, (bactérias) Gram-negativas/positivas; *GPI*, proteínas de ancoragem de glicosilfosfatidilinositol; *ssRNA*, RNA de fita simples.

Por outro lado, tendo em vista o seu papel na iniciação da inflamação e a quase ubiquidade desse processo em patologia, os próprios TLRs estão sendo agora usados como alvos terapêuticos em múltiplos estados patológicos (ver Anwar et al., 2019, para uma revisão recente).

Os TLRs estão estrategicamente localizados em "células-sentinela" – as que provavelmente entram mais cedo em contato com os invasores. Essas células-sentinela incluem os *macrófagos*, bem como os *mastócitos* e (fundamentalmente) as *células dendríticas*, que estão presentes em quantidade abundante sobretudo na pele e em outras interfaces exterior-interior, e as *células epiteliais intestinais*, que ficam expostas a patógenos nos alimentos que ingerimos. Foram descobertos defeitos genéticos no sistema de TLR. Esses defeitos podem levar a uma incapacidade de organizar uma resposta de defesa do hospedeiro efetiva ou, algumas vezes, a uma resposta inflamatória constitutivamente ativa.

Uma vez esboçado o modo pelo qual os patógenos "não próprios" são detectados pelo sistema imune inato, podemos agora descrever os eventos que são desencadeados.

RESPOSTAS AO RECONHECIMENTO DE PADRÕES

Eventos vasculares

A interação de um PAMP com TLRs estimula as células-sentinela a produzir uma variedade de polipeptídeos pró-inflamatórios, denominados *citocinas*, como o *fator de necrose tumoral (TNF)*-α e a *interleucina (IL)*-1. A maturação e o processamento intracelulares da IL-1 (e de algumas outras citocinas) são controlados por *inflamossomos*, que consistem em complexos multiproteicos variados de acordo com o tipo de estímulo inflamatório. Assim, o inflamossomo inicia uma resposta inflamatória precisamente personalizada e apropriada à situação (ver Zheng et al., 2020, para uma visão geral recente).

Seja como consequência direta da lesão tecidual ou após estimulação de citocinas, são também liberados mediadores inflamatórios de menor peso molecular, incluindo as prostaglandinas (PGs), como PGE_2 e PGI_2 (prostaciclina), e a histamina (ambas discutidas de modo mais detalhado no Capítulo 17). Esses mediadores atuam nas células do endotélio vascular das vênulas pós-capilares juntamente com citocinas para desencadear a expressão de *moléculas de adesão* na superfície da íntima e aumento da permeabilidade vascular (que possibilita a passagem de células imunes do sangue para o tecido afetado). Simultaneamente, modulam a perfusão, produzindo dilatação das pequenas arteríolas para aumentar o fluxo sanguíneo, enquanto ocorre redução (e, algumas vezes, cessação) do fluxo sanguíneo nas vênulas pós-capilares, promovendo a exsudação de líquido (observada na forma de inchaço ou edema).

Os leucócitos aderem às células endoteliais por meio de interações entre suas *integrinas* de superfície celular e moléculas de adesão presentes nas células endoteliais, interrompendo o seu fluxo através da microcirculação. Em seguida, os leucócitos podem migrar para fora dos vasos, atraídos por *quimiocinas* (um subtipo de citocina) produzidas pelos próprios microrganismos ou como resultado de sua interação com os tecidos. As quimiocinas polipeptídicas liberadas durante a ativação dos TLRs desempenham um importante papel nesse processo. (As citocinas e quimiocinas são consideradas separadamente no Capítulo 17.)

O exsudato resultante contém os componentes para quatro cascatas de enzimas proteolíticas: o *sistema do complemento*, o *sistema da coagulação*, o *sistema fibrinolítico* e o *sistema de cininas* (Figura 7.1). Os componentes dessas cascatas consistem em proteases inativas que são ativadas por clivagem, e cada componente ativado passa a acionar, então, o componente seguinte na sequência da cascata.

O *sistema complemento* é constituído por nove componentes proteicos principais, designados como C1 a C9. A ativação da cascata pode ser iniciada por substâncias derivadas de microrganismos, como paredes celulares de leveduras ou endotoxinas. Essa via de ativação é denominada *via alternativa*, em oposição à *via clássica*, discutida mais adiante. Um dos principais eventos é a clivagem enzimática de C3, dando origem a vários peptídeos. Um desses peptídeos, C3a (denominado *anafilatoxina*), estimula a secreção de mais mediadores químicos pelos mastócitos e também pode estimular diretamente o músculo liso, enquanto C3b (denominado *opsonina*) liga-se à superfície de um microrganismo, facilitando a sua ingestão por fagócitos. O C5a, gerado enzimaticamente a partir de C5, também libera mediadores dos mastócitos e constitui um poderoso atraente quimiotático e ativador dos leucócitos.

Os componentes finais da sequência, os mediadores derivados do complemento C5 a C9, coalescem para formar um *complexo de ataque à membrana*, que pode se ligar às membranas de algumas bactérias e provocar a sua lise. Por conseguinte, o complemento pode mediar a destruição das bactérias invasoras ou danificar parasitas pluricelulares; entretanto, é possível que algumas vezes cause lesão ao próprio hospedeiro. As principais enzimas das cascatas da coagulação e fibrinolítica, a trombina e a plasmina, também podem ativar a cascata por meio de hidrólise de C3, como fazem as enzimas liberadas dos leucócitos.

O *sistema da coagulação* e o *sistema fibrinolítico* são descritos no Capítulo 23. O fator XII é ativado em XIIa (p. ex., pelo colágeno), e a fibrina, o produto final depositado durante uma interação hospedeiro-patógeno, também pode servir para limitar a extensão da infecção. Além disso, a trombina está envolvida na ativação do sistema das cininas e, indiretamente, do sistema fibrinolítico (ver Capítulo 23). O *sistema de cininas* é outra cascata de enzimas ativada na inflamação. Produz diversos mediadores pró-inflamatórios e causadores de dor, em particular a bradicinina.

Por fim, o exsudato inflamatório drena pelos linfáticos até os linfonodos locais ou tecido linfoide. Nesses locais, leucócitos especializados reconhecem os produtos do microrganismo invasor e desencadeiam a fase adaptativa da resposta.

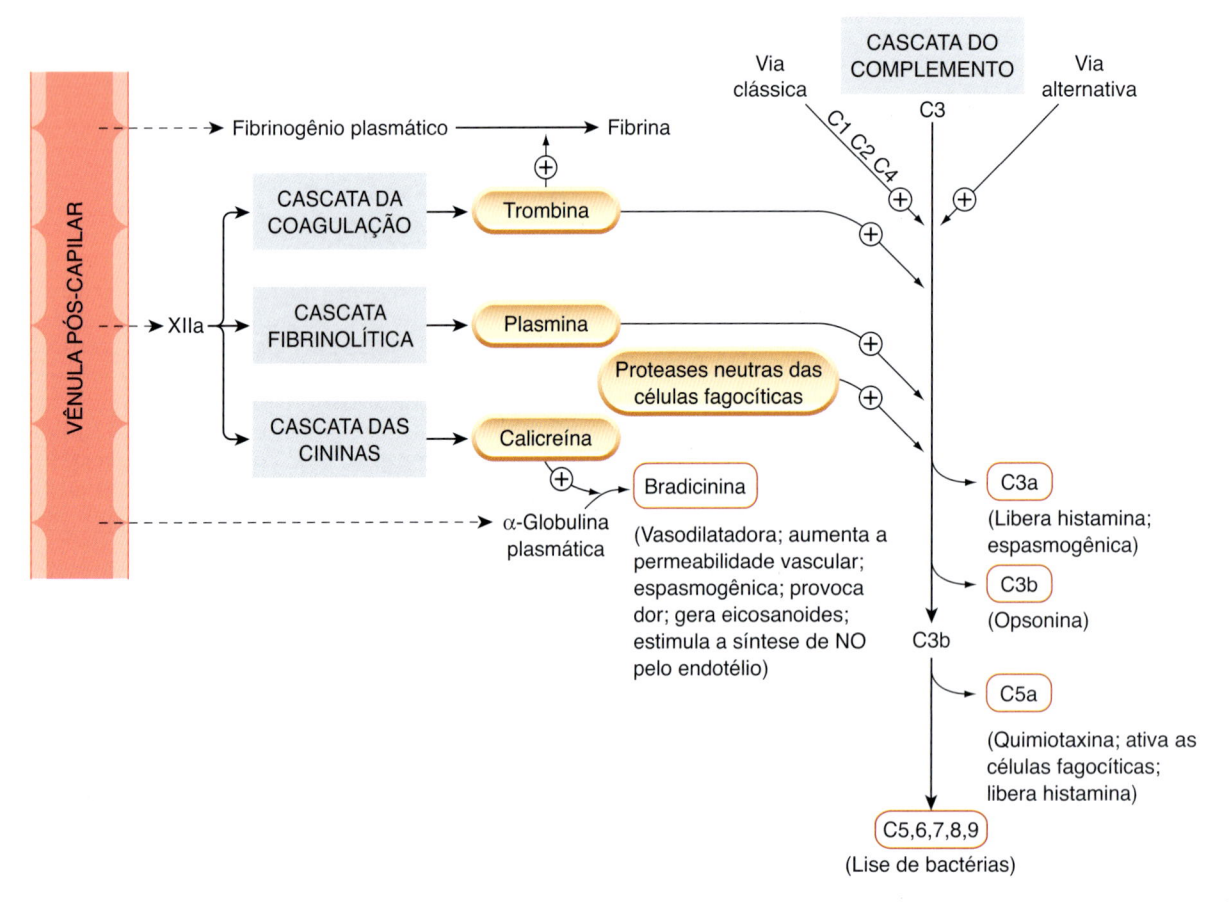

Figura 7.1 Quatro cascatas enzimáticas são ativadas quando ocorre extravasamento de plasma para dentro dos tecidos em decorrência de aumento da permeabilidade vascular na inflamação. Os fatores que causam migração celular estão ilustrados na Figura 7.2. Os mediadores gerados estão indicados nos *retângulos com borda vermelha*. Os componentes do complemento são indicados como *C1, C2* etc. A plasmina, quando formada, tende a aumentar a formação de cininas e a diminuir a cascata da coagulação. XIIa, fator XIIa, consultar o texto. (Adaptada de Dale, M.M., Foreman, J.C., Fan, T-P. (eds), 1994. Textbook of Immunopharmacology, third ed. Blackwell Scientific, Oxford.)

Eventos celulares

Entre as células envolvidas na inflamação, algumas (p. ex., células endoteliais vasculares, mastócitos, células dendríticas e macrófagos teciduais) em geral estão presentes nos tecidos, enquanto outras células ativamente móveis (p. ex., neutrófilos) ganham acesso a partir do sangue circulante.

Leucócitos polimorfonucleares

Os neutrófilos polimorfonucleares – "tropa de choque" da inflamação – são os primeiros leucócitos do sangue que entram no tecido infectado ou danificado (Figura 7.2). Todo esse processo é habilmente coreografado; sob observação direta, pode-se observar inicialmente o *rolamento* dos neutrófilos ao longo do endotélio ativado; em seguida, eles *aderem* e, por fim, *migram* para fora do vaso sanguíneo e entram no espaço extravascular. Esse processo é regulado pela ativação sucessiva de diferentes famílias de *moléculas de adesão* sobre o endotélio inflamado (*selectinas, moléculas de adesão intercelular* [ICAMs, do inglês *intercellular adhesion molecules*] e *integrinas*), que entram em contato com *contraligantes* correspondentes no neutrófilo, capturando-o à medida que rola ao longo da superfície, estabilizando a sua interação com as células endoteliais por meio do auxílio da PECAM (*molécula de adesão de plaquetas/células endoteliais*), o que possibilita a sua migração para fora do vaso

Os neutrófilos são atraídos até os patógenos invasores por substâncias químicas, um processo conhecido como *quimiotaxia*. Algumas dessas substâncias (como o tripeptídeo formil-Met-Leu-Phe) são liberadas pelo microrganismo,

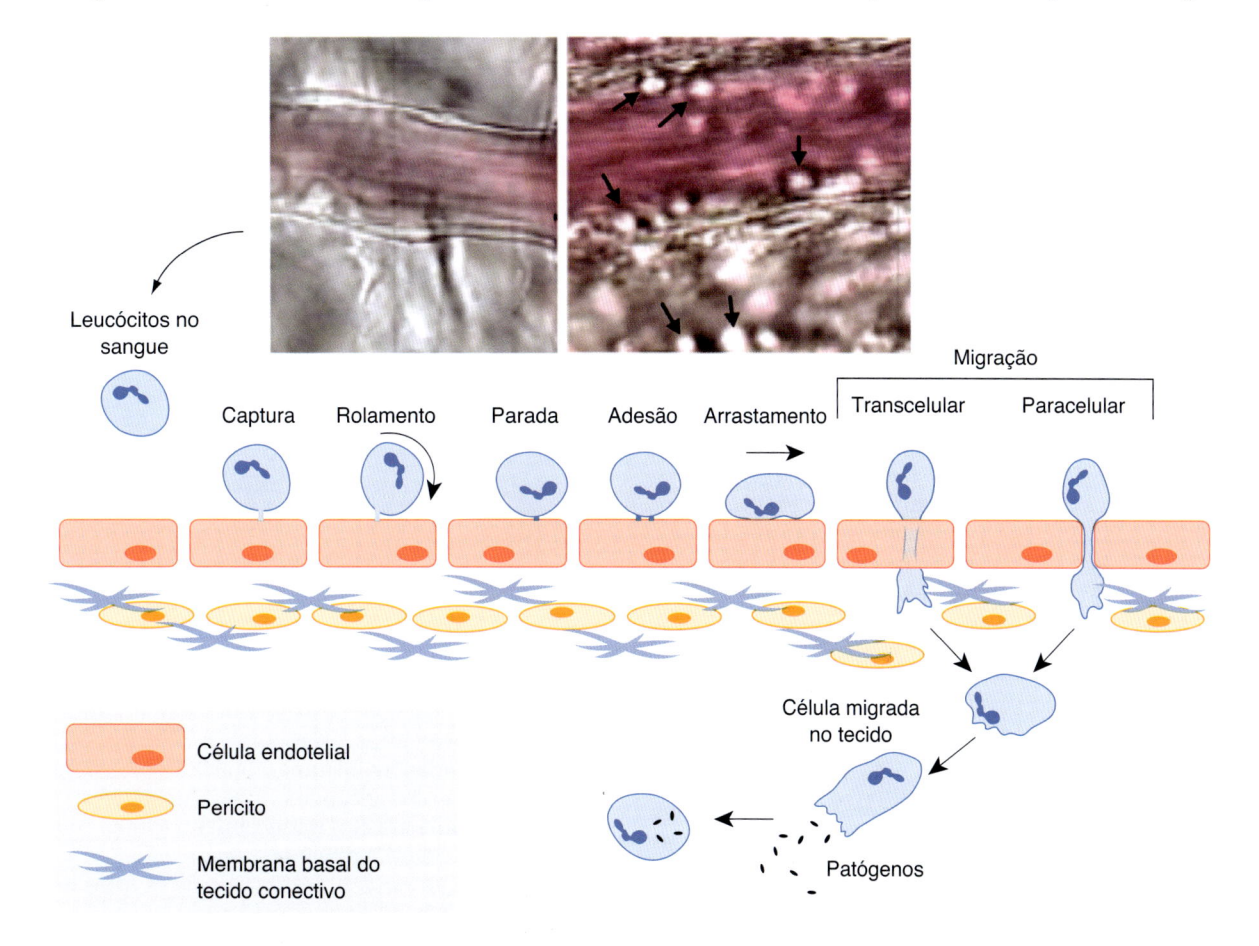

Figura 7.2 Diagrama simplificado dos eventos que levam à migração dos leucócitos polimorfonucleares (PMN) em uma reação inflamatória aguda local. Em resposta à ativação dos receptores de reconhecimento de padrões, os macrófagos teciduais liberam as citocinas pró-inflamatórias, a IL-1 e o TNF-α. Essas citocinas atuam nas células endoteliais das vênulas pós-capilares, provocando exsudação de líquido e expressão de fatores de adesão que reconhecem contraligantes nos neutrófilos que circulam pelo sangue. Os neutrófilos de fluxo livre no sangue são inicialmente "capturados" por *seletinas* presentes nas células endoteliais ativadas. Em seguida, ocorre rolamento dessas células ao longo do endotélio até que sua progressão seja interrompida pela ação de *integrinas*, levando à sua adesão à parede do vaso. Em seguida, as células ativadas se arrastam ao longo do endotélio até encontrar um lugar apropriado para transmigração. Em uma minoria de casos, os neutrófilos conseguem se mover através das células endoteliais (*transmigração transcelular*), porém eles migram sobretudo através das junções entre células endoteliais (*transmigração paracelular*). Em seguida, moléculas de adesão adicionais guiam a célula pelos espaços. As células migratórias também precisam migrar através dos espaços existentes na camada de pericitos (células contráteis) que circundam as vênulas, bem como através da membrana basal (constituída por tecido conectivo). Os gradientes quimiotáticos, formados pela liberação de substâncias do patógeno, guiam a célula até o seu alvo, onde ela então pode matar e/ou fagocitar o invasor. Caracteristicamente, os neutrófilos morrem depois desse evento e, nesse caso, sofrem apoptose e são fagocitados por macrófagos, com resolução do evento inflamatório. *Fotografia com vista detalhada:* Fotomicrografia da microcirculação normal e não inflamada no leito mesentérico do camundongo *(imagem à esquerda)* e depois de um período de inflamação *(imagem à direita)*. As setas indicam a adesão dos neutrófilos ao endotélio, bem como alguns que já sofreram transmigração. (Diagrama modificado de Nourshargh, S., Hordijk, P.L., Sixt, M., 2010. Breaching multiple barriers: leukocyte motility through venular walls and the interstitium. Nature Rev. Mol. Cell Biol. 11, 366-378. Fotografia com cortesia de Drs S. Yazid, G. Leoni e D. Cooper.)

enquanto outras, como o C5a, são produzidas no local ou, em alguns casos, liberadas por células próximas, como os macrófagos (p. ex., quimiocinas, como IL-8).

Os neutrófilos são capazes de englobar, matar e digerir os microrganismos. Juntamente com os eosinófilos, possuem receptores de superfície para C3b, que atua como uma opsonina, que forma uma ligação entre o neutrófilo e a bactéria invasora (uma ligação ainda mais efetiva pode ser estabelecida por anticorpos). Os neutrófilos matam os microrganismos por meio de sua internalização em vacúolos. Uma enzima NADPH oxidase na superfície dos leucócitos eleva o pH do vacúolo, normalmente ácido, para garantir uma digestão enzimática otimizada do organismo por proteases neutras. Essa enzima também produz radicais de oxigênio tóxicos, porém acredita-se agora que estes sejam menos importantes na ação microbicida (Segal, 2016). Se um neutrófilo for inapropriadamente ativado, essas armas bioquímicas podem ser dirigidas de modo inadvertido contra o hospedeiro, causando lesão tecidual (um exemplo é fornecido pela síndrome de angústia respiratória aguda [SARA]). Quando os neutrófilos esgotam o seu potencial, sofrem apoptose e são eliminados por macrófagos fagocíticos, um processo conhecido como *eferocitose*. É essa massa de neutrófilos vivos e apoptóticos que constitui o "pus".

Mastócitos

Os mastócitos constituem outro tipo importante de "célula-sentinela". Os mastócitos não só expressam TLRs, mas também apresentam receptores de superfície para IgE e para as anafilatoxinas derivadas do complemento, C3a e C5a. Os ligantes que atuam nesses receptores desencadeiam a liberação de mediadores, assim como a lesão celular direta. Uma das principais substâncias liberadas é a histamina; outros mediadores incluem *heparina, leucotrienos, PGD$_2$, fator ativador de plaquetas (PAF), fator de crescimento dos nervos* e algumas interleucinas e proteases. Raramente, os mastócitos possuem aglomerados pré-formados de citocinas que eles podem liberar de maneira instantânea (por exocitose mediada por Ca^{2+}; ver Capítulo 4) quando estimulados. Isso os torna extremamente eficazes como desencadeadores da resposta inflamatória.

Monócitos/macrófagos

Os monócitos (uma célula fascinante e multifuncional se alguma vez houve uma; ver Guilliams et al., 2018, se interessado) seguem os polimorfonucleares nas lesões inflamatórias depois de algum atraso (algumas vezes, de várias horas). A migração também depende da ligação à molécula de adesão, de maneira semelhante ao processo observado com os neutrófilos, embora a quimiotaxia dos monócitos utilize quimiocinas adicionais, como *MCP-1*[3] (que, de modo suficientemente razoável, faz referência à *proteína quimiotática dos monócitos-1*) e *RANTES* (que *indevidamente* se refere à *regulada sob ativação, expressa e secretada por linfócitos T normais*; aqui a nomenclatura imunológica conseguiu superar-se!).

Uma vez dentro dos tecidos, os monócitos sanguíneos se diferenciam em *macrófagos*, suplementando a população de macrófagos residente nos tecidos.[4] A célula recém-diferenciada pode adquirir diferentes fenótipos, incluindo *M1*, M2 ou – de forma mais controversa – *regulatório* (*Mreg*), dependendo de sua ativação e função. Em geral, o fenótipo M1 é considerado como célula pró-inflamatória, enquanto o fenótipo M2 provavelmente está mais envolvido no reparo e na cicatrização de tecidos (embora a validade dessas distinções simplistas continue sendo objeto de debate; ver Martinez e Gordon, 2014 e Orecchioni et al., 2019). Por conseguinte, os macrófagos têm uma notável gama de habilidade e não são apenas "pau para toda obra", mas também um mestre de muitos.

A ativação dos TLRs dos monócitos/macrófagos estimula a síntese e a liberação de quimiocinas e de outras citocinas, que atuam nas células endoteliais vasculares, atraem outros leucócitos para o local e provocam as manifestações sistêmicas da resposta inflamatória, como febre (muitos desses mediadores inflamatórios têm propriedades pirogênicas).

Os macrófagos também englobam resíduos teciduais e células mortas, além de fagocitar e destruir a maioria dos microrganismos (porém infelizmente nem todos). Além disso, desempenham um importante papel na *apresentação do antígeno*. Quando estimulados por **glicocorticoides**, os macrófagos também podem secretar *anexina-1* (um potente polipeptídeo anti-inflamatório; ver Capítulo 33), que controla o desenvolvimento da reação inflamatória local, ajudando a limitar qualquer dano colateral.

Células dendríticas

Juntamente com os monócitos e os macrófagos, as células dendríticas representam membros do "sistema de macrófagos mononucleares" (Guilliams et al., 2014). Estão presentes em muitos tecidos, sobretudo nos que desempenham função de barreira (p. ex., a pele, onde, algumas vezes, são designadas como *células de Langerhans*, em homenagem a seu descobridor). Como "células-sentinela" essenciais, as células dendríticas detectam a presença de patógenos e, quando ativadas dessa maneira, podem migrar para o tecido linfoide, onde desempenham um papel crucial na apresentação do antígeno.

Eosinófilos

Essas células possuem capacidades semelhantes às dos neutrófilos; entretanto, à semelhança dos mastócitos, são também "armadas" com uma bateria de substâncias armazenadas em seus grânulos. Essas substâncias, quando liberadas, matam parasitas multicelulares (p. ex., helmintos). Elas incluem a *proteína catiônica dos eosinófilos*, uma enzima *peroxidase*, a *proteína básica principal dos eosinófilos* e uma *neurotoxina*. O eosinófilo é considerado por muitos como de importância fundamental na patogenia da fase tardia da asma, na qual foi sugerido que as proteínas secretadas dos grânulos causam lesão ao epitélio bronquiolar (ver Capítulo 28). De fato, o sucesso recente de fármacos direcionados para IL-5 (um indutor fundamental da diferenciação e ativação dos eosinófilos) e de seu receptor na asma grave comprova o seu papel patológico nessa doença complexa (Pelaia et al., 2020).

Basófilos

Em muitos aspectos, os basófilos são bastante semelhantes aos mastócitos. Exceto em algumas doenças inflamatórias, como infecções virais e doenças mieloproliferativas, o conteúdo de basófilos dos tecidos geralmente é bem pequeno, e, no indivíduo saudável, essas células constituem apenas < 0,1% dos leucócitos circulantes. Sua principal função consiste no controle da infecção parasitária.

---

[3] O vírus da imunodeficiência humana-1 liga-se à glicoproteína de superfície CD4 nos monócitos/macrófagos, porém tem a capacidade de penetrar na célula após se ligar também aos receptores de MCP-1 e RANTES. Esse é um caso em que o sistema imune inato ajuda inadvertidamente o inimigo.

[4] Literalmente, "grandes comedores", em comparação aos neutrófilos, originalmente denominados *micrófagos* ou "pequenos comedores".

Células endoteliais vasculares

Sabe-se agora que as células endoteliais vasculares (ver Capítulos 22 e 23), originalmente consideradas como células de revestimento "passivas", desempenham um papel ativo na inflamação. As células endoteliais das pequenas arteríolas secretam óxido nítrico (NO), produzindo relaxamento do músculo liso subjacente (ver Capítulos 19 e 21), vasodilatação e aumento do aporte de plasma e células sanguíneas para a área inflamada. As células endoteliais das vênulas pós-capilares regulam a exsudação plasmática e, portanto, o fornecimento de mediadores derivados do plasma. As células endoteliais vasculares expressam diversas moléculas de adesão (as famílias de ICAM e selectinas), bem como uma variedade de receptores, incluindo aqueles para histamina, acetilcolina e IL-1. Além do NO, essas células podem sintetizar e liberar outros agentes vasodilatadores, como PGI_2 e PGE_2, o vasoconstritor endotelina, o ativador de plasminogênio, o PAF e várias citocinas. As células endoteliais também participam da angiogênese que ocorre durante a resolução da inflamação, na inflamação crônica e no câncer (ver Capítulos 6 e 57).

Plaquetas

As plaquetas estão envolvidas sobretudo na coagulação e nos fenômenos trombóticos (ver Capítulo 23), mas também desempenham um papel na inflamação. Possuem receptores de baixa afinidade para a IgE e podem contribuir para a primeira fase da asma alérgica (ver Capítulo 28). Além de gerar tromboxano $(TX)A_2$ e PAF, as plaquetas são capazes de produzir radicais livres e proteínas catiônicas pró-inflamatórias. O *fator de crescimento derivado de plaquetas* contribui para os processos de reparo que ocorrem após respostas inflamatórias ou lesão aos vasos sanguíneos.

Células natural killer

As células *natural killer* (NK) constituem um tipo de linfócito especializado. Em uma mudança incomum do conceito de receptor, as células NK matam seus alvos (p. ex., células infectadas por vírus ou células tumorais) que carecem de ligantes para receptores inibitórios nas próprias células NK. Esses ligantes são conhecidos como moléculas do *complexo de histocompatibilidade principal* (MHC) e quaisquer células em que essas moléculas estejam ausentes se tornam alvo do ataque das células NK, uma estratégia algumas vezes designada "estratégia da mamãe peru".[5] As proteínas do MHC (também denominadas *HLA* nos leucócitos) são expressas na superfície da maioria das células do hospedeiro.

Existem três classes principais de moléculas do MHC. No nosso ponto de vista, as mais significativas são as proteínas do MHC da Classe I, que estão envolvidas na resposta do hospedeiro a patógenos intracelulares, como os vírus, e as do grupo da Classe II, mais relacionadas com a defesa contra ameaças extracelulares, como as representadas por bactérias ou parasitas. As moléculas do MHC são específicas para determinado indivíduo, possibilitando que as células NK evitem danificar as células do hospedeiro. As células NK também desempenham outras funções: são equipadas com receptores Fc e, havendo anticorpos dirigidos contra uma célula-alvo, podem matar a célula por citotoxicidade celular dependente de anticorpos.

RESPOSTA IMUNE ADAPTATIVA

A resposta adaptativa fornece a base celular para uma "memória imunológica". Proporciona uma defesa mais poderosa do que a da resposta inata, além de ser altamente específica para o patógeno invasor. Neste capítulo, fornecemos apenas um esboço simplificado e ressaltamos os aspectos relevantes para compreender a ação dos fármacos. Para uma cobertura mais detalhada desse assunto, consulte os livros relacionados na seção de *Bibliografia e Leitura Complementar*, no final deste capítulo.

As principais células envolvidas na resposta adaptativa são os *linfócitos*.[6] Eles são células de vida longa que se originam de células-tronco precursoras localizadas na medula óssea. Após a sua liberação no sangue e amadurecimento, os linfócitos passam a residir nos tecidos linfoides, como os linfonodos e o baço. Nesses locais, estão posicionados para detectar, interceptar e identificar as proteínas estranhas que lhes são apresentadas pelas células apresentadoras de antígenos (APCs) como macrófagos ou células dendríticas. Os três principais grupos de linfócitos são:

- Os *linfócitos B*, cuja maturação ocorre na medula óssea. São responsáveis pela produção de anticorpos, isto é, pela resposta imune *humoral*
- Os *linfócitos T*, cuja maturação ocorre no timo. São importantes na fase de indução da resposta imune e nas reações imunes *mediadas por células*
- *Células NK*. Essas células, na verdade, fazem parte do sistema inato. São ativadas por *interferons* e liberam grânulos citotóxicos que destroem as células-alvo identificadas como "estranhas" ou anormais.

Os linfócitos T e B expressam receptores específicos para antígenos, que reconhecem e reagem com praticamente todas as proteínas e todos os polissacarídeos estranhos que provavelmente encontraremos ao longo de nossa vida. Esse repertório de receptores é gerado de maneira aleatória e, assim, pode reconhecer proteínas "próprias", bem como antígenos estranhos, com resultados devastadores. Entretanto, a *tolerância* aos antígenos próprios é adquirida durante a vida fetal por meio de deleção apoptótica de clones de linfócitos T no timo que reconhecem os tecidos do próprio hospedeiro. As células dendríticas e os macrófagos envolvidos na resposta inata também desempenham um papel na prevenção das reações imunes prejudiciais dirigidas contra as próprias células do hospedeiro.

A resposta imune adaptativa ocorre em duas fases, denominadas *fase de indução* e *fase efetora*.

FASE DE INDUÇÃO

Durante a fase de indução, o antígeno é "apresentado" aos linfócitos T nos linfonodos por macrófagos ou por grandes células dendríticas (Figura 7.3). Esse antígeno pode constituir parte de um patógeno invasor (p. ex., o revestimento de uma bactéria) ou ser liberado por um desses organismos (p. ex., toxina bacteriana), ou ainda constituir uma vacina, um agente ambiental, como pólen, uma picada de inseto, um

---

[5]Richard Dawkins, em seu livro *River Out of Eden*, citando o zoólogo Schliedt, explica que "a regra geral utilizada por uma mamãe peru para identificar ladrões de ninho é assustadoramente brusca; nas proximidades do ninho, ataca qualquer coisa que se mova, exceto se fizer barulho parecido com o de um bebê peru".

[6]Os leucócitos (ou glóbulos brancos) no sangue são, em sua maioria, neutrófilos (50 a 60%) ou linfócitos (20 a 40%), sendo o restante representado por monócitos (3 a 7%), eosinófilos (1 a 5%) e menos de 1% de basófilos. A contagem de leucócitos no adulto saudável situa-se na faixa de 3,5 a 11 milhões por mℓ de sangue – a presença de valores mais altos pode indicar infecção bacteriana ou viral crônica; ocorrem níveis mais baixos na anemia ou em indivíduos imunossuprimidos (p. ex., quando submetidos a tratamento com fármacos quimioterápicos [ver Capítulo 57]).

> **Resposta imune adaptativa**
>
> - A resposta imunológica adaptativa (específica, adquirida) reforça a eficácia das respostas inatas. Apresenta duas fases: a fase de indução e a fase efetora. Esta última é constituída por componentes (i) mediados por anticorpos e (ii) mediados por células
> - Durante a *fase de indução*, ocorre apresentação de antígenos aos linfócitos T *naive* que expressam os correceptores CD4 ou CD8, desencadeando a proliferação:
>   - Os linfócitos T CD8 se desenvolvem em linfócitos T citotóxicos, que têm a capacidade de matar células infectadas por vírus
>   - Os linfócitos T *helper* (Th) CD4 são estimulados por diferentes citocinas para se desenvolverem em linfócitos Th1, Th2, Th17, Th9, Th17, Th22 ou Treg
>   - Os linfócitos *Th1* desenvolvem-se em células que liberam citocinas, as quais ativam os macrófagos; essas, juntamente com os linfócitos T citotóxicos, controlam as respostas mediadas por células
>   - Os linfócitos *Th2* controlam as respostas mediadas por anticorpos por meio da estimulação da proliferação dos linfócitos B, dando origem a plasmócitos secretores de anticorpos e células de memória
>   - Os linfócitos *Th9* aumentam a função *Treg* e são protetores contra infecções parasitárias
>   - Os linfócitos *Th17* se assemelham aos linfócitos Th1 e são importantes em algumas doenças humanas, como a artrite reumatoide
>   - Os linfócitos *Th22* estão envolvidos na imunidade da barreira epitelial
>   - Os linfócitos *Treg* restringem o desenvolvimento da resposta imune
> - A fase efetora utiliza as respostas mediadas tanto por anticorpos quanto por células
> - Os anticorpos proporcionam:
>   - Ativação mais seletiva do complemento
>   - Fagocitose mais efetiva dos patógenos
>   - Ligação mais eficiente a parasitas multicelulares, facilitando a sua destruição
>   - Neutralização direta de alguns vírus e de algumas toxinas bacterianas
> - As reações mediadas por células proporcionam:
>   - Os linfócitos T citotóxicos CD8$^+$, que são capazes de matar células infectadas por vírus
>   - Os linfócitos T CD4$^+$ liberam citocinas, que permitem aos macrófagos matar patógenos intracelulares, como o bacilo da tuberculose
>   - Células de memória condicionadas para reagir rapidamente a um antígeno conhecido
>   - Ajuda na ativação dos linfócitos B
> - As reações imunes inapropriadamente desencadeadas são denominadas *reações de hipersensibilidade*
> - São utilizados fármacos anti-inflamatórios e imunossupressores quando as respostas inflamatórias e/ou imunes normalmente protetoras fogem ao controle.

alimento ou uma substância introduzida experimentalmente para se estudar a resposta imune (p. ex., injeção de albumina do ovo em cobaia).

As APCs ingerem e "processam" proteoliticamente o antígeno e, uma vez alcançados os linfonodos locais, "apresentam" os fragmentos em sua superfície aos linfócitos, em combinação com várias moléculas do MHC. Esse processo é seguido de interações complexas desses linfócitos T com linfócitos B e outros linfócitos T (Figura 7.4). Dois tipos de linfócitos "dão assistência" às APCs. Em geral, esses linfócitos se caracterizam pela presença de receptores CD4 ou CD8 em sua superfície. Trata-se de *correceptores* que cooperam com os principais receptores específicos de antígeno no reconhecimento dos antígenos. Os macrófagos também possuem proteínas CD4 de superfície.

Os dois tipos de linfócitos envolvidos na resposta adaptativa são:

- Linfócitos Th CD4$^+$ não comprometidos (*naive*) ou linfócitos Th precursores (Thp), em associação a moléculas do MHC de classe II
- Linfócitos T CD8$^+$*naive* em associação a moléculas do MHC de classe I.[7]

A ativação de um linfócito T por uma APC exige a passagem de vários sinais de "identificação" e "autenticação" entre as duas células nessa "sinapse imune" (Medzhitov e Janeway, 2000). Conforme ilustrado na Figura 7.3, após ativação, os linfócitos T geram IL-2 e adquirem receptores de IL-2. A IL-2 possui uma ação autócrina,[8] estimulando a proliferação e dando origem a um clone de linfócitos Th0, os quais, dependendo do ambiente de citocinas prevalentes, diferenciam-se em quatro tipos principais de "linfócitos auxiliares" (bem como outros linfócitos e subtipos adicionais, o que está além de nossa competência aqui), cada um dos quais possui um perfil único de marcadores de superfície, gera um perfil característico de citocinas e desempenha um papel biológico diferente. Essas características estão resumidas na Tabela 7.2. Alguns fármacos anti-inflamatórios potentes atuam bloqueando o receptor de IL-2, impedindo, assim, a proliferação de linfócitos (ver Capítulo 25).

O conhecimento da relação existente entre subgrupos de linfócitos T, seus respectivos perfis de citocinas e condições patológicas pode ser usado para manipular as respostas imunes com o objetivo de prevenção e tratamento de doenças. Já existem muitos modelos experimentais em que a modulação do equilíbrio Th1/Th2 com citocinas recombinantes ou com antagonistas de citocinas altera o resultado da doença.

FASE EFETORA

Durante a fase efetora, os linfócitos B ativados diferenciam-se em *plasmócitos* ou em *células de memória*. Os plasmócitos B produzem anticorpos específicos que são efetivos no líquido extracelular, mas incapazes de neutralizar patógenos dentro das células. Os mecanismos imunes mediados por

---

[7] A principal razão pela qual é difícil realizar transplante de órgãos, como rins, de um indivíduo para outro é que suas respectivas moléculas de MHC são diferentes. Os linfócitos no receptor reagem contra moléculas de MHC não próprias (*alogênicas*) presentes no tecido do doador, que, portanto, será provavelmente rejeitado por meio de uma reação imunológica rápida e poderosa.

[8] Na sinalização "autócrina", o mediador atua sobre a célula que o libera. Na sinalização "parácrina", o mediador atua sobre células adjacentes, ao passo que, na sinalização "justácrina", ele atua sobre células em contato direto.

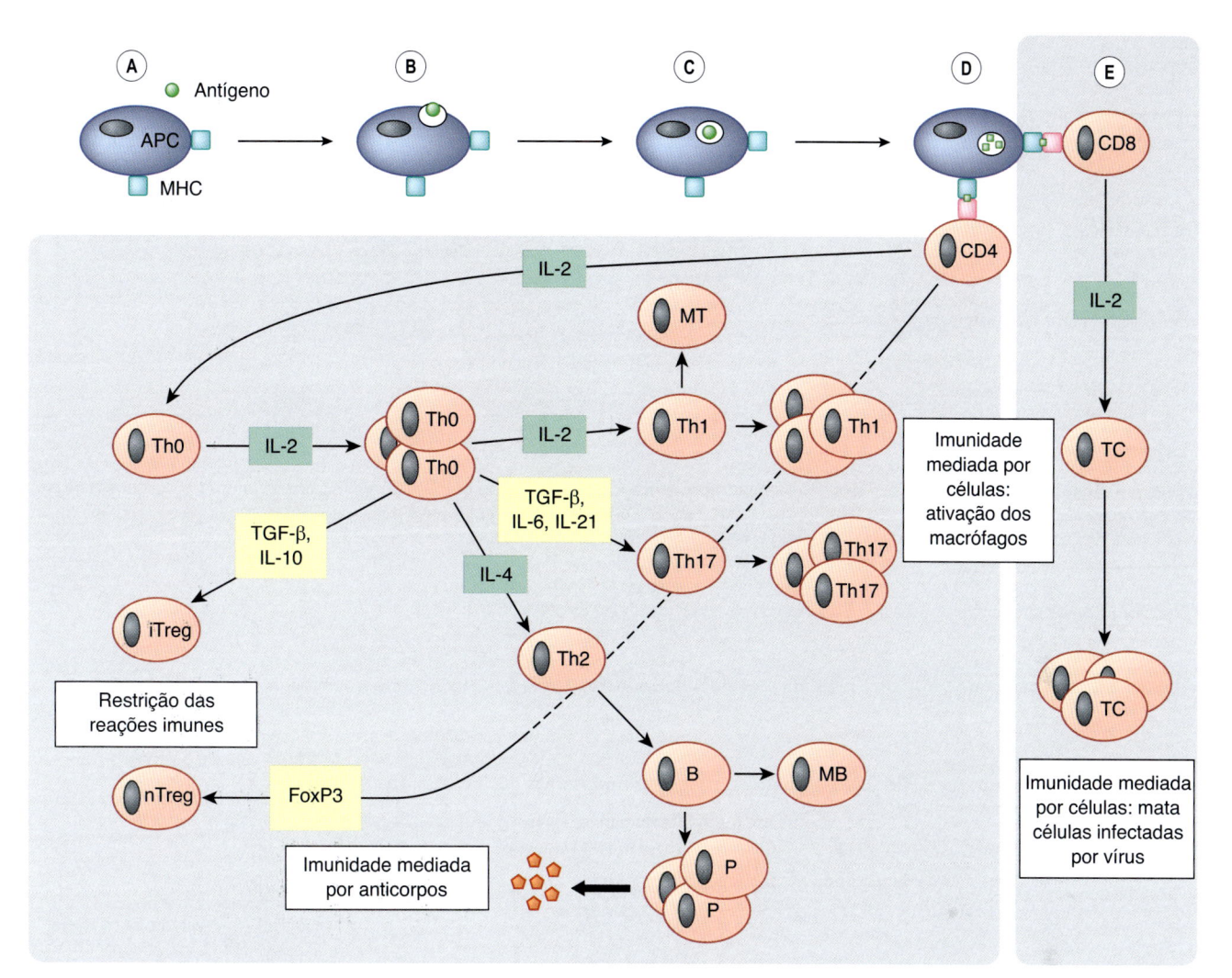

Figura 7.3 Diagrama simplificado das fases de indução e efetora da ativação dos linfócitos. As APCs ingerem e processam o antígeno (**A** a **D**) antes de apresentar fragmentos aos linfócitos T CD4 (grupo de diferenciação 4) *naive* não condicionados, em conjunto com moléculas de MHC da classe II, ou a linfócitos T CD8 *naive*, em conjunto com as moléculas de MHC da classe I, tornando-os "armados". Os linfócitos T CD4+ "armados" sintetizam e expressam receptores de IL-2 e também liberam essa citocina. Isso estimula as células por ação autócrina, resultando em geração e proliferação de linfócitos T *helper* zero (Th0). As citocinas autócrinas (p. ex., IL-4) causam diferenciação de algumas células Th0 para dar origem a linfócitos Th2, que são responsáveis pelo desenvolvimento das respostas imunes mediadas por anticorpos. Esses linfócitos Th2 (e, algumas vezes Th1) cooperam com os linfócitos B e os ativam para proliferar e, por fim, dar origem a linfócitos B de memória (MB) e a plasmócitos (P), que secretam anticorpos. Os linfócitos T que auxiliam os linfócitos B dessa maneira são chamados linfócitos T_{FH} (de endereçamento folicular). A estimulação adicional por outras citocinas autócrinas (p. ex., IL-2, 6) causa proliferação de linfócitos Th0, dando origem a linfócitos Th1, Th17, Th9, Th22 ou iTreg. Os linfócitos Th1 e Th17 secretam citocinas que ativam os macrófagos (responsáveis por algumas reações imunes mediadas por células). Os linfócitos Th22 promovem o reparo do epitélio danificado e aumentam a imunidade da mucosa. Os linfócitos iTreg (linfócito T regulador induzível derivado de linfócitos Th0 precursores) e nTreg (linfócitos T reguladores de ocorrência natural que amadurem no timo) restringem e inibem o desenvolvimento da resposta imune, impedindo, assim, a autoimunidade e a ativação imune excessiva. Os linfócitos Th9 promovem a sobrevida e a função dos linfócitos Treg. Os linfócitos T CD8+ armados (**E**) também sintetizam e expressam receptores de IL-2 e liberam IL-2, que estimula ainda mais as células por ação autócrina a proliferar, dando origem a linfócitos T citotóxicos (TC). Esses podem matar células infectadas por vírus. A IL-2 secretada pelos linfócitos CD4+ também estimula a proliferação dos linfócitos CD8+. Observe que a "fase efetora" descrita no texto está relacionada com a ação "protetora" da resposta imune. Quando a resposta é inapropriadamente desencadeada – por exemplo, em condições inflamatórias crônicas, como a artrite reumatoide –, o componente Th1/Th17 da resposta imune é dominante, e os macrófagos ativados liberam IL-1 e TNF-α, que, por sua vez, desencadeiam a liberação das quimiocinas e citocinas inflamatórias, as quais desempenham um importante papel na patologia da doença. Consultar Raphael et al. (2015) e Saravia et al. (2019) para uma visão geral dos subgrupos de linfócitos T na saúde e na doença. *APC*, célula apresentadora de antígeno; *IL*, interleucina; *MT*, linfócito T de memória; *MB*, linfócito B de memória; *MHC*, complexo de histocompatibilidade principal; *TC*, linfócito T citotóxico; *TGF*, fator de crescimento transformador; *P*, plasmócito; *Treg*, linfócito T regulador. Os linfócitos Th9 e Th22 não são detalhados para maior clareza.

linfócito T superam esse problema ao ativar os macrófagos ou ao destruir diretamente as células do hospedeiro infectadas por vírus. As células de memória sensíveis a antígenos são produzidas quando o clone de linfócitos programados para responder a determinado antígeno é amplamente expandido após o primeiro contato com o microrganismo. Essas células possibilitam uma resposta acentuadamente acelerada e mais efetiva à exposição subsequente ao antígeno. Em alguns casos, a resposta é tão rápida e eficiente que uma única exposição é, com frequência, suficiente para assegurar que o patógeno nunca mais possa ter acesso de novo. Os procedimentos de vacinação e de imunização fazem uso desse valioso fenômeno.

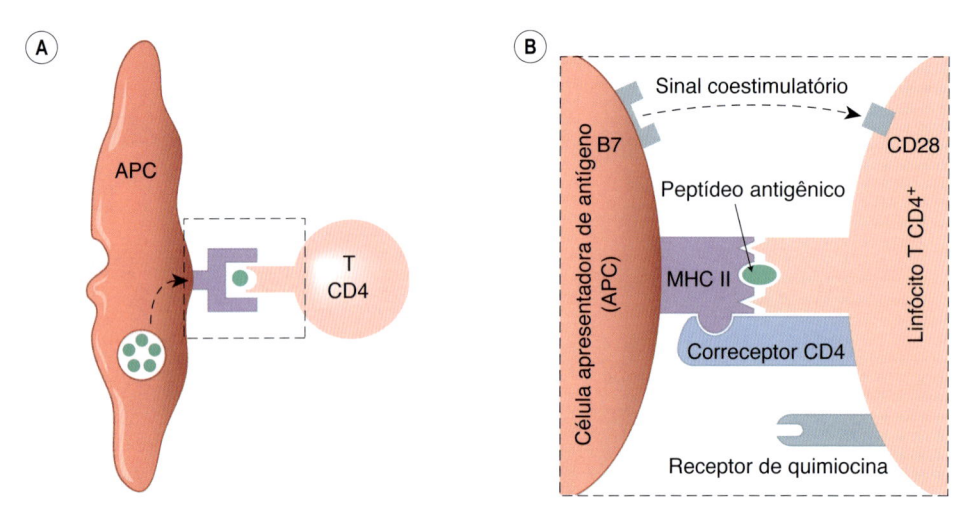

Figura 7.4 Ativação de um linfócito T por uma célula apresentadora de antígeno (APC). **A.** A APC encontra uma proteína estranha e a processa proteoliticamente em fragmentos peptídicos. O processo de ativação envolve, então, três estágios: (i) interação entre o complexo de fragmentos peptídicos antigênicos derivados do patógeno com o complexo de histocompatibilidade principal (MHC) da classe II e o receptor específico de antígeno presente no linfócito T; **B.** (ii) interação entre o correceptor CD4 no linfócito T e a molécula de MHC presente na APC; e (iii) a proteína B7 na superfície celular da APC liga-se ao CD28 no linfócito T, gerando um sinal coestimulatório. O correceptor CD4 e um receptor de quimiocina do linfócito T constituem os principais sítios de ligação para o HIV (ver Capítulo 53).

Tabela 7.2 Subgrupos de linfócitos, suas funções na defesa do hospedeiro e relação com doenças inflamatórias.

Subgrupo	Citocina estimuladora	Principal função na resposta adaptativa	Principais citocinas produzidas	Papel desempenhado na doença
Th0	IL-2	Células precursoras para diferenciação adicional	–	–
Th1	IL-2	"Imunidade mediada por células" • As citocinas liberadas por essas células: ativam os macrófagos a fagocitar e matar microrganismos e as células tumorais; impulsionam proliferação e a maturação do clone em *linfócitos T citotóxicos*, que matam células do hospedeiro infectadas por vírus; de forma recíproca, inibem a maturação dos linfócitos Th2	IFN-γ, IL-2 e TNF-α	Diabetes melito insulinodependente (ver Capítulo 31), esclerose múltipla, úlcera péptica induzida por *Helicobacter pylori* (ver Capítulo 30), anemia aplásica (ver Capítulo 24) e artrite reumatoide (ver Capítulo 25) Rejeição de aloenxerto
Th2	IL-4	"Imunidade humoral" • As citocinas liberadas por essas células: estimulam os linfócitos B a proliferar e amadurecer em plasmócitos produtores de anticorpos; intensificam a diferenciação e a ativação dos eosinófilos e, de forma recíproca, inibem as funções dos linfócitos Th1/Th17. Por essa razão, são com frequência consideradas como tendo uma ação predominantemente anti-inflamatória	IL-4, IL-5, TGF-β, IL-10 e IL-13	Asma (ver Capítulo 28) e alergia A progressão para a AIDS está associada à perda de linfócitos Th1 e é facilitada pelas respostas Th2
Th17	TGF-β, IL-6 e IL-21	Tipo especializado de linfócito Th1	IL-17	Resposta à infecção, respostas imunes específicas de órgãos e na patogenia de doenças como artrite reumatoide e esclerose múltipla
Treg[a]	IL-10 e TGF-β ou FOX P3 Amadurecimento no timo	Restrição da resposta imune, prevenindo a autoimunidade e reduzindo as respostas inflamatórias potencialmente lesivas	IL-10 e TGF-β	A falha desse mecanismo pode provocar inflamação excessiva

[a]Duas populações são comumente encontradas: os linfócitos Treg induzíveis (iTreg) e de ocorrência natural (nTreg).
Os linfócitos Th9 e Th22 não foram incluídos aqui em razão de espaço, porém referências apropriadas estão destacadas na Figura 7.3, caso o leitor deseje obter mais detalhes sobre essas "novas" inclusões.
FOX P3, "*Forkhead box 3*", um regulador da transcrição que desempenha um papel fundamental na regulação do sistema imune; *IFN,* interferon; *IL,* interleucina; *TGF,* fator de crescimento transformador; *TNF,* fator de necrose tumoral.

RESPOSTA MEDIADA POR ANTICORPOS (HUMORAL)

Existem cinco classes principais de anticorpos – IgG, IgM, IgE, IgA e IgD –, que diferem entre si quanto a certos aspectos estruturais. Todos esses anticorpos são γ-globulinas (imunoglobulinas) que reconhecem e interagem de forma específica com antígenos (i. e., proteínas ou polissacarídeos estranhos ao hospedeiro), além de ativar um ou mais componentes adicionais dos sistemas de defesa do hospedeiro.

Um anticorpo é uma molécula de proteína em formato de Y (ver Capítulo 5), em que os braços do Y (o fragmento de ligação ao antígeno – a porção *Fab*) incluem um sítio de reconhecimento variável para antígenos específicos e a haste invariável do Y (a porção *Fc* "constante"), que ativa as defesas do hospedeiro. Os linfócitos B, responsáveis pela produção de anticorpos, reconhecem moléculas estranhas por meio de receptores de superfície semelhantes às imunoglobulinas. Os mamíferos abrigam clones de linfócitos B com sítios de reconhecimento para um imenso número de diferentes antígenos. Quando encontram um ligante que eles reconhecem, a síntese dessa espécie particular aumenta de maneira acentuada, e, subsequentemente, ocorre liberação no sangue circulante para formar um reservatório de anticorpos circulantes específicos contra esse antígeno particular.

A indução de respostas mediadas por anticorpos varia de acordo com o tipo de antígeno. Para a maioria dos antígenos, é geralmente necessário um processo de cooperação entre os linfócitos Th2 e os linfócitos B a fim de produzir uma resposta. Os linfócitos B também podem apresentar antígenos aos linfócitos T, que, em seguida, liberam citocinas atuantes ainda mais sobre os linfócitos B. Os glicocorticoides anti-inflamatórios (ver Capítulos 25 e 33) e a **ciclosporina**, um fármaco imunossupressor, afetam os eventos moleculares cruciais para o processo de indução. Os fármacos imunossupressores citotóxicos inibem a proliferação dos linfócitos B e dos linfócitos T. Os eicosanoides podem desempenhar um papel no controle desses processos, visto que as PGs da série E são capazes de inibir a proliferação dos linfócitos, provavelmente por meio da inibição da liberação de IL-2.

Como se pode imaginar, a capacidade de produzir anticorpos tem enorme valor para a sobrevivência. Crianças nascidas sem essa capacidade, como as que apresentam agamaglobulinemia de Bruton,[9] sofrem repetidas infecções, como pneumonia, infecções cutâneas e tonsilite. Antes do advento dos antibióticos, essas crianças morriam no início da infância; até mesmo hoje, elas necessitam de terapia de reposição regular com imunoglobulinas. Além de sua capacidade de neutralizar patógenos, os anticorpos são capazes de potencializar a eficácia e a especificidade das reações de defesa do hospedeiro de diversas maneiras.

Anticorpos e complemento

A formação do complexo antígeno-anticorpo expõe um sítio de ligação para o complemento no domínio Fc. Isso ativa a sequência do complemento e dá início a seus efeitos biológicos resultantes (ver Figura 7.1). Essa via para ativação de C3 (a "via clássica") fornece uma via particularmente seletiva de ativação do complemento em resposta a determinado antígeno, visto que a reação antígeno-anticorpo que ela inicia não apenas constitui um evento de reconhecimento altamente específico, como também ocorre em estreita associação ao antígeno. A propriedade lítica do complemento pode ser utilizada terapeuticamente: anticorpos monoclonais (mAbs) e o complemento podem ser usados em associação para eliminar da medula óssea as células neoplásicas, como adjuvante da quimioterapia ou da radioterapia (ver Capítulo 57).

Anticorpos e fagocitose de bactérias

Quando os anticorpos se ligam a seus antígenos presentes nos microrganismos por meio de suas porções Fab, o domínio Fc é exposto. As células fagocíticas (neutrófilos e macrófagos) expressam receptores de superfície para essas porções Fc que se projetam, atuando como ligação muito específica entre o microrganismo e o fagócito.

Anticorpos e toxicidade celular

Em alguns casos, por exemplo, com helmintos parasitas, o invasor pode ser demasiado grande para ser ingerido pelos fagócitos. As moléculas de anticorpo podem estabelecer uma ligação entre o parasita e os leucócitos do hospedeiro (neste caso, os eosinófilos), os quais, então, são capazes de danificar ou de destruir o parasita. As células NK, juntamente com os receptores Fc, também podem matar as células-alvo recobertas por anticorpos (um exemplo de *citotoxicidade celular dependente de anticorpos*).

Anticorpos e mastócitos ou basófilos

Os mastócitos e os basófilos possuem receptores para IgE, uma forma particular de anticorpo que tem a capacidade de se ligar ("fixar") às membranas celulares dessas células. Quando esse anticorpo ligado à célula reage com um antígeno, ocorre secreção de um conjunto completo de mediadores farmacologicamente ativos. Essa reação muito complexa é amplamente encontrada em todo o reino animal, e provavelmente confere ao hospedeiro um valor bem definido de sobrevivência. Dito isso, a sua precisa importância biológica nem sempre está de todo esclarecida; entretanto, pode ter importância em associação à atividade dos eosinófilos como defesa contra vermes parasitas. Quando desencadeada de maneira inapropriada por substâncias que não são inerentemente lesivas ou perigosas para o hospedeiro, está envolvida em certos tipos de reação alérgica e aparentemente contribui mais para a doença do que para a sobrevivência no mundo moderno.

RESPOSTA IMUNE MEDIADA POR CÉLULAS

Os linfócitos T citotóxicos (derivados dos linfócitos T CD8+) e os linfócitos Th1 inflamatórios (secretores de citocinas) são atraídos para os locais de inflamação, de modo semelhante aos neutrófilos e macrófagos, e estão envolvidos nas respostas mediadas por células (ver Figura 7.3).

Linfócitos T citotóxicos

Os linfócitos T citotóxicos armados destroem microrganismos intracelulares, como os vírus. Quando um vírus infecta uma célula de mamífero, a resposta de defesa resultante caracteriza-se por dois aspectos. A primeira etapa consiste na expressão sobre a superfície celular de peptídeos derivados do patógeno, em associação a moléculas do MHC. A segunda etapa é o reconhecimento do complexo peptídeo-MHC por receptores específicos presentes nos linfócitos T citotóxicos (CD8+) (a Figura 7.4 mostra um processo semelhante para um linfócito T CD4+). Em seguida, os linfócitos T citotóxicos

---

[9]Principalmente crianças do sexo masculino: O Col. Bruton era chefe de pediatria no Hospital Militar Walter Reid. A "agamaglobulinemia de Bruton" é causada por um defeito em uma tirosina quinase (BTK) codificada no cromossomo X. As BTKs promovem a sobrevida e a proliferação dos leucócitos, e os inibidores de BTK se mostram úteis no tratamento de certas leucemias (ver Capítulo 57).

destroem as células infectadas por vírus ao programá-las para sofrer apoptose. A fim de que o patógeno seja destruído, pode ser necessária a cooperação dos macrófagos.

Linfócitos Th1 CD4+ ativadores de macrófagos

Após a sua ingestão, alguns patógenos (p. ex., micobactérias, *Listeria*) sobrevivem e, na verdade, multiplicam-se no interior dos macrófagos. Os linfócitos Th1 CD4+ armados liberam citocinas que ativam os macrófagos para destruir esses patógenos intracelulares. Os linfócitos Th1 também recrutam macrófagos, por meio da liberação de citocinas que atuam sobre as células do endotélio vascular (p. ex., TNF-α), bem como quimiocinas (p. ex., MCP-1) que atraem os macrófagos até os locais de infecção.

A superfície dos macrófagos expressa um complexo de peptídeos derivados do microrganismo e moléculas do MHC, reconhecido pelos linfócitos Th1 secretores de citocinas, as quais, em seguida, geram citocinas que possibilitam ao macrófago mobilizar seus mecanismos de destruição. Os macrófagos ativados (com ou sem patógenos intracelulares) constituem verdadeiras fábricas de produção de mediadores químicos; podem gerar e secretar não apenas inúmeras citocinas, como também metabólitos tóxicos do oxigênio e proteases neutras que matam os organismos extracelulares (p. ex., *Pneumocystis jiroveci* e helmintos), componentes do complemento, eicosanoides, NO, um fator estimulador dos fibroblastos, pirogênios e o "fator tecidual" que inicia a via extrínseca da cascata da coagulação (ver Capítulo 23), bem como vários outros fatores da coagulação. Trata-se da reação mediada por células responsável sobretudo pela rejeição de aloenxertos. Os macrófagos também são importantes na coordenação dos processos de reparo que precisam ocorrer para a resolução da inflamação.

A resposta imunológica específica celular ou humoral sobrepõe-se às reações vasculares e celulares inatas e inespecíficas descritas anteriormente, tornando-as não apenas acentuadamente mais efetivas, mas também muito mais seletivas para determinados patógenos.

Os eventos gerais das reações inflamatórias e de hipersensibilidade antes especificados variam em alguns tecidos. Por exemplo, na inflamação das vias respiratórias que ocorre na asma, os eosinófilos e os neuropeptídeos desempenham um papel particularmente significativo (ver Capítulo 28). Na inflamação do sistema nervoso central (SNC), há menos infiltração de neutrófilos, e o influxo de monócitos é tardio, possivelmente devido à falta de expressão de moléculas de adesão no endotélio vascular do SNC e à geração deficiente de quimiocinas. Sabe-se, há muito tempo, que alguns tecidos – parênquima do SNC, câmara anterior do olho e testículos – constituem locais *imunologicamente privilegiados*, uma vez que um antígeno estranho introduzido diretamente não provoca uma reação imune (essa reação poderia ser muito desvantajosa para o hospedeiro).[10] Todavia, a introdução de um antígeno já presente no parênquima do SNC em qualquer outra parte desencadeará o desenvolvimento de respostas imunes/inflamatórias no SNC.

---

[10]Os portadores de aftas podem culpar esse fenômeno pelo seu sofrimento – o herpes-vírus simples reside no tecido nervoso da face e torna-se ativado após estresse ou estímulos ambientais (p. ex., exposição ao sol). O vírus pode residir no tecido do SNC por toda a vida, desde a infância, e mostra-se obstinadamente resistente às tentativas das células imunes para removê-lo. Pode ser transmitido para o lactente a partir de um portador por meio de beijo, antes que o sistema imune do lactente consiga eliminar o vírus (habitualmente aos 6 meses de idade). Os bebês bonitos estão destinados a sofrer para sempre.

RESPOSTAS SISTÊMICAS NA INFLAMAÇÃO

Além das alterações locais observadas em uma área de inflamação, costumam ocorrer manifestações sistêmicas mais gerais da doença inflamatória. Normalmente, podem consistir em febre, aumento da contagem de leucócitos no sangue e liberação de proteínas de fase aguda pelo fígado. Essas proteínas incluem a *proteína C reativa*, a α₂-*macroglobulina*, o *fibrinogênio*, a α₁-*antitripsina*, o *amiloide A sérico* e alguns fragmentos do complemento. Enquanto a função de muitos desses componentes ainda é objeto de conjetura, muitos parecem ter algumas ações antimicrobianas. Por exemplo, a proteína C reativa se liga a alguns microrganismos, e o complexo resultante ativa o complemento. Outras proteínas removem o ferro (um nutriente essencial para os organismos invasores) ou bloqueiam proteases, protegendo talvez o hospedeiro contra os piores excessos da resposta inflamatória.

PAPEL DO SISTEMA NERVOSO NA INFLAMAÇÃO

Nos últimos anos, ficou claro que os sistemas nervosos central, autônomo e periférico desempenham um importante papel na regulação da resposta inflamatória. Essa regulação ocorre em vários níveis:

- *Sistema neuroendócrino*. O hormônio adrenocorticotrófico (ACTH), liberado pela adeno-hipófise em resposta ao ritmo circadiano endógeno ou ao estresse (e, episódios de doença), libera cortisol das glândulas suprarrenais. Esse hormônio desempenha um papel crucial na regulação da função imune em todos os níveis, o que explica o uso dos glicocorticoides no tratamento da doença inflamatória. Esse tópico é discutido na íntegra nos Capítulos 25 e 33.
- *SNC*. De maneira surpreendente, citocinas como a IL-1 são capazes de sinalizar o desenvolvimento de uma resposta inflamatória diretamente ao cérebro por meio de receptores localizados no nervo vago. Essa sinalização pode provocar um "reflexo inflamatório" e desencadear a ativação de uma via colinérgica anti-inflamatória. Para discussões interessantes desse assunto, consultar Sternberg (2006) e Chavan et al. (2017)
- *Sistema nervoso autônomo*. Tanto o sistema simpático quanto o parassimpático podem modular o desenvolvimento de uma resposta inflamatória. Em linhas gerais, sua influência é anti-inflamatória. São encontrados receptores para noradrenalina e acetilcolina (como o receptor nicotínico α-7 de acetilcolina) nos macrófagos e em muitas outras células envolvidas na resposta imune, embora as origens desses ligantes não estejam esclarecidas. São também encontrados receptores de opioides nas células inflamatórias, que também exercem múltiplos efeitos sobre muitos aspectos da resposta inflamatória (Liang et al., 2016)
- *Neurônios sensitivos periféricos*. Alguns neurônios sensitivos liberam neuropeptídeos inflamatórios quando adequadamente estimulados. Esses neurônios são aferentes ótimos (fibras C e Aδ sensíveis à capsaicina; ver Capítulo 43) que possuem receptores específicos em suas terminações periféricas. As cininas, a 5-hidroxitriptamina (5-HT) e outros mediadores químicos gerados durante a inflamação atuam nesses receptores, estimulando a liberação de neuropeptídeos, como taquicininas (neurocinina A, substância P) e o peptídeo relacionado com o gene da calcitonina (CGRP, do inglês, *calcitonin gene-related peptide*), que exercem ações pró-inflamatórias e álgicas. Os neuropeptídeos são considerados de modo mais detalhado no Capítulo 17.

RESPOSTAS INFLAMATÓRIAS E IMUNES INDESEJADAS E SUAS CONSEQUÊNCIAS IMPREVISTAS

A resposta imune precisa atingir um equilíbrio delicado. De acordo com uma corrente de pensamento, um sistema imune à prova de infecções seria uma possibilidade, porém custaria muito caro ao hospedeiro. Com muitos milhões de potenciais sítios antigênicos no hospedeiro, esse sistema "superimune" seria cerca de mil vezes mais propenso a atacar o próprio hospedeiro, desencadeando uma *doença autoimune*. Não é raro encontrar pacientes nos quais a exposição a substâncias normalmente inócuas, como pólen ou amendoim, ativa o sistema imune de maneira inadvertida. Quando isso ocorre, a própria inflamação resultante provoca autolesão – agudamente –; por exemplo, na anafilaxia, ou de forma crônica, como na asma ou na artrite reumatoide. Em qualquer caso, pode haver necessidade de terapia anti-inflamatória ou imunossupressora adequada.

É também necessária uma resposta proporcional no caso de infecção aguda por patógenos bacterianos ou virais. Enquanto a eliminação do organismo invasor é claramente o resultado desejado, sem uma regulação adequada existe o risco de que uma resposta duradoura ou exagerada do hospedeiro represente uma maior ameaça do que o próprio patógeno. Essa desregulação da resposta imune é responsável por várias síndromes, incluindo *sepse*, SDRA e pneumonite associada à covid-19 (Nedeva et al., 2019).

As respostas imunes indesejadas, denominadas reações *alérgicas* ou *de hipersensibilidade*, geralmente são classificadas em quatro tipos.

HIPERSENSIBILIDADE DE TIPO I

A hipersensibilidade de tipo I, também denominada *hipersensibilidade imediata* ou *anafilática* (com frequência, conhecida simplesmente como "alergia"), ocorre em indivíduos que exibem predominantemente uma resposta Th2 em vez de Th1 ao antígeno. Nesses indivíduos, substâncias não inerentemente nocivas (p. ex., pólen de gramíneas, ácaros da poeira doméstica, certos alimentos ou fármacos, pelos de animais e assim por diante) induzem a produção de anticorpos do tipo IgE.[11] Esses anticorpos se ligam aos mastócitos e eosinófilos. O contato subsequente com a substância problemática provoca a liberação de histamina, PAF, eicosanoides e citocinas. Os efeitos podem permanecer localizados ao nariz (rinite alérgica), à árvore brônquica (fase inicial da asma), à pele (urticária) ou ao trato gastrointestinal. Em alguns casos, a reação é mais generalizada e provoca *choque anafilático*, que pode ser uma condição grave e potencialmente fatal. Alguns efeitos adversos importantes de fármacos incluem respostas de hipersensibilidade anafilática (ver Capítulo 58).

HIPERSENSIBILIDADE DE TIPO II

A hipersensibilidade de tipo II, também denominada *hipersensibilidade citotóxica dependente de anticorpos*, ocorre quando os mecanismos descritos são dirigidos contra células dentro do hospedeiro que são (ou que parecem ser) estranhas. Por exemplo, células ou proteínas do hospedeiro alteradas por fármacos algumas vezes são confundidas pelo sistema imune com organismos estranhos, desencadeando a formação de anticorpos. A reação antígeno-anticorpo desencadeia a ativação do complemento (e suas sequelas) e pode promover um ataque pelas células NK. Exemplos incluem alteração dos neutrófilos por fármacos, resultando em *agranulocitose* (ver Capítulo 57) ou de plaquetas, levando à *púrpura trombocitopênica* (ver Capítulo 23). Essas reações de tipo II também estão implicadas em alguns tipos de *tireoidite autoimune* (p. ex., *doença de Hashimoto*; ver Capítulo 34).

HIPERSENSIBILIDADE DE TIPO III

A hipersensibilidade de tipo III, também denominada *hipersensibilidade mediada por complexo*, ocorre quando anticorpos reagem com antígenos *solúveis*. Os complexos antígeno-anticorpo podem ativar o complemento ou ligar-se aos mastócitos, estimulando a liberação de mediadores inflamatórios.

Um exemplo experimental desse tipo de hipersensibilidade é a *reação de Arthus*, que ocorre quando uma proteína estranha é injetada por via subcutânea (SC) em um coelho ou cobaia que apresentam altas concentrações circulantes preexistentes de anticorpos. Nas primeiras 3 a 8 horas, o local se torna avermelhado e inchado, visto que os complexos antígeno-anticorpo precipitam nos pequenos vasos sanguíneos e ativam o complemento. Os neutrófilos são atraídos e ativados (pelo C5a) para gerar espécies tóxicas de oxigênio e secretar enzimas.

Os mastócitos também são estimulados pelo C3a a liberar mediadores. A lesão causada por esse processo está envolvido na *doença do soro*, que ocorre quando o antígeno persiste no sangue após sensibilização, provocando uma reação grave, como na resposta ao feno mofado (conhecida como *pulmão de fazendeiro*) e em certos tipos de doença renal e arterial autoimune. A hipersensibilidade de tipo III também está implicada no *lúpus eritematoso* (doença inflamatória autoimune crônica).

HIPERSENSIBILIDADE DE TIPO IV

O protótipo da hipersensibilidade de tipo IV (também conhecida como *hipersensibilidade mediada por células* ou *tardia*) é a *reação à tuberculina*, que consiste em uma resposta inflamatória local observada quando proteínas derivadas de culturas do bacilo da tuberculose são injetadas na pele de um indivíduo já sensibilizado por uma infecção ou imunização prévia. Ocorre estimulação de uma resposta imune celular "inapropriada", acompanhada de infiltração de células mononucleares e da liberação de várias citocinas. A hipersensibilidade mediada por células também constitui a base da reação observada em algumas outras infecções (p. ex., caxumba e sarampo), bem como após picadas de mosquitos e carrapatos. É também importante nas reações cutâneas a fármacos ou a compostos químicos industriais (ver Capítulo 58), em que a substância química (denominada *hapteno*) combina-se com proteínas na pele para formar a substância "estranha" que desencadeia a resposta imune celular (ver Figura 7.3).

Em essência, a atividade dos linfócitos T inapropriadamente mobilizada está na base de todos os tipos de hipersensibilidade, dando início às reações dos tipos I, II e III e envolvida tanto na iniciação quanto na fase efetora da reação de tipo IV. Essas reações constituem a base do grupo de doenças autoimunes clinicamente importantes. Fármacos imunossupressores (ver Capítulo 25) e/ou os glicocorticoides (ver Capítulo 33) são usados na rotina do tratamento desses distúrbios.

RESULTADO DA RESPOSTA INFLAMATÓRIA

É importante não perder de vista o fato de que a resposta inflamatória constitui um mecanismo de defesa, e não uma

---

[11] Esses indivíduos são considerados "atópicos", da palavra grega que significa "fora de lugar".

doença em si. Sua função consiste em restaurar a estrutura e a função normais do tecido infectado ou danificado, e, na grande maioria dos casos, é isso que ocorre.

Entretanto, as fases de cicatrização e de resolução da resposta inflamatória constituem um processo ativo, e não "acontecem" simplesmente na ausência de mais inflamação. A resolução envolve a sua própria paleta única de mediadores e citocinas (incluindo vários fatores de crescimento, anexina-A1, lipoxinas, mediadores derivados do ácido poli-insaturado ômega-3 e IL-10; ver Capítulo 17) para finalizar a inflamação residual e promover o remodelamento e o reparo no tecido lesionado.

Em alguns casos, a cura será completa; entretanto, se tiver ocorrido dano acentuado, o reparo é habitualmente necessário, e isso pode resultar na formação de cicatriz. Se o patógeno persistir, ele será envolvido pelo hospedeiro dentro de uma "prisão" de cápsula fibrosa para evitar qualquer dano adicional. Como alternativa, a resposta inflamatória aguda pode se transformar em uma resposta inflamatória crônica. Trata-se de uma reação indolente e lenta, que pode continuar indefinidamente, destruir o tecido e promover a proliferação local de células e tecido conjuntivo. Os principais tipos de células encontrados em áreas de infecção crônica são as células mononucleares e células anormais derivadas de macrófagos. Durante o processo de cura ou na inflamação crônica, os fatores de crescimento desencadeiam a angiogênese e induzem os fibroblastos a depositar tecido fibroso. A infecção causada por alguns microrganismos, como sífilis, tuberculose e hanseníase, apresentam, desde o início, os sinais característicos de inflamação crônica e resultam na formação de agregados de macrófagos, denominados *granulomas*. Os componentes celulares e mediadores desse tipo de inflamação também são observados em muitas doenças autoimunes crônicas e de hipersensibilidade, se não a maioria, e constituem alvos importantes para a ação de fármacos.

BIBLIOGRAFIA E LEITURA COMPLEMENTAR

Respostas inata e adaptativa

Anwar, M.A., Shah, M., Kim, J., Choi, S., 2019. Recent clinical trends in Toll-like receptor targeting therapeutics. Med. Res. Rev. 39 (3), 1053–1090.

Chavan, S.S., Pavlov, V.A., Tracey, K.J., 2017. Mechanisms and therapeutic relevance of neuro-immune communication. Immunity 46 (6), 927–942.

Delves, P.J., Roitt, I.M., 2000. The immune system. N. Engl. J. Med. 343, 108–117 37–49.

Fitzgerald, K.A., Kagan, J.C., 2020. Toll-like receptors and the control of immunity. Cell 180 (6), 1044–1066.

Gabay, C., Kushner, I., 1999. Acute phase proteins and other systemic responses to inflammation. N. Engl. J. Med. 340, 448–454.

Guilliams, M., Ginhoux, F., Jakubzick, C., et al., 2014. Dendritic cells, monocytes and macrophages: a unified nomenclature based on ontogeny. Nat. Rev. Immunol. 14 (8), 571–578.

Guilliams, M., Mildner, A., Yona, S., 2018. Developmental and functional heterogeneity of monocytes. Immunity 49 (4), 595–613.

Hughes, C.E., Nibbs, R.J.B., 2018. A guide to chemokines and their receptors. FEBS J. 285 (16), 2944–2971.

Kay, A.B., 2001. Allergic diseases and their treatment. N. Engl. J. Med. 344, 109–113 30–37.

Kennedy, M.A., 2010. A brief review of the basics of immunology: the innate and adaptive response. Vet. Clin. North Am. Small. Anim. Pract. 40, 369–379.

Li, D., Wu, M., 2021. Pattern recognition receptors in health and diseases. Signal Transduct. Target. Ther. 6 (1), 291.

Liang, X., Liu, R., Chen, C., Ji, F., Li, T., 2016. Opioid system modulates the immune function: a review. Transl. Perioper. Pain. Med. 1, 5–13.

Martinez, F.O., Gordon, S., 2014. The M1 and M2 paradigm of macrophage activation: time for reassessment. F1000Prime Rep. 6, 13.

Medzhitov, R., Janeway, C., 2000. Innate immunity. N. Engl. J. Med. 343, 338–344.

Mills, K.H., 2008. Induction, function and regulation of IL-17-producing T cells. Eur. J. Immunol. 38, 2636–2649.

Murphy, P.M., 2001. Viral exploitation and subversion of the immune system through chemokine mimicry. Nat. Immunol. 2, 116–122.

Nedeva, C., Menassa, J., Puthalakath, H., 2019. Sepsis: inflammation is a necessary evil. Front. Cell Dev. Biol. 7, 108.

Nourshargh, S., Hordijk, P.L., Sixt, M., 2010. Breaching multiple barriers: leukocyte motility through venular walls and the interstitium. Nat. Rev. Mol. Cell Biol. 11, 366–378.

Orecchioni, M., Ghosheh, Y., Pramod, A.B., Ley, K., 2019. Macrophage polarization: different gene signatures in M1(LPS+) vs. classically and M2(LPS-) vs. alternatively activated macrophages. Front. Immunol. 10, 1084.

Pelaia, C., Crimi, C., Vatrella, A., Tinello, C., Terracciano, R., Pelaia, G., 2020. Molecular targets for biological therapies of severe asthma. Front. Immunol. 11, 603312.

Raphael, I., Nalawade, S., Eagar, T.N., Forsthuber, T.G., 2015. T cell subsets and their signature cytokines in autoimmune and inflammatory diseases. Cytokine 74 (1), 5–17.

Saravia, J., Chapman, N.M., Chi, H., 2019. Helper T cell differentiation. Cell. Mol. Immunol. 16 (7), 634–643.

Segal, A.W., 2016. NADPH oxidases as electrochemical generators to produce ion fluxes and turgor in fungi, plants and humans. Open Biol. 6, 1–15.

Sternberg, E.M., 2006. Neural regulation of innate immunity: a coordinated nonspecific host response to pathogens. Nat. Rev. Immunol. 6, 318–328.

Strowig, T., Henao-Mejia, J., Elinav, E., Flavell, R., 2012. Inflammasomes in health and disease. Nature 481, 278–286.

Wills-Karp, M., Santeliz, J., Karp, C.L., 2001. The germless theory of allergic diseases. Nat. Rev. Immunol. 1, 69–75.

Zheng, D., Liwinski, T., Elinav, E., 2020. Inflammasome activation and regulation: toward a better understanding of complex mechanisms. Cell Discov. 6, 36.

Livros

Dawkins, R., 1995. River Out of Eden, first ed. Weidenfeld and Nicholson, London.

Murphy, K.M., Weaver, C., Berg, L.J., 2022. Janeway's Immunobiology, tenth ed. W.W. Norton & Company, London.

Nijkamp, F.P., Parnham, M., Rossi, A.G. (Eds.), 2020. Nijkamp and Parnham's Principles of Immunopharmacology, fourth ed. Springer, London.

Serhan, C., Ward, P.A., Gilroy, D.W. (Eds.), 2010. Fundamentals of Inflammation. Cambridge University Press, New York.

Princípios Gerais • SEÇÃO 1

Métodos e Medidas em Farmacologia

8

CONSIDERAÇÕES GERAIS

Nos Capítulos 2 a 5, enfatizamos que os fármacos, por serem moléculas, produzem efeitos por meio de sua interação com outras moléculas. Essa interação pode levar a efeitos em todos os níveis de organização biológica, desde moléculas até populações humanas.[1]

Gaddum, um farmacologista pioneiro, comentou, em 1942: "Um ramo da ciência atinge a maioridade quando se torna quantitativo". Neste capítulo, consideraremos os princípios de medição nos diversos níveis de organização, incluindo desde métodos laboratoriais até ensaios clínicos. A avaliação da ação de um fármaco a nível populacional pertence ao campo da farmacoepidemiologia e da farmacoeconomia (ver Capítulo 1), disciplinas que estão além dos objetivos deste livro.

Inicialmente, consideraremos os princípios gerais dos bioensaios (ou ensaios biológicos) e sua aplicação aos estudos em seres humanos; descreveremos o desenvolvimento de modelos animais para transpor a lacuna prevista entre fisiologia animal e doença humana; em seguida, discutiremos aspectos dos ensaios clínicos usados para avaliar a eficácia terapêutica no ambiente clínico; e, por fim, consideraremos o resumo de múltiplos conjuntos de dados em uma metanálise e os princípios de equilíbrio geral entre benefícios e riscos. O delineamento experimental e a análise estatística são aspectos centrais para a interpretação de todos os tipos de dados farmacológicos.

BIOENSAIOS

O bioensaio ou ensaio biológico, originalmente definido como a estimativa da concentração ou da potência de uma substância pela medida da resposta biológica que ela produz, desempenhou um papel fundamental no desenvolvimento da farmacologia. É necessária a quantificação dos efeitos dos fármacos por bioensaio para comparar as propriedades de diferentes substâncias ou da mesma substância em diferentes condições. O bioensaio é usado para:

- Medir a atividade farmacológica de substâncias novas ou quimicamente indefinidas
- Investigar a função de mediadores endógenos
- Medir a toxicidade e os efeitos indesejáveis de fármacos.

O bioensaio desempenha um papel essencial no desenvolvimento de novos fármacos, um assunto discutido no Capítulo 60.

O uso do bioensaio para medir a *concentração* de fármacos e de outras substâncias ativas no sangue ou em outros líquidos corporais – até então uma importante tecnologia – foi agora substituído, em grande parte, por técnicas de química analítica.

Muitos hormônios e mediadores químicos foram descobertos pelos efeitos biológicos que eles produzem. Por exemplo, a capacidade de extratos do lobo posterior da hipófise de provocar elevação da pressão arterial e contração do útero foi observada no início do século XX. Procedimentos de ensaios quantitativos, com base nessas ações, permitiram uma preparação padrão do extrato, que foi estabelecida por acordo internacional, em 1935. Com o uso desses ensaios, foi constatado que dois peptídeos distintos – a vasopressina e a ocitocina – eram responsáveis, e ambos foram finalmente identificados e sintetizados em 1953. O ensaio biológico já havia revelado muitos detalhes sobre a síntese, o armazenamento e a liberação dos hormônios e foi fundamental para sua purificação e identificação. O recente crescimento dos *biofármacos* (ver Capítulo 5) como agentes terapêuticos baseou-se em técnicas de bioensaio e no estabelecimento de preparações padrão. Os biofármacos, sejam derivados de fontes naturais (p. ex., anticorpos monoclonais, vacinas), sejam obtidos pela tecnologia do DNA recombinante (p. ex., eritropoetina), tendem a variar de um lote para outro e precisam ser padronizados em relação à sua atividade biológica. Por exemplo, padrões de glicosilação variáveis, que não são detectados por técnicas de imunoensaio, podem afetar a atividade biológica.

SISTEMAS DE TESTES BIOLÓGICOS

Atualmente, uma importante aplicação do bioensaio consiste no fornecimento de informações que irão prever os efeitos de um fármaco na situação clínica (em que o objetivo é melhorar a função dos pacientes afetados pelos efeitos de doenças). A escolha de sistemas de testes laboratoriais ("modelos" *in vitro* e *in vivo*) que proporcionam essa ligação preditiva constitui um importante aspecto da farmacologia quantitativa.

Na década de 1960, os farmacologistas passaram a adotar o uso de órgãos isolados e de animais de laboratório (em geral anestesiados), para experimentos quantitativos, e desenvolveram os princípios do bioensaio, para possibilitar a realização de medições confiáveis com esses sistemas de testes algumas vezes difíceis e imprevisíveis.

Esses sistemas de ensaio "tradicionais" consideram a ação dos fármacos em nível fisiológico – aproximadamente, na faixa intermediária da hierarquia organizacional apresentada na Figura 8.1. Depois, a faixa foi ampliada em ambas as direções, para o lado molecular e atômico e na direção oposta, para o lado clínico.

A introdução de ensaios de ligação de radioligantes (ver Capítulo 3) e, subsequentemente, o uso de linhagens celulares obtidas por engenharia que expressam receptores normais e mutados e moléculas de sinalização modificaram de modo drástico as maneiras por meio das quais o bioensaio pode ser utilizado para estudar as consequências moleculares e celulares da ativação dos receptores. Com efeito, agora, a gama de técnicas empregadas para analisar os efeitos dos fármacos em nível celular é impressionante e

---

[1]Considere os efeitos da cocaína no crime organizado, dos "gases dos nervos" organofosforados sobre a estabilidade das ditaduras e dos anestésicos na viabilidade dos procedimentos cirúrgicos como exemplos de interações moleculares que afetam o comportamento de populações ou de sociedades.

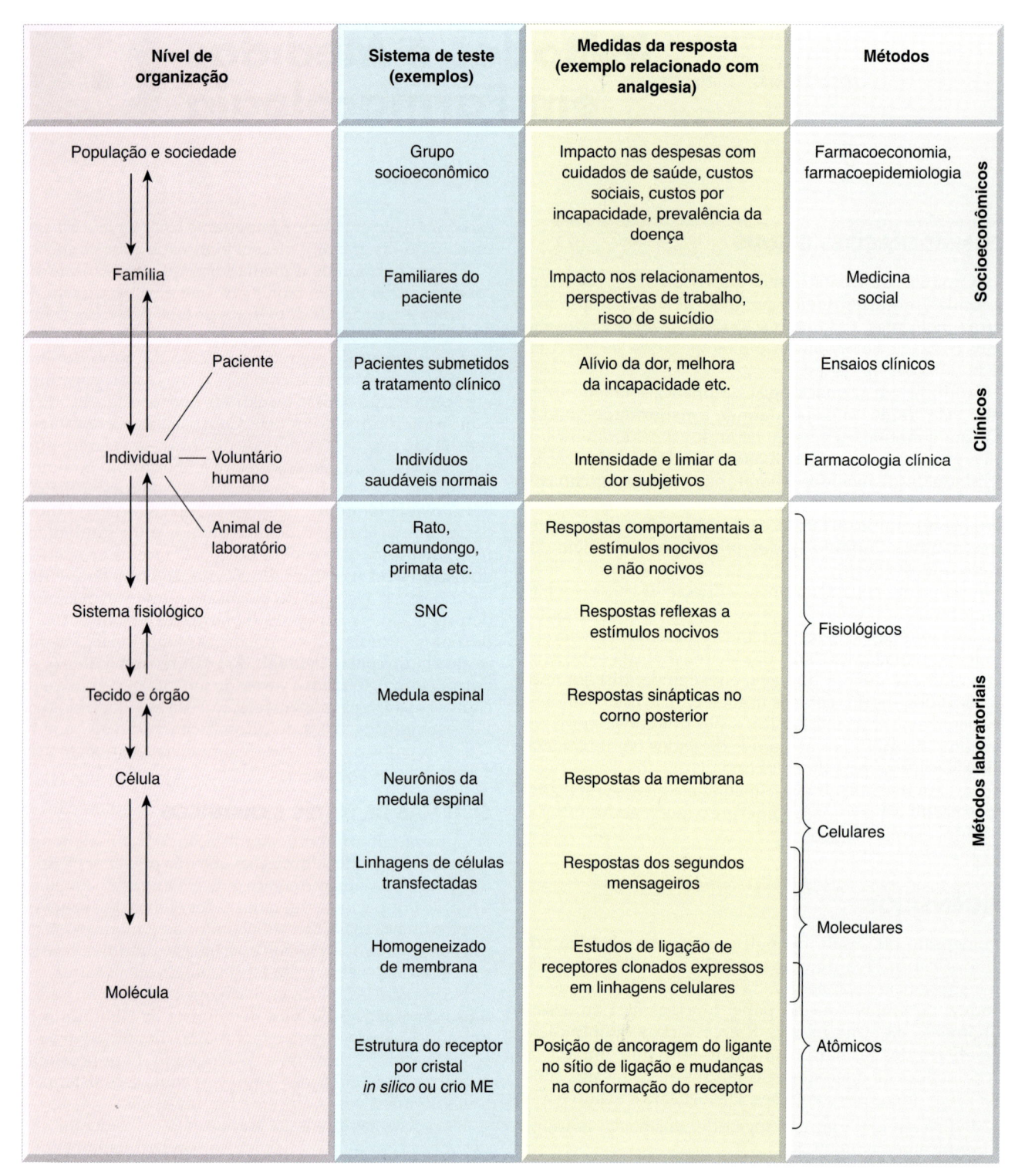

Nível de organização	Sistema de teste (exemplos)	Medidas da resposta (exemplo relacionado com analgesia)	Métodos	
População e sociedade	Grupo socioeconômico	Impacto nas despesas com cuidados de saúde, custos sociais, custos por incapacidade, prevalência da doença	Farmacoeconomia, farmacoepidemiologia	Socioeconômicos
Família	Familiares do paciente	Impacto nos relacionamentos, perspectivas de trabalho, risco de suicídio	Medicina social	
Individual — Paciente	Pacientes submetidos a tratamento clínico	Alívio da dor, melhora da incapacidade etc.	Ensaios clínicos	Clínicos
Individual — Voluntário humano	Indivíduos saudáveis normais	Intensidade e limiar da dor subjetivos	Farmacologia clínica	
Animal de laboratório	Rato, camundongo, primata etc.	Respostas comportamentais a estímulos nocivos e não nocivos	Fisiológicos	Métodos laboratoriais
Sistema fisiológico	SNC	Respostas reflexas a estímulos nocivos		
Tecido e órgão	Medula espinal	Respostas sinápticas no corno posterior		
Célula	Neurônios da medula espinal	Respostas da membrana	Celulares	
	Linhagens de células transfectadas	Respostas dos segundos mensageiros	Moleculares	
	Homogeneizado de membrana	Estudos de ligação de receptores clonados expressos em linhagens celulares		
Molécula	Estrutura do receptor por cristal in silico ou crio ME	Posição de ancoragem do ligante no sítio de ligação e mudanças na conformação do receptor	Atômicos	

Figura 8.1 Níveis de organização e tipos de medidas farmacológicas. *SNC*, sistema nervoso central; *ME*, microscopia eletrônica.

está em rápida expansão. Um exemplo (Figura 8.2) é o uso do separador de células ativado por fluorescência (FACS, do inglês *fluorescence-activated cell sorting*) para medir o efeito de um corticosteroide na expressão de uma proteína marcadora de superfície celular por monócitos do sangue humano. Hoje, ensaios celulares quantitativos desse tipo são muito usados em farmacologia. Mais recentemente, técnicas baseadas em cristalografia de raios X, criomicroscopia eletrônica, espectroscopia por ressonância magnética e sinais de fluorescência proporcionaram uma compreensão mais clara da ação dos fármacos nos níveis atômico e molecular (ver revisões por Lohse et al., 2012; Nygaard et al., 2013; Safdari et al., 2018), e, pela primeira vez, possibilitaram a medição e a detecção dos eventos moleculares iniciais. Essas abordagens também desempenharam um importante papel na redução da necessidade do uso de animais vivos ou de seus tecidos, embora seja importante estar ciente de que muitos sistemas de cultura celular ainda dependem de produtos de origem animal e do fato de que a maioria das células ainda exige soro animal para o sucesso de seu crescimento em cultura.

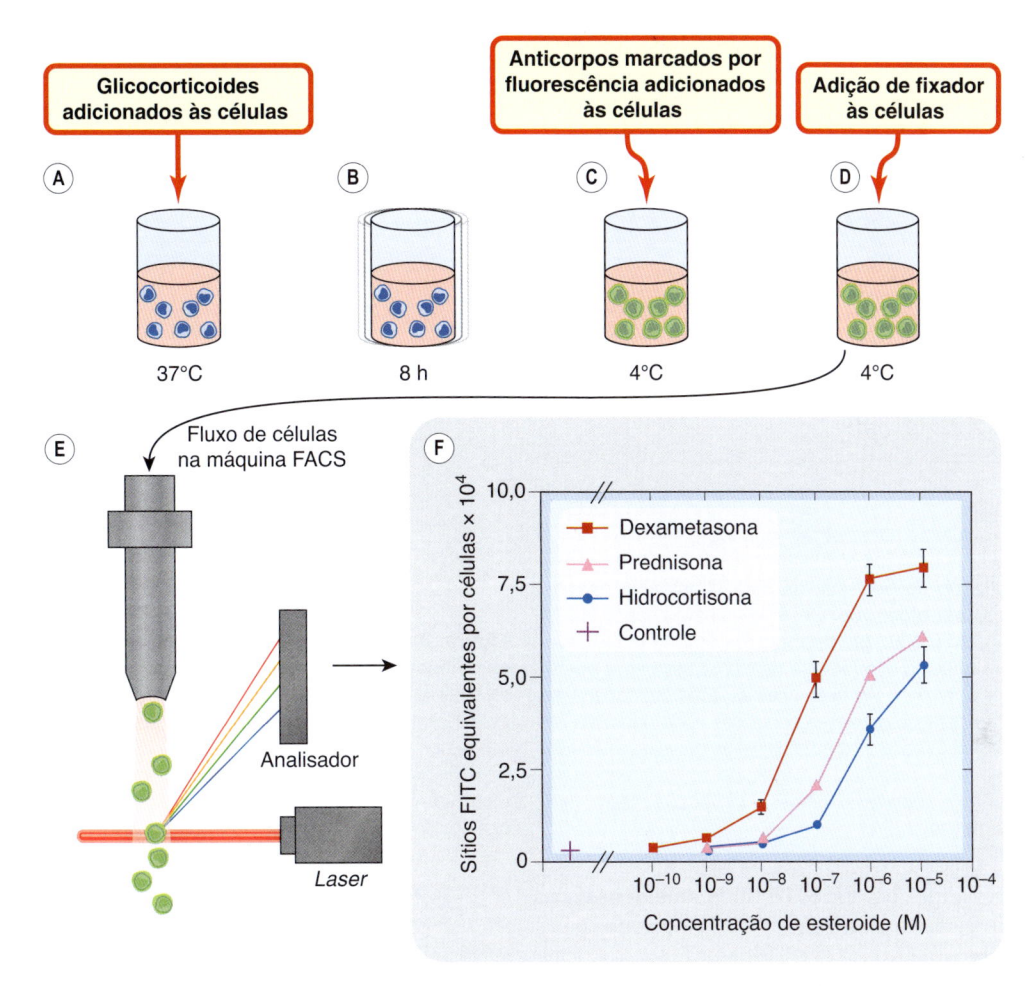

Figura 8.2 Medição do efeito dos fármacos glicocorticoides na expressão de receptores de superfície celular com o uso de FACS (separador de células ativado por fluorescência). A tecnologia do FACS possibilita a detecção e a medição de anticorpos marcados por fluorescência ligados a estruturas em células individuais. Nesse experimento, o efeito de três glicocorticoides é testado na expressão de um receptor de depuração de hemoglobina de superfície celular (CD 163). **A.** Monócitos humanos foram isolados do sangue venoso. **B.** Eles foram incubados por 8 horas, isoladamente ou com várias concentrações dos glicocorticoides dexametasona, prednisona ou hidrocortisona (ver Capítulos 27 e 34). **C.** Em seguida, as células foram colocadas em gelo e incubadas com anticorpos marcados por fluorescência dirigidos contra o receptor. **D.** Depois, as células foram fixadas, lavadas. **E.** E, então, foram submetidas a análise por FACS. Nesta técnica, as células fluem por um pequeno tubo e são uma a uma escaneadas por *laser*. A luz refletida é analisada com o uso de uma série de filtros (de modo que possam ser usadas marcas fluorescentes de diferentes cores), e os dados são coletados como *unidades de intensidade de fluorescência*, em comparação com um padrão (FITC) e expressos como "equivalentes FITC" para fornecer os resultados finais (**F**), que podem ser então plotados em uma curva convencional de log-concentração. (Dados fornecidos com cortesia de N. Goulding.)

Essas abordagens têm implicações importantes para a compreensão básica da ação dos fármacos, bem como para o delineamento de fármacos, porém permanece a necessidade de medição dos efeitos dos fármacos em níveis fisiológico e clínico. Preencher a lacuna entre eventos em nível molecular e em níveis fisiológico e terapêutico apresenta dificuldade, visto que, em muitos casos, as doenças humanas não podem ser reproduzidas de forma acurada em animais de laboratório. O uso de animais geneticamente modificados (AGMs) para modelar doenças humanas é discutido adiante com mais detalhes.

PRINCÍPIOS GERAIS DE BIOENSAIO

USO DE PADRÕES

Originalmente, os ensaios biológicos foram projetados para medir a *potência relativa* de duas preparações, em geral, um padrão e uma preparação desconhecida. A manutenção de preparações estáveis de vários hormônios, antissoros e outros materiais biológicos como padrões de referência é função do UK National Board for Biological Standards Control. Hoje em dia, os bioensaios são mais usados para comparar um fármaco novo com um fármaco padrão, sendo este último algumas vezes designado como "protótipo".

PLANEJAMENTO DE BIOENSAIOS

Tendo em vista o objetivo de comparar a atividade de duas preparações, uma padrão (P) e outra desconhecida (D), em uma preparação específica, o bioensaio deve fornecer uma estimativa da dose ou da concentração de D que produzirá o mesmo efeito biológico que uma dose ou concentração conhecida de P. Como mostra a Figura 8.3, contanto que as curvas logarítmicas de dose-efeito para P e D sejam paralelas, a razão (M) de doses equitativas não dependerá da magnitude da resposta escolhida. Assim, M fornece uma estimativa da razão de potência entre duas preparações. Uma comparação da magnitude dos efeitos produzidos por doses iguais de P e D (A_1, na Figura 8.3) não fornece uma estimativa de M (ver Figura 8.3).

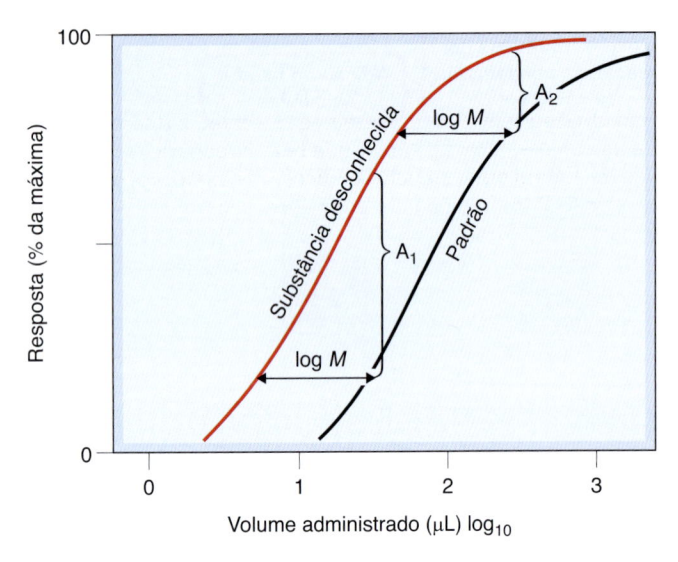

Figura 8.3 Comparação da potência de uma substância desconhecida e um padrão por bioensaio. Observe que a comparação da magnitude das respostas produzidas pela mesma dose (i. e., volume) do padrão e do desconhecido não fornece nenhuma estimativa quantitativa de sua potência relativa. (As diferenças A_1 e A_2 dependem da dose escolhida.) A comparação de doses equieficazes do padrão e da substância desconhecida fornece uma medida válida de suas potências relativas. Como as linhas são paralelas, a magnitude do efeito escolhido para a comparação não é importante, isto é, o log M é o mesmo em todos os pontos das curvas.

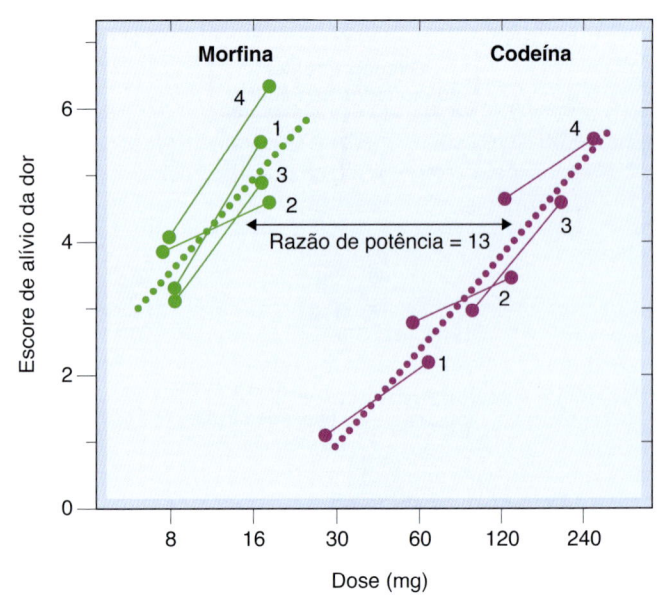

Figura 8.4 Ensaio da morfina e codeína como analgésicos em seres humanos. Cada um dos quatro pacientes (numerados de 1 a 4) recebeu, em ocasiões sucessivas e em ordem aleatória, quatro tratamentos diferentes (morfina em doses alta e baixa e codeína em doses alta e baixa) por injeção intramuscular, e, para cada um, foi calculado o escore de alívio subjetivo da dor. As linhas de regressão calculadas forneceram uma estimativa da razão de potência de 13 para os dois fármacos. (De Houde, R.W., et al., 1965. In: Analgetics. Academic Press, New York.)

O principal problema com todos os tipos de bioensaio é o da variação biológica, e o planejamento de bioensaios tem os seguintes objetivos:

- Minimizar a variação
- Evitar erros sistemáticos decorrentes da variação
- Estimar os limites de erro do resultado do ensaio.

Historicamente, os bioensaios eram realizados em tecidos nativos, porém, agora, é mais comum utilizar linhagens celulares obtidas por engenharia genética para expressar um tipo de receptor específico. Isso tem várias vantagens:

- Expressão de apenas um único tipo de receptor
- Os receptores humanos podem ser expressos e estudados
- É possível monitorar múltiplas vias de sinalização (ver Capítulo 3)
- Pode-se analisar o viés de sinalização (ver Capítulo 2)
- Substituição de animais vivos.

Entretanto, é preciso ter cuidado para levar em conta o nível de expressão do receptor recombinante em linhagens celulares obtidas por engenharia. A superexpressão de receptores pode resultar em agonistas parciais fracos que aparecem como agonistas "completos" quando a reserva de receptores é maior do que seria para os receptores de expressão endógena nos tecidos nativos (ver Capítulo 2).

As comparações baseiam-se na análise de *curvas de dose-resposta*, a partir das quais são calculadas as doses equivalentes de P e D. O uso de uma escala logarítmica de dose significa que as curvas para P e D normalmente serão paralelas, e a razão de potência (M) é estimada a partir da distância horizontal entre as duas curvas (ver Figura 8.3). Ensaios desse tipo são conhecidos como ensaios de *linhas paralelas*, cujo modelo mínimo é o ensaio 2 + 2, no qual são utilizadas duas doses da substância padrão (P_1 e P_2) e duas da desconhecida (D_1 e D_2). As doses são escolhidas para produzir respostas que estejam situadas na parte linear da curva logarítmica de dose-resposta e são administradas repetidas vezes em ordem aleatória, fornecendo uma medida inerente da variabilidade do sistema de teste, que pode ser usada, por meio de uma análise estatística simples, para estimar os limites de confiança do resultado.

A Figura 8.4 mostra um exemplo simples de um experimento para comparar dois fármacos analgésicos, a **morfina** e a **codeína** (ver Capítulo 43), em seres humanos, com base em um modelo 2 + 2 modificado. Cada uma das quatro doses foi administrada em ocasiões diferentes a cada um dos quatro indivíduos, em ordem aleatória e partindo do princípio de que nem o sujeito nem o observador conhecem a dose administrada. O alívio subjetivo da dor foi avaliado por um observador treinado, e os resultados mostraram que a morfina é 13 vezes mais potente do que a codeína. Naturalmente, isso não prova a sua superioridade; mostra apenas que é necessária uma dose menor para produzir o mesmo efeito. Entretanto, essa medição constitui uma etapa preliminar essencial para avaliar os méritos terapêuticos relativos dos dois fármacos, visto que qualquer comparação com outros fatores, como efeitos colaterais, duração de ação, tolerância ou dependência, precisa ser feita com base nas doses que são equitativas como doses analgésicas.

Surgem problemas se as duas curvas log de dose-resposta não forem paralelas, ou se houver diferença nas respostas máximas, o que pode ocorrer se o mecanismo de ação dos dois fármacos for diferente, ou se um deles for um agonista parcial (ver Capítulo 2). Neste caso, não é possível definir, sem qualquer ambiguidade, as potências relativas de P e D em termos de uma razão simples, e o investigador precisa então lidar com o fato de que a comparação exige a medição de mais de uma única dimensão da potência.

> **Bioensaio**
>
> - O bioensaio (ou ensaio biológico) é a medida da potência de um fármaco ou mediador desconhecido a partir da magnitude do efeito biológico que ele produz
> - Normalmente, o bioensaio envolve a comparação da preparação desconhecida ou novo fármaco com um padrão. As estimativas que não se baseiam na comparação com padrões estão sujeitas a variar de um laboratório para outro
> - As comparações são melhor realizadas com base nas curvas de dose-resposta, que permitem estimativas das concentrações equitativas da substância desconhecida e do padrão para serem utilizadas como base para comparação da potência. Os ensaios com linhas paralelas seguem esse princípio
> - A resposta biológica pode ser *quantal* (proporção de testes em que há produção de determinado efeito do tipo tudo ou nada) ou *gradual*. São utilizados diferentes procedimentos estatísticos apropriados em cada caso
> - Diferentes abordagens de métodos de medida são utilizadas de acordo com o nível de organização biológica em que o efeito do fármaco precisa ser medido. As abordagens variam desde técnicas moleculares e químicas, estudos em animais *in vitro* e *in vivo* e estudos clínicos em voluntários e pacientes, até medição dos efeitos em nível socioeconômico.

MODELOS ANIMAIS DE DOENÇAS

O objetivo de um modelo de doença é recapitular, em animais, os mesmos processos patológicos que estão na base do distúrbio em seres humanos. Até que ponto isso pode ser alcançado depende, naturalmente, da medida em que esses processos patológicos são conhecidos. Existem muitos exemplos em que modelos intuitivos simples fornecem uma previsão, com razoável precisão, da eficácia terapêutica nos seres humanos. Furões vomitam quando colocados em gaiolas que balançam, e os fármacos que previnem esses vômitos também demonstram aliviar a cinetose e outros tipos de náuseas em humanos. Substâncias químicas irritantes, quando injetadas em patas de ratos, causam edema e hipersensibilidade, e esse modelo fornece uma previsão muito boa da eficácia de fármacos usados para alívio sintomático de condições inflamatórias, como a artrite reumatoide, em seres humanos. Conforme assinalado em outra parte deste livro, existem modelos para muitas doenças importantes, como epilepsia, diabetes melito, hipertensão e úlcera gástrica, com base no conhecimento da fisiologia do distúrbio, e esses modelos têm sido utilizados com sucesso para produzir novos fármacos, embora a sua capacidade de prever a eficácia terapêutica esteja longe de ser perfeita.[2]

---

[2]Existem muitos exemplos de fármacos que demonstraram ser altamente efetivos em animais de laboratório (p. ex., na redução do dano cerebral após isquemia cerebral), porém ineficazes em seres humanos (vítimas de acidente vascular cerebral). De modo semelhante, antagonistas da substância P (ver Capítulo 19) são efetivos em testes realizados em animais para analgesia, porém mostraram-se inativos quando testados em humanos. Nunca saberemos quantos erros na direção oposta podem ter ocorrido, visto que esses fármacos nunca serão testados em seres humanos.

Nem todos os modelos animais podem ser baseados em uma via conhecida de doença, uma vez que, para muitas condições, não são conhecidas ou não estão totalmente reproduzidas em uma espécie não humana, e isso pode levar a limitações para definir o quão bem os achados em animais se traduzem em benefícios clínicos. Por exemplo, mesmo em doenças com origens genéticas bem estabelecidas, como a doença de Huntington ou a fibrose cística, a manipulação dos mesmos genes em animais não gera necessariamente os mesmos resultados fisiopatológicos. Outro desafio é como quantificar as consequências decorrentes do modelo de indução e os efeitos dos tratamentos farmacológicos, que dependem muito do distúrbio específico e, na medida do possível, procuram avaliar, no animal, uma leitura semelhante à que pode ser quantificada em humanos. É aqui que as mudanças fisiológicas bem definidas – por exemplo, alterações da pressão arterial ou biomarcadores sanguíneos, como citocinas pró-inflamatórias – são particularmente úteis, assim como exames de imagem ou avaliação *post-mortem* das alterações patológicas decorrentes, como o tamanho do tumor. Nem todos os distúrbios apresentam biomarcadores bem definidos, em particular os que envolvem o sistema nervoso central, e, para esses modelos, leituras comportamentais costumam ser utilizadas.

Um modelo animal ideal deveria se assemelhar à doença humana nos seguintes aspectos:

- Fenótipo fisiopatológico semelhante (*validade de face*)
- Causas semelhantes (*validade de constructo*)
- Resposta semelhante ao tratamento (*validade preditiva*).

Junto a esses critérios de validade externa, a validade interna, incluindo desenho do experimento, reprodutibilidade, controles e métodos para evitar vieses, também é fundamental para a confiabilidade dos dados obtidos com o uso de modelos animais.

Na prática, existem muitas dificuldades, e as deficiências dos modelos animais representam um dos principais obstáculos no caminho da ciência médica básica para as melhorias na terapia. As dificuldades incluem:

- Muitas doenças, particularmente as psiquiátricas, são definidas por fenômenos em seres humanos cuja observação em animais é difícil ou até mesmo impossível, o que exclui a validade de face. Até onde sabemos, a mania ou os delírios não têm equivalentes em ratos, nem podemos identificar qualquer situação que se assemelhe a uma crise de enxaqueca ou autismo. A semelhança fisiopatológica também não se aplica a certas condições, como depressão ou transtornos de ansiedade, nas quais não foi estabelecida nenhuma patologia cerebral bem definida
- A "causa" de muitas doenças humanas é complexa ou desconhecida. Para obter uma validade de constructo de muitas doenças degenerativas (p. ex., doença de Alzheimer, osteoartrite, doença de Parkinson), precisamos ter um modelo dos fatores a montante (causais), e não das características a jusante (sintomáticas) da doença, embora estas últimas sejam a base da maioria dos modelos fisiológicos simples usados até agora. O modelo de dor inflamatória mencionado anteriormente carece de validade de constructo para a artrite reumatoide, que é uma doença autoimune
- Depender da resposta ao tratamento como teste de validade preditiva tem o risco de poder omitir fármacos que atuam por meio de novos mecanismos, visto que o modelo é selecionado com base na sua capacidade de resposta a fármacos conhecidos. Por exemplo, no caso da

esquizofrenia (ver Capítulo 47), é evidente que os antagonistas da dopamina são efetivos, e muitos dos modelos usados são projetados para avaliar o antagonismo da dopamina no cérebro, em vez de outros potenciais mecanismos que precisam ser reconhecidos como alvos se a descoberta de fármacos for direcionada para novos alvos.

MODELOS FARMACOLÓGICOS

Uma abordagem comum nos casos em que uma patologia conhecida não foi estabelecida, em particular em farmacologia comportamental, tem sido o uso de tratamentos farmacológicos para induzir um resultado específico e quantificável em um animal vivo para, em seguida, testar se isso pode ser modificado por um tratamento farmacológico, por exemplo: hiperlocomoção induzida por antagonista do receptor N-metil-D-aspartato (NMDA) como modelo para testar potenciais antipsicóticos (ver Capítulo 47). A validação inicial desses métodos costuma se basear na capacidade de um tratamento eficaz conhecido de modular o comportamento induzido. Essas abordagens podem ser úteis na descoberta de fármacos que atuem por meio de mecanismos semelhantes ou que tenham efeitos indiretos sobre o sistema que está sendo alterado pelo efeito farmacologicamente induzido. Entretanto, os antipsicóticos de segunda geração (ver Capítulo 47) e antidepressivos (ver Capítulo 48) foram desenvolvidos, em sua maioria, por meio dessa abordagem, visto que não envolvem necessariamente uma patologia subjacente relevante. Houve também uma tendência, provavelmente de forma inadequada, a usar leituras comportamentais semelhantes em estudos mecanicistas ou de avaliar fármacos que atuam por meio de novos mecanismos, o que pode estar contribuindo para a sua subsequente tradução precária na clínica. Embora os modelos farmacológicos sejam valiosos em determinados contextos, é importante ter cuidado na interpretação dos dados resultantes e no reconhecimento dessas limitações.

MODELOS ANIMAIS GENETICAMENTE MODIFICADOS

Hoje, as abordagens genéticas estão sendo cada vez mais utilizadas como complemento das abordagens fisiológicas e farmacológicas convencionais em modelos de doença. Os avanços na técnica de edição genética por CRISPR (do inglês *clustered regulatory interspersed short palindromic repeats*) Cas9 (Wang et al., 2013) acelerou ainda mais o uso de AGMs na pesquisa e tornou mais viável a alteração de genes em uma variedade de espécies.

Os avanços na tecnologia para a geração de AGMs permitem, atualmente, a indução de mutações genéticas em tipos celulares específicos e com promotores específicos, proporcionando um maior controle de onde o gene modificado é expresso. Por meio de criação seletiva, é possível obter linhagens de animais com características que se assemelham a determinadas doenças humanas. Modelos genéticos desse tipo incluem ratos com hipertensão espontânea, camundongos geneticamente obesos, cães e camundongos propensos à epilepsia, ratos com secreção deficiente de vasopressina e muitos outros exemplos.

A manipulação genética da linhagem germinativa para gerar AGMs (Offermanns e Hein, 2004; Rudolph e Moehler, 1999) é importante como forma de gerar modelos animais que repliquem doenças humanas e que, espera-se, sejam mais preditivos dos efeitos terapêuticos de fármacos em seres humanos. Na última década, houve um enorme crescimento nas tecnologias de AGMs, e essas abordagens, agora, dominam os modelos animais utilizados em pesquisa de biologia fundamental e na descoberta de fármacos. Essa tecnologia versátil pode ser utilizada de muitas maneiras diferentes, como, por exemplo:

- Para inativar genes individuais ou induzir mutações para formas patológicas
- Para introduzir novos genes (p. ex., humanos)
- Para hiperexpressar genes pela inserção de cópias adicionais
- Para permitir a localização da expressão gênica em tipos celulares específicos e seu controle pelo pesquisador.

Os progressos, desde os primeiros dias de *knockout* ou *knockins* de genes de animais inteiros, foram substituídos, em grande parte, por métodos mais sofisticados. Agora, é possível mutar genes específicos em animais para replicar mutações genéticas conhecidas ligadas a doenças. É possível gerar animais para expressar genes humanos, de modo a permitir estudos mais específicos de interações medicamentosas. Para evitar os efeitos do desenvolvimento, o gene mutado pode ser acoplado a um promotor específico, que só é ativado pela administração de um ativador químico exógeno, como doxiciclina ou tamoxifeno. Isso também proporciona aos pesquisadores um controle temporal de quando o gene mutado é expresso. Também já é possível agora restringir a expressão do gene mutado a tipos de células específicas, e tecnologia de edição genômica, como CRISPR Cas9, permitiram que manipulações genéticas mais sofisticadas se tornassem realizáveis. Embora os camundongos ainda sejam a espécie mais utilizada para o estudo da biologia dos mamíferos, outros vertebrados (p. ex., peixe-zebra) e invertebrados (*Drosophila, Caenorhabditis elegans*) estão sendo cada vez mais utilizados para fins de triagem de fármacos. A tecnologia CRISPR Cas9 fez com que modificações genéticas se tornassem mais facilmente aplicáveis a outras espécies, incluindo ratos.

> **Modelos animais**
>
> - Os modelos animais de doenças são importantes para investigar a patogenia e para a descoberta de novos agentes terapêuticos. Em geral, os modelos animais reproduzem, de modo imperfeito, apenas determinados aspectos da doença humana. Os modelos de doenças psiquiátricas são particularmente problemáticos
> - Os AGMs são produzidos por meio da introdução de mutações nas células germinativas dos animais (em geral, camundongos ou peixes-zebras), o que possibilita a introdução de novos genes ("*knockins*"), ou a inativação de genes já existentes ("*knockouts*") ou mutados em uma cepa estável de animais
> - Os AGMs são muito utilizados no desenvolvimento de modelos de doenças para testar os fármacos. Hoje, dispõe-se de muitos desses modelos. Os modelos *knockout* são particularmente úteis para demonstrar o papel de um receptor específico nos efeitos de um novo fármaco
> - A mutação induzida opera durante todo o desenvolvimento e o tempo de vida do animal e pode ser letal. As técnicas de mutagênese condicional permitem que o gene anormal seja "ativado" ou "desativado" em determinado momento ou dentro de populações de células específicas.

Exemplos desses modelos incluem camundongos que expressam formas mutadas da *proteína precursora do amiloide* ou presenilinas, associadas à patogenia da doença de Alzheimer (ver Capítulo 40). Esses camundongos, quando alcançam alguns meses, desenvolvem lesões patológicas e alterações cognitivas que se assemelham à doença de Alzheimer, embora também seja preciso destacar que ensaios clínicos recentes de fármacos que inibem a patologia amiloide têm sido decepcionantes na clínica. Outra doença neurodegenerativa, a doença de Parkinson (ver Capítulo 40), foi modelada em camundongos que superexpressam a *sinucleína*, uma proteína encontrada nas inclusões cerebrais características da doença. Camundongos com mutações em genes supressores de tumores e oncogenes (ver Capítulo 6) são amplamente utilizados como modelos para cânceres humanos. Camundongos nos quais o gene para determinado subtipo de receptor de adenosina foi inativado exibem anormalidades comportamentais e cardiovasculares distintas, como aumento da agressividade, redução da resposta a estímulos nocivos e elevação da pressão arterial. Entretanto, os AGMs nem sempre mimetizam a doença humana. Por exemplo, o defeito genético responsável pela fibrose cística (uma doença que afeta sobretudo os pulmões nos seres humanos), quando reproduzido em camundongos, provoca um distúrbio que, na maioria das vezes, afeta o intestino.

REDUÇÃO DO USO DE ANIMAIS EM PESQUISAS

Os modelos animais continuam sendo uma importante abordagem para a pesquisa fundamental, a descoberta de fármacos e o desenvolvimento de novos tratamentos, inclusive em toxicologia. Entretanto, os avanços em alternativas não animais ou a substituição de modelos de mamíferos por espécies menos sencientes são importantes para os princípios dos 3R (reduzir, refinar e substituir [*replace*]). Hoje em dia, uma parte muito maior da triagem inicial de novas moléculas é realizada *in silico* e com o uso de ensaios baseados em células de alto rendimento (ver Capítulo 60). Também é possível rastrear toxicidades potenciais com o uso de ensaios *in vitro* e identificar possíveis problemas antes de progredir para modelos *in vivo*. Estudos futuros também poderão fazer maior uso de "órgãos em um *chip*", que fornecem um melhor modelo da complexidade dos tipos multicelulares encontrados nos tecidos do que as culturas de células, porém sem a necessidade de obtê-las de um animal. Trata-se de tecnologias relativamente novas, mas que oferecem a perspectiva empolgante de criar sistemas de modelos de órgãos humanos derivados de células humanas e, portanto, têm o potencial de melhorar a tradução dos achados para a clínica. Contudo, hoje, é improvável que qualquer um desses métodos substitua a necessidade de modelos animais em um futuro próximo. Contudo, eles podem reduzir o número de animais utilizados ao fornecer indicações precoces de compostos que provavelmente não serão bem-sucedidos devido a efeitos adversos, e também podem refinar a escolha de compostos a serem aplicados em testes animais. Os avanços atuais nas novas metodologias de abordagem são descritos por Fischer et al. (2020).

ESTUDOS FARMACOLÓGICOS EM HUMANOS

Os estudos que envolvem seres humanos variam desde investigações experimentais de farmacodinâmica ou de farmacocinética até ensaios clínicos formais. Os métodos de registro não invasivos, como a *ressonância magnética funcional* (RMF), para medir o fluxo sanguíneo regional no cérebro (um substituto de atividade neuronal), e a *ultrassonografia*, para medir o desempenho cardíaco, aumentaram muito a amplitude do que é possível. Os princípios científicos subjacentes aos trabalhos experimentais em humanos com o objetivo, por exemplo, de verificar se os mecanismos que operam em outras espécies também se aplicam aos humanos ou de aproveitar a capacidade de resposta muito maior de um indivíduo em comparação com a de um rato, são os mesmos para os animais, porém as questões éticas e de segurança são primordiais. Os comitês de ética associados a todos os centros de pesquisa médica controlam rigorosamente o tipo e experimento que pode ser realizado, levando em consideração não apenas questões de segurança e éticas, mas também a importância científica do estudo proposto. Na outra extremidade do espectro da experimentação em seres humanos, encontram-se os *ensaios clínicos* formais, que com frequência, envolvem milhares de pacientes com o objetivo de responder a questões específicas sobre a eficácia e a segurança de novos fármacos.

ENSAIOS CLÍNICOS

Os ensaios clínicos constituem uma forma de ensaio biológico importante e altamente especializado, com o objetivo específico de medir a eficácia terapêutica e avaliar os efeitos adversos em participantes humanos. A necessidade de utilizar pacientes para propósitos experimentais levanta sérias considerações éticas e impõe muitas restrições. Aqui, discutiremos alguns dos princípios básicos envolvidos nos ensaios clínicos; o papel desses ensaios ao longo do desenvolvimento de fármacos é descrito no Capítulo 60. O uso de técnicas estatísticas adequadas é fundamental para a condução de estudos de pesquisa médica, e encaminhamos os leitores para uma descrição mais detalhada apresentada por Bland (2015).

O ensaio clínico é o método destinado a comparar de forma objetiva, por meio de um estudo intervencionista prospectivo, os resultados de duas ou mais opções terapêuticas. No caso de fármacos novos, isso é realizado durante as fases II e III de desenvolvimento clínico (ver Capítulo 60). É importante perceber que, até cerca de 60 anos atrás, os métodos de tratamento eram escolhidos com base na impressão clínica, na experiência pessoal e na opinião de especialistas, em vez de testes objetivos.[3] Embora muitos fármacos com eficácia inquestionável permaneçam em uso sem nunca terem sido submetidos a um ensaio clínico controlado, atualmente, qualquer fármaco precisa ter sido testado dessa maneira para que possa ser licenciado para uso clínico.[4]

---

[3]Sem exclusividade. James Lind conduziu, em 1753, um ensaio clínico controlado em 12 marinheiros, que demonstrou que o consumo de laranjas e limões proporcionava uma proteção contra o escorbuto. Entretanto, passaram-se 40 anos até que a marinha britânica agisse de acordo com o seu conselho, e foi necessário mais de um século para que a marinha dos EUA fizesse o mesmo.
[4]Em alguns círculos, está na moda argumentar que exigir evidências da eficácia de procedimentos terapêuticos na forma de ensaios clínicos controlados contraria as doutrinas da medicina "holística". Trata-se de uma visão fundamentalmente anticientífica, pois a ciência só avança quando formula previsões a partir de hipóteses e submete essas previsões a testes experimentais. São raras as vezes em que procedimentos médicos "alternativos", como homeopatia ou "detox" são testados com rigor e, quando são, em geral carecem de eficácia. Para defender a abordagem científica, surgiu o movimento da *medicina baseada em evidências* (Sackett et al., 1996), que estabelece critérios rigorosos para avaliar a eficácia terapêutica com base em ensaios clínicos randomizados e controlados e encoraja o ceticismo sobre doutrinas terapêuticas cuja eficácia não tenha sido demonstrada.

Hackshaw (2009) faz uma introdução aos princípios de organização dos ensaios clínicos. Um ensaio clínico tem como objetivo comparar a resposta de um grupo teste de pacientes que recebem um novo tratamento (A) com a resposta de um grupo controle ao qual se administra um tratamento "padrão" existente (B). O tratamento A pode consistir em um novo fármaco ou em uma nova combinação de fármacos já existentes ou em qualquer outro tipo de intervenção terapêutica, como procedimento cirúrgico, dieta, fisioterapia e assim por diante. O padrão contra o qual esse tratamento é avaliado (tratamento B) pode ser um tratamento farmacológico ou não farmacológico já existente na prática clínica ou (se não houver nenhum tratamento efetivo disponível) um placebo ou até mesmo nenhum tratamento.

O uso de controles é crucial nos ensaios clínicos. As reivindicações de eficácia terapêutica, baseadas em relatórios, de que, por exemplo, 16 de 20 pacientes que receberam o fármaco X melhoraram em 2 semanas não têm nenhum valor (particularmente quando se consideram doenças menores de resolução espontânea). Aqui, precisamos saber como 20 pacientes controle, aos quais foi administrado um tratamento diferente ou que não receberam nenhum tratamento, teriam reagido. Em um *desenho de grupos paralelos,* os controles são formados por um grupo separado de pacientes daqueles que recebem o tratamento teste; todavia, algumas vezes é possível realizar um *estudo cruzado,* em que os mesmos pacientes passam do tratamento em teste para o tratamento de controle, e vice e versa, e os resultados são então comparados. A randomização é essencial para evitar qualquer viés na inclusão de pacientes individuais nos grupos de teste ou de controle. Por conseguinte, o *ensaio clínico controlado randomizado* hoje é considerado como a ferramenta essencial para avaliar a eficácia clínica de novos fármacos.

É inevitável que surjam preocupações sobre a ética de distribuir os pacientes de modo aleatório em grupos de tratamentos particulares (ou em um grupo sem tratamento). Entretanto, a razão para realizar um ensaio clínico é que existe dúvida quanto ao fato de o tratamento do teste oferecer maior ou menor benefício do que o tratamento de controle, e existe um equilíbrio químico genuíno na seleção do tratamento. Todos iriam concordar com o princípio do consentimento informado,[5] por meio do qual cada paciente precisa ser informado sobre a natureza e os riscos do ensaio clínico e concordar em participar com base no fato de que serão distribuídos de maneira aleatória e desconhecida para o grupo de teste ou de controle. A atualizada Declaração de Helsinki estabelece as regras básicas amplamente aceitas que regem a pesquisa com seres humanos.

Diferentemente do tipo de bioensaio discutido anteriormente, o ensaio clínico em larga escala normalmente não fornece nenhuma informação sobre a potência ou a forma da curva dose-resposta, apenas compara a resposta produzida por dois ou mais esquemas terapêuticos estipulados. As curvas de sobrevida fornecem uma medida comumente utilizada. A Figura 8.5 mostra as taxas de sobrevida livre de doença em dois grupos de pacientes com câncer de mama tratados com quimioterapia convencional, com ou sem adição de paclitaxel (ver Capítulo 57). A divergência entre as curvas mostra que o paclitaxel melhorou significativamente a resposta clínica. Questões adicionais podem ser formuladas, como a incidência e a gravidade dos efeitos colaterais ou se o tratamento atua melhor ou pior em determinados subgrupos de pacientes, porém apenas às custas de uma maior complexidade, do risco de viés e tamanho da amostra. O pesquisador precisa decidir com antecedência e por uma abordagem protocolar que dose deve ser usada e com que frequência deve ser administrada, e o ensaio clínico revelará apenas se o esquema escolhido é melhor ou pior do que o tratamento de controle. A não ser que sejam comparadas doses diferentes, ele não mostrará se o aumento ou a redução da dose teria melhorado a resposta.

Antes de iniciar um ensaio clínico que mede os resultados dos pacientes com um novo fármaco, é necessário concluir um volume considerável de trabalho de delineamento preliminar ou fundamental (incluindo uma avaliação piloto ou de viabilidade). A questão básica ou hipótese (nula) de um ensaio clínico é, portanto, mais simples do que a abordada pela maioria dos bioensaios convencionais. Entretanto, o recrutamento e o acompanhamento de participantes de ensaios clínicos, com garantias estritas contra vieses, são incomparavelmente mais complicados, demorados e de elevado custo do que qualquer ensaio laboratorial. Por conseguinte, os estudos observacionais são mais práticos ou apropriados para avaliar efeitos adversos raros, em que são necessários grandes tamanhos de amostra e acompanhamento a longo prazo.

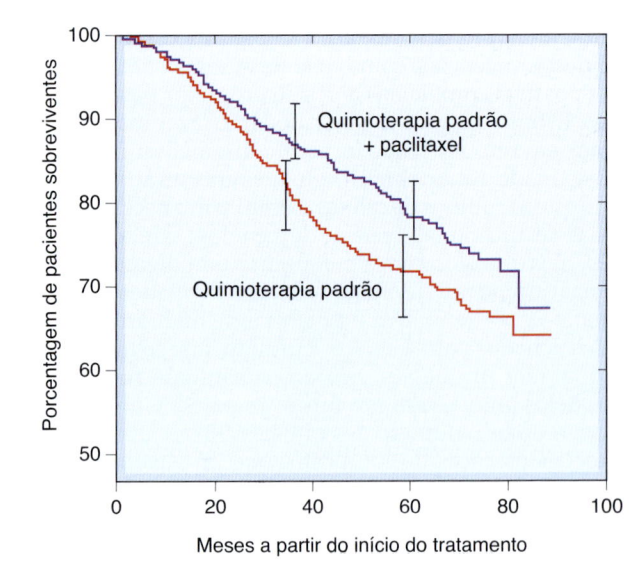

Figura 8.5 Curvas de sobrevida livre de doença com acompanhamento de 8 anos em um grupo de pacientes com câncer de mama tratadas apenas com esquema quimioterápico padrão (629 pacientes) ou com adição de paclitaxel (613 pacientes), mostrando uma melhora altamente significativa ($p = 0,006$) com a administração de paclitaxel. As barras de erro representam intervalos de 95% de confiança. (Redesenhada de Martín M, Rodríguez-Lescure A, Ruiz A et al., Randomized phase 3 trial of fluorouracil, epirubicin, and cyclophosphamide alone or followed by paclitaxel for early breast cancer. 2008. J. Natl. Cancer Inst. 100, 805-814.)

---

[5] Até mesmo isso pode ser motivo de controvérsia, porque pacientes inconscientes, com demência ou com incapacidade intelectual são incapazes de dar o consentimento, contudo, ninguém iria impedir a realização de ensaios clínicos que pudessem oferecer melhores tratamentos a esses pacientes necessitados. Os ensaios clínicos conduzidos em crianças são particularmente problemáticos, porém necessários, se o tratamento de doenças infantis for colocado na mesma base de evidências considerada apropriada para adultos. Existem muitos exemplos em que a experiência demonstrou que as crianças respondem de forma diferente dos adultos, e agora existe a expectativa de que as empresas farmacêuticas realizem ensaios clínicos em crianças e em pacientes vulneráveis ou idosos se a condição da doença for relevante para esses grupos. Se um ensaio clínico utilizar critérios de inclusão e de exclusão muito rigorosos para os participantes, o conjunto de dados resultante pode não ser informativo ou passível de generalização para uma prática clínica mais ampla.

RISCO DE VIÉS EM ENSAIOS CLÍNICOS CONTROLADOS RANDOMIZADOS

Existem quatro áreas principais onde procedimentos rigorosos podem ser implementados para proteger contra a ameaça de viés:

1. Alocação aleatória de participantes para assegurar que os grupos de tratamento estejam igualmente equilibrados.
2. Adesão às intervenções específicas.
3. Avaliação cega dos resultados.
4. Acompanhamento rigoroso com o objetivo de coletar o conjunto de dados completo com o mínimo de dados ausentes.

Se dois tratamentos, A e B, estão sendo comparados em uma série de pacientes selecionados, a forma mais simples de randomização é alocar cada paciente para A ou para B por referência a uma série de números aleatórios, lançamento de moeda ou até mesmo sorteio. Em um ensaio clínico adequadamente randomizado, nem o paciente nem o investigador devem ter qualquer influência sobre o tratamento que o paciente acabará recebendo, fazendo com que a distribuição dos pacientes seja bastante equilibrada em condições basais. Uma das dificuldades, em particular se os grupos forem pequenos, é a de que ambos podem revelar ser discordantes no que diz respeito a características como idade, sexo ou gravidade da doença. A *randomização estratificada* evita a dificuldade ao dividir os indivíduos em faixa etária, idade, gênero, gravidade ou outras categorias, sendo a alocação aleatória para A ou para B usada dentro de cada categoria. É possível tratar duas ou mais características da população do ensaio clínico dessa maneira, porém o número de categorias pode rapidamente aumentar, e o processo é contraproducente quando o número de indivíduos em cada grupo torna-se demasiado pequeno. Além de evitar erros resultantes de um desequilíbrio entre os grupos A e B, a estratificação também pode permitir chegar a conclusões mais sofisticadas. Por exemplo, B pode demonstrar ser melhor do que A em determinado grupo de pacientes, mesmo que não seja significativamente melhor no geral.

A adesão estrita ao protocolo de tratamento pode ser difícil se houver necessidade de tomar o fármaco diariamente ao longo de meses e anos. Os participantes podem não ser capazes de seguir o cronograma do tratamento ou podem tentar terapias diferentes se perceberem que a intervenção do ensaio clínico não conseguiu ajudar. Aqui, os investigadores podem monitorar a entrega do tratamento e a adesão a cronogramas especificados e implementar vários métodos estatísticos, como "intenção de tratar" e análise "por protocolo" para abordar desvios do plano.

A técnica duplo-cega, em que nem o indivíduo nem o investigador sabem, no momento da avaliação, o tipo de tratamento utilizado, tem por objetivo minimizar o viés subjetivo. Já foi demonstrado diversas vezes que, com a melhor das intenções, tanto os indivíduos quanto os investigadores contribuem para o viés se souberem quem está recebendo determinado tratamento. O conhecimento da intervenção específica do ensaio clínico pode levar a mudanças no manejo clínico ou ao viés de relato e medição dos resultados. Embora o uso de uma técnica duplo-cega constitua uma importante forma de proteção, nem sempre é possível utilizá-la. Por exemplo, um regime alimentar raramente pode ser disfarçado; com o uso de fármacos, os efeitos farmacológicos podem revelar aos pacientes o que estão tomando e predispô-los a fazer relatos de acordo.[6] Todavia, em geral, o procedimento duplo-cego, com as devidas precauções, se necessário, para disfarçar pistas como o sabor ou a aparência de dois fármacos, é utilizado sempre que possível.[7] Se a técnica duplo-cega de participantes e investigadores não for possível, uma opção é medir os resultados com o uso de assessores que não têm conhecimento dos tratamentos utilizados (um exemplo seria um ensaio clínico aberto com avaliação cega dos resultados finais por um comitê externo independente).

Os ensaios clínicos de alta qualidade apresentam intervalos pré-especificados de acompanhamento, durante os quais os resultados são medidos de maneira definida. Os resultados do estudo podem ser incompletos ou com viés potencial se os pacientes abandonam o estudo ou não comparecem ao acompanhamento porque a intervenção não melhorou seus sintomas. Um acompanhamento inadequado ou dados omissos significam que resultados importantes (como eventos adversos graves) podem não ter sido detectados.

TAMANHO DA AMOSTRA

Considerações de viabilidade, éticas e financeiras significam que o ensaio clínico deve envolver o número mínimo de indivíduos necessário para responder de modo adequado à questão clínica. Muito raciocínio estatístico foi aplicado ao problema de decidir com antecedência quantos indivíduos serão necessários para produzir um resultado clinicamente útil e estatisticamente significativo (um cálculo de *poder*).

As decisões sobre o tamanho adequado da amostra devem se basear em saber se o objetivo é demonstrar que dois tratamentos são equivalentes (p. ex., um novo tratamento não inferior ao que está sendo usado hoje) ou se o objetivo é demonstrar uma diferença significativa entre intervenções. Dois tipos de conclusões errôneas são possíveis, designados como *erros do tipo I* e *do tipo II*. O erro do tipo I ocorre quando os resultados mostram uma diferença entre A e B, quando de fato não existe nenhuma (falso-positivo). O erro do tipo II ocorre quando não se encontra nenhuma diferença, embora A e B sejam realmente diferentes (falso-negativo). Um fator importante que determina o tamanho da amostra necessário é o grau de certeza que o investigador busca para evitar qualquer tipo de erro. A probabilidade de cometer um erro do tipo I é expressa como a *significância* do resultado. Afirmar que A e B são diferentes em um nível de significância $p < 0,05$ significa que a probabilidade de obter um resultado falso-positivo (ou seja, de cometer um erro do tipo I) é menor do que 1 em 20. Para a maioria dos propósitos, esse nível de significância é considerado aceitável como base para tirar conclusões.

A probabilidade de detectar uma diferença genuína existente entre intervenções e evitar um erro do tipo II é designada como *poder* do ensaio clínico. Temos tendência a considerar os erros do tipo II com mais indulgência do que os erros do tipo I, e, com frequência, é aceitável desenhar

---

[6]Não é fácil distinguir entre uma resposta farmacológica verdadeira e um efeito clínico benéfico produzido a partir do conhecimento (com base nos efeitos farmacológicos produzidos pelo fármaco) de que um fármaco ativo está sendo administrado, e não devemos esperar que um simples ensaio clínico possa resolver esse problema semântico delicado.

[7]A manutenção do cego pode ser problemática. Em um ensaio clínico cruzado de sildenafila (conhecida pelo público leigo como a pequena pílula azul de Viagra) para isquemia de membros, todos os pacientes foram capazes de adivinhar corretamente a hora em que estavam recebendo sildenafila em lugar de placebo. Não causou nenhuma surpresa, quase 90% pediram para continuar com o medicamento do estudo após a conclusão da pesquisa.

ensaios clínicos com um poder de 0,8 a 0,9, o que significa que existe uma probabilidade de 80 a 90% de detectar um efeito real. Um tamanho de amostra maior conferirá maior poder ou capacidade de detectar qualquer diferença que exista, com estimativas que correspondam, de maneira mais precisa, com o efeito do tratamento.

O segundo fator que determina o tamanho da amostra necessário é a magnitude da diferença entre A e B, que é considerada clinicamente importante. Por exemplo, para detectar que um determinado tratamento reduz a mortalidade de determinada condição em pelo menos 10 pontos percentuais, digamos que de 50% (no grupo controle) para 40% (no grupo tratado), seriam necessários 850 indivíduos, partindo do pressuposto que desejamos obter um nível de significância $p < 0,05$ e um poder de 0,9. Se nos contentássemos apenas em capacitar o ensaio clínico para detectar um maior benefício do tratamento com uma redução de 20 pontos percentuais na mortalidade (deixando potencialmente de detectar um menor benefício de 10 pontos), seriam necessários apenas 210 indivíduos. Nesse exemplo, a omissão de uma redução real de 10 pontos na mortalidade pode resultar no abandono de um tratamento que salvaria 100 vidas para cada mil pacientes tratados, um erro muito grave do ponto de vista social. Esse exemplo simples enfatiza a necessidade de se avaliar os benefícios clínicos (cuja quantificação é, com frequência, difícil) em paralelo com as considerações estatísticas (que são bastante objetivas) no planejamento de ensaios clínicos.

MEDIDAS DOS RESULTADOS CLÍNICOS

A medida dos resultados clínicos pode ser uma tarefa complicada, e tanto os comitês de ética quanto os financiadores de ensaios clínicos estão depositando muito mais ênfase em resultados que sejam importantes para os pacientes e os serviços de saúde, e não em parâmetros finais farmacológicos ou fisiológicos. Com a crescente carga de doenças nas populações de idosos, os membros da comissão dos serviços de saúde estão mais preocupados em avaliar a relação custo-eficácia dos procedimentos terapêuticos em termos de maior duração e qualidade de vida e benefícios sociais e econômicos (de saúde). Várias escalas para avaliar a "qualidade de vida relacionada com a saúde" foram desenvolvidas e testadas (Walley e Haycocks, 1997); elas podem ser combinadas com medidas de expectativa de vida para obter a medida de "anos de vida ajustados pela qualidade" (QALYs, do inglês *quality-adjusted life years*) como medida global da eficácia terapêutica, que tenta combinar o tempo de sobrevida e o alívio do sofrimento na avaliação do benefício geral.[8] O custo por QALY ganho com um novo tratamento é um fator de importância crítica na alocação de fundos para a assistência à saúde.

Entretanto, medir o benefício do paciente a longo prazo pode levar anos, de modo que os efeitos clínicos objetivos, como redução da pressão arterial, melhora da condutância das vias aéreas ou alteração na contagem de leucócitos, continuam sendo utilizados como medidas de resultados. Esses *marcadores substitutos* refletem mudanças fisiopatológicas das quais o paciente provavelmente não tem conhecimento, mas que podem ser medidos com facilidade em ensaios clínicos menores e de curto prazo. Em muitos casos, essas alterações exibem uma boa correlação com o resultado clínico, visto que afeta o paciente, embora nem sempre. Por conseguinte, as autoridades reguladoras são rigorosamente cautelosas na aceitação de parâmetros substitutos como medida dos benefícios reais do paciente, a não ser que haja evidências claras de que mudanças no marcador substituto tenham uma relação robusta e direta com resultados importantes.

PLACEBOS

Um placebo é um medicamento simulado que não contém nenhum ingrediente ativo (ou uma simulação de procedimento cirúrgico, dieta ou outro tipo de intervenção terapêutica), que o paciente acredita ser (ou que poderia ser, no contexto de um ensaio clínico controlado) verdadeiro. Acredita-se amplamente que a "resposta placebo" (ver revisão de Enck et al., 2013) tenha um poderoso efeito terapêutico,[9] produzindo um efeito benéfico significativo em cerca de ⅓ dos pacientes. Enquanto muitos ensaios clínicos incluem um grupo placebo que demonstra produzir uma melhora, poucos compararam esse grupo diretamente aos controles não tratados, em particular em casos nos quais a história natural da doença consiste na resolução dos sintomas sem qualquer intervenção. O papel do placebo é um tópico de grande debate, e alguns argumentam que ele tem efeito limitado, exceto, talvez, em ensaios clínicos que envolvem dor ou náuseas (Hróbjartsson e Gøtzsche, 2010), enquanto outros relataram efeitos clinicamente significativos com o uso de placebo (Howick et al., 2013). Há também um número crescente de ensaios clínicos pragmáticos, nos quais o novo tratamento é comparado com cuidados "padrões ou habituais", em vez do constructo artificial de um comprimido simulado de placebo que não tem nenhuma relação com a prática clínica típica.

Os riscos associados às terapias com placebo não devem ser subestimados. O uso de medicamentos ativos pode ser retardado. O inevitável elemento de decepção[10] corre o risco de minar a confiança que os pacientes têm na integridade dos médicos. Pode-se produzir um estado de "dependência terapêutica" em indivíduos que não estão doentes, visto que não existe nenhuma maneira de avaliar se um paciente ainda "precisa" do placebo.

METANÁLISE

É possível, por meio de técnicas de estatísticas, combinar os dados obtidos em diversos ensaios clínicos individuais, de modo a obter maior poder e comparar a consistência dos achados entre os estudos. Esse procedimento, conhecido como *metanálise*, pode ser de grande utilidade para chegar a uma conclusão, com base em vários ensaios clínicos, alguns

---

[8] Como se pode imaginar, a "negociação" entre duração e qualidade de vida levanta discussões a respeito de quantos de nós se sentiriam decididamente desconfortáveis. Mas não é o caso apenas dos economistas. Eles abordam o problema fazendo perguntas do tipo: "Quantos anos de vida você estaria disposto a sacrificar para viver o que lhe resta livre da incapacidade que está experimentando hoje?" ou, de modo ainda mais perturbador: "Se, tendo em vista a sua atual condição, você pudesse apostar entre sobreviver livre de incapacidade durante o seu tempo normal de vida ou (se perder a aposta), morrer de imediato, que probabilidade você aceitaria?" Imagine que seu médico lhe fizesse essa pergunta. "Mas eu só queria algo para a minha dor de garganta", você protestaria timidamente.

[9] Seu oposto, o *efeito nocebo*, descreve os efeitos adversos relatados com medicamentos simulados.

[10] Surpreendentemente, a decepção pode não ser necessária. Kaptchuk et al. (2010) constataram que os sintomas da síndrome do cólon irritável melhoraram um pouco mais em pacientes que receberam comprimidos de açúcar inerte, assim descritos pelo médico, do que aqueles que não receberam comprimidos. Entretanto, o efeito foi pequeno, e os pacientes foram encorajados a pensar que os comprimidos poderiam envolver "processos de cura mente-corpo".

dos quais alegam a superioridade da intervenção sobre o controle, enquanto outros não chegam a essa conclusão. Em geral, a metanálise baseia-se em uma revisão sistemática, utilizando estratégias de pesquisa definidas, seleção de estudos e critérios de avaliação de qualidade. Essa abordagem de resumo do conjunto global de evidências por certo é preferível à abordagem de "escolha o que quiser", adotada pela maioria dos indivíduos quando confrontados com diversos conjuntos de dados. Os modelos estatísticos que envolvem múltiplas comparações de tratamentos em metanálise de rede podem ajudar a determinar que medicamento específico, entre as várias opções disponíveis, tem a maior chance de sucesso.

> ### Ensaios clínicos
>
> - Um ensaio clínico é um tipo especial de bioensaio realizado para comparar a eficácia clínica de um novo fármaco ou de uma nova intervenção com a de um tratamento padrão (ou um placebo)
> - Em sua forma mais simples, o objetivo é uma comparação direta de um desconhecido (A) com um padrão (B) em nível de dose única. O resultado pode ser: "B melhor do que A", "B pior do que A" ou "nenhuma diferença detectada". A eficácia, e não a potência, é comparada
> - Para evitar vieses, um ensaio clínico deve idealmente ser:
>   – *Controlado* (comparação de A com B, em vez de um estudo de A isoladamente)
>   – *Randomizado* (distribuição aleatória dos indivíduos para A ou B)
>   – *Duplo-cego* (nem o indivíduo nem o avaliador sabem o que está sendo usado, A ou B)
> - Podem ocorrer erros do tipo I (ao concluir que A é melhor do que B, quando a diferença se deve, na realidade, ao acaso) e erros do tipo II (ao concluir que A não é diferente de B, porque uma diferença real escapou à detecção); a probabilidade de ocorrer qualquer tipo de erro diminui à medida que a qualidade metodológica, o tamanho da amostra e o número de eventos de parâmetros finais aumentam
> - Uma análise provisória de dados, realizada por um grupo independente, pode ser utilizada como base para determinar se um ensaio clínico deve continuar. O encerramento prematuro do ensaio clínico pode ocorrer se os dados provisórios já são fortemente conclusivos (de grande benefício ou de grave prejuízo), ou se não houver probabilidade de um resultado claro ser alcançado (futilidade)
> - Todos os experimentos realizados com seres humanos exigem aprovação de um comitê de ética independente
> - Os ensaios clínicos exigem planejamento e execução muito cuidadosos e são inevitavelmente caros
> - As medidas dos resultados clínicos podem compreender:
>   – Medidas fisiológicas (p. ex., pressão arterial, provas de função hepática, função das vias respiratórias)
>   – Avaliações subjetivas (p. ex., alívio da dor, humor)
>   – Resultados a longo prazo (p. ex., sobrevida ou livre de doença recorrente)
>   – Medidas globais de "*qualidade de vida*"
>   – *QALYS*, que combinam sobrevida com qualidade de vida
> - A metanálise é uma técnica estatística utilizada para reunir os dados de vários ensaios clínicos independentes.

A principal desvantagem de qualquer metanálise é a susceptibilidade ao relato seletivo dos resultados, dados ocultos e "viés de publicação". Os estudos negativos (ou achados desfavoráveis) têm menos probabilidade de serem relatados do que os estudos positivos, em parte por serem considerados menos interessantes ou, o que é mais sério, porque a publicação prejudicaria os interesses da organização que realizou o ensaio clínico.[11]

A literatura publicada sobre ensaios clínicos contém relatos de muitos ensaios clínicos inadequadamente delineados e não confiáveis. A Cochrane Collaboration (www.cochrane.org) examina com cuidados a literatura e produz *revisões sistemáticas* que agrupam e combinam dados apenas de ensaios clínicos (de fármacos e de outras intervenções terapêuticas) que preencham critérios de qualidade rigorosos. Cerca de 8.600 desses resumos "padrão-ouro" estão disponíveis e fornecem a mais confiável avaliação de dados de ensaios clínicos sobre uma ampla gama de intervenções.

CONSIDERAÇÕES CLÍNICAS DE BENEFÍCIOS E RISCOS

Existem muitas maneiras diferentes de quantificar e de apresentar os benefícios e os riscos de fármacos de uso clínico. Uma abordagem útil é *comparar*, a partir de dados de ensaios clínicos, a proporção de pacientes de teste e de controle que apresentará (A) um nível definido de benefício clínico (p. ex., sobrevida além de 2 anos, alívio da dor até certo nível predeterminado, retardo do declínio cognitivo em determinado grau) e (B) efeitos adversos de grau definido. Essas estimativas de proporções de pacientes que apresentam reações benéficas ou prejudiciais podem ser expressas como *número necessário para tratar* (NNT; ou seja, o número de pacientes que precisam ser tratados para que se possa demonstrar determinado efeito, seja ele benéfico ou adverso). Por exemplo, em um estudo recente sobre alívio da dor com fármacos antidepressivos, em comparação com o placebo, os resultados foram os seguintes: para benefício (nível definido de alívio da dor), NNT = 3; para efeitos indesejáveis menores, NNT = 3; para efeitos adversos maiores, NNT = 22. Assim, de 100 pacientes tratados com o fármaco, 33 em média apresentarão alívio da dor, 33 sofrerão efeitos indesejáveis leves e 4 ou 5 terão efeitos adversos importantes. *Esse formato de apresentação de benefícios e prejuízos* é útil para orientar escolhas terapêuticas. Uma vantagem desse tipo de análise é que ela pode levar em consideração a gravidade da doença subjacente na quantificação do benefício. Assim, se o fármaco A reduzir pela metade a mortalidade de uma doença que com frequência é fatal (digamos, redução de 50% para 25%), o NNT para salvar uma vida será de 4; se o fármaco B reduzir pela metade a mortalidade de uma doença fatal em raros casos (digamos, redução de 5% para 2,5%), o NNT para salvar uma vida será de 40. Independentemente de outras considerações, o fármaco A é considerado mais valioso do que o fármaco B, embora ambos reduzam a mortalidade pela metade. Além disso, o médico precisa reconhecer que, para salvar uma vida com o fármaco B, 40 pacientes precisam ser expostos a um risco de efeitos adversos, ao passo que apenas quatro serão expostos para cada vida salva com o fármaco A.

---

[11]Para reduzir esse viés, foram instituídas medidas para assegurar que a maioria dos ensaios clínicos seja registrada e que os resultados sejam divulgados publicamente.

BIBLIOGRAFIA E LEITURA COMPLEMENTAR

Referências gerais

Bland, J.M., 2015. An Introduction to Medical Statistics, fourth ed. Oxford University Press, Oxford.

Colquhoun, D., 1971. Lectures on biostatistics. Oxford University Press, Oxford.

Hróbjartsson, A., Gøtzsche, P.C., 2010. Placebo interventions for all clinical conditions. Cochrane Database Syst. Rev. CD003974.

Walley, T., Haycocks, A., 1997. Pharmacoeconomics: basic concepts and terminology. Br. J. Clin. Pharmacol. 43, 343–348.

Yanagisawa, M., Kurihara, H., Kimura, S., et al., 1988. A novel potent vasoconstrictor peptide produced by vascular endothelial cells. Nature 332, 411–415.

Métodos moleculares

Lohse, M.J., Nuber, S., Hoffmann, C., 2012. Fluorescence/bioluminescence resonance energy transfer techniques to study G protein-coupled receptor activation and signaling. Pharmacol. Rev. 64, 299–336.

Nygaard, R., Zou, Y., Dror, R.O., et al., 2013. The dynamic process of β(2)-adrenergic receptor activation. Cell 152 (3), 532–542.

Safdari, H.A., Pandey, S., Shukla, A.K., Dutta, S., 2018. Illuminating GPCR signaling by cryo-EM. Trends Cell Biol. 28, 591–594.

Modelos animais

Fischer, I., Milton, C., Wallace, H., 2020. Toxicity testing is evolving. Toxicol. Res (Camb). 9, 67–80.

Offermanns, S., Hein, L., et al., 2004. Transgenic Models in Pharmacology. Handbook of Experimental Pharmacology, Vol. 159. Springer-Verlag, Heidelberg.

Rudolph, U., Moehler, H., 1999. Genetically modified animals in pharmacological research: future trends. Eur. J. Pharmacol. 375, 327–337.

Wang, H., Yang, H., Shivalila, C.S., et al., 2013. One-step generation of mice carrying mutations in multiple genes by CRISPR/Cas-mediated genome engineering. Cell 153, 910–918.

Ensaios clínicos

Enck, P., Bigel, U., Schedlowski, M., Rief, W., 2013. The placebo response in medicine: minimize, maximize or personalize? Nat. Rev. Drug Discov. 12, 191–204.

Hackshaw, A., 2009. A Concise Guide to Clinical Trials. Wiley Blackwell, Oxford.

Howick, J., Friedemann, C., Tsakok, M., et al., 2013. Are treatments more effective than placebos? A systematic review and meta-analysis. PLoS One 8, e62599.

Kaptchuk, T.J., Friedlander, E., Kelley, J.M., et al., 2010. Placebos without deception: a randomized controlled trial in irritable bowel syndrome. PLoS One 5 (12), e15591.

Sackett, D.L., Rosenburg, W.M.C., Muir-Gray, J.A., et al., 1996. Evidence-based medicine: what it is and what it isn't. Br. Med. J. 312, 71–72.

Princípios Gerais • SEÇÃO 1

Absorção e Distribuição de Fármacos 9

CONSIDERAÇÕES GERAIS

Os processos físicos de difusão, passagem através de membranas, ligação a proteínas plasmáticas e partição entre o tecido adiposo e outros tecidos estão na base da absorção e distribuição dos fármacos. Esses processos são descritos, seguidos de uma discussão mais específica do processo de absorção de fármacos e de problemas práticos relacionados às vias de administração e distribuição para os diferentes compartimentos do organismo. Descrevem-se também as interações farmacológicas causadas pela capacidade de um fármaco alterar a absorção ou a distribuição de outro. Há uma seção final que trata brevemente de sistemas especiais de fornecimento de fármacos, desenvolvidos para que os fármacos possam alcançar de maneira eficiente e seletiva seus locais de ação.

INTRODUÇÃO

A farmacocinética pode ser dividida em quatro estágios designados pelo acrônimo "ADME":

- **A**bsorção a partir do local de administração
- **D**istribuição pelo corpo
- **M**etabolismo
- **E**xcreção do corpo.

Os aspectos gerais da absorção e distribuição de fármacos são considerados aqui, juntamente com as vias de administração. A absorção e a distribuição dos anestésicos gerais inalados (um caso especial) são descritas no Capítulo 41. O metabolismo e a excreção são discutidos no Capítulo 10. Começaremos com a descrição dos processos físicos que fundamentam o processamento dos fármacos.

PROCESSOS FÍSICOS ENVOLVIDOS NA TRANSLOCAÇÃO DE FÁRMACOS

As moléculas de fármacos movem-se pelo organismo de duas maneiras:

- Pelo fluxo de massa (*i. e.*, na corrente sanguínea, no líquido linfático ou cefalorraquidiano ou durante a passagem pelo trato gastrointestinal)
- Por difusão (*i. e.*, molécula a molécula, por distâncias curtas).

A natureza química de um fármaco não afeta a sua transferência por fluxo de massa. O sistema cardiovascular proporciona um esquema de distribuição rápida a longa distância. Em contrapartida, as características de difusão diferem bastante entre diferentes fármacos. Em particular, a capacidade de atravessar barreiras hidrofóbicas por difusão é fortemente influenciada pela lipossolubilidade. A difusão aquosa faz parte do mecanismo geral de transporte de fármacos, visto que é o processo que leva as moléculas de fármacos para dentro e para fora das barreiras não aquosas. A velocidade de difusão de uma substância depende sobretudo de seu tamanho molecular, pois o *coeficiente de difusão* é inversamente proporcional à raiz quadrada do peso molecular. Em consequência, enquanto as grandes moléculas se difundem mais lentamente do que as pequenas, a variação com o peso molecular é modesta. Os fármacos clássicos constituídos de "pequenas moléculas" apresentam um peso molecular que se situa principalmente na faixa de 200 a 1.000 Da, e variações na velocidade de difusão aquosa exercem apenas um pequeno efeito no seu comportamento farmacocinético global, enquanto os biofármacos tendem a ser moléculas muito maiores (ver Capítulo 5). Assim, o peso molecular de um anticorpo monoclonal é de cerca de 150 kDa, enquanto um pequeno fármaco de RNA de interferência é de 16 kDa, de modo que a difusão pode representar uma importante limitação à velocidade de início de ação dos biofármacos.

Para fármacos constituídos por moléculas pequenas, podemos considerar o corpo como uma série de compartimentos interligados bem misturados, em que a concentração do fármaco é uniforme em cada um deles. É o movimento *entre* os compartimentos, envolvendo geralmente a passagem através de barreiras de difusão não aquosas, que determina onde e por quanto tempo um fármaco estará presente no corpo após a sua administração. O Capítulo 11 apresenta uma análise dos movimentos dos fármacos com o auxílio de um modelo compartimental simples.

MOVIMENTO DAS MOLÉCULAS DE FÁRMACOS ATRAVÉS DAS BARREIRAS CELULARES

As membranas celulares formam as barreiras entre os compartimentos aquosos no corpo. Uma membrana de uma única camada separa compartimentos intracelular e extracelular. Uma barreira epitelial, como a mucosa gastrointestinal ou o túbulo renal, consiste em uma camada de células estreitamente conectadas entre si, de modo que as moléculas precisam atravessar pelo menos duas membranas celulares (a interna e a externa) para passar de um lado a outro. A disposição anatômica e a permeabilidade do endotélio vascular (a camada celular que separa os compartimentos intravascular e extravascular) variam de um tecido para outro. Os espaços entre as células endoteliais são preenchidos com uma matriz frouxa de proteínas que atuam como filtros, retendo moléculas grandes e possibilitando a passagem de moléculas menores. O limite do tamanho molecular não é exato: a água atravessa rápido, enquanto a passagem de moléculas de 80.000 a 100.000 Da é muito lenta. Em algumas regiões, particularmente na *barreira hematoencefálica* (ver adiante) e a placenta, existem zônulas de oclusão (junções firmes) entre as células, e o endotélio está envolto por uma camada impermeável de células periendoteliais (*pericitos*). Essas características impedem a passagem de moléculas potencialmente prejudiciais no encéfalo ou no feto e têm consequências importantes para a distribuição e a atividade dos fármacos.

Em outros órgãos (p. ex., fígado e baço), o endotélio não é contínuo, o que possibilita uma livre passagem entre as células. No fígado, os hepatócitos formam a barreira entre os compartimentos intra e extravascular e assumem várias funções nas células endoteliais. O endotélio fenestrado ocorre em glândulas endócrinas, o que facilita a transferência de hormônios ou outras moléculas para a corrente sanguínea através de poros no endotélio. A formação do endotélio fenestrado é controlada por um fator de crescimento do endotélio vascular derivado de glândulas endócrinas (designado como EG-VEGF) específico. As células endoteliais que revestem as vênulas pós-capilares desempenham funções especializadas relacionadas com a migração dos leucócitos e a inflamação, e é possível apreciar a sofisticação da junção intercelular pela observação de que pode ocorrer migração de leucócitos sem qualquer extravasamento detectável de água ou pequenos íons (ver Capítulo 7).

Existem três maneiras principais pelas quais as pequenas moléculas atravessam as membranas (Figura 9.1):

- Por difusão direta através do lipídeo
- Por meio de combinação com um *carreador de solutos* (SLC, do inglês, *solute carrier*) ou outro transportador de membrana
- Por difusão através dos poros aquosos formados por glicoproteínas de membrana especiais (*aquaporinas*), que atravessam o lipídeo
- Por fim, pequenas quantidades de macromoléculas podem atravessar barreiras celulares por *pinocitose* (ver adiante).

Dessas vias, a difusão através de lipídeos e o transporte mediado por carreador são particularmente importantes em relação aos mecanismos farmacocinéticos.

É provável que a difusão através das aquaporinas seja importante na transferência de gases, como o dióxido de carbono, porém os poros têm um diâmetro demasiado pequeno (cerca de 0,4 nm) para possibilitar a passagem da maioria das moléculas de fármacos (cujo diâmetro habitualmente ultrapassa 1 nm). Como consequência, a distribuição dos fármacos não é notavelmente anormal em pacientes com doenças genéticas que afetam as aquaporinas. A pinocitose envolve a invaginação de parte da membrana celular e a captação, dentro da célula, de uma minúscula vesícula contendo constituintes extracelulares. Em seguida, o conteúdo da vesícula pode ser liberado dentro da célula ou expulso no outro lado. Esse mecanismo pode ser importante para o transporte de algumas macromoléculas, mas não para as moléculas pequenas.

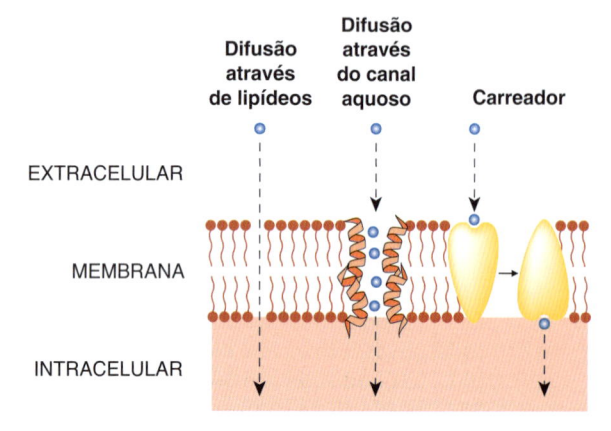

Figura 9.1 Vias pelas quais os solutos podem atravessar as membranas celulares. (As moléculas também podem atravessar barreiras celulares por pinocitose.)

DIFUSÃO ATRAVÉS DE LIPÍDEOS

As moléculas apolares (nas quais os elétrons estão uniformemente distribuídos) dissolvem-se livremente nos lipídeos da membrana e, assim, difundem-se prontamente através das membranas celulares, o que não ocorre com as moléculas polares, nas quais os elétrons não têm uma distribuição uniforme. Os ácidos fracos e as bases fracas podem existir no estado ionizado (altamente polar) ou não ionizado, dependendo do pH (ver adiante). O número de moléculas que atravessam a membrana por unidade de área, na unidade de tempo, é determinado pelo *coeficiente de permeabilidade*, P, e pela diferença de concentração através da membrana. Para que ocorra passagem rápida, as moléculas precisam estar presentes em número suficiente na membrana e devem ser móveis dentro dela. Assim, dois fatores físico-químicos contribuem para o P, isto é, *solubilidade* na membrana (que pode ser expressa como coeficiente de partição para a substância distribuída entre a fase da membrana e o ambiente aquoso) e a *difusibilidade*, que é a medida da mobilidade das moléculas dentro do lipídeo, expressa como coeficiente de difusão. O coeficiente de difusão varia apenas moderadamente entre os fármacos convencionais, conforme já assinalado, de modo que o determinante mais importante da permeabilidade da membrana para fármacos convencionais de baixo peso molecular é o coeficiente de partição (Figura 9.2).

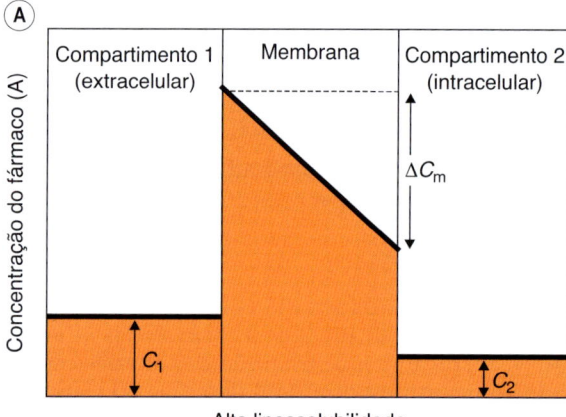

Figura 9.2 Importância da lipossolubilidade na passagem pela membrana. **A.** e **B.** mostram o perfil de concentração em uma membrana lipídica que separa dois compartimentos aquosos. Um fármaco lipossolúvel (**A**) está sujeito a um gradiente de concentração transmembrana (ΔC_m) muito maior do que um fármaco que não é lipossolúvel (**B**). Por consequência, sofre difusão mais rápida, embora o gradiente de concentração aquoso (C_1–C_2) seja o mesmo em ambos os casos.

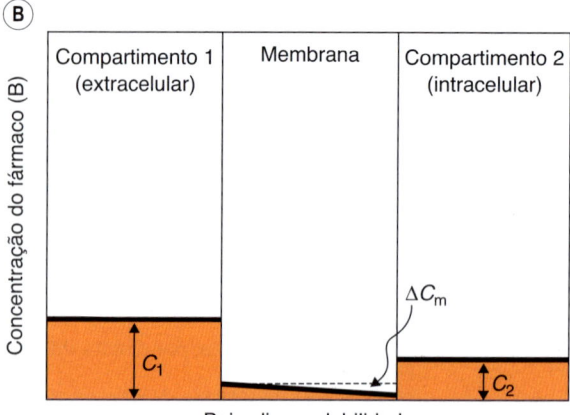

Muitas características farmacocinéticas de um fármaco, como velocidade de absorção a partir do intestino, distribuição em diferentes tecidos e extensão da eliminação renal – podem ser previstas a partir do conhecimento de sua lipossolubilidade.

SEQUESTRO DE ÍONS

A ionização e a permeabilidade da membrana afetam não apenas a velocidade com que os fármacos atravessam as membranas, mas também a distribuição no estado de equilíbrio dinâmico das moléculas de fármacos entre os compartimentos aquosos. As moléculas lipossolúveis difundem-se para dentro das células nas quais podem ser metabolizadas (p. ex., por esterases); esse processo pode liberar um metabólito com carga (e, portanto, não permeante) funcionalmente importante, que é consequentemente retido dentro da célula. Esse fato tem sido muito explorado, em particular na comprovação da função de mediadores intracelulares, como o Ca^{2+}, por meio do uso de indicadores fluorescentes, como fura-2, que é carregado dentro das células na forma de éster sem carga e retido intracelularmente na forma carregada (ver, por exemplo, a Figura 4.2). A mesma abordagem foi usada há pouco tempo por químicos farmacêuticos que procuram direcionar fármacos (dos quais vários estão em desenvolvimento) para locais de ação intracelulares nos monócitos e macrófagos, utilizando sequências químicas sensíveis à esterase, conjugados com um fármaco, como um inibidor da histona desacetilase. Isso produz um profármaco (ver adiante) que transfere o fármaco para células da linhagem de macrófagos/monócitos que expressam seletivamente a carboxilesterase-1 humana, ficando o fármaco ativo carregado e preso no citoplasma do monócito, que é o seu local de ação (Needham et al., 2011).

pH e ionização

Um complicador importante relacionado com a permeação das membranas é o fato de que muitos fármacos são ácidos ou bases fracas e, portanto, existem tanto na forma não ionizada quanto na ionizada; a razão entre as duas formas varia com o pH. Para uma base fraca, B, a reação de ionização é a seguinte:

$$BH^+ \xrightleftharpoons{K_a} B + H^+$$

e a constante de dissociação pK_a é dada pela equação de Henderson-Hasselbalch:

$$pK_a = pH + \log_{10} \frac{[BH^+]}{[B]}$$

Para um ácido fraco, AH:

$$AH \xrightleftharpoons{K_a} A^- + H^+$$
$$pK_a = pH + \log_{10} \frac{[AH]}{[A^-]}$$

Em ambos os casos, a espécie ionizada, BH^+ ou A^-, apresenta lipossolubilidade muito baixa e praticamente é incapaz para atravessar as membranas, exceto quando existir um mecanismo de transporte específico. A lipossolubilidade de uma espécie sem carga, B ou AH, depende da natureza química do fármaco; para muitos fármacos, a espécie sem carga é lipossolúvel o suficiente para possibilitar uma rápida passagem pela membrana, embora existam exceções (p. ex., antibióticos aminoglicosídeos; ver Capítulo 52), em que até mesmo a molécula sem carga não é lipossolúvel o suficiente para atravessar apreciavelmente as membranas. Em geral, isso se deve aos grupos de ligação de hidrogênio (como a hidroxila no componente açúcar dos aminoglicosídeos), que tornam a molécula sem carga, hidrofílica.

Partição pelo pH e sequestro de íons

Se existir uma diferença de pH entre os componentes corporais, isso pode alterar a distribuição, no estado de equilíbrio dinâmico, de fármacos que são ácidos ou bases fracas por meio de sua influência na ionização. A Figura 9.3 mostra como um ácido fraco (p. ex., **ácido acetilsalicílico,** pK_a de 3,5) e uma base fraca (p. ex., **petidina,** pK_a de 8,6) estariam distribuídos no equilíbrio entre três compartimentos do corpo, isto é, o plasma (pH de 7,4), a urina alcalina (pH de 8) e o suco gástrico (pH de 3). Dentro de cada compartimento, a razão entre fármaco ionizado e fármaco não ionizado é determinada pela pK_a do fármaco e pelo pH do compartimento. Pressupõe-se que a forma não ionizada possa atravessar a membrana e, assim, alcançar uma concentração igual em cada compartimento. Presume-se que a forma ionizada não atravesse de modo algum a membrana. O resultado é que, em equilíbrio, a concentração total do fármaco (forma ionizada + não ionizada) será diferente em cada compartimento, estando o fármaco ácido sendo concentrado no compartimento com pH alto ("sequestro de íons"), e vice-versa. Os gradientes de concentração produzidos pelo sequestro iônico podem, teoricamente, ser muito grandes se houver uma grande diferença de pH entre os compartimentos. Assim, o ácido acetilsalicílico apresentaria uma concentração quatro vezes maior no túbulo renal alcalino em relação ao plasma e cerca de 6 mil vezes maior no plasma em relação ao conteúdo gástrico ácido. Na realidade, esses grandes gradientes não são alcançados por duas razões principais. Em primeiro lugar, a suposição de impermeabilidade total da forma sem carga não é realista, e até mesmo uma pequena permeabilidade atenuará de modo considerável a diferença de concentração que pode ser alcançada. Em segundo lugar, os compartimentos do corpo raramente alcançam o equilíbrio. Nem o conteúdo gástrico nem o líquido tubular renal ficam estáticos, e o fluxo de massa resultante de moléculas de fármacos reduz os gradientes de concentração bem abaixo das condições teóricas de equilíbrio. Entretanto, o mecanismo de partição pelo pH explica corretamente alguns dos efeitos qualitativos das mudanças de pH em diferentes compartimentos do organismo sobre a farmacocinética de fármacos que são ácidos fracos ou bases fracas, particularmente em relação à excreção renal e ao atravessamento na barreira hematoencefálica.

A partição pelo pH não constitui o principal determinante do local de absorção de fármacos no trato gastrointestinal. Isso se deve ao fato de que a enorme área de absorção das vilosidades e microvilosidades no íleo, em comparação com a área de absorção menor no estômago, é de importância primordial. Assim, a absorção de um fármaco ácido, como o ácido acetilsalicílico, é promovida por fármacos que aceleram o esvaziamento gástrico (p. ex., **metoclopramida**) e reduzida por fármacos que diminuem o esvaziamento gástrico (p. ex., a **propantelina**), embora o pH ácido do estômago favoreça a absorção de ácidos fracos. Os valores de pK_a para alguns fármacos comuns são apresentados na Figura 9.4.

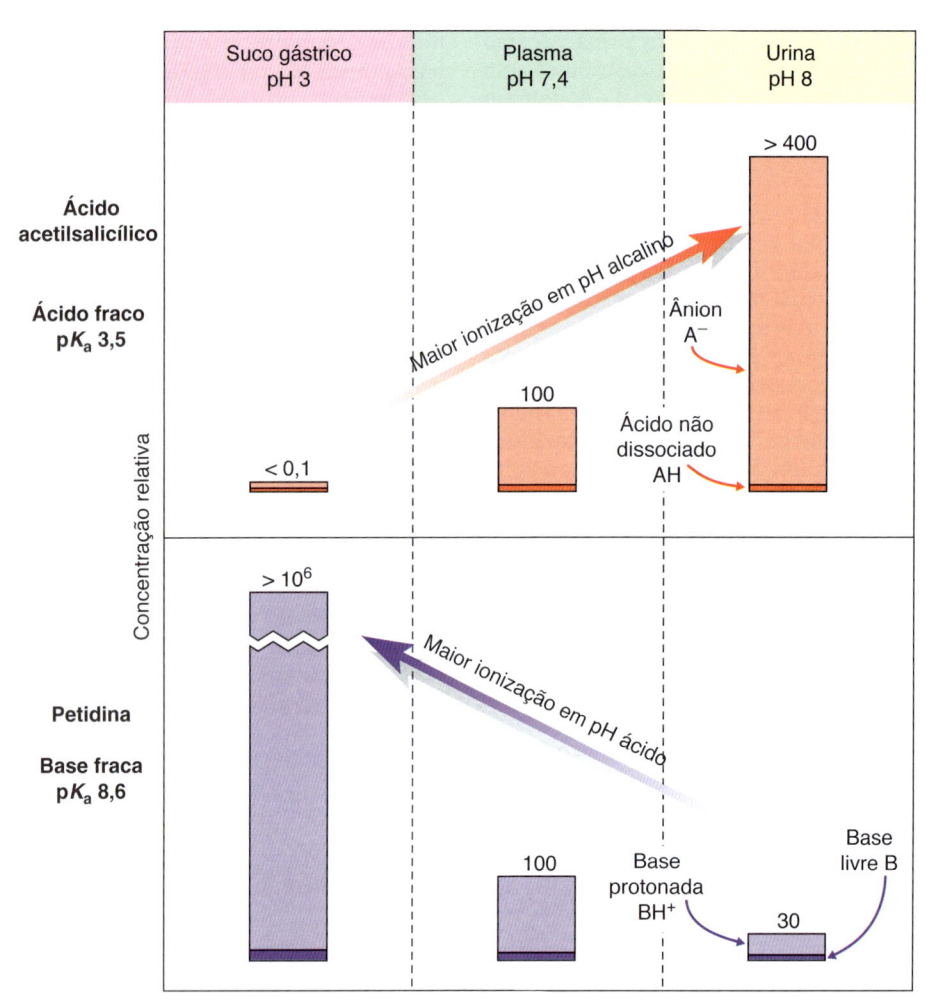

Figura 9.3 Partição teórica de um ácido fraco (ácido acetilsalicílico) e de uma base fraca (petidina) entre compartimentos aquosos (urina, plasma e suco gástrico), de acordo com a diferença de pH entre eles. Os números representam as concentrações relativas (concentração plasmática total = 100). Presume-se que a forma sem carga possa atravessar a barreira celular que separa os compartimentos, alcançando, assim, a mesma concentração em todos os três compartimentos. Variações na fração de ionização em função do pH dão origem às grandes diferenças de concentração total em relação ao plasma.

A partição pelo pH tem várias consequências importantes:

- O aprisionamento da base livre de alguns fármacos antimaláricos (p. ex., cloroquina, ver Capítulo 55) no ambiente ácido do vacúolo alimentar do parasita da malária contribui para a interrupção da via de digestão da hemoglobina que é a base do seu efeito tóxico sobre o parasita
- A acidificação da urina acelera a excreção de bases fracas e reduz a de ácidos fracos (ver Capítulo 10)
- A alcalinização da urina tem efeitos opostos: diminui a excreção de bases fracas e aumenta a de ácidos fracos
- O aumento do pH do plasma (p. ex., pela administração de bicarbonato de sódio) faz com que ácidos fracos sejam extraídos do sistema nervoso central (SNC) para o plasma. Em contrapartida, a redução do pH do plasma (p. ex., pela administração de um inibidor da anidrase carbônica, como **acetazolamida**, ver Capítulo 29), faz com que os ácidos fracos fiquem concentrados no SNC, aumentando potencialmente a sua neurotoxicidade. Isso tem consequências práticas na escolha de um meio de alcalinização da urina para o tratamento da superdosagem de ácido acetilsalicílico: tanto o bicarbonato quanto a acetazolamida aumentam o pH urinário e, portanto, também a eliminação do salicilato; entretanto, o bicarbonato reduz a distribuição do salicilato no SNC, enquanto a acetazolamida a aumenta.

TRANSPORTE MEDIADO POR CARREADOR

Muitas membranas celulares possuem mecanismos de transporte especializados, que regulam a entrada e a saída de moléculas fisiologicamente importantes, como açúcares, aminoácidos, neurotransmissores e íons metálicos. São amplamente divididos em *transportadores SLC* e *transportadores de cassete de ligação de ATP* (*ABC*). Os primeiros facilitam o movimento passivo de solutos a favor de seu gradiente elétrico, enquanto os últimos consistem em bombas ativas impulsionadas pelo ATP. Acredita-se que mais de 300 genes humanos codifiquem esses transportadores, a maioria dos quais atua principalmente em substratos endógenos; todavia, alguns também transportam substâncias químicas estranhas ("xenobióticos"), incluindo fármacos. O papel desses transportadores na função neurotransmissora é discutido nos Capítulos 14, 15 e 37.

Transportadores de cátions e de ânions orgânicos

Os transportadores de cátions orgânicos (OCTs – ver, por exemplo, Ciarimboli, 2008 e 2021) e os transportadores de ânions orgânicos (OATs – ver, por exemplo, Nosaki e Izumi, 2020) são dois SLCs estruturalmente relacionados, que são importantes na distribuição dos fármacos. A molécula carreadora consiste em uma proteína transmembrana que se liga a uma ou mais moléculas ou íons, modifica a conformação

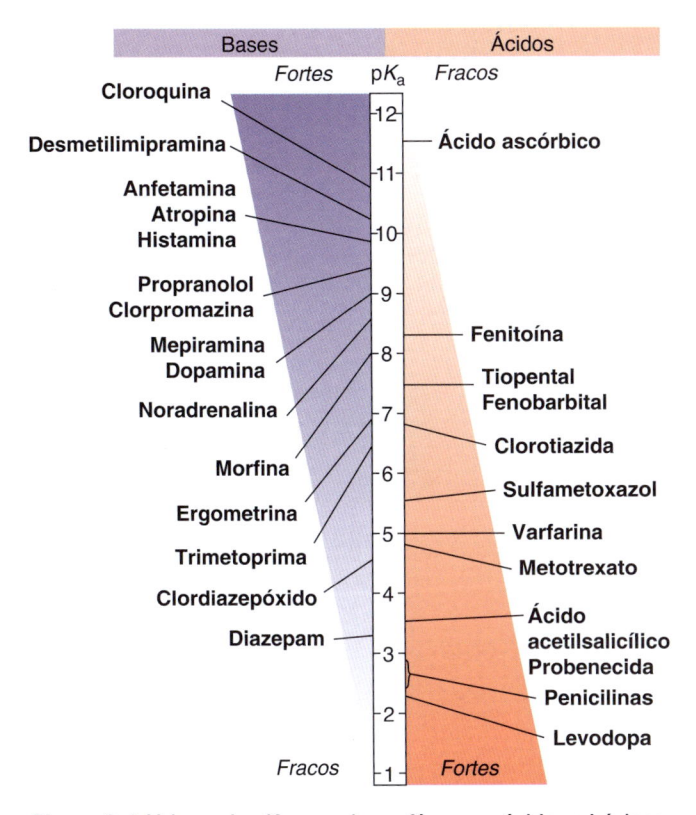

Figura 9.4 Valores de pK_a para alguns fármacos ácidos e básicos.

e libera a sua carga no outro lado da membrana. Esses sistemas podem operar exclusivamente de modo passivo, sem qualquer fonte de energia; nesse caso, eles apenas facilitam o processo de equilíbrio transmembrana de uma única espécie transportada na direção de seu gradiente eletroquímico. Os OCTs translocam a dopamina, a colina e vários fármacos, entre os quais o **vecurônio**, a **quinina** e a **procainamida**. Trata-se de "uniportadores" (i. e., cada molécula transportadora proteica liga-se a uma molécula de soluto por vez e a transporta a favor de seu gradiente). O OCT2 (presente nos túbulos renais proximais) concentra fármacos como a **cisplatina** (um importante fármaco antineoplásico; ver Capítulo 57) nessas células, resultando em nefrotoxicidade seletiva; fármacos relacionados (p. ex., **carboplatina, oxaliplatina**) não são transportados pelo OCT2 e são menos nefrotóxicos; a competição pelo OCT2 com **cimetidina** oferece uma possível proteção contra a nefrotoxicidade da cisplatina (Figura 9.5). Outros SLCs estão acoplados ao gradiente eletroquímico do Na^+ ou de outros íons através da membrana, gerado por bombas de íons dependentes de ATP (ver Capítulo 4); nesse caso, o transporte pode ocorrer contra um gradiente eletroquímico. Podem envolver a troca de uma molécula por outra ("antiportador") ou o transporte de duas moléculas juntas na mesma direção ("simportador"). Os OATs são responsáveis pela secreção renal de urato, prostaglandinas, várias vitaminas e p-amino hipurato e de fármacos, como a **probenecida**, muitos antibióticos, agentes antivirais, anti-inflamatórios não esteroides e fármacos antineoplásicos. A captação é impulsionada pela troca com ácidos dicarboxílicos intracelulares (principalmente α-cetoglutarato, derivado, em parte, do metabolismo celular e, em parte, do cotransporte com o Na^+ que entra nas células a favor de seu gradiente de concentração). A energia metabólica é fornecida pelo ATP para a troca de Na^+/K^+. O transporte mediado por carreador exibe as características de saturação, visto que envolve uma etapa de ligação.

Esses tipos de carreadores são amplamente distribuídos, e muitos efeitos farmacológicos resultam de uma interferência na sua ação. Por conseguinte, alguns terminais nervosos têm mecanismos de transporte que acumulam neurotransmissores específicos ou seus precursores, e existem muitos exemplos de fármacos que atuam por meio da inibição desses mecanismos de transporte (ver Capítulos 14, 15, 37, 48 e 49). Entretanto, de um ponto de vista farmacocinético geral, os principais sítios onde os SLCs – incluindo os OCTs e OATs – são expressos e o transporte de fármacos mediado por carreadores é importante incluem os seguintes:

- A barreira hematoencefálica
- O trato gastrointestinal
- O túbulo renal
- O trato biliar
- A placenta.

Transportadores de P-glicoproteína

As P-glicoproteínas (P-gp, em que o P se refere à "permeabilidade"), que pertencem à superfamília de transportadores ABC, constituem a segunda classe importante de transportadores e são responsáveis pela resistência a múltiplos fármacos nas células neoplásicas, muitas das quais expressam uma bomba dependente de ATP com ampla especificidade, denominada proteína de resistência a múltiplos fármacos 1 (mdr1) – ver Capítulo 57. Essa proteína é expressa em animais, fungos e bactérias e pode ter evoluído como mecanismo de defesa contra toxinas. As P-gps estão presentes nas membranas de borda em escova dos túbulos renais, nos canalículos biliares, nos prolongamentos dos astrócitos nos microvasos cerebrais[1] e no trato gastrointestinal. Desempenham um papel importante na absorção, distribuição e eliminação de muitos fármacos e, com frequência, estão localizadas juntamente com carreadores SLC de fármacos, de modo que um fármaco que tenha sido concentrado, por exemplo, por um transportador OAT na membrana basolateral de uma célula tubular renal possa ser então expelido por uma P-gp na membrana luminal (ver Capítulo 29).

A variação polimórfica nos genes que codificam SLCs e P-gp contribui para a variação genética individual na responsividade a diferentes fármacos, e a competição entre fármacos pelo mesmo transportador provoca interações farmacológicas (ver revisões de Lund et al., 2017, Nosaki e Izumi, 2020 e Yoshida et al., 2013). OCT1 transporta diversos fármacos, incluindo a **metformina** (usada no tratamento do diabetes; ver Capítulo 31), para dentro dos hepatócitos (diferente do OCT2, que é expresso nas células tubulares proximais renais; ver anteriormente). A metformina atua, em parte, por meio de efeitos dentro dos hepatócitos, e polimorfismos de nucleotídeo único (SNPs, do inglês *single nucleotide polymorphisms*) comprometem a função do OCT1 e influenciam na sua eficácia (Figura 9.6). Este é apenas um exemplo de muitas influências genéticas sobre a eficácia ou a toxicidade dos fármacos por meio da atividade alterada de carreadores que influenciam o processamento de fármacos. Além disso, a indução ou a inibição competitiva de moléculas transportadoras podem ocorrer na presença de um segundo ligante que se liga ao carreador, de modo que existe o potencial de interação medicamentosa (ver Figura 9.5 e Capítulo 12).

---

[1]Isso explica algumas diferenças entre cepas e espécies. Por exemplo, os cães Collie carecem do gene de resistência a múltiplos fármacos (*MDR1*), que codifica uma P-gp, que extrai toxinas do líquido cefalorraquidiano através da barreira hematoencefálica. Isso tem consequências para a medicina veterinária, visto que a **ivermectina** (um fármaco anti-helmíntico, ver Capítulo 56) é acentuadamente neurotóxica para muitas raças com ascendência de Collie.

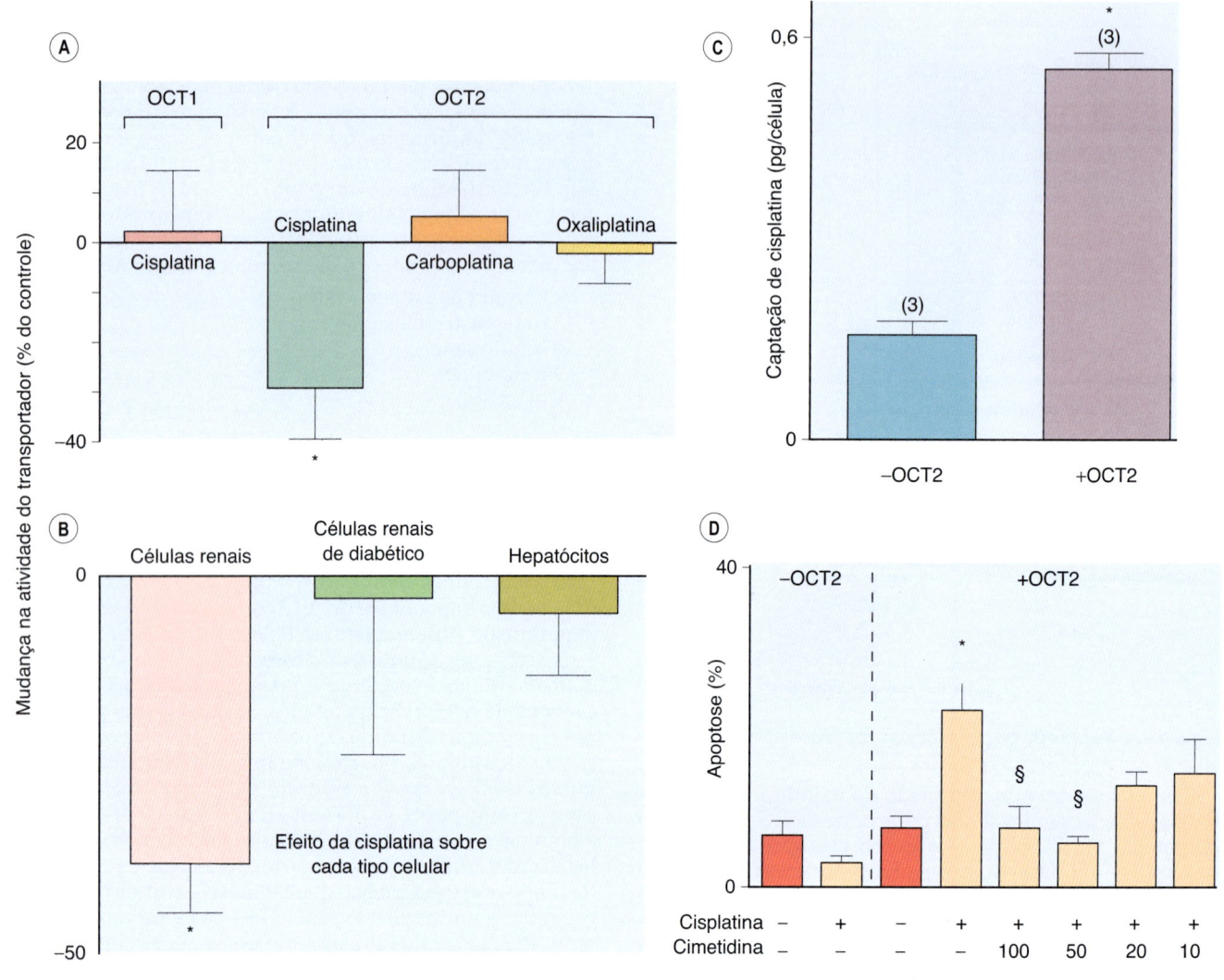

Figura 9.5 O transportador de cátions orgânicos 2 (OCT2) humano modula a nefrotoxicidade da cisplatina. O OCT2 é expresso nos rins, enquanto o OCT1 é expresso no fígado. A cisplatina (100 μmol/ℓ) influencia a atividade do OCT2, mas não a do OCT1, sendo cada um deles expresso em cultura de linhagem celular (**A**), enquanto os fármacos menos nefrotóxicos, a carboplatina e a oxaliplatina, não exercem essa influência. De modo semelhante, a cisplatina influencia a atividade do OCT2 em células frescas do túbulo renal humano, mas não em hepatócitos frescos ou em células renais de pacientes diabéticos, que são menos suscetíveis à nefrotoxicidade da cisplatina (**B**). A cisplatina acumula-se nas células que expressam o OCT2 (**C**) e provoca morte celular (**D**). A cimetidina compete com a cisplatina pelo OCT2, e protege contra a apoptose induzida pela cisplatina de forma dose-dependente (**D**) – as concentrações de cimetidina são expressas em μmol/ℓ. (Dados redesenhados de Ciarimboli, G et al., 2005. Am. J. Pathol. 167, 1477-1484.)

Movimento de fármacos através das barreiras celulares

- Para atravessar as barreiras celulares (p. ex., mucosa gastrointestinal, túbulo renal, barreira hematoencefálica, placenta), os fármacos precisam atravessar membranas lipídicas
- Os fármacos atravessam as membranas lipídicas principalmente por (a) transferência por meio de difusão passiva e (b) transferência mediada por carreador
- A lipossolubilidade de um fármaco constitui o principal fator que determina a taxa de difusão passiva através das membranas
- Muitos fármacos são ácidos ou bases fracas; seu estado de ionização varia com o pH, de acordo com a equação de Henderson-Hasselbalch
- Com ácidos ou bases fracas, apenas a espécie sem carga (a forma protonada de um ácido fraco ou a forma não protonada de uma base fraca) pode sofrer difusão através das membranas lipídicas; isso produz partição pelo pH
- A partição pelo pH significa que os ácidos fracos se acumulam em compartimentos com pH relativamente alto, enquanto as bases fracas fazem o inverso
- O transporte mediado por carreador conta com carreadores de solutos (SLCs), incluindo OCTs e OATs, e P-gps, que são transportadores ABC no túbulo renal, na barreira hematoencefálica e no epitélio gastrointestinal. Estes são importantes na determinação da distribuição de muitos fármacos e suscetíveis à variação genética, além de constituírem alvos para interações entre fármacos.

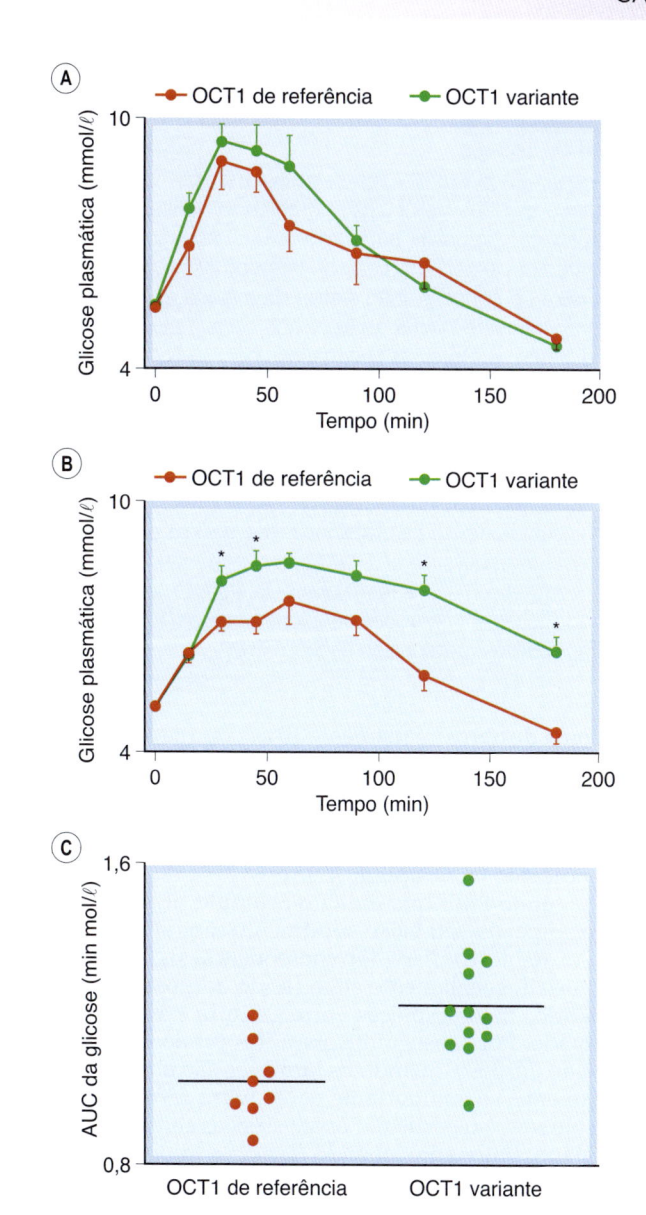

Figura 9.6 As variantes genéticas do transportador de cátions orgânicos 1 (OCT1) estão associadas a diferentes respostas à metformina em humanos saudáveis. **A.** Um teste oral de tolerância à glicose (TOTG) forneceu respostas semelhantes de glicose plasmática em indivíduos controle com apenas alelos de referência do *OCT1 versus* sujeitos com pelo menos um alelo do *OCT1* com função reduzida. **B.** Em contrapartida, após o tratamento com metformina, a resposta ao TOTG foi menor nos mesmos indivíduos de referência do que naqueles com alelos do *OCT1* com função reduzida – ou seja, o efeito da metformina foi atenuado no grupo de alelos variantes. **C.** A exposição da glicose estimada por área sob a curva de tempo glicêmica (AUC, do inglês, *area under the curve*) foi significativamente menor em indivíduos com apenas alelos de *OCT1* de referência, $p = 0,004$. (Dados redesenhados de Yan Shu, et al., 2007. J. Clin. Invest. 117, 1422-1431.)

Proteínas plasmáticas e distribuição dos fármacos nos tecidos

Além dos processos descritos até aqui, que regulam o transporte de moléculas de fármacos através das barreiras entre diferentes compartimentos aquosos, estes dois fatores adicionais têm importante influência na distribuição e na eliminação dos fármacos:

- A ligação a proteínas plasmáticas
- A partição no tecido adiposo e em outros tecidos.

LIGAÇÃO DE FÁRMACOS ÀS PROTEÍNAS PLASMÁTICAS

Muitos fármacos se encontram, sobretudo na forma ligada, em concentrações terapêuticas no plasma. A fração de fármaco que não está ligada, mas que é farmacologicamente ativa no plasma, pode ser inferior a 1%, estando o restante associado a proteínas plasmáticas. Diferenças aparentemente pequenas na ligação às proteínas (p. ex., 99,5 *versus* 99,0%) podem ter grandes efeitos na concentração do fármaco livre e no seu efeito. Essas diferenças são comuns entre o plasma humano e o plasma de espécies usadas em testes pré-clínicos e precisam ser levadas em consideração quando se estima uma dose apropriada para os "primeiros estudos em humanos"durante o desenvolvimento de fármacos. A albumina é a proteína plasmática mais importante no que concerne à ligação de fármacos. A albumina se liga a muitos fármacos ácidos (p. ex., varfarina, anti-inflamatórios não esteroides, sulfonamidas) e a um menor número de fármacos básicos (p.ex., antidepressivos tricíclicos e clorpromazina). Outras proteínas plasmáticas, como a β-globulina e uma glicoproteína ácida circulante, cujo nível aumenta na doença inflamatória, também foram implicadas na ligação de determinados fármacos básicos, como a quinina.

A quantidade de um fármaco ligado à proteína depende de três fatores:

- A concentração de fármaco livre
- A sua afinidade pelos sítios de ligação
- A concentração de proteínas.

Como primeira aproximação, a reação de ligação pode ser considerada como uma associação simples das moléculas do fármaco a uma população finita de sítios de ligação, de modo análogo à ligação fármaco-receptor (ver Capítulo 2):

$$\underset{\text{fármaco livre}}{D} + \underset{\text{sítio de ligação}}{S} \rightleftharpoons \underset{\text{complexo}}{FS}$$

A concentração habitual de albumina no plasma é de aproximadamente 0,6 mmol/ℓ (4 g/100 mℓ). Com dois sítios de ligação por molécula de albumina, a capacidade de ligação da albumina plasmática a fármacos seria, portanto, de cerca de 1,2 mmol/ℓ. Para a maioria dos fármacos, a concentração plasmática total necessária a fim de produzir um efeito clínico é muito menor que 1,2 mmol/ℓ, de modo que, nas doses terapêuticas habituais, os sítios de ligação estão longe de estarem saturados, e a concentração do fármaco ligado [FS] varia quase em proporção direta com a concentração livre [F]. Nessas circunstâncias, a fração ligada, [FS]/([F] + [FS]), é independente da concentração do fármaco. Todavia, alguns fármacos, como, por exemplo, a **tolbutamida** (ver Capítulo 31), atuam em concentrações plasmáticas nas quais a sua ligação à albumina plasmática se aproxima da saturação (*i.e.*, na parte plana da curva de ligação). Isso significa que o aumento da dose eleva de maneira desproporcional a concentração livre (farmacologicamente ativa). Esse fato é ilustrado pela Figura 9.7.

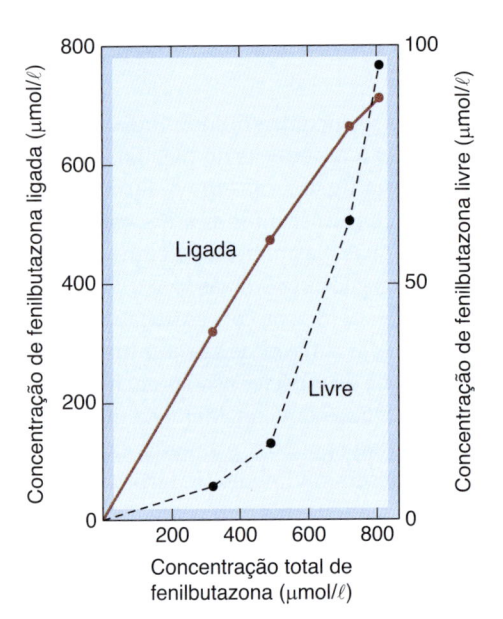

Figura 9.7 Ligação da fenilbutazona à albumina plasmática. O gráfico mostra o aumento desproporcional na concentração do fármaco livre à medida que a concentração total aumenta, visto que os sítios de ligação se aproximam da saturação. (Dados de Brodie, B., Hogben, C.A.M., 1957. J. Pharm. Pharmacol. 9, 345.)

Ligação de fármacos às proteínas plasmáticas

- A albumina plasmática liga-se sobretudo a fármacos ácidos (cerca de duas moléculas por molécula de albumina)
- A ligação saturável pode levar a uma relação não linear entre dose e concentração do fármaco livre (ativo), porém a faixa de concentração efetiva da maioria dos fármacos terapêuticos é inferior ao valor que seria importante
- A ligação às proteínas plasmáticas constitui uma fonte de variação entre espécies, importante na interpretação de estudos farmacológicos pré-clínicos e na estimativa da primeira dose em humanos
- A β-globulina e a glicoproteína ácida também se ligam a alguns fármacos no plasma
- A ligação extensa às proteínas reduz a eliminação do fármaco (metabolismo e/ou filtração glomerular)
- A competição entre fármacos pela ligação às proteínas pode levar a interações medicamentosas clinicamente significativas, porém isso é incomum.

A albumina plasmática se liga a muitos medicamentos diferentes em um número limitado de sítios de ligação; então, a competição pode ocorrer entre os fármacos. Se dois fármacos (A e B) competirem dessa maneira, a administração do fármaco B poderá reduzir a ligação às proteínas e, portanto, aumentar a concentração plasmática livre do fármaco A. Para isso, o fármaco B precisará ocupar uma fração apreciável dos sítios de ligação. Alguns fármacos terapêuticos afetam a ligação de outros fármacos, visto que eles ocupam, em concentrações plasmáticas terapêuticas, apenas uma minúscula fração dos sítios de ligação disponíveis. As *sulfonamidas* (ver Capítulo 52) representam uma exceção, pois elas ocupam cerca de 50% dos sítios de ligação em concentrações terapêuticas e, assim, podem causar efeitos prejudiciais por meio da deslocação de outros fármacos ou, em lactentes prematuros, da bilirrubina (ver adiante). Muito se debate sobre as interações de ligação desse tipo como fonte de interações medicamentosas na clínica médica, porém esse tipo de competição é menos importante do que se acreditava anteriormente (ver Capítulo 12).

PARTIÇÃO NO TECIDO ADIPOSO E EM OUTROS TECIDOS

A gordura proporciona potencialmente um grande reservatório para fármacos apolares. Na prática, isso é importante para muitos anestésicos (ver Capítulo 41) que são relativamente lipossolúveis. Em contrapartida, o coeficiente de partição óleo:água efetivo é, de certo modo, baixo para muitos outros fármacos. Por exemplo, a morfina, apesar de ser lipossolúvel o suficiente para atravessar a barreira hematoencefálica, tem um coeficiente de partição óleo:água de apenas 0,4, de modo que o seu sequestro pelo tecido adiposo é de pouca importância. Em comparação, o **tiopental** (um anestésico geral[2]) apresenta um coeficiente de partição óleo:água de aproximadamente 10 e acumula-se de maneira substancial no tecido adiposo. Isso tem consequências importantes, que limitam a sua utilidade como anestésico intravenoso para início imediato ("indução") da anestesia e foi substituído pelo propofol em muitos países, mesmo para essa indicação (ver Capítulo 41).

O segundo fator que limita o acúmulo de fármacos no tecido adiposo é seu baixo suprimento sanguíneo – menos de 2% do débito cardíaco. Em consequência, os fármacos são transportados lentamente até o tecido adiposo, e o equilíbrio teórico da distribuição entre gordura e água corporal é reduzido. Por conseguinte, para fins práticos, a partição no tecido adiposo, quando os fármacos são administrados agudamente, só é importante para alguns fármacos muito lipossolúveis, em particular os anestésicos gerais, conforme assinalado. Entretanto, quando fármacos lipossolúveis são administrados *cronicamente*, o acúmulo no tecido adiposo é, com mais frequência, clinicamente importante (p. ex., benzodiazepínicos; ver Capítulo 45). Alguns fármacos e contaminantes ambientais (como os inseticidas), se forem ingeridos intermitentemente, acumulam-se de modo lento, porém progressivo, no tecido adiposo.

O tecido adiposo não é o único tecido no qual os fármacos podem se acumular. A **cloroquina** – um fármaco antimalárico (ver Capítulo 55) – possui alta afinidade pela melanina e é captada pela retina, que é rica em grânulos de melanina, o que explica a toxicidade ocular da cloroquina. As tetraciclinas (ver Capítulo 52) se acumulam lentamente nos ossos e nos dentes, visto que apresentam alta afinidade pelo cálcio e, por essa razão, não devem ser administradas em crianças. Concentrações muito altas de **amiodarona** (um fármaco antiarrítmico; ver Capítulo 20) acumulam-se no fígado e nos pulmões, podendo causar efeitos adversos como hepatite e fibrose pulmonar intersticial.

ABSORÇÃO E VIAS DE ADMINISTRAÇÃO DE FÁRMACOS

A Figura 9.8 mostra, de modo esquemático, as principais vias de administração e de eliminação dos fármacos. Absorção é definida como a passagem de um fármaco de seu local de

---

[2]Também conhecido como tiopental sódico ou "soro da verdade". Esse barbitúrico, em doses subnarcóticas, pode reduzir a vontade de um indivíduo e torná-lo mais sujeito a sugestão – pelo menos nos filmes.

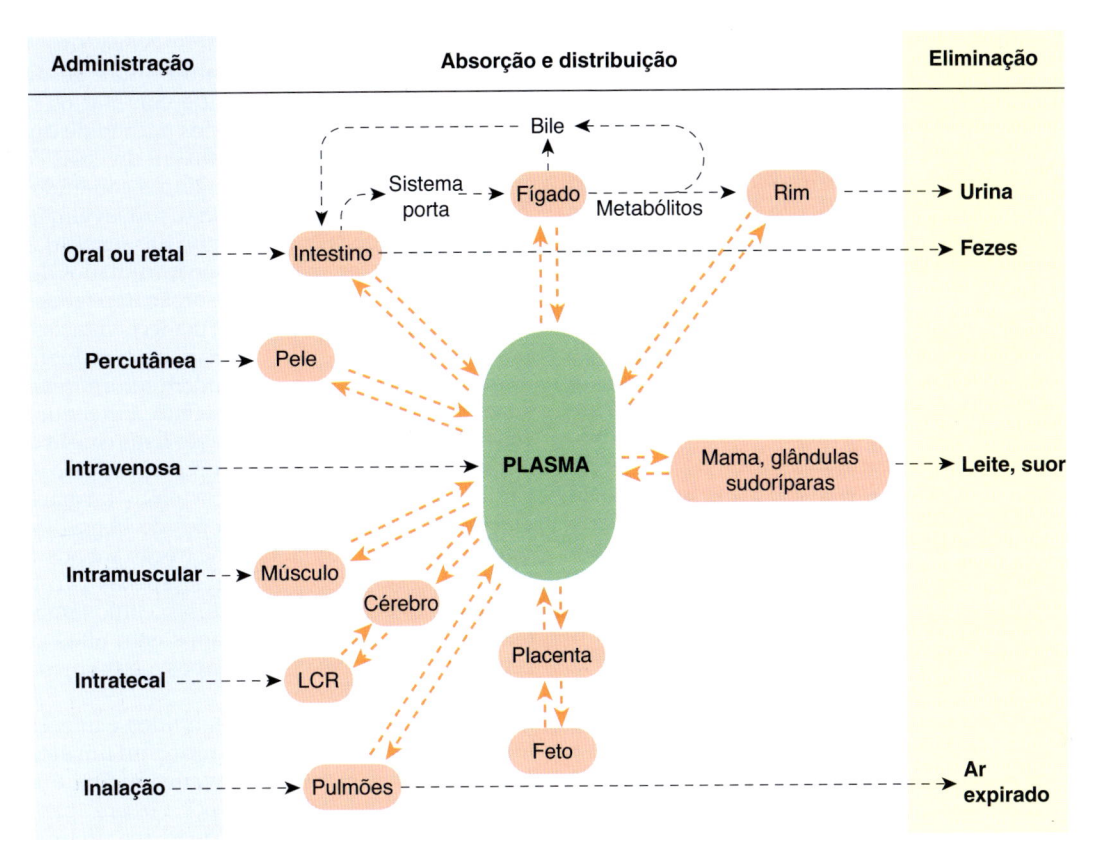

Figura 9.8 Principais vias de administração e eliminação de fármacos. *LCR*, líquido cefalorraquidiano.

administração para o plasma. Ela é importante para todas as vias de administração, exceto a intravenosa, em que ela é completa por definição. Existem casos, como a administração tópica de um creme esteroide na pele ou a inalação de um broncodilatador por aerossol no tratamento da asma (ver Capítulo 28), em que a absorção, conforme anteriormente definida, não é necessária para a ação do fármaco; entretanto, na maioria dos casos, o fármaco precisa entrar no plasma antes de alcançar o seu local de ação.

As principais vias de administração são:

- Oral (o fármaco é deglutido)
- Sublingual ou bucal (o fármaco é mantido em contato com a mucosa oral)
- Retal
- Aplicação a outras superfícies epiteliais (p. ex., pele, conjuntiva, vagina e mucosa nasal)
- Inalação
- Injeção
  - Subcutânea
  - Intramuscular
  - Intravenosa
  - Intratecal
  - Intravítrea.

ADMINISTRAÇÃO ORAL

Os fármacos, formados de pequenas moléculas, são administrados, em sua maioria, por via oral e deglutidos. Ocorre pouca absorção até eles alcançarem o intestino delgado, embora os não polares aplicados à mucosa bucal ou debaixo da língua sejam absorvidos diretamente na boca (p. ex., nitratos orgânicos, ver Capítulo 20; e buprenorfina, ver Capítulo 42). Os peptídeos e as proteínas são sujeitos à digestão, de modo que a via oral geralmente não é adequada para os biofármacos, e, apesar das abordagens farmacêuticas engenhosas para contornar esses problemas, o sucesso tem sido limitado (Dubey et al., 2021).

ABSORÇÃO DE FÁRMACOS PELO INTESTINO

Para a maioria dos fármacos, o mecanismo de absorção é o mesmo que de outras barreiras epiteliais, ou seja, transferência passiva em uma velocidade determinada pela ionização e lipossolubilidade das moléculas do fármaco. A Figura 9.9 mostra a absorção de vários ácidos e bases fracos em função

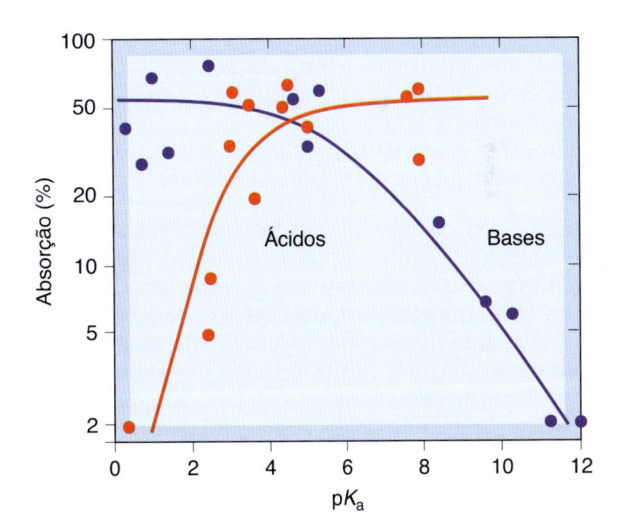

Figura 9.9 Absorção de fármacos pelo intestino, em função do pK_a, para ácidos e bases. Os ácidos e bases fracas são bem absorvidos, enquanto os ácidos e bases fortes são pouco absorvidos. (Redesenhada de Schanker, L.S. et al., 1957. J. Pharmacol. Exp. Therap. 120, 528.)

de seu pK_a. Conforme esperado, as bases fortes com pK_a de 10 ou mais são pouco absorvidas, assim como os ácidos fortes com pK_a inferior a 3, visto que estão totalmente ionizados. O **curare**, um veneno usado em flechas por tribos indígenas da América do Sul, contém compostos de amônio quaternário que bloqueiam a transmissão neuromuscular (ver Capítulo 14). Essas bases fortes são pouco absorvidas pelo trato gastrointestinal, de modo que a carne dos animais mortos é segura para consumo.

Em alguns casos, a absorção intestinal de fármacos depende do transporte mediado por carreador, e não de difusão passiva simples. Entre os exemplos, destacam-se a **levodopa**, usada no tratamento da doença de Parkinson (ver Capítulo 40), captada pelo carreador que normalmente transporta a fenilalanina, e a **fluoruracila** (ver Capítulo 57), um fármaco citotóxico transportado pelo carreador de pirimidinas (timina e uracila). O ferro é absorvido por meio de carreadores específicos nas membranas das células da mucosa intestinal, enquanto cálcio é absorvido por um carreador dependente de vitamina D.

FATORES QUE AFETAM A ABSORÇÃO GASTROINTESTINAL

Normalmente, cerca de 75% de um fármaco administrado por via oral são absorvidos em 1 a 3 horas; todavia, essa absorção é alterada por numerosos fatores, alguns fisiológicos e outros relacionados com a formulação do fármaco. Os principais fatores são os seguintes:

- Conteúdo intestinal (p. ex., presença de alimento *versus* jejum)
- Motilidade gastrointestinal
- Fluxo sanguíneo esplâncnico
- Tamanho da partícula e formulação
- Fatores físico-químicos, incluindo algumas interações entre fármacos
- Polimorfismos genéticos nos transportadores e competição entre fármacos pelos transportadores.

A influência da alimentação, que modifica tanto o conteúdo intestinal quanto o fluxo sanguíneo esplâncnico, é rotineiramente examinada nas fases iniciais dos ensaios clínicos (o parâmetro farmacocinético de importância é o $T_{máx}$, o tempo após a administração da dose em que a concentração plasmática do fármaco é máxima, $C_{máx}$), e os conselhos de prescrição são elaborados de acordo. A motilidade gastrointestinal possui um acentuado efeito. Muitos distúrbios (p. ex., enxaqueca, neuropatia diabética) provocam estase gástrica e reduzem a velocidade de absorção dos fármacos. O tratamento com fármacos também pode afetar a motilidade, reduzindo-a (p. ex., fármacos que bloqueiam os receptores muscarínicos; ver Capítulo 14) ou aumentando-a (p. ex., **metoclopramida**, um antiemético usado no tratamento da enxaqueca para facilitar a absorção de analgésicos; ver Capítulos 16, 30 e 42). O movimento excessivamente rápido do conteúdo intestinal (p. ex., em algumas formas de diarreia) pode comprometer a absorção. Diversos fármacos (p. ex., **propranolol**) alcançam uma concentração plasmática mais alta se forem tomados depois de uma refeição, provavelmente pelo fato de que o alimento aumenta o fluxo sanguíneo esplâncnico. Em contrapartida, o fluxo sanguíneo esplâncnico tende a ser reduzido pelo exercício e pela hipovolemia ou insuficiência cardíaca, com consequente redução da absorção de fármacos.

O tamanho das partículas e a formulação possuem efeitos substanciais sobre a absorção. Em 1971, foi constatado que pacientes em um hospital de Nova York necessitaram de doses de manutenção muito altas de **digoxina** (ver Capítulo 20). Em um estudo de voluntários saudáveis, foi constatado que os comprimidos padrão de digoxina de diferentes fabricantes resultavam em diversas concentrações plasmáticas (Figura 9.10), embora o conteúdo de digoxina dos comprimidos fosse o mesmo, provavelmente, em parte, devido a diferenças no tamanho das partículas.

Os produtos terapêuticos são formulados de modo a produzir as características de absorção desejadas. As cápsulas podem ser projetadas para permanecer intactas por algumas horas após a ingestão, de maneira a reduzir a absorção, enquanto os comprimidos podem ter um revestimento resistente para obter o mesmo efeito. Em alguns casos, uma mistura de partículas de liberação lenta e de liberação rápida é incluída na mesma cápsula para produzir uma absorção rápida, porém sustentada. Sistemas farmacêuticos mais elaborados incluem preparações de liberação modificada, que possibilitam uma administração menos frequente do fármaco. Essas preparações não apenas permitem um aumento do intervalo entre as doses, como também reduzem os efeitos adversos relacionados com altos picos de concentração plasmática ($C_{máx}$), após a administração de uma formulação convencional.

Quando os fármacos são deglutidos, a intenção geralmente é que sejam absorvidos e produzam um efeito sistêmico, porém existem exceções. A **vancomicina** é muito pouco absorvida e é administrada por via oral para erradicar o *Clostridium difficile* formador de toxina do lúmen intestinal em pacientes com colite pseudomembranosa (um efeito adverso de antibióticos de amplo espectro causado pelo aparecimento desse microrganismo no intestino). A **mesalazina** é uma formulação de ácido 5-aminossalicílico com revestimento acrílico dependente de pH, que sofre degradação no íleo terminal e no cólon proximal; esse fármaco é usado no tratamento da doença inflamatória intestinal que afeta essa parte do intestino. A **olsalazina** é um profármaco (ver adiante) que consiste em um dímero de duas moléculas de ácido 5-aminossalicílico, clivado por bactérias do cólon na parte distal do intestino e usado para tratamento de pacientes com colite distal.

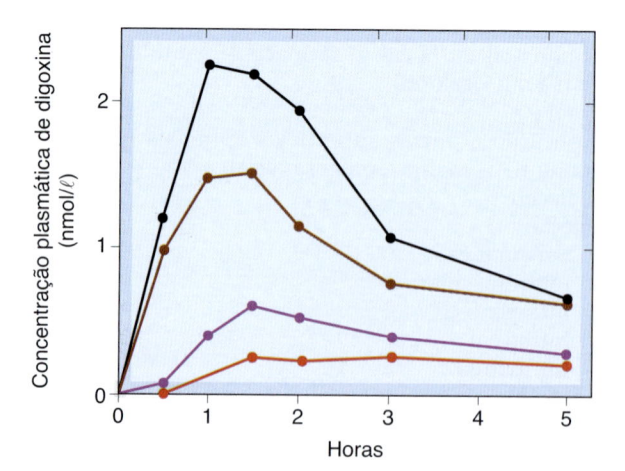

Figura 9.10 Variação na absorção oral entre diferentes formulações de digoxina. As quatro curvas mostram a concentração plasmática média alcançada com as quatro preparações, cada uma das quais administrada em diferentes ocasiões a quatro indivíduos. A grande variação levou à padronização da formulação dos comprimidos de digoxina após a publicação desse estudo. (De Lindenbaum, J. et al., 1971. N Engl J Med 285, 1344.)

Biodisponibilidade e bioequivalência

Para ter acesso à circulação sistêmica, um fármaco administrado por via oral não apenas precisa atravessar a mucosa intestinal, como também vencer o desafio das enzimas, que podem inativá-lo, presentes na parede intestinal e no fígado, um processo designado como metabolismo "pré-sistêmico" ou "de primeira passagem". O termo *biodisponibilidade* é utilizado para indicar a fração (F) de uma dose administrada por via oral que alcança a circulação sistêmica na forma de fármaco intacto, levando em consideração tanto a absorção quanto a degradação metabólica local. F é medida determinando-se as curvas de concentração plasmática do fármaco *versus* tempo em um grupo de indivíduos após administração oral e (em uma ocasião separada) intravenosa (a fração absorvida após uma dose intravenosa é 1 por definição). A área sob a curva (AUC, do inglês *área under the curve*) de concentração plasmática *versus* tempo fornece uma medida integrada da exposição ao fármaco, levando em consideração o tempo, bem como a concentração, e F é estimada como $AUC_{oral}/AUC_{intravenosa}$. A biodisponibilidade não é uma característica exclusivamente da preparação de fármacos: é também afetada por variações na atividade enzimática da parede intestinal ou do fígado, no pH gástrico ou na motilidade intestinal. Por essa razão, não se pode falar estritamente em biodisponibilidade de determinada preparação, mas apenas daquela preparação em determinado indivíduo em uma ocasião específica, e a F determinada em um grupo de voluntários saudáveis pode diferir substancialmente do valor determinado em pacientes com doenças do sistema gastrointestinal ou circulatório.

A biodisponibilidade relaciona-se apenas com a proporção total do fármaco que alcança a circulação sistêmica e despreza a velocidade de absorção. Se um fármaco for totalmente absorvido em 30 minutos, ele alcançará um pico de concentração plasmático muito mais alto (e apresentará um efeito mais acentuado) do que se for absorvido ao longo de várias horas. As autoridades reguladoras – que precisam tomar decisões sobre o licenciamento de produtos que são "equivalentes genéricos" dos produtos patenteados – exigem evidências de "bioequivalência" com base na concentração máxima alcançada ($C_{máx}$) e o tempo decorrido desde a administração das doses até a $C_{máx}$ ($T_{máx}$), bem como $AUC_{(0-t)}$. Para a maioria dos fármacos, $AUC_{(0-t)}$ e a $C_{máx}$ precisam estar entre 80 e 125% da preparação comercializada para que o novo produto genérico seja aceito como bioequivalente ao fármaco de referência, que habitualmente é o líder de mercado (EMEA, 2010).

ADMINISTRAÇÃO PELA MUCOSA ORAL (SUBLINGUAL OU BUCAL)

A absorção diretamente pela cavidade oral é algumas vezes útil quando há necessidade de se obter uma resposta rápida, em particular, quando o fármaco é instável no pH gástrico ou é logo metabolizado pelo fígado. A **nitroglicerina** e a **buprenorfina** (mencionada antes) são exemplos de fármacos com frequência administrados por via sublingual (ver Capítulos 20 e 42, respectivamente). O midazolam por via bucal é tão efetivo e seguro quanto o diazepam por via intravenosa ou retal para interromper o estágio inicial de *mal epiléptico* (ver Capítulo 46) em crianças (Brigo et al., 2015). O tempo entre a chegada no serviço de emergência e a administração do fármaco e a cessação das convulsões é reduzido, e é mais fácil administrar o fármaco. Os fármacos absorvidos pela boca passam diretamente para a circulação sistêmica sem entrar no sistema porta, escapando, assim, do metabolismo de primeira passagem pelas enzimas da parede intestinal e do fígado.

ADMINISTRAÇÃO RETAL

A administração por via retal é usada para fármacos que precisam produzir efeito local (p. ex., fármacos anti-inflamatórios, como a **mesalazina** em supositórios ou enemas para uso na colite ulcerativa; ver Capítulo 30), ou efeito sistêmico. É possível que a absorção após administração retal não seja confiável, mas pode ser rápida e mais completa do que após administração oral, visto que apenas uma fração da drenagem capilar retorna à circulação sistêmica por meio da veia porta. Essa via pode ser útil em pacientes que apresentam vômitos ou que são incapazes de tomar a medicação por via oral (p. ex., no pós-operatório ou durante cuidados paliativos). Entretanto, a administração retal não tem sido amplamente adotada, mesmo quando há uma justificativa que aparenta ser satisfatória, e os supositórios estão comercialmente disponíveis, como, por exemplo, supositórios contendo ergotamina para o tratamento de crises de enxaqueca – uma condição na qual a estase gástrica e os vômitos podem limitar a eficácia dos comprimidos orais (ver Capítulo 42).

APLICAÇÃO EM SUPERFÍCIES EPITELIAIS

ADMINISTRAÇÃO CUTÂNEA

A administração cutânea é usada quando há necessidade de um efeito local na pele (ver Capítulo 26). Entretanto, pode ocorrer absorção apreciável, levando a efeitos sistêmicos; algumas vezes, a absorção é explorada terapeuticamente, como, por exemplo, na aplicação local de géis de agentes anti-inflamatórios não esteroides, como o **ibuprofeno** (ver Capítulo 25).

A maioria dos fármacos é bem pouco absorvida pela pele intacta. Entretanto, vários inseticidas organofosforados (ver Capítulo 14), que precisam atravessar a cutícula dos insetos para atuar, são absorvidos pela pele, ocorrendo intoxicação acidental em trabalhadores rurais.

Narra-se o caso de um florista de 35 anos de idade ocorrido em 1932. "Enquanto realizava um pequeno conserto elétrico em sua mesa de trabalho, sentou em uma cadeira na qual uma pequena quantidade de *Nico-Fume liquid* (uma solução de nicotina livre a 40%) tinha sido derramada. Sentiu que a sua roupa tinha ficado molhada com a solução na região da nádega esquerda, uma área do tamanho da palma de sua mão, aproximadamente. Não se importou muito com isso e continuou o seu trabalho por cerca de 15 minutos, quando de repente foi acometido por náuseas e sensação de desmaio, e viu-se banhado em suor. A caminho do hospital, perdeu a consciência". O florista sobreviveu e, 4 dias depois, "ao receber alta, entregaram-lhe as mesmas roupas que usava quando chegou ao hospital. A roupa tinha sido guardada em uma sacola de papel e ainda estava úmida no local onde tinha sido molhada com solução de nicotina". O resultado disso foi previsível. Mais uma vez, sobreviveu, mas, desde então, "sentia-se incapaz de entrar em uma estufa onde tinha sido aplicado *spray* de nicotina". Atualmente, são utilizadas formas transdérmicas de nicotina para reduzir os sintomas de abstinência que acompanham a cessação do tabagismo (ver Capítulo 50).

As formulações transdérmicas, nas quais o fármaco é incorporado em um adesivo aplicado à pele, são utilizadas cada vez mais, e vários fármacos estão disponíveis nessa apresentação – por exemplo, **estrógeno** e **testosterona** para terapia de reposição hormonal (ver Capítulo 35). Esses adesivos produzem uma taxa constante de liberação do fármaco e evitam o metabolismo pré-sistêmico. A **fentanila** está disponível na forma de adesivo para o tratamento da dor intermitente (ver Capítulo 43). Entretanto, esse método é apenas adequado para fármacos lipossolúveis e é relativamente caro.

SPRAYS NASAIS

Alguns análogos de hormônios peptídicos, como, por exemplo, **hormônio antidiurético** (ver Capítulo 33) e **hormônio liberador de gonadotropinas** (ver Capítulo 35), são administrados como *sprays* nasais, assim como a **calcitonina** (ver Capítulo 36). Acredita-se que a absorção ocorra por meio da mucosa que recobre o tecido linfoide nasal. Essa mucosa é semelhante à que reveste as placas de Peyer no intestino delgado, que também é particularmente permeável.

COLÍRIOS

Muitos fármacos são aplicados na forma de colírios (ver Capítulo 27) e dependem da absorção através do epitélio do saco conjuntival para produzir seus efeitos. Podem ser obtidos efeitos locais desejáveis no olho sem causar efeitos colaterais sistêmicos. Por exemplo, a **dorzolamida** é um inibidor da anidrase carbônica, administrada na forma de colírio para reduzir a pressão ocular em pacientes com glaucoma. Esse efeito é alcançado sem acometer os rins (ver Capítulo 29), evitando, assim, a acidose causada pela administração oral da acetazolamida. Entretanto, ocorre alguma absorção sistêmica a partir do olho, podendo resultar em efeitos indesejáveis (p. ex., broncoespasmo em pacientes asmáticos que usam colírio de **timolol** para glaucoma).

ADMINISTRAÇÃO POR INALAÇÃO

A inalação é a via utilizada para anestésicos voláteis e gasosos, em que o pulmão serve como via de administração e de eliminação (ver Capítulo 41). A rápida troca resultante da grande área de superfície e do fluxo sanguíneo possibilita a obtenção de ajustes rápidos na concentração plasmática. O comportamento farmacocinético dos anestésicos inalatórios é discutido no Capítulo 41.

Os fármacos utilizados pelos seus efeitos sobre os pulmões também são administrados por inalação, geralmente na forma de aerossol de gotículas líquidas ou, algumas vezes, de partículas sólidas. Os glicocorticoides (p. ex., **dipropionato de beclometasona**) e os broncodilatadores (p. ex., **salbutamol** e **formoterol;** ver Capítulo 28) são administrados por essa via para alcançar concentrações locais elevadas nos pulmões, minimizando, ao mesmo tempo, os efeitos sistêmicos. Todavia, os fármacos administrados por inalação são, em geral, parcialmente absorvidos na circulação, e podem ocorrer efeitos colaterais sistêmicos (p. ex., tremor após a administração de salbutamol). A modificação química de um fármaco pode minimizar essa absorção. Por exemplo, o **ipratrópio**, um antagonista dos receptores muscarínicos (ver Capítulos 14 e 28), é um análogo de amônio quaternário de atropina. O ipratrópio é usado como broncodilatador por via inalação, visto que a sua baixa absorção prolonga a sua ação local e reduz a probabilidade de efeitos adversos sistêmicos.

ADMINISTRAÇÃO POR INJEÇÃO

A injeção intravenosa constitui a via mais rápida e mais confiável de administração de fármacos. A injeção em *bolus* produz rapidamente uma alta concentração do fármaco, primeiro no lado direito do coração e nos vasos pulmonares e, em seguida, na circulação sistêmica. O pico de concentração alcançado nos tecidos depende fundamentalmente da velocidade da injeção. A administração por infusão intravenosa por meio de uma bomba mecânica evita as incertezas da absorção em outros locais, enquanto previne também as altas concentrações plasmáticas máximas causadas pela injeção em *bolus*.

A injeção de fármacos, por via subcutânea ou intramuscular, em geral produz um efeito mais rápido do que a administração oral, porém a velocidade de absorção depende, em grande parte, do local de injeção e do fluxo sanguíneo local. Os fatores que limitam a velocidade de absorção no local da injeção são os seguintes:

- Difusão através do tecido
- Remoção pelo fluxo sanguíneo local.

A absorção a partir do local da injeção (algumas vezes, mas nem sempre, desejável; ver adiante) aumenta com o aumento do fluxo sanguíneo. A *hialuronidase* (uma enzima que degrada a matriz extracelular, aumentando, assim, a difusão) também aumenta a absorção do fármaco a partir de seu local da injeção. Em contrapartida, a absorção é reduzida em pacientes com insuficiência circulatória (choque), nos quais a perfusão tecidual está reduzida (ver Capítulo 21).

MÉTODOS PARA REDUZIR A ABSORÇÃO

Pode ser desejável reduzir a absorção, seja para produzir um efeito local ou para prolongar a ação sistêmica. Por exemplo, a adição de adrenalina (epinefrina) a um anestésico local reduz a absorção do anestésico na circulação geral, o que prolonga apropriadamente o efeito anestésico (ver Capítulo 44). A formulação de insulina com protamina e zinco produz uma forma de ação prolongada (ver Capítulo 31). Atualmente, dispõe-se de análogos de insulina de ação ainda mais prolongada, que podem produzir níveis basais de insulina com a administração de uma única dose ao dia. Incluem a **insulina glargina,** a **insulina detemir** e a **insulina degludeca.** Entre essas insulinas, a de ação mais prolongada, a insulina degludeca, tem um aminoácido deletado, e um resíduo de lisina é conjugado a um ácido graxo de cadeia longa por meio de um espaçador de g-L-glutamil. Esse análogo fornece insulina basal por até 42 horas após uma única injeção – uma propriedade útil no manejo de pacientes diabéticos com comprometimento cognitivo que podem precisar de visitas de um profissional enfermeiro em casa, mas que não são capazes de estar no mesmo horário todos os dias. A benzilpenicilina procaína (ver Capítulo 52) é um sal pouco solúvel da **penicilina**; quando injetada como suspensão aquosa, é lentamente absorvida e exerce uma ação prolongada. A esterificação dos hormônios esteroides (p. ex., acetato de medroxiprogesterona, propionato de testosterona; ver Capítulo 35) e de fármacos antipsicóticos (p. ex., decanoato de flufenazina; ver Capítulo 47) aumenta a sua solubilidade em óleo e diminui a velocidade de absorção quando injetados em solução oleosa.

Outro método empregado para obter uma absorção lenta e contínua de certos hormônios esteroides (p. ex., o **estradiol**; ver Capítulo 35) consiste na implantação subcutânea da substância formulada na forma de implante (*pellet*) sólido. A velocidade de absorção é proporcional à área de superfície do implante.

INJEÇÃO INTRATECAL

A injeção de um fármaco no espaço subaracnóideo por meio de agulha de punção lombar é usada para alguns propósitos especiais. O **metotrexato** (ver Capítulo 57) é administrado dessa maneira no tratamento de determinadas leucemias da infância com o objetivo de evitar a recidiva no SNC. A anestesia local pode ser produzida pela administração intratecal de um anestésico local, como **bupivacaína** (ver Capítulo 44). Os analgésicos opioides também podem ser utilizados dessa maneira (ver Capítulo 43). O **baclofeno** (um análogo do GABA; ver Capítulo 38) é utilizado no tratamento dos espasmos musculares incapacitantes e tem sido administrado por via intratecal para minimizar seus efeitos adversos periféricos. Alguns antibióticos (p. ex., aminoglicosídeos) atravessam muito lentamente a barreira hematoencefálica e, em situações clínicas raras nas quais são essenciais (p. ex., infecções do sistema nervoso por bactérias resistentes a outros antibióticos), podem ser administrados por via intratecal ou diretamente nos ventrículos cerebrais por meio de um reservatório. A **nusinersena**, um oligonucleotídeo *antissense* usado no tratamento da atrofia muscular espinal (ver Capítulos 5 e 40), é administrada por via intratecal, que pode se tornar cada vez mais importante tendo em vista o potencial terapêutico dos biofármacos nos distúrbios neurológicos e o problema de acesso desses agentes pela barreira hematoencefálica.

INJEÇÃO INTRAVÍTREA

O **ranibizumabe** (um fragmento de anticorpo monoclonal que se liga ao fator de crescimento do endotélio vascular; ver Capítulo 21) ou o **aflibercepte,** uma proteína de fusão, são administrados por injeção intravítrea (ver Capítulo 27) pelos oftalmologistas para o tratamento de pacientes com degeneração macular úmida relacionada com a idade, edema macular e neovascularização de coroide. Os implantes intravítreos que liberam corticosteroides lentamente (como a **fluocinolona** ou a **dexametasona**) ao longo de um período de meses, são utilizados no edema macular.

> **Absorção e biodisponibilidade dos fármacos**
>
> - Os fármacos com lipossolubilidade muito baixa, incluindo os ácidos ou bases fortes, geralmente são pouco absorvidos pelo intestino
> - As exceções (p. ex., **levodopa**) consistem em fármacos absorvidos por transferência mediada por carreador
> - A absorção pelo intestino depende de muitos fatores, incluindo:
>   – Motilidade gastrointestinal
>   – pH gastrointestinal
>   – Tamanho das partículas
>   – Interação físico-química com o conteúdo intestinal (p. ex., interação química entre cálcio e antibióticos tetraciclinas)
>   – Polimorfismos genéticos nos transportadores de fármacos e competição pelos transportadores
> - A biodisponibilidade refere-se à fração de uma dose ingerida de um fármaco que tem acesso à circulação sistêmica. Pode ser baixa, visto que a absorção é incompleta ou pelo fato de que o fármaco é metabolizado na parede intestinal ou no fígado antes de alcançar a circulação sistêmica ("metabolismo pré-sistêmico")
> - A bioequivalência refere-se ao fato de que, se uma formulação de determinado fármaco for substituída por outra, não haverá consequências clinicamente indesejáveis.

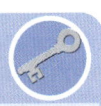

DISTRIBUIÇÃO DOS FÁRMACOS NO ORGANISMO

COMPARTIMENTOS DE LÍQUIDOS CORPORAIS

A água corporal está distribuída em quatro compartimentos principais (Figura 9.11). A água constitui 50 a 70% do peso corporal, sendo essa porcentagem muito menor em mulheres (do que em homens).

O líquido extracelular compreende o plasma sanguíneo (cerca de 4,5% do peso corporal), o líquido intersticial (16%) e a linfa (1,2%). O líquido intracelular (30 a 40%) é a soma do conteúdo de líquido de todas as células no corpo. O líquido transcelular (2,5%) inclui os líquidos cefalorraquidiano, intraocular, peritoneal, pleural e sinovial e as secreções digestivas. O feto também pode ser considerado como um tipo especial de compartimento transcelular. Dentro de cada um desses compartimentos aquosos, as moléculas de fármacos geralmente estão presentes tanto livres em solução quanto na forma ligada; além disso, os fármacos que são ácidos ou bases fracas existem como mistura em equilíbrio das formas com carga e sem carga, e a posição do equilíbrio depende do pH do líquido e do pK_a do fármaco.

Por conseguinte, o padrão de equilíbrio de distribuição entre os vários compartimentos depende de:

- Permeabilidade através das barreiras teciduais
- Ligação dentro dos compartimentos
- Partição pelo pH
- Partição óleo:água.

Para passar do compartimento extracelular para os compartimentos transcelulares, o fármaco precisa atravessar uma barreira celular, e a barreira hematoencefálica é um exemplo particularmente importante.

A BARREIRA HEMATOENCEFÁLICA

O conceito de barreira hematoencefálica foi introduzido por Paul Ehrlich para explicar a sua observação de que um corante administrado por via intravenosa corava a maioria dos tecidos, mas não o encéfalo. A barreira consiste em uma

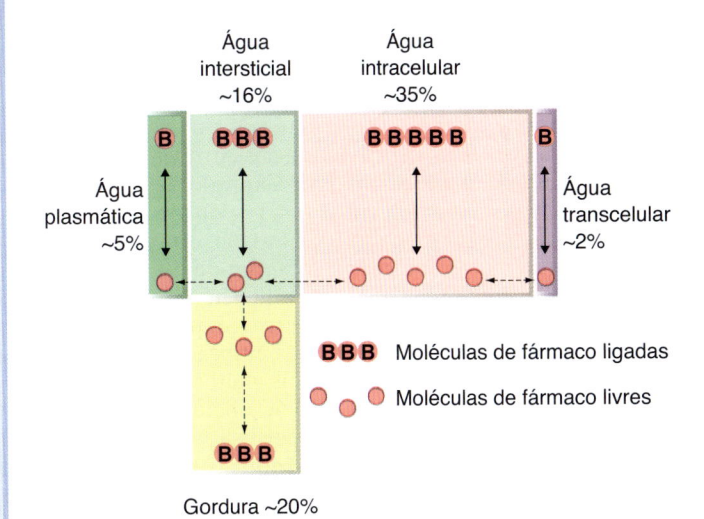

Figura 9.11 Principais compartimentos de líquidos corporais, expressos como porcentagem de peso corporal. As moléculas de fármacos encontram-se na forma ligada ou livre em cada compartimento, porém apenas o fármaco livre tem a capacidade de se movimentar entre os compartimentos.

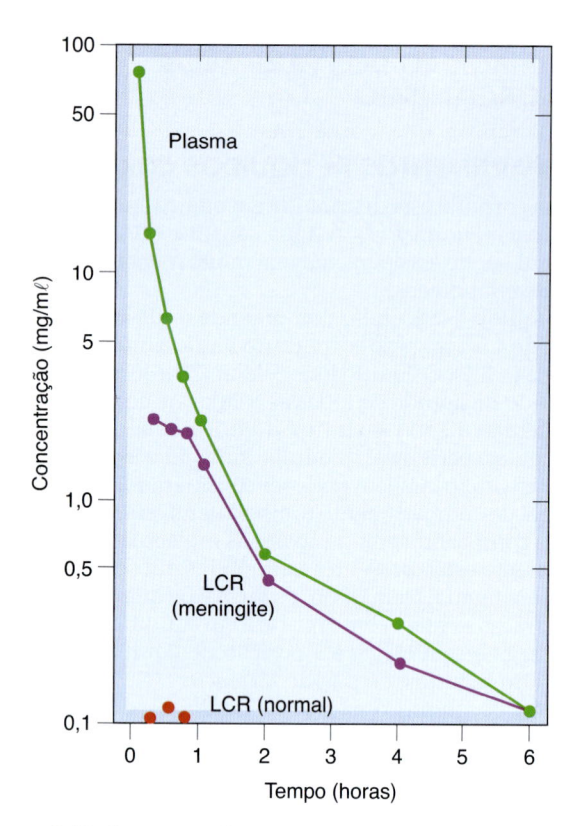

Figura 9.12 Concentrações de um antibiótico (tienamicina) no plasma e no líquido cefalorraquidiano após administração de uma dose intravenosa (25 mg/kg). Em coelhos normais, o fármaco não alcança o líquido cefalorraquidiano (LCR); todavia, em animais com meningite experimental por *Escherichia coli*, a concentração do fármaco no LCR se aproxima daquela do plasma. (De Patamasucon, P., McCracken Jr, G.H., 1973. Antimicrob. Agents Chemother. 3, 270.)

camada contínua de células endoteliais unidas por zônulas de oclusão e circundadas por pericitos. Várias bombas de efluxo expulsam moléculas de substrato, incluindo fármacos hidrossolúveis que atravessam o LCR. Consequentemente, o encéfalo é inacessível a muitos fármacos de baixa lipossolubilidade, e foram envidados esforços para melhorar a farmacoterapia do sistema nervoso central por meio da modulação de proteínas de permeabilidade na barreira hematoencefálica (revisão por Miller et al. 2008). Entretanto, a inflamação pode romper a integridade da barreira hematoencefálica (Figura 9.12) e a atividade das bombas de efluxo; em consequência, a penicilina (ver Capítulo 52) pode ser administrada por via intravenosa (em vez da via intratecal) para o tratamento da meningite bacteriana, que é acompanhada de inflamação intensa. A loperamida, um agonista opioide usado pelo seu efeito sobre o íleo no tratamento da diarreia (ver Capítulo 30), é outro fármaco que atravessa a barreira hematoencefálica, mas que é bombeado muito rapidamente para fora, de modo que seus efeitos são limitados à periferia. Em algumas partes do SNC, incluindo a *zona de gatilho quimiorreceptora*, a barreira é permeável. Essa permeabilidade possibilita que a **domperidona**, um antiemético antagonista dos receptores de dopamina (ver Capítulos 30 e 40) que não atravessa a barreira hematoencefálica, mas que tem acesso à zona de gatilho quimiorreceptora, seja usada na prevenção das náuseas causadas por agonistas dopaminérgicos, como a **apomorfina**, fármacos esses utilizados no tratamento da doença de Parkinson avançada. Isso é obtido sem perda de eficácia, visto que os receptores de dopamina nos núcleos da base são acessíveis apenas a fármacos que tenham atravessado a barreira hematoencefálica.

O **brometo de metilnaltrexona**, o **naloxegol** e a **naldemedina** são antagonistas dos receptores opioides μ de ação periférica, que não atravessam a barreira hematoencefálica. Esses fármacos são usados no tratamento de constipação intestinal induzida por opioides em pacientes que necessitam desses fármacos como parte dos cuidados paliativos (ver Capítulo 43). O **alvimopan** é semelhante e é utilizado no tratamento do íleo pós-operatório. Esses fármacos apresentam absorção gastrointestinal limitada e não atravessam a barreira hematoencefálica, de modo que eles não bloqueiam os efeitos opioides desejados no SNC.

Vários peptídeos, incluindo a bradicinina, aumentam a permeabilidade da barreira hematoencefálica. Existe interesse em explorar esse efeito e outras intervenções possíveis para melhorar a passagem de fármacos antineoplásicos durante o tratamento de tumores cerebrais e outras doenças neurológicas. Apesar dos consideráveis esforços contínuos (Marcucci et al., 2021), isso ainda não levou a uma aplicação clínica de rotina.

VOLUME DE DISTRIBUIÇÃO

O volume de distribuição V_d aparente (ver Capítulo 11) é definido como o volume que deve conter a quantidade total do fármaco (Q) no organismo, em uma concentração igual àquela presente no plasma (C_p):

$$V_d = \frac{Q}{C_p}$$

É importante evitar a identificação muito rigorosa de certa faixa de V_d com um determinado compartimento anatômico. Os fármacos podem atuar em concentrações muito baixas no compartimento específico que dá acesso a seus receptores. Por exemplo, a insulina apresenta um V_d medido semelhante ao volume da água plasmática, porém exerce seus efeitos no músculo, nas células adiposas e hepáticas por meio de receptores que são expostos ao líquido intersticial, mas não ao plasma (ver Capítulo 31).

FÁRMACOS QUE, EM GRANDE PARTE, ESTÃO CONFINADOS AO COMPARTIMENTO PLASMÁTICO

O volume de plasma é de cerca de 0,05 ℓ/kg de peso corporal. Alguns fármacos, como a **heparina** (ver Capítulo 23), estão confinados ao plasma, visto que suas moléculas são demasiado grandes para atravessar facilmente a parede dos capilares. Com mais frequência, a retenção de um fármaco no plasma após a administração de uma dose única reflete uma forte ligação às proteínas plasmáticas. Entretanto, é o fármaco livre no líquido intersticial que exerce um efeito farmacológico. Após doses repetidas, o equilíbrio é alcançado, e o V_d medido aumenta. Alguns corantes se ligam de forma excepcionalmente forte à albumina plasmática, como no caso do azul de Evans, de modo que o seu V_d tem sido usado de modo experimental para medir o volume plasmático.

FÁRMACOS DISTRIBUÍDOS NO COMPARTIMENTO EXTRACELULAR

O volume extracelular total é de cerca de 0,2 ℓ/kg de peso corporal, o que corresponde ao V_d aproximado para muitos compostos polares, como o vecurônio (ver Capítulo 14), a **gentamicina** e a **carbenicilina** (ver Capítulo 52). Esses fármacos não conseguem entrar nas células com facilidade, em virtude de sua baixa lipossolubilidade e eles não atravessam livremente a barreira hematoencefálica nem a placenta. Muitos biofármacos macromoleculares, em particular anticorpos monoclonais (ver Capítulo 5), distribuem-se no espaço extracelular e alcançam os receptores presentes na superfície das células, porém não entram prontamente nelas. Os biofármacos baseados em ácidos nucleicos, que atuam intracelularmente, são fornecidos, com frequência, em sistemas de liberação especiais (ver Capítulo 5) que facilitam o acesso ao interior da célula.

DISTRIBUIÇÃO PELA ÁGUA CORPORAL

A água corporal total representa cerca de 0,55 ℓ/kg. Esse valor se aproxima da distribuição de muitos fármacos que atravessam prontamente as membranas celulares, como a **fenitoína** (ver Capítulo 46) e o **etanol** (ver Capítulo 50). A ligação de fármacos fora do compartimento plasmático ou a sua partição no tecido adiposo aumentam o V_d acima do volume de água corporal total. Como consequência, existem também muitos fármacos com V_d maior do que o volume corporal total, como a morfina (ver Capítulo 43), os antidepressivos tricíclicos (ver Capítulo 48) e o **haloperidol** (ver Capítulo 47). Esses fármacos não são removidos eficientemente do corpo por hemodiálise, que filtra o plasma sanguíneo e, portanto, não tem utilidade no manejo da superdosagem com esses agentes.

> **Distribuição dos fármacos**
>
> - Os principais compartimentos são:
>   - Plasma (5% do peso corporal)
>   - Líquido intersticial (16%)
>   - Líquido intracelular (35%)
>   - Líquido transcelular (2%)
>   - Gordura (20%)
> - O volume de distribuição (V_d) é definido como o volume de veículo que apresenta o conteúdo corporal total do fármaco (Q) em uma concentração igual à concentração plasmática medida (C_p), $V_d = Q/C_p$
> - Os fármacos insolúveis em lipídeos ficam confinados principalmente ao plasma e aos líquidos intersticiais; a maioria não atravessa o encéfalo após administração aguda de uma dose
> - Os fármacos lipossolúveis alcançam todos os compartimentos e podem acumular-se no tecido adiposo
> - Para os fármacos que se acumulam fora do compartimento plasmático (p. ex., no tecido adiposo ou ligados aos tecidos), o V_d pode ultrapassar o volume corporal total.

INTERAÇÕES MEDICAMENTOSAS CAUSADAS POR ALTERAÇÃO DA ABSORÇÃO*

A absorção gastrointestinal é reduzida por fármacos que inibem o esvaziamento gástrico, como a atropina ou os opioides, ou é acelerada por fármacos que aceleram o esvaziamento gástrico (p. ex., metoclopramida; ver Capítulo 30). Como alternativa, o fármaco A pode interagir física ou quimicamente com o fármaco B no intestino, de modo a inibir a absorção do fármaco B. Por exemplo, tanto o Ca^{2+} quanto o Fe^{2+} formam complexos insolúveis com a **tetraciclina**, o que reduz a sua absorção; a **colestiramina**, uma resina de ligação de ácidos biliares, liga-se a vários fármacos (p. ex., varfarina, digoxina), impedindo a sua absorção se forem administrados em horários próximos um do outro. A adição de **adrenalina** (**epinefrina**) a injeções de anestésicos locais provoca vasoconstrição, o que reduz a absorção do anestésico, prolongando o seu efeito local (ver Capítulo 44). Atualmente, a modelagem de base fisiológica está começando a ser utilizada para prever de maneira quantitativa os efeitos de polimorfismos genéticos de transportadores de fármacos no intestino e nos hepatócitos, bem como de interações medicamentosas devido à competição por esses transportadores (Nosaki e Izumi, 2020; Yoshida et al., 2013).

INTERAÇÕES MEDICAMENTOSAS CAUSADAS POR ALTERAÇÃO DA DISTRIBUIÇÃO**

ALTERAÇÃO DA DISTRIBUIÇÃO COMO CONSEQUÊNCIA DA LIGAÇÃO ALTERADA ÀS PROTEÍNAS

Um fármaco pode alterar a distribuição de outro por competição por um sítio de ligação comum na albumina plasmática ou na proteína tecidual; todavia, essas interações raramente têm importância clínica, a não ser que sejam acompanhadas de algum efeito separado sobre a eliminação do fármaco (ver Capítulos 10 e 12). O deslocamento de um fármaco de seus sítios de ligação no plasma ou tecidos aumenta transitoriamente a concentração de fármaco livre (não ligado), porém isso é seguido de um aumento na sua eliminação, o que resulta em um novo estado de equilíbrio dinâmico, em que a concentração total de fármaco no plasma está reduzida, porém a concentração de fármaco livre é igual àquela observada antes da introdução do segundo fármaco "deslocador". As consequências de potencial importância clínica são as seguintes:

- Efeito prejudicial devido ao aumento transitório na concentração de fármaco livre antes que seja alcançado o novo estado de equilíbrio dinâmico
- Se a dose está sendo ajustada de acordo com as medições da concentração plasmática total, será necessário reconhecer que a faixa-alvo de concentração terapêutica será alterada pela coadministração de um fármaco "deslocador"
- Quando o fármaco "deslocador" reduz adicionalmente a eliminação do primeiro, de modo que a concentração livre seja aumentada não apenas de forma aguda, mas também cronicamente no novo estado de equilíbrio dinâmico, pode ocorrer toxicidade grave.

Embora muitos fármacos tenham afinidade apreciável pela albumina plasmática e, portanto, possam ter potencial de interagir dessa maneira, existem um número bastante pequeno de casos de interações desse tipo clinicamente importantes. Os fármacos ligados às proteínas que são administrados em doses grandes o suficiente para atuar como agentes de deslocamento incluem *sulfonamidas* e o **hidrato de cloral**; ácido tricloroacético, um metabólito do hidrato de cloral, liga-se muito fortemente à albumina plasmática. O deslocamento da bilirrubina da albumina por esses fármacos em recém-nascidos prematuros com icterícia pode ter consequências clínicas desastrosas; o metabolismo da bilirrubina está subdesenvolvido no fígado prematuro, e a bilirrubina não ligada pode atravessar a barreira hematoencefálica imatura e provocar *kernicterus* (coloração dos núcleos da base pela bilirrubina). Isso provoca um distúrbio

---

*Ver Capítulo 12 para uma abordagem geral das interações farmacológicas.

**Ver Capítulo 12 para uma abordagem geral das interações farmacológicas.

incapacitante e permanente do movimento conhecido como coreoatetose, que se caracteriza por movimentos involuntários de contorção na criança.

A dose de fenitoína é ajustada de acordo com a determinação de sua concentração no plasma, e essas medições não diferenciam rotineiramente a fenitoína ligada da forma livre (*i.e.*, não refletem a concentração total do fármaco). A introdução de um fármaco de deslocamento em um paciente epiléptico cuja condição esteja estabilizada com fenitoína (ver Capítulo 46) reduz a concentração plasmática total desse fármaco, devido à eliminação aumentada do fármaco livre; entretanto, não há perda da eficácia, visto que a concentração de fenitoína não ligada (ativa) no novo estado de equilíbrio dinâmico permanece inalterada. Se não for reconhecido que a faixa terapêutica da concentração plasmática tenha sido reduzida dessa maneira, será possível prescrever um aumento da dose, causando dano.

Os fármacos que alteram a ligação às proteínas algumas vezes reduzem também a eliminação do fármaco deslocado, causando interações clinicamente importantes. Os *salicilatos* deslocam o **metotrexato** de seus sítios de ligação na albumina e reduzem a sua secreção no néfron por competição com o OAT (ver Capítulo 10). A **quinidina** e vários outros fármacos antiarrítmicos, incluindo o **verapamil** e a **amiodarona** (ver Capítulos 20 e 21), deslocam a digoxina de seus sítios de ligação nos tecidos, enquanto reduzem simultaneamente a sua excreção renal; por conseguinte, podem causar arritmias graves por meio de toxicidade da digoxina.

ALTERAÇÃO DA DISTRIBUIÇÃO EM CONSEQUÊNCIA DA COMPETIÇÃO POR TRANSPORTADORES COMPARTILHADOS

Pode ocorrer competição de fármacos por mecanismos de transporte compartilhados (ver anteriormente). O transporte mediado por carreador por mecanismos de SLC e ABC afeta não apenas a distribuição de fármacos (p. ex., o OAT que exclui a penicilina do SNC; ver Capítulo 12), mas também a absorção, a excreção e o acesso de fármacos a enzimas metabolizadoras no fígado (p. ex., Figuras 9.5 e 9.6 e ver Capítulo 10). Atualmente, existe grande interesse por novas abordagens com o objetivo de prever interações medicamentosas mediadas por transportadores, como medição de substratos endógenos como biomarcadores para a função transportadora (para uma revisão, ver Muller et al., 2018).

SISTEMAS ESPECIAIS DE FORNECIMENTO DE FÁRMACOS

Várias abordagens são usadas no desenvolvimento para melhorar o fornecimento de fármacos ao tecido-alvo. Entre elas, incluem-se:
- Profármacos
- Conjugados de anticorpo-fármaco
- Acondicionamento em lipossomas
- Dispositivos implantáveis revestidos.

PROFÁRMACOS

Os profármacos são precursores inativos metabolizados a metabólitos ativos; são descritos no Capítulo 10 e revisados por Huttunen et al. 2011. Alguns exemplos em uso clínico não conferem qualquer benefício óbvio, e foi descoberto só retrospectivamente que se tratava de profármacos, os quais não tinham sido desenvolvidos com esse objetivo.

Entretanto, alguns apresentam vantagens. Por exemplo, o fármaco citotóxico **ciclofosfamida** (ver Capítulo 57) só se torna ativo após ter sido metabolizado no fígado; por conseguinte, pode ser administrado por via oral em doses terapêuticas sem causar dano grave ao epitélio gastrointestinal. A levodopa é absorvida pelo trato gastrointestinal e atravessa a barreira hematoencefálica por meio de um mecanismo de transporte de aminoácidos antes de sua conversão em dopamina nas terminações nervosas dos núcleos da base (ver Capítulo 40). A **zidovudina** é fosforilada a seu metabólito ativo trifosfato apenas em células que contêm a enzima viral apropriada, conferindo, assim, uma toxicidade seletiva para as células infectadas pelo HIV (ver Capítulo 53). O **valaciclovir** e o **fanciclovir** são, cada um deles, ésteres de profármacos do **aciclovir** e do **penciclovir**, respectivamente. Sua biodisponibilidade é maior que a do aciclovir e penciclovir, que são eles próprios profármacos que são convertidos em metabólitos ativos nas células infectadas por vírus (ver Capítulo 53). A **diacetilmorfina** (heroína) é um profármaco que atravessa a barreira hematoencefálica ainda mais rápido do que seus metabólitos ativos, a morfina e a 6-monoacetilmorfina (ver Capítulo 43), o que explica o aumento de "excitação" e, portanto, o potencial de abuso.

O fornecimento de fármacos à base de ácidos nucleicos (oligonucleotídeos *antissense* e pequenos fármacos de RNA de interferência) a seus locais intracelulares de ação representa um importante problema com essa classe de biofármacos (ver Capítulo 5). A conjugação desses agentes com N-acetilgalactosamina (GalNAc) que se liga a transportadores específicos de superfície possibilita o fornecimento de fármacos aos hepatócitos. O receptor de asialoglicoproteína (ASGR, do inglês *asialoglycoprotein receptor*) é uma lectina expressa de forma abundante na superfície celular dos hepatócitos, que se liga a resíduos terminais de galactose e N-acetilgalactosamina (GalNAc) (como parte do mecanismo de defesa do hospedeiro contra bactérias gram-negativas), levando à captação seletiva pelos hepatócitos do fármaco conjugado, que é convertido no oligonucleotídeo no citoplasma (Prakash et al., 2016).

Outros problemas poderiam ser teoricamente superados pelo uso de profármacos adequados, como, por exemplo, instabilidade dos fármacos no pH gástrico, irritação gástrica direta (o ácido acetilsalicílico foi sintetizado no século XIX, na tentativa deliberada de produzir um profármaco do ácido salicílico que fosse tolerável quando administrado por via oral), incapacidade do fármaco de atravessar a barreira hematoencefálica e assim por diante. Embora o *designer* otimista de profármacos "precise ter em mente que uma reação normal do organismo a substância estranha consiste em queimá-la para obter alimento", os casos de sucesso anteriormente mencionados com o fornecimento de fármacos de ácidos nucleicos aos hepatócitos são notáveis (ver Capítulo 5).

CONJUGADOS ANTICORPO-FÁRMACO

Um dos objetivos da quimioterapia para o câncer é melhorar a seletividade dos fármacos citotóxicos (ver Capítulo 57). Uma abordagem que levou a uma onda de agentes licenciados (12 atualmente licenciados pela FDA e ainda contando) consiste em ligar o fármaco ou a toxina a um anticorpo dirigido contra um antígeno específico do tumor, que irá ligar-se de maneira seletiva às células tumorais (Thomas et al., 2016). O **ado-trastuzumabe entansina**, o **brentuximabe vedotina** e o **gentuzumabe ozogamicina** são três exemplos já em uso clínico há alguns anos (ver Capítulo 57). O ado-trastuzumabe entansina é o trastuzumabe, um anticorpo dirigido contra o HER2, complexado de forma covalente por meio de uma molécula ligante a um inibidor de microtúbulos, DM1. É usado como único agente para o tratamento de pacientes selecionadas com câncer de mama metastático HER2-positivo. O trastuzumabe liga-se ao HER2 no tumor, inibindo a sinalização do receptor HER2 e liberando o fármaco inibidor de microtúbulos DM1 (um derivado da maitansina) a seu local de ação no tumor. Estudos clínicos randomizados demonstraram uma melhora da sobrevida livre de progressão e sobrevida global em comparação com um grupo ativo. O brentuximabe vedotina é um conjugado anticorpo-fármaco usado no tratamento de linfomas selecionados. É direcionado seletivamente para células tumorais que expressam o antígeno CD30, um marcador de definição da doença de Hodgkin e de alguns outros linfomas de linfócitos T. De maneira semelhante, o gentuzumabe ozogamicina é um conjugado mAb-agente citotóxico CD33 que tem como alvo células progenitoras mieloides; é usado no tratamento da leucemia mielocítica aguda refratária ou recidivada CD33-positiva. Foi reintroduzido na prática clínica após preocupações iniciais quanto à sua segurança, levando a seu reaparecimento no mercado.

EMPACOTAMENTO EM LIPOSSOMAS

Os lipossomas são vesículas de 0,1 a 1 μm de diâmetro, produzidas por sonicação de uma suspensão aquosa de fosfolipídeos. Essas vesículas podem ser preenchidas com fármacos insolúveis em lipídeos, que são retidos até a ruptura do lipossoma. Os lipossomas são captados pelas células reticuloendoteliais, particularmente no fígado. São também concentrados em tumores malignos, e dispõe-se no comércio de várias formulações quimioterápicas lipossômicas (ver Yingchoncharoeu et al., 2016). A anfotericina, um fármaco antifúngico utilizado no tratamento de micoses sistêmicas (ver Capítulo 54), está disponível em uma formulação lipossomal, que é menos nefrotóxica e mais bem tolerada do que a forma convencional, apesar de ser consideravelmente mais cara. Uma formulação de ação prolongada da doxorrubicina encapsulada em lipossomas está disponível para o tratamento de neoplasias malignas (incluindo o câncer de ovário e mieloma), enquanto o paclitaxel está disponível em uma preparação de nanopartículas de albumina e é usado no tratamento do câncer de mama (ver Capítulo 57). Dispõe-se de uma preparação lipossomal de citarabina, para tratamento intratecal da meningite linfomatosa, e também de formulação lipossomal de vincristina, para pacientes selecionados com leucemia linfoblástica aguda.

DISPOSITIVOS IMPLANTÁVEIS REVESTIDOS

Foram desenvolvidos revestimentos impregnados que possibilitam o fornecimento localizado de fármacos a partir de implantes. Os exemplos incluem a liberação de hormônios no endométrio a partir de dispositivos intrauterinos (ver Capítulo 35) ou proteção subcutânea de Depo-Provera e fornecimento de agentes antitrombóticos e antiproliferativos (fármacos ou radiofármacos) nas artérias coronárias a partir de *stents* (dispositivos tubulares expansíveis inseridos por meio de um cateter após dilatação de uma artéria coronária obstruída com balão – ver Capítulo 21). Os *stents* reduzem a ocorrência de reestenose, porém ela ainda pode ocorrer na margem do dispositivo. Os *stents* revestidos com fármacos, como **sirolimo** (um potente imunossupressor; ver Capítulo 25), inserido em um polímero de superfície, evita esse importante problema clínico.

BIBLIOGRAFIA E LEITURA COMPLEMENTAR

Absorção, distribuição e bioequivalência de fármacos

EMEA, 2010. Guideline on the Investigation of Bioequivalence. Available at: http://www.ema.europa.eu/docs/en_GB/document_library/Scientific_guideline/2010/01/WC500070039.pdf.

Lund, M., Petersen, T.S., Dalhoff, K.P., 2017. Clinical implications of P-glycoprotein modulation in drug-drug interactions. Drugs 77, 859–883.

Nosaki, Y., Izumi, S., 2020. Recent advances in preclinical in vitro approaches toward quantitative prediction of hepatic clearance and drug-drug interactions involving organic anion transporting polypeptide (OATP) 1B transporters. Drug Metabol. Pharmacokinet. 35, 56–70.

Yoshida, K., Maeda, K., Sugiyama, Y., 2013. Hepatic and intestinal drug transporters: prediction of pharmacokinetic effects caused by drug-drug interactions and genetic polymorphisms. Ann. Rev. Pharmacol. Toxicol. 53, 581–612.

Distribuição de fármacos (incluindo na barreira hematoencefálica)

Ciarimboli, G., 2008. Organic cation transporters. Xenobiotica 38, 936–971.

Ciarimboli, G., 2021. Regulation mechanisms of expression and function of organic cation transporter 1. Front. Pharmacol. 11, 1-9.

Marcucci, F., Corti, A., Ferreri, A.J.M., 2021. Breaching the blood-brain tumor barrier for tumor therapy. Cancers 13, 2931.

Miller, D.S., Bauer, B., Hartz, A.M.S., 2008. Modulation of P-glycoprotein at the blood–brain barrier: opportunities to improve central nervous system pharmacotherapy. Pharmacol. Rev. 60, 196–209.

Muller, F., Sharma, A., Fromm, M.F., 2018. Biomarkers for in vivo assessment of transporter function. Pharmacol. Rev. 70, 246–277.

Fornecimento e vias de administração de fármacos

Brigo, F., Nardone, R., Tezzon, F., Trinka, E., 2015. Nonintravenous midazolam versus intravenous or rectal diazepam for the treatment of early status epilepticus: a systematic review with meta-analysis. Epilepsy Behav. 49, 325–336.

Dubey, S.K., Parab, S., Dabholkar, N., et al., 2021. Oral peptide delivery: challenges and the way ahead. Drug Discov. Today 26, 931–950.

Huttunen, K.M., Raunio, H., Rautio, J., 2011. Prodrugs – from serendipity to rational design. Pharmacol. Rev. 63, 750–771.

Needham, L.A., Davidson, A.H., Bawden, L.J., Belfield, A., 2011. Drug targeting to monocytes and macrophages using esterase-sensitive chemical motifs. J. Pharmacol. Exp. Ther. 339, 132–142.

Prakash, T.P., Yu, J., Migawa, M.T., et al., 2016. Comprehensive structure activity relationship of triantennary N-acetylgalactosamine conjugated antisense oligonucleotides for targeted delivery to hepatocytes. J. Med. Chem. 59, 2718–2733.

Thomas, A., Teichner, B.A., Hassan, R., 2016. Antibody-drug conjugates for cancer therapy. Lancet Oncol. 17 (6), e254–e262.

Yingchoncharoeu, P., Kanilowski, D.S., Richardson, D.R., 2016. Lipid-based drug delivery systems in cancer therapy: what is available and what is yet to come. Pharmacol. Rev. 63, 701–787.

SEÇÃO 1 — Princípios Gerais

10 Metabolismo e Eliminação de Fármacos

CONSIDERAÇÕES GERAIS

Neste capítulo, descreveremos as fases 1 e 2 do metabolismo de fármacos, com ênfase na importância do sistema mono-oxigenase do citocromo P450. Em seguida, serão discutidos os processos de excreção biliar e recirculação êntero-hepática dos fármacos, bem como as interações medicamentosas causadas por indução ou inibição do metabolismo. Por fim, analisaremos a eliminação dos fármacos e de seus metabólitos pelos rins, bem como as interações medicamentosas em decorrência de efeitos na eliminação renal.

INTRODUÇÃO

A eliminação de um fármaco consiste na sua perda irreversível do corpo. Ocorre por meio de dois processos: *metabolismo* e *excreção*. O metabolismo consiste em anabolismo e catabolismo, isto é, produção e degradação, respectivamente, de substâncias por meio de conversão enzimática de uma substância química em outra dentro do organismo, enquanto a excreção consiste na eliminação do fármaco ou de seus metabólitos do corpo. As principais vias de excreção são as seguintes:

- Rins
- Sistema hepatobiliar
- Pulmões (importantes para anestésicos voláteis/gasosos).

A maioria dos fármacos deixa o organismo pela urina, seja em sua forma inalterada seja como metabólito polar. Alguns fármacos são excretados na bile por meio do fígado, entretanto, a maior parte é reabsorvida no intestino. Por outro lado, existem casos (p. ex., **rifampicina**; ver Capítulo 52) em que a perda fecal é responsável pela eliminação de uma fração substancial do fármaco em sua forma inalterada em indivíduos saudáveis, e a eliminação fecal de fármacos, como a **digoxina**, que em geral são excretados na urina (ver Capítulo 20), torna-se progressivamente mais importante em pacientes com comprometimento renal progressivo. A excreção pelos pulmões só ocorre com agentes altamente voláteis ou gasosos (p. ex., anestésicos gerais; ver Capítulo 41). Pequenas quantidades de fármacos também podem ser excretadas em certas secreções, como o leite ou o suor. A eliminação por essas vias é quantitativamente desprezível se for comparada com a excreção renal, embora a excreção no leite algumas vezes possa ser importante, em virtude de seus efeitos no lactente (www.fpnotebook.com/ob/Pharm/MdctnsInLctn.htm, acessado em 25 de outubro de 2021).

As substâncias lipofílicas não são eliminadas eficientemente pelos rins (ver adiante). Como consequência, os fármacos lipofílicos são, em sua maioria, metabolizados a produtos mais polares, que, em seguida, são excretados na urina. Os fármacos são metabolizados predominantemente no fígado, em particular pelo sistema do citocromo P450 (CYP). Algumas enzimas do P450 são extra-hepáticas e desempenham um papel importante na biossíntese dos hormônios esteroides (ver Capítulo 33) e eicosanoides (ver Capítulo 17), porém aqui estamos interessados no catabolismo dos fármacos pelo sistema P450 hepático.

METABOLISMO DOS FÁRMACOS

Os animais desenvolveram sistemas complexos para destoxificar substâncias químicas estranhas ("xenobióticos"), incluindo carcinógenos e toxinas presentes em plantas venenosas. Os fármacos constituem um caso especial de xenobióticos e, à semelhança dos alcaloides vegetais, exibem frequentemente *quiralidade* (i. e., há mais de um estereoisômero), o que afeta o seu metabolismo global. O metabolismo dos fármacos envolve dois tipos de reação, conhecidos como fase 1 e fase 2, que com frequência ocorrem de forma sequencial. Ambas as fases diminuem a lipossolubilidade, aumentando, assim, a eliminação renal.

REAÇÕES DE FASE 1

As reações de fase 1 (p. ex., oxidação, redução ou hidrólise) são catabólicas, e, com frequência, seus produtos são quimicamente mais reativos e, portanto, de forma paradoxal, algumas vezes mais tóxicos ou carcinogênicos do que o fármaco original. As reações de fase 1 costumam introduzir na molécula um grupo reativo, como hidroxila, em um processo conhecido como "funcionalização". Em seguida, esse grupo serve de ponto de ataque para que o sistema de conjugação ligue um substituinte, como glucuronídeo (Figura 10.1), o que explica por que as reações de fase 1 precedem, com frequência, as reações de fase 2. O fígado é particularmente importante nas reações de fase 1. Muitas enzimas hepáticas envolvidas no metabolismo de fármacos, incluindo as enzimas CYP, estão inseridas no retículo endoplasmático liso. Com frequência, são denominadas enzimas "microssomais", visto que, na homogeneização e centrifugação diferencial, o retículo endoplasmático é rompido em fragmentos muito pequenos que só sedimentam na fração microssomal após centrifugação prolongada em alta velocidade. Para alcançar essas enzimas envolvidas no metabolismo, o fármaco precisa atravessar a membrana plasmática. As moléculas polares fazem isso menos prontamente do que as moléculas apolares, exceto quando existem mecanismos específicos de transporte (ver Capítulo 9), de modo que o metabolismo intracelular é importante para os fármacos lipossolúveis, enquanto os fármacos polares são, pelo menos em parte, excretados em sua forma inalterada na urina.

O SISTEMA MONO-OXIGENASE P450

Natureza, classificação e mecanismo das enzimas P450

As enzimas do citocromo P450 constituem os biocatalisadores protetores mais versáteis na natureza, catalisando uma ampla variedade de reações. São hemeproteínas e compreendem uma grande família ("superfamília") de enzimas relacionadas, porém distintas, cada uma delas designada

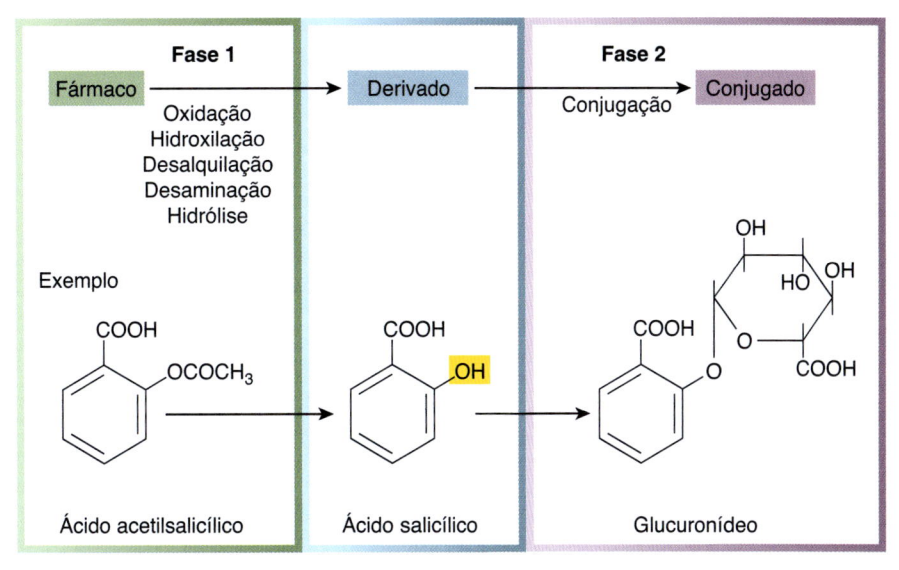

Figura 10.1 As duas fases do metabolismo dos fármacos. No exemplo, o *ácido acetilsalicílico* reage com água (H₂O) – uma reação de hidrólise para formar *ácido salicílico* + ácido acético (CH₃COOH) –, e, em seguida, o *glucuronídeo* é transferido para o ácido salicílico pela uridina difosfato (UDP)-glucuronil transferase a fim de formar o produto glucuronídeo (não são mostrados os detalhes das reações).

como CYP, seguida de um conjunto de números e letras que as definem. As enzimas P450 (revistas por Guengerich, 2019 e Nair et al., 2016) diferem entre si pela sequência de aminoácidos, sensibilidade a inibidores e a agentes indutores (ver adiante) e especificidade das reações que elas catalisam. Os diferentes membros da família possuem especificidades de substratos distintas, mas que frequentemente se sobrepõem. A purificação e a clonagem das enzimas P450 formam a base da classificação atual, que se baseia em semelhanças na sequência de aminoácidos. Nem todas as 57 CYPs humanas estão envolvidas no metabolismo de fármacos, porém foi estimado que as CYPs das famílias 1 a 3 modulam 70 a 80% de todo o metabolismo dependente de fase 1 de fármacos com pequenas moléculas utilizados na clínica (Ingelman-Sundberg, 2004). Doze CYPs são responsáveis por 93,0% do metabolismo de fármacos de 1.839 reações conhecidas de metabolização de fármacos, inscritas em uma grande base de dados internacional (Preissner et al., 2013). As CYPs 1A2, 3A4, 2D6, 2C9 e 2C19 são responsáveis por cerca de 60% do metabolismo dos fármacos. A Tabela 10.1 fornece exemplos de fármacos que são substratos de algumas enzimas do citocromo P450 importantes, enquanto uma tabela útil de substratos de fármacos, inibidores e indutores de subtipos de CYP é fornecida pela Universidade de Indiana (iu.edu): http://drug-interactions.medicine.iu.edu/MainTable.aspx, acessado em 03 de janeiro de 2023).

A oxidação dos fármacos pelo sistema mono-oxigenase P450 requer o fármaco (o substrato, "DH"), a enzima P450, oxigênio molecular, nicotinamida adenina dinucleotídeo fosfato (NADPH) e NADPH-P450 redutase (uma flavoproteína). O mecanismo envolve um ciclo complexo (Figura 10.2), porém o resultado da reação é muito simples, isto é, a adição de um átomo de oxigênio (proveniente do oxigênio molecular) ao fármaco para formar um produto hidroxilado (DOH), enquanto o outro átomo de oxigênio é convertido em água. (A hidroxilação é um processo químico que introduz um grupo hidroxila em uma molécula orgânica, enquanto a hidrólise envolve uma reação com uma molécula de água – ver adiante.)

As enzimas do citocromo P450 exibem propriedades espectrais singulares, e as formas reduzidas combinam-se com monóxido de carbono para formar um composto rosa

Tabela 10.1 Exemplos de fármacos que são substratos de enzimas do citocromo P450.

Isoenzima P450	Fármaco(s)
CYP1A2	Cafeína, paracetamol (→NAPQI), tacrina, teofilina
CYP2B6	Ciclofosfamida, metadona
CYP2C8	Paclitaxel, repaglinida
CYP2C19	Omeprazol, fenitoína
CYP2C9	Ibuprofeno, tolbutamida, varfarina
CYP2D6	Codeína, debrisoquina, S-metoprolol
CYP2E1	Álcool, paracetamol
CYP3A4, 5, 7	Ciclosporina, nifedipina, indinavir, sinvastatina

NAPQI, N-acetil-p-aminobenzoquinona imina – o metabólito responsável pela toxicidade do paracetamol na superdosagem. Adaptada do Department of Medicine, Indiana University. Drug interactions: Flockhart table. http://drug-interactions.medicine.iu.edu/MainTable.aspx. Acessado em 03 de janeiro de 2023.

(daí o "P", do inglês *pink*) com picos de absorção próximos a 450 nm (faixa de 447 a 452 nm). O primeiro indício de que há mais de uma forma de CYP veio da observação de que o tratamento de ratos com 3-metilcolantreno (3-MC), um agente indutor (ver mais adiante), provoca um deslocamento da absorbância máxima, de 450 para 448 nm – a isoforma da enzima induzida pelo 3-MC absorve o máximo de luz em um comprimento de onda ligeiramente menor do que a enzima não induzida.

P450 e variação biológica

Existem variações importantes na expressão e na regulação das enzimas P450 entre as espécies. Por exemplo, as vias pelas quais determinadas aminas heterocíclicas da dieta (formadas quando a carne é cozida) dão origem a produtos genotóxicos envolvem um membro da superfamília do

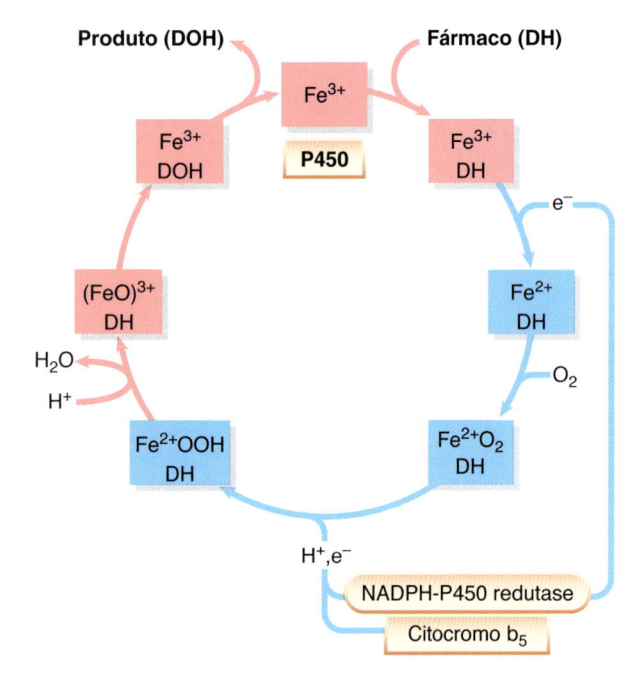

Figura 10.2 Ciclo da mono-oxigenase P450. Cada um dos retângulos nas cores *rosa* ou *azul* representa uma única molécula do citocromo P450 (P450) passando por um ciclo catalítico. O ferro no P450 encontra-se no estado férrico (*retângulos na cor rosa*) ou ferroso (*retângulos na cor azul*). O P450, que contém ferro férrico (Fe^{3+}), combina-se com uma molécula do fármaco ("DH") e recebe um elétron da NADPH-P450 redutase, que reduz o ferro a Fe^{2+}. Este se combina com oxigênio molecular, um próton e um segundo elétron (da NADPH-P450 redutase ou do citocromo b_5) para formar um complexo $Fe^{2+}OOH$-DH. Este complexo se combina com outro próton a fim de produzir água e um complexo oxeno férrico $(FeO)^{3+}$-DH. O $(FeO)^{3+}$ extrai um átomo de hidrogênio do DH, com formação de um par de radicais livres de vida curta (ver texto), liberação do fármaco oxidado (*DOH*) do complexo e regeneração da enzima P450. *NADPH*, nicotinamida adenina dinucleotídeo fosfato.

citocromo P450 (CYP1A2), que está constitutivamente presente em seres humanos e ratos (que desenvolvem tumores do cólon após tratamento com essas aminas), mas não em macacos *Cynomolgus* (que não desenvolvem esses tumores). Essas diferenças entre espécies têm implicações cruciais para a escolha das espécies a serem usadas em testes de toxicidade e carcinogenicidade durante o desenvolvimento de novos fármacos para uso em humanos.

Nas populações humanas, existem fontes importantes de variação interindividual nas enzimas do citocromo P450, que são de grande importância terapêutica. Incluem polimorfismos genéticos (sequências alternativas em um *locus* dentro da fita de DNA – alelos, que persistem em uma população ao longo de várias gerações; ver Capítulo 12). Os fatores ambientais também são importantes, visto que existem inibidores e indutores enzimáticos na dieta e no meio ambiente. Por exemplo, um componente do suco de toranja (*grapefruit*) inibe o metabolismo de fármacos (com consequências potencialmente desastrosas, como arritmias cardíacas), enquanto a couve-de-bruxelas e a fumaça de cigarro induzem as enzimas do citocromo P450. Os componentes da erva-de-São-João, um fitoterápico (ver Capítulo 48), induzem enzimas do citocromo P450, bem como a glicoproteína P (P-gp; ver Capítulo 9). As interações medicamentosas, baseadas em um fármaco que altera o metabolismo de outro, são comuns e clinicamente importantes (ver Capítulo 12). A previsão dessas potenciais interações para ajudar a personalizar o tratamento (ver Capítulo 12) depende do fenótipo do indivíduo por ocasião do tratamento. Essa investigação direta é difícil e de elevado custo, de modo que a abordagem mais simples de genotipagem tem sido defendida; entretanto, a correlação entre genótipo e fenótipo costuma ser fraca (revisado por Waring, 2020).

Nem todas as reações de oxidação dos fármacos envolvem o sistema P450 hepático. Alguns deles são metabolizados no plasma (p. ex., hidrólise do **suxametônio** pela colinesterase plasmática; ver Capítulo 14), no pulmão (p. ex., vários prostanoides; ver Capítulo 17) ou no intestino (p. ex., **tiramina**, **salbutamol**; ver Capítulos 15 e 28). O **etanol** (ver Capítulo 50) é metabolizado por uma enzima citoplasmática solúvel, a álcool desidrogenase, além da CYP2E1. Outras enzimas independentes do citocromo P450 envolvidas na oxidação de fármacos incluem a xantina oxidase, que inativa a **6-mercaptopurina** (ver Capítulo 57) e a monoamino oxidase, que inativa muitas aminas biologicamente ativas (p. ex., **noradrenalina**, tiramina, 5-hidroxitriptamina; ver Capítulos 15 e 16).

REAÇÕES DE HIDRÓLISE

A hidrólise, que é uma reação química na qual a água participa como nucleófilo, rompendo uma ligação química (p. ex., hidrólise do **ácido acetilsalicílico**; ver Figura 10.1) ocorre no plasma e em muitos tecidos. Tanto as ligações éster quanto as ligações amida (estas últimas menos facilmente) são suscetíveis à clivagem hidrolítica.

Redução

A redução é bem menos comum na fase 1 do metabolismo do que a oxidação; entretanto, os grupos ceto na **varfarina** (ver Capítulo 23) são reduzidos a grupos hidroxila pela CYP2A6, produzindo alcoóis inativos, além de oxidação pela CYP2C9, com produção de metabólitos hidroxilados inativos (a principal via de sua inativação).

REAÇÕES DE FASE 2

As reações de fase 2 são de síntese ("anabólicas") e envolvem a conjugação (*i. e.*, ligação de um grupo substituinte), que habitualmente resulta em produtos inativos, embora existam exceções (p. ex., o sulfato, um metabólito ativo do **minoxidil**, um ativador dos canais de potássio utilizado no tratamento da hipertensão grave (ver Capítulo 21) e (na forma de creme) para promover o crescimento dos cabelos (ver Capítulo 26)). As reações de fase 2 ocorrem principalmente no fígado. Se a molécula de um fármaco ou produto da fase 1 tiver uma "alavanca" adequadamente reativa (p. ex., um grupo hidroxila, tiol ou amino), torna-se suscetível à conjugação. O grupo químico inserido pode ser glucuronil (Figura 10.3), sulfato, metila ou acetil. O tripeptídeo glutationa conjuga fármacos ou seus metabólitos da fase 1 por meio de seu grupo sulfidrila, como na destoxificação do **paracetamol** (ver Figura 58.1). A glucuronidação envolve a formação de um composto fosfato de alta energia ("doador"), o ácido uridina difosfato glucurônico (UDPGA), a partir do qual o ácido glucurônico é transferido para um átomo rico em elétrons (N, O ou S) no substrato, formando uma ligação amida, éster ou tiol. A uridina difosfato (UDP)-glucuronil transferase, que catalisa essas reações, possui especificidade de substrato muito ampla, abrangendo muitos fármacos e outras moléculas estranhas. Várias substâncias endógenas importantes, incluindo a bilirrubina e os corticosteroides suprarrenais, são conjugadas pela mesma via.

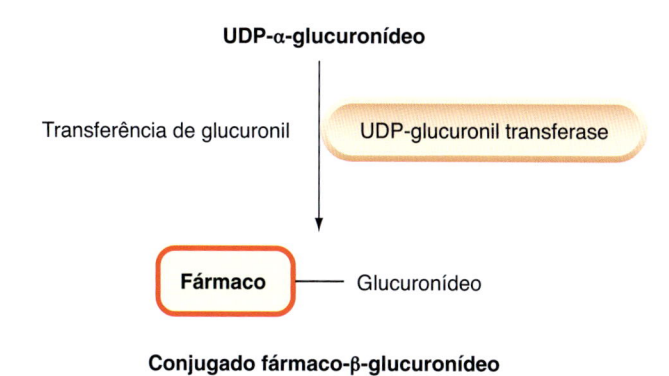

Figura 10.3 Reação de conjugação de glucuronídeo. Um grupo glucuronil é transferido do ácido uridina difosfato glucurônico para a molécula de um fármaco. *UDP*, uridina difosfato.

As reações de acetilação e de metilação ocorrem com a acetil-coenzima A (CoA) e S-adenosil metionina, respectivamente, atuando como grupos doadores. Há muitas reações de conjugação no fígado, porém outros tecidos, como os pulmões e os rins, também estão envolvidos.

ESTEREOSSELETIVIDADE

Muitos fármacos clinicamente importantes, como **sotalol** (ver Capítulo 20), **varfarina** (ver Capítulo 23) e **ciclofosfamida** (ver Capítulo 57), consistem em misturas de estereoisômeros, cujos componentes se diferenciam não apenas pelos seus efeitos farmacológicos, mas também por seu metabolismo, que pode seguir vias completamente distintas (Campo et al., 2009). Diversas interações medicamentosas de importância clínica envolvem inibição estereoespecífica do metabolismo de um fármaco por outro. Em alguns casos, a toxicidade do fármaco está principalmente associada a um dos estereoisômeros, e não necessariamente ao que possui atividade farmacológica. Quando possível, as autoridades reguladoras insistem em que os novos fármacos consistam em isômeros únicos para reduzir essas complicações.[1]

INIBIÇÃO DO CITOCROMO P450

Os inibidores do citocromo P450 diferem na sua seletividade para diferentes isoformas da enzima e são classificados pelo seu mecanismo de ação. Alguns fármacos competem pelo sítio ativo, porém não são eles próprios substratos (p. ex., a **quinidina** é um potente inibidor competitivo da CYP2D6, mas não um substrato para essa enzima). Os inibidores não competitivos incluem fármacos como o **cetoconazol**, que forma um complexo estreito com a forma Fe^{3+} do ferro hêmico da CYP3A4, causando inibição não competitiva reversível. Os denominados inibidores baseados no mecanismo exigem oxidação por uma enzima do citocromo P450. Os exemplos incluem o contraceptivo oral **gestodeno** (CYP3A4) e o fármaco anti-helmíntico **dietilcarbamazina** (CYP2E1). Um produto da oxidação (p. ex., um intermediário epóxido postulado do gestodeno) liga-se de forma covalente à enzima, que, em seguida, se autodestrói ("inibição suicida"; ver Hakkola et al., 2020).

INDUÇÃO DE ENZIMAS MICROSSOMAIS

Diversos fármacos, como a **rifampicina** (ver Capítulo 52), o **etanol** (ver Capítulo 50) e a **carbamazepina** (ver Capítulo 46), aumentam a atividade dos sistemas microssomais de oxidase e conjugação, particularmente quando administrados de modo repetido. Muitas substâncias químicas carcinogênicas, como, por exemplo, benzopireno e 3-MC, também possuem esse efeito, que pode ser substancial. A Figura 10.4 mostra um aumento de quase 10 vezes na taxa de metabolismo do benzopireno 2 dias após uma dose única. Esse efeito é denominado *indução* e resulta da síntese aumentada e/ou da redução da degradação das enzimas microssomais envolvidas no metabolismo de fármacos, notavelmente enzimas CYP e UDP-glucuronil transferase (Hakkola et al., 2020).

A indução enzimática pode aumentar a toxicidade e a carcinogenicidade do fármaco, visto que vários metabólitos de fase 1 são tóxicos ou carcinogênicos: o paracetamol é um exemplo importante de um fármaco com um metabólito produzido por CYP altamente tóxico a N-acetil-p-aminobenzoquinona imina (NAPQI; ver Figura 58.1, no Capítulo 58).

A indução enzimática é explorada terapeuticamente com a administração de **fenobarbital** a recém-nascidos prematuros para induzir a glucuronil transferase, aumentando, assim, a conjugação da bilirrubina, com redução do risco de *kernicterus* (coloração e dano neurológico aos núcleos da base pela bilirrubina; ver Capítulo 9).

Os primeiros agentes indutores a serem estudados foram hidrocarbonetos aromáticos policíclicos (p. ex., 3-MC). Esses hidrocarbonetos se unem ao domínio de ligação do ligante de uma proteína citoplasmática solúvel, denominada *receptor de aril-hidrocarboneto (AHR)*. A formação desse complexo resulta em dissociação de moléculas chaperonas e no transporte do receptor ativado para o núcleo por um translocador nuclear de AHR. No núcleo, o receptor ativado se liga a elementos de resposta no DNA, promovendo, assim, a transcrição de genes, incluindo *CYP1A1*. Além dos aril-hidrocarbonetos, o AHR também é ativado ou inibido por vários indóis endógenos, incluindo quinurenina, e a regulação das enzimas

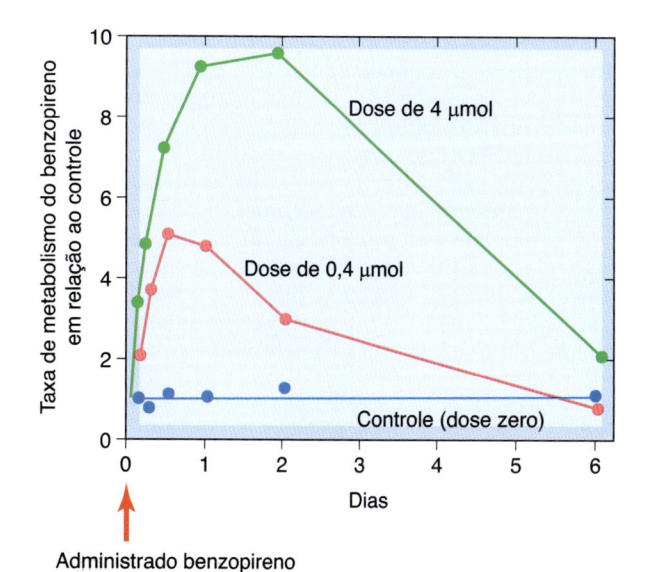

Figura 10.4 Indução do metabolismo hepático do benzopireno pelo substrato. Foi administrado benzopireno (por via intraperitoneal) a ratos jovens nas doses indicadas, e a atividade de metabolização do benzopireno de homogeneizados de fígado foi medida, de tempos em tempos, por até 6 dias. (De Conney, A.H., et al., 1957. J. Biol. Chem. 228, 753.)

---

[1] Uma atitude bem-intencionada – embora a utilidade dessas "novas" substâncias de alto custo, que, na verdade, representam apenas o isômero ativo puro de racematos bem estabelecidos e seguros tenha sido questionada, e a interconversão enzimática de estereoisômeros possa subverter esse planejamento químico sofisticado.

CYP que influencia a imunidade, a manutenção das células-tronco e a diferenciação celular. A ativação do AHR leva à infrarregulação de citocinas pró-inflamatórias, incluindo a interleucina-17 (IL-17) e influencia a função da barreira da pele. Como consequência, o AHR é um potencial alvo de fármacos, e, recentemente, a FDA aprovou um agente (**tapinarof**), que se liga ao AHR e o ativa, como terapia tópica para a psoríase em placas (ver Capítulo 26).

Além do aumento da transcrição, alguns agentes indutores (p. ex., etanol, que induz a CYP2E1 em humanos) também atuam ao estabilizar o mRNA ou a proteína P450.

Recentemente, o receptor constitutivo de androstano (CAR) e o receptor X de pregnano (PXR) foram reconhecidos como mais importantes do que o AHR no contexto de interações medicamentosas clinicamente importantes em humanos. À semelhança do AHR, esses receptores funcionam como fatores de transcrição ativados por ligantes e têm grandes bolsas flexíveis para a ligação de ligantes, conferindo uma promiscuidade em relação à ligação de ligantes. Após a sua transferência para o núcleo, formam heterodímeros com o receptor X de retinoide (RXR), ligam-se ao DNA e atuam como fatores de transcrição, aumentando a transcrição de mRNA que codifica CYP3A4 e muitas outras proteínas importantes no metabolismo de fármacos (revisado por Hakkola et al., 2020).

METABOLISMO PRÉ-SISTÊMICO (DE "PRIMEIRA PASSAGEM")

Após administração oral, alguns fármacos são extraídos com tanta eficiência pelo fígado ou pela parede intestinal que a quantidade que alcança a circulação sistêmica é consideravelmente menor do que a quantidade absorvida. Esse processo é conhecido como metabolismo pré-sistêmico (ou de "primeira passagem") e diminui a biodisponibilidade do fármaco (ver Capítulo 9), mesmo quando ele é bem absorvido. O metabolismo pré-sistêmico é importante para muitos fármacos (a Tabela 10.2 mostra alguns exemplos), porém representa um problema, visto que:

- É necessária uma dose muito maior do fármaco quando ele é administrado por via oral do que por via parental
- Ocorrem variações individuais acentuadas na extensão do metabolismo de primeira passagem, tanto nas atividades das enzimas envolvidas no metabolismo dos fármacos quanto no fluxo sanguíneo hepático ou intestinal. O fluxo sanguíneo hepático pode ser reduzido na presença de doença (p. ex., insuficiência cardíaca) ou por fármacos, como os antagonistas dos receptores β-adrenérgicos, que comprometem a depuração de fármacos quimicamente não relacionados, como a lidocaína, que estão sujeitos ao metabolismo pré-sistêmico, devido a uma alta razão de extração hepática. O fluxo sanguíneo intestinal é fortemente influenciado pela alimentação e pela composição das refeições – em particular, pelo conteúdo de gordura –, e é comum a realização de estudos sobre os efeitos farmacocinéticos dos alimentos no desenvolvimento de fármacos administrados por via oral.

METABÓLITOS FARMACOLOGICAMENTE ATIVOS

Em alguns casos (Tabela 10.3), um fármaco só se torna farmacologicamente ativo após ser metabolizado. Por exemplo, a **azatioprina**, um agente imunossupressor (ver Capítulo 25), é metabolizada a **mercaptopurina**, enquanto o **enalapril**, um inibidor da enzima conversora de angiotensina (ver Capítulo 21), é hidrolisado à sua forma ativa, o **enalaprilato**. Esses fármacos, em que o composto original carece de atividade, são conhecidos como *profármacos*. Algumas vezes, são desenvolvidos deliberadamente para superar problemas relacionados com o seu fornecimento (ver Capítulo 9). O metabolismo pode alterar qualitativamente as ações farmacológicas de um fármaco. O **ácido acetilsalicílico** inibe a função plaquetária e tem atividade anti-inflamatória (ver Capítulos 23 e 25). É hidrolisado a ácido salicílico (ver Figura 10.1), que apresenta atividade anti-inflamatória, mas não antiplaquetária. Em outros casos, os metabólitos exercem ações farmacológicas semelhantes às do fármaco original (p. ex., os benzodiazepínicos, muitos dos quais formam metabólitos ativos de vida longa que produzem sedação que pode persistir após o desaparecimento do fármaco original; ver Capítulo 45). Há também casos em que os metabólitos são responsáveis pela ocorrência de toxicidade. A toxicidade da **ciclofosfamida** para a bexiga – causada pelo seu metabólito tóxico, a acroleína (ver Capítulo 57) – fornece um exemplo. Tanto o metanol quanto o etilenoglicol exercem seus efeitos tóxicos por meio de metabólitos formados pela álcool-desidrogenase. A intoxicação por esses agentes é tratada com etanol (ou com um inibidor mais potente), que compete pelo sítio ativo da enzima.

Tabela 10.2 Exemplos de fármacos que sofrem eliminação pré-sistêmica (de "primeira passagem") substancial.

Ácido acetilsalicílico	Metoprolol
Nitroglicerina	Morfina
Dinitrato de isossorbida	Propranolol
Levodopa	Salbutamol
Lidocaína	Verapamil

Metabolismo de fármacos

- As reações de fase 1 envolvem oxidação, redução e hidrólise:
  - Com frequência, formam produtos quimicamente mais reativos, que podem ser farmacologicamente ativos, tóxicos ou carcinogênicos
  - Com frequência, envolvem um sistema de mono-oxigenase, em que as enzimas do citocromo P450 (CYP) desempenham um papel fundamental
- As reações de fase 2 envolvem a conjugação (p. ex., glucuronidação) de um grupo reativo (com frequência inserido durante a reação de fase 1) e, em geral, levam à formação de produtos inativos e polares, prontamente excretados na urina
- Alguns produtos conjugados são excretados pela bile e podem ser eliminados nas fezes, ou podem ser reativados no intestino e reabsorvidos ("circulação êntero-hepática")
- A indução das enzimas P450 pode acelerar acentuadamente o metabolismo hepático de fármacos. Pode aumentar a toxicidade de fármacos que apresentam metabólitos tóxicos e constitui uma importante causa de interação medicamentosa, assim como a inibição enzimática
- O metabolismo pré-sistêmico no fígado ou na parede intestinal diminui a biodisponibilidade de vários fármacos quando são administrados por via oral.

Tabela 10.3 Alguns fármacos que produzem metabólitos ativos ou tóxicos.

Inativos (profármacos)	Fármaco ativo	Metabólito ativo	Metabólito tóxico	Ver Capítulo
Azatioprina		Mercaptopurina		25
Cortisona		Hidrocortisona		33
Prednisona		Prednisolona		33
Enalapril		Enalaprilato		21
Zidovudina		Trifosfato de zidovudina		53
Ciclofosfamida		Mostarda de fosforamida	Acroleína	57
	Diazepam	Oxazepam		45
	Morfina	Morfina 6-glucuronídeo		43
	Halotano		Ácido trifluoracético	41
	Metoxiflurano		Fluoreto	41
	Paracetamol		N-acetil-p-benzoquinonaimina	25, 58

INTERAÇÕES MEDICAMENTOSAS DEVIDO À INDUÇÃO OU INIBIÇÃO ENZIMÁTICA

INTERAÇÕES CAUSADAS POR INDUÇÃO ENZIMÁTICA

A indução enzimática constitui importante causa de interação medicamentosa. O início lento da indução e a recuperação lenta após a retirada do agente indutor, juntamente com o potencial de indução seletiva de uma ou mais enzimas CYP, contribuem para a natureza insidiosa dos problemas clínicos provocados pela indução. Os resultados clínicos adversos dessas interações são muito variados e incluem rejeição de enxerto, em consequência da perda de efetividade do tratamento imunossupressor, convulsões causadas pela perda de eficácia de anticonvulsivantes, gravidez indesejada devido à perda da ação dos contraceptivos orais e trombose (em razão de perda da eficácia da varfarina) ou hemorragia (por conta da incapacidade de reconhecer que é preciso reduzir a dosagem de varfarina quando a indução diminui após a retirada de um agente indutor). Mais de 200 fármacos causam indução enzimática e, portanto, diminuem a atividade farmacológica de uma variedade de outros fármacos. A Tabela 10.4 fornece alguns exemplos, e mais exemplos são apresentados no *website* da Indiana University, citado anteriormente. Como o agente indutor é, com frequência, também um substrato para as enzimas induzidas, o processo pode resultar em desenvolvimento lento de tolerância. Essa tolerância farmacocinética costuma ser menos acentuada do que a tolerância farmacodinâmica, como, por exemplo, a opioides (ver Capítulo 43), porém tem importância clínica quando se inicia um tratamento com o **carbamazepina** (ver Capítulo 46). Uma vez que inicialmente as enzimas hepáticas não são induzidas, o tratamento com esse antiepiléptico é iniciado com uma baixa dose para evitar a toxicidade, que aumenta de modo gradual ao longo de algumas semanas, período durante o qual o fármaco induz o seu próprio metabolismo.

A Figura 10.5 mostra de que maneira o antibiótico **rifampicina**, administrado durante 3 dias, reduz a efetividade da **varfarina** como anticoagulante. Em contrapartida, a indução enzimática poderá aumentar a toxicidade de um segundo fármaco se os efeitos tóxicos forem modulados por um metabólito ativo. A toxicidade do **paracetamol** é um caso exemplar (ver Figura 58.1): é causada pelo seu metabólito N-acetil-p-aminobenzoquinona imina (NAPQI). Consequentemente, o risco de lesão hepática grave após superdosagem de paracetamol é maior em pacientes nos quais a CYP foi induzida, por exemplo, pelo consumo crônico de álcool.

Tabela 10.4 Exemplos de fármacos que induzem as enzimas metabolizadoras de fármacos.

Fármacos que induzem a ação enzimática	Exemplos de fármacos com metabolismo afetado
Fenobarbital	Varfarina
Rifampicina	Contraceptivos orais
Griseofulvina	Corticosteroides
Fenitoína	Ciclosporina
Etanol	Paracetamol (toxicidade aumentada)
Carbamazepina	Contraceptivos orais, corticosteroides

INTERAÇÕES CAUSADAS POR INIBIÇÃO ENZIMÁTICA

À semelhança da indução, as interações causadas por inibição enzimática são difíceis de antecipar pelos princípios primários. Se houver dúvida sobre a possibilidade de uma interação, é melhor pesquisá-la (p. ex., no *British National Formulary*, que possui um valioso apêndice sobre interações medicamentosas, indicando aquelas de importância clínica conhecida).

A inibição enzimática, particularmente das enzimas CYP, diminui a velocidade do metabolismo e, portanto, aumenta a ação de outros fármacos inativados pelas enzimas. Esses efeitos podem ter importância clínica e são de grande relevância no tratamento de pacientes infectados pelo HIV com terapia combinada, visto que vários inibidores de protease são potentes inibidores de CYP (ver Capítulo 53). Outros exemplos de fármacos que são inibidores enzimáticos estão listados na Tabela 10.5. Para tornar a situação ainda mais difícil, vários inibidores do metabolismo de fármacos influenciam seletivamente o metabolismo de diferentes estereoisômeros. Por exemplo, o **metronidazol** inibe de modo seletivo o metabolismo do isômero ativo (S) da **varfarina**, enquanto o **omeprazol** inibe seletivamente o metabolismo do isômero menos ativo (R), e a **amiodarona** inibe de igual maneira o metabolismo dos dois isômeros.

Os efeitos terapêuticos de alguns fármacos representam uma consequência direta da inibição enzimática (p. ex., o **alopurinol**, o inibidor da xantina-oxidase, utilizado no tratamento da gota; ver Capítulo 25). A xantina-oxidase metaboliza vários fármacos citotóxicos e imunossupressores, incluindo a **mercaptopurina** (o metabólito ativo da **azatioprina**), cuja ação é, portanto, potencializada e prolongada pelo alopurinol. O **dissulfiram**, um inibidor da aldeído desidrogenase utilizado para produzir uma reação aversiva ao etanol (ver Capítulo 50), também inibe o metabolismo de outros fármacos, incluindo a **varfarina**, a qual é potencializada. O **metronidazol**, um agente antimicrobiano utilizado no tratamento de infecções por bactérias anaeróbicas e de várias doenças por protozoários (ver Capítulos 52 e 55), também inibe essa enzima, e, por essa razão, os pacientes que tomam esse fármaco são aconselhados a evitar o consumo de álcool.

Existem também exemplos de fármacos que inibem o metabolismo de outros fármacos, embora a inibição enzimática não seja o principal mecanismo de ação dos agentes agressores. Assim, os glicocorticosteroides e a **cimetidina** potencializam uma variedade de fármacos, incluindo alguns antidepressivos e citotóxicos. A inibição da conversão de um profármaco em seu metabólito ativo pode resultar em *perda* de atividade. Os inibidores da bomba de prótons (como o **omeprazol**, ver Capítulo 30) e o fármaco antiplaquetário **clopidogrel** (ver Capítulo 23) têm sido amplamente prescritos em conjunto, visto que o clopidogrel é usado, com frequência, com outros fármacos antitrombóticos, predispondo ao sangramento gástrico – o omeprazol reduz a secreção do ácido gástrico e o risco de hemorragia gástrica (ver Capítulo 30). O clopidogrel atua por meio de um metabólito ativo formado pela CYP2C19, inibida pelo omeprazol, reduzindo, assim, possivelmente o efeito antiplaquetário. Ainda não foi esclarecido de que maneira isso pode ter importância clínica (https://dig.pharmacy.uic.edu/faqs/2019-2/october-2019-faqs/what-is-the-clinical-relevance-of-the-clopidogrel-proton-pump-inhibitor-ppi-interaction/ Acessado em 1 de novembro de 2021), porém a FDA continua alertando contra o uso concomitante desses fármacos por esse motivo.

EXCREÇÃO DE FÁRMACOS E SEUS METABÓLITOS

EXCREÇÃO BILIAR E CIRCULAÇÃO ÊNTERO-HEPÁTICA

As células hepáticas transferem várias substâncias, inclusive fármacos, do plasma para a bile por sistemas de transporte análogos aos do túbulo renal, incluindo transportadores de cátions orgânicos (OCTs), transportadores de ânions orgânicos (OATs) e P-gps (ver Capítulo 9). Vários conjugados de fármacos hidrofílicos (particularmente glucuronídeos) são concentrados na bile e liberados no intestino, onde o glucuronídeo pode ser hidrolisado, regenerando o fármaco ativo; em seguida, o fármaco livre pode ser reabsorvido, com repetição do ciclo, em um processo denominado *circulação êntero-hepática*. O resultado é um "reservatório" do fármaco recirculante, capaz de representar cerca de 20% do fármaco total no corpo, prolongando sua ação. Exemplos em que isso é importante incluem a **morfina** (ver Capítulo 43) e o **etinilestradiol** (ver Capítulo 35). Diversos fármacos são excretados pela

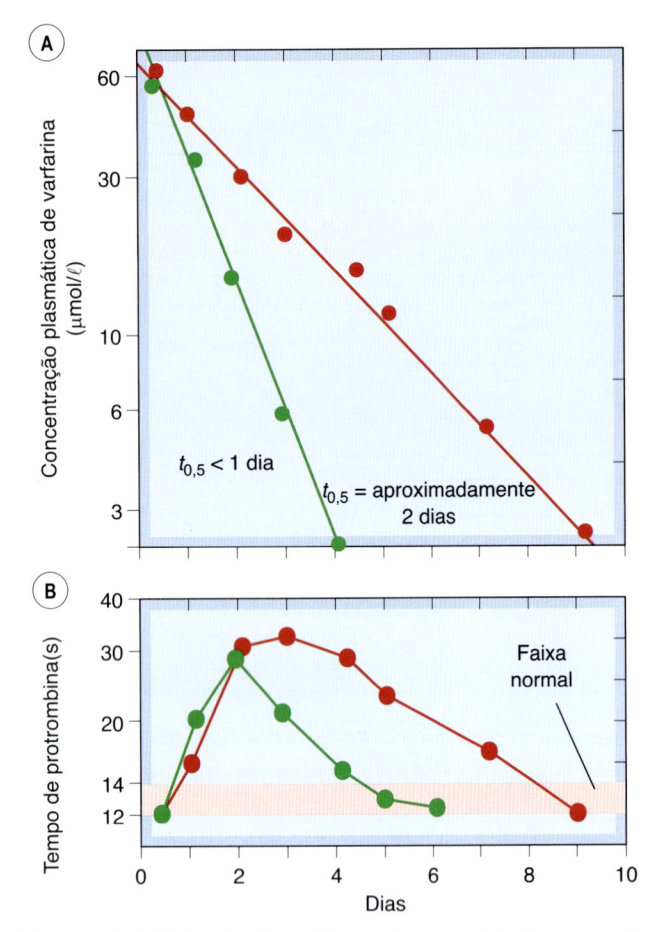

Figura 10.5 Efeito da rifampicina sobre o metabolismo e ação anticoagulante da varfarina em um voluntário saudável. **A.** Concentração plasmática de varfarina (escala logarítmica) em função do tempo após a administração de uma dose oral única de 5 μmol/kg de peso corporal (*símbolos em vermelho*). Após a administração de rifampicina (600 mg/dia, durante alguns dias), a varfarina, na mesma dose, apresentou uma meia-vida plasmática diminuída de aproximadamente 2 dias para < 1 dia (*símbolos em verde*). **B.** O efeito de uma única dose de varfarina sobre o tempo de protrombina, antes (*curva vermelha*) e depois (*curva verde*) da administração de rifampicina. A faixa normal do tempo de protrombina é mostrada pela *lista rosa*. (Redesenhada de O' Reilly, R.A., 1974. Ann. Intern. Med. 81, 337.)

Tabela 10.5 Exemplos de fármacos que inibem enzimas metabolizadora de fármacos.

Fármacos que inibem a ação enzimática	Fármacos com metabolismo afetado
Alopurinol	Mercaptopurina, azatioprina
Cloranfenicol	Fenitoína
Cimetidina	Amiodarona, fenitoína, petidina
Ciprofloxacino	Teofilina
Corticosteroides	Antidepressivos tricíclicos, ciclofosfamida
Dissulfiram	Varfarina
Eritromicina	Ciclosporina, teofilina
Inibidores da monoamino-oxidase	Petidina
Ritonavir	Saquinavir

bile em quantidades apreciáveis. O **vecurônio** (um relaxante muscular não despolarizante; ver Capítulo 14) fornece um exemplo de um fármaco que é excretado na bile sobretudo em sua forma inalterada. A **rifampicina** (ver Capítulo 52) é absorvida pelo intestino e lentamente desacetilada, retendo a sua atividade biológica. Ambas as formas são secretadas na bile, porém a desacetilada não é absorvida, de modo que, por fim, a maior parte do fármaco é eliminada nas fezes nessa forma.

EXCREÇÃO RENAL DE FÁRMACOS E SEUS METABÓLITOS

DEPURAÇÃO RENAL

A eliminação de fármacos pelos rins é mais bem quantificada pela depuração renal (CL_{ren}, ver Capítulo 11). A depuração renal é definida como o volume de plasma que contém a quantidade do fármaco removida do corpo pelos rins na unidade de tempo. É calculada a partir da concentração plasmática, C_p, da concentração urinária, C_u, e da velocidade do fluxo urinário, V_u, pela seguinte equação:

$$CL_{ren} = (C_u \times V_u)/C_p$$

O CL_{ren} varia acentuadamente para diferentes fármacos, desde menos de 1 ml/min até o valor máximo teórico estabelecido pelo fluxo plasmático renal, que é de cerca de 700 ml/min, medido pela depuração do ácido p-amino-hipúrico (PAH) (a extração do PAH aproxima-se de 100%).

Os fármacos diferem muito na sua velocidade de excreção pelos rins, variando desde a **penicilina** (ver Capítulo 52), que é depurada (como o PAH) quase completamente do sangue em uma única passagem pelos rins, até a **amiodarona** (ver Capítulo 20) e o **risedronato** (ver Capítulo 36), que são depurados com lentidão extrema. A maioria dos fármacos situa-se entre esses dois extremos. Três processos fundamentais são responsáveis pela excreção renal dos fármacos:

1. Filtração glomerular.
2. Secreção tubular ativa.
3. Reabsorção passiva (difusão a partir do líquido tubular concentrado e reabsorção pelo epitélio tubular).

FILTRAÇÃO GLOMERULAR

Os capilares glomerulares possibilitam a passagem de moléculas de fármacos com peso molecular abaixo de 20 kDa para o filtrado glomerular. Esses capilares são quase que por completo impermeáveis à albumina plasmática (peso molecular de cerca de 68 kDa), porém a maioria dos fármacos com exceção de macromoléculas, como a **heparina** (ver Capítulo 23) ou os biofármacos (ver Capítulo 5), atravessa a barreira livremente. Quando um fármaco se liga à albumina plasmática, apenas o fármaco livre é filtrado. Se cerca de 98% de um fármaco, como a **varfarina** (ver Capítulo 23), estiver ligado à albumina, a concentração no filtrado será apenas 2% daquela do plasma, e a depuração por filtração será correspondentemente diminuída.

SECREÇÃO TUBULAR

Cerca de 20% do fluxo plasmático renal são filtrados pelo glomérulo no ser humano saudável, de modo que pelo menos 80% do fármaco que alcança o rim passam para os capilares peritubulares do túbulo proximal. Nesse local, as moléculas de fármaco são transferidas para o lúmen tubular por dois sistemas carreadores independentes e relativamente não seletivos (ver Capítulo 9). Um deles, o OAT, transporta fármacos ácidos em sua forma aniônica com carga negativa (bem como vários ácidos endógenos, como o ácido úrico), enquanto o OCT processa as bases orgânicas em sua forma catiônica protonada. A Tabela 10.6 apresenta alguns fármacos importantes que são transportados por esses dois sistemas carreadores. O carreador do OAT pode transportar moléculas de fármacos contra um gradiente eletroquímico e reduzir a concentração plasmática para quase zero; enquanto o OCT facilita o transporte a favor do gradiente eletroquímico. Como pelo menos 80% do fármaco que alcança os rins é apresentado ao carreador, a secreção tubular é, potencialmente, o mecanismo mais efetivo de eliminação renal de fármacos. Diferentemente da filtração glomerular, o transporte modulado por carreador pode efetuar uma depuração máxima do fármaco, mesmo quando este está ligado às proteínas plasmáticas.[2] Por exemplo, embora cerca de 80% da **penicilina** (ver Capítulo 52) esteja ligada às proteínas e, portanto, seja depurada apenas de maneira lenta por filtração, ela é removida quase por completo por secreção tubular proximal e, portanto, rapidamente eliminada.

Muitos fármacos competem pelos mesmos sistemas de transporte (ver Tabela 10.6), levando a interações medicamentosas. Por exemplo, a **probenecida** foi desenvolvida originalmente para potencializar a penicilina ao reduzir a sua secreção tubular (ver adiante).

Tabela 10.6 Fármacos importantes e substâncias relacionadas secretados no túbulo renal proximal pelo transportador de ânions orgânicos (OAT) ou pelo transportador de cátions orgânicos (OCT).

OAT	OCT
Ácido p-amino-hipúrico	Amilorida
Furosemida	Dopamina
Conjugados do ácido glucurônico	Histamina
Conjugados de glicina	Mepacrina
Indometacina	Morfina
Metotrexato	Petidina
Penicilina	Compostos de amônio quaternário
Conjugados de sulfato	Quinina
Diuréticos tiazídicos	5-hidroxitriptamina (serotonina)
Ácido úrico	Trianterone

DIFUSÃO ATRAVÉS DO EPITÉLIO TUBULAR RENAL

A água é reabsorvida à medida que o líquido atravessa o túbulo, e o volume de urina produzida por unidade de tempo é de apenas cerca de 1% do volume do filtrado glomerular.

---

[2]Como a filtração envolve o movimento isosmótico tanto de água quanto de solutos, não afeta a concentração do fármaco livre no plasma. Por conseguinte, o equilíbrio entre fármaco livre e fármaco ligado não é alterado, e o fármaco ligado não tende a sofrer dissociação à medida que o sangue passa pelo capilar glomerular. Por conseguinte, a taxa de depuração de um fármaco por filtração é reduzida de forma diretamente proporcional à fração do fármaco ligado. No caso da secreção tubular ativa, isso não ocorre dessa maneira, visto que o carreador transporta moléculas do fármaco não acompanhadas de água. Portanto, à medida que as moléculas de fármaco livre são retiradas do plasma, a concentração plasmática do fármaco livre cai, causando dissociação do fármaco ligado à albumina plasmática. A secreção é apenas reduzida ligeiramente, embora o fármaco esteja, em sua maior parte, ligado, pois efetivamente 100% do fármaco, tanto ligado quanto livre, está disponível para o carreador.

Em consequência, se o túbulo for livremente permeável a moléculas do fármaco, cerca de 99% do fármaco filtrado será reabsorvido passivamente a favor do gradiente de concentração resultante. Por conseguinte, ocorrerá pouca excreção dos fármacos lipossolúveis, enquanto os fármacos polares, cuja permeabilidade tubular é baixa, permanecerão no lúmen e irão tornar-se progressivamente concentrados à medida que a água for reabsorvida. Os fármacos polares processados dessa maneira incluem a **digoxina** e os antibióticos aminoglicosídeos. Eles exemplificam um grupo relativamente pequeno, porém importante de fármacos (Tabela 10.7), que não são inativados pelo metabolismo, sendo a velocidade de eliminação renal o principal fator que determina a duração de sua ação. Esses fármacos precisam ser usados com cautela especial em indivíduos cuja função renal possa estar comprometida, incluindo indivíduos idosos e pacientes com doença renal ou com qualquer doença aguda grave.

O grau de ionização de muitos fármacos – ácidos ou bases fracos – é dependente do pH, e isso influencia de maneira acentuada a sua excreção renal. O efeito de sequestro de íons (ver Capítulo 9) significa que um fármaco básico é excretado mais rápido na urina ácida, que favorece a forma com carga, inibindo, assim, a reabsorção. Em contrapartida, os fármacos ácidos serão excretados mais rapidamente se a urina for alcalina (Figura 10.6).

Tabela 10.7 Exemplos de fármacos excretados em grande parte na forma inalterada na urina.

Porcentagem	Fármacos excretados
100 a 75	Furosemida, gentamicina, metotrexato, atenolol, digoxina
75 a 50	Benzilpenicilina, cimetidina, oxitetraciclina, neostigmina
~50	Propantelina, tubocurarina

INTERAÇÕES MEDICAMENTOSAS DEVIDO À ALTERAÇÃO DA EXCREÇÃO DE FÁRMACOS

Os principais mecanismos pelos quais um fármaco pode afetar a taxa de excreção renal de outro fármaco são os seguintes:

- Alteração na ligação às proteínas e, portanto, na filtração
- Inibição da secreção tubular
- Alteração do fluxo e/ou pH urinários.

INIBIÇÃO DA SECREÇÃO TUBULAR

A **probenecida** (ver Capítulo 25) foi desenvolvida para inibir a secreção de **penicilina** e, assim, prolongar a sua ação. Além disso, inibe a excreção de outros fármacos, incluindo a **zidovudina** (ver Capítulo 53). Outros fármacos apresentam um efeito eventual semelhante à probenecida e podem intensificar as ações de substâncias que dependem da secreção tubular para a sua eliminação. A Tabela 10.8 fornece alguns exemplos. Uma vez que os diuréticos, como a furosemida, atuam no lúmen tubular, os fármacos que inibem a sua secreção no líquido tubular, como os anti-inflamatórios não esteroides, reduzem o seu efeito.

ALTERAÇÃO DO FLUXO E DO PH URINÁRIOS

Os diuréticos tendem a aumentar a excreção urinária de outros fármacos e seus metabólitos, porém é raro isso ter importância clínica imediata. Em contrapartida, os diuréticos de alça e os diuréticos tiazídicos *diminuem* indiretamente a excreção de **lítio** e reduzem o conteúdo corporal de Na^+, ao qual os rins respondem por um aumento da reabsorção tubular proximal de Na^+ e de Li^+, que é processado de forma semelhante ao Na^+. Isso pode causar toxicidade do lítio em pacientes tratados com carbonato de lítio para transtornos de humor (ver Capítulo 48). O efeito do pH urinário sobre a excreção de ácidos e bases fracos é usado no tratamento da intoxicação por *salicilatos*, mas não constitui uma causa de interações acidentais.

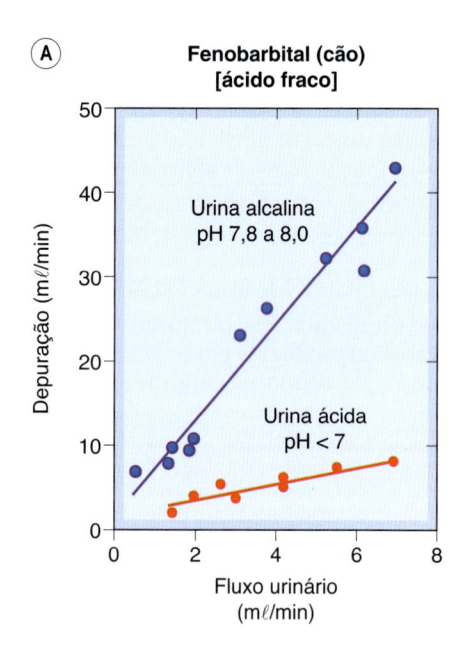

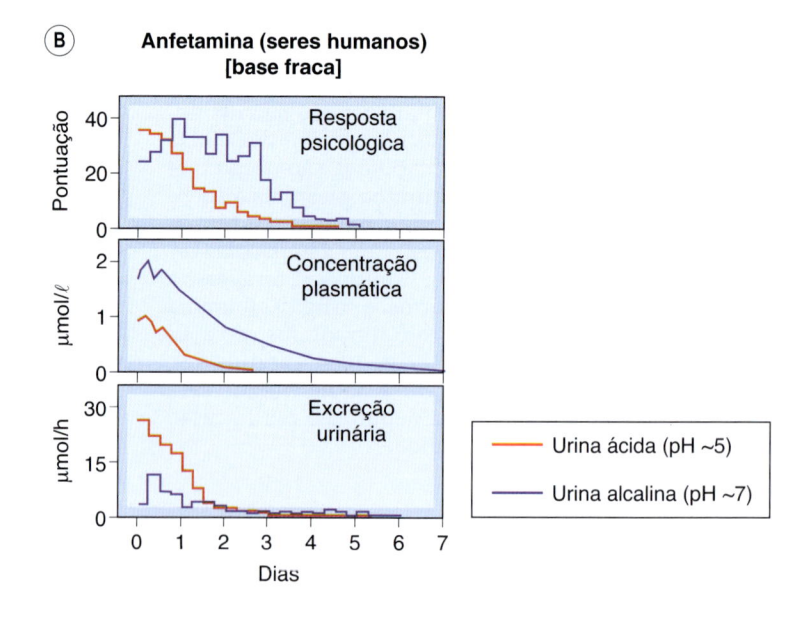

Figura 10.6 Efeito do pH urinário sobre a excreção de fármacos. **A.** Depuração do fenobarbital no cão em função do fluxo urinário. Como o fenobarbital é um ácido fraco, a alcalinização da urina aumenta a sua depuração em cerca de cinco vezes. **B.** Excreção de anfetamina em seres humanos. A acidificação da urina aumenta a taxa de eliminação renal da anfetamina, reduzindo a sua concentração plasmática e o seu efeito sobre o estado mental do indivíduo. (Dados de Gunne e Anggard, 1974. In: Torrell, T. et al. (Eds). Pharmacology and Pharmacokinetics. Plenum, New York.)

Tabela 10.8 Exemplos de fármacos que inibem a secreção tubular renal.

Fármaco(s) que causa(m) inibição	Fármaco(s) afetado(s)
Probenecida	
Sulfimpirazona	
Fenilbutazona	Penicilina
Sulfonamidas	Azidotimidina
Ácido acetilsalicílico	Indometacina
Diuréticos tiazídicos	
Indometacina	
Verapamil	
Amiodarona	Digoxina
Quinidina	
Indometacina	Furosemida
Ácido acetilsalicílico	
Anti-inflamatórios não esteroides	Metotrexato

Eliminação de fármacos pelo rim

- A maioria dos fármacos, a menos que estejam muito ligados às proteínas plasmáticas ou sejam biofármacos, atravessa livremente o filtro glomerular
- Muitos fármacos, em particular ácidos e bases fracos, são secretados ativamente ou por transporte facilitado no túbulo renal e excretados de modo rápido
- Os fármacos lipossolúveis sofrem reabsorção passiva a favor de seu gradiente de concentração através do epitélio tubular à medida que a água é reabsorvida, de modo que não são excretados eficientemente na urina
- Devido à distribuição pelo pH, os ácidos fracos são excretados mais rapidamente na urina alcalina e vice-versa
- Diversos fármacos importantes são removidos na maior parte por excreção renal e passíveis de causar toxicidade em indivíduos idosos e em pacientes com doença renal
- Existem casos de interações medicamentosas clinicamente importantes devido a um fármaco reduzir a depuração renal do outro (os exemplos incluem diuréticos/lítio e indometacina/metotrexato), porém são menos comuns do que as interações causadas por alteração do metabolismo de fármacos.

BIBLIOGRAFIA E LEITURA COMPLEMENTAR

Leitura adicional geral

Coon, M.J., 2005. Cytochrome P450: nature's most versatile biological catalyst. Annu. Rev. Pharmacol. Toxicol. 45, 1–25.
Nassar, A.F., 2009. Drug Metabolism Handbook: Concepts and Applications. Wiley-Blackwell, Hoboken, NJ.
Testa, B., Krämer, S.D., 2009. The Biochemistry of Drug Metabolism. Wiley-VCH, Weinheim.

Metabolismo dos fármacos

Campo, V.L., Bernardes, L.S.C., Carvalho, I., 2009. Stereoselectivity in drug metabolism: molecular mechanisms and analytical methods. Curr. Drug Metab. 10, 188–205.
Guengerich, F.P., 2019. Cytochrome P450 research and *The Journal of Biological Chemistry*. J. Biol. Chem. 294, 1671–1680.
Ingelman-Sundberg, M., 2004. Pharmacogenetics of cytochrome P450 and its applications in drug therapy: the past, present and future. Trends Pharmacol. Sci. 25, 193–200.
Nair, P.C., McKinnon, R.A., Miners, J.O., 2016. Cytochrome P450 structure-function: insights from molecular dynamics simulations. Drug Metab. Rev. 48, 434–452.
Preissner, S.C., Hoffmann, M.F., Preissner, R., Dunkel, M., Gewiess, A., Preissner, S., 2013. Polymorphic cytochrome P450 enzymes (CYPs) and their role in personalized therapy. PLoS One 8, e82562.
Waring, R.H., 2020. Cytochrome P450: genotype to phenotype. Xenobiotica 50, 9–18.

Indução e inibição das enzimas P450

Hakkola, J., Hukkanon, J., Pelkonen, O., 2020. Inhibition and induction of CTP enzymes in humans: an update. Arch. Toxicol. 94, 3671–3722.
Henderson, L., Yue, Q.Y., Bergquist, C., et al., 2002. St John's wort (*Hypericum perforatum*): drug interactions and clinical outcomes. Br. J. Clin. Pharmacol. 54, 349–356.

Eliminação de fármacos

Kusuhara, H., Sugiyama, Y., 2009. In vitro–in vivo extrapolation of transporter-mediated clearance in the liver and kidney. Drug Metab. Pharmacokinet. 24, 37–52.

SEÇÃO 1 • Princípios Gerais

11
Farmacocinética

CONSIDERAÇÕES GERAIS

Neste capítulo, explicaremos a importância da análise farmacocinética (FC) e apresentaremos uma abordagem simples desse assunto. Explanaremos também como a depuração dos fármacos determina a sua concentração plasmática no estado de equilíbrio dinâmico durante a sua administração em uma velocidade constante e como as características de absorção e distribuição (consideradas no Capítulo 9), juntamente com as do metabolismo e da excreção (discutidas no Capítulo 10), determinam a evolução temporal da concentração de um fármaco no plasma sanguíneo durante e após a sua administração. Discutiremos o efeito de diferentes esquemas posológicos sobre o decurso do tempo da concentração plasmática de um fármaco. A FC populacional é mencionada de modo sucinto, e a seção final considera as limitações da abordagem farmacocinética.

INTRODUÇÃO: DEFINIÇÃO E USOS DA FARMACOCINÉTICA

A FC é o ramo da farmacologia dedicado à determinação do destino das substâncias químicas administradas a um organismo vivo – "o que o corpo faz ao fármaco". Na prática, envolve a quantificação e a interpretação formal das mudanças, em função do tempo, das concentrações do fármaco e de seus metabólitos no plasma, na urina e, algumas vezes, em outras regiões acessíveis do corpo em relação à dose administrada. A farmacocinética fornece uma base para compreender o que ocorre a um fármaco quando ele é administrado a um animal ou a um ser humano, para onde vai no corpo e em que velocidade, o que possibilita compreender os efeitos que ele produz. Em contrapartida, a farmacodinâmica (FD: "o que o fármaco faz ao corpo") descreve os eventos decorrentes da interação do fármaco com o seu receptor ou outro alvo molecular. Essa distinção é útil, porém as palavras causam consternação aos puristas etimológicos.

O termo *farmacodinâmica* teve a sua primeira inclusão em um dicionário em 1890 ("relacionada com os poderes ou efeitos dos fármacos"), enquanto os estudos de FC só se tornaram possíveis na segunda parte do século XX com o desenvolvimento de técnicas analíticas físico-químicas sensíveis, específicas e acuradas, em particular a cromatografia de alto desempenho e a espectrometria de massa, para a medida das concentrações de fármacos nos líquidos biológicos. Ultimamente, a modelagem computacional *in silico* da FC tornou-se cada vez mais importante com a evolução da disciplina. O decurso de tempo da concentração de um fármaco após a administração de uma dose depende dos processos de absorção, distribuição, metabolismo e excreção (ADME), considerados do ponto de vista qualitativo nos Capítulos 9 e 10.

Na prática, a FC costuma ter como foco as concentrações do fármaco no *plasma sanguíneo*, facilmente obtido por punção venosa, pois assume-se que as concentrações plasmáticas em geral apresentam uma relação clara com as concentrações do fármaco no líquido extracelular que envolve as células, as quais expressam os receptores ou outros alvos com os quais as moléculas do fármaco se combinam. Isso fundamenta o que é denominado a *estratégia de concentração-alvo*, em que o efeito biológico está relacionado com a *concentração* do fármaco no plasma, como substituto do ambiente líquido do alvo, e não com a *dose* administrada. As relações de concentração-efeito podem ser estudadas diretamente em preparações de células ou tecidos *in vitro*, ao passo que, na farmacologia do animal inteiro (incluindo a farmacologia humana), em geral é a dose, e não a concentração, que está sob controle direto. A variação individual em resposta a determinada dose de um fármaco é, com frequência, maior do que a variabilidade em resposta à *concentração plasmática* após essa dose, visto que a concentração plasmática (C_p) leva em conta as variações individuais na absorção, distribuição e eliminação. As medições de C_p são particularmente úteis nas fases iniciais de desenvolvimento de fármacos (ver mais adiante). As concentrações do fármaco ou de seus metabólitos em outros líquidos corporais (p. ex., urina,[1] saliva, líquido cefalorraquidiano, leite) podem acrescentar informações úteis.

No caso de alguns fármacos, as concentrações plasmáticas também são utilizadas na prática clínica de rotina para individualizar a dose a fim de se obter o efeito terapêutico desejado, ao mesmo tempo que os efeitos adversos são minimizados em cada paciente – uma abordagem conhecida como *monitoramento terapêutico de fármacos*, frequentemente abreviado como MTF. A Tabela 11.1 fornece exemplos de alguns fármacos para os quais foi estabelecida uma faixa terapêutica de concentração plasmática, possibilitando o MTF. Os clínicos utilizam essa abordagem quando existe uma acentuada relação dose-efeito e pouca separação entre as doses necessárias para causar efeitos desejados *versus* adversos – designada como faixa terapêutica estreita. Todavia, eles preferem muito mais prescrever fármacos para os quais uma grande margem de segurança permite o uso de uma dose padrão sem o desconforto, a inconveniência e o custo do monitoramento, que exige amostras sequenciais de sangue e ajuste da dose. Para anticoagulação crônica, durante muitas décadas se recorreu à terapia com varfarina, que depende de monitoramento farmacodinâmico a fim de otimizar a eficácia e, ao mesmo tempo, minimizar o risco de sangramento. Apesar disso, a introdução dos anticoagulantes orais diretos que são administrados em dose padrão e que não exigem esse monitoramento intensivo modificou rápido a prática (ver Capítulo 23), e espera-se que sejam realizadas melhorias análogas com outros fármacos atualmente monitorados pela determinação de suas concentrações plasmáticas (ver Tabela 11.1). Os fármacos de escolha irão variar de acordo com as capacidades analíticas locais e também segundo considerações econômicas ao longo dos anos.

---

[1] A farmacologia *clínica* tornou-se, a certa altura, tão associada à quantificação dos fármacos na urina que havia boatos de que os farmacologistas clínicos eram os novos alquimistas – eles transformavam urina em passagens de avião.

Tabela 11.1 Exemplos de fármacos para os quais se utiliza clinicamente o monitoramento terapêutico das concentrações do fármaco.

Categoria	Exemplo(s)	Ver Capítulo(s)
Imunossupressores	Ciclosporina, tacrolimo	25
Cardiovasculares	Digoxina	20
Respiratórios	Teofilina	28
Sistema nervoso central	Lítio, fenitoína	48, 46
Antibacterianos	Aminoglicosídeos	52
Fármacos antineoplásicos	Metotrexato	57

A interpretação formal dos dados farmacocinéticos consiste na adaptação dos dados de concentração *versus* tempo em um modelo (abstrato ou de base fisiológica) e determinação dos parâmetros que descrevem o comportamento observado. Em seguida, esses parâmetros podem ser usados para ajustar o esquema posológico, de modo a se obter uma concentração plasmática desejada. A faixa de concentração farmacologicamente ativa é estimada a partir de experimentos pré-clínicos em células, tecidos ou animais de laboratório e modificada à medida que surgem dados dos ensaios clínicos farmacológicos, na fase inicial, em humanos. Com frequência, esses ensaios clínicos começam a testar doses únicas do novo fármaco administrado a grupos sucessivos de voluntários e em doses cada vez maiores – estudos de dose única ascendente (DUA) (ver Capítulo 60). Alguns parâmetros farmacocinéticos descritivos podem ser estimados diretamente ao se examinar a evolução temporal da concentração do fármaco no plasma após a sua administração – exemplos importantes,[2] ilustrados com mais detalhes posteriormente, compreendem a *concentração plasmática máxima* após a administração de determinada dose de um fármaco em uma forma posológica definida ($C_{máx}$) e o *tempo* ($T_{máx}$) decorrido entre a administração do fármaco e a obtenção da $C_{máx}$. Outros parâmetros farmacocinéticos são estimados matematicamente a partir de dados experimentais; os exemplos incluem o *volume de distribuição* (V_d) e a *depuração* (*CL*, do inglês *clearance*), conceitos que foram introduzidos nos Capítulos 9 e 10, respectivamente, e que voltaremos a considerar adiante. Essa abordagem se aplica tanto aos fármacos clássicos de baixo peso molecular quanto aos biofármacos macromoleculares (ver Capítulo 5), embora os aspectos qualitativos da absorção, distribuição e eliminação sejam, naturalmente, muito diferentes, e ocorram diferenças acentuadas nos parâmetros farmacocinéticos – por exemplo, os anticorpos evoluíram para persistir por longos períodos após exposição ao antígeno, e os anticorpos usados em terapias apresentam, em geral, baixas taxas de depuração e, consequentemente, meias-vidas de eliminação prolongadas.

APLICAÇÕES DA FARMACOCINÉTICA

O conhecimento do comportamento farmacocinético dos fármacos em animais e nos seres humanos é crucial para o desenvolvimento de fármacos, tanto na interpretação dos dados pré-clínicos farmacológicos e toxicológicos,[3] quanto na decisão da dose e do esquema posológico adequados para os ensaios clínicos (ver Capítulo 60). Em particular, e sempre que possível, o escalonamento da dose durante ensaios clínicos de fase inicial em seres humanos sobre novas substâncias químicas baseia-se, atualmente, em informações obtidas de dados em tempo real referentes à exposição ao fármaco para tomada de decisão com segurança. Os parâmetros relevantes de exposição incluem a $C_{máx}$ (especialmente para eventos relacionados com o pico de concentração, como arritmias) e a área sob a curva de concentração-tempo (*AUC* – introduzida no Capítulo 9, no contexto da biodisponibilidade; ver adiante), que podem ser mais importantes para a toxicidade cumulativa, como, por exemplo, hepatotoxicidade.

Além disso, as autoridades reguladoras de fármacos também desenvolveram conceitos como *biodisponibilidade* e *bioequivalência* (ver Capítulo 9) para apoiar o licenciamento de versões genéricas de fármacos produzidos quando os produtos originais perdem a sua proteção de patente. Esses conceitos não se estendem aos biofármacos, que podem sofrer modificação pós-tradução sutil, porém significativa, nas células em que são produzidos, levando ao conceito regulatório distinto, porém paralelo, de *biossimilares* (ver Capítulo 60).

A compreensão dos princípios gerais da FC também é importante na prática clínica para se entender a justificativa dos esquemas posológicos recomendados, cronometrar corretamente a coleta de amostras de sangue em relação à administração do fármaco e interpretação de suas concentrações para o MTF, ajustar racionalmente os esquemas de dosagem e identificar e avaliar possíveis interações medicamentosas (ver Capítulos 9 e 10). Em particular, os especialistas de cuidados intensivos e os anestesistas que lidam com pacientes em estado crítico frequentemente precisam individualizar o esquema posológico, dependendo da urgência na obtenção de uma concentração plasmática terapêutica, e para definir se o comportamento farmacocinético do fármaco tem probabilidade de ser afetado por doenças, como comprometimento renal ou doença hepática.

OBJETIVO DESTE CAPÍTULO

Neste capítulo, descreveremos:

- Como a depuração total de um fármaco determina a sua concentração plasmática no estado de equilíbrio dinâmico durante a administração por infusão intravenosa ou doses repetidas
- Como a concentração do fármaco *versus* tempo pode ser prevista com o uso de um modelo simples, no qual o corpo é representado por um único compartimento bem distribuído de volume V_d. Isso descreve o acúmulo antes que seja alcançado o estado de equilíbrio dinâmico e o

---

[2]Importantes, visto que, com frequência, ocorrem efeitos adversos relacionados com a dose próxima à $C_{máx}$.

[3]Por exemplo, as doses administradas a animais de laboratório com frequência precisam ser mais altas do que aquelas usadas em seres humanos em uma base de "unidade de peso corporal", visto que o metabolismo de fármacos geralmente é muito mais rápido em roedores – a **metadona** (ver Capítulo 43) é um desses numerosos exemplos. Quando se utilizam dados obtidos de animais para estimar uma "dose equivalente humana" no planejamento do estudo conduzido pela primeira vez em seres humanos, as doses dos fármacos de baixo peso molecular são normalizadas (o denominado "escalonamento alométrico") para a área de superfície corporal estimada, e não para o peso corporal. Em geral, os pediatras utilizam a mesma abordagem, estimando as doses adequadas para lactentes e crianças pequenas a partir das doses usadas em adultos em termos de dose/unidade de área de superfície corporal estimada, e não dose/kg de peso corporal.

declínio da concentração após a interrupção da administração, com base na meia-vida ($t_{1/2}$) de eliminação
- Situações nas quais esse modelo é inadequado e a introdução de um modelo de dois compartimentos
- Situações nas quais a depuração de um fármaco varia de acordo com a concentração ("cinética não linear")
- Situações (como em pediatria) nas quais se dispõe apenas de algumas amostras de cada indivíduo e a FC populacional pode ser utilizada.

Por fim, consideraremos algumas das limitações inerentes à abordagem farmacocinética. Descrições mais detalhadas são fornecidas por Atkinson et al. (2012), Birkett (2010) e Derendorf e Schmidt (2020).

ELIMINAÇÃO DOS FÁRMACOS EXPRESSA COMO DEPURAÇÃO

A depuração (*clearance*) total de um fármaco por todas as vias (CL_{tot}) constitui o parâmetro farmacocinético fundamental que descreve a eliminação dos fármacos. A depuração é definida como o volume de plasma que contém a quantidade total do fármaco removido do corpo por unidade de tempo. Por conseguinte, é expressa como volume por unidade de tempo, por exemplo, mℓ/min ou ℓ/h. A depuração renal (CL_{ren}), um componente importante do CL_{tot}, foi descrita no Capítulo 10.

A depuração total de um fármaco (CL_{tot}) é a soma das taxas de depuração de cada mecanismo envolvido na eliminação do fármaco, habitualmente depuração renal (CL_{ren}) e depuração metabólica (CL_{met}), mais outras vias adicionais apreciáveis de eliminação (fezes, respiração etc.). Relaciona a taxa de eliminação de um fármaco (em unidades de massa/unidades de tempo) com a concentração plasmática, C_p:

$$\text{Taxa de eliminação do fármaco} = C_p \times CL_{tot} \quad (11.1)$$

A depuração de um fármaco pode ser determinada em um único indivíduo pela medida da concentração plasmática do fármaco (em unidades de, por exemplo, mg/ℓ) em determinados intervalos durante uma infusão intravenosa em velocidade constante (fornecendo, por exemplo, X mg do fármaco por hora), até que seja alcançado um estado de equilíbrio dinâmico (Figura 11.1A). No estado de equilíbrio dinâmico, a taxa de *entrada no corpo é igual à taxa de eliminação*, de modo que:

$$X = C_{SS} \times CL_{tot} \quad (11.2)$$

Reorganizando essa equação,

$$CL_{tot} = \frac{X}{\text{MATH}_{SS}} \quad (11.3)$$

em que C_{SS} é a concentração plasmática no estado de equilíbrio dinâmico, e CL_{tot} é expressa em unidades de volume/tempo (ℓ/h no exemplo fornecido). Observe que essa estimativa do CL_{tot}, diferentemente daquelas baseadas na constante de taxa de eliminação ou meia-vida (ver adiante), não depende da aplicabilidade de qualquer modelo compartimental específico.

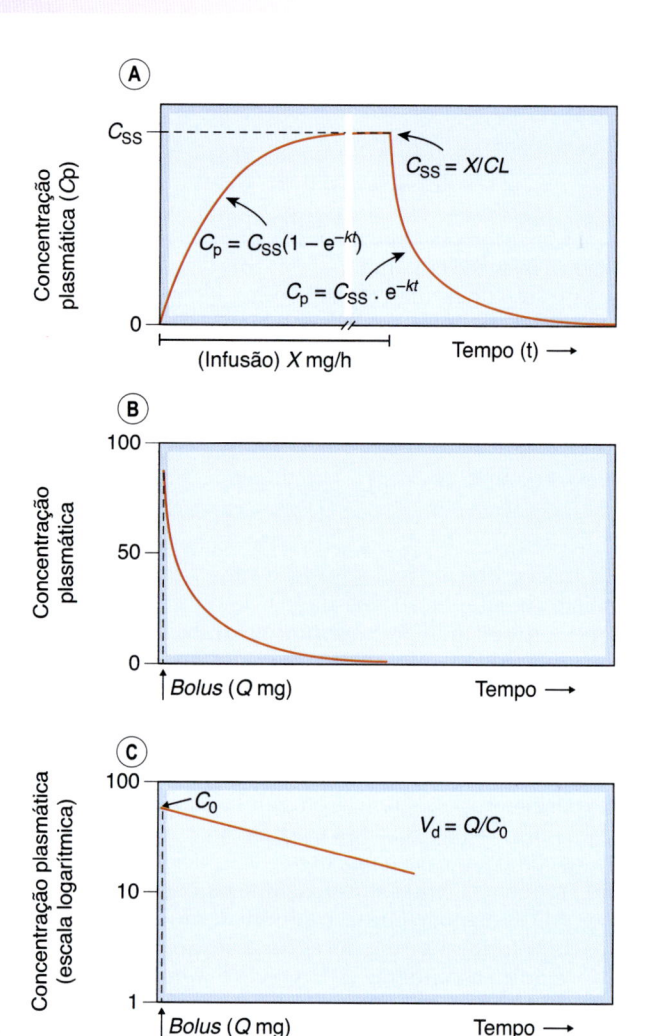

Figura 11.1 Curvas de concentração plasmática de fármaco *versus* tempo. **A.** Durante uma infusão intravenosa constante, na velocidade de X mg/h, indicada pela barra horizontal, a concentração plasmática (C_p) vai de zero até o valor de estado de equilíbrio dinâmico (C_{SS}); quando a infusão é interrompida, C declina em direção a zero. Os tempos iniciais para as equações de acúmulo e decaimento são definidos/redefinidos, respectivamente, para 0, de modo que C_0 (C_p no tempo 0) é 0 para o acúmulo e é C_{SS} para a fase de declínio. **B.** Após administração intravenosa em *bolus* (Q mg), a concentração plasmática aumenta abruptamente e, em seguida, declina para zero. **C.** Dados do painel (**B**) plotados com a concentração plasmática em uma escala logarítmica. A linha reta mostra que a concentração declina exponencialmente. A extrapolação para a ordenada no tempo zero fornece uma estimativa de C_0, a concentração no tempo zero e, portanto, de V_d, o volume de distribuição.

Para muitos fármacos, a depuração em determinado indivíduo é independente da dose (pelo menos para a faixa de doses usadas terapeuticamente – entretanto, consulte a seção sobre cinética de saturação, adiante, para as exceções), de modo que o conhecimento da depuração possibilita calcular a velocidade de administração da dose necessária a fim de se alcançar uma concentração plasmática desejada no estado de equilíbrio dinâmico ("alvo") a partir da Equação 11.2: se a velocidade de infusão (X) for duplicada, a concentração plasmática no estado de equilíbrio dinâmico também será duplicada, e um gráfico de X (eixo das ordenadas) *versus* C_{SS} (abscissa) fornece uma linha reta que passa pela origem, com uma inclinação de CL_{tot} – a denominada *cinética linear*.

O CL_{tot} também pode ser estimado pela medida das concentrações plasmáticas em determinados intervalos após uma dose única intravenosa em *bolus* de, por exemplo, Q mg (Figura 11.1B). Isso fornece uma curva concentração-tempo. $AUC_{0-\infty}$ é a área sob a curva total que relaciona a C_p ao tempo após uma dose em *bolus* administrada no tempo t = 0 (ver Figura 11.1B) e fornece uma medida integrada da exposição do tecido ao fármaco em unidades de tempo, multiplicada pela concentração do fármaco. Além de seu uso na determinação da biodisponibilidade de diferentes vias de administração de um fármaco e de diferentes preparações de um fármaco descritas no Capítulo 9, a $AUC_{0-\infty}$ fornece medidas da depuração e exposição ao fármaco consideradas aqui. Pode ser estimada graficamente pela soma das áreas dos trapézios (retângulos com um triângulo no topo) entre pontos de dados adjacentes (parte superior) e o eixo do tempo (parte inferior) até o último ponto medido, acrescentando-se uma área para incluir o espaço após o último ponto medido até o tempo zero utilizando-se uma estimativa denominada regra trapezoidal.

A partir de $AUC_{0-\infty}$, o CL_{tot} é estimado da seguinte maneira:

$$CL_{tot} = \frac{Q}{AUC_{0-\infty}} \quad (11.4)$$

Se a concentração plasmática declinar exponencialmente após uma dose em *bolus* por via intravenosa (ver adiante), a $AUC_{0-\infty}$ poderá ser calculada a partir do valor negativo da inclinação do declínio linear no logaritmo natural de C_p ($\ln C_p$) *versus* tempo (ver adiante). Como a inclinação é da concentração decrescente, ela é negativa, de modo que o negativo da inclinação é positivo. É a constante da taxa de eliminação, k_{el}. A $AUC_{0-\infty}$ é obtida a partir de k_{el} e C_0 (C_p no tempo 0):

$$AUC_{0-\infty} = C_0/k_{el} \quad (11.5)$$

Na prática, C_0 é obtida pela extrapolação da parte linear de um gráfico semilogarítmico da curva de concentração plasmática *versus* tempo de volta ao eixo das ordenadas (Figura 11.1C). Observe que a AUC tem unidades de tempo – na abscissa – multiplicadas pela concentração (massa/volume) – na ordenada; assim, CL (= $Q/AUC_{0-\infty}$) tem unidades de volume/tempo, como esperado.

MODELO DE UM COMPARTIMENTO

Considere um modelo bastante simplificado de ser humano, que consiste em um único compartimento bem distribuído, de volume V_d (volume de distribuição), no qual determinada quantidade de fármaco Q é introduzida rapidamente por administração intravenosa e do qual é removida, por meio de metabolismo, ou excretada (Figura 11.2). Para a maioria dos fármacos, V_d é um volume aparente, e não o volume de um compartimento anatômico (ver Capítulo 9). Associa a quantidade total do fármaco no corpo à sua concentração no plasma. A quantidade do fármaco que há no corpo imediatamente após a sua administração em *bolus* único é igual à dose administrada Q. Por conseguinte, a concentração inicial, C_0, é fornecida por:

$$C_0 = \frac{Q}{V_d} \quad (11.6)$$

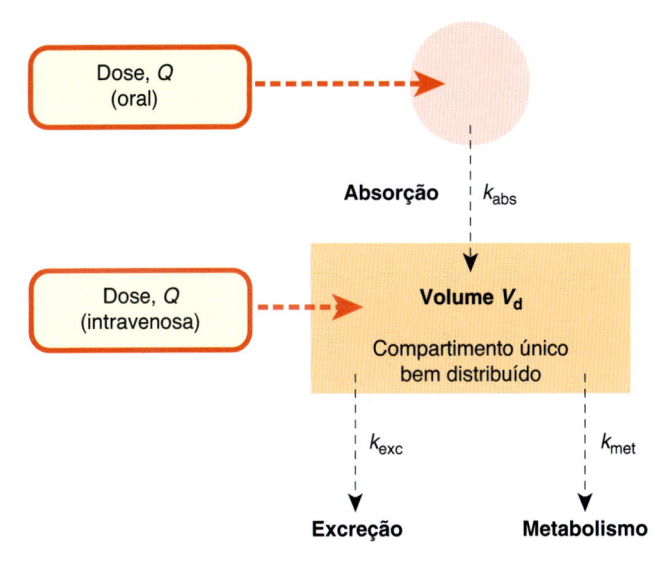

Figura 11.2 Modelo farmacocinético de compartimento único. Esse modelo é aplicável se a concentração plasmática cai exponencialmente após a administração do fármaco (como na Figura 11.1).

Na prática, conforme já assinalado, é possível estimar a C_0 pela extrapolação da porção linear de um gráfico semilogarítmico de C_p *versus* tempo até seu intercepto no tempo 0 (ver Figura 11.1C). Em qualquer tempo 0, C_p depende da CL_{tot}, bem como da dose e do V_d. Muitos fármacos exibem uma cinética linear (ver anteriormente), na qual a depuração é constante (independente da concentração plasmática), o que ocorre pelo fato de a taxa de eliminação ser diretamente proporcional à concentração do fármaco. Com isso, origina-se a curva de "redução gradual" de decaimento exponencial, característica de muitos processos naturais, como resfriamento (descrito pela lei de resfriamento de Newton), decaimento radioativo e oscilações de uma mola liberada. Em cada caso, a taxa de mudança da variável, em qualquer momento, é diretamente proporcional ao valor da variável naquele tempo. No caso da FC, a taxa de mudança da concentração plasmática (dC_p/dt) é diretamente proporcional à C_p. Esta é a condição que determina o decaimento exponencial:

$$C_t = C_0 \cdot e^{-kt} \quad (11.7)$$

Em que k é a *constante de velocidade de eliminação*, k_{el}. A partir dessa equação, pode-se verificar que C_t decai de seu valor máximo inicial de C_0 logo após a injeção em *bolus* (quando $C_t = C_0$), visto que, quando $t = 0$ $e^{-kt} = e^0 = 1$ (a princípio rápido, em seguida mais lento e mais lentamente em direção a um valor de 0 quando $t = \infty$ então $e^{-kt} = 0$), conforme ilustrado na Figura 11.1B e na Figura 11.3. Considerando os logaritmos para a base e (escrita como ln) na Equação 11.7, obtemos:

$$\ln C_t = \ln C_0 - k_{el}t \quad (11.8)$$

Esta é a equação de uma linha reta ($y = c + mx$), de modo que a representação gráfica de $\ln C_t$ em função do tempo (t) produz uma linha reta com inclinação $-k_{el}$.

A constante de velocidade de eliminação k_{el} tem unidades de 1/tempo e é a *fração* da dose presente no corpo que é eliminada por unidade de tempo. Por exemplo, se a constante de velocidade for de 0,1/h, isso implica que, em cada ponto de tempo, a velocidade de eliminação será um

$$\ln C_t - \ln 2 = \ln C_t - k_{el}.t_{1/2} \quad (11.11)$$

De modo que:

$$k_{el}.t_{1/2} = \ln 2 = 0{,}693 \quad (11.12)$$

E:

$$t_{1/2} = 0{,}693/k_{el} \quad (11.13)$$

A meia-vida é expressa em unidades de tempo e possibilita uma previsão conveniente do decurso temporal da C_p após o início ou o término de uma infusão ou da taxa de acúmulo do fármaco durante a administração repetida em *bolus* (ver adiante), quando a C_p está aumentando para o estado de equilíbrio dinâmico ou caindo para zero.

Quando um modelo de compartimento único é aplicável, a infusão de um fármaco em velocidade constante (ver Figura 11.1A) faz com que a concentração do fármaco no plasma (C_t) aumente de 0 no tempo 0 para o valor no estado de equilíbrio dinâmico C_{SS}, sendo a equação de acúmulo:

$$C_t = C_{SS}(1 - e^{-kt}) \quad (11.14)$$

Quando a infusão é interrompida em um novo tempo 0 após o estado de equilíbrio dinâmico ter sido aproximado (de modo que $C_0 = C_{SS}$), a equação cai exponencialmente de C_{SS} para 0, sendo a equação de decaimento $C_t = C_0.e^{-kt}$ (Equação 11.7).

A curva de acúmulo (Equação 11.14) é o inverso da curva de eliminação (Equação 11.7), de modo que as constantes de velocidade (k) para o acúmulo e a eliminação são iguais, assim como as meias-vidas ($t_{1/2}$) de eliminação e acúmulo. Em uma meia-vida após a interrupção da infusão, a concentração terá decaído para metade da concentração inicial; depois de duas meias-vidas, terá decaído para um quarto da concentração inicial; depois de três meias-vidas, para um oitavo; e assim por diante. É intuitivamente óbvio que, quanto mais longa a meia-vida, maior a permanência do fármaco no organismo após interrupção de sua administração. É menos óbvio, mas mesmo assim verdadeiro, que durante a administração crônica do fármaco, quanto mais longa for a meia-vida, mais tempo será necessário para que o fármaco se acumule até alcançar a concentração no estado de equilíbrio dinâmico: uma meia-vida para alcançar 50% do valor no estado de equilíbrio dinâmico, duas para alcançar 75%, três para alcançar 87,5% e assim por diante. Isso é extremamente útil para que o clínico decida como iniciar o tratamento. Se o fármaco em questão tiver uma meia-vida de aproximadamente 24 horas, por exemplo, serão necessários 3 a 5 dias para se aproximar da concentração no estado de equilíbrio dinâmico durante uma infusão em velocidade constante. Se essa velocidade for demasiado lenta tendo em vista a situação clínica prevalente, pode-se utilizar uma *dose de ataque* para obter mais rapidamente uma concentração terapêutica do fármaco no plasma (ver adiante). A quantidade dessa dose é determinada pelo volume de distribuição (Equação 11.6).

ADMINISTRAÇÃO EM DOSES REPETIDAS

Em geral, os fármacos são administrados terapeuticamente em doses repetidas, e não em injeções únicas ou em infusão constante. As injeções repetidas (cada uma com dose Q) produzem um padrão mais complicado que a elevação exponencial suave que ocorre durante a infusão intravenosa, porém o princípio é o mesmo (Figura 11.4). A concentração

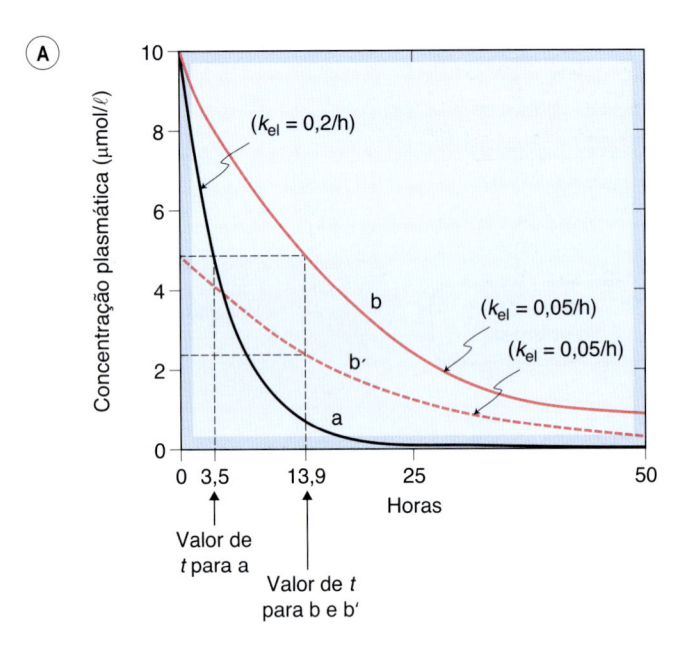

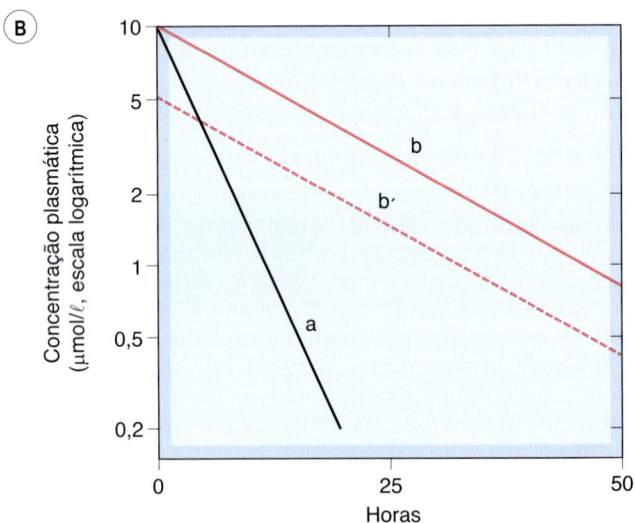

Figura 11.3 Comportamento previsto de um modelo de um compartimento após a administração intravenosa de um fármaco no tempo 0. Os fármacos *a* e *b* diferem apenas na sua constante de velocidade de eliminação, k_{el}. A curva *b'* mostra o decurso de tempo da concentração plasmática para uma dose menor de *b*. Observe que a meia-vida ($t_{1/2}$) (indicada pelas *linhas tracejadas*) não depende da dose. **A.** Concentração em escala linear. **B.** Concentração em escala logarítmica.

décimo do fármaco restante no corpo, naquele tempo por hora. Como o fármaco presente no corpo está distribuído em um volume V_d, e o CL_{tot} é o volume de plasma a partir do qual o fármaco é eliminado por unidade de tempo, k_{el} é igual à depuração como fração de V_d:

$$k_{el} = CL_{tot}/V_d \quad (11.9)$$

A *meia-vida de eliminação*, $t_{1/2}$, é o tempo levado para que a C_p seja reduzida pela metade (para $C_p/2$) e é igual a $\ln 2/k_{el}$, visto que:

$$C_t/2 = C_t.e^{-kt_{1/2}} \quad (11.10)$$

Em logaritmos:

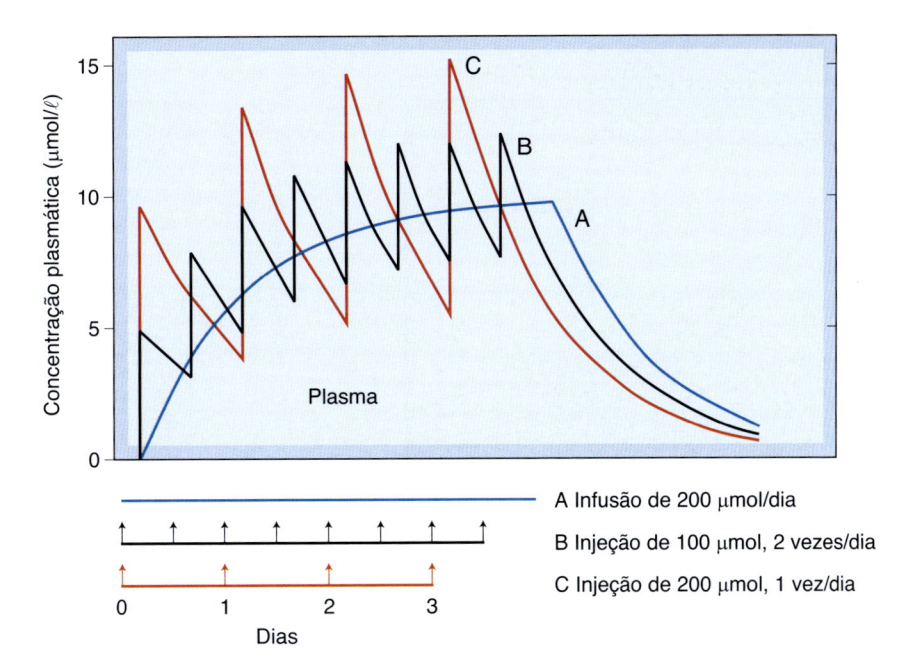

Figura 11.4 Comportamento previsto de um modelo de compartimento único com administração contínua ou intermitente de um fármaco. *Curva A* tênue mostra o efeito de uma infusão contínua durante 4 dias; a *curva B* representa a mesma quantidade total do fármaco administrada em oito doses iguais; e a *curva C* mostra a mesma quantidade total do fármaco administrada em quatro doses iguais. O fármaco tem uma meia-vida de 17 horas e um volume de distribuição de 20 ℓ. Observe que, em cada caso, o estado de equilíbrio dinâmico é alcançado de maneira efetiva depois de aproximadamente de 2 dias (cerca de três meias-vidas) e que a concentração média alcançada no estado de equilíbrio dinâmico é a mesma para os três esquemas.

média aumentará até alcançar uma concentração média no estado de equilíbrio dinâmico com o mesmo decurso temporal observado durante uma infusão em velocidade constante, porém C_p irá oscilar em torno da média (ao longo de uma faixa Q/V_d se as injeções forem intravenosas, de modo que a absorção seja completa). Quanto menores e mais frequentes forem as doses, mais a situação irá aproximar-se daquela observada com uma infusão contínua, e menores serão as oscilações na concentração. Entretanto, o esquema posológico exato não afeta a concentração média no estado de equilíbrio dinâmico nem a velocidade na qual é alcançada. Na prática, um estado de equilíbrio dinâmico é efetivamente alcançado depois de três a cinco meias-vidas. O estado de equilíbrio dinâmico pode ser alcançado mais rápido quando se inicia com uma dose maior, conforme assinalado antes. Essa dose de ataque é algumas vezes utilizada quando se inicia o tratamento com um fármaco que apresenta meia-vida longa em situação de urgência da condição clínica, como pode ser o caso no tratamento de arritmias cardíacas com fármacos como **amiodarona** ou a **digoxina** (ver Capítulo 20).

EFEITO DA VARIAÇÃO SOBRE A VELOCIDADE DE ABSORÇÃO

Se um fármaco é absorvido lentamente a partir do intestino ou do local de injeção para o plasma, é como (em termos de um modelo compartimental) se ele fosse administrado em infusão lenta em velocidade variável na corrente sanguínea. Para o propósito do modelo cinético, a transferência do fármaco de seu local de administração para o compartimento central pode ser representada aproximadamente por uma constante de velocidade, k_{abs} (ver Figura 11.2). Isso pressupõe que a velocidade de absorção é diretamente proporcional, em qualquer momento, à quantidade do fármaco ainda não absorvida, que é, na melhor das hipóteses, uma estimativa grosseira da realidade. A Figura 11.5 mostra o efeito da absorção lenta sobre o decurso temporal da elevação e redução da concentração plasmática. As curvas evidenciam o efeito de diferentes tempos de absorção da mesma quantidade de fármaco. Em cada caso, o fármaco sofre absorção completa, porém o pico da concentração aparece mais tarde e é mais lento e menos acentuado se a absorção é lenta. Em cada caso, uma forma posológica que libera o fármaco em uma velocidade constante à medida que percorre o íleo (ver Capítulo 9) se aproxima de uma infusão em velocidade constante. Após absorção completa, a concentração plasmática declina com a mesma meia-vida, independentemente da velocidade de absorção.

Para o tipo de modelo farmacocinético discutido aqui, a $AUC_{0-\infty}$ é diretamente proporcional à quantidade total do fármaco introduzida no compartimento plasmático, seja qual for a velocidade de sua entrada. Uma absorção incompleta ou a destruição pelo metabolismo pré-sistêmico antes do fármaco alcançar o compartimento plasmático reduz a $AUC_{0-\infty}$ após administração oral (ver Capítulo 9). Entretanto, mudanças na velocidade de absorção não afetam a AUC. Mais uma vez, é importante observar que, contanto que a absorção seja completa, a relação entre a velocidade de administração e a concentração plasmática no estado de equilíbrio dinâmico (Equação 11.3) não é afetada pela k_{abs}, embora haja redução da velocidade de elevação da concentração plasmática com cada dose administrada se a velocidade de absorção for reduzida.

MODELOS CINÉTICOS MAIS COMPLEXOS

Até agora, consideramos um modelo farmacocinético de um único compartimento, no qual pressupomos que as velocidades de absorção, metabolismo e excreção sejam diretamente

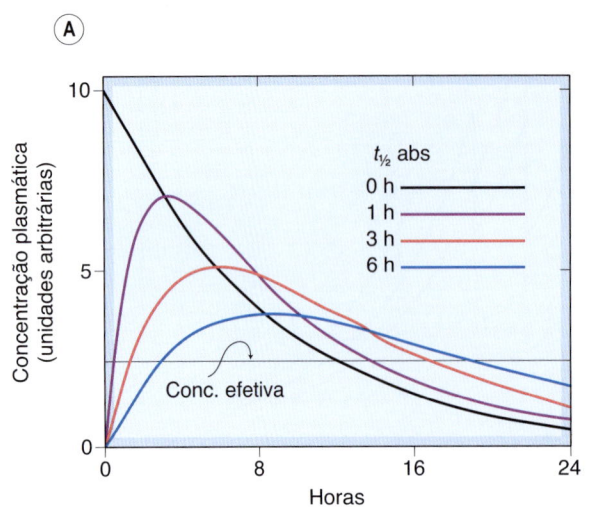

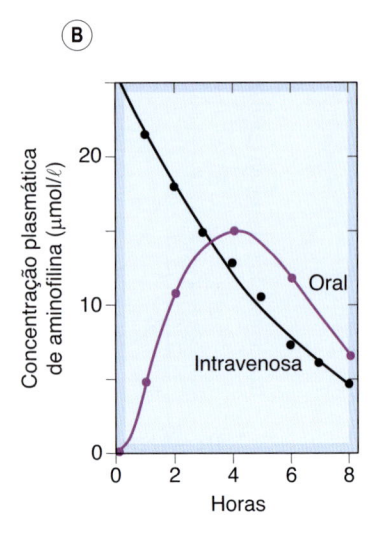

Figura 11.5 Efeito da absorção lenta de um fármaco sobre a sua concentração plasmática. **A.** Comportamento previsto pelo modelo de compartimento único com um fármaco absorvido em diferentes velocidades a partir do intestino ou de seu local de injeção. A meia-vida de eliminação é de 6 horas. As meias-vidas de absorção ($t_{1/2}$ abs) estão indicadas no diagrama. (Zero indica absorção instantânea correspondendo à administração intravenosa.) Observe que o pico da concentração plasmática é reduzido e retardado pela absorção lenta, e a duração da ação é ligeiramente aumentada. **B.** Medidas da concentração plasmática de aminofilina em seres humanos após a administração de doses iguais por via oral e intravenosa. (Dados de Swintowsky, J.V., 1956. J. Am. Pharm. Assoc. 49, 395.)

Farmacocinética

- A depuração (*clearance*) total, (CL_{tot}) de um fármaco é o parâmetro fundamental que descreve a sua eliminação: a velocidade de eliminação é igual ao CL_{tot} multiplicado pela concentração plasmática
- O CL_{tot} determina a concentração plasmática no estado de equilíbrio dinâmico (C_{SS}): C_{SS} = velocidade de administração do fármaco/CL_{tot}
- Para muitos fármacos, o decaimento do plasma segue um decurso temporal aproximadamente exponencial. Esses fármacos podem ser descritos por um modelo em que o organismo é tratado como um único compartimento bem distribuído de volume V_d. O V_d é um volume aparente que relaciona a quantidade do fármaco no organismo em qualquer momento com a sua concentração plasmática
- A meia-vida ($t_{1/2}$) de eliminação é diretamente proporcional ao V_d e inversamente proporcional ao CL_{tot}
- Com a administração de doses repetidas ou a liberação prolongada de um fármaco, a concentração plasmática aproxima-se de um valor no estado de equilíbrio dinâmico dentro de três a cinco meias-vidas plasmáticas
- Em situações de urgência, pode ser necessária uma dose de ataque para alcançar rapidamente uma concentração terapêutica
- A dose de ataque (ℓ) necessária para obter uma concentração plasmática inicial desejada (C_{alvo}) é determinada por V_d: $\ell = C_{alvo} \times V_d$
- Pode-se utilizar um modelo de dois compartimentos quando as cinéticas observadas são biexponenciais. Os dois componentes representam aproximadamente os processos de transferência entre o plasma e os tecidos (fase α) e a eliminação do corpo (fase β)
- Alguns fármacos exibem uma cinética de "saturação" não exponencial, com importantes consequências clínicas, particularmente um aumento desproporcional na concentração plasmática no estado de equilíbrio dinâmico quando se aumenta a dose.

proporcionais à concentração do fármaco no compartimento a partir do qual está ocorrendo a transferência. Trata-se de uma maneira útil de ilustrar alguns princípios básicos, mas isso é, sem dúvidas, uma grande simplificação fisiológica. As características das diversas partes do corpo, como cérebro, tecido adiposo e músculo, são muito diferentes em termos de suprimento sanguíneo, coeficientes de partição dos fármacos e permeabilidade dos capilares aos fármacos. Essas diferenças, ignoradas no modelo de compartimento único, podem acometer acentuadamente o decurso temporal da distribuição e ação dos fármacos; portanto, muito trabalho teórico foi realizado na análise matemática de modelos mais complexos (Atkinson et al., 2012; Derendorf e Schmidt, 2020).

O modelo de dois compartimentos, que introduz um compartimento "periférico" separado para representar os tecidos, em comunicação com o compartimento plasmático "central", assemelha-se bem mais à situação real, sem envolver complicações excessivas, e mostra-se útil em termos conceituais, embora a análise não compartimental seja agora habitualmente preferida no desenvolvimento de fármacos.

MODELO DE DOIS COMPARTIMENTOS

O modelo de dois compartimentos é uma aproximação bastante usada, em que os tecidos são agrupados em um compartimento periférico. As moléculas do fármaco podem entrar e sair do compartimento periférico apenas por meio do compartimento central (Figura 11.6), que habitualmente representa o plasma. O efeito de acrescentar um segundo compartimento ao modelo consiste em introduzir um segundo componente exponencial no decurso temporal previsto da concentração plasmática, de modo que ele compreende uma fase rápida e uma lenta. Com frequência, esse padrão é observado de modo experimental e notado com mais clareza quando os dados de concentração são plotados em uma curva semilogarítmica (Figura 11.7). Se, como de costume, a transferência do fármaco entre os compartimentos central e periférico for relativamente rápida, em comparação com a velocidade de eliminação, a fase rápida (com frequência, denominada *fase* α) poderá então representar a redistribuição

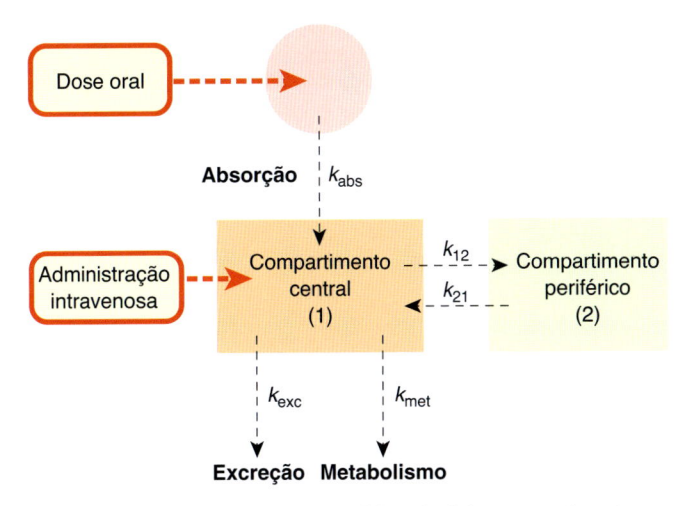

Figura 11.6 Modelo farmacocinético de dois compartimentos.

do fármaco (*i. e.*, a passagem das moléculas do fármaco do plasma para os tecidos, com consequente redução rápida da concentração plasmática). A concentração plasmática alcançada quando a fase rápida é concluída, porém antes da ocorrência de uma eliminação apreciável, possibilita uma medida dos volumes de distribuição combinados dos dois compartimentos; a meia-vida da fase lenta (a *fase β*) fornece uma estimativa de k_{el}. Se um fármaco for rapidamente metabolizado ou excretado, as fases α e β não são bem separadas, e o cálculo dos valores separados de V_d e k_{el} para cada fase não é direto. Surgem também problemas com fármacos (p. ex., fármacos muito lipossolúveis) para os quais não é realista agrupar todos os tecidos periféricos.

CINÉTICA DE SATURAÇÃO

No caso de alguns fármacos, incluindo o **etanol**, a **fenitoína** e o **salicilato**, o decurso temporal de decaimento do fármaco do plasma não segue os padrões exponenciais ou biexponenciais mostrados nas Figuras 11.3 e 11.7, porém é inicialmente linear (*i. e.*, o fármaco é removido em uma velocidade constante, que independe da concentração plasmática). Isso é frequentemente denominado *cinética de ordem zero* para diferenciá-la da cinética de primeira ordem habitual, que consideramos até agora (esses termos têm a sua origem na teoria de cinética química). A *cinética de saturação* é uma expressão mais adequada, visto que indica o mecanismo subjacente, ou seja, a saturação de um carreador ou de uma enzima, e, assim, à medida que a concentração do substrato do fármaco aumenta, a velocidade de eliminação aproxima-se de um valor constante. A Figura 11.8 fornece o exemplo do etanol. Pode-se observar que a taxa de decaimento do etanol do plasma é constante em aproximadamente 4 mmol/ℓ por hora, seja qual for a dose ou a concentração plasmática de etanol. A explicação para isso é que a taxa de oxidação pela enzima álcool desidrogenase alcança o seu valor máximo em baixas concentrações de etanol, devido à disponibilidade limitada do cofator NAD^+ (ver Capítulo 49, Figuras 49.5 e 49.6).

A cinética de saturação apresenta várias consequências importantes (Figura 11.9 e ver Capítulo 46, Figura 46.4). Uma delas é que a duração da ação depende mais fortemente da dose do que outros fármacos que não exibem saturação metabólica. Outra consequência é que a relação entre dose e concentração plasmática no estado de equilíbrio dinâmico é inclinada e imprevisível e não obedece à regra de proporcionalidade implícita na Equação 11.3 para fármacos não

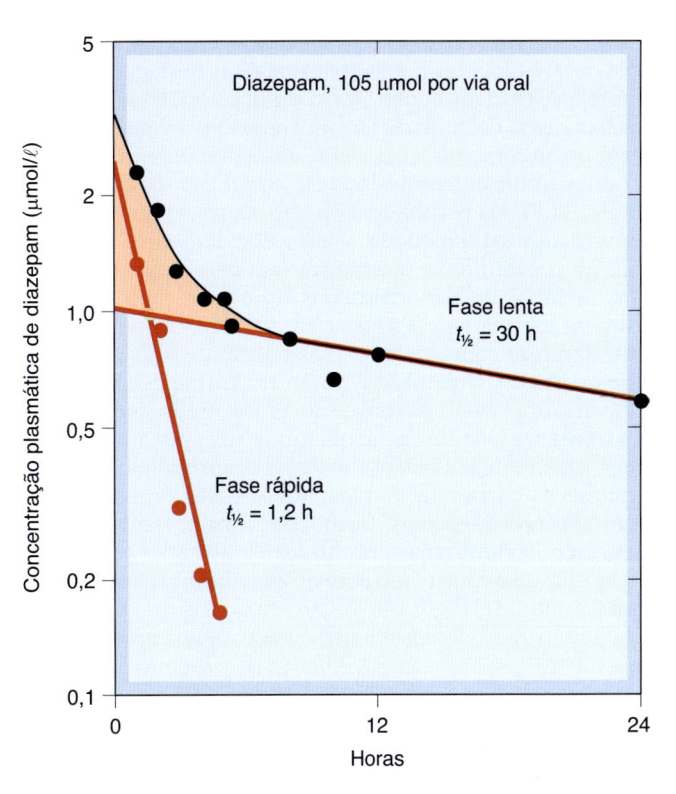

Figura 11.7 Cinética de eliminação do diazepam em seres humanos após uma dose oral única. O gráfico mostra uma representação semilogarítmica da concentração plasmática *versus* o tempo. Os dados experimentais (*símbolos pretos*) seguem uma curva que se torna linear depois de cerca de 8 horas (fase lenta). A representação gráfica do desvio dos pontos iniciais (*área sombreada na cor rosa*) a partir dessa linha nas mesmas coordenadas (*símbolos vermelhos*) revela a fase rápida. Esse tipo de decaimento de dois componentes é consistente com o modelo de dois compartimentos (ver Figura 11.6) e obtido com muitos fármacos. (Dados de Curry, S.H., 1980. Drug Disposition and Pharmacokinetics. Blackwell, Oxford.)

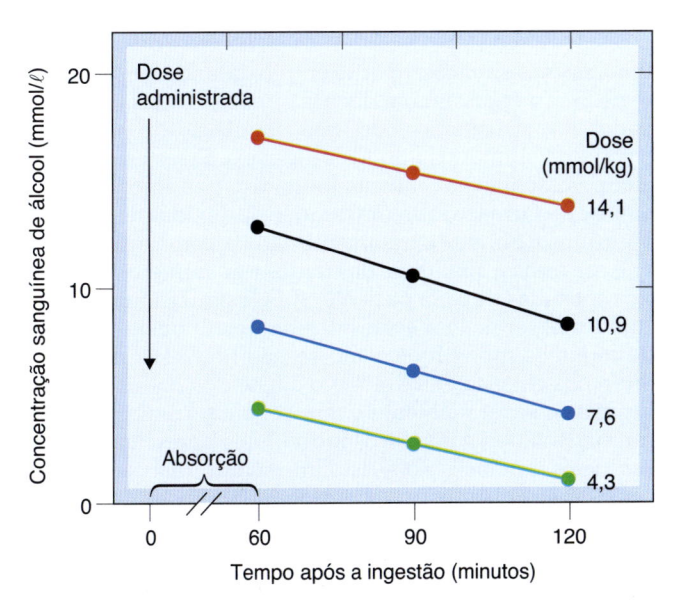

Figura 11.8 Cinética de saturação da eliminação do álcool em seres humanos. A concentração sanguínea de álcool decai de modo linear, em vez de exponencial, e a velocidade da queda não varia com a dose. (De Drew, G.C., Colquhoun, W.P., Long, H.A., 1958. Effects of small doses of alcohol on a skill resembling driving. Br. Med. J. 2, 5103.)

saturáveis (ver Figura 49.6 para outro exemplo relacionado com o etanol). A taxa máxima de metabolismo estabelece um limite à velocidade com a qual o fármaco pode ser administrado; se essa velocidade for ultrapassada, a quantidade de fármaco no corpo irá, a princípio, aumentar indefinidamente e nunca alcançará um estado de equilíbrio dinâmico (ver Figura 11.9). Na realidade, isso não ocorre, visto que existe sempre alguma dependência da velocidade de eliminação sobre a concentração plasmática (em geral, porque outras vias metabólicas não saturáveis ou a excreção renal contribuem de maneira significativa em altas concentrações). Entretanto, as concentrações plasmáticas de fármacos desse tipo no estado de equilíbrio dinâmico variam bastante e de maneira imprevisível com a dose. De modo semelhante, variações na taxa de metabolismo (p. ex., por meio de indução enzimática) causam alterações desproporcionalmente grandes na concentração plasmática. Esses problemas são bem reconhecidos para fármacos como a fenitoína, um anticonvulsivante cuja concentração plasmática precisa ser rigorosamente controlada para obter um efeito clínico ótimo (ver Capítulo 46, Figura 46.4). Os fármacos que exibem cinética de saturação têm o seu uso clínico menos previsível do que outros que apresentam cinética de primeira ordem, de modo que podem ser rejeitados durante o desenvolvimento de fármacos se houver disponibilidade de um candidato farmacologicamente semelhante com cinética de primeira ordem (ver Capítulo 60).

O tipo oposto de não linearidade também é encontrado durante o desenvolvimento de fármacos, em que a concentração plasmática aumenta menos (em vez de mais) proporcionalmente com o incremento da dose. Isso pode ocorrer quando são administrados fármacos por via oral, e um carreador para absorção torna-se saturado ou (o que é mais comum) quando a formulação farmacêutica não se dispersa de maneira adequada com doses mais altas.

As aplicações clínicas da FC estão resumidas no quadro clínico.

FARMACOCINÉTICA POPULACIONAL

Em algumas situações, por exemplo, quando um fármaco se destina a crianças com doença crônica, é desejável obter dados farmacocinéticos de uma população de pacientes, e não de voluntários adultos saudáveis. Esses estudos em crianças são inevitavelmente limitados, e as amostras para análise do fármaco são, com frequência, obtidas de maneira oportunista durante o tratamento clínico, com limitações no que concerne à qualidade dos dados e ao número de amostras coletadas de cada paciente. A FC populacional aborda como analisar melhor essas informações. O ajuste de dados de todos os indivíduos como se não houvesse nenhuma diferença cinética entre eles e o ajuste dos dados de cada indivíduo separadamente e, em seguida, combinando as estimativas dos parâmetros individuais apresentam, cada um deles, limitações óbvias. Um método mais adequado consiste em utilizar o modelo de efeito misto não linear (NONMEM). Estabelecer como os estudos populacionais se relacionam com o indivíduo exige o uso desse tipo de modelo matemático. Tal análise é utilizada para prever variações individuais, tanto em ensaios clínicos quanto na prática clínica. As incertezas e as questões técnicas e estatísticas são consideráveis e estão além do objetivo deste capítulo, de modo que o leitor interessado deve consultar Sheiner et al. (1997).

Aplicações da farmacocinética

- Os estudos farmacocinéticos realizados durante o desenvolvimento de fármacos fundamentam os esquemas posológicos padrão aprovados por agências reguladoras
- Algumas vezes, os clínicos precisam individualizar os esquemas posológicos de acordo com variações individuais em determinados pacientes (p. ex., recém-nascido, paciente com comprometimento e alteração da função renal ou paciente em uso de fármacos que interferem no metabolismo de fármacos; ver Capítulo 10)
- Os efeitos dos fármacos (FD) são com frequência usados para essa individualização, porém existem aqueles (incluindo alguns anticonvulsivantes, imunossupressores e agentes antineoplásicos) para os quais foi definida uma faixa terapêutica de concentrações plasmáticas e para os quais é útil ajustar a dose de modo a alcançar uma concentração dentro dessa faixa
- O conhecimento da cinética possibilita um ajuste racional da dose. Por exemplo:
  - Pode ser necessário reduzir **acentuadamente** a frequência de dosagem de um fármaco, como a **gentamicina** eliminada por excreção renal, em paciente com comprometimento renal (ver Capítulo 52)
  - O incremento da dose necessário para alcançar uma faixa-alvo de concentração plasmática de um fármaco, como a **fenitoína**, com cinética de saturação (ver Capítulo 46, Figura 46.4) é muito menor do que para um fármaco que tem cinética linear
- O conhecimento da $t_{1/2}$ aproximada de um fármaco pode ser muito útil, mesmo se a concentração terapêutica não for conhecida:
  - Na interpretação correta de eventos adversos que ocorrem após um tempo considerável depois do início do tratamento regular (p. ex., benzodiazepínicos; ver Capítulo 45)
  - Na decisão sobre a necessidade ou não de uma dose de ataque inicial quando se inicia o tratamento com fármacos como a **digoxina** e a **amiodarona** (ver Capítulo 20)
- O volume de distribuição (V_d) de um fármaco determina a quantidade da dose de ataque necessária. Se o V_d for grande (como no caso de muitos antidepressivos tricíclicos), a hemodiálise não será uma maneira efetiva para aumentar a velocidade de eliminação no tratamento de superdosagem.

LIMITAÇÕES DA FARMACOCINÉTICA

Algumas limitações da abordagem farmacocinética são óbvias a partir do que já foi exposto, como a proliferação de parâmetros em modelos até mesmo conceitualmente simples. Existem também limitações na utilidade do monitoramento das concentrações plasmáticas dos fármacos como abordagem para reduzir a variabilidade individual na resposta a fármacos (ver Capítulo 12). Dois pressupostos importantes sustentam a expectativa de que, ao relacionar a resposta a um fármaco com a sua concentração plasmática, poderemos reduzir a variabilidade da resposta ao considerar a variação farmacocinética – isto é, a variação na ADME.

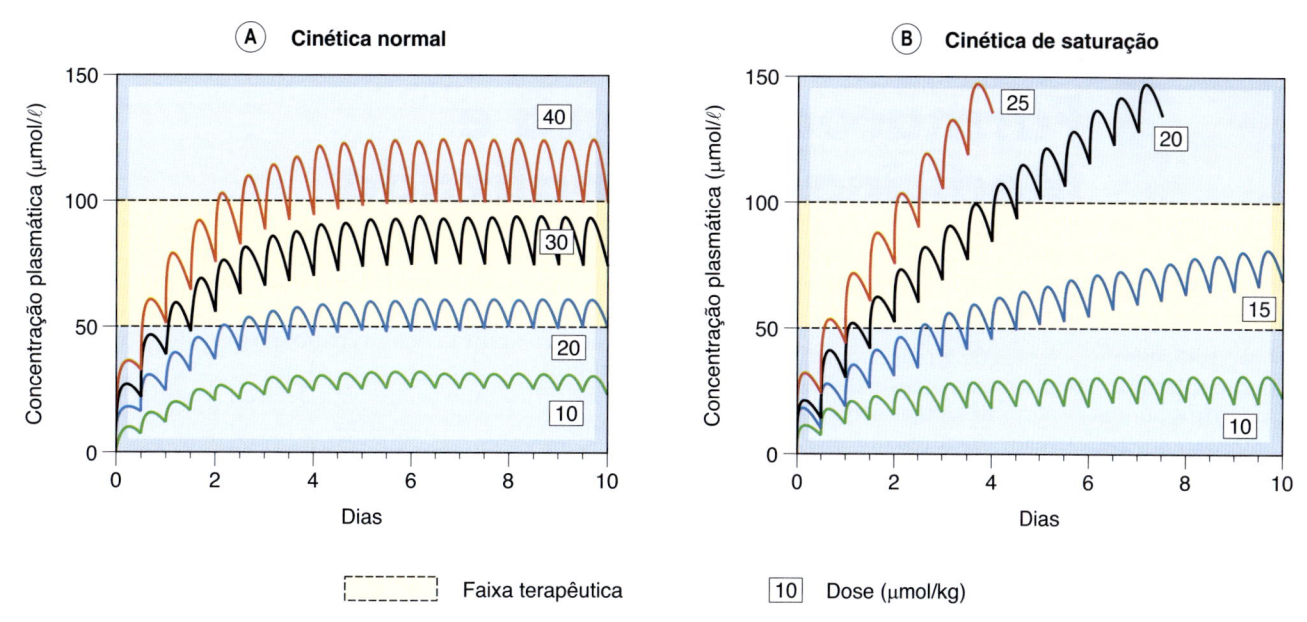

Figura 11.9 Comparação entre as cinéticas de não saturação e de saturação para fármacos administrados por via oral a cada 12 horas. **A.** As curvas mostram um fármaco imaginário, similar à fenitoína, um fármaco antiepiléptico, na dose mais baixa, porém com cinética linear. A concentração plasmática no estado de equilíbrio dinâmico é alcançada em poucos dias e diretamente proporcional à dose. **B.** Curvas para cinética de saturação calculadas a partir dos parâmetros farmacocinéticos conhecidos da fenitoína (ver Capítulo 46). Observe que nenhum estado de equilíbrio dinâmico é alcançado com doses mais altas de fenitoína e que um pequeno incremento na dose resulta, depois de certo tempo, em um efeito desproporcionalmente grande sobre a concentração plasmática. (As curvas foram calculadas com o programa de modelo farmacocinético Sympack elaborado pelo Dr. J.G. Blackman, University of Otago.)

Esses pressupostos são:
1. A concentração plasmática de um fármaco exibe uma relação precisa com a concentração dele no ambiente imediato de seu alvo (receptor, enzima etc.).
2. A resposta ao fármaco depende exclusivamente de sua concentração no ambiente imediato de seu alvo.

O primeiro desses pressupostos é plausível para os poucos fármacos que atuam por meio de um alvo no sangue circulante (p. ex., um fármaco fibrinolítico que atua sobre a fibrina intravascular) e razoavelmente plausível para um fármaco que age sobre uma enzima, um canal iônico ou receptores acoplados à proteína G ou ligados a quinases localizados na membrana celular e acessados por moléculas do fármaco dissolvidas no líquido extracelular. Por outro lado, é menos provável que isso seja válido no caso de um receptor nuclear ou quando um metabólito ativo está envolvido. Em virtude da barreira hematoencefálica, as concentrações plasmáticas raramente refletem as concentrações locais de um fármaco no cérebro, de modo que, com a exceção do lítio (ver Capítulo 48) e de alguns fármacos antiepilépticos (ver Capítulo 46), o monitoramento das concentrações plasmáticas não demonstrou ser clinicamente útil para os fármacos que agem no cérebro.

O segundo pressuposto não se aplica ao caso de fármacos que formam uma ligação covalente estável com seus alvos e, portanto, produzem um efeito de maior duração do que a sua presença em solução. Os exemplos incluem os efeitos antiplaquetários do **ácido acetilsalicílico** e do **clopidogrel** (ver Capítulo 23), bem como os de alguns inibidores da monoamina oxidase (ver Capítulo 48) e inibidores da bomba de prótons (ver Capítulo 30). Em outros casos, fármacos de uso terapêutico atuam apenas após determinado tempo (p. ex., antidepressivos; ver Capítulo 48) ou induzem tolerância de modo gradual (p. ex., opioides; ver Capítulo 43) ou adaptações fisiológicas (p. ex., corticosteroides; ver Capítulo 33) que alteram a relação entre a concentração e o efeito do fármaco de maneira dependente do tempo, de modo que o efeito farmacológico não é exclusivamente determinado pela concentração plasmática do fármaco.

BIBLIOGRAFIA E LEITURA COMPLEMENTAR

Atkinson, A., Huang, S.M., Lertora, J., Markey, S. (Eds.), 2012. Principles of Clinical Pharmacology, third ed. Academic Press, London.
Birkett, D.J., 2010. Pocket Guide: Pharmacokinetics Made Easy. McGraw-Hill Australia, Sydney.
Derendorf, H., Schmidt, S., 2020. Rowland and Tozer's Clinical Pharmacokinetics and Pharmacodynamics. Concepts and Applications, fifth ed. Wolters Kluwer, Philadelphia.

Farmacocinética populacional
Sheiner, L.B., Rosenberg, B., Marethe, V.V., 1997. Estimation of population characteristics of pharmacokinetic parameters from routine clinical data. J. Pharmacokinet. Biopharm. 5, 445–479.

SEÇÃO 1 • Princípios Gerais

12 Variação Individual, Farmacogenômica e Medicina Personalizada

CONSIDERAÇÕES GERAIS

Este capítulo aborda as fontes de variação entre indivíduos (variação interindividual) em suas respostas aos fármacos. São descritos fatores importantes, como etnia, idade, gravidez, doença e interação medicamentosa (*i. e.*, modificação da ação de um fármaco por outro). O capítulo também introduz o conceito de individualização da terapia farmacológica à luz da informação genômica ("medicina personalizada"), uma área da farmacologia clínica em rápida expansão. Explicamos os conceitos genéticos elementares relevantes e descrevemos de forma sucinta vários distúrbios farmacogenéticos de gene único que afetam as respostas aos fármacos. Em seguida, explicamos como os testes farmacogenômicos podem ser utilizados para orientar a escolha da terapia e efetuar ajustes nos esquemas posológicos.

INTRODUÇÃO

A terapia seria muito mais fácil se a mesma dose de fármaco produzisse sempre a mesma resposta. Na realidade, a variação interindividual e até a intraindividual frequentemente são substanciais, o que pode levar a diferenças importantes no equilíbrio entre os benefícios e os danos do tratamento. Os médicos precisam estar atentos para as fontes dessa variação, de modo a prescrever fármacos com segurança e de forma efetiva. A variação pode ser causada por concentrações diferentes nos locais de ação do fármaco ou por diferentes respostas à mesma concentração de fármaco. O primeiro tipo de variação é denominado *variação farmacocinética* e pode ocorrer devido a diferenças na absorção, distribuição, metabolismo ou excreção (ADME; ver Capítulos 9 e 10). O segundo tipo é denominado *variação farmacodinâmica*. As respostas a alguns agentes terapêuticos, como, por exemplo, a maioria das vacinas e os contraceptivos orais (ver Capítulo 35), são previsíveis o suficiente para possibilitar um esquema posológico padrão, enquanto o tratamento com **lítio** (ver Capítulo 48), fármacos anti-hipertensivos (ver Capítulo 21), anticoagulantes (ver Capítulo 23) e muitos outros fármacos é individualizado, com as doses administradas ajustadas com base no monitoramento da concentração do fármaco no plasma ou de uma resposta, como alteração da pressão arterial, junto a quaisquer efeitos adversos.

A variação interindividual em resposta a alguns fármacos representa um sério problema; se não for levada em consideração, pode resultar em falta de eficácia ou em efeitos adversos inesperados. Embora ensaios clínicos em larga escala possam prever o efeito "médio" de um fármaco, os médicos também reconhecem que existem subgrupos de indivíduos com maior probabilidade de obter uma resposta benéfica (ou prejudicial) do que outros. Isso é particularmente relevante para condições potencialmente fatais (como câncer), nas quais a terapia individual otimizada, guiada por marcadores preditivos, pode proporcionar notáveis ganhos na relação benefício:prejuízo. A variação é causada, em parte, por fatores ambientais, porém os estudos comparando gêmeos idênticos e não idênticos sugerem que grande parte da variação na resposta a determinados fármacos é geneticamente determinada; por exemplo, as meias-vidas de eliminação da antipirina, que usado para detectar a oxidação hepática de fármacos, e da **varfarina**, um anticoagulante oral (ver Capítulo 23), diferem muito menos entre gêmeos idênticos do que entre gêmeos fraternos.

Os genes influenciam a farmacocinética ao alterar a expressão de proteínas envolvidas na ADME dos fármacos; a variação farmacodinâmica reflete diferenças nos alvos farmacológicos, nas proteínas G ou outras vias a jusante, enquanto a suscetibilidade individual a reações adversas incomuns e qualitativamente distintas (ver Capítulo 58) pode resultar de diferenças geneticamente determinadas em enzimas ou mecanismos imunes. Aqui, a introdução de métodos rápidos e de fácil acesso para a identificação de diferenças genéticas entre indivíduos é uma consideração fundamental. Já é possível usar a informação genética específica de um paciente para selecionar previamente um fármaco efetivo que não provoque toxicidade excessiva, em vez de depender do método de tentativa e erro com base em dados fisiológicos atuais – uma meta designada como *medicina personalizada*. Até o momento, essa abordagem, inicialmente foi promovida de maneira exagerada, enfrentou obstáculo na sua tradução em benefícios do paciente na prática clínica diária. Entretanto, as pesquisas continuam em um ritmo vertiginoso, e a FDA, dos EUA, listou mais de 480 biomarcadores farmacogenômicos para inclusão na informação da rotulagem de fármacos, o dobro desde a última edição deste livro. Como esperado, a grande maioria das recomendações para testes farmacogenéticos está relacionada com os perfis de benefício: dano criticamente equilibrados dos fármacos antineoplásicos.

O Genetic Testing Registry (https://www.ncbi.nlm.nih.gov/gtr/), nos EUA, aceita submissões de laboratórios em todo o mundo de testes genéticos disponibilizados para fins de rastreamento, diagnóstico, monitoramento de fármacos/doenças e resposta ao tratamento. Desde janeiro de 2023, o órgão registrou informações de 76.531 testes, cobrindo 18.737 genes que estão associados a 22.574 condições. Não há dúvida de que os testes farmacogenéticos podem contribuir de maneira significativa para a terapia, porém permanecem sérias questões sobre o custo-benefício e como essa avalanche de informações genéticas poderia ser efetivamente incorporada aos fluxos de trabalho clínicos diários.

Neste capítulo, descreveremos as fontes epidemiológicas mais importantes de variação na resposta aos fármacos, antes de revisitar alguns princípios elementares de genética como base para a compreensão das doenças genéticas caracterizadas por respostas anormais a fármacos. Concluiremos com uma breve descrição dos testes farmacogenômicos atualmente disponíveis e de como eles estão começando a ser aplicados na individualização da terapia farmacológica (*farmacogenômica*). Em particular, resumiremos quatro funções fundamentais dos dados de farmacogenética nas decisões de tratamento envolvendo indicação, posologia, segurança de fármacos e comunicação de risco.

> **Variação individual**
>
> - A variabilidade é um sério problema, se não for considerada, pode resultar em:
>   - Falta de eficácia
>   - Efeitos adversos inesperados
> - Os tipos de variabilidade podem ser classificados em:
>   - Farmacocinéticos
>   - Farmacodinâmicos
> - As principais causas de variabilidade são:
>   - Idade
>   - Fatores genéticos
>   - Fatores imunológicos (ver Capítulo 58)
>   - Doença (particularmente quando influencia a eliminação ou o metabolismo de fármacos; por exemplo, doença renal ou hepática)
>   - Interações medicamentosas.

Tabela 12.1 Efeito da idade sobre as meias-vidas de eliminação plasmática de vários fármacos.

Fármaco	Valor médio ou faixa de meia-vida (h)		
	Recém-nascido a termo[a]	Adulto	Indivíduo idoso
Fármacos que são excretados principalmente de modo inalterado na urina			
Gentamicina	10	2	4
Lítio	120	24	48
Digoxina	200	40	80
Fármacos que são principalmente metabolizados			
Diazepam	25 a 100	15 a 25	50 a 150
Fenitoína	10 a 30	10 a 30	10 a 30
Sulfametoxipiridazina	140	60	100

[a]Ocorrem diferenças ainda maiores em comparação com valores médios do adulto em lactentes prematuros.
Dados de Reidenberg, M.M., 1971. Renal Function and Drug Action. Saunders, Philadelphia; and Dollery, C.T., 1991. Therapeutic Drugs. Churchill Livingstone, Edinburgh.

FATORES EPIDEMIOLÓGICOS E VARIAÇÃO INTERINDIVIDUAL DA RESPOSTA A FÁRMACOS

ETNIA

Étnico significa "pertencente a uma raça", e muitos antropólogos são céticos no que diz respeito ao valor desse conceito (Cooper et al., 2003). Membros de grupos raciais compartilham algumas características, com base em uma herança genética e cultural comum, mas há uma enorme diversidade dentro de cada grupo. Poderia um asiático indiano ter, a mesma resposta a um fármaco que um asiático chinês ou japonês? As categorias étnicas ordinárias e inconsistentes, baseadas em impressões visuais da aparência externa, provavelmente não ajudam a personalizar a medicina para indivíduos dentro de diversas populações (Po, 2007). A disponibilidade crescente de testes abrangentes para marcadores genéticos individuais nos ajuda a nos afastar de conceitos ultrapassados e imprecisos de etnia.

IDADE

A principal razão pela qual a idade afeta a ação dos fármacos é que sua eliminação é menos eficiente em recém-nascidos e em indivíduos idosos, de modo que, em geral, eles produzem efeitos maiores e mais prolongados nos extremos da vida. Outros fatores relacionados com a idade, como variações na sensibilidade farmacodinâmica, também são importantes para alguns fármacos. A composição corporal modifica-se com a idade, e a gordura contribui com uma maior proporção da massa corporal nos indivíduos idosos, com consequente mudanças no volume de distribuição dos fármacos. Normalmente, os indivíduos idosos consomem mais fármacos do que adultos mais jovens, de modo que o potencial de interações medicamentosas também aumenta. Para descrições mais detalhadas da terapia farmacológica em pediatria e em indivíduos idosos, consulte os capítulos sobre doença renal e hepática em Huang et al. (2021).

EFEITO DA IDADE NA EXCREÇÃO RENAL DE FÁRMACOS

No recém-nascido, a taxa de filtração glomerular (TFG), normalizada para a área de superfície corporal, representa apenas cerca de 20% do valor do adulto. Consequentemente, as meias-vidas de eliminação plasmática dos fármacos de eliminação renal são mais longas em recém-nascidos do que em adultos (Tabela 12.1). Em recém-nascidos a termo, a função renal aumenta para valores semelhantes aos de adultos jovens em menos de 1 semana e continua aumentando até alcançar um valor máximo de aproximadamente o dobro do valor adulto aos 6 meses. A melhora da função renal é mais lenta em lactentes prematuros. A imaturidade renal em lactentes prematuros pode ter um efeito substancial na eliminação de fármacos. Por exemplo, em recém-nascidos prematuros, o antibiótico **gentamicina** (ver Capítulo 52) apresenta uma meia-vida plasmática de ≥ 18 horas, em comparação com 1 a 4 horas, em adultos, e de 10 horas, em recém-nascidos a termo. Por conseguinte, é necessário reduzir as doses e/ou aumentar o intervalo entre elas para evitar a ocorrência de toxicidade em lactentes prematuros.

A TFG declina lentamente a partir de 20 anos, caindo cerca de 25%, aos 50 anos, e 50%, aos 75 anos. A Figura 12.1 mostra que a depuração renal de **digoxina** em indivíduos jovens e idosos apresenta uma estreita correlação com a depuração da creatinina, uma medida da TFG. Como consequência, a administração crônica da mesma dose diária de digoxina ao longo dos anos a um indivíduo, à medida que ele envelhece, leva a um aumento progressivo da concentração plasmática do fármaco, o que constitui uma causa comum de toxicidade dos glicosídeos em indivíduos idosos (ver Capítulo 20). O declínio da TFG relacionado com a idade não se reflete em um aumento da *concentração* plasmática de creatinina, ao contrário da sua *depuração*. A concentração plasmática de creatinina costuma permanecer dentro da faixa normal do adulto em indivíduos idosos, apesar da diminuição substancial da TFG. Isso se deve à redução da síntese de creatinina em indivíduos idosos devido à diminuição de sua massa muscular. Consequentemente, uma concentração plasmática "normal" de creatinina em um indivíduo idoso não indica que ele tenha uma TFG normal. A incapacidade de reconhecer isso e de reduzir a dose dos fármacos que são eliminados por excreção renal pode levar à toxicidade dos fármacos.

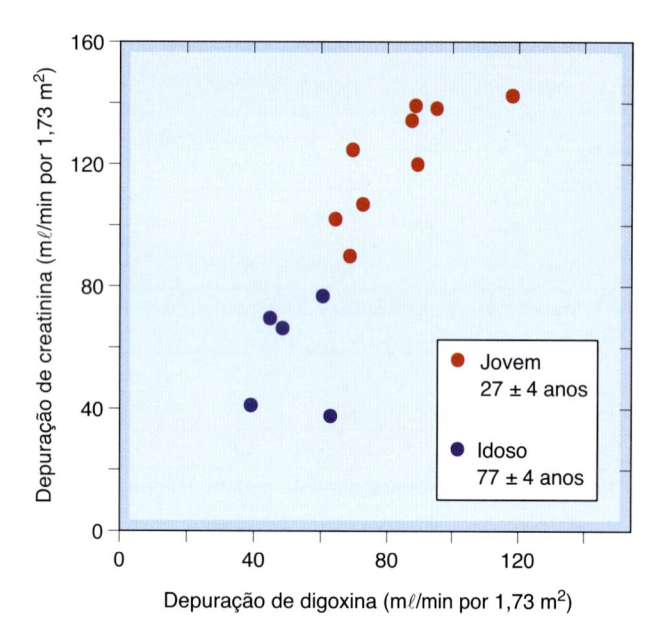

Figura 12.1 Relação entre a função renal (medida como depuração da creatinina) e a depuração da digoxina em indivíduos jovens e idosos. (De Ewy, G.A., et al., 1969. Circulation 34, 452.)

EFEITO DA IDADE NO METABOLISMO DE FÁRMACOS

Várias enzimas importantes, incluindo a oxidase microssomal hepática, a glucuronil transferase, a acetiltransferase e as esterases plasmáticas, apresentam baixa atividade em recém-nascidos, particularmente se forem prematuros. Essas enzimas levam 8 semanas ou mais para alcançar o nível de atividade do adulto. A relativa falta de atividade de conjugação no recém-nascido pode ter graves consequências, como no *kernicterus*, causado pelo deslocamento farmacológico da bilirrubina de seus sítios de ligação na albumina (ver Capítulo 9), e na síndrome do "bebê cinzento", causada pelo antibiótico **cloranfenicol** (ver Capítulo 52). Essa condição, por vezes fatal, a princípio considerada uma sensibilidade bioquímica específica ao fármaco em lactentes pequenos, resulta, na realidade, apenas do acúmulo de concentrações teciduais muito altas de cloranfenicol em virtude da conjugação hepática lenta. O cloranfenicol não é mais tóxico para lactentes do que para adultos, contanto que a dose seja reduzida para levar em consideração esses fatos. A conjugação lenta também é uma razão pela qual a **morfina** (que é excretada principalmente como glucuronídeo, ver Capítulo 43) não é usada como analgésico no trabalho de parto, visto que o fármaco transferido pela placenta apresenta uma meia-vida longa no recém-nascido e pode causar depressão respiratória prolongada.

A atividade das enzimas microssomais hepáticas declina lentamente (e de forma muito variável) com a idade, e o volume de distribuição dos fármacos lipossolúveis aumenta, visto que a proporção de gordura corporal aumenta com o avanço da idade. O aumento da meia-vida do fármaco ansiolítico **diazepam** com o avanço da idade é uma consequência disso. Alguns outros benzodiazepínicos e seus metabólitos ativos apresentam aumentos ainda maiores da meia-vida relacionados com a idade. Como a meia-vida determina o tempo de acúmulo do fármaco durante doses repetidas (ver Capítulo 11), podem ocorrer efeitos insidiosos, que se desenvolvem ao longo de dias ou semanas em indivíduos idosos, e esses efeitos podem ser atribuídos de modo equivocado a problemas de memória relacionados com a idade, e não ao acúmulo do fármaco. Mesmo se a meia-vida média de um fármaco for pouco afetada, com frequência há um aumento notável na *variabilidade* da meia-vida entre indivíduos com o avanço da idade. Isso é importante, pois uma população de idosos terá alguns indivíduos com taxas acentuadamente reduzidas de metabolismo de fármacos, enquanto esses extremos não são observados com tanta frequência em populações de adultos jovens. Por esse motivo, as autoridades de regulamentação de fármacos em geral exigem estudos conduzidos em indivíduos idosos como parte da avaliação de fármacos passíveis de serem administrados a indivíduos idosos (de forma semelhante ao uso potencial em crianças).

VARIAÇÃO NA SENSIBILIDADE A FÁRMACOS RELACIONADA COM A IDADE

A mesma concentração plasmática de um fármaco pode provocar efeitos diferentes em indivíduos jovens e idosos. Um exemplo são os benzodiazepínicos (ver Capítulo 45), que produzem mais confusão e menos sedação em indivíduos idosos do que em indivíduos jovens, assim como os fármacos hipotensores (ver Capítulo 21) provocam mais hipotensão postural em idosos do que em adultos mais jovens.

GRAVIDEZ

A gravidez produz mudanças fisiológicas que podem influenciar a distribuição de fármacos na mãe e no feto. A concentração plasmática de albumina na mãe é reduzida, o que influencia a ligação dos fármacos às proteínas. O débito cardíaco aumenta, levando a um aumento do fluxo sanguíneo renal e da TFG e eliminação renal aumentada de fármacos. As moléculas lipofílicas atravessam rápido a barreira placentária, enquanto a transferência de fármacos hidrofóbicos é lenta, limitando a exposição do feto a fármacos após uma única dose materna. A barreira placentária exclui alguns fármacos (p. ex., heparinas de baixo peso molecular; ver Capítulo 23) de maneira tão efetiva, que eles podem ser administrados cronicamente à mãe sem causar efeitos no feto. Entretanto, os fármacos transferidos para o feto são eliminados mais devagar do que na mãe. A atividade da maioria das enzimas metabolizadoras de fármacos no fígado fetal é muito menor do que no adulto. Além disso, o rim fetal não constitui uma via de eliminação eficiente, visto que o fármaco excretado entra no líquido amniótico, que é deglutido pelo feto. Para uma descrição mais completa, consultar Huang et al. (2021).

DOENÇA

Os fármacos terapêuticos são prescritos a pacientes, de modo que os efeitos da doença sobre a resposta aos fármacos são muito importantes, em particular doenças dos principais órgãos responsáveis pelo metabolismo dos fármacos e pela excreção de fármacos (e seus metabólitos). Considerações detalhadas sobre esse tópico estão além dos objetivos deste livro, e os leitores interessados podem consultar um texto clínico, como os capítulos sobre doença renal e hepática em Huang et al. (2021). A doença pode causar variações farmacocinéticas ou farmacodinâmicas. Distúrbios comuns, como comprometimento das funções renal ou hepática, predispõem à toxicidade, porque causam efeitos inesperadamente intensos ou prolongados dos fármacos, como resultado do aumento de sua concentração após uma dose "padrão". A absorção dos fármacos tem a sua velocidade reduzida em condições que provocam estase gástrica (p. ex., enxaqueca, neuropatia diabética) e pode ser incompleta em pacientes com má absorção devido à presença de doença ileal ou pancreática ou de edema da mucosa ileal causado por insuficiência cardíaca ou síndrome nefrótica. A *síndrome nefrótica* (caracterizada por proteinúria maciça, edema e concentração reduzida de albumina no plasma) altera a absorção dos fármacos devido ao edema da mucosa intestinal; modifica a disposição dos fármacos por meio de alterações na ligação à albumina plasmática; e provoca insensibilidade a diuréticos, como a **furosemida,** que atuam sobre mecanismos de transporte iônico na superfície luminal do epitélio tubular (ver Capítulo 29), por meio da ligação do fármaco à albumina no líquido tubular. O *hipotireoidismo* está associado a um aumento da sensibilidade a vários fármacos (p. ex., **petidina**), por motivos pouco compreendidos. A *hipotermia* (à qual os indivíduos idosos, em particular, são predispostos) diminui acentuadamente a depuração de muitos fármacos.

Outras doenças afetam a sensibilidade a fármacos por meio de alteração nos receptores ou nos mecanismos de transdução de sinal (ver Capítulo 3). Os exemplos incluem:

- Doenças que influenciam os receptores:
  - *Miastenia gravis,* uma doença autoimune caracterizada por anticorpos dirigidos contra os receptores nicotínicos de acetilcolina (ver Capítulo 14) e aumento da sensibilidade a agentes bloqueadores neuromusculares (p. ex., **vecurônio**) e a outros fármacos passíveis de influenciar a transmissão neuromuscular (p. ex., *antibióticos aminoglicosídeos;* ver Capítulo 52)
  - *Diabetes insípido nefrogênico associado ao cromossomo X,* caracterizado por receptores anormais do hormônio antidiurético (ADH; vasopressina) (ver Capítulo 29) e por insensibilidade ao ADH
  - *Hipercolesterolemia familiar,* uma doença hereditária dos receptores de lipoproteína de baixa densidade (ver Capítulo 22); a forma homozigótica é relativamente resistente ao tratamento com estatinas (que atuam, em parte, aumentando a expressão hepática desses receptores), enquanto a forma heterozigótica, muito mais comum, responde satisfatoriamente às estatinas
- Doenças que influenciam os mecanismos de transdução de sinal:
  - *Pseudo-hipoparatireoidismo,* que se origina do comprometimento dos receptores acoplados à proteína G com adenilato ciclase
  - *Puberdade precoce familiar* e *hipertireoidismo* causados por adenomas funcionais da tireoide, que são provocados por mutações nos receptores acoplados às proteínas G, fazendo com que os receptores permaneçam "ativados", até mesmo na ausência dos hormônios que são seus agonistas naturais.

INTERAÇÕES MEDICAMENTOSAS

Muitos pacientes, em particular os idosos, são tratados continuamente com um ou mais fármacos para doenças crônicas, como hipertensão, insuficiência cardíaca, osteoartrite e outras. Os eventos agudos (p. ex., infecções, infarto agudo do miocárdio) são tratados com fármacos adicionais. Por conseguinte, o potencial de interações medicamentosas é substancial, e essas interações respondem por 5 a 20% das reações adversas a fármacos. Podem ser graves (estima-se que cerca de 30% das reações adversas fatais a fármacos sejam a consequência de interações medicamentosas). Os fármacos também podem interagir com entidades químicas presentes em outros constituintes da dieta (p. ex., suco de toronja que infrarregula a expressão de CYP3A4) e fitoterápicos (como a erva-de-São-João; ver Capítulo 48). A administração de uma entidade química (A) pode alterar a ação de outra (B) por meio de um de dois mecanismos gerais:[1]

1. Modificação do efeito farmacológico de B, sem alterar a sua concentração no líquido tecidual (interação farmacodinâmica).
2. Alteração da concentração de B nos locais de ação (interação farmacocinética), conforme descrito nos Capítulos 9 e 10.

INTERAÇÃO FARMACODINÂMICA

Pode ocorrer interação farmacodinâmica de diversas maneiras (incluindo as discutidas em *Antagonismo dos fármacos,* no Capítulo 2). Existem muitos mecanismos, e alguns exemplos de importância prática provavelmente são mais úteis do que tentativas de classificá-los:

- Antagonistas dos receptores β-adrenérgicos diminuem a eficácia dos agonistas dos receptores β-adrenérgicos, como o **salbutamol** (ver Capítulo 15)
- Muitos diuréticos diminuem a concentração plasmática de K^+ (ver Capítulo 29) e, portanto, predispõe à toxicidade da **digoxina** e à toxicidade com *fármacos antiarrítmicos da classe III* (ver Capítulo 20)
- A **sildenafila** inibe a isoforma da fosfodiesterase (tipo V), que inativa o GMPc (ver Capítulos 19 e 35) e, em consequência, potencializa os nitratos orgânicos, que ativam a guanilato ciclase, e pode causar hipotensão grave em pacientes que fazem uso desses fármacos
- Os *inibidores da monoaminoxidase* aumentam a quantidade de noradrenalina armazenada nos terminais nervosos noradrenérgicos e interagem perigosamente com alguns fármacos, como a **efedrina** ou a **tiramina,** que liberam a noradrenalina armazenada. Isso também pode ocorrer com alimentos ricos em tiramina, em particular queijos fermentados, como o *camembert* (ver Capítulo 48)
- A **varfarina** compete com a vitamina K, impedindo a síntese hepática de vários fatores da coagulação (ver Capítulo 23). Se a produção de vitamina K no intestino for inibida (p. ex., por antibióticos), a ação anticoagulante da varfarina aumenta
- O risco de sangramento, principalmente do estômago, causado pela varfarina é aumentado por fármacos que provocam hemorragia por diferentes mecanismos (p. ex., **ácido acetilsalicílico**, que inibe a biossíntese plaquetária de tromboxano A_2 e que pode causar dano ao estômago; ver Capítulo 25)
- As *sulfonamidas* impedem a síntese de ácido fólico pelas bactérias e por outros microrganismos; a **trimetoprima** inibe a sua redução à forma ativa de tetra-hidrofolato. Quando administrados juntos, os fármacos têm ação sinérgica de valor no tratamento da infecção por *Pneumocystis* (ver Capítulos 54 e 55)
- Os *fármacos anti-inflamatórios não esteroides* (AINEs; ver Capítulo 25), como o **ibuprofeno** ou a **indometacina**, inibem a biossíntese de prostaglandinas, incluindo as prostaglandinas vasodilatadoras/natriuréticas renais

---

[1]Deve-se mencionar uma terceira categoria de interações medicamentosas, na qual os fármacos interagem *in vitro,* de modo que um ou ambos são inativados. Não há princípios farmacológicos envolvidos, apenas químicos. Um exemplo é a formação de um complexo entre o **tiopental** e o **suxametônio,** que não devem ser misturados na mesma seringa. A **heparina** é altamente carregada e, dessa maneira, interage com muitos fármacos básicos, algumas vezes é usada para manter acessos intravenosos ou cânulas abertos e pode inativar fármacos básicos se forem injetados sem que antes se lave o acesso com solução salina.

(prostaglandina E_2, prostaglandina I_2). Se forem administrados a pacientes submetidos a tratamento para hipertensão, eles provocam elevação da pressão arterial. Quando administrados a pacientes tratados com diuréticos para insuficiência cardíaca crônica, causam retenção de água e eletrólitos e, portanto, descompensação cardíaca[2]
- Os antagonistas do receptor de histamina H_1, como a **prometazina**, com frequência provocam sonolência como efeito adverso, o que é mais problemático se esses fármacos forem tomados com álcool, levando a acidentes de trabalho ou de trânsito.

INTERAÇÃO FARMACOCINÉTICA

Todos os quatro processos principais que determinam a farmacocinética – absorção, distribuição, metabolismo e excreção (ADME) – podem ser afetados por fármacos. Por exemplo, interações de absorção e distribuição podem surgir entre compostos com transportadores compartilhados (ver Capítulo 9). Nos Capítulos 9 e 10, são fornecidos mais detalhes sobre as interações farmacocinéticas.

> **Interações medicamentosas**
>
> - São numerosas e variadas: se houver qualquer dúvida, pesquise
> - As interações podem ser farmacodinâmicas ou farmacocinéticas
> - As interações farmacodinâmicas são, com frequência, previsíveis com base nas ações dos fármacos que interagem
> - As interações farmacocinéticas podem envolver efeitos sobre:
>   – A absorção (ver Capítulo 9)
>   – A distribuição (p. ex., competição pela ligação às proteínas; ver Capítulo 9)
>   – O metabolismo hepático (indução ou inibição; ver Capítulo 10)
>   – A excreção renal (ver Capítulo 10).

VARIAÇÃO GENÉTICA NA CAPACIDADE DE RESPOSTA A FÁRMACOS

A resposta de um paciente a determinado fármaco pode ser influenciada por um traço genético raro ou por um traço multifatorial complexo envolvendo os efeitos de diversos fatores genéticos e ambientais. Os traços complexos podem não obedecer à herança mendeliana ou familiar típica, visto que envolvem a influência aditiva ou sinérgica de múltiplas variantes gênicas que podem interagir com fatores ambientais, resultando em um amplo espectro de respostas farmacológicas interindividuais. Os potenciais marcadores farmacogenéticos podem incluir diferenças mensuráveis na expressão gênica ou deficiências funcionais relacionadas com fatores genéticos, isto é, mutações somáticas ou de linhagem germinativa e anormalidades cromossômicas.

As *mutações* são alterações hereditárias na sequência de nucleotídeos do DNA. Podem ou não[3] resultar em uma mudança na sequência de aminoácidos da proteína codificada pelo gene. As mutações *de linhagem germinativa* ou *hereditárias* são as que afetam as células reprodutoras do corpo (óvulos ou espermatozoides) e podem ser transmitidas para a próxima geração, na qual estarão presentes em todas as células. Na prática, os testes para essas mutações de linhagem germinativa em indivíduos costumam ser realizados em amostras de sangue venoso, que contém DNA cromossômico e mitocondrial nos leucócitos. As variações genéticas germinativas que contribuem para diferenças na resposta a fármacos e efeitos adversos em populações específicas podem ser avaliadas em estudos de coorte ou de casos-controle de grande porte, que utilizam análise cromossômica por *microarray* ou estratégias de sequenciamento de todo o genoma/exoma para analisar vários milhões de variantes genéticas. O recente surgimento da tecnologia de genotipagem de alto rendimento permitiu a realização de estudos de associação genômica ampla para a identificação de *loci* potencialmente ligados a efeitos farmacológicos.

As mutações *somáticas* ou *adquiridas* não estão presentes ao nascimento, mas podem surgir em qualquer célula do corpo (exceto nos óvulos e espermatozoides) durante a vida e não são transmitidas aos descendentes. Embora se acredite que a grande maioria das mutações somáticas não tenha consequências clínicas, as que afetam as principais vias de sinalização envolvidas no crescimento, divisão e diferenciação celulares podem predispor à carcinogênese, bem como a doenças mitocondriais e neurodegenerativas de início tardio. As mutações de células somáticas estão na base da patogenia de alguns tumores (ver Capítulo 6), e a seleção de fármacos é orientada pela presença ou ausência dessas mutações de células somáticas. São realizados testes genômicos no DNA de amostras de tumor obtidas cirurgicamente. Os próprios testes envolvem a amplificação da(s) sequência(s) relevante(s) e métodos de biologia molecular, em frequência com o uso da tecnologia de *chip*, de modo a identificar os vários polimorfismos.

As variações genéticas ou mutações nem sempre são deletérias e podem conferir uma vantagem em algumas circunstâncias ambientais. Um exemplo relevante em termos de farmacogenética é o gene ligado ao X para a *glicose-6-fosfato desidrogenase* (G6PD); a deficiência dessa enzima confere resistência parcial à malária (uma vantagem seletiva considerável nas regiões do mundo onde a doença é comum), à custa da suscetibilidade à hemólise em resposta ao estresse oxidativo na forma de exposição a vários constituintes da dieta, incluindo vários fármacos (p. ex., o fármaco antimalárico **primaquina**; ver Capítulo 55). Essa ambiguidade faz com que o gene anormal seja preservado nas gerações futuras, em uma frequência que depende do equilíbrio das pressões seletivas no ambiente. Assim, a distribuição da deficiência de G6PD assemelha-se à distribuição geográfica da malária. A situação em que formas funcionalmente distintas de um gene são comuns em uma população é denominada polimorfismo "balanceado" (balanceado pelo fato de que uma desvantagem,

---

[2]A interação com diuréticos pode envolver uma interação farmacocinética, além do efeito farmacodinâmico descrito aqui, visto que os AINEs competem com ácidos fracos, incluindo diuréticos, pela sua secreção tubular renal; ver Capítulo 10.

[3]Diz-se que o código genético é "degenerado" devido à presença de redundância, em que cada aminoácido é codificado por mais de um conjunto de trincas de nucleotídeos. Uma mutação "silenciosa", sem alteração na proteína, e consequentemente sem alteração na função, pode se originar de uma alteração em um nucleotídeo envolvendo uma trinca que codifica o mesmo aminoácido que o original. Essas mutações não são nem vantajosas nem desvantajosas, de modo que não serão eliminadas pela seleção natural nem irão se acumular na população à custa do gene de tipo selvagem.

por exemplo, em um homozigoto, é compensada por uma vantagem, por exemplo, em um heterozigoto).

Os *polimorfismos* são variantes relativamente comuns (sequências alternativas em um *locus* na fita de DNA) encontrados em > 1% dos indivíduos de determinada população. Surgem devido a uma mutação e são estáveis se não forem funcionais, ou desaparecem nas gerações subsequentes se forem desvantajosos (como costuma ser o caso). Entretanto, se as pressões seletivas prevalentes no ambiente forem favoráveis, levando a alguma vantagem seletiva, um polimorfismo pode aumentar em frequência ao longo de gerações sucessivas. Agora que os genes podem ser facilmente sequenciados, tornou-se evidente que os *polimorfismos de nucleotídeo único* (SNPs, do inglês *single nucleotide polymorphisms*, variações na sequência do DNA que ocorrem quando um único nucleotídeo na sequência do genoma é alterado) são muito comuns. Podem envolver a substituição de um nucleotídeo por outro (substituição de T por C em dois terços dos SNPs) ou deleção ou inserção de um nucleotídeo. As inserções ou deleções de um ou mais nucleotídeos (exceto quando a alteração no número de nucleotídeos é um múltiplo de três) resultam em uma "mudança de matriz de leitura" (*frame shift*) na tradução. Por exemplo, após a inserção de um nucleotídeo, o primeiro elemento da trinca seguinte no código torna-se o segundo, e todas as bases subsequentes são deslocadas "para a direita". Alterações na região codificante de um gene podem resultar em perda da síntese de proteína, síntese anormal de proteína ou taxa anormal de síntese de proteína.

Em média, os SNPs ocorrem uma vez em cada 300 bases ao longo do genoma humano de 3 bilhões de nucleotídeos, resultando, assim, na presença de cerca de 10 milhões de SNPs. Podem ocorrer em regiões codificantes (gene) e não codificantes do genoma e podem desempenhar um papel mais importante na função fisiológica se estiverem localizados dentro de um gene ou em uma sequência reguladora próxima ao gene. Embora muitos SNPs não tenham uma associação clara com problemas de saúde, alguns têm uma relação demonstrável com a suscetibilidade a substâncias químicas nocivas, com a magnitude da resposta aos fármacos e com a probabilidade de desenvolver uma doença. Por exemplo, os SNPs que afetam o gene *F5* podem causar distúrbio da coagulação sanguínea devido ao fator V de Leiden, que constitui a forma mais comum de trombofilia hereditária (ver Capítulo 23). A anormalidade no fator V da coagulação confere um risco aumentado de trombose venosa em resposta a fatores ambientais, como imobilização prolongada, mas talvez tenha sido uma vantagem nos ancestrais que tinham mais risco de hemorragia do que de trombose.

DOENÇAS FARMACOCINÉTICAS DE UM ÚNICO GENE

O modelo mendeliano clássico contrasta com o complexo paradigma de doença, pois se aplica a doenças de um único gene ou monogênicas, nas quais a mutação de um gene constitui a causa primária ou única de disfunção profunda. Em geral, são doenças raras, nas quais as variantes genéticas subjacentes apresentam penetrância muito alta, com padrões de herança de fácil previsibilidade de forma mendeliana. Isso foi reconhecido no albinismo (os albinos carecem de uma enzima necessária para a síntese do pigmento marrom, a melanina) e em outros "erros inatos do metabolismo" no início do século XX, por Archibald Garrod, um médico britânico que iniciou o estudo da genética bioquímica. A investigação desse grande grupo de doenças individualmente raras contribuiu para a nossa compreensão desse aspecto particular da patologia molecular, – a hipercolesterolemia familiar e o mecanismo de ação das estatinas (ver Capítulo 22) são um exemplo; outros exemplos de doenças monogênicas são apresentados a seguir.

DEFICIÊNCIA DE COLINESTERASE PLASMÁTICA

Na década de 1950, Walter Kalow descobriu que a sensibilidade ao **suxametônio** é causada por uma variação genética na velocidade de metabolismo do fármaco como resultado de um traço autossômico recessivo mendeliano. Esse fármaco bloqueador neuromuscular de ação curta é amplamente usado em anestesia e, em geral, sofre hidrólise rápida pela colinesterase plasmática (ver Capítulo 14). Cerca de 1 em cada 3 mil indivíduos é incapaz de inativar rapidamente o suxametônio e apresenta bloqueio neuromuscular prolongado se for tratado com esse fármaco; isso se deve à presença de um gene recessivo que dá origem a um tipo anormal de colinesterase plasmática. A enzima anormal tem um padrão modificado de especificidade para substratos e inibidores. É detectada por um exame de sangue que mede o efeito da **dibucaína,** que inibe menos a enzima anormal do que a enzima normal. Os heterozigotos são capazes de hidrolisar o suxametônio em uma taxa mais ou menos normal, porém a sua colinesterase plasmática apresenta sensibilidade reduzida à dibucaína, intermediária entre a dos indivíduos normais e dos homozigotos. Apenas os homozigotos expressam a doença; eles têm uma aparência completamente saudável, a não ser que sejam expostos ao suxametônio ou ao **mivacúrio** (que também é inativado pela colinesterase plasmática), porém sofrem paralisia prolongada se forem expostos a uma dose que causaria bloqueio neuromuscular por apenas alguns minutos em um indivíduo saudável.[4] Existem outras razões por que as respostas ao suxametônio podem ser anormais em determinado paciente, entre elas a *hipertermia maligna* (ver Capítulo 14), uma reação adversa idiossincrática a fármacos geneticamente determinada que envolve o receptor de rianodina (ver Capítulo 4). É importante verificar a história familiar e testar os membros da família que possam estar afetados, mas o distúrbio é tão raro que, hoje, é impraticável proceder a seu rastreamento de rotina antes do uso terapêutico de suxametônio.

PORFIRIA INTERMITENTE AGUDA

As *porfirias* hepáticas são distúrbios farmacogenéticos prototípicos, nos quais os pacientes podem ser sintomáticos, mesmo quando não são expostos a um fármaco, mas nos quais muitos fármacos podem provocar agravamento muito acentuado do curso da doença. São distúrbios hereditários que envolvem a via bioquímica da biossíntese do heme da porfirina. A *porfiria intermitente aguda* é a forma aguda e grave mais comum. É herdada como traço autossômico dominante e resulta de uma entre muitas mutações diferentes no gene que codifica a *porfobilinogênio desaminase* (PBGD), uma enzima fundamental na biossíntese do heme nos precursores dos eritrócitos,

---

[4]Um homem de meia-idade aparentemente saudável, devido à hipertensão, consultou-se com um dos autores ao longo de vários meses. O paciente também procurou um psiquiatra por causa de depressão. Ele não apresentou melhora com o tratamento e foi submetido a eletroconvulsoterapia (ECT). Foi administrado suxametônio para evitar lesões causadas pelas convulsões; em geral, esse fármaco resulta em paralisia de curta duração, porém esse pobre homem só recuperou a consciência cerca de 2 dias depois, quando descobriu que estava sendo submetido a desmame de ventilação artificial em uma unidade de terapia intensiva. Análises subsequentes mostraram que ele era homozigoto para uma forma ineficaz de colinesterase plasmática.

nos hepatócitos e em outras células. Todas essas mutações reduzem a atividade dessa enzima, e as manifestações clínicas são causadas pelo acúmulo resultante de precursores do heme, incluindo as porfirinas. Existe uma forte inter-relação com o ambiente por meio de exposição a fármacos, hormônios e outras substâncias químicas. O uso de sedativos, anticonvulsivantes ou outros fármacos em pacientes com porfiria não diagnosticada pode ser letal, embora a maioria dos pacientes se recupere por completo com tratamento de suporte apropriado.[5] Muitos fármacos, em particular, mas não exclusivamente, os que induzem as enzimas CYP (p. ex., barbitúricos, **griseofulvina, carbamazepina**, estrógeno; ver Capítulo 10), podem precipitar crises agudas em indivíduos suscetíveis. As porfirinas são sintetizadas a partir do ácido δ-aminolevulínico (ALA), formado pela ALA sintase no fígado. Essa enzima é induzida por certos fármacos, como os barbitúricos, resultando em aumento da produção de ALA e, portanto, em maior acúmulo de porfirina. Conforme já assinalado, o traço genético é herdado como traço autossômico dominante, porém a doença com manifestação franca é cerca de cinco vezes mais comum em mulheres do que em homens, visto que as flutuações hormonais precipitam crises agudas. Curiosamente, a porfiria intermitente aguda pode ser tratada com **givosirana**, um pequeno RNA de interferência que reduz o mRNA da ALA sintase (e que, hoje, constitui um dos fármacos mais caros do mundo), aliviando, assim, o acúmulo de neurotoxinas envolvidas nas crises de porfiria.

FÁRMACOS TERAPÊUTICOS E TESTES FARMACOGENÔMICOS CLINICAMENTE DISPONÍVEIS

Os testes clínicos para prever a capacidade de resposta a fármacos foram previstos como uma das primeiras aplicações do sequenciamento do genoma humano. Embora uma grande quantidade de novos testes farmacogenéticos seja atualmente comercializada para profissionais de saúde, bem como direto para o consumidor, a adoção e a implementação na prática clínica de rotina têm sido lentas devido a várias barreiras científicas, comerciais, políticas e educacionais. O reembolso de testes e de fármacos de elevado custo, realizado pelo estado ou por planos de seguro, depende cada vez mais da evidência de custo-eficácia. Aqui, são necessárias que os novos testes farmacogenéticos tenham uma influência positiva ou significativa na prática de prescrição, como o uso de um fármaco alternativo validado ou um esquema posológico diferente que levem a melhoras mensuráveis nos resultados dos pacientes (Khoury e Galea, 2016; Manrai et al., 2016). A necessidade de evidências confiáveis a respeito da aplicação clínica e custo-eficácia de qualquer exame complementar ou prognóstico estimulou um número crescente de ensaios clínicos controlados randomizados de estratégia de prescrição orientada por farmacogenômica *versus* a melhor prática clínica atual.

Entretanto, a avaliação da resposta a um fármaco em traços multifatoriais complexos representa um grande desafio,

visto que múltiplos genes e variantes genéticas interagem com fatores ambientais, e o componente genético pode ter apenas uma influência modesta sobre o efeito do tratamento. Muitas das primeiras pesquisas concentraram-se em variantes patogênicas singulares notáveis, que apresentam um efeito de tratamento prontamente aparente ou bem definido de "tudo ou nada". Todavia, na realidade, a probabilidade de benefício ou prejuízo de um fármaco constitui, com frequência, um *continuum*, com uma ampla gama de variações entre indivíduos de determinada população (Manrai et al., 2016), e a dependência de um único biomarcador genético preditivo pode não ser precisa nem confiável o suficiente para orientar o tratamento de doenças graves. Além disso, reconhecemos que os médicos já personalizam o tratamento de acordo com inúmeros biomarcadores, como idade, função renal, área de superfície corporal e assim por diante. Nesse ponto, os profissionais de saúde precisam de maior clareza sobre a extensão da melhoria ou do valor agregado com a implementação de novos caminhos clínicos com base nas informações genéticas.

O ambiente clínico representa outro fator importante a ser considerado. Hoje, muitos dos maiores estudos de pesquisa genética são conduzidos em áreas ricas em recursos, com uma população predominantemente branca. Assim, não temos certeza da aplicabilidade desses estudos a localidades mais amplas em todo o mundo, em particular em áreas que apresentam populações não brancas mais diversas. Além disso, grande parte do foco tem sido dedicado à personalização de tratamentos para o câncer oferecidos em centros especializados em oncologia, onde a informação genética disponível é diretamente relevante para a escolha do tipo de fármaco. Contudo, a situação é muito mais complexa na atenção primária, em que o médico precisa lidar com pacientes sobrecarregados com polifarmácia. Seria necessário interpretar múltiplos testes genéticos de diversos medicamentos em conjunto com a história clínica completa e outros biomarcadores.

As etapas fundamentais na avaliação de marcadores farmacogenéticos na prática clínica devem ser a confirmação da validade analítica (acurácia e confiabilidade do teste) e determinação de uma relação robusta e replicável entre o marcador e a resposta ao fármaco na população (validade clínica). Em seguida, a utilidade clínica precisa ser demonstrada por meio de maior eficácia ou segurança em pacientes que recebem esquemas terapêuticos guiados por biomarcadores. Há também considerações econômicas de saúde sobre o fato de os marcadores genéticos terem uma frequência alta o suficiente em sua população de pacientes para justificar os custos do rastreamento. Em seguida, responsáveis políticos e agências de financiamento terão que analisar a viabilidade da utilização da estratégia de teste com biomarcadores, de modo que isso não atrase o tratamento do paciente. Aqui, a abordagem histórica de teste de um único gene, conforme necessário, ou de teste de "um de cada vez" pode parecer lenta, ineficaz e dispendiosa em comparação com a recente disponibilidade de testes preventivos de múltiplos marcadores genéticos. A crescente disponibilidade de testes rápidos que utilizam painéis multigênicos significa que os dados genéticos de um indivíduo, obtidos de uma única amostra, podem ser utilizados para informar muitas decisões de tratamento diferentes que possam surgir ao longo de sua vida.

Hoje, a avaliação farmacogenética pode incluir testes para (a) variantes de diferentes antígenos leucocitários humanos (HLAs), com forte associação a uma suscetibilidade a várias reações farmacológicas prejudiciais graves, que provavelmente surgiram de uma interação imunológica

---

[5] A expectativa de vida, obtida de registros locais de pacientes com porfiria, diagnosticados de modo retrospectivo em grandes grupos familiares na Escandinávia, era normal até o advento e o uso generalizado dos barbitúricos e de outros fármacos sedativos e anticonvulsivantes no século XX, quando despencou. Existe uma lista longa e útil de fármacos a serem evitados no *British National Formulary*, junto um alerta de que fármacos que não estejam incluídos na lista podem não ser necessariamente seguros nesses pacientes!

entre a molécula do fármaco e as moléculas de histocompatibilidade maior no paciente (Chan et al., 2015); (b) genes que controlam aspectos do metabolismo dos fármacos; e (c) genes que codificam alvos terapêuticos, em que o conceito de "acompanhante diagnóstico" (definido pela FDA como "um teste diagnóstico utilizado como acompanhante de um fármaco para determinar a sua aplicabilidade a determinado indivíduo") envolve a detecção de um marcador farmacogenético, de modo que uma seleção racional do fármaco possa ser feita com base na via relacionada com a mutação subjacente. Para um fármaco (**varfarina**), um teste precisaria combinar a informação genética sobre o metabolismo com a informação sobre o seu alvo (Figura 12.2).

> ### Farmacogenética e farmacogenômica
>
> - Várias doenças hereditárias influenciam as respostas a fármacos, incluindo doenças monogênicas, como:
>   - A *deficiência de glicose-6-fosfato desidrogenase*, um distúrbio ligado ao sexo, em que os homens afetados (ou as raras mulheres homozigóticas) sofrem hemólise quando expostos a várias substâncias químicas, incluindo o fármaco antimalárico **primaquina**
>   - A *deficiência de colinesterase plasmática*, um distúrbio autossômico recessivo que confere sensibilidade ao suxametônio, um bloqueador neuromuscular
>   - A *porfiria intermitente aguda*, uma doença autossômica dominante mais grave em mulheres e na qual as crises graves são precipitadas por fármacos ou por hormônios sexuais endógenos que induzem as enzimas CYP
> - Os SNPs e as combinações de SNPs (haplótipos) em genes que codificam proteínas envolvidas na disposição ou na ação de fármacos são comuns e permitem prever a resposta aos fármacos. Testes farmacogenômicos em amostras de sangue ou de tecido removido cirurgicamente estabeleceram associações entre várias dessas variantes e a resposta individual a fármacos
> - Esses testes estão disponíveis para:
>   - Diversas variantes HLA para previsão da toxicidade do **abacavir** e da **carbamazepina**
>   - Genes para várias enzimas envolvidas no metabolismo de fármacos, incluindo CYP2D6 e CYP2C9, DPYD e tiopurina-S-metiltransferase (TPMT)
>   - Mutações germinativas e somáticas dos receptores de fatores de crescimento que permitem prever a capacidade de resposta a tratamentos para o câncer, incluindo **imatinibe** e **trastuzumabe**.

INCORPORAÇÃO DE DADOS FARMACOGENÉTICOS A FLUXOS DE TRABALHO CLÍNICOS DIÁRIOS

Um dos principais desafios está relacionado com os numerosos obstáculos com os quais a descoberta científica de um importante marcador genético se depara com a entrega efetiva de um plano de tratamento personalizado orientado por esse novo conhecimento adquirido. A ampla disponibilidade de estudos de alto rendimento e de bancos de dados eletrônicos de pacientes significa que até mesmo associações genéticas modestas já podem ser detectadas com facilidade. Entretanto, essas descobertas vêm com uma relevância clínica incerta, em particular no que concerne à força da evidência e a dimensão real da contribuição genética para a resposta

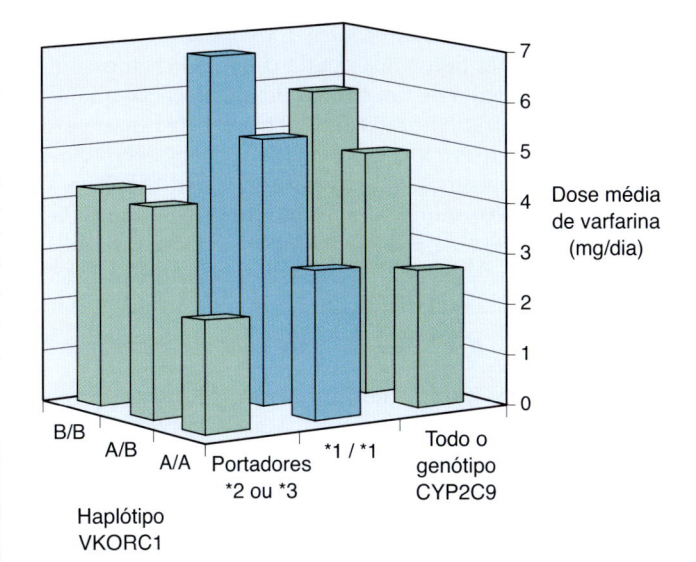

Figura 12.2 Efeito do haplótipo *VKOR* e do genótipo *CYP2C9* sobre a dose de varfarina. Uma série de 186 pacientes em tratamento prolongado com varfarina, que já tinham sido investigados para *CYP2C9*, foram estudados de modo retrospectivo para variantes genéticas de *VKOR* (Rieder et al., 2005). O haplótipo *VKOR* e o genótipo *CYP2C9* influenciaram a dose média de varfarina (que tinha sido ajustada para obter a Razão Normalizada Internacional terapêutica). *A*, haplótipos 1 e 2; *B*, haplótipos 7, 8 e 9. A/A, A/B e B/B representam combinações de haplótipos. *1/*1 representa homozigotos CYP2C9 de tipo selvagem; *2 e *3 representam variantes de CYP2C9. (Figura redesenhada de Beitelshees, A.L., McLeod, H.L., 2006. Applying pharmacogenomics to enhance the use of biomarkers for drug effect and drug safety. TIPS 27, 498-502.)

ao tratamento, visto que há uma multiplicidade de fatores fisiológicos e ambientais influentes nessa situação confusa. Além disso, embora a expressão "clinicamente acionável" seja o "chavão" atual para descrever informações genéticas importantes, ninguém sabe exatamente qual é a ação clínica correta nem se alguma via específica é melhor ou pior do que vias alternativas, o que levou a recomendações de tratamento discrepantes ou divergentes entre órgãos instruídos que avaliam os dados farmacogenômicos (Abdullah-Koolmees et al., 2020). Inevitavelmente, o médico ocupado, ao considerar um teste farmacogenético, será confrontado com três questões fundamentais: esta é a situação correta para solicitar um teste genético, como os dados fornecidos devem ser interpretados e há algum curso de ação recomendado e universalmente acordado?

Existem vários exemplos em que esse procedimento pode não dar em nada na prática clínica atual (para uma leitura adicional, consultar Mehta et al., 2020).

INDICAÇÕES

Aqui, descrevemos exemplos em que a informação genética nos ajuda a decidir se o fármaco específico é indicado ou não. O **trastuzumabe** (Herceptin®; ver Capítulo 57) é um anticorpo monoclonal que antagoniza o fator de crescimento epidérmico (EGF, do inglês *epidermal growth factor*) por meio de sua ligação a um de seus receptores (receptor do EGF humano 2 – HER2), que pode ocorrer em tecido tumoral como resultado de uma mutação somática. O fármaco é utilizado em pacientes com câncer de mama, cujo tecido tumoral é positivo para esse receptor.

O **dasatinibe** e o imatinibe da tirosina quinase de primeira linha usados em neoplasias malignas hematológicas caracterizadas pela presença de um cromossomo Philadelphia, isto é, a leucemia mieloide crônica (LMC), e em alguns adultos com leucemia linfocítica aguda (LLA). O cromossomo Philadelphia resulta de um defeito de translocação quando partes de dois cromossomos (9 e 22) trocam de lugar; parte de uma "região do grupo de quebra" (BCR, do inglês *breakpoint cluster region*) no cromossomo 22 liga-se à região "Abelson-1" (ABL) do cromossomo 9. Uma mutação (T315I) em BCR/ABL confere resistência ao efeito inibitório do dasatinibe, e os pacientes com essa variante não se beneficiam do fármaco. Em lugar disso, o **ponatinibe** foi licenciado nos EUA para o tratamento de pacientes que apresentam essa mutação T315I em BCR-ABL.

As opções de tratamento farmacológico para a fibrose cística (doença autossômica recessiva que envolve o receptor de transferência da fibrose cística) incluem agentes potencializadores e corretores de canais, que são eficazes para pacientes que apresentam mutações genéticas específicas (ver Capítulo 28 para mais detalhes).

Hoje, dispõe-se de tratamentos à base de pequenas moléculas direcionadas para pacientes com determinadas condições hereditárias definidas. Esses fármacos incluem a givosirana para a porfiria intermitente aguda (ver anteriormente) e a **eteplirsena** (um oligonucleotídeo *antissense* que atua sobre o mRNA para restaurar a produção de distrofina) para pacientes com mutações muito específicas que causam distrofia muscular de Duchenne/Becker.

AJUSTE POSOLÓGICO BASEADO EM PREDITORES GENÉTICOS DO METABOLISMO DE FÁRMACOS

Destacamos aqui dois exemplos proeminentes em que o esquema posológico pode ser orientado pela avaliação de variantes genéticas.

As tiopurinas (**tioguanina, mercaptopurina** e seu profármaco **azatioprina**; ver Capítulo 57) têm sido usadas há mais de 50 anos no tratamento das leucemias e, mais recentemente, para induzir imunossupressão, por exemplo, no tratamento de doenças inflamatórias que afetam o intestino, a pele ou as articulações. Esses fármacos são destoxificados pela tiopurina-*S*-metiltransferase (TPMT), que está presente em células sanguíneas, bem como pela xantina oxidase. São recomendadas doses iniciais reduzidas para pacientes que apresentam genótipos associados a uma redução do metabolismo. Mesmo com esse teste, é necessário proceder a um cuidadoso monitoramento da contagem de leucócitos, porque os testes genéticos não são capazes de explicar totalmente a toxicidade, e existem também fatores de suscetibilidade ambientais.

A **5-FU** (ver Capítulo 57, Figura 57.6) e compostos relacionados, como a capecitabina e o tegafur, são usados muito no tratamento de tumores sólidos, porém apresentam uma janela terapêutica estreita e toxicidade grave (neutropenia, vômitos, diarreia, síndromes mucocutâneas) em 10 a 40% dos pacientes, resultando em uma taxa de mortalidade de cerca de 1 em 100. Cerca de 80% da 5-FU são destoxificados pela di-hidropirimidina desidrogenase (DPYD), que apresenta quatro principais variantes genéticas importantes do ponto de vista clínico, que respondem por 20 a 30% dos casos com toxicidade potencialmente fatal. A identificação das variantes ajuda a orientar as reduções da dose, os incrementos mais graduais da dose e até mesmo a escolha de passar para um tipo diferente de quimioterapia.

RASTREAMENTO DE PACIENTES ALTAMENTE SUSCETÍVEIS A REAÇÕES ADVERSAS GRAVES A FÁRMACOS

A seguir, destacamos dois exemplos proeminentes nos quais a avaliação de variantes genéticas pode nos ajudar a evitar a prescrição de fármacos passíveis de provocar danos sérios a certos indivíduos suscetíveis.

O **abacavir** (ver Capítulo 53) é um inibidor da transcriptase reversa muito efetivo no tratamento da infecção pelo HIV. Seu uso tem sido limitado devido à ocorrência de exantemas graves. A suscetibilidade a esse efeito adverso está estreitamente associada à variante do HLA, *HLAB*5701*, e a realização de um teste para essa variante é considerada hoje um padrão de cuidados apoiado por ensaios clínicos randomizados prospectivos (Figura 12.3; Martin e Kroetz, 2013).

A **carbamazepina** (ver Capítulo 46) também pode causar exantemas graves (que comportam risco de vida), incluindo *síndrome de Stevens-Johnson* e *necrólise epidérmica tóxica* (exantema multiforme com lesões bolhosas e dolorosas e descolamento da pele que algumas vezes se estende para o trato gastrointestinal) e agora consideradas como um *continuum* de doença, que se distinguem essencialmente pela gravidade, com base na porcentagem de superfície corporal envolvida com descamação cutânea. Estão associadas a um alelo HLA particular, *HLAB*1502*, que ocorre mais em grupos étnicos na Tailândia, Malásia e Taiwan (Barbarino et al., 2015), e com frequência bem menor nas populações coreana, japonesa e branca. O rastreamento desse alelo antes de se iniciar o tratamento é potencialmente justificável em populações nas quais a frequência do alelo é elevada.

COMUNICAÇÃO DA PRESENÇA OU AUSÊNCIA DE RISCO

Um determinado fármaco pode ter sido testado de modo específico em indivíduos com diferentes variantes genéticas, e pode haver informações sobre a extensão do risco, se

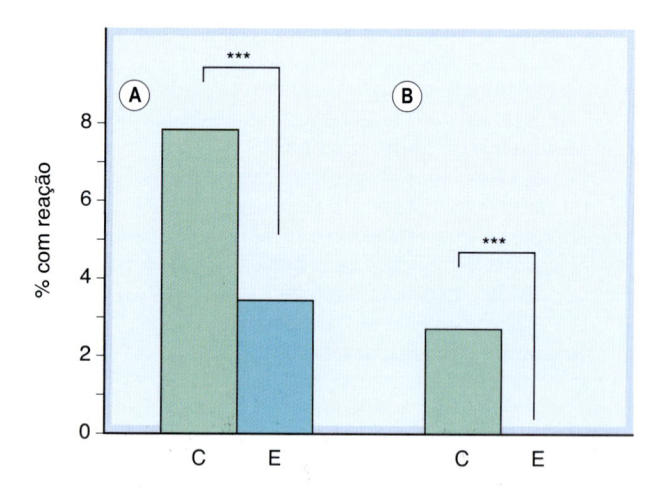

Figura 12.3 A incidência de hipersensibilidade ao abacavir é reduzida por meio de rastreamento farmacogenético. No estudo PREDICT-1 (Mallal et al., 2008), os pacientes foram randomizados para tratamento padrão (C, grupo controle) ou para rastreamento farmacogenético prospectivo (E, grupo experimental). Todos os indivíduos do grupo controle foram tratados com abacavir, porém apenas aqueles do grupo experimental que eram negativos para *HLA-B*5701* foram tratados com o fármaco. Houve dois resultados pré-definidos: reações de hipersensibilidade clinicamente suspeitas (**A**) e reações clinicamente suspeitas que foram confirmadas imunologicamente por um teste de contato positivo (**B**). Ambos os resultados favoreceram o grupo experimental ($p < 0,0001$). (Figura redesenhada de Hughes, A.R., et al., 2008. Pharmacogenet. J. 8, 365-374.)

houver algum. Por exemplo, as informações do produto para a lacosamida (usada no tratamento da epilepsia) afirmam que não houve nenhuma diferença clinicamente relevante na exposição à lacosamida quando foi feita uma comparação de metabolizadores extensos com metabolizadores fracos, de acordo com o estado do CYP2C19.

CONCLUSÕES

Estudos realizados com gêmeos, bem como vários distúrbios monogênicos bem documentados (incluindo distúrbios cromossômicos mendelianos – autossômicos recessivos, autossômicos dominantes e ligados ao X – e doenças mitocondriais herdadas da mãe), provam o conceito de que a suscetibilidade aos efeitos adversos de fármacos pode ser geneticamente determinada. Os testes farmacogenômicos oferecem a possibilidade de uma terapia "personalizada" mais precisa para vários fármacos e doenças, porém continuam sendo investigadas evidências de ensaios clínicos de alta qualidade sobre a utilidade clínica em diversas populações, em particular nos casos em que a resposta ao fármaco é influenciada por traços multifatoriais complexos. Trata-se de um campo de intensa atividade de pesquisa, rápido progresso e altas expectativas, mas uma meta essencial continua sendo provar que esses testes podem contribuir de forma consistente para as boas práticas atuais e para melhorar os resultados.

BIBLIOGRAFIA E LEITURA COMPLEMENTAR

Abdullah-Koolmees, H., van Keulen, A.M., Nijenhuis, M., et al., 2020. Pharmacogenetics guidelines: overview and comparison of the DPWG, CPIC, CPNDS, and RNPGx guidelines. Front. Pharmacol. 11, 595219.

Barbarino, J.M., Kroetz, D.L., Klein, T.E., Altman, R.B., 2015. PharmGKB summary: very important pharmacogene information for human leukocyte antigen B (HLA-B). Pharmacogenet. Genomics 25, 205–221.

Chan, S.L., Jin, S., Loh, M., Brunham, L.R., 2015. Progress in understanding the genomic basis for adverse drug reactions: a comprehensive review and focus on the role of ethnicity. Pharmacogenomics 16, 1161–1178.

Cooper, R.S., Kaufman, J.S., Ward, R., 2003. Race and genomics. N. Engl. J. Med. 348, 1166–1170.

Doogue, M.P., Polasek, T.M., 2011. Drug dosing in renal disease. Clin. Biochem. Rev. 32, 69–73.

Huang, S.M., Lertora, J., Vicini, P., Atkinson Jr., A.J., 2021. Atkinson's Principles of Clinical Pharmacology, fourth ed. Academic Press, San Diego.

Ingelman-Sundberg, M., 2020. Translation of pharmacogenomic drug labels into the clinic. Current problems. Pharmacol. Res. 153, 104620.

Khoury, M.J., Galea, S., 2016. Will precision medicine improve population health? JAMA 316, 1357–1358.

Luzum, J.A., Petry, N., Taylor, A.K., et al., 2021. Moving pharmacogenetics into practice: it's all about the evidence. Clin. Pharmacol. Ther. 110, 649–661.

Mallal, S., Phillips, E., Carosi, G., et al., 2008. HLA-B*5701 screening for hypersensitivity to abacavir. N. Engl. J. Med. 358, 568–579.

Manrai, A.K., Ioannidis, J.A., Kohane, I.S., 2016. Clinical genomics: from pathogenicity claims to quantitative risk estimates. JAMA 315, 1233–1234.

Martin, M.A., Kroetz, D.L., 2013. Abacavir pharmacogenetics – from initial reports to standard of care. Pharmacotherapy 33, 765–775.

Mehta, D., Uber, R., Ingle, T., et al., 2020. Study of pharmacogenomic information in FDA-approved drug labeling to facilitate application of precision medicine. Drug Discov. Today 25, 813–820.

Phillips, K.A., Deverka, P.A., Sox, H.C., et al., 2017. Making genomic medicine evidence-based and patient-centered: a structured review and landscape analysis of comparative effectiveness research. Genet. Med. 19 (10), 1081–1091.

Po, A.L.W., 2007. Personalised medicine: who is an Asian? Lancet 369, 1770–1771.

Relling, M.V., Evans, W.E., 2015. Pharmacogenomics in the clinic. Nature 526, 343–350.

Rieder, M.J., Reiner, A.P., Gage, B.F., et al., 2005. Effect of VKORC1 haplotype on transcriptional regulation and warfarin dose. N. Engl. J. Med. 352, 2285–2293.

Wadman, M., 2005. Drug targeting: is race enough? Nature 435, 1008–1009.

SEÇÃO 2 • Mediadores Químicos

13 Mediadores Químicos e Sistema Nervoso Autônomo

CONSIDERAÇÕES GERAIS

A rede de sinais químicos e receptores associados por meio da qual as células do organismo se comunicam umas com as outras proporciona muitos alvos para a ação dos fármacos e sempre tem sido foco de atenção dos farmacologistas. Este capítulo trata principalmente da transmissão química no sistema nervoso autônomo periférico e das diversas maneiras pelas quais o processo pode ser farmacologicamente acometido, embora os mecanismos descritos também operem no sistema nervoso central (SNC). Além da neurotransmissão, também consideraremos de maneira sucinta os processos definidos de maneira menos clara e coletivamente denominados neuromodulação, por meio da qual muitos mediadores e fármacos exercem controle sobre a função do sistema nervoso. A simplicidade anatômica e fisiológica relativa do sistema nervoso periférico fez dele um campo de provas para muitas descobertas importantes sobre a transmissão química, e os mesmos princípios gerais aplicam-se ao SNC (ver Capítulo 37). Para mais detalhes além daqueles fornecidos aqui, ver Robertson et al. (2012) e Kandel et al. (2021).

ASPECTOS HISTÓRICOS

Os estudos iniciados sobre o sistema nervoso periférico foram fundamentais para a compreensão e a classificação de muitos tipos importantes de ação farmacológica, de modo que vale a pena contar um pouco dessa história. Bacq (1975), Valenstein (2005) e Burnstock (2009) fornecem descrições excelentes.

A fisiologia experimental tornou-se estabelecida como abordagem para a compreensão da função dos organismos vivos em meados do século XIX. O sistema nervoso periférico e, em particular, o sistema nervoso autônomo receberam muita atenção. O fato de que a estimulação elétrica dos nervos era capaz de induzir toda uma variedade de efeitos fisiológicos – desde palidez da pele até parada cardíaca – representou um verdadeiro desafio para a compreensão, particularmente quanto ao modo pelo qual o sinal era transferido do nervo para o tecido efetor. Em 1877, Du Bois-Reymond foi o primeiro a fornecer claramente alternativas: "Entre os processos naturais conhecidos passíveis de transmitir a excitação, apenas dois, na minha opinião, merecem ser citados – ou existe, no limite da substância contrátil, uma secreção estimuladora… ou o fenômeno é de natureza elétrica". Em geral, esse segundo ponto de vista era preferido. Em 1869, foi constatado que uma substância exógena, a **muscarina**, era capaz de mimetizar os efeitos da estimulação do nervo vago e que a **atropina** era capaz de inibir as ações tanto da muscarina quanto da estimulação nervosa. Em 1905, Langley mostrou a ação do mesmo processo com a **nicotina** e o **curare** na junção neuromuscular. A maioria dos fisiologistas interpretou esses fenômenos como estimulação e inibição das terminações nervosas, respectivamente, e não como evidências de transmissão química. Assim, a sugestão feita por T.R. Elliott, em 1904, de que a **adrenalina** (**epinefrina**) era capaz de atuar como transmissor químico, mediando as ações do sistema nervoso simpático, foi recebida com frieza, até que Langley, professor de fisiologia em Cambridge, figura eminente da época, sugeriu, 1 ano depois, que a transmissão para o músculo esquelético envolvia a secreção de uma substância relacionada com a nicotina pelas terminações nervosas.

Uma das observações fundamentais realizadas por Elliott foi a de que a degeneração de terminações nervosas simpáticas não abolia a sensibilidade de preparações de músculo liso à adrenalina (conforme previsto pela teoria elétrica), mas na realidade a aumentava. A hipótese da transmissão química foi testada diretamente, em 1907, por Dixon, que procurou demonstrar que a estimulação do nervo vago induzia a liberação no sangue de uma substância do coração de um cão, capaz de inibir outro coração. O experimento fracassou, e um clima de ceticismo prevaleceu.

Somente em 1921, na Alemanha, é que Loewi mostrou que a estimulação do tronco vagossimpático conectado ao coração isolado e canulado de uma rã era capaz de causar a liberação, na cânula, de uma substância (*Vagusstoff*) que, caso o líquido da cânula fosse transferido do primeiro coração para um segundo, inibiria o segundo coração. Esse é um experimento clássico e muito citado que demonstrou ser extremamente difícil de se reproduzir, até mesmo para Loewi. Em um esboço autobiográfico, Loewi nos conta que a ideia da transmissão química surgiu durante uma discussão travada em 1903, mas que nenhuma maneira de testá-la experimentalmente lhe ocorreu até que uma noite, em 1920, sonhou com o experimento apropriado. Fez algumas anotações sobre esse importante sonho no meio da noite, mas, pela manhã, não conseguiu ler o que havia escrito. O sonho gentilmente retornou na noite seguinte, e, para não correr riscos, Loewi foi ao laboratório às 3 horas da madrugada e realizou o experimento com sucesso. O experimento de Loewi pode e foi criticado por numerosas razões (p. ex., poderia ter sido o potássio, e não um neurotransmissor, que estava atuando sobre o coração receptor), porém diversos experimentos posteriores provaram que ele estava certo. Suas descobertas podem ser resumidas da seguinte maneira:

- A estimulação do nervo vago provocava o aparecimento, no perfusato do coração de rã, de uma substância capaz de produzir, no segundo coração, um efeito inibitório que se assemelhava à estimulação do vago
- A estimulação do sistema nervoso simpático provocava o aparecimento de uma substância capaz de acelerar o segundo coração. Por meio de medições de fluorescência, Loewi concluiu posteriormente que essa substância era a adrenalina
- A atropina impedia a ação inibitória do nervo vago sobre o coração, mas não a liberação da *Vagusstoff*. Por conseguinte, a atropina impedia os efeitos do transmissor, e não a sua liberação

- Quando a *Vagusstoff* era incubada com músculo cardíaco triturado, tornava-se inativada. Sabe-se hoje que esse efeito se dá devido à destruição enzimática da acetilcolina (ACh) pela colinesterase
- A **fisostigmina**, que potencializava o efeito da estimulação vagal sobre o coração, impedia a destruição da *Vagusstoff* pelo músculo cardíaco, fornecendo evidências de que a potencialização ocorre devido à inibição da colinesterase, que normalmente destrói a substância transmissora, a ACh.

Alguns anos mais tarde, no início da década de 1930, Dale mostrou de modo convincente que a ACh também era a substância transmissora na junção neuromuscular do músculo estriado e nos gânglios autônomos. Uma das chaves para o sucesso de Dale estava no uso de bioensaios altamente sensíveis, em particular com o músculo dorsal de sanguessuga, para medir a quantidade liberada de ACh. A transmissão química nas terminações nervosas simpáticas foi demonstrada aproximadamente na mesma época que a transmissão colinérgica e por métodos muito semelhantes. Cannon e seus colaboradores, em Harvard, foram os primeiros a demonstrar de modo inequívoco o fenômeno da transmissão química nas terminações nervosas simpáticas por meio de experimentos *in vivo*, em que tecidos que se tornavam supersensíveis à adrenalina (epinefrina) em decorrência de denervação simpática prévia respondiam, depois de certo tempo, ao transmissor liberado pela estimulação dos nervos simpáticos de outras partes do corpo. A identidade química do transmissor, tentadoramente semelhante à adrenalina, mas não idêntica a ela, causou confusão durante muitos anos até que, em 1946, von Euler demonstrou que se tratava de seu derivado não metilado, a **noradrenalina** (**norepinefrina**).

O SISTEMA NERVOSO AUTÔNOMO

O sistema nervoso autônomo ocupou, por longo tempo, uma posição central na farmacologia da transmissão química.

BASES ANATÔMICAS E FISIOLÓGICAS

O sistema nervoso autônomo (Robertson et al., 2012) consiste em três divisões anatômicas principais: os sistemas nervoso *simpático*, *parassimpático* e *entérico*. Os sistemas simpático e parassimpático (Figura 13.1) proporcionam uma ligação entre o SNC e os órgãos periféricos. O sistema nervoso entérico compreende os plexos nervosos intrínsecos do sistema gastrointestinal, que estão estreitamente interconectados com os sistemas simpático e parassimpático.

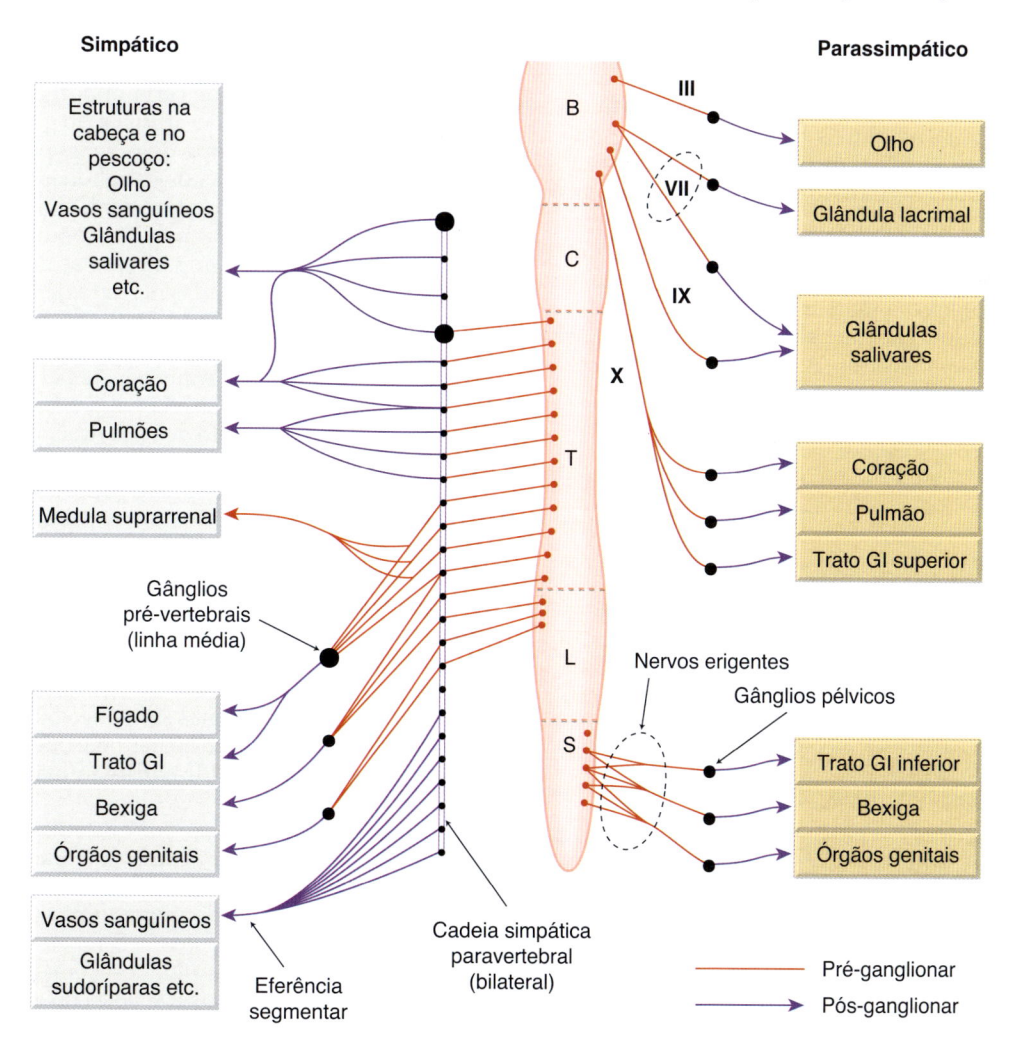

Figura 13.1 Esquema básico do sistema nervoso autônomo de mamíferos. *C*, cervical; *GI*, gastrointestinal; *L*, lombar; *B*, bulbar; *S*, sacral; *T*, torácico.

O sistema nervoso autônomo transmite todas as informações provenientes do sistema nervoso central (SNC) para o restante do corpo, com exceção da inervação motora do músculo esquelético. O sistema nervoso entérico tem uma capacidade integrativa suficiente para possibilitar o seu funcionamento independente do SNC, porém os sistemas simpático e parassimpático são agentes do SNC e incapazes de funcionar sem ele. O sistema nervoso autônomo está, em grande parte, fora da influência do controle voluntário. Os principais processos que ele regula, em maior ou menor grau, são os seguintes:

- Contração e relaxamento do músculo liso vascular e visceral
- Todas as secreções exócrinas e algumas endócrinas
- Os batimentos cardíacos
- O metabolismo energético, particularmente no fígado e no músculo esquelético.

Muitos outros sistemas também são afetados por certo grau de controle autonômico, incluindo os rins, o sistema imune e o sistema somatossensorial. A via eferente autônoma consiste em dois neurônios dispostos em série, ao passo que, no sistema motor somático, o SNC conecta-se às fibras musculares esqueléticas por um único neurônio motor (Figura 13.2). Os dois neurônios na via autonômica são conhecidos, respectivamente, como *pré-ganglionar* e *pós-ganglionar*. No sistema nervoso simpático, as sinapses situam-se em gânglios *autônomos*, localizados fora do SNC, e contêm as terminações nervosas das fibras pré-ganglionares e os corpos celulares dos neurônios pós-ganglionares. Nas vias parassimpáticas, as células pós-ganglionares são encontradas principalmente nos órgãos-alvo, e são localizados gânglios parassimpáticos individuais (p. ex., gânglio ciliar) apenas na cabeça e no pescoço.

Os corpos celulares dos neurônios simpáticos pré-ganglionares situam-se no *corno lateral* da substância cinzenta dos segmentos torácico e lombar da medula espinal, e as fibras saem da medula espinal pelos nervos espinais, como *eferência simpático-toracolombar*. As fibras pré-ganglionares fazem sinapse nas *cadeias paravertebrais* dos gânglios simpáticos, que se localizam em ambos os lados da coluna vertebral. Esses gânglios contêm os corpos celulares dos neurônios simpáticos pós-ganglionares, cujos axônios se unem ao nervo espinal. Muitas das fibras simpáticas pós-ganglionares alcançam seus destinos periféricos por meio de ramos dos nervos espinais. Outras, destinadas para as vísceras abdominais e pélvicas, têm seus corpos celulares reunidos em um grupo de *gânglios pré-vertebrais* não pareados na cavidade abdominal. A única exceção à disposição em dois neurônios é a inervação da medula suprarrenal. As células secretoras de catecolaminas da medula suprarrenal são, com efeito, neurônios simpáticos pós-ganglionares modificados, e os nervos que inervam a glândula são equivalentes a fibras pré-ganglionares.

Os nervos parassimpáticos emergem de duas regiões distintas do SNC. A *eferência craniana* consiste em fibras pré-ganglionares de certos nervos cranianos, especificamente do *nervo oculomotor* (que transporta fibras parassimpáticas destinadas aos olhos), dos *nervos facial* e *glossofaríngeo* (que conduzem fibras para as glândulas salivares e para a nasofaringe) e do *nervo vago* (que transporta fibras até as vísceras torácicas e abdominais). Os gânglios estão espalhados em estreita relação com os órgãos-alvo; os axônios pós-ganglionares são muito curtos em comparação com os do sistema simpático. As fibras parassimpáticas destinadas às vísceras abdominais e pélvicas emergem como *eferência sacral* da medula espinal, em um feixe de nervos conhecido como *nervos erigentes* (visto que a sua estimulação provoca ereção genital – um fato de certa importância para os responsáveis pela inseminação artificial do gado). Essas fibras fazem sinapse em um grupo de *gânglios pélvicos* dispersos, a partir dos quais as fibras pós-ganglionares curtas seguem o seu trajeto até os tecidos-alvo como a bexiga, o reto e os órgãos genitais. Os gânglios pélvicos conduzem fibras tanto simpáticas quanto parassimpáticas, e as duas divisões não são anatomicamente distintas nessa região.

O sistema nervoso entérico (revisado por Furness et al., 2014) consiste em neurônios, cujos corpos celulares estão localizados nos plexos intramurais da parede do intestino. Estima-se que haja mais células nesse sistema do que na medula espinal, e, do ponto de vista funcional, essas células não se encaixam simplesmente na classificação simpática/parassimpática. Os nervos provenientes dos sistemas simpático e parassimpático terminam em neurônios entéricos e também seguem um trajeto direto até os músculos lisos, as glândulas e os vasos sanguíneos. Alguns neurônios entéricos atuam como mecanorreceptores ou quimiorreceptores, proporcionando vias reflexas locais com capacidade de controlar a função gastrointestinal sem impulsos externos. O sistema nervoso entérico é farmacologicamente mais complexo do que os sistemas simpático ou parassimpático, envolvendo muitos transmissores neuropeptídicos e outros transmissores (como 5-hidroxitriptamina, óxido nítrico e ATP; ver Capítulo 30).

Em alguns locais (p. ex., no músculo liso visceral do intestino e da bexiga, bem como no coração), os sistemas simpático e parassimpático produzem efeitos opostos; entretanto, há outros locais onde apenas uma divisão do sistema autônomo opera. As *glândulas sudoríparas* e a maioria dos *vasos sanguíneos*, por exemplo, possuem apenas inervação simpática, enquanto o *músculo ciliar* do olho tem apenas inervação parassimpática. O *músculo liso dos brônquios* possui apenas inervação parassimpática (constritora), embora o seu tônus seja altamente sensível à adrenalina circulante.

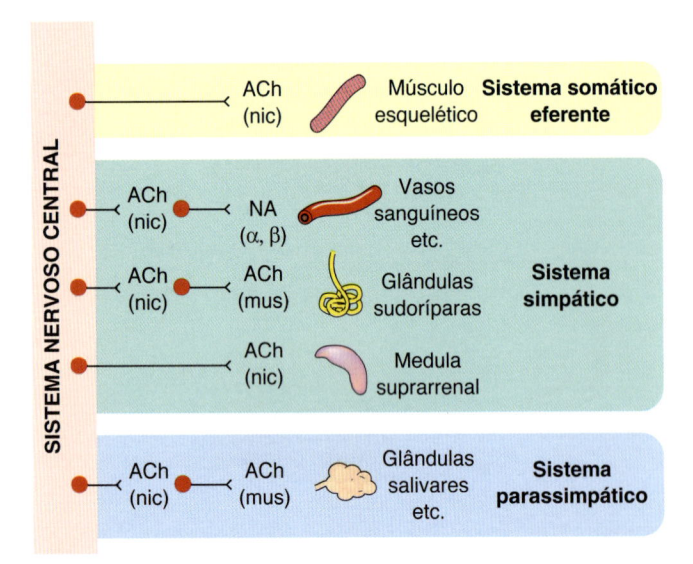

Figura 13.2 Acetilcolina e noradrenalina como transmissores no sistema nervoso periférico. Estão indicados os dois tipos principais de receptores de acetilcolina (ACh), o receptor nicotínico (nic) e o receptor muscarínico (mus) (ver Capítulo 14) e dois tipos de receptores adrenérgicos, α e β (ver Capítulo 15). *NA*, noradrenalina.

As *artérias de resistência* (ver Capítulo 21) têm inervação simpática vasoconstritora, porém carecem de inervação parassimpática; em vez disso, o tônus constritor é contrabalançado pela liberação basal de óxido nítrico das células endoteliais (ver Capítulo 19). Existem outros exemplos, como as *glândulas salivares*, em que os dois sistemas produzem efeitos semelhantes, e não opostos.

Por conseguinte, é um erro considerar os sistemas simpático e parassimpático simplesmente como oponentes fisiológicos. Cada um desempenha a sua própria função fisiológica e pode estar mais ou menos ativo em determinado órgão ou tecido, de acordo com a necessidade do momento. Cannon ressaltou acertadamente o papel geral do sistema simpático na produção da reação de "luta ou fuga" em uma emergência, mas as emergências são raras para a maioria dos animais. Na vida do dia a dia, o sistema nervoso autônomo atua de modo contínuo para controlar funções locais específicas, como ajustes nas mudanças de postura, exercício ou temperatura ambiente. O conceito popular da existência de um *continuum* entre o estado extremo de "repouso e digestão" (parassimpático ativo, simpático quiescente) e o estado extremo de emergência de luta ou fuga (simpático ativo, parassimpático quiescente) é uma supersimplificação, embora seja uma maneira geralmente mais confiável para o estudante memorizar. A Tabela 13.1 fornece a lista de algumas das respostas autonômicas mais importantes nos seres humanos.

TRANSMISSORES NO SISTEMA NERVOSO AUTÔNOMO

Os dois principais neurotransmissores que operam no sistema autônomo são a **acetilcolina** e a **noradrenalina**, cujos locais de ação são mostrados de modo esquemático na Figura 13.2. Esse esquema também mostra o tipo de receptor pós-sináptico com o qual os transmissores interagem em diferentes locais (discutidos de forma mais detalhada nos Capítulos 14 e 15). Algumas regras gerais são as seguintes:

- Todas as fibras nervosas autônomas que deixam o SNC liberam ACh que atua nos *receptores nicotínicos* (embora, nos gânglios autônomos, um componente menor da excitação se deva à ativação dos *receptores muscarínicos*; ver Capítulo 14)
- Todas as fibras parassimpáticas pós-ganglionares liberam ACh, que atua sobre os *receptores muscarínicos*
- Todas as fibras simpáticas pós-ganglionares (com uma exceção importante) liberam noradrenalina, que pode atuar sobre *receptores α ou β-adrenérgicos* (ver Capítulo 15). A exceção é a inervação simpática das glândulas sudoríparas, em que a transmissão se deve à ação da ACh sobre receptores muscarínicos. Em algumas espécies, mas não nos seres humanos, a vasodilatação no músculo esquelético é produzida por fibras nervosas simpáticas colinérgicas.

A ACh e a noradrenalina são as mais importantes entre os transmissores autonômicos e fundamentais para a compreensão da farmacologia autonômica. Entretanto, muitos outros mediadores químicos também são liberados por neurônios autônomos (ver posteriormente, neste capítulo), e a sua importância funcional está se tornando cada vez mais clara.

ALGUNS PRINCÍPIOS GERAIS DA TRANSMISSÃO QUÍMICA

Os processos essenciais envolvidos na transmissão química – a liberação de mediadores e a sua interação com receptores nas células-alvo – são descritos nos Capítulos 4 e 3, respectivamente. Aqui, consideraremos algumas características gerais da transmissão química de relevância particular para a farmacologia. Muitos desses princípios se aplicam também ao SNC e são considerados também no Capítulo 37.

MODULAÇÃO PRÉ-SINÁPTICA

As terminações pré-sinápticas que sintetizam e liberam transmissores em resposta à atividade elétrica na fibra nervosa frequentemente são, elas próprias, sensíveis a substâncias transmissoras e a outras substâncias que podem ser produzidas no local dos tecidos (para uma revisão, consultar Boehm e Kubista, 2002). Com mais frequência, esses efeitos pré-sinápticos consistem em inibir a liberação do transmissor, embora possam intensificá-la. A Figura 13.3A mostra o

---

Anatomia e fisiologia básicas do sistema nervoso autônomo

Anatomia

- O sistema nervoso autônomo compreende três divisões: *simpática, parassimpática* e *entérica*
- O padrão básico (de dois neurônios) dos sistemas simpático e parassimpático consiste em um neurônio *pré-ganglionar* com um corpo celular no SNC e um neurônio *pós-ganglionar* com um corpo celular em um gânglio autônomo
- O sistema parassimpático está conectado ao SNC por meio de:
  – Eferência dos nervos cranianos (III, VII, IX, X)
  – Eferência sacral
- Os gânglios parassimpáticos geralmente estão situados próximos do órgão-alvo ou em seu interior
- A eferência simpática deixa o SNC nas raízes espinais torácicas e lombares. Os gânglios simpáticos formam duas cadeias paravertebrais, além de alguns gânglios na linha média
- O sistema nervoso entérico consiste em neurônios situados nos plexos intramurais do sistema gastrointestinal. Recebe impulsos dos sistemas simpático e parassimpático, mas pode atuar por si próprio para controlar as funções motoras e secretoras do intestino.

Fisiologia

- O sistema autônomo controla a musculatura lisa (visceral e vascular), as secreções exócrinas (e algumas endócrinas), a frequência e a força de contração cardíacas e certos processos metabólicos (p. ex., a utilização da glicose)
- Os sistemas simpático e parassimpático exercem ações antagônicas em algumas situações (p. ex., no controle da frequência cardíaca, músculo liso gastrointestinal), mas não em outras (p. ex., glândulas salivares, músculo ciliar)
- A atividade simpática aumenta durante o estresse (resposta de "luta ou fuga"), enquanto a atividade parassimpática predomina durante a saciedade e o repouso. Em condições normais, quando o corpo não se encontra em nenhum dos extremos, ambos os sistemas exercem um controle fisiológico contínuo sobre órgãos específicos.

Tabela 13.1 Principais efeitos do sistema nervoso autônomo.

Órgão	Efeito simpático	Tipo de receptor adrenérgico[a]	Efeito parassimpático	Tipo de receptor colinérgico[a]
Coração				
Nó sinoatrial	Frequência ↑	β_1	Frequência ↓	M_2
Músculo atrial	Força ↑	β_1	Força ↓	M_2
Nó atrioventricular	Automaticidade ↑	β_1	Velocidade de condução ↓	M_2
			Bloqueio atrioventricular	M_2
Músculo ventricular	Automaticidade ↑ Força ↑	β_1	Nenhum efeito	M_2
Vasos sanguíneos				
ARTERÍOLAS				
Coronárias grandes	Constrição	α_1, α_2	Nenhum efeito	–
Coronárias pequenas	Dilatação	β_2	Nenhum efeito	–
Músculo	Dilatação	β_2	Nenhum efeito	–
Vísceras, pele, encéfalo	Constrição	α_1	Nenhum efeito	–
Tecido erétil	Constrição	α_1	Dilatação	M_3[b]
VEIAS	Constrição	α_1, α_2	Nenhum efeito	–
	Dilatação	β_2	Nenhum efeito	–
Vísceras				
BRÔNQUIOS				
Músculo liso	Sem inervação simpática, porém dilatação pela adrenalina (epinefrina) circulante	β_2	Constrição	M_3
Glândulas	Nenhum efeito	–	Secreção	M_3
SISTEMA GASTROINTESTINAL				
Músculo liso	Motilidade ↓	$\alpha_1, \alpha_2, \beta_2$	Motilidade ↑	M_3
Esfíncteres	Constrição	$\alpha_1, \alpha_2, \beta_2$	Dilatação	M_3
Glândulas	Nenhum efeito	–	Secreção	M_3
		–	Secreção de ácido gástrico	M_1
BEXIGA	Relaxamento	β_2	Contração	M_3
	Constrição do esfíncter	α_1	Relaxamento do esfíncter	M_3
ÚTERO				
Gravídico	Contração	α_1	Variável	–
Não gravídico	Relaxamento	β_2		
ÓRGÃOS SEXUAIS MASCULINOS	Ejaculação	α_1	Ereção	M_3[b]
Olho				
Pupila	Dilatação	α_1	Constrição	M_3
Músculo ciliar	Relaxamento (leve)	β_2	Contração	M_3
Pele				
Glândulas sudoríparas	Secreção (principalmente colinérgica por meio dos receptores M_3)	–	Nenhum efeito	–
Pilomotor	Piloereção	α_1	Nenhum efeito	–
Glândulas salivares	Secreção	$\alpha_1, \beta_1, \beta_2$	Secreção	M_3
Glândulas lacrimais	Nenhum efeito	–	Secreção	M_3
Rim	Secreção de renina	β_1	Nenhum efeito	–
Fígado	Glicogenólise Gliconeogênese	α_1, β_2	Nenhum efeito	–
Tecido adiposo[c]	Lipólise Termogênese	β_3	Nenhum efeito	–
Ilhotas pancreáticas[c]	Secreção de insulina ↓	α_2	Nenhum efeito	–

[a]Os tipos de receptores adrenérgicos e colinérgicos mostrados são descritos de modo mais detalhado nos Capítulos 14 e 15. Os transmissores, além da acetilcolina e da noradrenalina, contribuem para muitas dessas respostas (ver Tabela 13.2).
[b]Os efeitos vasodilatadores dos receptores M_3 resultam da liberação de óxido nítrico pelas células endoteliais (ver Capítulo 19).
[c]Sem inervação direta. Efeito mediado pela adrenalina circulante liberada da medula da suprarrenal.

CAPÍTULO 13 • Mediadores Químicos e Sistema Nervoso Autônomo

> **Transmissores do sistema nervoso autônomo**
>
> - Os principais transmissores são a **acetilcolina** (ACh) e a **noradrenalina**
> - Os neurônios pré-ganglionares são colinérgicos, e a transmissão ganglionar ocorre por meio dos receptores nicotínicos de ACh (nAChRs), embora receptores muscarínicos de ACh excitatórios também sejam encontrados em células pós-ganglionares
> - Os neurônios parassimpáticos pós-ganglionares são colinérgicos e atuam sobre receptores muscarínicos nos órgãos-alvo
> - Os neurônios simpáticos pós-ganglionares são principalmente noradrenérgicos, embora alguns sejam colinérgicos (p. ex., glândulas sudoríparas)
> - Outros transmissores, além da noradrenalina e da ACh (transmissores NANC), também são abundantes no sistema nervoso autônomo. Os principais são o óxido nítrico e o peptídeo intestinal vasoativo (VIP) (parassimpático), o ATP e o neuropeptídeo Y (NPY) (simpático). Outros também desempenham um papel, como a 5-hidroxitriptamina, o ácido γ-aminobutírico (GABA) e a dopamina
> - A cotransmissão, que consiste na liberação de mais de um transmissor de uma terminação nervosa, é um fenômeno geral.

efeito inibitório da adrenalina sobre a liberação de ACh (induzida por estimulação elétrica) das terminações nervosas parassimpáticas pós-ganglionares no intestino. A liberação de noradrenalina das terminações nervosas simpáticas vizinhas também pode inibir a liberação de ACh. As terminações nervosas noradrenérgicas e colinérgicas frequentemente se localizam uma próxima da outra no plexo mioentérico, de modo que os efeitos antagônicos dos sistemas simpático e parassimpático resultam não apenas dos efeitos opostos dos dois transmissores sobre as células musculares lisas, mas também da inibição da liberação de ACh pela noradrenalina que atua nas terminações nervosas parassimpáticas. Existe uma situação semelhante de inibição pré-sináptica mútua no coração, onde a noradrenalina inibe a liberação de ACh e esta última também inibe a liberação de noradrenalina. Esses são exemplos de *interações heterotrópicas*, nas quais um neurotransmissor afeta a liberação do outro. Além disso, podem ocorrer *interações homotrópicas*, nas quais o transmissor, por meio de sua ligação a autorreceptores pré-sinápticos, afeta as terminações nervosas a partir das quais é liberado. Esse tipo de *retroalimentação (feedback) autoinibitório* atua fortemente nas terminações nervosas noradrenérgicas (Starke et al., 1989). A Figura 13.3B mostra que, em camundongos normais, a liberação de noradrenalina aumenta apenas discretamente à medida que o número de estímulos sobe de 1 para 64. Em camundongos transgênicos que carecem de um tipo específico de receptor α_2-adrenérgico pré-sináptico (ver Capítulo 15), a quantidade liberada pela sequência de estímulos mais longa aumenta acentuadamente, embora a quantidade liberada por um único estímulo não seja alterada. Isso ocorre porque, com apenas um ou alguns estímulos, não há oportunidade para o desenvolvimento de retroalimentação autoinibitória, ao passo que, com sequências mais longas, a inibição opera fortemente. Ocorre retroalimentação autoinibitória semelhante com muitos transmissores, incluindo ACh e 5-hidroxitriptamina.

Tanto no sistema noradrenérgico quanto no colinérgico, os autorreceptores pré-sinápticos são farmacologicamente distintos dos receptores pós-sinápticos (ver Figura 13.4 e Capítulos 14 e 15), e existem fármacos que atuam de modo seletivo, como agonistas ou antagonistas, sobre os receptores pré ou pós-sinápticos.

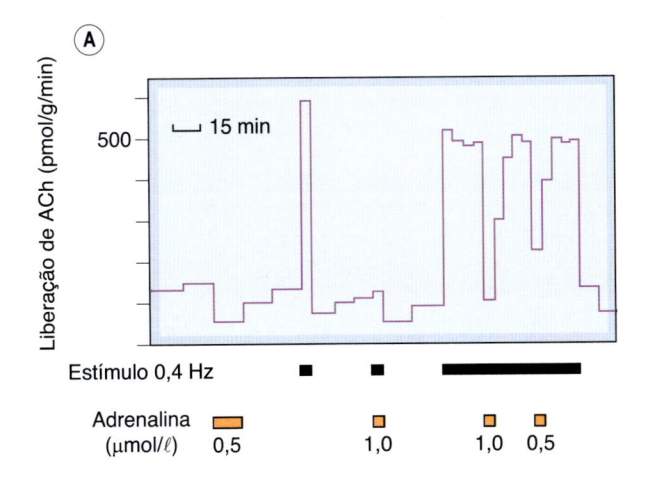

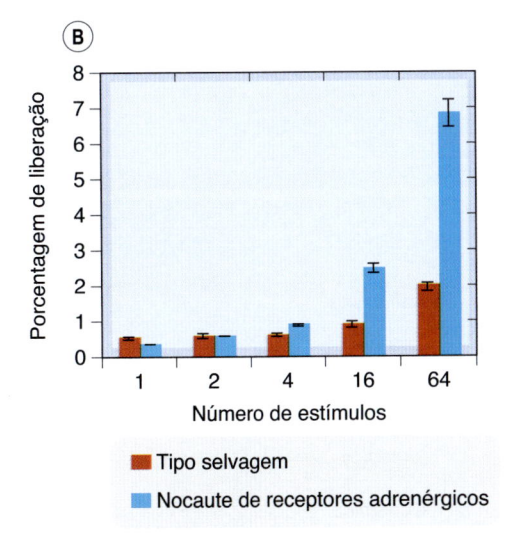

Figura 13.3 Exemplos de inibição pré-sináptica. A. Efeito inibitório da adrenalina sobre a liberação da acetilcolina (ACh) de nervos parassimpáticos pós-ganglionares no íleo de cobaia. Os nervos intramurais foram estimulados eletricamente nos locais indicados, e a ACh liberada no líquido do banho foi determinada por bioensaio. A adrenalina inibe bastante a liberação de ACh. **B.** Liberação de noradrenalina (NA) em fatias de hipocampo de camundongo em resposta a sequências de estímulos elétricos. As *barras vermelhas* representam camundongos normais (de tipo selvagem). As *barras azuis* mostram camundongos nocaute para receptores α_2-adrenérgicos. A falta de autoinibição pré-sináptica nos camundongos nocaute resulta em acentuado aumento da liberação com uma sequência longa de estímulos, porém não afeta a liberação com menos de quatro estímulos, visto que a autoinibição necessita de alguns segundos para se desenvolver. Esse exemplo é retirado de um estudo de nervos noradrenérgicos cerebrais, porém foram obtidos achados semelhantes com nervos simpáticos. (Painel [A] de Vizi, E.S., 1979. Prog. Neurobiol. 12, 181. Painel [B] redesenhado de Trendelenburg, et al., 2001. Naunyn Schmiedeberg's Arch Pharmacol 364, 117-130.)

As terminações nervosas colinérgicas e noradrenérgicas respondem não apenas à ACh e à noradrenalina, conforme descrito anteriormente, mas também a outras substâncias liberadas como cotransmissores, como NPY, ou derivadas de outras fontes, incluindo óxido nítrico, prostaglandinas, adenosina, dopamina, 5-hidroxitriptamina, GABA, peptídeos opioides, endocanabinoides e muitas outras substâncias. A descrição do sistema nervoso autônomo, apresentada na Figura 13.2, é, sem dúvida, uma supersimplificação. A Figura 13.4 mostra algumas das principais interações pré-sinápticas entre neurônios autônomos e fornece um resumo das numerosas influências químicas que regulam a liberação de transmissores dos neurônios noradrenérgicos.

Os receptores pré-sinápticos regulam a liberação de transmissores principalmente ao afetar a entrada de Ca^{2+} na terminação nervosa (ver Capítulo 4), mas também por outros mecanismos (Kubista e Boehm, 2006). Os receptores pré-sinápticos são, em sua maioria, do tipo acoplado à proteína G (ver Capítulo 3), que controlam a função dos canais de cálcio e de potássio por meio de uma interação direta

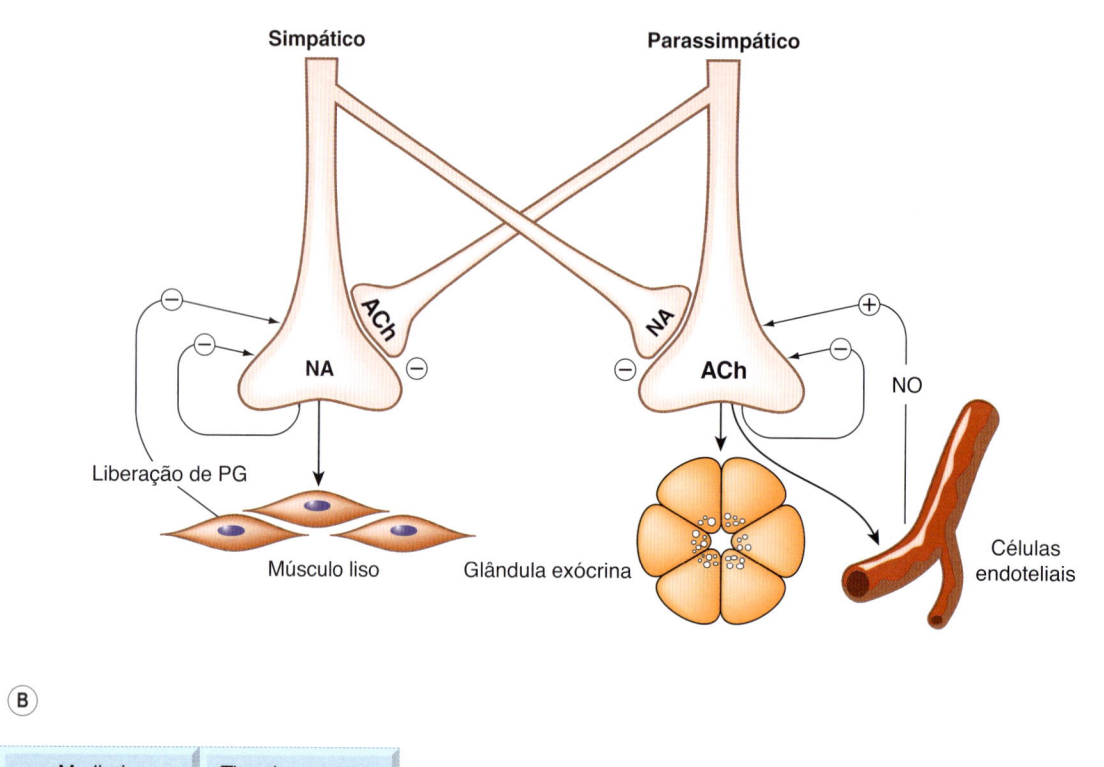

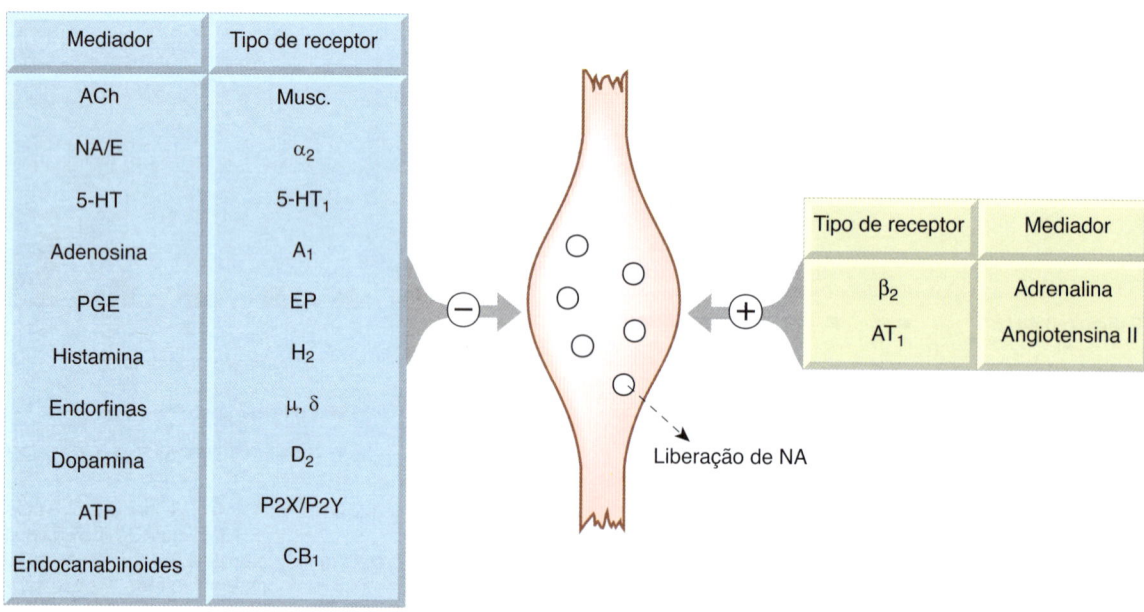

Figura 13.4 Regulação pré-sináptica da liberação de transmissores por terminações nervosas noradrenérgicas e colinérgicas. **A.** Interações homotrópicas e heterotrópicas postuladas entre nervos simpáticos e parassimpáticos. **B.** Algumas das influências inibitórias e facilitadoras conhecidas sobre a liberação de noradrenalina das terminações nervosas simpáticas. *ATP*, trifosfato de adenosina; *5-HT*, 5-hidroxitriptamina; *ACh*, acetilcolina; *NA*, noradrenalina; *NO*, óxido nítrico; *PG*, prostaglandina; *PGE*, prostaglandina E.

das proteínas G com os canais ou por meio de segundos mensageiros que regulam o estado de fosforilação das proteínas dos canais. A liberação de transmissores é inibida ou quando ocorre inibição da abertura dos canais de cálcio, ou quando a abertura dos canais de potássio é aumentada (ver Capítulo 4); em muitos casos, ambos os mecanismos operam de modo simultâneo. Ocorre também regulação pré-sináptica por meio de receptores ligados diretamente a canais iônicos (receptores ionotrópicos; ver Capítulo 3), em vez de ligados a proteínas G (Dorostkar e Boehm, 2008). Os nAChRs são particularmente importantes nesse aspecto. Podem facilitar ou inibir a liberação de outros transmissores, como o glutamato (ver Capítulo 38), e a maioria dos nAChRs expressos no SNC é de localização pré-sináptica. Outro exemplo é o receptor GABA$_A$, cuja ação consiste em inibir a liberação de transmissores (ver Capítulos 4 e 37). Outros receptores ionotrópicos, como aqueles ativados pelo ATP e pela 5-hidroxitriptamina (ver Capítulos 16 e 39), têm efeitos semelhantes sobre a liberação de transmissores.

MODULAÇÃO PÓS-SINÁPTICA

Os mediadores químicos atuam, com frequência, sobre estruturas pós-sinápticas, como neurônios, células musculares lisa, células do músculo cardíaco e assim por diante, de tal modo que a sua excitabilidade ou padrão de descarga espontâneo não são alterados. Em muitos casos, como na modulação pré-sináptica, isso é provocado por mudanças na função dos canais de cálcio e/ou de potássio. A seguir, são apresentados alguns exemplos:

- O efeito excitatório lento produzido por vários mediadores, incluindo ACh e peptídeos como a **substância P**, resulta principalmente de uma diminuição da permeabilidade ao K$^+$. Em contrapartida, o efeito inibitório de vários peptídeos opioides no intestino deve-se sobretudo ao aumento de permeabilidade ao K$^+$
- O **NPY**, liberado como cotransmissor com noradrenalina em muitas terminações nervosas simpáticas, atua sobre as células musculares lisas para intensificar o efeito vasoconstritor da noradrenalina, o que facilita bastante a transmissão.

> **Neuromodulação e interações pré-sinápticas**
>
> - Além de atuar diretamente como neurotransmissores, os mediadores químicos podem regular:
>   - A liberação pré-sináptica de transmissores
>   - A excitabilidade neuronal
> - Ambos são exemplos de *neuromodulação* e, em geral, envolvem a regulação de canais iônicos da membrana por meio de segundos mensageiros
> - Os receptores pré-sinápticos podem inibir ou aumentar a liberação de transmissores, sendo o primeiro efeito mais importante
> - Ocorrem *autorreceptores pré-sinápticos* inibitórios nos neurônios noradrenérgicos e colinérgicos, fazendo com que cada transmissor iniba a sua própria liberação (*retroalimentação autoinibitória*)
> - Muitos mediadores endógenos (p. ex., GABA, prostaglandinas, opioides e outros peptídeos), bem como os próprios transmissores, exercem controle pré-sináptico (principalmente inibitório) sobre a liberação de transmissores autonômicos.

Os efeitos pré e pós-sinápticos apresentados anteriormente são, com frequência, descritos como *neuromodulação*, visto que o mediador atua para aumentar ou diminuir a eficácia da transmissão sináptica, sem participação direta como transmissor. Por exemplo, muitos neuropeptídeos afetam os canais iônicos de membrana, de modo a aumentar ou diminuir a excitabilidade e, portanto, controlar o padrão de descarga da célula. A neuromodulação não é definida precisamente; todavia, em geral, envolve processos mais lentos (que levam vários segundos a dias) do que a neurotransmissão (que ocorre em milissegundos) e opera por meio de cascatas de mensageiros intracelulares (ver Capítulo 3), em vez de atuar diretamente sobre canais iônicos controlados por ligantes.

OUTROS TRANSMISSORES ALÉM DA ACETILCOLINA E DA NORADRENALINA

Como mencionado anteriormente, a ACh e a noradrenalina não são os únicos transmissores autonômicos. A constatação relutante desse fato foi realizada há muitos anos, quando se observou que a transmissão autônoma em muitos órgãos não podia ser bloqueada por completo por fármacos que anulam as respostas a esses transmissores. Foi então criada a lastimável expressão, porém persistente, de transmissão *não adrenérgica não colinérgica* (NANC). Posteriormente, métodos de fluorescência e de imunocitoquímica mostraram que os neurônios, inclusive os autônomos, contêm muitos transmissores potenciais, frequentemente vários deles na mesma célula. Os compostos agora conhecidos pela sua ação como transmissores NANC incluem ATP, VIP, NPY e óxido nítrico (Figura 13.5 e Tabela 13.2), que atuam nas terminações nervosas pós-ganglionares, bem como a substância P, a 5-hidroxitriptamina, o GABA e a dopamina, que desempenham uma função na transmissão ganglionar (para uma revisão abrangente, ver Lundberg, 1996).

COTRANSMISSÃO

É regra, e não exceção, o fato de que os neurônios liberam mais de um transmissor ou modulador (Lundberg, 1996), cada um dos quais interage com receptores específicos e produz efeitos, frequentemente tanto pré quanto pós-sinápticos. A Figura 13.5 mostra o exemplo de cotransmissão de noradrenalina/ATP nas terminações nervosas simpáticas, e os exemplos e mecanismos mais bem estudados estão resumidos na Tabela 13.2 e nas Figuras 13.6 e 13.7.

Poderíamos nos perguntar qual poderia ser a vantagem funcional da cotransmissão, em comparação com um único transmissor que atua sobre vários receptores diferentes? As possíveis vantagens são:

- Um constituinte do coquetel (p. ex., um peptídeo) pode ser removido ou inativado mais lentamente do que o outro (p. ex., uma monoamina) e, portanto, alcançar alvos mais distantes do local de liberação e produzir efeitos de maior duração. Isso parece ser o caso, por exemplo, da ACh e do hormônio liberador de gonadotrofinas nos gânglios simpáticos
- O equilíbrio dos transmissores liberados pode variar em diferentes condições. Por exemplo, nas terminações nervosas simpáticas, onde a noradrenalina e o NPY são armazenados em vesículas separadas, o NPY é liberado preferencialmente em frequências de alta estimulação, de modo que a liberação diferencial de um ou outro mediador pode resultar de uma variação nos padrões de impulsos. São também possíveis efeitos diferenciais dos moduladores pré-sinápticos; por exemplo, a ativação de receptores β-adrenérgicos inibe a liberação de ATP, enquanto aumenta a liberação de noradrenalina das terminações nervosas simpáticas.

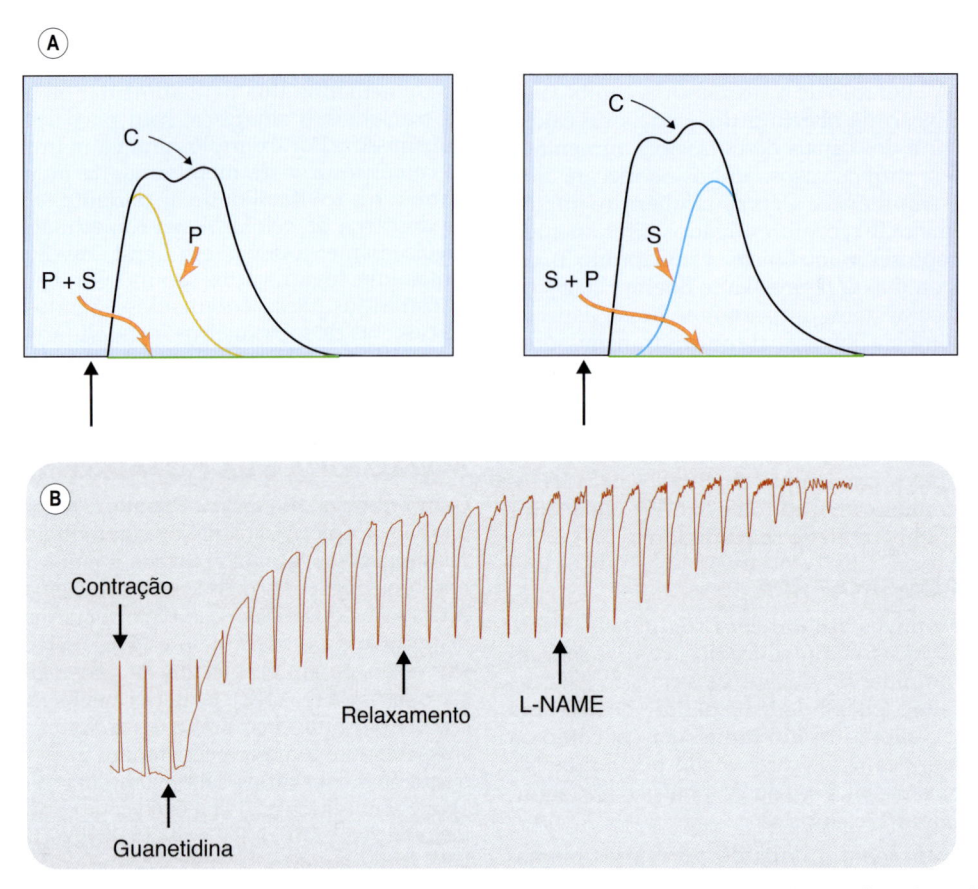

Figura 13.5 ATP e óxido nítrico como neurotransmissores. **A.** A noradrenalina e o ATP são cotransmissores liberados pelos mesmos nervos no ducto deferente de cobaia. A figura mostra as contrações do tecido em resposta a um único estímulo elétrico, que provoca excitação das terminações nervosas simpáticas. Na ausência de fármacos bloqueadores, ocorre uma resposta com dois picos (C). O primeiro é seletivamente abolido pelo antagonista do ATP, a suramina (S), enquanto o segundo é bloqueado pelo antagonista dos receptores α_1-adrenérgicos, a prazosina (P). A resposta é totalmente eliminada na presença dos dois fármacos. **B.** A noradrenalina e o óxido nítrico são neurotransmissores no músculo anococcígeo do rato, mas provavelmente são liberados por diferentes nervos. Os nervos que inervam o músculo foram estimulados com breves sequências de pulsos. Inicialmente, a estimulação nervosa provocou rápidas contrações por meio da liberação de noradrenalina. A aplicação de guanetidina bloqueou a liberação de noradrenalina induzida pelo estímulo e elevou o tônus da preparação, revelando relaxamentos induzidos pelo nervo que foram bloqueados por L-NAME, um inibidor da síntese de óxido nítrico. (Painel [A] reproduzido, com a autorização, de von Kugelglen, I., Starke, K., 1991. Trends Pharmacol. Sci. 12, 319-324; os dados no painel [B] são de uma aula prática dos estudantes na Glasgow Caledonian University, cortesia de A. Corbett.)

TÉRMINO DA AÇÃO DOS TRANSMISSORES

Além da variedade peptidérgica, as sinapses de transmissão química invariavelmente incorporam um mecanismo para o rápido processamento do transmissor liberado, de modo que a sua ação seja breve e localizada. Nas sinapses colinérgicas (ver Capítulo 14), a ACh liberada é inativada com muita rapidez na fenda sináptica pela *acetilcolinesterase*. Na maioria dos outros casos (Figura 13.8), a ação do transmissor é finalizada por meio de sua recaptação ativa no nervo présináptico ou no músculo liso. Essa recaptação depende de proteínas transportadoras (ver Capítulo 4), em que cada uma delas é específica para determinado transmissor. A principal classe (cotransportadores de Na^+/Cl^-), cuja estrutura molecular e funções estão bem elucidadas (Torres et al., 2003; Gether et al., 2006), consiste em uma família de proteínas de membrana, cada uma com 12 hélices transmembranares. Diferentes membros da família exibem seletividade para um dos principais transmissores de monoamina (p. ex., o transportador de noradrenalina [norepinefrina] [NET]; o transportador de serotonina [SERT], que transporta a 5-hidroxitriptamina; e o transportador de dopamina, [DAT]) (Manepalli et al., 2012). Esses transportadores constituem alvos importantes para fármacos psicoativos, particularmente os antidepressivos (ver Capítulo 48), os fármacos ansiolíticos (ver Capítulo 45) e os estimulantes (ver Capítulo 49). Os transportadores de glicina e de GABA pertencem à mesma família.

Os transportadores vesiculares (ver Capítulo 4), que preenchem as vesículas sinápticas com moléculas de transmissores, estão estreitamente relacionados com os transportadores da membrana plasmática. Em geral, os transportadores de membrana atuam como cotransportadores de Na^+, Cl^- e moléculas transmissoras, e é o movimento do Na^+, para dentro da célula, a favor do seu gradiente, que fornece a energia necessária para o movimento do transmissor para dentro da célula, contra o gradiente. O transporte simultâneo de íons juntamente com o transmissor significa que o processo gera uma corrente efetiva através da membrana, que pode ser medida diretamente e utilizada para monitorar o processo de transporte. Mecanismos muito semelhantes são responsáveis por outros processos fisiológicos de transporte, como a captação de glicose (ver Capítulo 31) e o transporte tubular renal de aminoácidos. Uma vez que é o gradiente eletroquímico para o sódio que impulsiona o transporte de moléculas do transmissor para dentro da célula, uma redução desse

Tabela 13.2 Exemplos de transmissores e cotransmissores não adrenérgicos, não colinérgicos no sistema nervoso periférico.

Transmissor	Localização	Função
Não peptídeos		
ATP	Neurônios simpáticos pós-ganglionares	Despolarização/contração rápidas das células musculares lisas (p. ex., vasos sanguíneos, ducto deferente)
GABA, 5-HT	Neurônios entéricos	Reflexo peristáltico
Dopamina	Alguns neurônios simpáticos (p. ex., rim)	Vasodilatação
Óxido nítrico	Nervos pélvicos	Ereção
	Nervos gástricos	Esvaziamento gástrico
Peptídeos		
Neuropeptídeo Y	Neurônios simpáticos pós-ganglionares	Facilita a ação constritora da noradrenalina; inibe a liberação de noradrenalina (p. ex., vasos sanguíneos)
VIP	Nervos parassimpáticos para as glândulas salivares	Vasodilatação; cotransmissor com acetilcolina
	Inervação NANC do músculo liso das vias respiratórias	Broncodilatação
Hormônio liberador de gonadotropinas	Gânglios simpáticos	Despolarização lenta; cotransmissor com acetilcolina
Substância P	Gânglios simpáticos, neurônios entéricos	Despolarização lenta; cotransmissor com acetilcolina
Peptídeo relacionado com gene da calcitonina	Neurônios sensitivos não mielinizados	Vasodilatação; extravasamento vascular; inflamação neurogênica

ATP, trifosfato de adenosina; *GABA*, ácido gama-aminobutírico; *5-HT*, 5-hidroxitriptamina; *NANC*, não adrenérgico não colinérgico; *VIP*, peptídeo intestinal vasoativo.

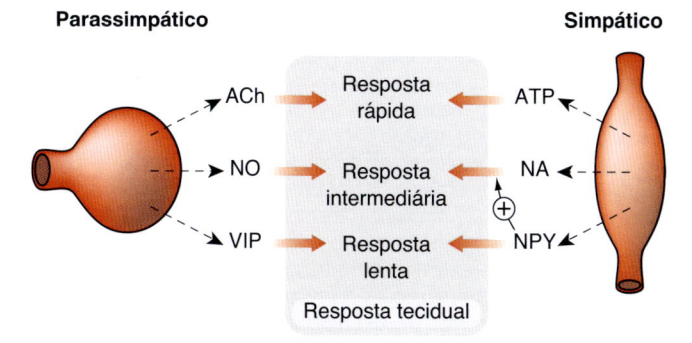

Figura 13.6 Principais cotransmissores em neurônios simpáticos e parassimpáticos pós-ganglionares. Os diferentes mediadores geralmente produzem respostas rápidas, intermediárias e lentas do órgão-alvo. *ACh*, acetilcolina; *ATP*, trifosfato de adenosina; *NA*, noradrenalina; *NO*, óxido nítrico; *NPY*, neuropeptídeo Y; *VIP*, peptídeo intestinal vasoativo.

gradiente pode diminuir ou até mesmo reverter o fluxo do transmissor. Isso provavelmente não é importante em condições fisiológicas; todavia, quando as terminações nervosas são despolarizadas ou estão anormalmente carregadas de sódio (p. ex., em condições isquêmicas), a liberação não vesicular resultante de transmissor (e a inibição do mecanismo normal de recaptação sináptica) pode desempenhar um papel significativo nos efeitos da isquemia em tecidos como o coração e o encéfalo (ver Capítulos 20 e 40). Estudos realizados com camundongos transgênicos "nocautes" (Torres et al., 2003) mostram que a reserva de transmissor passível de ser liberado está substancialmente depletada em animais que carecem do transportador de membrana, o que demonstra que a síntese é incapaz de manter as reservas se houver comprometimento do mecanismo de recaptação. À semelhança dos receptores (ver Capítulo 3), ocorrem muitos polimorfismos genéticos dos genes de transportadores nos humanos, e o achado de associações a várias doenças neurológicas, cardiovasculares e psiquiátricas forneceu dados sobre a sua etiologia, podendo explicar sua responsividade alterada a fármacos (Reynolds et al., 2014).

Como veremos em capítulos posteriores, tanto a membrana plasmática quanto os transportadores vesiculares constituem alvos para diversos fármacos, e a definição do papel fisiológico e das propriedades farmacológicas dessas moléculas tem sido o foco de muitas pesquisas.

HIPERSENSIBILIDADE POR DENERVAÇÃO

Sabe-se, principalmente dos trabalhos de Cannon sobre o sistema simpático, que, quando um nervo é seccionado e ocorre degeneração de seus terminais, a estrutura que ele inerva se torna hipersensível à substância transmissora liberada pelos terminais. Assim, o músculo esquelético, que normalmente responde à ACh apenas quando injetada em dose elevada na circulação arterial, apresentará uma resposta de contratura a quantidades muito menores de ACh após denervação. Outros órgãos, como as glândulas salivares e os vasos sanguíneos, apresentam uma hipersensibilidade semelhante à ACh e à noradrenalina quando os nervos pós-ganglionares degeneram, e há evidências de que as vias no SNC apresentam o mesmo fenômeno.

Vários mecanismos contribuem para a hipersensibilidade por denervação, e tanto a extensão quanto o mecanismo desse fenômeno variam de um órgão para outro. Os mecanismos identificados incluem os seguintes (Luis e Noel, 2009):

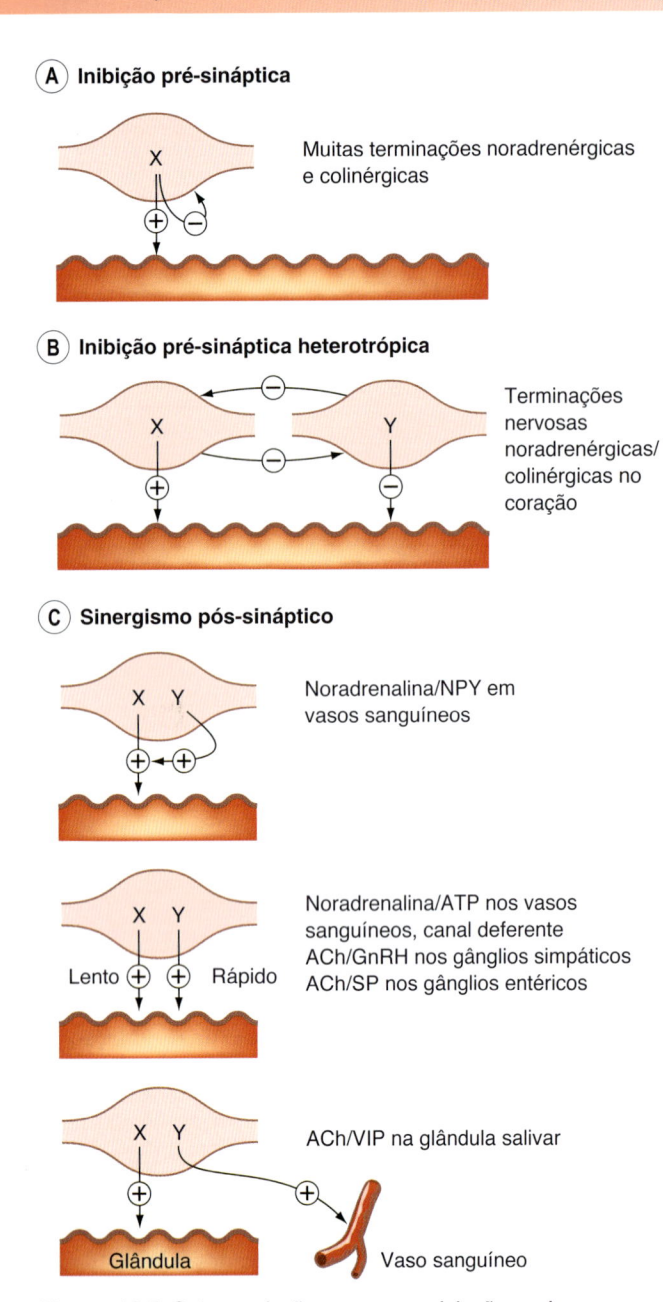

Figura 13.7 Cotransmissão e neuromodulação – alguns exemplos. **A.** Inibição pré-sináptica. **B.** Inibição pré-sináptica heterotrópica. **C.** Sinergismo pós-sináptico. *ACh*, acetilcolina; *ATP*, trifosfato de adenosina; *GnRH*, hormônio liberador de gonadotropinas (hormônio liberador do hormônio luteinizante); *NPY*, neuropeptídeo Y; *SP*, substância P; *VIP*, peptídeo intestinal vasoativo.

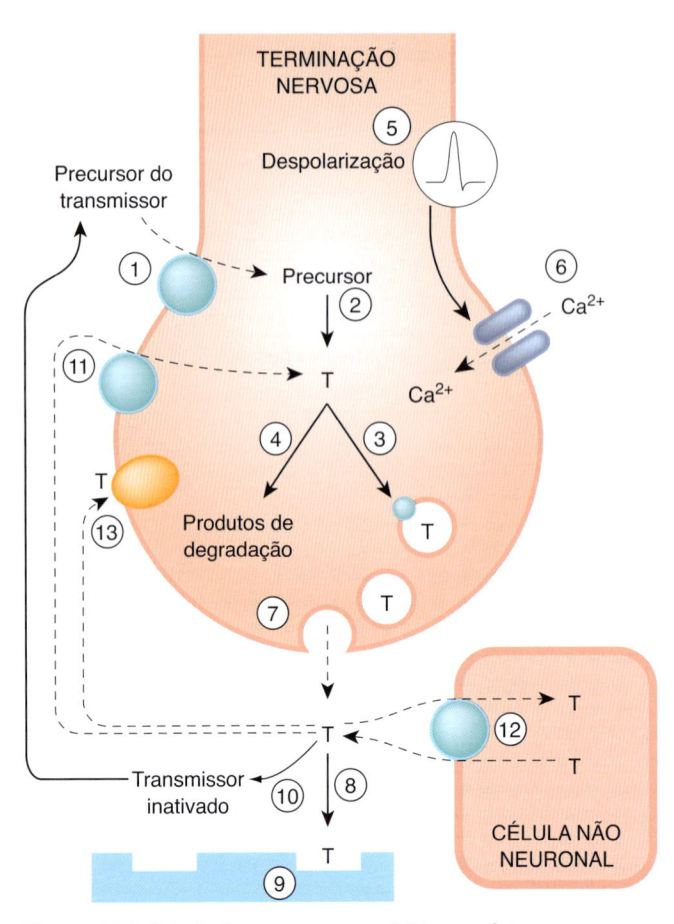

Figura 13.8 Principais processos envolvidos na síntese, no armazenamento e na liberação de transmissores de aminas e aminoácidos. *1*, captação de precursores; *2*, síntese do transmissor; *3*, captação/transporte do transmissor dentro de vesículas; *4*, degradação do transmissor em excesso; *5*, despolarização por potencial de ação propagado; *6*, influxo de Ca^{2+} em resposta à despolarização; *7*, liberação do transmissor por exocitose; *8*, difusão para a membrana pós-sináptica; *9*, interação com receptores pós-sinápticos; *10*, inativação do transmissor; *11*, recaptação do transmissor ou dos produtos de degradação por terminações nervosas; *12*, captação e liberação do transmissor por células não neuronais; e *13*, interação com receptores pré-sinápticos. Os transportadores (*11* e *12*) podem liberar o transmissor em certas condições, atuando no sentido inverso. Esses processos estão bem caracterizados para muitos transmissores (p. ex., acetilcolina, monoaminas, aminoácidos, ATP). Os mediadores peptídicos diferem, visto que podem ser sintetizados e acondicionados no corpo celular, e não nas terminações.

- Proliferação de receptores. É particularmente acentuada no músculo esquelético, no qual o número de receptores de ACh aumenta 20 vezes ou mais após denervação; os receptores, que em geral estão localizados na região da placa motora das fibras (ver Capítulo 14), espalham-se por toda a superfície. Em outros locais, os aumentos no número de receptores são muito menores ou totalmente ausentes
- Perda dos mecanismos envolvidos na remoção dos transmissores. Nas sinapses noradrenérgicas, a perda da captação neuronal de noradrenalina (ver Capítulo 15) contribui de modo substancial para a hipersensibilidade por denervação. Nas sinapses colinérgicas, ocorre perda parcial de colinesterase (ver Capítulo 14)
- Aumento da responsividade pós-juncional. As células musculares lisas tornam-se parcialmente despolarizadas e hiperexcitáveis após a denervação (devido, em parte, a uma redução da atividade de Na^+-K^+-ATPase; ver Capítulo 4), e esse fenômeno contribui de maneira considerável para a sua hipersensibilidade. Além disso, pode ocorrer aumento da sinalização mediada do Ca^{2+}, resultando em aumento do acoplamento excitação-contração.

Pode ocorrer hipersensibilidade, porém menos acentuada, quando a transmissão é interrompida por outros processos além de secção de nervo. Por exemplo, o bloqueio farmacológico da transmissão ganglionar, quando sustentado por alguns dias, provoca certo grau de hipersensibilidade dos órgãos-alvo, e o bloqueio prolongado dos receptores pós-sinápticos também causa proliferação dos receptores, tornando as células hipersensíveis quando o agente bloqueador é removido. Fenômenos como esses são importantes no SNC, onde essa hipersensibilidade pode provocar efeitos de "rebote" quando fármacos que comprometem a transmissão sináptica são administrados durante algum tempo e, em seguida, interrompidos.

ETAPAS BÁSICAS NA TRANSMISSÃO NEUROQUÍMICA: LOCAIS DE AÇÃO DOS FÁRMACOS

A Figura 13.8 fornece um resumo dos principais processos que ocorrem em uma sinapse com transmissão química clássica e proporciona uma base útil para compreender as ações de muitas classes diferentes de fármacos, discutidas em outros capítulos, que atuam ao facilitar ou bloquear a transmissão neuroquímica.

Todas as etapas mostradas na Figura 13.8 (com exceção da difusão dos transmissores, a etapa 8) podem ser influenciadas por fármacos. Por exemplo, as enzimas envolvidas na síntese ou na inativação do transmissor podem ser inibidas, assim como os sistemas de transporte responsáveis pela captação neuronal e vesicular do transmissor ou seu precursor. As ações da grande maioria dos fármacos que atuam sobre o sistema nervoso periférico (ver Capítulos 14 e 15) e sobre o SNC se encaixam nesse esquema geral.

BIBLIOGRAFIA E LEITURA COMPLEMENTAR

Referências gerais

Bacq, Z.M., 1975. Chemical Transmission of Nerve Impulses: A Historical Sketch. Pergamon Press, Oxford.
Burnstock, G., 2009. Autonomic neurotransmission: 60 years since sir henry dale. Ann. Rev. Pharmacol. 49, 1–30.
Furness, J.B., Callaghan, B.P., Rivera, L.R., Cho, H.J., 2014. The enteric nervous system and gastrointestinal innervation: integrated local and central control. Adv. Exp. Med. Biol. 817, 39–71.
Kandel, E.R., Koester, J.D., Mack, S.H., Siegelbaum, S.A., 2021. Principles of Neural Science, sixth ed. Elsevier, New York.
Luis, E.M.Q., Noel, F., 2009. Mechanisms of adaptive supersensitivity in vas deferens. Auton. Neurosci. 146, 38–46.
Robertson, D.W., Biaggioni, I., Burnstock, G., Low, P.A., Paton, J.F.R. (Eds.), 2012. Primer on the Autonomic Nervous System, third ed. Academic Press, London.
Valenstein, E.S., 2005. The War of the Soups and the Sparks. Columbia University Press, New York.

Modulação pré-sináptica

Boehm, S., Kubista, H., 2002. Fine tuning of sympathetic transmitter release via ionotropic and metabotropic receptors. Pharm. Rev. 54, 43–99.
Dorostkar, M.M., Boehm, S., 2008. Presynaptic ionotropic receptors. Handb. Exp. Pharmacol. 184, 479–527.
Kubista, H., Boehm, S., 2006. Molecular mechanisms underlying the modulation of exocytotic noradrenaline release via presynaptic receptors. Pharm. Ther. 112, 213–242.
Starke, K., Gothert, M., Kilbinger, H., 1989. Modulation of neurotransmitter release by presynaptic autoreceptors. Physiol. Rev. 69, 864–989.

Cotransmissão

Lundberg, J.M., 1996. Pharmacology of co-transmission in the autonomic nervous system: integrative aspects on amines, neuropeptides, adenosine triphosphate, amino acids and nitric oxide. Pharmacol. Rev. 48, 114–192.

Transportadores

Gether, U., Andersen, P.H., Larsson, O.M., et al., 2006. Neurotransmitter transporters: molecular function of important drug targets. Trends Pharmacol. Sci. 27, 375–383.
Manepalli, S., Surratt, C.K., Madura, J.D., Nolan, T.L., 2012. Monoamine transporter structure, function, dynamics, and drug discovery: a computational perspective. AAPS J. 14, 820–831.
Reynolds, G.P., McGowan, O.O., Dalton, C.F., 2014. Pharmacogenomics in psychiatry: the relevance of receptor and transporter polymorphisms. Br. J. Clin. Pharmacol. 77, 654–672.
Torres, G.E., Gainetdinov, R.R., Caron, M.G., 2003. Plasma membrane monoamine transporters: structure, regulation and function. Nat. Rev. Neurosci. 4, 13–25.

SEÇÃO 2 — Mediadores Químicos

14 Transmissão Colinérgica

CONSIDERAÇÕES GERAIS

Este capítulo trata principalmente da transmissão colinérgica na periferia e das maneiras pelas quais ela é afetada por fármacos. Descreveremos os diferentes tipos de receptores da acetilcolina (ACh) e as suas funções, bem como a síntese, a liberação e a degradação da ACh. São descritos os fármacos que atuam sobre os receptores de ACh, muitos dos quais têm aplicações clínicas, assim como os fármacos que inibem as enzimas colinesterásicas. Os mecanismos colinérgicos no sistema nervoso central (SNC) e a sua relevância na demência serão discutidos nos Capítulos 39 e 40.

AÇÕES MUSCARÍNICAS E NICOTÍNICAS DA ACETILCOLINA

A descoberta da ação farmacológica da ACh foi feita, paradoxalmente, a partir de um trabalho com glândulas suprarrenais, cujos extratos eram conhecidos por elevar a pressão arterial, devido a seu conteúdo de adrenalina (epinefrina). Em 1900, Reid Hunt constatou que, após remoção da adrenalina desses extratos, eles produziam uma queda da pressão arterial, em vez de elevação. Hunt estabeleceu que isso ocorria devido provavelmente à presença de ACh, cujo papel fisiológico se tornou evidente quando Loewi, Dale e colaboradores demonstraram o seu papel como transmissor na década de 1930.

Em 1914, ao analisar as ações farmacológicas da ACh, Dale distinguiu dois tipos de atividade, que designou como *muscarínica* e *nicotínica*, visto que mimetizavam, respectivamente, os efeitos da **muscarina**, o princípio ativo do cogumelo venenoso *Amanita muscaria*, e da **nicotina**. As ações muscarínicas assemelham-se estreitamente aos efeitos da estimulação parassimpática (ver Tabela 13.1). Após bloqueio dos efeitos muscarínicos pela **atropina**, doses maiores de ACh produzem efeitos semelhantes à nicotina, que incluem:

- Estimulação de todos os gânglios autônomos
- Estimulação da musculatura voluntária
- Secreção de adrenalina pela medula das glândulas suprarrenais

As ações muscarínicas e nicotínicas da ACh são demonstradas na Figura 14.1. Doses intravenosas em *bolus* de ACh produzem uma queda transitória da pressão arterial em decorrência de vasodilatação arteriolar e redução da frequência cardíaca – efeitos muscarínicos abolidos pela atropina. Uma grande dose de ACh administrada depois da atropina produz efeitos nicotínicos: elevação inicial da pressão arterial, devido à estimulação dos gânglios simpáticos e consequente vasoconstrição, e uma elevação secundária, resultante da secreção de adrenalina.

A classificação farmacológica de Dale corresponde estreitamente às principais funções fisiológicas da ACh no organismo. As ações muscarínicas correspondem às da ACh liberada nas terminações nervosas pós-ganglionares parassimpáticas, com duas exceções significativas:

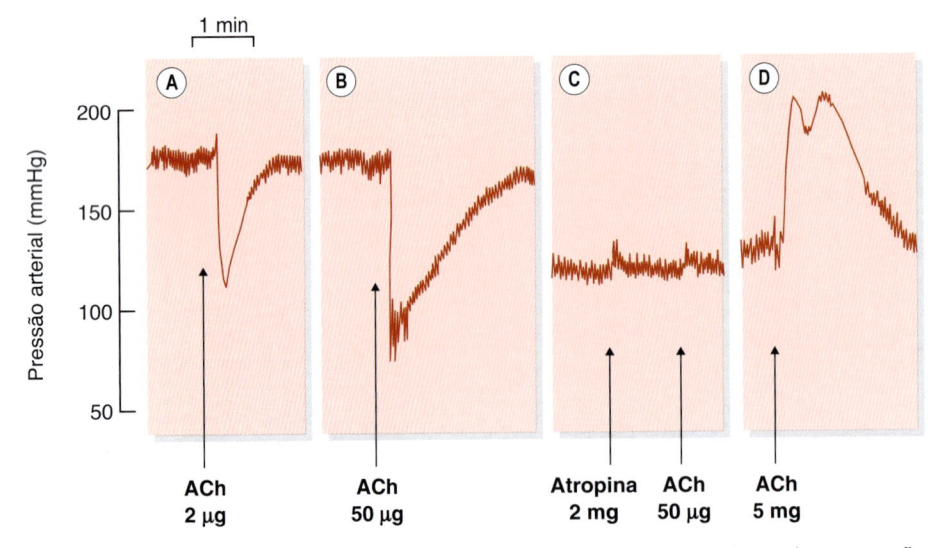

Figura 14.1 Experimento de Dale mostrando que a acetilcolina (ACh) produz dois tipos de efeitos sobre a pressão arterial. A pressão arterial foi registrada com manômetro de mercúrio em um gato com medula espinal intacta, porém com desconexão cirúrgica dos centros de controle do tronco encefálico. **A.** A ACh provoca queda da pressão arterial, devido à vasodilatação. **B.** Uma dose maior também produz bradicardia. Tanto (**A**) quanto (**B**) são efeitos muscarínicos. **C.** Após a administração de atropina (antagonista muscarínico), a mesma dose de ACh não tem nenhum efeito. **D.** Ainda sob a influência da atropina, uma dose muito maior de ACh provoca elevação da pressão arterial, devido à estimulação dos gânglios simpáticos, acompanhada de taquicardia, seguida de elevação secundária em decorrência da liberação de adrenalina das glândulas suprarrenais, resultando de sua ação sobre os receptores nicotínicos. (De Burn, J.H., 1963. Autonomic Pharmacology. Blackwell, Oxford.)

1. A ACh provoca vasodilatação generalizada, embora a maioria dos vasos sanguíneos não tenha inervação parassimpática. Trata-se de um efeito indireto: a ACh (à semelhança de muitos outros mediadores) atua sobre as células endoteliais vasculares, liberando óxido nítrico (ver Capítulos 19 e 21), que relaxa o músculo liso. A função fisiológica desse processo não está bem definida, visto que normalmente a ACh não está presente no sangue circulante.
2. A ACh induz a secreção das glândulas sudoríparas, que são inervadas por fibras colinérgicas do sistema nervoso simpático (ver Tabela 13.1).

As ações nicotínicas correspondem às da ACh atuando nos gânglios autônomos dos sistemas simpático e parassimpático, sobre a placa motora do músculo voluntário e sobre as células secretoras da medula da suprarrenal.

RECEPTORES DE ACETILCOLINA

Embora o próprio Dale tenha rejeitado o conceito de receptores como sofisma em vez de ciência, sua classificação funcional forneceu a base para a distinção dos receptores muscarínicos e nicotínicos, as duas principais classes de receptores de ACh (ver Capítulo 3 e Southan et al., 2016). Muitos fármacos terapêuticos importantes têm como alvo esses receptores, e, apesar de sua longa e ilustre história, os avanços recentes continuam abrindo novas oportunidades para o desenvolvimento de fármacos nos campos muscarínico (Kruse et al., 2014; He et al., 2015) e nicotínico (Dinely et al., 2015), particularmente para indicações do SNC (ver Capítulos 39 e 40).

RECEPTORES NICOTÍNICOS

Todos os receptores nicotínicos de ACh (nAChRs) são estruturas pentaméricas, que atuam como canais iônicos controlados por ligantes (ver Figura 3.4). Os nAChRs são divididos em três classes principais – musculares, ganglionares e do SNC –, cuja composição das subunidades se encontra resumida na Tabela 14.1. Os receptores musculares estão confinados à junção neuromuscular esquelética; os receptores ganglionares são responsáveis pela transmissão rápida nos gânglios simpáticos e parassimpáticos; e os receptores do tipo SNC estão espalhados pelo encéfalo e são heterogêneos na sua composição molecular e localização (ver Capítulo 39). A maior parte dos nAChRs do tipo SNC é de localização pré-sináptica e serve para facilitar ou inibir a liberação de outros mediadores, como o glutamato e a dopamina.

As cinco subunidades que formam o complexo receptor-canal são semelhantes na sua estrutura; até o momento, foram identificados e clonados 17 membros diferentes da família, designados como α (10 tipos), β (4 tipos) e γ, δ e ε (1 tipo de cada). Cada uma das cinco subunidades contém quatro domínios helicoidais que atravessam a membrana, e

Tabela 14.1 Subtipos de receptores nicotínicos.[a]

	Tipo muscular	Tipo ganglionar	Tipo do SNC		Comentários
Principal forma molecular	$(\alpha 1)_2 \beta 1 \delta \epsilon$ (forma adulto)	$(\alpha 3)_2 (\beta 2)_3$	$(\alpha 4)_2 (\beta 2)_3$	$(\alpha 7)_5$	–
Principal localização sináptica	Junção neuromuscular esquelética: principalmente pós-sináptica	Gânglios autônomos: principalmente pós-sináptica	Muitas regiões do encéfalo: pré e pós-sináptica	Muitas regiões do encéfalo: pré e pós-sináptica	–
Resposta da membrana	Excitatória Aumento da permeabilidade a cátions (principalmente Na^+, K^+)	Excitatória Aumento da permeabilidade a cátions (principalmente Na^+, K^+)	Excitação pré e pós-sináptica Aumento da permeabilidade a cátions (principalmente Na^+, K^+)	Excitação pré e pós-sináptica Aumento da permeabilidade a cátions	O receptor $(\alpha 7)_5$ produz uma grande entrada de Ca^{2+}, desencadeando a liberação do transmissor
Agonistas	Acetilcolina Carbacol Succinilcolina	Acetilcolina Carbacol Nicotina Epibatidina Dimetilfenilpiperazínio	Nicotina Epibatidina Acetilcolina Vareniclina[b]	Epibatidina Dimetilfenilpiperazínio Vareniclina[b]	–
Antagonistas	Tubocurarina Pancurônio Atracúrio Vecurônio α-Bungarotoxina α-Conotoxina	Mecamilamina Trimetafana Hexametônio α-Conotoxina	Mecamilamina Metilaconitina	α-Bungarotoxina α-Conotoxina Metilaconitina	–

[a]Esta tabela mostra apenas os principais subtipos expressos nos tecidos de mamíferos. Vários outros subtipos são expressos em determinadas regiões do encéfalo, no sistema nervoso periférico e em tecidos não neuronais. Para mais detalhes, ver o Capítulo 39 e a revisão de Kalamida et al. (2007).
[b]A vareniclina é usada como tratamento auxiliar do tabagismo. Atua como agonista parcial nos receptores $(\alpha 4)_2 (\beta 2)_3$ e como agonista total nos receptores $(\alpha 7)_5$ (ver Capítulo 50).

uma dessas hélices (M₂) de cada subunidade define o poro central (ver Capítulo 3). Em geral, os subtipos de nAChRs contêm subunidades tanto α quanto β, sendo a exceção o subtipo α7 homomérico encontrado principalmente no cérebro (ver Capítulo 39). O receptor muscular do adulto tem a composição α2β1ε1δ1, enquanto o principal subtipo ganglionar é α2β3 (para mais detalhes sobre quais subunidades estão presentes nos diferentes subtipos, ver Southan et al., 2016). Os dois sítios de ligação para a ACh (ambos precisam estar ocupados a fim de induzir a abertura do canal) estão localizados na interface entre o domínio extracelular de cada uma das subunidades α e seu vizinho.

A técnica de *patch clamp* possibilitou o estudo da função do complexo nAChR-canal em seu ambiente fisiológico, em nível molecular (ver Bouzat e Sine, 2018, para uma revisão). Conforme explicado no Capítulo 3, os agonistas nicotínicos abrem um poro, com diâmetro aproximado de 0,7 nm, que atravessa o núcleo central do complexo pentamérico e, quando o complexo receptor é ativado, possibilita o fluxo de cátions através da membrana celular (ver Figura 3.4). A condutância do canal produzida por diferentes agonistas é a mesmo, enquanto o tempo médio de vida do canal varia de acordo com a eficácia do agonista. O tempo médio de abertura é determinado principalmente pela constante de velocidade de fechamento α para a reação AR ⇌ AR*, em que A é o agonista e R* é a conformação ativada do receptor (ver Figura 2.1). Essa constante de velocidade varia de um fármaco para outro.

A diversidade da família dos nAChRs (para mais detalhes, ver Kalamida et al., 2007), que surgiu de estudos de clonagem na década de 1980, surpreendeu um pouco os farmacologistas. Embora soubessem que as sinapses neuromusculares e ganglionares apresentavam diferenças farmacológicas e suspeitassem de que as sinapses colinérgicas no SNC poderiam ser também diferentes, a diversidade molecular estende-se muito mais além, e seu significado funcional está apenas emergindo de maneira lenta.

A ação diferente dos agonistas e dos antagonistas sobre as sinapses neuromusculares, ganglionares e cerebrais tem importância prática e reflete principalmente as diferenças entre os nAChRs musculares e neuronais (ver Tabela 14.1).

RECEPTORES MUSCARÍNICOS

Os receptores muscarínicos (mAChRs) são típicos receptores acoplados à proteína G (ver Capítulo 3), e são conhecidos cinco subtipos moleculares (M₁ a M₅). Os membros do grupo com números ímpares (M₁, M₃, M₅) acoplam-se à G_q para ativar a via do fosfato de inositol (ver Capítulo 3), enquanto os receptores de número par (M₂, M₄) atuam por meio da G_i para abrir os canais de potássio (K_ir), causando hiperpolarização da membrana, que inibe os canais de Ca²⁺ voltagem-dependentes, além de inibir a adenilato ciclase. Os receptores muscarínicos acoplados à G_q e G_i também ativam a via da proteína quinase ativada por mitógeno. A localização e a farmacologia dos vários subtipos de receptores estão resumidas na Tabela 14.2.

Os *receptores M₁ (neurais)* são encontrados principalmente em neurônios do SNC e periféricos e nas células parietais gástricas. Atuam como mediadores dos efeitos excitatórios, como, por exemplo, a excitação muscarínica lenta mediada pela ACh nos gânglios simpáticos (ver Capítulo 13) e nos neurônios centrais. Essa excitação é produzida por uma diminuição da condutância do K⁺, o que provoca despolarização da membrana. A deficiência desse tipo de efeito mediado pela ACh no cérebro está possivelmente associada à demência (ver Capítulo 40), embora camundongos transgênicos nocautes para o receptor M₁ apresentem apenas um leve comprometimento cognitivo. Os receptores M₁ também estão envolvidos no aumento da secreção de ácido gástrico após estimulação vagal (ver Capítulo 30).

Os *receptores M₂ (cardíacos)* são encontrados no coração, bem como nas terminações pré-sinápticas de neurônios centrais e periféricos. Exercem efeitos inibitórios, sobretudo por meio do aumento da condutância ao K⁺ e inibição dos canais de cálcio (ver Capítulo 4). A ativação dos receptores M₂ é responsável pela inibição colinérgica do coração, bem como pela inibição pré-sináptica no SNC e na periferia (ver Capítulo 13). São também coexpressos com os M₃ no músculo liso visceral e contribuem para o efeito estimulante dos agonistas muscarínicos no músculo liso de vários órgãos.

Os *receptores M₃ (glandulares/do músculo liso)* produzem principalmente efeitos excitatórios, isto é, estimulação das secreções glandulares (salivares, brônquicas, sudoríparas etc.) e contração do músculo liso visceral. A ativação dos receptores M₃ também provoca relaxamento de alguns músculos lisos (principalmente vascular) por meio da liberação de óxido nítrico de células endoteliais adjacentes (ver Capítulo 19). Os receptores M₃ também são encontrados em locais específicos do SNC (ver Capítulo 39).

Os *receptores M₄ e M₅* estão restritos, em grande parte, ao SNC, e o seu papel funcional não está bem elucidado, embora camundongos desprovidos desses receptores exibam alterações comportamentais.

A secreção de citocinas pelos linfócitos e por outras células é regulada pelos receptores M₁ e M₃, enquanto os receptores M₂ e M₄ afetam a proliferação celular em várias situações, abrindo a possibilidade de novos papéis terapêuticos para os ligantes do mAChR (Wessler e Kirkpatrick, 2020).

A região de ligação do agonista é altamente conservada entre os diferentes subtipos, de modo que as tentativas de desenvolver agonistas e antagonistas seletivos tiveram sucesso limitado. Os agonistas conhecidos são, em sua maioria, não seletivos, embora um composto experimental, **McNA343**, seja seletivo para os receptores M₁. A **cevimelina**, um agonista do receptor M₃ relativamente seletivo, é utilizada clinicamente (ver mais adiante). É possível que novos ligantes do mAChR (Jakubik e El-Fakahany, 2020), conhecidos como moduladores alostéricos positivos (PAMs, ver Capítulo 3, Figura 3.7), permitam uma melhor seletividade de subtipos dos receptores que atuam nessa importante classe de receptores, por exemplo, tendo como alvo os receptores muscarínicos do SNC, sem produzir efeitos cardiovasculares indesejáveis (ver Capítulo 40).

Existe uma maior seletividade de subtipos entre os antagonistas. Embora a maioria dos antagonistas muscarínicos clássicos (p. ex., **atropina**, **hioscina**) seja não seletiva, a **pirenzepina** (anteriormente utilizada no tratamento de úlceras pépticas) é seletiva para os receptores M₁, enquanto a **darifenacina** (utilizada para a incontinência urinária em adultos com instabilidade do músculo detrusor, conhecida como "bexiga hiperativa") é seletiva para os receptores M₃. A **galamina**, antes usada como bloqueador neuromuscular, também é um antagonista alostérico do receptor M₂ seletivo, embora fraco.[1] Foi descoberto que as toxinas do veneno da mamba-verde são antagonistas altamente seletivos do mAChR (ver Tabela 14.2).

---

[1] Diferentemente da maioria dos outros antagonistas, a galamina atua *alostericamente* (i. e., em um sítio distinto do sítio de ligação da ACh).

Tabela 14.2 Subtipos de receptores muscarínicos.[a]

	M₁ ("neuronais")	M₂ ("cardíacos")	M₃ ("glandulares/ do músculo liso")	M₄	M₅
Principais localizações	Gânglios autônomos (incluindo gânglios intramurais no estômago) Glândulas oxínticas gástricas (secreção ácida) Glândulas: salivares, lacrimais etc. Córtex cerebral	Coração: átrios SNC: amplamente distribuídos	Glândulas exócrinas: salivares etc. Músculo liso: trato gastrointestinal, olhos, vias respiratórias, bexiga Vasos sanguíneos: endotélio	SNC	SNC: expressão muito localizada na substância negra Glândulas salivares Íris/músculo ciliar
Resposta celular	↑ IP_3, DAG Despolarização Excitação (ppse lento) ↓ Condutância ao K^+	↓ AMPc Inibição ↓ Condutância ao Ca^{2+} ↑ Condutância ao K^+	↑ IP_3 Estimulação ↑ $[Ca^{2+}]_i$	↓ AMPc Inibição	↑ IP_3 Excitação
Resposta funcional	Estimulação do SNC (? melhora da cognição) Secreção gástrica	Inibição cardíaca Inibição neural Efeitos muscarínicos centrais (p. ex., tremor, hipotermia)	Secreção gástrica, salivar Contração do músculo liso gastrointestinal Acomodação ocular Vasodilatação	Aumento da locomoção	Desconhecida
Agonistas não seletivos (ver também Tabela 14.3)	Acetilcolina Carbacol Oxotremorina Pilocarpina Betanecol				
Agonistas seletivos	McNA343		Cevimelina		
Antagonistas não seletivos (ver também Tabela 14.4)	Atropina Dicicloverina Tolterodina Oxibutinina Ipratrópio				
Antagonistas seletivos	Pirenzepina Toxina mamba MT7	Galamina	Darifenacina Solifenacina	Toxina mamba MT3	

[a]Esta tabela mostra apenas os subtipos predominantes expressos em tecidos de mamíferos. Para mais detalhes, ver o Capítulo 39 e a revisão de Kalamida et al. (2007).
DAG, diacilglicerol; ppse, potencial pós-sináptico excitatório; IP_3, trifosfato de inositol.

Receptores da acetilcolina

- A principal subdivisão reconhece os subtipos nicotínico (nAChR) e muscarínico (mAChR)
- Os nAChRs estão acoplados diretamente a canais de cátions e medeiam a transmissão sináptica excitatória rápida na junção neuromuscular, nos gânglios autônomos e em vários locais do SNC. Os nAChRs musculares e neuronais diferem quanto à sua estrutura molecular e à farmacologia
- Os mAChRs e nAChRs ocorrem na região pré-sináptica, bem como pós-sináptica, e atuam para regular a liberação de transmissores
- Os mAChRs são receptores acoplados à proteína G, que causam:
  - G_q: ativação da fosfolipase C (e, portanto, formação de diacilglicerol e de trifosfato de inositol como segundos mensageiros, liberando Ca^{2+} do retículo endoplasmático)
  - G_i: ativação dos canais de potássio e/ou inibição dos canais de cálcio; inibição da adenilato ciclase
- Todos os mAChRs são ativados pela ACh e bloqueados pela **atropina**. Medeiam os efeitos da ACh nas sinapses pós-ganglionares parassimpáticas (principalmente no coração, no músculo liso e nas glândulas) e contribuem para a excitação ganglionar. São encontrados em muitas partes do SNC
- Existem três tipos principais de mAChRs:
  - Receptores M₁ ("neuronais"), que produzem a excitação lenta dos gânglios. São seletivamente bloqueados pela **pirenzepina**
  - Receptores M₂ ("cardíacos"), que provocam diminuição da frequência cardíaca. São seletivamente bloqueados pela **galamina**. Os receptores M₂ também medeiam a inibição pré-sináptica
  - Receptores M₃ ("glandulares"), que causam secreção, contração do músculo liso vascular e relaxamento vascular. A **cevimelina** é um agonista seletivo de M₃
- Dois outros subtipos de mAChRs, M₄ e M₅, são encontrados principalmente no SNC.

FISIOLOGIA DA TRANSMISSÃO COLINÉRGICA

A fisiologia da neurotransmissão colinérgica é descrita de modo detalhado por Nicholls et al. (2012). A Figura 14.2 mostra as principais maneiras pelas quais os fármacos podem afetar a transmissão colinérgica.

SÍNTESE E LIBERAÇÃO DE ACETILCOLINA

A ACh é sintetizada no interior da terminação nervosa a partir da colina, captada dentro da terminação nervosa por um transportador específico (ver Capítulo 13), de modo semelhante ao que opera para muitos transmissores, mas que transporta o precursor colina, e não ACh, de modo que ele não é importante para o término da ação do transmissor.

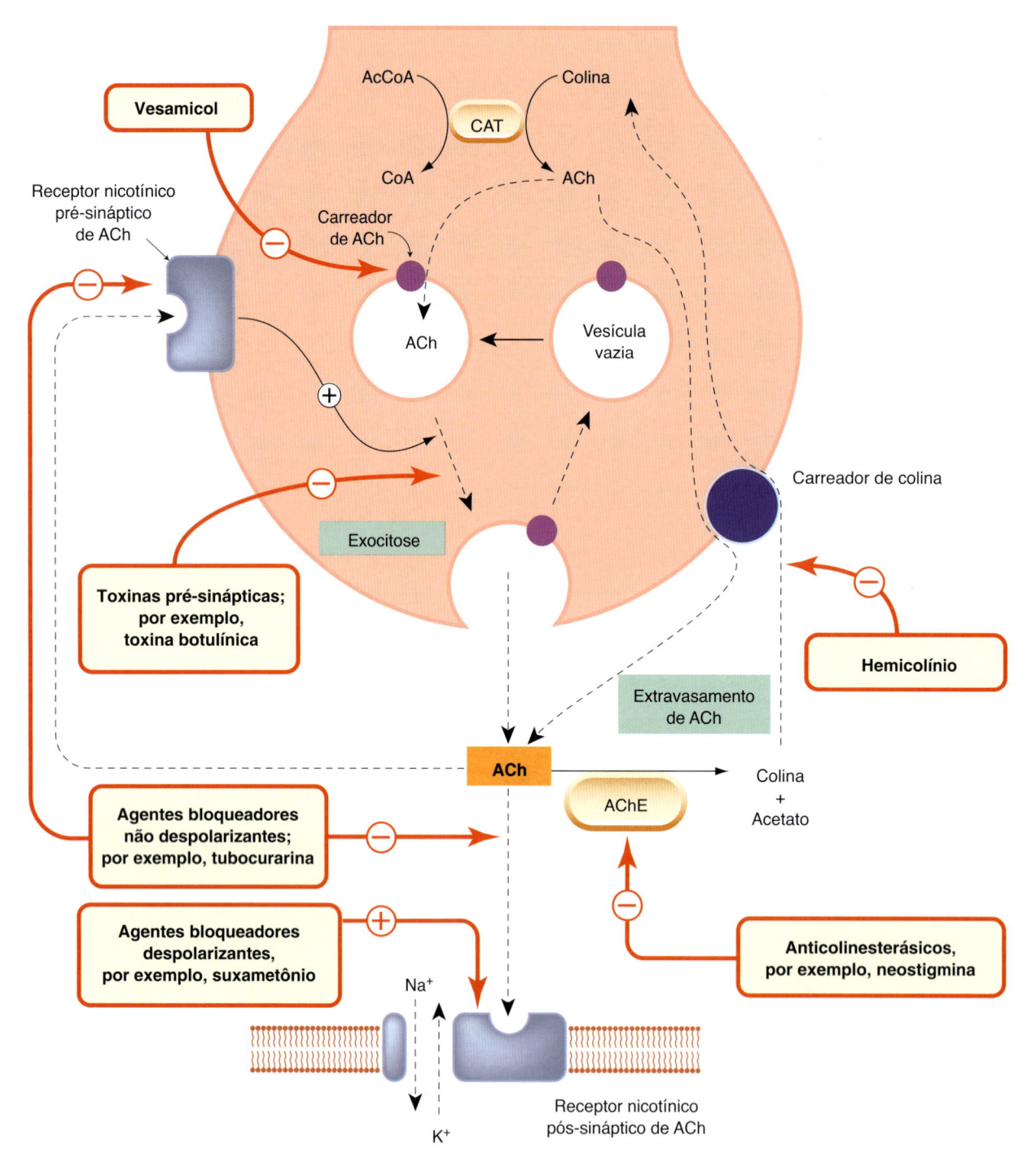

Figura 14.2 Eventos e locais de ação dos fármacos em uma sinapse nicotínica colinérgica. A figura mostra a acetilcolina (ACh) atuando na região pós-sináptica em um receptor nicotínico que controla um canal de cátions (p. ex., na sinapse neuromuscular ou ganglionar) e também sobre um receptor nicotínico pré-sináptico que atua para facilitar a liberação de ACh durante a atividade sináptica sustentada. A terminação nervosa também contém acetilcolinesterase (não mostrada); quando é inibida, há aumento da quantidade de ACh livre e da taxa de extravasamento de ACh por meio do carreador de colina. Em condições normais, esse extravasamento de ACh é insignificante. Nas junções muscarínicas colinérgicas (p. ex., no coração, no músculo liso e nas glândulas exócrinas), os receptores tanto pós-sinápticos quanto pré-sinápticos (inibitórios) são do tipo muscarínico. *AcCoA*, acetil-coenzima A; *AChE*, acetilcolinesterase; *CAT*, colina acetiltransferase; *CoA*, coenzima A.

Normalmente, a concentração de colina no sangue e nos líquidos corporais é de cerca de 10 µmol/ℓ; entretanto, na imediata vizinhança das terminações nervosas colinérgicas, essa concentração aumenta, provavelmente para cerca de 1 mmol/ℓ quando a ACh liberada é hidrolisada, e mais de 50% dessa colina costumam ser recapturados pelas terminações nervosas. A colina livre dentro da terminação nervosa é acetilada por uma enzima citosólica, a *colina acetiltransferase* (CAT), que transfere o grupo acetil da acetil-coenzima A. O processo limitador de velocidade na síntese de ACh parece ser o transporte de colina, que é determinado pela concentração extracelular de colina e que, portanto, está ligado à velocidade de liberação da ACh (ver Figura 14.2). A *colinesterase* está presente nas terminações nervosas pré-sinápticas, e a ACh sofre hidrólise contínua e é ressintetizada. A inibição da colinesterase da terminação nervosa provoca acúmulo de ACh em excesso no citosol, que não está disponível para liberação pelos impulsos nervosos (embora possa sair por meio do carreador de colina). Entretanto, a maior parte da ACh sintetizada é empacotada em vesículas sinápticas, nas quais a sua concentração é extraordinariamente alta (cerca de 100 mmol/ℓ) e a partir das quais ocorre liberação por exocitose desencadeada pela entrada de Ca^{2+} na terminação nervosa (ver Capítulo 4).

As vesículas colinérgicas acumulam ACh ativamente por meio de um transportador específico, que pertence à família dos transportadores de aminas descrita no Capítulo 13. O acúmulo de ACh está acoplado ao grande gradiente eletroquímico para prótons que existe entre as organelas intracelulares ácidas e o citosol; é bloqueado seletivamente pelo fármaco experimental, o **vesamicol**. Após a sua liberação, a ACh difunde-se através da fenda sináptica para se ligar aos receptores presentes na célula pós-sináptica. Parte da ACh perde-se no caminho, sofrendo hidrólise pela *acetilcolinesterase* (AChE), uma enzima ligada à membrana basal, situada entre as membranas pré e pós-sinápticas. Nas sinapses colinérgicas rápidas (p. ex., as sinapses neuromusculares e ganglionares), mas não nas sinapses lentas (músculo liso, células glandulares, coração etc.), a ACh liberada sofre hidrólise muito rápida (em 1 ms), de modo que seu tempo de ação é muito curto.

Na junção neuromuscular, que é uma sinapse altamente especializada, um único impulso nervoso libera cerca de 300 vesículas sinápticas (ao todo, aproximadamente 3 milhões de moléculas de ACh) das terminações nervosas que inervam uma única fibra muscular. Cada terminal nervoso contém um total de cerca de 3 milhões de vesículas sinápticas. Estas, por sua vez, constituem a base estrutural para a liberação de ACh do terminal nervoso em pacotes ("*quanta*"). Cerca de 2 milhões de moléculas de ACh liberados por um único impulso combinam-se com receptores, cujo número alcança aproximadamente 30 milhões em cada fibra muscular, e as moléculas restantes de ACh liberadas são hidrolisadas sem alcançar um receptor. As moléculas de ACh permanecem ligadas aos receptores durante cerca de 2 ms, em média, e são rapidamente hidrolisadas após a sua dissociação. Em consequência, a ação do transmissor é de início muito rápido e de duração muito breve, o que é importante para uma sinapse que inicia respostas musculares rápidas e que transmite sinais com fidelidade em alta frequência. As células musculares são muito maiores do que os neurônios e necessitam de uma quantidade bem maior de corrente sináptica para gerar um potencial de ação. Assim, todos os eventos químicos ocorrem em uma escala maior do que em uma sinapse neuronal; o número de moléculas de transmissor em um *quantum*, o número de *quanta* liberado e o número de receptores ativados em cada *quantum* são todos 10 a 100 vezes maiores. Nosso cérebro seria enorme, mas não muito inteligente, se suas sinapses fossem construídas na escala industrial da junção neuromuscular.

MODULAÇÃO PRÉ-SINÁPTICA

A liberação da ACh é regulada por mediadores, incluindo a própria ACh, que atua sobre receptores pré-sinápticos, conforme discutido no Capítulo 13. Nas terminações nervosas parassimpáticas pós-ganglionares, os receptores M_2 inibitórios participam da autoinibição da liberação de ACh; outros mediadores, como a noradrenalina, também inibem a liberação de ACh (ver Capítulo 13). Entretanto, na junção neuromuscular, os nAChRs pré-sinápticos facilitam a liberação de ACh, um mecanismo que pode possibilitar que a sinapse funcione de modo confiável durante uma atividade de alta frequência prolongada. No cérebro, conforme assinalado, os nAChRs pré-sinápticos facilitam ou inibem a liberação de outros mediadores.

EVENTOS ELÉTRICOS DA TRANSMISSÃO NAS SINAPSES COLINÉRGICAS RÁPIDAS

A ACh, que atua sobre a membrana pós-sináptica de uma sinapse nicotínica (neuromuscular ou ganglionar), provoca um acentuado aumento na sua permeabilidade a cátions, particularmente ao Na^+ e ao K^+ e, em menor grau, ao Ca^{2+}. O influxo resultante de Na^+ despolariza a membrana pós-sináptica. Essa despolarização mediada por transmissor é denominada *potencial de placa motora* (*ppm*) em uma fibra muscular esquelética ou *potencial pós-sináptico excitatório rápido* (*ppse* rápido) na sinapse ganglionar. Em uma fibra muscular, o ppm localizado espalha-se para as partes adjacentes eletricamente excitáveis da fibra muscular; se a amplitude alcançar o limiar para excitação, será iniciado um potencial de ação, que irá propagar-se para o restante da fibra e desencadear uma contração (ver Capítulo 4).

Em uma célula nervosa, a despolarização do corpo celular ou de um dendrito pelo ppse rápido produz um fluxo de corrente local, que irá despolarizar a região do cone axonal da célula, onde um potencial de ação é iniciado, se o ppse for grande o suficiente. A Figura 14.3 mostra que a **tubocurarina**, um fármaco que bloqueia os receptores pós-sinápticos de nACh, reduz a amplitude do ppse rápido até que ele não seja mais capaz de iniciar um potencial de ação, embora a célula ainda consiga responder quando estimulada eletricamente. As células ganglionares são supridas, em sua maioria, por vários axônios pré-sinápticos, sendo necessária uma atividade simultânea em mais de uma para desencadear o disparo da célula pós-ganglionar (ação integrativa). Na junção neuromuscular, apenas uma fibra nervosa inerva cada fibra muscular; à semelhança de uma estação de transmissão em uma linha de telégrafo, a sinapse assegura uma transmissão 1:1 fidedigna, apesar da defasagem de impedância entre a fibra nervosa fina e a fibra muscular muito maior. A amplitude do ppm tende a ser mais do que suficiente para iniciar um potencial de ação – com efeito, a transmissão ainda ocorre quando o ppm é reduzido em 70 a 80%, mostrando uma grande margem de segurança, de modo que flutuações na liberação do transmissor (p. ex., durante a estimulação repetitiva) não afetem a transmissão.

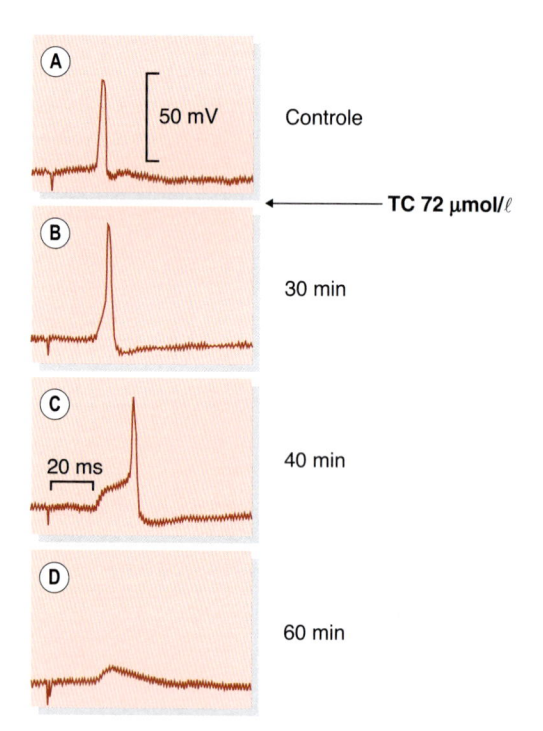

Figura 14.3 Transmissão colinérgica em uma célula ganglionar autônoma. Os registros foram obtidos com um microeletrodo intracelular a partir de uma célula ganglionar parassimpática de cobaia. O artefato no início de cada traçado mostra o momento da estimulação do nervo pré-ganglionar. A tubocurarina (TC), um antagonista da acetilcolina, faz com que o potencial pós-sináptico excitatório se torne menor. No registro (**C**), ele é apenas suficiente para desencadear o potencial de ação e, em (**D**), caiu abaixo do limiar. Após bloqueio completo, a estimulação antidrômica (não mostrada) ainda produzirá um potencial de ação (cf. bloqueio por despolarização, Figura 14.4). (De Blackman, J.G. et al., 1969. J Physiol 201, 723.)

> **Transmissão colinérgica**
>
> - A síntese da acetilcolina (ACh):
>   - Requer a presença de colina, que entra no neurônio por meio de transporte mediado por carreador
>   - A colina é acetilada para formar ACh pela colina acetil transferase, uma enzima citosólica encontrada apenas nos neurônios colinérgicos. A acetil-coenzima A fornece os grupos acetil
> - A ACh é empacotada em vesículas sinápticas em altas concentrações por meio de transporte mediado por carreador
> - A liberação de ACh ocorre por exocitose mediada por Ca^{2+}. Na junção neuromuscular, um impulso nervoso pré-sináptico libera de 100 a 500 vesículas
> - Na junção neuromuscular, a ACh atua sobre os receptores nicotínicos para abrir os canais de cátions, produzindo uma rápida despolarização (potencial de placa terminal), que costuma dar início a um potencial de ação na fibra muscular. A transmissão em outras sinapses colinérgicas "rápidas" (p. ex., ganglionares) é qualitativamente semelhante
> - Nas sinapses colinérgicas "rápidas", a ACh é hidrolisada dentro de cerca de 1 ms pela acetilcolinesterase, de modo que um potencial de ação pré-sináptico produz apenas um potencial de ação pós-sináptico
> - A transmissão mediada por receptores muscarínicos é muito mais lenta, e as estruturas sinápticas estão menos claramente definidas. Em muitas dessas situações, a ACh atua como *modulador* (i. e, em que o mediador atua de modo indireto para alterar a eficiência da transmissão, em vez de atuar como transmissor direto – ver Capítulo 13)
> - Principais mecanismos de bloqueio farmacológico: inibição da captação da colina, inibição da liberação de ACh, bloqueio dos receptores pós-sinápticos ou dos canais iônicos, despolarização pós-sináptica persistente.

A transmissão na sinapse ganglionar é mais complexa do que na junção neuromuscular. Embora o principal evento em ambas seja a despolarização (ppse rápido ou o ppm, respectivamente) produzida pela ACh atua sobre os nAChRs, isso é seguido, no gânglio, por uma sucessão de respostas pós-sinápticas muito mais lentas:

- Um *potencial pós-sináptico inibitório (hiperpolarizante) lento* (ppsi lento), de 2 a 5 s de duração. Isso reflete sobretudo um aumento da condutância ao K^+ mediado por receptores muscarínicos (M_2), porém outros transmissores, como a dopamina e a adenosina, também contribuem
- Um *ppse lento*, com duração de cerca de 10 s. É produzido pela ação da ACh sobre receptores M_1, que fecham os canais de K^+
- Um *ppse lento tardio*, que dura de 1 a 2 min. Acredita-se que seja mediado por um cotransmissor peptídico, a substância P em alguns gânglios, e por um peptídeo análogo ao hormônio liberador de gonadotropinas em outros (ver Capítulo 13). À semelhança do ppse lento, ele é produzido por uma diminuição da condutância ao K^+.

BLOQUEIO POR DESPOLARIZAÇÃO

Ocorre bloqueio por despolarização nas sinapses colinérgicas quando os nAChRs excitatórios são persistentemente ativados; resulta de uma diminuição na excitabilidade elétrica da célula pós-sináptica. Esse processo é ilustrado na Figura 14.4. A aplicação de nicotina a um gânglio simpático ativa nAChRs, causando despolarização da célula, que a princípio leva à descarga de um potencial de ação. Depois de alguns segundos, essa descarga cessa, e a transmissão é bloqueada. A perda de excitabilidade elétrica é demonstrada pelo fato de que os estímulos elétricos também não são capazes de produzir um potencial de ação. A principal razão para a perda da excitabilidade elétrica durante um período de despolarização mantida é o fato de que os canais de sódio voltagem-dependentes (ver Capítulo 4) se tornam inativados (ou seja, refratários) e não são mais capazes de se abrir em resposta a um estímulo despolarizante breve.

Um segundo tipo de efeito também é observado no experimento mostrado na Figura 14.4. Após a atuação da nicotina por vários minutos, a célula se repolariza parcialmente, e a sua excitabilidade elétrica retorna; entretanto, apesar disso, a transmissão permanece bloqueada. Esse tipo de *bloqueio não despolarizante* secundário também ocorrerá na junção neuromuscular se forem administradas doses repetidas do fármaco despolarizante, o **suxametônio**[2] (ver adiante). O principal fator responsável pelo bloqueio secundário (conhecido clinicamente como *bloqueio de fase II*) parece ser a dessensibilização dos receptores (ver Capítulo 2). Isso faz com que a ação despolarizante do fármaco bloqueador diminua, porém a transmissão permanece bloqueada, visto que os receptores estão dessensibilizados à ACh.

---

[2]Também conhecido como **succinilcolina**.

CAPÍTULO 14 • Transmissão Colinérgica

- Fármacos estimulantes ganglionares
- Fármacos bloqueadores ganglionares
- Fármacos bloqueadores neuromusculares
- Fármacos anticolinesterásicos e outros fármacos que aumentam a transmissão colinérgica.

FÁRMACOS QUE AFETAM OS RECEPTORES MUSCARÍNICOS

AGONISTAS MUSCARÍNICOS

Relações entre estrutura e atividade

Os agonistas muscarínicos, quando considerados como grupo, são frequentemente designados como *parassimpaticomiméticos*, visto que os principais efeitos que produzem no animal inteiro se assemelham aos da estimulação parassimpática. A Tabela 14.3 fornece as estruturas da ACh e ésteres de colina relacionados. Atuam como agonistas tanto nos mAChRs quanto nos nAChRs, porém de maneira mais potente sobre os mAChRs (ver Figura 14.1). O **betanecol**, a **pilocarpina** e a **cevimelina** são os principais agonistas muscarínicos usados clinicamente.

As características essenciais da molécula de ACh consistem no grupo amônio quaternário, que contém uma carga positiva, e no grupo éster, que apresenta uma carga negativa parcial e é suscetível à hidrólise rápida pela colinesterase. As variantes da estrutura do éster de colina (ver Tabela 14.3) têm o efeito de reduzir a suscetibilidade do composto à hidrólise pela colinesterase e de alterar a atividade relativa sobre os mAChRs e nAChRs.

O **carbacol** e a **metacolina** são hidrolisados menos rapidamente pelas enzimas colinesterases do que a ACh. São utilizados como ferramentas experimentais. O betanecol, um híbrido dessas duas moléculas, é estável à hidrólise e seletivo para os mAChRs e tem sido utilizado clinicamente (ver boxe clínico, adiante). A pilocarpina é um agonista parcial, que exibe alguma seletividade na estimulação da secreção das glândulas sudoríparas, salivares, lacrimais e brônquicas e na contração do músculo liso da íris, com efeitos fracos sobre o músculo liso gastrointestinal e o coração.

Efeitos dos agonistas muscarínicos

As principais ações dos agonistas muscarínicos são facilmente compreendidas em termos do sistema nervoso parassimpático.

Efeitos cardiovasculares

Incluem desaceleração do ritmo cardíaco e diminuição do débito cardíaco, devido sobretudo à redução da frequência cardíaca. Há também diminuição da força de contração dos átrios (os ventrículos têm apenas uma inervação parassimpática escassa e baixa sensibilidade aos agonistas muscarínicos). Ocorre também vasodilatação generalizada (mediada pelo óxido nítrico, NO; ver Capítulo 19) e, em combinação com a redução do débito cardíaco, produz uma queda da pressão arterial (ver Figura 14.1). A regulação parassimpática do coração é discutida no Capítulo 20.

Músculo liso

Em geral, o músculo liso se *contrai* em uma resposta direta a agonistas muscarínicos, em contraste com seus efeitos indiretos por meio do NO sobre o músculo liso vascular. A atividade peristáltica do trato gastrointestinal aumenta, o que pode provocar dor em cólica, e há também contração do músculo liso da bexiga e dos brônquios.

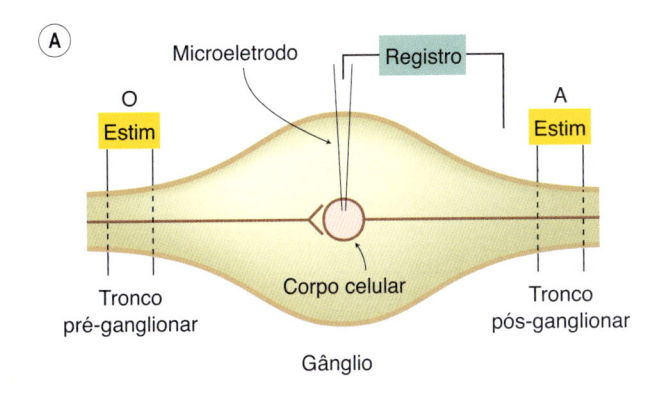

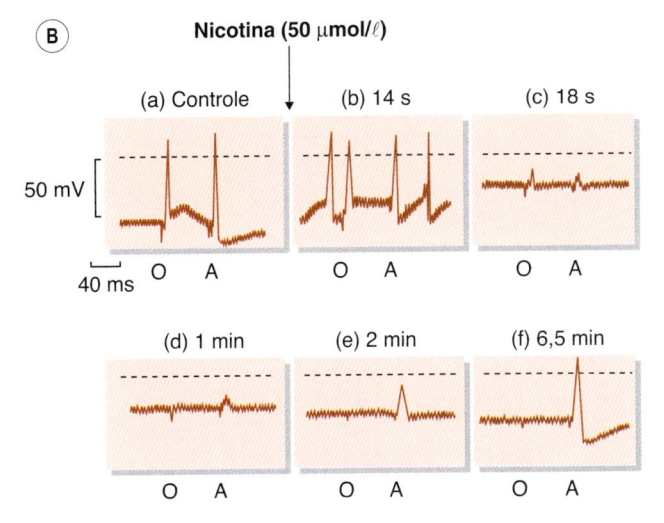

Figura 14.4 Bloqueio por despolarização da transmissão ganglionar pela nicotina. **A.** Sistema usado para registro intracelular de células ganglionares simpáticas de rã, mostrando a localização dos eletrodos de estimulação (estim) ortodrômica (O) e antidrômica (A). A estimulação em O excita a célula por meio da sinapse colinérgica, enquanto a estimulação em A a excita por propagação elétrica do potencial de ação. **B.** Efeito da nicotina: (a) registros de controle. O potencial de membrana é de –55 mV (linha tracejada = 0 mV), e a célula responde tanto a O quanto a A. (b) Pouco depois da adição de nicotina, a célula é ligeiramente despolarizada e espontaneamente ativa, porém ainda capaz de responder a O e a A (c e d). A célula é ainda mais despolarizada para –25 mV e produz apenas um potencial de ação vestigial. O fato de a célula não responder a A mostra que ela está eletricamente inexcitável (e e f). Na presença contínua de nicotina, a célula repolariza e readquire a sua capacidade de responder a A, porém ainda não tem capacidade de responder a O, visto que os receptores da ACh estão dessensibilizados pela nicotina. (De Ginsborg, B.L., Guerrero, S., 1964. J. Physiol. 172, 189.)

EFEITOS DE FÁRMACOS SOBRE A TRANSMISSÃO COLINÉRGICA

Como mostra a Figura 14.2, os fármacos podem influenciar a transmissão colinérgica atuando nos receptores póssinápticos de ACh como agonistas ou como antagonistas (ver Tabelas 14.1 e 14.2) ou afetando a liberação ou a destruição da ACh endógena.

No restante deste capítulo, descreveremos os seguintes grupos de fármacos, subdivididos de acordo com o seu local de ação:

- Agonistas muscarínicos
- Antagonistas muscarínicos

Tabela 14.3 Agonistas muscarínicos.

Composto	Estrutura	Especificidade dos receptores		Hidrólise pela colinesterase	Usos clínicos
		Muscarínicos	Nicotínicos		
Acetilcolina		+++	+++	+++	Nenhum
Carbacol		++	+++	–	Nenhum
Metacolina		+++	+	++	Nenhum
Betanecol		+++	–	–	Tratamento da hipotonia da bexiga e do trato gastrointestinal[a]
Muscarina		+++	–	–	Nenhum[b]
Pilocarpina		++	–	–	Glaucoma
Oxotremorina		++	–	–	Nenhum
Cevimelina		++[c]	–	–	Síndrome de Sjögren (para aumento da secreção salivar e lacrimal)

[a]Essencial para verificar se não há obstrução do colo da bexiga.
[b]Causa de um tipo de envenenamento por cogumelos.
[c]Seletiva para receptores M_3.

Sudorese, lacrimação, salivação e secreção brônquica

Os agonistas muscarínicos estimulam as glândulas exócrinas. O efeito combinado da secreção e da constrição dos brônquios pode interferir na respiração. A **metacolina** é usada como agente inalado na investigação da resposta das vias respiratórias.

Efeitos oculares

Os efeitos oculares dos agentes muscarínicos são clinicamente importantes. Os nervos parassimpáticos para os olhos inervam o músculo constritor da pupila e o músculo ciliar. O músculo constritor da pupila é importante não apenas no ajuste da pupila em resposta a mudanças na intensidade da luz, mas também na regulação da pressão intraocular. Os efeitos de fármacos que influenciam a transmissão colinérgica nos olhos são descritos de modo mais detalhado no Capítulo 27.

Usos clínicos

Atualmente, os agonistas muscarínicos têm poucas aplicações clínicas importantes, embora haja a esperança de que novos agentes mais seletivos possam demonstrar a sua utilidade em vários distúrbios do SNC. A **pilocarpina** pode ser utilizada como colírio (ver Capítulo 27), e tanto a pilocarpina quanto o agonista seletivo de M_3, a **cevimelina**, são utilizados para aumentar a secreção salivar e o lacrimejamento em pacientes com boca e olhos secos, como, por exemplo, após irradiação ou em pacientes com síndrome de Sjögren, uma doença autoimune caracterizada por ressecamento da boca e dos olhos. Os inibidores da colinesterase (ver adiante) foram utilizados no passado para potencializar efeitos muscarínicos parassimpáticos endógenos no intestino e na bexiga, como laxativos estimulantes ou para estimular o esvaziamento da bexiga.

ANTAGONISTAS MUSCARÍNICOS

Os antagonistas dos mAChRs (*fármacos parassimpaticolíticos*; Tabela 14.4) são antagonistas competitivos, cujas estruturas químicas geralmente contêm grupos éster e grupos básicos na mesma relação observada na ACh, porém com um grupo aromático volumoso em vez do grupo acetil. Os dois compostos de ocorrência natural, a **atropina** e a **hioscina** (também conhecida como **escopolamina**), são alcaloides encontrados em plantas solanáceas. A beladona (*Atropa belladonna*) contém principalmente atropina, enquanto a figueira-do-inferno (*Datura stramonium*) contém sobretudo hioscina. São compostos de amônio terciário lipossolúveis o suficiente para serem facilmente absorvidos pelo intestino ou pelo saco conjuntival e, em particular, para atravessar a barreira hematoencefálica. Os análogos que contêm grupos de amônio quaternário em vez de terciário possuem ações periféricas muito semelhantes às da atropina; todavia, devido à sua exclusão do cérebro, carecem de ações centrais. Os exemplos clinicamente importantes incluem o **butilbrometo de hioscina** e a **propantelina**. Outros antagonistas muscarínicos de uso clínico são descritos adiante.

Efeitos dos antagonistas muscarínicos

Todos os antagonistas muscarínicos produzem efeitos periféricos semelhantes, embora alguns exibam certo grau de seletividade, por exemplo, para o coração ou para a bexiga, refletindo uma heterogeneidade entre os mAChRs.

Os principais efeitos da atropina são os seguintes:

Inibição das secreções

As glândulas salivares, lacrimais, brônquicas e sudoríparas são inibidas por doses muito baixas de atropina, produzindo ressecamento desconfortável dos olhos, da boca e da pele.

Tabela 14.4 Antagonistas muscarínicos.[a]

Composto	Propriedades farmacológicas	Comentários
Atropina	Agonista não seletivo Bem absorvida por via oral Estimulante do SNC	Alcaloide da beladona Principais efeitos colaterais: retenção urinária, boca seca, visão turva A dicicloverina (diciclomina) é semelhante e utilizada principalmente como agente antiespasmódico
Glicopirrônio	Semelhante à atropina	Composto de amônio quaternário Reduz as secreções e a salivação em cuidados paliativos, pacientes perioperatórios e crianças com doenças neurológicas crônicas. Disponível também como inalador para a doença pulmonar obstrutiva crônica
Hioscina	Semelhante à atropina Depressor do SNC	Alcaloide da beladona (também conhecida como escopolamina) Causa sedação; outros efeitos colaterais semelhantes aos da atropina
Butilbrometo de hioscina	Semelhante à atropina, porém pouco absorvido e carece de muitos efeitos sobre o SNC Atividade bloqueadora ganglionar significativa	Derivado de amônio quaternário Os fármacos semelhantes incluem metonitrato de atropina, propantelina
Tiotrópio	Semelhante ao metonitrato de atropina Não inibe a depuração mucociliar dos brônquios	Composto de amônio quaternário O ipratrópio é semelhante
Tropicamida	Semelhante à atropina Pode elevar a pressão intraocular	Usada topicamente (colírio) como midriático
Ciclopentolato	Semelhante à tropicamida	–
Darifenacina	Seletiva para receptores M_3	Usada no tratamento da bexiga instável e incontinência urinária de urgência associada. Provoca menos efeitos adversos do que os antagonistas muscarínicos não seletivos
Solifenacina	Seletiva para receptores M_3	Semelhante à darifenacina
Tolterodina	Seletiva para os receptores M_3 e M_2	Semelhante à darifenacina e solifenacina

[a]Para as estruturas químicas, ver Southan, C., Sharman, J.L., Benson, H.E. et al., 2016. The IUPHAR/BPS Guide to Pharmacology in 2016: towards curated quantitative interactions between 1300 protein targets and 6000 ligands. Nucl. Acids Res. 44 (Database Issue), D1054-D1068.
SNC, sistema nervoso central.

A secreção gástrica é apenas levemente reduzida. A depuração mucociliar nos brônquios é inibida, de modo que secreções residuais tendem a se acumular nos pulmões. O **ipratrópio** (ver adiante) não provoca este último efeito indesejável.

Efeitos sobre a frequência cardíaca

A atropina provoca taquicardia por meio de bloqueio dos mAChRs cardíacos. A taquicardia é moderada, de até 80 a 90 bpm em seres humanos, visto que não tem nenhum efeito sobre o sistema simpático, atuando por meio da inibição da atividade parassimpática tônica. A taquicardia é mais pronunciada em indivíduos jovens, cujo tônus vagal em repouso é mais acentuado; com frequência, está ausente em indivíduos idosos. A atropina, em doses muito baixas, provoca bradicardia paradoxal, possivelmente devido a uma ação central. A pressão arterial e a resposta do coração ao exercício físico não são afetadas.

Efeitos oculares

São descritos no Capítulo 27.

Efeitos sobre o trato gastrointestinal

A atropina inibe a motilidade gastrointestinal, porém essa ação exige doses maiores do que as que provocam os outros efeitos listados e não é completa, visto que outros transmissores excitatórios além da ACh são importantes no funcionamento normal do plexo mioentérico (ver Capítulo 13). Os fármacos semelhantes à atropina, como o **butilbrometo de hioscina**, relaxam o espasmo intestinal e são utilizados para alívio sintomático em condições patológicas nas quais ocorre espasmo gastrointestinal, bem como em exames de imagem gastrointestinais a fim de melhorar a resolução. A **pirenzepina**, em virtude de sua seletividade para os receptores M_1, inibe a secreção de ácido gástrico em doses que não afetam outros sistemas.

Efeitos sobre outros músculos lisos

A atropina relaxa o músculo liso brônquico, biliar e do trato urinário. A broncoconstrição reflexa (p. ex., a que ocorre durante a anestesia) é impedida, enquanto a broncoconstrição causada por mediadores, como a histamina e os leucotrienos (ver Capítulo 28), não é afetada. O **ipratrópio** e o **tiotrópio**, fármacos antimuscarínicos de amônio quaternário, são administrados por inalação como broncodilatadores (ver Capítulo 28). O músculo liso dos tratos biliar e urinário é apenas levemente afetado em indivíduos normais, talvez pelo fato de que outros transmissores, além da ACh (ver

Capítulo 13), são importantes nesses órgãos; todavia, a atropina e fármacos semelhantes costumam agravar a hesitação urinária e podem precipitar retenção urinária em homens idosos com hipertrofia prostática. A **oxibutinina**, a **tolterodina** e a **darifenacina** (seletivos para M_3) atuam na bexiga, inibindo a micção e são utilizadas no tratamento da bexiga hiperativa. Produzem efeitos adversos típicos dos antagonistas muscarínicos, como boca seca, constipação intestinal e visão turva, porém com gravidade menor do que fármacos menos seletivos.

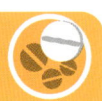

Efeitos sobre o SNC

A atropina produz efeitos principalmente excitatórios no SNC. Em doses baixas, provoca inquietação leve; doses mais altas causam agitação e desorientação. Na intoxicação por atropina, que ocorre em crianças pequenas que ingerem bagas de beladona, excitação e irritabilidade acentuadas resultam em hiperatividade e elevação considerável da temperatura corporal, que se intensifica pela perda de sudorese. Esses efeitos centrais resultam do bloqueio dos mAChRs no cérebro e são menos acentuados ou estão ausentes no caso dos fármacos de amônio quaternário, como o butilbrometo de hioscina, a propantilina, o ipratrópio e o tiotrópio, que têm acesso limitado para além da barreira hematoencefálica. Os efeitos centrais dos antagonistas muscarínicos são contrapostos por fármacos anticolinesterásicos (ver adiante), como a **fisostigmina**, que tem sido utilizada no tratamento do envenenamento por atropina. A hioscina em baixas doses provoca sedação acentuada, porém exerce efeitos semelhantes aos da atropina em altas doses. A hioscina apresenta efeitos antieméticos centrais e é usada na prevenção da cinetose; o bromidrato de hioscina também é efetivo para essa indicação, presumivelmente pelo fato de que a barreira hematoencefálica é deficiente na localização da zona de gatilho quimiorreceptora (ver Capítulo 30 sobre fármacos antieméticos). Os antagonistas muscarínicos também afetam o sistema extrapiramidal, o que reduz os movimentos involuntários e a rigidez de pacientes com doença de Parkinson (ver Capítulo 40), além de neutralizar os efeitos extrapiramidais indesejáveis causados por muitos fármacos antipsicóticos (ver Capítulo 47).

Usos clínicos

Os principais usos dos antagonistas muscarínicos estão resumidos no boxe clínico.

> **Fármacos que atuam nos receptores muscarínicos**
>
> **Agonistas muscarínicos**
> - Os compostos importantes compreendem a **acetilcolina**, o **carbacol**, a **metacolina**, a **muscarina** e a **pilocarpina**. Esses compostos variam quanto à sua seletividade muscarínica/nicotínica e suscetibilidade à colinesterase
> - Os principais efeitos consistem em: bradicardia e vasodilatação (dependente do endotélio), que levam a uma queda da pressão arterial; contração do músculo liso visceral (intestino, bexiga, brônquios etc.); secreções exócrinas (p. ex., salivação); constrição da pupila e contração do músculo ciliar, que levam à constrição da pupila e redução da pressão intraocular
> - O principal uso é no tratamento do glaucoma (particularmente a **pilocarpina**); ver Capítulo 27
> - A maioria dos agonistas atualmente em uso terapêutico apresenta baixa seletividade para o subtipo de receptor; a **cevimelina**, um agonista seletivo para M_3, é uma exceção
> - Os PAMs oferecem perspectivas para mais agentes clínicos seletivos.
>
> **Antagonistas muscarínicos**
> - Os principais fármacos são a **atropina**, o **butilbrometo de hioscina**, o **ipratrópio**, o **tiotrópio** e os fármacos seletivos para M_3, a **oxibutinina**, a **tolterodina** e a **darifenacina**
> - Os principais efeitos consistem em inibição das secreções; taquicardia, dilatação da pupila e paralisia de acomodação; relaxamento do músculo liso (intestino, brônquios, trato biliar, bexiga); efeitos no SNC (principalmente efeitos excitatórios com a **atropina**; efeito depressor, inclusive amnésia, com a **hioscina**), além de um efeito antiemético e antiparkinsoniano.

> **Usos clínicos dos antagonistas muscarínicos**
>
> **Cardiovascular**
> - Tratamento da bradicardia sinusal (p. ex., após infarto do miocárdio; ver Capítulo 20): por exemplo, **atropina**.
>
> **Oftálmico**
> - Para dilatação da pupila: por exemplo, colírio de **tropicamida** ou **ciclopentolato** (ver Capítulo 27).
>
> **Neurológico**
> - Prevenção da cinetose: por exemplo, **bromidrato de hioscina**
> - Parkinsonismo (ver Capítulo 40), particularmente para neutralizar os distúrbios de movimento causados por fármacos antipsicóticos (ver Capítulo 47): por exemplo, **orfenadrina**.
>
> **Respiratório**
> - Asma e doença pulmonar obstrutiva crônica (ver Capítulo 28): **ipratrópio** ou **tiotrópio** por inalação.
>
> **Cuidados paliativos**
> - Cólica intestinal e salivação/secreção respiratória excessivas: hioscina ou glicopirrônio.
>
> **Pré-medicação anestésica**
> - Para reduzir as secreções: por exemplo, **atropina** e **hioscina**. Os anestésicos atuais são relativamente não irritantes, ver Capítulo 41, de modo que isso é menos importante do que no passado.
>
> **Gastrointestinal**
> - Para facilitar a endoscopia e a radiologia gastrointestinal por meio de relaxamento do músculo liso gastrointestinal (ação antiespasmódica; ver Capítulo 30): por exemplo, **butilbrometo de hioscina**
> - Como antiespasmódico na síndrome do cólon irritável ou na doença diverticular do cólon: por exemplo, **dicicloverina** (**diciclomina**).
>
> **Trato urinário**
> - Para alívio dos sintomas de bexiga hiperativa: por exemplo, **oxibutinina**, **tolterodina**, **darifenacina**.

FÁRMACOS QUE AFETAM OS GÂNGLIOS AUTÔNOMOS

ESTIMULANTES GANGLIONARES

A maioria dos agonistas do nAChR atua nos nAChRs neuronais (ganglionares e do SNC) ou nos receptores do músculo estriado (placa motora), mas não em ambos, exceto no caso da nicotina e da ACh (Tabela 14.5).

A **nicotina** e a **lobelina** são aminas terciárias encontradas nas folhas do tabaco e da lobélia, respectivamente. A nicotina faz parte do folclore farmacológico, visto que era a substância presente na ponta do pincel de Langley que estimulava as fibras musculares quando aplicada na região da placa motora, levando-o a postular, em 1905, a existência de uma "substância receptiva" na superfície das fibras (ver Capítulo 13). A **epibatidina**, encontrada na pele de sapos venenosos, é um agonista nicotínico muito potente e seletivo para receptores ganglionares e do SNC. De modo inesperado, constatou-se que esse agonista é um potente analgésico (ver Capítulo 43), embora seus efeitos colaterais autônomos tenham impedido o seu uso clínico. A **vareniclina**, um agonista sintético relativamente seletivo para os receptores do SNC, é usada (assim como a própria nicotina) no tratamento da adicção de nicotina (ver Capítulo 50). De outro modo, esses fármacos são utilizados apenas como ferramentas experimentais.

Os agonistas nicotínicos provocam respostas periféricas complexas associadas à estimulação generalizada dos gânglios autônomos. Os efeitos da nicotina sobre o trato gastrointestinal e as glândulas sudoríparas são familiares a fumantes neófitos (ver Capítulo 50), embora sejam habitualmente insuficientes para atuar como um desestimulante eficaz.

FÁRMACOS BLOQUEADORES GANGLIONARES

Os fármacos bloqueadores ganglionares são utilizados experimentalmente para o estudo da função autônoma. Em meados do século passado, Paton e Zaimis investigaram uma série de compostos biquaternários lineares e verificaram que aqueles com cinco ou seis átomos de carbono na cadeia de metileno que liga os dois grupos quaternários produziam bloqueio ganglionar.[3] O **hexametônio** é clinicamente obsoleto, porém famoso por ter sido o primeiro fármaco anti-hipertensivo eficaz.

O bloqueio ganglionar pode ocorrer por vários mecanismos:

- Por interferência na liberação de ACh, conforme observado na junção neuromuscular (ver Capítulo 13)

---

[3] Com base em sua semelhança estrutural com a ACh, assumiu-se inicialmente que esses compostos competiam com a ACh pelo seu sítio de ligação. Entretanto, sabe-se agora que eles atuam principalmente por meio de bloqueio dos canais iônicos, e não do próprio receptor.

Tabela 14.5 Agonistas e antagonistas dos receptores nicotínicos.

Fármaco	Principal local	Tipo de ação	Comentários
Agonistas			
Nicotina	Gânglios autônomos	Estimulação e, em seguida, bloqueio	Ver Capítulo 50
	SNC	Estimulação	
Lobelina	Gânglios autônomos	Estimulação	—
	Terminações nervosas sensoriais	Estimulação	
Epibatidina	Gânglios autônomos	Estimulação	Isolada da pele de rã
	SNC		Altamente potente
			Sem uso clínico
Vareniclina	SNC	Estimulação	Usada para adicção de nicotina (ver Capítulo 50)
	Gânglios autônomos		
Suxametônio	Junção neuromuscular	Bloqueio por despolarização	Usado clinicamente como relaxante muscular
Decametônio	Junção neuromuscular	Bloqueio por despolarização	Sem uso clínico
Antagonistas			
Hexametônio	Gânglios autônomos	Bloqueio da transmissão	Sem uso clínico
Trimetafana	Gânglios autônomos	Bloqueio da transmissão	Ação curta: a infusão intravenosa foi usada para controle da pressão arterial durante cirurgia de aneurisma de aorta
Tubocurarina	Junção neuromuscular	Bloqueio da transmissão	Hoje, raramente usada
Pancurônio Atracúrio Vecurônio	Junção neuromuscular	Bloqueio da transmissão	Amplamente usados como relaxantes musculares na anestesia

SNC, sistema nervoso central.

- Pela despolarização prolongada. A nicotina (ver Figura 14.4) bloqueia os gânglios após estimulação inicial, assim como a própria ACh se a colinesterase estiver inibida
- Pela interferência na ação pós-sináptica da ACh, bloqueando os nAChRs neuronais ou os canais iônicos associados.

Efeitos dos fármacos bloqueadores ganglionares

Os efeitos dos fármacos bloqueadores ganglionares são diversos, visto que ambas as divisões do sistema nervoso autônomo são bloqueadas de modo indiscriminado. A descrição do "homem de hexametônio" feita por Paton é mais do que perfeita.

É um homem de pele rosada, exceto quando se encontra em pé em uma fila por longo tempo, quando pode ficar pálido e desmaiar. Seu aperto de mão é quente e seco. É um companheiro calmo e relaxado; por exemplo, pode rir, mas não consegue chorar, visto que ele não tem lágrimas. A história mais grosseira que você contar não o fará corar, e as circunstâncias mais desagradáveis não o farão empalidecer. Seu colarinho e suas meias estão sempre muito limpos e cheirosos. Veste cinta e pode, se você o encontrar na rua, estar um tanto inquieto (as cintas comprimem o reservatório vascular esplâncnico, a inquietude para manter o retorno venoso das pernas). Não gosta de falar muito, a não ser que tenha algo para umedecer a boca e a garganta secas. Tem hipermetropia e fica facilmente cego pela luz brilhante. A vermelhidão de seus olhos pode sugerir hábitos irregulares, e, de fato, sua cabeça é bastante fraca. Entretanto, ele se comporta sempre como um cavalheiro e nunca arrota ou soluça. Tem tendência a sentir frio e se mantém bem agasalhado.

Todavia, sua saúde é boa; não tem frieiras, e as doenças da civilização moderna, como hipertensão e úlcera péptica, não o afetam. É magro, visto que o seu apetite é modesto; nunca sente fome, e seu estômago nunca ronca. Costuma ter constipação intestinal, de modo que ele tem alto consumo de parafina líquida. Ao envelhecer, sofrerá de retenção urinária e impotência, porém não será afetado por polaciúria, urgência e estrangúria (i. e, sensação intensamente dolorosa com a necessidade de micção, acoplada à incapacidade de fazê-lo). Não se sabe ao certo qual será o seu fim, mas talvez, se ele não for cuidadoso, se comer cada vez menos e ficar cada vez mais com frio, venha a afundar em um coma hipoglicêmico assintomático e morrerá, como foi proposto para o universo: um tipo de morte por entropia.

(De Paton, W.D.M., 1954. The principles of ganglion block. Lectures on the Scientific Basis of Medicine, Vol. 2.)

Na prática, o principal efeito consiste em acentuada queda da pressão arterial na posição ortostática ("hipotensão postural"), decorrente principalmente de bloqueio dos gânglios simpáticos. Isso causa vasodilatação e perda dos reflexos cardiovasculares, de modo que a frequência cardíaca é incapaz de aumentar para compensar a queda da pressão arterial. A venoconstrição, que ocorre normalmente quando um indivíduo fica em pé e impede a queda da pressão venosa central e do débito cardíaco, é reduzida, resultando em desmaio ou síncope.

FÁRMACOS BLOQUEADORES NEUROMUSCULARES

Esses fármacos podem bloquear a transmissão neuromuscular por meio de sua ação pré-sináptica, inibindo a síntese ou a liberação de ACh, ou pela sua ação pós-sináptica.

O bloqueio neuromuscular constitui um importante adjuvante da anestesia geral (ver Capítulo 41). Todos os fármacos utilizados para esse propósito têm ação pós-sináptica, seja (a) por bloqueio dos receptores de ACh (ou, em alguns casos, dos canais iônicos) seja (b) pela ativação dos receptores de ACh, causando, assim, despolarização persistente da placa motora terminal. O **suxametônio** é o único bloqueador despolarizante de aplicação clínica, enquanto todos os outros fármacos usados clinicamente são agentes *não despolarizantes*.

AGENTES BLOQUEADORES NÃO DESPOLARIZANTES

Em um famoso experimento, Claude Bernard, em 1856, mostrou que o "curare" provocava paralisia por meio de bloqueio da transmissão neuromuscular, e não por abolir a condução nervosa ou a contratilidade muscular. O curare é uma mistura de alcaloides de ocorrência natural encontrados em várias plantas da América do Sul e utilizado como veneno de flechas por indígenas da América do Sul. O componente mais importante é a **tubocurarina**, agora raramente utilizada em medicina clínica, visto que foi substituída por fármacos sintéticos com melhores propriedades. Os mais importantes são o **pancurônio**, o **vecurônio**, o **cisatracúrio** e o **mivacúrio** (Tabela 14.6), que diferem sobretudo no seu tempo de ação. Todas essas substâncias são compostos de amônio quaternário, razão pela qual são pouco absorvidas[4] (são administradas por via intravenosa) e, em geral, excretadas eficientemente pelos rins. Não atravessam a placenta, o que é importante para o seu uso na anestesia obstétrica.

> **Fármacos que atuam nos gânglios autônomos**
>
> **Fármacos estimulantes ganglionares**
> - Esses compostos compreendem a nicotina e o dimetilfenilpiperazínio (DMPP)
> - Tanto os gânglios simpáticos quanto os parassimpáticos são estimulados, de modo que os efeitos são complexos e consistem em taquicardia e elevação da pressão arterial; efeitos variáveis sobre a motilidade e as secreções gastrointestinais, aumento das secreções brônquicas, salivares e sudoríparas. Outros efeitos resultam da estimulação de outras estruturas neuronais, incluindo terminações nervosas sensoriais e noradrenérgicas
> - A estimulação ganglionar é seguida de bloqueio por despolarização
> - A **nicotina** também possui efeitos importantes sobre o SNC (ver Capítulo 50)
> - Os usos terapêuticos limitam-se a ajudar na cessação do tabagismo (nicotina, vareniclina).
>
> **Fármacos bloqueadores ganglionares**
> - Os compostos compreendem o hexametônio e a tubocurarina (bem como a nicotina)
> - Bloqueiam todos os gânglios autônomos e os gânglios entéricos. Principais efeitos: hipotensão postural e perda dos reflexos cardiovasculares, inibição das secreções, paralisia gastrointestinal, comprometimento da micção
> - Clinicamente obsoletos (foram os primeiros fármacos na história para o tratamento da hipertensão arterial).

---

[4]Por isso, é seguro consumir a carne dos animais mortos por flechas com curare.

Tabela 14.6 Características dos fármacos bloqueadores neuromusculares.[a]

Fármaco	Velocidade de início	Duração da ação	Principais efeitos colaterais	Comentários
Tubocurarina	Lenta (> 5 min)	Longa (1 a 2 h)	Hipotensão (bloqueio ganglionar mais liberação de histamina) Broncoconstrição (liberação de histamina)	Alcaloide vegetal, hoje raramente usado O alcurônio é um derivado semissintético com propriedades semelhantes, porém com menos efeitos colaterais
Pancurônio	Intermediária (2 a 3 min)	Longa (1 a 2 h)	Taquicardia leve Hipertensão	O primeiro composto à base esteroide Melhor perfil de efeitos colaterais do que a tubocurarina Amplamente usado O pipecurônio é semelhante
Vecurônio	Intermediária	Intermediária (30 a 40 min)	Poucos efeitos colaterais	Amplamente usado Em certas ocasiões, provoca paralisia prolongada, provavelmente devido a um metabólito ativo O rocurônio é semelhante, com início mais rápido
Atracúrio	Intermediária	Intermediária (< 30 min)	Hipotensão transitória (liberação de histamina)	Mecanismo de ação incomum (degradação química não enzimática espontânea no plasma); degradação reduzida pela acidose Amplamente usado O doxacúrio é quimicamente semelhante, porém estável no plasma, o que lhe confere uma duração de ação prolongada O cisatracúrio é o constituinte isomérico ativo puro do atracúrio, mais potente, porém com menor liberação de histamina
Mivacúrio	Rápida (cerca de 2 min)	Curta (cerca de 15 min)	Hipotensão transitória (liberação de histamina)	Quimicamente semelhante ao atracúrio, porém inativado com rapidez pela colinesterase plasmática; portanto, apresenta ação mais longa em pacientes com doença hepática ou com deficiência genética de colinesterase (ver Capítulo 12)
Suxametônio	Rápida	Curta (cerca de 10 min)	Bradicardia (efeito agonista muscarínico) Arritmias cardíacas (aumento da concentração de K$^+$ – evitar em pacientes com queimaduras ou com trauma grave) Elevação da pressão intraocular (efeito agonista nicotínico sobre os músculos extrínsecos) Dor muscular no pós-operatório	Atua por meio da despolarização da placa motora (efeito agonista nicotínico) – o único fármaco desse tipo ainda em uso A paralisia é precedida de fasciculações musculares transitórias Duração de ação curta devido à hidrólise pela colinesterase plasmática (ação prolongada em pacientes com doença hepática ou com deficiência genética de colinesterase plasmática) Usado em procedimentos de curta duração (p. ex., intubação traqueal, eletroconvulsoterapia) O rocurônio tem início e recuperação de velocidade semelhante, com menos efeitos indesejáveis

[a]Para as estruturas químicas, consultar Hardman, J.G., Limbird, L.E., Gilman, A.G., Goodman-Gilman A. et al., 2001. Goodman and Gilman's Pharmacological Basis of Therapeutics, 10th ed. McGraw–Hill, New York.

Mecanismo de ação

Os agentes bloqueadores não despolarizantes atuam como antagonistas competitivos (ver Capítulo 2) nos receptores de nACh da placa motora.

A quantidade de ACh liberada por um impulso nervoso normalmente ultrapassa em várias vezes o necessário para desencadear um potencial de ação na fibra muscular (ver Capítulo 3). Portanto, é preciso bloquear de 70 a 80% dos sítios receptores para que a transmissão realmente seja interrompida. Em cada fibra muscular, a transmissão é do tipo tudo ou nada, de modo que graus diferentes de bloqueio representam uma proporção variável de fibras musculares que não respondem. Nessa situação, em que a amplitude do ppm em todas as fibras está próxima do limiar (exatamente acima em algumas, um pouco abaixo em outras), pequenas variações na quantidade do transmissor liberado ou na velocidade de sua destruição terão um grande efeito sobre a proporção de fibras que se contraem. Dessa maneira, o grau de bloqueio tende a variar de acordo com diversas circunstâncias fisiológicas (p. ex., frequência da estimulação, temperatura e atividade da colinesterase), que, de outro modo, têm pouco efeito sobre a eficiência da transmissão.

Os agentes bloqueadores não despolarizantes também bloqueiam os autorreceptores pré-sinápticos facilitadores e, portanto, inibem a liberação da ACh durante a estimulação repetitiva do nervo motor, contribuindo para o fenômeno da "fadiga tetânica", usada por anestesistas para monitorar a recuperação pós-operatória da transmissão neuromuscular.

Efeitos dos fármacos bloqueadores não despolarizantes

Os efeitos dos agentes bloqueadores neuromusculares não despolarizantes se devem sobretudo à paralisia motora, embora alguns desses fármacos também produzam efeitos autônomos clinicamente significativos por meio de bloqueio da transmissão ganglionar.

Os primeiros músculos a serem afetados são os extrínsecos do olho (provocando visão dupla), que lembra a miastenia *gravis*, causada por autoanticorpos contra os nAChR (ver adiante), e os pequenos músculos da face, dos membros e da faringe (ocasionando dificuldade na deglutição). Os músculos respiratórios são os últimos a serem afetados e os primeiros a se recuperarem. Um experimento realizado em 1947, em que um voluntário heroico foi totalmente curarizado enquanto estava consciente sob ventilação artificial, estabeleceu essa sequência ordenada de paralisia e mostrou que a consciência e a percepção da dor eram totalmente normais, mesmo quando a paralisia estava completa.[5]

Efeitos adversos

Um importante efeito indesejado da tubocurarina é a queda da pressão arterial, devido (a) ao bloqueio ganglionar simpático e (b) à liberação de histamina dos mastócitos (ver Capítulo 17), que também pode provocar broncoespasmo em indivíduos sensíveis. Isso não está relacionado com os nAChRs, mas também ocorre com o **atracúrio** e o **mivacúrio**, bem como com alguns fármacos farmacologicamente não relacionados, como a morfina (ver Capítulo 42). Outros fármacos bloqueadores não despolarizantes carecem desses efeitos adversos. O **pancurônio** também bloqueia os mAChRs, particularmente no coração, provocando taquicardia.

Aspectos farmacocinéticos

Os fármacos bloqueadores neuromusculares são administrados por via intravenosa. Diferem nas suas velocidades de início de ação e recuperação (Figura 14.5 e Tabela 14.6).

A maioria dos agentes bloqueadores não despolarizantes é metabolizada pelo fígado ou excretada em sua forma inalterada na urina, com exceção do **atracúrio**, que sofre hidrólise espontânea no plasma, e do **mivacúrio**, que, à semelhança do **suxametônio** (ver adiante), é hidrolisado pela colinesterase do plasma. Sua duração da ação varia entre cerca de 15 minutos e 1 a 2 horas (ver Tabela 14.6), quando então o paciente recupera uma força suficiente para tossir e respirar adequadamente. A via de eliminação é importante, visto que muitos pacientes submetidos a anestesia apresentam comprometimento da função renal ou hepática, o que pode intensificar ou prolongar a paralisia em grau significativo.

O atracúrio, apesar de estável quando armazenado em pH ácido, foi desenvolvido para ser quimicamente instável em pH fisiológico (sendo dividido em dois fragmentos inativos

---

[5] O risco de os pacientes de acordarem paralisados durante a cirurgia e, posteriormente, terem memória disso (consciência durante a anestesia) é um sério problema.

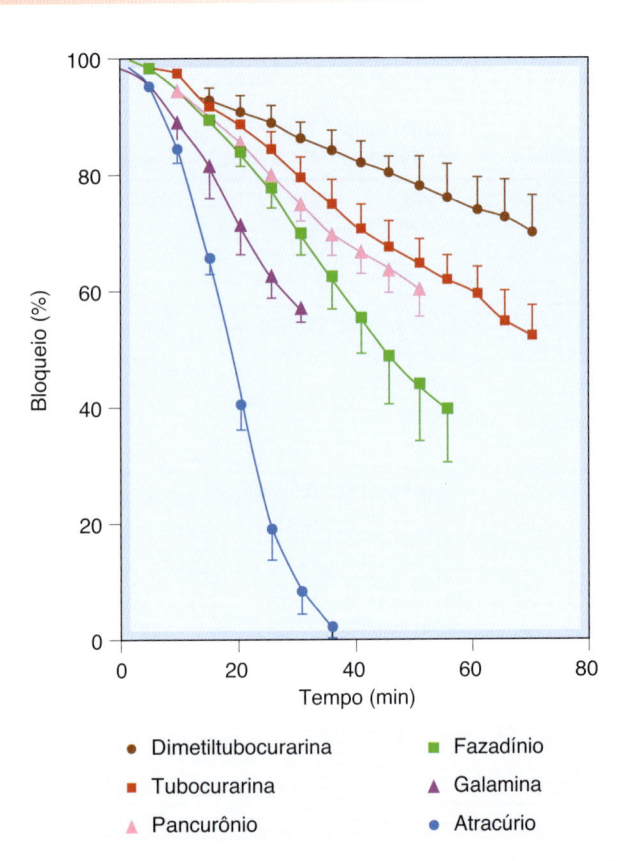

Figura 14.5 Velocidade de recuperação de vários fármacos bloqueadores neuromusculares não despolarizantes em seres humanos. Os fármacos foram administrados por via intravenosa a pacientes submetidos a cirurgia, em doses exatamente suficientes para produzir um bloqueio de 100% da tensão tetânica do músculo adutor do polegar estimulado de modo indireto. A recuperação da tensão foi então acompanhada em função do tempo. (De Payne, J.P., Hughes, R., 1981. Br. J. Anaesth. 53, 45.)

por clivagem em um dos átomos de nitrogênio quaternário). A duração de sua ação é curta e não é afetada pela função renal ou hepática. Entretanto, devido à sua degradação que depende acentuadamente do pH, sua ação é reduzida durante a alcalose respiratória causada por hiperventilação.

A rápida recuperação pós-operatória da força muscular após cirurgia é importante para minimizar as complicações respiratórias. O inibidor da colinesterase, a **neostigmina** (Tabela 14.7), é usado com frequência para reverter a ação dos fármacos não despolarizantes no pós-operatório. É necessária a coadministração de atropina para evitar efeitos parassimpaticomiméticos indesejáveis.

Os fármacos anticolinesterásicos *superam* a ação bloqueadora dos agentes não despolarizantes, visto que a ACh liberada, protegida da hidrólise, pode se difundir ainda mais dentro da fenda sináptica e, assim, ter acesso a uma área mais ampla da membrana pós-sináptica. Assim, as chances de uma molécula de ACh encontrar um receptor não ocupado antes de ser hidrolisada são aumentadas. Esse feito de difusão parece ser mais importante do que uma verdadeira interação competitiva, visto que é improvável poder ocorrer dissociação apreciável do antagonista no curto período de tempo em que a ACh está presente. Em contrapartida, o bloqueio por despolarização não é afetado por fármacos anticolinesterásicos nem mesmo aumentado por meio de potencialização da ação despolarizante da ACh endógena.

Tabela 14.7 Fármacos anticolinesterásicos.

Fármaco	Estrutura	Duração de ação	Principal local de ação	Comentários
Edrofônio		Curta	JNM	Fornece a distinção entre crise miastênica e crise colinérgica em pacientes com miastenia *gravis* Ação muito curta para uso terapêutico
Neostigmina		Média	JNM	Utilizada por via intravenosa para reverter o bloqueio neuromuscular competitivo Usada por via oral no tratamento da miastenia *gravis* Efeitos colaterais viscerais
Fisostigmina		Média	P	Utilizada na forma de colírio para tratamento do glaucoma
Piridostigmina		Média	JNM	Utilizada por via oral no tratamento da miastenia *gravis* Mais bem-absorvida do que a neostigmina e com maior duração de ação
Diflos		Longa	P	Organofosforado altamente tóxico, com ação muito prolongada Tem sido utilizado em forma de colírio para o glaucoma
Ecotiopato		Longa	P	Utilizado na forma de colírio para tratamento do glaucoma Pode causar efeitos sistêmicos
Paration		Longa	–	Convertido em metabólito ativo pela substituição do enxofre por oxigênio Utilizado como inseticida, mas também provoca envenenamento em seres humanos

Outros fármacos anticolinesterásicos desenvolvidos para o tratamento da demência são descritos no Capítulo 41.
JNM, junção neuromuscular; *P*, junção pós-ganglionar parassimpática.

Uma abordagem alternativa para a reversão do bloqueio neuromuscular induzido pelo **rocurônio** ou pelo **vecurônio** consiste no uso de uma ciclodextrina sintética, o **sugamadex**, uma macromolécula que se liga seletivamente a fármacos bloqueadores neuromusculares esteroides na forma de complexo inativo no plasma (Nicholson et al., 2007). O complexo é excretado de modo inalterado na urina. O sugamadex reverte rapidamente o bloqueio, com poucos efeitos indesejáveis.

AGENTES BLOQUEADORES DESPOLARIZANTES

O suxametônio é o único agente despolarizante usado clinicamente. Existem várias diferenças no padrão de bloqueio neuromuscular produzido por mecanismos despolarizantes e não despolarizantes:

- A fasciculação, observada com o suxametônio (ver Tabela 14.6) como prelúdio para paralisia, não ocorre com fármacos não despolarizantes. A gravidade está relacionada à dor muscular pós-operatória apresentada após a administração de suxametônio
- A *fadiga tetânica* (ver anteriormente neste capítulo) ocorre com fármacos bloqueadores não despolarizantes, mas não com o suxametônio, que não bloqueia os nAChRs pré-sinápticos.

Efeitos indesejados e perigos do suxametônio

O suxametônio tem vários efeitos adversos (ver Tabela 14.6), porém continua sendo utilizado para procedimentos de curta duração, devido à rápida recuperação observada após a sua administração intravenosa.

Bradicardia

Pode ser evitada pela atropina e resulta de uma ação muscarínica direta.

Liberação de potássio

O aumento da permeabilidade das placas motoras terminais a cátions provoca perda efetiva de K^+ do músculo e, portanto, uma pequena elevação na concentração plasmática de K^+. Em geral, isso não é importante, mas pode representar um problema após a ocorrência de trauma, queimaduras ou lesões que causam denervação muscular (Figura 14.6). A denervação aumenta a elevação do K^+ plasmático causada pelo suxametônio, visto que faz com que os receptores da ACh se espalhem para regiões da fibra muscular distantes das placas motoras (ver Capítulo 13), de modo que uma área muito maior da membrana se torna sensível ao suxametônio. A hiperpotassemia resultante pode ser suficiente para provocar arritmia ventricular ou parada cardíaca.

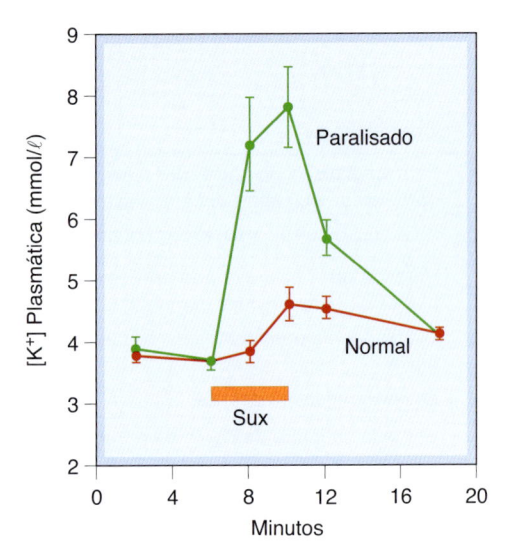

Figura 14.6 Efeito do suxametônio (Sux) sobre a concentração plasmática de potássio em seres humanos. A amostra de sangue foi coletada de veias de drenagem dos membros paralisados e não paralisados de sete pacientes lesionados e submetidos à cirurgia. As lesões tinham provocado degeneração de nervos motores e, portanto, supersensibilidade por denervação dos músculos afetados. (De Tobey, R.E. et al., 1972. Anaesthesiology 37, 322.)

Aumento da pressão intraocular

Os músculos extrínsecos do bulbo do olho são incomuns, visto que contêm uma população de fibras com nAChRs distribuídos ao longo de seu comprimento, em vez de estarem localizados nas placas motoras. Esses músculos respondem ao suxametônio com uma contratura sustentada, aplicando pressão ao bulbo do olho. É particularmente importante evitar essa contratura, se houver lesão do bulbo do olho.

Paralisia prolongada

A ação do suxametônio, administrado na forma de *bolus* intravenoso para obter relaxamento durante a intubação traqueal normalmente dura apenas 2 a 6 minutos, visto que o fármaco é hidrolisado pela colinesterase plasmática. Sua ação é prolongada por vários fatores que reduzem a atividade dessa enzima:

- Variantes genéticas da colinesterase do plasma com atividade reduzida (ver Capítulo 12). Ocorre deficiência grave, suficiente para aumentar a duração de ação para 2 horas ou mais, em aproximadamente em 1 em 3.500 indivíduos. Em casos raros, a enzima está completamente ausente, e a paralisia estende-se por muitas horas. Os testes bioquímicos da atividade enzimática no plasma e sua sensibilidade a inibidores são utilizados clinicamente para diagnosticar esse problema. A genotipagem é possível, porém ainda não é praticável como rastreamento de rotina para evitar o problema
- Fármacos anticolinesterásicos. O uso tópico de organofosforados no tratamento do glaucoma (ver Capítulo 27) pode inibir a colinesterase plasmática e prolongar a ação do suxametônio. Os substratos que competem com a colinesterase plasmática (p. ex., **procaína**, **propanidida**) também podem exibir esse efeito
- Os recém-nascidos podem apresentar baixa atividade da colinesterase plasmática e sofrer paralisia prolongada se forem tratados com suxametônio.

Hipertermia maligna

Trata-se de uma condição hereditária rara, causada por uma mutação do canal de liberação de Ca^{2+} do retículo sarcoplasmático (o receptor para rianodina, ver Capítulo 4), que resulta em espasmo muscular intenso e elevação dramática da temperatura corporal em resposta a certos fármacos (ver Capítulo 12). O suxametônio é atualmente o responsável mais comum. A condição está associada a uma elevada mortalidade (cerca de 65%), e o tratamento consiste na administração de **dantroleno**, um fármaco que inibe a contração muscular ao impedir a liberação de Ca^{2+} do retículo sarcoplasmático.

> **Fármacos bloqueadores neuromusculares**
>
> - Substâncias que bloqueiam a captação neuronal de colina: por exemplo, **hemicolínio** (não utilizado clinicamente)
> - Substâncias que bloqueiam a liberação de acetilcolina: **antibióticos aminoglicosídeos**, **toxina botulínica**
> - Os fármacos utilizados para provocar paralisia durante a anestesia incluem:
>   – Agentes bloqueadores neuromusculares despolarizantes: **suxametônio**, de ação curta e utilizado durante a indução da anestesia e a intubação das vias respiratórias
>   – Agentes bloqueadores neuromusculares não despolarizantes: **tubocurarina**, **pancurônio**, **atracúrio**, **vecurônio**, **mivacúrio**. Esses agentes bloqueiam os receptores nicotínicos de acetilcolina e diferem principalmente na sua duração de ação. São usados para manter o relaxamento neuromuscular durante uma cirurgia ou em pacientes na unidade de terapia intensiva que podem, de outro modo, apresentar espasmos musculares ou movimentos involuntários
> - Características importantes dos fármacos bloqueadores não despolarizantes e despolarizantes:
>   – O bloqueio não despolarizante é revertido por fármacos anticolinesterásicos, mas não o bloqueio despolarizante
>   – Os fármacos esteroidais ("curônio") (**rocurônio**, **vecurônio**) são revertidos pelo **sugamadex**
>   – O bloqueio despolarizante provoca fasciculações iniciais e, com frequência, dor muscular no pós-operatório
>   – O **suxametônio** é hidrolisado pela colinesterase plasmática e, normalmente, tem ação muito curta, porém pode causar paralisia de longa duração em indivíduos com deficiência genética de colinesterase
> - Principais efeitos colaterais: os primeiros derivados do curare causavam bloqueio ganglionar, liberação de histamina e, portanto, hipotensão e broncoconstrição; os fármacos bloqueadores não despolarizantes mais novos apresentam menos efeitos colaterais; o **suxametônio** pode causar bradicardia, arritmias cardíacas em decorrência da liberação de K^+ (particularmente em pacientes com queimaduras ou lesões), aumento da pressão intraocular ou (em raros indivíduos geneticamente suscetíveis), hipertermia maligna.

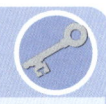

FÁRMACOS QUE ATUAM EM LOCAL PRÉ-SINÁPTICO

FÁRMACOS QUE INIBEM A SÍNTESE DE ACETILCOLINA

As etapas na síntese da ACh nas terminações nervosas pré-sinápticas são mostradas na Figura 14.2. O processo limitante de velocidade parece ser o transporte da colina dentro da terminação nervosa. O **hemicolínio** bloqueia esse transporte e, portanto, inibe a síntese de ACh. Mostra-se útil como ferramenta experimental, porém não tem nenhuma aplicação clínica. Seu efeito bloqueador sobre a transmissão surge lentamente, à medida que as reservas de ACh se esgotam. O **vesamicol**, que atua por meio de bloqueio do transporte da ACh para dentro das vesículas sinápticas, tem efeito semelhante.

FÁRMACOS QUE INIBEM A LIBERAÇÃO DE ACETILCOLINA

A liberação de ACh por um impulso nervoso envolve a entrada de Ca^{2+} na terminação nervosa; o aumento da $[Ca^{2+}]_i$ estimula a exocitose e aumenta a velocidade de liberação quantal (ver Figura 14.2). Os agentes que inibem a entrada de Ca^{2+} incluem o Mg^{2+} e vários antibióticos aminoglicosídeos (p. ex., **estreptomicina** e **gentamicina**; ver Capítulo 52), que podem prolongar de maneira imprevisível a paralisia muscular quando usados clinicamente em pacientes tratados com agentes bloqueadores neuromusculares como coadjuvantes da anestesia geral.

Duas neurotoxinas potentes, a **toxina botulínica** e a **β-bungarotoxina**, atuam especificamente por meio da inibição da liberação de ACh. A toxina botulínica é de interesse científico e clínico particular (ver revisão de Pirazzini et al., 2017). Essas toxinas formam uma família de proteínas produzidas pelo bacilo anaeróbico *Clostridium botulinum*, um microrganismo capaz de se multiplicar em alimentos conservados e que pode causar botulismo, um tipo extremamente grave de intoxicação alimentar.[6] Novas toxinas botulínicas estão sendo descobertas por meio de sequenciamento de nova geração, e a sua farmacologia constitui um foco de interesse atual. A potência da toxina botulínica é extraordinária, sendo a dose letal mínima para um camundongo inferior a 10^{-12} g – o que equivale a apenas alguns milhões de moléculas. Pertence ao grupo de exotoxinas bacterianas potentes, que inclui as toxinas tetânica e diftérica. Essas toxinas apresentam duas subunidades, uma das quais se liga a um receptor de membrana e é responsável pela especificidade celular. Por meio desse mecanismo, a toxina entra na célula, onde a outra subunidade produz o efeito tóxico. As toxinas botulínicas são peptidases, que clivam proteínas específicas envolvidas na exocitose (*sinaptobrevinas, sintaxinas* etc.; ver Capítulo 4), produzindo, assim, bloqueio de longa duração da função sináptica. Cada componente da toxina inativa uma proteína funcional diferente – um ataque notavelmente coordenado por uma simples bactéria contra um componente vital da fisiologia dos mamíferos.

O envenenamento botulínico provoca paralisia parassimpática e motora progressiva, com boca seca, visão turva e dificuldade na deglutição, seguidas de paralisia respiratória progressiva. O tratamento com a antitoxina só será efetivo se for administrado antes do aparecimento dos sintomas, visto que, após ligação da toxina, sua ação não poderá ser revertida. A mortalidade é elevada, e a recuperação leva várias semanas. Os anticolinesterásicos e os fármacos que aumentam a liberação do transmissor são ineficazes para restaurar a transmissão. A **toxina botulínica**, administrada por injeção local, tem diversas aplicações clínicas e cosméticas (uma prova da máxima de Paracelso de que todas as substâncias são venenos e que a distinção depende da dose), incluindo:

- *Blefarospasmo* (espasmo persistente e incapacitante das pálpebras) e outras formas de distúrbios de movimentos involuntários, como *distonia de torção* e *torcicolo espasmódico* (movimentos de rotação dos membros ou do pescoço, respectivamente)
- *Espasticidade* (tônus excessivo dos músculos extensores, associado a anormalidades do cérebro em desenvolvimento ou a lesão durante o parto)
- *Incontinência urinária* associada à hiperatividade da bexiga (administrada por injeção intravesical)
- *Estrabismo* (administrada por injeção nos músculos extrínsecos)
- *Hiper-hidrose* (injetada por via intradérmica na pele da axila) para a sudorese excessiva resistente a outros tratamentos
- *Sialorreia* (secreção salivar excessiva)
- *Profilaxia das cefaleias* (em adultos com enxaqueca crônica e cefaleias frequentes)
- *Rugas da fronte* (injetada por via intradérmica, remove as rugas por meio de paralisia dos músculos superficiais que franzem a pele).

As injeções precisam ser repetidas em intervalos de poucos meses. A toxina botulínica é antigênica e pode perder a sua eficácia, devido à sua imunogenicidade. Existirá risco de paralisia muscular mais generalizada se a toxina se espalhar além da região da injeção.

A β-bungarotoxina é uma proteína encontrada no veneno de várias serpentes da família das najas e tem ação semelhante à da toxina botulínica, porém o seu componente ativo é uma fosfolipase, e não uma peptidase. Esses venenos também contêm α-bungarotoxina (ver Capítulo 3), que bloqueia os receptores de ACh pós-sinápticos. Essas serpentes evidentemente são capazes de morder suas vítimas com o objetivo de provocar paralisia nelas.

FÁRMACOS QUE INTENSIFICAM A TRANSMISSÃO COLINÉRGICA

Os fármacos que aumentam a transmissão colinérgica atuam pela inibição da colinesterase (o grupo principal) ou por um aumento da liberação de ACh. Este capítulo se concentrará nas ações periféricas desses fármacos.

Os fármacos que afetam a transmissão colinérgica do SNC, utilizados no tratamento da demência, são discutidos no Capítulo 40, que também aborda a *atrofia muscular espinal* – uma rara doença genética que se caracteriza por degeneração das células do corno anterior da medula espinal e dos núcleos motores na parte inferior do tronco encefálico, resultando em características clínicas que lembram o botulismo infantil e causadas pela perda de uma proteína de sobrevivência nos motoneurônios. Esses pacientes podem ser tratados com **nusinersena**, um oligonucleotídeo *antisense* desenvolvido para aumentar a expressão da proteína de sobrevivência e administrado por via intratecal (ver Capítulos 5, 39 e 40).

DISTRIBUIÇÃO E FUNÇÃO DA COLINESTERASE

Existem dois tipos distintos de colinesterase, a *AChE* e a *butirilcolinesterase* (BuChE, algumas vezes denominada pseudocolinesterase), com estruturas moleculares estreitamente relacionadas, porém diferindo na sua distribuição,

---

[6]Dentre os surtos mais espetaculares de envenenamento botulínico, destaca-se um incidente em Loch Maree, na Escócia, em 1922, quando todos os oito membros de uma pescaria morreram após consumir patê de pato no almoço. Seus serviçais, que certamente consumiram alimentos mais baratos, sobreviveram. O gerente cometeu suicídio.

especificidade de substrato e funções. Ambas consistem em subunidades catalíticas globulares, que constituem as formas solúveis encontradas no plasma (BuChE) e no líquido cefalorraquidiano (AChE). Em outros locais, as unidades catalíticas estão ligadas a proteínas acessórias, que se ligam como um grupo de balões à membrana basal (na junção neuromuscular) ou à membrana neuronal nas sinapses neuronais (e também, de forma estranha, à membrana dos eritrócitos, nos quais a função da enzima não é conhecida).

A AChE ligada nas sinapses colinérgicas atua ao hidrolisar o transmissor liberado e encerrar rapidamente a sua ação. A AChE solúvel está presente nas terminações nervosas colinérgicas, nas quais desempenha um papel na regulação da concentração de ACh livre e a partir das quais pode ser secretada; a função da enzima secretada não está até agora esclarecida. A AChE é muito específica para a ACh e para ésteres que sejam estreitamente relacionados, como a metacolina. Certos neuropeptídeos, como a substância P (ver Capítulo 19), são inativados pela AChE, porém não se sabe se essa ação tem alguma importância fisiológica. De modo geral, existe uma fraca correspondência entre a distribuição das sinapses colinérgicas e a da AChE tanto no encéfalo quanto na periferia, e, com mais probabilidade, a AChE desempenha funções sinápticas além da eliminação da ACh, embora os detalhes permaneçam incertos (ver revisão de Zimmerman e Soreq, 2006).

A BuChE tem ampla distribuição e é encontrada em vários tecidos, como fígado, pele, cérebro e músculo liso gastrointestinal, bem como em sua forma solúvel no plasma. Não está particularmente associada às sinapses colinérgicas, e sua função fisiológica ainda não está elucidada. Apresenta uma especificidade de substrato mais ampla que a da AChE. Hidrolisa o substrato butirilcolina e outros ésteres, como **procaína**, **suxametônio** e **propanidida** (um agente anestésico de ação curta; ver Capítulo 41), mais rapidamente do que a ACh. A enzima plasmática é importante na inativação desses ésteres. Em casos raros, ocorrem variantes genéticas da BuChE, que são responsáveis por uma redução significativa da atividade enzimática e respondem, em parte, pela variabilidade observada na duração de ação desses fármacos. A curta duração de ação da ACh administrada por via intravenosa (ver Figura 14.1) resulta de sua rápida hidrólise no plasma. Em geral, a AChE (nos eritrócitos) e a BuChE (no plasma) mantêm a ACh plasmática em um baixo nível indetectável, de modo que a ACh é estritamente um neurotransmissor, e não um hormônio.

Tanto a AChE quanto a BuChE pertencem à classe das serinas hidrolases, que abrangem muitas proteases, como a tripsina. O sítio ativo da AChE compreende duas regiões distintas (Figura 14.7): um *sítio aniônico* (resíduo de glutamato), que se liga ao componente de carga positiva (colina) da ACh; e um *sítio esterásico (catalítico)* (histidina + serina). À semelhança de outras serinas hidrolases, o grupo ácido (acetil) do substrato é transferido para o grupo hidroxila da serina, o que deixa (transitoriamente) uma molécula de enzima acetilada e uma molécula de colina livre. A hidrólise espontânea do grupo acetil da serina ocorre rapidamente, e o número global de renovações da AChE é alto ao extremo (são hidrolisadas mais de 10.000 moléculas de ACh por segundo por um único sítio ativo).

FÁRMACOS QUE INIBEM A COLINESTERASE

Os fármacos anticolinesterásicos de ação periférica, resumidos na Tabela 14.7, são classificados em três grupos principais de acordo com a natureza de sua interação com o sítio ativo, que determina a sua duração de ação. A maioria inibe a AChE e a BuChE de modo aproximadamente igual.

Os anticolinesterásicos de ação central, como a **donepezila**, desenvolvidos para o tratamento da demência, são discutidos no Capítulo 40.

Anticolinesterásicos de ação curta

O único fármaco importante desse tipo é o **edrofônio**, um composto de amônio quaternário que só se liga ao sítio aniônico da enzima. A ligação iônica formada é facilmente reversível, e a ação do fármaco é muito breve. Anteriormente, era usado para fins diagnósticos, visto que a melhora da força muscular produzida com o uso de um anticolinesterásico é característica da miastenia *gravis* (ver adiante), mas não quando a fraqueza muscular resulta de outras causas. Todavia, esse teste foi suplantado, em grande parte, por medidas como estimulação nervosa repetitiva e teste sorológico para anticorpos contra o receptor de ACh.

Anticolinesterásicos de duração intermediária

Incluem a **neostigmina** e a **piridostigmina**, que são compostos de amônio quaternário de importância clínica, e a **fisostigmina** (eserina), uma amina terciária, que ocorre naturalmente no feijão de Calabar.[7]

Todos esses fármacos são carbamil ésteres, em vez de acetil ésteres, e todos possuem grupos básicos que se ligam ao sítio aniônico da enzima. A transferência do grupo carbamil para o grupo hidroxila da serina do sítio esterásico ocorre da mesma maneira que com a ACh, porém a enzima carbamilada sofre hidrólise muito mais lentamente (ver Figura 14.7), levando minutos, em vez de microssegundos. Por conseguinte, o fármaco anticolinesterásico é hidrolisado, porém em uma velocidade insignificante em comparação com a ACh, e a recuperação lenta da enzima carbamilada significa que a ação desses fármacos é bastante prolongada.

Anticolinesterásicos irreversíveis

Os anticolinesterásicos irreversíveis (ver Tabela 14.7) são compostos de fósforo pentavalente, que contêm um grupo lábil, como fluoreto (no **diflos**), ou um grupo orgânico (no **paration** e no **ecotiopato**). Esse grupo é liberado, deixando o grupo hidroxila da serina da enzima fosforilado (ver Figura 14.7). Esses compostos organofosforados, dos quais existe um grande número, foram desenvolvidos, em sua maioria, como armas. São exemplos o **sarin** e o **VX** mais potente (diz-se que o contato de 10 mg com a pele pode ser fatal), que ganharam notoriedade como agente de assassinato patrocinado por estados.[8] Alguns são utilizados como pesticidas, bem como na prática clínica; interagem apenas com o sítio esterásico da enzima e não apresentam nenhum grupo catiônico. O **ecotiopato** é uma exceção, visto que tem um grupo de nitrogênio quaternário projetado para se ligar também ao sítio aniônico da enzima.

---

[7]Também conhecido como feijão de ordálio. Na Idade Média, os extratos desses feijões eram usados para determinar a culpa ou a inocência de um indivíduo acusado de crime ou de heresia. A sua morte indicava que ele era culpado.

[8]Em 13 de fevereiro de 2017, Kim Jong-nam, meio-irmão do líder da Coreia do Norte, Kim Jong-un, morreu pouco após um assalto no Aeroporto Internacional de Kuala Lumpur. De acordo com as autoridades, foi assassinado por envenenamento com VX, que foi encontrado em sua face. Posteriormente, as autoridades relataram que uma das mulheres suspeitas de aplicar o agente nervoso apresentara alguns sintomas físicos de envenenamento por VX. O diretor de um programa de pesquisa do Middlebury Institute of International Studies, em Monterey, afirmou que os vapores do VX teriam matado os atacantes suspeitos se eles não tivessem utilizado luvas, sugerindo que o VX tinha sido aplicado como dois componentes não letais que se misturariam para formar o VX apenas na face da vítima (Wikipedia, acessada em 9 de junho, 2021).

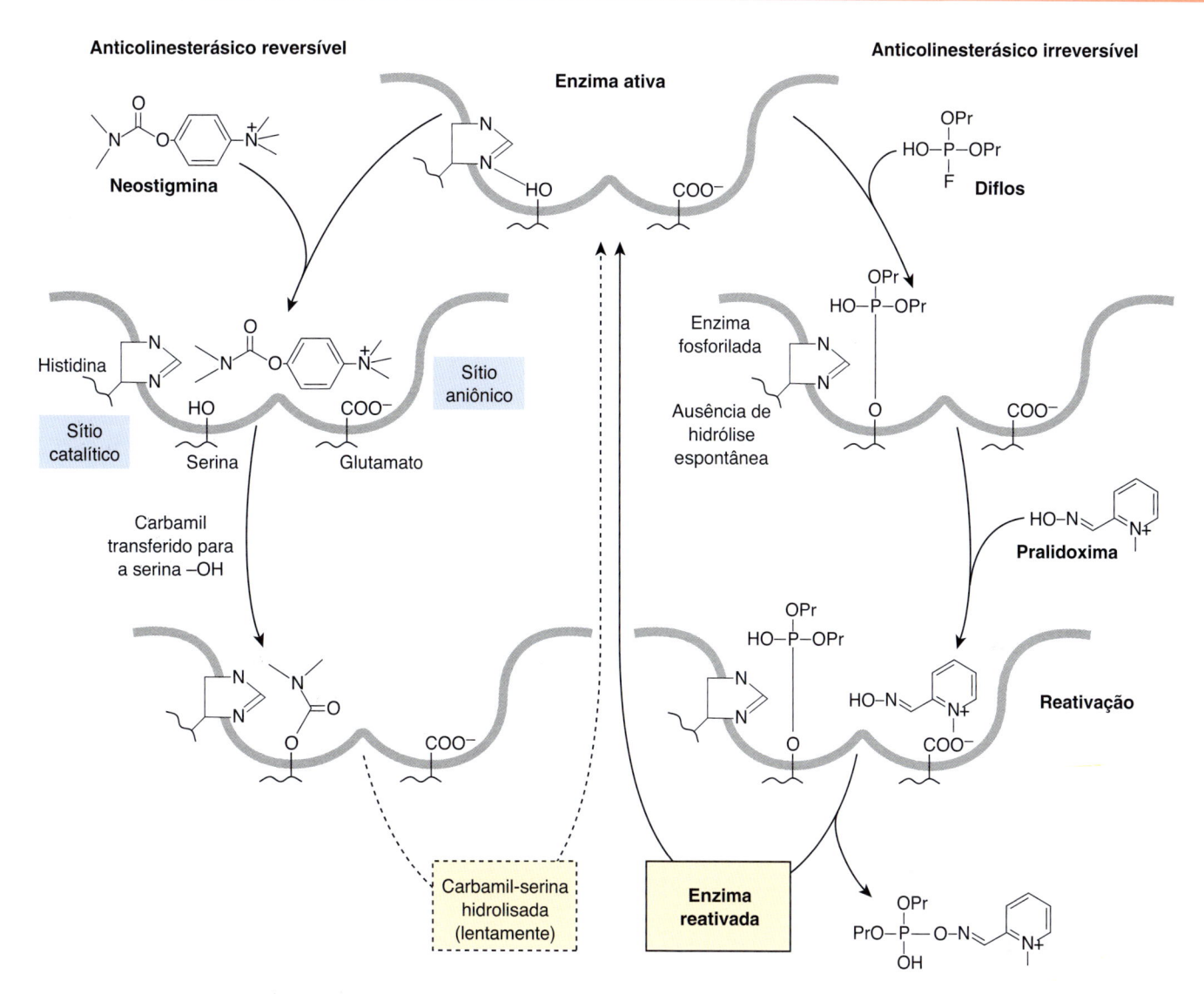

Figura 14.7 Ação dos fármacos anticolinesterásicos. Anticolinesterásico reversível (*neostigmina*): a recuperação da atividade por hidrólise da enzima carbamilada exige muitos minutos. Anticolinesterásico irreversível (*diflos*): reativação da enzima fosforilada pela pralidoxima. A representação do sítio ativo é puramente esquemática e não é representativa da estrutura molecular real.

A enzima fosforilada inativa geralmente é muito estável. No caso de substâncias como o diflos, não ocorre hidrólise apreciável, e a recuperação da atividade enzimática depende da síntese de novas moléculas da enzima, um processo que pode levar várias semanas. Com outros fármacos, como o ecotiopato, a hidrólise é observada no decorrer de alguns dias, de modo que a sua ação não é estritamente irreversível. O diflos e o paration são substâncias apolares voláteis com lipossolubilidade muito alta, que sofrem rápida absorção através das membranas mucosas e até mesmo através da pele intacta e na cutícula dos insetos; o uso desses agentes como gases de arma química ou como inseticidas baseia-se nessa propriedade. A ausência de um grupo quaternário que confere especificidade significa que a maioria desses fármacos também bloqueia outras serinas hidrolases (p. ex., tripsina, trombina), embora seus efeitos farmacológicos decorram principalmente da inibição da colinesterase.

Efeitos dos fármacos anticolinesterásicos

Alguns compostos organofosforados são capazes de produzir também uma forma grave de neurotoxicidade.

Os inibidores da colinesterase afetam as sinapses colinérgicas periféricas (gânglios autônomos, junção neuromuscular e nervos parassimpáticos pós-ganglionares), bem como as centrais.

Efeitos sobre as sinapses colinérgicas autonômicas

Refletem principalmente o aumento da atividade da ACh nas sinapses pós-ganglionares parassimpáticas – ou seja, aumento das secreções das glândulas salivares, lacrimais, brônquicas e gastrointestinais; aumento da atividade peristáltica; broncoconstrição; bradicardia e hipotensão; constrição pupilar; fixação da acomodação da visão para perto; e queda da pressão intraocular –, designadas como efeitos "parassimpaticomiméticos". Além disso, a administração de grandes doses pode estimular e, posteriormente, bloquear os gânglios autônomos, produzindo efeitos autônomos complexos. O bloqueio, quando ocorre, consiste em bloqueio por despolarização e está associado a um acúmulo de ACh no plasma e nos líquidos corporais. A neostigmina e a piridostigmina tendem a afetar mais a transmissão neuromuscular do que o sistema autônomo, enquanto a fisostigmina e os organofosforados exibem o padrão reverso. A razão disso não está bem esclarecida, porém o uso terapêutico tira proveito dessa seletividade parcial.

A intoxicação aguda por anticolinesterásicos (p. ex., por contato com inseticidas ou gases tóxicos usado como arma química) provoca bradicardia grave, hipotensão e dificuldade na respiração. Juntamente com bloqueio neuromuscular despolarizante e efeitos centrais (ver adiante), o resultado pode ser fatal.

Efeitos sobre a junção neuromuscular

Os anticolinesterásicos aumentam a tensão de contração de um músculo estimulado por meio de seu nervo motor, devido à descarga repetitiva nas fibras musculares causadas pelo prolongamento do ppm. Em geral, a ACh é hidrolisada tão rapidamente, que cada estímulo dá início apenas a um potencial de ação na fibra muscular; entretanto, quando a AChE é inibida, isso é convertido em uma curta série de potenciais de ação na fibra muscular e, portanto, em maior tensão. Muito mais importante é o efeito produzido quando a transmissão é bloqueada por um agente bloqueador não despolarizante, como o pancurônio. Nesse caso, a adição de um anticolinesterásico pode restaurar de maneira drástica a transmissão. Se uma grande proporção dos receptores for bloqueada, a maior parte das moléculas de ACh normalmente encontrará uma molécula de AChE e será destruída por ela antes de alcançar um receptor livre. A inibição da AChE proporciona às moléculas de ACh uma maior chance de encontrar um receptor livre antes de serem destruídas e, portanto, aumenta um ppm, de modo que possa alcança o limiar. Na miastenia *gravis* (ver adiante) a transmissão falha, visto que há um número muito pequeno de receptores de ACh funcionais, e a inibição da colinesterase melhora a transmissão, assim como o faz na presença de um antagonista competitivo.

Em grandes doses, como as que podem ocorrer na intoxicação, os anticolinesterásicos a princípio provocam espasmos musculares, por causa da liberação espontânea de ACh, que pode dar origem a ppms que alcançam o limiar de disparo. Posteriormente, pode ocorrer paralisia, devido ao bloqueio por despolarização, que está associado ao acúmulo de ACh.

Efeitos sobre o SNC

Os compostos terciários, como a fisostigmina, e os organofosforados apolares atravessam livremente a barreira hematoencefálica e afetam o encéfalo. O resultado consiste em excitação inicial, com possíveis convulsões, seguidas de depressão, que pode causar perda da consciência e insuficiência respiratória. Esses efeitos centrais resultam sobretudo da ativação dos mAChRs e são antagonizados pela atropina. O uso de anticolinesterásicos no tratamento da demência é discutido no Capítulo 40.

Neurotoxicidade tardia dos organofosforados

Muitos organofosforados podem provocar um tipo grave de degeneração tardia de nervos periféricos, levando à fraqueza progressiva e perda sensorial. Esse problema não é observado com os anticolinesterásicos usados clinicamente; todavia, em certas ocasiões, resulta de envenenamento por inseticidas ou por gases neurotóxicos. Em 1931, cerca de 20 mil norte-americanos, segundo as estimativas, foram afetados, alguns de modo fatal, pela contaminação de suco de fruta com um inseticida organofosforado, e foram relatados outros surtos semelhantes. O mecanismo dessa reação é apenas parcialmente compreendido, mas parece resultar da inibição de uma *esterase-alvo de neuropatia*, distinta da colinesterase. A exposição crônica e em baixo nível de agricultores e outros profissionais a pesticidas organofosforados tem sido associada a distúrbios neurocomportamentais (Blanc-Lapierre et al., 2013). Outras serinas hidrolases, além da AChE, podem ser alvos secundários de organofosforados, incluindo esterase-alvo de neuropatia, lipases e hidrolases de endocanabinoides (Casida, 2017).

Os principais usos dos anticolinesterásicos estão resumidos no boxe clínico a seguir.

REATIVAÇÃO DA COLINESTERASE

A hidrólise espontânea da colinesterase fosforilada é extremamente lenta, de modo que o envenenamento por organofosforados exige cuidados de suporte prolongados. A **pralidoxima** (ver Figura 14.7) reativa a enzima ao colocar um grupo oxima em estreita proximidade com o sítio esterásico fosforilado. Esse grupo é um nucleófilo forte, que atrai o grupo fosfato, afastando-o do grupo hidroxila da serina da enzima. A Figura 14.8 mostra a eficácia da pralidoxima na reativação da atividade da colinesterase plasmática de um indivíduo que sofreu envenenamento. A principal limitação a seu uso como antídoto do envenenamento por organofosforados é o fato de que, em poucas horas, a enzima fosforilada sofre uma mudança química ("envelhecimento"), que faz com que não seja mais suscetível à reativação, razão pela qual a pralidoxima precisa ser administrada logo no início a fim de atuar. A pralidoxima não atravessa o encéfalo, porém foram desenvolvidos compostos relacionados para o tratamento dos efeitos centrais do envenenamento por organofosforados.

> **Colinesterase e fármacos anticolinesterásicos**
>
> - Existem duas formas principais de colinesterase: a *acetilcolinesterase* (AChE), que está principalmente ligada às membranas, é de certo modo específica para a acetilcolina, sendo responsável pela rápida hidrólise da acetilcolina nas sinapses colinérgicas; e a *butirilcolinesterase* (BuChE) ou pseudocolinesterase, que é relativamente não seletiva e é encontrada no plasma e em muitos tecidos. Ambas as enzimas pertencem à família das serinas hidrolases
> - Os fármacos anticolinesterásicos são classificados em três tipos principais: de ação curta (**edrofônio**), de ação de duração média (**neostigmina**, **fisostigmina**) e irreversíveis (**organofosforados**, **diflos**, **ecotiopato**). Diferem quanto à natureza de sua interação química com o sítio ativo da colinesterase
> - Os efeitos dos fármacos anticolinesterásicos resultam principalmente do aumento da transmissão colinérgica nas sinapses colinérgicas autonômicas e na junção neuromuscular. Os anticolinesterásicos que atravessam a barreira hematoencefálica (p. ex., **fisostigmina**, organofosforados) também exercem efeitos acentuados sobre o SNC. Os efeitos autonômicos consistem em bradicardia, hipotensão, secreções excessivas, broncoconstrição, hipermotilidade gastrointestinal e diminuição da pressão intraocular. A ação neuromuscular provoca fasciculação muscular e aumento da tensão de contração, podendo provocar bloqueio por despolarização
> - É possível que ocorra envenenamento por anticolinesterásicos devido à exposição a inseticidas ou gases neurotóxicos ou por superdosagem não intencional de pacientes que tomam esses fármacos para aliviar os sintomas da miastenia ***gravis***.

Usos clínicos dos fármacos anticolinesterásicos

- Para reverter a ação de fármacos bloqueadores neuromusculares não despolarizantes após cirurgia (**neostigmina**). Deve-se administrar um antagonista muscarínico (p. ex., **atropina**) a fim de limitar os efeitos parassimpaticomiméticos
- Para tratamento da miastenia *gravis* (**neostigmina** ou **piridostigmina**)
- O **edrofônio**, um fármaco de ação curta, administrado por via intravenosa, foi utilizado no passado para o diagnóstico de miastenia *gravis*, porém esse método de avaliação não é confiável e exige a disponibilidade de reanimação para lidar com reações adversas graves. O teste com edrofônio diferencia a crise miastênica da colinérgica em pacientes com miastenia *gravis* com deterioração aguda durante o tratamento com inibidor da colinesterase
- Doença de Alzheimer (p. ex., **donepezila**; ver Capítulo 40).

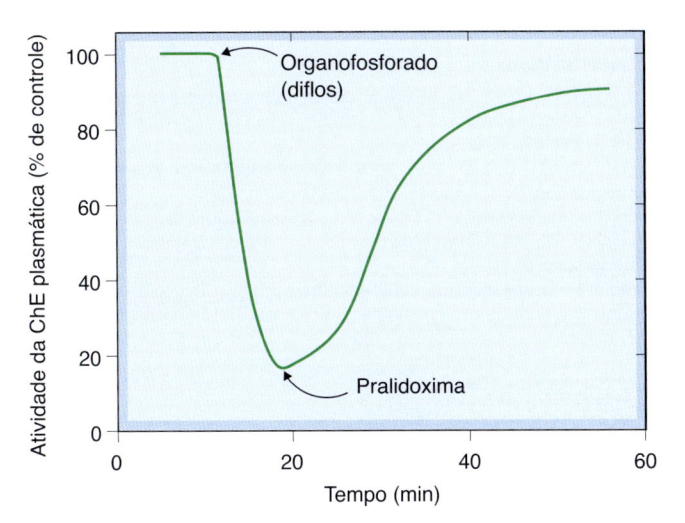

Figura 14.8 Reativação da colinesterase (ChE) plasmática em um voluntário por administração intravenosa de pralidoxima.

Miastenia gravis

A junção neuromuscular raramente falha, e dois dos poucos distúrbios que a afetam são a miastenia *gravis* e a síndrome miastênica de Lambert-Eaton (ver adiante). A miastenia *gravis* acomete cerca de 1 em 2 mil indivíduos, frequentemente – mas nem sempre – mulheres jovens que são suscetíveis a distúrbios autoimunes. Caracteriza-se por fraqueza e aumento da fatigabilidade dos músculos esqueléticos, em decorrência do comprometimento da transmissão neuromuscular. A tendência à falha da transmissão durante atividades repetitivas pode ser observada na Figura 14.9. Os músculos são incapazes de produzir contrações prolongadas, resultando na característica queda das pálpebras e visão dupla na tentativa de manter o olhar lateral. A eficácia dos fármacos anticolinesterásicos na melhora da força muscular de indivíduos com miastenia foi descoberta em 1931, muito antes da compreensão da fisiopatologia da doença.

A causa da falha na transmissão consiste em uma resposta autoimune aos nAChRs da junção neuromuscular, identificada pela primeira vez em estudos apontando que o número de sítios de ligação da bungarotoxina nas placas motoras de pacientes miastênicos estava reduzido em cerca de 70%,

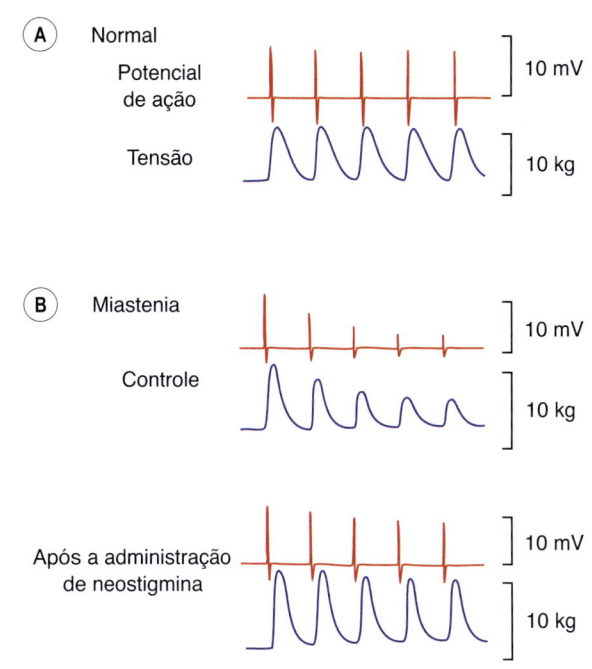

Figura 14.9 Transmissão neuromuscular em um indivíduo normal e em um paciente com miastenia *gravis*. A atividade elétrica foi registrada com um eletrodo de agulha no músculo adutor do polegar em resposta à estimulação do nervo ulnar (3 Hz) no punho. No indivíduo normal, as respostas elétrica e mecânica são bem sustentadas. No paciente miastênico, a transmissão falha rapidamente quando o nervo é estimulado. O tratamento com *neostigmina* melhora a transmissão. (De Desmedt, J.E., 1962. Bull. Acad. R. Med. Belg. VII 2, 213.)

em comparação com o observado em indivíduos normais. Acreditou-se que a miastenia tivesse uma base imunológica, visto que a doença é algumas vezes acompanhada de tumor do timo, e a remoção do timo melhora os sintomas motores. A imunização de coelhos com receptores de ACh purificados provoca, depois de certo período, um distúrbio que lembra a *miastenia gravis* humana. A presença de anticorpos específicos contra a proteína do receptor de ACh pode ser detectada no soro de pacientes miastênicos, porém a razão pela qual há desenvolvimento de uma resposta autoimune nos seres humanos é desconhecida (Gilhus, 2016).

A melhora da função neuromuscular obtida com tratamento com anticolinesterásicos (mostrada na Figura 14.9) pode ser notável; entretanto, se a doença progredir muito, o número de receptores remanescentes pode não ser suficiente para produzir um ppm adequado, e os fármacos anticolinesterásicos deixam de ser efetivos.

As abordagens alternativas para o tratamento da miastenia consistem na remoção dos anticorpos circulantes por plasmaférese, que é transitoriamente efetiva, ou, para a obtenção de um efeito mais prolongado, na inibição da produção de anticorpos por meio de fármacos imunossupressores (p. ex., **prednisolona**, **azatioprina**, **micofenolato**, **ciclosporina** e **tacrolimo**; ver Capítulo 25) ou timectomia.

OUTROS FÁRMACOS QUE INTENSIFICAM A TRANSMISSÃO COLINÉRGICA

Há muitos anos, foi constatado que o **tetraetilamônio**, um bloqueador dos canais de potássio e bloqueador ganglionar, tinha a capacidade de reverter a ação bloqueadora neuromuscular da tubocurarina ao prolongar o potencial de ação na terminação nervosa e, assim, aumentar a liberação de transmissor induzida por estimulação nervosa. Posteriormente, foram desenvolvidos fármacos bloqueadores dos canais de potássio mais potentes e seletivos, como a **amifampridina**. Esses fármacos não são seletivos para os nervos colinérgicos, porém aumentam a liberação induzida de muitos transmissores diferentes. A amifampridina é utilizada no tratamento da fraqueza muscular associada à síndrome miastênica de Lambert-Eaton, uma complicação de determinadas doenças neoplásticas, nas quais a liberação de ACh é inibida quando anticorpos antitumorais apresentam reação cruzada com canais de Ca^{2+} e os inibem na membrana pré-juncional.

BIBLIOGRAFIA E LEITURA COMPLEMENTAR

Receptores de acetilcolina

Bouzat, C., Sine, S.M., 2018. Nicotinic acetylcholine receptors at the single-channel level. Br. J. Pharmacol. 175, 1789–1804.

Dinely, K.T., Pandya, A.A., Yakel, J.L., 2015. Nicotinic ACh receptors as therapeutic targets in CNS disorders. Trends Pharmacol. Sci. 36, 96–108.

Jakubik, J., El-Fakahany, E.E., 2020. Current advances in allosteric modulation of muscarinic receptors. Biomolecules 10, 325.

Kalamida, D., Poulas, K., Avramopoulou, V., et al., 2007. Muscle and neuronal nicotinic acetylcholine receptors: structure, function and pathogenicity. FEBS J. 274, 3799–3845.

Kruse, A.C., Kobilka, B.K., Gautam, D., et al., 2014. Muscarinic acetylcholine receptors: novel opportunities for drug development. Nat. Rev. Drug Discov. 13, 549–560.

Southan, C., Sharman, J.L., Benson, H.E., et al., 2016. The IUPHAR/BPS guide to pharmacology in 2016: towards curated quantitative interactions between 1300 protein targets and 6000 ligands. Nucleic Acids Res. 44 (Database Issue), D1054–D1068.

Transmissão colinérgica

Gilhus, N.E., 2016. Myasthenia gravis. N. Engl. Med. 375, 2570–2581.

He, X., Zhao, M., Bi, X., et al., 2015. Novel strategies and underlying protective mechanisms of modulation of vagal activity in cardiovascular diseases. Br. J. Pharmacol. 172, S489–S500.

Fármacos que afetam a junção neuromuscular

Nicholson, W.T., Sprung, J., Jankowski, C.J., 2007. Sugammadex: a novel agent for the reversal of neuromuscular blockade. Pharmacotherapy 27, 1181–1188.

Pirazzini, M., Rossetto, O., Eleopra, R., Montecucco, C., 2017. Botulinum neurotoxins: biology, pharmacology, and toxicology. Pharmacol. Rev. 69, 200–235.

Colinesterase

Blanc-Lapierre, A., Bouvier, G., Gruber, A., 2013. Cognitive disorders and occupational exposure to organophosphates: results from the PHYTONER Study. Am. J. Epidemiol. 177, 1086–1096.

Casida, J., 2017. Organophosphate xenobiotic toxicology. Ann. Rev. Pharmacol. Toxocol. 57, 309–327.

Zimmerman, G., Soreq, H., 2006. Termination and beyond: acetylcholinesterase as a modulator of synaptic transmission. Cell Tissue Res. 326, 655–669.

Leituras adicionais

Changeux, J.P., 2012. The nicotinic acetylcholine receptor: the founding father of the pentameric ligand-gated ion channel superfamily. J. Biol. Chem. 287, 40207–40215.

Fagerlund, M.J., Eriksson, L.I., 2009. Current concepts in neuromuscular transmission. Br. J. Anaesth. 103, 108–114.

Nicholls, J.G., Martin, A.R., Fuchs, P.A., Brown, D.A., Diamond, M.E., Weisblat, D., 2012. From Neuron to Brain, fifth ed. Sinauer, Sunderland.

Wessler, I., Kirkpatrick, C.J., 2020. Cholinergic signaling controls immune functions and promotes homeostasis. Int. Immunopharm. 83, 106345.

Mediadores Químicos • SEÇÃO 2

15

Transmissão Noradrenérgica

CONSIDERAÇÕES GERAIS

Os neurônios noradrenérgicos periféricos e as estruturas que eles inervam são componentes fundamentais da função autonômica e constituem os alvos de muitos fármacos terapêuticos de grande importância clínica. Neste capítulo, descreveremos a fisiologia dos neurônios noradrenérgicos e as propriedades dos receptores adrenérgicos (receptores sobre os quais atuam a noradrenalina e a adrenalina) e discutiremos as várias classes de fármacos que os afetam. Para maior facilidade de referência, muitas das informações específicas de fármacos estão resumidas em tabelas.

CATECOLAMINAS

As catecolaminas contêm um grupo catecol (um anel de benzeno com dois grupos hidroxila adjacentes) e uma cadeia lateral de amina (Figura 15.1). As mais importantes são:

- *Noradrenalina* (*norepinefrina*), um transmissor liberado pelas terminações nervosas simpáticas
- *Adrenalina* (*epinefrina*), um hormônio secretado pelas células cromafins na medula da suprarrenal
- *Dopamina*, o precursor metabólico da noradrenalina e da adrenalina, além de ser um transmissor/neuromodulador no sistema nervoso central (SNC)
- *Isoprenalina* (*isoproterenol*), um derivado sintético da noradrenalina e um composto farmacológico.

CLASSIFICAÇÃO DOS RECEPTORES ADRENÉRGICOS

Em 1896, Oliver e Schafer descobriram que a injeção intravenosa de extratos de glândulas suprarrenais em gatos anestesiados provocou uma elevação da pressão arterial. A adrenalina foi identificada como o princípio ativo e, em 1913, Dale demonstrou que ela produzia dois tipos distintos de efeitos vasculares, isto é, vasoconstrição em certos leitos vasculares e vasodilatação em outros. Dale demonstrou que o componente vasoconstritor desaparecia se o animal recebesse em primeiro lugar uma injeção de derivado do *ergot* (esporão do centeio)[1] (ver Capítulo 16), e observou que a adrenalina causava, em seguida, uma queda da pressão arterial, em vez de elevação, lembrando a sua demonstração dos componentes muscarínico e nicotínico separados da ação

---

[1] Dale era um novo funcionário nos laboratórios da indústria farmacêutica Wellcome, cuja tarefa era verificar a potência de lotes de adrenalina provenientes da fábrica. Ele testou um lote no fim de 1 dia de experimentação em um gato ao qual já tinha administrado uma preparação de *ergot* (esporão do centeio). Como o resultado foi a queda da pressão arterial, em vez de a elevação esperada, Dale aconselhou que toda a remessa de alto custo fosse rejeitada. Sem que ele soubesse, a mesma amostra para teste lhe foi fornecida alguns dias depois, e dessa vez ele a considerou normal. Não há registro de como Dale explicou esse fato à administração da Wellcome.

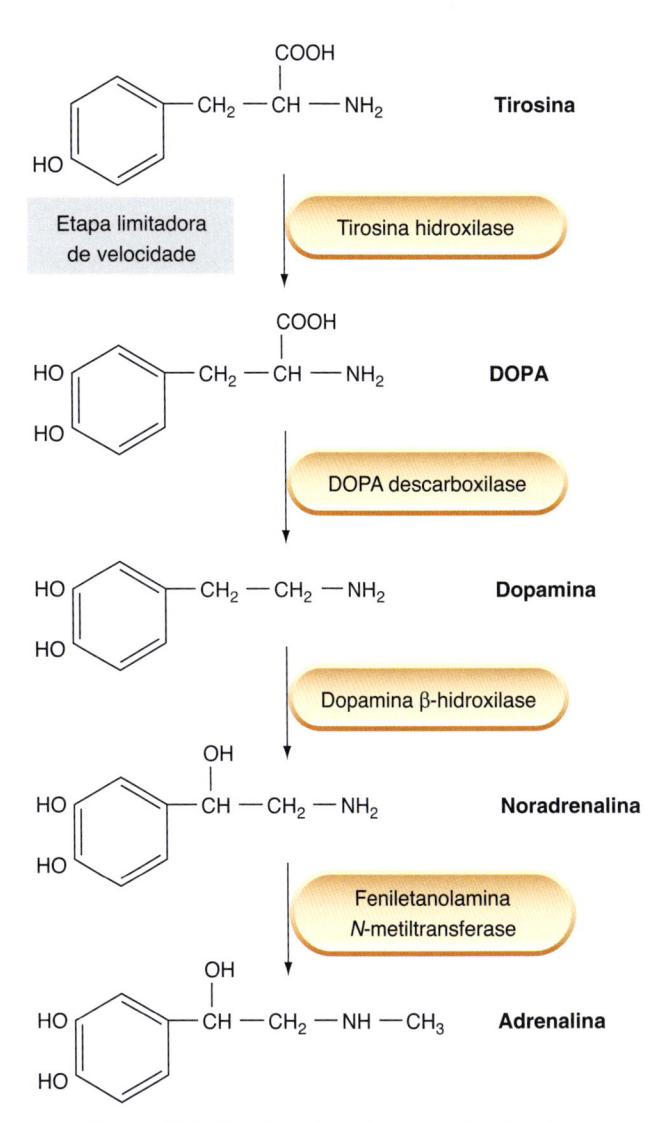

Figura 15.1 Estrutura das principais catecolaminas.

da acetilcolina (ver Capítulo 14). Ele evitou interpretar essa observação em termos de diferentes tipos de receptores, porém pesquisas farmacológicas posteriores, iniciadas com as de Ahlquist, mostraram de maneira clara a existência de várias subclasses de receptores adrenérgicos, com distribuições e ações distintas nos tecidos (Tabela 15.1).

Em 1948, Ahlquist constatou que a ordem das potências de várias catecolaminas, incluindo a adrenalina, a noradrenalina e a isoprenalina, seguia dois padrões distintos, dependendo da resposta que estava sendo medida. Ele postulou a existência de dois tipos de receptores, α e β, definidos com base nas potências dos agonistas, da seguinte maneira:

α: noradrenalina > adrenalina > isoprenalina
β: isoprenalina > adrenalina > noradrenalina

Tabela 15.1 Distribuição e ações dos receptores adrenérgicos.

Tecidos e efeitos	α_1	α_2	β_1	β_2	β_3
Músculo liso					
Vasos sanguíneos	Constrição	Constrição/dilatação	–	Dilatação	–
Brônquios	Constrição	–	–	Dilatação	–
Sistema gastrointestinal	Relaxamento	Relaxamento (efeito pré-sináptico)	–	Relaxamento	–
Esfíncteres gastrointestinais	Contração	–	–	–	–
Útero	Contração	–	–	Relaxamento	–
Músculo detrusor da bexiga	–	–	–	Relaxamento	Relaxamento
Esfíncter da bexiga	Contração	–	–	–	–
Glândulas seminais	Contração	–	–	Relaxamento	–
Íris (músculo radial)	Contração	–	–	–	–
Músculo ciliar	–	–	–	Relaxamento	–
Coração					
Frequência cardíaca	–	–	Aumento	Aumento[a]	–
Força de contração	–	–	Aumento	Aumento[a]	–
Outros tecidos/células					
Músculo esquelético	–	–	–	Tremor; Aumento da massa muscular e velocidade de contração; Glicogenólise	Termogênese
Fígado (hepatócitos)	Glicogenólise	–	–	Glicogenólise	–
Gordura (adipócitos)	–	–	–	–	Lipólise; Termogênese
Ilhotas pancreáticas (linfócitos B)	–	Diminuição da secreção de insulina	–	–	–
Glândulas salivares	Liberação de K⁺	–	Secreção de amilase	–	–
Plaquetas	–	Agregação	–	–	–
Mastócitos	–	–	–	Inibição da liberação de histamina	–
Tronco encefálico	–	Inibição do efluxo simpático	–	–	–
Terminações nervosas					
Adrenérgicas	–	Diminuição da liberação	–	Aumento da liberação	–
Colinérgicas	–	Diminuição da liberação	–	–	–

[a]Normalmente, trata-se de um componente menor, mas que pode se tornar significativo na insuficiência cardíaca.

Foi reconhecido, então, que determinados alcaloides do *ergot* (esporão do centeio), que Dale havia estudado, atuavam como antagonistas seletivos dos receptores α, e que o experimento de reversão da adrenalina de Dale refletia a manifestação dos efeitos β da adrenalina pelo bloqueio dos receptores α. Antagonistas seletivos dos receptores β só foram desenvolvidos a partir de 1955, quando seus efeitos confirmaram por completo a classificação original de Ahlquist e sugeriram a existência de subdivisões adicionais de ambos os receptores α e β. Depois, constatou-se que existem dois subtipos de receptores α (α_1 e α_2), cada um formado por três subclasses adicionais (α_{1A}, α_{1B}, α_{1D} e α_{2A}, α_{2B}, α_{2C}) e três subtipos de receptores β (β_1, β_2 e β_3) – ao todo, nove subtipos distintos –, e todos consistem em receptores acoplados à proteína G típicos (Tabela 15.2). Existem variantes genéticas de ambos os receptores β_1 e β_2 em seres humanos, que influenciam os efeitos dos agonistas e dos antagonistas (Ahles e Engelhardt, 2014). Evidências obtidas de agonistas e de antagonistas específicos, bem como estudos sobre camundongos nocaute para receptores, mostraram que os receptores α_1 são particularmente importantes no sistema cardiovascular e nas vias urinárias inferiores, enquanto os

Tabela 15.2 Características dos receptores adrenérgicos.

	$\alpha_{1(A,B,D)}$	$\alpha_{2(A,B,D)}$	β_1	β_2	β_3
Acoplamento à proteína G	G_q	G_i/G_o	G_S	G_S	G_S
Segundos mensageiros e efetores	Ativação da fosfolipase C ↑ Trifosfato de inositol ↑ Diacilglicerol ↑ Ca^{2+}	↓ AMPc ↓ Canais de cálcio ↑ Canais de potássio	↑ AMPc	↑ AMPc	↑ AMPc
Ordem de potência dos agonistas	NA > A >> ISO	A > NA >> ISO	ISO > NA > A	ISO > A > NA	ISO > NA = A
Agonistas seletivos	Fenilefrina Midodrina Metoxamina	Clonidina (também atua por meio do receptor I_1)	Dobutamina Xamoterol	Salbutamol Terbutalina Salmeterol Formoterol Clembuterol	Mirabegrona
Antagonistas seletivos	Prazosina Doxazosina	Ioimbina Idazoxano	Atenolol Metoprolol	Butoxamina	–

A, adrenalina; *ISO*, isoprenalina; *NA*, noradrenalina.

receptores α_2 são predominantemente neuronais e atuam por meio da inibição da liberação do transmissor, tanto no cérebro quanto nas terminações nervosas autônomas na periferia. O subtipo α_{2B} parece estar envolvido na neurotransmissão na medula espinal, enquanto α_{2C} está envolvido na regulação da liberação de catecolaminas pela medula da suprarrenal (Alexander et al., 2019), porém as funções distintas das diferentes subclasses de receptores α_1 e α_2-adrenérgicos permanecem, em sua maior parte, sem definição clara e, com frequência, são coexpressas nos mesmos tecidos e podem formar heterodímeros, o que dificulta uma análise farmacológica.

Receptores α_2-adrenérgicos e receptores de imidazolina (I). O fármaco anti-hipertensivo **clonidina** (ver mais adiante) foi sintetizado na década de 1960. Atua no SNC para reduzir o fluxo simpático e demonstrou ser um agonista dos receptores α_2-adrenérgico. Posteriormente, Bousquet et al. descobriram que a clonidina interage não apenas com os receptores α_2-adrenérgicos, mas também com um sítio de ligação distinto de preferência da imidazolina, localizado no tronco encefálico, em particular no núcleo reticular lateral do bulbo rostroventral. Depois, foram identificados três subtipos (I_1, I_2 e I_3), e pelo menos alguns são acoplados à proteína G, embora as estruturas do receptor ainda não tenham sido elucidadas. Os agonistas endógenos permanecem enigmáticos, porém foram identificados vários potenciais candidatos. Experimentos com microinjeção mostraram que agonistas seletivos em I_1 e nos receptores α_2-adrenérgicos atuam independentemente um do outro para reduzir a pressão arterial, mas têm ação sinérgica entre si quando ambos os receptores são estimulados. Os agonistas I_2 produzem analgesia e os agonistas I_3, embora muito menos estudados, podem produzir efeitos metabólicos ao influenciar a secreção de insulina pelos linfócitos B do pâncreas. Há um interesse contínuo no potencial terapêutico de fármacos dessa classe (ver Bousquet et al., 2020, para uma revisão).

Cada um dos três principais subtipos de receptores adrenérgicos está associado a um sistema específico de segundos mensageiros (ver Tabela 15.2). Assim, os receptores α_1 estão acoplados pela G_q à fosfolipase C e produzem seus efeitos principalmente pela liberação de Ca^{2+} intracelular. Os receptores α_2 acoplam-se pela G_i/G_o para inibir a adenilato ciclase e, desse modo, reduzem a formação de AMPc, além de inibir os canais de Ca^{2+} e ativar os canais de K^+. Todos os três tipos de receptores β acoplam-se à G_s para estimular a adenilato ciclase e as vias de transdução subsequentes, por exemplo, as quinases envolvidas em ações tróficas (ver Capítulo 3 e mais adiante neste capítulo). Os principais efeitos dos adrenoceptores e os medicamentos que atuam sobre eles estão mostrados nas Tabelas 15.1 e 15.2.

A distinção entre os receptores β_1 e β_2 é crucial, pois os receptores β_1 estão localizados principalmente no coração, onde são responsáveis pelos efeitos inotrópicos e cronotrópicos positivos das catecolaminas (ver Capítulo 20). Por outro lado, os receptores β_2 promovem o relaxamento do músculo liso em diversos órgãos, sendo muito importantes nos pulmões, onde relaxam os bronquíolos e aliviam a broncoconstrição em indivíduos asmáticos (ver Capítulo 28). Os efeitos cardíacos podem ser prejudiciais, predispondo a disritmias cardíacas e aumentando a demanda de oxigênio do miocárdio (ver Capítulo 20); em consequência, foram feitos consideráveis esforços para descobrir agonistas seletivos de β_2 que relaxem o músculo liso sem afetar o coração, e antagonistas seletivos de β_1 que exerçam um efeito bloqueador útil no coração sem bloquear os receptores β_2 (ver Tabela 15.1). Os fármacos disponíveis não são totalmente específicos, e os antagonistas β_1 seletivos comercializados têm, uma considerável afinidade pelos receptores β_2, o que pode causar efeitos adversos em indivíduos asmáticos, como broncoconstrição ou diminuição da resposta broncodilatadora aos agonistas β_2.

Em relação ao controle vascular, é importante observar que os subtipos de receptores α e β são expressos em células musculares lisas, nas terminações nervosas e nas células endoteliais, e suas funções na regulação fisiológica e nas respostas farmacológicas do sistema cardiovascular estão elucidadas apenas em parte (Guimaraes e Moura, 2001).

> **Classificação dos receptores adrenérgicos**
>
> - A principal classificação farmacológica em subtipos α e β baseou-se, a princípio, na ordem de potência entre agonistas e, depois, em antagonistas seletivos
> - Subtipos de receptores adrenérgicos:
>   - Dois subtipos principais de receptor α-adrenérgicos, α_1 e α_2, cada um dividido em três subtipos adicionais (α_{1A}, α_{1B}, α_{1D} e α_{2A}, α_{2B}, α_{2C})
>   - Três subtipos de receptores β-adrenérgicos (β_1, β_2, β_3)
>   - Todos pertencem à superfamília de receptores acoplados à proteína G (ver Capítulo 3)
> - Segundos mensageiros:
>   - Os receptores α_1 ativam a fosfolipase C por meio da G_q, produzindo trifosfato de inositol e diacilglicerol como segundos mensageiros
>   - Os receptores α_2 modulam os canais de Ca^{2+} e de K^+ por meio de subunidades βα da proteína G e inibem a adenilato ciclase por meio da α_i (todavia, o AMPc citoplasmático nas terminações nervosas em geral está baixo em condições basais, o que limita a importância desse segundo mecanismo)
>   - Todos os tipos de receptores β estimulam a adenilato ciclase por G_S
> - Os principais efeitos da ativação dos receptores são:
>   - Receptores α_1: vasoconstrição, relaxamento do músculo liso gastrointestinal e glicogenólise hepática
>   - Receptores α_2: inibição da liberação de transmissores (incluindo a liberação de noradrenalina e de acetilcolina dos nervos autônomos), causada pela abertura dos canais de K^+ e inibição dos canais de Ca^{2+}; agregação plaquetária; contração do músculo liso vascular; inibição da liberação de insulina
>   - Receptores β_1: aumento da frequência e da força cardíacas
>   - Receptores β_2: broncodilatação, vasodilatação, relaxamento do músculo liso visceral, glicogenólise hepática, tremor muscular
>   - Receptores β_3: lipólise e termogênese, relaxamento do músculo detrusor da bexiga

FISIOLOGIA DA TRANSMISSÃO NORADRENÉRGICA

O NEURÔNIO NORADRENÉRGICO

Os neurônios noradrenérgicos na periferia são neurônios pós-ganglionares simpáticos, cujos corpos celulares estão situados nos gânglios simpáticos (ver Capítulo 13). Em geral, têm axônios longos,[2] que terminam em uma série de varicosidades inseridas ao longo da rede terminal ramificada. Essas varicosidades contêm numerosas vesículas sinápticas, que constituem os locais de síntese e de liberação de noradrenalina e de mediadores coliberados, como ATP e neuropeptídeo Y (ver Capítulo 13), que são armazenadas em vesículas e liberados por exocitose (ver Capítulo 4). Na maioria dos tecidos periféricos, o conteúdo tecidual de noradrenalina acompanha rigorosamente a densidade da inervação simpática. Com exceção da medula da suprarrenal, as terminações nervosas simpáticas são responsáveis por todo o conteúdo de noradrenalina dos tecidos periféricos. Órgãos como o coração, o baço, os ductos deferentes e alguns vasos sanguíneos são ricos em noradrenalina (5 a 50 nmol/g de tecido) e foram muito usados em estudos da transmissão noradrenérgica. Para uma informação detalhada sobre os neurônios noradrenérgicos, consultar Robertson (2012) e Cooper et al. (2003).

SÍNTESE DE NORADRENALINA E DE ADRENALINA

A via de biossíntese da noradrenalina é mostrada na Figura 15.1. O precursor metabólico da noradrenalina é a *L-tirosina*, um aminoácido aromático presente nos líquidos corporais e que é captado por neurônios adrenérgicos. A *tirosina hidroxilase*, uma enzima citosólica que catalisa a conversão da tirosina em *di-hidroxifenilalanina* (dopa), é expressa apenas nas células que contêm catecolaminas. Trata-se de uma enzima bastante seletiva, ao contrário de outras enzimas envolvidas no metabolismo das catecolaminas, ela não aceita derivados indólicos como substratos e não está envolvida na síntese da 5-hidroxitriptamina (5-HT). Essa primeira etapa de hidroxilação constitui o principal ponto de controle para a síntese de noradrenalina. A atividade da tirosina hidroxilase é inibida pela noradrenalina, o que proporciona o mecanismo para a regulação constante da velocidade de síntese, e ocorre uma regulação muito mais lenta, que leva horas ou dias, por meio de mudanças na taxa de produção da enzima.

A **α-metiltirosina**, um análogo da tirosina, inibe fortemente a tirosina hidroxilase e tem sido utilizada de modo experimental para bloquear a síntese de noradrenalina.

A próxima etapa, que consiste na conversão da dopa em dopamina, é catalisada pela *dopa descarboxilase*, uma enzima citosólica que não é confinada às células envolvidas na síntese de catecolaminas. É relativamente inespecífica e catalisa a descarboxilação de vários outros aminoácidos L-aromáticos, como a *L-histidina* e o *L-triptofano*, que são precursores na síntese de histamina (ver Capítulo 17) e da 5-HT (ver Capítulo 16), respectivamente. A atividade da dopa descarboxilase não limita a velocidade de síntese de noradrenalina, e a sua atividade não regula a síntese de noradrenalina.

A *dopamina-β-hidroxilase* (DBH) também é uma enzima relativamente inespecífica, porém restrita às células que sintetizam catecolaminas. A DBH está localizada em vesículas sinápticas, em grande parte na forma ligada à membrana. Uma pequena quantidade da enzima é liberada das terminações nervosas adrenérgicas junto à noradrenalina, representando a pequena proporção na forma solúvel dentro da vesícula. Diferentemente da noradrenalina, a DBH liberada não está sujeita à degradação rápida ou captação, de modo que a sua concentração no plasma e nos líquidos corporais pode ser usada como índice de atividade nervosa simpática global.

Muitos fármacos inibem a DBH, incluindo agentes quelantes de cobre e o **dissulfiram** (um fármaco utilizado principalmente pelo seu efeito sobre o metabolismo do etanol; ver Capítulo 49). Esses fármacos podem causar depleção parcial das reservas de noradrenalina e interferência na transmissão simpática. A deficiência de DBH, um distúrbio genético raro,

---

[2] O comprimento exato pode ser estimado comparando o diâmetro de 20 μm de um corpo celular neuronal com o de uma bola de golfe (cerca de 40.000 μm de diâmetro, um fator de escala de cerca de 2.000 μm). Proporcionalmente, o axônio (considerando o seu comprimento desde o gânglio da cadeia simpática até, digamos, um vaso sanguíneo na panturrilha (por volta de 1 m nos seres humanos, esqueça por completo as girafas) agora alcançará cerca de 2 km, um desafio em termos de comando e de controle!

provoca falha na síntese de noradrenalina, resultando em hipotensão ortostática grave (ver Capítulo 21).

A *feniletanolamina* N-*metiltransferase* (PNMT) catalisa a N-metilação da noradrenalina para formar adrenalina. A principal localização dessa enzima é a medula da suprarrenal, que contém uma população de células de liberação de adrenalina (A) separada da proporção menor de células de liberação de noradrenalina (N). As células A, que aparecem apenas depois do nascimento, têm uma localização adjacente ao córtex da suprarrenal, e a produção de PNMT é induzida por uma ação dos hormônios esteroides secretados pelo córtex da suprarrenal (ver Capítulo 33). A PNMT também é encontrada em alguns neurônios do bulbo, onde a adrenalina pode atuar como transmissor, porém pouco se sabe a respeito de sua função no SNC.

Em tecidos periféricos, o tempo de renovação da noradrenalina em geral é de 5 a 15 horas, porém torna-se muito mais curto se houver aumento da atividade nervosa simpática. Em circunstâncias normais, a velocidade de síntese corresponde estreitamente à velocidade de liberação, de modo que o conteúdo de noradrenalina dos tecidos permanece constante, sem depender da velocidade de sua liberação.

ARMAZENAMENTO DE NORADRENALINA

A maior parte da noradrenalina nas terminações nervosas e na medula da suprarrenal está contida em vesículas, e apenas uma pequena quantidade encontra-se livre no citoplasma em condições normais. A concentração nas vesículas é muito alta (0,3 a 1 mol/ℓ) e é mantida pelo *transportador vesicular de monoaminas* (VMAT, do inglês *vesicular monoamine transporter*), que compartilha algumas características do transportador de aminas responsável pela captação de noradrenalina nas terminações nervosas (ver Capítulo 13), mas que utiliza o gradiente transvesicular de prótons como força motriz. Certos fármacos, como a **reserpina** (Tabela 15.3), bloqueiam esse transporte e causam depleção das reservas vesiculares de noradrenalina nas terminações nervosas. As vesículas contêm dois constituintes principais além da noradrenalina, isto é, o ATP (cerca de quatro moléculas para cada molécula de noradrenalina) e uma proteína denominada *cromogranina A*. Essas substâncias são liberadas com a noradrenalina e, em geral, presume-se que haja formação de um complexo reversível dentro da vesícula, dependendo, em parte, das cargas opostas nas moléculas de noradrenalina e de ATP. Isso serviria tanto para reduzir a osmolaridade do conteúdo das vesículas, quanto para diminuir a tendência da noradrenalina a extravasar das vesículas para dentro da terminação nervosa.

O próprio ATP desempenha uma função de transmissor nas sinapses nervosas simpáticas (ver Figura 13.5; Capítulo 16) e é responsável pelo potencial sináptico excitatório rápido e pela fase rápida de contração produzida pela atividade nervosa simpática em muitos tecidos musculares lisos.

LIBERAÇÃO DE NORADRENALINA

Os processos que ligam a chegada de um impulso nervoso em uma terminação nervosa com a entrada de Ca^{2+} e a liberação de transmissor são descritos no Capítulo 4. Os fármacos que afetam a liberação de noradrenalina estão resumidos adiante na Tabela 15.6.

Uma característica incomum do mecanismo de liberação nas varicosidades dos nervos noradrenérgicos é a

Tabela 15.3 Características dos sistemas de transporte de noradrenalina (norepinefrina).

	Neuronal (NET)	Extraneuronal (EMT)	Vesicular (VMAT)
Transporte de NA (coração de rato) $V_{máx}$ (nmol/g^{-1} min^{-1})	1,2	100	–
K_m (μmol/ℓ)	0,3	250	~0,2
Especificidade	NA > A > ISO	A > NA > ISO	NA = A = ISO
Localização	Membrana neuronal	Membrana celular não neuronal (músculo liso, músculo cardíaco, endotélio)	Membrana da vesícula sináptica
Outros substratos	Tiramina	(+)-Noradrenalina	Dopamina
	Metilnoradrenalina	Dopamina	5-Hidroxitriptamina
	Fármacos bloqueadores dos neurônios adrenérgicos (p. ex., guanetidina)	5-Hidroxitriptamina	Guanetidina
		Histamina	MPP[+] (ver Capítulo 41)
	Anfetamina[a]		
Inibidores	Cocaína	Normetanefrina	Reserpina
	Antidepressivos tricíclicos (p. ex., desipramina)	Hormônios esteroides (p. ex., corticosterona)	Tetrabenazina
	Fenoxibenzamina	Fenoxibenzamina	
	Anfetamina[a]		

[a]A anfetamina é transportada lentamente, de modo que atua tanto como substrato quanto como inibidor da captação de noradrenalina. Para detalhes, ver Gainetdinov, R.R., Caron, M.G., 2003. Monoamine transporters: from genes to behaviour. Annu. Rev. Pharmacol. Toxicol. 43, 261-284.

A, adrenalina; *EMT*, transportador de monoaminas extraneuronal; *ISO*, isoprenalina; *MPP*[+], metabólito tóxico do MPTP (ver Capítulo 41); *NA*, noradrenalina; *NET*, transportador de noradrenalina; *VMAT*, transportador de monoaminas vesicular.

probabilidade muito baixa (menos de 1 em 50) de liberação, até mesmo de uma única vesícula, quando chega um impulso nervoso em uma varicosidade. Um único neurônio tem muitos milhares de varicosidades, de modo que um impulso leva à descarga de algumas centenas de vesículas espalhadas em uma ampla área. Isso contrasta bastante com a junção neuromuscular (ver Capítulo 14), em que a probabilidade de liberação em um único terminal é elevada, e a liberação de acetilcolina é nitidamente localizada.

Regulação da liberação de noradrenalina

A liberação de noradrenalina é afetada por uma variedade de substâncias que atuam sobre os receptores pré-sinápticos (ver Capítulo 13). Muitos tipos diferentes de terminações nervosas (colinérgicas, noradrenérgicas, dopaminérgicas, 5-HT-érgicas etc.) estão sujeitos a esse tipo de controle, e numerosos mediadores diferentes (acetilcolina, que atua por meio dos receptores muscarínicos; catecolaminas, que atuam por meio dos receptores α e β; angiotensina II; prostaglandinas; nucleotídeos de purina; neuropeptídeos etc.) podem agir em terminações pré-sinápticas. A modulação pré-sináptica representa um importante mecanismo de controle fisiológico em todo o sistema nervoso.

A noradrenalina, por meio de sua ação sobre os receptores α_2 pré-sinápticos, pode infrarregular a própria liberação e a do ATP concomitante (ver Capítulo 13). Acredita-se que isso ocorra fisiologicamente, de modo que a noradrenalina liberada exerce um efeito inibitório local sobre as terminações de onde saiu, o denominado mecanismo de *retroalimentação autoinibitória* (Figura 15.2; Gilsbach e Hein, 2012). Os agonistas ou antagonistas que afetam os receptores pré-sinápticos podem exercer efeitos substanciais sobre a transmissão simpática. Entretanto, a importância fisiológica da autoinibição pré-sináptica no sistema nervoso simpático continua ainda um tanto controversa, e há evidências de que, na maioria dos tecidos, ela tem menos influência do que parecem indicar as medidas bioquímicas de extravasamento do transmissor. Assim, embora o bloqueio dos autorreceptores provoque grandes mudanças no *extravasamento* da noradrenalina – sua quantidade liberada na solução do banho ou na corrente sanguínea quando os nervos simpáticos são estimulados –, as alterações associadas na resposta tecidual são frequentemente bem pequenas. Isso sugere que o que se mede nos experimentos de extravasamento pode não ser o componente fisiologicamente importante da liberação do transmissor.

O mecanismo de retroalimentação inibitória opera por meio dos receptores α_2, que inibem a adenilato ciclase e impedem a abertura dos canais de cálcio (ver Figura 15.2). As terminações nervosas simpáticas também contêm receptores β_2 acoplados à ativação da adenilato ciclase, que *aumentam* a liberação de noradrenalina. Ainda não foi esclarecido se eles desempenham alguma função fisiológica.

CAPTAÇÃO E DEGRADAÇÃO DAS CATECOLAMINAS

A ação da noradrenalina liberada termina principalmente pela recaptação do transmissor nas terminações nervosas noradrenérgicas. Parte da noradrenalina também é sequestrada por outras células na vizinhança. A adrenalina e a noradrenalina circulantes sofrem degradação enzimática, porém muito mais devagar do que a acetilcolina (ver Capítulo 14), enquanto a acetilcolinesterase localizada nas sinapses inativa o transmissor em milissegundos. As duas principais enzimas que metabolizam as catecolaminas estão localizadas no interior das células, de modo que a captação pelas células precede necessariamente a degradação metabólica.

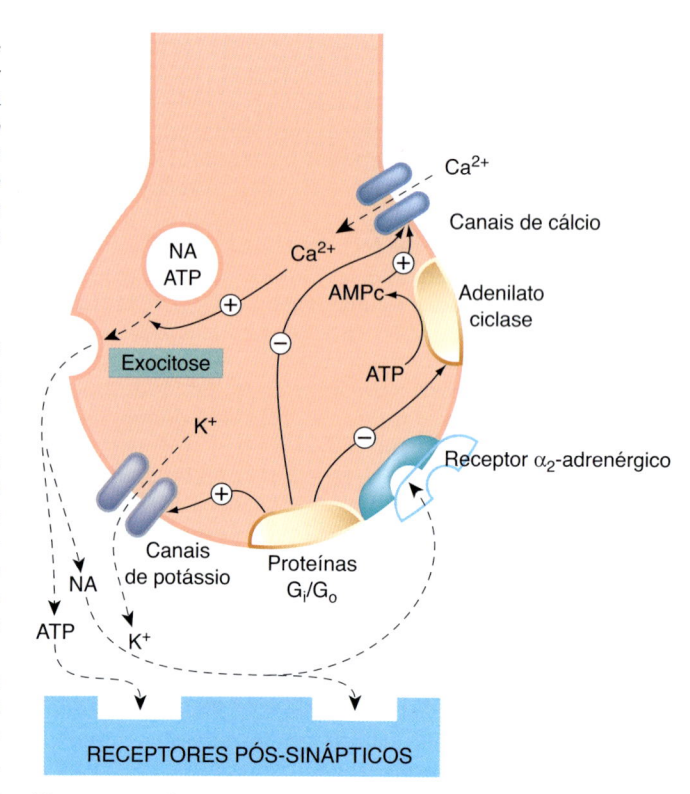

Figura 15.2 Controle da liberação de noradrenalina (NA) por retroalimentação. O receptor α_2 pré-sináptico inibe o influxo de Ca^{2+} em resposta à despolarização da membrana por uma ação das subunidades βγ da proteína G associada sobre os canais de Ca^{2+} voltagem-dependentes (ver Capítulo 3).

CAPTAÇÃO DE CATECOLAMINAS

A Tabela 15.3 fornece um resumo das características dos transportadores de noradrenalina. Cerca de 75% da noradrenalina liberada pelos neurônios simpáticos são recapturadas e empacotadas de novo dentro de vesículas. Esse processo tem por objetivo interromper a ação da noradrenalina liberada, além de reciclá-la. Os 25% restantes são capturados por células não neuronais nas proximidades, o que limita a sua disseminação local. Esses dois mecanismos de captação dependem de moléculas transportadoras distintas. A captação neuronal é realizada pelo transportador de noradrenalina presente na membrana plasmática (em geral conhecido como NET, *transportador de noradrenalina*) pertencente à família de proteínas transportadoras de neurotransmissores, que incluem o transportador de dopamina (DAT) e o transportador de serotonina (SERT), bem como o NET. Esses transportadores são específicos para diferentes transmissores de amina, descritos no Capítulo 13, e atuam como cotransportadores de Na^+, de Cl^- e da amina em questão, utilizando o gradiente eletroquímico para o Na^+ como força motriz. O empacotamento dentro das vesículas ocorre por meio do VMAT, impulsionado pelo gradiente de prótons entre o citosol e o conteúdo das vesículas. A captação extraneuronal é realizada pelo *transportador de monoaminas extraneuronal* (EMT), que pertence a uma grande família de ampla distribuição de transportadores de cátions orgânicos (OCTs, ver Capítulo 9). O NET é relativamente seletivo para noradrenalina, com alta afinidade e uma baixa taxa máxima de captação, sendo importante na manutenção dos estoques liberáveis de noradrenalina. Ele é bloqueado por fármacos antidepressivos tricíclicos e pela **cocaína**. O EMT tem menor afinidade e maior capacidade de transporte do que o NET e transporta adrenalina e isoprenalina, bem como noradrenalina. Os efeitos de vários fármacos importantes que atuam sobre os neurônios noradrenérgicos dependem de sua capacidade de inibir o NET ou de entrar na terminação nervosa com a sua ajuda. A Tabela 15.3 fornece um resumo das propriedades da captação neuronal e extraneuronal.

DEGRADAÇÃO METABÓLICA DAS CATECOLAMINAS

As catecolaminas endógenas e exógenas são metabolizadas principalmente por duas enzimas intracelulares: a *monoaminoxidase* (MAO) e a *catecol-O-metil transferase* (COMT). A MAO (que tem duas isoformas distintas, a MAO-A e a MAO-B; ver Capítulo 48) está ligada à membrana de superfície das mitocôndrias. É abundante nas terminações nervosas noradrenérgicas, mas também é encontrada no fígado, no epitélio intestinal e em outros tecidos. A MAO converte as catecolaminas em seus aldeídos correspondentes,[3] que, na periferia, são logo metabolizados pela *aldeído desidrogenase* ao ácido carboxílico correspondente (com formação de 3,4-di-hidroxifenilglicol a partir da noradrenalina; Figura 15.3). A MAO também pode oxidar outras monoaminas, incluindo dopamina e 5-HT. É inibida por vários fármacos que são usados principalmente por seus efeitos antidepressivos no SNC (ver Capítulo 48), onde essas três aminas desempenham funções transmissoras (ver Capítulo 39). Esses fármacos têm efeitos nocivos importantes, que estão relacionados com distúrbios da transmissão noradrenérgica periférica. No interior dos neurônios simpáticos, a MAO controla o conteúdo de dopamina e de noradrenalina, e a reserva de noradrenalina passível de liberação aumenta se a enzima for inibida. A MAO e seus inibidores são discutidos de forma mais detalhada no Capítulo 48.

A segunda via principal para o metabolismo das catecolaminas envolve a metilação de um dos grupos hidroxila do catecol pela COMT, produzindo um derivado metoxi. A COMT está ausente nos neurônios noradrenérgicos, porém é encontrada na medula da suprarrenal e em muitos outros tecidos. O produto final formado pela ação sequencial da MAO e da COMT é o *3-metoxi-4-hidroxifenilglicol* (MHPG; ver Figura 15.3). Esse composto é parcialmente conjugado a derivados de sulfato ou glucuronídeo, que são eliminados na urina e que refletem a liberação de noradrenalina no cérebro; entretanto, a maior parte é convertida em ácido *vanililmandélico* (VMA; ver Figura 15.3) e excretado nessa forma na urina. Em pacientes com tumores do tecido cromafim que secretam essas aminas (uma causa rara de pressão arterial elevada), a excreção urinária de VMA encontra-se muito aumentada, e essa elevação é utilizada como exame complementar para os tumores.

Na periferia, nem a MAO nem a COMT são os principais responsáveis pelo término da ação do transmissor, e a maior parte da noradrenalina liberada é rapidamente recaptada pelo NET. As catecolaminas circulantes são sequestradas e inativadas por uma combinação de NET, EMT e COMT, e a importância relativa desses processos varia de acordo com o agente envolvido.

---

[3]Os metabólitos aldeído são potencialmente neurotóxicos, e acredita-se que possam desempenhar um papel em certas doenças degenerativas do SNC (ver Capítulo 40).

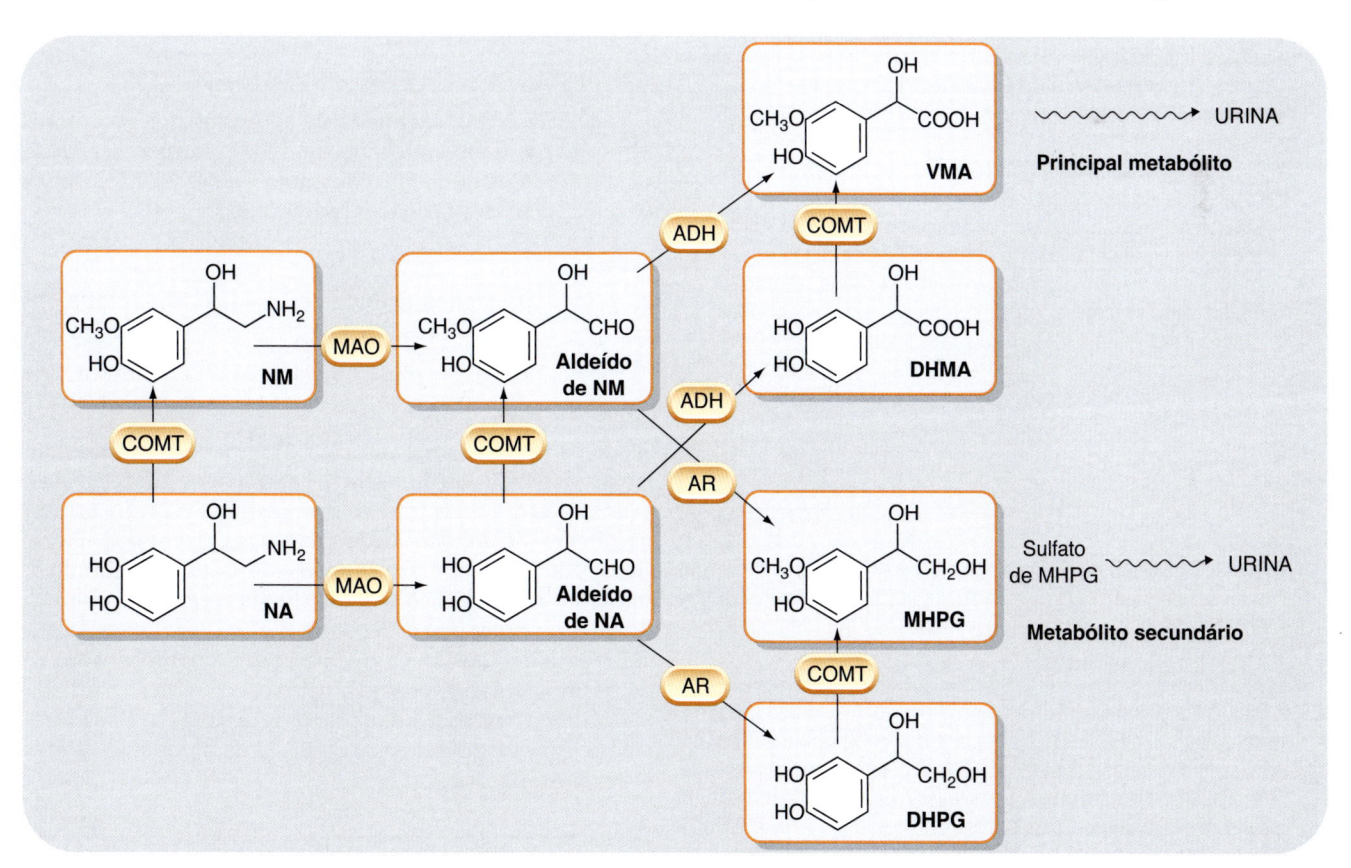

Figura 15.3 As principais vias do metabolismo da noradrenalina. O ramo oxidativo (catalisado pela aldeído desidrogenase [ADH]) predomina, produzindo ácido vanililmandélico (VMA) como principal metabólito urinário. O ramo redutor (catalisado pela aldeído redutase [AR]) produz o metabólito menos abundante, o 3-metoxi-4-hidroxifenilglicol (MHPG), que é conjugado ao sulfato de MHPG antes de ser excretado. A excreção do sulfato de MHPG reflete a liberação de noradrenalina (NA) no cérebro. *COMT*, catecol-O-metiltransferase; *DHMA*, ácido 3,4-di-hidroximandélico; *DHPG*, 3,4-di-hidroxifenilglicol; *MAO*, monoaminoxidase; *NM*, normetanefrina.

Assim, a noradrenalina circulante é removida principalmente pelo NET, enquanto a adrenalina é mais dependente do EMT. Entretanto, a isoprenalina não é um substrato para o NET e é removida por uma combinação de EMT e COMT.

No SNC (ver Capítulo 39), a MAO é mais importante como meio de término da ação do transmissor do que na periferia, e camundongos nocautes para MAO apresentam maior aumento da transmissão noradrenérgica no cérebro do que camundongos nocautes para NET, nos quais há maior depleção das reservas neuronais de noradrenalina (Gainetdinov e Caron, 2003). O principal produto de excreção da noradrenalina liberada no cérebro é o MHPG.

FÁRMACOS QUE ATUAM SOBRE A TRANSMISSÃO NORADRENÉRGICA

Muitos fármacos de importância clínica, em particular aqueles usados no tratamento de doenças cardiovasculares, respiratórias e psiquiátricas (ver Capítulos 20, 21, 28, 48 e 49), atuam ao afetar a função dos neurônios noradrenérgicos, exercendo a sua ação nos receptores adrenérgicos, transportadores ou enzimas envolvidas no metabolismo das catecolaminas. As Tabelas 15.4 a 15.6 fornecem um resumo das propriedades dos fármacos importantes dessa categoria.

Transmissão noradrenérgica

- A síntese do transmissor envolve as seguintes etapas:
  - A L-tirosina é convertida em dopa pela tirosina hidroxilase (etapa limitadora de velocidade). A tirosina hidroxilase é encontrada apenas em neurônios catecolaminérgicos
  - A dopa é convertida em dopamina pela dopa descarboxilase
  - A dopamina é convertida em noradrenalina pela DBH, localizada nas vesículas sinápticas
  - Na medula da suprarrenal, a noradrenalina é convertida em adrenalina pela feniletanolamina N-metiltransferase
- Armazenamento do transmissor: a noradrenalina é armazenada em alta concentração nas vesículas sinápticas, com ATP, cromogranina e DBH, que são liberados concomitantemente por exocitose. O transporte de noradrenalina para dentro das vesículas é realizado por um transportador sensível à reserpina, o VMAT. O conteúdo de noradrenalina no citosol costuma ser baixo devido à presença de MAO nas terminações nervosas
- A liberação do transmissor normalmente ocorre por exocitose mediada pelo Ca^{2+} a partir de varicosidades presentes na rede terminal. Ocorre liberação não exocitótica em resposta a fármacos simpaticomiméticos de ação indireta (p. ex., **tiramina** e **anfetamina**), que deslocam a noradrenalina das vesículas. A noradrenalina escapa pelo NET (transporte reverso)
- A ação do transmissor termina principalmente pela recaptação da noradrenalina nas terminações nervosas pelo transportador NET. Esse transportador é bloqueado por fármacos antidepressivos tricíclicos e pela **cocaína**
- A liberação de noradrenalina é regulada por retroalimentação autoinibitória mediada por receptores α_2
- Ocorre cotransmissão em muitas terminações nervosas noradrenérgicas, e o ATP e o neuropeptídeo Y são frequentemente liberados de forma concomitante com a NA. O ATP medeia a fase inicial da contração do músculo liso em resposta à atividade nervosa simpática.

FÁRMACOS QUE ATUAM SOBRE OS RECEPTORES ADRENÉRGICOS

A atividade geral desses fármacos é governada pela sua afinidade, eficácia e seletividade em relação a diferentes tipos de receptores adrenérgicos, e pesquisas intensivas concentraram-se no desenvolvimento de fármacos com propriedades corretas para indicações clínicas específicas. Como resultado, a farmacopeia é repleta de ligantes de receptores adrenérgicos. Dessa maneira, muitas necessidades clínicas foram preenchidas por fármacos que relaxam o músculo liso em diferentes órgãos do corpo,[4] e por aqueles que bloqueiam os efeitos estimulantes do sistema nervoso simpático; por outro lado, a estimulação cardíaca em geral é indesejável na doença crônica.

De modo geral, os agonistas dos receptores β_2-adrenérgicos são úteis como relaxantes da musculatura lisa (em particular nas vias respiratórias), enquanto os antagonistas dos receptores β_1-adrenérgicos (com frequência denominados β-bloqueadores) são usados principalmente pelos seus efeitos cardiodepressores. Os antagonistas dos receptores α_1-adrenérgicos são usados principalmente por seus efeitos vasodilatadores em indicações cardiovasculares, bem como para o tratamento de hiperplasia prostática. A adrenalina, com seu conjunto de ações cardíacas de estimulação, vasodilatação e vasoconstrição, tem importância única no tratamento da parada cardíaca (ver Capítulo 20). Os agonistas dos receptores α_1-adrenérgicos são muito utilizados (por via intranasal ou sistêmica) como descongestionantes.

AGONISTAS DOS RECEPTORES ADRENÉRGICOS

A Tabela 15.2 traz exemplos de agonistas dos receptores adrenérgicos (também conhecidos como fármacos *simpaticomiméticos de ação direta*), enquanto a Tabela 15.4 resume as características dos fármacos individuais.

Ações

Os principais efeitos fisiológicos mediados por diferentes tipos de receptores adrenérgicos estão resumidos na Tabela 15.1.

Tônus da musculatura lisa

Todos os tipos de músculo liso, com exceção do músculo liso do sistema gastrointestinal, contraem-se em resposta à estimulação dos receptores α_1-adrenérgicos pela ativação do mecanismo de transdução de sinais da G_q, levando à liberação de Ca^{2+} intracelular, conforme descrito no Capítulo 4. Embora o músculo liso vascular tenha receptores tanto α_1 quanto α_2, parece que os receptores α_1 encontram-se localizados próximo aos locais de liberação de noradrenalina (e são os principais responsáveis pela vasoconstrição mediada pelo sistema nervoso), enquanto os receptores α_2 estão localizados em outro local na superfície das fibras musculares ou em terminações nervosas.

---

[4]E, em contrapartida, a contração do músculo liso é, com frequência, uma má notícia. Essa afirmativa radical não deve ser levada tão a sério, porém as exceções (como descongestionantes nasais e fármacos de ação oftálmica) são surpreendentemente poucas. Até mesmo a adrenalina (que tem o poder de salvar a vida em caso de parada cardíaca) dilata alguns vasos enquanto provoca contração de outros em tecidos que, de imediato, são menos essenciais, como a pele.

Tabela 15.4 Agonistas dos receptores adrenérgicos.

Fármaco	Ação principal	Usos/função	Efeitos adversos	Aspectos farmacocinéticos	Notas
Noradrenalina (Norepinefrina)	Agonista α/β	Algumas vezes utilizada para a hipotensão em cuidados intensivos. Transmissor nos neurônios simpáticos pós-ganglionares e no SNC	Hipertensão, vasoconstrição, taquicardia (ou bradicardia reflexa), arritmias ventriculares	Pouco absorvida por VO. Rápida remoção pelos tecidos. Metabolizada pela MAO e COMT. $t_{1/2}$ plasmática ~2 min	–
Adrenalina (Epinefrina)	Agonista α/β	Choque anafilático, parada cardíaca. Adicionada a soluções anestésicas locais. Principal hormônio da medula suprarrenal	Iguais aos da noradrenalina	Iguais aos da noradrenalina. Administrada por via IM ou SC (infusão IV em unidades de terapia intensiva)	
Isoprenalina	Agonista β (não seletivo)	Asma (uso obsoleto). Emergências cardíacas, como bloqueio cardíaco, choque	Taquicardia, arritmias	Alguma captação tecidual, seguida de inativação (COMT). $t_{1/2}$ plasmática ~2 h	Agora substituída pelo salbutamol no tratamento da asma (ver Capítulo 28)
Dobutamina	Agonista β_1 (também tem atividade β_2 e α_1 fraca)	Choque cardiogênico	Arritmias	$t_{1/2}$ plasmática ~2 min. Administrada por via IV	Ver Capítulo 21
Salbutamol	Agonista β_2	Asma, trabalho de parto prematuro	Taquicardia, arritmias, tremor, vasodilatação periférica	Administrado por via oral ou por aerossol. Excretado principalmente em sua forma inalterada. $t_{1/2}$ plasmática ~4 h	Ver Capítulo 28
Salmeterol	Agonista β_2	Asma	Iguais aos do salbutamol	Administrado por aerossol. Ação prolongada	O formoterol é semelhante
Terbutalina	Agonista β_2	Asma. Retardo do trabalho de parto	Iguais aos do salbutamol	Pouco absorvida por via oral. Administrada por aerossol. Excretada principalmente na forma inalterada. $t_{1/2}$ plasmática ~4 h	Ver Capítulo 28
Clembuterol	Agonista β_2	Ação "anabólica" para aumentar a força muscular	Iguais aos do salbutamol	Ativo por via oral. Ação prolongada	Uso ilícito em esportes; ver Capítulo 59
Mirabegrona	Agonista β_3	Sintomas de bexiga hiperativa	Taquicardia	Ativa por VO, administrada uma vez ao dia	Ver Capítulo 29
Fenilefrina	Agonista α_1	Descongestionante nasal	Hipertensão, bradicardia reflexa	Administrada por via intranasal. Metabolizada pela MAO. $t_{1/2}$ plasmática curta	–
Midodrina	Agonista α_1	Tratamento da hipotensão postural grave devido a disfunção autonômica	Retenção urinária devido à estimulação dos receptores α_1 da bexiga	A midodrina é o profármaco metabolizado ao composto ativo, a desglimidodrina	
Metoxamina	Agonista α (não seletivo)	Descongestionante nasal	Iguais aos da fenilefrina	Administrada por via intranasal. $t_{1/2}$ plasmática ~1 h	–
Clonidina, moxonidina, rilmenidina, lofexidina	Agonista parcial α_2, + agonistas I_1 da imidazolina; a moxonidina e a rilmenidina preferem o receptor I_1	Hipertensão, profilaxia da enxaqueca, instabilidade vasomotora ("ondas de calor"); a lofexidina é usada para reduzir os sintomas durante a abstinência de opioides	Sonolência, hipotensão, edema e ganho de peso, hipertensão de rebote	Bem absorvidas por via oral. Excretadas em forma inalterada e como conjugado	Originalmente licenciadas para uso na hipertensão
Dexmedetomidina	Agonista α_2	Sedação em pacientes de unidade de terapia intensiva, pré-medicação anestésica para medicina veterinária de animais de pequeno porte			

SNC, sistema nervoso central; COMT, catecol-O-metiltransferase; MAO, monoaminoxidase.

Tabela 15.5 Antagonistas dos receptores adrenérgicos.

Fármaco	Ação principal	Usos/função	Efeitos adversos	Aspectos farmacocinéticos	Notas
Antagonistas dos receptores α-adrenérgicos					
Fenoxibenzamina	Antagonista α (não seletivo, irreversível) Inibidor da captação 1	Feocromocitoma	Hipotensão postural, taquicardia, congestão nasal, impotência	Absorvida VO $t_{1/2}$ plasmática ~12 h	A ação persiste além da presença do fármaco no plasma devido à ligação covalente ao receptor
Fentolamina	Antagonista α (não seletivo), vasodilatador	Raramente usada	Iguais aos da fenoxibenzamina	Geralmente administrada por via intravenosa Metabolizada pelo fígado $t_{1/2}$ plasmática ~2 h	
Prazosina	Antagonista $α_1$	Hipertensão	Iguais aos da fenoxibenzamina	Absorvida por via oral Metabolizada pelo fígado $t_{1/2}$ plasmática ~4 h	A doxazosina e a terazosina são semelhantes, porém com ação mais prolongada Ver Capítulo 21
Tansulosina	Antagonista $α_{1A}$ ("urosseletiva")	Hiperplasia prostática	Falha da ejaculação	Absorvida por via oral $t_{1/2}$ plasmática ~5 h	Seletiva para o receptor $α_{1A}$-adrenérgico
Ioimbina	Antagonista $α_2$	Não é usada clinicamente Considerada afrodisíaca	Excitação, hipertensão	Absorvida por via oral Metabolizada pelo fígado $t_{1/2}$ plasmática ~4 h	
Antagonistas dos receptores β-adrenérgicos					
Propranolol	Antagonista β Alta afinidade pelos receptores $β_1$ e $β_2$, porém com menor afinidade pelos receptores $β_3$	Angina, hipertensão, arritmias cardíacas, ansiedade, tremor, glaucoma	Broncoconstrição, insuficiência cardíaca, extremidades corporais frias, fadiga e depressão, hipoglicemia	Absorvido por via oral Metabolismo de primeira passagem extenso Cerca de 90% estão ligados às proteínas plasmáticas $t_{1/2}$ plasmática ~4 h	O timolol é semelhante e utilizado principalmente no tratamento do glaucoma Ver Capítulo 27
Alprenolol	Antagonista β (não seletivo) (agonista parcial)	Iguais aos do propranolol	Iguais aos do propranolol	Absorvido por via oral Metabolizado pelo fígado $t_{1/2}$ plasmática ~4 h	O oxprenolol e o pindolol são semelhantes Ver Capítulo 21
Metoprolol	Antagonista $β_1$	Angina, hipertensão, arritmias	Iguais aos do propranolol, menor risco de broncoconstrição	Absorvido por via oral Metabolizado principalmente pelo fígado $t_{1/2}$ plasmática ~3 h	O atenolol é semelhante, com meia-vida mais longa Ver Capítulo 21
Nebivolol	Antagonista $β_1$ Aumenta a síntese de óxido nítrico	Hipertensão	Fadiga, cefaleia	Absorvido por via oral $t_{1/2}$ ~10 h	–
Butoxamina	Antagonista $β_2$ seletivo Agonista α fraco	Sem usos clínicos	–	–	–
Antagonistas (α-/β-) mistos					
Labetalol	Antagonista α/β	Hipertensão durante a gravidez, emergências hipertensivas	Hipotensão postural, broncoconstrição	Absorvido por via oral Conjugado no fígado $t_{1/2}$ plasmática ~4 h	–
Carvedilol	Antagonista $β/α_1$	Insuficiência cardíaca	Iguais aos outros β-bloqueadores Exacerbação inicial da insuficiência cardíaca Insuficiência renal	Absorvido por via oral $t_{1/2}$ plasmática ~10 h	As ações adicionais podem contribuir para o seu benefício clínico Ver Capítulo 21

Tabela 15.6 Fármacos que afetam a síntese, a liberação e a recaptação de noradrenalina.

Fármaco	Ação principal	Usos/função	Efeitos adversos	Aspectos farmacocinéticos	Notas
Fármacos que afetam a síntese de NA					
α-metil-p-tirosina	Inibe a tirosina hidroxilase	Em certas ocasiões, utilizada no feocromocitoma	Hipotensão, sedação	–	–
Carbidopa	Inibe a dopa descarboxilase	Usada como coadjuvante da levodopa na prevenção de efeitos periféricos	–	Absorvido por via oral. Não penetra no cérebro	Ver Capítulo 40
Metildopa	Precursor de falso transmissor	Hipertensão durante a gravidez	Hipotensão, sonolência, diarreia, impotência, reações de hipersensibilidade	Absorvida lentamente por via oral. Excretada na forma inalterada ou como conjugado. $t_{1/2}$ plasmática ~6 h	Ver Capítulo 21
Droxidopa (L-di-hidroxifenilserina, L-DOPS)	Convertida em NA pela dopa descarboxilase, aumentando, assim, a síntese e a liberação de NA	Hipotensão ortostática neurogênica	Não conhecidos	Absorvida por via oral. Duração de ação ~6 h	Aprovada pela FDA
Fármacos que liberam NA (aminas simpaticomiméticas de ação indireta)					
Tiramina	Liberação de NA	Sem uso clínico. Presente em vários alimentos	Iguais aos da noradrenalina	Normalmente destruída pela MAO no intestino. Não penetra no cérebro	Ver Capítulo 48 para interação com inibidores da MAO
Anfetamina	Liberação de NA, inibidor da MAO, inibidor do NET, estimulante do SNC	Usada como estimulante do SNC na narcolepsia, bem como (paradoxalmente) em crianças hiperativas. Supressor do apetite. Fármaco de abuso	Hipertensão, taquicardia, insônia. Psicose aguda com superdosagem. Dependência	Bem absorvida por via oral. Penetra livremente no cérebro. Excretada em sua forma inalterada na urina. $t_{1/2}$ plasmática ~12 h, dependendo do fluxo e do pH urinários	Ver Capítulo 49. O metilfenidato e a atomoxetina são semelhantes (utilizados pelos efeitos no SNC; ver Capítulo 49)
Efedrina	Liberação de NA, agonista β, ação estimuladora fraca no SNC	Descongestionante nasal	Iguais aos da anfetamina, porém menos pronunciados	Semelhantes aos da anfetamina	Interage com inibidores da MAO; ver Capítulo 48
Fármacos que inibem a liberação de NA					
Reserpina	Provoca depleção das reservas de NA pela inibição do VMAT	Hipertensão (uso obsoleto)	Iguais aos da metildopa. E depressão, parkinsonismo, ginecomastia	Pouco absorvida por via oral. Metabolizada lentamente. $t_{1/2}$ plasmática ~100 h. Excretada no leite	O efeito anti-hipertensivo desenvolve-se devagar e persiste quando o fármaco é interrompido
Guanetidina	Inibe a liberação de NA. Também provoca depleção de NA e pode danificar irreversivelmente os neurônios de NA	Hipertensão (uso obsoleto)	Iguais aos da metildopa. Hipertensão na primeira administração	Pouco absorvida por via oral. Excretada principalmente em sua forma inalterada na urina. $t_{1/2}$ plasmática ~100 h	Ação evitada pelos inibidores do NET

(Continua)

Tabela 15.6 Fármacos que afetam a síntese, a liberação e a recaptação de noradrenalina. (Continuação)

Fármaco	Ação principal	Usos/função	Efeitos adversos	Aspectos farmacocinéticos	Notas
Fármacos que afetam a captação de NA					
Imipramina	Bloqueia o transportador neuronal (NET). Também tem ação semelhante à da atropina	Depressão	Efeitos colaterais semelhantes aos da atropina. Arritmias cardíacas com superdosagem	Bem absorvida por via oral. 95% ligam-se às proteínas plasmáticas. Convertida em metabólito ativo (desmetilimipramina). $t_{1/2}$ plasmática ~4 h	A desipramina e a amitriptilina são semelhantes. Ver Capítulo 48
Cocaína	Anestésico local; bloqueia o NET estimulante do SNC	Raramente usada como anestésico local. Importante substância de abuso	Hipertensão, excitação, convulsões, dependência	Bem absorvida por via oral ou intranasal	Ver Capítulos 44 e 50

SNC, sistema nervoso central; MAO, monoaminoxidase; NA, noradrenalina; NET, transportador de noradrenalina; VMAT, transportador de monoaminas vesicular.

Quando são administrados agonistas α_1 por via sistêmica a animais de laboratórios ou a seres humanos, a ação mais importante ocorre no músculo liso vascular, em particular nas pequenas artérias e nas arteríolas da pele e dos leitos vasculares esplâncnicos, que são fortemente contraídos, aumentando a resistência vascular periférica total. As células musculares lisas nas paredes das grandes artérias e veias também se contraem, resultando em diminuição da complacência arterial e elevação da pressão venosa central, o que contribui para o aumento da pressão arterial e venosa e aumento do trabalho cardíaco. Alguns leitos vasculares (p. ex., cerebral, coronariano e pulmonar) são relativamente pouco afetados.

No animal como um todo, os reflexos barorreceptores são ativados pela elevação da pressão arterial produzida por agonistas α_1, limitando a elevação da pressão arterial e causando bradicardia reflexa.

Os agonistas α_1 também estimulam o músculo liso dos ductos deferentes, da cápsula esplênica e dos músculos levantadores da pálpebra (ou da membrana nictitante em algumas espécies), e esses órgãos foram anteriormente utilizados para estudos farmacológicos. A contração dos músculos eretores dos pelos faz com que o pelo fique em pé em algumas espécies, e, nos seres humanos, provoca uma sensação muito desagradável, como insetos rastejando sobre o corpo ("formigamento").

A estimulação dos receptores β provoca relaxamento da maioria dos tipos de músculo liso aumentando a formação de AMPc (ver Capítulo 4). A ativação dos receptores β aumenta a extrusão do Ca^{2+} e sequestro do Ca^{2+} intracelular, e ambos os efeitos atuam para reduzir a concentração citoplasmática de Ca^{2+}. No sistema vascular, a vasodilatação mediada por receptores β_2 (em particular nos seres humanos) depende principalmente do endotélio e é mediada pelo óxido nítrico (ver Capítulo 19). Ocorre em muitos leitos vasculares e é mais acentuada no músculo liso.

O poderoso efeito inibitório do sistema simpático sobre o músculo liso gastrointestinal é produzido por receptores tanto α quanto β, e o intestino é incomum, visto que os receptores α produzem relaxamento na maioria das regiões distintas dos esfíncteres. Parte do efeito decorre da estimulação de receptores α_2 pré-sinápticos (ver adiante), que inibem a liberação de transmissores excitatórios (p. ex., acetilcolina) de neurônios intramurais, porém existem também receptores α_1 e α_2 nas células musculares, cuja estimulação hiperpolariza a célula (pelo aumento da permeabilidade da membrana ao K^+) e inibe a descarga de potenciais de ação. Os músculos *esfíncteres* do sistema gastrointestinal são contraídos por ativação dos receptores α.

O músculo liso brônquico é relaxado pela ativação dos receptores β_2-adrenérgicos, e os agonistas β_2 seletivos são importantes no tratamento da asma (ver Capítulo 28). O músculo liso uterino responde de maneira semelhante, e esses fármacos também são usados para retardar o trabalho de parto prematuro (ver Capítulo 35). O músculo detrusor da bexiga sofre relaxamento pela ativação dos receptores β_3-adrenérgicos, e são utilizados agonistas β_3 seletivos para o tratamento da bexiga hiperativa (Sacco e Bientinesi, 2012).

Os receptores α_1-adrenérgicos têm efeitos tróficos de longa duração e estimulam a proliferação do músculo liso nos vasos sanguíneos e na próstata. A *hiperplasia prostática benigna* (ver Capítulo 29) costuma ser tratada com antagonistas α_1-adrenérgicos. É provável que a "interação cruzada" entre o receptor α_1-adrenérgico e as vias de sinalização de fatores de crescimento (ver Capítulo 3) contribua para o efeito clínico, além de uma melhora sintomática imediata, que provavelmente é mediada pelo relaxamento do músculo liso da cápsula que envolve a próstata.

Terminações nervosas

Receptores adrenérgicos pré-sinápticos são encontrados nas terminações nervosas tanto colinérgicas quanto noradrenérgicas (ver Capítulos 4 e 13). Como mencionado anteriormente, o principal efeito (mediado por α_2) é inibitório; os receptores α_2-adrenérgicos espinais desempenham um importante papel na modulação da dor, e os agonistas α_2 podem ser úteis para o tratamento da dor neuropática (ver Bahari e Meftafi, 2019 e Capítulo 43). Uma ação facilitadora mais fraca dos receptores β nas terminações nervosas noradrenérgicas também foi descrita. As aplicações clínicas dos agonistas α₂ nos seres humanos (ver *Usos clínicos de agonistas dos receptores adrenérgicos*, no boxe clínico) atualmente são limitadas, porém a **dexmedetomidina** foi licenciada para uso em pacientes em unidades de terapia intensiva, em virtude de suas propriedades sedativas e analgésicas. Seus efeitos podem ser revertidos por um antagonista α₂, embora isso raramente seja apropriado, visto que os efeitos tanto analgésicos quanto sedativos são revertidos.

Efeitos sobre a estrutura e função cardíacas

As catecolaminas, que atuam nos receptores β₁, exercem um poderoso efeito estimulante no coração (ver Capítulo 20). Tanto a frequência cardíaca (*efeito cronotrópico*) quanto a força de contração (*efeito inotrópico*) são aumentadas, resultando em acentuado aumento do débito cardíaco e do consumo de oxigênio pelo coração. A eficiência cardíaca (ver Capítulo 20) é reduzida. As catecolaminas também podem comprometer o ritmo cardíaco, culminando em fibrilação ventricular. (Paradoxalmente, porém de maneira importante, a adrenalina também é usada no tratamento da parada cardíaca por fibrilação ventricular e outras formas de parada cardíaca; ver Capítulo 20.) A Figura 15.4 mostra o padrão geral de respostas cardiovasculares a infusões de catecolaminas em seres humanos, refletindo suas ações sobre o coração e o sistema vascular.

Ocorre hipertrofia cardíaca em resposta à ativação dos receptores tanto β₁ quanto α₁, provavelmente por um mecanismo semelhante ao da hipertrofia do músculo liso vascular e prostático. Isso pode ser importante na fisiopatologia da hipertensão e da insuficiência cardíaca (que está associada a uma hiperatividade simpática), ver Capítulos 20 e 21. Os receptores β também estão envolvidos no crescimento patológico de vasos sanguíneos nos hemangiomas infantis graves (ver adiante).

Metabolismo

As catecolaminas convertem as reservas de energia (glicogênio e gordura) em fontes energéticas livremente disponíveis, com consequente aumento nas concentrações plasmáticas de glicose e de ácidos graxos livres. Os mecanismos bioquímicos detalhados (revisão de Nonogaki, 2000) variam de acordo com a espécie, todavia, na maioria dos casos, os efeitos sobre o metabolismo dos carboidratos no fígado e no músculo (Figura 15.5) são mediados por receptores β₁, e a estimulação da lipólise e termogênese é produzida por receptores β₃ (ver Tabela 15.1). A ativação dos receptores α₂ inibe a secreção de insulina, contribuindo ainda mais para a hiperglicemia. A produção de *leptina* pelo tecido adiposo (ver Capítulo 32) também é inibida. Nos seres humanos, a hiperglicemia induzida pela adrenalina é bloqueada totalmente por uma combinação de antagonistas α e β, mas não por um deles separadamente.

Outros efeitos

O músculo esquelético é afetado pela adrenalina, que atua nos receptores β₂, embora o efeito seja muito menos acentuado do que aquele sobre o coração. A tensão de contração das fibras de contração rápida (músculo branco) é aumentada pela adrenalina, em particular se o músculo estiver fatigado, enquanto a do músculo lento (vermelho) é reduzida. Esses efeitos dependem de uma ação sobre as proteínas contráteis, mais do que sobre a membrana, porém o mecanismo envolvido é pouco compreendido. Nos seres humanos, a adrenalina e outros agonistas β₂ provocam um tremor acentuado, exemplos disso incluem a tremedeira que acompanha o medo, a excitação, a abstinência de álcool (ver Capítulo 50) ou o uso excessivo de agonistas β₂ (p. ex., **salbutamol**) no tratamento da asma. Isso resulta provavelmente de um aumento na descarga dos fusos musculares, acoplado a um efeito sobre a cinética de contração das fibras, que se combinam para produzir instabilidade no controle reflexo do comprimento do músculo. Algumas vezes, são utilizados antagonistas dos receptores β-adrenérgicos para controlar o tremor patológico. Acredita-se que o aumento da suscetibilidade às arritmias cardíacas associadas aos agonistas β₂ seja decorrente, em parte, da hipopotassemia causada pelo aumento da captação de K⁺ pelo músculo esquelético. Os agonistas β₂ também provocam alterações a longo prazo na expressão de proteínas do retículo sarcoplasmático que

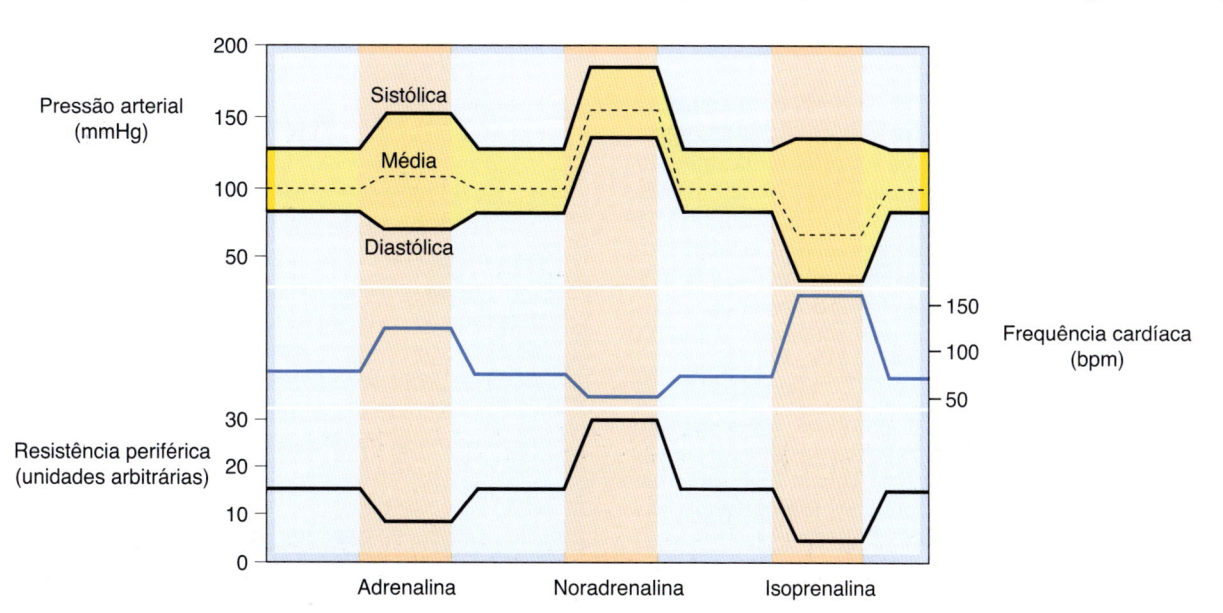

Figura 15.4 Representação esquemática dos efeitos cardiovasculares de infusões intravenosas de adrenalina, noradrenalina e isoprenalina em seres humanos. A noradrenalina (agonista predominantemente α) provoca vasoconstrição e elevação das pressões sistólica e diastólica, com bradicardia reflexa. A isoprenalina (agonista β) é um vasodilatador, porém aumenta muito a força e a frequência cardíacas. A pressão arterial média cai. A adrenalina combina ambas as ações.

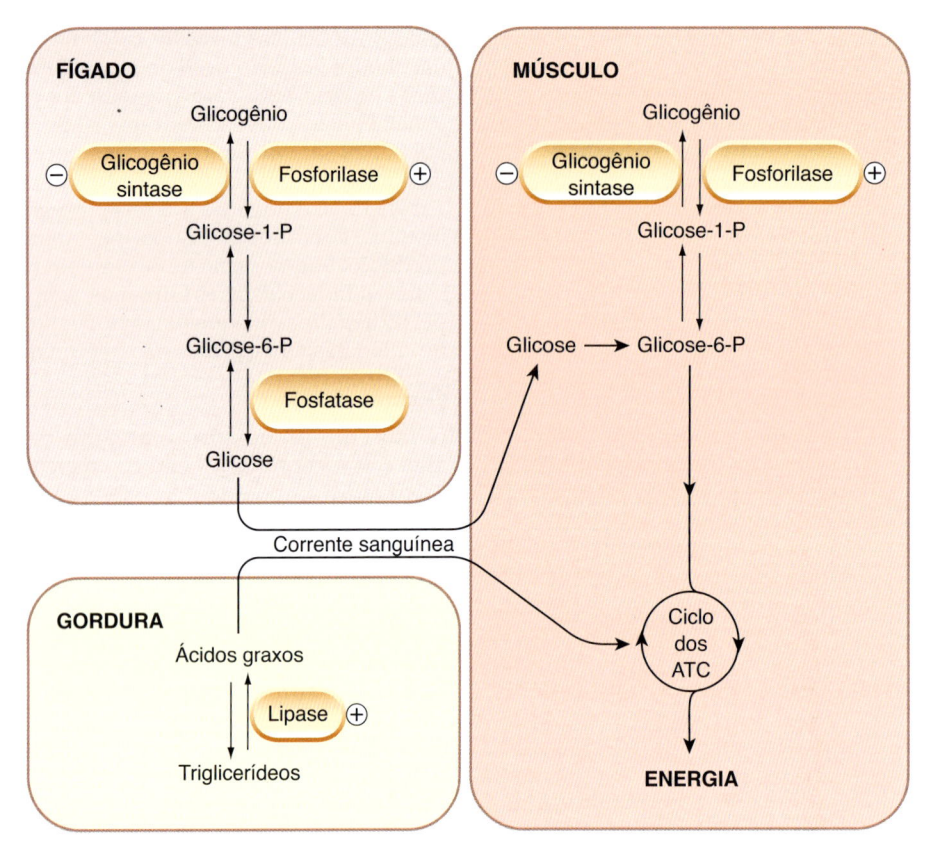

Figura 15.5 Regulação do metabolismo energético pelas catecolaminas. As principais etapas enzimáticas afetadas pela ativação dos receptores β-adrenérgicos estão indicadas pelos sinais + e −, que representam estimulação e inibição, respectivamente. O efeito global consiste na mobilização das reservas de glicogênio e de gordura para suprir as demandas energéticas. *ATC*, ácido tricarboxílico.

controlam a cinética da contração e, portanto, aumentam a velocidade e a força de contração do músculo esquelético. O **clembuterol**, um fármaco "anabolizante" usado ilicitamente por atletas para melhorar o desempenho físico (ver Capítulo 59), é um agonista β_2 que atua dessa maneira.

A histamina liberada pelo tecido pulmonar de cobaias e de humanos em resposta a um desafio anafilático (ver Capítulo 17) é inibida pelas catecolaminas, que atuam nos receptores β_2.

Os linfócitos e outras células do sistema imune também expressam receptores adrenérgicos (principalmente receptores β). A proliferação de linfócitos, a morte celular mediada por linfócitos e a produção de muitas citocinas são inibidas por agonistas dos receptores β-adrenérgicos. A importância fisiológica e clínica desses efeitos ainda não foi estabelecida, apesar do intenso interesse atual na neuroimunologia (Schiller et al., 2021). Para uma revisão dos efeitos do sistema nervoso simpático sobre a função imune, consultar Elenkov et al., 2000.

Usos clínicos

Os principais usos clínicos dos agonistas dos receptores adrenérgicos estão resumidos no boxe *Usos clínicos dos agonistas dos receptores adrenérgicos* e na Tabela 15.4, dos quais o mais importante é o uso de agonistas β-adrenérgicos no tratamento da asma (ver Capítulo 28).

ANTAGONISTAS DOS RECEPTORES ADRENÉRGICOS

Os principais fármacos estão listados na Tabela 15.2, e informações adicionais são fornecidas na Tabela 15.5. A maioria deles é seletiva para os receptores α ou β, e muitos também são seletivos para os subtipos.

> **Agonistas dos receptores adrenérgicos**
>
> - A **noradrenalina** e a **adrenalina** exibem relativamente pouca seletividade para os receptores
> - Os agonistas α_1 seletivos incluem a **fenilefrina**, a **midodrina** e a **oximetazolina**
> - Os agonistas α_2 incluem a **clonidina** e **α-metilnoradrenalina**. A clonidina também atua sobre um receptor I_1 de imidazolina distinto; a **moxonidina** e a **rilmenidina** exibem maior seletividade I_1/α_2 do que a clonidina e provocam menos sonolência do que esta última quando usados no tratamento da hipertensão. A metilnoradrenalina é seletiva para os receptores α_2-adrenérgicos em relação a I_1. É formada como falso transmissor a partir da **metildopa**, desenvolvida como fármaco hipotensor (em grande parte obsoleta hoje em dia, exceto para uso durante a gravidez, visto que causa sonolência)
> - Os agonistas β_1 seletivos incluem a **dobutamina**. O aumento da contratilidade cardíaca pode ser útil clinicamente, porém todos os agonistas β_1 podem causar arritmias cardíacas
> - Os agonistas β_2 seletivos incluem o **salbutamol**, a **terbutalina** e o **salmeterol**, que são usados principalmente pela sua ação broncodilatadora na asma
> - O agonista β_3 seletivo, a **mirabegrona**, é utilizado no tratamento da bexiga hiperativa; os agonistas β_3 promovem a lipólise e têm potencial no tratamento da obesidade.

> **Usos clínicos dos agonistas dos receptores adrenérgicos**
>
> - Sistema cardiovascular:
>   - Parada cardíaca: **adrenalina**
>   - Choque cardiogênico (ver Capítulos 20 e 21): **dobutamina** (agonista β_1)
>   - Hipotensão postural grave: **midodrina** (agonista α_1)
> - Anafilaxia (hipersensibilidade aguda; ver Capítulos 17 e 28): **adrenalina**
> - Sistema respiratório:
>   - Asma (ver Capítulo 28): agonistas seletivos dos receptores β_2 (**salbutamol, terbutalina, salmeterol, formoterol**)
>   - Descongestionante nasal: **fenilefrina** por via oral ou gotas contendo **xilometazolina** ou **efedrina** para uso a curto prazo
> - Outras indicações:
>   - **Adrenalina**: com anestésicos locais para prolongar a ação (ver Capítulo 44)
>   - Trabalho de parto prematuro (**salbutamol**; ver Capítulo 35)
>   - Agonistas α_2 (p. ex., **clonidina, lofexidina**): para baixar a pressão arterial, porém agora são raramente prescritos. A **dexmedetomidina** foi licenciada para analgesia e sedação em cuidados intensivos; a **lofexidina** é utilizada como coadjuvante na abstinência de opioides para reduzir as ondas de calor da menopausa, em particular quando o **estrógeno** está contraindicado, como em pacientes com câncer de mama, e para reduzir a frequência de crises de enxaqueca (ver Capítulo 42). A síndrome de Tourette, caracterizada por múltiplos tiques e surtos de linguagem imprópria, é uma indicação que ainda não foi licenciada
>   - **Mirabegrona**, agonista β_3: usada no tratamento da urgência, aumento da frequência de micção e incontinência (sintomas da bexiga hiperativa).

Antagonistas dos receptores α-adrenérgicos

Os principais grupos de antagonistas dos receptores α-adrenérgicos são:

- Não seletivos entre os subtipos (p. ex., **fenoxibenzamina, fentolamina**)
- α_1 seletivos (p. ex., **prazosina, doxazosina, terazosina**)
- α_2 seletivos (p. ex., **ioimbina, idazoxano**).

Além disso, os *derivados do ergot* (esporão do centeio) (p. ex., **ergotamina, di-hidroergotamina**) bloqueiam os receptores α e apresentam muitas outras ações, notavelmente sobre os receptores de 5-HT. São descritos no Capítulo 16. Suas ações sobre os receptores α-adrenérgicos são de interesse farmacológico, porém não são usadas como terapia.

Antagonistas dos receptores α-adrenérgicos não seletivos

A **fenoxibenzamina** não é específica para os receptores α e antagoniza as ações da acetilcolina, da histamina e da 5-HT. É de longa duração devido à sua ligação covalente aos receptores. A **fentolamina** é mais seletiva, porém liga-se de modo reversível, e a sua ação é de curta duração. Em seres humanos, esses fármacos provocam queda na pressão arterial (devido ao bloqueio da vasoconstrição mediada pelos receptores α) e hipotensão postural. O débito cardíaco e a frequência cardíaca aumentam. Trata-se de uma resposta reflexa à queda da pressão arterial, mediada pelos receptores β. O bloqueio concomitante dos receptores α_2 tende a aumentar a liberação de noradrenalina, o que tem o efeito de intensificar a taquicardia reflexa que ocorre com qualquer agente redutor da pressão arterial. A fenoxibenzamina mantém o seu uso restrito no preparo de pacientes com *feocromocitoma* (ver Capítulo 21 e mais adiante) para cirurgia.

O **labetalol** e o **carvedilol**[5] são fármacos mistos que bloqueiam os receptores tanto α_1 quanto β; todavia, nas doses usadas na clínica, apresentam ação predominante nos receptores β. O carvedilol é utilizado principalmente no tratamento da hipertensão e da insuficiência cardíaca (ver Capítulos 20 e 21), enquanto o labetalol é usado no tratamento da hipertensão durante a gravidez, bem como em emergências hipertensivas (quando há necessidade de administração intravenosa).

Antagonistas α_1 seletivos

A **prazosina** foi o primeiro antagonista α_1 seletivo/inverso, que atua em todos os três subtipos de receptores α_1 (Alexander et al., 2019). Atualmente, prefere-se o uso de fármacos semelhantes com meias-vidas mais longas (p. ex., **doxazosina, terazosina**), que têm a vantagem de permitir a sua administração em dose única diária. São muito seletivos para os receptores α_1-adrenérgicos e causam vasodilatação e queda da pressão arterial, porém com menos taquicardia do que a que ocorre com o uso de antagonistas dos receptores α não seletivos, presumivelmente porque não aumentam a liberação de noradrenalina das terminações nervosas simpáticas. A hipotensão postural leve é comum, porém menos problemática do que com a prazosina de ação mais curta.

Os antagonistas dos receptores α_1 produzem relaxamento do músculo liso no colo da bexiga e cápsula prostática e inibem a hipertrofia desses tecidos, razão pela qual são úteis no tratamento dos sintomas associados à *hipertrofia prostática benigna*. A **tansulosina**, um antagonista dos receptores α_{1A}, mostra alguma seletividade para o sistema urogenital e provoca menos hipotensão do que os antagonistas dos receptores α_1 menos seletivos.

Acredita-se que os receptores α_{1A} desempenhem um papel não apenas na hipertrofia patológica do músculo liso vascular e prostático, mas também na hipertrofia cardíaca que ocorre na hipertensão e na insuficiência cardíaca (Papay et al., 2013), e o uso de antagonistas seletivos dos receptores α_{1A} está em fase de investigação para o tratamento dessas condições crônicas.

Antagonistas α_2 seletivos

A **ioimbina** é um alcaloide de ocorrência natural, e foram produzidos vários análogos sintéticos como o **idazoxano**. Esses fármacos são usados experimentalmente para a análise dos subtipos de receptores α, e a ioimbina, possivelmente em virtude de seu efeito vasodilatador, ganhou notoriedade histórica como afrodisíaca, porém nenhum deles é usado terapeuticamente em seres humanos. Seu uso ocasional para reverter o efeito sedativo de um agonista α_2 em medicina veterinária já foi mencionado.

---

[5] O carvedilol também é um agonista tendencioso, que atua pela via da arrestina (Capítulo 3).

> **Antagonistas dos receptores α-adrenérgicos**
>
> - Os antagonistas α₁ seletivos (p. ex., **doxazosina**, **terazosina**) são utilizados no tratamento da hipertensão e da hipertrofia prostática benigna. Os efeitos adversos consistem em hipotensão postural, incontinência de estresse e impotência. A **prazosina** (de ação curta) foi o primeiro desses agentes
> - A **tansulosina** é α₁ₐ seletiva e atua principalmente no sistema urogenital. É utilizada no tratamento da hipertrofia prostática benigna e pode causar menos hipotensão postural do que outros agonistas α₁
> - A **ioimbina** é um antagonista α₂ seletivo. Não é utilizada clinicamente nos seres humanos.

Usos clínicos e efeitos adversos dos antagonistas dos receptores α-adrenérgicos

Os principais usos dos antagonistas α-adrenérgicos estão relacionados com as suas ações cardiovasculares e estão resumidos no boxe *Usos clínicos dos antagonistas dos receptores α-adrenérgicos*.

O *feocromocitoma* é um tumor secretor de catecolaminas de tecido cromafim que provoca hipertensão grave e a princípio episódica. A maneira mais efetiva de controlar a pressão arterial consiste em uma combinação de antagonistas dos receptores α e β. O tumor pode ser removido cirurgicamente, e é essencial bloquear os receptores α e β antes do procedimento, de modo a evitar os efeitos da liberação súbita de catecolaminas quando o tumor é manipulado. A fenoxibenzamina, um antagonista α irreversível que reduz o máximo da curva dose-resposta do agonista (ver Capítulo 2, Figura 2.4B), é combinada com um antagonista dos receptores β-adrenérgicos para esse propósito.

> **Usos clínicos dos antagonistas dos receptores α-adrenérgicos**
>
> - Hipertensão grave (ver Capítulo 21): antagonistas α₁ seletivos (p. ex., **doxazosina**) em combinação com outros fármacos
> - Hipertrofia prostática benigna (p. ex., **tansulosina**, um antagonista seletivo dos receptores α₁ₐ)
> - Feocromocitoma: **fenoxibenzamina** (antagonista irreversível) na preparação para cirurgia. Um antagonista dos receptores β-adrenérgicos, é administrado e titulado após estabelecimento de bloqueio α (evidenciado por hipotensão postural) e antes da cirurgia.

Antagonistas dos receptores β-adrenérgicos

Os antagonistas dos receptores β-adrenérgicos continuam sendo extremamente importantes. Foram descobertos em 1958, dez anos após Ahlquist ter postulado a existência dos receptores β-adrenérgicos. O primeiro composto, a **dicloroisoprenalina**, era um agonista parcial. Avanços posteriores levaram ao **propranolol**, que é um antagonista muito mais potente e puro e bloqueia igualmente os receptores β₁ e β₂. As potenciais vantagens clínicas de fármacos que apresentam alguma atividade agonista parcial e/ou seletividade para os receptores β₁ levaram ao desenvolvimento do **oxprenolol** e do **alprenolol** (não seletivos, com considerável atividade agonista parcial) e outros, como **atenolol**, **metoprolol** e **bisoprolol** (seletividade β₁ sem atividade agonista). Dois fármacos mais recentes são o **carvedilol** (um antagonista não seletivo dos receptores β-adrenérgicos, com atividade de bloqueio α₁ adicional) e o **nebivolol** (um antagonista β₁ seletivo com atividade vasodilatadora mediada por óxido nítrico; ver Capítulo 19). Esses dois fármacos mostraram-se mais efetivos do que os antagonistas dos receptores β-adrenérgicos convencionais para o tratamento da insuficiência cardíaca (ver Capítulos 21 e 22). As características dos compostos mais importantes estão relacionadas na Tabela 15.5. Os antagonistas dos receptores β clinicamente mais disponíveis são inativos nos receptores β₃, de modo que eles não afetam a lipólise.

Ações

As principais ações farmacológicas dos antagonistas dos receptores β podem ser deduzidas a partir da Tabela 15.1. Os efeitos agudos produzidos em seres humanos dependem do grau de atividade simpática e são modestos em indivíduos em repouso. Os efeitos mais importantes são observados no sistema cardiovascular e no músculo liso brônquico (ver Capítulos 21, 22 e 28).

No indivíduo saudável em repouso, o propranolol provoca alterações modestas na frequência cardíaca, no débito cardíaco ou na pressão arterial, porém o bloqueio β reduz drasticamente o efeito do exercício ou da excitação nessas variáveis (Figura 15.6). Os fármacos com atividade agonista parcial, como o oxprenolol, aumentam a frequência cardíaca em repouso, mas a reduzem durante o exercício ou a excitação. A tolerância máxima ao exercício é reduzida de modo considerável em indivíduos normais, por um lado devido à limitação da resposta cardíaca e, por outro, devido à redução da vasodilatação mediada pelos receptores β no músculo esquelético. O fluxo coronariano é reduzido, porém relativamente menos do que o consumo de oxigênio do miocárdio, de modo que há uma melhora da oxigenação do miocárdio, um efeito de grande importância no tratamento da angina de peito (ver Capítulo 20). Em indivíduos saudáveis, a redução da força de contração cardíaca não é importante, em contraste com pacientes que apresentam doença cardíaca (ver mais adiante).

Um efeito importante e, a princípio, inesperado dos antagonistas dos receptores β é sua ação anti-hipertensiva (ver Capítulo 21). Pacientes com hipertensão apresentam uma queda gradual da pressão arterial, que leva vários dias para se desenvolver por completo. O mecanismo é complexo e envolve os seguintes aspectos:

- Redução do débito cardíaco
- Redução da liberação de renina pelas células justaglomerulares do rim
- Uma ação central, que reduz a atividade nervosa simpática, é menos importante.

A vasodilatação contribui para a ação anti-hipertensiva desses antagonistas dos receptores β (p. ex., carvedilol e nebivolol, ver anteriormente), que têm propriedades vasodilatadoras adicionais.

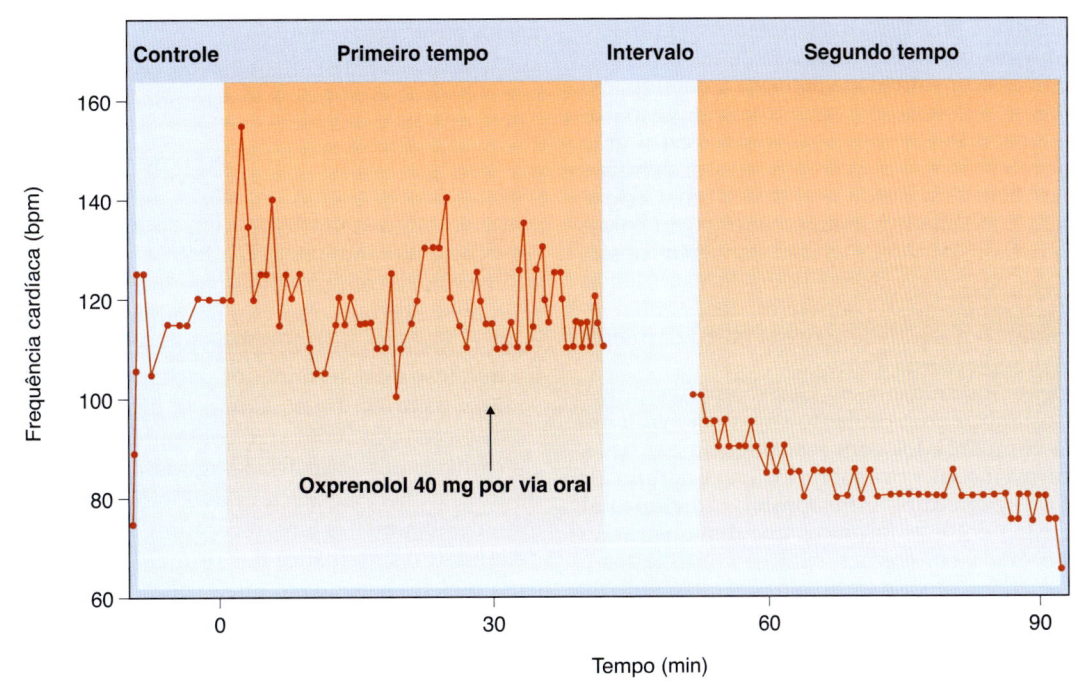

Figura 15.6 Registro contínuo da frequência cardíaca em um espectador de partida de futebol americano ao vivo, mostrando o efeito do "antagonista" dos receptores β-adrenérgicos, o oxprenolol, estritamente um agonista parcial. (De Taylor, S.H., Meeran, M.K., 1973. In: Burley, D.M., Fryer, J.H., Rowdel, R.K., et al. (Eds) New Perspectives in Beta-Blockade. CIBA Laboratories, Horsham.)

O bloqueio do efeito facilitador dos receptores β pré-sinápticos sobre a liberação de noradrenalina (ver Tabela 15.1) também pode contribuir para o efeito anti-hipertensivo. Esse efeito anti-hipertensivo dos antagonistas dos receptores β continua clinicamente útil. Devido à preservação da vasoconstrição reflexa, a hipotensão postural e induzida por exercício é menos problemática do que a observada com muitos outros fármacos anti-hipertensivos, porém, agora, raramente são usados como agentes de primeira linha na hipertensão não complicada (ver Capítulo 21).

Os antagonistas dos receptores β têm vários efeitos antiarrítmicos importantes sobre o coração (ver Capítulo 20).

Nos indivíduos normais, a resistência das vias respiratórias é apenas discretamente aumentada por antagonistas dos receptores β, e isso não tem nenhuma consequência. Todavia, nos indivíduos asmáticos, os antagonistas dos receptores β não seletivos (como o propranolol) podem causar broncoconstrição grave, que naturalmente não responde às doses usuais de fármacos como o salbutamol ou a adrenalina. Esse risco é menor com antagonistas $β_1$ seletivos, porém nenhum é tão seletivo a ponto de permitir que o risco seja ignorado em seres humanos.

Apesar do envolvimento dos receptores β nas ações hiperglicêmicas da adrenalina, os antagonistas dos receptores β só produzem alterações metabólicas mínimas em indivíduos normais. Eles não afetam o início da hipoglicemia após uma injeção de insulina, mas causam certo retardo na recuperação na concentração da glicose no sangue. Entretanto, nos pacientes com diabetes melito, o uso de antagonistas dos receptores β aumenta a probabilidade de hipoglicemia induzida por exercício, visto que a liberação normal de glicose pelo fígado induzida pela adrenalina diminui. Além disso, os antagonistas dos receptores β podem alterar a percepção da hipoglicemia ao reduzir os seus sintomas (ver Capítulo 31 e mais adiante neste capítulo).

Antagonistas dos receptores β-adrenérgicos

- Não seletivos entre receptores $β_1$ e $β_2$-adrenérgicos: **propranolol, alprenolol, oxprenolol**
- $β_1$ seletivos: **atenolol, metoprolol, bisoprolol, nebivolol**
- O **alprenolol**, e o **oxprenolol** têm atividade agonista parcial
- Muitos usos clínicos (ver boxe *Usos clínicos dos antagonistas dos receptores β-adrenérgicos*)
- Os riscos importantes incluem broncoconstrição em indivíduos asmáticos e bradicardia e insuficiência cardíaca se forem administrados a pacientes instáveis com deterioração da função cardíaca
- Os efeitos adversos consistem em extremidades frias, insônia, sonhos vívidos, depressão e fadiga
- Alguns (p. ex., propranolol) sofrem metabolismo de primeira passagem rápido, o que explica a sua baixa biodisponibilidade
- Alguns fármacos (p. ex., **labetalol, carvedilol**) bloqueiam os receptores tanto α quanto β-adrenérgicos.

Usos clínicos

Os principais usos dos antagonistas dos receptores β estão relacionados com seus efeitos sobre o sistema cardiovascular, são discutidos nos Capítulos 20 e 21 e estão resumidos no boxe *Usos clínicos dos antagonistas dos receptores β-adrenérgicos*.

O uso de antagonistas dos receptores β na insuficiência cardíaca merece atenção especial, pois a opinião clínica passou por uma mudança completa. Pacientes com doença cardíaca instável podem depender de certo grau de atividade simpática sobre o coração para manter um débito cardíaco adequado, e a remoção disso por bloqueio dos receptores β pode exacerbar a insuficiência cardíaca, razão pela qual o uso desses fármacos em pacientes com insuficiência cardíaca era desaconselhado. Em tese, os fármacos com atividade agonista parcial (p. ex., oxprenolol, alprenolol) oferecem uma vantagem, visto que podem, por sua própria ação agonista, manter certo grau de ativação dos receptores β_1 e, ao mesmo tempo, atenuar a resposta cardíaca a um aumento da atividade nervosa simpática ou à adrenalina circulante. Entretanto, os ensaios clínicos realizados não demonstraram uma clara vantagem desses fármacos com base na redução da incidência de insuficiência cardíaca, e um desses fármacos (**xamoterol**, desde então retirado do mercado) com atividade agonista particularmente acentuada sem dúvida piorou a situação.

Paradoxalmente, os antagonistas dos receptores β, iniciados em doses baixas com titulação supervisionada em pacientes bem compensados com insuficiência cardíaca, melhoram de forma inequívoca a sobrevida (ver Capítulo 21) (Bristow, 2011). O **carvedilol**, o **bisoprolol**, o **metoprolol** e o **nevibolol** estão entre os fármacos que demonstraram melhorar a sobrevida em ensaios clínicos controlados e randomizados e, agora, seu uso é rotineiro no tratamento da insuficiência cardíaca estável crônica, em combinação com outras categorias de fármacos (ver Capítulo 21).

O *hemangioma infantil* é o tumor de tecidos moles mais comum em crianças e afeta 3 a 10% dos lactentes, regredindo habitualmente sem qualquer tratamento. Cerca de 12% dos casos são complicados por compressão de órgãos vitais, como o olho, e exigem intervenção. Em 2008, uma observação casual de que o tratamento da insuficiência cardíaca com propranolol em duas crianças pequenas com hemangiomas graves esteve associado à sua regressão levou à realização de ensaios clínicos que confirmaram a eficácia do propranolol para essa indicação. Esse uso foi aprovado pela FDA dos EUA e na Europa, e, agora, o propranolol constitui a terapia padrão para o hemangioma infantil grave. As evidências dessa acentuada eficácia (Léauté-Labrèze et al., 2015) ressaltam a importância das ações tróficas mediadas por receptores β-adrenérgicos, pelo menos nesse tumor endotelial pediátrico. Formas mais leves e sem complicações de hemangioma infantil são algumas vezes tratadas com timolol ou propranolol tópicos.

> **Usos clínicos dos antagonistas dos receptores β-adrenérgicos**
>
> - Cardiovasculares (ver Capítulos 20 e 21):
>   - Angina de peito
>   - Infarto do miocárdio e infarto subsequente
>   - Prevenção de arritmias recorrentes (particularmente se forem desencadeadas por ativação simpática)
>   - Insuficiência cardíaca (em pacientes bem compensados)
>   - Hipertensão (não constituem mais os fármacos de primeira escolha; ver Capítulo 21)
> - Outros usos:
>   - Hemangioma infantil grave/complicado
>   - Glaucoma (p. ex., colírio de **timolol**)
>   - Tireotoxicose (ver Capítulo 34), como adjuvante do tratamento definitivo (p. ex., pré-operatório e durante o início do tratamento com carbimazol)
>   - Ansiedade (ver Capítulo 45) para controlar os sintomas somáticos (p. ex., palpitações, tremor)
>   - Profilaxia da enxaqueca (ver Capítulo 42)
>   - Tremor essencial benigno (distúrbio familiar).

Efeitos adversos

Os principais efeitos adversos dos antagonistas dos receptores β de uso terapêutico resultam de sua principal ação (bloqueio dos receptores).

Broncoconstrição. Como explicado anteriormente, esse efeito é de pouca importância na ausência de doença das vias respiratórias, entretanto, em pacientes asmáticos, pode ser potencialmente fatal. Também é importante do ponto de vista clínico em pacientes com outras formas de doença pulmonar obstrutiva (p. ex., bronquite crônica, enfisema), embora a relação risco-benefício possa favorecer o tratamento cauteloso de determinados pacientes.

Depressão cardíaca. Como já descrito, esses agentes inotrópicos negativos estão contraindicados na insuficiência cardíaca descompensada aguda. Pacientes que sofrem de insuficiência cardíaca estável crônica que começam a tomar antagonistas dos receptores β podem apresentar deterioração sintomática nas primeiras semanas antes que surja o efeito benéfico (o que explica o conselho de iniciar com doses muito baixas e aumentar gradativamente). O efeito benéfico desejado a longo prazo consiste em melhora da função ventricular esquerda e sobrevida do paciente.

Bradicardia. A bradicardia sinusal pode progredir para bloqueio cardíaco com risco de vida, em particular se os antagonistas dos receptores β-adrenérgicos forem coadministrados com outros fármacos antiarrítmicos que comprometem a condução cardíaca (ver Capítulo 20).

Hipoglicemia. A liberação de glicose em resposta à adrenalina constitui um mecanismo de segurança em pacientes com diabetes melito tratados com insulina e em outros indivíduos propensos a crises hipoglicêmicas. A resposta simpática à hipoglicemia produz sintomas (especialmente taquicardia), que alertam o paciente sobre a necessidade urgente de consumir carboidratos (em geral, na forma de uma bebida açucarada). Os antagonistas dos receptores β reduzem esses sintomas, de modo que a hipoglicemia incipiente tem mais probabilidade de não ser percebida pelo paciente. Existe uma vantagem teórica em usar agentes β_1 seletivos, porque a liberação de glicose pelo fígado é controlada pelos receptores β_2.

Fadiga. É provável que a fadiga seja decorrente da redução do débito cardíaco e da diminuição da perfusão muscular durante o exercício físico. Trata-se de um sintoma comum de pacientes em uso de bloqueadores dos receptores β-adrenérgicos.

Extremidades frias. Esse efeito é comum devido à perda da vasodilatação mediada por receptores β nos vasos cutâneos das mãos e dos pés. em teoria, os fármacos β_1 seletivos têm menos tendência a produzir esse efeito, que também pode ser menos pronunciado em pacientes tratados com antagonistas dos receptores β-adrenérgicos com propriedades vasodilatadoras adicionais.

Os pesadelos, que ocorrem principalmente com antagonistas dos receptores β-adrenérgicos que penetram no SNC, podem constituir um resultado direto do bloqueio dos receptores β, porém o mecanismo não está elucidado. Trata-se de um problema no tratamento do hemangioma infantil, em que os transtornos comportamentais são, algumas vezes, motivo de preocupação, e a eficácia dos fármacos que não penetram no encéfalo ainda não foi totalmente estabelecida.

FÁRMACOS QUE AFETAM OS NEURÔNIOS NORADRENÉRGICOS

Este capítulo enfatiza a transmissão simpática periférica. Entretanto, os mesmos princípios são aplicáveis ao SNC (ver Capítulo 39, em que muitos dos fármacos mencionados aqui também atuam). A Tabela 15.6 resume os principais fármacos e mecanismos envolvidos.

FÁRMACOS QUE AFETAM A SÍNTESE DE NORADRENALINA

A **α-metiltirosina**, que inibe a tirosina hidroxilase, é usada de modo experimental, mas não clínico. De fato, poucos fármacos de importância clínica afetam diretamente a síntese de catecolaminas. A **carbidopa**, um derivado hidrazina da dopa, que inibe a dopa descarboxilase na periferia, mas que não penetra na barreira hematoencefálica, constitui uma exceção importante e é usada como adjuvante da levodopa no tratamento do parkinsonismo (ver Capítulo 40).

A **metildopa**, que ainda é utilizada no tratamento da hipertensão durante a gravidez (ver Capítulo 21), é captada por neurônios noradrenérgicos, nos quais é convertida no falso transmissor, a α-metilnoradrenalina. Não sofre desaminação dentro dos neurônios pela MAO, de modo que se acumula e desloca a noradrenalina das vesículas sinápticas. A α-metilnoradrenalina é liberada por exocitose, da mesma maneira que a noradrenalina, porém é menos ativa do que esta última nos receptores α_1 e, portanto, menos efetiva na produção de vasoconstrição. Todavia, é mais ativa nos receptores pré-sinápticos (α_2), de modo que o mecanismo de retroalimentação autoinibitório passa a operar mais intensamente do que o normal, reduzindo, assim, a liberação do transmissor. Cada efeito, tanto na periferia e, de maneira mais importante, no SNC, contribui para a sua ação hipotensora. O fármaco produz efeitos adversos típicos dos fármacos antiadrenérgicos de ação central (p. ex., sedação), além de apresentar riscos "fora do alvo" de anemia hemolítica imune (ver Capítulo 58) e hepatotoxicidade, razão pela qual é pouco utilizado hoje, exceto para a hipertensão na segunda metade da gestação, em que existe experiência considerável de seu uso, sem dano ao feto.

A **6-hidroxidopamina** (idêntica à dopamina, exceto por um grupo hidroxila adicional) é uma neurotoxina do tipo cavalo de Troia. É captada seletivamente pelas terminações nervosas noradrenérgicas, nas quais é convertida a uma quinona reativa que destrói a terminação nervosa, produzindo uma "simpatectomia química". Os corpos celulares sobrevivem e, por fim, ocorre recuperação da inervação simpática. O fármaco mostra-se útil para fins experimentais, porém não tem nenhuma aplicação clínica. Se for injetada direto no cérebro, provoca destruição seletiva das terminações nervosas que o captam (i. e., dopaminérgicas, noradrenérgicas e adrenérgicas), porém não alcança o cérebro se for administrada sistemicamente.

A **MPTP** (**1-metil-4-fenil-1,2,3,5-tetra-hidropiridina**; ver Capítulo 40) é uma neurotoxina seletiva semelhante, que atua nos neurônios dopaminérgicos.

A **droxidopa** (**di-hidroxifenilserina**, L-DOPS) encontra-se em fase de investigação para o tratamento da hipotensão. Penetra na barreira hematoencefálica e é um profármaco que é convertido em noradrenalina pela dopa descarboxilase, contornando, assim, a etapa de hidroxilação catalisada pela DBH. Causa elevação da pressão arterial aumentando a liberação de noradrenalina.

FÁRMACOS QUE AFETAM O ARMAZENAMENTO DE NORADRENALINA

A **reserpina** é um alcaloide do arbusto *Rauwolfia*, que tem sido usado na Índia durante séculos para o tratamento de transtornos mentais. A reserpina bloqueia poderosamente o transporte de noradrenalina e de outras aminas para dentro das vesículas de armazenamento por meio de bloqueio do VMAT. A noradrenalina acumula-se então no citoplasma, onde é degradada pela MAO. O conteúdo de noradrenalina dos tecidos cai, e ocorre bloqueio da transmissão simpática. A reserpina também causa depleção de 5-HT e de dopamina dos neurônios no cérebro, no qual essas aminas são transmissores (ver Capítulo 39). Hoje em dia, a reserpina é apenas usada de modo experimental, porém antes era utilizada como fármaco anti-hipertensivo na Europa e nos EUA. Seus efeitos centrais, em particular a depressão, que provavelmente resultam do comprometimento da transmissão noradrenérgica e mediada pela 5-HT no cérebro (ver Capítulo 48), eram um sério problema relacionado com a dose.

FÁRMACOS QUE AFETAM A LIBERAÇÃO DE NORADRENALINA

Os fármacos podem afetar a liberação de noradrenalina de quatro maneiras principais:

- Bloqueando diretamente a liberação (fármacos bloqueadores de neurônios noradrenérgicos)
- Induzindo a liberação de noradrenalina na ausência de despolarização da terminação nervosa (fármacos simpaticomiméticos de ação indireta)
- Atuando nos receptores pré-sinápticos que indiretamente inibem ou intensificam a liberação induzida por despolarização, os exemplos incluem agonistas α_2 (ver anteriormente), angiotensina II, dopamina e prostaglandinas
- Aumentando ou diminuindo as reservas disponíveis de noradrenalina (p. ex., reserpina, ver anteriormente; inibidores da MAO, ver Capítulo 48).

FÁRMACOS BLOQUEADORES DOS NEURÔNIOS NORADRENÉRGICOS

Os fármacos bloqueadores dos neurônios noradrenérgicos (p. ex., **guanetidina**) foram descobertos em meados da década de 1950, quando alternativas para fármacos bloqueadores ganglionares estavam sendo investigadas para uso no tratamento da hipertensão. Têm interesse farmacológico, porém hoje são raramente ou nunca utilizados clinicamente. O principal efeito da guanetidina consiste em inibir a liberação de noradrenalina das terminações nervosas simpáticas. Tem pouco efeito sobre a medula da suprarrenal e nenhum nas terminações nervosas que liberam outros transmissores distintos da noradrenalina. Os fármacos relacionados incluem **bretílio**, a **betanidina** e a **debrisoquina** (na atualidade, de interesse principalmente como ferramenta para o estudo do metabolismo de fármacos; ver Capítulo 12).

Efeitos

Os fármacos dessa classe reduzem ou anulam a resposta dos tecidos à estimulação nervosa simpática.

A ação da guanetidina sobre a transmissão noradrenérgica é complexa. É seletivamente acumulada pelas terminações nervosas noradrenérgicas e é um substrato para o NET (ver Tabela 15.6). Sua atividade inicial resulta do bloqueio da condução de impulsos nas terminações nervosas que seletivamente acumulam o fármaco, atuando como anestésico local seletivo para nervos noradrenérgicos, sendo a seletividade reduzida até a sua concentração pelo NET nos terminais desses axônios. Em consequência, sua ação é impedida por fármacos que bloqueiam o NET, como os *antidepressivos tricíclicos* (ver Capítulo 48).

A guanetidina também é concentrada em vesículas sinápticas pelo transportador vesicular VMAT, interferindo, possivelmente, na sua capacidade sofrer exocitose e deslocando a noradrenalina. Dessa maneira, provoca depleção gradual e de longa duração da noradrenalina nas terminações nervosas simpáticas, à semelhança do efeito da reserpina.

Grandes doses de guanetidina provocam dano estrutural aos neurônios noradrenérgicos, provavelmente devido a seu acúmulo em alta concentração nos terminais nervosos.

Embora sejam muito efetivos na redução da pressão arterial na posição ortostática, esses fármacos produzem efeitos adversos graves associados à perda da função nervosa simpática. Os efeitos mais problemáticos incluem hipotensão postural, diarreia, congestão nasal e falha da ejaculação. São incapazes de reduzir efetivamente a pressão arterial à noite, quando os pacientes estão em decúbito.

AMINAS SIMPATOMIMÉTICAS DE AÇÃO INDIRETA

Mecanismo de ação e relações entre estrutura e atividade

A **tiramina**, a **anfetamina** e a **efedrina** estão estruturalmente relacionadas com a noradrenalina e, apesar de serem muito menos potentes, têm efeitos qualitativamente semelhantes. Entretanto, em vez de atuar direto sobre os receptores adrenérgicos, esses fármacos atuam em grande parte de forma indireta por meio da liberação de noradrenalina endógena das terminações nervosas simpáticas. O **metilfenidato** e a **atomoxetina** são fármacos que atuam de modo semelhante e que são usados pelos seus efeitos centrais (ver Capítulo 49).

Esses fármacos exercem apenas ações diretas fracas sobre os receptores adrenérgicos, porém assemelham-se à noradrenalina o suficiente para serem transportados pelo NET para dentro das terminações nervosas. Uma vez no interior das terminações nervosas, são captados dentro das vesículas pelo VMAT, em troca de noradrenalina, que escapa para o citosol. A noradrenalina citosólica sai por meio do NET, em troca da monoamina exógena, para atuar em receptores pós-sinápticos (Figura 15.7). O processo de liberação não envolve a exocitose, de modo que suas ações não exigem uma elevação do Ca^{2+} plasmático. Não são totalmente específicos em suas ações e atuam, em parte, por um efeito direto sobre os receptores adrenérgicos, em parte pela inibição do NET (aumentando, assim, o efeito da noradrenalina liberada) e, em parte, pela inibição da MAO.

Como seria de esperar, os efeitos desses fármacos são fortemente influenciados por outros que modificam a transmissão noradrenérgica. Assim, a reserpina e a 6-hidroxidopamina suprimem seus efeitos pela depleção de noradrenalina das terminações nervosas. Por outro lado, os inibidores da MAO potencializam muito seus efeitos, visto

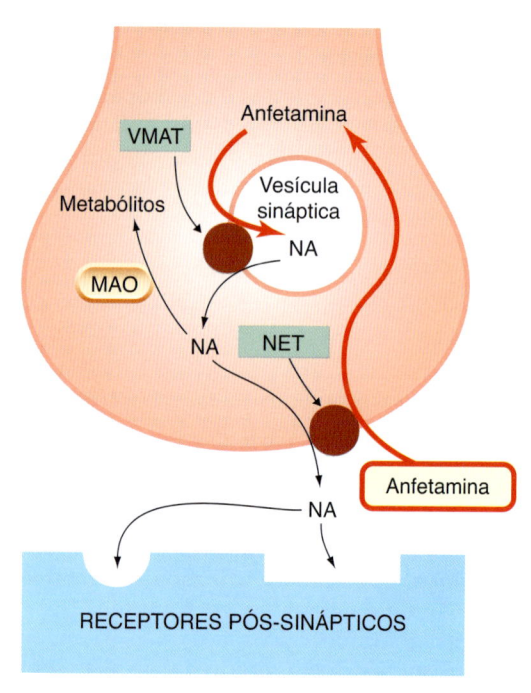

Figura 15.7 Modo de ação da anfetamina, uma amina simpaticomimética de ação indireta. A anfetamina entra na terminação nervosa por meio do transportador de noradrenalina (NET) e penetra nas vesículas sinápticas pelo transportador de monoaminas vesicular (VMAT) em troca de noradrenalina (NA), que se acumula no citosol. Parte da NA é degradada pela monoaminoxidase (MAO) no interior da terminação nervosa, enquanto certa quantidade escapa, em troca de anfetamina, pelo NET, atuando sobre os receptores pós-sinápticos. A anfetamina também reduz a recaptação de NA pelo transportador, o que intensifica a ação da NA liberada.

que impedem a inativação do transmissor deslocado das vesículas dentro das terminações. A inibição da MAO aumenta, em particular, a ação da tiramina, pois essa substância é, por si, um substrato da MAO. Normalmente, a tiramina da dieta é destruída pela MAO na parede intestinal e no fígado antes de alcançar a circulação sistêmica. Isso não ocorre quando a MAO é inibida, e a ingestão de alimentos ricos em tiramina, como queijo fermentado (p. ex., *brie* maturado), pode provocar uma elevação súbita e perigosa da pressão arterial. Os inibidores do NET, como a **imipramina** (ver Tabela 15.6) e a **anfetamina**, que é transportada devagar pelo NET, de modo que atua tanto como substratos do NET quanto como inibidor da captação de noradrenalina, interferem nos efeitos das aminas simpaticomiméticas de ação indireta por meio de prevenção de sua captação nas terminações nervosas.

Esses fármacos, em particular a anfetamina, têm efeitos importantes sobre o SNC (ver Capítulos 49 e 50), que dependem de sua capacidade de liberar não apenas noradrenalina, mas também 5-HT e dopamina das terminações nervosas no cérebro. Uma importante característica dos efeitos das aminas simpaticomiméticas de ação indireta consiste no desenvolvimento de tolerância acentuada. Por exemplo, doses repetidas de anfetamina ou de tiramina produzem respostas pressoras progressivamente menores. É provável que isso seja causado pela depleção da reserva liberável de noradrenalina. Com administração repetida, há também desenvolvimento de tolerância aos efeitos centrais.

Ações

As ações periféricas das aminas simpatomiméticas de ação indireta incluem broncodilatação, elevação da pressão arterial, vasoconstrição periférica, aumento da frequência cardíaca e da força de contração do miocárdio e inibição da motilidade intestinal. Suas ações centrais são responsáveis pelo significativo potencial de abuso e por suas aplicações terapêuticas limitadas (ver Capítulos 49, 50 e 59). Com exceção da efedrina, que ainda é utilizada como descongestionante nasal, em virtude de sua ação central menor, esses fármacos não são mais usados pelos seus efeitos simpaticomiméticos periféricos.

INIBIDORES DA CAPTAÇÃO DE NORADRENALINA

A recaptação da noradrenalina liberada pelo NET constitui o mecanismo mais importante de término de sua ação. Muitos fármacos inibem o NET e, portanto, aumentam os efeitos tanto da atividade nervosa simpática quanto da noradrenalina circulante. O NET não é responsável pela remoção da adrenalina circulante, de modo que esses fármacos não afetam as respostas a essa amina.

A principal classe de fármacos cuja ação primária consiste na inibição do NET é constituída pelos *antidepressivos tricíclicos* (ver Capítulo 48), como, por exemplo, a **imipramina**. Esses fármacos exercem seu principal efeito sobre o SNC, mas também causam taquicardia e arritmias cardíacas, refletindo o seu efeito periférico sobre a transmissão simpática.

A **cocaína**, conhecida principalmente pela sua tendência a causar abuso (ver Capítulos 49 e 50) e pela sua atividade anestésica local (ver Capítulo 44), aumenta a transmissão simpática, causando taquicardia e elevação da pressão arterial (e, com o seu uso crônico, cardiomiopatia e hipertrofia cardíaca). É provável que seus efeitos centrais de euforia e excitação (ver Capítulo 49) constituam uma manifestação do mesmo mecanismo que atua por meio da dopamina e da 5-HT no cérebro. A cocaína potencializa muito as ações da noradrenalina em animais de testes (em laboratório) ou em tecidos isolados, contanto que as terminações nervosas simpáticas estejam intactas.

Muitos fármacos que agem em grande parte em outras etapas da transmissão simpática também inibem o NET em certo grau, presumivelmente pelo fato de que a molécula carreadora tem características estruturais em comum com outros sítios de reconhecimento da noradrenalina, como receptores e enzimas de degradação.

O EMT, que é importante na depuração da adrenalina da corrente sanguínea, não é afetado pela maioria dos fármacos que bloqueiam o NET. Todavia, é inibido pela **fenoxibenzamina** e por vários *corticosteroides*. Essa ação dos corticosteroides pode ter alguma relevância para seu efeito terapêutico em condições como a asma, porém é provavelmente de menor importância.

A Figura 15.8 fornece um resumo dos principais locais de ação dos fármacos que afetam a transmissão adrenérgica.

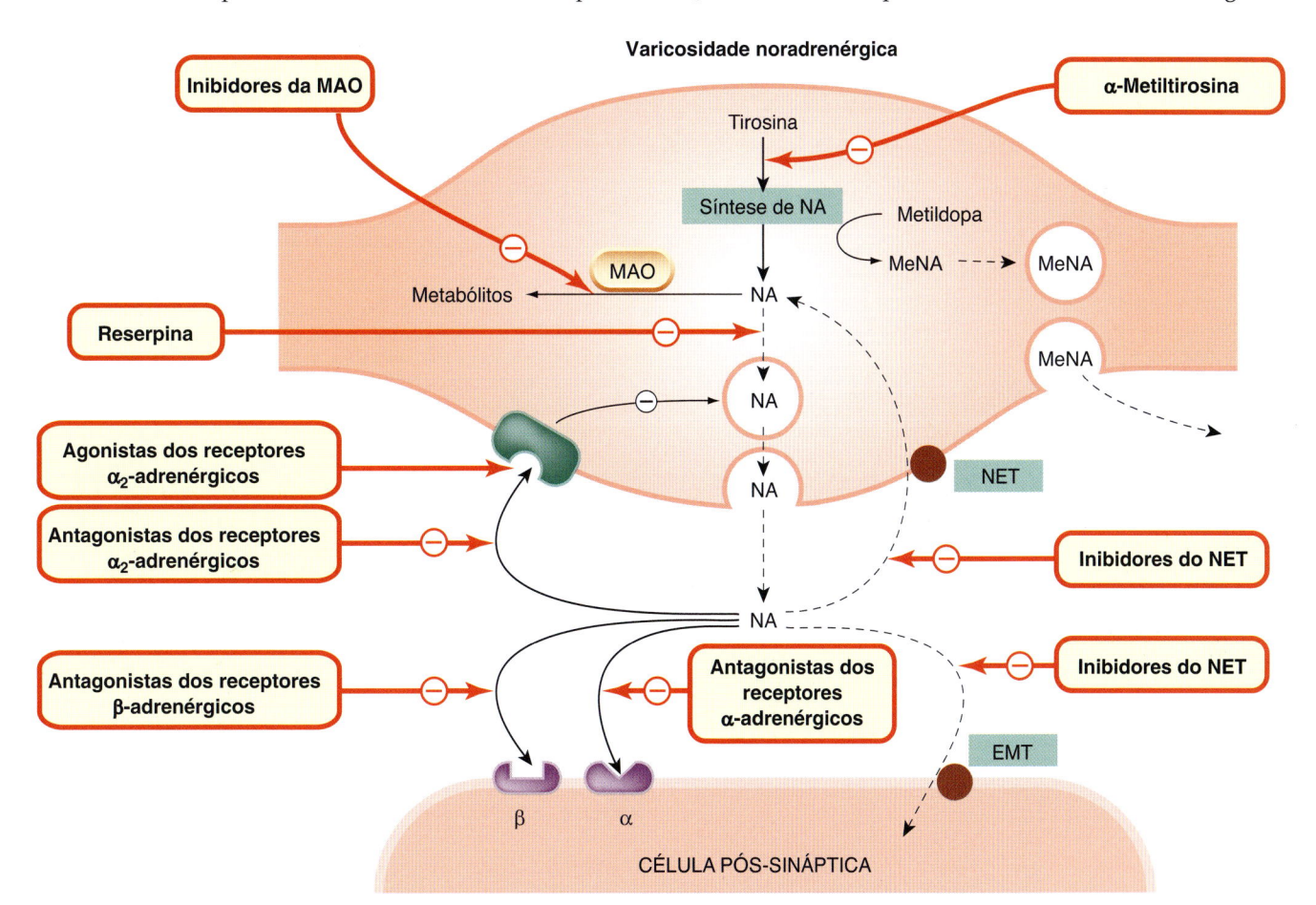

Figura 15.8 Diagrama generalizado de uma terminação nervosa noradrenérgica, mostrando os locais de ação dos fármacos. *EMT*, transportador de monoaminas extraneuronal; *MAO*, monoaminoxidase; *MeNA*, metilnoradrenalina; *NA*, noradrenalina; *NET*, transportador de noradrenalina neuronal.

Fármacos que atuam sobre as terminações nervosas noradrenérgicas

- Os fármacos que inibem a síntese de noradrenalina incluem:
  - **α-metiltirosina**: bloqueia a tirosina hidroxilase, não é usada clinicamente
  - **Carbidopa**: bloqueia a dopa descarboxilase periférica e é utilizada para potencializar a ação central da levodopa no tratamento da doença de Parkinson (ver Capítulo 40)
- A **α-metildopa** dá origem a um falso transmissor (α-metilnoradrenalina), um potente agonista $α_2$, causando, assim, uma poderosa retroalimentação inibitória pré-sináptica no SNC e na periferia. O seu uso atual como agente anti-hipertensivo é limitado principalmente à gravidez
- A **reserpina** bloqueia o acúmulo de noradrenalina nas vesículas pelo VMAT, o que provoca depleção das reservas de noradrenalina e bloqueio da transmissão. É efetiva na hipertensão, mas pode causar depressão grave, de modo que seu uso clínico é obsoleto
- Os fármacos bloqueadores dos neurônios noradrenérgicos (p. ex., **guanetidina**, **betanidina**) são concentrados de forma seletiva nas terminações e dentro das vesículas (pelo NET e VMAT, respectivamente) e bloqueiam a liberação do transmissor, em parte por ação anestésica local. São efetivos na hipertensão, porém provocam efeitos colaterais graves (hipotensão postural, diarreia, congestão nasal etc.), razão pela qual são hoje pouco utilizados
- A **6-hidroxidopamina** é seletivamente neurotóxica para os neurônios noradrenérgicos, visto que é captada e convertida em um metabólito tóxico. É utilizada de modo experimental para eliminar neurônios noradrenérgicos, porém não tem aplicação clínica
- As aminas simpatomiméticas de ação indireta (p. ex., **anfetamina**, **efedrina**, **tiramina**) são acumuladas pelo NET e deslocam a noradrenalina das vesículas, possibilitando seu escape. O efeito é muito intensificado pela inibição da MAO, o que pode levar à ocorrência de hipertensão grave após a ingestão de alimentos ricos em tiramina por pacientes tratados com inibidores da MAO
- Os agentes simpaticomiméticos de ação indireta são estimulantes do SNC. O **metilfenidato** e a **atomoxetina** bloqueiam o NET e DAT, mas não são transportados por ele, de modo que não deslocam as aminas transmissoras endógenas. São utilizados no tratamento do transtorno de déficit de atenção-hiperatividade (ver Capítulo 49)
- Os fármacos que inibem o NET incluem a **cocaína** e os **antidepressivos tricíclicos**. Os efeitos simpáticos são intensificados por esses fármacos.

BIBLIOGRAFIA E LEITURA COMPLEMENTAR

Geral

Cooper, J.R., Bloom, F.E., Roth, R.H. 2003. The Biochemical Basis of Neuropharmacology, 8th edition. Oxford University Press.
Robertson, D., Biaggioni, I., Burnstock, G., Low, P.A., Paton, G.F.R. (Eds.), 2012. Primer on the Autonomic Nervous System, third ed. Academic Press, Elsevier, Amsterdam.

Receptores adrenérgicos e receptores de imidazolina

Ahles, A., Engelhardt, S., 2014. Polymorphic variants of adrenoceptors: pharmacology, physiology, and role in disease. Pharmacol. Rev. 66, 598-637.
Akinaga, J., Garcia-Sainz, J.A., Pupo, A.S., 2019. Updates in the function and regulation of a_1-adrenoceptors. Br. J. Pharmacol. 176, 2343-2357.
Alexander, S.P.H., Christopoulos, A., Davenport, A.P., et al., 2019. The concise guide to pharmacology 2019/20: G protein-coupled receptors. Br. J. Pharmacol. 176, S21-S141.
Bahari, Z., Meftafi, G.H., 2019. Spinal A_2-adrenoceptors and neuropathic pain modulation: therapeutic target. Br. J. Pharmacol. 176, 2366-2381.
Baker, J.G., Hall, I.P., Hill, S.J., 2003. Agonist and inverse agonist actions of β-blockers at the human $β_2$-adrenoceptor provide evidence for agonist-directed signalling. Mol. Pharmacol. 64, 1357-1369.
Bousquet, P., Hudson, A., Garcia-Sevilla, J.A., Jun-Xu, L., 2020. Imidazoline receptor system: the past, the present and the future. Pharmacol. Rev. 72, 50-79.
Gilsbach, R., Hein, L., 2012. Are the pharmacology and physiology of $α_2$ adrenoceptors determined by $α_2$-heteroreceptors and autoreceptors respectively? Br. J. Pharmacol. 165, 90-102.
Guimaraes, S., Moura, D., 2001. Vascular adrenoceptors: an update. Pharmacol. Rev. 53, 319-356.
Kahsai, A.W., Xiao, K.H., Rajagopal, S., et al., 2011. Multiple ligand-specific conformations of the beta(2)-adrenergic receptor. Nature Chem. Biol. 7, 692-700.

Papay, R.S., Ting, S., Piascik, M.T., Prasad, S.V.N., Perez, D.M., 2013. $α_{1A}$-Adrenergic receptors regulate cardiac hypertrophy in vivo through interleukin-6 secretion. Mol. Pharmacol. 83, 939-948.

Outros tópicos

Bermingham, D.P., Blakely, R.D., 2016. Kinase-dependent regulation of monoamine neurotransmitter transporters. Pharmacol. Rev. 68, 888-953.
Biaggioni, I., 2017. The pharmacology of autonomic failure: from hypotension to hypertension. Pharmacol. Rev. 69, 53-62.
Bristow, M.R., 2011. Treatment of chronic heart failure with beta-adrenergic receptor antagonists: a convergence of receptor pharmacology and clinical cardiology. Circ. Res. 109, 1176-1194.
Eisenhofer, G., Kopin, I.J., Goldstein, D.S., 2004. Catecholamine metabolism: a contemporary view with implications for physiology and medicine. Pharmacol. Rev. 56, 331-349.
Elenkov, I.J., Wilder, R.L., Chrousos, G.P., et al., 2000. The sympathetic nerve – an integrative interface between two supersystems: the brain and the immune system. Pharmacol. Rev. 52, 595-638.
Gainetdinov, R.R., Caron, M.G., 2003. Monoamine transporters: from genes to behaviour. Annu. Rev. Pharmacol. Toxicol. 43, 261-284.
Léauté-Labrèze, C., Hoeger, P., Mazereeuw-Hautier, J., et al., 2015. A randomized, controlled trial of oral propranolol in infantile hemangioma. N. Engl. J. Med. 372, 735-746.
Nonogaki, K., 2000. New insights into sympathetic regulation of glucose and fat metabolism. Diabetologia 43, 533-549.
Sacco, E., Bientinesi, R., 2012. Mirabegron: a review of recent data and its prospects in the management of overactive bladder. Ther. Adv. Urol. 4, 315-324.
Schiller, M., Ben-Shaanan, T.L., Rolls, A., 2021. Neuronal regulation of immunity: why, how and where? Nat. Rev. Immunol. 21, 20-36.

Mediadores Químicos • SEÇÃO 2

16

5-Hidroxitriptamina e Purinas

CONSIDERAÇÕES GERAIS

Neste capítulo, discutiremos duas moléculas pequenas de transmissores que apresentam uma farmacologia surpreendentemente complexa. A *5-hidroxitriptamina* (5-HT) é um hormônio local de origem antiga, amplamente conservado e presente em muitos animais primitivos, mesmo aqueles que não têm sistema nervoso. A 5-HT desempenhou um importante papel no desenvolvimento da farmacologia como disciplina e, hoje, é reconhecida como um importante neurotransmissor tanto no cérebro quanto na periferia, onde desempenha muitas outras funções fisiológicas importantes. Descrevemos aqui a sua síntese, armazenamento e liberação, o seu papel na fisiologia normal e na fisiopatologia de doenças, incluindo síndrome carcinoide e hipertensão pulmonar. Além disso, analisaremos a farmacologia dos numerosos fármacos que atuam em uma grande família de receptores 5-HT.

As purinas também são, naturalmente, moléculas antigas. Entre suas muitas funções, as purinas compõem os blocos de construção do DNA ou do RNA, bem como os nucleotídeos fosforilados, que desempenham um papel crucial na economia energética da célula. Entretanto, diferentemente da 5-HT, a descoberta de que os nucleosídeos e os nucleotídeos atuam como mediadores químicos extracelulares é relativamente recente. Neste capítulo, discutimos a biologia básica dos mediadores purinérgicos, os fármacos que atuam por meio de vias de sinalização purinérgicas e os receptores que transduzem esses efeitos.

5-HIDROXITRIPTAMINA

Um fator biologicamente ativo e de baixo peso molecular, originalmente detectado na década de 1930 em extratos de intestino ("enteramina") e no soro sanguíneo ("serotonina") foi, por fim, quimicamente identificado, em 1949, como *5-hidroxitriptamina* (5-HT) (Figura 16.1). Hoje, os termos *5-HT* e *serotonina* são usados como sinônimos. Posteriormente, a 5-HT foi encontrada no sistema nervoso central (SNC) e demonstrou atuar tanto como neurotransmissor quanto como hormônio local no sistema vascular periférico. Este capítulo trata do metabolismo, da distribuição e das funções fisiológicas da 5-HT na periferia e aborda os diferentes tipos de receptores 5-HT e os fármacos que atuam neles. Nos Capítulos 39, 45, 47 e 48, são fornecidas informações adicionais sobre o papel da 5-HT no cérebro, sua relação com transtornos psiquiátricos e as ações de fármacos psicotrópicos. O Capítulo 30 discute o uso de fármacos que modulam a 5-HT no intestino.

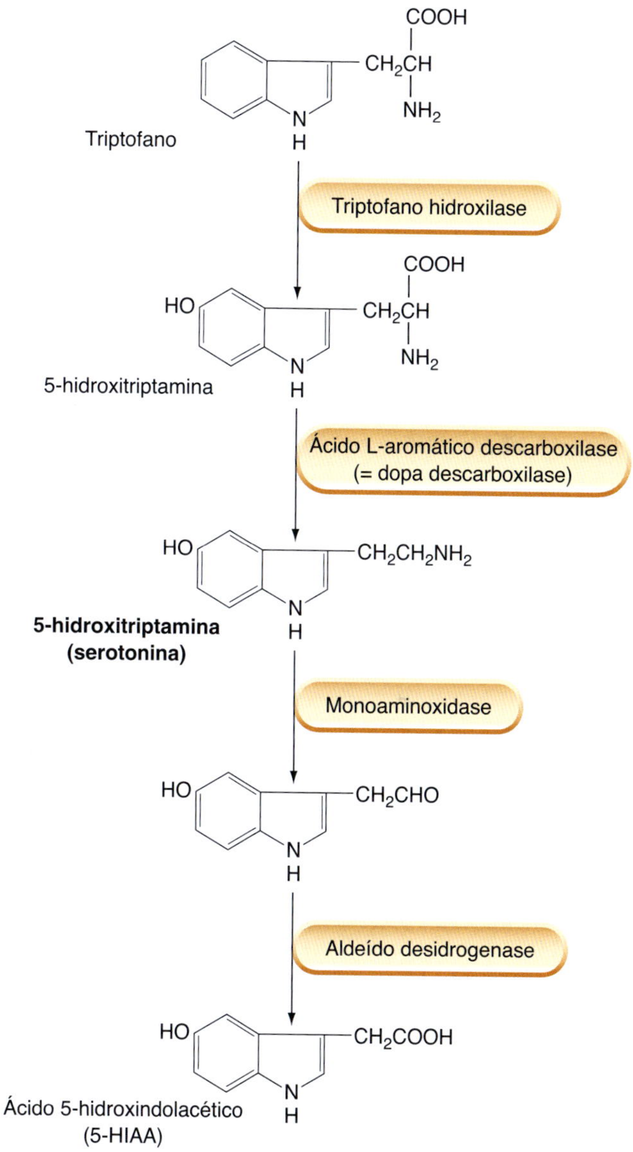

Triptofano → Triptofano hidroxilase → 5-hidroxitriptamina → Ácido L-aromático descarboxilase (= dopa descarboxilase) → 5-hidroxitriptamina (serotonina) → Monoaminoxidase → → Aldeído desidrogenase → Ácido 5-hidroxindolacético (5-HIAA)

Figura 16.1 Biossíntese e metabolismo da 5-hidroxitriptamina.

DISTRIBUIÇÃO, BIOSSÍNTESE E DEGRADAÇÃO

As maiores concentrações de 5-HT no corpo são encontradas em três órgãos:

- *Na parede do intestino*. Mais de 90% da quantidade total no corpo estão presentes nas células *enterocromafins* (células endócrinas com propriedades de coloração distintas) no intestino. Essas células se originam da crista neural e assemelham-se àquelas da medula suprarrenal. São encontradas principalmente no estômago e no intestino delgado, intercaladas com células da mucosa. Ocorre também certa quantidade de 5-HT em células nervosas do plexo mioentérico, onde atuam como neurotransmissor excitatório

- *No sangue.* As plaquetas contêm altas concentrações de 5-HT. Elas acumulam 5-HT do plasma por um sistema de transporte ativo e a liberam dos grânulos citoplasmáticos quando sofrem agregação (o que explica a alta concentração de 5-HT no soro do sangue coagulado; ver Capítulo 23)
- *No SNC.* A 5-HT é um transmissor no SNC e está presente na maior parte das áreas do cérebro, com seus corpos celulares neuronais localizados em regiões do mesencéfalo (ver Capítulo 39).

Embora a 5-HT esteja presente na dieta, a maior parte é metabolizada antes de entrar na corrente sanguínea. A 5-HT endógena provém de uma via de biossíntese semelhante à da noradrenalina (ver Capítulo 15), mas o aminoácido precursor é o *triptofano*, em vez da tirosina. O triptofano é convertido em 5-hidroxitriptofano nas células cromafins e neurônios pela ação da *triptofano hidroxilase*, uma enzima restrita às células produtoras de 5-HT (não está presente nas plaquetas). Em seguida, o 5-hidroxitriptofano é descarboxilado a 5-HT pela *ácido L-aromático descarboxilase* ubíqua, que também participa na síntese de catecolaminas e da histamina (ver Capítulo 17).

As plaquetas (e os neurônios) têm um mecanismo de captação de 5-HT de alta afinidade. Elas ficam carregadas de 5-HT à medida que fluem pela circulação intestinal, onde a concentração local é relativamente alta. Como os mecanismos de síntese, armazenamento, liberação e recaptação de 5-HT são muito semelhantes aos da noradrenalina, muitos fármacos afetam de forma indiscriminada ambos os processos (ver Capítulo 15). Entretanto, foram desenvolvidos *inibidores seletivos da recaptação de serotonina* (ISRSs), que são terapeuticamente importantes como ansiolíticos e antidepressivos (ver Capítulos 45 e 48). A 5-HT é, com frequência, armazenada em neurônios e células cromafins como cotransmissor, atuando com vários hormônios peptídicos, como a *somatostatina*, a *substância P* ou o *polipeptídeo intestinal vasoativo* (ver Capítulo 17).

A degradação da 5-HT ocorre sobretudo por meio de desaminação oxidativa, catalisada pela *monoaminoxidase A*, seguida de oxidação a *ácido 5-hidroxindolacético* (5-HIAA), mais uma vez a via usada é a mesma do catabolismo da noradrenalina. O 5-HIAA é excretado na urina e serve como indicador da produção de 5-HT no corpo. Por exemplo, esse indicador é usado no diagnóstico da síndrome carcinoide (ver adiante).

> **Distribuição, biossíntese e degradação da 5-hidroxitriptamina (5-HT)**
>
> - Os tecidos ricos em 5-HT são:
>   - Sistema gastrointestinal (células cromafins e neurônios entéricos)
>   - Plaquetas
>   - SNC
> - Metabolismo estreitamente paralelo ao da noradrenalina
>   - A 5-HT é formada a partir do triptofano da dieta, que é convertido em 5-hidroxitriptofano pela triptofano hidroxilase e, em seguida, em 5-HT por uma descarboxilase inespecífica
> - A 5-HT é transportada para dentro das células por um SERT específico
>   - A degradação ocorre principalmente pela monoaminoxidase, com formação de 5-HIAA, que é excretado na urina.

> **Ações e funções da 5-hidroxitriptamina (5-HT)**
>
> - As ações importantes são:
>   - Aumento da motilidade gastrointestinal (excitação direta do músculo liso e ação indireta por neurônios entéricos)
>   - Contração de outros músculos lisos (brônquios, útero)
>   - Combinação de constrição vascular (direta e por meio de inervação simpática) e dilatação (dependente do endotélio)
>   - Agregação plaquetária
>   - Estimulação das terminações nervosas periféricas nociceptivas
>   - Excitação/inibição dos neurônios do SNC
> - Os papéis fisiológicos e fisiopatológicos postulados incluem:
>   - Na periferia: peristaltismo, vômitos, agregação plaquetária e hemostasia, inflamação, sensibilização dos nociceptores e controle microvascular
>   - No SNC: muitas funções postuladas, incluindo controle do apetite, sono, humor, alucinações, comportamento estereotipado, percepção da dor e vômitos
> - As condições clínicas associadas a um distúrbio da 5-hidroxitriptamina (5-HT) incluem:
>   - Enxaqueca, síndromes carcinoide e serotoninérgica, hipertensão pulmonar, transtorno do humor e ansiedade.

CLASSIFICAÇÃO DOS RECEPTORES DE 5-HT

Há muito tempo, percebeu-se que nem todas as ações da 5-HT são mediadas por receptores do mesmo tipo. Várias classificações farmacológicas surgiram e, em seguida, desapareceram, e a nomenclatura desses receptores mudou várias vezes, dificultando a leitura de alguns artigos mais antigos. O sistema atual utilizado está resumido na Tabela 16.1. Essa classificação leva em consideração dados de sequenciamento derivados de clonagem, mecanismos de transdução de sinal e especificidade farmacológica, bem como os fenótipos de receptores de 5-HT de camundongos "nocaute".

A diversidade desses receptores é espantosa. Atualmente, existem cerca de 14 subtipos conhecidos (com um gene extra no camundongo). Eles são divididos em sete classes ($5-HT_{1-7}$); uma delas ($5-HT_3$) é um canal de cátions controlado por ligante, enquanto as demais são receptores acoplados à proteína G (GPCRs; do inglês *G protein-coupled receptors*; ver Capítulo 3). As seis famílias de GPCRs são ainda subdivididas em cerca de 13 subtipos de receptores, com base na sua sequência e farmacologia. A maioria dos subtipos foi encontrada em todas as espécies até agora examinadas, porém existem algumas exceções (o gene $5-HT_{5B}$ está presente no camundongo, mas não foi encontrado em seres humanos). As sequências dos receptores $5-HT_1$ e $5-HT_2$ estão muito conservadas entre as espécies, porém os receptores $5-HT_{4-7}$ são mais diversos e são agrupados, em grande parte, em bases farmacológicas. A maioria dos GPCRs de 5-HT sinaliza por meio da adenilato ciclase/AMPc, porém alguns (o subtipo $5-HT_2$) ativam a fosfolipase C para gerar segundos mensageiros derivados de fosfolipídeos (ver Capítulo 3). Além desses principais subtipos, foram encontrados muitos polimorfismos genéticos, que dão origem a quatro ou mais variantes de alguns desses receptores. A relevância farmacológica e fisiopatológica dessas isoformas genéticas com frequência não é clara.

Tabela 16.1 Alguns fármacos importantes que atuam nos principais subtipos de receptores de 5-HT em seres humanos.

Receptor	Principais funções	Agonistas	Antagonistas	Sistema de sinalização primário
5-HT$_{1A}$	Inibição neuronal, efeitos comportamentais, alterações no sono, alimentação, termorregulação, memória, aprendizagem, ansiedade. Envolvido na febre periódica em seres humanos	8-OH-DPAT, cabergolina, clozapina, triptanas; *AP*; apomorfina, bromocriptina, buspirona	Clorpromazina, haloperidol, cetanserina, pizotifeno, espiperona, ioimbina	Proteína G (G$_i$/G$_o$) ↓ AMPc (também pode modular os canais de Ca^{2+})
5-HT$_{1B}$	Inibição pré-sináptica, efeitos comportamentais, alterações na memória, ansiedade. Vasoconstrição	8-OH-DPAT, cabergolina, clozapina, di-hidroergotamina; *AP*; bromocriptina, triptanas	Cetanserina, metisergida, espiperona, ioimbina	
5-HT$_{1D}$	Vasoconstrição cerebral, efeitos comportamentais: locomoção, efeitos neuroendócrinos	8-OH-DPAT, cabergolina, clozapina, di-hidroergotamina/ergotamina, triptanas; *AP*; bromocriptina, pergolida	Cetanserina, metisergida, espiperona, ioimbina	
5-HT$_{1E}$	—	8-OH-DPAT, clozapina, di-hidroergotamina, ergotamina, triptanas	Metisergida, ioimbina	
5-HT$_{1F}$	Inibição pré-sináptica	8-OH-DPAT, clozapina, di-hidroergotamina, ergotamina, lasmiditana, LSD, triptanas	Metisergida, ioimbina	
5-HT$_{2A}$	Excitação neuronal, efeitos comportamentais. Contração do músculo liso (intestino, brônquios etc.). Agregação plaquetária. Vasoconstrição/vasodilatação. Em humanos, envolvido em transtornos psiquiátricos e dependência de álcool	Cabergolina, 8-OH-DPAT. *AP*; ergotamina, bromocriptina, metisergida	Apomorfina, clorpromazina (*AI*), clozapina, fluoxetina, haloperidol, cetanserina, metisergida	Proteína G (G$_q$/G$_{11}$) ↑ IP$_3$, Ca^{2+}
5-HT$_{2B}$	Desenvolvimento cardíaco	8-OH-DPAT, cabergolina, LSD, metisergida. *AP*; ergotamina	Cetanserina, clozapina, ioimbina, apomorfina, tegaserode, bromocriptina	
5-HT$_{2C}$	SNC, resistência ao estresse e convulsões epilépticas	Cabergolina, 8-OH-DPAT, LSD. *AP*; ergotamina, metisergida	Cetanserina, amitriptilina, metisergida, clozapina (*AI*)	
5-HT$_3$ (Várias combinações de subunidades)	Excitação neuronal (neurônios autônomicos nociceptivos); efeitos comportamentais: ansiedade; vômitos	2-Me-5-HT, clorometil biguanida	Granisetrona, metoclopramida, ondansetrona, palonosetrona, tropisetrona	Canal de cátions controlado por ligantes
5-HT$_4$	Regulação da alimentação, controle motor, estresse, resistência a convulsões	Metoclopramida, cisaprida; *AP*; tegaserode	Tropisetrona	
5-HT$_{5A}$	Modulação do comportamento exploratório em roedores	8-OH-DPAT, LSD, triptanas	Clozapina, cetanserina, metisergida, ioimbina	
5-HT$_6$	Aprendizagem e memória, modulação da neurotransmissão	LSD, ergotamina, pergolida, bromocriptina	Amitriptilina, clorpromazina, clozapina (*AI*), di-hidroergotamina, ergotamina, fluoxetina, metisergida, sumatriptana	
5-HT$_7$	Termorregulação? Ritmo circadiano?	8-OH-DPAT, bromocriptina, buspirona (*AP*), cisaprida, LSD	Amitriptilina, buspirona, clorpromazina (*AI*), clozapina, di-hidroergotamina, cetanserina, metisergida, sumatriptana, ioimbina	Proteína G (G$_S$) ↑ AMPc

A lista de agonistas e antagonistas não é exaustiva, e muitos fármacos listados não são usados clinicamente ou não estão mais disponíveis no Reino Unido (p. ex., tropisetrona), porém são incluídos, pois, com frequência, são usados de modo experimental ou referidos na literatura.

2-Me-5-HT, 2-metil-5-hidroxitriptamina; 5-HT, 5-hidroxitriptamina; 8-OH-DPAT, 8-hidroxi-2-(di-n-propilamino) tetralina; SNC, sistema nervoso central; GI, gastrointestinal; AI, agonista inverso; IP$_3$, trifosfato de inositol; LSD, dietilamida do ácido lisérgico; AP, agonista parcial.
Fonte: www.guidetopharmacology.org.

Foram produzidos camundongos geneticamente modificados sem membros funcionais da família desse receptor (ver, por exemplo, Bonasera e Tecott, 2000). Os déficits funcionais nesses animais são, em geral, bastante sutis, o que sugere que esses receptores podem atuar para modular respostas fisiológicas, em vez de possibilitá-las. Com a exceção dos agentes seletivos para $5-HT_3$, muitos agonistas e antagonistas do receptor de 5-HT são relativamente não seletivos em relação a diferentes subtipos de receptores. Isso faz com que a sua farmacologia seja difícil de interpretar e de resumir. A seguir, são descritos alguns dos alvos de fármacos mais significativos.

Receptores $5-HT_1$. Os receptores $5-HT_1$ de importância farmacológica ocorrem sobretudo no encéfalo, e seus subtipos são diferenciados com base na sua distribuição regional e especificidade farmacológica. Sua função é principalmente inibitória. O subtipo $5-HT_{1A}$ é particularmente importante na regulação da atividade neuronal no SNC pela 5-HT e é encontrado como autorreceptor nos corpos celulares dos neurônios 5-HT, onde a ativação leva a uma redução da descarga neuronal. Trata-se de um receptor importante em relação ao humor e comportamento, e os camundongos "nocaute" para $5-HT_1$ exibem defeitos na regulação do sono, na capacidade de aprendizagem e em outras funções do SNC. Polimorfismos do receptor podem estar associados a um aumento da suscetibilidade ao abuso de substâncias. Acredita-se que os subtipos $5-HT_{1B/D/F}$, que são expressos em neurônios que inervam os vasos sanguíneos cerebrais, sejam importantes na enxaqueca e constituam alvos para as *triptanas* (p. ex., **sumatriptana**) e as *ditanas* (*i. e.*, **lasmiditana**), que juntas constituem um importante grupo de fármacos usados no tratamento de crises agudas (ver Capítulo 42). Infelizmente, o receptor $5-HT_{1B}$ também está presente na vasculatura do coração e em outros locais, o que explica alguns dos efeitos adversos associados à terapia com triptanas. No SNC, os receptores $5-HT_{1B}$ são encontrados nos terminais dos neurônios 5-HT, onde a ativação inibe a liberação adicional do transmissor, proporcionando um mecanismo de retroalimentação negativa que regula a liberação endógena de 5-HT. Em um caso infeliz da "cultura de cancelamento" farmacológica, o desafortunado receptor "$5-HT_{1C}$" – na verdade, o primeiro a ser clonado – foi oficialmente declarado inexistente e desonrosamente reclassificado como receptor $5-HT_{2C}$, quando se descobriu que estava ligado à produção de trifosfato de inositol em vez de adenilato ciclase.

Receptores $5-HT_2$. Esses receptores estão presentes no SNC, mas também são particularmente importantes na periferia. Os efeitos da 5-HT no músculo liso e nas plaquetas, que já são conhecidos há muitos anos, são mediados pelo receptor $5-HT_{2A}$, assim como alguns dos efeitos comportamentais de agentes como a **dietilamida do ácido lisérgico** (LSD, do inglês *lysergic acid diethylamide*). Os receptores $5-HT_2$ estão associados à fosfolipase C e, portanto, estimulam a formação de trifosfato de inositol. O subtipo $5-HT_{2A}$ é, do ponto de vista funcional, o mais importante, enquanto os outros exibem uma distribuição e um papel funcional mais limitados. A função dos receptores $5-HT_2$ na fisiologia normal provavelmente é mínima, mas pode se tornar mais proeminente em condições patológicas, como na asma e na trombose vascular (ver Capítulos 23 e 28). Os camundongos que carecem de receptores $5-HT_2$ também exibem defeitos na motilidade do cólon ($5-HT_{2A}$), defeitos cardíacos ($5-HT_{2B}$) e distúrbios do SNC ($5-HT_{2A/C}$).

Receptores $5-HT_3$. Esses receptores são excepcionais por serem canais catiônicos de membrana (ver Capítulo 3); causam excitação direta, sem o envolvimento de qualquer sistema de sinalização de segundos mensageiros. O receptor em si consiste em uma montagem homo ou heteropentamérica de subunidades distintas, que são designadas por letras subescritas adicionais (p. ex., $5-HT_{3A-E}$ em seres humanos). Os receptores $5-HT_3$ ocorrem sobretudo no sistema nervoso periférico, em particular nos neurônios sensitivos nociceptivos (ver Capítulo 42) e nos neurônios autonômicos e entéricos, nos quais a 5-HT exerce um forte efeito excitatório. A 5-HT induz dor quando injetada localmente e, quando administrada por via intravenosa, desencadeia uma diversidade de reflexos autonômicos, que resultam da excitação de muitos tipos de fibras nervosas sensitivas vasculares, pulmonares e cardíacas. Os receptores $5-HT_3$ também ocorrem no encéfalo, em particular na área postrema, uma região do bulbo envolvida no reflexo do vômito, e são usados antagonistas seletivos de $5-HT_3$ como fármacos antieméticos (ver Capítulo 30). Polimorfismos nas subunidades estão associados a um aumento da suscetibilidade a náuseas e vômitos.

Receptores $5-HT_4$. Esses receptores ocorrem no encéfalo, bem como em órgãos periféricos, como o sistema gastrointestinal, a bexiga e o coração. Seu principal papel fisiológico parece ocorrer no sistema gastrointestinal, onde produzem excitação neuronal e medeiam o efeito da 5-HT na estimulação do peristaltismo. Camundongos com deficiência do receptor $5-HT_4$ exibem um fenótipo complexo, incluindo comportamento alimentar anormal em resposta ao estresse.

Receptores $5-HT_5$, $5-HT_6$ e $5-HT_7$. Sabe-se bem menos acerca desses receptores. Todos estão presentes no SNC, bem como em outros tecidos. Existem dois genes para isoformas de $5-HT_5$, porém apenas um deles codifica um receptor funcional em humanos, embora ambos possam ser funcionais em roedores. Além de sua ação nos receptores $5-HT_{1B/D}$, a **sumatriptana** também é um antagonista do receptor $5-HT_7$, o que sugere que esse receptor também pode constituir um alvo significativo para o tratamento da enxaqueca (Agosti, 2007). Acredita-se que os receptores $5-HT_{6/7}$ estejam envolvidos em várias funções do SNC, efeitos homeostáticos e outros efeitos do transmissor.

EFEITOS FARMACOLÓGICOS

Como se poderia prever pela profusão de subtipos de receptores de 5-HT, as ações biológicas da 5-HT são numerosas e complexas, e existe uma considerável variação entre espécies. Os principais locais de ação em seres humanos são:

Sistema gastrointestinal. A maioria dos subtipos de receptores de 5-HT está presente no intestino, com exceção daqueles da família $5-HT_{5/6}$. Cerca de 10% da 5-HT no intestino estão localizados em neurônios, nos quais atua como neurotransmissor, enquanto o restante está localizado nas células enterocromafins, que atuam como sensores para a transdução de informações sobre o estado do intestino, e que liberam 5-HT na lâmina própria. De modo geral, os receptores de 5-HT estão presentes na maioria dos componentes neuronais do sistema nervoso entérico, bem como no músculo liso, nas células secretoras e em outras células. Sua principal função consiste em regular o peristaltismo, a motilidade intestinal, a secreção e sensibilidade visceral; as respostas observadas são complexas, e o leitor é aconselhado a consultar Guzel e Mirowska-Guzel (2022) para uma descrição mais abrangente.

A importância da 5-HT no intestino é destacada pela distribuição generalizada, no sistema nervoso entérico e na mucosa intestinal do *transportador de captação de serotonina* (SERT, do inglês *serotonin uptake transporter*), que remove de modo rápido e eficiente a 5-HT extracelular, limitando, assim, a sua ação. Os inibidores desse transportador, como os ISRSs, exageram a ação da 5-HT no intestino, o que explica alguns dos efeitos colaterais gastrointestinais comuns desses fármacos. Curiosamente, há evidência de alterações genéticas desse sistema de recaptação associadas à síndrome do intestino irritável, o que pode explicar os sintomas bastante desconcertantes da doença.

Músculo liso. Em muitas espécies (embora apenas em grau menor nos seres humanos), o músculo liso fora do sistema gastrointestinal (p. ex., útero e árvore bronquial) também é contraído pela 5-HT.

> **Receptores de 5-hidroxitriptamina (5-HT)**
>
> - Existem sete famílias (5-HT$_{1-7}$), com subtipos adicionais de 5-HT$_1$ (A–F) e de 5-HT$_2$ (A–C). Foram também observados muitos polimorfismos e variantes de *splicing*
> - Todos são GPCRs, com exceção de 5-HT$_3$, que consiste em canais de cátions controlados por ligantes
>   - Os receptores 5-HT$_1$ estão localizados principalmente no SNC (todos os subtipos) e em alguns vasos sanguíneos (subtipos 5-HT$_{1B/D}$). Alguns efeitos são mediados por meio da inibição da adenilato ciclase, incluindo inibição neural e vasoconstrição. Os agonistas específicos incluem as triptanas e ditanas (usadas no tratamento da enxaqueca) e a **buspirona** (utilizada na ansiedade). Os antagonistas específicos incluem a **espiperona** e a **metiotepina**
>   - Os receptores 5-HT$_2$ estão localizados no SNC e em muitos locais periféricos (em particular nos vasos sanguíneos, nas plaquetas e nos neurônios autonômicos). Os efeitos neuronais e no músculo liso são excitatórios, e ocorre dilatação de alguns vasos sanguíneos em consequência da liberação de óxido nítrico pelas células endoteliais. Os receptores 5-HT$_2$ atuam por meio da via da fosfolipase C/trifosfato de inositol. Os ligantes incluem **LSD** (agonista no SNC, antagonista na periferia). Os antagonistas específicos incluem a **cetanserina**
>   - Os receptores 5-HT$_3$ estão localizados no sistema nervoso periférico, em particular em neurônios aferentes nociceptivos e neurônios entéricos, bem como no SNC. Os efeitos são excitatórios, mediados por canais iônicos diretos acoplados ao receptor. A **2-metil-5-HT** é um agonista específico. Os antagonistas específicos incluem a **ondansetrona** e a **palonosetrona**. Os antagonistas são usados principalmente como fármacos antieméticos, mas também podem ser ansiolíticos
>   - Os receptores 5-HT$_4$ estão localizados principalmente no sistema nervoso entérico (bem como no SNC). Os efeitos são excitatórios, por meio da estimulação da adenilato ciclase, causando aumento da motilidade gastrointestinal. Os agonistas específicos incluem a **metoclopramida** (usada para estimular o esvaziamento gástrico)
>   - Os receptores 5-HT$_5$ (um subtipo em seres humanos) estão localizados no SNC. Sabe-se pouco acerca de seu papel
>   - Os receptores 5-HT$_6$ estão localizados no SNC e em leucócitos. Pouco se sabe acerca de seu papel nos seres humanos
>   - Os receptores 5-HT$_7$ estão localizados no SNC e no sistema gastrointestinal. Pouco se sabe acerca do seu papel nos seres humanos, porém dados emergentes mostram que eles também podem ser importantes na enxaqueca.

Vasos sanguíneos. O efeito da 5-HT sobre os vasos sanguíneos depende de vários fatores, como o tamanho do vaso, a espécie e a atividade simpática prevalente. Os vasos de grande calibre, tanto artérias quanto veias, em geral são contraídos pela 5-HT, embora a sensibilidade varie bastante. Isso é o resultado de uma ação direta sobre as células do músculo liso vascular, mediada por receptores 5-HT$_{2A}$. A 5-HT também pode causar vasodilatação indiretamente por meio da liberação de óxido nítrico das células endoteliais vasculares (ver Capítulo 19) e pela inibição da liberação de noradrenalina pelas terminações nervosas simpáticas. A dilatação de grandes vasos intracranianos contribui para a cefaleia, enquanto a ativação dos receptores 5-HT$_{1B/D}$ causa constrição, talvez contribuindo para a ação antimigrânea de alguns desses medicamentos. Se a 5-HT for injetada por via intravenosa, a pressão arterial a princípio aumentará devido à constrição dos grandes vasos, e, em seguida, cairá devido à dilatação arteriolar. A 5-HT pode desempenhar um papel na patologia da *hipertensão pulmonar* (ver adiante, neste capítulo, e Capítulo 21).

Plaquetas. A 5-HT causa agregação plaquetária (ver Capítulo 23) por meio de sua ação nos receptores 5-HT$_{2A}$, que, em seguida, essas plaquetas podem liberar uma quantidade adicional de 5-HT. Se o endotélio estiver intacto, a liberação de 5-HT pelas plaquetas aderentes provoca vasodilatação, o que ajuda a manter o fluxo sanguíneo; entretanto, se estiver danificado (p. ex., por aterosclerose), a 5-HT provoca constrição e compromete ainda mais o fluxo sanguíneo. Acredita-se que esses efeitos da 5-HT derivada de plaquetas sejam importantes na doença vascular.

Terminações nervosas. A 5-HT estimula as terminações nervosas sensitivas nociceptivas (mediadoras da dor), um efeito mediado principalmente por receptores 5-HT$_3$. Se for injetada na pele, a 5-HT causa dor; quando administrada por via sistêmica, desencadeia uma variedade de reflexos autonômicos por meio da estimulação de fibras aferentes no coração e nos pulmões, o que complica ainda mais a interpretação da resposta cardiovascular. Em algumas espécies, os mastócitos liberam 5-HT quando estimulados, e as picadas de urtiga contêm 5-HT entre outros mediadores. A 5-HT também inibe a liberação de transmissores de neurônios adrenérgicos na periferia.

Sistema nervoso central. A 5-HT é um importante neurotransmissor no SNC, e vários fármacos antipsicóticos e antidepressivos importantes atuam nessas vias, interferindo na sua disposição ou ação. O **LSD** é um agonista/agonista parcial relativamente não seletivo do receptor de 5-HT, que atua de modo central como potente alucinógeno. Todavia, suas ações são complexas: a 5-HT excita alguns neurônios e inibe outros; ela também atua pré-sinapticamente para inibir a liberação de transmissores dos terminais nervosos, e isso pode estar na base de algumas das ações de fármacos serotoninérgicos na enxaqueca. Esses efeitos são mediados por diferentes subtipos de receptores.

FÁRMACOS QUE ATUAM NOS RECEPTORES DE 5-HT

A Tabela 16.1 lista alguns agonistas e antagonistas significativos de diferentes tipos de receptores. Muitos são apenas parcialmente seletivos. Nossa maior compreensão da localização e da função dos diferentes subtipos de receptores aumentou a possibilidade de desenvolver compostos com melhor seletividade para os receptores.

Fármacos importantes que atuam sobre os receptores de 5-HT na periferia incluem:

- Apesar de não serem clinicamente úteis, os agonistas seletivos de 5-HT$_{1A}$, como 8-hidroxi-2-(di-*n*-propilamino) **tetralina** (8-OH-DPAT), são potentes agentes hipotensores que atuam por meio de um mecanismo central. São fármacos experimentais úteis
- Os agonistas dos receptores 5-HT1$_{B/D}$ (p. ex., as triptanas) são usados no tratamento da enxaqueca
- Os agonistas do receptor 5-HT$_{1F}$, como a **lasmiditana** (p. ex., as ditanas), também são úteis no tratamento da enxaqueca
- Os antagonistas do receptor 5-HT$_2$ (p. ex., **metisergida, cetanserina**) atuam principalmente nos receptores 5-HT$_{2A}$, mas também podem bloquear outros receptores de 5-HT, bem como receptores α-adrenérgicos e receptores de histamina (ver Capítulo 17). A **ergotamina** e a **metisergida** pertencem à "família do *ergot* (esporão do centeio)" (ver adiante) e já foram usadas principalmente na profilaxia da enxaqueca (embora, hoje em dia, seu uso seja raro). Outros antagonistas 5-HT$_2$ são utilizados para controlar os sintomas de tumores carcinoides
- Os antagonistas do receptor 5-HT$_3$ (p. ex., **granisetrona, ondansetrona, palonosetrona**) são usados como fármacos antieméticos (ver Capítulos 30 e 57), em particular no controle das náuseas e dos vômitos intensos que ocorrem em muitas formas de quimioterapia para o câncer
- Os agonistas do receptor 5-HT$_4$, que estimulam a atividade peristáltica coordenada (conhecida como "ação procinética"), podem ser usados no tratamento de distúrbios gastrointestinais. A **metoclopramida** atua dessa maneira, bem como por meio do bloqueio dos receptores de dopamina. Fármacos semelhantes, porém, mais seletivos, como a **cisaprida** e o **tegaserode**, foram introduzidos para o tratamento da síndrome do intestino irritável, mas foram retirados do mercado, devido a seus efeitos adversos cardiovasculares.

ALCALOIDES DO *ERGOT* (ESPORÃO DO CENTEIO)

Embora sejam, em grande parte, de interesse histórico, os alcaloides do *ergot* (esporão do centeio) têm preocupado os farmacologistas há mais de um século. Como grupo, eles resistem obstinadamente a qualquer classificação. Muitos atuam nos receptores de 5-HT, mas não de forma seletiva, razão pela qual seus efeitos são complexos e diversos.

O *ergot*, um extrato do fungo *Claviceps purpurea*, que infesta culturas de cereais, contém muitas substâncias ativas, e foi o estudo de suas propriedades farmacológicas que, no início do século XX, levou Dale a fazer muitas descobertas importantes relacionadas com a acetilcolina, a histamina e as catecolaminas. Ocorreram e ainda ocorrem epidemias de envenenamento por *ergot* quando o grão contaminado é usado para alimentação. Os sintomas consistem em transtornos mentais e vasoconstrição periférica intensamente dolorosa que leva à gangrena.[1]

Do ponto de vista químico, os alcaloides do *ergot* são moléculas complexas derivadas do ácido lisérgico. Os membros importantes do grupo incluem vários derivados de ocorrência natural e sintética com diferentes grupos substituintes, organizados em torno de um núcleo comum. Esses compostos incluem a **ergotamina**, a **di-hidroergotamina** e a **ergometrina**, bem como compostos relacionados, como a **bromocriptina** e a **metisergida**. Esses compostos apresentam diversas ações farmacológicas, e é difícil discernir qualquer relação bem definida entre estrutura química e propriedades farmacológicas.

Ações

A maior parte dos efeitos dos alcaloides do *ergot* parece ser mediada por meio de receptores adrenérgicos, receptores de 5-HT ou receptores de dopamina, embora alguns possam ser produzidos por outros mecanismos. Todos os alcaloides estimulam o músculo liso, alguns de modo relativamente seletivo para o músculo liso vascular, enquanto outros atuam sobretudo no útero. A **ergotamina** e a **di-hidroergotamina** são, respectivamente, um agonista parcial e um antagonista nos receptores α-adrenérgicos. A **bromocriptina** é um agonista dos receptores de dopamina, em particular no SNC, enquanto a **metisergida** é principalmente um antagonista nos receptores 5-HT$_{2A}$.

O uso clínico de agentes do *ergot* diminuiu à medida que foram introduzidos fármacos mais seletivos e mais seguros; todavia, eles continuam sendo ferramentas importantes para os farmacologistas. Como seria de esperar de agentes com tantas ações, seus efeitos fisiológicos são complexos e, com frequência, pouco compreendidos. A **ergotamina**, a **di-hidroergotamina** e a **metisergida** são discutidas aqui; nos Capítulos 33, 35 e 40 são fornecidas informações adicionais sobre a **ergometrina** e a **bromocriptina**.

Efeitos vasculares. Quando injetada em um animal anestesiado, a **ergotamina** ativa os receptores α-adrenérgicos, causando vasoconstrição e elevação sustentada da pressão arterial. Ao mesmo tempo, o agonismo parcial da **ergotamina** significa que ela reverte o efeito pressor da **adrenalina** (epinefrina; ver Capítulo 15). O efeito vasoconstritor da **ergotamina** é responsável pela gangrena periférica do fogo de santo Antônio e, provavelmente, também por alguns dos efeitos do *ergot* no SNC. A **metisergida** e a **di-hidroergotamina** têm um efeito vasoconstritor muito menor. A **metisergida** é um potente antagonista do receptor 5-HT$_{2A}$, enquanto a **ergotamina** e a **di-hidroergotamina** antagonizam os receptores 5-HT$_1$, o que pode explicar a sua atividade antienxaqueca.

Uso clínico. A única aplicação da **ergotamina** é observada no tratamento das crises de enxaqueca que não respondem a analgésicos simples (ver Capítulo 42). A **metisergida** era usada para profilaxia da enxaqueca e para o tratamento dos sintomas de tumores carcinoides, porém, hoje em dia, seu uso é raro. Todos esses fármacos podem ser utilizados por via oral ou por injeção.

Efeitos adversos. A **ergotamina** com frequência provoca náuseas e vômitos e precisa ser evitada em pacientes com doença vascular periférica em virtude de sua ação vasoconstritora. A **metisergida** também causa náuseas e vômitos, mas o seu efeito colateral mais grave, que limita consideravelmente a sua utilidade clínica, é a *fibrose retroperitoneal* e *mediastinal*, que compromete o funcionamento do sistema gastrointestinal, dos rins, do coração e dos pulmões. O mecanismo envolvido não é conhecido; no entanto, é interessante assinalar que podem ocorrer reações fibróticas semelhantes na síndrome carcinoide, na qual há um elevado nível circulante de 5-HT, o que pode contribuir para a patogenia da hipertensão pulmonar.

---

[1] Na Idade Média, isso passou a ser conhecido como *fogo de santo Antônio*, visto que se acreditava que poderia ser curada com uma visita ao santuário desse santo (que convenientemente se encontrava em uma região da França sem *ergot*).

> **Alcaloides do *ergot* (esporão do centeio)**
>
> - Essas substâncias ativas são produzidas por um fungo que infecta culturas de cereais e que são responsáveis por incidentes de envenenamento ocasionais. Os compostos mais importantes são:
>   - A **ergotamina**, antigamente usada na profilaxia da enxaqueca, e a **di-hidroergotamina**
>   - A **ergometrina**, a princípio usada em obstetrícia para prevenção de hemorragia pós-parto
>   - A **metisergida** era usada no tratamento da síndrome carcinoide e profilaxia da enxaqueca
>   - A **bromocriptina**, usada no parkinsonismo e em distúrbios endócrinos
> - Os principais locais de ação são os receptores de 5-HT, receptores de dopamina e receptores adrenérgicos (efeitos agonista, antagonista e agonista parcial mistos)
> - Os efeitos indesejáveis consistem em náuseas e vômitos, vasoconstrição (os alcaloides do *ergot* estão contraindicados para pacientes com doença vascular periférica).

CONDIÇÕES CLÍNICAS EM QUE A 5-HT DESEMPENHA UM PAPEL

O uso de antagonistas 5-HT$_3$ no tratamento dos vômitos induzidos por fármacos é discutido no Capítulo 30. A modulação da transmissão mediada pela 5-HT no SNC constitui um importante mecanismo de ação dos fármacos antidepressivos e antipsicóticos, embora o papel da 5-HT na fisiopatologia desses transtornos não esteja bem esclarecido (ver Capítulos 39, 45, 47 e 48). O papel da 5-HT na enxaqueca é considerado no Capítulo 42, e, nesta seção, discutimos duas outras situações nas quais se acredita que as ações periféricas da 5-HT sejam importantes, e que não são descritas em outros capítulos, isto é, a *síndrome serotoninérgica e carcinoide* e a *hipertensão pulmonar*.

SÍNDROMES SEROTONINÉRGICA E CARCINOIDE

A *síndrome serotoninérgica* constitui um efeito colateral raro induzido por fármacos (ver também Capítulo 58). Em geral, é provocada pela administração de ISRSs, em particular em caso de tratamento concomitante com outro agente serotoninérgico. A febre é um sintoma comum, outros sintomas incluem efeitos cardiovasculares, como taquicardia e hipertensão; sintomas neuromusculares, incluindo tremor e rigidez; e sintomas mentais, como confusão, agitação e ansiedade (Werneke et al., 2020).

A frequência da condição parece estar aumentando, possivelmente devido ao número crescente de prescrições de inibidores da monoaminoxidase ou ISRSs para depressão e condições associadas, embora algumas "drogas de rua", como *novas substâncias psicoativas* (NPSs), que algumas vezes incluem agentes serotoninérgicos, possam provocar a condição (Schifano et al., 2021), assim como alguns fármacos antiepilépticos (Prakash et al., 2021). O tratamento é iniciado pela interrupção do ISRS ou, em alguns casos, pela administração de agentes antisserotoninérgicos, como a cipro-heptadina. Os casos fatais são raros, porém possíveis se a condição não for tratada.

A *síndrome carcinoide* também é causada por um excesso de 5-HT, mas, nesse caso, o responsável é um distúrbio neuroendócrino raro. Manifesta-se quando ocorrem tumores malignos de células enterocromafins, que habitualmente surgem no intestino delgado e metastatizam para o fígado. Esses tumores secretam uma variedade de mediadores químicos vasoativos: a 5-HT é o mais importante, porém neuropeptídeos, como a substância P, e outros agentes, como histamina, prostaglandinas e bradicinina (ver Capítulo 17) também são produzidos.

Ocorre *crise carcinoide* em apenas cerca de 5% desses casos após a liberação súbita dessas substâncias na corrente sanguínea. Algumas vezes, é causada pela manipulação física do tumor ou, se estiver no sistema GI, quando a capacidade metabólica do fígado se torna sobrecarregada, e esses mediadores entram na corrente sanguínea. O resultado é o aparecimento de vários sintomas desagradáveis, como rubor, cólicas abdominais, diarreia, broncoconstrição e hipotensão, que pode causar tontura ou desmaio. De forma mais insidiosa, pode haver desenvolvimento de comprometimento cognitivo e, algumas vezes, estenose fibrótica das valvas cardíacas, levando à insuficiência cardíaca. Isso é semelhante à fibrose retroperitoneal e mediastinal observada com o uso da **metisergida** e de alguns outros agentes serotoninérgicos e parece estar relacionado com a superprodução de 5-HT, que atua por meio dos receptores 5-HT$_{2B}$ para impulsionar a proliferação do tecido conjuntivo (Mota et al., 2016).

O diagnóstico clínico pode ser confirmado pela medição da excreção urinária do principal metabólito da 5-HT, o 5-HIAA, que pode aumentar em até 20 vezes quando a doença é ativa, até mesmo quando o tumor é assintomático. Os antagonistas 5-HT$_2$ e o antagonista misto de 5-HT/histamina, a **cipro-heptadina**, são efetivos no controle de alguns dos sintomas da síndrome carcinoide, porém um fármaco de maior utilidade é a **octreotida** (um agonista de ação prolongada nos receptores de somatostatina), que suprime a secreção hormonal das células neuroendócrinas, incluindo células carcinoides (ver Capítulo 33), ou o **telotristate**, um inibidor da triptofano hidroxilase. A condição e o seu tratamento foram revisados recentemente por Gade et al. (2020).

HIPERTENSÃO PULMONAR

A hipertensão pulmonar (ver Capítulo 21) é uma doença incurável, caracterizada por remodelamento progressivo da árvore vascular pulmonar, levando ao endurecimento e estreitamento. Isso leva a uma elevação constante da pressão arterial pulmonar que, se não for tratada (e o tratamento é difícil), leva inevitavelmente à insuficiência cardíaca direita e morte.

Existem vários tipos de hipertensão pulmonar, e, na década de 1990, o papel da 5-HT foi sugerido pelo fato de que pelo menos uma forma da condição era precipitada por supressores do apetite (p. ex., **dexfenfluramina** e **fenfluramina** e outros), que, em uma época, eram amplamente prescritos como auxiliares para "perda de peso" ou "emagrecimento" (e talvez sejam ainda produzidos por alguns fabricantes inescrupulosos). Esses fármacos bloqueiam o SERT e aumentam a 5-HT que, ao atuar por meio do receptor 5-HT$_{1B}$, estimula o crescimento e a proliferação das células musculares lisas das artérias pulmonares, além de produzir um efeito vasoconstritor efetivo nesse leito vascular. A *serotonilação*, o processo pelo qual a 5-HT está ligada a proteínas por enzimas transglutaminases, também pode estar envolvida na estimulação crônica desse processo (Penumatsa et al., 2014). O uso de antidepressivos ISRSs no fim da gravidez pode levar à hipertensão pulmonar no recém-nascido (Masarva et al., 2019) embora a taxa global seja baixa.

Alguns tipos de hipertensão pulmonar (idiopática e familiar) são mais prevalentes em mulheres, e, portanto, os hormônios sexuais podem ter relevância na patogenia.

O leitor interessado pode consultar MacLean (2018) para uma descrição acessível do atual pensamento nessa área, bem como o Capítulo 21, no qual esse tópico também é discutido.

De forma mais geral, a capacidade da 5-HT de impulsionar a proliferação do tecido conjuntivo pode ser importante na *esclerose sistêmica*, uma doença autoimune em que o tecido fibrótico prolifera em muitos órgãos, incluindo a vasculatura (Sagonas e Daloussis, 2021). Essa ideia é inteiramente consistente com o fato de que os fármacos serotoninérgicos, como a **metisergida**, podem produzir efeitos adversos semelhantes no tecido conjuntivo.

PURINAS

Os nucleosídeos, como a adenosina, e os nucleotídeos (em particular ADP e ATP) já são familiares, em virtude de seu papel crucial na síntese de DNA/RNA e no metabolismo energético, porém foi uma surpresa para a comunidade de farmacologistas aprender que eles também funcionam extracelularmente como moléculas sinalizadoras, passíveis de produzir uma ampla gama de efeitos farmacológicos não relacionados.

A constatação, em 1929, de que a adenosina injetada em animais anestesiados causava bradicardia, hipotensão, vasodilatação e inibição dos movimentos intestinais prenunciou essas descobertas, porém as verdadeiras origens do campo podem ser atribuídas às observações cruciais, realizadas em 1970, por Burnstock et al., que forneceram a primeira evidência convincente de que o ATP atua como neurotransmissor (ver lista em *Leitura complementar*). Depois de um período em que essa ideia radical foi considerada com ceticismo, tornou-se claro que o sistema de sinalização "purinérgico" não é apenas de origem evolutiva antiga, mas também participa de muitos mecanismos fisiológicos de controle, incluindo a regulação do fluxo sanguíneo coronariano e a função miocárdica (ver Capítulos 20 e 21), a agregação plaquetária e as respostas imunes (ver Capítulos 17 e 23), bem como a neurotransmissão tanto no sistema nervoso central quanto no periférico (ver Capítulos 13 e 39).

A complexidade total dos sistemas de controle purinérgicos, sua importância em muitos mecanismos fisiopatológicos e a relevância terapêutica dos vários subtipos de receptores está surgindo agora. Como resultado, existe um interesse crescente na farmacologia das purinas e na perspectiva de desenvolvimento de novos fármacos "purinérgicos" para o tratamento da dor e de uma variedade de outros distúrbios, em particular de origem trombótica e inflamatória. Aqui, concentraremos nossa discussão em algumas áreas proeminentes.

RECEPTORES PURINÉRGICOS

A Figura 16.2 fornece um resumo dos mecanismos pelos quais as purinas são armazenadas, liberadas e interconvertidas, enquanto a Tabela 16.2 lista os principais tipos de

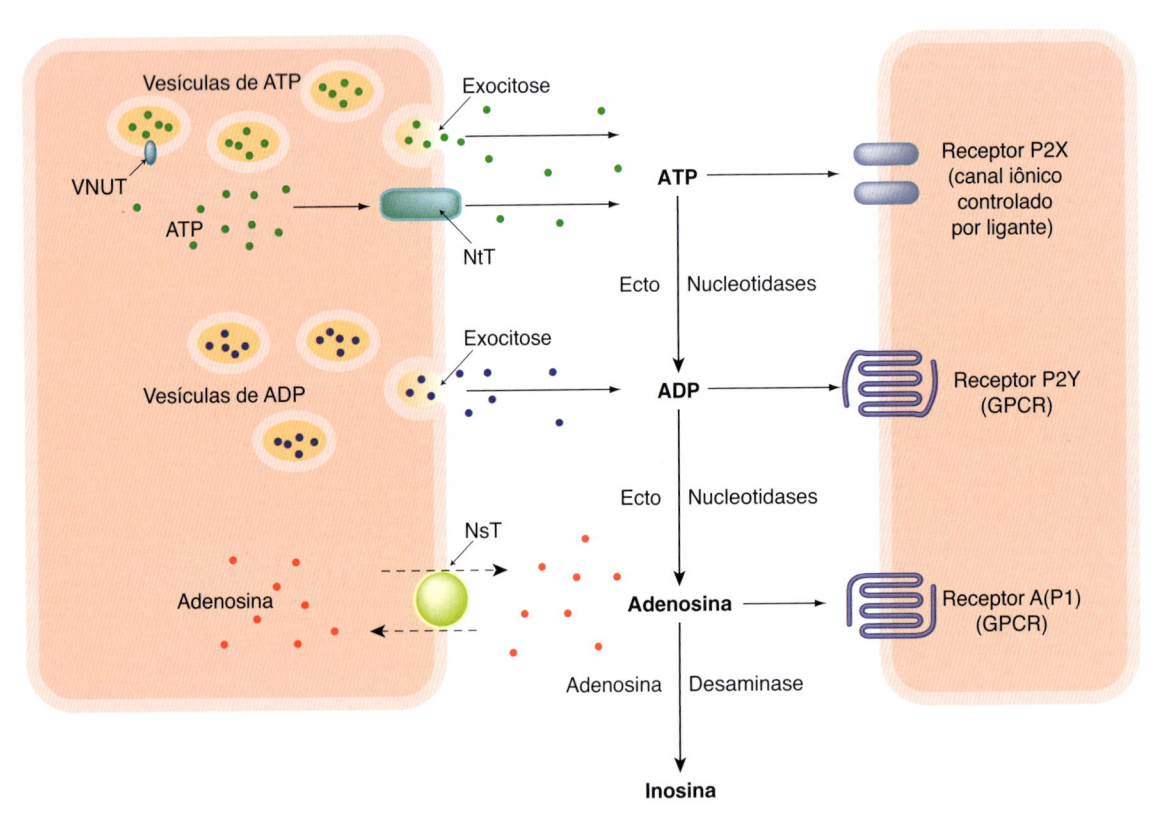

Figura 16.2 Purinas como mediadores. O ATP (e, nas plaquetas, o ADP) está presente no citosol das células (e é liberado após a ocorrência de dano celular) ou está concentrado em vesículas pelo transportador vesicular de nucleotídeos (VNUT). Os nucleotídeos podem ser liberados por exocitose ou de canais de membrana, como panexinas (Pnx) ou transportadores (NtT). Uma vez liberado, o ATP pode ser convertido em ADP e em adenosina pela ação de ectonucleotidases. A adenosina está presente no citosol de todas as células e é liberada e captada por meio de um transportador de membrana específico (NsT), bloqueado pelo dipiridamol. A própria adenosina pode ser hidrolisada a inosina pela enzima adenosina desaminase. O ATP atua diretamente sobre os receptores P2X (canais iônicos controlados por ligantes), mas também sobre os receptores P2Y (receptores acoplados à proteína G [GPCRs]), o principal alvo do ADP. A própria adenosina atua sobre os receptores A (também denominados receptores P1), que também são GPCRs. O Capítulo 4 fornece mais detalhes sobre os mecanismos exocitóticos e outros mecanismos secretores.

Tabela 16.2 Receptores purinérgicos.

Subtipo de receptor		Principais ligantes	Sistema de sinalização primário
Adenosina (também denominada P1)	A_1	A: adenosina (alta afinidade). An: cafeína, teofilina	Acoplado à proteína G ($G_{i/o}$): diminui o AMPc
	A_{2A}		Acoplado à proteína G (G_S): aumenta o AMPc
	A_{2B}	A: adenosina (baixa afinidade). An: cafeína, teofilina	Acoplado à proteína G (G_S): aumenta o AMPc
	A_3		Acoplado à proteína G ($G_{i/o}$): diminui o AMPc
P2Y "metabotrópico"	$P2Y_1$	A: ADP > ATP (A ou AP). An: suramina	Acoplado à proteína G (principalmente $G_{q/11}$) Ativa PLCβ, mobiliza o Ca^{2+} Algumas vezes, altera o AMPc
	$P2Y_2$	A: UTP > ATP. An: suramina	
	$P2Y_4$	"Pirimidinorreceptor" A: UTP > ATP. AP: GDP	
	$P2Y_6$	"Pirimidinorreceptor" A: UDP > UTP > ADP	
	$P2Y_{11}$	A: ATP > ADP. An: suramina	
	$P2Y_{12}$	"Receptor de ADP nas plaquetas" A. ADP > ATP. An: clopidogrel, prasugrel, cangrelor, ticagrelor	Acoplado à proteína G (principalmente $G_{i/o}$) Reduz o AMPc
	$P2Y_{13}$	A: ADP >> ATP. An: cangrelor, suramina	
	$P2Y_{14}$	A: UDP/UDP-glicose	
P2X "ionotrópico"	$P2X_1$	A: ATP. An: suramina (não seletivo)	Canais iônicos seletivos para cátions controlados por receptores
	$P2X_2$	A: ATP (não seletivo)	
	$P2X_3$	A: ATP An: gefapixanto, sivopixanto, suramina (não seletivo)	
	$P2X_4$	A: ATP: An: paroxetina	
	$P2X_5$	Ag: ATP: An: suramina (não seletivo)	
	$P2X_6$	A: ATP	
	$P2X_7$	A: ATP	

A, agonista; An, antagonista; AP, agonista parcial.
Fonte: www.guidetopharmacology.org.

receptores por meio dos quais atuam, além de apresentar um resumo dos conhecimentos atuais sobre seus sistemas de sinalização, ligantes endógenos e antagonistas de interesse farmacológico. Entretanto, deve-se observar que a ação dos fármacos e ligantes nos receptores purinérgicos pode ser confusa. Em parte, isso se deve ao fato de que os nucleotídeos são degradados com rapidez por ectoenzimas, e há também evidências de interconversão de espécies por meio de troca de fosfato. O ATP liberado das células pode ser rapidamente desfosforilado por nucleotidases específicas de tecidos, produzindo ADP e adenosina, ambos os quais podem ter efeitos adicionais mediados por receptores. Assim, o ATP pode produzir efeitos em todas as subclasses de receptores purinérgicos, dependendo da extensão de sua conversão enzimática em ADP, AMP e adenosina. O papel do ATP intracelular como regulador dos canais de potássio de membrana que controlam o músculo liso vascular (ver Capítulo 21) e a secreção de insulina (ver Capítulo 31) é bastante distinto desses efeitos.

Os subtipos de cada família de receptores purinérgicos são diferenciados com base na sua estrutura molecular, bem como pela sua seletividade por agonistas e antagonistas. O grupo P2Y é particularmente problemático: vários receptores foram clonados com base na homologia com outros membros da família, porém seus ligantes ainda não foram identificados (em outras palavras, são "receptores órfãos"). Além disso, como alguns membros desse grupo também reconhecem as pirimidinas, como UTP e UDP, bem como purinas, são algumas vezes classificados como pirimidinorreceptores.

As três principais famílias de receptores de purina são:

- *Receptores de adenosina* (A_1, A_{2A}, A_{2B} e A_3), anteriormente conhecidos como receptores P1 antes de se descobrir que o agonista era a adenosina. Trata-se de GPCRs que atuam por meio da adenilato ciclase/AMPc ou por efeitos diretos sobre os canais de Ca^{2+} e K^+, conforme descrito no Capítulo 3

A mais simples das purinas, a adenosina, é encontrada nos líquidos biológicos por todo o corpo. É encontrada livre no citoplasma de todas as células e é transportada para dentro do líquido intersticial por transporte ativo e, para fora, principalmente por transportadores de membrana (dos quais existem vários tipos). Pouco se sabe sobre como isso é controlado, porém as concentrações extracelulares em geral são muito baixas em comparação com os níveis intracelulares. A adenosina no líquido extracelular provém, em parte, dessa fonte intracelular e, em parte, da hidrólise do ATP ou do ADP liberados por nucleotidases, como CD39 e CD73. A adenosina pode ser inativada pela *adenosina desaminase*, com produção de *inosina*, proporcionando outro nível de controle dessa

molécula biologicamente ativa e outro alvo potencial de fármacos. Praticamente todas as células expressam um ou mais desses receptores de adenosina e, portanto, a adenosina exerce muitos efeitos farmacológicos, tanto na periferia quanto no SNC
- *Receptores metabotrópicos P2Y* ($P2Y_{1-14}$). Em geral, o ADP é armazenado em vesículas dentro das células e liberado por exocitose (ver Capítulo 4). Exerce seus efeitos biológicos diretos predominantemente por meio da família de receptores P2Y. Esses receptores são GPCRs e utilizam a ativação pela fosfolipase C ou o AMPc como sistema de sinalização (ver Capítulo 3). Respondem a vários nucleotídeos de adenina e, em geral, preferem o ATP ao ADP ou AMP. Alguns também reconhecem pirimidinas, como UTP
- *Receptores ionotrópicos P2X* ($P2X_{1-7}$), que são canais catiônicos controlados por ATP triméricos (em muitos casos heterotriméricos). O ATP está presente em todas as células em concentrações milimolares e é liberado se as células forem danificadas (p. ex., por isquemia). O mecanismo de liberação pode consistir em exocitose de vesículas contendo ATP, por meio de transportadores de ATP ou de canais de *panexina* ou *conexina* na membrana celular. Embora algumas outras ações do ATP nos mamíferos sejam mediadas por receptores P2Y, ele exerce a sua ação principalmente por meio dos receptores P2X. O domínio extracelular desses receptores triméricos pode ligar-se a três moléculas de ATP. Quando ativados pela ligação de duas ou três moléculas de ATP, os canais tornam-se permeáveis a íons Ca^{2+} e Na^+, o que ativa vias sensíveis ao Ca^{2+} e provoca despolarização da membrana. A **suramina** (um fármaco desenvolvido para o tratamento de infecções por tripanossomas) antagoniza o ATP e tem atividade inibitória de amplo espectro nos receptores P2X e P2Y.

O SISTEMA PURINÉRGICO NA SAÚDE E NA DOENÇA

Ficou agora claro que o sistema purinérgico desempenha um importante papel na regulação da fisiologia normal, bem como em vários estados patológicos (Khakh e North, 2006) e concentraremos a nossa atenção para alguns aspectos proeminentes da farmacologia purinérgica. A adenosina, o ADP e o ATP estão todos envolvidos, entretanto, em virtude da fácil interconversão das espécies purinérgicas, seus efeitos frequentemente estão longe de serem simples e podem ser difíceis de entender (Chen et al., 2013). A literatura purinérgica floresceu nesses últimos anos, e o espaço não nos permite efetuar uma análise abrangente. Em vez disso, concentraremos nossa atenção em algumas áreas fundamentais.

SISTEMA CARDIOVASCULAR

A própria adenosina desempenha um papel bem estabelecido no sistema cardiovascular, e é provável que todos os quatro receptores de adenosina estejam envolvidos nesses efeitos. Ela inibe a atividade do marca-passo cardíaco e a condução no nó atrioventricular e pode ser administrada na forma de injeção intravenosa em bólus para interromper a taquicardia supraventricular (ver Capítulo 20). Em virtude de sua curta duração de ação (é destruída ou captada dentro de poucos segundos após a sua administração intravenosa), é considerada mais segura do que alternativas, como antagonistas dos receptores β-adrenérgicos ou **verapamil**.

> **Purinas como mediadores**
>
> - A *adenosina* atua por meio de receptores acoplados à proteína G A_1, A_{2A}, A_{2B} e A_3, acoplados à inibição ou estimulação da adenilato ciclase. Os receptores de adenosina são bloqueados por metilxantinas, como a **cafeína** e a **teofilina**. O **dipiridamol** bloqueia a captação de adenosina
>   - A *adenosina* afeta muitas células e tecidos, incluindo o músculo liso e as células nervosas. Não é um transmissor convencional, mas pode ser importante como hormônio local e como "modulador homeostático"
>   - Os locais de ação importantes incluem o coração e os pulmões. A **adenosina** tem ação muito curta e, algumas vezes, é utilizada pelos seus efeitos antiarrítmicos
> - O *ADP* atua por meio da família de receptores acoplados à proteína G "metabotrópicos" $P2Y_{1-14}$. Esses receptores estão ligados ao AMPc ou PLCβ
>   - Os locais de ação importantes incluem as plaquetas, nas quais o ADP liberado dos grânulos promove a agregação por meio de sua ação sobre o receptor PY_{12}. Esse efeito é antagonizado pelos fármacos **clopidogrel**, **prasugrel**, **ticagrelor** e **cangrelor**
> - O *ATP* é armazenado em vesículas e liberado por exocitose ou por meio de canais de membrana quando ocorre dano às células. Além disso, atua como mediador intracelular, inibindo a abertura dos canais de potássio de membrana
>   - O ATP atua nos receptores P2X: esses receptores consistem em canais iônicos controlados por ligantes. Além disso, pode atuar nos receptores P2Y
>   - O **clodronato** bloqueia a liberação de **ATP** das células, enquanto a **suramina** bloqueia as ações do ATP na maioria dos receptores
>   - Os locais importantes de ação do ATP incluem o SNC, as vias periféricas e centrais e as células inflamatórias
>   - Quando liberado, o ATP sofre rápida conversão em ADP e adenosina, gerando produtos que podem atuar sobre outros receptores purinérgicos.

O **regadenoson**, um agonista A_{2A} seletivo, produz um poderoso efeito vasodilatador e é usado para provas diagnósticas de função cardíaca, enquanto o **dipiridamol** (um fármaco vasodilatador e antiplaquetário; ver Capítulo 23) bloqueia a captação de adenosina pelas células, aumentando efetivamente a sua concentração extracelular.

Com base na sua capacidade de minimizar as necessidades metabólicas de células, outra função cardiovascular da adenosina pode consistir em atuar como agente de defesa "agudo" para produzir vasodilatação e efeitos cardioprotetores, ocorrendo liberação imediata quando a integridade dos tecidos é ameaçada por hipoxia tecidual, isquemia, alterações inflamatórias ou outras alterações patológicas (Guieu et al., 2020; Reiss et al., 2019). Em condições menos extremas, variações na liberação de adenosina podem controlar o fluxo sanguíneo local e (por meio de efeitos sobre os glomos caróticos) respiração tecidual, de modo a igualar suas necessidades metabólicas. A ação diferencial da adenosina nos receptores A_{2A} e A_{2B} em diferentes leitos vasculares (Cooper et al., 2022) provavelmente confere alguma especificidade regional nas ações dessa purina. A adenosina também regula o tráfego do colesterol atuando sobre o seu receptor A_{2A} e proporcionando uma defesa contra a lesão vascular associada ao desenvolvimento de placa (Reiss et al., 2019).

ASMA E INFLAMAÇÃO

Os receptores de adenosina são encontrados em todos os tipos de células envolvidas na asma e na inflamação (ver Capítulo 28). Entretanto, a sua farmacologia geral é complexa (Pasquini et al., 2021), por exemplo, na asma, a ativação do subtipo A_{2A} exerce um efeito amplamente protetor e anti-inflamatório; entretanto, quando atua por meio de seu receptor A_1 ou A_{2B}, a adenosina promove a liberação de mediador dos mastócitos, o que provoca aumento da secreção de muco, broncoconstrição e ativação dos leucócitos, de modo que um antagonista dos receptores A_1 e A_{2B} ou um agonista do receptor A_{2A} poderiam representar um avanço significativo nessa área terapêutica (ver Brown et al., 2008; Burnstock et al., 2012). O papel do receptor A_3 ainda não foi elucidado por completo.

As metilxantinas, em particular análogos da **teofilina** (ver Capítulo 28), são antagonistas do receptor de adenosina, e esse fármaco é usado no tratamento da asma. Por conseguinte, parte de sua atividade benéfica pode ser atribuída a seu antagonismo do receptor A_1, embora as metilxantinas também aumentem o AMPc ao inibir a fosfodiesterase. Esse efeito também está envolvido em algumas de suas ações farmacológicas, independentemente do antagonismo do receptor de adenosina. Afirma-se que certos derivados da **teofilina** apresentam maior seletividade para os receptores de adenosina em relação à fosfodiesterase.

Diferentemente do efeito predominantemente anti-inflamatório da adenosina na inflamação das vias respiratórias, o ATP desempenha um papel pró-inflamatório tanto na asma quanto na artrite reumatoide. O ATP é liberado de células estimuladas, danificadas ou mortas, e os receptores P2X estão bem distribuídos nas células do sistema imune, enquanto há uma menor distribuição de receptores P2Y. Por meio de sua ação através desses receptores, o ATP pode regular a quimiotaxia dos neutrófilos e dos fagócitos. Ativação de $P2X_7$ (e, possivelmente, dos receptores P2Y) provoca a liberação, pelos macrófagos e mastócitos, de citocinas que promovem respostas inflamatórias locais em distúrbios inflamatórios crônicos (da Silva et al., 2019; Faas et al., 2017; Hechler e Gachet, 2015). Conforme essa ideia, está a observação de que, quando há deleção genética do receptor $P2X_7$ em camundongos, eles apresentam uma capacidade reduzida de desenvolver inflamação crônica. A sinalização purinérgica também desempenha um importante papel na sinalização dos linfócitos T. Na asma, a adenosina, que atua por meio de seu receptor A_{2A}, regula o equilíbrio das células imunes, de modo a promover um fenótipo menos inflamatório (Junger, 2011; Wang et al., 2018). Por conseguinte, a hidrólise subsequente do ATP a adenosina poderia fornecer um estímulo anti-inflamatório contrabalançado, promovendo a resolução quando a inflamação em curso atingir o seu propósito (Antonioli et al., 2022).

Em geral, a inflamação é acompanhada de dor, e as purinas também podem desempenhar um papel fundamental na nocicepção. O ATP provoca dor quando injetado (p. ex.) por via subdérmica, ativando os receptores heteroméricos $P2X_2$ e/ou $P2X_3$ em neurônios aferentes envolvidos na transdução da nocicepção. A dor pode ser bloqueada pelo **ácido acetilsalicílico** (ver Capítulo 25) sugerindo o envolvimento de prostaglandinas, bem como um inibidor bifosfonato da liberação de ATP (**clodronato**; ver Capítulo 36). Existe, portanto, considerável interesse pelo papel potencial dos antagonistas dos receptores purinérgicos (principalmente nos receptores P2Y e P2X) para o tratamento (ver Capítulo 42) da dor neuropática e inflamatória (Kato et al., 2017).

A adenosina também regula a resposta inflamatória em outros locais, e foram identificados receptores A em vários locais no olho (em particular receptores A_{2A}) como potenciais alvos em doenças oculares, incluindo a síndrome do olho seco (Guzman-Aranguez et al., 2014). Foi observado que antagonistas A_3 experimentais produzem um efeito benéfico em modelos experimentais de colite e podem ser úteis em outras doenças inflamatórias, incluindo artrite reumatoide e psoríase (Shakya et al., 2019). Curiosamente, a **sulfassalazina** e o **metotrexato**, que são usados no tratamento da doença inflamatória intestinal (ver Capítulo 30) e que têm outras propriedades anti-inflamatórias, estimulam a hidrólise do ATP e do AMP por ectonucleotidases para produzir adenosina, com consequente aumento de sua concentração local efetiva e, portanto, de suas ações.

PLAQUETAS

As vesículas secretoras das plaquetas sanguíneas armazenam tanto ATP quanto ADP em altas concentrações e os liberam quando as plaquetas são ativadas (ver Capítulo 23). Um dos muitos efeitos do ADP consiste em promover a agregação plaquetária, de modo que esse sistema fornece uma retroalimentação positiva e proporciona um importante mecanismo para amplificar esse processo. O receptor envolvido é o $P2Y_{12}$, embora o receptor $P2Y_1$ também possa desempenhar um papel na regulação geral da reatividade plaquetária.

A exploração desse achado forneceu, até o momento, os melhores exemplos para o valor dos fármacos purinérgicos. A **ticlopidina** (que não é mais usada no Reino Unido) foi o fármaco original desse tipo. Trata-se de um antagonista nos receptores $P2Y_{12}$ das plaquetas, que inibe a resposta de agregação. A ticlopidina foi seguida do **clopidogrel** e **prasugrel** (profármacos), do **cangrelor** e **ticagrelor** (antagonistas alostéricos). Esses fármacos são, com frequência, usados em conjunto com ácido acetilsalicílico na prevenção de distúrbios tromboembólicos arteriais (ver Capítulo 23 e Laine et al., 2016) e fornecem proteção superior em comparação com qualquer um dos agentes quando usados individualmente.

PURINAS COMO NEUROTRANSMISSORES

A ideia de que metabólitos comuns como a adenosina ou o ATP poderiam ser membros da elite dos neurotransmissores enfrentou resistência durante muito tempo, entretanto, isso está agora firmemente estabelecido. O ATP está contido em vesículas sinápticas de neurônios adrenérgicos, colinérgicos e motores e atua como transmissor primário e como cotransmissor. $P2X_2$, $P2X_4$ e $P2X_6$ são os subtipos de receptores predominantes expressos em neurônios, enquanto $P2X_1$ predomina no músculo liso.

Burnstock et al. demonstraram que o ATP é liberado com estimulação nervosa de maneira dependente de Ca^{2+} e que o ATP exógeno, em geral, imita os efeitos da estimulação nervosa em várias preparações, o que explica muitas das ações produzidas pela estimulação dos nervos que não são causadas pela acetilcolina ou pela noradrenalina (ver Capítulo 13), como o relaxamento do músculo liso intestinal induzido por estimulação simpática e a contração da bexiga produzida por nervos parassimpáticos. ATP pode funcionar como transmissor "rápido" convencional em gânglios autônomos e, possivelmente, no SNC, ou como transmissor pré-sináptico inibitório, de modo que, algumas vezes, é difícil avaliar o efeito global do ATP.

A adenosina, que é produzida após hidrólise do ATP, exerce efeitos inibitórios pré-sinápticos sobre a liberação de transmissores excitatórios no SNC e na periferia, porém é provável que esse efeito só se manifeste mesmo em condições patológicas, e não em situações fisiológicas (Ziganshin et al., 2020).

RESUMO

Apesar da natureza química relativamente prosaica da 5-HT e das purinas, elas revelaram ter uma farmacologia com uma complexidade surpreendente. A 5-HT, em particular, utiliza uma gama bastante extraordinária de receptores diferentes para produzir seus efeitos farmacológicos, enquanto a natureza mutável das purinas, cuja interconversão é muito fácil, garantiu que a interpretação de sua farmacologia seja tudo menos simples.

Apesar desses obstáculos, enormes avanços na pesquisa e no desenvolvimento dessas áreas ao longo dos anos resultaram em recompensas terapêuticas muito tangíveis, e, sem dúvida, esse progresso continuará. Acompanhe.

BIBLIOGRAFIA E LEITURA COMPLEMENTAR

5-hidroxitriptamina

Agosti, R.M., 2007. 5HT$_{1F}$- and 5HT$_7$-receptor agonists for the treatment of migraines. CNS Neurol. Disord. Drug Targets 6, 235–237.
Bonasera, S.J., Tecott, L.H., 2000. Mouse models of serotonin receptor function: towards a genetic dissection of serotonin systems. Pharmacol. Ther. 88, 133–142.
Gade, A.K., Olariu, E., Douthit, N.T., 2020. Carcinoid syndrome: a review. Cureus 12, e7186.
Guzel, T., Mirowska-Guzel, D., 2022. The role of serotonin neurotransmission in gastrointestinal tract and pharmacotherapy. Molecules 27, 1–16.
MacLean, M.M.R., 2018. The serotonin hypothesis in pulmonary hypertension revisited: targets for novel therapies (2017 Grover Conference Series). Pulm. Circ. 8 2045894018759125.
Masarwa, R., Bar-Oz, B., Gorelik, E., Reif, S., Perlman, A., Matok, I., 2019. Prenatal exposure to selective serotonin reuptake inhibitors and serotonin norepinephrine reuptake inhibitors and risk for persistent pulmonary hypertension of the newborn: a systematic review, meta-analysis, and network meta-analysis. Am. J. Obstet. Gynecol. 220, 57.e51–57.e13.
Mota, J.M., Sousa, L.G., Riechelmann, R.P., 2016. Complications from carcinoid syndrome: review of the current evidence. Ecancermedicalscience 10, 662.
Penumatsa, K., Abualkhair, S., Wei, L., et al., 2014. Tissue transglutaminase promotes serotonin-induced AKT signaling and mitogenesis in pulmonary vascular smooth muscle cells. Cell Signal. 26, 2818–2825.
Prakash, S., Rathore, C., Rana, K., Prakash, A., 2021. Fatal serotonin syndrome: a systematic review of 56 cases in the literature. Clin. Toxicol. 59, 89–100.
Sagonas, I., Daoussis, D., 2021. Serotonin and systemic sclerosis. An emerging player in pathogenesis. Joint Bone Spine 89, 105309.
Schifano, F., Chiappini, S., Miuli, A., et al., 2021. New psychoactive substances (NPS) and serotonin syndrome onset: a systematic review. Exp. Neurol. 339, 113638.
Werneke, U., Truedson-Martiniussen, P., Wikstrom, H., Ott, M., 2020. Serotonin syndrome: a clinical review of current controversies. J. Integr. Neurosci. 19, 719–727.

Purinas

Antonioli, L., Pacher, P., Hasko, G., 2022. Adenosine and inflammation: it's time to (re)solve the problem. Trends Pharmacol. Sci. 43, 43–55.
Brown, R.A., Spina, D., Page, C.P., 2008. Adenosine receptors and asthma. Br. J. Pharmacol. 153 (Suppl. 1), S446–S456.
Burnstock, G., 2006. Purinergic P2 receptors as targets for novel analgesics. Pharmacol. Ther. 110, 433–454.
Burnstock, G., 2008. Purinergic receptors as future targets for treatment of functional GI disorders. Gut 57, 1193–1194.
Burnstock, G., 2012. Purinergic signalling: its unpopular beginning, its acceptance and its exciting future. Bioessays 34, 218–225.
Burnstock, G., 2017. Purinergic signalling: therapeutic developments. Front. Pharmacol. 8, 1–55.
Burnstock, G., Brouns, I., Adriaensen, D., Timmermans, J.P., 2012. Purinergic signalling in the airways. Pharmacol. Rev. 64, 834–868.
Chen, J.F., Eltzschig, H.K., Fredholm, B.B., 2013. Adenosine receptors as drug targets – what are the challenges? Nat. Rev. Drug Discov. 12, 265–286.
Cooper, S.L., Wragg, E.S., Pannucci, P., Soave, M., Hill, S.J., Woolard, J., 2022. Regionally selective cardiovascular responses to adenosine A2A and A2B receptor activation. FASEB J. 36, e22214.
da Silva, J.L.G., Passos, D.F., Bernardes, V.M., Leal, D.B.R., 2019. ATP and adenosine: role in the immunopathogenesis of rheumatoid arthritis. Immunol. Lett. 214, 55–64.
Faas, M.M., Saez, T., de Vos, P., 2017. Extracellular ATP and adenosine: the yin and yang in immune responses? Mol. Aspects Med. 55, 9–19.
Guieu, R., Deharo, J.C., Maille, B., et al., 2020. Adenosine and the cardiovascular system: the good and the bad. J. Clin. Med. 9, 1366.
Guzman-Aranguez, A., Gasull, X., Diebold, Y., Pintor, J., 2014. Purinergic receptors in ocular inflammation. Mediators Inflamm. 2014, 320906.
Hechler, B., Gachet, C., 2015. Purinergic receptors in thrombosis and inflammation. Arterioscler. Thromb. Vasc. Biol. 35, 2307–2315.
Junger, W.G., 2011. Immune cell regulation by autocrine purinergic signalling. Nat. Rev. Immunol. 11, 201–212.
Kato, Y., Hiasa, M., Ichikawa, R., et al., 2017. Identification of a vesicular ATP release inhibitor for the treatment of neuropathic and inflammatory pain. Proc. Natl. Acad. Sci. U. S. A. 114, E6297–E6305.
Khakh, B.S., North, R.A., 2006. P2X receptors as cell-surface ATP sensors in health and disease. Nature 442, 527–532.
Laine, M., Paganelli, F., Bonello, L., 2016. P2Y12-ADP receptor antagonists: days of future and past. World J. Cardiol. 8, 327–332.
Pasquini, S., Contri, C., Borea, P.A., Vincenzi, F., Varani, K., 2021. Adenosine and inflammation: here, there and everywhere. Int. J. Mol. Sci. 22, 7685.
Reiss, A.B., Grossfeld, D., Kasselman, et al., 2019. Adenosine and the cardiovascular system. Am. J. Cardiovasc. Drugs 19, 449–464.
Shakya, A.K., Naik, R.R., Almasri, I.M., Kaur, A., 2019. Role and function of adenosine and its receptors in inflammation, neuroinflammation, IBS, autoimmune inflammatory disorders, rheumatoid arthritis and psoriasis. Curr. Pharm. Des. 25, 2875–2891.
Wang, L., Wan, H., Tang, W., et al., 2018. Critical roles of adenosine A2A receptor in regulating the balance of Treg/Th17 cells in allergic asthma. Clin. Respir. J. 12, 149–157.
Ziganshin, A.U., Khairullin, A.E., Hoyle, C.H.V., Grishin, S.N., 2020. Modulatory roles of ATP and adenosine in cholinergic neuromuscular transmission. Int. J. Mol. Sci. 21, 6423.

Mediadores Químicos • SEÇÃO 2

Hormônios Locais: Histamina, Lipídeos, Peptídeos e Proteínas

17

CONSIDERAÇÕES GERAIS

Quando discutimos a função das células atuantes na defesa do hospedeiro no Capítulo 7, mencionamos de passagem o papel crucial dos reguladores químicos solúveis da inflamação. Neste capítulo, examinaremos mais atentamente essas substâncias. Começaremos com alguns mediadores de pequenas moléculas: a histamina e os lipídeos biologicamente ativos. Enquanto desempenham uma função fisiológica, eles também são recrutados pelos mecanismos de defesa do hospedeiro quando necessário e, portanto, constituem alvos importantes para a ação de anti-inflamatórios. Esses mediadores são seguidos dos mediadores peptídicos e proteicos, que estão a ordens de magnitude superior do ponto de vista molecular. Eles constituem um grupo muito diversificado, que inclui a bradicinina, neuropeptídeos e citocinas (interleucinas, quimiocinas e interferons), que parecem estar exclusivamente envolvidas na defesa do hospedeiro. Incluímos algumas observações introdutórias gerais sobre a natureza e a finalidade das mensagens químicas e, sempre que possível, a síntese, a secreção e o metabolismo desses mediadores. Por fim, concluímos com algumas observações sobre os mediadores que infrarregulam a inflamação.

INTRODUÇÃO

O crescimento da farmacologia como disciplina foi auxiliado pela descoberta de numerosas substâncias biologicamente ativas. Inicialmente, muitas dessas substâncias não foram caracterizadas; foram apenas descritas como "fatores" de contração (ou de relaxamento) da musculatura lisa, que apareciam no sangue ou nos tecidos durante determinados eventos fisiológicos ou patológicos. Por fim, esses fatores foram identificados quimicamente, alguns bem rápido, enquanto outros resistiram à análise por muitos anos, de modo que o progresso em determinada área farmacológica foi, com frequência, ligada aos avanços em metodologia analítica. Por exemplo, a 5-hidroxitriptamina (ver Capítulo 16) e a histamina, que são compostos muito simples, foram identificados logo após a descrição de suas propriedades biológicas. Em contrapartida, a elucidação estrutural das prostaglandinas mais complexas, que foram descobertas na década de 1930, tiveram que esperar o desenvolvimento do cromatógrafo gasoso/espectrômetro de massa (GC-MS), cerca de 30 anos depois, para que esse campo pudesse de fato progredir.

As estruturas peptídicas e proteicas demoraram ainda mais para serem resolvidas. A substância P (11 aminoácidos) também foi descoberta na década de 1930, porém só foi caracterizada em 1970, quando foram desenvolvidas técnicas de sequenciamento de peptídeos. O advento de biologia molecular na década de 1980 melhorou muito nossa proficiência analítica; por exemplo, a endotelina, um peptídeo de 21 aminoácidos, foi descoberta e totalmente caracterizada, com as sequências do gene e do peptídeo publicadas em cerca de 1 ano, e a informação completa publicada em um único artigo (Yanagisawa et al., 1988). Técnicas como a cromatografia líquida de alto desempenho, a síntese de peptídeos em fase sólida e, mais recentemente, o uso de proteínas recombinantes como agentes terapêuticos (ver Capítulo 5) impulsionaram o desenvolvimento nessa área. Em paralelo, a disponibilidade de anticorpos monoclonais para radioimunoensaio e imunocitoquímica resolveu muitos problemas quantitativos. Animais transgênicos com deleção, superexpressão ou mutação de genes para peptídeos ou receptores fornecem informações valiosas sobre suas funções, assim como o uso de oligonucleotídeos *antissense*, siRNA e tecnologias de edição de genes (CRISPR-Cas9) (ver Capítulo 5) para silenciar esses genes para fins experimentais. O controle da síntese de precursores agora pode ser estudado indiretamente pela medida do mRNA em resolução de uma única célula. A técnica de *hibridização in situ*, por exemplo, permite a localização e a abundância do mRNA a ser mapeado em resolução microscópica.

Em resumo, o panorama molecular mudou por completo. Enquanto a descoberta de novos mediadores de "pequenas moléculas" teve o seu ritmo diminuído, houve uma aceleração na descoberta de novos mediadores peptídicos e proteicos. Mais de 100 citocinas foram descobertas desde que a interleucina 2 (IL-2) foi caracterizada pela primeira vez em 1982, e avanços constantes nas técnicas analíticas continuam impulsionando a descoberta e a identificação não apenas de novas moléculas sinalizadoras individuais, mas também de classes inteiras de mediadores químicos. Com o advento do poder de computação de baixo custo e prontamente disponível, essas técnicas também permitiram o estudo integrado em larga escala dessas pequenas moléculas em nível de sistemas: nos campos da proteômica, lipidômica e (mais amplamente) metabolômica.

O QUE É UM "MEDIADOR"?

À semelhança dos hormônios comuns, como a tiroxina (ver Capítulo 34) ou a insulina (ver Capítulo 31), um *hormônio local* é apenas um mensageiro químico que transporta informações de uma célula para a outra.[1] Hormônios como a tiroxina e a insulina são liberados de uma única glândula endócrina, circulam no sangue e produzem sua ação em outros tecidos-alvos. Em contrapartida, os hormônios locais em geral são produzidos por células para atuar dentro de seu microambiente imediato. Entretanto, a distinção não é, na realidade, bem definida. Por exemplo, um dos hormônios "clássicos", a hidrocortisona, normalmente é liberado pela glândula suprarrenal; entretanto, de maneira surpreendente, também pode ser produzido por alguns outros tecidos (como a pele) e atuar localmente nesses tecidos. Por outro lado, algumas citocinas, que costumam ser consideradas como hormônios locais, podem circular no sangue e produzir ações sistêmicas.

---

[1] O termo *autócrino* é algumas vezes utilizado para denotar um mediador local que atua sobre a célula que o liberou, enquanto um mediador *parácrino* atua sobre outras células adjacentes.

Quando, em resposta a algum tipo de estímulo, um hormônio local é liberado e produz determinado efeito biológico (como contração do músculo liso em resposta a um estímulo alergênico), ele é considerado o *mediador* dessa resposta. Tradicionalmente, um suposto mediador[2] tinha que preencher certos critérios para receber reconhecimento oficial. Na década de 1930, *Sir* Henry Dale propôs um conjunto de cinco regras para validar as características dos mediadores que, desde então, são usadas como pontos de referência. A princípio formulados como teste para possíveis neurotransmissores, esses critérios não podem ser aplicados com facilidade a mediadores de outras respostas e, portanto, foram modificados em várias ocasiões.

Hoje, os critérios experimentais que estabelecem uma substância como mediador são:

- Que ela seja liberada de células locais em quantidades suficientes para produzir uma ação biológica nas células-alvo em intervalo apropriado
- Que a aplicação de uma amostra autêntica do mediador reproduza o efeito biológico original
- Que a interferência com a síntese, liberação ou ação (p. ex., com o uso de antagonistas dos receptores, inibidores de enzimas, técnicas de *knock down* ou *knock out*) neutralize ou module a resposta biológica original.

Continuamos este capítulo com uma discussão sobre algumas substâncias proeminentes que preencheram esses critérios rigorosos e que, em geral, são reconhecidas como hormônios locais importantes com propriedades biológicas bem definidas.

HISTAMINA

Em um estudo clássico, Dale et al. demonstraram que uma reação anafilática local (reação de tipo I ou "reação de hipersensibilidade imediata", como a resposta à albumina do ovo em um animal previamente sensibilizado; ver Capítulo 7) era causada por reações antígeno-anticorpo no tecido sensibilizado e descobriram que a histamina mimetizava esse efeito tanto *in vitro* quanto *in vivo*. Estudos posteriores confirmaram que a histamina está presente em tecidos e é liberada (com outros mediadores) durante a anafilaxia.

SÍNTESE E ARMAZENAMENTO DA HISTAMINA

A histamina é uma amina básica sintetizada pela enzima *histidina-decarboxilase*, que descarboxila o aminoácido histidina (Figura 17.1). A histamina tem ampla distribuição pelo corpo, porém está presente em concentrações particularmente altas em tecidos que têm contato com o mundo exterior (pulmões, pele e sistema gastrointestinal). Em nível celular, é encontrada, em grande parte, nos mastócitos (cerca de 0,1 a 0,2 pmol/célula) e nos basófilos (0,01 pmol/célula), mas também é encontrada em células tipo enterocromafim (ECLs) no estômago e em neurônios histaminérgicos no cérebro (ver Capítulo 39). Nos mastócitos e nos basófilos, a histamina está complexada em grânulos intracelulares com uma proteína ácida e uma heparina de alto peso molecular, denominada *macro-heparina*.

LIBERAÇÃO DA HISTAMINA

A histamina é liberada pelos mastócitos por exocitose durante reações inflamatórias ou alérgicas. Os estímulos incluem componentes do complemento C3a e C5a (ver Capítulo 7), que interagem com receptores de superfície específicos e a combinação de antígeno com anticorpos de imunoglobulina (Ig) E fixados às células. Em comum com muitos processos secretores (ver Capítulo 4), a liberação de histamina é iniciada por uma elevação da [Ca^{2+}] no citosol. Vários fármacos básicos, como a **morfina** e a **tubocurarina**, liberam histamina, assim como o *composto 48/80*, uma ferramenta experimental frequentemente utilizada para estudar a biologia dos mastócitos. Os agentes que aumentam a formação de AMPc (p. ex., agonistas dos receptores β-adrenérgicos; ver Capítulo 15) inibem a secreção de histamina. A reposição da histamina secretada pelos mastócitos ou basófilos é um processo lento, que pode levar dias ou semanas, enquanto a renovação da histamina na ECL gástrica é muito rápida. A histamina é metabolizada pela diamina oxidase e/ou pela enzima de metilação, a *N*-metiltransferase (Figura 17.1).

RECEPTORES DE HISTAMINA

Foram identificados quatro tipos de receptores de histamina, denominados H_{1-4}. Todos são receptores acoplados à proteína G (GPCRs), porém seus sistemas de sinalização subsequentes diferem. Por exemplo, os receptores H_1 e H_3 elevam o AMPc, enquanto os receptores H_2 e H_4 estimulam a fosfolipase C (PLC). Foram relatadas variantes de *splicing* dos receptores H_3 e H_4. Todos os quatro receptores estão envolvidos na resposta inflamatória em determinada medida, e Jutel et al. (2009) forneceram relatos satisfatórios, enquanto Thangam et al. (2018) concentraram-se em estabelecer como podemos traduzir informações recentes em benefício terapêutico.

Os antagonistas seletivos dos receptores H_1, H_2 e H_3 incluem a **cetirizina**, a **cimetidina** e o **pitolisanto**, respectivamente. Os agonistas seletivos dos receptores H_2 e H_3 são, respectivamente, **dimaprita** e **(R)-metil-histamina**. Os antagonistas dos receptores H_1 são os principais anti-histamínicos utilizados no tratamento ou na prevenção da inflamação (em particular na inflamação alérgica, como a febre do feno). Outros usos clínicos de antagonistas de subtipos podem ser encontrados em outras partes deste livro (p. ex., Capítulos 25, 26, 27, 30 e 45). A farmacologia dos receptores H_4 está menos desenvolvida, mas as exigências até o momento sugerem fortemente que o receptor também desempenha um papel significativo na resposta inflamatória, em que os eosinófilos constituem um alvo proeminente. Panula et al. (2015) realizaram uma revisão abrangente dos receptores de histamina e sua farmacologia.

AÇÕES DA HISTAMINA

Efeitos sobre o músculo liso. A histamina, que atua nos receptores H_1, provoca contração do músculo liso do íleo, dos brônquios e bronquíolos e do útero. O efeito no íleo não é tão acentuado em humanos como é em cobaias (esse tecido continua sendo, na prática, a preparação padrão para bioensaios da histamina). A histamina reduz o fluxo de ar na primeira fase da asma brônquica (ver Capítulo 28), porém os antagonistas H_1 não são muito eficazes no tratamento da doença em humanos. É possível que os receptores H_4 desempenhem um papel mais significativo na mediação desses efeitos persistentes da histamina em humanos (Thurmond, 2015).

---

[2]Para aumentar a confusão lexicográfica, recentemente o termo *biorregulador* passou a ser utilizado. Tendo em vista que essa "palavra-chave" pode se referir a quase todas as substâncias biologicamente ativas, não é muito usada para nossos propósitos.

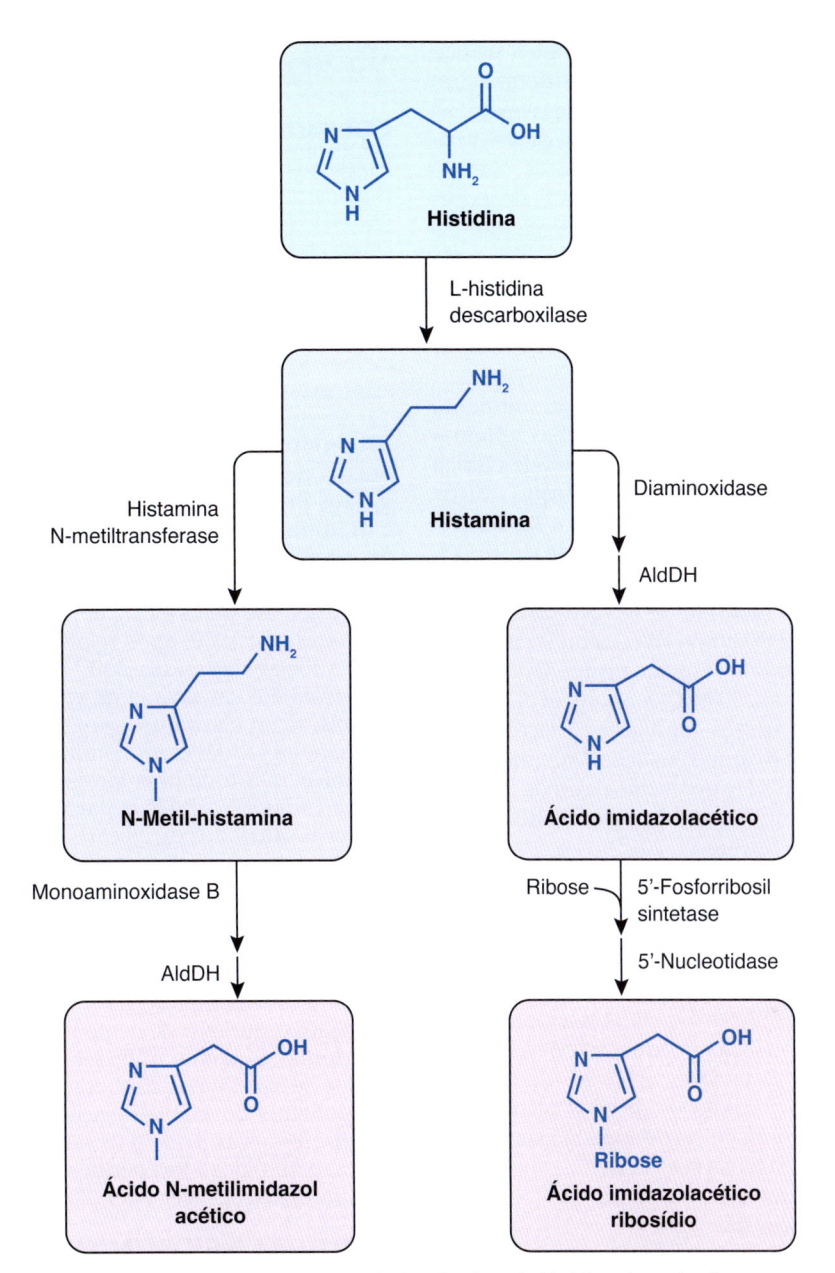

Figura 17.1 Síntese e metabolismo da histamina. A histamina é sintetizada pela histidina descarboxilase, que remove o grupo carboxila da histidina. Pode ser metabolizada a produtos inativos por várias enzimas, incluindo a diamina oxidase (histaminase) e/ou pela enzima de metilação, a histamina N-metiltransferase. AldDH, aldeído desidrogenase.

Efeitos cardiovasculares. A histamina provoca dilatação dos vasos sanguíneos nos seres humanos e aumenta a permeabilidade das vênulas pós-capilares por meio de uma ação nos receptores H_1, sendo o efeito dependente, em parte, do endotélio em alguns leitos vasculares. Aumenta também a frequência e o débito cardíacos em grande parte por uma ação nos receptores H_2 cardíacos. Parece que esse mediador está envolvido principalmente na regulação do sistema cardiovascular em estados patológicos, e não fisiológicos. Hattori et al. (2017) fizeram uma revisão detalhada dessa área.

Secreção gástrica. A histamina estimula a secreção de ácido gástrico pela sua ação nos receptores H_2. Do ponto de vista clínico, esta é a ação mais importante da histamina, visto que está envolvida na patogenia da úlcera péptica. Ela é considerada de forma detalhada no Capítulo 30.

Homeostasia do sono/vigília. A histamina desempenha um papel fundamental na regulação do ciclo sono/vigília, com expressão diferencial dos receptores H_1, H_2 e H_3 por todo o cérebro. Clinicamente, isso é relevante, pois é possível utilizar o antagonismo/agonismo inverso do receptor H_3 para tratar a narcolepsia, um raro distúrbio caracterizado por sonolência diurna excessiva. Também explica porque os anti-histamínicos de primeira geração (p. ex., **clorfeniramina**), que podem atravessar a barreira hematoencefálica, estão associados à sonolência (os receptores H_1 promovem o estado de vigília). Para mais informações, ver Scammell et al. (2019) e Capítulo 45.

Efeitos na pele. Quando injetada por via intradérmica, a histamina provoca vermelhidão da pele, acompanhada de pápula com eritema circundante, o que imita a *resposta tripla* à escarificação da pele, descrita pela primeira vez por *Sir* Thomas Lewis, há mais de 80 anos. A vermelhidão reflete a vasodilatação das pequenas arteríolas e esfíncteres pré-capilares da pápula, a permeabilidade aumentada das vênulas pós-capilares. Esses efeitos são mediados principalmente pela ativação dos receptores H_1. O eritema é um *reflexo axonal*: a estimulação das fibras nervosas sensitivas desencadeia impulsos retrógrados através dos ramos vizinhos do mesmo nervo, liberando vasodilatadores, como o *peptídeo relacionado com o gene da calcitonina* (CGRP, do inglês *calcitonin gene-related peptide*). A histamina provoca intenso prurido se for injetada na pele ou aplicada na base de uma vesícula, porque estimula as terminações nervosas sensitivas por meio de um mecanismo dependente de H_1. São utilizados antagonistas H_1 para controlar o prurido causado por reações alérgicas, picadas de insetos etc.

Embora a liberação de histamina seja manifestamente capaz de reproduzir muitos dos sinais e sintomas inflamatórios, os antagonistas H_1 não têm muita utilidade clínica na resposta inflamatória aguda em si, visto que outros mediadores são mais importantes. Todavia, a histamina é importante nas reações de hipersensibilidade do tipo I, como rinite alérgica e urticária. Outras ações significativas da histamina na inflamação incluem efeitos nas células apresentadoras de antígenos, células *natural killer*, células epiteliais e linfócitos B e T modulando a resposta imune tanto inata quanto adquirida (Jutel et al., 2009; O'Mahony et al., 2011). O uso de antagonistas H_1 nessas condições é discutido no Capítulo 25. É possível que o campo em desenvolvimento da farmacologia dos receptores H_4 preencha algumas lacunas significativas na nossa compreensão do papel da histamina na inflamação em breve (Thurmond, 2015).

> **Histamina**
>
> - A histamina é uma amina básica armazenada nos grânulos dos mastócitos e dos basófilos e secretada quando o C3a e o C5a interagem com receptores de superfície específicos ou quando antígenos interagem com a IgE fixada nas células, desencadeando o receptor de IgE de alta afinidade
> - A histamina produz efeitos por meio de sua ação sobre os receptores H_1, H_2, H_3 ou H_4 nas células-alvo
> - As principais ações nos seres humanos são:
>   – Estimulação da secreção gástrica (H_2)
>   – Contração da maioria dos músculos lisos, com exceção dos vasos sanguíneos (H_1)
>   – Estimulação cardíaca (H_2)
>   – Vasodilatação (H_1)
>   – Aumento da permeabilidade vascular (H_1)
>   – Promoção da vigília (H_1) ou do sono (H_3)
> - Quando injetada por via intradérmica, a histamina provoca "resposta tripla": *rubor* (vasodilatação local), *pápula* (aumento da permeabilidade das vênulas pós-capilares) e *eritema* (por meio de reflexo "axonal" nos nervos sensitivos, liberando um mediador peptídico)
> - As principais funções fisiopatológicas da histamina são:
>   – Como estimulante da secreção de ácido gástrico (tratada com antagonistas do receptor H_2)
>   – Como mediador das reações de hipersensibilidade do tipo I, como urticária e febre do feno (tratadas com antagonistas dos receptores H_1)
>   – Como regulador do comportamento de sono/vigília (os antagonistas H_1 são usados como sedativos no SNC, enquanto os agonistas inversos H_3 promovem o estado de vigília).

EICOSANOIDES

CONSIDERAÇÕES GERAIS

Esses mediadores lipídicos bioativos originam-se de dois grupos de precursores de ácidos graxos poli-insaturados (AGPI): ácidos graxos (ômega) ω-6 (algumas vezes escrito como n-6; denominação determinada pela posição da dupla ligação carbono-carbono final, contando a partir da extremidade metila) e ácidos graxos ω-3 (n-3). Os mamíferos são incapazes de sintetizar esses ácidos graxos essenciais (AGEs) e eles (ou seus precursores imediatos) precisam, portanto, estar presentes na dieta para manter a saúde.

O termo *eicosanoides* se refere a um grupo de mediadores produzidos a partir de precursores comuns de ácidos graxos de 20 carbonos. Estão envolvidos no controle de muitos processos fisiológicos e estão entre os mediadores e moduladores mais importantes da reação inflamatória (Figuras 17.2 e 17.3) e constituem um alvo significativo para a ação farmacológica.

O interesse pelos eicosanoides surgiu pela primeira vez na década de 1930, após relatos de que o sêmen continha uma substância lipídica, que aparentemente se originava da próstata e causava contração do músculo liso uterino. Depois, ficou claro que a *prostaglandina* (como o fator foi, de maneira razoável, denominado[3]) não era uma substância única, mas toda uma família de compostos gerados por quase todas as células a partir de precursores de ácidos graxos insaturados de 20 carbonos.

Com o uso de modernas técnicas analíticas, em particular o perfil lipidômico baseado na espectrometria de massa, há pouco tempo foi possível identificar, monitorar e quantificar espécies derivadas de AGPI e eicosanoides distintas do ponto de vista estrutural e estereoquímico, envolvidas tanto na homeostasia quanto na inflamação. Sabe-se agora que alcançam o número de centenas, e ficou muito claro que o "lipidoma" é mais complexo e biologicamente significativo do que se acreditava. Embora a exploração de todos esses componentes de AGPI esteja além do escopo deste capítulo, são discutidas as principais famílias e sua relevância fisiológica, patológica e terapêutica. Para aqueles que procuram mais informações, ver Han (2016) e Calder (2020).

ESTRUTURA E BIOSSÍNTESE

Nos mamíferos terrestres, o principal precursor dos eicosanoides é o *ácido araquidônico* (ácido 5,8,11,14-eicosatetranoico), um ácido graxo insaturado ômega-6 de 20 carbonos contendo quatro ligações duplas insaturadas (daí o prefixo *eicosa*-, que se refere aos 20 átomos de carbono e o *tetra*-enoico, que se refere às quatro ligações duplas). Os principais grupos de eicosanoides são as prostaglandinas, os *tromboxanos*, os *leucotrienos*, as *lipoxinas* e as *resolvinas*. O termo comum *prostanoides* se refere apenas às prostaglandinas e aos tromboxanos.

Na maioria dos tipos celulares, o ácido araquidônico (que existe na forma de araquidonato em solução) é um componente dos fosfolipídeos, e a concentração intracelular do ácido livre é baixa. Os eicosanoides não são armazenados nas células (como a histamina, por exemplo), porém são sintetizados e, em seguida, logo liberados. A etapa inicial

---

[3]Razoável ou não, trata-se de um nome incorreto, que surgiu devido a um erro anatômico. Em algumas espécies, é difícil diferenciar as glândulas seminais ricas em prostaglandinas da próstata que (que ironicamente, como sabemos agora) contém uma quantidade relativamente pequena. Entretanto, o nome permaneceu, suplantando o termo mais apropriado de *vesiglandina*, sugerido mais tarde.

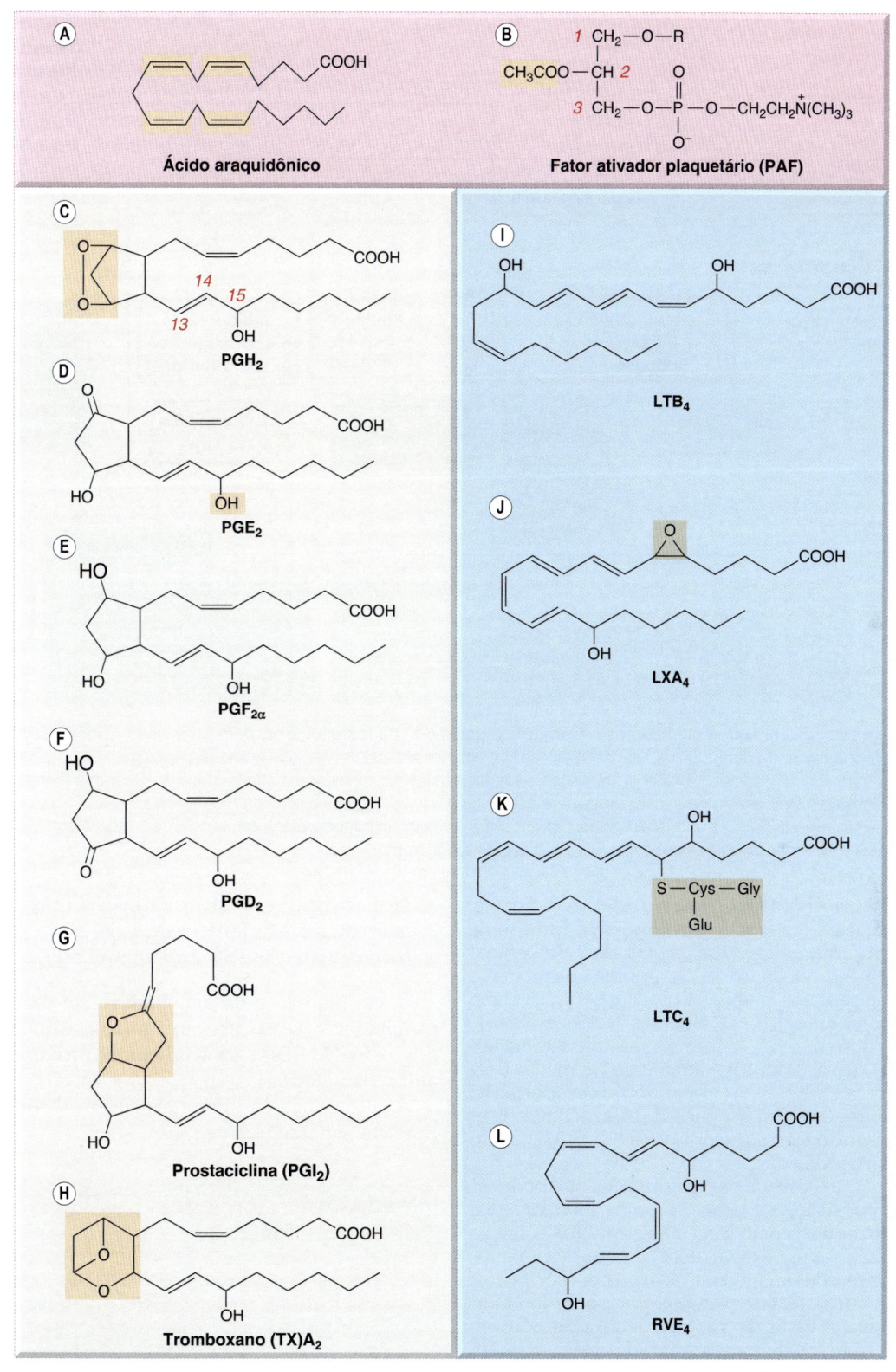

Figura 17.2 Alguns mediadores lipídicos essenciais envolvidos na resposta de defesa do hospedeiro. **A.** Ácido araquidônico, um importante precursor dos prostanoides, leucotrienos e (algumas) lipoxinas e resolvinas. Observe as ligações duplas conjugadas (*no retângulo sombreado*). **B.** Fator ativador plaquetário (PAF): a localização do grupo acetil em C2 é mostrada no *retângulo sombreado*. R é um ácido graxo saturado com 6 ou 8 carbonos fixado à estrutura de carbono por uma ligação éter. **C.** Prostaglandina (PG)H_2, um dos intermediários instáveis na síntese de prostaglandinas, observe a estrutura em anel instável (*no retângulo sombreado*), que pode sofrer hidrólise espontânea nos líquidos biológicos se não for alterada enzimaticamente. **D.** PGE_2, o grupo 15-hidroxila (*no retângulo sombreado*) é crucial para a atividade biológica das prostaglandinas, e a sua remoção é o primeiro passo na sua inativação. **E** e **F.** $PGF_{2\alpha}$ e PGD_2. **G.** Prostaciclina (PGI_2), observe a estrutura em anel instável (*no retângulo sombreado*). **H.** Tromboxanos (TX)A_2, observe a estrutura oxano instável (*no retângulo sombreado*). **I.** Leucotrienos (LT)B_4. **J.** Lipoxina (LX)A_4, observe a estrutura da ponte de oxigênio instável e altamente reativa (*no retângulo sombreado*). **K.** Leucotrieno(LT)C_4, observe a glutationa conjugada (*no retângulo sombreado*). **L.** Resolvina (RV)E_4.

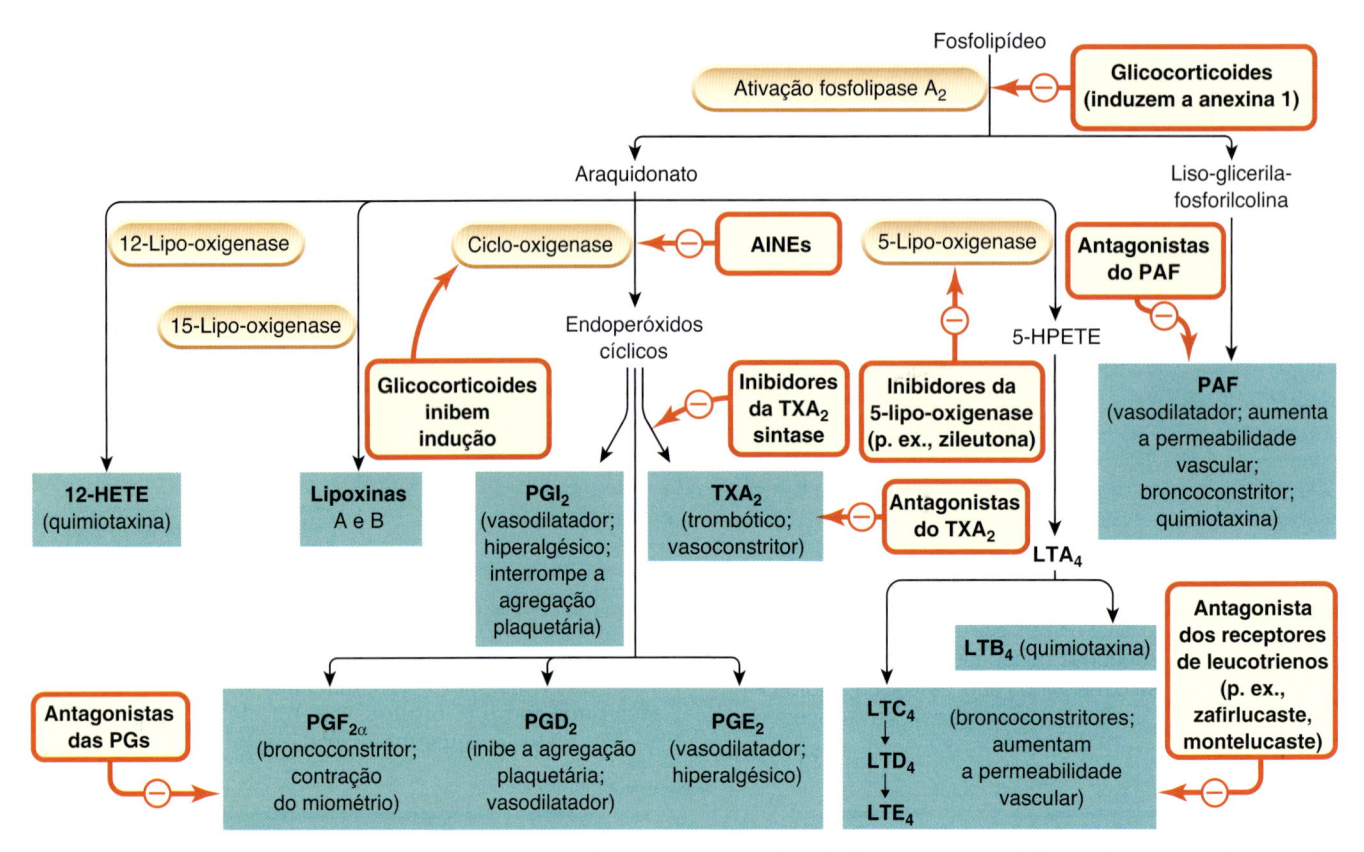

Figura 17.3 Diagrama resumido dos mediadores inflamatórios derivados de fosfolipídeos, com uma visão geral de suas ações e os locais de ação de fármacos anti-inflamatórios. Os metabólitos do araquidonato são conhecidos como eicosanoides. Os glicocorticoides inibem a transcrição do gene para a ciclo-oxigenase (COX)-2, que é induzida nas células por mediadores inflamatórios, e induzem e liberam anexina A1, que infrarregula a atividade da fosfolipase A_2, limitando, assim, a liberação de araquidonato. Os efeitos da prostaglandina (PG)E_2 dependem de qual dos quatro receptores é ativado. *HETE*, ácido hidroxieicosatetraenoico; *HPETE*, ácido hidroperoxieicosatetraenoico; *LT*, leucotrieno; *AINEs*, anti-inflamatórios não esteroides; *PAF*, fator ativador plaquetário; PGI_2, prostaciclina; *TX*, tromboxano.

e limitadora de velocidade na síntese dos eicosanoides é, portanto, a liberação de *araquidonato*. Em geral, trata-se de um processo em uma única etapa, catalisado pela enzima *fosfolipase* A_2 (PLA$_2$; ver Figura 17.3), porém um processo em múltiplas etapas, que envolve as *fosfolipases C* ou *D* em conjunto com a *lipase diacilglicerol*, algumas vezes é utilizado. Existem vários tipos de PLA$_2$, porém o mais importante talvez seja a *PLA$_2$ citosólica* (cPLA$_2$) altamente regulada. Essa enzima não apenas gera ácido araquidônico (e, portanto, eicosanoides), mas também lisoglicerilfosforilcolina (lisoPAF), o precursor do *fator ativador plaquetário* (PAF), outro mediador inflamatório.

A PLA$_2$ citosólica é ativada por fosforilação, que pode ser desencadeada por sistema de transdução de sinal ativados por diversos estímulos, como a ação da trombina sobre as plaquetas, de C5a sobre os neutrófilos, da bradicinina nos fibroblastos e as reações antígeno-anticorpo nos mastócitos. A lesão celular (causada, por exemplo, por isquemia) também desencadeia a ativação de cPLA$_2$. O ácido araquidônico livre é metabolizado separadamente (ou, algumas vezes, em conjunto) por diversas vias, incluindo as seguintes:

- *Ácido graxo ciclo-oxigenase* (COX). Existem duas isoformas principais, a COX-1 e a COX-2. São enzimas altamente homólogas, que são reguladas de forma diferente e de maneira específica para o tecido. Combinam enzimaticamente substratos araquidônicos (e alguns outros ácidos graxos insaturados) com oxigênio molecular para formar *endoperóxidos cíclicos*, que são intermediários instáveis que, depois, podem ser transformados por outras enzimas em diferentes prostanoides

- *Lipo-oxigenases*. Existem vários subtipos, que com frequência atuam de forma sequencial para a síntese de leucotrienos, lipoxinas e outros compostos (Figuras 17.2 a 17.4).

O Capítulo 25 trata detalhadamente da maneira como os inibidores dessas vias, incluindo anti-inflamatórios não esteroides (AINEs) e glicocorticoides, produzem seus efeitos anti-inflamatórios.

Analisaremos as diferentes classes desses mediadores lipídicos separadamente.

> **Mediadores derivados de fosfolipídeos**
>
> - Os principais mediadores derivados de fosfolipídeos são os eicosanoides (prostanoides e leucotrienos) e o PAF
> - Os eicosanoides são sintetizados a partir do ácido araquidônico liberado diretamente dos fosfolipídeos pela fosfolipase A_2, ou por um processo em duas etapas que envolve a fosfolipase C e a lipase diacilglicerol
> - O araquidonato é metabolizado pela COX-1 ou COX-2 a prostanoide, pela 5-lipo-oxigenase a leucotrienos e, após conversão posterior, em lipoxinas e outros compostos
> - O PAF origina-se de precursores fosfolipídeos pela ação da fosfolipase A_2, dando origem ao liso-PAF que, em seguida, é acetilado para produzir PAF

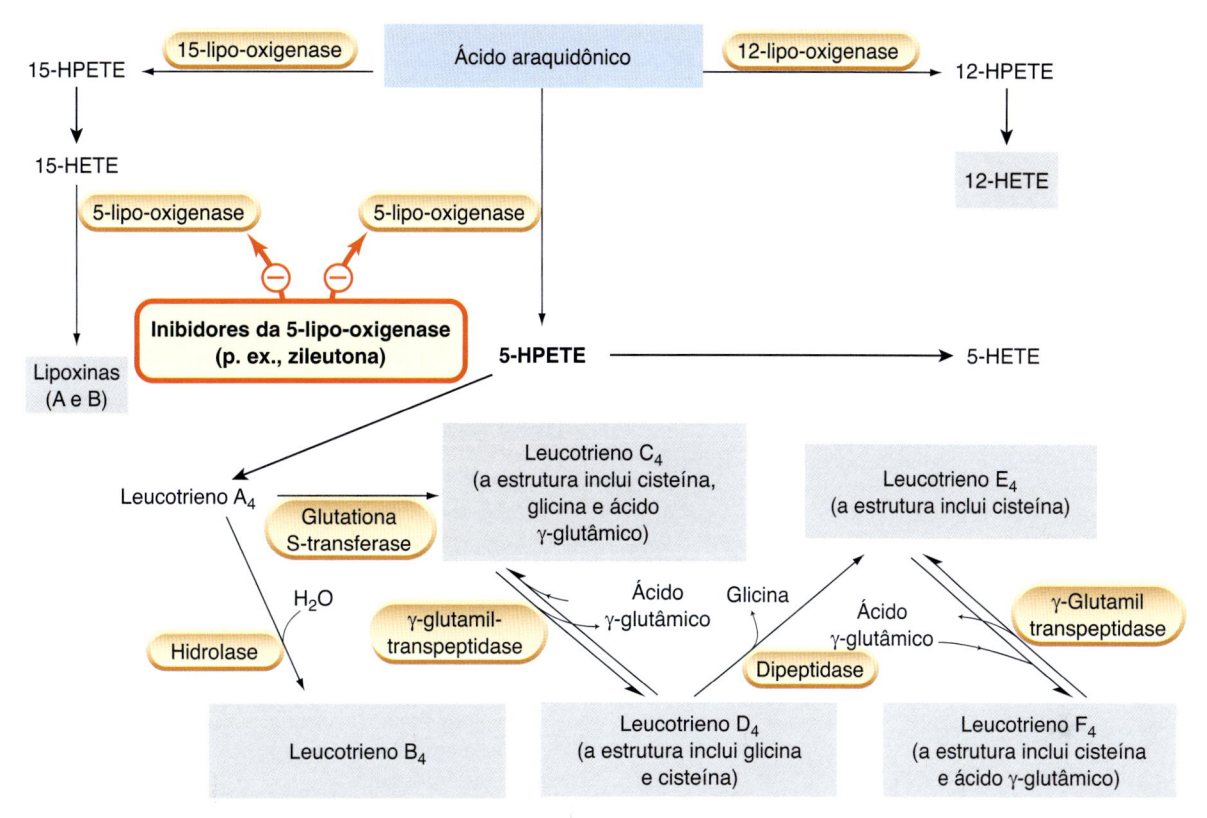

Figura 17.4 Biossíntese dos leucotrienos a partir do ácido araquidônico. Os compostos com ação biológica são mostrados nos *retângulos cinza*. HETE, ácido hidroxieicosatetraenoico; HPETE, ácido hidroperoxieicosatetraenoico.

PROSTANOIDES

A COX-1 está presente na maioria das células como enzima constitutiva. Produz prostanoides, que atuam sobretudo como reguladores homeostáticos (p. ex., por meio de modulação das respostas vasculares, regulação da secreção de ácido gástrico). Em geral, a COX-2 não está presente (pelo menos na maioria dos tecidos – o SNC e o tecido renal constituem exceções importantes), porém é fortemente induzida por estímulos inflamatórios e, portanto, acredita-se que, em geral, seja mais relevante como alvo para fármacos anti-inflamatórios. Ambas as enzimas catalisam a incorporação de duas moléculas de oxigênio a duas das ligações duplas insaturadas em cada molécula de araquidonato, formando os endoperóxidos bastante instáveis, a prostaglandina (PG)G_2 e a PGH_2 (ver Figura 17.2). O sufixo "2" indica que o produto contém apenas duas ligações duplas. As PGG_2 e a PGH_2 logo são transformadas, de maneira específica dos tecidos, pelas enzimas endoperóxido *isomerase* ou *sintase* em PGE$_2$, PGI$_2$ (prostaciclina), PGD$_2$, PGF$_{2\alpha}$ e tromboxano (TX)A$_2$, que são os principais produtos bioativos finais dessa reação. A mistura de eicosanoides assim produzida varia entre os tipos de célula e seu atual estado de ativação, dependendo das endóxido isomerases e sintases específicas presentes e ativas. Por exemplo, nas plaquetas, predomina o TXA$_2$, ao passo que, no endotélio vascular, a PGI$_2$ é o principal produto. Os macrófagos, os neutrófilos e os mastócitos sintetizam uma mistura de produtos com a sua estimulação. Se o *ácido eicosatrienoico* (três ligações duplas), em vez do ácido araquidônico, for o substrato dessas enzimas, os prostanoides resultantes terão apenas uma única ligação dupla, por exemplo, a PGE$_1$, enquanto o *ácido eicosapentenoico (EPA)*, que contém cinco ligações duplas, produz PGE$_3$. EPA, como outros AGPIs ω-3 (incluindo o *ácido decosaexanoico, DHA*), é abundante em dietas ricas em peixes gordurosos e pode, se estiver presente em quantidades suficientes, representar uma fração significativa de ácidos graxos celulares e, portanto, constituir a principal fonte de precursores para a enzima COX. Quando isso ocorre, a produção da PGE$_2$ (amplamente) pró-inflamatória e, de forma mais significativa, a geração de TXA$_2$ estão diminuídas. Isso pode constituir, em parte, a base das ações anti-inflamatórias, metabólicas e cardiovasculares atribuídas às dietas ricas nesse tipo de produto marinho (ver *Resolvinas*, mais adiante, Natto et al., 2019 e Khan et al., 2021).

Também foi descoberta outra família de compostos relacionados com ampla gama de atividades biológicas interessantes, os denominados *prostanoides ciclopentenona*. Não serão discutidos aqui, porém os leitores interessados podem consultar Lee et al. (2021) para uma explicação detalhada.

O endocanabinoide *anandamida* (ver Capítulo 18) é um derivado etanolamina do ácido araquidônico, que, de forma surpreendente, também pode ser oxidado pela COX-2 para formar uma variedade de *prostamidas*. Essas substâncias apresentam interesse cada vez maior. Elas atuam nos receptores de prostanoides, mas exibem com frequência uma farmacologia singular (Urquhart et al., 2015).

CATABOLISMO DOS PROSTANOIDES

Trata-se de um processo em várias etapas. Após a sua captação mediada por carreador, as prostaglandinas são, em sua maioria, rapidamente inativadas pelas enzimas prostaglandina *desidrogenase* e *redutase*. Essas enzimas oxidam o grupo 15-hidroxila (ver Figura 17.2) e a ligação dupla 13–14, ambos os quais são importantes para a atividade biológica. Os produtos inativos são ainda degradados por enzimas gerais de oxidação de ácidos graxos e excretados na urina. Essas desidrogenases são encontradas em altas concentrações nos pulmões e 95% das PGE_2, PGE_1 ou $PGF_{2\alpha}$ infundidas são inativadas após uma única passagem pelos pulmões, o que significa que, normalmente, apenas uma pequena quantidade alcança a circulação arterial, razão pela qual a meia-vida da maioria das prostaglandinas na circulação é inferior a 1 minuto.

O TXA_2 e a PGI_2 são um pouco diferentes. Ambos são inerentemente instáveis e sofrem decomposição rápida e espontânea (em 30 segundos e 5 minutos, respectivamente) nos líquidos biológicos em TXB_2 e 6-keto-$PGF_{1\alpha}$, inativos, respectivamente. Em seguida, ocorre metabolismo adicional, mas que não é relevante para o caso.

RECEPTORES DE PROSTANOIDES

Existem cinco classes principais de receptores de prostanoides (Woodward et al., 2011 e Biringer 2021), todos os quais consistem em GPCRs (Tabela 17.1). Dependendo de seus ligantes, isto é, espécies de PGD, PGF, PGI, PGE ou TXA, são denominados receptores DP, FP, IP, EP e TP, respectivamente. Alguns apresentam subtipos adicionais, por exemplo, existem quatro receptores EP. Polimorfismos e outras variantes dessas enzimas foram implicados na patogenia de várias doenças (Cornejo-Garcia et al., 2016).

AÇÕES DOS PROSTANOIDES

Os prostanoides podem afetar a maioria dos tecidos e exercem uma variedade desconcertante de efeitos biológicos dependentes do local e do contexto:

- A PGD_2 provoca vasodilatação em muitos leitos vasculares, inibição da agregação plaquetária, relaxamento do músculo gastrointestinal e uterino e modificação da liberação de hormônios hipotalâmicos/hipofisários. Tem efeito broncoconstritor por meio de uma ação secundária nos receptores TP. Além disso, pode ativar receptores quimiotácticos em alguns leucócitos
- A $PGF_{2\alpha}$ provoca contração uterina em seres humanos (ver Capítulo 35), luteólise em algumas espécies (p. ex., gado) e broncoconstrição em outras (p. ex., gatos e cães)
- A PGI_2 causa vasodilatação e inibição da agregação plaquetária (ver Capítulo 23), liberação de renina e natriurese por meio de efeitos sobre a reabsorção tubular de Na^+
- O TXA_2 provoca vasoconstrição, agregação plaquetária e broncoconstrição (mais acentuada em cobaias do que em humanos)
- A PGE_2, o prostanoide "inflamatório" predominante, exerce as seguintes ações:
  - *Nos receptores EP_1*, causa contração do músculo liso brônquico, gastrointestinal e uterino
  - *Nos receptores EP_2*, provoca broncodilatação, vasodilatação, estimulação da secreção de líquido intestinal e relaxamento do músculo liso gastrointestinal
  - *Nos receptores EP_3*, causa contração do músculo liso intestinal, inibição do ácido gástrico (ver Capítulo 30) com aumento da secreção de muco, inibição da lipólise, inibição da liberação de neurotransmissor autônomo e contração do útero em mulheres grávidas (ver Capítulo 35)
  - *Nos receptores EP_4*, produz efeitos semelhantes aos da estimulação de EP_2 (a princípio, acreditava-se que fosse um único receptor). O relaxamento vascular constitui uma consequência da ativação do receptor, como no "amadurecimento" do colo do útero. Alguns efeitos inibitórios da PGE_2 sobre a ativação e a função dos leucócitos provavelmente são mediados por esse receptor ou EP_2.

Vários fármacos clinicamente úteis atuam nos receptores de prostanoides; entre eles, o agonista EP, **misoprostol** (EP_2/EP_3), que suprime a secreção de ácido gástrico e também atua como poente estimulante uterino; a **dinoprostona**, que auxilia no amadurecimento cervical e pode induzir trabalho de parto (incluindo por via vaginal); os agonistas FP, **bimatoprosta**,[4] **latanoprosta**, **tafluprosta** e **travoprosta**, que são usados para o tratamento do glaucoma (ver Capítulo 27); e **iloprosta** e **epoprostenol**, que são agonistas IP utilizados no tratamento da hipertensão pulmonar (ver Capítulo 21). O misoprostol também é utilizado no aborto médico e tratamento da hemorragia pós-parto em mulheres.

> **Usos clínicos dos prostanoides**
>
> - Ginecologia e obstetrícia (ver Capítulo 35):
>   - Interrupção da gravidez: **gemeprosta** ou **misoprostol** (um análogo da prostaglandina [PG]E metabolicamente estável)
>   - Indução do trabalho de parto: **dinoprostona** ou **misoprostol**
>   - Hemorragia pós-parto: **carboprosta**
> - Gastrointestinal:
>   - Para prevenção de úlceras associadas ao uso de AINEs: **misoprostol** (ver Capítulo 30)
> - Cardiovasculares:
>   - Para manter a permeabilidade do canal arterial até a correção cirúrgica do defeito em lactentes com determinadas malformações cardíacas congênitas: **alprostadil** (PGE_1)
>   - Para inibir a agregação plaquetária (p. ex., durante a hemodiálise): **epoprostenol** (PGI_2), particularmente se a **heparina** for contraindicada
>   - Hipertensão pulmonar primária: **epoprostenol** ou **treprostinila** (PGI_2) (ver Capítulo 21)
> - Oftálmico:
>   - Glaucoma de ângulo aberto: colírio de **latanoprosta** (ver Capítulo 27).

FUNÇÃO DOS PROSTANOIDES NA INFLAMAÇÃO

É inevitável que a resposta inflamatória acompanhe da liberação de prostanoide. A PGE_2 predomina, embora a PGI_2 também seja importante. Em áreas de inflamação aguda, a PGE_2 e a PGI_2 são geradas pelos tecidos locais e vasos sanguíneos, enquanto os mastócitos liberam principalmente PGD_2. Na inflamação crônica, as células da série dos monócitos/macrófagos também liberam PGE_2 e TXA_2. Juntos, os prostanoides exercem uma espécie de efeito *yin-yang* na inflamação, estimulando algumas respostas e diminuindo outras. Seus efeitos são pleiotrópicos e dependentes do contexto e desafiam uma classificação simples. Para uma discussão mais completa, ver Dennis e Norris (2015). Os efeitos mais notáveis são:

- A PGE_2, a PGI_2 e a PGD_2 são, elas próprias, poderosos vasodilatadores, mas também têm efeito sinérgico com outros vasodilatadores inflamatórios, como a histamina e a bradicinina. É essa ação dilatadora combinada sobre

---

[4] Mulheres tratadas com colírio de **bimatoprosta** para glaucoma ficaram encantadas com um efeito colateral desse fármaco: a estimulação do crescimento dos cílios. Não demorou muito para o estabelecimento de um próspero mercado *off-label* nos centros de estética. Por fim, a FDA cedeu ao *lobby* popular e licenciou uma preparação especificamente para essa indicação cosmética.

Tabela 17.1 Esquema simplificado de classificação dos receptores de prostanoides e de leucotrienos com base em seus efeitos fisiológicos.

Receptor	Ligantes fisiológicos	Distribuição	Efeitos fisiológicos gerais	Sistema de sinalização
IP	$PGI_2 \gg PGD_2$	Abundante no sistema cardiovascular, nas plaquetas, nos neurônios e outras partes	Geralmente inibitórios, por exemplo, relaxamento do músculo liso, efeitos anti-inflamatórios e antiagregantes	G_S ↑ AMPc
DP_1	$PGD_2 \gg PGE_2$	Pouco abundante; músculo liso vascular, plaquetas, SNC, vias respiratórias, olhos		
EP_2	$PGE_2 > PGF_{2\alpha}$	Distribuição generalizada		
EP_4	$PGE_2 > PGF_{2\alpha}$	Distribuição generalizada		
TP	$TxA_2 = H_2 > D_2$	Abundante no sistema cardiovascular, nas plaquetas e células imunes. Dois subtipos conhecidos com ações opostas	Geralmente excitatórios, por exemplo, contração do músculo liso, ações pró-inflamatórias e de agregação plaquetária	G_q/G_{11} [PLC]^a ↑ Ca^{2+}
FP	$PGF_{2\alpha} > PGD_2$	Expressão muito alta nos órgãos genitais femininos		
EP_1	$PGE_2 > PGF_{2\alpha}$	Miométrio, intestino e pulmões		
EP_3	$PGE_2 > PGF_{2\alpha}$	Distribuição generalizada por todo o corpo; muitas isoformas com acoplamento à proteínas G diferentes	Geralmente inibitórios, por exemplo, relaxamento do músculo liso, efeitos anti-inflamatórios e antiagregantes	G_i/G_o ↓ AMPc
DP_2	$PGD_2 > PGF_{2\alpha}$	Estrutura diferente de outros receptores de prostanoides. Ampla distribuição, particularmente nas células imunes		
BLT_1	$LTB_4 > 20$ hidroxi LTB_4	Ampla distribuição nos leucócitos e em algumas células endoteliais	Receptor de LTB_4 de "alta afinidade". Ativa os leucócitos e estimula a quimiotaxia	$G_i/G0$ ↓ AMPc G_q/G_{11} ↑ PLC
BLT_2	$LTB_4 > 20$ hidroxi LTB_4	Vários tecidos intestinais, pele e algumas lesões	Receptor de LTB_4 de "baixa afinidade". Pode ser importante na formação da barreira GI e na inflamação das vias respiratórias	G_i/G_q ↓ AMPc
$CysLT_1$	$LTD_4 > LTC_4 > LTE_4$	Vários tecidos, incluindo leucócitos, mastócitos, tecido pulmonar, intestinal e vascular	Broncoconstrição e ativação dos leucócitos	G_q/G_{11} ↑ PLC
$CysLT_2$	$LTC_4 > LTD_4 > LTE_4$	Vários tecidos, incluindo leucócitos, mastócitos, mucosa nasal e tecido vascular	Ativação de PMNs, inflamação, contração de algum músculo liso vascular	G_q/G_{11} ↑ PLC

^{a}A PLC pode não estar envolvida na sinalização de EP_1.
PLC, fosfolipase C; PMN, leucócito polimorfonuclear.
Dados obtidos de Woodward, D.F., Jones, R.L., Narumiya, S., 2011. International Union of Basic and Clinical Pharmacology. LXXXIII: classification of prostanoid receptors, updating 15 years of progress. Pharmacol. Rev. 63, 471-538, and IUPHAR/BPS. Guide to Pharmacology. www.guidetopharmacology.org/.

as arteríolas pré-capilares que contribui para o eritema e o aumento do fluxo sanguíneo em áreas de inflamação aguda. Os prostanoides não aumentam diretamente a permeabilidade das vênulas pós-capilares, mas potencializam os efeitos sobre o vazamento vascular produzidos pela histamina e bradicinina. Do modo semelhante, não produzem diretamente dor, porém sensibilizam as fibras C aferentes (ver Capítulo 42) aos efeitos da bradicinina e outros estímulos nocivos. Os efeitos anti-inflamatórios e analgésicos dos AINEs provêm, em grande parte, da sua capacidade de bloquear essas ações

- As prostaglandinas da série E também são pirogênicas (i. e., induzem febre). São encontradas altas concentrações no líquido cefalorraquidiano durante a infecção, e o aumento da temperatura (atribuído às citocinas) é, na realidade, mediado pela liberação de PGE_2. Os AINEs exercem ações antipiréticas por meio da inibição da síntese de PGE_2 no hipotálamo
- Algumas prostaglandinas têm efeitos anti-inflamatórios, que são importantes durante a fase de resolução da inflamação. Por exemplo, a PGE_2 diminui a liberação de enzimas lisossômicas e a geração de metabólitos tóxicos do oxigênio dos neutrófilos, bem como a liberação de histamina dos mastócitos.

Como no caso de todos os mediadores inflamatórios, os eicosanoides têm o potencial intrínseco prejudicar o hospedeiro se a sua síntese ou liberação forem desreguladas.

Para aqueles interessados nesses mecanismos de "dano colateral", ver o Capítulo 7, bem como os artigos de Theken e FitzGerald (2021) e Hammock et al. (2020), que exemplificam isso no contexto da covid-19.

> **Prostanoides**
>
> - O termo *prostanoides* abrange as prostaglandinas e os tromboxanos
> - As ciclo-oxigenases (COX) oxidam o araquidonato, produzindo os intermediários instáveis PGG_2 e PGH_2, que são enzimaticamente transformados em diferentes espécies de prostanoides
> - Existem duas isoformas principais de COX: a COX-1, uma enzima constitutiva, e a COX-2, que com frequência é induzida por estímulos inflamatórios
> - Os principais prostanoides são:
>   - A PGI_2 (prostaciclina), predominantemente do endotélio vascular, atua sobre os receptores IP, produzindo vasodilatação e inibição da agregação plaquetária
>   - O tromboxano $(TX)A_2$, predominantemente das plaquetas, atua sobre os receptores TP, causando agregação plaquetária e vasoconstrição
>   - A PGE_2 é um mediador importante das respostas inflamatórias e provoca febre e dor
> - Outros efeitos da PGE_2 incluem:
>   - Nos receptores EP_1: contração do músculo liso brônquico, gastrointestinal (GI) e uterino
>   - Nos receptores EP_2: relaxamento do músculo liso brônquico, vascular e do sistema GI
>   - Nos receptores EP_3: inibição da secreção de ácido gástrico, aumento da secreção de muco gástrico, contração do útero na gravidez e do músculo liso GI, inibição da lipólise e liberação de neurotransmissores autonômicos
>   - Nos receptores EP_4: semelhantes aos EP_2. Podem mediar alguns efeitos inibitórios ou reguladores sobre a resposta imune
> - A $PGF_{2\alpha}$ atua sobre os receptores FP, encontrados no músculo liso uterino (e em outros músculos lisos) e no corpo lúteo, produzindo contração do útero e luteólise (em algumas espécies)
> - A PGD_2 é abundante nos mastócitos ativados. Atua sobre os receptores DP, provocando vasodilatação e inibição da agregação plaquetária

LEUCOTRIENOS

Os leucotrienos (*leuco-* por serem liberados por leucócitos e *-trienos* por conterem um sistema trieno conjugado de ligações duplas; ver Figura 17.2) compreendem duas categorias principais: os leucotrienos quimioatraentes (LTB_4) e os cisteinil (ou *sufidopeptídeo*) leucotrienos (LTC_4, D_4, E_4 e F_4). Ambos são sintetizados a partir do ácido araquidônico por lipo-oxigenases. Essas enzimas citosólicas solúveis encontram-se principalmente nos pulmões, nas plaquetas, nos mastócitos e nos leucócitos. A *5-lipo-oxigenase* é a principal enzima de interesse. Com a ativação da célula, essa enzima é transferida para a membrana nuclear, onde se associa a uma proteína acessória crucial, denominada FLAP (proteína de ativação da 5-lipo-oxigenase, do inglês: *five lipoxygenase activating protein*). A 5-lipo-oxigenase ativada incorpora um grupo hidroperoxi no C5 do ácido araquidônico para formar o *ácido 5-hidroperoxi-eicosatetraenoico* (5-HPETE, ver Figura 17.4), que ainda é convertido no leucotrieno instável $(LT)A_4$. Este último pode ser convertido enzimaticamente em LTB_4 ou, com o uso de uma via separada envolvendo a conjugação com glutationa, nos leucotrienos contendo cisteinil LTC_4, LTD_4, LTE_4 e LTF_4. Esses cisteinil leucotrienos são produzidos sobretudo pelos eosinófilos, mastócitos, basófilos e macrófagos. As misturas dessas substâncias constituem a atividade biológica historicamente atribuída à *substância de reação lenta da anafilaxia* (SRS-A), um fator broncoconstritor indefinível que, há muitos anos, demonstrou ser gerado no pulmão de cobaia durante a anafilaxia e que, como consequência, foi considerado importante na asma.

O LTB_4 é produzido principalmente pelos neutrófilos. As lipoxinas e outros produtos ativos, alguns dos quais com propriedades anti-inflamatórias, também são produzidos a partir do araquidonato por essa via.

O LTB_4 é metabolizado por uma enzima singular do citocromo P450 ligada à membrana nos neutrófilos, em seguida, é oxidado a 20-carboxi-LTB_4. Os LTC_4 e LTD_4 são metabolizados a LTE_4, que é excretado na urina.

RECEPTORES DE LEUCOTRIENOS

Todos os receptores de leucotrienos são GPCRs. São denominados *BLT* (dois subtipos) se o ligante for LTB_4 e *CysLT* (dois subtipos) para os cisteinil leucotrienos (ver Tabela 17.1). Todos pertencem à família G_q/G_{11}, que ativa mecanismos de sinalização de PLC, embora possam existir outros receptores que também respondem a esses potentes mediadores. As variações genéticas nas enzimas que sintetizam os leucotrienos ou em seus receptores podem contribuir para a alergia e asma ou para o fracasso do tratamento farmacológico nesses distúrbios (Thompson et al., 2016). Para aqueles que procuram obter mais informações, existe a revisão recente por Biringer (2022)

AÇÕES DOS LEUCOTRIENOS

Os cisteinil leucotrienos têm ações importantes nos sistemas respiratório e cardiovascular, bem como um efeito pró-inflamatório mais geral.

O sistema respiratório. Os cisteinil leucotrienos são espasmógenos potentes, que provocam contração do músculo bronquiolar humano *in vitro* relacionada com a dose. O LTE_4 é menos potente do que o LTC_4 e o LTD_4, porém o seu efeito é muito mais duradouro. Todos causam aumento na secreção de muco. Quando administrados em aerossol a voluntários humanos, eles reduzem a condutância das vias respiratórias específicas e o fluxo expiratório máximo, sendo esse efeito mais prolongado do que aquele produzido pela histamina (Figura 17.5).

Os cisteinil leucotrienos estão presentes no escarro de pacientes com bronquite crônica em quantidades biologicamente ativas. Com estímulo antigênico, são liberados de amostras do pulmão asmático humano *in vitro* e no líquido de lavagem nasal de indivíduos com rinite alérgica. Há evidências de que contribuem para a hiper-reatividade brônquica subjacente em pacientes asmáticos, e acredita-se que estejam entre os principais mediadores das fases tanto inicial quanto tardia da asma. Yokomizo et al. (2018) revisaram o papel desses mediadores como alvos terapêuticos.

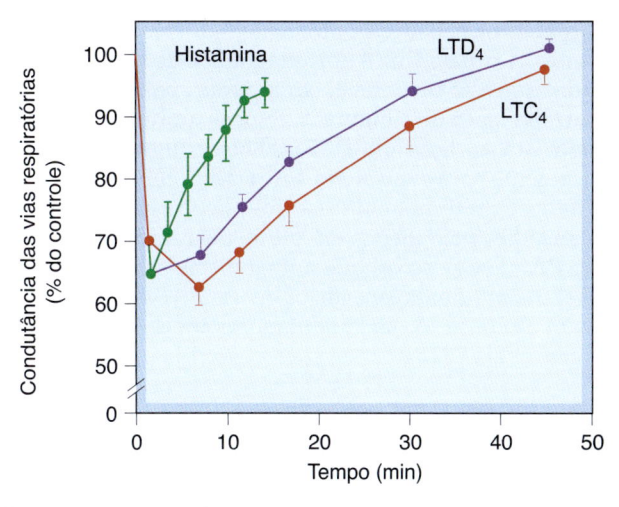

Figura 17.5 Tempo de ação dos cisteinil leucotrienos e da histamina sobre a condutância específica das vias respiratórias em seis indivíduos normais. A condutância específica das vias respiratórias foi medida por um pletismógrafo de corpo inteiro de volume constante, e os fármacos foram administrados por inalação. (De Barnes, N.C., Piper, P.J., Costello, J.F., 1984. Comparative effects of inhaled leukotriene C_4, leukotriene D_4, and histamine in normal human subjects. Thorax 39, 500-504.)

> **Leucotrienos**
>
> - A 5-lipo-oxigenase oxida o araquidonato, produzindo o ácido 5-hidroperoxi-eicosatetraenoico (5-HPETE), que é convertido em leucotrieno (LT)A_4. Este, por sua vez, pode ser convertido em LTB_4 ou em uma série de produtos de glutationa, os cisteinil leucotrienos LTC_4, LTD_4 e LTE_4.
> - O LTB_4, que atua em receptores específicos, provoca adesão, quimiotaxia e ativação dos polimorfonucleares e monócitos e estimula a proliferação e a produção de citocinas dos macrófagos e linfócitos
> - Os cisteinil leucotrienos causam:
>   – Contração do músculo brônquico
>   – Vasodilatação na maioria dos vasos, porém vasoconstrição coronariana
> - O LTB_4 é um importante mediador em todos os tipos de inflamação, os cisteinil leucotrienos são importantes na asma e na rinite alérgica.

Por conseguinte, não surpreende que antagonistas do receptor CysLT, como o **zafirlucaste** e o **montelucaste**, sejam usados no tratamento da asma e da rinite alérgica, com frequência em associação a um corticosteroide. Os cisteinil leucotrienos podem mediar as alterações cardiovasculares da anafilaxia aguda. Os agentes que inibem a 5-lipo-oxigenase são, portanto, candidatos óbvios a agentes antiasmáticos e anti-inflamatórios. Um fármaco desse tipo, a zileutona, está disponível em algumas partes do mundo para o tratamento da asma.

Sistema cardiovascular. O LTC_4 ou o LTD_4 em pequenas quantidades, administrados por via intravenosa, causam uma rápida queda da pressão arterial de curta duração, bem como constrição significativa dos pequenos vasos coronarianos de resistência. Quando administrados por via subcutânea, são equipotentes com a histamina na produção de pápula e eritema. O LTD_4, administrado topicamente por via nasal, aumenta o fluxo sanguíneo nasal e a permeabilidade vascular local.

Papel dos leucotrienos na inflamação. O LTB_4 é um potente agente quimiotático para os neutrófilos e os macrófagos por meio do receptor de BLT_1 (ver Capítulo 7). Suprarregula a expressão de moléculas de adesão da membrana nos neutrófilos e aumenta a produção de ânions superóxido e a liberação de enzimas dos grânulos. Nos macrófagos e linfócitos, estimula a proliferação e a liberação de citocinas. É encontrado nos exsudados e tecidos inflamatórios em muitas condições inflamatórias, incluindo artrite reumatoide, psoríase e colite ulcerativa. Além disso, o BLT_1 é expresso em células do músculo liso vascular ligando o LTB_4 à aterogênese e lesão vascular.

OUTROS DERIVADOS IMPORTANTES DE ÁCIDOS GRAXOS

Além dos prostanoides e dos leucotrienos, os AGPIs, como o ácido araquidônico, o EPA e o DHA, também podem ser transformados enzimaticamente em outros mediadores lipídicos importantes. Os metabólitos de tri-hidroxi araquidonato, denominados *lipoxinas* (ver Figuras 17.2 e 17.4), são formados pela ação combinada das enzimas 5 e 12 ou 15-lipo-oxigenase durante a inflamação. As lipoxinas (abreviatura Lx) atuam nos leucócitos polimorfonucleares por meio de GPCRs, como o ALX, também conhecido como *receptor de formil peptídeo 2 (FPR2)*, alvo de outros fatores anti-inflamatórios, como anexina A1 (Anx-A1) e resolvinas (ver adiante), para se opor à ação de estímulos pró-inflamatórios, emitindo o que pode ser designado como "sinais de parada" para deter a inflamação e promover a sua resolução (Jaen et al., 2021). O ácido acetilsalicílico pode gerar lipoxinas por meio de uma via de biossíntese alternativa, visto que a COX-2 ainda pode produzir ácidos graxos hidroxi, mesmo quando inibida pelo ácido acetilsalicílico e, portanto, incapaz de sintetizar prostaglandinas. A formação dessas 15-epi-lipoxinas induzidas pelo ácido acetilsalicílico por meio de acetilação provavelmente contribui para os efeitos anti-inflamatórios do ácido acetilsalicílico, alguns dos quais não estão totalmente explicados pela inibição da geração de prostaglandinas (Romano et al., 2015; Serhan et al., 2014).

As *resolvinas* (abreviatura Rv) representam um membro de uma família mais ampla de mediadores de pró-resolução especializados, frequentemente referidos como SPM (do inglês, *specialised pro-resolving mediators*). Como o próprio nome sugere, são uma série de compostos que desempenham uma função semelhante às lipoxinas; entretanto, diferentemente destas últimas, seu ácido graxo precursor é o EPA (RvE_{1-4}) ou o DHA (RvD_{1-4}). Conforme já mencionado, os óleos de peixe são ricos nesses ácidos graxos, e é provável que pelo menos parte de seu benefício anti-inflamatório multifacetado alegado seja produzido por meio de conversão nessas espécies altamente ativas (ver Zhang e Spite, 2012, para uma revisão dessa área fascinante). O RvD_1 atua por meio dos sistemas de receptores ALX/FPR2 e GPR32, enquanto o RvE_1 atua por meio de um GPCR denominado *receptor de quemerina 23 (ChemR23)* para reduzir o AMPc e liberar o cálcio intracelular. As resolvinas podem neutralizar a dor inflamatória (Oehler et al., 2017), e análogos estão em fase de ensaios clínicos para o tratamento de uma variedade de condições inflamatórias (Serhan e Levy, 2018). As *maresinas* (abreviatura Ma) e as *protectinas* são ácidos di-hidroxi gerados a partir do DHA pelas ações de lipo-oxigenases. As maresinas são predominantemente sintetizadas por macrófagos e desempenham um papel na resolução inflamatória. As protectinas (abreviatura P) são produzidas por linfócitos e é provável que atuem para modular o funcionamento do sistema imune, entre outras funções. Essa área, que pode ser confusa até que você se familiarize com as estruturas lipídicas, foi bem revisada por Sansbury e Spite (2016), Serhan e Levy (2018) e Serhan et al. (2015).

FATOR ATIVADOR PLAQUETÁRIO

O *fator ativador plaquetário* (*PAF*), também designado como *PAF-acéter* e *AGEPC* (acetil-glicerila-éter-fosforilcolina), é um lipídeo biologicamente ativo, que pode produzir efeitos em concentrações muito baixas (inferiores a 10^{-10} mol/ℓ) por meio de seu GPCR (G_q/G_{11}; estimula a produção de AMPc). Embora fosse acurado, desde a sua observação original, o fato de que era liberado dos basófilos e causava agregação plaquetária, o termo "PAF" é um tanto enganoso, visto que esse fator atua em muitas células-alvo diferentes e, em particular, acredita-se que seja um importante mediador nos fenômenos alérgicos e inflamatórios tanto agudos quanto crônicos.

BIOSSÍNTESE

O PAF (ver Figura 17.2) é produzido pelas plaquetas em resposta à trombina e também por células inflamatórias ativadas. É sintetizado enzimaticamente a partir de fosfolipídeos que apresentam um ácido graxo hexadecil ou octadecil com ligação éter em C1, um ácido graxo insaturado, como o ácido araquidônico com ligação éster e C2 e uma base de fosforilcolina em C3. A ação da PLA$_2$ remove o ácido araquidônico, produzindo *liso-PAF*, que, em seguida, é acetilado por uma *aceliltransferase* para produzir o PAF biologicamente ativo. A reação é reversível e, por sua vez, o PAF pode ser inativado por uma *acetil-hidrolase*, produzindo liso-PAF pronto para reciclagem. Convém assinalar que o próprio receptor de PAF é um potente estimulador para a síntese adicional de PAF (indicando um sistema de anteroalimentação), e podem ser formados agonistas do receptor de PAF de forma não enzimática pela ação de radicais livres sobre *glicerofosfocolinas* (Lordan et al., 2019).

AÇÕES E FUNÇÃO NA INFLAMAÇÃO

O PAF pode reproduzir muitos dos sinais e sintomas da inflamação. Quando injetado localmente, produz vasodilatação (e, portanto, eritema), aumento da permeabilidade vascular e formação de pápula. Doses maiores provocam hiperalgesia. Trata-se de um potente quimioatraente para os neutrófilos e monócitos que também recruta eosinófilos para a mucosa brônquica na fase tardia da asma (ver Capítulo 28). O PAF também causa contração do músculo liso brônquico e ileal.

Com sua ação predominantemente autócrina ou justácrina por meio de seu receptor, o PAF ativa a cPLA$_2$ e estimula a renovação do araquidonato em muitas células. Nas plaquetas, o PAF aumenta a produção de TXA$_2$, produzindo uma mudança de formato e liberação do conteúdo dos grânulos. Isso é importante na hemostasia e na trombose (ver Capítulo 23).

Do ponto de vista fisiopatológico, enquanto são observadas concentrações elevadas de PAF em múltiplos estados patológicos, parece que ele não é diretamente responsável por nenhum deles. De modo correspondente, embora existam vários antagonistas do PAF (p. ex., **lexipafanto** e **modipafanto**), não foi encontrado nenhum nicho clínico bem definido. A **rupatadina** é um antagonista de H$_1$ e PAF combinado, que está disponível em algumas partes do mundo para tratamento de sintomas alérgicos, porém não se sabe ao certo se a sua ação anti-PAF (se houver alguma) contribui clinicamente para o seu efeito. Entretanto, convém assinalar que as ações anti-inflamatórias dos glicocorticoides podem ser causadas, pelo menos em parte, pela inibição da síntese de PAF, e é possível que antagonistas competitivos do PAF e/ou inibidores específicos da *liso-PAF acetiltransferase* possam ainda se tornar moduladores úteis da inflamação (Travers et al., 2021).

> **Fator ativador plaquetário (PAF)**
>
> - Os precursores de PAF são liberados de células inflamatórias ativadas pela fosfolipase A$_2$. Após acetilação, o PAF resultante é liberado e atua sobre receptores específicos em células-alvo
> - As ações farmacológicas incluem vasodilatação, aumento da permeabilidade vascular, quimiotaxia e ativação dos leucócitos (especialmente eosinófilos), ativação e agregação das plaquetas e contração do músculo liso
> - O PAF está envolvido em múltiplas doenças inflamatórias, porém não é diretamente responsável por nenhuma delas

ESFINGOSINA 1-FOSFATO

Os esfingolipídeos (e os *glicoesfingolipídeos* e *galactoesfingolipídeos* relacionados) formam uma classe de lipídeos definidos pelas suas estruturas de aminoalcoóis de 18 carbonos. Desempenham funções cruciais na estrutura e na função das membranas e constituem a fonte de diversos metabólitos bioativos (Gault et al., 2010). A *esfingosina 1-fosfato (S1P)* representa um desses metabólitos e é formada pelo metabolismo da *esfingomielina*.

A S1P é encontrada em altas concentrações no plasma (cerca de 0,75 nmol/mℓ), onde é "acompanhada" de lipoproteína de alta densidade contendo apolipoproteína M (ApoM$^+$ HDL) e albumina, e, em baixa concentração, no líquido intersticial. Esse gradiente é crucial para a sua função biológica. A S1P atua por cinco GPCRs específicos (receptores de S1P$_{1-5}$; S1PRs) e tem sido envolvida em múltiplos processos fisiológicos e fisiopatológicos (Figura 17.6).

BIOSSÍNTESE E METABOLISMO

A *esfingomielinase* gera inicialmente *ceramida* a partir de esfingomielina, que é ainda processada em *esfingosina* pela *ceramidase*. A ação das *isoenzimas* da *esfingosina quinase (Sphk)* sobre esse substrato resulta na geração de S1P.

S1P é ativamente exportada das células por transportadores específicos (p. ex., *spinster 2* – não pergunte!) que, com suporte da secreção de Sphk1 para permitir a síntese extracelular de S1P, resulta no gradiente plasma-tecido já mencionado. Além disso, as concentrações intracelulares de S1P são reguladas pelas fosfatases de degradação de *S1P* e *S1P liase*. A *lisofosfolipídeo fosfatase 3* atua sobre a S1P extracelular não ligada, convertendo-a em esfingosina, que então pode ser novamente captada por células para metabolismo posterior (Mendelson et al., 2014).

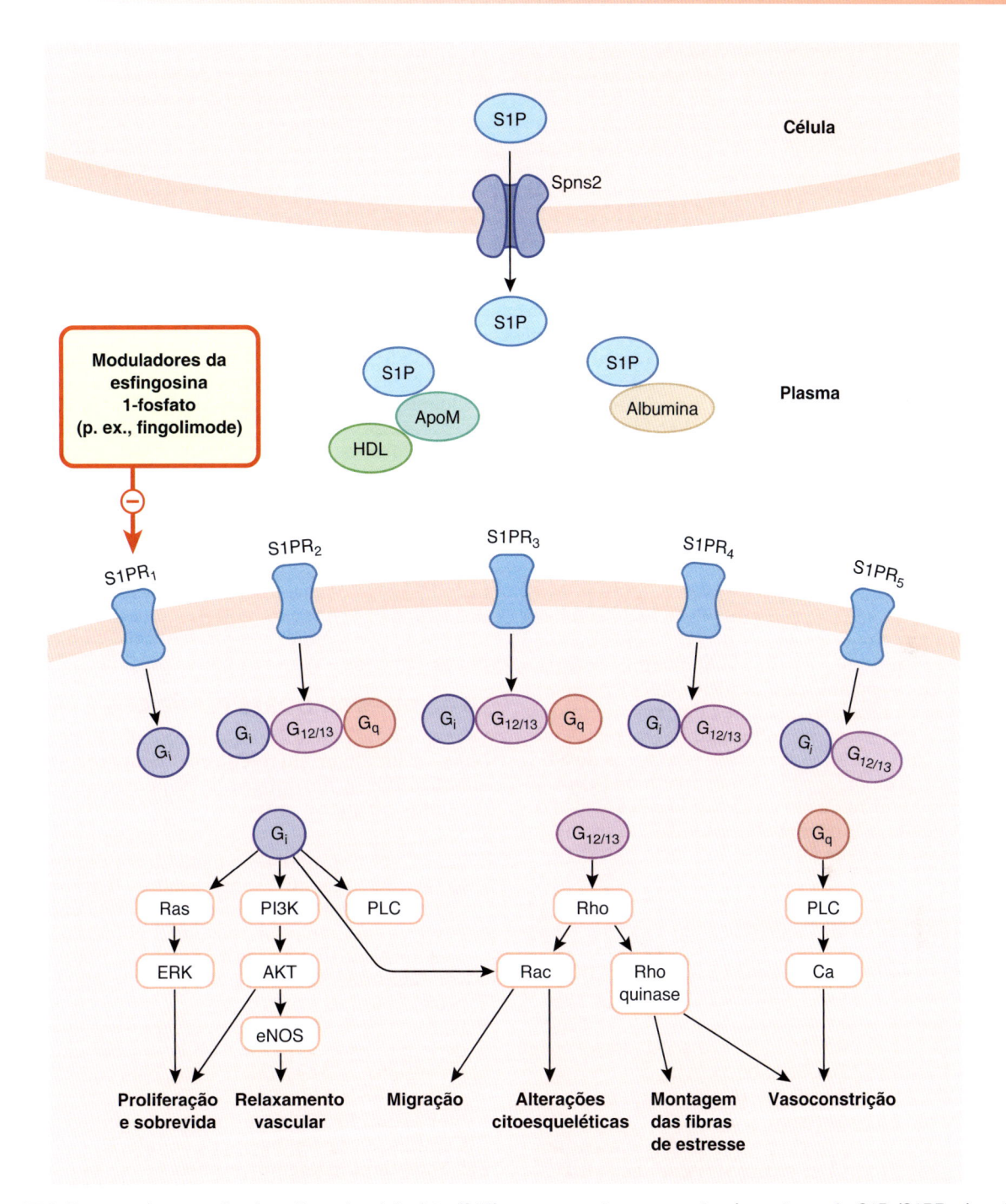

Figura 17.6 Resumo da secreção de esfingosina 1-fosfato (S1P), seus receptores cognatos (receptores de S1P (S1PR$_{1-5}$) e vias de sinalização. A S1P é produzida intracelularmente antes de ser exportada no espaço extracelular por meio de transportadores dedicados (p. ex., Spns2; *Spinster*-2), onde é ligada por chaperonas, incluindo albumina e lipoproteína de alta densidade contendo apolipoproteína M (ApoM+ HDL). Apesar de atuar em cinco GPCRs distintos, a ligação do S1P ao S1PR$_1$ e o efeito sobre a quimiotaxia receberam maior atenção até o momento. Os moduladores do S1PR ligam-se a esse receptor nos linfócitos, levando à sua internalização e perda de resposta ao gradiente que impulsiona a saída dos linfonodos. *AKT*, proteína quinase B; *eNOS*, óxido nítrico sintase endotelial; *ERK*, quinase extracelular regulada por sinal; *PI3K*, fosfoinositídeo-3-quinase; *PLC*, fosfolipase C. (Baseada em Mendelson, K., Evans, T. & Hla, T. 2014. Sphingosine 1-phosphate signalling. Development. 141, 5-9.)

RECEPTORES E AÇÕES

Os S1PRs são receptores de superfície celular de ampla distribuição. O S1PR (acoplado à G$_{i/o}$), o receptor mais estudado e importante do ponto de vista terapêutico, é encontrado predominantemente no SNC, no coração e vasculatura, nos pulmões, rins e fígado e – de forma significativa – nos tecidos linfoides primário e secundário, incluindo o timo. Os S1PR$_{2-5}$ são encontrados em muitos dos mesmos tecidos, porém apresentam uma distribuição mais limitada. A sinalização por meio dos S1PRs demonstrou desempenhar um papel fundamental na embriogênese (notadamente na neurogênese e angiogênese, bem como no desenvolvimento do pâncreas e dos membros), na função de barreira endotelial e hematoencefálica e no controle do tônus do músculo liso, tanto vascular quanto brônquico. Entretanto, até o momento, a sua função clínica mais relevante reside na mediação do tráfego e ativação dos linfócitos.

A sinalização S1PR$_1$ medeia a capacidade de resposta ao gradiente quimiotático entre tecidos linfoides secundários e os vasos linfáticos eferentes, de modo que, quando a função é bloqueada, os linfócitos (em particular os linfócitos T de memória centrais *naïve* e que expressam CCR7) são sequestrados nos linfonodos. Além disso, o antagonismo compromete o tráfego dos linfócitos B, o recrutamento de células dendríticas, permeabilidade vascular e a degranulação e quimiotaxia dos mastócitos e eosinófilos. Os S1PR$_{2-5}$ demonstram funções sobrepostas, porém singulares, mais uma vez bastante relacionadas com a modulação imune e a função neural.

Os moduladores do S1PR incluindo **fingolimode**, **siponimode**, **ozanimode** e **ponesimode**, são consequentemente imunossupressores que apresentam utilidade clínica no tratamento da esclerose múltipla (ver Capítulo 40). Acredita-se que esses agentes, que atuam principalmente por meio do S1PR$_1$ (mas que demonstram seletividade variável pelos outros S1PRs, o que provavelmente determina o seu perfil de efeitos colaterais), exerçam seu efeito ao reduzir o número de linfócitos circulantes por meio da prevenção de sua saída dos linfonodos. Além disso, parecem aumentar a proporção de T-reg (ver Capítulo 7) e linfócitos B *naïve*, atenuando a inflamação. Os efeitos secundários sobre o SNC, incluindo estabilização da barreira hematoencefálica, redução da astrogliose, perda axonal e desmielinização, também podem contribuir. Os moduladores do S1PR também foram submetidos a ensaios clínicos como imunossupressores para o tratamento de transplante renal, acidente vascular cerebral, distúrbios neuromusculares, psoríase e doenças autoimunes (p. ex., doença inflamatória intestinal, lúpus eritematoso sistêmico), bem como na asma (com base nos efeitos do S1PR nos mastócitos, eosinófilos e tônus muscular brônquico). Os resultados foram mistos, e seu uso limitado pelos efeitos colaterais; entretanto, vários caminhos promissores justificam uma exploração adicional (McGinley e Cohen, 2021).

> **Esfingosina-1 fosfato (S1P)**
>
> - A S1P é um esfingolipídeo produzido a partir da esfingomielina por várias etapas catalisadas enzimaticamente. É secretada ativamente para assegurar um maior gradiente no sangue do que nos tecidos, formando, assim, um gradiente quimiotático para os leucócitos
> - Existem cinco receptores de S1P (S1PR) com ampla gama de expressão e funções tanto no desenvolvimento quanto fisiológicas. As ações do S1PR$_1$ incluem a regulação da saída dos linfócitos de órgãos linfáticos secundários, quimiotaxia e ativação dos leucócitos (incluindo células dendríticas e eosinófilos), permeabilidade vascular e tônus da musculatura lisa, bem como manutenção da integridade do SNC
> - Os moduladores do S1PR são imunossupressores e têm utilidade clínica estabelecida no tratamento da esclerose múltipla.

MEDIADORES PEPTÍDICOS E PROTEICOS

PRINCÍPIOS GERAIS

ESTRUTURA

Os mediadores peptídicos e proteicos geralmente variam quanto a seu comprimento, desde 3 até cerca de 200 resíduos de aminoácidos, sendo a linha divisória arbitrária entre peptídeos e proteínas de cerca de 50 resíduos. Uma diferença importante reside no fato de que as proteínas precisam adotar uma estrutura enovelada complexa para exercer a sua função específica, enquanto os peptídeos curtos são, na maioria dos casos, flexíveis. Os resíduos específicos nas proteínas e nos peptídeos com frequência sofrem modificações pós-tradução, como *amidação*, *glicosilação*, *acetilação*, *carboxilação*, *sulfatação* ou *fosforilação*.[5] Além disso, podem conter pontes dissulfeto *intramoleculares*, de modo que a molécula adota uma conformação parcialmente cíclica, ou podem apresentar duas ou mais cadeias separadas ligadas por pontes dissulfeto *intermoleculares*.

De modo geral, as proteínas maiores adotam conformações restritas, que expõem grupos funcionais em locais fixos na sua superfície e interagem com múltiplos sítios em seus receptores, em um modelo de "chave-e-fechadura". Imaginar o encaixe de peptídeos flexíveis em um sítio receptor dessa maneira é imaginar se você consegue destravar a porta da frente de casa com um pedaço de espaguete cozido. Essas características impediram o delineamento racional de análogos não peptídicos capazes de mimetizar a ação de proteínas e peptídeos em seus receptores (peptidomiméticos). O uso de métodos de rastreamento aleatórios (um tanto para desgosto dos racionalistas) levou, entretanto, à descoberta, nesses últimos anos, de muitos *antagonistas* não peptídicos – porém poucos *agonistas* – para receptores peptídicos.

TIPOS DE MEDIADORES PEPTÍDICOS E PROTEICOS

Os mediadores peptídicos e proteicos que são secretados por células e que atuam em receptores de superfície situados na mesma célula ou em outras células podem ser amplamente divididos em quatro grupos:

- Neurotransmissores (p. ex., peptídeos opioides endógenos, ver Capítulo 42) e mediadores neuroendócrinos (p. ex., vasopressina, somatostatina, hormônios liberadores do hipotálamo, hormônio adrenocorticotrófico (ACTH), hormônio luteinizante (LH), hormônio foliculoestimulante (FSH) e hormônio tireoestimulante (TSH), ver Capítulos 33 a 35 (que não serão mais discutidos neste capítulo)
- Hormônios de fontes não neurais: compreendem peptídeos derivados do plasma, notavelmente a angiotensina (ver Capítulo 21) e a bradicinina, bem como outros hormônios como a insulina (ver Capítulo 31), a endotelina (ver Capítulo 21), o peptídeo natriurético atrial (ver Capítulo 20) e a leptina (ver Capítulo 32)
- Fatores de crescimento: produzidos por muitas células e tecidos diferentes que controlam o crescimento e a diferenciação celulares (em particular em adultos, no sistema hematopoiético; ver Capítulo 24)
- Mediadores do sistema imune (citocinas, ver adiante).

BIOSSÍNTESE E REGULAÇÃO DE PEPTÍDEOS

A estrutura dos peptídeos é codificada natural e diretamente no genoma, de uma maneira que, por exemplo, a estrutura da acetilcolina não é. Assim, a produção intracelular ocorre por meio de vias convencionais de síntese proteica. Com frequência, isso começa com a produção de uma proteína

---

[5] As bactérias têm poucas modificações pós-tradução, de modo que mais da metade de todos os fármacos proteicos (profármacos) são gerados utilizando culturas de células de mamíferos (ver Capítulo 5).

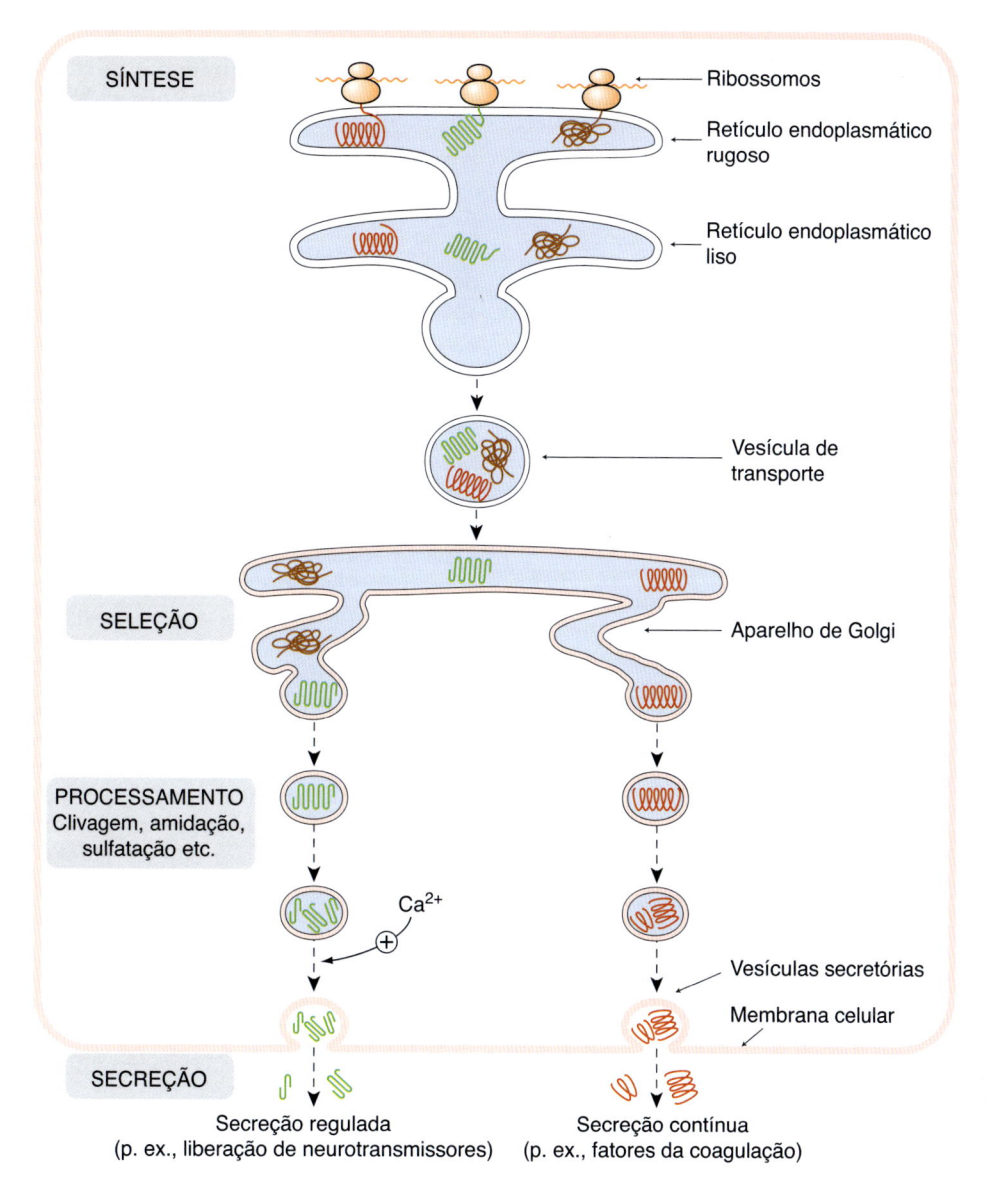

Figura 17.7 Mecanismos celulares para a síntese e a liberação de peptídeos. As proteínas sintetizadas pelos ribossomos passam pela membrana do retículo endoplasmático rugoso, a partir do qual são transferidas em vesículas de transporte para o aparelho de Golgi. No aparelho de Golgi, são selecionadas e empacotadas em vesículas secretoras. O processamento (clivagem, glicosilação, amidação, sulfatação etc.) ocorre dentro das vesículas de transporte e vesículas secretoras, e os produtos são liberados da célula por exocitose. A secreção constitutiva (p. ex., das proteínas plasmáticas e dos fatores da coagulação pelas células hepáticas) ocorre de modo contínuo, com armazenado de pouco material dentro das vesículas secretoras. A secreção regulada (p. ex., de neuropeptídeos ou de citocinas) ocorre em resposta ao aumento do Ca^{2+} intracelular ou outros sinais intracelulares, e em geral o material é armazenado em quantidades significativas nas vesículas secretoras, aguardando a sua liberação.

precursora, na qual está inserida a sequência peptídica final desejada. Enzimas proteolíticas específicas excisam o peptídeo ativo maduro dessa sequência peptídica, um processo mais de escultura do que de síntese. A proteína precursora é empacotada dentro de vesículas no momento da síntese, e o peptídeo ativo é formado *in situ*, pronto para a sua liberação (Figura 17.7). Assim, não há necessidade de vias especializadas de biossíntese, nem dos mecanismos de captação ou recaptação que são importantes na síntese e na liberação da maioria dos mediadores não peptídicos (p. ex., 5-hidroxitriptamina; ver Capítulo 16).

PRECURSORES PEPTÍDICOS

A proteína precursora ou *pré-pró-hormônio*, cujo comprimento é habitualmente de 100 a 250 resíduos, consiste em uma *sequência de sinal* N-terminal (peptídeo), seguida de um segmento variável de função desconhecida, e em uma região contendo o peptídeo, que pode apresentar várias cópias de fragmentos peptídicos ativos. Com frequência, são encontrados vários peptídeos diferentes em um único precursor, todavia, algumas vezes, existem múltiplas cópias de um único peptídeo.[6] A *sequência de sinal*, que é fortemente hidrofóbica, facilita a inserção da proteína no retículo endoplasmático e, então, é clivada em um estágio inicial, produzindo o *pró-hormônio*.

Os peptídeos ativos costumam ser demarcados dentro da sequência do pró-hormônio por pares de aminoácidos básicos

---

[6] No caso do invertebrado *Aplysia*, um precursor proteico contém nada menos que 28 cópias do mesmo peptídeo curto.

(Lis-Lis ou Lis-Arg), que são pontos de clivagem para as proteases semelhantes à tripsina, que liberam os peptídeos. Em geral, essa *clivagem endoproteolítica* ocorre no aparelho de Golgi ou nas vesículas secretoras. As enzimas responsáveis são conhecidas como *pró-hormônio convertases*. O exame detalhado da sequência do pró-hormônio com frequência revela prováveis pontos de clivagem, que distinguem peptídeos previamente desconhecidos. Em alguns casos (p. ex., *CGRP*; ver adiante), foram descobertos novos mediadores peptídicos dessa maneira, porém existem muitos exemplos nos quais não foi estabelecida nenhuma função. Ainda é um mistério o fato desses peptídeos estarem aguardando, como estranhos em um funeral, para declarar seus propósitos ou se são apenas relíquias tristes sem qualquer função. Existem também grandes segmentos da sequência do pró-hormônio de função desconhecida situados entre os fragmentos peptídicos ativos.[7]

A abundância de mRNA que codifica determinados pré-pró-hormônios, o que reflete o nível de expressão gênica, é muito sensível às condições fisiológicas. Esse tipo de *controle de transcrição* constitui um dos principais mecanismos pelos quais a expressão e a liberação de peptídeos são reguladas a médio e a longo prazo. Por exemplo, a inflamação aumenta a expressão e, portanto, a liberação de várias citocinas pelas células imunes. Os neurônios sensitivos respondem à inflamação periférica com aumento da expressão de taquicininas (*substância P* e *neurocininas A e B*), o que é importante na gênese da dor inflamatória (ver Capítulo 43).

DIVERSIDADE DENTRO DAS FAMÍLIAS DE PEPTÍDEOS

Os peptídeos geralmente ocorrem em famílias, com sequências e ações similares ou relacionadas. Por exemplo, a pró-opiomelanocortina (POMC), um polipeptídeo com 241 aminoácidos, funciona como fonte de ACTH, hormônios estimuladores dos melanócitos (MSHs) e de β-endorfina, todos os quais desempenham uma função no controle da resposta inflamatória (bem como de outros processos). Existem dois mecanismos principais que controlam a diversidade dos peptídeos.

SPLICING GÊNICO

A diversidade de membros de uma família de peptídeos também pode surgir por meio de *splicing* gênico ou durante o processamento pós-tradução do pró-hormônio. Os genes contêm regiões codificadoras (*éxons*) intercaladas com regiões intervenientes não codificadoras (porém potencialmente funcionais) (*íntrons*). Quando o gene é transcrito, o RNA resultante (*RNA nuclear heterólogo* ou, alternativamente, *mRNA precursor*) sofre *splicing* para remover os íntrons e alguns dos éxons, de modo a formar o mRNA maduro final que é traduzido. O controle do processo de *splicing* permite uma medida de controle celular sobre os peptídeos que são produzidos.

Por exemplo, o gene da *calcitonina* codifica a própria calcitonina, que é importante no metabolismo ósseo (ver Capítulo 36), e um peptídeo totalmente distinto (CGRP, envolvido na patogenia da enxaqueca, ver Capítulo 43). O *splicing* alternativo permite que as células produzam pró-calcitonina (expressa nas células da tireoide) ou pró-CGRP (expresso em muitos neurônios) a partir do mesmo gene. A substância P e a neurocinina A são duas taquicininas estreitamente relacionadas, que pertencem à mesma família e são codificadas pelo mesmo gene. O *splicing* alternativo resulta na produção de duas proteínas precursoras; uma delas inclui ambos os peptídeos, enquanto a outra inclui apenas a substância P. A razão entre as duas varia muito entre os tecidos, que, de modo correspondente, produzem um ou ambos os peptídeos.

MODIFICAÇÕES PÓS-TRADUÇÃO

Muitos peptídeos, como as taquicininas e os peptídeos relacionados com o ACTH (ver Capítulo 34), precisam sofrer *amidação* enzimática na extremidade C-terminal para adquirir a sua atividade biológica integral. Os tecidos também podem gerar peptídeos de tamanho variável a partir da mesma sequência primária pela ação de peptidases específicas que clivam a cadeia em diferentes pontos. Por exemplo, a *pró-colecistocinina* (pró-CCK) contém as sequências de pelo menos cinco peptídeos semelhantes à CCK, com tamanhos que variam de 4 a 58 resíduos de aminoácidos, todos com a mesma sequência C-terminal. A própria CCK (com 33 resíduos) constitui o principal peptídeo produzido no intestino, enquanto o cérebro produz principalmente CCK-8. De forma semelhante, o precursor opioide *pró-dinorfina* dá origem a vários peptídeos com uma sequência terminal comum, cujas proporções variam em diferentes tecidos e em diferentes neurônios no cérebro. Em alguns casos (p. ex., o mediador inflamatório bradicinina), a clivagem peptídica, que ocorre após a liberação, gera um novo peptídeo ativo (des-Arg^9-bradicinina), que atua em um receptor diferente, e ambos os peptídeos contribuem de maneira diferente para a resposta inflamatória combinada.

TRÁFEGO E SECREÇÃO DE PEPTÍDEOS

Os mecanismos básicos pelos quais os peptídeos são sintetizados, empacotados em vesículas, processados e secretados estão resumidos na Figura 17.7. Existem duas vias secretoras para a secreção *constitutiva* e *regulada*, respectivamente. As proteínas secretadas de forma constitutiva (p. ex., proteínas plasmáticas, alguns fatores da coagulação) não são armazenadas em quantidades apreciáveis, e a secreção está acoplada à síntese. À semelhança de muitos hormônios e transmissores, a secreção regulada é controlada por sinais ativados por receptores, que levam a uma elevação do Ca^{2+} intracelular, e os peptídeos que aguardam a sua liberação são armazenados em vesículas citoplasmáticas. Interações proteína-proteína específicas parecem ser responsáveis pela seleção de diferentes proteínas e seu trajeto em diferentes vesículas, bem como pela coreografia de sua liberação seletiva. A identificação das proteínas de "tráfego" específicas envolvidas em determinadas vias secretoras pode, por fim, proporcionar novos alvos farmacológicos para o controle seletivo da secreção.

Uma vez descritos os mecanismos gerais pelos quais os peptídeos são sintetizados, processados e liberados, discutiremos agora alguns mediadores importantes que se enquadram nessa categoria.

---

[7]Quando essas grandes sequências de funções desconhecidas foram descobertas no nosso DNA, ganharam, com bastante arrogância, a denominação "DNA lixo", não por serem entulho, mas porque não entendíamos a sua função. Foi constatado que o "DNA lixo" é, na realidade, muito importante no controle da expressão gênica e, portanto, da função celular. Trata-se também de um fator significativo em algumas doenças. Podem-se ainda atribuir funções biológicas semelhantes ou alternativas ao "peptídeo lixo".

BRADICININA

A bradicinina e a lisil-bradicinina (*calidina*) são peptídeos ativos formados pela clivagem proteolítica de proteínas circulantes, denominadas *cininogênios*, por uma via de cascata de proteases.

FONTE E FORMAÇÃO DA BRADICININA

A Figura 17.8 mostra uma visão geral da formação da bradicinina a partir do cininogênio de alto peso molecular no plasma pela serina protease *calicreína*. O *cininogênio* é uma α-globulina plasmática que existe em duas formas, de alto peso molecular (Mr 110.000) e de baixo peso molecular (Mr 70.000). A própria calicreína é clivada a partir do precursor inativo, a *pré-calicreína*, pela ação do fator XII (fator de Hageman; ver Capítulos 7 e 23). O fator XII é ativado por contato com superfícies que apresentam cargas negativas, como colágeno, membrana basal, lipopolissacarídeos bacterianos, cristais de urato e outros. O fator XII, a pré-calicreína e os cininogênios extravasam dos vasos sanguíneos durante a inflamação devido ao aumento da permeabilidade vascular, e a exposição a superfícies com cargas negativas promove a interação do fator XII com a pré-calicreína. Em seguida, a enzima ativada "corta" a bradicinina de seu precursor cininogênio. A calicreína também pode ativar o sistema complemento e pode converter o plasminogênio em plasmina.

Além da calicreína plasmática, existem outras isoenzimas produtoras de cininas encontradas no pâncreas, nas glândulas salivares, no cólon e na pele. Essas *calicreínas teciduais* atuam sobre os cininogênios tanto de alto peso molecular quanto de baixo peso molecular e produzem principalmente a *calidina*, um peptídeo cujas ações se assemelham às da bradicinina.

METABOLISMO E INATIVAÇÃO DA BRADICININA

As enzimas específicas que inativam a bradicinina e cininas relacionadas são denominadas *cininases* (ver Figura 17.8). Uma delas, a *cininase II*, é uma peptidil dipeptidase que inativa as cininas por meio da remoção dos dois aminoácidos C-terminais. Essa enzima, que está ligada à superfície luminal das células endoteliais, é idêntica à *enzima conversora de angiotensina* (ECA; ver Capítulo 21), que cliva os dois resíduos C-terminais do peptídeo inativo, a angiotensina I, convertendo-a no peptídeo vasoconstritor ativo, a angiotensina II. Assim, a cininase II inativa um vasodilatador e ativa um vasoconstritor. A potencialização das ações da bradicinina por inibidores da ECA (p. ex., **ramipril**) pode contribuir para alguns dos efeitos colaterais desses fármacos (p. ex., tosse e angioedema).

As cininas também são metabolizadas por várias peptidases menos específicas, incluindo uma carboxipeptidase sérica que remove a arginina C-terminal, dando origem à *des-Arg^9-bradicinina*, um agonista específico de uma das duas principais classes de receptores de bradicinina, e *neprilisina*. A neprilisina (também conhecida como *endopeptidase neutra 24.11, antígeno da leucemia linfoblástica aguda comum* ou CD10) é um membro predominantemente ligado à membrana da família da neprilisina (M13) de metalopeptidase e uma enzima-chave na degradação de peptídeos natriuréticos. O **sacubitril**, um profármaco que é hidrolisado para formar LBQ657 – um potente inibidor da neprilisina – e aprovado para o tratamento da insuficiência cardíaca (ver Capítulo 20), também aumenta a concentração de bradicinina: uma característica que contribui tanto para seu efeito terapêutico quanto para o seu perfil de efeitos colaterais (Campbell, 2018).

RECEPTORES DE BRADICININA

Existem dois receptores de bradicinina, denominados B_1 e B_2. Ambos são GPCRs e mediam efeitos muito semelhantes. Os receptores B_1 normalmente são expressos em níveis muito baixos, porém são fortemente induzidos em tecidos inflamados ou danificados por citocinas, como a IL-1. Os receptores B_1 respondem ao metabólito da carboxipeptidase N (cininase I), a *des-Arg^9-bradicinina*, mas não à própria bradicinina. São conhecidos vários antagonistas peptídicos e não peptídicos seletivos. É provável que os receptores B_1

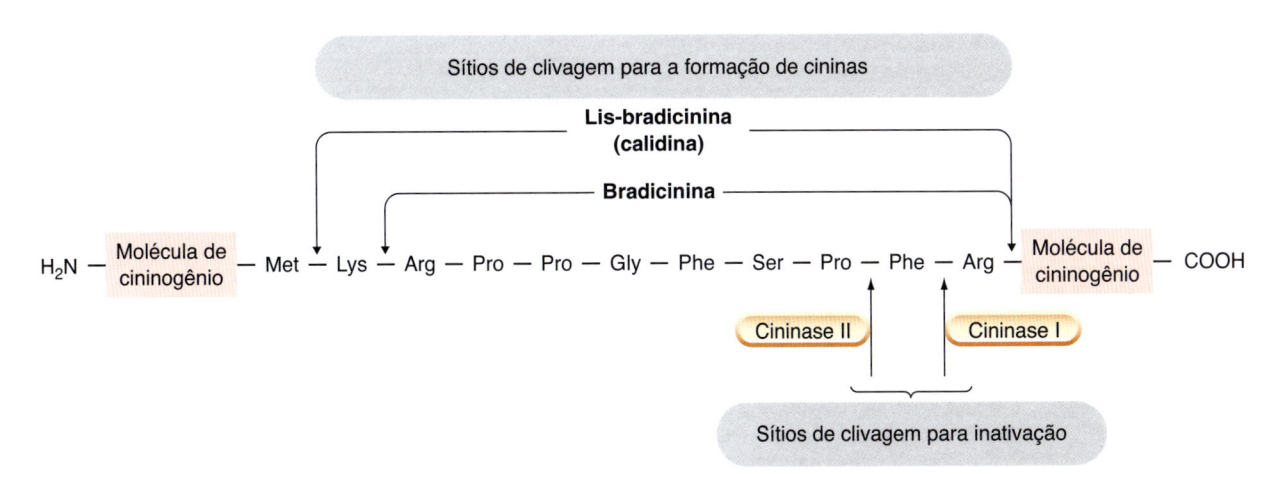

Sítios de clivagem para a formação de cininas

Lis-bradicinina (calidina)

Bradicinina

H_2N — Molécula de cininogênio — Met — Lys — Arg — Pro — Pro — Gly — Phe — Ser — Pro — Phe — Arg — Molécula de cininogênio — COOH

Cininase II   Cininase I

Sítios de clivagem para inativação

Antagonista do receptor B_2, Hoe 140: D-Arg – Arg – Pro – Hyp – Gly – Thi – Ser – D-Tic – Oic – Arg
Antagonista do receptor B_1, des-Arg Hoe 140: D-arg – Arg – Pro – Hyp – Gly – Thi – Ser – D-Tic – Oic

Figura 17.8 Estrutura da bradicinina e de alguns antagonistas da bradicinina. Os sítios de clivagem proteolítica do cininogênio de alto peso molecular pela calicreína envolvida na formação de bradicinina são mostrados na metade superior da figura; os sítios de clivagem associados à inativação da bradicinina e calidina são mostrados na metade inferior. O antagonista do receptor B_2, o icatibanto (Hoe 140) apresenta um pA_2 de 9, enquanto o antagonista competitivo do receptor B_1, des-Arg Hoe 140, tem um pA_2 de 8. Os compostos Hoe contêm aminoácidos não naturais: Thi, δ-Tic e Oic, que são análogos da fenilalanina e da prolina.

desempenhem um papel importante na inflamação e na hiperalgesia (ver Capítulo 42), e o uso de antagonistas pode ser útil no tratamento da tosse, distúrbios neurológicos e osteoartrite (Whalley et al., 2012).

Os receptores B_2 estão constitutivamente presentes em muitas células normais e são ativados pela bradicinina e pela calidina, mas não pela des-Arg^9-bradicinina. Foram desenvolvidos antagonistas peptídicos e não peptídicos, dos quais o mais conhecido é o análogo da bradicinina, o **icatibanto**, usado no tratamento de crises agudas em pacientes com *angioedema hereditário* (uma doença incomum causada pela deficiência do inibidor da C1-esterase, que normalmente restringe a ativação do complemento). Outros antagonistas de pequenas moléculas do receptor B_2, incluindo **inatibanto** e **fasitibanto**, não conseguiram demonstrar eficácia para indicações alternativas.

AÇÕES E PAPEL NA INFLAMAÇÃO

A bradicinina provoca vasodilatação e aumento da permeabilidade vascular. Sua ação vasodilatadora resulta, em parte, da produção de PGI_2 e da liberação de óxido nítrico (NO). Causa dor ao estimular as terminações nervosas nociceptivas, e a sua ação aqui é potencializada pelas prostaglandinas, que são liberadas pela bradicinina. A bradicinina também contrai o músculo liso intestinal, uterino e brônquico em algumas espécies. A contração é lenta e sustentada em comparação com aquela produzida pelas taquicininas, como a substância P (*bradi-* que significa lento; *taqui-* que significa rápido). A bradicinina também pode aumentar a proliferação celular e promover a ativação e migração dos leucócitos.

Embora a bradicinina reproduza muitos sinais e sintomas inflamatórios, o seu papel na inflamação e na alergia não está esclarecido, em parte porque seus efeitos são, com frequência, partes componentes de uma complexa cascata de eventos desencadeada por outros mediadores. Entretanto, a produção excessiva de bradicinina contribui para a diarreia que ocorre em distúrbios gastrointestinais, e, na rinite alérgica, estimula a secreção nasofaríngea. A bradicinina também contribui para o quadro clínico da *pancreatite*,[8] embora, decepcionantemente, os antagonistas do receptor B_2 piorem, em vez de aliviar esse distúrbio. Do ponto de vista fisiológico, a liberação de bradicinina pela calicreína tecidual pode regular o fluxo sanguíneo para certas glândulas exócrinas, influenciando suas secreções. A bradicinina também estimula o transporte de íons e a secreção de líquidos por alguns epitélios, incluindo o do intestino, das vias respiratórias e da vesícula biliar.

NEUROPEPTÍDEOS

Os neuropeptídeos formam uma família grande (> 100) e diversa de peptídeos de pequeno e médio tamanho. Muitos são encontrados no SNC, no sistema nervoso autônomico e em neurônios sensitivos periféricos, bem como em muitos tecidos periféricos. Com frequência, são liberados como cotransmissores (ver Capítulos 13 e 39), junto a neurotransmissores não peptídeos.

Quando liberados das terminações periféricas dos neurônios sensitivos nociceptivos (ver Capítulo 42), os

> ### Bradicinina
> - A bradicinina (BK) é um nonapeptídeo "cortado" de uma α-globulina plasmática, o *cininogênio*, pela *calicreína*
> - É convertida pela *cininase I* em um octapeptídeo ativo, BK_{1-8} (des-Arg^9-BK), e inativada pela remoção de um aminoácido adicional pela *cininase II* (ECA) no pulmão
> - A inibição da degradação da bradicinina por inibidores da enzima conversora de angiotensina ou da neprilisina contribui para seu perfil de efeitos colaterais (p. ex., tosse e angioedema)
> - Ações farmacológicas:
>   - Vasodilatação (dependente, em grande parte, do óxido nítrico e da PGI_2 das células endoteliais)
>   - Aumento da permeabilidade vascular
>   - Estimulação das terminações nervosas de dor
>   - Estimulação do transporte epitelial de íons e da secreção de líquidos nas vias respiratórias e no sistema gastrointestinal
>   - Contração do músculo liso intestinal e uterino
>   - Proliferação, migração e ativação celulares
> - Existem dois subtipos principais de receptores de BK: o receptor B_2, que está constitutivamente presente, e o receptor B_1, que é induzido na inflamação
> - O **icatibanto**, um análogo peptídico da BK, é um antagonista competitivo seletivo para os receptores B_2, utilizado no tratamento de crises agudas de angioedema hereditário. Outros antagonistas não peptídicos para os receptores tanto B_1 quanto B_2 são conhecidos e podem ser desenvolvidos para o tratamento de doenças inflamatórias.

neuropeptídeos em algumas espécies causam *inflamação neurogênica* (Chiu et al., 2012). Os principais peptídeos envolvidos são a substância P, a neurocinina A e o CGRP. A substância P e a neurocinina A são membros pequenos (cerca de 1.100 Da) da família das *taquicininas*, com estruturas parcialmente homólogas. Atuam sobre os mastócitos, liberando histamina e outros mediadores, e produzem contração da musculatura lisa, ativação neural, secreção de muco e vasodilatação. O CGRP, um membro da família da calcitonina (com comprimento de 37 aminoácidos), compartilha essas propriedades e atua como vasodilatador bastante potente. As taquicininas liberadas das terminações centrais dos neurônios nociceptivos também modulam a transmissão no corno posterior da medula espinal, afetando a sensibilidade à dor (Ji et al., 2018). Todos esses neuropeptídeos atuam por GPCRs específicos para produzir seus efeitos.

A inflamação neurogênica está implicada na patogenia de várias condições inflamatórias, incluindo a fase tardia da asma, a rinite alérgica, a doença inflamatória intestinal, alguns tipos de artrite e a enxaqueca. Os antagonistas do receptor de neurocinina NK_1, como **aprepitanto, fosaprepitanto** e **netupitanto** são utilizados no tratamento da êmese, em particular aquela associada a algumas formas de quimioterapia do câncer (ver Capítulo 57). Outros membros importantes da família dos neuropeptídeos incluem as *encefalinas/endorfinas* (ver Capítulo 42) e as *orexinas* (ver Capítulo 32). Estas últimas constituem o alvo terapêutico do **suvorexanto** e do **daridorexanto** que, por meio da inibição da ligação da orexina A e da orexina B a seus receptores OXR1 e OXR2 promovem o sono (ver Capítulo 45).

---

[8]Trata-se de uma condição grave e dolorosa, na qual há aumento das enzimas proteolíticas devido ao dano às células pancreáticas, iniciando cascatas proteolíticas que liberam bradicinina, entre outras substâncias.

CITOCINAS

A "citocina" é um termo funcional genérico aplicado a mediadores proteicos ou polipeptídicos sintetizados e liberados por células do sistema imune durante a inflamação. As citocinas são cruciais para a coordenação geral da resposta inflamatória. Atuam localmente por mecanismos autócrinos ou parácrinos. Diferentemente dos hormônios convencionais, como a insulina, as concentrações no sangue e nos tecidos são quase indetectáveis em circunstâncias normais, porém sofrem suprarregulação maciça (100 a 1.000 vezes) durante episódios de inflamação. As citocinas em geral são ativas em concentrações muito baixas (subnanomolares).

Nas células-alvo, as citocinas se ligam e ativam receptores específicos de alta afinidade que, na maioria dos casos, também são suprarregulados durante a inflamação. À exceção das *quimiocinas*, que atuam sobre os GPCRs, a maioria das citocinas atua sobre receptores ligados a quinases, regulando cascatas de fosforilação que afetam a expressão gênica, como a via JAK/STAT (ver Capítulo 25).

Além de suas próprias ações diretas sobre as células, algumas citocinas amplificam a inflamação por meio de indução da formação de outros mediadores inflamatórios. Outras induzem receptores para outras citocinas em suas células-alvo ou realizam interações sinérgicas ou antagônicas com outras citocinas. Dessa maneira, as citocinas formam uma complexa linguagem de sinalização química, em que a resposta final de determinada célula envolvida é determinada pela força e pelo número de diferentes mensagens recebidas concomitantemente na superfície celular.

A literatura tem uma abundância de sistemas de classificação das citocinas, assim como diagramas representando suas complexas redes de interações umas com as outras e com suas numerosas células-alvo. Entretanto, nenhum sistema de classificação faz justiça à complexidade da biologia das citocinas. A terminologia e a nomenclatura são terríveis, e uma abordagem abrangente dessa área está além dos objetivos deste livro. A Tabela 17.2 fornece uma lista de algumas das citocinas mais importantes e suas ações biológicas. O leitor aficionado por citocinas encontrará mais informações em Liu et al. (2021), com foco clínico, porém com viés renal, Holdsworth e Gan (2015) e o IUPHAR/BPS Guide to Pharmacology. Para explorar a história interessante desse campo, incluindo como a compreensão da biologia das citocinas foi aproveitada para benefício terapêutico, ver Vilcek e Feldmann (2004) e Dinarello (2007).

Foram identificadas mais de 100 citocinas, que podem ser amplamente classificadas em quatro grupos funcionais principais: *interleucinas*, *quimiocinas*, *interferons* e *fatores estimuladores de colônias* (discutidos separadamente no Capítulo 24). Contudo, essas demarcações são de uso limitado, visto que muitas citocinas desempenham vários papéis.

O uso de biofármacos (ver Capítulos 5 e 25) para interferir na ação das citocinas demonstrou ser uma área particularmente produtiva de desenvolvimento de fármacos: foram adotadas diversas estratégias bem-sucedidas, incluindo neutralização direta de citocinas com o uso de anticorpos e utilização de proteínas receptoras "chamarizes" que removem o reservatório biologicamente ativo da circulação.

INTERLEUCINAS E COMPOSTOS RELACIONADOS

Esse termo foi originalmente criado para descrever mediadores que efetuavam uma sinalização entre leucócitos; entretanto, à semelhança da lexicografia das citocinas,

> **Citocinas**
>
> - As citocinas são polipeptídeos que são rapidamente induzidos e liberados durante a inflamação. Regulam a ação das células inflamatórias e do sistema imune
> - A superfamília de citocinas inclui *interferons*, *interleucinas*, *quimiocinas* e *fatores estimulantes de colônias*
> - Por meio de mecanismos tanto autócrinos quanto parácrinos, as citocinas exercem efeitos complexos sobre os leucócitos, as células endoteliais vasculares, os mastócitos, os fibroblastos, as células-tronco hematopoiéticas e os osteoclastos, controlando a proliferação, a diferenciação e/ou a ativação
> - A interleucina-1 (IL-1) e o fator de necrose tumoral α (TNF-α) são citocinas inflamatórias primárias importantes, que induzem a formação de outras citocinas
> - As quimiocinas, como a IL-8, estão envolvidas principalmente na regulação do tráfego de células
> - Os interferons IFN-α e IFN-β têm atividade antiviral, e a IFN-α é utilizada como adjuvante no tratamento de infecções virais. A IFN-γ desempenha uma função imunorreguladora significativa e é usada no tratamento da esclerose múltipla.

tornou-se bastante redundante, para não dizer enganador. As principais espécies pró-inflamatórias são o *fator de necrose tumoral* (TNF)-α e a *IL-1*. Os principais membros deste último grupo de citocinas consistem em dois agonistas, IL-1α, IL-1β, e, surpreendentemente, um antagonista endógeno solúvel do receptor de IL-1 (IL-1ra).[9] Misturas dessas interleucinas são liberadas dos macrófagos e de muitas outras células durante a inflamação e podem iniciar a síntese e a liberação de uma cascata de citocinas secundárias, entre as quais estão incluídas as quimiocinas. O TNF e a IL-1 são reguladores fundamentais de quase todas as manifestações da resposta inflamatória. Uma discussão de longa data sobre qual dos dois é, de fato, o principal motor da inflamação terminou quando foi constatado que isso varia de acordo com o tipo de doença. Na doença auto*imune* (p. ex., artrite reumatoide, em que o sistema imune adaptativo é ativado), o TNF parece constituir a influência predominante, e o bloqueio de sua ação é terapeuticamente efetivo. Nas doenças auto*inflamatórias* (p. ex., gota, em que apenas o sistema inato está envolvido), a IL-1 parece ser o mediador-chave (Dinarello et al., 2012). Tanto o TNF-α quanto a IL-1 são alvos importantes para biofármacos anti-inflamatórios.

Nem todas as interleucinas são pró-inflamatórias: algumas, incluindo o fator de crescimento transformador (TGF)-β, a IL-4, a IL-10 e a IL-13, são substâncias anti-inflamatórias potentes. Inibem a produção de quimiocinas e as respostas estimuladas pelos linfócitos T *helper* (Th) 1, cuja ativação inapropriada está envolvida na patogenia de várias doenças.

QUIMIOCINAS

As quimiocinas são definidas como cito*cinas quimio*atraentes, que controlam a migração dos leucócitos, atuando como coordenadores de tráfego durante reações imunes e

---

[9]Poderíamos esperar que a evolução gerasse mais exemplos de antagonistas endógenos de receptores como reguladores fisiológicos, entretanto, com exceção do IL-1ra, são apenas explorados como toxinas dirigidas contra outras espécies.

Tabela 17.2 Alguns exemplos de citocinas importantes e suas ações.

Citocina	Principal fonte celular	Principal célula-alvo ou efeito biológico	Comentários
IL-1	Monócitos/macrófagos, células dendríticas e outras células	Regula migração celular para locais de infecção, produz inflamação, febre e dor	Dois subtipos originais, IL-1α e IL-1β, e IL-1ra – um antagonista de receptor. Alvo para fármacos anti-inflamatórios (ver Capítulo 25)
IL-2	Linfócitos T	Estimula a proliferação, a maturação e a ativação dos linfócitos T, B e NK	Primeira interleucina a ser descoberta
IL-4	Linfócitos Th2	Estimula a proliferação, a maturação dos linfócitos T e B e promove a síntese de IgG e de IgE. Promove um fenótipo anti-inflamatório	Citocina fundamental na regulação da resposta Th2 (ver Capítulos 7 e 25)
IL-5	Linfócitos Th2, mastócitos	Importante para a ativação dos eosinófilos. Estimula a proliferação e a maturação dos linfócitos B e a síntese de IgA	Particularmente importante na doença alérgica
IL-6	Monócitos/macrófagos e linfócitos T	Ações pró-inflamatórias incluindo febre. Estimulação da atividade osteoclástica	Alvo para fármacos anti-inflamatórios (ver Capítulo 25)
IL-8	Macrófagos, células endoteliais	Quimiotaxia dos neutrófilos, fagocitose e angiogênese	Quimiocina C–X–C (CXCL8)
IL-10	Monócitos e linfócitos Th2	Inibe a produção de citocinas e infrarregula a inflamação	Citocina predominantemente anti-inflamatória
IL-17	Linfócitos T e outras	Estimula os linfócitos Th17, envolvidos na resposta alérgica e na autoimunidade	Vários subtipos. Alvo para fármacos anti-inflamatórios (ver Capítulo 25)
TNF-α	Muitos macrófagos, mas também células imunes e outras células	Mata as células tumorais. Estimula a expressão de citocinas nos macrófagos e é um regulador fundamental de muitos aspectos da resposta imune	Importante alvo para fármacos anti-inflamatórios (ver Capítulo 25)
TNF-β	Linfócitos Th1	Inicia uma variedade de ações imunoestimulantes e pró-inflamatórias no sistema de defesa do hospedeiro	Atualmente, denominada com frequência linfotoxina α (LTA)
Eotaxina	Células epiteliais das vias respiratórias e outras células	Ativação e quimiotaxia dos eosinófilos. Inflamação alérgica	Quimiocina C–C (CCL11). Três subtipos
MCP-1	Monócitos, osteoblastos/osteoclastos, neurônios e outras células	Promove o recrutamento de monócitos e de linfócitos T para os locais de inflamação	Quimiocina C–C (CC2)
RANTES	Linfócitos T	Quimiotaxia dos linfócitos T. Quimiotaxia e ativação de outros leucócitos	(CCL5)
IFN-α	Leucócitos	Ativa as células NK e os macrófagos. Inibe a replicação viral e tem ações antitumorais	Múltiplas espécies moleculares
IFN-γ	Linfócitos Th1, NK	Estimula os linfócitos Th1 e inibe a proliferação de linfócitos Th2. Ativa as células NK e os macrófagos	Crucial para a resposta Th1 (ver Capítulo 7)
GM-CSF	Macrófagos, linfócitos T, mastócitos e outras células	Estimula o crescimento das células progenitoras dos leucócitos. Aumenta o número de leucócitos no sangue circulante	Usado terapeuticamente para estimular o crescimento das células mieloides (p. ex., após transplante de medula óssea)
MIP-1	Macrófagos/linfócitos	Ativação dos neutrófilos e de outras células. Promove a liberação de citocinas	Quimiocina C–C (CCL3). Dois subtipos
TGF-β	Linfócitos T, monócitos	Induz a apoptose. Regula o crescimento celular	Três isoformas. Ação predominantemente anti-inflamatória

GM-CSF, fator estimulador de colônias de granulócitos-macrófagos; IFN, interferon; Ig, imunoglobulina; IL, interleucina; MCP, proteína quimioatraente de monócitos; MIP, proteína inflamatória de macrófagos; NK, (célula) natural killer; RANTES, regulada sob ativação, expressa e secretada por linfócitos T normais; TGF, fator de crescimento transformador; Th, (linfócito) T helper; TNF, fator de necrose tumoral.

inflamatórias. Mais uma vez, a nomenclatura (e a classificação) é confusa, visto que alguns mediadores que não são citocinas também controlam o movimento dos leucócitos (p. ex., C5a, LTB$_4$, f-Met-Leu-Phe etc.; ver Capítulo 7), e muitas quimiocinas têm mais de um nome. Além disso, muitas quimiocinas exercem outras ações, como degranulação dos mastócitos ou promoção da angiogênese, por exemplo.

Foram identificadas mais de 40 quimiocinas. Todas consistem em peptídeos altamente homólogos de 8 a 10 kDa, que em geral são classificados em grupos, de acordo com a configuração dos resíduos de cisteína-chave em sua cadeia polipeptídica. As quimiocinas com uma cisteína são conhecidas como *quimiocinas C*. Se houver dois resíduos adjacentes de cisteína, são denominadas *quimiocinas C-C*. Outros membros apresentam cisteínas separadas por outro resíduo (*quimiocinas C-X-C*) ou três outros resíduos (*quimiocinas C-XXX-C*). As quimiocinas C-X-C (IL-8 como principal exemplo) atuam como neutrófilos e estão envolvidas predominantemente nas respostas inflamatórias agudas. As quimiocinas C-C (*eotaxina*, *MCP-1* e *RANTES* como principais exemplos) atuam sobre os monócitos, os eosinófilos e outras células e estão envolvidas predominantemente nas respostas inflamatórias crônicas.

Em geral, as quimiocinas atuam por meio dos GPCRs, cuja alteração ou expressão inapropriada são implicadas na esclerose múltipla, no câncer (tumorigênese e metástase) em doenças autoimunes e cardiovasculares (Raman et al., 2011). Vários tipos de vírus (herpesvírus, citomegalovírus, poxvírus e membros da família dos retrovírus) podem manipular o sistema de quimiocinas para subverter as defesas do hospedeiro (Murphy, 2001). Alguns produzem proteínas que mimetizam quimiocinas ou receptores de quimiocinas do hospedeiro, alguns atuam como antagonistas nos receptores de quimiocinas e outros ainda se disfarçam como fatores de crescimento ou fatores angiogênicos. O HIV é responsável pela exploração mais audaciosa; tem uma proteína (gp120) em seu envelope que reconhece e liga-se a receptores dos linfócitos T para CD4 e aos correceptores de quimiocinas (bloqueados pelo fármaco anti-HIV **maraviroque**) e CXCR4 para invadir o linfócito T (ver Capítulo 53).

INTERFERONS

Os interferons são assim denominados pela sua interferência na replicação viral. Existem três tipos principais de interferons, denominados IFN-α, IFN-β e IFN-γ. O "IFN- α" não é uma substância isolada, porém uma família de aproximadamente 20 proteínas com atividades semelhantes. O IFN-α e o IFN-β têm atividade antiviral, enquanto o IFN-α também tem alguma ação antitumoral. Ambos são liberados de células infectadas por vírus e ativam mecanismos antivirais nas células adjacentes. O IFN-γ também induz Th1 (ver Capítulo 7). De forma confusa, os interferons também são reunidos em três famílias, com base em suas interações com as subunidades dos receptores de IFN, mapeamento de peptídeos e homologia de sequência. Consistem na família de *INF do tipo 1* (que compreende 13 subtipos de IFN-α parcialmente homólogos e um único IFN-β, entre outros e emitem sinais por meio do receptor de IFN-α 1 e 2), na *família de IFN do tipo II* (IFN-γ, que atua no receptor de IFN-γ) e na *família de tipo III* (IFN-λ1–3, também conhecido como IL-29, IL-28A e IL-28B). Para mais detalhes, ver McNab et al. (2015) e López de Padila e Niewold (2016).

USO CLÍNICO DOS INTERFERONS

O IFN-α é utilizado no tratamento das hepatites B e C crônicas (embora haja avanços recentes nesse campo; ver Capítulo 53) e apresenta alguma ação contra o herpes-zóster e na prevenção do resfriado comum. Foi também relatada uma ação antitumoral contra alguns linfomas e tumores sólidos. Podem ocorrer efeitos colaterais relacionados com a dose, incluindo sintomas do tipo gripal. O IFN-β é utilizado em pacientes com a forma remitente recorrente da esclerose múltipla, e a *doença granulomatosa crônica*, uma doença crônica rara da infância na qual a função dos neutrófilos está comprometida, pode ser tratada com IFN-γ em associação com fármacos antibacterianos.

> **Usos clínicos dos interferons**
>
> - α: hepatites B ou C crônicas (em combinação com **ribavirina**; entretanto, agora, os antivirais orais de ação direta são preferidos, como, por exemplo, **tenofovir** ou **sofosbuvir**)
> - Doença maligna (isoladamente ou em combinação com outros fármacos, por exemplo, **citarabina**): leucemia mieloide crônica (LMC), leucemia de células pilosas, linfoma folicular, carcinoide metastático, mieloma múltiplo, melanoma maligno (como adjuvante da cirurgia), síndrome mielodisplásica
> - A conjugação com polietilenoglicol ("peguilação") resulta em preparações que são eliminadas mais lentamente e administradas intermitentemente por via subcutânea
> - β: esclerose múltipla (em particular a forma remitente recorrente dessa doença)
> - γ: para reduzir a infecção em crianças com doença granulomatosa crônica
> - A inibição da ação do IFN também pode ter efeito terapêutico. O fármaco antissubunidade 1 do receptor de interferon tipo 1, **anifrolumabe**, tem eficácia no lúpus eritematoso sistêmico.

"TEMPESTADE DE CITOCINAS"

Muitas citocinas liberam mais citocinas, formando essencialmente uma alça de retroalimentação positiva. Existem momentos em que esse sistema de retroalimentação se torna instável, talvez como resultado da ausência de fatores anti-inflamatórios para manter o equilíbrio. O resultado pode ser uma superprodução maciça de citocinas em resposta a uma infecção ou outra lesão. Esse processo é conhecido como *tempestade de citocinas* (também denominada *hipercitocinemia*) e pode representar uma ameaça significativa ao hospedeiro. As tempestades de citocinas podem ser responsáveis por mortes no choque séptico, bem como em algumas doenças pandêmicas, incluindo covid-19 (Fajgenbaum e June, 2020). Um caso trágico de voluntários que sofreram tempestade de citocinas após receber um fármaco experimental está relatado no Capítulo 5.

PROTEÍNAS E PEPTÍDEOS QUE INFRARREGULAM A INFLAMAÇÃO

A inflamação não é regulada apenas por fatores que a provocam ou a intensificam; tornou-se cada vez mais evidente que existe outro conjunto de mediadores que atuam em cada etapa para infrarregular a inflamação, verificar o seu progresso e limitar a sua duração e alcance. É o equilíbrio dinâmico entre esses dois sistemas que regula o início e a resolução dos episódios inflamatórios, e, quando ele falha, também pode levar a uma doença inflamatória ou, em casos extremos, ao fenômeno da tempestade de citocinas. Alguns desses controladores contrarreguladores são de natureza peptídica, e já mencionamos IL-1ra, TGF-β e IL-10, que são importantes reguladores negativos da inflamação. Existem dois outros sistemas que são importantes aqui, visto que a sua ação é explorada por fármacos anti-inflamatórios comuns.

A Anx-A1 é uma proteína de 37 kDa produzida por muitas células e particularmente abundante em células da linha mieloide. Quando liberada, exerce ações anti-inflamatórias potentes, com infrarregulação da ativação e transmigração celulares e da liberação de mediadores. Atua por GPCR, ALX/FPR2, um membro da família dos receptores de formil peptídeo já discutida no contexto das lipoxinas anti-inflamatórias.

A importância do sistema de Anx-A1 reside na sua ativação por glicocorticoides anti-inflamatórios (ver Capítulo 25), que aumentam a transcrição gênica de Anx-A1 e promovem a sua liberação das células. Curiosamente, as cromonas antialérgicas (**cromoglicato** etc.; ver Capítulo 27) também promovem a liberação dessa proteína das células. Estudos de "nocaute" do gene de Anx-A1 mostraram que essa proteína é importante para refrear a resposta inflamatória – incluindo um modelo de laboratório de choque séptico – e para a sua resolução adequada. Os glicocorticoides anti-inflamatórios não são capazes de desenvolver suas ações inibitórias integrais sem ela. Uma revisão recente da biologia da Anx-A1, incluindo o seu papel fora da inflamação, é fornecida por Sheikh e Solito (2018).

O *sistema da melanocortina* também desempenha um importante papel na regulação da inflamação. Existem cinco receptores de melanocortina acoplados à proteína G, MC_{1-5}. Os ligantes endógenos desses receptores, como o MSH (três tipos), derivam do gene da POMC e desempenham várias funções, incluindo regulação do bronzeado, ereção peniana e controle do apetite por meio de uma ação sobre vários receptores MC.

Do ponto de vista da defesa do hospedeiro, o receptor MC_3 é o mais importante. Mais uma vez, estudos de deleção gênica ressaltaram a importância desse receptor em uma variedade de condições inflamatórias. Curiosamente, outro produto do gene da POMC, o ACTH foi anteriormente usado como agente anti-inflamatório, porém acreditava-se que a sua ação era secundária à sua capacidade de liberar cortisol endógeno das glândulas suprarrenais (uma ação do MC_2, ver Capítulo 33). Sabe-se agora que é um ligante no receptor MC_3, e é provável que parte de sua atividade se deva a essa ação.

Um relato da importância desse campo é apresentado por Wang et al. (2019).

CONSIDERAÇÕES FINAIS

Neste capítulo, procuramos apresentar uma introdução a algumas das principais famílias de mediadores que regulam a fisiologia humana e, em particular, que contribuem para a defesa do hospedeiro. Outros fatores relevantes de baixo peso molecular incluem as purinas (ver Capítulo 16) e o óxido nítrico (ver Capítulo 19), que são discutidos em outra parte. Mesmo a partir do esboço superficial apresentado aqui (e em outras partes relacionadas deste livro, como Capítulo 7), deve ser evidente que a resposta de defesa do hospedeiro está entre as mais complexas de todas as respostas fisiológicas. Talvez isso não seja surpreendente, tendo em vista a sua importância central para a sobrevivência.

Pela mesma razão, também é compreensível que tantos mediadores diferentes orquestrem sua operação. O fato de que a atividade de muitos deles possa ser bloqueada em modelos experimentais, com pouco ou nenhum efeito óbvio sobre o início e o resultado da inflamação, aponta para redundância entre os numerosos sistemas de componentes e ajuda a explicar por que, até o surgimento de terapias altamente específicas baseadas em anticorpos para condições inflamatórias, nossa capacidade de conter os piores estragos das doenças inflamatórias crônicas era tão limitada.

Um progresso crucial realizado nesses últimos anos é o avanço das técnicas analíticas e o seu processamento computacional. Isso permitiu tanto a identificação de novos mediadores (e, na verdade, de famílias de mediadores) quanto a interrogação da biologia humana na saúde e na doença nos sistemas e em nível das células individuais. Espera-se que a aplicação dessas técnicas, aliadas para melhorar o desenho e o desenvolvimento de fármacos, continuará produzindo novos agentes terapêuticos.

BIBLIOGRAFIA E LEITURA COMPLEMENTAR

Barnes, N.C., Piper, P.J., Costello, J.F., 1984. Comparative effects of inhaled leukotriene C_4, leukotriene D_4, and histamine in normal human subjects. Thorax 39, 500–504.

Biringer, R.G., 2021. A review of prostanoid receptors: expression, characterization, regulation, and mechanism of action. J. Cell Commun. Signal 15, 155–184.

Biringer, R.G., 2022. A review of non-prostanoid, eicosanoid receptors: expression, characterization, regulation, and mechanism of action. J. Cell Commun. Signal 16, 5–46.

Calder, P.C., 2020. Eicosanoids. Essays Biochem. 64, 423–441.

Campbell, D.J., 2018. Neprilysin inhibitors and bradykinin. Front. Med. 5, 257.

Chiu, I.M., von Hehn, C.A., Woolf, C.J., 2012. Neurogenic inflammation and the peripheral nervous system in host defense and immunopathology. Nat. Neurosci. 15, 1063–1067.

Chung, K.F., 2005. Drugs to suppress cough. Expert. Opin. Invest. Drugs 14, 19–27.

Cornejo-Garcia, J.A., Perkins, J.R., Jurado-Escobar, R., et al., 2016. Pharmacogenomics of prostaglandin and leukotriene receptors. Front. Pharmacol. 7, 316.

Dennis, E.A., Norris, P.C., 2015. Eicosanoid storm in infection and inflammation. Nat. Rev. Immunol. 15, 511–523.

Dinarello, C.A., 2007. Historical insights into cytokines. Eur. J. Immunol. 37 (Suppl. 1), S34–S45.

Dinarello, C.A., Simon, A., van der Meer, J.W., 2012. Treating inflammation by blocking interleukin-1 in a broad spectrum of diseases. Nat. Rev. Drug Discov. 11, 633–652.

Fajgenbaum, D.C., June, C.H., 2020. Cytokine storm. N. Engl. J. Med. 383, 2255–2273.

Gault, C.R., Obeid, L.M., Hannun, Y.A., 2010. An overview of sphingolipid metabolism: from synthesis to breakdown. Adv. Exp. Med. Biol. 688, 1–23.

Hammock, B.D., Wang, W., Gilligan, M.M., et al., 2020. Eicosanoids: the overlooked storm in coronavirus disease 2019 (COVID-19)? Am. J. Pathol. 190, 1782–1788.

Han, X., 2016. Lipidomics for studying metabolism. Nat. Rev. Endocrinol. 12, 668–679.

Hattori, Y., Hattori, K., Matsuda, N., 2017. Regulation of the cardiovascular system by histamine. Handb. Exp. Pharmacol. 241, 239–258.

Holdsworth, S.R., Gan, P.Y., 2015. Cytokines: names and numbers you should care about. Clin. J. Am. Soc. Nephrol. 10, 2243–2254.

Horuk, R., 2001. Chemokine receptors. Cytokine Growth Factor Rev. 12, 313–335.

IUPHAR/BPS. Guide to Pharmacology. Available at: www.guidetopharmacology.org/.

Jaen, R.I., Sanchez-Garcia, S., Fernandez-Velasco, M., et al., 2021. Resolution-based therapies: the potential of lipoxins to treat human diseases. Front. Immunol. 12, 658840.

Ji, R.R., Nackley, A., Huh, Y., et al., 2018. Neuroinflammation and central sensitization in chronic and widespread pain. Anesthesiology 129, 343–366.

Jutel, M., Akdis, M., Akdis, C.A., 2009. Histamine, histamine receptors and their role in immune pathology. Clin. Exp. Allergy 39, 1786–1800.

Khan, S.U., Lone, A.N., Khan, M.S., et al., 2021. Effect of omega-3 fatty acids on cardiovascular outcomes: a systematic review and meta-analysis. EClinicalMedicine 38, 100997.

Lee, B.R., Paing, M.H., Sharma-Walia, N., 2021. Cyclopentenone prostaglandins: biologically active lipid mediators targeting inflammation. Front. Physiol. 12, 640374.

Liu, C., Chu, D., Kalantar-Zadeh, K., et al., 2021. Cytokines: from clinical significance to quantification. Adv. Sci. (Weinh) 8, e2004433.

Lopez de Padilla, C.M., Niewold, T.B., 2016. The type I interferons: basic concepts and clinical relevance in immune-mediated inflammatory diseases. Gene 576, 14–21.

Lordan, R., Tsoupras, A., Zabetakis, I., et al., 2019. Forty years since the structural elucidation of platelet-activating factor (PAF): historical, current, and future research perspectives. Molecules 24, 4414.

Luster, A.D., 1998. Mechanisms of disease: chemokines – chemotactic cytokines that mediate inflammation. N. Engl. J. Med. 338, 436–445.

Mackay, C.R., 2001. Chemokines: immunology's high impact factors. Nat. Immunol. 2, 95–101.

McGinley, M.P., Cohen, J.A., 2021. Sphingosine 1-phosphate receptor modulators in multiple sclerosis and other conditions. Lancet 398, 1184–1194.

McNab, F., Mayer-Barber, K., Sher, A., et al., 2015. Type I interferons in infectious disease. Nat. Rev. Immunol. 15, 87–103.

Mendelson, K., Evans, T., Hla, T., 2014. Sphingosine 1-phosphate signalling. Development 141, 5–9.

Murphy, P.M., 2001. Viral exploitation and subversion of the immune system through chemokine mimicry. Nat. Immunol. 2, 116–122.

Natto, Z.S., Yaghmoor, W., Alshaeri, H.K., et al., 2019. Omega-3 fatty acids effects on inflammatory biomarkers and lipid profiles among diabetic and cardiovascular disease patients: a systematic review and meta-analysis. Sci. Rep. 9, 18867.

Oehler, B., Mohammadi, M., Perpina Viciano, C., et al., 2017. Peripheral interaction of resolvin D1 and E1 with opioid receptor antagonists for antinociception in inflammatory pain in rats. Front. Mol. Neurosci. 10, 242.

O'Mahony, L., Akdis, M., Akdis, C.A., 2011. Regulation of the immune response and inflammation by histamine and histamine receptors. J. Allergy Clin. Immunol. 128, 1153–1162.

Panula, P., Chazot, P.L., Cowart, M., et al., 2015. International union of basic and clinical pharmacology. XCVIII. Histamine receptors. Pharmacol. Rev. 67, 601–655.

Patel, H.B., Montero-Melendez, T., Greco, K.V., Perretti, M., 2011. Melanocortin receptors as novel effectors of macrophage responses in inflammation. Front. Immunol. 2, 41–46.

Pease, J.E., Williams, T.J., 2006. The attraction of chemokines as a target for specific anti-inflammatory therapy. Br. J. Pharmacol. 147 (Suppl. 1), S212–S221.

Raman, D., Sobolik-Delmaire, T., Richmond, A., 2011. Chemokines in health and disease. Exp. Cell Res. 317, 575–589.

Romano, M., Cianci, E., Simiele, F., et al., 2015. Lipoxins and aspirin-triggered lipoxins in resolution of inflammation. Eur. J. Pharmacol. 760, 49–63.

Sansbury, B.E., Spite, M., 2016. Resolution of acute inflammation and the role of resolvins in immunity, thrombosis, and vascular biology. Circ. Res. 119, 113–130.

Scammell, T.E., Jackson, A.C., Franks, N.P., et al., 2019. Histamine: neural circuits and new medications. Sleep 42, zsy183.

Schulze, U., Baedeker, M., Chen, Y.T., Greber, D., 2014. R&D productivity: on the comeback trail. Nat. Rev. Drug Discov. 13, 331–332.

Schulze-Topphoff, U., Prat, A., 2008. Roles of the kallikrein/kinin system in the adaptive immune system. Int. Immunopharmacol. 8, 155–160.

Serhan, C.N., Chiang, N., Dalli, J., et al., 2014. Lipid mediators in the resolution of inflammation. Cold Spring Harb. Perspect. Biol. 7, a016311.

Serhan, C.N., Dalli, J., Colas, R.A., Winkler, J.W., Chiang, N., 2015. Protectins and maresins: new pro-resolving families of mediators in acute inflammation and resolution bioactive metabolome. Biochim. Biophys. Acta 1851, 397–413.

Serhan, C.N., Levy, B.D., 2018. Resolvins in inflammation: emergence of the pro-resolving superfamily of mediators. J. Clin. Invest. 128, 2657–2669.

Sheikh, M.H., Solito, E., 2018. Annexin A1: uncovering the many talents of an old protein. Int. J. Mol. Sci. 19.

Thangam, E.B., Jemima, E.A., Singh, H., et al., 2018. The role of histamine and histamine receptors in mast cell-mediated allergy and inflammation: the hunt for new therapeutic targets. Front. Immunol. 9, 1873.

Theken, K.N., FitzGerald, G.A., 2021. Bioactive lipids in antiviral immunity. Science 371, 237–238.

Thompson, M.D., Capra, V., Clunes, M.T., et al., 2016. Cysteinyl leukotrienes pathway genes, atopic asthma and drug response: from population isolates to large genome-wide association studies. Front. Pharmacol. 7, 1–17.

Thurmond, R.L., 2015. The histamine H4 receptor: from orphan to the clinic. Front. Pharmacol. 6, 65.

Travers, J.B., Rohan, J.G., Sahu, R.P., 2021. New insights into the pathologic roles of the platelet-activating factor system. Front. Endocrinol. (Lausanne) 12, 624132.

Urquhart, P., Nicolaou, A., Woodward, D.F., 2015. Endocannabinoids and their oxygenation by cyclo-oxygenases, lipoxygenases and other oxygenases. Biochim. Biophys. Acta 1851, 366–376.

Vilcek, J., Feldmann, M., 2004. Historical review: cytokines as therapeutics and targets of therapeutics. Trends Pharmacol. Sci. 25, 201–209.

Wang, W., Guo, D.Y., Lin, Y.J., et al., 2019. Melanocortin regulation of inflammation. Front. Endocrinol. (Lausanne) 10, 683.

Whalley, E.T., Figueroa, C.D., Gera, L., et al., 2012. Discovery and therapeutic potential of kinin receptor antagonists. Expert Opin. Drug Discov. 7, 1129–1148.

Woodward, D.F., Jones, R.L., Narumiya, S., 2011. International union of basic and clinical pharmacology. LXXXIII: classification of prostanoid receptors, updating 15 years of progress. Pharmacol. Rev. 63, 471–538.

Yanagisawa, M., Kurihara, H., Kimura, S., et al., 1988. A novel potent vasoconstrictor peptide produced by vascular endothelial cells. Nature 332, 411–415.

Yokomizo, T., Nakamura, M., Shimizu, T., 2018. Leukotriene receptors as potential therapeutic targets. J. Clin. Invest. 128, 2691–2701.

Zhang, M.J., Spite, M., 2012. Resolvins: anti-inflammatory and proresolving mediators derived from omega-3 polyunsaturated fatty acids. Annu. Rev. Nutr. 32, 203–227.

Livros e outros recursos

Cameron, M.J., Kelvin, D.J., 2013. Cytokines, Chemokines and Their Receptors. Madame Curie Bioscience Database. Landes Bioscience, Austin, Texas.

Murphy, K.M., Weaver, C., 2016. Janeway's Immunobiology, ninth ed. Taylor & Francis, London.

SEÇÃO 2 • Mediadores Químicos

18 Canabinoides

CONSIDERAÇÕES GERAIS

O atual interesse farmacológico pelos canabinoides começou com a descoberta de que o Δ^9-tetra-hidrocanabinol (THC) é o principal componente psicoativo da *Cannabis* e cresceu com a descoberta de receptores canabinoides específicos – denominados *receptores CB* – e de ligantes endógenos (endocanabinoides), junto aos mecanismos envolvidos na sua síntese e eliminação. Recentemente, houve uma onda de interesse no potencial terapêutico de outros canabinoides, particularmente o canabidiol (CBD), que não apresenta as propriedades psicoativas do THC. Neste capítulo, consideraremos os canabinoides derivados de plantas, os receptores canabinoides, os endocanabinoides, as funções fisiológicas, os mecanismos patológicos, os ligantes sintéticos e potenciais aplicações clínicas. Informações mais detalhadas são fornecidas por Ligresti et al. (2016) e por Pertwee (2014, 2015). A farmacologia dos canabinoides no sistema nervoso central (SNC) é discutida nos Capítulos 39, 43, 46, 49 e 50.

CANABINOIDES DERIVADOS DE PLANTAS ("FITOCANABINOIDES") E SEUS EFEITOS FARMACOLÓGICOS

A *Cannabis sativa,* conhecida como cânhamo, é usada por suas propriedades psicoativas há milhares de anos (ver Capítulo 49). Seu uso medicinal era defendido na antiguidade, porém um interesse genuíno só voltou à tona em 1964, com a identificação do Δ^9-*tetra-hidrocanabinol* (THC; Figura 18.1) como principal componente psicoativo. Os extratos de *Cannabis* contêm numerosos compostos relacionados, denominados fitocanabinoides, cuja maioria é insolúvel em água. Os fitocanabinoides mais abundantes são o THC, o *canabidiol* (CDB) e o *canabinol,* um produto de degradação formado espontaneamente a partir do THC. Afirma-se que o CBD carece das propriedades psicoativas do THC, mas ele tem atividade anticonvulsivante em modelos pré-clínicos e foi licenciado para algumas formas raras, porém graves, de epilepsia infantil (ver Capítulo 46).

O CBD e o THC são sintetizados por vias bioquímicas distintas, porém o CBD pode ser convertido em THC por ciclização, quando se fuma cigarros artificialmente impregnados com CBD [Mikeš e Waser, 1971]. Há pouco tempo, foi sugerido que o CBD pode ser convertido em THC em temperaturas alcançadas durante a vaporização, mas isso ainda precisa ser verificado, e quaisquer consequências *in vivo* devem ser investigadas.

O efeito terapêutico do CBD tem sido constatado em uma gama bastante ampla de modelos pré-clínicos de doenças além de suas indicações licenciadas, variando desde doenças cardiovasculares, autoimunes e inflamações até doenças neurodegenerativas, renais e neoplasias malignas, levando, lamentavelmente, a muitas alegações mal fundamentadas sobre a sua eficácia em doenças humanas (Pacher et al., 2020, para uma revisão). Continua havendo uma escassez de ensaios clínicos controlados mais rigorosos.

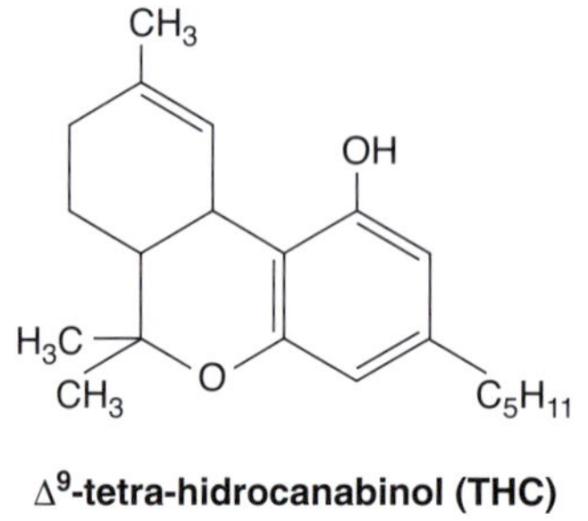

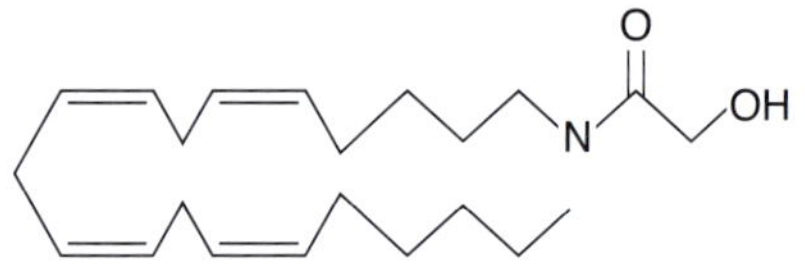

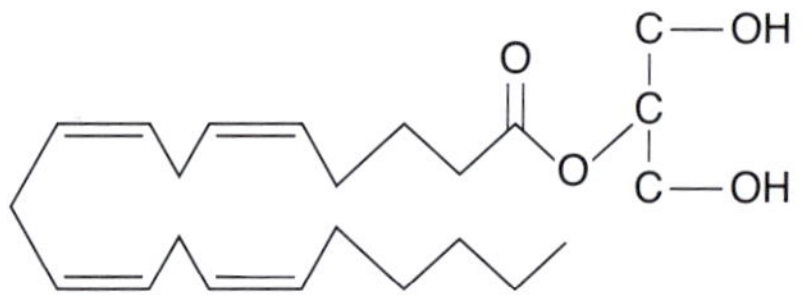

Figura 18.1 Estruturas do Δ^9-tetra-hidrocanabinol e de dois endocanabinoides.

EFEITOS FARMACOLÓGICOS

O THC atua sobretudo no SNC, produzindo uma mistura de efeitos psicotomiméticos e depressores, junto a vários efeitos autonômicos mediados centralmente. Nos seres humanos, os principais efeitos subjetivos consistem em:

- Sensação de relaxamento e de bem-estar, sem a imprudência e a agressividade associadas algumas vezes ao consumo excessivo de etanol: a insensibilidade a riscos constitui uma importante característica da intoxicação pelo álcool e, com frequência, um fator nos acidentes automobilísticos. Os usuários de *Cannabis* em geral são menos propensos a acidentes, embora seu uso agudo comprometa habilidades específicas para dirigir, e as metanálises mostram que os riscos de acidentes automobilísticos para usuários de *Cannabis* aumentam ligeira, mas significativamente (revisão por Preuss et al., 2021)
- Sensação de consciência sensorial aguçada, em que sons e visões parecem mais intensos e fantásticos
- Esses efeitos são semelhantes, porém habitualmente menos pronunciados do que aqueles produzidos por substâncias psicotomiméticas, como a dietilamida do ácido lisérgico (LSD; ver Capítulo 49). Os indivíduos relatam que o tempo passa extremamente devagar. Os efeitos agudos incluem sensações de paranoia, em particular com

doses mais altas, embora sejam menos acentuadas do que aquelas produzidas pelo LSD. Estudos epidemiológicos sustentam uma conexão entre o uso pesado de *Cannabis* na adolescência e transtornos psiquiátricos subsequentes (Rubino et al., 2012). É difícil distinguir se isso se deve a um efeito comum a indivíduos nessa faixa etária ou a um efeito específico para indivíduos suscetíveis.

Os efeitos centrais que podem ser diretamente medidos em estudos realizados em seres humanos e animais incluem:
- Comprometimento da memória de curto prazo e de tarefas de aprendizagem simples: as percepções subjetivas de confiança e maior criatividade não se refletem no desempenho real
- Comprometimento da coordenação motora (p. ex., desempenho na direção de veículos)
- Catalepsia: adoção de posturas fixas não naturais
- Hipotermia
- Analgesia
- Ação antiemética (ver Capítulo 30)
- Aumento do apetite.

Os principais efeitos periféricos da *Cannabis* são:
- Taquicardia, que pode ser evitada com fármacos que bloqueiam a transmissão simpática
- Vasodilatação, particularmente acentuada nos vasos sanguíneos superficiais do olho (vasos da esclera e conjuntiva), produzindo uma aparência de olhos congestos, uma característica dos fumantes de *Cannabis*
- Redução da pressão intraocular
- Broncodilatação.

Cannabis

- O principal componente psicoativo é o Δ^9-tetra-hidrocanabinol (THC), que gera o metabólito 11-hidroxi farmacologicamente ativo
- As ações sobre o SNC incluem efeitos tanto depressores quanto psicotomiméticos
- As experiências subjetivas incluem euforia e uma sensação de relaxamento, com consciência sensorial aguçada
- Testes objetivos mostram comprometimento do aprendizado, da memória e do desempenho motor, incluindo comprometimento na capacidade de direção de veículos
- O THC também apresenta atividade analgésica e antiemética e causou catalepsia e hipotermia em testes realizados com animais
- Os efeitos periféricos incluem vasodilatação, redução da pressão intraocular e broncodilatação
- Os canabinoides têm menos propensão do que os opioides, a **nicotina** e o **álcool** a causar dependência, porém podem apresentar efeitos psicológicos a longo prazo
- O **CBD** carece dos efeitos psicoativos do THC, porém é terapêutico em algumas formas raras de epilepsia infantil e em uma ampla gama de modelos pré-clínicos de outras doenças

ASPECTOS FARMACOCINÉTICOS

O efeito da *Cannabis*, quando fumada, leva cerca de 1 hora para se desenvolver por completo e dura de 2 a 3 horas. Uma pequena fração de THC é convertida em 11-hidroxi-THC, que é mais ativo do que o próprio THC e que provavelmente contribui para o efeito farmacológico do fumo de *Cannabis*; entretanto, a maior parte é convertida em metabólitos inativos que são submetidos a conjugação e recirculação êntero-hepática. Por serem altamente lipofílicos, o THC e seus metabólitos são retidos na gordura corporal, e a sua detecção por excreção urinária prossegue por várias semanas após uma única dose.

EFEITOS ADVERSOS

Na superdosagem aguda, o THC é menos perigoso do que o álcool e os opioides e causa sonolência e confusão, mas não depressão respiratória ou cardiovascular potencialmente fatal. Mesmo em doses baixas, o THC e derivados sintéticos, como a **nabilona** (licenciada para as náuseas e os vômitos causados por quimioterapia citotóxica, ver adiante), produzem euforia e sonolência, algumas vezes acompanhadas de distorção sensorial e alucinações. Esses efeitos, junto às restrições legais para o uso da *Cannabis*,[1] têm limitado o uso terapêutico disseminado dos canabinoides, embora um extrato de *Cannabis* administrado por *spray* bucal tenha recebido aprovação regulamentar em vários países como coadjuvante no tratamento da espasticidade na esclerose múltipla.

Em roedores, o THC produz efeitos teratogênicos e mutagênicos, e, em seres humanos, foi relatada uma incidência aumentada de quebras cromossômicas em leucócitos circulantes. Entretanto, essas quebras cromossômicas não são, de maneira alguma, exclusivas da *Cannabis*, e os estudos epidemiológicos realizados não mostraram qualquer aumento no risco de malformações fetais ou de câncer entre usuários de *Cannabis*.

TOLERÂNCIA E DEPENDÊNCIA

A tolerância à *Cannabis* e a dependência física ocorrem apenas em pequeno grau e em especial em usuários persistentes. Os sintomas de abstinência que se desenvolvem com a interrupção do uso de *Cannabis* consistem em náuseas, agitação, irritabilidade, confusão, taquicardia e sudorese, mas são relativamente leves e não levam a um desejo compulsivo de fazer uso da substância. Ocorre dependência psicológica com a *Cannabis*, porém ela é menos absoluta do que com as principais substâncias de abuso (ver Capítulo 50), embora a dependência esteja aumentando em paralelo ao uso de material com maior conteúdo de THC (Maldonado et al., 2011).

RECEPTORES DE CANABINOIDES

A princípio, acreditava-se que os canabinoides, por serem altamente lipossolúveis, atuariam por meio de suas propriedades físicas quando difundidos em membranas neuronais ricas em lipídeos, e não pela sua interação com receptores específicos. Entretanto, em 1988, foi demonstrada uma ligação saturável de alta afinidade de um canabinoide marcado com trítio em membranas preparadas a partir de homogeneizados de cérebro de rato. Isso levou à identificação de receptores canabinoides específicos no cérebro. Hoje, são denominados *receptores CB$_1$*, para diferenciá-los dos *receptores CB$_2$* subsequentemente identificados em tecidos periféricos. Os receptores canabinoides são membros típicos da família dos receptores acoplados à proteína G (ver Capítulo 3). Os receptores CB$_1$ estão associados, por meio

---

[1] A *Cannabis* tem o seu uso legalizado no Canadá, México, África do Sul e Uruguai, bem como em 18 estados dos EUA. Seu uso foi descriminalizado em muitos países (ver https://en.wikipedia.org/wiki/Legality_of_cannabis#A), mas não em alguns países do Oriente Médio do leste asiático, onde são impostas longas penas de prisão por posse de *Cannabis* e produtos relacionados.

de $G_{i/o}$, à inibição da adenilato ciclase e dos canais de cálcio voltagem-dependentes, bem como à ativação dos canais de potássio retificadores de influxo sensíveis à proteína G (GIRK, do inglês *G-protein-sensitive inward-rectifying potassium channels*), causando hiperpolarização da membrana (Figura 18.2), ou seja, efeitos semelhantes aos mediados por receptores opioides (ver Capítulo 43), porém com diferentes distribuições anatômicas dos receptores CB_1 *versus* opioides. Os receptores CB_1 estão localizados na membrana plasmática das terminações nervosas e inibem a liberação de transmissores das terminações pré-sinápticas, que é desencadeada pela despolarização e pela entrada de Ca^{2+} (ver Capítulo 4). Os receptores CB_1 também influenciam a expressão gênica, tanto direta – por meio da ativação da proteína quinase ativada por mitógeno – quanto indiretamente – pela redução da atividade da proteína quinase A –, em consequência da atividade reduzida da adenilato ciclase (ver Capítulo 3).

Os receptores CB_1 são abundantes no encéfalo, e seu número é semelhante ao dos receptores de glutamato e GABA – os principais neurotransmissores excitatórios e inibitórios do SNC (ver Capítulo 38). Não possuem distribuição homogênea e concentram-se no hipocampo (uma localização relevante para os efeitos dos canabinoides sobre a memória), no cerebelo (relevante para a perda de coordenação), no hipotálamo (importante no controle do apetite e da temperatura corporal; ver Capítulo 32 e mais adiante), na substância negra, nas vias dopaminérgicas mesolímbicas que foram implicadas na "recompensa" psicológica (ver Capítulo 50) e em áreas de associação do córtex cerebral. Existe uma relativa escassez de receptores CB_1 no tronco encefálico, consistente com a ausência de depressão grave da função respiratória ou cardiovascular com os canabinoides.

Em nível celular, os receptores CB_1 têm uma localização principalmente pré-sináptica e inibem a liberação de transmissores, conforme ilustrado na Figura 18.2. Entretanto, à semelhança dos opioides, eles podem aumentar a atividade de algumas vias neuronais por desinibição (ver Capítulos 37 e 43), isto é, pela inibição de conexões inibitórias, incluindo interneurônios GABAérgicos no hipocampo e na amígdala.

Além de sua localização bem reconhecida no SNC, os receptores CB_1 também são expressos em tecidos periféricos, como, por exemplo, nas células endoteliais, nos adipócitos e nos nervos periféricos. Os canabinoides promovem a lipogênese por meio da ativação dos receptores CB_1, uma ação que pode contribuir para o seu efeito sobre o peso corporal (DiPatrizio e Piomele, 2012).

O receptor CB_2 apresenta apenas cerca de 45% de homologia de aminoácidos com o receptor CB_1 e está localizado principalmente no tecido linfoide (baço, tonsilas e timo, bem como linfócitos circulantes, monócitos e mastócitos teciduais). Os receptores CB_2 também estão presentes na micróglia – células imunes do SNC que, quando ativadas, contribuem para a dor crônica (ver Capítulo 43). A localização de receptores CB_2 nas células do sistema imune era inesperada, mas pode responder pelos efeitos inibitórios da *Cannabis* sobre a função imune. Os receptores CB_2 diferem dos receptores CB_1 na sua capacidade de resposta aos ligantes canabinoides (Tabela 18.1). Estão ligados, por meio de $G_{i/o}$ à adenilato ciclase, aos canais GIRK e à proteína quinase ativada por mitógeno, de forma semelhante aos receptores CB_1, mas não aos canais de cálcio voltagem-dependentes (que não são expressos em células imunes). Até o momento, pouco se sabe sobre a sua função. Estão presentes em lesões ateroscleróticas (ver Capítulo 22), e os agonistas CB_2 possuem efeitos potencialmente antiateroscleróticos sobre os macrófagos e as células espumosas (Chiurchiu et al., 2014). Os efeitos cardiovasculares contrastantes das vias CB_1 e CB_2 foram revisados por Pacher et al. (2018).

De maneira surpreendente,[2] foi constatado que alguns endocanabinoides ligam-se a sítios localizados no lado citoplasmático dos receptores de canais de potencial transitório (canais TRP), ativando esses receptores ionotrópicos e, assim, estimulando as terminações nervosas nociceptivas (ver Capítulo 43). Outros receptores acoplados à proteína G, que ainda não foram identificados, também estão envolvidos, visto que os canabinoides exibem ações analgésicas e ativam proteínas G no encéfalo de camundongos nocautes CB_1, apesar da ausência de receptores CB_1.

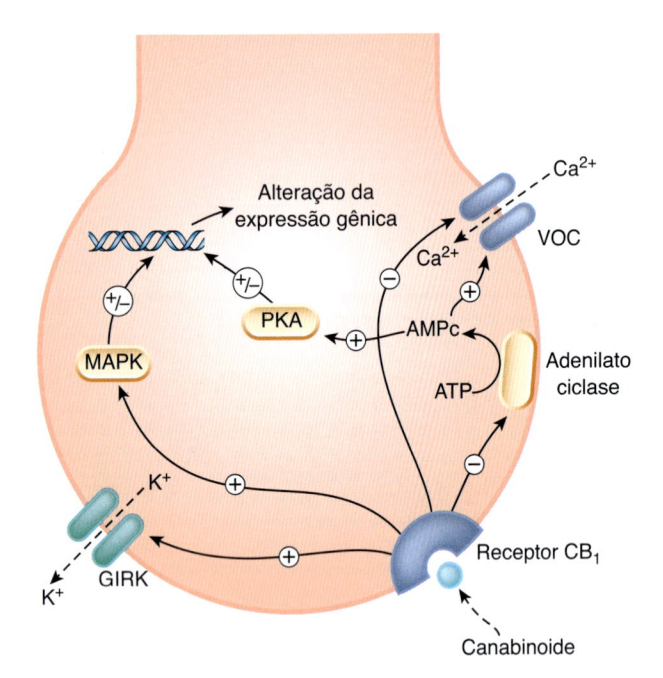

Figura 18.2 Ações celulares dos canabinoides. A ativação dos receptores CB_1 inibe a liberação de neurotransmissores via inibição da entrada de Ca^{2+} e hiperpolarização devido à ativação dos canais de potássio. Altera também a expressão gênica. *GIRK*, canal de potássio retificador de influxo sensível à proteína G; *MAPK*, proteína quinase ativada por mitógeno; *PKA*, proteína quinase A; *VOC*, canal de cálcio voltagem-dependente. (Redesenhada de Devane, W.A., Hanu, L., Breurer, A., et al., 1992. Isolation and structure of a brain constituent that binds to the cannabinoid receptor. Science 258, 1946-1949.)

Tabela 18.1 Endocanabinoides definidos e possíveis.

Endocanabinoide	Seletividade
Endocanabinoides definidos	
Anandamida	$CB_1 > CB_2$
2-araquidonoil glicerol	$CB_1 = CB_2$
Candidatos endocanabinoides menos bem estabelecidos	
Virodamina	$CB_2 > CB_1$
Noladina	$CB_1 \gg CB_2$
N-araquidonoil dopamina	$CB_1 \gg CB_2$

---

[2] É surpreendente, visto que a capsaicina, o princípio ativo das pimentas, causa intensa dor em queimação por meio da ativação desses receptores, ao passo que o endocanabinoide anandamida está associado ao prazer ou até mesmo ao êxtase; portanto, talvez não seja tão surpreendente afinal de contas!

ENDOCANABINOIDES

A descoberta de receptores canabinoides específicos levou à procura de mediadores endógenos. O primeiro sucesso foi marcado por uma equipe que analisou frações de extratos de cérebro de porco quanto à capacidade de competir com um ligante radiomarcado do receptor canabinoide (Devane et al., 1992). Isso levou à purificação da *N-araquidoniletanolamida*, um mediador eicosanoide (ver Capítulo 17), cuja estrutura é mostrada na Figura 18.1. Esse mediador foi batizado como *anandamida*.[3] A anandamida não apenas deslocou o canabinoide marcado de membranas sinaptossômica no ensaio de ligação, como também inibiu contrações evocadas eletricamente no canal deferente do camundongo, um bioensaio para ligantes do receptor CB_1 (Figura 18.3). Poucos anos depois, foi identificado um segundo endocanabinoide, o 2-*araquidonoil glicerol* (2-AG, ver Figura 18.1), e, mais recentemente, foram acrescentados à lista pelo menos três novos candidatos endocanabinoides – todos derivados do ácido araquidônico –, com seletividades distintas para os receptores CB_1/CB_2 (ver Tabela 18.1). Os endocanabinoides são produzidos de acordo com as "demandas" à semelhança dos eicosanoides (ver Capítulo 17), em vez de serem pré-sintetizados e armazenados para liberação quando necessários.

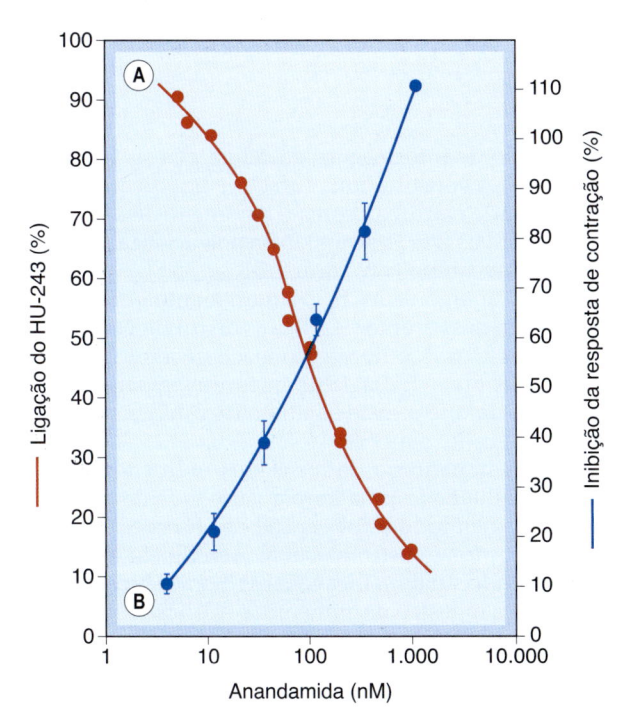

Figura 18.3 Anandamida como endocanabinoide. A anandamida é um canabinoide endógeno. **A.** Inibição competitiva da ligação do HU-243 (um ligante do receptor canabinoide) marcado com trítio a membranas sinaptossômicas de cérebro de rato pela anandamida natural (*círculos vermelhos, eixo das ordenadas à esquerda*). **B.** Inibição da resposta de contração do ducto deferente (um bioensaio para canabinoides) pela anandamida natural (*símbolos azuis, eixo das ordenadas à direita*). Observe a similaridade entre a ligação e a bioatividade. (Redesenhada de Devane, W.A., Hanu, L., Breurer, A., et al., 1992. Isolation and structure of a brain constituent that binds to the cannabinoid receptor. Science 258, 1946-1949.)

BIOSSÍNTESE DOS ENDOCANABINOIDES

A Figura 18.4 fornece um resumo da biossíntese da anandamida e do 2-AG. Uma descrição mais completa da biossíntese e da degradação é fornecida por Di Marzo (2008).

A anandamida é formada por uma fosfolipase D (PLD) distinta e seletiva para a *N*-acil-fosfatidiletanolamina (NAPE), porém com baixa afinidade por outros fosfolipídeos de membrana, e é conhecida como NAPE-PLD. A NAPE-PLD é uma zinco-metalo-hidrolase, que é estimulada pelo Ca^{2+} e por poliaminas. Inibidores seletivos da NAPE-PLD estão sendo investigados. Os precursores são produzidos por uma transacilase ainda não caracterizada, porém sensível ao Ca^{2+}, que transfere um grupo acil da posição *sn*-1 dos fosfolipídeos para o átomo de nitrogênio da fosfatidiletanolamina.

O 2-AG também é produzido pela hidrólise de precursores derivados do metabolismo dos fosfolipídeos. As enzimas fundamentais são duas lipases diacilglicerol (DAGL-α e DAGL-β) seletivas para *sn*-1, que pertencem à família das serina lipases. À semelhança da NAPE-PLD, essas duas enzimas são sensíveis ao Ca^{2+}, o que é consistente com a ação do Ca^{2+} intracelular como estímulo fisiológico para a síntese de endocanabinoides. As DAGLs têm localização pré-sináptica nos axônios durante o desenvolvimento fetal, mas localizam-se pós-sinapticamente nos dendritos e corpos celulares de neurônios no encéfalo do adulto. Isso é consistente com o papel do 2-AG no crescimento de neuritos e com um papel como mediador retrógrado (ver adiante) em adultos.

Pouco se sabe sobre a biossíntese dos candidatos endocanabinoides mais recentes, a noladina, a virodamina e a *N*-araquidonoil-dopamina. A interconversão não enzimática e dependente de pH, entre a virodamina e a anandamida é uma possibilidade e poderia resultar em uma alternância entre as respostas mediadas por CB_2 e CB_1 (ver Tabela 18.1).

TÉRMINO DO SINAL ENDOCANABINOIDE

Os endocanabinoides são rapidamente captados a partir do espaço extracelular. Em virtude de sua lipossolubilidade, difundem-se através das membranas plasmáticas a favor de um gradiente de concentração. Há também evidências de um mecanismo de transporte facilitado, saturável e dependente da temperatura para a anandamida e o 2-AG, designado "transportador de membrana de endocanabinoides", para o qual foram desenvolvidos inibidores seletivos da captação (p. ex., UCM-707). As vias do metabolismo dos endocanabinoides estão resumidas na Figura 18.4. A enzima fundamental para o metabolismo da anandamida é uma serina hidrolase microssomal, conhecida como amida hidrolase de ácidos graxos (FAAH, do inglês *fatty acid amide hydrolase*). A FAAH converte a anandamida em ácido araquidônico mais etanolamina e hidrolisa o 2-AG, produzindo ácido araquidônico e glicerol.

O fenótipo de camundongos nocautes para FAAH fornece alguns indícios sobre a fisiologia dos endocanabinoides. Esses camundongos apresentam maior conteúdo de anandamida cerebral e limiar para a dor aumentado. Inibidores seletivos da FAAH[4] apresentam propriedades analgésicas e ansiolíticas

---

[3]Do sânscrito, que significa "êxtase" + amida.

[4]Vários desses fármacos têm sido administrados em seres humanos (van Egmond et al., 2021). Um deles, o BIA 10-2474, provocou graves danos ao SNC durante um ensaio clínico envolvendo a administração repetida de doses a voluntários saudáveis em Rennes, França. Ele é menos seletivo do que outro inibidor da FAAH, que demonstrou ser inócuo em ensaios anteriores, inibindo várias lipases que não constituíam alvo do fármaco mais seletivo. Isso sugere que os inibidores promíscuos da lipase podem causar desregulação metabólica no sistema nervoso devido à toxicidade fora do alvo (van Esbroeck et al., 2017).

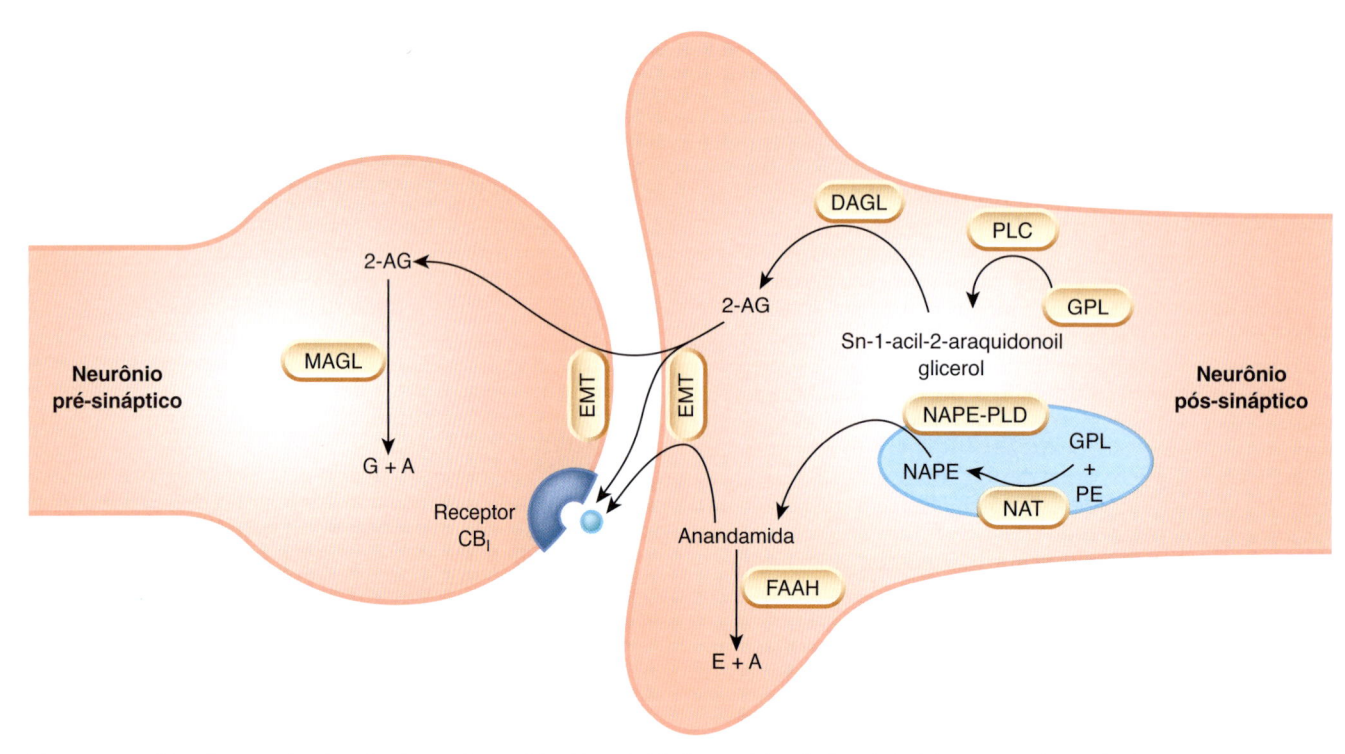

Figura 18.4 Biossíntese e inativação dos endocanabinoides. *2-AG*, 2-araquidonoil glicerol; *A*, ácido araquidônico; *DAGL*, lipase diacilglicerol; *E*, etanolamina; *EMT*, transportador de membrana de endocanabinoide; *FAAH*, amida hidrolase de ácido graxo; *G*, glicerol; *GPL*, glicerofosfolipídeo; *MAGL*, lipase monoacil glicerol; *NAPE*, N-acil-fosfatidiletanolamina; *NAPE-PLD*, fosfolipase D específica de N-acil-fosfatidiletanolamina; *NAT*, N-acil-transferase; *PE*, fosfatidiletanolamina; *PLC*, fosfolipase C.

em camundongos (ver Capítulo 45 para uma explicação sobre como os fármacos são testados em roedores para suas propriedades ansiolíticas). Diferentemente da anandamida, o conteúdo de 2-AG no cérebro não está aumentado em animais nocautes para FAAH, indicando a provável importância de outra via para o metabolismo do 2-AG, como a via da lipase monoacil glicerol (MAGL; ver Figura 18.4). A farmacologia dos endocanabinoides sugere que os inibidores da FAAH e/ou da MAGL poderiam ter efeitos terapeuticamente úteis em uma ampla gama de doenças, e vários deles foram investigados em humanos; contudo, até o momento, sem qualquer resultado positivo (revisão por van Egmond et al., 2021). Outras vias possíveis do metabolismo incluem esterificação, acilação e oxidação pela ciclo-oxigenase-2, produzindo prostaglandina etanolamidas ("prostamidas"), ou pela 12 ou 15-lipo-oxigenase (ver Capítulo 17).

MECANISMOS FISIOLÓGICOS

Os estímulos que liberam endocanabinoides, levando à ativação dos receptores CB_1, e sua ligação a eventos posteriores, incluindo efeitos comportamentais ou psicológicos, não estão totalmente definidos. É provável que o aumento da concentração intracelular de Ca^{2+} constitua um importante gatilho celular, visto que, conforme já assinalado, o Ca^{2+} ativa a NAPE-PLD e outras enzimas envolvidas na biossíntese de endocanabinoides.

A ativação dos receptores CB_1 está envolvida em um fenômeno conhecido como *supressão da inibição induzida por despolarização* (DSI, do inglês *depolarisation-induced suppression of inhibition*). A DSI ocorre em células piramidais do hipocampo. Quando elas são despolarizadas por um estímulo excitatório, ocorre supressão do impulso inibitório mediado pelo GABA para as células piramidais, gerando um fluxo retrógrado de informações da célula piramidal despolarizada para axônios inibitórios que terminam nessas células. Esse fluxo reverso de informações da célula pós-sináptica para a pré-sináptica constitui uma característica de outros casos de plasticidade neuronal, como o fenômeno de *wind-up* nas vias nociceptivas (ver Figura 43.2) e a potencialização a longo prazo no hipocampo (ver Figuras 38.3 e 38.6). A DSI é bloqueada pelo antagonista CB_1, o **rimonabanto**. A localização pré-sináptica dos receptores CB_1 e as distribuições celulares das enzimas DAGL e lipase monoacil glicerol (MAGL) já mencionadas (ver Figura 18.4) encaixam-se perfeitamente com a ideia de que o endocanabinoide 2-AG é um mensageiro "retrógrado" na DSI.

As ações neuromoduladoras dos endocanabinoides poderiam influenciar uma ampla variedade de atividades fisiológicas, incluindo a nocicepção e as funções cardiovascular, respiratória e gastrointestinal. Acredita-se que as interações dos endocanabinoides com hormônios hipotalâmicos influenciam a ingestão de alimentos e a função reprodutiva. Modelos de camundongos *nocaute* para o receptor CB (CB_1 ou CB_2) sustentam o importante papel de modulação da sinalização endocanabinoide na fertilidade masculina e feminina. Essa sinalização está implicada na espermatogênese, fertilização, desenvolvimento do embrião recém-formado antes de sua implantação, implantação e crescimento do embrião pós-implantação (cada subtipo de receptor está envolvido em aspectos específicos, ver Battista et al., 2012). Os efeitos dos endocanabinoides sobre a ingestão de alimentos (e de fitocanabinoides; um forte desejo pela ingestão de alimento após o consumo de *Cannabis* é conhecido coloquialmente como "larica") são de interesse particular, devido à importância da obesidade (ver Capítulo 32).

ENVOLVIMENTO PATOLÓGICO

Há evidências, tanto de animais de laboratório quanto em tecido humano, de que a sinalização endocanabinoide está anormal na esclerose múltipla (ver Capítulo 40) e em outras doenças neurodegenerativas. Outras doenças nas quais foram envolvidas anormalidades da sinalização canabinoide incluem formas hemorrágica e séptica de choque hipotensivo (ver Capítulo 21), cirrose avançada do fígado (em que há evidências de que a vasodilatação é mediada por endocanabinoides que atuam sobre receptores CB_1 vasculares – Bátkai et al., 2001), aborto (Battista et al., 2012) e neoplasias malignas. Parece provável que a ativação endocanabinoide tenha evoluído como mecanismo protetor, mas que pode se tornar "uma coisa boa demais" e, na verdade, contribuir para a progressão da doença. Consequentemente, pode haver alguma aplicação terapêutica para fármacos que potencializem ou que inibam o sistema canabinoide (ver Pertwee, 2015 para uma discussão mais completa).

> **Sistema endocanabinoide**
>
> - Os receptores canabinoides (CB_1, CB_2) são acoplados à proteína G ($G_{i/o}$)
> - Os receptores CB_1 estão localizados particularmente nas terminações nervosas pré-sinápticas. Estão presentes em quantidades abundantes no SNC, mas não no tronco encefálico
> - A ativação de CB_1 inibe a adenilato ciclase e os canais de cálcio da membrana plasmática e ativa os canais de potássio, inibindo a transmissão sináptica
> - O receptor CB_2 é expresso em células do sistema imune, e a sua expressão também é suprarregulada no SNC em algumas condições patológicas
> - Foram desenvolvidos agonistas e antagonistas seletivos para os receptores CB_1 e CB_2
> - Os ligantes endógenos para os receptores CB são conhecidos como endocanabinoides. São mediadores dos eicosanoides (ver Capítulo 17)
> - Os endocanabinoides mais bem estabelecidos são a anandamida e o 2-araquidonoil glicerol (2-AG), que desempenham muitas funções e podem atuar como mediadores "retrógrados", passando a informação dos neurônios pós-sinápticos para os pré-sinápticos, por exemplo, na DSI em neurônios piramidais do hipocampo
> - A FAAH é a principal enzima que inativa a anandamida
> - Um "transportador de membrana endocanabinoide" transporta os canabinoides dos neurônios pós-sinápticos, nos quais são sintetizados para a fenda sináptica, onde têm acesso aos receptores CB_1 pré-sinápticos, e para o interior das terminações pré-sinápticas, onde o 2-AG é metabolizado
> - Camundongos nocautes para a FAAH apresentam um conteúdo aumentado de anandamida no encéfalo e maior limiar para dor. Os inibidores seletivos da FAAH possuem propriedades analgésicas e ansiolíticas, implicando os endocanabinoides na nocicepção e ansiedade.

CANABINOIDES SINTÉTICOS

Os agonistas dos receptores canabinoides foram desenvolvidos na década de 1970, na esperança de que provassem ser analgésicos não opioides/não AINEs (anti-inflamatórios não esteroides) (ver Capítulos 43 e 25, respectivamente, para as limitações dos opioides e dos AINEs), porém os efeitos adversos observados foram problemáticos, em particular a sedação e o comprometimento da memória. Entretanto, um desses fármacos, a **nabilona**, é algumas vezes usado clinicamente para reduzir as náuseas e os vômitos causados pela quimioterapia citotóxica quando não há resposta aos antieméticos convencionais (ver Capítulo 30). Além disso, os agonistas dos receptores canabinoides sintéticos (SCRAs, do inglês *synthetic cannabinoid receptor agonists*, algumas vezes designados como "*spice*") tornaram-se as principais substâncias de abuso, em particular entre moradores de rua e prisioneiros (ver Capítulo 49). A clonagem dos receptores CB_2 e a sua ausência em células neuronais cerebrais saudáveis levaram à síntese de agonistas CB_2 seletivos, na esperança de que não apresentariam os efeitos adversos relacionados com o SNC dos canabinoides de plantas. Várias dessas substâncias estão sendo investigadas quanto a seu possível uso na dor inflamatória e neuropática.

O **rimonabanto**, o primeiro antagonista seletivo do receptor CB_1, também possui propriedades de agonista inverso em alguns sistemas. Foi licenciado na Europa para o tratamento da obesidade, e havia a expectativa de que pudesse ser útil para ajudar na abstinência do tabaco; entretanto, foi retirado do mercado por causar problemas psiquiátricos, incluindo depressão. Os inibidores sintéticos da captação e/ou do metabolismo dos endocanabinoides demonstraram ter efeitos potencialmente úteis em modelos animais de dor, epilepsia, esclerose múltipla, doença de Parkinson, ansiedade e diarreia.

Além dos receptores CB_1 centrais, os receptores CB_1 dos hepatócitos também estão envolvidos na obesidade e na esteatose hepática não alcoólica, e as pesquisas sobre antagonistas periféricos seletivos e moduladores alostéricos são encorajadoras (Nguyen et al., 2019; Rohbeck et al., 2021).

APLICAÇÕES CLÍNICAS

Os usos clínicos de substâncias que atuam sobre o sistema canabinoide permanecem controversos; todavia, tanto no Reino Unido quanto nos EUA, os canabinoides têm sido utilizados como antieméticos e para promover o ganho de peso em pacientes com doença crônica, como HIV/AIDS e neoplasias malignas. O extrato de *Cannabis* (**nabiximol**, que contém quantidades semelhantes de THC e CBD) é utilizado no tratamento da espasticidade, dor neuropática e outros sintomas em pacientes com esclerose múltipla (Borgelt et al., 2013). Em geral, os eventos adversos são leves nas doses empregadas. Os endocanabinoides foram envolvidos no choque e na hipotensão na doença hepática (Malinowska et al., 2008), e a modulação desse sistema constitui um potencial alvo terapêutico. Atualmente, as formulações com prescrição de CBD estão licenciadas para o tratamento da síndrome de Dravet, síndrome de Lennox-Gastaut e convulsões causadas por esclerose tuberosa, doenças raras e terríveis de lactentes nos quais as convulsões incontroláveis são tanto um sintoma da doença quanto – pelo fenômeno de excitotoxicidade (ver Capítulo 40) - causa da progressão da doença. Um estudo conduzido pelo grupo de Julius Axelrod, em 1998, mostrou que tanto o CBD quanto o THC possuem propriedades antioxidantes neuroprotetoras (Hampson et al., 1998), de modo que há um enorme interesse geral no resultado desse tratamento a longo prazo. Outros potenciais usos clínicos são apresentados no boxe *Usos clínicos potenciais e reais dos canabinoides*.

> **Usos clínicos potenciais e reais dos canabinoides**
>
> O extrato de *Cannabis* (nabiximol, contendo CBD e THC) está licenciado como adjuvante para especialistas que tratam a espasticidade na esclerose múltipla.
>
> O DBD está licenciado para o tratamento da síndrome de Dravet, síndrome de Lennox-Gastaut e complexo de esclerose tuberosa – doenças neurológicas raras de lactentes associadas a convulsões intratáveis.
>
> A nabilona, um agonista canabinoide sintético, foi licenciada para as náuseas/vômitos associados à quimioterapia do câncer. As substâncias relacionadas aos canabinoides estão sendo avaliadas para uma ampla gama de possíveis indicações, incluindo:
>
> - Agonistas:
>   - Câncer e HIV/AIDS (para reduzir a perda de peso)
>   - Dor neuropática
>   - Traumatismo craniano
>   - Glaucoma
>   - Síndrome de Tourette (para reduzir os tiques, movimentos involuntários rápidos que constituem uma característica desse distúrbio)
>   - Doença de Parkinson (para reduzir os movimentos involuntários, um efeito adverso da **levodopa**; ver Capítulo 40)
> - CBD
>   - Distúrbios convulsivos
>   - Ansiedade
>   - Dependência de substâncias e de álcool
> - Antagonistas:
>   - Obesidade
>   - Dependência de tabaco
>   - Adicção de substâncias
>   - Alcoolismo.

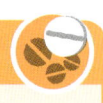

BIBLIOGRAFIA E LEITURA COMPLEMENTAR

Leitura geral

Freund, T.F., Katona, I., Piomelli, D., 2003. Role of endogenous cannabinoids in synaptic signaling. Physiol. Rev. 83, 1017–1066.

Ligresti, A., de Petrocellis, L., di Marzo, V., 2016. From phytocannabinoids to cannabinoid receptors and endocannabinoids: pleiotropic physiological and pathological roles through complex pharmacology. Physiol. Rev. 96, 1593–1659.

Pertwee, R.G. (Ed.), 2014. Handbook of Cannabis (Handbooks of Psychopharmacology). Oxford University Press, Oxford.

Pertwee, R.G. (Ed.), 2015. Endocannabinoids and Their Pharmacological Actions (Handbook of Experimental Pharmacology). Springer International Publications, Switzerland.

Aspectos específicos

Bátkai, S., Járai, Z., Wagner, J.A., et al., 2001. Endocannabinoids acting at vascular CB_1 receptors mediate the vasodilated state in advanced liver cirrhosis. Nat. Med. 7, 827–832.

Battista, N., Meccariello, R., Cobellis, G., 2012. The role of endocannabinoids in gonadal function and fertility along the evolutionary axis. Mol. Cell. Endocrinol. 355, 1–14.

Benyo, Z., Ruisanchez, E., Leszl-Ishiguro, M., 2016. Endocannabinoids in cerebrovascular regulation. Am. J. Physiol. Heart Circ. Physiol. 310, H785–H801.

Borgelt, L.M., Franson, K.L., Nussbaum, A.M., Wang, G.S., 2013. The pharmacologic and clinical effects of medical cannabis. Pharmacotherapy 33, 195–209.

Chiurchiu, V., Lanuti, M., Catanzaro, G., et al., 2014. Detailed characterization of the endocannabinoid system in human macrophages and foam cells, and anti-inflammatory role of type-2 cannabinoid receptor. Atherosclerosis 233, 55–63.

Devane, W.A., Hanu, L., Breurer, A., et al., 1992. Isolation and structure of a brain constituent that binds to the cannabinoid receptor. Science 258, 1946–1949.

Di Marzo, V., 2008. Endocannabinoids: synthesis and degradation. Rev. Physiol. Biochem. Pharmacol. 160, 1–24.

Di Marzo, V., Petrosino, S., 2007. Endocannabinoids and the regulation of their levels in health and disease. Curr. Opin. Lipidol. 18, 129–140.

DiPatrizio, N.V., Piomele, D., 2012. The thrifty lipids: endocannabinoids and the neural control of energy conservation. Trends Neurosci. 35, 403–411.

Hampson, A.J., Grimaldi, M., Axelrod, J., Wink, D., 1998. Cannabidiol and (-) D^9-tetrahydrocannabinol are neuroprotective antioxidants. Proc. Natl. Acad. Sci. USA 95, 8268–8273.

Karst, M., Salim, K., Burstein, S., et al., 2003. Analgesic effect of the synthetic cannabinoid CT-3 on chronic neuropathic pain. A randomized controlled trial. JAMA 290, 1757–1762.

Maldonado, R., Berrendero, F., Ozaita, A., et al., 2011. Neurochemical basis of cannabis addiction. Neuroscience 181, 1–17.

Malinowska, B., Lupinski, S., Godlewski, G., et al., 2008. Role of endocannabinoids in cardiovascular shock. J. Physiol. Pharmacol. 59, 91–107.

Mikeš, F., Waser, P., 1971. Marihuana components: effects of smoking on D^9-tetrahydrocannabinol and cannabidiol. Science 172, 1158–1159.

Nguyen, T., Thomas, B.F., Zhang, Y.N., 2019. Overcoming the psychiatric side effects of the cannabinoid CB1 receptor antagonists: current approaches for therapeutics development. Curr. Top. Med. Chem. 19, 1418–1435.

Pacher, P., Kogan, N.M., Mechoulam, R., 2020. Beyond THC and endocannabinoids. Annu. Rev. Pharmacol. Toxicol. 60, 637–659.

Pacher, P., Steffens, S., Hasko, G., et al., 2018. Cardiovascular effects of marijuana and synthetic cannabinoids: the good, the bad, and the ugly. Nat. Rev. Cardiol. 15, 151–166.

Preuss, U.,W., Huestis, M.A., Schneider, M., et al., 2021. Cannabis use and car crashes: a review. Front. Psychiatry 12, 643315.

Rohbeck, E., Eckel, J., Romacho, T., 2021. Cannabinoid receptors in metabolic regulation and diabetes. Physiology 36, 102–113.

Rubino, T., Zamberletti, E., Parolaro, D., 2012. Adolescent exposure to cannabis as a risk factor for psychiatric disorders. J. Psychopharmacol. 26, SI177–SI188.

Steffens, S., 2005. Low dose oral cannabinoid therapy reduces progression of atherosclerosis in mice. Nature 434, 782–786.

Taber, K.H., Hurley, R.A., 2009. Endocannabinoids: stress, anxiety and fear. J. Neuropsychiat. Clin. Neurosci. 21, 108–113.

UK MS Research Group, 2003. Cannabinoids for treatment of spasticity and other symptoms related to multiple sclerosis (CAMS study): multicentre randomised placebo-controlled trial. Lancet 362, 1517–1526.

van Egmond, N., Straub, V.M., van der Stelt, M., 2021. Targeting endocannabinoid signaling: FAAH and MAG lipase inhibitors. Annu. Rev. Pharmacol. Toxicol. 61, 441–461.

van Esbroeck, A.C.M., Janssen, A.P.A., Cognetta III, A.B., et al., 2017. Activity-based protein profiling reveals off-target proteins of the FAAH inhibitor BIA 10-2474. Science 356, 1084–1087.

Mediadores Químicos • SEÇÃO 2

Óxido Nítrico e Mediadores Relacionados

19

CONSIDERAÇÕES GERAIS

O óxido nítrico (NO) é um mediador amplamente distribuído e com diversas funções. É produzido a partir da L-arginina pela NO sintase (NOS), uma enzima que ocorre nas isoformas endotelial, neuronal e induzível. Neste capítulo, nosso foco serão os aspectos gerais do NO, em particular a sua biossíntese, degradação e efeitos. Abordaremos as evidências de que ele pode atuar como mediador circulante e local, e concluiremos com uma breve discussão do potencial terapêutico dos fármacos que atuam sobre a via da L-arginina/NO. Outros mediadores gasosos (monóxido de carbono, sulfeto de hidrogênio)[1] são descritos de maneira sucinta: embora ainda não tenham sido produzidos fármacos, suas vias constituem possíveis alvos farmacológicos.

INTRODUÇÃO

O NO, um radical livre gasoso, é formado na atmosfera durante tempestades com relâmpagos. Em condições menos drásticas, porém com consequências biológicas de longo alcance, forma-se também em uma reação catalisada enzimaticamente entre o oxigênio molecular e a L-arginina. A convergência de várias linhas de pesquisa levou ao reconhecimento de que o NO constitui uma molécula sinalizadora fundamental nos sistemas cardiovascular e nervoso, que também atua nas defesas do hospedeiro.

Foi descoberta uma função fisiológica do NO quando se constatou que a biossíntese desse gás era responsável pelo *fator de relaxamento derivado do endotélio*, descrito por Furchgott e Zawadzki (1980) (Figuras 19.1 e 19.2). O NO é o ativador endógeno da guanilato ciclase solúvel, que leva à formação do monofosfato de guanosina cíclico (GMPc), um "segundo mensageiro" importante (ver Capítulo 3) em muitas células, incluindo neurônios, músculo liso, monócitos e plaquetas. O nitrogênio e o oxigênio são vizinhos na tabela periódica, e o NO compartilha várias propriedades com o O_2, em particular uma alta afinidade pelo grupamento heme e por outros grupamentos ferro-enxofre. Essa característica é importante para a ativação da guanilato ciclase, que contém um grupamento heme, para a inativação do NO pela hemoglobina e para a regulação da difusão do NO a partir das células endoteliais (que expressam a cadeia α da hemoglobina) para o músculo liso vascular.

O papel do NO em contextos específicos é descrito em outros capítulos: no endotélio, no Capítulo 21; no sistema nervoso autônomo (ver Capítulo 13) e como transmissor químico e mediador da excitotoxicidade no sistema nervoso central (SNC), nos Capítulos 37 a 39. Os usos terapêuticos dos nitratos orgânicos e do nitroprussiato (doadores de NO) são descritos nos Capítulos 20 e 21.

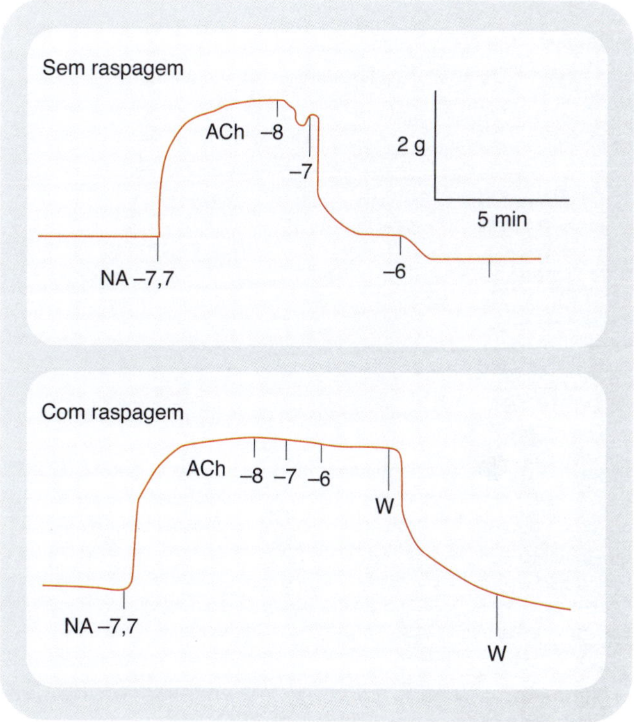

Figura 19.1 Fator de relaxamento derivado do endotélio. A acetilcolina (ACh) irá relaxar uma tira da aorta de coelho pré-contraída com noradrenalina (NA), se o endotélio estiver intacto ("*sem raspagem*"; *painel superior*), mas não se tiver sido removido por meio de raspagem suave ("*após raspagem*"; *painel inferior*). Os números são logaritmos das concentrações molares dos fármacos. (De Furchgott, R.F., Zawadzki, J.V., 1980. The obligatory role of endothelial cells in the relaxation of arterial smooth muscle by acetylcholine. Nature 288, 3734.)

BIOSSÍNTESE DO ÓXIDO NÍTRICO E SEU CONTROLE

As enzimas NOS são fundamentais no controle da biossíntese do NO. Existem três isoformas identificadas: uma *induzível* (iNOS ou NOS2), expressa em macrófagos e nas células de Kupffer, em neutrófilos, fibroblastos, células musculares lisas vasculares e células endoteliais em resposta a estímulos patológicos, como microrganismos invasores (p. ex., presença de sepse e disfunção orgânica grave, levando ao choque circulatório – ver Capítulo 21 – devido a uma desregulação da resposta do hospedeiro à infecção); e duas formas *constitutivas*, presentes em condições fisiológicas no endotélio (eNOS ou NOS3)[2] e

---

[1]As substâncias puras (NO, CO e H_2S) são gases à temperatura ambiente e pressão atmosférica normal; quando se administra NO puro terapeuticamente (ver adiante), ele se encontra na forma gasosa; quando formados endogenamente, os gases estão dissolvidos de modo natural nos líquidos intra e extracelulares.

[2]A NOS3 não é restrita ao endotélio. Está presente também nos miócitos cardíacos, nas células mesangiais renais, nos osteoblastos e osteoclastos, no epitélio das vias respiratórias e, em pequenas quantidades, nas plaquetas; de modo que o termo *eNOS* é, de certa maneira, equivocado.

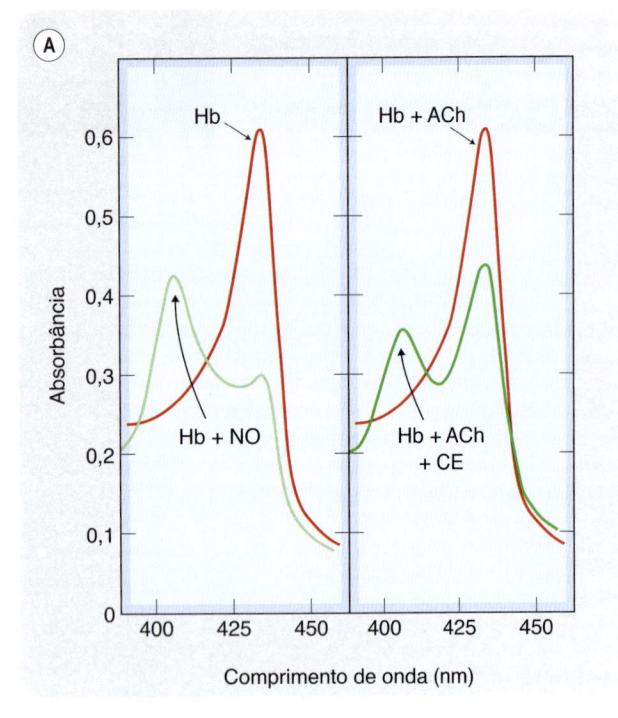

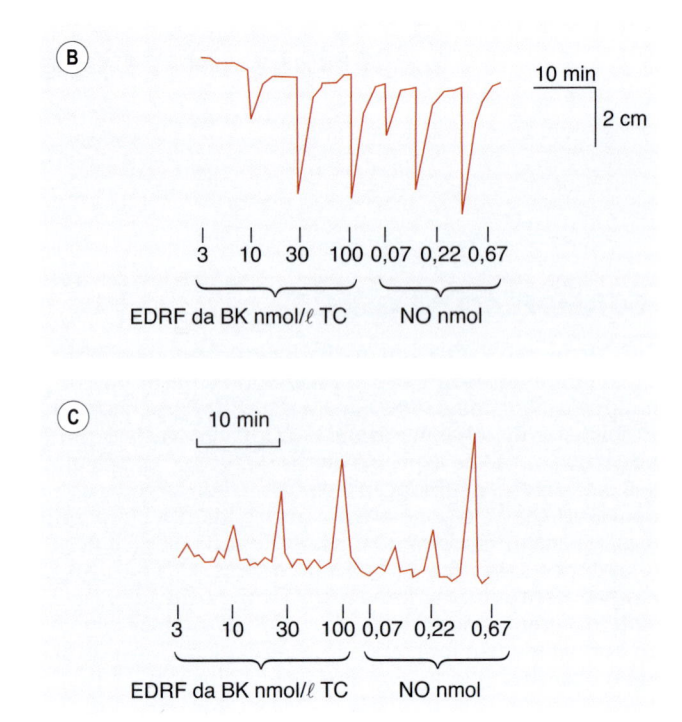

Figura 19.2 O fator de relaxamento derivado do endotélio (EDRF) está estreitamente relacionado ao óxido nítrico (NO). **A.** O EDRF liberado a partir das células endoteliais (CE) da aorta pela acetilcolina (ACh) (*painel à direita*) tem o mesmo efeito que o autêntico NO sobre o espectro de absorção da desoxi-hemoglobina (Hb) (*painel à esquerda*). **B.** O EDRF é liberado de uma coluna de CEs em cultura pela bradicinina (BK; 3 a 100 nmol) aplicada através da coluna de células (TC) e relaxa uma tira de bioensaio pré-contraída sem endotélio, assim como o autêntico NO (*traçado superior*). **C.** Um ensaio químico do NO com base na quimioluminescência apresenta concentrações semelhantes de NO no EDRF liberado da coluna de células, assim como em soluções equipotentes de autêntico NO. (De Ignarro, L.J., Byrns, RE., Buga, G.M., et al., 1987. Circ. Res. 61, 866-879; e Palmer, R.M.J., Ferrige, A.G., Moncada, S. et al., 1987. Nature 327, 524-526.)

nos neurônios (nNOS ou NOS1).[3] As enzimas constitutivas geram pequenas quantidades de NO, enquanto a NOS2 produz muito mais, em virtude de sua alta atividade e da presença de quantidades abundantes em estados patológicos associados à liberação de citocinas. Todas as três isoenzimas da NOS consistem em flavoproteínas diméricas, contêm tetra-hidrobiopterina e são homólogas ao citocromo P450.

A atividade das isoformas constitutivas da NOS é controlada pelo complexo cálcio-calmodulina intracelular (Figura 19.3). A L-arginina, que é o substrato da NOS, está habitualmente presente em excesso no citoplasma das células endoteliais, de modo que a taxa de produção de NO é determinada pela atividade da enzima, e não pela disponibilidade de substrato. Entretanto, doses muito altas de L-arginina podem restaurar a biossíntese de NO endotelial em alguns estados patológicos (p. ex., hipercolesterolemia), em que a função endotelial está comprometida. São possíveis explicações para esse paradoxo:

- Compartimentalização: isto é, existência de um reservatório distinto de substrato em um compartimento celular com acesso à NOS, que pode sofrer depleção apesar das concentrações citoplasmáticas totais de arginina aparentemente abundantes
- Competição por altas concentrações de L-arginina com inibidores competitivos endógenos da NOS, como a *dimetil-arginina assimétrica* (ADMA, do inglês *asymmetric dimethylarginine*; ver texto mais adiante e Figura 19.4), que está elevada no plasma de pacientes com hipercolesterolemia
- Reacoplamento da transferência de elétrons para a L-arginina.

O controle da atividade da NOS constitutiva pela cálcio-calmodulina é exercido de duas maneiras:

1. Muitos agonistas dependentes do endotélio (p. ex., acetilcolina, bradicinina, substância P) aumentam a concentração citoplasmática de íons cálcio $[Ca^{2+}]_i$. O consequente aumento de cálcio-calmodulina ativa a NOS1 e a NOS3.
2. A fosforilação de resíduos específicos na NOS3 controla a sua sensibilidade a cálcio-calmodulina; isso pode alterar a síntese de NO na ausência de qualquer mudança de $[Ca^{2+}]_i$.

O estresse de cisalhamento representa um importante estímulo fisiológico para a síntese endotelial de NO nos vasos de resistência. Esse estímulo é detectado por mecanorreceptores endoteliais e transduzido por meio de uma serina-treonina proteína quinase,* denominada Akt (ver Capítulo 3), também conhecida como proteína quinase B. Os agonistas que aumentam o AMPc nas células endoteliais (p. ex., agonistas dos receptores β_2-adrenérgicos) aumentam a atividade da NOS3, por meio de fosforilação mediada pela proteína quinase A,[4] enquanto a proteína quinase C *reduz* a atividade da NOS3 pela fosforilação de resíduos no domínio de ligação da calmodulina, reduzindo, assim, a ligação da calmodulina.

---

[3]É possível que parte do NO produzido em animais saudáveis em condições basais seja produto da ação da NOS2, a exemplo da forma induzível da ciclo-oxigenase, que é ativa em condições basais (ver Capítulo 17); é controverso se isso é assim porque há certa quantidade de NOS2 expressa, mesmo na ausência de patologia, ou porque existe uma "patologia" suficiente em mamíferos saudáveis, (p. ex., em relação à microflora intestinal) para induzi-la.

*N.R.T.: O unitermo é serina-treonina proteína quinase.

[4]Conforme explicado no Capítulo 4, os agonistas β_2 também atuam diretamente sobre as células musculares lisas, causando relaxamento por meio do AMPc.

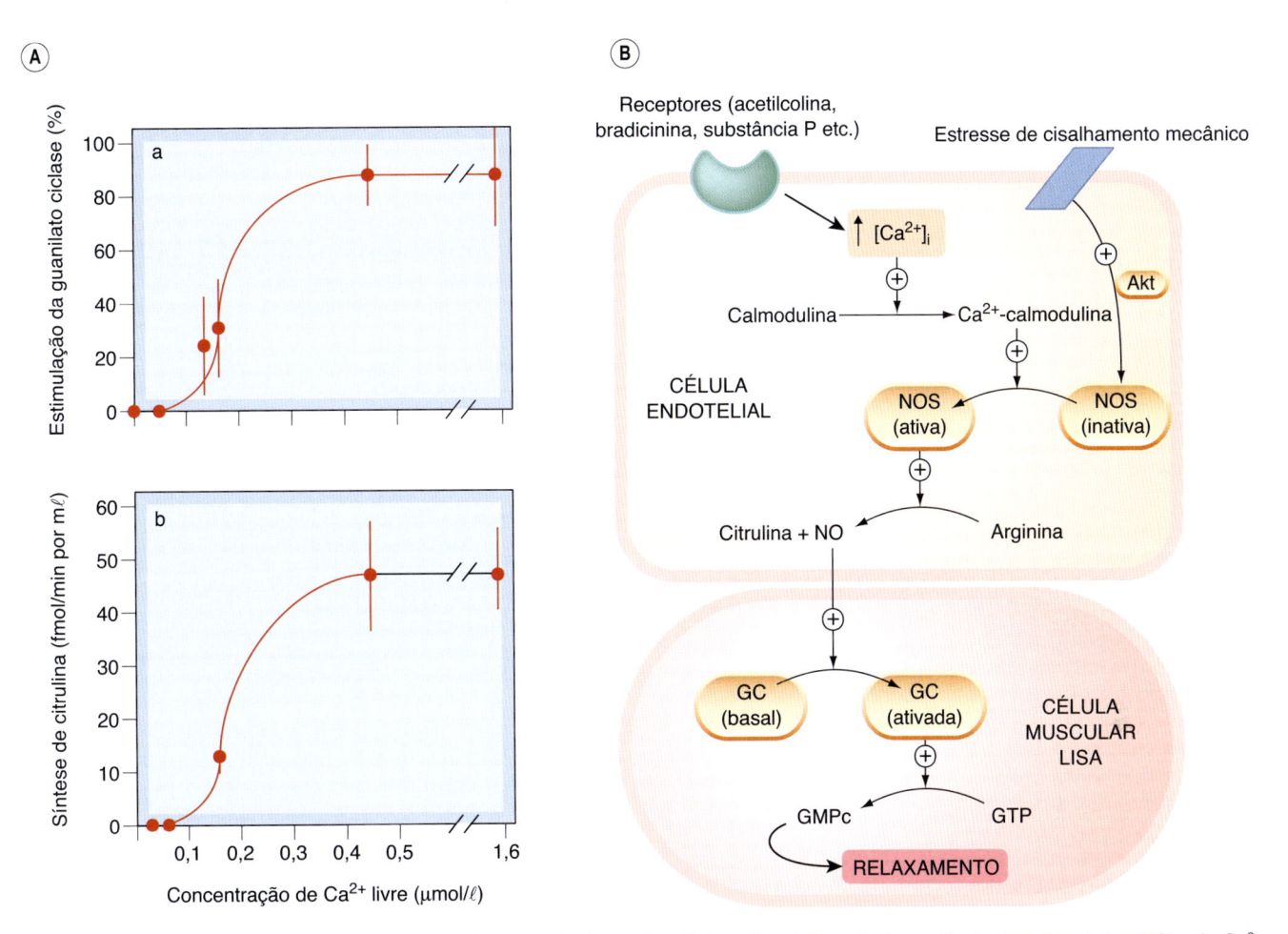

Figura 19.3 Controle de óxido nítrico sintase (NOS) constitutiva pela cálcio-calmodulina. A. Dependência do óxido nítrico (NO) pelo Ca^{2+} e síntese de citrulina a partir da L-arginina pelo citosol sinaptossômico do cérebro de rato. As velocidades de síntese de NO a partir da L-arginina foram determinadas por meio de estimulação da guanilato ciclase (GC) (*painel superior*) ou síntese de [^{3}H]-citrulina a partir da L-[^{3}H]-arginina (*painel inferior*). **B.** Regulação da GC no músculo liso pelo NO formado no endotélio adjacente. Akt é uma proteína quinase que fosforila a NOS, tornando-a mais sensível à cálcio-calmodulina. (Painel [A] de Knowles, R.G. et al., 1989. Proc. Natl. Acad. Sci. U. S. A. 86, 5159-5162.)

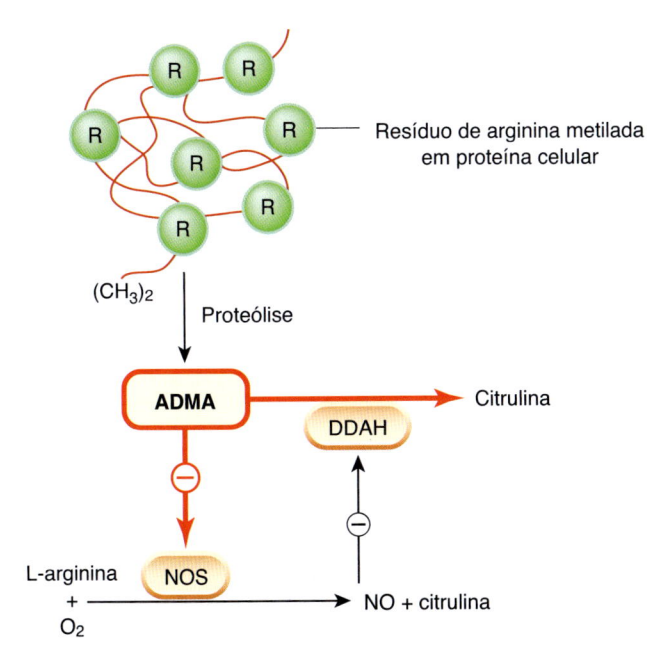

Figura 19.4 Controle da NO pela dimetilarginina assimétrica (ADMA). *DDAH*, dimetilarginina dimetilamino hidrolase; *NO*, óxido nítrico; *NOS*, óxido nítrico sintase.

A insulina intensifica a atividade da NOS3 por meio de ativação da tirosina quinase (e também aumenta a expressão da NOS1 em camundongos diabéticos).

Ao contrário do que ocorre com as isoformas de NOS constitutiva, a atividade da NOS2 é efetivamente independente de $[Ca^{2+}]_i$ e ativada por completo, mesmo com baixos valores de $[Ca^{2+}]_i$ em condições de repouso. A enzima é induzida por lipopolissacarídeo bacteriano e por citocinas inflamatórias, em particular, o γ-interferon, cujo efeito antiviral decorre dessa ação. O fator de necrose tumoral-α e a interleucina-1 não induzem isoladamente a NOS2, porém cada um deles atua de modo sinérgico com o γ-interferon (ver Capítulo 17). A indução da NOS2 é inibida por glicocorticoides e por várias citocinas, incluindo o fator de crescimento transformador β. Existem importantes diferenças entre espécies na NOS2 que é induzida menos prontamente em células humanas do que em células de camundongo.

DEGRADAÇÃO E TRANSPORTE DO ÓXIDO NÍTRICO

O NO reage com o oxigênio a fim de formar N_2O_4, que se combina com água para produzir uma mistura de ácidos nítrico e nitroso. Os íons nitrito são oxidados a nitrato pela oxi-hemoglobina. Essas reações estão resumidas da seguinte maneira:

$$2NO + O_2 \rightarrow N_2O_4 \qquad (19.1)$$

$$N_2O_4 + H_2O \rightarrow NO_3^- + NO_2^- + 2H^+ \qquad (19.2)$$

$$NO_2^- + HbO \rightarrow NO_3^- + Hb \qquad (19.3)$$

O NO em baixas concentrações é relativamente estável no ar, visto que a velocidade da reação mostrada na Equação 19.1 depende do quadrado da concentração de NO, de modo que pequenas quantidades de NO produzidas no pulmão escapam à degradação e podem ser detectadas no ar exalado. O NO exalado está aumentado em pacientes que apresentam inflamação das vias respiratórias. A medida da "fração de NO exalado" é usada em serviços clínicos para diagnosticar pacientes com suspeita de asma e orientar a terapia farmacológica a fim de obter um melhor controle das vias respiratórias inflamadas.

> **Óxido nítrico: síntese, inativação e transporte**
>
> - O NO é sintetizado a partir de L-arginina e do O_2 molecular pela NOS
> - A NOS existe em três isoformas: induzível (NOS2) e as formas "endotelial" constitutiva (NOS3, que não é restrita às células endoteliais) e neuronal (NOS1) constitutiva. As NOSs são flavoproteínas diméricas, que contêm tetra-hidrobiopterina e apresentam homologia com o citocromo P450. As enzimas constitutivas são ativadas pela cálcio-calmodulina. A sensibilidade à cálcio-calmodulina é controlada pela fosforilação de resíduos específicos nas enzimas
> - A NOS2 é induzida em macrófagos e em outras células por citocinas inflamatórias, particularmente a γ-interferon
> - A NOS1 está presente no sistema nervoso central (ver Capítulos 37 a 39) e em alguns nervos autonômicos (ver Capítulo 13)
> - A NOS3 está presente nas plaquetas e em outras células, além do endotélio
> - O NO difunde-se para os locais de ação em células vizinhas. Esse processo é regulado pelo estado redox da hemoglobina α, presente nas junções mioendoteliais que atuam como corredores de difusão através da lâmina elástica interna (e em outras células): a sinalização pode ocorrer quando o heme se encontra no estado Fe^{3+}, porém não é interrompida – como um semáforo vermelho – quando o heme está no estado Fe^{2+}
> - O NO é inativado pela sua combinação com o grupamento heme da hemoglobina ou por oxidação a nitrito e nitrato, que são excretados na urina; está também presente no ar exalado, particularmente em pacientes que apresentam exacerbações da asma
> - O NO pode reagir de modo reversível com resíduos de cisteína (p. ex., na globina ou na albumina) para formar nitrosotióis estáveis; em consequência, os eritrócitos podem atuar como uma fonte de NO regulada por O_2. O NO liberado dessa maneira escapa da inativação pelo grupamento heme ao ser exportado por meio de resíduos de cisteína na proteína de troca de ânions nas membranas dos eritrócitos.

EFEITOS DO ÓXIDO NÍTRICO

O NO reage com vários metais, tiois e espécies de oxigênio e, dessa maneira, modifica proteínas, DNA e lipídeos. Um de seus efeitos bioquímicos mais importantes (ver Capítulo 3) consiste na ativação da guanilato ciclase solúvel, um heterodímero presente no tecido vascular e no tecido nervoso na forma de duas isoenzimas distintas. A guanilato ciclase sintetiza o segundo mensageiro GMPc. O NO ativa a enzima por meio de sua combinação com grupamento heme, e muitos efeitos fisiológicos do NO em baixas concentrações são mediados pelo GMPc. Esses efeitos são bloqueados por inibidores da guanilato ciclase (p. ex., 1H-[1,2,4]-oxadiazol-[4,3-α]-quinoxalin-1-ona, mais conhecida como "ODQ"), que constituem ferramentas de pesquisa úteis. O NO ativa a guanilato ciclase solúvel em células intactas (neurônios e plaquetas) com extrema rapidez, e a ativação é seguida de dessensibilização até um nível no estado de equilíbrio dinâmico. Isso contrasta com seu efeito sobre a enzima isolada, que é mais lento, porém mais duradouro. A guanilato ciclase contém outro sítio regulador, que é independente do NO e ativado pelo **riociguate**, usado no tratamento de algumas formas da hipertensão pulmonar, e pelo **vericiguate** para o tratamento da insuficiência cardíaca (ver Capítulo 21).

Os efeitos do GMPc são interrompidos pelas enzimas fosfodiesterases. A **sildenafila** e a **tadalafila** são inibidores da fosfodiesterase tipo V. São utilizadas no tratamento da disfunção erétil e atuam por meio da potencialização das ações do NO no corpo cavernoso do pênis por esse mecanismo (ver Capítulo 35). O NO também se combina com grupos heme em outras proteínas biologicamente importantes, em particular a citocromo C oxidase, onde compete com o oxigênio, contribuindo para o controle da respiração celular (Erusalimsky e Moncada, 2007). Os efeitos citotóxicos e/ou citoprotetores de concentrações mais altas de NO estão relacionados com a sua química como radical livre (ver Capítulo 40).

ASPECTOS BIOQUÍMICOS E CELULARES

Os efeitos farmacológicos do NO podem ser estudados com o uso do gás NO dissolvido em solução salina desoxigenada. Para maior conveniência, porém menos diretamente, vários doadores de NO, como **nitroprussiato**, *S-nitrosoacetilpenicilamina* (SNAP) ou *S-nitrosoglutationa* (SNOG), têm sido usados como substitutos. Essa alternativa tem suas armadilhas; por exemplo, o ácido ascórbico potencializa a SNAP, porém inibe as respostas ao autêntico NO.[5]

O NO pode ativar a guanilato ciclase nas mesmas células que o produzem, dando origem a efeitos autócrinos, como, por exemplo, sobre a função de barreira do endotélio. O NO também sofre difusão a partir de seu local de síntese e ativa a guanilato ciclase nas células adjacentes. O consequente aumento do GMPc afeta a proteína quinase G, os canais iônicos e, possivelmente, outras proteínas, inibindo a contração da musculatura lisa induzida pela $[Ca^{2+}]_i$ e a agregação plaquetária. O NO hiperpolariza o músculo liso vascular em consequência da ativação dos canais de potássio e inibe a adesão e a migração dos monócitos, a adesão e a agregação das plaquetas e a proliferação do músculo liso e dos fibroblastos. Esses efeitos celulares provavelmente estão na base da ação anti-aterosclerótica do NO (ver Capítulo 22).

---

[5] O ácido ascórbico libera NO da SNAP, porém acelera a degradação do NO em solução, o que poderia explicar essa divergência.

O NO em grandes quantidades – liberadas após indução da NOS ou após estimulação excessiva dos receptores de N-metil-D-aspartato [NMDA] no cérebro (ver Capítulos 39 e 40) – provoca efeitos citotóxicos, seja diretamente, seja pela formação de peroxinitrito. Essa citotoxicidade contribui não só para a defesa do hospedeiro, mas também para a morte das células neuronais que ocorre quando há estimulação excessiva dos receptores NMDA pelo glutamato (ver Capítulos 38 e 40). Paradoxalmente, o NO também é citoprotetor em algumas circunstâncias (ver Capítulo 40).

EFEITOS VASCULARES (VER CAPÍTULO 21)

A via da L-arginina/NO é tonicamente ativa nos vasos de resistência, reduzindo a resistência vascular periférica e, portanto, a pressão arterial sistêmica. Camundongos geneticamente alterados que carecem de codificação para a NOS3 apresentam hipertensão, um fato consistente com um papel desempenhado na biossíntese de NO no controle fisiológico da pressão arterial. Além disso, o NO proveniente da ação da NOS1 é implicado no controle do tônus basal dos vasos de resistência no antebraço e em leitos vasculares do músculo cardíaco em seres humanos (Seddon et al., 2008, 2009). Acredita-se que o NO contribua para a vasodilatação generalizada que ocorre durante a gravidez. Além dos efeitos sobre o tônus basal dos vasos de resistência e na mediação dos efeitos de agonistas vasodilatadores dependentes do endotélio, como a acetilcolina e a substância P, foi constatado, mais recentemente, que o NO promove a formação de novos vasos ("angiogênese") e o remodelamento vascular (Ghimire et al., 2017; Kraehling e Sessa, 2017).

EFEITOS NEURONAIS (VER CAPÍTULO 13)

Em muitos tecidos, o NO é um neurotransmissor não noradrenérgico e não colinérgico (NANC) (ver Figura 13.5), incluindo as vias respiratórias superiores, o trato gastrointestinal e os corpos cavernosos do pênis (ver Capítulos 28, 30 e 35). Está envolvido no controle do desenvolvimento neuronal e na plasticidade sináptica no SNC (ver Capítulos 37 e 40). Além disso, parece desempenhar um papel na potencialização e longo prazo (PLP) no hipocampo e no córtex cerebral por meio de ativação do NO dos receptores NMDA mediada por proteínas quinases. Entretanto, ainda existem controvérsias consideráveis quanto ao fato de o NO ser protetor ou prejudicial em doenças neurodegenerativas, em particular tendo em vista a diversidade de patologias que afetam o SNC.

No olho, o NO parece aumentar o efluxo de humor aquoso pela sua ação de relaxamento da rede trabecular e canal de Schlemm (ajudando, assim, a reduzir a pressão intraocular de pacientes com glaucoma).

DEFESA DO HOSPEDEIRO (VER CAPÍTULO 7)

Os efeitos citotóxicos e/ou citostáticos do NO estão envolvidos nos mecanismos inespecíficos primitivos de defesa do hospedeiro contra numerosos patógenos, incluindo vírus, bactérias, fungos, protozoários e parasitas, e contra células tumorais. A importância disso é evidenciada pela suscetibilidade de camundongos que carecem de NOS2 à *Leishmania major* (à qual os camundongos de tipo selvagem são extremamente resistentes). Os mecanismos pelos quais o NO provoca danos aos patógenos invasores incluem nitrosilação dos ácidos nucleicos e combinação com enzimas que contêm grupamento heme, como as enzimas mitocondriais envolvidas na respiração celular.

ASPECTOS TERAPÊUTICOS

As novas abordagens terapêuticas em fase de investigação para aumentar a biodisponibilidade do NO incluem novas maneiras de aumentar a atividade da NOS; amplificar a via de nitrato-nitrito-NO, novas classes de doadores de NO e fármacos que limitam a inativação do NO por espécies reativas de oxigênio; e modular fosfodiesterases e guanilato ciclases solúveis (revisão por Lundberg et al., 2015).

ÓXIDO NÍTRICO

A inalação de altas concentrações de NO (como as que ocorriam quando cilindros de óxido nitroso, N_2O, para anestesia eram acidentalmente contaminados) provoca edema pulmonar agudo e metemoglobinemia, enquanto concentrações abaixo de 50 ppm (partes por milhão) não são tóxicas. O NO (5 a 300 ppm) inibe a broncoconstrição (pelo menos em cobaias), porém a principal ação de baixas concentrações de NO inalado em seres humanos consiste em vasodilatação pulmonar. O NO inspirado atua de preferência sobre os alvéolos ventilados e é usado terapeuticamente na síndrome de desconforto respiratório, incluindo insuficiência respiratória com hipóxica aguda em recém-nascidos, para os quais o NO teve aprovação regulamentar nos EUA. Essa condição se caracteriza por "*shunting*" intrapulmonar, isto é, sangue arterial pulmonar que passa por alvéolos não ventilados e que permanece desoxigenado. Isso provoca hipoxemia arterial e, como a hipoxemia causa vasoconstrição arterial pulmonar, também hipertensão arterial pulmonar aguda. O NO inalado produz dilatação dos vasos sanguíneos nos alvéolos ventilados (que estão expostos ao gás inspirado) e, portanto, reduz o *shunting*. O NO é utilizado em unidades de terapia intensiva para reduzir a hipertensão pulmonar e melhorar o fornecimento de oxigênio a pacientes com síndrome do desconforto respiratório, porém não se sabe se essa ação melhora a sobrevida a longo prazo desses pacientes em estado crítico.

DOADORES/PRECURSORES DE ÓXIDO NÍTRICO

Os nitrovasodilatadores vêm sendo usados terapeuticamente por mais de um século. O modo de ação comum desses fármacos é que eles constituem uma fonte de NO (ver Capítulos 20 e 21). Existem numerosos ensaios clínicos avaliando os efeitos vasculares de íons de nitrato inorgânico da dieta (contidos no suco de beterraba) sobre a pressão arterial, bem como sobre outros parâmetros cardiovasculares. Esses estudos forneceram achados mistos; da mesma forma, ensaios clínicos com suco de beterraba não conseguiram produzir um aumento no desempenho do exercício em populações tão diversas como corredores de 5 km, jogadores de basquete e tênis e pacientes com insuficiência cardíaca.

INIBIÇÃO DA SÍNTESE DE ÓXIDO NÍTRICO

Os fármacos podem inibir a síntese ou a ação do NO por vários mecanismos. Certos análogos da arginina competem com a arginina pela NOS, e os primeiros inibidores da NOS desenvolvidos nas décadas de 1980 e de 1990 foram baseados no substrato de L-arginina. Esses inibidores não seletivos como, por exemplo, N^G-monometil-L-arginina (L-NMMA) e N^G-nitro-L-arginina metil-éster (L-NAME), têm sido utilizados como ferramentas experimentais e em ensaios clínicos. A infusão de L-NMMA, um inibidor não seletivo da NOS, na artéria braquial provoca vasoconstrição local

> **Ações do óxido nítrico**
>
> - O óxido nítrico (NO) atua por meio de:
>   - Combinação com o grupamento heme na guanilato ciclase, com consequente ativação da enzima, aumento de GMPc e, portanto, redução da $[Ca^{2+}]_i$
>   - Combinação com grupos heme em outras proteínas (p. ex., citocromo C oxidase)
>   - Combinação com o ânion superóxido para produzir o ânion peroxinitrito citotóxico
>   - Nitrosilação de proteínas, lipídeos e ácidos nucleicos
> - Os efeitos do NO incluem:
>   - Vasodilatação, inibição da adesão e agregação das plaquetas e monócitos, inibição da proliferação da musculatura lisa, proteção contra ateroma, remodelamento vascular e angiogênese
>   - Efeitos sinápticos no sistema nervoso periférico e sistema nervoso central
>   - Defesa do hospedeiro e efeitos citotóxicos sobre patógenos
>   - Citoproteção.

(Figura 19.5), devido à inibição da produção basal de NO no braço infundido, provavelmente devido, em parte, à inibição da NOS1 nas fibras nervosas autonômicas (Seddon et al., 2008). A L-NMMA intravenosa causa vasoconstrição nos vasos de resistência renais, mesentéricos, cerebrais e do músculo estriado, aumenta a pressão arterial e provoca bradicardia reflexa.

A elucidação da estrutura cristalina de isoformas da NOS levou ao desenvolvimento de inibidores seletivos para essas isoformas. Os primeiros exemplos incluem o 7-nitroindazol, que inibe de modo seletivo a NOS1, e a aminoguanidina para a NOS2. Atualmente, para fins de pesquisa, dispõe-se de uma ampla variedade de inibidores seletivos da NOS (para cada uma das três isoformas).

SUBSTITUIÇÃO OU POTENCIALIZAÇÃO DO ÓXIDO NÍTRICO

Diversas maneiras pelas quais é possível intensificar a via de L-arginina/NO estão em fase de pesquisa. Algumas delas se baseiam em fármacos já existentes de valor comprovado em outros contextos. A esperança (ainda não provada) é de que, ao potencializar o NO, esses fármacos impedirão o desenvolvimento de aterosclerose ou suas complicações trombóticas ou apresentarão outros efeitos benéficos atribuídos ao NO. Entretanto, os esforços para modular as concentrações de NO por meio de doadores de NO e uso de substratos da NOS tiveram sucesso clínico limitado; de forma semelhante, o uso de antioxidantes gerais para aliviar o estresse oxidativo teve resultado negativo (revisão por Tejero et al., 2019). Como alternativa, a ingestão oral de nitrato/nitrito (p. ex., pelo consumo de vegetais de folhas verdes) contribui para as reservas corporais e pode gerar NO por meio de redução na via do nitrato-nitrito-NO, particularmente em hipoxia tecidual.

CONDIÇÕES CLÍNICAS EM QUE O ÓXIDO NÍTRICO PODE PARTICIPAR

A ampla distribuição das enzimas NOS e as diversas ações do NO sugerem que ocorrência de anormalidades na via L-arginina/NO pode ser importante na doença. O aumento ou a redução na produção pode ocorrer, e as hipóteses formuladas são numerosas.

Alertamos o leitor que, embora haja uma enorme quantidade de pesquisa pré-clínica traçando possíveis associações entre a via do NO e diversas doenças, reconhecemos também que nem todas essas possibilidades sejam passíveis de ter relevância clínica genuína ou resistirão ao teste do tempo.

A ubiquidade do NO nos leitos vasculares e da NOS2 como uma forma induzível em resposta à hipoxia, infecção, isquemia e acidose significa que é possível detectar um equilíbrio alterado do NO em estudos experimentais ou observacionais em quase todos os sistemas orgânicos. Há um reconhecimento crescente de que a desregulação do NO durante uma doença grave pode envolver um déficit (p. ex., da síntese de NO endotelial em áreas microvasculares), que, ao mesmo tempo, é acompanhado de excesso de NO em outros sistemas, causando disfunção cardíaca e macrovascular (Lambden, 2019). Por exemplo, acredita-se que a NOS3 nas células endoteliais sinusoidais do fígado confira proteção contra a doença hepática, enquanto o aumento da NOS1 contribui para uma patologia prejudicial. A complexidade e a natureza interconectada das vias do NO podem dificultar a interpretação das correlações clínicas. Isso cria grandes desafios para o direcionamento farmacológico de processos patológicos específicos, particularmente no que diz respeito a efeitos não intencionais em outras partes do corpo onde o NO é amplamente distribuído.

A *sepse* e a consequente falência múltipla de órgãos são outro exemplo importante aqui. Enquanto o NO beneficia a defesa do hospedeiro por meio de destruição dos organismos invasores, a sua presença em excesso provoca hipotensão prejudicial. Entretanto, lamentavelmente, a L-NMMA (que bloqueia a síntese de todas as três isoformas de NO) piora a sobrevida na sepse. As más notícias continuam: foi constatado que um sequestrador (*scavenger*) de óxido nítrico baseado na hemoglobina, o polioxietilenado de piridoxalhemoglobina, aumenta a mortalidade e os eventos adversos

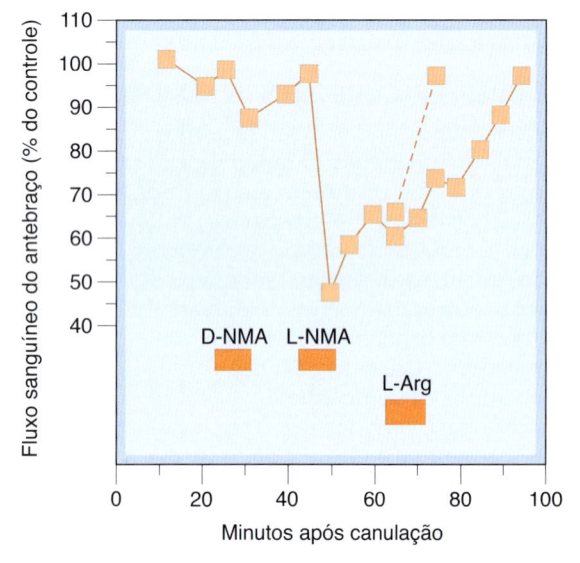

Figura 19.5 O fluxo sanguíneo basal no antebraço humano é influenciado pela biossíntese de óxido nítrico (NO). O fluxo sanguíneo do antebraço é expresso como porcentagem do fluxo no braço-controle não canulado (que não se modifica). A infusão do isômero D do análogo da arginina, N^G-monometil-L-arginina (D-NMA) na artéria braquial não tem nenhum efeito, enquanto o isômero L (L-NMA) provoca vasoconstrição. A L-arginina (L-Arg) acelera a recuperação dessa vasoconstrição (linha tracejada). (De Vallance, P., Collier, J., Moncada, S., et al., 1989. Effects of endothelium-derived nitric oxide on peripheral arteriolar tone in man. Lancet 334, 997-1000.)

em um ensaio clínico de fase 3 em pacientes com choque na unidade de terapia intensiva. Há também um debate contínuo a respeito dos possíveis sinais de insuficiência renal associados à terapia com NO inalado, em pacientes em estado crítico.

Os usos clínicos estabelecidos de fármacos que influenciam o sistema de L-arginina/NO estão resumidos no boxe clínico *Óxido nítrico na terapia*.

Óxido nítrico na terapia

- Os doadores de NO (p. ex., **nitroprussiato** e nitrovasodilatadores orgânicos) estão bem estabelecidos no tratamento da doença cardiovascular (ver Capítulos 20 e 21)
- Os inibidores da fosfodiesterase tipo V (p. ex., **sildenafila**, **tadalafila**) potencializam a ação do NO. São utilizados no tratamento da disfunção erétil e da hipertensão pulmonar (ver Capítulos 21 e 35)
- O NO inalado é usado em cuidados intensivos da síndrome de desconforto respiratório do adulto e neonatal
- O latanoprosteno bunode, um agonista da prostaglandina F2 de liberação de NO, é licenciado para tratamento do glaucoma. Esse composto é metabolizado a dois componentes – latanoprosta e mononitrato de butanediol (que subsequentemente libera NO). Ainda não foi esclarecido se o componente NO oferece maior benefício do que o latanoprosta isoladamente (ver Capítulo 27).

Óxido nítrico na fisiopatologia

- O NO é sintetizado em condições fisiológicas e em circunstâncias patológicas
- A redução ou o aumento da produção de NO podem contribuir para o desenvolvimento de doenças
- Em caso de doença grave, pode ocorrer uma complexa interação competitiva entre a síntese excessiva de NO em alguns órgãos e, ao mesmo tempo, a sua produção diminuída em outros sistemas.

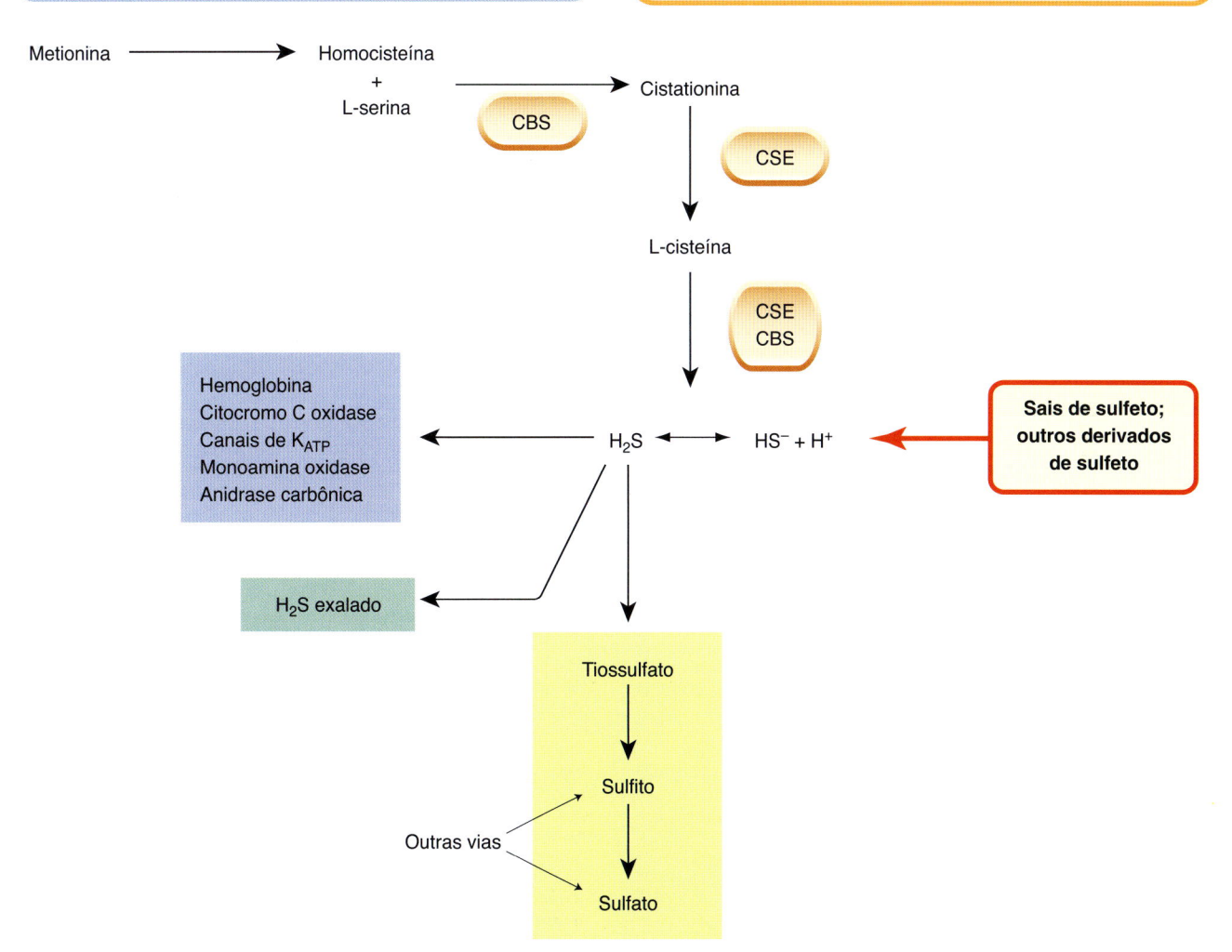

Figura 19.6 Síntese, locais de ação e disposição do H_2S. A figura ilustra a biossíntese endógena a partir de aminoácidos que contêm enxofre (metionina, cisteína) por meio das ações das enzimas reguladoras metionina cistationina-γ-liase (CSE) e cistationina β-sintase (CBS); doadores de H_2S farmacológicos (*boxe de contorno vermelho*) podem ser administrados exogenamente. É provável que a maior parte do H_2S seja excretada pelos rins na forma de sulfato (*boxe amarelo*). Certa quantidade é eliminada no ar exalado (*boxe verde*). Alguns alvos moleculares do H_2S estão indicados no *boxe azul*. (Adaptada, com autorização, de Ritter, J.M., 2010. Human pharmacology of hydrogen sulfide: putative gaseous mediator. Br. J. Clin. Pharmacol. 69, 573-575.)

MEDIADORES RELACIONADOS

O NO, promovido de poluente a "molécula do ano",[6] foi acompanhado, de forma também improvável, pelo monóxido de carbono (CO) – um gás de escapamento potencialmente letal – e pelo sulfeto de hidrogênio (H_2S), os quais também são formados em tecidos de mamíferos. Existem semelhanças notáveis entre esses três gases, bem como algumas diferenças. Todos os três são moléculas lábeis muito difusíveis, rapidamente eliminadas do organismo: o NO como nitrito e nitrato na urina, bem como na forma de NO no ar exalado (ver discussão anterior); o CO no ar exalado; o H_2S como tiossulfato, sulfito e sulfato na urina (Figura 19.6) e no ar exalado. Todos os três reagem com a hemoglobina e afetam o processo energético celular por meio de ações sobre a citocromo C oxidase. Todos têm efeitos vasodilatadores (embora a exposição crônica ao CO possa causar vasoconstrição) e exercem efeitos anti-inflamatórios e citoprotetores em baixas concentrações, porém causam lesão celular em concentrações mais altas.

SULFETO DE HIDROGÊNIO (H_2S) E MONÓXIDO DE CARBONO (CO)

O H_2S tem potentes efeitos farmacológicos no sistema cardiovascular, incluindo relaxamento vascular secundário à ativação dos canais de K_{ATP} do músculo liso vascular (ver Capítulo 4). Atua também sobre o sistema nervoso e influencia a nocicepção, modulando seletivamente os canais de Ca^+ do tipo T voltagem-dependentes (Elies et al., 2016). Além disso, influencia os processos inflamatórios. Para uma análise dos efeitos do H_2S sobre os canais iônicos e sistemas de transdução intracelular, consulte Li et al. (2011). Foram conduzidos ensaios clínicos sobre os efeitos dos doadores de H_2S em doenças tão diversas como insuficiência cardíaca, doença cardíaca isquêmica, câncer e subfertilidade masculina (Gojon et al., 2020), porém nenhum dos estudos avançou para ensaios clínicos randomizados de fase 3 até o momento. O **otenaproxesul**, um derivado do naproxeno que libera sulfeto, está passando para ensaios clínicos de fase 3 na dor crônica após demonstrar um menor risco de úlcera péptica do que o composto original naproxeno em ensaios clínicos de fase 2. Convém assinalar que o naproxcinode, um derivado do doador de óxido nítrico naproxeno, fracassou diante das barreiras regulamentares devido a questões de segurança.

O tiossulfato de sódio, um produto de oxidação de H_2S, também demonstrou ser promissor para uso terapêutico. Dados de ensaios clínicos randomizados indicaram alguma eficácia na prevenção da toxicidade induzida por quimioterapia, enquanto ensaios clínicos adicionais estão sendo planejados para uma ampla variedade de condições (ver Zhang et al., 2021, para uma descrição de possíveis aplicações clínicas).

Ainda não existem fármacos que atuem por meio de vias de CO, porém o CO (talvez de forma surpreendente para um gás associado a efeitos letais em ambiente doméstico) apresenta efeitos potencialmente benéficos na sobrevida das células, e moléculas liberadoras de CO estão em fase de pesquisa (Motterlini e Foresti, 2017).

---

[6] Pela Associação Americana para o Avanço da Ciência, em 1992.

BIBLIOGRAFIA E LEITURA COMPLEMENTAR

Aspectos bioquímicos

Derbyshire, E.R., Marletta, M.A., 2012. Structure and regulation of soluble guanylate cyclase. Annu. Rev. Biochem. 81, 533–559.

Tejero, J., Shiva, S., Gladwin, M.T., 2019. Sources of vascular nitric oxide and reactive oxygen species and their regulation. Physiol. Rev. 99, 311–379.

Aspectos fisiológicos

Carlström, M., 2021. Nitric oxide signalling in kidney regulation and cardiometabolic health. Nat. Rev. Nephrol. 17, 575–590.

Erusalimsky, J.D., Moncada, S., 2007. Nitric oxide and mitochondrial signalling from physiology to pathophysiology. Arterioscler. Thromb. Vasc. Biol. 27, 2524–2531.

Furchgott, R.F., Zawadzki, J.V., 1980. The obligatory role of endothelial cells in the relaxation of arterial smooth muscle by acetylcholine. Nature 288, 3734.

Garthwaite, J., 2008. Concepts of neural nitric oxide-mediated transmission. Eur. J. Neurosci. 27, 2783–2802.

Ghimire, K., Altmann, H.M., Straub, A.C., Isenberg, J.S., 2017. Nitric oxide: what's new to NO? Am. J. Physiol. Cell Physiol. 312, C254–C262.

Kraehling, J.R., Sessa, W.C., 2017. Contemporary approaches to modulating the nitric oxide-cGMP pathway in cardiovascular disease. Circ. Res. 120, 1174–1182.

Seddon, M.D., Chowienczyk, P.J., Brett, S.E., et al., 2008. Neuronal nitric oxide synthase regulates basal microvascular tone in humans *in vivo*. Circulation 117, 1991–1996.

Seddon, M., Melikian, N., Dworakowski, R., et al., 2009. Effects of neuronal nitric oxide synthase on human coronary artery diameter and blood flow in vivo. Circulation 119, 2656–2662.

Aspectos patológicos

Caplin, B., Leiper, J., 2012. Endogenous nitric oxide synthase inhibitors in the biology of disease: markers, mediators, and regulators? Arterioscler. Thromb. Vasc. Biol. 32, 1343–1353.

Farah, C., Michel, L.Y.M., Balligand, J.L., 2018. Nitric oxide signalling in cardiovascular health and disease. Nat. Rev. Cardiol. 15, 292–316.

Lambden, S., 2019. Bench to bedside review: therapeutic modulation of nitric oxide in sepsis-an update. Intensive Care Med. Exp. 7, 64.

Aspectos clínicos e terapêuticos

Lundberg, J.O., Gladwin, M.T., Weitzberg, E., 2015. Strategies to increase nitric oxide signalling in cardiovascular disease. Nat. Rev. Drug Discov. 14, 623–641.

Sulfeto de hidrogênio e monóxido de carbono como possíveis mediadores

Elies, J., Scragg, J.L., Boyle, J.P., 2016. Regulation of the T-type Ca^{2+} channel Cav3.2 by hydrogen sulfide: emerging controversies concerning the role of H_2S in nociception. J. Physiol. (Lond.) 594, 4119–4129.

Gojon, G., Morales, G.A., 2020. SG1002 and catenated divalent organic sulfur compounds as promising hydrogen sulfide prodrugs. Antioxid Redox Signal. 33, 1010–1045.

Li, L., Rose, P., Moore, P.K., 2011. Hydrogen sulfide and cell signaling. Annu. Rev. Pharmacol. Toxicol. 51, 169–187.

Motterlini, R., Foresti, R., 2017. Biological signaling by carbon monoxide and carbon monoxide-releasing molecules. Am. J. Physiol. Cell Physiol. 312, C302–C313.

Nowaczyk, A., Kowalska, M., Nowaczyk, J., et al., 2021. Carbon monoxide and nitric oxide as examples of the youngest class of transmitters. Int. J. Mol. Sci. 22, 6029.

Zhang, M.Y., Dugbartey, G.J., Juriasingani, S., et al., 2021. Hydrogen sulfide metabolite, sodium thiosulfate: clinical applications and underlying molecular mechanisms. Int. J. Mol. Sci. 22, 6452.

Fármacos que Afetam os Grandes Sistemas de Órgãos • SEÇÃO 3

Coração 20

CONSIDERAÇÕES GERAIS

Este capítulo apresenta uma visão geral da função cardíaca quanto a eletrofisiologia, contração, consumo de oxigênio e fluxo sanguíneo coronariano, controle autonômico e peptídeos natriuréticos. Esse panorama possibilita a compreensão dos efeitos dos fármacos sobre o coração e do lugar que ocupam no tratamento das doenças cardíacas. Concentra-se nos fármacos que atuam direto sobre o coração, nomeadamente os fármacos antiarrítmicos e fármacos que aumentam a força de contração (em particular a digoxina), bem como os fármacos antianginosos que atuam de modo indireto, por meio de redução do trabalho cardíaco. A doença cardíaca mais comum é causada por ateroma nas artérias coronárias, complicado por trombose em placas ateromatosas; os fármacos usados no tratamento e na prevenção desses eventos são considerados nos Capítulos 22 e 23. A insuficiência cardíaca é tratada principalmente com fármacos que atuam de forma indireta no coração por meio de ações sobre o músculo liso vascular, discutidos no Capítulo 21, com diuréticos e inibidores do transportador de sódio e glicose 2 (SGLT2) (ver Capítulos 29 e 31) e com antagonistas dos receptores β-adrenérgicos (ver Capítulo 15).

INTRODUÇÃO

Neste capítulo, consideraremos os efeitos de fármacos sobre o coração em três categorias principais:

1. Frequência e ritmo.
2. Contração do miocárdio.
3. Metabolismo e fluxo sanguíneo.

Naturalmente, os efeitos de fármacos nesses aspectos da função cardíaca não são independentes uns dos outros. Por exemplo, se um fármaco afetar as propriedades elétricas da membrana celular do miocárdio, ele provavelmente influenciará tanto o ritmo cardíaco quanto a contração miocárdica. De modo semelhante, um fármaco que afetar a contração também alterará inevitavelmente o metabolismo e o fluxo sanguíneo. Entretanto, do ponto de vista terapêutico, essas três classes de efeitos representam objetivos clínicos distintos em relação ao tratamento das arritmias cardíacas, da insuficiência cardíaca e da insuficiência coronariana (como ocorre durante a angina ou o infarto do miocárdio), respectivamente.

FISIOLOGIA DA FUNÇÃO CARDÍACA

FREQUÊNCIA E RITMO CARDÍACOS

As câmaras cardíacas normalmente se contraem de maneira coordenada bombeando o sangue de maneira eficiente por uma via determinada pelas valvas. A coordenação da contração é realizada por um sistema de condução especializado.

O *ritmo sinusal* normal é gerado por impulsos de marca-passo, que se originam no nó sinoatrial (SA) e são conduzidos em sequência através dos átrios, do nó atrioventricular (AV), do feixe de His, das fibras de Purkinje e dos ventrículos. As células cardíacas devem a sua excitabilidade elétrica a canais na membrana plasmática voltagem-dependentes que são seletivos para diversos íons, incluindo Na^+, K^+ e Ca^{2+}, cujas estruturas e função são descritas no Capítulo 4. As características eletrofisiológicas do músculo cardíaco que o distinguem de outros tecidos excitáveis são as seguintes:

- Atividade de marca-passo
- Ausência de corrente de Na^+ rápida nos nós SA e AV, onde a corrente lenta de entrada de Ca^{2+} inicia os potenciais de ação
- Potencial de ação longo ("platô") e período refratário
- Influxo de Ca^{2+} durante o platô.

Várias dessas características especiais do ritmo cardíaco estão relacionadas com as correntes de Ca^{2+}. O coração contém canais de cálcio *intracelulares* (*i. e.*, receptores de rianodina e canais de cálcio ativados por trifosfato de inositol, descritos no Capítulo 4, que são importantes na contração do miocárdio) e canais de cálcio voltagem-dependentes na membrana plasmática, que são fundamentais no controle da frequência e do ritmo cardíaco. O principal tipo de canal de cálcio voltagem-dependente em funcionamento no miocárdio adulto é o canal do tipo L, também importante no músculo liso vascular. Os canais do tipo L são essenciais em regiões de condução especializadas, bem como no miocárdio.

O potencial de ação de uma célula muscular cardíaca ideal é mostrado na Figura 20.1A e dividido em cinco fases: 0 (despolarização rápida); 1 (repolarização parcial); 2 (platô); 3 (repolarização); e 4 (marca-passo).

Os mecanismos iônicos subjacentes a essas fases podem ser resumidos da seguinte maneira.

A fase 0, isto é, de despolarização rápida, ocorre quando o potencial de membrana alcança um limiar de disparo crítico (cerca de –60 mV), no qual a corrente de entrada de Na^+ que flui através dos canais de sódio voltagem-dependentes se torna grande o suficiente para produzir uma despolarização regenerativa ("tudo ou nada"). Esse mecanismo é o mesmo responsável pela geração de potencial de ação nos neurônios (ver Capítulo 4). A ativação dos canais de sódio por despolarização da membrana é transitória, e, se a membrana permanecer despolarizada por mais de alguns milissegundos, eles se fecham novamente (inativação). Por conseguinte, esses canais estão fechados durante o platô do potencial de ação e permanecem indisponíveis para o início de outro potencial de ação até que a membrana se repolarize.

A fase 1, isto é, a repolarização parcial, ocorre à medida que a corrente de Na^+ é inativada.

A fase 2, o platô, resulta de uma corrente de entrada de Ca^{2+}. Os canais de cálcio exibem um padrão de ativação e inativação voltagem-dependentes, qualitativamente semelhantes aos canais de sódio, porém com um curso de tempo muito mais lento. O platô é auxiliado por uma propriedade

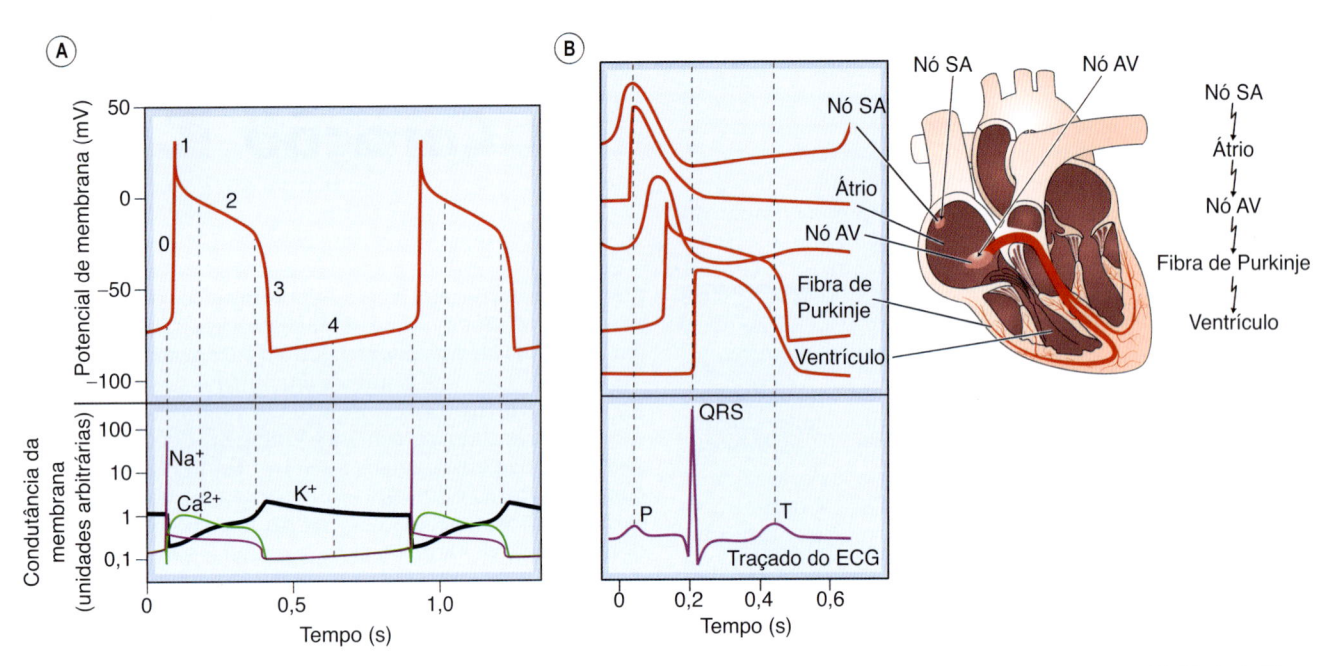

Figura 20.1 O potencial de ação cardíaco. **A.** Fases do potencial de ação: (*0*) despolarização rápida; (*1*) repolarização parcial; (*2*) platô; (*3*) repolarização; (*4*) despolarização de marca-passo. O *painel inferior* mostra as alterações associadas a condutância da membrana ao Na^+, K^+ e Ca^{2+}. **B.** Condução do impulso através do coração, com o traçado do eletrocardiograma (ECG) correspondente. Observe que o retardo mais longo ocorre no nó atrioventricular (AV), onde o potencial de ação tem uma forma de onda caracteristicamente lenta. SA, sinoatrial.

especial da membrana do músculo cardíaco, conhecida como retificação de direção interna, o que significa que a condutância ao K^+ cai para um nível baixo quando a membrana é despolarizada. Como resultado, existe pouca tendência para que uma corrente de K^+ de saída restaure o potencial de repouso da membrana durante o platô, de modo que uma corrente de entrada de Ca^{2+} relativamente pequena é suficiente para manter o platô. Uma corrente de sódio persistente (I_{Nap}) também contribui para o platô. Essa corrente é muito pequena em comparação com o componente rápido da corrente de sódio; entretanto, à medida que flui ao longo do potencial de ação, contribui de modo substancial para a carga de sódio durante cada ciclo cardíaco e constitui um importante contribuinte nas arritmias isquêmicas e um alvo farmacológico (ver adiante).

A fase 3, isto é, de repolarização, ocorre à medida que a corrente de Ca^{2+} é inativada, e há ativação de uma corrente de K^+ retificadora de saída tardia (análoga à corrente de K^+ que causa repolarização nas fibras nervosas, porém muito mais lenta; ver Capítulo 4), produzindo uma corrente de saída de K^+. Esta é aumentada por outra corrente de K^+, ativada por altas concentrações intracelulares de Ca^{2+}, $[Ca^{2+}]_i$, durante o platô e, algumas vezes, também por outras correntes de K^+, incluindo uma através de canais ativados pela acetilcolina (ver Capítulo 14 e mais adiante) e outra ativada pelo ácido araquidônico, que é liberado em condições patológicas, como infarto do miocárdio.

A fase 4, o potencial de marca-passo, é uma despolarização gradual durante a diástole. A atividade de marca-passo normalmente só é encontrada no tecido nodal e de condução. O potencial de marca-passo é causado pela combinação de aumento das correntes de entrada e declínio das correntes de saída durante a diástole. Em geral, é mais rápido nas células do nó SA, que, portanto, atuam como marca-passo para o coração inteiro. As células do nó SA têm uma condutância basal maior ao Na^+ do que os miócitos atriais ou ventriculares, levando a uma maior corrente basal de entrada. Além disso, a inativação dos canais de cálcio voltagem-dependentes diminui durante a diástole, resultando em aumento da corrente de entrada de Ca^{2+} no período final da diástole. A ativação dos canais de cálcio do tipo T durante o final da diástole contribui para a atividade de marca-passo do nó SA. O potencial de membrana negativo no início da diástole ativa um canal de cátions que é permeável ao Na^+ e ao K^+, dando origem a outra corrente de entrada, denominada I_f.[1] Um inibidor dessa corrente, a **ivabradina**, causa bradicardia e é usado terapeuticamente (ver adiante).

Várias correntes de saída dependentes de voltagem e de tempo também desempenham um papel: a corrente de K^+ retificadora (I_K) tardia, ativada durante o potencial de ação, é desligada pelo potencial de membrana negativo no início da diástole. A corrente proveniente da bomba eletrogênica de Na^+/K^+ também contribui para a corrente de saída durante o potencial de marca-passo.

A Figura 20.1B mostra a configuração do potencial de ação em diferentes partes do coração. A fase 0 está ausente nas regiões nodais, onde a velocidade de condução é correspondentemente lenta (cerca de 5 cm/s), em comparação com outras regiões, como as fibras de Purkinje (velocidade de condução de cerca de 200 cm/s), que propagam rapidamente o potencial de ação até os ventrículos. As regiões que carecem de uma corrente de entrada rápida apresentam um período refratário muito mais longo do que as regiões de condução rápida. Nas fibras de condução rápida, a inativação da corrente de Na^+ se recupera rapidamente, e a célula torna-se de novo excitável quase quando é repolarizada.

O padrão organizado do ritmo sinusal pode ser afetado por doença cardíaca ou pela ação de fármacos ou hormônios circulantes, e uma aplicação terapêutica importante dos fármacos consiste em restaurar um ritmo cardíaco normal no local onde está alterado. A causa mais comum de arritmia

---

[1]*f* para *funny* (que significa engraçado), visto que é incomum os canais de cátions serem ativados por hiperpolarização; os eletrofisiologistas cardíacos têm um senso de humor peculiar!

cardíaca é a cardiopatia isquêmica, e 25 a 50% das mortes após infarto do miocárdio resultam de *taquicardia* ou *fibrilação ventricular*, e não diretamente de falência da maquinaria contrátil devido à morte dos miócitos cardíacos.

DISTÚRBIOS DO RITMO CARDÍACO

Do ponto de vista clínico, as arritmias são classificadas de acordo com:

- O local de origem da anormalidade – atriais, juncionais ou ventriculares
- O aumento da frequência (> 100 batimentos por minuto [bpm] – *taquicardia*) ou sua diminuição (< 60 bpm – *bradicardia*).

As arritmias podem ser assintomáticas ou causar dor torácica e palpitações (percepção dos batimentos cardíacos) ou sintomas de hipoperfusão cerebral (desmaio ou perda da consciência). Seu diagnóstico depende do eletrocardiograma (ECG) de superfície, porém os detalhes estão além do propósito deste livro – ver Hampton e Hampton (2019). Os tipos mais comuns de taquiarritmia são a *fibrilação atrial*, em que os batimentos cardíacos são completamente irregulares, e a *taquicardia supraventricular* (TSV), *paroxística*, em que os batimentos cardíacos são rápidos, porém regulares. É comum a ocorrência de batimentos ectópicos ocasionais (ventriculares, bem como supraventriculares). As taquiarritmias ventriculares sustentadas são bem menos comuns, porém mais graves; incluem a *taquicardia ventricular* e a *fibrilação ventricular*, nas quais a atividade elétrica nos ventrículos é completamente caótica, e o débito cardíaco cessa. As bradiarritmias incluem vários tipos de *bloqueio cardíaco* (p. ex., no nó AV ou SA) e cessação completa da atividade elétrica ("parada assistólica"). Com frequência, em pacientes individuais, não se sabe ao certo quais dos vários mecanismos discutidos adiante são diretamente responsáveis, porém é normal ocorrerem distúrbios do ritmo cardíaco, devido a rupturas na formação dos impulsos elétricos e/ou na condução (ver Tse, 2016, para uma revisão detalhada sobre os mecanismos celulares nas arritmias cardíacas):

1. Taquicardia com maior formação de impulsos (por meio de atividade deflagrada ou aumento da automaticidade) e circuitos de reentrada.
2. Bradicardia, devido à redução da automaticidade no nó sinusal ou comprometimento da condução ao longo da via.

A atividade deflagrada descreve a ativação prematura dos miócitos cardíacos e batimentos extras, devido a um fenômeno conhecido como "pós-despolarização". Aqui, as flutuações no potencial de membrana podem desencadear despolarizações adicionais, enquanto a repolarização ainda está em curso (conhecida como "pós-despolarização precoce") ou apenas após a repolarização estar completa – conhecida como "pós-despolarização tardia" (Figura 20.2). Os fatores importantes (e passíveis de tratamento) que causam pós-despolarização consistem em hipopotassemia, hipercalcemia, hipoxia e acidose, habitualmente no contexto de dano subjacente ao miocárdio. A duração prolongada do potencial de ação, conforme observado na bradicardia, e as síndromes do QT longo, que frequentemente consistem em toxicidade farmacológica relacionada (ver adiante), constituem fatores fundamentais na base da pós-despolarização precoce e atividade desencadeada. As causas reconhecidas de pós-despolarização tardia incluem excesso de catecolaminas (que desencadeia taquicardia ventricular polimórfica) e toxicidade digitálica.

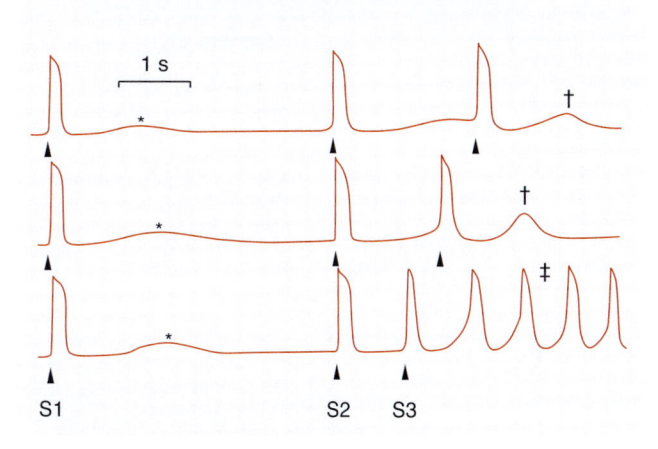

Figura 20.2 Pós-despolarização no músculo cardíaco registrada em seio coronário de cão na presença de noradrenalina (norepinefrina). O primeiro estímulo (*S1*) provoca um potencial de ação, seguido de pós-despolarização pequena. À medida que diminui o intervalo *S2–S3*, a pós-despolarização torna-se maior (†) até desencadear uma série indefinida de potenciais de ação (‡). (Adaptada de Wit, A.L., Cranefield, P.F., 1977. Circ. Res. 41, 435.)

Algumas áreas do coração têm células marca-passo que despolarizam e descarregam espontaneamente (ação conhecida como "automaticidade"). O marca-passo natural ou fisiológico no nó SA controla a regulação da frequência cardíaca, porém vários outros tecidos cardíacos podem assumir atividade de marca-passo (embora com taxa de descarga mais lenta). Isso proporciona um mecanismo de segurança em caso de falha do nó SA, mas também pode desencadear taquiarritmias. Aqui, o aumento da automaticidade e a atividade de marca-passo ectópica podem ser causados por dano isquêmico, distúrbios eletrolíticos e atividade simpática. Por exemplo, as catecolaminas, que atuam sobre os receptores β_1-adrenérgicos (ver Capítulo 15), aumentam a taxa de despolarização durante a fase 4 e podem fazer com que partes normalmente quiescentes do coração assumam um ritmo espontâneo. Várias taquiarritmias (p. ex., fibrilação atrial paroxística) podem ser desencadeadas por circunstâncias associadas a um aumento da atividade simpática, como, por exemplo, dor durante o infarto do miocárdio.

Normalmente, um potencial de ação cardíaco extingue-se após ter ativado os ventrículos, visto que é circundado por tecido refratário que acabou de atravessar. A *reentrada* (Figura 20.3) descreve uma situação na qual o impulso excita de novo regiões do miocárdio depois de ter passado o período refratário, causando uma circulação contínua de potenciais de ação. Pode resultar de anomalias anatômicas ou, com mais frequência, de lesão do miocárdio. A reentrada é subjacente a muitos tipos de arritmias, cujo padrão depende do local do circuito reentrante, que pode estar nos átrios, nos ventrículos ou no tecido nodal. Um simples anel de tecido pode dar origem a um ritmo reentrante se houver bloqueio de condução transitório ou unidirecional. Em geral, um impulso que se origina em qualquer ponto do anel se propagará em ambas as direções e será extinto quando os dois impulsos se encontrarem; entretanto, se uma área danificada causar bloqueio transitório (de modo que um impulso seja bloqueado, enquanto o segundo pode prosseguir; ver Figura 20.3) ou um bloqueio unidirecional, poderá ocorrer circulação contínua do impulso. Isso é conhecido como *movimento circular* e foi demonstrado experimentalmente em anéis de tecido de água-viva há muitos anos.

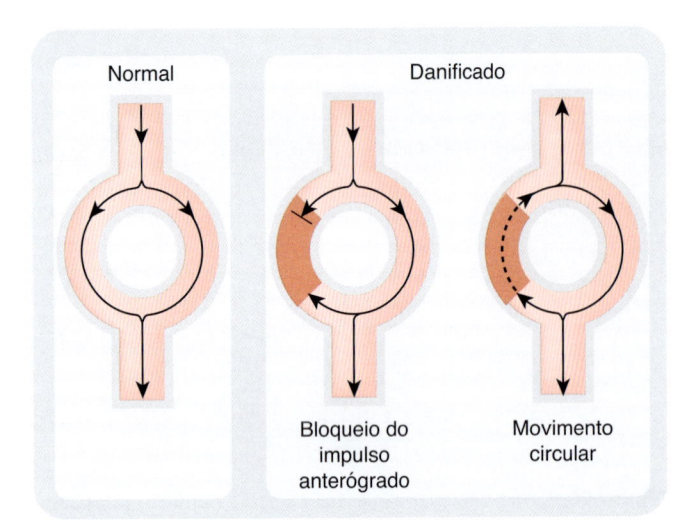

Figura 20.3 Geração de um ritmo reentrante por uma área de miocárdio danificada. A área danificada (*marrom*) conduz apenas em uma direção. Isso perturba o padrão normal de condução e possibilita a ocorrência de circulação contínua do impulso.

Tabela 20.1 Resumo dos fármacos antiarrítmicos (classificação de Vaughan Williams).

Classe	Exemplo(s)	Mecanismo
Ia	Disopiramida	Bloqueio dos canais de sódio (dissociação intermediária)
Ib	Lidocaína	Bloqueio dos canais de sódio (dissociação rápida)
Ic	Flecainida	Bloqueio dos canais de sódio (dissociação lenta)
II	Atenolol	Antagonismo dos receptores β-adrenérgicos
III	Amiodarona, sotalol	Bloqueio dos canais de potássio
IV	Verapamil	Bloqueio de canais de cálcio

O *bloqueio cardíaco* resulta de fibrose ou de dano isquêmico ao sistema de condução (com frequência no nó AV). No bloqueio cardíaco completo, os átrios e os ventrículos batem independentemente uns dos outros, enquanto os ventrículos batem em uma frequência lenta determinada por qualquer marca-passo captado distalmente ao bloqueio. Uma falha completa esporádica da condução AV provoca períodos súbitos de perda de consciência (crises de Stokes-Adams), e o seu tratamento consiste na implantação de um marca-passo artificial.

Arritmias ventriculares induzidas por fármacos

Na década de 1990 e no início de 2000, foi necessário retirar do mercado diversos fármacos devido à sua propensão a exercer efeitos *pró-arrítmicos*, notadamente um tipo polimórfico perigoso de taquicardia ventricular, denominado (um tanto extravagantemente) *torsades de pointes* (porque se diz que a aparência do traçado de ECG lembra essa sequência de balé). A *torsades de pointes* está associada ao prolongamento do intervalo QT e ligada a fármacos que inibem o canal de potássio repolarizante hERG (gene relacionado com éter-a-go-go humano).

Esse risco pró-arrítmico é mais proeminente em pacientes que usam agentes antiarrítmicos (tipo Ia e Ic e sotalol na Tabela 20.1), bem como uma longa e variada lista de outros fármacos responsáveis, que atuam sobre os canais de sódio e de potássio para prolongar o intervalo QT. Em ambientes clínicos, o risco pró-arrítmico é maior quando há distúrbios de eletrólitos envolvidos na repolarização (p. ex., potássio, cálcio, magnésio) ou comorbidades graves (como sepse, hipoxia e dano cardíaco subjacente). A arritmia induzida por fármaco assemelha-se à forma congênita observada em indivíduos com QT prolongado hereditário (p. ex., síndrome de Ward-Romano),[2] e já foram descritos 15 tipos de síndrome do QT longo familiar.

A associação perigosa de *torsades de pointes* com prolongamento do intervalo QT levou a exigências regulamentares para a realização de "testes de QT completos" para rastreamento de novos compostos potencialmente perigosos (p. ex., os que bloqueiam o canal de potássio relacionado com hERG e/ou prolongam o QT). Todavia, embora esses testes possam ser altamente sensíveis na detecção de prolongamento do intervalo QT induzido por fármacos, os métodos empregados são pouco específicos. O prolongamento do intervalo QT por si só não é um bom substituto dos resultados clínicos – alguns fármacos (p. ex., ranolazina, verapamil) podem ter efeito muito acentuado sobre o intervalo QT, mas isso pode não resultar efetivamente em arritmias ventriculares. Além disso, ficou claro que o risco de pró-arritmia induzida por fármaco envolve não apenas os canais de potássio de entrada, mas também canais de sódio e de cálcio cardíacos que modulam o potencial de ação. Um projeto colaborativo internacional está trabalhando para desenvolver preditores de risco clínico mais acurados do que a inibição dos canais de potássio hERG e prolongamento do intervalo QT, incorporando efeitos de fármacos sobre os canais de sódio rápidos e lentos e nos canais de cálcio do tipo L (ver Roden, 2019 e Yim, 2018, para descrições claras e detalhadas desse tópico desafiador e em evolução).

CONTRAÇÃO CARDÍACA

Débito cardíaco é o produto da frequência cardíaca pelo volume sistólico ventricular esquerdo médio (*i. e.*, o volume de sangue ejetado do ventrículo a cada batimento). A frequência cardíaca é controlada pelo sistema nervoso autônomo (ver Capítulos 13 a 15 e mais adiante). O volume sistólico é determinado por uma combinação de fatores, que incluem alguns intrínsecos ao próprio coração e outros hemodinâmicos extrínsecos. Os fatores intrínsecos regulam a contratilidade do miocárdio por meio da $[Ca^{2+}]_i$ e do ATP e são sensíveis a vários fármacos e processos patológicos. Os fatores circulatórios extrínsecos incluem a elasticidade e o estado contrátil das artérias e veias, bem como o volume e a viscosidade do sangue, que em conjunto determinam a carga cardíaca (pré-carga e pós-carga, ver adiante). Os fármacos que influenciam esses fatores circulatórios são de suma importância no tratamento de pacientes com insuficiência cardíaca. Esses fármacos são tratados no Capítulo 21.

---

[2]Uma menina de 3 anos de idade começou a ter desmaios, cuja frequência diminuiu com a idade. O ECG revelou um prolongamento do intervalo QT. Quando tinha 18 anos de idade, perdeu a consciência ao correr para pegar um ônibus. Aos 19, ficou muito emocionada ao participar de uma audiência de televisão ao vivo e morreu subitamente. A base molecular dessa doença hereditária rara é atualmente conhecida. É causada mais frequentemente por mutações nos genes que codificam canais de potássio voltagem-dependentes KCNQ1 e KCNH2 (também conhecido como *hERG*) – ou canal de sódio voltagem-dependente, *SCN5A*, que resulta em perda de inativação da corrente de Na^+.

> **Arritmias cardíacas**
>
> - As arritmias surgem em decorrência de anormalidades na formação e/ou condução de impulsos elétricos:
>   - Pós-despolarização, que desencadeia batimentos ectópicos
>   - Aumento da automaticidade, com atividade ectópica de marca-passo
>   - Circuitos de reentrada
>   - Diminuição da automaticidade e/ou bloqueio cardíaco
> - A atividade desencadeada pela pós-despolarização pode ser provocada por distúrbios eletrolíticos (cálcio, potássio), isquemia e toxicidade farmacológica
> - Pode ocorrer aumento da automaticidade com atividade ectópica de marca-passo com excesso de atividade simpática, isquemia e distúrbio eletrolítico
> - A reentrada é facilitada quando a condução é interrompida em partes do miocárdio como resultado de doença
> - O bloqueio cardíaco resulta de doenças (p. ex., fibrose) no sistema de condução, especialmente do nó AV, ou resulta do uso de fármacos bloqueadores, como antagonistas dos receptores β-adrenérgicos ou bloqueadores dos canais de cálcio
> - Clinicamente, as arritmias estão divididas:
>   - De acordo com o seu local de origem (supraventriculares ou ventriculares)
>   - De acordo com o aumento ou a diminuição da frequência cardíaca (taquicardia ou bradicardia).

reflete uma propriedade inerente do sistema contrátil. A lei de Frank-Starling pode ser representada como uma curva de função ventricular (Figura 20.4). A área dentro da curva de pressão-volume durante o ciclo cardíaco fornece uma medida do trabalho sistólico ventricular. É determinada, de modo aproximado, pelo produto do volume sistólico e pressão arterial média. Como Starling demonstrou, fatores extrínsecos ao coração afetam o seu desempenho de várias maneiras, sendo particularmente importantes dois padrões de resposta para o aumento da carga:

- O aumento da pressão de enchimento cardíaco (*pré-carga*), causado seja por aumento do volume sanguíneo, seja por venoconstrição (que resulta em retorno de mais sangue às câmaras cardíacas), aumenta o volume diastólico final ventricular. Isso eleva o volume sistólico e, portanto, o débito cardíaco e a pressão arterial média. Tanto o trabalho cardíaco quanto o consumo de oxigênio do coração aumentam
- A vasoconstrição dos vasos de resistência aumenta a *pós-carga*. O volume diastólico final (e, portanto, o trabalho sistólico) é inicialmente inalterado; porém, quando há resistência vascular aumentada, o trabalho sistólico constante reduz o volume sistólico e, portanto, aumenta o volume diastólico final. Isso, por sua vez, aumenta o trabalho sistólico até que seja restabelecido o estado de equilíbrio dinâmico, com aumento do volume diastólico final e o mesmo débito cardíaco anterior. À semelhança da pré-carga aumentada, tanto o trabalho cardíaco quanto o consumo cardíaco de oxigênio aumentam.

CONTRATILIDADE E VIABILIDADE DO MIOCÁRDIO

A maquinaria contrátil do músculo estriado do miocárdio é basicamente a mesma que a do músculo estriado voluntário (ver Capítulo 4). Envolve a ligação do Ca^{2+} à troponina C, o que muda a conformação do complexo da troponina, possibilitando a formação de pontes cruzadas da miosina com a actina e o início da contração. A **levosimendana** (um fármaco utilizado em alguns países para o tratamento da insuficiência cardíaca descompensada aguda; ver Capítulo 21) aumenta a força da contração cardíaca por meio de sua ligação à troponina C e sensibilização desta última à ação do Ca^{2+}. Posteriormente, são descritos novos fármacos em desenvolvimento que têm como alvo a miosina cardíaca.

Muitos efeitos dos fármacos sobre a contratilidade cardíaca podem ser explicados em termos de suas ações sobre a $[Ca^{2+}]_i$ por meio de efeitos sobre os canais de cálcio na membrana plasmática ou no retículo sarcoplasmático ou sobre a bomba de Na^+/K^+, que influencia indiretamente a bomba de Na^+/Ca^{2+} (ver adiante). Outros fatores que afetam a força de contração incluem a disponibilidade de oxigênio e uma fonte de energia metabólica, como ácidos graxos livres.

CURVAS DE FUNÇÃO VENTRICULAR E INSUFICIÊNCIA CARDÍACA

A força de contração do coração é determinada, em parte, pela sua contratilidade intrínseca (que, conforme descrito, depende da $[Ca^{2+}]_i$ e da disponibilidade de ATP) e, em parte, por fatores hemodinâmicos extrínsecos que afetam o volume diastólico final e, portanto, o comprimento das fibras musculares em repouso. O volume diastólico final é determinado pela pressão diastólica final, e o seu efeito sobre o trabalho sistólico é expresso na lei de Frank-Starling no coração, que

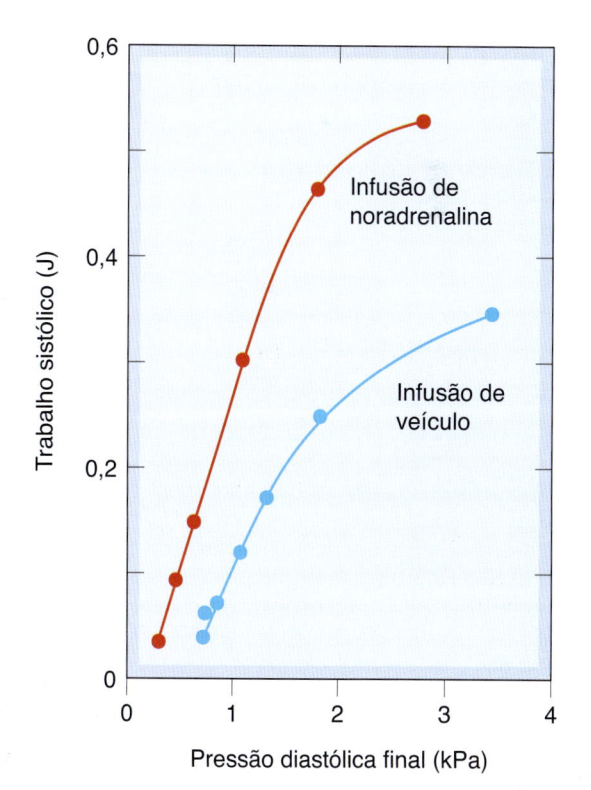

Figura 20.4 Curvas de função ventricular no cão. A infusão de soro fisiológico aumenta o volume sanguíneo e, consequentemente, a pressão diastólica final. Isso aumenta o trabalho sistólico (controle "extrínseco") ao aumentar a força de contração do coração. Essa relação é denominada curva de Starling. A noradrenalina age diretamente no coração (controle "intrínseco"), aumentando a inclinação da curva de Starling. (Redesenhada de Sarnoff, S.J. et al., 1960. Circ. Res. 8, 1108.)

A pressão de enchimento ventricular normal é de apenas alguns centímetros de água na parte inclinada da curva de função ventricular, de modo que um grande aumento no trabalho sistólico pode ser alcançado com apenas um pequeno aumento da pressão de enchimento. O mecanismo de Starling tem pouca influência no controle do débito cardíaco em indivíduos sadios (p. ex., durante o exercício), visto que as alterações da contratilidade, principalmente em decorrência de mudanças na atividade nervosa simpática, alcançam a regulação necessária, sem qualquer aumento da pressão de enchimento ventricular (ver Figura 20.4). Em contrapartida, o coração denervado em pacientes que receberam transplante cardíaco depende do mecanismo de Starling para aumentar o débito cardíaco durante exercício.

Na insuficiência cardíaca, o débito cardíaco é insuficiente para atender às necessidades do organismo, inicialmente apenas quando estas são aumentadas durante o exercício, porém, em última análise, também em repouso, à medida que a doença progride. Há muitas causas, sendo as mais comuns a cardiopatia isquêmica e hipertensão. Em pacientes com insuficiência cardíaca (ver Capítulo 21), o coração pode não ser capaz de fornecer tanto sangue quanto necessário para os tecidos, mesmo quando a sua contratilidade está aumentada pela atividade simpática. Nessas condições, a curva de função ventricular basal (i. e., em repouso), está acentuadamente deprimida, e não há reserva suficiente, no sentido de uma contratilidade extra que possa ser obtida por atividade simpática, de modo a possibilitar a manutenção do débito cardíaco durante o exercício, sem grande aumento na pressão venosa central (ver Figura 20.4). O edema dos tecidos periféricos (que provoca inchaço das pernas) e dos pulmões (causando falta de ar) constitui uma consequência importante da insuficiência cardíaca. É causado pela elevação da pressão venosa e retenção de Na^+ (ver Capítulo 21).

isquêmico. Em circunstâncias normais, o fluxo coronariano está estreitamente relacionado com o consumo de oxigênio do miocárdio, e ambos mudam ao longo de uma faixa de quase 10 vezes entre as condições de repouso e de exercício máximo. A maioria dos fármacos que influenciam o metabolismo cardíaco o faz de maneira indireta ao influenciar o fluxo sanguíneo coronariano.[3]

FATORES FISIOLÓGICOS

Os principais fatores fisiológicos que regulam o fluxo coronariano são os seguintes:

- Fatores físicos
- Controle vascular por metabólitos
- Controle neural e humoral.

Fatores físicos

Durante a sístole, a pressão exercida pelo miocárdio sobre os vasos que passam por ele é igual ou superior à pressão de perfusão, de modo que o fluxo coronariano ocorre apenas durante a diástole. Essa fase do ciclo cardíaco é mais encurtada do que a sístole durante a taquicardia, o que reduz o período disponível para perfusão do miocárdio. Durante a diástole, a pressão de perfusão efetiva é igual à diferença entre as pressões aórtica e ventricular (Figura 20.5). Se a pressão aórtica diastólica decair ou se a pressão ventricular diastólica aumentar, a pressão de perfusão decairá, e (a não ser que outros mecanismos de controle possam compensar) o mesmo ocorrerá com o fluxo sanguíneo coronariano. A estenose da valva da aorta reduz a pressão aórtica, porém aumenta a pressão ventricular esquerda a montante da valva estenosada e, portanto, reduz a pressão de perfusão coronariana, causando com frequência dor torácica isquêmica (angina), mesmo na ausência de doença arterial coronariana, por esse mecanismo.

> **Contração do miocárdio**
>
> - Os fatores de controle são os seguintes:
>   - Contratilidade intrínseca do miocárdio
>   - Fatores circulatórios extrínsecos
> - A contratilidade do miocárdio depende fundamentalmente do Ca^{2+} intracelular e, portanto:
>   - Da entrada de Ca^{2+} através da membrana celular
>   - Do armazenamento de Ca^{2+} no retículo sarcoplasmático
> - Os principais fatores que controlam a entrada de Ca^{2+} são os seguintes:
>   - Atividade dos canais de cálcio voltagem-dependentes
>   - Na^+ intracelular, que afeta a troca de Ca^{2+}/Na^+
> - As catecolaminas, os glicosídeos cardíacos e outros mediadores e fármacos influenciam esses fatores.
> - O controle extrínseco da contração cardíaca ocorre por meio da dependência do trabalho sistólico sobre o volume diastólico final, expresso na lei de Frank-Starling.
> - O trabalho cardíaco é afetado, independentemente, pela pós-carga (i. e., resistência periférica e complacência arterial) e pela pré-carga (i. e., pressão venosa central).

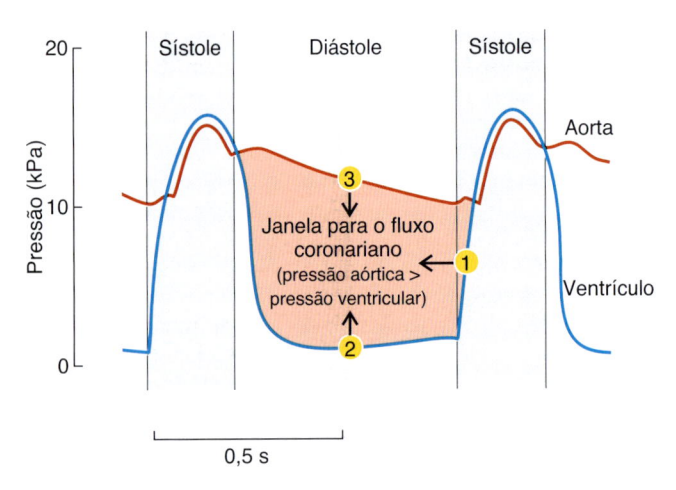

Figura 20.5 Fatores mecânicos que afetam o fluxo sanguíneo coronariano. A "janela" para o fluxo coronariano pode ser "comprimida" por: (1) encurtamento da diástole, quando a frequência cardíaca aumenta; (2) aumento da pressão diastólica final ventricular; e (3) redução da pressão arterial diastólica.

CONSUMO DE OXIGÊNIO DO MIOCÁRDIO E FLUXO SANGUÍNEO CORONARIANO

No que concerne às suas grandes necessidades metabólicas, o coração é um dos tecidos mais inadequadamente perfundidos no organismo e, portanto, corre maior risco de dano

---

[3]Alega-se que a **trimetazidina**, usada no tratamento da angina em alguns países da Europa, melhora o metabolismo cardíaco pela sua ação ao bloquear a oxidação dos ácidos graxos, aumentando, assim, o uso de glicose como fonte de energia, o que exige menos oxigênio por unidade de energia gerada. Entretanto, um ensaio clínico de grande porte conduzido em pacientes após intervenção coronariana não demonstrou qualquer benefício significativo em comparação ao placebo (Ferrari et al., 2020).

Controle vascular por metabólitos/mediadores

O controle vascular por metabólitos constitui o mecanismo mais importante pelo qual o fluxo coronariano é regulado. A redução da pressão parcial arterial de oxigênio (P_{O_2}) causa acentuada vasodilatação dos vasos coronarianos *in situ*, porém exerce pouco efeito sobre tiras isoladas de artéria coronária, o que sugere ser uma mudança nos metabólitos produzidos pelas células miocárdicas, e não a alteração da P_{O_2} em si, que controla o estado dos vasos coronarianos. A *adenosina* é um candidato popular a metabólito dilatador (ver Capítulo 16).

Controle neural e humoral

Os vasos coronarianos têm densa inervação simpática, porém os nervos simpáticos e as catecolaminas circulantes exercem apenas um pequeno efeito direto sobre a circulação coronariana. Os grandes vasos coronarianos possuem receptores α-adrenérgicos, que modulam a vasoconstrição, enquanto os vasos menores apresentam receptores $β_2$-adrenérgicos que possuem efeito dilatador. Os vasos coronarianos também são inervados por nervos purinérgicos, peptidérgicos e nitrérgicos, e o fluxo sanguíneo coronariano basal em pacientes com artérias coronárias normais na angiografia é reduzido em cerca de um terço pela inibição seletiva de NOS (Seddon et al., 2009). As respostas coronarianas vasculares à alteração da atividade mecânica e metabólica durante o exercício ou em eventos patológicos sobrepujam os efeitos neurais e endócrinos.

Fluxo coronariano, isquemia e infarto

- O coração tem um suprimento sanguíneo menor do que a maioria dos órgãos em relação a seu consumo de oxigênio
- O fluxo coronariano é controlado principalmente por:
  - Fatores físicos, incluindo a pressão transmural durante a sístole
  - Metabólitos vasodilatadores
- A inervação autônoma é de menor importância
- A isquemia coronariana resulta, em geral, de aterosclerose e provoca angina
- A trombose em uma placa ateromatosa fissurada pode resultar em infarto cardíaco (morte de uma região do miocárdio) ou em angina instável (que ocorre com menos esforço que o habitual ou em repouso)
- O espasmo das artérias coronárias algumas vezes provoca angina em repouso (angina vasoespástica ou variante), porém é menos comum ao esforço
- A sobrecarga celular de Ca^{2+} resulta de isquemia e pode ser responsável por:
  - Morte celular
  - Arritmias

CONTROLE AUTÔNOMO DO CORAÇÃO

Os sistemas simpático e parassimpático (ver Capítulos 13 a 15) exercem, cada um deles, um efeito tônico sobre o coração em repouso e influenciam cada um dos aspectos da função cardíaca discutidos anteriormente, ou seja, a frequência e o ritmo, a contração e o metabolismo do miocárdio e o fluxo sanguíneo.

SISTEMA SIMPÁTICO

Os principais efeitos da atividade simpática sobre o coração são:

- Aumento da força de contração (efeito *inotrópico* positivo; Figura 20.6)
- Aumento da frequência cardíaca (efeito *cronotrópico* positivo)
- Aumento do *automatismo* (i. e., tendência a gerar batimentos ectópicos)
- Repolarização e *restauração da função* após despolarização cardíaca generalizada
- Redução da *eficiência* cardíaca (i. e., o consumo de oxigênio aumenta mais do que o trabalho cardíaco)
- Hipertrofia cardíaca (que parece ser mediada diretamente pela estimulação dos receptores α e β-adrenérgicos do miocárdio, mais do que por alterações hemodinâmicas).

Esses efeitos resultam sobretudo da ativação dos receptores $β_1$-adrenérgicos. Os efeitos $β_1$ das catecolaminas sobre o coração, apesar de complexos, provavelmente ocorrem todos por meio da ativação da adenilato ciclase, resultando em aumento do AMPc intracelular (ver Capítulo 3). O AMPc ativa a proteína quinase A, que fosforila sítios nas subunidades $α_1$ dos canais de cálcio. Isso aumenta a probabilidade de abertura dos canais, aumentando a corrente de entrada de Ca^{2+} e, dessa maneira, a força de contração cardíaca (ver Figura 20.6). A ativação dos receptores $β_1$-adrenérgicos também aumenta a sensibilidade da maquinaria contrátil ao Ca^{2+}, possivelmente pela fosforilação da troponina C; além disso, facilita a captação de Ca^{2+} pelo retículo sarcoplasmático, aumentando, assim, a quantidade de Ca^{2+} disponível para liberação pelo potencial de ação. O resultado efetivo da ação das catecolaminas consiste em elevar e inclinar a curva de função ventricular (ver Figura 20.4). A elevação da frequência cardíaca resulta do aumento da inclinação do potencial de marca-passo (ver Figura 20.1). Uma entrada de Ca^{2+} maior também aumenta o automatismo, devido ao efeito do $[Ca^{2+}]_i$ sobre a corrente de entrada transiente, o que pode resultar em uma série de potenciais de ação após um único estímulo (ver Figura 20.2).

A ativação dos receptores $β_1$-adrenérgicos repolariza o miocárdio danificado ou em hipoxia pela estimulação da bomba de Na^+/K^+. Isso pode restaurar a circulação

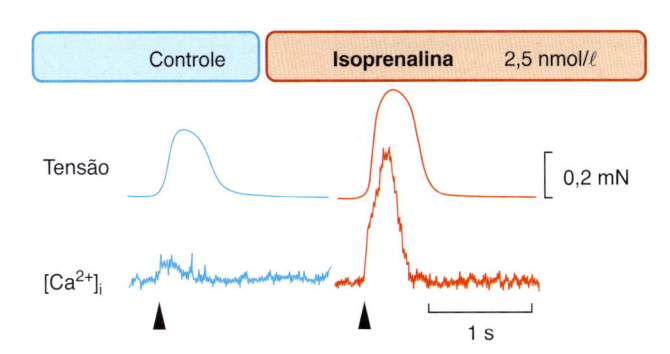

Figura 20.6 O transiente de cálcio no músculo cardíaco de rã. Em um grupo de células, foi injetado o indicador fosforescente de Ca^{2+}, a equorina, que possibilita o monitoramento óptico da $[Ca^{2+}]_i$. A isoprenalina causa um acentuado aumento na tensão e no transiente de $[Ca^{2+}]_i$ causado por um estímulo elétrico (▲). (De Allen, D.G., Blinks, J.R., 1978. Nature 273, 509.)

espontânea quando se administra **adrenalina** a pacientes com ritmos não passíveis de choque durante a parada cardíaca.

A redução da eficiência cardíaca pelas catecolaminas é importante, pois significa que a necessidade de oxigênio do miocárdio aumenta. Isso limita o uso de agonistas β, como a noradrenalina e **dobutamina** para o choque circulatório (ver Capítulo 21). O infarto do miocárdio ativa o sistema nervoso simpático (Figura 20.7), o que tem o efeito indesejável de aumentar as necessidades de oxigênio do miocárdio danificado.

SISTEMA PARASSIMPÁTICO

A atividade parassimpática produz efeitos que, em geral, são opostos aos da ativação simpática. Entretanto, diferentemente do que ocorre na atividade simpática, o sistema nervoso parassimpático tem pouco efeito sobre a contratilidade ventricular, sendo os seus principais efeitos sobre a frequência e o ritmo, ou seja:

- Diminuição da frequência cardíaca e redução do automatismo
- Inibição da condução AV.

Esses efeitos resultam da ativação dos receptores muscarínicos (M_2) de acetilcolina, que são abundantes no tecido nodal e atrial, porém esparsos nos ventrículos. Esses receptores estão acoplados negativamente à adenilato ciclase e, portanto, reduzem a formação de AMPc, atuando para inibir a abertura dos canais de Ca^{2+} do tipo L e reduzir a corrente de Ca^{2+} lenta, em oposição aos receptores $β_1$-adrenérgicos. Os receptores M_2 também abrem um tipo de canal de K^+, conhecido como GIRK (canal de K^+ retificador de entrada ativado pela proteína G) por meio da produção de subunidades β/γ da proteína G (ver Capítulo 3). O consequente aumento da permeabilidade ao K^+ produz uma corrente hiperpolarizante, que se opõe à corrente de entrada de marca-passo, tornando o coração mais lento e reduzindo o automatismo. A atividade vagal frequentemente aumenta durante o infarto do miocárdio, tanto em associação à estimulação aferente vagal quanto como efeito colateral dos opioides usados no controle da dor, e os efeitos parassimpáticos são importantes na predisposição a arritmias agudas.

A estimulação vagal diminui a força de contração dos átrios em associação a um acentuado encurtamento do potencial de ação. O aumento da permeabilidade ao K^+ e a redução da corrente de Ca^{2+} contribuem para o bloqueio de condução no nó AV, onde a propagação depende da corrente de Ca^{2+}. O encurtamento do potencial de ação atrial reduz o período refratário, o que pode levar a arritmias reentrantes. Os vasos coronarianos carecem de inervação colinérgica; consequentemente, o sistema nervoso parassimpático exerce pouco efeito sobre o tônus das artérias coronárias (ver Capítulo 14).

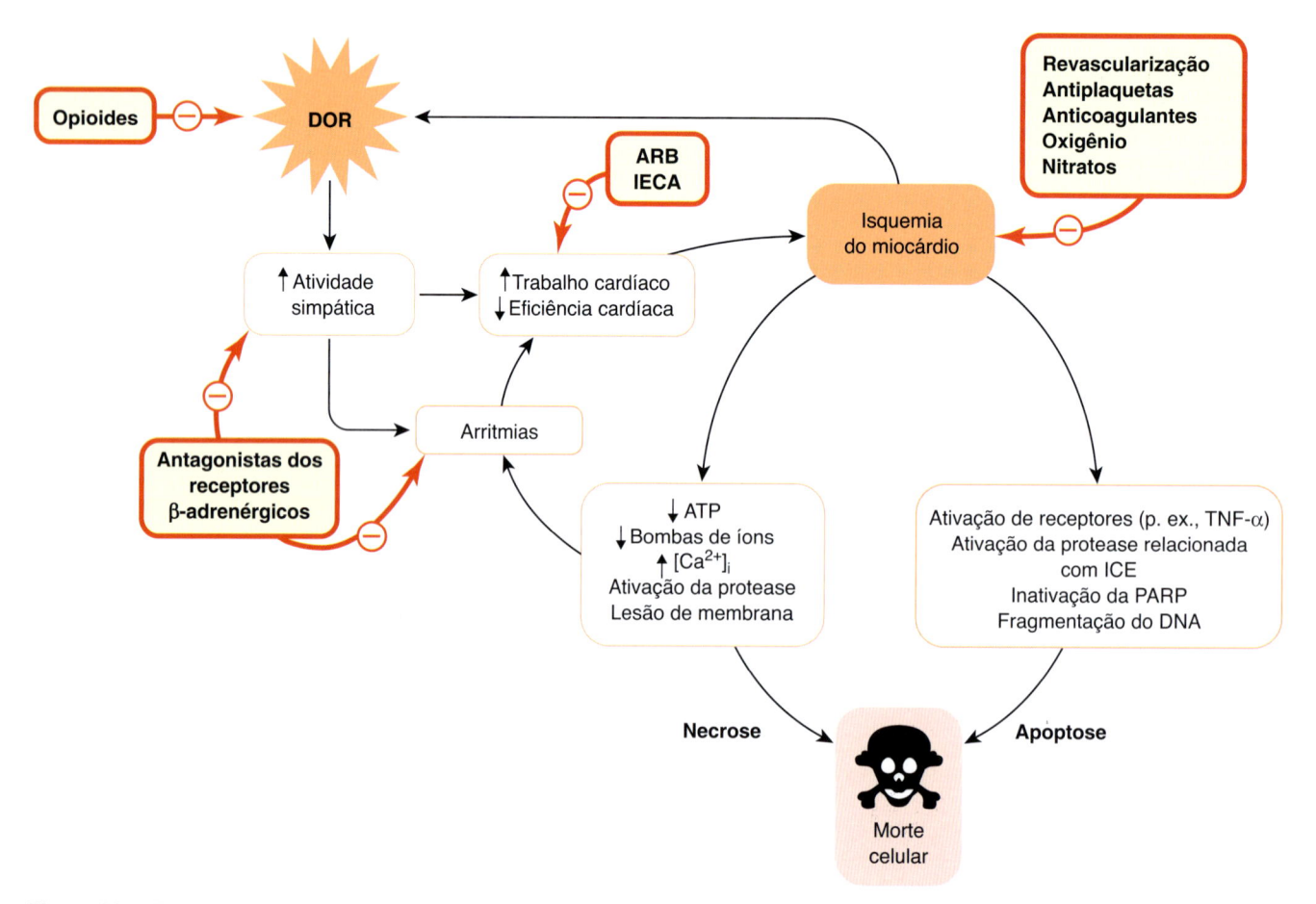

Figura 20.7 Efeitos da isquemia do miocárdio. A isquemia do miocárdio leva à morte celular por uma das duas vias: necrose ou apoptose. *IECA*, inibidor da enzima conversora de angiotensina; *ARB*, bloqueador do receptor AT_1 da angiotensina; *ICE*, enzima conversora de interleucina-1; *PARP*, poli-[ADP-ribose]-polimerase; *TNF-α*, fator de necrose tumoral-α.

> **Controle autônomo do coração**
>
> - A atividade simpática, que atua por meio dos receptores β_1-adrenérgicos, aumenta a frequência, a contratilidade e o automatismo cardíacos, porém reduz a eficiência cardíaca em relação ao consumo de oxigênio
> - Os receptores β_1-adrenérgicos atuam por meio de aumento da formação de AMPc, o que aumenta as correntes de Ca^{2+}
> - A atividade parassimpática, que atua por meio dos receptores muscarínicos M_2, provoca diminuição da frequência cardíaca, redução da força de contração (apenas dos átrios) e inibição da condução AV
> - Os receptores M_2 inibem a formação de AMPc e abrem os canais de potássio, causando hiperpolarização.

PEPTÍDEOS NATRIURÉTICOS CARDÍACOS

Os peptídeos natriuréticos cardíacos constituem uma importante família de mediadores que têm ações diuréticas e vasodilatadoras (ver Kuwahara 2021, para uma revisão). As células atriais contêm grânulos secretores que armazenam e liberam o *peptídeo natriurético atrial* (ANP). Ocorre liberação do ANP durante a sobrecarga de volume em resposta ao estiramento dos átrios, e a infusão intravenosa de soro fisiológico é suficiente para estimular a sua liberação. O peptídeo natriurético B (BNP) é liberado do músculo ventricular e se opõe à fibrose ventricular; sua concentração plasmática está aumentada em pacientes com insuficiência cardíaca, e esse aumento (ou a concentração de seu precursor, o pró-BNP N-terminal) ajuda os médicos a estabelecer o diagnóstico de insuficiência cardíaca e a determinar o tratamento farmacológico. O peptídeo natriurético C (CNP) é armazenado no endotélio e apresenta efeitos amplos sobre a estrutura, a função e o remodelamento cardiovasculares. Tanto o ANP quanto o BNP são inativados pela neprilisina, também conhecida como endopeptidase neutra (NEP) (ver Capítulo 21). O **sacubitril**, um inibidor da neprilisina, aumenta o BNP e o ANP circulantes e, em combinação fixa com a **valsartana**, é efetivo no tratamento da insuficiência cardíaca. Em linhas gerais, esses peptídeos natriuréticos possuem ações que se opõem ao sistema renina-angiotensina-aldosterona. Os principais efeitos dos peptídeos natriuréticos consistem em aumentar a excreção de Na^+ e de água pelo rim, em relaxar o músculo liso vascular, em aumentar a permeabilidade vascular e em inibir a liberação e/ou ações de vários hormônios e mediadores vasoconstritores ou de retenção de sal, incluindo aldosterona, angiotensina II, endotelina e hormônio antidiurético. Exercem seus efeitos principalmente por meio dos receptores de membrana de guanilato ciclase (receptores de peptídeos natriuréticos [NPRs], cujos principais subtipos são designados como A e B).[4]

O BNP humano recombinante (**nesiritida**) foi licenciado nos EUA para tratamento da insuficiência cardíaca, porém não conseguiu ganhar aceitação internacional, devido à falta de benefício em resultados clínicos importantes, como internações ou mortalidade, bem como devido a preocupações de segurança em relação à hipotensão.

CARDIOPATIA ISQUÊMICA

Os depósitos ateromatosos são amplamente distribuídos nas artérias coronárias dos adultos que vivem em países desenvolvidos. São assintomáticos na maior parte da história natural da doença (ver Capítulo 22), porém podem progredir de maneira insidiosa, culminando em infarto agudo do miocárdio e suas complicações, inclusive arritmia e insuficiência cardíaca. Os detalhes da cardiopatia isquêmica estão além dos objetivos deste livro, e dispõe-se de excelentes descrições (p. ex., Zipes et al., 2018) para os que procuram informações patológicas e clínicas. Aqui, preparamos simplesmente a cena a fim de compreender o lugar ocupado pelos fármacos que afetam a função cardíaca no tratamento desse tipo mais comum de doença cardíaca.

As consequências importantes da aterosclerose coronariana são as seguintes:

- Angina (dor torácica causada por isquemia cardíaca)
- Infarto do miocárdio.

ANGINA

Ocorre angina quando o suprimento de oxigênio ao miocárdio é insuficiente para suprir suas necessidades. A dor tem uma distribuição característica no tórax, braço e pescoço e é provocada por esforço físico, frio ou excitação. Ocorre um tipo de dor semelhante no músculo esquelético quando ele é contraído enquanto seu suprimento sanguíneo é interrompido, e Lewis demonstrou, há muitos anos, que os fatores químicos liberados pelo músculo isquêmico são os responsáveis. Os possíveis candidatos incluem K^+, H^+ e adenosina (ver Capítulo 16), que sensibilizam ou estimulam os nociceptores (ver Capítulo 43). É possível que o mesmo mediador que provoca vasodilatação coronariana seja responsável, em concentração mais alta, por iniciar a dor.

Angina estável. Trata-se de uma dor torácica previsível ao esforço físico. É produzida por um aumento da demanda sobre o coração e, em geral, é causada por um estreitamento fixo dos vasos coronarianos por um ateroma, embora, conforme explicado anteriormente, o estreitamento da valva da aorta ("estenose aórtica") possa causar angina ao reduzir o fluxo sanguíneo coronariano, mesmo na ausência de estenose das artérias coronárias. A terapia sintomática é direcionada para reduzir o trabalho cardíaco com nitratos orgânicos, antagonistas dos receptores β-adrenérgicos e/ou bloqueadores dos canais de cálcio, juntamente com tratamento da doença ateromatosa subjacente, incluindo, com frequência, uma estatina (ver Capítulo 22), e profilaxia contra a trombose com um fármaco antiplaquetário, como o **ácido acetilsalicílico** (ver Capítulo 23).

A angina vasoespástica é relativamente incomum. Pode ocorrer em repouso e é causada por espasmo das artérias coronárias, frequentemente em associação com doença ateromatosa. A terapia consiste em vasodilatadores das artérias coronárias (p. ex., nitratos orgânicos, bloqueadores dos canais de cálcio).

Angina instável. Caracteriza-se por dor que ocorre com esforço físico cada vez menor, culminando em dor em

---

[4] A nomenclatura dos peptídeos natriuréticos e de seus receptores é peculiarmente obtusa. Os peptídeos são designados como A para *atrial*, B para *brain* (cérebro) – apesar de estarem presentes principalmente no ventrículo cardíaco e C para a sequência A, B, C...; os NPRs são denominados NPR-A, que se liga preferencialmente ao ANP; NPR-B, que se liga preferencialmente ao CNP; e NPR-C para o receptor de *clearance* (depuração), visto que se acreditava anteriormente que a depuração do peptídeo natriurético por meio de captação celular e degradação por enzimas lisossômicas constituía a única função definida desse sítio de ligação.

repouso, porém sem oclusão completa do vaso. O tratamento assemelha-se ao do infarto do miocárdio e inclui exames de imagem e consideração de procedimentos de revascularização. Os fármacos antiplaquetários (ácido acetilsalicílico e/ou antagonista do ADP, como **clopidogrel**, **ticagrelor** ou **prasugrel**, ver Capítulos 16 e 23) diminuem o risco de infarto do miocárdio nessa situação, e os fármacos anticoagulantes contribuem para esse benefício (ver Capítulo 23) à custa de um risco aumentado de hemorragia. São utilizados nitratos orgânicos (ver adiante) para aliviar a dor isquêmica.

SÍNDROME CORONARIANA AGUDA

Utiliza-se a expressão *síndrome coronariana aguda* para descrever uma variedade de apresentações clínicas (angina instável ou infarto agudo do miocárdio sem elevação do segmento ST [IAMSEST] ou infarto do miocárdio com elevação do segmento ST [IAMEST]) que ocorre quando há redução aguda do fluxo sanguíneo para o coração (em geral por trombose em uma artéria coronária). Na maioria dos casos, os pacientes apresentam início recente de dor torácica intensa ou agravamento progressivo da angina anteriormente estável, culminando com dor em repouso. As características clínicas e os resultados dos exames (ECG e marcadores bioquímicos) são fundamentais para o estabelecimento do diagnóstico exato.

A patologia na síndrome coronariana aguda é semelhante nas três apresentações, ou seja, oclusão de artérias coronárias por trombo de plaquetas e fibrina associado a uma placa ateromatosa rompida. Isso pode ser fatal, geralmente como resultado de falha mecânica do ventrículo ou de arritmia. Os miócitos cardíacos dependem do metabolismo aeróbico. Se o suprimento de oxigênio continuar abaixo de um valor crítico, surgirá uma sequência de eventos que levarão à morte celular, detectado clinicamente por uma elevação da *troponina* circulante (um marcador bioquímico de lesão do miocárdio), bem como de enzimas cardíacas (p. ex., a isoforma cardíaca da creatinina quinase) e alterações no ECG de superfície. A Figura 20.7 ilustra as sequências que levam da oclusão vascular até a morte celular por necrose ou apoptose (ver Capítulo 6). A importância relativa dessas duas vias para a morte das células miocárdicas não é conhecida, porém a apoptose pode constituir um processo adaptativo nas regiões de hipoperfusão, sacrificando alguns miócitos prejudicados e, assim, evitando o distúrbio de função da membrana e o risco de arritmia inerente à necrose. Em consequência, não se sabe atualmente se as abordagens farmacológicas para promover ou inibir essas vias poderiam ser clinicamente benéficas.

A prevenção do dano isquêmico irreversível[5] após um episódio de trombose coronariana é crucial. A abertura da artéria ocluída precisa ser realizada o mais rápido possível. Quando logisticamente possível, a *intervenção coronariana percutânea* (envolvendo a inserção de um *stent* ou balão dentro da artéria coronária), com administração de um antagonista da glicoproteína IIb/IIIa (ver Capítulo 23), é mais efetiva do que os fármacos trombolíticos, que constituem uma alternativa se a intervenção percutânea não for disponível ou for inadequada para o paciente. Os principais fármacos usados para o infarto do miocárdio (ver Figura 20.7) incluem fármacos que melhoram a função cardíaca por meio da manutenção da oxigenação e redução do trabalho cardíaco, bem como tratamento da dor e prevenção de trombose posterior. São utilizados em combinação e incluem:

- Fármacos trombolíticos, antiplaquetários e anticoagulantes para abrir a artéria bloqueada e impedir a reoclusão (ver Capítulo 23)
- Oxigênio se houver hipoxia arterial
- Opioides (administrados com um antiemético) para prevenir a dor e reduzir a atividade simpática excessiva
- Nitrato orgânico para reduzir a dor da isquemia cardíaca
- Antagonistas dos receptores β-adrenérgicos
- Inibidores da enzima conversora de angiotensina (IECAs) ou bloqueadores do receptor AT_1 de angiotensina (BRAs; ver Capítulo 21).

Os antagonistas dos receptores β-adrenérgicos reduzem o trabalho cardíaco e, assim, as necessidades metabólicas do coração; eles são usados tão logo o paciente esteja estável. Os IECAs e os BRAs também reduzem o trabalho cardíaco e melhoram a sobrevida, assim como a abertura da artéria coronária (com intervenção percutânea ou com fármaco trombolítico) e o tratamento antiplaquetário.

FÁRMACOS QUE AFETAM A FUNÇÃO CARDÍACA

Os fármacos que exercem uma ação importante sobre o coração podem ser divididos em três grupos.

1. Fármacos que afetam diretamente as células do miocárdio. Esses fármacos compreendem:
    a. Neurotransmissores autonômicos e fármacos relacionados
    b. Fármacos antiarrítmicos
    c. Glicosídeos cardíacos e outros fármacos inotrópicos
    d. Diversos fármacos e hormônios; são tratados em outros capítulos (p. ex., **doxorrubicina**, ver Capítulo 57; tiroxina, ver Capítulo 34; glucagon, ver Capítulo 31).
2. *Fármacos que afetam indiretamente a função cardíaca*. Esses fármacos têm ações em outras partes do sistema vascular. Alguns fármacos antianginosos (p. ex., nitratos) são incluídos nessa categoria, assim como muitos fármacos utilizados no tratamento da insuficiência cardíaca (p. ex., diuréticos, IECAs e inibidores do SGLT2; ver Capítulo 21).
3. *Bloqueadores dos canais de cálcio (BCC)*. Afetam a função cardíaca pela sua ação direta sobre as células do miocárdio, bem como indiretamente por relaxamento do músculo liso vascular.

FÁRMACOS ANTIARRÍTMICOS

Em 1970, Vaughan Williams propôs uma classificação dos fármacos antiarrítmicos com base nos seus efeitos eletrofisiológicos (ver Tabela 20.1). Essa divisão fornece um bom início para se discutirem os mecanismos, embora muitos fármacos úteis não se encaixem exatamente nela (Tabela 20.2). Os fármacos antiarrítmicos possuem, na melhor das hipóteses, um histórico inconsistente e problemas significativos quanto à sua segurança e tolerabilidade. O tratamento de emergência das arritmias graves é habitualmente por meios físicos (p. ex., estimulação ou cardioversão elétrica pela aplicação de um choque de corrente direta ao tórax ou por meio de um dispositivo implantado), em vez de fármacos; atualmente, outros dispositivos e procedimentos cirúrgicos, como desfibriladores implantáveis e procedimentos de ablação, também dominam o manejo a longo prazo das arritmias.

---

[5]"Irreversível" pelas tecnologias atuais; terapias celulares baseadas em células-tronco cardíacas foram tentadas terapeuticamente e representam um raio de esperança para o futuro.

Tabela 20.2 Fármacos antiarrítmicos não classificados no sistema de Vaughan Williams.

Fármaco	Uso
Atropina	Bradicardia sinusal
Adrenalina (epinefrina)	Parada cardíaca
Isoprenalina	Bloqueio cardíaco
Digoxina	Fibrilação atrial rápida
Adenosina	Taquicardia supraventricular
Cloreto de cálcio	Taquicardia ventricular devido à hiperpotassemia
Cloreto de magnésio	Fibrilação ventricular, toxicidade da digoxina

Existem quatro classes de fármacos antiarrítmicos (ver Tabela 20.1):

- Classe I: fármacos que bloqueiam os canais de sódio voltagem-dependentes. São subdivididos: Ia, Ib e Ic
- Classe II: antagonistas dos receptores β-adrenérgicos
- Classe III: fármacos que prolongam substancialmente o potencial de ação cardíaco
- Classe IV: bloqueadores dos canais de cálcio.

A Figura 20.8 mostra a fase do potencial de ação sobre a qual cada uma dessas classes de fármacos exerce seu principal efeito.

MECANISMOS DE AÇÃO

Fármacos da classe I

Os fármacos da classe I bloqueiam os canais de sódio, assim como os anestésicos locais, por meio de sua ligação a sítios na subunidade α (ver Capítulo 44). Como isso inibe a propagação do potencial de ação em muitas células excitáveis, foi designado como atividade "estabilizadora de membrana", uma expressão que é melhor evitar agora que o mecanismo iônico já está elucidado. O efeito característico sobre o potencial de ação consiste em reduzir a velocidade máxima de despolarização durante a fase 0.

O motivo para uma subdivisão adicional desses fármacos em classes Ia, Ib e Ic é que os exemplos mais antigos, isto é, a **quinidina** e a **procainamida** (classe Ia), possuem efeitos diferentes de muitos dos fármacos mais recentemente desenvolvidos, embora todos compartilhem o mesmo mecanismo básico de ação. Uma explicação parcial para essas diferenças funcionais provém de estudos eletrofisiológicos sobre as características do bloqueio dos canais de sódio produzido por diferentes fármacos de classe I.

O conceito central reside no bloqueio de canais dependentes de uso. É essa característica que possibilita que todos os fármacos da classe I sejam capazes de bloquear a excitação de alta frequência do miocárdio que ocorre nas taquiarritmias, sem impedir o batimento cardíaco com frequências normais. Os canais de sódio existem em três estados funcionais distintos: em repouso, abertos e inativados (ver Capítulo 4). Os canais mudam rapidamente de seu estado de repouso para o estado aberto em resposta à despolarização; isso é conhecido como ativação. A despolarização mantida, como a que ocorre no músculo isquêmico, induz os canais a mudarem mais lentamente do estado aberto para a forma inativada, e a membrana, que é então refratária, precisa ser repolarizada por algum tempo, de modo a restaurar o canal ao seu estado de repouso antes que possa ser reativado. Os fármacos da classe I ligam-se aos canais mais fortemente quando estão no estado aberto ou inativado, porém com menos força aos canais no estado em repouso. Por conseguinte, sua ação exibe a propriedade de "dependência do uso" (i. e., quanto mais frequentemente os canais são ativados, maior é o grau de bloqueio produzido).

Os fármacos da classe Ib, como, por exemplo, a **lidocaína**, associam-se e dissociam-se rapidamente durante o tempo do batimento cardíaco normal. O fármaco liga-se a canais abertos durante a fase 0 do potencial de ação (o que afeta muito pouco a velocidade de elevação, porém deixa muitos dos canais bloqueados quando o potencial de ação alcança o seu pico). Ocorre dissociação no momento do potencial de ação seguinte, contanto que o ritmo cardíaco seja normal. Entretanto, um batimento prematuro será abortado, visto que os canais ainda estão bloqueados. Além disso, os fármacos da classe Ib ligam-se seletivamente aos canais inativados e, portanto, bloqueiam de preferência quando as células estão despolarizadas, como, por exemplo, na isquemia.

Os fármacos da classe Ic, como a **flecainida** e a **encainida**, associam-se e dissociam-se muito mais lentamente, alcançando, assim, um nível de bloqueio no estado de equilíbrio dinâmico, que não varia de modo apreciável durante o ciclo cardíaco. Inibem bastante a condução por meio do sistema His-Purkinje.

A classe Ia, o grupo mais antigo (p. ex., **quinidina**, **procainamida**, **disopiramida**), encontra-se a meio caminho no que concerne às suas propriedades entre as classes Ib e Ic; todavia, além disso, prolongam a repolarização, embora menos acentuadamente do que os fármacos da classe III (ver adiante).

Fármacos da classe II

Os fármacos da classe II compreendem os antagonistas dos receptores β-adrenérgicos (p. ex., **bisoprolol** e **metoprolol**).

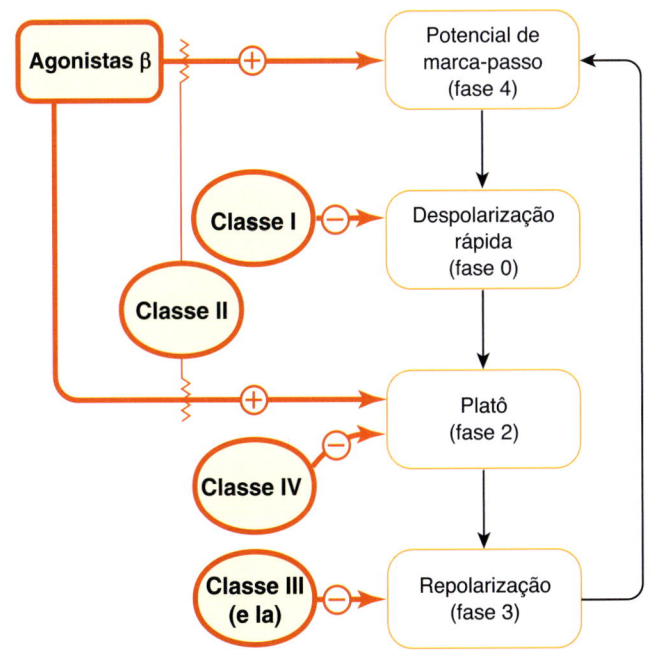

Figura 20.8 Efeito dos fármacos antiarrítmicos sobre as diferentes fases (definidas na Figura 20.1) do potencial de ação cardíaco.

A adrenalina pode causar arritmias pelos seus efeitos sobre o potencial de marca-passo e sobre a corrente de entrada lenta de Ca^{2+} (ver anteriormente). As arritmias ventriculares após infarto do miocárdio resultam, em parte, do aumento da atividade simpática (ver Figura 20.7), fornecendo uma justificativa para o uso de antagonistas dos receptores β-adrenérgicos nessa situação. A condução AV depende criticamente da atividade simpática; os antagonistas dos receptores β-adrenérgicos aumentam o período refratário do nó AV e, portanto, podem impedir crises recorrentes de TSV. Os antagonistas dos receptores β-adrenérgicos também são utilizados na prevenção de crises paroxísticas de fibrilação atrial quando ocorrem no contexto de ativação simpática.

Fármacos da classe III

A categoria da classe III baseou-se, originalmente, no comportamento incomum de um único fármaco, a **amiodarona** (ver adiante), embora outros com propriedades semelhantes (p. ex., **D-sotalol** e **vernacalanto**) tenham sido descritos desde então. Todos os três agentes apresentam mais de um mecanismo de ação antiarrítmica. A característica especial que os define como fármacos da classe III é a sua capacidade de prolongar de modo substancial o potencial de ação cardíaco. O mecanismo desse efeito não está totalmente elucidado, porém envolve o bloqueio de alguns dos canais de potássio envolvidos na repolarização cardíaca, incluindo o retificador (tardio) de saída. O vernacalanto atua principalmente sobre os átrios e exerce algum efeito de classe I por meio de bloqueio dos canais de sódio.

O prolongamento do potencial de ação aumenta o período refratário, sendo responsável pela atividade antiarrítmica poderosa e variada, por exemplo, por meio de interrupção das taquicardias reentrantes e supressão da atividade ectópica.

Fármacos da classe IV

Os agentes da classe IV atuam por meio do bloqueio dos canais de cálcio voltagem-dependentes. Esses fármacos, quando usados como antiarrítmicos (p. ex., **verapamil**), atuam sobre os canais do tipo L. Os fármacos da classe IV reduzem a velocidade de condução nos nós SA e AV, onde a propagação do potencial de ação depende da corrente de entrada de Ca^{2+}, tornando o coração mais lento e interrompendo, assim, a TSV por meio de bloqueio AV parcial. Encurtam o platô do potencial de ação e reduzem a força de contração. A entrada diminuída de Ca^{2+} reduz a pós-despolarização e, assim, suprime os batimentos ectópicos prematuros. Classes funcionalmente distintas de canais de cálcio voltagem-dependentes do tipo L são expressas no coração e no músculo liso vascular, e os bloqueadores dos canais de cálcio do tipo L, que atuam principalmente no músculo liso vascular (p. ex., **nifedipino**), aumentam indiretamente o tônus simpático por meio de seu efeito hipotensor, causando taquicardia reflexa.

DETALHES DOS FÁRMACOS INDIVIDUAIS

Quinidina, procainamida e disopiramida (classe Ia)

A **quinidina** e a **procainamida**, agora, em grande parte, de interesse histórico, são farmacologicamente semelhantes. A **disopiramida** assemelha-se à quinidina, porém apresenta, além disso, um efeito semelhante ao da atropina, distinto de sua ação como classe Ia, que pode causar visão embaçada, boca seca, constipação intestinal e retenção urinária. Possui ação inotrópica mais negativa do que a quinidina, porém tem menos tendência a causar reações de hipersensibilidade.

Lidocaína (classe Ib)

A **lidocaína**, também muito conhecida como anestésico local (ver Capítulo 44), tem sido administrada por infusão intravenosa no tratamento e na prevenção de arritmias ventriculares como consequência imediata de infarto do miocárdio ou na parada cardíaca, porém é menos comumente utilizada do que a amiodarona.

Os efeitos adversos da lidocaína resultam sobretudo de suas ações sobre o sistema nervoso central e consistem em sonolência, desorientação e convulsões.

Flecainida e encainida (classe Ic)

A **flecainida** e a **encainida** são eficazes na supressão de batimentos ectópicos e taquiarritmias. Entretanto, em ensaios clínicos, aumentaram de maneira inesperada a incidência de morte súbita associada à fibrilação ventricular após infarto do miocárdio. Em consequência, esses fármacos não devem ser usados em pacientes que apresentam doença cardíaca isquêmica ou estrutural subjacente.

> **Usos clínicos dos fármacos antiarrítmicos da classe I**
>
> - **Classe Ia** (p. ex., **disopiramida**)
>   – Arritmias ventriculares
>   – Prevenção de fibrilação atrial paroxística desencadeada por hiperatividade vagal
> - **Classe Ib** (p. ex., **lidocaína** intravenosa)
>   – Raramente utilizada hoje em dia
> - **Classe Ic** – Os fármacos dessa classe são apenas usados em pacientes livres de doença cardíaca isquêmica ou estrutural subjacente
>   – Para prevenção da fibrilação atrial paroxística ou restauração do ritmo sinusal (cardioversão farmacológica) na fibrilação atrial (**flecainida**)
>   – Taquiarritmias recorrentes associadas a vias de condução anormais (p. ex., síndrome de Wolff-Parkinson-White).

Antagonistas de receptores β-adrenérgicos (classe II)

Os antagonistas dos receptores β-adrenérgicos são descritos no Capítulo 15. Esses fármacos são altamente eficazes para uma ampla variedade de taquiarritmias e, com frequência, prescritos como agentes de primeira linha para distúrbios do ritmo, conforme indicado no boxe clínico *Usos clínicos dos fármacos antiarrítmicos de classe II* (p. ex., bisoprolol, metoprolol).

Os efeitos adversos consistem em agravamento do broncoespasmo em pacientes com asma, efeito inotrópico negativo, bradicardia e fadiga. Esperava-se que o uso de fármacos $β_1$ seletivos (p. ex., **bisoprolol, metoprolol, atenolol**) eliminasse o risco de broncoespasmo, porém a sua seletividade é insuficiente para sempre atingir esse objetivo na prática clínica, embora a conveniência da administração de uma dose ao dia com vários desses fármacos tenha levado a seu uso generalizado.

> **Usos clínicos dos fármacos antiarrítmicos de classe II (p. ex., bisoprolol, metoprolol)**
>
> - Redução da mortalidade após infarto do miocárdio
> - Prevenção da recorrência de taquiarritmias supraventriculares e ventriculares e batimentos ectópicos. Para controle da frequência em pacientes com fibrilação atrial
> - No manejo do hipertireoidismo enquanto o controle com fármacos antitireoidianos está sendo estabelecido (ver Capítulo 34).

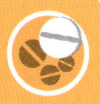

Classe III

A **amiodarona** é altamente efetiva para suprimir as arritmias (ver boxe *Usos clínicos dos fármacos antiarrítmicos de classe III*). No entanto, é lamentável seu uso ser complicado por várias peculiaridades. Liga-se extensamente nos tecidos, apresenta meia-vida de eliminação longa (10 a 100 dias) e acumula-se no organismo durante doses repetidas. Por essa razão, utiliza-se uma dose de ataque que, para as arritmias que comportam risco de vida, é administrada por via intravenosa em uma veia central (provoca flebite se for administrada em um vaso periférico). Os efeitos adversos são numerosos e importantes; incluem exantemas fotossensíveis e uma descoloração azul-acinzentada da pele; anormalidades da tireoide (hipo e hipertireoidismo, em associação com seu conteúdo de iodo); fibrose pulmonar, que é de início tardio, mas que pode ser irreversível; depósitos na córnea; e distúrbios neurológicos e gastrointestinais, incluindo hepatite. Surpreendentemente (visto que retarda a repolarização e prolonga o intervalo QT), é muito raro haver relatos de *torsades de pointes* e taquicardia ventricular. A **dronedarona** é um benzofurano relacionado com efeitos ligeiramente diferentes sobre os canais iônicos individuais. Não incorpora o iodo e foi desenvolvida para ser menos lipofílica do que a amiodarona, na esperança de reduzir as toxicidades tireoidiana e pulmonar. Sua $t_{1/2}$ de eliminação é mais curta que a da amiodarona e seu uso está indicado para manter o ritmo sinusal após cardioversão da fibrilação atrial, porém apenas como último recurso, devido a preocupações de segurança: com efeito, aumentou as taxas de acidente vascular cerebral, insuficiência cardíaca e morte por causas cardiovasculares em pacientes com fibrilação atrial permanente e fatores de risco para eventos vasculares (Connolly et al., 2011). A dronedarona está contraindicada em pacientes com insuficiência cardíaca ou disfunção sistólica ventricular.

O **sotalol** é um antagonista não seletivo dos receptores β-adrenérgicos, cuja atividade reside no isômero L. Diferentemente de outros antagonistas β, o sotalol prolonga o potencial de ação cardíaco e o intervalo QT ao retardar a corrente lenta de saída de K^+. Essa atividade da classe III está presente em ambos os isômeros L e D. O sotalol racêmico (a forma prescrita) parece ser um tanto menos eficaz que a amiodarona na prevenção de taquiarritmias ventriculares crônicas potencialmente fatais. Pode causar *torsades de pointes*; é usado em pacientes nos quais os antagonistas dos receptores β-adrenérgicos não estejam contraindicados. É importante proceder a um monitoramento rigoroso do K^+ plasmático com todos os fármacos da classe III, em virtude de seus efeitos sobre a repolarização cardíaca.

> **Usos clínicos dos fármacos antiarrítmicos de classe III**
>
> - **Amiodarona:** taquicardia associada à síndrome de Wolff-Parkinson-White. É também efetiva na prevenção de muitas outras taquiarritmias supraventriculares e ventriculares; entretanto, devido a seus efeitos adversos graves, a amiodarona será apenas prescrita quando outros fármacos (p. ex., antagonistas β) falharem. A amiodarona intravenosa é uma opção para tratamento de emergência das arritmias que comportam risco de vida ou durante a reanimação cardíaca
> - O **sotalol** (racêmico) combina as ações das classes III e II. Pode ser usado nas arritmias supraventriculares paroxísticas, bem como na taquicardia ventricular. Entretanto, o papel do sotalol é limitado em virtude de seu risco pró-arrítmico significativo.

Verapamil e diltiazem (classe IV)

O **verapamil** é administrado por via oral. (Preparações intravenosas estão disponíveis, porém raramente são utilizadas, visto que provocam bradicardia e hipotensão graves.) Apresenta meia-vida plasmática de 6 a 8 horas e está sujeito a metabolismo de primeira passagem muito extenso, que é mais acentuado para o isômero responsável pelos seus efeitos cardíacos. Dispõe-se de uma preparação de liberação lenta para uso 1 vez/dia; entretanto, é menos efetiva quando usada para prevenção de arritmia do que a preparação regular, visto que a biodisponibilidade do isômero cardioativo é reduzida através da apresentação de uma concentração baixa e constante às enzimas hepáticas envolvidas no metabolismo do fármaco. Se o verapamil for acrescentado à **digoxina** em pacientes com fibrilação atrial mal controlada, deve-se reduzir a dose de digoxina e, após alguns dias, monitorar a concentração plasmática de digoxina, visto que o verapamil desloca a digoxina dos sítios de ligação nos tecidos e reduz a sua eliminação renal, predispondo, assim, ao acúmulo e à toxicidade da digoxina.

O verapamil está contraindicado para pacientes com a síndrome de Wolff-Parkinson-White (uma síndrome pré-excitatória causada por uma via de rápida condução entre os átrios e os ventrículos, anatomicamente distinta da via de condução fisiológica, que predispõe à taquicardia reentrante) e é ineficaz e perigoso nas arritmias ventriculares. Os efeitos adversos do verapamil e do diltiazem são descritos mais adiante, na seção sobre bloqueadores dos canais de cálcio.

O **diltiazem** é semelhante ao verapamil, porém apresenta relativamente mais efeito relaxante sobre o músculo liso vascular, enquanto produz menos bradicardia (considerado como "neutro" para a frequência).

Adenosina (não incluída na classificação de Vaughan Williams)

A adenosina é produzida endogenamente e é um importante mediador químico (ver Capítulo 16), com efeitos sobre a respiração, o músculo cardíaco e liso vascular, os nervos aferentes vagais e as plaquetas, além dos efeitos sobre o tecido de condução cardíaco que constitui a base de seu uso terapêutico. O receptor A_1 é responsável pelo seu efeito no nó AV. Esses receptores estão ligados ao mesmo canal de potássio cardíaco que é ativado pela acetilcolina, e a adenosina hiperpolariza o tecido de condução cardíaco e, portanto, diminui a velocidade de elevação do potencial de marca-passo. É administrada por via intravenosa para interromper as TSVs paroxísticas, se esse ritmo persistir apesar do uso de manobras, como massagem na artéria carótida, a fim de aumentar o tônus vagal. Para esse propósito, a adenosina substituiu, em grande parte, o verapamil, visto que é mais segura devido a seu efeito de curta duração, em consequência da captação pelos eritrócitos por meio de um transportador específico de nucleosídeos e metabolismo pela adenosina desaminase na superfície luminal do endotélio vascular e no citoplasma dos eritrócitos. Consequentemente, os efeitos de uma dose em *bolus* intravenosa de adenosina têm duração de apenas 20 a 30 segundos. Uma vez extinta a TSV, o paciente tende a permanecer em ritmo sinusal, embora a adenosina não esteja mais presente no plasma. Seus efeitos indesejáveis de curta duração consistem em dor torácica, dispneia, tontura e náuseas. A **regadenosona** é um agonista do receptor de adenosina A_{2A} usado como diagnóstico no teste de estresse cardíaco farmacológico (ver adiante). Afirma-se que a sua seletividade e curta duração de ação representam vantagens sobre a adenosina para essa indicação. Possui meia-vida biológica de 2 a 3 minutos e é administrado em *bolus*.

A **teofilina** e outras xantinas (ver Capítulos 16 e 28) bloqueiam os receptores de adenosina e inibem as ações da adenosina intravenosa, enquanto o **dipiridamol** (um vasodilatador e agente antiplaquetário; ver adiante e Capítulo 23) bloqueia o mecanismo de captação de nucleosídeos, o que potencializa a adenosina e prolonga seus efeitos adversos. Ambas as interações são clinicamente importantes.

> **Usos clínicos dos fármacos antiarrítmicos da classe IV**
>
> - O **verapamil** e o diltiazem são usados:
>   – Para prevenir recorrência da TSV paroxística
>   – Para reduzir a frequência ventricular em pacientes com fibrilação atrial, contanto que não tenham síndrome de Wolff-Parkinson-White ou algum distúrbio relacionado
> - No passado, o **verapamil** era administrado por via intravenosa a fim de extinguir a TSV; hoje, é raramente usado para essa finalidade, visto que a **adenosina** é mais segura. (As preparações de liberação lenta de verapamil ou de diltiazem são algumas vezes usadas no tratamento da hipertensão e/ou angina, particularmente quando se deseja retardar a frequência cardíaca, mas o uso de um antagonista dos receptores β-adrenérgicos está contraindicado.)

FÁRMACOS QUE ATUAM SOBRE A CONTRAÇÃO DO MIOCÁRDIO

GLICOSÍDEOS CARDÍACOS

Os glicosídeos cardíacos provêm da dedaleira (*Digitalis* spp.) e de plantas relacionadas. Withering escreveu sobre o uso da dedaleira em 1775: "tem um poder sobre o movimento do coração em um grau ainda não observado com qualquer outro medicamento...". A dedaleira contém vários glicosídeos cardíacos com ações semelhantes. Sua estrutura química básica consiste em três componentes: um açúcar, um esteroide e um anel lactona. A lactona é essencial para a atividade, enquanto as outras partes da molécula determinam principalmente a potência e as propriedades farmacocinéticas. Do ponto de vista terapêutico, o glicosídeo cardíaco mais importante é a **digoxina**.

Foi sugerida a existência de fatores endógenos semelhantes ao digital por quase meio século. Há evidências em mamíferos de um fator endógeno semelhante ao digital estreitamente semelhante à **ouabaína**, um glicosídeo cardíaco de ação curta envolvido na função cardiovascular (Schoner e Scheiner-Bobis, 2007; Blaustein et al., 2018). Os esteroides cardiotônicos endógenos foram a princípio considerados importantes para a regulação do transporte renal de sódio e da pressão arterial; todavia, foram também implicados na regulação do crescimento, da diferenciação e da apoptose celular, fibrose, modulação da imunidade e do metabolismo dos carboidratos e controle de várias funções nervosas centrais (Bagrov et al., 2009).

Ações e efeitos adversos

Os glicosídeos exercem suas principais ações sobre o coração, porém alguns dos seus efeitos adversos são extracardíacos, como náuseas, vômitos, diarreia e confusão. Os efeitos cardíacos são os seguintes:

- Redução da frequência cardíaca e da velocidade de condução através do nó AV, devido ao aumento da atividade vagal
- Aumento da força de contração
- Distúrbios do ritmo, particularmente:
  - Bloqueio da condução AV
  - Aumento da atividade de marca-passo ectópico

Os efeitos adversos são comuns e podem ser graves. Uma das principais desvantagens dos glicosídeos de uso clínico é a estreita margem existente entre eficácia e toxicidade.

Mecanismo

O mecanismo pelo qual os glicosídeos cardíacos aumentam a força da contração cardíaca (efeito inotrópico positivo) consiste na inibição da bomba de Na^+/K^+ nos miócitos cardíacos. Isso provoca aumento da $[Na^+]_i$ e elevação secundária da $[Ca^{2+}]_i$ (ver adiante). Os glicosídeos cardíacos ligam-se a um sítio na face extracelular da subunidade α da Na^+/K^+-ATPase e constituem ferramentas experimentais úteis para o estudo desse importante transportador. O mecanismo molecular subjacente ao aumento do tônus vagal (efeito cronotrópico negativo) é desconhecido, porém também pode ocorrer devido à inibição da bomba de Na^+/K^+.

Frequência e ritmo

Os glicosídeos cardíacos reduzem a velocidade e, em concentrações mais altas, podem bloquear a condução AV por meio de aumento do fluxo vagal. Seu efeito benéfico na fibrilação atrial rápida estabelecida resulta, em parte, dessa ação. Se a frequência cardíaca for excessivamente rápida, o tempo disponível para o enchimento diastólico será inadequado, de modo que a redução da frequência cardíaca por meio de bloqueio parcial da condução AV aumentará o volume sistólico e a eficiência cardíaca, até mesmo se a fibrilação atrial persistir. A digoxina pode extinguir a taquicardia atrial paroxística pelo seu efeito sobre a condução AV, embora a adenosina (ver discussão anterior) seja preferida para essa indicação.

Os glicosídeos em concentrações tóxicas comprometem o ritmo sinusal. Essa perturbação pode ocorrer com concentrações plasmáticas de digoxina dentro da faixa terapêutica ou apenas ligeiramente acima dela. Podem ocorrer bloqueio AV e batimentos ectópicos. Como a troca de Na^+/K^+ é eletrogênica, a inibição da bomba pelos glicosídeos provoca despolarização, predispondo a distúrbios do ritmo cardíaco. Além disso, o aumento de $[Ca^{2+}]_i$ eleva a pós-despolarização, levando, em primeiro lugar, a batimentos acoplados (bigeminismo), em que um batimento ventricular normal é seguido de um batimento ectópico; podem surgir taquicardia ventricular e, por fim, fibrilação ventricular.

Força de contração

Os glicosídeos provocam um grande aumento na tensão de contração em preparações isoladas de músculo cardíaco. Diferentemente do que ocorre com as catecolaminas, eles não aceleram o relaxamento (compare a Figura 20.6 com a Figura 20.9). O aumento da tensão é causado pela elevação transitória de $[Ca^{2+}]_i$ (ver Figura 20.9). O potencial de ação é apenas ligeiramente afetado, e ocorre pouca mudança na corrente de entrada lenta, de modo que o aumento transitório de $[Ca^{2+}]_i$ reflete, provavelmente, uma maior liberação de Ca^{2+} das reservas intracelulares. O mecanismo mais provável é o seguinte (ver também Capítulo 4):

1. Os glicosídeos inibem a bomba de Na^+/K^+.
2. O aumento de $[Na^+]_i$ retarda a extrusão do Ca^{2+} por meio do transportador de troca de Na^+/Ca^{2+}, visto que o aumento de $[Na^+]_i$ reduz o gradiente dirigido para dentro de Na^+, o que impulsiona a extrusão de Ca^{2+} pela troca de Na^+/Ca^{2+}.
3. O $[Ca^{2+}]_i$ aumentado é armazenado no retículo sarcoplasmático e, portanto, aumenta a quantidade de Ca^{2+} liberado por cada potencial de ação.

Efeito do potássio extracelular

Os efeitos dos glicosídeos cardíacos aumentam se houver diminuição de $[K^+]$ plasmático, devido à competição reduzida no sítio de ligação do K^+ na Na^+/K^+-ATPase. Isso tem importância clínica, visto que muitos diuréticos, frequentemente utilizados no tratamento da insuficiência cardíaca (ver Capítulo 29), diminuem o $[K^+]$ plasmático, aumentando, assim, o risco de arritmia induzida por glicosídeos.

Aspectos farmacocinéticos

A digoxina é administrada por via oral ou, em situações de urgência, por via intravenosa. Trata-se de uma molécula polar; a eliminação ocorre principalmente por excreção renal e envolve a glicoproteína-P (ver Capítulo 9), levando a interações clinicamente significativas com outros fármacos usados no tratamento da insuficiência cardíaca, como a **espironolactona** e com fármacos antiarrítmicos, como o **verapamil** e a **amiodarona**. A meia-vida de eliminação é de cerca de 36 horas em pacientes com função renal normal, porém torna-se consideravelmente mais longa em pacientes idosos e naqueles com insuficiência renal manifesta, para os quais é necessário reduzir a dose de manutenção. Administra-se uma dose de ataque a fim de obter concentrações terapêuticas para o rápido controle da frequência cardíaca em situações de urgência. É bastante estreita (1 a 2,6 nmol/ℓ) a faixa terapêutica das concentrações plasmáticas abaixo da qual a digoxina não tem probabilidade de ser efetiva e acima da qual o risco de toxicidade aumenta de modo substancial. A determinação da concentração plasmática de digoxina é útil quando há suspeita de falta de eficácia ou de toxicidade.

OUTROS FÁRMACOS QUE ATUAM SOBRE A CONTRAÇÃO DO MIOCÁRDIO

Certos agonistas dos receptores β_1-adrenérgicos, como, por exemplo, a **dobutamina**, são usados no tratamento da insuficiência cardíaca aguda potencialmente reversível (p. ex., após cirurgia cardíaca ou em alguns casos de choque cardiogênico ou séptico), em virtude de sua ação inotrópica positiva. Por motivos que ainda não estão bem compreendidos, a dobutamina produz menos taquicardia do que outros agonistas β_1. É usada por via intravenosa para o tratamento a curto prazo da insuficiência cardíaca aguda ou para teste de estresse cardíaco farmacológico e ecocardiografia. O **glucagon** também aumenta a contratilidade do miocárdio por meio de aumento da síntese de AMPc e tem sido usado em pacientes com disfunção cardíaca aguda causada por superdosagem de antagonistas dos receptores β-adrenérgicos.

> **Usos clínicos dos glicosídeos cardíacos (p. ex., digoxina)**
>
> - Para reduzir a frequência ventricular na fibrilação atrial rápida e persistente. Isso é eficaz em repouso, porém menos durante o exercício físico, quando o tônus vagal é reduzido e há aumento do tônus simpático, limitando a sua utilidade
> - Tratamento da insuficiência cardíaca em pacientes que continuam sintomáticos, apesar do uso ideal de diuréticos e IECAs (ver Capítulo 21).

Os inibidores da fosfodiesterase de subtipo específico do coração (tipo III), enzima responsável pela degradação intracelular do AMPc, aumentam a contratilidade do miocárdio. Consequentemente, à semelhança dos agonistas dos receptores β-adrenérgicos, eles aumentam o AMPc intracelular e podem causar arritmias pela mesma razão. Os compostos desse grupo incluem a **anrinona** e a **milrinona**. Melhoram os índices hemodinâmicos em pacientes com insuficiência cardíaca; entretanto, de modo paradoxal, pioram a sobrevida na insuficiência cardíaca crônica, presumivelmente devido a arritmias. Como nos exemplos da encainida/flecainida e dronedarona, essa disparidade levou a uma atitude cautelosa por parte dos clínicos e das autoridades reguladoras de fármacos.

Avanços recentes levaram a ensaios clínicos de fase 3 de fármacos direcionados para a miosina cardíaca. O **omecamtiv mecarbil** é um ativador seletivo da miosina cardíaca, que reduz o risco de internações hospitalares em pacientes que apresentam insuficiência cardíaca com redução da fração de ejeção ventricular esquerda. Em contrapartida, o **mavacanteno** é um inibidor da miosina cardíaca β, que diminui a contração excessiva do músculo cardíaco em pacientes

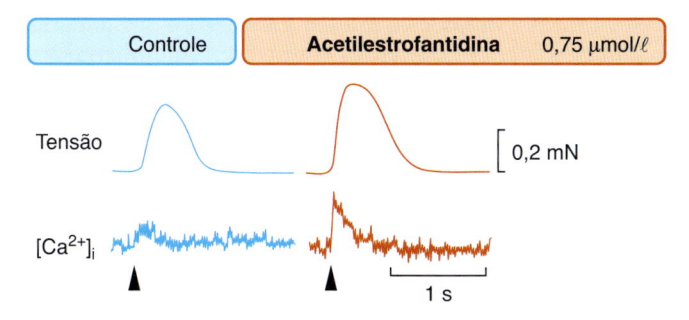

Figura 20.9 Efeito de um glicosídeo cardíaco (acetilestrofantidina) sobre o transiente de Ca^{2+} e a tensão produzida pelo músculo cardíaco de rã. O efeito foi registrado como na Figura 20.6. (De Allen, D.G., Blinks, J.R., 1978. Nature 273, 509.)

com cardiomiopatia hipertrófica e que atualmente está sendo considerado pelas autoridades reguladoras para o tratamento desse distúrbio.

FÁRMACOS ANTIANGINOSOS

O mecanismo da dor anginosa foi discutido anteriormente. A angina é tratada com fármacos que melhoram a perfusão do miocárdio ou com aqueles que reduzem a sua demanda metabólica ou com ambos. Dois dos principais grupos de fármacos, os nitratos orgânicos e os bloqueadores dos canais de cálcio, são vasodilatadores e produzem esses dois efeitos. O terceiro grupo, formado pelos antagonistas dos receptores β-adrenérgicos, reduzem a frequência cardíaca e, portanto, diminuem a demanda metabólica. Os nitratos orgânicos e os bloqueadores dos canais de cálcio são descritos adiante. Os antagonistas dos receptores β-adrenérgicos são discutidos no Capítulo 15, e suas ações antiarrítmicas foram descritas anteriormente. A **ivabradina** diminui a frequência cardíaca ao inibir a corrente I_f do nó sinusal (ver discussão anterior) e constitui uma alternativa aos antagonistas dos receptores β-adrenérgicos em pacientes nos quais estes últimos fármacos não são tolerados ou estão contraindicados. O uso combinado de ivabradina com um antagonista β-adrenérgico está indicado para pacientes cujos sintomas não são adequadamente controlados, apesar de uma dose ótima do antagonista β-adrenérgico. A **ranolazina** foi introduzida como adjuvante de outros fármacos antianginosos; inibe a corrente de sódio tardia e, portanto, reduz indiretamente o cálcio intracelular e a força de contração (o oposto dos efeitos dos glicosídeos cardíacos), sem afetar a frequência cardíaca; inibidores mais potentes e seletivos da corrente de sódio persistente estão em desenvolvimento. Os fármacos antianginosos mais recentes são descritos por Jones et al. (2013).

NITRATOS ORGÂNICOS

A capacidade dos nitratos orgânicos (ver Capítulos 19 e 21) de aliviar a angina foi descoberta por Lauder Brunton, um destacado médico britânico, em 1867. Constatou que a angina poderia ser aliviada, em parte, por sangria, e sabia que o **nitrito de amila**, que tinha sido sintetizado 10 anos antes, causava rubor e taquicardia, com queda da pressão arterial quando seu vapor era inalado. Pensou que o efeito do sangramento resultava da hipotensão e descobriu que a inalação de nitrito de amila funcionava muito melhor. Hoje, o nitrito de amila foi substituído pelo **trinitrato de glicerina** (TNG).[6] Vários nitratos orgânicos relacionados, dos quais o mais importante é o **mononitrato de isossorbida**, possuem ação prolongada. O **nicorandil**, um ativador dos canais de potássio com atividade nitrovasodilatadora adicional, é algumas vezes combinado com outro tratamento antianginoso em casos resistentes.

Ações

Os nitratos orgânicos relaxam o músculo liso (especialmente o músculo liso vascular, mas também o músculo liso esofágico e biliar). Relaxam as veias, com consequente redução da pressão venosa central (redução da pré-carga). Nos indivíduos sadios, isso diminui o volume sistólico; ocorre estase venosa na posição ortostática e pode causar hipotensão postural e tontura. As doses terapêuticas têm menos efeito sobre as pequenas artérias de resistência do que sobre as veias, porém há um acentuado efeito sobre as artérias musculares de maior calibre. Isso reduz a reflexão da onda de pulso dos ramos arteriais (conforme observado no século XIX por Murrell, porém negligenciado durante muitos anos) e, consequentemente, reduz a pressão central (aórtica) e a pós-carga cardíaca (ver Capítulo 21 para o papel que esses fatores desempenham na determinação do trabalho cardíaco). O efeito dilatador direto sobre as artérias coronárias opõe-se ao espasmo coronariano na angina vasoespástica. Com o uso de doses maiores, as artérias e arteríolas de resistência dilatam-se, e ocorre queda da pressão arterial. Entretanto, o fluxo coronariano aumenta devido à vasodilatação coronariana. O consumo de oxigênio do miocárdio é reduzido, devido às diminuições da pré-carga e pós-carga cardíacas. Isso, juntamente com o aumento do fluxo sanguíneo coronariano, causa um acentuado aumento no conteúdo de oxigênio do sangue no seio coronário. Estudos em animais de experimentação mostraram que o TNG desvia o sangue de áreas normais para áreas isquêmicas do miocárdio. O mecanismo envolve a dilatação dos vasos colaterais que contornam os segmentos estreitados da artéria coronária (Figura 20.10).

Isso contrasta com o efeito de outros vasodilatadores – notavelmente o **dipiridamol** –, que dilatam as arteríolas, mas não os vasos colaterais. O dipiridamol é, pelo menos, tão efetivo quanto os nitratos no aumento do fluxo coronariano em indivíduos normais, porém, na realidade, agrava a angina. Isso provavelmente se deve ao fato de que as arteríolas, em uma região isquêmica, estão totalmente dilatadas pela isquemia, e a dilatação das arteríolas induzida por fármacos em áreas normais tem o efeito de desviar o sangue das áreas isquêmicas (ver Figura 20.10), produzindo o denominado *roubo vascular*. Esse efeito é explorado em um "teste de esforço" farmacológico para a doença arterial coronariana, em que se administra dipiridamol por via intravenosa a pacientes com suspeita desse diagnóstico, enquanto a perfusão do miocárdio e o ECG são monitorados. A **regadenosona** é um agonista do receptor de adenosina A_{2A} usado de maneira semelhante em testes farmacológicos de estresse cardíaco.

Em resumo, a ação antianginosa dos nitratos envolve:

- Redução do trabalho cardíaco, devido à redução da pré-carga (venodilatação) e da pós-carga (diminuição da reflexão da onda de pressão arterial), levando a uma menor necessidade de oxigênio do miocárdio
- Redistribuição do fluxo coronariano para áreas isquêmicas por meio de vias colaterais
- Alívio do espasmo coronariano.

Além de seus efeitos sobre o músculo liso, o óxido nítrico (NO) aumenta a velocidade de relaxamento do músculo cardíaco (designada como ação "lusiotrópica"). É provável que os nitratos orgânicos simulem essa ação, o que poderia ser importante em pacientes com comprometimento da função diastólica, uma condição comum na hipertensão e/ou insuficiência cardíaca.

Mecanismo de ação

Os nitratos orgânicos são metabolizados, com liberação de NO. Nas concentrações alcançadas durante o uso terapêutico, isso envolve uma etapa enzimática e, possivelmente, uma reação com grupos sulfidrila (–SH) dos tecidos. O NO ativa a guanilato ciclase solúvel (ver Capítulo 19), aumentando a formação de GMPc, que ativa a proteína quinase G (ver Capítulo 4) e leva a uma cascata de efeitos no músculo liso, culminando em desfosforilação das cadeias leves de miosina, sequestro do Ca^{2+} intracelular e relaxamento.

---

[6]Nobel descobriu como estabilizar o TNG com *kieselguhr*, possibilitando explorar suas propriedades explosivas na dinamite, cuja fabricação lhe rendeu a fortuna com a qual passou a oferecer os prêmios que levam o seu nome.

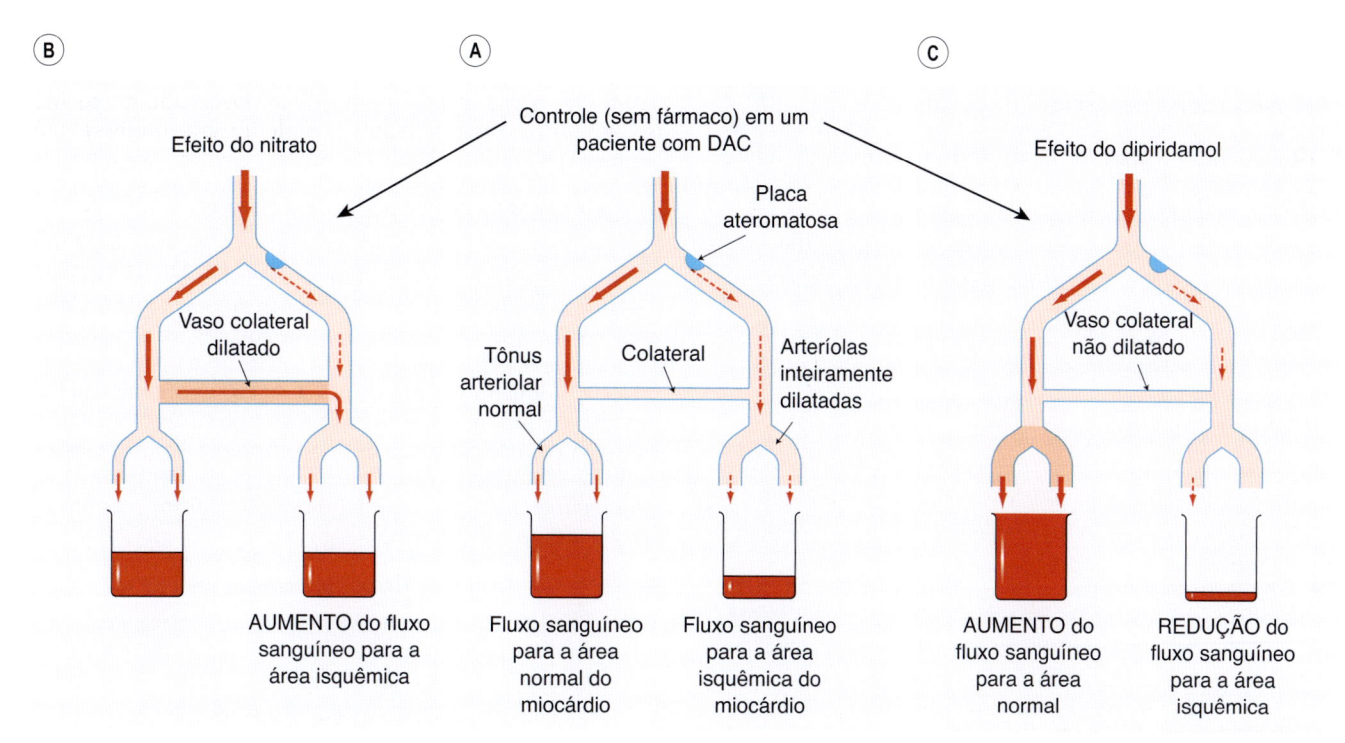

Figura 20.10 Comparação dos efeitos dos nitratos orgânicos e de um vasodilatador arteriolar (dipiridamol) sobre a circulação coronariana. **A.** Controle. **B.** Os nitratos dilatam o vaso colateral, possibilitando, assim, o fluxo de mais sangue através da região hipoperfundida (sobretudo por desvio da área adequadamente perfundida). **C.** O dipiridamol dilata as arteríolas, o que aumenta o fluxo pela área normal à custa da área isquêmica (na qual as arteríolas estão, de qualquer modo, totalmente dilatadas). *DAC*, doença arterial coronariana.

Tolerância e efeitos indesejáveis

A administração repetida de nitratos a preparações de músculo liso *in vitro* provoca diminuição do relaxamento, possivelmente, em parte, devido à depleção de grupos –SH livres, embora as tentativas de prevenir a tolerância por agentes que restauram os grupos –SH teciduais não tenham sido úteis do ponto de vista clínico. A tolerância ao efeito antianginoso dos nitratos não ocorre em grau clinicamente importante com as formulações comuns de fármacos de ação curta (p. ex., TNG), porém de fato ocorre com fármacos de ação mais prolongada (p. ex., mononitrato de isossorbida) ou quando o TNG é administrado por infusão intravenosa prolongada ou pela aplicação frequente de adesivos transdérmicos de liberação lenta (ver adiante).

Os principais efeitos adversos dos nitratos constituem uma consequência direta de suas principais ações farmacológicas e incluem hipotensão postural e cefaleia. Esta era a causa do "enjoo matinal da segunda-feira" entre trabalhadores em fábricas de explosivos. A tolerância a esses efeitos desenvolve-se com muita rapidez, porém desaparece depois de um breve intervalo sem nitratos (razão pela qual os sintomas apareciam nas segundas-feiras, e não mais tarde durante a semana). É raro a formação de *metemoglobina*, um produto da oxidação da hemoglobina que é ineficaz como carreador de oxigênio, ocorrer quando os nitratos são usados clinicamente, porém é induzida de maneira deliberada com **nitrito de amila** no tratamento da *intoxicação por cianeto*, visto que a metemoglobina se liga aos íons cianeto e os inativa.

Aspectos farmacocinéticos e farmacêuticos

O TNG é rapidamente inativado por metabolismo hepático. É bem absorvido por via oral e usado como comprimido sublingual ou como *spray* sublingual, produzindo seus efeitos em poucos minutos. É ineficaz se for deglutido, devido ao metabolismo pré-sistêmico no fígado. Quando administrado por via sublingual, o trinitrato é convertido em di e mononitrato. Sua duração de ação efetiva é de aproximadamente 30 minutos. É bem absorvido pela pele, e pode-se obter um efeito mais sustentado pela sua aplicação como adesivo transdérmico. Uma vez aberto um frasco de comprimidos, sua validade é muito curta, visto que a substância ativa volátil evapora; as preparações em *spray* evitam esse problema.

O **mononitrato de isossorbida** tem ação mais prolongada do que o TNG, visto que é absorvido e metabolizado mais lentamente, porém apresenta ações farmacológicas semelhantes. Não sofre metabolismo de primeira passagem no fígado, de modo que pode ser deglutido, em vez de administrado por via sublingual. Em geral, é administrado em forma de liberação lenta para uso em dose única diária pela manhã, pois sua absorção e eliminação graduais permitem um intervalo relativo livre de nitrato durante a noite.

ATIVADORES DOS CANAIS DE POTÁSSIO

O **nicorandil** combina a ativação do canal de potássio K_{ATP} (ver Capítulo 4) com ações nitrovasodilatadoras (doador de NO). Trata-se de um dilatador tanto arterial quanto venoso, que provoca os efeitos indesejáveis esperados de cefaleia, rubor e tontura. É utilizado em pacientes que continuam sintomáticos, apesar do tratamento ótimo com outros fármacos, frequentemente enquanto aguardam cirurgia ou angioplastia, ou se a intervenção coronariana não é uma opção viável.

ANTAGONISTAS DOS RECEPTORES β-ADRENÉRGICOS

Os antagonistas dos receptores β-adrenérgicos (ver Capítulo 15) são importantes na profilaxia da angina estável e no tratamento de pacientes com angina instável, atuando por meio da redução do consumo cardíaco de oxigênio. Reduzem o risco de morte após infarto do miocárdio, possivelmente pela sua ação antiarrítmica. Quaisquer efeitos sobre o diâmetro dos vasos coronarianos são de importância

> **Nitratos orgânicos**
>
> - Os compostos importantes incluem o **trinitrato de glicerina** e o **mononitrato de isossorbida** de ação mais longa
> - Esses fármacos são potentes vasodilatadores, que atuam sobre as veias para reduzir a pré-carga cardíaca e sobre as artérias para reduzir a reflexão da onda de pressão arterial e, portanto, a pós-carga
> - Atuam por meio do NO, ao qual são metabolizados. O NO estimula a formação de GMPc e, portanto, ativa a proteína quinase G, afetando as proteínas contráteis (cadeias leves de miosina) e a regulação do Ca^{2+}
> - A tolerância, que ocorre no contexto experimental, é clinicamente importante com o uso frequente de fármacos de ação prolongada ou de preparações de liberação sustentada
> - A eficácia observada na angina resulta, em parte, da redução da carga cardíaca e, em parte, da dilatação dos vasos coronarianos colaterais, proporcionando uma distribuição mais efetiva do fluxo coronariano. A dilatação desses vasos coronarianos contraídos é particularmente benéfica na angina vasoespástica
> - É comum a ocorrência de efeitos indesejáveis graves; no início, pode haver cefaleia e hipotensão postural. Em raros casos, a superdosagem pode causar metemoglobinemia.

> **Usos clínicos dos nitratos orgânicos**
>
> - Angina estável:
>   – Prevenção (p. ex., **mononitrato de isossorbida** diariamente ou **trinitrato de glicerina** por via sublingual imediatamente antes de esforço físico)
>   – Tratamento (**trinitrato de glicerina** por via sublingual)
> - Angina instável: **trinitrato de glicerina** por via intravenosa
> - Insuficiência cardíaca aguda: **trinitrato de glicerina** por via intravenosa
> - Insuficiência cardíaca crônica: **mononitrato de isossorbida** com **hidralazina** em pacientes afro-descendentes (ver Capítulo 21).

menor, embora esses fármacos sejam evitados na angina vasoespástica, em virtude do risco teórico de aumento do espasmo coronariano. Seus usos clínicos, surpreendentemente diversos, estão resumidos nos boxes clínicos anteriores e no Capítulo 15.

BLOQUEADORES DOS CANAIS DE CÁLCIO

O termo *bloqueadores dos canais de cálcio* é usado para referir-se a fármacos que bloqueiam a entrada celular de Ca^{2+} através dos canais de cálcio, em vez de impedir suas ações intracelulares (ver Capítulo 4). Alguns autores empregam a expressão *bloqueadores da entrada de Ca^{2+}* para tornar essa distinção mais clara. Os bloqueadores dos canais de cálcio terapeuticamente importantes atuam sobre os canais do tipo L. Os bloqueadores dos canais de cálcio do tipo L compreendem três classes químicas distintas: as *fenilalquilaminas* (p. ex., **verapamil**), as *di-hidropiridinas* (p. ex., **nifedipino**, **anlodipino**) e as *benzotiazepinas* (p.ex., **diltiazem**).

Mecanismo de ação: tipos de canais de cálcio

As propriedades dos canais de cálcio voltagem-dependentes têm sido estudadas por técnicas de fixação de voltagem (*voltage clamp*) e fixação de placas (*patch clamp*) (ver Capítulo 3). Todos os fármacos de cada uma das três classes químicas antes mencionadas se ligam à subunidade α_1 do canal de cálcio do tipo L, porém em sítios distintos. Estes interagem alostericamente entre si e com a maquinaria de comporta do canal para impedir a sua abertura (ver adiante e Figura 20.11), reduzindo, assim, a entrada de Ca^{2+}. Muitos bloqueadores dos canais de cálcio exibem propriedades de dependência de uso (ou seja, eles provocam bloqueio mais efetivo nas células cujos canais de cálcio estão mais ativos; ver discussão dos fármacos antiarrítmicos da classe I, anteriormente). Pela mesma razão, têm também ações bloqueadoras voltagem-dependentes, exercendo bloqueio mais forte quando a membrana está despolarizada, com consequente abertura e inativação dos canais de cálcio.

As di-hidropiridinas afetam a função dos canais de cálcio de maneira complexa, e não apenas por obstrução física do poro. Os canais de cálcio podem ser encontrados em um dos três estados distintos, denominados *modos* (ver Figura 20.11). Quando um canal está no modo 0, ele não abre em resposta à despolarização; no modo 1, a despolarização produz uma baixa probabilidade de abertura, e cada abertura é breve. No modo 2, a despolarização produz uma probabilidade de abertura muito alta, e aberturas isoladas são prolongadas.

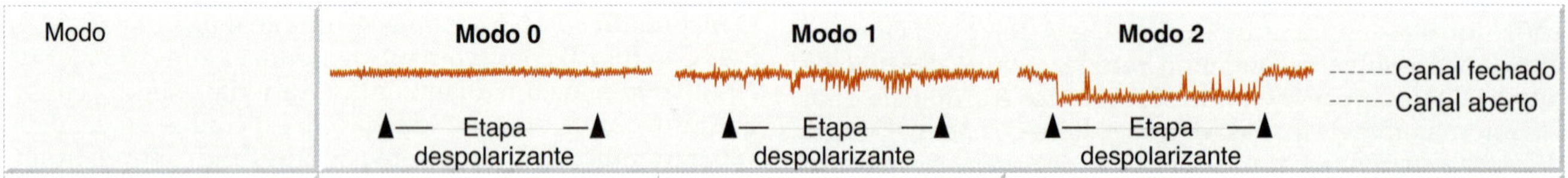

Modo	Modo 0	Modo 1	Modo 2
Probabilidade de abertura	Zero	Baixa	Alta
Favorecido por	Antagonistas de DHP		Agonistas de DHP
% de tempo normalmente passado neste modo	< 1%	~70%	~30%

Figura 20.11 Comportamento modal dos canais de cálcio. Os traçados são registros de *patch clamp* (ver Capítulo 3) da abertura de canais de cálcio isolados (*deflexões para baixo*) em um *patch* de membrana de uma célula muscular cardíaca. Uma etapa de despolarização é imposta próximo ao início de cada traçado, causando aumento na probabilidade de abertura do canal. Quando o canal se encontra no modo 1 (*centro*), ocorrem poucas aberturas breves; no modo 2 (*à direita*), o canal permanece aberto a maior parte do tempo durante a fase de despolarização; no modo 0 (*à esquerda*), deixa de abrir por completo. Em condições normais, na ausência de fármaco, o canal passa a maior parte de seu tempo nos modos 1 e 2 e só raramente entra no modo 0. DHP, di-hidropiridina. (Redesenhada de Hess et al., 1984. Nature 311, 538-544.)

Em condições normais, cerca de 70% dos canais em qualquer momento determinado se encontram no modo 1, e apenas 1% ou menos está no modo 0; cada canal transita de forma aleatória e muito lenta entre os três modos. Os antagonistas das di-hidropiridinas ligam-se seletivamente aos canais no modo 0, favorecendo, assim, esse estado de não abertura, enquanto os agonistas se ligam de maneira seletiva aos canais no modo 2 (ver Figura 20.11). Esse tipo de modulação bidirecional se assemelha ao fenômeno observado com a interação GABA/benzodiazepínicos (ver Capítulo 45) e convida à especulação sobre a possível existência de mediador(es) endógeno(s) semelhante(s) às di-hidropiridinas com efeito regulador sobre a entrada de Ca^{2+}.

A **etossuximida** (usada no tratamento das crises de ausência; ver Capítulo 46) bloqueia os canais T nos neurônios talâmicos e reticulares.

Efeitos farmacológicos

Os principais efeitos dos bloqueadores dos canais de cálcio, quando usados terapeuticamente, são observados nos músculos cardíaco e liso. O verapamil afeta sobretudo o coração, enquanto a maioria das di-hidropiridinas (p. ex., nifedipino) exerce maior efeito sobre o músculo liso do que sobre o coração. O diltiazem é intermediário em suas ações.

Ações cardíacas

Os efeitos antiarrítmicos do verapamil e do diltiazem foram discutidos anteriormente. Os bloqueadores dos canais de cálcio podem causar bloqueio AV e redução da frequência cardíaca por meio de suas ações sobre os tecidos de condução, porém esse efeito é compensado por um aumento reflexo da atividade simpática secundariamente à sua ação vasodilatadora. Por exemplo, o nifedipino costuma provocar taquicardia reflexa, enquanto o diltiazem causa pouca ou nenhuma alteração na frequência cardíaca, e o verapamil diminui a frequência cardíaca. Os bloqueadores dos canais de cálcio também possuem efeito inotrópico negativo, devido à inibição da entrada de Ca^{2+} durante o platô do potencial de ação. O verapamil apresenta ação inotrópica negativa mais pronunciada e está contraindicado na insuficiência cardíaca, enquanto o anlodipino não piora a mortalidade cardiovascular em pacientes com insuficiência cardíaca crônica estável.

Músculo liso vascular

Os bloqueadores dos canais de cálcio provocam dilatação arterial/arteriolar generalizada, reduzindo, assim, a pressão arterial, porém não afetam muito as veias. Eles afetam todos os leitos vasculares, porém os efeitos regionais variam de modo considerável entre diferentes fármacos. Causam vasodilatação coronariana e são utilizados em pacientes que apresentam espasmo das artérias coronárias (angina vasoespástica). Outros tipos de músculo liso (p. ex., trato biliar, trato urinário e útero) também são relaxados por bloqueadores dos canais de cálcio, mas esses efeitos são menos importantes do ponto de vista terapêutico do que suas ações sobre o músculo liso vascular.

Proteção de tecidos isquêmicos

Os ensaios clínicos randomizados conduzidos têm sido decepcionantes e forneceram pouca ou nenhuma evidência de efeitos benéficos (ou prejudiciais) dos bloqueadores dos canais de cálcio sobre a morbidade ou mortalidade cardiovasculares em grupos de pacientes distintos dos pacientes com hipertensão, nos quais os bloqueadores dos canais de cálcio possuem efeitos benéficos comparáveis aos de outros fármacos que reduzem a pressão arterial em graus semelhantes (ver Capítulo 21). O **nimodipino** é parcialmente seletivo para a vasculatura cerebral, e há evidências de que ele reduz o vasoespasmo cerebral após hemorragia subaracnóidea.

Farmacocinética

Os bloqueadores dos canais de cálcio de uso clínico são bem absorvidos pelo trato gastrointestinal e administrados por via oral, exceto em algumas indicações especiais, como após hemorragia subaracnóidea, para a qual se dispõe de preparações intravenosas. Sofrem metabolismo extenso. As diferenças farmacocinéticas entre os diversos fármacos e várias preparações farmacêuticas têm importância clínica, visto que determinam o intervalo entre as doses e a intensidade de alguns dos efeitos indesejáveis, como cefaleia e rubor. O anlodipino é administrado 1 vez/dia e apresenta uma meia-vida de eliminação longa, enquanto o nifedipino, o diltiazem e o verapamil têm meias-vidas de eliminação mais curtas e são administrados com mais frequência ou formulados em várias preparações de liberação lenta para possibilitar a sua administração 1 vez/dia.

Efeitos indesejáveis

A maior parte dos efeitos adversos dos bloqueadores dos canais de cálcio consiste em extensões de suas principais ações farmacológicas. As di-hidropiridinas de ação curta provocam rubor e cefaleia, em virtude de sua ação vasodilatadora, e o uso crônico desses fármacos costuma provocar edema maleolar relacionado com a dilatação arteriolar e aumento da permeabilidade das vênulas pós-capilares. O verapamil pode causar constipação intestinal, provavelmente devido aos efeitos sobre os canais de cálcio nos nervos gastrointestinais ou no músculo liso. Os efeitos sobre o ritmo cardíaco (p. ex., bloqueio cardíaco) e a força de contração (p. ex., agravamento da insuficiência cardíaca) já foram discutidos.

Além desses efeitos previsíveis, os bloqueadores dos canais de cálcio, como classe, apresentam poucos efeitos adversos idiossincráticos.

Bloqueadores dos canais de cálcio

- Bloqueiam a entrada de Ca^{2+} ao impedir a abertura dos canais de cálcio voltagem-dependentes do tipo L
- Existem três antagonistas principais do tipo L, exemplificados pelo **verapamil**, **diltiazem** e di-hidropiridinas (p. ex., **nifedipino**)
- Afetam sobretudo o coração e o músculo liso
- O **verapamil** é relativamente cardiosseletivo, o **nifedipino** é relativamente seletivo para o músculo liso, e o **diltiazem** apresenta seletividade intermediária
- O efeito vasodilatador (em especial, as di-hidropiridinas) ocorre principalmente nos vasos de resistência, reduzindo a pós-carga. Os bloqueadores dos canais de cálcio dilatam os vasos coronarianos, o que é importante na angina vasoespástica
- Efeitos sobre o coração (**verapamil**, **diltiazem**): ação antiarrítmica; comprometimento da condução AV; redução da contratilidade
- Usos clínicos:
  – Antiarrítmicos (principalmente **verapamil**)
  – Angina, antiarrítmico (p. ex., **diltiazem**)
  – Hipertensão (em especial, di-hidropiridinas)
- Os efeitos adversos consistem em cefaleia, constipação intestinal (**verapamil**) e edema maleolar (di-hidropiridinas). Existe o risco de causar insuficiência cardíaca ou bloqueio cardíaco, particularmente com **verapamil**.

> **Usos clínicos dos bloqueadores dos canais de cálcio**
>
> - Arritmias (**verapamil**, **diltiazem**):
>   - Para diminuir a frequência ventricular na fibrilação atrial rápida
>   - Para impedir a recorrência de TSV (a administração intravenosa de **verapamil** para extinguir as crises de TSV foi substituída pelo uso de **adenosina**)
> - Hipertensão: em geral, uma di-hidropiridina (p. ex., **anlodipino** ou **nifedipino** de liberação lenta; ver Capítulo 21)
> - Na prevenção da angina (p. ex., uma di-hidropiridina ou **diltiazem**).

BIBLIOGRAFIA E LEITURA COMPLEMENTAR

Outras leituras

Fink, M., Noble, D., 2010. Pharmacodynamic effects in the cardiovascular system: the modeller's view. Basic Clin. Pharmacol. Toxicol. 106, 243–249.

Hampton, J.R., Hampton, J., 2019. The Ecg Made Easy, ninth ed. Elsevier, Edinburgh.

Jones, D.A., Timmis, A., Wragg, A., 2013. Novel drugs for treating angina. BMJ 347, 34–37.

Zipes, D.P., Libby, P., Bonow, R.O., Mann, D.L., Tomaselli, G.F., 2018. Braunwald's Heart Disease: A Textbook of Cardiovascular Medicine, eleventh ed. Saunders/Elsevier, Philadelphia.

Aspectos fisiológicos e fisiopatológicos

Bagrov, A.Y., Shapiro, J.I., Fedorova, O.V., 2009. Endogenous cardiotonic steroids: physiology, pharmacology, and novel therapeutic targets. Pharmacol. Rev. 61, 9–38.

Blaustein, M.P., 2018. The pump, the exchanger, and the holy spirit: origins and 40-year evolution of ideas about the ouabain-Na(+) pump endocrine system. Am. J. Physiol. Cell Physiol. 314, C3–C26.

Eltzschig, H.K., Sitkovsky, M.V., Robson, S.C., 2012. Purinergic signaling during inflammation. N. Engl. J. Med. 367, 2322–2333.

Kuwahara, K., 2021. The natriuretic peptide system in heart failure: diagnostic and therapeutic implications. Pharmacol. Ther. 227 107863.

Noble, D., 2008. Computational models of the heart and their use in assessing the actions of drugs. J. Pharmacol. Sci. 107, 107–117.

Rockman, H.A., Koch, W.J., Lefkowitz, R.J., 2002. Seven-transmembrane-spanning receptors and heart function. Nature 415, 206–212.

Schoner, W., Scheiner-Bobis, G., 2007. Endogenous and exogenous cardiac glycosides: their roles in hypertension, salt metabolism, and cell growth. Am. J. Physiol. Cell Physiol. 293, C509–C536.

Seddon, M., Melikian, N., Dworakowski, R., et al., 2009. Effects of neuronal nitric oxide synthase on human coronary artery diameter and blood flow in vivo. Circulation 119, 2656–2662.

Tse, G., 2016. Mechanisms of cardiac arrhythmias. J. Arrhythm. 32, 75-81.

Yim, D.S., 2018. Five years of the CiPA project (2013–2018): what did we learn? Transl. Clin. Pharmacol. 26, 145–149.

Aspectos terapêuticos

Amuthan, R., Curtis, A.B., 2021. What clinical trials of ablation for atrial fibrillation tell us – and what they do not. Heart Rhythm O2 2, 174–186.

Connolly, S.J., Camm, J., Halperin, J.L., et al., 2011. Dronedarone in high-risk permanent atrial fibrillation. N. Engl. J. Med. 365, 2268–2276.

Ferrari, R., Ford, I., Fox, K., et al., 2020. Efficacy and safety of trimetazidine after percutaneous coronary intervention (ATPCI): a randomised, double-blind, placebo-controlled trial. Lancet 396, 830–838.

Kotecha, D., Bunting, K.V., Gill, S.K., et al., 2020. Effect of digoxin vs bisoprolol for heart rate control in atrial fibrillation on patient-reported quality of life: the RATE-AF randomized clinical trial. JAMA 324, 2497–2508.

Roden, D.M., 2019. A current understanding of drug-induced QT prolongation and its implications for anticancer therapy. Cardiovasc. Res. 115, 895–903.

Ruskin, J.N., 1989. The cardiac arrhythmia suppression trial (CAST). N. Engl. J. Med. 321, 386–388.

Fármacos que Afetam os Grandes Sistemas de Órgãos • SEÇÃO 3

Sistema Vascular 21

CONSIDERAÇÕES GERAIS

Este capítulo trata da farmacologia dos vasos sanguíneos. As paredes das artérias, arteríolas, vênulas e veias contêm musculatura lisa, cujo estado de contração é controlado por hormônios circulantes e por mediadores liberados localmente das terminações nervosas simpáticas (ver Capítulo 15), das células endoteliais e de outras células residentes na parede do vaso ou de passagem no sangue circulante. Essas substâncias atuam sobretudo por meio da regulação do Ca^{2+} nas células musculares lisas vasculares, conforme descrito no Capítulo 4. No presente capítulo, primeiro consideraremos o controle da musculatura lisa vascular pelo endotélio e pelo sistema renina-angiotensina, seguido das ações de fármacos vasoconstritores e vasodilatadores. Por fim, veremos brevemente alguns usos clínicos dos fármacos vasoativos em algumas doenças importantes, como a hipertensão (pulmonar e sistêmica), a insuficiência cardíaca, o choque, a doença vascular periférica e a doença de Raynaud. O uso de fármacos vasoativos no tratamento da angina é descrito no Capítulo 20.

INTRODUÇÃO

As ações dos fármacos sobre o sistema vascular podem ser divididas em efeitos sobre:
- A resistência vascular sistêmica total ("periférica"), um dos principais determinantes da pressão arterial
- A resistência de determinados leitos vasculares individuais, o que determina a distribuição local do fluxo sanguíneo para diferentes órgãos; esses efeitos são relevantes para o tratamento farmacológico da angina (ver Capítulo 20), do fenômeno de Raynaud, da hipertensão pulmonar e do choque circulatório
- A complacência da aorta e a reflexão da onda de pulso, que são relevantes no tratamento da hipertensão, da insuficiência cardíaca e da angina
- O tônus venoso e o volume sanguíneo (a "plenitude" da circulação), que juntos determinam a pressão venosa central e são relevantes para o tratamento da insuficiência cardíaca e da angina; os diuréticos (que reduzem o volume sanguíneo) são discutidos no Capítulo 29
- O ateroma (ver Capítulo 22) e a trombose (ver Capítulo 23)
- A formação de novos vasos (angiogênese), importante, por exemplo, na retinopatia diabética (ver Capítulo 27) e no tratamento da doença maligna (ver Capítulo 57).

Os efeitos dos fármacos considerados neste capítulo são produzidos por ações nas células musculares lisas vasculares. À semelhança de outros músculos, a musculatura lisa vascular contrai-se quando o Ca^{2+} citoplasmático ($[Ca^{2+}]_i$) aumenta, porém o acoplamento entre a $[Ca^{2+}]_i$ e a contração é menos rigoroso do que no músculo estriado voluntário ou no músculo cardíaco (ver Capítulo 4). Os vasoconstritores e os vasodilatadores atuam por meio de aumento ou redução da $[Ca^{2+}]_i$ e/ou alteração da sensibilidade da maquinaria contrátil à $[Ca^{2+}]_i$. A Figura 4.10 (ver Capítulo 4) fornece um resumo dos mecanismos celulares envolvidos no controle da contração e do relaxamento da musculatura lisa. O controle do tônus do músculo liso vascular por vários mediadores é descrito em outros capítulos (noradrenalina, no Capítulo 15; 5-hidroxitriptamina [5-HT], no Capítulo 16; prostanoides, no Capítulo 17; óxido nítrico [NO], no Capítulo 19; peptídeos natriuréticos cardíacos, no Capítulo 20; e hormônio antidiurético [ADH], no Capítulo 33). Aqui, concentramo-nos nos mediadores derivados do endotélio e no sistema renina-angiotensina-aldosterona (SRAA), antes de descrever as ações dos fármacos vasoativos e seus usos no tratamento de alguns distúrbios clínicos importantes (hipertensão, insuficiência cardíaca, choque, doença vascular periférica e doença de Raynaud).

ESTRUTURA E FUNÇÃO DO SISTEMA VASCULAR

O sangue é ejetado a cada batimento cardíaco do ventrículo esquerdo para dentro da aorta, a partir da qual flui rapidamente, para os órgãos por meio de grandes artérias de condução. As ramificações sucessivas levam, por meio de artérias musculares, até as arteríolas (endotélio circundado por uma camada de músculo liso com apenas uma célula de espessura) e os capilares (tubos desprovidos de endotélio) onde ocorrem as trocas gasosas e de nutrientes. Os capilares coalescem para formar vênulas pós-capilares, vênulas e veias progressivamente maiores, que levam, por meio da veia cava, até o coração direito. O sangue desoxigenado ejetado do ventrículo direito percorre a artéria pulmonar, os capilares pulmonares e as veias pulmonares de volta ao átrio esquerdo.[1] Pequenas artérias musculares e arteríolas constituem os principais vasos de resistência, enquanto as veias são vasos de capacitância que contêm uma grande fração do volume sanguíneo total. Por conseguinte, em termos de função cardíaca, as artérias e as arteríolas regulam a *pós-carga*, enquanto as veias e os vasos pulmonares regulam a *pré-carga* dos ventrículos (ver Capítulo 20).

As propriedades viscoelásticas das grandes artérias determinam a complacência arterial (*i. e.*, o grau com que o volume do sistema arterial aumenta à medida que a pressão aumenta). Trata-se de um importante fator em um sistema circulatório impulsionado por uma bomba intermitente, como o coração. O sangue ejetado do ventrículo esquerdo é acomodado pela distensão da aorta, que absorve as pulsações e fornece aos tecidos um fluxo relativamente constante. Quanto maior a complacência da aorta, maior a eficácia no amortecimento das flutuações[2] e menores as oscilações

---
[1]William Harvey (médico do rei Charles I) deduziu a circulação do sangue com base em experimentos quantitativos de grande elegância muito tempo antes que a invenção do microscópio possibilitasse a confirmação visual dos minúsculos vasos que havia previsto. Esse triunfo intelectual não fez bem à sua posição como médico, e Aubrey escreveu que "seu atendimento aos clientes caiu muito" e passou a ser considerado pelo vulgo como "pessoa maluca". *Plus ça change…*
[2]Essa ação amortecedora é denominada efeito *windkessel*. O mesmo princípio foi utilizado para fornecer um fluxo constante, e não intermitente, nas bombas para incêndios usadas antigamente.

da pressão arterial com cada batimento cardíaco (i. e., a diferença entre as pressões sistólica e diastólica, conhecida como "pressão de pulso"). A reflexão[3] da onda de pressão a partir dos pontos de ramificação na árvore vascular também sustenta a pressão arterial durante a diástole. Nos indivíduos jovens, isso ajuda a preservar uma perfusão constante dos órgãos vitais, como os rins, durante a diástole.

Entretanto, a reflexão excessiva pode aumentar patologicamente a pressão sistólica da aorta, visto que, quanto menos complacente for a aorta, maior a velocidade da onda de pulso. Como consequência, as ondas de pressão que retornam (refletidas) colidem com a onda de pulso para frente do batimento cardíaco seguinte mais cedo no ciclo cardíaco. Isso resulta do endurecimento da aorta em decorrência da perda de elastina durante o envelhecimento, particularmente em indivíduos com hipertensão. A elastina é substituída por colágeno sem elasticidade. O trabalho cardíaco (ver Capítulo 20) pode ser reduzido por um aumento da complacência arterial ou por uma redução da reflexão da onda arterial (ambos os quais diminuem a pressão de pulso), mesmo se o débito cardíaco e a pressão arterial média não forem alterados. Acima de cerca de 55 anos, a pressão de pulso e o endurecimento da aorta constituem fatores de risco importantes para a doença cardíaca.

CONTROLE DO TÔNUS DA MUSCULATURA LISA VASCULAR

Além do sistema nervoso simpático (ver Capítulo 15), dois sistemas fisiológicos importantes, que regulam o tônus vascular, isto é, o endotélio vascular e o sistema renina-angiotensina, merecem atenção especial.

ENDOTÉLIO VASCULAR

Com a descoberta de que o endotélio vascular atua não apenas como uma barreira passiva entre o plasma e o líquido extracelular, mas também como fonte de numerosos e potentes mediadores, abriu-se um novo capítulo em nossa compreensão do controle vascular. Esses mediadores controlam ativamente o músculo liso subjacente, além de influenciar a função das plaquetas e das células mononucleares: as funções do endotélio na hemostasia e na trombose são discutidas no Capítulo 23. Várias classes distintas de mediadores estão envolvidas (Figura 21.1).

---

[3] Pense nas ondas formadas em seu banho quando se senta na banheira, um impulso baixa o fluxo, porém a maior parte volta como reflexões a partir da borda inferior sob as torneiras e interfere nas ondas para a frente.

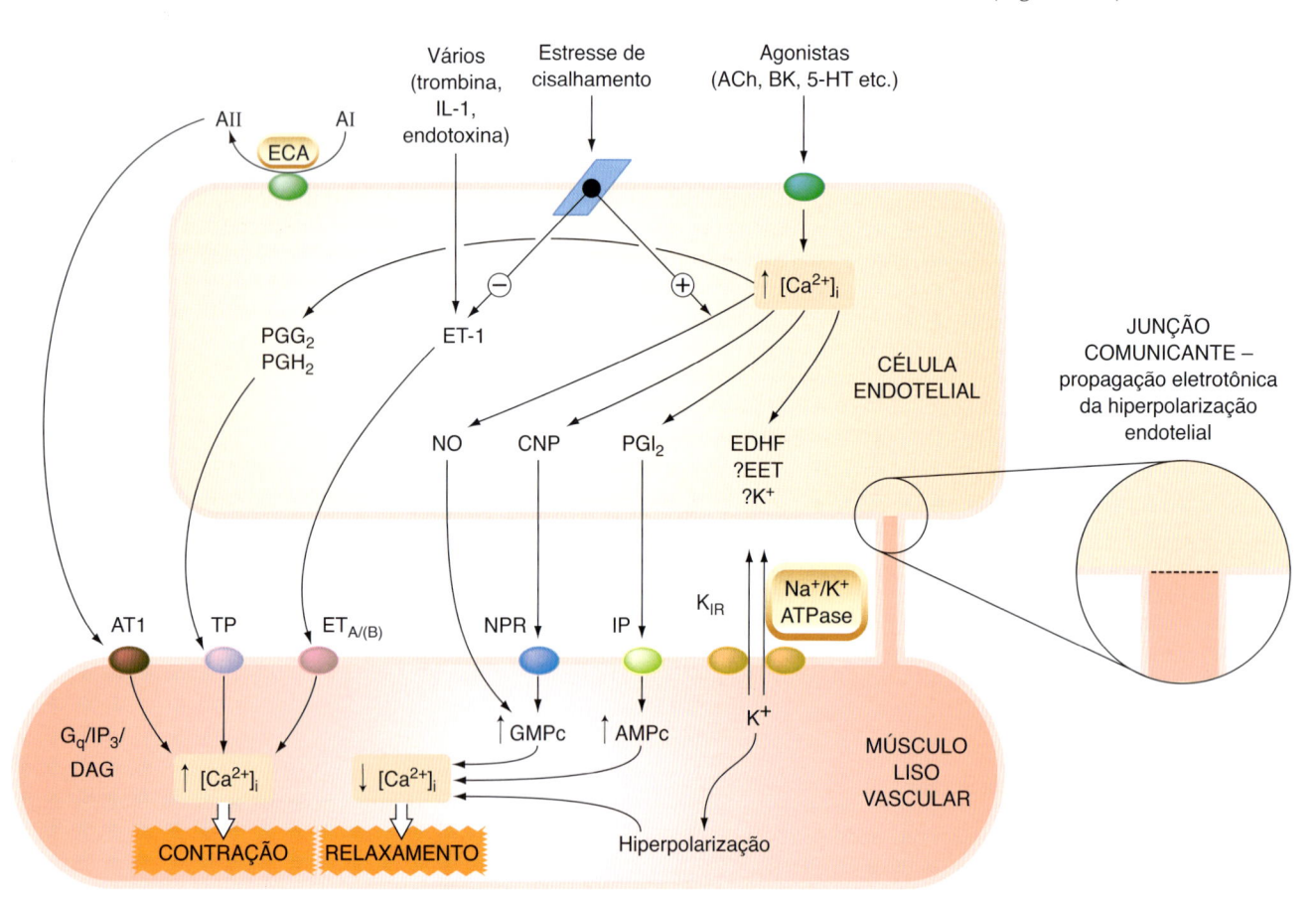

Figura 21.1 Mediadores derivados do endotélio. O esquema mostra alguns dos mediadores mais importantes e derivados do endotélio para a contração e o relaxamento. Muitos dos vasoconstritores (senão todos) também induzem a mitogênese do músculo liso, enquanto é comum que os vasodilatadores a inibam. 5-HT, 5-hidroxitriptamina; A, angiotensina; ECA, enzima conversora de angiotensina; ACh, acetilcolina; AT_1, receptor AT_1 de angiotensina; BK, bradicinina; CNP, peptídeo natriurético C; DAG, diacilglicerol; EDHF, fator hiperpolarizante derivado do endotélio; EET, ácido epoxieicosatetraenoico; ET-1, endotelina-1; $ET_{A/(B)}$, receptores de endotelina A (e B); G_q, proteína G; IL-1, interleucina-1; IP, receptor de prostanoide I; IP_3, 1,4,5-trifosfato de inositol; K_{IR}, canal de potássio retificador de entrada; Na^+/K^+-ATPase, bomba eletrogênica; NO, óxido nítrico; NPR, receptor de peptídeo natriurético; PG, prostaglandina; TP, receptor de prostanoide T.

> ### Músculo liso vascular
>
> - O músculo liso vascular é controlado por mediadores secretados por nervos simpáticos (ver Capítulo 15) e endotélio vascular e por hormônios circulantes
> - A contração da célula muscular lisa é iniciada por uma elevação de $[Ca^{2+}]_i$, que ativa a quinase das cadeias leves de miosina, causando fosforilação da miosina, ou por sensibilização dos miofilamentos ao Ca^{2+} por meio de inibição da miosina fosfatase (ver Capítulo 4)
> - Agentes que provocam contração por um ou mais mecanismos:
>   - Liberação de Ca^{2+} intracelular por meio do trifosfato de inositol
>   - Despolarização da membrana, abrindo os canais de cálcio voltagem-dependentes e provocando a entrada de Ca^{2+}
>   - Aumento da sensibilidade ao Ca^{2+} por meio de ações sobre a quinase de cadeia leve de miosina e/ou miosina fosfatase (ver Capítulo 4, Figura 4.9)
> - Agentes que causam relaxamento por:
>   - Inibição da entrada de Ca^{2+} por meio dos canais de cálcio voltagem-dependentes, direta (p. ex., **nifedipino**) ou indiretamente por hiperpolarização da membrana (p. ex., ativadores dos canais de potássio, como o metabólito ativo do **minoxidil**)
>   - Aumento do AMPc ou do GMPc intracelulares. O AMPc inativa a quinase de cadeia leve de miosina e facilita o efluxo de Ca^{2+}, enquanto o GMPc opõe-se ao aumento do $[Ca^{2+}]_i$ induzido por agonistas
> - *Prostanoides* (ver Capítulo 17). A descoberta da prostaglandina PGI_2 (prostaciclina) por Bunting et al. (1976) marcou o início dessa área. Esse mediador, que atua nos receptores de prostanoide I (IP) (ver Capítulo 17), relaxa a musculatura lisa e inibe a agregação plaquetária por meio da ativação da adenilato ciclase. As células endoteliais dos microvasos também sintetizam PGE_2, que é um vasodilatador direto e que inibe a liberação de noradrenalina das terminações nervosas simpáticas, embora careça do efeito da PGI_2 sobre as plaquetas. Os intermediários endoperóxidos de prostaglandinas (PGG_2, PGH_2) são fatores de contração derivados do endotélio que atuam por meio dos receptores prostanoides T (TP) de tromboxano (TX)
> - *NO* (ver Capítulo 19). O *fator de relaxamento derivado do endotélio* (EDRF, do inglês *endothelium-derived relaxing factor*) foi descrito pela primeira vez em 1980 e posteriormente identificado como NO. O NO ativa a guanilato ciclase. É liberado de forma contínua nos vasos de resistência, dando origem ao tônus vasodilatador e contribuindo para o controle fisiológico da pressão arterial. Além de produzir relaxamento vascular, o NO inibe a proliferação das células musculares lisas vasculares, a adesão e a agregação plaquetárias e a adesão e migração de monócitos, por isso, pode proteger os vasos sanguíneos contra a aterosclerose e a trombose (ver Capítulos 22 e 23)
> - *Peptídeos*. O endotélio secreta vários peptídeos vasoativos (ver Capítulo 17 para os mecanismos gerais da secreção de peptídeos). O *peptídeo natriurético C* (CNP) (ver Capítulo 20) e a *adrenomedulina* (um peptídeo vasodilatador descoberto em um tumor de glândula suprarrenal – o feocromocitoma –, porém expresso em muitos tecidos, inclusive o endotélio vascular) são vasodilatadores que atuam, respectivamente, por meio do GMPc e do AMPc. A *angiotensina II*, formada pela enzima conversora da angiotensina (ECA) na superfície das células endoteliais, e a *endotelina* são potentes peptídeos vasoconstritores derivados do endotélio.

Além de secretar mediadores vasoativos, as células endoteliais expressam diversas enzimas e mecanismos de transporte que atuam sobre os hormônios circulantes e constituem alvos importantes para a ação de fármacos. A ECA é um exemplo particularmente importante (ver adiante, incluindo as Figuras 21.2 e 21.3).

Muitos mediadores derivados do endotélio são mutuamente antagonistas, evocando uma imagem de jogadores de *rugby* que se opõem, deslocando-se para frente e para trás em uma luta pela bola. Em momentos de exasperação, a pergunta que algumas vezes fazemos é se tudo isso faz sentido ou se o projetista simplesmente não conseguiu se decidir! Uma importante distinção deve ser feita entre os mecanismos que são tonicamente ativos nos vasos de resistência em condições basais, como é o caso do sistema nervoso noradrenérgico (ver Capítulo 15), o NO (ver Capítulo 19) e a endotelina (ET) (ver adiante), e aqueles que operam em especial em resposta à lesão, inflamação etc., como ocorre com a PGI_2. Alguns dos que pertencem a este último grupo podem ser funcionalmente redundantes, representando, talvez, vestígios de mecanismos que foram importantes em nossa evolução; ou podem simplesmente estar tomando fôlego na linha lateral do campo e estar prontos para voltar à briga se forem chamados pela ocorrência de alguma agressão vascular. Evidências desse papel de *back-up* provêm, por exemplo, de camundongos que carecem do receptor IP para a PGI_2; apresentam pressão arterial normal e não desenvolvem trombose espontânea, porém são mais suscetíveis a estímulos vasoconstritores e trombóticos do que seus congêneres de tipo selvagem (Murata et al., 1997).

O ENDOTÉLIO NA ANGIOGÊNESE

Conforme assinalado no Capítulo 9, a função de barreira do endotélio vascular difere muito em diferentes órgãos, e o seu desenvolvimento durante a angiogênese é controlado por diversos fatores de crescimento, incluindo o *fator de crescimento do endotélio vascular* (VEGF, do inglês *vascular endothelial growth factor*) e vários fatores específicos de tecidos, como o VEGF de glândulas endócrinas. Esses fatores estão envolvidos em processos de reparo e na patogenia (p. ex., crescimento de tumor e na neovascularização do olho, uma causa importante de cegueira em pacientes com proliferação de novos vasos devido à degeneração macular relacionada com a idade ou diabetes melito; ver Capítulo 27). Esses fatores e seus receptores constituem alvos potencialmente proveitosos para o desenvolvimento de fármacos e novas terapias (inclusive terapias gênicas; ver Capítulo 5).

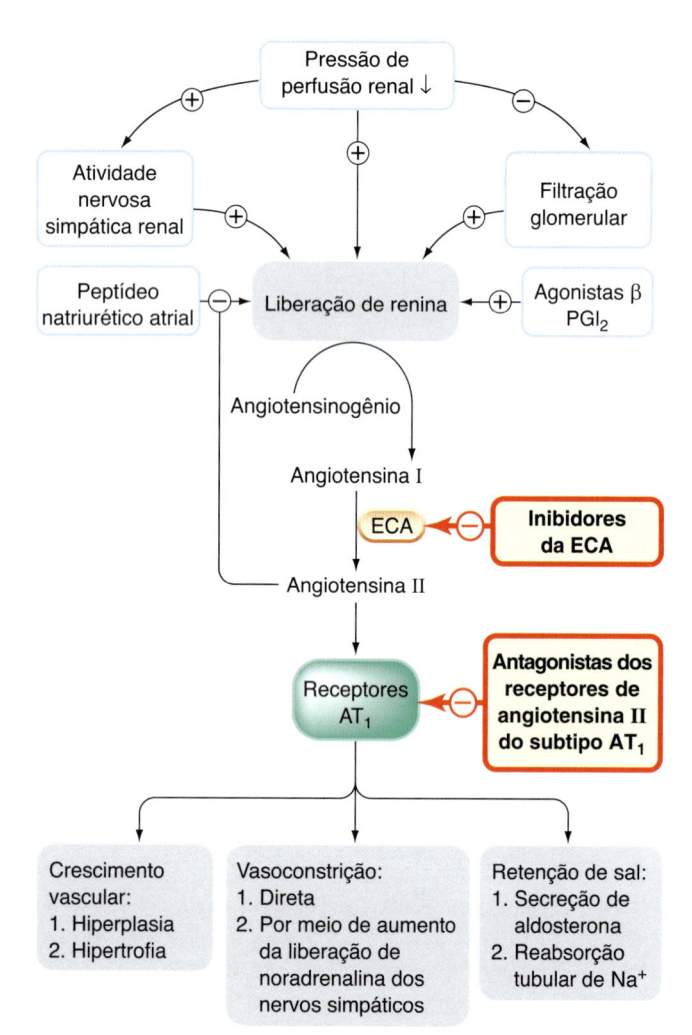

Figura 21.2 Controle da liberação e da formação de renina e ação da angiotensina II. São mostrados os locais de ação dos fármacos que inibem a cascata. *ECA*, enzima conversora de angiotensina; *AT₁*, subtipo 1 do receptor de angiotensina II; *PGI₂*, prostaglandina I₂.

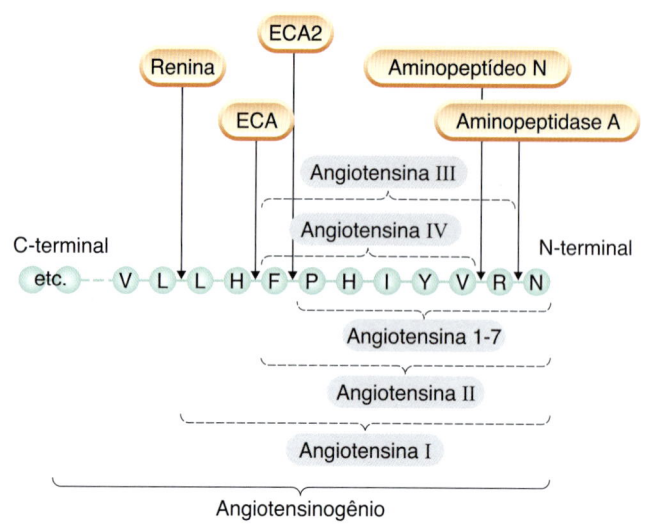

Figura 21.3 Formação das angiotensinas I a IV a partir da extremidade N-terminal da proteína precursora, o angiotensinogênio. A figura também mostra a angiotensina 17, que é um produto da ação da enzima conversora de angiotensina 2 (ECA2) e de actinas de oposição à angiotensina II.

ENDOTELINA

Descoberta, biossíntese e secreção

Hickey et al. descreveram um fator vasoconstritor produzido por culturas de células endoteliais, em 1985. Esse fator foi identificado como *endotelina (ET)*, um peptídeo de 21 resíduos, por Yanagisawa, que, naquela época, era o mais potente vasoconstritor conhecido[4] (Barton e Yanagisawa, 2019).

Existem três isoformas. A ET-1 é a única ET presente nas células endoteliais e expressa em muitos outros tecidos. A ET-2 tem uma distribuição muito menos ampla: é encontrada nos rins e no intestino. A ET-3 está presente no cérebro, pulmões, intestino e glândulas suprarrenais.

Os estímulos para síntese de ET incluem muitos mediadores vasoativos liberados em decorrência de trauma ou inflamação, incluindo plaquetas ativadas, endotoxina, trombina, várias citocinas e fatores de crescimento, angiotensina II, ADH, adrenalina, insulina, hipoxia e baixo estresse de cisalhamento. As concentrações de ET estão elevadas na insuficiência cardíaca, hipertensão e doenças do tecido conjuntivo, como esclerodermia. Os inibidores da síntese de ET incluem NO, peptídeos natriuréticos, PGE_2, PGI_2, heparina e alto estresse de cisalhamento.

Receptores da endotelina e respostas

Existem dois tipos de receptores de ET, designados como ET_A e ET_B, ambos acoplados a proteínas G (ver Capítulo 3). Os receptores de ET estão amplamente distribuídos por todo o corpo, com uma complexa variedade multifacetada de expressão específica de tecidos e efeitos fisiológicos, que variam dependendo do local tecidual. Por exemplo, a resposta global predominante ao receptor ET_A consiste em vasoconstrição por meio de sua ação no músculo liso, porém esse receptor também promove a inflamação e a proliferação celular. Em contrapartida, o receptor ET_B estimula a vasodilatação (por meio da liberação de NO endotelial), bem como a excreção renal de sais e de água (Davenport et al., 2016).

A ET-1 ativa preferencialmente os receptores ET_A. O RNA mensageiro para o receptor ET_A é expresso em muitos tecidos humanos, incluindo o músculo liso vascular, o coração, os pulmões e os rins. Não é expresso no endotélio. As respostas mediadas pelo receptor ET_A incluem vasoconstrição, broncoconstrição e secreção de aldosterona. Os receptores ET_A são acoplados à fosfolipase C, que estimula a troca de Na^+/H^+, a proteína quinase C e a mitogênese, além de causar vasoconstrição por meio da liberação de Ca^{2+} mediada por trifosfato de inositol (ver Capítulo 3). Existem vários antagonistas parcialmente seletivos do receptor ET_A de valor terapêutico, incluindo fármacos não peptídicos ativos por via oral (p. ex., **bosentana**, um antagonista ET_A/ET_B misto, e **ambrisentana**, seletiva para ET_A, ambas usadas no tratamento da hipertensão arterial pulmonar). Os receptores ET_B são ativados em grau semelhante por cada uma das três isoformas de ET e, no endotélio, acredita-se que mediam a liberação de fatores de relaxamento vascular, como NO e PGI_2. O receptor ET_B também está presente no músculo liso vascular, onde inicia a vasoconstrição, à semelhança do receptor ET_A. Os receptores ET_B desempenham um papel

---

[4]Posteriormente, foi isolado um peptídeo de 11 aminoácidos (*urotensina*) do cérebro de peixes ósseos, que demonstrou ser 50 a 100 vezes mais potente que a ET em alguns vasos sanguíneos. Esse peptídeo e seu receptor são expressos nos tecidos humanos, porém a sua função no homem, se houver alguma, continua enigmática.

na depuração da ET-1 da circulação, e antagonistas da ET com afinidade apreciável pelos receptores ET_B consequentemente aumentam as concentrações plasmáticas de ET-1, o que complica a interpretação dessas concentrações durante experimentos com esses fármacos.

Funções da endotelina

A ET-1 é um mediador local, e não um hormônio circulante, apesar de estimular a secreção de vários hormônios. A ET-1 desempenha um papel fundamental no tônus vasoconstritor e na regulação da resistência vascular periférica no homem, porém as ETs apresentam várias outras funções possíveis, incluindo funções:

- Na liberação de vários hormônios, incluindo peptídeo natriurético atrial, aldosterona, adrenalina e os hormônios hipotalâmicos e hipofisários
- Na natriurese e diurese por meio das ações da ET-1 derivada do ducto coletor sobre os receptores ET_B nas células epiteliais tubulares
- No vasospasmo renal e cerebral
- Na organogênese (órgãos derivados dos arcos faríngeos) – os antagonistas da ET são teratogênicos em roedores.

> **Papel do endotélio no controle do músculo liso vascular**
>
> - As células endoteliais liberam mediadores vasoativos, incluindo prostaciclina (PGI_2), NO e fator(es) hiperpolarizante(s) "EDHF" distinto(s), porém incompletamente caracterizado(s) (vasodilatadores) e agonistas de ET e do receptor de endoperóxido tromboxano (vasoconstritores)
> - Muitos vasodilatadores (p. ex., acetilcolina e bradicinina) atuam por meio da produção de NO endotelial. O NO deriva da arginina e é produzido quando o $[Ca^{2+}]_i$ aumenta na célula endotelial ou quando aumenta a sensibilidade da NO sintase endotelial ao Ca^{2+} (ver Figura 19.3)
> - O NO relaxa o músculo liso por meio de aumento da formação de GMPc
> - A ET é um potente peptídeo vasoconstritor de ação prolongada, que é liberado das células endoteliais por muitos fatores químicos e físicos. Não é confinada aos vasos sanguíneos e apresenta vários papéis funcionais.

SISTEMA RENINA-ANGIOTENSINA

O sistema renina-angiotensina possui uma ação sinérgica com o sistema nervoso simpático, aumentando, por exemplo, a liberação de noradrenalina das terminações nervosas simpáticas. Estimula a secreção de aldosterona e desempenha um papel central no controle da excreção de Na^+ e do volume de líquido, bem como do tônus vascular.

O controle da secreção de renina (ver Figura 21.2) está apenas elucidado em parte. Trata-se de uma enzima proteolítica secretada pelo *aparelho justaglomerular* (ver Capítulo 29, Figura 29.2) em resposta a vários estímulos fisiológicos, incluindo redução da pressão de perfusão renal ou diminuição da concentração de Na^+ no líquido tubular distal, que é detectada pela *mácula densa* (uma parte especializada do túbulo distal adjacente ao aparelho justaglomerular). A atividade simpática renal, os agonistas dos receptores β-adrenérgicos e a PGI_2 estimulam diretamente a secreção de renina, enquanto a angiotensina II causa inibição por retroalimentação. O peptídeo natriurético atrial (ver Capítulo 20) também inibe a secreção de renina. A renina logo é depurada do plasma e atua sobre o *angiotensinogênio* (uma globulina plasmática produzida no fígado), liberando um decapeptídeo, a *angiotensina I*.

A angiotensina I é inativa, porém é convertida pela ECA em um octapeptídeo, a *angiotensina II*, que é um potente vasoconstritor. A angiotensina II é um substrato para enzimas (aminopeptidases A e N) que removem resíduos isolados de aminoácidos, dando origem, respectivamente, à angiotensina III e angiotensina IV (ver Figura 21.3). A angiotensina III exerce efeitos sobre o sistema renina-angiotensina do cérebro para estimular a atividade simpática e liberar vasopressina, elevando, assim, a pressão arterial. A angiotensina IV também possui ações distintas, provavelmente por meio de seu próprio receptor, incluindo a liberação do *inibidor do ativador de plasminogênio 1* do endotélio (ver Capítulo 23). Os receptores para a angiotensina IV apresentam uma distribuição distinta, inclusive no hipotálamo.

A ECA é uma enzima ligada à membrana na superfície das células endoteliais e é particularmente abundante no pulmão, que apresenta uma vasta área de superfície de endotélio vascular.[5] A isoforma comum de ECA também está presente em outros tecidos vascularizados, incluindo o coração, o cérebro, o músculo estriado e os rins, e não é restrita às células endoteliais. Consequentemente, pode ocorrer formação local de angiotensina II em diferentes leitos vasculares, o que proporciona um controle local independente da angiotensina II transportada pelo sangue. A ECA inativa a bradicinina (ver Capítulo 17) e vários outros peptídeos. Isso pode contribuir para as ações farmacológicas dos inibidores da ECA (IECAs), conforme discutido adiante.

A ECA2, um homólogo da ECA, converte a angiotensina II em angiotensina 1-7 (Ang 1-7), como mostra a Figura 21.3. A Ang 1-7 atua sobre o receptor Mas (um receptor acoplado à proteína G codificado pelo oncogene *MAS1*), opondo-se aos efeitos da angiotensina II. A ECA2 é amplamente expressa, incluindo nos cardiomiócitos, pneumócitos e células endoteliais, e é uma proteção em potencial contra a insuficiência cardíaca por meio da degradação da angiotensina II, com consequente redução da pressão arterial e do dano cardíaco inflamatório. Infelizmente, a proteína da espícula do vírus SARS-CoV-2 liga-se à ECA2 na membrana celular e a utiliza como "porta de entrada celular" para penetrar nas células e infectá-las.

Testada em humanos, a ECA2 humana recombinante diminui a angiotensina II no plasma e aumenta a concentração de Ang 1-7, sem quaisquer efeitos adversos. Para uma revisão recente do potencial terapêutico de intensificar a ação da ECA2/Ang 1-7 para a insuficiência cardíaca, ver Patel et al. (2016).

As principais ações da angiotensina II são mediadas por meio dos receptores AT_1 e/ou AT_2, que pertencem à família dos receptores acoplados à proteína G. Os efeitos mediados pelos receptores AT_1 incluem:

- Vasoconstrição generalizada, particularmente acentuada nas arteríolas eferentes dos glomérulos renais
- Aumento da liberação de noradrenalina reforçando os efeitos simpáticos
- Reabsorção tubular proximal de Na^+
- Secreção de aldosterona do córtex da suprarrenal (ver Capítulo 33)
- Efeito pró-inflamatório, crescimento das células cardíacas e vasculares.[6]

---

[5]Aproximadamente a área de um campo de futebol.
[6]Esses efeitos são iniciados pelo receptor AT_1 acoplado à proteína G, atuando pelas mesmas vias intracelulares de fosforilação da tirosina usadas por citocinas, por exemplo, a via Jak/Stat (Capítulo 3).

Os receptores AT₂ são expressos durante a vida fetal e em regiões distintas do cérebro em adultos. Acredita-se que estejam envolvidos no crescimento, no desenvolvimento e no comportamento exploratório. Os efeitos cardiovasculares dos receptores AT_2 (inibição do crescimento celular e redução da pressão arterial) são relativamente sutis e opõem-se aos dos receptores AT_1.

A via da renina-angiotensina-aldosterona contribui para a patogenia da insuficiência cardíaca, e várias classes importantes de fármacos atuam em diferentes pontos (ver Figura 21.2).

FÁRMACOS VASOATIVOS

Os fármacos podem afetar o músculo liso vascular por meio de sua ação direta sobre as células musculares lisas, ou indiretamente, por exemplo, sobre as células endoteliais, as terminações nervosas simpáticas ou o sistema nervoso central (SNC) (Tabela 21.1). Os mecanismos dos vasoconstritores e dos vasodilatadores de ação direta estão resumidos na Figura 4.10 (ver Capítulo 4). Muitos fármacos de ação indireta são discutidos em outros capítulos (ver Tabela 21.1). Concentramo-nos aqui nos agentes que não são discutidos em outras partes do livro.

FÁRMACOS VASOCONSTRITORES

Os agonistas dos receptores α_1-adrenérgicos e os fármacos que liberam noradrenalina das terminações nervosas simpáticas ou que inibem a sua recaptação (aminas simpatomiméticas) são discutidos no Capítulo 15. Alguns eicosanoides (p. ex., *tromboxano A_2*; ver Capítulos 17 e 23) e vários peptídeos, notadamente a *ET*, a *angiotensina* e o *ADH*, também são predominantemente vasoconstritores. A **sumatriptana** e os alcaloides do esporão do centeio (*ergot*), que atuam sobre certos receptores de 5-HT ($5HT_2$ e $5-HT_{1D}$), também causam vasoconstrição (ver Capítulo 42).

ANGIOTENSINA II

O papel fisiológico do sistema renina-angiotensina foi descrito anteriormente. A angiotensina II é cerca de 40 vezes mais potente do que a noradrenalina na elevação da pressão arterial. À semelhança dos agonistas dos receptores α_1-adrenérgicos, provoca constrição sobretudo na vasculatura cutânea, esplâncnica e renal, com menos efeito sobre o fluxo sanguíneo para o cérebro e o músculo esquelético. Não tem usos clínicos de rotina, porém mostra-se promissora no tratamento do choque vasodilatador (Khanna et al., 2017), e a sua principal importância terapêutica reside no fato de que outros fármacos (p. ex., **captopril** e **losartana**; ver adiante) afetam o sistema cardiovascular por meio da redução de sua produção ou ação.

HORMÔNIO ANTIDIURÉTICO

O ADH (também conhecido como vasopressina) é um hormônio peptídico da neuro-hipófise (ver Capítulo 33). Do ponto de vista fisiológico, é importante por sua ação antidiurética sobre os rins (ver Capítulo 29), mas também é um poderoso vasoconstritor. Seus efeitos são iniciados por dois receptores distintos (V_1 e V_2). A retenção hídrica é mediada pelos receptores V_2, ocorre na presença de baixas concentrações plasmáticas de ADH e envolve a ativação da adenilato ciclase nos ductos coletores renais. A vasoconstrição é mediada pelos receptores V_1 (dois subtipos, ver Capítulo 33), exige concentrações mais altas de ADH e envolve a ativação da fosfolipase C (ver Capítulo 3). O ADH causa vasoconstrição generalizada, incluindo os vasos cutâneos, celíacos, mesentéricos e coronários. Afeta também outros músculos lisos (p. ex., gastrointestinal e uterino) e, por essa razão, provoca cólicas abdominais. A vasopressina ou seu análogo, a **terlipressina**, é comumente usada no tratamento de pacientes com hemorragia de varizes esofágicas e hipertensão portal antes de um tratamento endoscópico mais definitivo, embora os gastroenterologistas também tenham a opção de usar a **octreotida** (ver Capítulo 33) para essa situação. A vasopressina também pode desempenhar um papel no tratamento do choque vasodilatador (ver adiante).

ENDOTELINA

As ETs foram discutidas anteriormente no contexto de suas funções fisiológicas; conforme já explicado, apresentam ações vasodilatadoras e vasoconstritoras, porém predomina a vasoconstrição. A administração intravenosa provoca vasodilatação transitória, seguida de vasoconstrição profunda

Tabela 21.1 Classificação dos fármacos vasoativos de ação indireta.

Local	Mecanismo	Exemplos	Ver Capítulo
Vasoconstritores			
Nervos simpáticos	Liberação de noradrenalina (norepinefrina)	Tiramina	15
	Bloqueia a recaptação de noradrenalina	Cocaína	50
Endotélio	Liberação de endotelina	Angiotensina II (em parte)	Este capítulo
Vasodilatadores			
Nervos simpáticos	Inibem a liberação de noradrenalina	Prostaglandina E_2, guanetidina	17
			15
Endotélio	Liberação de óxido nítrico	Acetilcolina, substância P	19
Sistema nervoso central	Inibição vasomotora	Anestésicos	41
Enzimas	Inibição da ECA	Captopril	Este capítulo

ECA, enzima conversora de angiotensina.

e de longa duração. As ETs são vasoconstritoras ainda mais potentes do que a angiotensina II. Até o momento, clínicos em uma ampla variedade de doenças não conseguiram obter um benefício consistente, e os antagonistas da ET são licenciados apenas pelos seus efeitos vasodilatadores na hipertensão arterial pulmonar e úlceras digitais induzidas por esclerodermia (relacionadas com a ruptura do tecido conjuntivo na esclerodermia, bem como o suprimento sanguíneo deficiente em decorrência do fenômeno de Raynaud secundário – ver adiante). Existem ensaios clínicos em andamento de antagonistas da ET para a doença renal no diabetes melito (**atrasentana**) e hipertensão resistente ao tratamento (**aprocitentana**).

> ### Substâncias vasoconstritoras
>
> - Os principais grupos são aminas simpatomiméticas (de ação direta e indireta; ver Capítulo 15), certos eicosanoides (particularmente tromboxano A₂; ver Capítulo 17), peptídeos (angiotensina II, ADH e ET) e um grupo de fármacos diversos (p. ex., alcaloides do *ergot*; ver Capítulo 16)
> - Os usos clínicos incluem aplicações locais (p. ex., descongestão nasal, coadministração com anestésicos locais). As aminas simpatomiméticas e o **ADH** são usados no choque circulatório. A **adrenalina** salva a vida no choque anafilático e é usada na parada cardíaca. O **ADH** e a **terlipressina** (um análogo) são potentes vasoconstritores esplâncnicos administrados por via intravenosa para reduzir o fluxo sanguíneo portal e interromper o sangramento de varizes esofágicas em pacientes com hipertensão portal causada por doença hepática.

FÁRMACOS VASODILATADORES

Os fármacos vasodilatadores desempenham um importante papel no tratamento de condições comuns, incluindo hipertensão, insuficiência cardíaca e angina de peito, bem como de várias doenças menos comuns, porém graves, incluindo hipertensão pulmonar e doença de Raynaud.

VASODILATADORES DE AÇÃO DIRETA

Os alvos sobre os quais esses fármacos atuam para relaxar o músculo liso vascular incluem os canais de cálcio voltagem-dependentes na membrana plasmática, os canais do retículo sarcoplasmático (liberação ou recaptação de Ca^{2+}) e enzimas que determinam a sensibilidade das proteínas contráteis ao Ca^{2+} (ver Figura 4.10).

Bloqueadores dos canais de cálcio

Os bloqueadores dos canais de cálcio do tipo L são discutidos no Capítulo 20.

Fármacos que ativam os canais de potássio

Alguns fármacos (p. ex., **minoxidil**, **diazóxido**) relaxam o músculo liso por meio da abertura dos canais de K_{ATP} (Figura 21.4). Isso hiperpolariza as células e "inativa" os canais de cálcio voltagem-dependentes. Os ativadores dos canais de potássio atuam ao antagonizar a ação do ATP intracelular nesses canais.

O minoxidil (que atua por meio de um metabólito sulfato ativo) é um vasodilatador particularmente potente e de ação prolongada, utilizado como fármaco de último recurso (em combinação com um diurético e antagonista dos receptores β-adrenérgicos para o tratamento da hipertensão grave. Provoca hirsutismo (com efeito, o metabólito ativo é usado topicamente para tratamento da calvície; ver Capítulo 26). Provoca acentuada retenção de sal e de água, de modo que, em geral, é prescrito com um diurético de alça. Causa taquicardia reflexa, que pode ser prevenida com o uso de um antagonista dos receptores β-adrenérgicos. O **nicorandil** (ver Capítulo 20), combina a ativação dos canais K_{ATP} com a atividade doadora de NO e é utilizado na angina refratária.

Fármacos que atuam por meio de nucleotídeos cíclicos

Ativação da ciclase

Muitos fármacos relaxam a musculatura lisa vascular por meio de aumento da concentração celular de GMPc ou de AMPc. Por exemplo, o NO, os nitratos e os peptídeos natriuréticos atuam pelo GMPc (ver Capítulos 19 e 20); o riociguate e o vericiguate estimulam a guanilato ciclase solúvel via um sítio independente de NO para aumentar o GMPc (ver Capítulo 19). Os *β₂-agonistas*, a *adenosina* e a *PGI₂* aumentam o AMPc citoplasmático (ver Capítulos 15 e 17). A *dopamina* tem ações vasodilatadoras e vasoconstritoras mistas e dilata seletivamente os vasos renais, nos quais aumenta o AMPc por ativação da adenilato ciclase. Quando administrada como infusão intravenosa, a dopamina produz uma mistura de efeitos cardiovasculares decorrentes das ações agonistas sobre os receptores α e β-adrenérgicos, bem como sobre os receptores de dopamina. Ocorre elevação discreta da pressão

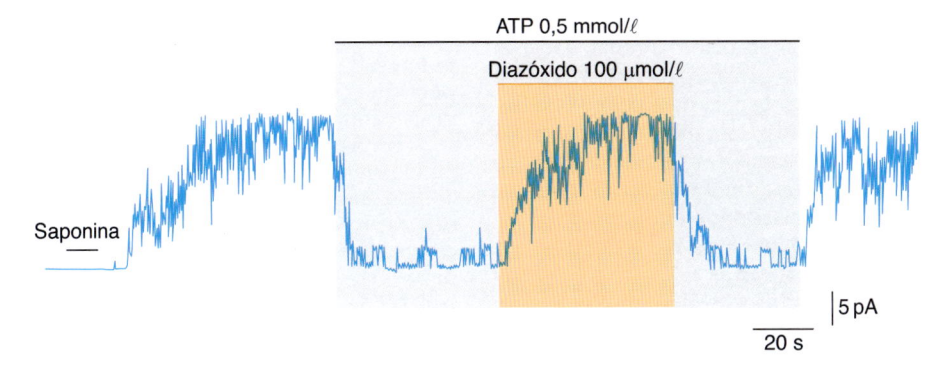

Figura 21.4 Canais de potássio sensíveis ao ATP. Registro por meio de *patch clamp* (ver Capítulo 3) de célula B pancreática secretora de insulina: a saponina permeabilizou a célula, com perda do ATP intracelular, provocando a abertura dos canais (deflexão para cima) até serem inibidos pelo ATP. A adição de diazóxido, um fármaco vasodilatador (que também inibe a secreção de insulina; ver o texto), reabre os canais. No músculo liso, isso causa hiperpolarização e relaxamento. (Redesenhada de Dunne, et al., 1990. Br. J. Pharmacol. 99, 169.)

arterial, porém os principais efeitos consistem em vasodilatação na circulação renal e aumento do débito cardíaco. A dopamina era muito usada em unidades de terapia intensiva em pacientes nos quais a insuficiência renal associada à uma diminuição da perfusão renal parecia iminente, apesar de seu efeito benéfico sobre a hemodinâmica renal, os ensaios clínicos realizados demonstraram que ela não melhora a sobrevida nessas circunstâncias, e esse uso está obsoleto. A **nesiritida**, uma forma recombinante do peptídeo natriurético tipo B (BNP) humano (ver Capítulo 20) foi licenciada nos EUA para o tratamento da insuficiência cardíaca aguda descompensada, porém os dados de sua eficácia não têm impressionado. Todavia, o **sacubitril**, um profármaco de um metabólito ativo, sacubitilato, um inibidor da neprilisina (também conhecida como endopeptidase neutra, [NEP]), aumenta os peptídeos natriuréticos circulantes (BNP e ANP) e, em combinação fixa com **valsartana**, é eficaz no tratamento da insuficiência cardíaca crônica (ver adiante).

O **nitroprussiato** (nitroferricianeto) é um potente vasodilatador que atua por meio da liberação de NO (ver Capítulo 19). Diferentemente dos nitratos orgânicos, o nitroprussiato atua tanto sobre o músculo liso arterial quanto sobre o venoso. Sua utilidade clínica é limitada, visto que precisa ser administrado por via intravenosa. Em solução, particularmente quando exposto à luz, o nitroprussiato sofre hidrólise, com formação de cianeto. Por conseguinte, a solução intravenosa precisa ser preparada na hora a partir do pó seco e protegida da luz. O nitroprussiato é logo convertido em tiocianato no corpo, e sua meia-vida plasmática é de apenas alguns minutos, de modo que precisa ser administrado na forma de infusão contínua, com cuidadoso monitoramento para evitar a hipotensão. O uso prolongado causa acúmulo de tiocianato e toxicidade (fraqueza, náuseas e inibição da função da tireoide); por isso, o nitroprussiato é apenas útil para tratamento a curto prazo (em geral, até 72 horas no máximo). É usado em unidades de terapia intensiva para emergências hipertensivas e para produzir hipotensão controlada durante a cirurgia.

Inibição das fosfodiesterases

As fosfodiesterases (PDEs; ver Capítulo 3) compreendem pelo menos 14 isoenzimas distintas. As metilxantinas (p. ex., **teofilina**) e a **papaverina** são inibidores não seletivos de isoenzimas da PDE (além de ter outras ações). As metilxantinas exercem seus principais efeitos sobre o músculo brônquico e o SNC e são discutidas nos Capítulos 28 e 49. Além de inibir a PDE, algumas metilxantinas também são antagonistas dos receptores de purinas (ver Capítulo 16). A papaverina é produzida a partir da papoula (ver Capítulo 43) e relaxa a musculatura lisa vascular. Seu mecanismo de ação não está bem esclarecido, mas parece envolver uma combinação de inibição da PDE e bloqueio dos canais de cálcio. Os inibidores seletivos da PDE tipo III (p. ex., **milrinona**) aumentam o AMPc no músculo cardíaco. Têm efeito inotrópico positivo, todavia, apesar de uma melhora hemodinâmica a curto prazo, aumentam a mortalidade em pacientes com insuficiência cardíaca, possivelmente ao provocar arritmias. O **dipiridamol**, além de intensificar as ações da adenosina (ver Capítulo 16), também produz vasodilatação por meio da inibição da PDE. Os inibidores seletivos da *PDE tipo V* (p. ex., **sildenafila**) inibem a degradação do GMPc, potencializando, assim, a sinalização do NO. O fármaco revolucionou o tratamento da disfunção erétil (ver Capítulo 35) e é usado em outras situações, incluindo hipertensão pulmonar e fenômeno de Raynaud (ver boxe clínico).

> **Fármacos vasodilatadores**
>
> - Os vasodilatadores atuam:
>   - Para aumentar o fluxo sanguíneo tecidual local
>   - Para reduzir a pressão arterial
>   - Para reduzir a pressão venosa central
> - Reduzem o trabalho cardíaco ao diminuir a pré-carga (redução da pressão de enchimento) e pós-carga (redução da resistência vascular)
> - Os principais usos são:
>   - Na terapia anti-hipertensiva (p. ex., antagonistas da angiotensina II tipo 1 [AT_1], bloqueadores dos canais de cálcio e antagonistas dos receptores α_1-adrenérgicos)
>   - No tratamento/profilaxia da angina (p. ex., bloqueadores dos canais de cálcio, nitratos)
>   - No tratamento da insuficiência cardíaca (p. ex., IECAs, antagonistas AT_1)
>   - No tratamento da disfunção erétil e fenômeno de Raynaud.

VASODILATADORES COM MECANISMO DE AÇÃO INCERTO

Hidralazina

A hidralazina atua principalmente por meio de relaxamento das artérias e arteríolas, causando queda da pressão arterial acompanhada de taquicardia reflexa e aumento do débito cardíaco. Interfere na ação do trifosfato de inositol sobre a liberação de Ca^{2+} do retículo sarcoplasmático. Seu uso clínico original consistia no tratamento da hipertensão, e ela ainda é utilizada para o tratamento a curto prazo da hipertensão grave durante a gravidez, embora possa causar um distúrbio imune que se assemelha ao lúpus eritematoso sistêmico (LES),[77] de modo que, na atualidade, são preferidos agentes alternativos para o tratamento da hipertensão a longo prazo. Desempenha um papel no tratamento da insuficiência cardíaca em pacientes afrodescendentes, em combinação com um nitrato orgânico de ação longa (ver boxe clínico).

Etanol

O etanol (ver Capítulo 50) dilata os vasos cutâneos, causando o rubor familiar do alcoólico. Vários anestésicos gerais (p. ex., **propofol**) causam vasodilatação como efeito indesejável (ver Capítulo 41).

FÁRMACOS VASODILATADORES DE AÇÃO INDIRETA

Os fármacos vasodilatadores de ação indireta atuam por meio de inibição dos sistemas vasoconstritores, ou seja, o sistema nervoso simpático (ver Capítulo 15) e os sistemas renina-angiotensina-aldosterona e ET, ou por meio de potencialização dos vasodilatadores endógenos, como os peptídeos natriuréticos (ver Capítulo 20 e mais adiante neste capítulo).

O controle central da vasoconstrição mediada pelo simpático envolve os receptores α_2-adrenérgicos e os *receptores de imidazolina I_1* (ver Capítulo 15). A **clonidina** (um agonista dos receptores α_2-adrenérgicos, agora bastante obsoleta como agente anti-hipertensivo) e a **moxonidina**, um agonista do receptor I_1, reduzem a pressão arterial ao diminuir

---

[7]Uma doença autoimune que afeta um ou mais tecidos, incluindo articulações, rins, cérebro, plaquetas sanguíneas, pele e membranas pleurais (ver Capítulo 25). Os pacientes com lúpus induzido por hidralazina em geral apresentam sintomas que simulam o lúpus, como, por exemplo, febre, dores articulares e perda de peso, com teste positivo para anticorpos antinucleares, porém o mecanismo deflagrador não é totalmente compreendido.

a atividade simpática centralmente. Além disso, muitos vasodilatadores (p. ex., acetilcolina, bradicinina, substância P) exercem alguns ou todos seus efeitos ao estimular a biossíntese de prostaglandinas vasodilatadoras ou de NO (ou de ambos) pelo endotélio vascular (ver anteriormente e Capítulo 19), causando, assim, um antagonismo funcional do tônus vasoconstritor induzido pelos nervos simpáticos e pela angiotensina II.

Muitos fármacos terapeuticamente úteis bloqueiam o SRAA (ver Tabela 21.2 para um resumo dos antagonistas seletivos) em um de vários pontos:

- Liberação de renina: os antagonistas dos receptores β-adrenérgicos inibem a liberação de renina (ver Capítulo 15)
- Atividade da renina: os inibidores da renina inibem a conversão do angiotensinogênio em angiotensina I
- ECA: os IECAs (ver adiante) bloqueiam a conversão da angiotensina I em angiotensina II
- Receptores de angiotensina II: bloqueadores dos receptores AT_1 (BRAs, ver adiante)
- Receptores de aldosterona: antagonistas dos receptores de aldosterona (ver adiante).

Tabela 21.2 Resumo dos fármacos que inibem o sistema renina-angiotensina-aldosterona.

Classe	Fármaco[a]	Farmacocinética	Efeitos adversos[b]	Usos	Observações
Inibidores de ECA	Captopril	Ação curta $t_{1/2}$ ~2 h Doses 2 a 3 vezes/dia	Tosse Hipotensão Proteinúria Distúrbios do paladar	Hipertensão Insuficiência cardíaca Após IAM	Os IECAs são depurados principalmente por excreção renal
	Enalapril	Profármaco – metabólito ativo enalaprilato, $t_{1/2}$ ~11 h Doses 1 a 2 vezes/dia	Tosse Hipotensão Comprometimento renal reversível (em pacientes com estenose da artéria renal)	Iguais aos do captopril	O lisinopril, o perindopril, o ramipril e o trandolapril são semelhantes. Alguns são aprovados para usos distintos (p. ex., acidente vascular cerebral, hipertrofia ventricular esquerda)
BRAs	Valsartana	$t_{1/2}$ ~6 h	Hipotensão Comprometimento renal reversível (em pacientes com estenose da artéria renal)	Hipertensão Insuficiência cardíaca	Os BRAs são depurados por metabolismo hepático
	Losartana	Metabólito de ação prolongada $t_{1/2}$ ~8 h	Iguais aos da valsartana	Iguais aos da valsartana Nefropatia diabética	A irbesartana é semelhante, com $t_{1/2}$ ~10 a 15 h
	Candesartana	$t_{1/2}$ 5 a 10 h Ação prolongada, devido à estabilidade do complexo receptor	Iguais aos da valsartana	Iguais aos da valsartana	Administrada como profármaco éster (candesartana cilexetila)
Inibidor da renina	Alisquireno	Baixa biodisponibilidade oral $t_{1/2}$ 24 h	Iguais aos da valsartana, bem como diarreia	Hipertensão essencial	A FDA alertou contra a combinação com IECA ou BRA em pacientes com comprometimento renal + diabetes melito
Antagonistas da aldosterona	Eplerenona	$t_{1/2}$ 3 a 5 h	Iguais aos da valsartana, particularmente hiperpotassemia Náuseas, diarreia	Insuficiência cardíaca após IAM	Cautela no comprometimento renal; monitorar o potássio plasmático
	Espironolactona	Profármaco convertido em canrenona, que apresenta $t_{1/2}$ ~24 h	Iguais aos da eplerenona Além disso, efeitos estrogênicos (ginecomastia, irregularidade menstrual, disfunção erétil)	Hiperaldosteronismo primário Insuficiência cardíaca Edema e ascite (p. ex., na cirrose hepática)	

[a]Todos os fármacos listados são ativos por via oral.
[b]Os efeitos adversos comuns a todos os fármacos listados incluem hiperpotassemia (particularmente em pacientes com comprometimento da função renal) e teratogênese.
ECA, enzima conversora da angiotensina; IECA, inibidor da enzima conversora de angiotensina; BRA, bloqueador do receptor de angiotensina; IAM, infarto do miocárdio.

Inibidores da renina

O **alisquireno**, um inibidor da renina não peptídico e ativo por via oral, foi desenvolvido e registrado como fármaco anti-hipertensivo. Possui efeitos adversos que incluem diarreia (comum), insuficiência renal aguda, eventos cardiovasculares em pacientes com diabetes melito e, raramente, angioedema e reações alérgicas graves.

Inibidores da enzima conversora de angiotensina

O primeiro IECA a ser comercializado foi o **captopril** (Figura 21.5), um dos primeiros exemplos de desenvolvimento bem-sucedido de fármacos com base no conhecimento químico da molécula-alvo. Vários peptídeos pequenos demonstraram ser inibidores fracos da enzima.[8] O captopril foi desenhado para combinar as propriedades estéricas desses antagonistas peptídicos em uma molécula não peptídica, que era ativa quando administrada por via oral. O captopril apresenta meia-vida plasmática curta (cerca de 2 horas) e deve ser administrado 2 a 3 vezes/dia. Muitos dos IECAs desenvolvidos depois (ver Tabela 21.2), que são amplamente usados na clínica, apresentam maior duração de ação e são administrados 1 vez/dia.

Efeitos farmacológicos

Os IECAs produzem apenas uma pequena queda da pressão arterial em indivíduos saudáveis que consomem a quantidade de sal contida na dieta ocidental habitual, porém provoca uma queda mais acentuada em pacientes hipertensos, particularmente naqueles com secreção de renina aumentada (p. ex., em pacientes que recebem diuréticos). Os IECAs afetam os vasos de capacitância e de resistência e reduzem a carga cardíaca, bem como a pressão arterial. Atuam, de preferência, nos leitos vasculares sensíveis à angiotensina, que incluem os dos rins, do coração e do cérebro. Essa seletividade pode ser importante para sustentar a perfusão adequada desses órgãos vitais na presença de redução da pressão de perfusão. A estenose crítica da artéria renal[9] representa uma exceção em que a inibição da ECA resulta em queda da taxa de filtração glomerular (ver adiante).

Os usos clínicos dos IECAs estão resumidos no boxe clínico.

Efeitos adversos

Os efeitos adversos (ver Tabela 21.2) diretamente relacionados com a inibição da ECA são comuns a todos os fármacos dessa classe. Consistem em hipotensão, em particular depois da primeira dose e em pacientes com insuficiência cardíaca que foram tratados com diuréticos de alça, nos quais o sistema renina-angiotensina está ativado. O efeito adverso persistente mais comum é tosse seca, um possível resultado do acúmulo de bradicinina (ver Capítulo 17). O acúmulo de cininas também pode estar na base do *angioedema* (edema doloroso de tecidos, potencialmente fatal se envolver as vias respiratórias). Esse efeito adverso cancelou a introdução do **omapatrilato**, um inibidor IECA/NEP combinado, e pode ocorrer, embora com menos frequência, durante o tratamento com **sacubitril**, um inibidor seletivo

> **Usos clínicos dos inibidores da enzima conversora de angiotensinas**
> - Hipertensão
> - Insuficiência cardíaca
> - Após infarto agudo do miocárdio (IAM), particularmente quando há disfunção ventricular
> - Nefropatia diabética
> - Insuficiência renal crônica para prevenir a sua progressão.

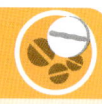

de NEP utilizado para a insuficiência cardíaca crônica (ver adiante). Pacientes com estenose bilateral grave da artéria renal previsivelmente desenvolvem insuficiência renal se forem tratados com IECAs, visto que a filtração glomerular é normalmente mantida, na presença de baixa pressão da arteríola aferente, pela angiotensina II, que causa constrição seletiva das arteríolas *eferentes*. Essa insuficiência renal é reversível, contanto que seja reconhecida de imediato e o tratamento com IECA seja interrompido. Os IECAs predispõem à hiperpotassemia, que pode ser grave, causada pela inibição da secreção de aldosterona. O monitoramento da função renal e dos eletrólitos é essencial quando a terapia com IECA é iniciada ou escalonada.

Antagonistas do receptor de angiotensina II

A **losartana**, a **candesartana**, a **valsartana** e a **irbesartana** (as denominadas sartanas) são antagonistas não peptídicos dos receptores AT_1 (BRAs, bloqueadores dos receptores AT_1) ativos por via oral. Os BRAs diferem farmacologicamente dos IECAs (Figura 21.6), porém se comportam de maneira semelhante aos IECAs, exceto que não causam tosse, o que é consistente com a explicação do "acúmulo de bradicinina" para esse efeito colateral, conforme já mencionado. Entretanto, os IECAs constituem, em geral, os agentes de primeira linha preferidos, visto que apresentam uma base de evidências mais robusta que os BRAs. A comparação é obscurecida pela falta relativa de dados de ensaios clínicos comparativos, todavia, na prática clínica, os BRAs tendem a ser prescritos para pacientes intolerantes ou que não tiveram resposta favorável aos IECAs.

A ECA não é a única enzima capaz de formar angiotensina II, visto que a *quimase* (que não é inibida pelos IECAs) fornece uma via alternativa. Não se sabe se as vias alternativas de formação de angiotensina II são importantes *in vivo*, porém, se for o caso, então os BRAs podem ser mais efetivos do que os IECAs quando essas vias alternativas são ativas. Mais uma vez, não se sabe se algum dos efeitos benéficos dos IECAs é mediado pela bradicinina/NO. Por conseguinte, não é prudente supor que os BRAs necessariamente compartilharão todas as propriedades terapêuticas dos IECAs, embora haja uma considerável sobreposição nas indicações clínicas desses fármacos (ver Tabela 21.2).

Inibição da endopeptidase neutra (NEP, neprilisina)

A NEP (ver também Capítulo 20) é uma metaloprotease dependente de zinco, que inativa vários mediadores peptídicos, incluindo não apenas os peptídeos natriuréticos (ANP e BNP), mas também o glucagon, as encefalinas, substância P, neurotensina, ocitocina e bradicinina. Na saúde, é expressa em muitos tecidos, incluindo os rins, o cérebro e os pulmões.

---

[8] O primeiro composto foi um nonapeptídeo derivado do veneno da *Bothrops jararaca*, uma serpente sul-americana. Originalmente, foi caracterizado como peptídeo potencializador da bradicinina (a ECA inativa a bradicinina; ver Capítulo 17).

[9] Estreitamento grave da artéria renal causado, por exemplo, por ateroma.

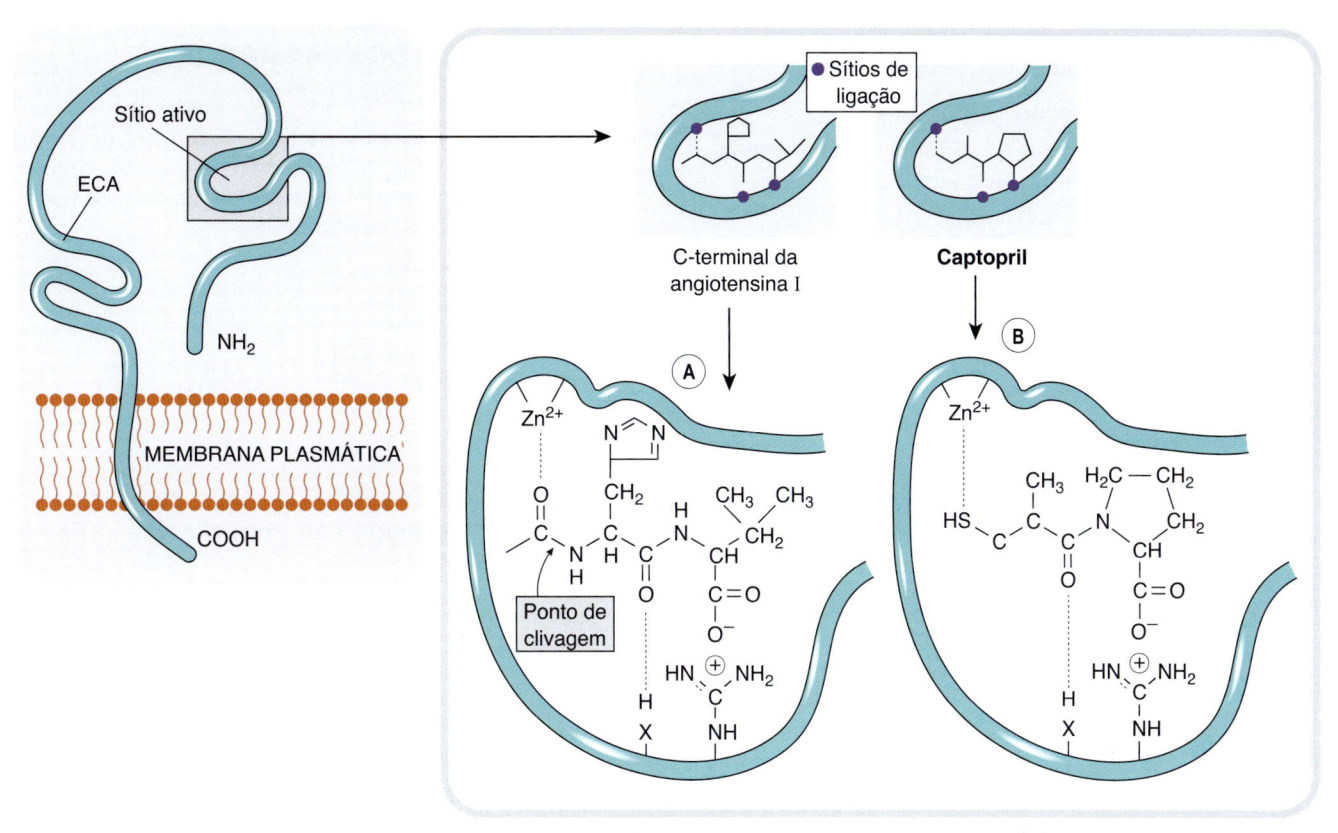

Figura 21.5 Sítio ativo da enzima conversora de angiotensina (ECA). **A.** Ligação da angiotensina I. **B.** Ligação do inibidor, o captopril, que é um análogo do dipeptídeo terminal da angiotensina I.

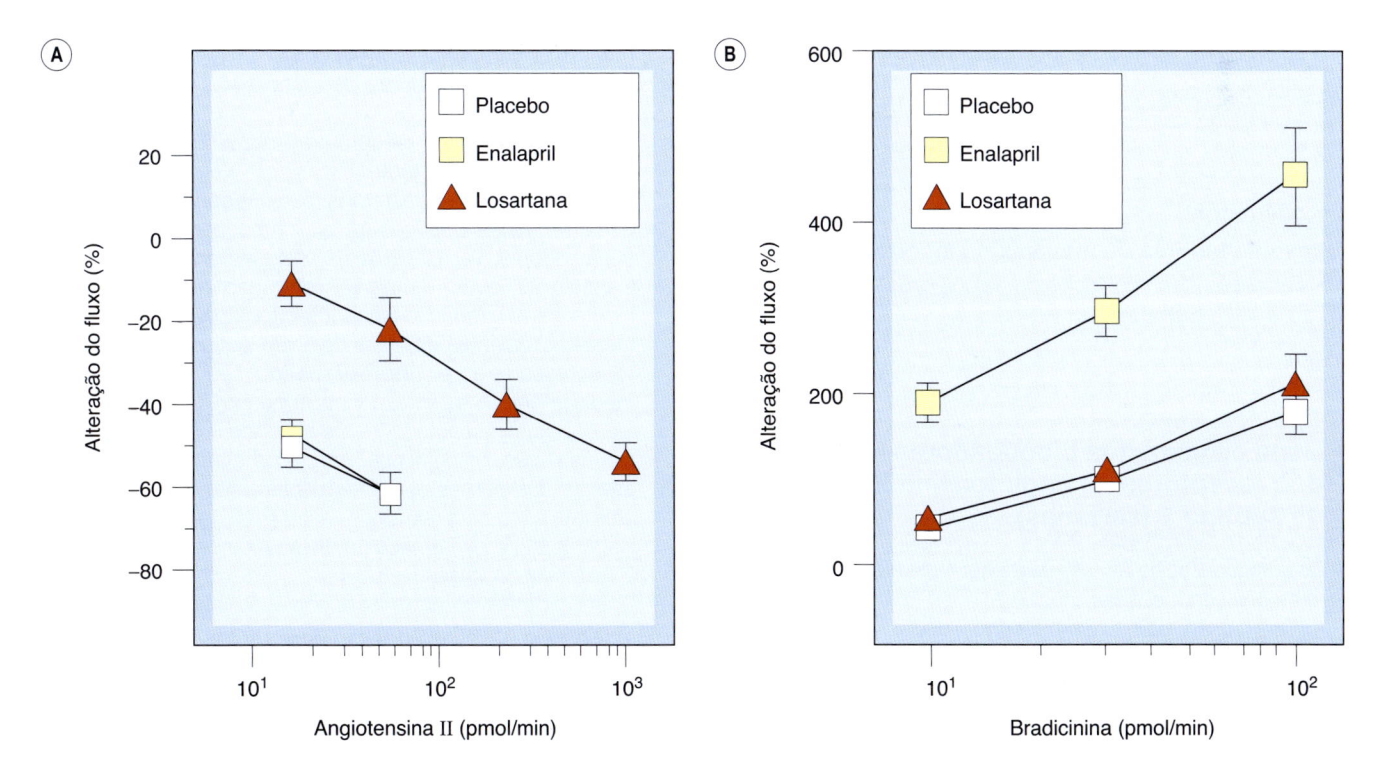

Figura 21.6 Comparação dos efeitos da inibição da enzima conversora de angiotensina e do bloqueio dos receptores de angiotensina na vasculatura do antebraço humano. **A.** Efeito da infusão de angiotensina II na artéria braquial sobre o fluxo sanguíneo do antebraço após administração oral de placebo, enalapril (10 mg) ou losartana (100 mg). **B.** Efeito da infusão de bradicinina na artéria braquial, como em **A**. (De Cockcroft, J.R. et al., 1993. J. Cardiovasc. Pharmacol. 22, 579-584.)

Tipos de fármacos vasodilatadores

Vasodilatadores de ação direta

- Bloqueadores dos canais de cálcio (p. ex., **nifedipino**, **diltiazem**, **verapamil**): bloqueiam a entrada de Ca^{2+} em resposta à despolarização. Os efeitos adversos comuns consistem em edema maleolar e (particularmente com o verapamil) constipação intestinal
- Ativadores dos canais de K_{ATP} (p. ex., **minoxidil**): abrem os canais de potássio, com hiperpolarização das células musculares lisas vasculares. É comum a ocorrência de edema maleolar e aumento do crescimento de pelos
- Fármacos que aumentam as concentrações citoplasmáticas de nucleotídeos cíclicos por meio de:
  - Aumento da atividade da adenilato ciclase, por exemplo, prostaciclina (epoprostenol), agonistas dos receptores β_2-adrenérgicos, adenosina
  - Aumento da atividade da guanilato ciclase: nitratos (p. ex., **trinitrato de glicerina**, **nitroprussiato**) e estimuladores solúveis da guanilato ciclase (riociguate, vericiguate) que atuam independentemente, porém de forma sinérgica com o NO
  - Inibição da atividade da PDE (p. ex., **sildenafila**)

Vasodilatadores de ação indireta

- Fármacos que interferem no sistema nervoso simpático (p. ex., antagonistas dos receptores α_1-adrenérgicos). A hipotensão postural constitui um efeito adverso comum
- Fármacos que bloqueiam o sistema renina-angiotensina:
  - Inibidores da renina (p. ex., **alisquireno**)
  - IECAs (p. ex., **ramipril**); a tosse seca pode ser incômoda
  - Bloqueadores dos receptores AT_1 (p. ex., **losartana**)
- Fármacos ou mediadores que estimulam a liberação de NO endotelial (p. ex., acetilcolina, bradicinina)
- Fármacos que bloqueiam o sistema da ET:
  - Antagonistas dos receptores de ET (p. ex., **bosentana**)
- Fármacos que potencializam peptídeos vasodilatadores por meio de bloqueio de sua degradação (p. ex., **sacubitril**)

Vasodilatadores de mecanismo incerto

- Fármacos diversos, incluindo álcool, **propofol** (ver Capítulo 41) e **hidralazina**.

Usos clínicos dos bloqueadores dos receptores de angiotensina II de subtipo 1 (sartanas)

Os antagonistas de AT_1 são muito bem tolerados, porém são teratogênicos. Seus usos incluem:

- Hipertensão, particularmente em:
  - Homens mais jovens, por exemplo, <55 anos (a renina circulante diminui com o aumento da idade, e deve-se evitar o uso de sartanas durante a gravidez)
- Insuficiência cardíaca: particularmente a combinação de valsartana com sacubitril (inibidor da NEP)
- Doença renal crônica, particularmente com diabetes melito ou hipertensão como comorbidades.

USOS CLÍNICOS DOS FÁRMACOS VASOATIVOS

Está além do objetivo deste livro de fornecer uma descrição detalhada dos usos clínicos dos fármacos vasoativos, porém é útil considerar de maneira sucinta o tratamento de certos distúrbios importantes, notadamente:

- Hipertensão sistêmica
- Insuficiência cardíaca
- Choque vasodilatador
- Doença vascular periférica
- Doença de Raynaud
- Hipertensão pulmonar.

Distúrbios clínicos para os quais os fármacos vasoativos são importantes

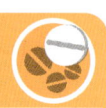

- Hipertensão sistêmica:
  - Secundária à doença subjacente (p. ex., renal ou endócrina)
  - Hipertensão "essencial" primária, que constitui um importante fator de risco para a doença ateromatosa (ver Capítulo 22). O tratamento diminui o risco excessivo de acidente vascular cerebral ou de infarto agudo do miocárdio, e as principais classes de fármacos são (a) IECAs ou antagonistas do receptor AT_1, (b) bloqueadores dos canais de cálcio e (c) diuréticos
- Insuficiência cardíaca. Várias doenças (mais comumente doença cardíaca isquêmica) comprometem a capacidade do coração de fornecer um débito cardíaco adequado para atender às necessidades metabólicas. O edema pode ser melhorado com diuréticos. A expectativa de vida é reduzida, mas pode ser melhorada pelo tratamento de pacientes hemodinamicamente estáveis com:
  - IECAs ou bloqueadores dos receptores AT_1 (com ou sem neprilisina)
  - Bloqueadores dos receptores β-adrenérgicos (p. ex., **carvedilol**, **bisoprolol**)
  - Antagonistas da aldosterona (p. ex., **espironolactona**)
- Choque. Várias doenças (p. ex., infecções bacterianas devastadoras, ver Capítulo 52; reações anafiláticas, ver Capítulo 28) levam a uma vasodilatação inapropriada, à hipotensão e à redução da perfusão tecidual com concentrações circulantes elevadas de ácido láctico. Os agentes vasopressores (p. ex., **noradrenalina**) são usados como medicamentos de primeira linha, enquanto a vasopressina e a dobutamina são opções de segunda linha
- Doença vascular periférica. As placas ateromatosas nas artérias das pernas estão frequentemente associadas a ateroma em outros territórios vasculares. As estatinas (ver Capítulo 22) e os fármacos antiplaquetários (ver Capítulo 23) são importantes
- Doença de Raynaud. A vasoconstrição inapropriada em pequenas artérias nas mãos causa branqueamento dos dedos, seguido de coloração azulada e dor. O **nifedipino** ou outros vasodilatadores são usados
- Hipertensão pulmonar, que pode ser:
  - Idiopática (um distúrbio raro): **epoprostenol**, **iloprosta**, **bosentana** e **sildenafila** são fármacos benéficos para pacientes selecionados
  - Associada à doença pulmonar hipóxica.

HIPERTENSÃO SISTÊMICA

A hipertensão sistêmica é um distúrbio comum que, se não for tratado efetivamente, aumenta o risco de doença arterial coronariana, insuficiência cardíaca, acidente vascular cerebral, demência vascular e insuficiência renal. Até cerca de 1950 não existia nenhum tratamento eficaz, e o desenvolvimento de fármacos anti-hipertensivos tem sido uma história de grande sucesso. A pressão arterial sistêmica constitui um excelente "marcador substituto" para aumento do risco cardiovascular, visto que há boas evidências, obtidas de ensaios clínicos controlados randomizados, de que os fármacos anti-hipertensivos comuns (diuréticos, IECAs, bloqueadores dos canais de cálcio), quando combinados com mudanças no estilo de vida, não somente reduzem a pressão arterial, como também prolongam a vida e diminuem os riscos adicionais de complicações cardíacas e, em particular, acidente vascular cerebral associado à pressão arterial elevada.

As causas de hipertensão passíveis de correção incluem feocromocitoma,[10] tumores secretores de esteroides do córtex da suprarrenal e estreitamento (coarctação) da aorta, porém a maioria dos casos não envolve nenhuma causa óbvia e é agrupada como *hipertensão essencial* (assim denominada porque, a princípio, acreditava-se, de forma incorreta, que a elevação da pressão arterial era "essencial" para manter uma perfusão tecidual adequada). O aumento do débito cardíaco pode constituir uma característica precoce, mas, quando a hipertensão essencial se torna estabelecida (em geral na meia-idade), costuma ocorrer aumento da resistência periférica, e o débito cardíaco é normal. O controle da pressão arterial está estreitamente relacionado com os rins, conforme demonstrado em indivíduos que necessitam de transplante renal: a hipertensão "acompanha" o rim de um doador hipertenso, e a doação de um rim de um indivíduo normotenso para um hipertenso corrige a hipertensão no receptor (ver também Capítulo 29). Parece provável que a causa da maioria dos casos de hipertensão essencial seja uma interação complexa de fatores genéticos, renais, endócrinos e neurais (Harrison et al., 2021; Meneton et al., 2005). A pressão arterial persistentemente elevada leva à hipertrofia do ventrículo esquerdo e à remodelagem das artérias de resistência, com estreitamento do lúmen, e predispõe à aterosclerose nas artérias de condução de maior calibre.

A Figura 21.7 fornece um resumo dos mecanismos fisiológicos que controlam a pressão arterial e mostra os pontos de ação dos fármacos anti-hipertensivos, notadamente o sistema nervoso simpático, o SRAA e mediadores derivados do endotélio. A remodelação das artérias de resistência em resposta à elevação da pressão reduz a razão entre o diâmetro do lúmen e a espessura da parede e aumenta a resistência vascular periférica. O papel dos fatores de crescimento celulares (inclusive angiotensina II) e dos inibidores do crescimento (p. ex., NO) na evolução dessas alterações estruturais é de grande interesse para os biólogos vasculares e tem importância potencial para os IECAs e os BRAs.

A redução da pressão arterial melhora acentuadamente o prognóstico de pacientes com hipertensão. O controle da hipertensão (que é assintomática) sem produzir efeitos colaterais inaceitáveis representa, portanto, uma necessidade clínica importante, que é, em geral, bem atendida pelos fármacos modernos. O tratamento envolve medidas não farmacológicas (p. ex., aumento do exercício físico, redução do sal da dieta e das gorduras saturadas, com aumento no consumo de frutas e fibras e redução do peso corporal e do consumo de álcool), seguidas da introdução gradual de fármacos, começando com os que possuem benefício comprovado e menor probabilidade de produzir efeitos colaterais. Alguns dos fármacos usados para reduzir a pressão arterial nos primórdios da terapia anti-hipertensiva, incluindo *bloqueadores ganglionares*, *bloqueadores dos neurônios adrenérgicos* e **reserpina** (ver Capítulo 15), produziam uma série assustadora de efeitos adversos e, agora, tornaram-se obsoletos. Os esquemas preferidos foram mudando à medida que fármacos mais bem tolerados se tornaram disponíveis. Uma estratégia racional consiste em iniciar o tratamento com um IECA ou um BRA em pacientes que provavelmente apresentam níveis plasmáticos normais ou elevados de renina (*i. e.*, indivíduos mais jovens e brancos) e com bloqueadores dos canais de cálcio em indivíduos idosos e afrodescendentes (que têm mais tendência a apresentar renina plasmática baixa). Se o alvo da pressão arterial não for alcançado, porém o fármaco for bem tolerado, pode-se acrescentar então um fármaco do outro grupo ou um diurético tiazídico. É melhor não aumentar a dose de qualquer fármaco em excesso, visto que isso causa, com frequência, efeitos adversos e induz os mecanismos de controle homeostático (p. ex., liberação de renina por um diurético), o que limita a eficácia.

Os antagonistas dos receptores β-adrenérgicos são bem menos tolerados do que os IECAs ou BRAs, e as evidências que sustentam o seu uso rotineiro são menos fortes que as de outras classes de fármacos anti-hipertensivos. Mostram-se úteis para pacientes hipertensos com alguma indicação adicional para bloqueio β, como angina ou insuficiência cardíaca.

Com frequência, é necessário acrescentar um terceiro ou quarto fármaco (p. ex., à combinação de BRA/bloqueador dos canais de cálcio), e uma opção nesse contexto é um antagonista dos receptores α_1-adrenérgico de ação prolongada (ver Capítulo 15), como a **doxazosina**, uma vez/dia. Além disso, os antagonistas α_1 melhoram os sintomas da hiperplasia prostática (também conhecida como hipertrofia prostática benigna) (ver Capítulos 15, 29 e 35), que é comum em homens de idade mais avançada, embora com o risco de hipotensão postural, que constitui o principal efeito adverso desses agentes. A **espironolactona**, cujo metabólito ativo, a canrenona, é um antagonista competitivo da aldosterona (ver Capítulo 29), voltou, de certo modo, a ser usada como agente adicional no tratamento da hipertensão grave. É necessário proceder a um cuidadoso monitoramento da concentração plasmática de K^+, visto que a espironolactona inibe a excreção urinária de K^+, além de causar efeitos adversos relacionados com os estrogênios, embora seja, em geral, bem tolerada em doses baixas. A **metildopa** é agora usada principalmente para a hipertensão que ocorre durante a gravidez devido à falta de efeitos adversos documentados sobre o recém-nascido (diferentemente dos IECAs, dos BRAs e dos antagonistas padrão dos receptores β-adrenérgicos, que estão contraindicados durante a gravidez e que, portanto, costumam ser evitados em mulheres com possibilidade de engravidar). A **clonidina** (um agonista α_2 de ação central) é raramente utilizada. A **moxonidina**, um agonista de ação central nos receptores de imidazolina I_1, que causa menos sonolência do que os agonistas α_2, está aprovada para a hipertensão leve ou moderada, porém há poucas evidências obtidas de ensaios clínicos para sustentar o seu uso mais generalizado. O **minoxidil**, combinado com um diurético e um antagonista dos receptores β-adrenérgicos,

---

[10]Tumores secretores de catecolaminas do tecido cromafim, geralmente a medula da suprarrenal (ver Capítulo 33).

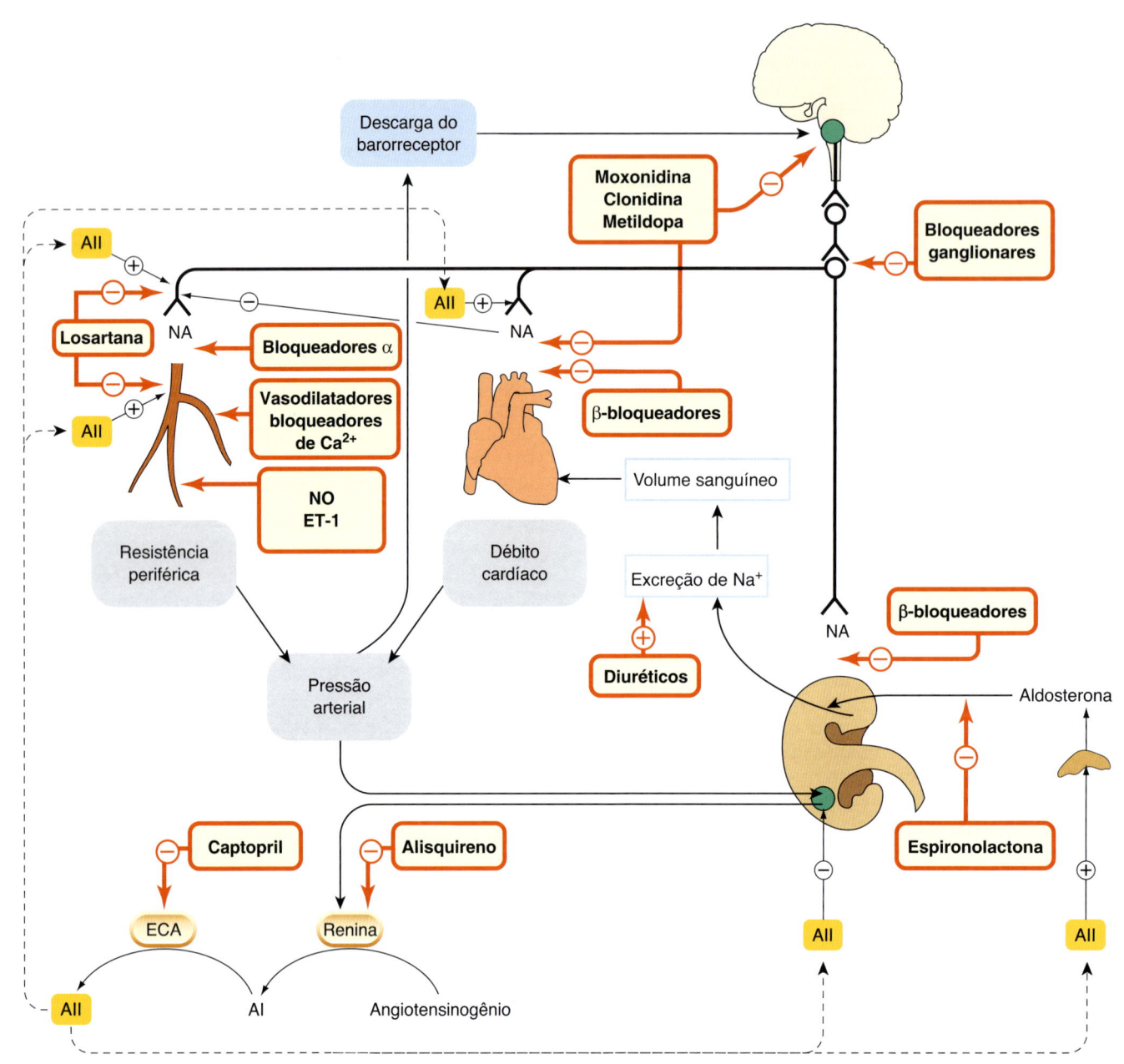

Figura 21.7 Principais mecanismos envolvidos na regulação da pressão arterial (*linhas pretas*) e os locais de ação dos fármacos anti-hipertensivos (*quadros sombreados + linhas vermelhas*). *ECA*, enzima conversora de angiotensina; *AI*, angiotensina I; *AII*, angiotensina II; *ET-1*, endotelina-1; *NA*, noradrenalina; *NO*, óxido nítrico.

algumas vezes é eficaz quando outros fármacos não tiveram sucesso na hipertensão grave resistente a outros agentes. O **fenoldopam**, um agonista seletivo do receptor D_1 de dopamina, foi aprovado nos EUA para o tratamento hospitalar da hipertensão grave a curto prazo. Seu efeito assemelha-se, na sua magnitude, ao do nitroprussiato intravenoso, porém não apresenta a toxicidade associada ao tiocianato e tem início e término de ação mais lentos.

Os fármacos anti-hipertensivos comumente usados e seus principais efeitos adversos estão resumidos na Tabela 21.3.

INSUFICIÊNCIA CARDÍACA

A insuficiência cardíaca é uma síndrome clínica caracterizada por sintomas de falta de ar e/ou fadiga, em geral com sinais de sobrecarga hídrica (edema, elevação da pressão venosa e estertores audíveis durante a ausculta do tórax).

A anormalidade fisiológica subjacente (ver também Capítulo 20) consiste em um débito cardíaco inadequado para suprir as demandas metabólicas do corpo, a princípio durante o exercício e, com o progresso da síndrome, também em repouso. Pode ser causada por dano direto ao próprio miocárdio (é mais comum em consequência de doença arterial coronariana, mas também secundariamente a outras patologias, como fármacos cardiotóxicos como a **doxorrubicina** e o **trastuzumabe** – ver Capítulo 57) ou por fatores circulatórios, como sobrecarga de volume (p. ex., regurgitação valvar ou *shunts* arteriovenosos causados por defeitos congênitos) ou sobrecarga de pressão (p. ex., valvas estenosadas isto é, estreitadas, hipertensão sistêmica ou pulmonar). Algumas dessas causas subjacentes são passíveis de correção cirúrgica e, em algumas, a doença subjacente (p. ex., hipertireoidismo; ver Capítulo 34) ou um fator agravante, como anemia (ver

Tabela 21.3 Fármacos anti-hipertensivos comuns e seus efeitos adversos.

Fármaco	Efeitos adversos[a]		
	Hipotensão postural	Impotência	Outros
Tiazídicos (p. ex., bendroflumetiazida) e diuréticos relacionados (p. ex., clortalidona, indapamida)	±	++	Polaciúria, gota, intolerância à glicose, hipopotassemia, hiponatremia
Inibidores da ECA (p. ex., enalapril)	±	–	Tosse, hipotensão na primeira dose, teratogenicidade, disfunção renal reversível (na presença de estenose da artéria renal)
Antagonistas AT$_1$ (p. ex., losartana)	–	–	Teratogenicidade, disfunção renal reversível (na presença de estenose da artéria renal)
Antagonistas do Ca^{2+} (p. ex., nifedipino)	–	±	Edema maleolar
Antagonistas dos receptores β-adrenérgicos (p. ex., metoprolol)	–	+	Broncoespasmo, fadiga, mãos e pés frios, bradicardia
Antagonistas dos receptores α$_1$-adrenérgicos (p. ex., doxazosina)	++	–	Hipotensão na primeira dose

[a]± indica que o efeito adverso só ocorre em circunstâncias especiais (p. ex., ocorre hipotensão postural com um diurético tiazídico apenas se o paciente estiver desidratado por alguma outra razão, se estiver em uso de algum fármaco adicional ou se apresentar algum distúrbio adicional). ECA, enzima conversora da angiotensina; AT$_1$, receptor de angiotensina II tipo 1.

Capítulo 24) ou fibrilação atrial (ver Capítulo 20), podem ser tratadas com fármacos. Nosso foco aqui são os fármacos utilizados no tratamento da insuficiência cardíaca em si, independentemente da causa subjacente.

Quando o débito cardíaco é insuficiente para suprir as demandas metabólicas, ocorre aumento do volume de líquido, em parte porque o aumento da pressão venosa eleva a pressão capilar e, portanto, a formação de líquido tecidual, e, em parte, porque a redução do fluxo sanguíneo renal ativa o SRAA, causando retenção de Na$^+$ e de água. Independentemente da causa e apesar dos grandes avanços recentes na farmacoterapia, a perspectiva para adultos com insuficiência cardíaca é preocupante, com mortalidade de até 50% depois de 5 anos. As medidas não farmacológicas, incluindo restrição dietética de sal e exercício físico em pacientes pouco afetados,[11] são importantes, entretanto, há necessidade de fármacos para melhorar os sintomas de edema, fadiga e falta de ar e para melhorar o prognóstico.

A Figura 21.8 mostra um diagrama simplificado da sequência de eventos. Um tema comum é que vários dos mecanismos de retroalimentação que são ativados são "contrarreguladores", ou seja, tornam a situação mais grave, e não melhor. Isso se deve ao fato de que o corpo deixa de distinguir entre o estado hemodinâmico da insuficiência cardíaca e o da hemorragia, em que seria apropriada a liberação de vasoconstritores, como angiotensina II e ADH.[12] Os IECAs e os BRAs, antagonistas dos receptores β-adrenérgicos e da aldosterona, interrompem esses mecanismos neuro-hormonais contrarreguladores, e cada um demonstrou prolongar a vida na insuficiência cardíaca.

[11]O repouso na cama costumava ser recomendado, porém resulta em descondicionamento, e o exercício físico regular demonstrou ser benéfico em pacientes que podem tolerá-lo.
[12]A seleção natural presumivelmente favoreceu os mecanismos que beneficiariam os caçadores jovens com risco de hemorragia; os indivíduos de meia-idade ou idosos com alto risco de insuficiência cardíaca já passaram de seu auge reprodutor.

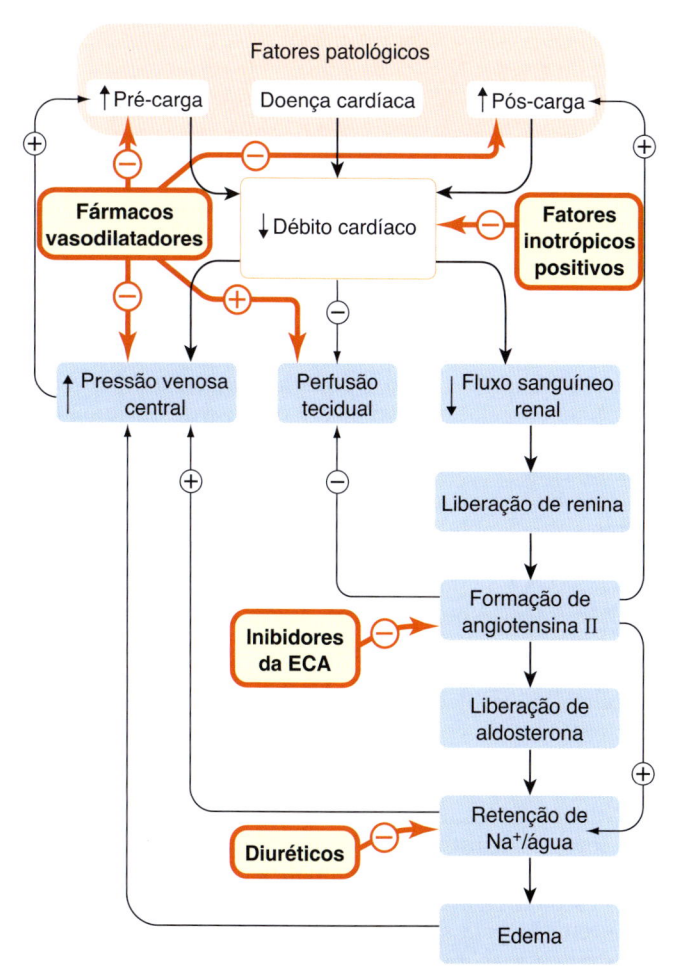

Figura 21.8 Esquema simplificado mostrando a patogenia da insuficiência cardíaca e os locais de ação de alguns dos fármacos utilizados no seu tratamento. Os sintomas de insuficiência cardíaca são produzidos por redução da perfusão tecidual, edema e elevação da pressão venosa central. ECA, enzima conversora de angiotensina.

Os fármacos utilizados no tratamento da insuficiência cardíaca atuam de várias maneiras complementares, com os seguintes efeitos.

Aumento da natriurese. Os diuréticos, em particular os diuréticos de alça (ver Capítulo 29), são importantes para aumentar a excreção de sal e de água, sobretudo na presença de edema pulmonar. Na insuficiência cardíaca crônica, os fármacos que demonstraram melhorar a sobrevida foram estudados principalmente em pacientes tratados com diuréticos.

Os inibidores do cotransportador de sódio e glicose-2 são usados no tratamento do diabetes melito (ver Capítulo 31), mas também demonstraram reduzir as internações por insuficiência cardíaca, mesmo em pacientes que não apresentam diabetes. Foram propostos vários mecanismos (natriurese, redução da pressão arterial, perda de peso, vasodilatação pós-glomerular e coronariana) para esse efeito benéfico, porém há pesquisas em andamento sobre a ação direta no remodelamento cardíaco, processamento do cálcio do miocárdio e melhora da disfunção das células endoteliais.

Inibição do sistema renina-angiotensina-aldosterona/potencialização da NEP. O SRAA é inadequadamente ativado em pacientes com insuficiência cardíaca, em particular quando são tratados com diuréticos. Os antagonistas dos receptores β-adrenérgicos inibem a secreção de renina e são usados como agentes de primeira linha em pacientes clinicamente estáveis com insuficiência cardíaca crônica (ver boxe clínico). Os IECAs e os BRAs bloqueiam a formação de angiotensina II e inibem a sua ação, respectivamente, reduzindo, assim, a resistência vascular, com melhora da perfusão tecidual e redução da pós-carga cardíaca. Além disso, causam natriurese por meio da inibição da secreção de aldosterona e redução do efeito estimulador direto da angiotensina II sobre a reabsorção de Na^+ e HCO_3^- na porção inicial do túbulo contorcido proximal. O mais importante de tudo é que eles prolongam a vida.

As diferenças na farmacologia dos IECAs e dos BRAs levaram à hipótese de que a coadministração desses fármacos ("bloqueio duplo") poderia conferir um benefício adicional em relação ao aumento da dose de qualquer um deles administrados como agente único. Entretanto, os ensaios clínicos que compararam a monoterapia com IECA ou com BRA com a terapia combinada constataram que o tratamento combinado apresentava mais efeitos adversos atribuíveis à hipotensão, sem nenhum benefício de sobrevida em comparação com a monoterapia em pacientes após IAM.

Diferentemente da experiência decepcionante de combinar BRAs com IECAs, uma combinação fixa de sacubitril com valsartana é usada em pacientes sintomáticos com insuficiência cardíaca crônica e redução da ejeção cardíaca. Em comparação com um IECA (enalapril), o sacubitril/valsartana foram úteis na redução da mortalidade cardíaca e mortalidade por outras causas nesses pacientes, e Jhund e McMurray (2016) argumentam que essa combinação deveria, portanto, substituir um IECA como base do tratamento da insuficiência cardíaca sintomática.

A escolha da valsartana como BRA nessa combinação é sustentada pela sua semelhança farmacocinética com o sacubitril. O sacubitril, o sacubitrilato e a valsartana estão altamente ligados às proteínas plasmáticas (94 a 97%), porém o sacubitril atravessa a barreira hematoencefálica em grau limitado (0,28%). A depuração de β-amiloide (Aβ) do líquido cefalorraquidiano (LCR) em macacos *Cynomolgus* jovens é reduzida pelo sacubitril/valsartana. A administração da combinação por 2 semanas a indivíduos saudáveis aumentou a Aβ1-38 do LCR, sem alteração de Aβ1-40 e 1-42. Entretanto, dados farmacoepidemiológicos não confirmaram qualquer efeito definitivo sobre a cognição até o momento, e o produto é objeto de monitoramento contínuo quanto à sua segurança em ensaios clínicos de grande porte.

Os efeitos adversos e as interações medicamentosas observados durante o tratamento com valsartana/sacubitril estão alinhados com aqueles dos seus dois componentes. Os efeitos adversos mais comuns observados consistem em hipotensão, hiperpotassemia e comprometimento renal. Ocorreu angioedema durante o ensaio clínico controlado principal em 0,5% dos pacientes tratados com a combinação, em comparação com 0,2% dos pacientes tratados com enalapril. O uso concomitante de sacubitril com IECAs é contraindicado, visto que, de acordo com a experiência com o amapatrilato mencionado anteriormente, a inibição concomitante da NEP e da ECA aumenta o risco de angioedema. Os inibidores da PDE5 (ver Capítulo 20), incluindo sildenafila, que atuam por meio de sinalização do GMPc, são potencializados pelo sacubitril.

A angiotensina II não constitui o único estímulo para a secreção de aldosterona, e, durante o tratamento crônico com IECAs, as concentrações de aldosterona circulante retornam aos valores anteriores ao tratamento (um fenômeno conhecido como "escape da aldosterona"). Isso fornece uma justificativa para a combinação de **espironolactona** (um antagonista da aldosterona; ver Capítulo 33) com o tratamento com IECA, o que reduz ainda mais a mortalidade. A **eplerenona** é um antagonista da aldosterona com menos efeitos adversos semelhantes aos do estrogênio em comparação com a espironolactona que também mostrou melhorar a sobrevida em pacientes com insuficiência cardíaca quando acrescentada à terapia convencional. Os pacientes com comprometimento da função renal foram excluídos desses ensaios clínicos, e é importante proceder a um cuidadoso monitoramento da concentração plasmática de K^+ quando são tratados com um IECA ou um BRA em combinação com um antagonista da aldosterona.

Bloqueio dos receptores β-adrenérgicos. A insuficiência cardíaca é acompanhada de ativação potencialmente prejudicial do sistema nervoso simpático, bem como do sistema renina-angiotensina, fornecendo uma justificativa para o uso de antagonistas dos receptores β-adrenérgicos. A maioria dos médicos demonstrou muita preocupação com essa abordagem, devido à ação inotrópica negativa desses fármacos; todavia, quando iniciados em doses baixas, que são aumentadas lentamente, o **metoprolol**, o **carvedilol**, o **nebivolol** e o **bisoprolol** melhoram a sobrevida quando acrescentados ao tratamento ideal em pacientes clinicamente estáveis com insuficiência cardíaca crônica.

Vasodilatadores. O trinitrato de glicerina (nitroglicerina) (ver Capítulo 20) é infundido por via intravenosa para o tratamento da insuficiência cardíaca aguda. Seu efeito venodilatador reduz a pressão venosa, e seus efeitos sobre a complacência arterial e a reflexão de onda reduzem ainda mais o trabalho cardíaco. A combinação de hidralazina (para diminuir a pós-carga) com um nitrato orgânico de ação prolongada (para reduzir a pré-carga) em pacientes com insuficiência cardíaca crônica melhorou a sobrevida em um ensaio clínico controlado randomizado na América do Norte, entretanto, os resultados obtidos sugeriram que o benefício foi limitado a pacientes de origem africana. Esse grupo étnico é geneticamente muito heterogêneo, e não se sabe que outros grupos poderão se beneficiar do tratamento.

O papel futuro da hidralazina/nitrato em grupos étnicos específicos é incerto, tendo em vista que o sacubitril/valsartana e os inibidores do cotransportador de sódio e glicose 2 possuem eficácia demonstrável no tratamento da insuficiência cardíaca em populações variadas.

O **vericiguate** é um estimulador da guanilato ciclase administrado por via oral que recentemente recebeu uma opinião regulamentar positiva sobre a redução das internações por insuficiência cardíaca em pacientes com redução da fração de ejeção.

Aumento da força da contração cardíaca. Os glicosídeos cardíacos (ver Capítulo 20) são usados em pacientes com insuficiência cardíaca que também apresentem fibrilação atrial rápida crônica (nos quais melhora a função cardíaca ao diminuir a frequência ventricular e, portanto, o enchimento ventricular, além do benefício de sua ação inotrópica positiva), ou em pacientes que permanecem sintomáticos, apesar do tratamento com diurético e IECA. A **digoxina** não diminui a mortalidade em pacientes com insuficiência cardíaca com ritmo sinusal, que recebem tratamento ideal nos demais aspectos; entretanto, melhora os sintomas e reduz a necessidade de internações. Em contrapartida, os inibidores da PDE (ver Capítulo 20) aumentam o débito cardíaco, porém aumentam a mortalidade na insuficiência cardíaca, provavelmente em decorrência de arritmias cardíacas. A **dobutamina** (agonista seletivo dos receptores β_1-adrenérgicos; ver Capítulo 20) é administrada por via intravenosa quando há necessidade de uma resposta rápida a curto prazo, como, por exemplo, após cirurgia cardíaca. O omecamtiv, um ativador da miosina cardíaca, está atualmente em fase de avaliação para o tratamento da insuficiência cardíaca (ver Capítulo 20).

> **Fármacos usados na insuficiência cardíaca crônica**
>
> - Diuréticos de alça, por exemplo, **furosemida** (ver Capítulo 29)
> - Os IECAs (p. ex., **ramipril**) constituem uma opção de primeira linha
> - Antagonistas do receptor de angiotensina II subtipo 1 (p.ex., **valsartana**, **candesartana**), isoladamente ou, cada vez mais, em combinação com um inibidor da NEP (**valsartana/sacubitril**)
> - Os antagonistas dos receptores β-adrenérgicos (p. ex., **metoprolol, bisoprolol, carvedilol**), introduzidos em dose baixa em pacientes estáveis, também constituem opções de primeira linha
> - Antagonistas dos receptores de aldosterona (p. ex., **espironolactona**, ver Capítulo 33; e **eplerenona**)
> - **Digoxina** (ver Capítulo 20), particularmente para a insuficiência cardíaca associada à fibrilação atrial rápida estabelecida. Também é indicada para pacientes que permanecem sintomáticos, apesar do tratamento ideal
> - Os nitratos orgânicos (p. ex., **mononitrato de isossorbida**) reduzem a pré-carga, enquanto a **hidralazina** diminui a pós-carga. Quando usados em combinação, prolongam a vida de pacientes afro-americanos com insuficiência cardíaca
> - O vericiguate é uma opção para pacientes sintomáticos que recentemente se recuperaram de insuficiência cardíaca descompensada aguda.

CHOQUE POR VASODILATAÇÃO E ESTADOS HIPOTENSIVOS

O choque é uma emergência médica, que se caracteriza por perfusão inadequada dos órgãos vitais, geralmente devido a uma pressão arterial muito baixa, levando ao metabolismo anaeróbico e, portanto, a um aumento da produção de lactato. A mortalidade é muito alta, mesmo com tratamento ótimo em uma unidade de terapia intensiva. O choque pode ser causado por várias agressões, incluindo hemorragia, queimaduras, infecções bacterianas, anafilaxia e IAM (Figura 21.9). O fator comum consiste em redução do volume sanguíneo circulante efetivo (hipovolemia) causada diretamente por sangramento ou pelo movimento de líquido do plasma para o lúmen intestinal ou o líquido extracelular. A resposta fisiológica (homeostática) é complexa: a vasodilatação em um órgão vital (p. ex., cérebro, coração ou rins) favorece a perfusão desse órgão, porém à custa de uma redução adicional da pressão arterial, o que leva a uma redução da perfusão de outros órgãos. A sobrevida depende de um equilíbrio entre a vasoconstrição nos leitos vasculares não essenciais e a vasodilatação nos leitos vitais. A linha divisória entre a resposta fisiológica normal à perda de sangue e o choque clínico é que, no choque, a hipoxia tecidual produz efeitos secundários que intensificam o distúrbio primário, em vez de corrigi-lo. Pacientes com choque estabelecido apresentam vasodilatação profunda e inapropriada em órgãos não

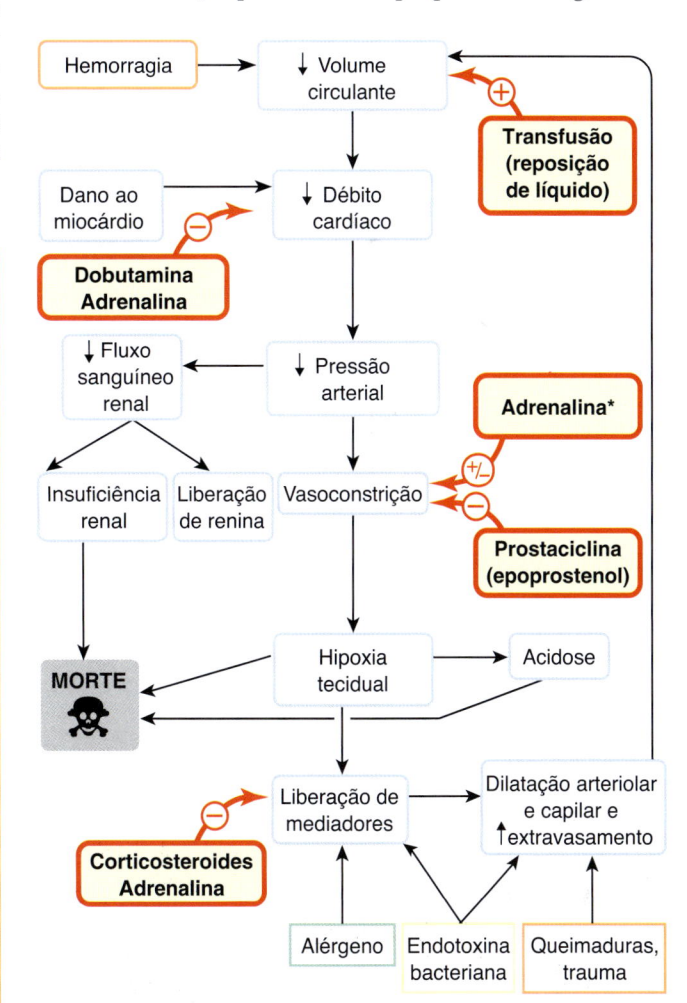

Figura 21.9 Esquema simplificado mostrando a patogenia do **choque hipovolêmico.** *A adrenalina causa vasodilatação em alguns leitos vasculares e vasoconstrição em outros.

essenciais, e isso é difícil de corrigir com fármacos vasoconstritores. A liberação de mediadores (p. ex., histamina, 5-HT, bradicinina, prostaglandinas, citocinas, incluindo interleucinas e fator de necrose tumoral, NO e, sem dúvida alguma, muitas outras substâncias ainda não identificadas) que causam dilatação capilar e extravasamento constitui o oposto daquilo que é necessário para melhorar a função nessa situação. Os mediadores que promovem a vasodilatação no choque convergem para dois mecanismos principais:

- Ativação dos canais de potássio sensíveis ao ATP no músculo liso vascular por meio de redução do ATP citoplasmático e aumento do lactato e prótons
- Aumento da síntese de NO que ativa a fosfatase de cadeia leve de miosina e os canais de K_{Ca}.

Um terceiro mecanismo importante parece consistir em *deficiência* relativa de ADH, que é secretado agudamente em resposta à hemorragia, mas que depois declina, provavelmente em virtude de depleção na neuro-hipófise (ver Capítulo 33).

Os pacientes em choque não são uma população homogênea, o que dificulta a realização de ensaios clínicos válidos, e, diferentemente da hipertensão e da insuficiência cardíaca, há poucas evidências que sustentam as estratégias de tratamento com base nos resultados clínicos finais sólidos (como melhora da sobrevida). A *reposição de volume* é benéfica se houver hipovolemia; os *antibióticos* são essenciais se houver infecção bacteriana persistente; a **adrenalina** pode salvar a vida do paciente em choque anafilático e é utilizada por intensivistas no controle do choque circulatório de outras etiologias. A hipoperfusão leva à falência múltipla de órgãos (incluindo insuficiência renal), e os especialistas em terapia intensiva despendem muito esforço para sustentar a circulação desses pacientes com coquetéis de fármacos vasoativos, na tentativa de otimizar o fluxo para os órgãos vitais. Os ensaios clínicos de antagonistas destinados a bloquear ou a neutralizar a endotoxina, interleucinas, fator de necrose tumoral e a forma induzível da NO sintase e de proteína C humana recombinante mostraram que são ineficazes ou, na realidade, prejudiciais. A **vasopressina** ou a angiotensina II podem aumentar a pressão arterial, mesmo quando houver resistência à adrenalina. Os *corticosteroides* suprimem a formação de NO e de prostaglandinas, porém não têm benefício comprovado uma vez estabelecido o choque; agentes inotrópicos positivos, incluindo adrenalina, noradrenalina e **dobutamina** podem ser usados para aumentar a pressão arterial em pacientes individuais.

DOENÇA VASCULAR PERIFÉRICA

Quando o ateroma envolve artérias periféricas, o primeiro sintoma, em geral, consiste em dor na panturrilha ao caminhar (claudicação), seguida de dor em repouso e, nos casos graves, gangrena dos pés ou das pernas. Em pacientes com doença vascular periférica, outros leitos vasculares (p. ex., coronariano, cerebral e renal) com frequência também são afetados por doença ateromatosa. O tratamento é principalmente mecânico (cirurgia aberta ou procedimentos endovasculares para abrir a artéria estenosada), combinado com fármacos que reduzem o risco de doença cardíaca isquêmica e acidente vascular cerebral. O tratamento farmacológico inclui fármacos antiplaquetários (p. ex., **ácido acetilsalicílico, clopidogrel**; ver Capítulo 23), uma estatina (p. ex., **sinvastatina**; ver Capítulo 22) e um IECA (p. ex., **ramipril**).

DOENÇA DE RAYNAUD

A vasoconstrição inapropriada das pequenas artérias e das arteríolas dá origem ao fenômeno de Raynaud (palidez dos dedos das mãos durante a vasoconstrição, seguida de cianose em consequência da desoxigenação do sangue em estase e vermelhidão devido à hiperemia reativa após o retorno do fluxo sanguíneo). Pode ser leve, entretanto, se for intenso, provoca ulceração e gangrena dos dedos. Pode ocorrer isoladamente (doença de Raynaud) ou em associação a várias outras doenças, incluindo várias das denominadas doenças do tecido conjuntivo (p. ex., esclerose sistêmica, LES). O tratamento do fenômeno de Raynaud depende do abandono do tabagismo (que é crucial) e de evitar o frio. Os antagonistas dos receptores β-adrenérgicos estão contraindicados. Os vasodilatadores (p. ex., **nifedipino**; ver Capítulo 20) possuem algum benefício nos casos graves, e as evidências de vários estudos de pequeno porte sugerem que a sildenafila é útil, assim como outros vasodilatadores (p. ex., PGI_2, peptídeo relacionado com o gene da calcitonina [CGRP]), que podem ter efeitos surpreendentemente prolongados, superando a sua presença na circulação, embora sejam difíceis de administrar.

HIPERTENSÃO PULMONAR

Após o nascimento, a resistência vascular pulmonar torna-se muito mais baixa do que a resistência vascular sistêmica, e a pressão sistólica na artéria pulmonar de adultos é, em geral, de cerca de 20 mmHg.[13]

A estimativa da pressão na artéria pulmonar é muito menos fácil que a da pressão sistêmica, exigindo ecocardiografia e/ou cateterismo cardíaco, de modo que apenas a hipertensão pulmonar mais grave ou sintomática tende a ser diagnosticada. Em geral, a hipertensão pulmonar provoca certa regurgitação de sangue do ventrículo direito para o átrio direito. Essa regurgitação da tricúspide pode ser usada para a estimativa indireta da pressão da artéria pulmonar por ultrassonografia. A hipertensão pulmonar raramente é *idiopática* (i. e., de causa desconhecida, uma forma grave e progressiva), porém em geral está mais associada a alguma outra doença (envolvendo, normalmente, uma patologia pulmonar subjacente). Pode resultar em aumento do débito cardíaco (como ocorre, por exemplo, em pacientes com cirrose hepática nos quais a vasodilatação pode acompanhar a exposição subclínica intermitente a endotoxinas bacterianas ou em pacientes com conexões congênitas entre as circulações sistêmica e pulmonar). A vasoconstrição e/ou o estreitamento estrutural das artérias de resistência pulmonares aumentam a pressão da artéria pulmonar, mesmo se o débito cardíaco for normal. Em algumas situações, ocorre aumento tanto do débito cardíaco quanto da resistência vascular pulmonar.

A disfunção endotelial (ver Capítulos 22 e 23) está envolvida na etiologia da hipertensão pulmonar. Determinados fármacos (p. ex., anorexígenos, incluindo **dexfenfluramina**, agora retirada do mercado) e toxinas (p. ex., *monocrotalina*) podem causar hipertensão pulmonar. Uma causa primária adicional ou fator de exacerbação consiste na oclusão das artérias pulmonares com, por exemplo, *êmbolos pulmonares recorrentes* (ver Capítulo 23), e a *anticoagulação* (ver Capítulo 23) constitui uma parte importante do tratamento. Em pacientes com *anemia falciforme* (ver Capítulo 24), os agregados

---

[13]Durante a vida fetal, a resistência vascular pulmonar apresenta-se elevada, por ocasião do nascimento, a incapacidade de adaptação apropriada está associada a prematuridade, ausência de surfactante pulmonar e hipoxemia. A consequente hipertensão pulmonar é tratada por especialistas de unidade de terapia intensiva pediátrica, com medidas que incluem reposição de surfactante e suporte ventilatório, algumas vezes incluindo NO inalatório (ver Capítulo 19).

de eritrócitos deformados podem ocluir artérias pulmonares pequenas.

O aumento da resistência vascular pulmonar pode, alternativamente, resultar de vasoconstrição (p. ex., devido à hipoxia persistente na doença pulmonar crônica) e/ou de alterações estruturais nas paredes das artérias de resistência pulmonares. Muitas das doenças (p. ex., esclerose sistêmica) associadas ao fenômeno de Raynaud mencionado na seção anterior também estão associadas à hipertensão pulmonar. A vasoconstrição pode preceder a proliferação celular e a hipertrofia da túnica média, que provoca espessamento da parede na vasculatura pulmonar. São utilizados bloqueadores dos canais de cálcio (p. ex., nifedipino), porém com benefício limitado. Os vasodilatadores com ação antiproliferativa (p. ex., epoprostenol, Figura 21.10), os fármacos que potenciam o NO – como o **riociguate**, um ativador alostérico da guanilato ciclase solúvel (ver anteriormente e Capítulo 19), aprovado para essa indicação na Europa e nos EUA – ou que antagonizam a ET – por exemplo, bosentana e **ambrisentana** – são considerados para obter um maior benefício.

Os boxes clínicos apresentam os fármacos utilizados no tratamento da hipertensão arterial pulmonar e os distúrbios clínicos para os quais os fármacos vasoativos são importantes.

Fármacos usados na hipertensão arterial pulmonar

São utilizados fármacos quando há indicação de tratamento de qualquer causa subjacente. Os objetivos específicos do tratamento incluem terapia de suporte para controle dos sintomas, bem como agentes específicos direcionados para reduzir a progressão da doença.

O controle dos sintomas e das complicações é habitualmente obtido com:
- Anticoagulantes orais (ver Capítulo 23)
- Diuréticos (ver Capítulo 29)
- **Oxigênio**
- **Digoxina** (ver Capítulo 20)

O tratamento direcionado para reduzir a pressão arterial pulmonar e a progressão da doença geralmente envolve uma variedade de agentes, incluindo:
- Bloqueadores dos canais de cálcio
- Antagonistas do receptor de ET (p. ex., **bosentana**, **ambrisentana**, **sitaxentana**) por via oral para os estágios menos graves de doença, em combinação com inibidores da PDE5, **sildenafila** ou **tadalafila**
- São utilizados análogos de prostanoides (**iloprosta**, **treprostinila**, **beraprosta**), subcutâneos ou inalados, para os estágios mais graves da doença
- O **epoprostenol** (ver Capítulo 17) é administrado por infusão intravenosa a longo prazo e melhora a sobrevida (ver Figura 23.10)
- O **NO** inalado é administrado em unidade de cuidados intensivos, por exemplo, para crises de hipertensão pulmonar em recém-nascidos
- Riociguate (ativador da guanilato ciclase).

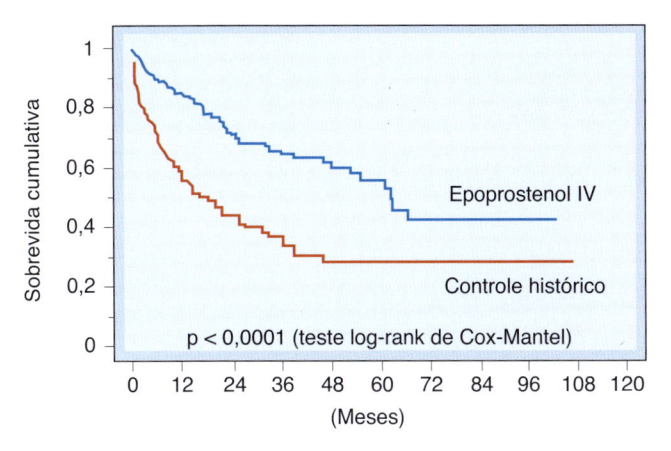

Figura 21.10 Sobrevida na hipertensão pulmonar primária. Sobrevida em 178 pacientes tratados com epoprostenol intravenoso *versus* um grupo de controle histórico de 135 pacientes com correspondência da gravidade da doença. (Adaptada de Sitbon, O. et al., 2002. Prog. Cardiovasc. Dis. 45, 115.)

BIBLIOGRAFIA E LEITURA COMPLEMENTAR

Endotélio vascular (ver Capítulo 19 para leitura complementar sobre o óxido nítrico)

Prostaciclina

Bunting, S., Gryglewski, R., Moncada, S., Vane, J.R., 1976. Arterial walls generate from prostaglandin endoperoxides a substance (*prostaglandin X*) which relaxes strips of mesenteric and celiac arteries and inhibits platelet aggregation. Prostaglandins 12, 897–913.

Murata, T., Ushikubi, F., Matsuoka, T., et al., 1997. Altered pain perception and inflammatory response in mice lacking prostacyclin receptor. Nature 388, 678–682.

Endotelina

Barton, M., Yanagisawa, M., 2019. Endothelin: 30 years from discovery to therapy. Hypertension 74, 1232–1265.

Davenport, A.P., Hyndman, K.A., Dhaun, N., et al., 2016. Endothelin. Pharmacol. Rev. 68, 357–418.

Hickey, K.A., Rubanyi, G., Paul, R.J., Highsmith, R.F., 1985. Characterization of a coronary vasoconstrictor produced by cultured endothelial cells. Am. J. Physiol. 248 (Pt 1), C550–C556.

Sistema renina-angiotensina

Lang, C.C., Struthers, A.D., 2013. Targeting the renin-angiotensin-aldosterone system in heart failure. Nat. Rev. Cardiol. 10, 125–134.

Patel, V.B., Zhong, J.C., Grant, M.B., et al., 2016. Role of the ACE2/angiotensin 1-7 axis of the renin-angiotensin system in heart failure. Circ. Res. 118, 1313–1326.

Sandner, P., Zimmer, D.P., Milne, G.T., et al., 2021. Soluble guanylate cyclase stimulators and activators. In: Schmidt, H.H.H.W., Ghezzi, P., Cuadrado, A. (Eds.), Reactive Oxygen Species: Network Pharmacology and Therapeutic Applications. Springer International Publishing, Cham.

Hipertensão

Azizi, M., Rossignol, P., Hulot, J.S., 2019. Emerging drug classes and their potential use in hypertension. Hypertension 74, 1075–1083.

Harrison, D.G., Coffman, T.M., Wilcox, C.S., 2021. Pathophysiology of hypertension: the mosaic theory and beyond. Circ. Res. 128, 847–863.

Meneton, P., Jeunemaitre, X., de Wardener, H.E., MacGregor, G.A., 2005. Links between dietary salt intake, renal salt handling, blood pressure, and cardiovascular diseases. Physiol. Rev. 85, 679–715.

Insuficiência cardíaca

Chaudhary, A.G., Alreefi, F.M., Aziz, M.A., 2021. Emerging pharmacologic therapies for heart failure with reduced ejection fraction. CJC Open 3, 646–657.

Jhund, P.S., McMurray, J.J.V., 2016. The neprilysin pathway in heart failure: a review and guide on the use of sacubitril/valsartan. Heart 102, 1342–1347.

Pellicori, P., Khan, M.J.I., Graham, F.J., et al., 2020. New perspectives and future directions in the treatment of heart failure. Heart Fail. Rev. 25, 147–159.

Choque

Holmes, C.L., Russell, J.A., 2004. Vasopressin. Semin. Respir. Crit. Care Med. 25, 705–711.

Khanna, A., English, S.W., Wang, X.S., et al., For the ATHOS3 investigators, 2017. Angiotensin II for the treatment of vasodilatory shock. N. Engl. J. Med. 377, 419–430.

Hipertensão arterial pulmonar (HAP)

Galiè, N., Channick, R.N., Frantz, R.P., et al., 2019. Risk stratification and medical therapy of pulmonary arterial hypertension. Eur. Respir. J. 53, 1801889.

Humbert, M., Ghofrani, H.A., 2016. The molecular targets of approved treatments for pulmonary arterial hypertension. Thorax 71, 73–83.

Maron, B.A., 2022. Pulmonary Hypertension. In: Libby, P., Bonow, R.O., Mann, D.L., Tomaselli, G.F., Bhatt, D.L., Solomon, S.D. (Eds.). Braunwald's Heart Disease: A Textbook of Cardiovascular Medicine, twelfth ed. Saunders/Elsevier, Philadelphia.

Fármacos que Afetam os Grandes Sistemas de Órgãos • SEÇÃO 3

Aterosclerose e Metabolismo das Lipoproteínas

22

CONSIDERAÇÕES GERAIS

A doença ateromatosa é amplamente distribuída e está na base das causas mais comuns de morte (infarto agudo do miocárdio [IAM] ocasionado por trombose – ver Capítulo 23 – em uma placa ateromatosa rompida de uma artéria coronária) e de incapacidade (acidente vascular cerebral [AVC], insuficiência cardíaca) nas sociedades industrializadas. A hipertensão constitui um dos mais importantes fatores de risco para o ateroma e é discutida no Capítulo 21. Aqui, consideraremos outros fatores de risco, em particular a dislipidemia,[1] que, à semelhança da hipertensão, é passível de terapia farmacológica. Descrevemos de maneira sucinta os processos de aterogênese e do transporte de lipídeos como base para compreender as ações dos fármacos hipolipemiantes. São descritos os agentes utilizados terapeuticamente (estatinas, inibidores da PCSK9,[2] fibratos e inibidores da absorção de colesterol), com ênfase nas estatinas que, em pacientes selecionados, reduzem a incidência de doença arterial e prolongam a vida.

INTRODUÇÃO

Neste capítulo, apresentamos um resumo do processo patológico da aterogênese e abordagens para a prevenção da doença aterosclerótica. O transporte de lipoproteínas forma a base para a compreensão dos fármacos utilizados no tratamento da dislipidemia. Daremos ênfase às **estatinas**, que têm uma história de grande sucesso, na redução não apenas do colesterol plasmático, mas também dos eventos cardiovasculares em aproximadamente 25 a 50% e prolongamento da vida de indivíduos com risco aumentado de doença cardiovascular. Entretanto, alguns pacientes não as toleram, enquanto outros não respondem a esses fármacos. As evidências de que outros fármacos que influenciam a dislipidemia melhoram os resultados clínicos são menos seguras do que para as estatinas, e tem havido contratempos, descritos adiante, que questionam a confiabilidade universal de mudanças nas concentrações de lipídeos circulantes em resposta a fármacos como substitutos de previsão de melhora clínica. Outras classes de fármacos hipolipemiantes continuam sendo de segunda linha em relação às estatinas, e aguardamos dados de resultados robustos de ensaios clínicos randomizados a longo prazo de grande porte.

ATEROGÊNESE

O ateroma é uma doença focal da túnica íntima das artérias de médio e de grande calibre. As lesões evoluem ao longo de décadas e, durante a maior parte desse tempo, permanecem clinicamente silenciosas, de modo que a ocorrência de sintomas sinaliza a presença de doença avançada. Com frequência, é difícil detectar as lesões pré-sintomáticas de maneira não invasiva, embora a ultrassonografia seja útil nas artérias acessíveis (p. ex., carótidas), e alterações associadas, como redução da complacência aórtica e calcificação arterial, podem ser detectadas pela determinação, respectivamente, da velocidade da onda do pulso aórtico e escore de cálcio das artérias coronárias (por meio de tomografia computadorizada). Não existiam bons modelos animais até que o cenário fosse transformado por camundongos geneticamente modificados (ver Capítulo 8) com deficiência de apolipoproteínas ou receptores, que desempenham papéis fundamentais no metabolismo das lipoproteínas. Entretanto, a maior parte de nosso conhecimento atual sobre aterogênese provém de epidemiologia e patologia humanas, bem como de investigações clínicas.

Os estudos epidemiológicos identificaram numerosos fatores de risco para a doença ateromatosa. Alguns deles não podem ser alterados (p. ex., história familiar de doença cardíaca isquêmica[3]), enquanto outros são modificáveis (Tabela 22.1) e constituem potenciais alvos de fármacos. Os ensaios clínicos conduzidos mostraram que a melhora dos fatores de risco pode reduzir as consequências da doença ateromatosa. Muitos desses fatores (p. ex., diabetes melito do tipo 2, dislipidemia, tabagismo) provocam disfunção endotelial (ver Capítulo 21), o que é evidenciado pela redução da resposta vasodilatadora à acetilcolina ou ao aumento do fluxo sanguíneo (a denominada dilatação mediada por fluxo), respostas inibidas por fármacos que bloqueiam a síntese de óxido nítrico (NO) (ver Capítulo 19). O endotélio saudável produz NO e outros mediadores que protegem contra o ateroma; desse modo, é provável que os fatores de risco cardiovasculares metabólicos atuem ao provocar disfunção endotelial.

A aterogênese envolve:

1. A *disfunção endotelial*, com alteração na biossíntese de NO (ver Capítulo 19) que predispõe à aterosclerose.
2. A *lesão* do endotélio disfuncional, que leva à expressão de proteínas de adesão. Isso estimula a fixação e a migração de monócitos do lúmen para a túnica íntima. As lesões exibem predileção por regiões de distúrbio do fluxo, como as origens dos ramos da aorta.
3. O *colesterol de lipoproteína de baixa densidade (LDL)* é transportado na parede do vaso. As células endoteliais e os monócitos/macrófagos geram radicais livres que oxidam a LDL (oxLDL), resultando em peroxidação lipídica.
4. A captação de *oxLDL* por macrófagos por meio de receptores de "depuração". Esses macrófagos são denominados *células espumosas*, em virtude de sua aparência histológica "espumosa", decorrente do acúmulo de lipídeos no citoplasma, e são característicos de ateroma. A captação de oxLDL ativa os macrófagos, que liberam citocinas pró-inflamatórias.

---

[1] O termo *dislipidemia* é preferido ao termo *hiperlipidemia*, visto que uma baixa concentração plasmática de colesterol de lipoproteína de alta densidade constitui um fator de risco para a doença ateromatosa.
[2] A PCSK9 (refere-se à pró-proteína convertase subtilisina/kexin tipo 9.

[3] À medida que aprendemos como corrigir a expressão de genes, até mesmo essa verdade aparente pode demonstrar ser menos imutável do que se acreditava (ver Capítulo 5 e adiante).

Tabela 22.1 Fatores de risco modificáveis para a doença ateromatosa.

Elevação do colesterol de lipoproteína de baixa densidade
Redução do colesterol de lipoproteína de alta intensidade
Hipertensão (ver Capítulo 21)
Diabetes melito (ver Capítulo 31)
Tabagismo (ver Capítulo 50)
Obesidade (ver Capítulo 32)
Sedentarismo
Elevação da proteína C reativa[a]
Elevação dos fatores de coagulação (p. ex., fator VII, fibrinogênio)
Elevação da homocisteína
Elevação da lipoproteína(a)

[a]Fortemente associada à doença ateromatosa, mas não causadora.

- Partículas de HDL (que contêm apoA1 e apoA2), com diâmetro de 7 a 20 nm
- Partículas de LDL (que contêm apoB-100), com diâmetro de 20 a 30 nm
- Partículas de lipoproteínas de densidade muito baixa (VLDL) (que contêm apoB-100), com diâmetro de 30 a 80 nm
- Quilomícrons (que contêm apoB-48), com diâmetro de 100 a 1.000 nm.

Cada classe de lipoproteína desempenha uma função específica no transporte de lipídeos, e existem diferentes vias para os lipídeos exógenos e endógenos, bem como uma via para o transporte reverso do colesterol (Figura 22.1). Na *via exógena*, o colesterol e os triglicerídeos absorvidos pelo íleo são transportados como quilomícrons na linfa e, em seguida, no sangue para os capilares nos músculos e no tecido adiposo. Nesses locais, os triglicerídeos são hidrolisados pela lipoproteína lipase, e os tecidos captam os ácidos graxos livres e o glicerol resultantes. Os remanescentes de quilomícrons, que ainda contêm seu complemento integral de ésteres de colesterol, passam para o fígado, ligam-se a receptores presentes nos hepatócitos e sofrem endocitose. O colesterol liberado nos hepatócitos é armazenado, oxidado a ácidos biliares, secretado em sua forma inalterada na bile ou pode entrar na via endógena.

Na *via endógena*, o colesterol e os triglicerídeos recém-sintetizados são transportados do fígado, na forma de VLDL, para o músculo e o tecido adiposo, onde os triglicerídeos são hidrolisados a ácidos graxos e glicerol, que entram nos tecidos, conforme descrito anteriormente. Durante esse processo, as partículas de lipoproteínas tornam-se menores, porém retêm um complemento total de ésteres de colesterol e transformam-se em partículas de LDL. A LDL fornece a fonte de colesterol para incorporação às membranas celulares e para a síntese de esteroides (ver Capítulos 33 e 35), mas também é fundamental no processo de aterogênese. As células captam a LDL por endocitose por meio de *receptores de LDL*, que reconhecem a apoB-100. Os receptores de LDL são de importância fundamental na determinação da concentração de LDL circulante e, portanto, no desenvolvimento e na progressão da doença ateromatosa. Os fármacos mais amplamente utilizados na prevenção dessa doença, as estatinas, atuam por meio de bloqueio da síntese de colesterol nos hepatócitos, que respondem com um aumento na expressão de receptores de LDL em suas membranas de superfície (ver adiante). Uma nova classe de fármacos, os anticorpos monoclonais que inibem a PCSK9, também influenciam a densidade de receptores de LDL, porém por um mecanismo diferente, especificamente pela redução da degradação lisossomal dos receptores de LDL internalizados, levando ao aumento da reciclagem dos receptores de LDL funcionais para a membrana de superfície (ver adiante). Como alternativa, pode-se obter a inibição da PCSK9 com o uso de pequenos RNA de interferência (siRNA; ver Capítulo 5); a **inclisirana** é um fármaco de siRNA recém-aprovado, que bloqueia a síntese de PCSK9 no fígado (ver adiante).

O colesterol presente nos tecidos pode retornar ao plasma em partículas de HDL (transporte reverso do colesterol). O colesterol é esterificado com ácidos graxos de cadeia longa em partículas de HDL, e os ésteres de colesterol resultantes são transferidos para partículas de VLDL ou de LDL por meio de uma proteína de transferência presente no plasma, conhecida como *proteína de transferência de ésteres de colesterol* (CETP, do inglês *cholesteryl ester transfer protein*).

5. O acúmulo subendotelial de células espumosas e de linfócitos T, formando *estrias gordurosas*.
6. Os mecanismos protetores, como, por exemplo, *a mobilização* do colesterol da *parede arterial* e o seu transporte no plasma na forma de colesterol de lipoproteína de alta densidade (HDL), denominado *transporte reverso do colesterol*.
7. A liberação de citocinas e de fatores de crescimento por plaquetas ativadas, macrófagos e células endoteliais, causando proliferação do músculo liso e deposição de componentes do tecido conjuntivo. Essa *resposta fibroproliferativa inflamatória* leva à formação de uma densa capa fibrosa que reveste um centro rico em lipídeos; toda essa estrutura compõe a placa ateromatosa.
8. A *ruptura* da placa, que fornece um substrato para a *trombose* (ver Capítulo 23, Figuras 23.1 e 23.10). A presença de grande número de macrófagos predispõe à ruptura da placa, enquanto as proteínas do músculo liso vascular e da matriz estabilizam a placa.

Para compreender o mecanismo pelo qual os fármacos previnem a doença ateromatosa, é necessário fazer uma breve revisão do transporte de lipoproteínas.

TRANSPORTE DE LIPOPROTEÍNAS

Os lipídeos e o colesterol são transportados na corrente sanguínea na forma de complexos de lipídeo e proteína, conhecidos como *lipoproteínas*. As lipoproteínas consistem de um núcleo central de lipídeos hidrofóbicos (incluindo triglicerídeos e ésteres de colesterol) envolto por uma camada hidrofílica de fosfolipídeo polar, colesterol livre e *apolipoproteínas*. Existem quatro classes principais de lipoproteínas, que diferem na proporção relativa dos lipídeos do núcleo e no tipo de apolipoproteína (vários tipos de apoA e apoB). As apolipoproteínas se ligam a receptores específicos que modulam a captação celular de partículas de lipoproteínas no fígado, no sangue ou em outros tecidos. As lipoproteínas diferem quanto ao tamanho e à densidade; esta última propriedade, que originalmente era medida por ultrafiltração, agora é comum ser estimada por métodos mais simples e constitui a base de sua classificação em:

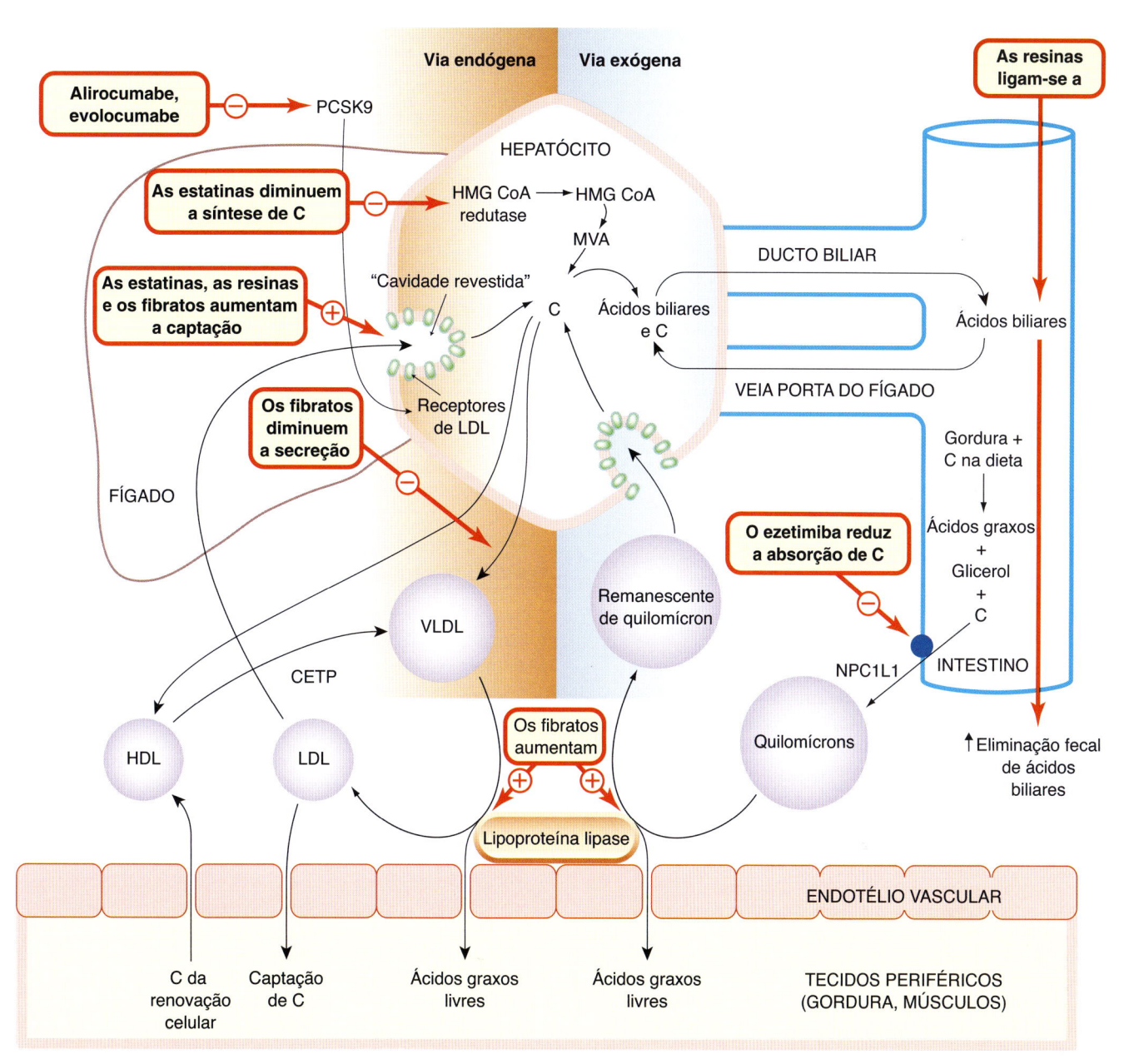

Figura 22.1 Diagrama esquemático do transporte de colesterol nos tecidos, com os locais de ação dos principais fármacos que afetam o metabolismo da lipoproteína. *C*, colesterol; *CETP*, proteína de transporte de ésteres de colesterol; *HDL*, lipoproteína de alta densidade; *HMG-CoA*, 3-hidroxi-3-metilglutaril-coenzima A; *LDL*, lipoproteína de baixa densidade; *MVA*, mevalonato; *NPC1L1*, transportador de colesterol presente na borda em escova dos enterócitos; *PCSK9*, pró-proteína convertase subtilisina/kexin 9; *VLDL*, lipoproteína de densidade muito baixa.

A lipoproteína(a) ou Lp(a) é uma espécie de LDL associada à aterosclerose, que se localiza em lesões ateroscleróticas. A Lp(a) contém uma apolipoproteína única, a apo(a), que possui semelhanças estruturais com o plasminogênio (ver Capítulo 23). A Lp(a) compete com o plasminogênio com o seu receptor nas células endoteliais. O plasminogênio é o substrato do ativador do plasminogênio, que é secretado pelas células endoteliais e se liga a elas, dando origem à enzima fibrinolítica, a *plasmina* (ver Figura 23.10). O efeito da ligação da Lp(a) consiste em menor geração de plasmina, inibição da fibrinólise e promoção de trombose.

A proteína de transporte de triglicerídeos microssomal (MTP, do inglês *microsomal triglyceride transport*) é uma proteína de transferência de lipídeos presente no lúmen do retículo endoplasmático, responsável pela ligação e transferência de lipídeos entre membranas. A inibição da MTP interfere na secreção de apoB e na montagem da LDL, e a **lomitapida**, um desses inibidores (ver adiante), é usado em conjunto com dieta e outras medidas na hipercolesterolemia familiar (HF) homozigótica.

DISLIPIDEMIA

A dislipidemia pode ser primária ou secundária. As formas *primárias* resultam de uma combinação de dieta e genética (com frequência, mas nem sempre, poligênicas). São classificadas em seis fenótipos (classificação de Frederickson; Tabela 22.2). Um risco particularmente grande de doença cardíaca isquêmica ocorre em um subgrupo de hiperlipoproteinemia tipo IIa primária causada por defeitos em um único gene dos receptores LDL, uma condição conhecida como *hipercolesterolemia familiar* (HF). A concentração

Tabela 22.2 Classificação da hiperlipoproteinemia de Frederickson/Organização Mundial da Saúde.

Tipo	Lipoproteína elevada	Colesterol	Triglicerídeos	Risco de aterosclerose	Tratamento farmacológico
I	Quilomícrons	+	+++	NE	Volanesorsena
IIa	LDL	++	NE	Alto	Estatina ± ezetimiba, inibidor da PCSK9, ácido bempedoico, lomitapida
IIb	LDL + VLDL	++	++	Alto	Fibratos, estatina, inibidor da PCSK9, ácido bempedoico
III	βVLDL	++	++	Moderado	Fibratos
IV	VLDL	+	++	Moderado	Fibratos
V	Quilomícrons + VLDL	+	++	NE	Fibrato e combinações de estatinas

+indica concentração aumentada.
LDL, lipoproteína de baixa densidade; *NE*, não elevado(s); *PCSK9*, pró-proteína convertase subtilisina/kexin 9; *VLDL*, lipoproteína de densidade muito baixa; β*VLDL*, uma forma qualitativamente anormal de VLDL identificada pelo seu padrão na eletroforese.

plasmática de colesterol total, normalmente < 5 mmol/ℓ, é de > 8 mmol/ℓ nos adultos heterozigotos e de 12 a 25 mmol/ℓ nos homozigotos. Um estudo da HF possibilitou a Brown e Goldstein (1986) definir a via do receptor de LDL para a homeostasia do colesterol (para a qual dividiram um Prêmio Nobel). A investigação posterior de indivíduos com concentrações circulantes de LDL-colesterol (LDL-C) muito baixas ou muito altas levou à descoberta de variantes inativadoras e de ganho de função do gene *PCSK9* (ver Hall, 2013, para um relato popular, e mais adiante). Os fármacos utilizados no tratamento da dislipidemia primária são descritos adiante.

As formas secundárias de dislipidemia são uma consequência de outras condições, como diabetes melito, alcoolismo, síndrome nefrótica, insuficiência renal crônica, hipotireoidismo, doença hepática e administração de fármacos, como, por exemplo, **isotretinoína** (um isômero da vitamina A administrado por via oral, bem como na forma tópica para o tratamento da acne grave, ver Capítulo 26), o **tamoxifeno**, a **ciclosporina** (ver Capítulo 25) e *inibidores de protease* usados no tratamento da infecção pelo vírus da imunodeficiência humana (ver Capítulo 53). As formas secundárias são tratadas, sempre que possível, por meio de correção da causa subjacente.

PREVENÇÃO DE DOENÇA ATEROMATOSA

Com frequência, o tratamento farmacológico é justificado como complemento de hábitos saudáveis. O controle da hipertensão (ver Capítulo 21) e, em menor grau, do diabetes melito (ver Capítulo 31) diminui a incidência de doença ateromatosa sintomática, e os fármacos antitrombóticos (ver Capítulo 23) reduzem a trombose arterial. A redução da LDL também é eficaz e constitui o principal assunto deste capítulo, porém as etapas para aumentar a HDL também têm sido alvos potenciais para a ação farmacológica.

Enquanto exercícios regulares aumentam a HDL circulante, o tratamento farmacológico para aumentar a HDL é de benefício incerto. Os fibratos aumentam modestamente a HDL e reduzem a LDL e os triglicerídeos. Em indivíduos com baixos níveis de HDL, a inibição da CETP pode aumentar de maneira acentuada os níveis circulantes de HDL; entretanto, três desses fármacos falharam devido à falta de eficácia clínica ou devido a resultados adversos. Ensaios clínicos de um quarto fármaco, o **anacetrapibe**, demonstrou que ele aumenta a HDL, diminui a LDL e está associado a uma redução modesta de eventos coronarianos grandes. Todavia, não foi observado nenhum efeito sobre a mortalidade global, e o seu desenvolvimento foi interrompido. Embora a HDL em baixos níveis possa constituir um bom marcador de risco em certos grupos étnicos para a aterosclerose, parece que a própria HDL pode não ser um bom alvo farmacológico (Parhofer, 2015).

Metabolismo das lipoproteínas e dislipidemia

Os lipídeos, incluindo o colesterol e os triglicerídeos, são transportados no plasma na forma de lipoproteínas, que são divididas em quatro classes:

- Os quilomícrons transportam os triglicerídeos e o colesterol do trato gastrointestinal para os tecidos, onde o triglicerídeo é clivado pela lipoproteína lipase, com liberação de ácidos graxos livres e glicerol, que são captados no músculo e no tecido adiposo. Os remanescentes de quilomícrons são captados pelo fígado, onde o colesterol é armazenado, secretado na bile, oxidado a ácidos biliares ou convertido em:
  – VLDLs, que transportam o colesterol e triglicerídeos recém-sintetizados para os tecidos, onde estes últimos são removidos como antes, deixando:
  – Partículas de lipoproteína de densidade intermediária e de LDL com grande componente de colesterol; parte do LDL-C é captada pelos tecidos, e parte pelo fígado, por endocitose por meio de receptores de LDL específicos
- As partículas de HDL adsorvem o colesterol derivado da degradação celular nos tecidos (incluindo as artérias) e o transferem para partículas de VLDL e de LDL por meio da proteína de transporte de ésteres de colesterol (CETP)
- As dislipidemias podem ser primárias ou secundárias a uma doença (p. ex., hipotireoidismo). São classificadas de acordo com a partícula de lipoproteína anormal em seis fenótipos (classificação de Frederickson). Quanto mais elevado o LDL-C e mais baixo o colesterol de HDL, maior o risco de doença cardíaca isquêmica.

FÁRMACOS HIPOLIPEMIANTES

Vários fármacos diminuem as concentrações plasmáticas de lipoproteínas. A terapia farmacológica é utilizada além das medidas dietéticas e correção de outros fatores de risco cardiovasculares modificáveis.

Os principais agentes usados clinicamente são os seguintes:

- Estatinas: inibidores da 3-hidroxi-3-metilglutaril-coenzima A (HMG-CoA) redutase
- Ácido bempedoico
- Inibidores da PCSK9
- Fibratos
- Inibidores da absorção de colesterol
- Inibidores de pequenas moléculas.

Doença ateromatosa

- O ateroma é uma doença focal exclusivamente humana de artérias de grande e médio calibres. As placas ateromatosas, que ocorrem na maioria das pessoas, progridem de forma insidiosa ao longo de muitas décadas e estão na base das causas mais comuns de morte (IAM) e de incapacidade (p. ex., AVC) nos países industrializados
- As estrias gordurosas constituem a lesão estruturalmente aparente mais precoce e evoluem para placas fibrosas e/ou gordurosas. Ocorrem sintomas, como angina, apenas quando o fluxo sanguíneo através do vaso fica reduzido abaixo daquele necessário para suprir as demandas metabólicas dos tecidos distalmente à obstrução
- Os fatores de risco modificáveis importantes incluem hipertensão (ver Capítulo 21), dislipidemia (discutida neste capítulo) e tabagismo (ver Capítulo 50)
- A fisiopatologia consiste em inflamação crônica em resposta à lesão. A disfunção endotelial leva à perda dos mecanismos protetores, migração de monócitos/macrófagos e linfócitos T, captação de LDL-C e sua oxidação, captação de LDL oxidada por macrófagos, migração e proliferação de células musculares lisas e deposição de colágeno
- A ruptura da placa leva à ativação das plaquetas e trombose (ver Capítulo 23), com potencial de provocar infarto, por exemplo, do músculo cardíaco ou do cérebro.

ESTATINAS: INIBIDORES DA HMG-CoA REDUTASE

A enzima limitadora de velocidade na síntese de colesterol é a HMG-CoA redutase, que catalisa a conversão da HMG-CoA em ácido mevalônico (ver Figura 22.1). A **sinvastatina**, a **lovastatina** e a **pravastatina** são inibidores competitivos específicos e reversíveis da HMG-CoA redutase, com valores de K_i de aproximadamente 1 nmol/ℓ. A **atorvastatina** e a **rosuvastatina** são inibidores de ação prolongada. A diminuição da síntese hepática de colesterol suprarregula a síntese de receptores de LDL, o que aumenta a depuração de LDL do plasma para os hepatócitos. Por conseguinte, o principal efeito bioquímico das estatinas consiste em reduzir a LDL plasmática. Há também certa redução dos níveis plasmáticos de triglicerídeos e aumento da HDL. Vários ensaios clínicos randomizados e controlados por placebo de grande porte sobre os efeitos dos inibidores da HMG-CoA redutase sobre a morbidade e a mortalidade têm sido positivos.

OUTRAS AÇÕES DAS ESTATINAS

Os produtos da via do mevalonato reagem com proteína ("lipidação", que consiste na adição de grupos hidrofóbicos, como prenil ou farnesil, a uma proteína). Várias enzimas importantes ligadas à membrana (p. ex., NO sintase endotelial; ver Capítulo 19) são modificadas dessa maneira. Os grupos de ácidos graxos servem como âncoras, localizando a enzima em organelas como as cavéolas e o aparelho de Golgi. Como consequência, existe um interesse nas ações das estatinas que não estão relacionadas ou que estão indiretamente relacionadas com o seu efeito sobre a LDL plasmática (algumas vezes denominados efeitos *pleiotrópicos*). Algumas dessas ações são indesejáveis (p. ex., HMG-CoA redutase orienta as células germinativas primordiais em migração, e o uso de estatinas está contraindicado durante a gravidez), enquanto outras oferecem promessa terapêutica. Essas ações potencialmente benéficas incluem:

- Melhora da função endotelial
- Redução da inflamação vascular
- Redução da agregação plaquetária
- Aumento da neovascularização no tecido isquêmico
- Aumento das células progenitoras endoteliais circulantes
- Estabilização da placa aterosclerótica
- Ações antitrombóticas
- Aumento da fibrinólise.

Não se sabe em que grau esses efeitos contribuem para as ações antiateromatosas das estatinas.

FARMACOCINÉTICA

As estatinas de ação curta são administradas por via oral à noite, de modo a reduzir o pico de síntese de colesterol que ocorre no início da manhã. São bem absorvidas e extraídas pelo fígado (seu local de ação) e sofrem extenso metabolismo pré-sistêmico por meio das vias do citocromo P450 e de glucuronidação. A sinvastatina é um profármaco de lactona inativo; é metabolizada no fígado à sua forma ativa, o ácido graxo β-hidroxi correspondente.

EFEITOS ADVERSOS

As estatinas são bem toleradas. Os efeitos indesejáveis leves consistem em dor muscular (mialgia), desconforto gastrointestinal, elevação das concentrações plasmáticas de enzimas hepáticas, insônia e exantema. Os efeitos adversos mais graves são raros, porém incluem dano ao músculo esquelético (miosite, que, quando grave, é descrita como rabdomiólise) e angioedema. A miosite constitui um efeito de classe das estatinas, ocorre também com outros fármacos hipolipemiantes (particularmente os fibratos) e está relacionada com a dose.[4] Entretanto, a retomada da terapia com estatina em ensaios clínicos cruzados controlados por placebo não demonstrou uma significância estatística nos sintomas provocados pelas estatinas, em comparação com o placebo (Figura 22.2). É possível que a maior parte dos sintomas adversos associados às estatinas seja decorrente do efeito nocebo (agravamento dos sintomas devido a fraude ou placebo) e que a maioria dos pacientes que interromperam o uso de estatinas devido à suspeita de eventos adversos, de fato, retomem o tratamento com segurança.

---

[4] A **cerivastatina**, uma potente estatina introduzida em dose relativamente alta, foi retirada do mercado devido à ocorrência de rabdomiólise, particularmente em pacientes tratados com genfibrozila – discutida mais adiante neste capítulo.

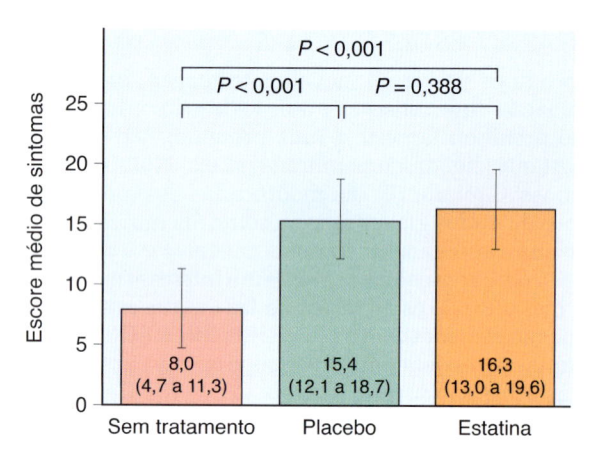

Figura 22.2 Escores de sintomas de efeitos adversos de acordo com alocação do tratamento em um ensaio clínico cruzado de três braços conduzido por Howard, J.P., Wood, F.A., Finegold, J.A., et al. 2021. Side effect patterns in a crossover trial of statin, placebo, and no treatment. J. Am. Coll. Cardiol. 78, 1210-1222.

A terapia com estatinas leva a um aumento modesto na incidência a longo prazo do diabetes melito do tipo 2. O mecanismo envolvido nesse efeito adverso não está bem claro, porém há sugestões de que as estatinas possam acelerar a progressão para a hiperglicemia, particularmente em indivíduos com fatores de risco preexistentes para o diabetes melito. As consequências clínicas disso não foram bem definidas.

> **Usos clínicos dos inibidores da HMG-CoA redutase (estatinas, por exemplo, sinvastatina, atorvastatina)**
>
> - Prevenção secundária do IAM e do AVC em pacientes que apresentam doença aterosclerótica sintomática (p. ex., angina, ataques isquêmicos transitórios ou após IAM ou AVC)
> - Prevenção primária de doença arterial em pacientes que correm alto risco, devido à concentração sérica elevada de colesterol, particularmente se houver outros fatores de risco para aterosclerose, como diabetes melito (ver Capítulo 31) ou insuficiência renal (ver Capítulo 29). São utilizadas tabelas (p. ex., disponíveis no British National Formulary) para direcionar o tratamento aos casos de maior risco
> - A **atorvastatina** reduz os níveis séricos de colesterol em pacientes com HF homozigótica
> - Na dislipidemia grave resistente a fármacos (p. ex., HF heterozigótica), a **ezetimiba**, que inibe a absorção de colesterol, é combinada com tratamento com estatinas
> - Contraindicados durante a gravidez.

ÁCIDO BEMPEDOICO

O **ácido bempedoico** é um inibidor da ATP-citrato liase, uma enzima a montante da HMG-CoA-redutase (Figura 22.3). Exerce seus efeitos sobre a mesma via de síntese de colesterol do que as estatinas. O ácido bempedoico é um ácido dicarboxílico; trata-se de um profármaco que exige ativação no fígado a um CoA tioéster. Não ocorre ativação do ácido bempedoico no músculo esquelético, o que reduz potencialmente a probabilidade de miosite. Dados obtidos de ensaios clínicos indicam que a terapia complementar com ácido bempedoico pode reduzir adicionalmente o colesterol em pacientes que já estão aptos a receber doses máximas de estatinas. Duas formulações separadas foram licenciadas, um agente único e uma combinação com ezetimiba (ver adiante). Os efeitos adversos reconhecidos do ácido bempedoico consistem em hiperuricemia e gota, devido à inibição do transportador de ânions orgânicos 2 dos túbulos renais (ver Capítulo 9).

INIBIÇÃO DA PCSK9

A PCSK9 é sintetizada na forma inativa por muitos tecidos, incluindo o cérebro e o fígado. É ativada de modo autocatalítico por clivagem proteolítica, que remove um fragmento de sua cadeia peptídica que bloqueia a sua atividade. Quando ativada, liga-se aos receptores de LDL e promove a sua degradação lisossômica após a captação de LDL no citoplasma dos hepatócitos (ver Figura 22.1), impedindo, assim, a reciclagem dos receptores de LDL para a membrana de superfície e diminuindo a sua capacidade de sequestrar LDL. Os membros da família que herdam uma forma hiperativa do gene *PCSK9* sofrem de hipercolesterolemia grave; em contrapartida, os indivíduos com mutações inativadoras nesse gene apresentam baixas concentrações circulantes de LDL e baixa incidência de doença ateromatosa. Indivíduos homozigotos para PCSK9 inativada têm concentrações plasmáticas muito baixas de LDL e são saudáveis. Esse fato incentivou o desenvolvimento de anticorpos monoclonais para bloquear a PCSK9, impedindo, assim, a sua combinação com receptores de LDL e marcando-os para destruição lisossômica. O **evolocumabe** e o **alirocumabe** já estão licenciados para o tratamento da hipercolesterolemia primária em pacientes cujos níveis circulantes de LDL não são adequadamente controlados por uma estatina ou por uma combinação de estatina/ezetimiba, como agentes adicionais (ou administrados isoladamente a pacientes que não toleram o tratamento com estatina). O evolocumabe é administrado por via subcutânea a cada 2 a 4 semanas, e o alirocumabe, a cada 2 semanas. Os efeitos adversos comuns de ambos os agentes consistem em nasofaringite e sintomas de tipo gripal.

INCLISIRANA

A **inclisirana** é um siRNA de fita dupla recém-licenciado, que inibe a síntese de PCSK9. Atua por meio do RNA de interferência, com degradação aumentada do mRNA relacionado com a PCSK9. Um componente de N-acetilgalactosamina reconhecido por receptores dos hepatócitos (ver Capítulos 5 e 9) é conjugado com a fita *sense*, de modo que a inclisirana apresenta alta captação e seletividade pelo seu local de ação no fígado.

É administrada por injeção subcutânea duas vezes por ano, de modo que é potencialmente apropriada para administração em centros de atenção primária. Não há, até o momento, nenhuma preocupação importante relativa à segurança, porém dados mais robustos surgirão com a experiência mais prolongada com esse fármaco.

FIBRATOS

Dispõe-se de vários derivados do ácido fíbrico (fibratos), incluindo **bezafibrato**, **ciprofibrato**, **genfibrozila**, **fenofibrato** e **clofibrato**. Esses fármacos reduzem acentuadamente a VLDL circulante e, portanto, os triglicerídeos, com redução

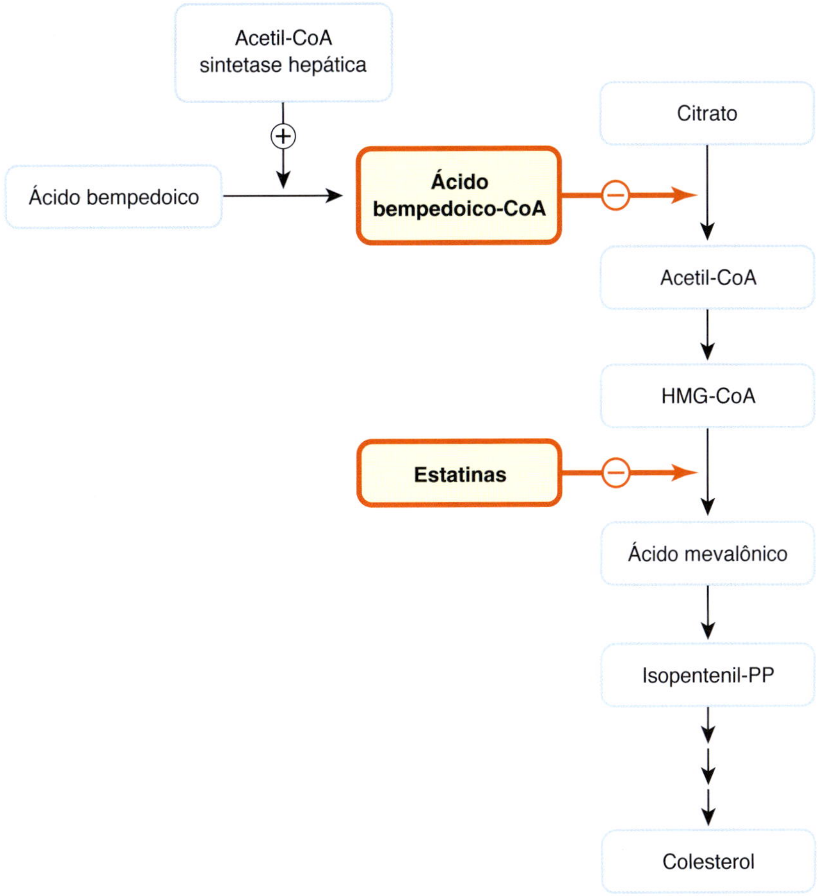

Figura 22.3 Mecanismo de ação do ácido bempedoico. O ácido bempedoico é um profármaco ativado no fígado. Inibe a acetil-CoA carboxilase e reduz a produção subsequente de colesterol. *CoA*, coenzima A; *HMG*, 3-hidroxi-3-metilglutaril.

modesta (cerca de 10%) da LDL e aumento de cerca de 10% na HDL. Seu mecanismo de ação é complexo (ver Figura 22.1). São agonistas dos receptores[5] nucleares PPARα (ver Capítulo 3). Nos seres humanos, os principais efeitos consistem em aumento da transcrição dos genes para lipoproteína lipase, apoA1 e apoA5. Aumentam a captação hepática de LDL. Além de seus efeitos sobre as lipoproteínas, os fibratos reduzem a proteína C reativa e o fibrinogênio plasmático, melhoram a tolerância à glicose e inibem a inflamação do músculo liso vascular por meio de inibição da expressão do fator de transcrição, o fator nuclear κB (ver Capítulo 3). A importância relativa desses efeitos é incerta, e os fibratos não demonstraram melhorar a sobrevida.

EFEITOS ADVERSOS

A rabdomiólise é incomum, porém grave, resultando em insuficiência renal aguda associada à excreção de proteínas musculares pelos rins, em particular mioglobina. Ocorre particularmente em pacientes com comprometimento renal, devido à redução da ligação às proteínas e comprometimento da eliminação de fármacos. Os fibratos devem ser evitados nesses pacientes, bem como em alcoólicos, que têm predisposição à hipertrigliceridemia, mas que correm risco de inflamação e lesão musculares graves.[6] A rabdomiólise também pode ser causada (em casos raros) pelas estatinas (ver anteriormente), e, portanto, não se costuma aconselhar o uso combinado de fibratos com essa classe de fármacos (embora algumas vezes sejam utilizados por especialistas). Os sintomas gastrointestinais, o prurido e o exantema são mais comuns do que com as estatinas. O clofibrato predispõe a cálculos biliares, de modo que o seu uso é limitado a pacientes que foram submetidos a colecistectomia (*i. e.*, remoção da vesícula biliar).

> **Usos clínicos dos fibratos (p. ex., genfibrozila, fenofibrato)**
>
> - Dislipidemia mista (*i. e.*, níveis séricos elevados de triglicerídeos, bem como de colesterol), contanto que não seja causada pelo consumo excessivo de álcool. O **fenofibrato** é uricosúrico, o que pode ser útil nos casos em que a hiperuricemia coexiste com dislipidemia mista
> - Hipertrigliceridemia grave quando medidas dietéticas e outras medidas não tiveram sucesso
> - Combinados com outros fármacos hipolipemiantes em pacientes com dislipidemia grave resistente ao tratamento. Entretanto, essa combinação pode aumentar o risco de rabdomiólise.

---

[5] A sigla refere-se a receptores ativados por proliferador dos peroxissomos – nem pergunte! (Os peroxissomos são organelas ausentes nas células humanas, de modo que se trata de um termo impróprio!) As tiazolidinedionas, usadas no tratamento do diabetes melito, atuam sobre receptores PPARγ relacionados (ver Capítulo 31).

[6] Por várias razões, incluindo tendência a permanecer imóvel por períodos prolongados seguidos de convulsões generalizadas e *delirium tremens*.

FÁRMACOS QUE INIBEM A ABSORÇÃO DO COLESTEROL

Historicamente, as resinas de ligação a ácidos biliares (p. ex., **colestiramina**, **colestipol**) eram os únicos agentes disponíveis a fim de reduzir a absorção de colesterol e estavam entre os poucos meios para diminuir os níveis plasmáticos de colesterol. Esses fármacos, administrados por via oral, sequestram os ácidos biliares no intestino e impedem a sua reabsorção e recirculação êntero-hepática (ver Figura 22.1). A concentração de HDL permanece inalterada, e eles provocam aumento indesejado dos triglicerídeos.

A absorção diminuída de colesterol exógeno e o aumento do metabolismo do colesterol endógeno em ácidos biliares no fígado levam a um aumento na expressão dos receptores de LDL nos hepatócitos e, portanto, a um aumento da depuração de LDL do sangue e redução da concentração plasmática de LDL. As resinas são volumosas, de gosto desagradável e, com frequência, causam diarreia. Interferem na absorção de vitaminas lipossolúveis e de diuréticos tiazídicos (ver Capítulo 29), digoxina (ver Capítulo 20) e varfarina (ver Capítulo 23), razão pela qual esses fármacos devem ser tomados pelo menos 1 hora antes ou 4 a 6 horas depois da resina. Com a introdução das estatinas, seu uso no tratamento da dislipidemia foi relegado, em grande parte, ao tratamento adicional em pacientes com doença grave e (um uso separado) no tratamento dos sintomas de prurido e diarreia associados aos sais biliares – ver boxe clínico adiante. O **colesevelam** está disponível na forma de comprimido e é menos volumoso (dose diária de até 4 g, em comparação com uma dose de até 36 g de colestiramina), porém de maior custo. Posteriormente, foram comercializados esteróis e estanóis de plantas, que são isolados da polpa da madeira e usados na fabricação de margarinas e iogurtes. Reduzem em pequeno grau o nível plasmático de colesterol e têm melhor sabor do que as resinas. Os ésteres de fitosterol e fitostanol interferem na apresentação micelar dos esteróis à superfície dos enterócitos, o que reduz a absorção de colesterol e, portanto, a via exógena.

EZETIMIBA

A ezetimiba pertence ao grupo das azetidinonas inibidoras da absorção de colesterol e é utilizada como coadjuvante da dieta e das estatinas na hipercolesterolemia. Inibe a absorção de colesterol (e de estanóis vegetais) pelo duodeno por meio de bloqueio de uma proteína transportadora (NPC1L1) na borda em escova dos enterócitos, sem afetar a absorção de vitaminas lipossolúveis, triglicerídeos ou ácidos biliares. Em virtude de sua alta potência em comparação com as resinas (dose diária de 10 mg), representa um avanço útil como substituto das resinas no tratamento suplementar das estatinas em pacientes com dislipidemia grave.

A ezetimiba é administrada por via oral e absorvida nas células epiteliais do intestino, onde se localiza na borda em escova, que constitui o seu suposto local de ação. Além disso, sofre extenso metabolismo (> 80%) a um metabólito ativo. A recirculação êntero-hepática resulta em sua eliminação lenta. A meia-vida terminal é de aproximadamente 22 horas. Entra no leite (pelo menos em estudos animais), sendo, portanto, o seu uso contraindicado para mulheres que amamentam. Em geral, é bem tolerada, mas pode provocar diarreia, dor abdominal ou cefaleia; foi relatada a ocorrência de exantema e angioedema.

> **Usos clínicos dos fármacos que reduzem a absorção do colesterol: ezetimiba ou resinas de ligação a ácidos biliares (p. ex., colestiramina, colesevelam)**
>
> - Como acréscimo a uma estatina quando a resposta foi inadequada (**ezetimiba**)
> - Para a hipercolesterolemia, quando uma estatina está contraindicada
> - Os usos não relacionados com a aterosclerose incluem:
>   – Prurido em pacientes com obstrução biliar parcial (resina de ligação de ácidos biliares)
>   – Diarreia por ácidos biliares, por exemplo, causada por neuropatia diabética (resina de ligação de ácidos biliares).

INIBIDORES DA PROTEÍNA DE TRANSPORTE MICROSSOMAL DE TRIGLICERÍDEOS (MTP)

LOMITAPIDA

A **lomitapida** é um inibidor de pequena molécula da MTP, que foi recentemente aprovado como coadjuvante de outro tratamento para a HF homozigótica. A MTP desempenha um papel fundamental na montagem e na liberação de lipoproteínas que contêm apoB na circulação, e a inibição dessa enzima reduz de maneira significativa os níveis plasmáticos de lipídeos. Essa ação contrasta com outros fármacos hipolipemiantes, que atuam principalmente por meio do aumento da captação de LDL, em vez de redução da secreção hepática de lipoproteínas. A lomitapida é administrada por via oral 1 vez/dia, e a dose é individualizada de acordo com o grau de tolerância. É comum a ocorrência de distúrbios gastrointestinais.

OLIGONUCLEOTÍDEOS *ANTISSENSE*

O **mipomerseno**, o primeiro oligonucleotídeo *antissense* de fita simples a ser comercializado, bloqueia a síntese de apo-B100 e foi licenciado para uso em pacientes com HF homozigótica. Todavia, foi retirado do mercado devido à ocorrência de hepatotoxicidade.

A **volanesorsena** é um oligonucleotídeo *antissense* que inibe a produção de apoC-III. Trata-se de uma molécula de fita simples (ao contrário da inclisirana – ver anteriormente). A volanesorsena liga-se seletivamente, dentro da região 3′ não traduzida, ao mRNA da apoC-III, levando à degradação do mRNA. No fígado, a apoC-III desempenha um papel no metabolismo dos triglicerídeos e inibe a depuração de quilomícrons e de lipoproteínas. A produção diminuída de apoC-III tem a vantagem de retirar seus efeitos inibitórios sobre a depuração de triglicerídeos. Nos ensaios clínicos realizados, foi constatado que a volanesorsena reduz de maneira significativa a apoC-III e os níveis séricos de triglicerídeos, e o fármaco foi aprovado para o tratamento da síndrome de quilomicronemia familiar, uma doença autossômica recessiva do gene que codifica a lipoproteína lipase, com uma incidência de aproximadamente 1 por milhão. A trombocitopenia constitui um efeito adverso potencialmente grave.

Fármacos na dislipidemia

Os principais fármacos utilizados em pacientes com dislipidemias são os seguintes:

- Inibidores da HMG-CoA redutase (estatinas, por exemplo, **sinvastatina**): inibem a síntese de colesterol por meio de aumento da expressão dos receptores de LDL nos hepatócitos, com consequente aumento da captação hepática de LDL-C. Reduzem os eventos cardiovasculares e prolongam a vida em indivíduos de risco. Clinicamente, constituem a classe de fármacos mais importantes usados nas dislipidemias. Os efeitos adversos incluem mialgias (em casos raros, lesão muscular grave) e elevação das enzimas hepáticas. Os agentes que têm como alvo a PCSK9 (alirocumabe, evolocumabe, inclisirana) ou o ácido bempedoico são usados quando o paciente apresenta uma resposta inadequada às estatinas ou quando as estatinas estão contraindicadas ou não são toleradas
- Fibratos (p. ex., **genfibrozila**): ativam os receptores PPARα, aumentam a atividade da lipoproteína lipase, diminuem a produção hepática de VLDL e intensificam a depuração de LDL pelo fígado. Reduzem bastante os níveis séricos de triglicerídeos e produzem aumento modesto do colesterol de HDL. Os efeitos adversos incluem dano muscular
- Agentes que interferem na absorção de colesterol, geralmente como coadjuvante da dieta mais estatina:
  - **Ezetimiba**
  - Alimentos enriquecidos de estanóis
  - Resinas de ligação de ácidos biliares (p. ex., colestiramina, colesevelam)
- A **lomitapida** bloqueia a MTP e é usada no tratamento de pacientes com HF homozigótica
- A volanesorsena é um fármaco *antissense* de fita simples, que bloqueia a síntese de apoC-III. É utilizada no tratamento da síndrome de quilomicronemia familiar.

BIBLIOGRAFIA E LEITURA COMPLEMENTAR

Aterosclerose e dislipidemia

Brown, M.S., Goldstein, J.L., 1986. A receptor-mediated pathway for cholesterol homeostasis. Science 232, 34–47.
Durrington, P.N., 2007. Hyperlipidaemia: Diagnosis and Management, third ed. Hodder Arnold, London.
Hall, S.H., 2013. Genetics: a gene of rare effect. Nature 496, 152–155.
Parhofer, K.G., 2015. Increasing HDL-cholesterol and prevention of atherosclerosis: a critical perspective. Atheroscler. Suppl. 18, 109–111.

Terapia farmacológica

Agarwala, A., Quispe, R., Goldberg, A.C., et al., 2021. Bempedoic acid for heterozygous familial hypercholesterolemia: from bench to bedside. Drug Des. Devel. Ther. 15, 1955–1963.
Alam, U., Al-Bazz, D.Y., Soran, H., 2021. Bempedoic acid: the new kid on the block for the treatment of dyslipidemia and LDL cholesterol: a narrative review. Diabetes Ther. 12, 1779–1789.
Herrett, E., Williamson, E., Brack, K., et al., 2021. Statin treatment and muscle symptoms: series of randomised, placebo controlled n-of-1 trials. BMJ 372, n135.
Howard, J.P., Wood, F.A., Finegold, J.A., et al., 2021. Side effect patterns in a crossover trial of statin, placebo, and no treatment. J. Am. Coll. Cardiol. 78, 1210–1222.
Ruscica, M., Ferri, N., Santos, R.D., et al., 2021. Lipid lowering drugs: present status and future developments. Curr. Atheroscler. Rep. 23, 17.

Terapias potenciais

Giglio, R.V., Pantea Stoian, A., Al-Rasadi, K., et al., 2021. Novel therapeutical approaches to managing atherosclerotic risk. Int. J. Mol. Sci. 22, 4633.
Pećin, I., Reiner, Ž., 2021. Novel experimental agents for the treatment of hypercholesterolemia. J. Exp. Pharmacol. 13, 91–100.

SEÇÃO 3 • Fármacos que Afetam os Grandes Sistemas de Órgãos

23 Hemostasia e Trombose

CONSIDERAÇÕES GERAIS

Este capítulo fornece um resumo das principais características da coagulação sanguínea, da função plaquetária e da fibrinólise. Esses processos formam o fundamento da hemostasia e da trombose e proporcionam as bases para a compreensão das doenças hemorrágicas (p. ex., hemofilia) e das doenças trombóticas de artérias (p. ex., acidente vascular cerebral [AVC] trombótico, infarto agudo do miocárdio [IAM]) e veias (p. ex., trombose venosa profunda [TVP], embolia pulmonar [EP]). Devido à prevalência da doença trombótica, os anticoagulantes, os fármacos antiplaquetários e os fármacos fibrinolíticos são particularmente importantes.

INTRODUÇÃO

A hemostasia se refere à interrupção do sangramento de vasos sanguíneos danificados e constitui um mecanismo essencial de sobrevivência para organismos complexos em um ambiente perigoso. Uma ferida causa vasoconstrição, acompanhada de:

- Adesão e ativação das plaquetas
- Formação de fibrina.

A ativação das plaquetas leva à formação de um tampão hemostático, que interrompe o sangramento e, em seguida, é reforçado pela fibrina. A importância relativa de cada processo depende do tipo de vaso (artéria, veia ou capilar) que sofreu lesão.

A trombose é a formação patológica de um tampão "hemostático" dentro da vasculatura na ausência de sangramento ("hemostasia no local errado"). Há cerca de um século, Rudolph Virchow definiu três fatores predisponentes que constituem a "tríade de Virchow": *lesão da parede vascular* – por exemplo, quando uma placa ateromatosa sofre ruptura ou erosão; *alteração do fluxo sanguíneo* – por exemplo, aurícula do átrio esquerdo do coração durante a fibrilação atrial ou nas veias das pernas enquanto se permanece desajeitadamente sentado durante uma longa viagem; e *coagulabilidade anormal* do sangue – como ocorre, por exemplo, nos últimos estágios da gravidez ou durante o tratamento com alguns anticoncepcionais orais (ver Capítulo 35). O aumento da "coagulabilidade" do sangue pode ser hereditário e é descrito como *trombofilia*. Um *trombo*, que se forma *in vivo*, deve ser diferenciado de um *coágulo*, que se forma no sangue *in vitro* (p. ex., em um tubo de ensaio). Os coágulos são amorfos e consistem em uma rede de fibrina difusa na qual os eritrócitos e os leucócitos são indiscriminadamente aprisionados. Em contrapartida, os trombos arteriais e venosos têm, cada um deles, uma estrutura distinta.

Um *trombo arterial* (Figura 23.1) é composto pelo denominado trombo branco, que consiste principalmente em plaquetas dentro de uma rede de fibrina. Em geral, está associado à aterosclerose e pode interromper o fluxo sanguíneo, causando isquemia ou morte do tecido (infarto).

O trombo venoso é composto de um "trombo vermelho" e consiste em uma pequena cabeça branca e uma grande cauda vermelha de consistência gelatinosa, com composição semelhante à de um coágulo sanguíneo, que acompanha o fluxo. O trombo pode se desprender do local onde está aderido e flutuar pela circulação, formando um êmbolo; em geral, os êmbolos venosos alojam-se em uma artéria pulmonar ("embolia pulmonar"), enquanto o trombo que emboliza do lado esquerdo do coração ou de uma artéria carótida costuma alojar-se em uma artéria no cérebro ou em outros órgãos, causando morte, AVC ou outro desastre.

O tratamento farmacológico para promover a hemostasia (p. ex., fármacos antifibrinolíticos e hemostáticos; ver adiante) é indicado quando há um defeito nesse processo essencial (p. ex., deficiência ou ausência de fatores de coagulação na hemofilia ou após terapia anticoagulante excessiva) ou quando é difícil controlar a hemorragia após cirurgia ou na menorragia (períodos menstruais intensos). A terapia farmacológica para tratamento ou prevenção da trombose ou do tromboembolismo é extensamente usada, visto que essas doenças são comuns e graves. Os fármacos afetam a hemostasia e a trombose de três maneiras distintas, ao influenciar:

- A coagulação sanguínea (formação de fibrina)
- A função plaquetária
- A remoção da fibrina (fibrinólise).

COAGULAÇÃO SANGUÍNEA

CASCATA DA COAGULAÇÃO

A coagulação sanguínea se refere à conversão do sangue líquido em um coágulo. O principal evento é a conversão, pela fibrina, do *fibrinogênio* solúvel em filamentos insolúveis de *fibrina*, que constitui a última etapa de uma complexa cascata de enzimas. Os componentes (denominados fatores) estão presentes no sangue como precursores inativos (zimogênios) de enzimas proteolíticas e cofatores. São ativados por meio de proteólise, e as formas "ativas" são designadas pelo sufixo "a". Os fatores XIIa, XIa, Xa, IXa e a trombina (IIa) são, todos eles, serina proteases. A ativação de uma pequena quantidade de determinado fator catalisa a formação de grandes quantidades do fator seguinte, que catalisa a formação de quantidades ainda maiores do próximo, e assim sucessivamente; em consequência, a cascata proporciona um mecanismo de amplificação.[1] Como seria de esperar, essa cascata aceleradora de enzimas precisa ser controlada por inibidores, visto que, de outro modo, todo o sangue no corpo se solidificaria em poucos minutos após o início da hemostasia. Um dos inibidores mais importantes é a *antitrombina III*, que neutraliza todas as serina proteases na cascata. O endotélio vascular também limita ativamente a extensão do trombo (ver adiante).

---

[1] A coagulação de 100 mℓ de sangue necessita de 0,2 mg de fator VIII, 2 mg de fator X, 15 mg de protrombina e 250 mg de fibrinogênio.

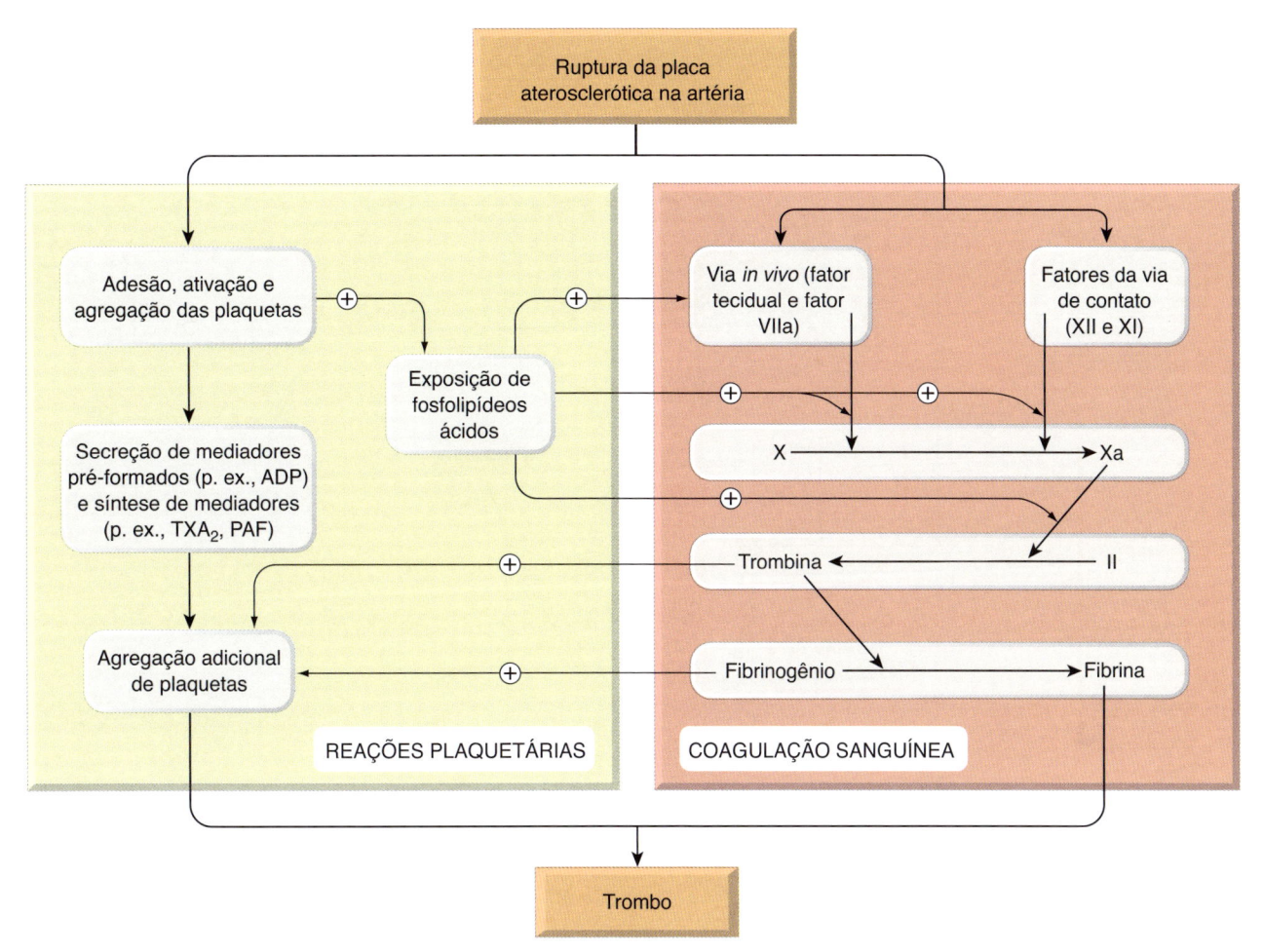

Figura 23.1 Principais eventos na formação de um trombo arterial. A exposição de fosfolipídeos (PLs) ácidos durante a ativação das plaquetas proporciona uma superfície sobre a qual os fatores IXa e VIIa interagem com o fator X; em seguida, o fator Xa interage com o fator II, conforme ilustrado mais detalhadamente na Figura 23.4. A ativação do fator XII também inicia a via fibrinolítica, mostrada na Figura 23.9. (Ocorre uma série semelhante de eventos quando há lesão vascular, levando à hemostasia.) *PAF*, fator ativador plaquetário; *TXA2*, tromboxano A_2.

Tradicionalmente, são descritas duas vias de formação da fibrina (denominadas *intrínseca* – visto que todos os componentes estão presentes no sangue – e *extrínseca* – pois alguns componentes surgem fora do sangue). A via intrínseca ou de "contato" é ativada quando o sangue extravasado entra em contato com uma superfície artificial, como o vidro; entretanto, fisiologicamente, o sistema funciona como uma única via *in vivo* (Figura 23.2). O dano ao tecido expõe o sangue ao *fator tecidual*, dando início ao processo e levando à produção de uma pequena quantidade de trombina. Esta, por sua vez, atua por meio de vários mecanismos de retroalimentação positiva (sobre os fatores Va, VIIIa e as plaquetas); que amplificam e propagam o processo com a produção de mais trombina.

O "fator tecidual" é o receptor celular do fator VII que, na presença de Ca^{2+}, sofre transição do sítio ativo, que resulta em rápida ativação autocatalítica do fator VII em VIIa. O complexo fator tecidual-VIIa ativa os fatores IX e X. Os fosfolipídeos (PLs) ácidos atuam como *catalisadores de superfície*. São fornecidos durante a ativação das plaquetas, que expõe os PLs ácidos (particularmente a fosfatidilserina) na superfície externa das membranas das plaquetas, e esses PLs ativam vários fatores de coagulação, justapondo-os estreitamente na forma de complexos funcionais. As plaquetas também contribuem com a secreção de fatores de coagulação, incluindo fator Va e fibrinogênio. A coagulação é sustentada pela geração adicional de fator Xa pelo complexo IXa-VIIIa-Ca^{2+}-PL.

Isso é necessário pelo fato de que o complexo fator tecidual-VIIa sofre rápida inativação no plasma pelo inibidor da via do fator tecidual e pela antitrombina III. O fator Xa, na presença de Ca^{2+}, PL e fator Va, ativa a protrombina em trombina, que é a principal enzima da cascata. A via de *contato* (intrínseca) começa quando o fator XII (fator de Hageman) adere a uma superfície de carga negativa e converge com a via *in vivo* no estágio de ativação do fator X (ver Figura 23.2). A parte proximal dessa via não é crucial para a coagulação sanguínea *in vivo*.[2] As duas vias não estão totalmente separadas, mesmo antes de sua convergência, e vários mecanismos de retroalimentação positiva promovem a coagulação.

PAPEL DA TROMBINA

A trombina (fator IIa) cliva enzimaticamente o fibrinogênio, produzindo fragmentos que se polimerizam para formar a fibrina. Ativa também o fator XIII, uma *fibrinoligase*, que fortalece as ligações de fibrina-fibrina, com consequente estabilização do coágulo. Além da coagulação, a trombina também induz a agregação das plaquetas, estimula a proliferação celular e modula a contração do músculo liso. Paradoxalmente, pode inibir e promover a coagulação (ver

---

[2] O Sr. Hageman (o paciente com deficiência de fator XII, que recebeu o seu nome) faleceu não devido à ocorrência de sangramento excessivo, mas de EP: a deficiência de fator XII não resulta em distúrbio hemorrágico.

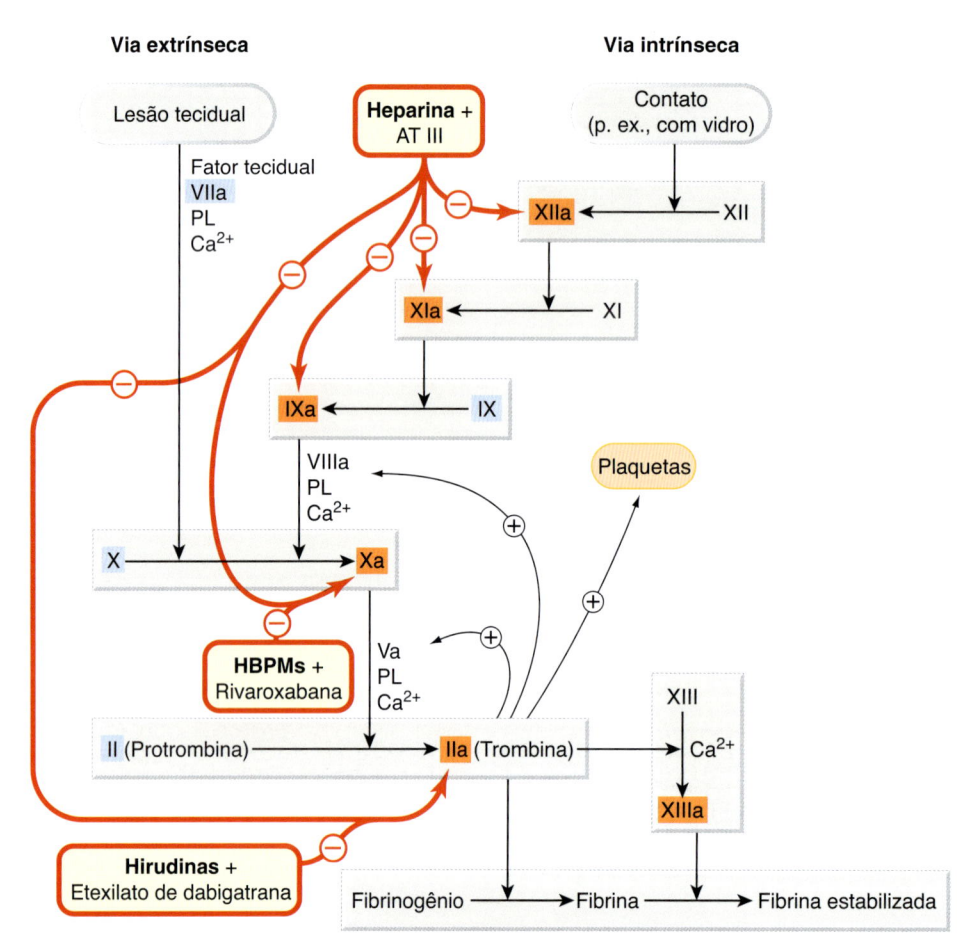

Figura 23.2 Cascata da coagulação: locais de ação dos fármacos anticoagulantes. Os anticoagulantes orais que inibem a síntese de vitamina K interferem na γ-carboxilação pós-tradução dos fatores II, VII, IX e X (*mostrados nos quadros azuis*); ver Figura 23.4. As heparinas ativam a antitrombina III. *AT III*, antitrombina III; HBPMs, heparinas de baixo peso molecular; *PL*, fosfolipídeo com carga negativa fornecido pelas plaquetas ativadas.

Hemostasia e trombose

- A hemostasia refere-se à interrupção do sangramento de vasos sanguíneos danificados e é essencial para a sobrevivência. Os principais fenômenos são:
  – Adesão e ativação das plaquetas
  – Coagulação sanguínea (formação de fibrina)
- A trombose é uma condição patológica que resulta da ativação inapropriada dos mecanismos hemostáticos:
  – A trombose venosa geralmente está associada à estase do sangue; um trombo venoso tem um pequeno componente de plaquetas e um grande componente de fibrina
  – A trombose arterial geralmente está associada à aterosclerose, e o trombo possui um grande componente de plaquetas
- Uma porção do trombo pode se desprender, seguir o seu trajeto na forma de êmbolo e alojar-se ao longo do seu trajeto, causando isquemia e/ou infarto.

adiante). Os efeitos da trombina sobre as plaquetas e o músculo liso são iniciados por uma interação com receptores ativados por protease (PARs; ver Capítulo 3), que pertencem à superfamília dos receptores acoplados à proteína G. Os PARs dão início a respostas celulares, que contribuem não apenas para a hemostasia e a trombose, mas também para a inflamação e, talvez, a angiogênese. A ativação do receptor exige clivagem pela trombina do domínio N-terminal extracelular do receptor, revelando uma nova sequência N-terminal que atua como "agonista ligado" (ver Figura 3.8), que constitui um mecanismo incomum.

ENDOTÉLIO VASCULAR NA HEMOSTASIA E NA TROMBOSE

O endotélio vascular, que envolve o sangue circulante, pode sofrer mudanças focais, de uma estrutura não trombogênica em uma trombogênica em resposta a diferentes demandas. Em condições normais, oferece uma superfície não trombogênica, devido ao *sulfato de heparana*, um glicosaminoglicano relacionado com a heparina anticoagulante endógena (ver adiante) que, à semelhança da heparina, é um cofator para a antitrombina III. Por conseguinte, o endotélio desempenha um papel essencial na prevenção da ativação intravascular das plaquetas e coagulação. Entretanto, ele também exerce uma função ativa na hemostasia por meio da síntese e do armazenamento de vários componentes hemostáticos essenciais; o fator de von Willebrand,[3] o fator tecidual e o inibidor do ativador de plasminogênio (PAI)-1

---

[3] O fator de von Willebrand é uma glicoproteína que está ausente em uma doença hemorrágica hereditária, denominada doença de von Willebrand, a mais comum das doenças hemorrágicas hereditárias. O fator é sintetizado pelas células do endotélio vascular – com efeito, a presença de fator de von Willebrand imunorreativo constitui uma característica de identificação dessas células em cultura – além de estar também presente nas plaquetas.

são particularmente importantes. O PAI-1 é secretado em resposta à *angiotensina IV*, cujos receptores são encontrados nas células endoteliais, estabelecendo uma conexão entre o sistema renina-angiotensina (ver Capítulo 21) e a trombose. Esses fatores protrombóticos estão envolvidos, respectivamente, na adesão plaquetária e na coagulação e estabilização do coágulo. Entretanto, o endotélio também está envolvido na limitação do trombo. Para isso, produz a prostaglandina (PG) I_2 antiagregante (prostaciclina; ver Capítulo 17) e óxido nítrico (NO; ver Capítulo 19); converte o difosfato de adenosina (ADP), que provoca agregação plaquetária, em adenosina, que a inibe (ver Capítulo 17); sintetiza o *ativador do plasminogênio tecidual* (tPA; ver adiante); e expressa a *trombomodulina*, um receptor para a trombina. Após a sua combinação com a trombomodulina, a trombina ativa um anticoagulante, a *proteína C*. A proteína C ativada, auxiliada pelo seu cofator, a proteína S, inativa os fatores Va e VIIa. Esse processo é funcionalmente importante, visto que uma mutação de ocorrência natural do gene que codifica o fator V (fator V de Leiden), que confere resistência à proteína C ativada, resulta no tipo mais comum reconhecido de trombofilia hereditária.

A endotoxina e algumas citocinas (ver Capítulo 7), incluindo o fator de necrose tumoral, deslocam o equilíbrio das funções endoteliais protrombóticas e antitrombóticas para a trombose por meio da perda de heparana (ver anteriormente) e aumento da expressão do fator tecidual, além de alterar a função do NO endotelial. Se outros mecanismos limitadores da coagulação também estiverem defeituosos ou exauridos, pode ocorrer *coagulação intravascular disseminada*, uma complicação grave da sepse e de certas neoplasias malignas.

> ### Coagulação sanguínea (formação de fibrina)
>
> O sistema da coagulação consiste em uma cascata de enzimas proteolíticas e cofatores
> - Os precursores inativos são ativados de modo sequencial em uma cascata amplificadora
> - A última enzima, a trombina, derivada da protrombina (II), converte o fibrinogênio (I) solúvel em uma rede insolúvel de fibrina, na qual as células sanguíneas são aprisionadas, formando o coágulo
> - Existem duas vias na cascata:
>   - A via *in vivo* (extrínseca)
>   - A via de contato (intrínseca)
> - Ambas as vias resultam em ativação do fator X em Xa, que converte a protrombina em trombina
> - Os íons cálcio e um PL de carga negativa são essenciais para três etapas, especificamente as ações dos:
>   - Fator IXa sobre o fator X
>   - Fator VIIa sobre o fator X
>   - Fator Xa sobre o fator II
> - O PL é fornecido pelas plaquetas ativadas que aderem ao vaso danificado
> - Alguns fatores promovem a coagulação por meio da ligação ao PL e a um fator de serina protease; por exemplo, o fator Va na ativação do fator II pelo Xa, ou o fator VIIIa na ativação do fator X pelo IXa
> - A coagulação sanguínea é controlada por:
>   - Inibidores enzimáticos (p. ex., antitrombina III)
>   - Fibrinólise.

FÁRMACOS QUE ATUAM NA CASCATA DA COAGULAÇÃO

São utilizados fármacos para corrigir um defeito na coagulação ou quando existe um risco aumentado de coagulação indesejado ou presença de doença trombótica.

DEFEITOS DA COAGULAÇÃO

As deficiências geneticamente determinadas dos fatores de coagulação não são comuns. Os exemplos incluem a hemofilia clássica, causada pela ausência de fator VIII, e uma forma ainda mais rara de hemofilia (hemofilia B), cuja causa é a ausência do fator IX. A reposição intravenosa com fator VIII ou fator IX humano recombinante é realizada por especialistas para evitar ou limitar a hemorragia nesses pacientes. Alguns desenvolvem anticorpos que atuam como inibidores dos fatores; nesse caso, o seu controle é particularmente difícil (envolvendo, por exemplo, a indução de tolerância imune, ver Capítulo 7).

Os defeitos adquiridos da coagulação são mais comuns do que os hereditários. As causas consistem em doença hepática (muitos fatores de coagulação são sintetizados no fígado), deficiência de vitamina K (universal em recém-nascidos, aos quais se administra rotineiramente vitamina K como profilaxia) e terapia excessiva com **varfarina** (ver adiante), cada uma das quais pode exigir tratamento com vitamina K.

Dispõe-se de uma forma recombinante humana de fator VIIa para o tratamento de hemorragia em pacientes com doenças hemorrágicas graves, porém o seu uso pode causar coagulação intravascular.

VITAMINA K

A vitamina K (do alemão *Koagulation*) é lipossolúvel (Figura 23.3), presente naturalmente em vegetais (vitamina K_1) ou na forma de uma série de menaquinonas bacterianas (vitamina K_2) formadas no intestino (ver uma revisão feita por Shearer e Newman, 2008). A presença dela é necessária para a formação dos fatores de coagulação II, VII, IX e X, que são glicoproteínas (GPs) com resíduos de ácido γ-carboxiglutamato (Gla). A interação de fatores Xa e protrombina (fator II) com Ca^{2+} e PL é mostrada na Figura 23.4. A γ-carboxilação ocorre após a síntese da cadeia de aminoácidos, e a enzima carboxilase requer a presença de vitamina K reduzida como cofator (Figura 23.5). A ligação não ocorre na ausência de γ-carboxilação. Considerações semelhantes aplicam-se à ativação proteolítica do fator X pelo fator Xa e pelo VIIa (ver Figura 23.2).

Existem várias outras proteínas de Gla dependentes da vitamina K, incluindo as proteínas C e S (mencionadas anteriormente) e a osteocalcina no osso (ver Capítulo 36).

Vitamina K (vitamina natural)

Varfarina (antagonista da vitamina K)

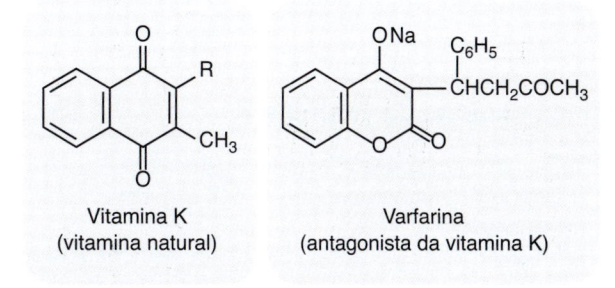

Figura 23.3 Vitamina K e varfarina. A varfarina, um antagonista da vitamina K, é um anticoagulante oral. Compete com a vitamina K (observe a semelhança de suas estruturas) pela enzima redutase (vitamina K epóxido-redutase componente 1 [VKORC1]), que ativa a vitamina K e constitui o local de sua ação (ver Figura 23.5).

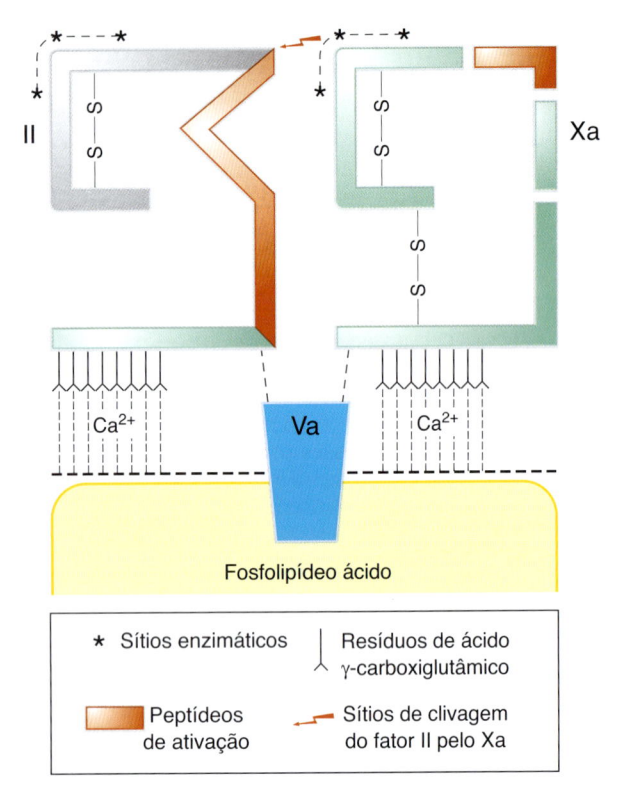

Figura 23.4 Ativação da protrombina (fator II) pelo fator Xa. O complexo do fator Va com uma superfície de PL de carga negativa (fornecida pelas plaquetas agregadas) forma um sítio de ligação para o fator Xa e a protrombina (II), que possui cadeias peptídicas (*mostradas esquematicamente*) semelhantes entre si. Por conseguinte, as plaquetas atuam como foco de localização. Os íons cálcio são essenciais para a ligação. O fator Xa ativa a protrombina, liberando a trombina (*em cinza*). (Modificada de Jackson, C.M., 1978. Br. J. Haematol. 39, 1.)

Administração e aspectos farmacocinéticos

A vitamina K_1 natural (**fitomenadiona**) pode ser administrada por via oral ou por injeção. Quando administrada por via oral, requer a presença de sais biliares para sua absorção, e isso ocorre por meio de um processo saturável dependente de energia na parte proximal do intestino delgado. Dispõe-se também de uma preparação sintética, o **fosfato sódico de menadiol**. Essa preparação sintética é hidrossolúvel e não exige a presença de sais biliares para sua absorção. Esse composto sintético leva mais tempo para atuar do que a fitomenadiona. O armazenamento de vitamina K no organismo é muito pequeno. A vitamina K é metabolizada a substâncias mais polares, que são excretadas na urina e na bile.

Os usos clínicos da vitamina K estão resumidos no boxe clínico.

> **Usos clínicos da vitamina K**
>
> - Tratamento e/ou prevenção de sangramento:
>   – Devido a uma anticoagulação oral excessiva (p. ex., pela **varfarina**)
>   – Em lactentes: para prevenir a *doença hemorrágica do recém-nascido*
> - Para deficiências de vitamina K em adultos:
>   – Espru, doença celíaca, esteatorreia (fezes excessivamente gordurosas)
>   – Ausência de bile (p. ex., na icterícia obstrutiva)

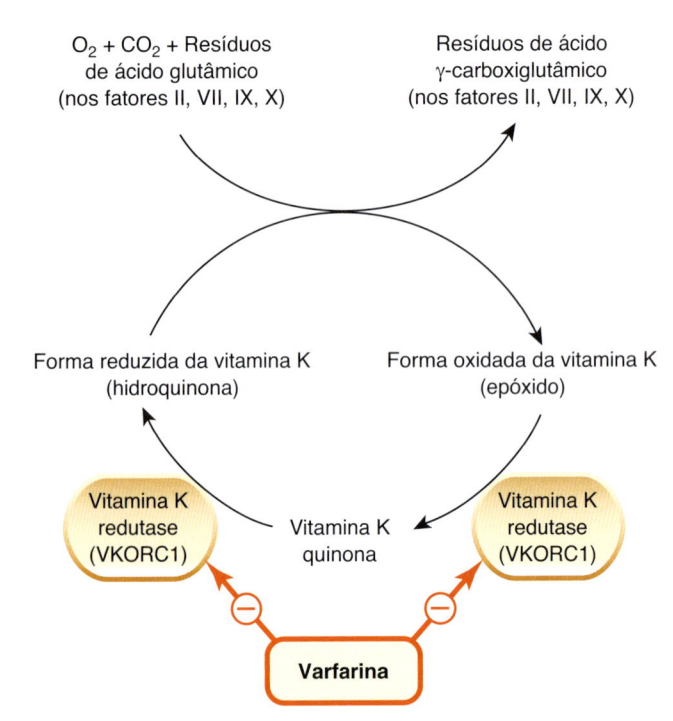

Figura 23.5 Mecanismo da vitamina K e da varfarina. Após a síntese das cadeias peptídicas dos fatores de coagulação II, VII, IX e X, a vitamina K reduzida (a hidroquinona) atua como cofator na conversão do ácido glutâmico em ácido γ-carboxiglutâmico. Durante essa reação, a forma reduzida da vitamina K é convertida no epóxido, que, por sua vez, é reduzido a quinona e, em seguida, a hidroquinona pela vitamina K epóxido-redutase componente 1 (VKORC1), o local de ação da varfarina.

TROMBOSE

A doença trombótica e tromboembólica é comum e tem consequências graves, como IAM, AVC, TVP e EP. Os principais fármacos usados para profilaxia de trombos arteriais "brancos" ricos em plaquetas são os fármacos antiplaquetários; são administrados fármacos fibrinolíticos, além dos antiplaquetários, para o tratamento de eventos trombóticos agudos, se não houver disponibilidade de métodos mecânicos de desobstrução emergencial da artéria. Os principais fármacos usados na prevenção ou no tratamento de trombos venosos "vermelhos" são os seguintes:

- Anticoagulantes injetáveis (**heparina** e novos inibidores da trombina)
- Anticoagulantes orais: os anticoagulantes orais diretos (DOACs, do inglês *direct oral anticoagulants*) são inibidores da trombina ou do fator Xa. Suplantaram, em grande parte, a **varfarina** e compostos relacionados que atuam indiretamente por meio de antagonismo da vitamina K.

As heparinas e os DOACs atuam imediatamente, enquanto a varfarina e outros antagonistas da vitamina K levam vários dias para exercer seus efeitos, devido à presença de fatores de coagulação pré-formados circulantes no início do tratamento.

HEPARINA (INCLUINDO HEPARINAS DE BAIXO PESO MOLECULAR)

A heparina foi descoberta em 1916 por um estudante de segundo ano de medicina no Johns Hopkins Hospital. Procurava extrair substâncias coagulantes de vários tecidos durante um projeto de férias, porém, em vez disso, descobriu uma potente atividade anticoagulante.[4] Essa substância foi denominada heparina, visto que foi extraída pela primeira vez do fígado.

A heparina não é uma única substância, porém uma família de glicosaminoglicanos sulfatados (mucopolissacarídeos). Está presente, junto com a histamina, nos grânulos dos mastócitos. As preparações comerciais são extraídas do pulmão bovino ou do intestino suíno, e, como diferem quanto à sua potência, são analisadas biologicamente contra um padrão internacional aceito: as doses são especificadas em unidades de atividade, e não de massa.

Os fragmentos de heparina (p. ex., **enoxaparina, dalteparina**), designados como heparina de baixo peso molecular (HBPMs), ou um pentassacarídeo sintético que inibe o fator Xa (**fondaparinux**) têm ação mais longa do que a heparina não fracionada (HNF) e, em geral, são preferidos, sendo o produto não fracionado reservado para situações especiais, como pacientes com insuficiência renal, para os quais as HBPMs estão contraindicadas.

Mecanismo de ação

A heparina inibe a coagulação, tanto *in vivo* quanto *in vitro*, por meio da ativação da antitrombina III. A antitrombina III inibe a trombina e outras serina proteases por meio de sua ligação ao sítio ativo. A heparina modifica essa interação pela sua ligação, por meio de uma sequência pentassacarídica singular, à antitrombina III, modificando a sua conformação e aumentando a sua afinidade por serina proteases.

Para inibir a trombina, é necessária a ligação da heparina à enzima, bem como à antitrombina III; para inibir o fator Xa, basta a ligação da heparina à antitrombina III. Em consequência as HBPMs intensificam a ação da antitrombina III sobre o fator Xa, porém não a sua ação sobre a trombina, visto que as moléculas são demasiado pequenas para se ligarem à enzima e ao inibidor (Figura 23.6).

A deficiência de antitrombina III é muito rara, mas pode causar trombofilia e ausência de resposta à terapia com heparina.

Administração e aspectos farmacocinéticos

Em virtude de sua carga e alto peso molecular, a heparina não é absorvida pelo intestino e, portanto, deve ser administrada por via intravenosa ou subcutânea (as injeções intramusculares causariam hematomas).

Após administração intravenosa de uma dose em *bolus*, há uma fase rápida de redistribuição, seguida de eliminação mais lenta causada pela combinação de processos saturáveis, que envolvem a ligação a sítios nas células endoteliais e macrófagos, e de processos não saturáveis mais lentos, incluindo excreção renal. Como resultado, a concentração plasmática aumenta de maneira desproporcional com o aumento da dose (cinética de saturação; ver Capítulo 11).

A heparina atua imediatamente após a sua administração intravenosa, porém o início de ação é tardio e leva até 60 minutos quando administrada por via subcutânea. A meia-vida de eliminação é de cerca 40 a 90 minutos. Em situações de urgência, portanto, é comum iniciar o tratamento com uma dose intravenosa em *bolus*, seguida de infusão em velocidade constante. O *tempo de tromboplastina parcial ativado* (TTPA) ou outro teste de coagulação é medido, e a dose de heparina é então ajustada para alcançar um valor dentro de uma faixa-alvo (p. ex., 1,5 a 2,5 vezes o controle).

As HBPMs são administradas por via subcutânea. Apresentam uma meia-vida de eliminação mais longa do que a HNF, e isso é independente da dose (cinética de primeira ordem), de modo que os efeitos são mais previsíveis, e o intervalo entre as doses maior (1 ou 2 vezes/dia). As HBPMs não prolongam o TTPA. Diferente do que ocorre com a HNF, o efeito de uma dose padrão é previsível o suficiente para que o monitoramento não seja rotineiramente necessário. As HBPMs são eliminadas sobretudo por excreção renal, e a HNF está indicada quando há insuficiência renal; entretanto, com essa exceção, as HBPMs são pelo menos tão seguras e efetivas quanto a HNF e são de uso mais conveniente, visto que os pacientes podem ser orientados para aplicá-las em casa e, em geral, não há necessidade de exames de sangue nem ajuste da dose.

Efeitos adversos

Hemorragia. O principal risco é a hemorragia, cujo tratamento consiste em interromper a terapia e, se necessário, administrar **sulfato de protamina**. Esse antagonista da heparina é uma proteína fortemente básica, que forma um complexo inativo com a heparina; é administrado por via intravenosa. A dose de protamina é estimada com base na dose de heparina recentemente administrada, e é importante não administrar uma dose em excesso, visto que isso pode causar sangramento. Se necessário, é possível realizar um teste de neutralização *in vitro* inicialmente em uma amostra de sangue do paciente para obter uma indicação mais precisa da dose necessária.

Trombose. Trata-se de um efeito adverso incomum, porém grave, da heparina e, à semelhança da necrose induzida por varfarina (ver adiante), pode ser erroneamente atribuído à história natural da doença para a qual a heparina está sendo administrada.

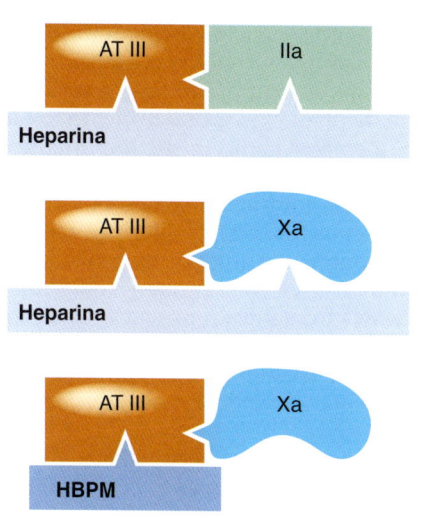

Figura 23.6 Ação das heparinas. O esquema mostra as interações das heparinas, da antitrombina III (AT III) e dos fatores de coagulação. Para aumentar a inativação da trombina (IIa) pela AT III, a heparina precisa interagir com ambas as substâncias (*parte superior*); entretanto, a fim de acelerar seu efeito sobre o fator Xa, ela necessita interagir apenas com a AT III (*no centro*). As heparinas de baixo peso molecular (HBPM) aumentam a ação da AT III sobre o fator Xa (*parte inferior*), porém não são capazes de aumentar a ação da AT III sobre a trombina, visto que não conseguem ligar-se a ambas simultaneamente.

---

[4] Esse tipo de sorte também favoreceu Vane e seus colegas na sua descoberta da PGI$_2$ (ver Capítulo 17), quando procuravam um tipo de atividade biológica, e encontraram outra. Ensaios químicos mais específicos (ver Capítulo 8), apesar de todas as suas vantagens, não podem revelar esse tipo de descoberta inesperada.

Paradoxalmente, está associada a uma baixa contagem de plaquetas no sangue: *trombocitopenia induzida por heparina* (TIH). Não é raro ocorrer diminuição transitória e precoce da contagem de plaquetas após o início do tratamento com heparina, o que não é clinicamente importante. A trombocitopenia mais grave que ocorre 2 a 14 dias após o início da terapia é incomum e designada como TIH do tipo 2. É causada por anticorpos IgM ou IgG dirigidos contra complexos de heparina e contra uma quimiocina derivada de plaquetas, o fator plaquetário 4. Os imunocomplexos circulantes ligam-se às plaquetas circulantes e provocam trombocitopenia. O anticorpo liga-se também ao fator plaquetário 4 fixado à superfície das células endoteliais, levando à lesão imune da parede vascular, trombose e coagulação intravascular disseminada.

Acredita-se que um mecanismo semelhante esteja na base da trombocitopenia e da trombose que, raramente, podem complicar a imunização contra SARS COV-2 (ver Capítulos 5 e 53; Scully et al., 2021); deve-se evitar o tratamento com heparina nesses pacientes. As HBPMs têm menos tendência do que a HNF a causar trombocitopenia e trombose por esse mecanismo. Em geral, a TIH é tratada pela substituição com **danaparoide** ou com um inibidor direto da trombina, como a **lepirudina**, em vez da preparação da heparina que provocou o problema. O danaparoide é um heparinoide de baixo peso molecular, que consiste em uma mistura de sulfatos de heparana, dermatana e condroitina, com atividade antitrombótica bem estabelecida.

A *osteoporose* com fraturas espontâneas tem sido relatada com tratamento prolongado (6 meses ou mais) com heparina. O seu mecanismo é desconhecido.

O *hipoaldosteronismo* (com consequente hiperpotassemia) é incomum, mas pode ocorrer com tratamento prolongado. Recomenda-se verificar a concentração plasmática de K^+ se houver necessidade de continuar o tratamento por mais de 7 dias.

As *reações de hipersensibilidade* à heparina são raras.

INIBIDORES DIRETOS DA TROMBINA E DO FATOR XA

A atual geração de inibidores diretos da trombina origina-se das *hirudinas*, que são polipeptídeos do anticoagulante presentes na saliva da sanguessuga medicinal (*Hirudo medicinalis*). Diferente do que ocorre com as heparinas, as hirudinas não dependem da ativação da antitrombina. O sucesso inicial desses compostos, que ainda são usados terapeuticamente, exige administração parenteral. A **lepirudina** é uma hirudina recombinante, que se liga de forma irreversível a sítios de ligação da fibrina e catalíticos da trombina; é usada para a doença tromboembólica em pacientes com TIH do tipo 2. É administrada por via intravenosa, sendo a dose ajustada de acordo com o TTPA, e pode causar hemorragia ou reações de hipersensibilidade (exantema ou febre). A **bivalirudina**, outro análogo da hirudina, é usada em combinação com o **ácido acetilsalicílico** e o **clopidogrel** (ver adiante) em pacientes submetidos a cirurgia coronariana percutânea. O tratamento é iniciado com um *bolus* intravenoso, seguido de infusão durante até 4 horas após o procedimento. Pode causar hemorragia e reações de hipersensibilidade.

DOACs e agentes de reversão de DOACs

O campo dos anticoagulantes orais de ação direta (DOAC) passou por mais de um falso sucesso inicial, porém os agentes atuais substituíram, em grande parte, a varfarina na prevenção de doenças trombóticas, como TVP após cirurgia ortopédica e AVC embólico em pacientes com fibrilação atrial, bem como no tratamento da doença trombótica. Esses fármacos, que não exigem exames repetidos de sangue para monitorar seus efeitos, têm menos tendência a apresentar interações com outros fármacos ou constituintes dietéticos do que a varfarina, porém não são apropriados para pacientes com comprometimento renal grave.

A **dabigatrana** é um inibidor sintético de serina proteases; o **etexilato de dabigatrana**, um profármaco com uma cauda hidrofóbica, é ativo por via oral e está aprovado para prevenção tanto do tromboembolismo venoso após artroplastia de quadril ou de joelho quanto de AVC e embolia sistêmica na fibrilação atrial (ver Capítulo 20). Atua rapidamente e é administrado 1 a 4 horas após a cirurgia e, em seguida, 1 vez/dia durante 1 mês (dependendo do tipo de cirurgia) ou 2 vezes/dia, indefinidamente, para a prevenção de AVC. A dose é reduzida em pacientes com mais de 75 anos de idade ou que estejam em uso concomitante de verapamil ou amiodarona. A **rivaroxabana** é um inibidor direto ativo por via oral do fator Xa, e não da trombina. A **apixabana** e a **edoxabana** são semelhantes à rivaroxabana. Seus efeitos adversos mais comuns são previsíveis (sangramento, anemia). Quando esses fármacos foram introduzidos pela primeira vez, havia a preocupação da falta de tratamento específico para neutralizar seus efeitos em pacientes que apresentavam hemorragia grave, diferentemente da situação com os agentes mais antigos, como heparina e varfarina. Essas questões foram agora parcialmente solucionadas. O **idarucizimabe** é um fragmento de anticorpo monoclonal humanizado que liga a dabigatrana e os seus metabólitos, bloqueando seus efeitos, e está licenciado para procedimentos de emergência ou hemorragia grave causada pela dabigatrana. O **α-andexanete** é um fator Xa humano modificado que se liga à rivaroxabana e apixabana, reduzindo seu efeito anticoagulante. É utilizado na hemorragia grave causada por esses agentes. Embora essas abordagens sejam bastante efetivas, a hemorragia grave induzida por DOACs, particularmente quando intracerebral, continua tendo elevada mortalidade. Outros efeitos adversos causados pelos DOACs incluem hepatotoxicidade (rivaroxabana).

VARFARINA

Os anticoagulantes orais foram descobertos como resultado indireto de uma mudança na política da agricultura na América do Norte, na década de 1920. O trevo-doce substituiu o milho na alimentação do gado, e ocorreu uma epidemia de mortes dos animais por hemorragia. Foi constatado que as mortes dos animais eram causadas pela presença de bis-hidroxicumarina no trevo-doce estragado, o que levou à descoberta da varfarina (assim denominada para se referir à *Wisconsin Alumni Research Foundation*). Um de seus primeiros usos foi como raticida, porém, durante *quase um século*, foi o anticoagulante padrão para o tratamento e a prevenção da doença tromboembólica. Entretanto, em 2018, o número de prescrições de DOACs nos EUA ultrapassou o da varfarina em uma proporção de quase 3:2 (https://clincalc.com/DrugStats/), embora continue sendo prescrita com frequência na década de 2020.

A **varfarina** (ver Figura 23.3) é o antagonista mais importante da vitamina K; alternativas com mecanismo de ação semelhante, como, por exemplo, a **fenindiona**, são agora utilizadas apenas em raros casos de pacientes que apresentam reações adversas idiossincrásicas à varfarina (ver Capítulo 12).⁵ A varfarina e outros antagonistas da vitamina K exigem a realização frequente de exames de sangue para individualizar a dose e, consequentemente, são inconvenientes, além de apresentar uma baixa margem de segurança.

Mecanismo de ação

Os antagonistas da vitamina K atuam apenas *in vivo* e não têm nenhum efeito sobre a coagulação se adicionados ao sangue *in vitro*. Interferem na γ-carboxilação pós-tradução de resíduos de ácido glutâmico nos fatores de coagulação II, VII, IX e X. Eles têm esse efeito por meio da inibição da *vitamina K epóxido-redutase componente 1* (VKORC1), inibindo, assim, a redução da vitamina K epóxido à sua forma ativa, hidroquinona (ver Figura 23.5). A inibição é competitiva (refletindo a semelhança estrutural entre a varfarina e a vitamina K; ver Figura 23.3). O gene *VKORC1* é polimórfico (ver Capítulo 12), e diferentes haplótipos têm afinidades diferentes pela varfarina. Pode-se utilizar a genotipagem para determinar o haplótipo de *VKORC1*, combinada com genotipagem de *CYP2C9* (ver adiante), a fim de otimizar a dose inicial, reduzindo em cerca de um terço a variabilidade da resposta à varfarina. O efeito da varfarina leva várias horas para se desenvolver, devido ao tempo necessário para a degradação dos fatores de coagulação carboxilados pré-formados. Assim, o início de ação depende da meia-vida de eliminação dos fatores relevantes. O fator VII, com meia-vida de cerca de 6 horas, é o primeiro a ser afetado, seguido dos fatores IX, X e II, com meias-vidas de 24, 40 e 60 horas, respectivamente.

Administração e aspectos farmacocinéticos

A varfarina sofre absorção rápida e completa a partir do intestino após administração oral. Possui pequeno volume de distribuição e liga-se fortemente à albumina plasmática (ver Capítulo 9). O pico de concentração no sangue ocorre dentro de uma hora após a ingestão; entretanto, devido a seu mecanismo de ação, isso não coincide com o pico do efeito farmacológico, que ocorre cerca de 48 horas depois. O efeito de uma dose única sobre o tempo de protrombina (TP, ver adiante) começa depois de aproximadamente 12 a 16 horas e tem uma duração de 4 a 5 dias. A varfarina é metabolizada pela CYP2C9, que é polimórfica (ver Capítulo 12). Em parte, como consequência disso, a meia-vida da varfarina é muito variável, sendo da ordem de 40 horas em muitos indivíduos.

A varfarina atravessa a placenta e não é administrada nos primeiros meses de gravidez, visto que é teratogênica (ver Tabela 58.2), nem nos últimos estágios, pois pode provocar hemorragia intracraniana no feto durante o parto. Ela aparece no leite durante a lactação. Em tese, isso poderia ser importante, visto que é natural os recém-nascidos serem deficientes em vitamina K. Entretanto, os lactentes recebem rotineiramente vitamina K para prevenir a doença hemorrágica, de modo que o tratamento materno com varfarina não costuma representar nenhum risco para o lactente amamentado.

O uso terapêutico da varfarina exige um cuidadoso equilíbrio entre administrar uma dose muito pequena, deixando a coagulação indesejada sem controle, ou uma dose demasiado grande, provocando, assim, hemorragia. O tratamento é complicado não apenas porque o efeito de cada dose se torna máximo cerca de 2 dias após a sua administração, mas também devido ao fato de que numerosas condições médicas e ambientais modificam a sensibilidade à varfarina, incluindo interações com outros fármacos (ver Capítulos 9, 10 e 12). O efeito da varfarina é monitorado pela determinação do TP, expresso como *razão normalizada internacional* (INR; do inglês, *International Normalized Ratio*).

TP é o tempo necessário para ocorrer coagulação do plasma citratado após a adição de Ca^{2+} e de tromboplastina padronizada de referência; é expresso como razão (razão TP) do TP do paciente em relação ao TP de um *pool* de plasma de indivíduos saudáveis sem uso de medicações. Devido à variabilidade da tromboplastina, são obtidos resultados diferentes em diferentes laboratórios. Para padronizar as medidas do TP internacionalmente, cada tromboplastina recebe um índice de sensibilidade internacional (ISI), e o TP do paciente é expresso como INR, em que a INR = (razão de TP)^{ISI}, assegurando, assim, resultados semelhantes quando um paciente viaja, por exemplo, de Birmingham para Baltimore.

A dose de varfarina é habitualmente ajustada para obter uma INR de 2 a 4, sendo que o alvo preciso depende da situação clínica. A duração do tratamento também varia; entretanto, para diversas indicações (p. ex., prevenção de tromboembolismo na fibrilação atrial crônica), o tratamento ocorre a longo prazo, com o desafio logístico de fornecer uma rede mundial de clínicas anticoagulantes e demandas ao paciente em termos de repetidas visitas e exames de sangue. Nos EUA, as prescrições de varfarina declinaram de aproximadamente 35 milhões em 2010 para cerca e 14,5 milhões em 2018 (https://clincalc.com/DrugStats/Drugs/Varfarina), de modo que o fármaco continua sendo importante, pelo menos no momento atual.

FATORES QUE POTENCIALIZAM A VARFARINA

Diversas doenças e fármacos potencializam a varfarina, aumentando o risco de hemorragia.

Doença

A doença hepática interfere na síntese dos fatores de coagulação; condições nas quais ocorre uma elevada taxa metabólica, como febre e tireotoxicose, aumentam o efeito dos anticoagulantes devido à maior degradação dos fatores de coagulação.

Fármacos

Muitos fármacos potencializam a varfarina (ver Capítulo 10).

Agentes que inibem o metabolismo hepático de fármacos. Os exemplos incluem **cotrimoxazol**, **ciprofloxacino**, **metronidazol**, **amiodarona** e muitos azois antifúngicos. A varfarina é um racemato, e seus isômeros são metabolizados diferentemente uns dos outros. Esses efeitos estereosseletivos são descritos no Capítulo 10.

Fármacos que inibem a função plaquetária. O ácido acetilsalicílico aumenta o risco de sangramento se for administrado durante a terapia com varfarina, embora essa combinação possa ser usada com segurança se for efetuado um cuidadoso monitoramento. Outros fármacos anti-inflamatórios não esteroidais (AINEs) também aumentam o

---

⁵A varfarina destaca as filosofias concorrentes de simplicidade ("um tamanho único que serve para todos") *versus* "medicina personalizada" ou "farmacogenômica" (ver Capítulo 12). Antes da administração do anticoagulante, o paciente pode ser examinado por genotipagem à procura de mutações nos genes *VKORC1* e *CYP2C9*, que estão envolvidos na cascata da coagulação e no metabolismo do fármaco. Em pacientes que apresentam mutações comuns desses genes (particularmente *VKORC1-1639G>A* e *-1173C>T*), a administração de doses padrão de varfarina pode provocar hemorragia potencialmente letal ou tromboembolismo, devido à falha da terapia. O sucesso dos DOACs sugere que o resultado do debate provavelmente seja dependente tanto dos fármacos quanto da tecnologia.

risco de sangramento, em parte pelo seu efeito na síntese de tromboxano plaquetário (ver Capítulo 25), causando danos gastrointestinais com sangramento e, no caso de alguns AINEs, também pela inibição do metabolismo da varfarina.

Fatores que deslocam a varfarina de seus sítios de ligação na albumina plasmática. Alguns AINEs e o **hidrato de cloral** elevam transitoriamente a concentração plasmática de varfarina livre por meio de competição com a ligação à albumina plasmática. É raro esse mecanismo causar efeitos de importância clínica, conforme explicado no Capítulo 9.

Fármacos que inibem a redução da vitamina K. Esses fármacos incluem as *cefalosporinas*.

Fármacos que diminuem a disponibilidade de vitamina K. Os antibióticos de amplo espectro e algumas *sulfonamidas* (ver Capítulo 51) reduzem a flora intestinal que normalmente sintetiza vitamina K_2; o efeito resultante é pequeno, a não ser que haja deficiência dietética ou má absorção de gordura concomitantes.

FATORES QUE REDUZEM O EFEITO DA VARFARINA

Estado fisiológico/doença

Ocorre uma redução da resposta à varfarina em condições (p. ex., gravidez) nas quais há aumento na síntese de fatores de coagulação. De maneira semelhante, o efeito dos anticoagulantes orais é reduzido pelo hipotireoidismo, que está associado a uma menor degradação dos fatores de coagulação.

Vitamina K. Essa vitamina é um componente de algumas dietas parenterais e preparações vitamínicas.

Fármacos que induzem as enzimas P450 hepáticas. A indução enzimática (p. ex., pela **rifampicina, carbamazepina**) aumenta a velocidade de degradação da varfarina, correndo o risco de um tratamento insuficiente e trombose, a não ser que a dose de varfarina seja aumentada. A indução diminui lentamente e de forma variável após a suspensão do fármaco indutor, o que dificulta o ajuste adequado da dose de varfarina e representa um risco de hemorragia.

Fármacos que reduzem a absorção. Os fármacos que se ligam à varfarina no intestino, como, por exemplo, **colestiramina** (ver Capítulo 22), reduzem a sua absorção.

EFEITOS ADVERSOS DA VARFARINA

A *hemorragia* (particularmente intestinal ou cerebral) constitui o principal risco. Dependendo da urgência da situação, o tratamento pode consistir em suspensão da varfarina (no caso de problemas menores), na administração de vitamina K ou de plasma fresco congelado ou concentrado de complexo protrombínico (para os casos de hemorragia potencialmente fatal).

Os anticoagulantes orais são *teratogênicos* e causam desenvolvimento ósseo desordenado, que se acredita ser relacionado com a ligação à proteína dependente de vitamina K, a osteocalcina.

Apesar de sua ocorrência, a *hepatotoxicidade* é incomum.

A *necrose de tecidos moles* (p. ex., mamas ou nádegas), devido à trombose nas vênulas, representa um efeito raro, porém grave, que ocorre logo após o início do tratamento e que é atribuído à inibição da biossíntese de proteína C, cuja meia-vida de eliminação é mais curta que a dos fatores de coagulação dependentes de vitamina K; isso resulta em um estado pró-coagulante logo após o início do tratamento. Para evitar esse problema, o tratamento com heparina é habitualmente iniciado ao mesmo tempo que a varfarina.

O uso clínico dos anticoagulantes está resumido no boxe clínico.

> **Fármacos que afetam a coagulação sanguínea**
>
> **Fármacos pró-coagulantes: vitamina K**
> - A vitamina reduzida é um cofator na γ-carboxilação pós-tradução de resíduos de ácido glutâmico (Glu) nos fatores II, VII, IX e X. Os resíduos de ácido glutâmico (Gla) γ-carboxilados são essenciais para a interação desses fatores com o Ca^{2+} e de PL de carga negativa
>
> **Heparina, HBPMs, anticoagulantes injetáveis que:**
> - Potencializam a antitrombina III, um inibidor natural que inativa o fator Xa e a trombina
> - Atuam tanto *in vivo* quanto *in vitro*
> - A atividade anticoagulante resulta de uma sequência pentassacarídica singular com alta afinidade pela antitrombina III
> - A terapia com **heparina não fracionada (HNF)** é monitorada pelo TTPA, e a dose é individualizada. A HNF é administrada a pacientes com comprometimento da função renal
> - As **HBPMs** exercem o mesmo efeito que a heparina sobre o fator X, porém têm menos efeito sobre a trombina; a eficácia terapêutica é semelhante à da **heparina**, porém não há necessidade de monitoramento e de individualização da dose. Os próprios pacientes podem administrá-las por via subcutânea em domicílio. São preferidas à HNF, exceto para pacientes com comprometimento da função renal
>
> **Anticoagulantes orais, por exemplo, anticoagulantes orais diretos (DOACs); varfarina**
> - Os inibidores diretos da trombina ativos por via oral (p. ex., **etexilato de dabigatrana**) ou os inibidores do fator Xa (p. ex., **rivaroxabana, apixabana, edoxabana**) são utilizados cada vez mais em lugar da varfarina e não exigem monitoramento laboratorial nem titulação da dose. Estão aprovados para prevenção de AVC em pacientes com fibrilação atrial e para prevenção de TVP após cirurgia ortopédica e para tratamento da TVP e alguns casos de EP
> - A **varfarina** é o principal antagonista da vitamina K
> - Os antagonistas da vitamina K atuam sobre VKORC1 para inibir a redução da vitamina K epóxido, com consequente inibição da γ-carboxilação da Glu nos fatores II, VII, IX e X
> - Os antagonistas da vitamina K atuam apenas *in vivo*, e seu efeito é retardado até que tenha ocorrido eliminação dos fatores de coagulação pré-formados
> - Muitos fatores modificam a ação dos antagonistas da vitamina K; os fatores genéticos (polimorfismos de *CYP2C6* e *VKORC1*) e as interações medicamentosas são particularmente importantes
> - Existe uma ampla variação na resposta aos antagonistas da vitamina K; seu efeito é monitorado pela determinação da INR, e a dose é individualizada de acordo com o caso.

> **Usos clínicos dos anticoagulantes**
>
> A **heparina** (frequentemente na forma de **HBPM**) ou um antagonista da trombina de ação direta por via intravenosa, como a **lepirudina**, são usadas de forma aguda. Para tratamento mais prolongado, são utilizados os **DOACs** ou a **varfarina**.
> Os anticoagulantes são úteis na prevenção de:
> - Trombose venosa profunda (p. ex., no período perioperatório)
> - Extensão de trombose venosa profunda estabelecida
> - Embolia pulmonar (EP)
> - Trombose e embolização em pacientes com fibrilação atrial (ver Capítulo 20)
> - Trombose em próteses valvares
> - Coagulação em circulação extracorpórea (p. ex., durante a hemodiálise)
> - Progressão do dano ao miocárdio em pacientes com angina instável e durante o tratamento do IAM com elevação de ST.

ADESÃO E ATIVAÇÃO DAS PLAQUETAS

As plaquetas mantêm a integridade da circulação: uma baixa contagem de plaquetas resulta em *púrpura trombocitopênica*.[6]

Quando ativadas, as plaquetas sofrem uma sequência de reações essenciais para a hemostasia, importantes para a cicatrização de vasos sanguíneos danificados e que também desempenham um papel na inflamação (ver Capítulo 17). Várias dessas reações são redundantes, no sentido de que, se uma via de ativação estiver bloqueada, a outra estará disponível, e muitas são autocatalíticas, proporcionando uma retroalimentação positiva:

- A *adesão* após dano vascular. O fator de von Willebrand estabelece pontes de macromoléculas subendoteliais e receptores de GPIb na superfície da plaqueta[7]
- *Alteração da forma:* de discos lisos para esferas espinhosas com pseudópodes protuberantes
- *Secreção* do conteúdo dos grânulos, que inclui agonistas plaquetários, como ADP e 5-hidroxitriptamina, e fatores de coagulação e fatores de crescimento, como fator de crescimento derivado de plaquetas (PDGF)
- *Biossíntese de mediadores lábeis,* como o fator ativador de plaquetas e tromboxano (TX)A_2 (ver Capítulo 17 e Figura 23.7)
- *Agregação,* promovida por vários agonistas, como colágeno, trombina, ADP, 5-hidroxitriptamina e TXA_2, atuando sobre receptores específicos na superfície das plaquetas; a ativação por agonistas leva à expressão de receptores de GPIIb/IIIa, que ligam o fibrinogênio, o que une plaquetas adjacentes para formar agregados
- *Exposição de PL ácido* na superfície das plaquetas, promovendo a formação de trombina e mais ativação das plaquetas por meio de receptores de trombina e formação de fibrina por clivagem do fibrinogênio.

Esses processos são essenciais para a hemostasia, mas poderão ser desencadeados de modo inadequado se a parede arterial estiver doente, mais frequentemente por aterosclerose, resultando em trombose (ver Figura 23.7).

> **Função plaquetária**
>
> - O endotélio vascular saudável impede a adesão das plaquetas
> - As plaquetas aderem a áreas doentes ou danificadas e tornam-se ativadas, modificando o seu formato e expondo PLs de carga negativa e receptores de GPIIb/GPIIIa, além de sintetizar e/ou liberar vários mediadores, como, por exemplo, tromboxano A_2 e ADP, que ativam outras plaquetas, causando agregação
> - A agregação implica a ligação do fibrinogênio a receptores de GPIIb/IIIa e a formação de pontes entre os receptores nas plaquetas adjacentes
> - As plaquetas ativadas constituem um foco para a formação de fibrina
> - Durante a ativação das plaquetas, ocorre liberação de fatores quimiotáticos (p. ex., PF4) e de fatores de crescimento (p.ex., PDGF) necessários para o reparo, mas também envolvidos na aterogênese.

FÁRMACOS ANTIPLAQUETÁRIOS

As plaquetas desempenham um papel tão essencial na doença tromboembólica que não surpreende o fato de os fármacos antiplaquetários terem grande valor terapêutico. Os ensaios clínicos com ácido acetilsalicílico alteraram de maneira radical a prática clínica e, mais recentemente, foram também descobertos fármacos que bloqueiam os receptores de ADP e GPIIb/IIIa, que são terapeuticamente úteis. A Figura 23.7 mostra os locais de ação dos fármacos antiplaquetários.

ÁCIDO ACETILSALICÍLICO

O ácido acetilsalicílico em doses baixas (ver Capítulo 25) administrado de forma repetida e profunda (> 95%) inibe a síntese plaquetária de TXA_2 por meio de acetilação irreversível de um resíduo de serina no sítio ativo da ciclo-oxigenase I (COX-1). A administração oral é relativamente seletiva para as plaquetas, em parte devido à eliminação pré-sistêmica do fármaco (ver Capítulo 10). Diferente do que ocorre com as células nucleadas, as plaquetas são incapazes de sintetizar proteínas, de modo que, após a administração de ácido acetilsalicílico, a síntese de TXA_2 não se recupera por completo até que o conjunto de plaquetas afetadas seja substituído em 7 a 10 dias. Ensaios clínicos demonstraram a eficácia do ácido acetilsalicílico em vários contextos clínicos (p. ex., Figura 23.8), e o seu valor na prevenção secundária da doença cardiovascular está firmemente estabelecido. Para indicações agudas (AVC trombótico em progressão – o denominado AVC em evolução – e IAM), o tratamento é iniciado com uma dose única de cerca de 300 mg para obter uma inibição rápida e substancial (>95%) da síntese plaquetária de tromboxano, seguida de doses diárias regulares de 75 mg. Para trombofilaxia a longo prazo, utiliza-se uma dose baixa (com frequência, 75 mg 1 vez/dia). Nessa dose, o risco de sangramento gastrointestinal é inferior à dose habitual de 300 mg administrada para controlar a inflamação, porém ainda é significativo, de modo que a tromboprofilaxia é

---

[6]A púrpura é um exantema arroxeado causado por múltiplos pontos de sangramento espontâneo na pele. Pode ser causada por doença das plaquetas ou da microvasculatura. O sangramento também pode ocorrer em outros órgãos, incluindo o intestino e o cérebro.

[7]Várias glicoproteínas de membrana das plaquetas atuam como receptores ou sítios de ligação para proteínas de adesão, como o fator de von Willebrand ou o fibrinogênio.

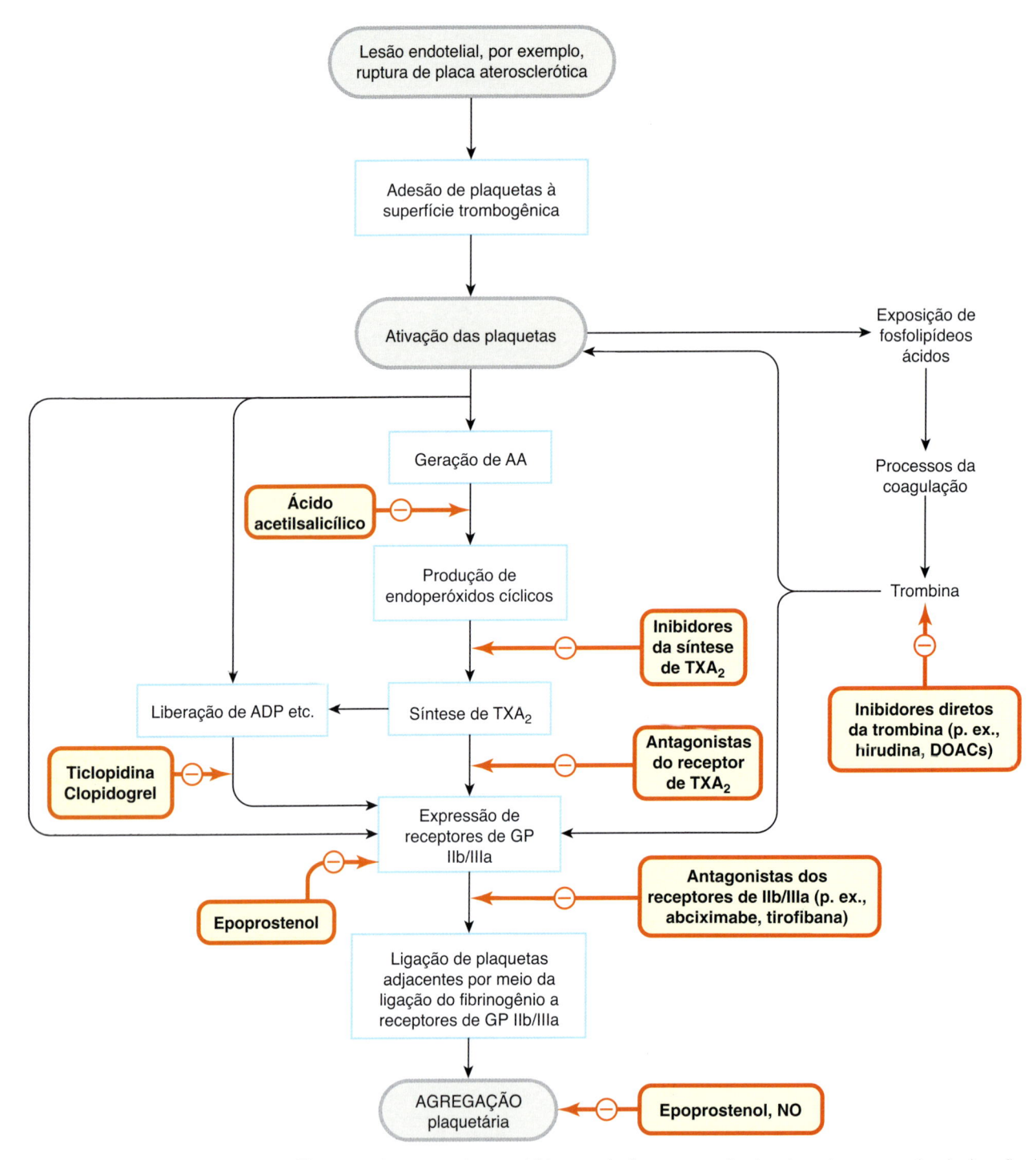

Figura 23.7 Ativação das plaquetas. São mostrados os eventos envolvidos na adesão e agregação das plaquetas, com os locais de ação de fármacos e mediadores endógenos. *AA*, ácido araquidônico; *ADP*, difosfato de adenosina; *DOACs*, anticoagulantes orais diretos; *GP*, glicoproteína; *NO*, óxido nítrico; *TXA$_2$*, tromboxano A$_2$.

reservada para indivíduos com alto risco cardiovascular (p. ex., sobreviventes de IAM, a denominada prevenção *secundária*), nos quais o benefício habitualmente supera o risco de sangramento gastrointestinal. Seu papel na prevenção *primária* da doença cardiovascular e câncer ainda é controverso (Patrono e Baigent, 2019; Ricciotti e FitzGerald, 2021).

O tratamento pode não produzir nenhuma resposta, apesar do uso de ácido acetilsalicílico, e foi sugerida a possibilidade de que alguns pacientes exibam uma síndrome de "resistência ao ácido acetilsalicílico", embora o mecanismo e a possível importância disso permaneçam controversos (Goodman et al., 2008; Pollack e Wang, 2021). Outros fármacos não esteroidais (AINEs) que, à semelhança do ácido acetilsalicílico, inibem a síntese plaquetária de TXA$_2$ em > 95% (p.ex., **sulfimpirazona**, para a qual há também evidências favoráveis em ensaios clínicos) podem apresentar efeitos antitrombóticos. Em contrapartida, quando a inibição da síntese plaquetária de TXA$_2$ não alcança esse limiar, os AINEs, sejam ou não seletivos para COX-2, são protrombóticos e aumentam a pressão arterial. Acredita-se que isso ocorra devido à inibição das enzimas COX, o que leva a uma redução da síntese de PGI$_2$ antiagregante e vasodilatadora

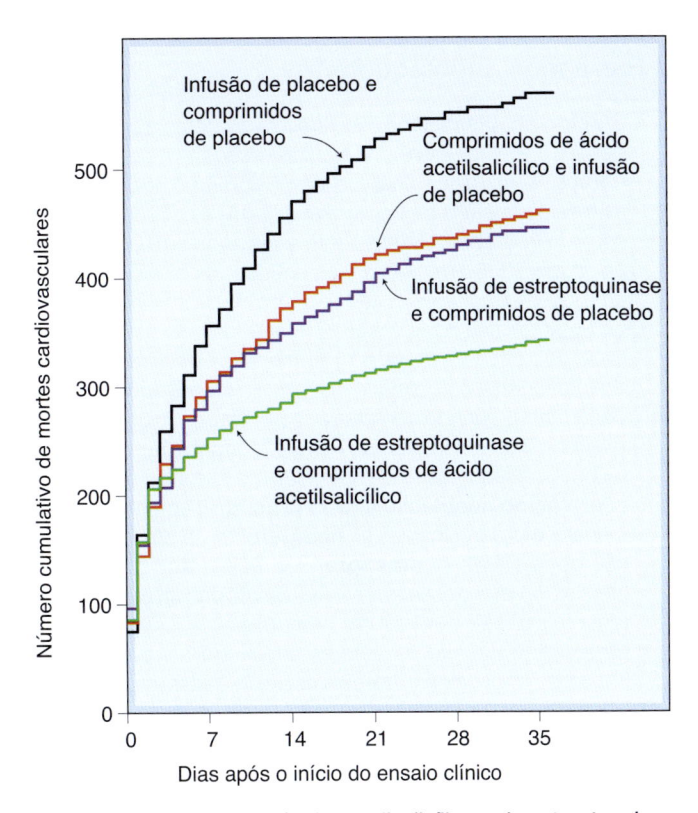

Figura 23.8 Eficácia do ácido acetilsalicílico e da estreptoquinase no IAM. As curvas mostram a mortalidade vascular cumulativa em pacientes tratados com placebo, ácido acetilsalicílico isoladamente, estreptoquinase isoladamente ou um esquema combinado de ácido acetilsalicílico e estreptoquinase. (ISI-2 Trial, 1988. Lancet. ii, 350-360.)

nos vasos sanguíneos dos rins e de outros órgãos, resultando em aumento do risco cardiovascular durante o tratamento crônico com AINEs (ver Capítulo 25).

DIPIRIDAMOL

O **dipiridamol** inibe a agregação plaquetária por vários mecanismos, incluindo a inibição da fosfodiesterase (potencializando, assim, mediadores que inibem a função plaquetária ao aumentar o AMPc ou GMPc citoplasmático), e o bloqueio da captação de adenosina nas células vermelhas (eritrócitos) e nas células endoteliais (ver Capítulo 16), potencializando a ação vasodilatadora e inibidora de agregação plaquetária da adenosina. A eficácia clínica tem sido incerta, porém um estudo demonstrou que uma formulação de liberação modificada do dipiridamol reduziu o risco de AVC e morte em pacientes com ataques isquêmicos transitórios em cerca de 15% – semelhante ao do ácido acetilsalicílico (25 mg 2 vezes/dia).[8] Os efeitos benéficos do ácido acetilsalicílico e do dipiridamol foram aditivos. Os principais efeitos adversos do dipiridamol consistem em tontura, cefaleia e distúrbios gastrointestinais; diferentemente do ácido acetilsalicílico, ele não parece aumentar o risco de sangramento.

ANTAGONISTAS DO RECEPTOR DE PURINA (P2Y$_{12}$)

Os antagonistas do receptor de P2Y$_{12}$ (ver Capítulo 16) bloqueiam o efeito pró-agregante do ADP sobre as plaquetas. A **ticlopidina** foi o primeiro desses fármacos a ser introduzido, porém pode causar discrasias sanguíneas (neutropenia e trombocitopenia). Atualmente, os principais agentes são o **clopidogrel**, o **prasugrel** e o **ticagrelor**, cada um dos quais é combinado com ácido acetilsalicílico em baixa dose para pacientes com doença arterial coronariana instável, habitualmente por até 1 ano.

O clopidogrel e o prasugrel inibem a agregação plaquetária induzida pelo ADP por meio de inibição irreversível dos receptores P2Y$_{12}$ (ver Capítulo 16) aos quais se ligam por meio de uma ponte dissulfeto, enquanto o ticagrelor é um inibidor reversível, mas não competitivo do receptor de P2Y$_{12}$.

Farmacocinética e efeitos adversos

O clopidogrel é bem absorvido quando administrado por via oral e, em situações de urgência, é usado por via oral com dose de ataque de 300 mg, seguida de doses de manutenção de 75 mg 1 vez/dia. O clopidogrel é um profármaco que é convertido em seu metabólito sulfidrila ativo por enzimas CYP no fígado, incluindo a CYP2C19. Pacientes com alelos variantes de *CYP2C19* (metabolizadores rápidos ou lentos) correm maior risco de falha terapêutica, devido à falta de eficácia ou à ocorrência de hemorragia. Existe um potencial de interação com outros fármacos, como **omeprazol** (ver Capítulo 30), que são metabolizados pela CYP2C19; por essa razão, a bula atual não recomenda o seu uso com inibidores da bomba de prótons. Os indutores fortes, como a **rifampicina**, aumentam a concentração do metabólito ativo e o risco de hemorragia. O prasugrel e o ticagrelor também são administrados na forma de dose de ataque, seguida de doses de manutenção 1 vez/dia.

Esses fármacos aumentam de modo previsível o risco de hemorragia para além daquela causada pelo ácido acetilsalicílico administrado isoladamente. O clopidogrel pode causar dispepsia, exantema ou diarreia. As discrasias sanguíneas graves causadas pela ticlopidina são muito raras com o clopidogrel. O prasugrel pode provocar exantema ou, em casos raros, reações de hipersensibilidade e angioedema. O ticagrelor pode causar dispneia (talvez relacionada com o papel de sinalização da adenosina nos corpos carotídeos (ver Capítulo 28) ou, menos comumente, sintomas gastrointestinais.

Usos clínicos

O clopidogrel mostrou-se ligeiramente mais efetivo do que o ácido acetilsalicílico como agente único na redução de um desfecho combinado de AVC isquêmico, IAM ou morte vascular em um ensaio clínico de grande porte. O clopidogrel pode ser usado no lugar do ácido acetilsalicílico para prevenção secundária em pacientes com doença ateromatosa sintomática que apresentam intolerância ao ácido acetilsalicílico. Ensaios clínicos envolvendo a adição de clopidogrel ao ácido acetilsalicílico em pacientes com síndrome coronariana aguda e (em um ensaio clínico de enorme porte com mais de 45 mil pacientes), em pacientes com IAM (COMMIT Collaborative Group, 2005) demonstraram que o tratamento combinado diminui a mortalidade. O tratamento com clopidogrel para essa indicação é administrado por 4 semanas. O prasugrel é mais efetivo do que o clopidogrel nas síndromes coronarianas agudas, porém provoca com mais frequência sangramento grave. O pré-tratamento com clopidogrel e ácido acetilsalicílico, seguido de terapia mais prolongada, também é efetivo para pacientes com doença cardíaca isquêmica submetidos a intervenções coronarianas percutâneas. O tratamento da síndrome coronariana aguda

---

[8]Esse esquema posológico de ácido acetilsalicílico não é convencional, sendo um pouco menor do que a dose de 75 mg 1 vez/dia, comumente usada na tromboprofilaxia.

com ticagrelor, em comparação com o clopidogrel, reduz significativamente a mortalidade por motivos desconhecidos.

ANTAGONISTAS DO RECEPTOR DE GLICOPROTEÍNA IIB/IIIA

Os antagonistas do receptor de GPIIb/IIIa possuem o atrativo teórico de inibir todas as vias de ativação das plaquetas, visto que todas convergem para a ativação dos receptores de GPIIb/IIIa. Um fragmento Fab de anticorpo monoclonal híbrido murinho-humano, dirigido contra o receptor de GPIIb/IIIa, que leva o pequeno nome **abciximabe**,[9] foi licenciado para uso em pacientes de alto risco submetidos a angioplastia coronariana, como adjuvante da heparina e do ácido acetilsalicílico. Ele reduz o risco de reestenose à custa de um risco aumentado de sangramento. A imunogenicidade limita o seu uso a uma administração única.

A **tirofibana** é um não peptídeo sintético, enquanto a **eptifibatida** é um peptídeo cíclico que tem como base a sequência Arg-Gly-Asp ("RGD"), comum aos ligantes dos receptores de GPIIb/IIIa. Nenhum desses dois fármacos é absorvido se administrado por via oral. Quando a administração se dá por por via intravenosa, como coadjuvantes do ácido acetilsalicílico e de uma preparação de heparina, eles reduzem os eventos iniciais na síndrome coronariana aguda; entretanto, o tratamento oral a longo prazo com antagonistas do receptor de GPIIb/IIIa não é eficaz e pode ser prejudicial. De forma não surpreendente, eles aumentam o risco de sangramento.

OUTROS FÁRMACOS ANTIPLAQUETÁRIOS

O **epoprostenol** (PGI_2), um agonista dos receptores prostanoides IP (ver Capítulo 17), provoca vasodilatação, bem como inibição da agregação plaquetária. Pode ser adicionado ao sangue que entra no circuito de diálise a fim de prevenir a trombose durante a hemodiálise, particularmente em pacientes para os quais a heparina está contraindicada. O epoprostenol também é utilizado na hipertensão pulmonar grave (ver Capítulo 21) e no choque circulatório associado à septicemia meningocócica. É instável em condições fisiológicas e apresenta uma meia-vida de cerca de 3 minutos, razão pela qual é administrado como infusão intravenosa. A **iloprosta**, um análogo mais estável da PGI_2, é administrada por inalação por meio de uma solução nebulizada a pacientes com hipertensão arterial pulmonar grave. Os efeitos adversos relacionados com a ação vasodilatadora desses prostanoides consistem em rubor, cefaleia e hipotensão.

Os usos clínicos dos fármacos antiplaquetários estão resumidos no boxe clínico.

FIBRINÓLISE (TROMBÓLISE)

Quando o sistema de coagulação é ativado, o sistema fibrinolítico também entra em ação por meio de vários *ativadores de plasminogênio* endógenos, incluindo tPA, ativador de plasminogênio tipo uroquinase, calicreína e elastase dos neutrófilos. O tPA é inibido por uma lipoproteína estruturalmente relacionada, a *lipoproteína(a)*, cuja concentração plasmática aumentada constitui um fator de risco independente para infarto do miocárdio (ver Capítulo 22). O plasminogênio

[9]A convenção para a nomenclatura dos anticorpos monoclonais é a seguinte: momabe = anticorpo monoclonal de camundongo (-**mo**use **m**onoclonal **a**nti**b**ody); umabe = humano; -zumabe = humanizado; -ximabe = quimérico – um tipo de pesadelo mítico de camundongo-homem.

Fármacos antiplaquetários

- O **ácido acetilsalicílico** inibe irreversivelmente a ciclo-oxigenase. Para uso crônico, a administração de doses baixas (75 mg 1 vez/dia) é muito eficaz (>95%) na inibição da síntese plaquetária de tromboxano (TX)A_2 e na redução do risco de trombose. O tratamento é iniciado com uma dose única maior (300 mg) em casos agudos, de modo a obter uma inibição rápida da síntese plaquetária de tromboxano[10]
- Os antagonistas do ADP são combinados com ácido acetilsalicílico em dose baixa no tratamento de pacientes com doença arterial coronariana instável. O **clopidogrel** é um profármaco. Quando administrado por via oral, inibe irreversivelmente os receptores de $P2Y_2$ e, portanto, também as respostas plaquetárias ao ADP. Seu efeito clínico é aditivo com o **ácido acetilsalicílico**. O **prasugrel** apresenta um mecanismo semelhante. O **ticagrelor** é reversível, mas não competitivo. O **prasugrel** e o **ticagrelor** são mais efetivos do que doses aprovadas de **clopidogrel**, porém têm mais tendência a causar hemorragia.
- Os antagonistas dos receptores de GPIIb/IIIa incluem um anticorpo monoclonal (**abciximabe**) e várias moléculas sintéticas (p. ex., **tirofibana**). Inibem diversos agonistas, por exemplo, ADP e TXA_2, visto que diferentes vias de ativação convergem para os receptores de GPIIb/IIIa. São administrados por via intravenosa para tratamento a curto prazo
- O **dipiridamol** inibe a fosfodiesterase e a captação de adenosina dos eritrócitos. É usado juntamente com ácido acetilsalicílico em alguns pacientes com AVC ou ataque isquêmico transitório (AIT)
- O **epoprostenol** (PGI_2 sintética) é quimicamente instável. Quando administrado na forma de infusão intravenosa, atua nos receptores de prostanoides (IP) no músculo liso e nas plaquetas (ver Capítulo 17), o que estimula a adenilato ciclase e, portanto, provoca vasodilatação e inibição da agregação causada por qualquer via (p. ex., ADP ou TXA_2). É usado na prevenção da coagulação durante a hemodiálise em pacientes que não podem ser tratados com heparina, bem como no tratamento da hipertensão arterial pulmonar (ver Capítulo 21). A **iloprosta** é um análogo menos instável da PGI_2 e pode ser administrada por inalação de uma solução nebulizada para tratamento da hipertensão pulmonar.

[10]Sua ação antitrombótica constitui a principal base para o ditado "Um comprimido de ácido acetilsalicílico por dia mantém o médico longe" – embora o ácido acetilsalicílico também tenha propriedades anticancerígenas, particularmente contra o câncer de cólon. Entretanto, seu uso crônico na prevenção primária raramente se justifica, devido ao sangramento que pode causar.

deposita-se nos filamentos de fibrina dentro do trombo. Os ativadores do plasminogênio são serina proteases, que são instáveis no sangue circulante. Difundem-se dentro do trombo e clivam o plasminogênio, um zimogênio presente no plasma para liberar a plasmina localmente (Figura 23.9). A plasmina é uma protease semelhante à tripsina que digere a fibrina, bem como o fibrinogênio, os fatores II, V e VIII e muitas outras proteínas; qualquer plasmina que escape para a circulação é inativada por inibidores da plasmina, incluindo PAI-1 (ver Capítulo 21), o que nos protege de uma autodigestão interna.

Os fármacos afetam esse sistema por meio de aumento ou inibição da fibrinólise (fármacos *fibrinolíticos* e *antifibrinolíticos*, respectivamente).

> **Usos clínicos dos fármacos antiplaquetários**
>
> O principal fármaco é o **ácido acetilsalicílico**. Outros fármacos com ações distintas (p. ex., **dipiridamol**, **clopidogrel**, **ticagrelor**) podem ter efeitos aditivos ou podem ser usados em pacientes com intolerância ao **ácido acetilsalicílico**. Os usos de fármacos antiplaquetários estão relacionados sobretudo com a trombose arterial e incluem:
> - Infarto agudo do miocárdio
> - Prevenção de infarto do miocárdio em pacientes de alto risco, incluindo história de infarto do miocárdio, angina ou claudicação intermitente
> - Após cirurgia de revascularização do miocárdio
> - Síndromes coronarianas instáveis (um antagonista de $P2Y_{12}$, como **clopidogrel**, **prasugrel** ou **ticagrelor** é adicionado ao **ácido acetilsalicílico**)
> - Após angioplastia de artéria coronária e/ou colocação de *stent*. Os antagonistas da glicoproteína IIb/IIIa por via intravenosa – por exemplo, **abciximabe** – são utilizados em alguns pacientes, além do **ácido acetilsalicílico**
> - Ataque isquêmico cerebral transitório ("miniderrames") ou acidente vascular cerebral trombótico, para prevenir a recorrência (pode-se adicionar **dipiridamol** ao **ácido acetilsalicílico**)
> - Fibrilação atrial, se o anticoagulante oral for contraindicado; ou, segundo especialistas, em situações de alto risco, em combinação com anticoagulante.
>
> Outros medicamentos antiplaquetários, como o **epoprostenol** (PGI_2; ver Capítulo 17), possuem aplicações clínicas especializadas, por exemplo, na *hemodiálise* ou *hemofiltração* (ver Capítulo 29) ou na *hipertensão pulmonar* (ver Capítulo 21), onde um análogo, **iloprosta**, pode ser administrado por inalação em uma solução para nebulização.

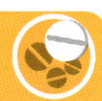

FÁRMACOS FIBRINOLÍTICOS

A Figura 23.9 fornece um resumo da interação do sistema fibrinolítico com a cascata da coagulação e a ativação das plaquetas, juntamente com a ação de fármacos que as modificam. Vários fármacos fibrinolíticos (trombolíticos) são usados na clínica, sobretudo para desobstruir artérias ocluídas em pacientes com IAM[11] ou com AVC e, menos comumente, em pacientes com trombose venosa ou embolia pulmonar potencialmente fatais.

A **estreptoquinase** é uma proteína ativadora do plasminogênio extraída de culturas de estreptococos. Administrada por infusão intravenosa reduz a mortalidade no IAM, e esse efeito benéfico é aditivo ao do ácido acetilsalicílico (ver Figura 23.8). Sua ação é bloqueada por anticorpos, que aparecem 4 dias ou mais após a dose inicial: seu uso não deve ser repetido após transcorrido esse tempo.[12]

A **alteplase** e a **duteplase** são tPAs recombinantes de cadeia simples e de cadeia dupla, respectivamente. São mais ativas sobre o plaminogênio ligado a fibrina do que sobre o plasminogênio plasmático e, portanto, são consideradas "seletivas para coágulo". O tPA recombinante não é antigênico e pode ser utilizado em pacientes com probabilidade de apresentar anticorpos contra a estreptoquinase. Em virtude da meias-vida curta, esses fármacos precisam ser administrados como infusão intravenosa. A **reteplase** é semelhante, porém apresenta uma meia-vida de eliminação mais longa, possibilitando a sua administração em *bolus*, com maior simplicidade de administração. Está disponível para uso clínico no IAM.

EFEITOS ADVERSOS E CONTRAINDICAÇÕES

O principal risco de todos os agentes fibrinolíticos é o sangramento, incluindo hemorragia gastrointestinal e AVC hemorrágico. Se for grave, poderá ser tratado com **ácido tranexâmico** (ver adiante), plasma fresco e fatores de coagulação. A estreptoquinase pode provocar reações alérgicas e febre baixa; além disso, causa um surto de formação de plasmina, gerando cininas vasodilatadoras (ver Capítulo 17), sendo possível causar hipotensão por esse mecanismo.

As contraindicações ao uso desses agentes consistem em sangramento interno ativo, doença vascular cerebral hemorrágica, diátese hemorrágica, gravidez, hipertensão não controlada, procedimentos invasivos nos quais a hemostasia é importante e trauma recente – inclusive reanimação cardiopulmonar vigorosa.

USOS CLÍNICOS

Vários estudos controlados por placebo de grande porte realizados em pacientes com IAM demonstraram de modo convincente que os fármacos fibrinolíticos reduzem a mortalidade se forem administrados dentro de 12 horas após o início dos sintomas e que, quanto mais cedo forem administrados, melhor é o resultado. Considerações semelhantes são válidas para o seu uso em AVC trombótico, porém com uma escala de tempo reduzida de 3 horas, em vez de 12 horas. Aconselha-se uma avaliação para excluir a possibilidade de AVC hemorrágico, embora isso nem sempre seja praticável em uma situação de emergência. Os fármacos fibrinolíticos disponíveis, usados em combinação com o ácido acetilsalicílico, proporcionam um benefício semelhante, porém habitualmente um pouco menor do que aquele obtido por meio de procedimentos mecânicos de desobstrução (p. ex., trombectomia ou angioplastia). Outras aplicações dos agentes fibrinolíticos estão listadas no boxe clínico.

FÁRMACOS ANTIFIBRINOLÍTICOS E HEMOSTÁTICOS

O **ácido tranexâmico** inibe a ativação do plasminogênio e, portanto, evita a fibrinólise. Pode ser administrado por via oral ou intravenosa. É utilizado no tratamento de várias condições nas quais ocorre sangramento ou risco de sangramento, como hemorragia após prostatectomia ou extração dentária, na menorragia (sangramento menstrual excessivo) e hemorragia potencialmente fatal após a administração de fármacos trombolíticos. O ácido tranexâmico também é usado como profilaxia em pacientes com a rara doença de angioedema hereditário (ver Capítulo 21).

---

[11]Na atualidade, os fármacos fibrinolíticos são menos amplamente usados no IAM, visto que muitas unidades ao redor do mundo fornecem serviço de angioplastia de emergência (a artéria ocluída é identificada por angiografia, dilatada com cateter com balão e, se necessário, mantida aberta por meio de um *stent;* ver Capítulo 21). A medida importante é abrir a artéria trombosada o mais rápido possível. Se houver disponibilidade de instalações para fazer isso mecanicamente, é pelo menos tão adequado quanto o uso de um fármaco lítico. A trombectomia intra-arterial cirúrgica também está sendo introduzida no tratamento do AVC agudo.

[12]Um fármaco de uma única vez na vida!

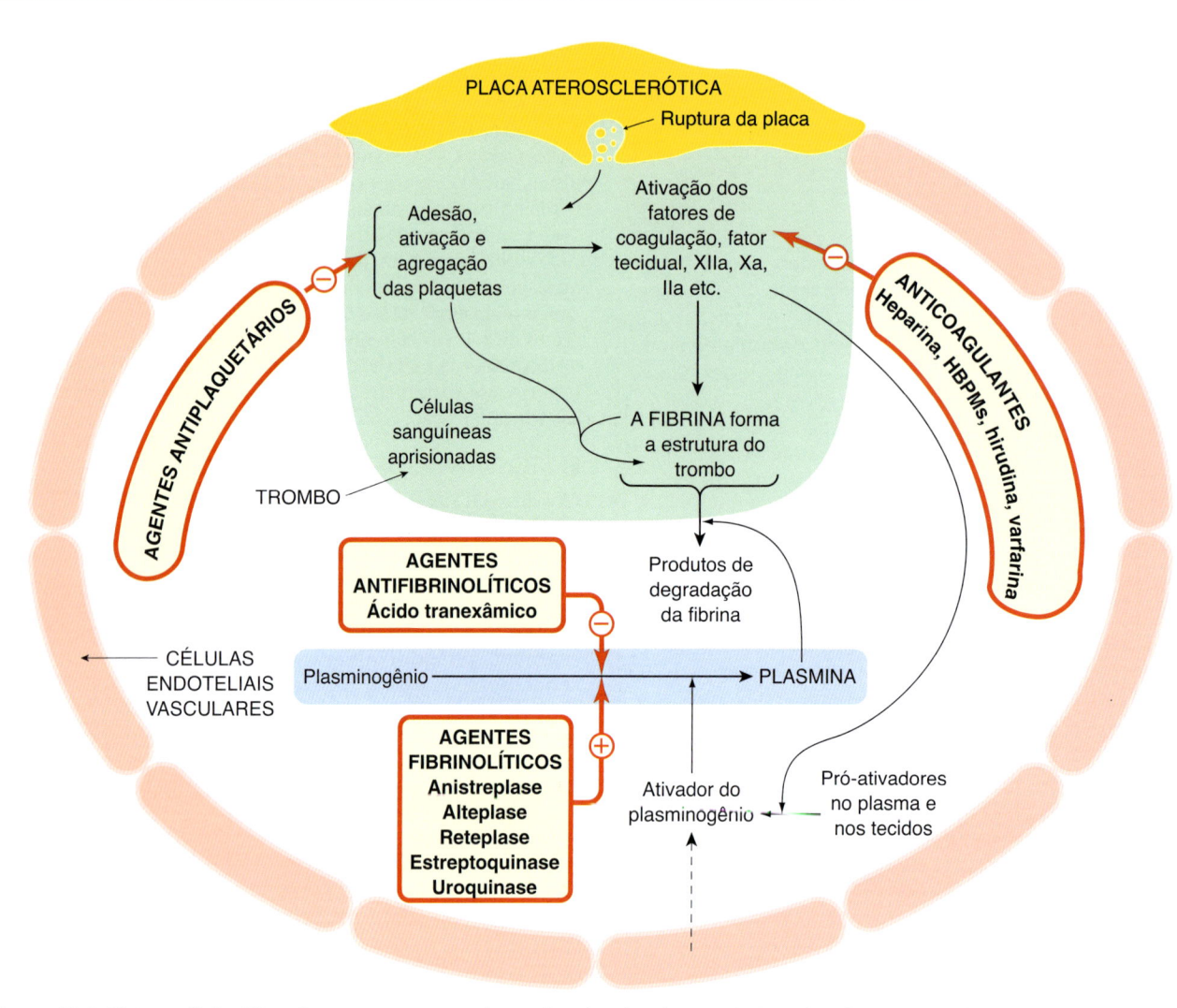

344 SEÇÃO 3 ● Fármacos que Afetam os Grandes Sistemas de Órgãos

Figura 23.9 Sistema fibrinolítico. O esquema mostra as interações das vias de coagulação e das plaquetas e os locais de ação dos fármacos que modificam esses sistemas. Para mais detalhes da ativação das plaquetas e da cascata de coagulação, consultar as Figuras 23.1, 23.2 e 23.7. *HBPMs,* heparinas de baixo peso molecular.

Fibrinólise e fármacos modificadores da fibrinólise

- A cascata fibrinolítica é iniciada concomitantemente com a cascata da coagulação, resultando na formação, dentro do coágulo, de plasmina, uma enzima que digere a fibrina
- Vários agentes promovem a formação de plasmina a partir de seu precursor, o plasminogênio, como, por exemplo, **estreptoquinase** e tPAs, como **alteplase**, **duteplase** e **reteplase**. A maioria é administrada por infusão intravenosa; a reteplase pode ser administrada como injeção em *bolus*
- Alguns fármacos (p. ex., **ácido tranexâmico**) inibem a fibrinólise.

Usos clínicos dos fármacos fibrinolíticos

Os principais fármacos são tPAs, por exemplo, **alteplase**
- O principal uso é no IAM, dentro de 12 horas após o início (quanto mais cedo melhor!)
- Outros usos incluem:
  - *AVC trombótico agudo* dentro de 3 horas após o início (tPA), em pacientes selecionados
  - Desobstrução de *derivações* e *cânulas trombosadas*
  - *Tromboembolismo arterial agudo*
  - *TVP* e *embolia pulmonar* potencialmente fatais (**estreptoquinase**, administrada imediatamente).

BIBLIOGRAFIA E LEITURA COMPLEMENTAR

Coagulação sanguínea e anticoagulantes
Hirsh, J., O'Donnell, M., Weitz, J.I., 2005. New anticoagulants. Blood 105, 453–463.
Koenig-Oberhuber, M.F., 2016. New antiplatelet drugs and new oral anticoagulants V. Br. J. Anaesth. 117 (Suppl. 2), ii74–ii84.

Martin, F.A., Murphy, R.P., Cummins, P.M., 2013. Thrombomodulin and the vascular endothelium: insights into functional, regulatory, and therapeutic aspects. Am. J. Physiol. Heart Circ. Physiol. 304 (12), H1585–H1597.
Shearer, M.J., Newman, P., 2008. Metabolism and cell biology of vitamin K. Thromb. Haemost. 100, 530–547.

Endotélio, plaquetas e agentes antiplaquetários

Chew, D.P., Bhatt, D., Sapp, S., et al., 2001. Increased mortality with oral platelet glycoprotein IIb/IIIa antagonists: a meta-analysis of phase III multicenter trials. Circulation 103, 201–206.

COMMIT Collaborative Group, 2005. Addition of clopidogrel to aspirin in 45 852 patients with acute myocardial infarction: randomised placebo-controlled trial. Lancet 366, 1607–1621.

Goodman, T., Ferro, A., Sharma, P., 2008. Pharmacogenetics of aspirin resistance: a comprehensive systematic review. Br. J. Clin. Pharmacol. 66, 222–232.

Patrono, C., Baigent, C., 2019. Role of aspirin in primary prevention of cardiovascular disease. Nat. Rev. Cardiol. 16, 675–686.

Patrono, C., Coller, B., FitzGerald, G.A., et al., 2004. Platelet-active drugs: the relationships among dose, effectiveness, and side effects. Chest 126, 234S–264S.

Pollack, C.V., Wang, T.Y., 2021. Evolution of clinical thinking and practice regarding aspirin: what has changed and why? Am. J. Cardiol. 144, S10–S14.

Wallentin, L., Becker, R.C., Budaj, A., et al., 2009. Ticagrelor versus clopidogrel in patients with acute coronary syndromes. N. Engl. J. Med. 361, 1045–1057.

Wiviott, S.D., Braunwald, E., McCabe, C.H., et al., 2007. For the TRITON-TIMI 38 Investigators. Prasugrel versus clopidogrel in patients with acute coronary syndromes. N. Engl. J. Med. 357, 2001–2015.

Aspectos clínicos e gerais

Aster, R.H., 1995. Heparin-induced thrombocytopenia and thrombosis. N. Engl. J. Med. 332, 1374–1376.

Diener, H., Cunha, L., Forbes, C., et al., 1996. European Stroke Prevention Study 2. Dipyridamole and acetylsalicylic acid in the secondary prevention of stroke. J. Neurol. Sci. 143, 1–14.

Goldhaber, S.Z., 2004. Pulmonary embolism. Lancet 363, 1295–1305.

Kyrle, P.A., Eichinger, S., 2005. Deep vein thrombosis. Lancet 365, 1163–1174.

Levine, M., 1995. A comparison of low-molecular-weight heparin administered primarily at home with unfractionated heparin administered in the hospital for proximal deep vein thrombosis. N. Engl. J. Med. 334, 677–681.

Markus, H.S., 2005. Current treatments in neurology: stroke. J. Neurol. 252, 260–267.

Ricciotti, E., FitzGerald, G.A., 2021. Aspirin in the prevention of cardiovascular disease and cancer. Ann. Rev. Med. 72, 473–495.

Scully, M., Singh, D., Lown, R., et al., 2021. Pathologic antibodies to platelet factor 4 after ChAdOx1 nCOV-19 vaccination. N. Engl. J. Med. 384, 2202–2211.

SEÇÃO 3 • Fármacos que Afetam os Grandes Sistemas de Órgãos

24 Sistema Hematopoiético e Tratamento da Anemia

CONSIDERAÇÕES GERAIS

Este capítulo apresenta uma breve recapitulação do sistema hematopoiético, dando ênfase ao controle da geração de eritrócitos ("eritropoese"), e resume os diferentes tipos de anemia. As anemias são causadas por deficiências de nutrientes, falta de estimulação da medula óssea, depressão da medula óssea (como na anemia aplásica) ou aumento da destruição dos eritrócitos (anemias "hemolíticas"). Em seguida, são descritos os principais agentes utilizados para o seu tratamento, assim como algumas doenças não malignas dos leucócitos e das plaquetas. As doenças malignas dos leucócitos (leucemias) são discutidas no Capítulo 57. Os fármacos antiplaquetários são considerados no Capítulo 23. Aqui, descrevemos os fatores de crescimento hematopoiéticos e concluímos o capítulo mencionando os fármacos utilizados no tratamento da anemia falciforme e da hemoglobinúria paroxística noturna (HPN).

INTRODUÇÃO

Neste capítulo, faremos uma breve revisão do sistema hematopoiético e de diferentes tipos de anemia devido à perda de sangue, deficiência de nutrientes, falta de eritropoetina (o hormônio que estimula a eritropoese) ou aumento da destruição dos eritrócitos (anemias hemolíticas). As deficiências nutricionais de *ferro*, *vitamina B_{12}* ou *ácido fólico* são comuns e merecem atenção; a maior parte deste capítulo é dedicada a esses agentes hematínicos (*i. e.*, nutrientes necessários para uma hematopoese saudável) e fármacos relacionados.

O tratamento de muitas formas de depressão da medula óssea é principalmente de suporte, por exemplo, por meio de transfusões de hemácias ou plaquetas ou, em pacientes com sepse neutropênica, pela administração de antibióticos. Entretanto, os *fatores de crescimento hematopoiéticos* (em particular, as *epoetinas* – preparações baseadas na eritropoetina, o hormônio natural) transformaram o tratamento de pacientes com doença renal crônica que apresentam deficiência de eritropoetina, a qual, nos adultos, é produzida e secretada sobretudo pelos rins. A eritropoetina também tem sido usada, notoriamente, no esporte competitivo (ver Capítulo 59). Hoje, avanços na compreensão do controle da secreção de eritropoetina por fatores induzíveis por hipoxia (HIFs), notadamente pelo $HIF_{1\alpha}$, parecem estar determinados a fundamentar melhorias adicionais no tratamento da anemia em pacientes com doença renal e potencialmente indicações mais amplas, incluindo doença vascular, e, por meio da *inibição* do HIF (p. ex., **belzutifano** para o tratamento da síndrome de von Hippel-Lindau [VHL]), e doenças malignas (ver Capítulo 57).

Outros fatores hematopoiéticos conhecidos como *fatores estimuladores de colônias* (CSFs) – variedades de citocinas (ver Capítulo 17) – aumentam o número de leucócitos circulantes e são usados terapeuticamente.

Por fim, mencionaremos dois fármacos (**hidroxicarbamida** e **crisanlizumabe**), que fornecem perspectivas mecanicistas, bem como benefício clínico na anemia falciforme, e o **eculizumabe**, que fornece informações e proporciona benefícios clínicos na HPN. A edição de genes (ver Capítulo 5) e as terapias baseadas em células oferecem um deslumbre das possíveis curas futuras para a doença falciforme, as talassemias e as hemoglobinopatias geneticamente determinadas e afins.

SISTEMA HEMATOPOIÉTICO

Os principais componentes do sistema hematopoiético são o sangue, a medula óssea, os linfonodos e o timo, enquanto o baço, o fígado e os rins constituem órgãos acessórios importantes. O sangue é constituído de elementos figurados (eritrócitos, leucócitos e plaquetas) e plasma. Este capítulo trata principalmente dos eritrócitos, que transportam oxigênio nos vasos sanguíneos dos pulmões até os tecidos, onde é necessário para o metabolismo aeróbico. Sua capacidade de transportar oxigênio depende de seu conteúdo de hemoglobina. Os leucócitos são de importância central na resposta à infecção e a outros sinais de perigo (ver Capítulo 7), enquanto as plaquetas são essenciais à hemostasia (ver Capítulo 23).

Eritropoese e seu controle. Nos adultos, o local mais importante de formação de eritrócitos é a medula óssea, enquanto o baço atua como "matadouro". O tempo de vida de um eritrócito normalmente é de cerca de 120 dias, e a perda de eritrócitos em adultos saudáveis – cerca de 2×10^{10} células por dia – é precisamente equilibrada pela produção de novas células. Conforme assinalado anteriormente, os rins (e, na vida fetal, o fígado) produzem *eritropoetina*, o hormônio que estimula a produção de eritrócitos. Nos indivíduos saudáveis, o local anatômico com menor concentração tecidual de oxigênio é a medula renal, a qual utiliza o metabolismo anaeróbico para a obtenção de sua energia. O baixo nível de oxigênio é uma consequência da disposição anatômica do suprimento sanguíneo para a medula por meio de alças vasculares, denominadas vasos retos. Esse arranjo resulta em troca de plasma por contracorrente e baixo fluxo sanguíneo para a parte mais profunda da medula, com um circuito curto de líquido extracelular e oxigênio entre os vasos retos que entram na medula e que saem dela. Isso preserva o gradiente osmótico que possibilita ao rim excretar urina diluída ou concentrada (ver Capítulo 29).

O conteúdo de eritrócitos do sangue é expresso como o *hematócrito*, definido como a fração de sangue ocupada por eritrócitos, expressa como porcentagem ou como *concentração de hemoglobina*, expressa hoje em dia (pelo menos nos países da Europa) em termos molares com base na massa molecular da hemoglobina e no volume total de sangue na amostra – como se a hemoglobina estivesse uniformemente distribuída por toda a amostra de sangue, em vez de estar confinada dentro dos eritrócitos. As faixas normais dessas medidas diferem entre homens e mulheres, as quais perdem sangue durante os anos reprodutivos pela menstruação e no parto.

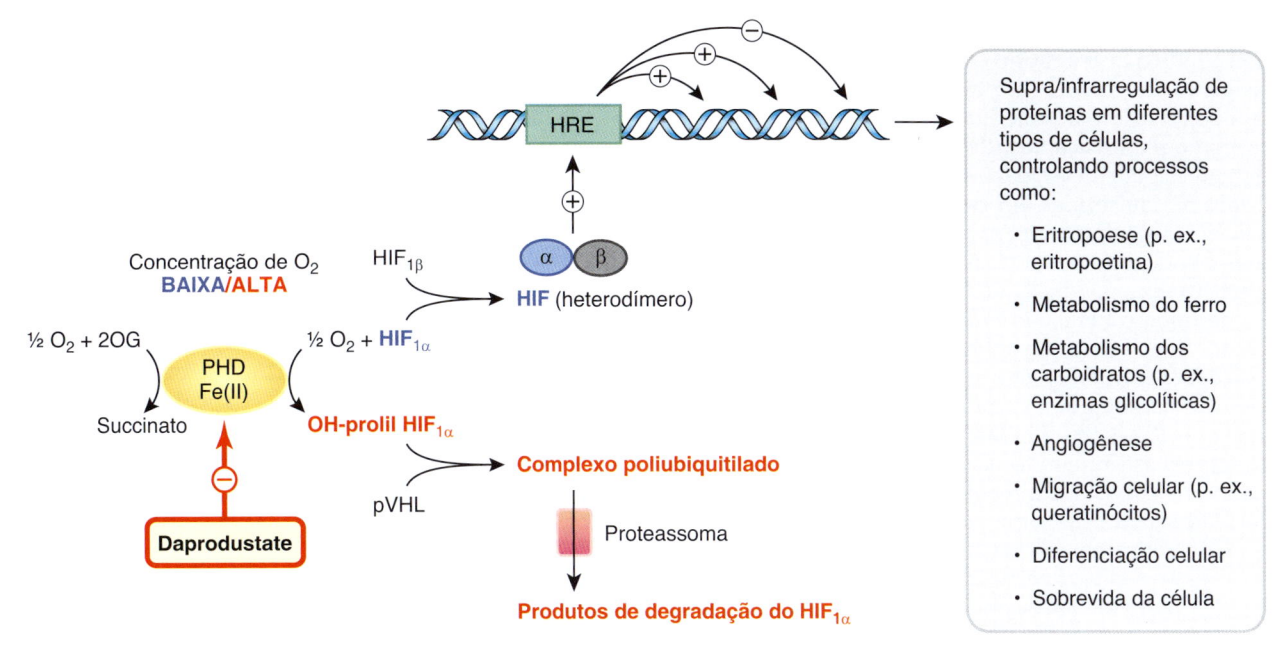

Figura 24.1 Controle da eritropoese sensível ao oxigênio pelo PHD/HIF. O O_2 combina-se com o Fe(II) no sítio ativo do PHD, o sensor de oxigênio. Com altas concentrações teciduais de O_2 (vermelho), o PHD hidroxila um ou outro dos dois resíduos prolil no $HIF_{1\alpha}$, enquanto converte 2OG em succinato. A hidroxilação do $HIF_{1\alpha}$ cria um sítio de ligação de alta afinidade para o pVHL, que forma um complexo com ele e promove a poliubiquitilação, marcando o complexo como alvo para destruição por proteassomas. Em consequência, a concentração de $HIF_{1\alpha}$ disponível para combinação com $HIF_{1\beta}$ para formar o dímero HIF ativo é baixa quando a concentração de O_2 é alta. A afinidade do PHD pelo O_2 é tal que, quando a concentração tecidual de O_2 cai (pO_2 < 40 mmHg – azul na figura), há um acentuado declínio na taxa de hidroxilação do $HIF_{1\alpha}$. Consequentemente, o $HIF_{1\alpha}$ aumenta, dimeriza com o $HIF_{1\beta}$ para formar HIF, que atua no núcleo sobre o HRE cromossômico a fim de controlar a taxa de produção de eritropoetina e de outras proteínas envolvidas na resposta à hipoxia. 2OG, 2-oxoglutarato; HIF, fator induzível por hipoxia (subunidades 1a e 1b); HRE, elemento de resposta do HIF; PHD, proteína contendo o domínio prolil-hidroxilase; pVHL, proteína de von Hippel-Lindau.

Sensor de oxigênio. Sabe-se, desde o início do século XX, que o hematócrito em ambos os sexos é controlado de maneira precisa pelo oxigênio,[1] porém só mais recentemente foram descobertos os detalhes de como as células detectam e respondem à disponibilidade de oxigênio. Um fator de transcrição, conhecido como HIF, combina-se com um elemento de resposta à eritropoetina cromossômico de 33 pares de bases a fim de estimular a síntese de RNA mensageiro para a síntese de eritropoetina. O HIF é um heterodímero com subunidades α e β, e o $HIF_{1\alpha}$ desempenha um papel fundamental na capacidade de resposta ao oxigênio. É sintetizado em muitos tipos de células, em vez de ser apenas formado em células que secretam eritropoetina; todavia, em células bem oxigenadas, é rapidamente oxidado por uma proteína contendo o domínio prolil-hidroxilase (PHD), uma enzima dioxigenase que hidroxila um ou outros dos dois resíduos de prolina no $HIF_{1\alpha}$, enquanto adiciona o outro átomo de oxigênio do O_2 molecular ao 2-oxoglutarato (α-cetoglutarato), convertendo-o em succinato (Figura 24.1).

O PHD (também conhecido como EGLN prolil-hidroxilase, em virtude de sua homologia com um gene do verme nematódeo *Caenorhabditis elegans*) é o sensor de oxigênio responsável pela resposta fisiológica integrada à hipoxia tecidual, que inclui aumento da produção de eritropoetina. Possui um átomo de Fe^{2+} não heme em seu sítio ativo, que se combina com o oxigênio molecular. A hidroxilação de um ou de ambos os resíduos prolil em $HIF_{1\alpha}$ cria um sítio de ligação de alta afinidade para a proteína VHL[2] (pVHL). A pVHL atua como proteína de reconhecimento para a ubiquitina ligase, que marca o complexo pVHL/$HIF_{1\alpha}$ com moléculas de ubiquitina ("poliubiquitilação") para destruição por proteassomas no citoplasma.

O PHD possui afinidade pelo oxigênio, o que explica quantitativamente a sensibilidade ao oxigênio na faixa fisiológica do ambiente celular. Não atua como estímulo para a síntese de $HIF_{1\alpha}$ na ausência de oxigênio, mas como meio para a sua eliminação na presença de oxigênio (ver Figura 24.1). Em condições de baixa concentração de oxigênio celular, a eliminação do $HIF_{1\alpha}$ é suprimida, de modo que ele se acumula, é transportado para o núcleo da célula, dimeriza com o $HIF_{1\beta}$, e o HIF_1 resultante e combina-se com elementos de resposta que controlam não apenas a síntese de eritropoetina, mas também um número muito grande de outros genes (> 3.000): sabe-se agora que o HIF é um regulador mestre de muitos mecanismos integrados, incluindo metabolismo do ferro, metabolismo anaeróbico de carboidratos, migração celular e neovascularização.

---

[1] Descoberto por Mabel Purefoy FitzGerald, a única mulher cientista em uma expedição ao Pico Pikes. Os homens ficaram em ambiente luxuoso em uma acomodação perto do cume, enquanto foi designada a permanecer em aposentos menos confortáveis e mais baixos, onde ela estudou a relação entre a altitude de várias comunidades – o determinante da pressão parcial de oxigênio no ar inspirado e o hematócrito médio dos habitantes. Demonstrou a existência de uma relação linear acentuada muito sensível dentro de cada sexo. As circunstâncias são descritas por Sir Peter Ratcliffe, em sua palestra do Nobel, em 2019 (https://www.youtube.com/watch?v=-Q0OGLCzKEE). Ele compartilhou o prêmio com Gregg L. Semenza e William Kaelin "por suas descobertas de como as células detectam e se adaptam à disponibilidade de oxigênio".

[2] A doença de VHL é um distúrbio genético raro de um único gene (doença monogênica) no qual o pVHD é defeituoso, em que a pVHL está defeituosa. Caracteriza-se por tumores vasculares na retina, no cerebelo, no tronco encefálico, nos rins e no tecido neuroendócrino (feocromocitomas; ver Capítulo 15) e em alguns pacientes por aumento do hematócrito.

A hipoxia pode ser generalizada (como em grandes altitudes, onde o ar inspirado contém apenas um baixo teor de oxigênio ou em doenças pulmonares – ver Capítulo 28), ou a hipoxia tecidual pode limitar-se a uma região anatômica, como na doença vasoclusiva (ver Capítulos 21 e 22) e em regiões pouco vascularizadas de tumores sólidos (ver Capítulo 57) ou feridas em cicatrização. Existe, portanto, potencial terapêutico tanto na *potencialização* do HIF para o tratamento de algumas formas de anemia ou de isquemia tecidual (p. ex., por meio de bloqueio da degradação do $HIF_{1\alpha}$ ao inibir o PHD, ver mais adiante) ou no *bloqueio* de sua ação, como estratégia anticâncer (ver Capítulo 57).

Leucopoese e trombopoese. O CSF de granulócitos (GCSF), o CSF de macrófagos (MCSF) e o CSF de granulócitos-macrófagos (GMCSF) regulam a produção dos leucócitos; esses fatores estimulam as células precursoras na medula óssea a sofrer divisão e diferenciação para serem liberadas na corrente sanguínea. Várias preparações de GCSF são utilizadas terapeuticamente – ver mais adiante. Antagonistas do GMCSF estão sendo investigados como potenciais agentes anti-inflamatórios e antineoplásicos. A *trombopoetina*, uma glicoproteína produzida pelo fígado e pelos rins, estimula a formação de plaquetas por meio de sua ação sobre os receptores de trombopoetina nos megacariócitos, os precursores das plaquetas. O receptor está ligado à via de sinalização JAK/STAT (ver Capítulo 3, Figura 3.17) e promove a geração e a liberação de plaquetas na circulação. A trombopoetina não é usada terapeuticamente, porém dispõe-se de outros fármacos que são agonistas no receptor de trombopoetina para uso terapêutico – ver mais adiante.

TIPOS DE ANEMIA

A anemia caracteriza-se pela redução do conteúdo de hemoglobina no sangue. Pode causar fadiga; entretanto, sobretudo se for crônica, é, com frequência, surpreendentemente assintomática. A causa mais comum consiste em perda de sangue em decorrência de menstruação, tratamento farmacológico (p. ex., **ácido acetilsalicílico** ou outros anti-inflamatórios não esteroidais; ver Capítulo 25) ou processos patológicos, como carcinoma de cólon ou (especialmente nos países em desenvolvimento) infestação parasitária (ver Capítulo 56). A gravidez constitui uma causa importante de dreno fisiológico das reservas de ferro. Existem vários tipos diferentes de anemia, com base nos índices de volume eritrocitário e conteúdo de hemoglobina e no exame microscópico de um esfregaço de sangue corado:

- *Anemia microcítica hipocrômica* (eritrócitos pequenos que contêm baixa concentração de hemoglobina; causada por perda crônica de sangue, resultando em deficiência de ferro)
- *Anemia macrocítica* (eritrócitos grandes, com número reduzido)
- *Anemia normocítica normocrômica* (menor número de eritrócitos de tamanho normal, cada um deles com conteúdo normal de hemoglobina)
- Quadros mistos.

Uma avaliação mais detalhada pode incluir determinação das concentrações séricas de ferritina, ferro, vitamina B_{12} e ácido fólico, além de exame microscópico de esfregaços de medula óssea. Esses exames levam a agrupamentos diagnósticos mais precisos das anemias:

- Deficiência de nutrientes necessários para hematopoese, particularmente:
  - Ferro
  - Ácido fólico e vitamina B_{12}
  - Piridoxina e vitamina C
- Depressão da medula óssea, geralmente causada por:
  - Toxicidade farmacológica (p. ex., fármacos citotóxicos, **clozapina**)
  - Exposição à radiação, incluindo radioterapia
  - Doenças da medula óssea (p. ex., anemia aplásica idiopática, leucemias)
  - Redução da produção de eritropoetina ou da capacidade de resposta a ela (p. ex., insuficiência renal crônica, artrite reumatoide, AIDS; do inglês *Acquired Immunodeficiency Syndrome*)
- Destruição excessiva de eritrócitos (*i.e.*, anemia hemolítica); possui muitas causas, como *hemoglobinopatias* (como anemia falciforme), reações adversas a fármacos e reações imunes descontroladas.

AGENTES HEMATÍNICOS

O uso de agentes hematínicos representa, com frequência, apenas um adjuvante ao tratamento da causa subjacente da anemia – por exemplo, cirurgia para câncer de cólon (uma causa comum de deficiência de ferro) ou fármacos anti-helmínticos para pacientes com ancilostomose (uma causa frequente de anemia em partes da África e da Ásia; ver Capítulo 56). Algumas vezes, o tratamento consiste em interromper o uso de um fármaco agressor, como, por exemplo, um anti-inflamatório não esteroidal que esteja causando hemorragia do trato gastrointestinal (ver Capítulo 25).

FERRO

O ferro é um metal de transição com duas propriedades importantes e relevantes para a sua função biológica, ou seja, a sua capacidade de existir em vários estados de oxidação e de formar complexos de coordenação estáveis.

O corpo de um homem de 70 kg contém cerca de 4 g de ferro, dos quais 65% circulam no sangue na forma de hemoglobina. Cerca da metade é armazenada no fígado, no baço e na medula óssea, principalmente como *ferritina* e *hemossiderina*. Nessas moléculas, o ferro está disponível para a síntese de hemoglobina. O restante, que não está disponível para a síntese de hemoglobina, é encontrado na mioglobina, nos citocromos e em várias enzimas.

A distribuição e a renovação do ferro no homem adulto médio são apresentadas na Tabela 24.1 e na Figura 24.2. Os valores correspondentes na mulher são aproximadamente 45% menores. Uma vez que a maior parte do ferro no organismo faz parte – ou se destina a fazer parte – da hemoglobina, o resultado clínico mais óbvio da deficiência de ferro é a anemia, e a única indicação para terapia com ferro é para o tratamento ou a profilaxia da anemia ferropriva.

A hemoglobina é constituída de quatro subunidades de cadeias de proteína (globinas), cada uma delas contendo um grupo heme. O grupamento heme consiste em um anel de porfirina tetrapirrólico, que contém ferro no estado ferroso (Fe^{2+}). Cada grupo heme tem a capacidade de transportar uma molécula de oxigênio, que se liga reversivelmente ao Fe^{2+} e a um resíduo de histidina na cadeia de globina. Essa ligação reversível constitui a base do transporte de oxigênio.

Tabela 24.1 Distribuição do ferro no corpo de um homem saudável de 70 kg.

Proteína	Tecido	Conteúdo de ferro (mg)
Hemoglobina	Eritrócitos	2.600
Mioglobina	Músculos	400
Enzimas (citocromos, catalase, guanilato ciclase etc).	Fígado e outros tecidos	25
Transferrina	Plasma e líquido extracelular	8
Ferritina e hemossiderina	Fígado	410
	Baço	48
	Medula óssea	300

Dados de Jacobs, A., Worwood, M., 1982. Chapter 5. In: Hardisty, R.M., Weatherall, D.J. (Eds). Blood and Its Disorders. Blackwell Scientific, Oxford.

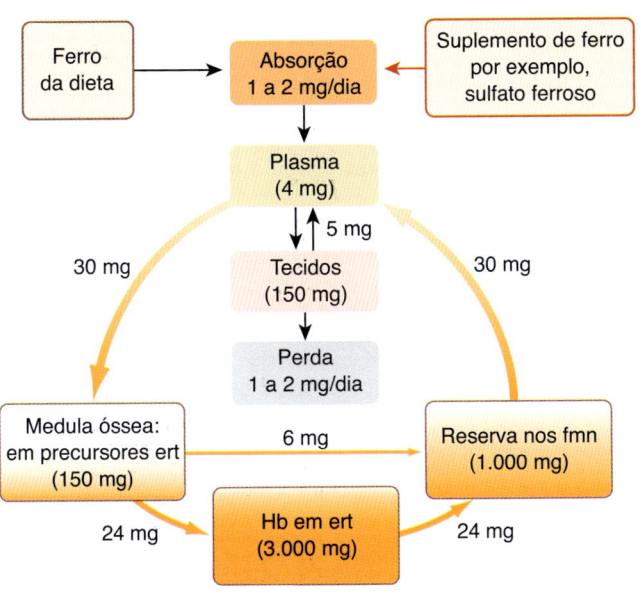

Figura 24.2 Distribuição e renovação do ferro no corpo. As quantidades ao lado das setas indicam as quantidades habituais transferidas a cada dia. A transferência de 6 mg de precursores eritrocitários para os fagócitos representa células abortadas que não conseguiram se desenvolver em eritrócitos funcionais. Hb, hemoglobina; fmn, fagócitos mononucleares (principalmente no fígado, baço e medula óssea); ert, eritrócitos.

RENOVAÇÃO E EQUILÍBRIO DO FERRO

As necessidades diárias normais de ferro são de aproximadamente 5 mg para homens e 15 mg para crianças em fase de crescimento e mulheres que menstruam. Uma mulher grávida precisa de uma quantidade 2 a 10 vezes maior de ferro, devido às demandas do feto e ao aumento das necessidades maternas.[3] Na Europa Ocidental, a dieta média fornece 15 a 20 mg de ferro por dia, em parte na carne. O ferro na carne geralmente está presente na forma de heme, e cerca de 20 a 40% do ferro do grupamento heme estão disponíveis para absorção.

Os seres humanos estão adaptados para absorver o ferro do grupamento heme. Acredita-se que uma das razões pelas quais o homem moderno enfrenta problemas na manutenção do equilíbrio do ferro (segundo estimativas, há 500 milhões de pessoas com deficiência de ferro no mundo) seja que a mudança da caça para o cultivo de grãos há 10.000 anos fez com que os cereais, que contêm pouco ferro utilizável, substituísse a carne na dieta. O ferro não hêmico nos alimentos encontra-se principalmente no estado férrico, que precisa ser convertido em ferro ferroso para ser absorvido. Os sais de ferro possuem baixa solubilidade no pH neutro do intestino delgado; entretanto, no estômago, o ferro se dissolve e liga-se a um carreador de mucoproteína. Na presença de ácido ascórbico, frutose e vários aminoácidos, o ferro é liberado do carreador e forma complexos solúveis de baixo peso molecular que possibilitam a sua permanência na forma solúvel no intestino. O ácido ascórbico estimula a absorção do ferro em parte pela formação de quelatos de ferro solúvel e ascorbato e, em parte, pela redução do ferro no estado férrico em sua forma ferrosa mais solúvel. A **tetraciclina** (ver Capítulo 52) forma um quelato de ferro insolúvel, comprometendo a absorção de ambas as substâncias.

A quantidade de ferro na dieta e os vários fatores que afetam a sua disponibilidade constituem, portanto, determinantes importantes na sua absorção, porém a regulação da absorção de ferro é uma função da mucosa intestinal, que é influenciada pelas reservas corporais de ferro. Como não existe nenhum dispositivo de regulação da excreção de ferro, o mecanismo absortivo assume um papel central no equilíbrio do ferro, visto que constitui o único mecanismo pelo qual o ferro corporal é controlado.

A absorção de ferro ocorre no duodeno e na parte superior do jejuno e consiste em um processo em dois estágios, que envolve a captação pelas células da mucosa, através da borda em escova, seguida de transferência para o plasma. O segundo estágio, um limitador de velocidade, é dependente da energia. O ferro do grupamento heme na dieta é absorvido na forma de heme intacto, e o ferro é liberado na célula da mucosa pela ação da heme oxidase. O ferro não hêmico é absorvido no estado ferroso. No interior da célula, o ferro ferroso é oxidado a ferro férrico, que se liga a um carreador intracelular, uma proteína semelhante à transferrina; em seguida, o ferro é armazenado na célula mucosa, na forma de *ferritina* (se as reservas corporais de ferro estiverem altas), ou é transferido para o plasma (se as reservas de ferro estiverem baixas).

O ferro é transportado no plasma ligado à *transferrina*, uma β-globulina com dois sítios de ligação para o ferro no estado férrico. Em geral, a saturação dos sítios de ligação é de apenas cerca de 30%. O plasma contém 4 mg de ferro em qualquer momento, porém a renovação diária é de cerca de 30 mg (ver Figura 24.2). A maior parte do ferro que entra no plasma provém de macrófagos que fagocitaram e processaram eritrócitos senescentes. A absorção intestinal e a mobilização do ferro dos depósitos corporais contribuem apenas com pequenas quantidades. A maior parte do ferro que sai do plasma diariamente é utilizada para a síntese de hemoglobina pelos precursores eritrocitários (eritroblastos). Esses precursores têm receptores que se ligam à transferrina, liberando-a de novo quando a sua carga de ferro foi capturada.

O ferro é armazenado em duas formas: a ferritina solúvel e a *hemossiderina* insolúvel. A ferritina é encontrada em todas as células, porém está presente nos macrófagos do fígado,

---
[3]Cada gestação "custa" à mãe 680 mg de ferro, o equivalente a 1.300 mℓ de sangue, devido às demandas do feto, juntamente com as necessidades da expansão do volume sanguíneo e da perda de sangue no parto.

baço e medula óssea em concentrações particularmente elevadas. Está também presente no plasma. O precursor da ferritina, *apoferritina*, é uma proteína com peso molecular de 450.000, composta por 24 subunidades polipeptídicas idênticas que envolvem uma cavidade na qual podem ser armazenados até 4.500 átomos de ferro. A apoferritina capta o ferro no estado ferroso, oxida-o e deposita o ferro no estado férrico em seu núcleo. Nessa forma, constitui a ferritina, o principal tipo de armazenamento do ferro; a partir dela, o ferro é mais facilmente disponível. O tempo de vida dessa proteína carregada de ferro é de apenas alguns dias. A hemossiderina é uma forma degradada da ferritina, na qual os núcleos de ferro de várias moléculas de ferritina se agregaram, após desintegração parcial das camadas externas da proteína.

O ferro não é o mais solúvel dos metais, o que explica a necessidade de sua ligação à transferrina (enquanto é transportado pelo corpo) e à ferritina para uso no interior das células (a ferritina é encontrada principalmente dentro das células, mas também pode existir no plasma, funcionando para transportar o ferro dentro das células). No plasma, a ferritina contém muito pouco ferro, visto que dois terços dos depósitos corporais de ferro são encontrados dentro dos eritrócitos, havendo mais ferritina no corpo do que ferro não ligado livre. A renovação lenta do ferro absorvido da dieta, transportado pelo corpo pela transferrina e, em seguida, mantido em depósito celular pela ferritina significa que a maior parte do ferro útil total é encontrada nos eritrócitos, sendo a sua renovação rápida a principal fonte de ferro liberado. Entretanto, o ferro ligado à ferritina plasmática está em equilíbrio com a ferritina armazenada nas células, e a sua concentração no plasma (faixa normal de 40 a 100 ng/mℓ) fornece um indicador clínico útil das reservas corporais totais de ferro: valores inferiores a 40 ng/mℓ indicam deficiência leve de ferro, apesar dos níveis de hemoglobina, da morfologia dos eritrócitos, da concentração sérica de ferro e da saturação de transferrina estarem normais, enquanto valores abaixo de 20 e 10 ng/mℓ indicam, respectivamente, deficiência de ferro moderada e grave.

O organismo não dispõe de nenhum meio para a excreção ativa do ferro. Pequenas quantidades deixam o corpo por meio da descamação das células da mucosa que contêm ferritina, e quantidades ainda menores saem na bile, no suor e na urina. Diariamente, a perda total é de cerca de 1 mg. Por conseguinte, o controle do equilíbrio do ferro é essencialmente dependente do mecanismo de absorção ativo na mucosa intestinal, que é influenciado pelas reservas corporais de ferro. O equilíbrio do ferro está resumido na Figura 24.2. Como os eritrócitos contêm aproximadamente 0,6 mg de ferro por mℓ de sangue, uma perda de apenas alguns mililitros de sangue por dia aumenta de modo substancial a necessidade dietética de ferro.

ADMINISTRAÇÃO DE FERRO

Em geral, o ferro é administrado por via oral, por exemplo, na forma de **sulfato ferroso**. Outros sais para administração oral são o **succinato**, o **gliconato** ou o **fumarato ferrosos**.

A administração parenteral de ferro (p. ex., **ferrodextrana**, **sacarato de hidróxido férrico**, **carboximaltose férrica** ou **derisomaltose férrica**) por injeção ou infusão intravenosa pode ser necessária em indivíduos incapazes de absorver o ferro oral, devido a síndromes de má absorção ou como resultado de procedimentos cirúrgicos ou de condições inflamatórias que acometem o trato gastrointestinal (GI). É também utilizada em pacientes que não toleram preparações orais, bem como naqueles com insuficiência renal crônica ou com anemia induzida por quimioterapia que recebem tratamento com eritropoetina (ver adiante). A ferrodextrana pode ser administrada por injeção intramuscular profunda ou por infusão intravenosa lenta; o sacarato de hidróxido férrico é administrado por infusão intravenosa lenta. Administra-se uma pequena dose inicial, devido ao risco de reação anafilactoide (ver Capítulo 58). Dependendo da preparação utilizada e do contexto clínico, pode ser infundido em uma dose única total (p. ex., carboximaltose férrica) ou em doses fracionadas. O tratamento contínuo é monitorado, quando necessário, pela determinação da hemoglobina e das concentrações séricas de ferro.

Efeitos indesejáveis

Os efeitos adversos da administração oral de ferro estão relacionados com a dose e consistem em náuseas, cólicas abdominais e diarreia. O ferro parenteral pode causar reações anafilactoides (ver Capítulo 58). O Fe^{3+} livre é tóxico e provoca lesão mitocondrial e estresse oxidativo. O ferro é um importante nutriente de vários patógenos, e existe a preocupação de que o ferro em excesso poderia agravar a evolução clínica de infecções. Por essa razão, evita-se geralmente o tratamento com ferro durante infecções.

A *toxicidade aguda por ferro*, que é habitualmente observada em crianças pequenas que ingeriram comprimidos de ferro de coloração atrativa como se fossem balas, pode resultar em gastrite necrosante grave com vômitos, hemorragia e diarreia, seguida de colapso circulatório.

Usos clínicos do ferro

Ver o boxe clínico.

Usos clínicos do ferro

Para tratamento da anemia ferropriva, que pode ser causada por:
- *Perda crônica de sangue* (p. ex., menorragia, ancilostomose, câncer de cólon – a causa precisa ser diagnosticada e tratada especificamente, além do tratamento com ferro)
- *Aumento das demandas* (p. ex., durante a gravidez e na primeira infância)
- *Ingestão dietética inadequada* (incomum nos países desenvolvidos)
- *Absorção inadequada* (p. ex., após gastrectomia ou em doenças como a doença celíaca, em que a mucosa intestinal é danificada por intolerância imunologicamente mediada ao glúten, a proteína do trigo)
- O uso profilático é algumas vezes apropriado
- O ferro parenteral (na forma de **ferrodextrana, sacarato de hidróxido férrico, carboximaltose férrica** ou **derisomaltose férrica**) é usado quando as preparações orais não são toleradas ou não têm sucesso e também em associação com uma preparação de eritropoetina no manejo de pacientes com insuficiência renal crônica ou com anemia induzida por quimioterapia (ver Capítulo 57).

Sobrecarga de ferro

Ocorrem toxicidade crônica por ferro ou sobrecarga de ferro nas anemias hemolíticas crônicas que exigem transfusões de sangue frequentes, como as *talassemias* (um grande grupo de distúrbios genéticos da síntese de cadeias de globina) e a *hemocromatose* (doença genética de armazenamento do ferro, com aumento da absorção de ferro, resultando em dano ao fígado, ilhotas de Langerhans, articulações e pele).[4]

O tratamento da toxicidade aguda e crônica por ferro envolve o uso de agentes quelantes do ferro, como a **desferroxamina**, os quais formam complexos com o ferro no estado férrico, que são excretados na urina. A desferroxamina não é absorvida pelo intestino. Para o tratamento da sobrecarga de ferro crônica (p. ex., na talassemia), é necessário que seja administrada por infusão subcutânea lenta, várias vezes por semana. Para a superdosagem aguda de comprimidos de ferro orais, a desferroxamina é administrada por via intramuscular ou intravenosa, bem como por via intragástrica para sequestrar o ferro não absorvido. A **deferiprona** é um agente quelante de ferro, que é absorvida por via oral e usada como tratamento alternativo para a sobrecarga de ferro em pacientes com talassemia maior que são incapazes de tolerar a desferroxamina. A agranulocitose e outras discrasias sanguíneas constituem efeitos adversos com grave potencial. O **deferasirox** é semelhante, mas pode causar hemorragia gastrointestinal.

> **Ferro**
>
> - O ferro é importante para a síntese de hemoglobina, mioglobina, citocromos e outras enzimas. O ferro no estado férrico (Fe^{3+}) precisa ser convertido em ferro ferroso (Fe^{2+}) para a sua absorção no trato GI
> - A absorção envolve transporte ativo para dentro das células da mucosa no duodeno e jejuno (parte superior do íleo), a partir dos quais pode ser transportado no plasma e/ou armazenado intracelularmente na forma de ferritina
> - O ferro corporal total é controlado exclusivamente pela sua absorção; na deficiência de ferro, uma maior quantidade é transportada para o plasma do que armazenada na forma de ferritina na mucosa do jejuno
> - A perda de ferro ocorre principalmente por descamação de células da mucosa que contêm ferritina e que são eliminadas nas fezes
> - O ferro no plasma está ligado à transferrina, e a maior parte é utilizada para a eritropoese. Uma certa quantidade é armazenada como ferritina em outros tecidos. O ferro dos eritrócitos senescentes entra no plasma a fim de ser reutilizado
> - As principais preparações terapêuticas orais são **sulfato ferroso**, **fumarato ferroso** ou **gliconato ferroso**. As preparações parenterais incluem **sacarato de hidróxido férrico**, **ferrodextrana**, **carboximaltose férrica** ou **derisomaltose férrica**. Essas preparações podem ser administradas por infusão intravenosa quando o ferro oral não é tolerado ou quando é ineficaz
> - Os efeitos adversos incluem distúrbios gastrointestinais. Ocorrem efeitos tóxicos graves quando são ingeridas grandes doses; essa intoxicação aguda pode ser tratada com **desferroxamina**, um agente quelante de ferro que também pode ser usado na sobrecarga de ferro crônica em doenças como a talassemia.

ÁCIDO FÓLICO E VITAMINA B_{12}

A vitamina B_{12} e o ácido fólico são constituintes essenciais da dieta humana e necessários para a síntese de DNA e, consequentemente, a proliferação celular. Suas ações bioquímicas são interdependentes (ver o boxe de pontos-chave "Vitamina B_{12} e ácido fólico"), e o tratamento com ácido fólico corrige algumas das características da deficiência de vitamina B_{12}, mas não todas. A deficiência de vitamina B_{12} ou de ácido fólico afeta os tecidos com renovação celular rápida, em particular a medula óssea, porém a deficiência de vitamina B_{12} também provoca distúrbios neuronais importantes, que não são corrigidos (ou que podem até mesmo ser agravados) pelo tratamento com ácido fólico. A deficiência dessas vitaminas causa *hematopoese megaloblástica*, caracterizada por distúrbio da diferenciação eritroblástica e eritropoese defeituosa na medula óssea. Surgem grandes precursores eritrocitários anormais na medula, com uma alta razão RNA:DNA em consequência da síntese diminuída de DNA. Os eritrócitos anormais circulantes ("macrócitos" – isto é, eritrócitos grandes) são células frágeis e grandes, frequentemente com morfologia distorcida. Em geral, a anemia é acompanhada de leucopenia leve e trombocitopenia (i. e., baixas contagens de leucócitos e plaquetas), e os núcleos dos leucócitos polimorfonucleares (PMN) são estruturalmente anormais (hipersegmentados – à medida que os PMNs amadurecem, seus núcleos adquirem "lóbulos" na forma de protuberâncias distintas, levando à hipersegmentação em células pós-maduras. Os núcleos dos megaloblastos – os precursores dos eritrócitos macrocíticos em pacientes com deficiência de vitamina B_{12} ou de folato são funcionalmente assincrônicos e fracamente ativos, em comparação com o baixo conteúdo de hemoglobina das células). Os distúrbios neurológicos causados pela deficiência de vitamina B_{12} consistem em neuropatia periférica e demência, bem como em *degeneração combinada subaguda*[5] da medula espinal. A deficiência de ácido fólico é causada por deficiência dietética, como em alcoólicos, e sobretudo se houve aumento das demandas, como, por exemplo, durante a gravidez – especialmente importante devido à ligação entre a deficiência de folato e os defeitos do tubo neural no feto (ver Capítulo 58) – ou em razão de hemólise crônica em pacientes com hemoglobinopatias, como *anemia falciforme* (ver mais adiante). Em contrapartida, a deficiência de vitamina B_{12} costuma resultar de diminuição de sua absorção (ver adiante).

ÁCIDO FÓLICO

Alguns aspectos da estrutura e do metabolismo do folato são discutidos nos Capítulos 51 e 57, visto que vários fármacos antibacterianos e antineoplásicos importantes são antimetabólitos que interferem na síntese de folato nos microrganismos ou em células tumorais. O fígado e os vegetais verdes constituem fontes ricas de folato. Em adultos saudáveis e na ausência de gravidez, a necessidade diária é de cerca de 0,2 mg, porém essa quantidade aumenta durante a gravidez. O desenvolvimento neural saudável do feto, em particular, exige uma quantidade suficiente de folato na dieta da mãe, de modo a prevenir a ocorrência de defeitos do tubo neural no feto.

---

[4]"diabetes bronzeado" – em que a sobrecarga crônica de ferro, que causa escurecimento da pele e diabetes melito devido ao dano às ilhotas de Langerhans do pâncreas, é tratada por sangramentos repetidos, um dos poucos usos modernos daquilo que já foi outrora um "remédio" quase universal; a policitemia vera é outra (causada por mutações nos progenitores eritroides que aumentam a sua proliferação).

[5]"Combinada" porque tanto a coluna lateral como a dorsal da medula são afetadas, gerando sintomas tanto motores quanto sensitivos.

Mecanismo de ação

A redução do ácido fólico, catalisada pela *di-hidrofolato redutase* em duas etapas, produz *di-hidrofolato* (FH_2) e *tetra-hidrofolato* (FH_4), cofatores que transferem grupos metil (transferências de 1 carbono) em várias vias metabólicas importantes. O FH_4 é essencial para a síntese de DNA, em virtude de seu papel como cofator na síntese de purinas e pirimidinas. É também necessário para reações envolvidas no metabolismo dos aminoácidos.

O FH_4 é importante para a conversão do monofosfato de desoxiuridilato (DUMP) a monofosfato de desoxitimidilato (DTMP). Essa reação é limitadora de velocidade na síntese de DNA em mamíferos e catalisada pela timidilato sintetase, em que o FH_4 atua como doador de metila (ver Figura 57.6).

Aspectos farmacocinéticos

Terapeuticamente, o ácido fólico é administrado por via oral e absorvido no íleo. O metil-FH_4 é a forma na qual o folato costuma ser transportado no sangue e entra nas células. É funcionalmente inativo até sofrer desmetilação em uma reação dependente de vitamina B_{12} (ver adiante). O folato é captado nos hepatócitos e nas células da medula óssea por transporte ativo. No interior celular, o ácido fólico é reduzido e formilado antes de ser convertido na forma ativa de poliglutamato. O **ácido folínico**, um FH_4 sintético, é convertido muito mais rapidamente na forma de poliglutamato.

Efeitos indesejáveis

Não ocorrem efeitos adversos, mesmo com grandes doses de ácido fólico – exceto na deficiência de vitamina B_{12}, quando a administração de ácido fólico pode melhorar a anemia, enquanto pode exacerbar a degeneração neurológica. Por conseguinte, é importante determinar se a anemia megaloblástica é causada por deficiência de folato ou de vitamina B_{12} e tratar adequadamente.

Usos clínicos do ácido fólico e da vitamina B_{12} (hidroxocobalamina)

Ácido fólico
- Tratamento da anemia megaloblástica em decorrência de deficiência de folato, que pode ser causada por:
  - *Dieta pobre* (comum em alcoólicos)
  - *Síndromes de má absorção*
  - *Fármacos* (p. ex., **fenitoína**)
- Tratamento ou prevenção da toxicidade do **metotrexato**, um antagonista do folato (ver Capítulos 25 e 57)
- Profilaticamente, em indivíduos com risco de desenvolver deficiência de folato, por exemplo:
  - *Mulheres grávidas* e *antes da concepção* (sobretudo se houver risco de defeitos congênitos)
  - *Lactentes prematuros*
  - Pacientes com *anemias hemolíticas crônicas graves*, incluindo hemoglobinopatias (p. ex., anemia falciforme)

Vitamina B_{12} (hidroxocobalamina)
- O tratamento da *anemia perniciosa* e de outras causas de deficiência de vitamina B_{12}
- Profilaticamente após cirurgias que removem o local de produção do fator intrínseco (estômago) ou de absorção de vitamina B_{12} (íleo terminal).

VITAMINA B_{12}

A vitamina B_{12}, também conhecida como cobalamina, corrige a anemia perniciosa. A preparação de vitamina B_{12} usada terapeuticamente é a **hidroxocobalamina**, derivada de culturas de microrganismos. As principais fontes dietéticas incluem a carne (particularmente o fígado, onde é armazenada), ovos e laticínios. Para serem ativas, as cobalaminas precisam ser convertidas em *metilcobalamina* (metil-B_{12}) ou em *5'-dexosiadenosilcobalamina* (ado-B_{12}). A dieta europeia média contém 5 a 25 µg de vitamina B_{12} por dia, e a necessidade diária é de 2 a 3 µg. A absorção exige a presença do *fator intrínseco* (uma glicoproteína secretada pelas células parietais gástricas). A vitamina B_{12} complexada com fator intrínseco é absorvida por transporte ativo no íleo terminal. O estômago em condições saudáveis secreta o fator intrínseco em grande excesso; todavia, em pacientes com anemia perniciosa (uma doença autoimune, em que ocorre atrofia do revestimento do estômago) ou após gastrectomia total, o suprimento de fator intrínseco é inadequado para manter a absorção de vitamina B_{12} a longo prazo. A remoção cirúrgica do íleo terminal, como, por exemplo, para tratamento da doença de Crohn (ver Capítulo 30), também pode comprometer a absorção de vitamina B_{12}.

A vitamina B_{12} é transportada no plasma por proteínas de ligação, denominadas *transcobalaminas*. É armazenada no fígado, sendo a quantidade total presente no corpo de cerca de 4 mg. Essa reserva é tão grande em comparação com as necessidades diárias que, se houvesse interrupção súbita da absorção de vitamina B_{12} – como a que ocorre após gastrectomia total –, seriam necessários 2 a 4 anos para o aparecimento de manifestações de deficiência.

Mecanismo de ação

A vitamina B_{12} é necessária para duas reações bioquímicas principais em seres humanos.

Conversão de metil-FH_4 em FH_4. As atividades metabólicas da vitamina B_{12} e do ácido fólico estão ligadas à síntese de DNA. Além disso, por meio dessa via, o tratamento com folato/vitamina B_{12} pode diminuir a concentração plasmática de homocisteína. Como o aumento das concentrações de homocisteína pode ter efeitos vasculares indesejáveis (ver Capítulo 22, Tabela 22.1), isso tem potenciais implicações terapêuticas e para a saúde pública. A reação envolve a conversão de metil-FH_4 em FH_4 e de homocisteína em metionina. A enzima responsável (*homocisteína-metionina metiltransferase*) requer vitamina B_{12} como cofator e metil-FH_4 como doador de metila. O grupo metila do metil-FH_4 é transferido em primeiro lugar para a vitamina B_{12} e, em seguida, para a homocisteína a fim de formar metionina. Por conseguinte, a deficiência de vitamina B_{12} aprisiona o folato na forma de metil-FH_4 inativo, com consequente depleção das coenzimas de folato poliglutamato necessárias à síntese de DNA. A síntese de metionina dependente de vitamina B_{12} também afeta a síntese de coenzimas de folato poliglutamato, visto que o substrato preferido para a síntese de poliglutamato é o formil-FH_4, e a conversão de FH_4 em formil-FH_4 exige um doador de formato, como a metionina.

Isomerização da metilmalonil-coenzima A (CoA) em succinil-CoA. Essa reação de isomerização faz parte de uma via pela qual o propionato é convertido em succinato. Por meio dessa via, o colesterol, os ácidos graxos de cadeia ímpar, alguns aminoácidos e a timina podem ser utilizados para a gliconeogênese ou para a produção de energia por meio do ciclo dos ácidos tricarboxílicos (ATC). Como a coenzima B_{12} (ado-B_{12}) é um cofator essencial, a metilmalonil-CoA acumula-se na deficiência de vitamina B_{12}. Isso distorce o padrão de síntese de ácidos graxos no tecido neural e pode constituir a base da neuropatia observada na deficiência de vitamina B_{12}.

Administração de vitamina B_{12}

Quando usada para fins terapêuticos (na forma de **hidroxocobalamina**), a vitamina B_{12} é habitualmente administrada por injeção,[6] visto que, como já foi explicado, a deficiência de vitamina B_{12} em geral resulta de má absorção.* Pacientes com anemia perniciosa necessitam de terapia durante toda a vida, com injeções de manutenção a cada 3 meses após uma dose de ataque. A reposição de hidroxocobalamina não causa efeitos adversos.

FATORES DE CRESCIMENTO HEMATOPOIÉTICOS

A cada 60 segundos, um ser humano precisa produzir cerca de 120 milhões de granulócitos e 150 milhões de eritrócitos,

---

[6]Pelo menos em países anglo-saxônicos; na França, são administradas doses muito altas de vitamina B_{12} por via oral, a fim de se obter uma absorção suficiente para eficácia terapêutica, apesar da ausência de fator intrínseco. Ambos os métodos representam uma grande melhora em relação à ingestão de quantidades prodigiosas de fígado cru exigidas pela "dieta do fígado" de Minot e Murphy de 1925!

*N.R.T.: No Brasil (*BVS APS Atenção Primária à Saúde*), para casos mais graves em adultos assintomáticos, a recomendação são administrações de 1.000 µg de vitamina B_{12}, via intramuscular, semanalmente até a deficiência ser corrigida (em geral 4 até 8 semanas) ou, para adultos sintomáticos, em dias alternados (dia sim, dia não), por 2 semanas. Após, para casos em que a manutenção é necessária, mensalmente. A administração sublingual também é considerada e disponível no Brasil. A administração oral só é considerada caso não haja limitações para a absorção no trato GI e para pacientes com deficiência leve a moderada.

bem como numerosas células mononucleares e plaquetas.[7] As células responsáveis por essa notável produtividade provêm de um número relativamente pequeno de células-tronco pluripotentes e autorrenováveis, geradas durante a embriogênese. A manutenção da hematopoese exige, por um lado, um equilíbrio entre a autorrenovação das células-tronco e, por outro, a diferenciação nos vários tipos de células sanguíneas. Os fatores envolvidos no controle desse equilíbrio são os *fatores de crescimento hematopoiéticos*, que direcionam a divisão e a maturação da progênie dessas células ao longo de oito linhagens de desenvolvimento possíveis (Figura 24.3). Esses fatores de crescimento de citocinas são glicoproteínas altamente potentes, que atuam em concentrações de 10^{-12} a 10^{-10} mol/ℓ. Estão presentes no plasma em concentrações muito baixas em condições basais; entretanto, mediante um estímulo, suas concentrações podem aumentar em questão de horas em mil vezes ou mais. A *eritropoetina* regula a linhagem eritrocitária, e o sinal para a sua produção consiste em perda de sangue e/ou baixa tensão de oxigênio tecidual (ver anteriormente). Os *CSFs* regulam as divisões mieloides da linhagem dos leucócitos, e a ocorrência de infecção constitui o principal estímulo para a sua produção (ver também Capítulo 7).

A eritropoetina recombinante (**epoetina**)[8] e o CSF de granulócitos recombinante (**filgrastim, lenograstim, pegfilgrastim**) são usados clinicamente (ver adiante); a

---

[7]Este é o seu genoma completo replicado fielmente para pelo menos 200 milhões de novas células sanguíneas a cada minuto!

[8]Um dos primeiros agentes terapêuticos a ser produzido por tecnologia recombinante por Amgen, em 1989 – um enorme sucesso comercial, anunciando a emergência da indústria biotecnológica –, embora com alguns momentos de ansiedade (ver Figura 24.4).

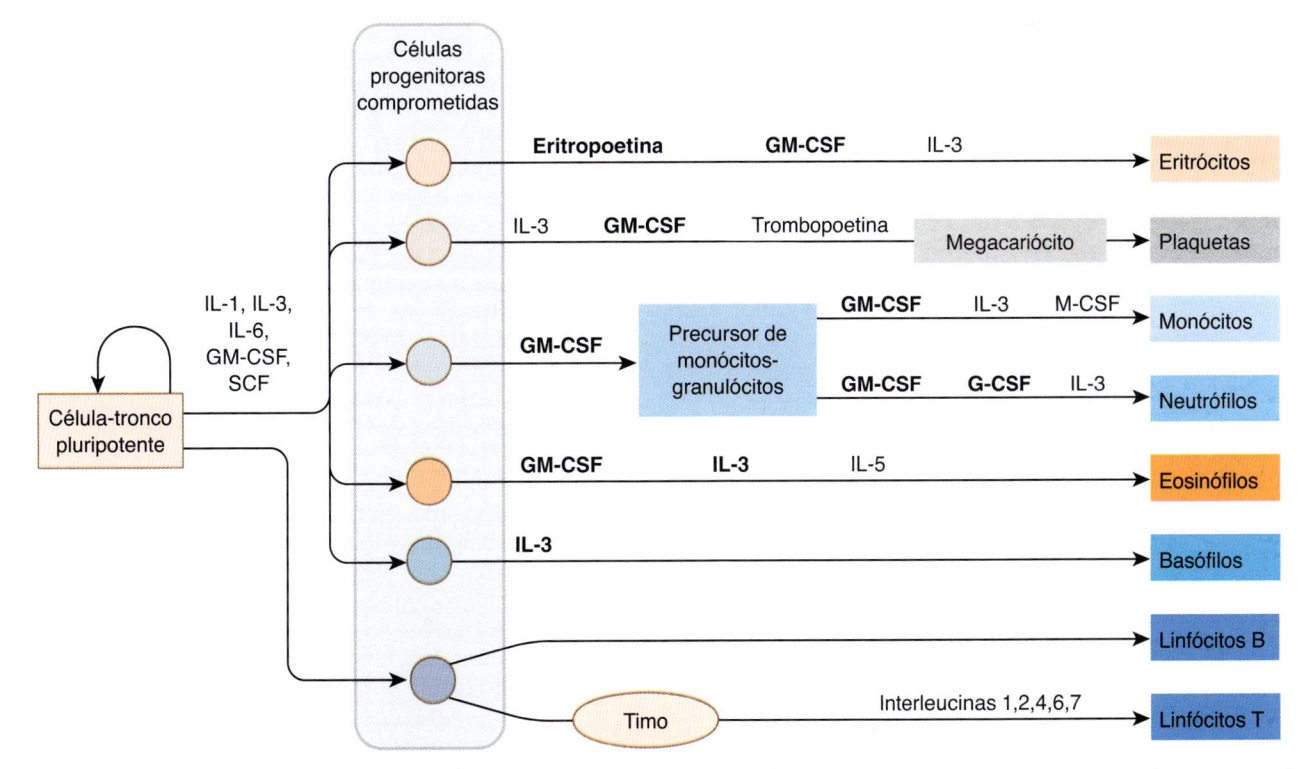

Figura 24.3 Fatores de crescimento hematopoiéticos na diferenciação das células sanguíneas. Várias preparações dos fatores mostradas em negrito estão disponíveis para uso clínico (ver o texto). A maioria dos linfócitos T gerados no timo morre por apoptose; os que emergem são linfócitos T CD4 ou CD8. As cores usadas para as células sanguíneas maduras refletem a sua aparência em preparações com corantes comuns (e a partir dos quais são denominadas). *CSF*, fator estimulador de colônias; *G-CSF*, CSF de granulócitos; *GM-CSF*, CSF de granulócitos-macrófagos; *IL-1*, interleucina-1; *IL-3*, interleucina-3 ou multi-CSF; *M-CSF*, CSF de macrófagos; *SCF*, fator de células-tronco. (Ver também Capítulo 7.)

> **Vitamina B$_{12}$ e ácido fólico**
>
> Tanto a vitamina B$_{12}$ quanto o ácido fólico são necessários para a síntese de DNA. As deficiências afetam particularmente a eritropoese, causando anemia macrocítica megaloblástica.
>
> **Ácido fólico (vitamina B$_9$)**
> - Ocorre captação ativa de ácido fólico nas células e redução a tetra-hidrofolato (FH$_4$) pela di-hidrofolato redutase; em seguida, são acrescentados glutamatos extras
> - O poliglutamato de folato é um cofator (um transportador de unidades de 1 carbono) na síntese de purinas e pirimidinas (especialmente timidilato).
>
> **Vitamina B$_{12}$ (hidroxocobalamina)**
> - A vitamina B$_{12}$ necessita de fator intrínseco (uma glicoproteína) secretado pelas células parietais gástricas para a sua absorção no íleo terminal
> - É armazenada no fígado
> - É necessária para:
>   – Conversão de metil-FH$_4$ (forma inativa do FH$_4$) em formil-FH$_4$ ativo, que, após poliglutamação, é um cofator na síntese de purinas e pirimidinas
>   – Isomerização da metilmalonil-CoA em succinil-CoA
> - A deficiência ocorre com mais frequência na anemia perniciosa, que resulta da má absorção causada pela falta de fator intrínseco do estômago. Provoca doenças neurológicas, bem como anemia
> - A vitamina B$_{12}$ é administrada por injeção, a cada 3 meses, para o tratamento da anemia perniciosa.

trombopoetina tem sido fabricada na forma recombinante, porém há preocupações quanto a seus efeitos na progressão de tumores (ela ativa uma proteína de superfície celular que é um produto oncogênico) e tem sido associada a efeitos adversos graves imunologicamente mediados. O **romiplostim** é uma proteína de fusão que atua como agonista no receptor de trombopoetina e que foi licenciado para uso por especialistas no tratamento de pacientes com púrpura trombocitopênica imune (PTI) (idiopática) refratária a outros tratamentos, como glicocorticoides, imunoglobulinas e esplenectomia. É administrado por via subcutânea. O **eltrombopague** é uma pequena molécula agonista de receptores de trombopoetina, administrado por via oral e licenciado para uso sob supervisão especializada para adultos e crianças com PTI. Além disso, foi utilizado em pacientes com trombocitopenia e cirrose associada à hepatite C para aumentar a contagem de plaquetas, de modo a possibilitar o tratamento antiviral (McHutchison et al., 2007). Mais recentemente, foi licenciado pela FDA para pacientes com anemia aplásica que não responde ao tratamento imunossupressor e na qual, curiosamente, aumenta as contagens de eritrócitos e de leucócitos, bem como de plaquetas, pode produzir um efeito benéfico prolongado (Desmond et al., 2014).

Alguns dos outros fatores de crescimento hematopoiéticos (p. ex., interleucina-3, interleucina-5 e várias outras citocinas) são descritos no Capítulo 7.

ERITROPOETINA

A eritropoetina é uma glicoproteína produzida nas células fibroblásticas justatubulares do rim, bem como em macrófagos; ela estimula as células progenitoras eritroides comprometidas a proliferar e produzir eritrócitos (ver Figura 24.3). As eritropoetinas humanas recombinantes (epoetinas) são produzidas em culturas de células de mamíferos, visto que suas propriedades farmacocinéticas dependem fundamentalmente do grau de glicosilação, uma modificação pós-tradução que ocorre em células de mamíferos, mas não de forma tão previsível em células bacterianas. São utilizadas no tratamento da anemia causada por deficiência de eritropoetina, como, por exemplo, em pacientes com doença renal crônica, AIDS ou câncer. As epoetinas existem em várias formas – alfa (α), beta (β), teta (θ) e zeta (ξ) –, com meias-vidas plasmáticas de cerca de 5 horas. São administradas por injeção, 3 vezes/semana, para maior conveniência, visto que essa é a frequência habitual de hemodiálise. A **darbepoetina**, uma forma hiperglicosilada, apresenta meia-vida mais longa (20 a 70 horas) e pode ser administrada com menos frequência, a cada 1 a 4 semanas; a **betaepoetina metoxipolietilenoglicol** é outra preparação com meia-vida ainda mais longa. A epoetina e a darbapoetina são administradas por via intravenosa ou subcutânea, e a resposta é maior após injeção subcutânea e mais rápida após injeção intravenosa.

As epoetinas estão chegando ao final da proteção de patente, e foram licenciados produtos "biossimilares". Diferentemente da situação observada com as substâncias químicas de pequenas moléculas, em que os critérios para bioequivalência são de certo modo incontestáveis – ver Capítulo 9, as macromoléculas produzidas biologicamente podem variar de forma acentuada, com mudanças de fabricação que aparentam ser mínimas e com muitas oportunidades para formar produtos imunologicamente distintos durante a cultura de células (ver Capítulo 5).

Efeitos indesejáveis

É comum a ocorrência de sintomas transitórios do tipo gripal. A hipertensão também é comum e pode causar encefalopatia com cefaleia, desorientação e, algumas vezes, convulsões. A deficiência de ferro pode ocorrer devido à necessidade de mais ferro para suprir a eritropoese aumentada. A viscosidade do sangue aumenta à medida que o hematócrito aumenta, elevando o risco de trombose, particularmente durante a diálise. Embora a anemia em pacientes com doença renal crônica esteja associada a um maior risco de eventos cardiovasculares, não foi demonstrado que a correção da anemia por meio de tratamento com alfa ou betaepoetina ou com darbepoetina com ferro diminui esse risco; na verdade, há evidências de que a normalização da concentração de hemoglobina nesses pacientes pode agravar o risco cardiovascular, particularmente de acidente vascular cerebral (Drüeke et al., 2006; Pfeffer et al., 2009; Singh et al., 2006).

Houve relatos de uma condição crônica devastadora, conhecida como aplasia eritroide pura (AEP), ligada ao desenvolvimento de anticorpos neutralizantes dirigidos contra a eritropoetina, que inativam o hormônio endógeno, bem como o produto recombinante (Berns, 2013). Isso tem dado origem a uma grande preocupação com implicações indiretas relacionadas com o controle de qualidade entre lotes de produtos biológicos e, indiretamente, com o licenciamento de produtos biossimilares. Antes de 1998, foram publicados apenas três casos de AEP em associação ao tratamento com epoetina. Naquele ano, em resposta às preocupações relacionadas com a transmissão da encefalopatia espongiforme bovina ("doença da vaca louca"), a formulação da principal marca foi modificada, e a albumina sérica humana (utilizada para estabilizar o produto) foi substituída por polissorbato

80 e glicina. A incidência de AEP aumentou de forma abrupta (Figura 24.4) com aproximadamente 250 casos documentados em 2002, e muitos desses pacientes morreram ou ficaram totalmente dependentes de transfusões sanguíneas. Uma grande proporção tinha sido tratada com a formulação nova. O mecanismo pelo qual a mudança na fabricação levou à alteração da imunogenicidade continua sendo tema de debate (Locatelli et al., 2007), porém o empacotamento e o armazenamento foram mais uma vez modificados em 2003; desde então, a incidência de AEP declinou abruptamente para o nível basal (ver Figura 24.4). A conclusão é que a imunogenicidade é imprevisível e pode ser causada por mudanças aparentemente mínimas na fabricação ou no armazenamento (Kuhlmann e Marre, 2010).

Usos clínicos

A deficiência de ferro ou de folato precisa ser corrigida antes de iniciar o tratamento. Com frequência, são necessárias preparações parenterais de ferro (ver anteriormente). A hemoglobina precisa ser monitorada e mantida na faixa de 10 a 12 g/dℓ (*i. e.*, abaixo da faixa normal) para minimizar os efeitos cardiovasculares adversos descritos anteriormente. O uso clínico da epoetina é apresentado no boxe clínico.

Novos rumos no tratamento da anemia da doença renal crônica

Conforme explicado, embora a epoetina com ferro seja muito efetiva no aumento da concentração de hemoglobina durante o tratamento da anemia da doença renal crônica, existe a preocupação de que isso não corrija e, na verdade, possa exacerbar o risco cardiovascular aumentado desses pacientes. Hoje, isso é atenuado pela seleção de um nível-alvo de hemoglobina abaixo da faixa normalmente encontrada em indivíduos saudáveis, porém alcançar e manter esse nível é rigoroso e pode deixar os pacientes sintomáticos. A anemia da doença renal crônica é multifatorial, com a contribuição importante da redução da eritropoetina combinada com o metabolismo anormal do ferro e o aumento da perda de ferro, particularmente em pacientes que necessitam de hemodiálise crônica. É possível que a potencialização do HIF influencie de maneira favorável o metabolismo do ferro, além de aumentar a eritropoetina endógena, visto que o HIF também controla outros aspectos do metabolismo do ferro. A inibição do PHD aumenta o $HIF_{1\alpha}$ ao reduzir a sua degradação (ver Figura 24.1), e um inibidor oral, o daprodustate, foi aprovado em 2023 pelo FDA e constitui o primeiro tratamento oral para a anemia causada por doença renal crônica. Ainda não se sabe se seu uso estará associado a uma melhora dos resultados cardiovasculares em comparação com a epoetina (Chen et al., 2019a, 2919b). Outros inibidores de HIF prolil-hidroxilase também estão em estudos de fase 3.

FATORES ESTIMULADORES DE COLÔNIAS

Os CSFs são citocinas que estimulam a formação de colônias de leucócitos em maturação, observáveis em cultura de tecido. Eles não apenas estimulam células progenitoras comprometidas específicas a proliferar (ver Figura 24.3), como também induzem diferenciação irreversível. As células precursoras responsivas possuem receptores de membrana para CSFs específicos e podem expressar receptores para mais de um fator, possibilitando interações colaborativas.

O *CSF de granulócitos* é produzido sobretudo por monócitos, fibroblastos e células endoteliais e controla primariamente o desenvolvimento dos neutrófilos, aumentando a sua proliferação e maturação, estimulando a sua liberação dos reservatórios da medula óssea e aumentando a sua função. As formas recombinantes (**filgrastim**, que não é glicosilado, e **lenograstim** glicosilado) são usadas terapeuticamente. O **pegfilgrastim** é um derivado do filgrastim conjugado com polietilenoglicol ("peguilado"), que retarda a sua eliminação, prolongando, assim, a sua duração de ação.

A *trombopoetina*, produzida no fígado e nos rins, estimula a proliferação e a maturação dos megacariócitos para formar as plaquetas. A trombopoetina recombinante tem sido um alvo terapêutico tentador, porém terrivelmente decepcionante. Ocorre trombocitopenia em um distúrbio autoimune, conhecido como púrpura trombocitopênica imune (PTI) (anteriormente "idiopática"), que está associada a um risco de hemorragia espontânea grave. A trombocitopenia também constitui uma toxicidade previsível e limitante de muitos esquemas quimioterápicos em oncologia (ver Capítulo 57), de modo que a existência de uma forma de reduzir esse efeito seria de grande valor.

A trombopoetina recombinante, que aparentemente seria a resposta lógica a essa necessidade, foi fabricada e aumentou as contagens de plaquetas em voluntários saudáveis e em pacientes com trombocitopenia leve induzida por quimioterapia. Entretanto, nos primeiros ensaios clínicos realizados em indivíduos saudáveis, doses repetidas de um produto peguilado provocaram o aparecimento de anticorpos neutralizantes e, consequentemente, trombocitopenia prolongada (Li et al., 2001), repetindo a experiência com a eritropoetina (ver Figura 24.4) de que a existência de diferenças sutis entre produtos biológicos e mediadores naturais pode levar a efeitos adversos imunologicamente mediados e graves. O **eltrombopague** (um agonista de molécula pequena administrado por via oral) e o **romiplostim** (um análogo de proteína

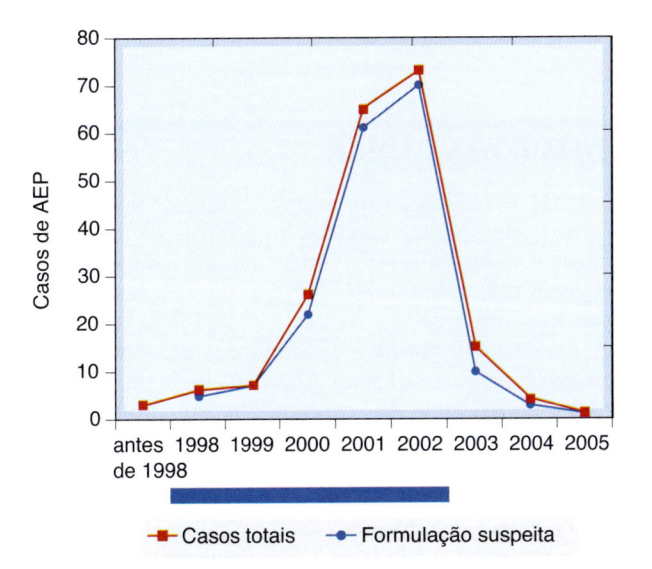

Figura 24.4 Incidência de aplasia eritroide pura (AEP) relacionada com a introdução, em 1998, de uma formulação modificada da principal marca de epoetina. A incidência aumentou acentuadamente, e a formulação suspeita (*azul*) foi responsável por quase todos os casos positivos para o anticorpo anti-eritropoetina (*vermelho*); a formulação e as instruções para administração e armazenamento foram mais uma vez modificadas em 2003, com um declínio subsequente abrupto da AEP. O período durante o qual a formulação suspeita foi utilizada é indicado pelo *retângulo azul*. (Redesenhada de Kuhlmann, M., Marre, M., 2010. Lessons learned from biosimilar epoietins and insulins. Br. J. Diab. Vasc. Dis. 10, 90-97.)

de fusão dimerizado) foram licenciados como opções terapêuticas seguras e efetivas para uso na PTI. Ligam-se e ativam os receptores de trombopoetina que sinalizam por meio da via JAK/STAT. O romiplostim é administrado por via subcutânea. Ambos os agonistas foram aprovados para o tratamento de pacientes com PTI que não responderam a outros tratamentos, como imunossupressão por glicocorticoides (ver Capítulo 33) ou esplenectomia. O eltrombopague também é utilizado para aumentar a contagem de plaquetas na anemia aplásica e, em alguns pacientes, também pode aumentar a contagem de leucócitos e de eritrócitos.

Administração e efeitos indesejáveis

O filgrastim e o lenograstim são administrados por via subcutânea ou por infusão intravenosa. O pegfilgrastim é administrado por via subcutânea. As reações adversas reconhecidas consistem em efeitos gastrointestinais, febre, dor óssea, mialgia e exantema; os efeitos menos comuns incluem infiltrados pulmonares e aumento do tamanho do fígado ou do baço.

> **Fatores de crescimento hematopoieticoso**
>
> **Eritropoetina**
> - Hormônio sintetizado nos rins e que está deficiente na insuficiência renal crônica
> - Estimula a produção de eritrócitos por meio de receptores presentes na superfície dos precursores eritrocitários
> - Sua síntese é controlada pelo HIF, um heterodímero controlado pelo PHD, o sensor fisiológico de oxigênio da concentração de oxigênio nos tecidos. O HIF é um fator de transcrição produzido em muitos tipos de células, que controla um grande número de genes implicados nas respostas à hipoxia
> - Está disponível na forma de epoetina ou como forma hiperglicosilada, a **darbepoetina**, para o tratamento de pacientes com anemia causada por insuficiência renal crônica. A concentração-alvo de hemoglobina é menor do que a faixa normal em indivíduos saudáveis, visto que a correção completa da anemia nesses pacientes aumenta o risco cardiovascular
> - Pode causar sintomas de tipo gripal transitórios, hipertensão, deficiência de ferro (pela sua utilização aumentada) e aumento da viscosidade do sangue
>
> **CSF de granulócitos**
> - Estimula os progenitores dos neutrófilos
> - Está disponível como **filgrastim**, **pegfilgrastrim** ou **lenograstim**; é administrado por via parenteral.

A *trombopoetina* de ocorrência natural estimula a produção de plaquetas pelos megacariócitos. Não é utilizada clinicamente; entretanto, conforme já assinalado, agonistas dos receptores de trombopoetina, como, por exemplo, o **eltrombopague**, um fármaco de pequena molécula que é efetivo quando administrado por via oral, foram licenciados para uso em crianças e em adultos com PTI que não respondem a outros tratamentos. O eltrombopague também é efetivo em alguns pacientes com anemia aplásica, aumentando a produção de eritrócitos e de leucócitos, bem como a de plaquetas.

> **Usos clínicos da epoetina**
>
> - Anemia da *insuficiência renal* crônica. A inibição do sensor fisiológico de oxigênio constitui uma forma alternativa para tratar a anemia da doença renal. Um inibidor desse tipo, o **daprodustate**, é administrado por via oral e foi recentemente licenciado
> - Anemia durante a *quimioterapia* para o câncer
> - Prevenção da anemia que ocorre em *lactentes prematuros* (são utilizadas formulações sem conservantes, visto que o álcool benzílico, que era usado como conservante, tem sido associado a uma síndrome tóxica fatal em recém-nascidos)
> - Para aumentar o rendimento de sangue autólogo antes da *doação de sangue*
> - Anemia da *AIDS* (exacerbada pela **zidovudina**, que é utilizada como agente antiviral).

> **Usos clínicos dos fatores estimuladores de colônias**
>
> Os CSFs são utilizados em centros especializados. Os fatores estimuladores de colônias de granulócitos são usados:
> - Para reduzir a gravidade/duração da neutropenia induzida por fármacos citotóxicos durante:
>   – A *quimioterapia* intensiva com necessidade de *resgate de medula óssea* autóloga
>   – Após *transplante de medula óssea*
> - Para a coleta de células progenitoras
> - Para expandir o número de células progenitoras coletadas *ex vivo* antes de sua reinfusão
> - Para a neutropenia persistente na infecção avançada pelo HIV
> - Na anemia aplásica.

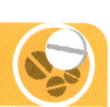

ANEMIA HEMOLÍTICA

A anemia associada a um aumento na destruição dos eritrócitos pode resultar de causas genéticas (p. ex., doença falciforme, talassemia, HPN) ou de uma variedade de causas não genéticas, como autoimunidade, infecções e reações adversas a fármacos.

A **anemia falciforme** é causada por uma mutação no gene que codifica a cadeia de β-globina da hemoglobina do adulto (hemoglobina A), resultando na substituição de um único aminoácido. Quando desoxigenada, a hemoglobina anormal (hemoglobina S) pode sofrer polimerização, o que altera as propriedades físicas dos eritrócitos (que se deformam e assumem um formato de foice, daí o nome) e danifica suas membranas celulares. A P-selectina, um mediador armazenado nas células endoteliais e nas plaquetas, é liberada e interage com o ligante 1 da glicoproteína P-selectina (PSGL-1; do inglês *P-selectin glycoprotein ligand-1*), causando a adesão das células aos vasos sanguíneos. Isso pode bloquear a microcirculação, ocasionando hipoxia tecidual e crises vasoclusivas dolorosas. A hemólise também diminui a disponibilidade de óxido nítrico (ver Capítulo 19) (Schaer et al., 2013). A polimerização e a gravidade da doença são acentuadamente reduzidas quando estão presentes outras formas de hemoglobina (A2 e/ou F).

A HPN é uma forma de anemia hemolítica rara e anteriormente não tratável, causada pela expansão clonal de células-tronco hematopoéticas com mutações somáticas, que impedem a formação de glicofosfatidilinositol (GPI), que ancora muitas proteínas à superfície celular, tornando a célula suscetível à hemólise mediada pelo complemento. Além da anemia, os pacientes com HPN apresentam outras características, como trombose, crises de dor abdominal e hipertensão pulmonar (ver Capítulo 21).

FÁRMACOS USADOS NO TRATAMENTO DAS ANEMIAS HEMOLÍTICAS

Como na maioria das formas de anemia hemolítica, o tratamento é sintomático (p. ex., analgesia para as crises dolorosas em pacientes com doença falciforme) e de suporte, como, por exemplo, oxigenoterapia, transfusão de sangue quando essencial, tratamento da sobrecarga de ferro e administração adequada de folato para sustentar o aumento da renovação dos eritrócitos. A anemia hemolítica associada a anticorpos pode responder ao tratamento com glicocorticoides (ver Capítulo 33). Aqui, mencionamos tratamentos específicos para duas doenças hemolíticas, a *anemia falciforme* e a *HPN*, que são de particular importância clínica e interesse farmacológico.

A **hidroxicarbamida** (também conhecida como **hidroxiureia**) é um fármaco citotóxico que tem sido utilizado há décadas para reduzir as contagens de eritrócitos e de plaquetas em pacientes com *policitemia rubra vera* (uma doença mieloproliferativa que afeta particularmente a linhagem eritrocitária) ou para tratar a leucemia mieloide crônica. Além disso, é utilizada na doença falciforme e diminui a frequência de crises dolorosas (Charache et al., 1995; Wang et al., 2011; Weatherall, 2011). A hidroxicarbamida inibe a síntese de DNA por meio da inibição da *ribonucleotídeo redutase* e é específica da fase S (ver Capítulo 6). Aumenta o nível de hemoglobina F circulante, enquanto reduz a hemoglobina S. O metabolismo da hidroxicarbamida gera óxido nítrico, que pode contribuir para o seu efeito benéfico na doença falciforme. Parte de seu efeito benéfico na redução das crises dolorosas pode estar relacionada com os efeitos anti-inflamatórios secundários à sua ação citotóxica. A hidroxicarbamida é administrada por via oral, 1 vez/dia, em uma dose inicial mais baixa do que a utilizada para o tratamento de doenças malignas; são utilizadas doses reduzidas em pacientes que apresentam comprometimento da função renal. A contagem de células sanguíneas e o nível de hemoglobina F são monitorados, e a dose é então ajustada de modo adequado. Uma vez estabilizado, o tratamento pode ser mantido indefinidamente.

Os efeitos adversos mais comuns consistem em mielossupressão, náuseas e exantema. Estudos em animais demonstraram a teratogenicidade da hidroxicarbamida e seus potenciais efeitos adversos sobre a espermatogênese. Quando utilizada para o tratamento de doenças malignas, existe um maior risco de segunda neoplasia maligna, porém isso não tem sido observado no tratamento de pacientes com doença falciforme.

O **crizanlizumabe** é um anticorpo monoclonal humanizado, que se liga à glicoproteína P-selectina e bloqueia a sua interação com o PSGL-1 (ver anteriormente). Administrado por via intravenosa a cada mês, o crizanlizumabe reduz a frequência de crises vasoclusivas dolorosas, em comparação com placebo, entre pacientes com doença falciforme, independentemente do uso concomitante de hidroxiureia (Ataga et al., 2017). Um estudo subsequente de fase 3 confirmou a eficácia com uma redução de aproximadamente 40% nas crises, e o fármaco foi aprovado nos EUA e na Europa.

Tratamento da hemoglobinúria paroxística noturna (HPN). O **eculizumabe**, licenciado para o tratamento da HPN, é um anticorpo monoclonal humanizado que bloqueia a proteína C5 do complemento (ver Capítulo 7). Em um ensaio clínico duplo-cego, randomizado e controlado de 87 pacientes, o tratamento com eculizumabe reduziu drasticamente a hemólise e a necessidade de transfusões durante 6 meses de tratamento (Figura 24.5). Antes do tratamento, os pacientes precisam receber vacinação contra a infecção meningocócica. O eculizumabe é administrado por infusão intravenosa semanalmente, por 4 semanas e, em seguida, aproximadamente a cada 2 semanas. Os efeitos adversos graves consistem em infecção, notavelmente infecção meningocócica (o sistema complemento é importante na destruição de microrganismos da espécie *N. meningitidis*, que são diplococos Gram-negativos encapsulados – ver Capítulo 52), porém são incomuns. Os efeitos adversos mais comuns incluem cefaleia e lombalgia.

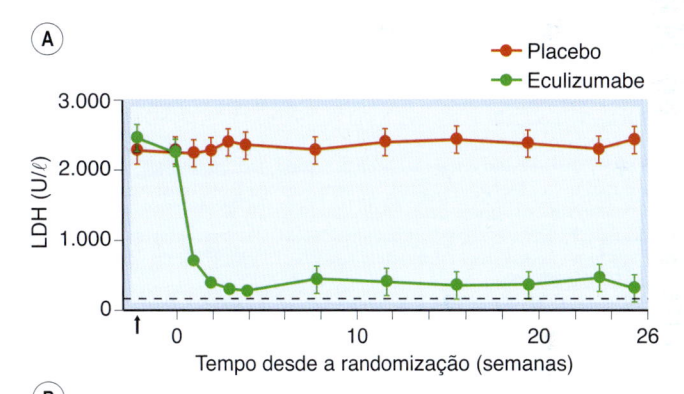

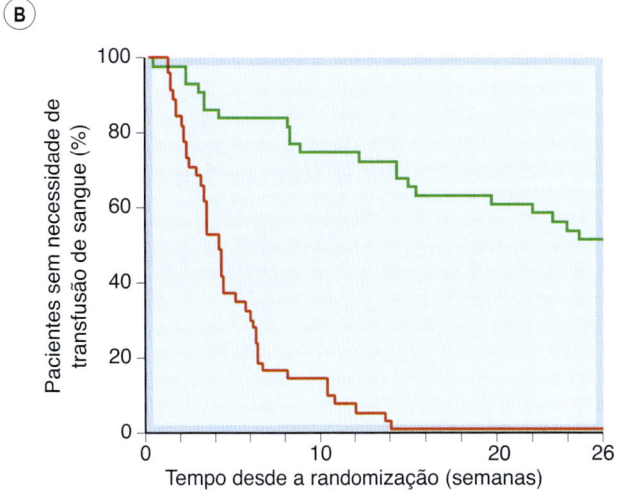

Figura 24.5 Efeito do eculizumabe em pacientes com hemoglobinúria paroxística noturna (HPN). **A.** Efeito sobre a atividade da lactato-desidrogenase (LDH) plasmática, um indicador de hemólise. A linha tracejada horizontal mostra o limite superior da normalidade. A seta mostra o nível basal no momento da triagem (n = 44 no grupo placebo, n = 43 no grupo do eculizumabe; $p < 0,001$). **B.** Curvas de Kaplan-Meier para o tempo até a primeira transfusão durante o tratamento para os mesmos pacientes mostrados em **A** ($p < 0,001$). (Redesenhada de Hillmen, P., Young, N.S., Schubert, J., et al., 2006. The complement inhibitor eculizumab in paroxysmal nocturnal hemoglobinuria. N. Engl. J. Med. 355, 1233-1243.)

BIBLIOGRAFIA E LEITURA COMPLEMENTAR

Geral

Fishbane, S., 2009. Erythropoiesis-stimulating agent treatment with full anemia correction: a new perspective. Kidney Int. 75, 358–365.

Fishman, S.M., Christian, P., West, K.P., 2000. The role of vitamins in the prevention and control of anaemia. Public Health Nutr. 3, 125–150.

Ivan, M., Kaelin, W.G., 2017. The EGLN-HIF O2-sensing system: multiple inputs and feedbacks. Mol. Cell 66, 772–779.

Kurzrock, R., 2005. Thrombopoietic factors in chronic bone marrow failure states: the platelet problem revisited. Clin. Cancer Res. 11, 1361–1367.

Ferro e deficiência de ferro

Andrews, N.C., 1999. Disorders of iron metabolism. N. Engl. J. Med. 341, 1986–1995.

Provan, D., Weatherall, D., 2000. Red cells, II: acquired anaemias and polycythaemia. Lancet 355, 1260–1268.

Toh, B.H., van Driel, I.R., Gleeson, P.A., 1997. Pernicious anaemia. N. Engl. J. Med. 337, 1441–1448.

Epoetinas e inibidores da HIF prolil-hidroxilase

Berns, J.S., 2013. Pure red cell aplasia due to anti-erythropoietin antibodies. Available at: http://www.uptodate.com/contents/pure-red-cell-aplasia-due-to-anti-erythropoietin-antibodies.

Chen, N., Hao, C., Peng, X., et al., 2019a. Roxadustat for anemia in patients with kidney disease not receiving dialysis. N. Engl. J. Med. 381, 1001–1010.

Chen, N., Hao, C., Liu, B.C., et al., 2019b. Roxadustat treatment for anemia in patients undergoing long-term dialysis. N. Engl. J. Med. 381, 1011–1022.

Drüeke, T., Locatelli, F., Clyne, N., et al., for the CREATE Investigators, 2006. Normalization of hemoglobin level in patients with chronic kidney disease and anemia. N. Engl. J. Med. 355, 2071–2084.

Kuhlmann, M., Marre, M., 2010. Lessons learned from biosimilar epoietins and insulins. Br. J. Diab. Vasc. Dis. 10, 90–97.

Locatelli, F., Del Vecchio, L., Pozzoni, P., 2007. Pure red-cell aplasia "epidemic" – mystery completely revealed? Perit. Dial. Int. 27 (Suppl. 2), S303–S307.

Pfeffer, M.A., for the TREAT investigators, et al., 2009. A trial of darbepoetin alfa in type 2 diabetes and chronic kidney disease. N. Engl. J. Med. 361, 2019–2034.

Singh, A.K., Szczech, L., Tang, K.L., et al., for the CHOIR Investigators, 2006. Correction of anemia with epoetin alfa in chronic kidney disease. N. Engl. J. Med. 355, 2085–2098.

Fatores estimuladores de colônias

Desmond, R., Townsley, D.M., Dumitriu, D., et al., 2014. Eltrombopag restores trilineage hematopoiesis in refractory severe aplastic anemia that can be sustained on discontinuation of the drug. Blood 123, 1818–1825.

Li, J., Yang, C., Xia, Y., et al., 2001. Thrombocytopenia caused by the development of antibodies to thrombopoietin. Blood 98, 3241–3248.

Lieschke, G.J., Burges, A.W., 1992. Granulocyte colony-stimulating factor and granulocyte–macrophage colony-stimulating factor. N. Engl. J. Med. 327 (1–35), 99–106.

McHutchison, J.G., Dusheiko, G., Shiffman, M.L., et al., 2007. Eltrombopag for thrombocytopenia in patients with cirrhosis associated with hepatitis C. N. Engl. J. Med. 357, 2227–2236.

Mohle, R., Kanz, L., 2007. Hematopoietic growth factors for hematopoietic stem cell mobilization and expansion. Semin. Hematol. 44, 193–202.

Anemias hemolíticas

Ataga, K.I., Kutlar, A., Kanter, J., et al., 2017. Crizanlizumab for the prevention of pain crises in sickle cell disease. N. Engl. J. Med. 376, 429–439.

Charache, S., Terrin, M.L., Moore, R.D., et al., 1995. Effect of hydroxyurea on the frequency of painful crises in sickle-cell-anemia. N. Engl. J. Med. 332, 1317–1322.

Hillmen, P., Young, N.S., Schubert, J., et al., 2006. The complement inhibitor eculizumab in paroxysmal nocturnal hemoglobinuria. N. Engl. J. Med. 355, 1233–1243.

Schaer, D.J., Buehler, P.W., Alayash, A.I., Belcher, J.D., Vercellotti, G.M., 2013. Hemolysis and free hemoglobin revisited: exploring hemoglobin and hemin scavengers as a novel class of therapeutic proteins. Blood 121, 1276–1284.

Wang, W.C., Ware, R.E., Miller, S.T., et al., 2011. For the BABY HUG investigators. Hydroxycarbamide in very young children with sickle-cell anaemia: a multicentre, randomised, controlled trial (BABY HUG). Lancet 377, 1663–1672.

Weatherall, D.J., 2011. Hydroxycarbamide for sickle-cell anaemia in infancy. Lancet 377, 1628–1630.

SEÇÃO 3 — Fármacos que Afetam os Grandes Sistemas de Órgãos

Fármacos Anti-Inflamatórios e Imunossupressores

25

CONSIDERAÇÕES GERAIS

A resposta inflamatória – essencialmente uma manifestação do sistema imune em ação – é uma resposta protetora, porém há ocasiões em que ela é ativada de modo inadequado ou perdura além de sua utilidade. Nesses casos, podemos recorrer aos fármacos anti-inflamatórios e imunossupressores para uma ação corretiva. Este capítulo trata dos principais grupos desses fármacos e de suas aplicações terapêuticas em uma variedade de doenças inflamatórias e imunes. Embora em geral esteja associada a doenças como a artrite reumatoide, a inflamação forma um componente significativo de muitas, se não da maioria das doenças encontradas na clínica, e, em consequência, os anti-inflamatórios são extensamente empregados em quase todos os ramos da medicina. Só no Reino Unido, foram prescritos 1,4 bilhões de medicamentos desse tipo em 2020/21 e, como alguns dos fármacos dessa categoria estão disponíveis sem a necessidade de prescrição, o verdadeiro número provavelmente é muito mais alto.

INTRODUÇÃO

Os fármacos anti-inflamatórios podem ser divididos de modo conveniente em cinco grupos principais:

- Fármacos que inibem a enzima ciclo-oxigenase (COX) – os *anti-inflamatórios não esteroides* (AINEs) e os *coxibes*
- Fármacos antirreumáticos – os denominados *fármacos antirreumáticos modificadores da doença* (DMARDs, do inglês *disease-modifying antirheumatic drugs*). Esse grupo compreende alguns fármacos sintéticos, os "DMARDs sintéticos", as anticitocinas e outros agentes biológicos, "DMARDs biológicos"
- Os glicocorticoides
- Fármacos especificamente utilizados para controlar a gota
- Anti-histamínicos usados no tratamento da inflamação alérgica.

Neste capítulo, descreveremos em primeiro lugar os efeitos terapêuticos, os mecanismos de ação e os efeitos adversos comuns aos AINEs e, em seguida, discutiremos com mais detalhes o **ácido acetilsalicílico**, o **paracetamol**, o **ibuprofeno** e fármacos seletivos para a COX-2. Os fármacos antirreumáticos compreendem um grupo variado que inclui tanto fármacos sintéticos e biofármacos quanto imunossupressores que também são usados no tratamento de outras doenças autoimunes e na prevenção da rejeição de transplantes de órgãos. Os glicocorticoides são descritos nos Capítulos 4 e 33, porém são discutidos de maneira sucinta neste capítulo. Por fim, consideraremos os fármacos utilizados no controle da gota e os antagonistas dos receptores H_1 da histamina, que são usados no tratamento de condições alérgicas agudas.

INIBIDORES DA CICLO-OXIGENASE

Esse grupo compreende os AINEs[1] "tradicionais" (no sentido histórico), bem como os coxibes, que são mais seletivos para a COX-2. Os AINEs, algumas vezes denominados *fármacos semelhantes* à *aspirina* (ácido acetilsalicílico) ou *analgésicos antipiréticos*, estão entre os mais usados de todos os medicamentos. Hoje, existem mais de 50 exemplos diferentes no mercado global, os comuns estão listados na Tabela 25.1 e algumas estruturas de AINEs importantes são apresentadas na Figura 25.1. Foi estimado que esses fármacos representam 5 a 10% de todas as prescrições e são tomados diariamente por mais de 30 milhões de pessoas no mundo inteiro (McEvoy et al., 2021).

Os AINEs proporcionam alívio sintomático da febre, da dor e do edema na doença articular crônica, como os que ocorrem na osteoartrite e na artrite reumatoide, bem como em condições inflamatórias mais agudas, como fraturas, entorses, traumas esportivos e outras lesões de tecidos moles. Esses fármacos também são úteis no tratamento da dor pós-operatória, odontológica e menstrual, bem como para alívio das cefaleias e da enxaqueca. Vários AINEs estão disponíveis para venda livre e são muito utilizados no tratamento de desconfortos, dores leves e outras doenças, e alguns estão disponíveis em diferentes formulações, como comprimidos, injeções e géis. Quase todos esses fármacos, em particular os AINEs "tradicionais", podem apresentar efeitos indesejáveis significativos, em particular em indivíduos idosos. Em geral, os agentes mais novos provocam menos efeitos adversos.

Apesar da existência de diferenças entre AINEs individuais, sua farmacologia básica está relacionada com a sua capacidade compartilhada de inibir a(s) enzima(s) COX de ácidos graxos, inibindo, assim, a biossíntese de prostaglandinas e tromboxanos. Conforme explicado no Capítulo 17, há duas isoformas comuns dessa enzima, a COX-1 e a COX-2 (embora possam existir outras isoformas que ainda não foram caracterizadas). Ainda que estejam muito relacionadas (com uma identidade de sequência > 60%) e catalisem a mesma reação, há importantes diferenças entre a expressão e a função dessas duas isoformas. A COX-1 é uma enzima constitutiva expressa na maioria dos tecidos, incluindo as plaquetas do sangue. Desempenha uma função de "manutenção" no organismo e está envolvida principalmente na homeostasia dos tecidos. Por exemplo, é responsável pela produção de prostaglandinas envolvidas na citoproteção gástrica (ver Capítulo 30), na agregação plaquetária (ver Capítulo 23), na autorregulação do fluxo sanguíneo renal (ver Capítulo 29) e no início do parto (ver Capítulo 35).

Em contrapartida, a COX-2 é induzida nas células inflamatórias quando são ativadas, por exemplo, pelas citocinas inflamatórias – interleucina (IL)-1 e fator de necrose tumoral (TNF)-α (ver Capítulo 17). Desse modo, a isoforma COX-2

---

[1] Aqui, incluímos os coxibes no termo *AINE*, mas essa convenção nem sempre é seguida na literatura.

Tabela 25.1 Comparação de alguns anti-inflamatórios comuns inibidores da ciclo-oxigenase.

Tipo	Fármaco	Indicação	Seletividade pela COX	Comentários
Propionatos	Dexibuprofeno	OA, ME, D, C&E	NT	Enatiômero ativo do ibuprofeno
	Dexcetoprofeno	PO, D, C&E	NT	Isômero do cetoprofeno
	Fenoprofeno	AR, OA, ME, PO	Não seletivo	Profármaco; ativado no fígado (não no Reino Unido)
	Felbinaco	ME, OA	NT	Metabólito do fembufeno
	Flurbiprofeno	AR, OA, ME, PO, D, C&E	Muito seletivo para a COX-1	–
	Ibuprofeno	AR, OA, ME, PO, D, C&E	Pouco seletivo para a COX-1	Muitas formulações; disponível em farmácias como VL; adequado para crianças
	Cetoprofeno	AR, OA, G, ME, PO, D	Pouco seletivo para a COX-1	Adequado para doenças leves
	Naproxeno	AR, OA, G, ME, PO, D	Pouco seletivo para a COX-1	Possivelmente seguro para CV?
	Ácido tiaprofênico	AR, OA, ME	NT	–
Indois e derivados	Acemetacina	DR, OA, ME, PO	NT	Éster de indometacina
	Indometacina	AR, OA, G, ME, PO, D	Pouco seletivo para a COX-1	Adequado para doença moderada a grave
	Sulindaco	AR, OA, G, ME	Pouco seletivo para a COX-2	Profármaco
Oxicans	Meloxicam	AR, OA, EA	Moderadamente seletivo para a COX-2	Possivelmente menos efeitos GI
	Piroxicam	AR, OA, EA	Pouco seletivo para a COX-2	–
	Tenoxicam	AR, OA, ME	NT	–
Sulfonil e sulfonamida coxibes	Celecoxibe	AR, OA, EA	Moderadamente seletivo para a COX-2	Menos efeitos GI
	Etoricoxibe	AR, OA, G, EA	Muito seletivo para a COX-2	–
	Parecoxibe	PO	NT	Profármaco ativado no fígado
Fenilacetatos	Aceclofenaco	AR, OA, EA	NT	–
	Diclofenaco	AR, OA, G, ME, PO, C&E	Pouco seletivo para a COX-2	Potência moderada. Vários sais
Fenamatos	Ácido mefenâmico	AR, OA, PO, D	NT	Atividade moderada
	Ácido tolfenâmico	C&E	NT	–
Diversos	Cetorolaco	PO	Muito seletivo para a COX-1	Uso principalmente oftálmico
	Nabumetona	AR, OA	NT	Profármaco ativado no fígado
	Etodolaco	AR, OA	Moderadamente seletivo para a COX-2	Possivelmente menos efeitos GI
Salicilatos	Aspirina (ácido acetilsalicílico)	Uso principalmente CV	Pouco seletivo para a COX-1	Componente de muitas preparações de VL. Impróprio para crianças

Também são mostradas as classes químicas desses AINEs, pois, algumas vezes, são referidos dessa maneira.
EA, espondilite anquilosante; *COX*, ciclogenase; *CV*, cardiovascular; *D*, dismenorreia; *G*, gota aguda; *GI*, gastrointestinal; *C&E*, cefaleia e enxaqueca; *ME*, lesões e dor musculoesqueléticas; *NT*, não testado; *OA*, osteoartrite; *VL*, venda livre; *PO*, dor pós-operatória; *AR*, artrite reumatoide.
Dados de British National Formulary, 2021, e dados de seletividade COX, quando testado, de Warner, T.D. et al, 1999. Proc Natl. Acad. Sci. USA 96, 7563-7568; Warner, T.D., Mitchell, J.A., 2004. FASEB J. 18, 790-804; e Warner, T.D., Mitchell, J.A., 2008. Lancet 371, 270-273.

em geral é considerada como principal responsável pela produção dos mediadores prostanoides da inflamação (Vane e Botting, 2001). Entretanto, existem algumas exceções significativas. A COX-2 é expressa constitutivamente nos rins, gerando prostaciclina (prostaglandina I_2), que desempenha um papel na homeostasia renal (ver Capítulo 29), bem como no sistema nervoso central (SNC), onde a sua função ainda não está bem elucidada.

Embora os AINEs exibam diferenças na sua toxicidade e grau de aceitação e tolerância do paciente, suas ações farmacológicas são, com certas ressalvas, bem semelhantes. O **ácido acetilsalicílico** tem outras ações farmacológicas qualitativamente diferentes, enquanto o **paracetamol** representa uma exceção interessante ao estereótipo geral dos AINEs (ver adiante). A Tabela 25.1 fornece alguns detalhes sobre a seletividade relativa de vários AINEs e coxibes.

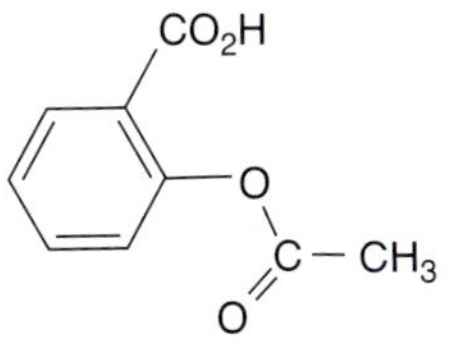

Aspirina (ácido acetilsalicílico)

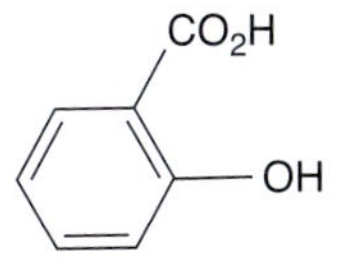

Ácido salicílico

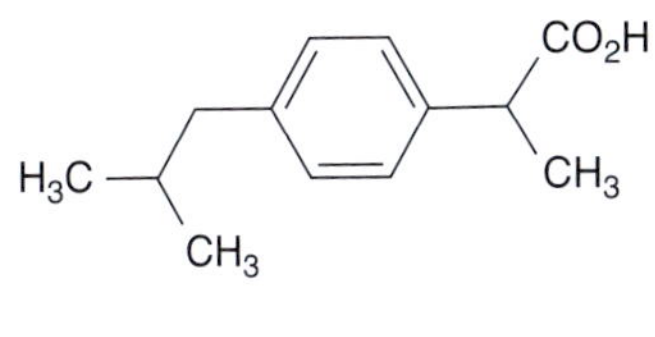

Ibuprofeno

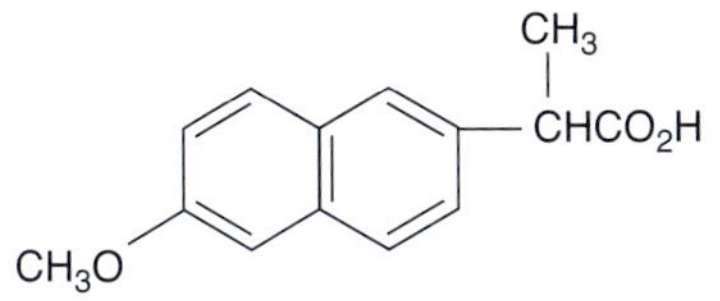

Naproxeno

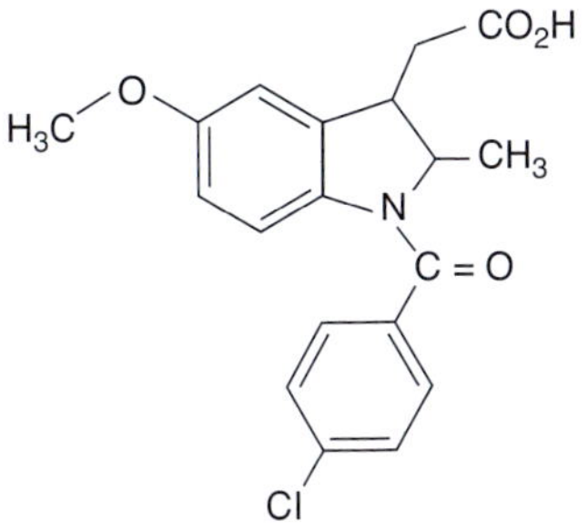

Indometacina

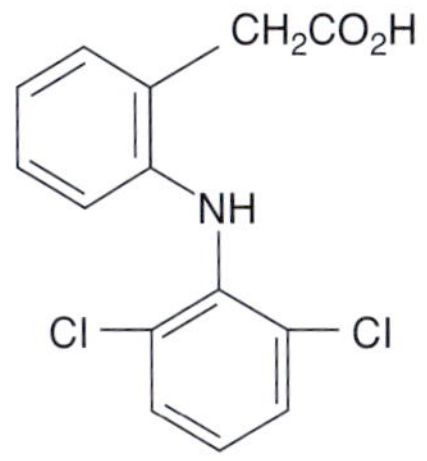

Diclofenaco

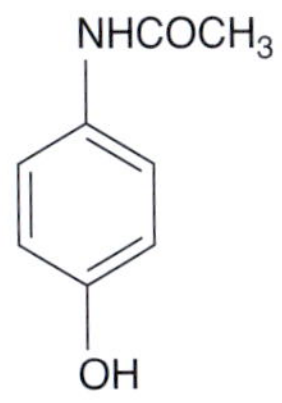

Paracetamol

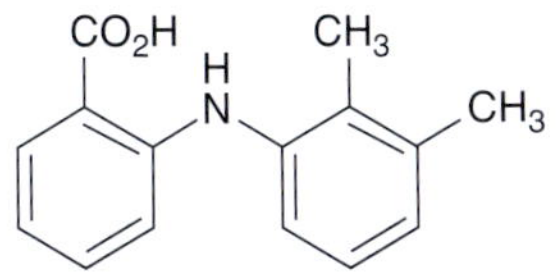

Ácido mefenâmico

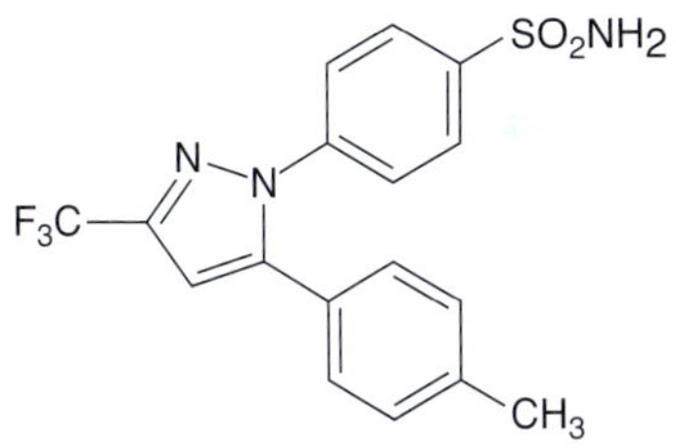

Celecoxibe

Figura 25.1 Características estruturais significativas de alguns anti-inflamatórios não esteroides (AINEs) e coxibes. O **ácido acetilsalicílico** contém um grupo acetil, que é responsável pela inativação da enzima ciclo-oxigenase (COX). O ácido salicílico é o produto final quando o ácido acetilsalicílico é desacetilado, porém estranhamente apresenta atividade anti-inflamatória própria. O **paracetamol** é um agente analgésico muito utilizado que também tem uma estrutura simples. Os AINEs mais "clássicos" são ácidos carboxílicos, incluindo o **ibuprofeno**. Entretanto, os coxibes (o **celecoxibe** é mostrado aqui como exemplo) com frequência contêm grupos de sulfonamida ou sulfona. Acredita-se que sejam importantes na determinação da seletividade da molécula, porque impedem o acesso ao canal hidrofóbico da enzima COX-1 (ver Figura 25.2).

MECANISMO DE AÇÃO

Em 1971, Vane et al. demonstraram que os AINEs inibem a biossíntese de prostaglandinas por meio de uma ação direta sobre a enzima COX e estabeleceram a hipótese de que essa única ação explica a maioria de suas ações terapêuticas e efeitos colaterais. Desde então, isso tem sido confirmado por numerosos estudos.

As enzimas COX são bifuncionais e exibem duas atividades catalíticas distintas. Uma etapa de *dioxigenase* é seguida de uma segunda reação, a *peroxidase* (ver Capítulo 17). Tanto a COX-1 quanto a COX-2 são enzimas que contêm heme e que existem na forma de homodímeros ligados às membranas intracelulares. Curiosamente, apenas um monômero apresenta atividade catalítica de cada vez. A ligação dos AINEs a um monômero de COX pode inibir a atividade catalítica de todo o complexo dimérico.

A maioria dos AINEs inibe apenas a reação inicial de dioxigenação. Em geral, são inibidores "reversíveis competitivos" rápidos da COX-1, porém existem diferenças na sua cinética. Em geral, a inibição da COX-2 é mais dependente do tempo e, com frequência, é irreversível.

Do ponto de vista estrutural, a COX-1 e a COX-2 são muito semelhantes, e ambas contêm um "canal" hidrofóbico no interior do qual o ácido araquidônico e outros substratos de ácidos graxos se ancoram, de modo que possa ocorrer a reação de oxigenação. Para bloquear essas enzimas, os AINEs penetram nesse canal, formando pontes de hidrogênio com um resíduo de arginina na posição 120, impedindo, assim, que os substratos de ácidos graxos entrem no domínio catalítico. Todavia, a mudança de um único aminoácido (isoleucina por valina na posição 523) na estrutura da entrada desse canal na COX-2 resulta em uma "protuberância" no canal, que não é encontrada na COX-1. Essa característica é importante para compreender por que alguns fármacos, em particular aqueles com grandes grupos laterais contendo enxofre (como o **celecoxibe**), são mais seletivos para a isoforma COX-2 (Figura 25.2). Entretanto, o **ácido acetilsalicílico** é uma anomalia. O ácido acetilsalicílico entra no sítio ativo e acetila uma serina na posição 530, com consequente inativação irreversível da COX. Esta é a base dos efeitos prolongados do ácido acetilsalicílico sobre as plaquetas. Curiosamente, a COX-2 inativada pelo ácido acetilsalicílico ainda tem a capacidade de gerar alguns hidroxiácidos, porém não consegue produzir o intermediário endoperóxido necessário para a síntese de prostanoide.

AÇÕES FARMACOLÓGICAS

Todos os AINEs têm ações muito semelhantes às da **aspirina** (ácido acetilsalicílico), o arquétipo dos AINEs, que foi introduzido na clínica médica na década de 1890. O perfil farmacológico desses fármacos é apresentado no boxe de pontos-chave.

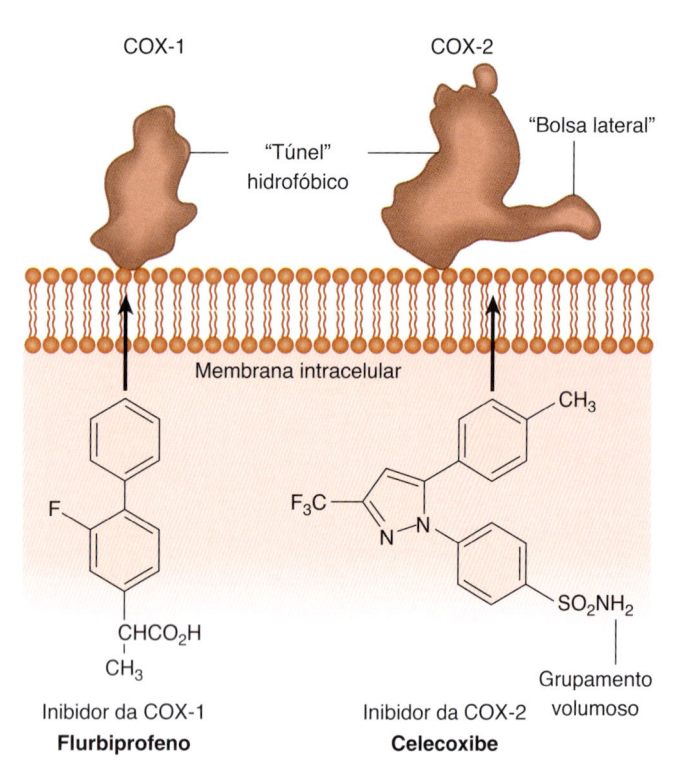

Figura 25.2 Diagrama esquemático comparando os sítios de ligação da ciclo-oxigenase (COX)-1 e da COX-2. A ilustração mostra as diferenças nos sítios de ligação dos anti-inflamatórios não esteroides (AINEs) nas duas isoformas. Observe que o sítio de ligação da COX-2 caracteriza-se por uma "bolsa lateral", que pode acomodar os grupos relativamente "volumosos", como o componente sulfonamida do **celecoxibe**, o que impediria o seu acesso ao sítio da COX-1. Outros AINEs, como a **flurbiprofeno** (mostrado aqui), podem entrar no sítio ativo de ambas as enzimas. (De Luong, C., Miller, A., Barnett, J., et al., 1996. Flexibility of the NSAID binding site in the structure of human cyclooxygenase-2. Nat. Struct. Biol. 3, 927-933.)

A maioria dos AINEs tradicionais inibe tanto a COX-1 quanto a COX-2, embora a sua potência relativa seja diferente para as duas isoformas. Acredita-se que a ação anti-inflamatória (e, provavelmente, a maior parte das ações analgésicas e antipiréticas) dos AINEs esteja relacionada com a inibição da COX-2, enquanto seus efeitos fisiológicos resultam, em grande parte, da inibição da COX-1. Infelizmente, este último efeito é, com frequência, responsável pelos efeitos adversos dos fármacos, em particularmente os que afetam o trato gastrointestinal (GI). Compostos com ação inibitória seletiva sobre a COX-2 apresentam menos efeitos colaterais GI, entretanto, não são de modo algum tão bem tolerados como se acreditava.

EFEITOS ANTI-INFLAMATÓRIOS

Como descrito no Capítulo 17, muitos mediadores coordenam as reações inflamatórias e alérgicas. Os AINEs reduzem os componentes nos quais as prostaglandinas, principalmente derivadas da COX-2, desempenham um papel significativo. Esses componentes incluem não apenas a vasodilatação característica da inflamação (devido à síntese reduzida das prostaglandinas vasodilatadoras), mas também o edema, visto que a vasodilatação facilita e potencializa a ação de mediadores que aumentam a permeabilidade das vênulas pós-capilares, como a histamina.

Além da inibição da COX, outras ações podem contribuir para os efeitos anti-inflamatórios de alguns AINEs.

Os radicais de oxigênio reativo produzidos por neutrófilos e macrófagos estão envolvidos no dano tecidual que ocorre em algumas condições, e alguns AINEs (p. ex., **sulindaco**) têm efeitos de eliminação de radicais de oxigênio, bem como atividade inibitória contra a COX, razão pela qual podem diminuir o dano tecidual. O **ácido salicílico** também inibe a expressão do fator de transcrição, o fator nuclear kapa B (NFκB) (ver Capítulo 3), que desempenha um papel fundamental na transcrição dos genes para mediadores inflamatórios. Há também relatos de um sítio de ligação de AINEs nas enzimas sulfotransferases (Wand et al., 2017), porém ainda não foi estabelecida a importância disso para a regulação da inflamação.

Apesar de suprimirem os sinais e os sintomas da inflamação, os AINEs exercem pouca ou nenhuma ação sobre a doença crônica subjacente propriamente dita. Como classe, eles em geral não apresentam efeitos diretos sobre outros aspectos da inflamação, como a liberação de citocinas/quimiocinas, migração de leucócitos e liberação de enzimas lisossômicas, que contribuem para o dano tecidual em condições inflamatórias crônicas, como artrite reumatoide, vasculite e nefrite. Assim, proporcionam, com frequência, um tratamento, mas raramente uma cura.

EFEITOS ANTIPIRÉTICOS

Os neurônios no hipotálamo controlam o equilíbrio entre a produção e a perda de calor, regulando, assim, a temperatura corporal normal. Ocorre febre quando surge um distúrbio nesse "termostato" hipotalâmico, que eleva a temperatura corporal. Os AINEs reajustam esse termostato. Após ter ocorrido um retorno ao "ponto de ajuste" normal, os mecanismos termorreguladores (dilatação dos vasos sanguíneos superficiais, sudorese etc.) passam a atuar para reduzir a temperatura.

Os AINEs exercem a sua ação antipirética em grande parte inibindo a produção de prostaglandinas no hipotálamo (Lee e Simmons, 2018). Durante a infecção, as endotoxinas bacterianas provocam a liberação de IL-1 dos macrófagos (ver Capítulo 17). No hipotálamo, essa citocina estimula a liberação de prostaglandinas do tipo E que, por meio do receptor EP3, elevam o ponto de ajuste da temperatura. A COX-2 pode desempenhar um papel nesse processo, visto que a IL-1 induz essa enzima no endotélio vascular do hipotálamo. Há algumas evidências de que as prostaglandinas não constituem os únicos mediadores da febre, de modo que os AINEs podem ter um efeito antipirético adicional por mecanismos que ainda não foram descobertos. A temperatura corporal normal em seres humanos saudáveis não é afetada pelos AINEs.[2]

EFEITOS ANALGÉSICOS

Os AINEs são efetivos contra a dor leve ou moderada, em particular a que surge em decorrência de inflamação ou dano tecidual. Foram identificados dois locais de ação.

Na periferia, os AINEs diminuem a produção de prostaglandinas que sensibilizam os nociceptores a mediadores da inflamação, como a bradicinina (ver Capítulos 17 e 43), e, portanto, são efetivos no tratamento da artrite, bursite, dor de origem muscular e vascular, odontalgia, dismenorreia, dor do pós-parto e dor de metástases de câncer no osso. Todas as condições estão associadas a um aumento

---

[2] Com a possível exceção do paracetamol, que tem sido utilizado clinicamente para baixar a temperatura corporal durante a cirurgia.

na síntese local de prostaglandinas, provavelmente como resultado da indução da COX-2. Isolados ou em combinação com paracetamol ou opioides, os AINEs diminuem a dor do pós-operatório e, em alguns casos, podem reduzir a necessidade de opioides em até um terço (ver Thybo et al., 2019 como exemplo recente). Sua capacidade de aliviar a cefaleia pode estar relacionada com a redução das prostaglandinas vasodilatadoras que atuam sobre a vasculatura cerebral (ver Capítulo 42).

Além desses efeitos periféricos, há uma segunda ação central bem menos caracterizada (pelo menos nos seres humanos) na medula espinal e, possivelmente, em outro local no SNC. As lesões inflamatórias periféricas aumentam a expressão de COX-2 e a liberação de prostaglandinas na própria medula espinal, facilitando a transmissão das fibras de dor aferentes para neurônios de transmissão no corno posterior (ver Capítulo 43 e Vuilleumier et al., 2018).

EFEITOS INDESEJÁVEIS

Apesar de, em geral, serem bem tolerados, a carga global de efeitos colaterais indesejáveis dos AINEs é alta, o que reflete, provavelmente, o seu uso extensivo, muitas vezes por longos períodos, de maneira não supervisionada (por serem disponíveis em venda livre) e, com frequência, pela população idosa mais vulnerável. Quando utilizados para doenças articulares (que costumam necessitar de doses bastante altas e de tratamento prolongado), observa-se uma alta incidência de efeitos colaterais, em particular relacionados com o trato GI e sistema cardiovascular, mas também com o fígado, os rins, o baço, o sangue e a medula óssea. Além disso, podem contribuir para uma patologia orgânica menos específica, como quedas em indivíduos idosos, nos quais uma maior vigilância e estratégias farmacológicas protetoras são justificadas para reduzir os riscos (Wongrakpanich et al., 2018). Consequentemente, a regra para a prescrição de AINEs consiste em utilizar a menor dose durante o menor período possível.

Como as prostaglandinas estão envolvidas na citoproteção gástrica, na agregação plaquetária, na autorregulação vascular renal e na indução do trabalho de parto, todos os AINEs compartilham um perfil amplamente semelhante de efeitos colaterais dependentes do mecanismo nesses processos, embora possam ocorrer outros efeitos adversos adicionais peculiares entre indivíduos do grupo. Cabe assinalar que o risco relativo de determinados efeitos colaterais (como eventos cardiovasculares) também parece variar dentro da classe, uma informação que deve influenciar a escolha da prescrição dependendo da indicação e do receptor. Os fármacos seletivos para COX-2 apresentam toxicidade GI menor, mas não desprezível.

Distúrbios gastrointestinais

Os eventos adversos GI constituem os efeitos indesejáveis mais comuns dos AINEs. Acredita-se que resultem principalmente da inibição da COX-1 gástrica, que sintetiza as prostaglandinas que costumam inibir a secreção de ácido e protegem a mucosa (ver Capítulo 30).

Sintomas leves de desconforto gástrico ("dispepsia") e náusea resultam de danos à mucosa gástrica, que, em alguns casos, progridem para sangramento gástrico evidente, ulceração e perfuração. Estima-se que 34 a 46% dos usuários de AINEs sofrerão algum dano GI que, embora possa ser assintomático, é possível que esteja associado a um risco de morbidade e mortalidade. De fato, uma revisão recente identificou 400 a 1.000 mortes por ano no Reino Unido em

> **Efeitos terapêuticos dos inibidores da COX**
>
> Os AINEs importantes incluem o **ácido acetilsalicílico**, o **ibuprofeno**, a **indometacina**, o **piroxicam** e o **paracetamol**. Esses fármacos inibem as enzimas COX e, portanto, a síntese de prostanoides nas células inflamatórias. A inibição da isoforma COX-2 é, provavelmente, crucial para suas ações terapêuticas. Os agentes com inibição mais seletiva da COX-2 (e, portanto, com menos efeitos adversos no trato GI) incluem o **celecoxibe** e o **etoricoxibe**. Os efeitos de classe são:
> - *Ação anti-inflamatória:* a diminuição da prostaglandina E_2 e da prostaciclina reduz a vasodilatação e, de maneira indireta, o edema. O acúmulo de células inflamatórias não é diretamente reduzido
> - *Efeito analgésico:* a diminuição da geração de prostaglandinas significa menor sensibilização das terminações nervosas nociceptivas a mediadores inflamatórios, como a bradicinina e a 5-hidroxitriptamina. O alívio da cefaleia provavelmente resulta da diminuição da vasodilatação mediada pelas prostaglandinas
> - *Efeito antipirético:* a interleucina-1 libera prostaglandinas no SNC, onde elevam o ponto de ajuste hipotalâmico de controle da temperatura, causando febre.

consequência dessa reação farmacológica adversa (McEvoy et al., 2021). Observa-se a ocorrência de dano quando os fármacos são administrados por via oral ou sistêmica. Todavia, em alguns casos (o ácido acetilsalicílico é um bom exemplo), a irritação local da mucosa gástrica causada pelo próprio fármaco pode complicar o dano. Isso pode explicar, em parte, por que o uso de AINEs individuais está associado a taxas notavelmente diferentes de complicações GI altas (Henry et al., 1996 e Castellsague et al., 2012). A administração oral de análogos de prostaglandinas de "substituição", como o **misoprostol**, ou, mais recorrente, a coprescrição de inibidores da bomba de prótons (IBP) ou de antagonistas do receptor de histamina H2 (ver Capítulo 30) agora é empregada de modo rotineiro para diminuir o dano gástrico provocado por AINEs, em particular em indivíduos de alto risco.

Com base em evidências experimentais extensas, foi previsto que agentes seletivos para COX-2 proporcionariam ações anti-inflamatórias e analgésicas satisfatórias, com menos dano gástrico, em comparação com AINEs padrão. Embora tenham sido confirmados por ensaios clínicos de grande porte de fármacos como o celecoxibe, os resultados não foram tão claros quanto o esperado. Embora o risco seja reduzido, ele não é eliminado, e permanece a necessidade do uso de IBPs ou de estratégias gastroprotetoras alternativas (Bakhriansyah et al., 2017). Os agentes seletivos da COX-2 também estão associados a uma maior carga de efeitos colaterais alternativos (em particular cardiovasculares, levando notoriamente à retirada de alguns agentes do mercado, como o **rofecoxibe**). A situação real após a terapia é complexa, visto que o grau de inibição das duas isoformas de COX depende não apenas da atividade intrínseca do fármaco, mas também da cinética inibitória relativa. Warner e Mitchell (2008) sugeriram que a melhor medida de "seletividade" dos AINEs consiste no grau com que esses fármacos inibem a COX-1 na concentração em que inibem a COX-2 em 80%. Estratégias mais recentes para reduzir os efeitos colaterais gastrointestinais dos AINEs incluem a adição de componentes geradores de óxido nítrico (NO) (NO-AINEs ou fármacos doadores de NO inibidores de COX; CINODs, do inglês *COX-inhibiting NO-donating drugs*) ou, talvez de forma mais promissora, a ligação de moléculas liberadoras de sulfeto de hidrogênio (H_2S) aos AINEs (ou seus derivados; Wallace et al., 2020). Nenhum desses compostos está disponível no mercado.

Pode ocorrer também dano ao intestino delgado e cólon (enteropatia por AINEs) após tratamento com esses fármacos, cuja prevenção farmacológica é difícil, podendo resultar em morbidade e mortalidade significativas, particularmente quando são coprescritos anticoagulantes (Lanas et al., 2015). Ainda não foi esclarecido se existe um mecanismo dependente de COX envolvido.

Reações e hipersensibilidade

Cerca de 5 a 15% dos pacientes expostos a AINEs apresentam reações de hipersensibilidade: de fato, alguns autores acreditam que os AINEs constituem a causa mais significativa de reações de hipersensibilidade induzidas por fármacos, ultrapassando os antibióticos β-lactâmicos (Blanca-Lopez et al., 2019). Uma manifestação disso é *asma sensível aos AINEs* ou o que agora é descrito como doença respiratória exacerbada por AINEs (DREA), caracterizada por asma moderada a grave, com frequência em associação com rinossinusite e polipose nasal. O mecanismo exato envolvido não é conhecido, porém a inibição da COX e a superprodução de cisteinil leucotrienos estão envolvidas (ver Capítulo 28), e a presença de infecções virais preexistentes pode predispor a essa doença (Woo et al., 2020). O **ácido acetilsalicílico** é o pior agressor, todavia, em alguns pacientes, há uma reação cruzada com outros AINEs (exceto, possivelmente, inibidores seletivos da COX-2).

Os exantemas cutâneos, que constituem outra manifestação de hipersensibilidade, também representam um efeito idiossincrático adverso e comum dos AINEs, em particular do **ácido mefenâmico** (com uma frequência de 10 a 15%) e **sulindaco** (com uma frequência de 5 a 10%). Variam desde reações eritematosas, urticariformes e de fotossensibilidade leves até doenças mais graves e potencialmente fatais, como a *síndrome de Stevens-Johnson* (um exantema bolhoso que se estende no intestino, ver Capítulo 58) e sua forma mais grave, a *necrólise epidérmica tóxica*[3] (muito rara). O mecanismo envolvido não está bem definido. (Ver Laidlaw e Cahill, 2017 para uma leitura adicional.)

Efeitos adversos renais

Os AINEs em doses terapêuticas, tomados durante curtos períodos por indivíduos saudáveis nos demais aspectos não representam uma grande ameaça à função renal, todavia, em pacientes suscetíveis, provocam insuficiência renal aguda, que é reversível com a interrupção do fármaco (ver Capítulo 58). Isso ocorre devido à inibição da biossíntese de PGE_2 e PGI_1 (prostaciclina), que estão envolvidas na manutenção do fluxo sanguíneo renal, especificamente na vasodilatação compensatória mediada por PGE_2 que ocorre em resposta à ação da noradrenalina (norepinefrina) ou da angiotensina II (ver Capítulo 29). Os recém-nascidos e os idosos, em particular, estão em risco, assim como pacientes com doença cardíaca, hepática ou renal ou com redução do volume sanguíneo circulante. O uso concomitante de fármacos que afetam o sistema renina-angiotensina (como inibidores da ECA), diuréticos ou inibidores da calcineurina constitui um fator de risco adicional. Embora classicamente considerado como reversível com a interrupção do fármaco, há evidências de que o uso de AINEs a longo prazo pode contribuir para o comprometimento renal crônico.

O consumo prolongado de AINEs, em particular o abuso desses fármacos,[4] pode causar nefropatia por analgésicos, que se caracteriza por nefrite intersticial e necrose papilar renal (ver Capítulo 29). A **fenacetina** (retirada do mercado) foi a principal culpada, o paracetamol, um de seus principais metabólitos, é muito menos tóxico. Os AINEs também podem induzir distúrbios eletrolíticos e do equilíbrio ácido básico (p. ex., hiperpotassemia e acidose tubular renal tipo 4) e provocar a síndrome nefrótica. (Para revisões abrangentes dos efeitos dos AINEs sobre os rins, ver Horl, 2010 e Baker Perazella, 2020.)

Efeitos colaterais cardiovasculares

Embora o ácido acetilsalicílico seja muito utilizado na clínica pela sua ação antiplaquetária de longa duração (ver mais adiante), outros AINEs carecem dessa propriedade e estão associados a uma taxa aumentada de eventos cardiovasculares trombóticos (acidente vascular cerebral e infarto do miocárdio), mesmo com uso a curto prazo. O risco está associado ao grau relativo de inibição da COX-2 *versus* COX-1, sendo os agentes que exibem maior seletividade para a COX-2 (por exemplo, os coxibes) os piores agressores. A biologia subjacente a esse efeito continua sendo discutida, entretanto, não há dúvida que esteja relacionada com o distúrbio do tônus trombótico exercido pela prostaciclina antitrombótica derivada das células endoteliais vasculares (gerada por COX-1 e COX-2), tromboxano A2 protrombótico e vasoconstritor derivado das plaquetas (gerado apenas pela COX-1) (Mitchell et al., 2019).

Os AINEs se opõem aos efeitos de alguns fármacos anti-hipertensivos e causam elevação da pressão arterial em pacientes que não tomam fármacos anti-hipertensivos, predispondo, assim, a eventos cardiovasculares adversos por um segundo mecanismo. De forma surpreendente, tendo em vista o fato de que alguns desses fármacos já estão sendo utilizados há meio século ou mais, isso só foi reconhecido como problema grave durante os ensaios clínicos realizados com o inibidor da COX-2 já mencionado, o **rofecoxibe**, no início da década de 2000. O efeito hipertensivo dos AINEs é dependente da dose e do tempo e raramente ocorre com administração a curto prazo (ou seja, dias). Sua etiologia é multifatorial e inclui a supressão da liberação de prostaciclina vasodilatadora, bem como a modulação da liberação de renina, ela própria regulada por prostaglandinas que atuam nas células da região da mácula densa. A consequente retenção de sódio e, portanto, de água também explica por que os AINEs podem precipitar a insuficiência cardíaca ou agravá-la. Uma explicação adicional para a elevação da pressão arterial está relacionada com a inibição da COX-2 renal que controla o sistema de metilarginina, suprimindo ele próprio a liberação do dimetil-arginato assimétrico (ADMA, do inglês *asymmetrical dimethyl arginate*), cardiotóxico pela enzima constitutiva, a óxido nítrico sintase (NOS) (ver Kirby et al., 2016 e Capítulo 19). Sabe-se agora que (com exceção do ácido acetilsalicílico em baixas doses), esses efeitos são

---

[3]Uma terrível condição, na qual ocorre descamação da pele em placas, como se tivesse sido escaldada.

[4]Assim denominado porque a disponibilidade de AINEs (com frequência em combinação com outras substâncias, como cafeína) em medicamentos de venda livre tem induzido algumas pessoas a consumi-los em quantidades excessivas, para todas as doenças imagináveis. Os operários suíços fabricantes de relógios costumavam compartilhar analgésicos da mesma forma que se compartilham doces ou cigarros!

comuns à maioria dos AINEs, em particular após uso prolongado. Pacientes com doença cardiovascular preexistente correm risco especial. Alguns fármacos (p. ex., **naproxeno**) parecem ser mais bem tolerados nesse aspecto do que outros (p. ex., **diclofenaco**) (Schjerning et al., 2020).

Outros efeitos adversos

Outros efeitos adversos muito menos comuns dos AINEs incluem efeitos no SNC, distúrbios da medula óssea e alterações hepáticas, sendo estas últimas mais prováveis se houver comprometimento renal.[5] A superdosagem de **paracetamol** provoca insuficiência hepática. Todos os AINEs (com exceção dos inibidores seletivos da COX-2 e **paracetamol** em doses terapêuticas) impedem, em certo grau, a agregação plaquetária e, portanto, podem prolongar o sangramento. Mais uma vez, o **ácido acetilsalicílico** é o principal nesse aspecto, e o risco aumenta significativamente se forem ao mesmo tempo prescritos anticoagulantes.

> **Efeitos adversos gerais dos inibidores da ciclo-oxigenase (COX)**
>
> Os efeitos indesejáveis, muitos dos quais provêm da inibição da isoforma da COX-1 de manutenção constitutiva, são comuns, em particular em idosos, e incluem:
> - *Dispepsia, náuseas, vômitos* e outros *efeitos GI crônicos*. Pode ocorrer dano gástrico e intestinal com uso crônico, com risco de hemorragia, ulceração e perfuração que podem ser potencialmente fatais. A causa é a supressão das prostaglandinas gastroprotetoras na mucosa gástrica
> - *Efeitos cardiovasculares adversos*. São multifacetados e ocorrem com todos os anti-inflamatórios não esteroides (AINEs) e coxibes. A hipertensão e o aumento do risco trombótico levam a taxas aumentadas de acidente vascular cerebral e infarto do miocárdio. Ocorre agravamento da insuficiência cardíaca
> - *Reações de hipersensibilidade*. Os AINEs provavelmente constituem hoje a principal causa de reações de hipersensibilidade. As manifestações comuns consistem em reações cutâneas e exacerbação da asma. Os mecanismos envolvidos não estão totalmente elucidados, mas é provável que envolvam um aumento na produção de leucotrienos
> - *Efeitos renais*. Resultam da inibição das prostaglandinas (em particular I_2/E_2) envolvidas na regulação do fluxo sanguíneo renal e reabsorção de eletrólitos. Exercem efeitos tanto diretos (p. ex., necrose papilar) sobre os rins quanto secundários (p. ex., retenção hídrica, elevação da pressão arterial)
> - *"Nefropatia associada a analgésicos"*. Pode ocorrer após uso prolongado de esquemas de altas doses de AINEs e, com frequência, é irreversível
> - *Distúrbios hepáticos, depressão da medula óssea*. Pode ocorrer elevação transitória das enzimas hepáticas com altas doses de alguns AINEs. A depressão da medula óssea é relativamente incomum.

ALGUNS AINES E COXIBES IMPORTANTES

A Tabela 25.1 lista os AINEs de uso comum, já os seus usos clínicos estão resumidos no boxe clínico. Agora, discutiremos de forma mais detalhada alguns dos fármacos mais importantes, com enfoque naqueles com propriedades farmacológicas incomuns ou naqueles que são facilmente disponíveis em farmácias e, portanto (embora sem prescrição), são consumidos em grandes quantidades.

> **Usos clínicos dos anti-inflamatórios não esteroides (AINEs)**
>
> Os AINEs são amplamente utilizados, porém causam graves efeitos adversos (em especial efeitos GI, renais, pulmonares e cardiovasculares relacionados com suas principais ações farmacológicas, bem como efeitos idiossincráticos). Há um risco particular em pacientes idosos e naqueles com distúrbios preexistentes. Os principais usos são:
> - *Antitrombótico*: por exemplo, **ácido acetilsalicílico** (ver Capítulo 25) para pacientes com alto risco de trombose arterial (p. ex., após infarto do miocárdio). Outros AINEs, que causam inibição menos profunda da síntese plaquetária de tromboxano do que o **ácido acetilsalicílico**, *aumentam* o risco de trombose e devem ser evitados em indivíduos de alto risco, se possível
> - *Analgesia* (p. ex., cefaleia, dismenorreia, lombalgia, metástases ósseas, dor pós-operatória):
>   - Uso a curto prazo: por exemplo, **ácido acetilsalicílico**, **paracetamol**, **ibuprofeno**
>   - Dor crônica: fármacos mais potentes e com duração de ação mais longa (p. ex., **naproxeno**, **piroxicam**) com frequência combinados com um opioide de baixa potência (p. ex., **codeína**, ver Capítulo 42)
>   - Para reduzir a necessidade de analgésicos narcóticos (o AINEs **cetorolaco** é algumas vezes administrado no pós-operatório para esse propósito)
> - *Anti-inflamatório*: por exemplo, **ibuprofeno**, **naproxeno** para alívio sintomático da artrite reumatoide, gota, doenças de tecidos moles
> - *Antipirético*: **paracetamol**.

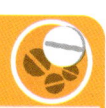

ASPIRINA (ÁCIDO ACETILSALICÍLICO)

O **ácido acetilsalicílico** foi um dos primeiros fármacos sintetizados e continua sendo um dos mais consumidos em todo o mundo.[6] Trata-se também de um componente comum em medicamentos de venda livre (embora cada vez menos). O fármaco em si é relativamente insolúvel, porém os seus sais de sódio e cálcio dissolvem-se prontamente em soluções aquosas.

Embora o **ácido acetilsalicílico** a princípio tenha sido um "carro-chefe" dos anti-inflamatórios/analgésicos, hoje é raramente utilizado com esse propósito (exceto, talvez, na enxaqueca) e foi suplantado por outros AINEs mais bem tolerados. Agora, seu principal uso clínico é como fármaco cardiovascular, em virtude de sua capacidade de produzir

---

[5] Um efeito colateral singular do AINEs diclofenaco foi identificado quando uma equipe de cientistas investigou o curioso declínio na população de urubus do subcontinente indiano. Essas aves alimentam-se do gado morto, e alguns animais tinham sido tratados com diclofenaco por motivos veterinários. Aparentemente, as quantidades residuais do fármaco nas carcaças mostraram-se tóxicas para essa espécie.

[6] De fato, muitas pessoas não o consideram de modo algum como um "fármaco". Muitos estudos de agregação plaquetária em seres humanos foram arruinados porque os voluntários não declaravam o seu consumo de aspirina (ácido acetilsalicílico).

supressão prolongada da COX-1 plaquetária e, portanto, reduzir a sua agregação (ver Capítulo 23).

Enquanto a inibição da função plaquetária constitui uma característica da maioria dos AINEs, o efeito do **ácido acetilsalicílico** é de duração mais longa, visto que acetila irreversivelmente as enzimas COX plaquetárias. Enquanto essas proteínas podem ser substituídas na maioria das células, as plaquetas desprovidas de núcleo (e, portanto, da maquinaria celular para sintetizar novas proteínas) não são capazes de fazê-lo, permanecendo inativadas durante o seu tempo de vida (cerca de 10 dias). Como uma proporção de plaquetas é substituída a cada dia a partir da medula óssea, essa inibição desaparece de forma gradual, porém uma pequena dose diária de **ácido acetilsalicílico** (p. ex., 75 mg/dia) é suficiente para suprimir a função plaquetária para níveis que beneficiam os pacientes com risco de infarto do miocárdio e de outros problemas cardiovasculares (ver Capítulo 22). O ponto de vista de que até mesmo pacientes que não correm risco poderiam se beneficiar do uso profilático do fármaco (prevenção primária) foi desafiado em uma metanálise (Baigent et al., 2009) sugerindo que, na população geral, o risco de sangramento GI supera a ação protetora. A orientação atual reflete isso e recomenda o uso de **ácido acetilsalicílico** apenas como prevenção secundária restrito a pacientes que tiveram, por exemplo, um episódio isquêmico ou que sofrem de angina.

O uso do **ácido acetilsalicílico** também foi investigado para outras condições. As mais importantes incluem:

- *Câncer* (em particular câncer de cólon e retal): o **ácido acetilsalicílico** (e alguns inibidores da COX-2) pode reduzir a incidência de vários tipos de câncer, embora seja sempre necessário estar atento para o risco GI (Wong, 2019). Seus efeitos podem estar relacionados com sua ação anti-inflamatória ou sua ação inibitória sobre as plaquetas, que, acredita-se, estão envolvidas nas metástases de alguns tipos de câncer
- *Doença de Alzheimer* (ver Capítulo 40): evidências epidemiológicas sugerem que o **ácido acetilsalicílico** poderia ser benéfico na redução da taxa de declínio cognitivo em casos de doença de Alzheimer, mas não na taxa de declínio relacionado com a idade em indivíduos normais (Weng et al., 2021). Entretanto, outros estudos têm sido menos encorajadores.

Aspectos farmacocinéticos

O **ácido acetilsalicílico**, por ser um ácido fraco, não sofre dissociação (i. e., não é ionizado) no ambiente ácido do estômago, o que facilita a sua passagem através da mucosa. Entretanto, a maior parte da absorção ocorre no íleo, devido à extensa área de superfície das microvilosidades.

O **ácido acetilsalicílico** é rapidamente hidrolisado (em 30 minutos) por esterases no plasma e nos tecidos, em particular no fígado, produzindo **salicilato**. Esse composto tem ações anti-inflamatórias próprias (na verdade, foi o anti-inflamatório original do qual o **ácido acetilsalicílico** é derivado), o mecanismo não está claramente elucidado, embora possa depender da inibição do sistema do NFκB (ver Capítulo 3) e apenas de modo secundário da inibição da COX. O **salicilato** por via oral não é mais utilizado no tratamento da inflamação, embora seja um componente de algumas preparações tópicas. Cerca de 25% do salicilato sofrem oxidação, certa quantidade é conjugada, produzindo o glucuronídeo ou sulfato antes da excreção, e cerca de 25% são eliminados em sua forma inalterada, sendo a velocidade de excreção maior na urina alcalina (ver Capítulo 10).

A meia-vida plasmática do **ácido acetilsalicílico** dependerá da dose, porém a duração de ação não está diretamente relacionada com a meia-vida plasmática devido à natureza irreversível da reação de acetilação que inibe a atividade da COX.

Efeitos adversos

Os salicilatos (p. ex., **ácido acetilsalicílico**, **diflunisal** e **sulfassalazina**) podem produzir efeitos tóxicos tanto locais quanto sistêmicos. Além dos efeitos adversos gerais dos AINEs já descritos, são observados certos efeitos adversos específicos, como a *síndrome de Reye,* um distúrbio raro em crianças que se caracteriza por encefalopatia hepática após uma doença viral aguda, com taxa de mortalidade de 20 a 40%. Desde a retirada do **ácido acetilsalicílico** para uso pediátrico, foi constatada uma queda dramática na incidência dessa doença iatrogênica.

O *salicilismo*, que é caracterizado por tinido (zumbido agudo nas orelhas), vertigem, diminuição da audição e, por vezes, náuseas e vômitos, ocorre como resultado da superdosagem de qualquer **salicilato**, e a intoxicação aguda por **salicilatos** (que ocorre mais em crianças e em tentativas de suicídio) constitui uma emergência médica. O mecanismo envolvido consiste em acentuado distúrbio do equilíbrio ácido-básico e eletrolítico. Os **salicilatos** desacoplam a fosforilação oxidativa (principalmente no músculo esquelético), levando à hipertermia, aumento de consumo de oxigênio e, portanto, produção aumentada de dióxido de carbono. Isso estimula a respiração, que também aumenta por uma ação direta dos fármacos sobre o centro respiratório. A hiperventilação resultante provoca alcalose respiratória, que costuma ser compensada por mecanismos renais envolvendo aumento da excreção de bicarbonato. De fato, doses maiores causam depressão do centro respiratório. O CO_2 é exalado em menor quantidade e, portanto, aumenta no sangue. Como isso se sobrepõe a uma redução do bicarbonato plasmático, ocorre acidose respiratória não compensada, o que também pode ser complicado por uma acidose metabólica, que resulta do acúmulo de metabólitos dos ácidos pirúvico, láctico e acetoacético (uma consequência indireta da fosforilação oxidativa desacoplada). Também é provável a ocorrência de hipertermia secundária ao aumento da taxa metabólica, e os vômitos repetidos podem ser seguidos de desidratação. No SNC, a estimulação inicial com excitação é seguida, por fim, de coma e depressão respiratória. Pode ocorrer também hemorragia, principalmente em decorrência da diminuição da agregação plaquetária.

Interações medicamentosas

O **ácido acetilsalicílico** pode causar um aumento potencialmente perigoso no efeito da **varfarina**, em parte devido ao deslocamento desta última dos sítios de ligação às proteínas plasmáticas (ver Capítulo 11), com consequente aumento de sua concentração efetiva, e, em parte, devido a seu efeito sobre as plaquetas, que interfere ainda mais na hemostasia (ver Capítulo 23). O **ácido acetilsalicílico** também antagoniza o efeito de alguns agentes anti-hipertensivos e uricosúricos, como a **probenecida** e a **sulfimpirazona**. Como o **ácido acetilsalicílico** em baixas doses pode, por si próprio, reduzir a excreção de uratos (ver Capítulo 29), ele não deve ser usado na gota.

> **Ácido acetilsalicílico**
>
> A aspirina (**ácido acetilsalicílico**) é o AINE mais antigo. Atua por meio da inativação irreversível da COX-1 e da COX-2.
> *Efeitos terapêuticos*
> - Além de suas ações anti-inflamatórias, o **ácido acetilsalicílico** inibe fortemente a agregação plaquetária, e seu principal uso clínico atual reside na terapia de doenças cardiovasculares
> - É administrado por via oral e sofre rápida absorção, 75% são metabolizados no fígado
> - A eliminação de seu metabólito, o **salicilato**, segue a cinética de primeira ordem com o uso de baixas doses (meia-vida de 4 horas) e a cinética de saturação com altas doses (meia-vida de mais de 15 horas)
>
> *Efeitos adversos*
> - Com doses terapêuticas: sintomas GI, que com frequência incluem algum sangramento gástrico (em geral discreto e assintomático). Reações de hipersensibilidade
> - Com doses maiores: tontura, surdez e zumbido ("salicilismo"), pode ocorrer alcalose respiratória compensatória
> - Com doses tóxicas (p. ex., por autointoxicação): pode ocorrer acidose metabólica não compensada, em particular em crianças
> - O **ácido acetilsalicílico** tem sido associado em uma encefalite pós-viral rara, porém grave (síndrome de Reye), em crianças e não é utilizado em pacientes pediátricos
> - Se for administrado ao mesmo tempo que a varfarina, o **ácido acetilsalicílico** pode causar aumento potencialmente perigoso no risco de hemorragia.

PARACETAMOL

O **paracetamol** (denominado **acetaminofeno**, nos EUA) é um dos agentes analgésicos-antipiréticos não narcóticos mais usados e constitui um componente de muitas preparações patenteadas de venda livre. De certa maneira, o fármaco constitui uma anomalia: trata-se de um excelente analgésico (ver Capítulos 42 e 43) e antipirético, cuja ação anti-inflamatória é leve. Além disso, é substancialmente desprovido dos efeitos colaterais gástricos e plaquetários dos outros AINEs. Por essas razões, o **paracetamol** algumas vezes não é classificado como AINE, e a sua coadministração com AINEs tradicionais é segura e efetiva, levando a um aumento da analgesia dependente do contexto de seu uso (Hyllested et al., 2002). O paracetamol com frequência também é combinado com opioides fracos, como a **codeína**, pelo mesmo motivo.

As atividades antipiréticas e analgésicas ainda não estão totalmente elucidadas. Foram sugeridos diversos mecanismos, que incluem a inibição da biossíntese de prostaglandinas no SNC (onde baixas concentrações de peróxidos permitem a ação do paracetamol como agente redutor sobre a COX), ativação das vias serotoninérgicas descendentes e aumento da ativação dos receptores canabinoides (ver Capítulo 43 e Anderson, 2008).

Aspectos farmacocinéticos

O **paracetamol** é bem absorvido quando administrado por via oral, e são alcançadas concentrações plasmáticas máximas em 30 a 60 minutos. A meia-vida plasmática de doses terapêuticas é de 2 a 4 horas; entretanto, com doses tóxicas, pode se estender para 4 a 8 horas. O **paracetamol** é inativado no fígado onde é conjugado para produzir glucuronídeo ou sulfato. Na atualidade, dispõe-se de preparações intravenosas de paracetamol, entretanto, devem ser reservadas, em grande parte, para pacientes que não podem tomar o fármaco por via oral, e os estudos clínicos realizados demonstraram repetidamente que não há nenhuma diferença na eficácia obtida.

Efeitos adversos

Com o uso de doses terapêuticas, os efeitos colaterais são poucos e incomuns, embora algumas vezes ocorram reações cutâneas alérgicas. É possível que a ingestão regular de grandes doses por um longo período possa causar lesão renal. Ainda mais grave, doses tóxicas (< 150 mg/kg, sujeitas a modificações por outras características clínicas) provocam hepatotoxicidade potencialmente fatal e nefrotoxicidade. Isso ocorre quando as reações normais de conjugação se tornam saturadas, e o fármaco é metabolizado por oxidases de função mista. O metabólito tóxico resultante, a *N*-acetil-*p*-benzoquinona imina (NAPQI), costuma ser inativado por conjugação com glutationa; entretanto, quando se torna depletado, ocorre acúmulo do intermediário tóxico no fígado e nos túbulos renais, causando necrose. O consumo crônico de álcool, mas não agudo, pode exacerbar a toxicidade do paracetamol ao induzir as enzimas microssomais hepáticas que produzem o metabólito tóxico, porém a situação aqui é complexa (Prescott, 2000). A dose de paracetamol deve ser ajustada em pacientes com peso abaixo de 50 kg.

Os sintomas iniciais de intoxicação aguda pelo **paracetamol** consistem em náuseas e vômitos, enquanto a hepatotoxicidade constitui uma manifestação tardia, que surge 24 a 72 horas mais tarde. Outros detalhes dos efeitos tóxicos são fornecidos no Capítulo 58. Se o paciente for avaliado cedo o suficiente após a ingestão, é possível prevenir o dano hepático pela administração de agentes que aumentam a formação de glutationa no fígado, principalmente **N-acetilcisteína** (NAC) por via intravenosa. Se mais de 8 horas tiverem decorridas após a ingestão de alta dose, a NAC, que por si própria pode causar efeitos adversos (reações anafilactoides em 10 a 50% dos casos) tem menos probabilidade de ser útil. Lamentavelmente, a ingestão de grandes quantidades de **paracetamol** constitui um método comum de suicídio.

> **Paracetamol**
>
> O **paracetamol** é um fármaco de uso comum amplamente disponível sem prescrição médica. Tem ações analgésicas e antipiréticas potentes, porém efeitos anti-inflamatórios muito mais fracos do que outros AINEs. Sua ação inibitória sobre a COX parece estar principalmente restrita à enzima do SNC
> - É administrado por via oral (de preferência) ou intravenosa e é metabolizado no fígado (meia-vida de 2 a 4 horas)
> - As doses tóxicas causam náuseas e vômitos e, depois de 24 a 72 horas, dano hepático potencialmente fatal devido à saturação das enzimas normais de conjugação, fazendo com que o fármaco seja convertido por oxidases de função mista em NAPQI. Se não for inativado por conjugação com glutationa, esse composto reage com proteínas celulares, causando dano tecidual
> - Os agentes que aumentam a glutationa (principalmente a **acetilcisteína** por via intravenosa) podem impedir o dano hepático se forem administrados precocemente.

IBUPROFENO

O **ibuprofeno**, o membro "fundador" da família de fármacos do ácido propiônico, foi introduzido pela primeira vez em 1969. Embora tenha um tipo de estrutura química diferente daquela dos salicilatos, ele atua da mesma maneira, inibindo as enzimas COX. Trata-se de um composto racêmico, porém apenas o enantiômero S(+) é totalmente ativo, o enantiômero R(–) é convertido em enantiômero S(+) no corpo. É um inibidor não seletivo da COX.

Em virtude de seu excelente registro de segurança, o **ibuprofeno** logo se tornou o AINE mais prescrito e, por fim, tornou-se disponível em farmácias sem a necessidade de prescrição. É um fármaco versátil, que está disponível em várias formulações, incluindo comprimidos, líquidos, géis para aplicação tópica e formulações intravenosas estéreis. Hoje em dia, é provavelmente o AINEs mais consumido e é utilizado para muitas indicações, incluindo dor dentária e pós-operatória, osteoartrite e artrite reumatoide, dismenorreia, entorses, cefaleia e enxaqueca.

O **ibuprofeno** é bem absorvido por via oral, com concentrações séricas máximas alcançadas em 1 a 2 horas após a sua administração (citado em Bushra e Aslam, 2010). A meia-vida plasmática é de 1,8 a 2,0 horas; o metabolismo ocorre principalmente no fígado por hidroxilação e carboxilação, seguida de conjugação, sendo o fármaco totalmente excretado em 24 horas. Uma quantidade muito pequena é excretada na forma inalterada. O fármaco liga-se extensamente às proteínas plasmáticas (cerca de 99%), porém, diferentemente de muitos AINEs, não desloca a **varfarina** de seus sítios de ligação, o que facilita o controle com o uso concomitante dos dois fármacos.

Efeitos adversos

Embora seja considerado um AINE "seguro", o ibuprofeno tem, fundamentalmente, o mesmo perfil de efeitos adversos dependente do mecanismo como todos os outros fármacos desse tipo, sendo os mais proeminentes os efeitos GI, os efeitos plaquetários e as ações renais.

COXIBES

Os coxibes em geral são oferecidos a pacientes para os quais o tratamento com AINEs convencionais representaria uma alta probabilidade de efeitos colaterais GI graves. Entretanto, esses efeitos ainda podem ocorrer com os coxibes, talvez pelo fato de que a COX-2 tenha sido implicada na cicatrização de úlceras preexistentes, de modo que a inibição poderia retardar a recuperação de lesões anteriores. Como é o caso do tratamento com todos os AINEs, deve-se avaliar o risco cardiovascular antes do tratamento a longo prazo. Vários coxibes foram retirados do mercado após relatos de toxicidade cardiovascular e outras toxicidades, porém três fármacos estão atualmente disponíveis para uso clínico no Reino Unido e outros podem estar disponíveis em outros locais.

Celecoxibe e etoricoxibe

O **celecoxibe** e **etoricoxibe** são usados para alívio sintomático no tratamento da osteoartrite e artrite reumatoide e de algumas outras condições.

Ambos são administrados por via oral e apresentam perfis farmacocinéticos semelhantes, sendo bem absorvidos com concentrações plasmáticas máximas alcançadas em 1 a 3 horas. São extensamente metabolizados (> 99%) no fígado, e a ligação às proteínas plasmáticas é alta (> 90%). Os efeitos adversos comuns podem consistir em cefaleia, tontura, exantemas e edema periférico causado pela retenção hídrica. Devido ao potencial papel da COX-2 na cicatrização de úlceras, os pacientes com doença preexistente devem evitar esses fármacos.

Parecoxibe

O **parecoxibe** é um pró-fármaco do **valdecoxibe**. Este último foi retirado do mercado, porém o **parecoxibe** é licenciado para tratamento a curto prazo da dor pós-operatória. É administrado por via intravenosa ou intramuscular e é convertido rapidamente e de modo quase completo (> 95%) no **valdecoxibe** ativo por hidrólise enzimática no fígado.

Os níveis sanguíneos máximos são alcançados em cerca de 30 a 60 minutos, dependendo da via de administração. A ligação às proteínas plasmáticas é alta. O metabólito ativo, o **valdecoxibe**, tem meia-vida plasmática de cerca de 8 horas e é convertido no fígado em vários metabólitos inativos. Foram relatadas reações cutâneas, algumas das quais graves, com o **valdecoxibe**, de modo que os pacientes devem ser monitorados cuidadosamente. O fármaco também deve ser administrado com cautela a pacientes com comprometimento da função renal, e foi relatada a ocorrência de insuficiência renal ligada a ele. Além disso, pode ocorrer anemia pós-operatória.

FÁRMACOS ANTIRREUMÁTICOS

A artrite reumatoide é uma das condições inflamatórias crônicas mais comuns nos países desenvolvidos e uma causa comum de incapacidade.[7] As articulações afetadas tornam-se edemaciadas, dolorosas, deformadas e imóveis. Um em cada três pacientes com artrite reumatoide tem probabilidade de se tornar gravemente incapacitado. Além disso, a doença apresenta manifestações cardiovasculares e outras manifestações sistêmicas, que estão associadas a um risco aumentado de mortalidade. As alterações articulares degenerativas, que são causadas por uma reação autoimune, caracterizam-se por inflamação, proliferação da sinóvia e erosão da cartilagem e do osso. Davis e Matteson (2012) procederam a uma revisão da classificação e do tratamento dessa afecção terrível e incapacitante.

As principais citocinas inflamatórias, a IL-1 e (particularmente) o TNF-α, desempenham um importante papel na doença (ver Capítulo 7). A Figura 25.3 apresenta um esquema simplificado que mostra o desenvolvimento da artrite reumatoide e os locais de ação dos fármacos terapêuticos.

FÁRMACOS ANTIRREUMÁTICOS MODIFICADORES DA DOENÇA

Diferentemente dos AINEs, que só reduzem os sintomas dessas doenças, esses fármacos antirreumáticos têm como efeito interromper ou reverter a própria doença subjacente, o que explica a sua designação de "fármacos antirreumáticos modificadores da doença"[8] (ou DMARDs [do inglês *disease modifying*

---

[7] O termo "artrite" simplesmente se refere a distúrbios inflamatórios das articulações. Na clínica, mais de 50 tipos distintos são reconhecidos. Para o leigo, no entanto, artrite em geral denota ou *osteoartrite* ou *artrite reumatoide*. Estes com frequência são confundidos, embora sejam entidades separadas.
[8] Historicamente classificados dessa maneira, visto que, ao contrário dos AINEs, diminuíram a velocidade de hemossedimentação (VHS), um marcador de inflamação aguda associado a um aumento do plasminogênio plasmático. Hoje, outros reagentes de fase aguda, como a proteína C reativa (PCR) em geral são preferidos pelos reumatologistas como marcadores bioquímicos de atividade da doença.

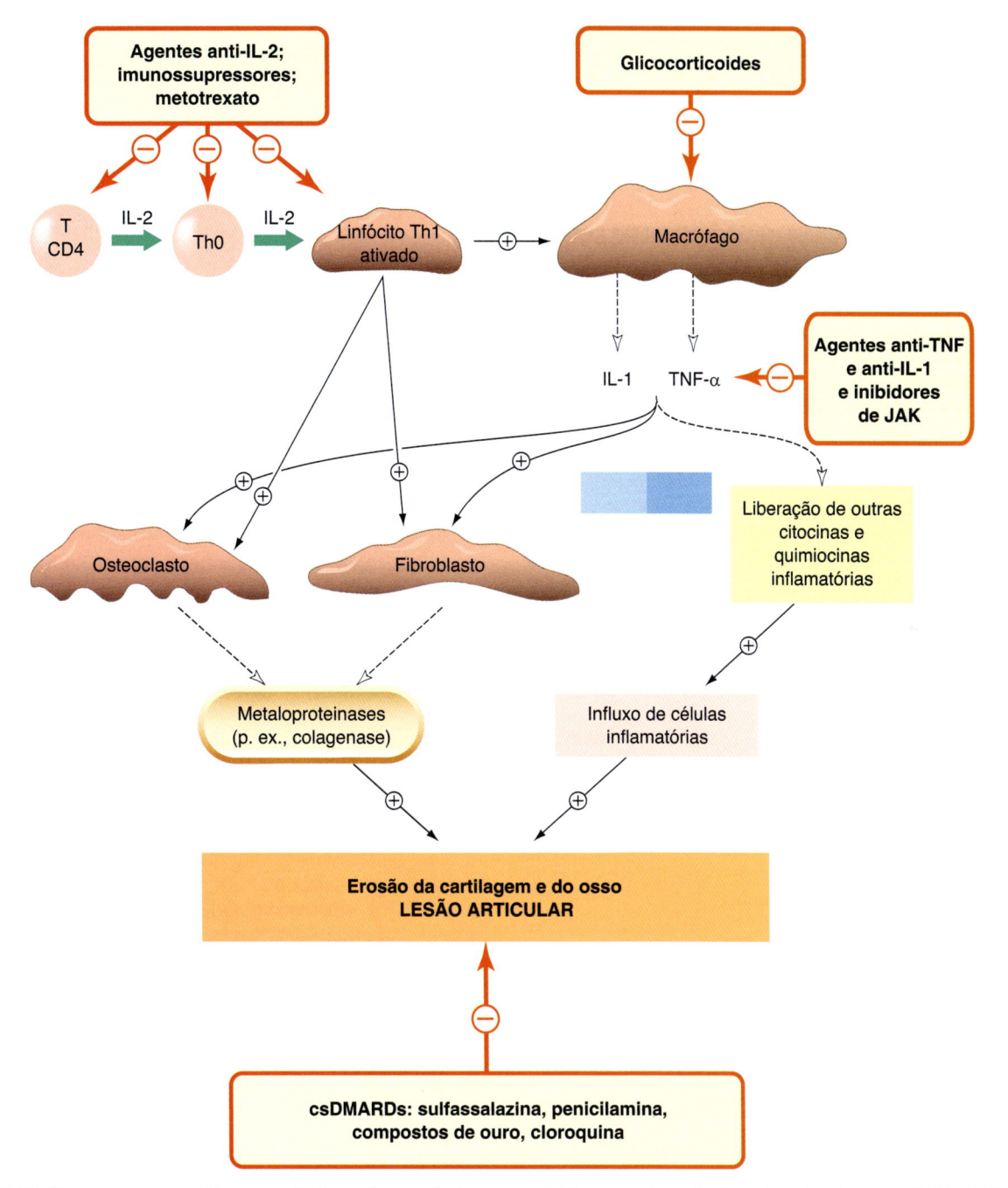

Figura 25.3 Diagrama esquemático das células e dos mediadores envolvidos na patogenia da lesão articular reumatoide, indicando os locais de ação dos fármacos antirreumáticos modificadores da doença (DMARDs sintéticos convencionais, DMARDs sintéticos direcionados para o alvo e DMARDs biológicos) e de outros fármacos. Para detalhes dos agentes antirreceptores do fator de necrose tumoral (TNF), da interleucina (IL)-1 e da IL-2, ver o Capítulo 7 e a Tabela 25.4. Os detalhes dos receptores de citocinas e as vias de sinalização de tirosina quinase associada a Janus (JAK) foram omitidos para maior clareza.

antirheumatic drugs]). Apesar de, a princípio, serem um grupo heterólogo de fármacos sintéticos com diferentes estruturas químicas e mecanismos de ação, essa classe recentemente foi expandida para incluir os agentes anticitocinas e outros fármacos. Por essa razão, esse grupo de fármacos é hoje dividido em "DMARDs sintéticos convencionais (cs)" e "DMARDs biológicos (b)". A seguir, consideraremos esses grupos.

FÁRMACOS ANTIRREUMÁTICOS MODIFICADORES DA DOENÇA SINTÉTICOS CONVENCIONAIS

Os csDMARDs (Tabela 25.2) incluem a **cloroquina** e outros antimaláricos, o **metotrexato**, a **sulfassalazina**, a **penicilamina**, os **compostos de ouro**, bem como vários fármacos imunossupressores, como a **leflunomida**. O grupo também compreende uma subclasse desses fármacos, que incluem os inibidores da *tirosina quinase associada a Janus* (JAK), a **tofacitinibe** e a **baricitinibe**, que são designados como *sDMARDs direcionados para alvos* (tsDMARDs, do inglês *targeted sDMARDs*) e que são discutidos adiante, separadamente. Os glicocorticoides também estão incluídos na categoria de sDMARD por alguns revisores, mas não serão considerados de modo mais detalhado neste capítulo. O leitor deve consultar os Capítulos 3 e 33 para obter mais informações sobre esses fármacos.

Tabela 25.2 Alguns fármacos "modificadores da doença sistêmicos" e imunossupressores comuns usados no tratamento das artrites.

Tipo	Fármaco	Indicação	Comentários
Antimaláricos	Cloroquina	AR, LES moderados	Usada quando outras terapias falham
	Sulfato de hidroxicloroquina	AR, LES moderados	Também úteis em algumas doenças cutâneas
Imunomoduladores	Metotrexato	AR, PS, ARJ moderadas a graves	Fármaco de "primeira escolha". Usado também no tratamento da doença de Crohn e câncer. Com frequência, utilizado em combinação com outros fármacos
	Azatioprina	AR, DII	Usada quando outras terapias falham. Utilizada também na rejeição de transplantes, DII e eczema
	Ciclosporina	AR, DA, AP graves	Usada quando outras terapias falham, em algumas doenças cutâneas e na rejeição de transplantes
	Ciclofosfamida	AR grave	Usada quando outras terapias falham
AINE	Sulfassalazina	AR, AP, ARJ	Fármaco de "primeira escolha". Utilizada também na colite ulcerativa
Metabólito da penicilina	Penicilamina	AR grave	Muitos efeitos colaterais. Ação de latência longa

DA, dermatite atópica; *DII*, doença inflamatória intestinal; *ARJ*, artrite reumatoide juvenil; *AINE*, anti-inflamatório não esteroide; *AP*, artrite psoriática; *PS*, psoríase; *AR*, artrite reumatoide; *LES*, lúpus eritematoso sistêmico.
Dados de várias fontes, incluindo o British National Formulary, 2012.

Embora ainda licenciados no Reino Unido, a revisão das diretrizes de tratamento da *European League Against Rheumatism* (EULAR) sugeriu, em 2016, que a **leflunomida** e os **compostos de ouro** não deveriam ser mais usados, razão pela qual não serão mais considerados aqui.

Apesar do evidente sucesso dos bDMARDs anticitocinas mais novos, muitos autores acreditam que há pouca diferença global na eficácia entre os bDMARDs e os sDMARDs, embora muitas características de sua farmacologia, como perfil de efeitos colaterais e farmacocinética, sejam evidentemente muito diferentes (Chatzidionysiou et al., 2017; Ramiro et al., 2017).

A ação antirreumatoide dos csDMARDs foi descoberta a partir de uma combinação de acaso e intuição clínica. Quando foram introduzidos, nada se sabia acerca de seu mecanismo de ação, e décadas de experimentos *in vitro* resultaram, de modo geral, em mais perplexidade. Quando bem-sucedidos, os csDMARDs geralmente melhoram os sintomas e reduzem a atividade da doença na artrite reumatoide, conforme medido pela redução no número de articulações inchadas e sensíveis, escore de dor, escore de incapacidade, aspecto radiográfico e concentração sérica de proteínas de fase aguda e do *fator reumatoide* (um anticorpo imunoglobulina M (IgM) dirigido contra a IgG do hospedeiro).

Os csDMARDs são algumas vezes designados como *fármacos de segunda linha*, com a insinuação de que são utilizados apenas quando outras terapias (p. ex., AINEs) fracassam, entretanto, a terapia com csDMARD pode ser iniciada tão logo seja estabelecido um diagnóstico definitivo para reduzir o dano articular permanente e, portanto, a incapacidade futura. Seus efeitos clínicos em geral são de início lento (meses), e é comum que se forneça uma "cobertura" com AINEs durante essa fase de indução. Se a terapia for bem-sucedida (e a taxa de sucesso é variável), pode-se reduzir a terapia concomitante com AINEs (ou com glicocorticoides). Alguns csDMARDs (p. ex., **metotrexato**) ocupam um lugar no tratamento de outras doenças inflamatórias crônicas, enquanto outros (p. ex., **penicilamina**) não são considerados como capazes de exercer uma ação anti-inflamatória geral. O suposto mecanismo de ação dos csDMARDs foram revisados por Cutolo (2002) e Chandrashekara (2013).

Veremos agora alguns dos csDMARDs comuns com um pouco mais de detalhes.

Metotrexato

O **metotrexato** é um antagonista do ácido fólico com atividade citotóxica e imunossupressora (ver Capítulo 57). Tem ação antirreumatoide útil e confiável e constitui um fármaco de primeira escolha comum. Apresenta início de ação mais rápido do que outros DMARDs, porém é preciso proceder a um rigoroso monitoramento do tratamento devido à depressão da medula óssea, levando a uma queda das contagens de leucócitos e plaquetas (potencialmente fatal) e à cirrose hepática. Entretanto, mostra-se superior à maioria dos outros DMARDs na sua eficácia e tolerância do paciente e, com frequência, é administrado em conjunto com fármacos anticitocinas.

Seu mecanismo de ação não está relacionado com o seu efeito sobre o ácido fólico (que é rotineiramente coadministrado para prevenir doenças hematológicas), mas pode estar ligado à sua capacidade de bloquear a captação de adenosina (ver Capítulo 16 e Chan e Cronstein, 2010).

Sulfassalazina

A **sulfassalazina**, outro sDMARD de primeira escolha comum no Reino Unido, produz remissão na artrite reumatoide ativa e também é utilizada para a doença inflamatória intestinal crônica (ver Capítulo 30). Provavelmente atua, em parte, por meio da inibição das vias da COX e da lipo-oxigenase ou pela eliminação de radicais livres tóxicos, embora também diminua a liberação de IL-8 dos mioblastos do cólon, sugerindo um mecanismo imunossupressor adicional (Lodowska et al., 2015). O fármaco é um complexo de sulfonamida (**sulfapiridina**) e **salicilato**, que é clivado em suas partes componentes por bactérias no cólon. É pouco absorvida após administração oral.

A **sulfassalazina** em geral é bem tolerada, porém os efeitos colaterais comuns incluem distúrbios GI, mal-estar e cefaleia. Podem ocorrer reações cutâneas e leucopenia, que são reversíveis com a interrupção do fármaco. A absorção de ácido fólico algumas vezes é comprometida, e isso pode ser anulado pela administração de suplementos de ácido fólico. Foi também relatada uma redução reversível na contagem de espermatozoides. A exemplo de outras sulfonamidas, podem ocorrer depressão da medula óssea e reações de tipo anafilático em alguns pacientes. Pode ser necessário proceder a um monitoramento hematológico.

Penicilamina

A **penicilamina** é uma *dimetilcisteína* produzida por hidrólise da **penicilina** e que aparece na urina após tratamento com esse fármaco. O isômero D é utilizado na terapia da doença reumática. Cerca de 75% dos pacientes com artrite reumatoide respondem à **penicilamina**. Os efeitos terapêuticos são observados em questão de semanas, porém só alcançam um platô depois de vários meses. Acredita-se que a **penicilamina** seja capaz de modificar a doença reumatoide em parte ao diminuir a resposta imune e a geração de IL-1 e/ou, em parte, ao impedir a maturação do colágeno recém-sintetizado. Entretanto, o mecanismo preciso de ação continua sendo objeto de especulação. O fármaco tem um grupo tiol altamente reativo e propriedades de quelação de metais, que são aproveitadas no tratamento da *doença de Wilson* (deposição patológica de cobre, que provoca neurodegeneração e doença hepática) e na intoxicação por metais pesados.

A **penicilamina** é administrada por via oral, porém apenas cerca da metade da dose é absorvida. Alcança concentrações plasmáticas máximas em 1 a 2 horas e é excretada na urina. O tratamento é iniciado com doses baixas, que são aumentadas apenas de forma gradativa, de modo a minimizar os efeitos indesejáveis, que afetam cerca de 40% dos pacientes e podem exigir a interrupção do tratamento. Os exantemas e a estomatite constituem os efeitos indesejáveis mais comuns, mas podem desaparecer se a dose for reduzida. Observa-se a ocorrência de anorexia, febre, náuseas, vômitos e distúrbios do paladar (relacionados com a quelação do zinco), que frequentemente desaparecem com a continuidade do tratamento. Deve-se monitorar a proteinúria, que ocorre em 20% dos pacientes. O monitoramento hematológico também é necessário no início do tratamento. A trombocitopenia pode exigir uma redução da dose. A leucopenia e a anemia aplásica constituem contraindicações absolutas, assim como doenças autoimunes (p. ex., tireoidite, miastenia *gravis*).

Fármacos antimaláricos

A **hidroxicloroquina** e a cloroquina são fármacos de 4-aminoquinolina, utilizados principalmente na prevenção e no tratamento da malária (ver Capítulo 55), mas também como DMARDs. Em geral, a **cloroquina** é reservada para casos em que outros tratamentos não tiveram sucesso. Além disso, são usadas no tratamento de outra doença autoimune, o lúpus eritematoso, porém estão contraindicadas para pacientes com artropatia psoriática, visto que exacerbam as lesões cutâneas. A **mepacrina**, um antimalárico relacionado, também é algumas vezes utilizado no lúpus discoide (cutâneo). Os efeitos antirreumáticos não aparecem antes de 1 mês ou mais após o início do tratamento, e somente cerca da metade dos pacientes tratados responde ao fármaco. A administração, os aspectos farmacocinéticos e os efeitos indesejáveis da **cloroquina** são discutidos no Capítulo 55, o rastreamento para toxicidade ocular é particularmente importante.

FÁRMACOS IMUNOSSUPRESSORES

Os agentes imunossupressores são utilizados na terapia de doenças autoimunes, bem como para a prevenção e/ou o tratamento da rejeição de transplantes. Como comprometem a resposta imune, também estão associados ao risco de diminuição da resposta às infecções e podem facilitar a emergência de linhagens celulares malignas. Todavia, a relação entre esses efeitos adversos e a potência de prevenção da rejeição de enxertos varia com diferentes fármacos. O boxe clínico apresenta um resumo dos usos clínicos dos agentes imunossupressores.

> **Imunossupressores**
>
> - A proliferação clonal de linfocitos T *helper* pode ser reduzida por meio da inibição da transcrição da IL-2; a **ciclosporina**, o **tacrolimo**, o **sirolimo** e o **pimecrolimo** e os glicocorticoides atuam dessa maneira
>   - Os fármacos semelhantes à **ciclosporina** ligam-se às proteínas citosólicas (imunofilinas) que inibem a calcineurina envolvida em alterações na transcrição gênica
>   - São administrados por via oral ou intravenosa; a nefrotoxicidade constitui um efeito adverso comum
> - Para as ações dos glicocorticoides, ver o boxe separado
> - A proliferação de linfócitos também é bloqueada por inibidores da síntese de DNA, como:
>   - **Azatioprina**, por meio de seu metabólito ativo, a **mercaptopurina**
>   - **Micofenolato de mofetila**, por meio da inibição da síntese *de novo* das purinas.

A maioria desses fármacos atua durante a fase de indução da resposta imunológica, reduzindo a proliferação de linfócitos (ver Capítulo 7), embora outros também inibam aspectos da fase efetora. Existem três grupos principais:

- Fármacos que inibem a produção ou a ação da IL-2 (p. ex., **ciclosporina**, **tacrolimo** e fármacos relacionados)
- Fármacos que inibem a expressão de genes das citocinas (p. ex., corticosteroides)
- Fármacos que inibem a síntese de purinas ou de pirimidinas (p. ex., **azatioprina**, **micofenolato de mofetila**).

Ciclosporina

A ciclosporina é um composto de ocorrência natural, identificado pela primeira vez em um fungo. Trata-se de um peptídico cíclico de 11 resíduos de aminoácidos (incluindo alguns não encontrados em animais), com potente atividade imunossupressora, porém sem efeito sobre a reação inflamatória aguda em si. Sua atividade incomum, que (diferentemente de imunossupressores mais antigos) não implica citotoxicidade, foi descoberta em 1972 e foi crucial para o desenvolvimento da cirurgia de transplante (para uma revisão detalhada, ver Borel et al., 1996). O fármaco apresenta numerosas ações, porém as relevantes para a imunossupressão são:

- Diminuição da proliferação clonal de linfócitos T, principalmente pela inibição da síntese de IL-2 e é possível que, também por uma diminuição na expressão dos receptores de IL-2

- Redução da indução e da proliferação clonal dos linfócitos T citotóxicos a partir de linfócitos T precursores CD8+
- Redução da função dos linfócitos T efetores responsáveis pelas respostas mediadas por células (p. ex., diminuição da hipersensibilidade de tipo tardio)
- Alguma redução das respostas dos linfócitos B dependentes dos linfócitos T.

A principal ação consiste em um efeito inibitório relativamente seletivo sobre a transcrição do gene da IL-2, embora se tenha também relatado um efeito semelhante sobre o interferon (IFN)-γ e a IL-3. A interação do antígeno com um receptor de linfócitos T *helper* (Th) costuma resultar em aumento do Ca^{2+} intracelular (ver Capítulos 2 e 7), o que, por sua vez, estimula a *calcineurina*, uma fosfatase. A calcineurina ativa vários fatores de transcrição que iniciam a expressão de IL-2. A **ciclosporina** liga-se à *ciclofilina*, um membro proteico citosólico da família das imunofilinas (um grupo de proteínas que atuam como receptores intracelulares para esses fármacos). O complexo fármaco-imunofilina se liga à calcineurina e inibe-a e, portanto, atua de forma oposta às numerosas proteínas quinases envolvidas na transdução de sinais (ver Capítulo 3), impedindo a ativação dos linfócitos Th e a produção de IL-2 (ver Capítulo 7).

A própria **ciclosporina** é pouco absorvida por via oral, mas pode ser administrada por essa via em uma formulação de absorção mais fácil ou por infusão intravenosa. Após a sua administração oral, as concentrações plasmáticas máximas geralmente são alcançadas em cerca de 3 a 4 horas. A meia-vida plasmática é de cerca de 24 horas. O metabolismo ocorre no fígado e a maior parte dos metabólitos é excretada na bile. A **ciclosporina** acumula-se na maioria dos tecidos, em concentrações três a quatro vezes maiores do que as observadas no plasma. Certa quantidade do fármaco permanece no tecido linfomieloide e em depósitos de gordura por algum tempo após a interrupção de sua administração.

O efeito adverso mais comum e mais grave da **ciclosporina** é a nefrotoxicidade, que se acredita que não tenha nenhuma conexão com a inibição da calcineurina. Esse efeito pode constituir um fator limitante para o uso do fármaco em alguns pacientes (ver Capítulo 58). Além disso, podem ocorrer hepatotoxicidade e hipertensão. Os efeitos adversos menos importantes incluem anorexia, letargia, hirsutismo, tremor, parestesias (sensação de formigamento), hipertrofia gengival (em particular quando prescrita concomitantemente com bloqueadores dos canais de cálcio para a hipertensão; ver Capítulo 21) e distúrbios GI. A **ciclosporina** não tem nenhum efeito depressor sobre a medula óssea.

Tacrolimo

O **tacrolimo** é um antibiótico macrolídeo de origem fúngica, cujo mecanismo de ação é muito semelhante ao da **ciclosporina**, porém com maior potência. A principal diferença é que o receptor interno para esse fármaco não é a ciclofilina, mas uma imunofilina diferente, denominada FKBP (proteína de ligação de FK, assim denominada porque o **tacrolimo** a princípio foi denominado FK506). O complexo **tacrolimo**-FKBP inibe a calcineurina, com os efeitos descritos anteriormente. Não é usado na artrite, mas principalmente no transplante de órgãos e no eczema atópico grave (ver Capítulo 26). O **pimecrolimo** (de uso tópico no tratamento do eczema atópico) atua de maneira semelhante. O **sirolimo** (usado na prevenção da rejeição de órgãos após transplante, bem como no revestimento de *stents* para prevenir a reestenose; ver Capítulo 20) também se combina com uma imunofilina, porém ativa uma proteína quinase para produzir seu efeito imunossupressor.

O **tacrolimo** pode ser administrado por via oral, intravenosa ou em pomada para uso tópico na doença inflamatória da pele. O fígado é responsável pelo metabolismo de 99% do tacrolimo, que tem meia-vida de cerca 7 horas. Os efeitos adversos do **tacrolimo** assemelham-se aos da **ciclosporina**, mas são mais graves. A incidência de nefrotoxicidade e de neurotoxicidade é mais alta, porém a do hirsutismo é mais baixa. Podem ocorrer distúrbios GI e metabólicos (hiperglicemia). Foi relatada a ocorrência de trombocitopenia e hiperlipidemia, mas que diminuem quando a dosagem é reduzida.

Azatioprina

A **azatioprina** interfere na síntese de purinas e é citotóxica. É amplamente utilizada para imunossupressão, em particular para o controle de doenças autoimunes, como a artrite reumatoide, e para a prevenção de rejeição de tecido em cirurgia de transplante. Esse fármaco é metabolizado a **mercaptopurina**, um análogo que inibe a síntese de DNA (ver Capítulo 57). Como a azatioprina inibe a proliferação clonal durante a fase de indução da resposta imune (ver Capítulo 7) por uma ação citotóxica sobre as células em divisão, ela provoca depressão das reações imunes mediadas tanto por células quanto por anticorpos. Como no caso da própria **mercaptopurina**, o principal efeito indesejável consiste em depressão da medula óssea. Outros efeitos tóxicos incluem náuseas e vômitos, erupções cutâneas e hepatotoxicidade leve.

Ciclofosfamida

A **ciclofosfamida** é um potente agente imunossupressor utilizado principalmente no tratamento do câncer. Seu mecanismo de ação é explicado no Capítulo 57. A ciclofosfamida tem toxicidade substancial e, portanto, em geral é reservada para os casos graves de artrite reumatoide nos quais todas as outras terapias falharam.

Micofenolato de mofetila

O **micofenolato de mofetila** é um derivado semissintético de um antibiótico fúngico, que é utilizado para a prevenção da rejeição de órgãos. No organismo, é convertido em ácido micofenólico, que restringe a proliferação dos linfócitos T e B e diminui a produção de linfócitos T citotóxicos por meio da inibição de monofosfato de inosina desidrogenase. Essa enzima é crucial para a biossíntese *de novo* de purinas nos linfócitos T e nas células B (outras células podem gerar purinas por outra via), de modo que o fármaco tem uma ação bastante seletiva.

O **micofenolato de mofetila** é administrado por via oral e é bem absorvido. Os hidróxidos de magnésio e de alumínio comprometem a absorção, e a colestiramina reduz as concentrações plasmáticas. O metabólito ácido micofenólico sofre circulação êntero-hepática e é eliminado pelos rins na forma de glucuronídeo inativo. Os efeitos adversos GI são comuns.

Glicocorticoides

A ação terapêutica dos glicocorticoides envolve tanto seus efeitos inibitórios sobre a resposta imune quanto suas ações anti-inflamatórias. Esses fármacos são descritos nos Capítulos 3 e 33, e seus locais de ação sobre as reações imunes celulares estão indicados na Figura 25.3.

Os glicocorticoides são imunossupressores, principalmente porque, à semelhança da **ciclosporina**, restringem a proliferação clonal de linfócitos Th reduzindo a transcrição do gene para a IL-2. Todavia, eles também diminuem a transcrição de muitos outros genes de citocinas (incluindo os para o TNF-α, a IFN-γ, a IL-1 e muitas outras interleucinas) tanto na fase de indução quanto na fase efetora da resposta imune. A síntese e a liberação de proteínas anti-inflamatórias (p. ex., IL-10, anexina 1, inibidores da protease) também aumentam. Esses efeitos são mediados pela inibição da ação de fatores de transcrição, como a proteína 1 ativadora e o NFκB, bem como pela ação do receptor de glicocorticoides ligado no citosol das células-alvo (ver Capítulo 3).

> ### Usos clínicos dos fármacos imunossupressores
>
> Os fármacos imunossupressores são utilizados por especialistas, com frequência em combinação com glicocorticoides e/ou fármacos citotóxicos:
> - Para retardar o progresso da doença reumatoide e de outras doenças artríticas, incluindo artrite psoriática, espondilite anquilosante, artrite juvenil: *DMARDs*, por exemplo, **metotrexato**, **ciclosporina**; são utilizados *moduladores das citocinas* (p. ex., **adalimumabe**, **etanercepte**, **infliximabe**) quando a resposta ao metotrexato ou a outros DMARDs é inadequada
> - Para suprimir a rejeição de órgãos transplantados, por exemplo, **ciclosporina**, **tacrolimo**, **sirolimo**
> - Para suprimir a doença de enxerto-*versus*-hospedeiro após transplante de medula óssea, por exemplo, **ciclosporina**
> - Em doenças autoimunes, incluindo púrpura trombocitopênica idiopática, algumas formas de anemia hemolítica e de glomerulonefrite e miastenia *gravis*
> - Na doença inflamatória intestinal grave (p. ex., **ciclosporina** na colite ulcerativa, **infliximabe** na doença de Crohn)
> - Na doença cutânea grave (p. ex., **pimecrolimo**, **tacrolimo** de aplicação tópica para o eczema atópico não controlado por glicocorticoides tópicos de ação máxima; **etanercepte** e **infliximabe** para a psoríase em placas muito grave que não responde ao **metotrexato** ou à **ciclosporina**).

Fármacos diversos

Sentado (assumidamente de forma bastante desconfortável) no grupo dos sDMARDs está o **apremilaste**, um inibidor da fosfodiesterase (tipo 4). Ao produzir elevação dos níveis de AMPc nas células, o apremilaste pode suprimir a geração e a liberação de mediadores pró-inflamatórios. Em geral, é utilizado no tratamento da artrite psoriática e apenas administrado a pacientes que não respondem de forma adequada a outro tratamento.

FÁRMACOS ANTIRREUMÁTICOS MODIFICADORES DA DOENÇA SINTÉTICOS DIRECIONADOS PARA ALVOS

A atividade biológica das citocinas inflamatórias é transduzida pelos seus receptores (vários tipos), os quais, por sua vez (com a importante exceção do TNF), ativam membros da família *JAK* ou *TYK* (tirosina quinase) de moléculas. Existem quatro membros da família JAK, JAK-1 a 4 (ver Capítulo 3), que, por sua vez, podem interagir com membros da família de fatores de transcrição de *transdutores de sinal e ativação* (*STAT*, do inglês *signal transducer and activation of transcription*) (seis no total), ativando, assim, a via de sinalização JAK-STAT que modula a tradução/transcrição de genes.

As mutações por ganho de função e outras mutações em membros da família JAK estão associadas a uma variedade de doenças reumatológicas e outras doenças inflamatórias, sugerindo fortemente uma ligação funcional entre a ativação da via JAK-STAT e as patologias inflamatórias, e, com base nessa ideia, foram desenvolvidos inibidores de JAK quinases, como **tofacitinibe**, **baricitinibe** e **upadacitinibe**, para uso em patologias inflamatórias e outras patologias (ver Bertsias, 2020 e Tabela 25.3).

Como qualquer interferência no sistema imune tende a afetar de maneira adversa a resposta do hospedeiro à infecção e tendo em vista que as citocinas ativam diferentes JAK quinases, identificar qual dos mediadores pró-inflamatórios era inibido por esses fármacos tornou-se uma questão bastante significativa, e houve claramente certa preocupação sobre a inibição indiscriminada dessas vias de sinalização.

O primeiro desses fármacos a ser introduzido na prática clínica foi o **tofacitinibe**, em 2012. Trata-se de um composto não seletivo, que inibiu a JAK1 e a JAK3, o que foi efetivo na redução da ação das "citocinas de cadeia γ", como IL-2, IL-6, IL-15 e IFNγ (JAK1) e IL-2, IL-4 e IL-15 (JAK3). Depois, foi aprovado o **baricitinibe**, que é direcionado seletivamente para JAK1 e JAK2. Além disso, esse fármaco bloqueou vários fatores de crescimento, como o fator estimulador de colônias de granulócitos-macrófagos (GM-CSF) e a eritropoetina (EPO). Preocupações sobre o efeito desses fármacos na função hematológica (pela inibição de JAK2) levaram à introdução subsequente do **upadacitinibe**, um inibidor seletivo de JAK1.

Tabela 25.3 Inibidores de JAK em doenças reumáticas.

Fármaco	Alvo	Citocinas inibidas[a]	Uso clínico	Efeitos colaterais
Tofacitinibe	JAK 1	IL-2, IL-6, IL-15, IFNα	AR (moderada a grave); AP, CU. Frequentemente utilizada em combinação com metotrexato	Anemia, tosse, sintomas GI, náuseas, problemas articulares
	JAK 3	IL-2, IL-15		
Baricitinibe	JAK 1	IL-2, IL-6, IL-15, IFNα	AR (moderada a grave); frequentemente utilizada em combinação com metotrexato	Dislipidemia, náuseas, trombocitose
	JAK 2	IL-6, IFNα, GMCSF, EPO		
Upadacitinibe	JAK 1	IL-2, IL-6, IL-15, IFNα	AR	Dislipidemia, náuseas, febre, neutropenia

[a]Apenas as citocinas pró-inflamatórias/fatores de crescimento fundamentais estão incluídos nesta tabela.
EPO, eritropoetina; *GMCSF*, fator estimulador de colônias de granulócitos-macrófagos; *IFN*, interferon; *IL*, interleucina; *JAK*, tirosina quinase associada a Janus; *AR*, artrite reumatoide; *AP*, artrite psoriática; *CU*, colite ulcerativa.
Dados de várias fontes, incluindo Bertsias, 2020 e British National Formulary, 2021.

Os principais efeitos adversos dessa família de fármacos incluem, como era de se esperar, uma redução da resposta do hospedeiro às doenças infecciosas e, possivelmente, ativação de infecções latentes, como a TB. Vários outros efeitos colaterais costumam ser relatados, como náuseas, dores articulares, febre e dislipidemia (ver Tabela 25.3).

FÁRMACOS ANTIRREUMÁTICOS MODIFICADORES DAS DOENÇAS BIOLÓGICAS, FÁRMACOS ANTICITOCINAS E OUTROS BIOFÁRMACOS

Os *biofármacos* discutidos nesta seção representam o maior avanço tecnológico e conceitual que houve durante décadas no tratamento da inflamação crônica grave (Maini, 2005). Esses fármacos são anticorpos e outras proteínas desenvolvidas por engenharia genética (ver Capítulo 5). Por conseguinte, sua produção é difícil e de elevado custo, o que limita o seu uso. No Reino Unido (no National Health Service), esses fármacos em geral são restritos a pacientes que não respondem de forma adequada a outra terapia com DMARDs, e são administrados apenas sob supervisão especializada. Alguns costumam ser administrados em combinação com **metotrexato**, que aparentemente proporciona uma ação anti-inflamatória sinérgica.

As características e as indicações de alguns biofármacos disponíveis hoje são apresentadas na Tabela 25.4. O efeito de dois desses agentes sobre a artrite reumatoide é mostrado na Figura 25.4. Muitos neutralizam as citocinas solúveis. O **adalimumabe**, o **certolizumabe pegol**, o **golimumabe**, o **etanercepte** e o **infliximabe** têm como alvo o TNF-α; a

Tabela 25.4 Alguns biofármacos utilizados no tratamento de doenças inflamatórias.

Alvo	Fármaco	Tipo	Modo de ação	Indicação
TNF solúvel	Adalimumabe	mAb humanizado	Imunoneutralização	AR (moderada a grave), AP, EA, PP, DC
	Certolizumabe pegol	Fragmento de ab peguilado	Imunoneutralização	AR[a] (moderada a grave)
	Golimumabe	mAb humanizado	Imunoneutralização	AR (moderada a grave), AP, PS
	Infliximabe	ab quimérico neutralizante	Imunoneutralização	AR[a] (moderada a grave), AP, EA, PP
	Etanercepte	Receptor chamariz de proteína de fusão	Neutralização	AR[a] (moderada a grave), AP, EA, PP
IL-1 solúvel	Anacinra	Versão recombinante de IL-1	Neutralização	AR[a] (moderada a grave)
	Canaquinumabe	mAb humanizado	Imunoneutralização	AG
IL-6 solúvel	Tocilizumabe	mAb humanizado	Bloqueia o receptor de IL-6	AR[a] (moderada a grave)
	Sarilumabe	mAb humanizado	Bloqueia o receptor de IL-6	AR[a] (moderada a grave)
IL-12 e 23 solúveis	Ustequinumabe	mAb humanizado	Imunoneutralização	AP, PP (grave), DC, CU
IL-17 solúvel	Secuquinumabe	mAb humanizado	Imunoneutralização	EA, AP
Linfócitos T	Abatacepte	Proteína de fusão	Impede a coestimulação dos linfócitos T	AR[a] (moderada a grave)
	Alentuzumabe	mAb humanizado	Liga-se ao CD52, causando lise celular	EM
	Basiliximabe	mAb quimérico	Antagonistas do receptor de IL-2	Imunossupressão para cirurgia de transplante
	Belatacepte	Proteína de fusão	Impede a ativação dos linfócitos T	
	Natalizumabe	mAb humanizado	VLA-4 nos linfócitos (neutraliza)	EM
	Ocrelizumabe	mAb humanizado	Bloqueia CD-20 nos linfócitos	EM
	Vedolizumabe	mAb humanizado	Alvo de α4-β7 integrina nos linfócitos T	DC, CU
Linfócitos B	Belimumabe	mAb humanizado	Imunoneutraliza o fator ativador de linfócitos B	LES
	Rituximabe	mAb quimérico	Causa lise dos linfócitos B	AR[a] (moderada a grave), algumas neoplasias malignas

[a]Usado em conjunto com metotrexato.
ab, anticorpo; *EA*, espondilite anquilosante; *DC*, doença de Crohn; *AG*, artrite gotosa; *IL*, interleucina; *mAb*, anticorpo monoclonal; *EM*, esclerose múltipla; *AP*, artrite psoriática; *PP*, psoríase em placas (p.ex., pele); *PS*, psoríase; *AR*, artrite reumatoide; *LES*, lúpus eritematoso sistêmico; *TNF*, fator de necrose tumoral; *CU*, colite ulcerativa.
Dados de várias fontes, incluindo o British National Formulary, 2021.

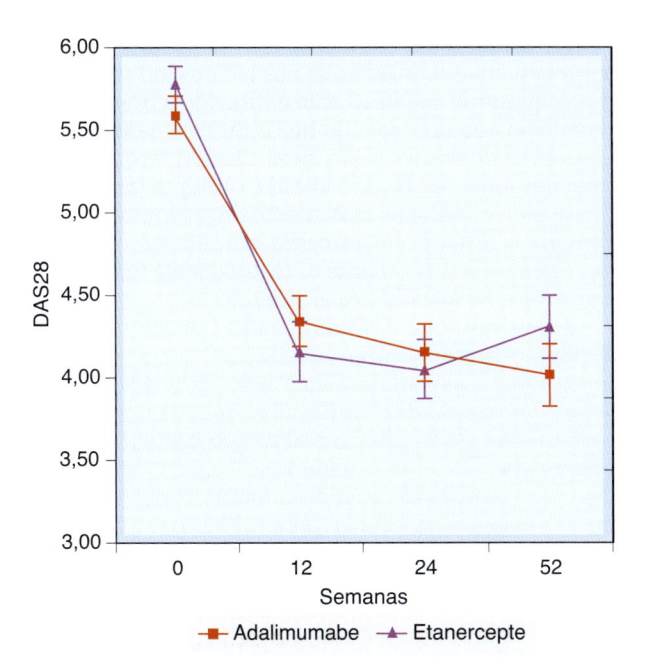

Figura 25.4 Efeito dos biofármacos anticitocinas na artrite reumatoide. Na figura, o adalimumabe (um anticorpo monoclonal humanizado que neutraliza o fator de necrose tumoral [TNF]) e o etanercepte (um receptor chamariz de proteína de fusão que se liga ao TNF) foram usados para o tratamento de pacientes com artrite reumatoide ativa. O eixo Y mede um composto de escores de atividade da doença obtido a partir da avaliação clínica de 28 articulações (DAS28: quanto menor a pontuação, menor o edema e a dor das articulações). (De Jobanputra et al., 2012.)

anacinra e canaquinumabe têm alvo a IL-1; o sarilumabe e o tocilizumabe, têm como alvo o IL-6, e o ustequinumabe, as IL-12 e IL-23. O abatecepte, o alentuzumabe, o basiliximabe, o belatacepte, o daclizumabe e o natalizumabe têm como alvo os linfócitos T, interferindo na sua ativação, proliferação ou migração. O rituximabe e o belimumabe têm como alvo direto os linfócitos B. Embora não sejam usados no tratamento da artrite, o basiliximabe, o belatacepte e o daclizumabe estão incluídos na tabela, visto que atuam ao prevenir a rejeição de órgãos transplantados de maneira semelhante, pela supressão da proliferação dos linfócitos T.

Existe algum debate sobre a natureza precisa do alvo dos agentes anti-TNF. Alguns têm como alvo as formas solúvel e ligada à membrana do TNF, enquanto outros são mais seletivos. Os anticorpos que têm como alvo o TNF ligado à membrana (p. ex., **infliximabe** e **adalimumabe**) podem matar a célula hospedeira por meio de lise induzida pelo complemento. Isso produz uma qualidade de efeito diferente do simples sequestro do mediador solúvel (p. ex., pelo **etanercepte**). Esse fato é, provavelmente, a razão pela qual alguns desses fármacos exibem um perfil farmacológico um pouco diferente, apesar de atuar de modo ostensivo, por meio do mesmo mecanismo (ver Arora et al., 2009, para mais detalhes).

Por serem proteínas, esses fármacos não podem ser administrados por via oral. A administração costuma ser por injeção subcutânea ou por infusão intravenosa, e seus perfis farmacocinéticos variam muito. Os esquemas posológicos diferem, porém a **anacinra**, por exemplo, é habitualmente administrada por via oral; o **efalizumabe** e o **etanercepte** são administrados 1 ou 2 vezes/semana; o **adalimumabe**, o **certolizumabe pegol**, o **infliximabe** e o **rituximabe**, a cada 2 semanas; e o **abatacepte**, o **belimumabe**, o **golimumabe**, o **natalizumabe** e o **tocilizumabe**, a cada mês. Algumas vezes, administra-se uma dose de ataque desses fármacos como preliminar antes da administração regular.

Em geral, esses biofármacos são apenas administrados a pacientes gravemente afetados ou àqueles nos quais outras terapias falharam. Por motivos que não são totalmente claros, uma proporção desses pacientes (cerca de 30%) não responde, e o tratamento em geral é interrompido se nenhum benefício terapêutico for evidente nas primeiras 2 a 4 semanas. Alguns estudos sugerem que, se o tratamento for iniciado com o uso de fármacos como o **infliximabe**, em combinação com **metotrexato**, essa taxa de falha é reduzida, e obtém-se um resultado terapêutico final superior (van der Kooji et al., 2009).

As citocinas são cruciais na regulação dos sistemas de defesa do hospedeiro (ver Capítulo 17), e os leucócitos são elementos fundamentais para o seu funcionamento bem-sucedido. Portanto, seria possível prever que a terapia com anticitocinas ou antileucócitos – como qualquer tratamento que interfira na função imune – possa precipitar infecções latentes (p. ex., tuberculose ou hepatite B) ou estimular infecções oportunistas. Os relatórios sugerem que este é um problema observado com alguns desses agentes (p. ex., **adalimumabe**, **etanercepte**, **infliximabe**, **natalizumabe** e **rituximabe**). Esse campo foi revisado por Bongartz et al. (2006). Outro efeito inesperado, mas felizmente raro, observado com esses fármacos é o desenvolvimento de uma síndrome semelhante à psoríase (Fiorino et al., 2009). Pode-se observar a ocorrência de hipersensibilidade, reações no local de injeção ou sintomas GI leves com qualquer um desses fármacos.

FÁRMACOS USADOS NA GOTA

A gota (também conhecida como *artrite gotosa*) é uma doença metabólica na qual ocorre deposição de cristais de urato nos tecidos, em geral devido à elevação das concentrações plasmáticas de urato. Algumas vezes, está relacionada com indulgência excessiva com bebidas alcoólicas, em particular a cerveja, ou alimentos ricos em purinas, como vísceras animais (o urato é um produto do metabolismo das purinas). Outras causas incluem aumento da renovação celular em neoplasias hematológicas malignas, sobretudo após tratamento com fármacos citotóxicos (ver Capítulo 57), e comprometimento da excreção de ácido úrico por determinados fármacos, como o **ácido acetilsalicílico** em doses terapêuticas comuns (ver anteriormente). Caracteriza-se por crises intermitentes extremamente dolorosas de artrite aguda, produzidas pela deposição de cristais no tecido sinovial das articulações distais, como o hálux, bem como a orelha externa – a característica comum é que esses tecidos são, em geral, relativamente frios, o que favorece a deposição de cristais. Ocorre uma resposta inflamatória envolvendo a ativação dos sistemas de cininas, do complemento e da plasmina (ver Capítulos 7 e 17); geração de prostaglandinas; produtos da lipo-oxigenase, como leucotrieno B_4 (ver Capítulo 17); e acúmulo local de granulócitos neutrófilos. Esses neutrófilos englobam os cristais por fagocitose e liberam metabólitos tóxicos do oxigênio que provocam dano aos tecidos, causando lise das células com liberação de enzimas proteolíticas. Os cristais de urato também induzem a produção de IL-1 e, possivelmente, de outras citocinas.

Os fármacos utilizados no tratamento da gota atuam por meio dos seguintes mecanismos:

- Diminuição da síntese de ácido úrico: **alopurinol** (o principal fármaco profilático) ou **febuxostate**
- Aumento da excreção de ácido úrico (*agentes uricosúricos*: **probenecida**, **sulfinpirazona**; ver Capítulo 29)
- Inibição da migração de leucócitos dentro da articulação (**colchicina**)
- Como doença "dependente de IL-1", os biofármacos, como a **anacinra**, podem ser úteis
- Por um efeito anti-inflamatório e analgésico geral (AINEs e, em certas ocasiões, glicocorticoides).

Os usos clínicos desses fármacos estão resumidos no boxe clínico.

> **Fármacos usados na gota e na hiperuricemia**
>
> *Para tratamento da gota aguda*
> - Um AINE, por exemplo, **ibuprofeno**, **naproxeno**
> - A **colchicina** é útil se os AINEs estiverem contraindicados
> - Um glicocorticoide, por exemplo, **hidrocortisona** (por via oral, intramuscular ou intra-articular) é uma alternativa a um AINE.
>
> *Para profilaxia*
> - **Alopurinol** (não deve ser iniciado até que o paciente seja assintomático):
>   – Um fármaco uricosúrico (p. ex., **probenecida**, **sulfinpirazona**), para pacientes alérgicos ao **alopurinol**
> - **Rasburicase** por infusão intravenosa para a prevenção e o tratamento da hiperuricemia aguda em pacientes com neoplasia hematológica maligna e risco de lise rápida.

ALOPURINOL

O **alopurinol** é um análogo da *hipoxantina* que diminui a síntese de ácido úrico pela inibição competitiva da xantina-oxidase (Figura 25.5). O fármaco é inicialmente convertido pela xantina-oxidase em *aloxantina*, que persiste no tecido por um tempo considerável e atua como inibidor não competitivo efetivo da enzima. Ocorre também alguma inibição da síntese *de novo* de purinas.

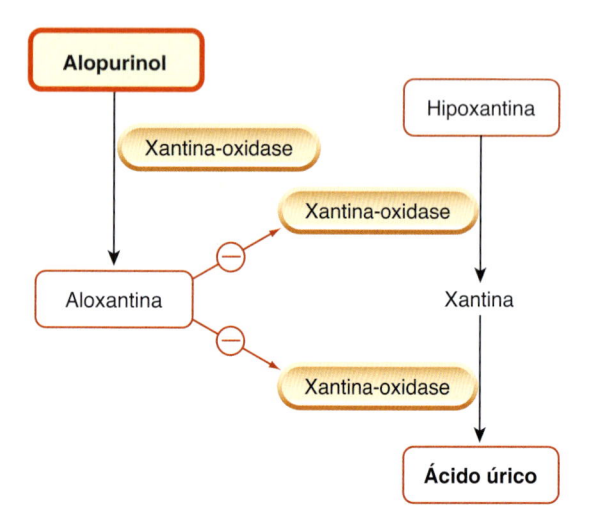

Figura 25.5 Inibição da síntese de ácido úrico pelo alopurinol. Ver o texto para mais detalhes.

O **alopurinol** reduz a concentração dos uratos e do ácido úrico relativamente insolúveis nos tecidos, no plasma e na urina, enquanto aumenta a concentração de seus precursores mais solúveis, as xantinas e as hipoxantinas. A deposição de cristais de urato nos tecidos (tofos) é revertida, e a formação de cálculos renais de urato é inibida. O **alopurinol** constitui o fármaco de escolha no tratamento da gota a longo prazo, porém, na realidade, ele exacerba a inflamação e a dor em uma crise aguda (ver adiante). O **febuxostate** tem mecanismo de ação e farmacologia semelhantes.

O **alopurinol**, que é administrado por via oral, é bem absorvido. Apresenta meia-vida de 2 a 3 horas, e o seu metabólito ativo, a aloxantina (ver Figura 25.5) tem meia-vida de 18 a 30 horas. A excreção renal resulta de um equilíbrio entre filtração glomerular e reabsorção tubular sensível à **probenecida**.

As crises agudas de gota costumam ocorrer durante os primeiros estágios da terapia (possivelmente em consequência de alterações físico-químicas nas superfícies dos cristais de urato quando eles começam a se redissolver), de modo que o tratamento com **alopurinol** nunca é iniciado durante uma crise aguda e, em geral, no princípio é combinado com um AINE. Nos demais aspectos os efeitos adversos são poucos. Podem ocorrer distúrbios GI, reações alérgicas (em especial exantemas) e alguns problemas hematológicos, todavia, e, geral desaparecem com a interrupção do fármaco. Doenças cutâneas potencialmente fatais, como a necrólise epidérmica tóxica e a síndrome de Stevens-Johnson, são raras, porém devastadoras.

O **alopurinol** aumenta o efeito da mercaptopurina, um antimetabólito utilizado na quimioterapia do câncer, que é inativado pela xantina-oxidase (ver Capítulo 57) e também o da **azatioprina** (ver Tabela 25.2), que é metabolizada a mercaptopurina. A **alopurinol** também intensifica o efeito de outro fármaco antineoplásico, a **ciclofosfamida** (ver Capítulo 57). O efeito da varfarina é aumentado, visto que o seu metabolismo é inibido.

AGENTES URICOSÚRICOS

Os fármacos uricosúricos aumentam a excreção de ácido úrico por uma ação direta sobre o túbulo renal (ver Capítulo 29). Esses fármacos continuam sendo úteis como profilaxia para pacientes com gota recorrente grave, que podem não tolerar o **alopurinol**. Os fármacos que pertencem a essa classe incluem a **probenecida** e a **sulfimpirazona** (que também apresenta atividade de AINE). A **bensbromarona** desempenha um papel no tratamento de pacientes com comprometimento renal. O tratamento com fármacos uricosúricos é iniciado com um AINE, como no caso do **alopurinol**. Entretanto, o **ácido acetilsalicílico** e os salicilatos antagonizam a ação dos agentes uricosúricos e não devem ser utilizados ao mesmo tempo.

Embora não pertença estritamente a esse grupo, a **rasburicase**, uma preparação que contém a enzima ácido úrico oxidase, algumas vezes é utilizada no tratamento agressivo da gota. A rasburicase oxida o ácido úrico no sangue a alantoína, que é mais solúvel e, portanto, mais fácil de ser excretada.

COLCHICINA

A **colchicina** é um alcaloide extraído do açafrão-do-prado. Tem efeito benéfico na artrite gotosa e pode ser utilizada tanto para prevenção quanto para alívio das crises agudas. Impede a migração dos neutrófilos para dentro da articulação, aparentemente por meio de ligação à tubulina, resultando em despolimerização dos microtúbulos e redução da motilidade celular. Os neutrófilos tratados com **colchicina** exibem locomoção errática, com frequência comparada a uma "caminhada de bêbado". A **colchicina** também pode impedir a produção de uma suposta glicoproteína inflamatória pelos neutrófilos que fagocitaram cristais de urato. Outros mecanismos também podem ser importantes para produzir seus efeitos. Em doses mais altas do que aquelas administradas para tratamento da gota, a **colchicina** inibe a mitose e está associada a um risco de depressão grave da medula óssea. Por conseguinte, apresenta um índice terapêutico estreito e é muito perigosa em superdosagem. A **colchicina** é administrada por via oral e excretada, em parte, no trato GI e, em parte, na urina.

Os efeitos adversos agudos da **colchicina** durante o tratamento são, em grande parte, GI e consistem em náuseas, vômitos e dor abdominal. A diarreia grave[9] pode representar um problema, e, com o uso de doses elevadas ou tratamento prolongado, a sua ação antimitótica pode causar graves efeitos colaterais, incluindo hemorragia GI, lesão renal, depressão da medula óssea e neuropatia periférica.

ANTAGONISTAS DA HISTAMINA

Conforme explicado no Capítulo 17, a histamina foi identificada pela primeira vez como mediador da anafilaxia por Dale et al., no início do século XX, depois, foi demonstrado que ela é particularmente liberada durante outras reações imunes. Os mastócitos constituem uma fonte proeminente desse mediador, que é liberado no ambiente local em resposta a uma variedade de estímulos imunológicos e de outros tipos. Dessa maneira, havia um evidente potencial para se desenvolver fármacos que inibissem a geração da histamina e a sua ação para o tratamento da inflamação alérgica.

Os anti-histamínicos foram introduzidos por Bovet et al. na década de 1930, antes da descoberta dos quatro subtipos de receptores de histamina descritos no Capítulo 17. Por convenção, o termo genérico "anti-histamínico" refere-se, em geral, apenas aos antagonistas do receptor H_1 utilizados no tratamento de várias condições inflamatórias e alérgicas, e esses fármacos são discutidos nesta seção.

A Tabela 25.5 apresenta detalhes de alguns antagonistas dos receptores H_1 sistêmicos típicos. Existem vários outros que são utilizados principalmente na forma tópica (p. ex., *sprays* nasais ou colírios) no tratamento da febre do feno e de outros sintomas alérgicos. Incluem a **antazolina**, a **azelastina**, a **epinastina**, a **olopatadina** e a **emedastina**. Além de suas atividades como antagonistas H_1, alguns anti-histamínicos (p. ex., **cetotifeno**) também podem apresentar propriedades "estabilizadoras dos mastócitos" e outras propriedades anti-inflamatórias não relacionadas com o antagonismo da histamina (Assanasen e Naclerio, 2002).

AÇÕES FARMACOLÓGICAS

De forma convencional, os anti-histamínicos são divididos em fármacos "de primeira geração", que atravessam a barreira hematoencefálica e que, com frequência, apresentam ações sedativas por atuarem nos receptores de histamina, e em

---

[9] Como a margem terapêutica é muito pequena, os reumatologistas costumam dizer que "os pacientes precisam correr antes de conseguir caminhar"!

Tabela 25.5 Comparação de alguns anti-histamínicos sistêmicos de uso comum (antagonistas H_1).

Tipo	Fármaco	Uso antialérgico comum	Comentários
"Sedativos"	Alimemazina	U	Ação sedativa forte. Algumas vezes, utilizada para pré-medicação anestésica
	Clorfenamina	EA, R, U	–
	Cinarizina	–	Utilizada também no tratamento de náuseas, vômitos, cinetose
	Clemastina	R, U	–
	Ciclizina	–	Utilizada também no tratamento de náuseas, vômitos, cinetose
	Cipro-heptadina	R, U	Utilizada também na enxaqueca
	Hidroxizina	U	Pode causar prolongamento do intervalo QT
	Cetotifeno	R	Propriedades "estabilizadoras" dos mastócitos
	Prometazina	R, U, EA	Ação sedativa forte. Utilizada também no controle das náuseas e dos vômitos
"Não sedativos"	Acrivastina	R, U	–
	Bilastina	R, U	–
	Cetirizina	R, U	–
	Desloratadina	R, U	Metabólito da loratadina. Ação de longa duração
	Fexofenadina	R, U	Metabólito da terfenadina "seguro para o coração"
	Levocetirizina	R, U	Isômero da cetirizina
	Loratadina	R, U	–
	Mizolastina	R, U	Pode causar prolongamento do intervalo QT
	Rupatadina	R, U	Também antagoniza o PAF (ver Capítulo 17)

EA, emergência alérgica (p. ex. choque anafilático); *R*, rinite alérgica (febre do feno); *PAF*, fator ativador plaquetário; *S*, sedação; *U*, urticária e/ou prurido.
Dados de várias fontes, incluindo o British National Formulary, 2021.

fármacos "de segunda geração", que, de modo geral, não tem esses efeitos. Alguns dos agentes de segunda geração originais (p. ex., **terfenadina**) exibiram alguma cardiotoxicidade (p. ex., *torsade de pointes,* ver Capítulo 20). Embora o risco fosse extremamente baixo, ele aumentou quando o fármaco foi tomado com suco de toranja ou com agentes que inibem o citocromo P450 no fígado (ver Capítulos 10 e 58). Por essa razão, esses fármacos foram retirados do mercado e substituídos por fármacos "de terceira geração seguros para o coração" (com frequência, metabólitos ativos dos fármacos originais, p. ex., **fexofenadina**).

Do ponto de vista farmacológico, a maioria dos efeitos dos antagonistas dos receptores H_1 provém das ações da histamina descritas no Capítulo 17. Por exemplo, *in vitro,* eles diminuem a contração mediada pela histamina do músculo liso dos brônquios, do intestino e do útero. Inibem o aumento induzido pela histamina da permeabilidade vascular e broncoespasmo em cobaias *in vivo,* porém são, infelizmente, de pouco valor no broncoespasmo alérgico em seres humanos. O boxe clínico resume os usos clínicos dos antagonistas dos receptores H_1.

> **Usos clínicos dos antagonistas dos receptores H_1 de histamina**
>
> - Reações alérgicas (ver Capítulo 7):
>   - São utilizados fármacos não sedativos (p. ex., **fexofenadina**, **cetirizina**) para a rinite alérgica (febre do feno) e a urticária
>   - Podem-se utilizar preparações tópicas para picadas de insetos
>   - As formulações injetáveis são úteis como adjuvante da **adrenalina (epinefrina)** para reações graves de hipersensibilidade a fármacos e tratamento de emergência da anafilaxia
> - Como antieméticos (ver Capítulo 30):
>   - Na prevenção da cinetose (p. ex., **ciclizina**, **cinarizina**)
>   - Outras causas de náuseas, em particular distúrbios labirínticos
>   - Para sedação (ver Capítulo 45; por exemplo, **prometazina**).

Os "efeitos colaterais" de alguns antagonistas dos receptores H_1 mais antigos no SNC são, algumas vezes, clinicamente mais úteis do que os efeitos periféricos como antagonista H_1 (p. ex., **clorfenamina**; ver Tabela 25.5). Quando utilizados para o tratamento de alergias, os efeitos sedativos em geral são indesejados, porém existem outras ocasiões (p. ex., quando se realiza um voo noturno) em que são mais desejáveis. Mesmo nessas circunstâncias, outros efeitos no SNC, como tontura e fadiga, não são bem-vindos. Outros anti-histamínicos de ação central são antieméticos e são utilizados na prevenção da cinetose (p. ex., **prometazina**; ver Capítulo 30).

Vários antagonistas dos receptores H_1 demonstram um fraco bloqueio dos receptores α1-adrenérgicos (p. ex., **prometazina**). A **cipro-heptadina** é um antagonista dos receptores de 5-HT, bem como um antagonista dos receptores de H_1, e a **rupatadina** também é um antagonista do fator ativador plaquetário (PAF).

ASPECTOS FARMACOCINÉTICOS

Os antagonistas dos receptores H_1 ativos por via oral são, em sua maioria, bem absorvidos e permanecem efetivos por 3 a 6 horas, embora haja algumas exceções proeminentes (p. ex., a **loratadina**, que é convertida em um metabólito de ação longa). A maioria parece ter uma ampla distribuição por todo o corpo, porém alguns não atravessam a barreira hematoencefálica, como, por exemplo, os fármacos não sedativos já mencionados (ver Tabela 25.5). São metabolizados principalmente no fígado e excretados na urina.

Muitos anti-histamínicos têm efeitos colaterais periféricos antimuscarínicos. O mais comum é a boca seca, entretanto, podem ocorrer também visão embaçada, constipação intestinal e retenção urinária. Além disso, são observados efeitos adversos que não se baseiam no mecanismo de ação, os distúrbios GI são bastante comuns, enquanto a aplicação tópica pode ser seguida de dermatite alérgica.

POSSÍVEIS AVANÇOS FUTUROS NA TERAPIA ANTI-INFLAMATÓRIA

Sem dúvida, a área mais empolgante de desenvolvimento atual está nos biofármacos (ver Capítulo 5). O sucesso dos agentes anti-TNF e de outros agentes biológicos tem sido muito gratificante, e o desenvolvimento de anticorpos terapêuticos capazes de neutralizar agentes inflamatórios ou de bloquear receptores de leucócitos ou moléculas de adesão essenciais provavelmente continuará no mesmo ritmo e, com o progresso das pesquisas, também poderá incluir o RNA e outros fármacos (ver Capítulo 5). O principal problema com esse setor é o custo dos fármacos e a falta de biodisponibilidade oral. Isso coloca uma barreira nos orçamentos do sistema de saúde e, com frequência, impede que esses fármacos sejam utilizados como terapia de primeira linha. A recente disponibilidade de "biossimilares" para os biofármacos originais oferece alguma esperança. Com sorte, serão encontrados meios para reduzir o custo de produção e desenvolvimento desses medicamentos tão importantes.

Claramente, portanto, uma alternativa de baixo custo aos anticorpos anti-TNF neutralizantes seria um avanço bem-vindo. A *enzima conversora de TNF* (TACE, do inglês *TNF-converting enzyme*; pelo menos duas formas) cliva o TNF ligado à membrana, liberando, assim, a forma ativa solúvel no sangue, o que poderia constituir um alvo atrativo. Vários possíveis inibidores de pequenas moléculas dessa enzima mostram-se efetivos em modelos animais, porém não foram transferidos de maneira adequada para a clínica até o momento, embora continue havendo um otimismo geral sobre essa abordagem. Recentemente, esse campo foi revisado por Murumkar et al., (2020).

A constatação desconcertante de que todos os AINEs (e os coxibes) apresentam efeitos colaterais cardiovasculares suscitou novas questões sobre nosso atual arsenal terapêutico.[10] Com o objetivo de contornar esse e outros efeitos adversos dos AINEs convencionais (como toxicidade GI), várias tentativas foram feitas para se obter derivados desses fármacos, de modo a reduzir o seu potencial de efeitos adversos. Com base em uma pesquisa impecável e em dados de animais muito encorajadores, isso foi obtido pela ligação de grupos doadores de NO ou outros grupos "protetores", como o H_2S (outro mediador gasoso com propriedades protetoras) a fármacos padrão, como o **naproxeno**. Um desses fármacos (**naproxcinode**, um derivado do **naproxeno** que libera NO) está em fase de mais ensaios clínicos a pedido da FDA

---

[10]Naturalmente, isso não se aplica ao ácido acetilsalicílico em baixas doses.

(Wallace et al., 2015; Costa et al., 2020). Entretanto, Kirkby et al. (2016) propuseram que os sais simples de arginato de AINEs podem carecer dos efeitos colaterais cardiovasculares indesejados de seus fármacos originais. Assim, a busca por um AINE "seguro" continua.

Adotando uma abordagem totalmente diferente, estão em curso tentativas de utilizar como anti-inflamatórios os mediadores endógenos que costumam interromper a inflamação em condições fisiológicas (ver Capítulo 17). Conceitualmente, espera-se que isso tenha muitas vantagens, uma vez que tais agentes não deveriam interferir no funcionamento normal do sistema imunológico da mesma forma que os medicamentos mencionados neste capítulo. Houve algumas descobertas promissoras nos estudos, porém até agora, nenhum agente chegou de fato ao mercado. Esse campo foi revisado há pouco por Park et al. (2020).

BIBLIOGRAFIA E LEITURA COMPLEMENTAR

AINEs e coxibes

Anderson, B.J., 2008. Paracetamol (acetaminophen): mechanisms of action. Paediatr. Anaesth. 18, 915–921.

Baker, M., Perazella, M.A., 2020. NSAIDs in CKD: are they safe? Am. J. Kidney Dis. 76, 546–557.

Bakhriansyah, M., Souverein, P.C., de Boer, A., et al., 2017. Gastrointestinal toxicity among patients taking selective COX-2 inhibitors or conventional NSAIDs, alone or combined with proton pump inhibitors: a case-control study. Pharmacoepidemiol. Drug Saf. 26, 1141–1148.

Baigent, C.L., Blackwell, L., Collins, R., et al., 2009. Aspirin in the primary and secondary prevention of vascular disease: collaborative meta-analysis of individual participant data from randomised trials. Lancet 373, 1849–1860.

Baron, J.A., Sandler, R.S., Bresalier, R.S., et al., 2006. A randomized trial of rofecoxib for the chemoprevention of colorectal adenomas. Gastroenterology 131, 1674–1682.

Blanca-Lopez, N., Soriano, V., Garcia-Martin, E., Canto, G., Blanca, M., 2019. NSAID-induced reactions: classification, prevalence, impact, and management strategies. J. Asthma Allergy 12, 217–233.

British National Formulary, 2021. London: BMJ Group and Pharmaceutical Press. Available at: http://www.medicinescomplete.com.

Bushra, R., Aslam, N., 2010. An overview of clinical pharmacology of Ibuprofen. Oman Med. J. 25, 155–1661.

Castellsague, J., Riera-Guardia, N., Calingaert, B., et al., 2012. Individual NSAIDs and upper gastrointestinal complications: a systematic review and meta-analysis of observational studies (the SOS project). Drug Saf. 35, 1127–1146.

Conaghan, P.G., 2012. A turbulent decade for NSAIDs: update on current concepts of classification, epidemiology, comparative efficacy, and toxicity. Rheumatol. Int. 32, 1491–1502.

FitzGerald, G.A., Patrono, C., 2001. The coxibs, selective inhibitors of cyclooxygenase-2. N. Engl. J. Med. 345, 433–442.

Flower, R.J., 2003. The development of COX-2 inhibitors. Nat. Rev. Drug Discov. 2, 179–191.

Henry, D., Lim, L.L., Garcia Rodriguez, L.A., et al., 1996. Variability in risk of gastrointestinal complications with individual non-steroidal anti-inflammatory drugs: results of a collaborative meta-analysis. BMJ 312, 1563–1566.

Horl, W.H., 2010. Nonsteroidal anti-inflammatory drugs and the kidney. Pharmaceuticals (Basel) 3, 2291–2321.

Hyllested, M., Jones, S., Pedersen, J.L., et al., 2002. Comparative effect of paracetamol, NSAIDs or their combination in postoperative pain management: a qualitative review. Br. J. Anaesth. 88, 199–214.

Jobanputra, P., Maggs, F., Deeming, A., et al., 2012. A randomised efficacy and discontinuation study of etanercept versus adalimumab (RED SEA) for rheumatoid arthritis: a pragmatic, unblinded, non-inferiority study of first TNF inhibitor use: outcomes over 2 years. BMJ Open 2 (6), e001395.

Kirkby, N.S., Tesfai, A., Ahmetaj-Shala, B., et al., 2016. Ibuprofen arginate retains eNOS substrate activity and reverses endothelial dysfunction: implications for the COX-2/ADMA axis. FASEB J. 30, 4172–4179.

Laidlaw, T.M., Cahill, K.N., 2017. Current knowledge and management of hypersensitivity to aspirin and NSAIDs. J. Allergy Clin. Immunol. Pract. 5, 537–545.

Lanas, A., Carrera-Lasfuentes, P., Arguedas, Y., et al., 2015. Risk of upper and lower gastrointestinal bleeding in patients taking nonsteroidal anti-inflammatory drugs, antiplatelet agents, or anticoagulants. Clin. Gastroenterol. Hepatol. 13, 906–912 e2.

Lee, J.J., Simmons, D.L., 2018. Antipyretic therapy: clinical pharmacology. Handb. Clin. Neurol. 157, 869–881.

Luong, C., Miller, A., Barnett, J., et al., 1996. Flexibility of the NSAID binding site in the structure of human cyclooxygenase-2. Nat. Struct. Biol. 3, 927–933.

McEvoy, L., Carr, D.F., Pirmohamed, M., 2021. Pharmacogenomics of NSAID-induced upper gastrointestinal toxicity. Front. Pharmacol. 12.

Mitchell, J.A., Shala, F., Elghazouli, Y., et al., 2019. Cell-specific gene deletion reveals the antithrombotic function of COX1 and explains the vascular COX1/prostacyclin paradox. Circ. Res. 125, 847–854.

Park, J., Langmead, C.J., Riddy, D.M., 2020. New advances in targeting the resolution of inflammation: implications for specialized pro-resolving mediator GPCR drug discovery. ACS Pharmacol. Transl. Sci. 3, 88–106.

Prescott, L.F., 2000. Paracetamol, alcohol and the liver. Br. J. Clin. Pharmacol. 49, 291–301.

Schjerning, A.M., McGettigan, P., Gislason, G., 2020. Cardiovascular effects and safety of (non-aspirin) NSAIDs. Nat. Rev. Cardiol. 17, 574–584.

Thybo, K.H., Hagi-Pedersen, D., Dahl, J.B., et al., 2019. Effect of combination of paracetamol (acetaminophen) and ibuprofen vs either alone on patient-controlled Morphine consumption in the first 24 hours after total hip arthroplasty: the PANSAID randomized clinical trial. JAMA 321, 562–571.

Vane, J.R., 1971. Inhibition of prostaglandin synthesis as a mechanism of action for aspirin-like drugs. Nat. New Biol. 231, 232–239.

Vane, J.R., Botting, R.M. (Eds.), 2001. Therapeutic Roles of Selective COX-2 Inhibitors. William Harvey Press, London, p. 584.

Vuilleumier, P.H., Schliessbach, J., Curatolo, M., 2018. Current evidence for central analgesic effects of NSAIDs: an overview of the literature. Minerva. Anestesiol. 84, 865–870.

Wallace, J.L., 2000. How do NSAIDs cause ulcer disease? Baillière's best pract. Res. Clin. Gastroenterol. 14, 147–159.

Wallace, J.L., Nagy, P., Feener, T.D., et al., 2020. A proof-of-concept, phase 2 clinical trial of the gastrointestinal safety of a hydrogen sulfide-releasing anti-inflammatory drug. Br. J. Pharmacol. 177, 769–777.

Wang, T., Cook, I., Leyh, T.S., 2017. The NSAID allosteric site of human cytosolic sulfotransferases. J. Biol. Chem. 292, 20305–20312.

Warner, T.D., Giuliano, F., Vojnovic, I., et al., 1999. Nonsteroid drug selectivities for cyclo-oxygenase-1 rather than cyclo-oxygenase-2 are associated with human gastrointestinal toxicity: a full in vitro analysis. Proc. Natl. Acad. Sci. U S A. 96, 7563–7568.

Warner, T.D., Mitchell, J.A., 2004. Cyclooxygenases: new forms, new inhibitors, and lessons from the clinic. FASEB J. 18, 790–804.

Warner, T.D., Mitchell, J.A., 2008. COX-2 selectivity alone does not define the cardiovascular risks associated with non-steroidal anti-inflammatory drugs. Lancet 371, 270–273.

Weng, J., Zhao, G., Weng, L., Guan, J., Alzheimer's Disease Neuroimaging Initiative, 2021. Aspirin using was associated with slower cognitive decline in patients with Alzheimer's disease. PLoS One 16, e0252969.

Wongrakpanich, S., Wongrakpanich, A., Melhado, K., et al., 2018. A comprehensive review of non-steroidal anti-inflammatory drug use in the elderly. Aging Dis. 9, 143–150.

Woo, S.D., Luu, Q.Q., Park, H.S., 2020. NSAID-exacerbated respiratory disease (NERD): from pathogenesis to improved care. Front. Pharmacol. 11, 1147.

Wong, R.S.Y., 2019. Role of nonsteroidal anti-inflammatory drugs (NSAIDs) in cancer prevention and cancer promotion. Adv. Pharmacol. Sci. 2019, 3418975.

Fármacos antirreumatoides: csDMARDs, tsDMARDs, bDMARDs e glicocorticoides

Arora, T., Padaki, R., Liu, L., et al., 2009. Differences in binding and effector functions between classes of TNF antagonists. Cytokine 45, 124–131.

Bertsias, G., 2020. Therapeutic targeting of JAKs: from hematology to rheumatology and from the first to the second generation of JAK inhibitors. Mediterr. J. Rheumatol. 31, 105–111.

Bongartz, T., Sutton, A.J., Sweeting, M.J., et al., 2006. Anti-TNF antibody therapy in rheumatoid arthritis and the risk of serious infections and malignancies: systematic review and meta-analysis of rare harmful effects in randomized controlled trials. JAMA 295, 2275-2285.

Borel, J.F., Baumann, G., Chapman, I., et al., 1996. In vivo pharmacological effects of ciclosporin and some analogues. Adv. Pharmacol. 35, 115-246.

Chan, E.S., Cronstein, B.N., 2010. Methotrexate – how does it really work? Nat. Rev. Rheumatol. 6, 175-178.

Chandrashekara, S., 2013. Pharmacokinetic consideration of synthetic DMARDs in rheumatoid arthritis. Expert Opin. Drug Metab. Toxicol. 9, 969-981.

Chatzidionysiou, K., Emamikia, S., Nam, J., et al., 2017. Efficacy of glucocorticoids, conventional and targeted synthetic disease-modifying antirheumatic drugs: a systematic literature review informing the 2016 update of the EULAR recommendations for the management of rheumatoid arthritis. Ann. Rheum. Dis. 76, 1102-1107.

Cutolo, M., 2002. Effects of DMARDs on IL-1Ra levels in rheumatoid arthritis: is there any evidence? Clin. Exp. Rheumatol. 20 (5 Suppl. 27), S26-S31.

Davis 3rd, J.M., Matteson, E.L., 2012. My treatment approach to rheumatoid arthritis. Mayo Clin. Proc. 87, 659-673.

Feldmann, M., 2002. Development of anti-TNF therapy for rheumatoid arthritis. Nat. Rev. Immunol. 2, 364-371.

Fiorino, G., Allez, M., Malesci, A., Danese, E., 2009. Review article: anti TNF-alpha induced psoriasis in patients with inflammatory bowel disease. Aliment. Pharmacol. Ther. 29, 921-927.

Lodowska, J., Gruchlik, A., Wolny, D., Wawszczyk, J., Dzierzewicz, Z., Weglarz, L., 2015. The Effect of sulfasalazine and 5-aminosalicylic acid on the secretion of interleukin 8 by human colon myofibroblasts. Acta Pol. Pharm. 72, 917-921.

Maini, R.N., 2005. The 2005 international symposium on advances in targeted therapies: what have we learned in the 2000s and where are we going? Ann. Rheum. Dis. 64 (Suppl. 4), 106-108.

Ramiro, S., Sepriano, A., Chatzidionysiou, K., et al., 2017. Safety of synthetic and biological DMARDs: a systematic literature review informing the 2016 update of the EULAR recommendations for management of rheumatoid arthritis. Ann. Rheum. Dis. 76, 1101-1136.

van der Kooij, S.M., le Cessie, S., Goekoop-Ruiterman, Y.P., et al., 2009. Clinical and radiological efficacy of initial vs delayed treatment with infliximab plus methotrexate in patients with early rheumatoid arthritis. Ann. Rheum. Dis. 68, 1153-1158.

Anti-histamínicos

Assanasen, P., Naclerio, R.M., 2002. Antiallergic anti-inflammatory effects of H_1-antihistamines in humans. Clin. Allergy Immunol. 17, 101-139.

Simons, F.E.R., Simons, K.J., 1994. Drug therapy: the pharmacology and use of H_1-receptor-antagonist drugs. N. Engl. J. Med. 23, 1663-1670.

Tendências futuras

Costa, S., Muscara, M.N., Allain, T., et al., 2020. Enhanced analgesic effects and gastrointestinal safety of a novel, hydrogen sulfide-releasing anti-inflammatory drug (ATB-352): a role for endogenous cannabinoids. Antioxid. Redox Signal. 33, 1003-1009.

Murumkar, P.R., Ghuge, R.B., Chauhan, M., et al., 2020. Recent developments and strategies for the discovery of TACE inhibitors. Expert Opin. Drug Discov. 15, 779-801.

Ouvry, G., Berton, Y., Bhurruth-Alcor, Y., et al., 2017. Identification of novel TACE inhibitors compatible with topical application. Bioorg. Med. Chem. Lett. 27, 1848-1853.

Sharma, M., Mohapatra, J., Acharya, A., et al., 2013. Blockade of tumor necrosis factor-alpha converting enzyme (TACE) enhances IL-1-beta and IFN-gamma via caspase-1 activation: a probable cause for loss of efficacy of TACE inhibitors in humans? Eur. J. Pharmacol. 701, 106-113.

Wallace, J.L., de Nucci, G., Sulaieva, O., 2015. Toward more GI-friendly anti-inflammatory medications. Curr. Treat. Options Gastroenterol. 13, 377-385.

SEÇÃO 3 — Fármacos que Afetam os Grandes Sistemas de Órgãos

26 Pele

CONSIDERAÇÕES GERAIS

Com uma área de superfície de cerca de 1,6 a 1,8 m² e um peso de cerca de 4,5 kg no adulto, a pele é o maior e o mais pesado órgão do corpo. Ela também representa um importante alvo para a terapia farmacológica, agentes cosméticos e outros agentes. Neste capítulo, descreveremos a estrutura da pele humana e faremos uma breve revisão de alguns dos distúrbios comuns dela. Discutiremos, a seguir, alguns dos muitos tipos de fármacos que atuam nesse órgão ou por meio dele.

INTRODUÇÃO

A pele é um órgão complexo que desempenha muitos papéis.[1] Em primeiro lugar, atua como uma barreira. Por ser impermeável à água, impede a perda de umidade do corpo e a entrada de água e de muitas outras substâncias. Também protege os tecidos subjacentes contra lesões térmicas e mecânicas e os defende da radiação ultravioleta e da infecção. Mesmo quando os microrganismos conseguem sobreviver no ambiente levemente ácido da superfície da pele, eles são incapazes de atravessar com facilidade a sua barreira externa. Caso venham a fazê-lo, deparam-se com sistemas especializados de vigilância imunológica, que incluem as *células de Langerhans*, um tipo de célula dendrítica, bem como mastócitos e outros tipos de células imunocompetentes.[2]

Uma segunda função da pele é a termorregulação. Cerca de 10% do volume total de sangue se encontra nas redes capilares densas da pele. As arteríolas cutâneas, que são controladas pelo sistema nervoso simpático, regulam o fluxo de sangue e a perda de calor. As glândulas sudoríparas (*glândulas écrinas*), que estão sob controle colinérgico, também estão envolvidas na termorregulação. Essas glândulas secretam um líquido aquoso, que, ao evaporar, aumenta a perda de calor.

Na presença de luz solar, a vitamina D_3 (colecalciferol) é sintetizada no *estrato basal* e no *estrato espinhoso* da pele. A ausência dessa vitamina, causada pela exposição inadequada ao componente ultravioleta (UVB) da luz solar, pode levar a sintomas de deficiência (ver Capítulo 36). O pigmento *melanina* de cor escura, que protege a pele contra a radiação solar excessiva e potencialmente prejudicial e que dá à pele a sua cor característica, é produzido pelos melanócitos na camada basal da derme. A formação de grânulos de melanina é estimulada pela luz solar de acordo com a intensidade da luz predominante.

A pele também é um órgão profundamente sensorial. É densamente inervada por neurônios, incluindo terminações nervosas específicas que sinalizam a dor, o calor e o frio e receptores especializados que detectam o toque (*corpúsculos de Meissner*) e a pressão (*corpúsculos de Paccini*), bem como o prurido, sensação singular da pele com uma farmacologia interessante. Os corpos celulares dos nervos sensitivos cutâneos residem nos gânglios das raízes dorsais.

Por ser bem visível, a pele e seus apêndices especializados, os pelos e as unhas, têm um papel importante na sinalização social e sexual. Assim, ela constitui um importante alvo para preparações cosméticas, produtos de maquiagem, loções bronzeadoras, produtos "antienvelhecimento", entre outros. Como a pele com aparência desagradável pode causar problemas de adaptação social ou mesmo doença psiquiátrica grave, a distinção entre um agente terapêutico e uma preparação cosmética pode tornar-se confusa. Essa confusão é exacerbada por controvérsias sobre a classificação de "cosmecêuticos", como são chamados, que contêm ingredientes farmacologicamente ativos e apresentam questões de segurança associadas. Entretanto, o mercado para tais produtos é enorme. De acordo com algumas estimativas, a despesa global aumentará de 500 bilhões de dólares em 2018 para mais de 700 bilhões de dólares até 2025.

Aqui examinaremos de modo breve algumas condições comuns que afetam a pele e alguns fármacos usados para tratá-las (Tabelas 26.1 e 26.2). Na maior parte dos casos, esses fármacos também têm outros usos e os seus mecanismos de ação estão descritos em outras partes do livro, de modo que são fornecidas as referências cruzadas apropriadas. A inflamação constitui uma característica comum das doenças da pele, e os fármacos anti-inflamatórios, que são discutidos de forma detalhada no Capítulo 25, são frequentemente utilizados. Em outras situações, os próprios fármacos ou a sua utilidade particular são quase exclusivos da farmacologia dermatológica, razão por que serão explicados com mais detalhes. Os fármacos usados no tratamento das infecções e dos cânceres de pele são discutidos nos Capítulos 52, 54 e 57. Convém destacar que os fármacos também podem induzir problemas dermatológicos, com reações adversas que costumam se manifestar na pele. Essas reações podem variar desde erupções cutâneas discretas e autolimitadas até a síndrome de Stevens-Johnson, potencialmente fatal, e fatores relacionados, como exposição solar (fotossensibilidade, por exemplo, com antibióticos tetraciclinas). Esses problemas são discutidos em detalhes no Capítulo 58.

A aplicação tópica de fármacos na pele pode ser usada como via para administração sistêmica (administração transdérmica, ver Capítulo 9), bem como para o tratamento dos tecidos subjacentes. Por exemplo, anti-inflamatórios não esteroides (AINEs) aplicados topicamente podem reduzir a inflamação das articulações e tecido conjuntivo subjacentes com menos efeitos adversos do que os observados após a administração sistêmica (Klinge e Sawyer, 2013). Contudo, não iremos abordar aqui esse tópico em profundidade.

---

[1] Como o humorista e compositor norte-americano Alan Sherman tão sucintamente declarou, "A pele é aquilo que, se estiver por fora/mantém o seu interior por dentro".

[2] As células dendríticas foram assim denominadas por Paul Langerhans, que as descobriu enquanto estudante de medicina em Berlim, em 1868. Por causa de sua forma, ele as confundiu com células nervosas, porém, na verdade, são células imunes fagocíticas apresentadoras de antígenos da linhagem de monócitos/macrófagos.

Tabela 26.1 Tratamento farmacológico de algumas doenças comuns da pele.

Doença	Classe	Exemplos	Comentários	Capítulo
Acne	Antibacterianos	Eritromicina, clindamicina, vários agentes antissépticos	Para tratar a acne leve a moderada. Em geral, aplicação tópica, porém, algumas vezes, utiliza-se também o tratamento sistêmico	52
	Retinoides	Isotretinoína, adapaleno, tretinoína	Para tratar doenças mais graves. Com frequência, combinados com agentes anti-infecciosos. Algumas vezes, utiliza-se também o tratamento sistêmico	–
	Antagonistas dos androgênios	Cociprindiol	Para tratar a doença moderada a grave	35
Alopecia	Antiandrogênios, vasodilatadores	Finasterida, minoxidil	Geralmente apenas em homens	35, 21
Hirsutismo	Inibidores da síntese de DNA/RNA	Eflornitina	Normalmente apenas em mulheres	57
Infecções	Antibacterianos	Bacitracina, metronidazol, mupirocina, sulfato de neomicina, polimixinas, retapamulina, sulfadiazina, sais de prata	Em geral, administrados topicamente, mas alguns fármacos podem ser administrados por via oral	52
	Antivirais	Aciclovir, penciclovir		53
	Antifúngicos	Amorolfina, clotrimazol, econazol, griseofulvina, cetoconazol, miconazol, terbinafina, tioconazol		54
	Antiparasitários	Parasiticidas tópicos, por exemplo, benzoato de benzila, dimeticona, malation, permetrina, tazaroteno	–	55/56
Prurido	Anti-histamínicos, anestésicos tópicos e fármacos relacionados	Crotamiton, difenidramina, doxepina	Os anti-histamínicos podem ser administrados topicamente ou via oral. Algumas vezes, utiliza-se um anti-histamínico "sedativo"	17
Eczema	Glicocorticoides	De potência leve (i. e., hidrocortisona, ésteres de betametasona)	Podem ser combinados com agentes antibacterianos ou antifúngicos na presença de infecção	25, 33
	Retinoides	Alitretinoína, acitretina	Administrados por via oral. Utilizados apenas se a terapia com glicocorticoides falhar	–
	Inibidores da calcineurina	Pimecrolimo, tacrolimo	Com frequência, seu uso é tópico; algumas vezes, porém, são administrados por via sistêmica. Utilizados para tratar doenças mais graves	25
Psoríase	Análogos da vitamina D	Calcipotriol, calcitriol, tacalcitol	DMARDs e fármacos anticitocinas utilizados para tratar os casos graves	7, 25
	Retinoides	Acitretina, alitretinoína, tazaroteno	Algumas vezes, são utilizados retinoides orais	–
	Glicocorticoides	De potência moderada (i. e., butirato de hidrocortisona, propionato de clobetasol)	Podem ser combinados com agentes antibacterianos ou antifúngicos na presença de infecção	25, 33, 52, 54
	Inibidores da calcineurina	Pimecrolimo, tacrolimo	Podem ser administrados topicamente ou por via sistêmica. Em geral, são utilizados nos casos graves	25
Rosácea	Agentes antibacterianos ou α_2-adrenérgicos	Doxiciclina, eritromicina, metronidazol, tetraciclina ou brimonidina	Os glicocorticoides estão contraindicados	52
Urticária	Anti-histamínicos	Difenidramina, doxepina	Em geral, são administrados por via oral. Algumas vezes, um anti-histamínico "sedativo" é útil	17
Verrugas	Agentes ceratolíticos e outros fármacos	Formaldeído, imiquimode, podofilotoxina, ácido salicílico, nitrato de prata	Muitas dessas substâncias são encontradas em tratamentos patenteados para tratar verrugas	–
Melanoma	Agentes quimioterápicos	Taxanos, alcaloides da vinca, 5-fluoruracila, cisplatina	Também são utilizados biofármacos; ver Tabela 26.2	57

DMARDs, fármacos antirreumáticos modificadores de doença.
Fontes: BNF (2021) e outras.

Tabela 26.2 Alguns biofármacos usados no tratamento da psoríase e outras doenças da pele.

Fármaco	Tipo	Alvo	Mecanismo	Doença
Brodalumabe	mAb humano	Receptor de IL-17	Impede a ativação do receptor e a geração subsequente de quimiocinas pró-inflamatórias	Psoríase em placas (moderada a grave)
Ixequizumabe	mAb humanizado	IL-17	Liga-se à proteína IL-17A e, portanto, impede a geração subsequente de quimiocinas pró-inflamatórias	
Guselcumabe	mAb humano	IL-23	Impede a ativação da via de sinalização IL-23/IL-17 e a geração subsequente de quimiocinas pró-inflamatórias	
Risanquizumabe	mAb humanizado			
Tildraquizumabe	mAb humanizado			
Dupilumabe	mAb humano	IL-4	Inibe a ligação ao receptor de IL-4 e, portanto, a sinalização de IL-13	Eczema (moderado a grave: e outras condições não dermatológicas)
Ipilimumabe	mAb humano	CTLA-4	Ativa os linfócitos T por meio de remoção do controle inibitório	Melanoma
Nivolumabe	mAb humano	Receptor PD-1	Provoca morte celular	
Pembrolizumabe	mAb humanizado			

Ver Capítulo 5 para mais informações sobre esses tipos de fármacos.
Fontes: BNF (2021) e outras.

ESTRUTURA DA PELE

A pele compreende três camadas: a mais externa, a *epiderme*; uma camada média, a *derme*; e a mais interna, a *subderme*, por vezes denominada *hipoderme* ou *subcutis* (Figura 26.1).

A epiderme consiste, em sua maior parte, de queratinócitos. Existem quatro camadas histologicamente distintas. O *estrato basal* é a camada mais interna e situa-se adjacente à *junção dermoepidérmica*. É formado principalmente por queratinócitos em divisão, intercalados com melanócitos. Estes últimos produzem grânulos de melanina nos *melanossomos*, que são transferidos para os queratinócitos em divisão. À medida que os queratinócitos se dividem e se diferenciam, eles progridem em direção à superfície da pele. Na camada seguinte, formam o *estrato espinhoso* (camada espinhosa), assim chamada porque os *desmossomos* (ligações proteicas intercelulares) começam a surgir nas células. Gradualmente, essas células começam a tornar-se achatadas, adotando uma morfologia *pavimentosa* (*escamosa*). Elas perdem seus núcleos, e o citoplasma adquire uma aparência granular. Logo acima desta, encontra-se uma fina camada translúcida de tecido, denominada *estrato lúcido*. A camada mais externa da pele é o *estrato córneo*, em que os queratinócitos individuais já não são viáveis, visto que estão fundidos (cornificados). A maioria dos tecidos tem 10 a 30 camadas dessas lâminas endurecidas de tecido. Os *corneócitos*, como são agora chamados, são circundados por um invólucro proteináceo hidratado. Bicamadas lipídicas ocupam o espaço extracelular, proporcionando uma camada hidrofílica impermeável. O conteúdo de água e lipídeos da pele é crucial para o seu funcionamento. Se a umidade da camada hidratada diminuir, a pele perde suas propriedades e "racha". Os queratinócitos costumam ser substituídos a cada cerca de 45 dias (Bergstresser e Taylor, 1977), de modo que a pele saudável descama constantemente e perde a camada mais externa de células cornificadas. Se isso não ocorrer, começam a surgir placas de pele seca.

Abaixo da epiderme encontra-se a derme. A espessura dessa camada é variável. Em alguns tecidos, é muito espessa (p. ex., palmas e plantas dos pés) e, em outros, muito fina (p. ex., pálpebras). Histologicamente, a derme compreende uma *camada papilar* e uma *camada reticular* mais profunda. O principal tipo de célula é o fibroblasto. Os fibroblastos produzem e secretam importantes elementos estruturais da pele – como glicoproteínas, que contribuem para a hidratação do tecido; colágeno e elastina, que lhe conferem força e elasticidade. Outros tipos de células associadas ao sistema imune também estão presentes (ver Capítulo 7). A derme tem uma rica rede de vasos sanguíneos e linfáticos e é densamente inervada.

Folículos pilosos, *glândulas sebáceas* e *glândulas sudoríparas* estão integrados na derme. Os folículos pilosos são revestidos por células especializadas (que produzem queratina) e melanócitos associados (que produzem pigmento para a haste do pelo em crescimento). Associado a cada folículo piloso está o músculo eretor do pelo, responsável pela ereção dos pelos. O frio, o medo e outros estímulos emocionais intensos desencadeiam essa resposta, produzindo a sensação de "arrepio". As glândulas sebáceas associadas aos folículos pilosos revestem o pelo com substâncias serosas. O crescimento do pelo e a atividade dessas glândulas são controlados pelos androgênios. Enquanto as glândulas sudoríparas écrinas estão distribuídas por grande parte da superfície da pele, as glândulas *apócrinas* também estão associadas aos pelos, em especial das axilas e do períneo. Elas liberam a sua secreção proteinácea no interior do folículo piloso.

A camada mais interna da pele é a hipoderme ou cútis. Compreende o tecido conjuntivo e o tecido adiposo, que pode ser particularmente espesso em algumas áreas anatômicas (p. ex., no abdome).

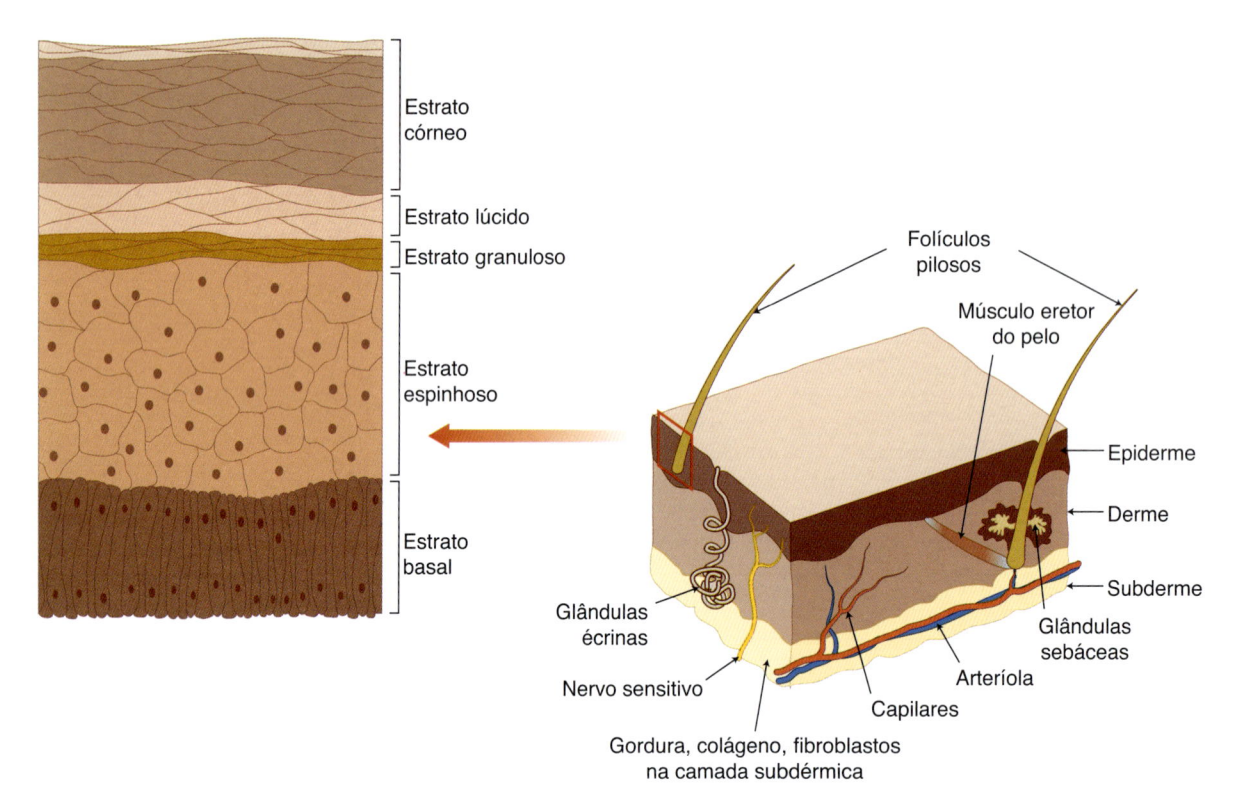

384 SEÇÃO 3 • Fármacos que Afetam os Grandes Sistemas de Órgãos

Figura 26.1 Diagrama simplificado mostrando a estrutura da pele. A pele é constituída de três camadas principais de diferentes cores no desenho à direita: epiderme (*vermelho-escuro/marrom*); derme (*rosa*); e subderme (*amarelo*). À esquerda, está um diagrama ampliado da complexa camada externa, a epiderme. A figura não mostra as glândulas apócrinas dentro dos folículos pilosos.

Pele

A pele é o maior e mais pesado órgão do corpo. É composta por três componentes principais:
- *A epiderme.* Trata-se da camada mais externa, constituída por quatro camadas de queratinócitos com melanócitos intercalados. Os queratinócitos se dividem na camada basal e migram para a superfície da pele, onde formam camadas cornificadas. Os lipídeos nos espaços extracelulares conferem propriedades hidrorrepelentes
- *A derme.* A camada média é de espessura variável. Consiste em fibroblastos que produzem componentes estruturais, como colágeno e elastina, bem como células imunocompetentes. Os folículos pilosos e as glândulas sudoríparas também estão localizados nesta camada densa em nervos, vasos sanguíneos e linfáticos
- *A subderme (hipoderme* ou *hipocútis).* É constituída por tecido conjuntivo e quantidades variáveis de tecido adiposo.

A pele desempenha quatro funções principais:
- *Uma barreira.* A pele impede a entrada ou saída de água, outras substâncias químicas e microrganismos. Atua também como uma barreira mecânica e térmica e de absorção de choque
- *Termorregulação.* A vasodilatação da rica rede de capilares da pele, em conjunto com a sudorese, aumenta a perda de calor, enquanto a vasoconstrição tem o efeito contrário
- *Síntese de vitamina D.* Na presença de luz solar, a vitamina D_3 é sintetizada pelas células na camada epidérmica
- *Órgão sensorial.* A pele contém receptores sensoriais abundantes para o toque, calor, frio, dor e prurido. A informação proveniente desses receptores dérmicos constitui uma das principais maneiras pelas quais interagimos com o mundo exterior.

DOENÇAS COMUNS DA PELE

Aqui, faremos uma breve descrição de algumas doenças comuns da pele (Figura 26.2).

ACNE

A forma mais comum dessa doença ocorre na puberdade, em especial em rapazes, mas também em meninas. Alterações nos androgênios circulantes estimulam as glândulas sebáceas associadas aos folículos pilosos, que se tornam aumentados e bloqueados por sebo e detritos. O material confinado pode se tornar infectado, causando uma reação inflamatória que complica o problema. Em geral, a acne desaparece após a puberdade, porém algumas formas podem persistir ou se manifestar mais tarde na vida e exigir tratamento a longo prazo. A acne grave pode causar cicatrizes irreversíveis e sofrimento psicológico considerável.

ROSÁCEA

A característica diagnóstica da rosácea é a presença de hiperemia crônica da pele da face que, com frequência, adota um padrão característico, que se espalha pelas bochechas, fronte e nariz. Algumas vezes, pode causar *rinofima*, uma condição em que o nariz fica vermelho, os poros aumentam e a pele se torna irregular. Por fim, o nariz pode, de fato, mudar de forma, possivelmente devido à formação de tecido cicatricial. O eritema é causado por vasodilatação, e os vasos sanguíneos dilatados próximo à superfície da pele são geralmente visíveis. A pele afetada pode tornar-se seca e descamativa, pode ocorrer uma sensação de ardência ou de queimação, bem como uma tendência a ruborizar em resposta a vários estímulos, incluindo esforço físico, estresse emocional, calor, luz solar e alimentos condimentados.

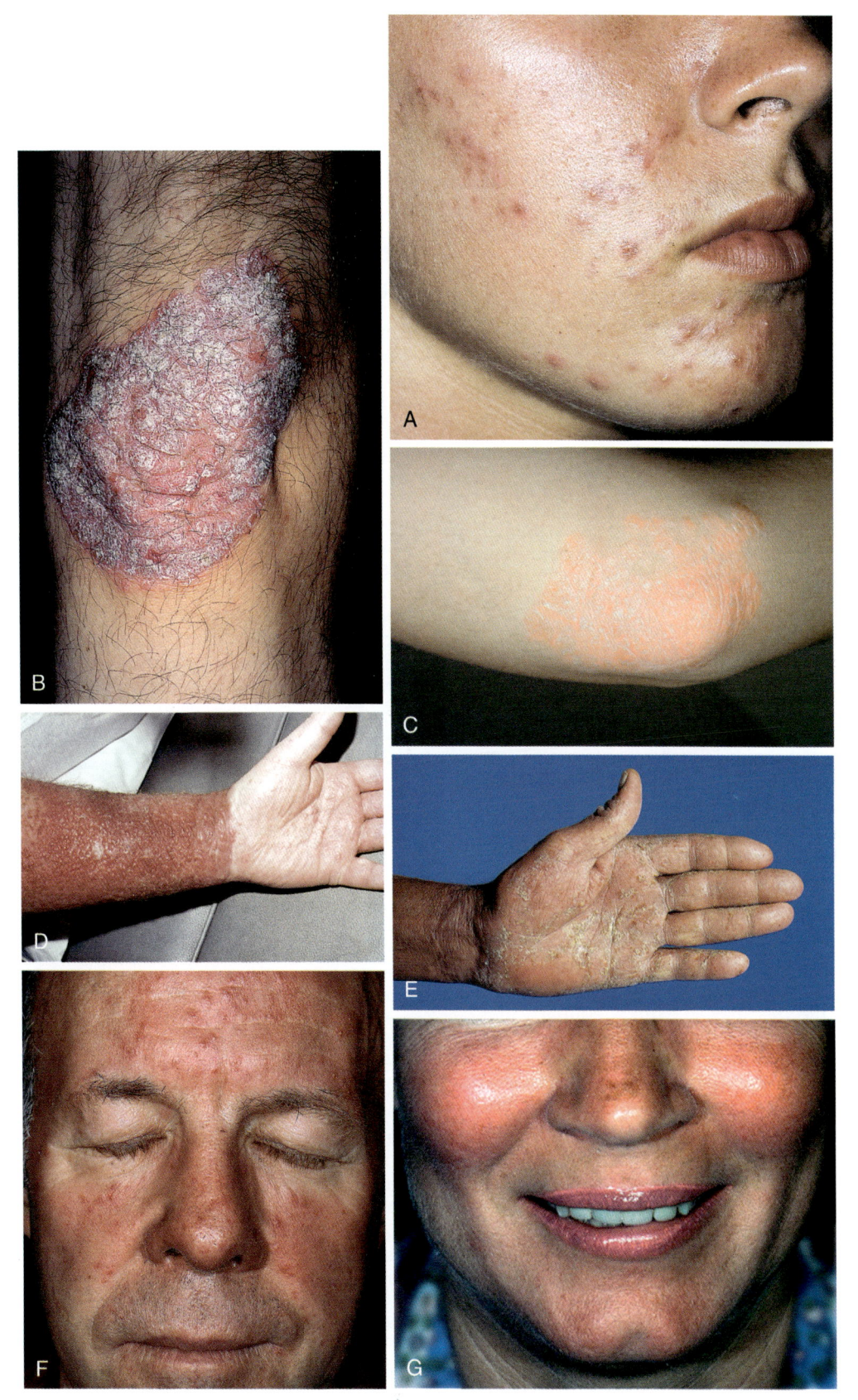

Figura 26.2 Algumas doenças comuns da pele. **A.** Acne inflamatória leve. **B.** Psoríase no joelho. **C.** Psoríase no cotovelo. **D.** Dermatite eczematosa. **E.** Eczema precipitado por dermatite de contato alérgica ao cromato encontrado no cimento e urticária de contato ao látex em luvas protetoras. **F.** Rosácea com pústulas e eritema na fronte, bochechas e nariz. **G.** Rosácea com eritema. (**A** e **F**, de Habif's Clinical Dermatology: A Color Guide to Diagnosis and Therapy, seventh ed. **B**, de Mosby's Pathology for Massage Therapists, second ed. **C**, reproduzida de Edwards L. Dermatology in Emergency Care. Churchill Livingstone, New York. **D**, de Buck's Step-by-Step Medical Coding, 2022 ed. **E**, de Dermatology Essentials, second ed. **G**, cortesia do Dr. Leonard Swinyer Collection, © 2020 University of Utah and Oregon Health e Science University.)

A rosácea afeta cerca de 10% da população, e existe uma base genética para essa patologia. É mais prevalente em mulheres do que em homens e pode exacerbar-se durante a menopausa. A doença não tem cura, e os sintomas podem persistir por longos períodos e ser difíceis de controlar, porém tanto a terapia farmacológica quanto outras, como a *fototerapia*, desempenham um papel na terapêutica.

Há controvérsias sobre a causa da rosácea. Embora seja de natureza predominantemente inflamatória, a infecção pode constituir um gatilho, e a rosácea pode ser um distúrbio do sistema imune inato, em que peptídeos antimicrobianos na pele são indiretamente responsáveis pelos sintomas. Antibióticos ou tratamentos com agentes anti-inflamatórios são, em geral, as primeiras escolhas nos casos em que o manejo clínico exige o uso de fármacos, porém os agonistas α2 também desempenham um papel no controle do eritema. Sharma et al. (2022) procederam a uma revisão recente dessa área.

ALOPECIA E HIRSUTISMO

Existem dois tipos de alopecia: *alopecia de padrão masculino* (*alopecia androgênica*) e *alopecia areata*. A alopecia androgênica é causada pela elevação dos níveis de androgênios e, por isso, afeta particularmente os homens após a puberdade; começa com recessão bitemporal e progride. Os androgênios inibem o crescimento dos pelos no couro cabeludo, porém o estimulam em outros locais (p. ex., face, tórax, dorso etc.). A alopecia areata é uma condição em que os pelos caem em placas. Em geral, essas placas aparecem e desaparecem, mas podem finalmente se agregar, levando à alopecia total. A doença parece ter origem autoimune.

O hirsutismo é comum em homens (que raramente se queixam), porém é socialmente menos aceito em mulheres. De novo, a causa consiste na elevação dos níveis de androgênios, que estimulam o crescimento de pelos em áreas do corpo onde não costumam existir nas mulheres (p. ex., na face). Isso é mais comum em alguns grupos étnicos e é raro que seja patológico, mas pode ser um sintoma de tumores endócrinos androgenizantes (como os *tumores das células de Sertoli-Leydig*, que constituem um tipo raro de tumor ovariano).

ECZEMA

Este é um termo genérico e refere-se a uma condição comum em que a pele se torna seca, pruriginosa, descamativa e inflamada. A distribuição é típica, em particular nas superfícies de flexão, como punhos, cotovelos e atrás dos joelhos (diferentemente da psoríase). Existem várias causas potenciais. O *eczema atópico* (também denominado *dermatite atópica*) é a doença inflamatória cutânea mais comum, que afeta cerca de um quarto de todas as crianças e cerca de 5% dos adultos. Com frequência é observado em pacientes que também sofrem de asma ou rinite sazonal (febre dos fenos), embora a noção há muito defendida de que esse tipo de eczema é *primariamente* um distúrbio imunológico tenha pouco suporte. Tende a ocorrer em famílias, indicando uma suscetibilidade genética. A *dermatite de contato* surge quando a pele se torna "sensibilizada" a determinado antígeno. A sensibilidade ao níquel é um exemplo clássico: o contato com o metal provoca a produção de anticorpos ou a modificação de elementos estruturais da epiderme que levam à produção de autoanticorpos. É mais observado em mulheres, visto que o níquel é um componente comum (e de menor custo) de joalheria.[3] Hoje, acredita-se que a fisiopatologia se origine de uma alteração da função de barreira que leva à perda epidérmica de água, com um ciclo vicioso de prurido e escarificação, com liberação de mediadores inflamatórios. A penetração de alérgenos e sua interação com células de Langerhans que apresentam imunoglobulina E (IgE) pode acrescentar um componente imunológico mediado por Th2. O *eczema xerótico* se refere ao eczema produzido quando a pele seca. Isso é mais comum durante os meses de inverno, em especial entre pessoas idosas.

PRURIDO

O prurido é um sintoma comum de doenças da pele, mas também pode ocorrer no contexto de doenças sistêmicas, como icterícia obstrutiva, ou distúrbios neurológicos, como herpes-zóster. Alguns fármacos (p. ex., opioides) também podem causar prurido. Existe uma relação complexa entre os sistemas neurais que detectam e transduzem a dor e o prurido (Greaves e Khalifa, 2004; Ikoma et al., 2006). Confirmando a antiga noção de que pode existir uma população dedicada de nociceptores que funcionam como "transdutores de prurido", foram recentemente identificados e clonados dois receptores acoplados à proteína G (MRGPX2 e 4), que são sensíveis a alérgenos peptídicos e que também se acredita possam desempenhar um papel na inflamação neurogênica e em outros distúrbios (Cao et al., 2021; Yang et al., 2021).

As doenças cutâneas que com frequência causam prurido incluem o eczema, a urticária e a psoríase. Essas condições em geral são acompanhadas da liberação de mediadores inflamatórios na pele por mastócitos (p. ex., histamina, leucotrienos, proteases e citocinas).

URTICÁRIA

Este termo se refere a uma variedade de alterações inflamatórias da pele caracterizadas pela presença de lesões urticadas elevadas ou pápulas na pele ("urticária"). Em geral, são circundadas por uma margem avermelhada e são intensamente pruriginosas. Existem várias causas conhecidas, incluindo exposição ao sol (*urticária solar*[4]), calor ou frio, picadas de inseto, alimentos ou infecção, bem como alguns fármacos. Muitos casos são de natureza alérgica, enquanto outros são de causa desconhecida. Uma manifestação bizarra de urticária observada em algumas pessoas é a *dermografia*, literalmente "escrita na pele". Trata-se de uma forma exagerada da "resposta tríplice" (eritema localizado, pápula e lesão urticada) observada após a injeção de histamina na pele (ver Capítulo 17) e, nesse caso, provocada por coceira ou, em alguns casos, simplesmente ao esfregar ou friccionar a pele.

A urticária está associada a alterações inflamatórias na derme, incluindo degranulação dos mastócitos e liberação concomitante de mediadores. Pode coexistir com uma condição relacionada, o *angioedema*, que afeta primariamente os vasos sanguíneos da camada subdérmica. Também está relacionada com a liberação ou o metabolismo da histamina ou da bradicinina e pode ser induzida por fármacos (em geral inibidores da enzima de conversão da angiotensina), bem como por estados de doenças raras, como o angioedema hereditário (incluindo a deficiência do inibidor da C1 esterase) e doenças linfoproliferativas. A urticária pode desaparecer de modo relativamente rápido ou pode persistir durante semanas (*urticária crônica*). Esse distúrbio pode ser difícil de

---

[3]Entretanto, o número de homens que sofrem dessa condição está aumentando devido à popularidade dos *piercings*. Se a arte do corpo lhe interessa, insista sempre em joias de alta qualidade, sem níquel.

[4]Não confundir com *miliária* (brotoeja), causada pela obstrução das glândulas sudoríparas.

controlar, e até mesmo os glicocorticoides, que suprimem a maior parte das respostas inflamatórias, em geral são ineficazes. O tratamento do angioedema hereditário depende do subtipo e pode incluir terapia com inibidores da C1 esterase recombinante (**alfaconestate**), antagonistas dos receptores da bradicinina (**icatibanto**) e inibidores da calicreína plasmática (**ecalantida**, **lanadelumabe** e **berotralstato**).

PSORÍASE

Além da dermatite atópica, a psoríase é a doença inflamatória da pele mais comum, que afeta cerca de 2 a 3% dos europeus. Trata-se de uma doença autoimune, que apresenta um componente genético. Foram identificados vários *loci* de suscetibilidade, cuja maior parte está relacionada com a operação do sistema imune.

Histologicamente, a psoríase se manifesta como inflamação acompanhada de hiperproliferação de queratinócitos. Isso leva a um acúmulo de pele morta descamativa nos locais da doença. A forma mais comum é a *psoríase em placas*. Apresenta-se como áreas de pele escamosa branco-prateada circundadas por margens vermelhas. A distribuição costuma ser bastante característica, com aparecimento de placas primeiro nos joelhos e cotovelos. As lesões podem ser dolorosas e algumas vezes são pruriginosas (de fato, a palavra "psoríase" origina-se do grego e significa "coceira na pele", embora, ao contrário do eczema, o prurido não seja de forma alguma um sintoma predominante). A psoríase também pode afetar as unhas dos dedos das mãos, dando uma aparência "esburacada", e/ou as articulações (normalmente, mas não de forma exclusiva, as articulações interfalângicas distais) ou outro tecido conjuntivo (*artrite psoriática*).

As lesões psoriáticas apresentam alterações histológicas importantes, incluindo hiperproliferação de queratinócitos, vasodilatação e anormalidades em outras estruturas da derme. As lesões estão fortemente infiltradas por células inflamatórias, como neutrófilos, mas também por linfócitos T. Em 2015, ficou claro que um subgrupo até então desconhecido de linfócitos T, os linfócitos Th17, estava presente em abundância em lesões psoriáticas. Os linfócitos Th17 são ativados pela interleucina 23 (IL-23) derivada de células dendríticas ou de monócitos/macrófagos, ou por outras citocinas para produzir IL-17 (vários subtipos, dos quais a IL-17A é o principal membro: ver Capítulo 7). Essa citocina também é gerada por linfócitos T, neutrófilos, mastócitos e por outros tipos de células. Estimula os queratinócitos (e outras células) a produzir uma diversidade de outras moléculas pró-inflamatórias. Em modelos animais, a IL-17 reproduz muitas das características da psoríase e foi depois reconhecida como importante condutor da patogenia dessa condição em seres humanos (Kirkham et al., 2014; Martin et al., 2013) e, portanto, como potencial alvo para fármacos que bloqueiam sua ação, geração ou mecanismos de sinalização.

A psoríase em geral é uma doença que dura a vida toda, mas que pode aparecer e desaparecer sem motivo aparente. O estresse é considerado um fator precipitante, assim como a pele seca. Vários fármacos (p. ex., antagonistas dos receptores β-adrenérgicos, AINEs e **lítio**) supostamente precipitam episódios da doença (Basavaraj et al., 2010).

O tratamento costuma consistir em anti-inflamatórios ou fármacos imunossupressores (ver Tabela 26.2), porém os biofármacos anticitocinas (que precisam ser administrados de modo sistêmico, em vez de topicamente) podem ser usados para tratar as manifestações graves da doença e de outras doenças relacionadas.

VERRUGAS

As verrugas são infecções provocadas por um dos muitos tipos de papilomavírus humano (HPV; ver Capítulo 53). Caracterizam-se por pequenas lesões elevadas com forma irregular. Como a infecção da epiderme pelo vírus provoca *hiperqueratinização*, elas também têm uma consistência "dura".

As numerosas variedades de HPV geralmente são específicas de determinados tecidos, de modo que diferentes cepas originam verrugas em diversas localizações anatômicas. O tipo mais comum costuma ser encontrado nas mãos e nos pés (p. ex., *verrugas*). Outros tipos de HPV menos aceitáveis infectam de modo específico a região anogenital, dando origem a *verrugas anogenitais*.

A maioria das verrugas é de natureza benigna e desaparece de modo espontâneo depois de um tempo (em geral, semanas a meses). No entanto, alguns tipos de HPV estão ligados a cânceres, como o de colo do útero. A recente introdução de uma vacina anti-HPV provou ser um grande sucesso, reduzindo a incidência dessa doença em 90% nas mulheres jovens que receberam a vacina quando jovens.

OUTRAS INFECÇÕES

Além da acne e da rosácea, existe uma série de outras infecções cutâneas bacterianas que podem ser tratadas com antibióticos apropriados, sejam tópicos ou sistêmicos. Incluem infecções superficiais da pele como *erisipela*, *impetigo* e *celulite*, uma infecção mais profunda envolvendo sobretudo a derme e a subderme, em geral dos membros inferiores.

As infecções fúngicas da pele também representam um problema comum. *Tinea*, *Candida* e outras infecções (ver Capítulo 54) afetam a pele em vários locais (p. ex., *tinha do pé* – "pé de atleta"). Essas infecções são fáceis de contrair e podem ser difíceis de erradicar por completo.

As infecções virais mais comuns que afetam a pele são o *herpes simples* (herpes) e o *herpes-zóster* (cobreiro), que podem ser tratados com fármacos antivirais (ver Capítulo 53). As infecções parasitárias mais comuns da pele são os piolhos (*Pediculus humanis capitus*), piolhos genitais (*Pthirus pubis*) e escabiose (*Sarcoptes scabiei*).

MELANOMA

O *melanoma* (de um termo do grego clássico que significa "preto") é um câncer maligno causado por mutações nos melanócitos produtores de pigmento, em geral como resultado de superexposição à luz UV. O melanoma pode, portanto, surgir no *estrato basal* da pele, mas também em outras locais onde essas células são encontradas, incluindo a orelha interna e o olho. O melanoma também pode se desenvolver a partir de um sinal, uma lesão pigmentada da pele descrita de modo mais correto como um tipo de *nevo* (marca de nascença). O melanoma é o tipo de câncer de pele mais comum e, devido à rapidez com que pode metastatizar, é também o mais perigoso, com uma taxa de sobrevida baixa se não for diagnosticado e tratado precocemente. As taxas globais estão aumentando, e aqueles com pele clara são os que correm mais risco.

O tratamento inicial em geral consiste em ressecção cirúrgica da lesão ou do tecido metastático, porém várias outras modalidades terapêuticas também podem ser úteis, incluindo fototerapia dinâmica, radioterapia, quimioterapia e imunoterapia. Nestes últimos casos, a supervisão especializada é essencial, visto que o melanoma é notoriamente adepto a escapar dos efeitos da terapia farmacológica. A farmacologia da maioria dos agentes quimioterápicos utilizados (p. ex., **cisplatina**,

5-fluoruracila, taxanos e alcaloides da vinca, inibidores da proteína quinase, inibidores da metaloproteinase tecidual) é discutida no Capítulo 57, porém, recentemente os biofármacos revolucionaram o tratamento de alguns casos (ver mais adiante). Essa área foi revisada por Dhanyamraju e Patel (2022).

FÁRMACOS QUE ATUAM NA PELE

FORMULAÇÃO

O desenvolvimento de fármacos que têm como alvo a pele é ao mesmo tempo fácil e difícil. Diferente da maioria das situações terapêuticas, os fármacos podem ser aplicados diretamente ao tecido doente na forma de pomadas, soluções, cremes, pastas, pó etc. No entanto, existe uma ressalva importante: como a pele é uma barreira bem eficaz, ela pode impedir a entrada de muitos agentes medicinais, e isso pode representar um problema. Para atingir o seu local de ação (com frequência a camada mais profunda da epiderme ou a derme), o fármaco precisa passar pela camada epidérmica com seu ambiente aquoso bem rico em lipídeos. A administração transdérmica de fármacos é, portanto, um tópico muito especializado (ver Capítulo 9). De maneira geral, a absorção é facilitada se a molécula for predominantemente de natureza hidrofóbica: assim, por exemplo, os glicocorticoides com frequência alterados para formar derivados com ésteres de ácidos graxos, de modo a torná-los mais facilmente absorvíveis. A utilização de um *curativo de oclusão* à prova de água para cobrir a pele após aplicar o fármaco melhora a absorção, uma vez que mantém a epiderme bem hidratada.

O veículo no qual o fármaco é diluído também é importante. Os cremes e unguentos – essencialmente emulsões estáveis de óleo/água – podem ser preparados como fármacos individuais. Por exemplo, o **tacrolimo** formulado como pomada pode ser usado de modo tópico na pele, enquanto uma formulação de óleo em água é mais adequada para um fármaco hidrossolúvel como um AINE. A aparência e o odor do fármaco formulado também são importantes. A maioria dos pacientes prefere tomar um comprimido a aplicar em grandes áreas da pele cremes que podem ser gordurosos e ter cheiro ou aspecto desagradáveis (Tan et al., 2012).

A condição física da pele é importante na manutenção da sua função de barreira, e vários agentes podem ser usados para protegê-la e promover o seu reparo. Esses agentes incluem *emolientes*, que reidratam a pele, e *cremes de barreira*, que ajudam a prevenir danos provocados por agentes irritantes. O uso desses agentes com frequência está indicado em conjunto com a administração de fármacos.

A avaliação da farmacocinética (FC) dos fármacos absorvidos pela pele é, portanto, bastante complexa, e, consequentemente, é mais difícil estimar doses de fármacos de uso tópico em comparação com (digamos) a administração oral. Isso pode ser particularmente problemático no caso de fármacos que podem causar efeitos colaterais sistêmicos indesejáveis se forem muito absorvidos (p. ex., glicocorticoides). Muitas novas ideias para formular fármacos que possam passar pela pele e penetrar nela estão em fase de investigação, tanto para o tratamento de distúrbios da pele quanto para tratamento sistêmico geral (ver, para exemplo, Baveloni et al., 2021).

PRINCIPAIS FÁRMACOS USADOS EM DOENÇAS DA PELE

Muitos fármacos no arsenal dermatológico são também utilizados para tratar outras patologias e o seu mecanismo de ação é o mesmo. O uso dos agentes descritos adiante para tratar patologias cutâneas específicas está exposto nas Tabelas 26.1 e 26.2. Referenciamos o leitor para outro capítulo do livro onde pode ser encontrada informação sobre estes agentes. Outros fármacos, como análogos das vitaminas A e D, são bastante específicos da farmacologia da pele.

Convém destacar que é uma prática relativamente comum usar associação de fármacos em tratamentos dermatológicos. Assim, os glicocorticoides anti-inflamatórios podem ser associados com antibióticos, agentes antivirais ou ceratogênicos, ao passo que derivados do alcatrão de carvão são associados com emolientes e assim por diante.

AGENTES ANTIMICROBIANOS

Os Capítulos 51 a 56 descrevem de modo detalhado o mecanismo de ação desse grupo de fármacos. Os antibióticos podem ser aplicados topicamente em doenças como o impetigo e a acne, ou podem ser administrados por via sistêmica no caso de celulite ou rosácea. As infecções fúngicas da pele, em geral, são tratadas com fármacos fungicidas tópicos, porém preparações orais de **cetoconazol** podem ser usadas em algumas circunstâncias. Infecções por herpes simples podem ser tratadas com **aciclovir** ou **penciclovir** tópico ou sistêmico.

> **Os fármacos e a pele**
>
> *Formulação.* Como a pele é constituída por uma combinação única de estruturas hidrofóbicas/hidrofílicas, muitos fármacos não são absorvidos e podem ser necessárias formulações especiais para promover a penetração.
>
> Muitos fármacos usados para doenças da pele são também utilizados para tratar patologias de outros órgãos. Os principais grupos são:
>
> - *Glicocorticoides.* Amplamente usados para tratar a psoríase, o eczema e o prurido devido às suas propriedades anti-inflamatórias. Costumam ser formulados de forma especial para aumentar a sua penetração tópica
> - *Agentes antimicrobianos.* Usados topicamente ou por via sistêmica para tratar infecções da pele (p. ex., acne, impetigo, celulite e rosácea)
> - *Antagonistas hormonais.* Antagonistas androgênicos são usados topicamente ou por via sistêmica para tratamento da alopecia de padrão masculino ou do hirsutismo em mulheres
> - *Derivados da vitamina D.* Fármacos como o **calcitriol**, **calcipotriol** e **tacalcitol** são usados para o tratamento da psoríase
> - *Fármacos antineoplásicos e biofármacos* são usados para tratar o melanoma.
>
> Alguns fármacos são usados quase exclusivamente para doenças da pele, incluindo:
>
> - *Retinoides.* São derivados da vitamina A e incluem **tretinoína**, **isotretinoína**, **alitretinoína**, **tazaroteno** e **adapaleno**. São utilizados no tratamento da acne, eczema e psoríase. Em geral, são administrados topicamente, mas podem ser usados por via sistêmica.

BIOFÁRMACOS

O reconhecimento de que as citocinas como fator de necrose tumoral α (TNF-α) estão elevadas na inflamação da pele em certas condições como a psoríase levou à avaliação de fármacos anticitocinas, como o **etanercepte**, o **adalimumabe** e o **infliximabe**, com sucesso encorajador. Mais recentemente, o reconhecimento da importância do eixo IL-23/IL-17 na psoríase levou à introdução de uma série de novos biofármacos que bloqueiam especificamente, imunoneutralizam ou afetam em outros aspectos essa via. Entre os agentes estão **brodalumabe, ixequizumabe, guselcumabe, risanquizumabe, tildraquizumabe** e **dupilumabe**, que atuam em diferentes pontos da via (ver Tabela 26.2). Esses agentes obtiveram grande sucesso, superando os biofármacos anteriores para o tratamento da psoríase quando usados por 1 ano (Yasmeen et al., 2022). A Figura 26.3 mostra o efeito benéfico do tratamento com **brodalumabe** na resposta de pacientes com psoríase moderada a grave por até 12 semanas.

A IL-4, que está associada a doenças autoimunes, compartilha um receptor com a IL-13 estruturalmente relacionada, e esta citocina em si tem sido bastante implicada em condições alérgicas de vários tipos. O **dupilumabe**, um mAb que bloqueia o receptor de IL-4, demonstrou ter utilidade em várias condições alérgicas, incluindo eczema.

Os biofármacos também são utilizados no tratamento do melanoma, cujo objetivo geral é eliminar as células mutadas. O **ipilimumabe** é um mAb humano que atua nos linfócitos T, removendo um circuito inibitório de modo que sejam ativadas e, consequentemente, mais capazes de remover o tecido canceroso. O **nivolumabe** e o **pembrolizumabe** são mAbs humanizados que matam células do melanoma por meio de sua ação sobre o "receptor de morte celular programada", MCP-1. Esses biofármacos costumam ser usados em combinação com outros agentes antineoplásicos.

Efeitos indesejáveis. Como as citocinas estão intimamente envolvidas com o funcionamento do sistema imune, pode-se antecipar a ocorrência de efeitos adversos na resposta do hospedeiro à infecção. Trata-se de um achado comum com todos esses agentes e deve-se tomar cuidado para controlar quaisquer infecções atuais antes da terapia. Outros efeitos colaterais comuns observados com alguns desses fármacos incluem artralgia, mialgia, fadiga, cefaleia e sintomas gastrointestinais, como diarreia.

GLICOCORTICOIDES E OUTROS AGENTES ANTI-INFLAMATÓRIOS

Como se pode prever, os anti-histamínicos (ver Capítulo 17) são úteis no controle do prurido leve, pelo menos em algumas circunstâncias, como, por exemplo, eczema, picadas de inseto e inflamação leve. Outro fármaco tópico útil no tratamento do prurido é a **crotamitona**. Esse agente atua rapidamente e tem efeitos de longa duração. O mecanismo de ação é desconhecido. Entretanto, os principais agentes para tratamento da inflamação da pele são os glicocorticoides, que são muito usados para tratar a psoríase, o eczema e para suprimir o prurido. Seu mecanismo de ação geral está descrito nos Capítulos 3, 25 e 33. As preparações usadas na prática da dermatologia com frequência são formuladas como ésteres de ácidos graxos dos fármacos ativos, o que promove sua absorção através das camadas altamente hidrofóbicas da pele, mas também altera a sua eficácia; por exemplo, a potência da **hidrocortisona** tópica na pele é muito aumentada por sua formulação como éster butirato.

Embora os esquemas variem em todo o mundo, a convenção é classificar esses fármacos pela sua potência:

- *Leve:* por exemplo, **hidrocortisona**
- *Moderada:* por exemplo, **dipropionato de alclometasona, butirato de clobetasona, fludroxicortida** e **fluocortolona**
- *Potente:* por exemplo, **dipropionato de beclometasona, betametasona** (vários ésteres), **fluocinolona acetonida, fluocinonida, propionato de fluticasona, furoato de mometasona** e **triancinolona acetonida**
- *Muito potente:* por exemplo, **propionato de clobetasol** e **valerato de diflucortolona**.

A escolha do glicocorticoide depende da gravidade da doença e de sua localização anatômica, pois a espessura da pele varia de um local para outro. Algumas vezes, são combinados com fármacos antibacterianos ou fungicidas, se forem usados no local de uma infecção.

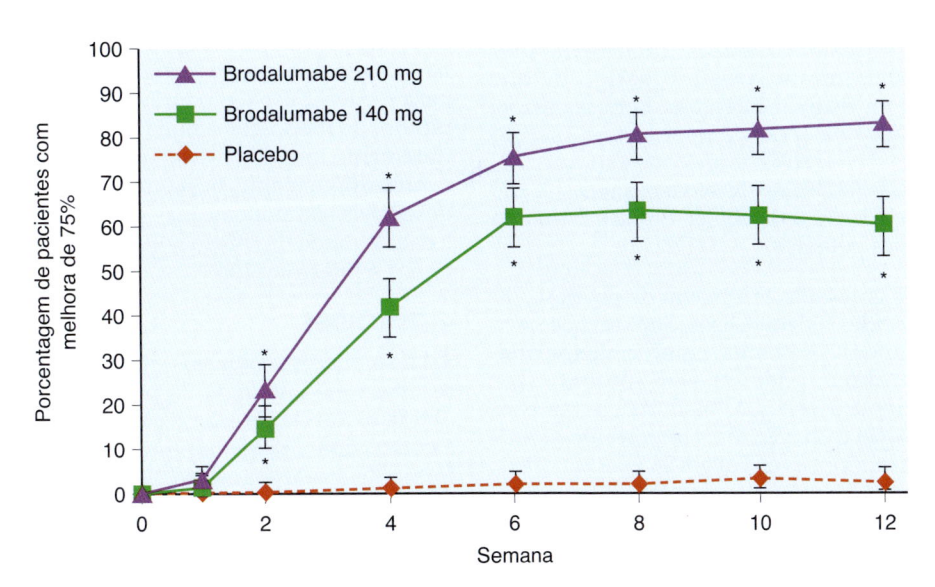

Figura 26.3 Efeito benéfico do biofármaco anti-IL17, o brodalumabe, na gravidade da psoríase moderada a grave. A extensão e a gravidade das lesões psoriáticas em pacientes foram avaliadas por meio de uma escala combinada (índice PASI), que leva em consideração tanto a extensão quanto a gravidade da doença. Foi um estudo randomizado, duplo-cego e controlado por placebo, em que foram testadas duas doses de **brodalumabe** (140 mg e 210 mg) contra um placebo por até 12 semanas. No gráfico, a porcentagem de pacientes que responderam com uma diminuição de 75% na pontuação PASI foi plotado em função do tempo. (Adaptada e modificada de Papp, K.A., Reich, K., Paul, C., et al., 2016. A prospective phase III, randomized, double-blind, placebo-controlled study of brodalumab in patients with moderate-to-severe plaque psoriasis. Br. J. Dermatol. 175, 273-286.)

A ação dos glicocorticoides sobre a pele tem um mecanismo semelhante ao de seu efeito em outros locais do corpo. São potentes inibidores da liberação de mediadores inflamatórios pelos mastócitos, da ativação e migração dos neutrófilos e da ativação das células imunes (ver Capítulos 7 e 25). Curiosamente e ao contrário do dogma, parece que as próprias células da pele podem gerar cortisol, e há algumas evidências de que essa capacidade é deficiente em pacientes que sofrem de psoríase (Hannen et al., 2017). A sua aplicação tópica produz vasoconstrição na pele, causando uma reação de "branqueamento" característica.[5] O mecanismo exato é desconhecido.

Efeitos indesejáveis. De modo geral, o tratamento com preparações de esteroides de baixa potência a curto prazo é seguro; de fato, dispõe-se de algumas formulações de **hidrocortisona** em farmácias sem necessidade de prescrição. Entretanto, existem efeitos colaterais potencialmente graves associados ao uso prolongado ou à administração dos fármacos mais potentes da classe. Esses efeitos colaterais incluem:

- *Rebote por esteroides.* Se a terapia com esteroides tópicos for subitamente interrompida, a doença subjacente com frequência volta de forma mais agressiva. É provável que isso se deva ao fato de que o receptor de glicocorticoide é infrarregulado durante o tratamento tópico e não pode mais responder aos glicocorticoides circulantes, que mantêm um "tônus" anti-inflamatório quando o tratamento é interrompido. A retirada do fármaco com redução gradual da dose pode evitar esse problema
- *Atrofia cutânea.* Os efeitos catabólicos dos glicocorticoides (ver Capítulo 33) podem levar à atrofia da pele, incluindo formação de *estrias* e pequenos vasos visíveis (*telangiectasias*), que é apenas parcialmente reversível com a interrupção do tratamento
- *Efeitos sistêmicos.* Teoricamente, a absorção sistêmica pode causar depressão do eixo hipotálamo-hipófise-suprarrenal, como descrito no Capítulo 33, porém isso não parece constituir um risco significativo na prática clínica normal (Castela et al., 2012)
- *Disseminação da infecção.* Como os glicocorticoides suprimem o sistema imune, existe o perigo de que possam favorecer ou reativar infecções. Por essa razão, estão contraindicados na acne, na qual ocorre infecção concomitante
- *Rosácea por esteroides* (*eritema cutâneo com pápulas*) é um problema reconhecido quando a pele da face é tratada com glicocorticoides potentes.

Para os casos mais graves de eczema ou de psoríase, ou quando os glicocorticoides são ineficazes, a aplicação tópica ou sistêmica de imunossupressores, como **ciclosporina**, **pimecrolimo** ou **tacrolimo**, pode ser bem-sucedida (ver Capítulo 25). Conforme já descrito, os biofármacos também desempenham um papel cada vez mais importante no tratamento dos casos refratários (ver Tabela 26.2).

FÁRMACOS USADOS NO CONTROLE DO CRESCIMENTO CAPILAR

O crescimento capilar em ambos os sexos é impulsionado pelos androgênios, porém o mesmo ocorre com a alopecia de padrão masculino. Por esse motivo, os antagonistas dos androgênios ou compostos que modulam o metabolismo dos androgênios podem ser utilizados para o tratamento tanto do hirsutismo em mulheres quanto da alopecia androgênica em homens.

O **cocipriendiol** é uma mistura de um antiandrogênico, o **acetato de ciproterona**, e de um hormônio sexual feminino, o **etinilestradiol**. O antagonismo das ações androgênicas reduz a produção de sebo pelas glândulas sebáceas, bem como o crescimento capilar (que é dependente de androgênio), de modo que essa abordagem pode ser usada no tratamento da acne, bem como do hirsutismo em mulheres. Os efeitos adversos incluem tromboembolismo venoso, e está contraindicado para mulheres com história familiar de doença cardiovascular.

A **finasterida** inibe a enzima (5α-redutase) que converte a testosterona no androgênio mais potente, a di-hidrotestosterona (ver Capítulo 35). Seu uso é tópico (em geral, em combinação com **minoxidil**) para o tratamento da alopecia androgênica, bem como por via oral para a hipertrofia prostática. O tratamento leva meses para produzir alterações efetivas. Os efeitos adversos que resultam de sua ação no metabolismo dos androgênios incluem redução da libido, possivelmente impotência e hipersensibilidade das mamas.

A **eflornitina** foi originalmente desenvolvida como fármaco antiprotozoário (ver Capítulo 55). Pode ter uso tópico no tratamento do hirsutismo, visto que inibe de modo irreversível a *ornitina descarboxilase* nos folículos pilosos. Essa ação interrompe a replicação celular e o crescimento de novos cabelos. Os efeitos adversos incluem reações cutâneas e acne.

O **minoxidil** é um fármaco vasodilatador que foi originalmente desenvolvido para o tratamento da hipertensão (ver Capítulo 21). Quando aplicado de modo tópico, é convertido nos folículos pilosos em um metabólito mais potente, o **sulfato de minoxidil** (algumas preparações contêm esse sal). Talvez pela sua capacidade de aumentar o suprimento de fluxo sanguíneo para os folículos pilosos, ele estimula o crescimento de novos pelos e a progressão do novo folículo pelas fases sucessivas do ciclo celular (ver Capítulo 6). Os folículos já existentes, em geral paralisados na sua fase de repouso (telógeno), primeiro precisam "cair" para fornecer espaço para novos folículos de crescimento rápido, de modo que a queda de cabelos que ocorre após o tratamento inicial constitui uma ação frequente do fármaco e, presumivelmente, bastante alarmante. Outros efeitos indesejáveis são poucos, mas pode ocorrer alguma irritação local. A queda de cabelo volta a ocorrer quando a aplicação tópica é interrompida.

RETINOIDES

Sabe-se que os distúrbios do metabolismo da vitamina A resultam em patologia da pele. Em geral, a vitamina A é obtida na forma de éster a partir de fontes alimentares. Ela é convertida a *retinol* no intestino, que parece constituir a forma de armazenamento dessa vitamina.

A vitamina A desempenha muitas funções biológicas. Como *retinal*, é um componente essencial da rodopsina e, portanto, crucial para a visão normal. Entretanto, pode também sofrer oxidação irreversível a *ácido retinoico*, que possui efeitos potentes na homeostasia da pele.

Os fármacos retinoides são derivados do ácido retinoico. Os principais exemplos são a **acitretina**, o **adapaleno**, a **alitretinoína**, a **isotretinoína**, a **tretinoína** e o **tazaroteno**. São bastante utilizados (por vezes em combinação com outros fármacos) para o tratamento da acne, do eczema e da psoríase.

---

[5] Essa interessante observação foi usada por Cornell e Stoughton, em 1985, como base para o primeiro ensaio quantitativo da potência dos glicocorticoides no homem.

A aplicação tópica constitui a via habitual de administração, porém a via oral é algumas vezes usada para os casos graves.

Os retinoides provavelmente atuam por meio de sua ligação aos receptores nucleares, o receptor do retinoide X (RXR) e o receptor de ácido retinoico (RAR) (ver Capítulo 3 e Figura 26.4), em suas células-alvo, que incluem os queratinócitos e as células das glândulas sebáceas, embora algumas autoridades tenham questionado esse mecanismo (Arechalde e Saurat, 2000). As proteínas de ligação aos retinoides (RBPs) encontradas na superfície e no interior das células ajudam no transporte da molécula até o seu receptor e facilitam o seu catabolismo final (Napoli, 2017). As principais ações dermatológicas dos retinoides incluem a modulação do crescimento das células epidérmicas e a redução na atividade das glândulas sebáceas e na produção de sebo. Além disso, possuem ações pleiotrópicas no sistema imune inato e adaptativo, incluindo inibição da ativação induzida por IL-6 dos linfócitos Th17 e receptores *Toll*, que contribuem para um efeito anti-inflamatório. Essa área foi revisada por Khalil et al. (2017).

Efeitos indesejáveis. Após administração oral, os retinoides podem provocar pele seca ou escamosa, sensação de ardência ou queimação e dores articulares, possivelmente pelo fato de que podem ativar o receptor TRPV1 (Yin et al., 2013). Os retinoides são teratogênicos (isso está relacionado com os efeitos dos retinoides sobre a diferenciação epidérmica, que está na base de sua eficácia) e só podem ser usados em mulheres na presença de contracepção adequada (ver Capítulos 35 e 58). Em virtude de sua relação química com o retinal, os fármacos retinoides podem causar distúrbios no sistema visual, bem como comprometimento da audição. Além disso, podem causar inúmeros efeitos gastrointestinais indesejáveis e outros efeitos.

ANÁLOGOS DA VITAMINA D

A vitamina D é, na verdade, uma mistura de várias substâncias relacionadas. Embora classificada como "vitamina" – portanto, por inferência, como fator dietético essencial –, a vitamina D_3 (colecalciferol) é sintetizada pela pele na presença de luz solar suficiente (de fato, a *fototerapia* constitui uma importante modalidade terapêutica em alguns distúrbios da pele por essa e outras razões). Outras formas da vitamina (p. ex., D_2) podem ser obtidas a partir da dieta. A vitamina desempenha um papel crucial no metabolismo do cálcio e do fosfato e na formação óssea (ver Capítulo 36). Além disso, exerce complexas ações reguladoras pleiotrópicas nos sistemas imunes inato e adaptativo, reduzindo a atividade do sistema adaptativo, porém aumentando a atividade do sistema imune inato por meio da produção de uma ação anti-inflamatória efetiva (Charoenngam e Holick, 2020).

O *calcitriol*, o metabólito biologicamente ativo (ver Capítulo 36), é sintetizado no organismo por um processo em múltiplas etapas que exige transformações no fígado e no rim. Em nível molecular, a vitamina D e seus análogos atuam

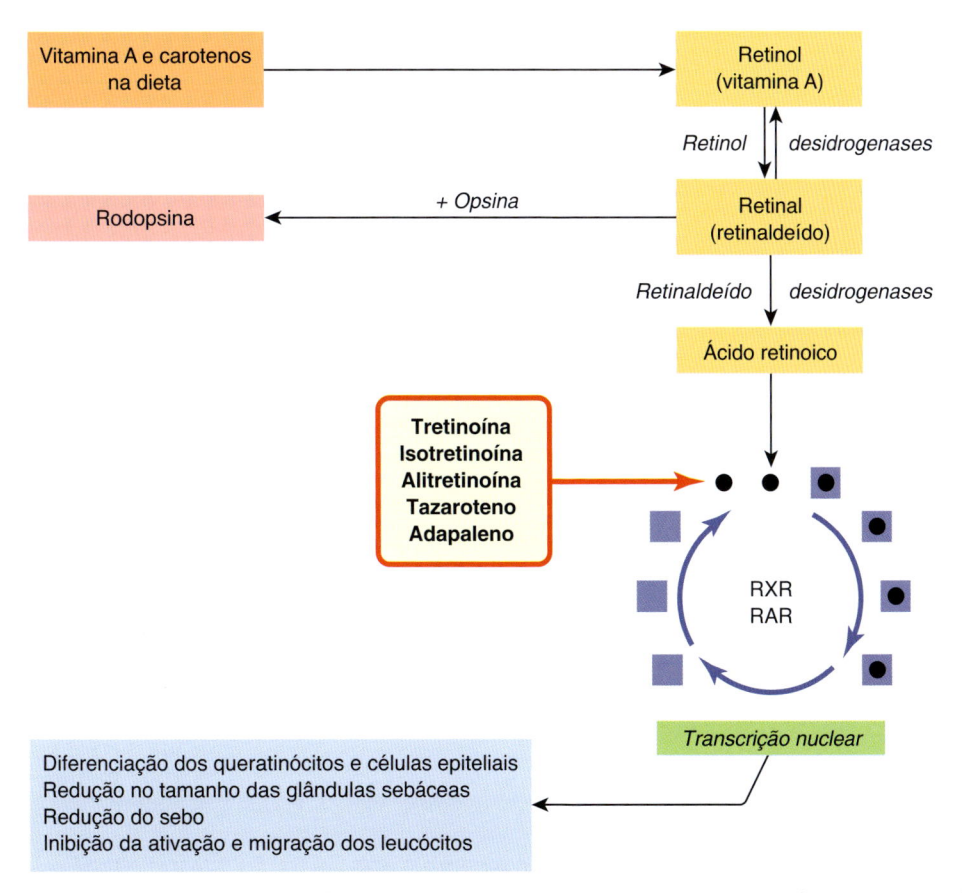

Figura 26.4 Via dos retinoides. A vitamina A (retinol) é adquirida, em grande parte, de fontes alimentares e é convertida reversivelmente em retinal (retinaldeído), que pode ser combinado com opsina para produzir o pigmento visual rodopsina ou irreversivelmente oxidado a ácido retinoico. Este último pode interagir com receptores nucleares (RXR e RAR; ver Capítulo 3) para produzir alterações nos genes que modulam a diferenciação dos queratinócitos, reduzem o tamanho e a produção das glândulas sebáceas e exercem uma ação anti-inflamatória geral. Os congêneres sintéticos, **acitretina**, **adapaleno**, **alitretinoína**, **isotretinoína**, **tazaroteno** e **tretinoína**, também podem atuar nos RXR e RAR, produzindo ações potentes em doenças da pele, como a acne e a psoríase.

por meio do grupo de receptores nucleares, os receptores de vitamina D (VDR) (ver Capítulo 3) nos queratinócitos, nos fibroblastos, nas células de Langerhans e das glândulas sebáceas, de modo a modular a transcrição gênica. Entre os efeitos observados após o tratamento, destacam-se ações antiproliferativas e de pró-diferenciação nos queratinócitos, aumento da apoptose dos queratinócitos em placa (Tiberio et al., 2009) e a inibição da ativação dos linfócitos T (Tremezaygues e Reichrath, 2011).

Os principais análogos utilizados são o próprio **calcitriol**, o **calcipotriol** e o **tacalcitol**. A sua principal utilidade clínica consiste no tratamento da psoríase. A administração oral é possível, mas esses fármacos, em geral, são administrados topicamente, algumas vezes em combinação com um glicocorticoide.

Efeitos indesejáveis. Existe sempre uma preocupação sobre os possíveis efeitos dos fármacos sobre o osso, que devem ser evitados em pacientes que apresentam problemas associados ao metabolismo do cálcio ou do osso. A aplicação tópica pode levar à irritação da pele.

AGENTES QUE ATUAM POR OUTROS MECANISMOS

Muitos agentes complementares são usados em dermatologia, incluindo antissépticos tópicos, emolientes, loções suavizantes e outras substâncias. Dentro desse grupo encontram-se o "**alcatrão de hulha**" ou seus derivados, como o **ditranol**. O alcatrão de hulha, uma mistura pouco definida contendo milhares de compostos fenólicos e hidrocarbonetos aromáticos policíclicos, é gerado durante a conversão do carvão em coque ou gás, esses alcatrões contêm produtos químicos que formaram a base de muitos dos primeiros medicamentos. Preparações tópicas de alcatrão de hulha têm sido utilizadas na prática dermatológica há décadas. Por terem propriedades anti-inflamatórias, antipruriginosas e anti-infecciosas, conseguem ter benefício terapêutico útil no eczema, na psoríase e algumas outras condições da pele, e com frequência, são os primeiros agentes a serem usados, embora seu mecanismo de ação ainda esteja longe de ser esclarecido. Entretanto, pesquisas recentes apontam para a ativação do *receptor de aril hidrocarboneto* (AHR) na pele como possível mecanismo, visto que isso leva à infrarregulação de citocinas pró-inflamatórias, incluindo a IL-17, e influencia a função da barreira cutânea. Por isso, o AHR constitui um potencial alvo interessante para novos fármacos, e, atualmente, a FDA está avaliando um agente (**tapinarof**) que se liga a esse receptor e o ativa como terapia tópica para a psoríase em placas (ver Bissonnette et al., 2021). Como seria de esperar, tendo em vista a sua origem, os alcatrões de hulha contêm substâncias carcinogênicas, porém, no seu uso clínico, o risco parece ser leve (Roelofzen et al., 2010).

Entre outros fármacos exclusivos da farmacologia da pele, destacam-se o **ácido salicílico** e a **podofilotoxina**. O **ácido salicílico** tópico tem efeito *queratolítico* em situações nas quais há produção de pele em excesso (p. ex., verrugas), causando descamação das camadas epidérmicas. Trata-se de um ingrediente comum de numerosos removedores de verrugas comerciais. A **podofilotoxina** é uma toxina extraída de plantas da família do gênero *Podophylum*. Em geral, é reservada para o tratamento das verrugas anogenitais. A aplicação é tópica e impede o crescimento excessivo da pele, provavelmente pela sua capacidade de inibir a polimerização da tubulina, interrompendo, assim, o ciclo celular normal.

Outro agente usado para as verrugas anogenitais é o **imiquimode**. Trata-se de um modificador imune, que exerce efeitos antiproliferativos via estimulação da liberação de citocinas pró-inflamatórias ao ativar as células imunes inatas por meio do receptor semelhante à *Toll* 7, bem como suprarregulação da expressão do receptor de fator do crescimento. O imiquimode também é usado para o tratamento tópico de alguns tipos de lesões cutâneas pré-cancerosas (p. ex., queratose actínica) e cancerosas (p. ex., carcinoma basocelular). Os efeitos adversos incluem reações cutâneas locais.

OBSERVAÇÕES FINAIS

Apesar das inúmeras preparações disponíveis para o tratamento de doenças da pele, ainda existe uma clara necessidade terapêutica não atendida em diversas áreas (p. ex., rosácea) e, como sempre, a redução dos efeitos adversos dos fármacos existentes constitui um objetivo valioso que aumentaria muito a sua utilidade clínica. Algumas das ideias mais interessantes surgiram quando se reconsiderou o desenho dos glicocorticoides, dos análogos da vitamina D e, em particular, dos retinoides. Todos esses fármacos atuam predominantemente por meio de receptores nucleares, e a opinião recente sugere que a diferenciação dos mecanismos de transrepressão e transativação dos genes por esses fármacos podem constituir uma meta alcançável. Os progressos realizados na separação dos efeitos desejáveis e adversos dos glicocorticoides estão produzindo resultados vagarosos (ver Capítulo 33 para uma discussão sobre esse assunto), e claramente a perspectiva de separar os efeitos calcêmicos dos efeitos anti-inflamatórios dos análogos da vitamina D (Tremezaygues e Reichrath, 2011) e de melhorar a seletividade dos retinoides (Orfanos et al., 1997) também constitui uma meta terapêutica muito atrativa.

Talvez surpreenda que o "prurido" ainda seja um problema. Há esperança de que a recente identificação de GPCRs sensíveis a ele já mencionados tenha impacto nessa área.

Os biofármacos fazem parte de uma das grandes histórias de sucesso da dermatologia, e espera-se que seu número aumente à medida que prossegue a busca de novas terapias para a psoríase, a dermatite atópica e outras condições inflamatórias.

BIBLIOGRAFIA E LEITURA COMPLEMENTAR

Arechalde, A., Saurat, J.H., 2000. Management of psoriasis: the position of retinoid drugs. BioDrugs 13, 327–333.

Basavaraj, K.H., Ashok, N.M., Rashmi, R., Praveen, T.K., 2010. The role of drugs in the induction and/or exacerbation of psoriasis. Int. J. Dermatol. 49, 1351–1361.

Baveloni, F.G., Riccio, B.V.F., Di Filippo, L.D., et al., 2021. Nanotechnology-based drug delivery systems as potential for skin application: a review. Curr. Med. Chem. 28, 3216–3248.

Baveloni, F.G., Riccio, B.V.F., Di Filippo, L.D., et al., 2021. Tapinarof in the treatment of psoriasis: a review of the unique mechanism of action of a novel therapeutic aryl hydrocarbon receptor-modulating agent. J. Am. Acad. Dermatol. 84, 1059–1067.

Bergstresser, P.R., Taylor, J.R., 1977. Epidermal 'turnover time'—a new examination. Br. J. Dermatol. 96, 503–509.

Cao, C., Kang, H.J., Singh, I., et al., 2021. Structure, function and pharmacology of human itch GPCRs. Nature 600, 170–175.

Castela, E., Archier, E., Devaux, S., et al., 2012. Topical corticosteroids in plaque psoriasis: a systematic review of risk of adrenal axis suppression and skin atrophy. J. Eur. Acad. Dermatol. Venereol. 26 (Suppl. 3), 47–51.

Charoenngam, N., Holick, M., 2020. Immunologic effects of vitamin D on human health and disease. Nutrients 12, 2097–2125.

Chorilli, M., 2021. Nanotechnology-based drug delivery systems as potential for skin application: a review. Curr. Med. Chem. 28, 3216–3248.

Cornell, R.C., Stoughton, R.B., 1985. Correlation of the vasoconstriction assay and clinical activity in psoriasis. Arch. Dermatol. 121, 63–67.

Dhanyamraju, P.K., Patel, T.N., 2022. Melanoma therapeutics: a literature review. J. Biomed. Res. 36, 77–97.

Di Filippo, P., Scaparrotta, A., Rapino, D., et al., 2015. Vitamin D supplementation modulates the immune system and improves atopic dermatitis in children. Int. Arch. Allergy Immunol. 166, 91–96.

Greaves, M.W., Khalifa, N., 2004. Itch: more than skin deep. Int. Arch. Allergy Immunol. 135, 166–172.

Hannen, R., Udeh-Momoh, C., Upton, J., et al., 2017. Dysfunctional skin-derived glucocorticoid synthesis is a pathogenic mechanism of psoriasis. J. Invest. Dermatol. 137, 1630–1637.

Ikoma, A., Steinhoff, M., Stander, S., Yosipovitch, G., Schmelz, M., 2006. The neurobiology of itch. Nat. Rev. Neurosci. 7, 535–547.

Khalil, S., Bardawil, T., Stephan, C., et al., 2017. Retinoids: a journey from the molecular structures and mechanisms of action to clinical uses in dermatology and adverse effects. J. Dermatolog. Treat 28, 684–696.

Kirkham, B.W., Kavanaugh, A., Reich, K., 2014. Interleukin-17A: a unique pathway in immune-mediated diseases: psoriasis, psoriatic arthritis and rheumatoid arthritis. Immunology 141, 133–142.

Klinge, S.A., Sawyer, G.A., 2013. Effectiveness and safety of topical versus oral nonsteroidal anti-inflammatory drugs: a comprehensive review. Phys. Sportsmed. 41, 64–74.

Martin, D.A., Towne, J.E., Kricorian, G., et al., 2013. The emerging role of IL-17 in the pathogenesis of psoriasis: preclinical and clinical findings. J. Invest. Dermatol. 133, 17–26.

Naldi, L., Raho, G., 2009. Emerging drugs for psoriasis. Expert Opin. Emerg. Drugs 14, 145–163.

Napoli, J.L., 2017. Cellular retinoid binding-proteins, CRBP, CRABP, FABP5: effects on retinoid metabolism, function and related diseases. Pharmacol. Ther. 173, 19–33.

Noda, S., Krueger, J.G., Guttman-Yassky, E., 2015. The translational revolution and use of biologics in patients with inflammatory skin diseases. J. Allergy Clin. Immunol. 135, 324–336.

Orfanos, C.E., Zouboulis, C.C., Almond-Roesler, B., Geilen, C.C., 1997. Current use and future potential role of retinoids in dermatology. Drugs 53, 358–388.

Papp, K.A., Reich, K., Paul, C., et al., 2016. A prospective phase III, randomized, double-blind, placebo-controlled study of brodalumab in patients with moderate-to-severe plaque psoriasis. Br. J. Dermatol. 175, 273–286.

Roelofzen, J.H., Aben, K.K., Oldenhof, U.T., et al., 2010. No increased risk of cancer after coal tar treatment in patients with psoriasis or eczema. J. Invest. Dermatol. 130, 953–961.

Sharma, A., Kroumpouzos, G., Kassir, M., et al., 2022. Rosacea management: a comprehensive review. J. Cosmet. Dermatol. 21, 1895–1904.

Tan, X., Feldman, S.R., Chang, J., Balkrishnan, R., 2012. Topical drug delivery systems in dermatology: a review of patient adherence issues. Expert Opin. Drug Deliv. 9, 1263–1271.

Tiberio, R., Bozzo, C., Pertusi, G., et al., 2009. Calcipotriol induces apoptosis in psoriatic keratinocytes. Clin. Exp. Dermatol. 34, 972–974.

Tremezaygues, L., Reichrath, J., 2011. Vitamin D analogs in the treatment of psoriasis: where are we standing and where will we be going? Dermatoendocrinol. 3, 180–186.

Yamasaki, K., Gallo, R.L., 2011. Rosacea as a disease of cathelicidins and skin innate immunity. J. Investig. Dermatol. Symp. Proc. 15, 12–15.

Yang, F., Guo, L., Li, Y., et al., 2021. Structure, function and pharmacology of human itch receptor complexes. Nature 600, 164–169.

Yasmeen, N., Sawyer, L.M., Malottki, K., Levin, L.A., Didriksen Apol, E., Jemec, G.B., 2022. Targeted therapies for patients with moderate-to-severe psoriasis: a systematic review and network meta-analysis of PASI response at 1 year. J. Dermatolog. Treat. 33, 204–218.

Yin, S., Luo, J., Qian, A., et al., 2013. Retinoids activate the irritant receptor TRPV1 and produce sensory hypersensitivity. J. Clin. Invest. 123, 3941–3951.

SEÇÃO 3
Fármacos que Afetam os Grandes Sistemas de Órgãos

27 Olho

CONSIDERAÇÕES GERAIS

Vários aspectos singulares do olho fazem com que a sua farmacologia seja tanto desafiadora quando interessante. O controle da pupila e da lente (cristalino) pelo sistema nervoso autônomo constitui uma área fundamental usada como alvo de fármacos que atuam sobre os sistemas nervosos parassimpático e simpático. A manutenção da pressão intraocular do globo ocular também é outra área para a qual foi desenvolvida uma terapia farmacológica específica, como os análogos das prostaglandinas. Atualmente, dispõe-se de uma grande variedade de colírios para o tratamento do glaucoma de ângulo aberto, o que constitui uma das causas mais comuns de deficiência visual em todo o mundo. A entrega direcionada de fármacos para alvos específicos é uma consideração fundamental, visto que as gotas atuam no olho externo, na córnea e nas câmaras anteriores, porém não penetram atrás da lente. A administração sistêmica ou intravítrea é necessária para a retina. Vários processos patológicos podem levar à formação de novos vasos, com complicações subsequentes de hemorragia e edema, causando perda visual. São administrados inibidores do fator de crescimento do endotélio vascular (VEGF) por injeção intravítrea para o manejo de condições nas quais a formação de novos vasos tem consequências patológicas.

INTRODUÇÃO

O olho (Figura 27.1), que é funcionalmente análogo a uma câmera fotográfica de alta tecnologia, é um globo resistente e preenchido de líquido com uma camada transparente externa (a córnea) na frente, uma camada receptiva à luz (a retina) na parte posterior e uma lente de abertura e foco variáveis na interface entre as câmaras anterior e posterior. A parte da câmara posterior incorpora uma camada escura de epitélio rico em melanina, de modo que a luz dispersa seja absorvida, em vez de ser refletida dentro da câmara. A retina, por onde a luz que passa através da pupila é focada por refração na córnea e pela lente, contém as células sensíveis à luz (bastonetes e cones) e as fibras nervosas transparentes e células ganglionares que conectam os bastonetes e os cones ao nervo óptico – e, portanto, ao cérebro onde a imagem é interpretada.

No interior desse globo, os componentes anteriores são banhados em líquido claro ("humor aquoso"), que ajuda a manter o funcionamento adequado da íris e da lente (Figura 27.2). Atrás da lente, encontra-se uma substância gelatinosa transparente ("humor vítreo") que sustenta a função da retina. A integridade e a transparência desses compartimentos líquidos e gelatinosos dentro de um espaço fechado são importantes para a farmacologia e a patologia do olho.

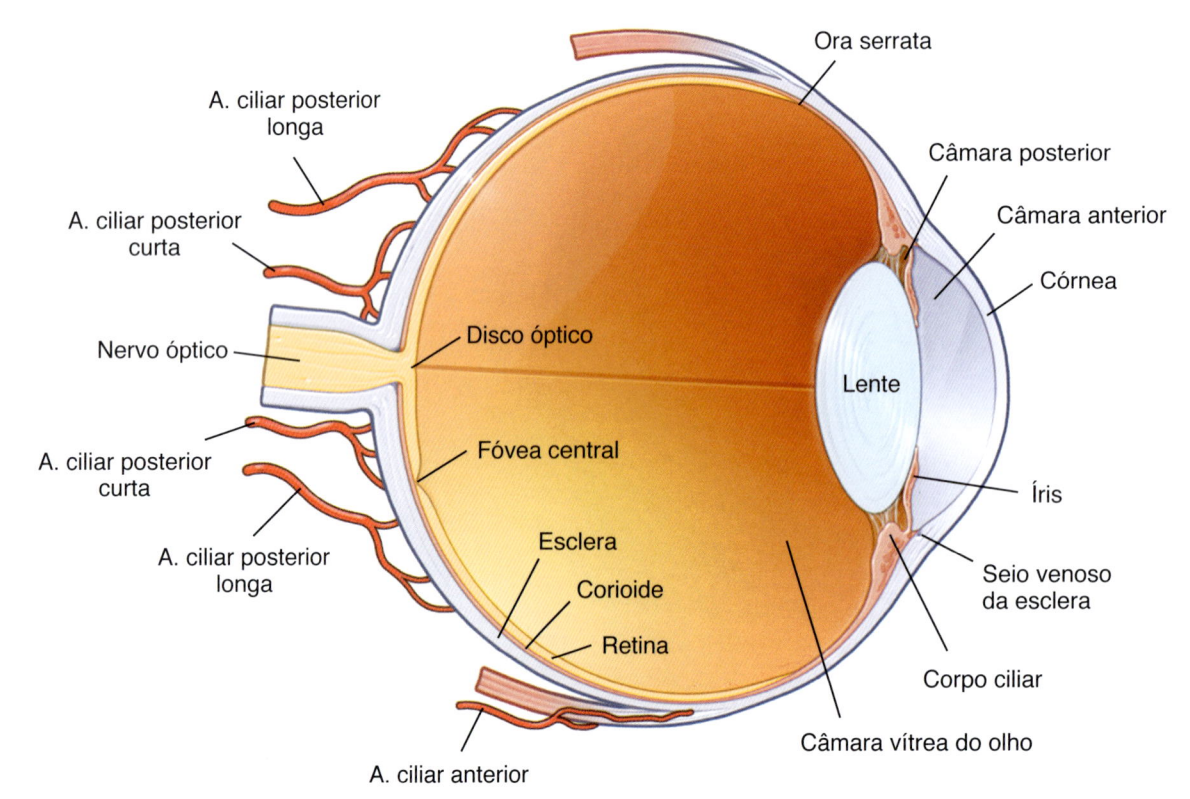

Figura 27.1 Anatomia do olho. Seção transversal mostrando as três camadas do globo e estruturas principais. (Reproduzida de Drake, R., Vogl, A.W., Mitchell, A.W. 2016. Gray's Basic Anatomy. Elsevier, London.)

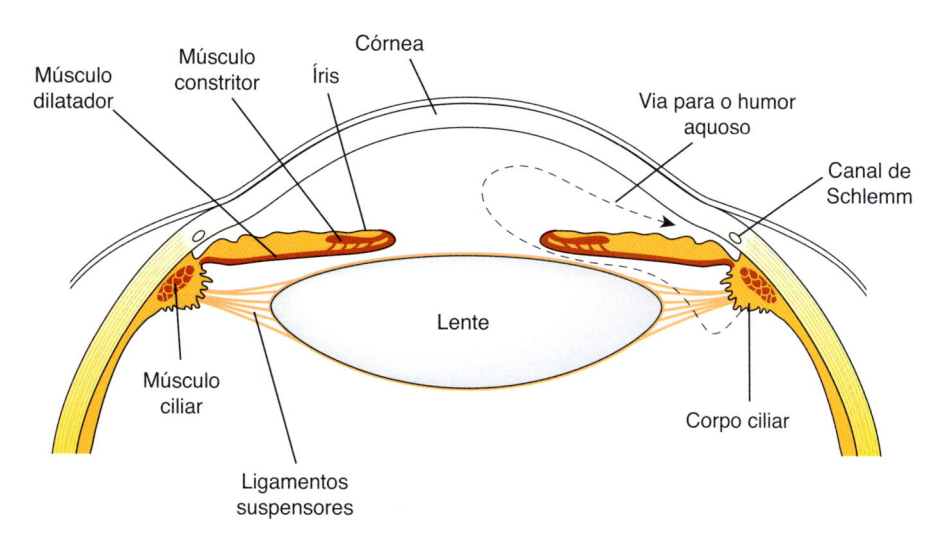

Figura 27.2 Câmara anterior do olho, mostrando a via de secreção e drenagem do humor aquoso.

A retina tem altas demandas metabólicas, e alterações do suprimento sanguíneo constituem uma característica comum da patologia da retina. A artéria oftálmica irriga o olho por meio de duas redes vasculares distintas: a rede corioide (que irriga a corioide, a cabeça do nervo óptico e a parte externa da retina, além da camada interna da mácula), e a artéria central da retina (que irriga quase todas as camadas internas da retina de fibras nervosas transparentes e células ganglionares).

A mácula, a área central da retina que contém cones e é responsável pela visão central de alta acuidade, carece de vasos superficiais da retina, porém obtém parte de seu suprimento por difusão a partir de ambos os suprimentos. As junções endoteliais da retina são firmes, assim como a membrana de Bruch, a membrana localizada abaixo do epitélio pigmentado da retina. Os vasos sanguíneos da retina só são acessíveis à visualização direta por meio de exame oftalmoscópico, permitindo o diagnóstico precoce de condições que constituem causas comuns de cegueira se não forem tratadas, mas para as quais se dispõe de terapias preventivas eficazes, notadamente a retinopatia diabética proliferativa e a degeneração macular relacionada com a idade (ver adiante).

As doenças oculares são comuns e variam quanto à sua gravidade desde vermelhidão transitória e desconforto até perda permanente da visão. Processos patológicos comuns, como infecção, inflamação e neoplasia maligna, afetam o olho assim como outras partes do corpo, porém vários aspectos singulares da estrutura e função oculares tornam a sua farmacologia tanto desafiadora quanto interessante. A estreita relação entre a rodopsina e seus receptores acoplados à proteína G associados da retina é mencionada no Capítulo 3; neste capítulo, enfatizamos aspectos de relevância terapêutica.

Os leitores que necessitam de uma descrição detalhada da estrutura, função e patologia do olho humano devem consultar *The Eye: Basic Sciences in Practice* (Forrester et al., 2020).

CONSIDERAÇÕES FARMACOCINÉTICAS ESPECIAIS RELACIONADAS COM O OLHO

Os tratamentos para o olho apresentam desafios singulares. Há uma barreira da esclera e da conjuntiva na frente, que limita a absorção de terapias tópicas e a difusão subsequente do fármaco para a retina através das câmaras do olho preenchidas de líquido. As terapias sistêmicas administradas por via oral ou por intravenosa podem não penetrar nas junções firmes existentes na barreira hematorretiniana. Essa barreira é constituída de duas partes: a parte retiniana interna, que compreende junções firmes entre as células endoteliais dos capilares, e a parte externa, que envolve junções firmes entre as células do epitélio pigmentado da retina. A impermeabilidade dessas barreiras a determinadas formulações de fármacos levou ao desenvolvimento da injeção intravítrea (ver Capítulo 9), com sistemas de fornecimento de depósito que possibilitam a lenta dispersão de fármacos introduzidos diretamente no humor aquoso (ver Figura 27.1).

A doença localizada na frente do olho é tratada com agentes tópicos, sempre que possível. As formulações de colírios normalmente consistem em ácidos ou bases fracas, com pH próximo a 7,4, e precisam ser de natureza não irritante. O mecanismo do piscar e a liberação de lágrimas significa que as terapias tópicas, como colírios, permanecem apenas por um curto período na superfície do olho. Uma proporção do fármaco penetra no ducto lacrimonasal e pode sofrer absorção sistêmica, causando efeitos adversos, como sibilos em pacientes asmáticos tratados com colírio de **timolol** (ver adiante e no Capítulo 15). A adesão dos pacientes aos colírios pode ser problemática, em particular no caso de formulações que precisam ser regularmente aplicadas a cada 6 a 8 horas, ou para pacientes idosos com destreza manual comprometida. Alguns colírios para a córnea precisam ser administrados a cada hora, o que representa um problema em especial durante a noite; para esses casos, acredita-se que as pomadas sejam mais adequadas como abordagem de fornecimento na forma de depósito.

A parte externa do olho é revestida por uma bainha fascial, conhecida como cápsula de Tenon, e é possível injetar fármacos dentro da cavidade delimitada por essa bainha e a esclera. Essa técnica subtenoniana ou parabulbar pode ser utilizada para anestesia local, por exemplo, cirurgia de catarata, ou na administração de corticosteroides na uveíte posterior/edema macular.

CONTROLE AUTONÔMICO DA LENTE E DA PUPILA E FÁRMACOS RELACIONADOS

A regulação autonômica da **lente** (cristalino) é análoga a uma câmera com foco automático. O formato da lente humana é constantemente ajustado pelo corpo e pelos músculos ciliares por meio de ligamentos suspensores que a ligam à cápsula da lente (ver Figura 27.2). Isso permite a acomodação do olho a objetos distantes ou próximos, de modo que imagens focadas com nitidez possam ser processadas na retina. A inervação parassimpática do **corpo ciliar** e do músculo esfíncter da pupila é mimetizada ou antagonizada, respectivamente, por agonistas e antagonistas muscarínicos. A estimulação parassimpática provoca contração dos músculos ciliares, traciona o corpo ciliar para frente e para dentro, relaxando assim a tensão sobre o ligamento suspensor da **lente**. Isso faz com que a lente possa se projetar mais, com redução da distância focal para facilitar a visão de perto. Em contrapartida, os fármacos anticolinérgicos que bloqueiam o estímulo parassimpático relaxam o músculo ciliar e comprometem a visão de perto, devido à paralisia da acomodação.

Outro componente fundamental na frente do olho é a íris, que regula o diâmetro da pupila (semelhante à abertura de uma câmera). Aqui, as vias do sistema nervoso autônomo regulam a quantidade de luz que entra no olho, de modo que a percepção visual possa permanecer ideal em ambientes tanto iluminados quanto escuros.

O diâmetro da **íris** é regulado pelo equilíbrio entre o músculo esfíncter da pupila (sistema parassimpático) e o músculo dilatador da pupila (sistema simpático). O tônus parassimpático provoca estreitamento do diâmetro da íris (*i. e.*, produz constrição da pupila), enquanto o sistema nervoso simpático dilata a pupila. Os fármacos antimuscarínicos causam dilatação das pupilas (*midríase*) e perda de acomodação (*cicloplegia*) e, portanto, dificuldade em enxergar em condições luminosas e dificuldade em ler letras pequenas.

A dilatação da pupila possibilita o exame de fundo de olho detalhado (visualização da parte posterior do olho) e também é utilizada em certos tipos de cirurgia ocular para prevenir sinéquias (aderências da íris à cápsula da lente). Para esses casos, a ação prolongada da **atropina** representa uma vantagem, e ela atua como adjuvante de fármacos anti-inflamatórios no tratamento da inflamação da úvea ("uveíte"), que pode acompanhar várias doenças inflamatórias sistêmicas. Isso em geral é obtido com antagonistas muscarínicos de aminas terciárias, como a **tropicamida** (preferida pelo seu rápido início de ação, porém com duração relativamente curta) ou o **ciclopentolato**, que tem ação mais prolongada; a atropina apresenta uma ação ainda mais prolongada (vários dias). Entretanto, a dilatação pupilar com antagonistas muscarínicos pode bloquear a drenagem de humor aquoso no canal de Schlemm, desencadeando potencialmente glaucoma de ângulo fechado em pacientes suscetíveis (ver adiante). A **fenilefrina** (agonista α_1), administrada na forma de colírio, constitui uma maneira alternativa de dilatar a pupila, mas pode causar irritação local e efeitos sistêmicos, incluindo hipertensão transitória. Com frequência, é utilizada para complementar a tropicamida para dilatação completa.

O sistema nervoso autônomo também está envolvido na regulação do fluxo sanguíneo ocular, bem como na manutenção da pressão intraocular, por meio de seus efeitos sobre a produção e o fluxo de humor aquoso (Figura 27.3). A sinalização simpática para os vasos sanguíneos do **corpo ciliar** e do epitélio constitui um regulador essencial na produção de humor aquoso. O sistema nervoso autônomo tem impacto na rede trabecular e vasos sanguíneos episclerais que drenam o líquido aquoso. Esses efeitos podem contribuir para o efeito terapêutico de fármacos que atuam nos receptores adrenérgicos para tratamento de algumas formas de glaucoma (ver adiante).

TRATAMENTO DA INFLAMAÇÃO E DA INFECÇÃO DO OLHO

Os fármacos usados no tratamento de infecções e inflamações do olho assemelham-se aos usados para outras partes do corpo; entretanto, têm, em geral, formulação especial quanto à sua concentração e ao modo de fornecimento.

Vários antibióticos e agentes antivirais são licenciados para uso ocular, normalmente para o tratamento da conjuntivite ou de úlceras de córnea (com frequência causadas pelo herpes-vírus simples). As formulações tópicas incluem cloranfenicol, macrolídeos, aminoglicosídeos e quinolonas

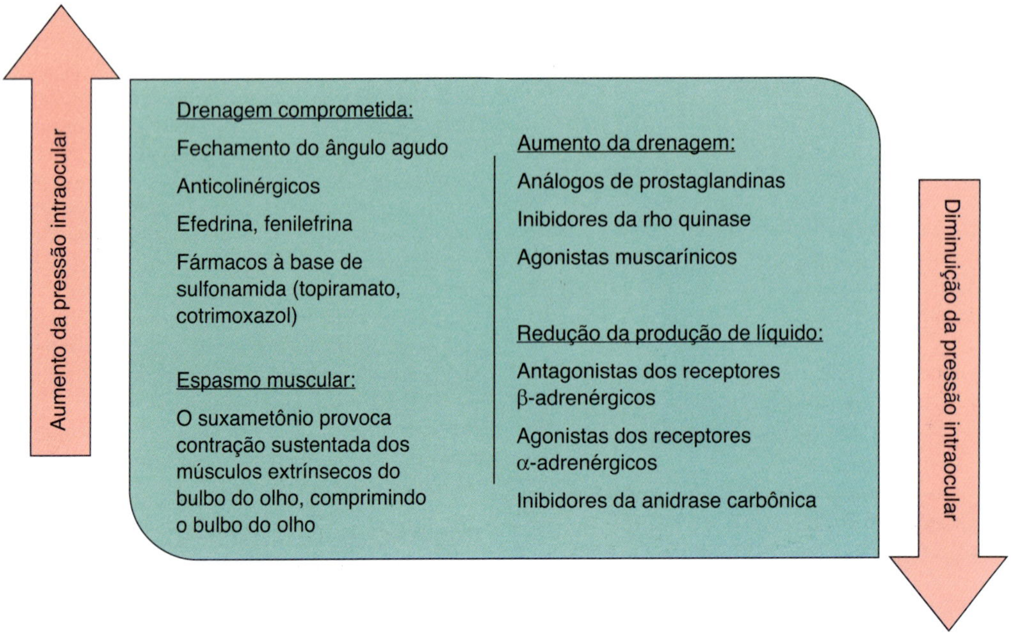

Aumento da pressão intraocular ↑

Drenagem comprometida:
- Fechamento do ângulo agudo
- Anticolinérgicos
- Efedrina, fenilefrina
- Fármacos à base de sulfonamida (topiramato, cotrimoxazol)

Espasmo muscular:
- O suxametônio provoca contração sustentada dos músculos extrínsecos do bulbo do olho, comprimindo o bulbo do olho

Aumento da drenagem:
- Análogos de prostaglandinas
- Inibidores da rho quinase
- Agonistas muscarínicos

Redução da produção de líquido:
- Antagonistas dos receptores β-adrenérgicos
- Agonistas dos receptores α-adrenérgicos
- Inibidores da anidrase carbônica

Diminuição da pressão intraocular ↓

Figura 27.3 A variação da pressão intraocular depende do equilíbrio entre a produção e o fluxo de humor aquoso.

(ver Capítulo 52). Dispõe-se também de agentes antivirais (ver Capítulo 53). O aciclovir, por exemplo, é usado nas infecções por herpes. O tratamento das infecções virais na parte posterior do olho é mais complicado devido ao desafio no fornecimento dos fármacos (ver anteriormente). Além da posologia oral ou intravenosa padrão, formulações de liberação modificadas de ganciclovir ou de cidofovir podem ser administradas por injeção intravítrea para obter concentrações mais altas ou mais prolongadas para o tratamento da retinite por citomegalovírus, um problema particular observado em pacientes com infecção por HIV e AIDS.

Os corticosteroides (ver Capítulo 33) são utilizados para uma ampla variedade de condições inflamatórias não relacionadas a infecções do olho, como uveíte (ver anteriormente) e edema macular. Preparações tópicas, como, por exemplo, colírios ou pomada de **betametasona**, podem ser usadas na superfície do olho, e, hoje, dispõe-se de formulações de liberação modificada e implantes que podem ser introduzidos por via intravítrea, de modo que o corticosteroide seja liberado de modo gradual no compartimento posterior. Os exemplos incluem implantes vítreos de **dexametasona** e **fluocinolona**, que são usados no tratamento de condições como uveíte posterior, oclusão da veia da retina e edema macular do diabetes. Essas formulações podem ter um tempo de ação que se estende por semanas a meses. Entretanto, os corticosteroides podem danificar os olhos e, em geral, são administrados e monitorados sob supervisão especializada. Eles agravam particularmente os efeitos do herpes (sobretudo da córnea) e de outras infecções, podem causar glaucoma agudo em indivíduos suscetíveis e provocar cataratas durante o uso prolongado.

Dispõe-se de formulações tópicas de anti-inflamatórios não esteroides (p. ex., **diclofenaco, cetorolaco,** ver Capítulo 25), bem como anti-histamínicos (p. ex., **azelastina**) e **cromoglicato** ou **nedocromila** (ver Capítulo 28) para alergias oculares. São menos efetivos do que os corticosteroides e podem causar irritação local, todavia, algumas vezes, são usados por não especialistas enquanto se aguarda o diagnóstico definitivo de um olho vermelho dolorido.

CONTROLE DA PRESSÃO INTRAOCULAR E TRATAMENTO DO GLAUCOMA

A pressão intraocular normalmente é cerca de 15 mmHg acima da atmosférica, o que mantém o olho ligeiramente distendido. Existe uma considerável variação na pressão intraocular, com aumento gradual durante a noite, bem como frequentes picos ascendentes durante o dia relacionados com estresse mecânico e pressão arterial. Um importante determinante é a produção de humor aquoso, que é secretado de maneira lenta e contínua pelas células do epitélio que cobre o corpo ciliar. A drenagem de saída do humor aquoso ocorre principalmente por meio da rede trabecular dentro do canal de Schlemm, que segue o seu trajeto ao redor da margem externa da íris (ver Figura 27.2). O músculo ciliar é uma faixa circular de músculo liso dentro do corpo ciliar que controla o fluxo de humor aquoso para dentro do canal de Schlemm. Ocorre uma pequena proporção de drenagem aquosa por meio da via uveoscleral. Aqui, o líquido se infiltra através ou ao redor dos músculos ciliares para alcançar o espaço supracorioideo e a esclera, onde é drenado por veias orbitais. Acredita-se que análogos das prostaglandinas exerçam seus efeitos sobre a via uveoscleral para reduzir a pressão intraocular (ver adiante).

O aumento da secreção e/ou a redução da drenagem provocam elevação da pressão intraocular, um fator de risco para o glaucoma de ângulo aberto primário, a forma mais comum de glaucoma em que a drenagem do humor aquoso através da rede trabecular é restrita.

O termo *glaucoma* abrange um grupo de doenças causadas por dano às células ganglionares da retina e nervo óptico. Isso faz com que a cabeça do nervo óptico (o "disco óptico") tenha uma aparência distinta, denominada escavação do disco óptico, resultando em perda da visão periférica média. Se não for tratado, o glaucoma de ângulo aberto progride gradualmente e sem dor para a cegueira (evolução "crônica"). Isso algumas vezes pode ocorrer quando a pressão intraocular está dentro da faixa normal ("glaucoma de tensão normal"), pelo menos quando medida em um ou alguns momentos no tempo. Todavia, o tratamento farmacológico é direcionado para reduzir a pressão intraocular.

O glaucoma de ângulo fechado agudo é muito menos comum e pode se manifestar como uma emergência médica/cirúrgica. O "ângulo" referido é aquele entre a parte externa anterior da íris e a superfície interna da córnea (a seta tracejada na Figura 27.2, que mostra a direção do fluxo e o trajeto do humor aquoso quando desimpedido). A drenagem pode sofrer bloqueio agudo em indivíduos com ângulo estreito, por exemplo, em decorrência de fármacos que dilatam a pupila (p. ex., midriáticos como a tropicamida, combinada com fenilefrina, ver anteriormente). *Observe que a tropicamida isolada raramente é o fármaco responsável*. Na ausência dessa provocação, os primeiros sintomas podem surgir à noite, quando as pupilas estão dilatadas, por exemplo, o aparecimento de halos ao redor das luzes da rua acompanhados de dor nos olhos. O tratamento de ambas as condições é direcionado para a redução da pressão intraocular, e, aqui, descrevemos as principais abordagens farmacológicas. Quando há necessidade de cirurgia (p. ex., iritectomia), o tratamento farmacológico contínuo é ainda necessário para complementá-la.

AGONISTAS DOS RECEPTORES DE PROSTAGLANDINAS FP (VER CAPÍTULO 17)

Os receptores FP constituem alvos de vários análogos das prostaglandinas, **latanoprosta, travoprosta, tafluprosta** e **prostamida bimatoprosta,** que são usados no tratamento do glaucoma. Os análogos das prostaglandinas são pró-fármacos convertidos por esterases na córnea em formas ativas que atuam no receptor FP. O mecanismo pelo qual isso reduz a pressão intraocular ainda não foi totalmente elucidado, porém acredita-se que esses fármacos aumentem a drenagem aquosa por meio da via uveoscleral. Os análogos das prostaglandinas são colírios de primeira linha para o glaucoma de ângulo aberto, visto que oferecem um controle da pressão intraocular de 24 horas, com uma dose única ao dia, além de serem relativamente desprovidos de efeitos adversos sistêmicos. Entretanto, esses fármacos podem causar efeitos locais por meio da estimulação dos melanócitos, por exemplo, pigmentação das pálpebras e mudança na cor da íris.

ANTAGONISTAS DOS RECEPTORES β_1-ADRENÉRGICOS

Os antagonistas dos receptores β-adrenérgicos na forma de colírios (**timolol, betaxolol, levobunolol**) são amplamente utilizados para reduzir a produção de humor aquoso. Foi descrita a ocorrência de absorção sistêmica, que pode causar bradicardia e, em pacientes asmáticos, broncoconstrição.

AGONISTAS DOS RECEPTORES α_2-ADRENÉRGICOS

Os agonistas dos receptores α-2-adrenérgicos na forma de colírios (p. ex., **brimonidina**) diminuem a produção de humor aquoso e aumentam o fluxo uveoscleral. São utilizados para o glaucoma crônico quando os antagonistas dos receptores β_1-adrenérgicos são inadequados ou, em combinação, quando o tratamento com um único agente foi inadequado. Os sintomas locais, como sensação de queimação, são comuns, e foram relatados efeitos adversos sistêmicos (p. ex., boca seca). O colírio de brimonidina é administrado 2 vezes/dia.

INIBIDORES DA ANIDRASE CARBÔNICA

Os inibidores da anidrase carbônica por via oral (p. ex., **acetazolamida,** ver Capítulo 29) foram um tratamento precoce para diminuir a pressão intraocular ao reduzir a produção de humor aquoso e são ainda utilizados algumas vezes por um curto período para redução urgente da pressão (p. ex., no pré-operatório); entretanto, os efeitos sistêmicos observados durante o uso crônico levaram ao desenvolvimento de agentes tópicos. Depois, os análogos das prostaglandinas e antagonistas dos receptores β_1-adrenérgicos tornaram-se terapias de primeira linha para o glaucoma, porém os inibidores da anidrase carbônica tópicos continuam sendo prescritos em combinação com antagonistas β_1 e agonistas α (Stoner et al., 2022). O mecanismo da secreção de humor aquoso não está totalmente compreendido, porém a anidrase carbônica está implicada, e acredita-se que os inibidores dessa enzima reduzam a secreção de humor aquoso por um efeito direto sobre a anidrase carbônica epitelial ciliar, levando a uma redução do movimento de íons bicarbonato, com consequente redução no transporte de íons sódio e líquidos. Os efeitos adversos locais dos colírios disponíveis (**brinzolamida, dorzolamida**), como erosão da córnea, inflamação conjuntival e visão embaçada, são comuns, mas efeitos adversos sistêmicos, não.

INIBIDORES DA RHO QUINASE

O sistema rho/rho quinase é descrito no Capítulo 3. Os inibidores da rho quinase diminuem a pressão intraocular, e dois desses fármacos, o **netarsudil** e o **ripasudil,** tornaram-se recentemente disponíveis, formulados em colírios, para tratamento farmacológico do glaucoma. A rho quinase influencia a estrutura e a função do citoesqueleto de actina e da matriz extracelular, influenciando, assim, os canais de drenagem na rede trabecular do olho. Os inibidores da Rho quinase exercem um efeito benéfico por meio de maior drenagem do humor aquoso, reduzindo, assim, a pressão intraocular. Esses compostos são relativamente novos, e a sua tolerabilidade a longo prazo e importância no tratamento ainda não foram estabelecidas.

AGONISTAS MUSCARÍNICOS

A **pilocarpina** facilita a drenagem do humor aquoso por meio de contração do músculo esfíncter da pupila para contrair a pupila (miose), tracionando a íris da rede trabecular no glaucoma de ângulo fechado. Entretanto, a pilocarpina agora é raramente utilizada no tratamento a longo prazo, devido aos efeitos locais adversos (lacrimejamento excessivo, hiperemia da conjuntiva, visão turva e cefaleia por contração do músculo ciliar), bem como ao potencial de ação colinérgica sistêmica. Esses efeitos parassimpaticomiméticos sistêmicos são raros, porém estão relacionados com a dose.

> ### Tratamento do glaucoma
>
> Os análogos das prostaglandinas constituem o tratamento farmacológico de primeira linha do glaucoma de ângulo aberto primário, com frequência, são utilizados em formulações combinadas com outros agentes. Com a finalidade de ajudar a adesão do paciente ao tratamento, pode-se prescrever uma ampla (algumas vezes surpreendente) gama de diferentes substituições de compostos.. Recomenda-se a terapia com *laser* para pacientes para os quais os colírios não foram efetivos. A cirurgia constitui outra opção nesses casos.
>
> São utilizados colírios de tropicamida ou de ciclopentolato quando há necessidade de midríase ou de cicloplegia durante exames oftalmológicos ou cirurgia.

VASCULARIZAÇÃO OCULAR E INIBIDORES DO FATOR DE CRESCIMENTO DO ENDOTÉLIO VASCULAR

A angiogênese no olho envolve um complexo equilíbrio de processos regulados por muitas citocinas, fatores de crescimento e componentes da matriz extracelular. Os fatores proangiogênicos incluem, entre os mais importantes, o fator de crescimento derivado do endotélio vascular (VEGF), fatores de crescimento derivados de plaquetas e fator de crescimento dos fibroblastos entre uma série de outros mediadores. Em contrapartida, a endostatina, a trombospondina e o fator derivado do epitélio pigmentar são considerados como fatores que desempenham um papel antiangiogênico (revisão por Selvam et al., 2018). A alteração do processo de angiogênese pode resultar em grave dano. O processo patológico pode surgir isoladamente no olho, por exemplo, com a degeneração macular relacionada com a idade (secundária ao crescimento de novos vasos através da membrana de Bruch) ou por isquemia secundária à oclusão dos vasos da retina, em particular venosos. Os processos secundários em decorrência de doenças que surgem em outras partes do corpo, como o diabetes melito (complicado por retinopatia proliferativa, edema macular e hemorragia) e hipertensão, constituem causas importantes de dano vascular ao olho. A proliferação de novos vasos e as hemorragias dentro do olho podem causar comprometimento significativo da visão, que pode ser permanente e extenso. Os inibidores do VEGF constituem a base do manejo farmacológico da angiogênese patológica dentro do olho.

O VEGF atua por meio da ativação de dois receptores de tirosina quinase (VEGF-1 e VEGF-2), que estão envolvidos na angiogênese fisiológica no olho. A estimulação dos receptores leva a uma maior proliferação endotelial e migração, com formação de novos vasos e aumento da permeabilidade microvascular. A formação patológica de novos vasos, com fragilidade vascular associada, leva a um risco aumentado de hemorragia, com perda da visão devido à presença de sangue nas câmaras e na retina do olho. Os novos vasos que se formam na íris podem provocar episódios de glaucoma. O aumento da permeabilidade microvascular provoca distúrbio visual devido ao vazamento de líquido, edema e inchaço da retina. A proliferação fibrovascular aumenta a tração sobre a retina, levando à ameaça de descolamento da retina da parede posterior do olho.

Os inibidores do VEGF são utilizados para inibir a formação de novos vasos que surgem a partir dessas patologias e são administrados por injeção intravítrea. Os efeitos adversos decorrem do risco de trauma e infecção do procedimento (a endoftalmite é uma preocupação particular), bem como de problemas sistêmicos incomuns, como hipertensão e distúrbio gastrointestinal, visto que o fármaco é absorvido do vítreo.

Os agentes disponíveis incluem:

- O **bevacizumabe** é um anticorpo monoclonal IgG1 humanizado, que se liga com alta afinidade ao VEGF, bloqueando, assim, a sua atividade nos receptores de VEGF. Esse fármaco se tornou disponível pela primeira vez para uso no câncer colorretal, porém foi também constatada a sua eficácia para condições neovasculares do olho
- O **ranibizumabe** é um fragmento de anticorpo monoclonal dirigido contra todas as isoformas do VEGF-A. Diferentemente do bevacizumabe, a formulação do ranibizumabe é especificamente destinada para uso nos olhos
- O **aflibercepte** é uma molécula híbrida, que consiste no segmento Fc da IgG-1 estruturalmente unido a domínios extracelulares dos receptores VEGF-1 e -2. Curiosamente, o aflibercepte foi projetado para ter alta afinidade pelo VEGF e pelo fator de crescimento placentário. Por conseguinte, atua como molécula "chamariz" para absorver o VEGF-A, reduzindo, assim, a ativação dos receptores VEGF-1 e -2 em locais-alvo no olho (bem como no tratamento do câncer de cólon metastático).

> **Inibidores do fator de crescimento do endotélio vascular (VEGF)**
>
> Os inibidores do VEGF são utilizados em uma variedade de condições nas quais a formação e a proliferação de novos vasos ou o edema sem neovascularização constituem uma ameaça significativa à visão:
> - Degeneração macular relacionada com a idade, secundária à neovascularização da corioide
> - Retinopatia diabética proliferativa (como adjuvante a curto prazo da fotocoagulação a *laser*)
> - Oclusão dos vasos da retina
> - Neovascularização da corioide
> - Retinopatia da prematuridade
> - Edema macular diabético.

BIBLIOGRAFIA E LEITURA COMPLEMENTAR

Aihara, M., 2021. Prostanoid receptor agonists for glaucoma treatment. Jpn. J. Ophthalmol. 65, 581–590.

Awwad, S., Mohamed Ahmed, A.H.A., Sharma, G., et al., 2017. Principles of pharmacology in the eye. Br. J. Pharmacol. 174, 4205–4223.

Cvenkel, B., Kolko, M., 2020. Current medical therapy and future trends in the management of glaucoma treatment. J. Ophthalmol. 2020, 6138132.

Dreyfuss, J.L., Giordano, R.J., Regatieri, C.V., 2015. Ocular angiogenesis. J. Ophthalmol. 2015, 892043.

Forrester, J.V., Dick, D.A., McMenamin, P.G., Roberts, F., Pearlman, E., 2020. The Eye: Basic Sciences in Practice, fifth ed. Elsevier, London.

Novack, G.D., Robin, A.L., 2016. Ocular pharmacology. J. Clin. Pharmacol. 56, 517–527.

Selvam, S., Kumar, T., Fruttiger, M., 2018. Retinal vasculature development in health and disease. Prog. Retin. Eye Res. 63, 1–19.

Stoner, A., Harris, A., Oddone, F., et al., 2022. Topical carbonic anhydrase inhibitors and glaucoma in 2021: where do we stand? Br. J. Ophthalmol. 106, 1332–1337.

SEÇÃO 3 — Fármacos que Afetam os Grandes Sistemas de Órgãos

28 Sistema Respiratório

CONSIDERAÇÕES GERAIS

Os aspectos básicos da fisiologia respiratória (regulação da musculatura lisa das vias respiratórias, vasculatura pulmonar e glândulas) são considerados base para a discussão das doenças pulmonares e seu tratamento. Dedicamos a maior parte do capítulo à asma, descrevendo, em primeiro lugar, a patogenia e, em seguida, os principais fármacos usados no seu tratamento e prevenção: os broncodilatadores e os agentes anti-inflamatórios inalatórios. Discutimos também a doença pulmonar obstrutiva crônica (DPOC) e a bronquiectasia, bem como a fibrose pulmonar idiopática. Existem seções breves sobre emergências alérgicas, surfactantes e tratamento da tosse.

FISIOLOGIA DA RESPIRAÇÃO

CONTROLE DA RESPIRAÇÃO

A respiração é controlada por descargas rítmicas espontâneas que partem do centro respiratório no bulbo, moduladas por aferentes provenientes de centros pontinos e centros superiores do sistema nervoso central (SNC), bem como de aferentes vagais dos pulmões. O centro respiratório é afetado por diversos fatores químicos, incluindo a pressão parcial de dióxido de carbono no sangue arterial (P_ACO_2) por meio de uma ação nos quimiorreceptores bulbares, e a do oxigênio (P_AO_2) por uma ação sobre os quimiorreceptores nos glomos caróticos.

Pode haver sobreposição de certo controle voluntário na regulação automática da respiração, indicando conexões entre o córtex e os neurônios motores que inervam os músculos da respiração. A poliomielite bulbar e certas lesões no tronco encefálico resultam em perda da regulação automática da respiração, sem perda da regulação voluntária.[1]

REGULAÇÃO DA MUSCULATURA, DOS VASOS SANGUÍNEOS E DAS GLÂNDULAS DAS VIAS RESPIRATÓRIAS

Os receptores de irritantes e as fibras nervosas aferentes não mielinizadas respondem a irritantes químicos e ao ar frio, bem como a mediadores inflamatórios. As vias eferentes que controlam as vias respiratórias incluem nervos parassimpáticos colinérgicos e nervos inibitórios não noradrenérgicos e não colinérgicos (NANC) (ver Capítulo 13). A hiper-responsividade brônquica pode ser desencadeada por alterações nas vias sensoriais aferentes e eferentes, bem como nas redes de controle neural no tronco encefálico (ver Pincus et al., 2021 para uma revisão abrangente). Os mediadores inflamatórios (ver Capítulo 17) e outros mediadores broncoconstritores também desempenham um papel nas vias respiratórias doentes.

O tônus do músculo brônquico influencia a resistência das vias respiratórias, que também é afetada pelo estado da mucosa e pela atividade das glândulas da submucosa secretoras de muco em pacientes com asma e com bronquite. A resistência das vias respiratórias pode ser medida indiretamente por instrumentos que registram o volume ou o fluxo da expiração forçada. O VEF_1 é o volume expiratório forçado em 1 segundo. O pico de fluxo expiratório (PFE) é o fluxo máximo (expresso em ℓ/min) após uma inspiração completa; este é mais simples de medir ao pé do leito em relação ao VEF_1, do qual é muito próximo.

VIAS EFERENTES

Inervação autônoma

Van der Velden e Hulsmann (1999) fornecem uma revisão da inervação autônoma das vias respiratórias humanas.

Inervação parassimpática. A inervação parassimpática do músculo liso brônquico predomina. Os gânglios parassimpáticos estão inseridos nas paredes dos brônquios e dos bronquíolos, e as fibras pós-ganglionares inervam o músculo liso das vias respiratórias, o músculo liso vascular e as glândulas. São encontrados cinco tipos de receptores muscarínicos (M) (ver Capítulo 14, Tabela 14.2). Do ponto de vista farmacológico, os receptores M_3 são os mais importantes na doença das vias respiratórias. São encontrados na musculatura lisa e nas células glandulares dos brônquios e medeiam a broncoconstrição e a secreção de muco. Os receptores M_1 estão localizados nos gânglios e nas células pós-sinápticas e facilitam a neurotransmissão nicotínica, enquanto os receptores M_2 são autorreceptores inibitórios que medeiam a retroalimentação negativa sobre a liberação de acetilcolina por nervos colinérgicos pós-ganglionares. A estimulação do nervo vago provoca broncoconstrição, principalmente nas grandes vias respiratórias. Mais adiante, discutiremos a possível relevância clínica da heterogeneidade dos receptores muscarínicos.

As vias respiratórias também são reguladas por uma população distinta de nervos NANC (ver Capítulo 13). Os broncodilatadores liberados por esses nervos incluem o *polipeptídeo intestinal vasoativo* (ver Tabela 13.2) e o óxido nítrico (NO; ver Capítulo 19).

Inervação simpática. Os nervos simpáticos inervam os vasos sanguíneos e as glândulas traqueobrônquicos, mas não a musculatura lisa das vias respiratórias nos seres humanos. Entretanto, os receptores β-adrenérgicos são expressos em quantidades abundantes na musculatura lisa das vias respiratórias humanas (bem como nos mastócitos, no epitélio, nas glândulas e nos alvéolos). Os agonistas β-adrenérgicos relaxam o músculo liso brônquico, inibem a liberação de mediadores dos mastócitos e aumentam a

---

[1]Designada como *maldição de Ondina*. Ondina era uma ninfa aquática que se apaixonou por um mortal. Quando ele se mostrou infiel, o rei das ninfas da água lançou uma maldição: o mortal precisaria ficar acordado para respirar. Quando finalmente foi vencido pela exaustão, ele caiu no sono e morreu. Pacientes com esse quadro são tratados com ventilação mecânica. Nas formas menos extremas, os pacientes cujo centro respiratório é relativamente insensível hipoventilam e desenvolvem hipoxia quando adormecem, levando a múltiplos despertares durante a noite.

depuração mucociliar. Nos seres humanos, os receptores β-adrenérgicos são da variedade β_2 nas vias respiratórias.

Além da inervação autônoma eferente, fibras sensoriais não mielinizadas, ligadas a receptores de irritantes nos pulmões, liberam taquicininas, como *substância P, neurocinina* e *neurocinina B* (ver Capítulo 17), produzindo *inflamação neurogênica*.

RECEPTORES SENSITIVOS E VIAS AFERENTES

A respiração por meio do centro respiratório é controlada por *receptores de estiramento* de adaptação lenta. Também é importante a presença de *fibras C* sensitivas não mielinizadas e de *receptores de irritantes* de adaptação rápida associados a fibras vagais mielinizadas.

> **Regulação da musculatura, dos vasos sanguíneos e das glândulas das vias respiratórias**
>
> **Vias aferentes**
> - Os receptores de irritantes e as fibras C respondem a substâncias químicas exógenas, a mediadores inflamatórios e a estímulos físicos (p. ex., ar frio)
>
> **Vias eferentes**
> - Os nervos parassimpáticos causam broncoconstrição e secreção de muco por meio dos receptores M_3
> - Os nervos simpáticos inervam os vasos sanguíneos e as glândulas, mas não a musculatura lisa das vias respiratórias
> - Os agonistas dos receptores β-adrenérgicos relaxam o músculo liso das vias respiratórias. Essa ação é farmacologicamente importante
> - Os nervos inibitórios NANC relaxam o músculo liso das vias respiratórias por meio da liberação de NO e do peptídeo intestinal vasoativo
> - A excitação dos nervos sensitivos provoca neuroinflamação pela liberação de taquicininas: substância P e neurocinina A.

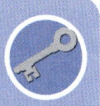

Os estímulos físicos ou químicos, que atuam sobre os receptores de irritantes em fibras nervosas mielinizadas nas vias respiratórias superiores e/ou nos receptores de fibras C nas vias respiratórias inferiores, provocam tosse, broncoconstrição e secreção de muco. Esses estímulos incluem ar frio e irritantes, como amônia, dióxido de enxofre, fumaça de cigarro e a *capsaicina*, uma ferramenta experimental (ver Capítulo 43), bem como mediadores inflamatórios endógenos.

DOENÇA PULMONAR E SEU TRATAMENTO

Os sintomas comuns de doença pulmonar consistem em falta de ar, sibilos, dor torácica e tosse, com ou sem produção de escarro ou hemoptise (presença de sangue no escarro). De maneira ideal, o tratamento é o da doença subjacente, todavia, algumas vezes, só é possível o tratamento sintomático – por exemplo, da tosse. O pulmão é um órgão-alvo importante de muitas doenças descritas em outras partes deste livro, incluindo infecções (ver Capítulos 52 a 56), neoplasias malignas (ver Capítulo 57) e doenças ocupacionais e reumatológicas; os fármacos (p. ex., **amiodarona, metotrexato**) podem causar dano ao tecido pulmonar e provocar fibrose pulmonar. A insuficiência cardíaca leva ao edema pulmonar (ver Capítulo 21). A doença tromboembólica (ver Capítulo 23) e a hipertensão pulmonar (ver Capítulo 21) afetam a circulação pulmonar. Neste capítulo, concentramo-nos em duas doenças importantes das vias respiratórias: a asma e a doença pulmonar obstrutiva crônica (DPOC)

ASMA BRÔNQUICA

A asma afeta cerca de 8% da população. Trata-se da doença crônica mais comum em crianças de países economicamente desenvolvidos, mas também é comum em adultos. Trata-se de uma doença inflamatória, na qual ocorre obstrução recorrente e reversível das vias respiratórias em resposta a estímulos irritantes, que são demasiado fracos para afetar os indivíduos não asmáticos. Em geral, a obstrução provoca sibilos e merece tratamento farmacológico,[2] embora a história natural da asma inclua remissões espontâneas. A reversibilidade da obstrução das vias respiratórias na asma contrasta com a DPOC, na qual a obstrução não é reversível ou, na melhor das hipóteses, parcialmente reversível com o uso de broncodilatadores.

CARACTERÍSTICAS DA ASMA

Os pacientes asmáticos apresentam crises intermitentes de sibilos, falta de ar – com dificuldade especialmente na expiração –, sensação de opressão torácica e, algumas vezes, tosse. Conforme já explicado, as crises agudas são reversíveis, porém o distúrbio patológico subjacente pode progredir em pacientes de idade mais avançada para um estado crônico, que se assemelha, de modo superficial, à DPOC.

A asma grave aguda (também conhecida como *estado de mal asmático*) não é facilmente revertida e causa hipoxemia. Há necessidade de hospitalização, visto que a condição, que pode ser fatal, exige tratamento imediato e enérgico.

A asma é uma doença heterogênea, que costuma se caracterizar por:

- Inflamação crônica das vias respiratórias
- Hiper-reatividade brônquica
- Limitação variável e reversível do fluxo de ar.

A *hiper-reatividade brônquica* (ou hiper-responsividade) refere-se a uma sensibilidade anormal a uma ampla variedade de estímulos, como substâncias químicas irritantes, ar frio e fármacos broncoconstritores. Na asma alérgica, essas características podem ser iniciadas pela sensibilização a alérgeno(s); entretanto, uma vez estabelecidas, as crises de asma podem ser desencadeadas por vários estímulos, como infecção viral, exercício (em que o estímulo pode ser o ar frio e/ou ressecamento das vias respiratórias) e poluentes atmosféricos, como dióxido de enxofre. A dessensibilização imunológica a alérgenos, como o pólen ou ácaros da poeira, é popular em alguns países, porém não é superior ao tratamento convencional com fármacos inalatórios.

PATOGENIA DA ASMA

A patogenia da asma envolve fatores tanto genéticos quanto ambientais, e a própria crise asmática consiste, em muitos indivíduos, em duas fases principais: uma fase imediata e outra tardia (Figura 28.1).

---

[2]William Osler, decano dos médicos norte-americanos e britânicos do século XIX, escreveu que "os asmáticos ofegam até uma idade avançada", isso em uma época em que o fármaco mais eficaz que se poderia oferecer consistia em fumar cigarros de estramônio, uma erva medicinal cujos efeitos antimuscarínicos eram compensados pela irritação direta causada pela fumaça. Seu uso persistiu em escolas particulares inglesas até a década de 1950, como um dos autores pode atestar – para inveja de seus colegas!

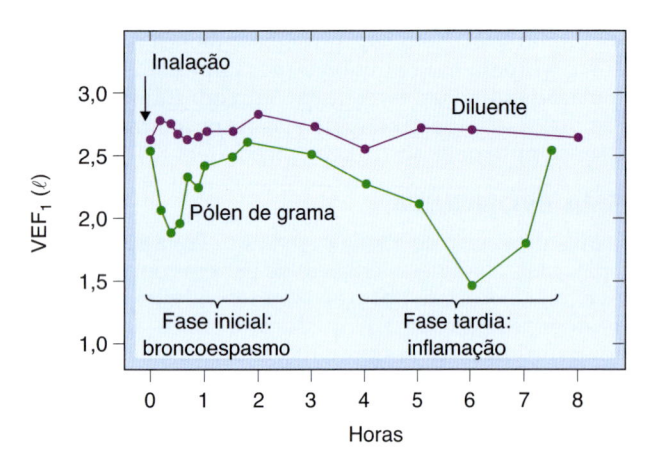

Figura 28.1 Duas fases da asma demonstradas pelas alterações do volume expiratório forçado em 1 segundo (VEF$_1$) e após inalação de pólen de grama em um indivíduo alérgico. (De Cockcroft, D.W., 1983. Lancet ii, 253.)

Numerosas células e mediadores têm participação, porém os detalhes completos dos eventos complexos envolvidos continuam sendo controversos. Acredita-se que os processos patológicos na asma envolvam a imunidade tanto inata quanto adaptativa (ver Boonpiyathad et al., 2019, para uma visão geral abrangente). A descrição simplificada a seguir tem por objetivo fornecer uma base para a compreensão do uso racional de fármacos no tratamento da asma.

Os asmáticos apresentam linfócitos T ativados, com perfil T *helper* (Th)2 de produção de citocinas (ver Capítulo 17) na mucosa brônquica. O mecanismo pelo qual essas células são ativadas não está totalmente elucidado, mas os alérgenos (Figura 28.2) representam um dos mecanismos. As citocinas Th2 liberadas fazem o seguinte:

- Atraem outros granulócitos inflamatórios, em particular eosinófilos, para a superfície da mucosa. A interleucina (IL)-5 e o fator estimulador de colônias de granulócitos-macrófagos induzem os eosinófilos a produzir cisteinil-leucotrienos (ver Capítulo 17), e a liberar proteínas dos grânulos, que danificam o epitélio. Esse dano constitui uma causa de hiper-responsividade brônquica
- Promovem a síntese de imunoglobulina (Ig)E e responsividade em alguns indivíduos asmáticos (a IL-4 e a IL-13 "ligam" os linfócitos B para a síntese de IgE e induzem a expressão de receptores de IgE nos mastócitos e eosinófilos, além disso, aumentam a adesão dos eosinófilos ao endotélio).

Além desses mecanismos, alguns asmáticos são *atópicos*, ou seja, produzem IgE específica para alérgenos que se liga aos mastócitos nas vias respiratórias. O alérgeno inalado estabelece ligações cruzadas de moléculas de IgE nos mastócitos, desencadeando a sua degranulação com liberação de histamina e de leucotrieno B$_4$, ambos poderosos broncoconstritores aos quais os asmáticos são particularmente sensíveis em virtude da hiper-responsividade das vias respiratórias. Isso proporciona um mecanismo para a exacerbação aguda da asma em indivíduos atópicos expostos ao alérgeno. A eficácia do **omalizumabe** (um anticorpo anti-IgE; ver adiante) serve para ressaltar a importância da IgE na patogenia da asma, bem como em outras doenças alérgicas. Gases nocivos (p. ex., dióxido de enxofre, ozônio) e a desidratação das vias respiratórias também podem causar degranulação dos mastócitos. Os anti-inflamatórios não esteroides (AINEs), em particular o ácido acetilsalicílico, também podem precipitar asma em indivíduos sensíveis. Essa asma sensível ao ácido acetilsalicílico é relativamente incomum (< 10% dos indivíduos asmáticos) e, com frequência, está associada a pólipos nasais.

A asma é uma condição heterogênea complexa, com considerável variação na sua etiologia subjacente e causas biológicas. Embora múltiplos grupos fenotípicos diferentes possam ser considerados com base nas características clínicas, nas características dos pacientes e nos processos fisiológicos não existe um consenso em relação a essas classificações. Neste texto, referimo-nos sobretudo às formas alérgica e não alérgica.

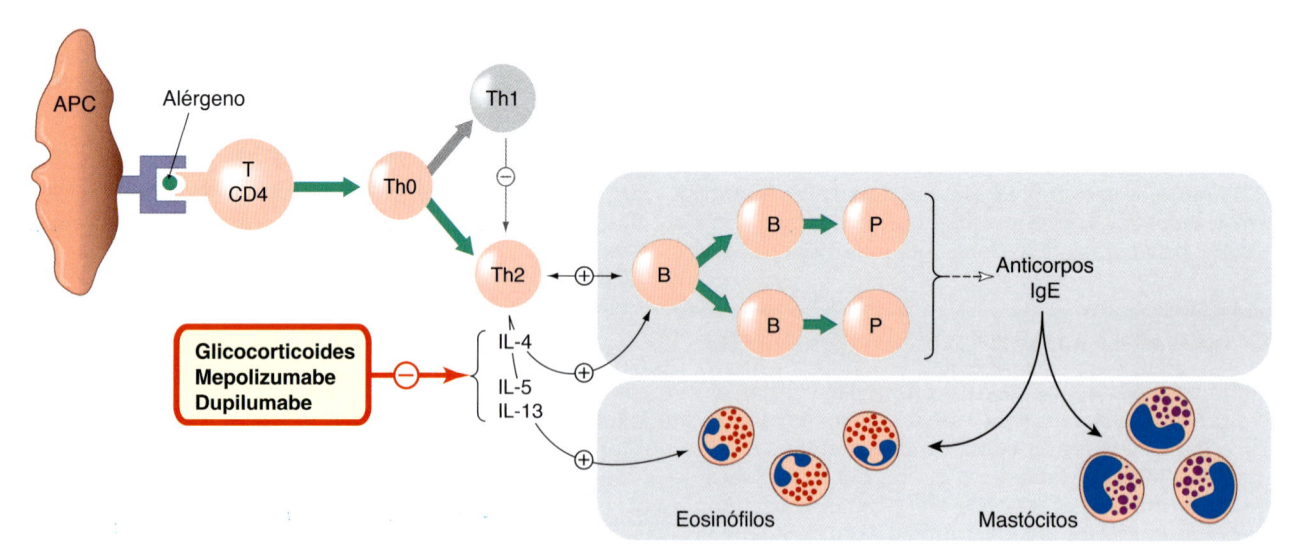

Figura 28.2 Papel desempenhado pelos linfócitos T na asma alérgica. Em indivíduos geneticamente suscetíveis, o alérgeno (*círculo verde*) interage com células dendríticas e linfócitos T CD4+, levando ao desenvolvimento de linfócitos Th0, que dão origem a um clone de linfócitos Th2. Em seguida, esses linfócitos (1) geram um ambiente de citocinas que desvia linfócitos B/plasmócitos para a produção e a liberação de imunoglobulina (Ig) E; (2) geram citocinas, como a interleucina (IL)-5, que promove a diferenciação e a ativação dos eosinófilos; e (3) geram citocinas (p. ex., IL-4 e IL-13) que induzem a expressão de receptores de IgE. Os glicocorticoides inibem a ação das citocinas especificadas. *APC*, célula dendrítica apresentadora de antígeno; *B*, linfócito B; *P*, plasmócito; *Th*, linfócito T *helper*.

Fase imediata da crise asmática

Na asma alérgica, a fase imediata (i. e., a resposta inicial à provocação pelo alérgeno) ocorre de forma abrupta e é principalmente causada por espasmo do músculo liso brônquico. A interação do alérgeno com a IgE fixada aos mastócitos causa liberação de histamina, leucotrieno B_4 e prostaglandina $(PG)D_2$ (ver Capítulo 17).

Outros mediadores liberados incluem IL-4, IL-5, IL-13, proteína inflamatória 1α dos macrófagos e fator de necrose tumoral alfa (TNF-α).

Várias quimiotaxinas e quimiocinas (ver Capítulo 17) atraem os leucócitos – em particular os eosinófilos e células mononucleares – preparando o terreno para a fase tardia (Figura 28.3).

Fase tardia

A fase tardia ou resposta tardia (ver Figuras 28.1 e 28.3) pode ser noturna. Em essência, trata-se de uma reação inflamatória progressiva, cujo início ocorreu durante a primeira fase, em que o influxo de linfócitos Th2 é de particular importância. As células inflamatórias incluem eosinófilos ativados. Essas células liberam cisteinil-leucotrienos, interleucinas IL-3, IL-5 e IL-8 e as proteínas tóxicas, a *proteína catiônica dos eosinófilos*, a *proteína básica principal* e a *neurotoxina derivada de eosinófilos*. Essas proteínas desempenham um papel importante nos eventos da fase tardia, visto que provocam lesão e perda do epitélio. Outros mediadores supostos do processo inflamatório na fase tardia são a adenosina (que atua no receptor A_1; ver Capítulo 16), o NO induzido (ver Capítulo 19) e neuropeptídeos (ver Capítulo 17).

Os fatores de crescimento liberados pelas células inflamatórias atuam sobre as células musculares lisas, causando hipertrofia e hiperplasia, e o próprio músculo liso pode liberar mediadores pró-inflamatórios e fatores de crescimento (ver Capítulos 6 e 17). A Figura 28.4 mostra esquematicamente as alterações que ocorrem nos bronquíolos. A perda de células epiteliais significa que os receptores de irritantes e as fibras C são mais acessíveis a estímulos de irritantes, um importante mecanismo da hiper-reatividade brônquica.

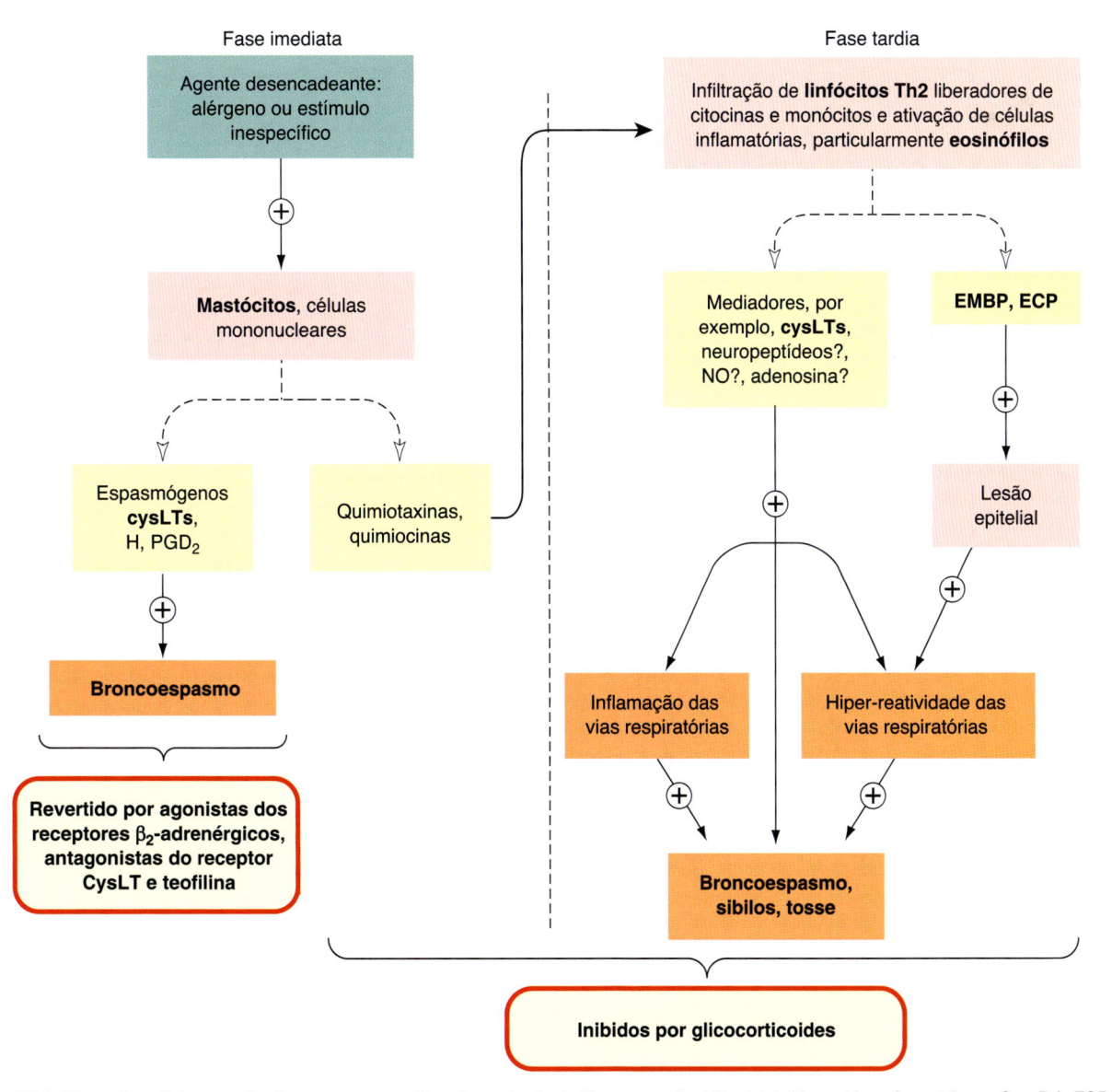

Figura 28.3 Fases imediata e tardia da asma, com ações dos principais fármacos. *CysLTs*, cisteinil-leucotrieno (leucotrienos C_4 e D_4); *ECP*, proteína catiônica dos eosinófilos; *EMBP*, proteína básica principal dos eosinófilos; *H*, histamina; *iNO*, óxido nítrico induzido. (Para mais detalhes sobre as citocinas e quimiocinas derivadas de Th2, ver Capítulos 6 e 17.)

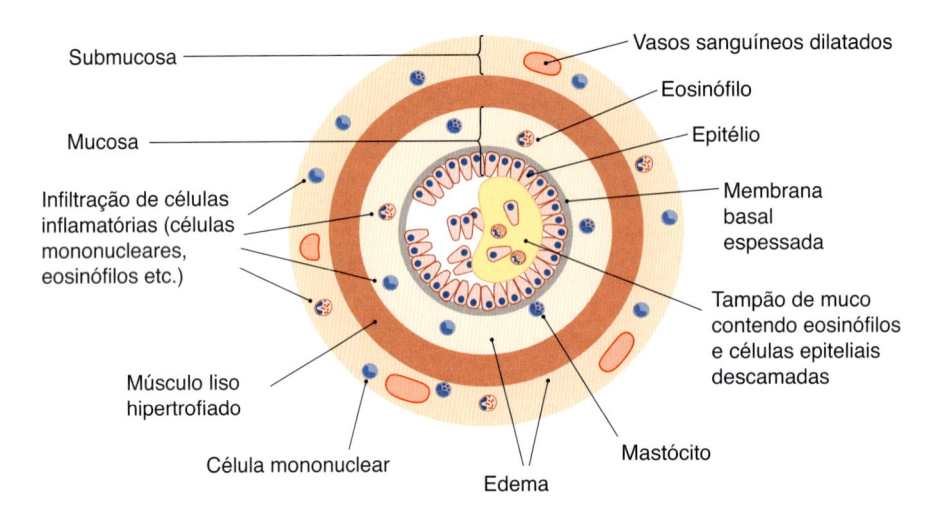

Figura 28.4 Diagrama esquemático de um corte transversal de bronquíolo, mostrando as alterações que ocorrem na asma crônica grave. Os elementos individuais ilustrados, naturalmente, não estão desenhados em escala.

Asma

- A asma é definida como uma obstrução recorrente e reversível das vias respiratórias, com crises intermitentes de sibilos, falta de ar, sensação de opressão torácica e tosse. As crises graves provocam hipoxemia e são potencialmente fatais
- As características essenciais incluem:
  - Inflamação das vias respiratórias, que causa
  - Hiper-responsividade brônquica, que, por sua vez, resulta em
  - Obstrução recorrente e reversível das vias respiratórias
- A patogenia envolve a exposição de indivíduos geneticamente dispostos a alérgenos. A ativação dos linfócitos Th2 e a geração de citocinas promovem:
  - A diferenciação e a ativação dos eosinófilos
  - A produção e a liberação de IgE
  - A expressão de receptores de IgE nos mastócitos e eosinófilos
- Os mediadores importantes incluem leucotrieno B_4 e cisteinil-leucotrienos (C_4 e D_4); interleucinas (IL)-4, IL-5, IL-13; e proteínas dos eosinófilos que causam lesões teciduais
- Os fármacos antiasmáticos incluem:
  - Broncodilatadores
  - Agentes anti-inflamatórios
- O tratamento é monitorado pela medição do volume expiratório forçado em 1 segundo (VEF_1) ou PFE e, na doença aguda grave, saturação de oxigênio e gasometria arterial.

FÁRMACOS USADOS NO TRATAMENTO E NA PREVENÇÃO DA ASMA

Existem duas categorias de fármacos antiasmáticos: os *broncodilatadores* e os *agentes anti-inflamatórios*. Os broncodilatadores revertem o broncoespasmo da fase imediata, enquanto os agentes anti-inflamatórios inibem ou previnem os componentes inflamatórios de ambas as fases (ver Figura 28.3). Essas duas categorias não são mutuamente exclusivas: alguns fármacos classificados como broncodilatadores também possuem algum efeito anti-inflamatório. Na prática clínica, os fármacos broncodilatadores são considerados para produzir alívio (quando ocorrem sintomas inesperados), enquanto os agentes anti-inflamatórios são tomados regularmente para proporcionar prevenção ou controle da patologia subjacente.

Uma diretriz sobre o manejo da asma (BTS/SIGN, 2019) especifica uma abordagem gradual para adultos e crianças com asma crônica. A doença muito leve ou pouco frequente pode ser tratada com broncodilatador de ação curta (em geral, um agonista β_2 de curta duração inalado, como o **salbutamol** ou a **terbutalina**, administrados quando necessário). Entretanto, se o paciente necessitar desse tratamento mais de 3 vezes/semana, deve-se acrescentar um corticosteroide inalado de forma regular. Se a asma permanecer descontrolada, o próximo passo é acrescentar um broncodilatador de ação prolongada (**salmeterol** ou **formoterol**) e/ou considerar o aumento das doses de corticosteroide inalado, bem como um antagonista dos leucotrienos (como o **montelucaste**). A **teofilina** ou o **tiotrópio** (um antagonista muscarínico de ação prolongada) são opções de tratamento subsequentes em pacientes que permanecem sintomáticos. Recomenda-se a adição de um corticosteroide oral regular (p. ex., **prednisolona**) apenas no pequeno grupo de pacientes que não obtêm controle adequado, apesar das altas doses terapêuticas dos outros agentes. Os corticosteroides constituem a base da terapia, visto que são os únicos fármacos antiasmáticos que inibem de maneira potente a ativação dos linfócitos T e, portanto, a resposta inflamatória nas vias respiratórias asmáticas. O omalizumabe e outros anticorpos monoclonais (ver adiante) são opções para pacientes com asma mal controlada, apesar do tratamento eficaz com outros agentes. O **cromoglicato** (ver adiante) tem efeito discreto e, hoje em dia, é raramente usado.

BRONCODILATADORES

Os principais fármacos utilizados como broncodilatadores são agonistas dos receptores β_2-adrenérgicos; outros incluem a **teofilina**, antagonistas dos receptores de cisteinil-leucotrienos e antagonistas dos receptores muscarínicos.

Agonistas dos receptores β-adrenérgicos

Os agonistas dos receptores β_2-adrenérgicos são discutidos no Capítulo 15. Seu principal efeito na asma consiste em dilatar os brônquios pela sua ação direta sobre os receptores β_2-adrenérgicos da musculatura lisa. Por serem antagonistas fisiológicos dos broncoconstritores, eles relaxam o músculo brônquico, independentemente do espasmógeno envolvido. Além disso, inibem a liberação de mediadores dos mastócitos e a liberação de TNF-α dos monócitos e aumentam a depuração do muco por uma ação sobre os cílios.

Os agonistas dos receptores β₂-adrenérgicos são habitualmente administrados por inalação de aerossol, pó ou solução nebulizada (*i. e.*, solução que foi convertida em uma nuvem ou névoa de gotículas finas), entretanto, alguns produtos podem ser administrados por via oral ou por injeção. Utiliza-se um inalador dosimetrado para as preparações em aerossol.

São utilizadas duas categorias de agonistas dos receptores β₂-adrenérgicos na asma:

- Agentes de ação curta: **salbutamol** e **terbutalina.** São administrados por inalação, atuam imediatamente, com pico nos primeiros 30 minutos e duração de ação de 3 a 5 horas. Em geral, são usados "quando necessário" para controlar os sintomas
- Agentes de ação mais longa: por exemplo, **salmeterol** e **formoterol.** São administrados por inalação, com duração de ação de 8 a 12 horas. Em geral, são administrados regularmente, 2 vezes/dia, como terapia adjuvante em pacientes cuja asma não é adequadamente controlada com glicocorticoides.

Fármacos antiasmáticos: broncodilatadores

- Os agonistas dos receptores β₂-adrenérgicos (p. ex., **salbutamol**) constituem os fármacos de primeira linha (para detalhes, ver Capítulo 15):
  - Atuam como antagonistas fisiológicos dos mediadores espasmogênicos, porém exercem pouco ou nenhum efeito sobre a hiper-reatividade brônquica
  - O salbutamol é administrado por inalação, seus efeitos começam imediatamente e duram de 3 a 5 horas, além disso, pode ser administrado por infusão intravenosa no estado de mal asmático
  - O **salmeterol** ou **formoterol** são administrados regularmente por inalação, sua duração de ação é de 8 a 12 horas
- **Teofilina** (frequentemente formulada como **aminofilina**):
  - Trata-se de uma metilxantina
  - Inibe a fosfodiesterase (PDE) e bloqueia os receptores de adenosina
  - Possui uma janela terapêutica estreita: os efeitos indesejáveis incluem arritmia cardíaca, convulsões e distúrbios gastrointestinais (GI)
  - Trata-se de um recurso quando outros fármacos mais seguros e mais estabelecidos não produziram seus efeitos. Pode ser administrada por via intravenosa (por infusão lenta), para a asma aguda grave, ou por via oral (como preparação de liberação contínua), para a asma crônica inadequadamente controlada
  - É metabolizada no fígado pelo P450; a disfunção hepática e as infecções virais provocam aumento de sua concentração e meia-vida plasmáticas (em geral, cerca de 12 horas)
  - Interage de maneira importante com outros fármacos; alguns (p. ex., antibióticos específicos) aumentam a meia-vida da **teofilina**, enquanto outros a diminuem (p. ex., anticonvulsivantes).

Efeitos indesejáveis

Os efeitos adversos dos agonistas dos receptores β₂-adrenérgicos resultam de absorção sistêmica e são mencionados no Capítulo 15. No contexto de seu uso na asma, o efeito adverso mais comum é o *tremor*; outros efeitos indesejáveis incluem *taquicardia* e *arritmia cardíaca*.

Metilxantinas (ver Capítulos 16 e 49)

A **teofilina** (1,3-dimetilxantina) que também é utilizada como etilenodiamina de teofilina (conhecida como **aminofilina**), constitui o principal fármaco dessa classe e tem sido prescrita como broncodilatador.[3] Aqui, consideraremos a teofilina no contexto da doença respiratória, que constitui o seu único uso terapêutico atual.

Mecanismo de ação

O mecanismo da teofilina ainda não está bem definido. O efeito relaxante sobre a musculatura lisa tem sido atribuído à inibição das isoenzimas da PDE, com consequente aumento do AMPc e/ou do GMPc (ver Capítulo 4, Figura 4.10). Entretanto, as concentrações necessárias para inibir as enzimas isoladas ultrapassam a faixa terapêutica das concentrações plasmáticas.

O antagonismo competitivo da adenosina nos receptores A₁ e A₂ de adenosina (ver Capítulo 16) pode contribuir, porém existem outras xantinas que possuem potentes efeitos broncodilatadores, sem qualquer atividade antagonista da adenosina.

Usos clínicos dos agonistas dos receptores β₂-adrenérgicos como broncodilatadores

- Fármacos de ação curta (**salbutamol** ou **terbutalina**, geralmente por inalação) para prevenção ou tratamento dos sintomas agudos em pacientes com doença obstrutiva reversível das vias respiratórias
- Fármacos de ação prolongada (**salmeterol**, **formoterol**) para prevenção do broncoespasmo (p. ex., à noite ou com exercício físico) em pacientes que necessitam de terapia a longo prazo com broncodilatadores. O formoterol é de ação mais rápida e pode ser usado para alívio agudo em combinação com inaladores que fornecem corticosteroide inalado ao mesmo tempo. Esse único inalador para a terapia de manutenção e alívio, como opção "quando necessário", pode ser usado, em vez de o modelo mais tradicional de fármaco para alívio de ação curta separado (p. ex., salbutamol de forma intermitente) com corticosteroide inalado regular.

A PDE do tipo IV está envolvida nas células inflamatórias, e as metilxantinas podem ter algum efeito anti-inflamatório. (O **roflumilaste**, um inibidor da PDE do tipo IV, é mencionado depois, no contexto da DPOC.)

A teofilina ativa a *histona desacetilase* (HDAC), que controla expressão gênica e, portanto, pode reverter a resistência aos efeitos anti-inflamatórios dos corticosteroides (Liao et al., 2020).

---

[3]Há mais de 200 anos, William Withering recomendou o consumo de "café muito forte" como remédio para a asma. O café contém cafeína, uma metilxantina relacionada.

As metilxantinas estimulam o SNC (ver Capítulo 49), e a estimulação respiratória pode ser benéfica em pacientes com DPOC que sofrem de respiração reduzida e retenção de CO_2. A **cafeína** tem um nicho especial no tratamento da hipoventilação da prematuridade (ver Capítulo 49).

Efeitos indesejáveis

Quando a teofilina é usada na asma, suas outras ações (SNC, cardiovasculares, GI e diuréticas) resultam em efeitos indesejáveis (p. ex., insônia, nervosismo). A faixa da concentração plasmática terapêutica é de 30 a 100 μmol/ℓ, e os efeitos adversos são comuns com concentrações superiores a 110 μmol/ℓ; por conseguinte, há uma janela terapêutica relativamente estreita. Podem ocorrer efeitos cardiovasculares e no SNC graves quando a concentração plasmática ultrapassa 200 μmol/ℓ. O efeito cardiovascular mais grave consiste em *arritmia* (em particular durante a administração intravenosa de aminofilina), que pode ser fatal. Podem ocorrer *convulsões* com concentrações de teofilina no limite superior da faixa terapêutica ou ligeiramente acima, que podem ser fatais em pacientes com comprometimento da respiração devido à asma grave. O monitoramento da concentração de teofilina no plasma é útil para otimizar a dose.

Aspectos farmacocinéticos

A teofilina é administrada por via oral como preparação de liberação prolongada. A aminofilina pode ser administrada por injeção intravenosa lenta de uma dose de ataque, seguida de infusão intravenosa.

A teofilina é bem absorvida pelo trato GI. É metabolizada pelas enzimas P450 no fígado; a meia-vida de eliminação média é de cerca de 8 horas em adultos, porém existe uma ampla variação interpessoal. A meia-vida aumenta na presença de doença hepática, insuficiência cardíaca e infecções virais enquanto está diminuída em tabagistas inveterados (como resultado da indução enzimática, levando a um aumento da depuração). As interações medicamentosas indesejáveis são clinicamente importantes: sua concentração plasmática diminui com fármacos que induzem as enzimas P450 (incluindo **rifampicina, fenitoína** e **carbamazepina**). A concentração aumenta por fármacos que inibem as enzimas P450, como a **eritromicina, claritromicina, ciprofloxacino, diltiazem** e **fluconazol**. Isso é importante tendo em vista a estreita janela terapêutica. Os antibióticos, como a claritromicina, com frequência são administrados quando o paciente asmático é hospitalizado devido a uma crise grave precipitada por infecção pulmonar, e, se a dose de teofilina não for alterada, poderá ocorrer toxicidade grave.

Antagonistas dos receptores muscarínicos

Os antagonistas dos receptores muscarínicos são descritos no Capítulo 14. O **ipratrópio,** administrado por inalação de aerossol ou nebulizador, é um antagonista muscarínico de ação curta, que é utilizado como broncodilatador nas exacerbações agudas. Atualmente, os antagonistas muscarínicos de ação prolongada inalados, como o **tiotrópio,** o **aclidínio**, o **umeclidínio** e o **glicopirrolato**, estão amplamente disponíveis para inalação 1 vez/dia na DPOC (ver boxe clínico).

O ipratrópio é um composto nitrogenado quaternário derivado da atropina. Não faz discriminação entre os subtipos de receptores muscarínicos (ver Capítulo 14), e é possível que o bloqueio de autorreceptores M_2 nos nervos colinérgicos aumente a liberação de acetilcolina e reduza a eficácia de seu antagonismo nos receptores M_3 presentes no músculo liso. Como o efeito máximo ocorre cerca de 30 minutos após a inalação e persiste por apenas 3 a 5 horas, o ipratrópio deve ser administrado até 4 vezes/dia, limitando, assim, a sua aceitação clínica.

Os antagonistas muscarínicos de ação prolongada também são compostos de amônio quaternário, desenvolvidos para ter maior seletividade pelo receptor M_3 e para se dissociar do receptor muito lentamente, produzindo um efeito duradouro com dose diária regular. Com frequência, esses fármacos são utilizados em conjunto com agonistas dos receptores β_2-adrenérgicos de ação prolongada e/ou corticosteroides inalados em um inalador combinado para pacientes com DPOC.

> **Usos clínicos dos antagonistas dos receptores muscarínicos inalados**
>
> - O ipratrópio é utilizado como adjuvante dos agonistas dos receptores β_2-adrenérgicos na forma nebulizada para exacerbações agudas da asma ou para DPOC
> - Os fármacos de ação prolongada (p. ex., tiotrópio) são indicados sobretudo para uso diário regular em pacientes com DPOC; o papel a longo prazo na asma é menos certo.

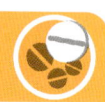

Antagonistas dos receptores de cisteinil-leucotrienos

Os cisteinil-leucotrienos (LTC_4, LTD_4 e LTE_4) atuam sobre os receptores *$CysLT_1$* e *$CysLT_2$* (ver Capítulo 17), ambos expressos na mucosa respiratória e nas células inflamatórias infiltrativas, porém a importância funcional de cada um não está bem esclarecida. Os fármacos "lucaste" (**montelucaste** e **zafirlucaste**) antagonizam apenas o receptor $CysLT_1$.

Os lucastes inibem a asma induzida por exercício e diminuem as respostas tanto iniciais quanto tardias ao alérgeno inalado. Dilatam as vias respiratórias na asma leve, porém são menos efetivos do que o salbutamol, com o qual a sua ação é aditiva. Reduzem a eosinofilia do escarro, porém não há evidências claras de que sejam capazes de modificar o processo inflamatório subjacente na asma crônica.

Os lucastes são administrados por via oral e usados sobretudo como terapia aditiva com corticosteroides inalados e agonistas β_2 de ação prolongada. Em geral, são bem tolerados, e os efeitos adversos consistem principalmente em cefaleia e distúrbios GI.

Antagonistas dos receptores H_1 de histamina

Embora os mediadores dos mastócitos, incluindo a histamina, possam desempenhar um papel na fase imediata da asma alérgica (ver Figura 28.3) e em alguns tipos de asma induzida por exercício, os antagonistas dos receptores H_1 de histamina não têm nenhum lugar de rotina na terapia, embora possam ser modestamente eficazes na asma atópica leve, em particular quando esta é precipitada pela liberação aguda de histamina em pacientes com alergia concomitante, como rinite alérgica (febre do feno).

AGENTES ANTI-INFLAMATÓRIOS

Glicocorticoides

Os glicocorticoides (ver Capítulo 33) constituem os principais fármacos usados pela sua ação anti-inflamatória na asma. Não são broncodilatadores, porém impedem a progressão da asma crônica e são efetivos na asma grave aguda (ver o boxe clínico *Usos clínicos dos glicocorticoides na asma*, adiante).[4]

Ações e mecanismo

A base da ação anti-inflamatória dos glicocorticoides é discutida no Capítulo 33. Uma ação importante e de relevância para a asma é o fato de que eles restringem a proliferação clonal dos linfócitos Th por meio da redução da transcrição do gene para IL-2 e diminuição da formação de citocinas, em particular as citocinas Th2 que recrutam e ativam os eosinófilos e que são responsáveis por promover a produção de IgE e a expressão de receptores de IgE. Os glicocorticoides também inibem a geração dos vasodilatadores PGE_2 e PGI_2 ao inibir a indução da COX-2 (ver Capítulo 17). Por meio da indução da *anexina 1* (ver Figura 17.3), os glicocorticoides podem inibir a produção de leucotrienos e do fator ativador de plaquetas, embora atualmente não haja evidências diretas de que a anexina 1 esteja envolvida na ação terapêutica dos glicocorticoides na asma humana.

Os corticosteroides inibem o influxo induzido por alérgenos de eosinófilos para o pulmão. Os glicocorticoides suprarregulam os receptores β_2-adrenérgicos, diminuem a permeabilidade microvascular e reduzem de modo indireto a liberação de mediadores dos eosinófilos ao inibir a produção de citocinas (p. ex., IL-5 e fator estimulador de colônias de granulócitos-macrófagos) que ativam os eosinófilos. A síntese reduzida de IL-3 (a citocina que regula a produção de mastócitos) pode explicar por que o tratamento a longo prazo com esteroides reduz finalmente o número de mastócitos na mucosa respiratória e, portanto, suprime a resposta de fase inicial a alérgenos e ao exercício físico.

Algumas vezes, os glicocorticoides são ineficazes, mesmo em altas doses, por motivos que não estão totalmente compreendidos. Muitos mecanismos individuais poderiam contribuir para a resistência aos glicocorticoides. O fenômeno tem sido ligado ao número de receptores de glicocorticoides; todavia, em algumas situações, outros mecanismos claramente desempenham um papel – por exemplo, a redução da atividade da HDAC pode ser importante nos tabagistas.

Os principais compostos utilizados são a **beclometasona**, a **budesonida**, a **fluticasona**, a **mometasona** e a **ciclesonida**. Esses fármacos são administrados por inalação com inalador dosimetrado ou de pó seco, e o efeito completo sobre a hiper-responsividade brônquica só é alcançado depois de semanas ou meses de terapia. Existem agora várias formulações de inaladores, em que os corticosteroides inalados são combinados com agonistas dos receptores β_2-adrenérgicos de ação longa e/ou antagonistas muscarínicos de ação longa (terapia tripla na DPOC) (Cohen et al., 2016). Os glicocorticoides orais (ver Capítulo 33) são reservados para pacientes com doença mais grave.

Efeitos indesejáveis

Os efeitos adversos graves são incomuns com esteroides inalados. Pode ocorrer candidíase orofaríngea (sapinho; ver Capítulo 54) (os linfócitos T são importantes na proteção contra a infecção fúngica), bem como faringite e voz rouca, porém o uso de "espaçadores" (tubos de plástico que está conectado ao bocal do inalador em uma das extremidades, enquanto o paciente usa um bocal ou máscara na outra extremidade) diminuem a deposição orofaríngea do fármaco e aumentam a deposição nas vias respiratórias, reduzindo esses problemas. Doses altas e regulares de glicocorticoides inalados podem produzir alguma supressão da glândula suprarrenal, particularmente em crianças, sendo necessário que o paciente carregue um "cartão de esteroides" (ver Capítulo 33). Os efeitos indesejáveis dos glicocorticoides orais são apresentados na Figura 33.7.

Usos clínicos dos glicocorticoides na asma

- Os pacientes que necessitam de broncodilatadores de uso regular também devem receber tratamento com glicocorticoides (p. ex., **beclometasona** inalada em dose baixa)
- Os pacientes afetados mais gravemente são tratados com doses mais altas de corticosteroides inalados, em combinação com agonistas dos receptores β-adrenérgicos de ação longa
- Os pacientes com exacerbações agudas da asma podem necessitar de **hidrocortisona** intravenosa, seguida de um curso de **prednisolona** oral
- Se houver rápida deterioração da condição clínica, pode ser necessário um "curso de resgate" de prednisolona oral em qualquer estágio de gravidade
- Para alguns pacientes com asma grave, é necessário um tratamento prolongado com prednisolona oral, além de broncodilatadores e esteroides inalatórios.

Cromoglicato e nedocromila

Esses dois fármacos, com estrutura química e propriedades semelhantes, hoje quase não são usados para o tratamento da asma. Apesar de serem muito seguros, eles só apresentam efeitos anti-inflamatórios fracos e de curta duração de ação. São administrados por inalação em forma de aerossóis ou pó seco e podem ser usados topicamente para a conjuntivite ou rinite alérgica. Não são broncodilatadores e não possuem nenhum efeito direto sobre a musculatura lisa nem inibem as ações de qualquer um dos estimulantes do músculo liso conhecidos. Quando administrados de modo profilático, reduzem as respostas asmáticas tanto da fase imediata quanto da tardia e diminuem a hiper-reatividade brônquica.

Seu mecanismo de ação não está totalmente elucidado. O cromoglicato é um "estabilizador de mastócitos", que impede a liberação de histamina dos mastócitos. Entretanto, esta não é a base para a sua ação na asma, visto que compostos mais potentes do que o cromoglicato para inibir a liberação de histamina dos mastócitos são ineficazes contra a asma.

Biofármacos

Tratamento com anti-IgE. O **omalizumabe** é um anticorpo anti-IgE monoclonal humanizado, que é efetivo em pacientes com asma alérgica, bem como na rinossinusite crônica com pólipos nasais e na urticária espontânea crônica. Entretanto, é de alto custo e precisa ser administrado por injeção subcutânea a cada 2 semanas. Desempenha um papel clínico sobretudo em pacientes com asma alérgica mediada por IgE persistente e grave, que necessitaram de tratamento contínuo ou frequente com corticosteroides orais, além de outras terapias padrão.

---

[4]Em 1900, Solis-Cohen relatou que as glândulas suprarrenais secas bovinas tinham atividade antiasmática. Observou que o extrato não tinha serventia aguda "para interromper o paroxismo", porém era "útil para evitar a recorrência dos paroxismos". Erroneamente considerado como primeiro relato sobre o efeito da adrenalina (epinefrina), é provável que sua observação perspicaz tenha sido a primeira sobre a eficácia dos esteroides na asma.

Antagonistas da IL-5. A asma eosinofílica é uma variante reconhecida para a qual se dispõe agora de terapias específicas (como **mepolizumabe** ou **reslizumabe**) direcionadas para a IL-5 humana. A IL-5 é a citocina fundamental envolvida no crescimento, na diferenciação e na ativação dos eosinófilos (ver Capítulo 19). Os anticorpos que inibem a sinalização de IL-5 resultam em diminuição na produção e sobrevida dos eosinófilos que medeiam o processo inflamatório alérgico em pacientes com asma.

Antagonista de IL-4/IL-13. De forma semelhante, um inibidor combinado da sinalização de IL-4 e de IL-13 (**dupilumabe**) é prescrito para pacientes com asma eosinofílica moderada a grave. O dupilumabe liga-se à subunidade alfa do receptor de IL-4, que é compartilhado pelos complexos dos receptores de IL-4 e IL-13. Ensaios clínicos na asma descobriram que o dupilumabe suprime os biomarcadores inflamatórios tipo 2, com reduções na eotaxina 3, na citocina do timo e na regulada por ativação e IgE. Curiosamente, as estratégias dirigidas individualmente para as citocinas IL-4 ou IL-13 não conseguiram produzir benefícios clínicos evidentes.

Antagonista da proteína linfopoetina do estroma tímico. Em contrapartida, pacientes com asma não alérgica ou não eosinofílica parecem beneficiar-se do tratamento com outro anticorpo monoclonal (**tezepelumabe**) dirigido contra a sinalização da proteína linfopoetina do estoma tímico (TSLP). A TSLP é uma citocina derivada das células epiteliais, que atua como mediador entre o sistema imune e as células estruturais das vias respiratórias. Essa citocina inicia várias cascatas inflamatórias, e as concentrações de TSLP estão correlacionadas com limitação do fluxo de ar, gravidade da asma e resposta deficiente aos glicocorticoides. O tezepelumabe bloqueia a sua ligação a seu receptor. Dados de ensaios clínicos randomizados demonstraram um benefício significativo para pacientes com asma grave (independentemente da contagem basal de eosinófilos) no que concerne à função pulmonar, sintomas e redução das exacerbações e internações.

Fármacos em desenvolvimento

Existem vários novos agentes direcionados para mediadores da inflamação eosinofílica das vias respiratórias (Bel e Ten Brinke, 2017), e atualmente inibidores da prostaglandina D2 (ver Figura 28.3) estão em ensaios clínicos (p. ex., **timapiprante**), porém o **fevipiprante** não conseguiu demonstrar um benefício significativo em um ensaio clínico randomizado de pacientes com asma mal controlada.

ASMA AGUDA GRAVE (ESTADO DE MAL ASMÁTICO)

A asma aguda grave é uma emergência médica que exige hospitalização. O tratamento consiste em oxigênio (para corrigir qualquer hipoxia), inalação de salbutamol nebulizado com ipratrópio e hidrocortisona intravenosa, seguida de um ciclo de prednisolona oral. Medidas adicionais usadas em certas ocasiões incluem sulfato de magnésio intravenoso (que se acredita tenha efeitos broncodilatadores) e, em alguns países, salbutamol ou aminofilina por via intravenosa. Os antibióticos não são administrados de maneira rotineira, a não ser que haja evidências clínicas de infecção bacteriana. O monitoramento é realizado pelo PFE ou VEF_1 e por gasometria arterial e determinação da saturação de oxigênio.

EMERGÊNCIAS ALÉRGICAS

A *anafilaxia* (ver Capítulo 7) e o *angioedema* são emergências que envolvem obstrução aguda das vias respiratórias. A **adrenalina** (epinefrina), administrada por via intramuscular

> **Fármacos antiasmáticos: glicocorticoides**
>
> **Glicocorticoides (para mais detalhes, ver Capítulo 33)**
> - Reduzem o componente inflamatório na asma crônica e salvam a vida de pacientes com estado de mal asmático (asma grave aguda)
> - Não impedem a resposta imediata ao alérgeno ou a outros estímulos
> - O mecanismo de ação envolve diminuição da formação de citocinas, particularmente aquelas geradas por linfócitos Th2, diminuição da ativação dos eosinófilos e de outras células inflamatórias
> - São administrados por inalação (p. ex., **beclometasona**). Os efeitos indesejáveis sistêmicos são incomuns com doses moderadas; entretanto, podem ocorrer candidíase oral e problemas de voz. Na asma em deterioração, são também administrados um glicocorticoide oral (p. ex., **prednisolona**) e/ou **hidrocortisona** intravenosa.

(ou, em certas ocasiões, por via intravenosa em ambiente especializado com monitoramento intensivo), potencialmente salva a vida. Pacientes que correm risco de anafilaxia aguda, como, por exemplo, devido à alergia a alimentos ou picadas de inseto, podem autoadministrar adrenalina intramuscular com seringa carregada automática. Além disso, pode-se utilizar um anti-histamínico, como a **clorfenamina**, se houver angioedema ou exantema cutâneo.

O *angioedema* refere-se à ocorrência intermitente de edema focal na pele ou de órgãos intra-abdominais causado por extravasamento de plasma dos capilares. Com mais frequência, é leve e "idiopático"; entretanto, pode ocorrer como parte de reações alérgicas agudas, quando é acompanhado de urticária causada pela liberação de histamina dos mastócitos. Se a laringe estiver afetada, a situação comporta risco de vida. O edema na cavidade peritoneal pode ser muito doloroso e simular uma emergência cirúrgica. Pode ser causado por fármacos, em particular *inibidores da enzima conversora de angiotensina* – talvez pela sua capacidade de bloquear a inativação de peptídeos como a bradicinina (ver Capítulo 17) – e ácido acetilsalicílico e fármacos relacionados em pacientes que são sensíveis ao ácido acetilsalicílico (ver Capítulo 23). O angioedema hereditário está associado a uma falta de inibidor da C1 esterase – a C1 esterase é uma enzima que degrada o componente C1 do complemento (ver Capítulo 7). O **ácido tranexâmico** (ver Capítulo 23) ou o **danazol** (ver Capítulo 35) podem ser usados para prevenir crises em pacientes com edema angioneurótico hereditário, e a administração de inibidor da C1 esterase parcialmente purificado ou de plasma fresco, com anti-histamínicos e glicocorticoides, pode interromper crises agudas. O **icatibanto,** um antagonista peptídico do receptor B_2 da bradicinina (ver Capítulo 17) mostra-se efetivo para as crises agudas de angioedema hereditário. É administrado por via subcutânea, mas pode causar náuseas, dor abdominal e obstrução nasal.

DOENÇA PULMONAR OBSTRUTIVA CRÔNICA

A DPOC constitui um importante problema de saúde global, a Organização Mundial da Saúde estima que, em 2019, houve 3,2 milhões de mortes por DPOC, tornando-a, assim, a terceira causa mais comum de morte no mundo até 2020.

O tabagismo constitui a principal causa e está crescendo no mundo em desenvolvimento. A poluição do ar, que também é importante na etiologia da doença, está aumentando, e existe uma enorme necessidade não atendida de fármacos efetivos. O ressurgimento do interesse em novas abordagens terapêuticas ainda precisa trazer resultados, porém há vários caminhos promissores, em particular na definição de subgrupos dessa doença bastante heterogênea, que respondem a medidas terapêuticas particulares (McDonald, 2017).

Características clínicas. O quadro clínico começa com crises de tosse matinal durante o inverno e progride para a tosse crônica com exacerbações intermitentes, que frequentemente são iniciadas por uma infecção das vias respiratórias superiores, quando o escarro se torna purulento (*i. e.*, amarelo ou verde, devido à presença de muitas células de pus – neutrófilos ou eosinófilos). Há dispneia progressiva. Alguns pacientes apresentam um componente reversível de obstrução do fluxo de ar, que pode ser identificado por uma melhora do VEF_1 após uma dose de broncodilatador. A hipertensão pulmonar (ver Capítulo 21) é uma complicação tardia, que causa sintomas de insuficiência cardíaca (*cor pulmonale*). As exacerbações podem ser complicadas por insuficiência respiratória (*i. e.*, redução da P_AO_2), exigindo a internação do paciente e cuidados intensivos. A traqueostomia e a ventilação artificial, apesar de prolongar a sobrevida, podem servir apenas para trazer o paciente de volta a uma vida infeliz.

Patogenia. Ocorre fibrose das pequenas vias respiratórias, resultando em obstrução e/ou destruição dos alvéolos e das fibras de elastina no parênquima pulmonar. Estas últimas características constituem marcas essenciais do enfisema,[5] que se acredita seja causado por proteases, incluindo elastase, liberadas durante a resposta inflamatória. O enfisema provoca insuficiência respiratória, visto que destrói os alvéolos, comprometendo a transferência de gases. Ocorre inflamação crônica (bronquite), predominantemente nas pequenas vias respiratórias e no parênquima pulmonar, caracterizada por aumento no número de macrófagos, neutrófilos e linfócitos T. Acredita-se que os mediadores inflamatórios envolvam os linfócitos T auxiliares do tipo 1 e tipo 17, com infiltração dos pulmões por neutrófilos e linfócitos CD8 (Barnes, 2016). Os mediadores incluem uma variedade diversa de interleucinas, fator de necrose tumoral e espécies reativas de oxigênio.

Princípios de tratamento. O abandono do tabagismo (ver Capítulo 50) reduz a velocidade de progressão da DPOC. Os pacientes devem ser imunizados contra influenza e *Pneumococcus*, visto que as infecções sobrepostas por esses microrganismos são potencialmente letais. Os glicocorticoides são menos efetivos do que na asma. Esse contraste com a asma é intrigante, visto que, em ambas as doenças, são ativados múltiplos genes inflamatórios, que poderiam ser desativados pelos glicocorticoides. A ativação dos genes inflamatórios resulta da acetilação de histonas nucleares, que abre a estrutura da cromatina, permitindo que prossigam a transcrição gênica e a síntese de proteínas inflamatórias. A HDAC desacetila as histonas e suprime a produção de citocinas pró-inflamatórias. Os corticosteroides recrutam a HDAC para genes ativados, desativando a transcrição dos genes inflamatórios. Acredita-se que os pacientes com DPOC que não respondem à terapia com corticosteroides tenham deficiência de HDAC e do fator nuclear relacionado ao fator eritroide 2 (Liao et al., 2020). Os esteroides inalados não influenciam o declínio progressivo da função pulmonar em pacientes com DPOC, porém melhoram a qualidade de vida, provavelmente como resultado de uma redução modesta das internações. Isso é contrabalançado pelo aumento do risco de pneumonia associado ao uso de corticosteroides inalatórios em pacientes com DPOC.

Os broncodilatadores de ação prolongada proporcionam benefício sintomático modesto, porém não tratam a inflamação subjacente. Nenhum tratamento atual licenciado reduz a progressão da DPOC ou suprime a inflamação nas pequenas vias respiratórias e no parênquima pulmonar. Vários novos tratamentos direcionados para o processo inflamatório estão em desenvolvimento clínico (Barnes, 2013). Alguns, como os antagonistas das quimiocinas, são direcionados contra o influxo de células inflamatórias dentro das vias respiratórias e parênquima pulmonar, enquanto outros têm como alvo as citocinas inflamatórias, como o TNF-α. O inibidor da PDE IV, o **roflumilaste,** foi licenciado como adjuvante dos broncodilatadores para pacientes com DPOC grave e exacerbações frequentes. Outros fármacos que inibem a sinalização celular (ver Capítulos 3 e 6) incluem inibidores da proteína quinase ativada por mitógeno p38, o fator nuclear κβ e a fosfoinositídio 3 quinase-γ. Abordagens mais específicas incluem o uso de antioxidantes, inibidores da NO sintase induzível e antagonistas do leucotrieno B_4. Outros tratamentos têm o potencial de combater a hipersecreção de muco, e há uma busca por inibidores da serina protease e metaloprotease da matriz para impedir a destruição pulmonar e o desenvolvimento de enfisema.

Aspectos específicos do tratamento. Os broncodilatadores inalatórios de ação curta e longa podem ser paliativos úteis em pacientes com componente reversível. Os principais fármacos de ação curta são o ipratrópio e o salbutamol. Os fármacos de ação prolongada incluem antagonistas muscarínicos (p. ex., **tiotrópio**), que com frequência são usados em conjunto com agonistas $β_2$ (como **salmeterol** ou **formoterol**) e/ou corticosteroides inalados (ver Capítulos 14 e 15; Cohen et al., 2016). Uma combinação de corticosteroide inalado com agonista $β_2$ de ação prolongada e um antagonista muscarínico de ação prolongada é mais efetiva do que a terapia dupla com um único broncodilatador de ação prolongada. A teofilina (ver Capítulo 16) pode ser administrada por via oral, porém é de benefício incerto. Outros estimulantes respiratórios (p. ex., **doxapram**) são eventualmente utilizados por um breve período na insuficiência respiratória aguda (p. ex., no pós-operatório), porém foram substituídos, em grande parte, por ventilação não invasiva, bem como por suporte ventilatório mecânico (ventilação com pressão positiva intermitente).

A oxigenoterapia a longo prazo, administrada em domicílio, prolonga a vida em pacientes que apresentam doença grave e hipoxemia (pelo menos, se evitarem fumar – um incêndio por oxigênio não é uma maneira agradável de morrer).

Exacerbações agudas. As exacerbações agudas da DPOC são tratadas com O_2 inalado, em uma concentração (pelo menos inicialmente) de 24 a 28% de O_2, ou seja, apenas pouco acima da concentração atmosférica de O_2 (cerca de 20%). É preciso cautela devido ao risco de precipitar retenção de CO_2 em consequência da interrupção do impulso hipóxico para a respiração. Os gases arteriais e a saturação de oxigênio tecidual são monitorados, e o O_2 inspirado é ajustado de acordo. Recomenda-se o uso de antibióticos, como aminopenicilinas, macrolídios ou tetraciclinas, se houver evidências

---

[5]O enfisema é uma condição patológica algumas vezes associada à DPOC, em que o parênquima pulmonar é destruído, promovendo com isso um alargamento anormal e permanente dos espaços aéreos terminais.

de infecção. São prescritos broncodilatadores inalatórios (p. ex., salbutamol e ipratrópio) para benefício sintomático.

Administra-se também um glicocorticoide sistemicamente ativo (hidrocortisona intravenosa ou prednisolona oral), embora a sua eficácia seja modesta.

BRONQUIECTASIA

Trata-se de uma condição crônica que surge em decorrência de anormalidades persistentes e dilação dos bronquíolos. Em todo o mundo, a bronquiectasia pode surgir em decorrência de uma variedade diversa de patologias pulmonares, como DPOC, tuberculose e pneumonia. A fibrose cística, uma condição genética que resulta em movimento anormal de íons cloreto, constitui uma importante causa em populações brancas, porém raramente em indivíduos asiáticos ou africanos.

As características clínicas da bronquiectasia incluem tosse persistente, limitação do fluxo de ar e infecções torácicas recorrentes que levam ao dano permanente das vias respiratórias. Com frequência, o tecido pulmonar é colonizado por microrganismos resistentes a antibióticos, e o tratamento dessas infecções é complexo e desafiador, envolvendo agentes nebulizados, administrados por via oral e por via intravenosa (ver Capítulo 52).

FIBROSE CÍSTICA

Pacientes com fibrose cística apresentam um distúrbio hereditário (autossômico recessivo) na proteína, o regulador da condutância transmembrana da fibrose cística (CFTR). Esse distúrbio tem efeito deletério nos canais de cloreto da membrana plasmática, com graves consequências clínicas na composição dos líquidos e íons nas superfícies celulares dos sistemas respiratório e digestório. Em particular, há espessamento e estase das secreções de muco, com comprometimento da depuração das vias respiratórias e dano pulmonar progressivo.

As opções de tratamento incluem DNAs e humana recombinante para degradar a secreção espessa de muco. Mais recentemente, foram desenvolvidos agentes terapêuticos específicos (conhecidos como moduladores do CFTR) para tratar a proteína CFTR deficiente em pacientes com mutações específicas (por exemplo, a mutação com *deleção de F508*, a mais prevalente no Reino Unido).

Os potencializadores de canal (p. ex., **ivacaftor**) têm como alvo certas mutações do mecanismo de comporta de CFTR, com o objetivo de melhorar o transporte de cloreto, promovendo a abertura dos canais.

Os corretores de canais (**lumacaftor, elexacaftor, tezacaftor**) são utilizados em pacientes que apresentam a *deleção F508*. Esses fármacos têm por objetivo corrigir deficiências no processamento e movimento ou no tráfego da proteína da CFTR anormal, de modo que um maior número dessas proteínas possa alcançar a superfície da célula.

Os ensaios clínicos realizados demonstraram que a terapia com combinações de ivacaftor e corretores de canais é mais eficaz do que agentes isolados. A terapia combinada é capaz de produzir maiores melhorias no transporte de íons na membrana plasmática, visto que corrige tanto a quantidade quanto a função fisiológica do CFTR.

FIBROSE PULMONAR IDIOPÁTICA

A fibrose pulmonar idiopática é um distúrbio inflamatório debilitante crônico, que resulta da cicatrização do tecido pulmonar e perda da elasticidade. A expansão pulmonar e as trocas gasosas nos alvéolos são prejudicadas devido à fibrose e consequente aumento da rigidez dos tecidos pulmonares.

Na ausência de um agente etiológico conhecido, o tratamento se concentra no uso de agentes antifibróticos.

A **pirfenidona** é um agente imunossupressor que reduz a proliferação dos fibroblastos e a produção de mediadores relacionados com a fibrose. O mecanismo exato da pirfenidona não é conhecido, mas parece reduzir a proteína relacionada com a fibrose e citocinas, impedir o acúmulo de células inflamatórias e inibir a expansão da matriz extracelular que é estimulada por fatores de crescimento de citocinas, como o fator de crescimento transformador β e o fator de crescimento derivado de plaquetas (Borie et al., 2016). Os ensaios clínicos realizados demonstraram que esse fármaco pode retardar o declínio da função pulmonar e da capacidade de exercício causado pela fibrose pulmonar.

O **nintedanibe** é uma pequena molécula inibidora da tirosina quinase, que parece reduzir as alterações inflamatórias e fibróticas no pulmão. O fármaco inibindo cascatas de sinalização dos receptores dos fatores de crescimento derivados de plaquetas e de fibroblastos que estão envolvidos na proliferação e na diferenciação dos fibroblastos e mioblastos pulmonares (Borie et al., 2016). Ensaios clínicos demonstraram a eficácia do nintedanibe para reduzir a velocidade da perda progressiva da função pulmonar observada na fibrose pulmonar.

SURFACTANTES

Os surfactantes pulmonares atuam não apenas por meio de sua ligação a alvos específicos, mas também pela redução da tensão de superfície do líquido que reveste os alvéolos, permitindo a entrada de ar. São eficazes na profilaxia e no tratamento da *síndrome do desconforto respiratório* em recém-nascidos, em particular prematuros nos quais a produção de surfactante endógeno é deficiente. Os exemplos incluem o **beractanto** e o **alfaporactanto**, que são derivados da proteína surfactante pulmonar fisiológica. São administrados diretamente na árvore traqueobrônquica por meio de cânula endotraqueal. (As mães de prematuros são algumas vezes tratadas com glicocorticoides antes do parto na tentativa de acelerar a maturação do pulmão fetal e minimizar a incidência desse distúrbio.)

TOSSE

A tosse é um reflexo protetor que remove material estranho e secreções dos brônquios e bronquíolos. Trata-se de um efeito adverso muito comum dos inibidores da enzima conversora de angiotensina, caso em que o tratamento geralmente consiste em substituí-los por um fármaco alternativo, com frequência um antagonista dos receptores de angiotensina, que tem menos probabilidade de causar esse efeito adverso (ver Capítulo 21). Pode ser desencadeada por inflamação do sistema respiratório, por exemplo, por asma não diagnosticada ou por refluxo crônico com aspiração ou por neoplasia. Nesses casos, os fármacos supressores da tosse (antitussígenos) são algumas vezes úteis, por exemplo, para a tosse seca e dolorosa associada ao carcinoma brônquico, porém devem ser evitados em casos de infecção pulmonar crônica, visto que podem causar espessamento indesejável e retenção do escarro, bem como na asma, devido ao risco de depressão respiratória.

FÁRMACOS USADOS PARA A TOSSE (ANTITUSSÍGENOS)

Os analgésicos opioides são algumas vezes prescritos, porém a sua eficácia é modesta e produzem efeitos adversos significativos (ver Capítulo 43). Atuam por meio da inibição de um "centro da tosse" mal definido no tronco encefálico e suprimem a tosse em doses abaixo daquelas necessárias para alívio da dor. Aqueles usados como supressores da tosse têm ações analgésicas e propriedades aditivas mínimas.

A **codeína** (metilmorfina) é um opioide fraco (ver Capítulo 43), com risco de dependência consideravelmente menor do que um opioide forte e atua como supressor leve da tosse. Diminui as secreções nos bronquíolos, que causam espessamento do escarro, e inibe a atividade ciliar. A constipação intestinal é comum. O **dextrometorfano** (um fármaco com muitas ações, incluindo agonista do receptor μ e do receptor sigma-1, inibidor não seletivo da captação de serotonina) e a **folcodina** (agonista do receptor μ com efeitos analgésicos fracos) têm menos efeitos adversos do que a codeína. A depressão respiratória constitui um risco com todos os fármacos supressores da tosse com ação central. A **morfina** é usada para cuidados paliativos em casos de câncer pulmonar associado à tosse angustiante.

Os futuros avanços na pesquisa para a tosse crônica refratária (na qual não se identifica nenhuma causa precipitante clara) incluem o **gefapixanto**, um antagonista seletivo dos receptores purinérgicos P2X3. Acredita-se que esses receptores tenham um papel fundamental na ativação de neurônios sensitivos envolvidos no reflexo da tosse.

BIBLIOGRAFIA E LEITURA COMPLEMENTAR

Geral

Borie, R., Justet, A., Beltramo, G., et al., 2016. Pharmacological management of IPF. Respirology 21, 615–625.

Meteran, H., Sivapalan, P., Stæhr Jensen, J.U., 2021. Treatment response biomarkers in asthma and COPD. Diagnostics 11, 1668.

Pincus, A.B., Fryer, A.D., Jacoby, D.B., 2021. Mini review: neural mechanisms underlying airway hyperresponsiveness. Neurosci. Lett. 751, 135795.

van der Velden, V.H.J., Hulsmann, A.R., 1999. Autonomic innervation of human airways: structure, function, and pathophysiology in asthma. Neuroimmunomodulation 6, 145–159.

Velasquez, R., Teran, L.M., 2011. Chemokines and their receptors in the allergic airway inflammatory process. Clin. Rev. Allergy Immunol. 41, 76–88.

Asma

Boonpiyathad, T., Sözener, Z.C., Satitsuksanoa, P., et al., 2019. Immunologic mechanisms in asthma. Semin. Immunol. 46, 101333.

BTS/SIGN (British Thoracic Society/Scottish Intercollegiate Guideline Network), 2019. British Guideline on Management of Asthma. Available at: www.brit-thoracic.org.uk/quality-improvement/guidelines/asthma/.

Wadsworth, S.J., Sandford, A.J., 2013. Personalised medicine and asthma diagnostics/management. Curr. Allergy Asthma Rep. 13, 118–129.

Doença pulmonar obstrutiva crônica

Barnes, P.J., 2013. New anti-inflammatory targets for chronic obstructive pulmonary disease. Nat. Rev. Drug Discov. 12, 543–559.

Barnes, P.J., 2016. Inflammatory mechanisms in patients with chronic obstructive pulmonary disease. J. Allergy Clin. Immunol. 138, 16–27.

Cohen, J.S., Miles, M.C., Donohue, J.F., Ohar, J.A., 2016. Dual therapy strategies for COPD: the scientific rationale for LAMA + LABA. Int. J. Chron. Obstruct. Pulmon. Dis. 11, 785–797.

Liao, W., Lim, A.Y.H., Tan, W.S.D., et al., 2020. Restoration of HDAC2 and Nrf2 by andrographolide overcomes corticosteroid resistance in chronic obstructive pulmonary disease. Br. J. Pharmacol. 177, 3662–3673.

McDonald, C.F., 2017. Eosinophil biology in COPD. N. Engl. J. Med. 377, 1680–1682.

Rodrigues, S.O., Cunha, C., Soares, G.M.V., et al., 2021. Mechanisms, pathophysiology and currently proposed treatments of chronic obstructive pulmonary disease. Pharmaceuticals 14, 979.

Tosse

Morice, A.H., Kastelik, J.A., Thompson, R., 2001. Cough challenge in the assessment of cough reflex. Br. J. Clin. Pharmacol. 52, 365–375.

Reynolds, S.M., Mackenzie, A.J., Spina, D., Page, C.P., 2004. The pharmacology of cough. Trends Pharmacol. Sci. 25, 569–576.

Fármacos e aspectos terapêuticos

Bel, E.H., Ten Brinke, A., 2017. New anti-eosinophil drugs for asthma and COPD: targeting the trait. Chest 152, 1276–1282.

Cazzola, M., Page, C.P., Calzetta, L., Matera, M.G., 2012. Pharmacology and therapeutics of bronchodilators. Pharmacol. Rev. 64, 450–504.

Conti, M., Beavo, J., 2007. Biochemistry and physiology of cyclic nucleotide phosphodiesterases: essential components in cyclic nucleotide signaling. Annu. Rev. Biochem. 76, 481–511.

Lewis, J.F., Veldhuizen, R., 2003. The role of exogenous surfactant in the treatment of acute lung injury. Annu. Rev. Physiol. 65, 613–642.

SEÇÃO 3 • Fármacos que Afetam os Grandes Sistemas de Órgãos

29 Rim e Trato Urinário

CONSIDERAÇÕES GERAIS

Preparamos o cenário com um breve esboço da fisiologia renal, com base na unidade funcional do rim – o néfron – antes de descrever os fármacos que afetam a função renal. Enfatizamos os diuréticos – fármacos que aumentam a excreção de íons Na^+ e de água e que reduzem a pressão arterial e o trabalho cardíaco. São também mencionados os fármacos utilizados no tratamento de pacientes com insuficiência renal e com distúrbios do trato urinário, em casos não abordados em outros capítulos.

INTRODUÇÃO

A principal função dos rins consiste em manter a constância do "ambiente interno" por meio da eliminação dos produtos residuais e da regulação do volume, do conteúdo de eletrólitos e do pH do líquido extracelular, em função da ingestão dietética variável e de outras demandas ambientais (p. ex., climáticas). Os rins recebem cerca de 20% do débito cardíaco, a partir dos quais, no adulto jovem, os glomérulos filtram cerca de 180 ℓ de líquido por dia, dos quais 99% são reabsorvidos pelos túbulos. Isso resulta em um débito urinário diário de aproximadamente 1,8 ℓ (Tabela 29.1). Os rins também desempenham importantes funções endócrinas relacionadas, incluindo a síntese de eritropoetina (ver Capítulo 24), de renina (ver Capítulo 21) e da forma ativa da vitamina D (ver Capítulo 36) e são também locais de ação de mediadores, como a aldosterona (ver Capítulos 21 e 33) e o hormônio antidiurético (ADH), também conhecido como vasopressina (ver Capítulo 33).

Os rins são alvos de uma variedade familiar de processos patológicos infecciosos, estruturais, imunológicos, malignos, tóxicos (incluindo toxicidades de fármacos) e assim por diante. As diversas doenças resultantes convergem, por meio de comprometimento da função renal (redução da taxa de filtração glomerular), para um estágio final comum de insuficiência cardíaca que pode ser aguda e passível de recuperação (se o processo patológico for reversível) ou crônica e irreversível (se não for), a menos que seja realizado um transplante. Graus menores de disfunção, denominados *comprometimento renal*, são diagnosticados com base na redução da taxa de filtração glomerular, que é estimada clinicamente a partir da concentração plasmática de creatinina e da idade do paciente.

Os principais fármacos que atuam sobre o rim – os diuréticos – são cruciais no tratamento de doenças cardiovasculares, sobretudo a hipertensão e a insuficiência cardíaca (ver Capítulo 21), bem como no manejo de pacientes com doença renal que apresentam comprometimento na capacidade de excretar sal e água. Os fármacos imunossupressores (efetivos em várias doenças que podem causar insuficiência renal e cruciais após transplante renal) são discutidos no Capítulo 25, enquanto os fármacos antibacterianos (utilizados no tratamento das infecções renais e do trato urinário) são descritos no Capítulo 52. Vários fármacos que atuam sobre o sistema nervoso autônomo (SNA) influenciam o músculo da bexiga (músculo detrusor) e seu esfíncter, e alguns desses fármacos são usados terapeuticamente para melhorar os sintomas de instabilidade do detrusor ou de obstrução urinária ("prostatismo") (ver Capítulos 14 e 15).

Os rins constituem o principal órgão pelo qual os fármacos e os seus metabólitos são eliminados do corpo (ver Capítulo 10), de modo que os esquemas posológicos de muitos fármacos precisam ser modificados em pacientes com comprometimento da função renal. Outro desafio para os nefrologistas clínicos é o tratamento farmacológico de pacientes com insuficiência renal mantidos por formas artificiais de diálise. Essas situações estão fora do objetivo deste livro, e os leitores interessados são encaminhados para os capítulos de Golper, Udy e Lipman e de Olyaei, Foster e Lermer, no *Oxford Textobook of Clinical Nephrology* (2015). Aqui, fornecemos uma introdução à fisiologia renal, seguida de descrição das principais classes de diuréticos e seções sucintas sobre fármacos utilizados na insuficiência renal e em distúrbios do trato urinário.

VISÃO GERAL DA FUNÇÃO RENAL

O filtrado glomerular em indivíduos saudáveis é semelhante ao plasma na sua composição, com exceção da ausência de proteína. Em sua passagem pelo túbulo renal, são reabsorvidos cerca de 99% da água filtrada e grande parte do Na^+ filtrado, e algumas substâncias são secretadas no túbulo a partir do sangue.

Tabela 29.1 Reabsorção de líquido e de solutos no rim.[a]

	Filtrado/dia	Excretado/dia[b]	Porcentagem reabsorvida
Na^+ (mmol)	25.000	150	99+%
K^+ (mmol)	600	90	93+
Cl^- (mmol)	18.000	150	99+
HCO_3^- (mmol)	4.900	0	100
Total de solutos (mOsmol)	54.000	700	87
H_2O (ℓ)	180	cerca de 1,5	99+

[a]Valores típicos para adultos jovens saudáveis: fluxo sanguíneo renal, 1.200 mℓ/min (20 a 25% do débito cardíaco); fluxo plasmático renal, 660 mℓ/min; taxa de filtração glomerular, 125 mℓ/min.
[b]Valores típicos para indivíduos que seguem uma dieta ocidental. O rim excreta mais ou menos de cada uma dessas substâncias para manter a constância do meio interno, de modo que, com uma dieta com baixo teor de sódio (p. ex., dos indígenas Yanomami da Floresta Amazônica), a excreção de NaCl pode ser reduzida para menos de 10 mmol/dia! No outro extremo, indivíduos que vivem em algumas comunidades pesqueiras no Japão comem (e excretam) várias centenas de mmol/dia.

Cada rim é constituído por um córtex externo, uma medula interna e a pelve renal, que desemboca no ureter. A unidade funcional é o néfron, cujo número é de aproximadamente $1,4 \times 10^6$ em cada rim (cerca da metade desse número em indivíduos com hipertensão), com considerável variação entre indivíduos. O número de néfrons declina com a idade, mesmo em indivíduos saudáveis, acompanhado de um declínio previsível da função renal.

ESTRUTURA E FUNÇÃO DO NÉFRON

Cada néfron consiste em um *glomérulo, túbulo proximal, alça de Henle, túbulo contorcido distal* e *ducto coletor* (Figura 29.1). O glomérulo é constituído por um tufo de capilares que se projetam dentro da cápsula de Bowman, um saco em forma de taça que drena para o túbulo proximal. Os néfrons estão localizados, em sua maior parte ou totalmente, no córtex. Os 12% restantes, denominados *néfrons justamedulares*, possuem seus glomérulos e túbulos contorcidos próximos à junção da medula com o córtex, e suas alças de Henle penetram profundamente na medula.

SUPRIMENTO SANGUÍNEO DO NÉFRON

Os néfrons possuem a característica especial de ter dois leitos capilares em série entre si (ver Figura 29.1). A arteríola aferente de cada néfron cortical ramifica-se para formar o glomérulo; os capilares glomerulares coalescem na arteríola eferente, que proporciona uma segunda rede de capilares no córtex, ao redor dos túbulos contorcidos e das alças de Henle, antes de convergir para as vênulas e, em seguida, veias renais. Em contrapartida, as arteríolas eferentes dos néfrons justamedulares levam as alças de vasos (*vasos retos*), que penetram profundamente na medula com as alças finas de Henle (ver Figura 29.1).

APARELHO JUSTAGLOMERULAR

O aparelho justaglomerular é formado por uma conjunção de arteríola aferente, arteríola eferente e túbulo contorcido distal (Figura 29.2). Nesse local, existem células especializadas tanto na arteríola aferente quanto no túbulo. Estas últimas, denominadas células da *mácula densa*, respondem a mudanças na velocidade do fluxo e na composição do líquido tubular e controlam, provavelmente por sinalização purinérgica (ver Capítulo 16), a liberação de *renina* das células granulares especializadas (células justaglomerulares) que contêm renina na arteríola aferente (ver Capítulo 21). Essas células também liberam renina em resposta a uma diminuição da pressão na arteríola aferente. A renina, assim denominada em virtude de sua descoberta durante o século XIX em extratos de tecido renal, é uma enzima que cliva a angiotensina I do angiotensinogênio. A angiotensina I é convertida em angiotensina II pela enzima conversora de angiotensina (ECA) e atua nos receptores AT_1 no músculo liso vascular para causar vasoconstrição e no córtex da suprarrenal a fim de liberar aldosterona, controlando, assim, a resistência vascular, a pressão arterial, o volume sanguíneo e o equilíbrio do Na^+ e do K^+. Como consequência, a renina é de grande importância na homeostasia cardiovascular. Mais recentemente, foi descoberto que ela poderia ter sido nomeada com base na sua ação bioquímica como "angiotensinogenase". Vários mediadores químicos também influenciam a secreção de renina, incluindo agonistas dos receptores β_2-adrenérgicos, prostaglandinas vasodilatadoras e inibição por retroalimentação da angiotensina II que atua nos receptores AT_1 (ver Figura 21.2). O papel do aparelho justaglomerular no controle do equilíbrio de Na^+ é descrito adiante.

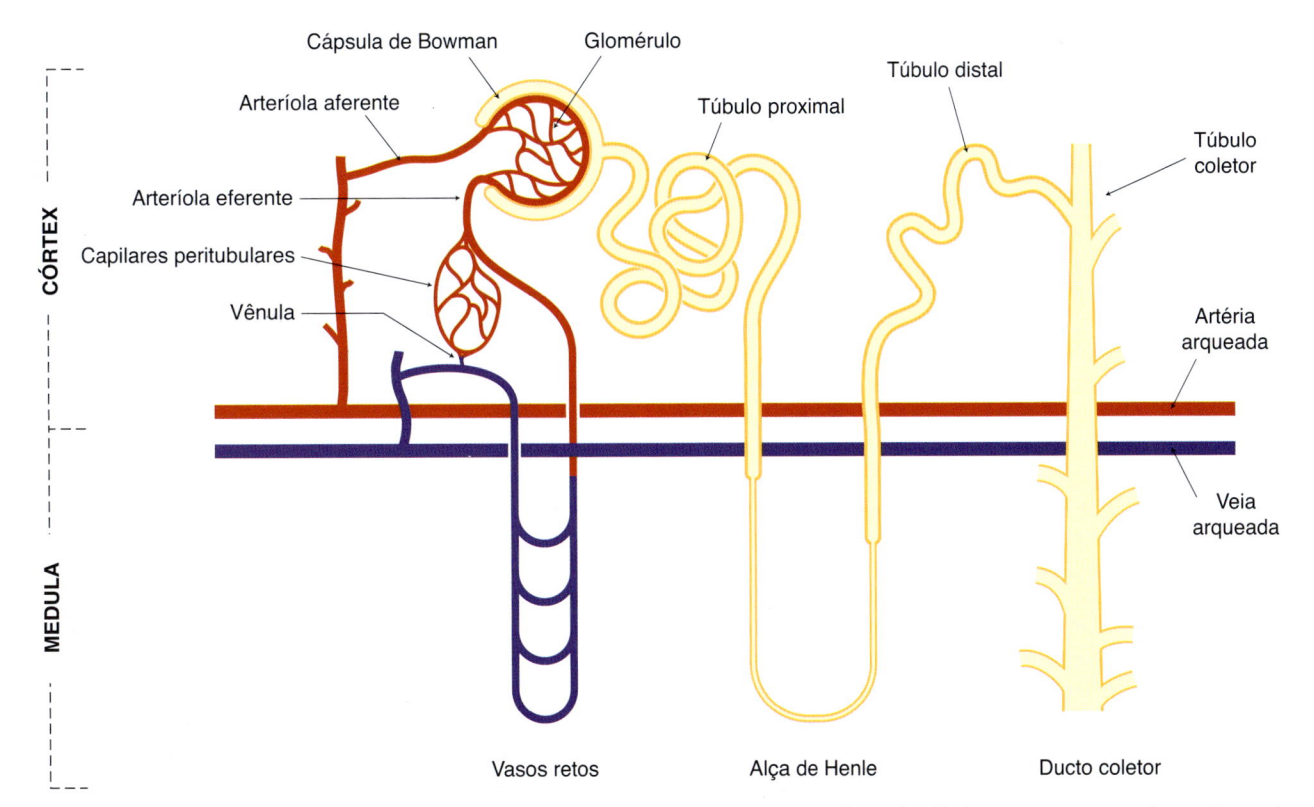

Figura 29.1 Diagrama simplificado de um néfron justamedular e seu suprimento sanguíneo. Os túbulos e os vasos sanguíneos são mostrados em separado para maior clareza. No rim, a rede de capilares peritubulares envolve os túbulos contorcidos, e o túbulo contorcido distal passa próximo ao glomérulo, entre as arteríolas aferente e eferente. (Esta última característica é mostrada com mais detalhes na Figura 29.2.)

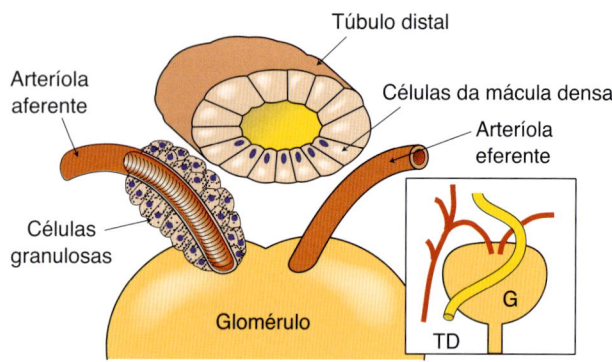

Figura 29.2 Aparelho justaglomerular. As seções separadas mostram as células granulosas contendo renina ao redor da arteríola aferente e as células da mácula densa no túbulo contorcido distal. O detalhe mostra as relações gerais entre as estruturas. *TD*, túbulo distal; *G*, glomérulo.

FILTRAÇÃO GLOMERULAR

O líquido passa dos capilares para dentro da cápsula de Bowman por força hidrodinâmica, à qual se opõe a pressão oncótica das proteínas plasmáticas, às quais os capilares glomerulares saudáveis são impermeáveis. Todos os constituintes do plasma com baixo peso molecular aparecem no filtrado, enquanto a albumina e as proteínas maiores são retidas no sangue.

FUNÇÃO TUBULAR

O ápice (superfície luminal) de cada célula tubular é circundado por uma zônula de oclusão (junção firme), como em todos os epitélios. Trata-se de uma região especializada da membrana, que separa o espaço intercelular do lúmen. O movimento de íons e de água pelo epitélio pode ocorrer *através* das células (pela via transcelular) e *entre* as células, por meio das zônulas de oclusão (pela via paracelular). Um tema comum é o gasto de energia no bombeamento do Na^+ para fora da célula pela Na^+-K^+-ATPase situada na membrana celular basolateral. O gradiente resultante de concentração de Na^+ impulsiona a entrada de Na^+ do lúmen por meio de vários transportadores que facilitam a entrada de Na^+ acoplada ao movimento de outros íons, seja na mesma direção do Na^+, caso em que são denominados *simportadores* ou *cotransportadores*, seja na direção oposta, caso em que são denominados *antiportadores*. Esses transportadores variam em diferentes partes do néfron, conforme descrito adiante.

TÚBULO CONTORCIDO PROXIMAL

O epitélio do túbulo contorcido proximal é "permeável", isto é, as zônulas de oclusão no túbulo proximal não são tão "firmes" e são permeáveis a íons e à água, permitindo o fluxo passivo em ambas as direções. Isso impede a formação de grandes gradientes de concentração; assim, embora cerca de 60 a 70% da reabsorção de Na^+ ocorram no túbulo proximal, essa transferência é acompanhada de absorção passiva de água, de modo que o líquido que sai do túbulo proximal continua aproximadamente isotônico em relação ao filtrado glomerular.

Alguns dos processos de transporte no túbulo proximal são mostrados nas Figuras 29.3 a 29.5. O mecanismo mais importante para a entrada de Na^+ nas células tubulares proximais a partir do filtrado ocorre por troca de Na^+/H^+ (ver Figura 29.5). A anidrase carbônica intracelular é essencial para a produção de H^+, para a secreção no lúmen. O Na^+ é reabsorvido a partir do líquido tubular para o citoplasma

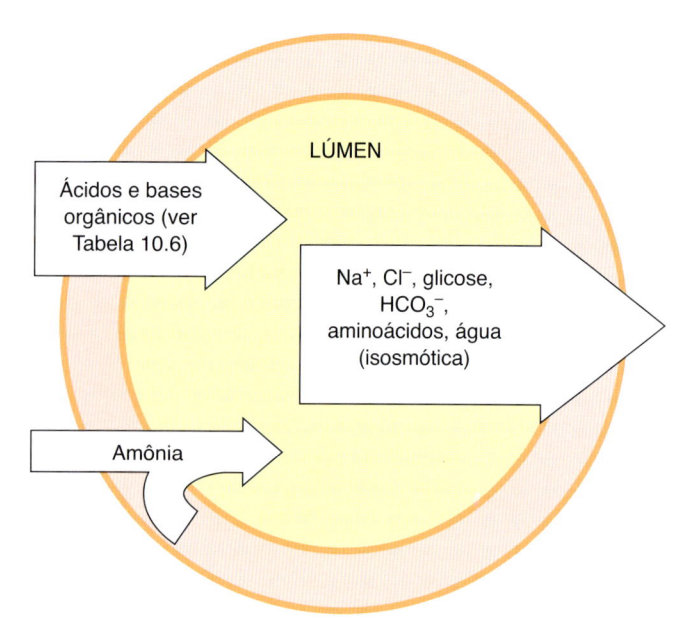

Figura 29.3 Processos de transporte no túbulo contorcido proximal. A principal força propulsora para a absorção de solutos e de água do lúmen é a Na^+-K^+-ATPase na membrana basolateral das células tubulares. Muitos fármacos são secretados no túbulo proximal (ver Capítulo 10). (Redesenhada de Burg, M.B., 1985. In: Brenner, B.M., Rector, F.C. (Eds), The Kidney, third ed. WB Saunders, Philadelphia, pp. 145-175.)

das células tubulares proximais, em troca de H^+ citoplasmático. Em seguida, é transportado para fora das células até o interstício por uma Na^+-K^+-ATPase (bomba de sódio) na membrana basolateral. Esse é o principal mecanismo de transporte ativo do néfron em termos de consumo de energia. Em seguida, o Na^+ reabsorvido difunde-se nos vasos sanguíneos.

Normalmente, o bicarbonato sofre reabsorção completa no túbulo proximal. Essa reabsorção ocorre por combinação com prótons, produzindo ácido carbônico, que se dissocia para formar dióxido de carbono e água, uma reação catalisada pela anidrase carbônica presente na borda em escova luminal das células tubulares proximais (ver Figura 29.5A), seguida de reabsorção passiva do dióxido de carbono dissolvido.[1] A remoção seletiva de bicarbonato de sódio, acompanhado de água, na porção inicial do túbulo proximal causa uma elevação secundária na concentração de íons cloreto. A difusão de cloreto a favor de seu gradiente de concentração por meio de *shunt* paracelular (ver Figura 29.5A) leva, por sua vez, a uma diferença de potencial positiva no lúmen, o que favorece a reabsorção de sódio. O outro mecanismo envolvido no movimento pela via paracelular é a secreção de íons sódio pela Na^+-K^+-ATPase no espaço intercelular lateral, com discreta elevação de sua osmolalidade, devido à estequiometria 3 Na^+:2 K^+ do transportador. Isso leva ao movimento osmótico de água através da zônula de oclusão (ver Figura 29.5A), o que produz, por sua vez, a reabsorção de íons sódio e cloreto por convecção (a denominada dragagem do solvente).

---

[1] A reação é reversível, e a enzima (como qualquer catalisador) não altera o equilíbrio, apenas acelera a velocidade da reação. As concentrações no interior da célula são tais que o dióxido de carbono se combina com água para produzir ácido carbônico: a mesma enzima (anidrase carbônica) também catalisa essa reação (ver Figura 29.5A).

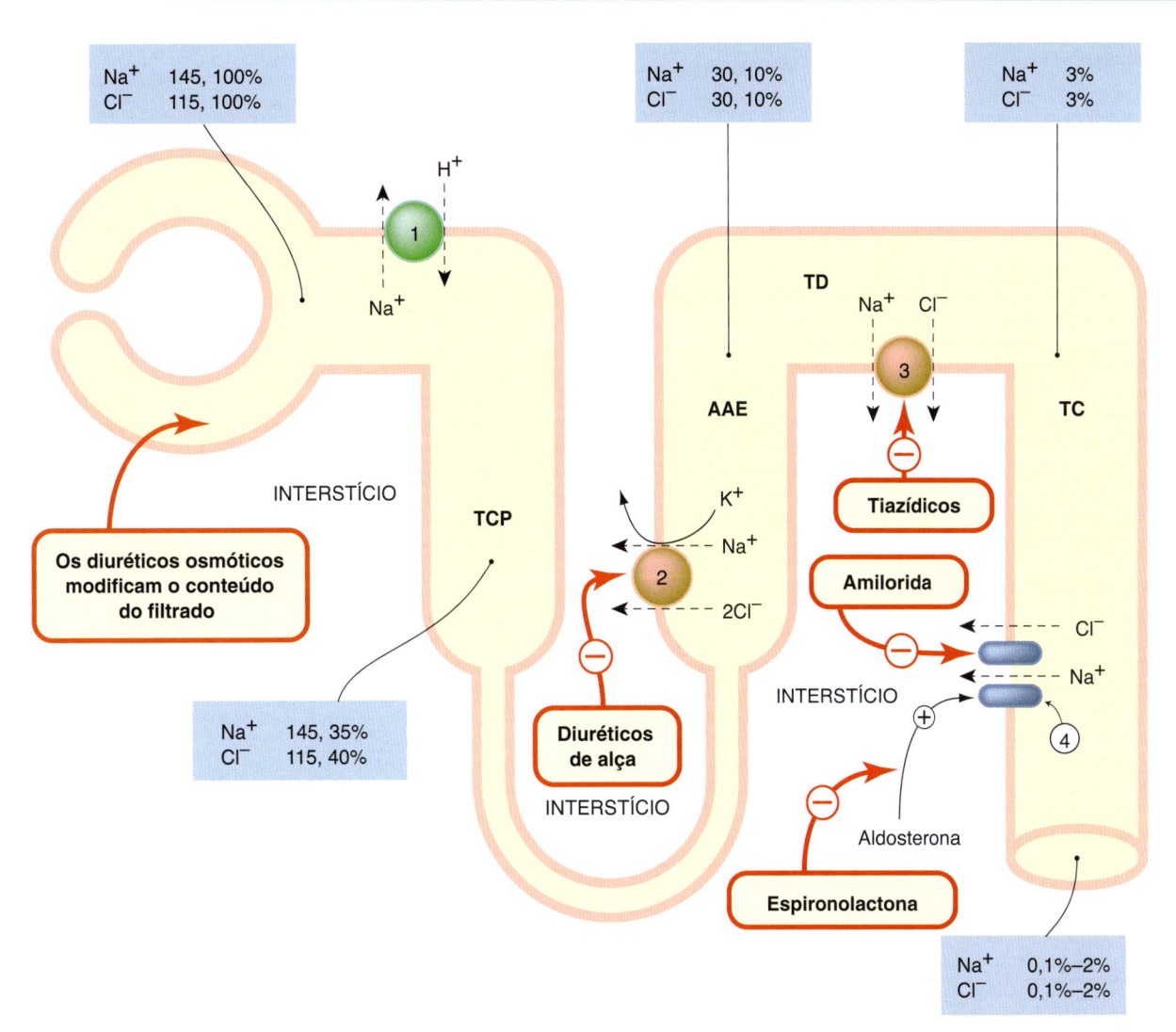

Figura 29.4 Desenho esquemático mostrando a absorção de sódio e de cloreto no néfron e os principais locais de ação de fármacos. As células são indicadas como uma *borda rosa* em torno do *lúmen tubular amarelo*. Mecanismos de absorção de íons na margem apical da célula tubular: *(1)* troca de Na^+/H^+; *(2)* cotransporte de $Na^+/K^+/2Cl^-$; *(3)* cotransporte de Na^+/Cl^-; *(4)* entrada de Na^+ através dos canais de sódio. O sódio é bombeado para fora das células e para dentro do interstício pela Na^+-K^+-ATPase na margem basolateral das células tubulares (não mostradas). Os números nos retângulos fornecem a concentração de íons em milimoles por litro de filtrado e a porcentagem de íons filtrados que ainda permanecem no líquido tubular nos locais especificados. *TC*, túbulo coletor; *TD*, túbulo distal; *TCP*, túbulo contorcido proximal; *AAE*, alça ascendente espessa. (Dados de Greger, R., 2000. Physiology of sodium transport. Am. J. Med. Sci. 319, 51-62.)

A glicose filtrada é reabsorvida no túbulo proximal e cotransportada com íons sódio por um *cotransportador de sódio/glicose (SGLT)*. O SGLT2 é expresso no início no túbulo proximal; é responsável pela reabsorção de 80 a 90% da glicose filtrada e constitui um importante alvo de fármacos. É inibido pelas gliflozinas (p. ex., ***canagliflozina***, ***dapagliflozina*** e ***empagliflozina***), que melhoram a sobrevida em pacientes adequadamente selecionados com diabetes melito tipo 2 (ver Capítulo 31) e insuficiência cardíaca (ver Capítulo 21). Aqui, convém ressaltar que esses fármacos também melhoram o resultado na doença renal crônica.

O SGLT1 é ainda expresso ao longo do túbulo proximal e responsável pela reabsorção da maior parte da glicose restante.

Muitos ácidos e bases orgânicos são ativamente secretados do sangue para o túbulo por transportadores específicos (Figura 29.3; ver Tabela 10.6).

Após a sua passagem pelo túbulo proximal, o líquido tubular (que agora representa 30 a 40% do volume original do filtrado) alcança a alça de Henle.

ALÇA DE HENLE, MULTIPLICADOR E TROCADOR POR CONTRACORRENTE MEDULAR

A alça de Henle consiste em uma porção descendente e outra ascendente (ver Figuras 29.1 e 29.4); a porção ascendente apresenta segmentos espessos e delgados. Essa parte do néfron permite ao rim excretar urina que é mais ou menos concentrada do que o plasma e, assim, regular o equilíbrio osmótico do organismo como um todo. As alças de Henle dos néfrons justamedulares funcionam como multiplicadores por contracorrente, e os vasos retos, como trocadores por contracorrente. O NaCl é ativamente reabsorvido no ramo ascendente espesso, causando hipertonicidade do interstício. O ramo descendente é permeável à água, e essa hipertonicidade intersticial faz com que a água se mova para fora, de modo que o líquido tubular se torna progressivamente mais concentrado à medida que se aproxima da curva.

Nos néfrons justamedulares com alças longas, há um extenso movimento de água para fora do túbulo, de modo que o líquido que finalmente alcança a ponta da alça tem uma alta osmolalidade – em geral, cerca de 1.200 mOsmol/kg,

A Túbulo proximal

B Ramo ascendente da alça de Henle

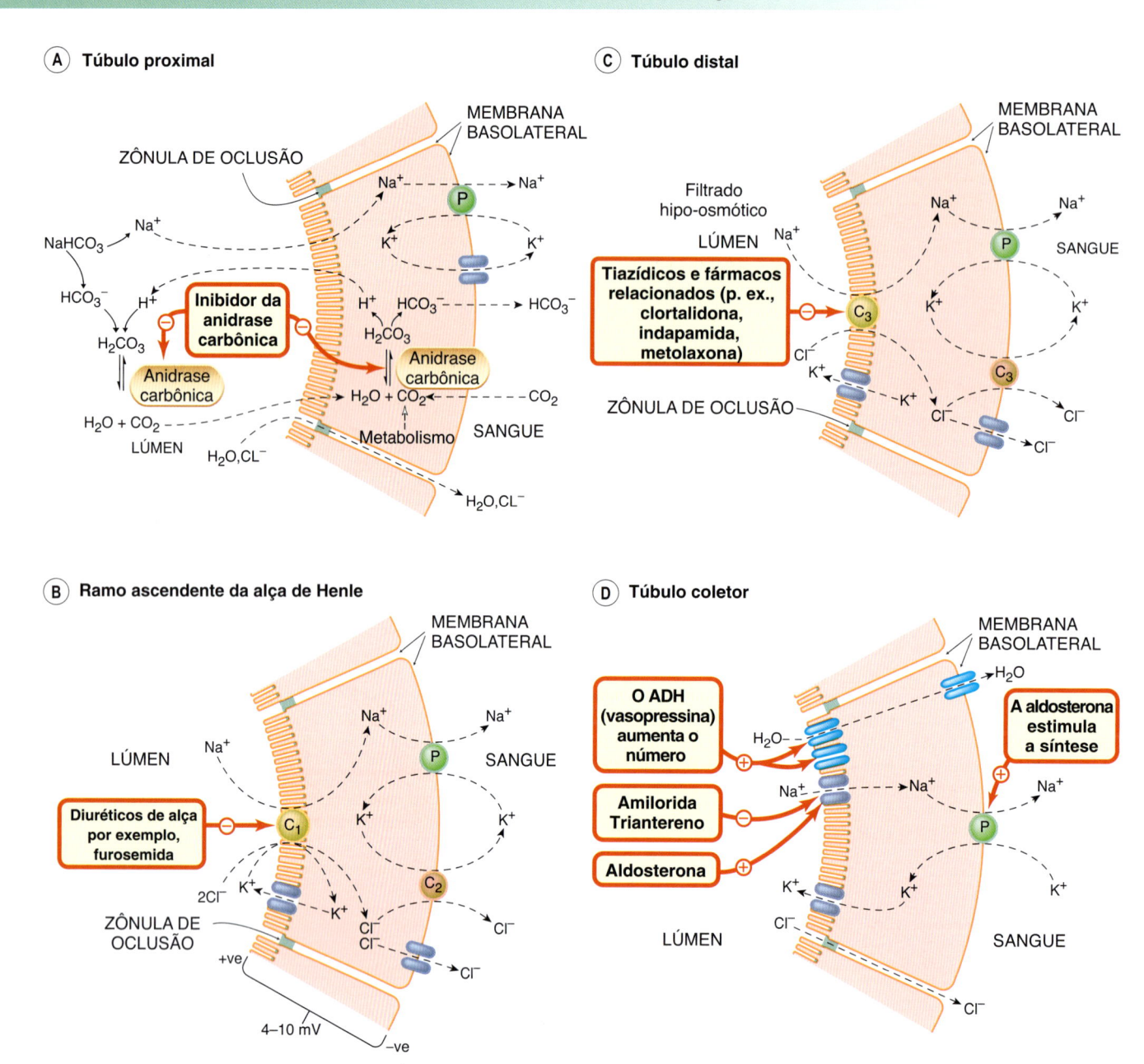

C Túbulo distal

D Túbulo coletor

Figura 29.5 Efeitos de fármacos sobre o transporte tubular renal de íons. O principal mecanismo de transporte ativo é a bomba de Na^+/K^+ (P) na membrana basolateral das células em cada localização; os diagramas são simplificados, na medida em que a bomba troca três íons Na^+ por dois íons K^+. **A.** Reabsorção de íons bicarbonato no túbulo contorcido proximal, mostrando a ação dos inibidores da anidrase carbônica. **B.** Transporte de íons no ramo ascendente espesso da alça de Henle, mostrando o local de ação dos diuréticos de alça, ou seja, o cotransportador de $Na^+/K^+/2Cl^-$ (C_1). Os íons cloreto saem da célula por meio dos canais de cloreto basolaterais e por um cotransportador de K^+/Cl^- (C_2) eletroneutro, que estão presentes no túbulo distal. **C.** Transporte de sal no túbulo contorcido distal, mostrando o local de ação dos diuréticos tiazídicos, ou seja, o cotransportador de Na^+/Cl^- (C_3). **D.** Ações dos hormônios e dos fármacos sobre o túbulo coletor. As células são impermeáveis à água na ausência de hormônio antidiurético (ADH) e ao Na^+ na ausência de aldosterona. A aldosterona atua sobre um receptor nuclear dentro da célula tubular e em receptores de membrana. (Adaptada de Greger, R., 2000. Physiology of sodium transport. Am. J. Med. Sci. 319, 51-62.)

porém até 1.500 mOsmol/kg em condições de desidratação – em comparação com o plasma e o líquido extracelular, que têm aproximadamente 300 mOsmol/kg.[2] O meio hipertônico da medula, através da qual os ductos coletores de todos os néfrons seguem o seu trajeto até a pelve renal, é importante no sentido de proporcionar um mecanismo pelo qual a osmolaridade da urina é controlada.

O *ramo ascendente* apresenta uma permeabilidade muito baixa à água, ou seja, as zônulas oclusivas realmente são firmes, o que possibilita a formação de um gradiente de concentração substancial através da parede do túbulo. É nesse local, no ramo ascendente espesso da alça de Henle, que 20 a 30% do Na^+ filtrado são reabsorvidos. Ocorre reabsorção ativa de NaCl, que não é acompanhado de água, reduzindo a osmolalidade do líquido tubular e tornando o líquido intersticial da medula hipertônico. O gradiente osmótico no interstício medular é a consequência fundamental do sistema multiplicador por contracorrente, e o principal princípio

---
[2] Esses valores são para seres humanos; algumas outras espécies, em particular o rato do deserto, podem fazer muito melhor, com osmolalidades da urina de até 5.000 mOsmol/kg.

reside no fato de que os pequenos gradientes osmóticos horizontais se empilham para produzir um grande gradiente vertical. A ureia contribui para o gradiente, visto que ela é reabsorvida mais lentamente do que a água e pode ser adicionada ao líquido no ramo descendente, de modo que a sua concentração aumenta ao longo do néfron até alcançar os túbulos coletores, onde se difunde para o interstício. Assim, a ureia fica retida na parte interna da medula.

Os íons entram nas células do ramo ascendente espesso da alça de Henle através da membrana apical por meio de um cotransportador de $Na^+/K^+/2Cl^-$, impulsionado pelo gradiente de Na^+ gerado pela Na^+-K^+-ATPase na membrana basolateral (ver Figura 29.5B). A maior parte do K^+ captado na célula pelo cotransportador de $Na^+/K^+/2Cl^-$ retorna ao lúmen através dos canais de potássio apicais, porém certa quantidade de K^+ é reabsorvida, juntamente com Mg^{2+} e Ca^{2+}.

A reabsorção de sal a partir do ramo ascendente espesso não é equilibrada pela reabsorção de água, de modo que o líquido tubular é hipotônico em relação ao plasma quando entra no túbulo contorcido distal (ver Figura 29.4). Por conseguinte, o ramo ascendente espesso é algumas vezes designado como "segmento diluidor".

TÚBULO DISTAL

Na parte inicial do túbulo distal, a reabsorção de NaCl, acoplada à impermeabilidade da *zônula de oclusão* à água, dilui ainda mais o líquido tubular. O transporte é impulsionado pela Na^+-K^+-ATPase na membrana basolateral. Isso reduz a concentração citoplasmática de Na^+, e, consequentemente, o Na^+ entra na célula a partir do lúmen a favor de seu gradiente de concentração, acompanhado de Cl^-, por meio de um cotransportador de Na^+/Cl^- (ver Figura 29.5C).

As superfícies apicais (lado do lúmen) das células tubulares distais são permeáveis ao Ca^{2+} por meio do canal TRPV5. Na superfície basolateral, existe um transportador ativo de Na^+/Ca^{2+}, e a bomba de Na^+/K^+ basolateral dependente de ATP produz o gradiente para a reabsorção de Ca^{2+} por meio de um antiportador basolateral de Na^+/Ca^{2+} separado. A excreção de Ca^{2+} é regulada, nessa parte do néfron, pelo *paratormônio (PTH)* e pelo *calcitriol*, que aumentam a reabsorção de Ca^{2+} e a excreção de fosfato por meio de aumento na síntese de vários desses transportadores (ver Capítulo 36).

TÚBULO COLETOR E DUCTO COLETOR

Os túbulos contorcidos distais desembocam nos túbulos coletores, que coalescem para formar os ductos coletores (ver Figura 29.1). Os túbulos coletores incluem as células principais, que reabsorvem Na^+ e secretam K^+ (ver Figura 29.5D), e duas populações de células intercaladas, α e β, que secretam ácido e base, respectivamente.

As zônulas de oclusão (junções firmes) nessa porção do néfron são impermeáveis à água e a cátions. O movimento de íons e de água nesse segmento encontra-se sob controle hormonal independente: a absorção de NaCl é controlada pela *aldosterona* (ver Capítulos 21 e 33), e a absorção de água, pelo ADH (ver Capítulo 33).

A aldosterona aumenta a reabsorção de Na^+ e promove a excreção de K^+ (ver Figura 29.5D). Promove a reabsorção de Na^+ por:

- Um efeito rápido, que suprarregula os canais de sódio epiteliais no ducto coletor, aumenta a permeabilidade da membrana apical e, portanto, a reabsorção de íons sódio por uma ação sobre os receptores de membrana de aldosterona[3]
- Efeitos tardios, por meio de receptores nucleares (ver Capítulo 3), que dirige a síntese de um mediador proteico específico, suprarregula e ativa a bomba de Na^+/K^+ basolateral, que bombeia três íons sódio para fora da célula no líquido intersticial e dois íons potássio dentro da célula a partir do líquido intersticial e estimula a síntese do canal de íons sódio epitelial, além de seu rápido efeito por meio do receptor de membrana já mencionado.

ADH, diabetes insípido e secreção inapropriada de ADH (síndrome de secreção inapropriada de ADH [SIADH]). O ADH é secretado pela neuro-hipófise (ver Capítulo 33) e atua sobre os receptores V_2 ("V" para "vasopressina" – o nome alternativo para ADH) nas membranas basolaterais das células dos túbulos e ductos coletores, aumentando a expressão da *aquaporina* (canais de água; ver Capítulo 9) nas membranas apicais (ver Figura 29.5D). Isso torna essa parte do néfron permeável à água, o que possibilita a reabsorção passiva de água à medida que o ducto coletor atravessa a região hiperosmótica da medula e, portanto, a excreção de urina concentrada. Em contrapartida, na ausência de ADH, o epitélio do ducto coletor é impermeável à água, de modo que o líquido hipotônico que sai do túbulo distal continua hipotônico à medida que segue o seu trajeto pelos ductos coletores, levando à excreção de urina diluída. A secreção deficiente de ADH (ver Capítulo 33) ou o comprometimento de sua ação nos rins resultam em *diabetes insípido*, um distúrbio incomum em que os pacientes excretam grandes volumes de urina diluída. A secreção excessiva de ADH pode resultar de vários distúrbios neurológicos ou de secreção ectópica por vários tumores malignos. Os ensaios para o ADH plasmático não estão disponíveis na rotina clínica, de modo que essa condição é, em geral, deduzida indiretamente com base nos seus efeitos característicos sobre o plasma e a urina, que incluem hiponatremia, produção de urina concentrada, apesar de uma baixa osmolaridade plasmática, e perda persistente de íons Na^+ na urina. Essa condição é designada como "síndrome de secreção inapropriada de ADH" ou "SIADH". A hiponatremia é induzida pela ingestão contínua de água (por hábito), apesar da retenção renal de água, e pode resultar em convulsões, de modo que a restrição dietética de líquidos constitui a base de seu tratamento.

O **etanol** (ver Capítulo 50) inibe a secreção de ADH, causando diurese aquosa (possivelmente familiar a alguns de nossos leitores) como tipo de diabetes insípido transitório. A **nicotina** aumenta a secreção de ADH (contribuindo, talvez, para o apelo a um charuto depois do jantar?).

Vários fármacos inibem a ação do ADH: o **lítio** (usado em transtornos psiquiátricos; ver Capítulo 48), a **demeclociclina** (uma tetraciclina que não é usada como antibiótico, mas para o tratamento da SIADH), a **colchicina** (ver Capítulo 25) e os *alcaloides da vinca* (ver Capítulo 57). Recentemente, foram introduzidos antagonistas mais específicos do ADH (p. ex., **conivaptana, tolvaptana**) para o tratamento da hiponatremia. Qualquer um desses fármacos, quando administrado em excesso, pode causar formas adquiridas de diabetes insípido *nefrogênico*, causado por uma incapacidade dos ductos coletores renais de responder ao ADH. O diabetes insípido nefrogênico também pode ser causado por doenças genéticas que afetam o receptor V_2 e a aquaporina.

---

[3] Um mecanismo distinto da regulação da transcrição gênica, que é o mecanismo de transdução clássico para hormônios esteroides (ver Capítulo 3).

EQUILÍBRIO ÁCIDO-BÁSICO

Os rins (juntamente com os pulmões; ver Capítulo 28) regulam a concentração de H^+ dos líquidos corporais. Pode ocorrer excreção de urina ácida ou alcalina, de acordo com a necessidade, que habitualmente consiste em formar uma urina ácida de modo a eliminar os ácidos fosfórico e sulfúrico gerados durante o metabolismo dos ácidos nucleicos e dos aminoácidos contendo enxofre consumidos na dieta. Consequentemente, a insuficiência renal costuma ser acompanhada de acidose metabólica. A alteração do pH da urina para modificar a excreção de fármacos é mencionada adiante.

Função tubular renal

- Um filtrado glomerular sem proteínas entra na cápsula de Bowman
- A Na^+-K^+-ATPase na membrana basolateral é o principal transportador ativo. Fornece os gradientes de Na^+ (baixas concentrações de Na^+ citoplasmático) para transportadores passivos nas membranas apicais, que facilitam a entrada (reabsorção) de Na^+ do líquido tubular a favor de um gradiente de concentração e em troca de íons hidrogênio (H^+)
- Ocorre absorção de 60 a 70% do Na^+ e > 90% do HCO_3^- no túbulo proximal
- A glicose é reabsorvida no túbulo proximal principalmente pelo SGLT2. As gliflozinas inibem o SGLT2 e melhoram a sobrevida em pacientes adequadamente selecionados com diabetes melito tipo 2 (ver Capítulo 31) e com insuficiência cardíaca (ver Capítulo 21)
- A anidrase carbônica é fundamental para a reabsorção de $NaHCO_3$ no túbulo proximal e para a acidificação da urina tubular distal
- O ramo ascendente espesso da alça de Henle é impermeável à água; nesse segmento, ocorre reabsorção ativa de 20 a 30% do NaCl filtrado
- Os íons são reabsorvidos do líquido tubular por um cotransportador de $Na^+/K^+/2Cl^-$ nas membranas apicais do ramo ascendente espesso
- O cotransporte de $Na^+/K^+/2Cl^-$ é inibido por diuréticos de alça
- O filtrado é diluído à medida que atravessa o ramo ascendente espesso, conforme os íons são reabsorvidos, de modo que ele é hipotônico quando sai
- O multiplicador por contracorrente tubular gera ativamente um gradiente de concentração – pequenas diferenças horizontais na concentração de solutos entre o líquido tubular e o interstício são multiplicadas verticalmente. Quanto mais profundo na medula, mais concentrado é o líquido intersticial
- A hipertonicidade medular é preservada passivamente por troca por contracorrente nos vasos retos
- O cotransporte de Na^+/Cl^- (que é inibido por diuréticos tiazídicos) reabsorve 5 a 10% do Na^+ filtrado no túbulo distal
- Ocorre secreção de K^+ no líquido tubular no túbulo distal e nos túbulos e ductos coletores
- Na ausência de ADH, o túbulo coletor e o ducto coletor apresentam baixa permeabilidade ao sal e à água. O ADH aumenta a permeabilidade à água
- O Na^+ é reabsorvido do ducto coletor por meio de canais de sódio epiteliais
- Esses canais de Na^+ epiteliais são ativados pela aldosterona e inibidos pela **amilorida** e pelo **triantereno**. Ocorre secreção de K^+ ou de H^+ para dentro do túbulo em troca de Na^+ nessa região distal.

EQUILÍBRIO DO POTÁSSIO

A concentração extracelular de K^+ – de importância crítica para a função dos tecidos excitáveis (ver Capítulo 4) – é rigorosamente controlada por meio da regulação da excreção de K^+ pelo rim. A excreção urinária de K^+ equilibra-se com a sua ingestão dietética, que habitualmente é de cerca de 5 a 100 mmol em 24 horas nos países ocidentais. Muitos diuréticos provocam perda de K^+ (ver adiante).

Os íons potássio são transportados do líquido intersticial para as células do ducto coletor e do túbulo coletor por uma Na^+-K^+-ATPase situada na membrana basolateral, que está sob controle da aldosterona (ver anteriormente) e escapam para o lúmen através de um canal iônico seletivo para o K^+. O Na^+ sai do líquido tubular por meio de canais de sódio na membrana apical, a favor do gradiente eletroquímico gerado pela Na^+-K^+-ATPase; o resultado consiste em uma diferença de potencial negativa no lúmen através da célula, aumentando a força motriz para a secreção de K^+ no lúmen. Dessa maneira, a secreção de K^+ é acoplada à reabsorção de Na^+.

Consequentemente, ocorre perda de K^+ quando:

- Uma maior quantidade de Na^+ alcança o ducto coletor, como é o caso com qualquer diurético que tenha ação proximal a ele
- A reabsorção de Na^+ no ducto coletor aumenta diretamente (p. ex., no hiperaldosteronismo).

Em contrapartida, ocorre retenção de K^+ quando:

- A reabsorção de Na^+ no ducto coletor é diminuída, por exemplo, pela **amilorida** ou pelo **triantereno**, que bloqueiam o canal de sódio nessa parte do néfron, ou pela **espironolactona**, **eplerenona** ou **finerenona**, que antagonizam a aldosterona (ver adiante).

EXCREÇÃO DE MOLÉCULAS ORGÂNICAS

Existem mecanismos distintos (ver Capítulo 10, Tabela 10.7) para a secreção de ânions e de cátions orgânicos no lúmen tubular proximal. Os ânions secretados incluem vários fármacos importantes, como, por exemplo, *tiazídicos*, **furosemida** e a maioria das *penicilinas* e *cefalosporinas* (ver Capítulo 52). De modo semelhante, vários cátions orgânicos secretados são fármacos importantes, como, por exemplo, **triantereno**, **amilorida**, **atropina** (ver Capítulo 14), **morfina** (ver Capítulo 43) e **quinina** (ver Capítulo 55). À semelhança de outros processos de transporte renal de íons, os mecanismos de transporte tanto de ânions quanto de cátions obtêm indiretamente a energia por meio do transporte ativo de Na^+ e de K^+, sendo a energia derivada da Na^+-K^+-ATPase na membrana basolateral.

Os ânions orgânicos no líquido intersticial são trocados pelo α-cetoglutarato citoplasmático por um antiportador (*i. e.*, um trocador que acopla a captação e a liberação de α-cetoglutarato com a captação e a liberação, em direção oposta, de um ânion orgânico diferente) na membrana basolateral e difundem-se passivamente dentro do lúmen tubular (ver Figura 29.3).

Os cátions orgânicos difundem-se a partir do interstício para dentro da célula e, em seguida, são transportados ativamente no lúmen tubular em troca de H^+.

PEPTÍDEOS NATRIURÉTICOS

Os peptídeos natriuréticos A, B e C endógenos (ANP, BNP e CNP; ver Capítulos 20 e 21) estão envolvidos na regulação e na excreção de Na^+. São liberados do coração em resposta ao estiramento (A e B) e do endotélio (C). Esses peptídeos ativam a guanilato ciclase ligada à membrana (ver Capítulo 3) e provocam natriurese por meio de efeitos hemodinâmicos renais (aumento da pressão capilar glomerular pela dilatação das arteríolas aferentes e constrição das eferentes) e por ações tubulares diretas. As ações tubulares consistem em inibição da reabsorção de Na^+ e de água estimulada pela angiotensina II no túbulo contorcido proximal, além da ação do ADH na promoção da reabsorção de água no túbulo coletor. Do ponto de vista terapêutico, esse efeito tem sido aproveitado por meio da inibição da *neprilisina*, uma endopeptidase de membrana, com o metabólito ativo do **sacubitril**. A neprilisina inativa o ANP e o BNP (juntamente com outros peptídeos, ver Capítulo 17), de modo que a sua inibição promove a natriurese, e utiliza-se o sacubitril em combinação com valsartana no tratamento da insuficiência cardíaca (ver Capítulo 21).

Dentro do rim, o processamento pós-tradução do pró-hormônio ANP difere daquele observado em outros tecidos, resultando no acréscimo de mais quatro aminoácidos à extremidade aminoterminal do ANP para produzir um peptídeo relacionado, a *urodilatana*, que promove a excreção de Na^+ ao atuar sobre os receptores do peptídeo natriurético A.

PROSTAGLANDINAS E FUNÇÃO RENAL

As prostaglandinas (PGs; ver Capítulo 17) geradas no rim influenciam as suas funções hemodinâmicas e excretoras. Nos seres humanos, as principais prostaglandinas renais são vasodilatadoras e natriuréticas, especificamente a PGE_2 na medula e a PGI_2 (prostaciclina) nos glomérulos. Os fatores que estimulam a sua síntese incluem isquemia, angiotensina II, ADH e bradicinina.

A biossíntese de prostaglandinas é baixa em condições basais. Todavia, quando são liberados vasoconstritores (p. ex., angiotensina II, noradrenalina), a liberação local de PGE_2 e de PGI_2 compensa, preservando o fluxo sanguíneo renal por meio de sua ação vasodilatadora.

A influência das prostaglandinas renais sobre o equilíbrio do sal e a hemodinâmica pode ser deduzida dos efeitos dos anti-inflamatórios não esteroidais (AINEs, que inibem a produção de prostaglandinas por meio da inibição da ciclo-oxigenase; ver Capítulo 25). Os AINEs têm pouco ou nenhum efeito sobre a função renal de indivíduos saudáveis, porém causam previsivelmente insuficiência renal aguda em condições clínicas nas quais o fluxo sanguíneo renal depende da biossíntese de prostaglandinas vasodilatadoras. Essas condições incluem cirrose hepática, insuficiência cardíaca, síndrome nefrótica, glomerulonefrite e contração do volume extracelular (ver Capítulo 58, Tabela 58.1). Os AINEs aumentam a pressão arterial em pacientes tratados para hipertensão ao comprometer a vasodilatação modulada por PG e a excreção de sal. Além disso, exacerbam a retenção de sal e de água em pacientes com insuficiência cardíaca (ver Capítulo 21), em parte pelo mesmo mecanismo direto.[4]

FÁRMACOS QUE ATUAM NO RIM

DIURÉTICOS

Os diuréticos aumentam a excreção de Na^+ e de água. Diminuem a reabsorção de Na^+ e de um ânion acompanhante (habitualmente Cl^-) do filtrado, e o aumento da perda de água é secundário à excreção aumentada de NaCl (natriurese). Esse processo pode ser obtido:

- Por uma ação direta sobre as células do néfron
- Indiretamente, pela modificação do conteúdo do filtrado.

Devido à reabsorção de uma porção muito grande de sal (NaCl) e de água que entra no túbulo por meio do glomérulo (ver Tabela 29.1), até mesmo uma pequena diminuição na reabsorção pode causar acentuado aumento na excreção de Na^+. A Figura 29.4 fornece um diagrama resumido dos mecanismos e dos locais de ação de vários diuréticos, enquanto a Figura 29.5 fornece informações mais detalhadas sobre diferentes classes de fármacos.

A maioria dos diuréticos com ação direta sobre o néfron atua a partir do lúmen tubular e alcança seus locais de ação por meio de sua secreção no túbulo proximal (com exceção da **espironolactona**).

DIURÉTICOS QUE ATUAM DIRETAMENTE SOBRE AS CÉLULAS DO NÉFRON

Os principais diuréticos de utilidade terapêutica atuam sobre:

- O ramo ascendente espesso da alça de Henle
- A parte inicial do túbulo distal
- Os túbulos e ductos coletores.

Para uma revisão mais detalhada das ações e dos usos clínicos dos diuréticos, ver Ellison e Subramanya (2015).

Diuréticos de alça

Os diuréticos de alça (ver Figura 29.5B) são os diuréticos mais potentes (ver Figura 29.6 para uma comparação com os tiazídicos), capazes de provocar a excreção de 15 a 25% do Na^+ filtrado. Com frequência, a sua ação é descrita – em uma frase que evoca um quadro bastante desconfortável – como causadora de "fluxo urinário torrencial". O principal exemplo é a **furosemida**, enquanto a **bumetanida** e a **torasemida** são agentes alternativos. Esses fármacos atuam sobre o ramo ascendente espesso, inibindo o carreador de Na^+/K^+/$2Cl^-$ na membrana luminal por meio de sua combinação com o seu sítio de ligação de Cl^-.

Os diuréticos de alça também têm ações vasculares que não estão totalmente elucidadas. A administração intravenosa de furosemida a pacientes com edema pulmonar causado por insuficiência cardíaca aguda (ver Capítulo 21) produz um efeito vasodilatador útil do ponto de vista terapêutico, independentemente do início da diurese. Os possíveis mecanismos sugeridos incluem diminuição da capacidade de resposta vascular a vasoconstritores, como a angiotensina II e a noradrenalina; aumento da formação de prostaglandinas vasodilatadoras (ver anteriormente); produção diminuída do hormônio natriurético endógeno semelhante à ouabaína (inibidor da Na^+-K^+-ATPase; ver Capítulo 20); e efeitos de abertura dos canais de potássio nas artérias de resistência (Ellison e Subramanya, 2015).

Os diuréticos de alça aumentam o fornecimento de Na^+ ao néfron distal, provocando perda de H^+ e de K^+. Tendo em vista que ocorre perda urinária de Cl^-, mas não de HCO_3^-, a concentração plasmática de HCO_3^- aumenta à medida que o volume plasmático é reduzido – uma forma de alcalose metabólica designada, portanto, como "alcalose de contração".

Os diuréticos de alça aumentam a excreção de Ca^{2+} e de Mg^{2+} e diminuem a eliminação de ácido úrico.

---

[4] Além disso, os AINEs fazem com que muitos dos diuréticos utilizados no tratamento da insuficiência cardíaca sejam menos efetivos ao competir com os mesmos pelo mecanismo de transporte de ânions orgânicos (OAT) mencionado anteriormente; os diuréticos de alça e os tiazídicos atuam a partir do lúmen por meio de inibição dos mecanismos de troca – ver adiante neste capítulo –, de modo que o bloqueio de sua secreção no lúmen diminui a sua eficácia ao reduzir suas concentrações nos locais de ação.

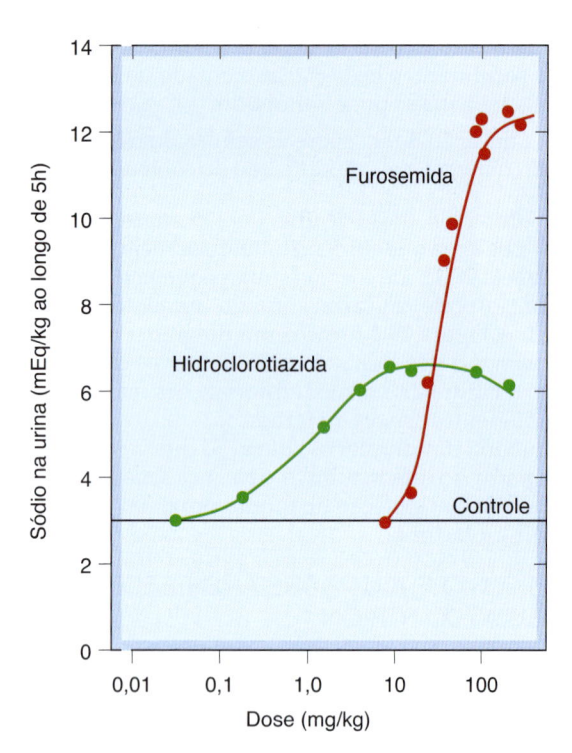

Figura 29.6 Curvas de dose-resposta para a furosemida e a hidroclorotiazida, mostrando diferenças de potência e no "platô" do efeito máximo em ratos. Observe que essas doses não são usadas clinicamente em seres humanos. (Adaptada de Timmerman, R.J., et al., 1964. Curr. Ther. Res. 6, 88.)

Aspectos farmacocinéticos

Os diuréticos de alça sofrem absorção adequada, porém variável, pelo trato gastrointestinal e são predominantemente administrados por via oral. Além disso, podem ser administrados por via intravenosa em situações de urgência (p. ex., edema pulmonar agudo), ou quando a absorção intestinal está comprometida, como, por exemplo, em consequência de redução da perfusão intestinal em pacientes com insuficiência cardíaca congestiva crônica grave, que podem se tornar resistentes à ação de diuréticos administrados por via oral. Quando administrados por via oral, atuam em 1 hora; por via intravenosa, produzem um efeito máximo em 30 minutos. A bumetanida e a torasemida possuem maior biodisponibilidade do que a furosemida, porém o efeito de todos esses fármacos depende de que a $C_{máx}$ ultrapasse um valor limiar, que varia acentuadamente no próprio paciente, bem como entre indivíduos, e não na exposição média (AUC). Os pacientes que apresentam um elevado limiar são considerados "resistentes a diuréticos". Essa resistência depende de múltiplos fatores relacionados com a doença, como função renal (taxa de filtração glomerular), equilíbrio ácido-básico, competição do fármaco pelo transportador de ânions orgânicos (OAT) e proteinúria. Consequentemente, na prática, os médicos ajustam a dose com base na resposta clínica (avaliada por gráficos de ingestão/eliminação de líquidos e pesagem regular do paciente entre outras medidas cardiovasculares e bioquímicas) em vez de parâmetros farmacocinéticos médios. De forma semelhante, quando um paciente recebe um diurético de alça por via intravenosa e passa para a via oral, embora se possa esperar que, com base na biodisponibilidade oral, a dose de bumetanida ou de torsemida deve ser mantida, enquanto a dose de furosemida deve ser duplicada, na prática não se pode efetuar uma conversão intravenosa/oral fixa. Os diuréticos de alça ligam-se fortemente às proteínas plasmáticas e não passam direto para dentro do filtrado glomerular. Alcançam o seu local de ação – a membrana luminal das células do ramo ascendente espesso – ao serem secretados no túbulo contorcido proximal pelo mecanismo de transporte de ácidos orgânicos; a fração secretada dessa maneira é excretada na urina.

Na síndrome nefrótica,[5] os diuréticos de alça ligam-se à albumina no líquido tubular e, consequentemente, não estão disponíveis para atuar sobre o carreador de $Na^+/K^+/2Cl^-$ – outra causa de resistência aos diuréticos.

A fração do diurético não excretada na urina é metabolizada, principalmente no fígado – a **bumetanida** pelas vias do citocromo P450, e a **furosemida**, por glucuronidação. A meia-vida plasmática de ambos os fármacos é de aproximadamente 90 minutos (mais longa na insuficiência renal), e a duração de ação é de 3 a 6 horas. Os usos clínicos dos diuréticos de alça são apresentados no boxe.

> **Usos clínicos dos diuréticos de alça (p. ex., furosemida)**
>
> - Os diuréticos de alça são usados (com cautela!) em conjunção com restrição dietética de sal e, com frequência, com outras classes de diuréticos no tratamento da sobrecarga de sal e de água associada a:
>   – Edema pulmonar agudo
>   – Insuficiência cardíaca crônica
>   – Cirrose hepática complicada por ascite
>   – Síndrome nefrótica
>   – Insuficiência renal
> - Tratamento da *hipertensão* complicada por comprometimento renal (os tiazídicos serão preferidos se a função renal estiver preservada)
> - Tratamento da *hipercalcemia* após reposição do volume plasmático com solução intravenosa de NaCl.

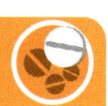

Efeitos indesejáveis

Os efeitos adversos diretamente relacionados com a ação renal dos diuréticos de alça são comuns.[6] A perda excessiva de Na^+ e de água, sobretudo em pacientes idosos, pode causar hipovolemia e hipotensão. A perda de potássio, que resulta em baixos níveis plasmáticos de K^+ (hipopotassemia), e a alcalose metabólica são comuns. A hipopotassemia aumenta os efeitos e a toxicidade de vários fármacos (p. ex., **digoxina** e fármacos antiarrítmicos do tipo III, ver Capítulo 20), de modo que isso constitui potencialmente uma fonte importante de interação medicamentosa. Se necessário, a hipopotassemia pode ser evitada ou tratada com o uso concomitante de diuréticos poupadores de K^+ (ver adiante) ou por meio de reposição suplementar de potássio. A hipomagnesemia é reconhecida com menos frequência, mas

---
[5]Várias doenças que provocam dano aos glomérulos renais comprometem a sua capacidade de reter a albumina plasmática, ocasionando perda maciça de albumina na urina e redução da concentração de albumina no plasma, o que, por sua vez, pode provocar edema periférico. Essa condição é designada como síndrome nefrótica.
[6]Esses efeitos indesejáveis são recriados de forma extrema na síndrome de Bartter tipo 1, uma rara doença genética por perda de função do transportador de $Na^+/K^+/2Cl^-$, cujas características consistem em oligo-hidrâmnio – causado por poliúria fetal, e, na vida pós-natal, perda renal de sal, pressão arterial baixa, alcalose metabólica hipopotassêmica e hipercalciúria.

também pode ser clinicamente importante. A hiperuricemia é comum e pode precipitar gota aguda (ver Capítulo 25). A diurese excessiva leva a uma redução da perfusão renal e consequente comprometimento da função renal (um sinal precoce consiste na elevação da concentração plasmática de ureia).

Os efeitos indesejáveis *não relacionados com as ações renais* dos fármacos são raros. A perda de audição relacionada com a dose (complicada pelo uso concomitante de outros fármacos ototóxicos, como antibióticos aminoglicosídeos) pode resultar do transporte prejudicado de íons pela membrana basolateral da estria vascular na orelha interna. Ocorre apenas com doses muito mais altas do que as habitualmente necessárias para produzir diurese. Podem ocorrer reações adversas não relacionadas com o efeito farmacológico principal (p. ex., exantema, depressão da medula óssea).

Diuréticos que atuam no túbulo distal

Os diuréticos que atuam sobre o túbulo distal incluem os tiazídicos (p. ex., **bendroflumetiazida**, **hidroclorotiazida**), sendo a classe das "tiazidas" definida por apresentar essa estrutura química – e os denominados fármacos "semelhantes aos tiazídicos" (p. ex., **clortalidona**, **indapamida** e **metolazona**; ver Figura 29.5C), que atuam sobre o mesmo alvo molecular, mas que são distintos do ponto de vista estrutural. Todos esses agentes são considerados, em seu conjunto, como um único grupo, independentemente da estrutura química. Porém existem diferenças farmacocinéticas entre os fármacos; os semelhantes aos tiazídicos são depurados de maneira mais lenta e, portanto, atuam por mais tempo ao longo de um intervalo entre as doses de 24 horas.

Os tiazídicos são menos potentes do que os diuréticos de alça, pelo menos no que diz respeito ao aumento máximo na taxa de formação de urina, e são preferidos para o tratamento da hipertensão não complicada (ver Capítulo 21). São mais bem tolerados do que os diuréticos de alça, e, nos ensaios clínicos realizados, demonstraram reduzir os riscos de acidente vascular cerebral (AVC) e de ataque cardíaco associados à hipertensão. No ensaio clínico de maior porte (ALLHAT, 2002), a clortalidona teve desempenho tão bom quanto um inibidor da enzima conversora de angiotensina (ECA) e de bloqueadores dos canais de cálcio (ver Capítulo 21). Os tiazídicos ligam-se ao sítio do Cl^- do cotransportador tubular distal de Na^+/Cl^-, inibindo a sua ação e causando natriurese com perda de íons sódio e cloreto na urina. A concentração resultante do volume sanguíneo estimula a secreção de renina, com consequente formação de angiotensina e secreção de aldosterona (ver Capítulo 21, Figura 21.9). Esse mecanismo homeostático limita o efeito dos diuréticos sobre a pressão arterial, resultando em uma relação dose-resposta hipotensora *in vivo* com apenas um leve gradiente durante a posologia crônica.

Os efeitos dos tiazídicos sobre o equilíbrio de Na^+, K^+, H^+ e Mg^{2+} são qualitativamente semelhantes aos dos diuréticos de alça, porém de magnitude menor. Todavia, diferente do que ocorrem com os diuréticos de alça, os tiazídicos reduzem a excreção de Ca^{2+}, o que pode ser vantajoso em pacientes idosos com risco de osteoporose, favorecendo o uso dos tiazídicos sobre os diuréticos de alça nesse contexto (Aung e Htay, 2011).

Embora os tiazídicos sejam mais leves do que os diuréticos de alça quando usados isoladamente, a coadministração com diuréticos de alça possui um efeito sinérgico, visto que o diurético de alça fornece uma maior fração da carga filtrada de Na^+ ao local de ação do tiazídico no túbulo distal.

Os diuréticos tiazídicos têm ação vasodilatadora. Quando utilizados no tratamento da hipertensão (ver Capítulo 21), a queda inicial da pressão arterial resulta da diminuição do volume sanguíneo causada pela diurese, porém a vasodilatação contribui para a fase tardia.

Os diuréticos tiazídicos exercem um efeito paradoxal no diabetes insípido, no qual *reduzem* o volume de urina ao interferir na produção de líquido hipotônico no túbulo distal; por conseguinte, reduzindo a capacidade do rim de excretar uma urina hipotônica (*i. e.*, diminuem a depuração de água livre).

Aspectos farmacocinéticos

Os tiazídicos e os fármacos relacionados aos tiazídicos são eficazes por via oral. Todos são excretados na urina, principalmente por secreção tubular, e competem com o ácido úrico pelo OAT (ver Capítulo 9). A bendroflumetiazida exerce o seu efeito máximo em cerca de 4 a 6 horas, e a duração é de 8 a 12 horas. A duração de ação da clortalidona é maior.

Os usos clínicos dos diuréticos tiazídicos são apresentados no boxe clínico.

Usos clínicos dos diuréticos tiazídicos/ semelhantes aos tiazídicos (p. ex., bendroflumetiazida/clortalidona)

- *Hipertensão*
- *Insuficiência* cardíaca leve (em geral, preferem-se os diuréticos de alça)
- *Edema* resistente grave (utiliza-se a **metolazona**, em particular, juntamente com diuréticos de alça)
- Para prevenir a formação recorrente de cálculos na *hipercalciúria* idiopática
- *Diabetes insípido nefrogênico.*

Efeitos indesejáveis

Além do aumento na *frequência urinária*, o efeito adverso mais comum dos tiazídicos consiste em *disfunção erétil*. Esse efeito indesejável surgiu em uma análise das razões fornecidas pelos pacientes para interromper o tratamento cego no ensaio clínico de hipertensão leve do Medical Research Council, em que (para surpresa dos investigadores) a disfunção erétil foi substancialmente mais comum do que nos homens alocados para um antagonista dos receptores β-adrenérgicos ou para placebo. A disfunção erétil associada aos tiazídicos é reversível; é menos comum com as doses baixas usadas na prática atual, porém continua sendo um problema. A *perda de potássio* pode ser importante, assim como a perda de Mg^{2+}. A excreção de ácido úrico é reduzida, e pode ocorrer alcalose hipoclorêmica.

Acredita-se que a *tolerância diminuída à glicose* (ver Capítulo 31), devido à inibição da secreção de insulina, possa resultar da ativação dos canais de K_{ATP} nos linfócitos B (ou células β) das ilhotas pancreáticas.[7] O **diazóxido**, um tiazídico não diurético, também ativa os canais de K_{ATP}, causando vasodilatação e comprometimento da secreção de insulina. Diz-se que a **indapamida** reduz a pressão arterial com menos distúrbios metabólicos do que fármacos

---

[7]O grupo de sulfonilureias quimicamente relacionado de fármacos usados no tratamento do diabetes melito do tipo 2 (ver Capítulo 31) atua de maneira oposta, com fechamento dos canais de K_{ATP} e aumento da secreção de insulina.

relacionados, possivelmente pelo fato de ser comercializada em uma dose equivalente mais baixa.

A hiperuricemia é comum como consequência da competição com uratos pelo OAT e pode precipitar gota aguda, assim como os diuréticos de alça (ver Capítulo 25).

A hiponatremia é potencialmente grave, em particular nos idosos. A hipopotassemia pode constituir uma causa de interação medicamentosa adversa (ver anteriormente em diuréticos de alça) e pode precipitar encefalopatia em pacientes com doença hepática grave.

As reações adversas não relacionadas com o efeito farmacológico principal (p. ex., exantemas, discrasias sanguíneas) não são comuns, mas podem ser graves.

Antagonistas da aldosterona

A **espironolactona**, a **eplerenona** e a **finerenona** possuem ação diurética limitada quando usadas isoladamente, visto que a troca distal de Na^+/K^+ – o local sobre o qual atuam – é responsável pela reabsorção de apenas 2% do Na^+ filtrado. Entretanto, esses fármacos apresentam efeitos anti-hipertensivos acentuados (ver Capítulo 21), prolongam a sobrevida em pacientes selecionados com insuficiência cardíaca (ver Capítulo 21) e, no caso da finerenona (Bakris et al., 2020; Pitt et al., 2021), preservam a função renal e reduzem a morte cardiovascular em pacientes com diabetes melito tipo 2 e que apresentam doença renal crônica (DRC). Podem prevenir a hipopotassemia quando combinadas com diuréticos de alça ou com tiazídicos. Competem com a aldosterona pelo receptor de mineralocorticoides (MR, ver Capítulo 33) intracelular, inibindo, assim, a retenção distal de Na^+ e a secreção de K^+ (ver Figura 29.5D).

Aspectos farmacocinéticos

A espironolactona é bem absorvida pelo intestino. Sua meia-vida plasmática é de apenas 10 minutos, porém o seu metabólito ativo, a **canrenona**, tem meia-vida plasmática de 16 horas. A ação da espironolactona é atribuível, em grande parte, a canrenona. Isso, além da lenta renovação dos transportadores de membrana, resulta em início de ação lento, que ocorre ao longo de vários dias. A eplerenona apresenta uma meia-vida de eliminação mais curta que a da canrenona e não possui metabólitos ativos. É administrada por via oral, 1 vez/dia. A finerenona é administrada por via oral, 1 vez/dia; é inativada por metabolismo, principalmente pela CYP3A4.

Efeitos indesejáveis

Os antagonistas da aldosterona predispõem à hiperpotassemia, que é potencialmente fatal. Não devem ser prescritos suplementos de potássio de modo concomitante, a não ser em circunstância excepcional e, nesse caso, com rigoroso monitoramento dos níveis plasmáticos de creatinina e eletrólitos. Esse monitoramento também é necessário quando esses fármacos são administrados a pacientes com comprometimento da função renal, particularmente se outros fármacos que podem aumentar o potássio plasmático, como *inibidores da ECA, antagonistas dos receptores de angiotensina* (sartanas) (ver Capítulo 21) ou *antagonistas dos receptores β-adrenérgicos* (ver Capítulo 15), também forem prescritos – como frequentemente são para pacientes com insuficiência cardíaca. Distúrbios gastrointestinais são bastante comuns. As ações da espironolactona/canrenona sobre os receptores de progesterona e de androgênios em tecidos não renais podem causar ginecomastia, distúrbios menstruais e atrofia testicular. A eplerenona tem menor afinidade por esses receptores, e esses efeitos adversos de tipo estrogênico são menos comuns. A finerenona é um antagonista do MR não esteroidal: tem alta potência e seletividade pelo MR, mas não exibe afinidade relevante pelos receptores de androgênio, progesterona, estrogênio e glicocorticoides.

Os usos clínicos dos diuréticos poupadores de potássio são apresentados no boxe clínico.

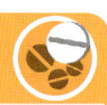

> **Usos clínicos dos diuréticos poupadores de potássio**
>
> - Juntamente com os diuréticos expoliadores de K^+ (*i. e.*, diuréticos de alça ou tiazídicos) para prevenir a perda de K^+, visto que a hipopotassemia é particularmente perigosa (p. ex., pacientes que necessitam de **digoxina** ou **amiodarona**; ver Capítulo 20)
> - A **espironolactona** ou a **eplerenona** são utilizadas:
>   – Na *insuficiência cardíaca*, para aumentar a sobrevida (ver Capítulo 20)
>   – No *hiperaldosteronismo primário* (síndrome de Conn)
>   – Na *hipertensão essencial resistente* (especialmente a hipertensão com renina baixa)
>   – No *hiperaldosteronismo secundário* causado por cirrose hepática complicada por ascite
> - A **finerenona**, um antagonista do MR não esteroidal, foi recentemente aprovada pela FDA para uso em pacientes com diabetes melito tipo 2 que apresentam DRC para:
>   – Reduzir o risco de *comprometimento renal progressivo, morte cardiovascular, infarto do miocárdio* não fatal e *hospitalização* devido a insuficiência cardíaca.

Triantereno e amilorida

À semelhança dos antagonistas da aldosterona, o **triantereno** e a **amilorida** têm eficácia diurética limitada, visto que atuam também no néfron distal, onde ocorre apenas uma pequena fração de reabsorção de Na^+. Atuam sobre os túbulos coletores e ductos coletores, inibindo a reabsorção de Na^+ por meio de bloqueio dos canais de sódio luminais, com consequente diminuição indireta da excreção de K^+ (ver Figura 29.5D).

Podem ser administrados com diuréticos de alça ou tiazídicos com a finalidade de manter o equilíbrio de potássio.

Aspectos farmacocinéticos

O triantereno é bem absorvido no trato gastrointestinal (GI). O início de ação é observado em 2 horas, e a sua duração de ação é de 12 a 16 horas. É metabolizado, em parte, no fígado e, em parte, excretado em sua forma inalterada na urina. A amilorida é menos absorvida e tem início de ação mais lento, com pico em 6 horas e duração de cerca de 24 horas. A maior parte do fármaco é excretada de modo inalterado na urina.

Efeitos indesejáveis

A hiperpotassemia, o principal efeito adverso, está relacionada com a ação farmacológica desses fármacos e pode ser perigosa, particularmente em pacientes com comprometimento renal ou naqueles que recebem outros fármacos passíveis de aumentar o nível plasmático de K^+ (ver anteriormente). Foram relatados distúrbios gastrointestinais, porém a sua ocorrência não é frequente. As reações idiossincráticas, como, por exemplo, exantemas, são raras.

Inibidores da anidrase carbônica

Os *inibidores da anidrase carbônica* (ver Figura 29.5A) – por exemplo, **acetazolamida** – aumentam a excreção de bicarbonato, juntamente com Na^+, K^+ e água, resultando em aumento do fluxo de urina alcalina e desenvolvimento de acidose metabólica. Embora não sejam agora prescritos como diuréticos, esses agentes ainda são utilizados no tratamento do glaucoma para reduzir a formação de humor aquoso (ver Capítulo 27), em alguns tipos de epilepsia infantil (ver Capítulo 46) e para acelerar a aclimatação a grandes altitudes.

A perda urinária de bicarbonato provoca depleção do bicarbonato extracelular, e o efeito diurético dos inibidores da anidrase carbônica é consequentemente autolimitado. A acetazolamida é uma sulfonamida, que pode causar efeitos indesejáveis como exantemas, discrasias sanguíneas e nefrite intersticial, à semelhança de outras sulfonamidas (ver Capítulo 52).

DIURÉTICOS QUE ATUAM INDIRETAMENTE PELA MODIFICAÇÃO DO CONTEÚDO DO FILTRADO

Diuréticos osmóticos

Os diuréticos osmóticos são substâncias farmacologicamente inertes (p. ex., **manitol**), que são filtrados no glomérulo, mas não reabsorvidos (ver Figura 29.4).[8] Seu principal efeito é exercido nas partes do néfron livremente permeáveis à água: o túbulo proximal, o ramo descendente da alça e (na presença de ADH; ver anteriormente) os túbulos coletores. A reabsorção passiva de água é reduzida pela presença de solutos não reabsorvíveis dentro do túbulo; em consequência, um maior volume de líquido permanece dentro do túbulo proximal. Isso tem o efeito secundário de reduzir a reabsorção de Na^+.

O principal efeito dos diuréticos osmóticos consiste em aumentar a quantidade de água excretada, com menor aumento na eliminação do Na^+. Algumas vezes, são utilizados na insuficiência renal aguda, que pode ocorrer como resultado de hemorragia, trauma ou infecções sistêmicas. Na insuficiência renal aguda, há uma redução da taxa de filtração glomerular, e a reabsorção de NaCl e de água no túbulo proximal torna-se quase completa, de modo que as partes mais distais do néfron praticamente "secam", e o fluxo urinário cessa. As proteínas depositam-se nos túbulos e podem impedir o fluxo de líquido. Os diuréticos osmóticos (p. ex., o **manitol** administrado por via intravenosa em doses de vários gramas) podem limitar esses efeitos, pelo menos se forem administrados nos estágios mais iniciais, embora aumentem o volume intravascular e a pré-carga cardíaca.

Os diuréticos osmóticos também são utilizados para o tratamento de emergência da elevação aguda da pressão intracraniana ou intraocular. Esse tratamento não se relaciona com o rim, mas baseia-se no aumento da osmolaridade plasmática por solutos que não entram no cérebro nem nos olhos, o que resulta no efluxo de água desses compartimentos.

Os efeitos adversos consistem em expansão transitória do volume de líquido extracelular (com risco de precipitar insuficiência ventricular esquerda) e hiponatremia. Podem ocorrer cefaleia, náuseas e vômitos.

> ### Diuréticos
>
> - Normalmente, ocorre excreção de < 1% do Na^+ filtrado
> - Os diuréticos aumentam a excreção de sal (NaCl ou $NaHCO_3$) e de água
> - Os diuréticos de alça, os tiazídicos e os diuréticos poupadores de K^+ são os principais fármacos terapêuticos
> - Os diuréticos de alça (p. ex., **furosemida**) induzem a produção abundante de urina. Esses fármacos inibem o cotransportador de $Na^+/K^+/2Cl^-$ no ramo ascendente espesso da alça de Henle. São usados no tratamento da insuficiência cardíaca e de outras doenças complicadas por retenção de sal e de água. A hipovolemia e a hipopotassemia constituem efeitos adversos importantes
> - Os tiazídicos e fármacos semelhantes aos tiazídicos (p. ex., **bendroflumetiazida/clortalidona**) têm efeito diurético menos pronunciado do que os diuréticos de alça. Inibem o cotransportador de Na^+/Cl^- no túbulo contorcido distal. Esses fármacos são utilizados no tratamento da hipertensão e atuam, em parte, por meio de uma ação vasodilatadora indireta. A disfunção erétil constitui um efeito adverso importante. Podem ocorrer hipopotassemia e outros efeitos metabólicos (p. ex., hiperuricemia, hiperglicemia), particularmente com altas doses
> - Diuréticos poupadores de potássio:
>   - Atuam no néfron distal e nos túbulos coletores; são diuréticos fracos, porém efetivos em algumas formas de hipertensão e de insuficiência cardíaca; podem prevenir a hipopotassemia causada por diuréticos de alça ou tiazídicos
>   - A canrenona, que é o metabólito ativo da **espironolactona**, a **eplerenona** e o antagonista de MR não esteroidal, conhecido como **finerenona**, competem com a aldosterona pelo MR
>   - A **amilorida** e o **trianetereno** atuam por meio de bloqueio dos canais de sódio controlados pelo mediador proteico da aldosterona.

FÁRMACOS QUE ALTERAM O PH DA URINA

Com o uso de agentes farmacológicos, é possível produzir valores de pH urinário que variam de aproximadamente 5 a 8,5.

Os inibidores da anidrase carbônica aumentam o pH da urina por meio de bloqueio da reabsorção de bicarbonato (ver anteriormente). O **citrato** (administrado por via oral na forma de mistura de sais de sódio e de potássio) é metabolizado pelo ciclo de Krebs, com geração de bicarbonato, que é excretado e que alcaliniza a urina. Isso pode ter alguns efeitos antibacterianos, além de melhorar a disúria (um sintoma comum de infecção da bexiga, que consiste em sensação de ardência durante a micção). Além disso, certa quantidade de citrato é eliminada na urina em sua forma inalterada e inibe a formação de cálculos urinários. A alcalinização é importante para prevenir a cristalização, na urina, de certos fármacos que são ácidos fracos com solubilidade aquosa limitada, como as *sulfonamidas* (ver Capítulo 52); além disso, diminui a formação de cálculos de ácido úrico e de cistina ao favorecer a forma aniônica carregada, que é mais hidrossolúvel (ver Capítulo 9).

---

[8]Na hiperglicemia, a glicose atua como diurético osmótico, visto que o nível plasmático de glicose ultrapassa a capacidade renal de reabsorção (em geral, aproximadamente 12 mmol/ℓ), sendo responsável pelo sintoma cardinal de poliúria no diabetes melito; ver Capítulo 31.

A alcalinização da urina aumenta a excreção de fármacos que são ácidos fracos (p. ex., salicilatos e alguns barbitúricos). Algumas vezes, o bicarbonato de sódio é administrado para tratamento da superdosagem de salicilatos (ver Capítulo 10).

O pH urinário pode ser reduzido com **cloreto de amônio**, porém esse tratamento é raro ou nunca é usado clinicamente hoje em dia.

FÁRMACOS QUE ALTERAM A EXCREÇÃO DE MOLÉCULAS ORGÂNICAS

O metabolismo e a excreção do ácido úrico são relevantes no tratamento e na prevenção de gota (ver Capítulo 25), e são comentados aqui alguns aspectos de sua excreção. A concentração plasmática normal de urato é de aproximadamente 0,24 mmol/ℓ, e concentrações mais altas predispõem ao desenvolvimento de gota (ver Capítulo 25).

O ácido úrico provém do catabolismo das purinas e está presente no plasma, sobretudo na forma de urato ionizado. Nos seres humanos, entra livremente no filtrado glomerular, e a maior parte é então reabsorvida no túbulo proximal, enquanto uma pequena quantidade é secretada no túbulo pelo mecanismo de secreção de ânions. O resultado final consiste na excreção de cerca de 8 a 12% do urato filtrado. Em geral, o mecanismo secretor é inibido por baixas doses de fármacos que afetam o transporte de ácido úrico (ver adiante), enquanto são necessárias doses mais altas para bloquear a reabsorção. Por conseguinte, esses fármacos tendem a causar retenção de ácido úrico em doses baixas, enquanto promovem a sua excreção em doses mais altas. Os fármacos que aumentam a eliminação de urato (*agentes uricosúricos*, como, por exemplo, **probenecida** e **sulfimpirazona**) podem ser úteis nesses pacientes, embora tenham sido suplantados, em grande parte, pelo **alopurinol**, que inibe a síntese de uratos (ver Capítulo 25).

A probenecida inibe o transportador de ânions responsável pela reabsorção de urato no túbulo proximal, aumentando a sua excreção. Tem o efeito oposto sobre a penicilina, visto que inibe a sua secreção nos túbulos e aumenta sua concentração plasmática (um efeito que ainda é algumas vezes explorado durante a antibioticoterapia, ver Capítulos 10 e 52). Quando administrada por via oral, a probenecida é bem absorvida no trato GI, e suas concentrações máximas no plasma são alcançadas em cerca de 3 horas. Cerca de 90% estão ligados à albumina plasmática. O fármaco em sua forma livre entra no filtrado glomerular, porém uma maior quantidade é secretada ativamente no túbulo proximal, a partir do qual pode se difundir de volta em virtude de sua alta lipossolubilidade (ver Capítulo 10). A sulfimpirazona atua de maneira semelhante, mas também inibe a ciclo-oxigenase.

O principal efeito dos fármacos uricosúricos consiste em bloquear a reabsorção de uratos e reduzir a sua concentração plasmática. Tanto a probenecida quanto a sulfimpirazona inibem a secreção e a reabsorção de uratos e, quando administradas em doses subterapêuticas, podem de fato aumentar as concentrações plasmáticas de uratos.

FÁRMACOS USADOS NA INSUFICIÊNCIA RENAL

Muitos fármacos usados na insuficiência renal crônica (p. ex., agentes anti-hipertensivos, preparações de vitamina D e **epoetina**) são discutidos em outros capítulos. Os distúrbios eletrolíticos são muito importantes na insuficiência renal, notavelmente a *hiperfosfatemia* e a *hiperpotassemia*, e podem exigir tratamento farmacológico, que é descrito aqui de maneira sucinta.

HIPERFOSFATEMIA

O metabolismo do fosfato está estreitamente ligado ao do cálcio e é discutido no Capítulo 36.

O antiácido **hidróxido de alumínio** (ver Capítulo 30) liga-se ao fosfato no trato gastrointestinal e reduz a sua absorção, mas pode aumentar o nível plasmático de alumínio em pacientes com insuficiência renal terminal submetidos a tratamento com hemodiálise.[9] Os agentes de ligação do fosfato à base de cálcio (p. ex., carbonato de cálcio) são amplamente utilizados no tratamento da hiperfosfatemia. Estão contraindicados na hipercalcemia ou na hipercalciúria, porém até recentemente se acreditava que fossem seguros nos demais aspectos. Entretanto, os sais de cálcio podem predispor à calcificação dos tecidos (incluindo das paredes arteriais), e os ligantes de fosfato que contêm cálcio podem, de fato, contribuir para as taxas de morte muito altas por doença cardiovascular em pacientes submetidos a diálise.

Uma resina trocadora de ânions, o **sevelâmer**, reduz o nível plasmático de fosfato e tem menos probabilidade do que o carbonato de cálcio de causar calcificação arterial (Tonelli et al., 2010). O sevelâmer não é absorvido pelo intestino e tem o efeito adicional de reduzir o colesterol de lipoproteínas de baixa densidade. É administrado em doses variáveis (gramas) por via oral, 3 vezes/dia, com as refeições. Seus efeitos adversos consistem em distúrbios gastrointestinais, e o seu uso está contraindicado na obstrução intestinal.

HIPERPOTASSEMIA

A hiperpotassemia grave é potencialmente fatal. Sua prevalência é aumentada em pacientes com insuficiência renal e por fármacos que inibem o eixo renina-angiotensina-aldosterona, amplamente usados para retardar a progressão do comprometimento renal. A toxicidade cardíaca do K^+ é neutralizada pela administração de cloreto de cálcio por via intravenosa (ver Tabela 20.2) e por medidas que deslocam o K^+ para dentro do compartimento intracelular, como, por exemplo, glicose mais insulina (ver Capítulo 31). O **salbutamol**, administrado por via intravenosa ou por inalação, também induz a captação celular de K^+ e é utilizado para essa indicação, inclusive em crianças (Murdoch et al., 1991); atua de modo sinérgico com a insulina. O bicarbonato de sódio por via intravenosa desloca os íons potássio para dentro das células em troca de prótons intracelulares que emergem para tamponar o líquido extracelular, mas pode paradoxalmente diminuir o pH intracelular e transcelular. A remoção do excesso de potássio do corpo pode ser obtida por meio de resinas de troca catiônica, como o **polistireno sulfonato de sódio** ou o **polistireno sulfonato de cálcio** administrados por via oral (em combinação com **sorbitol** para prevenir a constipação intestinal) ou como enema. Existem duas resinas trocadoras (**ciclossilicato de zircônio dissódico** e **patiromer de cálcio**) aprovadas para alívio da hiperpotassemia em pacientes com DRC que necessitam de tratamento continuado com inibidores do sistema renina-angiotensina-aldosterona

---

[9]Antes de Kerr identificar a causa, o uso de alúmen para purificar o abastecimento municipal de água em Newcastle levou a uma terrível condição neurodegenerativa intratável, denominada "demência da diálise" e também a uma forma de doença óssea particularmente dolorosa e refratária.

para a hipertensão comórbida ou insuficiência cardíaca. Diferentemente das outras enzimas que atuam em especial no cólon, o ciclossilicato de zircônio dissódico pode capturar íons potássio ao longo de todo o trato gastrointestinal, com início de ação dentro de uma hora após a ingestão (o que o torna apropriado para tratamento de emergência da hiperpotassemia). A tolerabilidade das resinas de troca catiônica a longo prazo é questionável, visto que esses agentes estão associados a desconforto gastrointestinal e anormalidades eletrolíticas.

FÁRMACOS USADOS EM DISTÚRBIOS DO TRATO URINÁRIO

A enurese (incontinência urinária) é normal em crianças pequenas e persiste em cerca de 5% em crianças com até 10 anos de idade. A enurese noturna em crianças com 10 anos de idade ou mais pode justificar o seu tratamento com **desmopressina** (um análogo do ADH, administrado por via oral ou por *spray* nasal no tratamento do diabetes insípido causado pela deficiência de ADH em decorrência de doença da neuro-hipófise – ver discussão anterior e Capítulo 33), combinada com restrição de ingestão de líquidos à noite.

Os distúrbios da micção também são comuns em adultos. Os sintomas de hiperplasia prostática benigna podem ser aliviados por antagonistas dos receptores α_1-adrenérgicos, como, por exemplo, **doxazosina** ou **tansulosina** (ver Capítulo 15) ou por inibidor da síntese de androgênios, como a **finasterida** (ver Capítulo 35).

Os antagonistas dos receptores muscarínicos (ver Capítulo 14), como a **oxibutinina**, são usados para a instabilidade neurogênica do músculo detrusor ("bexiga hiperativa"), porém a dose é limitada pelos seus efeitos adversos. Um agonista adrenérgico β_3-seletivo (**mirabegrona**) também foi licenciado para essa indicação (ver Capítulo 15), mas pode causar taquicardia e fibrilação atrial.

BIBLIOGRAFIA E LEITURA COMPLEMENTAR

Aspectos fisiológicos

Agre, P., 2004. Aquaporin water channels (Nobel lecture). Angew. Chem. Int. Ed. Engl. 43, 4278–4290.
Gamba, G., 2015. Molecular physiology and pathophysiology of electroneutral cation-chloride cotransporters. Physiol. Rev. 85, 423–493.
Greger, R., 2000. Physiology of sodium transport. Am. J. Med. Sci. 319, 51–62.
Nigam, S.K., Bush, K.T., Martovetsky, G., 2016. The organic anion transporter (OAT) family: a systems biology perspective. Physiol. Rev. 95, 83–123.

Fármacos e aspectos terapêuticos

Diuréticos

Aung, K., Htay, T., 2011. Thiazide diuretics and the risk of hip fracture. Cochrane Database Syst. Rev. 10, CD005185.
Ellison, D.H., Subramanya, A.R., 2015. Clinical use of diuretics. In: Turner, N.N., Lameire, N., Goldsmith, D.J., et al. (Eds.), Oxford Textbook of Clinical Nephrology, fourth ed. Oxford University Press, Oxford.
Pitt, B., Filippatos, G., Agarwal, R., et al., 2021. Cardiovascular events with finerenone in kidney disease and type 2 diabetes. N. Engl. J. Med. 385, 2252–2263.
Shankar, S.S., Brater, D.C., 2003. Loop diuretics: from the Na–K–2Cl transporter to clinical use. Am. J. Physiol. Renal Physiol. 284, F11–F21.

Ca^{2+}/PO^{4-} (ver também seção Diuréticos)

Tonelli, M., Pannu, N., Manns, B., 2010. Drug therapy: oral phosphate binders in patients with kidney failure. N. Engl. J. Med. 362, 1312–1324.
Vervloet, M., Cozzolino, M., 2017. Vascular calcification in chronic kidney disease: different bricks in the wall? Kidney Int. 91, 808–817.

Anti-hipertensivos e proteção renal

ALLHAT Officers and Coordinators for the ALLHAT Collaborative Research Group, 2002. Major outcomes in high-risk hypertensive patients randomized to angiotensin-converting enzyme inhibitor or calcium channel blocker vs diuretic: the Antihypertensive and Lipid-Lowering Treatment to Prevent Heart Attack Trial (ALLHAT). JAMA 288, 2981–2997.
Bakris, G.L., Agarwal, R., Anker, S.D., et al., 2020. Effect of finerenone on chronic kidney disease outcomes in type 2 diabetes. N. Engl. J. Med. 383, 2219–2229.
Nijenhuis, T., Vallon, V., van der Kemp, A.W., et al., 2005. Enhanced passive Ca^{2+} reabsorption and reduced Mg^{2+} channel abundance explains thiazide-induced hypocalciuria and hypomagnesemia. J. Clin. Invest. 115, 1651–1658.

Distúrbios dos íons sódio e potássio

Coca, S.G., Perazella, M.A., Buller, G.K., 2005. The cardiovascular implications of hypokalemia. Am. J. Kidney Dis. 45, 233–247.
Murdoch, I.A., Dos Anjos, R., Haycock, G.B., 1991. Treatment of hyperkalaemia with intravenous salbutamol. Arch. Dis. Child. 66, 527–528.

Uso de fármacos na doença renal

Golper, T.A., Udy, A.A., Lipman, J., 2015. Drug dosing in acute kidney injury. In: Turner, N.N., Lameire, N., Goldsmith, D.J., et al. (Eds.), Oxford Textbook of Clinical Nephrology, fourth ed. Oxford University Press, Oxford.
Olyaei, A.J., Foster, T.A., Lermer, E.V., 2015. Drug dosing in chronic kidney disease. In: Turner, N.N., Lameire, N., Goldsmith, D.J., et al. (Eds.), Oxford Textbook of Clinical Nephrology, fourth ed. Oxford University Press, Oxford.

SEÇÃO 3 — Fármacos que Afetam os Grandes Sistemas de Órgãos

30 Trato Gastrointestinal

CONSIDERAÇÕES GERAIS

Além de sua principal função de digestão e absorção de alimentos, o trato gastrointestinal (GI) é um dos principais sistemas endócrinos do corpo. Além disso, tem a própria rede neuronal integradora, o sistema nervoso entérico (ver Capítulo 13), que contém quase o mesmo número de neurônios que a medula espinal. Trata-se do local de muitas patologias comuns, que variam desde dispepsia simples até doenças autoimunes complexas, como a doença de Crohn, e os medicamentos usados no tratamento desses distúrbios GI compreendem cerca de 8% de todas as prescrições. Neste capítulo, faremos uma breve revisão do controle fisiológico da função GI e, em seguida, discutiremos as características farmacológicas dos fármacos que afetam a secreção e a motilidade gástricas, bem como aqueles utilizados no tratamento da doença inflamatória intestinal.

INERVAÇÃO E HORMÔNIOS DO TRATO GASTROINTESTINAL

Os vasos sanguíneos e as glândulas (exócrinas, endócrinas e parácrinas) do trato GI estão sob controle tanto neuronal quanto hormonal.

CONTROLE NEURONAL

Existem dois plexos intramurais principais no trato GI: o *plexo mioentérico* (*plexo de Auerbach*), situado entre as camadas musculares externa, longitudinal e média circular, e o *plexo submucoso* (*plexo de Meissner*), localizado no lado luminal da camada muscular circular. Esses plexos são interconectados, e suas células ganglionares recebem fibras parassimpáticas pré-ganglionares do nervo vago. São principalmente colinérgicas e excitatórias, embora algumas sejam inibitórias. As fibras simpáticas que chegam são, em sua maior parte, pós-ganglionares. Além de inervar diretamente os vasos sanguíneos, o músculo liso e algumas células glandulares, algumas fibras simpáticas terminam nesses plexos, onde inibem a secreção de acetilcolina (ver Capítulo 13).

Os neurônios no interior dos plexos constituem o *sistema nervoso entérico* e secretam não apenas acetilcolina e noradrenalina (norepinefrina), mas também 5-hidroxitriptamina (5-HT), purinas, óxido nítrico e uma variedade de peptídeos farmacologicamente ativos (ver Capítulos 13 a 19). O plexo entérico também contém neurônios sensoriais, que respondem a estímulos mecânicos e químicos.

CONTROLE HORMONAL

Os hormônios do trato GI incluem secreções tanto endócrinas quanto parácrinas. As secreções endócrinas (*i. e.*, substâncias liberadas na corrente sanguínea) consistem principalmente em peptídeos sintetizados por células endócrinas na mucosa. Entre os exemplos importantes, destacam-se a *gastrina* e a *colecistocinina* (CCK). As secreções parácrinas incluem muitos peptídeos reguladores liberados de células especiais encontradas por toda a parede do trato GI. Esses hormônios atuam sobre células de localização próxima e, no estômago, o mais importante deles é a *histamina*. Alguns mediadores parácrinos também funcionam como neurotransmissores.

Os fármacos administrados por via oral são absorvidos naturalmente durante a sua passagem pelo trato GI (ver Capítulo 9). Outras funções do trato GI importantes do ponto de vista de intervenção farmacológica são:

- Secreção gástrica
- Vômitos (êmese) e náuseas
- Motilidade intestinal e defecação
- Formação e excreção da bile.

SECREÇÃO GÁSTRICA

O estômago secreta cerca de 2,5 ℓ de suco gástrico por dia. Os principais componentes exócrinos consistem em proenzimas, como a *pró-renina* e o *pepsinogênio*, que são produzidos pelas células *principais* ou *pépticas*, e o ácido clorídrico (HCl) e o *fator intrínseco* (ver Capítulo 24), secretados pelas células *parietais* ou *oxínticas*. A produção de ácido é importante para promover a digestão proteolítica dos alimentos, a absorção de ferro e a eliminação de patógenos. As células secretoras de muco também são abundantes na mucosa gástrica. Os íons bicarbonato são secretados e retidos no muco, criando uma barreira protetora semelhante a um gel que mantém a superfície da mucosa em um pH de 6 a 7 na presença de um ambiente mais ácido (pH 1 a 2) no lúmen. O álcool e a bile podem romper essa barreira protetora. As prostaglandinas (PGs) "citoprotetoras" produzidas localmente estimulam a secreção de muco e de bicarbonato.

Acredita-se que distúrbios nesses mecanismos secretores e protetores possam estar envolvidos na patogenia da úlcera péptica e, na verdade, em outros tipos de dano gástrico, como a *doença do refluxo gastroesofágico* (DRGE) e lesão causada por anti-inflamatórios não esteroidais (AINEs).

REGULAÇÃO DA SECREÇÃO DE ÁCIDO PELAS CÉLULAS PARIETAIS

Os distúrbios da secreção de ácido são importantes na patogenia da úlcera péptica e constituem um alvo particular para a ação de fármacos. A secreção das células parietais é uma solução isotônica de HCl (150 mmol/ℓ) com pH inferior a 1, em que a concentração de íons hidrogênio é mais de um milhão de vezes mais alta que a do plasma. Para produzir isso, o Cl^- é ativamente transportado para *canalículos* nas células que se comunicam com o lúmen das glândulas gástricas e, assim, com o próprio estômago. O Cl^- é acompanhado da secreção de K^+, que é, então, trocado por H^+ dentro da célula por uma H^+-K^+-ATPase (a "bomba de prótons", Figura 30.1). No interior da célula, a anidrase carbônica catalisa a combinação de dióxido de carbono e

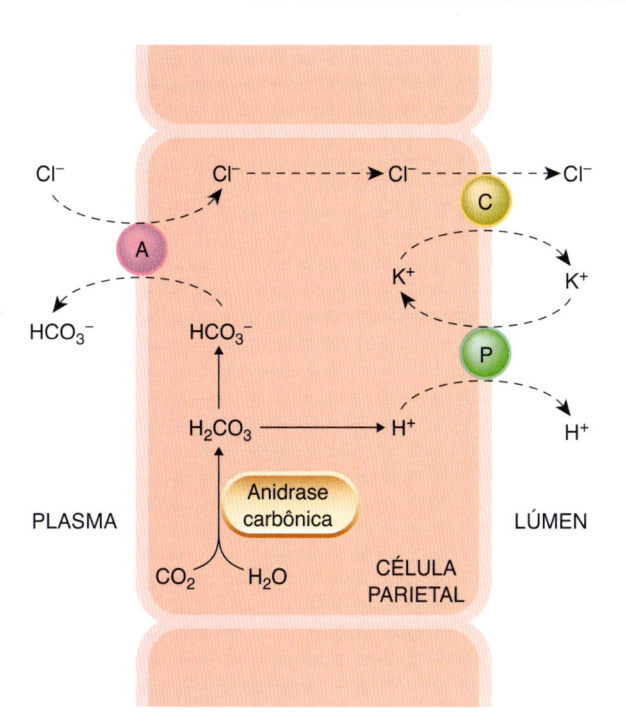

Figura 30.1 Ilustração esquemática da secreção de ácido clorídrico pela célula parietal gástrica. A secreção envolve uma bomba de prótons (P), que é uma H^+-K^+-ATPase; um carreador (C) do tipo simporte para K^+ e Cl^-; e um antiporte (A) que realiza a troca de Cl^- e HCO_3^-. Um antiporte de Na^+/H^+ adicional, situado na interface com o plasma, também desempenha um papel (não mostrado).

de água para produzir ácido carbônico, que se dissocia em íons H^+ e bicarbonato. Estes últimos são trocados por Cl^- através da membrana basal da célula parietal. Os principais mediadores que controlam direta ou indiretamente a produção de ácido pelas células parietais são:

- Histamina (um hormônio local estimulador)
- Gastrina (um hormônio peptídico estimulador)
- Acetilcolina (um neurotransmissor estimulador)
- PGE_2 e PGI_2 (hormônios locais que inibem a secreção de ácido)
- Somatostatina (um hormônio peptídico inibitório).

HISTAMINA

A histamina é discutida no Capítulo 17, e, aqui, são tratados apenas os aspectos de sua farmacologia relevantes para a secreção gástrica. As células neuroendócrinas são abundantes no estômago, e o tipo predominante é a *célula ECL* (do inglês *enterocromaffin-like*). Trata-se de células que contêm histamina, semelhantes aos mastócitos, que se localizam próximo às células parietais. São responsáveis por uma liberação basal contínua de histamina, que ainda é aumentada pela gastrina e acetilcolina. A histamina atua de forma parácrina nos receptores H_2 das células parietais, aumentando o AMPc intracelular. Essas células respondem a concentrações de histamina que estão abaixo do limiar necessário para a ativação dos receptores H_2 vasculares.

GASTRINA

A gastrina é um polipeptídeo de 34 resíduos, que também existe em formas menores. É sintetizada pelas *células G* no antro gástrico e é secretada no sangue portal, atuando como hormônio circulante. Sua principal ação consiste na estimulação da secreção de ácido pelas células ECL, por meio de sua ação nos receptores de gastrina/CCK_2,[1] que aumentam o Ca^{2+} intracelular. Os receptores de gastrina também são encontrados nas células parietais, porém a sua importância no controle da secreção fisiológica é controversa. Os receptores de CCK_2 são bloqueados pela **proglumida** e **netazepida**, que estão em fase de ensaios clínicos para doença gastrointestinal (Figura 30.2).

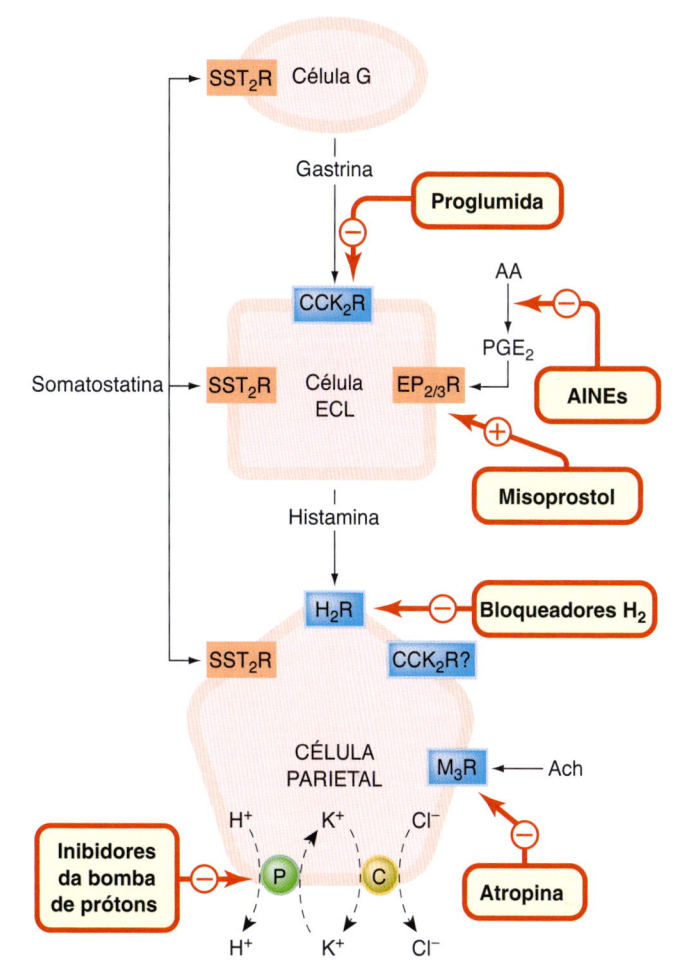

Figura 30.2 Diagrama esquemático mostrando a regulação de uma célula parietal gástrica secretora de ácido, ilustrando o local de ação de fármacos que influenciam a secreção ácida. A etapa inicial no controle da secreção fisiológica consiste na liberação de gastrina das células G. A gastrina atua por meio de seu receptor de gastrina/colecistocinina (CCK_2) presente nas células enterocromafins (ECL) semelhantes aos mastócitos, induzindo a liberação de histamina e exercendo um efeito direto secundário sobre as próprias células parietais, embora isso não esteja esclarecido por completo. A histamina atua sobre os receptores H_2 das células parietais, elevando o AMPc, que ativa a secreção de ácido pela bomba de prótons. A estimulação vagal direta também provoca a secreção de ácido, e a acetilcolina liberada estimula diretamente os receptores M_3 nas células parietais. A influência da somatostatina nas células G, nas células ECL e nas células parietais é inibitória. As prostaglandinas locais (ou administradas terapeuticamente) exercem efeitos inibitórios predominantemente sobre a função das células ECL. Os receptores representados em *vermelho* possuem efeitos inibitórios sobre a secreção celular, enquanto aqueles em *azul* estimulam a secreção celular. AA, ácido araquidônico; ACh, acetilcolina; C, carreador do tipo simporte de K^+ e Cl^-; CCK_2, receptor de gastrina/colecistocinina; AINEs, anti-inflamatórios não esteroidais; P, bomba de prótons (H^+-K^+-ATPase); PGE_2, prostaglandina E_2.

---

[1] Esses dois peptídeos compartilham a mesma sequência pentapeptídica C-terminal biologicamente ativa.

A gastrina também estimula a síntese de histamina pelas células ECL e aumenta indiretamente a secreção de pepsinogênio, estimula o fluxo sanguíneo e aumenta a motilidade gástrica. A liberação de gastrina é controlada por transmissores neuronais e por mediadores transportados pelo sangue, bem como pela química do conteúdo gástrico. Os aminoácidos e pequenos peptídeos estimulam diretamente as células secretoras de gastrina, assim como o leite e as soluções de sais de cálcio, o que explica por que é inadequado usar sais contendo cálcio como antiácidos.

ACETILCOLINA

A acetilcolina, que é liberada (junto a uma bateria de outros neurotransmissores e peptídeos) de neurônios colinérgicos pós-ganglionares, estimula receptores M_3 muscarínicos específicos na superfície das células parietais (ver Capítulo 14), com consequente elevação do Ca^{2+} intracelular e estimulação da secreção de ácido. Além disso, exerce efeitos complexos em outros tipos de células; por meio da inibição da liberação de somatostatina das *células D*, potencializa a sua ação sobre a secreção de ácido pelas células parietais.

PROSTAGLANDINAS

A maioria das células do trato GI produz PGs (ver Capítulo 17), das quais as mais importantes são a PGE_2 e PGI_2. As PGs exercem efeitos "citoprotetores" sobre muitos aspectos da função gástrica, incluindo aumento da secreção de bicarbonato (receptores $EP_{1/2}$), aumento da liberação de mucina protetora (receptor EP_4), redução da produção de ácido gástrico – possivelmente por meio de uma ação nos receptores $EP_{2/3}$ das células ECL – e prevenção da vasoconstrição (e, portanto, dano à mucosa) que ocorre após lesão ou estímulo agressivo. É provável que esta última ação seja modulada por receptores $EP_{2/4}$. O **misoprostol** (ver adiante) é uma PG sintética, que provavelmente explora muitos desses efeitos para manifestar sua ação terapêutica.

SOMATOSTATINA

Esse hormônio peptídico é liberado pelas *células D* em vários locais do estômago. Por meio de sua ação no receptor de somatostatina $(SST)_2$, a somatostatina exerce ações inibitórias parácrinas sobre a liberação de gastrina pelas células G e liberação de histamina pelas células ECL, bem como sobre a produção de ácido das células parietais.

COORDENAÇÃO DOS FATORES QUE REGULAM A SECREÇÃO DE ÁCIDO

A regulação da célula parietal é complexa, e muitos hormônios locais provavelmente desempenham um papel no ajuste preciso da resposta secretória. O modelo geralmente aceito é o do *eixo gastrina-ECL-célula parietal*, que constitui o mecanismo dominante para o controle da secreção de ácido. De acordo com essa ideia (ver Figura 30.2), sustentada pela maioria dos estudos realizados em camundongos geneticamente modificados, a etapa inicial no controle da secreção fisiológica consiste na liberação de gastrina pelas células G. Esta atua por meio de seu receptor CCK_2 nas células ECL para liberar histamina e pode exercer um efeito direto secundário sobre as próprias células parietais, embora isso tenha sido contestado. A histamina atua sobre os receptores H_2 das células parietais para aumentar o AMPc e ativar a secreção de prótons, conforme descrito.

A estimulação vagal direta também pode provocar a secreção de ácido (que constitui a base das "úlceras de estresse") por meio da liberação de acetilcolina, que estimula diretamente os receptores M_3 presentes nas células parietais. É provável que a somatostatina exerça uma influência inibitória tônica sobre as células G, as células ECL e parietais e as PGs locais (ou administradas terapeuticamente), que atuam por meio dos receptores $EP_{2/3}$, exercendo efeitos inibitórios predominantemente sobre a função das células ECL.

Esse sistema de controle é complexo, porém a exposição prolongada dos tecidos ao excesso de secreção de ácido é perigosa e precisa ser rigorosamente regulada (Schubert e Peura, 2008).

> **Secreção de ácido gástrico, muco e bicarbonato**
>
> O controle do trato GI ocorre por meio de mecanismos neuronais e humorais
> - O ácido é secretado das células parietais gástricas por uma bomba de prótons (H^+-K^+- ATPase)
> - Os três secretagogos endógenos para o ácido são a histamina, a acetilcolina e a gastrina
> - A PGE_2 e a PGI_2 inibem a secreção de ácido, estimulam a secreção de muco e de bicarbonato e dilatam os vasos sanguíneos da mucosa
> - A somatostatina inibe todas as fases de ativação das células parietais.
>
> A gênese das úlceras pépticas envolve:
> - Infecção da mucosa gástrica por *Helicobacter pylori*
> - Um desequilíbrio entre os agentes que provocam dano à mucosa (ácido, pepsina) e os que a protegem (muco, bicarbonato, PGE_2 e PGI_2 e óxido nítrico).

FÁRMACOS USADOS PARA INIBIR OU NEUTRALIZAR A SECREÇÃO DE ÁCIDO GÁSTRICO

As principais indicações clínicas para reduzir a secreção de ácido são *úlcera péptica* (tanto duodenal quanto gástrica), a *DRGE* (em que a secreção gástrica provoca danos ao esôfago) e a *síndrome de Zollinger-Ellison* (uma rara condição hipersecretora causada por tumor secretor de gastrina). Sem tratamento, a DRGE pode causar displasia do epitélio esofágico, que pode progredir para uma condição pré-cancerosa potencialmente perigosa, denominada *esôfago de Barrett*.

As razões pelas quais as úlceras pépticas se desenvolvem não estão elucidadas por completo, embora a infecção da mucosa gástrica por *Helicobacter pylori*[2] – um bacilo Gram-negativo que provoca gastrite crônica – agora seja, em geral, considerada uma causa importante (em particular de úlcera duodenal) e forma a base habitual da terapia. O tratamento da infecção por *H. pylori* é discutido mais adiante.

Muitos AINEs inespecíficos (ver Capítulo 25) causam sangramento e erosões gástricas por meio da inibição da ciclo-oxigenase I, a enzima responsável pela síntese de PGs protetoras. Inibidores mais seletivos da ciclo-oxigenase II, como o **celecoxibe,** parece causar menos dano ao estômago (ver o Capítulo 25 para uma discussão desse problema).

A terapia para a úlcera péptica e a esofagite de refluxo tem por objetivo diminuir a secreção de ácido gástrico com antagonistas do receptor H_2 ou inibidores da bomba de

---

[2]A infecção por *H. pylori* no estômago também tem sido classificada como carcinógeno de classe 1 (definido) para câncer gástrico.

prótons e/ou neutralizar o ácido secretado com antiácidos. Esses tratamentos frequentemente são acoplados a medidas que visam erradicar a *H. pylori*.

ANTAGONISTAS DO RECEPTOR H_2 DE HISTAMINA

A descoberta e o desenvolvimento de fármacos bloqueadores do receptor H_2 de histamina por Black et.al., em 1972, representou um importante avanço no tratamento de úlceras gástricas – uma condição que até então só podia ser tratada por cirurgia (algumas vezes bastante heroica).[3] De fato, a capacidade de distinguir entre subtipos de receptores de histamina com o uso de agentes farmacológicos foi, por si só, um grande avanço intelectual, visto que não havia nenhuma evidência direta da existência desses receptores até o advento de antagonistas seletivos. Os antagonistas do receptor H_2 inibem competitivamente as ações da histamina em todos os receptores H_2, porém o seu principal uso clínico é como inibidores da secreção de ácido gástrico. Esses fármacos podem inibir a secreção de ácido estimulada pela histamina e pela gastrina. A secreção de pepsina também cai com a redução de volume do suco gástrico. Eles não apenas diminuem a secreção de ácido tanto basal quanto estimulada por alimentos em 90% ou mais, como promovem, conforme indicado por numerosos ensaios clínicos, a cicatrização das úlceras gástricas e duodenais. Entretanto, existe a probabilidade de recidivas após a interrupção do tratamento.

Os principais fármacos usados são a **cimetidina**, a **ranitidina** (algumas vezes em combinação com **bismuto**), a **nizatidina** e a **famotidina**. Há poucas diferenças clinicamente relevantes entre esses fármacos. O efeito da cimetidina sobre a secreção gástrica em seres humanos é mostrado na Figura 30.3. Os usos clínicos dos antagonistas do receptor H_2 são explicados no boxe clínico.

Usos clínicos de agentes que afetam a acidez gástrica

- Antagonistas dos receptores H_2 de histamina (p. ex., **famotidina**):
  - Úlcera péptica
  - Esofagite de refluxo
- Inibidores da bomba de prótons (p. ex., **omeprazol, lansoprazol**)
  - Úlcera péptica
  - Esofagite de refluxo
  - Como componente da terapia para a infecção por *H. pylori*
  - Síndrome de *Zollinger-Ellison* (doença rara causada por tumores secretores de gastrina)
- Antiácidos (p. ex., trissilicato de magnésio, hidróxido de alumínio, alginatos)
  - Dispepsia
  - Alívio sintomático na *úlcera péptica* ou (**alginato**) *refluxo esofágico*
- **Quelato de bismuto**
  - Como componente da terapia para a infecção por *H. pylori*

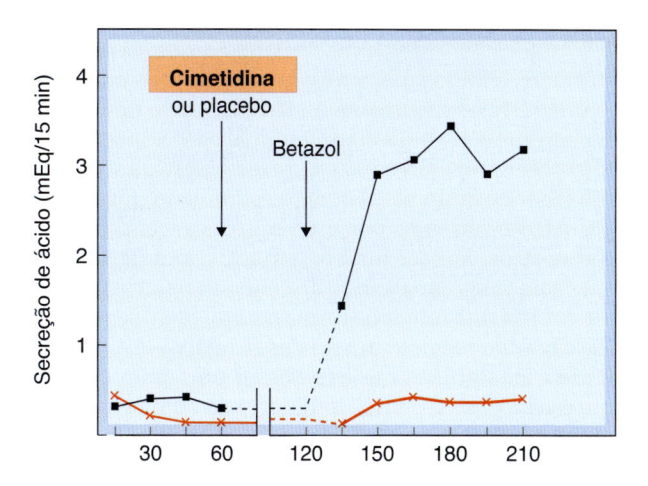

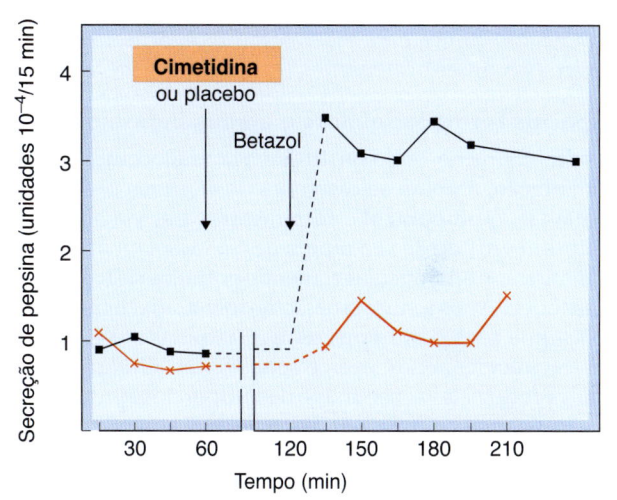

Figura 30.3 Efeito da cimetidina sobre a secreção de ácido gástrico e de pepsina estimulada pelo betazol em seres humanos. A cimetidina ou um placebo foram administrados por via oral 60 minutos antes de uma injeção subcutânea (1,5 mg/kg) de betazol, um agonista relativamente específico dos receptores H_2 de histamina, que estimula a secreção de ácido gástrico. (Modificada de Binder, H.J., Donaldson, R.M., Jr., 1978. Effect of cimetidine on intrinsic factor and pepsin secretion in man. Gastroenterology 74, 371-375.)

Aspectos farmacocinéticos e efeitos indesejáveis

Em geral, os fármacos são administrados por via oral e são bem absorvidos, embora se disponha também de preparações para uso intramuscular e intravenoso (com exceção da **famotidina**). Os esquemas posológicos variam, dependendo do distúrbio que está sendo tratado. Formulações de venda livre de **cimetidina, ranitidina** e **famotidina** em baixas doses estão disponíveis em farmácias para uso a curto prazo, sem necessidade de prescrição.

Os efeitos adversos são raros. Foi relatada a ocorrência de diarreia, tontura, dores musculares, alopecia, exantemas transitórios, confusão em indivíduos idosos e hipergastrinemia. Algumas vezes, a **cimetidina** provoca ginecomastia em homens e, em casos raros, diminuição da função sexual, provavelmente causada por uma afinidade modesta do fármaco por receptores de androgênios. A **cimetidina** (mas não outros antagonistas dos receptores H_2) também inibe o citocromo P450 e pode retardar o metabolismo (e, portanto, potencializar a ação) de uma variedade de fármacos, incluindo anticoagulantes orais e antidepressivos tricíclicos.

---

[3]Essa época tem sido referida como era "AC" – antes da cimetidina – da gastroenterologia (Schubert e Peura, 2008)! É uma indicação da importância clínica do desenvolvimento desse fármaco.

INIBIDORES DA BOMBA DE PRÓTONS

O primeiro inibidor da bomba de prótons foi o **omeprazol**, que inibe irreversivelmente a H^+-K^+-ATPase (a bomba de prótons), que constitui a etapa terminal na via de secreção de ácido (ver Figuras 30.1 e 30.2). Ocorre redução da secreção de ácido gástrico tanto basal quanto estimulada (Figura 30.4). O fármaco é formado por uma mistura racêmica de dois enantiômeros. Por ser uma base fraca, acumula-se no ambiente ácido dos canalículos da célula parietal estimulada, onde é convertido em uma forma aquiral e, em seguida, torna-se capaz de reagir com a ATPase e inativá-la. O acúmulo preferencial significa que ele possui um efeito específico sobre essas células. Outros inibidores da bomba de prótons (todos os que possuem um modo semelhante de ativação e farmacologia) incluem o **esomeprazol** (o isômero [S] do omeprazol), o **lansoprazol**, o **pantoprazol** e o **rabeprazol**. A indicação clínica para esses fármacos é fornecida no boxe clínico (ver anteriormente).

Aspectos farmacocinéticos e efeitos indesejáveis

A administração oral constitui a via mais comum de administração, embora se disponha de algumas preparações injetáveis. O **omeprazol** é administrado por via oral; entretanto, em virtude de sua rápida degradação em pH baixo, é administrado em cápsulas contendo grânulos de revestimento entérico. Após a sua absorção no intestino delgado, passa do sangue para dentro das células parietais e, em seguida, nos canalículos, onde exerce seus efeitos. O aumento das doses produz elevações altas e desproporcionais da concentração plasmática (possivelmente pelo fato de que seu efeito inibitório sobre a secreção de ácido melhora a sua própria biodisponibilidade). Embora a sua meia-vida seja de cerca de 1 hora, uma dose diária única afeta a secreção de ácido por 2 a 3 dias, em parte devido ao acúmulo nos canalículos e, em parte, devido ao fato de que inibe irreversivelmente a H^+-K^+-ATPase. Com o uso de doses diárias, há um efeito antissecretor crescente por até 5 dias, quando um platô é alcançado.

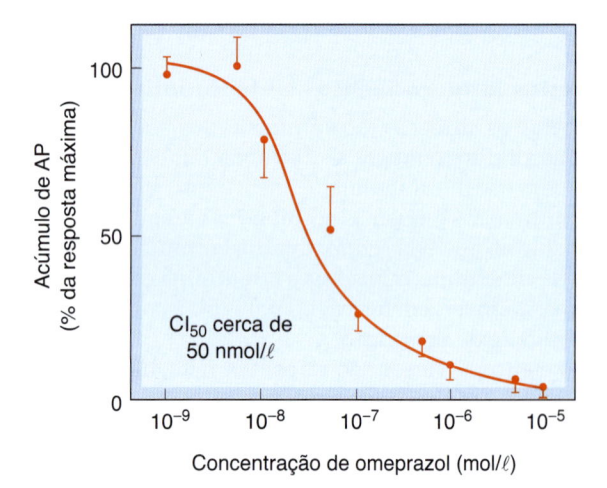

Figura 30.4 Ação inibitória do omeprazol sobre a secreção de ácido de glândulas gástricas humanas isoladas, estimuladas por 50 µmol/ℓ de histamina. A secreção de ácido foi medida pelo acúmulo de uma base fraca radiomarcada, a aminopirina (AP), nos canais secretores. Os dados representam a média e o erro-padrão de medidas de oito pacientes. (Adaptada de Lindberg, P., et al., 1987. Trends Pharmacol. Sci. 8, 399-402.)

Os efeitos adversos dessa classe de fármacos são incomuns. Podem incluir cefaleia, diarreia (ambas algumas vezes intensas) e exantemas. A supressão ácida com inibidores da bomba de prótons está associada a um risco aumentado de diarreia por *Clostridium difficile*, particularmente em pacientes imunossuprimidos ou que receberam antibióticos. Foi relatada a ocorrência de tontura, sonolência, confusão mental, impotência, ginecomastia e dor muscular e articular. Os inibidores da bomba de prótons devem ser utilizados com cautela em pacientes com doença hepática e em mulheres grávidas ou durante a amamentação. O uso desses fármacos pode "mascarar" os sintomas de câncer gástrico.

ANTIÁCIDOS

Os antiácidos representam a maneira mais simples de tratar os sintomas de secreção excessiva de ácido gástrico. Esses fármacos neutralizam diretamente o ácido, o que também tem o efeito de inibir a atividade das enzimas pépticas, que praticamente cessa em pH de 5. Quando administrados em quantidade e tempo suficientes, podem produzir cicatrização das úlceras duodenais, porém são menos eficazes para as úlceras gástricas.

Os antiácidos de uso comum são, em sua maioria, sais de magnésio e alumínio. Os sais de magnésio causam diarreia, enquanto os de alumínio provocam constipação intestinal. Felizmente, podem ser utilizadas misturas desses dois para preservar a função normal do intestino. Preparações dessas substâncias (p. ex., misturas de **trissilicato de magnésio** e algumas preparações de alumínio patenteadas) que contêm altas concentrações de sódio não devem ser administradas a pacientes que seguem uma dieta com restrição de sódio. Dispõe-se de numerosas preparações de antiácidos, e algumas das mais importantes são mencionadas adiante.

O **hidróxido de magnésio** é um pó insolúvel que forma cloreto de magnésio no estômago. Não produz alcalose sistêmica, visto que o Mg^{2+} é pouco absorvido no intestino. Outro sal, o trissilicato de magnésio, é um pó insolúvel que reage lentamente com o suco gástrico, formando cloreto de magnésio e sílica coloidal. Esse agente apresenta um efeito antiácido prolongado e adsorve a pepsina. Utiliza-se também o **carbonato de magnésio.**

O **gel de hidróxido de alumínio** forma cloreto de alumínio no estômago; quando este alcança o intestino, o cloreto é liberado e reabsorvido. O hidróxido de alumínio eleva o pH do suco gástrico para cerca de 4 e adsorve a pepsina. Sua ação é gradual, e o seu efeito continua por várias horas.[4] O hidróxido de alumínio coloidal combina-se com fosfatos no trato GI, e a excreção aumentada de fosfato que ocorre nas fezes resulta em diminuição da excreção de fosfato pelos rins. Esse efeito tem sido utilizado no tratamento de pacientes com insuficiência renal crônica (ver Capítulo 30). Outras preparações, como **hidrotalcita,** contêm misturas de sais de alumínio e de magnésio.

Os **alginatos** ou a **simeticona** são algumas vezes combinados com antiácidos. Acredita-se que os alginatos aumentem a viscosidade e a aderência do muco à mucosa esofágica,

---
[4]Houve uma sugestão – em que a maioria não acredita mais – de que o alumínio poderia desencadear doença de Alzheimer. De fato, não ocorre absorção do alumínio em qualquer grau significativo após a administração oral de hidróxido de alumínio, embora, quando introduzido por outras vias (p. ex., durante a diálise renal com soluções contaminadas com alumínio), seja extremamente tóxico.

formando uma barreira protetora, enquanto a **simeticona** é um agente antiespumante, destinado a aliviar a distensão abdominal e a flatulência.

TRATAMENTO DA INFECÇÃO POR HELICOBACTER PYLORI

A infecção por *Helicobacter pylori* tem sido envolvida como fator etiológico na produção de úlceras gástricas, e mais particularmente duodenais, assim como um fator de risco para câncer gástrico. Com efeito, alguns argumentariam que a gastroduodenite infecciosa é, na realidade, a principal entidade clínica associada a úlceras, cuja sequela proeminente é o desenvolvimento de câncer de estômago. Certamente, a erradicação da infecção por *H. pylori* promove a cicatrização rápida e duradoura de úlceras, e a prática de rotina consiste em realizar um teste para o microrganismo em pacientes que apresentam sintomas sugestivos. Se o teste for positivo, em geral o microrganismo pode ser erradicado com um esquema de 1 ou 2 semanas de "terapia tripla", que consiste em um inibidor da bomba de prótons em combinação com os antibacterianos **amoxicilina** e **metronidazol** ou **claritromicina** (ver Capítulo 52); outras combinações também são utilizadas. Algumas vezes, são acrescentadas preparações que contêm bismuto (ver adiante). Embora a eliminação do bacilo possa produzir remissão das úlceras a longo prazo, pode ocorrer reinfecção pelo microrganismo.

FÁRMACOS QUE PROTEGEM A MUCOSA

Dizem que alguns agentes, denominados *citoprotetores*, aumentam os mecanismos endógenos de produção de muco e/ou proporcionam uma barreira física sobre a superfície da úlcera.

QUELATO DE BISMUTO

O **quelato de bismuto** (dicitratobismutato tripotássico) algumas vezes é usado em esquemas combinados para o tratamento de *H. pylori*. Possui efeitos tóxicos sobre o bacilo e pode impedir a sua aderência à mucosa ou inibir as enzimas proteolíticas bacterianas. Acredita-se também que possua ações protetoras da mucosa por meio de mecanismos que não estão bem esclarecidos. É amplamente utilizado como medicamento de venda livre para sintomas GI leves. Ocorre absorção de uma quantidade muito pequena; todavia, se houver comprometimento da excreção renal, as concentrações plasmáticas elevadas de bismuto podem resultar em encefalopatia.

Os *efeitos adversos* consistem em náuseas, vômitos e escurecimento da língua e das fezes.

SUCRALFATO

O **sucralfato** é um complexo de hidróxido de alumínio e sacarose sulfatada, que libera alumínio na presença de ácido. O complexo residual possui forte carga negativa e liga-se a grupos catiônicos em proteínas, glicoproteínas etc. Pode formar géis complexos com o muco, uma ação que, acredita-se, diminui a degradação do muco pela pepsina e limitar a difusão de íons H^+. O sucralfato também pode inibir a ação da pepsina e estimular a secreção de muco, bicarbonato e PGs pela mucosa gástrica. Todas essas ações contribuem para o seu efeito protetor da mucosa.

O sucralfato é administrado por via oral, e, 3 horas após sua administração, cerca de 30% ainda estão presentes no estômago. No ambiente ácido, o produto polimerizado forma uma pasta tenaz, que algumas vezes pode produzir uma massa obstrutiva (conhecida como *bezoar*[5]) que adere ao estômago. Diminui a absorção de vários outros fármacos, incluindo antibióticos como as fluoroquinolonas e tetraciclinas, ou ainda fármacos como **teofilina, digoxina** e **amitriptilina.** Como necessita de um ambiente ácido para a sua ativação, os antiácidos administrados concomitantemente ou antes de sua administração reduzem a sua eficácia.

Os efeitos indesejáveis são poucos, sendo a constipação intestinal o mais comum. Os efeitos menos comuns, além da formação de bezoar, incluem boca seca, náuseas, vômitos, cefaleia e exantemas.

MISOPROSTOL

As PGs das séries E e I geralmente possuem ação protetora homeostática no trato GI, e uma deficiência de produção endógena (p. ex., após ingestão de um AINE) pode contribuir para a formação de úlceras. O **misoprostol** é um análogo estável da PGE_1. É administrado por via oral e utilizado para promover a cicatrização de úlceras ou para prevenir o dano gástrico que pode ocorrer com o uso crônico de AINEs. Exerce uma ação direta sobre as células ECL (e, possivelmente, sobre a célula parietal; ver Figura 30.2), inibindo a secreção basal de ácido gástrico, bem como a estimulação da produção observada em resposta a alimentos, pentagastrina e cafeína. Aumenta também o fluxo sanguíneo da mucosa e intensifica a secreção de muco e de bicarbonato.

Os efeitos indesejáveis consistem em diarreia e cólica abdominais; além disso, podem ocorrer contrações uterinas, de modo que o fármaco não deve ser administrado durante a gravidez (a não ser para induzir deliberadamente um aborto terapêutico; ver Capítulo 35). As PGs e os AINEs são discutidos com mais detalhes no Capítulo 25.

VÔMITOS

Náuseas e vômitos constituem efeitos colaterais indesejáveis de muitos fármacos de uso clínico, notadamente aqueles usados na quimioterapia do câncer, mas também opioides, anestésicos gerais e digoxina. Ocorrem também na cinetose,[6] no início da gravidez e em numerosos estados patológicos (p. ex., enxaqueca), bem como infecções bacterianas e virais.

MECANISMO REFLEXO DO VÔMITO

O vômito é uma resposta defensiva com o objetivo de livrar o organismo de materiais tóxicos ou irritantes. Componentes venenosos, toxinas bacterianas e muitos fármacos citotóxicos (bem como distensão mecânica) desencadeiam a liberação de mediadores, como 5-HT, das células enterocromafins na mucosa do trato GI. Esses transmissores desencadeiam sinais nas fibras aferentes vagais. O ato

---

[5]Termo derivado da palavra persa que significa "cura para envenenamento". Refere-se à crença de que um chá preparado a partir de massas impactadas retiradas do estômago de caprinos poderia proteger contra o envenenamento provocado por inimigos.
[6]De fato, a palavra *náusea* origina-se do grego, que significa "barco", com a sugestão óbvia de cinetose associada. O *vômito* deriva de uma palavra latina, e o *vomitorium* era a "saída de emergência" de antigos teatros. Isso tem uma certa ressonância, como acreditamos que você concordará!

432 SEÇÃO 3 ● Fármacos que Afetam os Grandes Sistemas de Órgãos

Centros corticais superiores
Dor, visão e odores repulsivos e fatores emocionais

Núcleos vestibulares
Estímulos provenientes do labirinto

Centro do vômito
Integra sinais que chegam: coordena a êmese

ZGQ
Principal local de detecção de estímulos eméticos

Aferentes vagais
Transmitem sinais do intestino para o tronco encefálico

Células enterocromafins
Detectam substâncias químicas tóxicas ou toxinas no intestino

Anti-histamínicos (receptores H_1)

Hioscina (receptores M_1)

Fenotiazinas (receptores D_2)
Domperidona (receptores D_2)
Metoclopramida (receptores D_2)
Droperidol, haloperidol (receptores D_2)
Granisetrona, ondansetrona, palonosetrona (receptores $5-HT_3$)

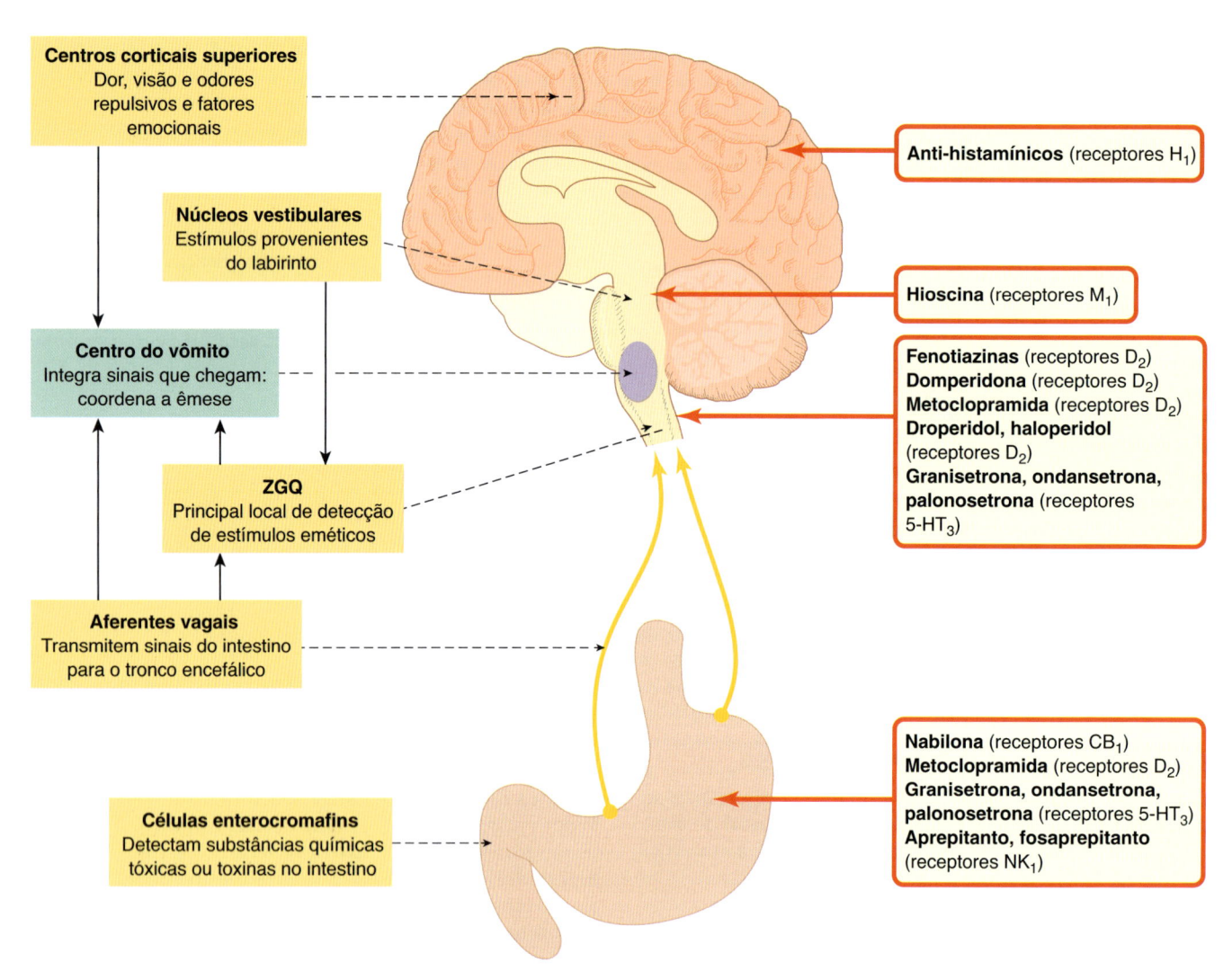

Nabilona (receptores CB_1)
Metoclopramida (receptores D_2)
Granisetrona, ondansetrona, palonosetrona (receptores $5-HT_3$)
Aprepitanto, fosaprepitanto (receptores NK_1)

Figura 30.5 Diagrama esquemático dos fatores envolvidos no controle dos vômitos, com os prováveis locais de ação dos fármacos antieméticos. Existem três centros importantes localizados no bulbo. A zona de gatilho quimiorreceptora (ZGQ), o centro do vômito e os núcleos vestibulares. O centro do vômito recebe estímulos da ZGQ, do trato gastrointestinal (GI) (por meio de conexões aferentes vagais) e dos centros corticais superiores e coordena o ato físico da êmese. Os aferentes vagais que surgem do trato GI também se unem à ZGQ diretamente, assim como impulsos provenientes dos núcleos vestibulares, que, por sua vez, recebem impulsos do labirinto. (Baseada, em parte, em um diagrama de Rojas, C., Slusher, B.S., 2012. Pharmacological mechanisms of 5-HT(3) and tachykinin NK(1) receptor antagonism to prevent chemotherapy-induced nausea and vomiting. Eur. J. Pharmacol. 684, 1-7.)

físico de vomitar é coordenado centralmente pelo *centro do vômito* (ou *emético*) no bulbo (Figura 30.5). Na verdade, não se trata de uma localização anatômica distinta, mas de uma rede de vias neurais que integram sinais provenientes de outras localizações. Uma delas, na área *póstrema*, é conhecida como *zona de gatilho quimiorreceptora* (ZGQ). A ZGQ recebe estímulos provenientes do labirinto na orelha interna por meio dos *núcleos vestibulares* (o que explica o mecanismo da cinetose) e de fibras aferentes vagais provenientes do trato GI. Substâncias químicas tóxicas presentes na corrente sanguínea também podem ser detectadas pela ZGQ, visto que a barreira hematoencefálica é relativamente permeável nessa área. Por conseguinte, a ZGQ constitui um importante local de ação de muitos fármacos eméticos e antieméticos (Tabela 30.1).

O centro do vômito também recebe sinais diretamente dos aferentes vagais, bem como aqueles transmitidos por meio da ZGQ. Além disso, recebe estímulos dos centros corticais superiores, o que explica por que visões ou odores desagradáveis ou repulsivos ou fortes estímulos emocionais algumas vezes podem induzir náuseas e vômitos.

Os principais neurotransmissores envolvidos nesse neurocircuito são a acetilcolina, a histamina, a 5-HT, a dopamina e a substância P, e foram demonstrados receptores para esses transmissores nas áreas relevantes (ver Capítulos 13 a 17). Foi formulada a hipótese de que as encefalinas (ver Capítulo 43) também estejam implicadas na mediação do vômito, atuando, possivelmente, nos receptores opioides δ (ZGQ) ou μ (centro do vômito). A substância P (ver Capítulo 17), que atua nos receptores de neurocinina-1 na ZGQ, e os endocanabinoides (ver Capítulo 18) também podem estar envolvidos.

A neurobiologia das náuseas está menos elucidada. Náuseas e vômitos podem ocorrer juntos ou separados e podem desempenhar diferentes funções fisiológicas (Andrews e Horn, 2006). Do ponto de vista do farmacologista, é mais fácil controlar o vômito do que as náuseas, e muitos antieméticos eficazes (p. ex., antagonistas de $5-HT_3$) têm menos sucesso nesse aspecto.

Tabela 30.1 Locais de ação dos fármacos antieméticos comuns.

Classe	Fármacos	Local de ação	Comentários
Anti-histamínicos	Cinarizina, ciclizina, prometazina	Receptores H_1 no SNC (que causam sedação) e, possivelmente, ações anticolinérgicas no aparelho vestibular	Amplamente eficazes, independentemente da causa da êmese. Doxilamina/piridoxina aprovada durante a gravidez
Antimuscarínicos	Hioscina	Ações anticolinérgicas no aparelho vestibular e, possivelmente, em outros locais	Principalmente cinetose
Canabinoides	Nebilona	Provavelmente receptores CB_1 no trato GI	O VIFC em pacientes nos quais outros fármacos não foram eficazes
Antagonistas da dopamina	Fenotiazinas: proclorfenazina, perfenazina, trifluorfenazina, clorpromazina	Receptores D_2 na ZGQ	VIFC, NVPO, SR
	Fármacos relacionados: droperidol, haloperidol	Receptores D_2 no trato GI	VIFC, NVPO, SR
	Metoclopramida	Receptores D_2 na ZGQ e no trato GI	NVPO, VIFC
Glicocorticoides	Dexametasona	Provavelmente múltiplos locais de ação, incluindo trato GI	NVPO, VIFC; normalmente usada em combinação com outros fármacos
Antagonistas da $5\text{-}HT_3$	Granisterona, ondansetrona, palonosetrona	Receptores $5\text{-}HT_3$ na ZGQ e no trato GI	NVPO, VIFC
Antagonistas da neurocinina-1	Aprepitanto, fosaprepitanto	Receptores NK_1 na ZGQ, centro do vômito e, possivelmente, trato GI	VIFC; administrados em combinação com outro fármaco

5-HT, 5-hidroxitriptamina; VIFC, vômito induzido por fármacos citotóxicos; SNC, sistema nervoso central; ZGQ, zona de gatilho quimiorreceptora; GI, gastrointestinal; NVPO, náusea e vômitos do pós-operatório; SR, síndrome da radiação.

Mecanismo reflexo do vômito

Os estímulos eméticos incluem:
- Substâncias químicas ou fármacos no sangue ou no intestino
- Impulsos neuronais provenientes do trato GI, do labirinto e do sistema nervoso central (SNC)

As vias e os mediadores incluem:
- Impulsos da ZGQ e de vários outros centros do SNC que são transmitidos ao centro do vômito
- Transmissores químicos, como histamina, acetilcolina, dopamina, 5-HT e substância P, que atuam sobre os receptores H_1, muscarínicos, D_2, $5\text{-}HT_3$ e NK_1, respectivamente

Os fármacos antieméticos incluem:
- Antagonistas dos receptores H_1 (p. ex., **cinarizina**)
- Antagonistas muscarínicos (p. ex., **hioscina**)
- Antagonistas dos receptores $5\text{-}HT_3$ (p. ex., **ondansetrona**)
- Antagonistas dos receptores D_2 (p. ex., **metoclopramida**)
- Canabinoides (p. ex., **nabilona**)
- Antagonistas da neurocinina-1 (p. ex., **aprepitanto, fosaprepitanto**)

Os principais efeitos colaterais dos antieméticos mais importantes incluem:
- Sonolência e efeitos antiparassimpáticos (**hioscina, nabilona > cinarizina**)
- Reações distônicas (**metoclopramida**)
- Distúrbios gerais do SNC (**nabilona**)
- Cefaleia, desconforto do trato GI (**ondansetrona**).

FÁRMACOS ANTIEMÉTICOS

Dispõe-se de vários agentes antieméticos, que geralmente são usados para condições específicas, embora possa haver alguma sobreposição. Esses fármacos são de importância particular como adjuvantes da quimioterapia para o câncer, em que muitos fármacos citotóxicos provocam náuseas e vômitos (ver Capítulo 57), que podem ser quase insuportáveis.[7] Quando são utilizados fármacos para alívio das náuseas matinais da gravidez, deve-se ter sempre em mente o problema do potencial dano ao feto. Em geral, todos os fármacos devem ser evitados durante os primeiros 3 meses de gravidez, se possível. Os detalhes sobre as principais categorias de antieméticos são apresentados mais adiante, enquanto o boxe resume os principais usos clínicos. O boxe clínico e a Tabela 30.1 fornecem uma visão geral de seus prováveis locais de ação e de sua utilidade clínica.

ANTAGONISTAS DOS RECEPTORES

Muitos antagonistas dos receptores H_1 (ver Capítulo 25), muscarínicos (ver Capítulo 14), de $5\text{-}HT_3$ (ver Capítulo 16), de dopamina (ver Capítulo 47) e de neurocinina NK_1 exibem atividade antiemética clinicamente útil.

---

[7] Foi relatado que um paciente jovem e medicamente qualificado, tratado com quimioterapia combinada para sarcoma, declarou que "a intensidade dos vômitos algumas vezes fazia com que o pensamento da morte parecesse como um alívio bem-vindo".

Antagonistas dos receptores H_1

A **cinarizina**, a **ciclizina** e a **prometazina** são os antagonistas dos receptores H_1 mais comumente empregados. São eficazes contra náuseas e vômitos originados de muitas causas, incluindo cinetose (até mesmo em viagens espaciais da NASA!) e a presença de irritantes no estômago. São menos efetivos contra substâncias que atuam diretamente na ZGQ. A prometazina ou a **doxilamina** são usadas para o enjoo matinal da gravidez (nas raras ocasiões em que essas náuseas são tão intensas a ponto de exigirem tratamento farmacológico). Os principais efeitos adversos consistem em sonolência e sedação, o que possivelmente contribui para a sua eficácia clínica.

Usos clínicos dos fármacos antieméticos

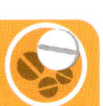

- Antagonistas dos receptores H_1 da histamina (ver boxe clínico no Capítulo 25):
    - **Ciclizina:** cinetose, distúrbios vestibulares, náuseas e vômitos associados com cirurgia e uso de analgésicos narcóticos no pós-operatório
    - **Cinarizina:** cinetose, distúrbios vestibulares (p. ex., doença de Ménière)
    - **Prometazina:** enjoo matinal intenso da gravidez, cinetose, distúrbios vestibulares
- Antagonistas dos receptores muscarínicos:
    - **Hioscina:** cinetose
- Antagonistas dos receptores D_2 de dopamina:
    - Fenotiazinas (p. ex., **proclorperazina**): vômitos causados por enxaqueca, distúrbios vestibulares, radiação, gastroenterite viral, enjoo matinal intenso da gravidez
    - **Metoclopramida:** vômitos causados por enxaqueca, radiação, distúrbios GI, fármacos citotóxicos, prevenção de náuseas e de vômitos no período pós-operatório
    - A **domperidona** tem menos tendência a causar efeitos colaterais sobre o SNC em pacientes com doença de Parkinson, visto que penetra pouco na barreira hematoencefálica
- Antagonistas dos receptores 5-HT_3 (p. ex., **ondansetrona**): fármacos citotóxicos ou radiação, vômitos no pós-operatório
- Canabinoides (p. ex., **nabilona**): fármacos citotóxicos (ver Capítulo 18)
- Antagonistas dos receptores NK_1 (p. ex., **fosaprepitanto**): fármacos citotóxicos.

A **betaistina** tem efeitos complexos sobre a ação da histamina, antagonizando os receptores H_3, porém com atividade agonista fraca nos receptores H_1. É utilizada no controle das náuseas e da vertigem associadas à *doença de Ménière*.[8]

Antagonistas dos receptores muscarínicos

A **hioscina** (escopolamina) é utilizada principalmente para a profilaxia e tratamento da cinetose e pode ser administrada por via oral ou na forma de adesivo transdérmico. Os efeitos indesejáveis mais comuns consistem em boca seca e visão embaçada, ocorre também sonolência, porém o fármaco tem menos ação sedativa do que os anti-histamínicos, devido à sua pouca penetração no SNC.

Antagonistas dos receptores 5-HT_3

A **granisetrona**, a **ondansetrona** e a **palonosetrona** (ver Capítulo 16) têm valor particular na prevenção e no tratamento de vômitos e, em menor grau, de náuseas que são comumente observados no pós-operatório, bem como aqueles causados por radioterapia ou administração de fármacos citotóxicos, como a **cisplatina**. A ZGQ constitui o principal local de ação desses fármacos. Podem ser administrados por via oral ou por injeção (algumas vezes útil se as náuseas já estiverem presentes). Os efeitos adversos, como cefaleia e desconforto GI, são relativamente incomuns.

Antagonistas da dopamina

Os antipsicóticos fenotiazínicos (ver Capítulo 47), como a **clorpromazina**, a **perfenazina**, a **proclorperazina** e a **trifluoperazina**, são antieméticos efetivos comumente usados no tratamento das náuseas e dos vômitos mais intensos associados ao câncer, à radioterapia, aos fármacos citotóxicos, opioides, anestésicos e outros fármacos. Podem ser administrados por via oral, por via intravenosa ou por supositórios. Atuam principalmente como antagonistas dos receptores D_2 de dopamina na ZGQ (ver Figura 30.5), mas também bloqueiam os receptores de histamina e muscarínicos.

Os efeitos adversos são comuns e consistem em sedação (em particular a clorpromazina), hipotensão e sintomas extrapiramidais, incluindo distonias e discinesia tardia (ver Capítulo 47).

Outros fármacos antipsicóticos, como o **haloperidol**, o composto relacionado **droperidol** e a **levomepromazina** (ver Capítulo 47), também atuam como antagonistas D_2 na ZGQ e podem ser usados para a êmese aguda induzida por quimioterapia.

Metoclopramida e domperidona

A **metoclopramida** é um antagonista do receptor D_2 (ver Figura 30.5), com estreita relação com o grupo das fenotiazinas, que atua centralmente na ZGQ e que também tem ação periférica no próprio trato GI, aumentando a motilidade do esôfago, do estômago e do intestino. Isso não apenas contribui para o efeito antiemético, mas também explica o seu uso no tratamento do refluxo gastroesofágico e dos distúrbios hepáticos e biliares. Como a **metoclopramida** também bloqueia os receptores de dopamina em outras partes do SNC, ela produz alguns efeitos adversos, incluindo distúrbios do movimento (mais comuns em crianças e adultos jovens), fadiga, inquietação motora, torcicolo espasmódico (torção involuntária do pescoço) e crises oculógiras (movimentos oculares involuntários para cima). Além disso, estimula a liberação de prolactina (ver Capítulo 35), causando galactorreia e distúrbios da menstruação.

A **domperidona** é um fármaco semelhante utilizado no tratamento dos vômitos causados por agentes citotóxicos, bem como sintomas GI. Ao contrário da **metoclopramida**, a domperidona não atravessa facilmente a barreira hematoencefálica e, em consequência, tem menos tendência a produzir efeitos colaterais centrais. Entretanto, está associada a um pequeno aumento no risco de efeitos adversos cardíacos graves (em particular em doses mais altas e em pacientes idosos), de modo que o seu uso é agora restrito.

---

[8]Uma condição incapacitante denominada com o epônimo do médico francês que descobriu que as náuseas e a vertigem que caracterizam essa condição estão associadas a um distúrbio da orelha interna.

Ambos os fármacos são administrados por via oral, apresentam meia-vida plasmática de 4 a 5 horas e são excretados na urina.

Antagonistas do receptor NK$_1$

A substância P provoca vômitos quando injetada por via intravenosa e é liberada pelos nervos aferentes vagais GI, bem como no próprio centro do vômito. O **aprepitanto** bloqueia os receptores da substância P (NK$_1$) na ZGQ e no centro do vômito. É administrado por via oral e mostra-se efetivo no controle da fase tardia da êmese causada por fármacos citotóxicos, com poucos efeitos adversos significativos. O **fosaprepitanto** é um profármaco do aprepitanto, que é administrado por via intravenosa.

OUTROS FÁRMACOS ANTIEMÉTICOS

Evidências empíricas sugeriram originalmente a possibilidade do uso de canabinoides (ver Capítulo 18) como antieméticos (Pertwee, 2001). Foi constatado que a **nabilona**, um canabinoide sintético, diminui o vômito causado por agentes que estimulam a ZGQ e, algumas vezes, é eficaz quando outros fármacos falham. O efeito antiemético é antagonizado pela **naloxona**, o que significa que os receptores opioides podem ser importantes no mecanismo de ação. A nabilona é administrada por via oral, é bem absorvida pelo trato GI e é metabolizada em muitos tecidos. Sua meia-vida plasmática é de cerca de 120 minutos, e seus metabólitos são excretados na urina e nas fezes.

Os efeitos indesejáveis são comuns, particularmente sonolência, tontura e boca seca. Alterações do humor e hipotensão postural também são bastante frequentes. Alguns pacientes sofrem alucinações e reações psicóticas, que lembram os efeitos de outros canabinoides (ver Capítulo 18).

Os glicocorticoides em altas doses (em particular a **dexametasona**; ver Capítulos 25 e 33) também podem controlar a êmese, especialmente quando causada por fármacos citotóxicos. O mecanismo de ação não está bem esclarecido. A **dexametasona** costuma ser administrada em combinação com **metoclopramida** ou **ondansetrona** a pacientes que recebem agentes citotóxicos ou que apresentam náuseas e vômitos no pós-operatório.

MOTILIDADE DO TRATO GASTROINTESTINAL

Os fármacos que alteram a motilidade do trato GI incluem:
- Purgativos, que aceleram a passagem do alimento pelo intestino
- Agentes que aumentam a motilidade do músculo liso GI sem causar purgação
- Fármacos antidiarreicos, que diminuem a motilidade
- Fármacos antiespasmódicos, que diminuem o tônus da musculatura lisa.

Os usos clínicos dos fármacos que afetam a motilidade do trato GI estão resumidos no boxe clínico.

PURGATIVOS

O trânsito do alimento ao longo do intestino pode ser acelerado por vários tipos diferentes de fármacos, como laxantes, emolientes fecais e purgativos estimulantes. Estes últimos agentes podem ser utilizados para aliviar a constipação intestinal ou para limpeza do intestino antes de cirurgia ou exame.

Fármacos e motilidade do trato GI

- Os purgativos incluem:
  - Laxantes formadores de volume (p. ex., **casca de ispagula** [*Psyllium*], primeira escolha para uma ação lenta)
  - Laxantes osmóticos (p. ex., **lactulose**)
  - Emolientes fecais (p. ex., **docusato**)
  - Purgativos estimulantes (p. ex., **sena**)
- Fármacos usados no tratamento da diarreia:
  - Reidratação oral com soluções isotônicas de NaCl mais glicose e cereal à base de amido (importante em lactentes)
  - Agentes antimotilidade, como, por exemplo, **loperamida** (efeitos indesejáveis: sonolência e náuseas).

LAXANTES FORMADORES DE VOLUME E OSMÓTICOS

Os *laxantes formadores de volume* incluem a **metilcelulose** e certos extratos de plantas, como **Sterculia, Ágar, farelo** e **casca da ispagula (*Psyllium*)**. Esses agentes são polímeros de polissacarídeos que não são digeridos na parte alta do trato GI. Formam uma massa hidratada volumosa no lúmen do intestino, promovendo o peristaltismo e melhorando a consistência das fezes. Podem ser necessários vários dias para a sua ação, porém eles não têm efeitos adversos graves.

Os *laxantes osmóticos* consistem em solutos pouco absorvidos – os purgativos salinos – e **lactulose**. O sulfato de magnésio e o hidróxido de magnésio são os principais sais utilizados. Ao produzir uma carga osmótica, esses agentes retêm volumes aumentados de líquido no lúmen do intestino, o que acelera a transferência do conteúdo intestinal ao longo do intestino delgado. Isso resulta na entrada de um volume anormalmente grande no cólon, provocando distensão e purgação em cerca de 1 hora. Podem ocorrer cólicas abdominais. A quantidade de magnésio absorvida depois de uma dose oral geralmente é demasiado pequena para ter efeitos sistêmicos adversos, porém esses sais devem ser evitados em crianças pequenas e em pacientes com função renal comprometida, nos quais podem causar bloqueio cardíaco, bloqueio neuromuscular ou depressão do SNC. Enquanto soluções isotônicas ou hipotônicas de purgativos salinos causam purgação, as soluções hipertônicas podem causar vômitos. Algumas vezes, outros sais sódicos de fosfato e de citrato são administrados por via retal, por supositório, para aliviar a constipação intestinal.

A **lactulose** é um dissacarídeo semissintético de frutose e galactose. É pouco absorvida e produz um efeito semelhante ao de outros laxantes osmóticos. São necessários 2 a 3 dias para a sua ação. Os efeitos adversos, que são observados com altas doses, consistem em flatulência, cólicas, diarreia e distúrbio eletrolítico. Pode haver desenvolvimento de tolerância. Outro agente, o **macrogol**, que consiste em polímeros inertes de etilenoglicol, atua da mesma maneira e, algumas vezes, é formulado junto a íons eletrolíticos para assegurar que o efeito laxante não provoque alterações acentuadas no equilíbrio do sódio, do potássio e da água.

EMOLIENTES FECAIS

O **docusato de sódio** é um composto tensoativo, que atua no trato GI de maneira semelhante a um detergente e produz fezes de consistência mais mole. Trata-se também de um laxante estimulante fraco. Outros agentes que produzem o mesmo efeito incluem o **óleo de amendoim**, que é administrado na forma de enema, e a **parafina líquida**, apesar de ser raramente utilizada na atualidade.

LAXANTES ESTIMULANTES

Os laxantes estimulantes atuam sobretudo pelo aumento da secreção de eletrolíticos e, portanto, de água pela mucosa e pelo aumento do peristaltismo, possivelmente por meio de estimulação dos nervos entéricos. Podem ocorrer cólicas abdominais como efeito colateral com quase todos esses fármacos.

O **bisacodil** pode ser administrado por via oral, porém é frequentemente administrado na forma de supositório. Neste último caso, estimula a mucosa retal, induzindo defecação em 15 a 30 minutos. Os supositórios de glicerol atuam da mesma maneira. O **picossulfato de sódio** e o docusato de sódio agem de modo semelhante. O primeiro é administrado por via oral e costuma ser utilizado na preparação para cirurgia intestinal ou colonoscopia.

A **sena** e a **dantrona** são laxantes de **antraquinona**. O princípio ativo (após hidrólise de ligações glicosídicas no caso do extrato da planta, a sena) estimula diretamente o plexo mioentérico, resultando em aumento do peristaltismo e, portanto, defecação. A **dantrona** é semelhante. Como esse fármaco é um irritante da pele e pode ser carcinogênico, ele em geral é usado apenas em pacientes terminais.

Laxantes de qualquer tipo não devem ser usados quando houver obstrução intestinal. O uso excessivo pode resultar em atonia do cólon, em que ocorre diminuição da atividade propulsora natural. Nessas circunstâncias, a única maneira de obter a defecação consiste em tomar quantidades adicionais de laxantes, de modo que se estabelece uma espécie de dependência.

FÁRMACOS QUE AUMENTAM A MOTILIDADE GASTROINTESTINAL

A **domperidona** é utilizada principalmente como antiemético (conforme descrito anteriormente), porém esse fármaco também aumenta a motilidade GI (embora o mecanismo seja desconhecido).

A **metoclopramida** (que também é um antiemético) estimula a motilidade gástrica, provocando acentuada aceleração do esvaziamento gástrico. Mostra-se útil no refluxo gastroesofágico e em distúrbios do esvaziamento gástrico, porém é ineficaz no íleo paralítico.

A **prucaloprida** é um agonista seletivo do receptor 5-HT_4, que possui propriedades pró-cinéticas acentuadas no intestino. Em geral, é apenas usada quando outros tipos de tratamentos laxativos falharam. De forma semelhante, o **tegaserode** é usado no tratamento dos sintomas de constipação intestinal em pacientes com síndrome do intestino irritável (SII) (ver adiante).

A **lubiprostona** é um ativador do canal de cloreto-2, que atua sobre células na membrana apical do intestino delgado para promover a secreção de cloreto e de líquido no lúmen, com melhora associada da motilidade intestinal e fezes de consistência mais mole. Recebeu aprovação regulamentar para o tratamento da constipação intestinal induzida por opioides, na SII e em pacientes que não responderam ao tratamento não farmacológico da constipação intestinal.

O **naloxegol** é um antagonista dos receptores opioides μ, que se assemelha à naloxona, porém com a adição de uma porção peguilada de modo a impedir a sua penetração no SNC. O **naloxegol** neutraliza a redução da motilidade GI e a hipertonicidade observadas na constipação intestinal induzida por opioides, mas sem exercer nenhum efeito adverso sobre as propriedades analgésicas dos agonistas opioides em nível central. A **metilnaltrexona** é um antagonista periférico dos receptores opioides aprovada para o tratamento da constipação intestinal induzida por opioides, e a **naldemedina** é um composto semelhante (Nelson e Camilleri, 2016).

O **elobixibate** foi licenciado no Japão para o tratamento da constipação intestinal idiopática crônica. Trata-se de um inibidor do transportador de ácidos biliares no íleo, que é responsável pela reabsorção de sais biliares a partir do íleo terminal. A supressão da reabsorção de sais biliares leva a um maior progresso dos ácidos biliares pelo cólon, com aumento da secreção de água e da motilidade.

AGENTES ANTIDIARREICOS

Existem numerosas causas de diarreia, inclusive doença subjacente, infecção, toxinas e até mesmo ansiedade. Pode surgir também como efeito colateral de terapia farmacológica ou radioterapia. As consequências variam desde desconforto leve e inconveniência até uma emergência médica que exige internação, hidratação e reposição eletrolítica por via parenteral. De modo global, a doença diarreica aguda constitui uma das principais causas de morte em lactentes desnutridos, particularmente nos países em desenvolvimento onde a assistência médica é menos acessível e 1 a 2 milhões de crianças morrem a cada ano pela falta de medidas simples.

Durante um episódio de diarreia, há aumento da motilidade do trato GI, acompanhado de secreção aumentada associada a uma diminuição da absorção de líquidos. Isso leva à perda de eletrólitos (em particular Na^+) e de água. As toxinas da cólera e algumas outras toxinas bacterianas produzem um aumento profundo na secreção de eletrólitos e de líquidos pela ativação irreversível das proteínas G que acoplam os receptores de superfície das células da mucosa à adenilato ciclase (ver Capítulo 3).

Existem três abordagens ao tratamento da diarreia aguda grave:

- Manutenção do equilíbrio hidroeletrolítico
- Uso de agentes anti-infecciosos
- Uso de agentes espasmolíticos e outros agentes antidiarreicos.

A prioridade máxima consiste na manutenção do equilíbrio hidroeletrolítico por meio de reidratação oral. A aplicação mais ampla dessa medida barata e simples poderia salvar a vida de muitos lactentes nos países em desenvolvimento. Com efeito, muitos pacientes não necessitam de nenhum outro tratamento.

No íleo, assim como no néfron, ocorre cotransporte de Na^+ e de glicose através da célula epitelial. Por conseguinte, a presença de glicose (e de alguns aminoácidos) aumenta a absorção de Na^+ e, portanto, a captação de água. Dispõe-se de preparações de cloreto de sódio e glicose para reidratação oral na forma de pó, pronto para ser dissolvido em água antes do uso.

Muitas infecções GI são de origem viral. As que são bacterianas geralmente apresentam resolução bastante rápida, de modo que o uso de agentes anti-infecciosos habitualmente não é necessário nem útil. Entretanto, outros casos podem exigir terapia mais agressiva. *Campylobacter* spp. constitui a causa mais comum de gastroenterite bacteriana no Reino Unido, e as infecções graves podem exigir a administração de **ciprofloxacino**. As bactérias mais comuns encontradas por viajantes incluem *Escherichia coli, Salmonella* e *Shigella*, bem como protozoários, como *Giardia* e *Cryptosporidium* spp. O tratamento farmacológico (ver Capítulos 52 e 55) pode ser necessário para essas e outras infecções mais graves.

DIARREIA DO VIAJANTE

Milhões de pessoas atravessam as fronteiras internacionais a cada ano. Muitas pessoas viajam sem qualquer problema, porém algumas voltam com sintomas GI, como diarreia, causada por *E. coli* produtora de enterotoxina (a causa mais comum) ou outros organismos. As infecções são, em sua maioria, leves e autolimitadas e exigem apenas reposição oral de líquido e de sal, conforme descrito anteriormente. (Os princípios gerais para o tratamento farmacológico da diarreia do viajante são descritos de forma detalhada por Leung et al., 2019). Diretrizes recentes sobre o papel de tratamentos farmacológicos, como agentes antimotilidade, bismuto e antibióticos para os casos mais graves, estão listadas na seção *Bibliografia e leitura complementar*.

AGENTES ANTIMOTILIDADE E ESPASMOLÍTICOS

Os principais agentes farmacológicos que diminuem a motilidade são os opioides (ver Capítulo 43) e os antagonistas dos receptores muscarínicos (ver Capítulo 14). Os agentes deste último grupo raramente são empregados como terapia principal para a diarreia em virtude de suas ações sobre outros sistemas, porém pequenas doses de **atropina** são usadas algumas vezes, em combinação com **difenoxilato**. A ação da **morfina,** o arquétipo dos opioides, sobre o sistema digestório é complexa; aumenta o tônus e as contrações rítmicas do intestino, porém diminui a atividade propulsora. Ocorre contração dos esfíncteres, pilórico, ileocólico e anal, e o tônus do intestino grosso aumenta muito. Seu efeito global é constipante.

Os principais opioides usados para alívio sintomático da diarreia incluem a **codeína** (congênere da morfina), o difenoxilato e a **loperamida** (ambos congêneres da **petidina,** que não atravessam facilmente a barreira hematoencefálica e são usados apenas por suas ações no intestino). Todos podem apresentar efeitos adversos, como constipação intestinal, cólicas abdominais, sonolência e tontura. Pode ocorrer também perda completa da motilidade intestinal (íleo paralítico). Não devem ser utilizados em crianças pequenas (menos de 4 anos).

A **loperamida** é o fármaco de primeira escolha para a terapia farmacológica da diarreia do viajante e é componente de vários medicamentos antidiarreicos patenteados. Tem ação relativamente seletiva sobre o trato GI e sofre circulação êntero-hepática significativa. Reduz a frequência das cólicas abdominais, diminui a eliminação de fezes e reduz a duração da doença.

O **difenoxilato** também carece de atividade semelhante à morfina no SNC, embora a administração de grandes doses (25 vezes mais altas) produza efeitos opioides típicos. As preparações de difenoxilato também contêm, em geral, atropina. A **codeína** e a **loperamida** possuem ações antissecretoras, além de seus efeitos sobre a motilidade intestinal.

Os "opioides endógenos", as encefalinas (ver Capítulo 43), também desempenham um papel na regulação da secreção intestinal. O **racecadotril** é um profármaco do **tiorfano,** um inibidor da encefalinase. Ao prevenir a degradação das encefalinas, esse fármaco reduz a secreção intestinal excessiva observada durante episódios de diarreia. É utilizado em combinação com terapia de reidratação.

Os agonistas dos receptores canabinoides também reduzem a motilidade intestinal em animais, provavelmente pela diminuição da liberação de acetilcolina dos nervos entéricos. Houve relatos não científicos de um efeito benéfico da *Cannabis* contra a disenteria e a cólera.

Os fármacos que reduzem a motilidade GI também são úteis na SII e na doença diverticular. Os antagonistas dos receptores muscarínicos (ver Capítulo 14) usados para esse propósito incluem atropina, hioscina, **propantelina** e **dicicloverina**. Acredita-se que este último fármaco tenha alguma ação relaxante direta adicional sobre o músculo liso. Todos produzem efeitos colaterais antimuscarínicos, como boca seca, visão embaçada e retenção urinária. A **mebeverina,** um derivado da **reserpina,** possui ação relaxante direta sobre o músculo liso GI. Ocorrem poucos efeitos indesejáveis.

ADSORVENTES

Os agentes adsorventes são usados no tratamento sintomático de alguns tipos de diarreia, embora não tenham sido realizados ensaios clínicos adequadamente controlados para provar a sua eficácia. As principais preparações utilizadas contêm caulim, pectina, calcário, carvão, metilcelulose e atapulgita ativada (silicato de alumínio e magnésio). Foi sugerido que esses agentes podem atuar por meio de adsorção dos microrganismos ou de toxinas, alteração da flora intestinal ou revestimento e proteção da mucosa intestinal, porém não há evidências sólidas sobre esses efeitos. Algumas vezes, o caulim é administrado na forma de mistura com morfina (p. ex., mistura de caulim e morfina, *British Pharmacopoeia*).

FÁRMACOS PARA A DOENÇA INTESTINAL CRÔNICA

Essa categoria compreende a *SII* e a *doença inflamatória intestinal* (DII). A SII caracteriza-se por episódios de diarreia (SII-D), constipação intestinal (SII-C) ou dor abdominal, e alguns pacientes podem ter uma mistura de sintomas (SII-M), com recorrência periódica. A etiologia da SII é incerta, porém alterações no eixo intestino-cérebro, hipersensibilidade visceral e fatores psicológicos podem desempenhar um papel. O tratamento é sintomático, com dieta rica em fibras, **loperamida** para os sintomas de diarreia ou um laxante (como casca de **ispagula** [*Psyllium*]), se houver necessidade, para a constipação intestinal.

Acredita-se que a via serotoninérgica ou 5-HT seja um dos fatores que levam ao excesso de motilidade e secreção GI na SII. O tratamento da SII-D inclui os antagonistas dos receptores 5-HT$_3$, a **alosetrona** e a **ramosetrona,** que diminuem a motilidade do intestino, permitindo, assim, mais tempo para a reabsorção de água e a redução de fezes aquosas. O efeito oposto é observado com o **tegaserode,** um agonista 5-HT$_4$ que estimula a motilidade GI para reduzir a distensão e a constipação intestinal. O uso de fármacos serotoninérgicos na SII enfrentou importantes obstáculos regulatórios, e tanto a **alosetrona** quanto o **tegaserode** foram retirados do mercado dos EUA e, posteriormente, reintroduzidos com condições rigorosas.

A **eluxadolina** é um agonista misto dos receptores opioides μ e κ e antagonista do receptor δ, que recentemente foi aprovado para o tratamento da SII com diarreia. Esse fármaco atua sobre os receptores opioides em neurônios entéricos que regulam a motilidade e a sensação visceral no trato GI, resultando em redução da velocidade do trânsito intestinal e melhora na consistência das fezes. A **eluxadolina** apresenta baixa biodisponibilidade oral, e acredita-se que tenha potencial limitado de efeitos adversos nos receptores opioides do SNC (Corsetti e Whorwell, 2016).

A **linaclotida** é usada para o tratamento sintomático da SII moderada a grave com constipação intestinal em adultos. Trata-se de um peptídeo sintético estruturalmente relacionado com os peptídeos de guanilina endógenos. A linaclotida é um agonista no receptor de guanilato ciclase-C na superfície luminal do epitélio intestinal, que aumenta a concentração de monofosfato de guanosina cíclico nas células intestinais. Isso resulta em maior secreção de íons cloreto e bicarbonato e de líquido intestinal, além de um trânsito intestinal mais rápido. Os ensaios clínicos realizados demonstraram melhorias nas evacuações e redução do desconforto abdominal, embora a diarreia seja um efeito adverso reconhecido (Corsetti e Whorwell, 2016). A **plecanatida** é um análogo de uroguanilina que atua de maneira semelhante à **linaclotida.**

Um método alternativo para promover a evacuação de fezes mais moles e aumentar a frequência de defecação consiste em bloquear a reabsorção de sódio no intestino delgado. Isso pode ser obtido pela inibição da isoforma 3 do trocador de sódio/hidrogênio, que é um antiportador encontrado na membrana apical das células intestinais. O **tenapanor** (licenciado nos EUA) atua localmente no intestino para promover a excreção de sódio e o aumento da frequência das evacuações em pacientes com SII-C.

A *colite ulcerativa* e a *doença de Crohn* são formas de DII, que afetam o cólon ou o íleo. Trata-se de doenças inflamatórias autoimunes, que podem ser graves e progressivas, exigindo tratamento farmacológico a longo prazo com anti-inflamatórios e fármacos imunossupressores (ver Capítulo 25) e, em certas ocasiões, ressecção cirúrgica. Os seguintes agentes são usados com frequência.

GLICOCORTICOIDES

Os glicocorticoides são potentes agentes anti-inflamatórios, discutidos nos Capítulos 25 e 33. Os fármacos de escolha são, em geral, a **prednisolona** ou a **budesonida** (embora outros possam ser utilizados). São administrados por via oral ou localmente no intestino por supositórios ou enemas.

AMINOSSALICILATOS

Embora os glicocorticoides sejam úteis para as crises agudas de DII, não são ideais para o tratamento a longo prazo em virtude de seus efeitos colaterais. A manutenção da remissão tanto na colite ulcerativa quanto na doença de Crohn geralmente é obtida com aminossalicilatos, embora sejam menos úteis nesta última condição.

A **sulfassalazina** consiste na sulfonamida **sulfapiridina** ligada ao ácido 5-aminossalicílico (5-ASA). Este último forma a parte ativa quando liberado no cólon. Seu mecanismo de ação é obscuro. Pode reduzir a inflamação por meio de remoção dos radicais livres, inibição da produção de PGs e leucotrienos e/ou diminuição da quimiotaxia dos neutrófilos e geração de superóxido. Os efeitos adversos consistem em diarreia, sensibilidade aos salicilatos e nefrite intersticial. O **5-ASA** não é absorvido, porém o componente **sulfapiridina**, que parece ser inerte do ponto de vista terapêutico neste caso, é absorvido, e seus efeitos adversos são os mesmos associados às sulfonamidas (ver Capítulo 52).

Os compostos mais novos dessa classe, que presumivelmente compartilham um mecanismo de ação semelhante, incluem a **mesalazina** (o próprio **5-ASA**), a **olsalazina** (um dímero do **5-ASA** ligado por uma ponte que é hidrolisada por bactérias colônicas) e a **balsalazida** (um profármaco a partir do qual o **5-ASA** também é liberado após hidrólise de uma ligação diazo).

OUTROS FÁRMACOS

O **metotrexato** e os fármacos imunossupressores, **ciclosporina, tacrolimo, azatioprina** e **6-mercaptopurina** (ver Capítulo 25) também são utilizados algumas vezes em pacientes com DII grave. Os biofármacos **infliximabe, adalimumabe** e **golimumabe,** que são anticorpos monoclonais dirigidos contra o fator de necrose tumoral (TNF)-α (ver Capítulo 25), também têm sido usados com sucesso. Esses fármacos são de alto custo, e sua principal indicação é para a DII moderada e grave que não responde aos glicocorticoides ou aos imunomoduladores.

Foram desenvolvidos novos agentes biológicos direcionados para alvos alternativos na via inflamatória. O **vedolizumabe** é um anticorpo monoclonal humanizado com propriedades de ligação específica para a integrina α4β7 nos linfócitos T auxiliares que migram para o intestino. A inibição da integrina α4β7 interrompe a interação desses linfócitos com a molécula de adesão celular 1 adressina da mucosa nas células epiteliais do intestino reduzindo, assim, os efeitos inflamatórios no tecido intestinal que surgem a partir da migração dos linfócitos T. Em contrapartida, o **ustequinumabe** é direcionado para subunidade da proteína p40 da interleucina (IL)-12 e IL-23 e impede a ligação dessas citocinas aos receptores IL-12Rβ1 nas células imunes. O **vedolizumabe** e o **ustequinumabe** estão indicados para pacientes com DII moderada a gravemente ativa, que não responderam ao tratamento convencional e a outros biofármacos ou que não conseguem tolerá-los.

O antialérgico **cromoglicato** de sódio (ver Capítulo 28) algumas vezes é utilizado no tratamento dos sintomas GI associados a alergias alimentares.

FÁRMACOS QUE AFETAM O SISTEMA BILIAR

A condição patológica mais comum do trato biliar é a *colelitíase por colesterol*, isto é, a formação de cálculos biliares com alto conteúdo de colesterol. Em geral, a cirurgia é a opção preferida em pacientes que apresentam sintomas como dor e infecção. Existem fármacos ativos por via oral que dissolvem cálculos biliares de colesterol "radiotransparentes" não calcificados. O principal agente é o **ácido ursodesoxicólico**, um constituinte menor da bile humana (porém o principal ácido biliar no urso, daí o prefixo *urso-*), porém há poucas evidências de benefício terapêutico. O principal efeito indesejável consiste em diarreia.

A cólica biliar, produzida pela passagem de cálculos biliares pelo ducto biliar, pode ser muito intensa, podendo exigir alívio imediato. Os ensaios clínicos realizados demonstraram a eficácia dos AINEs no alívio da dor da cólica biliar, porém podem ser usados também analgésicos opioides, como **morfina** e **petidina.** Sugestões anteriores de que a morfina poderia ter um efeito local indesejável, visto que causa constrição do esfíncter de Oddi e eleva a pressão no ducto biliar, não foram corroboradas na prática clínica. Os fármacos anticolinérgicos (como a **diciclomina**) são geralmente usados para aliviar o espasmo biliar e podem ser administrados com morfina. O **trinitrato de glicerina** (*nitroglicerina*, ver Capítulo 19) pode produzir uma acentuada queda da pressão intrabiliar e pode ser usado para aliviar o espasmo biliar.

RUMOS FUTUROS

A procura de novos fármacos antissecretores é uma tarefa contínua. Entre os agentes mais novos que foram avaliados, destacam-se os antagonistas dos receptores de gastrina/CCK-2 (com pouco sucesso) e os fármacos bloqueadores de ácido competitivos com potássio (Inatomi et al., 2016). Estes últimos agentes atuam porque os íons potássio são trocados por prótons pela bomba de prótons (ver Figura 30.1) e, desse modo, os antagonistas do potássio com rápido início de ação e efeito sustentado representariam uma modalidade promissora para inibir a secreção de ácido. Infelizmente, os agentes produzidos até o momento não provaram de forma conclusiva serem superiores aos da bomba de prótons e, na atualidade, os agentes disponíveis (**revaprazana, vonoprazana, tegoprazana**) são usados em um número limitado de condições, como gastrite, esofagite erosiva e erradicação do *H. pylori*. A terapia farmacológica da SII também continua sendo um grande desafio devido às complexas redes interconectadas do eixo intestino-cérebro.

BIBLIOGRAFIA E LEITURA COMPLEMENTAR

Inervação e hormônios do trato gastrointestinal

Hansen, M.B., 2003. The enteric nervous system II: gastrointestinal functions. Pharmacol. Toxicol. 92, 249–257.

Gros, M., Gros, B., Mesonero, J.E., et al., 2021. Neurotransmitter dysfunction in irritable bowel syndrome: emerging approaches for management. J. Clin. Med. 10, 3429.

Latorre, R., Sternini, C., De Giorgio, R., et al., 2016. Enteroendocrine cells: a review of their role in brain-gut communication. Neuro. Gastroenterol. Motil. 28, 620–630.

Mayer, E.A., 2011. Gut feelings: the emerging biology of gut-brain communication. Nat. Rev. Neurosci. 12, 453–466.

Secreção gástrica

Binder, H.J., Donaldson Jr., R.M., 1978. Effect of cimetidine on intrinsic factor and pepsin secretion in man. Gastroenterology 74, 371–375.

Black, J.W., Duncan, W.A.M., Durant, C.J., et al., 1972. Definition and antagonism of histamine H_2-receptors. Nature 236, 385–390.

Herszényi, L., Bakucz, T., Barabás, L., et al., 2020. Pharmacological approach to gastric acid suppression: past, present, and future. Dig. Dis. 38, 104–111.

Inatomi, N., Matsukawa, J., Sakurai, Y., Otake, K., 2016. Potassium-competitive acid blockers: advanced therapeutic option for acid-related diseases. Pharmacol. Ther. 168, 12–22.

Schubert, M.L., Peura, D.A., 2008. Control of gastric acid secretion in health and disease. Gastroenterology 134, 1842–1860.

Pertwee, R.G., 2001. Cannabinoids and the gastrointestinal tract. Gut 48, 859–867.

Náuseas e vômitos

Andrews, P.L., Horn, C.C., 2006. Signals for nausea and emesis: implications for models of upper gastrointestinal diseases. Auton. Neurosci. 125, 100–115.

Rojas, C., Slusher, B.S., 2012. Pharmacological mechanisms of 5-HT(3) and tachykinin NK(1) receptor antagonism to prevent chemotherapy-induced nausea and vomiting. Eur. J. Pharmacol. 684, 1–7.

Zhong, W., Shahbaz, O., Teskey, G., et al., 2021. Mechanisms of nausea and vomiting: current knowledge and recent advances in intracellular emetic signaling systems. Int. J. Mol. Sci. 22, 5797.

Motilidade do trato gastrointestinal

Camilleri, M., 2021. Diagnosis and treatment of irritable bowel syndrome: a review. JAMA 325, 865–877.

Corsetti, M., Whorwell, P., 2016. Novel pharmacological therapies for irritable bowel syndrome. Expert Rev. Gastroenterol. Hepatol. 10, 807–815.

Nelson, A.D., Camilleri, M., 2016. Opioid-induced constipation: advances and clinical guidance. Ther. Adv. Chronic Dis. 7, 121–134.

Diarreia do viajante

Leung, A.K.C., Leung, A.A.M., Wong, A.H.C., et al., 2019. Travelers' diarrhea: a clinical review. Recent Pat. Inflamm. Allergy Drug Discov. 13, 38–48.

PHE, 2015. Managing suspected infectious diarrhoea. Quick reference guidance for primary care. Public Health England, London.

Riddle, M.S., Connor, B.A., Beeching, N.J., et al., 2017. Guidelines for the prevention and treatment of travelers' diarrhea: a graded expert panel report. J. Travel Med. 24 (Suppl. l_1), S57–S74.

SEÇÃO 3 • Fármacos que Afetam os Grandes Sistemas de Órgãos

31 Controle da Glicemia e Tratamento Farmacológico do Diabetes Melito

CONSIDERAÇÕES GERAIS

Neste capítulo, descreveremos o controle endócrino da glicemia pelos hormônios pancreáticos, em particular a *insulina*, mas também o *glucagon* e a *somatostatina*, e os hormônios produzidos no intestino (*incretinas*), o *peptídeo semelhante ao glucagon-1* (GLP-1) e o *peptídeo inibidor gástrico* (GIP, também conhecido como peptídeo insulinotrópico dependente de glicose). Isso proporciona a base para a abordagem do diabetes melito e seu tratamento com preparações de insulina (incluindo análogos de insulina) e outros agentes hipoglicemiantes: metformina, sulfonilureias, inibidores da α-glicosidase, agentes miméticos das incretinas – como os agonistas do receptor de GLP-1 e gliptinas (que potencializam as incretinas por meio de bloqueio de sua degradação) – e inibidores do cotransporte de sódio e glicose (SGLT) tubular renal, notadamente os inibidores do SGLT2.

INTRODUÇÃO

A insulina constitui o principal hormônio que controla o metabolismo intermediário. Seu efeito agudo mais notável consiste em diminuir a glicose no sangue. A redução ou a ausência de secreção de insulina provocam *diabetes melito*. Com frequência, está acoplada a uma redução da sensibilidade à sua ação, conhecida como "resistência à insulina", que está estreitamente relacionada com a obesidade. O diabetes melito, reconhecido desde os tempos antigos, é assim denominado devido à produção de grandes volumes de urina adocicada (em virtude da ação diurética osmótica da concentração elevada de glicose na urina). O diabetes melito está aumentando rápido para proporções epidêmicas (em compasso com a obesidade, ver Capítulo 32), e suas consequências são calamitosas – em particular aterosclerose acelerada (infarto agudo do miocárdio e cerebral, gangrena ou amputação de membros), insuficiência renal, neuropatia e cegueira.

Neste capítulo, descreveremos em primeiro lugar o controle do açúcar no sangue. A segunda parte é dedicada aos diferentes tipos de diabetes melito e ao papel dos fármacos no seu tratamento. O diabetes melito, em conjunto com a obesidade (ver Capítulo 32), a hipertensão (ver Capítulo 21), a dislipidemia (ver Capítulo 22) e a infiltração gordurosa do fígado, compreende a "síndrome metabólica", um conjunto de patologias comuns e um problema de rápido crescimento associado a muitas condições potencialmente fatais. Foram desenvolvidos fármacos que atuam em alguns dos muitos mecanismos que se tornaram alterados na síndrome metabólica, incluindo vários dirigidos para o controle da glicemia, porém o sucesso clínico até o momento tem sido apenas modesto.

CONTROLE DA GLICEMIA

A glicose constitui a fonte obrigatória de energia para o cérebro do adulto nos seres humanos, e o controle fisiológico da glicemia reflete a necessidade de manter suprimentos adequados de energia diante de uma ingestão intermitente de alimentos e das demandas metabólicas variáveis. Uma quantidade de energia maior do que aquela necessária imediatamente é disponibilizada pela ingestão de alimento, e as calorias em excesso são armazenadas na forma de glicogênio ou de gordura. Durante o jejum, essas reservas energéticas precisam ser mobilizadas de maneira regulada. O hormônio regulador mais importante é a *insulina,* cujas ações são descritas adiante. O aumento da glicemia estimula a secreção de insulina (Figura 31.1), enquanto a redução de seu nível a diminui. O efeito da glicose sobre a secreção

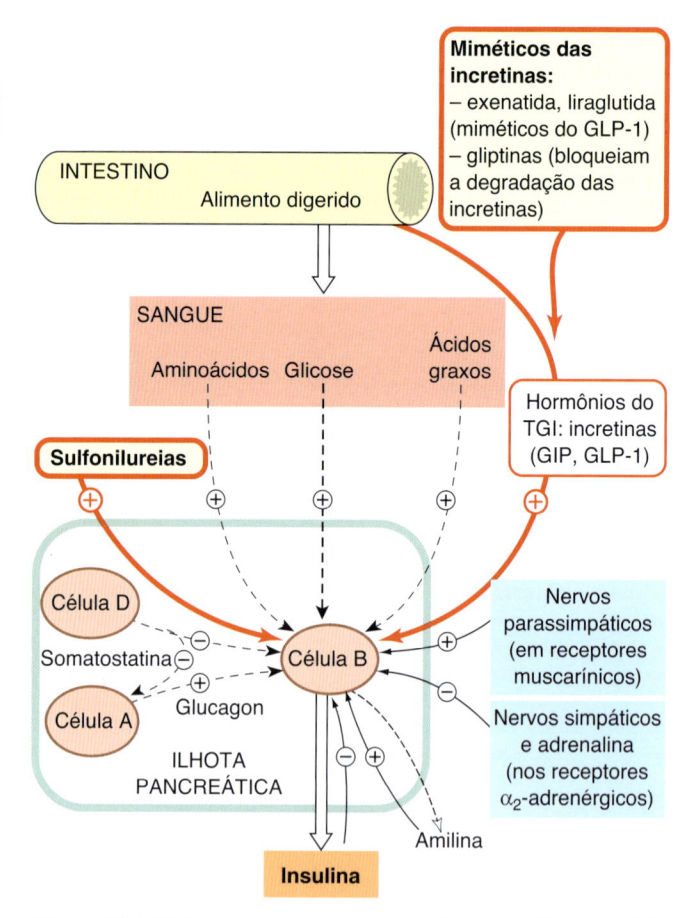

Figura 31.1 Fatores que regulam a secreção de insulina. O nível de glicemia constitui o fator mais importante. São mostrados os fármacos usados para estimular a secreção de insulina nos *quadros com bordas vermelhas*. O glucagon potencializa a liberação de insulina, porém se opõe a algumas de suas ações periféricas e aumenta o nível de glicemia. *GIP,* peptídeo inibidor gástrico; *TGI,* trato gastrointestinal; *GLP-1,* peptídeo semelhante ao glucagon 1.

de insulina depende da carga de glicose ser administrada por via intravenosa ou oral. A glicose administrada por via oral é mais efetiva na estimulação da secreção de insulina, visto que estimula a liberação dos hormônios *incretinas* pelo intestino, os quais promovem a secreção de insulina (ver Figura 31.1). A glicose é menos efetiva na estimulação da secreção de insulina em pacientes com diabetes melito (Figura 31.2). A *hipoglicemia,* causada pelo excesso de insulina exógena, não apenas reduz a secreção de insulina endógena, como também desencadeia a secreção de uma série de hormônios "contrarreguladores", incluindo *glucagon, adrenalina* (epinefrina) (ver Capítulo 15), *glicocorticoides* (ver Capítulo 33) e *hormônio do crescimento* (ver Capítulo 33), todos os quais aumentam a glicemia. Seus principais efeitos sobre a captação de glicose e o metabolismo dos carboidratos estão resumidos e comparados com os da insulina na Tabela 31.1.

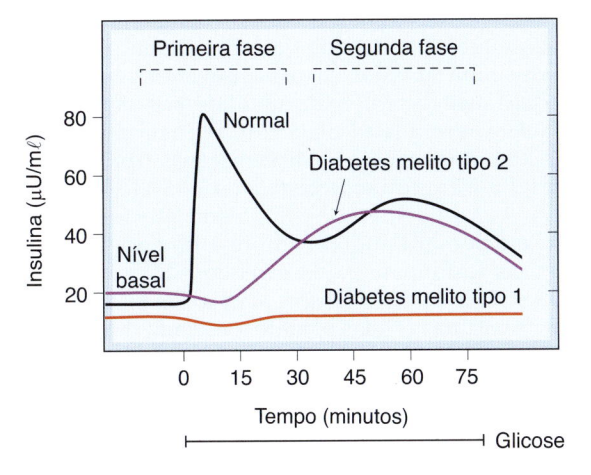

Figura 31.2 Diagrama esquemático da liberação de insulina em duas fases, em resposta a uma infusão constante de glicose. A primeira fase está ausente no diabetes melito tipo 2 (não insulinodependente), enquanto ambas estão ausentes no diabetes melito tipo 1 (insulinodependente). A primeira fase também é produzida por aminoácidos, sulfonilureias, glucagon e hormônios do trato gastrointestinal. (Dados de Pfeifer, M.A., Halter, J.B., Porte, D. Jr., 1981. Insulin secretion in diabetes mellitus. Am. J. Med. 70, 579-588.)

Os rins também desempenham um importante papel na regulação da glicose. Quantidades substanciais de glicose (cerca de 900 mmol ou 160 g) são filtradas diariamente do plasma para dentro dos túbulos renais (Abdul-Ghani et al., 2015). Entretanto, nos indivíduos com homeostasia normal da glicose, uma quantidade muito pequena de glicose ou nenhuma é excretada na urina, visto que os SGLTs tubulares renais recuperam toda a glicose filtrada. Os cotransportadores consistem em proteínas transmembrana grandes (670 aminoácidos), que transportam ativamente a glicose contra o gradiente de concentração por meio de um mecanismo que envolve o acoplamento ao transporte de sódio (Abdul-Ghani et al., 2011). Existem duas variantes de SGLT no rim: o SGLT2 (localizado no segmento contorcido inicial do túbulo proximal) tem baixa afinidade, porém alta capacidade e é responsável pela recuperação de cerca de 90% da glicose renal filtrada, enquanto os 10% restantes são recuperados pelo SGLT1 de alta afinidade e baixa capacidade (localizado mais adiante no segmento reto distal do túbulo proximal; DeFronzo et al., 2012). O SGLT1 também é encontrado no coração, nos pulmões e no trato gastrointestinal (GI), enquanto o SGLT2 está localizado principalmente nos rins, de modo que inibidores seletivos do SGLT2 podem promover a excreção de glicose, sem influenciar o transporte de glicose em outros órgãos.

O papel evolutivo do SGLT no rim tem sido atribuído aos benefícios da retenção de glicose na época em que a fome ou a escassez de alimentos eram comuns. Entretanto, quando a capacidade renal de reabsorção de glicose é ultrapassada no diabetes melito, a glicose entra na urina (glicosúria) e provoca diurese osmótica (poliúria), que, por sua vez, resulta em desidratação, sede e aumento da ingestão de água (polidipsia). A elevação crônica das concentrações de glicose em pacientes com diabetes leva à suprarregulação da expressão de SGLT2 e em maior reabsorção de glicose, com consequente redução da glicosúria à custa do agravamento da hiperglicemia (DeFronzo et al., 2012). Como o SGLT2 é um cotransportador que reabsorve íons com a glicose, o aumento de sua expressão também provoca retenção de sal e hipertensão.

Tabela 31.1 Efeito dos hormônios sobre o nível de glicemia.

Hormônio	Principais ações	Principais estímulos para a secreção	Principal efeito
Hormônio regulador principal			
Insulina	↑ Captação de glicose ↑ Síntese de glicogênio ↓ Glicogenólise ↓ Gliconeogênese	Elevação aguda da glicemia Incretinas (GIP e GLP-1)	↓ Glicemia
Principais hormônios contrarreguladores			
Glucagon	↑ Glicogenólise ↑ Gliconeogênese	Hipoglicemia (*i. e.*, nível de glicemia < 3,9 mmol/ℓ) (p. ex., com exercício, estresse, refeições com alto teor de proteínas etc.)	↑ Glicemia
Adrenalina (epinefrina)	↑ Glicogenólise		
Glicocorticoides	↓ Captação de glicose ↑ Gliconeogênese ↓ Captação e utilização da glicose		
Hormônio do crescimento	↓ Captação de glicose		

GIP, peptídeo inibidor gástrico; *GLP-1,* peptídeo semelhante ao glucagon 1.

HORMÔNIOS DAS GLICOSES PANCREÁTICAS

As ilhotas de Langerhans, que constituem a parte endócrina do pâncreas, contêm quatro tipos principais de células secretoras de peptídeos: as células β (ou B, ou ainda linfócitos β ou B) secretam *insulina*, as células α (ou A) secretam *glucagon*, as células δ (ou D) secretam *somatostatina*, as células PP secretam o *polipeptídeo pancreático* (PP), além das células ε (ou E), presentes no pâncreas em desenvolvimento e que secretam a *grelina*, um hormônio peptídico envolvido na ingestão de alimento e na homeostasia energética (ver Capítulo 32).

O PP é um peptídeo de 36 aminoácidos estreitamente relacionado com o neuropeptídeo Y (ver Capítulo 13) e o peptídeo YY (ver Capítulo 32). É liberado com a ingestão de uma refeição e está envolvido no controle da ingestão de alimentos (ver Capítulo 32). A parte central de cada ilhota contém principalmente as células β predominantes, que são circundadas por um manto de células α intercaladas com células δ ou células PP (ver Figura 31.1). Além da insulina, as células β secretam um peptídeo, conhecido como polipeptídeo amiloide das ilhotas ou amilina, que retarda o esvaziamento gástrico e se opõe à insulina ao estimular a degradação do glicogênio no músculo estriado, e o peptídeo C (ver adiante). O glucagon opõe-se à insulina, aumentando a glicemia e estimulando a degradação de proteínas no músculo. A somatostatina inibe a secreção de insulina e de glucagon. Distribui-se amplamente fora do pâncreas e é liberada no hipotálamo, inibindo a liberação do hormônio do crescimento pela hipófise (ver Capítulo 33).

INSULINA

A insulina foi a primeira proteína cuja sequência de aminoácidos foi identificada (pelo grupo de Sanger em Cambridge, em 1955). Consiste em duas cadeias peptídicas (uma delas com 21 resíduos de aminoácidos e a outra, com 30) ligadas por duas pontes dissulfeto.

SÍNTESE E SECREÇÃO

À semelhança de outros hormônios peptídicos (ver Capítulo 17), a insulina é sintetizada como precursor (pré-proinsulina) no retículo endoplasmático rugoso. A pré-proinsulina é transportada até o complexo de Golgi, onde sofre clivagem proteolítica para produzir a proinsulina e, em seguida, a insulina e um fragmento de função incerta, denominado peptídeo C.[1] A insulina e o peptídeo C são armazenados em grânulos nas células β e normalmente são secretados em conjunto por exocitose em quantidades equimolares, com quantidades menores e variáveis de proinsulina.

O principal fator que controla a síntese e a secreção de insulina é a concentração de glicose no sangue (ver Figura 31.1). As células β respondem tanto à concentração absoluta de glicose quanto à taxa de mudança do nível de glicemia. Outros estímulos fisiológicos para a liberação de insulina incluem aminoácidos (em particular a arginina e a leucina), ácidos graxos, o sistema nervoso parassimpático e as *incretinas* (em especial *GLP-1* e *GIP*, ver adiante). Do ponto de vista farmacológico, as sulfonilureias (ver adiante) atuam por meio da liberação de insulina.

Ocorre liberação basal constante de insulina, e um aumento no nível de glicemia estimula uma resposta adicional. Essa resposta apresenta duas fases: uma inicial rápida, que reflete a liberação do hormônio armazenado; e uma tardia mais lenta, que reflete a liberação contínua do hormônio armazenado e a síntese de novo hormônio (ver Figura 31.2). A resposta apresenta-se anormal no diabetes melito, conforme discutido adiante.

Os canais de potássio sensíveis ao ATP (K_{ATP}; ver Capítulo 4) determinam o potencial de repouso da membrana nas células β. A glicose penetra nas células β por meio de um transportador de membrana de superfície denominado Glut-2, e o seu metabolismo subsequente por meio da glicoquinase (a enzima glicolítica limitadora de velocidade nas células β) liga a secreção de insulina à glicose extracelular. A consequente elevação do ATP no interior das células β bloqueia os canais de K_{ATP}, provocando despolarização da membrana. A despolarização abre os canais de cálcio voltagem-dependentes, com consequente influxo de Ca^{2+}. Isso desencadeia a secreção de insulina na presença de mensageiros amplificadores, incluindo diacilglicerol, ácido araquidônico não esterificado (que facilita a entrada adicional de Ca^{2+}) e produtos do ácido araquidônico pela ação da 12-lipo-oxigenase (principalmente o *ácido 12-S-hidroxieicosatetraenoico* ou 12-*S*-HETE; ver Capítulo 17). As fosfolipases são comumente ativadas pelo Ca^{2+}, porém o ácido araquidônico livre é liberado nas células β por uma fosfolipase A_2 sensível ao ATP e insensível ao Ca^{2+} (ASCI, do inglês *ATP-sensitive Ca^{2+}-insensitive*). Consequentemente, nas células β, tanto a entrada de Ca^{2+} quanto a produção de ácido araquidônico são impulsionadas pelo ATP, estabelecendo uma ligação entre o estado energético da célula e a secreção de insulina.

A liberação de insulina é inibida pelo sistema nervoso simpático (ver Figura 31.1). A adrenalina eleva o nível de glicemia por meio da inibição da liberação de insulina (por receptores α_2-adrenérgicos nas células β das ilhotas) e promoção da glicogenólise por meio dos receptores β_2-adrenérgicos no músculo estriado e no fígado. A liberação de insulina também é inibida por vários peptídeos, como a somatostatina, a galanina (um ativador endógeno de K_{ATP}) e a amilina.

Cerca de um quinto da insulina armazenada no pâncreas de um ser humano adulto é secretado diariamente. A concentração plasmática de insulina depois de uma noite de jejum é de cerca de 20 a 50 pmol/ℓ. A concentração plasmática de insulina é reduzida em pacientes com diabetes melito tipo 1 (insulinodependente) (ver adiante) e muito aumentada em pacientes que apresentam *insulinomas* (tumores funcionantes raros de células B), assim como o peptídeo C, que é liberado concomitantemente.[2] Também é elevada na obesidade e em outros estados normoglicêmicos resistentes à insulina.

AÇÕES

A insulina é o principal hormônio que controla o metabolismo intermediário, com ações sobre o fígado, a gordura e o músculo (Tabela 31.2). Trata-se de um *hormônio anabólico*:

---

[1] Não deve ser confundido com o peptídeo C-reativo, que é um reagente de fase aguda utilizado clinicamente como marcador de inflamação (ver Capítulo 7).

[2] A insulina injetável não contém peptídeo C, o que, portanto, fornece uma maneira de diferenciar a insulina endógena da exógena. Essa distinção é utilizada para diferenciar o insulinoma (tumor secretor de insulina responsável por níveis circulantes elevados de insulina, com altos níveis de peptídeo C) da injeção sub-reptícia de insulina (nível elevado de insulina com baixos níveis de peptídeo C). A indução deliberada de hipoglicemia por autoinjeção de insulina constitui uma manifestação bem reconhecida, ainda que incomum, de transtorno psiquiátrico, particularmente em profissionais de saúde – que também tem sido usada em assassinatos.

seu efeito global consiste em conservar as fontes de energia ao facilitar a captação e o armazenamento de glicose, aminoácidos e gorduras após uma refeição. Agudamente, a insulina reduz o nível de glicemia. Por conseguinte, uma queda da insulina plasmática aumentará o nível de glicemia. A Figura 31.3 traz um resumo das vias bioquímicas por meio das quais a insulina exerce seus efeitos, e os aspectos moleculares de seu mecanismo são discutidos adiante.

A insulina influencia o metabolismo da glicose na maioria dos tecidos, especialmente no fígado, onde inibe a glicogenólise (degradação do glicogênio) e a gliconeogênese (síntese de glicose a partir de fontes diferentes de carboidratos), enquanto estimula a síntese de glicogênio. Aumenta também a utilização da glicose pela glicólise, porém o efeito global consiste em aumento das reservas hepáticas de glicogênio.

No músculo, diferentemente do fígado, a captação de glicose é lenta e constitui a etapa limitadora de velocidade no metabolismo dos carboidratos. A insulina induz a expressão de um transportador de glicose denominado Glut-4, dentro de minutos, na membrana de superfície. Esse transportador é sequestrado em vesículas, o que facilita a captação de glicose e estimula a síntese de glicogênio e a glicólise.

A insulina aumenta a captação de glicose pelo Glut-4 no tecido adiposo, bem como no músculo. Um dos principais produtos do metabolismo da glicose no tecido adiposo é o glicerol, que é esterificado com ácidos graxos para formar triglicerídeos, afetando, dessa maneira, o metabolismo dos lipídeos (ver Tabela 31.2).

A insulina aumenta a síntese de ácidos graxos e de triglicerídeos no tecido adiposo e no fígado. Inibe a lipólise, em parte, por meio de desfosforilação – e, portanto, inativação – das lipases (ver Tabela 31.2). Inibe também as ações lipolíticas da adrenalina, do hormônio do crescimento e do glucagon ao se opor às suas ações sobre a adenilato ciclase.

A insulina estimula a captação de aminoácidos no músculo e aumenta a síntese de proteínas. Além disso, diminui o catabolismo proteico e inibe a oxidação de aminoácidos no fígado.

Outros efeitos metabólicos da insulina incluem o transporte nas células de K^+, Ca^{2+}, nucleosídeos e fosfato inorgânico.[3]

Efeitos da insulina a longo prazo

Além dos rápidos efeitos sobre o metabolismo exercidos por meio de alteração da atividade das enzimas e proteínas de transporte, a insulina possui ações a longo prazo por meio de alteração na síntese de enzimas. Trata-se de um importante hormônio anabólico durante o desenvolvimento fetal. Estimula a proliferação celular (ação mitogênica) e está envolvida no crescimento e desenvolvimento somáticos e viscerais.

Mecanismo de ação

A insulina liga-se a um receptor específico presente na superfície de suas células-alvo. O receptor é um grande complexo de glicoproteína transmembrana, que pertence à superfamília de receptores tipo 3 ligados à tirosina quinase (ver Capítulo 3) e que consiste em duas subunidades α e duas subunidades β (ver Figura 31.3).

Os receptores ocupados agregam-se em grupos, que subsequentemente são internalizados em vesículas, com consequente infrarregulação. A insulina internalizada é degradada no interior dos lisossomos, porém os receptores são reciclados e retornam à membrana plasmática.

Os mecanismos de transdução de sinais que conectam a ligação do receptor aos efeitos biológicos da insulina são complexos. A autofosforilação do receptor – a primeira etapa na transdução de sinal – é uma consequência de dimerização, o que permite que cada receptor fosforile o outro, conforme explicado no Capítulo 3.

As proteínas dos *substratos do receptor da insulina* (IRS, do inglês *insulin receptor substrate*) sofrem rápida fosforilação da tirosina, especificamente em resposta à insulina e ao fator de crescimento semelhante à insulina 1, mas não a outros fatores de crescimento. O substrato mais bem caracterizado é o IRS-1, com 22 resíduos de tirosina que constituem potenciais locais de fosforilação. Interage com proteínas que contêm um domínio denominado SH2 (ver Capítulo 3, Figura 3.15), transmitindo, assim, o sinal da insulina. Camundongos nocaute com deficiência de IRS-1 são hiporresponsivos à insulina (resistentes à insulina), porém não se tornam diabéticos devido à sólida compensação das células β, com aumento da secreção de insulina. Em contrapartida, camundongos que carecem de IRS-2 são incapazes de compensar e desenvolvem diabetes melito franco, o que sugere o gene IRS-2 como candidato para o diabetes melito tipo 2 humano (as proteínas IRS são revisadas por Lavin et al., 2016). A ativação da fosfatidilinositol 3-quinase pela interação de seu domínio SH2 com o IRS fosforilado tem vários efeitos importantes, incluindo o recrutamento de transportadores de glicose (Glut-4) sensíveis à insulina a partir do complexo de Golgi para a membrana plasmática no músculo e nas células adiposas.

---

[3] A ação sobre o K^+ é utilizada no tratamento de emergência da hiperpotassemia pela administração intravenosa de glicose com insulina (ver Capítulo 29).

Tabela 31.2 Efeitos da insulina sobre o metabolismo dos carboidratos, dos lipídeos e das proteínas.

Tipo de metabolismo	Células hepáticas	Células adiposas	Músculo
Metabolismo dos carboidratos	↓ Gliconeogênese ↓ Glicogenólise ↑ Glicólise ↑ Glicogênese	↑ Captação de glicose ↑ Síntese de glicerol	↑ Captação de glicose ↑ Glicólise ↑ Glicogênese
Metabolismo dos lipídeos	↑ Lipogênese ↓ Lipólise	↑ Síntese de triglicerídeos ↑ Síntese de ácidos graxos ↓ Lipólise	
Metabolismo das proteínas	↓ Degradação de proteínas	–	↑ Captação de aminoácidos ↑ Síntese de proteínas

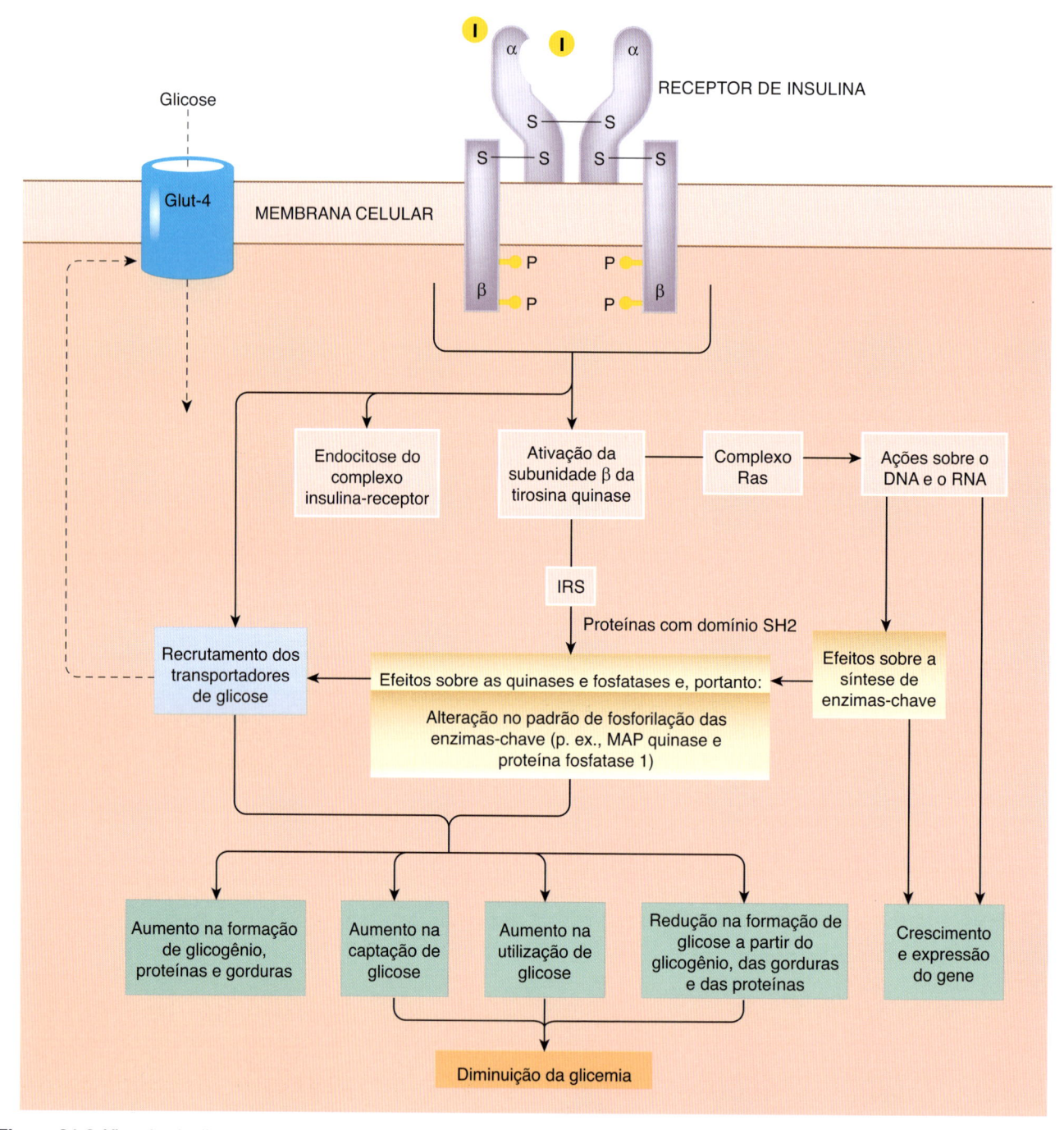

Figura 31.3 Vias de sinalização da insulina. *I*, insulina; *Glut-4*, transportador de glicose sensível à insulina presente nas células musculares e adiposas; *IRS*, substrato do receptor de insulina (várias formas: 1 a 4).

As ações da insulina a longo prazo estão associadas a efeitos sobre o DNA e o RNA, que são mediados, pelo menos em parte, pelo complexo de sinalização Ras. A Ras é uma proteína que regula o crescimento celular e sofre ciclagem entre uma forma ativa ligada ao GTP e uma forma inativa ligada ao GDP (ver Capítulos 3 e 57). A insulina desloca o equilíbrio a favor da forma ativa e desencadeia uma cascata de fosforilação, que resulta em ativação da proteína quinase ativada por mitógeno (MAP-quinase), que, por sua vez, ativa vários fatores de transcrição nucleares, levando à expressão de genes que estão envolvidos com o crescimento celular e com o metabolismo intermediário.

A insulina para o tratamento do diabetes melito é discutida adiante neste capítulo.

GLUCAGON

SÍNTESE E SECREÇÃO

O glucagon é um polipeptídeo de cadeia simples de 21 resíduos de aminoácidos, sintetizado principalmente nas células α das ilhotas, mas também no trato GI superior. Apresenta uma considerável homologia estrutural com outros hormônios do trato GI, incluindo a secretina, o peptídeo intestinal vasoativo e o GIP (ver Capítulo 30).

Os aminoácidos (particularmente a L-arginina) estimulam a secreção de glucagon, assim como a ingestão de uma refeição rica em proteína, porém a variação diurna das concentrações plasmáticas de glucagon é menor que a da insulina. A secreção glucagon é estimulada por concentrações baixas de glicose e de ácidos graxos no plasma e inibida por altas concentrações dos mesmos. A atividade nervosa simpática e a adrenalina circulante estimulam a liberação de glucagon por meio dos receptores β-adrenérgicos. A atividade nervosa parassimpática também aumenta a secreção, enquanto a somatostatina, que é liberada pelas células δ adjacentes às células α secretoras de glucagon na periferia das ilhotas, inibe a liberação de glucagon.

> **Pâncreas endócrino e glicemia**
>
> - As ilhotas de Langerhans secretam insulina a partir das células β (ou B), enquanto o glucagon é secretado pelas células α, e a somatostatina, pelas células δ
> - Muitos fatores estimulam a secreção de insulina, porém o principal é a glicemia. As incretinas, em particular o GIP e o GLP-1 secretados, respectivamente, pelas células K e L no intestino, também são importantes
> - A insulina é um hormônio de armazenamento de energia que também afeta o crescimento e a diferenciação celulares. Diminui o nível de glicemia por meio de:
>   - Aumento da captação de glicose no músculo e no tecido adiposo por meio do Glut-4
>   - Aumento da síntese de glicogênio
>   - Diminuição da gliconeogênese
>   - Redução da degradação de glicogênio
> - O glucagon é um hormônio de mobilização de fontes de energia, que estimula a gliconeogênese e a glicogenólise, bem como a lipólise e a proteólise. Aumenta o nível de glicemia e aumenta a força de contração do coração (agente inotrópico positivo)
> - O diabetes melito é uma doença metabólica crônica, caracterizada por hiperglicemia. Há um espectro de patologias. Os dois fenótipos principais são:
>   - Diabetes melito tipo 1, com deficiência absoluta de insulina
>   - Diabetes melito tipo 2, com deficiência relativa de insulina associada a uma redução da sensibilidade à sua ação (resistência à insulina).

AÇÕES

O glucagon eleva o nível de glicemia e provoca degradação da gordura e das proteínas. Atua sobre receptores específicos acoplados à proteína G para estimular a adenilato ciclase, e suas ações são, de certo modo, semelhantes às ações da adrenalina mediadas pelos receptores β-adrenérgicos. Todavia, diferentemente da adrenalina, seus efeitos metabólicos são mais pronunciados do que suas ações cardiovasculares. O glucagon é proporcionalmente mais ativo sobre o fígado, enquanto essas ações metabólicas da adrenalina são mais pronunciadas sobre o músculo e a gordura. O glucagon estimula a degradação do glicogênio e a gliconeogênese, enquanto inibe a síntese de glicogênio e a oxidação da glicose. Por conseguinte, suas ações metabólicas sobre os tecidos-alvo são opostas às da insulina. O glucagon aumenta a frequência e a força de contração do coração (efeito inotrópico positivo; ver Capítulo 20), embora de forma menos acentuada do que a adrenalina.

Os usos clínicos do glucagon estão resumidos no boxe clínico.

> **Usos clínicos do glucagon**
>
> - O **glucagon** pode ser administrado por via intramuscular ou subcutânea, bem como por via intravenosa
> - No tratamento da *hipoglicemia* em pacientes inconscientes (que não conseguem ingerir líquidos); diferentemente da glicose intravenosa, o glucagon pode ser administrado por indivíduos que não são médicos (p. ex., cônjuge ou equipe da ambulância). É útil se houver dificuldade na obtenção de um acesso intravenoso
> - Tratamento da hipotensão, da *insuficiência cardíaca* ou do *choque* precipitados por superdosagem aguda de antagonistas dos receptores β-adrenérgicos.

SOMATOSTATINA

A somatostatina é secretada pelas células δ das ilhotas. É também produzida e liberada no hipotálamo, onde inibe a liberação do hormônio do crescimento (ver Capítulo 33). Nas ilhotas, a somatostatina inibe a liberação de insulina e de glucagon. A **octreotida** é um análogo da somatostatina de ação prolongada. Inibe a liberação de vários hormônios e é utilizada clinicamente para aliviar os sintomas de mediadores (como VIP e 5-HT) secretados por vários tumores endócrinos gastroenteropancreáticos incomuns, bem como para o tratamento da acromegalia[4] (distúrbio endócrino causado por tumor funcionante de células que secretam o hormônio do crescimento da adeno-hipófise; ver Capítulo 33).

AMILINA (POLIPEPTÍDEO AMILOIDE DAS ILHOTAS)

A amilina é um peptídeo que contém 37 resíduos de aminoácidos, armazenado com a insulina em grânulos secretores das células β e cossecretado com a insulina. O papel da amilina na regulação da glicose provém de seu efeito em retardar o esvaziamento gástrico e promover a saciedade (ver Capítulo 32). A **pranlintida,** um análogo da amilina com três substituições de prolina que reduzem a sua tendência a formar agregados em fibras insolúveis, foi aprovada nos EUA para o tratamento de pacientes com diabetes melito tipo 1 e para aqueles com diabetes tipo 2 que utilizam insulina nas refeições, mas que não alcançam um controle satisfatório da glicose. É injetada por via subcutânea antes de cada refeição principal como adjuvante da insulina e reduz as necessidades de insulina. A pranlintida reduz a velocidade do esvaziamento gástrico e diminui a elevação pós-prandial de glucagon. Os efeitos adversos consistem em hipoglicemia e náuseas – o seu uso está contraindicado em pacientes com perda da motilidade gástrica (gastroparesia), uma complicação da neuropatia autonômica diabética.

INCRETINAS

Na década de 1930, La Barre sugeriu que a secretina bruta continha dois princípios ativos: a "excretina", que estimula o pâncreas exócrino, e a "incretina" que estimula a liberação de insulina. Propôs que a incretina apresentava um possível uso no tratamento do diabetes melito. A "excretina" não se tornou popular (talvez pela constatação de uma associação

---
[4]A octreotida é utilizada a curto prazo antes de cirurgia para tumor da hipófise ou enquanto se aguarda o efeito da radioterapia do tumor, ou se outros tratamentos não foram eficazes.

infeliz com outras funções corporais – ao menos para o ouvido anglo-saxão), porém a "incretina" tornou-se cada vez mais forte, e cerca de 90 anos depois, vários fármacos à base de incretina já estão aprovados para uso clínico (ver adiante). A ação da incretina provou ser devida aos hormônios peptídicos liberados pelo intestino, principalmente *GIP* e *GLP-1*. Ambos são membros da superfamília de peptídeos do glucagon (ver Capítulo 17). O GIP é um peptídeo que contém 42 aminoácidos armazenado e secretado pelas células K enteroendócrinas no duodeno e no jejum proximal. O GLP-1 é secretado pelas células L, que apresentam distribuição mais ampla no intestino, incluindo no íleo e no cólon, bem como em porções mais proximais. São secretadas duas formas de GLP-1 após uma refeição: o GLP-1 (7-37) e o GLP-1 (7-36) amida, que apresentam potência semelhante. A maior parte da atividade circulante resulta do GLP-1 (7-36) amida. A liberação do GIP e GLP-1 pelo alimento ingerido proporciona um estímulo precoce para a secreção de insulina antes que a glicose absorvida ou outros produtos da digestão alcancem as células das ilhotas pelo sangue que circula no sistema porta (ver Figura 31.1). Além de estimularem a secreção de insulina, ambos os hormônios inibem a secreção pancreática de glucagon e retardam a taxa de absorção do alimento digerido por meio de redução do esvaziamento gástrico. Estão também envolvidos no controle da ingestão de alimento por meio do apetite e da saciedade (ver Capítulo 32). As ações do GIP e do GLP-1 são rapidamente interrompidas pela dipeptidil peptidase-4 (DPP-4). Essa enzima é uma glicoproteína de membrana com especificidade de substrato bastante ampla. Na prática clínica, os inibidores da DPP-4 estão licenciados para o tratamento do diabetes melito (ver adiante).

DIABETES MELITO

O diabetes melito é uma doença metabólica crônica, caracterizada por concentração elevada de glicose no sangue – hiperglicemia (glicose plasmática em jejum > 7,0 mmol/ℓ ou glicose plasmática > 11,1 mmol/ℓ) persistente – causada por deficiência de insulina, frequentemente combinada com resistência à insulina. Existe um amplo espectro de etiologias de distúrbios monogênicos, incluindo doença autoimune, diabetes gestacional, várias patologias pancreáticas (como pancreatite alcoólica crônica) e outras condições. Os dois fenótipos principais de diabetes melito são:

1. **Diabetes tipo 1** (anteriormente conhecido como diabetes melito insulinodependente – DMID – ou diabetes de início juvenil), caracterizado por deficiência absoluta de insulina, com frequência causada pela destruição autoimune das células B do pâncreas.
2. **Diabetes tipo 2** (anteriormente conhecido como diabetes melito não insulinodependente – DMNID – ou diabetes de início no adulto), caracterizado por deficiência relativa de insulina associada a uma redução da sensibilidade à sua ação (resistência à insulina).

Ocorre hiperglicemia devido à liberação descontrolada de glicose pelo fígado e redução da captação de glicose pelo músculo esquelético, com redução da síntese de glicogênio. A deficiência de insulina provoca atrofia muscular por meio de aumento da degradação e síntese reduzida de proteínas. A cetoacidose diabética (CAD) é uma emergência aguda, predominantemente observada em pacientes com diabetes melito tipo 1. Desenvolve-se na ausência de insulina devido à degradação acelerada de gordura em acetil-CoA, que, na ausência de metabolismo aeróbico dos carboidratos, é convertida em acetoacetato e β-hidroxibutirato (que causam acidose) e acetona (uma cetona).

Ocorre desenvolvimento de várias complicações como consequência das alterações metabólicas no diabetes, frequentemente ao longo de vários anos. Muitas dessas alterações resultam de doença dos vasos sanguíneos, sejam eles de grande calibre (doença macrovascular) sejam de pequeno calibre (microangiopatia). A disfunção do endotélio vascular (ver Capítulo 21) representa um evento precoce e de importância crítica no desenvolvimento das complicações vasculares. Os radicais livres derivados do oxigênio, a proteína quinase C e produtos não enzimáticos da glicose e da albumina, denominados *produtos finais da glicosilação avançada* (AGEs) têm sido envolvidos nessa disfunção. A doença macrovascular consiste em ateroma acelerado (ver Capítulo 22) e suas complicações trombóticas (ver Capítulo 23), que são mais comuns e mais graves em pacientes com diabetes. A microangiopatia é uma característica distinta do diabetes melito, que afeta particularmente a retina, os rins e os nervos periféricos. O diabetes melito constitui a causa mais comum de insuficiência renal crônica, um problema grave e em rápido crescimento, com uma carga importante para a sociedade e para os pacientes. A hipertensão coexistente promove dano renal progressivo, e o tratamento da hipertensão retarda a progressão da nefropatia diabética e diminui o risco de infarto agudo do miocárdio. Os inibidores da enzima conversora de angiotensina ou os antagonistas do receptor de angiotensina (ver Capítulo 21) são mais efetivos na prevenção da nefropatia diabética do que outros fármacos anti-hipertensivos, talvez pela sua capacidade de impedir as ações fibroproliferativas da angiotensina II e da aldosterona.

A neuropatia diabética[5] está associada ao acúmulo de metabólitos osmoticamente ativos da glicose, produzidos pela ação da aldose redutase, porém os *inibidores da aldose redutase* não são efetivos como agentes terapêuticos (para uma revisão, ver Farmer et al., 2012).

O diabetes tipo 1 pode ocorrer em qualquer idade, porém os pacientes frequentemente, mas nem sempre, são jovens (crianças ou adolescentes) e não obesos quando surgem os primeiros sintomas. Existe uma predisposição hereditária, com incidência aumentada de 10 a 15 vezes nos parentes de primeiro grau e uma forte associação a determinados antígenos de histocompatibilidade (tipos HLA). Os gêmeos idênticos não apresentam concordância total, de modo que se acredita que sejam necessários fatores ambientais, como infecção viral (p. ex., por vírus coxackie ou vírus ECHO) para que indivíduos com predisposição genética expressem a doença. A infecção viral pode provocar danos às células β do pâncreas e expor antígenos que desencadeiam um processo autoimune que se perpetua. O paciente só se torna francamente diabético quando mais de 90% das células β foram destruídas. Essa história natural proporciona uma possibilidade tentadora de intervenção no estágio pré-diabético, e foram propostas diversas estratégias, incluindo imunossupressão, terapia precoce com insulina, antioxidantes,

---

[5]A neuropatia ("doença dos nervos") provoca disfunção das fibras nervosas periféricas, que podem ser motoras, sensitivas ou autonômicas. Com frequência, a neuropatia diabética provoca dormência semelhante a uma "meia", causada pelo dano às fibras sensitivas; hipertensão postural; e disfunção erétil devido à neuropatia autonômica.

nicotinamida e muitas outras; todavia, até o momento, essas estratégias foram ineficazes, porém esse campo de pesquisa permanece muito ativo.

O diabetes melito tipo 2 é acompanhado de resistência à insulina (que precede a manifestação franca da doença) e de comprometimento da secreção de insulina, ambos importantes na sua patogenia. Com frequência, esses pacientes são obesos e, em geral, porém nem sempre, a doença se manifesta na vida adulta, com aumento progressivo da incidência com a idade, à medida que a função das células β declina. O tratamento é inicialmente dietético, mas os fármacos hipoglicemiantes orais geralmente se tornam necessários, e, em última análise, a maioria dos pacientes beneficia-se de insulina exógena. Estudos prospectivos demonstraram uma deterioração inexorável no controle do diabetes[6] com o aumento da idade e a duração da doença.

Na Figura 31.2, a secreção de insulina (em condições basais e em resposta a uma refeição) de um paciente com diabetes melito tipo 1 ou tipo 2 é comparada esquematicamente com a de um controle saudável.

Existem muitas outras formas menos comuns de diabetes melito, além das duas principais já descritas (p. ex., síndromes associadas a autoanticorpos dirigidos contra os receptores de insulina, que provocam grave resistência à insulina; tumores funcionais de células α; "glucagonomas" e muitas outras raridades). A hiperglicemia também pode constituir um efeito adverso clinicamente importante de vários fármacos, incluindo glicocorticoides (ver Capítulo 33), doses altas de diuréticos tiazídicos (ver Capítulo 29) e vários dos inibidores de protease utilizados no tratamento da infecção pelo HIV (ver Capítulo 53).

FÁRMACOS USADOS NO TRATAMENTO DO DIABETES MELITO

Os principais grupos de fármacos utilizados são:
Agentes administrados por injeção:

- Insulina, em várias formas e formulações (usada no diabetes melito tipo 1 e tipo 2)
- Miméticos da incretina (p. ex., **exenatida, liraglutida, semaglutida**).

Agentes orais (utilizados no diabetes tipo 2):
- Biguanidas (p. ex., **metformina**)
- Sulfonilureias (p. ex., **tolbutamida, glibenclamida, gliclazida, glipizida**) e fármacos relacionados (p. ex., **repaglinida, nateglinida**)
- Gliptinas (p. ex., **sitagliptina**)
- Tiazolidinedionas (p. ex., **pioglitazona**).

TRATAMENTO COM INSULINA

Os efeitos da insulina e seu mecanismo de ação já foram descritos. Aqui, serão descritos os aspectos farmacocinéticos e os efeitos adversos, ambos de importância central para o seu uso terapêutico. Antigamente, a insulina para uso clínico era de origem suína ou bovina, hoje, porém, a insulina é quase 100% humana (produzidas em sistemas de expressão pela tecnologia do DNA recombinante, ver Capítulo 5). As insulinas de origem animal são passíveis de desencadear uma resposta imune, sendo improvável com as insulinas humanas recombinantes. Embora a insulina recombinante seja mais consistente em termos de qualidade do que as insulinas extraídas do pâncreas de animais recém-abatidos, as doses ainda são quantificadas em termos de unidades de atividade, com as quais médicos e pacientes estão familiarizados, em vez de unidades de massa.

Aspectos farmacocinéticos e preparações de insulina

A insulina é degradada no trato GI e normalmente é administrada por injeção – em geral, por via subcutânea; em emergências, porém, por via intravenosa ou, em certas ocasiões, intramuscular. A insulina intraperitoneal pode ser utilizada em circunstâncias especiais em pacientes com diabetes por meio de uma bomba de infusão contínua ou por meio de diálise peritoneal ambulatorial para os que apresentam insuficiência renal terminal. Outras abordagens potenciais incluem a incorporação de insulina em microesferas de polímero biodegradáveis como formulação de liberação lenta e sua encapsulação com uma lectina em uma membrana permeável à glicose.[7] Uma vez absorvida no plasma, a insulina possui meia-vida de eliminação de cerca de 10 minutos. É inativada enzimaticamente no fígado e no rim, e 10% são excretados na urina. O comprometimento renal reduz a necessidade de insulina.

Um dos principais problemas no uso da insulina consiste em evitar as amplas flutuações observadas na concentração plasmática e, portanto, no nível de glicemia. Diferentes formulações variam quanto ao momento do pico de seu efeito e duração de ação. A *insulina solúvel* produz um efeito rápido e de curta duração. Preparações de ação mais longa são obtidas por meio de precipitação da insulina com protamina ou com zinco, formando, assim, cristais sólidos amorfos finamente divididos ou relativamente insolúveis, que são injetados na forma de suspensão a partir da qual a insulina é lentamente absorvida. Essas preparações incluem a *insulina isófana* e as *suspensões de insulina zíncica* amorfa ou cristalina. Dispõe-se de misturas de diferentes formas em proporções fixas.

Mais recentemente, as modificações das moléculas de insulina concentraram-se em duas áreas diferentes: a produção de moléculas com início de ação mais rápido para cobrir as horas das refeições e a produção de formulações de ação mais prolongada. O desenvolvimento de análogos de ação rápida baseia-se em substituições de aminoácidos, que promovem a formação de monômeros de insulina para absorção mais rápida, enquanto reduzem a agregação de dímeros e hexâmeros de insulina (Atkin et al., 2015). Exemplos desses análogos incluem a insulina asparte, a insulina lispro e a insulina glulisina, que envolvem diferentes trocas de aminoácidos em posições como B28 e B29 na molécula de insulina. Esses análogos atuam mais rápido (início de ação < 15 minutos, em geral com pico de concentração alcançado

---

[6]O controle do diabetes melito não é facilmente estimado pela determinação do nível de glicemia, em virtude de sua acentuada variabilidade. Em vez disso, mede-se a hemoglobina glicada (hemoglobina A_{1C}), o que fornece uma medida integrada de controle ao longo do tempo de vida do eritrócito: cerca 120 dias. Nos indivíduos saudáveis, 4 a 6% (20 a 42 mmol/mol) da hemoglobina é glicada; níveis acima de 6,5% (48 mmol/mol) são indicativos de diabetes.

[7]Teoricamente, isso poderia proporcionar uma liberação variável de insulina controlada pela concentração de glicose prevalente, visto que a glicose e a insulina glicada competem pelos sítios de ligação na lectina.

dentro de 40 a 70 minutos após a injeção), porém com menor duração do que a insulina natural, o que permite ao paciente autoinjetar a insulina logo antes do início de uma refeição, em vez de 30 minutos antes.

Os análogos da insulina basais ou de ação mais longa foram desenvolvidos com a intenção oposta, ou seja, fornecer um suprimento de insulina basal constante e mimetizar a secreção pós-absortiva fisiológica de insulina basal. A **insulina glargina,** que é uma solução clara, forma um microprecipitado no pH fisiológico do tecido subcutâneo, e a absorção a partir do local de injeção subcutânea é prolongada. Em contrapartida, a injeção subcutânea de **insulina detemir** faz com que as moléculas se unam mais avidamente, retardando, assim, a sua absorção na circulação (Atkin et al., 2015). A **insulina degludeca** é formada pela adição de uma cadeia lateral de diácido graxo à insulina humana, e as moléculas resultantes unem-se para formar um depósito de multi-hexâmeros extensos após a injeção subcutânea. Os monômeros de insulina degludeca dissociam-se lentamente desse depósito, proporcionando, assim, uma duração de ação prolongada de > 40 horas.

São utilizados vários esquemas posológicos. Alguns pacientes com diabetes tipo 1 injetam uma combinação de insulinas de ação curta e de ação intermediária 2 vezes/dia, antes do desjejum e antes do jantar. Pode-se obter um melhor controle da glicemia com o esquema de bólus basal, que compreende um análogo de insulina basal injetado 1 vez/dia (frequentemente à noite) e múltiplas injeções diárias de análogos de insulina de ação rápida administrados logo antes das refeições. As bombas de insulina são utilizadas no hospital para controlar agudamente o nível de glicemia e estão disponíveis em uma forma portátil que fornece uma infusão subcutânea contínua para pacientes ambulatoriais. Formas mais sofisticadas de bombas regulam a dose por um sensor que mede sempre a glicemia, e esses sistemas programáveis tornaram-se mais disponíveis com os avanços significativos da tecnologia.

Efeitos indesejáveis

A hipoglicemia constitui o principal efeito adverso da insulina. A hipoglicemia é comum e, se for muito grave, pode causar dano cerebral ou morte súbita cardíaca. No ensaio clínico Diabetes Control and Complications Trial mencionado anteriormente, a terapia intensiva com insulina resultou em aumento de três vezes nos episódios de hipoglicemia grave em comparação com os cuidados habituais. O tratamento da hipoglicemia consiste em ingerir uma bebida ou lanche doce ou, se o paciente estiver inconsciente, administrar glicose por via intravenosa ou glucagon por via intramuscular (ver boxe clínico). A hipoglicemia induzida por insulina pode ser seguida de hiperglicemia de rebote ("efeito de Somogyi"), devido à liberação de hormônios contrarreguladores (p. ex., adrenalina, glucagon e glicocorticoides). Isso pode causar hiperglicemia antes do desjejum depois de um episódio de hipoglicemia não reconhecido durante o sono, nas primeiras horas da manhã. É essencial reconhecer essa possibilidade, de modo a evitar o erro de aumentar (em vez de reduzir) a dose noturna de insulina nessa situação.

A alergia à insulina humana não é comum, mas ocorrer é possível, podendo assumir a forma de reações locais ou sistêmicas. A resistência à insulina como consequência da formação de anticorpos é rara.

> **Usos clínicos da insulina e outros fármacos hipoglicemiantes injetáveis**
>
> - Os pacientes com *diabetes melito tipo 1* necessitam de **insulina** a longo prazo:
>   - Um esquema comum consiste na administração de bólus basal utilizando uma única insulina de ação longa acompanhada de insulina de ação curta em cada refeição. As bombas de insulina também se tornaram uma opção
>   - Em pacientes selecionados nos quais o controle do diabetes é menos crítico, utiliza-se um esquema de administração 2 vezes/dia, isto é, uma preparação de ação intermediária (p. ex., **insulina isófana**) ou um análogo de ação longa (p. ex., **glargina**) é frequentemente combinado com insulina solúvel ou um análogo de ação curta (p. ex., **lispro**) administrados antes das refeições
> - A **insulina solúvel** é utilizada (por via intravenosa) no tratamento das emergências hiperglicêmicas (p. ex., *cetoacidose diabética*)
> - Cerca de um terço dos pacientes com *diabetes melito tipo 2* acaba necessitando de **insulina**
> - Tratamento a curto prazo de pacientes com diabetes melito tipo 2 ou com tolerância à glicose diminuída durante eventos intercorrentes (p. ex., *cirurgias, infecções, infarto agudo do miocárdio*)
> - Durante a gravidez, para o *diabetes gestacional* não controlado apenas com dieta. Aqui, uma opção adequada consiste em uma bomba de infusão guiada por monitoramento contínuo da glicose
> - Tratamento de emergência da *hiperpotassemia* (ver Capítulo 29): administra-se **insulina** com glicose para reduzir o K^+ extracelular por meio de redistribuição dentro das células
> - **Agonista** do peptídeo semelhante ao glucagon 1 **(GLP-1)** para o diabetes melito tipo 2, além de agentes orais para melhorar o controle e a perda de peso (ver Capítulo 32).

BIGUANIDAS

A **metformina** (presente no lilás francês, *Galega officinalis*, utilizado na medicina tradicional para tratar o diabetes melito durante séculos) constitui a única biguanida usada clinicamente no tratamento do diabetes tipo 2, sendo, hoje, umas das primeiras opções de fármaco.[8]

Ações e mecanismo

O alvo ou alvos moleculares por meio dos quais atuam as biguanidas permanecem pouco definidos, porém suas ações bioquímicas são bem estabelecidas e incluem:

- Redução da produção de glicose hepática (gliconeogênese), que está acentuadamente aumentada no diabetes melito tipo 2

---

[8] A metformina teve um início muito lento. Foi sintetizada pela primeira vez em 1922, como parte de uma ampla série de biguanidas com muitas ações farmacológicas diferentes, que demonstraram ser, em grande parte, inadequadas para uso clínico. Seu efeito na redução da glicose foi observado precocemente, porém foi suplantado pela descoberta da insulina. Só recebeu aprovação da FDA em 1995.

- Aumento da captação e utilização da glicose no músculo esquelético (*i. e.*, redução da resistência à insulina)
- Redução da absorção de carboidratos do intestino
- Aumento da oxidação de ácidos graxos
- Redução das lipoproteínas de baixa densidade e de densidade muito baixa (LDL e VLDL ver Capítulo 22) circulantes.

A redução da gliconeogênese hepática é particularmente importante. A metformina diminui a produção hepática de glicose direta ou indiretamente pela inibição do complexo I da cadeia respiratória mitocondrial (revisão por Viollet et al., 2012). O aumento resultante de AMP ativa a proteína quinase ativada por AMP (AMPK), que é um importante regulador da homeostasia da energia nos eucariotos (Myers et al., 2017). A ativação da AMPK no duodeno desencadeia a liberação de GLP-1, estimulando a rede vagal intestino-cérebro-fígado, que regula a produção hepática de glicose (Duca et al., 2015). A administração crônica de metformina altera a recirculação de ácidos biliares e a composição do microbioma intestinal no diabetes tipo 2, levando a um aumento da secreção de GLP-1 em pacientes diabéticos (Napolitano et al., 2014).

A metformina apresenta uma meia-vida de cerca de 3 horas e é excretada em sua forma inalterada na urina.

Efeitos indesejáveis

A metformina, apesar de prevenir a hiperglicemia, *não* provoca hipoglicemia, e os efeitos indesejáveis mais comuns consistem em distúrbios GI relacionados com a dose (p. ex., anorexia, diarreia, náuseas), que geralmente, mas nem sempre, são transitórios. A acidose láctica é um efeito tóxico raro, porém potencialmente fatal, e a metformina não deve ser administrada de maneira rotineira a pacientes com doença renal ou hepática, doença pulmonar hipóxica ou choque. Esses pacientes têm predisposição à acidose láctica, devido à redução da eliminação do fármaco ou à menor oxigenação tecidual. Seu uso deve ser evitado em outras situações que predisponham ao desenvolvimento de acidose láctica, incluindo intoxicação por álcool e algumas formas de miopatia mitocondrial, que estão associadas ao diabetes melito. O uso a longo prazo pode interferir na absorção da vitamina B_{12}.

Usos clínicos

A metformina é utilizada no tratamento de pacientes com diabetes tipo 2. Esse fármaco não estimula o apetite (ocorre o contrário; ver anteriormente!) e constitui uma das opções preferidas na maioria dos pacientes com diabetes tipo 2 que apresentam obesidade, contanto que não tenham comprometimento das funções renal ou hepática. A metformina pode ser combinada com outros agentes hipoglicemiantes se a glicose sanguínea não for controlada de forma adequada. Além do diabetes melito tipo 2, pode ser usada no tratamento de outras síndromes com resistência à insulina associada, entre elas síndrome dos ovários policísticos, esteatose hepática não alcoólica, diabetes gestacional e algumas formas de puberdade prematura.

INIBIDORES DO TRANSPORTE DE GLICOSE

Vários inibidores do SGLT2 estão licenciados para uso no diabetes melito tipo 2. Os exemplos incluem **canagliflozina**, **dapagliflozina** e **empagliflozina**.

Mecanismo de ação

Os inibidores do SGLT2 promovem a excreção de glicose na urina, reduzindo, assim, a concentração de glicose circulante. A glicosúria resultante está associada a uma diurese osmótica e à excreção de sal (ver Capítulos 21 e 29). Os inibidores do SGLT2 atualmente estão sendo investigados para outros efeitos sobre os sistemas cardíaco e renal, que podem incluir redução do estresse oxidativo e da inflamação (descritos de modo detalhado por Zelniker e Braunwald, 2020).

Efeitos

O tratamento com inibidores do SGLT2 leva à eliminação de quantidades elevadas de glicose na urina por períodos prolongados e a um aumento associado do volume urinário e da excreção de íons sódio. Os ensaios clínicos realizados confirmaram uma melhora nas concentrações de glicose em jejum e pós-prandial, bem como redução significativa na hemoglobina glicada (Zelniker e Braunwald, 2020). A natriurese, a diurese e a perda calórica (pela glicose na urina) também levam a uma redução da pressão arterial sistólica e do peso corporal. Assim, o uso de inibidores do SGLT2 está sendo ampliado para incluir pacientes com insuficiência cardíaca ou doença renal crônica, independentemente de serem ou não portadores de diabetes (Zelniker e Braunwald, 2020).

Aspectos farmacocinéticos

Os inibidores do SGLT2 são rapidamente absorvidos, com um tempo para alcançar o pico de concentração plasmático inferior a 2 horas. Ligam-se muito às proteínas plasmáticas (> 80%).

Efeitos indesejáveis

A natriurese com diurese pode levar a um aumento do volume urinário, hipotensão e desidratação e é acentuada com o uso concomitante de diuréticos tiazídicos. As concentrações elevadas de glicose na urina podem levar a um aumento significativo no risco de infecções do trato urinário e fúngicas, como vaginite por *Candida* ou balanite, com o uso de inibidores do SGLT2 (Zelniker e Braunwald, 2020). Entretanto, continua havendo controvérsias consideráveis sobre a associação incerta entre inibidores do SGLT2 e uma rara doença necrosante grave do períneo e dos órgãos genitais externos (gangrena de Fournier) causada por infecção mista por aeróbios e anaeróbios.

As preocupações quanto à segurança incluem eventos adversos graves, como amputações de membros inferiores e aumento da suscetibilidade à cetoacidose diabética (CAD), incluindo especificamente a euglicêmica. Aqui, acredita-se que o efeito de redução da glicose dos inibidores do SGLT2 reduza a secreção endógena residual de insulina, enquanto promove a produção de glucagon. A diminuição resultante na ação antilipolítica da insulina leva a uma maior síntese de ácidos graxos livres, que, em seguida, são convertidos em cetonas pelo fígado. A doença aguda concomitante, a desidratação, a diminuição da ingestão de alimentos ou restrições dietéticas (p. ex., dieta pobre em carboidratos ou cetogênica) constituem fatores de risco importantes para a CAD com inibidores do SGLT2. Os pacientes são aconselhados a procurar assistência para a realização de testes para cetona e a interromper o uso do inibidor do SGLT2 durante a doença aguda grave ou antes de procedimentos cirúrgicos.

Usos clínicos

Os inibidores do SGLT2 foram licenciados para uso no diabetes tipo 2, isolados (quando a metformina é inadequada) ou em associação com outras terapias hipoglicemiantes. Em geral, o uso envolve os inibidores do SGLT2 na terapia dupla ou tripla. Uma vantagem potencial da inibição do SGLT2 em pacientes com controle inadequado do diabetes é que a quantidade de glicose excretada na urina será proporcionalmente maior em pacientes com concentrações plasmáticas elevadas de glicose.

Entretanto, os inibidores do SGLT2 não são usados para controle glicêmico em pacientes com doença tipo 1 devido ao potencial dano causado pela CAD.

Os inibidores do SGLT2 são considerados fármacos com risco relativamente baixo de hipoglicemia.

MIMÉTICOS DA INCRETINA E FÁRMACOS RELACIONADOS

A **exenatida e a lixisenatida** são derivados sintéticos da *exendina-4*, um peptídeo encontrado na saliva do monstro-de-Gila (um lagarto que provavelmente desenvolveu essa característica como forma de capturar suas presas, tornando-as hipoglicêmicas). Em contrapartida, outros análogos do GLP-1, como a liraglutida e a semaglutida, assemelham-se muito ao GLP-1 humano, porém com modificações moleculares para possibilitar uma maior duração de ação.

Os agonistas do GLP-1 diminuem o nível de glicemia após uma refeição, aumentando a secreção de insulina, suprimindo a secreção de glucagon e retardando o esvaziamento gástrico (ver anteriormente). Reduzem a ingestão de alimentos (por meio de um efeito sobre a saciedade, ver Capítulo 32) e estão associados a uma perda de peso modesta. Reduzem o acúmulo de gordura hepática. A pancreatite é um efeito adverso raro, porém potencialmente grave.

Os agonistas do GLP1 são administrados por injeção subcutânea, 1 vez/dia (exenatida, **liraglutida, lixisenatida**) ou 1 vez/semana (exenatida de liberação prolongada, **albiglutida, dulaglutida**). Hoje, a semaglutida está disponível em formulações tanto injetáveis quanto orais.

Os agonistas do GLP-1 são utilizados em pacientes com diabetes tipo 2 em combinação com outros fármacos (ver boxe clínico sobre usos dos fármacos hipoglicemiantes orais).

A tirzepatida é uma molécula injetável recentemente desenvolvida (ver Capítulo 32), que possui atividade de duplo agonista de GLP-1 e GIP. Acredita-se que a ação adicional sobre o GIP consista em estimular o gasto energético e, ao mesmo tempo, reduzir a ingestão de alimentos. Ensaios clínicos randomizados relataram benefícios significativos relacionados com o controle do diabetes e a perda de peso com tirzepatida em comparação com insulina ou análogos do GLP-1.

GLIPTINAS

As gliptinas (p. ex., **sitagliptina, vildagliptina, saxagliptina, linagliptina**) são fármacos sintéticos que inibem competitivamente a DPP-4, reduzindo, assim, o nível de glicemia ao potencializar as incretinas endógenas (GLP-1 e GIP, ver anteriormente), que estimulam a secreção de insulina. Não causam nem perda nem ganho de peso.

As gliptinas são absorvidas pelo intestino e administradas 1 vez/dia (ou, no caso da vildagliptina, 2 vezes/dia) por via oral. São eliminadas parcialmente por excreção renal e são metabolizadas pelas enzimas CYP hepáticas. Em geral, são bem toleradas, com uma variedade de efeitos adversos GI leves.

A doença hepática, a insuficiência cardíaca (em particular com a saxagliptina ou a alogliptina) e a pancreatite (com incidência aproximada de 0,1 a 1%) são menos comuns, porém potencialmente graves. As gliptinas podem ser utilizadas para o diabetes tipo 2 com outros fármacos hipoglicemiantes orais, mas não em associação com agonistas do GLP-1, devido a seus mecanismos sobrepostos.

As evidências de sua eficácia cardiovascular ou de um efeito sobre a mortalidade são inconsistentes, e alguns análogos do GLP-1 (como liraglutida, semaglutida, dulaglutida) demonstram uma redução nos principais eventos cardíacos adversos (Gilbert e Pratley, 2020), enquanto nem as gliptinas nem a exenatida demonstraram esses benefícios em ensaios clínicos de grande escala.

SULFONILUREIAS

As sulfonilureias foram desenvolvidas após a observação casual de que um derivado da sulfonamida (utilizado no tratamento da febre tifoide) causava hipoglicemia. Dispõe-se de numerosas sulfonilureias. A **tolbutamida** e a **clorpropamida** foram as primeiras utilizadas terapeuticamente. A clorpropamida apresenta um longo tempo de ação, e uma fração substancial é excretada na urina. Seu uso na prática clínica é raro devido à ocorrência de efeitos adversos graves, como hipoglicemia, rubor com o consumo de álcool e hiponatremia. Williams (1994) comentou que "a clorpropamida consagrada pelo tempo, porém idiossincrática, já deveria ter sido abandonada" – uma opinião com a qual concordamos. Entretanto, a tolbutamida ainda está disponível, embora hoje seja menos prescrita do que as denominadas sulfonilureias de segunda geração (p. ex., **glibenclamida, gliclazida, glipizida;** Tabela 31.3), que são mais potentes. Todos esses fármacos de segunda geração contêm um componente de sulfonilureia e atuam da mesma maneira, porém diferentes substituições resultam em diferenças na farmacocinética e, portanto, na duração da ação (ver Tabela 31.3).

Mecanismo de ação

As sulfonilureias exercem a sua principal ação sobre as células β (ver Figura 31.1), estimulando a secreção de insulina e, portanto, reduzindo os níveis de glicose no plasma. Existem sítios de ligação de alta afinidade para as sulfonilureias nos canais de K_{ATP} (ver Capítulo 4) nas membranas de superfície das células β, e a ligação de várias sulfonilureias mostra-se paralela à sua potência na estimulação da liberação de insulina. O bloqueio da ativação dos canais de K_{ATP} pelas sulfonilureias provoca despolarização das células β, entrada de Ca^{2+} e secreção de insulina. (Compare isso com o controle fisiológico da secreção de insulina, ver Figura 31.1.)

Aspectos farmacocinéticos

As sulfonilureias são bem absorvidas após administração oral, e a maioria alcança concentrações plasmáticas máximas em 2 a 4 horas. A duração da ação varia (ver Tabela 31.3). Todas se ligam fortemente à albumina plasmática e estão envolvidas em interações com outros fármacos (p. ex., salicilatos e sulfonamidas) que competem por esses sítios de ligação (ver Capítulo 9). As sulfonilureias (ou seus metabólitos ativos) são excretadas, em sua maioria, na urina, de modo que a sua ação aumenta ou é prolongada no indivíduo idoso e em pacientes com doença renal.

A maioria das sulfonilureias atravessa a placenta e é excretada no leite materno, de modo que o seu uso está contraindicado durante a gravidez e a lactação.

Tabela 31.3 Fármacos hipoglicemiantes orais: sulfonilureias.

Fármaco	Potência relativa[a]	Meia-vida (horas)	Aspectos farmacocinéticos[b]	Comentários gerais
Tolbutamida	1	4	Parte é convertida no fígado em hidroxitolbutamida fracamente ativa; outra parte é carboxilada a um composto inativo Excreção renal	Tem menos probabilidade de causar hipoglicemia Em geral, administrada 3 vezes/dia
Glibenclamida[c]	150	10	Parte é oxidada no fígado a produtos moderadamente ativos e excretada na urina; 50% são excretados de forma inalterada nas fezes	Tem mais probabilidade de causar hipoglicemia, em particular em pacientes idosos, nos quais deve ser evitada O metabólito ativo se acumula na insuficiência renal É possível a administração de uma dose 1 vez/dia
Gliclazida	10	10	Pico de concentração plasmática em 2 a 6 h Metabolizada principalmente no fígado	Bem absorvida. Pode exigir uma dose 2 vezes/dia
Glipizida	100	7	Pico dos níveis plasmáticos em 1 h A maior parte é metabolizada no fígado a produtos inativos, que são excretados na urina; 12% são excretados nas fezes	Pode causar hipoglicemia Apenas os produtos inativos acumulam-se na insuficiência renal

[a]Em relação à tolbutamida.
[b]Todos esses fármacos ligam-se altamente às proteínas (90 a 95%).
[c]Denominada *gliburida* nos Estados Unidos.

Efeitos indesejáveis

Em geral, as sulfonilureias são bem toleradas. Os efeitos indesejáveis estão relacionados na Tabela 31.3. O efeito adverso mais comum consiste em hipoglicemia, que pode ser grave e prolongada, a incidência maior é observada com a clorpropamida e a glibenclamida de ação prolongada, enquanto a menor incidência ocorre com a tolbutamida. É melhor evitar o uso de sulfonilureias de ação prolongada no indivíduo idoso e em pacientes com comprometimento renal até mesmo leve devido ao risco de hipoglicemia. As sulfonilureias estimulam o apetite e, com frequência, provocam ganho de peso. Esta é uma preocupação importante em pacientes diabéticos com obesidade. Cerca de 3% dos pacientes apresentam desconforto GI. As sulfonilureias não parecem conferir nenhum benefício cardiovascular (Flory e Lipska, 2019), e há controvérsias contínuas a respeito da possibilidade de um efeito prejudicial em pacientes com doença cardiovascular subjacente.

Interações medicamentosas

Diversos fármacos aumentam o efeito hipoglicemiante das sulfonilureias. Foi relatado que os anti-inflamatórios não esteroides, a varfarina, alguns fármacos uricosúricos (p. ex., **sulfimpirazona**), o álcool, os inibidores da monoamina oxidase, alguns agentes antibacterianos (incluindo sulfonamidas, **trimetoprima** e **cloranfenicol**) e alguns antifúngicos imidazois produzem hipoglicemia grave quando administrados com uma sulfonilureia. A provável base para a maioria dessas interações consiste na competição pelas enzimas envolvidas no metabolismo, porém a interferência na ligação às proteínas plasmáticas e nos mecanismos de transporte que facilitam a excreção pode desempenhar algum papel.

Os agentes que diminuem a ação das sulfonilureias sobre a glicemia incluem diuréticos tiazídicos em altas doses (ver Capítulos 21 e 29) e glicocorticoides, todos os quais podem aumentar as concentrações de glicose circulante.

Usos clínicos

As sulfonilureias são utilizadas no tratamento do diabetes tipo 2 em seus estágios iniciais, entretanto, como exigem a presença de células β funcionais, não são úteis no diabetes tipo 1 ou no estágio tardio do diabetes tipo 2. Na atualidade, tendo em vista as limitações das sulfonilureias (ganho ponderal, risco e hipoglicemia, ausência de benefício cardiovascular), esses fármacos raramente são utilizados como agentes de primeira linha para o diabetes tipo 2.

OUTROS FÁRMACOS QUE ESTIMULAM A SECREÇÃO DE INSULINA

Foram desenvolvidos vários fármacos que atuam, como as sulfonilureias, por meio do bloqueio do receptor de sulfonilureias nos canais de K_{ATP} nas células β do pâncreas, mas que carecem do componente sulfonilureia. Incluem a **repaglinida** e a **nateglinida**, que, apesar de serem muito menos potentes do que a maioria dos sulfonilureias, apresentam rápido início e término de ação, levando a um curto tempo de ação e baixo risco de hipoglicemia.[9] Esses fármacos são administrados pouco antes de uma refeição de modo a reduzir a elevação pós-prandial da glicemia em pacientes

---

[9]É irônico que esses novos fármacos compartilhem muitas das propriedades da tolbutamida, a mais antiga, mais barata e menos famosa das sulfonilureias.

com diabetes tipo 2 que é inadequadamente controlado com dieta e exercício. Podem causar menor ganho ponderal do que as sulfonilureias convencionais. Em um estágio mais avançado do curso da doença, podem ser combinados com metformina ou com outros agentes hipoglicemiantes orais. Diferentemente da glibenclamida, esses fármacos são relativamente seletivos para os canais de K_{ATP} nas células β *versus* canais de K_{ATP} no músculo liso vascular.

TIAZOLIDINEDIONAS (GLITAZONAS): PIOGLITAZONA

As tiazolidinedionas (ou *glitazonas*) foram desenvolvidas após a observação casual de que um análogo do **clofibrato**, a **ciglitazona**, que estava sendo investigado pelos seus efeitos sobre os lipídeos, reduziu inesperadamente o nível de glicemia. A ciglitazona provocava toxicidade hepática, e essa classe de fármacos (apesar de seu sucesso comercial inicial) foi marcada por efeitos adversos (em particular cardiovasculares), retiradas do mercado e controvérsias. Nenhum ensaio clínico desses agentes demonstrou algum efeito benéfico na mortalidade, e eles foram licenciados com base nos efeitos estatisticamente significativos na hemoglobina A1c (HbA1C) (um marcador integrado do controle de glicemia a longo prazo) de importância clínica incerta. A **pioglitazona** é o único fármaco dessa classe que continua em uso clínico; seus predecessores, a rosiglitazona e a troglitazona, enfrentaram uma ação regulamentar, devido ao risco aumentado de ataques cardíacos e dano hepático, respectivamente.

Efeitos

Os efeitos das tiazolidinedionas sobre a glicemia são de início lento, e o efeito máximo só é alcançado depois de 1 a 2 meses de tratamento. Atuam por meio de aumento da eficácia da insulina endógena, reduzindo, assim, a produção de glicose hepática e aumentando a captação de glicose no músculo.

As tiazolidinedionas reduzem a quantidade necessária de insulina exógena para manter determinado nível de glicemia em cerca de 30%. A redução da concentração de glicose sanguínea é acompanhada de redução das concentrações de insulina e de ácido graxos livres. É comum haver ganho de peso de 1 a 4 kg, que geralmente se estabiliza em 6 a 12 meses. Parte disso é atribuível à retenção hídrica: ocorre aumento do volume plasmático de até 500 mℓ, com redução concomitante na concentração de hemoglobina causada pela hemodiluição; há também aumento do líquido extravascular e aumento da deposição de gordura subcutânea (em contraste com a gordura visceral).

Mecanismo de ação

As tiazolidinedionas ligam-se a um receptor nuclear, denominado *receptor γ ativado pelo proliferador de peroxissomo* (PPARγ), que forma um complexo com o receptor X de retinoide (RXR; ver Capítulo 3).[10] Continua sendo um mistério o fato de que a homeostasia da glicose precisa ser tão responsiva a fármacos que se ligam a receptores expressos principalmente nas células adiposas. Foi sugerido que a explicação pode residir na reestruturação do ciclo de glicose-ácido graxo (Randle) pela redução dos ácidos graxos livres circulantes.

Efeitos indesejáveis

Dados obtidos de ensaios clínicos demonstraram um aumento significativo no risco de uma variedade de eventos adversos com a pioglitazona, incluindo insuficiência cardíaca, fratura óssea, edema e ganho de peso, e, atualmente, as glitazonas são utilizadas com muito menos frequência.

Usos clínicos

A pioglitazona é aditiva com outros agentes hipoglicemiantes orais em relação ao efeito sobre a glicemia, e dispõe-se no mercado de um comprimido combinado com metformina.

INIBIDORES DA α-GLICOSIDASE

A **acarbose**, um inibidor da α-glicosidase intestinal, é utilizada no diabetes melito tipo 2 não controlado por dieta, com ou sem outros agentes. A acarbose retarda a absorção de carboidratos, reduzindo a elevação pós-prandial da glicemia. Os efeitos adversos mais comuns estão relacionados com a sua principal ação e consistem em flatulência, fezes de consistência amolecida ou diarreia e dor e distensão abdominais. À semelhança da metformina, a acarbose pode ser particularmente útil em pacientes obesos com diabetes tipo 2, e pode ser administrada com metformina.

TRATAMENTO DO DIABETES MELITO

A terapia personalizada do diabetes melito concentra-se no cuidadoso equilíbrio do tratamento farmacológico com o objetivo de alcançar uma quase normalização da HbA1C, evitando ao mesmo tempo o desenvolvimento de hipoglicemia. Hoje em dia, numerosas diretrizes clínicas recomendam ter como alvo a HbA1C, que é ajustada de acordo com as características individuais específicas do paciente. Embora o controle rígido com monitoramento rigoroso constitua uma peça fundamental em pacientes mais jovens com diabetes melito (principalmente do tipo 1), existem problemas mais complexos em pacientes de idade mais avançada e com várias morbidades, portadores de diabetes tipo 2, que já estão recebendo uma polifarmácia. Os estudos de controle intensivo posteriores no curso da doença têm sido decepcionantes, em particular no que diz respeito a pacientes idosos, nos quais o dano grave da hipoglicemia pode superar qualquer benefício obtido com esquemas rigorosos de redução da glicemia. Os objetivos realistas em pacientes com diabetes tipo 2 em geral são menos ambiciosos do que em pacientes mais jovens com diabetes tipo 1. A restrição alimentar que leva à perda de peso em pacientes com sobrepeso e obesidade é a pedra angular (embora com tendência a desmoronar), combinada com aumento do exercício físico. São utilizados agentes orais para controlar os sintomas de hiperglicemia, bem como para limitar as complicações microvasculares, esses agentes são introduzidos precocemente. O controle da pressão arterial e o uso de estatinas para prevenção da doença ateromatosa (ver Capítulo 22) são cruciais para a saúde cardiovascular. Hoje, acredita-se que os análogos do GLP-1 e os inibidores do SGLT2 estejam associados a um maior benefício cardiovascular entre todos os fármacos disponíveis (Flory e Lipska, 2019).

---

[10] Compare com os fibratos (com os quais as tiazolidinedionas estão estruturalmente relacionadas), que se ligam ao PPARα (ver Capítulo 22).

Fármacos usados no tratamento do diabetes melito

Insulina e outros fármacos injetáveis

- A **insulina** humana é produzida pela tecnologia do DNA recombinante. Para uso rotineiro, é administrada por via subcutânea (por infusão intravenosa em emergências)
- As diferentes formulações de **insulina** diferem na sua duração de ação:
  - Os análogos de ação rápida, que podem ser administrados imediatamente antes de uma refeição e que apresentam meias-vidas mais curtas, de modo que existe menos probabilidade de hipoglicemia pós-prandial
  - **Insulina solúvel** de ação curta: o pico de ação é obtido após uma dose subcutânea em 2 a 4 horas, com duração de 6 a 8 horas; é a única formulação que pode ser administrada por via intravenosa
  - Insulina de ação intermediária (p. ex., **insulina isófana**) e
  - Formas de ação longa (p. ex., **insulina glargina**)
- O principal efeito indesejável é a hipoglicemia
- A alteração da sequência de aminoácidos (análogos da insulina, como, por exemplo, insulina **lispro** e **glargina**) pode alterar de maneira útil a cinética da **insulina**
- As **insulinas** são usadas em todos os pacientes com diabetes melito tipo 1 e em cerca de um terço dos pacientes com diabetes tipo 2
- Os agonistas do GLP-1 injetáveis são utilizados como tratamento complementar em determinados pacientes com diabetes melito tipo 2 controlado de maneira inadequada. Diferentemente da **insulina**, esses fármacos são úteis na promoção de perda de peso

Fármacos hipoglicemiantes orais

- Esses fármacos são utilizados no diabetes melito tipo 2
- Biguanidas (p. ex., **metformina**):
  - Têm ações periféricas complexas na presença de insulina residual, aumentando a captação de glicose no músculo estriado e inibindo a liberação de glicose hepática e a absorção intestinal de glicose
  - Reduzem o apetite e estimulam a perda de peso, apresentam risco baixo ou insignificante de hipoglicemia
  - Estão entre as escolhas de primeira linha em pacientes com sobrepeso ou obesidade
- Inibidores do SGLT2 (p. ex., empagliflozina)
  - Promovem a excreção urinária de glicose
  - Têm efeitos benéficos sobre o peso, a pressão arterial e os resultados renais e cardiovasculares
  - Aumentam o risco de desidratação e de infecções do trato urinário, bem como raros casos de CAD
- Análogos do GLP-1, a semaglutida é a única formulação oral disponível dessa classe de fármacos
- Gliptinas (p. ex., **sitagliptina**):
  - Potencializam as incretinas endógenas ao bloquear a DPP-4
  - São adicionadas a outros fármacos ativos por via oral para melhorar o controle em pacientes com diabetes melito tipo 2
  - São neutras quanto ao peso corporal; em geral, são bem toleradas, porém a pancreatite é uma preocupação
- Sulfonilureias e outros fármacos que estimulam a secreção de insulina (p. ex., **tolbutamida, glibenclamida, nateglinida**)
  - Podem causar hipoglicemia (o que estimula o apetite e leva ao ganho de peso)
  - São eficazes apenas na presença de células β funcionais
  - Bloqueiam os canais de potássio sensíveis ao ATP nas células β
  - São bem toleradas, porém promovem aumento de peso e estão associadas a mais doenças cardiovasculares do que a **metformina**
- As tiazolidinedionas têm sido associadas a toxicidade cardíaca grave. A **pioglitazona** é a única tiazolidinediona ainda amplamente comercializada:
  - Trata-se de um agonista do PPARγ (um receptor nuclear)
  - Aumenta a sensibilidade à insulina e reduz o nível de glicemia no diabetes tipo 2
  - Pode causar ganho de peso e edema
  - Aumenta as fraturas osteoporóticas
- Inibidor da α-glicosidase, **acarbose**:
  - Reduz a absorção de carboidratos
  - Provoca flatulência e diarreia.

Usos clínicos dos fármacos hipoglicemiantes orais

- *Diabetes melito tipo 2*, para reduzir os sintomas da hiperglicemia (p. ex., sede, micção excessiva) e reduzir as complicações do diabetes a longo prazo (o controle "rigoroso" da glicemia pode ter apenas um pequeno efeito sobre as complicações cardiovasculares em certos contextos, dependendo da classe de fármaco)
- A **metformina** é preferida, particularmente para pacientes com obesidade, a não ser que seja contraindicada por fatores que predispõem ao desenvolvimento de acidose láctica (insuficiência renal ou hepática, insuficiência cardíaca mal compensada, hipoxemia)
- Os inibidores do SGLT2 melhoram o controle do diabetes e são efetivos na redução da insuficiência cardíaca, hipertensão e complicações renais
- Os agonistas do GLP-1 (p. ex., **exenatida, lixisenatida** ou **liraglutida**) são administrados por injeção a pacientes com obesidade inadequadamente controlados com um ou dois fármacos hipoglicemiantes. Esses agentes estão associados ao potencial de perda de peso ou prevenção do ganho de peso em pacientes com sobrepeso ou obesidade. A **semaglutida** pode ser administrada por via oral ou por injeção
- Os inibidores da DPP-4 (gliptinas, p. ex., **sitagliptina**) melhoram o controle, são bem tolerados e neutros quanto ao peso corporal, porém as evidências dos resultados são inconsistentes. A pancreatite e a insuficiência cardíaca são possíveis efeitos adversos que causam preocupação
- Os fármacos que atuam sobre o receptor de sulfonilureias (p. ex., **tolbutamida, glibenclamida, gliclazida**) são bem tolerados, porém, com frequência, promovem um ganho de peso. Estão associados a um maior risco de hipoglicemia e possível risco cardiovascular em comparação com a **metformina**
- A **pioglitazona** melhora o controle (reduz a hemoglobina A_{1C}), mas aumenta o peso, provoca insuficiência cardíaca e retenção hídrica e aumenta o risco de fraturas
- A **acarbose** (inibidor da α-glicosidase) diminui a absorção de carboidratos e provoca flatulência e diarreia.

BIBLIOGRAFIA E LEITURA COMPLEMENTAR

Referências

Abdul-Ghani, M.A., Norton, L., DeFronzo, R.A., 2011. Role of sodium-glucose cotransporter 2 (SGLT 2) inhibitors in the treatment of type 2 diabetes. Endocr. Rev. 32 (4), 515–531.

Abdul-Ghani, M.A., Norton, L., DeFronzo, R.A., 2015. Renal sodium-glucose cotransporter inhibition in the management of type 2 diabetes mellitus. Am. J. Physiol. Renal Physiol. 309 (11), F889–F900.

American Diabetes Association, 1993. Implications of the diabetes control and complications trial. Diabetes 42, 1555–1558.

Atkin, S., Javed, Z., Fulcher, G., 2015. Insulin degludec and insulin aspart: novel insulins for the management of diabetes mellitus. Ther. Adv. Chronic. Dis. 6 (6), 375–388.

DeFronzo, R.A., Davidson, J.A., Del Prato, S., 2012. The role of the kidneys in glucose homeostasis: a new path towards normalizing glycaemia. Diabetes Obes. Metab. 14 (1), 5–14.

Duca, F.A., Cote, C.D., Rasmussen, B.A., et al., 2015. Metformin activates a duodenal AMPK-dependent pathway to lower hepatic glucose production in rats. Nat. Med. 21, 506–511.

Flory, J., Lipska, K., 2019. Metformin in 2019. JAMA 321, 1926–1927.

Gilbert, M.P., Pratley, R.E., 2020. GLP-1 Analogs and DPP-4 inhibitors in Type 2 diabetes therapy: review of head-to-head clinical trials. Front. Endocrinol. 11, 178.

Myers, R.W., Guan, H.P., Ehrhart, J., et al., 2017. Systemic pan-AMPK activator MK-8722 improves glucose homeostasis but induces cardiac hypertrophy. Science 357, 507–511.

Napolitano, A., Miller, S., Nicholls, A.W., et al., 2014. Novel gut-based pharmacology of metformin in patients with type 2 diabetes mellitus. PLoS One 9, e100778.

Viollet, B., Guigas, B., Garcia, N.S., Leclerc, J., Foretz, M., Andreelli, F., 2012. Cellular and molecular mechanisms of metformin: an overview. Clin. Sci. 122, 253–270.

Williams, G., 1994. Management of non-insulin dependent diabetes mellitus. Lancet 343, 95–100.

Zelniker, T.A., Braunwald, E., 2020. Mechanisms of cardiorenal effects of sodium-glucose cotransporter 2 inhibitors: JACC state-of-the-art review. J. Am. Coll. Cardiol. 75, 422–434.

Leitura complementar

Artasensi, A., Pedretti, A., Vistoli, G., et al., 2020. Type 2 diabetes mellitus: a review of multi-target drugs. Molecules 25, 1987.

Farmer, K.L., Li, C.Y., Dobrowsky, R.T., 2012. Diabetic neuropathy: should a chaperone accompany our therapeutic approach? Pharmacol. Rev. 64, 880–900.

Lavin, D.P., White, M.F., Brazil, D.P., 2016. IRS proteins and diabetic complications. Diabetologia 59, 2280–2291.

Nauck, M.A., Quast, D.R., Wefers, J., et al., 2021. GLP-1 receptor agonists in the treatment of type 2 diabetes – state-of-the-art. Mol. Metab. 46, 101102.

Fármacos que Afetam os Grandes Sistemas de Órgãos • SEÇÃO 3

32 Obesidade

CONSIDERAÇÕES GERAIS

A obesidade representa um problema de saúde crescente em todo o mundo e está alcançando proporções epidêmicas em algumas nações. O problema não se limita aos habitantes dos países ricos, à população adulta nem a qualquer classe socioeconômica. O tecido adiposo representa a energia armazenada, e ocorre obesidade quando os mecanismos homeostáticos que controlam o balanço energético se tornam alterados ou sobrecarregados. Neste capítulo, descreveremos primeiro a regulação endógena do apetite e da massa corporal para, em seguida, considerarmos as principais implicações da obesidade para a saúde e sua fisiopatologia. Concluiremos com uma discussão dos fármacos atualmente aprovados para o tratamento da obesidade e teremos uma breve projeção dos possíveis futuros fármacos para esse problema.

INTRODUÇÃO

A sobrevida exige um fornecimento contínuo de energia para manter a homeostasia, mesmo quando o suprimento de alimentos for intermitente. A evolução da espécie forneceu o mecanismo para armazenar qualquer excesso de energia latente de produtos alimentares no tecido adiposo, como triglicerídeos ricos em energia, de modo que possa ser facilmente mobilizado quando o alimento estiver escasso. Esse mecanismo, controlado pelos denominados *genes econômicos*, era uma vantagem óbvia para nossos ancestrais caçadores-coletores; entretanto, em muitas sociedades, uma combinação de estilo de vida sedentário, suscetibilidade genética, influências culturais e acesso irrestrito a uma gama ampla de suprimentos ricos em calorias levou a uma epidemia global de obesidade ou "globesidade" como é algumas vezes denominada. A obesidade é um componente de um conjunto de distúrbios descritos em outros capítulos, que com frequência coexistem no mesmo indivíduo e que compreendem o que agora descrevemos como "síndrome metabólica" (antes denominada "síndrome X metabólica"), um problema de saúde pública em rápido crescimento.

DEFINIÇÃO DE OBESIDADE

A "obesidade" pode ser definida como uma doença em que a saúde (e, portanto, a expectativa de vida) é afetada adversamente pelo excesso de gordura corporal.[1] Entretanto, em que ponto um indivíduo se torna "obeso"? A referência geralmente aceita (OMS) é o índice de massa corporal (IMC). O IMC é expresso como P/a^2, em que P = peso corporal (em kg) e a = altura (em metros). Apesar de não ser um índice perfeito (p. ex., não distingue entre gordura e massa magra), o IMC em geral tem uma boa correlação com outras medidas de gordura corporal e é amplamente utilizado como índice conveniente. Embora existam problemas na definição de um peso "saudável" para determinada população, a OMS classifica adultos com IMC ≥ 25 como acima do peso, enquanto aqueles com IMC ≥ 30 são considerados obesos. A obesidade infantil é mais difícil de avaliar.

Como o IMC depende, obviamente, do balanço energético total, outra definição operacional de obesidade seria a de um distúrbio multifatorial do balanço energético, no qual a retenção de caloria a longo prazo ultrapassa o gasto energético.

OBESIDADE COMO PROBLEMA DE SAÚDE

A obesidade representa um problema de saúde global crescente e dispendioso. Em 2016, a OMS estimou que a obesidade mundial tinha quase triplicado desde 1975 e que havia mais de 1,9 bilhão de adultos com sobrepeso, dos quais aproximadamente um terço – constituindo mais de 13% da população mundial – apresentava obesidade de acordo com os critérios antes definidos. Os níveis nacionais de obesidade variam enormemente: são inferiores a 4% no Japão e em partes da África, porém alcançam de maneira impressionante 40% ou mais em partes da Polinésia. Os níveis de obesidade em adultos nos EUA, na Europa e no Reino Unido (entre outros) aumentaram três vezes desde 1980, com valores de 34% citados pela OMS para os EUA (2016) e até 28% para o Reino Unido. A doença não se limita aos adultos: estima-se que cerca de 39 milhões de crianças ou lactentes com menos de 5 anos de idade tenham sobrepeso ou obesidade. Nos EUA, o número de crianças com sobrepeso duplicou, e o de adolescentes com sobrepeso triplicou desde 1980, com uma prevalência global de obesidade próxima de 20% (dados dos US Centers for Disease Control and Prevention, https://www.cdc.gov/obesity/data/childhood.html). Ironicamente, a obesidade com frequência coexiste com a desnutrição em muitos países em desenvolvimento. Todas as classes socioeconômicas são afetadas. Nos países mais pobres, é nas classes socioeconômicas mais altas que a obesidade prevalece; entretanto, no rico Ocidente, observa-se habitualmente o inverso. Por exemplo, na Inglaterra, as taxas de internação relacionada com a obesidade nas áreas mais carentes são mais de duas vezes mais altas do que nas áreas menos desfavorecidas.

Em geral, mais pessoas morrem no mundo em decorrência de sobrepeso e obesidade do que as que estão abaixo do peso, e os encargos financeiros para o sistema de saúde são enormes. Um relatório influente (McKinsey Global Institute, 2014) estimou a carga econômica global em 2,1 trilhões de dólares em 2014, ou seja, 2,9% do produto interno bruto (PIB) global – mais do que os custos despendidos com a violência armada, a guerra e o terrorismo juntos.

A obesidade frequentemente coexiste com distúrbios metabólicos e outros distúrbios (em particular hipertensão, hipercolesterolemia e diabetes melito tipo 2), compreendendo a denominada *síndrome metabólica*. Isso acarreta um elevado risco de distúrbios cardiovasculares, acidente vascular cerebral (AVC), certos tipos de câncer (particularmente

---

[1] "Os indivíduos naturalmente muito gordos tendem a morrer mais cedo do que os magros", observou Hipócrates.

dependentes de hormônios), doenças respiratórias (em especial, apneia do sono) e problemas digestivos, bem como osteoartrite. A mobilidade insuficiente, o medo da estigmatização e o isolamento social impõem uma maior cobrança ao bem-estar mental dos indivíduos com obesidade. Um comentarista (Kopelman, 2000) observou que a obesidade "está começando a substituir a subnutrição e as doenças infecciosas como fator contribuinte mais significativo para a falta de saúde". Na Inglaterra, isso é comprovado pelo aumento substancial no número de internações, com até um milhão de pacientes internados em 2019-2020 com diagnóstico primário ou secundário de obesidade.

MECANISMOS HOMEOSTÁTICOS QUE CONTROLAM O BALANÇO ENERGÉTICO

Um ponto de vista comum e implicitamente incentivado por autores de numerosos livros de autoajuda, bem como pela indústria imensamente lucrativa das dietas, é que a obesidade representa apenas o resultado de uma dieta inadequada ou da ingestão deliberada de comida em excesso (hiperfagia). Na verdade, a situação é mais complexa. Por si só, é raro as dietas proporcionarem uma solução duradoura: a taxa de insucesso é elevada (provavelmente 90%), e a maioria dos indivíduos que fazem dietas voltam ao seu peso inicial. Isso sugere a atuação de algum sistema homeostático intrínseco destinado a manter certo equilíbrio entre o aporte e o gasto de energia. Os sistemas de regulação do peso corporal são, por necessidades, elaborados e complexos de modo a lidar com os desafios das variações diárias substanciais na ingestão de alimentos e na atividade física. Aqui, as funções homeostáticas exercem seus efeitos por meio de mecanismos de controle interno altamente sofisticados, com interação dinâmica entre os órgãos fundamentais, como o cérebro, o fígado, o pâncreas, o intestino e o tecido adiposo.

A homeostasia energética pode ser afetada por predisposição genética e, subsequentemente, varia ao longo da vida devido à influência de alterações hormonais, estresse metabólico, inflamação e envelhecimento. Quando expostos às mesmas escolhas dietéticas, alguns indivíduos se tornam obesos, enquanto outros não. Estudos sobre a obesidade em gêmeos monozigóticos e dizigóticos estabeleceram forte influência genética na suscetibilidade à condição, e os estudos de mutações raras levaram à descoberta e elucidação das vias neuroendócrinas que estabelecem uma correspondência entre a ingestão alimentar e o gasto energético. Isso, por sua vez, levou ao conceito de que a ocorrência de alterações nesses sistemas de controle é, em grande parte, responsável pelo início e pela manutenção da obesidade.

PAPEL DA SINALIZAÇÃO PERIFÉRICA NA REGULAÇÃO DO PESO CORPORAL

Pesquisas intensivas realizadas ao longo de várias décadas nos ajudaram a desvendar gradualmente a complexa interação homeostática entre o hipotálamo, o tronco encefálico e sinais periféricos em relação à disponibilidade de fontes de energia provenientes do tecido adiposo e do intestino. No início do século XX, observou-se que pacientes com lesão do hipotálamo tinham tendência a ganhar peso. Na década de 1940, foi também constatado que lesões distintas no hipotálamo de roedores faziam com que se tornassem obesos ou exibissem um comportamento alimentar incomum. Com base nas primeiras observações em ratos (1953), Kennedy propôs que um hormônio liberado do tecido adiposo atuava sobre o hipotálamo para regular a gordura corporal e a ingestão alimentar. Ocorreu um importante avanço conceitual em 1994, quando Friedman e colaboradores identificaram a *leptina*[2] como o hormônio dos adipócitos que atua sobre conexões neurais para suprimir o apetite e reduzir o tecido adiposo.

O mRNA da leptina é expresso nos adipócitos; a sua síntese é aumentada pelos glicocorticoides, pela insulina e estrógeno e é reduzida por agonistas dos receptores β-adrenérgicos. Nos indivíduos normais, a liberação de leptina é pulsátil e está correlacionada com o aumento da massa de gordura corporal e o IMC. A leptina atua predominantemente sobre o hipotálamo para reduzir a ingestão de alimento quando as reservas energéticas são suficientes. A importância da terapia com leptina foi ressaltada em modelos animais e em formas congênitas raras de deficiência de leptina (Figura 32.1), porém o seu valor como intervenção de saúde pública é limitado pelo fato de que muitos indivíduos obesos na verdade apresentam resistência à leptina, em vez de uma deficiência genuína.

Além de sua ação bem reconhecida sobre a redução do nível de glicemia, a insulina (ver Capítulo 31) possui efeitos sobre o cérebro que são semelhantes aos da leptina na redução da ingestão de alimento. A insulina também pode estimular a liberação de leptina, embora a relação entre esses dois hormônios seja complexa.

Além da leptina e da insulina, vários outros mediadores, que se originam principalmente do trato gastrointestinal (GI), bem como do hipotálamo, desempenham papel crucial na determinação da ingestão de alimentos, no tamanho da refeição e na sensação de satisfação ("saciedade").[3] Os hormônios peptídicos secretados por células na parede do intestino delgado, em resposta à chegada de nutrientes no lúmen intestinal (ver Capítulo 30), são importantes nessa conexão. A Tabela 32.1 e a Figura 32.2 fornecem um resumo das principais características desses mediadores.

Esses peptídeos são liberados, em sua maioria, durante a ingestão de alimentos ou na sua antecipação, e a maior parte é de natureza inibitória, produzindo saciedade ou satisfação. Duas exceções são o hormônio gástrico, a *grelina*, que promove a fome e a ingestão de alimento, e a própria leptina, que é controlada pela quantidade de tecido adiposo e que, portanto, está mais envolvida com o estado de energia do indivíduo a longo prazo. Os principais alvos desses hormônios são receptores presentes nas fibras aferentes vagais ou dentro do hipotálamo (ou em outra parte do sistema nervoso central [SNC]). Aqui, modulam a liberação de outros neurotransmissores que exercem uma regulação fina sobre o comportamento alimentar, o gasto de energia e o peso corporal. Outras ações desses hormônios peptídicos incluem a liberação de insulina pelas *incretinas* (ver Capítulo 31), que incluem o peptídeo semelhante ao glucagon 1 (GLP-1) e o peptídeo inibitório gástrico (GIP).

O intestino delgado tem células enteroendócrinas do tipo L que liberam o GLP-1 em resposta à glicose e gordura presente nos alimentos e bebidas. A ação inicial do GLP-1 consiste em estimular a secreção de insulina e inibir o glucagon, proporcionando, assim, uma maneira de regular os níveis de glicemia (ver Capítulo 31). Entretanto, são encontrados receptores de GLP-1 em vários outros locais, e o seu papel em combater a obesidade parece ser por meio de redução do apetite e promoção da saciedade central no hipotálamo.

---

[2] A palavra se origina do grego *leptos,* que significa magro.
[3] A terminologia pode ser confusa. Obviamente, a "fome" refere-se ao desejo de comer; a "satisfação" é a sensação de que comemos o suficiente durante uma refeição. A "saciedade" se refere à sensação, depois de uma refeição, de que ainda não precisamos de outra.

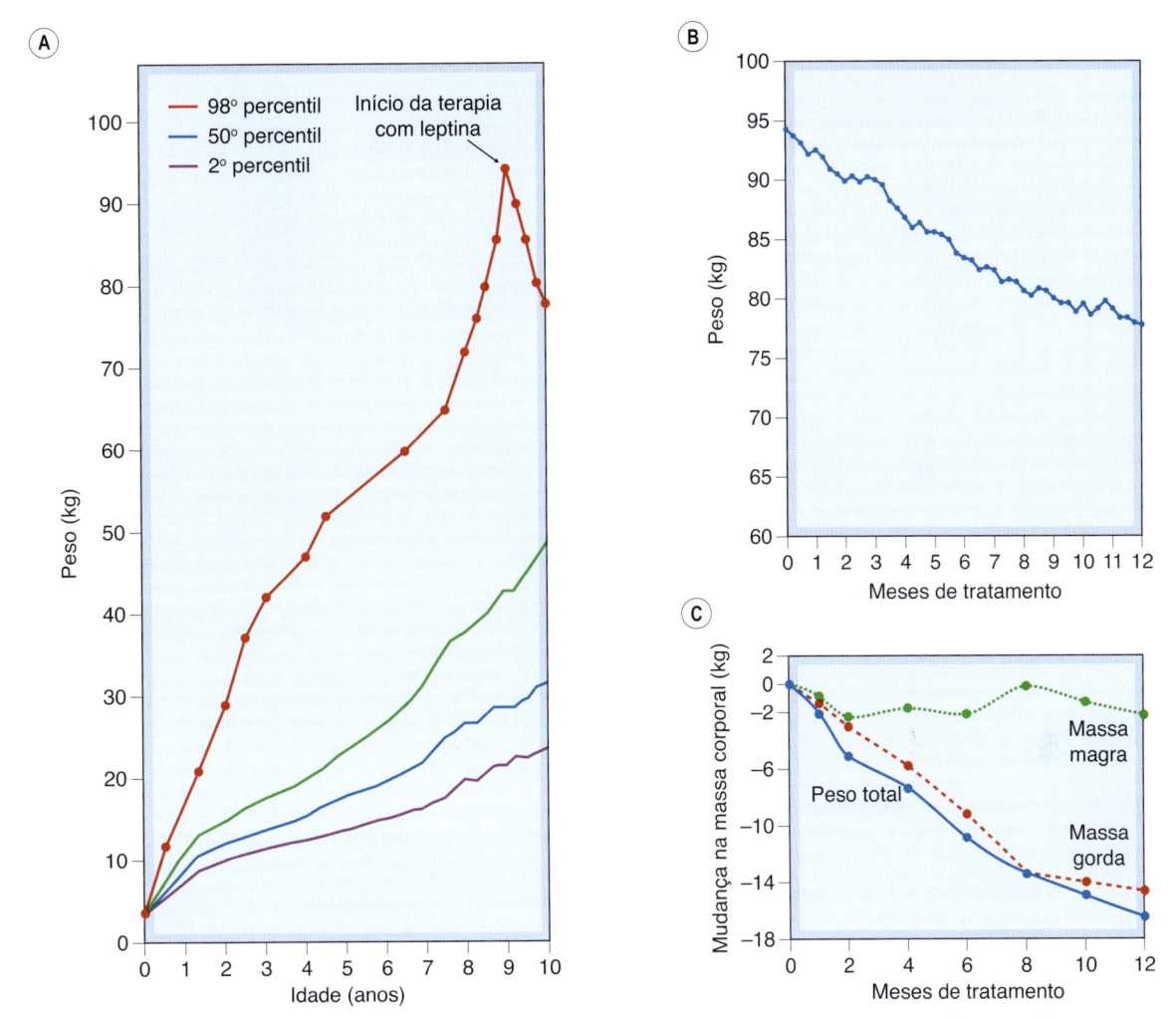

Figura 32.1 Efeito da leptina recombinante sobre o peso corporal de uma criança de 9 anos de idade gravemente obesa com deficiência de leptina endógena, devido a uma mutação de mudança de matriz de leitura (*frame shift*) no gene da leptina. Apesar do peso ao nascimento normal, a criança começou a ganhar peso aos 4 meses de idade e estava constantemente pedindo alimento. Antes do tratamento, a criança pesava 94,4 kg. A perda de peso começou depois de 2 semanas de tratamento, e seu padrão alimentar voltou ao normal. A criança perdeu 15,6 kg de gordura corporal depois de 1 ano de tratamento. (Dados e figura adaptados de Farooqi, I.S., Jebb, S.A., Langmack, G., et al., 1999. Effects of recombinant leptin therapy in a child with congenital leptin deficiency. N. Engl. J. Med. 341, 879-884.)

Existe uma ampla variedade de outros hormônios intestinais, que desempenham um papel de sinalização na homeostasia da energia; todavia, nenhum deles ainda foi estabelecido como alvo terapêutico em populações mais amplas. Exemplos selecionados de uma longa lista de candidatos potencialmente promissores para pesquisa adicional incluem a *nesfatina 1*, o *peptídeo pancreático tirosina tirosina (PYY)*, a *oxintomodulina*, a *grelina* e a *obestatina* (ver Miller (2019) para uma revisão detalhada).

CIRCUITOS NEUROLÓGICOS QUE CONTROLAM O PESO CORPORAL E COMPORTAMENTO ALIMENTAR

CONTROLE DA INGESTÃO DE ALIMENTOS

A maneira pela qual todos esses sinais hormonais e nutricionais são processados e integrados com outras informações viscerossensoriais, gustativas ou olfatórias dentro do SNC é complexa. Muitos locais estão envolvidos em diferentes aspectos do processo, e foram associados cerca de 50 hormônios e neurotransmissores. Essa complexa interação entre o SNC e os órgãos metabólicos periféricos (fígado, pâncreas, intestino, tecido adiposo) precisa ser rigorosamente coordenada de modo a manter o equilíbrio ideal do peso corporal. A descrição fornecida aqui é, portanto, uma simplificação necessária: consulte Roh et al. (2016) e Miller (2019) para obter um quadro mais completo de como o cérebro é um elemento fundamental na regulação homeostática do balanço energético.

Conforme previsto por estudos iniciais sobre lesões, o hipotálamo constitui o principal centro cerebral que controla o apetite, o comportamento alimentar e o estado energético, embora também sejam cruciais outros locais no cérebro, como o núcleo *accumbens* (NAc), a amígdala e, especialmente, o núcleo do trato solitário (NTS) no bulbo. No interior do hipotálamo, o núcleo arqueado (ARC), situado no assoalho do terceiro ventrículo, é um local fundamental. Recebe sinais aferentes que se originam do trato GI e contém receptores para a leptina e outros hormônios importantes. Além disso, possui conexões recíprocas externas com outras partes do hipotálamo que estão envolvidas no monitoramento do estado energético, em particular os núcleos paraventriculares e o hipotálamo ventromedial. A Figura 32.2 fornece um resumo de forma simplificada de algumas das interações que ocorrem no ARC.

Tabela 32.1 Alguns hormônios periféricos que regulam o comportamento alimentar.

Hormônio	Fonte	Estímulo para liberação	Alvo	Efeito
CCK	Trato GI	Durante a ingestão de alimento ou imediatamente antes	Aferentes vagais	Limita o tamanho da refeição
Amilina, insulina, glucagon	Pâncreas	Durante a ingestão de alimento ou imediatamente antes	Aferentes vagais	Limita o tamanho da refeição
PYY3-36	Íleo, cólon	Após a ingestão de alimento	Tronco encefálico, hipotálamo	Adia a necessidade da próxima refeição
GLP-1	Estômago	Após a ingestão de alimento	Tronco encefálico, hipotálamo	Adia a necessidade da próxima refeição
Oxintomodulina	Estômago	Após a ingestão de alimento	Tronco encefálico, hipotálamo	Adia a necessidade da próxima refeição
Leptina	Tecido adiposo	"Estado" de adiposidade	Tronco encefálico, núcleo arqueado	Regula a longo prazo a ingestão de alimento
Grelina	Estômago	Fome, ingestão de alimento	Vago, hipotálamo	Aumenta a ingestão de alimento por meio de aumento do tamanho e do número de refeições
Nesfatina 1	Hipotálamo, pâncreas, tecido adiposo e trato GI	Ingestão de alimento	Neurônios de NPY orexígenos	Diminui o apetite

CCK, colecistocinina; *GI*, gastrointestinal; *GLP-1*, peptídeo semelhante ao glucagon 1; *NPY*, neuropeptídeo Y; *PYY3-36*, peptídeo YY.

Dentro do ARC, existem dois grupos de neurônios funcionalmente distintos, que exercem efeitos opostos no apetite. Um grupo, denominado *anorexígeno* (supressor do apetite) secreta peptídeos derivados da pró-opiomelanocortina (POMC) (como o hormônio estimulador dos melanócitos α [α-MSH]) ou peptídeos derivados de transcrição regulada por cocaína e anfetamina (CART)[4]. O outro grupo, denominado neurônios *orexígenos* (promotores do apetite), secreta o neuropeptídeo Y (NPY) ou o peptídeo relacionado com agouti (AgRP). Como esses grupos de neurônios desempenham ações opostas, a homeostasia energética depende, em primeira instância, do equilíbrio entre essas ações, cujos efeitos finais são transduzidos pelo sistema motor do tronco encefálico e modificam o comportamento alimentar.

Os neurotransmissores, como GABA, noradrenalina, 5-hidroxitriptamina (5-HT) e dopamina, também desempenham um papel na modulação dos sinais de saciedade, juntamente com os transmissores peptídicos. A noradrenalina está colocalizada com o NPY em alguns neurônios e potencializa bastante a sua ação hiperfágica. O déficit de dopamina compromete o comportamento alimentar, assim como agonistas do receptor 5-HT$_{2C}$; os antagonistas nesse receptor exercem o efeito oposto. O GABA é liberado de neurônios AgRP e modulado pelo estado nutricional, bem como por hormônios, como a leptina.

Muitos sinais neurais que se originam do trato GI são integrados e transferidos para o hipotálamo pelo NTS no bulbo. Alguns desses sinais, incluindo os sinais gustativos, olfatórios, mecânicos e viscerossensoriais, originam-se de aferentes vagais e outras aferências espinais que têm a sua origem no trato GI ou no fígado. Os sinais endócrinos têm vias de sinalização mais complexas. Por exemplo, a colecistocinina (CCK) é secretada pelo duodeno em resposta ao processo de alimentação e digestão dos alimentos (em especial, gorduras). A CCK atua localmente nos receptores CCK$_A$ no trato GI, a fim de estimular as aferências vagais, e também nos receptores CCK$_B$ no cérebro, para agir como fator de saciedade.

Os impulsos provenientes de outras partes do SNC também influenciam o comportamento alimentar. O impulso que provém do NAc é importante para nós. Esse centro parece regular os aspectos da alimentação impulsionados pelo prazer ou pela recompensa – os denominados aspectos "hedônicos" do comer (ver também Capítulo 50). O sistema endocanabinoide (ver Capítulo 18) é importante nessa resposta. O hipotálamo contém grandes quantidades de 2-araquidonil glicerol e de anandamida, bem como do receptor CB$_1$. A administração de canabinoides endógenos ou exógenos (p. ex., Δ9-THC) provoca uma intensa resposta de ingestão de alimentos.[5] Por sua vez, esse sistema pode ser modulado pelo "estresse" e por outros fatores no ambiente.

Muitos outros hormônios, como a prolactina, os androgênios e os estrógenos, podem modular a atividade dos centros de controle do hipotálamo, e a situação é complexa. Para um resumo dessa área, ler Cornejo et al. (2016).

CONTROLE DO GASTO ENERGÉTICO

A ingestão de alimentos é equilibrada pelo gasto energético necessário para manter o metabolismo, a atividade física e a termogênese (produção de calor). Os aspectos metabólicos incluem, entre outras coisas, o trabalho cardiorrespiratório e a energia necessária para uma multiplicidade de enzimas. A atividade física aumenta todos eles e também aumenta o consumo de energia pelos músculos esqueléticos. A exposição ao frio também estimula a termogênese, e o inverso também é verdadeiro. O efeito termogênico frequentemente acentuado (aumento de 20 a 40%) da alimentação em si pode proporcionar uma proteção parcial contra o desenvolvimento da obesidade.

---

[4]Assim denominados porque a administração de cocaína ou de anfetamina estimula a transcrição desse gene. Sua expressão no hipotálamo está relacionada com o estado nutricional, implicando-o no controle do apetite. Seu receptor não é conhecido, mas provavelmente modula a ação do NPY e da leptina.

[5]Esse efeito é responsável pela "larica", um efeito colateral comum de fumar maconha.

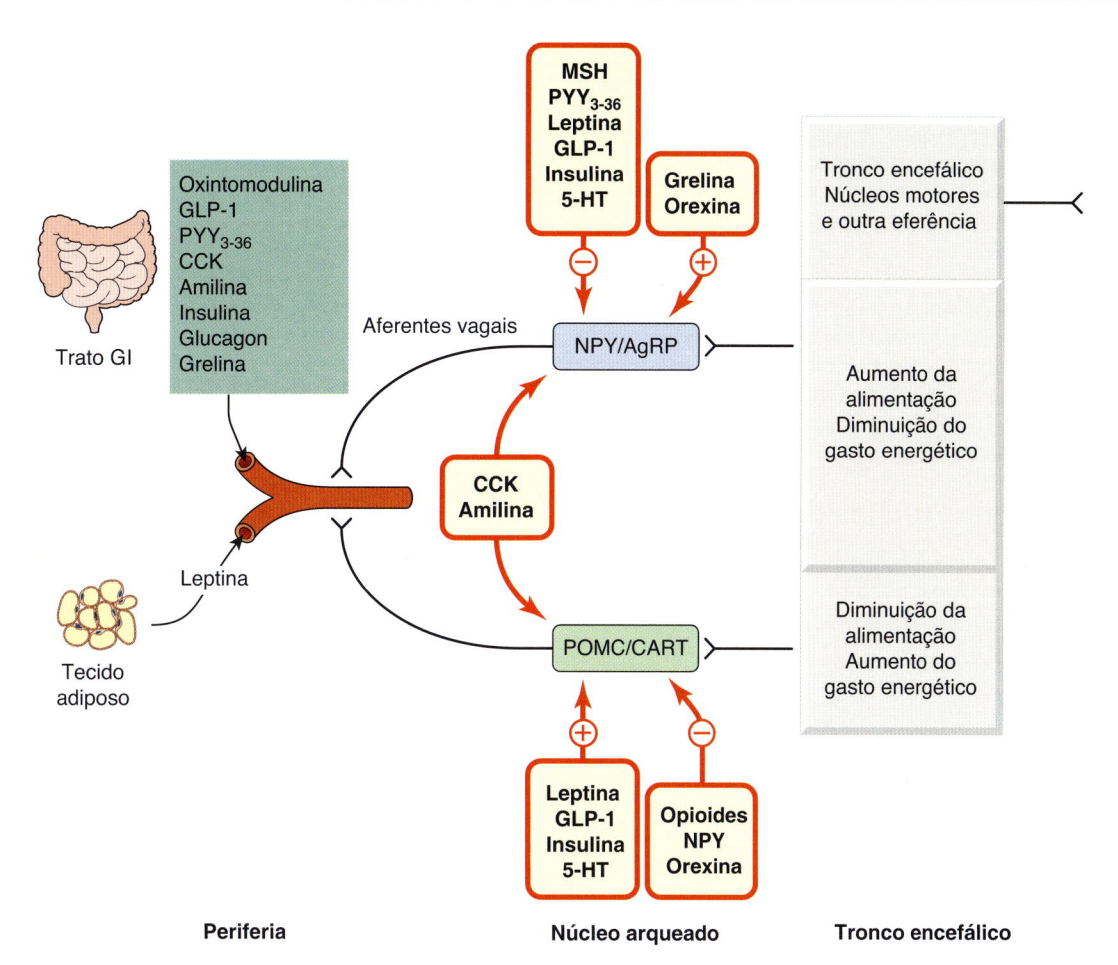

Figura 32.2 Representação simplificada do papel dos hormônios periféricos e de outros mediadores na regulação do balanço energético e das reservas de gordura. O principal nível de controle hipotalâmico é realizado em dois grupos de neurônios, com ações opostas, no núcleo arqueado (ARC). Em um dos grupos, estão colocalizados os peptídeos neuropeptídeo Y (NPY) e peptídeo relacionado com agouti (AgRP); o segundo grupo contém os polipeptídeos pré-pró-opiomelanocortina (POMC) e o transcrito relacionado com cocaína e anfetamina (CART), que liberam o hormônio estimulador dos melanócitos (MSH) α. Os hormônios transportados no sangue que se originam do trato gastrointestinal ou do tecido adiposo são detectados por receptores nas aferências vagais e outras aferências e transferidos por meio do núcleo do trato solitário para modificar a atividade desses circuitos neuronais. A influência dos hormônios em cada grupo neuronal está indicada. Alguns (p. ex., leptina) provêm do sangue periférico e influenciam os neurônios do ARC direta ou indiretamente por meio de sinais neurais, enquanto outros (p. ex., 5-hidroxitriptamina [5-HT], orexina) originam-se dentro do próprio sistema nervoso central. A ativação do grupo NPY/AgRP, por exemplo, por uma queda dos níveis de leptina ou um aumento dos níveis de grelina, resulta em aumento da ingestão de alimentos e redução do gasto energético. No grupo de neurônios POMC/CART, o aumento dos níveis de leptina ou de outros hormônios desencadeado pelo excesso de alimentos produz um efeito predominantemente inibitório sobre o comportamento alimentar. Vários outros hormônios, como a colecistocinina (CCK) e a amilina, também alteram as propriedades dos neurônios do ARC, embora o mecanismo envolvido não esteja esclarecido. *GLP-1,* peptídeo semelhante ao glucagon 1; *PYY$_{3-36}$;* peptídeo YY. (Modificada de Adan, R.A., Vanderschuren, L.J., la Fleur, S.E., 2008. Antiobesity drugs and neural circuits of feeding. Trends Pharmacol. Sci. 29, 208-217.)

O sistema nervoso simpático (algumas vezes em conjunto com o hormônio tireoidiano) desempenha um papel significativo na regulação energética da função cardiovascular e do músculo esquelético durante a atividade física, bem como na resposta termogênica do tecido adiposo e na resposta ao frio. O tecido adiposo é agora reconhecido como órgão endócrino que secreta hormônios (p. ex., leptina), bem como citocinas em uma complexa interação dinâmica com a atividade do músculo esquelético para regular as reservas energéticas. As células adiposas tanto "brancas" quanto (especialmente) "marrons" (a cor é produzida pela alta densidade de mitocôndrias) desempenham um importante papel na termogênese. A gordura marrom, densamente inervada pelo sistema nervoso simpático, é abundante em roedores e lactentes humanos, porém muito menos comum em adultos humanos. Continua havendo muita incerteza acerca do papel exato da gordura marrom ou da importância da proteína desacopladora (UCP-1) mitocondrial geradora de calor na obesidade humana.

FISIOPATOLOGIA DA OBESIDADE NOS SERES HUMANOS

Na maioria dos adultos, a gordura e o peso corporais permanecem mais ou menos constantes ao longo de muitos anos, até mesmo em décadas, na presença de variações muito grandes na ingestão de alimentos e no gasto energético, alcançando cerca de um milhão de calorias por ano. O peso corporal e o IMC no estado de equilíbrio dinâmico de um indivíduo, como já foi explicado, dependem da integração de múltiplas vias reguladoras que interagem entre si. Como, então, a obesidade aparece? Por que é tão difícil para o obeso perder peso e manter o seu peso mais baixo?

> **Balanço energético**
>
> O balanço energético depende da ingestão de alimentos, do armazenamento de energia em gordura e do gasto energético. Na maioria dos indivíduos, o processo é rigorosamente regulado por um sistema homeostático que integra aferências de diversos sensores internos e fatores externos. Os componentes importantes do sistema incluem os seguintes:
> - Hormônios que sinalizam o estado das reservas de gordura (p. ex., leptina). O aumento dos depósitos de gordura promove a liberação de leptina dos adipócitos
> - Hormônios liberados pelo intestino durante a alimentação, que transmitem sensações de fome (p. ex., grelina), saciedade (p. ex., CCK) ou satisfação (p. ex., peptídeo YY [PYY$_{3-36}$])
> - Essa informação hormonal, juntamente com estímulos neurais, gustativos, olfatórios e viscerossensoriais, é integrada no hipotálamo. O ARC constitui o local principal
> - Dois grupos de neurônios opostos no ARC detectam sinais hormonais e outros sinais. Os que secretam produtos de POMC/CART promovem a alimentação, enquanto os que secretam NPY/AgRP a inibem. Muitos outros neurotransmissores do SNC (p. ex., endocanabinoides) estão envolvidos.
>
> O produto final desse processo é transmitido a outros locais nos núcleos motores do tronco encefálico que controlam o comportamento alimentar.

O principal determinante é, sem dúvidas, um distúrbio dos complexos mecanismos homeostáticos que controlam o balanço energético e os fatores genéticos subjacentes a esse distúrbio. Há também uma contribuição de outros fatores, como o ambiente, a disponibilidade de alimentos e a falta de atividade física. Além disso, naturalmente, sobrepõem-se aspectos sociais, culturais e psicológicos. É mais provável que a fisiopatologia da obesidade envolva distúrbio(s) em qualquer um ou em toda a variedade de outros fatores que atuam no balanço energético, o que torna difícil obter sucesso a longo prazo com a terapia farmacológica direcionada a alvos isolados. Discutimos aqui os mecanismos fisiológicos e genéticos; deixaremos o papel dos aspectos sociais, culturais e psicológicos aos psicossociólogos (com profundo suspiro de alívio)!

INGESTÃO ALIMENTAR E OBESIDADE

Como destacaram Spiegelman e Flier (1996), "não é preciso ser um cientista espacial para perceber que o aumento na ingestão de alimentos tende a estar associado à obesidade". Um indivíduo obeso típico costuma ganhar 20 kg ao longo de uma década ou mais. Isso significa que houve um excesso diário de ganho energético em relação às necessidades de energia de 30 a 40 kcal inicialmente (*i. e.*, 1,5 a 2%), aumentando gradualmente até manter o aumento do peso corporal.

O tipo de alimento consumido, bem como a sua quantidade, pode alterar a homeostasia energética. A gordura é um alimento rico em energia, e pode ser que os mecanismos de saciedade que regulam o apetite, que reagem rapidamente aos carboidratos e às proteínas, reajam de modo muito lento para impedir que o indivíduo continue consumindo gordura em excesso.

Entretanto, quando indivíduos obesos reduzem a ingestão calórica como parte de um regime alimentar, eles passam para o lado do balanço energético negativo. Quando perdem peso, a taxa metabólica em repouso diminui, e ocorre uma redução concomitante no gasto de energia. Assim, um indivíduo que era previamente obeso e que agora apresenta um peso normal geralmente necessita de menos calorias para manter o peso do que um indivíduo que nunca foi obeso. A diminuição do gasto energético parece ser causada, em grande parte, por uma alteração na eficiência de conversão da energia química em trabalho mecânico nos músculos esqueléticos. Essa adaptação à redução calórica contribui para a dificuldade de manter a perda de peso por meio de dieta.

EXERCÍCIO FÍSICO E OBESIDADE

Costumava-se dizer que o único exercício efetivo para combater a obesidade era empurrar a cadeira para longe da mesa. Agora, ficou reconhecido que a atividade física – isto é, o aumento de gasto energético – desempenha um papel muito mais positivo na redução do armazenamento de gordura e ajuste do balanço energético no indivíduo obeso, particularmente quando associada a uma modificação da dieta. Um estudo de população natural casual fornece um exemplo. Há muitos anos, uma tribo indígena Pima foi separada em dois grupos. Um grupo no México continuou a ter uma vida simples quanto à sua subsistência, comendo de maneira moderada e passando a maior parte da semana realizando trabalho físico duro. Esses indivíduos geralmente são magros e têm baixa incidência de diabetes melito tipo 2. O outro grupo se estabeleceu nos EUA – um ambiente com fácil acesso a alimentos ricos em calorias e menos necessidade de executar um trabalho físico duro. Esses indivíduos são, em média, 26 kg mais pesados do que o grupo mexicano e apresentam alta incidência de diabetes melito tipo 2 de início precoce.

FATORES GENÉTICOS E OBESIDADE

Os rápidos avanços na epidemiologia genética impulsionaram a pesquisa para estudos de associação genômica ampla de grande porte da obesidade, em vez de observações limitadas ou restritas de gêmeos, núcleos familiares e coortes de adoção. Atualmente, acredita-se que componentes genéticos estejam na base de 40 a 50% da suscetibilidade ou predisposição à obesidade nas populações em geral. Entretanto, existem subgrupos de indivíduos com obesidade grave, nos quais a contribuição genética relativa ("herdabilidade") é muito maior e ultrapassa 60 a 80%. Pelo menos 15 genes separados (principalmente relacionados com a via da leptina-melanocortina) foram implicados em defeitos monogênicos ou de gene único que contribuem para a obesidade e podem ser transmitidos de acordo com o padrão mendeliano tradicional. Entretanto, cerca de dois terços da herdabilidade envolvendo o IMC podem ser atribuídos a variantes de DNA comuns, das quais existem potencialmente milhares. À medida que mais e mais variantes estão chamando a nossa atenção, torna-se provável que cada nova variante adicional possa, por si só, exercer apenas um efeito modesto no IMC, sendo a soma de sua influência maior do que as partes.

De modo geral, a maioria dos casos de obesidade acabará se revelando de natureza poligênica, envolvendo uma complexa interação entre diversos conjuntos de sítios genéticos. Acredita-se que defeitos em um único gene que exerçam um efeito individual substancial sejam o principal fator subjacente em menos de 10% dos indivíduos com obesidade. Mesmo assim, um grande estudo populacional (UK Biobank) da via da melanocortina descobriu que a contribuição poligênica que a acompanha pode melhorar significativamente os efeitos do defeito de um único gene, criando, assim, uma heterogeneidade substancial no IMC de indivíduos portadores de uma variante MC_4 (Chami et al., 2020). A influência potencial de milhares de variantes de DNA sobre a suscetibilidade à obesidade, quando considerada em conjunto com complexos fatores epigenéticos, ambientais e comportamentais, torna muito difícil o desenvolvimento de agentes farmacológicos seguros e efetivos a longo prazo para a prevenção e o tratamento da obesidade (ver Bouchard, 2021, para uma excelente discussão sobre a genética da obesidade).

ABORDAGENS FARMACOLÓGICAS PARA O PROBLEMA DA OBESIDADE

As primeiras armas na luta contra a obesidade são a dieta e o exercício físico. Infelizmente, essas armas falham com frequência ou têm eficácia apenas a curto prazo, deixando as técnicas cirúrgicas (como colocação de grampos gástricos ou derivação) ou a terapia farmacológica como alternativas viáveis. A cirurgia *bariátrica* (perda de peso) é muito mais efetiva do que os fármacos hoje aprovados, e acredita-se que funcione, em grande parte, não por limitar mecanicamente a capacidade gástrica, mas por seus efeitos sobre as respostas dos hormônios intestinais à alimentação, atuando, por exemplo, para produzir saciedade mais precoce. Isso pode ser considerado como evidência indireta da utilidade de medidas farmacológicas destinadas a interromper esses mensageiros.

A tentativa de controlar o peso corporal com fármacos tem sido uma história longa e, lamentavelmente, em grande parte medíocre.[6] No passado, foram testados muitos tipos de agentes "anorexígenos" (supressores do apetite), incluindo o agente de desacoplamento **dinitrofenol** (DNP), a **anfetamina** e derivados, como a **dexfenfluramina** e a **fenfluramina**. Todos foram retirados do mercado, devido à ocorrência de efeitos adversos graves. O DNP, um composto químico industrial, é divulgado *online* para pessoas mais magras e fisiculturistas como agente que promove perda de peso e "queima de gorduras", mas tem causado mortes entre aqueles que o usaram para esse propósito. Ele bloqueia a produção de ATP mitocondrial, desviando o metabolismo energético para gerar calor em vez de ATP e aumentar a taxa metabólica global, que pode causar hipertermia potencialmente fatal.[7]

SUPRESSORES DO APETITE DE AÇÃO CENTRAL

Foram feitas muitas tentativas com o uso de fármacos de ação central para controlar o apetite, e essa é uma área ainda ativamente explorada por caçadores de fármacos. As autoridades regulamentares nos EUA e na Europa licenciaram a mistura do antagonista dos receptores opioides, a **naltrexona**, com o inibidor da captação-recaptação de noradrenalina-dopamina, a **bupropiona** (ver Capítulo 50). Essa combinação foi associada a uma perda modesta de

> ### Obesidade
>
> - A obesidade é um distúrbio multifatorial do balanço energético, em que o aporte calórico a longo prazo excede o gasto de energia
> - Um indivíduo com índice de massa corporal (IMC) (P/a^2) de 20 a 25 kg/m^2 é considerado como tendo um peso corporal saudável, enquanto um indivíduo com IMC de 25 a 30 kg/m^2 apresenta sobrepeso, e aquele com IMC > 30 kg/m^2 tem obesidade
> - A obesidade é um problema crescente nos países mais ricos; a incidência – hoje em dia, de aproximadamente > 30% nos EUA e > 20% na Europa – está aumentando
> - Um IMC > 30 kg/m^2 aumenta de maneira significa o risco de diabetes melito tipo 2, hipercolesterolemia, hipertensão, doença cardíaca isquêmica, cálculos biliares e alguns tipos de câncer
> - As causas de obesidade incluem:
>   - Dieta, exercício e fatores sociais, financeiros e culturais
>   - Suscetibilidade genética
>   - Deficiências na síntese ou na ação da leptina ou de outros sinais hormonais do intestino
>   - Defeitos nos sistemas neuronais do hipotálamo que respondem a qualquer um desses sinais
>   - Defeitos nos sistemas que controlam o gasto energético (p. ex., redução da atividade simpática), diminuição do gasto metabólico de energia ou diminuição da termogênese causada por redução do tônus modulado pelos receptores β_3-adrenérgicos e/ou disfunção das proteínas que desacoplam a fosforilação oxidativa.

peso, porém existem preocupações sobre os efeitos adversos neuropsiquiátricos (sonolência, comprometimento do humor e capacidade prejudicada de dirigir veículos) e cardiovasculares (p. ex., hipertensão). O curioso é que um ensaio clínico cardiovascular de grande porte desse produto foi abandonado pela equipe acadêmica quando dados potencialmente favoráveis na fase inicial foram divulgados pela empresa farmacêutica. Uma análise subsequente do conjunto de dados de ensaios clínicos de maior porte não conseguiu confirmar esses achados favoráveis, e outro ensaio clínico cardiovascular está em andamento.

Qsymia, uma mistura de um antigo supressor do apetite, a **fentermina**, com um anticonvulsivante, o **topiramato**, foi aprovada nos EUA em 2012, apesar de algumas ressalvas sobre efeitos adversos cardiovasculares e neuropsiquiátricos, como depressão, ansiedade e cognição alterada (culminando em uma decisão negativa de licenciamento na Europa). O fármaco estimula a liberação sináptica de serotonina, bem como de noradrenalina e dopamina (e aumenta a ação do GABA).

A **sibutramina** (agora retirada do mercado na maioria dos países, devido a evidências de ensaios clínicos que demonstraram um aumento do risco cardiovascular) inibe a recaptação de 5-HT e de noradrenalina nos locais hipotalâmicos que regulam a ingestão de alimentos.[8] Seus principais efeitos

---

[6]Como o apresentador Bynum declarou: "A cada minuto nasce um tolo... e alguém para enganá-lo"... tiroxina (para aumentar a taxa metabólica, ver Capítulo 34), ingerir parasitas (os vermes intestinais competem pelo alimento ingerido), anfetaminas (ver Capítulo 59), fármacos que causam má absorção, levando, assim, ao vazamento de gordura pelo reto (ver adiante neste capítulo)... realmente!

[7]Foi relatada a administração do DNP a soldados russos durante a Segunda Guerra Mundial para mantê-los aquecidos.

[8]Muitos fármacos antidepressivos atuam pelo mesmo mecanismo (ver Capítulo 48) e também causam perda de peso por meio de redução do apetite. Entretanto, a sibutramina não apresenta propriedades antidepressivas. Além disso, os pacientes deprimidos frequentemente são obesos, e são utilizados fármacos antidepressivos para tratar ambas as condições (ver Appolinario et al., 2004).

consistem em reduzir a ingestão de alimentos e causar perda de peso dependente da dose (Figura 32.3). Ela aumentava a saciedade, e foi relatado que produzia redução da circunferência abdominal, diminuição dos triglicerídeos plasmáticos e lipoproteínas de densidade muito baixa, porém aumento das lipoproteínas de alta densidade. À semelhança de muitos esquemas farmacológicos similares, a sibutramina foi muito mais eficaz quando combinada com uma modificação no estilo de vida.

Outros fármacos serotoninérgicos foram testados com resultados a longo prazo decepcionantes. A **lorcasserina**, um agonista do receptor 5-HT$_{2C}$, foi aprovada nos EUA em 2012 para uso como supressor do apetite em certos pacientes. Esse fármaco atua por meio de aumento dos níveis de POMC no hipotálamo. Nos ensaios clínicos realizados, aumentou a perda de peso por meio de dieta, porém os pacientes recuperaram o peso anterior após a interrupção do fármaco. Melhorou também o controle da glicemia, mas isso não se traduziu em benefícios cardiovasculares subsequentes. A **lorcasserina** foi retirada do mercado em 2020, devido a um pequeno aumento no risco de câncer quando comparado com o placebo.

A via canabinoide era o alvo do antagonista do receptor CB_1, o **rimonabanto**, que foi originalmente desenvolvido para promover o abandono do tabagismo (ver Capítulo 18). Esse fármaco foi introduzido como supressor do apetite após alguns ensaios clínicos encorajadores, porém acabou sendo retirado nos EUA em 2008, devido a seus efeitos adversos sobre o humor observados em alguns pacientes. Outro antagonista do CB_1 promissor, o **taranabanto**, teve destino semelhante.

ORLISTATE

O único fármaco atualmente disponível (2021) no Reino Unido sem necessidade de prescrição para o tratamento da obesidade é o inibidor da lipase, o **orlistate**, utilizado concomitantemente com dieta e outras terapias (p. ex., exercício).

No intestino, o orlistate reage com resíduos de serina nos sítios ativos das lipases gástrica e pancreática, inibindo de maneira irreversível essas enzimas e, assim, impedindo a degradação da gordura da dieta em ácidos graxos e glicerol. Por conseguinte, o orlistate diminui a absorção (e causa correspondentemente a excreção fecal) de cerca de 30% da gordura da dieta. Quando administrado com uma dieta hipocalórica a indivíduos obesos, produz perda de peso modesta, porém consistente, em comparação com indivíduos de controle tratados com placebo. Em uma metanálise de 11 ensaios clínicos a longo prazo controlados com placebo, abrangendo mais de 6 mil pacientes, foi constatado que o orlistate produz redução do peso corporal de mais de 2,9% em comparação com o grupo-controle, e 12% mais pacientes perderam 10% ou mais de seu peso corporal em relação aos controles (Padwal et al., 2003).

Foi também relatado que o orlistate é efetivo em pacientes com diabetes melito tipo 2 e outras complicações da obesidade. Reduz os níveis de leptina e a pressão arterial, protege contra alterações induzidas pela perda de peso na secreção biliar, retarda o esvaziamento gástrico e a secreção gástrica e melhora vários parâmetros metabólicos importantes, sem interferir na liberação ou na ação dos hormônios tireoidianos ou de outros hormônios importantes (Curran e Scott, 2004). Não induz alterações no gasto energético.

ASPECTOS FARMACOCINÉTICOS E EFEITOS INDESEJÁVEIS

Praticamente todo o orlistate (97%) é excretado nas fezes (83% em sua forma inalterada), com absorção de quantidades apenas desprezíveis do fármaco ou de seus metabólitos.

Podem ocorrer cólicas abdominais, flatos com secreção e incontinência fecal, bem como borborigmos intestinais e manchas oleosas na roupa. Surpreendentemente, tendo em vista a possibilidade de ocorrência desses efeitos antissociais, o fármaco é bem tolerado. Pode ser necessária uma terapia suplementar com vitaminas lipossolúveis. É possível ocorrer diminuição na absorção de contraceptivos orais e **ciclosporina** (ver Capítulo 25). A absorção reduzida dos contraceptivos orais em geral não é significativa do ponto de vista clínico, porém o caso da ciclosporina é potencialmente mais grave. Tendo em vista o seu registro de boa segurança, o orlistate está disponível no Reino Unido como medicamento de venda livre para perda de peso.

Proporção de pacientes que alcançam diferentes graus de perda de peso

Porcentagem de perda de peso	Placebo (n = 577)	Semaglutida (n = 1.212)
≥20%	0,017	0,32
≥15%	0,049	0,51
≥10%	0,12	0,69
≥5%	0,32	0,86

Proporção de pacientes

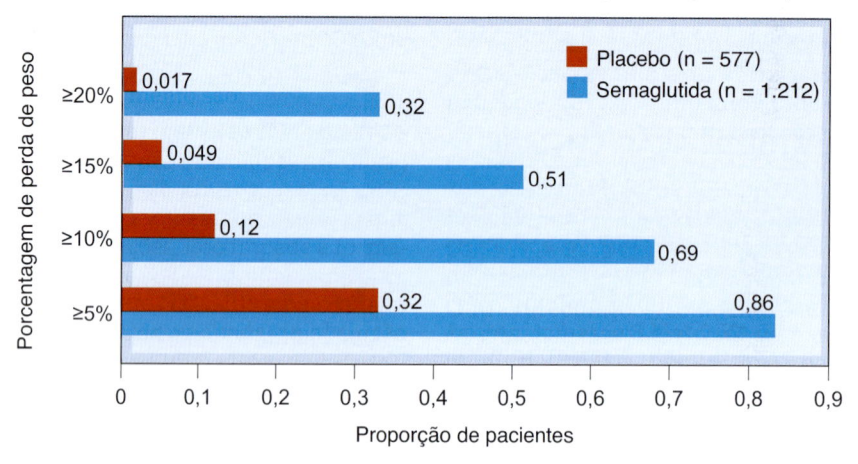

Figura 32.3 Efeito do tratamento com um agonista do peptídeo semelhante ao glucagon 1, a semaglutida, na dose de 2,4 mg injetado 1 vez/semana, com aconselhamento mensal sobre dieta e exercício físico. O eixo Y mostra o percentual de perda de peso após 68 semanas de acompanhamento. O eixo X mostra as proporções de pacientes que obtiveram determinada quantidade de perda de peso. Embora a semaglutida seja claramente mais efetiva do que o placebo, continua havendo uma proporção significativa (3 em 10) que não alcança redução de 10% do peso corporal com o fármaco. (Dados de Wilding, J. P. H., Batterham, R. L., Calanna, S., et al. 2021. Once-weekly semaglutide in adults with overweight or obesity. N. Engl. J. Med. 384, 989-1002.)

AGONISTAS DOS RECEPTORES DE GLP-1

Os ensaios clínicos realizados demonstraram a eficácia de agonistas dos receptores de GLP-1 (**liraglutida**, **semaglutida**) na redução do peso corporal (principalmente por meio da perda da gordura visceral), em conjunto com dieta e exercício (ver Figura 32.3). Dispõe-se de formulações específicas de **liraglutida** (injeção subcutânea diária) e de **semaglutida** (licenciada como injeção subcutânea administrada 1 vez/semana; existe uma formulação oral diária em ensaios clínicos). São necessárias doses mais altas desses fármacos para o tratamento da obesidade do que a faixa posológica típica utilizada para reduzir a glicose no diabetes melito tipo 2 (ver Capítulo 31). O desconforto GI (náuseas, vômitos, alteração dos hábitos intestinais) constitui um efeito adverso reconhecido que decorre do GLP-1 e de sua ação no intestino.

Os recentes progressos incluem estudos de agonistas em dois ou mais alvos, que podem incluir receptores de GIP e de glucagon. A **tirzepatida** é um exemplo de agonista de receptor duplo de GIP e GLP-1 com maior eficácia em ensaios clínicos no controle da glicemia, bem como na promoção da perda de peso, em comparação com a **semaglutida** no diabetes melito tipo 2. Aqui, acredita-se que o GIP reduza a ingestão de alimentos, enquanto aumenta o gasto energético, atuando potencialmente, assim, em conjunto com agonismo do GLP-1 para ter maiores efeitos sobre o peso corporal. A oxintomodulina tem semelhanças estruturais com o proglucagon e apresenta atividade funcional como duplo agonista do receptor de glucagon e do receptor de GLP-1 para suprimir de modo semelhante o apetite, enquanto aumenta o gasto energético. A meia-vida curta e a alta depuração renal da oxintomodulina a tornam inadequada para uso a longo prazo, porém moléculas relacionadas estão sendo atualmente testadas.

NOVAS ABORDAGENS PARA A TERAPIA DA OBESIDADE

Como se poderia imaginar, a busca por agentes antiobesidade mais eficazes constitui o objeto de esforços prodigiosos pela indústria farmacêutica. Entretanto, essa estrada é repleta de exemplos de candidatos altamente promissores que não progrediram até a sua concretização após estudos adicionais (ver Williams et al., 2020, para uma revisão abrangente).

Casos raros de deficiência de leptina foram tratados com sucesso por meio de tratamento prolongado com o hormônio (**metreleptina**, um análogo da leptina humano recombinante), porém é improvável que tenha mais usos no futuro. Outras estratégias visam alterar os níveis de neurotransmissores no SNC, como NPY ou melanocortinas, que transduzem sinais hormonais que regulam o apetite. A possibilidade de tratamento do próprio receptor MC_4 como alvo de fármaco, juntamente com a observação de que há uma prevalência de defeitos na sinalização de MC_4 na obesidade, atraiu muito interesse da indústria farmacêutica. Entretanto, a natureza poligênica da obesidade significa que a **setmelanotida**, um agonista da melanocortina, seja apenas aprovada nos EUA para doenças genéticas raras de obesidade relacionadas com mutações na via MC_4. A **setmelanotida** pode reduzir o peso corporal e a fome em determinados grupos-alvo, porém precisa ser administrada como injeção subcutânea diária.

Vários outros peptídeos foram estudados, incluindo análogos da amilina, oxintomodulina e leptina e antagonistas do NPY. Mesmo a vacinação contra a grelina ou a somatostatina foi considerada como estratégia terapêutica, porém nenhum desses candidatos demonstrou ter um benefício duradouro por si próprio. A complexa natureza multifatorial da obesidade, além de uma considerável variação individual na resposta a agentes administrados isoladamente, deslocou o foco das pesquisas para a terapia combinada incluindo dois ou mais alvos (Finer, 2021 e Williams et al., 2020).

Em suma, é desanimador que, apesar de todos os avanços sobre o controle neuroendócrino da alimentação e do peso corporal, um número tão pequeno de fármacos realmente novos com perfis de benefício:dano aceitáveis tenha alcançado o mercado. A falta de sucesso duradouro das terapias farmacológicas levou ao surgimento da cirurgia bariátrica como opção mais promissora a longo prazo para reduzir complicações como a hipertensão e o diabetes melito em pacientes com obesidade grave.

> **Usos clínicos dos fármacos antiobesidade**
>
> - O principal tratamento da obesidade consiste em dieta adequada e sustentável e aumento dos exercícios físicos
> - O **orlistate**, que provoca má absorção de gordura, é utilizado em conjunto com restrição alimentar em indivíduos obesos, bem como em pacientes com sobrepeso que apresentam fatores de risco cardiovasculares adicionais (p. ex., diabetes melito, hipertensão)
>   - A terapia com orlistate deve ser interrompida após 12 semanas se o paciente não conseguiu perder pelo menos 5% de seu peso corporal desde o início do tratamento
> - A **liraglutida** e a **semaglutida** são inibidores do GLP-1, que são eficazes na promoção da perda de peso como parte de uma dieta e programa de exercícios físicos; há algumas evidências de que a **semaglutida** possa ser ligeiramente mais efetiva do que a **liraglutida**
> - Muitos inibidores de apetite de ação central (p. ex., **fenfluramina**, **sibutramina**) foram retirados do mercado, devido à adicção ou a outros efeitos adversos cardiovasculares graves
> - A cirurgia GI ("bariátrica") para a obesidade é um procedimento altamente invasivo, com potenciais complicações, porém é efetiva para o tratamento da obesidade grave a longo prazo.

BIBLIOGRAFIA E LEITURA COMPLEMENTAR

Regulação do peso corporal e obesidade

Adan, R.A., Vanderschuren, L.J., la Fleur, S.E., 2008. Anti-obesity drugs and neural circuits of feeding. Trends Pharmacol. Sci. 29, 208–217.

Bouchard, C., 2021. Genetics of obesity: what we have learned over decades of research. Obesity (Silver Spring) 29, 802–820.

Chami, N., Preuss, M., Walker, R.W., et al., 2020. The role of polygenic susceptibility to obesity among carriers of pathogenic mutations in MC4R in the UK Biobank population. PLoS Med. 17, e1003196.

Cornejo, M.P., Hentges, S.T., Maliqueo, M., Coirini, H., Becu-Villalobos, D., Elias, C.F., 2016. Neuroendocrine regulation of metabolism. J. Neuroendocrinol. 28, 1–12.

Farooqi, I.S., Jebb, S.A., Langmack, G., et al., 1999. Effects of recombinant leptin therapy in a child with congenital leptin deficiency. N. Engl. J. Med. 341, 879–884.

Kopelman, P.G., 2000. Obesity as a medical problem. Nature 404, 635–643.

McKinsey Global Institute, 2014. Overcoming Obesity: An Initial Economic Analysis, p. 120. McKinsey & Company, London.

Miller, G.D., 2019. Appetite regulation: hormones, peptides, and neurotransmitters and their role in obesity. Am. J. Lifestyle Med. 13, 586–601.

Roh, E., Song, D.K., Kim, M.S., 2016. Emerging role of the brain in the homeostatic regulation of energy and glucose metabolism. Exp. Mol. Med. 48, e216.

Spiegelman, B.M., Flier, J.S., 1996. Adipogenesis and obesity: rounding out the big picture. Cell 87, 377–389.

Fármacos usados na obesidade

Appolinario, J.C., Bueno, J.R., Coutinho, W., 2004. Psychotropic drugs in the treatment of obesity: what promise? CNS Drugs 18, 629–651.

Curran, M.P., Scott, L.J., 2004. Orlistat: a review of its use in the management of patients with obesity. Drugs 64, 2845–2864.

Finer, N., 2021. Future directions in obesity pharmacotherapy. Eur. J. Intern. Med. 93, 13–20.

Padwal, R., Li, S.K., Lau, D.C., 2003. Long-term pharmacotherapy for overweight and obesity: a systematic review and meta-analysis of randomized controlled trials. Int. J. Obes. Relat. Metab. Disord. 27, 1437–1446.

West, D.B., Fey, D., Woods, S.C., 1984. Cholecystokinin persistently suppresses meal size but not food intake in free-feeding rats. Am. J. Physiol. 246, R776–R787.

Wilding, J.P.H., Batterham, R.L., Calanna, S., et al., 2021. Once-weekly semaglutide in adults with overweight or obesity. N. Engl. J. Med. 384, 989–1002.

Williams, D.M., Nawaz, A., Evans, M., 2020. Drug therapy in obesity: a review of current and emerging treatments. Diabetes Ther. 11, 1199–1216.

Fármacos que Afetam os Grandes Sistemas de Órgãos • SEÇÃO 3

Hipófise e Córtex da Glândula Suprarrenal

33

CONSIDERAÇÕES GERAIS

A hipófise e o córtex da glândula suprarrenal liberam hormônios que regulam o equilíbrio de sal e de água, o gasto energético, o crescimento, o comportamento e o desenvolvimento sexuais, a função imune e muitos outros mecanismos vitais. O comandante-chefe dessa impressionante campanha hormonal é o hipotálamo, e a unidade funcional é conhecida como *eixo hipotálamo-hipófise-suprarrenal (HHSR)*. Na primeira parte deste capítulo, revisaremos o controle da função da hipófise por hormônios hipotalâmicos e as funções fisiológicas e utilidades clínicas dos hormônios da adeno-hipófise e da neuro-hipófise. A segunda parte do capítulo concentra-se nos hormônios da glândula suprarrenal e, em particular, no efeito anti-inflamatório dos glicocorticoides. Este capítulo deve ser lido em conjunto com as seções relevantes dos Capítulos 3 e 25.

A HIPÓFISE

A hipófise compreende três estruturas histológicas distintas, que se originam a partir de dois precursores embriológicos separados (Figura 33.1). A *adeno-hipófise* e a *parte intermédia* são derivadas da endoderme da cavidade oral, enquanto a *neuro-hipófise* origina-se da ectoderme neural. A adeno-hipófise e a neuro-hipófise recebem aferências neuronais independentes que provêm do hipotálamo, com o qual mantêm uma estreita relação funcional.

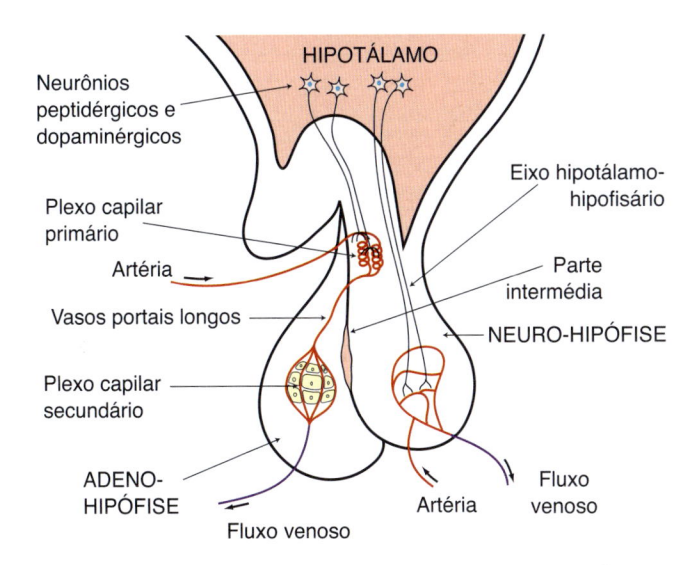

Figura 33.1 Diagrama esquemático das relações vasculares e neuronais entre o hipotálamo, a neuro-hipófise e a adeno-hipófise. Os principais vasos portais da adeno-hipófise situam-se no pedículo hipofisário e originam-se do plexo primário no hipotálamo, porém alguns (os vasos portais curtos) originam-se do leito vascular na neuro-hipófise (não mostrado).

ADENO-HIPÓFISE

A *adeno-hipófise* (lobo anterior da hipófise) secreta diversos hormônios cruciais para a função fisiológica normal. Esse tecido compreende células especializadas, como os *corticotrofos*, os *lactotrofos (mamotrofos)*, os *somatotrofos*, os *tireotrofos* e os *gonadotrofos*, que secretam hormônios que regulam diferentes órgãos endócrinos distribuídos pelo corpo (Tabela 33.1). Entre essas células, estão intercalados outros tipos celulares, como as *células foliculoestreladas*, que exercem influência nutricional e reguladora sobre as células endócrinas secretoras de hormônios, proporcionando-lhes suporte tanto estrutural quanto químico no hipotálamo.

A secreção da adeno-hipófise é regulada, em grande parte, pela liberação do hipotálamo dos que são geralmente conhecidos como "fatores liberadores" – na verdade, hormônios locais – que alcançam a hipófise através da corrente sanguínea.[1] A irrigação para o hipotálamo divide-se para formar uma rede de capilares, o *plexo primário*, que drena para os *vasos porta-hipofisários*. Esses vasos seguem ao longo do pedículo hipofisário a fim de irrigar um *plexo secundário* de capilares na adeno-hipófise. Os neurônios peptidérgicos no hipotálamo secretam uma variedade de hormônios liberadores ou inibitórios diretamente nos capilares do plexo capilar primário (ver Tabela 33.1 e Figura 33.1). A maior parte regula a secreção de hormônios da adeno-hipófise, embora os *hormônios estimuladores dos melanócitos* (MSHs) sejam secretados principalmente pela parte intermédia.

A liberação dos hormônios estimuladores é regulada por vias de retroalimentação negativa entre os hormônios do hipotálamo, a adeno-hipófise e as glândulas endócrinas periféricas. Os hormônios secretados pelas glândulas periféricas exercem ações reguladoras tanto no hipotálamo quanto na adeno-hipófise, constituindo as vias de *retroalimentação negativa longas*. Os hormônios da adeno-hipófise que atuam direto sobre o hipotálamo constituem a via de *retroalimentação negativa curta*. Esse mecanismo de retroalimentação é particularmente pronunciado no eixo HHSR e fundamenta a base farmacológica das ações de alguns fármacos, que recorrem a essas alças de retroalimentação negativa pronunciada.

Os neurônios peptidérgicos no hipotálamo são eles próprios influenciados por outros centros localizados no sistema nervoso central (SNC) e modulados por vias neurais que liberam dopamina, noradrenalina, 5-hidroxitriptamina e peptídeos opioides (particularmente abundantes no hipotálamo). O controle hipotalâmico da adeno-hipófise também é exercido por meio da *via dopaminérgica túbero-hipofisária* (ver Capítulo 39), cujos neurônios estão justapostos ao plexo capilar primário. A dopamina secretada diretamente pelos neurônios dopaminérgicos na circulação porta-hipofisária alcança a adeno-hipófise através da corrente sanguínea, inibindo a secreção de prolactina (ver Capítulo 35).

---

[1] O termo "fator" foi originalmente criado em uma época em que a sua estrutura e a sua função ainda não eram conhecidas. São mensageiros transportados pelo sangue e, com efeito, claramente de hormônios, porém a nomenclatura, embora irracional, continua sendo utilizada. Esse processo é comum na nomenclatura biológica.

Tabela 33.1 Hormônios secretados pelo hipotálamo e pela adeno-hipófise e alguns fármacos relacionados.

Fator/hormônio hipotalâmico[a]	Efeito sobre a adeno-hipófise	Principais efeitos do hormônio adeno-hipofisário
CRF	Libera ACTH (corticotrofina) *Análogo:* tetracosactida	Estimula a secreção de hormônios do córtex suprarrenal (principalmente glicocorticoides); mantém a integridade do córtex da suprarrenal
TRH *Análogo:* protirrelina	Libera TSH (tireotropina)	Estimula a síntese e a secreção os hormônios tireoidianos; mantém a integridade da glândula tireoide
GHRF (somatorrelina) *Análogo:* sermorrelina	Libera GH (somatotropina) *Análogo:* somatropina	Regula o crescimento, em parte diretamente, mas também por meio da liberação de somatomedinas do fígado e de outros locais; aumenta a síntese de proteínas; aumenta a glicemia; estimula a lipólise
Fator inibitório da liberação de hormônio do crescimento (somatostatina) *Análogos:* octreotida, lanreotida, pasireotida	Inibe a liberação de GH	Impede os efeitos do GHRF; bloqueia a liberação de TSH
GnRH *Análogos:* "análogos da gonadorrelina" – busserrelina, gosserrelina, leuprorrelina, nafarrelina, triptorrelina	Libera FSH (ver Capítulo 35)	Estimula o crescimento do óvulo e do folículo de Graaf (na mulher) e a gametogênese (no homem); juntamente com o LH, estimula a secreção de estrógeno ao longo do ciclo menstrual e de progesterona na segunda metade do ciclo
	Liberação de LH ou de hormônio estimulante das células intersticiais (ver Capítulo 35)	Estimula a ovulação e o desenvolvimento do corpo lúteo; juntamente com o FSH, estimula a secreção de estrógeno e progesterona no ciclo menstrual; no homem, regula a secreção de testosterona
PRF	Libera prolactina	Juntamente com outros hormônios, a prolactina promove o desenvolvimento do tecido mamário durante a gravidez e estimula a produção de leite no período pós-parto
Fator inibidor da liberação de prolactina (provavelmente dopamina)	Inibe a liberação de prolactina	Impede os efeitos do PRF
Fator liberador de MSH	Libera α-, β- e γ-MSH	Promove a formação de melanina, o que causa escurecimento da pele; o MSH tem ação anti-inflamatória e também regula o apetite/a ingestão de alimento
Fator inibidor da liberação de MSH	Inibe a liberação de α-, β- e γ-MSH	Impede os efeitos do MSH

[a]Estes hormônios são frequentemente escritos sem o "h" (p. ex., corticotrofina, tireotrofina etc.) em textos contemporâneos. Mantivemos a nomenclatura original nesta edição.
ACTH, hormônio adrenocorticotrófico; CRF, fator liberador de corticotrofina; FSH, hormônio folículo-estimulante; GH, hormônio do crescimento; GHRF, fator liberador do hormônio do crescimento; GnRH, hormônio liberador de gonadotrofinas (ou do hormônio luteinizante); LH, hormônio luteinizante; MSH, hormônio estimulador dos melanócitos; PRF, fator liberador da prolactina; TRH, hormônio liberador de tireotrofina; TSH, hormônio estimulante da tireoide.

HORMÔNIOS HIPOTALÂMICOS

A secreção de hormônios da adeno-hipófise é regulada principalmente pelos "fatores liberadores" peptídicos que se originam no hipotálamo. Os fatores mais importantes são descritos com mais detalhes adiante. A **somatostatina** e o **hormônio liberador de gonadotrofinas** são usados terapeuticamente, enquanto os outros têm utilidade principalmente diagnóstica e constituem ferramentas de pesquisa úteis. Alguns desses peptídeos também atuam como neurotransmissores ou como neuromoduladores em outras partes do SNC (ver Capítulo 39).

SOMATOSTATINA

A **somatostatina** é um peptídeo de 14 resíduos de aminoácidos e, como o próprio nome sugere ("estatina"), é inibitória por natureza. A somatostatina inibe a liberação do hormônio do crescimento e do hormônio estimulante da tireoide (TSH, tireotrofina) da adeno-hipófise (Figura 33.2), bem como da insulina e do glucagon pelo pâncreas. Além disso, diminui a liberação da maioria dos hormônios gastrointestinais (GI) e reduz a secreção de ácido gástrico e pancreática.

A **octreotida** é um análogo da **somatostatina** de ação prolongada. É utilizada para o tratamento do *carcinoide* e de outros tumores secretores de hormônios (ver Capítulo 16). Desempenha também um papel no tratamento da *acromegalia* (condição caracterizada pela secreção excessiva de hormônio do crescimento no adulto). Provoca também constrição dos vasos sanguíneos esplâncnicos e é usada no tratamento de *varizes esofágicas* hemorrágicas. Em geral, a **octreotida** é administrada por via subcutânea. O pico de sua ação ocorre em 2 horas, e o efeito supressor tem duração de até 8 horas.

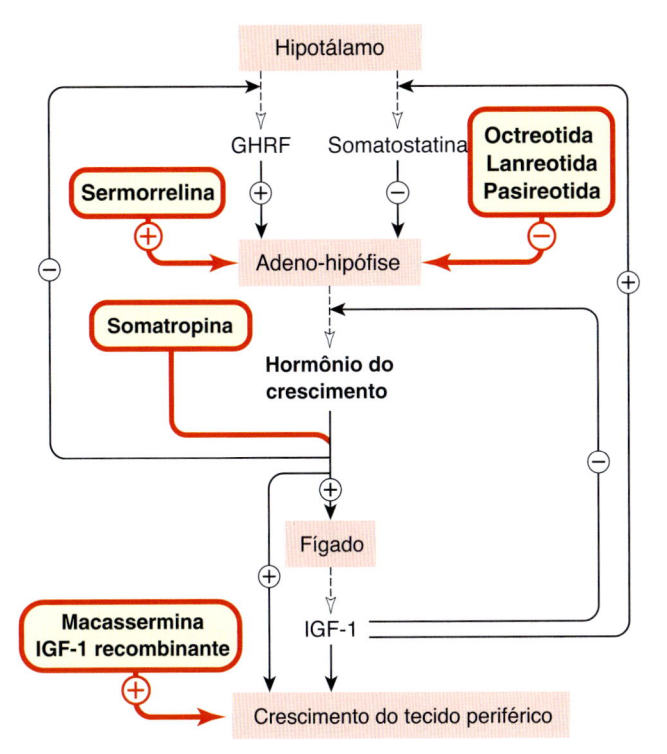

Figura 33.2 Controle da secreção do hormônio do crescimento e suas ações. Os fármacos são mostrados nas *caixas de borda vermelha*. GHRF, fator liberador do hormônio do crescimento; IGF-1, fator de crescimento semelhante à insulina 1.

Os efeitos adversos consistem em dor no local de injeção e distúrbios GI. Foi também relatada a ocorrência de cálculos biliares e hiperglicemia pós-prandial; em alguns casos, foi constatado o desenvolvimento de hepatite aguda ou pancreatite.

A **lanreotida** e a **pasireotida** têm efeitos semelhantes. A **lanreotida** também é usada no tratamento de tumores da tireoide, enquanto a **pasireotida** – um análogo particularmente potente – é usada no tratamento da *síndrome de Cushing*, quando a cirurgia é inadequada ou foi ineficaz.

HORMÔNIO LIBERADOR DAS GONADOTROFINAS

O hormônio liberador de gonadotrofinas (ou do hormônio luteinizante [LH]) (GnRH, anteriormente conhecido como LHRH) é um decapeptídeo que libera tanto o *hormônio foliculoestimulante* quanto o *hormônio luteinizante* dos gonadotrofos. A **gonadorrelina**[2] e os seus análogos (**busserrelina**, **gosserrelina**, **leuprorrelina**, **nafarrelina** e **triptorrelina**) são usados principalmente no tratamento da infertilidade e de alguns tumores dependentes de hormônios (ver Capítulo 35).

FATOR LIBERADOR DO HORMÔNIO DO CRESCIMENTO (SOMATORRELINA)

O fator liberador do hormônio do crescimento (GHRF) é um peptídeo com 44 resíduos de aminoácidos. A principal função do GHRF está resumida na Figura 33.2.

Um análogo, a **sermorrelina** (retirada do mercado em alguns países), é utilizado com o teste diagnóstico para a secreção de hormônio do crescimento. Quando administrada por via intravenosa, subcutânea ou intranasal, a sermorrelina provoca secreção de hormônio do crescimento em questão de minutos e alcança concentrações máximas em 1 hora. A ação é seletiva para os somatotrofos da adeno-hipófise, não afetando nenhum outro hormônio hipofisário. Os efeitos adversos são raros.

HORMÔNIO LIBERADOR DA TIREOTROFINA

O hormônio liberador da tireotrofina (TRH) do hipotálamo induz a liberação de TSH dos tireotrofos.

A **protirrelina** (agora retirada do mercado no Reino Unido) é um TRH sintético que tem sido utilizado no diagnóstico de distúrbios da tireoide (ver Capítulo 34). Quando administrada por via intravenosa a indivíduos normais, a protirrelina induz um aumento nas concentrações plasmáticas de TSH, ao passo que, em pacientes com hipertireoidismo, observa-se uma resposta atenuada, visto que a concentração elevada de tiroxina no sangue exerce efeito de retroalimentação negativa sobre a adeno-hipófise. O oposto ocorre no hipotireoidismo, em que há um defeito intrínseco na própria glândula tireoide.

FATOR LIBERADOR DE CORTICOTROFINA

O fator liberador de corticotrofina (CRF) é um peptídeo que libera o **hormônio adrenocorticotrófico** (ACTH, corticotrofina) e a β-endorfina dos corticotrofos na adeno-hipófise. O CRF atua de modo sinérgico com o *hormônio antidiurético* (ADH; arginina-vasopressina, ver Capítulo 29), e tanto a sua ação quanto a sua liberação são inibidas pelos glicocorticoides (ver Figura 33.4, adiante). Preparações sintéticas têm sido usadas para avaliar a capacidade da hipófise de secretar ACTH, além de avaliar se a deficiência de ACTH é causada por um defeito da hipófise ou do hipotálamo. Esse fator também tem sido usado para avaliar a função hipotalâmico-hipofisária após terapia para a síndrome de Cushing (ver Figura 33.7, mais adiante).

HORMÔNIOS DA ADENO-HIPÓFISE

Os principais hormônios da adeno-hipófise estão listados na Tabela 33.1. As gonadotrofinas são tratadas no Capítulo 35 e o TSH, no Capítulo 34. As ações dos hormônios restantes estão resumidas adiante.

HORMÔNIO DO CRESCIMENTO (SOMATOTROPINA)

O hormônio do crescimento é secretado pelos somatotrofos e constitui o hormônio hipofisário mais abundante. A sua secreção é elevada no recém-nascido e diminui aos 4 anos de idade para um nível intermediário, que então é mantido até depois da puberdade, após a qual ocorre mais um declínio. O hormônio do crescimento humano (hGH) recombinante, a **somatotropina**, está disponível para o tratamento de defeitos do crescimento e outros problemas de desenvolvimento.

Regulação da secreção

A secreção do hormônio do crescimento é regulada pela ação do GHRF do hipotálamo e modulada pela somatostatina, conforme descrito anteriormente e delineado na Figura 33.2. Um peptídeo liberador diferente do hormônio do crescimento ("grelina") é liberado do estômago e do pâncreas e está envolvido no controle do apetite e do peso corporal (ver Capítulo 32). Um dos mediadores da ação do hormônio do crescimento, o fator de crescimento semelhante à insulina (IGF)-1, que é liberado pelo fígado, possui um efeito inibitório sobre a secreção do hormônio do crescimento ao estimular a liberação de somatostatina do hipotálamo.

---

[2]Nesse contexto, o sufixo "-relina" indica peptídeos que estimulam a liberação de hormônios.

À semelhança de outras secreções da adeno-hipófise, a liberação do hormônio do crescimento é pulsátil, e sua concentração plasmática pode flutuar em 10 a 100 vezes. Esses surtos ocorrem repetidamente durante o dia e a noite e refletem a dinâmica do controle hipotalâmico. O sono profundo constitui um potente estímulo para a secreção do hormônio do crescimento, particularmente em crianças.

Ações

O principal efeito do hormônio do crescimento (e de seus análogos) consiste em estimular o crescimento normal. Para isso, atua em conjunto com outros hormônios secretados pela tireoide, pelas gônadas e pelo córtex da suprarrenal. O hormônio do crescimento estimula a produção hepática dos IGFs – também denominados *somatomedinas* –, que medeiam a maior parte de suas ações anabólicas. O IGF-1 (o principal mediador) faz a mediação de muitos desses efeitos anabólicos, estimulando a captação de aminoácidos e aumentando a síntese de proteínas pelo músculo esquelético (e, portanto, volume do músculo), bem como pela cartilagem nas epífises dos ossos longos (influenciando, assim, o crescimento ósseo). Existem receptores para o IGF-1 em muitos outros tipos de células, incluindo hepatócitos e adipócitos.

Distúrbios na produção e usos clínicos

A deficiência de hormônio do crescimento (ou a falta de sua ação) resulta em *nanismo hipofisário*. Nessa condição, que pode resultar da ausência de GHRF ou da falta de geração ou de ação do IGF, as proporções normais do corpo são mantidas, embora a estatura global seja reduzida. O hormônio do crescimento é usado terapeuticamente nesses pacientes (que com frequência são crianças), bem como naqueles que apresentam baixa estatura causada por insuficiência renal crônica ou associada ao distúrbio cromossômico conhecido como *síndrome de Turner* (uma condição na qual os indivíduos do sexo feminino carecem de um cromossomo X).

Os seres humanos não são sensíveis ao hormônio do crescimento de outras espécies, de modo que o hGH precisa ser usado clinicamente. A fonte original consistia de cadáveres humanos, porém isso levou à disseminação da *doença de Creutzfeldt-Jakob*, uma doença neurodegenerativa mediada por príons (ver Capítulo 40). Atualmente, o hGH é preparado por meio da tecnologia de DNA recombinante (**somatropina**), que evita esse risco. Pode-se obter um crescimento linear satisfatório pela administração de **somatropina** por via subcutânea, 6 a 7 vezes/semana, e o tratamento é mais bem-sucedido quando iniciado precocemente.

O hGH também é utilizado de maneira ilícita por atletas (ver Capítulo 59) para aumentar a massa muscular. As doses elevadas que são utilizadas provocam graves efeitos colaterais, causando crescimento ósseo anormal e cardiomegalia. O hGH também foi testado como maneira de combater as mudanças corporais na senescência; os ensaios clínicos mostraram um aumento da massa corporal, porém nenhuma melhora funcional. O IGF-1 recombinante humano (**mecassermina**) também está disponível para o tratamento da deficiência de crescimento em crianças que não apresentam quantidades adequadas desse hormônio.

A produção excessiva de hormônio do crescimento em crianças resulta em *gigantismo*. A produção excessiva em adultos, que habitualmente resulta de tumor hipofisário benigno, leva ao desenvolvimento de *acromegalia*, uma condição na qual ocorre aumento principalmente da mandíbula, das mãos e dos pés. O agonista da dopamina, a **bromocriptina**, e a octreotida podem melhorar essa condição. Outro agente útil é o **pegvisomanto**, um análogo modificado do hormônio do crescimento preparado por meio da tecnologia recombinante, que é um antagonista altamente seletivo das ações do hormônio do crescimento. O **pegvisomanto** é utilizado quando o tratamento cirúrgico ou a terapia com o análogo **somatostatina** são negados ou ineficazes.

PROLACTINA

A prolactina é secretada por lactotrofos (mamotrofos) da adeno-hipófise. Essas células são abundantes na glândula, e o seu número aumenta durante a gravidez, provavelmente sob a influência dos estrógenos.

Regulação da secreção

A secreção de prolactina encontra-se sob controle inibitório tônico da dopamina (que atua sobre os receptores D_2 dos lactotrofos) liberada pelo hipotálamo (Figura 33.3 e ver Tabela 33.1). O principal estímulo para a sua liberação é a sucção, mas também o estímulo auditivo do choro do lactente; em ratos, tanto o odor quanto os sons emitidos pelos filhotes famintos também são gatilhos efetivos. Os reflexos neurais da mama podem estimular a secreção hipotalâmico de fator(es) liberador(es) de prolactina, cujos possíveis candidatos incluem o TRH e a **ocitocina**. Os estrógenos aumentam tanto a secreção de prolactina quanto a proliferação de lactotrofos por meio da liberação do neuropeptídeo *galanina* por um subgrupo de lactotrofos. Os antagonistas da dopamina (usados principalmente como fármacos antipsicóticos; ver Capítulo 47) são potentes estimulantes da liberação de prolactina, enquanto agonistas como a **bromocriptina** (ver Capítulos 39 e 47) suprimem a liberação de prolactina. A **bromocriptina** também é utilizada na doença de Parkinson (ver Capítulo 40).

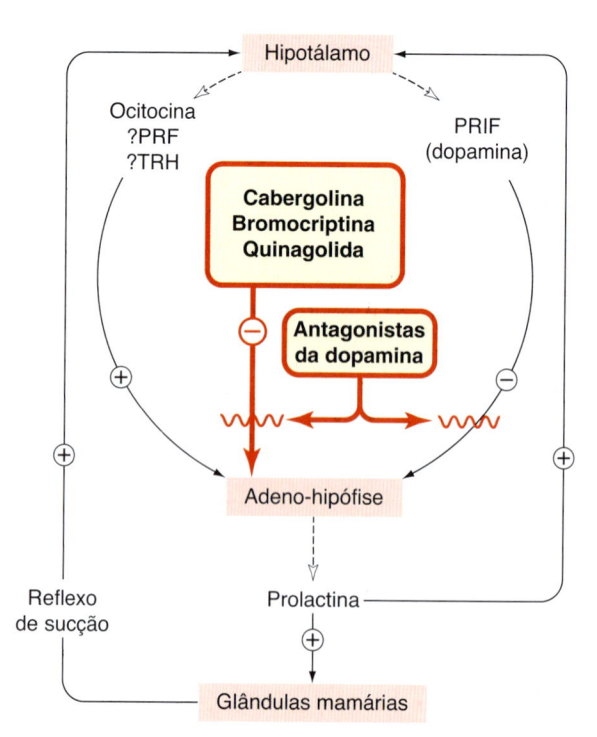

Figura 33.3 Controle da secreção de prolactina. Os fármacos são mostrados nas *caixas de borda vermelha*. *PRF*, fator liberador de prolactina; *PRIF*, fator inibidor da liberação de prolactina; *TRH*, hormônio liberador de tireotrofina.

Ações

O receptor de prolactina é um receptor transmembrana de domínio único do tipo ligado à quinase (ver Capítulo 3) relacionado com os receptores de citocinas. São conhecidas várias isoformas diferentes e variantes de *splicing*. Esses receptores são não apenas encontrados na glândula mamária, mas também distribuídos amplamente por todo o corpo, incluindo cérebro, ovário, coração, pulmões e sistema imune. A principal função da prolactina nas mulheres consiste no controle da produção de leite. Por ocasião do parto, a concentração de prolactina aumenta, e a lactação é iniciada. A manutenção da lactação depende da sucção (ver anteriormente), que provoca um aumento de 10 a 100 vezes nos níveis sanguíneos de prolactina nos primeiros 30 minutos.

Juntamente com outros hormônios, a prolactina é responsável pela proliferação e diferenciação do tecido mamário durante a gravidez. Inibe também a liberação de gonadotrofinas e/ou a resposta dos ovários a esses hormônios tróficos. Essa é uma das razões pelas quais a ovulação geralmente não ocorre durante a amamentação.

De acordo com uma hipótese bastante atrativa, a concentração elevada de prolactina no período pós-parto reflete a sua função biológica como hormônio "parental". Certamente, a atividade de cuidar da ninhada e de construção do ninho pode ser induzida em aves, camundongos e coelhos por meio de injeções de prolactina. A prolactina também exerce outras ações aparentemente não relacionadas, incluindo estímulo da mitogênese nos linfócitos. Há algumas evidências de que isso possa desempenhar um papel na regulação das respostas imunes.

Modificação da secreção de prolactina

A prolactina não é usada clinicamente. A **bromocriptina**, um agonista dos receptores de dopamina, é utilizada para diminuir a secreção excessiva de prolactina (*hiperprolactinemia*). É bem absorvida por via oral, e as concentrações máximas são alcançadas depois de 2 horas. As reações adversas consistem em náuseas e vômitos. Além disso, podem ocorrer tontura, constipação intestinal e hipotensão postural. A **cabergolina** e a **quinagolida** são semelhantes.

Usos clínicos da bromocriptina

- Para impedir a lactação
- No tratamento da galactorreia (i. e., lactação não puerperal em ambos os sexos), devido à secreção excessiva de prolactina (hiperprolactinemia)
- No tratamento de tumores hipofisários secretores de prolactina (prolactinomas)
- No tratamento da doença de Parkinson (ver Capítulo 40) e da acromegalia.

HORMÔNIO ADRENOCORTICOTRÓFICO

O ACTH (corticotrofina) é a secreção da adeno-hipófise que controla a síntese e a liberação dos glicocorticoides do córtex da glândula suprarrenal (ver Tabela 33.1). Trata-se de um peptídeo de 39 resíduos, derivado do precursor pró-opiomelanocortina (POMC) por processamento proteolítico sequencial. Atua no membro MC_2 da família de receptores de melanocortina (ver adiante). A falta de ação do ACTH devido a defeitos em seu receptor ou nas vias de sinalização intracelular pode levar a uma grave deficiência de glicocorticoides (Chan et al., 2008). A Figura 33.4 mostra detalhes da regulação da secreção de ACTH.

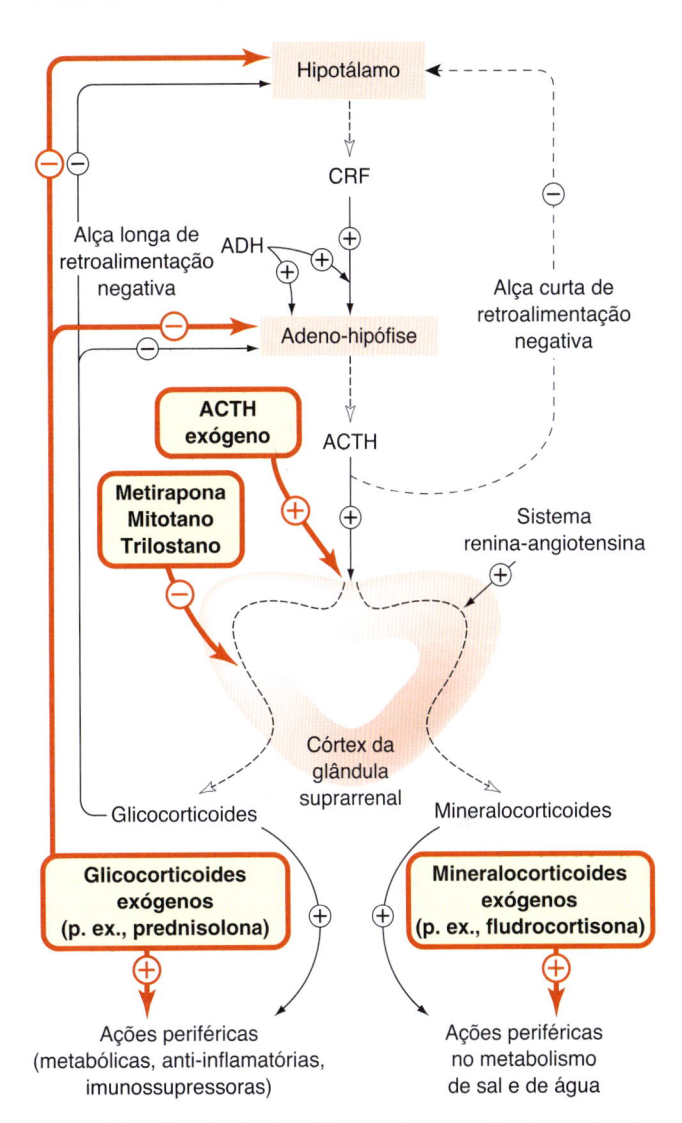

Figura 33.4 Regulação da síntese e da secreção de corticosteroides suprarrenais. A alça longa de retroalimentação negativa é mais significativa, do ponto de vista fisiológico, do que a alça curta (*linhas tracejadas*). O hormônio adrenocorticotrófico (ACTH, corticotrofina) tem apenas um efeito mínimo na produção de mineralocorticoides. Os fármacos são mostrados nas *caixas de borda vermelha*. ADH, hormônio antidiurético (vasopressina); CRF, fator liberador de corticotrofina.

Esse hormônio ocupa (juntamente com a cortisona) um importante lugar na história da terapia da inflamação, devido ao trabalho de Hench e colaboradores na década de 1940, os quais observaram pela primeira vez que ambas as substâncias exercem efeitos anti-inflamatórios em pacientes com doença reumatoide. Acreditava-se que o efeito do ACTH fosse secundário à estimulação do córtex da suprarrenal; todavia, curiosamente, o hormônio também apresenta ações anti-inflamatórias por si só por meio da ativação dos receptores MC_3 (melanocortina) de macrófagos (Getting et al., 2002).

Hoje em dia, o próprio ACTH não é usado com frequência na terapia, visto que a sua ação é menos previsível que a dos corticosteroides e, além disso, pode induzir a formação de anticorpos. A **tetracosactida** (**tetracosactrina**), um polipeptídeo sintético que consiste nos primeiros 24 resíduos N-terminais do ACTH humano, sofre alguns dos mesmos inconvenientes, porém agora é amplamente usada para avaliar a competência do córtex da suprarrenal. O fármaco é administrado por via intramuscular ou intravenosa, e a concentração de hidrocortisona no plasma é medida por radioimunoensaio.

Ações

A **tetracosactida** e o ACTH, que atuam por meio dos receptores MC_2, exercem duas ações sobre o córtex da suprarrenal:

- Estimulação da síntese e da liberação de glicocorticoides. Essa ação ocorre em poucos minutos após a injeção, e as consequentes ações biológicas são predominantemente as dos esteroides liberados
- Ação trófica sobre as células do córtex da suprarrenal e regulação dos níveis de enzimas esteroidogênicas mitocondriais essenciais. A perda desse efeito é responsável pela atrofia da suprarrenal que resulta da administração crônica de glicocorticoides, que suprime a secreção de ACTH.

HORMÔNIO ESTIMULADOR DOS MELANÓCITOS (MSH)

O α-MSH, o β-MSH e o γ-MSH são hormônios peptídicos com semelhança estrutural ao ACTH e que se originam do mesmo precursor. Em conjunto, esses peptídeos são designados como *melanocortinas*, visto que a sua primeira ação reconhecida foi estimular a produção de melanina por células especializadas da pele, denominadas *melanócitos*. Dessa maneira, esses hormônios desempenham um importante papel na determinação da cor dos cabelos e da pele,[3] padrões de pigmentação e reação à luz ultravioleta (e proteção dela).

O MSH atua sobre os receptores de melanocortina, dos quais cinco (MC_{1-5}) foram clonados. Trata-se de receptores acoplados à proteína G (GPCRs), que ativam a síntese de AMPc. A formação de melanina é controlada pelo receptor MC_1. A produção excessiva de α-MSH pode provocar uma proliferação anormal de melanócitos e predispor ao desenvolvimento de melanoma nesses indivíduos. As melanocortinas exibem numerosos outros efeitos biológicos. Por exemplo, o α-MSH inibe a liberação de interleucina (IL)-1β, e o fator de necrose tumoral (TNF)-α reduz a infiltração de neutrófilos e apresenta atividade anti-inflamatória e antipirética. Os níveis de α-MSH estão elevados no líquido sinovial de pacientes com artrite reumatoide. Esses efeitos imunomoduladores são transduzidos pelos receptores MC_1 e MC_3. Agonistas para esses receptores com atividade anti-inflamatória potencial estão sendo investigados. A injeção central de α-MSH também provoca mudanças no comportamento animal, como aumento do preparo para a atividade sexual e aumento da própria atividade sexual, bem como redução da alimentação, por meio de ações sobre os receptores MC_4, sendo que agonistas de MC_4 estão em fase de investigação como potencial tratamento para a obesidade e a disfunção erétil.

A injeção intracerebroventricular ou intravenosa de γ-MSH aumenta a pressão arterial, a frequência cardíaca e o fluxo sanguíneo cerebral. Esses efeitos provavelmente são também modulados pelo receptor MC_4.

Em tecidos humanos, foram descobertos dois ligantes de ocorrência natural para os receptores de melanocortina (*proteína de sinalização de agouti* e *peptídeo relacionado a agouti*, juntos denominados *agouti*). Trata-se de proteínas que antagonizam competitivamente o efeito do MSH nos receptores de melanocortina.

---

[3] O modelo de coloração da pele fora da África sugere que a derivação genética em europeus levou a uma variação funcional no receptor de melanocortina MC_1 (MC_1R), visto que os níveis de UV reduzidos levaram a uma menor pressão seletiva na sequência do MC_1R.

Adeno-hipófise e hipotálamo

- A adeno-hipófise secreta hormônios que regulam:
  - A liberação de *glicocorticoides* do córtex da suprarrenal
  - A liberação de *hormônios tireoidianos*
  - A liberação de hormônios sexuais: *ovulação* na mulher e *espermatogênese* no homem
  - O crescimento
  - A estrutura e função da *glândula mamária*
- Cada hormônio da adeno-hipófise é, ele próprio, regulado por um fator liberador específico do hipotálamo. A liberação desses fatores é regulada por mecanismos de retroalimentação. Os fármacos clinicamente úteis desse tipo incluem:
  - GHRF (**sermorrelina**) e análogos do hormônio do crescimento (**somatropina**)
  - *Fator liberador de tireotrofina* (**protirrelina**) e TSH (tireotrofina; usada para avaliar a função da tireoide)
  - **Octreotida** e **lanreotida**, análogos da **somatostatina**, que inibem a liberação de hormônio do crescimento
  - CRF, usado para diagnóstico
  - *Fator liberador de gonadotrofinas*, **gonadorrelina** e *análogos*. Utilizados no tratamento da infertilidade e de alguns carcinomas.

Hormônio adrenocorticotrófico e esteroides da suprarrenal

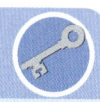

- O ACTH (**tetracosactrina, tetracosactida**) estimula a síntese e a liberação de glicocorticoides (p. ex., **hidrocortisona**), bem como de alguns androgênios, do córtex da suprarrenal
- O CRF do hipotálamo regula a liberação de ACTH e, por sua vez, é regulado por fatores neurais e pelos efeitos de retroalimentação negativa dos glicocorticoides plasmáticos
- A liberação de mineralocorticoides (p. ex., aldosterona) do córtex da suprarrenal é controlada pelo sistema renina-angiotensina.

NEURO-HIPÓFISE

A neuro-hipófise (lobo posterior da hipófise) é constituída, em grande parte, pelas terminações de células nervosas que se originam dos *núcleos supraóptico* e *paraventriculares* do hipotálamo. Seus axônios formam o eixo *hipotalâmico-hipofisário*, e suas fibras encerram em terminações nervosas dilatadas em estreita associação com capilares na neuro-hipófise (ver Figura 33.1). Os peptídeos sintetizados nos núcleos hipotalâmicos passam ao longo desses axônios e entram na neuro-hipófise, onde são armazenados e, por fim, secretados na corrente sanguínea.

Os dois principais hormônios da neuro-hipófise são a **ocitocina** (que provoca contração do músculo liso do útero; para detalhes, ver o Capítulo 35) e a **vasopressina** (ADH; ver Capítulos 21 e 29). Trata-se de nonapeptídeos cíclicos altamente homólogos. Foram sintetizados diversos análogos que variam nas propriedades antidiuréticas, vasopressoras e ocitócicas (estimulantes do útero).

VASOPRESSINA

Regulação da secreção e função fisiológica

A vasopressina é liberada pela neuro-hipófise e desempenha um papel crucial no controle do conteúdo de água do corpo por meio de sua ação sobre as células da parte distal do néfron e túbulos coletores do rim (ver Capítulo 29). Os núcleos hipotalâmicos que controlam o equilíbrio hídrico estão localizados próximo aos núcleos que sintetizam e secretam vasopressina.

Um dos principais estímulos para a liberação de vasopressina consiste em aumento da osmolaridade plasmática (que produz sensação de sede). Outro estímulo consiste em uma redução do volume sanguíneo circulante (*hipovolemia*); nesse caso, os estímulos surgem a partir de receptores de estiramento no sistema cardiovascular ou da liberação de angiotensina. O *diabetes insípido* é uma condição caracterizada pela produção de grandes volumes de urina diluída, devido à redução ou ausência de secreção de vasopressina ou como resultado de uma sensibilidade reduzida do rim ao hormônio.

Receptores de vasopressina

Existem três classes de receptores: V_{1A}, V_{1B} e V_2. Todos são GPCRs. Os receptores V_2 estimulam a adenilato ciclase, que medeia as principais ações fisiológicas da vasopressina no rim, enquanto os receptores V_{1A} e V_{1B} estão acoplados ao sistema de fosfolipase C/trifosfato de inositol.

O receptor da ocitocina (receptor OT) também é um GPCR, que sinaliza principalmente por meio da estimulação da fosfolipase C; entretanto, possui uma ação secundária sobre a adenilato ciclase. A vasopressina é um agonista parcial do receptor OT, porém seus efeitos são limitados pela distribuição do receptor que, como se pode inferir a partir de sua ação clássica no útero grávido, é elevada no miométrio, no endométrio, na glândula mamária e nos ovários. As ações centrais da ocitocina (e da vasopressina) também atraíram a atenção dos sociobiólogos, visto que são importantes na "ligação entre pares" e em outras interações psicossociais.[4]

Ações

Ações renais

A vasopressina liga-se aos receptores V_2 dos rins na membrana basolateral das células do túbulo distal e ductos coletores do néfron. Seu principal efeito no ducto coletor consiste em aumentar a taxa de inserção de canais de água (*aquaporinas*) na membrana luminal, com consequente aumento da permeabilidade da membrana à água (ver Capítulo 29). Além disso, ativa os transportadores de ureia e aumenta de maneira transitória a absorção de Na^+, particularmente no túbulo distal.

Vários fármacos afetam a ação da vasopressina. Os anti-inflamatórios não esteroides e a **carbamazepina** aumentam os efeitos da vasopressina, enquanto o **lítio**, a **colchicina** e os **alcaloides da vinca** os diminuem. Os efeitos destes dois últimos agentes são secundários à sua ação nos microtúbulos, necessária para a translocação dos canais de água. Os antagonistas do receptor V_2, a **tolvaptana** e a **demeclociclina** (na realidade, um antibiótico da tetraciclina), neutralizam a ação da vasopressina nos túbulos renais e podem ser utilizados no tratamento de pacientes com retenção hídrica combinada com perda urinária de sal (e, portanto, *hiponatremia*) causada pela secreção excessiva do hormônio. Essa *síndrome de secreção inapropriada de ADH* ("SIADH") está associada a neoplasias malignas nos pulmões ou outros processos malignos ou traumatismo craniano. Antagonistas específicos do receptor V_2 também estão sendo investigados para o tratamento da insuficiência cardíaca (ver Capítulo 22).

Outras ações não renais

A vasopressina provoca contração da musculatura lisa, particularmente no sistema cardiovascular, pela sua ação sobre os receptores V_{1A} (ver Capítulo 22). A afinidade da vasopressina por esses receptores é menor que aquela pelos receptores V_2, e os efeitos no músculo liso são apenas observados com doses mais altas do que as que afetam o rim. A vasopressina também estimula a agregação plaquetária e a mobilização dos fatores de coagulação no sangue. Quando liberada na circulação porta-hipofisária, a vasopressina promove a liberação de ACTH da adeno-hipófise por uma ação nos receptores V_{1B} (ver Figura 33.4). Acredita-se que no SNC a vasopressina, à semelhança da ocitocina, tenha um papel na modulação do comportamento emocional e social.

Aspectos farmacocinéticos

A vasopressina e vários análogos peptidérgicos são usados clinicamente para o tratamento do diabetes insípido ou como vasoconstritores. Foram desenvolvidos vários análogos para (a) aumentar a duração da ação e (b) deslocar a potência relativa entre os receptores V_1 e V_2.

As principais substâncias utilizadas são:

- A própria **vasopressina:** curta duração de ação, seletividade fraca pelos receptores V_2, administrada por via subcutânea ou intramuscular ou por infusão intravenosa
- **Desmopressina:** maior duração de ação, seletividade para os receptores V_2 e, portanto, menos efeitos pressores; pode ser administrada por diversas vias, incluindo como *spray* nasal
- **Terlipressina:** duração de ação aumentada, ação vasopressora baixa, porém prolongada (e propriedades antidiuréticas mínimas), usada para reduzir a hemorragia (p. ex., de varizes esofágicas) e manter a pressão arterial
- **Felipressina:** vasoconstritor de ação curta, que é injetado com anestésicos locais, como a prilocaína, para prolongar sua ação (ver Capítulo 44).

A própria vasopressina é rapidamente eliminada, com meia-vida plasmática de menos de 10 minutos e curta duração de ação. As peptidases teciduais metabolizam o hormônio, e 33% são removidos pelo rim. A desmopressina é menos sujeita à degradação pelas peptidases, e sua meia-vida plasmática é de 75 minutos.

Efeitos adversos

Ocorrem poucos efeitos adversos, e a maioria deles é principalmente de natureza cardiovascular: a vasopressina por via intravenosa pode causar espasmo das artérias coronárias, com consequente angina, porém esse risco pode ser minimizado se os peptídeos antidiuréticos forem administrados por via nasal.

CÓRTEX DA GLÂNDULA SUPRARRENAL

As glândulas suprarrenais são constituídas de duas partes: a *medula* interna, que secreta catecolaminas (ver Capítulo 15), e o *córtex* externo, que secreta esteroides da suprarrenal. O córtex é composto por três zonas concêntricas: a *zona glomerulosa* (a camada mais externa) que produz mineralocorticoides;

---

[4] A ocitocina é liberada durante o parto, a lactação e o orgasmo, e foi demonstrado que ela promove confiança e outros comportamentos pró-sociais. Ganhou o apelido de "hormônio do amor" (ou, de forma ainda mais repugnante, "hormônio do afeto") na imprensa popular e em grupos de discussão na internet.

a *zona fasciculada*, que produz glicocorticoides; e a *zona reticular* mais interna, que produz precursores androgênicos. Os principais esteroides suprarrenais são aqueles com atividades glicocorticoide e mineralocorticoide.[5] A secreção de androgênios (ver Capítulo 35) pelo córtex não será considerada neste capítulo.

> **Neuro-hipófise**
>
> - A neuro-hipófise secreta:
>   - Ocitocina (ver Capítulo 35)
>   - Hormônio antidiurético (**ADH**, **vasopressina**), que atua nos receptores V_2 do túbulo distal do rim, aumentando a reabsorção de água, e, em concentrações mais altas, nos receptores V_{1A}, produzindo vasoconstrição. Além disso, estimula a secreção de ACTH
> - As substâncias disponíveis para uso clínico são a **vasopressina** e os análogos **desmopressina**, **felipressina** e **terlipressina**.

> **Usos clínicos do hormônio antidiurético (vasopressina) e análogos**
>
> - Diabetes insípido: **felipressina**, **desmopressina**
> - Tratamento inicial de hemorragia de varizes esofágicas: **vasopressina**, **terlipressina**, **felipressina**. (A **octreotida** – um análogo da somatostatina – também é utilizada, porém o principal tratamento consiste na injeção direta de esclerosante por via endoscópica.)
> - Profilaxia contra o sangramento na hemofilia (p. ex., antes de extração dentária): **vasopressina**, **desmopressina** (por meio de aumento na concentração do fator VIII)
> - A **felipressina** é usada como vasoconstritor com anestésicos locais (ver Capítulo 44)
> - A **desmopressina** é utilizada para o tratamento da enurese noturna persistente em crianças de mais idade e adultos.

Os mineralocorticoides regulam o equilíbrio hídrico e eletrolítico, e a *aldosterona* é o principal hormônio endógeno. Os glicocorticoides possuem ações disseminadas no metabolismo dos carboidratos e das proteínas, bem como potentes efeitos regulatórios sobre os mecanismos de defesa do hospedeiro (ver Capítulos 7 e 25). A glândula suprarrenal secreta uma mistura de glicocorticoides; nos seres humanos, o principal hormônio é a *hidrocortisona* (também conhecida como *cortisol*, o que gera confusão) e, nos roedores, é a *corticosterona*. As ações dos mineralocorticoides e dos glicocorticoides não são totalmente separadas nos esteroides de ocorrência natural, e alguns glicocorticoides exercem efeitos bastante substanciais sobre o equilíbrio hidroeletrolítico. Na verdade, tanto a hidrocortisona quanto a aldosterona têm ações iguais nos receptores de mineralocorticoides; entretanto, nos tecidos sensíveis a mineralocorticoides, como o rim, a ação da *11β-hidroxiesteroide-desidrogenase Tipo 2* converte a hidrocortisona no metabólito inativo, a cortisona,[6] impedindo, assim, que o tecido responda à hidrocortisona. Curiosamente, há evidências crescentes de que alguma síntese de glicocorticoides possa ocorrer localmente, em locais extrassuprarrenais, como o timo e a pele (ver Talaber et al., 2015; Hannen et al., 2017), proporcionando uma nova perspectiva sobre o controle local dos processos inflamatórios.

Com exceção da *terapia de reposição*, os glicocorticoides são mais frequentemente utilizados pelas suas propriedades anti-inflamatórias e imunossupressoras (ver Capítulo 25). Nesse contexto terapêutico, suas ações metabólicas e outras ações são consideradas como efeitos colaterais adversos. Foram desenvolvidos esteroides sintéticos que apresentam uma separação parcial das ações glicocorticoides e mineralocorticoides (Tabela 33.2), porém ainda não foi possível separar por completo as ações anti-inflamatórias das outras ações dos glicocorticoides.

A glândula suprarrenal é essencial para a vida, e animais privados dessas glândulas são capazes de sobreviver apenas em condições rigorosamente controladas. Nos seres humanos, uma deficiência na produção de corticosteroides, denominada *doença de Addison*, caracteriza-se por fraqueza muscular, pressão arterial baixa, depressão, anorexia, perda de peso e hipoglicemia. A doença de Addison pode ter etiologia autoimune ou ser secundária à destruição da glândula por condições inflamatórias crônicas, como a tuberculose.

Quando os corticosteroides são produzidos em excesso, o quadro clínico depende da espécie molecular que predomina. A *atividade glicocorticoide* excessiva resulta na *síndrome de Cushing*, cujas manifestações estão delineadas na Figura 33.7. Pode ser causada pela hipersecreção das glândulas suprarrenais ou pelo uso terapêutico prolongado de glicocorticoides. A produção excessiva de *mineralocorticoides* ocasiona retenção de Na^+ e perda de K^+. Isso pode resultar de hiperatividade ou de tumores das glândulas suprarrenais (*hiperaldosteronismo primário* ou *síndrome de Conn*, uma causa incomum, porém importante para a hipertensão; ver Capítulo 22), ou de ativação excessiva do sistema renina-angiotensina, como a que ocorre em algumas formas de doença renal, cirrose hepática ou insuficiência cardíaca congestiva (*hiperaldosteronismo secundário*).

GLICOCORTICOIDES
SÍNTESE E LIBERAÇÃO

Os glicocorticoides não são armazenados na glândula suprarrenal, porém sintetizados sob a influência do ACTH circulante secretado pela adeno-hipófise (ver Figura 33.4) e liberado de forma pulsátil no sangue. Embora os glicocorticoides sejam liberados de maneira contínua, existe um ritmo circadiano bem definido de sua secreção nos seres humanos saudáveis, com concentração sanguínea mais alta nas primeiras horas da manhã, que diminui gradualmente ao longo do dia para atingir um ponto mais baixo no final da tarde ou à noite. A própria secreção de ACTH (também de natureza pulsátil) é regulada pelo CRF liberado do hipotálamo e pela vasopressina liberada da neuro-hipófise. Por sua vez, a liberação tanto de ACTH quanto de CRF é inibida reflexamente pela consequente elevação das concentrações de glicocorticoides no sangue.

---

[5] Assim denominadas pelo fato de que os primeiros pesquisadores observaram que frações separadas de extratos de glândulas suprarrenais causavam alterações na glicose do sangue ou na retenção de sais e de água.

[6] Curiosamente, Hench demonstrou originalmente que a cortisona possuía potente atividade anti-inflamatória em seus estudos clássicos de 1949. A razão para essa aparente anomalia é a presença, em alguns tecidos, da enzima *11β-hidroxiesteroide-desidrogenase Tipo 1*, que pode reduzir a cortisona a cortisol (*i. e.*, hidrocortisona), restaurando, assim, a sua atividade biológica.

Tabela 33.2 Comparação dos principais agentes corticosteroides usados no tratamento sistêmico (usando a hidrocortisona como padrão).

Composto	Afinidade relativa pelo GR	Potência relativa aproximada no uso clínico		Duração de ação após administração de dose oral[a]	Comentários
		Anti-inflamatória	Retenção de sódio		
Hidrocortisona (cortisol)	1	1	1	Curta	Fármaco de escolha para terapia de reposição
Cortisona	0 (profármaco)	0,8	0,8	Curta	Inativa até ser convertida em hidrocortisona; não é usada como anti-inflamatório em virtude dos efeitos mineralocorticoides
Deflazacorte	0 (profármaco)	3	Mínima	Curta	Convertido por esterases plasmáticas em metabólito ativo. Utilidade semelhante à prednisolona
Prednisolona	2,2	4	0,8	Intermediário	Fármaco de escolha para efeitos anti-inflamatórios e imunossupressores sistêmicos
Prednisona	0 (profámaco)	4	0,8	Intermediário	Inativa até ser convertida em prednisolona
Metilprednisolona	11,9	5	Mínima	Intermediário	Anti-inflamatório e imunossupressor
Triancinolona	1,9	5	Nenhuma	Intermediário	Relativamente mais tóxica do que outros fármacos
Dexametasona	7,1	27	Mínima	Longa	Anti-inflamatório e imunossupressor; usada particularmente quando a retenção hídrica é indesejável (p. ex., edema cerebral); fármaco de escolha para a supressão da produção de ACTH
Betametasona	5,4	27	Desprezível	Longa	Anti-inflamatório e imunossupressor, usada particularmente quando a retenção hídrica é indesejável
Fludrocortisona	3,5	15	150	Curta	Fármaco de escolha pelos efeitos mineralocorticoides
Aldosterona	0,38	Nenhuma	500	N/A	Mineralocorticoide endógeno

[a]Duração de ação (meias-vidas em horas): curta, 8 a 12; intermediária, 12 a 36; longa, 36 a 72. Alguns fármacos são inativos até serem convertidos em compostos ativos *in vivo* e apresentam afinidade desprezível pelo receptor glicocorticoide.
ACTH, hormônio adrenocorticotrófico; GR, receptor de glicocorticoides.
Dados sobre afinidade relativa obtidos de Baxter, J.D., Rousseau, G.G. (Eds.), 1979. Glucocorticoid Hormone Action. Monographs on Endocrinology. Springer-Verlag, Berlin.

Os peptídeos opioides também exercem um controle inibitório tônico sobre a secreção de CRF, e fatores psicológicos, calor ou frio em excesso, lesões ou infecções também podem afetar a liberação de vasopressina e de CRF. Esse é o principal mecanismo pelo qual o eixo HHSR é ativado em resposta a ameaças percebidas no ambiente externo.

O precursor de biossíntese dos glicocorticoides é o colesterol (Figura 33.5). A conversão inicial do colesterol em *pregnenolona*, regulada pelo ACTH, constitui a etapa limitante de velocidade. Algumas reações de biossíntese podem ser inibidas por fármacos, os quais têm utilidade no tratamento da doença de Cushing ou do carcinoma adrenocortical. A **metirapona** impede a β-hidroxilação em C11 e, portanto, a formação de hidrocortisona e de corticosterona. A síntese é bloqueada no estágio de 11-desoxicorticosteroide, deixando intermediários que não têm nenhum efeito sobre o hipotálamo e a hipófise, de modo que ocorre aumento acentuado de ACTH no sangue. Por conseguinte, a **metirapona** pode ser utilizada para avaliar a produção de ACTH e também pode ser usada no tratamento de pacientes com síndrome de Cushing. O **trilostano** (anteriormente utilizado no tratamento da síndrome de Cushing e do hiperaldosteronismo primário, porém agora restrito, em grande parte, a indicações veterinárias) bloqueia uma enzima anterior na via – a *3β-desidrogenase*. A **aminoglutetimida** inibe a etapa inicial na via de biossíntese e tem o mesmo efeito global que a metirapona.

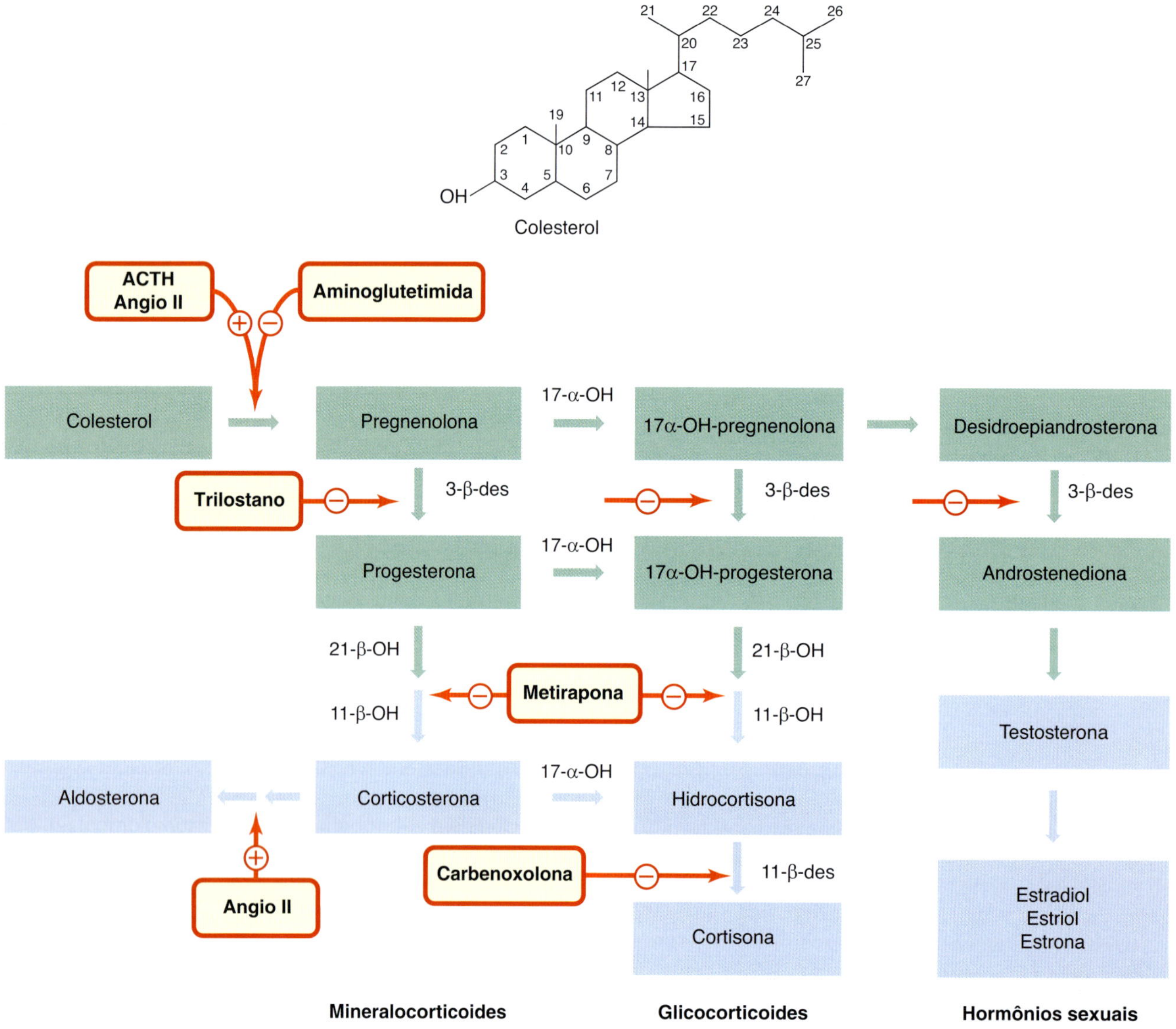

Figura 33.5 Biossíntese dos corticosteroides, mineralocorticoides e hormônios sexuais. Todos os hormônios sexuais são sintetizados a partir do colesterol. A via de biossíntese envolve etapas sucessivas de hidroxilação e desidrogenação, que constituem alvos para fármacos. Os intermediários são mostrados em *quadros verdes*; ocorrem interconversões entre as vias. Os *quadros azuis* indicam os hormônios circulantes. Os fármacos são mostrados nas *caixas de borda vermelha* adjacentes a seus locais de ação. Os glicocorticoides são produzidos por células da zona fasciculada, e a sua síntese é estimulada pelo hormônio adrenocorticotrófico (ACTH). A aldosterona é produzida por células da zona glomerulosa, e a sua síntese é estimulada pela angiotensina II (angio II). A metirapona inibe a síntese de glicocorticoides; a aminoglutetimida e o trilostano bloqueiam a síntese de todos os três tipos de esteroides suprarrenais (ver o texto para detalhes). A carbenoxolona inibe a *interconversão* da hidrocortisona e da cortisona no rim. O mitotano não é mostrado; ele suprime a síntese de hormônios da suprarrenal por meio de um mecanismo desconhecido. Enzimas: *17-α-OH*, 17-α-hidroxilase; *3β-des*, 3β-desidrogenase; *21-β-OH*, 21-β-hidroxilase; *11-β-OH*, 11-β-hidroxilase; *11-β-des*, 11-β-hidroxiesteroide desidrogenase.

O **trilostano** e a **aminoglutetimida** não são atualmente usados no Reino Unido, porém o **cetoconazol**, um agente antifúngico (ver Capítulo 54), também inibe a esteroidogênese e pode ser valioso no tratamento especializado da síndrome de Cushing (ver Figura 33.7). O **mitotano** suprime a síntese de glicocorticoides por um mecanismo direto (e desconhecido) na glândula suprarrenal. É utilizado principalmente para o tratamento de carcinomas adrenocorticais avançados ou inoperáveis.

MECANISMO DE AÇÃO DOS GLICOCORTICOIDES

Os efeitos relevantes dos glicocorticoides para essa discussão são iniciados pela interação dos fármacos com receptores de glicocorticoides (GRs) intracelulares específicos,[7] que pertencem à superfamília de receptores nucleares (embora possam existir outras proteínas ou sítios de ligação; Norman et al., 2004). Essa superfamília também inclui os receptores de mineralocorticoides, dos esteroides sexuais, hormônios tireoidianos, vitamina D_3 e ácido retinoico (ver Capítulo 3). O verdadeiro mecanismo de controle transcricional é complexo, com atuação de pelo menos quatro mecanismos no núcleo. São resumidos na forma de diagrama na Figura 33.6.

---

[7] O leitor precisa estar atento! O receptor de glicocorticoides também é referido como *receptor de corticosteroides Tipo II*, enquanto o receptor de corticosteroides Tipo I é o que mais habitualmente denominamos receptor de mineralocorticoides (MR).

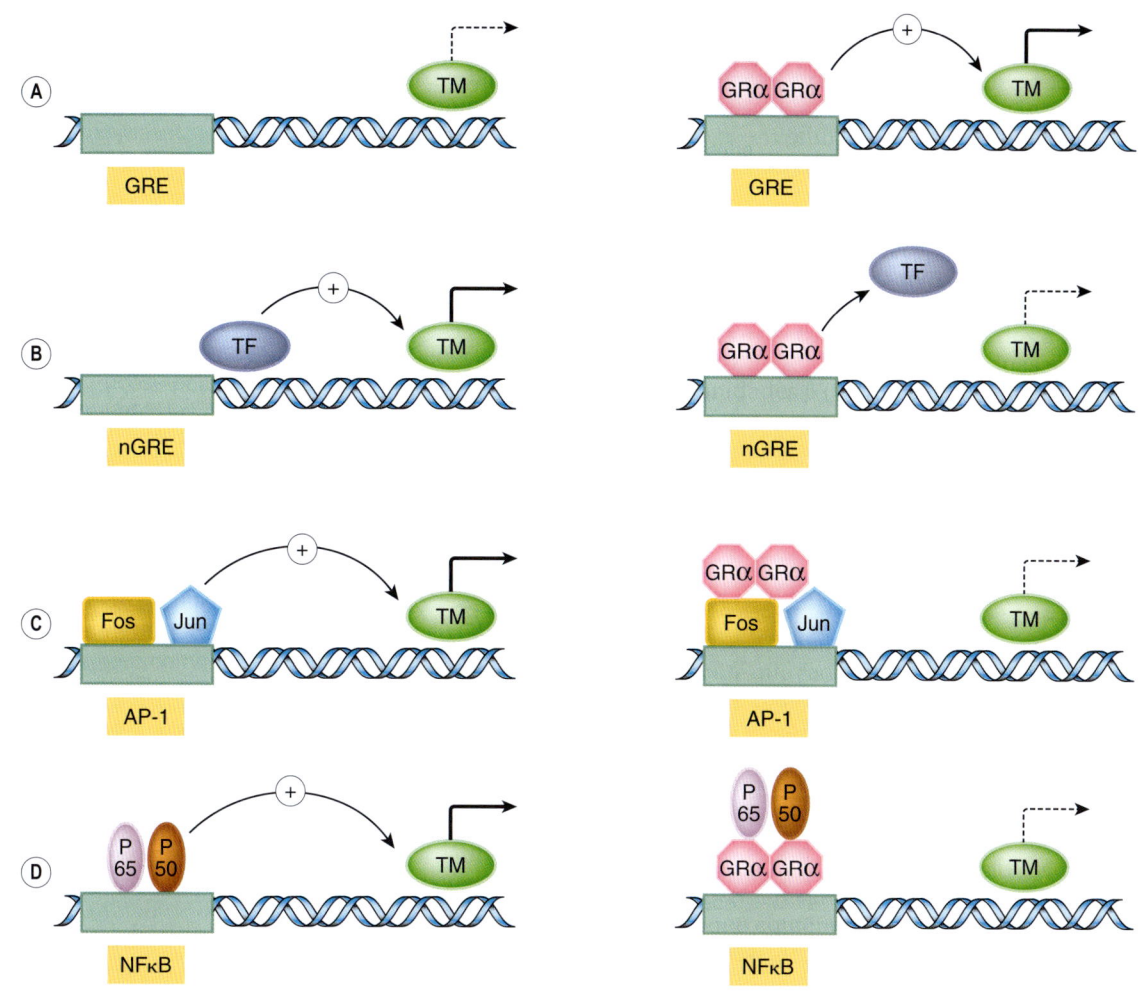

Figura 33.6 Mecanismo molecular de ação dos glicocorticoides. O esquema mostra quatro maneiras possíveis pelas quais o receptor de glicocorticoide ocupado por ligante é capaz de controlar a expressão gênica após a sua translocação para o núcleo. **A.** Mecanismo de transativação básica. Aqui, acredita-se que a maquinaria de transcrição (TM) esteja operando em baixo nível. O dímero do receptor de glicocorticoide (GR) ocupado por ligante liga-se a um ou mais elementos de resposta aos glicocorticoides (GREs) "positivos" dentro da sequência promotora (zona sombreada) e suprarregula a transcrição. **B.** Mecanismo de transrepressão básico. A TM é constitutivamente impulsionada por fatores de transcrição (TFs). Por meio de sua ligação ao GRE "negativo" (nGRE), o complexo do receptor desloca esses fatores, e a expressão é reduzida. **C.** Mecanismo Fos/Jun. A transcrição é impulsionada em alto nível pela ligação de fatores de transcrição Fos/Jun a seu sítio regulador AP-1. Esse efeito é reduzido na presença do GR. **D.** Mecanismo do fator nuclear (NF)-κB. Os TFs P65 e P50 ligam-se ao sítio do NF-κB, promovendo a expressão gênica. Isso é impedido pela presença do GR, que se liga aos TFs, bloqueando a sua ação (o que também pode ocorrer no citoplasma). (Para mais detalhes sobre a estrutura do receptor de glicocorticoides, ver o Capítulo 3.) (Redesenhada de Oakley, R.H., Cidlowski, J.A., 2001. The glucocorticoid receptor: expression, function and regulation of glucocorticoid responsiveness. In: Goulding, N.J., Flower, R.J. (Eds.), Milestones in Drug Therapy: Glucocorticoids. Birkhäuser Verlag, Basel.)

Quando as ações nucleares dos GRs foram descobertas, acreditava-se que esse mecanismo pudesse ser responsável por todas as ações dos hormônios, porém um achado surpreendente derrubou essa ideia. Reichardt et al. (1998), utilizando camundongos transgênicos em que o GR era incapaz de dimerizar (e, portanto, incapaz de funcionar no núcleo), descobriram que os glicocorticoides ainda tinham a capacidade de exercer um grande número de ações biológicas. Isso sugeriu que, além do controle da expressão gênica dentro do núcleo, o receptor ocupado pelo ligante podia, ele próprio, iniciar importantes eventos de transdução de sinal enquanto ainda estava no compartimento citosólico (pode até mesmo haver subpopulação de receptores que residem permanentemente nesse local). Um desses efeitos parece ser a interação do receptor com o complexo regulador, NF-κB (ver Figura 33.6 e Capítulo 3), e outras interações importantes podem envolver sistemas de sinalização de proteína quinases/fosfatases. Algumas dessas ações citosólicas são muito rápidas. Por exemplo, a fosforilação induzida pelo GR com ligante pela proteína quinase C (PKC) e liberação subsequente da proteína *anexina A1*, que tem efeitos inibitórios potentes no tráfego de leucócitos e outras ações anti-inflamatórias, ocorre em questão de minutos e não pode ser explicada por mudanças na síntese proteica; existem muitos outros exemplos de atividades não transcricionais dos glicocorticoides (Buttgereit e Scheffold, 2002; Panettieri et al., 2019).

Nesses últimos anos, nossa compreensão do campo dos glicocorticoides foi ainda mais enriquecida pela descoberta de numerosas isoformas e variantes de *splicing* do GR, algumas das quais são expressas de maneira específica para o tecido (Oakley e Cidlowski, 2013). Isso abre uma real possibilidade de desenvolvimento futuro de fármacos glicocorticoides altamente seletivos.

> **Mecanismo de ação dos glicocorticoides**
>
> - Os glicocorticoides ligam-se a receptores intracelulares que, em seguida, dimerizam, migram para o núcleo e interagem com o DNA para modificar a transcrição gênica, induzindo a síntese de algumas proteínas e inibindo a síntese de outras
> - Muitas ações agudas dos glicocorticoides são moduladas por sistemas de sinalização desencadeados pelo receptor ocupado pelo ligante no citosol. Algumas são muito rápidas
> - Pode haver diferentes populações de receptores, incluindo receptores ligados à membrana, que também podem transduzir ações rápidas
> - São encontradas variantes teciduais e de *splicing* do GR distribuídas de maneira específica para o tecido.

Ações

Efeitos metabólicos e sistêmicos gerais

Os principais efeitos metabólicos são observados no metabolismo dos carboidratos e das proteínas. Os glicocorticoides causam tanto redução da captação e utilização da glicose quanto aumento da gliconeogênese, resultando em tendência à hiperglicemia (ver Capítulo 31). Há aumento concomitante no armazenamento de glicogênio, que pode resultar da secreção de insulina em resposta ao aumento da glicemia. De modo geral, há diminuição da síntese de proteínas e aumento de sua degradação, particularmente no músculo, o que pode levar à atrofia do tecido. As catecolaminas e alguns outros hormônios causam ativação da lipase por meio de uma proteína quinase dependente de AMPc, cuja síntese exige a presença "permissiva" dos glicocorticoides, e vários outros exemplos desse tipo de ação hormonal foram observados. A administração de grandes doses de glicocorticoides por longo período de tempo resulta em redistribuição da gordura corporal característica da síndrome de Cushing (Figura 33.7).

Os glicocorticoides tendem a produzir um equilíbrio negativo do cálcio por meio de redução da absorção de Ca^{2+} no trato GI e aumento de sua excreção renal. Juntamente com a degradação aumentada das proteínas da matriz óssea, esse processo pode causar osteoporose. Em concentrações mais altas e não fisiológicas, os glicocorticoides apresentam algumas ações mineralocorticoides, causando retenção de Na^+ e perda de K^+ – possivelmente ao sobrecarregar a 11β-hidroxiesteroide-desidrogenase protetora e ao atuar fora do alvo nos receptores de mineralocorticoides.

Efeitos de retroalimentação negativa na adeno-hipófise e no hipotálamo

Os glicocorticoides tanto endógenos quanto exógenos exercem um efeito de retroalimentação negativa na secreção de CRF e de ACTH (ver Figura 33.4), inibindo, assim, a secreção de glicocorticoides endógenos e provocando potencialmente atrofia do córtex da suprarrenal. Se a terapia for prolongada, poderão ser necessários muitos meses para o retorno da função normal após a interrupção dos fármacos.

Efeitos anti-inflamatórios e imunossupressores

Os glicocorticoides endógenos mantêm um baixo nível de tônus anti-inflamatório e são secretados em quantidades aumentadas em resposta a estímulos inflamatórios.

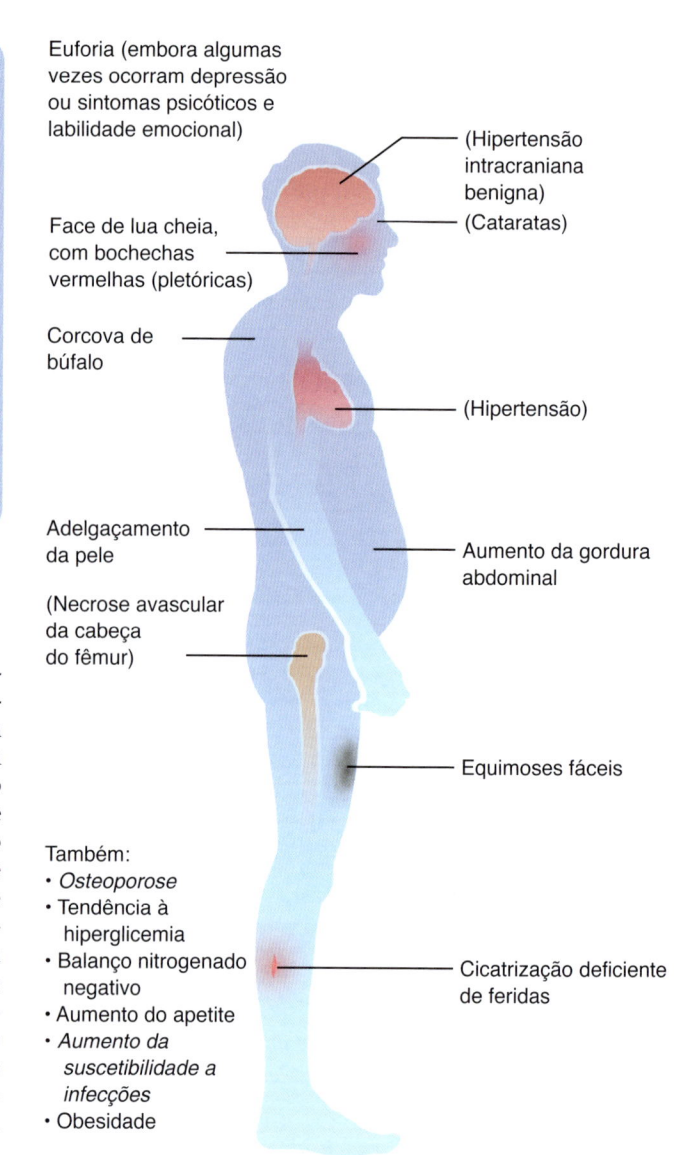

Figura 33.7 Síndrome de Cushing. Essa síndrome é causada pela exposição excessiva aos glicocorticoides endógenos, por doença (p. ex., tumor secretor de hormônio adrenocorticotrófico) ou pela administração prolongada de fármacos glicocorticoides (*síndrome de Cushing iatrogênica*). Os efeitos *em itálico* são particularmente comuns. Os efeitos menos frequentes, relacionados com a dose e a duração da terapia, estão indicados *entre parênteses*. (Redesenhada de Baxter, J.D., Rousseau, G.G. (Eds.), 1979. Glucocorticoid Hormone Action. Monographs on Endocrinology. Springer-Verlag, Berlin.)

Consequentemente, animais suprarrenalectomizados e seres humanos com insuficiência suprarrenal apresentam resposta intensificada a agressões, lesões ou estresses até mesmo leves. Partindo desse princípio, foi sugerido que a falta de secreção apropriada de glicocorticoides em resposta à lesão ou a infecções pode estar na base de certas patologias inflamatórias crônicas em seres humanos.

Os glicocorticoides exógenos são os fármacos anti-inflamatórios *por excelência* e, quando administrados terapeuticamente, suprimem a ação do sistema imune tanto inato quanto adaptativo. Revertem quase todos os tipos de reações inflamatórias, causadas por patógenos invasores, por estímulos químicos ou físicos ou por respostas imunes inadequadamente desencadeadas, conforme observado na hipersensibilidade ou na doença autoimune. Quando usados de modo profilático a fim de suprimir a rejeição de enxertos, os glicocorticoides são mais eficientes para suprimir o início e a geração da resposta imune do que para prevenir a ação de uma resposta estabelecida, na qual já ocorreu proliferação clonal. É comum os glicocorticoides exógenos serem coadministrados com agentes quimioterápicos para o câncer (ver Capítulo 57). Essa coadministração aumentou, com frequência, a eficácia dos agentes antineoplásicos, porém por um mecanismo que ainda não está muito bem elucidado. Recentemente, os glicocorticoides exógenos também foram administrados a pacientes com **covid-19** grave a fim de reduzir a inflamação e a esclerose, melhorar a função pulmonar e promover a sobrevida global.

Não é surpreendente constatar que os efeitos anti-inflamatórios dos glicocorticoides sejam complexos, tendo em vista que eles modificam a expressão de muitos genes (aproximadamente 1% do genoma total é afetado) e que a extensão e a direção da regulação variam entre tecidos e até mesmo em momentos diferentes durante a doença.

As ações sobre as células *inflamatórias* incluem:

- Diminuição da saída de neutrófilos dos vasos sanguíneos e redução da atividade dos neutrófilos, macrófagos e mastócitos secundários à transcrição diminuída dos genes para fatores de adesão celular e citocinas
- Redução da atividade global dos linfócitos T *helper* (Th), diminuição da proliferação clonal dos linfócitos T e "mudança" da resposta imune Th1 para Th2 (ver Capítulo 7)
- Diminuição da função dos fibroblastos, menor produção de colágeno e de glicosaminoglicanos e, em algumas circunstâncias, deficiência da cicatrização e reparo.

As ações sobre os mediadores das respostas inflamatórias e imunes (ver Capítulo 17) incluem:

- Produção diminuída de prostanoides por meio de redução da expressão da ciclo-oxigenase II e supressão da liberação do substrato ácido araquidônico
- Produção diminuída de muitas citocinas, incluindo IL-1, IL-2, IL-3, IL-4, IL-5, IL-6, IL-8, TNF-α, fatores de adesão celular e fator estimulador de colônias de granulócitos-macrófagos. Isso se deve, em grande parte, à inibição da transcrição gênica
- Redução da concentração de componentes do complemento no plasma
- Produção diminuída de óxido nítrico pela isoforma induzível de óxido nítrico sintase 2 (NOS2)
- Redução na liberação de histamina e de outros mediadores dos basófilos e mastócitos
- Diminuição na produção de imunoglobulina G (IgG)
- Aumento na síntese de fatores anti-inflamatórios, como IL-10, receptor solúvel de IL-1 e anexina 1.

Os glicocorticoides anti-inflamatórios endógenos circulam constantemente no sangue e estão aumentados durante episódios inflamatórios – ou até mesmo por antecipação de um evento estressante. Foi sugerido (Munck et al., 1984) que as ações anti-inflamatórias e imunossupressores dos glicocorticoides endógenos desempenham um papel contrarregulador crucial, visto que impedem a ativação excessiva da inflamação e de outras reações poderosas de defesa que poderiam, se não fossem controladas, ameaçar a homeostasia. Certamente, essa visão surgiu de trabalhos experimentais. Embora esses fármacos sejam de grande valor no tratamento de condições caracterizadas por hipersensibilidade e inflamação indesejável, eles carregam o risco de sua capacidade de suprimir as mesmas reações de defesa que nos protegem de infecções e de outras agressões.

EFEITOS ADVERSOS

A terapia de reposição com glicocorticoides em doses baixas normalmente não está associada a nenhum problema; entretanto, ocorrem efeitos adversos graves com grandes doses ou com a sua administração prolongada. Os principais efeitos adversos são:

- *Supressão da resposta a infecções ou lesões:* as infecções oportunistas podem se tornar potencialmente muito graves, a menos que sejam tratadas rápido com agentes antimicrobianos, juntamente com aumento na dose do esteroide. O sapinho (candidíase, uma infecção fúngica; ver Capítulo 54) ocorre com frequência quando os glicocorticoides são administrados por inalação, em virtude da supressão dos mecanismos anti-infecciosos locais. A cicatrização de feridas é prejudicada, e também pode ocorrer ulceração péptica
- *Síndrome de Cushing* (ver Figura 33.7)
- A *osteoporose*, com o seu consequente risco de fraturas, constitui uma das principais limitações à terapia com glicocorticoides a longo prazo. Esses fármacos influenciam na densidade óssea por meio da regulação do metabolismo do cálcio e do fosfato e por meio de seus efeitos sobre a renovação do colágeno. Reduzem a função dos osteoblastos (que depositam a matriz óssea) e aumentam a atividade dos osteoclastos (que digerem a matriz óssea). Um efeito na irrigação dos ossos pode levar à necrose avascular da cabeça do fêmur (ver Capítulo 36)
- A *hiperglicemia* produzida por glicocorticoides exógenos pode evoluir para o (pré-)diabetes franco
- *Perda da massa muscular* e fraqueza proximal muscular
- Em crianças, ocorrerá *inibição do crescimento*[8] se o tratamento for continuado por mais de 6 meses
- *Efeitos no SNC:* euforia e psicose com administração a curto prazo, depressão com tratamento crônico
- *Outros efeitos:* glaucoma (em indivíduos com predisposição genética), elevação da pressão intracraniana e aumento na incidência de cataratas.

A retirada súbita desses fármacos após terapia prolongada pode resultar em insuficiência suprarrenal aguda, devido à supressão da capacidade do paciente de sintetizar corticosteroides.[9] Devem-se seguir procedimentos cuidadosos para a retirada gradativa. A recuperação da função integral das glândulas suprarrenais habitualmente leva cerca de 8 semanas, embora possam ser necessários 18 meses ou mais após tratamento prolongado com doses elevadas.

ASPECTOS FARMACOCINÉTICOS

Existem muitos fármacos glicocorticoides de uso terapêutico. Embora o **cortisol** (**hidrocortisona**), o hormônio endógeno, seja frequentemente usado, os derivados sintéticos são ainda mais comuns. Esses derivados apresentam diferentes propriedades físico-químicas, bem como potências variáveis, e têm sido otimizados para administração por via oral, sistêmica ou intra-articular ou para aplicação tópica, como aerossol diretamente nas vias respiratórias ou no nariz, ou

---

[8]Entretanto, algumas das doenças para as quais os glicocorticoides estão indicados retardam o crescimento. Em um ensaio clínico clássico, o tratamento com glicocorticoides *aumentou* o crescimento em adolescentes com doença inflamatória intestinal com a resolução da doença (Whittington et al., 1977).
[9]Pacientes que recebem tratamento com glicocorticoides a longo prazo são aconselhados a levar consigo um cartão com o seguinte aviso: "Estou recebendo TRATAMENTO COM ESTEROIDES, que não deve ser interrompido de forma abrupta".

como gotas oftálmicas. Podem ser formulados como cremes ou pomadas para aplicação à pele (ver Capítulo 26) ou como enemas de espuma para o trato GI (ver Capítulo 30). A administração tópica diminui a probabilidade de efeitos tóxicos sistêmicos, a menos que sejam utilizadas grandes quantidades. Quando há necessidade de uso prolongado de glicocorticoides sistêmicos, a terapia em dias alternados pode diminuir a supressão do eixo HHSR e de outros efeitos adversos.

Os glicocorticoides endógenos são transportados no plasma ligados à *globulina de ligação de corticosteroides* (CBG) e à albumina. Cerca de 77% da **hidrocortisona** plasmática estão ligados à CBG, porém não ocorre ligação de muitos glicocorticoides sintéticos. A albumina tem menor afinidade pela hidrocortisona, porém liga-se aos esteroides tanto naturais quanto sintéticos. Os esteroides ligados à CBG e à albumina são biologicamente inativos. A hidrocortisona apresenta meia-vida plasmática de 90 minutos, porém muitos de seus efeitos biológicos têm latência de 2 a 8 horas.

Por serem pequenas moléculas lipofílicas, os glicocorticoides provavelmente entram em suas células-alvo por difusão simples. A inativação biológica, que ocorre nas células hepáticas e em outros locais, é iniciada pela redução da ligação dupla C4-C5. A cortisona e a **prednisona** são inativas até serem convertidas *in vivo* pela 11β-desidrogenase tipo 1 em **hidrocortisona** e em **prednisolona**, respectivamente.

Os usos clínicos dos glicocorticoides sistêmicos estão resumidos no boxe clínico. A **dexametasona** tem uso especial: é empregada para avaliar a função do eixo HHSR. No teste de supressão com **dexametasona**, administra-se uma dose relativamente baixa, em geral à noite. Espera-se que essa dose suprima o hipotálamo e a hipófise, resultando em diminuição da secreção de ACTH e da produção de hidrocortisona no plasma cerca de 9 horas depois. A falta de supressão indica hipersecreção de ACTH ou de glicocorticoides (síndrome de Cushing).

MINERALOCORTICOIDES

O principal mineralocorticoide endógeno é a aldosterona. Sua principal ação consiste em aumentar a reabsorção de Na^+ pelos túbulos distais no rim e, concomitantemente, a excreção de K^+ e H^+ (ver Capítulo 29). A secreção excessiva de mineralocorticoides, como a que ocorre na *síndrome de Conn*, provoca retenção hídrica e de Na^+ acentuada, com aumento do volume de líquido extracelular e, algumas vezes, hipopotassemia, alcalose e hipertensão. A secreção diminuída de mineralocorticoides, como a que acontece em alguns pacientes com doença de Addison, provoca perda de Na^+ e acentuada diminuição do volume de líquido extracelular. Há redução concomitante na excreção de K^+, resultando em hiperpotassemia.

REGULAÇÃO DA SÍNTESE E LIBERAÇÃO DE ALDOSTERONA

A regulação da síntese e liberação de aldosterona depende principalmente da composição eletrolítica do plasma e da atividade do sistema de angiotensina II (ver Figura 33.4 e Capítulos 22 e 29). Baixos níveis plasmáticos de Na^+ e concentrações plasmáticas elevadas de K^+ estimulam diretamente a liberação de aldosterona pelas células da zona glomerulosa da suprarrenal. A depleção de Na^+ também ativa o sistema de renina-angiotensina (ver Capítulo 22, Figura 22.4). Um dos efeitos da angiotensina consiste em aumentar a síntese e a liberação de aldosterona (ver Capítulo 29, Figura 29.5).

Ações dos glicocorticoides

Os fármacos comuns utilizados sistemicamente incluem a **hidrocortisona**, a **prednisolona** e a **dexametasona**.

Ações metabólicas
- *Carboidratos:* diminuição da captação e utilização de glicose, acompanhada de aumento da gliconeogênese; isso causa uma tendência à hiperglicemia
- *Proteínas:* aumento do catabolismo, redução do anabolismo
- *Lipídeos:* efeito permissivo sobre os hormônios lipolíticos e redistribuição da gordura, conforme observado na síndrome de Cushing.

Ações reguladoras
- *Hipotálamo e adeno-hipófise:* ação de retroalimentação negativa resultando em diminuição da liberação de ACTH e, portanto, de glicocorticoides endógenos
- *Sistema cardiovascular:* redução da vasodilatação, diminuição da exsudação de líquidos
- *Musculoesqueléticas:* redução da atividade dos osteoblastos e aumento da atividade dos osteoclastos
- *Inflamação e imunidade:*
  – Na inflamação aguda: diminuição do influxo e atividade dos leucócitos
  – Na inflamação crônica: redução da atividade das células mononucleares, diminuição da angiogênese, menos fibrose
  – Nos tecidos linfoides: diminuição da expansão clonal dos linfócitos T e B e ação diminuída dos linfócitos T secretores de citocinas. Deslocamento da resposta Th1 para Th2
  – Diminuição na produção e na ação de muitas citocinas pró-inflamatórias, incluindo interleucinas, TNF-α e fator estimulador de colônias de granulócitos-macrófagos
  – Produção reduzida de eicosanoides
  – Diminuição na geração de IgG
  – Redução dos componentes do complemento no sangue
  – Liberação aumentada de fatores *anti-inflamatórios*, como IL-10, IL-1Ra e anexina 1
- Efeitos globais: redução na atividade dos sistemas imunes inato e adquirido, mas também diminuição dos aspectos protetores da resposta inflamatória e, algumas vezes, da cicatrização.

Farmacocinética e ações adversas dos glicocorticoides

- A administração pode ser oral, tópica ou parenteral. Os glicocorticoides de ocorrência natural são, em sua maioria, transportados no sangue pela CBG ou pela albumina e entram nas células por difusão. São metabolizados no fígado.
- Observam-se efeitos adversos sobretudo após uso sistêmico prolongado como agentes anti-inflamatórios ou imunossupressores, mas não geralmente depois de terapia de reposição. Os mais importantes são:
  – Supressão da resposta à infecção
  – Supressão da síntese de glicocorticoides endógenos
  – Ações metabólicas (ver anteriormente)
  – Osteoporose
  – Síndrome de Cushing iatrogênica (ver Figura 33.7)

> **Usos clínicos dos glicocorticoides**
>
> - Terapia de reposição para pacientes com insuficiência suprarrenal (*doença de Addison*)
> - Terapia anti-inflamatória/imunossupressora (ver também Capítulo 25)
>   - Na *asma* (ver Capítulo 28)
>   - Topicamente, em várias condições inflamatórias da pele, dos olhos, das orelhas ou do nariz (p. ex., *eczema, conjuntivite alérgica* ou *rinite*; ver Capítulo 27)
>   - *Estados de hipersensibilidade* (p. ex., reações alérgicas graves)
>   - Em doenças diversas com componentes autoimunes e inflamatórios (p. ex., *artrite reumatoide* e outras doenças do "tecido conjuntivo", *doenças inflamatórias intestinais*, algumas formas de *anemia hemolítica, púrpura trombocitopênica idiopática*)
>   - Para prevenir a doença do enxerto-*versus*-hospedeiro após transplante de órgãos ou de medula óssea
>   - Para reduzir a inflamação e o dano pulmonares nos cuidados intensivos de pacientes com covid-19
> - Na doença neoplásica (ver Capítulo 57)
>   - Em combinação com agentes citotóxicos no tratamento de neoplasias malignas específicas (p. ex., *doença de Hodgkin, leucemia linfocítica aguda*)
>   - Para reduzir o edema cerebral em pacientes com *tumores cerebrais* primários ou metastáticos (**dexametasona**).

> **Mineralocorticoides**
>
> A **fludrocortisona** é administrada por via oral para produzir um efeito mineralocorticoide. Esse fármaco:
> - Aumenta a reabsorção de Na$^+$ nos túbulos distais e o efluxo de K$^+$ e H$^+$ nos túbulos
> - Atua nos receptores intracelulares que modulam a transcrição do DNA, causando a síntese do canal de Na$^+$ e de outras proteínas que medeiam o efeito do fármaco
> - Pode ser utilizada juntamente com um glicocorticoide em esquemas de terapia de reposição.

MECANISMO DE AÇÃO

Como os outros hormônios esteroides, a aldosterona atua por meio de receptores intracelulares específicos da família de receptores nucleares. Diferentemente do que ocorre com o GR, que está presente na maioria das células, o *receptor de mineralocorticoides* (também denominado *receptor de corticosteroides tipo I*) é restrito a poucos tecidos, como o rim e os epitélios de transporte do cólon e da bexiga urinária. As células que contêm receptores de mineralocorticoides também possuem a enzima 11β-hidroxiesteroide-desidrogenase tipo 2, que converte a hidrocortisona (cortisol) em cortisona inativa, porém não inativa a aldosterona. Isso assegura que as células sejam adequadamente afetadas apenas pelo próprio hormônio mineralocorticoide. Curiosamente, essa enzima é inibida pela **carbenoxolona**, um composto derivado do alcaçuz (e antes usada no tratamento de úlceras gástricas; ver Capítulo 30). Se essa inibição for pronunciada, ocorrerá acúmulo de cortisol que atua no receptor de mineralocorticoides, produzindo um efeito semelhante à síndrome de Conn (*hiperaldosteronismo primário*), mas sem elevação da concentração de aldosterona circulante.

A exemplo dos glicocorticoides, a interação da aldosterona com o seu receptor inicia a transcrição e a tradução de proteínas específicas. Com isso, há um maior número de canais de sódio na membrana apical da célula tubular renal e, subsequentemente, de moléculas de Na$^+$-K$^+$-ATPase na membrana basolateral (ver Figura 29.5), resultando em aumento da excreção de K$^+$ (ver Capítulo 29). Além dos efeitos genômicos, há evidências de um efeito *não genômico* rápido da aldosterona no influxo de Na$^+$ por meio de uma ação sobre o trocador de Na$^+$-H$^+$ na membrana apical.

USO CLÍNICOS DOS MINERALOCORTICOIDES E ANTAGONISTAS

O principal uso clínico dos mineralocorticoides consiste em terapia de reposição para pacientes com doença de Addison. O fármaco mais comumente utilizado é a **fludrocortisona** (ver Tabela 33.2 e Figura 33.4), que pode ser administrada por via oral para suplementar a reposição necessária de glicocorticoides. A **espironolactona** é um antagonista competitivo da aldosterona, que também impede os efeitos mineralocorticoides de outros esteroides suprarrenais no túbulo renal (ver Capítulo 29). Os efeitos colaterais consistem em ginecomastia e disfunção erétil, em virtude da capacidade da **espironolactona** de bloquear também parcialmente a função dos receptores de androgênio e de progesterona. É usada no tratamento do hiperaldosteronismo primário ou secundário e, em conjunto com outros fármacos, no tratamento da hipertensão resistente e da insuficiência cardíaca (ver Capítulo 22) e edema (ver Capítulo 29). A **eplerenona** possui indicação e mecanismo de ação semelhantes, porém causa menos efeitos colaterais, visto que apresenta menor afinidade pelos receptores de hormônios sexuais (ver Capítulo 22).

NOVOS RUMOS NA TERAPIA COM GLICOCORTICOIDES

Avanços recentes no tratamento de indivíduos gravemente enfermos com covid-19 mostraram que o tratamento com glicocorticoides é efetivo para minimizar as taxas de mortalidade, em particular, entre pacientes com ventilação mecânica, mas também naqueles que recebem apenas oxigênio suplementar. O ensaio clínico randomizado RECOVERY demonstrou melhorias acentuadas entre pacientes tratados com glicocorticoides sistêmicos (Horby et al., 2021), reduzindo o dano pulmonar e melhorando a sobrevida global dos pacientes. É intuitivo que as primeiras melhorias farmacológicas demonstradas em pacientes com covid-19 seriam obtidas com glicocorticoides. De fato, os glicocorticoides são altamente eficazes no controle da inflamação, porém a sua utilidade é limitada pelos seus efeitos colaterais potencialmente prejudiciais. A solução ideal seria um glicocorticoide que possuísse os efeitos anti-inflamatórios, mas não os efeitos metabólicos ou outros efeitos adversos.

Após a descoberta do cortisol, a indústria farmacêutica perseguiu esse objetivo testando análogos estruturais diretos do cortisol. Embora essa pesquisa tenha produzido muitos compostos novos ativos e interessantes (vários dos quais estão atualmente em uso clínico), nenhum deles conseguiu uma verdadeira "separação" das ações glicocorticoides. Recentemente, houve novas tentativas para se alcançar essa meta. O desenvolvimento de análogos estruturais em novos sítios no modelo esteroide (p. ex., Uings et al., 2013) teve mais sucesso, e os detalhes estruturais do receptor revelados por cristalografia de raios X possibilitaram o desenho de ligantes de receptores não esteroides (Biggadike et al., 2009; He et al., 2014). Outra abordagem foi adicionar outros grupos funcionais à molécula esteroide, de modo a alterar a conformação do receptor ocupado pelo ligante. Fiorucci et al. (2002) ligaram um grupo doador de óxido nítrico à prednisolona, resultando em aumento da eficácia e redução dos efeitos adversos. Foi relatada a utilidade do composto no tratamento da doença inflamatória intestinal (Schacke et al., 2007). Também está sendo investigado o desenho de glicocorticoides "suaves", que são rapidamente metabolizados a espécies inativas, limitando dessa maneira a sua capacidade de produzir efeitos colaterais (Dobricic et al., 2017).

Muitos pesquisadores nessa área têm sido influenciados pelos "esteroides dissociados" ou pela "hipótese de transrepressão": é a noção, baseada em algumas observações experimentais, de que os efeitos anti-inflamatórios dos glicocorticoides geralmente são causados pela *infra*rregulação (*transrepressão*) de genes, como os que codificam as citocinas, enquanto os efeitos adversos costumam ser causados pela *supra*rregulação (*transativação*) de genes metabólicos e outros genes (p. ex., tirosina aminotransferase e fosfoenol piruvato carboxiquinase). Uma vez que a transativação e a transrepressão utilizam diferentes vias moleculares (ver Figura 33.6), que dependem de diferentes estados de conformação do GR, os pesquisadores investigaram Agonistas Seletivos do Receptor de Glicocorticoides (SEGRAs, do inglês *Selective Glucocorticoid Receptor Agonists*), que promovem um conjunto de ações sem o outro. A aplicação dessa ideia foi revista por Schacke et al. (2007), e foi relatado o desenvolvimento de compostos para o tratamento de condições cutâneas e oculares (Schache et al., 2009; Spinelli et al., 2014). Entretanto, alguns efeitos anti-inflamatórios dos glicocorticoides não se enquadram bem nesse esquema (Vandevyver et al., 2013); suas limitações foram revistas por Clark e Belvisi (2012).

Outra abordagem se concentra nas enzimas histona desacetilases, que facilitam a regulação da transcrição de genes após a ligação dos receptores nucleares a elementos de resposta hormonal (Hayashi et al., 2004). Pode existir uma isoforma específica dessa enzima que lida com a suprarregulação gênica; se isso pudesse ser inibido, diminuiria a possibilidade desses efeitos adversos. Barnes (2011) revisou essa abordagem, particularmente para o caso em que está relacionada com a terapia da asma. Strehl et al. (2011) forneceu uma revisão mais geral de toda a área, com relevância particular para o tratamento das doenças reumáticas. Outras táticas moleculares que demonstram ser promissoras incluem o uso de GILZ (proteína Zíper de Leucina Induzida por Glicocorticoides, do inglês *Glucocorticoid-Induced Leucine Zipper*) como agente terapêutico (Beaulieu e Morand, 2011) ou exploração de ações citosólicas não genômicas desses fármacos (Jiang et al., 2014).

A busca pela bala mágica glicocorticoide continua.

BIBLIOGRAFIA E LEITURA COMPLEMENTAR

Hipotálamo e hipófise

Chan, L.F., Clark, A.J., Metherell, L.A., 2008. Familial glucocorticoid deficiency: advances in the molecular understanding of ACTH action. Horm. Res. 69, 75–82.

Chini, B., Manning, M., Guillon, G., 2008. Affinity and efficacy of selective agonists and antagonists for vasopressin and oxytocin receptors: an 'easy guide' to receptor pharmacology. Prog. Brain Res. 170, 513–517.

Clark, A.J., Metherell, L.A., Cheetham, M.E., Huebner, A., 2005. Inherited ACTH insensitivity illuminates the mechanisms of ACTH action. Trends Endocrinol. Metab. 16, 451–457.

Drolet, G., Rivest, S., 2001. Corticotropin-releasing hormone and its receptors; an evaluation at the transcription level *in vivo*. Peptides 22, 761–767.

Freeman, M.E., Kanyicska, B., Lerant, A., Nagy, G., 2000. Prolactin: structure, function and regulation of secretion. Physiol. Res. 80, 1524–1585.

Getting, S.J., Christian, H.C., Flower, R.J., Perretti, M., 2002. Activation of melanocortin type 3 receptor as a molecular mechanism for adrenocorticotropic hormone efficacy in gouty arthritis. Arthritis Rheum. 46, 2765–2775.

Guillemin, R., 2005. Hypothalamic hormones a.k.a. hypothalamic releasing factors. J. Endocrinol. 184, 11–28.

Lamberts, S.W.J., van der Lely, A., de Herder, W.W., Hofland, L.J., 1996. Octreotide. N. Engl. J. Med. 334, 246–254.

Schneider, F., Tomek, W., Grundker, C., 2006. Gonadotropin-releasing hormone (GnRH) and its natural analogues: a review. Theriogenology 66, 691–709.

Thibonnier, M., Coles, P., Thibonnier, A., et al., 2001. The basic and clinical pharmacology of nonpeptide vasopressin receptor antagonists. Annu. Rev. Pharmacol. 41, 175–202.

Wikberg, J.E.S., Muceniece, R., Mandrika, I., et al., 2000. New aspects on the melanocortins and their receptors. Pharmacol. Res. 42, 393–420.

Glicocorticoides

Barnes, P.J., 2011. Glucocorticosteroids: current and future directions. Br. J. Pharmacol. 163 (1), 29–43.

Baxter, J.D., Rousseau, G.G. (Eds.), 1979. Glucocorticoid Hormone Action. Monographs on Endocrinology. Springer-Verlag, Berlin, p. 12.

Beaulieu, E., Morand, E.F., 2011. Role of GILZ in immune regulation, glucocorticoid actions and rheumatoid arthritis. Nat. Rev. Rheumatol. 7, 340–348.

Biggadike, K., Bledsoe, R.K., Coe, D.M., et al., 2009. Design and x-ray crystal structures of high-potency nonsteroidal glucocorticoid agonists exploiting a novel binding site on the receptor. Proc. Natl. Acad. Sci. U. S. A. 106, 18114–18119.

Buckingham, J.C., 1998. Stress and the hypothalamo–pituitary–immune axis. Int. J. Tissue React. 20, 23–34.

Buttgereit, F., Scheffold, A., 2002. Rapid glucocorticoid effects on immune cells. Steroids 67, 529–534.

Clark, A.R., Belvisi, M.G., 2012. Maps and legends: the quest for dissociated ligands of the glucocorticoid receptor. Pharmacol. Ther. 134, 54–67.

D'Acquisto, F., Perretti, M., Flower, R.J., 2008. Annexin-A1: a pivotal regulator of the innate and adaptive immune systems. Br. J. Pharmacol. 155, 152–169.

Dobricic, V., Jacevic, V., Vucicevic, J., et al., 2017. Evaluation of biological activity and computer-aided design of new soft glucocorticoids. Arch. Pharm. (Weinheim) 350 (5).

Fiorucci, S., Antonelli, E., Distrutti, E., et al., 2002. NCX-1015, a nitricoxide derivative of prednisolone, enhances regulatory T cells in the lamina propria and protects against 2,4,6-trinitrobenzene sulfonic acid-induced colitis in mice. Proc. Natl. Acad. Sci. U. S. A. 99, 15770–15775.

Hannen, R., Udeh-Momoh, C., Upton, A., et al., 2017. Dysfunctional skin-derived glucocorticoid synthesis is a pathogenic mechanism of psoriasis. J. Invest. Dermatol. 137, 1630–1637.

Hayashi, R., Wada, H., Ito, K., Adcock, I.M., 2004. Effects of glucocorticoids on gene transcription. Eur. J. Pharmacol. 500, 51–62.

He, Y., Yi, W., Suino-Powell, K., et al., 2014. Structures and mechanism for the design of highly potent glucocorticoids. Cell Res. 24, 713–726.

Horby, P., Lim, W.S., Emberson, J.R., et al., 2021. Dexamethasone in hospitalized patients with COVID-19 (the RECOVERY Collaborative Group). N. Engl. J. Med. 384, 693–704.

Jiang, C.L., Liu, L., Tasker, J.G., 2014. Why do we need nongenomic glucocorticoid mechanisms? Front. Neuroendocrinol. 35, 72–75.

Kirwan, J., Power, L., 2007. Glucocorticoids: action and new therapeutic insights in rheumatoid arthritis. Curr. Opin. Rheumatol. 19, 233–237.

Munck, A., Guyre, P.M., Holbrook, N.J., 1984. Physiological functions of glucocorticoids in stress and their relation to pharmacological actions. Endocr. Rev. 5, 25–44.

Norman, A.W., Mizwicki, M.T., Norman, D.P., 2004. Steroid-hormone rapid actions, membrane receptors and a conformational ensemble model. Nat. Rev. Drug Discov. 3, 27–41.

Oakley, R.H., Cidlowski, J.A., 2001. The glucocorticoid receptor: expression, function and regulation of glucocorticoid responsiveness. In: Goulding, N.J., Flower, R.J. (Eds.), Milestones in Drug Therapy: Glucocorticoids. Birkhäuser Verlag, Basel, pp. 55-80.

Oakley, R.H., Cidlowski, J.A., 2013. The biology of the glucocorticoid receptor: new signaling mechanisms in health and disease. J. Allergy Clin. Immunol. 132, 1033-1044.

Panettieri, R.A., Schaafsma, D., Amrani, Y., et al., 2019. Non-genomic effects of glucocorticoids: an updated view. Trends Pharmacol. Sci. 40, 38-49.

Reichardt, H.M., Kaestner, K.H., Tuckermann, J., et al., 1998. DNA binding of the glucocorticoid receptor is not essential for survival. Cell 93, 531-541.

Schacke, H., Berger, M., Rehwinkel, H., Asadullah, K., 2007. Selective glucocorticoid receptor agonists (SEGRAs): novel ligands with an improved therapeutic index. Mol. Cell. Endocrinol. 275, 109-117.

Schacke, H., Zollner, T.M., Docke, W.D., et al., 2009. Characterization of ZK 245186, a novel, selective glucocorticoid receptor agonist for the topical treatment of inflammatory skin diseases. Br. J. Pharmacol. 158, 1088-1103.

Song, I.H., Gold, R., Straub, R.H., et al., 2005. New glucocorticoids on the horizon: repress, don't activate. J. Rheumatol. 32, 1199-1207.

Spinelli, S.L., Xi, X., McMillan, D.H., et al., 2014. Mapracorat, a selective glucocorticoid receptor agonist, upregulates RelB, an anti-inflammatory nuclear factor-kappaB protein, in human ocular cells. Exp. Eye Res. 127, 290-298.

Strehl, C., Spies, C.M., Buttgereit, F., 2011. Pharmacodynamics of glucocorticoids. Clin. Exp. Rheumatol. 29, S13–S18.

Tak, P.P., Firestein, G.S., 2001. NF-kappaB: a key role in inflammatory diseases. J. Clin. Invest. 107, 7-11.

Talaber, G., Jondal, M., Okret, S., 2015. Local glucocorticoid production in the thymus. Steroids 103, 58-63.

Uings, I.J., Needham, D., Matthews, J., et al., 2013. Discovery of GW870086: a potent anti-inflammatory steroid with a unique pharmacological profile. Br. J. Pharmacol. 169, 1389-1403.

Vandevyver, S., Dejager, L., Tuckermann, J., Libert, C., 2013. New insights into the anti-inflammatory mechanisms of glucocorticoids: an emerging role for glucocorticoid-receptor-mediated transactivation. Endocrinology 154, 993-1007.

Whittington, P.F., H V Barnes, H.V., Bayless, T.M., 1977. Medical management of Crohn's disease in adolescence. Gastroenterology 72, 1338-1344.

Mineralocorticoides

Bastl, C., Hayslett, J.P., 1992. The cellular action of aldosterone in target epithelia. Kidney Int. 42, 250-264.

Jaisser, F., Farman, N., 2016. Emerging roles of the mineralocorticoid receptor in pathology: toward new paradigms in clinical pharmacology. Pharmacol. Rev. 68, 49-75.

SEÇÃO 3 • Fármacos que Afetam os Grandes Sistemas de Órgãos

34 Glândula Tireoide

CONSIDERAÇÕES GERAIS

As doenças da glândula tireoide são comuns e, neste capítulo, trataremos da terapia farmacológica utilizada para aliviar esses distúrbios. Iniciaremos com uma breve descrição da estrutura, regulação e fisiologia da tireoide, com ênfase nas anormalidades mais comuns da função tireoidiana. Em seguida, consideraremos os fármacos que podem ser usados para substituir os hormônios tireoidianos quando estes estão deficientes ou não atuam de maneira adequada, ou para reduzir a função da tireoide quando esta é excessiva.

SÍNTESE, ARMAZENAMENTO E SECREÇÃO DOS HORMÔNIOS DA TIREOIDE

A glândula tireoide secreta três hormônios principais, que controlam as atividades metabólicas gerais do corpo. Neste capítulo, concentramo-nos em dois deles, a *tiroxina* (T_4) e a *tri-iodotironina* (T_3). O terceiro hormônio secretado por essa glândula é a *calcitonina*, que está envolvida no controle da $[Ca^{2+}]$ plasmática. A calcitonina é utilizada no tratamento da osteoporose e de outras doenças metabólicas ósseas e está descrita no Capítulo 36. O termo *hormônio tireoidiano* será usado aqui apenas para se referir à T_4 e à T_3.

Tanto a T_3 quanto a T_4 circulam no sangue firmemente ligadas às proteínas plasmáticas (> 99%), em grande parte à *globulina de ligação da tiroxina* (TBG). A maior parte (cerca de 85%) do hormônio tireoidiano secretado é a T_4. A T_4 é convertida na espécie (três a cinco vezes) mais ativa, a T_3, de forma específica para o tecido. Ambos os hormônios são de importância crítica para o crescimento e o desenvolvimento normais, bem como para o controle do metabolismo energético.

O folículo ou ácino constitui a unidade funcional da glândula tireoide. Cada folículo consiste em uma única camada de células epiteliais que envolve uma cavidade, o *lúmen do folículo*, que é preenchido com um coloide espesso que contém a *tireoglobulina*. A tireoglobulina é uma glicoproteína grande, cuja molécula contém cerca de 115 resíduos de tirosina. É sintetizada, glicosilada e, em seguida, secretada no lúmen do folículo, onde ocorre iodação dos resíduos de tirosina. Os folículos são envolvidos por uma densa rede de capilares, e o fluxo sanguíneo que irriga a glândula é muito alto em comparação com o de outros tecidos. As principais etapas na síntese, no armazenamento e na secreção do hormônio tireoidiano (Figura 34.1) são as seguintes:

- Captação do iodeto plasmático pelas células foliculares
- Oxidação do iodeto e iodação dos resíduos de tirosina da tireoglobulina
- Secreção do hormônio tireoidiano.

CAPTAÇÃO DO IODETO DO PLASMA PELAS CÉLULAS FOLICULARES

A captação de iodeto precisa ocorrer contra um gradiente de contração (normalmente de cerca de 25:1), razão pela qual é um processo dependente de energia. O iodeto é captado a partir do sangue e transportado até o lúmen por dois transportadores: o simportador de Na^+/I^- (NIS), localizado na superfície basolateral dos tireócitos (cuja energia é fornecida pela Na^+/K^+-ATPase) e a *pendrina*[1] (PDS), um transportador de I^-/Cl^- nas membranas apicais (Nilsson, 2001). A captação é muito rápida: o iodeto marcado (^{125}I) é encontrado no lúmen nos primeiros 40 segundos após a sua administração intravenosa. Foram descobertas numerosas mutações nos genes do NIS e da PDS, que contribuem para a doença da tireoide em alguns pacientes.

OXIDAÇÃO DO IODETO E IODAÇÃO DOS RESÍDUOS DE TIROSINA

A oxidação do iodeto e a sua incorporação à tireoglobulina (um processo denominado *organificação* do iodeto) são catalisadas pela *tireoperoxidase*, uma enzima situada na superfície interna da célula, na interface com o coloide. A reação requer a presença de peróxido de hidrogênio (H_2O_2) como agente oxidante. Ocorre iodação após a incorporação da tirosina à tireoglobulina. Essa reação é mostrada na Figura 34.2.

Os resíduos de tirosina são iodados inicialmente na posição 3 do anel, com formação de monoiodotirosina (MIT) e, em seguida, em algumas moléculas, também na posição 5, dando origem à di-iodotirosina (DIT). Enquanto estão ainda incorporadas à tireoglobulina, essas moléculas são acopladas em pares, MIT com DIT para formar T_3 ou duas moléculas de DIT para formar T_4 (Figuras 34.2 e 34.3). Acredita-se que o mecanismo de acoplamento envolva um sistema de peroxidase semelhante à reação de iodação. Cerca de um quinto dos resíduos de tirosina na tireoglobulina é iodado dessa maneira.

A tireoglobulina iodada da tireoide forma um grande reservatório de hormônio tireoidiano dentro da glândula, com renovação relativamente lenta. Isso contrasta com algumas outras secreções endócrinas (p. ex., os hormônios do córtex da suprarrenal), que não são armazenadas, porém sintetizadas e liberadas de acordo com as necessidades.

SECREÇÃO DE HORMÔNIO TIREOIDIANO

A molécula de tireoglobulina é captada pela célula folicular por endocitose. Em seguida, as vesículas endocíticas fundem-se com os lisossomos, e as enzimas proteolíticas atuam sobre a tireoglobulina, liberando T_4 e T_3 que são secretadas no plasma. O excesso de MIT e de DIT, que é liberado ao mesmo tempo, é depurado pela célula e o iodeto é removido enzimaticamente e reutilizado.

---
[1]Assim denominada por estar envolvida na fisiopatologia da *síndrome de Pendred*, cujo nome deriva do médico inglês que descreveu pela primeira vez essa forma autossômica recessiva de bócio familiar em associação à surdez neurossensorial.

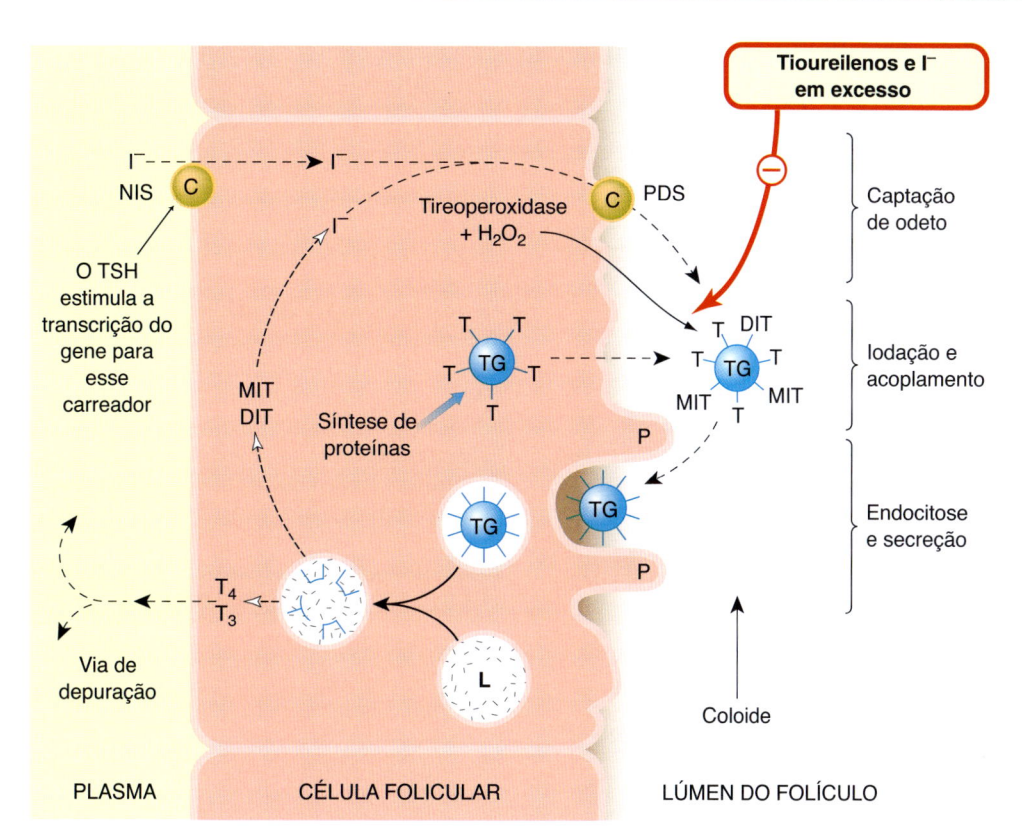

Figura 34.1 Diagrama da síntese e secreção dos hormônios tireoidianos, com os locais de ação de alguns fármacos utilizados no tratamento das doenças da tireoide. O iodeto no sangue é transportado pelos carreadores NIS e PDS através da célula folicular e para dentro do lúmen rico em coloide, onde é incorporado nas tirosinas da tireoglobulina, sob a influência da enzima tireoperoxidase, e unidades de monoiodotirosina são então geradas e acopladas para produzir os hormônios (ver o texto para mais detalhes). O hormônio estimulante da tireoide (tireotrofina – TSH) estimula a endocitose da tireoglobulina, e os hormônios são subsequentemente clivados da globulina por enzimas lisossômicas e exportados para o sangue. DIT, di-iodotirosina; L, lisossomo; MIT, monoiodotirosina; P, pseudópode; T, tirosina; T_3, tri-iodotironina; T_4, tiroxina; TG, tireoglobulina.

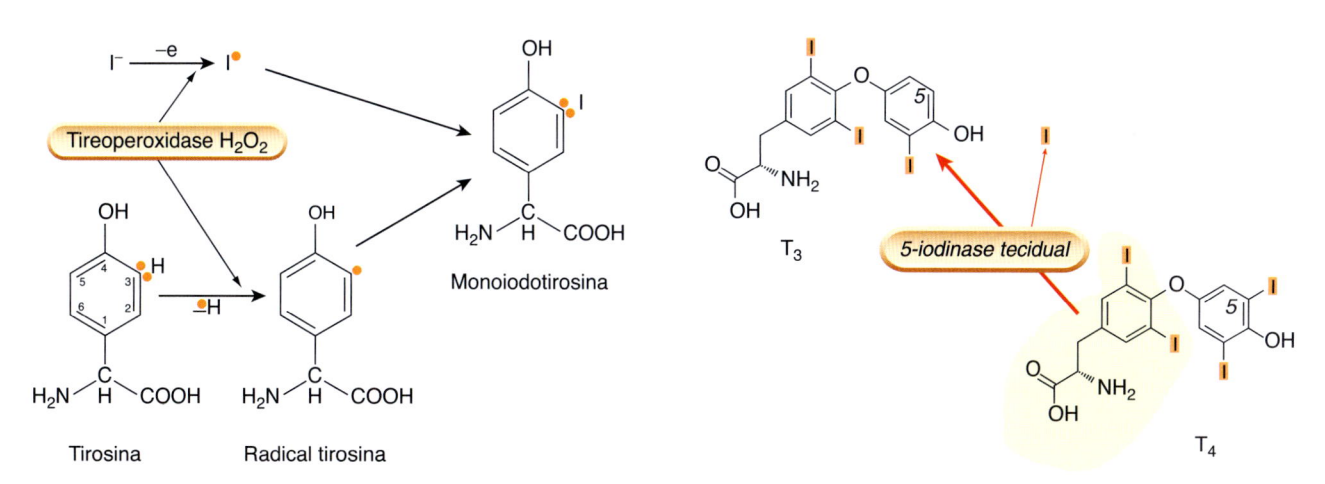

Figura 34.2 Iodação de resíduos de tirosila pelo complexo tireoperoxidase-H_2O_2. Isso provavelmente envolve dois sítios na enzima, um dos quais remove um elétron do iodeto para gerar o radical livre I•; o outro remove um elétron da tirosina para produzir o radical tirosila (ponto em laranja). A monoiodotirosina resulta da adição dos dois radicais.

Figura 34.3 Estruturas da tiroxina T_3 e T_4. As posições dos resíduos de iodo estão indicadas em laranja. A T_4 é convertida, de modo específico para o tecido, na espécie mais ativa, a T_3, por monodesiodação na posição 5 do anel. A unidade básica de tirosina está sombreada em amarelo.

REGULAÇÃO DA FUNÇÃO TIREOIDIANA

O *hormônio liberador da tireotrofina* (TRH), que é liberado pelo hipotálamo em resposta a vários estímulos, libera o *hormônio estimulante da tireoide* (TSH; tireotrofina) da adenohipófise (Figura 34.4), assim como o tripeptídeo sintético, a **protirrelina** (piroglutamil-histidil-prolina-amida), que é utilizada dessa maneira para fins diagnósticos. O TSH atua em receptores presentes na membrana das células foliculares da tireoide por meio de um mecanismo que envolve o AMPc e a fosfatidilinositol 3-quinase. Possui ação trófica sobre as células da tireoide e controla todos os aspectos da síntese dos hormônios tireoidianos, principalmente por meio da estimulação da transcrição dos genes do transportador de iodeto, com consequente aumento na captação de iodeto

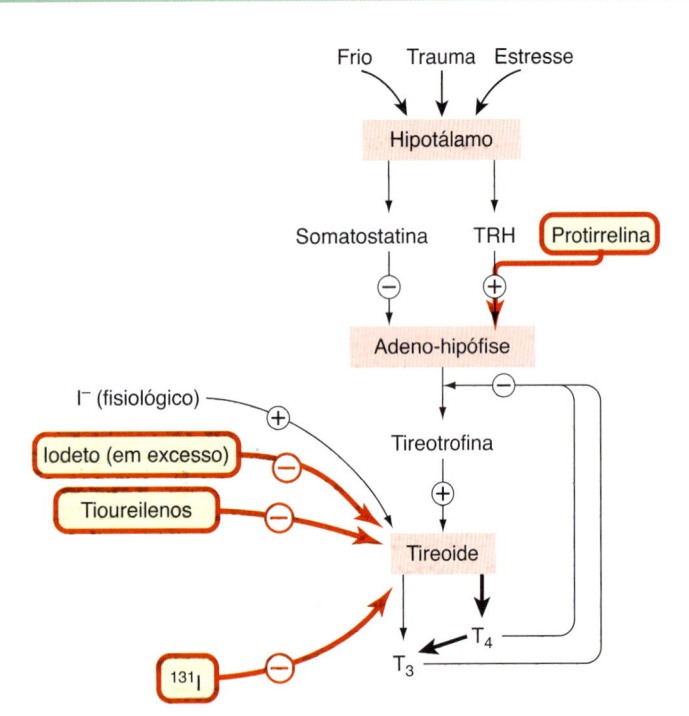

Figura 34.4 Regulação da secreção dos hormônios tireoidianos. O iodeto (I⁻) é essencial para a síntese dos hormônios tireoidianos, porém o excesso de iodeto endógeno ou exógeno (30 vezes a necessidade diária de iodo) pode ser utilizado para inibir a produção aumentada de hormônio tireoidiano que ocorre na tireotoxicose. A protirrelina, bem como o hormônio liberador de tireotrofina (TRH) humano recombinante, é algumas vezes utilizada para estimular o sistema para fins diagnósticos. São utilizadas quantidades mais altas de iodo (na forma do isótopo ^{131}I) para a ablação do tecido da tireoide (ver o texto para mais detalhes). T_3, tri-iodotironina; T_4, tiroxina.

pelas células foliculares. Isso, por sua vez, controla todos os aspectos da síntese dos hormônios tireoidianos, incluindo:

- A síntese e a secreção de tireoglobulina
- A geração de H_2O_2 e a iodação da tirosina
- A endocitose e a proteólise da tireoglobulina
- A secreção efetiva de T_3 e T_4
- O fluxo sanguíneo pela glândula.

A produção de TSH também é regulada por um efeito de retroalimentação negativa dos hormônios tireoidianos sobre a adeno-hipófise e o hipotálamo; nesse aspecto, a T_3 é mais ativa do que a T_4. O peptídeo **somatostatina** também diminui a liberação basal de TSH. Por conseguinte, o controle da secreção de TSH depende do equilíbrio entre as ações da T_3/T_4 e do TRH (provavelmente também, da **somatostatina**) na hipófise e, mais provavelmente também, no hipotálamo. Entretanto, a relação entre a concentração de T_3/T_4 e a secreção de TSH não é linear. Pequenas alterações nos hormônios tireoidianos podem produzir alterações muito grandes na secreção de TSH, enquanto grandes alterações do TSH produzem apenas pequenas alterações de T_3/T_4. É importante reconhecer isso, visto que a quantificação do TSH constitui uma ferramenta diagnóstica essencial quando a função da tireoide é avaliada nos pacientes.

Outro fator importante que influencia a função tireoidiana é a concentração plasmática de iodeto. Cerca de 100 nmol de T_4 são sintetizados diariamente, o que exige a captação pela glândula de aproximadamente 500 nmol de iodeto a cada dia (o equivalente a cerca de 70 µg de iodo). Uma ingestão reduzida de iodo, com concentração plasmática diminuída de iodeto, resulta em diminuição na produção de hormônios e aumento na secreção de TSH. O aumento da concentração plasmática de iodeto tem o efeito oposto, embora isso possa ser modificado por outros fatores. O mecanismo geral de retroalimentação responde lentamente a alterações do iodeto no decorrer de longos períodos de vários dias ou semanas, visto que existe uma grande capacidade de reserva para a ligação e a captação de iodeto na tireoide. O tamanho e a vascularização da glândula tireoide são reduzidos por um aumento na concentração plasmática de iodeto, e essa característica é explorada terapeuticamente no preparo de pacientes com hipertireoidismo para a cirurgia da tireoide. As dietas deficientes em iodo resultam finalmente em secreção compensatória excessiva e contínua de TSH e, por fim, em aumento da vascularização e hipertrofia (algumas vezes macroscópica) da glândula.[2]

AÇÕES DOS HORMÔNIOS TIREOIDIANOS

As ações fisiológicas dos hormônios tireoidianos são classificadas em duas categorias principais: as que afetam o metabolismo e as que afetam o crescimento e o desenvolvimento. Tanto a T_3 quanto a T_4 estão extensamente ligadas no plasma e apenas as concentrações livres dos hormônios são ativas.

EFEITOS SOBRE O METABOLISMO

Os hormônios tireoidianos produzem aumento generalizado no metabolismo dos carboidratos, dos lipídeos e das proteínas e regulam esses processos na maioria dos tecidos, sendo a T_3 três a cinco vezes mais ativa nesse aspecto do que a T_4 (Figura 34.5). Embora os hormônios tireoidianos controlem diretamente a atividade de algumas das enzimas do metabolismo dos carboidratos, a maioria dos efeitos ocorre em conjunto com outros hormônios, como a insulina, o glucagon, os glicocorticoides e as catecolaminas. Ocorre aumento no consumo de oxigênio e na produção de calor, que se manifesta como aumento da taxa metabólica basal medida. Isso reflete a ação desses hormônios sobre tecidos como o coração, o rim, o fígado e o músculo, porém não em outros, como as gônadas, o cérebro ou o baço. Essa ação calorigênica é importante como parte da resposta a um ambiente frio. A administração de hormônio tireoidiano resulta em aumento da frequência e do débito cardíacos e em maior tendência a arritmias, como fibrilação atrial.

EFEITOS SOBRE O CRESCIMENTO E O DESENVOLVIMENTO

Os hormônios tireoidianos exercem um efeito de importância crítica sobre o crescimento, em parte por meio de uma ação direta nas células, mas também indiretamente ao influenciar a produção de hormônio do crescimento e ao potencializar seus efeitos no tecido-alvo. Os hormônios tireoidianos são importantes para a resposta normal ao *paratormônio* (ver Capítulo 36) e à calcitonina, bem como para o desenvolvimento do esqueleto; além disso, são essenciais para o crescimento e a maturação normais do sistema nervoso central.

---

[2]"Pescoço de Derbyshire" foi o nome dado a essa condição em uma parte do Reino Unido, onde as fontes alimentares de iodo eram antigamente escassas.

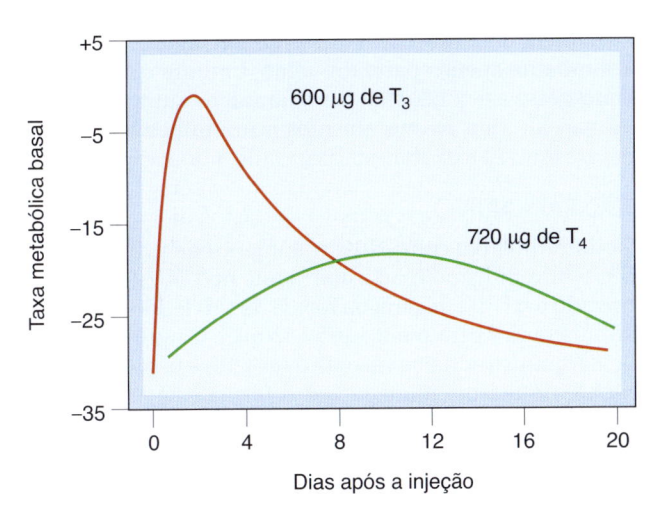

Figura 34.5 Efeito de doses equimolares de tri-iodotironina (T_3) e de tiroxina (T_4) sobre a taxa metabólica basal (TMB) em um indivíduo com hipotireoidismo. Observe que essa figura pretende apenas ilustrar as diferenças gerais nos efeitos; a tiroxina não é administrada clinicamente em uma dose única em *bolus* como aqui, porém em doses diárias regulares, de modo que o efeito possa aumentar até alcançar um platô. As diferenças aparentes na potência representam, na realidade, diferenças na cinética da T_3 (*linha vermelha*) e da T_4 (*linha verde*), refletindo o papel do pró-hormônio de T_4. (Modificada de Blackburn, C.M., McConahey, W.M., Keating, F.R., Jr., Albert, A., 1954. Calorigenic effects of single intravenous doses of L-triiodothyronine and L-thyroxine in myxedematous persons. J. Clin. Invest. 33, 819-824.)

MECANISMO DE AÇÃO

Embora haja algumas evidências de ações não genômicas (ver Bassett et al., 2003), os hormônios tireoidianos atuam principalmente por meio de um receptor nuclear específico, o TR (ver Capítulo 3). Dois genes distintos, o TRα e o TRβ, codificam várias isoformas do receptor, que desempenham funções distintas. A T_4 pode ser considerada como pró-hormônio, visto que, quando entra na célula, é convertida em T_3 que, em seguida, liga-se ao TR com alta afinidade. É provável que essa interação ocorra no núcleo, onde as isoformas do TR atuam geralmente como repressor constitutivo de genes-alvo. Quando a T_3 está ligada, esses receptores sofrem uma mudança na sua conformação, o complexo correpressor é liberado e um complexo coativador é recrutado, que, em seguida, ativa a transcrição, resultando na geração de mRNA e síntese de proteínas. Foram relatados alguns casos raros de resistência ao hormônio tireoidiano ligada a mutações de TRβ (Lai et al., 2015), que podem estar associadas a surdo-mudez e cegueira para cores nas formas com deficiência mais grave.

TRANSPORTE E METABOLISMO DOS HORMÔNIOS TIREOIDIANOS

As concentrações plasmáticas desses hormônios podem ser medidas por radioimunoensaio e são de aproximadamente 1×10^{-7} mol/ℓ (T_4) e de 2×10^{-9} mol/ℓ (T_3). Ambos os hormônios são finalmente metabolizados em seus tecidos-alvo por desiodação, desaminação, descarboxilação e conjugação com ácidos glucurônico e sulfúrico. O fígado constitui o principal local de metabolismo e as formas livres e conjugadas são excretadas, em parte, na bile e, em parte, na urina. A meia-vida da T_3 é de algumas horas, enquanto a da T_4 varia de 3 a 4 dias no hipertireoidismo e de 9 a 10 dias no hipotireoidismo.[3] Podem ocorrer anormalidades no metabolismo desses hormônios, seja naturalmente, seja induzidas por fármacos ou metais pesados, e isso pode dar origem a uma variedade de condições clínicas (incomuns), como a "síndrome de T_3 baixa".

ANOMALIAS DA FUNÇÃO TIREOIDIANA

As doenças da tireoide estão entre os distúrbios endócrinos mais comuns em todas as faixas etárias, incluindo crianças. A doença subclínica da tireoide é prevalente em indivíduos de meia-idade e idosos. As doenças da tireoide são acompanhadas de muitos sintomas extratireoidianos, particularmente do coração, do trato gastrointestinal e da pele. Uma causa (rara) de disfunção orgânica é o câncer de tireoide. Muitas outras doenças da tireoide possuem uma base autoimune – com efeito, a doença autoimune da tireoide é o distúrbio autoimune mais comum. A razão disso não está bem esclarecida, embora possa estar ligada a uma quebra da tolerância imune ao receptor de TSH, porém não se pode excluir a possibilidade de outros fatores (Lee et al., 2015). Pode estar associada também a outras condições autoimunes, como a artrite reumatoide.

Existem dois tipos principais de doença autoimune da tireoide, a *doença de Graves*[4] e a *doença de Hashimoto*. Ambas estão associadas à produção de autoanticorpos antitireoidianos e ao dano imune da própria glândula.[5] Estranhamente, elas resultam em quadros clínicos distintos, sendo que a doença de Graves leva à tireotoxicose, enquanto a tireoidite de Hashimoto resulta em hipoatividade da glândula. Independente da causa, a disfunção da tireoide frequentemente está associada a um aumento visível e típico da glândula, conhecido como *bócio*. À semelhança de outras doenças autoimunes, essas doenças da tireoide são mais comuns em mulheres do que em homens e ocorrem com maior frequência durante a gravidez (Cignini et al., 2012).

HIPERTIREOIDISMO (TIREOTOXICOSE)

Na tireotoxicose, ocorrem secreção e atividade excessivas dos hormônios tireoidianos, o que resulta em taxa metabólica elevada, aumento da temperatura da pele e da sudorese e intolerância ao calor. Ocorrem nervosismo, tremor, taquicardia e aumento do apetite associado à perda de peso. Existem vários tipos de hipertireoidismo, porém apenas dois são comuns: *bócio exoftálmico* ou *tóxico difuso* (doença de Graves) e *bócio tóxico nodular*.

O bócio tóxico difuso é uma doença autoimune específica de órgãos, causada por autoanticorpos dirigidos contra o receptor de TSH que, quando ativo, aumenta a secreção de T_4. Mutações constitutivamente ativas do receptor de TRH também podem estar envolvidas. Como indica o próprio nome, os pacientes com bócio exoftálmico apresentam protrusão do globo ocular. A patogenia dessa condição não está totalmente compreendida, porém acredita-se que seja causada pela presença de proteínas semelhantes ao receptor de TSH

---

[3]Com correção do hipotireoidismo pela administração de T_4, são necessárias de 2 a 3 semanas para atingir o equilíbrio.
[4]Após um médico de Dublin, que relacionou as "palpitações violentas e de longo prazo em mulheres" a um aumento da glândula tireoide. Suas queixas de batimentos do coração e nódulos na garganta foram previamente atribuídas à histeria.
[5]John F. Kennedy Jr sofreu de doença de Graves. Herdou uma propensão a doenças autoimunes de seu pai, JFK, que sofria de *doença de Addison*, na qual as glândulas suprarrenais são os principais órgãos afetados. A irmã de JFK, Eunice, também sofreu de doença de Addison.

nos tecidos da órbita. Há também uma maior sensibilidade às catecolaminas. O bócio tóxico nodular é causado por um tumor benigno e pode se desenvolver em pacientes com bócio simples de longa duração. Essa condição geralmente não apresenta exoftalmia concomitante. A **amiodarona** (ver Capítulo 21), um fármaco antiarrítmico, é rica em iodo e pode causar hipertireoidismo ou hipotireoidismo. Alguns agentes de contraste radiológico que contêm iodo, como o **ácido iopanoico** e seus semelhantes, que são usados como agentes em exames de imagem para visualizar a vesícula biliar, também podem interferir na função da tireoide. O uso crônico de agentes psicotrópicos pode precipitar uma variedade de anormalidades da tireoide (Bou Khalil e Richa, 2011).

BÓCIO SIMPLES ATÓXICO

O consumo de uma dieta deficiente em iodo, se for prolongado, provoca elevação do TRH plasmático e, por fim, aumento de tamanho da glândula tireoide. Essa condição é conhecida como bócio simples ou atóxico. Outra causa é a ingestão de *alimentos bociogênicos* (p. ex., mandioca). Em geral, a glândula tireoide aumentada produz quantidades normais de hormônio tireoidiano; entretanto, se a deficiência de iodo for muito grave, pode ocorrer hipotireoidismo.

HIPOTIREOIDISMO

A atividade diminuída da glândula tireoide resulta em hipotireoidismo e, nos casos graves, em *mixedema*. Mais uma vez, essa doença é, em geral, de origem imunológica, e as manifestações consistem em taxa metabólica baixa, fala lenta, voz rouca e profunda, letargia, bradicardia, sensibilidade ao frio e comprometimento mental. Os pacientes também desenvolvem espessamento característico da pele (causado pela deposição subcutânea de glicosaminoglicanos), o que originou o nome de mixedema. Na tireoidite de Hashimoto, ocorre reação imune contra a tireoglobulina ou contra algum outro componente do tecido da tireoide, o que pode levar ao hipotireoidismo e ao mixedema. Os fatores genéticos desempenham um papel importante. A destruição do tecido glandular durante o tratamento de tumores da tireoide com iodo radioativo constitui outra causa de hipotireoidismo. Alguns fármacos (p. ex., agentes colecistográficos ou fármacos antiepilépticos), bem como "desreguladores endócrinos" ambientais,[6] podem interferir na produção normal de hormônios tireoidianos.

A deficiência da tireoide durante o desenvolvimento, que afeta 1 em cada 3 a 4 mil nascidos vivos, provoca hipotireoidismo congênito (conhecido como *síndrome de deficiência de iodo congênita*), que se caracteriza por acentuada restrição do crescimento e deficiência mental.[7]

FÁRMACOS USADOS NAS DOENÇAS DA TIREOIDE

HIPERTIREOIDISMO

O hipertireoidismo pode ser tratado farmacológica ou cirurgicamente. Em geral, a cirurgia agora só é usada quando ocorrem problemas mecânicos decorrentes da compressão da traqueia pela tireoide. Nessas circunstâncias, é comum a retirada de apenas parte do órgão. Embora o hipertireoidismo possa ser controlado com fármacos antitireoidianos, eles não alteram os mecanismos autoimunes subjacentes nem melhoram a exoftalmia associada à doença de Graves.

IODO RADIOATIVO

O iodo radioativo constitui o tratamento de primeira linha do hipertireoidismo (particularmente nos EUA). O isótopo utilizado é o ^{131}I (em geral na forma de sal de sódio) e a dose administrada é geralmente de 5 a 15 mCi. O iodo radioativo, que é administrado por via oral, é captado e processado pela tireoide da mesma maneira que a forma estável de iodeto e, por fim, torna-se incorporado à tireoglobulina. O isótopo emite radiação tanto β quanto γ. Os raios γ passam através do tecido sem provocar dano, porém as partículas β têm alcance muito curto, então, são absorvidas pelo tecido e exercem uma poderosa ação citotóxica, que é restrita às células dos folículos da tireoide, resultando em destruição significativa do tecido. O ^{131}I tem meia-vida de 8 dias, de modo que, dentro de 2 meses, a sua radioatividade decai efetivamente. É administrado em dose única; entretanto, o início do efeito citotóxico sobre a glândula ocorre de 1 a 2 meses e ainda leva mais 2 meses para alcançar o efeito máximo.

Após tratamento com iodo radioativo, ocorre finalmente desenvolvimento de hipotireoidismo, particularmente em pacientes com doença de Graves; todavia, esse distúrbio é controlado com facilidade por meio de terapia de reposição com T_4. Deve-se evitar o iodo radioativo em crianças ou mulheres grávidas (devido ao dano potencial ao feto). Teoricamente, há um aumento do risco de câncer de tireoide, embora não tenha sido observado após tratamento terapêutico.

A captação de ^{131}I e de outros isótopos do iodo também é utilizada para diagnóstico como prova de função da tireoide. Uma dose marcadora do isótopo é administrada por via oral ou intravenosa, e a quantidade acumulada pela glândula tireoide é medida por um cintilógrafo γ colocado sobre a glândula. O ^{131}I também é usado no tratamento do câncer de tireoide em combinação com cirurgia, radioterapia (radioterapia externa ou terapia por feixe de prótons) e/ou quimioterapia com inibidor da tirosina quinase (**cabozantinibe, lenvatinibe, sorafenibe**) (ver Capítulo 57).

TIOUREILENOS

Esse grupo de fármacos compreende o **carbimazol** e **propiltiouracila**. Do ponto de vista químico, esses fármacos estão relacionados com a tioureia, e o grupo tiocarbamida (S-C-N) é essencial para a atividade antitireoidiana.

Mecanismo de ação

Os tioureilenos diminuem a liberação de hormônios tireoidianos da glândula e causam uma redução gradual dos sinais e sintomas de tireotoxicose, com normalização da taxa metabólica basal e da frequência cardíaca ao longo de um período de 3 a 4 semanas. Seu mecanismo de ação não está totalmente compreendido, porém há evidências de que eles reduzem a iodação dos resíduos de tirosila na tireoglobulina (ver Figuras 34.1 e 34.2) por meio da inibição das reações de oxidação catalisadas pela tireoperoxidase, possivelmente ao atuar como substrato, com consequente inibição competitiva da interação com a tirosina. A propiltiouracila tem o efeito adicional de reduzir a desiodação da T_4 em T_3 nos tecidos periféricos.

---

[6] Trata-se de produtos químicos sintetizados pelo homem, como pesticidas ou herbicidas (p. ex., bisfenois policlorados), que persistem no ambiente e são ingeridos em alimentos. O sistema endócrino é particularmente sensível a essas substâncias, particularmente durante o desenvolvimento.

[7] O termo mais antigo para se referir a essa condição, o *cretinismo*, não é mais usado.

> **Glândula tireoide**
>
> - Os hormônios tireoidianos, a tri-iodotironina (T_3) e a tiroxina (T_4), são sintetizados por iodação dos resíduos de tirosina da tireoglobulina dentro do lúmen dos folículos da tireoide
> - A síntese e a secreção dos hormônios são reguladas pelo TSH (tireotrofina) e influenciadas pelo iodeto plasmático
> - Existe um grande reservatório de T_4 no corpo; esse hormônio apresenta baixa taxa de renovação e é encontrado principalmente na circulação
> - Existe um pequeno reservatório de T_3 no corpo; esse hormônio apresenta uma taxa rápida de renovação e é encontrado principalmente no meio intracelular
> - No interior das células-alvo, a T_4 é convertida em T_3, que interage com um receptor nuclear para regular a transcrição gênica
> - Ações da T_3 e da T_4:
>   – Estimulação do metabolismo, causando aumento do consumo de oxigênio e aumento da taxa metabólica
>   – Regulação do crescimento e do desenvolvimento
> - As anormalidades na função da tireoide incluem:
>   – Hipertireoidismo (tireotoxicose): bócio tóxico difuso ou bócio tóxico nodular
>   – Hipotireoidismo: em adultos, provoca mixedema; em crianças, grave restrição do crescimento e deficiência mental
>   – Bócio simples atóxico causado pela deficiência de iodo na dieta, habitualmente com função normal da tireoide

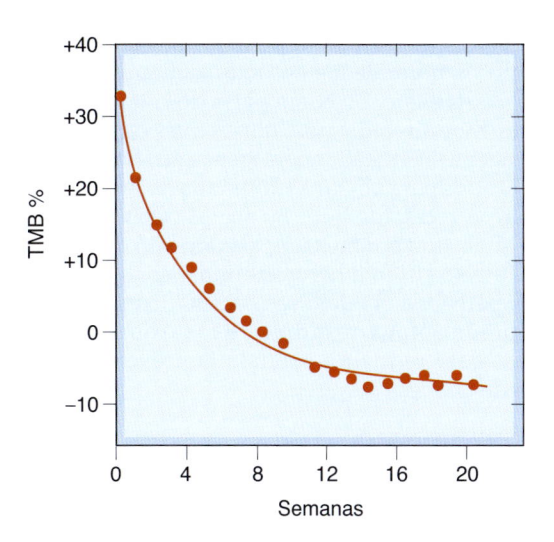

Figura 34.6 Tempo decorrido para a queda da taxa metabólica basal (TMB) durante o tratamento com um fármaco antitireoidiano, o carbimazol. A curva é exponencial, correspondendo a uma diminuição diária da TMB (*linha vermelha*) de 3,4%. (Modificada de Furth, E.D., Becker, D.V., Schwartz, M.S., 1963. Significance of rate of response of basal metabolic rate and serum cholesterol in hyperthyroid patients receiving neomercazole and other antithyroid agents. J. Clin. Endocrinol. Metab. 23, 1130-1140.)

Aspectos farmacocinéticos

Os tioureilenos são administrados por via oral. O **carbimazol** é rapidamente convertido em metabólito ativo. Uma dose média de **carbimazol** produz mais de 90% de inibição da incorporação de iodo à tireoide em 12 horas. Todavia, a resposta clínica completa a esse e a outros fármacos antitireoidianos pode levar várias semanas (Figura 34.6), em parte devido à meia-vida longa da T_4 e também pelo fato de que a glândula tireoide pode apresentar grandes reservas do hormônio, que precisam ser esgotadas antes que a ação do fármaco possa se manifestar por completo. Acredita-se que a **propiltiouracila** tenha uma ação ligeiramente mais rápida, devido ao seu efeito adicional como inibidor da conversão periférica de T_4 em T_3.

Ambos os fármacos podem ser utilizados durante a gravidez, porém os dois podem atravessar a placenta e podem afetar a glândula tireoide do feto. Além disso, aparecem no leite materno, porém esse efeito é menos pronunciado com a **propiltiouracila**, visto que a sua ligação às proteínas plasmáticas é mais forte. Após a degradação, os metabólitos desses fármacos são excretados na urina. Os tioureilenos podem se acumular na tireoide.

Efeitos adversos

Os efeitos adversos mais perigosos dos tioureilenos consistem em neutropenia e agranulocitose (ver Capítulo 24). Esses efeitos são relativamente raros, com uma incidência de 0,1 a 1,2% e são reversíveis com a interrupção do tratamento. Os pacientes precisam ser instruídos para avisar imediatamente a ocorrência de sintomas (particularmente faringite) e devem efetuar hemogramas. A ocorrência de exantema (2 a 25%) e outros sintomas, incluindo cefaleias, náuseas, icterícia e artralgia, são comuns. Foram relatados casos raros de anormalidades fetais com o uso do **carbimazol**.

IODO/IODETO

O iodo é convertido *in vivo* em iodeto (I^-), que inibe temporariamente a liberação dos hormônios tireoidianos. Quando são administradas altas doses de iodo a pacientes com tireotoxicose, os sintomas desaparecem em 1 a 2 dias. Ocorre inibição da secreção dos hormônios tireoidianos e, ao longo de um período de 10 a 14 dias, observa-se uma acentuada redução na vascularidade da glândula, que se torna menor e de consistência mais firme. Com frequência, o iodo é administrado por via oral em solução com iodeto de potássio (*"iodo de Lugol"*). Com administração contínua, seu efeito torna-se máximo em 10 a 15 dias e, em seguida, diminui. Seu mecanismo de ação não está totalmente esclarecido; ele pode inibir a iodação da tireoglobulina, possivelmente ao reduzir a geração de H_2O_2 necessária para esse processo.

As principais indicações do iodo/iodeto consistem no preparo de pacientes com hipertireoidismo para ressecção cirúrgica da glândula e como parte do tratamento da crise tireotóxica grave (*tempestade tireoidiana*). É também utilizado após exposição a vazamento acidental de iodo radioativo de reatores nucleares, para reduzir a captação do isótopo ativo na tireoide. Podem ocorrer reações alérgicas, que consistem em angioedema, exantema e febre medicamentosa. O lacrimejamento, a conjuntivite, a dor nas glândulas salivares e uma síndrome semelhante ao resfriado constituem efeitos adversos dose-dependentes, que estão ligados à concentração de iodeto pelos mecanismos de transporte nas lágrimas e na saliva.

OUTROS FÁRMACOS UTILIZADOS

Os antagonistas dos receptores β-adrenérgicos, por exemplo, **propranolol** e **nadolol** (ver Capítulo 15), não são propriamente agentes antitireoidianos, porém mostram-se úteis para reduzir muitos dos sinais e sintomas do hipertireoidismo – taquicardia, arritmias, tremor e agitação. São utilizados durante o preparo de pacientes com tireotoxicose para cirurgia, bem como na maioria dos pacientes com hipertireoidismo durante o período inicial de tratamento, enquanto os tioureilenos e o iodo radioativo começam a exercer o seu efeito, ou como parte do tratamento da crise aguda de hipertireoidismo. Colírios que contêm **guanetidina**, um agente bloqueador noradrenérgico (ver Capítulo 15), são utilizados para aliviar a exoftalmia do hipertireoidismo (que não é reduzida com fármacos antitireoidianos); a guanetidina atua por meio de relaxamento do músculo liso inervado pelo sistema nervoso simpático, que causa retração das pálpebras. Podem ser necessários glicocorticoides (p. ex., **prednisolona** ou **hidrocortisona**) ou descompressão cirúrgica para reduzir a exoftalmia grave que ocorre na doença de Graves.

HIPOTIREOIDISMO

Não existem fármacos capazes de aumentar de maneira específica a síntese ou a liberação dos hormônios tireoidianos. O único tratamento efetivo para o hipotireoidismo, a não ser que seja causado por deficiência de iodo (que é tratada com iodeto), consiste na administração dos próprios hormônios tireoidianos como terapia de reposição. A T_4 sintética (nome oficial: **levotiroxina**) e a T_3 (nome oficial: **liotironina**), que são idênticas aos hormônios naturais, são administradas por via oral. A **levotiroxina**, na forma de sal de sódio em doses de 50 a 100 μg/dia constitui o fármaco habitual de escolha. A **liotironina** tem uma ação mais rápida, porém menor duração de ação e, em geral, é reservada para emergências agudas, como o coma mixedematoso, para as quais essas propriedades representam uma vantagem.

Podem ocorrer efeitos adversos com superdosagem, e, além dos sinais e sintomas de hipertireoidismo, há um risco de desencadear angina de peito, arritmias cardíacas ou até mesmo insuficiência cardíaca. Os efeitos da superdosagem menos grave são mais insidiosos; o paciente sente-se bem, porém ocorre aumento da reabsorção óssea, levando à osteoporose (ver Capítulo 36).

> **Usos clínicos dos fármacos que atuam sobre a glândula tireoide**
>
> **Iodo radioativo (^{131}I)**
> - Hipertireoidismo (doença de Graves, bócio tóxico multinodular)
> - Recidiva do hipertireoidismo após falha do tratamento clínico ou cirúrgico.
>
> **Carbimazol ou propiltiouracila**
> - Hipertireoidismo (bócio tóxico difuso); é necessário um tratamento de pelo menos 1 ano
> - Preparo para cirurgia em caso de bócio tóxico
> - Parte do tratamento da tempestade tireoidiana (hipertireoidismo muito grave); a **propiltiouracila** é preferida, em combinação com um antagonista dos receptores β-adrenérgicos (p. ex., **propranolol**).
>
> **Hormônios tireoidianos e iodo**
> - A **levotiroxina** (T_4) constitui a terapia de reposição padrão para o hipotireoidismo
> - A **liotironina** (T_3) administrada por injeção intravenosa lenta, é usada no coma mixedematoso
> - O iodo dissolvido em iodeto de potássio aquoso (**"iodo de Lugol"**) é usado a curto prazo para controlar a tireotoxicose no pré-operatório. Reduz a vascularização da glândula.

O uso de fármacos para o tratamento do câncer de tireoide é um assunto especializado e não será discutido aqui. Bikas et al. (2016) e Laha et al. (2020) fizeram uma revisão da última geração de fármacos utilizados para esse propósito.

Por fim, o TSH humano recombinante (rhTSH) é, algumas vezes, utilizado para fins diagnósticos após cirurgia.

O uso dos fármacos no tratamento de doenças da tireoide está resumido no boxe clínico.

BIBLIOGRAFIA E LEITURA COMPLEMENTAR

Bassett, J.H.D., Harvey, C.B., Williams, G.R., 2003. Mechanisms of thyroid hormone receptor-specific nuclear and extranuclear actions. Mol. Cell Endocrinol. 213, 1–11.
Bikas, A., Vachhani, S., Jensen, K., Vasko, V., Burman, K.D., 2016. Targeted therapies in thyroid cancer: an extensive review of the literature. Expert Rev. Clin. Pharmacol. 9, 299–1313.
Blackburn, C.M., McConahey, W.M., Keating Jr., F.R., Albert, A., 1954. Calorigenic effects of single intravenous doses of L-triiodothyronine and L-thyroxine in myxedematous persons. J. Clin. Invest. 33, 819–824.
Bou Khalil, R., Richa, S., 2011. Thyroid adverse effects of psychotropic drugs: a review. Clin. Neuropharmacol. 34, 248–255.
Cignini, P., Cafa, E.V., Giorlandino, C., et al., 2012. Thyroid physiology and common diseases in pregnancy: review of literature. J. Prenat. Med. 6, 64–71.
Furth, E.D., Becker, D.V., Schwartz, M.S., 1963. Significance of rate of response of basal metabolic rate and serum cholesterol in hyperthyroid patients receiving neomercazole and other antithyroid agents. J. Clin. Endocrinol. Metab. 23, 1130–1140.
Hadj Kacem, H., Rebai, A., Kaffel, N., et al., 2003. PDS is a new susceptibility gene to autoimmune thyroid diseases: association and linkage study. J. Clin. Endocrinol. Metab. 88, 2274–2280.
Kahaly, G.J., Dillmann, W.H., 2005. Thyroid hormone action in the heart. Endocr. Rev. 26, 704–728.
Kelly, G.S., 2000. Peripheral metabolism of thyroid hormones: a review. Altern. Med. Rev. 5, 306–333.
Kojic, K.L., Kojic, S.L., Wiseman, S.M., 2012. Differentiated thyroid cancers: a comprehensive review of novel targeted therapies. Exp. Rev. Anticancer. Ther. 12, 345–357.
Laha, D., Nilubol, N., Boufraqech, M., 2020. New therapies for advanced thyroid cancer. Front. Endocrinol. 11, 82.
Lai, S., Zhang, S., Wang, L., et al., 2015. A rare mutation in patients with resistance to thyroid hormone and review of therapeutic strategies. Am. J. Med. Sci. 350, 167–174.
Lee, H.J., Li, C.W., Hammerstad, S.S., Stefan, M., Tomer, Y., 2015. Immunogenetics of autoimmune thyroid diseases: a comprehensive review. J. Autoimmun. 64, 82–90.
Mastorakos, G., Karoutsou, E.I., Mizamtsidi, M., Creatsas, G., 2007. The menace of endocrine disruptors on thyroid hormone physiology and their impact on intrauterine development. Endocrine 3, 219–237.
McAninch, E.A., Bianco, A.C., 2016. The history and future of treatment of hypothyroidism. Ann. Intern. Med. 164, 50–56.
Nilsson, M., 2001. Iodide handling by the thyroid epithelial cell. Exp. Clin. Endocrinol. Diabetes 109, 13–17.
Roberts, C.G., Ladenson, P.W., 2004. Hypothyroidism. Lancet 363, 793–803.
Sheehan, M.T., 2016. Biochemical testing of the thyroid: TSH is the best and, oftentimes, only test needed – a review for primary care. Clin. Med. Res. 14, 83–92.
Surks, M.I., Ortiz, E., Daniels, G.H., et al., 2004. Subclinical thyroid disease: scientific review and guidelines for diagnosis and management. JAMA 291, 228–238.
Yen, P.M., 2001. Physiological and molecular basis of thyroid hormone action. Physiol. Rev. 81, 1097–1142.
Zhang, J., Lazar, M., 2000. The mechanism of action of thyroid hormones. Annu. Rev. Physiol. 62, 439–466.

Fármacos que Afetam os Grandes Sistemas de Órgãos • SEÇÃO 3

Sistema Reprodutor 35

CONSIDERAÇÕES GERAIS

Neste capítulo, descreveremos o controle endócrino dos sistemas reprodutores feminino e masculino nos seres humanos como base para a compreensão das ações dos fármacos na reposição de hormônios sexuais, contracepção, tratamento da infertilidade, manejo do trabalho de parto e tratamento da disfunção erétil.

INTRODUÇÃO

Os fármacos que afetam a reprodução (tanto para prevenir a concepção quanto, mais recentemente, para tratar a infertilidade) transformaram a sociedade na segunda metade do século XX. Neste capítulo, faremos um breve resumo dos pontos de maior destaque na endocrinologia reprodutiva, como base para a compreensão dos numerosos fármacos importantes que atuam sobre os sistemas reprodutores masculino e feminino. Esses fármacos são utilizados para contracepção, tratamento da infertilidade, reposição de hormônios sexuais e, na prática obstétrica, para induzir o trabalho de parto. São também usados visando influenciar o estilo de vida (ver Capítulo 59). O princípio de retroalimentação negativa é enfatizado e fundamental para entender como os hormônios interagem a fim de controlar a reprodução[1] – muitos fármacos, inclusive agentes usados para prevenir ou assistir a concepção, atuam influenciando os mecanismos de retroalimentação negativa. Este capítulo é concluído com uma curta seção sobre disfunção erétil. A endocrinologia da medicina transgênero (revisada por T'Sjoen et al., 2019) é uma área especializada, e o uso de bloqueadores da puberdade e hormônios sexuais cruzados em crianças e adolescentes com disforia de gênero baseia-se em evidências limitadas de resultados a longo prazo e fora dos objetivos deste capítulo.

CONTROLE ENDÓCRINO DA REPRODUÇÃO

O controle hormonal dos sistemas reprodutores em homens e mulheres está relacionado aos esteroides sexuais das gônadas, mediadores hipotalâmicos, incluindo o hormônio liberador das gonadotrofinas (GnRH), um decapeptídeo, e as gonadotrofinas da adeno-hipófise, que são glicoproteínas (ver Capítulo 33). A kisspeptina, uma proteína que atua como ligante de um receptor acoplado à proteína G, conhecido como GPR54, inicia a secreção de GnRH na puberdade. O GnRH é liberado pelo hipotálamo para atuar na adeno-hipófise, desencadeando a liberação do hormônio luteinizante (LH) e do hormônio foliculoestimulante (FSH). Esses hormônios gonadotróficos controlam a maturação sexual e a gametogênese. A kisspeptina tem sido associada ao vínculo sexual. A taquicinina neurocinina B (NKB; ver Capítulo 17) também está relacionada ao controle da secreção de GnRH nos seres humanos, com possíveis papéis na gravidez, na maturação sexual e na menopausa. Juntamente com a kisspeptina e a dinorfina, é encontrada no núcleo arqueado do hipotálamo, onde esses mediadores estão envolvidos na geração da liberação pulsátil de GnRH. A NKB está implicada na ruborização da menopausa, que tem sido reduzida por meio de bloqueio do receptor NK3 (Prague et al., 2017).

O *hormônio antimülleriano* (AMH) é uma glicoproteína homodimérica, que pertence à família do fator de crescimento transformador (TGF)-β. Controla o desenvolvimento sexual no feto do sexo masculino e a formação de folículos na mulher adulta. Foi identificado funcionalmente na década de 1940 como consequência de seu papel na regressão dos ductos müllerianos no embrião masculino; é sintetizado nas células de Sertoli dos testículos (ver adiante) e nas células da granulosa dos ovários em animais no período pós-natal, e acredita-se que atue tanto localmente quanto como hormônio transportado pelo sangue para agir nos receptores de AMH, que são expressos na hipófise e no hipotálamo, bem como nas gônadas, e que pode regular a fertilidade (Barbotin et al., 2019). A concentração plasmática de AMH está aumentada na síndrome do ovário policístico (SOP), uma condição comum, porém pouco compreendida, que provoca infertilidade devido a falha da ovulação ("anovulação").

CONTROLE NEURO-HORMONAL DO SISTEMA REPRODUTOR FEMININO

Ocorre aumento da secreção de hormônios do hipotálamo e da adeno-hipófise em meninas na puberdade, estimulando a secreção de estrógenos pelos ovários. Isso desencadeia a maturação dos órgãos reprodutores, o desenvolvimento das características sexuais secundárias e o crescimento linear acelerado, seguido do fechamento das epífises dos ossos longos. Nesse sentido, os esteroides sexuais, os estrógenos e a progesteronas estão posteriormente envolvidos no ciclo menstrual e na gravidez. As Figuras 35.1 e 35.2 fornecem uma visão geral simplificada.

O ciclo menstrual começa com a menstruação, com duração de 3 a 6 dias, durante a qual a camada superficial do endométrio uterino é eliminada. O endométrio regenera durante a fase folicular do ciclo após o término do fluxo menstrual. Um fator liberador, o GnRH, é secretado por neurônios peptidérgicos do hipotálamo, que o liberam de modo pulsátil, com aproximadamente uma descarga por hora. O GnRH estimula a adeno-hipófise a liberar hormônios gonadotróficos (ver Figura 35.1) – o *FSH* e o *LH*. Esses hormônios atuam nos ovários para promover o desenvolvimento de pequenos grupos de folículos, que contêm, cada

---

[1] O reconhecimento da importância da retroalimentação negativa no controle endócrino foi uma visão profunda feita em 1930 por Dorothy Price, assistente de laboratório na Universidade de Chicago, ao experimentar os efeitos da testosterona em ratos. Ela descreveu como "influência recíproca" e explica como muitos hormônios reprodutivos parecem, de maneira confusa, causar um efeito e o seu oposto, se forem administrados em doses diferentes ou em momentos distintos.

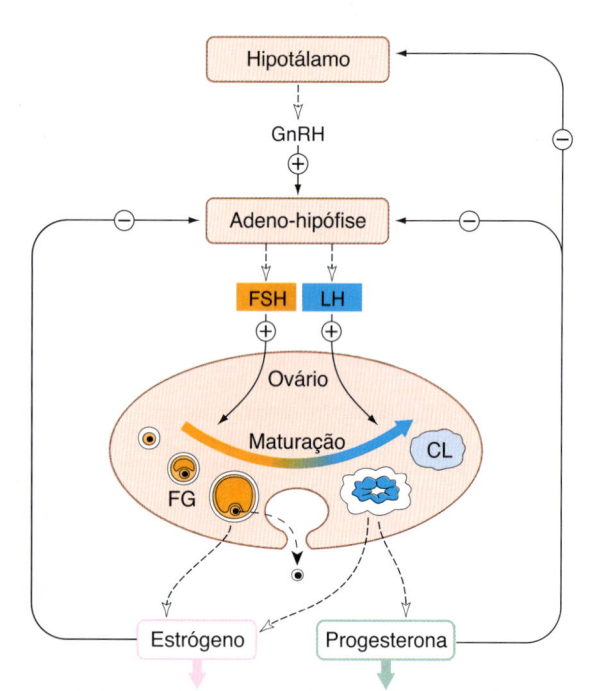

490 SEÇÃO 3 • Fármacos que Afetam os Grandes Sistemas de Órgãos

Figura 35.1 Controle hormonal do sistema reprodutor feminino. O folículo de Graaf (FG) é mostrado em desenvolvimento à esquerda para, em seguida, sofrer involução, formando o corpo lúteo (CL) à direita, após o óvulo (¤) ter sido liberado. *FSHG*, hormônio foliculoestimulante; *GnRH*, hormônio liberador de gonadotrofinas; *LH*, hormônio luteinizante.

um deles, um óvulo. Um dos folículos desenvolve-se mais rapidamente do que os outros e forma o folículo de Graaf (ver Figuras 35.1 e 35.2E), que secreta estrógenos, enquanto ocorre degeneração do restante. O folículo de Graaf maduro consiste em células da teca e da granulosa que circundam uma parte central preenchida de líquido, dentro da qual está o óvulo. Os estrógenos são responsáveis pela fase proliferativa de regeneração do endométrio, que ocorre desde o dia 5 ou 6 até a metade do ciclo (ver Figura 35.2B e F). Durante essa fase, a espessura e a vascularização do endométrio aumentam, e, no pico da secreção de estrógeno, ocorre secreção cervical abundante de muco de pH 8 a 9, rico em proteínas e carboidratos, que facilita a entrada dos espermatozoides. O estrógeno exerce um efeito de retroalimentação negativa sobre a adeno-hipófise, diminuindo a liberação de gonadotrofinas durante a administração crônica de estrógeno como na contracepção oral (ver adiante). Em contrapartida, o pico de secreção endógena de estrógeno imediatamente antes da metade do ciclo sensibiliza as células da hipófise liberadoras de LH à ação do GnRH e induz o surto de secreção de LH observado na metade do ciclo (ver Figura 35.2C). Isso, por sua vez, provoca rápido intumescimento e ruptura do folículo de Graaf, resultando em ovulação. Se a fertilização ocorrer, o óvulo fertilizado descerá pelas tubas uterinas em direção ao útero, começando a sua divisão durante o trajeto.

Estimuladas pelo LH, as células do folículo rompido proliferam e desenvolvem-se no *corpo lúteo*, que secreta progesterona. Esta, por sua vez, atua sobre o endométrio preparado pelo estrógeno, estimulando a fase secretora do ciclo, que torna o endométrio apropriado para a implantação de um óvulo fertilizado. Durante essa fase, o muco cervical torna-se mais viscoso, menos alcalino, menos abundante e, em geral, menos receptivo para os espermatozoides (em essência, os espermatozoides mais

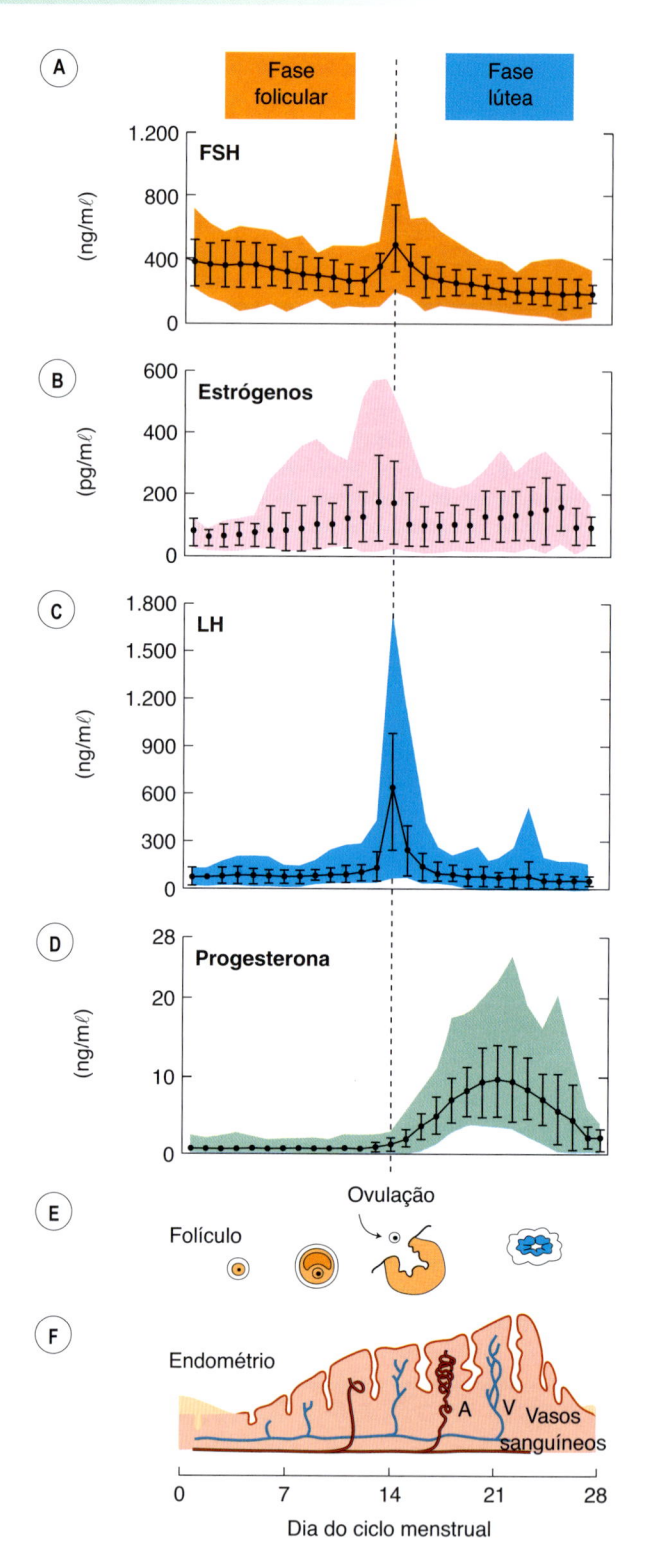

Figura 35.2 Concentrações plasmáticas de hormônios ovarianos e gonadotrofinas em mulheres durante o ciclo menstrual normal. Os valores são a média ± desvio padrão de 40 mulheres. As *áreas sombreadas* indicam toda a extensão das observações. O dia 1 refere-se ao início da menstruação. As concentrações plasmáticas médias de hormônio (**A-D**) são mostradas em relação ao dia do ciclo menstrual. **E** e **F** mostram, na forma de diagrama, as mudanças que ocorrem no folículo ovariano e no endométrio durante o ciclo. A ovulação no dia 14 do ciclo menstrual ocorre com o pico de hormônio luteinizante (LH) na metade do ciclo, representado pela *linha tracejada vertical. A*, arteríolas; *FSH*, hormônio foliculoestimulante; *V*, vênulas. (Conforme van de Wiele, R. L., Dyrenfurth, I. 1974. Pharmacol. Rev. 25, 189-207.)

velhos estão atrasados demais nesse estágio). A progesterona exerce retroalimentação negativa sobre o hipotálamo e a hipófise, diminuindo a liberação de LH. Tem também efeito termogênico, o que provoca elevação da temperatura corporal de cerca de 0,5°C por ocasião da ovulação, que é mantida até o final do ciclo.

Se não houver implantação de um óvulo fertilizado, a secreção de progesterona será interrompida, desencadeando a menstruação. Se a implantação ocorrer, o corpo lúteo continuará secretando progesterona que, em virtude de seu efeito no hipotálamo e na adeno-hipófise, impedirá a ocorrência de ovulação adicional. O córion (um antecessor da placenta) secreta gonadotrofina coriônica humana (HCG), que mantém o revestimento do útero durante a gravidez. Os modernos testes para gravidez detectam os níveis de HCG presentes na urina. Por motivos não fisiologicamente óbvios, a HCG exerce uma ação farmacológica adicional de estimulação da ovulação, que é explorada terapeuticamente no tratamento da infertilidade (ver adiante). À medida que a gravidez prossegue, a placenta desenvolve outras funções hormonais e secreta diversos hormônios, incluindo gonadotrofinas, progesterona e estrógenos. A progesterona secretada durante a gravidez controla o desenvolvimento dos alvéolos secretores na glândula mamária, enquanto o estrógeno estimula os ductos lactíferos. Após o parto, o estrógeno, juntamente com a prolactina (ver Capítulo 33), é responsável pela estimulação e manutenção da lactação, enquanto doses suprafisiológicas de estrógeno a suprimem.

Os estrógenos, os progestógenos (fármacos semelhantes à progesterona), os androgênios e as gonadotrofinas são descritos adiante – ver Figura 35.3 para as vias de biossíntese dos hormônios esteroides.

CONTROLE NEURO-HORMONAL DO SISTEMA REPRODUTOR MASCULINO

Como ocorre nas mulheres, os hormônios do hipotálamo, da adeno-hipófise, das gônadas controlam o sistema reprodutor masculino. A Figura 35.4 fornece uma visão geral simplificada. O GnRH controla a secreção das gonadotrofinas pela adeno-hipófise. Essa secreção não é cíclica, como a que ocorre nas mulheres que menstruam, embora seja pulsátil em ambos os sexos, como outros hormônios da adeno-hipófise (ver Capítulo 33). Há secreção diurna (maior pela manhã, menor à noite) de testosterona nos homens e suposta flutuação sazonal (maior no verão, menor no outono). O FSH é responsável pela integridade dos túbulos seminíferos e, após

> **Controle hormonal do sistema reprodutor feminino**
>
> - O ciclo menstrual começa com a menstruação
> - O GnRH, liberado pelo hipotálamo, atua sobre a adeno-hipófise para liberar FSH e LH
> - O FSH e o LH estimulam o desenvolvimento dos folículos no ovário. O FSH é o principal hormônio que estimula a produção de estrógeno. O LH estimula a ovulação na metade do ciclo e constitui o principal hormônio que controla a síntese e secreção subsequentes de progesterona pelo corpo lúteo
> - O estrógeno controla a fase proliferativa do endométrio e possui efeitos de retroalimentação negativa sobre a adeno-hipófise. A progesterona controla a fase secretora mais tardia e tem efeitos de retroalimentação negativa tanto no hipotálamo quanto na adeno-hipófise
> - Se houver implantação de um óvulo fertilizado, o corpo lúteo continuará secretando progesterona
> - Após a implantação, a HCG do córion torna-se importante, e, posteriormente durante a gravidez, a placenta secreta progesterona, HCG e outros hormônios.

a puberdade, é importante na gametogênese por meio de sua ação sobre as células de Sertoli, que nutrem e sustentam os espermatozoides em desenvolvimento. O LH, que no sexo masculino é também denominado *hormônio estimulante das células intersticiais* (ICSH), estimula as células intersticiais (células de Leydig) a secretar androgênios – em particular a *testosterona*. A secreção de LH/ICSH começa na puberdade, e a consequente secreção de testosterona induz a maturação dos órgãos reprodutores e o desenvolvimento das características sexuais secundárias. Depois disso, a principal função da testosterona consiste na manutenção da espermatogênese e, portanto, da fertilidade – uma ação mediada pelas células de Sertoli. A testosterona também é importante na maturação dos espermatozoides quando passam pelo epidídimo e ducto deferente. Uma ação adicional é o efeito de retroalimentação na adeno-hipófise, que modula a sua sensibilidade ao GnRH e, portanto, influencia a secreção de LH/ICSH. A testosterona possui efeitos anabólicos pronunciados, causando o desenvolvimento da musculatura e o aumento do crescimento ósseo, que resulta no estirão de crescimento puberal, seguido de fechamento das epífises dos ossos longos.

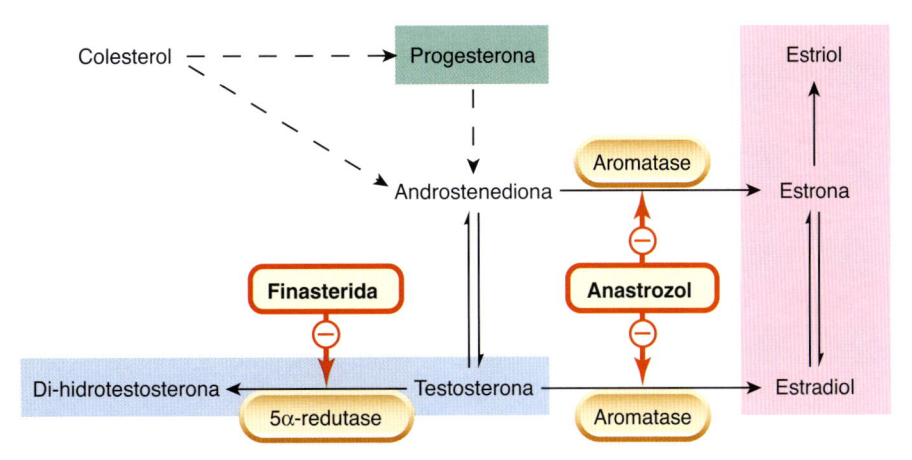

Figura 35.3 Via de biossíntese dos androgênios e dos estrógenos, com os locais de ação dos fármacos. (Ver também a Figura 33.5.) A finasterida é usada na hiperplasia prostática benigna, enquanto o anastrozol é usado no tratamento do câncer de mama em mulheres na pós-menopausa.

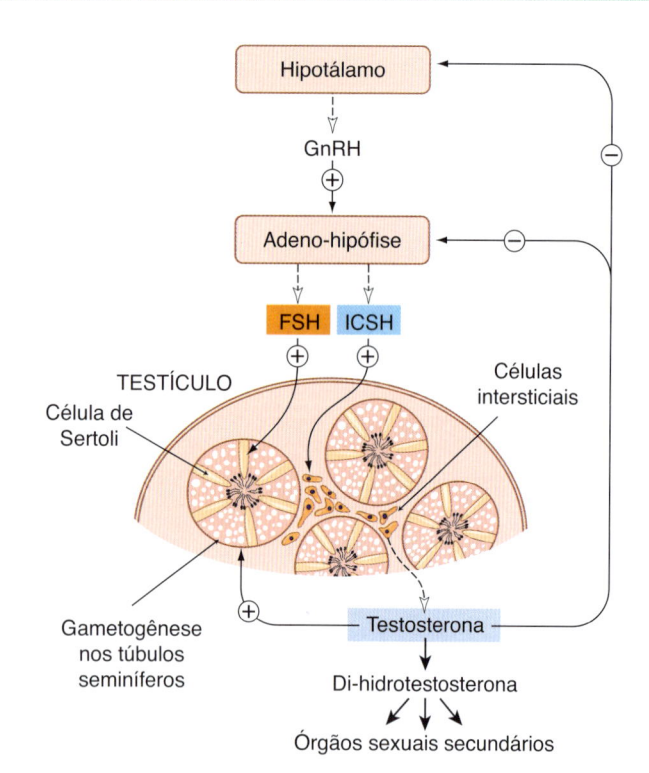

Figura 35.4 Controle hormonal do sistema reprodutor masculino. *FSH*, hormônio foliculoestimulante; *GnRH*, hormônio liberador de gonadotrofinas; *ICSH*, hormônio estimulante das células intersticiais.

A secreção de testosterona é principalmente controlada pelo LH/ICSH, porém o FSH também tem seu papel, possivelmente pela liberação de um fator semelhante ao GnRH pelas células de Sertoli, que constituem seu principal alvo. As células intersticiais que sintetizam a testosterona também têm receptores para a prolactina, que pode influenciar a produção de testosterona pelo aumento no número de receptores para LH/ICSH.

EFEITOS COMPORTAMENTAIS DOS HORMÔNIOS SEXUAIS

Além de controlar o ciclo menstrual, os esteroides sexuais afetam o comportamento sexual. São reconhecidos dois tipos de controle: *organizacional* e *ativacional*.

O controle *organizacional* refere-se ao fato de que a diferenciação sexual do cérebro pode ser permanentemente alterada pela presença ou ausência de esteroides sexuais em estágios fundamentais do desenvolvimento. Em ratos, a administração de androgênios a fêmeas nos primeiros dias após o nascimento resulta em virilização do comportamento a longo prazo. Em contrapartida, a castração neonatal de ratos machos causa o desenvolvimento de comportamento feminino. O desenvolvimento do cérebro na ausência de esteroides sexuais segue linhas femininas, porém muda para o padrão masculino quando o hipotálamo é exposto a androgênios em um estágio fundamental do desenvolvimento. Tem sido demonstrado que a virilização do comportamento de ninhadas de primatas fêmeas não humanas, após a administração de androgênios, é similar, mas pouco completa, e provavelmente também ocorre em humanos se mulheres grávidas forem expostas a excesso de androgênios.

O efeito *ativacional* dos esteroides sexuais refere-se à sua capacidade de modificar o comportamento sexual após o desenvolvimento completo do cérebro. Em geral, os estrógenos e os androgênios aumentam a atividade sexual no sexo apropriado. A **ocitocina**, que é importante durante o parto (ver adiante), também desempenha um papel nos comportamentos de acasalamento e parenteral, e a sua ação no sistema nervoso central é regulada pelo estrógeno (ver Capítulo 33).

FÁRMACOS QUE AFETAM A FUNÇÃO REPRODUTORA

ESTRÓGENOS

Os estrógenos são sintetizados pelo ovário e pela placenta e, em pequenas quantidades, pelos testículos e pelo córtex da suprarrenal. A substância inicial para a síntese de estrógeno e de outros esteroides é o colesterol. Os precursores imediatos dos estrógenos são substâncias androgênicas – a androstenediona ou a testosterona (ver Figura 35.3). Nos seres humanos, existem três estrógenos endógenos principais: o *estradiol*, a *estrona* e o *estriol* (ver Figura 35.3). O estradiol é o mais potente e o principal estrógeno secretado pelo ovário. No início do ciclo menstrual, a concentração plasmática é de 0,2 nmol/ℓ, e aumenta para cerca de 0,2 nmol/ℓ na metade do ciclo.

AÇÕES

O estrógeno atua em conjunto com a progesterona e induz a síntese de receptores de progesterona no útero, na vagina, na adeno-hipófise e no hipotálamo. Por outro lado, a progesterona diminui a expressão dos receptores de estrógeno no sistema reprodutor. A *prolactina* (ver Capítulo 33) também influencia a ação dos estrógenos, visto que aumenta o número de receptores de estrógeno na glândula mamária, porém não tem nenhum efeito sobre a expressão desses receptores no útero.

Os efeitos dos estrógenos exógenos em mulheres dependem do estágio de maturidade sexual por ocasião de sua administração:

- *No hipogonadismo primário*: os estrógenos estimulam o desenvolvimento das características sexuais secundárias e aceleram o crescimento
- *Em adultos com amenorreia primária*: os estrógenos, quando administrados ciclicamente com um progestógeno, induzem um ciclo artificial
- *Em mulheres sexualmente maduras*: o estrógeno (administrado com um progestógeno, ver adiante) é um contraceptivo
- *Durante ou após a menopausa*: a reposição de estrógeno previne os sintomas da menopausa e a perda óssea.

Os estrógenos possuem várias ações metabólicas, incluindo mineralocorticoides (retenção de sal e de água) e ações anabólicas discretas. Aumentam a coagulabilidade do sangue e, em doses farmacológicas, aumentam o risco de tromboembolismo.

MECANISMO DE AÇÃO

O estrógeno liga-se a receptores nucleares (ver Capítulo 3). Existem pelo menos dois tipos de receptores de estrogênio, denominados ERα e ERβ. A ligação é seguida de interação dos complexos resultantes com sítios nucleares e efeitos genômicos subsequentes. Além desses receptores intracelulares "clássicos", alguns efeitos estrogênicos, em particular suas ações vasculares rápidas, são iniciados pela interação com receptores de membrana, incluindo um receptor de estrógeno acoplado à proteína G (GPER), que foi clonado a partir de células endoteliais vasculares e que desempenha um papel na regulação do tônus vascular e no crescimento celular, bem como na homeostasia dos lipídeos e da glicose (Barton e Prossnitz, 2015). A vasodilatação aguda causada pelo 17-β-estradiol é mediada pelo óxido nítrico, e um estrógeno de origem vegetal (fitoestrógeno), denominado **genisteína** (seletivo para o ERβ, além de apresentar efeitos bastante distintos devido à inibição da proteína quinase C), é tão potente quanto o 17-β-estradiol nesse aspecto (Walker et al., 2001).

PREPARAÇÕES

Dispõe-se de muitas preparações de estrógenos (por via oral, transdérmica, intramuscular, implantável e tópica) para uma variedade ampla de indicações. Essas preparações incluem estrógenos naturais (p. ex., **estradiol**, **estriol**) e sintéticos (p. ex., **mestranol**, **etinilestradiol**, **dietilestilbestrol**). Os estrógenos são apresentados como agentes isolados ou associados a progestógenos.

ASPECTOS FARMACOCINÉTICOS

Os estrógenos naturais e sintéticos são bem absorvidos pelo trato gastrintestinal (GI). Entretanto, após absorção, os naturais são rapidamente metabolizados no fígado, enquanto os sintéticos sofrem degradação com menos rapidez. Ocorre recirculação êntero-hepática variável. Os estrógenos são, em sua maioria, absorvidos com facilidade pela pele e pelas mucosas. Podem ser administrados como cremes intravaginais ou óvulos vaginais para efeito local. No plasma, os estrógenos naturais ligam-se à albumina e a uma globulina de ligação de esteroides sexuais. Os estrógenos naturais são excretados na urina como metabólicos glucuronídeos e sulfatos.

EFEITOS ADVERSOS

Os efeitos adversos dos estrógenos variam desde efeitos comuns e incômodos até efeitos potencialmente fatais, porém raros: hipersensibilidade das mamas, náuseas, vômitos, anorexia, retenção de sal e de água com consequente edema e risco aumentado de tromboembolismo. Mais detalhes sobre os efeitos adversos dos contraceptivos orais são fornecidos mais adiante.

Quando usados de modo intermitente para terapia de reposição na pós-menopausa, os estrógenos causam sangramento semelhante ao da menstruação. Os estrógenos provocam hiperplasia endometrial, a menos que sejam administrados ciclicamente com uma progesterona. Quando administrados a homens, os estrógenos resultam em feminização.

Existe uma preocupação atual em relação aos efeitos ambientais dos estrógenos, incluindo vários pesticidas que atuam sobre os receptores de estrógenos, bem como estrógenos excretados na urina. Qualquer uma dessas fontes de estrógeno pode poluir o lençol freático e causar dano à vida aquática selvagem, além de constituir um risco à saúde humana (Adeel et al., 2017; McLachlan, 2016).

A administração de estrógeno a mulheres grávidas pode causar anormalidades genitais no recém-nascido: o carcinoma da vagina era mais comum em mulheres jovens cujas mães tinham recebido dietilestilbestrol no início da gravidez, na tentativa equivocada de evitar o aborto (ver Capítulo 58).

Os usos clínicos dos estrógenos e dos antiestrógenos estão resumidos no boxe. Além disso, ver a seção mais adiante sobre terapia de reposição hormonal (TRH) na pós-menopausa.

ANTIESTRÓGENOS, INIBIDORES DA AROMATASE E MODULADORES SELETIVOS DO RECEPTOR DE ESTRÓGENO (SERMS)

O **raloxifeno**, um "modulador seletivo do receptor de estrógeno" (SERM), possui efeitos antiestrogênicos na mama e no útero, porém tem efeitos estrogênicos no osso, no metabolismo dos lipídeos e na coagulação sanguínea. É utilizado na prevenção e no tratamento da osteoporose da pós-menopausa (ver Capítulo 36) e diminui a incidência de câncer de mama positivo para receptor de estrógeno, de modo semelhante ao do **tamoxifeno**, porém com menos eventos adversos (Barrett-Connor et al., 2006; Vogel et al., 2006). A FDA, dos EUA, e a Agência Nacional de Vigilância Sanitária (Anvisa), do Brasil, aprovam o seu uso para reduzir o risco de câncer de mama invasivo em mulheres na pós-menopausa com osteoporose e em mulheres na pós-menopausa com alto risco de câncer de mama invasivo. Diferentemente do estrógeno, não impede as ondas de calor da menopausa, e os sintomas da menopausa constituem efeitos adversos comuns; aumenta o risco de doença tromboembólica e é menos usado contra a osteoporose do que os bifosfonatos (ver Capítulo 36).

O tamoxifeno tem ação antiestrogênica no tecido mamário, porém ações estrogênicas sobre os lipídeos plasmáticos, o endométrio e o osso. Produz efeitos adversos leves semelhantes aos dos estrógenos, consistentes com a sua atividade de agonista parcial. O complexo tamoxifeno-receptor de estrógeno não se dissocia com facilidade, interferindo na reciclagem do receptor.

O tamoxifeno suprarregula o TGF-β, uma citocina que retarda a progressão de neoplasia maligna e que também desempenha um papel no controle do equilíbrio entre osteoblastos produtores de osso e osteoclastos de reabsorção do osso (ver Capítulo 36).

O uso do tamoxifeno no tratamento e na prevenção do câncer de mama é discutido com mais detalhes no Capítulo 57.

O bloqueio da síntese de estrógenos proporciona uma alternativa para o bloqueio de seus receptores. Os *inibidores da aromatase* (ver Capítulo 57), como o **anastrozol**, bloqueiam a síntese de estrógeno na glândula suprarrenal (ver Figura 35.3), mas não no ovário, e constituem uma alternativa para os agonistas do receptor em mulheres na pós-menopausa, mas não na pré-menopausa com câncer de mama. O **clomifeno** inibe a ligação do estrógeno a seus receptores na adeno-hipófise, de modo que impede a retroalimentação negativa e aumenta de forma aguda a secreção de GnRH e de gonadotrofinas; além disso, apresenta alguma atividade de agonista de estrógeno e é classificado como SERM. É administrado por via oral em um curso de 5 dias, que começa em torno do dia 5 do ciclo menstrual, para o tratamento da infertilidade causada pela falta de ovulação. O aumento resultante nos níveis de GnRH e de gonadotrofinas estimula e aumenta os ovários, intensifica a secreção de estrógeno e induz ovulação, que pode ser monitorada por ultrassonografia intravaginal. É comum o nascimento de gêmeos, porém a gravidez múltipla é incomum.

Ver o boxe clínico sobre estrógenos e antiestrógenos para um resumo dos usos clínicos.

> **Estrógenos e antiestrógenos**
>
> - Os estrógenos endógenos incluem o estradiol (o mais potente), a estrona e o estriol; dispõe-se de numerosas formas sintéticas exógenas (p. ex., **etinilestradiol**)
> - O mecanismo de ação envolve a interação com receptores nucleares (ERα ou ERβ) nos tecidos-alvo, o que resulta em modificação da transcrição gênica. Alguns dos efeitos vasculares e metabólicos rápidos dos estrógenos são mediados por um GPER
> - Seus efeitos farmacológicos dependem da maturidade sexual do receptor:
>   - Antes da puberdade, eles estimulam o desenvolvimento das características sexuais secundárias
>   - Quando administrados de forma cíclica a mulheres adultas, induzem um ciclo menstrual artificial e são usados para contracepção
>   - Quando administrados durante ou após a menopausa, previnem os sintomas da menopausa e protegem contra a osteoporose, porém aumentam o tromboembolismo
> - Os antiestrógenos são antagonistas competitivos ou agonistas parciais. O **tamoxifeno** é usado no câncer de mama dependente de estrógeno. O **clomifeno** induz a ovulação por meio de inibição dos efeitos de retroalimentação negativa no hipotálamo e na adeno-hipófise
> - Os moduladores seletivos do receptor de estrógeno são agonistas de estrógeno em alguns tecidos, porém antagonistas em outros. O **raloxifeno** (um desse tipo de fármaco) é usado no tratamento e na prevenção da osteoporose em mulheres com risco aumentado de câncer de mama.

> **Usos clínicos dos estrógenos e antiestrógenos**
>
> **Estrógenos**
> - Terapia de reposição
>   - Insuficiência ovariana primária (p. ex., síndrome de Turner)
>   - Insuficiência ovariana secundária (menopausa) para as ondas de calor, o ressecamento vaginal e a preservação da massa óssea. Esse uso deve ser a curto prazo, devido a um risco excessivo de tromboembolismo
> - Contracepção
> - Câncer de próstata e câncer de mama (essas indicações foram suplantadas, em grande parte, por outras manipulações hormonais; ver Capítulo 57)
>
> **Antiestrógenos/SERMs e inibidores da aromatase**
> - Para tratamento do câncer de mama sensível a estrógenos (**tamoxifeno, toremifeno, fulvestranto**)
> - Os inibidores da aromatase (p. ex., **anastrozol**) constituem uma alternativa para o câncer de mama em mulheres na pós-menopausa
> - Para induzir ovulação (**clomifeno**) no tratamento da infertilidade causada por anovulação.

PROGESTÓGENOS

O hormônio progestacional natural (progestógeno) é a *progesterona* (ver Figuras 35.2 e 35.3), secretada pelo corpo lúteo na segunda metade do ciclo menstrual e pela placenta durante a gravidez. Pequenas quantidades também são secretadas pelos testículos e pelo córtex da suprarrenal.

Os progestógenos atuam em receptores nucleares. A densidade dos receptores de progesterona é controlada pelos estrógenos (ver discussão anterior).

PREPARAÇÕES

Existem dois grupos principais de progestógenos:

1. O hormônio de ocorrência natural e seus derivados (p. ex., **hidroxiprogesterona, medroxiprogesterona, didrogesterona**). A progesterona em si é praticamente inativa por via oral, em virtude de seu metabolismo hepático pré-sistêmico. Dispõe-se de outros derivados para administração oral, injeção intramuscular ou administração por via vaginal ou retal.
2. Os derivados da testosterona (p. ex., **noretisterona, norgestrel** e **etinodiol**) podem ser administrados por via oral. Os dois primeiros possuem alguma atividade androgênica e são metabolizados a produtos estrogênicos. Progestógenos mais novos utilizados na contracepção incluem o **desogestrel** e o **gestodeno**; constituem uma opção para mulheres que apresentam efeitos adversos, como acne, depressão ou sangramento inesperado, com fármacos mais antigos; entretanto, têm sido associados a um maior risco de doença tromboembólica venosa (ver adiante).

AÇÕES

As ações farmacológicas dos progestógenos são, em essência, as mesmas que as ações fisiológicas da progesterona descritas anteriormente. Os efeitos específicos relevantes para a contracepção são discutidos com detalhes mais adiante.

ASPECTOS FARMACOCINÉTICOS

A progesterona injetada liga-se à albumina, mas não à globulina de ligação de esteroides sexuais. Parte da progesterona é armazenada no tecido adiposo. É metabolizada no fígado, e os produtos, a pregnanolona e o pregnanediol, são conjugados com ácido glucurônico e excretados na urina.

EFEITOS ADVERSOS

Os efeitos adversos dos progestógenos incluem ações androgênicas fracas. Outros efeitos adversos consistem em acne, retenção de líquido, mudança no peso corporal, depressão, alteração da libido, desconforto na mama, sintomas pré-menstruais, ciclos menstruais irregulares e sangramento inesperado. Alguns dos progestógenos mais recentes aumentam a incidência de tromboembolismo.

Os usos clínicos dos progestógenos estão resumidos no boxe clínico.

ANTIPROGESTÓGENOS

A **mifepristona** é um agonista parcial dos receptores de progesterona que sensibiliza o útero para a ação das prostaglandinas (PGs). É administrada por via oral e apresenta meia-vida plasmática de 21 horas. A mifepristona é usada em combinação com uma PG (p. ex., **gemeprosta**; ver adiante) como alternativa médica para a interrupção cirúrgica da gravidez (ver boxe clínico). O **ulipristal** é um modulador seletivo do receptor de progesterona, que bloqueia a ovulação. Está disponível sob venda livre e é usado para contracepção de emergência nas primeiras 120 horas após relação sexual vaginal e também diminui o tamanho de fibromas uterinos (tumores benignos do útero) no pré-operatório.

> **Progestógenos e antiprogestógenos**
>
> - O hormônio endógeno é a progesterona. Exemplos de fármacos sintéticos são o derivado da progesterona, a **medroxiprogesterona**, e o derivado da testosterona, a **noretisterona**
> - O mecanismo de ação envolve o receptor intracelular/expressão gênica alterada. Os estrógenos estimulam a síntese de receptores de progesterona, enquanto a progesterona inibe a síntese de receptores de estrógenos
> - Os principais usos terapêuticos incluem contracepção oral e esquemas de reposição de estrógeno, bem como tratamento da endometriose
> - A **mifepristona**, um antiprogestógeno, em combinação com análogos da PG, constitui uma alternativa médica eficaz para a interrupção cirúrgica do início da gravidez.

TERAPIA DE REPOSIÇÃO HORMONAL (TRH) NA PÓS-MENOPAUSA

Na menopausa, seja natural seja cirurgicamente induzida, a função ovariana diminui, e ocorre queda dos níveis de estrógenos. Há uma longa história de divergências em relação aos prós e contras da TRH nesse contexto, e a recomendação prevalecente passou por várias revisões ao longo dos anos (ver Davis et al., 2005). Normalmente, a TRH envolve a administração cíclica ou contínua de baixas doses de um ou mais estrógenos, com ou sem progestógeno. A TRH a curto prazo tem alguns benefícios bem definidos:

- Melhora dos sintomas causados pela redução dos estrógenos (p. ex., ondas de calor e ressecamento vaginal)
- Prevenção e tratamento da osteoporose; entretanto, outros fármacos (p. ex., bifosfonatos) geralmente são preferidos (ver Capítulo 36).

> **Usos clínicos dos progestógenos e dos antiprogestógenos**
>
> **Progestógenos**
> - Contracepção:
>   – Com **estrógeno** (geralmente etinilestradiol) na *pílula anticoncepcional oral combinada*
>   – Como *pílula anticoncepcional apenas com progesterona*
>   – Para contracepção com progesterona apenas na forma *injetável* ou *implantável*
>   – Como parte de um sistema contraceptivo *intrauterino*
> - Combinados com **estrógeno** para *terapia de reposição estrogênica* em mulheres com o útero intacto, para prevenção de hiperplasia e carcinoma endometriais
> - Para a endometriose
> - No carcinoma endometrial
>
> **Antiprogestógenos**
> - Interrupção médica da gravidez: **mifepristona** (agonista parcial) combinada com uma PG (p. ex., **gemeprosta**)
> - Contracepção de emergência (pílula do dia seguinte): **ulipristal** (modulador seletivo dos receptores de progesterona), também utilizado para reduzir o tamanho de fibromas uterinos no pré-operatório.

A reposição com estrógeno não diminui o risco de doença cardíaca coronariana, apesar da esperança, e tampouco há evidências de que diminua o declínio da função cognitiva relacionado com a idade. As desvantagens incluem:

- Sangramento inesperado cíclico
- Efeitos adversos relacionados com a progesterona (ver adiante)
- Risco aumentado de câncer endometrial se o estrógeno for administrado sem oposição de progestógeno
- Risco aumentado de câncer de mama, relacionado com a duração da TRH, desaparecendo nos primeiros 5 anos após a interrupção
- Risco aumentado de tromboembolismo venoso (risco aproximadamente duplo em mulheres em uso de TRH combinada por 5 anos).

Os *links* na lista de referências fornecem as melhores estimativas a partir de 2019 dos riscos de câncer (de mama, endométrio, ovário), tromboembolismo venoso, acidente vascular cerebral e doença arterial coronariana em relação com a idade e a duração da TRH.

Os estrógenos usados na TRH podem ser administrados por via oral (estrógenos conjugados, estradiol, estriol), por via vaginal (estriol), adesivos transdérmicos (estradiol) ou implante subcutâneo (estradiol). A **tibolona** é comercializada no tratamento a curto prazo dos sintomas de deficiência de estrógeno e na profilaxia da osteoporose na pós-menopausa em mulheres com alto risco de fraturas quando outra profilaxia está contraindicada ou não é tolerada. Possui atividade estrogênica, progestagênica e androgênica fraca e pode ser usada continuamente sem progesterona cíclica (evitando, assim, a inconveniência do sangramento por suspensão).

ANDROGÊNIOS

A *testosterona* é o principal androgênio natural. É sintetizada (ver Figura 35.3 para a via de biossíntese) principalmente pelas células intersticiais dos testículos e, em quantidades menores, pelos ovários e pelo córtex da suprarrenal. Vários outros hormônios esteroides (p. ex., progestógenos) possuem alguma ação androgênica, assim como vários fármacos sintéticos.

AÇÕES

Em geral, os efeitos dos androgênios exógenos são os mesmos que os da testosterona e dependem da idade e do sexo do receptor. Se forem administrados androgênios a meninos pré-puberais, eles não alcançaram a sua altura total prevista, devido ao fechamento prematuro das epífises dos ossos longos. Em meninos na idade da puberdade, há um rápido desenvolvimento das características sexuais secundárias (i. e., crescimento de pelos faciais, axilares e púbicos, engrossamento da voz), maturação dos órgãos genitais e acentuado aumento da força muscular. Há um estirão de crescimento com aceleração do aumento habitual da altura que ocorre ano após ano em crianças de menos idade, seguido da fusão das epífises dos ossos e cessamento do crescimento linear. Nos adultos, os efeitos anabólicos podem ser acompanhados de retenção de sal e de água. A pele torna-se espessa e pode escurecer, e as glândulas sebáceas tornam-se mais ativas, predispondo à acne. Ocorre aumento do peso corporal e da massa muscular, em parte devido à retenção hídrica. Os androgênios produzem uma sensação de bem-estar e aumento do vigor físico e podem aumentar a libido. Há controvérsia sobre o fato de serem responsáveis pelo comportamento sexual, assim como a sua contribuição para o comportamento agressivo. A testosterona em concentrações suprafisiológicas inibe a espermatogênese – sendo o paradoxo aparente uma consequência da retroalimentação negativa da testosterona sobre o GnRH – reduzindo, assim, a fertilidade masculina.

MECANISMO DE AÇÃO

Na maioria das células-alvo, a testosterona atua por meio de um metabólito ativo, a di-hidrotestosterona, na qual é convertida localmente por uma enzima 5α-redutase. Em contrapartida, a testosterona em si provoca virilização do trato genital no embrião masculino e regula a produção de LH/ICSH nas células da adeno-hipófise. A testosterona e a di-hidrotestosterona modificam a transcrição gênica por meio de sua interação com receptores nucleares.

PREPARAÇÕES

A **testosterona** pode ser administrada por implante subcutâneo ou discos transdérmicos. Vários ésteres (p. ex., enantato e propionato) são administrados por injeção intramuscular de depósito. O undecanoato de testosterona e a mesterolona podem ser administrados por via oral.

ASPECTOS FARMACOCINÉTICOS

Quando administrada por via oral, a testosterona é rapidamente metabolizada no fígado a androstenediona, que é um androgênio fraco. Praticamente toda a testosterona na circulação está ligada às proteínas plasmáticas – sobretudo à globulina de ligação de esteroides sexuais. Cerca de 90% da testosterona endógena são eliminados como metabólitos. A meia-vida de eliminação do hormônio livre é curta (10 a 20 minutos). Os androgênios sintéticos são metabolizados com menos rapidez, e alguns são excretados em sua forma inalterada na urina.

> **Androgênios e controle hormonal do sistema reprodutor masculino**
>
> - O GnRH do hipotálamo atua sobre a adeno-hipófise para liberar tanto o FSH, que estimula a gametogênese, quanto o LH (também denominado hormônio estimulador de células intersticiais), que estimula a secreção de androgênios
> - O principal hormônio endógeno é a testosterona; são usadas injeções de depósito intramusculares de ésteres de testosterona para terapia de reposição
> - O mecanismo de ação envolve receptores intracelulares/alteração da expressão gênica
> - Os efeitos dependem de idade/sexo e incluem o desenvolvimento das características sexuais secundárias masculinas em meninos pré-puberais e masculinização nas mulheres

> **Usos clínicos dos androgênios e antiandrogênios**
>
> - Androgênios (preparações de **testosterona**) como reposição hormonal no:
>   – Hipogonadismo masculino, devido à doença hipofisária ou testicular
> - Os antiandrogênios (p. ex., **flutamida**, **ciproterona**) são usados como parte do tratamento do câncer de próstata
> - Os inibidores da 5α-redutase (p. ex., **finasterida**) são usados na hiperplasia prostática benigna (ver Capítulo 29)

EFEITOS ADVERSOS

Os efeitos adversos dos androgênios consistem em diminuição da liberação de GnRH durante o uso continuado, com consequente infertilidade masculina[2] e retenção de sal e de água, levando à formação de edema. Foi relatada a ocorrência de adenocarcinoma do fígado. Os androgênios comprometem o crescimento em crianças (devido à fusão prematura das epífises), causam acne e levam à masculinização em meninas. Os efeitos adversos da reposição de testosterona e seu monitoramento são revisados por Rhoden e Morgentaler (2004).

Os usos clínicos dos androgênios são apresentados no boxe clínico.

ESTEROIDES ANABOLIZANTES

Os androgênios podem ser modificados quimicamente para alterar o equilíbrio dos efeitos anabólicos e de outros efeitos. Os "esteroides anabolizantes" (p. ex., **nandrolona**) aumentam de maneira desproporcional a síntese de proteínas e o desenvolvimento muscular, porém o seu uso clínico (p. ex., na doença debilitante ou com perda de massa muscular) não são recomendados. São utilizados na terapia da anemia aplásica e (notoriamente) de forma abusiva por alguns atletas (ver Capítulo 59), assim como a própria testosterona. Os efeitos adversos foram descritos anteriormente. Além disso, a icterícia colestática, os tumores hepáticos e o risco aumentado de doença cardíaca coronariana constituem efeitos adversos reconhecidos de esteroides anabolizantes em altas doses.

ANTIANDROGÊNIOS

Tanto os estrógenos quanto os progestógenos possuem atividade antiandrogênica, os estrógenos principalmente pela inibição da secreção de GnRH, e os progestógenos (alguns dos quais são agonistas parciais fracos nos receptores de androgênios, ver discussão anterior) pela sua competição pelos receptores de androgênios nos órgãos-alvo. A **ciproterona** é um derivado da progesterona, que possui baixa atividade progestacional. Trata-se de um agonista parcial nos receptores de androgênios, que compete com a di-hidrotestosterona pelos receptores nos tecidos-alvo sensíveis a androgênios. Por meio de seu efeito sobre o hipotálamo, deprime a síntese de gonadotrofinas. É usada como adjuvante no tratamento do câncer de próstata durante o início do tratamento com agonista do GnRH (ver adiante). É também usada na terapia da puberdade precoce em homens e na masculinização e acne em mulheres. Diminui a libido e tem sido utilizada no tratamento da hipersexualidade em agressores sexuais masculinos.[3]

A **flutamida** é um antiandrogênio não esteroide utilizado com agonistas do GnRH no tratamento do câncer de próstata.

Os fármacos podem ter ação antiandrogênica ao inibir as enzimas envolvidas na síntese. A **finasterida** inibe a enzima (5α-redutase) que converte a testosterona em seu metabólito ativo, a di-hidrotestosterona (ver Figura 35.3). A finasterida é bem absorvida após administração oral, apresenta meia-vida de cerca de 7 horas e é excretada na urina e nas fezes.

---

[2]Os androgênios em doses elevadas também afetam de maneira adversa a fertilidade feminina, enquanto concentrações fisiológicas são implicadas na fertilidade da mulher (Prizant et al., 2014).
[3]São usadas doses muito diferentes para diversas condições, por exemplo, 2 mg/dia em combinação com etinilestradiol para a acne, 100 mg/dia para a hipersexualidade e até 300 mg/dia para o câncer de próstata.

É utilizada no tratamento da hiperplasia prostática benigna (ver Capítulo 29).

HORMÔNIO LIBERADOR DE GONADOTROFINAS (GNRH): AGONISTAS E ANTAGONISTAS

Os GnRH é um decapeptídeo que controla a secreção de FSH e de LH pela adeno-hipófise. A secreção de GnRH é controlada por impulsos neurais provenientes de outras partes do cérebro e por meio de retroalimentação negativa pelos esteroides sexuais (Figuras 35.1 e 35.5). Os androgênios, os estrógenos e os progestógenos exógenos inibem a secreção de GnRH, porém apenas os progestógenos exercem esse efeito em doses que não possuem ações hormonais acentuadas nos tecidos periféricos, presumivelmente pelo fato de que os receptores de progesterona no trato reprodutor são escassos, a não ser que tenham sido induzidos por exposição prévia ao estrógeno. O **danazol** (ver adiante) é um esteroide sintético que inibe a liberação de GnRH e, como consequência, das gonadotrofinas (FSH e LH). O **clomifeno** é um SERM que atua principalmente como antagonista de estrógeno, que estimula a liberação de gonadotrofinas pela inibição dos efeitos de retroalimentação negativa do estrógeno endógeno; é usado no tratamento da infertilidade (ver boxe clínico e Figura 35.5).

O GnRH sintético é denominado *gonadorrelina*. Foram sintetizados numerosos análogos do GnRH, tanto agonistas quanto antagonistas. A **busserrelina**, a **leuprorrelina**, a **gosserrelina** e a **nafarrelina** são agonistas, sendo o último 200 vezes mais potente do que o GnRH endógenos (bons exemplos de superagonistas, visto que a sua eficácia é maior que a do agonista natural no receptor, GnRH).

FARMACOCINÉTICA E USOS CLÍNICOS

Os agonistas do GnRH, quando administrados por via subcutânea em pulsos para mimetizar a secreção fisiológica do hormônio, estimulam a liberação de gonadotrofinas (ver Figura 35.5) e induzem a ovulação. São absorvidos em sua forma intacta após administração nasal (ver Capítulo 9). O uso contínuo por *spray* nasal ou como preparações de depósito estimula transitoriamente a liberação de gonadotrofinas; todavia, *inibe* em seguida a liberação desses hormônios (ver Figura 35.5), devido à infrarregulação (dessensibilização) dos receptores de GnRH na hipófise. Os análogos do GnRH são administrados dessa maneira para produzir supressão gonadal em várias condições dependentes de hormônios sexuais, como cânceres de próstata e de mama, endometriose (presença de tecido endometrial fora da cavidade uterina) e fibromas uterinos grandes. A administração contínua e não pulsátil inibe a espermatogênese e a ovulação. Os agonistas do GnRH são utilizados por especialistas no tratamento da infertilidade, não para estimular a ovulação (que é obtida pelo uso de preparações de gonadotrofinas), mas com o objetivo de suprimir a hipófise antes da administração de FSH ou de HCG.

EFEITOS ADVERSOS DOS ANÁLOGOS DO GNRH

Os efeitos adversos dos agonistas do GnRH em mulheres, como, por exemplo, rubor, ressecamento vaginal e perda óssea, resultam de hipoestrogenismo. O estímulo inicial da secreção de gonadotrofinas quando se começa o tratamento pode agravar transitoriamente a dor causada por metástases ósseas em homens com câncer de próstata, de modo que o tratamento é iniciado apenas depois de o paciente ter recebido um antagonista do receptor de androgênios, como **flutamida** (ver anteriormente e Capítulo 57).

DANAZOL

Ações e farmacocinética

O **danazol** inibe a secreção de gonadotrofinas (particularmente no ápice observado na metade do ciclo) e, em consequência, reduz a síntese de estrógeno no ovário. Nos homens, o danazol diminui a síntese de androgênios e a espermatogênese. Possui atividade androgênica. É ativo por via oral e metabolizado no fígado.

O danazol é utilizado em condições dependentes de hormônios sexuais, que incluem endometriose, displasia das mamas (nódulos mamários benignos) e ginecomastia. Um uso específico consiste na prevenção de crises de edema no angioedema hereditário (ver Capítulo 28); seu mecanismo de ação quando usado para essa condição não é conhecido.

Os efeitos adversos são comuns e incluem virilização, distúrbio GI, ganho de peso, retenção hídrica, tontura, sintomas de menopausa, cãibras musculares e cefaleia.

GONADOTROFINAS E ANÁLOGOS

As gonadotrofinas (FSH, LH e HCG) são glicoproteínas produzidas e secretadas pela adeno-hipófise (FSH e LH, ver Capítulo 33) ou pelo córion e placenta (HCG). Observa-se a presença de grandes quantidades de gonadotrofinas na urina de mulheres após a menopausa, visto que os níveis de estrógeno caem, anulando a inibição por retroalimentação sobre a hipófise, que consequentemente passa a secretar grandes quantidades de FSH e de LH.[4]

PREPARAÇÕES

As gonadotrofinas são extraídas da urina de mulheres grávidas (HCG) ou na pós-menopausa (gonadotrofina menopáusica humana, que contém uma mistura de FSH e LH). Dispõe-se também de FSH recombinante (**folitropina**) e LH (**lutropina**).

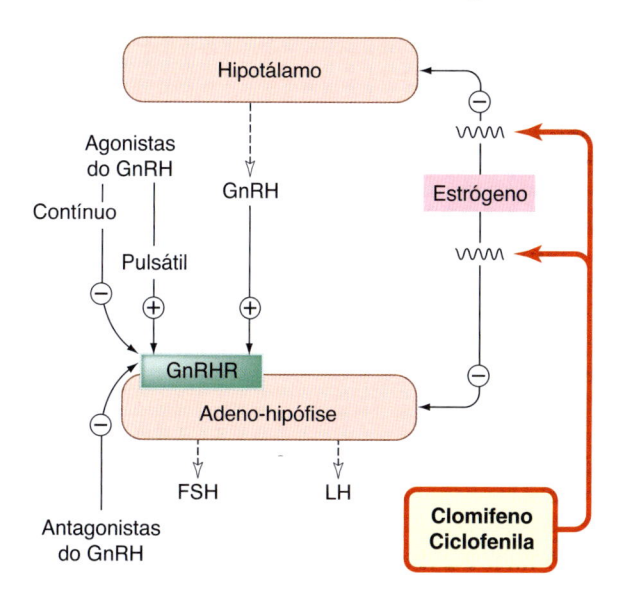

Figura 35.5 Regulação da liberação de gonadotrofinas da adeno-hipófise. *FSH*, hormônio foliculoestimulante; *GnRHR*, receptor do hormônio liberador de gonadotrofinas; *LH*, hormônio luteinizante.

---

[4]Isso forma a base do exame de sangue padrão, a estimativa das concentrações plasmáticas de LH/FSH, para confirmar se a mulher se encontra na pós-menopausa.

FARMACOCINÉTICA E USOS CLÍNICOS

As preparações de gonadotrofinas são administradas por injeção. São utilizadas no tratamento da infertilidade causada pela falta de ovulação como resultado de hipopituitarismo ou após falha do tratamento com **clomifeno**. São também usadas por especialistas para induzir a ovulação e possibilitar a coleta de óvulos para fertilização *in vitro*. As gonadotrofinas também são utilizadas algumas vezes em homens com infertilidade causada por baixa contagem de espermatozoides em decorrência de hipogonadismo hipogonadotrófico (distúrbio que algumas vezes é acompanhado de anosmia permanente, isto é, perda do olfato). A HCG tem sido utilizada para estimular a síntese de testosterona em meninos com puberdade tardia, porém prefere-se habitualmente a testosterona.

> **Hormônio liberador de gonadotrofinas (GnRH) e gonadotrofinas**
>
> - O GnRH é um decapeptídeo; a **gonadorrelina** é o nome da forma sintética usada terapeuticamente. A **nafarrelina** é um potente análogo
> - Quando administrados de modo pulsátil, os GnRHs estimulam a liberação de gonadotrofinas; quando administrados continuamente, eles a inibem
> - As gonadotrofinas, FSH e LH, são glicoproteínas
> - As preparações de gonadotrofinas (p. ex., gonadotrofina coriônica) são usadas no tratamento da infertilidade causada pela falta de ovulação
> - O **danazol** é uma progesterona modificada, que inibe a produção de gonadotrofinas por meio de ações sobre o hipotálamo e a adeno-hipófise.

FÁRMACOS USADOS PARA CONTRACEPÇÃO

CONTRACEPTIVOS ORAIS

Existem dois tipos principais de contraceptivos orais:

1. Combinações de um estrógeno com um progestógeno (a pílula combinada).
2. Progestógeno apenas (pílula apenas com progestógeno).

A PÍLULA COMBINADA

A pílula anticoncepcional oral combinada é extremamente efetiva, pelo menos na ausência de doença intercorrente e de tratamento com fármacos com potencial interação (ver adiante). O estrógeno na maioria das preparações combinadas (pílulas de segunda geração)[5] é o **etinilestradiol**, embora algumas preparações contenham **mestranol**. O progestógeno pode ser **noretisterona**, **levonorgestrel**, **etinodiol** ou – nas pílulas de "terceira geração" – **desogestrel** ou **gestodeno**, que são mais potentes, possuem menos ação androgênica e ocasionam menos alterações no metabolismo das lipoproteínas, mas que, possivelmente, causam maior risco de tromboembolismo do que as preparações de segunda geração. O conteúdo de estrógeno é, em geral, de 20 a 50 μg de etinilestradiol ou seu equivalente, e escolhe-se uma preparação com o menor conteúdo de estrógeno e de progestógeno que seja bem tolerada e proporcione um bom controle do ciclo. Essa pílula combinada é tomada durante 21 dias consecutivos, seguidos de 7 dias sem pílula, o que provoca sangramento por suspensão. Em geral, os ciclos normais de menstruação começam logo após a interrupção do tratamento, e a perda permanente da fertilidade (que pode resultar de menopausa precoce, e não a consequência a longo prazo da pílula anticoncepcional) é rara.

Uma opção consiste no uso de esquemas personalizados com as denominadas preparações de contraceptivos hormonais combinados "monofásicos", contendo etinilestradiol (uso não licenciado); esses esquemas oferecem a escolha de um intervalo mais curto ou menos frequente ou sem nenhum hormônio, com base na preferência pessoal (ver NICE sobre esquemas de tratamento no British National Formulary (BNF), https://bnf.nice.org.uk/treatmentsummary/contraceptives-hormonal.html).

O mecanismo de ação é o seguinte:

- O estrógeno inibe a secreção de FSH por meio de retroalimentação negativa na adeno-hipófise e, dessa maneira, suprime o desenvolvimento do folículo ovariano
- O progestógeno inibe a secreção de LH e, portanto, impede a ovulação; além disso, torna o muco cervical menos apropriado para a passagem dos espermatozoides
- O estrógeno e o progestógeno atuam em combinação para alterar o endométrio, de modo a impedir a implantação.

Além disso, podem interferir nas contrações coordenadas do colo do útero, do útero e das tubas uterinas que facilitam a fertilização e a implantação (ver adiante).

Centenas de milhões de mulheres em todo o mundo utilizaram esse método desde a década de 1960, e, em geral, a pílula combinada constitui um método seguro e efetivo de contracepção. Existem benefícios distintos para a saúde decorrentes do uso da pílula (ver adiante), e os efeitos adversos graves são raros. Entretanto, efeitos indesejáveis de menor importância representam uma desvantagem para o seu uso e várias questões importantes precisam ser consideradas.

Efeitos adversos comuns

Os efeitos adversos comuns são os seguintes:

- Ganho de peso, devido à retenção hídrica ou a um efeito anabólico ou a ambos
- Náuseas leves, rubor, tontura, depressão ou irritabilidade
- Alterações cutâneas (p. ex., acne e/ou aumento da pigmentação)
- Amenorreia de duração variável com a cessação da pílula.

Questões que precisam ser consideradas

Existe risco aumentado de doenças cardiovasculares (tromboembolismo venoso, infarto do miocárdio, acidente vascular cerebral)?

Com as pílulas de segunda geração (com conteúdo de estrógeno inferior a 50 μg), o risco de tromboembolismo é pequeno (incidência de aproximadamente 15 por 100 mil usuárias por ano, em comparação com 5 por 100 mil não usuárias não grávidas por ano ou 60 episódios de tromboembolismo por 100 mil gestações). O risco é maior em subgrupos com fatores adicionais, como tabagismo (que aumenta o risco de maneira substancial) e uso continuado da pílula, particularmente em mulheres com mais de 35 anos de idade. A incidência de doença tromboembólica é

---

[5] Na década de 1970, as pílulas de primeira geração, contendo mais de 50 μg de estrógeno, demonstraram estar associadas a um risco aumentado de trombose venosa profunda e embolia pulmonar.

de aproximadamente 25 por 100 mil usuárias por ano em mulheres que tomam preparações contendo **desogestrel** ou **gestodeno**, o que ainda representa um pequeno risco absoluto, em comparação com o risco de tromboembolismo em uma gravidez indesejada. Em geral, contanto que os fatores de risco, como, por exemplo, tabagismo, hipertensão e obesidade, tenham sido identificados, os contraceptivos orais combinados são seguros para a maioria das mulheres na maior parte de sua vida reprodutiva.

O risco de câncer é afetado?

Há uma *redução* no risco de câncer de ovário e de endométrio.

Há elevação da pressão arterial?

Ocorre aumento acentuado da pressão arterial em uma pequena porcentagem de mulheres logo após o início da pílula contraceptiva oral combinada. Esse aumento está associado a uma elevação do nível circulante de angiotensinogênio e desaparece quando o tratamento é interrompido. Por esse motivo, a pressão arterial é monitorada quando o tratamento com contraceptivo oral é iniciado, e será feita uma substituição por um contraceptivo alternativo, se necessário.

Efeitos benéficos

Além de evitar gravidez indesejada, outros efeitos desejáveis da pílula contraceptiva combinada incluem diminuição dos sintomas menstruais, como períodos irregulares e sangramento intermenstrual. A anemia ferropriva e a tensão pré-menstrual são reduzidas, assim como a doença benigna da mama, os fibromas uterinos e os cistos funcionais dos ovários.

PÍLULA APENAS COM PROGESTÓGENO

Os fármacos usados nas pílulas que contêm apenas progestógeno incluem **noretisterona**, **levonorgestrel** ou **etinodiol**. A pílula é tomada diariamente, sem interrupção. O mecanismo de ação é principalmente sobre o muco cervical, que se torna inviável para os espermatozoides. É provável que o progestógeno também impeça a implantação por meio de seu efeito sobre o endométrio (ver Figura 35.2) e sobre a motilidade e as secreções das tubas uterinas.

Efeitos potencialmente benéficos e adversos

Os contraceptivos que contêm apenas progestógeno oferecem uma alternativa adequada para a pílula combinada para algumas mulheres nas quais o estrógeno está contraindicado e são viáveis para mulheres cuja pressão arterial aumenta de modo inaceitável durante o tratamento com estrógeno. Entretanto, seu efeito contraceptivo é menos confiável do que aquele da pílula combinada, e a omissão de uma dose pode resultar em concepção. É comum a ocorrência de distúrbios da menstruação (particularmente sangramento irregular). Apenas uma pequena proporção de mulheres usa essa forma de contracepção, de modo que os dados de segurança a longo prazo são menos confiáveis do que aqueles da pílula combinada.

FARMACOCINÉTICA DOS CONTRACEPTIVOS ORAIS: INTERAÇÕES MEDICAMENTOSAS

Os contraceptivos orais combinados e com progestógeno apenas são metabolizados por enzimas do citocromo P450 do fígado. Uma vez que a dose efetiva mínima de estrógeno é usada para minimizar o risco excessivo de tromboembolismo, qualquer aumento na sua depuração pode resultar em falha do contraceptivo; de fato, os fármacos que induzem enzimas podem ter esse efeito, não apenas com a pílula combinada, mas também com a pílula que contém apenas progesterona. Esses fármacos incluem a **rifampicina** e a **rifabutina**, bem como a **carbamazepina**, a **fenitoína** e outros, incluindo fitoterápico erva-de-são-joão (ver Capítulo 48).

> **Contraceptivos orais**
>
> **A pílula combinada**
> - A pílula combinada de estrógeno e progestógeno é tomada durante 21 dias consecutivos a cada 28 dias; como alternativa, uma opção consiste em esquemas personalizados que oferecem a escolha de um intervalo menor ou menos frequente ou sem hormônio
> - Mecanismo de ação: o estrógeno inibe a liberação de FSH e, portanto, o desenvolvimento dos folículos; o progestógeno inibe a liberação de LH e, portanto, a ovulação, e torna o muco cervical inadequado para os espermatozoides; juntos, tornam o endométrio inadequado para a implantação
> - Desvantagens: podem ocorrer ganho de peso, náuseas, alterações do humor e pigmentação da pele
> - Os efeitos adversos graves são raros. Em uma pequena proporção de mulheres, ocorre desenvolvimento de hipertensão reversível; há um pequeno aumento no diagnóstico de câncer de mama, possivelmente atribuível a um diagnóstico mais precoce, bem como de câncer de colo do útero. Há um risco aumentado de tromboembolismo com as pílulas de terceira geração, particularmente em mulheres com fatores de risco adicionais (p. ex., tabagismo) e com uso prolongado
> - São observados vários efeitos benéficos, não apenas evitar uma gravidez indesejada que, por si só, está associada a riscos para a saúde
>
> **A pílula com apenas progestógeno**
> - A pílula que contém apenas progestógeno é tomada continuamente. Difere da pílula combinada pelo fato de que o efeito contraceptivo é menos confiável e resulta sobretudo da alteração do muco cervical. É comum a ocorrência de sangramento irregular.

OUTROS ESQUEMAS DE FÁRMACOS USADOS PARA CONTRACEPÇÃO

CONTRACEPÇÃO PÓS-COITO (DE EMERGÊNCIA)

A administração oral de **levonorgestrel**, isoladamente ou em combinação com estrógeno, é eficaz quando tomada nas primeiras 72 horas após uma relação não protegida e repetida 12 horas mais tarde. É comum a ocorrência de náuseas e vômitos (de modo que as pílulas podem ser perdidas: comprimidos de reposição podem ser tomados com um antiemético, como a **domperidona**). A inserção de um dispositivo intrauterino é mais efetiva do que os métodos hormonais e atua por 5 dias após o coito.

CONTRACEPÇÃO DE AÇÃO PROLONGADA APENAS COM PROGESTÓGENO

A **medroxiprogesterona** pode ser administrada por via intramuscular como contraceptivo. É efetiva e segura. Entretanto, as irregularidades menstruais são comuns, e a infertilidade pode persistir por muitos meses após a dose final.

O **levonorgestrel** de implantação subcutânea em cápsulas não biodegradáveis é usado por cerca de 3 milhões de mulheres em todo o mundo. Essa via de administração evita o metabolismo de primeira passagem. As cápsulas liberam seu conteúdo de progestógeno lentamente ao longo de 5 anos. É comum a ocorrência de sangramento irregular e cefaleia.

Um sistema intrauterino impregnado com levonorgestrel proporciona uma contracepção confiável e prolongada e, diferentemente dos dispositivos-padrão que contêm cobre, *diminui* o sangramento menstrual.

ÚTERO

As respostas fisiológicas e farmacológicas do útero variam em diferentes estágios do ciclo menstrual e durante a gravidez.

MOTILIDADE DO ÚTERO

O músculo uterino sofre contração rítmica tanto *in vitro* quanto *in vivo*, e as contrações originam-se no próprio músculo. As células miometriais no fundo do útero atuam como marca-passos e dão origem a potenciais de ação conduzidos. A atividade eletrofisiológica dessas células marca-passo é regulada pelos hormônios sexuais.

O útero humano não grávido sofre contrações espontâneas, que são fracas durante a primeira parte do ciclo e mais fortes na fase lútea e durante a menstruação. Os movimentos uterinos são diminuídos no início da gravidez, visto que o estrógeno, potencializado pela progesterona, hiperpolariza as células miometriais. Isso suprime as contrações espontâneas. Entretanto, próximo ao término da gestação, as contrações recomeçam, e a sua força e frequência aumentam, tornando-se totalmente coordenadas durante o parto. A inervação para o útero inclui componentes simpáticos tanto excitatórios quanto inibitórios: a adrenalina, que atua nos receptores β_2-adrenérgicos, inibe as contrações uterinas, enquanto a noradrenalina, que atua nos receptores α-adrenérgicos, estimula as contrações.

FÁRMACOS QUE ESTIMULAM O ÚTERO

Os fármacos que estimulam o útero gravídico e que possuem importância em obstetrícia incluem a **ocitocina**, a **ergometrina** e as PGs.

OCITOCINA

A ocitocina (um octapeptídeo), um hormônio da neuro-hipófise, regula a atividade do miométrio, causando contração uterina (ver Capítulo 33). A liberação de ocitocina é estimulada pela dilatação do colo do útero e pela sucção; seu papel no parto não está totalmente elucidado, porém a constatação de que um antagonista (**atosibana**, ver adiante) é efetivo para retardar o início do trabalho de parto indica que ela está envolvida na fisiologia do parto.

O estrógeno induz a síntese do receptor de ocitocina; consequentemente, o útero a termo é altamente sensível a esse hormônio. Quando administrada por infusão intravenosa lenta para induzir o trabalho de parto, a ocitocina provoca contrações coordenadas regulares que se estendem desde o fundo até o colo do útero. Tanto a amplitude quanto a frequência dessas contrações estão relacionadas com a dose, com relaxamento completo do útero entre as contrações durante a infusão de doses baixas. A administração de doses maiores aumenta ainda mais a frequência das contrações, e o relaxamento é incompleto entre elas. Doses ainda mais elevadas provocam contrações sustentadas, que interferem no fluxo sanguíneo através da placenta e causam sofrimento ou morte fetal.

A ocitocina contrai as células mioepiteliais na glândula mamária, causando "ejeção de leite" – a expressão de leite dos alvéolos e ductos. Além disso, possui ação vasodilatadora. Uma ação antidiurética fraca pode resultar em retenção de água, que pode ser problemática em pacientes com doença cardíaca ou renal ou com pré-eclâmpsia.[6] A ocitocina e seus receptores também são encontrados no cérebro, particularmente no sistema límbico, e acredita-se que possam desempenhar um papel no acasalamento e no comportamento parenteral.

O uso terapêutico da ocitocina sintética está resumido no boxe clínico.

A ocitocina pode ser administrada por injeção intravenosa ou via intramuscular, porém é administrada com mais frequência por infusão intravenosa. É inativada no fígado e nos rins e pela ocitoquinase placentária circulante.

Os efeitos adversos da ocitocina incluem hipotensão relacionada com a dose, devido à vasodilatação, com taquicardia reflexa associada. Seu efeito semelhante ao do hormônio antidiurético na excreção de água pelos rins provoca retenção hídrica e, a menos que a ingestão de água seja reduzida, consequente hiponatremia (ver Capítulo 29).

ERGOMETRINA

O esporão-do-centeio ou *ergot* (*Claviceps purpurea*) é um fungo que cresce no centeio e que contém uma variedade surpreendente de substâncias farmacologicamente ativas (ver Capítulo 16). O envenenamento por *ergot*, que no passado era comum, estava associado com frequência a aborto. Em 1935, a **ergometrina** foi isolada e reconhecida como o princípio ocitócico do *ergot*.

A ergometrina causa contração do útero humano. Essa ação depende, em parte, do estado contrátil do órgão. No útero contraído (estado normal após o parto), a ergometrina possui relativamente pouco efeito. Entretanto, se o útero for relaxado de maneira inapropriada, a ergometrina inicia uma forte contração e reduz o sangramento do leito placentário (a superfície exposta a partir da qual a placenta se destacou). A ergometrina também exerce ação vasoconstritora moderada.

O mecanismo de ação da ergometrina sobre o músculo liso não está elucidado. É possível que a ergometrina atue, em parte, nos receptores α-adrenérgicos, como o alcaloide relacionado, a ergotamina (ver Capítulo 15), e, em parte, nos receptores de 5-hidroxitriptamina.

Os usos da ergotamina são apresentados no boxe clínico, adiante.

A ergometrina pode ser administrada por via oral, intramuscular ou intravenosa. Apresenta início de ação muito rápido, e seu efeito dura 3 a 6 horas. Pode provocar vômitos, provavelmente por um efeito sobre os receptores D_2 de dopamina na zona de gatilho quimiorreceptora (ver

---

[6]A eclâmpsia é uma condição patológica (que envolve, entre outros problemas, pressão arterial elevada, edema e convulsões), que ocorre em mulheres grávidas – geralmente precedida de alterações mais leves ("pré-eclâmpsia").

Capítulo 31, Figura 31.5). Pode ocorrer também vasoconstrição, com aumento da pressão arterial associado com náuseas, visão turva e cefaleia, bem como vasoespasmo das artérias coronárias, resultando em angina.

PROSTAGLANDINAS

As PGs são discutidas de forma detalhada no Capítulo 17. O endométrio e o miométrio possuem capacidade substancial de síntese de PGs, particularmente na segunda fase proliferativa do ciclo menstrual. A $PGF_{2\alpha}$ é gerada em grandes quantidades e tem sido implicada na necrose isquêmica do endométrio que precede a menstruação (embora tenha relativamente pouca ação vasoconstritora nos numerosos vasos sanguíneos humanos, em contraste com algumas outras espécies de mamíferos). O útero também gera PGs, PGE_2 e PGI_2 (prostaciclina) vasodilatadoras.

Além de suas propriedades vasoativas, as PGs E e F provocam contração do músculo liso uterino, cuja sensibilidade a essas PGs aumenta durante a gestação. Seu papel no parto não está totalmente compreendido; entretanto, como inibidores da ciclo-oxigenase podem retardar o trabalho de parto (ver adiante), elas talvez exerçam algum papel nesse contexto.

As PGs também desempenham um papel em dois dos principais distúrbios da menstruação: a *dismenorreia* (menstruação dolorosa) e a *menorragia* (perda excessiva de sangue). A dismenorreia está associada à produção aumentada de PGE_2 e $PGF_{2\alpha}$; os anti-inflamatórios não esteroides, que inibem a biossíntese de PGs (ver Capítulo 25), são usados para o tratamento da dismenorreia. A menorragia, na ausência de outra patologia uterina, pode ser causada por uma combinação de aumento da vasodilatação e redução da hemostasia. A produção aumentada de PGI_2 pelo útero (que inibe a agregação plaquetária) pode comprometer a hemostasia, além de causar vasodilatação. Os anti-inflamatórios não esteroides (p. ex., **ácido mefenâmico**) são utilizados no tratamento da menorragia, bem como da dismenorreia.

Preparações de prostaglandinas

As PGs das séries E e F promovem contrações coordenadas do corpo do útero gravídico, enquanto relaxam o colo do útero. As PGs E e F são confiáveis para provocar aborto no início e na fase intermediária da gravidez, diferentemente da ocitocina, que em geral não causa expulsão do conteúdo uterino nesse estágio. As PGs usadas em obstetrícia são a **dinoprostona** (PGE_2), a **carboprosta** (15-metil $PGF_{2\alpha}$) e a **gemeprosta** ou **misoprostol** (análogos da PGE_1). A dinoprostona pode ser administrada por via intravaginal, na forma de gel ou comprimidos. A carboprosta é administrada por injeção intramuscular profunda. A gemeprosta e o misoprostol são administrados por via intravaginal.

Efeitos adversos

Os efeitos adversos consistem em dor uterina, náuseas, vômitos e diarreia. A dinoprosta pode causar hipotensão. Quando combinada com mifepristona, um antagonista do progestógeno que sensibiliza o útero às PGs, pode-se administrar doses baixas das PGs (p. ex., misoprostol) para interromper a gravidez, e seus efeitos adversos são reduzidos.

O boxe clínico mostra os usos clínicos das PGs (ver também Capítulo 17).

> **Fármacos que atuam sobre o útero**
>
> - Por ocasião do parto, a **ocitocina** provoca contrações uterinas coordenadas e regulares, cada uma delas seguida de relaxamento; a **ergometrina**, um alcaloide do *ergot*, provoca contrações uterinas com aumento do tônus basal. A **atosibana**, um antagonista da ocitocina, retarda o trabalho de parto
> - As preparações de PG, como, por exemplo, a **dinoprostona** (PGE_2) e a **dinoprosta** ($PGF_{2\alpha}$), causam contração do útero gravídico, porém relaxam o colo do útero. Os inibidores da ciclo-oxigenase inibem a biossíntese de PGs e retardam o trabalho de parto, mas não são usados clinicamente para essa indicação, visto que eles retardam o fechamento do canal arterial no feto. Além disso, aliviam os sintomas da dismenorreia e da menorragia
> - Os agonistas dos receptores β_2-adrenérgicos (p. ex., **ritodrina**) inibem as contrações espontâneas e induzidas pela ocitocina no útero gravídico.

FÁRMACOS QUE INIBEM A CONTRAÇÃO DO ÚTERO

Os agonistas seletivos dos receptores β_2-adrenérgicos, como a **ritodrina** ou o **salbutamol**, inibem as contrações tanto espontâneas quanto induzidas pela ocitocina no útero gravídico. Esses relaxantes uterinos são utilizados em pacientes selecionadas para prevenir o trabalho de parto prematuro, que ocorre entre 22 e 33 semanas de gestação na gravidez não complicada. Podem retardar o parto em 48 horas, e é possível que esse tempo seja utilizado para administrar glicocorticoides à mãe com o objetivo de amadurecer os pulmões do recém-nascido e reduzir o desconforto respiratório neonatal. Tem sido difícil demonstrar que qualquer um dos fármacos usados para retardar o trabalho de parto melhora o resultado para o recém-nascido. Os riscos para a mãe, especialmente edema pulmonar, aumentam depois de 48 horas, e a resposta miometrial é reduzida, de modo que é preciso evitar o tratamento prolongado. Os inibidores da ciclo-oxigenase (p. ex., **indometacina**) inibem o trabalho de parto, porém o seu uso pode causar problemas ao recém-nascido, incluindo disfunção renal e retardo do fechamento do canal arterial, ambos os quais são influenciados de modo favorável pelas PGs endógenas.

A **atosibana**, um antagonista do receptor de ocitocina, proporciona uma alternativa para um agonista dos receptores β_2-adrenérgicos. É administrada em *bolus* intravenoso, seguido de infusão intravenosa por um período que não deve ultrapassar 48 horas. Os efeitos adversos consistem em vasodilatação, náuseas, vômitos e hiperglicemia.

DISFUNÇÃO ERÉTIL

A disfunção erétil depende de complexas interações entre fatores fisiológicos e psicológicos. A ereção é produzida pelo relaxamento das artérias e arteríolas que suprem o tecido erétil. Isso aumenta o fluxo sanguíneo peniano; o consequente aumento do enchimento sinusoidal comprime as vênulas, ocluindo o fluxo venoso de saída e causando ereção. Durante a relação sexual, a contração reflexa dos músculos isquiocavernosos comprime a base dos corpos cavernosos,

> **Usos clínicos dos fármacos que atuam sobre o útero**
>
> **Estimulantes do miométrio (ocitócicos)**
> - A **ocitocina** é administrada por infusão intravenosa a fim de *induzir ou aumentar o trabalho de parto* quando o músculo uterino não está funcionando adequadamente. Pode ser também utilizada no tratamento da *hemorragia pós-parto*
> - A **ergometrina** é usada no tratamento da *hemorragia pós-parto*. A **carboprosta** pode ser utilizada se a paciente não responde à **ergometrina**
> - Uma preparação contendo **ocitocina** e **ergometrina** é usada para controlar o terceiro estágio do trabalho de parto; os dois agentes em conjunto também podem ser usados antes da cirurgia a fim de controlar o sangramento devido a aborto incompleto
> - A **gemeprosta** (por via intravaginal) ou o **misoprostol** (após a mifepristona) são usados para interromper a gravidez
>
> **Relaxantes do miométrio**
> - Agonistas dos receptores β-adrenérgicos (p. ex., **ritodrina**): para retardar o *trabalho de parto prematuro*
> - A **atosibana** (antagonista da ocitocina) também retarda o trabalho de parto prematuro.

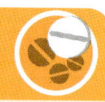

e a pressão intracavernosa pode alcançar várias centenas de milímetros de mercúrio durante essa fase de ereção rígida. A inervação do pênis inclui nervos autonômicos e somáticos. O óxido nítrico (neuronal e derivado do endotélio) constitui o principal mediador da ereção (ver Capítulo 19).

A função erétil é afetada de modo adverso por vários fármacos (incluindo muitos agentes antipsicóticos, antidepressivos e anti-hipertensivos), e as próprias doenças psiquiátricas e vasculares (particularmente em associação com disfunção endotelial) podem causar disfunção erétil, comum em homens de meia-idade e idosos, mesmo quando não têm problemas psiquiátricos nem cardiovasculares.[7] Existem várias causas orgânicas, incluindo hipogonadismo, hiperprolactinemia (ver Capítulo 33), doença arterial e várias causas de neuropatia (sendo o diabetes melito a mais comum), porém frequentemente não se identifica nenhuma causa orgânica.

Ao longo dos séculos, tem havido um enorme comércio de determinadas partes de várias criaturas que tinham a infelicidade de exibir alguma semelhança imaginária com os órgãos genitais humanos, na crença patética de que o seu consumo seria capaz de restaurar a virilidade ou de atuar como afrodisíaco (*i. e.*, um fármaco que estimula a libido). O álcool (ver Capítulo 50) "provoca o desejo, porém rouba o desempenho", e a maconha (ver Capítulo 18) também podem liberar inibições e, provavelmente, tem o mesmo efeito. A **ioimbina** (um antagonista dos receptores α$_2$-adrenérgico; ver Capítulo 15) pode ter algum efeito positivo nesse aspecto, porém os ensaios clínicos conduzidos não se mostraram conclusivos. A **apomorfina** (um agonista da dopamina) provoca ereções em seres humanos, bem como em roedores, quando injetada por via subcutânea, porém é um poderoso emético, o que representa uma desvantagem nesse contexto.

O quadro mudou um pouco quando foi constatado que a injeção de fármacos vasodilatadores diretamente nos corpos cavernosos causa ereção peniana. A **papaverina** (ver Capítulo 21), se necessária com a adição de **fentolamina**, foi usada dessa maneira. A via de administração não é aceitável para a maioria dos homens; entretanto, aqueles com diabetes melito, em particular, frequentemente não têm problemas com agulhas, e essa abordagem representou uma verdadeira dádiva para muitos desses pacientes. A **PGE1 (alprostadil)** é com frequência combinada com outros vasodilatadores quando administrada por via intracavernosa. Pode ser também administrada por via transuretral como alternativa (embora essa via ainda seja pouco romântica) da injeção. Os efeitos adversos de todos esses fármacos incluem priapismo (ereção prolongada e dolorosa, com risco de dano tecidual permanente) que representa um sério problema. O tratamento consiste em aspiração do sangue e, se necessário, administração intracavernosa cautelosa de um vasoconstritor, como a **fenilefrina**. Dispõe-se ainda de preparações intracavernosas e transuretrais para o tratamento da insuficiência erétil, porém os inibidores da fosfodiesterase ativos por via oral em geral constituem, agora, os fármacos de escolha.

INIBIDORES DA FOSFODIESTERASE TIPO V

A **sildenafila**, o primeiro inibidor seletivo da fosfodiesterase tipo V (ver também Capítulos 19 e 21), foi descoberta acidentalmente como fármaco capaz de influenciar a função erétil.[8] A **tadalafila** e a **vardenafila** são semelhantes. A tadalafila tem ação mais prolongada do que a sildenafila. Diferentemente do que ocorre com os vasodilatadores intracavernosos, os inibidores da fosfodiesterase tipo V não causam ereção independentemente do desejo sexual, porém intensificam a resposta erétil ao estímulo sexual (tanto físico quanto psicológico). Esses fármacos transformaram o tratamento da disfunção erétil.

MECANISMO DE AÇÃO

A fosfodiesterase V é a isoforma que inativa o GMPc. Os nervos nitrérgicos liberam óxido nítrico (ou um nitrosotiol relacionado), que se difunde nas células musculares lisas, onde ativa a guanilato ciclase. O consequente aumento do GMPc citoplasmático medeia a vasodilatação por meio da ativação da proteína quinase C (ver Capítulo 4, Figura 4.10). Consequentemente, a inibição da fosfodiesterase V potencializa o efeito, sobre o músculo liso vascular do pênis, do óxido nítrico derivado do endotélio e dos nervos nitrérgicos, que são ativados por estimulação sexual (Figura 35.6). A vasculatura pulmonar também é afetada por inibidores da PDFE5, levando a seu uso na hipertensão pulmonar (ver Capítulo 21).

ASPECTOS FARMACOCINÉTICOS E INTERAÇÕES MEDICAMENTOSAS

As concentrações plasmáticas máximas de sildenafila são alcançadas aproximadamente 30 a 120 minutos após uma dose oral e retardadas pela ingestão de alimentos, de modo que o fármaco é ingerido uma hora ou mais antes da atividade sexual. A sildenafila é administrada em dose única, quando

---

[7]Em ensaios clínicos controlados randomizados, uma proporção considerável de homens que interromperam o tratamento devido à disfunção erétil estava recebendo placebo.

[8]A sildenafila foi originalmente desenvolvida para o tratamento da angina, porém observaram-se roupas de cama protuberantes nos primeiros ensaios clínicos, proporcionando a oportunidade de o fármaco ser desenvolvido para uma indicação menos concorrida e mais proveitosa do que a angina.

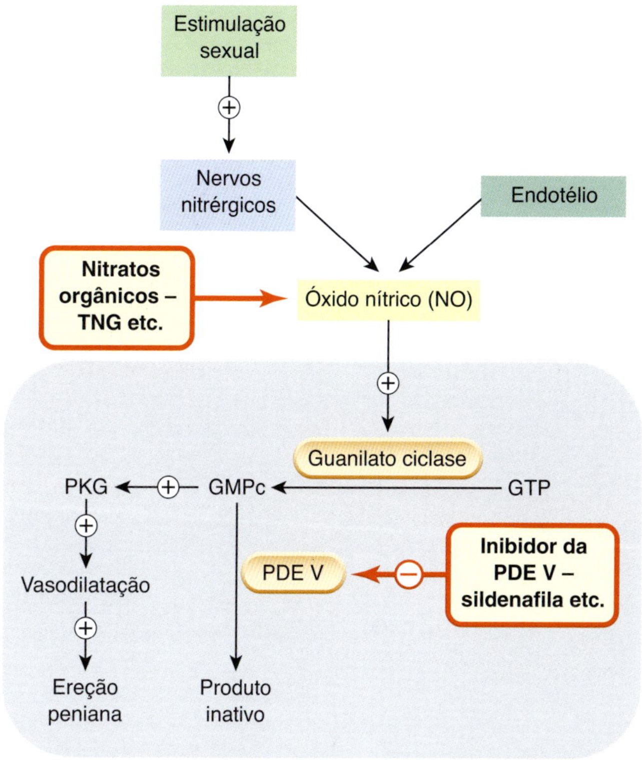

Figura 35.6 Mecanismo dos inibidores da fosfodiesterase V (PDE V) sobre a ereção peniana e da interação dos inibidores da PDE V com nitratos orgânicos. O *grande retângulo cinza* representa uma célula muscular lisa vascular nos corpos cavernosos. A estimulação sexual libera óxido nítrico (NO) dos nervos nitrérgicos, e isso ativa a guanilato ciclase, elevando a produção de GMPc e, assim, ativando a proteína quinase G (PKG), o que produz vasodilatação e ereção peniana. O GMPc é inativo pela PDE V, de modo que os inibidores da PDE V (p. ex., sildenafila) potencializam o NO e promovem a ereção peniana. O NO dos nitratos orgânicos, como o trinitrato de glicerol (TNG), também é potencializado, com consequente vasodilatação generalizada e hipotensão.

necessário. É metabolizada pela CYP3A4, que é induzida pela **carbamazepina**, **rifampicina** e **barbitúricos** e inibida pela **cimetidina**, por antibióticos macrolídeos, imidazolinas antifúngicas e alguns agentes antivirais (como o **ritonavir**). Esses fármacos podem interagir com a sildenafila. A tadalafila possui meia-vida mais longa que a da sildenafila, de modo que esta pode ser tomada muito antes da atividade sexual. Ocorre interação farmacodinâmica clinicamente importante entre todos os inibidores da fosfodiesterase V e todos os nitratos orgânicos, que atuam por meio de aumento do GMPc (ver Capítulo 19) e que, portanto, são bastante potencializados pela sildenafila (ver Figura 35.6). Em consequência, o uso concomitante de nitrato, incluindo o uso de **nicorandil**, contraindica o uso concomitante e qualquer inibidor da fosfodiesterase tipo V.[9]

EFEITOS ADVERSOS

Muitos dos efeitos adversos dos inibidores da fosfodiesterase tipo V são causados pela vasodilatação em outros leitos vasculares; esses efeitos incluem hipotensão, rubor e cefaleia. Em certas ocasiões, foram relatados distúrbios visuais, que causam preocupação, visto que a sildenafila possui alguma ação sobre a fosfodiesterase VI, que está presente na retina e é importante na visão (que também é dependente de GMPc). Os fabricantes avisam que a sildenafila não deve ser usada por pacientes com doenças degenerativas hereditárias da retina (como retinite pigmentar), devido ao risco teórico desse fármaco. A vardenafila é mais seletiva para a isozima tipo V do que a sildenafila (revisão por Doggrell, 2005), porém também está contraindicada a pacientes com doenças hereditárias da retina.

---

[9]Isso é importante não apenas para indivíduos que sofrem de angina e fazem uso de nitratos – como o trinitrato de glicerol ou o mononitrato de isossorbida, de forma terapêutica ou profilática e que correm risco de hipotensão, devido à doença arterial coronariana –, mas também para indivíduos assintomáticos que fazem uso recreativo de nitrato de amila ("*poppers*").

BIBLIOGRAFIA E LEITURA COMPLEMENTAR

Hormônios sexuais e seu controle

Adeel, M., Song, X., Wang, Y., Dennis Francis, D., Yang, Y., 2017. Environmental impact of estrogens on human, animal and plant life: a critical review. Environ. Int. 99, 107–119.

Barrett-Connor, E., Mosca, L., Collins, P., et al., 2006. Effects of raloxifene on cardiovascular events and breast cancer in postmenopausal women. N. Engl. J. Med. 355, 125–137.

Barbotin, A.-L., Peigné, M., Malone, S.A., Giacobini, P., 2019. Emerging roles of anti-Müllerian hormone in hypothalamic-pituitary function. Neuroendocrinology 109, 218–229.

Barton, M., Prossnitz, E.R., 2015. Emerging roles of GPER in diabetes and atherosclerosis. Trends Endocrinol. Metab. 26, 185–192.

Chen, Z., Yuhanna, I.S., Galcheva-Gargova, Z., et al., 1999. Estrogen receptor-alpha mediates the nongenomic activation of endothelial nitric oxide synthase by estrogen. J. Clin. Invest. 103, 401–406.

Gruber, C.J., Tschugguel, W., Schneeberger, C., Huber, J.C., 2002. Production and actions of estrogens. N. Engl. J. Med. 346, 340–352.

McLachlan, J.A., 2016. Environmental signaling: from environmental estrogens to endocrine-disrupting chemicals and beyond. Andrology 4, 684–694.

Prizant, H., Gleicher, N., Sen, A., 2014. Androgen actions in the ovary: balance is key. J. Endocrinol. 222, R141–R151.

Rhoden, E.L., Morgentaler, A., 2004. Risks of testosterone-replacement therapy and recommendations for monitoring. N. Engl. J. Med. 350, 482–492.

T'Sjoen, G., Arcelus, J., Gooren, L., Klink, D.T., Tangpricha, V., 2019. The endocrinology of transgender medicine. Endocr. Rev. 40, 97–117.

Vogel, V., Constantino, J., Wickerman, L., et al., 2006. Effects of tamoxifen vs. raloxifene on the risk of developing invasive breast cancer and other disease outcomes. JAMA 295, 2727–2741.

Walker, H.A., Dean, T.S., Sanders, T.A.B., et al., 2001. The phytoestrogen genistein produces acute nitric oxide-dependent dilation of human forearm vasculature with similar potency to 17 beta-estradiol. Circulation 103, 258–262.

Contraceptivos

Djerassi, C., 2001. This Man's Pill: Reflections on the 50th Birthday of the Pill. Oxford University Press, New York.

Aspectos da pós-menopausa

Davis, S.R., Dinatale, I., Rivera-Woll, L., Davison, S., 2005. Postmenopausal hormone therapy: from monkey glands to transdermal patches. J. Endocrinol. 185, 207–222.

Hulley, S., Grady, D., Bush, T., et al., 1998. Randomized trial of estrogen plus progestin for secondary prevention of coronary heart disease in postmenopausal women. JAMA 280, 605–613.

Prague, J.K., Roberts, R.E., Comninos, A.N., 2017. Neurokinin 3 receptor antagonism as a novel treatment for menopausal hot flushes: a phase 2, randomised, double-blind, placebo-controlled trial. Lancet 389, 1809–1820.

Útero

Norwitz, E.R., Robinson, J.N., Challis, J.R., 1999. The control of labor. N. Engl. J. Med. 341, 660–666.

Thornton, S., Vatish, M., Slater, D., 2001. Oxytocin antagonists: clinical and scientific considerations. Exp. Physiol. 86, 297–302.

Disfunção erétil

Doggrell, S.A., 2005. Comparison of clinical trials with sildenafil, vardenafil and tadalafil in erectile dysfunction. Expert Opin. Pharmacother. 6, 75–84.

Recursos úteis na *Web*

Medicines & Healthcare Products Regulatory Agency. Table 2. Detailed summary of relative and absolute risks and benefits during current use from age of menopause and up to age 69, per 1000 women with 5 years or 10 years use of HRT. Available at: https://assets.publishing.service.gov.uk/media/5d680384ed915d53b8ebdba7/table2.pdf.

Fármacos que Afetam os Grandes Sistemas de Órgãos • SEÇÃO 3

Metabolismo Ósseo

CONSIDERAÇÕES GERAIS

Neste capítulo, consideraremos a princípio os processos celulares e químicos envolvidos na remodelação óssea e os vários mediadores que os regulam. As alterações patológicas do esqueleto ósseo manifestam-se clinicamente em condições como a osteoporose, a doença de Paget, a osteomalacia e depósitos metastáticos de tumores. Em seguida, descreveremos os fármacos utilizados no tratamento dessas doenças ósseas, incluindo os novos agentes no manejo da osteoporose.

INTRODUÇÃO

Ao longo da vida, o esqueleto humano sofre um processo contínuo de remodelação – alguns ossos são reabsorvidos, e ocorre deposição contínua de novo osso –, resultando na substituição completa do esqueleto a cada 10 anos. Ocorrem deterioração estrutural e diminuição da massa óssea (osteoporose) com o avanço da idade, constituindo-se um problema de saúde mundial. Outras condições que levam a alterações patológicas do osso passíveis de tratamento incluem deficiências nutricionais, certas doenças endócrinas e neoplasias malignas. Recentemente, houve avanços significativos na compreensão da biologia óssea, o que levou, por sua vez, ao desenvolvimento de vários novos fármacos valiosos.

ESTRUTURA E COMPOSIÇÃO DO OSSO

O esqueleto humano consiste em 80% (de massa) de osso cortical e em 20% de osso trabecular. O osso cortical é a parte externa densa e compacta, enquanto o osso trabecular é a rede entrelaçada interna. O osso cortical predomina nas diáfises dos ossos longos, e o osso trabecular é encontrado nas vértebras, nas epífises dos ossos longos e na crista ilíaca. O osso trabecular, por apresentar uma grande área de superfície, é metabolicamente mais ativo e mais afetado por fatores que levam à perda óssea (ver adiante).

Os principais minerais encontrados no osso são o cálcio e fosfatos. Mais de 99% do cálcio do corpo encontram-se no esqueleto, em sua maior parte como hidroxiapatita cristalina; entretanto, certa quantidade ocorre como fosfatos e carbonatos não cristalinos. Juntos, compreendem metade da massa óssea.

As principais células ósseas são os *osteoblastos*, os *osteoclastos* e os *osteócitos*:

- Os osteoblastos são células formadoras de osso, que se originam de células precursoras na medula óssea e no periósteo: secretam componentes importantes (particularmente colágeno) da matriz extracelular do osso – conhecida como *osteoide*. Além disso, desempenham um papel na ativação dos osteoclastos (Figuras 36.1 e 36.2)
- Os osteoclastos são células multinucleadas de reabsorção óssea, que se originam de células precursoras da linhagem dos macrófagos/monócitos

- Os osteócitos são derivados de osteoblastos que, durante a formação de novo osso, ficam inseridos na matriz óssea e sofrem diferenciação em osteócitos. Essas células formam uma rede celular interligada que, juntamente com as fibras nervosas localizadas no osso, influencia a resposta à carga mecânica. Os osteócitos sentem a tensão mecânica e respondem ao desencadear remodelação óssea (ver adiante) e secretar *esclerostina*, uma glicoproteína que se liga a receptores nos osteoblastos para suprimir a formação óssea (McClung, 2017). O **romosozumabe** é um inibidor da esclerostina, que recebeu aprovação regulamentar para o tratamento da osteoporose (ver adiante)
- Outras células importantes no osso incluem monócitos/macrófagos, linfócitos e células endoteliais vasculares; essas células secretam citocinas e outros mediadores implicados na remodelação óssea.

O osteoide é a matriz orgânica do osso, e o colágeno constitui o seu principal componente. Outros componentes, como *proteoglicanos*, *osteocalcina* e várias fosfoproteínas, também são importantes. Um desses componentes, a *osteonectina*, liga-se tanto ao cálcio quanto ao colágeno e, assim, une esses dois importantes constituintes da matriz óssea.

Ocorre deposição de cristais de fosfato de cálcio na forma de hidroxiapatita $[Ca_{10}(PO_4)_6(OH)_2]$ no osteoide, transformando-o em matriz óssea dura.

Além de sua função estrutural, o osso desempenha um importante papel na homeostasia do cálcio.

REMODELAÇÃO ÓSSEA

Houve um progresso substancial na nossa compreensão do processo de remodelação óssea (ver revisão de Kim et al., 2021).

O processo de remodelação óssea envolve:

- A atividade dos osteoblastos e dos osteoclastos (ver Figura 36.1)
- Ações de várias citocinas (ver Figuras 36.1 e 36.2)
- Renovação dos minerais ósseos – particularmente cálcio e fosfato
- Ações de vários hormônios: paratormônio (PTH), a família da vitamina D, estrógenos, hormônio do crescimento, esteroides, calcitonina e várias citocinas.

A dieta, os fármacos e os fatores físicos (exercício, carga) também afetam a remodelação. A perda óssea – de 0,5 a 1% por ano – começa aos 35 a 40 anos de idade em ambos os sexos, e a sua velocidade aumenta em até 10 vezes durante a menopausa em mulheres ou em caso de castração no homem, para então se estabilizar gradualmente em 1 a 3% por ano. A perda que ocorre durante a menopausa deve-se ao aumento de atividade dos osteoclastos e afeta principalmente o osso trabecular; a perda óssea posterior em ambos os sexos com o avanço da idade é causada por uma diminuição no número de osteoblastos e afeta sobretudo o osso cortical.

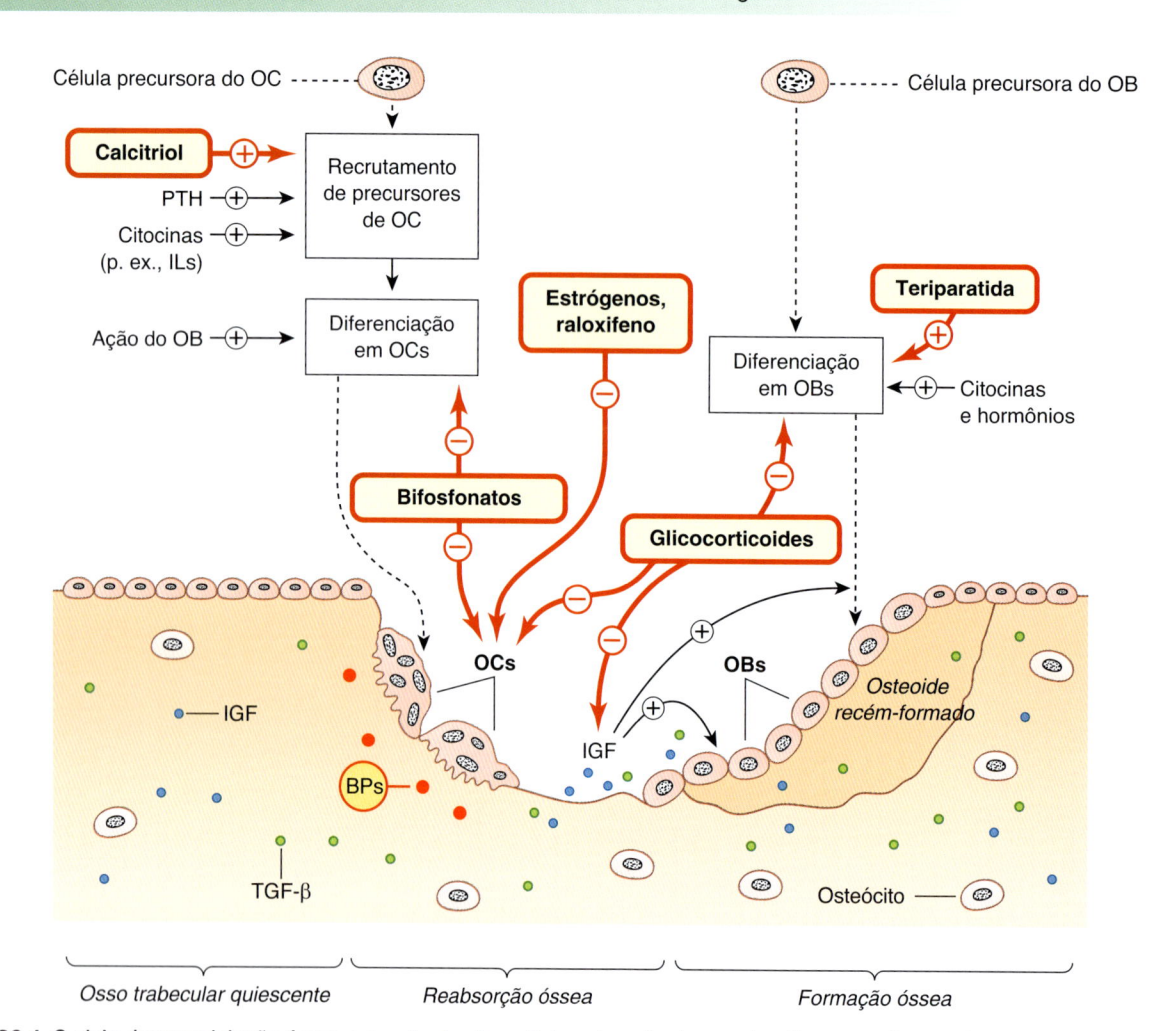

Figura 36.1 O ciclo de remodelação óssea e a ação dos hormônios, das citocinas e dos fármacos. *Osso trabecular quiescente:* citocinas, como o fator de crescimento semelhante à insulina (IGF) e o fator de crescimento transformador (TGF)-β, mostradas como pontos, estão inseridas na matriz óssea. A figura ilustra a *reabsorção óssea* e a *formação óssea*. Os bifosfonatos (BPs) inseridos são ingeridos pelos osteoclastos (OCs) quando o osso é reabsorvido (não mostrado). *IL,* interleucina; *OB,* osteoblastos; *PTH,* paratormônio.

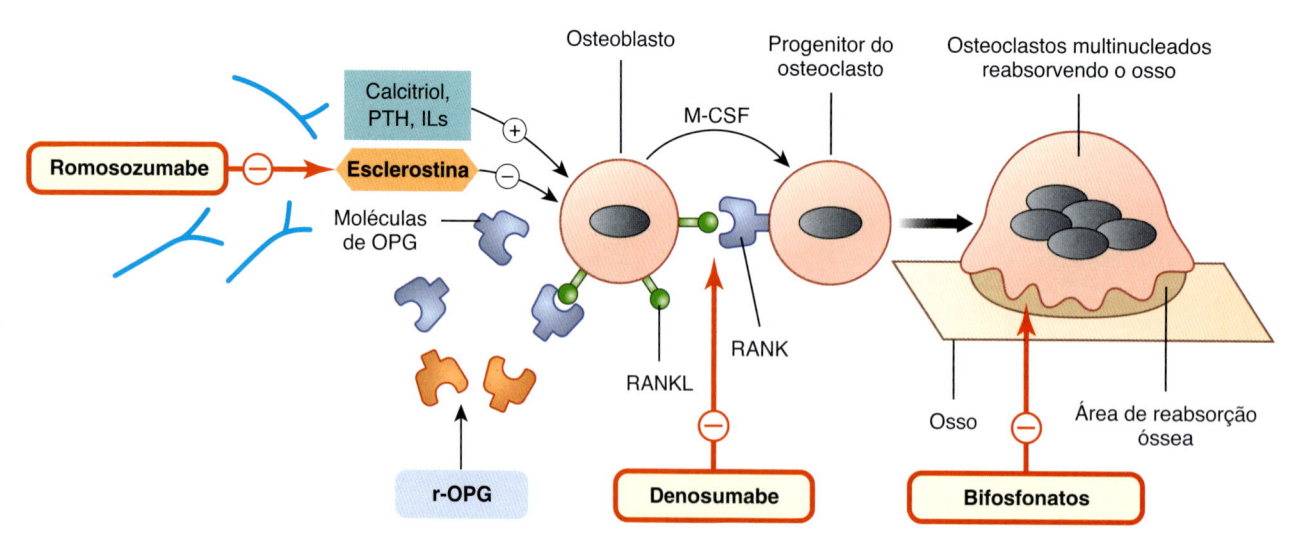

Figura 36.2 Diagrama do papel dos osteoblastos e das citocinas na diferenciação e ativação dos osteoclastos e ação dos fármacos. O osteoblasto é estimulado a expressar um ligante de superfície, o ligante RANK (RANKL). O RANKL interage com um receptor no osteoclasto – um receptor de diferenciação e ativação do osteoclasto, denominado *RANK* (receptor ativador do fator nuclear κB), que induz a diferenciação e a ativação dos progenitores dos osteoclastos para formar osteoclastos maduros. Os bifosfonatos inibem a reabsorção óssea pelos osteoclastos. Os anticorpos anti-RANKL (p. ex., denosumabe) ligam-se ao RANKL e impedem a interação RANK-RANKL. A esclerostina inibe a proliferação dos osteoblastos e estimula a secreção de RANKL. O romosozumabe se liga à esclerostina e a inibe. Os fármacos utilizados clinicamente estão em quadros de *borda vermelha. IL,* interleucina; *M-CSF,* fator estimulador de colônias de macrófagos; *OPG,* osteoprotegerina; *PTH,* paratormônio.

AÇÃO DAS CÉLULAS E DAS CITOCINAS

O ciclo de remodelação começa com o recrutamento de precursores dos osteoclastos, seguido de sua diferenciação induzida por citocinas em osteoclastos multinucleados maduros (ver Figura 36.1). Os osteoclastos aderem a uma área de osso trabecular, produzindo uma borda pregueada no local de fixação. Movem-se ao longo do osso, escavando depressões por meio da secreção de íons hidrogênio e enzimas proteolíticas, em especial a *catepsina K*. Esse processo libera gradualmente citocinas, como o fator de crescimento semelhante à insulina (IGF)-1 e o fator de crescimento transformador (TGF)-β, que são inseridos no osteoide (ver Figura 36.1); essas citocinas, por sua vez, recrutam e ativam conjuntos sucessivos de osteoblastos cujo desenvolvimento a partir de células precursoras foi estimulado e que estão aguardando a sua "chamada" para desempenhar a sua função (ver Figura 36.1). Os osteoblastos invadem o local, sintetizam e secretam osteoide e secretam IGF-1 e TGF-β (que estão inseridos no osteoide, conforme mencionado anteriormente). Alguns osteoblastos se integram ao osteoide, formando osteócitos, enquanto outros interagem com precursores dos osteoblastos e os ativam – e, assim, retornamos ao início do ciclo.

Outras citocinas envolvidas na remodelação óssea, além do IGF-1 e do TGF-β, incluem outros membros da família do TGF-β, incluindo *proteínas morfogênicas do osso* (BMPs), diversas interleucinas, vários hormônios e membros da família do fator de necrose tumoral (TNF). Um membro desta última família – um ligante para um receptor nas células precursoras dos osteoclastos – é de importância particular. O receptor é denominado (espere – a terminologia biológica aqui esbarrou nela própria) *RANK*, que significa *receptor ativador do fator nuclear kappa B* (NF-κB), em que o NF-κB é o principal fator de transcrição envolvido na diferenciação e na ativação dos osteoclastos. E, de maneira não surpreendente, o ligante é denominado *ligante de RANK* (RANKL).

Os osteoblastos sintetizam e liberam a *osteoprotegerina* (OPG), que pertence à mesma superfamília de receptores do TNF do RANK. Em um processo de "sabotagem" pelas precursoras dos osteoblastos e osteoclastos, a OPG pode atuar como receptor chamariz que se liga ao RANKL[1] (gerado pelas mesmas células que produzem OPG), inibindo, assim, a ligação do RANKL ao receptor funcional, o RANK, na célula precursora de osteoclastos (ver Figura 36.2). A razão entre RANKL e OPG é de importância crítica na formação e atividade dos osteoclastos, e o sistema RANK, RANKL, OPG é fundamental para o processo de remodelação óssea (ver revisão de Boyce e Xing, 2008). O denosumabe é um anticorpo dirigido contra o RANKL, utilizado clinicamente no tratamento da osteoporose (ver adiante).

RENOVAÇÃO DOS MINERAIS ÓSSEOS

O cálcio e os fosfatos constituem os principais minerais do osso.

METABOLISMO DO CÁLCIO

A renovação diária dos minerais ósseos durante a remodelação envolve cerca de 700 mg de cálcio. O cálcio desempenha numerosas funções no funcionamento fisiológico. O Ca^{2+} intracelular faz parte do mecanismo de transdução de sinal de muitas células (ver Capítulo 4), de modo que a concentração de Ca^{2+} ionizado no líquido extracelular e no plasma, que normalmente é de 1,1 a 1,3 mmol/ℓ em seres humanos adultos, precisa ser controlada com grande precisão. A concentração plasmática de Ca^{2+} é regulada por interações entre o PTH e várias formas de vitamina D (Figuras 36.3 e 36.4), e a calcitonina também desempenha um papel.

---

[1] O RANKL algumas vezes é também de forma confusa denominado *ligante de OPG*.

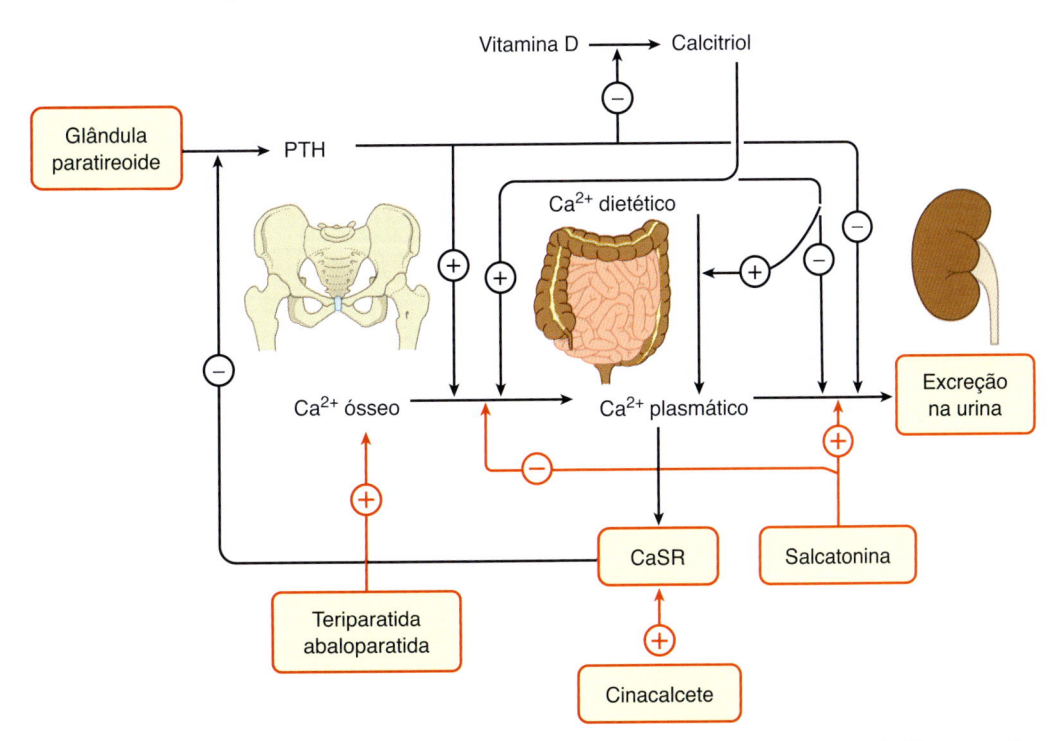

Figura 36.3 Principais fatores envolvidos na manutenção da concentração de Ca^{2+} no plasma e ação de fármacos. O receptor de cálcio na célula da paratireoide é um receptor acoplado à proteína G. A calcitonina endógena, secretada pela glândula tireoide, inibe a mobilização do Ca^{2+} do osso e diminui a sua reabsorção nos rins, com consequente redução do Ca^{2+} sanguíneo. *CaSR*, receptor sensor de cálcio; *PTH*, paratormônio.

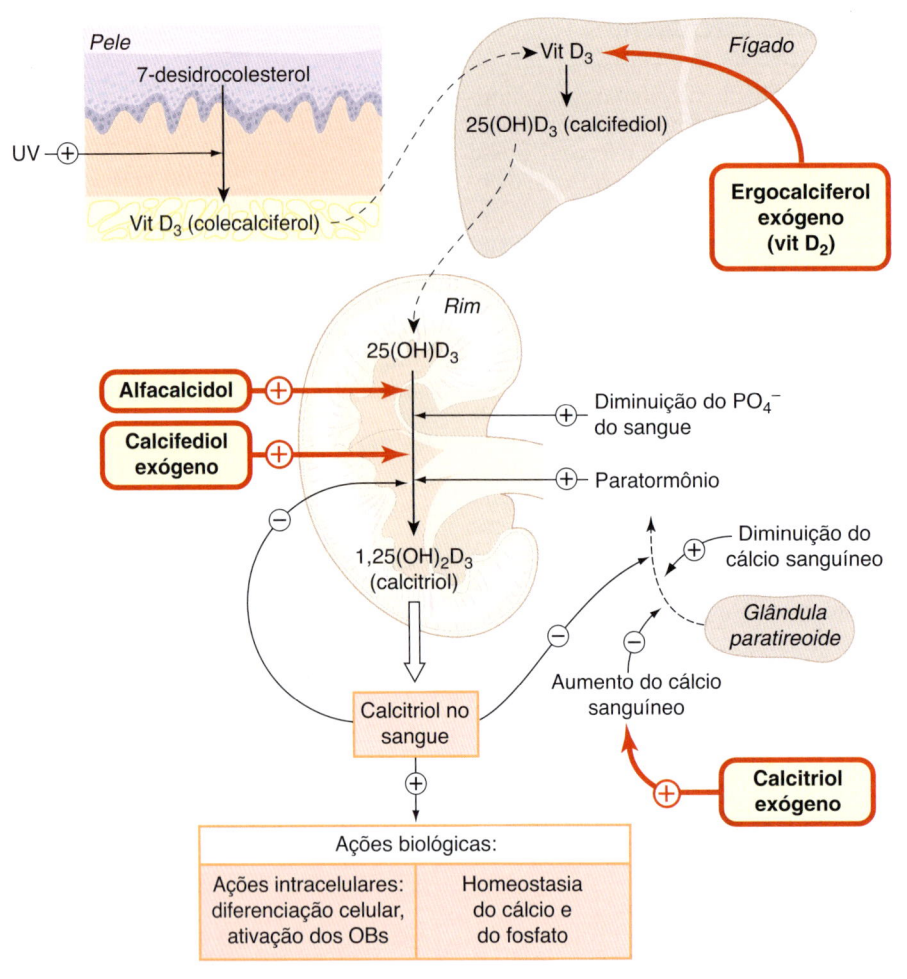

Figura 36.4 Resumo das ações da vitamina D no sistema endócrino e ação dos fármacos. O ergocalciferol exógeno, a vitamina (*vit*) D_2 (formada nas plantas pela luz ultravioleta [UV], é convertido nos metabólitos D_2 correspondentes no fígado e no rim, assim como o análogo D_2, di-hidrotaquisterol (não mostrado). O calcifediol e o calcitriol são metabólitos da vitamina D_3 e constituem os "hormônios" 25-hidroxivitamina D_3 e 1,25-di-hidroxivitamina D_3, respectivamente. O alfacalcidol (1α-hidroxicolecalciferol) é 25-hidroxilado, produzindo calcitriol no fígado. OB, osteoblastos.

A absorção do cálcio no intestino envolve uma proteína de ligação do Ca^{2+}, cuja síntese é regulada pelo calcitriol (ver Figura 36.3). É provável que o conteúdo total de cálcio do corpo seja regulado, em grande parte, por esse mecanismo de absorção, visto que a excreção urinária de Ca^{2+} normalmente permanece mais ou menos constante. Entretanto, com concentrações elevadas de Ca^{2+} no sangue, a excreção urinária aumenta, ao passo que, havendo baixas concentrações sanguíneas, a excreção urinária pode ser reduzida pelo PTH e pelo calcitriol, os quais intensificam a reabsorção de Ca^{2+} nos túbulos renais (ver Figura 36.3).

METABOLISMO DO FOSFATO

Os fosfatos são importantes constituintes do osso e também essenciais na estrutura e na função de todas as células do corpo. São constituintes dos ácidos nucleicos, fornecem energia na forma de ATP e controlam – por meio da fosforilação – a atividade de muitas proteínas funcionais. Eles também desempenham funções como tampões intracelulares e na excreção renal de íons hidrogênio.

A absorção de fosfato é um processo que requer energia e é regulado pelo *calcitriol*. A deposição de fosfato no osso, na forma de hidroxiapatita, depende da concentração plasmática de PTH que, juntamente com o calcitriol, mobiliza tanto o Ca^{2+} quanto o fosfato da matriz óssea. O fosfato é excretado no rim; aqui, o PTH inibe a reabsorção e, portanto, aumenta a excreção.

Remodelação óssea

- O osso sofre remodelação contínua ao longo da vida. Os eventos do ciclo de remodelação são os seguintes:
  - Os osteoclastos, após serem ativados pelos osteoblastos, reabsorvem o osso por meio de escavação de depressões no osso trabecular. Nessas lacunas, os osteoblastos formadores de osso secretam osteoide (matriz óssea), que consiste principalmente em colágeno, mas também contém osteocalcina, osteonectina, fosfoproteínas e as citocinas, fator de crescimento semelhante à insulina (IGF) e fator de crescimento transformador (TGF)-β
  - Em seguida, o osteoide é mineralizado, isto é, ocorre deposição de cristais complexos de fosfato de cálcio (hidroxiapatita)
- O metabolismo e a mineralização do osso envolvem a ação do paratormônio, da família da vitamina D e de várias citocinas (p. ex., IGF, a família TGF-β e interleucinas). Níveis fisiológicos em declínio de estrógeno, níveis terapêuticos de glicocorticoides e elevações patológicas das concentrações de hormônios tireoidianos podem resultar em reabsorção óssea não equilibrada pela formação óssea – levando à osteoporose.

HORMÔNIOS ENVOLVIDOS NO METABOLISMO E NA REMODELAÇÃO DO OSSO

Os principais hormônios envolvidos no metabolismo e na remodelação do osso são o PTH, membros da família da vitamina D, estrógenos e calcitonina. Os glicocorticoides (ver Capítulo 33) e o hormônio tireoidiano (ver Capítulo 34) também afetam o osso, promovendo o catabolismo do osteoide e, em excesso, causando osteoporose.

PARATORMÔNIO

O PTH, que consiste em um polipeptídeo de cadeia simples com 84 resíduos de aminoácidos, é um importante regulador fisiológico do metabolismo do Ca^{2+}. Atua sobre o receptor de PTH tipo 1,[2] receptores acoplados à proteína G presentes em vários tecidos, particularmente no osso – onde é expresso nas membranas celulares dos osteoblastos e no rim para manter a concentração plasmática de Ca^{2+} por meio da ativação da adenilato ciclase e fosfolipase C. Uma molécula estreitamente relacionada, conhecida como peptídeo relacionado com o PTH (PTHrP), apresenta a mesma extremidade N-terminal do PTH e pode ativar os receptores de PTH de maneira amplamente semelhante (Chen, 2021). Quando o PTH ativa o receptor de PTH tipo 1 do osteoblasto, os osteoblastos expressam o RANKL, que se liga ao RANK nos osteoclastos, ativando-os e aumentando a taxa de reabsorção.

O PTH mobiliza o Ca^{2+} do osso, promove a sua reabsorção pelos rins e estimula a síntese de calcitriol, que, por sua vez, aumenta a reabsorção de Ca^{2+} do intestino e atua de modo sinérgico com o PTH na mobilização do Ca^{2+} ósseo (ver Figuras 36.3 e 36.4). O PTH promove a excreção de fosfato, de maneira que o seu efeito final consiste em aumentar a concentração plasmática de Ca^{2+} e reduzir a do fosfato.

Os receptores de PTH existem em duas conformações (R0 e RG). Observa-se um menor tempo de ativação (e efeito anabólico) com ligantes que possuem maior afinidade pela conformação RG, enquanto os ligantes que se ligam ao estado R0 têm um tempo de ação mais prolongado, que leva à reabsorção óssea. Os níveis elevados e sustentados de PTH mobilizam o Ca^{2+} do osso e reduzem a exceção renal de Ca^{2+}. Em contrapartida, doses terapêuticas baixas e intermitentes de PTH estimulam a atividade dos osteoblastos e aumentam a formação de osso.

O PTH é sintetizado nas células das glândulas paratireoides e armazenado em vesículas. O principal fator que controla a sua secreção é a concentração de cálcio ionizado no plasma, em que baixas concentrações plasmáticas de Ca^{2+} estimulam a secreção, enquanto concentrações elevadas a diminuem por meio de sua ligação a um receptor de superfície acoplado à proteína G sensível ao Ca^{2+} (CaSR; ver Capítulo 3 e Figura 36.3), ativando-o. (Para revisões, ver Chen, 2021; Kim et al., 2021.) O **cinacalcete** aumenta a sensibilidade do CaSR ao Ca^{2+} plasmático, reduzindo, dessa maneira, a secreção de PTH.

A **teriparatida** e a **abaloparatida** são análogos sintéticos de cadeia mais curta do PTH e PTHrP, respectivamente, aprovados para o tratamento da osteoporose (ver adiante).

VITAMINA D

A vitamina D (calciferol) consiste em um grupo de precursores lipofílicos convertidos no corpo em metabólitos biologicamente ativos, que atuam como verdadeiros hormônios, circulando no sangue e regulando as atividades de vários tipos de células (Reichel et al., 1989). Sua principal ação, mediada por receptores nucleares da superfamília de receptores de esteroides (ver Capítulo 3), consiste na manutenção do Ca^{2+} plasmático por meio de aumento de sua absorção no intestino, mobilizando o Ca^{2+} do osso e diminuindo a sua excreção renal (ver Figura 36.3). Nos seres humanos, existem duas formas importantes de vitamina D, denominadas D_2 e D_3:

1. O *ergocalciferol* (D_2) dietético, derivado do ergosterol nas plantas.
2. O *colecalciferol* (D_3), gerado na pele a partir do 7-desidrocolesterol pela ação da irradiação ultravioleta durante a exposição ao sol ou formado a partir do colesterol na parede do intestino.

No fígado, o colecalciferol é convertido em *calcifediol* (25-hidroxivitamina D_3), que é convertido em uma série de outros metabólitos de atividade variável no rim, dos quais o mais potente é o *calcitriol* (1,25-di-hidroxivitamina D_3); ver Figura 36.4.

A síntese de calcitriol a partir do calcifediol é regulada pelo PTH e também é influenciada pela concentração de fosfato no plasma e pela concentração do próprio calcitriol por meio de um mecanismo de retroalimentação negativa (ver Figura 36.4). Os receptores para o calcitriol são onipresentes, e o calcitriol é importante no funcionamento de muitos tipos de células.

As principais ações do calcitriol consistem em estimular a absorção de Ca^{2+} e de fosfato no intestino e mobilizar o Ca^{2+} do osso, além de aumentar a reabsorção de Ca^{2+} nos túbulos renais (ver Figura 36.3). Ele também promove a maturação dos osteoclastos, estimula a sua atividade (ver Figuras 36.1 e 36.3) e diminui a síntese de colágeno pelos osteoblastos. Entretanto, o efeito sobre o osso é complexo e não se limita à mobilização do Ca^{2+}, visto que, na deficiência clínica de vitamina D (ver seção posterior sobre Preparações de Vitamina D), em que ocorre comprometimento da mineralização do osso, a administração de vitamina D restabelece a formação óssea. Uma explicação pode residir no fato de que o calcitriol estimula a síntese de *osteocalcina*, a proteína de ligação do Ca^{2+} da matriz óssea.

ESTRÓGENOS

Os estrógenos desempenham um importante papel na manutenção da integridade do osso em mulheres adultas e atuam sobre os osteoblastos e os osteoclastos (ver Capítulo 35). O estrógeno inibe as citocinas que recrutam os osteoclastos e se opõe à reabsorção óssea, a ação mobilizadora de Ca^{2+} do PTH. Aumenta a proliferação dos osteoblastos, intensifica a produção de TGF-β e de BMPs e inibe a apoptose. A retirada dos estrógenos, como a que ocorre fisiologicamente na menopausa, leva, com frequência, ao desenvolvimento de osteoporose.

CALCITONINA

A calcitonina é um hormônio peptídico secretado pelas células "C" encontradas nos folículos da tireoide (ver Capítulo 34).

A principal ação da calcitonina é observada no osso. A calcitonina inibe a reabsorção óssea por meio de sua ligação a um receptor inibitório nos osteoclastos. No rim, diminui a reabsorção de Ca^{2+} e de fosfato nos túbulos próximais. Seu efeito global consiste em reduzir a concentração plasmática de Ca^{2+} (ver Figura 36.3).

---

[2] O receptor tipo 1 é o principal; o receptor de PTH tipo 2 também é um receptor acoplado à proteína G transmembrana, que é expresso em determinados tecidos, incluindo sistema nervoso central, pâncreas, testículo e placenta. Suas funções não estão bem elucidadas.

A secreção é determinada sobretudo pela concentração plasmática de Ca^{2+}. Um análogo da calcitonina, a **salcatonina**, é utilizado clinicamente (ver adiante).

OUTROS HORMÔNIOS

São necessárias concentrações fisiológicas de glicocorticoides para a diferenciação dos osteoblastos. A presença de concentrações mais altas inibe a formação óssea por meio de inibição da diferenciação e atividade dos osteoblastos e pode estimular a ação dos osteoclastos – levando ao desenvolvimento de osteoporose, uma das características da síndrome de Cushing (ver Figura 33.7) e um efeito adverso importante da administração de glicocorticoides (ver Capítulo 33).

A tiroxina estimula a ação dos osteoclastos, reduzindo a densidade óssea e liberando Ca^{2+}. Ocorre osteoporose em associação à tireotoxicose, e é importante não utilizar tiroxina em excesso para o tratamento do hipotireoidismo (ver Capítulo 34).

> **Paratormônio, vitamina D e homeostasia do mineral ósseo**
>
> - A família da vitamina D dá origem a verdadeiros hormônios; os precursores são convertidos em calcifediol no fígado e, em seguida, no principal hormônio, o calcitriol, no rim
> - O calcitriol eleva a concentração plasmática de Ca^{2+} por meio de sua mobilização a partir do osso, aumentando a sua absorção no intestino e diminuindo a sua excreção renal
> - O paratormônio (PTH) atua principalmente sobre o receptor de PTH tipo 1 nos osteoblastos e no rim. A estimulação intermitente dos receptores de PTH com análogos sintéticos do PTH estimula a formação óssea
> - A calcitonina (secretada pela glândula tireoide) reduz a reabsorção de Ca^{2+} do osso por meio de inibição da atividade dos osteoclastos

DOENÇAS ÓSSEAS

A redução da massa óssea com distorção da microarquitetura é denominada *osteoporose*. Uma redução do conteúdo mineral é denominada *osteopenia*. A densitometria óssea de raios X de dupla energia (DEXA, do inglês, *dual-energy X-ray absorptiometry*) e a tomografia computadorizada quantitativa constituem os métodos tradicionais para avaliar a gravidade da osteoporose e monitorar o efeito do tratamento (Riggs et al., 2012). O osso osteoporótico sofre fratura com facilidade após trauma mínimo. As causas mais comuns de osteoporose consistem em deficiência de estrogênio na pós-menopausa e deterioração da homeostasia do osso relacionada com a idade. Estima-se que 50% das mulheres e 20% dos homens com mais de 50 anos de idade sofrerão alguma fratura devido à osteoporose. Com a expectativa de vida crescente, a osteoporose alcançou proporções epidêmicas e representa um importante problema de saúde pública, afetando cerca de 75 milhões de indivíduos nos EUA, no Japão e na Europa. Outros fatores predisponentes incluem hormônios catabólicos que favorecem a degradação de proteínas, como tiroxina em excesso ou administração de glicocorticoides. Outras doenças ósseas passíveis de prevenção ou de tratamento incluem a *osteomalacia* e o *raquitismo* (a forma juvenil de osteomalacia), nas quais ocorrem defeitos na mineralização óssea devido à deficiência de vitamina D, em decorrência de deficiência dietética da vitamina ou falta de exposição à luz solar ou doença renal que resulta em síntese diminuída do hormônio calcitriol ativo (ver Capítulo 29). Na *doença de Paget* há distorção dos processos de reabsorção e remodelação ósseas em consequência de mutação do gene que codifica uma proteína de ligação da ubiquitina,[3] denominada sequestossoma 1 (Rea et al., 2013), uma proteína estrutural na via de sinalização RANK/NF-κB (ver anteriormente).

FÁRMACOS USADOS NAS DOENÇAS ÓSSEAS

Atualmente, são utilizados dois tipos de agentes para o tratamento da *osteoporose*:

1. *Fármacos antirreabsortivos*, que diminuem a perda óssea, como, por exemplo, bifosfonatos, calcitonina, moduladores seletivos dos receptores de estrógenos (SERMs), **denosumabe**, cálcio.
2. *Agentes anabólicos*, que aumentam a formação óssea, como, por exemplo, PTH, **teriparatida**.

O *raquitismo* e a *osteomalacia* são tratados com preparações de vitamina D.

A *doença de Paget do osso* é comum, porém apenas uma pequena porcentagem de pacientes é sintomática. Se houver necessidade de tratamento clínico para os sintomas, como dor óssea, cursos intermitentes de bifosfonatos, como risedronato, **pamidronato** ou **zoledronato** (ver adiante), poderão proporcionar benefício, cuja duração irá estender-se por vários anos. Esse esquema é muito mais conveniente do que as injeções frequentes de **salcatonina**, que anteriormente era o único tratamento clínico efetivo.

BIFOSFONATOS

Os bifosfonatos (Figura 36.5) são análogos do pirofosfato, um constituinte normal dos líquidos teciduais que se acumula no osso e desempenha um papel na regulação da reabsorção óssea. Os bifosfonatos inibem a reabsorção óssea por meio de uma ação principalmente nos osteoclastos. Formam complexos com o cálcio na matriz óssea e são liberados lentamente conforme o osso é reabsorvido pelos osteoclastos, que, assim, ficam expostos a altas concentrações locais de bifosfonatos.

MECANISMO DE AÇÃO

Os bifosfonatos reduzem a taxa de renovação óssea. Podem ser agrupados em duas classes:

1. Compostos simples que são muito semelhantes ao pirofosfato (p. ex., **etidronato**, **clodronato**). São integrados a análogos do ATP, que se acumulam dentro dos osteoclastos e promovem a sua apoptose.
2. Aminobifosfonatos potentes (p. ex., **pamidronato**, **alendronato**, **risedronato**, **ibandronato**, **zoledronato**). Previnem a reabsorção óssea ao interferir na ancoragem de proteínas de superfície celular à membrana dos osteoclastos por prenilação, impedindo, assim, a fixação dos osteoclastos ao osso (Kim et al., 2021).

---

[3] A ubiquitina (ver Capítulo 6) é uma pequena proteína reguladora, presente em quase todas as células do corpo ("ubíquas"). Dirige as proteínas para compartimentos na célula, incluindo o proteassoma, que destrói e recicla proteínas. As proteínas de ligação à ubiquitina interagem com alvos ubiquitinados e regulam diversos processos biológicos, incluindo endocitose, transdução de sinal, transcrição e reparo do DNA.

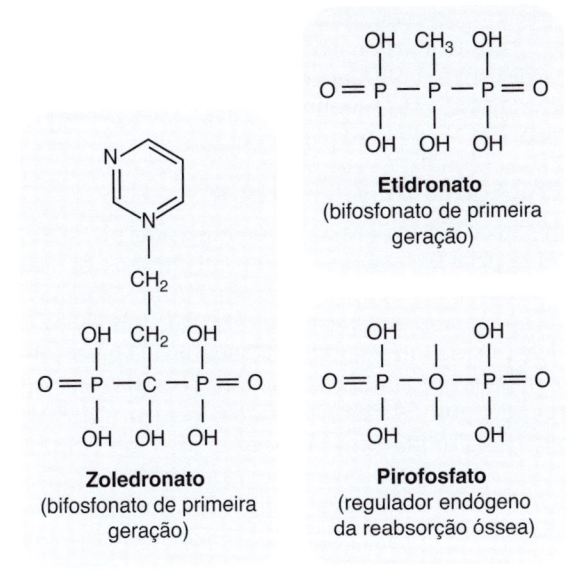

Figura 36.5 Estrutura dos bifosfonatos. A substituição do átomo do oxigênio no pirofosfato torna os compostos resistentes às enzimas. A adição de uma cadeia lateral contendo N altera o mecanismo de ação (ver o texto) e aumenta acentuadamente a potência.

ASPECTOS FARMACOCINÉTICOS

Os bifosfonatos administrados por via oral devem ser tomados com estômago vazio e quantidade abundante de água na posição sentada ou em pé, pelo menos 30 minutos antes do desjejum, devido à sua propensão a causar problemas esofágicos graves. O pamidronato e o zoledronato são administrados por via intravenosa. São pouco absorvidos pelo intestino. Cerca de 50% do fármaco absorvido se acumulam em locais de mineralização óssea, onde permanece adsorvido aos cristais de hidroxiapatita, potencialmente por meses ou anos, até que o osso seja reabsorvido. O fármaco livre é excretado de modo inalterado pelos rins.

A absorção é prejudicada pelos alimentos, em particular o leite, de modo que os fármacos administrados por via oral precisam ser tomados com o estômago vazio.

Os *efeitos adversos* consistem em distúrbios gastrointestinais (GI), como úlceras pépticas e esofagite (algumas vezes com erosões e formação de estenose). Em certas ocasiões, ocorre dor óssea. São descritas fraturas atípicas do fêmur durante o tratamento a longo prazo, em particular no caso da osteoporose, e a necessidade de uso continuado deve ser reavaliada periodicamente (p. ex., depois de 5 anos). Quando administrados por via intravenosa, alguns bifosfonatos (em particular o zoledronato) podem levar à osteonecrose (literalmente "morte do osso") da mandíbula, em especial em pacientes com doença maligna; é necessário realizar um exame odontológico antes do tratamento, seguido pela prescrição de um tratamento de recuperação indicado. Após a infusão de zoledronato, são administrados cálcio e vitamina D suplementares durante pelo menos 10 dias.

USOS CLÍNICOS

O alendronato, o ibandronato e o risedronato são administrados por via oral para profilaxia e tratamento da osteoporose. O etidronato constitui uma alternativa. O clodronato é usado em pacientes com doença maligna envolvendo o osso, enquanto o pamidronato é administrado por infusão intravenosa para o tratamento da hipercalcemia da neoplasia maligna ou para o tratamento da doença de Paget. O ibandronato também pode ser administrado por via intravenosa, a cada 3 a 4 semanas, a pacientes com câncer de mama metastático para o osso, ou a cada 3 meses para o tratamento da osteoporose da pós-menopausa. O zoledronato, administrado por infusão intravenosa, é utilizado para a neoplasia maligna avançada que envolve o osso, a doença de Paget e casos selecionados de osteoporose (da menopausa ou em homens) quando administrado uma vez por ano ou até mesmo com menos frequência (ver o boxe clínico adiante).

> **Bifosfonatos**
>
> - Análogos estáveis do pirofosfato, ativos por via oral, que são incorporados ao osso em processo de remodelação e que permanecem nesse local por meses a anos
> - Liberados quando ocorre reabsorção do osso mediada pelos osteoclastos, expondo essas células a seus efeitos
> - Os compostos de primeira geração (p. ex., **etidronato**) atuam promovendo a apoptose dos osteoclastos
> - Os compostos de segunda geração (p. ex., **risedronato**), com cadeias laterais que contêm N, são muito mais potentes e impedem a ação dos osteoclastos por meio de inibição das reações de prenilação necessárias para a ancoragem de proteínas de superfície funcionais à membrana
> - Utilizados a longo prazo na prevenção e no tratamento da osteoporose e na doença de Paget sintomática
> - O principal efeito adverso consiste em distúrbio gastrointestinal (especialmente esofágico); a osteonecrose da mandíbula constitui um efeito adverso raro, porém grave, dos fármacos mais potentes (notadamente o **zoledronato**).

> **Usos clínicos dos bifosfonatos**
>
> - Osteoporose:
>   - Prevenção "primária" de fraturas em indivíduos de alto risco (p. ex., com osteoporose estabelecida, vários fatores de risco para osteoporose, tratamento crônico com glicocorticoides sistêmicos)
>   - Prevenção "secundária" após fratura osteoporótica
>   - **Alendronato** por via oral, administrado diariamente ou 1 vez/semana, além do cálcio com vitamina D_3. O **risedronato** ou o **etidronato** são alternativos. O **zoledronato** é administrado uma vez por ano por infusão intravenosa; trata-se do bifosfonato mais potente e que tem maior probabilidade de causar osteonecrose da mandíbula – um exame dentário e tratamentos dentários de recuperação constituem pré-requisitos para o tratamento
> - *Doença maligna* que envolve o osso (p. ex., câncer de mama metastático, mieloma múltiplo):
>   - Para reduzir o dano e a dor óssea e a hipercalcemia (p. ex., **clodronato**, **ibandronato**, **zoledronato**)
> - *Doença de Paget* do osso (p. ex., **risedronato**, **pamidronato**, **zoledronato**) administrados de modo intermitente, conforme necessário, em pacientes sintomáticos.

ESTRÓGENOS E COMPOSTOS RELACIONADOS

O declínio do estrógeno endógeno constitui um importante fator na osteoporose da pós-menopausa, e há evidências de que a administração de estrógeno na forma de terapia de reposição hormonal (TRH, ver Capítulo 35) pode melhorar essa condição. Entretanto, a TRH possui ações em muitos sistemas, e foram desenvolvidos agentes mais novos (p. ex., **raloxifeno**; ver Capítulo 35) que exibem ações agonistas em alguns tecidos e ações antagonistas em outros. Esses fármacos são denominados *moduladores seletivos dos receptores de estrógenos* (SERMs; do inglês, *selective estrogen receptor modulators*).

RALOXIFENO

O raloxifeno é um SERM que estimula os osteoblastos e inibe os osteoclastos. Além disso, exerce ações agonistas no sistema cardiovascular e atividade antagonista no tecido mamário e no útero.

O raloxifeno é bem absorvido no sistema GI e sofre extenso metabolismo de primeira passagem no fígado, produzindo o glucuronídeo, que sofre reciclagem êntero-hepática. A biodisponibilidade global é de apenas cerca de 2%. Apesar das baixas concentrações plasmáticas, o raloxifeno concentra-se nos tecidos e é convertido em um metabólito ativo no fígado, nos pulmões, no osso, no baço, no útero e nos rins. A sua meia-vida é, em média, de 32 horas. É excretado principalmente nas fezes.

Os *efeitos adversos* consistem em ondas de calor, cãibras nas pernas, sintomas semelhantes aos da gripe e edema periférico. A tromboflebite e o tromboembolismo são menos comuns. Outros efeitos adversos raros incluem trombocitopenia, distúrbios GI, exantemas, elevação da pressão arterial e tromboembolismo arterial. O raloxifeno não é recomendado para prevenção primária de fraturas osteoporóticas, porém constitui uma alternativa aos bifosfonatos para prevenção secundária em mulheres na pós-menopausa que não conseguem tolerar um bifosfonato.

PARATORMÔNIO E ANÁLOGOS

O PTH e fragmentos de PTH administrados em pequenas doses *estimulam* de modo paradoxal a atividade osteoblástica e *aumentam* a formação óssea, sendo utilizados no tratamento da osteoporose, particularmente em pacientes que recebem corticosteroides sistêmicos. O principal composto atualmente usado é a **teriparatida** – o fragmento peptídico (1-34) do PTH recombinante. Uma molécula estreitamente relacionada, a abaloparatida (que consiste nos 34 aminoácidos do PTHrP), foi licenciada para mulheres na pós-menopausa com osteoporose que correm alto risco de fraturas. Acredita-se que a maior afinidade da abaloparatida pela conformação RG do receptor de PTH-1 possa resultar em aumento da formação óssea, sem provocar reabsorção óssea.

A teriparatida reverte a osteoporose ao estimular a formação de novo osso. Aumenta a massa óssea, a integridade estrutural e a força do osso por meio de aumento do número de osteoblastos e ativação dos osteoblastos que já se encontram no osso. Além disso, reduz a apoptose dos osteoblastos.

A teriparatida é administrada por via subcutânea, 1 vez/dia. É bem tolerada, e os efeitos adversos graves são poucos. Podem ocorrer náuseas, tontura, cefaleia e artralgias. Foi relatada a ocorrência de hipercalcemia leve, hipotensão ortostática transitória e cãibras nas pernas. Devido a preocupações sobre a eficácia e a segurança a longo prazo, a duração máxima do tratamento com teriparatida deve ser limitada a 24 meses, e não deve ser repetida.

PREPARAÇÕES DE VITAMINA D

As preparações de vitamina D são utilizadas no tratamento das deficiências de vitamina D, problemas ósseos associados à insuficiência renal ("osteodistrofia renal") e hipoparatireoidismo – o hipoparatireoidismo agudo é tratado com preparações de cálcio por via intravenosa e de vitamina D injetável.

A principal preparação de vitamina D usada clinicamente é o **ergocalciferol**. Outras preparações incluem o **alfacalcidol** e o **calcitriol**. Todos esses fármacos podem ser administrados por via oral e são bem absorvidos, a não ser que haja doença hepática obstrutiva (a vitamina D é lipossolúvel, e são necessários ácidos biliares para sua absorção). O **paricalcitol**, um análogo sintético da vitamina D com menos potencial de causar hipercalcemia, é utilizado no tratamento e na prevenção do hiperparatireoidismo secundário que ocorre em pacientes com insuficiência renal crônica devido à hiperfosfatemia associada.

A vitamina D administrada por via oral liga-se a uma α-globulina específica no sangue, e a vitamina D exógena persiste na gordura durante muitos meses após a sua administração. A principal via de eliminação é nas fezes.

Os usos clínicos das preparações de vitamina D são apresentados no boxe.

A ingestão excessiva de vitamina D provoca hipercalcemia. Se esta persistir, particularmente quando houver concentrações elevadas de fosfato, ocorrerá deposição de sais de cálcio nos rins e na urina, causando insuficiência renal e cálculos renais.

Usos clínicos da vitamina D

- Estados de deficiência: prevenção e tratamento do *raquitismo*, *osteomalacia* e deficiência de vitamina D, devido à *má absorção* e *doença hepática* (**ergocalciferol**)
- A hipocalcemia é causada por *hipoparatireoidismo* (**ergocalciferol**)
- *Osteodistrofia* da *insuficiência renal crônica*, que constitui a consequência da diminuição da geração de calcitriol (**calcitriol** ou **alfacalcidol**)

Os níveis plasmáticos de Ca^{2+} devem ser monitorados durante a terapia com vitamina D.

BIOFÁRMACOS

O **denosumabe** é um anticorpo monoclonal recombinante humano que inibe o RANKL, o principal sinal de reabsorção óssea (ver anteriormente), e é particularmente útil quando os bifosfonatos não são apropriados. Foi licenciado para uso em homens e em mulheres na pós-menopausa com osteoporose que correm alto risco de fraturas. O denosumabe pode ser utilizado na prevenção de eventos adversos relacionados com o esqueleto em pacientes que apresentam metástases ósseas de tumores sólidos, bem como no tratamento da perda óssea em pacientes que estejam recebendo terapia de ablação hormonal para o câncer de mama ou de próstata. As deficiências de cálcio e de vitamina D precisam ser corrigidas, e é necessário realizar um tratamento dentário antes de iniciar o tratamento com denosumabe para reduzir o risco de osteonecrose da mandíbula (à semelhança dos bifosfonatos potentes, ver boxe clínico). O denosumabe é administrado em injeções subcutâneas (60 mg) a cada 6 meses em mulheres com osteoporose da pós-menopausa ou em homens com câncer de próstata que correm risco aumentado de osteoporose, devido à ablação hormonal, ou com mais frequência (mensalmente) a pacientes com metástases ósseas. Os efeitos adversos incluem alteração dos hábitos intestinais (diarreia ou constipação intestinal), dispneia, hipocalcemia, hipofosfatemia, infecção (incluindo respiratória, da orelha, celulite) ou exantema, bem como (raramente) osteonecrose da mandíbula.

O **romosozumabe** é um anticorpo monoclonal que se liga à esclerostina e a inibe. Dados clínicos mostram que o romosozumabe aumenta a formação óssea por meio de maior recrutamento das células osteoprogenitoras e elevação da produção de matriz óssea pelos osteoblastos. Ele reduz também a reabsorção óssea por meio de inibição dos osteoclastos (McClung, 2017). O duplo efeito do romosozumabe (ver Figura 36.2) é evidenciado por aumentos demonstráveis da extremidade N-terminal do pró-colágeno tipo I (um marcador de formação óssea) acompanhados de redução do telopeptídeo C do colágeno tipo 1 (um marcador de reabsorção óssea).

O romosozumabe está indicado para a osteoporose grave em mulheres na pós-menopausa com alto risco de fratura. É administrado por injeção subcutânea uma vez por mês durante um período máximo de tratamento de 1 ano, quando então os pacientes devem receber terapia antirreabsortiva. Continua havendo incertezas a respeito do possível risco cardiovascular associado ao romosozumabe, e esse fármaco atualmente está contraindicado para mulheres com história de infarto do miocárdio ou acidente vascular cerebral (AVC).

CALCITONINA

A **salcatonina** (calcitonina sintética do salmão) é a principal preparação disponível para uso clínico (ver boxe clínico). Dispõe-se de calcitonina humana sintética. A calcitonina é administrada por injeção subcutânea ou intramuscular, e pode haver uma ação inflamatória no local da injeção. Pode ser também administrada por via intranasal, que é mais conveniente, porém menos eficaz. A meia-vida plasmática é de 4 a 12 minutos, porém a sua ação se estende por várias horas.

Os *efeitos adversos* consistem em náuseas e vômitos. Pode ocorrer rubor facial, bem como sensação de formigamento nas mãos e gosto desagradável na boca.

> **Usos clínicos da calcitonina/salcatonina**
>
> Esses agentes são agora menos utilizados
> - *Hipercalcemia* (p. ex., associada à neoplasia)
> - *Doença de Paget do osso* (para aliviar a dor e reduzir as complicações neurológicas) – porém é muito menos conveniente do que a injeção de um bifosfonato de alta potência
> - *Osteoporose* da pós-menopausa e induzida por corticosteroides (com outros agentes). A calcitonina também pode ser usada para aliviar a dor lombar intensa em pacientes com fraturas vertebrais osteoporóticas agudas.

SAIS DE CÁLCIO

Os sais de cálcio usados terapeuticamente incluem o **gliconato de cálcio** e o **lactato de cálcio**, administrados por via oral. O gliconato de cálcio também é usado para administração intravenosa no tratamento de emergência da hiperpotassemia (ver Capítulo 29); a injeção intramuscular não é usada, visto que provoca necrose local.

O **carbonato de cálcio**, um antiácido e agente de ligação de fosfato (ver Capítulo 29), normalmente é muito pouco absorvido pelo intestino (o que representa uma vantagem, visto que um efeito no estômago ou no intestino constitui o resultado desejado de um fármaco destinado a tamponar o ácido gástrico e a reduzir a absorção ileal de fosfato); todavia, há uma preocupação de que a absorção sistêmica de baixo nível tenha o potencial de causar calcificação arterial em pacientes com insuficiência renal, sobretudo quando complicada por hiperfosfatemia (algumas vezes, o produto das concentrações de íons cálcio e fosfato é usado clinicamente para estimar o risco de deposição tecidual de fosfato de cálcio insolúvel).

Efeitos adversos: os sais de cálcio por via oral podem causar distúrbio GI. A administração intravenosa no tratamento de emergência da hiperpotassemia exige cautela, especialmente em pacientes tratados com glicosídeos cardíacos, cuja toxicidade é influenciada pela concentração extracelular de íons cálcio (ver Capítulo 20).

Os usos clínicos dos sais de cálcio são apresentados no boxe clínico.

> **Usos clínicos dos sais de cálcio**
>
> - Deficiência dietética
> - Hipocalcemia causada por *hipoparatireoidismo* ou *má absorção* (intravenosa para tetania aguda)
> - O carbonato de cálcio é um antiácido; é pouco absorvido e liga-se ao fosfato no intestino. É utilizado no tratamento da *hiperfosfatemia* (ver Capítulo 29)
> - Prevenção e tratamento da *osteoporose* (frequentemente com estrógeno ou SERMs em mulheres, bifosfonato, vitamina D)
> - Arritmias cardíacas causadas por *hiperpotassemia grave* (intravenosa; ver Capítulo 29).

COMPOSTOS CALCIMIMÉTICOS

Os calcimiméticos intensificam a sensibilidade do receptor sensível ao Ca^{2+} das paratireoides à concentração de Ca^{2+} no sangue, com consequente diminuição da secreção de PTH e redução da concentração sérica de Ca^{2+}. Existem dois tipos de calcimiméticos:

1. Os do tipo I são agonistas e incluem vários cátions inorgânicos e orgânicos; o Sr^{2+} é um exemplo.
2. Os do tipo II são ativadores alostéricos (ver Capítulo 3) que ativam indiretamente o receptor. Os exemplos incluem o **cinacalcete**, que é uma preparação oral utilizada para o tratamento do hiperparatireoidismo (ver Figura 36.3), e a **etelcalcetida**, uma formulação injetável que apresenta meia-vida de eliminação mais longa que a do cinacalcete (Hamano et al., 2017). A etelcalcetida é usada no tratamento do hiperparatireoidismo secundário em pacientes com insuficiência renal crônica submetidos a hemodiálise. É administrada por via intravenosa no final da diálise.

BIBLIOGRAFIA E LEITURA COMPLEMENTAR

Doenças e remodelação ósseas

Boyce, B.F., Xing, L., 2008. Functions of RANKL/RANK/OPG in bone modeling and remodeling. Arch. Biochem. Biophys. 473, 139–146.

Chen, T., Wang, Y., Hao, Z., et al., 2021. Parathyroid hormone and its related peptides in bone metabolism. Biochem. Pharmacol. 192, 114669.

Imai, Y., Youn, M.Y., Inoue, K., 2013. Nuclear receptors in bone physiology and diseases. Physiol. Rev. 93, 481–523.

McClung, M.R., 2017. Clinical utility of anti-sclerostin antibodies. Bone 96, 3–7.

Rea, S.L., Walsh, J.P., Layfield, R., Ratajczak, T., Xu, J., 2013. New insights into the role of sequestosome 1/p62 mutant proteins in the pathogenesis of Paget's disease of bone. Endocrine Rev. 34, 501–524.

Reichel, H., Koeftler, H.P., Norman, A.W., 1989. The role of the vitamin D endocrine system in health and disease. N. Engl. J. Med. 320, 980–991.

Riggs, B.L., Khosla, S., Melton, L.J., 2012. Better tools for assessing osteoporosis. J. Clin. Invest. 122, 4323–4324.

Fármacos usados no tratamento de doenças ósseas

Hamano, N., Komaba, H., Fukagawa, M., 2017. Etelcalcetide for the treatment of secondary hyperparathyroidism. Expert Opin. Pharmacother. 18, 529–534.

Harslof, T., Langdahl, B.L., 2016. New horizons in osteoporosis therapies. Curr. Opin. Pharmacol. 28, 38–42.

Kim, B., Cho, Y.J., Lim, W., 2021. Osteoporosis therapies and their mechanisms of action (Review). Exp. Ther. Med. 22, 1379.

van der Burgh, A.C., de Keyser, C.E., Zillikens, M.C., et al., 2021. The effects of osteoporotic and non-osteoporotic medications on fracture risk and bone mineral density. Drugs 81, 1831–1858.

Sistema Nervoso • SEÇÃO 4

Transmissão Química e Ação dos Fármacos no Sistema Nervoso Central

37

CONSIDERAÇÕES GERAIS

A função cerebral é o aspecto mais importante da fisiologia que define os seres humanos. Os transtornos da função cerebral, sejam primários ou secundários à disfunção de outros sistemas, representam uma grande preocupação na sociedade humana e constituem um campo no qual a intervenção farmacológica desempenha um papel fundamental. Neste capítulo, introduziremos alguns princípios básicos de neurofarmacologia e, mais importante ainda, mostraremos que grande parte de como o cérebro funciona ainda não está bem compreendida e é incrivelmente complexa. Isso pode tornar a compreensão de como os fármacos interagem com o sistema nervoso central (SNC) um desafio, em particular quando tentamos relacionar os mecanismos moleculares com os efeitos funcionais.

INTRODUÇÃO

Existem duas razões por que a compreensão da ação dos fármacos no SNC representa um problema particularmente desafiador. A primeira é que os fármacos de ação central têm importância especial para a humanidade. Eles não apenas são de grande importância terapêutica,[1] mas também são as substâncias que os seres humanos mais autoadministram por motivos não médicos (p. ex., álcool, chá, café, nicotina, *Cannabis*, MDMA (*ecstasy*), opioides, cocaína, anfetaminas etc). A segunda razão é que o funcionamento do SNC é muito mais complexo do que qualquer outro sistema no corpo (também singularmente protegido por uma barreira hematoencefálica), o que torna a compreensão dos efeitos dos fármacos muito mais difícil. A relação entre o comportamento das células individuais e do órgão, como um todo, é muito menos direta no cérebro do que em outros órgãos. No momento, as conexões entre a ação de determinado fármaco em níveis bioquímico e celular e seus efeitos sobre a função cerebral permanecem, em grande parte, um mistério. O exame de imagem funcional do cérebro está começando a revelar as relações existentes entre a atividade cerebral em regiões específicas e a função mental, e essa técnica está sendo cada vez mais utilizada para investigar os efeitos dos fármacos. Apesar do progresso contínuo na compreensão dos efeitos celulares e bioquímicos produzidos por fármacos de ação central e do uso crescente de exames de imagem do cérebro para estudar a função cerebral e os efeitos dos fármacos, o abismo entre nossa compreensão da ação dos fármacos em nível celular e nos níveis funcional e comportamental continua, em sua maior parte, muito amplo.

Diferentemente de outros exemplos em medicina, as causas da maioria das doenças que afetam o cérebro permanecem pouco compreendidas, e os fármacos utilizados no seu tratamento atuam por meio da modificação dos sintomas, em vez de ter como alvo uma causa subjacente conhecida. Uma exceção é a relação existente entre as vias dopaminérgicas no sistema extrapiramidal e os efeitos de fármacos no alívio ou na exacerbação dos sintomas motores associados à doença de Parkinson (ver Capítulo 40).

Muitos fármacos do SNC são usados no tratamento de transtornos psiquiátricos, e os tratamentos originais nos quais se baseiam todos os medicamentos atuais foram descobertos sem qualquer conhecimento das causas subjacentes dos sintomas. Com os avanços realizados na farmacologia, adquirimos uma boa compreensão dos mecanismos moleculares por meio dos quais esses fármacos exercem seus efeitos, bem como algum entendimento sobre como eles se relacionam com os efeitos clínicos *versus* efeitos colaterais. Esse conhecimento tem orientado o desenvolvimento de fármacos com melhor tolerabilidade, porém a compreensão limitada da fisiopatologia subjacente tem impedido uma abordagem mais racional na criação de fármacos capazes de prevenir ou de curar o transtorno. Os estudos estão começando a revelar a complexidade dos fatores genéticos, ambientais e psicológicos que contribuem para os transtornos psiquiátricos, bem como a reconhecer que *déficits* cognitivos relacionados com doenças podem contribuir ainda mais para os sintomas comportamentais. Em muitos distúrbios do SNC, podem surgir sintomas cognitivos e emocionais junto à doença primária que leva aos sintomas psiquiátricos comórbidos. Por exemplo, na dor crônica, o estado afetivo (humor) do paciente pode ser alterado e exacerbar a condição dolorosa. Muito esforço está sendo empenhado para definir a base biológica dos transtornos psiquiátricos – uma etapa necessária para melhorar o planejamento de melhores fármacos para uso clínico – mas a tarefa é desafiadora e o progresso é lento.

Neste capítulo, descrevemos os princípios gerais que regem a ação dos fármacos no SNC. Os fármacos neuroativos atuam, em sua maioria, ao interferir nos sinais químicos subjacentes à função cerebral, e os próximos dois capítulos discutirão os principais sistemas transmissores do SNC, bem como as maneiras por meio das quais os fármacos os afetam.

Informações básicas serão encontradas em livros didáticos de neurobiologia e neurofarmacologia, como Kandel et al. (2021), Nestler et al. (2020) e Stahl (2021).

SINALIZAÇÃO QUÍMICA NO SISTEMA NERVOSO

A atividade cerebral é mediada essencialmente por sinais elétricos, que são modulados e refinados por meio de sinalização química para controlar as principais funções ao longo de escalas de tempo que variam de milissegundos (p. ex., devolver um saque a 160 km/h em uma partida de tênis) até anos (p. ex., lembrar como se anda de bicicleta).[2]

---

[1] Na Inglaterra, entre novembro de 2020 e outubro de 2021, houve quase 220 milhões de prescrições, com custo de 1,46 bilhões de libras, para fármacos que atuam no SNC, conforme definido pela *British National Formulary section 4*. Isso corresponde a mais de três prescrições por pessoa em toda a população.

[2] A memória dos nomes dos fármacos e dos fatos básicos da farmacologia parece situar-se em algum ponto na metade dessa faixa (com tendência para o extremo mais a longo prazo da escala temporal).

Os mecanismos de sinalização química cobrem uma faixa dinâmica correspondentemente ampla, conforme é resumido de maneira muito geral na Figura 37.1. Hoje, adquirimos muita compreensão sobre os efeitos dos fármacos nos eventos que se encontram na extremidade rápida do espectro – transmissão sináptica e neuromodulação –, porém temos muito menos sobre os processos adaptativos a longo prazo, incluindo interações entre a sinalização química e os processos psicológicos. É bastante evidente que estes últimos são de grande importância nos distúrbios neurológicos e transtornos psiquiátricos e suscetíveis a tratamento farmacológico.

O conceito original de neurotransmissão considerava uma substância liberada pelo neurônio que atuasse rapidamente, de forma breve e a curta distância da membrana de um neurônio adjacente (pós-sináptico), causando excitação ou inibição. Os princípios delineados no Capítulo 13 aplicam-se ao sistema nervoso tanto central quanto periférico. Hoje, ficou claro que os mediadores químicos no cérebro também produzem efeitos de curta e de longa duração; que podem atuar de maneira bastante difusa, a uma distância considerável de seu local de liberação (p. ex., GABA que atua nos receptores $GABA_A$ extrassinápticos [ver Capítulo 38] e transmissores de monoaminas [ver Capítulo 39]); e que podem produzir outros efeitos diversos (p. ex., na síntese do transmissor, na expressão dos receptores e na morfologia neuronal), além de afetar a condutância iônica da membrana celular pós-sináptica.

O termo *neuromodulador* com frequência é utilizado para se referir a determinado mediador cujas ações não se adaptam ao conceito original de neurotransmissor. O termo não tem uma definição clara e abrange não apenas os transmissores de monoaminas e os mediadores neuropeptídicos de ação difusa, mas também mediadores como o óxido nítrico (NO; ver Capítulo 19) e os metabólitos do ácido araquidônico (ver Capítulo 17), que não são armazenados e liberados como os neurotransmissores convencionais e que podem se originar de células não neuronais, em particular da glia, bem como de neurônios.

Em geral, a *neuromodulação* está relacionada com a sinalização que altera o resultado do sinal primário. Isso pode incluir a indução de mudanças na atividade de disparo intrínseca, modulação de correntes voltagem-dependentes, regulação da liberação de transmissor pré-sináptica e adaptações a longo prazo, incluindo plasticidade sináptica. A Figura 37.2 mostra uma microscopia confocal de um neurônio noradrenérgico, ilustrando as varicosidades encontradas ao longo do axônio, onde o neuromodulador é liberado. Os efeitos *neurotróficos* mais prolongados estão envolvidos na regulação do crescimento e da morfologia dos neurônios, bem como nas suas propriedades funcionais. A Tabela 37.1 resume os tipos de mediadores químicos que operam no SNC.

Escala de tempo	Processo	Mediadores químicos	Mecanismos moleculares
ms	Condução do impulso	Nenhum	Canais iônicos voltagem-dependentes (ver Capítulo 3)
	Liberação do transmissor	$[Ca^{2+}]_i$	Exocitose (ver Capítulo 4)
	Transmissão sináptica rápida	Transmissores rápidos (p. ex., glutamato, GABA, ACh)	Canais iônicos controlados por ligantes (ver Capítulo 3)
s	Transmissão sináptica lenta	Transmissores lentos (p. ex., monoaminas, peptídeos, ACh)	Receptores acoplados à proteína G (ver Capítulo 3), ligados aos canais iônicos, $[Ca^{2+}]_i$, segundos mensageiros Guanilato ciclase solúvel (ver Capítulo 19)
min	Neuromodulação	Transmissores lentos + outros (p. ex., NO, metabólitos do ácido araquidônico) Esteroides Fatores neurotróficos	Efeitos da sinalização celular mediados por tirosina quinase e receptor de esteroides
	Plasticidade sináptica		
h	Efeitos farmacológicos tardios	Muitos fármacos neuroativos (p. ex., antidepressivos, ver Capítulo 48)	Supra/infrarregulação dos receptores Expressão gênica alterada?
dia	Tolerância farmacológica	Muitos fármacos neuroativos (ver Capítulo 50) (p. ex., opioides, benzodiazepínicos)	
	Remodelação estrutural		
mês/ano	Degeneração, regeneração e reparo	Quimiocinas Citocinas Fatores neurotróficos Moléculas de adesão Esteroides	Receptores ligados à quinase que mediam os efeitos da sinalização celular e modulação da expressão gênica

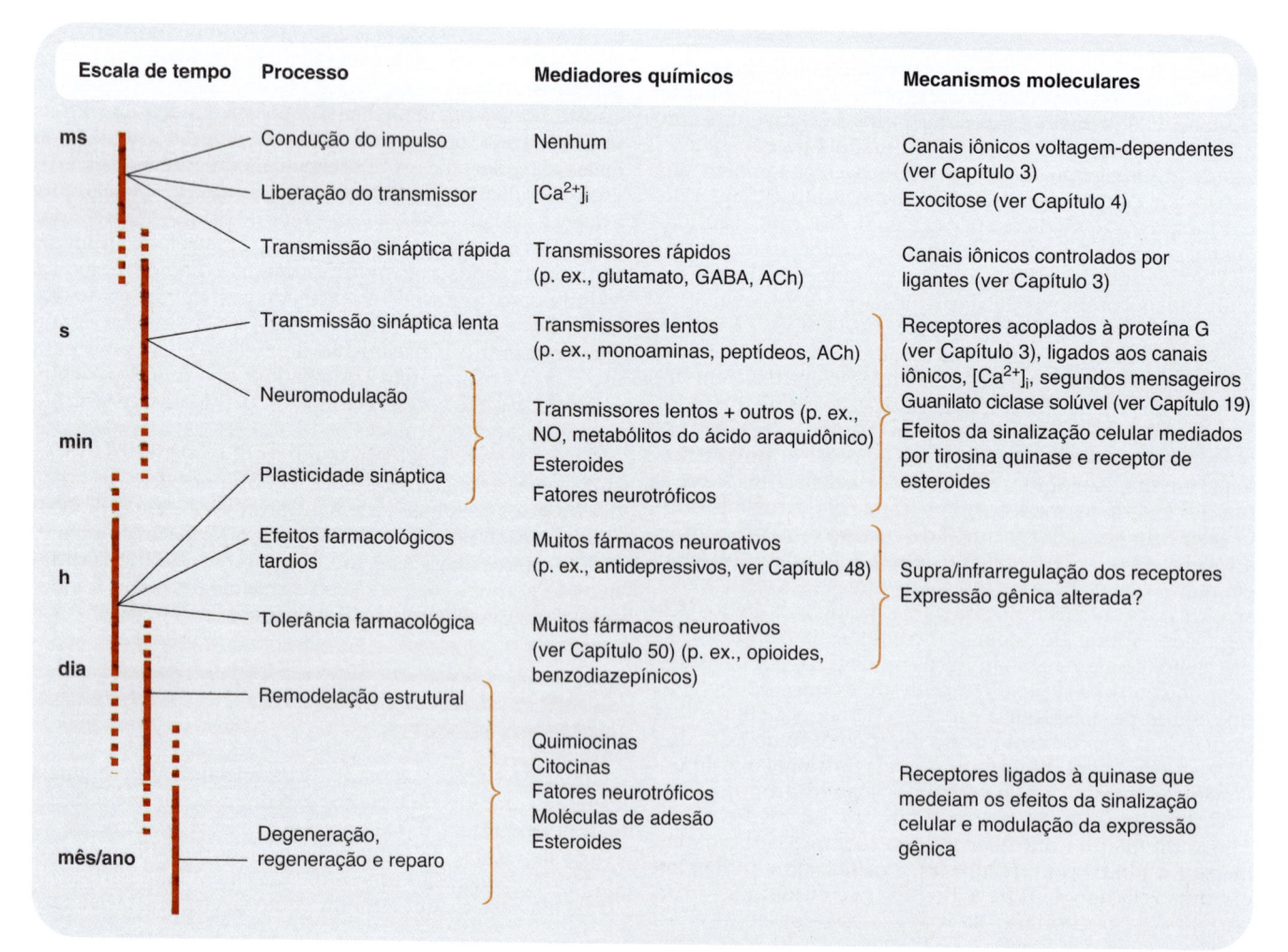

Figura 37.1 Sinalização química no sistema nervoso. O conhecimento dos mediadores e dos mecanismos torna-se mais esparso à medida que passamos dos eventos rápidos da transmissão sináptica para os mais lentos, envolvendo remodelação e alterações na expressão gênica. *ACh*, acetilcolina; *SNC*, sistema nervoso central; *NO*, óxido nítrico.

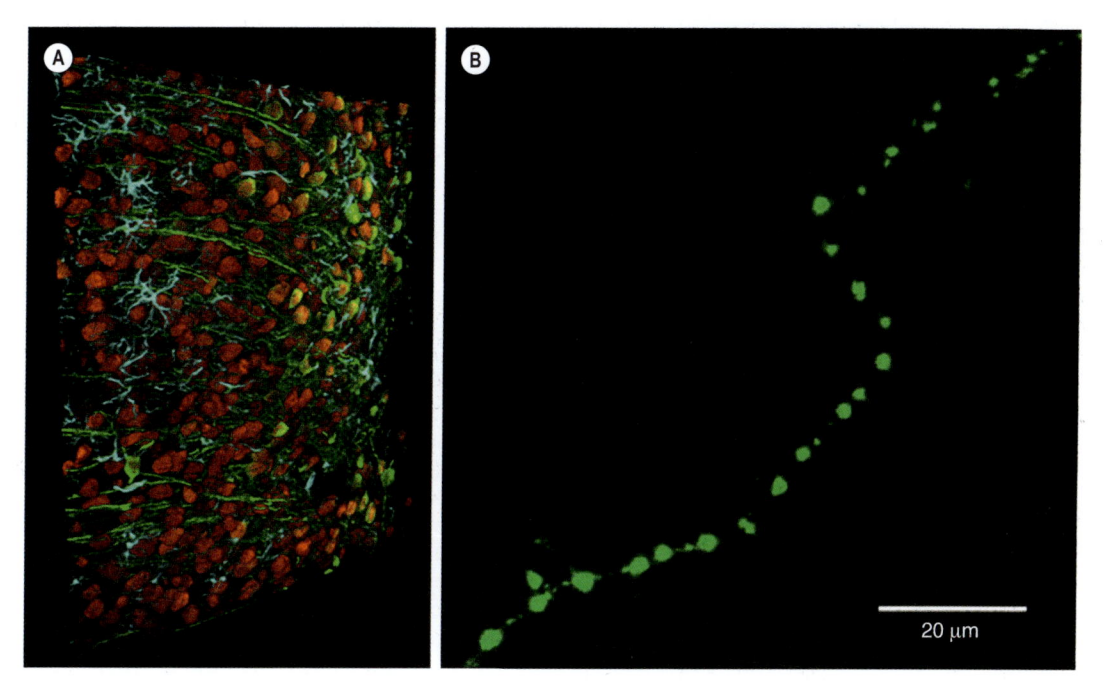

Figura 37.2 Os métodos de imagem celular com anticorpos conjugados com fluorescência fornecem uma maneira de visualizar populações neuronais específicas com base na sua expressão de proteínas singulares. Aqui estão exemplos de ilustrações selecionadas. **A.** Imagem de microscopia confocal do córtex pré-frontal de rato, ilustrando impulsos glutamatérgico (*verde/amarelo*), GABAérgico (*vermelho*) e glia (*azul*). **B.** Um único neurônio noradrenérgico com varicosidades, os locais onde se espera que ocorra liberação de noradrenalina. (Imagem A, gentilmente cedida pela Dra. Abigail Benn, e imagem B, pela Dra. Anja Teschemacher.)

Tabela 37.1 Tipos de mediadores químicos no sistema nervoso central.

Tipo de mediador[a]	Exemplos	Alvos	Principal papel funcional
Mediadores de pequenas moléculas convencionais	Glutamato, GABA, acetilcolina, dopamina, 5-hidroxitriptamina etc.	Canais iônicos controlados por ligante	Neurotransmissão sináptica rápida e lenta
		Receptores acoplados à proteína G	Neuromodulação
Neuropeptídeos	Substância P, neuropeptídeo Y, endorfinas, orexinas, fator de liberação da corticotrofina etc.	Receptores acoplados à proteína G	Neuromodulação
Mediadores lipídicos	Prostaglandinas, endocanabinoides	Receptores acoplados à proteína G	Neuromodulação
Mediadores "gasosos"	Óxido nítrico, monóxido de carbono, sulfeto de hidrogênio etc.	Guanilato ciclase	Neuromodulação
Neurotrofinas, citocinas	Fator de crescimento dos nervos, fator neurotrófico derivado do cérebro, interleucina-1	Receptores ligados à quinase	Crescimento neuronal, sobrevida e plasticidade estrutural e funcional
Esteroides	Androgênios, estrógenos	Receptores nucleares e de membrana	Neuromodulação, metabolismo neuronal, efeitos rápidos e a longo prazo na expressão gênica, plasticidade estrutural e funcional

[a]A maior parte da farmacologia do SNC tem sido direcionada para mediadores de pequenas moléculas e, com menos frequência, para neuropeptídeos. Outros tipos de mediadores também estão sendo considerados alvos para fins terapêuticos.

As células gliais constituem as principais células não neuronais do SNC e ultrapassam o número de neurônios em uma relação de 10 para 1. Outrora consideradas principalmente como células de manutenção, cuja função era apenas cuidar dos neurônios fastidiosos, as células gliais, em particular os astrócitos, estão sendo cada vez mais vistas como "neurônios inexcitáveis", desempenhando um importante papel na comunicação (Matsas e Tsacopolous, 2013; Vasile et al., 2017). Essas células expressam uma variedade de receptores e transportadores e liberam uma ampla variedade de mediadores, incluindo glutamato, D-serina, ATP, mediadores lipídicos e fatores de crescimento. Respondem a sinais químicos provenientes dos neurônios, dos astrócitos vizinhos e das células microgliais (as células do SNC equivalentes aos macrófagos, que atuam de modo muito semelhante às células inflamatórias nos tecidos periféricos).

O acoplamento elétrico entre os astrócitos significa que eles podem responder em conjunto em uma determinada região cerebral, controlando, assim, o ambiente químico no qual os neurônios operam. Embora não conduzam potenciais de ação e não enviem sinais a outras partes do corpo, os astrócitos são, nos demais aspectos, muito semelhantes aos neurônios e desempenham um papel crucial na comunicação no cérebro. Atualmente, acredita-se que os astrócitos desempenhem um importante papel na plasticidade sináptica e expressem eventos de sinalização dinâmica do cálcio. Entretanto, apesar do crescente conhecimento fundamental sobre o papel das células gliais, o desenvolvimento de fármacos direcionados para esses mecanismos ainda requer mais pesquisas.

> **Transmissão química no sistema nervoso central**
>
> - Os processos básicos da transmissão sináptica no SNC são essencialmente semelhantes aos que operam na periferia (ver Capítulo 13)
> - As células gliais, em particular os astrócitos, têm uma participação ativa na sinalização química, funcionando, em essência, como "neurônios inexcitáveis"
> - Os termos *neurotransmissor*, *neuromodulador* e *fator neurotrófico* referem-se a mediadores químicos que operam em diferentes escalas de tempo. Em geral:
>   – Os *neurotransmissores* são liberados por terminações pré-sinápticas e produzem respostas excitatórias ou inibitórias rápidas nos neurônios pós-sinápticos
>   – A neurotransmissão rápida (p. ex., glutamato, GABA) opera por meio de canais iônicos controlados por ligante
>   – A neurotransmissão lenta (p. ex., dopamina, neuropeptídeos, prostanoides) opera em grande parte por meio de receptores acoplados à proteína G, incluindo inibição pré-sináptica
>   – Os *neuromoduladores* são liberados por neurônios e por astrócitos e produzem respostas pré ou pós-sinápticas mais lentas, que são mediadas por receptores acoplados à proteína G
>   – Os *fatores neurotróficos* são liberados por células neuronais e não neuronais e atuam sobre receptores ligados à tirosina quinase, que regulam a expressão gênica e controlam o crescimento neuronal e as características fenotípicas
> - O mesmo agente (p. ex., glutamato, 5-hidroxitriptamina, acetilcolina) pode atuar por meio de canais controlados por ligante e por meio de receptores acoplados à proteína G e mediam respostas sinápticas rápidas e lentas
> - Muitos mediadores químicos, incluindo glutamato, óxido nítrico e metabólitos do ácido araquidônico, são produzidos pela glia e pelos neurônios
> - Muitos mediadores (p. ex., citocinas, quimiocinas, fatores de crescimento e esteroides) controlam as mudanças a longo prazo no cérebro (p. ex., plasticidade sináptica e remodelação estrutural), induzindo mudanças na transcrição gênica e/ou modulação dos fatores neurotróficos.

ALVOS PARA A AÇÃO DOS FÁRMACOS

Para recapitular o que foi discutido nos Capítulos 2 e 3, os fármacos neuroativos atuam sobretudo em um de quatro tipos de proteínas-alvo, especificamente os canais iônicos, os receptores, as enzimas e as proteínas transportadoras. Das quatro principais famílias de receptores – receptores ionotrópicos, receptores acoplados à proteína G, receptores ligados a quinases e receptores nucleares –, os fármacos neuroativos atuais têm como principal alvo as duas primeiras.

Desde que os primeiros psicofármacos foram descobertos na década de 1950, o conhecimento sobre esses alvos no SNC acumulou-se rapidamente, em particular da seguinte maneira:

- Assim como ocorreu com 40 ou mais mediadores de pequenas moléculas e peptídicos, a importância de outros mediadores "não clássicos" – NO, eicosanoides, fatores de crescimento etc. – tornou-se evidente
- Foi descoberta uma considerável diversidade molecular entre as moléculas de receptores e canais iônicos conhecidos (ver Capítulo 3)
- Os receptores e os canais frequentemente são expressos em vários subtipos, e muitos deles têm sítios para modulação alostérica e existem em múltiplos complexos heteromérico que contribuem para a diversidade de potenciais alvos de fármacos. Na maioria dos casos, estamos apenas começando a descobrir o que essa diversidade significa em nível funcional. A diversidade molecular desses alvos levanta a possibilidade de desenvolver fármacos com melhor seletividade de ação, por exemplo, interagindo com um tipo de receptor $GABA_A$, sem afetar os outros (ver Capítulo 44). O potencial dessas novas abordagens em termos de melhoria dos fármacos para o tratamento de doenças neurológicas e psiquiátricas é grande, porém ainda não reconhecido.

Nosso conhecimento sobre a neurobiologia do SNC e a fisiopatologia de transtornos como a epilepsia, as doenças neurodegenerativas e os transtornos psiquiátricos está avançando, e espera-se que resulte em novas estratégias para o tratamento dessas condições incapacitantes. Alguns indícios do progresso que pode ser alcançado quando as causas subjacentes são compreendidas podem ser vistos com o desenvolvimento da terapia gênica com **onasemnogeno abeparvoveque**, que fornece uma nova cópia do gene responsável pela produção da proteína SMN humana (ver Capítulo 40). Infelizmente, a maioria das pesquisas revela exatamente o quão complicadas são as doenças do SNC, de modo que ainda existem muitos desafios nesse campo.

AÇÃO DOS FÁRMACOS NO SISTEMA NERVOSO CENTRAL

Conforme já foi ressaltado, os mecanismos moleculares e celulares subjacentes à ação dos fármacos no SNC e na periferia têm muito em comum. Entretanto, traduzir esses mecanismos moleculares em resultados funcionais é muito mais desafiador quando se trata do SNC. Uma das dificuldades é a complexidade das conexões neuronais existentes no cérebro e o fato de que grande parte do modo por meio do qual essas redes neuronais funcionam não é compreendida. Diferentemente da periferia, existem, dentro de qualquer região do cérebro, muitos tipos de células e mediadores químicos distintos, e o produto de qualquer neurônio isolado resulta da integração de todos esses sinais. A Figura 37.2 ilustra essa complexidade em uma imagem de microscopia confocal obtida do córtex pré-frontal do cérebro de rato, no qual visualizam-se três tipos principais de células com o uso de anticorpos específicos.

A relação entre os efeitos moleculares de um fármaco e as consequências funcionais de seu agonismo ou antagonismo no cérebro com frequência gera confusão. Isso pode ser devido ao fato de que se pressupõe que o mecanismo de sinalização associado a esse receptor se traduz em resultado funcional; por exemplo, o agonismo de um GPCR acoplado à $G_{i/o}$ inibirá a função cerebral. Entretanto, há uma etapa importante necessária quando se relacionam os mecanismos moleculares com os efeitos na atividade neuronal, e isso está relacionado com o local onde o receptor se encontra. A Figura 37.3 fornece um diagrama esquemático que ilustra uma sinapse simples com impulsos glutamatérgicos, GABAérgicos e neuromoduladores. Dependendo do local onde o fármaco atua nesse circuito local, haverá uma importante influência no produto final. Por exemplo:

- Um receptor inibitório diminui a atividade ou a liberação do transmissor no neurônio. Entretanto, se esse neurônio for um interneurônio GABAérgico, a consequência funcional consistirá em redução da inibição ou desinibição e em aumento da atividade dessa região
- Um receptor excitatório aumenta a atividade ou a liberação de transmissor no neurônio. Entretanto, se esse neurônio for um interneurônio GABAérgico, a consequência consistirá em aumento da inibição e diminuição da atividade nessa região.

A existência de diferentes tipos de interações entre neurônios também contribui para essa complexidade. A Figura 37.4 ilustra, de modo muito simplificado, uma rede neuronal envolvendo três neurônios. Nesse diagrama, podemos ver diferentes exemplos das conexões entre neurônios no SNC, incluindo:

- *Conexões recíprocas,* nas quais o neurônio A fornece um impulso aferente para o neurônio B, e este fornece um impulso aferente para o neurônio A. O neurônio B pode modular a função do neurônio A, direta ou indiretamente, por exemplo, por meio de um interneurônio, o neurônio C

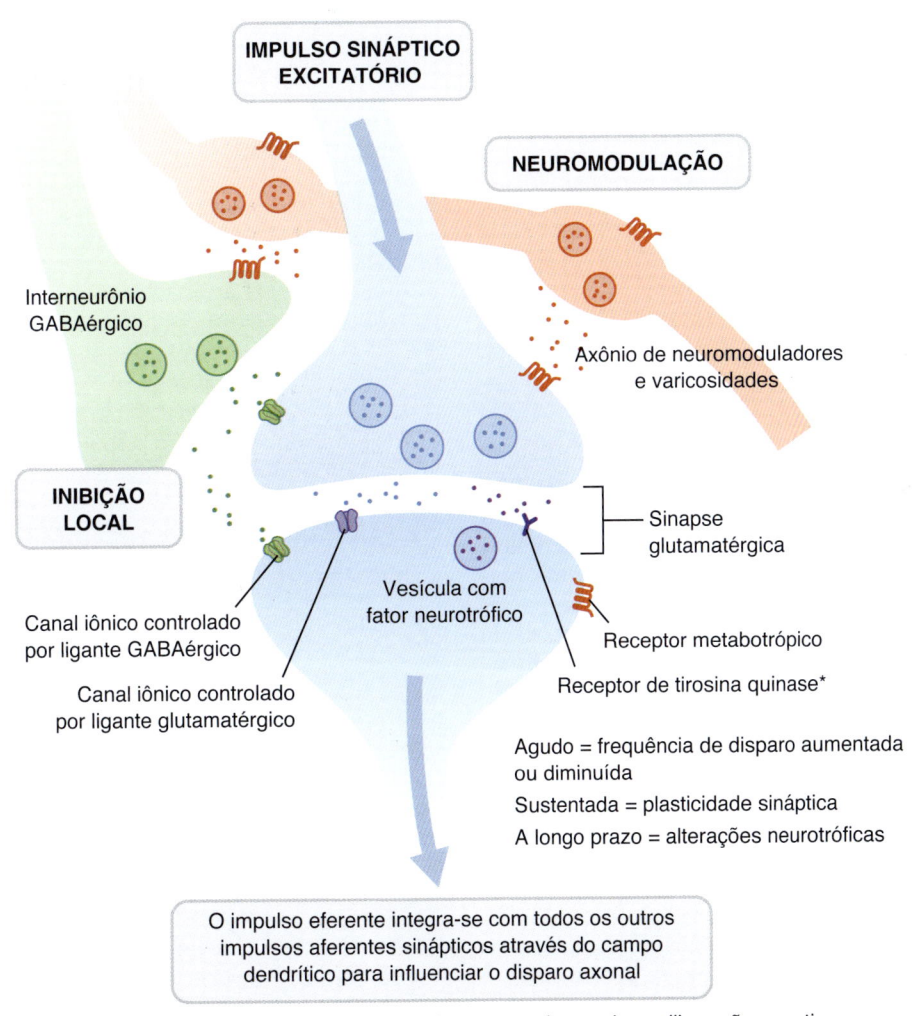

*A sinalização neurotrófica é incomum, visto que pode envolver a liberação a partir do neurônio pós-sináptico, e seus efeitos a longo prazo são associados à remodelação

Figura 37.3 Diagrama simplificado da sinalização química em uma única sinapse. Os transmissores de aminoácidos em conjunto geram um equilíbrio na excitação e inibição, e isso é ainda mais refinado por meio de neuromodulação. Um único neurônio receberá impulsos aferentes através de seu campo dendrítico a partir de neurônios glutamatérgicos e GABAérgicos, bem como de diferentes neuromoduladores. A figura ilustra apenas uma dessas entradas dendríticas. Para facilitar a compreensão, apenas um único impulso neuromodulador é ilustrado, porém um único neurônio recebe muitos sinais químicos, além de expressar uma infinidade de receptores. A compreensão de como os fármacos interagem dentro desses microcircuitos, bem como macrocircuitos, é complicada, e o processo não está totalmente elucidado.

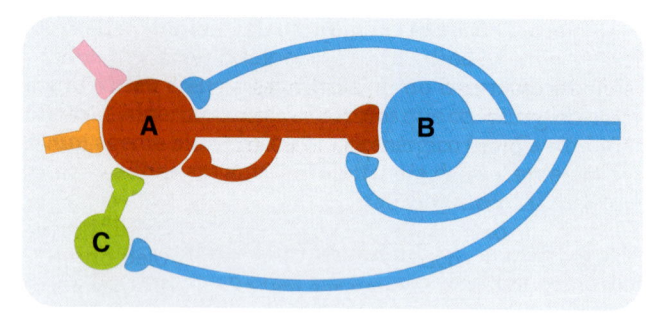

Figura 37.4 Esquema simplificado de interconexões neuronais no sistema nervoso central. Neurônios A, B e C, que podem liberar neurotransmissores excitatórios ou inibitórios. Botões do neurônio A de impulso aferente para o neurônio B, mas também para o próprio neurônio A. O neurônio B também retroalimenta o neurônio A, direta ou indiretamente, por meio do interneurônio C. Mesmo com uma rede tão simples como essa, os efeitos de interferência induzida por fármacos em sistemas transmissores específicos podem ser difíceis de prever.

- *Modulação pré-sináptica da liberação,* em que o mesmo transmissor liberado pelo neurônio (por meio de autorreceptores) ou o transmissor de um neurônio diferente (por meio de heterorreceptores) pode alterar a quantidade de transmissor liberado na sinapse. Podem ser inibitórios (retroalimentação negativa) ou excitatórios (retroalimentação positiva)
- *Múltiplas aferências,* em que qualquer neurônio isolado integra impulsos aferentes de múltiplos sinais químicos
- Mesmo nesse nível extremamente simplificado, os efeitos em um nível do sistema de bloqueio ou de intensificação da liberação ou das ações de um ou de outro dos transmissores são difíceis de prever e dependerão, em grande parte, da força relativa das conexões sinápticas excitatórias e inibitórias e das aferências neuromoduladoras. Somada a essa complexidade, há a influência das células gliais, já mencionadas.

Os fármacos utilizados para o tratamento de distúrbios do SNC são administrados, em sua maioria, por períodos prolongados, e isso introduz o potencial de respostas adaptativas secundárias desencadeadas por qualquer perturbação induzida pelo fármaco no sistema. As respostas homeostáticas são ativadas quando ocorrem alterações da neurotransmissão, como, por exemplo, por um aumento na liberação do transmissor ou interferência na recaptação do transmissor), sendo essa resposta anulada pela ativação de mecanismos de retroalimentação mediados por receptores; mudanças adaptativas, como inibição da síntese do transmissor; aumento da expressão do transportador; ou diminuição da expressão do receptor. Essas mudanças, que podem envolver uma alteração na expressão gênica, em geral, levam tempo (horas, dias ou semanas) para se desenvolver e não são evidentes em experimentos farmacológicos agudos.

Em situações clínicas, os efeitos dos fármacos psicotrópicos frequentemente levam semanas para se desenvolver, o que tem sido associado a essas respostas adaptativas, e não aos efeitos farmacodinâmicos imediatos do fármaco. Isso está bem documentado no caso dos fármacos antipsicóticos e antidepressivos (ver Capítulos 47 e 48). O desenvolvimento de dependência de opioides, benzodiazepínicos e psicoestimulantes também têm um início gradual (ver Capítulo 50). Por conseguinte, é preciso levar em consideração não apenas a interação primária do fármaco com o seu alvo, mas também a resposta secundária a longo prazo do cérebro a esse efeito primário; com frequência, é essa resposta secundária, mais do que o efeito primário, que, acredita-se, leve ao benefício clínico obtido. Há também efeitos psicológicos importantes em que os fármacos modificam o comportamento, o que, por sua vez, influencia os impulsos que o cérebro recebe e, portanto, a sua neuroquímica, conectividade e, em última análise, morfologia.

BARREIRA HEMATOENCEFÁLICA

Um fator fundamental na farmacologia do SNC é a barreira hematoencefálica (ver Capítulo 9), cuja penetração requer que as moléculas atravessem as células endoteliais vasculares, em vez de passar entre elas. A ocorrência de inflamação pode comprometer a integridade da barreira hematoencefálica, permitindo a passagem de fármacos previamente impermeáveis, como a **penicilina**.

Em geral, apenas pequenas moléculas apolares podem sofrer difusão passiva através das membranas celulares. Algumas substâncias neuroativas atravessam a barreira hematoencefálica dessa maneira, porém muitas o fazem por meio de transportadores, os quais facilitam a entrada do composto no cérebro ou a diminuem, bombeando o composto do interior das células endoteliais de volta para a corrente sanguínea.

Os fármacos que têm a capacidade de penetrar dessa maneira incluem a **levodopa** (ver Capítulo 40), o **valproato** (ver Capítulo 46) e vários antagonistas da histamina sedativos (ver Capítulo 17). A extrusão ativa de fármacos do cérebro ocorre por meio da glicoproteína P, um transportador de efluxo de fármacos impulsionado pelo ATP, e por meio de proteínas transportadoras relacionadas (ver Capítulo 9). Muitos fármacos antibacterianos e antineoplásicos não penetram no cérebro, enquanto alguns fármacos de ação no SNC – incluindo certos opioides, antidepressivos, antipsicóticos e antiepilépticos – são liberados ativamente pelo cérebro (Linnet e Ejsing, 2008). É importante considerar a variação na atividade dos transportadores de efluxo entre pacientes (ver Capítulos 9 e 12).

> **Ação dos fármacos no sistema nervoso central**
>
> - Os tipos básicos de alvos dos fármacos (canais iônicos, receptores, enzimas e proteínas transportadoras), descritos no Capítulo 3, aplicam-se ao SNC, da mesma forma que em outros locais
> - A maioria desses alvos ocorre em várias isoformas moleculares diferentes, dando origem a diferenças sutis na função e na farmacologia
> - Muitos dos fármacos neuroativos disponíveis hoje são relativamente inespecíficos, afetando vários alvos diferentes em doses clinicamente relevantes
> - A relação entre o perfil farmacológico e o efeito terapêutico dos fármacos neuroativos é, com frequência, indefinida. Fármacos com diferentes alvos primários podem ser usados para o tratamento da mesma condição, enquanto o mesmo fármaco pode apresentar eficácia em mais de uma condição
> - As respostas secundárias à interação primária do fármaco com o seu alvo, de desenvolvimento lento, podem ser importantes (p. ex., retardo na melhoria clínica obtida com fármacos antidepressivos convencionais e tolerância e dependência aos opioides).

CLASSIFICAÇÃO DOS FÁRMACOS PSICOTRÓPICOS

Os fármacos psicotrópicos são definidos como fármacos que afetam o humor e o comportamento. Devido à dificuldade em definir e medir esses índices de função cerebral, não existe nenhuma base consistente para classificar os fármacos psicotrópicos. Em vez disso, encontramos uma confusa mistura de termos relacionados com a estrutura química (*benzodiazepínicos, butirofenonas* etc.), com o alvo bioquímico (*inibidores da monoamina oxidase, inibidores da recaptação de serotonina* etc.), o efeito comportamental (*alucinógenos, estimulantes psicomotores*) ou o uso clínico (*antidepressivos, agentes antipsicóticos, fármacos antiepilépticos* etc.), junto a uma série de categorias indefiníveis (*fármacos antipsicóticos atípicos, fármacos nootrópicos*) adicionadas para maior confusão.

Alguns fármacos desafiam a classificação nesse esquema, como, por exemplo, o **lítio** (ver Capítulo 48), utilizado no tratamento do transtorno bipolar, e a **cetamina** (ver Capítulo 42), classificada como anestésico dissociativo e analgésico (ver Capítulo 42), mas que produz efeitos psicotrópicos bastante semelhantes aos produzidos pela fenciclidina (PCP, ver Capítulo 49) e que, em doses baixas, atua como antidepressivo de ação rápida (ver Capítulo 48).

A Tabela 37.2 traz uma classificação geral dos fármacos de ação central. Na prática, o uso de fármacos em doenças psiquiátricas com frequência atravessa categorias terapêuticas específicas. Por exemplo, os fármacos antipsicóticos podem ser úteis para o manejo de transtornos comportamentais agudos e crônicos, incluindo o seu uso na psicose aguda induzida por fármacos e o manejo a curto prazo da agitação e agressividade em pacientes com demência (ver Capítulo 47). Certos fármacos antidepressivos também constituem um tratamento de primeira linha para a maioria dos transtornos de ansiedade (ver Capítulo 45), bem como para a dor neuropática (ver Capítulo 43), enquanto certos psicoestimulantes são efetivos na redução dos sintomas do TDAH (ver Capítulo 49). Aqui, aderimos às categorias farmacológicas convencionais, mas é necessário ressaltar que, para uso clínico, essas distinções frequentemente não são consideradas.[3] Na Tabela 37.3 vemos uma ilustração da diversidade de usos clínicos de alguns exemplos de fármacos.

---

[3]A Neuroscience based Nomenclature (NbN) é uma publicação e aplicativo digital de fármacos psiquiátricos, desenvolvida pela European College of Neuropsychopharmacology para classificar os fármacos psiquiátricos pela sua farmacologia e modo de ação, no futuro poderá se tornar uma maneira mais comum de discutir esses tratamentos (https://nbn2r.com/).

Tabela 37.2 Classificação geral dos fármacos que atuam no sistema nervoso central.

Classe	Definição	Exemplos	Capítulo
Agentes anestésicos gerais	Fármacos utilizados em anestesia geral	Isoflurano, desflurano, propofol, etomidato	41
Analgésicos	Fármacos utilizados clinicamente para o controle da dor	Opiáceos Dor neuropática: carbamazepina, gabapentina, amitriptilina, duloxetina	43
Ansiolíticos e sedativos	Fármacos que reduzem a ansiedade e causam sono	Benzodiazepínicos (p. ex., diazepam, clordiazepóxido, flurazepam, clonazepam)	45
Antiepilépticos/ anticonvulsivantes	Fármacos utilizados para reduzir as convulsões	Carbamazepina, valproato, lamotrigina	46
Antipsicóticos/ neurolépticos	Fármacos utilizados para aliviar os sintomas da esquizofrenia	Clozapina, haloperidol, risperidona	47
Antidepressivos	Fármacos utilizados para o tratamento de transtornos afetivos, incluindo transtorno de depressão maior e transtorno de ansiedade generalizada (TAG)	Inibidores seletivos da recaptação de serotonina, antidepressivos tricíclicos, inibidores da monoamina oxidase	48
Estimulantes psicomotores/ psicoestimulantes	Fármacos que causam estado de vigília e euforia Usados em tratamentos do transtorno de déficit de atenção com hiperatividade (TDAH)	Anfetamina, cocaína, metilfenidato, cafeína	49
Psicotomiméticos/ alucinógenos	Fármacos que provocam alterações da percepção (sobretudo alucinações visuais) e do comportamento, de modo que não podem ser caracterizados apenas pelos efeitos sedativos ou estimulantes Induzem efeitos antidepressivos de ação rápida	Cetamina, PCP, DMT Dietilamida do ácido lisérgico, psilocibina, mescalina, MDMA (*ecstasy*)	49
Potencializadores da cognição/ nootrópicos	Utilizados para reduzir o comprometimento cognitivo nas doenças neurodegenerativas	Inibidores da acetilcolinesterase: donepezila, galantamina, rivastigmina	40
		Antagonistas do receptor NMDA: memantina	38
		Outros: piracetam, modafinila	

DMT, N-dimetiltriptamina; *MDMA*, 3,4-metilenodioximetanfetamina; *NMDA*, N-metil-D-aspartato; *PCP*, fenilcicloexil piperidina.

Tabela 37.3 Exemplos de alguns dos diferentes usos clínicos dos fármacos que atuam no SNC.

Fármaco (classe)	Mecanismo de ação	Usos clínicos[a]
Amitriptilina (antidepressivo tricíclico)	Inibidor da recaptação de serotonina e noradrenalina	**Transtorno depressivo maior** Transtorno de ansiedade generalizada Dor crônica
Pregabalina (gabapentinoide)	Inibidor dos canais de cálcio voltagem-dependentes contendo a subunidade $\alpha 2\delta$	**Epilepsia** Transtorno de ansiedade generalizada Dor crônica
Carbamazepina (anticonvulsivante)	Bloqueador dos canais de sódio voltagem-dependentes	**Epilepsia** Transtorno bipolar Dor crônica

[a]O texto em negrito indica a primeira indicação aprovada do fármaco.

BIBLIOGRAFIA E LEITURA COMPLEMENTAR

Kandel, E.R., Koester, J.D., Mack, S.H., Siegelbaum, S.A., 2021. Principles of Neural Science, sixth ed. Elsevier, New York.

Linnet, K., Ejsing, T.B., 2008. A review on the impact of P-glycoprotein on the penetration of drugs into the brain. Focus on psychotropic drugs. Eur. Neuropsychopharmacol. 18, 157–169.

Matsas, R., Tsacopolous, M., 2013. The functional roles of glial cells in health and disease: dialogue between glia and neurons. Adv. Exp. Biol. Med. 468.

Nestler, E.J., Hyman, S.E., Holzman, M., Malenka, R.C., 2020. Molecular Neuropharmacology: A Foundation for Clinical Neuroscience, fourth ed. McGraw-Hill, New York.

Prus, A., 2020. Drugs and the Neuroscience of Behavior: An Introduction to Psychopharmacology. Sage Publications, Inc, Los Angeles.

Stahl, S.M., 2021. Stahl's Essential Psychopharmacology: Neuroscientific Basis and Practical Applications, fifth ed. Cambridge University Press, Cambridge.

Vasile, F., Dossi, E., Rouach, N., 2017. Human astrocytes: structure and function in the healthy brain. Brain Struct. Funct. 222, 2017–2029.

Sistema Nervoso • SEÇÃO 4

Aminoácidos Transmissores

38

CONSIDERAÇÕES GERAIS

Neste capítulo, discutiremos os principais neurotransmissores do sistema nervoso central (SNC), especificamente o transmissor excitatório glutamato, e os transmissores inibitórios ácido γ-aminobutírico (GABA) e glicina. Esses transmissores atuam em conjunto para controlar o nível de excitabilidade de determinadas regiões do cérebro – o equilíbrio excitatório/inibitório. Os fármacos podem desviar este equilíbrio, com efeitos que variam desde perda da consciência até convulsões. Trata-se de uma área em que o interesse científico tem sido intenso nesses últimos anos. A identificação das complexidades dos receptores de aminoácidos e dos mecanismos de sinalização clareou de maneira significativa os seus papéis na função cerebral e seus prováveis envolvimentos em doenças do SNC. Foram desenvolvidos fármacos que têm como alvo receptores e transportadores específicos, porém a tradução desse conhecimento em fármacos para uso terapêutico representa um desafio. Aqui, apresentaremos os princípios farmacológicos e forneceremos referências recentes para os que procuram obter mais detalhes.

AMINOÁCIDOS EXCITATÓRIOS

AMINOÁCIDOS EXCITATÓRIOS COMO TRANSMISSORES NO SNC

O **L-glutamato** é o transmissor excitatório principal e amplo do SNC.

O reconhecimento da importância do glutamato veio lentamente (Watkins e Jane, 2006). Na década de 1950, as pesquisas sobre o sistema nervoso periférico destacaram os papéis da acetilcolina e das catecolaminas como transmissores e, como o cérebro também continha essas substâncias, parecia haver poucos motivos para a procura de mais transmissores. A presença do **ácido γ-aminobutírico** (GABA) no cérebro e o seu poderoso efeito inibitório nos neurônios foram descobertos na década de 1950, e seu papel como transmissor foi postulado. Ao mesmo tempo, o trabalho realizado pelo grupo de Curtis, em Camberra, mostrou que o glutamato e vários outros aminoácidos ácidos produziam um forte efeito excitatório, porém parecia inconcebível que esses metabólitos comuns pudessem ser, de fato, transmissores. Ao longo da década de 1960, o GABA e os aminoácidos excitatórios (AAEs) foram considerados, até mesmo por seus descobridores, meras curiosidades farmacológicas. Na década de 1970, o mais simples dos aminoácidos, a glicina, foi estabelecido como transmissor inibitório na medula espinal, desmentindo a ideia de que os transmissores precisavam ser moléculas exóticas, bonitas demais para qualquer papel que não fosse o de cair nos braços de um receptor. Uma vez aceita a glicina, o restante seguiu-se rapidamente. Um importante avanço foi a descoberta dos antagonistas dos AAEs, fundamentada no trabalho de Watkins, em Bristol, que permitiu que o papel fisiológico do glutamato fosse estabelecido de maneira inequívoca, levando também ao reconhecimento de que os receptores de AAEs são heterogêneos.

Fazer justiça à riqueza das descobertas realizadas nesse campo, nos últimos 25 anos, está além dos objetivos deste livro; para mais detalhes, ver Bear et al. (2020). Aqui, iremos nos concentrar nos aspectos farmacológicos. No que concerne ao desenvolvimento de novos fármacos, muitos compostos novos e promissores que interagem com os AAEs começaram a ser desenvolvidos para o tratamento de uma ampla variedade de doenças neurológicas e transtornos psiquiátricos, porém não tiveram sucesso, devido à falta de eficácia ou à ocorrência de efeitos adversos, e apenas alguns fármacos[1] tiveram aplicação clínica. Esse campo ainda deverá ter um grande impacto na terapia. O principal problema tem sido o fato de que a neurotransmissão modulada por AAE é ampla no cérebro, de modo que os fármacos agonistas e antagonistas exercem efeitos em muitos locais, dando origem não apenas a efeitos terapêuticos benéficos, mas também a outros efeitos indesejáveis e prejudiciais.

METABOLISMO E LIBERAÇÃO DOS AMINOÁCIDOS EXCITATÓRIOS

O glutamato apresenta uma distribuição ampla e bastante uniforme no SNC, onde a sua concentração é muito mais alta que em outros tecidos. Ele desempenha um importante papel metabólico, e os seus reservatórios metabólicos e de neurotransmissores estão ligados a enzimas transaminases, que catalisam a interconversão do glutamato e do α-cetoglutarato (Figura 38.1). O glutamato no SNC se origina sobretudo da glicose, por meio do ciclo de Krebs, ou da glutamina, que é sintetizada pelas células gliais e captada pelos neurônios; uma quantidade muito pequena provém da periferia. A interconversão entre as vias de síntese dos AAEs e dos aminoácidos inibitórios (GABA e glicina), mostrada na Figura 38.1, dificulta o uso de manipulações experimentais da síntese do transmissor para estudar o papel funcional dos aminoácidos individualmente, visto que a ocorrência de distúrbio em qualquer uma das etapas afetará os mediadores tanto excitatórios quanto inibitórios.

O glutamato é armazenado em vesículas sinápticas e liberado por exocitose dependente de Ca^{2+}; proteínas transportadoras específicas são responsáveis pela sua captação por neurônios e outras células, bem como pelo seu acúmulo em vesículas sinápticas. O glutamato liberado é captado nas terminações nervosas e em astrócitos vizinhos (ver Figura 38.1), por transportadores dependentes de $Na^+/H^+/K^+$ (cf. transportadores de monoaminas – ver Capítulo 13)

---

[1] O perampanel, um antagonista não competitivo do receptor AMPA, foi aprovado para o tratamento da epilepsia (ver Capítulo 46). A memantina, um antagonista do NMDA, licenciada para o tratamento da doença de Alzheimer moderada a grave (ver Capítulo 40), tem sido usada há algum tempo, assim como o anestésico dissociativo, a cetamina, um bloqueador do canal NMDA (ver Capítulo 41). Foi também constatado que a cetamina possui efeitos antidepressivos de ação rápida (ver Capítulo 48).

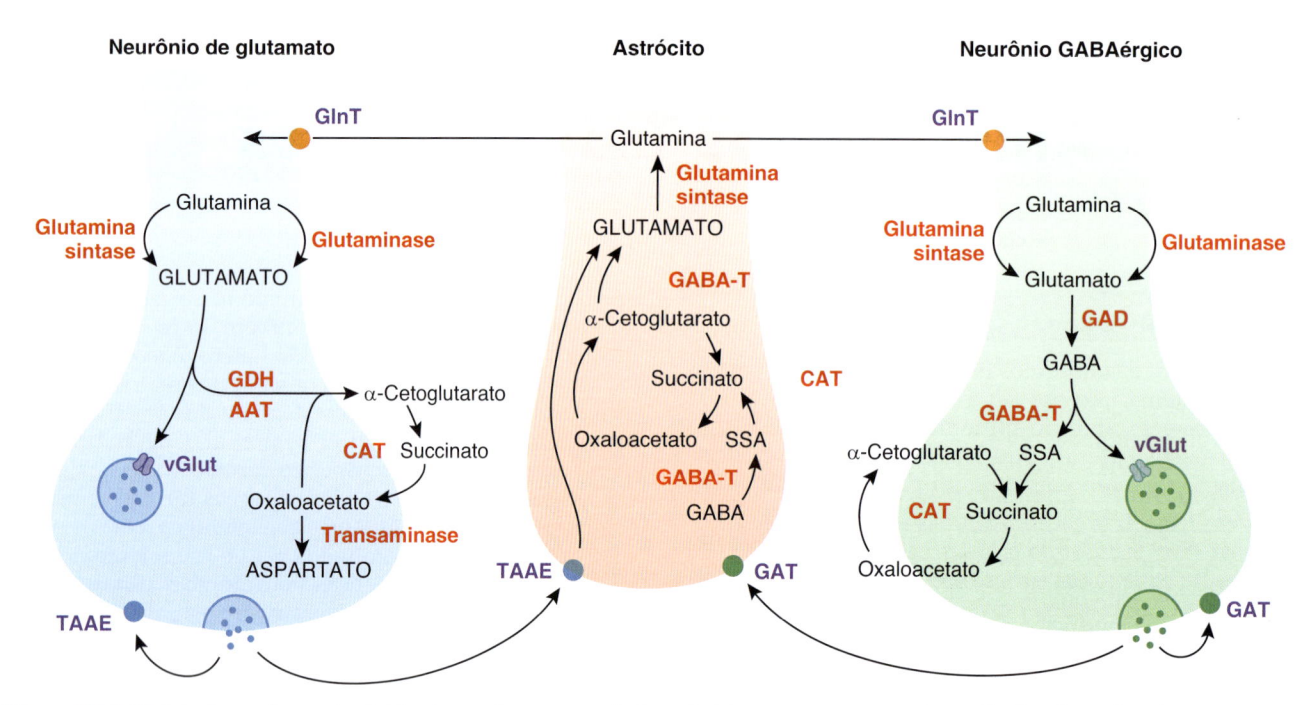

Figura 38.1 Metabolismo dos aminoácidos transmissores no cérebro. A síntese, o armazenamento e o término das ações dos transmissores AAEs ocorrem em células neuronais e gliais. A síntese do transmissor depende da presença de enzimas-chave e do armazenamento do neurotransmissor em vesículas por meio de transportadores vesiculares específicos. Após a sua liberação, o neurotransmissor é captado de volta em neurônios e astrócitos por transportadores específicos. Nota: embora não esteja ilustrado, o CAT ocorre nas mitocôndrias. *AAT*, aspartato aminotransferase; *TAAE*, transportador de aminoácidos excitatórios; *GABA*, ácido γ-aminobutírico; *GABA-T*, GABA transaminase; *GAD*, ácido glutâmico descarboxilase; *GAT*, transportador de GABA; *GDH*, glutamato desidrogenase; *SSA*, semialdeído succínico; *CAT*, ciclo do ácido tricarboxílico; *vGAT*, transportador de GABA vesicular; *vGlut*, transportador de glutamato vesicular.

e transportado para dentro das vesículas sinápticas por um transportador diferente impulsionado pelo gradiente de prótons através da membrana da vesícula. Vários transportadores de AAEs foram clonados e caracterizados de forma detalhada (Jensen et al., 2015). Em algumas circunstâncias (p. ex., despolarização pelo aumento da [K$^+$] extracelular), o transporte de glutamato pode operar no sentido reverso e constituir uma fonte de liberação de glutamato, um processo que pode ocorrer em condições patológicas, como a isquemia cerebral (ver Capítulo 40). O glutamato captado pelos astrócitos é convertido em glutamina e reciclado, por meio de transportadores, de volta aos neurônios, que convertem a glutamina de volta em glutamato (ver Figura 38.1). A glutamina, que carece da atividade farmacológica do glutamato, atua, portanto, como um reservatório de transmissor inativo sob o controle regulador dos astrócitos, os quais atuam como "glândulas", devolvendo a munição em uma forma inócua para reabastecer os neurônios.

GLUTAMATO

SUBTIPOS DE RECEPTORES DE GLUTAMATO

O glutamato e os AAEs relacionados, como o aspartato e o homocisteato, ativam os receptores tanto ionotrópicos (canais de cátions controlados por ligantes) quanto metabotrópicos (acoplados à proteína G) (ver o Capítulo 3 para uma descrição geral dos receptores ionotrópicos e metabotrópicos).

RECEPTORES IONOTRÓPICOS DE GLUTAMATO

Com base nos estudos com agonistas e antagonistas seletivos (Figura 38.2 e Tabela 38.1), podem-se distinguir três subtipos principais de receptores ionotrópicos para o glutamato: os receptores **N-metil-D-aspartato (NMDA)**, **ácido (S)-α-amino-3-hidroxi-5-metilisoxazol-4-propiônico (AMPA)** e **cainato**,[2] denominados originalmente com base em seus agonistas específicos. Esses canais controlados por ligantes compreendem quatro subunidades, cada uma delas com a estrutura "alça com poro", mostrada na Figura 3.4 (ver Capítulo 3). Existem cerca de 16 subunidades de receptores diferentes, e a sua nomenclatura, até recentemente, era um tanto confusa.[3] Aqui, nesta breve descrição geral, usaremos a terminologia recomendada pela International Union of Basic and Clinical Pharmacology (IUPHAR), visto que ela simplifica bastante o assunto; entretanto, é necessário ter cuidado para não fazer confusão durante a leitura de artigos mais antigos. Os receptores NMDA são heterômeros montados a partir de sete tipos de subunidades (GluN1, GluN2A, GluN2B, GluN2C, GluN2D, GluN3A, GluN3B). As subunidades que compreendem os receptores AMPA (GluA1-4) e os receptores de cainato (GluK1-5) estão estreitamente relacionadas, porém distintas das subunidades GluN. Os receptores AMPA e cainato podem ser homoméricos ou heteroméricos. Os receptores constituídos por diferentes subunidades apresentam características fisiológicas e farmacológicas diferentes; por exemplo, os receptores AMPA que carecem da subunidade

---

[2] No passado, os receptores AMPA e de cainato eram frequentemente agrupados juntos como receptores AMPA/cainato ou não NMDA, porém os estudos moleculares realizados revelaram composições distintas das subunidades, de modo que não devem ser agrupados (ver Collingridge e Abraham, 2022, para uma revisão e discussão recentes do papel de cientistas importantes nesse campo).

[3] Foi solicitado um comitê internacional para organizar essa área; todavia, apesar da lógica de suas recomendações, ainda deve-se verificar como geralmente serão aceitas (Bettler et al., 2019, ver www.guidetopharmacology.org). Os cientistas podem ficar muito presos em seus métodos.

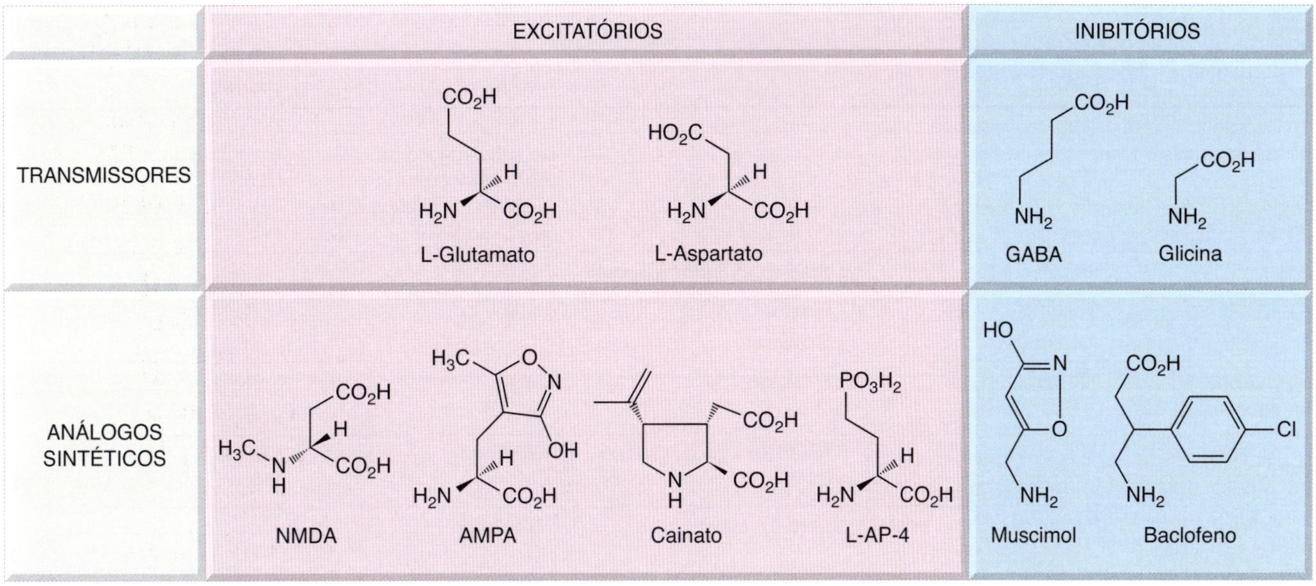

Figura 38.2 Estruturas dos agonistas que atuam nos receptores de glutamato, ácido γ-aminobutírico (GABA) e de glicina. A especificidade desses compostos pelo receptor é mostrada nas Tabelas 38.1 e 38.2. *AMPA*, ácido (S)-α-amino-3-hidroxi-5-metilisoxazol-4-propiônico; *L-AP4*, ácido L-2-amino-4-fosfonopentanoico; *NMDA*, ácido N-metil-D-aspartato.

GluA2 apresentam maior permeabilidade ao Ca^{2+} do que os outros, o que tem consequências funcionais importantes (ver Capítulo 4). As subunidades do receptor AMPA também estão sujeitas a outros tipos de variação, especificamente, *splicing* alternativo, dando origem às variantes interessantemente denominadas *flip* e *flop*, edição do RNA em nível de um único aminoácido e subunidades auxiliares associadas; todas estas contribuem para uma diversidade ainda mais funcional para essa família diversificada.

Os receptores AMPA e, em certas regiões do cérebro, os de cainato servem para modular a transmissão sináptica excitatória rápida no SNC – que é absolutamente essencial para que o nosso cérebro funcione. Os receptores NMDA (que frequentemente coexistem com os receptores AMPA) contribuem com um componente lento para o potencial sináptico excitatório (Figura 38.3B), cuja magnitude varia em diferentes vias. Os receptores de NMDA, cainato e AMPA também são expressos nas terminações nervosas, onde podem intensificar ou reduzir a liberação de transmissores.[4] Os receptores AMPA ocorrem tanto nos astrócitos quanto nos neurônios.

Estudos de ligação fármaco-receptor mostram que os receptores ionotrópicos de glutamato são mais abundantes no córtex, nos núcleos da base e nas vias sensitivas. Os receptores NMDA e AMPA geralmente estão colocalizados, porém os receptores de cainato apresentam uma distribuição muito mais restrita. A expressão dos numerosos subtipos diferentes de receptores no cérebro também mostra diferenças regionais distintas, mas só estamos começando a compreender o significado dessa extrema complexidade organizacional.

Características especiais dos receptores de *N*-metil-D-aspartato

Os receptores NMDA e seus canais associados foram estudados com mais detalhes do que os outros tipos e apresentam propriedades farmacológicas especiais, resumidas na Figura 38.4, as quais se acredita que desempenhem um papel nos mecanismos fisiopatológicos:

- São altamente permeáveis ao Ca^{2+}, bem como a outros cátions, de modo que a ativação dos receptores NMDA é particularmente efetiva na promoção da entrada de Ca^{2+}
- São prontamente bloqueados pelo Mg^{2+}, e esse bloqueio demonstra uma acentuada voltagem-dependência. Ocorre em concentrações fisiológicas de Mg^{2+} quando a célula está normalmente polarizada, porém desaparece se a célula for despolarizada
- A ativação dos receptores NMDA exige a presença de glicina, bem como de glutamato (Figura 38.5). O sítio de ligação da glicina é distinto do sítio de ligação do glutamato, isto é, a glicina é um coagonista que atua de forma alostérica para permitir a ativação do receptor pelo glutamato (ver Capítulo 2), e ambos precisam estar ocupados para que ocorra abertura do canal. Essa descoberta feita por Johnson e Ascher causou consternação, visto que, até então, a glicina tinha sido reconhecida como transmissor inibitório, de modo que descobrir que ela facilita a excitação ia contra à doutrina prevalente. A concentração de glicina necessária depende da composição das subunidades do receptor NMDA; para alguns subtipos de receptores NMDA, a variação fisiológica da concentração de glicina pode servir como mecanismo regulador, enquanto outros são totalmente ativados em todas as concentrações fisiológicas de glicina. Os antagonistas competitivos no sítio da glicina (ver Tabela 38.1) inibem indiretamente a ação do glutamato. A **D-serina**, de modo um tanto surpreendente,[5] também pode atuar como ativador endógeno do sítio da glicina no receptor NMDA

---

[4]No SNC, os canais iônicos pré-sinápticos controlados por ligantes, como os receptores de cainato e NMDA, bem como os receptores nicotínicos e P2X (ver Capítulo 39), modulam a liberação de neurotransmissores. Schicker et al. (2008) fornecem uma explicação sobre como esse controle pode ser facilitador ou inibitório.

[5]De maneira surpreendente, visto que é o enantiômero "incorreto" para os aminoácidos dos organismos superiores. Entretanto, os vertebrados possuem enzimas e transportadores específicos para esse D-aminoácido, que é abundante no cérebro.

Tabela 38.1 Propriedades dos receptores de glutamato ionotrópicos.

	NMDA		AMPA	Cainato
Composição das subunidades	Tetrâmeros que consistem em subunidades de GluN1-3		Tetrâmeros que consistem em subunidades de GluA1-4 (ocorrem variantes de *splicing* e edição do RNA)	Tetrâmeros que consistem em subunidades de GluK1-5
	Sítio receptor	*Sítio modulador (glicina)*		
Agonista(s) endógeno(s)	Glutamato Aspartato	Glicina D-Serina	Glutamato	Glutamato
Outro(s) agonista(s)[a]	NMDA	D-Cicloserina	AMPA	Cainato Domoato[b]
Antagonista(s)[a]	AP5, CPP	Ácido 7-cloro-cinurênico, HA-966	NBQX	NBQX ACET
Outros moduladores	Poliaminas (p. ex., espermina, espermidina) Mg^{2+}, Zn^{2+}		Ciclotiazida Perampanel Piracetam CX-516	–
Bloqueadores dos canais	Dizocilpina (MK801) Fenciclidina, cetamina Remacemida Memantina Mg^{2+}		–	–
Mecanismo efetor	Canal de cátion controlado por ligante (cinética lenta, alta permeabilidade ao Ca^{2+})	Canal de cátion controlado por ligante (cinética rápida; os canais que possuem subunidades Glu2A apresentam baixa permeabilidade ao Ca^{2+})	Canal de cátion controlado por ligante (cinética rápida, baixa permeabilidade ao Ca^{2+})	
Localização	Pós-sináptica (alguns pré-sinápticos, também glial) Ampla distribuição	Pós-sináptica (também glial)	Pré e pós-sináptica	
Função	PPSE lento Plasticidade sináptica (potencialização a longo prazo, depressão a longo prazo) Excitotoxicidade	PPSE rápido Ampla distribuição	PPSE rápido Inibição pré-sináptica Distribuição limitada	

[a]Hansen et al. (2021) fornecem uma revisão detalhada da farmacologia dos receptores ionotrópicos de glutamato, incluindo compostos experimentais.
[b]Uma neurotoxina de mexilhões (ver Capítulo 41).
ACET, -(S)-1-(2-amino-2-carboxietil)-3-(2-carboxi-5-feniltiofeno-3-il-metil)-5-metilpirimidina-2,4-diona; *AMPA*, ácido (S)-α-amino-3-hidroxi-5-metilisoxazol-4-propiônico; *AP5*, ácido 2-amino-5-fosfonopentanoico; *CPP*, ácido 3-(2-carboxipiperazin-4-il)-propil-1-fosfônico; *CX-516*, 1-(quinoxalin-6-ilcarbonil)-piperidina; *PPSE*, potencial pós-sináptico excitatório; *NBQX*, 2,3-di-hidro-6-nitro-7-sulfamoil-benzoquinoxalina; *NMDA*, ácido *N*-metil-D-aspartato. (Outras estruturas são mostradas na Figura 38.3.)

- Algumas poliaminas endógenas (p. ex., **espermina**, **espermidina**) atuam em um sítio alostérico distinto daquele da glicina para facilitar a abertura do canal. Os fármacos experimentais **ifenprodil** e **eliprodil** bloqueiam a sua ação.
- Foram identificados outros sítios alostéricos no receptor NMDA e foram descobertos moduladores alostéricos positivos e negativos com novos padrões de seletividade da subunidade GluN2 (Burnell et al., 2019).
- O **aspartato** e o **homocisteato** ativam os receptores NMDA e podem ser ativadores endógenos em certas regiões do cérebro.
- Alguns agentes anestésicos e psicotomiméticos bem conhecidos, como a **cetamina** (ver Capítulo 40) e a **fenciclidina** (ver Capítulo 49), são antagonistas não competitivos seletivos, que bloqueiam os canais dos receptores NMDA.

Antagonistas seletivos para a subunidade NR2B demonstraram ser promissores como antidepressivos (ver Capítulo 48); o **Traxoprodil** forneceu um resultado positivo em um ensaio clínico, porém infelizmente não progrediu em virtude de seus efeitos colaterais. Outros antagonistas de NR2B estão em fase de desenvolvimento.

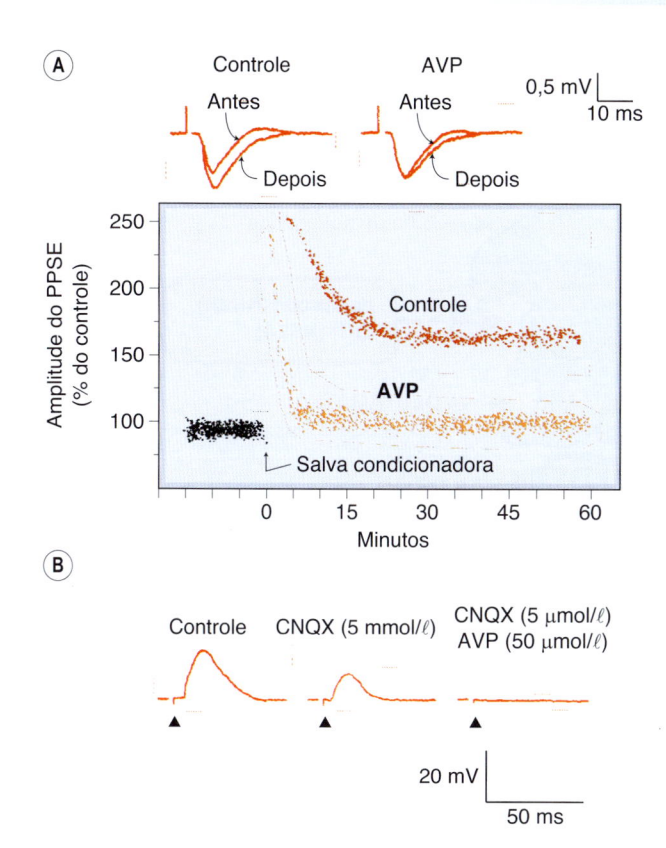

Figura 38.3 Efeitos dos antagonistas dos receptores de aminoácidos excitatórios sobre a transmissão sináptica. **A.** O AP5 (antagonista do ácido *N*-metil-D-aspartato [NMDA]) impede a potenciação a longo prazo (PLP) no hipocampo do rato, sem afetar o potencial pós-sináptico excitatório (PPSE) rápido. Os registros superiores mostram o PPSE rápido extracelularmente (*deflexão para baixo*) antes e 50 minutos depois de uma salva condicionadora de estímulos (100 Hz por 2 s). A presença de PLP na preparação controle está indicada pelo aumento da amplitude do PPSE. Na presença de AP5 (50 μmol/ℓ), o PPSE normal não é alterado, porém não ocorre a PLP. O traçado inferior mostra a amplitude do PPSE como função do tempo. A salva condicionadora produz aumento de curta duração na amplitude do PPSE, que ainda ocorre na presença de AP5, porém o efeito de duração prolongada é impedido. **B.** Bloqueio dos componentes rápido e lento do PPSE por CNQX (6-ciano-7-nitroquinoxalina-2,3-diona; antagonista do receptor de ácido (S)-α-amino-3-hidroxi-5-metilisoxazol-4-propiônico (AMPA)) e ácido 2-amino-5-fosfonovalérico (AP5) (antagonista do receptor NMDA). O PPSE (*deflexão para cima*) em neurônio do hipocampo registrado com eletrodo intracelular é parcialmente bloqueado por CNQX (5 μmol/ℓ), deixando atrás um componente lento, que é bloqueado pelo AP5 (50 μmol/ℓ). ([A] de Malinow, R., Madison, D., Tsien, R.W., 1988. Nature 335, 821; [B] de Andreasen, M., Lambert, J.D., Jensen, M.S., 1989. J. Physiol. 414, 317-336.)

RECEPTORES METABOTRÓPICOS DE GLUTAMATO

Existem oito tipos diferentes de receptores metabotrópicos de glutamato (mGlu$_{1-8}$), que são singulares por não exibirem nenhuma homologia de sequência com outros receptores acoplados à proteína G (para uma ampla discussão das propriedades molecular e fisiológica dos mGluRs, Niswender e Conn, 2010). Atuam como homo e heterodímeros[6] (ver Capítulo 3) cruzados por uma ponte dissulfeto ao longo do domínio extracelular de cada proteína. São membros da classe C de receptores acoplados à proteína G e possuem um grande domínio N-terminal extracelular, que forma uma estrutura semelhante a uma dioneia, uma planta carnívora, no qual o glutamato se liga. São divididos em três grupos, com base na sua homologia de sequência, acoplamento à proteína G e farmacologia. Foram descritas variantes de receptores com *splicing* alternativo.

Os receptores mGlu estão amplamente distribuídos por todo o SNC nos neurônios, onde regulam a excitabilidade celular e a transmissão sináptica, bem como na glia. Os receptores mGlu do grupo neuronal 1 estão localizados pós-sinapticamente e são, em grande parte, excitatórios por meio da sinalização da G$_q$. Ao elevar a [Ca^{2+}] intracelular, eles modificam as respostas por meio de receptores ionotrópicos de glutamato (Figura 38.6). Os receptores mGlu dos grupos 2 (somatodendríticos e pré-sinápticos) e 3 (pré-sinápticos) e sua ativação tendem a reduzir a transmissão sináptica e a excitabilidade neuronal por meio de sinalização da G$_{i/o}$. Podem ser autorreceptores, envolvidos na redução da liberação de glutamato, ou heterorreceptores, por exemplo, quando presentes nas terminações que contêm GABA. Foram desenvolvidos agonistas e antagonistas seletivos como ferramentas de pesquisa, e foram realizados numerosos ensaios clínicos com compostos seletivos para subtipos em uma variedade de transtornos psiquiátricos e doenças neurológicas, porém não conseguiram ser eficazes, de modo que o potencial terapêutico dos mGluRs ainda precisa ser reconhecido.

PLASTICIDADE SINÁPTICA E POTENCIALIZAÇÃO A LONGO PRAZO

Além de sua participação na transmissão sináptica, os receptores de glutamato desempenham um papel nas alterações cerebrais adaptativas e patológicas a longo prazo e são de interesse particular como potenciais alvos de fármacos.

Nesse contexto, dois aspectos da função dos receptores de glutamato são de importância fisiopatológica particular, ou seja, a *plasticidade sináptica*, discutida aqui, e a *excitotoxicidade* (discutida no Capítulo 40).

A plasticidade sináptica é um termo geral empregado para descrever mudanças a longo prazo na conectividade e eficácia sinápticas após alterações fisiológicas na atividade neuronal (como na aprendizagem e na memória) ou como resultado de distúrbios patológicos (como na epilepsia, na dor crônica ou na dependência de substâncias). A plasticidade sináptica está na base de grande parte do que denominamos "função cerebral", que permite que seja influenciada por experiências passadas. É desnecessário dizer que não existe nenhum mecanismo isolado responsável; entretanto, um componente significativo e muito estudado é a *potencialização a longo prazo* (PLP), um fenômeno no qual os receptores AMPA e NMDA desempenham um papel central (Chater e Goda, 2014; Lüscher e Malenka, 2012).

A PLP (Bear et al., 2020) é uma intensificação prolongada (horas *in vitro*, dias ou semanas *in vivo*) da transmissão sináptica, que ocorre em várias sinapses do SNC, após um curto disparo (condicionador) de estimulação pré-sináptica de alta frequência. Sua contraparte é a *depressão a longo prazo* (DLP), que é produzida em algumas sinapses por uma série mais longa de estímulos em frequência menor (Connor e Wang, 2016). Esses fenômenos foram estudados em várias sinapses no SNC, mais especialmente no hipocampo, que desempenha um papel central na aprendizagem e na memória (ver Figura 38.3). Tem sido discutido que o "aprendizado", no sentido sináptico, pode ocorrer se a força sináptica for intensificada

---
[6] Foi sugerido que os receptores mGlu podem formar heterodímeros com receptores não mGlu, como o receptor 5-HT$_{2A}$ (González-Maeso et al., 2008).

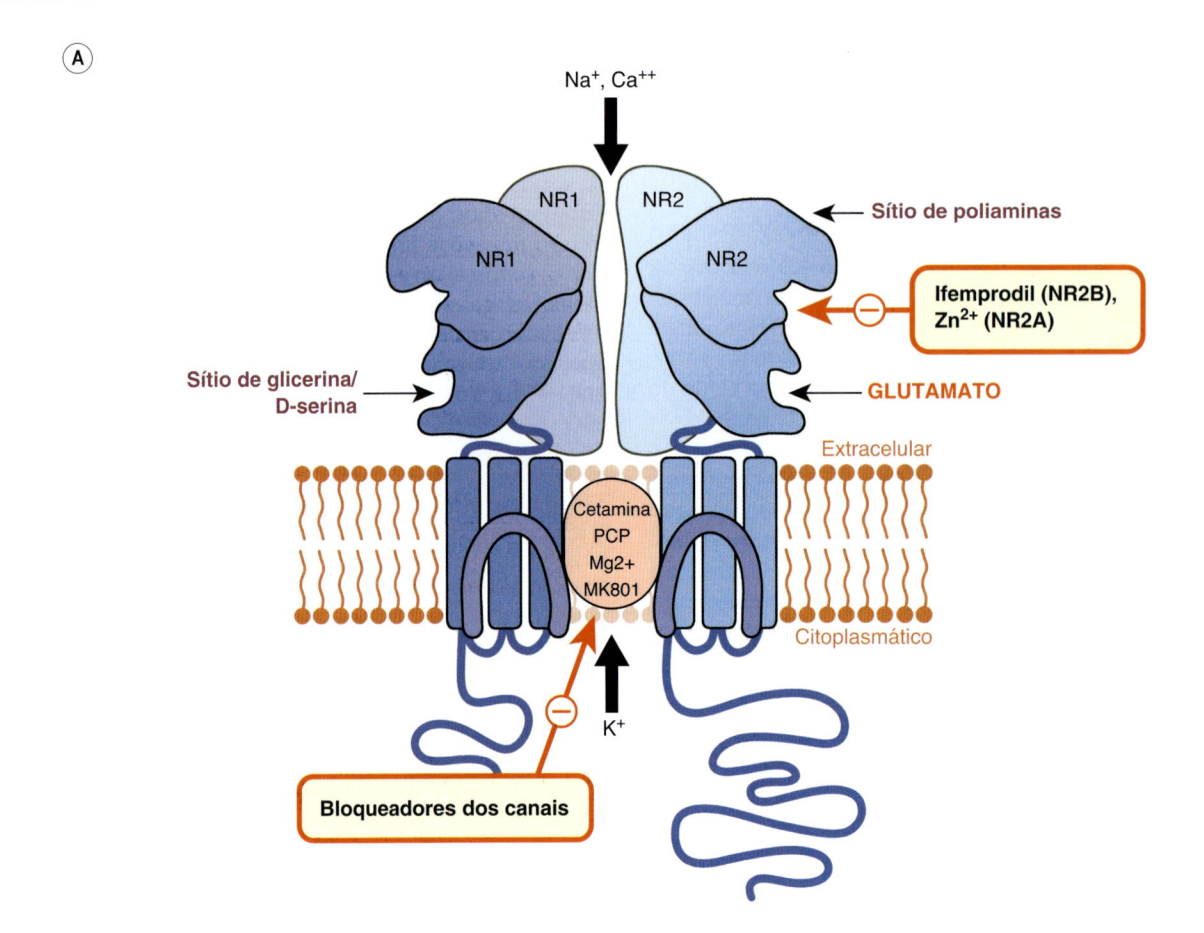

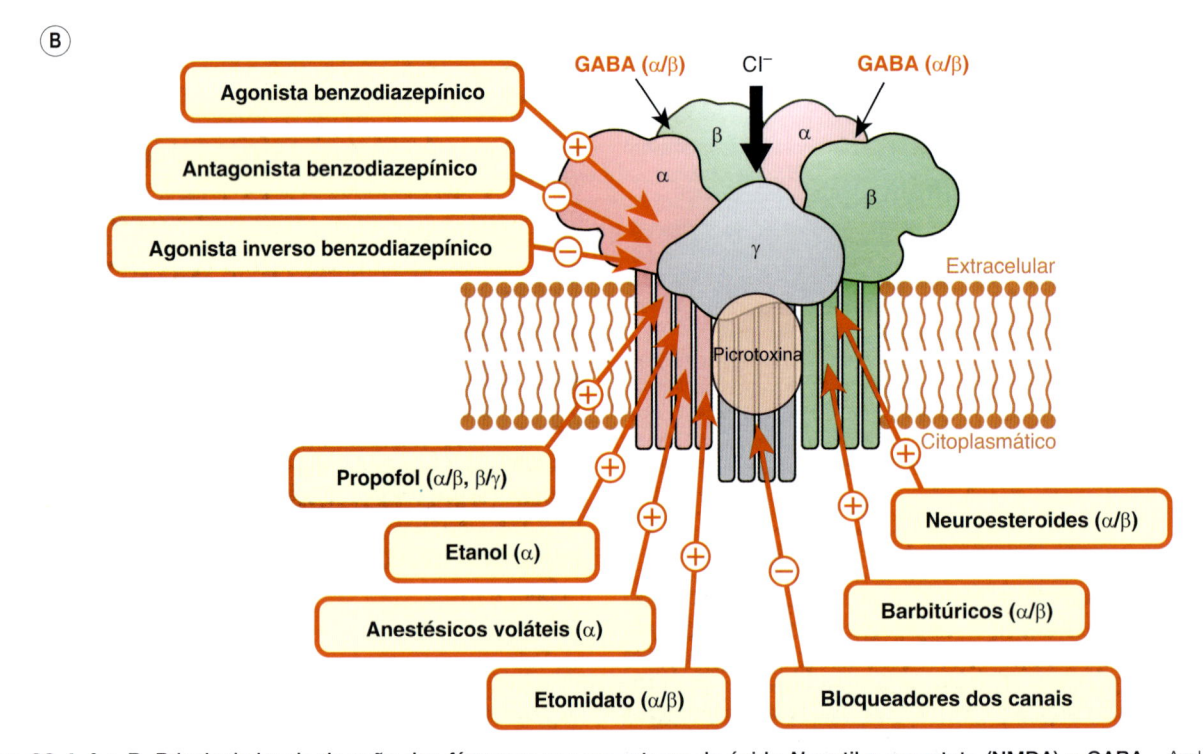

Figura 38.4 A e B. Principais locais de ação dos fármacos nos receptores de ácido *N*-metil-D-aspartato (NMDA) e GABA$_A$. Ambos os receptores são canais iônicos multiméricos controlados por ligantes, e os fármacos podem atuar como agonistas ou antagonistas no sítio receptor do neurotransmissor ou nos sítios moduladores associados ao receptor. Podem atuar também para bloquear o canal iônico em um ou mais sítios distintos. No caso do receptor GABA$_A$, o mecanismo pelo qual os "moduladores do canal" (p. ex., etanol, agentes anestésicos, neuroesteroides) facilitam a abertura do canal é incerto; podem afetar tanto os sítios de ligação do ligante quanto o canal. A localização dos diferentes sítios de ligação mostrada na figura não está totalmente elucidada, embora os estudos de mutagênese dirigidos a esses sítios estejam revelando seus locais específicos. Exemplos das diferentes classes de fármacos são apresentados nas Tabelas 38.1 e 38.2. *GABA*, ácido γ-aminobutírico.

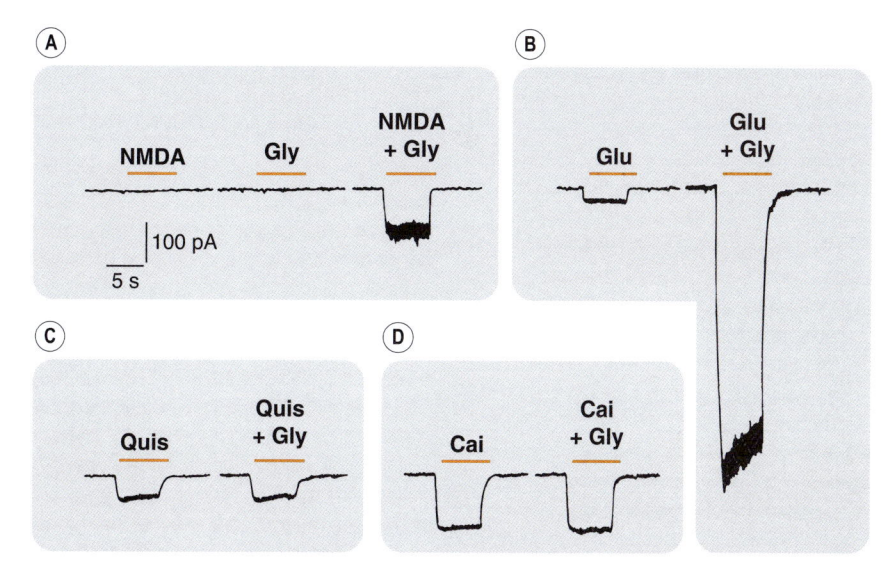

Figura 38.5 Facilitação no ácido *N*-metil-D-aspartato (NMDA) pela glicina. Registros de neurônios do cérebro de ratos em cultura (técnica de *patch clamp* em célula integral). As deflexões para baixo representam a corrente de entrada através dos canais iônicos ativados por aminoácidos excitatórios. **A.** A aplicação de NMDA (10 μmol/ℓ) ou de glicina (1 μmol/ℓ) separadamente tem pouco ou nenhum efeito, porém juntos produzem uma resposta. **B.** A resposta ao glutamato (10 μmol/ℓ, Glu) foi fortemente potencializada pela glicina (1 μmol/ℓ, Gly). **C** e **D.** As respostas dos receptores de ácido (S)-α-amino-3-hidroxi-5-metilisoxazol-4-propiônico (AMPA) e cainato ao quisqualato (Quis) e ao cainato (Cai) não foram afetadas pela glicina. (De Johnson, J.W., Ascher, P., 1987. Glycine potentiates the NMDA response in cultured mouse brain neurons. Nature 325, 529-531.)

após atividade simultânea nos neurônios tanto pré-sinápticos quanto pós-sinápticos. A PLP exibe essa característica; ela não ocorre se a atividade pré-sináptica não for capaz de excitar o neurônio pós-sináptico, ou se este último for ativado independentemente, por exemplo, por um impulso pré-sináptico diferente. Os mecanismos subjacentes tanto à PLP quanto à DLP diferem de algum modo nas diferentes sinapses no cérebro (Bear et al., 2020). Aqui, apresentamos apenas uma breve visão geral dos eventos subjacentes. A iniciação da PLP pode envolver componentes tanto pré-sinápticos quanto pós-sinápticos e resulta da ativação intensificada dos receptores AMPA pós-sinápticos nas sinapses glutamatérgicas e (provavelmente), para aumentar a liberação de glutamato (embora o argumento questione se o aumento da liberação de transmissor ocorre ou não na PLP; Nicoll, 2017). A resposta dos receptores AMPA pós-sinápticos ao glutamato é aumentada devido à fosforilação das subunidades do receptor AMPA por quinases, como a proteína quinase dependente de Ca^{2+}/calmodulina (CaMKII) e a proteína quinase C (PKC), aumentando, assim, a sua condutância, bem como ao aumento da expressão e tráfego dos receptores AMPA para sítios sinápticos. Em contrapartida, a DLP resulta da entrada modesta de Ca^{2+} na célula, ativando as fosfatases que reduzem a fosforilação dos receptores AMPA e que aumentam a internalização desses receptores AMPA (Connor e Wang, 2016).

A PLP é reduzida por agentes que bloqueiam a síntese ou os efeitos do óxido nítrico ou do ácido araquidônico. Esses mediadores (ver Capítulos 17 e 19) podem atuar como mensageiros retrógrados por meio dos quais os eventos que ocorrem na célula pós-sináptica são capazes de influenciar o terminal nervoso pré-sináptico. Os canabinoides endógenos liberados pelas células pós-sinápticas também podem atuar como mensageiros retrógrados para aumentar a liberação de glutamato (ver Capítulos 18 e 39). Foi constatado que o fator neurotrófico derivado do cérebro (BDNF) é liberado dos neurônios pós-sinápticos em resposta a um aumento na liberação de glutamato e pode contribuir para a estabilização dessas mudanças na força sináptica (Gómez-Palacio-Schjetnan e Escobar, 2013).

Duas propriedades especiais do receptor NMDA estão na base de seu envolvimento na PLP, especificamente o bloqueio dos canais voltagem-dependentes pelo Mg^{2+} e a sua alta permeabilidade ao Ca^{2+}. Com potenciais de membrana normais, o canal NMDA é bloqueado pelo Mg^{2+}; entretanto, uma despolarização pós-sináptica sustentada, produzida pela atuação repetida do glutamato nos receptores AMPA, remove o bloqueio pelo Mg^{2+}; em seguida, a ativação do receptor NMDA possibilita a entrada de Ca^{2+} dentro da célula. A ativação dos receptores mGlu do grupo 1 também contribui para o aumento da $[Ca^{2+}]_i$. Essa elevação da $[Ca^{2+}]_i$ na célula pós-sináptica ativa proteína quinases, fosfolipases e óxido nítrico sintase, que atuam em conjunto com outros processos celulares para facilitar a transmissão por intermédio dos receptores AMPA. Inicialmente, durante a fase de indução da PLP, a fosforilação dos receptores AMPA aumenta a sua capacidade de resposta ao glutamato. Posteriormente, durante a fase de manutenção, são recrutados mais receptores AMPA para a membrana das espinhas dendríticas pós-sinápticas como resultado do tráfego alterado dos receptores; mais tarde ainda, outros mediadores e vias de sinalização, incluindo fatores neurotróficos, são ativados, causando mudanças estruturais e levando a um aumento permanente no número de contatos sinápticos.

As descrições gerais de PLP e de DLP fornecidas anteriormente pretendem fornecer ao leitor leigo uma visão geral do assunto. Existem diferenças sutis nas suas formas e nos mecanismos subjacentes em diferentes sinapses no SNC. O modo pelo qual a PLP e a DLP, em todas as suas aparências, se relacionam com diferentes formas da memória está sendo lentamente descoberto (Connor e Wang, 2016). Assim, existe a esperança de que fármacos capazes de modificar a PLP e a DLP possam melhorar a aprendizagem e a memória.[7]

---

[7]Em 2016, Bliss, Collingridge e Morris ganharam o prêmio *Brain Prize* pelo seu trabalho seminal sobre a compreensão da memória, incluindo o papel da PLP. Ver Bliss e Collingridge (2019) para uma descrição de sua pesquisa sobre PLP e as evidências crescentes de que a PLP está comprometida em numerosos distúrbios neurológicos e transtornos psiquiátricos.

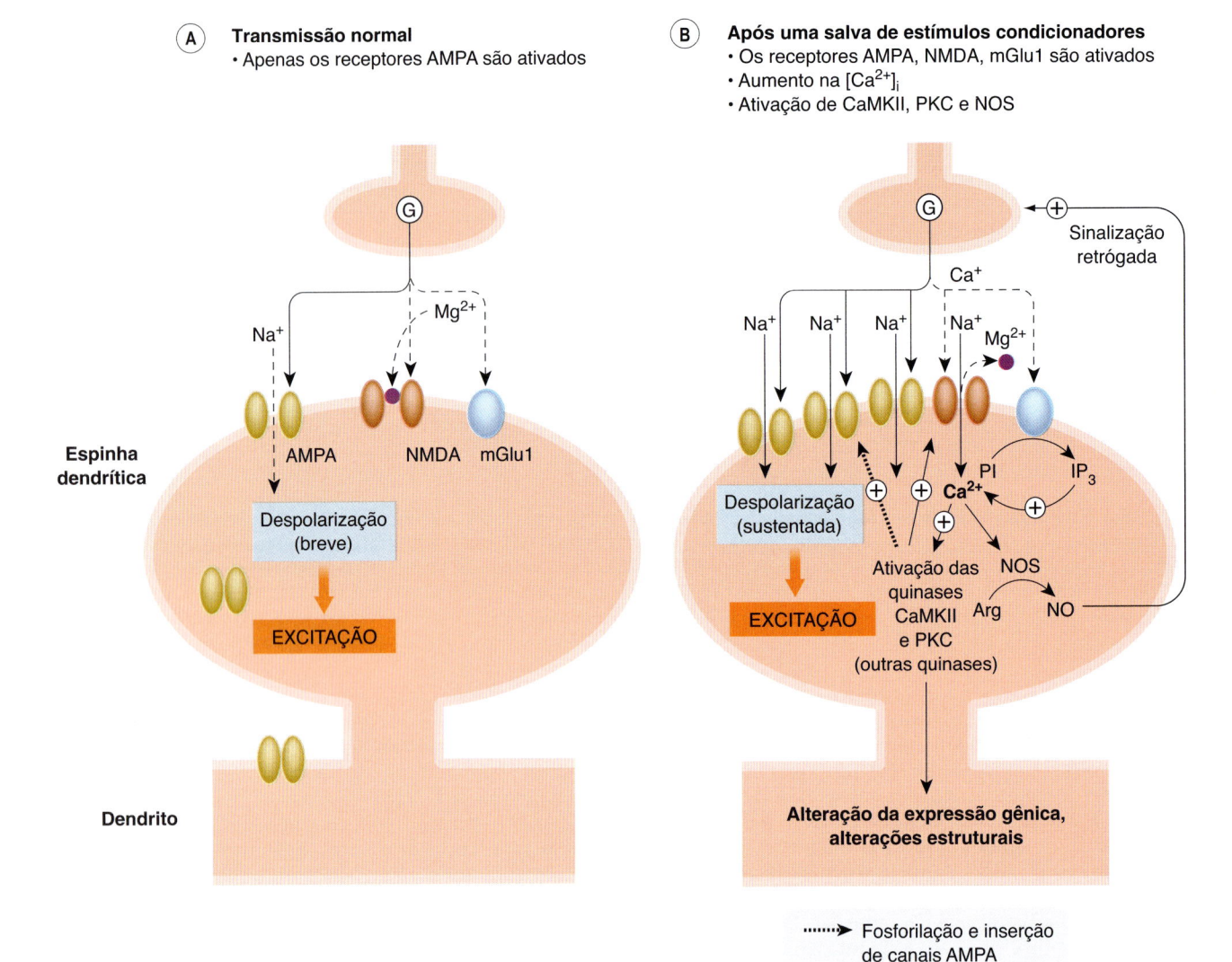

Figura 38.6 Mecanismos de potencialização a longo prazo. **A.** Com atividade sináptica infrequente, o glutamato (G) ativa principalmente os receptores de (S)-α-amino-3-hidroxi-5-metilisoxazol-4-propiônico (AMPA). Há uma quantidade de glutamato insuficiente para ativar os receptores metabotrópicos, e os canais dos receptores de ácido N-metil-D-aspartato (NMDA) são bloqueados pelo Mg^{2+}. **B.** Após uma salva de estímulos condicionadores, ocorre liberação de glutamato o suficiente para ativar os receptores metabotrópicos, e os canais de NMDA são desbloqueados pela despolarização sustentada. O consequente aumento na $[Ca^{2+}]_i$ ativa várias enzimas, incluindo as seguintes:

- A proteína quinase dependente de Ca^{2+}/calmodulina (CaMKII) e a proteína quinase C (PKC) que fosforilam várias proteínas, incluindo os receptores AMPA (induzindo o seu tráfego para áreas de contato sináptico nas espinhas dendríticas e facilitação da ação do transmissor) e outras moléculas de transdução de sinais que controlam a transcrição gênica (não mostrada) na célula pós-sináptica
- Óxido nítrico sintase (NOS); a liberação de óxido nítrico (NO) facilita a liberação de glutamato (sinalização retrógrada, também conhecida como retorno do NO)
- A fosfolipase A_2 (não mostrada) catalisa a formação do ácido araquidônico (ver Capítulo 18), um mensageiro retrógrado que aumenta a liberação pré-sináptica de glutamato
- Uma fosfolipase (NAPE-PLD, não mostrada) que catalisa a produção dos endocanabinoides (ver Capítulo 20) que atuam como mensageiros retrógrados para intensificar a liberação de glutamato
- O fator neurotrófico derivado do cérebro (BDNF) liberado das terminações nervosas e de estruturas pós-sinápticas (não mostradas) desempenha um papel multimodal nos estágios iniciais e tardios da PLP.

Arg, arginina; IP_3, inositol (1,4,5) trifosfato; *NAPE-PLD*, fosfolipase D específica de *N*-acil fosfatidiletanolamina; *PI*, fosfatidilinositol.

FÁRMACOS QUE ATUAM SOBRE OS RECEPTORES DE GLUTAMATO

ANTAGONISTAS E MODULADORES NEGATIVOS

Antagonistas dos receptores ionotrópicos de glutamato

Os principais tipos e exemplos de antagonistas de receptores ionotrópicos de glutamato são mostrados na Tabela 38.1. São seletivos para os principais tipos de receptores, porém geralmente não para os subtipos específicos. Muitos desses compostos, apesar de serem muito úteis como ferramentas experimentais, são incapazes de atravessar a barreira hematoencefálica, de modo que não são efetivos quando administrados sistemicamente.

Conforme descrito anteriormente, os receptores NMDA exigem a presença de glicina, bem como NMDA, para a sua ativação, de modo que o bloqueio do sítio da glicina é uma forma alternativa de produzir antagonismo. O **ácido cinurênico** e seu análogo mais potente, o **ácido 7-cloro-cinurênico**, atuam dessa maneira.

Outro local de bloqueio é o próprio canal, onde atuam substâncias como a cetamina, a fenciclidina e a **memantina**. Esses agentes são lipossolúveis e, portanto, são capazes de atravessar a barreira hematoencefálica. Dependendo de sua afinidade e cinética, esses antagonistas NMDA de bloqueio de canais possuem efeitos funcionais muito diferentes.

O potencial terapêutico dos antagonistas dos receptores ionotrópicos de glutamato é diverso, incluindo a redução do dano cerebral após acidente vascular cerebral (AVC) e traumatismo craniano (ver Capítulo 40), bem como no tratamento da epilepsia (ver Capítulo 46) e da doença de Alzheimer (ver Capítulo 40). Esses antagonistas também foram considerados para outras indicações, como dependência de substâncias (ver Capítulo 50) e esquizofrenia (ver Capítulo 47). Os ensaios clínicos realizados com antagonistas NMDA e com bloqueadores de canais mostraram-se, até o momento, decepcionantes, e um sério inconveniente desses agentes é sua tendência a causar alucinações e outros distúrbios (o que também constitui uma característica da fenciclidina; ver Capítulo 49). Apenas dois antagonistas do receptor NMDA, a cetamina (anestesia, analgesia e depressão; ver Capítulos 41, 43 e 48) e a memantina (doença de Alzheimer; ver Capítulo 40), estão em uso clínico. A cetamina também é utilizada pelas suas propriedades psicoativas (ver Capítulo 49), induzindo relaxamento e euforia e, em altas doses, uma experiência de "sair do corpo" (dissociativos). É possível que os antagonistas seletivos dos receptores NMDA que contêm a subunidade GluN2B, que é altamente permeável ao Ca^{2+}, tenham efeitos dissociativos reduzidos e possam ser mais bem tolerados, e vários fármacos desse tipo encontram-se em fase de desenvolvimento como antidepressivos de ação rápida (ver Capítulo 48).

Foi introduzido o **perampanel**, um antagonista não competitivo do receptor AMPA, como fármaco antiepiléptico (ver Capítulo 48). As perspectivas para os antagonistas dos receptores de cainato parecem ser promissoras – os antagonistas para GluK1 demonstraram ter potencial para o tratamento da dor, enxaqueca, epilepsia, AVC e ansiedade (Hansen et al., 2021).

De modo geral, as promessas previstas para o uso clínico dos antagonistas dos receptores ionotrópicos de glutamato tiveram menos sucesso do que o esperado. O problema pode ser que o glutamato seja um mediador tão amplo e multifuncional – envolvido, aparentemente, em quase todos os aspectos da função cerebral –, que a tentativa de melhorar uma disfunção específica inundando o cérebro com um composto que afeta o sistema glutamatérgico seja, de alguma maneira, uma estratégia muito bruta. A nova esperança é que os moduladores alostéricos negativos seletivos para subunidades possam apresentar menos efeitos colaterais do que as gerações anteriores de antagonistas ortostéricos.

Antagonistas dos receptores metabotrópicos de glutamato

Enquanto se dispõe de antagonistas que discriminam entre os diferentes grupos de receptores mGlu, foi constatado ser mais difícil desenvolver antagonistas seletivos para os subtipos dentro dos grupos. Os receptores mGlu, assim como muitos receptores acoplados à proteína G, apresentam sítios de modulação alostérica, que podem ser inibitórios ou estimulatórios (ver Capítulo 3). Os antagonistas ou moduladores alostéricos negativos, que atuam nos receptores mGlu do grupo 1, têm potencial no tratamento da síndrome do X-frágil,[8] de vários estados de dor, doença de Parkinson (incluindo o controle das discinesias induzidas pela **levodopa**, ver Capítulo 40), neuroproteção, epilepsia e transtorno por uso de substâncias, enquanto os antagonistas ou moduladores alostéricos negativos dos receptores mGlu do grupo 2 poderão ter papel como potencializadores cognitivos (Nicoletti et al., 2011).

AGONISTAS E MODULADORES POSITIVOS

Receptores ionotrópicos de glutamato

A Tabela 38.1 mostra vários agonistas dos receptores ionotrópicos de glutamato que são usados experimentalmente. Do ponto de vista clínico, o interesse concentra-se na teoria de que os moduladores positivos dos receptores AMPA podem melhorar a memória e o desempenho cognitivo. Os primeiros exemplos incluem a **ciclotiazida**, o **piracetam**[9] (aprovado para uso em certas formas de epilepsia, ver Capítulo 46) e CX-516 (**Ampalex**). Esses moduladores alostéricos positivos, conhecidos como *ampacinas*, podem atuar sutilmente de formas diferentes e aumentar a amplitude da resposta, proporcionar uma desativação lenta e/ou atenuar a dessensibilização das correntes moduladas pelos receptores AMPA. Por conseguinte, aumentam as respostas sinápticas moduladas pelo AMPA e intensificam o PLP, além de suprarregular a produção de fatores de crescimento dos nervos, como o *fator neurotrófico derivado do cérebro* (BDNF). Originalmente, acreditou-se que as ampacinas poderiam ter potencial terapêutico como potencializadores cognitivos (nootrópicos ou "fármacos da inteligência"), bem como no tratamento da esquizofrenia, depressão, transtorno do déficit de atenção e hiperatividade (TDAH) e doença de Parkinson (Kadriu et al., 2021); entretanto, até o momento, os ensaios clínicos conduzidos foram decepcionantes. Uma ampacina mais recentemente desenvolvida, CX1739, encontra-se em ensaio clínico para o tratamento da depressão respiratória induzida por fármacos.

A inibição do transportador de glicina GlyT1 aumenta os níveis de glicina extracelular por todo o cérebro e, por meio da potencialização das respostas moduladas pelos receptores NMDA, poderá ser benéfica no tratamento de várias doenças neurológicas (Marques et al., 2020).

Receptores metabotrópicos de glutamato

O desenvolvimento de agonistas seletivos dos receptores mGlu demonstrou ser bastante difícil, porém foram desenvolvidos moduladores alostéricos seletivos positivos (Nicoletti et al., 2011). Os receptores mGlu dos grupos 2 e 3 estão localizados pré-sinapticamente nas terminações nervosas, e os agonistas nesses receptores diminuem a liberação de glutamato. Por isso, acreditou-se que os agonistas mGlu do grupo 2 e os moduladores alostéricos positivos tivessem potencial terapêutico na diminuição da morte das células neuronais no AVC e no tratamento da epilepsia, todavia, até o momento, os ensaios clínicos conduzidos foram decepcionantes. De modo semelhante, os ensaios clínicos com agonistas e moduladores alostéricos positivos dos receptores mGlu do grupo 2 e com moduladores alostéricos positivos dos receptores mGlu do grupo 3 também foram incapazes de demonstrar a sua eficácia.

---

[8] A síndrome do X frágil é causada pela mutação de um único gene no cromossomo X. Afeta cerca de 1:4.000 crianças de ambos os sexos e provoca deficiência intelectual, autismo e distúrbios motores.

[9] O piracetam é uma substância não controlada vendida nos EUA como suplemento dietético, com mercado crescente em desenvolvimento para suplementos nootrópicos e ampacinas mais potentes para "*hacking* holístico do cérebro".

> **Aminoácidos excitatórios**
>
> - O glutamato é o principal transmissor excitatório rápido no SNC.
> - O glutamato é formado principalmente a partir do intermediário do ciclo de Krebs, o α-cetoglutarato, pela ação da GABA-transaminase
> - Existem três receptores ionotrópicos principais de glutamato e oito receptores metabotrópicos
> - Os receptores de ácido *N*-metil-D-aspartato (NMDA), de ácido (S)-α-amino-3-hidroxi-5-metilisoxazol-4-propiônico (AMPA) e de cainato são receptores ionotrópicos que regulam os canais de cátions
> - Os canais controlados por receptores NMDA são altamente permeáveis ao Ca^{2+} e são bloqueados pelo Mg^{2+}
> - Os receptores AMPA e cainato estão envolvidos na transmissão excitatória rápida; os receptores NMDA medeiam as respostas excitatórias mais lentas e, por meio de seu efeito no controle da entrada de Ca^{2+}, desempenham uma função mais complexa no controle da plasticidade sináptica (p. ex., potencialização a longo prazo)
> - Os antagonistas competitivos do receptor NMDA incluem o **AP5** (ácido 2-amino-5-fosfonopentanoico) e o **CPP** (ácido 3-(2-carboxipiperazin-4-il)-propil-1-fosfônico); o canal iônico operado pelo NMDA é bloqueado pela **cetamina** e **memantina** com alta e baixa afinidade, respectivamente
> - O **NBQX** (2,3-di-hidro-6-nitro-7-sulfamoil-benzoquinoxalina) é um antagonista dos receptores AMPA e de cainato
> - Os receptores NMDA exigem a presença de glicina em baixas concentrações como coagonista, além do glutamato; o **ácido 7-clorocinurênico** bloqueia essa ação da glicina
> - A ativação do receptor NMDA é aumentada por poliaminas endógenas, como a **espermina**, atuando em um sítio modulador que é bloqueado pelo **ifemprodil**
> - A entrada de quantidades excessivas de Ca^{2+} produzidas pela ativação dos receptores NMDA pode resultar em morte celular – excitotoxicidade (ver Capítulo 40)
> - Os receptores metabotrópicos de glutamato ($mGlu_{1-8}$) são receptores diméricos acoplados à proteína G. Os receptores $mGlu_1$ e $mGlu_5$ acoplam-se por meio da G_q para a formação de trifosfato de inositol e liberação de Ca^{2+} intracelular. Desempenham uma função na plasticidade sináptica e na excitotoxicidade moduladas pelo glutamato. Os outros receptores mGlu acoplam-se à G_i/G_o e inibem a liberação do neurotransmissor, de forma mais importante a liberação de glutamato
> - Dispõe-se de alguns agonistas e antagonistas dos receptores metabotrópicos específicos de glutamato como moduladores alostéricos positivos e negativos.

ÁCIDO γ-AMINOBUTÍRICO

O GABA é o principal transmissor inibitório no cérebro. Na medula espinal e no tronco encefálico, a glicina também é importante.

SÍNTESE, ARMAZENAMENTO E FUNÇÃO

O GABA ocorre no tecido cerebral, mas não em outros tecidos de mamíferos, exceto em quantidades mínimas. É particularmente abundante (cerca de 10 µmol/g de tecido) no sistema nigroestriatal, porém é encontrado em concentrações mais baixas (2 a 5 µmol/g) em toda a substância cinzenta.

O GABA é formado a partir do glutamato (ver Figura 38.1) pela ação da descarboxilase do ácido glutâmico (GAD), uma enzima encontrada apenas em neurônios que sintetizam GABA no cérebro.[10] A marcação imuno-histoquímica da GAD é utilizada para mapear as vias do GABA no cérebro. Os neurônios GABAérgicos e os astrócitos captam o GABA por meio de transportadores específicos, removendo, assim, o GABA após a sua liberação. O GAT1 é o transportador de GABA predominante no cérebro e está localizado principalmente nas terminações nervosas GABAérgicas, onde recicla o GABA. O GAT3 está localizado predominantemente nos astrócitos em torno da sinapse GABAérgica. O transporte do GABA é inibido pela **tiagabina** utilizada no tratamento da epilepsia (ver Capítulo 46). Nos astrócitos, o GABA pode ser destruído por uma reação de transaminação, em que o grupo amino é transferido para o ácido α-oxoglutárico (para produzir glutamato), com produção de semialdeído succínico e, em seguida, de ácido succínico. Essa reação é catalisada pela GABA transaminase, uma enzima localizada principalmente nos astrócitos. É inibida pela **vigabatrina**, outro composto utilizado no tratamento da epilepsia (ver Capítulo 46).

O GABA atua como transmissor inibitório em muitas vias diferentes do SNC. Cerca de 20% dos neurônios do SNC são GABAérgicos; a maioria consiste em interneurônios curtos, porém existem alguns tratos GABAérgicos longos, por exemplo, do estriado para a substância negra e para o globo pálido (ver Capítulo 40). A distribuição generalizada do GABA – o GABA atua como transmissor em cerca de 30% de todas as sinapses no SNC – e o fato de que praticamente todos os neurônios são sensíveis a seu efeito inibitório sugerem que a sua função é amplamente distribuída no cérebro. O fato de que antagonistas, como a **bicuculina**, induzem convulsões ilustra a importância do papel inibitório contínuo do GABA no cérebro.

RECEPTORES DE GABA: ESTRUTURA E FARMACOLOGIA

O GABA atua em dois tipos distintos de receptores: os receptores $GABA_A$ são canais iônicos controlados por ligantes permeáveis ao cloreto, enquanto os receptores $GABA_B$ são acoplados à proteína G.

RECEPTORES $GABA_A$

Os receptores $GABA_A$[11] são membros da família em *alça cys* de receptores, que também inclui os receptores de glicina, nicotínico e $5-HT_3$ (ver Capítulo 3). Os receptores $GABA_A$ são pentâmeros constituídos por diferentes subunidades.

O leitor não deve se desesperar quando souber que foram clonadas 19 subunidades do receptor $GABA_A$ (α1-6, β1-3, γ1-3, δ, ε, θ, π e ρ1-3) e que também existem variantes de *splicing* de algumas subunidades. Embora o número de possíveis combinações seja muito grande, foi demonstrada a existência de apenas algumas dezenas. As subunidades mais comuns são α1β2γ2 (de longe a mais abundante), α2β3γ2 e α3β3γ2. Para formar o pentâmero, cada receptor contém duas subunidades α, duas β e uma γ dispostas em um círculo, na sequência α-β-α-β-γ em torno do poro

---
[10]Foi sugerido que o GABA também pode ser sintetizado no cérebro a partir da putrescina pela ação da diamina oxidase e aldeído desidrogenase.
[11]O Comitê de Nomenclatura da IUPHAR recomendou (Belelli et al., 2019) que os receptores anteriormente designados como receptores $GABA_C$, por serem insensíveis à bicuculina, aos benzodiazepínicos e ao baclofeno, deveriam ser subtipos da família dos receptores $GABA_A$, visto que são canais pentaméricos controlados por ligantes e permeáveis ao Cl^-, que compreendem montagens homo ou heteroméricas de subunidades ρ. São referidos como receptores $GABA_A$-rho ou $GABA_A$-ρ. Sua farmacologia e importância funcional estão sendo lentamente identificadas (Naffaa et al., 2017).

quando visto do lado extracelular da membrana. O GABA se liga a cada uma das interfaces entre as subunidades α e β, enquanto os benzodiazepínicos (ver Capítulo 45) ligam-se na interface α/γ. Foram descritos três sítios diferentes de ligação dos benzodiazepínicos, porém o seu significado funcional ainda não está bem esclarecido. Os receptores que contêm diferentes subunidades α e γ exibem sensibilidade diferencial aos benzodiazepínicos e modulam diferentes respostas comportamentais a esses fármacos. Isso sugere a tentadora perspectiva de desenvolver novos agentes com maior seletividade e potencialmente menos efeitos colaterais. Por conseguinte, os receptores $GABA_A$ devem ser considerados como um grupo de receptores que exibem diferenças sutis nas suas propriedades fisiológicas e farmacológicas (Olsen, 2018).

Os receptores $GABA_A$ têm principalmente uma localização pós-sináptica e modulam a inibição pós-sináptica tanto rápida quanto tônica. O canal de $GABA_A$ é seletivamente permeável ao Cl^- e, como o potencial de membrana em equilíbrio para o Cl^- é habitualmente negativo para o potencial de repouso, o aumento da permeabilidade ao Cl^- hiperpolariza a célula à medida que os íons Cl^- entram, reduzindo, assim, a sua excitabilidade.[12] Nas células pós-sinápticas, os receptores $GABA_A$ estão localizados tanto em áreas de contato sináptico quanto extrassinapticamente (Figura 38.7, Farrant e Nusser, 2005). Por conseguinte, o GABA produz inibição ao atuar como transmissor de "ponto a ponto" rápido e também como neuromodulador de "ação a distância", visto que os receptores $GABA_A$ extrassinápticos podem ser tonicamente ativados pelo GABA que se difundiu para longe do local de liberação. Os receptores $GABA_A$ extrassinápticos contêm subunidades α4 e α6, bem como a subunidade δ. Possuem maior afinidade pelo GABA e exibem menos dessensibilização do que os receptores sinápticos; além disso, são altamente sensíveis aos agentes anestésicos gerais (ver Capítulo 41) e ao etanol (ver Capítulo 49).

RECEPTORES $GABA_B$

Os receptores $GABA_B$ (ver Evenseth et al., 2020) estão localizados pré e pós-sinapticamente. São receptores acoplados à proteína G da classe C, que se acoplam por meio de G_i/G_o para inibir os canais de Ca^{2+} voltagem-dependentes (reduzindo, assim, a liberação de transmissor), abrir os canais de potássio (diminuindo, assim, a excitabilidade pós-sináptica) e inibir a adenilato ciclase.

Para os receptores $GABA_B$, o receptor funcional é um dímero (ver Capítulo 3), que consiste em duas subunidades diferentes que atravessam sete vezes a membrana, B1 e B2, mantidas unidas por uma interação espiral/espiral entre suas caudas C-terminais. Na ausência de B2, a subunidade B1 não se desloca para a membrana plasmática, visto que possui um sinal de retenção no retículo endoplasmático. A interação de B1 com B2 mascara o sinal de retenção e facilita o direcionamento até a membrana. A ativação do dímero resulta da ligação do GABA ao domínio extracelular de B1 com estrutura em "planta carnívora" (embora a subunidade B2 possua um domínio semelhante), enquanto é a subunidade B2 que interage com a proteína G e a ativa (Figura 38.8).

---

[12] Durante o desenvolvimento inicial do cérebro (em qual o GABA desempenha um importante papel), bem como em algumas regiões do cérebro adulto, o GABA exerce um efeito excitatório, em vez de inibitório, visto que a concentração intracelular de Cl^- está relativamente elevada, de modo que o potencial de equilíbrio é positivo em relação ao potencial de membrana em repouso.

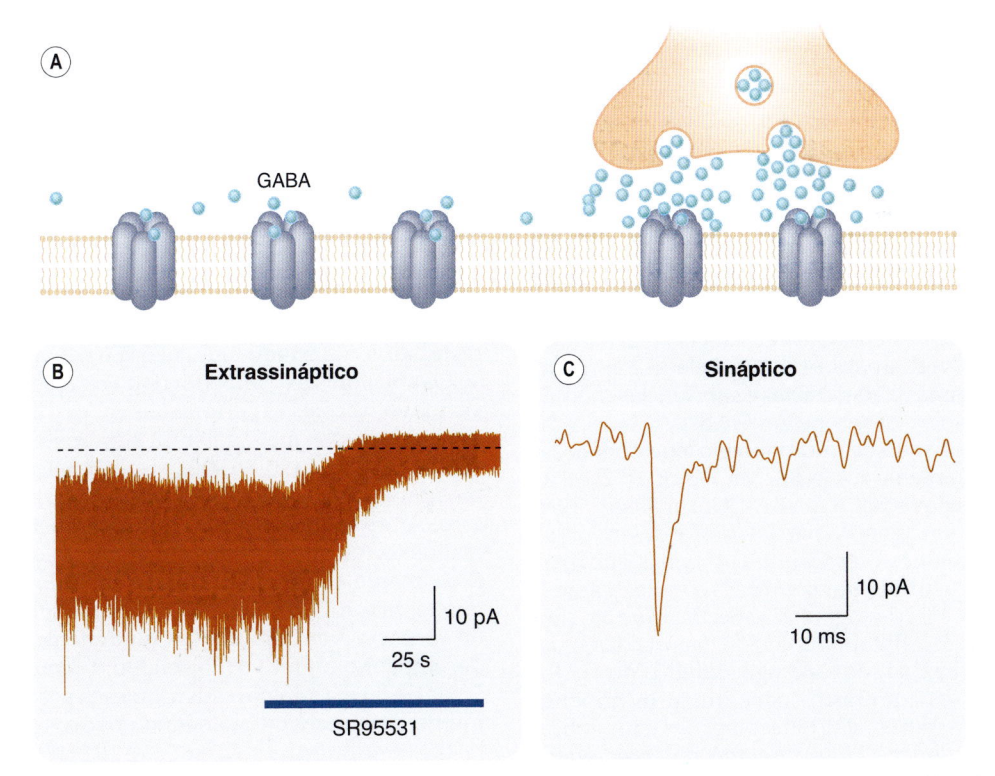

Figura 38.7 Receptores $GABA_A$ sinápticos e extrassinápticos. **A.** Diagrama mostrando os receptores $GABA_A$ nos sítios sinápticos e extrassinápticos na membrana plasmática. Os *pontos azuis* representam as moléculas de GABA. **B.** A ativação tônica dos receptores $GABA_A$ extrassinápticos dá origem a uma corrente de entrada no estado de equilíbrio dinâmico (*a distância da base é indicada pela linha tracejada*) e aumento de "ruído" no traçado. A corrente é bloqueada com a aplicação do antagonista do receptor $GABA_A$, SR95531. **C.** A liberação fásica do GABA do terminal pré-sináptico provoca uma corrente sináptica rápida (*deflexão para baixo acentuada*). Observe as diferentes variações na escala temporal em **B** e **C**. *GABA*, ácido γ-aminobutírico. (Figura com cortesia de M. Usowicz.)

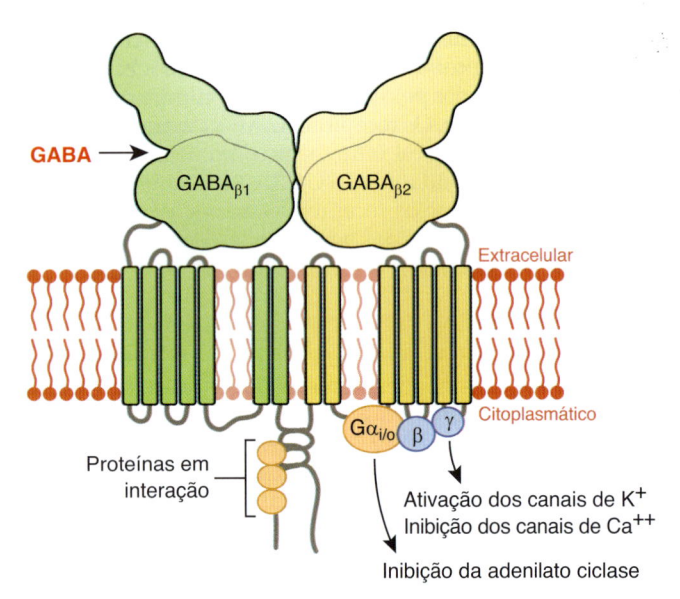

Figura 38.8 Estrutura dimérica do receptor GABA$_B$. O receptor é constituído por duas subunidades de domínio que atravessam sete vezes a membrana, mantidas unidas por uma interação espiral/espiral entre as caudas C-terminais. A ativação do receptor ocorre quando o GABA se liga ao domínio extracelular da subunidade B1 (semelhante a uma armadilha de planta carnívora, visto que ocorre fechamento quando o GABA se liga). Isso produz uma mudança alostérica na subunidade B2, que é acoplada à proteína G. *GABA*, ácido γ-aminobutírico.

FÁRMACOS QUE ATUAM SOBRE OS RECEPTORES GABA

RECEPTORES GABA$_A$

Os receptores GABA$_A$ assemelham-se aos receptores NMDA, visto que os fármacos podem atuar em vários sítios (ver Figura 38.4), que incluem:

- O sítio de ligação do GABA
- Sítios moduladores alostéricos
- O polo do canal iônico.

Os receptores GABA$_A$ constituem o alvo de vários fármacos importantes de ação central, notavelmente os benzodiazepínicos (ver Capítulo 45), o álcool (ver Capítulo 49), os barbitúricos, os neuroesteroides (ver Tabela 38.2) e muitos anestésicos gerais (ver Capítulo 41). A Tabela 38.2 apresenta os principais agonistas, antagonistas e substâncias moduladoras que atuam sobre os receptores GABA.

O **muscimol**, derivado de um cogumelo alucinógeno, assemelha-se quimicamente ao GABA (ver Figura 38.2) e é um poderoso agonista do receptor GABA$_A$. Um análogo sintético, o **gaboxadol**, é um agonista parcial que foi desenvolvido como fármaco hipnótico (ver Capítulo 45), mas que agora foi retirado. A **bicuculina**, um composto convulsivante de ocorrência natural, é um antagonista específico que bloqueia o potencial sináptico inibitório rápido na maioria das sinapses do SNC. A **gabazina**, um análogo sintético do GABA, é semelhante. Esses compostos constituem ferramentas experimentais úteis, porém não têm aplicações terapêuticas.

Os benzodiazepínicos, que possuem potentes efeitos sedativos, ansiolíticos e anticonvulsivantes (ver Capítulo 45), potencializam seletivamente os efeitos do GABA em alguns receptores GABA$_A$, dependendo da composição das subunidades. Ligam-se com alta afinidade a um sítio alostérico acessório no receptor GABA$_A$, de modo que a ligação do GABA é facilitada, e seus efeitos agonistas são intensificados. Em contrapartida, os agonistas inversos no sítio dos benzodiazepínicos (p. ex., Ro15-4513) reduzem a ligação do GABA e são ansiogênicos e pró-convulsivantes – é improvável que sejam terapeuticamente úteis!

Os moduladores que também intensificam a ação do GABA, mas cujo local de ação é menos bem definido que o dos benzodiazepínicos (mostrados como "moduladores dos canais" na Figura 38.5), incluem outros depressores do SNC, como barbitúricos, agentes anestésicos (ver Capítulo 41) e neuroesteroides. Os neuroesteroides (Belelli et al., 2021) são compostos relacionados com os hormônios esteroides, mas que atuam para intensificar a ativação dos receptores GABA$_A$ – os que contêm subunidades δ (sigma) parecem ser mais sensíveis. Curiosamente, incluem metabólitos da progesterona e dos androgênios que são formados no sistema nervoso central e que se acredita que tenham uma função fisiológica. Os neuroesteroides sintéticos incluem a **alfaxalona**, desenvolvida como agente anestésico (ver Capítulo 41). Em 2019, a **alopregnanolona** (brexanolona) tornou-se o primeiro tratamento aprovado pela FDA para a depressão pós-parto, porém é necessária uma infusão contínua de 60 horas e o fármaco apresenta efeitos adversos potenciais significativos, incluindo perda da consciência.

A **picrotoxina**, um produto vegetal, é um convulsivante que bloqueia o canal de cloro do receptor GABA$_A$, bloqueando, assim, o efeito inibitório pós-sináptico do GABA. Bloqueia também os receptores de glicina. Não tem nenhum uso terapêutico.

RECEPTORES GABA$_B$

Quando foi reconhecida a importância do GABA como transmissor inibitório, acreditou-se que uma substância semelhante ao GABA pudesse ser comprovadamente efetiva no controle da epilepsia e de outros estados convulsivos; como o próprio GABA não atravessa na barreira hematoencefálica, foram investigados análogos mais lipofílicos do GABA, dos quais um deles, o **baclofeno** (ver Figura 38.2), introduzido em 1972. Diferentemente do GABA, suas ações não são bloqueadas pela bicuculina. Esses achados levaram ao reconhecimento do receptor GABA$_B$, do qual o baclofeno é um agonista seletivo. O baclofeno é usado no tratamento da espasticidade e dos distúrbios motores relacionados (ver Capítulo 46). Ele foi testado para o tratamento da dependência de álcool e de opioides (ver Capítulo 49), porém os resultados, até o momento, não são conclusivos.

Os antagonistas competitivos do receptor GABA$_B$ incluem vários compostos experimentais (p. ex., **2-hidroxissaclofeno** e compostos mais potentes com melhor penetração no cérebro, como CGP 35348). Testes realizados em animais mostraram que esses compostos produzem apenas efeitos leves sobre a função do SNC (diferentemente dos poderosos efeitos convulsivantes dos antagonistas do GABA$_A$). Paradoxalmente, o principal efeito observado foi uma ação antiepiléptica, especificamente em um modelo animal de crises de ausência (ver Capítulo 46), juntamente com aumento do desempenho cognitivo. Entretanto, à semelhança de muitas áreas da farmacologia, essa promessa pré-clínica não resultou no desenvolvimento de um novo agente terapêutico.

γ-HIDROXIBUTIRATO

O γ-hidroxibutirato (**oxibato de sódio** ou GHB) ocorre naturalmente no cérebro como produto da síntese do GABA. Como fármaco sintético, pode ser utilizado no tratamento da narcolepsia e do alcoolismo. Além disso, tornou-se apreciado pelos fisiculturistas, com base na sua capacidade de

Tabela 38.2 Propriedades dos receptores dos aminoácidos inibitórios.

	GABA_A			GABA_B	Glicina
	Sítio receptor	Sítio modulador (benzodiazepínico)	Sítio modulador (outros)		
Agonistas endógenos	GABA	Desconhecidos, vários postulados (ver o texto)	Vários neuroesteroides (p. ex., metabólitos da progesterona)	GABA	Glicina β-Alanina Taurina
Outro(s) agonista(s)	Muscimol Gaboxadol (THIP,[a] um agonista parcial)	Benzodiazepínicos ansiolíticos (p. ex., diazepam)	Barbitúricos Anestésicos esteroides (p. ex., alfaxolona)	Baclofeno	–
Antagonista(s)	Bicuculina Gabazina	Flumazenil (agonista inverso?)	–	2-Hidroxissaclofeno CGP 35348 e outros	Estricnina
Bloqueador de canais	Picrotoxina[b]			Não aplicável	–
Mecanismo(s) efetor(es)	Canal de cloreto controlado por ligante			Receptor acoplado à proteína G; inibição dos canais de Ca^{2+}, ativação dos canais de K^+, inibição da adenilato ciclase	Canal de cloreto controlado por ligante
Localização	Generalizada; principalmente pós-sináptica			Pré e pós-sináptica Generalizada	Pós-sináptica Principalmente no tronco encefálico e na medula espinal
Função	Inibição pós-sináptica (ppsi rápido) e inibição tônica			Inibição pré-sináptica (diminuição da entrada de Ca^{2+}) Inibição pós-sináptica (aumento da permeabilidade ao K^+)	Inibição pós-sináptica (ppsi rápido)

[a] O THIP é uma abreviatura do nome químico do gaboxadol. Foi relatado que exibe preferência pelos receptores GABA_A extrassinápticos que contêm subunidades δ.
[b] A picrotoxina também bloqueia alguns receptores de glicina.
GABA, ácido γ-aminobutírico; ppsi, potencial pós-sináptico inibitório.

induzir a liberação de hormônio do crescimento, e também pelos baladeiros, em virtude de seus efeitos eufóricos e desinibidores. É também usado como substância intoxicante e "droga do estupro", porém é fatal em doses mais altas. Juntamente com muitas substâncias que causam euforia (ver Capítulo 49), o GHB ativa as "vias de recompensa" no cérebro, e o seu uso é atualmente ilegal na maioria dos países. Trata-se de um agonista nos receptores GABA_A que contém as subunidades α4 e δ e agonista parcial fraco nos receptores GABA_B. Além disso, foi postulada a existência de um receptor de GHB específico, porém as evidências de sua existência ainda não são convincentes.

GLICINA

A glicina é um importante neurotransmissor inibitório na medula espinal e no tronco encefálico. É encontrada em concentrações particularmente elevadas (5 μmol/g) na substância cinzenta da medula espinal. Quando aplicada ionoforeticamente aos neurônios motores ou aos interneurônios, a glicina produz hiperpolarização, que é indistinguível da resposta sináptica inibitória. A **estricnina**, um veneno convulsivante que atua principalmente na medula espinal, bloqueia tanto a resposta inibitória sináptica quanto a resposta à glicina. Isso, em conjunto com medidas diretas da liberação de glicina em resposta à estimulação nervosa, fornece uma forte evidência de seu papel como transmissor fisiológico. A **β-alanina** possui efeitos farmacológicos e um padrão de distribuição muito semelhantes aos da glicina, porém a sua ação não é bloqueada pela estricnina.

O efeito inibitório da glicina é bastante distinto de seu papel como facilitador da ativação dos receptores NMDA (ver anteriormente neste capítulo).

O receptor da glicina (Breitinger e Breitinger, 2020) assemelha-se ao receptor GABA_A, visto que se trata de um canal de cloreto pentamérico controlado por ligante com alça *cys*. Não existem receptores metabotrópicos específicos para a glicina. Foram clonadas cinco subunidades de receptores de glicina (α1-4, β) e, no cérebro adulto, parece que a principal forma do receptor de glicina seja um complexo heteromérico de subunidades α e β, provavelmente com estequiometria de 2α e 3β. Pode haver formação de homômeros constituídos apenas de subunidades α, que são sensíveis à glicina e à estricnina, indicando que o sítio de ligação desses fármacos está situado na subunidade α. Além disso, são muito mais sensíveis ao bloqueio de canal pela **picrotoxina** do que os receptores constituídos por subunidades α e β.

Os receptores de glicina estão envolvidos na regulação dos ritmos respiratórios, no controle motor e no tônus muscular, bem como no processamento de sinais de dor. Foram identificadas mutações do receptor em alguns distúrbios neurológicos hereditários associados a espasmos musculares e hiperexcitabilidade reflexa. Até o momento, não há fármacos que atuem especificamente na modificação dos receptores de glicina.

A **toxina tetânica**, uma toxina bacteriana que se assemelha à **toxina botulínica** (ver Capítulo 14), atua seletivamente para impedir a liberação de glicina dos interneurônios inibitórios na medula espinal, causando hiperexcitabilidade reflexa excessiva e espasmos musculares violentos (trismo).[13]

A glicina é removida do espaço extracelular por dois transportadores, o GlyT1 e o GlyT2 (Marques et al., 2020). O GlyT1 está localizado principalmente nos astrócitos e é expresso pela maior parte das regiões no SNC. Por outro lado, o GlyT2 é expresso nos neurônios glicinérgicos na medula espinal, no tronco encefálico e no cerebelo. O inibidor do GlyT1, a **bitopertina**, não teve sucesso em ensaios clínicos de fase III para o tratamento de sintomas negativos da esquizofrenia (ver Capítulo 47). Foram sugeridos inibidores do GlyT2 como potenciais analgésicos com base em estudos em modelos animais (Vandenberg et al., 2014).

> ### Aminoácidos inibitórios: GABA e glicina
> - O GABA é o principal transmissor inibitório no cérebro
> - Está presente de maneira bastante uniforme por todo o cérebro, enquanto é encontrado em quantidade muito pequena nos tecidos periféricos
> - O GABA é formado a partir do glutamato pela ação da descarboxilase do ácido glutâmico. Sua ação é finalizada principalmente pela sua captação, mas também por desaminação, que é catalisada pela GABA transaminase
> - Existem dois tipos principais de receptores GABA: $GABA_A$ e $GABA_B$
> - Os receptores $GABA_A$, que ocorrem, em grande parte, pós-sinapticamente, estão acoplados diretamente aos canais de cloreto, cuja abertura reduz a excitabilidade da membrana

> ### Aminoácidos inibitórios: GABA e glicina (continuação)
> - O **muscimol** é um agonista específico do $GABA_A$, enquanto o convulsivante **bicuculina** é um antagonista
> - Outros fármacos que interagem com os receptores $GABA_A$ e canais incluem:
>   – Benzodiazepínicos, que atuam em um sítio de ligação alostérico para facilitar a ação do GABA
>   – Convulsivantes, como a **picrotoxina**, que bloqueiam os canais aniônicos
>   – Neuroesteroides, incluindo metabólitos da progesterona endógenos
>   – Depressores do SNC, como os barbitúricos e muitos agentes anestésicos gerais, que facilitam a ação do GABA
> - Os receptores $GABA_B$ são receptores heterodiméricos acoplados à proteína G. Causam inibição pré e pós-sináptica, inibindo a abertura dos canais de Ca^{2+} e aumentando a condutância do K^+. O **baclofeno** é um agonista do receptor $GABA_B$ utilizado no tratamento da espasticidade. Os antagonistas $GABA_B$ não têm aplicação clínica
> - A glicina é um transmissor inibitório principalmente na medula espinal e atua em seu próprio receptor, que é estrutural e funcionalmente semelhante ao receptor $GABA_A$
> - A **estricnina**, um agente convulsivante, é um antagonista competitivo da glicina. A toxina tetânica atua principalmente ao interferir na liberação de glicina.

OBSERVAÇÕES FINAIS

O estudo dos aminoácidos e de seus receptores no cérebro tem sido um dos campos de pesquisa de maior atividade nos últimos 30 anos, e o volume de informações disponíveis é prodigioso. Esses sistemas de sinalização foram implicados de forma especulativa em quase todos os tipos de doenças neurológicas e transtornos psiquiátricos, e a indústria farmacêutica envidou muitos esforços para a identificação de ligantes específicos – agonistas, antagonistas, moduladores, inibidores enzimáticos, inibidores de transportadores – desenvolvidos para influenciá-los. Embora tenha surgido um grande número de compostos farmacologicamente irrefutáveis e muitos ensaios clínicos tenham sido conduzidos, devido à falta de eficácia e à ocorrência de efeitos adversos graves, houve poucos avanços terapêuticos. A visão otimista é que a obtenção de uma melhor compreensão das funções específicas dos numerosos subtipos moleculares desses alvos e o desenho de mais ligantes com especificidade para os subtipos levarão a avanços futuros. Entretanto, as expectativas têm sido, sem dúvida, reduzidas nesses últimos anos.

---

[13] A toxina botulínica (também conhecida como botox) e, em seguida, a toxina tetânica detêm o prêmio para as duas substâncias mais mortais, com LD_{50}s de cerca de 1 e 3 ng/kg. Isso significa que 1 g de cada uma dessas toxinas é suficiente para matar mais de 8 milhões de pessoas, ou que 975 g poderiam potencialmente eliminar por completo a população global!

BIBLIOGRAFIA E LEITURA COMPLEMENTAR

Aminoácidos excitatórios

Bettler, B., Collingridge, G.L., Dingledine, R., et al., 2019. Ionotropic glutamate receptors (version 2019.4) in the IUPHAR/BPS guide to pharmacology database. IUPHAR/BPS. Guide.Pharmacol. CITE 2019 (4). Available at: https://doi.org/10.2218/gtopdb/F75/2019.4.

Bliss, T.V.P., Collingridge, G.L., 2019. Persistent memories of long-term potentiation and the N-methyl-d-aspartate receptor. Brain Neurosci. Adv. 3 239821281984 8213.

Burnell, E.S., Irvine, M., Fang, G., Sapkota, K., Jane, D.E., Monaghan, D.T., 2019. Positive and negative allosteric modulators of N-methyl-d-aspartate (NMDA) receptors: structure-activity relationships and mechanisms of action. J. Med. Chem. 62, 3–23.

Collingridge, G.L., Abrahams, W.C., 2022. Glutamate receptors and synaptic plasticity: the impact of Evans and Watkins. Neuropharmacology 206, 108922.

González-Maeso, J., Ang, R.L., Yuen, T., et al., 2008. Identification of a serotonin/glutamate receptor complex implicated in psychosis. Nature 452, 93–99.

Hansen, K.B., Wollmuth, L.P., Bowie, D., et al., 2021. Structure, function, and pharmacology of glutamate receptor ion channels. Pharmacol. Rev. 73, 298–487.

Jensen, A.A., Fahlke, C., Bjørn-Yoshimoto, W.E., Bunch, L., 2015. Excitatory amino acid transporters: recent insights into molecular mechanisms, novel modes of modulation and new therapeutic possibilities. Curr. Opin. Pharmacol. 20, 116–123.

Kadriu, B., Musazzi, L., Johnston, J.N., et al., 2021. Positive AMPA receptor modulation in the treatment of neuropsychiatric disorders: a long and winding road. Drug Discov. Today 26, 2816–2838.

Nicoletti, F., Bockaert, J., Collingridge, G.L., et al., 2011. Metabotropic glutamate receptors: from the workbench to the bedside. Neuropharmacology 60, 1017–1041.

Niswender, C.M., Conn, P.J., 2010. Metabotropic glutamate receptors: physiology, pharmacology, and disease. Annu. Rev. Pharmacol. Toxicol. 50, 295–322.

Watkins, J.C., Jane, D.E., 2006. The glutamate story. Br. J. Pharmacol. 147 (Suppl. 1), S100–S108.

Aminoácidos inibitórios

Belelli, D., Hales, T.G., Lambert, J.J., Luscher, B., et al., 2019. GABAA receptors (version 2019.4) in the IUPHAR/BPS guide to pharmacology database. IUPHAR/BPS. Guide. Pharmacol. CITE 2019 (4). Available at: https://doi.org/10.2218/gtopdb/F72/2019.4.

Belelli, D., Phillips, G.D., Atack, J.R., Lambert, J.J., 2021. Relating neurosteroid modulation of inhibitory neurotransmission to behaviour. J. Neuroendocrinol. 20, e13045.

Breitinger, U., Breitinger, H.G., 2020. Modulators of the inhibitory Glycine receptor. ACS Chem. Neurosci. 11, 1706–1725.

Evenseth, L.S.M., Gabrielsen, M., Sylte, I., 2020. The GABA B receptor-structure, ligand binding and drug development. Molecules 25, 3093.

Farrant, M., Nusser, Z., 2005. Variations on an inhibitory theme: phasic and tonic activation of GABA$_A$ receptors. Nat. Rev. Neurosci. 6, 215–229.

Felmlee, M.A., Morse, B.L., Morris, M.E., 2021. γ-Hydroxybutyric acid: pharmacokinetics, pharmacodynamics, and toxicology. AAPS J. 23, 22.

Marques, B.L., Oliveira-Lima, O.C., Carvalho, G.A., et al., 2020. Neurobiology of glycine transporters: from molecules to behavior. Neurosci. Biobehav. Rev. 118, 97–110.

Naffaa, M.M., Hung, S., Chebib, M., Johnston, G.A.R., Hanrahan, J.R., 2017. GABA-ρ receptors: distinctive functions and molecular pharmacology. Br. J. Pharmacol. 174, 1881–1894.

Olsen, R.W., 2018. GABAA receptor: positive and negative allosteric modulators. Neuropharmacology 136, 10–22.

Vandenberg, R.J., Ryan, R.M., Carland, J.E., et al., 2014. Glycine transport inhibitors for the treatment of pain. Trends Pharmacol. Sci. 35, 423–430.

Aspectos fisiológicos

Bear, M.F., Connors, B.W., Paradiso, M.A., 2020. Neuroscience: Exploring the Brain, enhanced edition. Lippincott, Williams & Wilkins, Baltimore.

Chater, T.E., Goda, Y., 2014. The role of AMPA receptors in postsynaptic mechanisms of synaptic plasticity. Front. Cell. Neurosci. 8, 401.

Connor, S.A., Wang, Y.T., 2016. A place at the table: LTD as a mediator of memory genesis. Neuroscientist 22, 359–371.

Gómez-Palacio-Schjetnan, A., Escobar, M.L., 2013. Neurotrophins and synaptic plasticity. Curr. Top. Behav. Neurosci. 15, 117–136.

Lüscher, C., Malenka, R.C., 2012. NMDA receptor-dependent long-term potentiation and long-term depression (LTP/LTD). Cold Spring Harb. Perspect. Biol. 4, a005710.

Nicoll, R.A., 2017. A brief history of long-term potentiation. Neuron 93, 281–290.

Schicker, K.W., Dorostkar, M.M., Boehm, S., 2008. Modulation of transmitter release via presynaptic ligand-gated ion channels. Curr. Mol. Pharmacol. 1, 106–129.

SEÇÃO 4 • Sistema Nervoso

39 Outros Transmissores e Moduladores

CONSIDERAÇÕES GERAIS

Neste capítulo, serão descritas as principais "aminas" transmissoras no sistema nervoso central (SNC), notadamente a noradrenalina, a dopamina, a 5-hidroxitriptamina (5-HT, serotonina) e a acetilcolina (ACh), com uma discussão mais breve de outros mediadores, incluindo histamina, melatonina e purinas. As monoaminas foram os primeiros transmissores do SNC a serem identificados, e, durante a década de 1960, uma combinação de neuroquímica e neurofarmacologia levou a muitas descobertas importantes sobre as suas funções e sobre a capacidade dos fármacos de influenciar esses sistemas. As aminas mediadoras diferem dos aminoácidos transmissores discutidos no Capítulo 38 pela sua localização em pequenas populações de neurônios com corpos celulares em núcleos localizados, que se projetam difusamente em direção rostral para áreas corticais e outras áreas e, em alguns casos, em direção caudal para a medula espinal. Esses neurônios que contêm aminas estão amplamente associados à modulação do sinal excitatório ou inibitório primário, em vez de excitação ou inibição sináptica localizada.[1] Mais recentemente, os "transmissores gasosos" – como o óxido nítrico (NO), o dióxido de carbono e o sulfeto de hidrogênio (ver Capítulo 19) – e os endocanabinoides (ver Capítulo 18) entraram em cena e são discutidos no final deste capítulo. A outra classe importante de mediadores do SNC, os neuropeptídeos (p. ex., endorfinas, neurocininas e orexinas), aparece em capítulos posteriores desta seção.

INTRODUÇÃO

Apesar de termos bastante conhecimento sobre os numerosos mediadores diferentes, seus receptores cognatos e os mecanismos de sinalização em nível celular, retrocedemos e passamos a usar termos relativamente crus quando descrevemos seus efeitos sobre a função cerebral e o comportamento – os psicofarmacologistas apertarão nosso pescoço por subestimarmos a sofisticação de suas medições –, como "coordenação motora", "excitação", "comprometimento cognitivo" e "comportamento exploratório". A distância entre esses dois níveis de compreensão ainda frustra os melhores esforços para ligar a ação dos fármacos em nível molecular à sua ação em nível terapêutico. As abordagens modernas, como o uso das tecnologias de animais transgênicos (ver Capítulo 8) e técnicas de imagens não invasivas, estão ajudando a estabelecer ligações, porém ainda existe um longo caminho a trilhar.

Mais detalhes sobre o conteúdo deste capítulo podem ser encontrados em Iversen et al. (2009) e Nestler et al. (2020).

NORADRENALINA

Os processos básicos responsáveis pela síntese, armazenamento e liberação da noradrenalina são os mesmos no SNC e na periferia (ver Capítulo 15). No SNC, a inativação da noradrenalina liberada ocorre por meio de captação neuronal ou metabolismo, em grande parte por meio da via modulada pela *monoaminoxidase*, *aldeído redutase* e *catecol-O-metiltransferase*, a 3-hidroxi-4-metoxifenilglicol (MHPG) (ver Figura 15.3).

VIAS NORADRENÉRGICAS NO SNC

Apesar da suspeita do papel da noradrenalina como transmissor no cérebro na década de 1950, a análise detalhada de sua distribuição neural só se tornou possível quando uma técnica, baseada na formação de derivados das catecolaminas fluorescentes quando tecidos são expostos ao formaldeído, foi desenvolvida por Falck e Hillarp. Mapas detalhados da via dos neurônios noradrenérgicos, dopaminérgicos e serotoninérgicos em animais de laboratório foram produzidos e, mais tarde, confirmados nos cérebros humanos. Os corpos celulares dos neurônios noradrenérgicos ocorrem em pequenos agrupamentos na *ponte* e no *bulbo*, e eles emitem axônios extensamente ramificados para muitas outras partes do cérebro e para a medula espinal (Figura 39.1). O agrupamento mais proeminente é o *locus coeruleus* (LC), localizado na ponte. Embora contenha apenas cerca de 10 mil neurônios nos seres humanos, os axônios que se estendem em um *feixe prosencefálico medial* distinto dão origem a muitos milhões de terminais nervosos noradrenérgicos em todo o córtex, hipocampo, tálamo, hipotálamo e cerebelo (Robertson et al., 2013). Essas terminações nervosas não formam contatos sinápticos distintos, mas parecem liberar o transmissor de modo ligeiramente difuso. O LC também se projeta para a medula espinal e está envolvido no controle descendente da dor (ver Capítulo 43).

Outros neurônios noradrenérgicos estão situados próximos ao LC na ponte e projetam-se para a amígdala, o hipotálamo, o hipocampo e outras partes do prosencéfalo, bem como para a medula espinal. Um grupo menor de neurônios adrenérgicos, que libera adrenalina, em vez de noradrenalina, apresenta uma localização mais ventral no tronco encefálico. Essas células contêm feniletanolamina N-metiltransferase, a enzima que converte a noradrenalina em adrenalina (ver Capítulo 15), e projetam-se sobretudo para a ponte, o bulbo e o hipotálamo. Sabe-se muito pouco sobre elas, porém acredita-se que sejam importantes no controle cardiovascular.

ASPECTOS FUNCIONAIS

A inervação noradrenérgica ocorre na maior parte das regiões do cérebro, particularmente nas áreas cortical, hipocampal e hipotalâmica, e modula uma gama diversa de funções, desde a homeostasia, como, por exemplo, ingestão de alimento e termogênese, até comportamentos cognitivos e

---

[1] Se você preferir, são vozes provenientes das regiões "subterrâneas", que fazem você ficar alegre ou triste, sonolento ou alerta, cauteloso ou aventureiro, enérgico ou preguiçoso, embora não saiba muito bem por que – de forma muito semelhante ao que se observa nas doenças mentais.

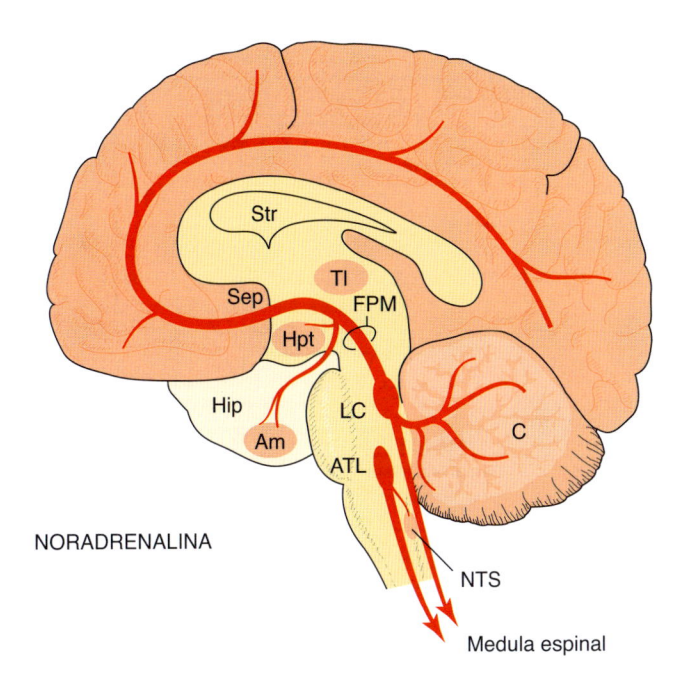

Figura 39.1 Diagrama simplificado das vias da noradrenalina no cérebro. A localização dos principais grupos de corpos celulares e dos tratos de fibras está em *cores vivas*. As *áreas sombreadas suaves* mostram a localização das terminações noradrenérgicas. *Am*, amígdala; *C*, cerebelo; *Hip*, hipocampo; *Hpt*, hipotálamo; *LC*, *locus coeruleus*; *ATL*, área tegmental lateral, parte da formação reticular; *FPM*, feixe prosencefálico medial; *NTS*, núcleo do trato solitário (núcleo sensitivo do vago); *Sep*, septo; *Str*, corpo estriado; *Tl*, tálamo.

emocionais. Com exceção do receptor β_3-adrenérgico, todos os receptores adrenérgicos (α_{1A}, α_{1B}, α_{1D} α_{2A}, α_{2B}, α_{2C}, β_1 e β_2)[2] são expressos no SNC (Waterhouse e Navarra, 2019). São receptores acoplados à proteína G, que interagem com uma variedade de mecanismos efetores (ver Tabela 15.1). O papel dos receptores α_1-adrenérgicos no SNC está pouco elucidado. Esses receptores estão amplamente distribuídos, localizados tanto nos neurônios pós-sinápticos quanto nas células gliais, e podem estar envolvidos no controle motor, na cognição e no medo. Os receptores α_2-adrenérgicos estão localizados nos neurônios noradrenérgicos (em regiões somatodendríticas e terminais nervosos, onde atuam como autorreceptores inibitórios ativados pela noradrenalina liberada localmente), bem como em neurônios não noradrenérgicos pós-sinápticos. Estão envolvidos no controle da pressão arterial (ver adiante), na sedação (agonistas α_2, como a **medetomidina**, são utilizados como anestésicos na prática veterinária) e na analgesia. Os receptores β_1 são encontrados no córtex, estriado e hipocampo, enquanto os receptores β_2 são encontrados, em grande parte, no cerebelo. Foram implicados nos efeitos a longo prazo dos fármacos antidepressivos, porém o modo pelo qual atuam continua sendo um mistério (ver Capítulo 48).

ALERTA E HUMOR

A atenção foi concentrada principalmente no LC, que constitui a fonte da maior parte da noradrenalina liberada no cérebro e a partir do qual a atividade neuronal pode ser medida com eletrodos implantados. Os neurônios do LC são silenciosos durante o sono e a sua atividade aumenta com o alerta comportamental. Os estímulos "de ativação" de tipo não familiar ou ameaçador excitam esses neurônios muito mais efetivamente do que os estímulos familiares. Os fármacos semelhantes à anfetamina, que liberam catecolaminas no cérebro, aumentam o estado de vigília, o estado de alerta e a atividade exploratória (embora, nesse caso, o disparo dos neurônios do LC seja, na verdade, reduzido por mecanismos de retroalimentação; ver Capítulo 48). Em contrapartida, a ativação dos autorreceptores α_2 somatodendríticos no LC leva à sedação.

Existe uma estreita relação entre o humor e o estado de alerta, e a capacidade da noradrenalina de alterar diretamente a atividade da 5-HT (por meio dos receptores α_1-adrenérgicos na rafe) significa que qualquer tratamento capaz de alterar os níveis de noradrenalina também terá impacto na 5-HT (ver Capítulo 48). Acredita-se também que o papel da noradrenalina e da dopamina nos processos atencionais seja importante na eficácia dos tratamentos para o transtorno de déficit de atenção e hiperatividade (TDAH) (ver Capítulo 49).

REGULAÇÃO DA PRESSÃO ARTERIAL

O papel das sinapses noradrenérgicas tanto centrais quanto periféricas no controle da pressão arterial é demonstrado pela ação dos fármacos hipotensores, como a **clonidina** e a **metildopa** (ver Capítulos 15 e 21), que diminuem a descarga dos nervos simpáticos que emergem do SNC. Eles causam hipotensão quando injetados localmente no bulbo ou no quarto ventrículo, em quantidades muito menores do que as necessárias quando os fármacos são administrados sistemicamente. A noradrenalina e outros agonistas dos receptores α_2-adrenérgicos apresentam o mesmo efeito quando injetados localmente. As sinapses noradrenérgicas no bulbo provavelmente formam parte da via reflexa barorreceptora, visto que a estimulação ou o antagonismo dos receptores

> **Noradrenalina no sistema nervoso central**
>
> - Os mecanismos para síntese, armazenamento, liberação e captação da noradrenalina no sistema nervoso central (SNC) são essencialmente os mesmos da periferia, assim como os receptores (ver Capítulo 15)
> - Os corpos celulares noradrenérgicos ocorrem em agrupamentos distintos, principalmente na ponte e no bulbo, sendo o LC um desses grupos celulares importantes
> - As vias noradrenérgicas, que se dirigem principalmente para o feixe prosencefálico medial e os tratos medulares descendentes, terminam difusamente no córtex, no hipocampo, no hipotálamo, no cerebelo e na medula espinal
> - As ações da noradrenalina são moduladas pelos receptores α_1, α_2, β_1 e β_2 adrenérgicos
> - Acredita-se que a transmissão noradrenérgica seja importante:
>   – No sistema "de alerta", que controla o estado de vigília e estado de alerta
>   – Na regulação da pressão arterial
>   – No controle do humor e da cognição (cuja deficiência funcional contribui para a depressão)
> - Os fármacos psicotrópicos que atuam, em parte ou principalmente, na transmissão noradrenérgica no SNC incluem antidepressivos e **anfetamina**. Alguns fármacos anti-hipertensivos (p. ex., **clonidina**, **metildopa**) atuam principalmente sobre a transmissão noradrenérgica no SNC.

[2]Posteriormente, foi constatado que o receptor α_{1C} é idêntico ao receptor α_{1A}.

α_2-adrenérgicos nessa parte do cérebro, tem um poderoso efeito na atividade dos reflexos barorreceptores.

As fibras noradrenérgicas ascendentes dirigem-se ao hipotálamo, enquanto as fibras descendentes seguem o seu trajeto para a região do corno lateral da medula espinal, atuando para aumentar a descarga simpática na periferia. Foi sugerido que esses neurônios reguladores podem liberar adrenalina, em vez de noradrenalina, visto que a inibição da feniletanolamina N-metiltransferase, a enzima que converte a noradrenalina em adrenalina, interfere no reflexo barorreceptor.

DOPAMINA

Os fármacos que modulam a transmissão da dopamina são importantes no tratamento de vários distúrbios comuns da função cerebral, notadamente a doença de Parkinson, a esquizofrenia e o transtorno do déficit de atenção, bem como na dependência de substâncias e certas doenças.

A distribuição da dopamina no cérebro é mais restrita que a da noradrenalina. A dopamina é mais abundante no *corpo estriado*, uma parte do sistema motor extrapiramidal envolvida na coordenação dos movimentos (ver Capítulo 40), e ocorrem também altas concentrações em certas partes do córtex frontal, sistema límbico e hipotálamo (onde a sua liberação no suprimento sanguíneo da hipófise inibe a secreção de prolactina; ver Capítulo 33).

A síntese de dopamina segue a mesma via que a da noradrenalina (ver Figura 15.1), notadamente a conversão da tirosina em dopa (a etapa limitadora da velocidade), seguida de descarboxilação para formar dopamina. Os neurônios dopaminérgicos não expressam a dopamina β-hidroxilase, de modo que eles não convertem a dopamina em noradrenalina.

Após a sua liberação das terminações nervosas, a dopamina é, em grande parte, capturada por um transportador específico de dopamina, que pertence à grande família dos transportadores de monoaminas (ver Capítulo 15). É metabolizada pela monoaminoxidase e pela catecol-O-metiltransferase (Figura 39.2), e os principais produtos consistem em *ácido di-hidroxifenilacético* (DOPAC) e o *ácido homovanílico* (HVA), o derivado metoxi do DOPAC. O conteúdo de HVA do cérebro é frequentemente utilizado em experimentos com animais como índice de renovação da dopamina. Os fármacos que induzem a liberação de dopamina aumentam o HVA, frequentemente sem modificação no conteúdo de dopamina. O DOPAC e o HVA e seus conjugados sulfato são excretados na urina, o que fornece um índice da liberação de dopamina nos seres humanos.

A **6-hidroxidopamina**, que provoca destruição seletiva das terminações nervosas dopaminérgicas, é usada como ferramenta de pesquisa. Ela é captada pelo transportador de dopamina e convertida em metabólito reativo, que provoca citotoxicidade oxidativa.

VIAS DOPAMINÉRGICAS NO SNC

Existem quatro vias dopaminérgicas principais no cérebro (Figura 39.3):

1. A **via nigrostriatal**, que responde por cerca de 75% da dopamina no cérebro, consiste em grande parte de corpos celulares na substância negra, cujos axônios terminam no corpo estriado. Essas fibras dirigem-se para o feixe prosencefálico medial, juntamente com outras fibras que contêm monoaminas. A abundância de neurônios que contêm dopamina no estriado humano pode ser vista na

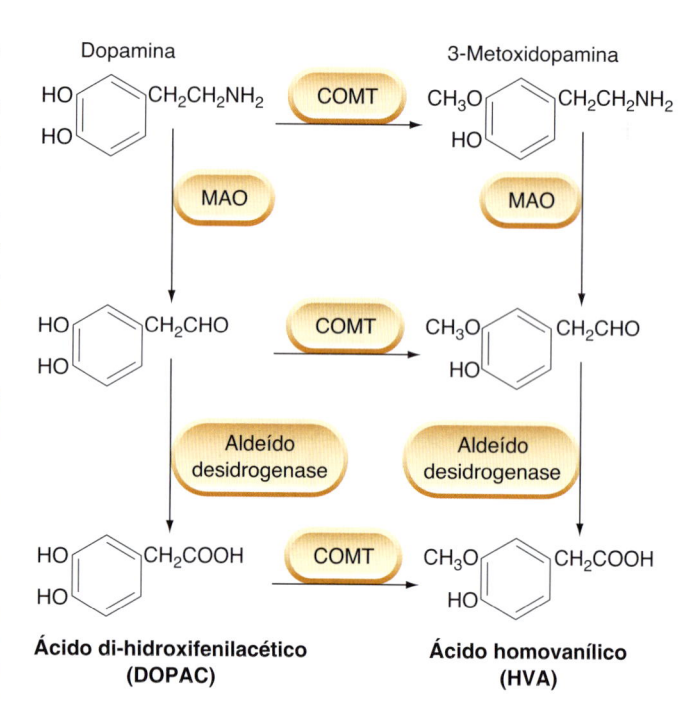

Figura 39.2 As principais vias do metabolismo da dopamina no cérebro. COMT, catecol-O-metiltransferase; MAO, monoaminoxidase.

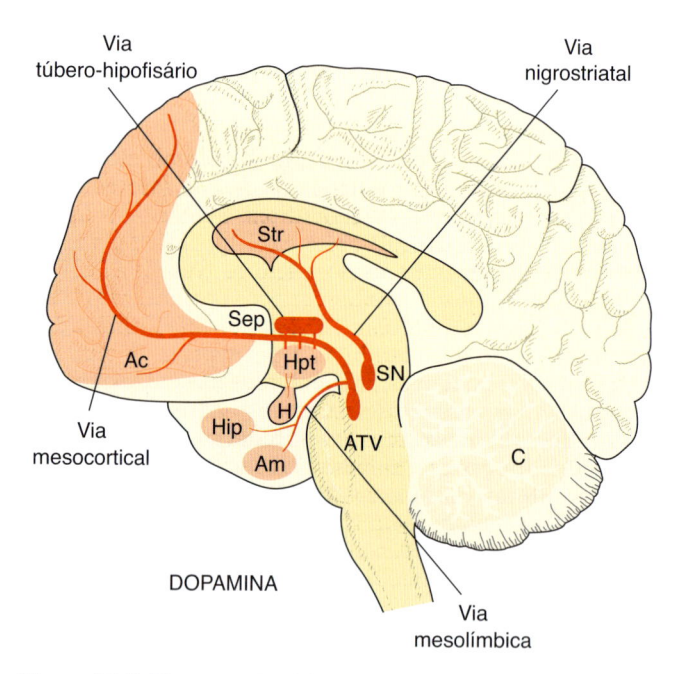

Figura 39.3 Diagrama simplificado das vias de dopamina no cérebro, desenhado como na Figura 39.1. A hipófise (H) é mostrada, inervada por fibras dopaminérgicas do hipotálamo. Ac, núcleo *accumbens*; SN, substância negra; ATV, área tegmental ventral; outras abreviações são fornecidas na Figura 39.1.

imagem mostrada na Figura 39.4, que foi obtida pela ingestão de um derivado da dopa contendo flúor radioativo, com mapeamento da radioatividade três horas mais tarde por meio de tomografia por emissão de pósitrons (PET).

2. A **via mesolímbica**, cujos corpos celulares ocorrem na área tegmental ventral (ATV), adjacente à substância negra e cujas fibras se projetam por meio do feixe prosencefálico medial para partes do sistema límbico, particularmente o *núcleo accumbens* e a *amígdala*.

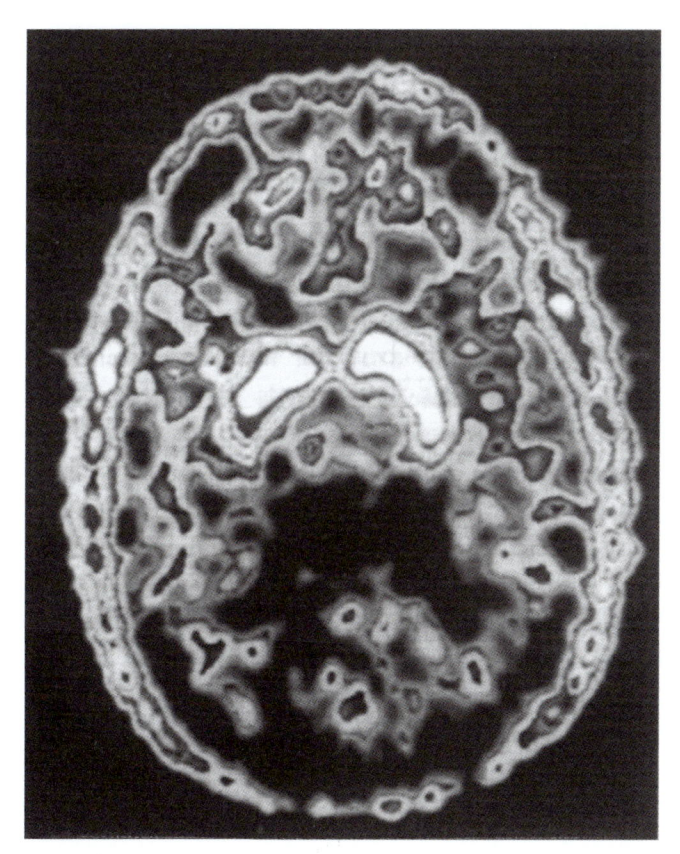

Figura 39.4 Dopamina nos núcleos da base de um ser humano. O indivíduo recebeu uma injeção de 5-fluorodopa marcada com o isótopo emissor de pósitron, o ^{18}F, que foi localizado três horas mais tarde pela técnica de tomografia por emissão de pósitrons. O isótopo é acumulado (*áreas brancas*) pelo sistema de captação de dopa dos neurônios dos núcleos da base e, em menor grau, no córtex frontal. É também observado no couro cabeludo e nos músculos temporais. (De Garnett ES, Firnau G, Nahmias C, 1983. Dopamine visualized in the basal ganglia of living man. Nature 305, 137-138.)

3. A **via mesocortical**, cujos corpos celulares também estão localizados na ATV e que se projetam por meio do feixe prosencefálico medial até o córtex frontal.
4. O sistema **túbero-hipofisário** (ou **tuberoifundibular**) é um grupo de neurônios curtos que se dirigem da parte ventral do hipotálamo para a eminência mediana e a hipófise, cujas secreções são reguladas pelo próprio hipotálamo.

Existem também neurônios dopaminérgicos em outras regiões do cérebro e na retina. Para uma descrição mais completa, ver Björklund e Dunnett (2007). As funções das principais vias dopaminérgicas são discutidas adiante.

RECEPTORES DE DOPAMINA

Originalmente, dois tipos de receptores, D_1 e D_2, foram identificados em bases farmacológicas e bioquímicas. A clonagem gênica revelou outros subgrupos, D_1 a D_5. A família D_1 original inclui, agora, D_1 e D_5, enquanto a família D_2 consiste em D_2, D_3 e D_4 (Tabela 39.1). Posteriormente, foram identificadas variantes de *splicing*, levando a formas longas e curtas de D_2, bem como polimorfismos genéticos, particularmente de D_4 (Beaulieu e Gainetdinov, 2011).

Todos pertencem à família de receptores transmembrana acoplados à proteína G, descritos no Capítulo 3. Os receptores D_1 e D_5 ligam-se por meio da G_s para estimular a adenilato ciclase e ativar a proteína quinase A (PKA). A PKA atua como mediador de muitos dos efeitos dos receptores D_1 e D_5 por meio da fosforilação de uma grande variedade de proteínas, incluindo canais de sódio, potássio e cálcio voltagem-dependentes, bem como receptores ionotrópicos de glutamato e GABA. Os receptores D_2, D_3 e D_4 ligam-se por meio da G_i/G_o e ativam os canais de potássio, além de inibir os canais de cálcio e a adenilato ciclase; além disso, podem afetar outras cascatas de segundos mensageiros celulares (ver Capítulo 3). Quando ocorre aumento do AMPc intracelular pela ativação dos receptores D_1, ativando a PKA, a DARPP-32 (uma *fosfoproteína regulada por AMPc* também conhecida como *subunidade reguladora 1B da proteína fosfatase 1*) é fosforilada. A DARPP-32 fosforilada inibe a proteína fosfatase 1, atuando, assim, em conjunto com proteína quinases como mecanismo amplificador que favorece a fosforilação de proteínas. Em geral, a ativação dos receptores D_2 opõe-se aos efeitos da ativação do receptor D_1.

Os receptores de dopamina são expressos no cérebro em áreas distintas, porém superpostas. Os receptores D_1 são os mais abundantes e disseminados em áreas que recebem inervação dopaminérgica (notadamente, o estriado, o sistema límbico, o tálamo e o hipotálamo; ver Figura 39.3), assim como os receptores D_2, que também ocorrem na hipófise. Os receptores D_2 são encontrados não apenas nos neurônios dopaminérgicos (no corpo celular, nos dendritos e nas terminações nervosas), onde atuam como autorreceptores inibitórios, ativados pela dopamina liberada localmente, mas também nas terminações nervosas glutamatérgicas, GABAérgicas e colinérgicas (De Mei et al., 2009). Os receptores D_3 ocorrem no sistema límbico, mas não no estriado. O receptor D_4 é expresso de maneira muito mais fraca, principalmente no córtex e no sistema límbico.

Os receptores de dopamina também modulam vários efeitos na periferia (modulados pelos receptores D_1), notavelmente, vasodilatação renal e aumento da contratilidade miocárdica (a própria dopamina tem sido usada clinicamente no tratamento do choque circulatório; ver Capítulo 23).

ASPECTOS FUNCIONAIS

As funções das vias dopaminérgicas são amplamente divididas em:

- Controle motor (sistema nigrostriatal)
- Efeitos comportamentais e cognitivos (sistemas mesolímbico e mesocortical)
- Controle endócrino (sistema túbero-hipofisário)

DOPAMINA E SISTEMAS MOTORES

Em 1968, Ungerstedt demonstrou que a ablação bilateral da substância negra em ratos, que destrói os neurônios nigroestriatais, provoca catalepsia profunda, de modo que os animais se tornam tão inativos que morrem de inanição, a não ser que sejam alimentados artificialmente. A doença de Parkinson (ver Capítulo 40) é um distúrbio do controle motor associado a uma deficiência de dopamina na via nigroestriatal.

No tratamento de distúrbios do SNC, é frequentemente desejável que um certo tipo de receptor seja ativado ou inibido apenas em determinada parte do cérebro, porém o problema reside no fato de que os fármacos raramente são seletivos para regiões do cérebro e irão afetar determinado tipo de receptor em todo o cérebro. Por exemplo, muitos fármacos antipsicóticos (ver Capítulo 47) são antagonistas dos receptores D_2 e exercem um efeito benéfico por meio de bloqueio dos receptores D_2 na via mesolímbica. Entretanto,

Tabela 39.1 Receptores de dopamina.

	Papel funcional	Tipo D_1		Tipo D_2		
		D_1	D_5	D_2	D_3	D_4
Distribuição						
Córtex	Alerta, humor	+++	–	++	–	+
Sistema límbico	Emoção, comportamento estereotipado	+++	+	++	+	+
Estriado	Secreção de prolactina	+++	+	++	+	+
Parte ventral do hipotálamo e adeno-hipófise	Secreção de prolactina	–	–	++	+	–
Agonistas[a]						
Dopamina		AC	AC	AC	AC	AC
Apomorfina		AC	AP	AP	AP	AP
Bromocriptina		AP	AC	AC	AP	Ant
Quimpirol		Inativo	Inativo	AC	AC	AC
Antagonistas						
Clorpromazina		++	++	++	++	++
Haloperidol		++	+	+++	++	+++
Espiperona		++	+	+++	+++	+++
Sulpirida		–	–	++	++	+
Clozapina		+	+	+	+	++
Aripiprazol		–	–	+++ (AP)	–	++
Racloprida		–	–	+++	++	+
Transdução de sinal		Acoplamento à G_s – ativa a adenilato ciclase		Acoplamento à G_i/G_o – inibe a adenilato ciclase, ativa os canais de K^+, inibe os canais de Ca^{2+}, também pode ativar a fosfolipase C		
Efeito		Principalmente inibição pós-sináptica		Inibição pré e pós-sináptica Estimulação/inibição da liberação de hormônio		

[a]Em geral, os agonistas exibem potência mais baixa nos receptores D_1 e D_5, em comparação com os receptores D_2, D_3 e D_4.
Ant, antagonista; *AC*, agonista completo; *AP*, agonista parcial.
Dados baseados no conteúdo do IUPHAR/BPS Guide to Pharmacology database www.guidetopharmacology.org.

sua propriedade de antagonismo do receptor D_2 também produz seu efeito colateral principal, que consiste em provocar distúrbios do movimento, bloqueando simultaneamente os receptores D_2 na via nigroestriatal.

EFEITOS COMPORTAMENTAIS

A administração de **anfetamina** a ratos, que libera tanto dopamina quanto noradrenalina, provoca interrupção do comportamento normal do "rato" (exploração e autolimpeza) e o aparecimento de comportamento "estereotipado" repetido (erguer-se, roer etc.) sem relação com estímulos externos. Esses distúrbios motores induzidos pela anfetamina em ratos provavelmente refletem uma hiperatividade no sistema dopaminérgico nigroestriatal e são revertidos por antagonistas da dopamina e pela destruição dos corpos celulares que contêm dopamina no mesencéfalo, mas não por fármacos que inibem o sistema noradrenérgico.

A anfetamina e a **cocaína** possuem efeitos diretos sobre a dopamina mesolímbica devido à inibição do transportador de dopamina, porém outras substâncias de abuso (ver Capítulos 49 e 50) também ativam indiretamente vias de "recompensa" dopaminérgicas mesolímbicas para produzir sensação de euforia em seres humanos, como, por exemplo, desinibição dos interneurônios GABAérgicos na ATV por agonistas do receptor opioide mu. O principal receptor envolvido parece ser o D_1, e camundongos transgênicos sem receptores D_1 comportam-se como se estivessem geralmente desmotivados, com redução da ingestão de alimento e insensibilidade à anfetamina e à cocaína.

FUNÇÃO NEUROENDÓCRINA

A via dopaminérgica túbero-hipofisária (ver Figura 39.3) inibe a secreção de prolactina por meio da liberação de dopamina. Esse sistema é de importância clínica. Muitos fármacos antipsicóticos (ver Capítulo 47), por meio de bloqueio dos receptores D_2, aumentam a secreção de prolactina e podem causar desenvolvimento das mamas e lactação, até mesmo no sexo masculino. A **bromocriptina**, um agonista do receptor de dopamina derivado do esporão do centeio (*ergot*), é usada clinicamente para suprimir a secreção de prolactina por tumores da hipófise.

A produção de hormônio do crescimento é aumentada em indivíduos normais pela dopamina, porém a bromocriptina, de modo paradoxal, inibe a secreção excessiva responsável pela acromegalia (provavelmente pela sua capacidade de dessensibilizar os receptores de dopamina, em contraste com a liberação fisiológica de dopamina, que é pulsátil) e possui um efeito terapêutico útil, desde que seja administrada antes que ocorra crescimento excessivo. Hoje em dia, é raramente usada, visto que outros agentes são mais efetivos (ver Capítulo 33). A bromocriptina e outros agonistas da dopamina, como a **cabergolina**, aumentam a libido e o desempenho sexual.

VÔMITOS

As evidências farmacológicas sugerem fortemente que os neurônios dopaminérgicos desempenham um papel na produção das náuseas e do vômito. Assim, quase todos os agonistas dos receptores de dopamina (p. ex., bromocriptina) e a **levodopa** (ver Capítulo 40) causam náuseas e vômitos como efeitos colaterais, enquanto muitos antagonistas da dopamina (p. ex., fenotiazinas, **metoclopramida**; ver Capítulo 30) possuem atividade antiemética. Os receptores D_2 ocorrem na área do bulbo (zona de gatilho quimiorreceptora) associada ao desencadeamento do vômito (ver Capítulo 30) e acredita-se que sejam mediadores desse efeito.

> **Dopamina no sistema nervoso central**
>
> - A dopamina é um neurotransmissor, bem como o precursor da noradrenalina. É degradada de forma semelhante à noradrenalina, originando principalmente DOPAC e HVA, que são excretados na urina
> - Existem quatro vias dopaminérgicas principais:
>   - A via nigroestriatal, que é importante no controle motor
>   - A via mesolímbica, que se estende desde grupos de células no mesencéfalo até partes do sistema límbico, especialmente o núcleo *accumbens*, envolvidas na emoção e na recompensa induzida por substâncias
>   - A via mesocortical, que se estende do mesencéfalo até o córtex, envolvida na emoção
>   - Neurônios túbero-hipofisários, que se estendem do hipotálamo até a hipófise, cuja secreção é regulada por pelo próprio hipotálamo
> - Existem cinco subtipos de receptores de dopamina. Os receptores D_1 e D_5 estão ligados à estimulação da adenilato ciclase. Os receptores D_2, D_3 e D_4 estão ligados à ativação dos canais de K^+ e à inibição dos canais de Ca^{2+}, bem como à inibição da adenilato ciclase
> - O antagonismo dos receptores D_2 foi implicado no tratamento dos sintomas positivos da esquizofrenia
> - A doença de Parkinson está associada a uma perda dos neurônios dopaminérgicos nigroestriatais
> - A liberação de hormônios pela adeno-hipófise é regulada pela dopamina, especialmente a liberação de prolactina (inibida) e a liberação de hormônio do crescimento (estimulada)
> - A dopamina atua sobre a zona de gatilho quimiorreceptora, causando náuseas e vômitos.

5-HIDROXITRIPTAMINA

A ocorrência e as funções da 5-HT (serotonina) na periferia são descritas no Capítulo 16. O interesse pela 5-HT como possível transmissor do SNC data de 1953, quando Gaddum descobriu que a **dietilamida do ácido lisérgico** (LSD), um poderoso alucinógeno (ver Capítulo 49), atuava como antagonista da 5-HT nos tecidos periféricos,[3] e sugeriu que seus efeitos centrais também poderiam estar relacionados com essa ação. A presença de 5-HT no cérebro foi demonstrada a alguns anos mais tarde. Embora a 5-HT do cérebro represente apenas cerca de 1% do conteúdo corporal total, a 5-HT é um importante transmissor no SNC (Iversen et al., 2009). A 5-HT está envolvida em vários processos fisiológicos, incluindo sono, apetite, termorregulação e percepção da dor, bem como em transtornos, como enxaqueca, depressão, mania, ansiedade, transtorno obsessivo-compulsivo, esquizofrenia, autismo e abuso de substâncias.

Na sua formação, armazenamento e liberação, a 5-HT assemelha-se à noradrenalina. Seu precursor é o triptofano, um aminoácido derivado da proteína dietética, cujo conteúdo plasmático varia de modo considerável, de acordo com a ingestão de alimento e o momento do dia. A 5-HT não atravessa a barreira hematoencefálica e é sintetizada no SNC. O triptofano é ativamente captado nos neurônios, convertido em 5-hidroxitriptofano pela triptofano hidroxilase (ver Figura 16.1) e, em seguida, descarboxilado por uma descarboxilase inespecífica dos aminoácidos para formar 5-HT. A triptofano hidroxilase pode ser inibida de modo seletivo e irreversível pela ***p*-clorofenilalanina** (PCPA). Acredita-se que a disponibilidade de triptofano e a atividade da triptofano hidroxilase sejam os principais fatores que regulam a síntese de 5-HT. A descarboxilase é muito semelhante, senão idêntica, à dopa descarboxilase e não desempenha nenhuma função na regulação da síntese de 5-HT. Após a sua liberação, a 5-HT é, em grande parte, recuperada por captação neuronal por meio de um transportador específico (ver Capítulo 3) semelhante, porém não idêntico, aos que captam a noradrenalina e a dopamina. A captação de 5-HT é inibida especificamente por *inibidores seletivos de recaptação da serotonina* (ISRSs), como a **fluoxetina**, e, menos especificamente, por muitos dos fármacos que inibem a captação de catecolaminas (p. ex., *antidepressivos tricíclicos*). Os ISRSs (ver Capítulos 45 e 48) constituem um importante grupo de fármacos antidepressivos e ansiolíticos. A 5-HT é degradada quase na sua totalidade pela monoaminoxidase (ver Figura 16.1), que a converte em 5-hidroxindolacetaldeído, cuja maior parte é então desidrogenada para formar o ácido 5-hidroxindolacético (5-HIAA), que é excretado na urina.

VIAS DA 5-HT NO SNC

A distribuição dos neurônios contendo 5-HT (Figura 39.5) assemelha-se à dos neurônios noradrenérgicos. Os corpos celulares estão agrupados na ponte e na parte superior do bulbo, próximo à linha média (rafe) e, com frequência, são referidos como núcleos da rafe. Os núcleos situados rostralmente projetam-se, por meio do feixe prosencefálico medial, para muitas partes do córtex, hipocampo, núcleos da base, sistema límbico e hipotálamo. As células situadas caudalmente projetam-se para o cerebelo, o bulbo e a medula espinal.

RECEPTORES DE 5-HT NO SNC

Os principais tipos de receptores de 5-HT são mostrados na Tabela 16.1. Todos são receptores acoplados à proteína G, com exceção do $5-HT_3$, que é um canal de cátion controlado por ligante (ver adiante). Todos são expressos no SNC, e seus papéis funcionais foram extensamente analisados.

---

[3]Posteriormente, foi demonstrado que o LSD atua centralmente como agonista de $5-HT_{2A}$.

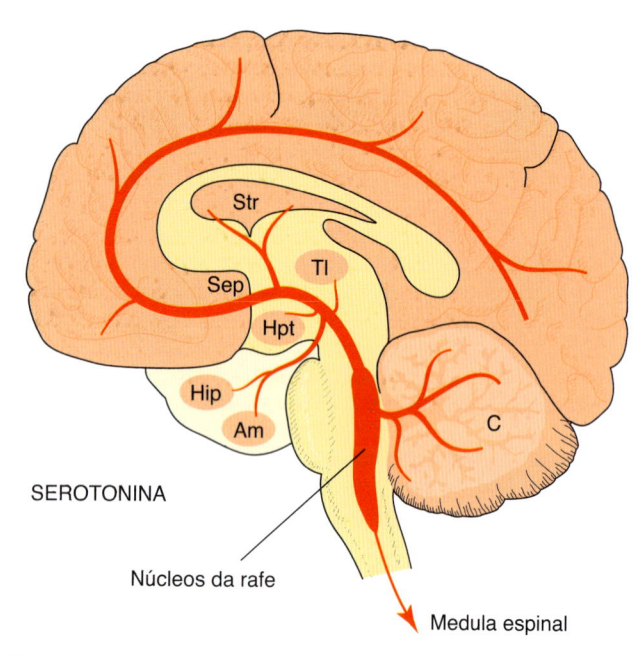

Figura 39.5 Diagrama simplificado das vias de 5-hidroxitriptamina no cérebro, desenhado como na Figura 39.1. As abreviações são iguais às da Figura 39.1.

Com cerca de 14 subtipos identificados, além de numerosas variantes de *splicing* e um grande número de ferramentas farmacológicas de especificidade relativamente baixa, não é simples atribuir funções definidas aos receptores de 5-HT. O estado atual de nosso conhecimento é descrito por Sharp e Barnes (2020).

Algumas generalizações podem ser feitas:

- Os receptores 5-HT$_1$ (5-HT$_{1A}$, 5-HT$_{1B}$, 5-HT$_{1D}$, 5-HT$_{1E}$, 5-HT$_{1F}$)[4] possuem efeitos predominantemente inibitórios. Os receptores 5-HT$_{1A}$ são expressos no corpo celular e nos dendritos dos neurônios de 5-HT nos núcleos da rafe e são ativados pela 5-HT liberada localmente. Esse efeito inibitório tende a limitar a frequência de disparo dessas células. Eles também estão amplamente distribuídos no sistema límbico pós-sinapticamente, e acredita-se que atuem como mediadores dos efeitos terapêuticos de fármacos usados no tratamento da ansiedade e da depressão (ver Capítulos 45 e 48).
- Os receptores 5-HT$_{1B}$ e 5-HT$_{1D}$ são encontrados principalmente como receptores inibitórios pré-sinápticos nas terminações que contêm 5-HT e em outras terminações nervosas nos núcleos da base e no córtex. Os agonistas que atuam sobre os receptores 5-HT$_{1B}$ e 5-HT$_{1D}$ como a **sumatriptana**, são utilizados no tratamento da enxaqueca (ver Capítulo 16).
- Os receptores 5-HT$_2$ (5-HT$_{2A}$, 5-HT$_{2B}$ e 5-HT$_{2C}$) são abundantes no córtex e no sistema límbico, onde estão localizados em sítios pré e pós-sinápticos. Podem exercer efeitos excitatórios ou inibitórios ao aumentar a liberação de glutamato e de GABA. Constituem o alvo de alguns antidepressivos (ver Capítulo 48) e fármacos antipsicóticos (ver Capítulo 47), bem como várias substâncias alucinógenas (ver Capítulo 49). A **lorcasserina**, um agonista do 5-HT$_{2C}$, é um fármaco contra a obesidade (ver Capítulo 32). O uso dos antagonistas do receptor 5-HT$_2$, como a **metisergida** no tratamento da enxaqueca, é discutido no Capítulo 42.
- Os receptores 5-HT$_3$ são canais de cátions pentaméricos controlados por ligantes, que podem ser complexos tanto homoméricos quanto heteroméricos de diferentes subunidades do receptor 5-HT$_3$ (Peters et al., 2005). Enquanto as subunidades 5-HT$_{3A}$ e 5-HT$_{3B}$ são as mais extensamente estudadas, as funções de outras subunidades ainda não foram totalmente investigadas (Jensen et al., 2008). No cérebro, os receptores 5-HT$_3$ são encontrados na *área postrema* (região do bulbo envolvida com os vômitos; ver Capítulo 30) e em outras partes do tronco encefálico, estendendo-se até o corno posterior da medula espinal. Estão também presentes em certas partes do córtex, bem como no sistema nervoso periférico. Trata-se de receptores ionotrópicos excitatórios, e são utilizados antagonistas específicos (p. ex., **granisetrona** e **ondansetrona**; ver Capítulos 16 e 30) para o tratamento das náuseas e vômitos.
- Os receptores 5-HT$_4$ são importantes no trato gastrointestinal (GI) (ver Capítulos 16 e 31) e também são expressos no cérebro, particularmente no sistema límbico, nos núcleos da base, no hipocampo e na substância negra. São encontrados nos níveis pré e pós-sinápticos. Exercem um efeito facilitador pré-sináptico, particularmente na liberação de ACh, aumentando, assim, o desempenho cognitivo (ver Capítulos 40 e 49). A ativação dos receptores 5-HT$_4$ bulbares opõem-se às ações depressivas respiratórias dos opioides (ver Capítulo 43).
- Existem dois receptores 5-HT$_5$, 5-HT$_{5A}$ e 5-HT$_{5B}$. Nos seres humanos, apenas o 5-HT$_{5A}$ é funcional. Os antagonistas podem ter atividade ansiolítica, antidepressiva e antipsicótica em modelos animais
- Os receptores 5-HT$_6$ ocorrem principalmente no SNC, em particular no hipocampo, no córtex e no sistema límbico. O bloqueio dos receptores 5-HT$_6$ aumenta a liberação de glutamato e ACh, e os antagonistas de 5-HT$_6$ são considerados fármacos potenciais para melhorar a cognição ou aliviar os sintomas de esquizofrenia
- Os receptores 5-HT$_7$ ocorrem no hipocampo, no córtex, na amígdala, no tálamo e no hipotálamo. São encontrados no corpo celular e nos terminais dos axônios de neurônios GABAérgicos. São também expressos nos vasos sanguíneos e no trato GI. As prováveis funções no SNC incluem termorregulação e regulação endócrina, e suspeita-se que estejam envolvidos no humor, na função cognitiva e no sono. O fármaco antipsicótico **lurasidona** (ver Capítulo 47), possui afinidade ligeiramente maior pelos receptores 5-HT$_7$ do que pelos receptores D$_2$. Antagonistas seletivos estão sendo desenvolvidos para uso clínico com uma variedade de indicações potenciais.

ASPECTOS FUNCIONAIS

A localização precisa dos neurônios de 5-HT no tronco encefálico possibilitou o estudo detalhado de sua atividade elétrica e sua correlação com medidas neuroquímicas diretas e comportamentais e outros efeitos produzidos por fármacos que se acredita afetem a transmissão modulada pela 5-HT. As células 5-HT exibem um padrão de descarga incomum, altamente regular e lento e são fortemente inibidas por agonistas do receptor 5-HT$_1$, sugerindo um mecanismo local de retroalimentação inibitória.

Nos vertebrados, certas funções fisiológicas e comportamentais estão relacionadas particularmente com vias da 5-HT, notadamente:

- Alucinações e alterações comportamentais

---

[4]Não existe nenhum receptor 5-HT$_{1C}$. O receptor 5-HT$_{1C}$ original foi reclassificado como 5-HT$_{2C}$.

- Sono, estado de vigília e humor
- Comportamento alimentar
- Controle da transmissão sensitiva (particularmente as vias da dor; ver Capítulo 43).

EFEITOS ALUCINATÓRIOS

Muitas substâncias alucinógenas (p. ex., LSD; ver Capítulo 49) são agonistas ou agonistas parciais dos receptores 5-HT$_{2A}$. Foi sugerido que o efeito alucinógeno tem como base uma perda da inibição cortical. Muitos fármacos antipsicóticos (ver Capítulo 47) são antagonistas dos receptores 5-HT$_{2A}$, além de bloquear os receptores D$_2$ de dopamina. As propriedades psicoestimulantes da **MDMA** (3,4-metilenodioximetanfetamina, ver Capítulo 49) resultam, em parte, de sua capacidade de liberar 5-HT. A MDMA é captada pelo transportador de serotonina e desloca a 5-HT das vesículas de armazenamento – um mecanismo análogo à ação da anfetamina sobre as terminações nervosas noradrenérgicas (ver Capítulo 15).

SONO, ESTADO DE VIGÍLIA E HUMOR

As lesões dos núcleos da rafe ou a depleção de 5-HT pela administração de PCPA abolem o sono em animais de laboratório, enquanto a microinjeção de 5-HT em pontos específicos no tronco encefálico induz o sono. Os antagonistas do receptor 5-HT$_7$ inibem o sono de "movimento ocular rápido" (REM) e aumentam a latência do início do sono REM. Entretanto, as tentativas de curar a insônia em seres humanos pela administração de precursores da 5-HT (triptofano ou 5-hidroxitriptofano) não foram bem-sucedidas. Há fortes evidências de que a 5-HT, bem como a noradrenalina, possa estar envolvida no controle do humor (ver Capítulo 48), e foi tentado o uso de triptofano na depressão para intensificar a síntese de 5-HT, com resultados inconsistentes.

ALIMENTAÇÃO E APETITE

Em animais de laboratório, os agonistas de 5-HT$_{1A}$, como a 8-hidroxi-2-(di-n-propilamino)-tetralina (8-OH-DPAT) provocam hiperfagia, levando à obesidade. Os antagonistas que atuam nos receptores 5-HT$_{2C}$, incluindo vários fármacos antipsicóticos usados clinicamente, também aumentam o apetite e causam ganho ponderal. Entretanto, os fármacos antidepressivos que inibem a captação de 5-HT (ver Capítulo 48) causam perda do apetite, assim como o agonista do receptor 5-HT$_{2C}$, a **lorcasserina**.

TRANSMISSÃO SENSORIAL

Após lesões dos núcleos da rafe ou administração de PCPA, os animais exibem respostas exageradas a muitas formas de estímulo sensorial. Assustam-se com muito mais facilidade e além disso, desenvolvem rapidamente respostas de evitação a estímulos que normalmente não os incomodariam. Parece que a capacidade normal de desconsiderar formas irrelevantes de estímulos sensoriais exige a integridade das vias da 5-HT. O "reforço sensitivo" produzido por substâncias alucinógenas pode ser devido, em parte, à perda dessa função de guardião da 5-HT. A 5-HT também exerce um efeito inibitório na transmissão na via da dor, tanto na medula espinal quanto no cérebro, e existe um efeito sinérgico entre a 5-HT e analgésicos como a **morfina** (ver Capítulo 43). Por conseguinte, a depleção de 5-HT pelo PCPA ou lesões seletivas dos neurônios descendentes contendo 5-HT que se dirigem para o corno dorsal, antagonizam o efeito analgésico da morfina, enquanto os inibidores da captação de 5-HT exercem o efeito oposto.

OUTRAS FUNÇÕES

Outras funções da 5-HT incluem várias funções autonômicas e endócrinas, como a regulação da temperatura corporal, da pressão arterial e da função sexual. Mais informações podem ser encontradas em Iversen et al. (2009).

FÁRMACOS DE USO CLÍNICO

Várias classes de fármacos usados clinicamente influenciam a transmissão mediada pela 5-HT. Incluem:

- Inibidores da recaptação da 5-TH, como a fluoxetina, usados como antidepressivos (ver Capítulo 48) e agentes ansiolíticos (ver Capítulo 45)
- Agonistas do receptor 5-HT$_{1D}$, como a sumatriptana, utilizados no tratamento da enxaqueca (ver Capítulo 42)
- Antagonistas da 5-HT$_2$, como o **pizotifeno**, usados no tratamento da enxaqueca (ver Capítulo 42)
- Os agonistas dos receptores 5-HT$_{1A}$ possuem efeitos antidepressivos e ansiolíticos (ver Capítulos 45 e 48)
- Antagonistas do receptor 5-HT$_3$, como a ondansetrona, usados como agentes antieméticos (ver Capítulo 30)
- Fármacos antipsicóticos (p. ex., clozapina, ver Capítulo 47), que devem a sua eficácia, pelo menos em parte, a uma ação sobre os receptores 5-HT$_2$.

ACETILCOLINA

Existem numerosos neurônios colinérgicos no SNC, e os processos básicos pelos quais a ACh é sintetizada, armazenada e liberada são os mesmos da periferia (ver Capítulo 14). Vários marcadores bioquímicos têm sido utilizados para localizar os neurônios colinérgicos no cérebro, dos quais os mais úteis são a colina acetiltransferase, a enzima responsável pela síntese de ACh, e os transportadores que capturam a colina e acetilam a ACh, que podem ser marcados por imunofluorescência. Em geral, os estudos bioquímicos dos precursores e metabólitos das ACh são mais difíceis do que os estudos correspondentes de outras aminas transmissoras, visto que as substâncias relevantes, a colina e o acetato, estão envolvidas em muitos outros processos além do metabolismo da ACh.

VIAS COLINÉRGICAS NO SNC

A ACh apresenta uma ampla distribuição no cérebro e ocorre em todas as partes do prosencéfalo (incluindo o córtex), o mesencéfalo e tronco encefálico, porém existe uma pequena quantidade no cerebelo. Os neurônios colinérgicos no prosencéfalo e no tronco encefálico enviam projeções difusas para muitas partes do cérebro (Figura 39.6). Os neurônios colinérgicos no prosencéfalo estão localizados em uma área distinta, formando os núcleos magnocelulares do prosencéfalo (assim denominados devido ao tamanho ostensivamente grande de seus corpos celulares). A degeneração de um deles, o *núcleo basal de Meynert*, que se projeta sobretudo para o córtex, está associada à doença de Alzheimer (ver Capítulo 40). Outro grupo, que constitui o *núcleo septo-hipocampal*, fornece o principal impulso colinérgico para o hipocampo e também está envolvido na memória. Além disso, existem – diferentemente das vias que contêm noradrenalina, dopamina e 5-HT – muitos interneurônios colinérgicos locais, particularmente no corpo estriado, que são importantes no que concerne à doença de Parkinson e de Huntington (ver Capítulo 40).

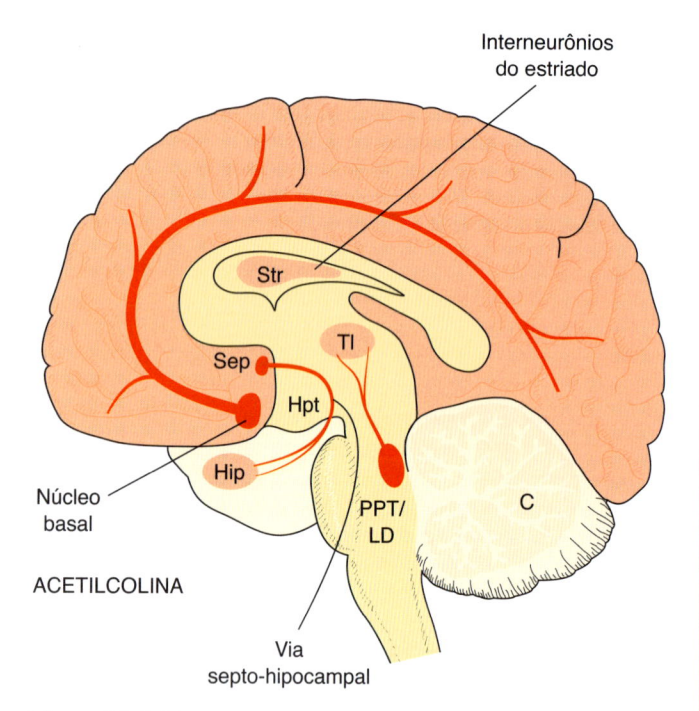

Figura 39.6 Diagrama simplificado das vias de acetilcolina no cérebro, desenhado como na Figura 39.1. *PPT/LD*, núcleos tegmentares pedunculopontinos e laterodorsais; outras abreviaturas são iguais às da Figura 39.1.

RECEPTORES DE ACETILCOLINA

A ACh atua nos receptores tanto muscarínicos (acoplados à proteína G) quanto nicotínicos (ionotrópicos) no SNC (ver Capítulo 14).

Os receptores muscarínicos da ACh (mAChRs) no cérebro pertencem predominantemente à classe M_1 acoplados à G_q (i. e., subtipos M_1, M_3 e M_5; ver Capítulo 14). A ativação desses receptores pode resultar em excitação por meio do bloqueio dos canais de K^+ do tipo M (KCNQ/Kv7) (ver Delmas e Brown, 2005). Entretanto, os receptores M_2 e M_4 acoplados à G_i/G_o são inibitórios por meio da ativação dos canais de K^+ retificadores de influxo e da inibição dos canais de Ca^{2+} sensíveis à voltagem. Os mAChRs nas terminações colinérgicos atuam para inibir a liberação de ACh, e os antagonistas muscarínicos, por meio de bloqueio dessa inibição, aumentam acentuadamente a liberação de ACh. Muitos dos efeitos comportamentais associados às vias colinérgicas parecem ser produzidos pela ação da ACh sobre os mAChRs. Moduladores alostéricos (ver Capítulo 2) seletivos para diferentes receptores muscarínicos estão em fase de desenvolvimento.

Os receptores nicotínicos da ACh (nAChRs) são canais catiônicos controlados por ligantes, permeáveis aos íons Na^+, K^+ e Ca^{2+} (ver Capítulos 3 e 14). São pentâmeros e podem ser formados como combinações homoméricas ou heteroméricas de subunidades α (α2 a 7) e β (β2 a 4) (ver Capítulo 3; Gotti et al., 2008) amplamente distribuídos por todo o cérebro (Tabela 39.2). A nicotina (ver Capítulo 49) exerce seus efeitos centrais por ação agonista nos nAChRs. Os subtipos α4β2 heteromérico e α7 homomérico são os mais extensamente caracterizados. Foram desenvolvidos agonistas específicos dos subtipos e moduladores alostéricos positivos, porém os resultados iniciais dos ensaios clínicos para melhora cognitiva até o momento não corresponderam às expectativas.

5-Hidroxitriptamina no sistema nervoso central

- Os processos de síntese, armazenamento, liberação, captação e degradação da 5-HT no cérebro são muito semelhantes aos eventos observados na periferia (ver Capítulo 16)
- A atividade da enzima limitadora de velocidade, a triptofano hidroxilase, constitui o principal fator que regula a síntese. Como precursor, o triptofano pode ser apenas obtido da dieta, e houve algumas sugestões de que a disponibilidade do triptofano também pode constituir um fator e, portanto, explicar por que alguns indivíduos utilizam suplementos dietéticos, embora as evidências sejam limitadas
- A excreção urinária do ácido 5-hidroxindolacético fornece uma medida da renovação da 5-HT
- Os neurônios 5-HT estão concentrados nos núcleos da rafe da linha média no tronco encefálico, projetando-se difusamente para o córtex, o sistema límbico, o hipotálamo e a medula espinal, à semelhança das projeções noradrenérgicas
- As funções associadas às vias da 5-HT incluem as seguintes:
  – Várias respostas comportamentais (p. ex., comportamento alucinatório, impulsividade)
  – Comportamento alimentar
  – Controle do humor e das emoções
  – Controle do sono/vigília
  – Controle das vias sensoriais, incluindo nocicepção
  – Controle da temperatura corporal
  – Vômitos
- A 5-HT pode exercer efeitos inibitórios ou excitatórios em neurônios individuais, atuando pré ou pós-sinapticamente e, por meio desses receptores, interage com muitos outros sistemas de transmissores (De Deurwaerdere e Di Giovanni, 2021)
- Os principais subtipos de receptores (ver Tabela 16.1) no SNC são $5\text{-}HT_{1A}$, $5\text{-}HT_{1B}$, $5\text{-}HT_{1D}$, $5\text{-}HT_{2A}$, $5\text{-}HT_{2C}$ e $5\text{-}HT_3$. Foram identificadas, em parte, associações de funções comportamentais e fisiológicas com esses receptores. Outros tipos de receptores ($5\text{-}HT_{4-7}$) também ocorrem no SNC, porém, sabe-se menos acerca de suas funções
- Os fármacos que atuam seletivamente nos receptores ou nos transportadores de 5-HT incluem:
  – A **buspirona**, um agonista parcial do receptor $5\text{-}HT_{1A}$ usado no tratamento da ansiedade (ver Capítulo 45)
  – "Triptanas" (p. ex., **sumatriptana**), agonistas $5\text{-}HT_{1D}$ utilizados no tratamento da enxaqueca (ver Capítulo 16)
  – Antagonistas $5\text{-}HT_2$ (p. ex., **pizotifeno**) usados para profilaxia da enxaqueca (ver Capítulo 16)
  – Inibidores seletivos da recaptação de serotonina (p. ex., **fluoxetina**) usados no tratamento da depressão (ver Capítulo 48)
  – **Ondansetrona**, um antagonista $5\text{-}HT_3$, utilizada para tratamento da êmese induzida por quimioterapia (ver Capítulos 16 e 31)
  – **MDMA** (*ecstasy*), um substrato para o transportador de 5-HT. Em seguida, desloca a 5-HT das terminações nervosas para os receptores de 5-HT de modo a produzir seus efeitos de alteração do humor (ver Capítulo 49)

Tabela 39.2 Presença de receptores nicotínicos com diferentes composições de subunidades em regiões selecionadas do sistema nervoso central.

Região do cérebro	Receptores nicotínicos						
	α7	α3β2	α3β4	α4β2	α4β5β	α6β2β3	α6α4β2β3
Córtex	+			+	+		
Hipocampo	+		+	+	+		
Estriado				+	+	+	+
Amígdala	+			+			
Tálamo				+			
Hipotálamo	+			+			
Substância negra	+		+	+	+	+	
Cerebelo	+	+	+	+			
Medula espinal	+	+		+			

α7 também pode formar receptores heteroméricos com subunidades β2. Os nAChRs que compreendem α2β2 e α3β3β4 são encontrados em algumas outras áreas do cérebro.
Dados de Gotti, C., Zoli, M., Clementi, F., 2008. Brain nicotinic acetylcholine receptors: native subtypes and their relevance. Trends Pharmacol. Sci. 27, 482-491.

Os nAChRs estão localizados pré e pós-sinapticamente. Os nAChRs pré-sinápticos em geral atuam para facilitar a liberação de outros transmissores, como glutamato, dopamina e GABA.[5] Os nAChRs pós-sinápticos modulam a transmissão excitatória rápida, como na periferia (ver Capítulo 14).

Muitos dos fármacos que bloqueiam os nAChRs (p. ex., **tubocurarina**; ver Capítulo 14) não atravessam a barreira hematoencefálica, e até mesmo os que o fazem (p. ex., **mecamilamina**), produzem apenas efeitos modestos no SNC. A **vareniclina** é um agonista parcial de alta afinidade pelo subtipo α4β2 do nAChR, que regula a liberação de dopamina na via mesolímbica e é utilizado para reduzir a fissura que acompanha a cessação do tabagismo.

ASPECTOS FUNCIONAIS

As principais funções atribuídas às vias colinérgicas estão relacionadas com a vigília, a recompensa, o aprendizado, a memória e o controle motor. Acredita-se que a projeção colinérgica da parte ventral do prosencéfalo para o córtex possa modular a vigília, enquanto a via septo-hipocampal está envolvida no aprendizado e na memória a curto prazo (Hasselmo, 2006). Os interneurônios colinérgicos no estriado estão envolvidos no controle motor (ver Capítulo 40).

Os agonistas muscarínicos demonstraram restaurar parcialmente os déficits de aprendizado e de memória induzidos em animais de laboratório por lesões da via colinérgica septo-hipocampal. A **hioscina**, um antagonista muscarínico, compromete a memória em seres humanos e provoca amnésia quando utilizada como medicação pré-anestésica. Estudos clínicos preliminares sugerem que outro antagonista muscarínico, a escopolamina, possui efeitos antidepressivos de ação rápida, possivelmente relacionados com seus efeitos amnésicos (ver Capítulo 48).

A nicotina aumenta o estado de alerta e também intensifica o aprendizado e a memória, assim como vários agonistas sintéticos dos nAChRs neuronais. Em contrapartida, os antagonistas do nAChR ativos no SNC, como a mecamilamina, causam comprometimento detectável, embora leve, do aprendizado e da memória. Na via de "recompensa" dopaminérgica da ATV para o núcleo *accumbens*, a nicotina afeta a descarga neuronal no nível do corpo celular na ATV e modula a liberação de dopamina das terminações no núcleo *accumbens*, modificando a liberação de dopamina nessa via de recompensa (ver Capítulo 50).

A importância dos neurônios colinérgicos nas doenças neurodegenerativas, como a demência e a doença de Parkinson, é discutida no Capítulo 40. O papel dos nAChRs na adição da nicotina é descrito no Capítulo 50, enquanto o seu papel na modulação da transmissão da dor no SNC é discutido no Capítulo 43.

Concluindo, tanto os nAChRs quanto os mAChRs podem desempenhar um papel no aprendizado e na memória, enquanto os nAChRs também modulam o comportamento de alerta. Camundongos transgênicos que carecem da expressão de diferentes receptores colinérgicos apresentam comprometimento muito limitado, sugerindo que mecanismos alternativos podem ser capazes de compensar a perda de sinalização dos receptores de ACh.

PURINAS

Tanto a adenosina quanto o ATP atuam como transmissores e/ou moduladores no SNC (para uma revisão, ver Tozaki-Saitoh et al., 2011; Burnstock, 2018), como o fazem na periferia (ver Capítulo 16). O mapeamento das vias é difícil, visto que os neurônios purinérgicos não são identificados histoquimicamente com facilidade. É provável que a adenosina e o ATP atuem como neuromoduladores.

A adenosina é produzida intracelularmente a partir do ATP. Não é armazenada em vesículas, porém liberada principalmente por transporte mediado por carreador. Como a concentração intracelular de ATP (vários mmol/ℓ) ultrapassa acentuadamente a da adenosina, a conversão de uma pequena proporção de ATP resulta em grande aumento de adenosina. O ATP é armazenado em vesículas e liberado por exocitose, como transmissor

---

[5]Ver Schicker et al. (2008) para uma descrição da maneira pela qual os controlados por ligantes seletivos para cátions pré-sinápticos podem, em diferentes circunstâncias, facilitar ou intensificar a liberação do neurotransmissor.

> **Acetilcolina no sistema nervoso central**
>
> - A síntese, o armazenamento e a liberação de ACh no SNC são essencialmente os mesmos daqueles observados na periferia (ver Capítulo 14)
> - A ACh está amplamente distribuída no SNC, e as vias importantes são as seguintes:
>   – Núcleos prosencefálicos basais (magnocelulares), que enviam uma projeção difusa para a maioria das estruturas do prosencéfalo, incluindo o córtex
>   – Projeção septo-hipocampal
>   – Interneurônios curtos no estriado e no núcleo *accumbens*
> - Certas doenças neurodegenerativas, particularmente a demência e a doença de Parkinson (ver Capítulo 41), estão associadas a anormalidades nas vias colinérgicas
> - Ocorrem receptores tanto nicotínicos quanto os muscarínicos de ACh (predominantemente M_1) no SNC. Os primeiros medeiam os efeitos centrais da nicotina. Os receptores nicotínicos são principalmente de localização, pré-sináptica; há poucos exemplos de transmissão mediada por receptores nicotínicos pós-sinápticos
> - Os receptores muscarínicos parecem mediar os principais efeitos comportamentais associados à ACh, especificamente efeito sobre o alerta, o aprendizado e a memória a curto prazo
> - Os antagonistas muscarínicos (p. ex., **hioscina**) causam amnésia.

convencional, mas também pode extravasar das células em grandes quantidades em condições de dano tecidual. Em concentrações elevadas, o ATP pode atuar como excitotoxinas (como o glutamato; ver Capítulo 40) e causar dano neuronal adicional, porém ele também pode ser rapidamente convertido em adenosina, que exerce um efeito protetor. Essas características especiais do metabolismo das purinas sugerem que a adenosina atua principalmente como mecanismo de segurança, protegendo os neurônios de danos quando a sua viabilidade é ameaçada, por exemplo, por isquemia ou por atividade convulsiva. Foi sugerido que a deficiência de adenosina pode estar na base de vários distúrbios do SNC, como algumas epilepsias, bem como as doenças de Alzheimer e de Parkinson (Boison e Aronica, 2015).

A adenosina produz seus efeitos por meio de receptores de adenosina acoplados à proteína G (ver Capítulo 16). Existem quatro receptores de adenosina – A_1, A_{2A}, A_{2B} e A_3 – distribuídos pelo SNC. O efeito global da adenosina ou de vários agonistas dos receptores de adenosina é inibitório, levando a certos efeitos, como sonolência e sedação, falta de coordenação motora, analgesia e atividade anticonvulsivante. As xantinas, como a **cafeína** (ver Capítulo 49), que são antagonistas dos receptores A_2, produzem efeitos estimulantes e estado de alerta.

Existem duas formas de receptores para o ATP – os receptores P2X e P2Y (ver Capítulo 16). As subunidades do receptor P2X (P2X1-7) são canais de cátions triméricos controlados por ligantes, que podem ter uma composição homomérica ou heteromérica. As evidências a favor da ação do ATP sobre os receptores P2X pós-sinápticos como mediador da transmissão sináptica rápida no cérebro continuam fracas. Os receptores P2X estão localizados na membrana celular pós-sináptica, afastada dos sítios de contato sináptico, nas terminações nervosas e nos astrócitos. À semelhança da ACh nos receptores nicotínicos, o ATP que atua nos receptores P2X das terminações nervosas parece desempenhar um papel neuromodulador. Existem oito receptores P2Y;[6] todos são acoplados à proteína G (ver Tabela 16.1).

Embora haja poucas dúvidas de que a sinalização purinérgica desempenhe um papel significativo na função do SNC, nosso conhecimento ainda é muito limitado (Burnstock, 2016).

HISTAMINA

A histamina está presente no cérebro em quantidades muito menores do que em outros tecidos, como a pele e o pulmão, porém, não há dúvida de que ela desempenha um papel como neurotransmissor (Brown et al., 2001). Os corpos celulares dos neurônios histaminérgicos, que também sintetizam e liberam uma variedade de outros transmissores, estão restritos a uma pequena parte do hipotálamo, e seus axônios dirigem-se para praticamente todas as partes do cérebro. Excepcionalmente, não há um mecanismo de captação para a histamina, e sua ação é interrompida por metilação enzimática. A presença extracelular prolongada da histamina pode explicar o seu envolvimento em processos homeostáticos, como o ciclo de sono/vigília, a ingestão de alimentos e de água e a regulação da temperatura.

A histamina atua em quatro tipos de receptores (H_{1-4}; ver Capítulo 17) no cérebro. Os receptores H_1–H_3 ocorrem na maior parte das regiões do cérebro, enquanto o H_4 tem uma distribuição mais restrita. Todos são acoplados à proteína G – os receptores H_1 à G_q, os receptores H_2 à G_s, e os receptores H_3 e H_4 à G_i/G_o. Os receptores H_3 são inibitórios nos neurônios que liberam histamina, bem como nas terminações que liberam outros neurotransmissores.

À semelhança de outras monoaminas transmissoras, a histamina está envolvida em muitas funções diferentes do SNC. A liberação de histamina segue um padrão circadiano distinto, em que os neurônios são ativos durante o dia e silenciosos à noite. Os receptores H_1 no córtex e no sistema ativador reticular contribuem para o efeito estimulante e o estado de alerta, e os antagonistas dos receptores H_1 que têm acesso ao SNC produzem sedação (ver Capítulo 45). Os anti-histamínicos são amplamente usados para controlar náuseas e vômitos, por exemplo, na cinetose e nos distúrbios da orelha média, bem como para induzir o sono. As atividades recentes da indústria farmacêutica concentraram-se no desenvolvimento de antagonistas seletivos dos receptores H_3, visto que podem apresentar potencial no tratamento do comprometimento cognitivo associado à doença de Alzheimer (ver Capítulo 40), esquizofrenia (ver Capítulo 47), TDAH (ver Capítulo 49) e doença de Parkinson (ver Capítulo 40), bem como no tratamento da narcolepsia, obesidade e estados de dor (Hu e Chen, 2017).

OUTROS MEDIADORES DO SNC

Passaremos agora do território neurofarmacológico familiar das monoaminas "clássicas" para alguns dos agentes mais singulares que desafiam muitas das nossas ideias

---

[6]Infelizmente, a nomenclatura dos receptores P2Y foi desenvolvida de forma bastante aleatória. Há evidências convincentes da existência dos receptores $P2Y_{1, 2, 4, 6, 11, 12, 13\ e\ 14}$, mas não de outros.

preconcebidas de como funciona a neurotransmissão. Estão começando a ser aprovados para uso clínico fármacos úteis que interagem com alguns desses mediadores.

MELATONINA

A melatonina (N-acetil-5-metoxitriptamina) (revisada por Dubocovich et al., 2010) é sintetizada exclusivamente na glândula pineal, uma glândula endócrina que desempenha um papel no estabelecimento dos ritmos circadianos. A glândula contém duas enzimas, não encontradas em outros locais, que convertem a 5-HT por acetilação e por O-metilação em melatonina, o seu produto hormonal.

Existem dois receptores de melatonina bem definidos (MT_1 e MT_2), que são receptores acoplados à proteína G – ambos os quais estão acoplados à G_i/G_o – encontrados principalmente no cérebro e na retina, mas também nos tecidos periféricos (Jockers et al., 2016). Foi sugerido que outro tipo (denominado MT_3) é a enzima quinona redutase 2 (QR2). A função da interação entre a melatonina e a QR2 não é clara.

A secreção de melatonina (em todos os animais estudados, sejam de hábitos diurnos ou noturnos) é elevada à noite e baixa durante o dia. Esse ritmo é controlado por impulsos provenientes da retina por meio de um trato retino-hipotalâmico noradrenérgico, que termina no núcleo supraquiasmático (NSQ) no hipotálamo, uma estrutura frequentemente denominada "relógio biológico", que gera o ritmo circadiano. A ativação dos receptores MT_1 inibe a descarga neuronal no NSQ e a secreção de prolactina pela hipófise. A ativação dos receptores MT_2 altera os ritmos circadianos gerados dentro do NSQ. A melatonina tem propriedades antioxidantes e pode ser neuroprotetora na doença de Alzheimer e na doença de Parkinson (ver Capítulo 40).

A melatonina administrada por via oral é bem absorvida, porém é rapidamente metabolizada, com meia-vida plasmática de alguns minutos. Com base na sua capacidade em restaurar o relógio circadiano, a melatonina na forma de suplementos tem sido promovida para vários usos, como controle da dissincronose (*jet lag*), melhora do desempenho de trabalhadores com turnos noturnos, tratamento da insônia no indivíduo idoso e controle dos transtornos do sono em crianças com autismo ou como consequência do uso de psicoestimulantes para TDAH. A **rameltona**, um agonista dos receptores MT_1 e MT_2, é usada no tratamento da insônia (ver Capítulo 45), enquanto a **agomelatina**, que também apresenta ações agonistas nos receptores MT_1 e MT_2, bem como ações antagonistas nos receptores $5-HT_{2C}$, é um novo fármaco antidepressivo (ver Capítulo 48).

ÓXIDO NÍTRICO

O NO como mediador periférico, é discutido no Capítulo 19. Seu significado como importante mediador químico no sistema nervoso exigiu uma considerável readaptação de nossa visão sobre a neurotransmissão e a neuromodulação (para uma revisão, ver Chachlaki et al., 2017). Os principais critérios de definição para substâncias transmissoras – ou seja, de que os neurônios devem possuir uma maquinaria para a síntese e o armazenamento da substância, que essas substâncias devem ser liberadas dos neurônios por exocitose, que devem interagir com receptores de membrana específicos e que deve haver mecanismos para sua inativação – não se aplicam ao NO. Além disso, trata-se de um gás inorgânico que não se assemelha de modo algum aos tipos de moléculas com os quais os farmacologistas estão acostumados. A função mediadora do NO agora está bem estabelecida (Zhou e Zhu, 2009). O NO sofre rápida difusão através das membranas celulares, e a sua ação não é altamente localizada. A meia-vida depende, em grande parte, do ambiente químico e varia desde segundos no sangue até vários minutos nos tecidos normais. A taxa de inativação do NO (ver Capítulo 19) aumenta de modo desproporcional com a concentração de NO, de modo que o NO em baixos níveis é relativamente estável. A presença de superóxido, com o qual o NO reage (ver adiante), reduz consideravelmente a sua meia-vida.

No sistema nervoso, o NO é produzido principalmente pela forma neuronal constitutiva da *NO sintase* (nNOS; ver Capítulo 19), que pode ser detectada histoquimicamente ou por marcação imune. Essa enzima está presente em cerca de 2% dos neurônios, tanto interneurônios curtos quanto neurônios de tratos longos, em praticamente todas as áreas do cérebro, com concentrações particulares no cerebelo e no hipocampo. Ocorre nos corpos celulares e nos dendritos, bem como nos terminais axônicos, o que sugere que o NO pode ser produzido tanto pré quanto pós-sinapticamente. A nNOS é dependente de calmodulina e é ativada por uma elevação da concentração intracelular de Ca^{2+}, que pode ocorrer por muitos mecanismos (ver Capítulo 4), incluindo condução do potencial de ação e a ação do neurotransmissor, particularmente pela ativação dos receptores de N-metil-D-aspartato (NMDA) pelo glutamato. O NO não é armazenado, porém liberado à medida que é produzido. Muitos estudos mostraram que a produção de NO é aumentada pela ativação das vias sinápticas ou por outros eventos, como isquemia cerebral (ver Capítulo 40).

O NO exerce ações pré e pós-sinápticas nos neurônios, além de atuar sobre as células da glia (Garthwaite, 2008). Ele produz seus efeitos de duas maneiras principais:

1. Por meio da ativação da guanilato ciclase solúvel, levando à produção de GMPc, que pode, por si só ou por meio da ativação da proteína quinase G, afetar os canais iônicos da membrana (Steinert et al., 2010). Esse mecanismo de controle "fisiológico" opera na presença de baixas concentrações de NO, de cerca de 0,1 $\mu mol/\ell$.
2. Por meio de reação com o radical livre superóxido para gerar o peroxinitrito, um ânion altamente tóxico que atua por meio da oxidação de várias proteínas intracelulares. Isso exige concentrações de 1 a 10 $\mu mol/\ell$, que são alcançadas na isquemia cerebral.

Há boas evidências de que o NO desempenha um papel na plasticidade sináptica (ver Capítulo 38), visto que a potencialização e a depressão a longo prazo são reduzidas ou impedidas por inibidores da NOS e estão ausentes em camundongos transgênicos, nos quais o gene *nNOS* foi alterado.

Com base no mesmo tipo de evidências, acredita-se também que o NO possa desempenhar um papel importante nos mecanismos pelos quais a isquemia provoca morte neuronal (ver Capítulo 40). Há também evidências de que possa estar envolvido em outros processos, incluindo a neurodegeneração, na doença de Parkinson, na demência senil e na esclerose lateral amiotrófica, e no controle local do fluxo sanguíneo ligado à atividade neuronal.

Outros "transmissores gasosos". Incluem o monóxido de carbono, o sulfeto de hidrogênio e, mais recentemente, a amônia (ver Capítulo 29 e Wang, 2014). Enquanto as evidências estão sendo reunidas sobre seus papéis em distúrbios do SNC, a sua farmacologia ainda se encontra em um estágio muito preliminar.

O **monóxido de carbono** (CO) é mais bem conhecido como gás venenoso presente no escapamento de veículos que se liga fortemente à hemoglobina, causando anoxia tecidual. Entretanto, ele também é formado de maneira endógena e apresenta muitas características em comum com o NO. Os neurônios e outras células contêm uma enzima geradora de CO, a hemoxigenase, e o CO, à semelhança do NO, ativa a guanilato ciclase. Há também algumas evidências de que o CO desempenha um papel nos mecanismos de memória no hipocampo (Cutajar e Edwards, 2007).

Foi postulado que o **sulfeto de hidrogênio** (H_2S) está envolvido na aprendizagem, na memória e na percepção da dor, porém o mesmo também é observado com quase todos os outros neurotransmissores ou neuromoduladores! Foi sugerido que as concentrações de H_2S no cérebro estão diminuídas nas doenças de Alzheimer e de Parkinson, porém a relevância dessas observações ainda precisa ser definida.

MEDIADORES LIPÍDICOS

A formação do ácido araquidônico e sua conversão em eicosanoides (principalmente prostaglandinas, leucotrienos e ácidos hidroxieicosatetraenoicos [HETEs] – ver Capítulo 17) e nos endocanabinoides, anandamida e 2-araquidonoilglicerol (ver Capítulo 18), também ocorrem no SNC.

A clivagem dos fosfolipídeos, que leva à produção do ácido araquidônico, ocorre nos neurônios em resposta à ativação do receptor por muitos mediadores diferentes, incluindo neurotransmissores. O ácido araquidônico assim formado pode atuar diretamente como mensageiro intracelular, controlando tanto os canais iônicos quanto várias partes da cascata de proteína quinase (ver Capítulo 3), produzindo efeitos tanto rápidos quanto tardios sobre a função neuronal. Tanto o próprio ácido araquidônico quanto seus produtos escapam prontamente da célula de origem e podem afetar estruturas vizinhas, incluindo as terminações pré-sinápticas (sinalização retrógrada) e células adjacentes (sinalização parácrina), por meio de sua ação sobre os receptores ou por uma ação direta como mensageiros intracelulares. A Figura 39.7 mostra uma visão esquemática da variedade dos diferentes papéis que esses agentes podem desempenhar na sinapse.

O ácido araquidônico pode ser metabolizado a eicosanoides, alguns dos quais (principalmente os HETEs) também podem atuar como mensageiros intracelulares, exercendo a sua ação na mesma célula. Os eicosanoides também podem exercer um efeito autócrino por meio de receptores de membrana expressos pela célula (ver Capítulo 17). Os eicosanoides desempenham papéis importantes na função neural, incluindo dor, regulação da temperatura, indução do sono, plasticidade sináptica e aprendizagem espacial.

Agora, aceita-se em geral que os endocanabinoides, como a anandamida e o 2-araquidonilglicerol, atuam como mensageiros sinápticos retrógrados no SNC (Pertwee, 2015; ver Capítulo 18). São sintetizados e secretados em resposta a uma elevação do Ca^{2+} intracelular e ativam os receptores CB_1 pré-sinápticos, inibindo a liberação de neurotransmissores, como glutamato e GABA. Os receptores CB_1 estão

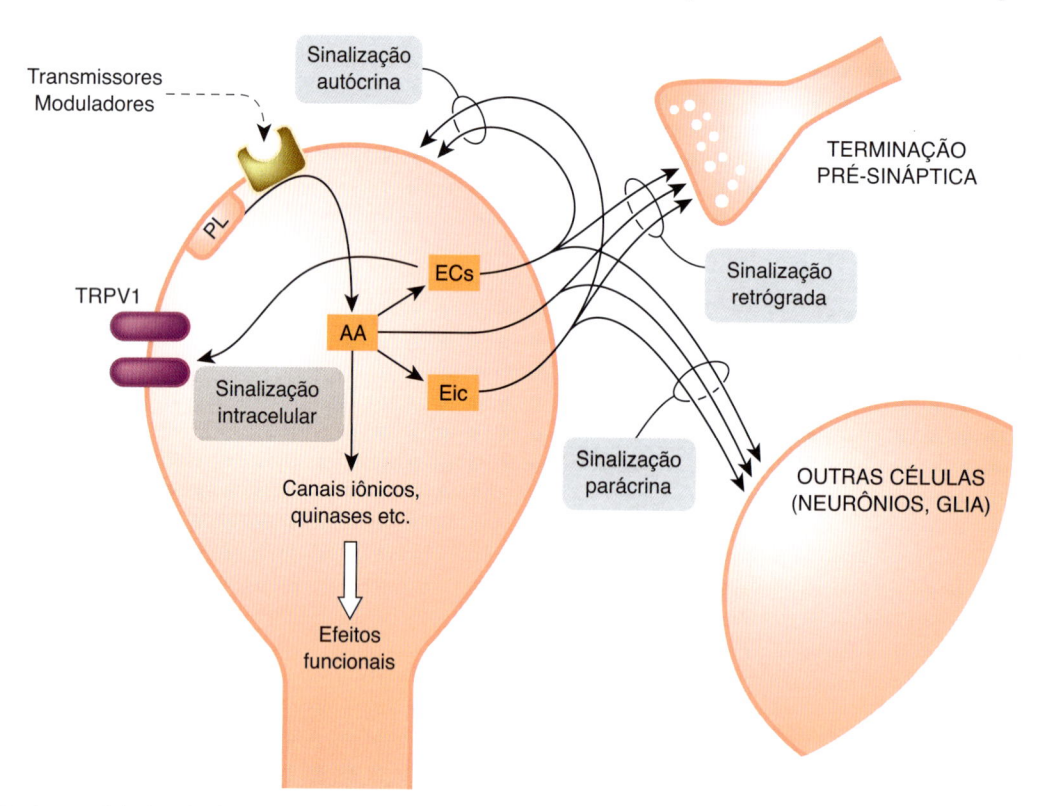

Figura 39.7 Modos postulados de sinalização por mediadores lipídicos. O ácido araquidônico (AA) é formado por meio de clivagem mediada por receptor de fosfolipídeos da membrana. Pode atuar diretamente como mensageiro intracelular nos canais iônicos ou nos componentes de diferentes cascatas de quinases, produzindo vários efeitos em longo e a curto prazo. Além disso, pode ser convertido em eicosanoides (prostaglandinas, leucotrienos ou ácidos hidroxieicosatetraenoicos [HETEs]) ou nos endocanabinoides (ECs), anandamida e 2-araquidonoilglicerol. Os ECs também podem atuar como mensageiros intracelulares para ativar os canais de TRPV1. Os HETEs também podem atuar diretamente como mensageiros intracelulares. Todos esses mediadores também se difundem para fora da célula e exercem efeitos sobre as terminações pré-sinápticas e células vizinhas, atuando tanto nos receptores extracelulares quanto intracelulares. Há exemplos da maioria desses modos de sinalização, porém apenas informações limitadas sobre a sua importância funcional no sistema nervoso. *Eic*, eicosanoides; *PL*, fosfolipídeo da membrana.

amplamente distribuídos no cérebro e na medula espinal, não apenas em neurônios, mas também em astrócitos e na micróglia, enquanto a expressão dos receptores CB_2 é muito menor, mas pode ser suprarregulada em condições patológicas. Os agonistas dos receptores CB_1 possuem potencial terapêutico para o tratamento de vômitos, da dor (os agonistas dos receptores CB_2 também podem ser efetivos em alguns estados dolorosos), espasmos musculares, como os que ocorrem em condições como a esclerose múltipla e a ansiedade, bem como em outros distúrbios cerebrais, incluindo a doença de Alzheimer e as discinesias tardias. Os endocanabinoides liberados no espaço extracelular são removidos para dentro das células por transporte facilitado, para o qual foram desenvolvidos inibidores, e, em seguida, metabolizados (Cascio e Marini, 2015). A anandamida é metabolizada pela hidrolase da amida de ácidos graxos (FAAH; ver Capítulo 18). Os inibidores da FAAH potencializam os efeitos dos endocanabinoides e demonstraram ser analgésicos efetivos em modelos animais de dor (Roques et al., 2012).[7] O antagonista do receptor CB_1, o **rimonabanto**, foi introduzido como agente antiobesidade, porém teve que ser posteriormente retirado do mercado, devido a seus efeitos negativos no humor (ver Capítulo 18). Os endocanabinoides, além de serem agonistas nos receptores canabinoides, também interagem com uma variedade de canais iônicos, incluindo canais TRPV1 (ver Capítulo 43), receptores $5-HT_3$, canais de cálcio e canais de potássio (Pertwee, 2015).

O ácido lisofosfatídico e a esfingosina-1-fosfato são fosfolipídeos com funções de sinalização importantes no cérebro e em outras partes do corpo. Seus efeitos são mediados por múltiplos receptores acoplados à proteína G (LPA1-6 e S1P1-5). Agonistas dos receptores S1P1 estão em ensaios clínicos de fase III para o tratamento da esclerose múltipla (ver Capítulo 40).

MENSAGEM FINAL

Nos últimos dois capítulos, fizemos um caminho longo e tortuoso pelo cérebro e sua química, com duas perguntas em mente: Que mediadores e que receptores desempenham um papel fundamental nas funções cerebrais? Como a informação se relaciona com fármacos já existentes e futuros fármacos destinados a corrigir disfunções? Com os esforços de um extraordinário exército de pesquisadores, empregando um arsenal de poderosas técnicas modernas, as respostas a essas questões estão surgindo lentamente. A série de potenciais alvos no SNC – que compreende múltiplos subtipos de receptores, muitos dos quais com a complexidade adicional de montagens heteroméricas, variantes de *splicing* etc., em conjunto com mecanismos reguladores que controlam a sua expressão e localização – continua crescendo em complexidade. A visão de que disfunções específicas em um determinado sistema dão origem a distúrbios específicos do SNC está se tornando menos real, particularmente em relação aos transtornos cognitivos e emocionais. As interações entre sistemas transmissores e a capacidade inerente do SNC de se adaptar rapidamente em resposta a tratamentos farmacológicos aumentam essa complexidade. Nos capítulos seguintes, constataremos que a maior parte dos sucessos terapêuticos resultou de descobertas fortuitas, que foram seguidas empiricamente; poucos seguiram uma via lógica, baseada em mecanismos para o sucesso. A visão otimista é que essa situação está mudando e que as futuras descobertas terapêuticas dependerão menos da sorte e mais da lógica molecular. Entretanto, a revolução chega lentamente. Um dos principais problemas é, talvez, o fato de que o cérebro coloca células, organelas e moléculas exatamente onde são necessárias e utiliza as mesmas moléculas para desempenhar diferentes funções em locais diferentes. Os cientistas que se dedicam à descoberta de fármacos estão ficando exímios em conceber ligantes específicos para as moléculas (ver Capítulo 60), porém não dispomos de sistemas de entrega capazes de direcioná-los anatomicamente, mesmo para regiões macroscópicas do cérebro, e muito menos para células e estruturas subcelulares específicas.

> **Outros transmissores e moduladores**
>
> **Purinas**
> - O ATP funciona como neurotransmissor. É armazenado em vesículas e liberado por exocitose. Atua por meio de receptores P2X ionotrópicos e receptores P2Y metabotrópicos
> - O ATP citosólico está presente em concentração relativamente alta e pode ser liberado diretamente se a viabilidade neuronal estiver comprometida (p. ex., no acidente vascular cerebral). A liberação excessiva pode ser neurotóxica
> - O ATP liberado é rapidamente convertido em ADP, AMP e adenosina
> - A adenosina não é armazenada em vesículas, porém liberada por mecanismos carreadores ou gerada a partir do ATP liberado, principalmente em condições patológicas
> - A adenosina exerce efeitos principalmente inibitórios por meio dos receptores A_1 e A_2, resultando em efeitos sedativos, anticonvulsivantes e neuroprotetores e atuando como mecanismo de segurança
> - As metilxantinas (p. ex., **cafeína**) são antagonistas dos receptores A_2 e aumentam o estado de alerta.
>
> **Histamina**
> - A histamina preenche os critérios para um neurotransmissor. Os neurônios histaminérgicos originam-se em uma pequena área do hipotálamo e possuem distribuição generalizada
> - Os receptores H_1, H_2 e H_3 estão disseminados no cérebro
> - As funções da histamina não estão bem compreendidas, e as principais evidências são que os neurônios histaminérgicos são ativos durante as horas de vigília, enquanto os antagonistas do receptor H_1 são fortemente sedativos
> - Os antagonistas do receptor H_1 são antieméticos.
>
> **Melatonina**
> - A melatonina é sintetizada a partir da 5-HT, principalmente na glândula pineal, a partir da qual é liberada como hormônio circulante
> - A secreção é controlada pela intensidade da luz, sendo baixa durante o dia e alta à noite. As fibras da retina seguem o seu trajeto até o NSQ ("relógio biológico"), que controla a glândula pineal por meio de sua inervação simpática
> - A melatonina atua nos receptores MT_1 e MT_2 no cérebro
> - Os agonistas nos receptores da melatonina induzem o sono e possuem propriedades antidepressivas.

---

[7] Os leitores podem lembrar-se do trágico ensaio clínico de fase I de um inibidor da FAAH, BIA 10-2474, que provocou danos súbitos e graves ao SNC e resultou em morte cerebral de um indivíduo e em lesão cerebral permanente de outros quatro. Nesse caso, os efeitos adversos foram devidos às ações do fármaco sobre outras lipases.

Outros mediadores

Óxido nítrico
- A nNOS está presente em muitos neurônios do SNC, e a produção de NO é aumentada por mecanismos (p. ex., ação transmissora) que elevam o Ca^{2+} intracelular
- O NO afeta a função neuronal, aumentando a formação de GMPc e produzindo efeitos tanto inibitórios quanto excitatórios sobre os neurônios
- Em grandes quantidades, o NO forma peroxinitrito, que contribui para a neurotoxicidade
- A inibição da nNOS reduz a potencialização e a depressão a longo prazo, provavelmente pelo fato de que o NO atua como mensageiro retrógrado. A inibição da nNOS também protege contra o dano cerebral isquêmico em modelos animais
- O monóxido de carbono e o sulfeto de hidrogênio também podem ser mediadores neurais.

Mediadores lipídicos
- O ácido araquidônico é produzido em neurônios por hidrólise de fosfolipídeos modulada por receptor. É convertido em vários eicosanoides e em endocanabinoides
- O próprio ácido araquidônico, bem como seus produtos ativos, pode produzir efeitos rápidos e lentos pela regulação de canais iônicos e cascatas de proteína quinases. Esses efeitos podem ocorrer na célula doadora ou em células adjacentes e terminações nervosas
- A anandamida e o 2-araquidonoilglicerol são ativadores endógenos dos receptores canabinoides CB_1 e CB_2 (ver Capítulo 18), bem como do receptor TRPV1 (ver Capítulo 43).

BIBLIOGRAFIA E LEITURA COMPLEMENTAR

Referências gerais
Iversen, L.L., Iversen, S.D., Bloom, F.E., Roth, R.H., 2009. Introduction to Neuropsychopharmacology. Oxford University Press, New York.
Nestler, E.J., Hyman, S.E., Holtzman, M., Malenka, R.C., 2020. Molecular Neuropharmacology: A Foundation for Clinical Neuroscience, fourth ed. McGraw-Hill, New York.

Noradrenalina
Robertson, S.D., Plummer, N.W., de Marchena, J., Jensen, P., 2013. Developmental origins of central norepinephrine neuron diversity. Nat. Neurosci. 16, 1016–1023.
Waterhouse, B.D., Navarra, R.L., 2019. The locus coeruleus-norepinephrine system and sensory signal processing: a historical review and current perspectives. Brain Res. 1709, 1–15.

Dopamina
Beaulieu, J.-M., Gainetdinov, R.R., 2011. The physiology, signaling, and pharmacology of dopamine receptors. Pharmacol. Rev. 63, 182–217.
Björklund, A., Dunnett, S.B., 2007. Dopamine neuron systems in the brain: an update. Trends Neurosci. 30, 194–202.
De Mei, C., Ramos, M., Iitaka, C., Borrelli, E., 2009. Getting specialized: presynaptic and postsynaptic dopamine D_2 receptors. Curr. Opin. Pharmacol. 9, 53–58.

Hidroxitriptamina
De Deurwaerdere, P., Di Giovanni, G., 2021. 5-HT interaction with other neurotransmitters: an overview. Prog. Brain Res. 259, 1–5.
Jensen, A.A., Davies, P.A., Bräuner-Osborne, H., Krzywkowski, K., 2008. 3B but which 3B? And that's just one of the questions: the heterogeneity of human $5-HT_3$ receptors. Trends Pharmacol. Sci. 29, 437–444.
Peters, J.A., Hales, T.G., Lambert, J.J., 2005. Molecular determinants of single-channel conductance and ion selectivity in the Cys-loop family: insights from the $5-HT_3$ receptor. Trends Pharmacol. Sci. 26, 587–594.
Sharp, T., Barnes, N.M., 2020. Central 5-HT receptors and their function; present and future. Neuropharmacology 177, 108155.

Acetilcolina
Delmas, P., Brown, D.A., 2005. Pathways modulating neural KCNQ/M (Kv7) potassium channels. Nat. Rev. Neurosci. 6, 850–862.
Gotti, C., Zoli, M., Clementi, F., 2008. Brain nicotinic acetylcholine receptors: native subtypes and their relevance. Trends Pharmacol. Sci. 27, 482–491.
Hasselmo, M.E., 2006. The role of acetylcholine in learning and memory. Curr. Opin. Neurobiol. 16, 710–715.
Wess, J., 2004. Muscarinic acetylcholine receptor knockout mice: novel phenotypes and clinical implications. Annu. Rev. Pharmacol. Toxicol. 44, 423–450.

Outros mensageiros
Boison, D., Aronica, E., 2015. Comorbidities in neurology: is adenosine the common link? Neuropharmacology 97, 18–34.
Brown, R.E., Stevens, D.R., Haas, H.L., 2001. The physiology of brain histamine. Prog. Neurobiol. 63, 637–672.
Burnstock, G., 2016. An introduction to the roles of purinergic signalling in neurodegeneration, neuroprotection and neuroregeneration. Neuropharmacology 104, 4–17.
Burnstock, G., 2018. Purine and purinergic receptors. Brain Neurosci. Adv. 2, 1–10.
Buscemi, N., Vandermeer, B., Hooton, N., et al., 2006. Efficacy and safety of exogenous melatonin for secondary sleep disorders and sleep disorders accompanying sleep restriction: meta-analysis. BMJ 332, 385–393.
Cascio, M.G., Marini, P., 2015. Biosynthesis and fate of endocannabinoids. Handb. Exp. Pharmacol. 231, 39–58.
Castillo, P.E., Younts, T.J., Chávez, A.E., Hashimotodani, Y., 2012. Endocannabinoid signaling and synaptic function. Neuron 76, 70–81.
Chachlaki, K., Garthwaite, J., Prevot, V., 2017. The gentle art of saying no: how nitric oxide gets things done in the hypothalamus. Nat. Rev. Endocrinol. 13, 521–535.
Cutajar, M.C., Edwards, T.M., 2007. Evidence for the role of endogenous carbon monoxide in memory processing. J. Cogn. Neurosci. 19, 557–562.
Dubocovich, M.L., Delagrange, P., Krause, D.N., Sugden, D., Cardinali, D.P., Olcese, J., 2010. International Union of Basic and Clinical Pharmacology. LXXV. Nomenclature, classification, and pharmacology of G protein–coupled melatonin receptors. Pharmacol. Rev. 62, 343–380.
Garthwaite, J., 2008. Concepts of neural nitric oxide-mediated transmission. Eur. J. Neurosci. 27, 2783–2802.
Hu, W., Chen, Z., 2017. The roles of histamine and its receptor ligands in central nervous system disorders: an update. Pharmacol. Ther. 175, 116–132.
Jockers, R., Delagrange, P., Dubocovich, M.L., et al., 2016. Update on melatonin receptors: IUPHAR Review 20. Br. J. Pharmacol. 173, 2702–2725.
Pertwee, R.G., 2015. Endocannabinoids and their pharmacological action. Handb. Exp. Pharmacol. 231, 1–38.
Roques, B.P., Fournié-Zaluski, M.C., Wurm, M., 2012. Inhibiting the breakdown of endogenous opioids and cannabinoids to alleviate pain. Nat. Rev. Drug Discov. 11, 292–310.
Steinert, J.R., Chernova, T., Forsythe, I.D., 2010. Nitric oxide signaling in brain function, dysfunction, and dementia. Neuroscientist 16, 435–452.
Schicker, K.W., Dorostkar, M.M., Boehm, S., 2008. Modulation of transmitter release via presynaptic ligand-gated ion channels. Curr. Mol. Pharmacol. 1, 106–129.
Tozaki-Saitoh, H., Tsuda, M., Inoue, K., 2011. Role of purinergic receptors in CNS function and neuroprotection. Adv. Pharmacol. 61, 495–528.
Wang, R., 2014. Gasotransmitters: growing pains and joys. Trends Biochem. Sci. 39, 227–232.
Zhou, L., Zhu, D.Y., 2009. Neuronal nitric oxide synthase: structure, subcellular localization, regulation and clinical implications. Nitric Oxide 20, 223–230.

Doenças Neurodegenerativas

CONSIDERAÇÕES GERAIS

Apesar da plasticidade neural contínua, os neurônios mortos no sistema nervoso central (SNC) adultos não são, via de regra, substituídos,[1] e seus terminais tampouco podem se regenerar quando os axônios são interrompidos. Por isso, qualquer processo patológico que provoque morte neuronal geralmente tem consequências irreversíveis. À primeira vista, isso parece ser um território muito pouco promissor para a intervenção farmacológica e, de fato, a terapia farmacológica é, no momento, muito limitada, exceto no caso da doença de Parkinson (DP). Entretanto, a incidência e o impacto social das doenças cerebrais neurodegenerativas na população idosa levaram a um enorme esforço de pesquisa nos últimos anos. Até o momento, houve mais sucesso no desenvolvimento de fármacos que tratam os sintomas decorrentes da perda de células neuronais do que no desenvolvimento de fármacos destinados a interromper ou reverter os processos degenerativos.

Neste capítulo, descrevemos uma série de doenças neurodegenerativas: lesão isquêmica cerebral (acidente vascular cerebral), demências – doença de Alzheimer (DA), demência associada a corpos de Lewy (DCL) e demência vascular (DV), tremor essencial (TE), doença de Huntington (DH), esclerose lateral amiotrófica (ELA), atrofia muscular espinal (AME) e esclerose múltipla (EM).

Os principais tópicos discutidos neste capítulo são:

- Mecanismos responsáveis pela morte neuronal, com foco nas alterações genéticas, na agregação proteica (p. ex., amiloidose), na excitotoxicidade, no estresse oxidativo e apoptose
- Abordagens farmacológicas para neuroproteção, com base nos mecanismos anteriores e
- Abordagens farmacológicas para compensação da perda neuronal (aplicáveis principalmente à DA e à DP).

DOBRAMENTO INCORRETO E AGREGAÇÃO DAS PROTEÍNAS NAS DOENÇAS NEURODEGENERATIVAS CRÔNICAS

O dobramento incorreto (*misfolding*) e a agregação das proteínas são considerados a primeira etapa em muitas doenças neurodegenerativas (Peden e Ironside, 2012). O dobramento incorreto significa a adoção de conformações irregulares por certas proteínas normalmente expressas, de modo que elas tendem a formar grandes agregados insolúveis (Figura 40.1). A conversão da cadeia linear de aminoácidos produzida pelo ribossomo em uma proteína funcional exige o seu dobramento correto em uma conformatação compacta, com aminoácidos específicos em determinadas localizações de sua superfície. Essa sequência de conversão pode facilmente não ocorrer de maneira certa e levar a variantes com dobramento incorreto, que são incapazes de encontrar um caminho de volta para a conformação "nativa" correta. As moléculas incorretamente dobradas carecem da função normal da proteína, mas podem causar prejuízos dentro da célula. Com frequência, o dobramento incorreto significa que resíduos hidrofóbicos, que em geral estariam localizados no centro da proteína, ficam expostos em sua superfície, conferindo às moléculas uma forte tendência a aderir às membranas celulares e a sofrer agregação, inicialmente como oligômeros e, em seguida, como agregados microscópicos insolúveis (ver Figura 40.1), com consequente morte dos neurônios. A tendência a adotar essas conformações pode ser favorecida por mutações específicas da proteína em questão ou por infecção por príons.[2]

Erros no dobramento das proteínas

- Muitas doenças neurodegenerativas crônicas envolvem o dobramento incorreto de formas normais ou mutadas de proteínas fisiológicas. Os exemplos incluem a doença de Alzheimer, a demência associada a corpos de Lewy, a doença de Parkinson, a esclerose lateral amiotrófica e muitas doenças menos comuns
- As proteínas com erro de dobramento em geral são removidas por vias de degradação intracelulares, que podem estar alteradas nas doenças neurodegenerativas
- As proteínas com dobramento incorreto tendem a sofrer agregação, inicialmente como oligômeros solúveis e, depois, como grandes agregados insolúveis, que se acumulam intra ou extracelularmente na forma de depósitos microscópicos, que são estáveis e resistentes à proteólise
- As proteínas com dobramento incorreto com frequência apresentam resíduos hidrofóbicos de superfície que promovem a agregação e a associação às membranas
- Os mecanismos responsáveis pela morte neuronal ainda não estão bem esclarecidos, porém há evidências de que tanto os agregados solúveis quanto os depósitos microscópicos podem ser neurotóxicos.

---

[1] Sabe-se que novos neurônios são formados a partir de células progenitoras (*neurogênese*) em certas regiões do cérebro adulto e que eles podem se tornar funcionalmente integrados, mesmo em primatas (Rakic, 2002; Zhao et al., 2008). Acredita-se que a neurogênese no hipocampo desempenhe um papel no aprendizado e na memória, porém apresenta pouca ou nenhuma função no reparo do cérebro. Entretanto, aprender como explorar a capacidade inerente dos progenitores neuronais (células-tronco) de formar novos neurônios é uma abordagem vista como promissora para o tratamento das doenças neurodegenerativas.

[2] Essas doenças priônicas incluem a doença de Creutzfeldt-Jakob (DCJ) e a nova variante de DCJ. Infelizmente, ainda não se dispõe de tratamentos farmacológicos passíveis de prevenir a progressão da doença, e o tratamento têm por objetivo melhorar os sintomas.

As conformações com dobramento incorreto podem ser geradas espontaneamente em uma taxa baixa ao longo da vida, de modo que ocorre acúmulo gradual de agregados com a idade. No sistema nervoso, os agregados com frequência formam estruturas distintas, em geral conhecidas como *depósitos amiloides*, que são visíveis ao microscópio e característicos das doenças neurodegenerativas. Embora os mecanismos envolvidos não estejam claros, esses agregados ou os precursores proteicos com dobramento incorreto levam à morte neuronal. A Tabela 40.1 lista exemplos de doenças neurodegenerativas causadas por dobramento incorreto e agregação das proteínas.

O cérebro possui uma variedade de mecanismos protetores que limitam o acúmulo desses agregados proteicos. Os principais envolvem a produção de proteínas "chaperonas", que se ligam às proteínas recém-sintetizadas ou com dobramento incorreto e as induzem a sofrer dobramento correto, bem como a reação de "ubiquitinação", que prepara as proteínas para a sua destruição dentro da célula. Ocorre acúmulo de depósitos proteicos quando esses mecanismos protetores são incapazes de atuar.

MECANISMOS DE MORTE NEURONAL

A lesão aguda das células faz com que sofram *necrose*, reconhecida patologicamente por intumescimento, vacuolização e lise celulares e associada a uma sobrecarga de Ca^{2+} das células e dano à membrana. Em geral, as células necróticas esvaziam o seu conteúdo no tecido adjacente, desencadeando uma resposta inflamatória. A inflamação crônica constitui uma característica da maioria das doenças neurodegenerativas (Schwab e McGeer, 2008) e um possível alvo para intervenção terapêutica.

As células também podem morrer por *apoptose* (morte celular programada, ver Capítulo 6), um mecanismo essencial para muitos processos durante a vida, incluindo desenvolvimento, regulação imune e remodelação tecidual. A apoptose, bem como a necrose, ocorre tanto em doenças neurodegenerativas agudas (como acidente vascular cerebral [AVC] e traumatismo cranioencefálico) quanto nas doenças crônicas (como a DA e a DP). A distinção entre necrose

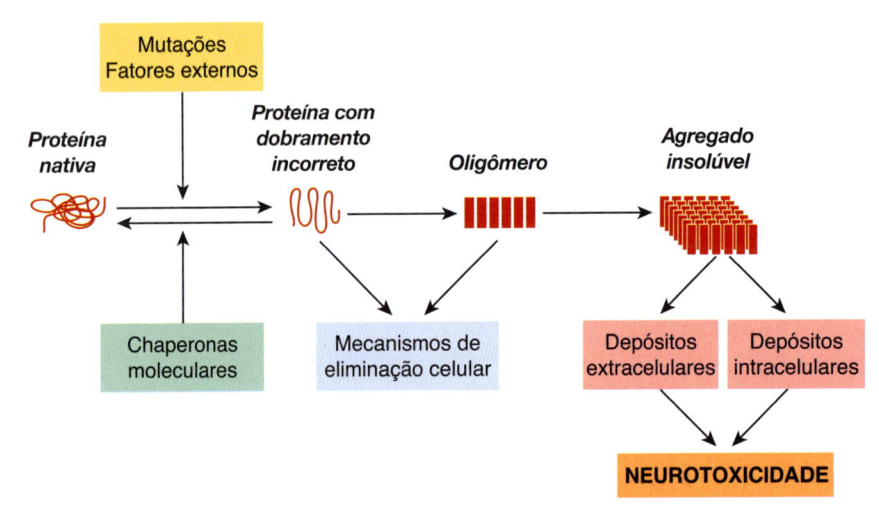

Figura 40.1 Erro no dobramento das proteínas: um processo envolvido em muitas doenças neurodegenerativas crônicas.

Tabela 40.1 Exemplos de doenças neurodegenerativas associadas ao dobramento incorreto e à agregação das proteínas.[a]

Doença	Proteína	Patologia característica	Observações
Doença de Alzheimer	Amiloide β (βA)	Placas amiloides	Ocorrem mutações βA em formas familiares raras de doença de Alzheimer
	Tau	Emaranhados neurofibrilares	Implicada em outras patologias ("taupatias"), bem como na doença de Alzheimer
Demência associada a corpos de Lewy / Doença de Parkinson	α-sinucleína	Corpos de Lewy	Também ocorre formação de corpos de Lewy em algumas formas de doença de Alzheimer
Doença de Creutzfeldt-Jakob	Proteína príon	Agregados insolúveis de proteína príon	Transmitida pela infecção com proteína priônica em seu estado de dobramento incorreto
Doença de Huntington	Huntingtina	Sem lesões macroscópicas	Um dos vários distúrbios genéticos de "repetição de poliglutaminas"
Esclerose lateral amiotrófica (uma forma de doença do neurônio motor)	Superóxido dismutase	Perda de neurônios motores	A mutação da superóxido dismutase tende a formar agregados; a perda da função enzimática aumenta a suscetibilidade ao estresse oxidativo

[a]Com frequência, os distúrbios de agregação proteica são coletivamente conhecidos como amiloidoses e, em geral, afetam outros órgãos além do cérebro.

e apoptose como processos que levam à neurodegeneração não é absoluta, visto que desafios como a excitotoxicidade e o estresse oxidativo podem ser suficientes para destruir as células diretamente por necrose ou, se forem menos intensos, induzi-las a sofrer apoptose. Por conseguinte, ambos os processos representam possíveis alvos para um tratamento farmacológico neuroprotetor. A interferência farmacológica na via apoptótica pode se tornar possível no futuro; entretanto, por enquanto, a maior parte dos esforços se concentra nos processos envolvidos na necrose celular e na compensação farmacológica da perda neuronal.

EXCITOTOXICIDADE

Apesar de seu papel amplo como neurotransmissor, o **glutamato** é altamente tóxico para os neurônios, um fenômeno denominado *excitotoxicidade* (ver Capítulo 38). A aplicação de uma baixa concentração de glutamato a neurônios em cultura destrói as células, e à constatação, na década de 1970, de que o glutamato administrado por via oral produz neurodegeneração *in vivo*, causando considerável alarme devido ao uso generalizado do glutamato como "realçador de sabor" dos alimentos. A "síndrome do restaurante chinês" – uma crise aguda de rigidez de nuca e dor torácica – é bem conhecida, porém, até o momento, a possibilidade de neurotoxicidade mais grave é apenas hipotética.

A injeção local de *ácido caínico*, um agonista do receptor de glutamato, é usada experimentalmente para produzir lesões neurotóxicas. Esse agonista atua por excitação dos neurônios locais que liberam glutamato, e a liberação de glutamato, que atua nos receptores de *N*-metil-D-aspartato (NMDA) e nos receptores metabotrópicos (ver Capítulo 38), leva à morte neuronal.

A sobrecarga de cálcio constitui o fator essencial na excitotoxicidade. Os mecanismos pelos quais isso ocorre e leva à morte celular são os seguintes (ver também Figura 40.2):

- O glutamato ativa os receptores NMDA, de ácido (*S*)-α-amino-3-hidroxi-5-metilisoxazol-4-propiônico (AMPA) e de glutamato metabotrópicos (sítios 1, 2 e 3 na Figura 40.2). A ativação dos receptores AMPA despolariza a célula, o que remove o bloqueio dos canais NMDA pelo Mg^{2+} (ver Capítulo 38), possibilitando a entrada de Ca^{2+}. A despolarização também abre os canais de cálcio voltagem-dependentes (sítio 4). Os receptores metabotrópicos provocam a liberação de Ca^{2+} intracelular a partir do retículo endoplasmático. A entrada de Na^+ contribui ainda mais para a entrada de Ca^{2+} pela estimulação da troca de Ca^{2+}/Na^+ (sítio 5). A despolarização inibe ou reverte a captação de glutamato (sítio 6), aumentando, assim, a concentração extracelular de glutamato
- Os mecanismos que costumam operar para impedir a elevação na concentração citosólica de Ca^{2+} livre, $[Ca^{2+}]_i$, incluem a bomba de efluxo de Ca^{2+} (sítio 7) e, indiretamente, a bomba de Na^+ (sítio 8)
- As mitocôndrias e o retículo endoplasmático atuam como "ralos" de grande capacidade para o Ca^{2+} e, em geral, mantêm a $[Ca^{2+}]_i$ sob controle. A sobrecarga das reservas mitocondriais além de determinado ponto, entretanto, interfere na função mitocondrial, com redução da síntese de ATP e, portanto, redução da energia disponível para as bombas de membrana e para o acúmulo de Ca^{2+} pelo retículo endoplasmático. A formação de espécies reativas de oxigênio (EROS) também é aumentada. Isso representa o ponto de perigo em que a retroalimentação positiva exagera o processo

- A elevação da $[Ca^{2+}]_i$ afeta muitos processos, e os mais relevantes para a neurotoxicidade incluem:
  - Aumento da liberação de glutamato dos terminais nervosos
  - Ativação das proteases (calpaínas) e lipases, provocando danos à membrana
  - Ativação da óxido nítrico sintase. Embora o óxido nítrico em baixas concentrações seja neuroprotetor, as altas concentrações na presença de EROS geram peroxinitrito e radicais de hidroxila livres que danificam muitas biomoléculas importantes, incluindo lipídeos da membrana, proteínas e DNA
  - Aumento da liberação de ácido araquidônico, que eleva a produção de radicais livres e de mediadores inflamatórios, além de inibir a captação de glutamato (sítio 6).

O glutamato e o Ca^{2+} são, indiscutivelmente, os dois sinais químicos mais importantes, extracelular e intracelular, respectivamente, subjacentes à função cerebral, de modo que é desconcertante que esse caos citotóxico possa ser desencadeado quando eles ficam fora de controle. Ambos são armazenados em quantidades perigosas em organelas subcelulares, como granadas de mão em uma loja de munição. A defesa contra a excitotoxicidade é essencial para que o nosso cérebro tenha alguma possibilidade de permanecer vivo. O metabolismo energético mitocondrial fornece uma linha de defesa, e o comprometimento da função mitocondrial, que torna os neurônios vulneráveis ao dano excitotóxico, pode constituir um fator em várias doenças neurodegenerativas, incluindo a DP. Além disso, o comprometimento da função mitocondrial pode causar a liberação de citocromo C, um importante iniciador da apoptose.

O papel da excitotoxicidade na lesão cerebral isquêmica está bem estabelecido, e acredita-se também que seja um fator em outras doenças neurodegenerativas, como as discutidas neste capítulo.

Existem vários exemplos de doenças neurodegenerativas causadas por toxinas ambientais que atuam como agonistas nos receptores de glutamato. O *ácido domoico* é um análogo do glutamato produzido por mexilhões e foi identificado como causa de uma epidemia de deterioração neurológica e mental grave em um grupo das Terras Novas, em 1987. Na ilha de Guam, uma síndrome combinando as características de demência, paralisia e DP foi atribuída a um aminoácido excitotóxico, a β-metilamino-alanina, nas sementes de uma planta local. A orientação no sentido de desestimular o consumo dessas sementes eliminou, em grande parte, a doença.

Lamentavelmente, os esforços intensos, baseados nos mecanismos já descritos, para encontrar fármacos eficazes para uma variedade de doenças neurodegenerativas nas quais se acredita que a excitotoxicidade desempenhe um papel tiveram sucesso muito limitado. O **riluzol** retarda, em certo grau, a neurodegeneração em pacientes com ELA. Seu mecanismo de ação preciso não está esclarecido. A **memantina** é um antagonista fraco do receptor NMDA, que produz uma discreta melhora em casos moderados a graves de DA.

APOPTOSE

A apoptose pode ser iniciada por diversos sinais de superfície celular (ver Capítulo 6). A célula é sistematicamente desmontada, e os remanescentes atrofiados são removidos por macrófagos sem causar inflamação. As células apoptóticas podem ser identificadas por uma técnica de coloração que detecta quebras características do DNA. Muitas vias de sinalização diferentes podem resultar em apoptose;

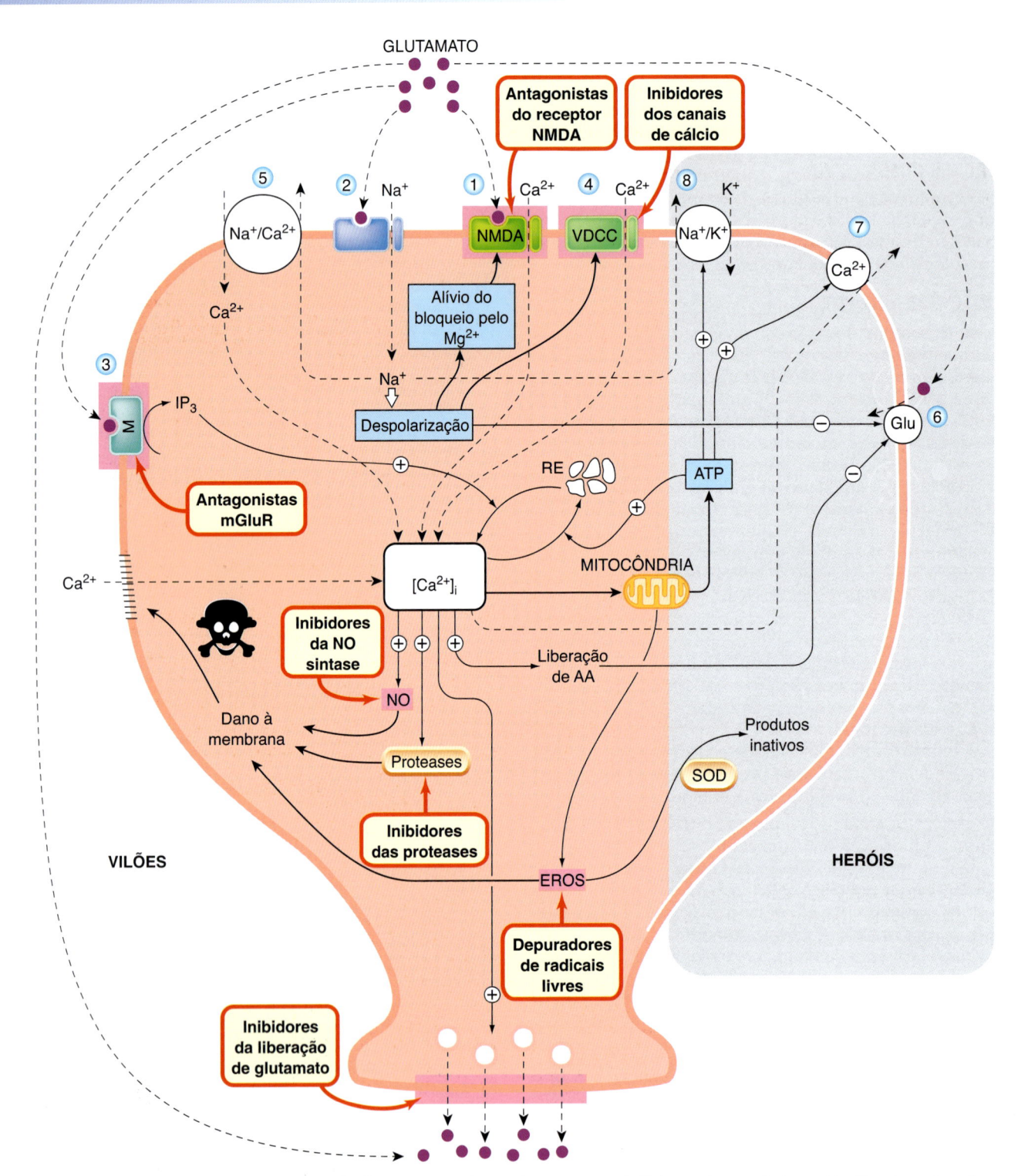

Figura 40.2 Mecanismos da excitotoxicidade. Os receptores de membrana, os canais iônicos e transportadores, identificados pelos números 1 a 8, são discutidos no texto. Os possíveis locais de ação dos fármacos neuroprotetores (ainda sem valor clínico comprovado) estão *destacados*. Os mecanismos à *esquerda* (vilões) são os que favorecem a morte celular, enquanto os à *direita* (heróis) são protetores. Ver o texto para detalhes. AA, ácido araquidônico; RE, retículo endoplasmático; Glu, captação de glutamato; IP_3, trifosfato de inositol; M, mGluR, receptor de glutamato metabotrópico; NMDA, N-metil-D-aspartato; NO, óxido nítrico; EROS, espécies reativas de oxigênio; SOD, superóxido dismutase; VDCC, canal de cálcio voltagem-dependente.

todavia, em todos os casos, a via final que resulta na morte da célula consiste na ativação de uma família de proteases (caspases) que inativam várias proteínas intracelulares. A sobrevida neural é regulada por fatores de crescimento neuronais, incluindo o *fator de crescimento neural* e o *fator neurotrófico derivado do cérebro*, que são proteínas secretadas necessárias para a sobrevida de diferentes populações de neurônios no SNC. Esses fatores de crescimento regulam a expressão dos dois produtos gênicos: Bax, pró-apoptótico; e Bcl-2, antiapoptótico (ver Capítulo 6). Os neurônios também apresentam uma expressão significativa do membro da família antiapoptótica Bcl-x, porém o equilíbrio entre Bax e

Bcl-2 constitui um determinante essencial para a sobrevida neuronal. O bloqueio da apoptose por meio de interferência em pontos específicos dessas vias representa uma estratégia atrativa para o desenvolvimento de fármacos neuroprotetores, mas essa estratégia ainda não produziu seus frutos.

ESTRESSE OXIDATIVO

O cérebro tem uma alta necessidade de energia, quase inteiramente suprida pela fosforilação oxidativa mitocondrial, que gera ATP e, ao mesmo tempo, reduz o O_2 molecular a H_2O. Em certas condições, espécies muito reativas de oxigênio (como, por exemplo, radicais livres de oxigênio e hidroxila e H_2O_2) podem ser geradas como produtos secundários desse processo (Barnham et al., 2004). O estresse oxidativo é o resultado da produção excessiva dessas espécies reativas. Também podem ser produzidas como subprodutos de outras vias bioquímicas, incluindo síntese de óxido nítrico e metabolismo do ácido araquidônico (envolvidos na excitotoxicidade), bem como o sistema P450 de monoxigenase (ver Capítulo 10). Na ausência de controle, os radicais reativos de oxigênio atacam muitas moléculas essenciais, incluindo enzimas, lipídeos da membrana e DNA. Durante períodos de reperfusão tecidual após isquemia (p. ex., no ACV), os leucócitos podem exacerbar esse problema por meio de liberação de seus próprios produtos citotóxicos de oxigênio. Não surpreende que existam mecanismos de defesa, em forma de enzimas, como a *superóxido dismutase* (SOD) e a *catalase*, bem como antioxidantes, como ácido ascórbico, glutationa e α-tocoferol (vitamina E), que em geral mantêm essas espécies reativas sob controle. Algumas citocinas, em especial o fator de necrose tumoral (TNF)-α, produzido em condições de isquemia cerebral ou de inflamação (ver Capítulo 17), exercem um efeito protetor, em parte pelo aumento da expressão da SOD. Animais transgênicos que não expressam os receptores de TNF exibem um aumento da suscetibilidade à isquemia cerebral. As mutações do gene que codifica a SOD (ver Figura 40.2) estão associadas à ELA, uma doença paralítica fatal, que resulta da degeneração progressiva dos neurônios motores, e os camundongos transgênicos que expressam SOD mutada desenvolvem uma condição semelhante.[3] O acúmulo de agregados da SOD mutada com dobramento incorreto também pode contribuir para a neurodegeneração.

As mitocôndrias desempenham um papel central no metabolismo energético, cuja falha leva ao estresse oxidativo. O dano às mitocôndrias, que leva à liberação de citocromo C no citosol, também inicia a apoptose. Por conseguinte, a integridade das mitocôndrias é essencial para a sobrevivência neuronal, e a disfunção mitocondrial é considerada um importante fator em muitas doenças neurodegenerativas (Itoh et al., 2013). É possível que mutações acumuladas ou herdadas em enzimas como as da cadeia respiratória mitocondrial levem a um aumento congênito ou relacionado com a idade na suscetibilidade ao estresse oxidativo, que se manifesta em diferentes tipos de doenças neurodegenerativas herdadas (como a DH) e na neurodegeneração relacionada com a idade.

O estresse oxidativo é tanto uma causa quanto uma consequência da inflamação (ver Capítulo 7), que constitui uma característica geral das doenças neurodegenerativas e que, acredita-se, contribua para o dano neuronal (Schwab e McGeer, 2008).

A Figura 40.2 mostra vários alvos possíveis para intervenção terapêutica com fármacos neuroprotetores.

> ### Excitotoxicidade e estresse oxidativo
>
> - Os aminoácidos excitatórios, em particular o glutamato, podem causar morte neuronal
> - A excitotoxicidade está associada principalmente à ativação dos receptores NMDA, porém outros tipos de receptores de aminoácidos excitatórios também contribuem
> - A excitotoxicidade resulta de uma elevação sustentada na concentração intracelular de Ca^{2+} (sobrecarga de Ca^{2+})
> - Pode ocorrer excitotoxicidade em condições patológicas (p. ex., isquemia cerebral, epilepsia), nas quais há uma liberação excessiva de glutamato, e quando são administradas substâncias químicas, como o **ácido caínico**
> - O Ca^{2+} intracelular elevado provoca morte celular por vários mecanismos, incluindo ativação de proteases, formação de radicais livres e peroxidação lipídica. A formação de óxido nítrico e de ácido araquidônico também está envolvida
> - Vários mecanismos normalmente atuam para proteger os neurônios contra a excitotoxicidade, e os principais consistem em sistemas de transporte de Ca^{2+}, função mitocondrial e produção de depuradores de radicais livres
> - O estresse oxidativo se refere a condições (p. ex., hipoxia) nas quais os mecanismos protetores estão comprometidos, ocorre acúmulo de EROS e os neurônios se tornam mais suscetíveis ao dano excitotóxico
> - A excitotoxicidade causada por substâncias químicas ambientais pode contribuir para algumas doenças neurodegenerativas
> - As medidas destinadas para reduzir a excitotoxicidade incluem o uso de antagonistas do glutamato, fármacos bloqueadores dos canais de cálcio e depuradores de radicais livres, porém nenhum ainda foi aprovado para uso clínico
> - A disfunção mitocondrial, associada ao envelhecimento, a toxinas ambientais e a anormalidades genéticas leva ao estresse oxidativo e constitui uma característica comum das doenças neurodegenerativas.

LESÃO CEREBRAL ISQUÊMICA

Depois da doença cardíaca e do câncer, os AVCs constituem a causa mais comum de morte na Europa e na América do Norte, e 70% dos casos que não são fatais representam a causa mais comum de incapacidade. Cerca de 85% dos AVCs são *isquêmicos* devido, em geral, à oclusão da artéria cerebral causada pela formação de um trombo local ou por um êmbolo circulante que se aloja em um estreitamento do vaso. O AVC isquêmico pode ser precedido de ataques isquêmicos transitórios (AITs) ou "mini AVCs", resultantes de episódios breves de fluxo sanguíneo inadequado. Os AITs produzem sintomas como fraqueza súbita de um membro ou da face, incapacidade de falar, visão dupla e tontura. Esses sintomas geralmente desaparecem em 24 horas, mas servem como alerta para a possível ocorrência de um AVC completo num futuro próximo. Devem-se tomar medidas, como uso de **ácido acetilsalicílico** ou **ticagrelor** (ver Capítulo 23), para prevenir eventos aterotrombóticos adicionais. O outro tipo de AVC é o *hemorrágico* devido à ruptura de uma artéria cerebral.

---

[3]Surpreendentemente, algumas mutações da SOD associadas à ELA são mais ativas do que a enzima normal, em vez de menos ativas. É provável que o mecanismo responsável pela neurodegeneração envolva o acúmulo anormal da enzima nas mitocôndrias.

FISIOPATOLOGIA

A interrupção prolongada do suprimento sanguíneo para o cérebro inicia a cascata de eventos neuronais mostrada na Figura 40.2, levando, por sua vez, a consequências posteriores, incluindo edema e inflamação cerebrais, que também podem contribuir para o dano cerebral. Pode ocorrer lesão adicional após reperfusão[4] devido à produção de EROS quando a oxigenação é restaurada. A lesão por reperfusão pode ser um importante componente em pacientes com AVC. Esses processos secundários com frequência levam horas para se desenvolver, proporcionando uma janela de oportunidade para intervenção terapêutica. A lesão produzida pela oclusão de uma artéria cerebral principal consiste em uma região central na qual os neurônios rapidamente sofrem necrose irreversível, circundada por uma penumbra de tecido comprometido, no qual há desenvolvimento de inflamação e morte celular apoptótica no decorrer de um período de várias horas. Presume-se que o tratamento neuroprotetor, quando administrado dentro de poucas horas, pode inibir essa lesão secundária de penumbra.

A excitotoxicidade do glutamato desempenha um papel fundamental na isquemia cerebral. A isquemia provoca despolarização dos neurônios e a liberação de grandes quantidades de glutamato. Ocorre acúmulo de Ca^{2+}, em parte como resultado da ação do glutamato nos receptores NMDA, visto que tanto a entrada de Ca^{2+} quanto a morte celular após isquemia cerebral são inibidas por fármacos que bloqueiam os receptores NMDA ou os canais (ver Capítulo 38). O óxido nítrico também é produzido em quantidades muito maiores que as que resultam da atividade neuronal normal (*i. e.*, até níveis que são mais tóxicos do que moduladores).

ABORDAGENS TERAPÊUTICAS

O único fármaco atualmente aprovado para o tratamento do AVC isquêmico é o ativador do plasminogênio tecidual recombinante, a **alteplase**, administrada por via intravenosa para ajudar a restaurar o fluxo sanguíneo pela dissolução do trombo (ver Capítulo 23). Ensaios clínicos mostraram que a alteplase não reduziu a mortalidade, porém proporcionou um benefício funcional significativo para os pacientes que sobreviveram. Para ser eficaz, a alteplase precisa ser administrada nas primeiras 4,5 horas após o episódio trombótico. Além disso, não deve ser administrada nos 15% dos casos em que a causa é hemorrágica, e não trombótica, de modo que a realização preliminar de tomografia computadorizada (TC) é essencial. Essas exigências rigorosas limitam bastante o uso de agentes fibrinolíticos para o tratamento do AVC, exceto quando se dispõe de recursos especializados que fornecem respostas rápidas. O uso de dispositivos de recuperação de coágulos intra-arteriais (trombectomia mecânica), em combinação com a alteplase, tem proporcionado maiores benefícios, e essa tecnologia está disponível em centros especializados de tratamento agudo do AVC.

Uma abordagem alternativa seria o uso de agentes neuroprotetores destinados a resgatar células na região de penumbra da lesão, que, de outro modo, provavelmente morrerão. Em modelos animais envolvendo oclusão da artéria cerebral, muitos fármacos, direcionados para os mecanismos mostrados na Figura 40.2 (para não mencionar muitos outros que foram testados com base em teorias de maior alcance) atuam dessa maneira para reduzir o tamanho do infarto. Incluem antagonistas do glutamato, inibidores dos canais de cálcio e de sódio, depuradores de radicais livres, fármacos anti-inflamatórios, inibidores de proteases e outros (Green, 2008). Parece que quase tudo funciona em modelos animais. Todavia, nenhum dos numerosos fármacos que foram testados em mais de 100 ensaios clínicos mostrou ser efetivo. A lista desanimadora de fracassos inclui bloqueadores dos canais de cálcio e de sódio (p. ex., **nimodipino, fosfenitoína**), antagonistas do receptor NMDA (**selfotel, eliprodil, dextrometorfano**), fármacos que inibem a liberação de glutamato (análogos da adenosina, **lubeluzol**), fármacos que intensificam os efeitos do GABA (p. ex., **clormetiazol**), antagonistas da 5-hidroxitriptamina (5-TH), quelantes de metais e vários depuradores de radicais livres (p. ex., **tirilazade**). Havia esperança de que os antagonistas do receptor mGlu1 e os moduladores alostéricos negativos pudessem ser efetivos no tratamento da lesão isquêmica cerebral, porém não foram observados avanços recentes nessa área.

Os ensaios clínicos controlados em pacientes com AVC são problemáticos e de custo elevado, em parte devido à grande variabilidade dos resultados em termos de recuperação funcional, o que significa que grandes grupos de pacientes (normalmente milhares) precisam ser observados por vários meses. A necessidade de iniciar o tratamento nas primeiras horas após o ataque representa um problema adicional.

O tratamento do acidente vascular cerebral com certeza não é – pelo menos até agora – uma história de sucesso farmacológico, e as esperanças médicas apoiam-se mais na prevenção (p. ex., por meio de controle da pressão arterial, administração de **ácido acetilsalicílico**, **estatinas** ou **ticagrelor** para evitar a aterosclerose [ver Capítulo 23]) do que no tratamento.[5]

Uma área promissora é o uso de doses subanestésicas de **xenônio**, que possui propriedades de antagonista do receptor NMDA (ver Capítulo 41), em combinação com hipotermia para tratamento de lesão cerebral induzida por hipoxia em recém-nascidos (Esencan et al., 2013).

> **Acidente vascular cerebral**
>
> - Associado à trombose ou hemorragia (menos comum) intracerebrais, resultando em rápida morte dos neurônios por necrose no centro da lesão, seguida de degeneração mais gradual (horas) das células na penumbra devido à excitotoxicidade e inflamação
> - Ocorre recuperação funcional espontânea em grau altamente variável
> - Embora muitos tipos de fármacos que interferem na excitotoxicidade sejam capazes de reduzir o tamanho do infarto em animais de laboratório, nenhum deles até o momento demonstrou ser eficaz nos seres humanos
> - O ativador do plasminogênio tecidual recombinante (**alteplase**), que dissolve os coágulos sanguíneos, é benéfico se for administrado nas primeiras 4,5 horas; antes de sua administração, é preciso excluir a possibilidade de AVC hemorrágico por meio de exame de imagem.

---

[4] Entretanto, a reperfusão precoce (nas primeiras 4,5 horas após a ocorrência de trombose) é claramente benéfica, baseada em evidências clínicas com fármacos fibrinolíticos.

[5] Acredita-se que o consumo de chocolate amargo reduza o risco de AVC. Os flavonoides encontrados no chocolate podem ser protetores devido às propriedades antioxidantes, anticoagulantes e anti-inflamatórias. Entretanto, isso não é motivo para abusar!

DEMÊNCIA

Demência é um termo geral que descreve problemas com habilidades mentais causados por mudanças graduais e danos ao cérebro. A doença de Alzheimer (DA) é o tipo mais comum de demência; outros tipos comuns são a demência com corpos de Lewy (DCL) e a demência vascular (DV).

A DA foi originalmente definida como demência pré-senil, porém hoje parece que a mesma patologia está baseada na demência, independente da idade de início. A DA se refere à demência de início gradual na idade adulta, que pode ocorrer após lesão cerebral anterior, mas que, com frequência, não tem nenhuma causa antecedente conhecida. Sua prevalência aumenta de modo acentuado com a idade; de cerca de 2% nos indivíduos com 65 a 69 anos para 20% naqueles com 85 a 89 anos. Os sintomas comuns da DA consistem em dificuldade em lembrar nomes e eventos recentes, perda da função executiva, apatia e depressão. Os estudos realizados revelaram mecanismos genéticos e moleculares específicos subjacentes à DA (Frigero e De Strooper, 2016; Sims et al., 2020). Esses avanços levantaram a esperança de tratamentos mais efetivos, porém o sucesso demonstrou ser fugaz, em parte porque muitos fatores, mais do que uma única causa contribuem para a doença e visto que os sintomas da doença só se tornam óbvios após a patologia subjacente ter progredido.

Os sintomas da DCL consistem em alucinações, dificuldades cognitivas – embora a memória possa ser menos afetada em indivíduos com DCL do que com DA – confusão ou sonolência, comprometimento dos movimentos e tremores, transtorno do sono, desmaios, instabilidade e quedas. A DCL tem uma etiologia diferente da DA (ver adiante) e, em cerca de 90% dos casos, ocorre sobretudo em indivíduos sem história familiar da doença.

A DV resulta da redução do fluxo sanguíneo para regiões do cérebro, como pode ocorrer com múltiplos AVCs menores ou doença cardiovascular. Os fatores que aumentam o risco de doença cardíaca e de AVC – diabetes melito, hipertensão, colesterol alto e tabagismo – elevam o risco de DV. Os sintomas consistem em confusão, lentidão do pensamento e mudanças de humor ou de comportamento.

PATOGENIA DA DOENÇA DE ALZHEIMER

A DA está associada ao encolhimento do cérebro e à perda de neurônios em muitas regiões cerebrais, porém particularmente no hipocampo e na parte basal do prosencéfalo. A perda de neurônios colinérgicos no hipocampo e no córtex frontal constitui uma característica da doença, e acredita-se que esteja subjacente ao *déficit* cognitivo e à perda da memória de curto prazo que ocorrem. Dois aspectos microscópicos são característicos da doença: as *placas amiloides* extracelulares, formadas por depósitos extracelulares amorfos de proteína β-amiloide (conhecida como βA), e *emaranhados neurofibrilares* intraneuronais, constituídos por filamentos de uma forma fosforilada de uma proteína associada aos microtúbulos (Tau). Esses dois depósitos consistem em agregados proteicos que resultam do dobramento incorreto de proteínas nativas, conforme já discutido. Aparecem também em cérebros normais, embora em menor número. O aparecimento precoce de depósitos amiloides pressagia o desenvolvimento de DA, embora os sintomas possam não se desenvolver por muitos anos. O processamento alterado da proteína amiloide a partir de seu precursor (*precursor da proteína amiloide*, [APP]), foi implicado na patogenia da DA.

Baseia-se em várias linhas de evidências, em particular na análise genética de certos tipos relativamente raros de DA familiar, nos quais foram descobertas mutações do gene APP ou de outros genes (p. ex., *presinilinas* e *receptor relacionado com a sortilina 1*) que controlam o processamento amiloide.[6]

Os depósitos amiloides consistem em agregados de βA (Figura 40.3), em um segmento de APP de 40 ou 42 resíduos, gerados pela ação de proteases específicas (*secretases*). A βA40 normalmente é produzida em pequenas quantidades, enquanto a βA42 é produzida em quantidades excessivas como resultado das mutações genéticas já mencionadas. Ambas as proteínas sofrem agregação para formar *placas amiloides*, porém a βA42 tem maior tendência do que a βA40 a fazê-lo e parece ser a principal responsável na formação de amiloide. A APP é uma proteína de membrana de 770 aminoácidos, em geral, expressa por muitas células, incluindo neurônios do SNC. A clivagem pela α-secretase libera o grande domínio extracelular como *APP solúvel*, que, acredita-se, desempenha uma função trófica fisiológica. A formação de βA envolve a clivagem em dois pontos diferentes, incluindo um ponto no domínio intramembrana da APP, por β e γ-secretases (ver Figura 40.3). A γ-secretase é uma enzima desajeitada – na verdade, trata-se de um grande complexo intramembrana de várias proteínas –, que não tem precisão e que corta a APP em diferentes pontos no domínio transmembrana, gerando fragmentos βA de diferentes comprimentos, incluindo βA40 e 42. A ocorrência de mutações nessa região do gene APP afeta o ponto preferido de clivagem, com tendência a favorecer a formação de βA42. As mutações dos genes não relacionados de presinilina resultam em aumento da atividade da γ-secretase, visto que as proteínas de presinilina formam parte do complexo da γ-secretase. Essas diferentes mutações relacionadas com a DA aumentam a razão βA42: βA40, que pode ser detectada no plasma, servindo como marcador da DA familiar. As mutações no gene para a proteína transportadora de lipídeos ApoE4 também predispõem à DA. A princípio, acreditava-se que isso se devia ao fato de que as proteínas ApoE4 mutadas são menos efetivas na depuração do oligômero βA. Entretanto, mais recentemente, o interesse na ApoE4 passou para outras causas potenciais de DA, como emaranhados neurofibrilares de Tau (ver adiante), respostas da micróglia e astrócitos e ruptura da barreira hematoencefálica (Husain et al., 2021).

Não se sabe exatamente como o acúmulo de βA poderia causar neurodegeneração e se a lesão é causada por monômeros ou oligômeros de βA solúveis ou por placas amiloides. Há evidências de que as células morrem por apoptose, embora a ocorrência de uma resposta inflamatória também seja evidente. A expressão de mutações de Alzheimer em animais transgênicos (Götz e Ittner, 2008) provoca a formação de placas e neurodegeneração, além de aumentar a suscetibilidade dos neurônios do SNC a outros desafios, como isquemia, excitotoxicidade e estresse oxidativo, e essa vulnerabilidade aumentada pode constituir a causa da neurodegeneração progressiva na DA. Entretanto, o fato de que várias novas terapias potenciais desenvolvidas para reduzir a produção de βA tenham se mostrado até agora ineficazes em ensaios clínicos de pacientes com DA levou algumas autoridades a questionar a importância da formação de placas amiloides na DA (ver Herrup, 2015 para uma visão crítica).

---

[6]O gene APP situa-se no cromossomo 21, do qual uma cópia extra é a causa da síndrome de Down, em que ocorre demência precoce semelhante à DA em associação à superexpressão de APP.

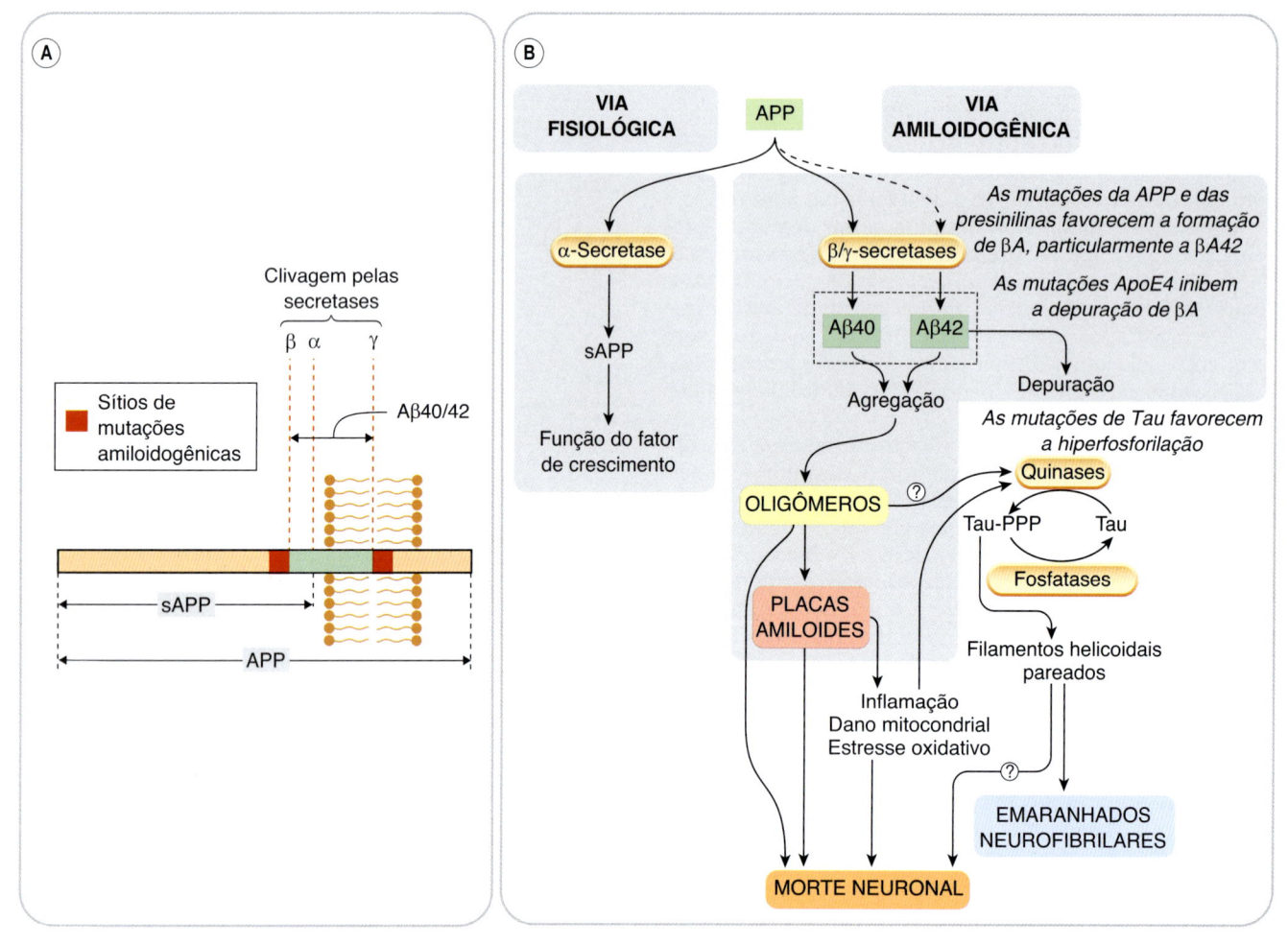

Figura 40.3 Patogenia da doença de Alzheimer. A. Estrutura da proteína precursora amiloide (APP), mostrando a origem da APP secretada (sAPP) e a proteína amiloide βA. As regiões envolvidas em mutações amiloidogênicas descobertas em alguns casos de doença de Alzheimer familiar são mostradas flanqueando a sequência βA. A clivagem da APP envolve três proteases: as secretases α, β e γ. A α-secretase produz APP solúvel, enquanto as β e γ-secretases geram uma proteína amiloide βA. A γ-secretase pode efetuar cortes em diferentes pontos, gerando peptídeos βA de comprimentos variáveis, incluindo βA40 e βA42, esta última com alta tendência a sofrer agregação na forma de placas amiloides. **B.** Processamento da APP. A principal via "fisiológica" dá origem à sAPP, que exerce várias funções tróficas. A clivagem da APP em diferentes sítios origina a βA, cuja forma predominante normalmente é a βA40, que é fracamente amiloidogênica. As mutações na APP ou nas presinilinas aumentam a proporção de APP, que é degradada pela via amiloidogênica, e aumentam a proporção convertida na forma muito mais fortemente amiloidogênica, a βA42. A Tau hiperfosforilada resulta em dissociação da Tau dos microtúbulos, dobramento incorreto e agregação para formar filamentos helicoidais pareados, que aumentam a toxicidade βA.

O outro ator principal no palco bioquímico é a *Tau* (τ), a proteína que compõe os emaranhados neurofibrilares (ver Figura 40.3). Seu papel na neurodegeneração não está bem definido, embora ocorram "taupatias" semelhantes em muitas doenças neurodegenerativas (Brunden et al., 2009; Hanger et al., 2009). A Tau é um constituinte normal dos neurônios e está associada aos microtúbulos intracelulares que atuam como trilhos para o transporte de materiais ao longo dos axônios. Na DA e em outras taupatias, a Tau sofre fosforilação anormal pela ação de várias quinases, incluindo a glicogênio sintase quinase 3β (GSK-3β) e a proteína quinase 5 dependente de ciclina (CDK5), e dissocia-se dos microtúbulos para se depositar intracelularmente como *filamentos helicoidais pareados* com aspecto microscópico característico. Quando as células morrem, esses filamentos sofrem agregação como *emaranhados neurofibrilares* extracelulares. A fosforilação da Tau é intensificada pela presença de βA, possivelmente pela ativação de quinases. Por outro lado, a Tau hiperfosforilada favorece a formação de depósitos amiloides. Não se sabe ao certo se a hiperfosforilação e a deposição intracelular de Tau prejudicam diretamente a célula, embora seja reconhecido que isso prejudica o transporte axonal rápido, um processo que depende dos microtúbulos. Resta saber se essas patologias impulsionam os sintomas da doença ou se surgem como consequência de outros fatores causais.

PERDA DOS NEURÔNIOS COLINÉRGICOS

Embora alterações em muitos sistemas de transmissores tenham sido observadas, em particular a partir de medidas em tecido cerebral *post mortem* de DA, a perda relativamente seletiva de neurônios colinérgicos nos núcleos prosencefálicos basais (ver Capítulo 39) é característica. Essa descoberta em 1976 mostrou que abordagens farmacológicas para restaurar a função colinérgica poderiam ser viáveis, levando ao uso de inibidores da colinesterase para tratar a DA (ver adiante).

A atividade da colina acetiltransferase, o conteúdo de acetilcolina (ACh) e o transporte de acetilcolinesterase e de colina no córtex e no hipocampo estão reduzidos de modo considerável na DA, mas não em outras doenças, como a depressão ou a esquizofrenia. A densidade dos receptores muscarínicos, determinada por estudos de ligação, não é afetada, porém os receptores nicotínicos, sobretudo no córtex, estão reduzidos. A razão para a perda seletiva de neurônios colinérgicos em decorrência da formação de βA não é conhecida.

PATOGENIA DA DEMÊNCIA COM CORPOS DE LEWY

A DCL está associada ao desenvolvimento de agregados proteicos intracelulares conhecidos como corpos de Lewy, em várias partes do cérebro. Mutações nos genes SNCA, SNCB, GBA e ApoE foram implicados na DCL. Os corpos de Lewy consistem, em grande parte, em α-sinucleína, uma proteína sináptica presente em grandes quantidades no cérebro normal. Há evidências de que a α-sinucleína possa atuar como proteína semelhante a príon (Olanow e Brundin, 2013). Em geral, a α-sinucleína existe em uma conformação α-helicoidal. Todavia, em certas circunstâncias, como duplicação ou triplicação genéticas ou mutação genética, pode sofrer uma mudança de conformação para uma estrutura rica em folhas β, que polimeriza para formar agregados tóxicos e placas amiloides. Acredita-se que o dobramento incorreto e a agregação tornem a proteína resistente à degradação dentro das células, resultando em acúmulo de corpos de Lewy.

As regiões cerebrais envolvidas na DCL incluem o córtex cerebral, que controla o processamento da informação, a percepção, o pensamento e a linguagem; o córtex límbico, que desempenha um importante papel nas emoções e no comportamento; o hipocampo, envolvido no processamento de memória; o mesencéfalo e os núcleos da base, envolvidos no movimento; o tronco encefálico, importante na regulação do sono e na manutenção do estado de alerta; e as vias olfatórias. Os neurônios dopaminérgicos parecem ser particularmente vulneráveis aos corpos de Lewy (ver seção sobre doença de Parkinson, mais adiante).

> **Doença de Alzheimer**
> - A DA é uma demência comum relacionada com a idade, distinta da DV associada ao infarto cerebral
> - As principais características patológicas da DA consistem em placas amiloides, emaranhados neurofibrilares e perda de neurônios (sobretudo dos neurônios colinérgicos do prosencéfalo basal)
> - As placas amiloides consistem em agregados do fragmento βA da proteína precursora amiloide (APP), uma proteína da membrana neuronal normal, que é produzida pela ação das β e γ-secretases. A DA está associada à formação excessiva de βA, resultando em neurotoxicidade
> - A DA familiar (rara) resulta de mutações no gene APP ou em genes da presinilina (envolvidos na função da γ-secretase), ambos os quais causam aumento na formação de βA
> - Mutações na lipoproteína ApoE4 aumentam o risco de desenvolvimento de DA, possivelmente ao interferir na depuração de βA ou neurodegeneração mediada por Tau
> - Os emaranhados neurofibrilares compreendem agregados intracelulares de uma forma altamente fosforilada de uma proteína neuronal normal (Tau). A Tau hiperfosforilada e a βA atuam de modo sinérgico para causar neurodegeneração
> - Acredita-se que a perda de neurônios colinérgicos seja responsável por grande parte do déficit de aprendizagem e memória na DA

ABORDAGENS TERAPÊUTICAS PARA A DEMÊNCIA

Atualmente, os inibidores da colinesterase (ver Capítulo 14) e a **memantina** constituem os principais fármacos disponíveis para o tratamento da DA e da DCL.

INIBIDORES DA COLINESTERASE

A **tacrina** foi o primeiro fármaco aprovado para o tratamento da DA; entretanto, devido à sua hepatotoxicidade e à disponibilidade subsequente de outros agentes anticolinesterásicos, o uso da tacrina foi interrompido. Posteriormente, os compostos utilizados no tratamento da DA e da DCL incluíram **donepezila**, **rivastigmina** e **galantamina** (Tabela 40.2). Os ensaios clínicos realizados demonstraram uma melhoria modesta nos resultados dos testes de memória e cognição, porém sem efeito duradouro na progressão da doença ou na melhora de outras medidas comportamentais ou psicológicas que afetam a qualidade de vida.

Outros fármacos destinados a melhorar a atividade colinérgica que estão sendo investigados incluem outros inibidores da colinesterase e uma variedade de agonistas dos receptores muscarínicos e nicotínicos. Até o momento, a falta de seletividade dos agonistas muscarínicos ortostéricos tem impedido o seu uso no tratamento de doenças do SNC devido à incidência de efeitos colaterais, porém existe a esperança de que sejam desenvolvidos moduladores alostéricos positivos (ver Capítulo 3) que sejam seletivos (p. ex., para o receptor M_1).

MEMANTINA

A **memantina**, um antagonista fraco dos receptores NMDA ativo por via oral, é o outro fármaco usado hoje no tratamento da DA. Ela foi originalmente introduzida como antiviral e reapresentada como potencial inibidora da excitotoxicidade. Surpreendentemente, produz uma melhora cognitiva modesta, mas não parece ser neuroprotetora. Pode atuar por meio da inibição seletiva da ativação excessiva e patológica do receptor NMDA, ao mesmo tempo que preserva mais ativação fisiológica. Apresenta meia-vida plasmática longa, e seus efeitos adversos consistem em cefaleia, tontura, sonolência, constipação intestinal, falta de ar e hipertensão, bem como uma série de problemas menos comuns.

ANTICORPOS ANTI-βA

O **aducanumabe** é o novo tratamento introduzido desde 2003 para a DA. Trata-se de um anticorpo monoclonal que se liga a agregados de βA, mas sem ser direcionado para monômeros de βA. A micróglia se liga à região Fc do anticorpo, resultando em fagocitose das placas amiloides. Em ensaios clínicos iniciais, os benefícios terapêuticos do aducanumabe foram, na melhor das hipóteses, modestos. Sua aprovação pela Federal Drug Administration (FDA), nos EUA foi controversa (Alexander et al., 2021; Walsh et al., 2021). Mais recentemente, o **lecanemabe**, outro anticorpo monoclonal que se liga com alta afinidade a agregados de βA demonstrou ser mais promissor em um ensaio clínico inicial (van Dyck et al., 2023).

O tratamento da DV se concentra, em grande parte, na redução da pressão arterial (ver Capítulo 21), na aterosclerose e na trombose (ver Capítulos 22 e 23). A donepezila, a galantamina, a rivastigmina e a memantina não são usadas para o tratamento da DV, mas podem ser administradas a indivíduos que apresentam uma combinação de DV e DA.

Tabela 40.2 Inibidores da colinesterase usados no tratamento da doença de Alzheimer.[a]

Fármaco	Tipo de inibição	Duração da ação e dosagem	Principais efeitos colaterais	Observações
Donepezila	Seletiva para o SNC, AChE	~24 h Dose oral 1 vez/dia	Efeitos colaterais colinérgicos leves	–
Rivastigmina	Seletiva para o SNC	~8 h Dose oral 2 vezes/dia	Os efeitos colaterais colinérgicos tendem a diminuir com a continuação do tratamento	Escalonamento gradual da dose para minimizar os efeitos colaterais Disponível em adesivo transdérmico
Galantamina	Afeta tanto a AChE quanto a BuChE Aumenta também a ativação do receptor nicotínico de ACh por uma ação alostérica	~8 h Dose oral 2 vezes/dia	Efeitos colaterais colinérgicos leves	–

[a]Nível semelhante de benefício clínico limitado para todos os fármacos. Sem evidências clínicas de retardo do processo patológico, embora os testes realizados em animais sugiram uma diminuição da formação de βA e de placas por um mecanismo não relacionado com a inibição da colinesterase.
AChE, acetilcolinesterase; BuChE, butiril colinesterase; SNC, sistema nervoso central.

> **Usos clínicos dos fármacos na demência**
>
> - Os inibidores da acetilcolinesterase e os antagonistas NMDA melhoram de forma perceptível o comprometimento cognitivo em ensaios clínicos, porém apresentam efeitos adversos significativos e são de uso clínico limitado. Não demonstraram retardar a neurodegeneração
> - A eficácia é monitorada periodicamente em cada paciente, e a administração só é continuada quando se acredita que os fármacos estão atuando, e seu efeito em retardar a deterioração funcional e cognitiva supera os efeitos adversos
>
> **Inibidores da acetilcolinesterase**
> - **Donepezila, galantamina, rivastigmina.** Os efeitos colinérgicos indesejáveis podem ser um problema
> - Esses fármacos são utilizados na DA moderada e na DCL
>
> **Antagonistas do receptor NMDA**
> - Por exemplo, **memantina** (ver Capítulo 38)
> - Utilizados na DA e DCL de moderadas a graves.

DESENVOLVIMENTO FUTURO DE FÁRMACOS

Apesar das intensas pesquisas sobre as causas subjacentes da DA e da DCL e do enorme investimento no desenvolvimento de fármacos, poucos sucessos foram obtidos até o momento. A identificação dos mecanismos de neurodegeneração envolvidos na DA e na DCL ainda não resultou em terapias capazes de retardá-las, e ocorreram alguns fracassos significativos em ensaios clínicos dispendiosos de novos fármacos (p. ex., *verubecestate*, um inibidor da β-secretase 1 [BACE1], e *solanezumabe*, um anticorpo monoclonal dirigido contra o peptídeo βA). Espera-se que o aducanemabe e o lecanemabe sejam tratamentos efetivos. Descrições de outras terapias potenciais para a DA que ainda se encontram em vários estágios de desenvolvimento, são fornecidas por Cummings et al. (2017) e Yiannopoulou e Papageorgiou (2020).

Para a maior parte dos distúrbios discutidos neste capítulo, incluindo a demência, o cálice sagrado (Santo Graal), que até agora nos escapa, seria um fármaco capaz de retardar a neurodegeneração. Até que sejam adquiridos mais conhecimentos sobre suas causas, os tratamentos podem permanecer indefinidos.

Ocorrem déficits cognitivos em várias doenças do SNC, incluindo demência, DP, esquizofrenia e depressão. O desenvolvimento de fármacos para melhorar a cognição, que podem ser úteis nessas doenças, é descrito no Capítulo 49.

DOENÇA DE PARKINSON

CARACTERÍSTICAS DA DOENÇA DE PARKINSON

A DP é, basicamente, um distúrbio progressivo dos movimentos que ocorre sobretudo em idosos. Foi descrita pela primeira vez por James Parkinson, em 1817. Przedborski (2017) descreve de maneira detalhada como a compreensão da doença e o seu tratamento evoluíram nos 200 anos subsequentes.

Os principais sintomas são:

- Supressão dos movimentos voluntários (*bradicinesia*), por um lado devido à rigidez muscular e, por outro, a uma inércia inerente do sistema motor, o que significa que a atividade motora é difícil de ser interrompida, bem como de ser iniciada
- Tremor em repouso, que habitualmente começa nas mãos (tremor em "contar moedas"), que tende a diminuir durante a atividade voluntária
- Rigidez muscular, detectável como aumento da resistência no movimento passivo dos membros
- Comprometimento cognitivo e comportamental.

Os pacientes parkinsonianos apresentam uma marcha arrastada característica. Têm dificuldade em começar e, uma vez em progresso, não conseguem parar ou mudar de direção rapidamente. A DP está comumente associada a demência, depressão, alucinações, transtornos do sono e disfunção autonômica, visto que o processo degenerativo não está confinado apenas aos núcleos da base, mas também afeta outras partes do cérebro. Sintomas não motores podem surgir antes dos sintomas motores e, com frequência, predominam nos estágios mais tardios da doença.

A DP com frequência ocorre sem nenhuma causa subjacente óbvia, porém pode resultar de isquemia cerebral, encefalite viral, traumatismo craniano ou outros tipos de dano patológico. Os sintomas também podem ser induzidos por fármacos, e os principais envolvidos são os que bloqueiam os receptores de dopamina (p. ex., fármacos antieméticos e antipsicóticos, como a **clorpromazina**; ver Capítulos 30 e 47). Há casos raros de DP familiar de início precoce, e foram identificadas várias mutações gênicas, incluindo as que codificam a *sinucleína* e a *parquina*. Mutações no gene que codifica a quinase de repetição rica em leucina 2 (LRRK2) também foram associadas à DP. O estudo dessas mutações gênicas forneceu algumas pistas sobre o mecanismo subjacente ao processo neurodegenerativo.

ALTERAÇÕES NEUROQUÍMICAS

A DP afeta os núcleos da base, e a sua origem neuroquímica foi descoberta em 1960 por Hornykiewicz, que mostrou que o conteúdo de dopamina da substância negra e do corpo estriado (ver Capítulo 39) no cérebro *post mortem* de pacientes com DP era extremamente baixo (em geral, inferior a 10% do normal), associada a uma perda de neurônios dopaminérgicos na substância negra e à degeneração das terminações nervosas no estriado.[7] Os neurônios que contêm outras monoaminas, como noradrenalina e 5-hidroxitriptamina, também são afetados. Ocorre perda gradual de dopamina ao longo de vários anos, e os sintomas da DP só aparecem quando o conteúdo de dopamina do estriado cai para 20 a 40% do normal. As lesões da via nigroestriatal ou a depleção quimicamente induzida de dopamina em animais de laboratório também produzem sintomas de DP. O sintoma mais claramente relacionado com a deficiência de dopamina é a *bradicinesia*, que ocorre de modo imediato e invariável nos animais lesionados. A rigidez e o tremor envolvem distúrbios neuroquímicos mais complexos de outros transmissores (em particular ACh, noradrenalina, 5-hidroxitriptamina e GABA), bem como da dopamina. Em lesões experimentais, o dano a via nigroestriatal resulta em duas consequências secundárias, ou seja, uma hiperatividade dos neurônios dopaminérgicos remanescentes, que apresentam aumento da velocidade de renovação do transmissor, e aumento no número de receptores de dopamina, o que produz um estado de hipersensibilidade por denervação (ver Capítulo 13). Os neurônios no estriado expressam principalmente os receptores D_1 (excitatórios) e D_2 (inibitórios) (ver Capítulo 39), porém menos receptores D_3 e D_4. A Figura 40.4 apresenta um diagrama simplificado do circuito neuronal envolvido e das vias afetadas, sobretudo na DP e na DH.

Os interneurônios colinérgicos do corpo estriado (não mostrados na Figura 40.4) também estão envolvidos na DP e na DH. A liberação de acetilcolina do estriado é fortemente inibida pela dopamina, e foi sugerido que a hiperatividade desses neurônios colinérgicos contribui para os sintomas da DP. O oposto ocorre na DH, e, em ambas as doenças, as terapias direcionadas para recuperar o equilíbrio entre neurônios dopaminérgicos e colinérgicos são, até certo ponto, benéficas.

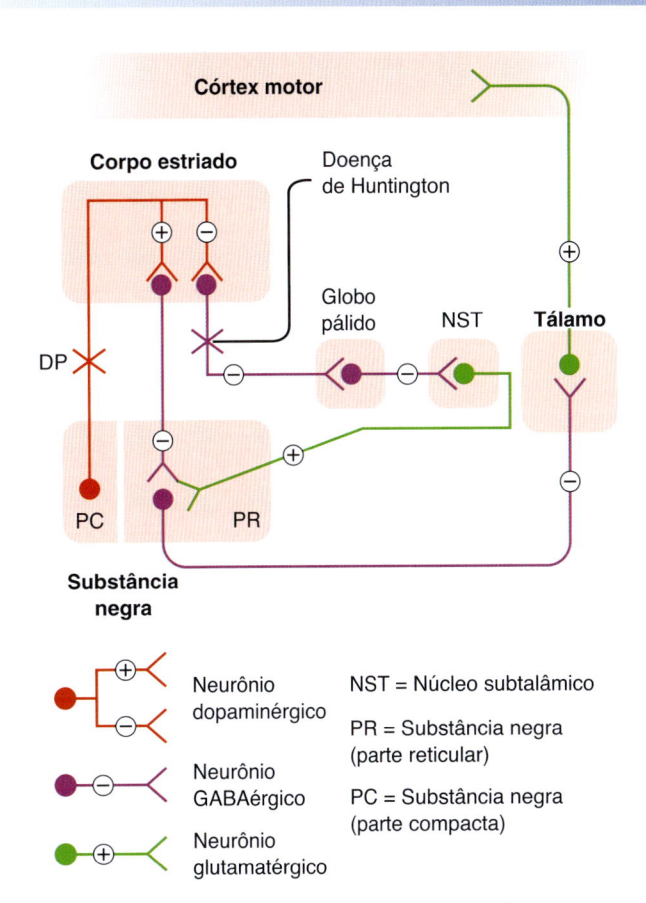

Figura 40.4 Diagrama simplificado da organização do sistema motor extrapiramidal e os defeitos que ocorrem na doença de Parkinson (DP) e na doença de Huntington (DH). Em geral, a atividade dos neurônios dopaminérgicos nigroestriatais provoca excitação dos neurônios estriatonigrais e inibição dos neurônios do estriado que se projetam para o globo pálido. Devido às diferentes vias envolvidas, a atividade dos *neurônios GABAérgicos* na *substância negra* é suprimida, liberando a restrição exercida no *tálamo* e no *córtex*, causando estimulação motora. Na DP, a via dopaminérgica da *substância negra* (*parte compacta*), até o *estriado* está comprometida. Na DH, a via estriado-palidal GABAérgica está comprometida, produzindo efeitos opostos às alterações observadas na DP.

PATOGENIA DA DOENÇA DE PARKINSON

À semelhança de outras doenças neurodegenerativas, o dano neuronal na DP é causado por dobramento incorreto e agregação das proteínas, auxiliados e induzidos por outros vilões familiares, notadamente excitotoxicidade, disfunção mitocondrial, estresse oxidativo, inflamação e apoptose. Os aspectos da patogenia e os modelos animais de DP foram descritos por Duty e Jenner (2011).

NEUROTOXINAS

Uma nova luz foi lançada sobre a possível etiologia da DP por um evento casual. Em 1982, um grupo de jovens usuários de substâncias na Califórnia desenvolveu uma forma de DP excepcionalmente grave (conhecida como síndrome do "adicto congelado"), cuja causa foi atribuída ao composto 1-metil-4-fenil-1,2,3,6-tetra-hidropiridina (**MPTP**), que era um contaminante na preparação ilegal de um substituto da heroína (Langston, 1985). O MPTP provoca destruição irreversível dos neurônios dopaminérgicos nigroestriatais em várias espécies, e, nos primatas, provoca um estado semelhante à DP. O MPTP atua por meio de sua conversão em um metabólito tóxico, MPP^+, pela enzima monoaminoxidase (MAO;

---

[7] Foi constatado que outros tipos de neurônios também estão afetados. Aqui nos concentramos na via dopaminérgica nigroestriatal, visto que é a mais importante em relação aos tratamentos atuais.

especificamente pelo subtipo MAO-B localizado nas células gliais; ver Capítulos 15 e 48). Em seguida, a MPP⁺ é captada pelo sistema de transporte da dopamina e, assim, atua de modo seletivo nos neurônios dopaminérgicos e inibe as reações de oxidação mitocondriais, produzindo estresse oxidativo. O MPTP parece ser seletivo na destruição dos neurônios nigroestriatais e não afeta os neurônios dopaminérgicos em qualquer local – a razão disso é desconhecida. Além disso, é menos eficaz em ratos do que em primatas; todavia, nos camundongos apresentou alguma suscetibilidade. A **selegilina**, um inibidor seletivo da MAO-B, impede a neurotoxicidade induzida pelo MPTP ao bloquear a sua conversão em MPP⁺. A selegilina também é usada no tratamento da DP (ver adiante); além de inibir a degradação da dopamina, ela também pode atuar por meio do bloqueio da ativação metabólica de uma suposta substância semelhante ao MPTP endógena ou ambiental, que está envolvido na etiologia da DP. É possível que a própria dopamina seja responsável, visto que a oxidação da dopamina origina metabólitos potencialmente tóxicos. Independente da ação do MPTP refletir ou não a patogenia natural da DP, o modelo MPTP constitui uma ferramenta experimental muito útil para testar possíveis tratamentos.

O comprometimento da função mitocondrial é uma característica da doença nos seres humanos. Vários herbicidas, como a **rotenona**, que inibem seletivamente a função mitocondrial, causam uma síndrome semelhante à DP em animais. Nos seres humanos, a DP é mais comum em áreas agrícolas do que nas cidades, o que sugere que as toxinas ambientais podem constituir um fator na sua etiologia.

A DP também está associada ao desenvolvimento de *corpos de Lewy* contendo α-*sinucleína* (ver discussão anterior). É possível (Lotharius e Brundin, 2002) que a função normal da α-sinucleína esteja relacionada com a reciclagem das vesículas sinápticas e que a forma com dobramento incorreto perca essa funcionalidade, resultando em comprometimento do armazenamento vesicular de dopamina. Isso pode levar a um aumento na dopamina citosólica, cuja degradação produz EROS e, portanto, neurotoxicidade. Consistente com a hipótese da α-sinucleína, outra mutação associada à DP (*parquina*) também envolve uma proteína que participa na degradação intracelular das proteínas nocivas.

> **Doença de Parkinson**
>
> - Doença degenerativa dos núcleos da base, que provoca hipocinesia, tremor em repouso e rigidez muscular, frequentemente com demência e disfunção autonômica
> - Associada à agregação da α-sinucleína (uma proteína normalmente envolvida na reciclagem das vesículas) na forma de corpos de Lewy característicos
> - Costuma ser idiopática, porém pode ocorrer em consequência de AVC ou infecção viral; pode ser induzida por fármacos (antipsicóticos). Além disso, ocorrem formas familiares raras associadas a diversas mutações gênicas, incluindo α-sinucleína
> - Associada à degeneração dos neurônios dopaminérgicos nigroestriatais, que dá origem aos sintomas motores, bem como a neurodegeneração mais generalizada, resultando em demência e depressão
> - Pode ser induzida pelo 1-metil-4-fenil-1,2,3,6-tetra-hidropiridina (**MPTP**), uma neurotoxina que afeta os neurônios dopaminérgicos. Neurotoxinas ambientais semelhantes, bem como fatores genéticos, podem estar envolvidas na doença de Parkinson humana.

Foram identificadas outras mutações gênicas como fatores de risco para a DP de início precoce, que codificam proteínas envolvidas na função mitocondrial, tornando as células mais suscetíveis ao estresse oxidativo. Assim, um quadro semelhante à patogenia da DA está surgindo aos poucos. A α-sinucleína com dobramento incorreto, facilitada pela superexpressão, por mutações genéticas ou, possivelmente, por fatores ambientais, acumula-se na célula como resultado do comprometimento da degradação proteica (em decorrência da parquina defeituosa) na forma dos corpos de Lewy, os quais, por mecanismos desconhecidos, comprometem a sobrevida da célula. Se houver aumento do estresse oxidativo, como resultado de isquemia, venenos mitocondriais ou mutações de certas proteínas mitocondriais, o resultado é a morte celular.

TRATAMENTO FARMACOLÓGICO DA DOENÇA DE PARKINSON

Atualmente, os principais fármacos utilizados (Figura 40.5) são:

- **Levodopa** (algumas vezes em combinação com **carbidopa** e **entacapona**)
- Agonistas da dopamina (p. ex., **pramipexol**, **ropinirol**, **bromocriptina**)
- Inibidores da MAO-B (p. ex., **selegilina, rasagilina**)
- Os antagonistas dos receptores muscarínicos de ACh (p. ex., **orfenadrina**, **prociclidina** e **triexifenidil**) são usados em algumas ocasiões.

Nenhum dos fármacos administrados no tratamento da DP afeta a progressão da doença.

LEVODOPA

A **levodopa** constitui o tratamento de primeira linha para a DP e é combinada com um inibidor da dopa descarboxilase de ação periférica, como **carbidopa** ou **benserazida**, o que reduz a dose necessária em cerca de 10 vezes e diminui os efeitos colaterais periféricos. A levodopa é bem absorvida pelo intestino delgado, um processo que depende de transporte ativo, embora grande parte seja inativada pela MAO na parede do intestino. A meia-vida plasmática é curta (cerca de 2 horas). Foram desenvolvidas preparações orais e de liberação lenta por via subcutânea. A conversão em dopamina na periferia, que de outro modo responderia a cerca de 95% da dose de levodopa e causaria efeitos colaterais incômodos, é, em grande parte, impedida pelo inibidor da descarboxilase. A descarboxilação ocorre rapidamente no cérebro, visto que os inibidores da descarboxilase não penetram a barreira hematoencefálica. Não se sabe ao certo se o efeito depende da liberação aumentada de dopamina pelos poucos neurônios dopaminérgicos sobreviventes ou de uma "inundação" da sinapse com dopamina, formada em outros locais. Como os agonistas sintéticos da dopamina são igualmente efetivos, a última explicação é a mais provável, e os estudos em animais sugerem que a levodopa pode atuar até mesmo quando não há terminações nervosas dopaminérgicas. Por outro lado, a eficácia terapêutica da levodopa diminui à medida que a doença avança, de modo que parte de sua ação pode depender da presença de neurônios dopaminérgicos funcionais. Em pacientes com problemas de flutuações motoras no "fim da dose", utiliza-se uma combinação de levodopa mais um inibidor da dopa descarboxilase com um inibidor da catecol-*O*-metil transferase (COMT) (p. ex., **entacapona**, **tolcapona** ou **opicapona**; ver Capítulo 15).

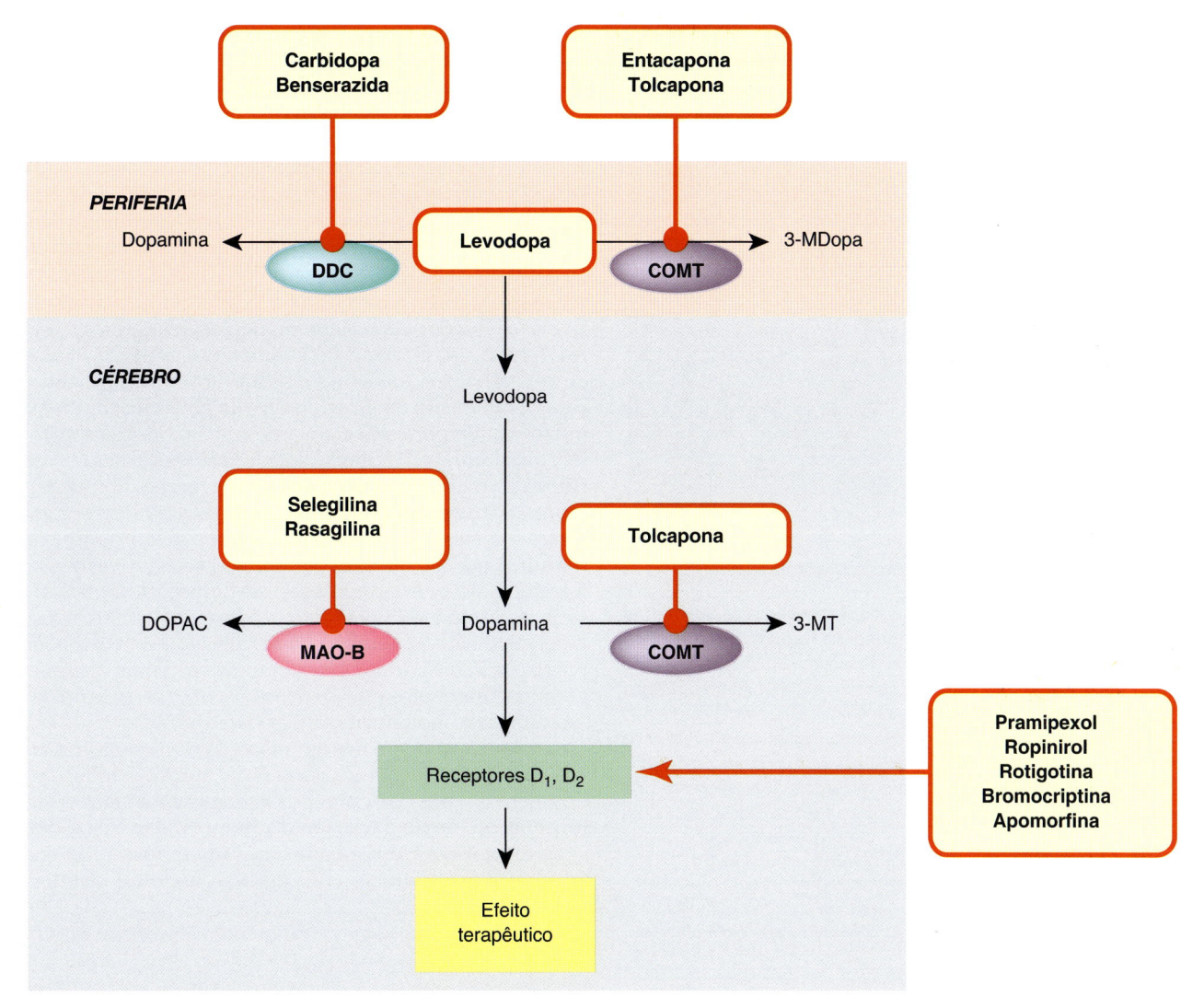

Figura 40.5 Locais de ação dos fármacos utilizados no tratamento de doença de Parkinson. A *levodopa* penetra no cérebro e é convertida em *dopamina* (o neurotransmissor deficiente). A inativação da levodopa na periferia é impedida por inibidores de dopa descarboxilase (DDC) e catecol-O-metil transferase (COMT). A inativação no cérebro é impedida pelos inibidores da COMT e monoaminoxidase B (MAO-B). Os agonistas da dopamina atuam diretamente nos receptores dopaminérgicos estriatais. *3-MDopa*, 3-metoxidopa; *3-MT*, 3-metoxitirosina; *DOPAC*, ácido di-hidroxifenilacético.

Eficácia terapêutica

Cerca de 80% dos pacientes apresentam uma melhora inicial com a levodopa, em particular da rigidez e da bradicinesia, enquanto cerca de 20% têm suas funções motoras restauradas quase ao normal. À medida que o tempo progride, a efetividade da levodopa declina de modo gradual (Figura 40.6). Em um estudo típico com 100 pacientes tratados com levodopa por 5 anos, apenas 34 estavam melhor do que no início do ensaio clínico, 32 pacientes tinham morrido e 21 tinham se retirado do estudo. É provável que a perda da efetividade da levodopa reflita sobretudo a progressão natural da doença, porém a infrarregulação dos receptores e outros mecanismos compensatórios também podem contribuir. Não há evidências de que a levodopa possa, de fato, acelerar o processo neurodegenerativo por meio da superprodução de dopamina, como se suspeitava em bases teóricas. De modo global, a levodopa aumenta a expectativa de vida dos pacientes com DP, provavelmente como resultado da melhora da função motora, embora alguns sintomas (p. ex., disfagia, declínio cognitivo) não apresentem melhora.

Efeitos adversos

Existem dois tipos principais de efeitos adversos:

1. Movimentos involuntários (discinesia), que não aparecem inicialmente, mas que se desenvolvem na maioria dos pacientes nos primeiros 2 anos após iniciar a terapia com levodopa. Em geral, esses movimentos afetam a face e os membros e podem se tornar muito graves. Ocorrem no momento do pico do efeito terapêutico, e a margem entre o benefício e o efeito discinético se torna progressivamente mais estreita. A levodopa é de ação curta, e a flutuação na sua concentração plasmática pode favorecer o desenvolvimento de discinesias, visto que os agonistas da dopamina com ação mais prolongada são menos problemáticos nesse aspecto.

2. Flutuações rápidas no estado clínico, em que a bradicinesia e a rigidez podem subitamente piorar por um período de apenas alguns minutos até várias horas, para em seguida melhorar de novo. Esse efeito de "liga e desliga" não é observado em pacientes com DP não tratada nem com outros fármacos usados para tratamento da DP. O "efeito desliga" pode ser tão súbito a ponto de o paciente parar durante

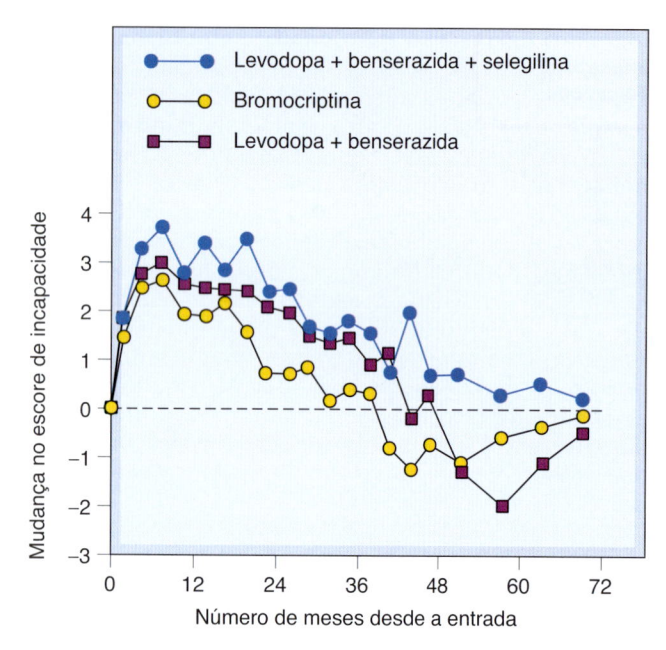

Figura 40.6 Comparação entre levodopa/benserazida, levodopa/benserazida/selegilina e bromocriptina na progressão dos sintomas da doença de Parkinson. Os pacientes (249 a 271 em cada grupo de tratamento) foram avaliados com um escore padrão de classificação de incapacidade. Antes do tratamento, a taxa média de declínio era de 0,7 unidade/ano. Todos os três tratamentos produziram uma melhora em relação a classificação inicial por 2 a 3 anos, porém o efeito declinou devido à refratariedade aos fármacos ou à progressão da doença. A bromocriptina pareceu levemente menos efetiva do que os esquemas com levodopa, e houve uma maior taxa de abandono devido à ocorrência de efeitos adversos nesse grupo. (De Parkinson's Disease Research Group, 1993. Br. Med. J. 307, 469-472.)

a deambulação e sentir-se preso no lugar ou incapaz de levantar-se de uma cadeira após ter permanecido sentado alguns momentos antes. À semelhança das discinesias, o problema parece refletir a flutuação das concentrações plasmáticas de levodopa, e foi sugerido que, conforme a doença avança, ocorre perda da capacidade dos neurônios de armazenar dopamina, de modo que o benefício terapêutico da levodopa depende, cada vez mais, da formação contínua de dopamina extraneuronal, o que exige um suprimento contínuo de levodopa. O uso de preparações de liberação sustentada ou a coadministração de inibidores da COMT, como a **entacapona**, podem impedir as flutuações na concentração plasmática de levodopa. Recentemente, a **istradefilina**, um antagonista do receptor de adenosina A2A, foi aprovada como tratamento complementar da levodopa e carbidopa para reduzir os períodos "desligados". O mecanismo pelo qual o fármaco produz esse efeito ainda não está bem esclarecido.

Além desses efeitos colaterais de desenvolvimento lento, a levodopa provoca vários efeitos agudos que são experimentados pela maioria dos pacientes no início, mas que tendem a desaparecer depois de algumas semanas. Os principais são os seguintes:

- Náusea e anorexia. A **domperidona**, um antagonista da dopamina que atua na zona do gatilho quimiorreceptora (onde a barreira hematoencefálica é permeável), mas que não tem acesso aos núcleos da base, pode ser útil na prevenção desse efeito
- Hipotensão. A hipotensão postural é um problema reconhecido, em particular em pacientes idosos
- Efeitos psicológicos. A levodopa, que aumenta a atividade da dopamina no cérebro, pode produzir uma síndrome semelhante à esquizofrenia (ver Capítulo 47), com delírios e alucinações. Mais comumente, em cerca de 20% dos pacientes, causa confusão, desorientação, insônia e pesadelos.

AGONISTAS DA DOPAMINA

A **bromocriptina**, a **pergolida** e a **cabergolina** exibem uma leve seletividade pelos receptores $D_{2/3}$ em relação aos receptores D_1 (ver Capítulo 39). A bromocriptina, que inibe a liberação de prolactina pela adeno-hipófise, foi introduzida inicialmente para o tratamento da galactorreia e da ginecomastia (ver Capítulo 33). Embora seja efetiva no controle dos sintomas da DP, a sua utilidade é limitada pelos efeitos colaterais, como náusea e vômitos, sonolência e risco de reações fibróticas nos pulmões, retroperitônio e pericárdio. Essas desvantagens levaram à substituição desses fármacos pelo **pramipexol** e **ropinirol**, que são seletivos para os receptores $D_{2/3}$ e mais bem tolerados, além de não apresentar as flutuações na eficácia associadas à levodopa. Entretanto, causam sonolência e, algumas vezes, alucinações, e evidências recentes sugerem que podem predispor a comportamentos compulsivos, como compulsão por jogo,[8] alimentos e sexo, relacionados com as funções de "recompensa" da dopamina (ver Capítulo 50).

Uma desvantagem dos agonistas da dopamina atuais é a sua meia-vida plasmática curta (6 a 8 horas), exigindo uma dosagem 3 vezes/dia, embora se disponha atualmente de formulações de liberação lenta administradas 1 vez/dia.

A **rotigotina** é um agente mais novo, fornecido como adesivo transdérmico, com eficácia e efeitos colaterais semelhantes.

A **apomorfina**, administrada como injeção, é algumas vezes utilizada para controlar o "efeito desliga" da levodopa. Devido à sua potente ação emética, precisa ser combinada com um fármaco antiemético oral. Apresenta outros efeitos adversos graves (alterações do humor e do comportamento, arritmias cardíacas e hipotensão) e é usada como último recurso se todos os outros fármacos falharem.

INIBIDORES DA MAO-B

A **selegilina** é um inibidor seletivo da MAO-B,[9] que não tem os efeitos periféricos adversos dos inibidores não seletivos da MAO usados para tratar a depressão (ver Capítulo 48) e, diferente destes, não provoca a "reação ao queijo" nem interage tão frequentemente com outros fármacos. A inibição da MAO-B protege a dopamina da degradação extraneuronal e foi, no início, usada como adjuvante da levodopa. Os ensaios clínicos de longo prazo mostraram que a combinação de selegilina e levodopa foi mais efetiva do que a levodopa isoladamente para o alívio dos sintomas e o prolongamento da vida. O reconhecimento do papel da MAO-B na neurotoxicidade sugeriu que a selegilina poderia ser neuroprotetora, em vez de apenas intensificar a ação da levodopa; todavia, os

---

[8]Em 2008, um requerente recebeu a indenização de 8,2 milhões de dólares por um Tribunal de Justiça dos EUA por ter desenvolvido transtorno compulsivo de jogo (e ter perdido muito dinheiro) após tomar pramipexol para tratamento da DP – um efeito colateral do qual a empresa farmacêutica estava ciente.

[9]A MAO-B no cérebro está localizada em grande parte nas células da glia e nos neurônios 5-HT (embora, surpreendentemente, não pareça ser expressa nos neurônios dopaminérgicos).

estudos clínicos realizados não sustentam isso. Um ensaio clínico em larga escala (ver Figura 40.6) não mostrou quaisquer diferenças quando a selegilina foi acrescentada ao tratamento com levodopa/benserazida. A selegilina é metabolizada em anfetamina e, algumas vezes, provoca excitação, ansiedade e insônia. A **rasagilina**, um fármaco muito semelhante, não apresenta esse efeito adverso e pode, de algum modo, retardar a progressão da doença, bem como aliviar os sintomas (Olanow et al., 2009). A **safinamida** inibe tanto a MAO-B quanto a recaptação de dopamina.

OUTROS FÁRMACOS USADOS NA DOENÇA DE PARKINSON

Amantadina

A amantadina foi introduzida como fármaco antiviral e, em 1969, descobriu-se, por acaso, que era benéfica na DP. Foram sugeridos muitos mecanismos possíveis para a sua ação, com base em evidências neuroquímicas de aumento da liberação de dopamina, inibição da captação de aminas ou ação direta nos receptores de dopamina. Mais recentemente, foi descrito o bloqueio dos receptores NMDA pela estabilização do estado fechado do canal, o que pode constituir um novo alvo para fármacos antiparkinsonianos.

A amantadina é menos eficaz que a levodopa ou a bromocriptina no tratamento da DP, porém é efetiva na redução das discinesias induzidas pelo tratamento prolongado com levodopa.

Antagonistas da acetilcolina

Por mais de um século, até que a levodopa fosse descoberta, a atropina e fármacos relacionados constituíam a principal forma de tratamento da DP. Os receptores muscarínicos de ACh exercem um efeito inibitório nas terminações nervosas dopaminérgicas, cuja supressão compensa a falta de dopamina. Os efeitos colaterais dos antagonistas muscarínicos (ver Capítulo 14) – boca seca, constipação intestinal, comprometimento da visão, retenção urinária – são problemáticos, e hoje esses fármacos raramente são usados, exceto para o tratamento dos sintomas parkinsonianos em pacientes que recebem fármacos antipsicóticos (que são antagonistas da dopamina e que, portanto, anulam o efeito da levodopa; ver Capítulo 47). Os fármacos utilizados incluem **orfenadrina**, **prociclidina** e **triexifenidil**.

Coadjuvantes da terapia

Pode-se utilizar uma variedade de fármacos para o tratamento dos sintomas não motores associados à DP. Esses fármacos incluem inibidores da colinesterase e memantina para a demência (ver anteriormente), antidepressivos (ver Capítulo 48), quetiapina, clozapina e pimavanserina para as alucinações (ver Capítulo 47), modafinila para a sonolência diurna (ver Capítulo 49), clonazepam (ver Capítulo 45) e melatonina (ver Capítulo 39) para transtornos do sono de movimentos oculares rápidos (REM).

NOVAS ABORDAGENS FARMACOLÓGICAS

Novos e potenciais tratamentos para a DP em várias fases de ensaios clínicos são revistos por Oertel e Schulz (2016). Infelizmente, vários candidatos que mostraram ser promissores em estudos pré-clínicos não apresentaram eficácia em ensaios clínicos subsequentes (p. ex., preladenante e saritozan). A imunização ativa e passiva contra a α-sinucleína e os inibidores ou moduladores da agregação da α-sinucleína podem prevenir a progressão da doença.

> **Fármacos usados na doença de Parkinson**
>
> - Os fármacos atuam ao contrabalançar a deficiência de dopamina nos núcleos da base ou ao bloquear os receptores muscarínicos. Nenhum dos fármacos disponíveis afeta a neurodegeneração subjacente
> - Os fármacos incluem:
>   - **Levodopa** (precursor da dopamina; ver Capítulo 15), administrada com um inibidor da dopa descarboxilase periférica (p. ex., **carbidopa**) para minimizar os efeitos colaterais; algumas vezes, é administrado também um inibidor da COMT (p. ex., **entacapona**), particularmente a pacientes com flutuações motoras no "fim da dose"
>   - Agonistas dos receptores de dopamina (**pramipexol**, **ropinirol**, **rotigotina**, **bromocriptina**); dispõe-se da **rotigotina** como adesivo transdérmico
>   - Inibidores da MAO-B (**selegilina**, **rasagilina**)
>   - **Amantadina** (pode intensificar a liberação de dopamina)
>   - **Orfenadrina** (antagonista dos receptores muscarínicos, usado para o parkinsonismo causado por fármacos antipsicóticos)
> - O transplante de células-tronco, que ainda está em desenvolvimento clínico inicial, pode ser efetivo

TRANSPLANTE NEURAL, TERAPIA GÊNICA E ESTIMULAÇÃO CEREBRAL

A DP é a primeira doença neurodegenerativa para a qual foi tentado o transplante neural em 1982, em meio a grande publicidade. Várias abordagens de transplante foram tentadas, com base na injeção de células fetais dissociadas (neuroblastos) diretamente no estriado. Os ensaios clínicos em pacientes com DP (Barker et al., 2013) envolveram sobretudo a injeção de células do mesencéfalo de fetos humanos abortados. Embora esses transplantes tenham demonstrado sobreviver e estabelecer conexões dopaminérgicas funcionais, essa abordagem deixou de ser utilizada. Alguns pacientes passaram a desenvolver discinesias graves, talvez devido à superprodução de dopamina. Naturalmente, o uso de material fetal depara-se com dificuldades éticas (em geral, são necessárias células de cinco ou mais fetos para a realização de um transplante), e as esperanças para o futuro dependem, em grande parte, do desenvolvimento de transplante de células-tronco (Nishimura e Takahashi, 2013); há ensaios clínicos de pequeno porte em andamento (Schweitzer, et al., 2020).

A terapia gênica (ver Capítulo 5) para a DP tem por objetivo aumentar a síntese de neurotransmissores e de fatores neurotróficos, como:

- Dopamina no estriado – por meio da expressão da tirosina hidroxilase ou dopa descarboxilase
- GABA no núcleo subtalâmico – pela superexpressão da descarboxilase do ácido glutâmico (para reduzir o impulso excitatório para a substância negra [ver Figura 40.4])
- Fatores neurotróficos como neurturina, um análogo do fator neurotrófico derivado da glia (GDNF).

A estimulação elétrica dos núcleos subtalâmicos com eletrodos implantados (o que inibe a atividade neural, equivalente a uma ablação reversível) é utilizada nos casos graves e pode melhorar a disfunção motora na DP, porém não melhora os sintomas cognitivos e outros sintomas nem interrompe o processo neurodegenerativo (Okun, 2012).

TREMOR ESSENCIAL

O TE é, provavelmente, o distúrbio do movimento mais prevalente, cerca de oito vezes mais comum do que a DP, porém a sua patologia subjacente é muito pouco compreendida, e, apesar de sua prevalência, a falta de progresso nessa área é surpreendente. Caracteriza-se por um tremor postural ou cinético rítmico de 4 a 12 Hz e afeta sobretudo os membros superiores, embora possa progredir para outros locais, como a cabeça, os músculos da laringe e os membros inferiores. As diferenças entre o tremor relacionado com a DP e o TE não são necessariamente óbvias a partir da apresentação dos sintomas, porém surgem de etiologias muito diferentes. É sabido que a DP está ligada à perda de neurônios dopaminérgicos, mas a base neuroquímica da TE é desconhecida. Com base na capacidade de gerar tremor (em um modelo animal com o uso da β-carbolina, a harmalina), foi sugerido um papel para a disfunção GABAérgica no TE, assim como uma mudança no equilíbrio entre neurotransmissão excitatória/inibitória, porém também pode haver envolvimento de outros neurotransmissores, incluindo dopamina, adenosina e noradrenalina. O TE possui algumas associações genéticas e provavelmente surge de uma interação de fatores genéticos e ambientais (Clark e Louis, 2018).

Embora o TE possa permanecer relativamente leve, apresentar apenas uma progressão lenta e, portanto, ter impacto limitado sobre um paciente, ele pode, em outros pacientes, progredir até se tornar debilitante, fazendo com que tarefas básicas sejam um desafio, como comer, escrever e outras atividades simples do dia a dia. Além disso, parece haver uma associação interessante com estados emocionais, e o TE pode se tornar muito mais evidente durante períodos de estresse emocional.

Com evidências muito limitadas de qualquer déficit neuroquímico específico, os tratamentos farmacológicos têm dependido muito de ensaios clínicos com fármacos utilizados para outras condições. Os tratamentos mais eficazes consistem no β-bloqueador propranolol (ver Capítulos 15 e 20) e no barbitúrico antiepiléptico, a primidona (ver Capítulo 46), embora a eficácia varie e nem todos os pacientes obtenham um alívio satisfatório dos sintomas. Sabe-se muito bem que o álcool é efetivo na redução da amplitude e da intensidade do TE, porém isso leva ao risco de desenvolvimento de alcoolismo nesses pacientes. Uma abordagem alternativa para o tratamento dos mecanismos centrais que geram TE consiste em usar os membros diretamente como alvos, e as injeções de toxina botulínica tipo A nos músculos flexores e extensores do antebraço pode melhorar o tremor dos membros superiores com relativamente poucos efeitos colaterais. Uma revisão recente das abordagens farmacológicas para o tratamento da TE analisa uma ampla variedade de fármacos que foram submetidos a avaliação clínica, porém ainda existe uma necessidade urgente de mais pesquisas e de uma compreensão da patologia subjacente (Alonso-Navarro et al., 2020).

DOENÇA DE HUNTINGTON

A DH é uma doença hereditária (autossômica dominante), que resulta em degeneração cerebral progressiva, começa na idade adulta e provoca rápida deterioração e morte. Tal como a demência, provoca sintomas motores graves na forma de movimentos coreiformes (i. e., involuntários e rápidos), em particular dos dedos das mãos, da face ou da língua. Ela é a mais comum de um grupo chamado de doenças neurodegenerativas por *repetição de trinucleotídeos*, associadas à expansão do número de repetições da sequência CAG em genes específicos, o que explica o número (50 ou mais) de resíduos de glutamina consecutivos na extremidade N-terminal da proteína expressa (Walker, 2007). Quanto maior o número de repetições, mais precoce o aparecimento dos sintomas. A proteína codificada pelo gene da DH, a *huntingtina*, que normalmente possui uma cadeia de menos de 30 resíduos de glutamina, é uma proteína citosólica solúvel, de função desconhecida, encontrada em todas as células. A DH se desenvolve quando a proteína mutante contém 40 ou mais repetições. As cadeias poli-Gln longas reduzem a solubilidade da huntingtina e favorecem a formação de agregados, que são formados por clivagem proteolítica da proteína mutante, liberando fragmentos N-terminais que incluem a região poli-Gln. Assim como na DA e na DP, é provável que a agregação seja responsável pela perda neuronal, que afeta sobretudo o córtex e o estriado, resultando em demência progressiva e em movimentos coreiformes involuntários graves. Estudos realizados com cérebros *post mortem* mostraram que o conteúdo de dopamina do estriado estava normal ou ligeiramente aumentado, enquanto havia uma redução de 75% na atividade da ácido glutâmico descarboxilase, a enzima responsável pela síntese de GABA (ver Capítulo 38). Acredita-se que a perda da inibição mediada pelo GABA nos núcleos da base produza hiperatividade das sinapses dopaminérgicas, de modo que a síndrome é, em alguns aspectos, uma imagem especular da DP (ver Figura 40.4).

Os efeitos dos fármacos que influenciam a transmissão dopaminérgica são correspondentemente os opostos daqueles observados na DP, e os antagonistas da dopamina mostram-se efetivos na redução dos movimentos involuntários, enquanto fármacos como a levodopa e a bromocriptina os agravam. Os fármacos usados para aliviar os sintomas motores incluem a **tetrabenazina** (um inibidor do transportador vesicular de monoaminas; ver Capítulo 15), que reduz o armazenamento de dopamina; antagonistas da dopamina, como a **clorpromazina** e o **haloperidol** (ver Capítulo 47); e o agonista do receptor $GABA_B$, **baclofeno** (ver Capítulo 38). Outros tratamentos farmacológicos incluem antidepressivos, estabilizadores do humor (ver Capítulo 48) e benzodiazepínicos (ver Capítulo 45) para reduzir a depressão, as alterações de humor e a ansiedade associadas à doença. Nenhum desses fármacos altera a demência ou retarda o curso da doença. Atualmente, fármacos (p. ex., **branaplam**) e abordagens genéticas (p. ex., oligonucleotídeos *antissense*, RNAi) que reduzem os níveis de huntingtina estão em fase de investigação clínica.

ESCLEROSE LATERAL AMIOTRÓFICA

A ELA é a forma mais comum de doença do neurônio motor, em que a degeneração dos neurônios motores leva à paralisia e, por fim, à morte. Na ELA, ocorre degeneração tanto nos neurônios motores superiores, os que se projetam dos centros superiores para a medula espinal, quanto nos neurônios motores inferiores, aqueles que se projetam do corno anterior da medula espinal para o músculo esquelético. As causas da ELA não são conhecidas, porém há evidências de que fatores tanto genéticos quanto ambientais, como exposição a toxinas bacterianas, metais pesados, pesticidas e trauma, estejam envolvidos.[10] Mutações em vários genes – *SOD1*, *C9orf72* e *NEK1* – foram associadas a alguns casos de ELA familiar (Pochet, 2017).

Os fármacos utilizados hoje no tratamento da ELA incluem o **riluzol** e a **edaravona**. O riluzol pode atuar por meio da redução da liberação de glutamato, enquanto a edaravona pode diminuir o estresse oxidativo. Entretanto, esses fármacos proporcionam apenas uma melhoria limitada. Há pouco tempo, um ativador da troponina do músculo esquelético, o **reldesemtiv**, que pode retardar a fraqueza muscular progressiva, tem sido objeto de ensaios clínicos de Fase 3. Esse fármaco também pode ser efetivo na atrofia muscular espinal (ver adiante). As terapias destinadas a suprimir a expressão de genes mutados e as terapias com células-tronco continuam sendo investigadas. A **tofersena**, um oligonucleotídeo *antissense* direcionado contra SOD1, está em Fase 3 de ensaios clínicos para o tratamento da ELA associada a mutações de SOD1.

ATROFIA MUSCULAR ESPINAL

A AME é um grupo de distúrbios neuromusculares hereditários em que ocorrem degeneração dos neurônios motores e atrofia muscular progressiva. Trata-se da causa genética mais comum de morte de lactentes. Os neurônios motores exigem a expressão de uma proteína, apropriadamente denominada *proteína de sobrevivência do neurônio motor* (SMN), para a sua sobrevivência e funcionamento. A AME é causada por um defeito genético no gene SMN-1, que codifica a SMN. Nesses últimos anos, foram desenvolvidas várias terapias gênicas (ver Capítulo 5) para a AME, trazendo esperança às famílias afetadas por esse distúrbio devastador. A **nusinersena**, uma sequência oligonucleotídica *antissense* administrada por injeção intratecal, facilita a expressão da SMN, não do gene SMN-1 mutado, mas do SMN-2, um gene de "*backup*" que, em condições normais, devido ao "salto" de éxons, não produz uma grande quantidade de SMN funcional. A nusinersena impede o "salto", permitindo, assim, que a célula produza SMN. O **risdiplam**, um modificador de *splicing* do RNA dirigido por SMN-2 ativo, por via oral, aumenta a produção da proteína SMN funcional. O **onasemnogeno abeparvoveque**,[11] um transgene SMN-1, é um vetor viral recombinante não replicante, modificado para conter o cDNA do gene SMN humano. O vetor carrega uma cópia funcional do gene SMN-1 nos neurônios motores, fornecendo, assim, uma fonte alternativa de expressão da proteína SMN nessas células.

ESCLEROSE MÚLTIPLA

A EM é uma doença associada à desmielinização dos axônios nervosos e à degeneração neuronal, resultando em lesões que podem ocorrer em todo o SNC. Em geral, os sintomas começam a se desenvolver entre 20 e 30 anos de idade e dependem da localização das lesões. Os sintomas comuns consistem em problemas com a visão, tontura, equilíbrio, marcha, fadiga, incontinência, rigidez muscular e espasmos musculares dolorosos. A EM também pode afetar o processamento cognitivo e o humor. Acomete quase três vezes mais mulheres do que homens. Existem duas formas da doença, a *recorrente-remitente*, em que os portadores sofrem crises de sintomas que depois desaparecem parcialmente ou por completo, mas que, em seguida, recidivam mais tarde na vida, e a *progressiva primária*, em que os sintomas persistem e aumentam com o passar do tempo. Entretanto, a forma recorrente-remitente pode evoluir para a progressiva secundária mais tarde na vida. A causa da EM é desconhecida e, à semelhança de outras doenças neurodegenerativas, pode resultar de uma combinação de fatores genéticos predisponentes (Hollenbach e Oksenberg, 2015) e da exposição a fatores ambientais, como infecção.

A EM tem sido considerada há muito tempo uma doença desmielinizante autoimune, embora as proteínas, os lipídeos e os gangliosídeos na mielina que atuam como antígenos não tenham sido identificados. As características patológicas comuns consistem em inflamação (ver Capítulo 25), aumento da permeabilidade da barreira hematoencefálica, desmielinização e degeneração axonal. Entretanto, ainda não foi esclarecido se a EM é uma doença autoimune primária que afeta o SNC ou uma doença neurodegenerativa com desmielinização inflamatória secundária (Trapp e Nave, 2008). As terapias atuais são direcionadas para moderar os componentes inflamatórios agudos da EM (Tabela 40.3), porém são de eficácia limitada. Podem reduzir a taxa de deterioração clínica e a incidência de recidivas, mas, de modo geral, não revertem a neurodegeneração que já ocorreu. Vários são os anticorpos monoclonais (**natalizumabe**, **alentuzumabe**, **daclizumabe** e **ocrelizumabe**) que têm como alvo proteínas específicas expressas nos linfócitos B e T para limitar a sua disseminação no cérebro e na medula espinal, onde atacam a bainha de mielina ao redor dos nervos motores. Entretanto, a terapia com anticorpos monoclonais está associada a um risco de complicações autoimunes graves (ver Capítulo 5), que precisam ser monitoradas. Os mecanismos patológicos subjacentes à neurodegeneração, que torna a doença irreversível, ainda não estão bem compreendidos, mas podem constituir a chave para encontrar tratamentos capazes de curar a doença. O tratamento sintomático da EM inclui **baclofeno** e **nabiximols**, um extrato botânico da *Cannabis* que contém **tetra-hidrocanabinol** (THC) e canabidiol (CBD) (ver Capítulo 18), para a espasticidade, e **fampridina** (um bloqueador dos canais de potássio que aumenta a propagação do potencial de ação nos axônios desmielinizados) para obter uma melhora modesta na velocidade da marcha.

---

[10] Foi sugerido que o exercício físico intenso constitui um potencial fator ambiental, e existem exemplos de esportistas líderes que sucumbem à doença mais tarde na vida, como, por exemplo, o falecido Joost van der Westhuizen, o grande meio *scrum* sul-africano; o falecido Doddie Weir, que jogava para Scotland British e Irish Lions; e Rob Burrow, que jogava na liga de rugby para a Inglaterra e Grã-Bretanha.

[11] O onasemnogeno é, hoje, o medicamento mais caro do mundo, com custo de £1,79m para um tratamento único.

Tabela 40.3 Tratamentos modificadores da doença para a esclerose múltipla.

Fármaco	Mecanismo de ação	Via(s) e frequência de administração	Observações
Acetato de glatirâmer	Polímero aleatório (cerca de 6 kDa) de quatro aminoácidos que se acredita interferira com a resposta imune à mielina	Subcutânea (em geral administrado diariamente)	Reduz as recorrências
Dimetil fumarato	Desconhecido	Oral (2 vezes/dia)	Reduz a frequência das recorrências e retarda a progressão
Fingolimode, ponesimode, siponimode	Inibem os linfócitos T citotóxicos que expressam CD8. O fosfato de fingolimode e o siponimode são agonistas nos receptores S1P, enquanto o ponesimode possui atividade agonista/agonista parcial	Oral (diariamente)	Reduz a taxa de recorrências. Risco aumentado de leucoencefalopatia multifocal progressiva e de arritmias ventriculares graves
Beta-interferon (IFN-β) (ver Capítulo 17)	Modulação da função imune	Subcutânea (3 vezes/semana). Intramuscular (1 vez/semana)	Reduz as recorrências em cerca de 30%, porém nem todos os pacientes respondem
Natalizumabe (ver Capítulo 25)	Anticorpo monoclonal humanizado direcionado para a α4-integrina (ver Tabela 25.3)	Infusão intravenosa (a cada 4 semanas)	Retarda a progressão da incapacidade na EM recorrente. Pode causar leucoencefalopatia multifocal progressiva em alguns casos
Alentuzumabe (ver Capítulos 25 e 57 e Tabela 25.3)	Anticorpo monoclonal humanizado direcionado para CD52 nos linfócitos B e T	Infusão intravenosa (cursos curtos de 5 dias, com intervalo de 12 meses)	Utilizado também no tratamento da leucemia linfocítica
Daclizumabe (ver Capítulo 25)	Anticorpo monoclonal humanizado direcionado para CD25, a subunidade alfa (α) do receptor de IL-2 nos linfócitos T	Subcutânea (1 vez/mês)	Risco de hepatotoxicidade grave; esse fármaco está restrito para pacientes que não são apropriados para receber outras terapias
Ocrelizumabe	Anticorpo monoclonal humanizado direcionado para CD20 nos linfócitos B	Infusão intravenosa (a cada 6 meses após tratamentos iniciais)	Superior à beta-interferon na EM recorrente e progressiva
Teriflunomida	Imunossupressor. Metabólito ativo da leflunomida (ver Capítulo 25)	Oral (1 vez/dia)	Eficácia modesta na redução da recorrência
Cladribina	Análogo nucleosídico da purina, que tem feitos imunossupressores por meio da depleção de linfócitos	Terapia oral administrada em dois ciclos curtos, em um período de 2 anos	Utilizada na EM de evolução rápida ou recorrente-remitente grave. Além disso, desempenha um papel na leucemia de células pilosas

EM; esclerose múltipla.

Tratamento farmacológico da esclerose múltipla

Vários agentes novos e eficazes surgiram para o tratamento da EM. Porém, esses tratamentos também trazem um risco significativo de efeitos adversos graves. Como a gravidade e o curso da EM variam de modo substancial entre indivíduos, a seleção da terapia apropriada precisa considerar não apenas o benefício e o prejuízo dos agentes propostos, mas também a condição clínica e as comorbidades do paciente.

O uso imediato de terapias modificadoras da doença é recomendado em pacientes que apresentam evidências clínica e/ou radiológica de doença ativa. Exemplos de opções terapêuticas para pacientes com EM recorrente-remitente ativa são:

- Fármacos de eficácia moderada, como **interferona-beta** e **acetato de glatirâmer** por injeção. A **teriflunomida** ou o **dimetil fumarato** podem ser usados se a terapia oral for preferível
- Os fármacos de alta eficácia, como o **natalizumabe** ou o **alentuzumabe**, podem ser considerados para pacientes com doença mais ativa.

Há evidências limitadas para o uso de interferona na EM progressiva, porém o **ocrelizumabe** é uma opção emergente para a doença progressiva primária.

Os fármacos que são utilizados para controlar os sintomas ou as complicações da doença na EM incluem o **baclofeno** (para a espasticidade muscular) e a **amitriptilina** (para a labilidade emocional).

BIBLIOGRAFIA E LEITURA COMPLEMENTAR

Mecanismos gerais de neurodegeneração

Barnham, K.J., Masters, C.L., Bush, A.I., 2004. Neurodegenerative diseases and oxidative stress. Nat. Rev. Drug Discov. 3, 205–214.

Brunden, K., Trojanowski, J.O., Lee, V.M.Y., 2009. Advances in Tau-focused drug discovery for Alzheimer's disease and related tauopathies. Nat. Rev. Drug Discov. 8, 783–793.

Hanger, D.P., Anderton, B.H., Noble, W., 2009. Tau phosphorylation: the therapeutic challenge for neurodegenerative disease. Trends Mol. Med. 15, 112–119.

Itoh, K., Nakamura, K., Iijima, M., Sesaki, H., 2013. Mitochondrial dynamics in neurodegeneration. Trends Cell Biol. 23, 64–71.

Peden, A.H., Ironside, J.W., 2012. Molecular pathology in neurodegenerative diseases. Curr. Drug Targets 13, 1548–1559.

Zhao, C., Deng, W., Gage, F.H., 2008. Mechanisms and functional implications of adult neurogenesis. Cell 132, 645–660.

Acidente vascular cerebral

Esencan, E., Yuksel, S., Tosun, Y.B., Robinot, A., Solaroglu, I., Zhang, J.H., 2013. Xenon in medical area: emphasis on neuroprotection in hypoxia and anesthesia. Med. Gas Res. 3, 4.

Green, A.R., 2008. Pharmacological approaches to acute ischaemic stroke: reperfusion certainly, neuroprotection possibly. Br. J. Pharmacol. 153 (Suppl. 1), S325–S338.

Doença de Alzheimer

Alexander, G.C., Knopman, D.S., Emerson, S.S., et al., 2021. Revisiting FDA approval of aducanumab. N. Engl. J. Med. 385, 769–771.

Cummings, J., Lee, G., Mortsdorf, T., Ritter, A., Zhong, K., 2017. Alzheimer's disease drug development pipeline. Alzheimers Dement. (N Y) 3, 367–384.

Frigero, C., De Strooper, B., 2016. Alzheimer's disease mechanisms and emerging roads to novel therapeutics. Ann. Rev. Neurosci. 39, 57–79.

Götz, J., Ittner, L.M., 2008. Animal models of Alzheimer's disease and frontotemporal dementia. Nat. Rev. Neurosci. 9, 532–544.

Herrup, K., 2015. The case for rejecting the amyloid cascade hypothesis. Nat. Neurosci. 18, 794–799.

Husain, M.A., Laurent, B., Plourde, M., 2021. APOE and Alzheimer's disease: from lipid transport to physiopathology and therapeutics. Front. Neurosci. 15, 630502.

Rakic, P., 2002. Neurogenesis in the primate cortex: an evaluation of the evidence. Nat. Rev. Neurosci. 3, 65–71.

Schwab, C., McGeer, P.L., 2008. Inflammatory aspects of Alzheimer's disease and other neurodegenerative disorders. J. Alzheimer Dis. 13, 359–369.

Sims, R., Hill, M., Williams, J., 2020. The multiplex model of the genetics of Alzheimer's disease. Nat. Neuroscience 23, 311–322.

van Dyck, C.H., Swanson, C.J., Aisen, P., et al., 2023. Lecanemab in early Alzheimer's disease. N. Engl. J. Med. 388, 9–21.

Walsh, S., Merrick, R., Milne, R., Brayne, C., 2021. Aducanumab for Alzheimer's disease? BMJ 374, n1682.

Yiannopoulou, K.G., Papageorgiou, S.G. 2020. Current and future treatments in Alzheimer disease: an update. J. Cent. Nerv. Syst. Dis. 12, 1179573520907397.

Doença de Parkinson

Barker, R.A., Barrett, J., Mason, S.L., Björklund, A., 2013. Fetal dopaminergic transplantation trials and the future of neural grafting in Parkinson's disease. Lancet Neurol. 12, 84–91.

Duty, S., Jenner, P., 2011. Animal models of Parkinson's disease: a source of novel treatments and clues to the cause of the disease. Br. J. Pharmacol. 164, 1357–1391.

Langston, W.J., 1985. MPTP and Parkinson's disease. Trends Neurosci. 8, 79–83.

Lotharius, J., Brundin, P., 2002. Pathogenesis of Parkinson's disease: dopamine, vesicles and α-synuclein. Nat. Rev. Neurosci. 3, 833–842.

Nishimura, K., Takahashi, J., 2013. Therapeutic application of stem cell technology toward the treatment of Parkinson's disease. Biol. Pharm. Bull. 36, 171–175.

Oertel, W., Schulz, J.B., 2016. Current and experimental treatments of Parkinson disease: a guide for neuroscientists. J. Neurochem. 139 (S1), 325–337.

Okun, M.S., 2012. Deep-brain stimulation for Parkinson's disease. N. Engl. J. Med. 367, 1529–1538.

Olanow, C.W., Brundin, P., 2013. Parkinson's disease and alpha synuclein: is Parkinson's disease a prion-like disorder? Mov. Disord. 28, 31–40.

Olanow, C.W., Rascol, O., Hauser, R., et al., 2009. A double-blind, delayed-start trial of rasagiline in Parkinson's disease. N. Engl. J. Med. 139, 1268–1278.

Przedborski, S., 2017. The two-century journey of Parkinson disease research. Nat. Rev. Neurosci. 18, 251–259.

Schweitzer, J.S., Song, B., Herrington, T.M., et al., 2020. Personalized iPSC-derived dopamine progenitor cells for Parkinson's disease. N. Engl. J. Med. 382 (20), 1926–1932.

Tremor essencial

Alonso-Navarro, H., García-Martín, E., Agúndez, J.A.G., Jiménez-Jiménez, F.J., 2020. Current and future neuropharmacological options for the treatment of essential tremor. Curr. Neuropharmacol. 18, 518–537.

Clark, L.N., Louis, E.D., 2018. Essential tremor. Handb. Clin. Neurol. 147, 229–239.

Doença de Huntington

Walker, F.O., 2007. Huntington's disease. Lancet 369, 218–228.

Esclerose lateral amiotrófica

Pochet, R., 2017. Genetics and ALS: cause for optimism. Cerebrum 2017, 1–13.

Esclerose múltipla

Hollenbach, J.A., Oksenberg, J.R., 2015. The immunogenetics of multiple sclerosis: a comprehensive review. J. Autoimmun. 64, 13–25.

Trapp, B.D., Nave, K.A., 2008. Multiple sclerosis: an immune or neurodegenerative disorder. Ann. Rev. Neurosci. 31, 247–269.

SEÇÃO 4 — Sistema Nervoso

41 Agentes Anestésicos Gerais

CONSIDERAÇÕES GERAIS

A anestesia geral tem por objetivo proporcionar uma anestesia equilibrada, atendendo aos requisitos de amnésia, analgesia e relaxamento muscular, adaptados ao procedimento médico pretendido. Neste capítulo, descreveremos a farmacologia dos principais agentes anestésicos gerais de uso corrente, que são classificados em dois grupos: os agentes intravenosos e os inalatórios (gases e líquidos voláteis). Os anestésicos gerais são administrados por via sistêmica e exercem seus principais efeitos sobre o sistema nervoso central (SNC), diferentemente dos anestésicos locais (ver Capítulo 44). Diferentes agentes anestésicos gerais fornecem quantidades variáveis dos componentes da anestesia balanceada, porém hoje são raramente utilizados de modo isolado. Sedativos e fármacos ansiolíticos (ver Capítulo 45), analgésicos (ver Capítulo 43) e bloqueadores musculares (ver Capítulo 14) costumam ser administrados em conjunto. Embora atualmente os utilizemos quase sem pensar, os anestésicos gerais são os fármacos que abriram caminho para a cirurgia moderna. Sem eles, grande parte da medicina atual seria impossível.

Informações detalhadas sobre a farmacologia clínica e o uso de agentes anestésicos podem ser encontradas em livros didáticos (p. ex., Thompson et al., 2019).

INTRODUÇÃO

Foi somente após a descoberta dos agentes anestésicos inalatórios, em 1846, que a maioria das operações cirúrgicas se tornou uma possibilidade prática. Até então, os cirurgiões dependiam da sua capacidade de operar pacientes em dificuldades, em alta velocidade, e a maioria das operações se limitava a amputações.

O uso do **óxido nitroso** para aliviar a dor da cirurgia foi sugerido por Humphrey Davy, em 1800. Ele foi o primeiro a produzir o óxido nitroso e a testar seus efeitos em vários indivíduos, inclusive em si mesmo e no primeiro-ministro, observando que o fármaco causava euforia, analgesia e perda da consciência. O uso do óxido nitroso, rotulado como "gás hilariante", tornou-se um entretenimento popular para diversão e chegou ao conhecimento de um dentista norte-americano, Horace Wells, que teve um dente extraído sob a sua influência, enquanto ele próprio administrava a inalação do gás. O éter também ganhou publicidade inicialmente de forma vergonhosa, com a disseminação de "farras do éter", nas quais era utilizado para causar euforia entre os convidados. William Morton, também dentista e estudante na Harvard Medical School, utilizou-o com sucesso para extrair um dente em 1846 e, em seguida, sugeriu que Warren, o ilustre cirurgião-chefe do Massachusetts General Hospital, deveria administrá-lo para uma de suas operações. Warren concordou com relutância e, em 16 de outubro de 1846, um grande público se reuniu na sala de cirurgia principal;[1] depois de alguma confusão preliminar, a demonstração de Morton foi um sucesso espetacular. "Senhores, isso não é uma farsa" foi o comentário mais gentil que Warren conseguiu fazer diante das pessoas presentes.

No mesmo ano, James Simpson, professor de obstetrícia na Universidade de Edimburgo, usou clorofórmio para aliviar a dor do parto, atraindo para si denúncias ferozes do clero; um deles escreveu: "O clorofórmio é uma isca de Satanás, que aparentemente se oferece para abençoar as mulheres; entretanto, no fim, endurecerá a sociedade e roubará de Deus os profundos e sinceros gritos de ajuda que surgem em tempos de dificuldade". A oposição foi efetivamente silenciada em 1853, quando a rainha Vitória deu à luz seu sétimo filho sob a influência do clorofórmio, e o procedimento se tornou conhecido como *anaesthésie à la reine*.

A segunda metade do século XX assistiu à introdução, na prática clínica, de uma série de novos agentes anestésicos gerais, mais notavelmente o **isoflurano** e o **propofol**, que eram muito superiores aos agentes anteriores, como o **óxido nitroso** e o **tiopental**. Apesar da necessidade de mais melhorias, a produção deles praticamente se esgotou no século XXI, com a introdução do **fospropofol**.

MECANISMO DE AÇÃO DOS FÁRMACOS ANESTÉSICOS

Diferentemente da maioria dos fármacos, os anestésicos, que incluem substâncias tão diversas como gases simples (p. ex., **óxido nitroso** e **xenônio**), hidrocarbonetos halogenados (p. ex., **isoflurano**), barbitúricos (p. ex., **tiopental**) e esteroides (p. ex., **alfaxalona**), não pertencem a nenhuma classe química reconhecível. No passado, parecia que o formato e a configuração eletrônica das moléculas eram relativamente desprovidas de importância, e a ação farmacológica exigia apenas que a molécula tivesse certas propriedades físico-químicas. Agora, sabemos muito mais sobre como os diferentes anestésicos interagem com proteínas da membrana neuronal e reconhecemos que existem numerosos mecanismos pelos quais a anestesia pode ser produzida e que os diferentes anestésicos atuam por meio de mecanismos distintos.

À medida que a concentração de um anestésico aumenta, a passagem do estado consciente para inconsciente ocorre ao longo de uma faixa de concentração muito estreita (cerca de 0,2 de uma unidade logarítmica). Trata-se de uma curva concentração-resposta muito mais acentuada do que aquela observada com fármacos que interagem como agonistas ou antagonistas nos receptores clássicos (ver Capítulo 2).

LIPOSSOLUBILIDADE

Overton e Meyer, na virada do século XX, mostraram a existência de uma estreita correlação entre a potência anestésica

---
[1] Agora preservada como Ether Dome, uma peça de museu no Massachusetts General Hospital.

e a lipossolubilidade em um grupo diverso de compostos orgânicos simples e não reativos, que foram testados pela sua capacidade de imobilizar girinos. Isso levou a uma teoria audaciosa, formulada por Meyer, em 1937: "A narcose começa quando qualquer substância quimicamente indiferente alcança determinada concentração molar nos lipídeos da célula".

A relação entre a atividade anestésica e a lipossolubilidade foi confirmada repetidas vezes para uma série de diversos agentes. Nos seres humanos, a potência anestésica costuma ser expressa como concentração alveolar mínima (CAM) necessária para abolir a resposta à incisão cirúrgica em 50% dos indivíduos. A Figura 41.1 mostra a correlação entre a CAM (inversamente proporcional à potência) e a lipossolubilidade, expressa como coeficiente de partição óleo:gás, para uma ampla variedade de anestésicos inalatórios. Os estudos de Overton-Meyer não sugeriram qualquer mecanismo específico, porém revelaram a existência de uma correlação impressionante, que deve ser considerada por qualquer teoria da anestesia. Partiu-se do pressuposto de que a partição óleo:gás deveria prever a partição nas membranas lipídicas, consistente com a sugestão de que a anestesia resulta de uma alteração da função da membrana.

Não foi explicado como a simples introdução de moléculas estranhas inertes na bicamada lipídica pode causar esse distúrbio funcional. Dois mecanismos possíveis, a expansão do volume e o aumento da fluidez da membrana, foram sugeridos e testados experimentalmente, porém ambos estão agora em grande parte, desacreditados, e a atenção foi desviada dos lipídeos para as proteínas, sendo a correlação entre potência com a lipossolubilidade explicada pela ligação das moléculas de anestésico às bolsas hidrofóbicas dentro dos alvos proteicos específicos da membrana.

EFEITOS SOBRE OS CANAIS IÔNICOS

Após os primeiros estudos, que demonstraram que os anestésicos podem se ligar a várias proteínas, bem como aos lipídeos, foi constatado que os anestésicos afetam vários tipos diferentes de canais iônicos (Franks, 2008). Para a maioria dos anestésicos, não existem antagonistas competitivos conhecidos, de modo que essa abordagem para a identificação dos locais de ação é negada. Assim, o principal critério para a identificação de supostos mecanismos de ação dos anestésicos gerais é que, para que um efeito celular seja relevante nas ações anestésicas ou analgésicas desse agente, ele precisa ocorrer em concentrações terapeuticamente relevantes.

Canais iônicos controlados por ligantes com alça cys. Quase todos os anestésicos (com exceção do **ciclopropano**, da **cetamina** e do **xenônio**[2]) potencializam a ação do GABA sobre os receptores $GABA_A$ (Antkowiak e Rudolph, 2016). Conforme descrito detalhadamente nos Capítulos 3 e 38, os receptores $GABA_A$ são canais de Cl^- controlados por ligantes, constituídos por cinco unidades (que, em geral, compreendem duas subunidades α, duas β e uma γ ou δ). Os anestésicos gerais têm como alvo sítios no receptor $GABA_A$ e atuam como moduladores alostéricos positivos da ativação do GABA (ver Capítulo 38). Estudos ultraestruturais recentes dos receptores $GABA_A$ revelaram que o propofol e o etomidato se ligam em cavidades na interface entre os domínios transmembrana das subunidades β e α, enquanto os barbitúricos se ligam a dois outros sítios entre as subunidades γ e β e as subunidades α e β, como mostra a Figura 41.2 (Kim e Hibbs, 2021). Estudos de mutação sugerem que os anestésicos voláteis também podem ligar-se a um sítio na interface entre as subunidades α e β (Franks, 2008).

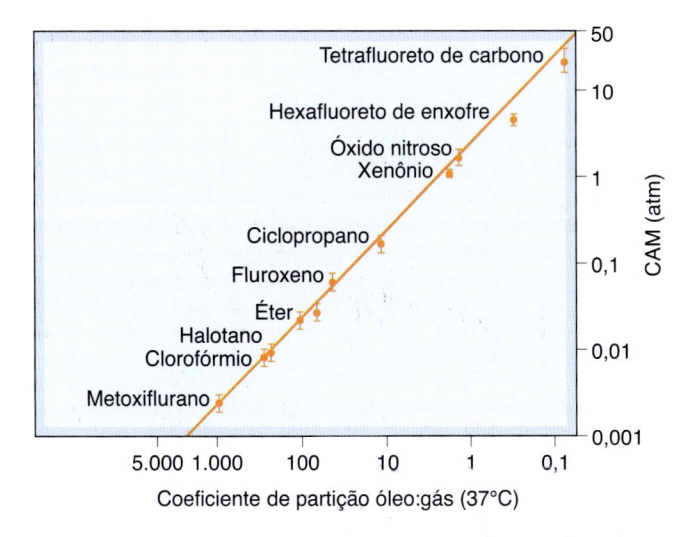

Figura 41.1 Correlação da potência anestésica com o coeficiente de partição óleo:gás. Nos seres humanos, a potência anestésica é expressa como concentração parcial alveolar mínima (CAM) necessária para produzir anestesia cirúrgica. Existe uma estreita correlação com a lipossolubilidade, expressa como coeficiente de partição óleo:gás. (De Halsey, M.J., 1989. Physicochemical properties of inhalation anaesthetics. In: Nunn, J.F., Utting, J.E., Brown, B.R. (Eds), General Anaesthesia, Butterworth, London.)

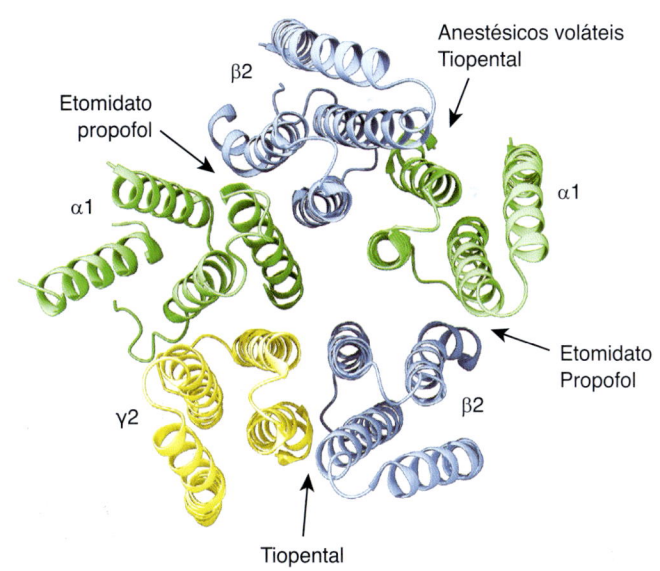

Figura 41.2 Representação esquemática dos supostos sítios de ligação nas fendas entre os domínios transmembrana das subunidades do receptor $GABA_A$. Vista do lado extracelular direcionada para baixo, mostrando os domínios transmembrana (*hélices coloridas*). Uma descrição mais detalhada da estrutura de um canal iônico controlado por ligante semelhante, o receptor nicotínico de acetilcolina, é apresentada na Figura 3.4. (Adaptada de Kim, J.J., Hibbs, R.E, 2021. Direct structural insights into $GABA_A$ receptor pharmacology. Trends Biochem. Sci. 46, 502-517.)

---

[2] Existe alguma controvérsia sobre o fato de o xenônio potencializar ou não as respostas $GABA_A$, porém, no momento, o peso das evidências sugere que isso não ocorre.

Surge um nível maior de complexidade devido à existência de diferentes subtipos de cada subunidade (ver Capítulo 38). As composições diferentes das subunidades dão origem a subtipos do receptor GABA$_A$ sutilmente diferentes, que podem estar envolvidos em aspectos distintos da ação anestésica. Os receptores GABA$_A$ agrupados na sinapse possuem propriedades farmacológicas e cinéticas diferentes daquelas que estão distribuídos em outros locais da célula (receptores extrassinápticos; ver Capítulo 38). Os receptores GABA$_A$ extrassinápticos contêm subunidades α4 e α6, bem como a subunidade δ, e os anestésicos parecem exercer um maior efeito potencializador sobre esses receptores GABA$_A$ extrassinápticos.

Os anestésicos gerais também afetam outros canais neuronais controlados por ligante com alças *cys*, como aqueles ativados por glicina (ver Capítulo 38), acetilcolina e 5-hidroxitriptamina (ver Capítulo 39). Suas ações sobre esses canais são semelhantes àquelas nos receptores GABA$_A$, porém a importância relativa dessas ações para a anestesia geral ainda precisa ser determinada.

Canais de K$^+$ com domínio de dois poros. Esses canais pertencem a uma família de canais de K$^+$ de "base" que modulam a excitabilidade neuronal. São conjuntos homoméricos ou heteroméricos de uma família de subunidades estruturalmente relacionadas (Bayliss e Barrett, 2008). Os canais compostos pelas subunidades TREK1, TREK2, TASK1, TASK3 ou TRESK (ver Capítulo 4, Tabela 4.2) podem ser diretamente ativados por baixas concentrações de anestésicos voláteis e gasosos, reduzindo, assim, a excitabilidade da membrana (Franks, 2008). Isso pode contribuir para os efeitos analgésicos, hipnóticos e imobilizantes desses agentes. Os canais de K$^+$ com domínio de dois poros não parecem ser afetados pelos anestésicos intravenosos.

Receptores NMDA. O **glutamato**, o principal neurotransmissor excitatório do SNC, ativa três classes principais de receptores ionotrópicos: os receptores de ácido α-amino-3-hidroxi-5-metil-4-isoxazol propiônico (AMPA), de cainato e de *N*-metil-D-aspartato (NMDA) (ver Capítulo 38). Os receptores NMDA constituem um importante local de ação dos anestésicos, como o **óxido nitroso**, o **xenônio** e a **cetamina**, que atuam, de diferentes maneiras, para reduzir as respostas mediadas pelo receptor NMDA. O xenônio parece inibir os receptores NMDA por meio de competição com a glicina pelo seu sítio regulador nesse receptor, enquanto a cetamina bloqueia o poro do canal (ver Capítulo 38). Outros anestésicos inalatórios também podem exercer efeitos sobre o receptor NMDA, além de seus efeitos sobre outras proteínas, como o receptor GABA$_A$.

Outros canais iônicos. Os anestésicos também podem exercer ações nos canais de K$^+$ controlados por nucleotídeos cíclicos e nos canais K$_{ATP}$. Alguns anestésicos gerais inibem certos subtipos de canais de Na$^+$ voltagem-dependentes. A inibição dos canais de Na$^+$ pré-sinápticos pode dar origem à inibição da liberação do transmissor nas sinapses excitatórias.

Pode ser demasiado simplista pensar que cada anestésico tenha apenas um mecanismo de ação: os anestésicos individuais diferem nas suas ações e afetam a função celular de várias maneiras diferentes, de modo que é pouco provável que um único mecanismo seja suficiente.

> **Teorias da anestesia**
>
> - Compostos muito simples e não reativos produzem anestesia geral, entre os quais o exemplo extremo é o gás inerte **xenônio**
> - A potência anestésica está estreitamente correlacionada com a lipossolubilidade (correlação de Overton-Meyer), e não com a estrutura química
> - As primeiras teorias da anestesia postulavam a interação com a bicamada lipídica da membrana. Trabalhos recentes favorecem uma interação com os canais iônicos de membrana
> - A maioria dos anestésicos aumenta a atividade dos receptores GABA$_A$ inibitórios e outros canais iônicos controlados por ligantes com alça *cys*. Outros efeitos importantes incluem a ativação de uma subfamília de canais de potássio (os canais de K$^+$ com domínio de dois poros) e a inibição de receptores NMDA excitatórios.

EFEITOS SOBRE O SISTEMA NERVOSO

Em nível celular, os efeitos dos anestésicos consistem em potencializar a inibição tônica (pelo aumento das ações do GABA), reduzir a excitação (com a abertura dos canais de K$^+$) e inibir a transmissão sináptica excitatória (pela depressão da liberação do transmissor e inibição dos canais iônicos controlados por ligantes). Os efeitos sobre a condução axonal são relativamente insignificantes.

O estado de anestesia compreende vários componentes, incluindo *inconsciência*, perda dos reflexos (*relaxamento muscular*) e *analgesia*. Muito esforço tem sido envidado para identificar as regiões do cérebro sobre as quais os anestésicos atuam para produzir esses efeitos. As regiões mais sensíveis parecem ser a formação reticular no mesencéfalo, os núcleos de retransmissão sensitivos talâmicos e, em menor grau, partes do córtex. A inibição dessas regiões resulta em inconsciência e analgesia. Alguns anestésicos – em particular os anestésicos voláteis – causam inibição em nível medular, produzindo perda das respostas reflexas a estímulos dolorosos, embora, na prática, sejam usados fármacos bloqueadores neuromusculares (ver Capítulo 14) como adjuvantes para produzir relaxamento muscular, em vez de depender apenas do anestésico. Até mesmo em baixas concentrações, os anestésicos causam amnésia a curto prazo. É provável que a interferência na função do hipocampo produza esse efeito, visto que ele está envolvido na memória a curto prazo, e certas sinapses hipocampais são altamente suscetíveis à inibição pelos anestésicos.

À medida que a concentração do anestésico aumenta, todas as funções cerebrais são progressivamente afetadas, incluindo controle motor e atividade reflexa, respiração e regulação autonômica. Por conseguinte, não é possível identificar um "local-alvo" de importância crítica no cérebro que seja responsável por todos os fenômenos da anestesia.

Concentrações elevadas de qualquer anestésico geral afetam todas as partes do SNC, causando inibição profunda que, na ausência de respiração artificial, leva à morte por insuficiência respiratória. A margem entre a anestesia cirúrgica e a depressão respiratória e circulatória potencialmente fatal é bastante estreita, exigindo monitoramento cuidadoso pelo anestesista e ajuste do nível da anestesia.

EFEITOS SOBRE OS SISTEMAS CARDIOVASCULAR E RESPIRATÓRIO

A maioria dos anestésicos diminui a contratilidade cardíaca, porém seus efeitos sobre o débito cardíaco e a pressão arterial variam devido a ações concomitantes sobre o sistema nervoso simpático e o músculo liso vascular. O **isoflurano** e outros anestésicos halogenados inibem o fluxo simpático, reduzem o tônus arterial e venoso e, por isso, diminuem a pressão arterial e a pressão venosa. Em contrapartida, o **óxido nitroso** e a **cetamina** aumentam a descarga simpática e a concentração plasmática de noradrenalina e, se forem usados isoladamente, aumentam a frequência cardíaca e mantêm a pressão arterial.

Os anestésicos halogenados causam extrassístoles ventriculares. Esse mecanismo envolve uma sensibilização à adrenalina. O monitoramento com eletrocardiograma mostra a ocorrência comum de batimentos extrassistólicos em pacientes anestesiados, sem lhes causar prejuízo. Entretanto, se a secreção de catecolaminas for excessiva (p. ex., no feocromocitoma, um tumor neuroendócrino que secreta catecolaminas na circulação; ver Capítulo 15), existe o risco de precipitação de fibrilação ventricular.

Com exceção do **óxido nitroso**, da **cetamina** e do **xenônio**, todos os anestésicos deprimem acentuadamente a respiração e aumentam a P_{CO_2} arterial. O óxido nitroso possui um efeito muito menor, em parte porque a sua baixa potência impede a indução de anestesia profunda com esse agente. Alguns anestésicos inalatórios são pungentes, em particular o **desflurano**, que tende a causar tosse, laringoespasmo e broncoespasmo, não sendo utilizado para indução da anestesia, mas apenas para sua manutenção.

> ### Efeitos farmacológicos dos agentes anestésicos
>
> - A anestesia envolve três alterações neurofisiológicas principais: inconsciência, perda da resposta a estímulos dolorosos e perda dos reflexos (motores e autonômicos)
> - Em doses supra-anestésicas, todos os agentes anestésicos podem causar morte em decorrência da perda dos reflexos cardiovasculares e paralisia respiratória
> - Em nível celular, os agentes anestésicos afetam a transmissão sináptica e a excitabilidade neuronal, em vez da condução axonal. A transmissão inibitória mediada pelo GABA é intensificada pela maioria dos anestésicos. A liberação de transmissores excitatórios e a resposta dos receptores pós-sinápticos também são inibidas
> - Embora todas as partes do sistema nervoso sejam afetadas pelos agentes anestésicos, os principais alvos parecem ser o córtex, o tálamo, o hipocampo, a formação reticular no mesencéfalo e a medula espinal
> - A maioria dos agentes anestésicos (com exceção da **cetamina**, do **óxido nitroso** e do **xenônio**) produz efeitos neurofisiológicos semelhantes e diferem principalmente no que concerne às suas propriedades farmacocinéticas e toxicidade
> - A maioria dos agentes anestésicos provoca depressão cardiovascular pelos seus efeitos no miocárdio e nos vasos sanguíneos, bem como no sistema nervoso. Os agentes anestésicos halogenados tendem a causar arritmias cardíacas, que são acentuadas pelas catecolaminas circulantes.

AGENTES ANESTÉSICOS INTRAVENOSOS

Até mesmo os anestésicos inalatórios de ação mais rápida levam alguns minutos para atuar e causam um período de excitação antes que a anestesia seja induzida. Os anestésicos intravenosos atuam mais rapidamente e produzem inconsciência em cerca de 20 segundos, assim que o fármaco alcança o cérebro a partir do local de injeção. Esses fármacos (p. ex., **propofol**, **tiopental** e **etomidato**) costumam ser utilizados para indução da anestesia. São preferidos por muitos pacientes, visto que a injeção evita a sensação desagradável que pode estar associada ao uso de uma máscara facial para a administração do anestésico a um indivíduo apreensivo. Com o propofol, a recuperação também é rápida, em virtude de seu metabolismo rápido.

Embora muitos anestésicos intravenosos não sejam adequados para a manutenção da anestesia, visto que a sua eliminação do corpo é relativamente lenta em comparação com a dos agentes inalatórios, o propofol pode ser administrado na forma de bólus para procedimentos de curta duração (< 10 minutos) ou como infusão contínua. A duração de ação da cetamina é suficiente para que possa ser administrada em bólus único para procedimentos de curta duração. Nessas circunstâncias, não há necessidade de um agente inalatório, mas pode-se coadministrar um opioide de ação curta, como **alfentanila** ou **remifentanila** (ver Capítulo 43), para produzir analgesia.

A Tabela 41.1 resume as propriedades dos principais anestésicos intravenosos.[3]

PROPOFOL

O **propofol**, introduzido em 1983, substituiu, em grande parte, o tiopental como agente de indução. Apresenta rápido início de ação (cerca de 30 segundos) e taxa rápida de redistribuição ($t_{1/2}$ de 2 a 4 minutos), o que o torna um agente de ação curta. Tendo em vista a sua baixa solubilidade em água, é administrado na forma de emulsão óleo em água, que pode causar dor na injeção e que permite o crescimento microbiano. O **fospropofol**, um derivado hidrossolúvel recentemente desenvolvido, é menos doloroso quando injetado e rapidamente convertido em propofol no corpo por fosfatases alcalinas. O metabolismo do propofol a conjugados inativos e quinóis segue uma cinética de primeira ordem, em contraste com o metabolismo do tiopental (ver adiante), resultando em recuperação mais rápida e menor efeito de "ressaca" em comparação com o tiopental. Tem efeito depressor cardiovascular, o que pode levar à hipotensão e bradicardia. Também pode ocorrer depressão respiratória, potencializada pela administração concomitante de benzodiazepínico (ver Capítulo 45) ou de opioide (ver Capítulo 43). O propofol é muito útil na cirurgia ambulatorial, sobretudo porque provoca menos náuseas e vômitos do que os anestésicos inalatórios.

Há relatos de uma síndrome de infusão de propofol, que ocorre em cerca de um em cada 300 pacientes quando o anestésico é administrado durante um período prolongado para manter a sedação, em particular em pacientes doentes em unidades de terapia intensiva – sobretudo crianças para as quais o seu uso está contraindicado nesse contexto.

---

[3] A **propanidida** e a **alfaxalona** foram retiradas do mercado devido a reações alérgicas, causando hipotensão e broncoconstrição – provavelmente atribuíveis ao solvente Cremofor –, porém uma nova formulação da alfaxalona foi reintroduzida na medicina veterinária, e acredita-se que seja menos alergênica.

Tabela 41.1 Propriedades dos agentes anestésicos intravenosos.

Fármaco	Velocidade de indução e recuperação	Principais efeitos adversos	Observações
Propofol	Início rápido, recuperação muito rápida	Depressão cardiovascular e respiratória	Rapidamente metabolizado. Administrado na forma de bólus ou por infusão contínua. Provoca dor no local da injeção. O fospropofol é um profármaco, menos doloroso na injeção
Tiopental	Rápida (ocorre acúmulo, resultando em recuperação lenta) "Ressaca"	Depressão cardiovascular e respiratória	Substituído, em grande parte, pelo propofol. Provoca dor no local da injeção. Risco de precipitar porfiria em pacientes suscetíveis
Etomidato	Início rápido, recuperação bastante rápida	Efeitos excitatórios durante a indução e a recuperação. Supressão adrenocortical	Menos depressão cardiovascular e respiratória do que o tiopental. Provoca dor no local da injeção
Cetamina	Início lento, pós-efeitos comuns durante a recuperação	Efeitos psicotomiméticos após a recuperação. Náuseas, vômitos e salivação pós-operatórios. Elevação da pressão intracraniana	Produz boa analgesia e amnésia com pouca depressão respiratória
Midazolam	Mais lento do que os outros agentes	–	Amnésia, porém pouca analgesia. Pouca depressão respiratória ou cardiovascular

A síndrome se caracteriza por acidose metabólica grave, necrose da musculatura esquelética (rabdomiólise), hiperpotassemia, lipemia, hepatomegalia, insuficiência renal, arritmia e colapso cardiovascular.

Muitos indivíduos, como anestesistas, que têm fácil acesso ao fármaco, utilizam o **propofol** de modo não medicinal. O uso do propofol para obter um efeito sedativo é arriscado, tendo em vista a sua acentuada curva de concentração-resposta.[4]

TIOPENTAL

O **tiopental** é o único barbitúrico remanescente de uso comum como anestésico. Quando administrado por via intravenosa, apresenta lipossolubilidade muito alta, o que explica a sua velocidade de início de ação e transitoriedade de seus efeitos. O ácido livre é insolúvel em água, razão pela qual o tiopental é administrado como sal sódico. O tiopental injetado por via intravenosa provoca inconsciência em cerca de 20 segundos, com duração de 5 a 10 minutos. O efeito anestésico do tiopental é estreitamente paralelo à sua concentração no sangue que alcança o cérebro, visto que a sua alta lipossolubilidade permite que ele atravesse a barreira hematoencefálica sem demora perceptível.

A concentração sanguínea de tiopental declina rápido, em cerca de 80% nos primeiros 1 a 2 minutos após o pico inicial que ocorre com a injeção intravenosa, porque o fármaco é redistribuído, em primeiro lugar, para os tecidos com grande fluxo sanguíneo (fígado, rins, cérebro etc.) e mais lentamente para os músculos. A captação na gordura corporal, apesar de ser favorecida pela alta lipossolubilidade do tiopental, é devagar devido ao fluxo sanguíneo lento para esse tecido. Entretanto, depois de várias horas, a maior parte do tiopental presente no corpo estará acumulada na gordura corporal, e o restante será metabolizado. A recuperação do efeito anestésico de uma dose em bólus ocorre dentro de cerca de 5 minutos e é determinada pela redistribuição do fármaco para tecidos bem perfundidos, enquanto uma quantidade muito pequena é metabolizada nesse período. Depois do rápido declínio inicial, a queda da concentração sanguínea é mais lenta, durante várias horas, à medida que o fármaco é captado pela gordura corporal e metabolizado no fígado. Em consequência, o tiopental produz uma "ressaca" de longa duração. O metabolismo do tiopental apresenta uma cinética de saturação (ver Capítulo 11), por isso, grandes doses ou doses intravenosas repetidas aumentam de forma gradual os períodos de anestesia, pois o platô da concentração sanguínea se torna progressivamente mais elevado à medida que uma maior quantidade de fármaco se acumula no corpo, e o metabolismo fica saturado. Por esse motivo, o tiopental não é utilizado na manutenção da anestesia cirúrgica, mas apenas como agente indutor. Além disso, continua sendo utilizado para interromper o estado de mal epiléptico quando outras medidas falham (ver Capítulo 46) ou para diminuir a pressão intracraniana (em pacientes com vias respiratórias protegidas).

O tiopental se liga à albumina plasmática (cerca de 85% do conteúdo sanguíneo normalmente estão ligados). A fração ligada é menor na presença de desnutrição, doença hepática ou doença renal, que afetam a concentração e as propriedades de ligação do fármaco à albumina plasmática, o que pode reduzir de modo considerável a dose necessária para indução da anestesia.

Se o tiopental – uma solução muito alcalina – for injetado de modo acidental ao redor de uma veia ou dentro de uma

---

[4] O propofol é referido como o "leite da amnésia". O cantor Michael Jackson morreu de superdosagem de propofol.

artéria, pode causar dor, necrose tecidual local e ulceração ou espasmo arterial grave, podendo resultar em gangrena.

As ações do tiopental sobre o sistema nervoso são muito semelhantes àquelas dos anestésicos inalatórios, embora o fármaco tenha pouco efeito analgésico e possa causar depressão respiratória profunda, mesmo em quantidades que não sejam capazes de abolir as respostas reflexas aos estímulos dolorosos. Seu longo efeito posterior, associado a um lento declínio da concentração plasmática, significa que a sonolência e algum grau de depressão respiratória persistem por algumas horas.

À semelhança de outros barbitúricos, o tiopental induz a produção de várias enzimas hepáticas, incluindo aquelas envolvidas na síntese do grupo heme, e pode precipitar crises de porfiria em pacientes que apresentam essa doença genética.

ETOMIDATO

O **etomidato** passou a ser preferido ao tiopental em virtude de sua maior margem entre a dose anestésica e a dose necessária para produzir depressão cardiovascular. É metabolizado mais rapidamente do que o tiopental e, portanto, tem menos tendência a causar um efeito de ressaca prolongado. Não possui propriedades analgésicas, porém causa menos hipotensão do que o propofol ou o tiopental. Em outros aspectos, o etomidato é muito semelhante ao tiopental, embora seu uso esteja associado a problemas de movimentos involuntários durante a indução, náuseas e vômitos pós-operatórios e dor no local da injeção. O etomidato suprime a produção de esteroides suprarrenais, um efeito que tem sido associado a um aumento da mortalidade em pacientes em estado grave. Deve ser evitado em pacientes que correm risco de insuficiência suprarrenal, como, por exemplo, na sepse. É preferível ao tiopental para pacientes com risco de insuficiência circulatória.

OUTROS AGENTES INTRAVENOSOS

CETAMINA

Na medicina humana, a **cetamina** se mostra útil em procedimentos de curta duração que não necessitam de relaxamento da musculatura esquelética, como, por exemplo, para realinhamento e imobilização de fraturas e reparo de feridas. Pode ser utilizada em doses mais baixas como analgésico (ver Capítulo 43), e foi constatado que a administração de doses baixas induz uma melhora rápida e sustentada nos sintomas da depressão (ver Capítulo 48). Atua como bloqueador não competitivo dos canais do receptor NMDA (ver Capítulo 38).

Na medicina veterinária, a **cetamina** costuma ser usada para procedimentos em animais de grande porte e, em geral, é administrada em combinação com um agonista dos receptores α_2-adrenérgicos (p. ex., **xilazina**, ou dexmedetomidina), proporcionando uma posição de decúbito, imobilização e analgesia rápidas, que também podem ser revertidas pela administração de um antagonista dos receptores α_2-adrenérgicos (p. ex., **atipamezol**). Os procedimentos cirúrgicos também podem exigir o uso de anestesia local adicional.

A cetamina administrada por via intravenosa tem um efeito de início mais lento (1 a 2 minutos) do que o tiopental e produz um efeito diferente, conhecido como "anestesia dissociativa", na qual ocorrem perda sensitiva e analgesia acentuadas, bem como amnésia, sem perda completa da consciência e sem relaxamento muscular. Durante a indução e a recuperação, com frequência ocorrem movimentos involuntários e experiências sensoriais peculiares. A cetamina não atua apenas como depressor do SNC e produz efeitos cardiovasculares e respiratórios muito diferentes daqueles observados com a maioria dos anestésicos. Em geral, ocorre aumento da pressão arterial e da frequência cardíaca, e a respiração não é afetada com doses anestésicas efetivas. Isso torna a cetamina relativamente segura para uso em situações de cuidados de saúde com baixa tecnologia ou em situações de acidentes e de emergência, nas quais pode ser administrada por via intramuscular, se a via intravenosa não for possível.[5] Mostra-se útil em pacientes com broncoespasmo devido às suas propriedades broncodilatadoras. Entretanto, a cetamina, diferentemente de outros anestésicos intravenosos, pode aumentar a pressão intracraniana, razão por que não deve ser administrada a pacientes com pressão intracraniana elevada ou com risco de isquemia cerebral. O metabolismo da cetamina depende da idade e é mais rápido em crianças e mais lento em indivíduos idosos.

Uma desvantagem da cetamina é a possível ocorrência de alucinações e, algumas vezes, delírio e comportamento irracional durante a recuperação. Esses efeitos posteriores limitam a utilidade da cetamina, porém afirma-se que eles são menos pronunciados em crianças, e a cetamina, frequentemente em associação com um benzodiazepínico, pode ser usada para pequenos procedimentos em pediatria.

A **cetamina** também é utilizada de forma não medicinal pelos seus efeitos pronunciados sobre a percepção sensorial (ver Capítulo 49).

MIDAZOLAM

O **midazolam**, um benzodiazepínico (ver Capítulo 45), tem início e término de ação mais lentos do que os fármacos discutidos anteriormente; entretanto, tal como a cetamina, provoca menos depressão respiratória ou cardiovascular. O midazolam é usado com frequência como ansiolítico/sedativo pré-operatório, por via intravenosa, antes de um anestésico geral ou como sedativo durante procedimentos invasivos menores, como endoscopia ou tratamento odontológico, nos quais a sonolência, o sono e a amnésia são suficientes. Pode ser administrado em combinação com um analgésico, como a **alfentanila**. Uma eventual superdosagem pode ser revertida com **flumazenil** (ver Capítulo 45). O **remimazolam** é semelhante, porém apresenta início de ação mais rápido e menor duração.

ANESTÉSICOS INALATÓRIOS

Muitos anestésicos inalatórios que, no passado, eram bastante usados, como éter, clorofórmio, tricloroetileno, ciclopropano, metoxiflurano e enflurano, foram substituídos na prática clínica, sobretudo pelo **isoflurano**, **sevoflurano** e **desflurano**, que têm melhores propriedades farmacocinéticas, menos efeitos adversos e não são inflamáveis. Entre os agentes mais antigos, o **óxido nitroso** ainda é utilizado (principalmente na prática obstétrica), enquanto o **halotano**, agora, só é usado em algumas ocasiões.

---

[5] Um colega anestesista conta que, ao se deparar com um acidente de automóvel na estrada, acidente em que a maior parte da vítima se encontrava debaixo de uma massa de metal retorcido, havia um membro dela que estava visível o suficiente para que uma injeção intramuscular de cetamina fosse administrada.

Agentes anestésicos intravenosos

- Mais comumente usados para indução da anestesia, seguidos de agente inalatório. O **propofol** também pode ser utilizado para manter a anestesia durante a cirurgia
- O **propofol**, o **tiopental** e o **etomidato** são os mais utilizados, e atuam em 20 a 30 segundos se forem administrados por via intravenosa
- **Propofol:**
  - Potente
  - Início e distribuição rápidos
  - Rapidamente metabolizado
  - Recuperação muito rápida, efeito cumulativo limitado
  - Útil para cirurgia ambulatorial
  - Baixa incidência de náuseas e vômitos
  - Risco de bradicardia
  - Pode induzir uma "síndrome de infusão de propofol" adversa quando administrado em altas doses por períodos prolongados.
- **Tiopental:**
  - Barbitúrico com lipossolubilidade muito alta
  - Ação rápida devido à sua rápida transferência através da barreira hematoencefálica; curta duração (cerca de 5 minutos), devido à sua redistribuição, sobretudo para o músculo
  - Reduz a pressão intracraniana
  - Lentamente metabolizado e com tendência a acumular-se na gordura corporal; portanto, pode produzir um efeito prolongado se for administrado repetidamente
  - Margem estreita entre a dose anestésica e a dose que provoca depressão cardiovascular
  - Risco de dano tecidual se for injetado acidentalmente em um local extravascular ou dentro de uma artéria
  - Pode precipitar uma crise de porfiria em indivíduos suscetíveis (ver Capítulo 12).
- **Etomidato:**
  - Semelhante ao tiopental, porém metabolizado mais rápido
  - Menor risco de depressão cardiovascular
  - Pode causar movimentos involuntários durante a indução e apresenta alta incidência de náuseas
  - Possível risco de supressão adrenocortical.
- **Cetamina:**
  - Bloqueador não competitivo dos canais de receptores NMDA
  - O início do efeito é relativamente lento (1 a 2 minutos)
  - Poderoso analgésico
  - Produz anestesia "dissociativa", na qual o paciente pode permanecer consciente, embora com amnésia e insensível à dor
  - Podem ocorrer disforia e, algumas vezes, alucinações durante a recuperação
  - Pode provocar elevação da pressão intracraniana.
- **Midazolam:**
  - Usado para induzir sedação, sono e amnésia, em vez de anestesia completa com perda dos reflexos
  - Pode ser suplementado com um analgésico (p. ex., alfentanila) se houver necessidade de analgesia.

ASPECTOS FARMACOCINÉTICOS

Uma importante característica de um anestésico inalatório é a velocidade com que a concentração sanguínea arterial, que governa o efeito farmacológico no cérebro, acompanha as mudanças da pressão parcial do fármaco na mistura gasosa inspirada. Em condições ideais, a concentração sanguínea deve ocorrer o mais rápido possível, de modo que a profundidade da anestesia possa ser controlada logo. Em particular, a concentração sanguínea deve cair logo para um nível subanestésico quando a administração é interrompida, de modo que o paciente recupere a consciência com mínimo de demora. Um estado semicomatoso prolongado, no qual há probabilidade de vômitos e os reflexos respiratórios são fracos ou ausentes, é bem perigoso.

Os pulmões constituem a única via quantitativamente importante pela qual os anestésicos inalatórios entram no corpo e saem dele. Para os modernos anestésicos inalatórios, a degradação metabólica em geral é insignificante na determinação da duração de sua ação. Todos os anestésicos inalatórios são pequenas moléculas lipossolúveis, que atravessam as membranas alveolares com facilidade. Por conseguinte, são as taxas de fornecimento do fármaco aos pulmões e de sua retirada, por meio do ar inspirado e da corrente sanguínea (respectivamente), que determinam o comportamento cinético geral de um anestésico. Os anestésicos variam no seu comportamento cinético porque as suas solubilidades relativas no sangue e na gordura corporal variam entre um fármaco e o outro.

Os principais fatores que determinam a velocidade de indução e de recuperação podem ser resumidos da seguinte maneira:

- Propriedades do anestésico:
  - Coeficiente de partição sangue:gás (i. e., solubilidade no sangue)
  - Coeficiente de partição óleo:gás (i. e., solubilidade na gordura).
- Fatores fisiológicos:
  - Frequência de ventilação alveolar
  - Débito cardíaco.

SOLUBILIDADE DOS ANESTÉSICOS INALATÓRIOS

Os anestésicos inalatórios podem ser considerados físico e quimicamente como gases ideais: a sua solubilidade em diferentes meios é expressa como *coeficientes de partição*, definidos como a razão da concentração do agente em duas fases, em equilíbrio.

O *coeficiente de partição sangue:gás* constitui o principal fator que determina a velocidade de indução e de recuperação de um anestésico inalatório, e, quanto menor o coeficiente, mais rápidas serão a indução e a recuperação (Tabela 41.2). Isso se deve ao fato de que a pressão parcial do gás no espaço alveolar é que governa a concentração no sangue. Quanto mais baixo o coeficiente de partição sangue:gás, mais rapidamente a pressão parcial do gás no espaço alveolar será igual àquela administrada no ar inspirado (ver adiante).

O *coeficiente de partição óleo:gás*, uma medida da lipossolubilidade, determina a potência de um anestésico (conforme já discutido) e influencia a cinética de sua distribuição no corpo, em que o principal efeito da alta solubilidade, ao causar acúmulo no tecido adiposo, consiste em retardar a recuperação da anestesia. A Tabela 41.2 fornece os valores dos coeficientes de partição sangue:gás e óleo:gás para alguns anestésicos.

Tabela 41.2 Características dos anestésicos inalatórios.

Fármaco	Coeficiente de partição Sangue:gás	Coeficiente de partição Óleo:gás	Concentração alveolar mínima (% v/v)	Indução/ recuperação	Principais efeitos adversos e desvantagens	Observações
Óxido nitroso	0,5	1,4	100[a]	Rápidas	Poucos efeitos adversos Risco de neuropatia periférica e anemia (com uso prolongado ou repetido) Acúmulo em cavidades gasosas	Bom efeito analgésico A baixa potência impossibilita o uso como agente anestésico único – normalmente combinado com outros agentes inalatórios e oxigênio
Isoflurano	1,4	91	1,2	Médias	Poucos efeitos adversos Possível risco de isquemia coronariana em pacientes suscetíveis	Amplamente usado Substituiu o halotano
Desflurano	0,4	23	6,1	Rápidas	Irritação das vias respiratórias, tosse, broncoespasmo	Usado para cirurgia ambulatorial devido à indução e recuperação rápidas (comparáveis às do óxido nitroso)
Sevoflurano	0,6	53	2,1	Rápidas	Poucos relatados Risco teórico de toxicidade renal devido ao fluoreto	Semelhantes às do desflurano
Halotano	2,4	220	0,8	Médias	Hipotensão Arritmias cardíacas Hepatotoxicidade (com uso repetido) Hipertermia maligna (rara)	Pouco utilizado atualmente Metabolismo significativo a trifluoracetato
Enflurano	1,9	98	1,7	Médias	Risco de convulsões (leve) Hipertermia maligna (rara)	O seu uso declinou Pode induzir convulsões
Éter	12	65	1,9	Lentas	Irritação respiratória Náuseas e vômitos Risco de explosão	Atualmente obsoleto, exceto quando não houver instalações modernas

[a]Valor teórico baseado em experimentos em condições hiperbáricas.

INDUÇÃO E RECUPERAÇÃO

O fluxo sanguíneo cerebral constitui uma fração substancial do débito cardíaco (cerca de 15%), e a barreira hematoencefálica é livremente permeável aos anestésicos, de modo que a concentração do anestésico no cérebro é próxima à do sangue arterial. A cinética de transferência do anestésico entre o ar inspirado e o sangue arterial determina, portanto, a cinética do efeito farmacológico.

Quando um anestésico volátil é administrado pela primeira vez, as primeiras inalações são diluídas no volume de gás residual nos pulmões, resultando em redução da pressão parcial alveolar do anestésico em comparação com a mistura de gás inalada. Com inalações subsequentes, ocorre aumento da pressão parcial alveolar em direção ao equilíbrio. Para um anestésico com baixo coeficiente de partição sangue:gás, a absorção no sangue será mais lenta, de modo que, com inalações repetidas, a pressão parcial no espaço alveolar aumentará mais rapidamente do que no caso de um agente com elevado coeficiente de partição sangue:gás. Por conseguinte, será necessário um número menor de inalações (*i. e.*, um menor tempo) para alcançar o equilíbrio. Portanto, diferentemente do que se pode supor de forma intuitiva, quanto *menor* for a solubilidade no sangue, *mais rápido* será o processo de equilíbrio. A Figura 41.3 mostra o equilíbrio muito mais rápido para o **óxido nitroso**, um agente de baixa solubilidade, do que para o **éter**, um agente de alta solubilidade.

A taxa de absorção no sangue pode ser aumentada pela administração de um anestésico volátil em conjunto com óxido nítrico. O rápido movimento do óxido nítrico dos alvéolos para o sangue concentra o anestésico volátil nos alvéolos, o que aumentará o seu movimento para o sangue, referido como *efeito de concentração*. Além disso, o volume de óxido nitroso captado dos alvéolos e transferido para o sangue é substituído pelo gás inspirado, aumentando, assim, o fornecimento do anestésico volátil aos alvéolos e acelerando a sua absorção, referido como *segundo efeito do gás*.

A transferência do anestésico entre o sangue e os tecidos também afeta a cinética do equilíbrio. A Figura 41.4 mostra um modelo muito simples de circulação, no qual estão

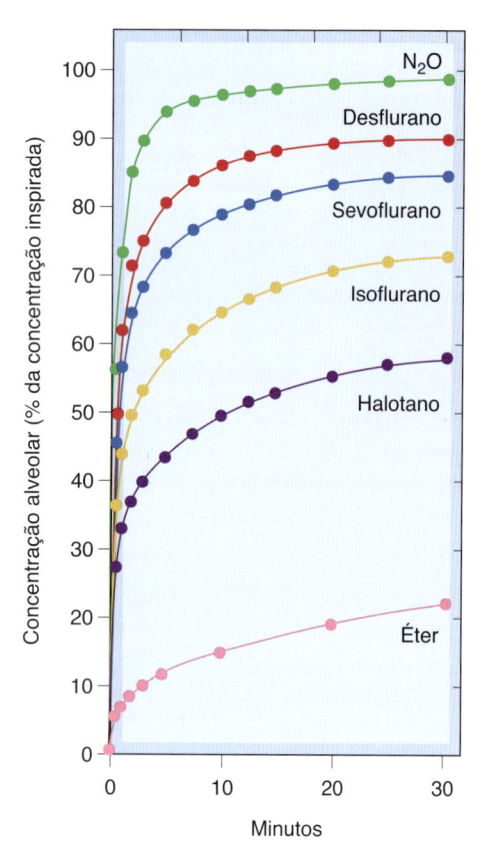

Figura 41.3 Taxa de equilíbrio dos anestésicos inalatórios em seres humanos. As curvas mostram a concentração alveolar (que reflete estreitamente a concentração no sangue arterial), como função do tempo durante a indução. A velocidade inicial de equilíbrio reflete a solubilidade no sangue. Há também uma fase lenta de equilíbrio, mais acentuada com os fármacos bastante lipossolúveis (éter e halotano), em virtude da transferência lenta entre o sangue e a gordura (ver Figura 41.4). (Adaptada de Yasuda, N., Lockhart, S.H., Eger, E.I. II et al., 1991. Comparison of kinetics of sevoflurane and isoflurane in humans. Anesth. Analg. 72, 316-324.)

incluídos dois compartimentos teciduais. A gordura corporal tem baixo fluxo sanguíneo, porém tem alta capacidade de captação de anestésicos e constitui cerca de 20% do volume de um humano não obeso. Portanto, para um fármaco como o **halotano**, que é cerca de 100 vezes mais solúvel na gordura do que na água, a quantidade presente na gordura após equilíbrio completo seria de cerca de 95% da quantidade total presente no corpo. Devido ao baixo fluxo sanguíneo para o tecido adiposo, são necessárias muitas horas para que o fármaco entre na gordura e saia dela, o que resulta em uma fase lenta pronunciada de equilíbrio após a rápida fase associada às trocas sangue:gás (ver Figura 41.3). Quanto mais lipossolúvel o anestésico, e quanto mais obeso o paciente, mais pronunciada essa fase lenta se torna e mais tardia a recuperação.

Entre os fatores fisiológicos que afetam a velocidade de equilíbrio dos anestésicos inalatórios, o mais importante é a ventilação alveolar. Quanto maior o volume por minuto (frequência respiratória × volume corrente), mais rápido será o equilíbrio, sobretudo para fármacos que apresentem altos coeficientes de partição sangue:gás. Os fármacos com efeito depressor respiratório, como a **morfina** (ver Capítulo 43), podem, assim, retardar a recuperação da anestesia. O efeito de mudanças do débito cardíaco sobre a velocidade de equilíbrio é mais complexo. Ao reduzir a perfusão alveolar, uma redução do débito cardíaco diminui a absorção alveolar do anestésico e, assim, acelera a indução, mas isso é compensado, em parte, por uma redução do fluxo sanguíneo cerebral que alentece a distribuição para o cérebro.

A recuperação da anestesia envolve os mesmos processos da indução, porém em sentido inverso, em que a fase rápida de recuperação é seguida de "ressaca" lenta. Em virtude desses fatores cinéticos, a pesquisa de melhores anestésicos inalatórios concentrou-se em agentes com baixa solubilidade no sangue e nos tecidos. Fármacos mais novos, que exibem propriedades cinéticas semelhantes às do óxido nitroso, mas que apresentam maior potência, incluem o **sevoflurano** e o **desflurano** (ver Tabela 41.2 e Figura 41.3).

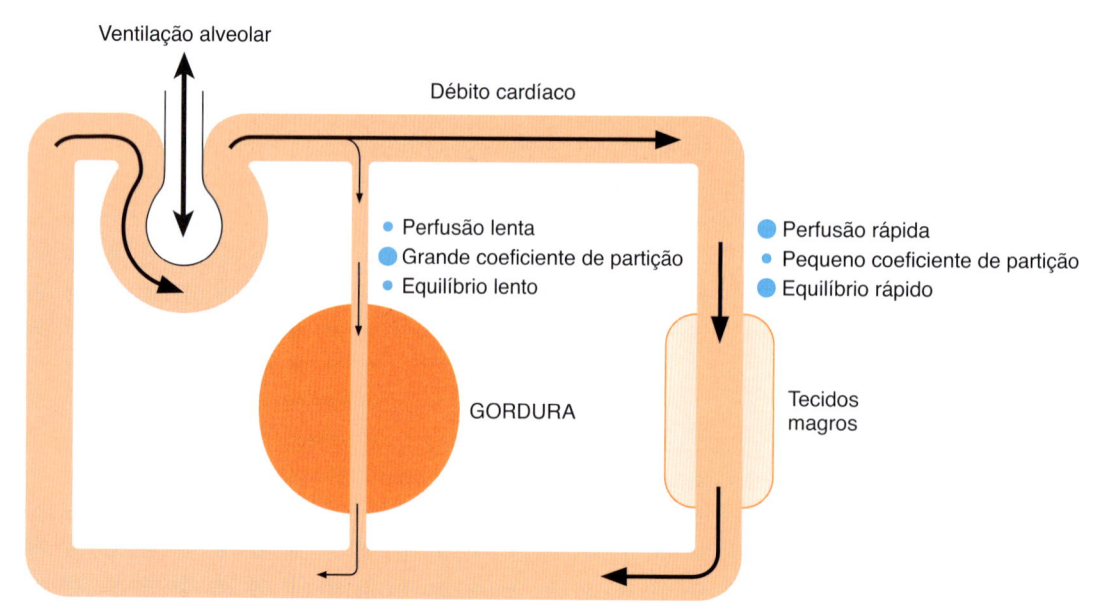

Figura 41.4 Fatores que afetam a velocidade de equilíbrio dos anestésicos inalatórios no corpo. O corpo é representado por dois compartimentos. Os tecidos magros, que incluem o cérebro, apresentam grande fluxo sanguíneo e baixo coeficiente de partição para os anestésicos e, portanto, equilibram-se rapidamente com o sangue. Os tecidos adiposos apresentam baixo fluxo sanguíneo e grande coeficiente de partição e, portanto, equilibram-se devagar, atuando como um reservatório do fármaco durante a fase de recuperação.

METABOLISMO E TOXICIDADE

O metabolismo, apesar de não ser quantitativamente importante como via de eliminação dos anestésicos inalatórios, pode gerar metabólitos tóxicos (ver Capítulo 58).[6] Esta é a principal razão pela qual os agentes que estão agora obsoletos ou obsolescentes, como o clorofórmio, o metoxiflurano e o halotano, foram substituídos por alternativas menos tóxicas descritas adiante.

A *hipertermia maligna* é uma *reação idiossincrática* importante, porém rara (ver Capítulo 58), causada pela produção de calor no músculo esquelético devido à liberação excessiva de Ca^{2+} do retículo sarcoplasmático. Os resultados consistem em contração muscular, acidose, aumento do metabolismo e elevação dramática da temperatura corporal, que pode ser fatal, a não ser que seja tratada imediatamente. Os gatilhos incluem anestésicos halogenados e fármacos bloqueadores neuromusculares despolarizantes (ver Capítulo 14). A suscetibilidade tem uma base genética e está associada a mutações no gene que codifica o receptor de rianodina, que controla a liberação de Ca^{2+} do retículo sarcoplasmático (ver Capítulo 4). A hipertermia maligna é tratada com **dantroleno**, um relaxante muscular que bloqueia esses canais de liberação de cálcio.

> **Propriedades farmacocinéticas dos anestésicos inalatórios**
>
> - A indução e a recuperação rápidas constituem propriedades importantes de um agente anestésico, possibilitando o controle flexível da profundidade da anestesia
> - A velocidade de indução e de recuperação é determinada por duas propriedades do anestésico: a solubilidade no sangue (coeficiente de partição sangue:gás) e a solubilidade nos lipídeos (lipossolubilidade)
> - Os agentes com baixos coeficientes de partição sangue:gás produzem indução e recuperação rápidas (p. ex., **óxido nitroso**, **desflurano**); os agentes com altos coeficientes de partição sangue:gás apresentam indução e recuperação lentas
> - Os agentes com alta lipossolubilidade acumulam-se gradualmente na gordura corporal e podem produzir "ressaca" prolongada se forem utilizados para uma cirurgia de longa duração
> - Alguns anestésicos halogenados (em particular **halotano** e **metoxiflurano**) são metabolizados. Isso não é muito importante na determinação de sua duração de ação, porém contribui para a toxicidade (p. ex., toxicidade renal associada à produção de fluoreto com o **metoxiflurano**, que não é mais usado).

ANESTÉSICOS INALATÓRIOS INDIVIDUAIS

Os principais anestésicos inalatórios usados, hoje, nos países desenvolvidos são o **isoflurano**, o **desflurano** e o **sevoflurano**, algumas vezes administrados em combinação com o **óxido nitroso**. Devido ao seu início de ação relativamente rápido e ao aroma agradável, o **sevoflurano** é, em algumas circunstâncias, usado isoladamente para induzir anestesia, por exemplo, em pediatria ou em adultos com medo da perspectiva de canulação venosa. O **xenônio**, um gás inerte que demonstrou, há muitos anos, ter propriedades anestésicas, está retornando à prática clínica, visto que – como já se espera de um gás inerte – não apresenta toxicidade, embora a sua potência relativamente baixa e seu alto custo sejam desvantagens. Além disso, pode ser neuroprotetor na hipoxia neonatal (ver Capítulo 40).

ISOFLURANO, DESFLURANO, SEVOFLURANO, ENFLURANO E HALOTANO

Esses anestésicos voláteis são líquidos em temperatura ambiente e exigem o uso de vaporizadores para a sua administração por inalação.

O **isoflurano** é um anestésico volátil não inflamável que hoje é o anestésico volátil mais amplamente utilizado. Não é metabolizado de modo apreciável e carece da propriedade pró-convulsivante do enflurano. Pode causar hipotensão e é um poderoso vasodilatador coronariano. Paradoxalmente, isso pode exacerbar a isquemia cardíaca em pacientes com doença coronariana devido ao fenômeno do "sequestro" (ver Capítulo 20).

O **desflurano** se assemelha quimicamente ao isoflurano, porém a sua menor solubilidade no sangue e na gordura significa que o ajuste da profundidade anestésica e a recuperação são mais rápidas, razão por que é cada vez mais usado como anestésico em pacientes obesos submetidos a cirurgia bariátrica e para cirurgia ambulatorial. O desflurano não é bem metabolizado. É menos potente do que os outros anestésicos gerais halogenados. Nas concentrações usadas para indução da anestesia (cerca de 10%), o desflurano provoca alguma irritação das vias respiratórias, o que pode levar à tosse e broncoespasmo. Aumentos rápidos na profundidade da anestesia com desflurano podem estar associados a um notável aumento da atividade simpática, o que é indesejável em pacientes com doença cardíaca isquêmica.

O **sevoflurano** se assemelha ao desflurano, porém é mais potente e não provoca o mesmo grau de irritação respiratória. É parcialmente metabolizado (cerca de 3%), e são produzidos níveis detectáveis de fluoreto, embora isso não pareça ser suficiente para causar toxicidade.

O **enflurano** apresenta uma velocidade moderada de indução, mas é pouco usado hoje em dia. Foi originalmente introduzido como alternativa ao metoxiflurano. Pode causar convulsões, tanto durante a indução quanto após a recuperação da anestesia, em particular em pacientes que sofrem de epilepsia. Nesse contexto, é interessante o fato de que uma substância relacionada, o dietil-éter substituído por flúor, no hexafluoréter, é um poderoso agente convulsivante, embora o mecanismo envolvido não seja compreendido.

O **halotano** foi um fármaco importante no desenvolvimento dos anestésicos inalatórios voláteis, porém o seu uso declinou em favor do isoflurano, em virtude do potencial de acúmulo de metabólitos tóxicos. O halotano possui um acentuado efeito relaxante sobre o útero, o que pode causar sangramento pós-parto e limitar a sua utilidade para fins obstétricos.

ÓXIDO NITROSO

O **óxido nitroso** (N_2O, que não deve ser confundido com o óxido nítrico, NO) é um gás inodoro. Seu uso como anestésico está declinando nos países desenvolvidos. Tem um potencial de aquecimento global muito superior ao CO_2 e é

---

[6] O problema da toxicidade de baixas concentrações de anestésicos inalados por longos períodos por equipes do centro cirúrgico era, antigamente, motivo de preocupação. Hoje, são utilizadas medidas estritas para minimizar o escape de anestésicos no ar dos centros cirúrgicos.

regulamentado pelo Protocolo de Kyoto (1997). É o terceiro maior contribuinte para o efeito estufa no Reino Unido.

O óxido nitroso tem rápido início de ação devido a seu baixo coeficiente de partição sangue:gás (ver Tabela 41.2) e atua como analgésico efetivo em concentrações muito baixas para causar inconsciência. Em doses baixas, induz euforia, o que explica o seu apelido de "gás hilariante"; seus efeitos psicoativos são descritos no Capítulo 49. Apresenta baixa potência anestésica. O óxido nitroso é usado na forma de mistura 50:50 com O_2 para reduzir a dor durante o parto. Nunca deve ser administrado como 100% do gás inspirado, pois os pacientes precisam respirar oxigênio! Mesmo com 80% na mistura gasosa inspirada, o óxido nitroso não produz anestesia cirúrgica. Portanto, não é utilizado isoladamente como anestésico, porém administrado (como 70% de óxido nítrico em oxigênio) como adjuvante dos anestésicos voláteis para acelerar a indução – ver a descrição anterior do segundo efeito do gás. Durante a recuperação da anestesia com óxido nitroso, a transferência do gás do sangue para os alvéolos pode ser suficiente para reduzir, por meio de diluição, a pressão parcial alveolar de oxigênio, produzindo hipoxia transitória (conhecida como *hipoxia difusional*). Isso é importante para os pacientes que apresentam doenças respiratórias.

O óxido nitroso tende a entrar nas cavidades gasosas do corpo, provocando a sua expansão. Isso pode ser perigoso na presença de pneumotórax ou de embolia gasosa vascular, ou se houver obstrução do intestino.

Quando administrado por breves períodos, o óxido nitroso é desprovido de qualquer efeito tóxico grave, porém a exposição prolongada ou repetida oxida e inativa a vitamina B_{12}.[7] Em sua forma inativa, a vitamina B_{12} é incapaz de funcionar como cofator para a metionina sintase, o que pode produzir neuropatia periférica e depressão da medula óssea. Esta última pode causar anemia e leucopenia, de modo que o seu uso deve ser evitado em pacientes com anemia relacionada com a deficiência de vitamina B^{12}.

SEDAÇÃO E ANESTESIA EQUILIBRADA

A sedação é um *continuum* que se estende desde a consciência normal até o estado de falta total de capacidade de resposta. A sedação, em vez de a anestesia geral, é frequentemente suficiente para pequenos procedimentos não invasivos. A sedação consciente é utilizada em odontologia e em exames endoscópicos para reduzir o medo e a ansiedade, controlar a dor e minimizar movimentos excessivos. Isso não envolve o sono ou a perda da consciência. O **midazolam** costuma ser administrado para esse propósito. A sedação mais profunda para procedimentos, em que o paciente fica sonolento e é menos facilmente despertado, pode ser alcançada pela administração de **midazolam**, **propofol**, **etomidato** ou **cetamina**, com um analgésico opioide (p. ex., **fentanila** ou **morfina**).

Em cirurgias complexas, uma série de fármacos é administrada em diferentes tempos ao longo do procedimento para produzir a denominada *anestesia balanceada*. Os fármacos administrados podem incluir uma pré-medicação sedativa ou ansiolítica (p. ex., um benzodiazepínico, ver Capítulo 45), um anestésico intravenoso para indução rápida (p. ex., **propofol**), um analgésico opioide perioperatório

> **Anestésicos inalatórios individuais**
>
> - Os principais agentes de uso atual nos países desenvolvidos são o **isoflurano**, o **desflurano** e o **sevoflurano**, algumas vezes suplementados com **óxido nitroso**
> - Como risco raro, porém grave, os anestésicos inalatórios podem causar hipertermia maligna
> - **Isoflurano:**
>   – Semelhante ao **enflurano**, porém desprovido de propriedade epileptogênica
>   – Pode precipitar isquemia miocárdica em pacientes com doença coronariana
>   – Irritante para as vias respiratórias.
> - **Desflurano:**
>   – Semelhante ao **isoflurano**, porém com início e recuperação mais rápidos
>   – Irritante respiratório, de modo que tem tendência a causar tosse e laringoespasmo
>   – Útil para cirurgia ambulatorial.
> - **Sevoflurano:**
>   – Semelhante ao **desflurano**, porém sem irritação respiratória.
> - **Óxido nitroso:**
>   – Boas propriedades analgésicas
>   – Baixa potência como anestésico, de modo que precisa ser combinado com outros agentes
>   – Indução e recuperação rápidas
>   – Risco de neuropatia periférica e depressão da medula óssea com administração prolongada
>   – Acumula-se nas cavidades gasosas.

> **Usos clínicos dos anestésicos gerais**
>
> - Os *anestésicos intravenosos* são usados para:
>   – Indução da anestesia (p. ex., **propofol** ou **tiopental**)
>   – Manutenção da anestesia durante a cirurgia ("anestesia intravenosa total", por exemplo, **propofol**, algumas vezes em combinação com relaxantes musculares e analgésicos).
> - Os *anestésicos inalatórios* (gases e líquidos voláteis) são usados para a manutenção da anestesia. Os aspectos a observar são:
>   – Os anestésicos voláteis (p. ex., **isoflurano**, **sevoflurano**) são liberados no ar, oxigênio ou misturas de oxigênio-óxido nitroso como gás carreador
>   – O **óxido nitroso** deve ser sempre administrado com oxigênio
>   – Em virtude de seu potencial de induzir hepatotoxicidade, o **halotano** foi amplamente substituído por anestésicos voláteis mais recentes, como o **isoflurano**
>   – Todos os anestésicos inalatórios podem desencadear *hipertermia maligna* em indivíduos suscetíveis.

(p. ex., **alfentanila** ou **remifentanila**, ver Capítulo 43), um anestésico inalatório para manter a anestesia durante a cirurgia (p. ex., **óxido nitroso** ou **isoflurano**), um agente bloqueador neuromuscular para produzir relaxamento muscular adequado (p. ex., **vecurônio**, ver Capítulo 14) para acesso à cavidade abdominal, por exemplo, um agente antiemético (p. ex., **ondansetrona**, ver Capítulo 30) e um antagonista muscarínico para prevenir ou tratar a bradicardia ou para

---

[7]Nos centros cirúrgicos, são utilizados sistemas de limpeza para evitar que a equipe seja exposta ao óxido nitroso. Os indivíduos que abusam do óxido nitroso pelos seus efeitos eufóricos expõem-se a efeitos colaterais associados à deficiência de vitamina B_{12} (ver Capítulo 49).

reduzir as secreções brônquicas e salivares (p. ex., **atropina** ou **glicopirrolato**, ver Capítulo 14). Próximo ao fim do procedimento, um agente anticolinesterásico (p. ex., **neostigmina**, ver Capítulo 14) para reverter o bloqueio neuromuscular (o **sugamadex**, que se liga aos fármacos esteroides de bloqueio neuromuscular, também pode ser usado para esse propósito) e um analgésico para alívio da dor pós-operatória (p. ex., um opioide como a **morfina** e/ou um anti-inflamatório não esteroide (ver Capítulo 43) podem ser usados. Essas combinações de fármacos resultam em indução e recuperação muito mais rápidas, evitando períodos longos (e potencialmente perigosos) de semiconsciência, produzem boa analgesia e relaxamento muscular e permitem que a cirurgia seja realizada com menos depressão cardiorrespiratória indesejável.

Podem ser administradas doses baixas de anestésicos gerais para produzir sedação quando um anestésico local (ver Capítulo 44), administrado por via intratecal, for utilizado para produzir analgesia e relaxamento necessários para uma cirurgia nas partes inferiores do corpo.

BIBLIOGRAFIA E LEITURA COMPLEMENTAR

Antkowiak, B., Rudolph, U., 2016. New insights in the systemic and molecular underpinnings of general anesthetic actions mediated by γ-aminobutyric acid A receptors. Cur. Opin. Anaesth 29, 447–453.

Bayliss, D.A., Barrett, P.Q., 2008. Emerging roles for two-pore-domain potassium channels and their potential therapeutic impact. Trends Pharmacol. Sci. 29, 566–575.

Franks, N.P., 2008. General anaesthesia: from molecular targets to neuronal pathways of sleep and arousal. Nat. Rev. Neurosci. 9, 370–386.

Kim, J.J., Hibbs, R.E., 2021. Direct structural insights into $GABA_A$ receptor pharmacology. Trends Biochem. Sci. 46, 502–517.

Thompson, J., Moppett, I., Wiles, M., 2019. Smith & Aitkenhead's Textbook of Anaesthesia, seventh ed. Elsevier, London.

SEÇÃO 4 • Sistema Nervoso

42 Cefaleia

CONSIDERAÇÕES GERAIS

Neste capítulo, discutiremos o tratamento farmacológico da cefaleia. Descreveremos de maneira sucinta o espectro dos seus distúrbios, discutiremos as várias terapias farmacológicas disponíveis e analisaremos seus mecanismos de ação. Aqui, concentramo-nos particularmente na terapia da enxaqueca, uma condição que apresenta alta morbidade.

CEFALEIA

A grande maioria das pessoas sofrerá de cefaleias (*cefalalgias*) em algum momento de suas vidas. Essas dores variam desde o incômodo de dores de cabeça ocasionais até os efeitos debilitantes da enxaqueca crônica que afetam a vida dos que sofrem dela. A "cefaleia" está classificada entre as 10 principais causas de incapacidade em todo o mundo. Embora muitos indivíduos façam seu autotratamento com analgésicos simples ou preparações patenteadas disponíveis em farmácias, a condição pode ser complexa e, com frequência, exige um cuidadoso diagnóstico diferencial. Embora respondam por 4 a 5% das consultas na atenção primária, as cefaleias são responsáveis por cerca de 30% dos encaminhamentos a neurologistas no Reino Unido (citado em McCrone et al., 2011). Em alguns casos, as cefaleias são intensas o suficiente para exigir hospitalização, e, de acordo com uma pesquisa realizada nos EUA (Burch et al., 2015), elas constituem a quarta causa principal de procura dos serviços de emergência.

A carga econômica associada à cefaleia, em geral, e à enxaqueca, em particular, é enorme. De acordo com estimativas recentes, o custo total envolvido no tratamento da cefaleia no Reino Unido é de cerca de 250 milhões de libras por ano, e o custo econômico da perda de produtividade foi estimado em 5 a 7 bilhões de libras anualmente (dados citados por The Migraine Trust, 2021), embora outros estudos tenham estimado que o custo econômico da enxaqueca por si só pode alcançar 8,8 bilhões de libras (The Work Foundation 2018) e mais de $14,4 bilhões de dólares nos EUA (McCrone et al., 2011). Apesar do impacto óbvio nos recursos de saúde e no desempenho econômico nacional, há pouca conscientização do público acerca das causas da cefaleia e, ao que parece, um tempo mínimo dedicado ao assunto durante o treinamento médico profissional. Cerca de 75% de todas as escolhas de medicina sequer incluem a cefaleia em seu currículo de graduação (The Migraine Trust, 2021).

TIPOS DE CEFALEIAS

Embora alguns pacientes possam sofrer de ambos os tipos simultaneamente, as cefaleias são classificadas, em geral, como "primárias" ou "secundárias". Este último termo se refere a cefaleias associadas a algum tipo de condição clínica subjacente, como neoplasia maligna, trauma, infecções, doença ou trauma cerebrovascular (p. ex., hemorragia subaracnóidea), uso excessivo de medicamentos ou abstinência de substâncias. Hoje, essa lista de causas potenciais também inclui a "cefaleia da covid-19", que parece afetar cerca de 10% de todos os pacientes que contraíram a doença (Islam et al., 2020). Em todos os casos de cefaleia secundária, pode ser necessário realizar pesquisas clínicas para estabelecer a causa principal antes da escolha de um plano de tratamento para resolver o problema.

Neste capítulo, trataremos principalmente da *cefaleia primária*, que não é causada por patologia subjacente, mas que pode ter um componente genético ou outra causa (Robbins, 2021). A *International Headache Society* (IHS, 2018) classificou as cefaleias em quatro grupos principais: *cefaleias do tipo tensional, cefalalgias trigêmino-autonômicas, enxaqueca* e *outros distúrbios de cefaleia primária*. Esses grupos apresentam diferentes sintomas clínicos e, apesar de alguma sobreposição, com frequência têm mecanismos subjacentes diferentes que exigem abordagens farmacológicas distintas para o tratamento. Discutiremos cada um dos grupos.

ENXAQUECA (MIGRÂNEA[1])

Trata-se da mais complexa dessas cefalalgias. É uma condição comum e debilitante, que afeta 10 a 15% dos indivíduos e, com frequência, é considerada a terceira doença mais comum no mundo. Algumas estimativas estabelecem em 1 bilhão o número total de indivíduos que sofrem de enxaqueca em todo o mundo, com cerca de 45 milhões de anos de vida comprometidos pelo sofrimento causado por essa doença (Nature Outlook, 2020). A OMS classificou a enxaqueca entre as 20 condições mais incapacitantes ao longo da vida.

> **Fármacos usados na enxaqueca**
>
> O **ácido acetilsalicílico**, o **ibuprofeno** ou outros anti-inflamatórios não esteroides são recomendados para alívio da dor na enxaqueca aguda e são mais bem administrados logo no início dos sintomas. Antieméticos, como a **metoclopramida**, são administrados ao mesmo tempo para pacientes que sofrem de náuseas.
>
> As triptanas (agonistas 5-HT$_{1B/1D/F}$) são bastante utilizadas para alívio agudo da enxaqueca moderada a grave que não responde aos analgésicos simples. As triptanas também são efetivas na cefaleia em salvas.
>
> Podem ocorrer cefaleias por uso excessivo de medicamentos com o uso diário persistente de analgésicos e triptanas.
>
> O uso regular de agentes profiláticos (como **propranolol**, **topiramato** ou **amitriptilina**) é, portanto, indicado para pacientes que sofrem ataques de enxaqueca frequentes e perturbadores. Aqueles que não respondem a esses agentes orais podem recorrer a opções injetáveis, como anticorpos anti-CGRP ou toxina botulínica.

---

[1]O termo é aparentemente de origem francesa e representa, provavelmente, uma variação de *hemicrania*, nome latim para a doença.

Embora as causas não sejam totalmente compreendidas, fatores tanto genéticos quanto ambientais parecem ser importantes. A frequência das crises varia, e cerca de três quartos dos indivíduos que sofrem de *enxaqueca* apresentam mais de um episódio por mês. Em geral, o início das crises começa na puberdade e diminui com o avanço da idade. As mulheres têm duas vezes mais tendência do que os homens a sofrer do distúrbio, e parece que o declínio rápido dos níveis de estrogênio pode precipitar episódios de enxaqueca em pessoas suscetíveis, de modo que as crises com frequência estão ligadas ao ciclo menstrual ou a outros eventos reprodutivos.

A enxaqueca pode ser *episódica*, quando as crises são relativamente infrequentes, ou *crônica*, se a frequência e a intensidade passarem a constituir uma importante carga para o paciente. A enxaqueca crônica pode ser acompanhada de comorbidades, como problemas gastrointestinais ou problemas de saúde mental. A farmacoterapia das duas manifestações da enxaqueca é um pouco diferente, mas é provável que as crises episódicas se transformem em uma doença mais crônica, a não ser que seja tratada.

SINTOMAS CLÍNICOS

A sintomatologia da enxaqueca é complexa: em cerca de 1/3 dos casos, as crises podem ser acompanhadas de *aura* (um termo usado para incluir quaisquer alterações sensoriais que ocorram antes do início da cefaleia: a "enxaqueca clássica"). O início de uma crise é anunciado por uma *fase premonitória,* com sintomas que incluem náuseas, mudanças de humor e sensibilidade à luz e ao som (fotofobia e fonofobia, respectivamente). Podem ocorrer horas antes do início da *aura* e podem ser acompanhadas de sintomas visuais mais específicos, como um ponto cego que se move devagar com luzes piscantes associadas ("escotoma cintilante"), ou padrões geométricos de luzes coloridas ("espectros de fortificação"), ou a ilusão de olhar através da extremidade errada de um telescópio. A fase de *cefaleia* propriamente dita se caracteriza por cefaleia moderada ou intensa que, no início, é unilateral, mas, em seguida, costuma espalhar-se para ambos os lados da cabeça. Pode ser de qualidade pulsátil ou latejante e ser acompanhada de náuseas, vômitos e prostração. Pode haver também sensibilidade ao movimento. Essa fase pode persistir por horas ou até dias. Após a resolução da cefaleia, uma fase de *pósdromo* pode incluir sensação de fadiga, alteração da cognição ou alterações do humor. Enquanto essas diferentes fases provavelmente representam eventos biológicos distintos, elas se sobrepõem na prática e podem ocorrer em paralelo. Um bom relato delas é fornecido por Charles (2013) e, na revisão abrangente dos distúrbios de cefaleia, pela IHS (2018).

FISIOPATOLOGIA

As causas da enxaqueca não estão totalmente elucidadas, porém a patogenia está se tornando mais clara. Historicamente, três principais hipóteses foram propostas para explicar a dor e outros sintomas: a primeira sugere que a vasoconstrição e a vasodilatação inadequadas são responsáveis pelos sintomas; a segunda hipótese sugere que a ativação cortical, acompanhada pela *depressão alastrante cortical,* é a causa; e a terceira propõe que a ativação inflamatória dos terminais nervosos trigeminais nas meninges e nos vasos extracranianos seja o evento primário em uma crise de enxaqueca. Essas hipóteses estão resumidas e explicadas com mais detalhes por Eadie (2005). É provável que elementos de todos esses fenômenos possam desempenhar um papel na patogenia da enxaqueca em maior ou menor grau, porém a opinião consensual hoje em dia é a de que a origem da dor consiste na ativação inflamatória do *sistema trigeminovascular* – os neurônios sensoriais que inervam os vasos cerebrais (Moreno-Ajona et al., 2019) – enquanto a depressão alastrante cortical, desencadeada por alterações na atividade dos canais iônicos no córtex, é responsável pela aura.

Evidências farmacológicas e outras evidências sugerem fortemente que os neurotransmissores, como o peptídeo relacionado com o gene da calcitonina (CGRP) (ver Capítulo 43) e a 5-hidroxitriptamina (5-HT) (ver Capítulo 16), desempenham um papel fundamental no início da enxaqueca. O CGRP é um importante transmissor nociceptivo no sistema trigeminovascular, e os níveis sanguíneos do neuropeptídeo estão elevados em pacientes durante episódios de enxaqueca, porém caem à medida que a condição melhora ou após tratamento com fármacos anti-CGRP (Moreno-Ajona et al., 2019). Em contrapartida, a infusão de CGRP pode induzir crises de enxaqueca em pessoas suscetíveis. Há muito tempo, suspeita-se de que a 5-HT também possa desempenhar um papel significativo na patogenia da enxaqueca: ocorre um aumento acentuado na excreção urinária do principal metabólito da 5-HT, o ácido 5-hidroxindolacético (5-HIAA), durante uma crise de enxaqueca, enquanto a concentração sanguínea de 5-HT cai, provavelmente devido à depleção de 5-HT das plaquetas. Além disso, foi constatado que muitos agonistas ou antagonistas seletivos dos receptores de 5-HT são efetivos no tratamento da enxaqueca. A princípio, foi considerado que isso era devido à sua capacidade de bloquear os efeitos da 5-HT nos vasos cerebrais. Entretanto, o consenso atual é que o principal local de ação desses fármacos consiste nos receptores pré-sinápticos existentes no sistema trigeminal neurovascular, onde inibem a liberação de neuropeptídeos pró-inflamatórios, como o CGRP.

Os sintomas associados à fase premonitória da enxaqueca são, em grande parte, de origem dopaminérgica. O início da fase da aura coincide com a depressão alastrante cortical, e os exames de imagem indicam alterações disseminadas da perfusão cerebral durante essa fase. Pode ocorrer *hipoperfusão* de algumas áreas cerebrais, bem como *hiperperfusão* em outras, sugerindo que os mecanismos fisiológicos que costumam regular a relação entre a atividade cerebral e o fluxo sanguíneo tornam-se desativados. Esse *desacoplamento neurovascular* também constitui uma característica da depressão alastrante cortical.

Os exames de imagem sugerem que as crises de enxaqueca são desencadeadas por sinais provenientes do hipotálamo (Haanas e Edvinsson, 2019). Por sua vez, esses sinais ativam o *núcleo caudal do trigêmeo* e, após passar pelo *gânglio trigeminal,* fibras C eferentes ativadas dilatam os vasos sanguíneos meníngeos, provavelmente liberando mais mediadores inflamatórios, como prostaglandinas e óxido nítrico. Fibras A-δ aferentes ativadas sinalizam esse estado inflamatório de volta pelas vias neurais do trigêmeo, onde é retransmitido ao córtex e percebido como evento doloroso. A sensibilização central aumenta a sensibilidade do indivíduo que sofre de enxaqueca ao som, à luz, às sensações cutâneas e a outros estímulos em geral não dolorosos. Muitas das alterações vasculares e outras alterações observadas podem persistir na fase do pósdromo, que pode durar por várias horas ou dias.

Convém ressaltar que esses mecanismos não oferecem uma explicação conclusiva da complexa sintomatologia da enxaqueca, nem explicam como as crises são iniciadas e que anormalidade subjacente predispõe determinados indivíduos a sofrer de enxaqueca. Alguns autores identificaram o "eixo intestino-cérebro" (Arzani et al., 2020) ou a disfunção endotelial (Paolucci et al., 2021) como sendo significativo. Em alguns tipos raros de enxaqueca familiar, foram encontradas mutações herdadas que afetam os canais de cálcio e a Na^+-K^+-ATPase, sugerindo que a função anormal da membrana pode ser responsável, e o **levcromakalim**, uma substância que abre os canais de potássio sensíveis ao ATP, pode provocar crises de enxaqueca em indivíduos sensíveis (Al-Karagholi et al., 2019). Acredita-se que a ativação desses canais nas artérias cranianas e no nervo trigêmeo seja a causa da dor. Entretanto, na maioria das formas de enxaqueca, não há nenhuma causa genética clara.

A Figura 42.1 mostra de forma diagramática nossa atual compreensão dos fatores envolvidos na dor da enxaqueca.

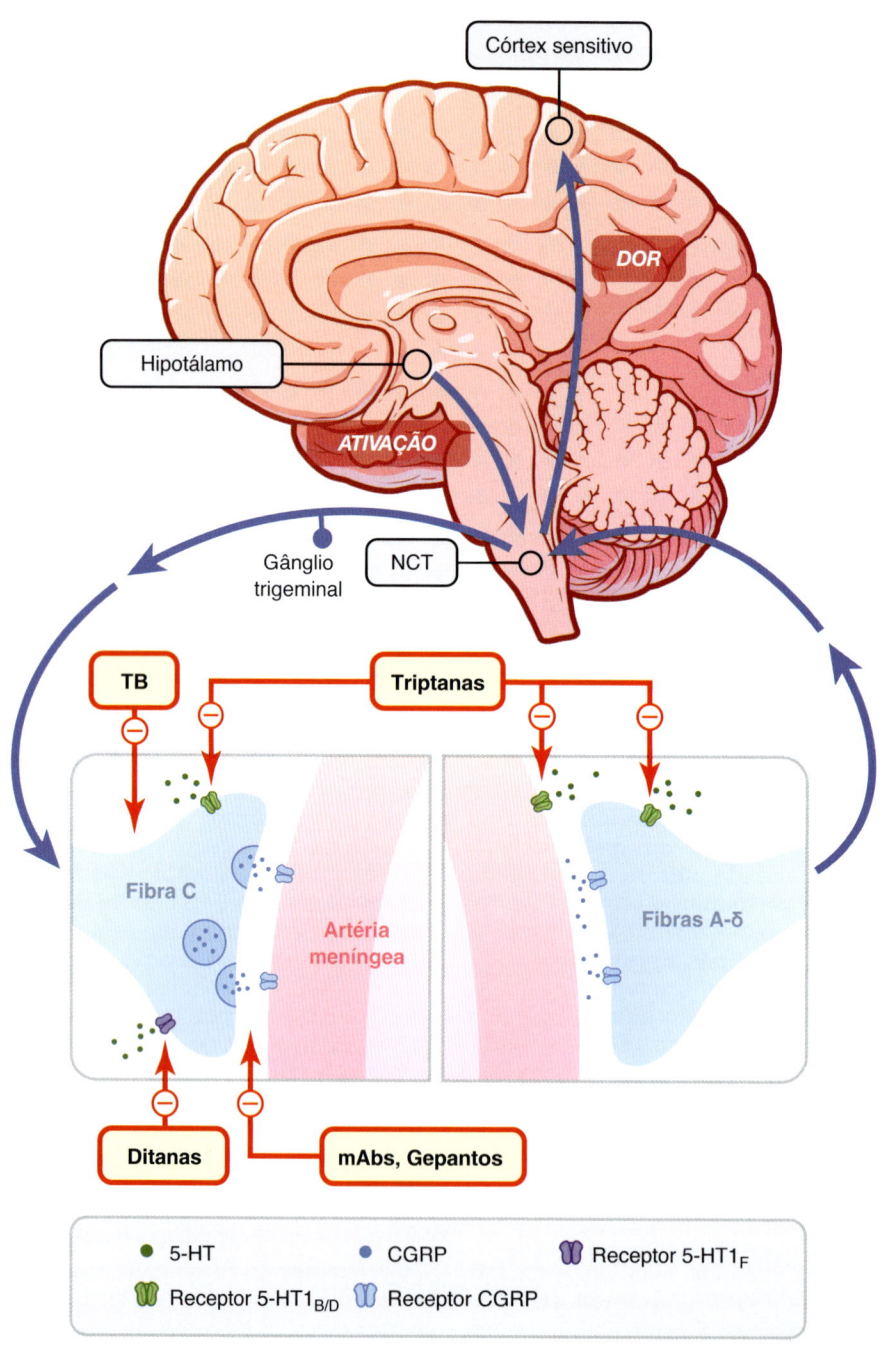

Figura 42.1 Mecanismos da dor na enxaqueca. Representação diagramática da visão atual das origens da dor da enxaqueca e locais onde atuam os fármacos antienxaqueca. As crises de enxaqueca são iniciadas por sinais que se originam do hipotálamo e alimentam o *núcleo caudal do trigêmeo* (NCT). Esses sinais são retransmitidos através de fibras C eferentes por meio do gânglio trigeminal (GT) até o sistema vascular das meninges. As fibras C ativadas liberam o peptídeo relacionado com o gene da calcitonina (CGRP) de seus terminais, o que dilata as artérias meníngea e provoca inflamação, provavelmente pela liberação de prostaglandinas e outros mediadores, incluindo óxido nítrico. Esses eventos ativam fibras A-δ aferentes, que sinalizam a sensação de dor de volta através do GT e do NCT até o córtex. As triptanas inibem a liberação de CGRP por uma ação nos receptores 5-$HT_{1B/D/F}$ pré-sinápticos ou pela constrição dos vasos meníngeos atuando nos receptores 5-$HT_{1B/D}$. As ditanas inibem a liberação de CGRP por uma ação no receptor 5-HT_{1F} pré-sináptico. Os gepantos antagonizam a ação do CGRP no seu receptor-alvo na vasculatura ou na fibra A-δ. Os anticorpos monoclonais (mAbs) neutralizam o CGRP (ou seu receptor), enquanto a toxina botulínica (TB) "denerva" os neurônios.

CEFALEIAS DO TIPO TENSIONAL

Constituem o tipo mais comum de cefaleia (com incidência de cerca de 40%). Existem vários subtipos diferenciados pela sua frequência e persistência. Em geral, as crises são de início rápido (30 minutos ou menos), mas podem durar alguns dias. São mais prevalentes entre mulheres (em particular aquelas na faixa dos 30 anos) do que nos homens. Em geral, a dor é de intensidade leve a moderada e, com frequência, é acompanhada de uma sensação de "pressão" na cabeça. A cefaleia pode ser bilateral ou estar predominantemente localizada na região frontal ou temporal da cabeça, e pode haver hipersensibilidade craniana associada. Embora algumas vezes sejam confundidas com a enxaqueca, essas cefaleias não costumam ser exacerbadas pelo exercício físico e raras vezes envolvem náuseas, fotofobia ou fonofobia.

A causa subjacente é neurobiológica, e, em geral, acredita-se que envolva a ativação de nociceptores na musculatura facial, provocada por algum mecanismo de gatilho. As cefaleias do tipo tensional podem ser *agudas* ou *crônicas*, e a maior parte consiste em casos agudos. As cefaleias do tipo tensional crônicas podem ser causadas por uso excessivo de medicamentos ou, possivelmente, por depressão ou ansiedade. As triptanas são ineficazes nas cefaleias do tipo tensional, porém os casos agudos costumam responder bem a anti-inflamatórios não esteroides (AINEs) simples (ver Capítulo 25), embora casos crônicos ou recorrentes possam exigir tratamento profilático com antidepressivos tricíclicos, como **amitriptilina**, inibidores seletivos da recaptação de serotonina (ISRSs), como **venlafaxina**, ou o antagonista dos receptores α_2-adrenérgicos e do 5-HT$_{2/3}$, a **mirtazapina** (ver Capítulo 48).

CEFALALGIAS TRIGÊMINO-AUTONÔMICAS

Esse tipo de cefaleia é causado pela ativação central excessiva do sistema parassimpático craniano. Existem vários subtipos diferenciados pela sua frequência e persistência. As *cefaleias em salvas* provavelmente constituem o tipo mais proeminente nesse grupo, com incidência de < 0,5% da população e afetando mais os homens do que as mulheres. A dor, que é unilateral, costuma ser intensa e, com frequência, descrita como "lancinante", "aguda" ou "latejante" e pode ser de localização unilateral na região frontal ou orbital da cabeça.

A dor está associada à ativação ipsilateral do nervo trigêmeo, causando lacrimejamento e outros sintomas oculares, como ptose e fotofobia, rinorreia (coriza), sudorese facial, inquietação ou agitação. Esses sintomas podem ter uma base genética. As crises têm início rápido (30 minutos) e podem durar várias horas. Alguns pacientes apresentam crises em dias alternados sugerindo alguma influência circadiana; outros podem experimentar uma forma crônica de cefaleia que dura meses ou anos. Os gatilhos ambientais podem ser importantes; por exemplo, alguns pacientes apresentam sintomas na mesma época a cada ano em resposta a mudanças no clima (Suri e Ailani, 2021). Mais uma vez, o CGRP pode induzir cefaleias em salvas em indivíduos suscetíveis.

Em geral, a terapia farmacológica consiste em triptanas, porém as manifestações mais crônicas podem exigir tratamento com anticorpo monoclonal anti-CGRP ou corticosteroides.

OUTRAS CEFALEIAS PRIMÁRIAS

Esse grupo inclui cefaleias associadas ao exercício, ao esforço súbito, à atividade sexual ou à tosse, espasmos, cefaleia em "trovoada", cefaleia por estímulo frio, cefaleia hípnica (que ocorre durante o sono) e outras cefaleias causadas por pressão no couro cabeludo. Em geral, as causas dessas cefaleias são desconhecidas; todavia, com frequência elas respondem a analgésicos simples. A *cefaleia persistente diária desde o início* pode aparecer subitamente e durar meses, exigindo um plano de tratamento semelhante ao da enxaqueca.

TERAPIA FARMACOLÓGICA PARA A CEFALEIA

Refletindo, talvez, a natureza multifatorial das cefaleias, uma infinidade de fármacos diferentes foi testada, e a sua eficácia foi relatada no tratamento de cefaleia de todos os tipos. Por conveniência, a Tabela 42.1 fornece um resumo desses fármacos.

FÁRMACOS QUE ATUAM NO SISTEMA 5-HT

Historicamente, esse grupo de fármacos estava entre os primeiros a serem usados para o tratamento da enxaqueca e continua sendo um importante componente dos esquemas

Tabela 42.1 Terapia farmacológica das cefaleias.

Tipo de cefaleia	Tratamento agudo	Tratamento profilático
Cefaleia do tipo tensional	AINEs e analgésicos simples (apenas recomendados para uso ocasional, devido ao risco de cefaleia por uso excessivo de medicamentos)	Antidepressivos tricíclicos; ISRS; mirtazapina
Cefaleia em salvas	Triptanas; metisergida; pizotifeno	mAbs anti-CGRP; glicocorticoides
Enxaqueca	AINEs e analgésicos simples; triptanas; derivados do *ergot*; gepantos; ditanas	Betabloqueadores; depressores tricíclicos; mirtazapina; fármacos antiepilépticos; candesartana; mAbs anti-CGRP; toxina botulínica; gepantos; pizotifeno
Outras cefaleias diversas	AINEs e analgésicos simples	N/A

CGRP, peptídeo relacionado com o gene da calcitonina; *mAb*, anticorpo monoclonal; *AINE*, anti-inflamatório não esteroide; *ISRS*, inibidor seletivo da recaptação de serotonina.
Adaptada e modificada de Robbins, M.S., 2021. Diagnosis and management of headache: a review. JAMA 325, 1874-1885; and Headache Classification Committee of the International Headache Society (IHS), 2018. The International Classification of Headache Disorders, third ed. Cephalalgia 38, 1-211.

de tratamento tanto para a enxaqueca quanto para as cefaleias em salvas. Todos têm propriedades agonistas de 5-HT$_{1A/B/D/F}$. A noção original de que o principal alvo desses fármacos era a vasculatura foi agora substituída, em grande parte, pela ideia de que os receptores de 5-HT pré-sinápticos que controlam a liberação de neuropeptídeos do sistema trigeminal vascular constituem locais de ação mais importantes (Haanes e Edvinsson, 2019; Robbins, 2021).

DERIVADOS DO *ERGOT*

A **ergotamina** e a **di-hidroergotamina** são os dois fármacos mais usados dessa classe e estão entre os mais antigos a serem utilizados no tratamento da enxaqueca. Apresentam ações antidopaminérgicas e de bloqueio dos receptores α-adrenérgicos, bem como múltiplas ações nos receptores de 5-HT, entre as quais (provavelmente cruciais) destacam-se as propriedades agonistas parciais de 5-HT$_{1D}$. A **metisergida** é outro fármaco relacionado com ações abrangentes nos receptores de 5-HT, incluindo agonismo nos subtipos 5-HT$_{1A/B}$ e 5-HT$_2$.

Uso clínico

O único uso atual da **ergotamina** é no tratamento das crises de enxaqueca ou das cefaleias em salvas que não respondem a analgésicos simples (ver Capítulos 25 e 43). Algumas vezes, é administrada em uma formulação patenteada com **cafeína** e com o fármaco anti-histamínico/anticolinérgico, a **ciclizina**, que tem propriedades antieméticas. A **metisergida** era usada para a profilaxia da enxaqueca e para o tratamento dos sintomas de tumores carcinoides. Hoje em dia, seu uso é raro devido a problemas de toxicidade potencialmente graves, embora algumas vezes ainda seja empregada no tratamento das cefaleias em salvas refratárias a outros fármacos.

Todos esses fármacos podem ser administrados por via oral ou por injeção.

Efeitos adversos

A **ergotamina** com frequência provoca náuseas e vômitos e precisa ser evitada em pacientes com doença vascular periférica em virtude de sua ação vasoconstritora. A **metisergida** também causa náuseas e vômitos, porém o seu efeito colateral mais grave, que restringe de modo considerável a sua utilidade clínica, é a *fibrose retroperitoneal* e *mediastinal,* que compromete o funcionamento do trato gastrointestinal, dos rins, do coração e dos pulmões. O mecanismo envolvido é desconhecido, porém convém ressaltar que ocorrem também reações fibróticas semelhantes na síndrome carcinoide, na qual se observa um elevado nível circulante de 5-HT. A **metisergida** em altas doses pode causar efeitos alucinógenos, possivelmente pelo efeito nos receptores 5-HT$_{2A}$.

TRIPTANAS

Esse importante grupo de fármacos inclui **almotriptana**, **eletriptana, frovatriptana, naratriptana, rizatriptana, sumatriptana** e **zolmitriptana**. As triptanas estão entre os agentes mais importantes para o tratamento das crises de enxaqueca aguda e cefaleias em salvas. Em geral, são classificadas como agonistas 5-HT$_{1B/1D/F}$ (ver Capítulo 16). Entretanto, os agonistas seletivos de alta afinidade do subtipo 5-HT$_{1D}$ provaram ser decepcionantes na clínica (Agosti, 2007). Seu principal alvo é, provavelmente, o receptor 5-HT$_{1B/D}$ pré-sináptico nos neurônios secretores de CGRP, mas também são vasoconstritoras por sua ação sobre esses receptores nos vasos meníngeos.

Uso clínico

As triptanas são usadas sobretudo no tratamento da enxaqueca aguda, mas também podem ser administradas para tratamento profilático de crises previsíveis (p. ex., menstruais) de enxaqueca. Além disso, podem ser usadas no tratamento das cefaleias em salvas. As triptanas são administradas principalmente por via oral, porém a **sumatriptana** e a **zolmitriptana** estão disponíveis como *sprays* nasais, enquanto a **rizatriptana** está disponível como comprimido que se dispersa na língua, o que pode ser vantajoso se o paciente apresentar vômitos. A **sumatriptana** também está disponível como injeção para administração subcutânea.

Efeitos adversos

Os efeitos colaterais comuns a muitos membros desse grupo consistem em astenia, tontura, sonolência e sintomas gastrointestinais, incluindo náuseas e vômitos. Um potencial problema é o fato de que as triptanas apresentam propriedades vasoconstritoras, razão pela qual esses fármacos devem ser usados com cautela em pacientes que apresentam (por exemplo) hipertensão, doença cardíaca isquêmica, doença cerebrovascular ou doença vascular periférica.

DITANAS

A **lasmiditana**, um novo fármaco não triptana, é altamente eficaz em abortar crises de enxaqueca (Ferrari e Rustichelli, 2021). Foi aprovada pela FDA em 2019, porém ainda não foi aprovada no Reino Unido. A **lasmiditana** é um agonista seletivo dos receptores 5-HT$_{1F}$. Curiosamente, esse subtipo de receptor é escasso na vasculatura, lançando ainda mais dúvidas sobre o papel das alterações vasculares em si na dor experimentada por pacientes com enxaqueca. Isso é significativo, visto que uma importante desvantagem da terapia com triptanas consiste na ocorrência de vasoconstrição em outros leitos vasculares periféricos, incluindo o coração.

Uso clínico

O fármaco é administrado por via oral para o tratamento da enxaqueca aguda. Não é adequado para sua profilaxia.

Efeitos adversos

Embora se esperasse que a **lasmiditana** fosse livre dos efeitos vasoconstritores das triptanas, ela comumente causa outros efeitos adversos (p. ex., tontura, sonolência e náuseas), que podem ser graves.

FÁRMACOS QUE ATUAM NO SISTEMA DO CGRP

GEPANTOS

Com base na noção de que o CGRP desempenha um papel crucial na patogenia da enxaqueca e, possivelmente, de outras cefaleias, foi desenvolvido um grupo de antagonistas de pequenas moléculas do CGRP. Esses fármacos, conhecidos como *gepantos*, começaram a ser desenvolvidos no início deste século. O **telcagepanto** foi o primeiro; todavia, embora tenha demonstrado eficácia, o seu uso foi interrompido devido a problemas de hepatotoxicidade. Dois gepantos de segunda geração, o **rimegepanto** e o **ubrogepanto**, foram aprovados pela FDA nos EUA, em 2019. Ainda não foram aprovados no Reino Unido. Esses dois fármacos demonstraram ter boa eficácia e tolerabilidade em ensaios clínicos nos quais foram usados de forma aguda no tratamento da enxaqueca, e o **rimegepanto** demonstrou ter eficácia como medicamento profilático. Em particular, os gepantos podem ser os primeiros fármacos antienxaqueca específicos e efetivos para tratamento tanto agudo quanto profilático (Moreno-Ajona et al., 2019). No processo de desenvolvimento em estágio avançado, encontram-se também os gepantos de "terceira geração", o **atogepanto** e o **vazegepanto**.

Uso clínico

Esses fármacos são administrados por via oral. O **vazegepanto** (ainda não aprovado) foi desenvolvido para ser administrado por via nasal.

Efeitos adversos

Diferentemente das triptanas, os gepantos não causam nenhum efeito cardiovascular. Entretanto, a náusea é uma característica comum desses fármacos, algumas vezes acompanhada de tontura e vômitos (**rimegepanto**) ou de boca seca e sonolência (**ubrogepanto**).

MABS ANTI-CGRP

Uma abordagem alternativa para abolir as ações do CGRP consiste em imunoneutralizar o(s) neuropeptídeo(s) ou seus receptores com anticorpos monoclonais neutralizantes (mAbs; Abu-Zaid et al., 2020; Drellia et al., 2021). Várias preparações foram aprovadas para uso clínico. Elas incluem o **eptinezumabe** (não no Reino Unido), o **fremanezumabe** e o **galcenezumabe** (mAbs antineuropeptídeo) e o **erenumabe** (mAb antirreceptor). Todos esses fármacos consistem em mAbs humanizados (ou humanos) e são usados no tratamento profilático da enxaqueca e da cefaleia em salvas que não responde a outros esquemas terapêuticos. Embora sejam de custo mais elevado e mais difíceis de administrar, seus efeitos são duradouros (semanas, em vez de horas).

Uso clínico

Em geral, esses fármacos são administrados por via subcutânea a cada mês, porém o **eptinezumabe** (um anticorpo monoclonal humano) é administrado por via intravenosa a cada trimestre.

Efeitos adversos

Esses mAbs produzem vários efeitos colaterais comuns que, com frequência, incluem reações de hipersensibilidade, como reações cutâneas e constipação intestinal. Em alguns casos, podem ocorrer também vertigem, edema e espasmos musculares.

FÁRMACOS ANTI-INFLAMATÓRIOS

A noção de que a enxaqueca e algumas outras formas de cefaleia são causadas pela liberação de neuropeptídeos, os quais, por sua vez, liberam prostaglandinas, óxido nítrico e outros mediadores, fornece uma justificativa para o uso bem estabelecido de anti-inflamatórios/analgésicos nos distúrbios de cefaleia. Existem vários tipos.

AGENTES ANTI-INFLAMATÓRIOS NÃO ESTEROIDES

Os AINEs (ver Capítulo 25) também estão entre os fármacos mais antigos a serem utilizados no tratamento das cefaleias. O **paracetamol** é um dos tratamentos mais usados para cefaleias ocasionais e é, em grande parte, eficaz. Na enxaqueca, os AINEs parecem ter um efeito variável, sendo úteis para alguns pacientes, mas não para outros. Algumas vezes, o **paracetamol** é administrado em combinação com o vasoconstritor **isometepteno**. Entre outros AINEs mais empregados, destacam-se **ibuprofeno**, o **ácido acetilsalicílico**, o **naproxeno** e o **diclofenaco**. O principal mecanismo de ação desses fármacos consiste na inibição da síntese de prostaglandinas produtoras de dor, que provavelmente são liberadas por neuropeptídeos.

Uso clínico

Em geral, o tratamento para a enxaqueca é iniciado com **ácido acetilsalicílico** ou **ibuprofeno**, utilizando-se os outros membros desse grupo ou fármacos mais potentes, como o ácido **tolfenâmico** ou o ácido **mefenâmico**, se os primeiros falharem.

Efeitos adversos

Os efeitos adversos dos AINEs são descritos de forma detalhada no Capítulo 25. Os efeitos colaterais gastrointestinais desses medicamentos são importantes, porque a enxaqueca com frequência é acompanhada de náuseas, e os AINEs podem exacerbar o problema. A **metoclopramida** (ver Capítulo 30) pode ser usada para controlar a náusea e, algumas vezes, é administrada na forma de terapia combinada (p. ex., **metoclopramida** com **ácido acetilsalicílico**).

GLICOCORTICOIDES

Os glicocorticoides anti-inflamatórios são algumas vezes úteis no tratamento profilático das cefaleias em salvas. A farmacologia desses medicamentos é discutida nos Capítulos 3 e 25.

FÁRMACOS DE AÇÃO CENTRAL

ANTI-HISTAMÍNICOS

O **pizotifeno** é um anti-histamínico não sedativo, que têm algumas ações anticolinérgicas e é antagonista dos receptores 5-HT$_{2A/2C}$ (embora o local anatômico de sua ação seja desconhecido). A **buclizina** é um anti-histamínico sedativo e anticolinérgico, com propriedades antieméticas adicionais. Em geral, é administrada em uma formulação patenteada em conjunto com **paracetamol** e **codeína**.

Uso clínico

O **pizotifeno** mostra-se útil em alguns pacientes para tratamento profilático das cefaleias vasculares, em salvas e enxaqueca. A **buclizina** é usada no tratamento das crises agudas de enxaqueca.

Efeitos adversos

Os efeitos típicos do **pizotifeno** incluem efeitos colinérgicos, como boca seca, bem como aumento do apetite e ganho de peso, além de efeitos centrais, como tontura, fadiga e náusea.

FÁRMACOS ANTIEPILÉPTICOS

Foi constatado que os fármacos antiepilépticos algumas vezes são eficazes na profilaxia da enxaqueca. Os fármacos comumente utilizados incluem o **topiramato** e o **levetiracetam** (Yen et al., 2021). A farmacologia geral desses fármacos é discutida no Capítulo 46. Uma redução na transmissão de glutamato ou um aumento da atividade GABA$_A$ podem resultar em diminuição da excitabilidade cortical, o que pode constituir seu principal mecanismo de ação.

ANTIDEPRESSIVOS TRICÍCLICOS E ISRSS

Os fármacos mais utilizados nesse grupo são os fármacos tricíclicos, **amitriptilina** e **nortriptilina**, e os ISRSs **venlafaxina** e **mirtazapina**.

A farmacologia geral desses fármacos é discutida no Capítulo 48. No tratamento profilático das cefaleias do tipo tensional e enxaqueca, seu mecanismo hipotético é por meio de um aumento da inibição mediada pelo GABA secundariamente à inibição da recaptação de monoaminas. Entretanto, a ligação entre estresse e cefaleias do tipo tensional e enxaqueca pode sugerir que os efeitos antidepressivos e ansiolíticos podem contribuir para a sua eficácia.

FÁRMACOS CARDIOVASCULARES

BETABLOQUEADORES

Os β-bloqueadores **propranolol**, **metoprolol** e **timolol** são agentes de primeira linha para a profilaxia da enxaqueca. Sua farmacologia geral é discutida nos Capítulos 15, 20 e 21, e suas propriedades ansiolíticas no Capítulo 45. Seu modo de ação na enxaqueca provavelmente está associado a uma redução da liberação de neurotransmissores e da excitabilidade neuronal.

Outros fármacos cardiovasculares utilizados na profilaxia da cefaleia incluem bloqueadores dos canais de cálcio (ver Capítulo 20), como o **verapamil** (para a cefaleia em salvas) e a **flunarizina** (aprovada na Europa e na Ásia para a enxaqueca; prescrita sem licença em centros especializados no Reino Unido). A **candesartana**, um antagonista AT1 (ver Capítulo 21), algumas vezes é prescrita para a profilaxia da enxaqueca; esse fármaco diminui a liberação de glutamato e intensifica o tônus GABAérgico.

GRUPO DIVERSO

TOXINA BOTULÍNICA

A toxina botulínica A é uma neurotoxina produzida pela bactéria gram-positiva anaeróbica, *Clostridium botulinum*, e é intensamente venenosa. Produz paralisia muscular ("botulismo") ao inibir a liberação de acetilcolina dos terminais nervosos motores (ver Capítulo 14). A toxina é um dímero que, ao entrar na célula após combinação com uma glicoproteína de superfície celular, é clivada para liberar a cadeia leve do dímero. Essa porção cliva a proteína SNARE25, responsável pela fixação e ligação de vesículas de acetilcolina à membrana celular e pela formação de um complexo de fusão sináptica antes da liberação (Burstein et al., 2020). O mesmo mecanismo também impede a liberação de neuropeptídeos, bem como a reposição de receptores normais, como o receptor de potencial transitório (TRP) nos neurônios. Isso produz um tipo de denervação química do neurônio.

Uso clínico

O uso da toxina **onabotulínica** geralmente é restrito a pacientes aos quais ao menos dois outros agentes parecem ser ineficazes. A administração, um procedimento realizado por especialista, envolve múltiplas injeções subcutâneas distintas (em geral, cerca de 30) em locais da musculatura craniana no couro cabeludo. O tratamento costuma ser repetido a cada 3 meses.

Efeitos adversos

A toxina **onabotulínica** em geral é mais bem tolerada do que as terapias preventivas orais, porém existe uma alta incidência de fraqueza muscular no pescoço, com dor associada (Barbanti e Ferroni, 2017).

OUTROS TRATAMENTOS NÃO FARMACOLÓGICOS

Uma série de outros tratamentos não farmacológicos têm sido testados, algumas vezes com sucesso, no tratamento da enxaqueca e de outros tipos de cefaleia. Eles incluem dispositivos de neuromodulação externa (Gupta et al., 2019), acupuntura e abordagens psicológicas, como terapia cognitivo-comportamental (TCC), *feedback* autógeno e outras técnicas. Algumas vezes, essas abordagens são combinadas com terapia farmacológica para produzir um efeito superior ao que poderia ser alcançado com monoterapia.

RESUMO

O termo "cefaleia" é uma definição compreensiva que abrange vários distúrbios complexos, os quais podem ser difíceis de diferenciar clinicamente e, às vezes, difíceis de tratar com sucesso.

Embora esse capítulo necessariamente seja bastante incompleto na sua cobertura dos numerosos fármacos diferentes agora disponíveis, mais informações sobre eles podem ser encontradas nos Capítulos 5, 13, 16, 17, 25, 37 e 43.

BIBLIOGRAFIA E LEITURA COMPLEMENTAR

Abu-Zaid, A., AlBatati, S.K., AlHossan, A.M., et al., 2020. Galcanezumab for the management of migraine: a systematic review and meta-analysis of randomized placebo-controlled trials. Cureus 12, e11621.

Agosti, R.M., 2007. 5HT1F- and 5HT7-receptor agonists for the treatment of migraines. CNS Neurol. Disord. Drug Targets 6, 235–237.

Al-Karagholi, M.A., Hansen, J.M., Guo, S., Olesen, J., Ashina, M., 2019. Opening of ATP-sensitive potassium channels causes migraine attacks: a new target for the treatment of migraine. Brain 142, 2644–2654.

Arzani, M., Jahromi, S.R., Ghorbani, Z., et al., School of Advanced Studies of the European Headache, F, 2020. Gut-brain axis and migraine headache: a comprehensive review. J. Headache Pain 21, 15.

Barbanti, P., Ferroni, P., 2017. Onabotulinum toxin A in the treatment of chronic migraine: patient selection and special considerations. J. Pain Res. 10, 2319–2329.

Burch, R.C., Loder, S., Loder, E., Smitherman, T.A., 2015. The prevalence and burden of migraine and severe headache in the United States: updated statistics from government health surveillance studies. Headache 55, 21–34.

Burstein, R., Blumenfeld, A.M., Silberstein, S.D., Manack Adams, A., Brin, M.F., 2020. Mechanism of action of onabotulinumtoxina in chronic migraine: a narrative review. Headache 60, 1259–1272.

Charles, A., 2013. The evolution of a migraine attack – a review of recent evidence. Headache 53, 413–419.

Drellia, K., Kokoti, L., Deligianni, C.I., Papadopoulos, D., Mitsikostas, D.D., 2021. Anti-CGRP monoclonal antibodies for migraine prevention: a systematic review and likelihood to help or harm analysis. Cephalalgia 41, 851–864.

Eadie, M.J., 2005. The pathogenesis of migraine – 17th to early 20th century understandings. J. Clin. Neurosci. 12, 383–388.

Ferrari, A., Rustichelli, C., 2021. Rational use of lasmiditan for acute migraine treatment in adults: a narrative review. Clin. Ther. 43, 654–670.

Gupta, R., Fisher, K., Pyati, S., 2019. Chronic headache: a review of interventional treatment strategies in headache management. Curr. Pain Headache Rep. 23, 68.

Haanes, K.A., Edvinsson, L., 2019. Pathophysiological mechanisms in migraine and the identification of new therapeutic targets. CNS Drugs 33, 525–537.

Headache Classification Committee of the International Headache Society (IHS), 2018. The International Classification of Headache Disorders, third ed., vol. 38. Cephalalgia, pp. 1–211.

Islam, M.A., Alam, S.S., Kundu, S., Hossan, T., Kamal, M.A., Cavestro, C., 2020. Prevalence of headache in patients with coronavirus disease 2019 (COVID-19): a systematic review and meta-analysis of 14,275 patients. Front. Neurol. 11, 562634.

Marmura, M.J., Silberstein, S.D., Schwedt, T.J., 2015. The acute treatment of migraine in adults: the American Headache Society evidence assessment of migraine pharmacotherapies. Headache 55, 3–20.

McCrone, P., Seed, P.T., Dowson, A.J., et al., 2011. Service use and costs for people with headache: a UK primary care study. J. Headache Pain 12, 617–623.

Moreno-Ajona, D., Chan, C., Villar-Martinez, M.D., Goadsby, P.J., 2019. Targeting CGRP and 5-HT$_{1F}$ receptors for the acute therapy of migraine: a literature review. Headache 59 (Suppl. 2), 3–19.

Nature Outlook, 2020. Headache. Nature 586, S2–S9.

Paolucci, M., Altamura, C., Vernieri, F., 2021. The role of endothelial dysfunction in the pathophysiology and cerebrovascular effects of migraine: a narrative review. J. Clin. Neurol. 17, 164–175.

Robbins, M.S., 2021. Diagnosis and management of headache: a review. JAMA 325, 1874–1885.

Suri, H., Ailani, J., 2021. Cluster headache: a review and update in treatment. Curr. Neurol. Neurosci. Rep. 21, 31.

The Migraine Trust, 2021. Facts and Figures. Available at: https://www.themigrainetrust.org/about-migraine/migraine-what-is-it/facts-figures/.

The Work Foundation, 2018. Society's headache: the socioeconomic impact of migraine. Available at: https://www.theworkfoundation.com/wf-reports/?society's-headache-the-socioeconomic-impact-ofmigraine/.

Yen, P.H., Kuan, Y.C., Tam, K.W., Chung, C.C., Hong, C.T., Huang, Y.H., 2021. Efficacy of levetiracetam for migraine prophylaxis: a systematic review and meta-analysis. J. Formos. Med. Assoc. 120, 755–764.

SEÇÃO 4 • Sistema Nervoso

43 Fármacos Analgésicos

CONSIDERAÇÕES GERAIS

A dor é uma experiência incapacitante de muitas condições médicas agudas e crônicas, e o seu controle constitui uma das mais importantes prioridades terapêuticas.

Neste capítulo, discutiremos os mecanismos neurais responsáveis pelos diferentes tipos de dor aguda e crônica, assim como os vários fármacos utilizados para reduzir a sensação de dor. Os analgésicos "clássicos", notavelmente os opioides e os anti-inflamatórios não esteroides (AINEs; descritos no Capítulo 25), originam-se de produtos naturais que vêm sendo usados há séculos. Os compostos originais, exemplificados pela morfina e pelo ácido acetilsalicílico, ainda têm uso generalizado; entretanto, foram desenvolvidos muitos compostos sintéticos que atuam pelos mesmos mecanismos. Nesses últimos anos, tornou-se evidente que as dores crônicas têm uma resposta precária aos opioides e AINEs. Por esse motivo, consideraremos várias outras classes de fármacos, como os antidepressivos e os fármacos antiepilépticos, cuja experiência clínica mostrou que podem ser eficazes no alívio do sofrimento causado pela dor crônica.

INTRODUÇÃO

A dor é uma experiência subjetiva, difícil de definir exatamente, embora todos saibam o que ela significa. Em geral, trata-se de uma resposta direta a um evento adverso associado a dano tecidual, como lesão, inflamação ou câncer; entretanto, a dor intensa pode ocorrer como consequência de lesão cerebral ou nervosa (p. ex., após acidente vascular cerebral ou infecção por herpes e como consequência do diabetes melito ou da esclerose múltipla) e persistir por muito tempo após a resolução da lesão desencadeante (p. ex., dor do membro fantasma). Em alguns casos, a dor pode surgir sem nenhuma causa óbvia (p. ex., dor lombar, fibromialgia).

Clinicamente, a dor é categorizada de modo mais amplo, como "aguda" ou "crônica". A dor aguda surge de repente e é causada por um evento específico (p. ex., entorse de tornozelo, fratura de osso, queimaduras, cortes ou cirurgia). É de natureza aguda e pode durar por um tempo considerável. Desaparece quando não há mais nenhuma causa subjacente para produzi-la. A dor crônica em geral dura mais de 3 meses e pode persistir após a cura ou o desaparecimento da lesão ou da doença que a causou.

A dor aguda, a causada por câncer e a associada à inflamação em geral respondem a analgésicos convencionais, como AINEs (ver Capítulo 25) e opioides. As dores crônicas não inflamatórias, que são muito comuns e constituem uma importante causa de incapacidade e sofrimento, costumam ter uma resposta precária aos analgésicos convencionais. Contudo, nem tudo é tristeza e melancolia, e a boa notícia é que vários fármacos originalmente desenvolvidos para o tratamento de outras condições, como depressão e epilepsia, podem reduzir o sofrimento da dor crônica, mas ainda existe uma necessidade de agentes mais eficazes. Devemos pensar na dor crônica em termos de distúrbios da função neural, em vez de apenas uma resposta "normal" à lesão tecidual. A percepção de estímulos nocivos (denominada *nocicepção* por Sherrington) não é o mesmo que a dor, que é uma experiência subjetiva e inclui um forte componente emocional (afetivo), em particular em indivíduos que sofrem de dor crônica.

MECANISMOS NEURAIS DA DOR

Em condições normais, a dor está associada à atividade de impulsos em fibras aferentes primárias de pequeno diâmetro (C e Aδ) dos nervos periféricos. Esses nervos possuem terminações sensitivas nos tecidos periféricos e são ativados por estímulos de vários tipos (mecânicos, térmicos, químicos). A maioria das fibras não mielinizadas (C) está associada a terminações *nociceptivas polimodais*, e essas fibras transmitem uma dor surda, difusa e em queimação, enquanto as fibras mielinizadas (Aδ) transmitem uma sensação de dor aguda e bem localizada. As fibras C e Aδ transmitem a informação nociceptiva proveniente dos músculos e das vísceras, bem como da pele. Podem ser encontradas informações excelentes da base neural da dor em McMahon et al. (2013).

Em muitas condições patológicas, a lesão tecidual constitui a causa imediata da dor e resulta da liberação local de uma variedade de substâncias químicas que atuam sobre as terminações nervosas, ativando-as diretamente ou potencializando a sua sensibilidade a outras formas de estimulação (Figura 43.1). As propriedades farmacológicas das terminações nervosas nociceptivas são discutidas de maneira mais detalhada adiante neste capítulo.

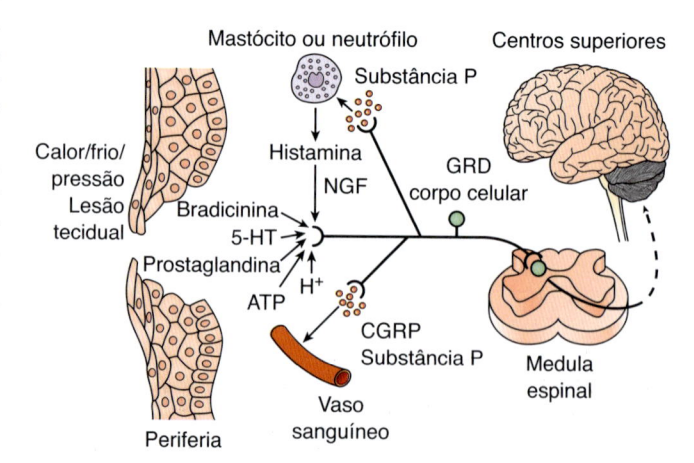

Figura 43.1 Ativação dos neurônios nociceptivos. Vários estímulos (físicos e químicos), alguns dos quais são mostrados aqui, podem iniciar ou intensificar a taxa de disparo de potencial de ação nos neurônios aferentes primários nociceptivos (i. e., que induzem dor). Essas fibras aferentes se projetam para o corno dorsal da medula espinal, onde fazem sinapse em neurônios que se projetam para os centros superiores. *5-HT*, 5-hidroxitriptamina; *CGRP*, peptídeo relacionado com o gene da calcitonina; *GRD*, gânglio da raiz dorsal; *NGF*, fator de crescimento dos nervos. (Adaptada de Julius, D., Basbaum, A.I., 2001. Molecular mechanisms of nociception. Nature 413, 203-210.)

Os corpos celulares das fibras aferentes nociceptivas espinais situam-se nos gânglios da raiz dorsal; as fibras entram na medula espinal por meio das raízes dorsais, terminando na substância cinzenta do corno posterior (ver Figura 43.4). As fibras aferentes nociceptivas terminam, em sua maioria, na região superficial do corno dorsal, e as fibras C e algumas fibras Aδ inervam os corpos celulares nas lâminas I e II (também conhecidas como *substância gelatinosa* [SG]), enquanto outras fibras A penetram mais profundamente no corno dorsal (lâmina V). A SG é rica em peptídeos opioides endógenos e em receptores opioides e pode constituir um importante local de ação de fármacos semelhantes à morfina. As células nas lâminas I e V dão origem às vias de projeção principais do corno dorsal até o tálamo. Para uma descrição mais detalhada do circuito do corno dorsal, ver Todd e Koerber (2013).

Os neurônios aferentes nociceptivos liberam glutamato e, possivelmente, ATP como neurotransmissores rápidos em suas sinapses centrais no corno dorsal. A ação do glutamato sobre os receptores de ácido (S)-α-amino-3-hidroxi-5-metilisoxazol-4-propiônico (AMPA) é responsável pela transmissão sináptica rápida na primeira sinapse no corno dorsal. Ocorre também uma resposta mais lenta mediada pelos receptores NMDA, que é importante em relação ao fenômeno de *wind-up* (Figura 43.2). É provável que a analgesia produzida pela **cetamina** resulte do bloqueio desse fenômeno. Os neurônios aferentes nociceptivos também contêm vários neuropeptídeos, em particular o peptídeo relacionado com o gene da calcitonina (CGRP, do inglês *calcitonin gene-related peptide*) e a substância P. Esses peptídeos são liberados como mediadores nos terminais tanto centrais quanto periféricos e desempenham um papel importante na patologia da dor. Na periferia, a substância P e o CGRP produzem algumas das características da inflamação neurogênica. Os antagonistas do CGRP são usados no tratamento da enxaqueca (ver Capítulo 42), porém não demonstraram ser eficazes em outros estados de dor. Em modelos animais, foi demonstrado que a substância P que atua nos receptores NK_1 está envolvida no fenômeno de *wind-up* e na sensibilização central no corno dorsal (ver Figura 43.2). Entretanto, surpreende que os antagonistas da substância P nos receptores NK_1 mostrem-se ineficazes como analgésicos em seres humanos, embora tenham atividade antiemética (ver Capítulo 30).

MODULAÇÃO NA VIA NOCICEPTIVA

A dor que resulta de trauma, inflamação ou câncer em geral é bem explicada em termos de nocicepção, um estímulo nocivo e excessivo que dá origem a uma sensação intensa e desagradável. A dor mais prolongada e os estados de dor crônica, como a neuropática, estão associados a aberrações da via fisiológica normal, dando origem aos fenômenos de *hiperalgesia* (aumento da intensidade da dor associada a um estímulo nocivo leve) e *alodinia* (dor provocada por um estímulo não nocivo). A Figura 43.3 resume os principais mecanismos envolvidos.

HIPERALGESIA E ALODINIA

Qualquer pessoa que tenha sofrido uma queimadura ou um entorse de tornozelo apresentou hiperalgesia e alodinia. A hiperalgesia envolve tanto a sensibilização das terminações nervosas nociceptivas periféricas quanto a facilitação central da transmissão no nível do corno dorsal e do tálamo. O componente periférico deve-se à ação de mediadores, como a bradicinina e as prostaglandinas que atuam sobre as terminações nervosas. O componente central reflete a facilitação da transmissão sináptica no corno dorsal da medula espinal (Yaksh, 1999). As respostas sinápticas dos neurônios do corno dorsal a estímulos nociceptivos exibem o fenômeno de *wind-up* – isto é, os potenciais sinápticos aumentam sempre de amplitude a cada estímulo – quando estímulos repetidos chegam em frequências fisiológicas.

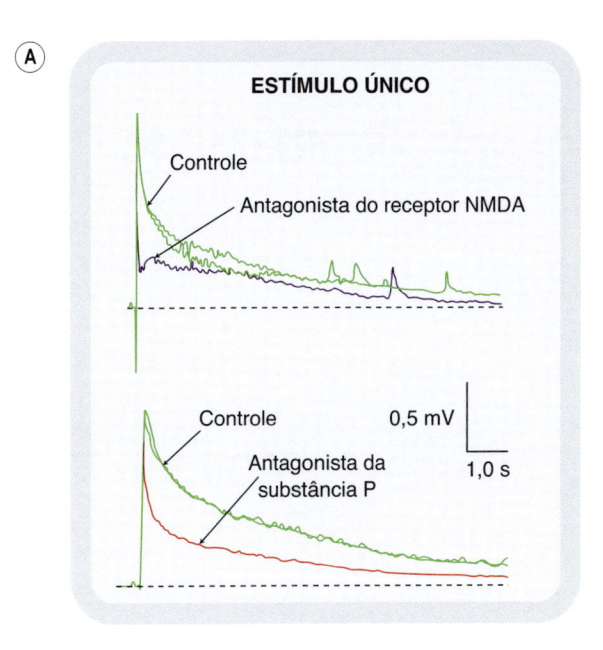

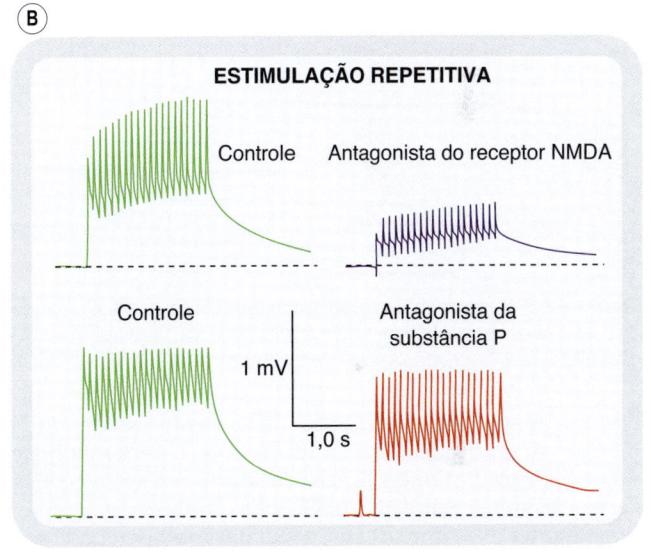

Figura 43.2 Efeito do glutamato e de antagonistas da substância P sobre a transmissão nociceptiva na medula espinal de rato. A pata do rato é inflamada por irradiação ultravioleta 2 dias antes do experimento, um procedimento que induz hiperalgesia e facilitação na medula espinal. A resposta sináptica foi registrada a partir da raiz anterior em resposta à estimulação de fibras C na raiz posterior, com (**A**) estímulos únicos ou (**B**) estímulos repetitivos. São mostrados os efeitos do antagonista do receptor NMDA, D-AP-5 (ver Capítulo 38) e do antagonista da substância P, RP 67580 (seletivo para receptores de neurocinina tipo 2 [NK_2]). O componente lento da resposta sináptica é reduzido por antagonistas (**A**), assim como o fenômeno *wind-up* na resposta à estimulação repetitiva (**B**). Esses efeitos são muito menos pronunciados no animal normal. Por conseguinte, tanto o glutamato, que atua nos receptores NMDA, quanto a substância P, que atua sobre os receptores NK_2, estão envolvidos na transmissão nociceptiva, e sua contribuição aumenta em decorrência da hiperalgesia inflamatória. NMDA, *N*-metil-D-aspartato. (Registros gentilmente fornecidos por L. Urban e S.W. Thompson.)

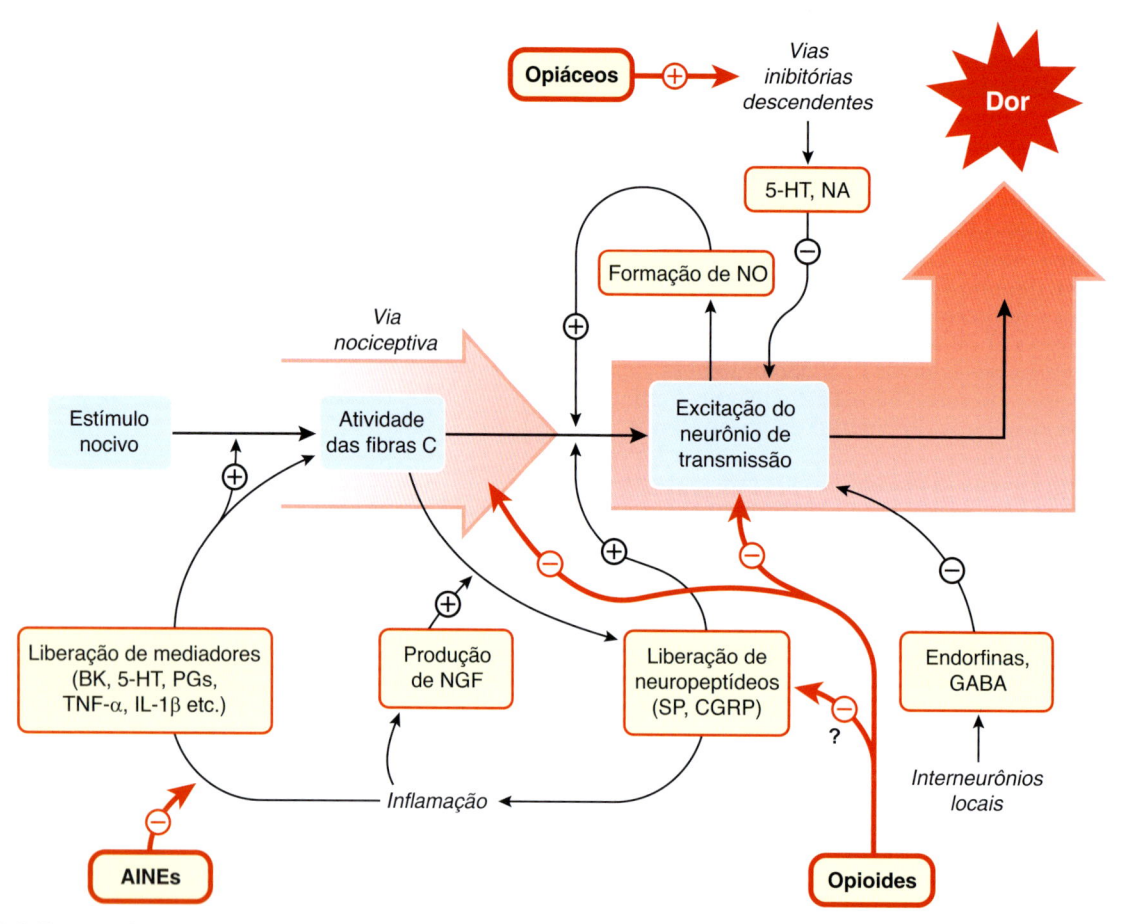

Figura 43.3 Resumo dos mecanismos moduladores na via nociceptiva. *5-HT*, 5-hidroxitriptamina; *BK*, bradicinina; *CGRP*, peptídeo relacionado com o gene da calcitonina; *IL-1β*, interleucina; *NA*, noradrenalina; *NGF*, fator de crescimento dos nervos; *NO*, óxido nítrico; *AINE*, anti-inflamatório não esteroide; *PG*, prostaglandina; *SP*, substância P; *TNF-α*, fator de necrose tumoral α.

Essa facilitação de transmissão dependente da atividade possui características em comum com o fenômeno de potencialização a longo prazo, descrito no Capítulo 38, e os mecanismos químicos subjacentes também podem ser semelhantes. No corno dorsal, a facilitação é bloqueada por antagonistas do receptor NMDA e, em parte, por antagonistas da substância P e por inibidores da síntese de óxido nítrico (NO) (ver Figuras 43.2 e 43.3).

A substância P e o CGRP liberados dos neurônios aferentes primários (ver Figura 43.1) também atuam na periferia, promovendo inflamação pelos seus efeitos sobre os vasos sanguíneos e sobre as células do sistema imune. Esse mecanismo, conhecido como *inflamação neurogênica*, amplifica e sustenta a reação inflamatória e a ativação das fibras aferentes nociceptivas que a acompanha.

A facilitação central constitui um importante componente da hiperalgesia patológica (p. ex., aquela associada às respostas inflamatórias). Os mediadores responsáveis pela facilitação central incluem a substância P, o CGRP, o fator neurotrófico derivado do cérebro (BDNF, do inglês *brain-derived neurotrophic factor*) e o NO, bem como muitos outros. Por exemplo, o fator de crescimento dos nervos (NGF, do inglês *nerve growth factor*), um mediador semelhante às citocinas que é produzido pelos tecidos periféricos, sobretudo na inflamação, atua sobre um receptor, ligado à quinase (conhecido como TrkA), sobre os neurônios aferentes nociceptivos, aumentando sua excitabilidade elétrica, quimiossensibilidade e o conteúdo de peptídeos, e promovendo a formação de contatos sinápticos. O aumento da produção de NGF pode constituir um importante mecanismo pelo qual a transmissão nociceptiva torna-se facilitada pelo dano tecidual, levando à hiperalgesia (ver Mantyh et al., 2011). O aumento da expressão gênica nos neurônios sensoriais é induzido pelo NGF e por outros mediadores inflamatórios. Os genes suprarregulados incluem os genes de neuropeptídeos e neuromoduladores (p. ex., CGRP, substância P e BDNF), bem como para receptores (p. ex., receptor de potencial transitório [TRP], TRPV1, e o receptor de ATP P2X) e canais de sódio, e apresentam o efeito global de facilitar a transmissão na primeira retransmissão sináptica no corno dorsal. O BDNF liberado das terminações nervosas aferentes primárias ativa o receptor TrkB ligado à quinase nos neurônios pós-sinápticos do corno dorsal, levando à fosforilação da subunidade GluN1 de NMDA e, portanto, à sensibilização desses receptores de glutamato, com consequente facilitação sináptica, no corno dorsal.

A excitação dos neurônios sensoriais nociceptivos depende, assim como em outros neurônios (ver Capítulo 4), dos canais de sódio voltagem-dependentes. Os indivíduos que expressam mutações não funcionais de $Na_v1.7$ são incapazes de sentir dor. A expressão e/ou atividade de certos subtipos de canais de sódio (p. ex., canais $Na_v1.3$, $Na_v1.7$, $Na_v1.8$ e $Na_v1.9$) está aumentada nos neurônios sensoriais em diversos estados patológicos de dor, e o aumento de sua atividade está na base da sensibilização a estímulos externos, que ocorre na dor inflamatória e na hiperalgesia (ver Capítulo 4 para mais detalhes sobre os canais de sódio voltagem-dependentes). Consistente com essa hipótese está o fato de que alguns fármacos antiepilépticos e antiarrítmicos, que atuam por meio do bloqueio dos canais de sódio (ver Capítulos 20 e 46), também têm aplicação clínica como analgésicos.

TRANSMISSÃO DA DOR PARA OS CENTROS SUPERIORES

A partir do corno dorsal, os axônios dos nervos ascendentes seguem o seu trajeto nos tratos espinotalâmicos contralaterais e fazem sinapse com neurônios presentes nas partes anterior e medial do tálamo, a partir das quais existem projeções adicionais para o córtex somatossensorial. No tálamo medial, em particular, muitas células respondem especificamente a estímulos nocivos na periferia, e as lesões nessa área causam analgesia. Foram realizados estudos funcionais do cérebro por imagem em indivíduos conscientes para localizar as regiões envolvidas no processamento da dor. Essas regiões incluem áreas sensitivas e discriminatórias, como o córtex somatossensorial primário e secundário, o tálamo e porções posteriores da ínsula, bem como áreas afetivas, cognitivas, como as porções anteriores da ínsula, córtex cingulado anterior e córtex pré-frontal (Apkarian et al., 2013).

CONTROLES INIBITÓRIOS DESCENDENTES

As vias descendentes (Figura 43.4) controlam a transmissão de impulsos no corno dorsal. Uma parte essencial desse sistema descendente é a área *cinzenta periaquedutal* (CPA) do mesencéfalo, uma pequena área de substância cinzenta que envolve o canal central. Em 1969, Reynolds constatou que a estimulação elétrica dessa área cerebral no rato causava analgesia intensa o suficiente para que pudesse ser realizada uma cirurgia abdominal sem anestesia e sem desencadear qualquer resposta acentuada. As respostas a estímulos não dolorosos não eram afetadas. A área CPA recebe impulsos de muitas outras regiões cerebrais, incluindo hipotálamo, amígdala e córtex, e constitui a principal via pela qual impulsos corticais e outros impulsos atuam para controlar a "comporta" nociceptiva no corno dorsal.

A CPA se projeta inicialmente para o bulbo ventral rostral (BVR) e, daí, por meio da parte posterior do funículo lateral da medula espinal até o corno dorsal. Os transmissores importantes nessa via são a 5-hidroxitriptamina (5-HT; serotonina) e peptídeos opioides endógenos, que atuam diretamente ou por meio de interneurônios para inibir a descarga de neurônios espinotalâmicos (ver Figura 43.4).

É provável que a via inibitória descendente constitua um importante local de ação dos analgésicos opioides (Bagley e Ingram, 2020). Tanto a CPA quanto a SG são particularmente ricas em neurônios que contêm peptídeos opioides endógenos, e os antagonistas de opioides, como a naloxona, podem impedir a analgesia induzida pela estimulação da CPA, o que sugeriria que os peptídeos opioides endógenos podem funcionar como transmissores nesse sistema. O papel fisiológico dos peptídeos opioides na regulação da transmissão da dor tem sido controverso, sobretudo pelo fato de que, em condições normais, a naloxona exerce relativamente pouco efeito sobre o limiar da dor. Todavia, em condições patológicas, na presença de estresse, a naloxona causa hiperalgesia, indicando que o sistema de opioides está ativo.

Os interneurônios no corno posterior liberam GABA (ver Capítulo 38), que inibe a liberação de transmissores das terminações aferentes primárias.

Existe também uma via noradrenérgica a partir do *locus ceruleus* (LC; ver Capítulo 39), que apresenta efeito inibitório semelhante sobre a transmissão no corno dorsal. Surpreendentemente, os opioides inibem essa via, em vez de ativá-la. O uso de antidepressivos tricíclicos para o controle da dor crônica pode envolver a potencialização dessa via.

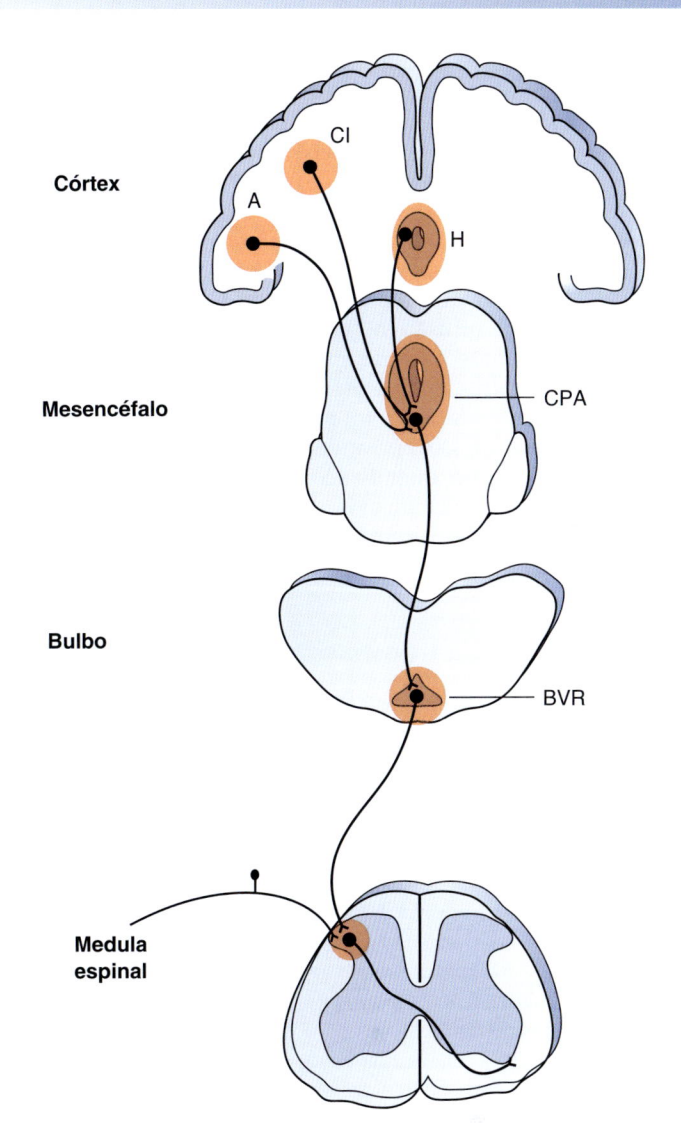

Figura 43.4 Sistema de controle descendente da dor e locais de ação dos opioides para alívio da dor. Os opioides induzem analgesia quando microinjetados no córtex insular (CI), na amígdala (A), no hipotálamo (H), na região cinzenta periaquedutal (CPA) e no bulbo ventral rostral (BVR), bem como no corno dorsal da medula espinal. A CPA recebe impulsos de centros superiores e constitui o principal centro de saída do sistema límbico. Projeta-se para o BVR. A partir do BVR, as fibras inibitórias descendentes, algumas das quais contêm 5-hidroxitriptamina, projetam-se para o corno dorsal da medula espinal. As *áreas sombreadas na cor rosa* indicam regiões que expressam receptores opioides μ. As vias mostradas nesse diagrama representam uma considerável simplificação. (Adaptada de Fields, H., 2001. Pain modulation: expectation, opioid analgesia and virtual pain. Prog. Brain Res. 122, 245-253. Para uma descrição mais completa das vias descendentes de modulação da dor, ver Todd e Koerber, 2013.)

Acredita-se que as vias purinérgicas inibitórias descendentes possam liberar adenosina nos receptores A_1 nos neurônios do corno dorsal, produzindo analgesia.

ANALGESIA PLACEBO

A analgesia placebo é o fenômeno de redução da sensação de dor quando o indivíduo acredita ter recebido um fármaco que irá suprimir a dor, quando, na verdade, nenhum fármaco foi administrado. Com frequência, trata-se de um efeito substancial que representa um problema nos ensaios clínicos de fármacos analgésicos. A analgesia placebo é reduzida pela administração de um antagonista de opioides, como a **naloxona**, indicando que ela envolve a liberação de peptídeos opioides endógenos. Os exames de imagens do cérebro revelaram que a resposta placebo resulta de alterações da atividade neuronal no córtex pré-frontal e CPA, resultando em ativação das vias inibitórias descendentes para a medula espinal para suprimir o processo de informação da dor.

A expectativa também pode modificar a resposta quando um fármaco analgésico é administrado. Indivíduos que receberam uma infusão intravenosa de remifentanila, um analgésico opioide, mostraram mais alívio da dor quando foram informados de que estavam recebendo o fármaco do que quando o fármaco foi administrado sem eles saberem (Bingel et al., 2012). Ainda mais surpreendente foi a observação de que, quando receberam a mesma dose de remifentanila, mas foram avisados de que a infusão era de uma substância que exacerbaria a dor, eles não apresentaram qualquer resposta analgésica ao opioide.

Modulação da transmissão da dor

- As vias descendentes provenientes do mesencéfalo e do tronco encefálico exercem forte efeito inibitório sobre a transmissão no corno dorsal. A estimulação elétrica da CPA do mesencéfalo causa analgesia por esse mecanismo
- A inibição descendente é mediada principalmente por peptídeos opioides endógenos, 5-HT (serotonina), noradrenalina e adenosina. Os opioides produzem analgesia, em parte pela ativação dessas vias descendentes, em parte pela inibição da transmissão no corno dorsal e, em parte, pela inibição da excitação das terminações nervosas sensoriais na periferia
- A atividade repetitiva das fibras C facilita a transmissão através do corno dorsal (*wind-up*) por mecanismos que envolvem a ativação dos receptores de NMDA e da substância P. Isso resulta em sensibilização à dor.

SINALIZAÇÃO QUÍMICA NA VIA NOCICEPTIVA

QUIMIOSSENSIBILIDADE DAS TERMINAÇÕES NERVOSAS NOCICEPTIVAS

Na maioria dos casos, a estimulação das terminações nociceptivas na periferia é de origem química. Os estímulos mecânicos ou térmicos excessivos naturalmente podem causar dor aguda, porém a persistência dessa dor após a retirada do estímulo ou a dor decorrente de alterações inflamatórias ou isquêmicas nos tecidos em geral refletem uma alteração do ambiente químico das aferentes da dor. A Figura 43.5 apresenta um resumo do estado atual dos conhecimentos.

Canais de receptores de potencial transitório – sensação térmica e dor

A família de canais de *TRP* compreende cerca de 27 ou mais canais iônicos estruturalmente relacionados, que desempenham uma ampla variedade de funções fisiológicas (Nilius e Szallasi, 2014). Dentro dessa família, existe um grupo de canais presentes nos neurônios sensoriais, que são ativados tanto por estímulos térmicos ao longo de uma ampla variação de temperaturas, quanto por agentes químicos (Tabela 43.1). No que concerne à dor, os canais mais importantes são TRPV1, TRPA1 e TRPM8 (Jardin et al., 2017).

A **capsaicina**, a substância encontrada em pimentas, o que lhes confere a sua caraterística picante, estimula seletivamente as terminações nervosas nociceptivas, causando dor intensa se for injetada na pele ou aplicada a estruturas sensíveis, como a córnea.[1] Seu efeito é produzido pela ativação do TRPV1.[2] Os agonistas, como a capsaicina, abrem o canal, que é permeável ao Na^+, Ca^{2+} e outros cátions, causando despolarização e início de potenciais de ação. O grande influxo de Ca^{2+} nas terminações nervosas periféricas também resulta na liberação de peptídeos (principalmente substância P e CGRP), causando respostas vasculares intensas e outras respostas fisiológicas. O influxo de Ca^{2+} pode ser suficiente para causar degeneração nervosa (ver Capítulo 40). Quando aplicada topicamente, a capsaicina reduz a dor neuropática e osteoartrítica por esse mecanismo, porém o forte efeito irritante inicial representa uma grande desvantagem.

O TRPV1 responde não apenas a agonistas semelhantes à capsaicina, mas também a outros estímulos (ver Tabela 43.1), incluindo temperaturas superiores a cerca de 42°C (o limiar para a dor) e concentrações de prótons na faixa micromolar (pH de 5,5 e inferior), o que também provoca dor. Por conseguinte, o receptor apresenta características "polimodais" incomuns e acredita-se que desempenhe um papel central na nocicepção. À semelhança de muitos outros receptores ionotrópicos, o TRPV1 é modulado por fosforilação, e várias substâncias causadoras de dor, que atuam por meio de receptores acoplados à proteína G (p. ex., bradicinina), agem por meio de sensibilização do TRPV1. Uma pesquisa de ligantes endógenos para o TRPV1 revelou, surpreendentemente, que a **anandamida** (um mediador lipídico antes identificado como agonista dos receptores canabinoides; ver Capítulo 18) também é agonista do TRPV1, embora seja menos potente do que a capsaicina. Camundongos nocaute (*knock out*) para TRPV1 exibem redução da capacidade de resposta ao calor nocivo e também não demonstram hiperalgesia térmica em resposta à inflamação. Esta última observação é interessante, visto que sabemos que a expressão de TRPV1 aumenta com a inflamação, e esse pode ser o mecanismo fundamental pelo qual a hiperalgesia ocorre. Várias empresas farmacêuticas desenvolveram agonistas de TRPV1 – para atuar como agentes dessensibilizantes – e antagonistas como analgésicos. Entretanto, foi constatado que os agonistas do TRPV1 induzem hipotermia, associada à ativação dos neurônios termossensíveis do hipotálamo, e antagonistas do TRPV1 demonstraram induzir hipertermia, consistente com uma função do TRPV1 no controle da temperatura corporal, bem como da nocicepção.

O TRPA1 e o TRPM8 respondem mais ao frio do que ao calor (ver Tabela 43.1). O TRPA1 é ativado em algumas situações experimentais por temperaturas frias nocivas, cálcio, substâncias causadoras de dor e mediadores inflamatórios; por conseguinte, pode ser também considerado como sensor polimodal. Pode ser importante para as ações analgésica e antipirética do paracetamol. O TRPM8 é importante na hipersensibilidade ao frio, que frequentemente constitui uma característica da dor neuropática.

---

[1] Qualquer pessoa que tenha esfregado os olhos após ter cortado pimentas sabe disso.
[2] O receptor era originalmente conhecido como receptor vaniloide, visto que muitos compostos semelhantes à capsaicina se baseiam na estrutura do ácido vanílico.

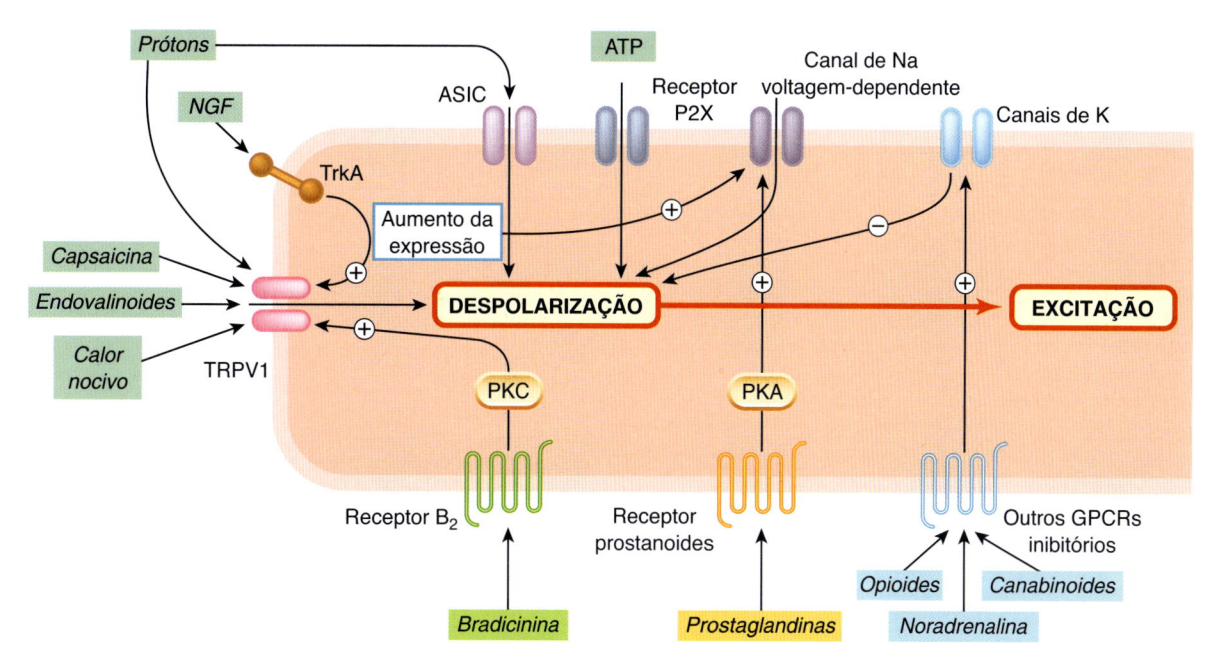

Figura 43.5 Canais, receptores e mecanismos de transdução de terminações aferentes nociceptivas. São mostrados apenas os principais canais e receptores. Os canais controlados por ligantes incluem os canais iônicos sensíveis a ácido (ASICs), os canais sensíveis ao ATP (receptores P2X) e o canal sensível à capsaicina (TRPV1), que também é sensível a prótons e à temperatura. São mostrados vários receptores acoplados à proteína G (GPCRs) facilitadores e inibitórios, que regulam a função dos canais por meio de vários sistemas de segundos mensageiros. Os fatores de crescimento, como o fator de crescimento dos nervos (NGF), atuam por meio de receptores ligados à quinases (TrkA) para controlar a função dos canais iônicos e a expressão de genes. *Receptor B_2*, receptor de bradicinina tipo 2; *PKA*, proteína quinase A; *PKC*, proteína quinase C.

Tabela 43.1 Canais TRP termossensíveis expressos nos neurônios sensoriais.

Tipo de canal	TRPA1	TRPM8	TRPV4	TRPV3	TRPV1	TRPV2
Temperatura de ativação (°C)	< 17	8 a 28	> 27	> 33	> 43	> 52
Ativadores químicos	Icilina Óleo de galtéria Óleo mostarda	Mentol Icilina Eucaliptol Geraniol	4αPDD	Cânfora Mentol Eugenol	Capsaicina Prótons Anandamida Cânfora Resiniferatoxina Eugenol	Δ^9-THC

4αPDD, 12,13-didecanoato de 4-alfa-forbol; Δ^9-*THC*, Δ^9-tetra-hidrocanabinol; *TRP*, receptor de potencial transitório.

Cininas

Quando aplicadas às terminações nervosas sensitivas, a *bradicinina* e a *calidina* induzem dor intensa. Esses dois peptídeos estreitamente relacionados são produzidos em condições de lesão tecidual por meio de clivagem proteolítica das cininas ativas a partir de um precursor proteico contido no plasma. A bradicinina atua, em parte, pela liberação de prostaglandinas, que intensificam fortemente a ação direta da bradicinina sobre as terminações nervosas (Figura 43.6). A bradicinina atua sobre os receptores B_2 nos neurônios nociceptivos. Os receptores B_2 estão acoplados à ativação de uma isoforma específica da proteína quinase C (PKCε), que fosforila o TRPV1 e facilita a abertura do canal TRPV1.

A bradicinina é convertida nos tecidos pela remoção de um resíduo de arginina terminal em *des-Arg9 bradicinina*, que atua de modo seletivo sobre os receptores B_1. Em geral, esses receptores estão expressos em níveis muito baixos, porém a sua expressão é fortemente suprarregulada nos tecidos inflamados. Animais nocaute geneticamente modificados, que carecem de qualquer tipo de receptor, apresentam redução da hiperalgesia inflamatória. Foram desenvolvidos

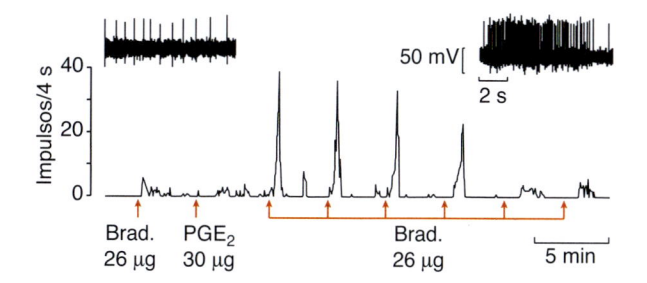

Figura 43.6 Resposta de um neurônio aferente nociceptivo à bradicinina e à prostaglandina. Os registros foram realizados a partir de uma fibra aferente nociceptiva que inerva um músculo, e foram injetados fármacos na irrigação arterial. Registros superiores: registros de fibra única, mostrando a descarga causada pela bradicinina (Brad), isoladamente (*à esquerda*), e pela bradicinina, após a injeção de prostaglandina (*à direita*). Traçado inferior: registro com medidor de frequência de descarga de fibra única, mostrando o aumento de longa duração da resposta à bradicinina após injeção de prostaglandina E_2 (PGE$_2$). A prostaglandina em si não provocou descarga. (De Mense, S., 1981. Sensitization of group IV muscle receptors to bradykinin by 5-hydroxytryptamine and prostaglandin E_2. Brain Res. 225, 95-105.)

antagonistas competitivos específicos para os receptores B_1 e B_2, como o antagonista B_2 **icatibanto**, que é usado no tratamento do angioedema, porém nenhum foi desenvolvido como agente analgésico.

Prostaglandinas

As prostaglandinas, por si mesmas, não causam dor, porém intensificam fortemente o efeito produtor de dor de outros agentes, como a 5-HT ou a bradicinina (ver Figura 43.6). As prostaglandinas das séries E e F são liberadas na inflamação (ver Capítulo 17), bem como durante a isquemia tecidual. Os antagonistas dos receptores EP_1 diminuem a hiperalgesia inflamatória em modelos animais. As prostaglandinas sensibilizam as terminações nervosas a outros agentes, em parte pela inibição dos canais de potássio e, em parte, por facilitação – por meio de reações de fosforilação mediadas por segundos mensageiros (ver Capítulo 3) – dos canais de cátions abertos por agentes nocivos. É interessante o fato de que a própria bradicinina provoca liberação de prostaglandinas e, portanto, exerce um poderoso efeito de "autossensibilização" sobre os aferentes nociceptivos. Outros eicosanoides também podem ser importantes, incluindo a prostaciclina, os leucotrienos e os derivados instáveis do ácido hidroxieicosatetraenoico (HETE) (ver Capítulo 17). Os efeitos analgésicos dos AINEs (ver Capítulo 25) resultam da inibição da síntese de prostaglandinas.

Outros mediadores periféricos

As citocinas pró-inflamatórias, como o fator de necrose tumoral-α (TNF-α) e a interleucina-1β (IL-1β) (descritos de modo detalhado no Capítulo 25), são liberadas dos macrófagos para ativar e sensibilizar os neurônios nociceptivos (ver Figura 43.3) e contribuir para estados de dor persistente.

Vários metabólitos e substâncias são liberados das células danificadas ou isquêmicas ou de tecidos inflamados, incluindo ATP, prótons (produzidos pelo ácido láctico), 5-HT, histamina e K^+, muitos dos quais afetam as terminações nervosas nociceptivas.

O ATP excita as terminações nervosas nociceptivas (ver Figura 43.5) pela sua ação sobre receptores $P2X_3$ homoméricos ou sobre receptores $P2X_2/P2X_3$ heteroméricos (ver Capítulo 16), canais iônicos controlados por ligantes que são seletivamente expressos por esses neurônios. A infrarregulação dos receptores $P2X_3$ por DNA *antissense*, reduz a dor inflamatória.[3] Foram desenvolvidos antagonistas desse receptor como potenciais fármacos analgésicos. Em um desenvolvimento surpreendente, um antagonista $P2X_3$, o **gefapixanto** (anteriormente conhecido como AF-219), demonstrou ser efetivo no tratamento da tosse refratária (ver Capítulo 28). Outros receptores P2X ($P2X_4$ e $P2X_7$) são expressos na micróglia da medula espinal, a sua ativação resulta na liberação de citocinas e quimiocinas, que atuam em seguida sobre neurônios adjacentes para promover hipersensibilidade. O ATP e outros mediadores das purinas, como a adenosina, também desempenham um papel no corno dorsal, e outros tipos de receptores purinérgicos também poderão constituir alvos de fármacos analgésicos no futuro. A adenosina exerce um duplo efeito: por sua ação nos receptores A_1, causa analgesia; entretanto, nos receptores A_2, produz o efeito oposto.

O pH baixo excita os neurônios aferentes nociceptivos, em parte pela abertura dos canais de cátions ativados por prótons (canais iônicos sensíveis a ácido, ASICs) e, em parte, pela ativação de TRPV1. Tendo em vista a natureza ácida do tecido inflamado, os ASICs constituem um alvo interessante para o desenvolvimento de novos fármacos analgésicos,

porém, até o momento, os esforços nesse aspecto não têm tido sucesso (Dibas et al., 2019).

A 5-HT causa excitação, mas estudos realizados com antagonistas sugerem que ela desempenha, no máximo, um papel de menor importância. A histamina também é ativa, no entanto causa prurido, em vez de dor. Ambas as substâncias são liberadas localmente na inflamação (ver Capítulos 16 e 17).

Em resumo, as terminações nervosas nociceptivas podem ser ativadas ou sensibilizadas por uma ampla variedade de mediadores endógenos, cujos receptores com frequência estão suprarregulados ou infrarregulados sob condições fisiopatológicas.

> **Mecanismos da dor e nocicepção**
>
> - A nocicepção é o mecanismo pelo qual estímulos periféricos nocivos são transmitidos ao sistema nervoso central. A dor é uma experiência subjetiva nem sempre associada à nocicepção
> - Os nociceptores polimodais (NPMs) constituem o principal tipo de neurônio sensorial periférico que responde a estímulos nocivos. A maioria consiste em fibras C não mielinizadas, cujas terminações respondem a estímulos térmicos, mecânicos e químicos
> - Os estímulos químicos que atuam sobre os NPMs para causar dor incluem bradicinina, prótons, ATP e vaniloides (p. ex., **capsaicina**). Os NPMs são sensibilizados pelas prostaglandinas, o que explica o efeito analgésico de fármacos semelhantes ao **ácido acetilsalicílico**, em particular na presença de inflamação
> - O receptor TRPV1 responde ao calor nocivo, bem como a agonistas semelhantes à **capsaicina**
> - As fibras nociceptivas terminam nas camadas superficiais do corno dorsal, formando conexões sinápticas com neurônios de transmissão que se dirigem até o tálamo
> - Os neurônios com NPMs liberam glutamato (transmissor rápido) e vários peptídeos que atuam como transmissores lentos. Os peptídeos também são liberados perifericamente e contribuem para a inflamação neurogênica

FÁRMACOS ANALGÉSICOS

FÁRMACOS OPIOIDES

O ópio é um extrato do suco da papoula *Papaver somniferum*, que contém **morfina**, o agonista prototípico dos opioides, e outros alcaloides relacionados. O ópio vem sendo utilizado com finalidades sociais e medicinais há milhares de anos como agente produtor de euforia, analgesia e sono, além de prevenir a ocorrência de diarreia. Foi introduzido na Grã-Bretanha no fim do século XVII, geralmente administrado por via oral como "tintura de láudano", cuja adicção adquiriu certo prestígio social durante os 200 anos seguintes. A situação mudou quando foram inventadas a seringa e a agulha hipodérmica em meados do século XIX, e a adicção de opioides começou a assumir um significado mais assustador (ver Capítulo 50).

A história da pesquisa dos opioides é descrita por Corbett et al. (2006).

ASPECTOS QUÍMICOS

A estrutura da morfina (Figura 43.7) foi determinada em 1902, e, desde então, foram desenvolvidos muitos compostos

---

[3] Em contrapartida, camundongos nocaute para $P2X_3$ são razoavelmente normais nesse aspecto, talvez devido à atuação de outros mecanismos.

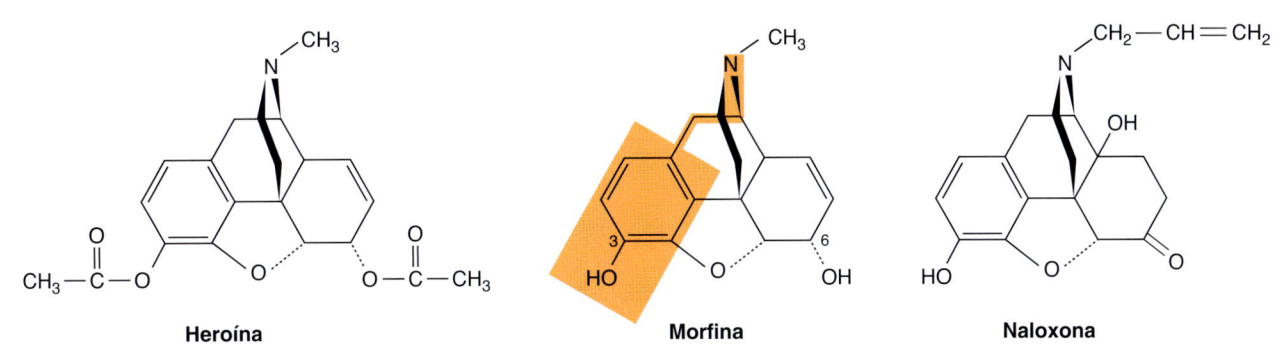

Figura 43.7 Estruturas químicas da morfina e fármacos relacionados. A *área sombreada* indica a parte da molécula da morfina que é estruturalmente semelhante à tirosina, o aminoácido N-terminal nas endorfinas. Os átomos de carbono 3 e 6 na estrutura da *morfina* estão assinalados. A diamorfina (heroína) é a 3,6-diacetilmorfina, e a morfina é metabolizada pela inserção de um glucuronídeo nas posições 3 ou 6.

semissintéticos (alguns produzidos por modificação química da morfina) e opioides totalmente sintéticos na tentativa de desenvolver melhores fármacos analgésicos desprovidos dos efeitos colaterais indesejados da morfina.

A morfina é um derivado fenantrênico com dois anéis planares e duas estruturas alifáticas em anel, que ocupam um plano aproximadamente em ângulo reto com o restante da molécula (ver Figura 43.7). As partes mais importantes da molécula para a atividade opioide são as hidroxilas livres no anel benzênico que está ligado por dois átomos de carbono a um átomo de nitrogênio. Foram produzidas variantes da molécula de morfina por substituição em uma ou em ambas as hidroxilas (p. ex., **diamorfina**[4] 3,6-diacetilmorfina, **codeína** 3-metoximorfina e **oxicodona**). A **petidina** e a **fentanila** representam mudanças mais drásticas na estrutura básica da morfina, enquanto a **metadona** e o novo analgésico opioide, a **oliceridina**, exibem pouca relação química óbvia com a morfina. A troca de um substituinte volumoso no átomo de nitrogênio da morfina introduz uma atividade antagonista na molécula (p. ex., **naloxona**).

RECEPTORES OPIOIDES

A proposta de que os opioides produzem analgesia e seus outros efeitos por meio de sua interação com receptores específicos surgiu pela primeira vez na década de 1950, baseada nos requisitos estruturais e estereoquímicos estritos e essenciais para a sua atividade. Entretanto, foi somente com o desenvolvimento de moléculas com atividade antagonista (p. ex., naloxona) que a noção de receptor específico foi aceita. Martin et al. forneceram, então, evidências farmacológicas para múltiplos tipos de receptores opioides e propuseram a existência de três tipos diferentes de receptores, denominados μ, κ e σ.[5] Posteriormente, no início da década de 1970, foi usada a ligação de radioligantes (ver Capítulo 2) para demonstrar a presença dos receptores μ no cérebro.

Por que existem receptores específicos no cérebro para a morfina, um fármaco presente na papoula? Hughes e

> ### Analgésicos opioides
>
> - Terminologia:
>   - *Opioide:* qualquer substância, endógena ou sintética, que produz efeitos semelhantes aos da **morfina**, bloqueados por antagonistas como a **naloxona**
>   - *Opiáceos:* compostos como a **morfina** e a **codeína**, encontrados na papoula
>   - *Analgésico narcótico:* terminologia antiga para se referir aos opioides; "narcótico" se refere à capacidade de induzir o sono. Infelizmente, o termo foi posteriormente sequestrado e utilizado de forma inadequada por alguns para se referir de maneira genérica a substâncias com potencial de abuso (ver Capítulo 50).
> - Os agonistas importantes estruturalmente relacionados incluem a **diamorfina**, a **oxicodona** e a **codeína**
> - Os análogos sintéticos incluem **petidina, fentanila, metadona, buprenorfina**
> - Os analgésicos opioides podem ser administrados por via oral, parenteral ou intratecal para produzir analgesia.

Kosterlitz argumentaram que deve haver uma ou mais substâncias endógenas no cérebro que ativam esses receptores.[6] Em 1975, relataram o isolamento e a caracterização dos primeiros ligantes peptídeos opioides endógenos, as *encefalinas*. Sabemos, agora, que as encefalinas são dois membros de uma família maior de peptídeos opioides endógenos, conhecidos como *endorfinas*, em que todas possuem um resíduo de tirosina na extremidade N-terminal. A estrutura química da tirosina inclui um grupo amina separado de um anel fenol por dois átomos de carbono. Essa mesma estrutura (fenol-cadeia de dois átomos de carbono-amina) também é encontrada dentro da estrutura da morfina (ver Figura 43.7). Provavelmente, é apenas por sorte (boa ou má, dependendo do ponto de vista de cada um) que a papoula sintetize uma molécula alcaloide semirrígida, a morfina, cuja estrutura se assemelha, em parte, ao resíduo de tirosina nos peptídeos opioides endógenos.

Após a descoberta das encefalinas, estudos farmacológicos *in vitro* revelaram outro receptor, δ, e os três tipos de receptores reconhecidos (μ, δ e κ) foram clonados. Mais tarde, outro receptor opioide, que apresenta um elevado

---

[4]Enquanto a "diamorfina" é o Nome Internacional Não Patenteado (rINN, do inglês *International Nonproprietary Name*) recomendado, esse fármaco é amplamente conhecido como heroína.

[5]O "receptor" σ não é mais considerado um receptor opioide. Originalmente, foi postulado para explicar os efeitos disfóricos (ansiedade, alucinações, pesadelos etc.) produzidos por alguns opioides. Agora, aceita-se que esses efeitos sejam o resultado do bloqueio do poro do canal do receptor NMDA induzido pelo fármaco, um efeito que também é causado por agentes como a cetamina (ver Capítulo 41). Novos receptores σ – subtipos $σ_1$ e $σ_2$ – foram clonados e caracterizados. Não possuem relação estrutural com outros tipos de receptores, e pouco se sabe sobre o seu papel fisiológico, porém foram sugeridos como novos alvos de fármacos para transtornos psiquiátricos.

[6]Pode parecer óbvio hoje em dia que, se existe um receptor, provavelmente também existe um ligante endógeno para esse receptor específico, porém foi a busca e a descoberta subsequente das encefalinas que deram crédito a essa ideia.

Tabela 43.2 Efeitos funcionais associados aos principais tipos de receptores opioides.

Receptor	μ	δ	κ	NOP
Analgesia				
Supraspinal	+++	–?	–	Antiopióide[a]
Espinal	++	++	+	++
Periférica	++	–	++	–
Depressão respiratória	+++	–	–	–
Constrição da pupila	++	–	+	–
Redução da motilidade gastrointestinal	++	++	+	–
Euforia	+++	–	–	–
Disforia e alucinações	–	–	+++	–
Sedação	++	–	++	–
Catatonia	–	–	–	++
Dependência física	+++	–	–	–

[a] A princípio, acreditava-se que os agonistas do receptor NOP produziam nocicepção ou hiperalgesia, porém foi constatado posteriormente que eles revertem os efeitos analgésicos supraspinais dos agonistas endógenos e exógenos do receptor μ.

"viés" (ver Capítulo 3) por meio do qual diferentes ligantes que atuam no mesmo receptor opioide podem induzir respostas celulares diferentes e distribuição diferencial dos receptores (Kelly, 2013).[8]

> ### Receptores de opioides
>
> - Os receptores μ são responsáveis pela maioria dos efeitos analgésicos dos opioides e por alguns dos principais efeitos adversos (p. ex., depressão respiratória, constipação intestinal, euforia, sedação e dependência)
> - A ativação dos receptores δ resulta em analgesia, mas também pode ser pró-convulsivante
> - Os receptores κ contribuem para a analgesia em nível espinal e podem causar sedação, disforia e alucinações. Alguns analgésicos são agonistas κ/antagonistas μ mistos
> - Os receptores NOP também são membros da família de receptores opioides. A sua ativação resulta em efeito antiopioide (supraspinal), analgesia (espinal), imobilidade e comprometimento da aprendizagem
> - Os receptores σ não são receptores opioides verdadeiros, mas constituem o local de ação de determinados fármacos psicotomiméticos, com os quais alguns opioides também interagem
> - Todos os receptores opioides são ligados por meio de proteínas G_i/G_o e, portanto, abrem os canais de potássio (causando hiperpolarização) e inibem a abertura dos canais de cálcio (inibindo a liberação de transmissores). Além disso, inibem a adenilato ciclase e ativam a via da MAP quinase (EKR, do inglês *mitogen activated protein*, proteína ativada por mitógeno)
> - Os heterômeros funcionais, formados pela combinação de diferentes tipos de receptores opioides ou com outros tipos de receptor acoplado à proteína G, podem ocorrer e dar origem a uma diversidade farmacológica adicional.

grau de homologia na sequência de aminoácidos (> 60%) com os receptores opioides μ, δ e κ, foi identificado com o uso de técnicas de clonagem, embora o antagonista naloxona não se ligue a esse novo receptor. A terminologia empregada para os receptores opioides passou por várias revisões ao longo dos anos; neste capítulo, utilizaremos a terminologia clássica. Os quatro receptores de opioides, μ, δ, κ e NOP (originalmente referido como receptor semelhante ao receptor opioide 1 ou ORL$_1$) são receptores ligados à proteína G (ver Capítulo 3).[7] A Tabela 43.2 resume os principais efeitos comportamentais resultantes de sua ativação.

O desenvolvimento de cepas de camundongos geneticamente modificadas que carecem de cada um dos tipos de receptores opioides revelou que os principais efeitos farmacológicos da morfina, incluindo a analgesia, são mediados pelo receptor μ.

Todos os quatro receptores opioides parecem formar complexos de receptores tanto homoméricos quanto heteroméricos (ver Capítulo 3). De fato, os receptores opioides são bastante promíscuos e podem formar heterômeros com receptores não opioides. Foi constatado que a heterodimerização entre receptores opioides resulta em características farmacológicas distintas daquelas observadas nos receptores monoméricos, e isso pode explicar alguns dos subtipos de cada receptor que foram propostos (Fujita et al., 2014). Outro nível de complexidade pode refletir um

MECANISMO DE AÇÃO DOS OPIOIDES

É provável que os opioides tenham sido estudados mais intensivamente do que qualquer outro grupo de fármacos, no esforço de compreender seus poderosos efeitos em termos moleculares, celulares e fisiológicos, utilizando esse conhecimento adquirido para desenvolver novos fármacos como analgésicos, com vantagens significativas sobre a morfina. Mesmo assim, a morfina – descrita por Osler como o "próprio medicamento de Deus" – continua sendo o padrão a partir do qual são avaliados novos analgésicos.

Ações celulares

Todos os quatro tipos de receptores opioides pertencem à família de receptores acoplados à proteína G_i/G_o. Por conseguinte, os opioides exercem efeitos poderosos sobre os canais iônicos presentes nas membranas neuronais pelo acoplamento direto da proteína G ao canal. Os opioides promovem a abertura dos canais de potássio (ver Capítulo 4) e inibem a abertura dos canais de cálcio voltagem-dependentes. Esses efeitos sobre a membrana diminuem a

---

[7] Receptores de opioides são incomuns entre os receptores acoplados à proteína G. Em primeiro lugar, existem muitos peptídeos opioides (20 ou mais), porém apenas quatro receptores. Em contrapartida, a 5-HT, por exemplo, é um mediador único que interage com muitos receptores (cerca de 14), o que constitui o padrão mais comum. Em segundo lugar, todos os quatro receptores acoplam-se aos mesmos tipos de proteína G (G_i/G_o) e, portanto, ativam o mesmo espectro de mecanismos efetores celulares. Em contrapartida, outras famílias de receptores (p. ex., receptores muscarínicos) acoplam-se a diferentes tipos de proteína G e, portanto, originam diferentes respostas celulares (ver Capítulo 14).

[8] Alegou-se que os ligantes dos receptores opioides μ "com viés para proteínas G" exibirão um perfil de efeitos colaterais reduzidos em comparação com a morfina, que não apresenta "viés"; entretanto, pesquisas recentes não corroboram essa hipótese (Gillis et al., 2020, Trends Pharmacol Sci 41, 947-959).

excitabilidade neuronal (visto que o aumento da condutância do K^+ provoca hiperpolarização da membrana, de modo que a célula passa a ter menos tendência a disparar potenciais de ação) e reduz a liberação de transmissores (devido à inibição da entrada de Ca^{2+}). O efeito global é, portanto, inibitório no nível celular. Entretanto, os opioides aumentam a atividade em algumas vias neuronais (ver Figura 43.4) e causam excitação dos neurônios de projeção ao suprimir a atividade dos interneurônios inibitórios que tonicamente inibem os neurônios de projeção, um processo referido como "desinibição" (ver Capítulo 37).

No nível bioquímico, todos os quatro tipos de receptores inibem a adenilato ciclase e causam ativação da MAP quinase (ERK) (ver Capítulo 3). Essas respostas celulares provavelmente são importantes na mediação das alterações adaptativas a longo prazo que ocorrem em resposta à ativação prolongada do receptor e que, para os agonistas do receptor μ, podem estar na base do fenômeno de dependência física (ver Capítulo 50).

Por conseguinte, no nível celular, todos os quatro tipos de receptores opioides medeiam efeitos muito semelhantes. É a sua distribuição anatômica heterogênea pelo sistema nervoso central (SNC) que dá origem às diferentes respostas comportamentais observadas com agonistas seletivos para cada tipo de receptor.

Locais de ação dos opioides para a produção de analgesia

Os receptores de opioides (μ, δ e κ) estão amplamente distribuídos no encéfalo e na medula espinal. Os opioides são efetivos como analgésicos quando injetados em doses mínimas em vários núcleos cerebrais específicos (como o córtex insular, a amígdala, o hipotálamo, a CPA e o BVR), bem como dentro do corno dorsal da medula espinal (ver Figura 43.4). A analgesia supraespinal resulta sobretudo da ativação do receptor μ, porém há algumas evidências da atuação dos receptores δ supraespinais. A analgesia opioide supraespinal envolve desinibição, resultando na liberação de peptídeos opioides endógenos tanto em regiões supraespinais quanto espinais, bem como de serotonina (5-HT) proveniente de fibras inibitórias descendentes no corno dorsal da medula espinal. A interrupção cirúrgica da via descendente do BVR até a medula espinal reduz a analgesia induzida por opioides administrados sistemicamente ou microinjetados em locais supraespinais, o que indica que uma combinação de efeitos em regiões supraespinais e espinais contribui para a resposta analgésica.

No nível espinal, os opioides inibem a transmissão de impulsos nociceptivos através do corno dorsal e suprimem os reflexos espinais nociceptivos, mesmo em pacientes com transecção da medula espinal. Podem atuar pré-sinapticamente para inibir a liberação de vários neurotransmissores das terminações aferentes primárias no corno dorsal, além de atuar pós-sinapticamente para reduzir a excitabilidade dos neurônios no corno dorsal.

Há também evidências (Sawynok, 2003) de que os opioides inibem a descarga das terminações aferentes nociceptivas na periferia, particularmente em condições de inflamação, nas quais aumenta a expressão de receptores opioides pelos neurônios sensoriais. A injeção de morfina na articulação do joelho após cirurgia dessa articulação proporciona uma analgesia efetiva, enfraquecendo a antiga crença de que a analgesia por opioides é um fenômeno exclusivamente central.

AÇÕES FARMACOLÓGICAS

A morfina é típica de muitos analgésicos opioides e será usada como composto de referência. Seus efeitos são mediados predominantemente por receptores μ.

Os efeitos mais importantes da morfina são observados no SNC e no trato gastrointestinal, embora tenham sido descritos numerosos efeitos de menor significado sobre muitos outros sistemas.

Efeitos sobre o sistema nervoso central

Analgesia

A morfina e outros opioides são bastante efetivos na maioria dos tipos de dor aguda, bem como na dor do "fim da vida" resultante do câncer. São muito menos efetivos no tratamento da dor neuropática e de outros estados de dor crônica (ver adiante).

Hiperalgesia

Tanto em estudos em animais quanto em pacientes aos quais são administrados opioides para alívio da dor, a exposição prolongada aos opioides pode paradoxalmente induzir um estado de hiperalgesia, em que ocorre sensibilização à dor ou alodinia (Lee et al., 2011). Isso pode aparecer na forma de redução da resposta analgésica a determinada dose de opioide, porém não deve ser confundido com tolerância, que consiste em uma redução da capacidade de resposta devido, em grande parte, a uma dessensibilização do receptor μ e que ocorre com outros efeitos induzidos por opioides, como euforia e, em menor grau, depressão respiratória. A hiperalgesia parece ter componentes periféricos, espinais e supraespinais. No nível neuronal, foi proposto um conjunto de mediadores e mecanismos que contribuem para esse fenômeno (Roeckel et al., 2016). Incluem ativação dos receptores NO, PKC e NMDA. Além disso, a expressão do receptor $P2X_4$ na micróglia é suprarregulada, resultando na liberação de BDNF, sinalização de TrkB e infrarregulação do cotransportador de K^+/Cl^-, KCC2. Em camundongos nocaute para BDNF em micróglia, não ocorre hiperalgesia com a morfina, enquanto a antinocicepção e a tolerância não são afetadas.

A hiperalgesia induzida por opioides é reduzida com a interrupção da administração de opioides. Clinicamente, pode ser reduzida pela rotação de opioides – mudança de um opioide para outro (p. ex., mudança da morfina para a fentanila ou metadona; esta última tem ação antagonista fraca no receptor NMDA, que pode ser útil). Outra abordagem consiste na coadministração de um adjuvante, como a cetamina (um antagonista de NMDA), propofol (anestésico intravenoso), dexmedetomidina (um agonista dos receptores $α_2$-adrenérgicos) ou um inibidor da ciclo-oxigenase (COX)-2.

Euforia

A morfina produz uma forte sensação de contentamento e bem-estar (ver também Capítulo 50). Isso pode contribuir para seu efeito analgésico. Se a morfina ou a diamorfina (heroína) forem administradas por via intravenosa, o resultado é um súbito "barato", que foi comparado a um "orgasmo abdominal". A euforia produzida pela morfina depende consideravelmente das circunstâncias. Em pacientes que se acostumaram à dor, a morfina produz analgesia com pouca ou nenhuma euforia. Alguns pacientes relatam a ocorrência de agitação, em vez de euforia, nessas circunstâncias.

A euforia é mediada através dos receptores μ, enquanto a ativação dos receptores κ produz disforia e alucinações (ver Tabela 43.2). Dessa maneira, diferentes opioides variam bastante no grau de euforia que produzem. Isso não ocorre em grau acentuado com a codeína. Há evidências de que os antagonistas no receptor κ apresentam propriedades antidepressivas, o que pode indicar a possível ocorrência da liberação de agonistas κ endógenos na depressão.

Depressão respiratória

Ocorre depressão respiratória com uma dose analgésica normal de morfina ou compostos relacionados; todavia, em pacientes com dor intensa, o grau de depressão respiratória produzido pode ser menor do que o antecipado. Para usuários de substâncias que injetam opioides ilícitos (ver Capítulo 50), a depressão respiratória que leva à morte por superdosagem é um perigo constante.

A depressão respiratória resulta da ativação dos receptores μ em várias regiões do tronco encefálico, incluindo o complexo pré-Bötzinger, que controla o impulso inspiratório, e os núcleos de Kölliker-Fuse e parabraquiais laterais, que controlam a coordenação das vias respiratórias superiores e o término da inspiração. O efeito global produzido é uma redução da frequência respiratória. O efeito depressor está associado a uma diminuição da sensibilidade dos centros respiratórios à P_{CO_2} arterial. As alterações na P_{CO_2} são detectadas por neurônios quimiossensíveis em diversos núcleos do tronco encefálico e bulbares. Por conseguinte, o aumento de CO_2 arterial (hipercapnia) costuma resultar em aumento compensatório na frequência ventilatória (V_E) por minuto.

Depressão do reflexo da tosse

Surpreendentemente, a supressão da tosse (efeito antitussígeno; ver também Capítulo 28) não apresenta uma correlação estreita com as ações analgésicas e depressoras respiratórias dos opioides, e o seu mecanismo no nível dos receptores ainda não está esclarecido. Em geral, o aumento da substituição no grupo hidroxila fenólico da morfina aumenta a atividade antitussígena em relação à atividade analgésica. A **codeína** e a **folcodina** suprimem a tosse em doses subanalgésicas, porém causam constipação intestinal como efeito indesejável.

O **dextrometorfano**, o isômero dextro do analgésico opioide **levorfanol**, suprime a tosse, porém possui afinidade muito baixa pelos receptores de opioides, e a sua ação de supressão da tosse, diferentemente daquela dos opioides, não é antagonizada pela naloxona. Trata-se de um antagonista não competitivo do receptor NMDA – o que poderia explicar por que, quando administrado em altas doses, provoca efeitos no SNC semelhantes aos da cetamina e pode ser usado pelos seus efeitos psicoativos (ver Capítulo 49) – e apresenta ações supostas nos receptores σ. Acredita-se que atue em vários locais no tronco encefálico e no bulbo para suprimir a tosse. Além de sua ação antitussígena, o dextrometorfano é neuroprotetor (ver Capítulo 40) e possui ação analgésica na dor neuropática.

Náuseas e vômitos

Ocorrem náuseas e vômitos em até 40% dos pacientes aos quais se administra morfina, e estes não parecem dissociados do efeito analgésico em uma variedade de analgésicos opioides. O local de ação é a *área postrema* (zona de gatilho quimiorreceptora), uma região do bulbo onde muitos tipos de estímulos químicos podem desencadear vômitos (ver Capítulo 30).[9] Em geral, as náuseas e os vômitos após a injeção de morfina são transitórios e desaparecem com a administração repetida, embora, em alguns indivíduos, possam persistir e limitar a adesão do paciente ao tratamento.

Constrição pupilar

A constrição pupilar é causada pela estimulação do núcleo do nervo oculomotor mediada por receptores μ e κ. As pupilas puntiformes constituem uma importante característica para o diagnóstico de intoxicação por opioides,[10] visto que a maioria das outras causas de coma e de depressão respiratória produz dilatação pupilar. A tolerância não se desenvolve na constrição pupilar induzida por opioides e, portanto, pode ser observada em usuários dependentes de opioides, que podem estar fazendo uso de opioides por um tempo considerável.

Efeitos sobre o trato gastrointestinal

Os opioides aumentam o tônus e reduzem a motilidade em muitas partes do sistema gastrointestinal, resultando em constipação intestinal, que pode ser grave e muito incômoda para o paciente.[11] O consequente atraso no esvaziamento gástrico pode retardar consideravelmente a absorção de outros fármacos. A pressão no trato biliar aumenta devido à contração da vesícula biliar e à constrição do esfíncter biliar. Deve-se evitar o uso de opioides em pacientes que sofrem de cólicas biliares devido a cálculos, nos quais a dor pode ser intensificada, em vez de aliviada. A elevação da pressão intrabiliar pode causar aumento transitório na concentração plasmática de amilase e lipase.

É provável que a ação da morfina no músculo liso visceral seja mediada principalmente pelos plexos nervosos intramurais, visto que a elevação do tônus é reduzida ou abolida pela atropina. Além disso, pode ser parcialmente mediada por uma ação central, visto que a injeção intracerebroventricular de morfina inibe os movimentos propulsivos gastrointestinais. O **brometo de metilnaltrexona** (ver também Capítulo 9), o **alvimopan** e o **naloxegol** e a **naldemedina** são antagonistas opioides que não atravessam a barreira hematoencefálica. Foram desenvolvidos para reduzir os efeitos colaterais periféricos indesejáveis dos opioides, como constipação intestinal, sem reduzir a analgesia de modo significativo e sem precipitar abstinência em indivíduos dependentes.

Outras ações dos opioides

A morfina libera histamina dos mastócitos por uma ação não relacionada com os receptores opioides. A petidina e a fentanila não produzem esse efeito. A liberação de histamina pode causar efeitos locais, como urticária e prurido no local da injeção, ou efeitos sistêmicos, como broncoconstrição e hipotensão.

Ocorrem hipotensão e bradicardia com altas doses da maioria dos opioides devido a uma ação sobre o bulbo. No caso da morfina e fármacos semelhantes, a liberação de histamina pode contribuir para a hipotensão.

---

[9]O composto quimicamente relacionado, a apomorfina, é bem mais emético do que a morfina por meio de sua ação como agonista da dopamina. Apesar de seu nome, é inativo nos receptores de opioides.
[10]A exceção é a petidina, que provoca dilatação pupilar, visto que também bloqueia os receptores muscarínicos.
[11]No tratamento da dor, a constipação intestinal é considerada como efeito colateral indesejável. Entretanto, opiáceos como a codeína e a morfina podem ser usados no tratamento da diarreia.

Os efeitos no músculo liso, com exceção do trato gastrointestinal e dos brônquios, são leves, embora possam ocorrer algumas vezes espasmos dos ureteres, da bexiga e do útero. Os opioides também exercem efeitos imunossupressores complexos, que podem ser importantes como ligação entre o sistema nervoso e a função imune. A importância farmacológica disso ainda não está bem clara, porém há evidências em seres humanos de que o sistema imune é deprimido pelo uso prolongado de opioides e que, em usuários de substâncias com HIV/AIDS, a administração de opioides pode exacerbar a imunodeficiência.

> **Ações da morfina**
>
> - Os principais efeitos farmacológicos são:
>   - Analgesia
>   - Euforia e sedação
>   - Depressão respiratória
>   - Supressão da tosse
>   - Náuseas e vômitos
>   - Constrição pupilar
>   - Redução da motilidade gastrointestinal, levando à constipação intestinal
>   - Liberação de histamina, causando prurido, broncoconstrição e hipotensão.
> - Os efeitos indesejáveis mais problemáticos consistem em náuseas e vômitos, constipação intestinal e depressão respiratória
> - A superdosagem aguda com **morfina** produz coma e depressão respiratória
> - A **diamorfina** (heroína) é inativa nos receptores opioides, mas é logo clivada no cérebro em 6-acetilmorfina e **morfina**
> - A **codeína** também é convertida em **morfina**, porém mais lentamente por metabolismo hepático.

TOLERÂNCIA, DEPENDÊNCIA FÍSICA E ADICÇÃO

A *tolerância* a muitas das ações dos opioides (*i. e.*, necessidade de aumento da dose para produzir determinado efeito farmacológico) desenvolve-se em poucos dias durante a administração repetida. Há alguma controvérsia quanto ao desenvolvimento de tolerância significativa aos efeitos analgésicos da morfina, em particular em pacientes de cuidados paliativos com dor intensa causada por câncer (McQuay, 1999; Ballantyne e Mao, 2003). A rotatividade dos fármacos (mudança de um opioide para outro) com frequência é utilizada na clínica para superar a perda da eficácia.

Em experimentos animais, é possível detectar a ocorrência de tolerância até mesmo com uma dose única de morfina. A tolerância estende-se à maior parte dos efeitos farmacológicos da morfina, incluindo analgesia, êmese, euforia e depressão respiratória, porém afeta muito menos as ações de constipação intestinal e constrição da pupila. Como a tolerância provavelmente depende do nível de ocupação dos receptores, o grau de tolerância observado pode refletir a resposta que está sendo avaliada, a eficácia intrínseca do fármaco e a dose administrada (Hayhurst e Durieux, 2016). Os mecanismos celulares responsáveis pela tolerância são discutidos no Capítulo 2. A tolerância resulta, em parte, da dessensibilização dos receptores μ (*i. e.*, no nível do alvo dos fármacos), bem como de mudanças adaptativas a longo prazo nos níveis celular, sináptico e de rede (Williams et al., 2013). Ocorre tolerância cruzada entre fármacos que atuam no mesmo receptor, mas não entre opioides que atuam em diferentes receptores.

A *dependência física* se refere a um estado em que a cessação do tratamento farmacológico provoca efeitos fisiológicos adversos, ou seja, uma síndrome de abstinência (ver Capítulo 50). Embora possa se desenvolver junto a tolerância, os dois fenômenos adaptativos resultam de diferentes mecanismos celulares adaptativos (Williams et al., 2013). Em animais de laboratório (p. ex., ratos), a retirada abrupta da morfina após administração repetida por alguns dias ou a administração de um antagonista, como a naloxona provocam diarreia, perda de peso e vários padrões de comportamento anormais, como tremores do corpo, contorções, saltos e sinais de agressão. Essas reações diminuem depois de alguns dias, porém a irritabilidade e agressividade persiste durante muitas semanas. Os sinais de dependência física são muito menos intensos se o opioide for retirado de forma gradual. Pacientes em uso de opioides para alívio da dor frequentemente apresentam sintomas de abstinência, como inquietação, coriza, diarreia, tremores e piloereção quando a administração dos fármacos é interrompida.[12]

A *adicção* se refere ao uso compulsivo de opioides. O uso indevido de opioides adquiridos com prescrição e ilícitos pode resultar em desenvolvimento de adicção. Os processos envolvidos na adicção de opioides são descritos no Capítulo 50.

ASPECTOS FARMACOCINÉTICOS

A Tabela 43.3 resume as propriedades farmacocinéticas dos principais analgésicos opioides. A absorção de congêneres da morfina por via oral é variável. A própria morfina sofre absorção lenta e errática e costuma ser administrada por via intravenosa para o tratamento da dor aguda intensa; entretanto, a morfina por via oral é usada, com frequência, no tratamento da dor prolongada, e dispõe-se de preparações de liberação lenta para aumentar a sua duração de ação. A oxicodona também está disponível em preparação oral de liberação lenta. A codeína é bem absorvida e em geral é administrada por via oral. A maioria dos fármacos semelhantes à morfina sofre considerável metabolismo de primeira passagem; portanto, são bem menos potentes quando administrados por via oral do que quando injetados.

> **Tolerância e dependência física**
>
> - A tolerância e a dependência física desenvolvem-se com a administração repetida de agonistas dos receptores μ
> - O mecanismo da tolerância envolve a dessensibilização do receptor. Não é de origem farmacocinética
> - A dependência física se manifesta pelo aparecimento de sintomas de abstinência com a interrupção da administração do fármaco e tem duração de poucos dias. A síndrome de abstinência também pode ser precipitada por antagonistas do receptor μ, como a naloxona
> - Alguns analgésicos opioides, como **codeína**, **buprenorfina** e **tramadol**, têm muito menos tendência a causar dependência física.

---

[12]Outros sintomas incluem arrepios e síndrome das pernas inquietas. Esses sintomas estão na origem dos termos "peru frio" e "chutando o vício", frequentemente usados para descrever o efeito da abstinência de opioides.

Tabela 43.3 Características dos principais analgésicos opioides.

Fármaco	Uso(s)	Via(s) de administração	Aspectos farmacocinéticos	Principais efeitos adversos	Observações
Morfina	Amplamente usada para dor aguda e causada por câncer	Oral, incluindo uma forma de liberação sustentada Injeção[a] Intratecal	Meia-vida de 3 a 4 horas Convertida em metabólito ativo (morfina 6-glucuronídeo)	Sedação Depressão respiratória Constipação intestinal Náuseas e vômitos Prurido (liberação de histamina) Tolerância e dependência Euforia	A tolerância e os efeitos de abstinência não são comuns quando usada para analgesia
Diamorfina (heroína)	Dor aguda e causada por câncer	Oral Injetável	Atua mais rápido do que a morfina, devido à sua rápida penetração cerebral	Iguais aos da morfina	Não disponível em todos os países Metabolizada em morfina e outros metabólitos ativos
Tramadol	Dor aguda (principalmente pós-operatória), crônica e causada por câncer	Oral Intravenosa	Bem absorvido Meia-vida de 4 a 6 horas	Tontura Pode causar convulsões Sem depressão respiratória	Precisa ser metabolizado a um componente ativo Agonista fraco dos receptores opioides Inibe também a captação de monoaminas O **tapentadol** é semelhante
Oxicodona	Dor aguda e causada por câncer	Oral, incluindo uma forma de liberação sustentada Injetável	Meia-vida de 3 a 4,5 horas	Iguais aos da morfina	Tornou-se uma importante substância de abuso na América do Norte A hidrocodona é semelhante
Hidromorfona	Dor aguda e causada por câncer	Oral Injetável	Meia-vida de 2 a 4 horas Não tem metabólitos ativos	Iguais aos da morfina, porém alega-se que seja menos sedativa	O **levorfanol** é semelhante, com maior duração de ação
Fentanila	Dor aguda Anestesia	Intravenosa Sublingual Adesivo transdérmico	Meia-vida de 1 a 2 horas	Iguais aos da morfina	A alta potência possibilita a sua administração transdérmica A **sufentanila** é semelhante
Remifentanila	Anestesia	Infusão intravenosa	Meia-vida de 5 minutos	Depressão respiratória	Início e recuperação muito rápidos
Petidina	Dor aguda	Oral Injeção intramuscular	Meia-vida de 2 a 4 horas O metabólito ativo (norpetidina) pode ser responsável pelos efeitos estimulantes	Iguais os da morfina Efeitos anticolinérgicos Risco de agitação e convulsões	Conhecida como **meperidina** nos EUA Interage com inibidores da monoaminoxidase (ver Capítulo 48)
Metadona	Dor causada por câncer Manutenção de usuários de opioides	Oral Injetável	Meia-vida longa (> 24 horas) Início lento	Iguais aos da morfina, porém com efeito menos eufórico Pode ocorrer acúmulo	A recuperação lenta resulta em síndrome de abstinência atenuada devido à meia-vida longa

(Continua)

Tabela 43.3 Características dos principais analgésicos opioides. *(Continuação)*

Fármaco	Uso(s)	Via(s) de administração	Aspectos farmacocinéticos	Principais efeitos adversos	Observações
Buprenorfina	Dor aguda e causada por câncer Manutenção de usuários de opioides	Sublingual Injetável Adesivo transdérmico Intratecal	Meia-vida de cerca de 12 horas Início lento Inativa por via oral, devido ao metabolismo de primeira passagem	Iguais aos da morfina, porém menos pronunciados A depressão respiratória não é revertida pela naloxona (portanto, não é adequada para uso obstétrico) Pode precipitar abstinência de opioides (agonista parcial)	Recentemente, foi desenvolvida uma preparação de liberação sustentada para administração subcutânea como terapia de substituição em usuários de opioides
Codeína	Dor leve	Oral	Atua como profármaco Metabolizada em morfina e outros metabólitos ativos	Principalmente constipação intestinal Baixa tendência à dependência	Efetiva apenas para a dor leve Com frequência designada como opioide "fraco" Utilizada também para suprimir a tosse A **di-hidrocodeína** é semelhante
Dextropropoxifeno	Dor leve	Principalmente oral	Meia-vida de cerca de 4 horas Metabólito ativo (norpropoxifeno) com meia-vida de cerca de 24 horas	Depressão respiratória Pode causar convulsões (possivelmente por ação do norpropoxifeno)	Semelhante à codeína Não é mais recomendado
Dipipanona	Dor moderada a intensa	Oral	Meia-vida de 3,5 horas (embora haja registros de valores superiores)	Além dos efeitos semelhantes aos da morfina, provoca psicose	Comercializada em combinação com **ciclizina** e tornou-se uma substância intravenosa de abuso popular

ªAs vias injetáveis podem ser administradas por via intravenosa, intramuscular ou subcutânea para a maioria dos fármacos.

Os opioides que não apresentam hidroxila livre na posição 3 (*i. e.*, diamorfina, codeína) são inativos nos receptores opioides. A substituição na posição 3 precisa ser clivada e substituída por uma hidroxila para que a molécula se torne farmacologicamente ativa. No caso da diamorfina, a conversão no plasma e no cérebro é rápida; entretanto, com a codeína, o efeito é mais lento e ocorre por metabolismo no fígado.

A meia-vida plasmática da maioria dos análogos da morfina é de 3 a 6 horas. O metabolismo hepático é a principal forma de inativação, geralmente por conjugação com glucuronídeo. Isso ocorre nos grupos 3 e 6-OH (ver Figura 43.7), e esses glucuronídeos constituem uma fração considerável do fármaco na corrente sanguínea. A morfina-6-glucuronídeo é mais ativa como analgésico do que a própria morfina e contribui para o efeito farmacológico. Foi afirmado que a morfina-3-glucuronídeo antagoniza o efeito analgésico da morfina, porém o significado desse achado experimental é incerto, visto que esse é um metabólito com pouca ou nenhuma afinidade pelos receptores opioides. Os glucuronídeos de morfina são excretados na urina, de modo que a dose precisa ser reduzida em casos de insuficiência renal. Os glucuronídeos também alcançam o intestino por meio de excreção biliar, e, nesse local, são hidrolisados, com reabsorção da maior parte da morfina (circulação êntero-hepática). Devido à baixa capacidade de conjugação nos recém-nascidos, os fármacos semelhantes à morfina apresentam duração de ação muito mais longa; tendo em vista que até mesmo um pequeno grau de depressão respiratória pode ser perigoso, os congêneres da morfina não devem ser usados no período neonatal, nem administrados como analgésicos durante o parto. A petidina é uma alternativa mais segura para essa finalidade.

A morfina produz analgesia muito efetiva quando administrada por via intratecal e é usada dessa maneira pelos anestesistas, e a vantagem obtida é uma redução dos efeitos sedativos e depressores respiratórios, embora não sejam evitados por completo. A **remifentanila** é logo hidrolisada e eliminada com meia-vida de 3 a 4 minutos. A vantagem é que, quando administrada por infusão intravenosa durante a anestesia geral, o nível do fármaco pode ser rapidamente manipulado, quando necessário (ver Capítulo 11 para uma descrição de como, para a infusão intravenosa, tanto a velocidade de elevação quanto a de redução da concentração plasmática são determinadas pela meia-vida de eliminação).

Na dor pós-operatória e causada por câncer, os opioides com frequência são administrados "sob demanda" (analgesia controlada pelo paciente). Os pacientes recebem uma bomba de infusão que eles próprios controlam, sendo a taxa máxima possível de administração limitada para evitar a ocorrência de toxicidade aguda. Os pacientes mostram pouca tendência a usar doses excessivamente altas e, portanto, não se tornam dependentes; em vez disso, a dose é ajustada para obter analgesia sem sedação excessiva e é reduzida à medida que a dor é aliviada. Como estão no controle de sua própria analgesia, a ansiedade e o estresse dos pacientes são reduzidos, e o consumo do analgésico na verdade tende a diminuir. Na dor causada por câncer, os pacientes costumam apresentar aumentos súbitos e agudos no nível da dor experimentada. Isso é referido como dor *breakthrough*. Para combatê-la, existe a necessidade terapêutica de conseguir aumentar rapidamente a quantidade de opioide administrada. Isso levou ao desenvolvimento de adesivos transdérmicos sensíveis ao toque, que contêm potentes opioides, como a fentanila, que liberam logo o fármaco na corrente sanguínea. São também utilizadas pastilhas e uma espécie de pirulito de fentanila, que produzem rápida absorção através da mucosa oral.

O antagonista opioide, a naloxona, tem meia-vida biológica mais curta do que a maioria dos agonistas opioides. No tratamento da superdosagem de opioides, a naloxona precisa ser administrada repetidamente para evitar a recorrência do efeito de depressão respiratória do agonista depois que a naloxona é eliminada. A naltrexona apresenta meia-vida biológica mais longa.

EFEITOS INDESEJÁVEIS

Os principais efeitos adversos da morfina e dos fármacos relacionados estão listados na Tabela 43.3.

A superdosagem aguda com morfina resulta em coma e depressão respiratória, caracterizada por constrição das pupilas. O tratamento consiste na administração de naloxona. O fármaco também serve como teste para diagnóstico, visto que a ausência de resposta à naloxona sugere outra causa distinta da intoxicação por opioide para o estado comatoso. Existe o perigo de precipitar uma resposta de abstinência intensa com a naloxona, visto que a intoxicação por opioides ocorre principalmente em dependentes (ver Capítulo 50).

Variabilidade individual

A sensibilidade dos indivíduos aos analgésicos opioides varia em até 10 vezes. Isso pode ser devido a uma alteração do metabolismo ou da sensibilidade dos receptores (para uma revisão extensa, ver Rollason et al., 2008). No caso da morfina, a redução da capacidade de resposta pode resultar de mutações em diversos genes, incluindo aquele para o transportador do fármaco, a glicoproteína P (ver Capítulos 9 e 12), para a glucuroniltransferase que metaboliza a morfina e para o próprio receptor μ. A ocorrência de mutações em várias enzimas do citocromo P450 (CYP) influencia o metabolismo da codeína, da oxicodona, da metadona, do tramadol e do dextrometorfano. A princípio, a genotipagem poderia ser usada para identificar indivíduos resistentes aos opioides, porém, antes, a contribuição da genotipagem para o resultado clínico deve ser confirmada na população em geral.

OUTROS ANALGÉSICOS OPIOIDES

A **diamorfina** (heroína) é a 3,6-diacetilmorfina; pode ser considerada como um profármaco, visto que a sua alta potência analgésica é atribuída à sua rápida conversão inicial a 6-monoacetilmorfina (6-MAM) e, em seguida, a morfina. Seus efeitos são indistinguíveis daqueles produzidos pela morfina após administração oral. Diz-se que é menos emética do que a morfina, porém as evidências disso são limitadas. Continua disponível na Grã-Bretanha para uso como analgésico, embora tenha sido proibida em muitos países. Sua única vantagem sobre a morfina reside na sua maior solubilidade, que possibilita a administração de menores volumes por via oral, subcutânea ou intratecal. Exerce o mesmo efeito depressor respiratório que a morfina e, se for administrada por via intravenosa, tem mais tendência a causar dependência.

A **codeína** (3-metoximorfina) também é um profármaco; todavia, diferentemente da heroína, sofre desmetilação pela CYP2D6 no fígado para produzir morfina. Tem 20% ou menos da potência analgésica da morfina, visto que uma grande proporção do fármaco absorvido não é convertida em morfina, porém sofre glucuronidação hepática para ser, então, excretada. Seu efeito analgésico não aumenta de modo apreciável com doses mais altas, presumivelmente devido à conversão limitada em morfina, de modo que, algumas vezes, é referida como opioide fraco. A sua absorção por via oral é mais confiável que a da morfina e, portanto, é usada sobretudo e como analgésico oral para tipos de dor leve (cefaleia, dor lombar aguda etc.). Cerca de 10% da população é resistente ao efeito analgésico da codeína, pois não têm a enzima de desmetilação que a converte em morfina. Diferentemente da morfina, a codeína provoca pouca ou nenhuma euforia e raramente é aditiva. Com frequência, é combinada com **paracetamol** em preparações analgésicas patenteadas (ver seção adiante sobre o uso combinado de opioides e AINEs). Quanto a seu efeito analgésico, a codeína produz o mesmo grau de depressão respiratória que a morfina, porém a resposta limitada, mesmo em altas doses, significa que, na prática, isso raramente é um problema. Entretanto, provoca constipação intestinal. A codeína apresenta uma acentuada atividade antitussígena e, com frequência, é usada em misturas para tosse (ver Capítulo 28). A **di-hidrocodeína** é farmacologicamente muito semelhante e não apresenta vantagens ou desvantagens substanciais em relação à codeína.

A **oxicodona** é utilizada no tratamento da dor aguda, por exemplo, após cirurgia ou lesão grave, bem como para a dor causada por câncer. A sugestão de que a oxicodona atua sobre um subtipo de receptor opioide κ em geral não é aceita. As alegações de que ela tem menos efeito eufórico e menos potencial de abuso são infundadas. A oxicodona está disponível como preparação oral de liberação lenta, assim como a **hidrocodona**, cuja ação é semelhante. A prescrição excessiva desses fármacos fez com que se tornassem grandes fármacos de abuso, particularmente na América do Norte (ver Capítulo 50).

O **tramadol** e o **tapentadol** são muito usados como analgésicos para a dor pós-operatória. O tramadol possui dois enantiômeros estruturais – o (+)-tramadol inibe a recaptação de 5-HT e o (−)-tramadol inibe a recaptação de noradrenalina (NA) –, e o principal metabólito do (+)-tramadol, o O-desmetiltramadol, ativa o receptor μ. O tapentadol inibe a recaptação de NA e ativa o receptor μ. São analgésicos eficazes e parecem ter um melhor perfil de efeitos colaterais do que a maioria dos opioides, embora tenham sido relatadas reações psiquiátricas. São administrados por via oral, por injeção via intramuscular ou intravenosa para a dor aguda e crônica, incluindo dor musculoesquelética e dor associada à neuropatia diabética.

A **fentanila**, a **alfentanila**, a **sufentanila** e a **remifentanila** são derivados fenilpiperidínicos bastante potentes, com ações semelhantes às da morfina, porém com início mais rápido e duração mais curta de ação, em particular a remifentanila. Esses fármacos são extensamente usados na anestesia e podem ser administrados por via intratecal. A fentanila, a alfentanila e a sufentanila também são utilizadas em sistemas de infusão controlados pelo paciente ou administradas por adesivos aplicados à pele. O rápido início de ação é vantajoso na dor *breakthrough*. A fentanila apresenta efeitos cardiovasculares mínimos e não libera histamina. A **carfentanila** é um análogo da fentanila muito potente utilizado para sedar animais de grande porte para procedimentos veterinários. Nesses últimos anos, a fentanila, a carfentanila e uma variedade de outros análogos produzidos de forma ilícita tornaram-se um grande problema de substâncias de abuso, em particular na América do Norte (ver Capítulo 50). Diferentemente de outros opioides, são sintetizadas com facilidade, sem a necessidade da coleta de papoulas.

A **metadona** é ativa por via oral e assemelha-se farmacologicamente à morfina, sendo a principal diferença observada na sua duração de ação, que é consideravelmente mais longa (meia-vida plasmática >24 horas). O aumento da duração parece ocorrer devido à ligação do fármaco no compartimento extravascular e sua liberação lenta. Com a retirada, a síndrome de abstinência física é menos aguda do que a da morfina. A metadona é bastante utilizada como tratamento de substituição da heroína (ver Capítulo 50).[13] A metadona também tem ações em outros locais do SNC, incluindo o bloqueio dos canais de potássio, dos receptores NMDA e receptores de 5-HT, o que pode explicar o seu perfil de efeitos colaterais no SNC. Existe uma variação interindividual na resposta à metadona, provavelmente devido à variabilidade genética entre indivíduos em relação a seu metabolismo.

A **petidina** (meperidina) é muito semelhante à morfina nos seus efeitos farmacológicos, exceto que tende a causar agitação, em vez de sedação. Foi originalmente investigada como novo agente antimuscarínico, porém foi constatado que tinha atividade analgésica opioide, sendo a sua ação antimuscarínica residual responsável pelos efeitos colaterais de boca seca e visão turva. Produz um efeito eufórico muito semelhante. Sua duração de ação é a mesma ou um pouco mais curta que a da morfina, mas a via de degradação metabólica é diferente. A petidina é parcialmente *N*-desmetilada no fígado à norpetidina, que tem efeitos alucinógenos e convulsivantes. Esses efeitos se tornam significativos com doses orais elevadas de petidina, produzindo uma síndrome de superdosagem bastante diferente da que ocorre com a morfina. A petidina é preferível à morfina para analgesia durante o trabalho de parto, visto que não reduz a força da contração uterina. A petidina é eliminada apenas lentamente no recém-nascido e pode ser necessária a administração de naloxona para reverter a depressão respiratória nele (a morfina é ainda mais problemática nesse aspecto, porque as reações de conjugação das quais depende a excreção da morfina, mas não a da petidina, são deficientes no recém-nascido). Foram relatadas reações graves, que consistem em agitação, hipertermia e convulsões, quando a petidina é administrada em pacientes que fazem uso de inibidores da monoaminoxidase. Isso parece ser devido à inibição de uma via metabólica alternativa, levando a um aumento da formação de norpetidina, porém os detalhes ainda não estão claros.

A **buprenorfina** é um agonista parcial nos receptores μ, que produz forte analgesia, porém com limite de uso em decorrência do seu efeito depressor respiratório. Devido à sua extensa eliminação de primeira passagem, é administrada por via sublingual ou injetável. Por causa de suas ações antagonistas, pode produzir sintomas de abstinência leves em pacientes com dependência de outros opioides. Dissocia-se lentamente dos receptores e, assim, apresenta uma longa duração de ação. À semelhança da metadona, também é usada na terapia de substituição em indivíduos com dependência de opioides (ver Capítulo 50).

O **meptazinol** é um opioide com estrutura química incomum. Pode ser administrado por via oral ou injetável e apresenta uma duração de ação mais curta que a da morfina. Trata-se de um agonista parcial dos receptores μ, que parece estar relativamente desprovido de efeitos colaterais semelhantes aos da morfina, não causando euforia nem disforia, tampouco depressão respiratória grave. Entretanto, provoca náuseas, sedação e tontura e apresenta ações semelhantes às da atropina. Em virtude de sua curta duração de ação e da ausência da depressão respiratória, pode ter vantagens para analgesia obstétrica.

A **etorfina** é um análogo da morfina com potência de mais de mil vezes a da morfina; todavia, nos demais aspectos, é muito semelhante em suas ações. A sua alta potência não lhe confere nenhuma vantagem clínica particular nos seres humanos; entretanto, é usada na prática veterinária, sobretudo em animais de grande porte. Pode ser utilizada em conjunto com agentes sedativos (neuroleptoanalgesia) para imobilizar animais selvagens.[14]

A **nalbufina** é um analgésico que possui atividade nos receptores κ, μ e, em menor grau, δ. Atua como agonista nos receptores κ e como agonista parcial nos receptores μ. A **pentazocina**, que hoje é raramente usada na clínica, também combina um certo grau de atividade agonista κ e de antagonista μ (ou agonista parcial fraco). Acredita-se que esses agentes produzam menos euforia do que os agonistas dos receptores μ. O **cebranopadol**, que aguarda a sua regulamentação, é um agonista em todos os quatros receptores de opioides.

A **loperamida** é um agonista dos receptores μ, que é efetivamente expelida do cérebro pela glicoproteína-P e, portanto, carece de atividade analgésica. Inibe o peristaltismo e é utilizada para controlar a diarreia (ver Capítulo 30).

ANTAGONISTAS DOS OPIOIDES

A **naloxona** foi o primeiro antagonista puro de opioides, com afinidade por todos os três receptores de opioides clássicos (μ > κ ≥ δ). Bloqueia as ações de peptídeos opioides endógenos, bem como as dos fármacos semelhantes à morfina e tem sido extensamente usada como ferramenta experimental para determinar o papel fisiológico desses peptídeos, em particular na transmissão da dor.

Quando administrada isoladamente, a naloxona exerce muito pouco efeito nos indivíduos normais, porém produz rápida reversão dos efeitos da morfina e de outros opioides. Tem pouco efeito sobre o limiar da dor em condições

---

[13] Os benefícios provêm principalmente da remoção dos riscos da autoinjeção e da necessidade de financiar a adicção da substância pelo crime.

[14] A dose necessária de etorfina, mesmo para um elefante, é pequena o suficiente para ser incorporada em um dardo ou *pellet*.

normais, mas provoca hiperalgesia em condições de estresse ou de inflamação, quando são produzidos opioides endógenos. Isso ocorre, por exemplo, em pacientes submetidos a cirurgia dental ou em animais submetidos a estresse físico. A naloxona também inibe a analgesia produzida por acupuntura, que se sabe estar associada à liberação de peptídeos opioides endógenos, no entanto, não reduz a analgesia induzida pela meditação. A analgesia produzida por estimulação da CPA também é inibida pela naloxona.

Os principais usos clínicos da naloxona consistem no tratamento da depressão respiratória causada por superdosagem de opioides (ver Capítulo 50) e, em certas ocasiões, na reversão do efeito de analgésicos opioides utilizados durante o trabalho de parto sobre a respiração do recém-nascido. Pode ser administrada por via intranasal, intramuscular ou intravenosa, e seus efeitos são de início rápido. É metabolizada pelo fígado com rapidez, e seu efeito tem duração de apenas 2 a 4 horas, o que é consideravelmente menor que a da maioria dos fármacos semelhantes à morfina, de modo que pode ser necessário administrá-la repetidas vezes.

A naloxona não apresenta efeitos adversos importantes por si própria, porém precipita sintomas de abstinência em usuários de opioides. Pode ser usada para detectar a dependência a opioides.

A **naltrexona** é muito semelhante à naloxona, mas com a vantagem de apresentar uma duração de ação muito mais longa (meia-vida de cerca de 10 horas). Pode ser valiosa para usuários de opioides que foram "desintoxicados", visto que anula o efeito de uma dose subsequente de opioide caso o paciente sofra recaída. Para esse propósito, está disponível em uma formulação para implante subcutâneo de liberação lenta. Além disso, mostra-se eficaz para a redução do consumo de álcool em alcoolistas (ver Capítulo 50), pois parte do efeito do álcool provém da liberação de peptídeos opioides endógenos. O **nalmefeno**, outro antagonista de opioides não seletivo, também é usado para tratar pacientes com transtorno por uso de álcool. A naltrexona também pode ter efeitos benéficos no choque séptico. Mostra-se eficaz no tratamento do prurido crônico, como o que ocorre na doença hepática crônica. Mais uma vez, isso pode indicar o envolvimento de peptídeos opioides endógenos na fisiopatologia dessas condições de prurido.

O **brometo de metilnaltrexona**, o **alvimopan**, o **naloxegol** e a **naldemedina** são antagonistas dos receptores μ que não atravessam a barreira hematoencefálica. Podem ser utilizados em combinação com agonistas opioides para bloquear os efeitos indesejáveis, mais notadamente a redução da motilidade intestinal, as náuseas e os vômitos.

PARACETAMOL

Os AINEs (discutidos de modo detalhado no Capítulo 25) são muito usados no tratamento de condições inflamatórias dolorosas e na redução da febre. O **paracetamol** (conhecido como **acetaminofeno** nos EUA) merece uma menção especial. Foi sintetizado pela primeira vez há mais de um século e, desde a década de 1950, tem sido o medicamento de venda livre (junto ao ácido acetilsalicílico e ao ibuprofeno) bem mais usado para aliviar desconfortos e dores de menor intensidade. O paracetamol difere de outros AINEs na produção de efeitos analgésicos e antipiréticos, enquanto não apresenta efeitos anti-inflamatórios. Além disso, não tem a tendência de outros AINEs a causar ulceração e sangramento gástricos. A razão para essa diferença entre o paracetamol e os outros AINEs não está clara. Os testes bioquímicos mostraram que o paracetamol é apenas um inibidor fraco da COX, com alguma seletividade para a COX cerebral, possivelmente devido ao ambiente redutor único dos neurônios (ver Capítulo 25). Curiosamente, os efeitos antinociceptivos e antipiréticos do paracetamol estão ausentes em camundongos nocaute para o receptor TRPA1. Esses efeitos parecem ser mediados por um metabólito (N-acetil-p-benzoquinonaimina), e não pelo próprio paracetamol. Isso ativa o TRPA1 e, portanto, reduzindo as correntes de cálcio e de sódio voltagem-dependentes nos neurônios sensoriais primários.

O paracetamol é bem absorvido por via oral, e a sua meia-vida plasmática é de cerca de 3 horas. É metabolizado por hidroxilação, conjugado principalmente como glucuronídeo e excretado na urina. Em doses terapêuticas, apresenta poucos efeitos adversos. Todavia, em caso de superdosagem, o paracetamol provoca dano hepático grave, que costuma ser fatal (ver Capítulos 25 e 58), e o fármaco com frequência é usado em tentativas de suicídio.

USO COMBINADO DE OPIOIDES E AINES

A justificativa subjacente à coadministração de dois fármacos que produzem analgesia por diferentes mecanismos é que, se os efeitos forem aditivos, podem-se administrar quantidades menores de cada fármaco, obtendo-se o mesmo grau de analgesia. Isso causa a redução da intensidade dos efeitos adversos provocados por cada fármaco. No caso dos opioides (p. ex., codeína) em combinação com o paracetamol ou ácido acetilsalicílico, a combinação parece produzir sinergismo, em vez de um simples efeito aditivo. A combinação de dextropropoxifeno com o paracetamol foi retirada no Reino Unido, devido a preocupações com superdosagem.

Antagonistas dos opioides

- Os antagonistas puros incluem a **naloxona** (de ação curta) e a **naltrexona** (de ação mais longa). Esses fármacos bloqueiam os receptores μ, δ e κ. Dispõe-se de antagonistas seletivos como ferramentas experimentais
- O **alvimopan**, o **naloxegol** e a **naldemedina** são antagonistas do receptor μ que não atravessam a barreira hematoencefálica. Inibem a constipação intestinal, as náuseas e os vômitos induzidos por opioides
- A **naloxona** não costuma afetar o limiar da dor, porém bloqueia a analgesia induzida por estresse e pode exacerbar a dor clínica
- A **naloxona** reverte logo a analgesia e a depressão respiratória induzidas por opioides e é usada principalmente para o tratamento da superdosagem de opioides ou para melhorar a respiração em recém-nascidos afetados por opioides administrados à mãe
- A **naloxona** precipita sintomas de abstinência em pacientes ou animais dependentes de opioides. A **buprenorfina** (um agonista parcial) também pode precipitar abstinência em virtude de sua ação antagonista contra agonistas de opioides de maior eficácia

DOR CRÔNICA

A International Association for the Study of Pain (IASP) classificou a dor crônica (dor que persiste por mais de 3 meses) em dois tipos (Treede et al., 2019):

- Dor crônica secundária cuja causa subjacente ou desencadeante é conhecida. As condições comuns desse tipo são as dores neuropáticas (p. ex., as que resultam de diabetes melito, infecção por herpes-zóster, dor ciática e neuralgia do trigêmeo), dor pós-traumática e pós-cirúrgica (p. ex., após acidente vascular cerebral, lesão da medula espinal ou dor de membro fantasma) e dor musculoesquelética
- Dor crônica primária, na qual não há causa óbvia. As condições comuns desse tipo são a dor lombar inespecífica e a fibromialgia.[15]

A dor crônica envolve não apenas o processamento da informação nociceptiva, mas também compreende componentes emocionais e psicossociais (p. ex., humor, circunstância, estresse, duração, significado, aceitação, expectativa e medo) mais do que a dor aguda ou relacionada com o câncer (Stannard, 2016). Esses outros componentes podem tornar a maioria dos fármacos opioides menos eficaz no tratamento a longo prazo da dor crônica.[16] A British Medical Association concluiu que "há falta de evidências de boa qualidade para sustentar uma forte recomendação clínica para uso prolongado de opioides para pacientes com dor crônica" (BMA, 2017). Os tratamentos psicológicos, como terapia de aceitação e compromisso (ACT) e terapia cognitivo-comportamental (TCC), são úteis para reduzir os impactos da dor crônica. Vários fármacos não opioides são usados no tratamento das dores crônicas; entretanto, para muitos deles, faltam evidências sólidas de sua eficácia ou uma compreensão dos mecanismos subjacentes a seus efeitos na dor crônica (Dworkin et al., 2010; BMA, 2017). Seu uso no tratamento da dor crônica resulta, em grande parte, mais de observações casuais do que de um programa racional de descoberta de fármacos. Um importante componente da dor é constituído pelos seus efeitos emocionais e cognitivos (Figura 43.8). Na dor aguda, esses efeitos desempenham papéis importantes, incluindo foco atencional sobre a causa da dor e facilitação do aprendizado, de modo que os comportamentos futuros sejam adaptados para evitá-la. Entretanto, na dor crônica, podem ser prejudiciais, e acredita-se que contribuam para a alta prevalência de depressão em seus pacientes. É possível que os fármacos usados no tratamento da dor crônica atuem principalmente pelo seu direcionamento para esses sintomas cognitivos e emocionais.

TRATAMENTO DA DOR CRÔNICA SECUNDÁRIA

A dor musculoesquelética afeta os ossos, as articulações, os ligamentos, os tendões ou os músculos. As condições artríticas podem ser particularmente dolorosas. O tratamento pode ser direcionado para a modificação da doença ou para reduzir a inflamação e a dor (descritas de modo detalhado no Capítulo 25). A inflamação e a dor nessas condições respondem aos AINEs.

Os mecanismos fisiopatológicos subjacentes à dor neuropática são pouco compreendidos, porém acredita-se que um dos fatores seja a atividade espontânea nos neurônios sensoriais danificados devido à superexpressão ou redistribuição dos canais de sódio voltagem-dependentes. Além disso, ocorre sensibilização central. O sistema nervoso simpático também desempenha um papel, visto que os neurônios sensoriais danificados podem expressar receptores α_1-adrenérgicos e desenvolver sensibilidade à noradrenalina que não possuem em condições normais. Assim, estímulos fisiológicos que desencadeiam respostas simpáticas podem produzir dor intensa, um fenômeno cuja descrição clínica é dor mediada simpaticamente.

Os antidepressivos tricíclicos, em particular a **amitriptilina**, a **nortriptilina** e **desipramina** (ver Capítulo 48), são amplamente usados. Esses fármacos têm ação central por meio da inibição da captação de noradrenalina e de serotonina e são eficazes em alguns casos, mas não em todos. Os fármacos como a **duloxetina** e a **venlafaxina**, que inibem a captação de serotonina e de noradrenalina, também são eficazes e apresentam um perfil de efeitos colaterais diferente, porém os inibidores seletivos da captação de serotonina demonstram pouco ou nenhum benefício. Pouco se sabe sobre os mecanismos que contribuem para esses efeitos.

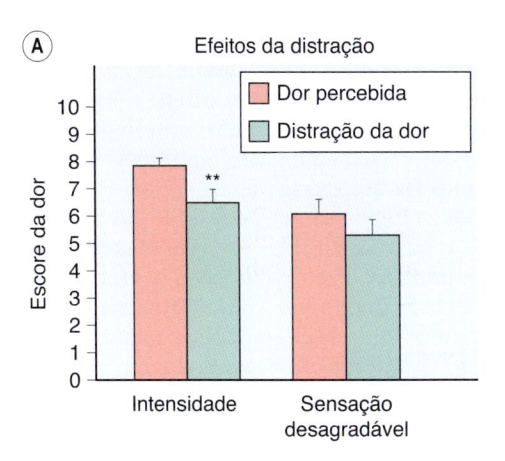

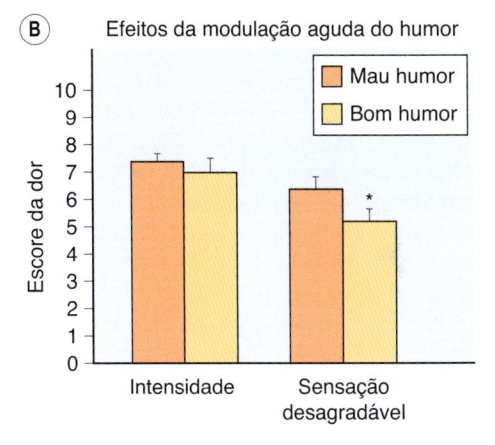

Figura 43.8 As manipulações experimentais para afastar a atenção da sensação dolorosa ou para mudar o humor podem modificar a percepção de dor do paciente. **A.** A manipulação da atenção, afastando-a da dor, altera principalmente a intensidade percebida da sensação de dor, sem modificar significativamente o desconforto percebido da dor. **B.** Em contrapartida, a mudança no estado de humor com o uso de manipulações agudas, por exemplo, com música emotiva ou memórias emocionais, altera o desconforto percebido da dor, sem modificar a intensidade da sensação. Esses dados sugerem que os efeitos desses mecanismos cognitivos e emocionais de nível superior alteram a dor por meio de sistemas moduladores descendentes distintos. Embora os efeitos possam parecer modestos, é provável que estejam associados a uma melhora no bem-estar do paciente.

---

[15] A ciática, caracterizada por dor, dormência e formigamento na coxa e na perna, é frequentemente discutida junto com a dor lombar crônica, porém a sua causa pode, de fato, ser muitas vezes definida (p. ex., compressão nervosa por hérnia de disco lombar) e, portanto, é mais bem descrita como dor crônica secundária.

[16] Nos últimos 30 anos, houve uma prescrição generalizada de opioides a longo prazo para a dor crônica nos países desenvolvidos, levando a um aumento alarmante da adicção de opioides prescritos e a mortes por superdosagem (ver Capítulo 50).

Uma teoria é que eles modulam o controle inibitório descendente mediado pela noradrenalina e, talvez, pela serotonina e, portanto, exercem um efeito direto sobre a via da dor. Entretanto, também podem atuar centralmente ao afetar os efeitos emocionais da dor crônica por meio de mecanismos semelhantes aos associados a seus efeitos antidepressivos e ansiolíticos. A depressão e a ansiedade também constituem condições muito comórbidas em pacientes com dor crônica.

A **gabapentina** e seu congênere, a **pregabalina**, introduzidos pela primeira vez como fármacos antiepilépticos (ver Capítulo 46), passaram a ser bastante utilizadas no tratamento das dores crônicas. Reduzem a expressão das subunidades $\alpha_2\delta$ dos canais de cálcio voltagem-dependentes na membrana dos nervos (ver Capítulo 4) e diminuem a liberação de neurotransmissores. As subunidades $\alpha_2\delta$ são suprarreguladas nos neurônios sensoriais danificados, o que pode explicar por que esses agentes podem ser mais eficazes em uma variedade de estados de dor associados ao dano nervoso do que em outras formas de dor. São fármacos ansiolíticos efetivos (ver Capítulo 45), o que também pode contribuir para seus benefícios gerais nesses pacientes.

A **carbamazepina**, outro tipo de fármaco antiepiléptico, é eficaz na neuralgia do trigêmeo, porém faltam evidências de sua eficácia contra outras dores neuropáticas. A carbamazepina bloqueia os canais de sódio voltagem-dependentes (ver Capítulo 4) e é ligeiramente mais potente no bloqueio dos canais $Na_v1.8$ do que $Na_v1.7$ e $Na_v1.3$; acredita-se que todos esses subtipos de canais estejam suprarregulados pelo dano aos nervos e contribuam para a sensação de dor. Em concentrações mais altas, a carbamazepina inibe os canais de cálcio voltagem-dependentes. A **fenitoína**, administrada por via intravenosa, algumas vezes é usada em casos de neuralgia do trigêmeo intensa. Outros agentes antiepilépticos, como o **ácido valproico**, a **lamotrigina**, a **oxcarbazepina**, o **topiramato** e o **levetiracetam**, podem ter alguma eficácia em alguns estados de dor neuropática.

Foi relatada a eficácia do **tramadol** e do **tapentadol** no tratamento da neuropatia periférica diabética, dor lombar crônica e ciática. Além de sua ação agonista nos receptores opioides μ, a sua capacidade de inibir a captação de monoaminas (já discutida neste capítulo) pode ser importante.

A **lidocaína** (lignocaína), um fármaco anestésico local (ver Capítulo 44) pode ser usada topicamente no alívio da dor neuropática. Provavelmente, atua por meio do bloqueio de descargas espontâneas das terminações nervosas sensoriais danificadas. Alguns fármacos antiarrítmicos (p. ex., **mexiletina**, **tocainida**, **flecainida**; ver Capítulo 20) são efetivos por via oral.

A **capsaicina** pode ser aplicada topicamente em áreas de dor neuropática e osteoartrítica localizada. Ativa os nociceptores antes de dessensibilizá-los, de modo que, no início, produz sensações localizadas e de curta duração de queimação ou dor. Uma única aplicação pode produzir alívio da dor por até 3 meses.

Embora alguns tratamentos farmacológicos possam apenas aliviar parcialmente a dor crônica secundária, qualquer diminuição na intensidade da dor para os que sofrem pode representar uma melhoria bem vinda de sua condição. A abundância de fármacos e mecanismos desenvolvidos para aliviar a dor crônica secundária reflete a atual falta de fármacos capazes de atuar de forma eficaz e confiável nessas condições comuns e graves.

> **Fármacos utilizados no tratamento da dor neuropática**
>
> - Certos antidepressivos (p. ex., **amitriptilina**, **duloxetina**) proporcionam um benefício terapêutico
> - A **gabapentina** e a **pregabalina** são atualmente utilizadas mais para o tratamento da dor neuropática do que como agentes antiepilépticos
> - A **carbamazepina**, assim como outros agentes antiepilépticos que bloqueiam os canais de sódio, pode ser eficaz no tratamento da neuralgia do trigêmeo
> - A **capsaicina** e a **lidocaína** podem proporcionar alívio quando aplicadas topicamente.

TRATAMENTO DA DOR CRÔNICA PRIMÁRIA

O National Institute for Clinical Care (Reino Unido) concluiu que, para os indivíduos que sofrem de dor crônica primária, o tratamento farmacológico com alguns antidepressivos (**amitriptilina**, **citalopram**, **duloxetina**, **fluoxetina**, **paroxetina** e **sertralina**) pode ser benéfico (NICE Guideline, 2021), porém consideraram insuficientes as evidências de eficácia da maioria dos outros fármacos atualmente usados para o tratamento de estados de dor crônica primária.

A fibromialgia caracteriza-se por dor musculoesquelética generalizada, fadiga e insônia. Sua causa é desconhecida, e não há nenhuma patologia característica óbvia evidente. A fibromialgia está associada à alodinia. Os analgésicos clássicos (*i. e.*, AINEs e opioides) não são muito efetivos no tratamento desse distúrbio. À semelhança da dor crônica secundária, alguns fármacos antidepressivos podem proporcionar alívio. Entretanto, embora a **gabapentina** e a **pregabalina** e os benzodiazepínicos (p. ex., **clonazepam**, **zopiclona**; ver Capítulo 45) sejam atualmente utilizados no tratamento da fibromialgia, faltam ainda evidências convincentes de sua eficácia.

OUTROS FÁRMACOS USADOS NO TRATAMENTO DA DOR

O **nefopam**, um inibidor da captação de aminas com algumas propriedades de bloqueio dos canais de sódio, é algumas vezes utilizado no tratamento da dor persistente que não responde aos fármacos opioides. O nefopam não deprime a respiração, mas produz efeitos colaterais simpatomiméticos e antimuscarínicos.

A **cetamina**, um anestésico dissociativo (ver Capítulo 41), a **memantina** e o **dextrometorfano** atuam por meio de bloqueio dos canais nos receptores NMDA e, provavelmente, reduzem o fenômeno *wind-up* no corno dorsal (ver Figura 43.2). Quando administrada por via intratecal, os efeitos da cetamina sobre a memória e a função cognitiva são, em grande parte, evitados. É usada para alívio agudo, em vez de tratamento a longo prazo.

A **ziconotida**, um análogo sintético do peptídeo bloqueador dos canais de cálcio do tipo N, a ω-conotoxina MVIIA, é eficaz quando administrada por via intratecal. É utilizada em pacientes cuja dor não responde a outros agentes analgésicos. Os bloqueadores dos canais de cálcio voltagem-dependentes também podem ser eficazes em alguns estados de dor.

Os canabinoides (ver Capítulo 18), que atuam nos receptores CB_1, são agentes efetivos no alívio da dor em modelos animais de dor, incluindo modelos de dor aguda, antinociceptiva, inflamatória e neuropática. Há também evidências crescentes de que esses agentes são eficazes na redução da dor em seres humanos (Barnes e Barnes, 2016). Todavia, são necessários ensaios clínicos a longo prazo, randomizados, controlados, com uma quantidade maior de indivíduos e de boa qualidade para definir a sua eficácia em diferentes estados de dor. A evidência mais forte de benefícios terapêuticos foi obtida para a dor neuropática central na esclerose múltipla. Os canabinoides eficazes incluem a **nabilona** e o **dronabinol** ([–]-trans-Δ^9-tetra-hidrocanabinol sintético), bem como canabinoides naturais, como o **nabiximol** (antes conhecido pelo seu nome comercial **Sativex®**). O **nabiximol** é um extrato da planta *Cannabis* que contém Δ^9-tetra-hidrocanabinol (THC) e canabidiol, que foi sugerido como tendo melhor eficácia terapêutica. Os agonistas dos receptores CB_2 também podem ser agentes analgésicos potenciais.

Além disso, foi constatado que os canabinoides e fármacos relacionados que não apresentam ação agonista nos receptores CB_1 induzem analgesia ao potencializar as ações do aminoácido inibitório, a glicina, no receptor ionotrópico dela (ver Capítulo 38) na medula espinal, o que pode levar ao desenvolvimento de novos agentes terapêuticos desprovidos dos efeitos indesejáveis da estimulação dos receptores CB_1.

As injeções de **toxina botulínica** mostram-se efetivas no alívio da dor lombar e da dor associada à espasticidade. Seu efeito deve-se, principalmente, a um alívio do espasmo muscular (ver Capítulo 14).

O **ropinirol**, o **pramipexol** e a **rotigotina** são agonistas dos receptores de dopamina (ver Capítulo 39), utilizadas no tratamento da síndrome das pernas inquietas, que pode ser dolorosa em alguns indivíduos.

Usos clínicos dos fármacos analgésicos (1)

- Os analgésicos são usados no tratamento e na prevenção dor, por exemplo:
  - No pré e no pós-operatório
  - Em condições dolorosas comuns, como cefaleia, dismenorreia, trabalho de parto, trauma e queimaduras
  - Muitas emergências clínicas e cirúrgicas (p. ex., infarto do miocárdio e cólica renal)
  - Doença terminal (em particular câncer metastático)
- Os analgésicos opioides são usados em algumas condições não dolorosas, como, por exemplo, insuficiência cardíaca aguda (devido a seus efeitos hemodinâmicos) e insuficiência cardíaca crônica terminal (para aliviar o sofrimento)
- A escolha e a via de administração dos analgésicos dependem da natureza e da duração da dor
- Com frequência, utiliza-se uma abordagem progressiva, começando com AINEs, suplementados inicialmente por analgésicos opioides fracos e, em seguida, por opioides fortes
- Em geral, a dor aguda intensa é tratada com opioides fortes (p. ex., **morfina**, **fentanila**) injetáveis. A dor inflamatória leve (p. ex., entorses, artralgia leve) é tratada com AINEs (p. ex., **ibuprofeno**) ou com **paracetamol** suplementado por opioides fracos (p. ex., **codeína**). A dor intensa (p. ex., a dor do câncer) é tratada com opioides fortes administrados por via oral, intratecal, epidural ou subcutânea. Os sistemas de infusão controlados pelo paciente são úteis no pós-operatório
- A dor neuropática crônica é menos responsiva aos AINEs ou opioides e pode ser tratada com antidepressivos tricíclicos (p. ex., **amitriptilina**) ou com anticonvulsivantes (p. ex., **carbamazepina**, **gabapentina**).

Usos clínicos dos fármacos analgésicos (2)

- Os AINEs (ver o primeiro boxe clínico), incluindo o **paracetamol**, são úteis para a dor musculoesquelética e dental, bem como para a dismenorreia. Reduzem as necessidades de opioides para a dor aguda (p. ex., pós-operatória) e crônica (p. ex., metástase óssea)
- Os opioides fracos (p. ex., **codeína**) combinados com o **paracetamol** são úteis na dor moderadamente intensa se os fármacos não opioides não forem suficientes. O **tramadol** e o **tapentadol** (um opioide fraco com ação adicional sobre a captação de 5-HT e de noradrenalina) constituem alternativas
- Os opioides fortes (p. ex., **morfina**) são usados para a dor intensa, em particular de origem visceral
- Convém observar que:
  - A via intravenosa proporciona alívio rápido da dor e do sofrimento
  - A dose intravenosa é muito mais baixa do que a oral devido ao metabolismo pré-sistêmico
  - A **morfina** é administrada por via oral como solução ou em comprimidos de "liberação imediata", a cada 4 horas
  - A dose é titulada; quando a necessidade diária é aparente, a preparação é substituída para uma formulação de liberação modificada, de modo a possibilitar uma dosagem 1 ou 2 vezes/dia
  - A **morfina** e a **oxicodona** podem ser administradas por via oral na forma de comprimidos de liberação lenta
  - A administração transdérmica (p. ex., adesivos de **fentanila**) constitui uma maneira rápida e alternativa para alívio da dor
  - Os efeitos adversos (náuseas, constipação intestinal) são antecipados e tratados preventivamente
  - A adicção não é um problema no contexto de cuidados terminais
- As doses subanestésicas de **óxido nitroso** (ver Capítulo 41) são analgésicas, e a autoadministração de uma mistura de **óxido nitroso** com oxigênio é bastante usada durante o trabalho de parto, após lesão aguda ou para trocas de curativo dolorosas.

BIBLIOGRAFIA E LEITURA COMPLEMENTAR

Geral

Apkarian, A.V., Bushnell, M.C., Schweinhardt, P., 2013. Representation of pain in the brain. In: McMahon, S.B., Koltzenburg, M., Tracey, I., Turk, D.C. (Eds.), Wall & Melzack's Textbook of Pain, sixth ed. Elsevier, Philadelphia, pp. 111-128.

McMahon, S.B., Koltzenburg, M., Tracey, I., Turk, D.C. (Eds.), 2013. Wall & Melzack's Textbook of Pain, sixth ed. Elsevier, Philadelphia.

Todd, A.J., Koerber, H.R., 2013. Neuroanatomical substrates of spinal nociception. In: McMahon, S.B., Koltzenburg, M., Tracey, I., Turk, D.C. (Eds.), Wall & Melzack's Textbook of Pain, sixth ed. Elsevier, Philadelphia, pp. 77-93.

Yaksh, T.L., 1999. Spinal systems and pain processing: development of novel analgesic drugs with mechanistically defined models. Trends Pharmacol. Sci. 20, 329-337.

Canais de TRP e ASICs

Dibas, J., Al-Saad, H., Dibas, A., 2019. Basics on the use of acid-sensing ion channel inhibitors as therapeutics. Neural Regen. Res. 14 (3), 395-398.

Jardin, I., Lopez, J.J., Diez, R., et al., 2017. TRPs in pain sensation. Front. Physiol. 8, 392.

Nilius, B., Szallasi, A., 2014. Transient receptor potential channels as drug targets: from the science of basic research to the art of medicine. Pharmacol. Rev. 66, 676-814.

BDNF e TrkA

Mantyh, P.W., Koltzenburg, M., Mendell, L.M., Tive, L., Shelton, D.L., 2011. Antagonism of nerve growth factor-TrkA signaling and the relief of pain. Anesthesiology 115, 189-204.

Opioides

Bagley, E.E., Ingram, S.L., 2020. Endogenous opioid peptides in the descending pain modulatory circuit. Neuropharmacology 173, 108131.

Ballantyne, J.C., Mao, J., 2003. Opioid therapy for chronic pain. N. Engl. J. Med. 349, 1943-1953.

Bingel, U., Tracey, I., Wiech, K., 2012. Neuroimaging as a tool to investigate how cognitive factors influence analgesic drug outcomes. Neurosci. Lett. 520, 149-155.

BMA, 2017. Chronic Pain: Supporting Safer Prescribing of Analgesics. Available at: https://www.bma.org.uk/media/2100/analgesics-chronic-pain.pdf.

Corbett, A.D., Henderson, G., McKnight, A.T., et al., 2006. 75 years of opioid research: the exciting but vain search for the holy grail. Br. J. Pharmacol. 147, S153-S162.

Fujita, W., Gomes, I., Devi, L.A., 2014. Revolution in GPCR signaling: opioid receptor heteromers as novel therapeutic targets: IUPHAR review 10. Br. J. Pharmacol. 171, 4155-4176.

Gillis, A., Kliewer, A., Kelly, E., et al., 2020. Critical assessment of G protein-biased agonism at the μ-opioid receptor. Trends Pharmacol. Sci. 41, 947-959.

Hayhurst, C.J., Durieux, M.E., 2016. Differential opioid tolerance and opioid-induced hyperalgesia: a clinical reality. Anesthesiology 124, 483-488.

Kelly, E., 2013. Efficacy and ligand bias at the μ-opioid receptor. Br. J. Pharmacol. 169, 1430-1446.

Lee, M., Silverman, S.M., Hansen, H., Patel, V.B., Manchikanti, L., 2011. A comprehensive review of opioid-induced hyperalgesia. Pain Physician 14, 145-161.

McQuay, H., 1999. Opioids in pain management. Lancet 353, 2229-2232.

Roeckel, L.A., Le Coz, G.M., Gavériaux-Ruff, C., Simonin, F., 2016. Opioid-induced hyperalgesia: cellular and molecular mechanisms. Neuroscience 338, 160-182.

Rollason, V., Samer, C., Piquet, V., et al., 2008. Pharmacogenetics of analgesics: towards the personalization of prescription. Pharmacogenomics 9, 905-933.

Sawynok, J., 2003. Topical and peripherally acting analgesics. Pharmacol. Rev. 55, 1-20.

Stannard, C., 2016. Opioids and chronic pain: using what we know to change what we do. Curr. Opin. Support. Palliat. Care 10, 129-136.

Williams, J.T., Ingram, S.L., Henderson, G., et al., 2013. Regulation of μ-opioid receptors: desensitization, phosphorylation, internalization, and tolerance. Pharmacol. Rev. 65, 223-254.

Dor crônica

Barnes, M.P., Barnes, J.C., 2016. Cannabis: The Evidence for Medical Use. All Party Parliamentary Group on Drug Policy Reform Report. Available at: https://www.drugsandalcohol.ie/26086/1/Cannabis_medical_use_evidence.pdf.

Dworkin, R.H., O'Connor, A.B., Audette, J., et al., 2010. Recommendations for the pharmacological management of neuropathic pain: an overview and literature update. Mayo Clin. Proc. 85 (Suppl. 3), S3-S14.

NICE Guideline, 2021. Chronic Pain (Primary and Secondary) in over 16s: Assessment of All Chronic Pain and Management of Chronic Primary Pain. Available at: https://www.nice.org.uk/guidance/ng193/chapter/Recommendations#managing-chronic-primary-pain.

Treede, R.D., Rief, W., Barke, A., et al., 2019. Chronic pain as a symptom or a disease: the IASP classification of chronic pain for the international classification of diseases (ICD-11). Pain 160, 19-27.

Sistema Nervoso • SEÇÃO 4

Anestésicos Locais e Outros Fármacos que Afetam os Canais de Sódio

CONSIDERAÇÕES GERAIS

Conforme descrito no Capítulo 4, a propriedade de excitabilidade elétrica é o que possibilita às membranas das células nervosas e musculares gerar potenciais de ação propagados essenciais para a comunicação no sistema nervoso e para o início da atividade mecânica no músculo estriado. A iniciação do potencial de ação depende dos canais de sódio voltagem-dependentes, que se abrem transitoriamente quando a membrana é despolarizada. Aqui, discutiremos os anestésicos locais, que atuam sobretudo por bloqueio dos canais de sódio, e mencionaremos, de modo sucinto, outros fármacos que afetam a função dos canais de sódio.

Em termos gerais, existem duas maneiras por meio das quais a função dos canais pode ser modificada especificamente: o bloqueio dos canais e a modificação do comportamento de controle da comporta. O bloqueio dos canais de sódio reduz a excitabilidade. Por outro lado, diferentes tipos de fármacos podem tanto facilitar a abertura dos canais e, assim, aumentar a excitabilidade, quanto inibir a abertura dos canais e reduzir a excitabilidade.

ANESTÉSICOS LOCAIS

Embora muitos fármacos possam, em concentrações elevadas, bloquear os canais de sódio voltagem-dependentes e inibir a geração do potencial de ação, os únicos fármacos usados clinicamente para esse efeito são os anestésicos locais, vários fármacos antiepilépticos e analgésicos (ver Capítulos 42, 43 e 46) e fármacos antiarrítmicos da classe I (ver Capítulo 20).

HISTÓRICO

Há milhares de anos, as folhas de coca, por possuírem efeitos psicotrópicos (ver Capítulo 49), eram mastigadas por pessoas de tribos nativas da América do Sul, que conheciam o efeito de entorpecimento que elas produziam na boca e na língua. A **cocaína** foi isolada em 1860 e proposta como anestésico local para procedimentos cirúrgicos. Sigmund Freud, que tentou, sem sucesso, fazer uso do poder de "energização cíclica" dela, deu um pouco de cocaína a seu amigo oftalmologista em Viena, Carl Köller, que relatou, em 1884, que era possível produzir anestesia reversível da córnea colocando gotas de cocaína no olho. A ideia teve rápida aceitação, e, em poucos anos, a anestesia com cocaína foi introduzida na odontologia e na cirurgia geral. Um substituto sintético, a **procaína,** foi descoberto em 1905, e muitos outros compostos úteis foram posteriormente desenvolvidos.

ASPECTOS QUÍMICOS

As moléculas dos anestésicos locais consistem em uma parte aromática unida por uma ligação éster ou amida a uma cadeia lateral básica (Figura 44.1). São bases fracas, com valores de pK_a principalmente na faixa de 8 a 9, de modo que são, em grande parte, mas não por completo, ionizadas em pH fisiológico (ver o Capítulo 9 para uma explicação de como o pH influencia a ionização de bases fracas). Isso é importante em relação à sua capacidade de penetrar na bainha dos nervos e na membrana do axônio. Os derivados quaternários, como QX-314, que são ionizados por completo, independentemente do pH, são ineficazes como anestésicos locais, porém apresentam importantes usos experimentais. A **benzocaína,** um anestésico local atípico, não tem grupo básico.

A presença da ligação éster ou amida nas moléculas dos anestésicos locais é importante, em virtude de sua suscetibilidade à hidrólise metabólica. Os compostos que contêm éster são logo inativados no plasma e nos tecidos (principalmente no fígado) por esterases inespecíficas. As amidas são mais estáveis, e esses anestésicos, em geral, apresentam meias-vidas plasmáticas mais longas.

MECANISMO DE AÇÃO

Os anestésicos locais bloqueiam o início e a propagação dos potenciais de ação pela sua ação de impedir o aumento da condutância de Na^+ voltagem-dependente (Hille, 2001; Strichartz e Ritchie, 1987; ver Capítulo 4). Em concentrações baixas, os anestésicos locais diminuem a velocidade de elevação do potencial de ação, prolongando a sua duração, e aumentam o período refratário, com consequente redução da frequência de disparo. Em concentrações mais elevadas, impedem o disparo do potencial de ação. Os agentes anestésicos atualmente disponíveis em geral não distinguem entre diferentes subtipos de canais de sódio, embora a sua potência varie (ver Capítulo 4). Bloqueiam os canais de sódio por meio de oclusão física do poro transmembrana (Figura 44.2), interagindo com vários resíduos de aminoácidos dos domínios helicoidais transmembrana S6 da proteína do canal (Catterall et al., 2020).

A atividade dos anestésicos locais é fortemente dependente do pH, aumentando em pH extracelular alcalino (i. e., quando a proporção de moléculas ionizadas é baixa) e diminuindo na presença de pH ácido. Isso se deve ao fato de que o composto precisa, em primeiro lugar, penetrar na bainha do nervo e na membrana do axônio para ter acesso ao poro do canal de sódio (onde reside o sítio de ligação aos anestésicos locais). Como a membrana não é permeável à forma ionizada, a penetração do anestésico local é muito pequena em pH ácido. Uma vez no interior do poro, é principalmente a forma ionizada da molécula de anestésico local que se liga ao canal e o bloqueia (ver Figura 44.2), enquanto a forma não ionizada exibe apenas atividade fraca no bloqueio do canal. Essa dependência do pH pode ser clinicamente importante, visto que o líquido extracelular dos tecidos inflamados é, com frequência, relativamente ácido, de modo que os tecidos inflamados são um tanto resistentes aos agentes anestésicos locais.

Muitos fármacos que bloqueiam os canais de sódio têm esse efeito dependente do estado, sujeitando-se ao potencial de repouso da membrana e à frequência de disparo dos potenciais de ação. Exibem a propriedade de *bloqueio dependente*

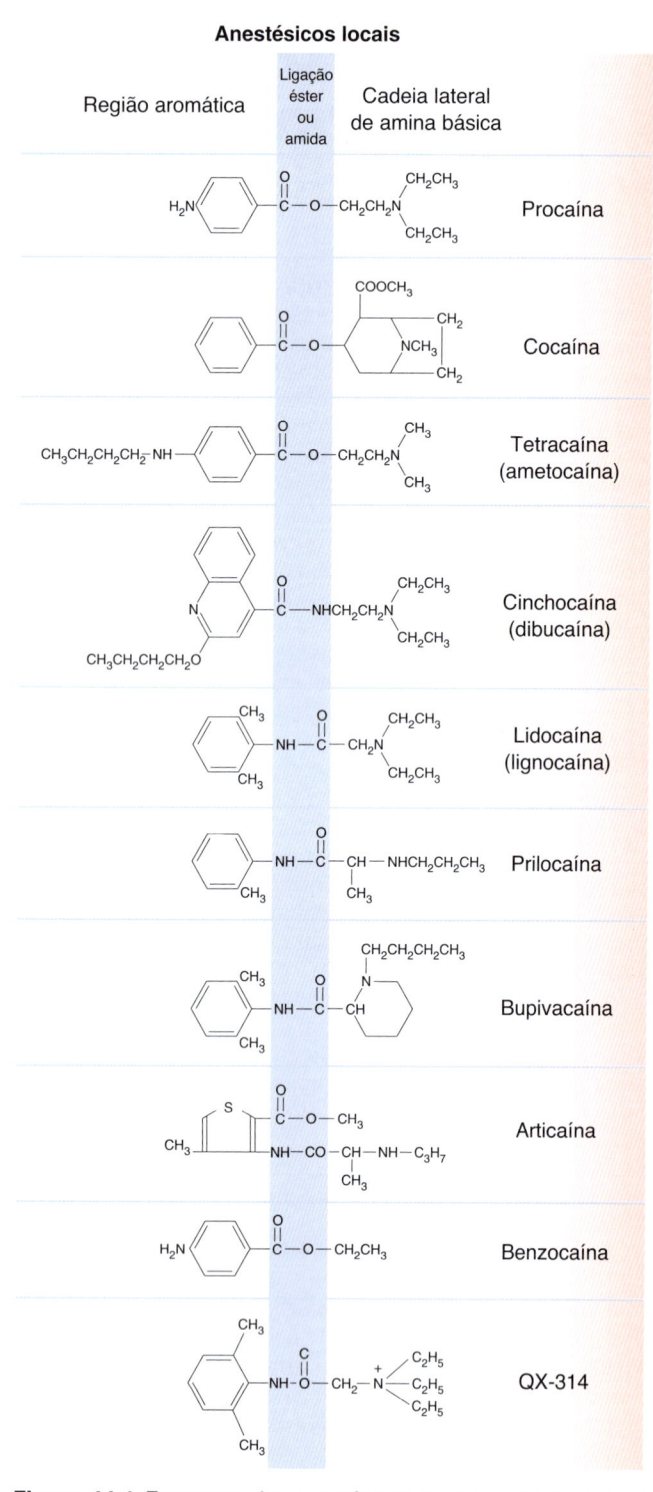

Figura 44.1 Estruturas dos anestésicos locais. A estrutura geral das moléculas de anestésicos locais consiste em um grupo aromático (*à esquerda*), um grupo éster ou amida (*sombreado em azul*) e um grupo amina (*à direita*).

do uso dos canais de sódio e afetam, em certo grau, o controle de comporta dos canais. A dependência do uso significa que, quanto mais canais estiverem abertos, maior será o bloqueio. Trata-se de uma característica proeminente da ação de muitos fármacos antiarrítmicos da classe I (ver Capítulo 20) e dos fármacos antiepilépticos (ver Capítulo 46), que ocorre porque a molécula bloqueadora entra no canal muito mais rápido quando este está aberto do que quando está fechado. Além disso, para os anestésicos locais que logo se dissociam do canal, o bloqueio só ocorre em altas frequências de disparo do potencial de ação, quando o tempo entre os potenciais de ação é muito curto para que ocorra dissociação do fármaco do canal, que pode existir em três estados funcionais: repouso, aberto e inativado (ver Capítulo 4). Muitos anestésicos locais se ligam mais fortemente ao estado inativado do canal. Por conseguinte, em qualquer potencial de membrana, o equilíbrio entre os canais em estado de repouso e inativados será, na presença de um anestésico local, deslocado a favor do estado inativado, e esse fator contribui para o efeito de bloqueio geral ao reduzir o número de canais disponíveis para abertura e ao prolongar o período refratário após um potencial de ação. A passagem de uma série de potenciais de ação, por exemplo, em resposta a um estímulo doloroso, faz com que os canais entrem em um ciclo pelos estados aberto e inativado, ambos têm mais probabilidade de se ligar a moléculas de anestésicos locais do que o estado de repouso; dessa maneira, os dois mecanismos contribuem para a dependência do uso, o que explica, em parte, a razão pela qual a transmissão da dor pode ser bloqueada com mais efetividade do que outras modalidades sensoriais.

Os anestésicos locais de aminas quaternárias atuam somente quando aplicados no interior da membrana, e os canais precisam passar pelo ciclo de seu estado aberto várias vezes antes do aparecimento do efeito bloqueador. Com o uso de aminas terciárias como anestésicos locais, o bloqueio pode se desenvolver até mesmo se os canais não estiverem abertos, e é provável que a molécula bloqueadora (sem carga) possa alcançar o canal diretamente pela fase da membrana através de fenestrações na proteína do canal, que permitem que as moléculas sem carga tenham acesso ao poro do canal no estado de repouso (fechado) ou a partir do lado intracelular pelo canal aberto (ver Figura 44.2). As fenestrações podem mudar de tamanho e de formato no estado inativado, o que pode explicar a ligação preferencial dos anestésicos locais e fármacos relacionados aos canais de sódio inativados. A importância relativa das duas vias de bloqueio – a via hidrofóbica por meio das fenestrações e a via hidrofílica por meio da região interna do canal – varia de acordo com as propriedades químicas do fármaco.

Em geral, os anestésicos locais bloqueiam a condução nas fibras nervosas de pequeno diâmetro mais rápido do que nas fibras de maior diâmetro. Como os impulsos nociceptivos são conduzidos por fibras Aδ e C (ver Capítulo 43), a sensação de dor é bloqueada com mais rapidez do que outras modalidades sensoriais (tátil, propriocepção etc.). Os axônios motores, por terem um diâmetro grande, também são relativamente resistentes. As diferenças de sensibilidade entre diferentes fibras nervosas, apesar de serem facilmente medidas de modo experimental, não são de muita importância prática, e não é possível bloquear a sensação de dor sem afetar outras modalidades sensoriais.

Os anestésicos locais, como o próprio nome indica, são usados sobretudo para produzir bloqueio nervoso local. Em concentrações baixas, são também capazes de suprimir a descarga espontânea dos potenciais de ação em neurônios sensoriais que ocorre na dor neuropática (ver Capítulo 43). A Tabela 44.1 fornece um resumo das propriedades dos anestésicos locais.

EFEITOS ADVERSOS

Quando usados clinicamente como anestésicos locais, os principais efeitos adversos envolvem o sistema nervoso central (SNC) e o sistema cardiovascular (ver Tabela 44.1). Sua ação no coração também pode ser útil no tratamento das

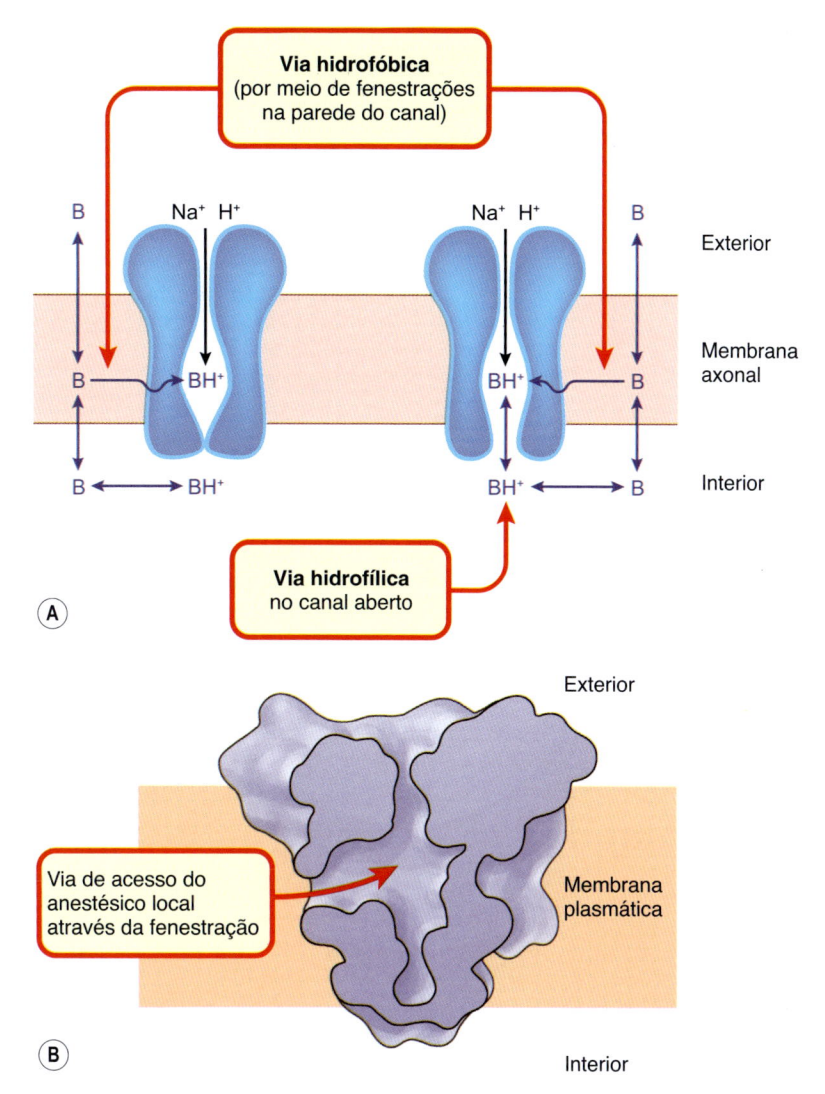

Figura 44.2 **A.** Interação dos anestésicos locais com os canais de sódio. O sítio de bloqueio no canal pode ser alcançado por meio da comporta aberta do canal na superfície interna da membrana pelas moléculas químicas carregadas BH⁺ (*via hidrofílica*) ou diretamente a partir da membrana por meio de fenestrações existentes na parede do canal pelas moléculas químicas não carregadas B (*via hidrofílica*). **B.** Seção com vista lateral através da estrutura cristalina do canal de sódio, mostrando uma fenestração na parede do canal por meio da qual o anestésico local pode penetrar e bloquear o poro. (Adaptada de Catterall, W.A., Swanson, T.M. 2015. Structural basis for pharmacology of voltage-gated sodium and calcium channels. Mol. Pharmacol. 88, 141-150.)

arritmias cardíacas (ver Capítulo 20). Embora os anestésicos locais sejam geralmente administrados de modo a minimizar a sua distribuição para outras partes do corpo, eles, por fim, são absorvidos na circulação sistêmica. Além disso, podem ser administrados equivocamente em veias ou arteríolas.

A maioria dos anestésicos locais produz uma mistura de efeitos depressores e estimulantes sobre o SNC. Os efeitos depressores predominam em baixas concentrações plasmáticas, passando para a estimulação em concentrações mais elevadas, com ocorrência de inquietação, tremor e, algumas vezes, convulsões acompanhadas de efeitos subjetivos que variam desde confusão mental até agitação extrema. O aumento adicional da dose provoca depressão profunda do SNC e morte, devido à depressão respiratória. O único anestésico local com efeitos bastante diferentes no SNC é a **cocaína** (ver Capítulo 49), que produz euforia em doses bem abaixo das que causam outros efeitos no SNC. Isso está relacionado com seu efeito específico de inibição da captação de monoaminas, efeito que não é compartilhado por outros anestésicos locais. A **procaína** é particularmente sujeita a produzir efeitos centrais adversos e foi suplantada, no uso clínico, por agentes como a **lidocaína** e a **prilocaína.** Estudos realizados com a **bupivacaína,** um anestésico local de ação prolongada e muito utilizado, preparado como mistura racêmica de dois isômeros ópticos, sugeriram que seus efeitos cardíacos e sobre o SNC são devidos sobretudo ao isômero $S(+)$. O isômero $R(-)$ (**levobupivacaína**) tem melhor margem de segurança.

Os efeitos cardiovasculares adversos dos anestésicos locais devem-se, sobretudo, à depressão do miocárdio, ao bloqueio de condução e à vasodilatação. É provável que a redução da contratilidade do miocárdio resulte, indiretamente, de uma inibição da corrente de Na⁺ no músculo cardíaco (ver Capítulo 20). A consequente diminuição da $[Na^+]_i$, por sua vez, reduz as reservas intracelulares de Ca^{2+} (ver Capítulo 4), e isso diminui a força de contração. A interferência na condução atrioventricular pode resultar em bloqueio cardíaco parcial ou completo, bem como em outros tipos de arritmias. A **ropivacaína** apresenta menor cardiotoxicidade do que a bupivacaína.

Tabela 44.1 Propriedades dos anestésicos locais.

Fármaco	Início	Duração	Penetração no tecido	Meia-vida plasmática (h)	Principais efeitos adversos	Observações
Cocaína	Médio	Média	Boa	Cerca de 1	Efeitos cardiovasculares e sobre o SNC, devido ao bloqueio de captação de aminas	Raramente usada, apenas como *spray* nasal para analgesia das vias respiratórias superiores
Procaína	Médio	Curta	Pequena	< 1	SNC: inquietação, tremores, ansiedade, ocasionalmente convulsões seguidas de depressão respiratória. Sistema cardiovascular: bradicardia e diminuição do débito cardíaco; vasodilatação, que pode causar colapso circulatório	Primeiro agente sintético. Não é mais usada. A **cloroprocaína** também é de ação curta e é utilizada para produzir anestesia intratecal
Lidocaína (lignocaína)	Rápido	Média	Boa	Cerca de 2	Iguais aos da procaína, porém com menos tendência a causar efeitos no SNC	Amplamente usada para anestesia local. Utilizada também IV no tratamento das arritmias ventriculares, embora não seja mais de primeira escolha (ver Capítulo 20)
Mepivacaína	Rápido	Média	Boa	Cerca de 2	Iguais aos da procaína	Menos vasodilatação (pode ser administrada sem vasoconstritor)
Tetracaína (ametocaína)	Muito lento	Longa	Moderada	Cerca de 1	Iguais aos da lidocaína	Aplicada topicamente ao olho para anestesia ocular. A **proximetacaína** e a **oxibuprocaína** também são usadas dessa maneira. Pode ser aplicada na pele antes de punção ou canulação venosa
Bupivacaína	Lento	Longa	Moderada	Cerca de 2	Iguais aos da lidocaína, porém com maior cardiotoxicidade, devido à dissociação lenta dos canais de sódio	Amplamente usada em virtude da longa duração de ação, que pode ser prolongada quando formulada como preparação lipossomal de liberação lenta (ver Capítulo 9). A **ropivacaína** é semelhante, com menor cardiotoxicidade. A **levobupivacaína** provoca menos cardiotoxicidade e menos depressão do SNC do que a forma racêmica, a bupivacaína
Prilocaína	Médio	Média	Moderada	Cerca de 2	Sem atividade vasodilatadora. Pode causar metemoglobinemia	Amplamente usada, mas não para analgesia obstétrica, devido ao risco de metemoglobinemia neonatal
Articaína	Rápido	Curta	Boa	Cerca de 0,5	Iguais aos da lidocaína	Usada em odontologia. Embora a sua estrutura química contenha uma ligação amida, ela também tem um grupo éster em uma cadeia lateral (ver Figura 44.1). A hidrólise da cadeia lateral inativa o fármaco
Benzocaína	Rápido	Curta	Boa	< 1	Iguais aos da procaína. Pode causar metemoglobinemia	Usada para anestesia de superfície. Não é usada em crianças

SNC, sistema nervoso central.

> **Ações dos anestésicos locais**
>
> - Os anestésicos locais bloqueiam a geração do potencial de ação por meio de bloqueio dos canais de sódio
> - Os anestésicos locais são moléculas anfipáticas, com um grupo aromático hidrofóbico e um grupo amina básico
> - Os anestésicos locais são bases fracas, que atuam em sua forma catiônica, mas que precisam alcançar seu sítio de ação, penetrando na bainha do nervo e na membrana do axônio na forma não ionizada
> - Muitos anestésicos locais demonstram dependência do uso (a profundidade do bloqueio aumenta com a frequência do potencial de ação). Isso ocorre porque:
>   – As moléculas dos agentes anestésicos têm acesso ao canal mais rapidamente quando este está aberto
>   – As moléculas dos agentes anestésicos exibem maior afinidade pelos canais inativados do que pelos canais em repouso
> - A dependência do uso tem importância principalmente em relação aos efeitos antiarrítmicos e antiepilépticos dos bloqueadores dos canais de sódio
> - Os anestésicos locais bloqueiam a condução nos nervos periféricos na seguinte ordem: axônios curtos e mielinizados, axônios não mielinizados, axônios longos e mielinizados. Por conseguinte, a transmissão nociceptiva e autonômica simpática é bloqueada primeiro
> - O bloqueio dos canais de sódio no músculo cardíaco e em neurônios do SNC é detalhado na terapia das arritmias cardíacas (ver Capítulo 20) e da epilepsia (ver Capítulo 46).

A vasodilatação, que afeta sobretudo as arteríolas, deve-se em parte, a um efeito direto sobre o músculo liso vascular e, em parte, à inibição do sistema nervoso simpático. Isso leva a uma queda da pressão arterial, que pode ser súbita e potencialmente fatal. A cocaína é uma exceção em relação aos efeitos cardiovasculares devido à sua capacidade de inibir a captação de noradrenalina (ver Capítulo 15). Isso intensifica a atividade simpática, levando à taquicardia, aumento do débito cardíaco, vasoconstrição e elevação da pressão arterial.

Algumas vezes, ocorrem reações de hipersensibilidade com os anestésicos locais, em geral na forma de dermatite alérgica, porém raramente como reação anafilática aguda. Outros efeitos adversos que são específicos de determinados fármacos incluem irritação da mucosa (cocaína) e metemoglobinemia (que ocorre após a administração de grandes doses de prilocaína, em virtude da produção de um metabólito tóxico).

ASPECTOS FARMACOCINÉTICOS

Os anestésicos locais variam acentuadamente na sua rapidez de penetração nos tecidos, o que afeta a velocidade com a qual produzem bloqueio nervoso quando injetados nos tecidos, bem como a velocidade de início e de recuperação da anestesia (Becker e Reed, 2012; ver Tabela 44.1). Afeta também a sua utilidade como anestésicos de superfície para aplicação às membranas mucosas. Algumas vezes, são administrados em conjunto com **hialuronidase** para decompor a matriz intercelular e aumentar a permeabilidade do tecido ao anestésico local.

A maioria dos anestésicos locais ligados a ésteres (p. ex., **tetracaína**) é rapidamente hidrolisada pela colinesterase plasmática, razão por que a sua meia-vida plasmática é curta. A procaína – agora raramente usada – é hidrolisada a ácido p-aminobenzoico, um precursor do folato que interfere no efeito antibacteriano das sulfonamidas (ver Capítulo 52). Os fármacos ligados a amidas (p. ex., lidocaína e prilocaína) são metabolizados sobretudo no fígado, em geral por N-desalquilação, e não por clivagem da ligação amida, e, com frequência, os metabólitos são farmacologicamente ativos.

A **benzocaína** é um anestésico local incomum de solubilidade muito baixa, que é utilizada como pó seco para curativo de úlceras de pele dolorosas, ou como pastilhas para a garganta. Esse fármaco é liberado lentamente e produz anestesia de superfície de longa duração.[1]

As vias de administração, os usos e os principais efeitos adversos dos anestésicos locais estão resumidos na Tabela 44.2.

A maioria dos anestésicos têm ação vasodilatadora direta, o que aumenta a velocidade de sua absorção na circulação sistêmica, expandindo a sua potencial toxicidade e reduzindo a sua ação como anestésico local. A **adrenalina** (epinefrina), a **fenilefrina** ou a **felipressina**, um análogo da vasopressina de curta ação (ver Capítulo 33), podem ser acrescentadas às soluções de anestésicos injetadas localmente para produzir vasoconstrição. A adrenalina e a fenilefrina absorvidas na circulação podem induzir efeitos cardiovasculares indesejáveis, como taquicardia e vasoconstrição, enquanto a felipressina pode causar constrição das artérias coronárias. Seu uso em pacientes com doença cardiovascular está contraindicado.

NOVAS ABORDAGENS

O bloqueio de subtipos específicos de canais de sódio é considerado como uma estratégia terapêutica promissora para uma variedade de condições clínicas, incluindo epilepsia (ver Capítulo 46), doenças neurodegenerativas e acidente vascular cerebral (ver Capítulo 40), dor neuropática (ver Capítulo 43) e miopatias (ver Capítulo 20). À medida que aumenta o nosso conhecimento sobre o papel de subtipos específicos de canais de sódio em diferentes situações fisiopatológicas, também aumenta a probabilidade de desenvolvimento de agentes bloqueadores seletivos para uso em diferentes situações clínicas.

> **Efeitos adversos e farmacocinética dos anestésicos locais**
>
> - Os anestésicos locais são ésteres ou amidas. Os ésteres sofrem rápida hidrólise pelas esterases plasmática e tecidual, enquanto as amidas são metabolizadas no fígado. As meias-vidas plasmáticas são geralmente curtas, de cerca de 1 a 2 horas
> - Os efeitos adversos devem-se, sobretudo, ao escape dos anestésicos locais na circulação sistêmica
> - Os principais efeitos adversos são os seguintes:
>   – Efeitos sobre o SNC, notavelmente agitação, confusão, tremores que evoluem para convulsões e depressão respiratória
>   – Efeitos cardiovasculares, especificamente depressão do miocárdio e vasodilatação, que levam a uma queda da pressão arterial
>   – Reações de hipersensibilidade ocasionais
> - Os anestésicos locais variam na sua rapidez de penetração nos tecidos e na duração de sua ação. A **lidocaína** (lignocaína) penetra prontamente nos tecidos e é apropriada para aplicação às superfícies; a **bupivacaína** apresenta uma duração de ação particularmente longa.

---

[1] A benzocaína também é utilizada em preservativos de *endurance* para retardar a ejaculação.

Tabela 44.2 Métodos de administração, usos e efeitos adversos dos anestésicos locais.

Método	Usos	Fármaco(s)	Observações e efeitos adversos
Anestesia de superfície	Nariz, boca, traqueia e brônquios (geralmente na forma de *spray*), córnea, trato urinário, útero (para histeroscopia), reto e ânus (para o tratamento de hemorroidas dolorosas) Não é muito eficaz para a pele[a]	**Lidocaína, tetracaína (ametocaína), cinchocaína (dibucaína), benzocaína**	Risco de toxicidade sistêmica quando usada em altas concentrações e grandes áreas O **cloroetano** (cloreto de etila) aplicado à pele produz resfriamento leve e dormência local. Pode ser utilizado para procedimentos cirúrgicos menores
Anestesia infiltrativa	Injeção direta em tecidos para alcançar ramos e terminais nervosos Utilizada em pequenas cirurgias	A maioria	Frequentemente adiciona-se **adrenalina** (epinefrina) ou **felipressina** como vasoconstritores (mas não em dedos das mãos ou dos pés, pelo risco de causar dano tecidual isquêmico) Apropriada apenas para pequenas áreas; caso contrário, há um sério risco de toxicidade sistêmica
Anestesia regional intravenosa	O AL é injetado por via intravenosa distalmente em relação a um manguito garroteando o fluxo sanguíneo; a anestesia mantém-se efetiva até que a circulação seja restaurada Usada em cirurgia de membros	Principalmente **lidocaína** e **prilocaína**	Risco de toxicidade sistêmica quando o manguito é desinflado prematuramente; o risco é pequeno se o manguito for mantido inflado durante pelo menos 20 minutos
Anestesia por bloqueio do nervo	O AL é injetado próximo aos troncos nervosos (p.ex., plexo braquial, nervos intercostais ou dentais) para produzir perda da sensibilidade periférica Usada em cirurgia, odontologia, analgesia	A maioria	É necessária uma menor quantidade de AL do que aquela usada para anestesia infiltrativa A posição acurada da agulha é importante O início da anestesia pode ser lento A duração da anestesia pode ser aumentada pela adição de vasoconstritor
Anestesia espinal[b]	O AL é injetado no espaço subaracnóideo ou intratecal (contendo líquido cefalorraquidiano) para atuar nas raízes espinais e na medula espinal Por vezes associados à glicose ("hiperbárico"), para que a distribuição do AL possa ser controlada pela inclinação do paciente Usada para cirurgia de abdome, pelve ou membros inferiores O AL pode ser usado isoladamente ou em conjunto com um anestésico geral para diminuir o estresse Proporciona bom alívio da dor pós-operatória	Principalmente **lidocaína**	Os principais riscos consistem em bradicardia e hipotensão (devido ao bloqueio simpático), depressão respiratória (devido aos efeitos sobre o nervo frênico ou o centro respiratório); que podem ser evitados com a minimização da distribuição para a região craniana É comum a ocorrência de retenção urinária pós-operatória (bloqueio da descarga autonômica pélvico)
Anestesia epidural[c]	O AL é injetado no espaço epidural, bloqueando as raízes espinais Utilizada de modo semelhante à anestesia espinal; usada também para analgesia obstétrica	Principalmente **lidocaína, bupivacaína, ropivacaína**	Os efeitos adversos assemelham-se aos da anestesia espinal, porém são menos prováveis devido à redução da distribuição longitudinal do AL É comum haver retenção urinária pós-operatória

[a]A anestesia de superfície não atua bem na pele, embora se tenha desenvolvido uma mistura não cristalina de lidocaína e prilocaína (mistura eutética de anestésicos locais ou EMLA) para aplicação sobre a pele, produzindo anestesia completa em cerca de 1 hora. Dispõe-se de lidocaína em forma de adesivo, que pode ser aplicado à pele para reduzir a dor em condições como a neuralgia pós-herpética (herpes zoster).
[b]O uso da anestesia espinal está diminuindo a favor da anestesia epidural.
[c]A administração intratecal ou epidural de AL em combinação com um opioide (ver Capítulo 43) produz analgesia mais eficaz do que quando obtida com opioide isoladamente. Apenas uma pequena concentração de AL é necessária, insuficiente para produzir perda de sensibilidade significativa ou outros efeitos adversos. O mecanismo desse sinergismo é desconhecido, porém o procedimento demonstrou ser útil no tratamento da dor.
AL, anestésico local.

OUTROS FÁRMACOS QUE AFETAM OS CANAIS DE SÓDIO

TETRADOTOXINA E SAXITOXINA

A tetradotoxina (TTX) é produzida por uma bactéria marinha e acumula-se nos tecidos de um peixe venenoso do Pacífico, o baiacu. No Japão, o baiacu é considerado uma iguaria especial, em parte devido à leve sensação de formigamento que aparece após o consumo de sua carne. Entretanto, para servi-lo em restaurantes públicos, o *chef* precisa ser registrado como habilitado para a retirada dos órgãos tóxicos (particularmente fígado e ovários), de modo a tornar a carne do peixe segura para ser consumida. Apesar disso, o envenenamento acidental por TTX é bastante comum. Registros históricos de longas viagens marítimas com frequência contêm referências a crises de fraqueza intensa, que progridem para a paralisia completa e morte, causadas pela ingestão do baiacu. Foi sugerido que os pós utilizados por praticantes de vudu para induzir a zumbificação podem conter TTX, porém isso é contestado.

A saxitoxina (STX) é produzida por um microrganismo marinho que algumas vezes prolifera em grande número e que até mesmo modifica a cor do mar, produzindo o fenômeno da *maré vermelha*. Nessas ocasiões, os moluscos marinhos podem acumular a toxina e tornar-se venenosos para os seres humanos.

Diferente dos anestésicos locais convencionais, essas toxinas atuam exclusivamente do lado externo da membrana. Ambas são moléculas complexas, que apresentam um componente de guanidínio com carga positiva. O íon guanidínio tem a capacidade de penetrar nos canais de sódio voltagem-dependentes, e essa parte da molécula de TTX ou de STX aloja-se no canal, enquanto o restante da molécula bloqueia a sua abertura externa. A TTX, na maneira pela qual bloqueia os canais de sódio, pode ser comparada a uma rolha de champanhe. Diferente dos anestésicos locais, não há interação entre o controle da comporta e as reações de bloqueio com a TTX ou a STX, sua associação e dissociação são independentes da abertura ou do fechamento do canal. Alguns canais de sódio voltagem-dependentes, expressos no músculo cardíaco ou suprarregulados nos neurônios sensoriais na dor neuropática (*i. e.*, $Na_V1,5$, $Na_V1,8$ e $Na_V1,9$) são relativamente insensíveis à TTX (ver Capítulo 43).

Tanto a TTX quanto a STX não são apropriadas para uso clínico como anestésicos locais, visto que a obtenção a partir de suas fontes exóticas é dispendiosa e que têm pouca penetração nos tecidos devido à sua lipossolubilidade muito baixa. Entretanto, têm sido importantes como ferramentas experimentais para o estudo dos canais de sódio (ver Capítulo 4).

AGENTES QUE AFETAM O MECANISMO DE COMPORTA DOS CANAIS DE SÓDIO

Várias substâncias modificam o mecanismo de comporta dos canais de sódio, de maneira a *aumentar* a probabilidade de abertura desses canais (Hille, 2001). Incluem várias toxinas, sobretudo as da pele de rã (p. ex., batracotoxina), de venenos de escorpião ou de anêmona do mar; alcaloides vegetais, como a **veratridina**; e inseticidas, como o diclorodifeniltricloroetano (DDT) e as piretrinas. Facilitam a ativação dos canais de sódio, de modo que esses canais se abrem em potenciais mais negativos próximos ao potencial de repouso normal. Além disso, inibem a inativação, de maneira que os canais não conseguem se fechar se a membrana permanecer despolarizada. Assim, a membrana se torna hiperexcitável, e ocorre prolongamento do potencial de ação. A princípio, ocorrem descargas espontâneas, porém as células, por fim, tornam-se permanentemente despolarizadas e não excitáveis. Todas essas substâncias afetam o coração, produzindo extrassístoles e outras arritmias, que culminam em fibrilação; também causam descargas espontâneas no nervo e no músculo, levando a contrações e convulsões. A lipossolubilidade muito alta de substâncias como o DDT faz com que sejam efetivas como inseticidas, visto que são logo absorvidas através do tegumento. Os fármacos que pertencem a essa classe são úteis como ferramentas experimentais para o estudo dos canais de sódio, porém não tem nenhuma aplicação clínica.

> **Usos clínicos dos anestésicos locais**
> - Os anestésicos locais podem ser infiltrados em tecido mole (p. ex., nas gengivas) ou para bloqueio de nervo ou plexo nervoso
> - A coadministração de um vasoconstritor (p. ex., **adrenalina**) prolonga o efeito local
> - Os fármacos lipossolúveis (p. ex., **lidocaína**) são absorvidos pelas mucosas e usados como anestésicos de superfície
> - A **bupivacaína** apresenta início de ação lento, porém de longa duração. Com frequência, é usada para bloqueio epidural (p. ex., para bloqueio epidural contínuo durante o trabalho de parto) e para anestesia espinal. Seu isômero, a **levobupivacaína**, é menos cardiotóxico se for administrado inadvertidamente em um vaso sanguíneo.

BIBLIOGRAFIA E LEITURA COMPLEMENTAR

Becker, D.E., Reed, K.L., 2012. Local anesthetics: review of pharmacological considerations. Anesth. Progr. 59, 90–102.

Catterall, W.A., Lenaeus, M.J., Gamal El-Din, T.M., 2020. Structure and pharmacology of voltage-gated sodium and calcium channels. Annu. Rev. Pharmacol. Toxicol. 60, 133–154.

Hille, B., 2001. Ionic Channels of Excitable Membranes. Sinauer, Sunderland.

Strichartz, G.R., Ritchie, J.M., 1987. The action of local anaesthetics on ion channels of excitable tissues. Handb. Exp. Pharmacol. 81, 21–52.

SEÇÃO 4 — Sistema Nervoso

45 Fármacos Ansiolíticos e Hipnóticos

CONSIDERAÇÕES GERAIS

Neste capítulo, discutiremos a natureza da ansiedade e os fármacos utilizados para o seu tratamento (ansiolíticos), bem como os usados para tratar a insônia (fármacos hipnóticos). Historicamente, houve uma sobreposição entre esses dois grupos, refletindo o fato de que os fármacos ansiolíticos mais antigos causavam certo grau de sedação e sonolência. Já os mais recentes apresentam efeito muito menos sedativo, e foram introduzidos outros fármacos hipnóticos que não têm efeitos ansiolíticos específicos. Muitos dos fármacos utilizados hoje para o tratamento da ansiedade foram desenvolvidos há bastante tempo – e ainda são usados – para tratar outros distúrbios, como depressão (ver Capítulo 48), epilepsia (ver Capítulo 46) e esquizofrenia (ver Capítulo 47). Aqui iremos nos concentrar no seu uso como ansiolíticos.

A NATUREZA DA ANSIEDADE E O SEU TRATAMENTO

A resposta normal de medo a estímulos ameaçadores compreende vários componentes que incluem comportamentos defensivos, reflexos autonômicos, excitação e alerta, secreção de corticosteroides e emoções negativas. Também é normal apresentar essas reações na antecipação de atividades associadas a situações de medo ou de estresse, mas elas devem ser transitórias e não afetar de modo adverso as atividades normais. A distinção entre um estado "patológico" e um estado "normal" de ansiedade não é muito clara, porém, para estabelecer o diagnóstico de um transtorno de ansiedade, os sintomas precisam causar sofrimento significativo e estar associados a um comprometimento do funcionamento diário do indivíduo. O termo *ansiedade* é aplicado a vários transtornos distintos. Uma divisão útil dos transtornos de ansiedade que pode ajudar a explicar por que diferentes tipos de ansiedade respondem de maneira distinta a diferentes fármacos é: (i) transtornos que envolvem *medo* (ataques de pânico e fobias); e (ii) os que estão relacionados a um sentimento mais geral de *ansiedade* (frequentemente classificados como transtorno de ansiedade generalizada).

Os transtornos de ansiedade reconhecidos clinicamente incluem os seguintes:

- *Transtorno de ansiedade generalizada* (TAG; um estado contínuo de ansiedade excessiva sem qualquer razão ou fator desencadeante claro)
- *Transtorno de ansiedade social ou fobia social* (TAS; medo de estar e de interagir com outras pessoas)
- *Fobias* (fortes medos de situações ou de objetos específicos; p. ex., cobras, espaços abertos, viajar de avião)
- *Transtorno de pânico* (TP; ataques súbitos de medo avassalador que ocorrem em associação a sintomas somáticos acentuados, como sudorese, taquicardia, dor torácica, tremores e sensação de sufocamento). Esses ataques podem ser induzidos experimentalmente em indivíduos normais por meio de infusão de lactato de sódio ou exposição a inalação de CO_2 a 35%
- *Transtorno de estresse pós-traumático* (TEPT; sofrimento desencadeado pela lembrança de experiências estressantes passadas)
- *Transtorno obsessivo-compulsivo* (TOC; ruminações, imagens ou impulsos obsessivos recorrentes e/ou rituais físicos ou mentais recorrentes, motivados por ansiedades infundadas e específicas; p. ex., medo de contaminação)
- *Transtorno de ansiedade por doença* (TAD; um transtorno relacionado com sintomas somáticos caracterizado por preocupações excessivas ou desproporcionais com o fato de ter ou de adquirir uma doença grave).

Podem ser encontradas descrições exaustivas dos transtornos de ansiedade no DSM-5.[1]

O tratamento dos transtornos de ansiedade requer uma consideração cuidadosa do paciente na sua individualidade, da causa provável e da gravidade dos sintomas (Figura 45.1). As terapias psicológicas são importantes, bem como os tratamentos farmacológicos; para a maioria dos pacientes, é improvável que os tratamentos farmacológicos por si só levem a uma recuperação a longo prazo. A abordagem tradicional para o tratamento da ansiedade consistia no uso de agentes ansiolíticos/hipnóticos (*i. e.* benzodiazepínicos e barbitúricos). Esses fármacos são referidos como ansiolíticos sedativos, uma vez que produzem tanto efeitos ansiolíticos em doses baixas quanto sedação em doses mais altas. Entretanto, os efeitos colaterais sedativos, mesmo em doses baixas, os efeitos amnésicos e a propensão a induzir tolerância e dependência física limitam o seu valor no tratamento a longo prazo dos transtornos de ansiedade. Foram observados efeitos ansiolíticos com fármacos também utilizados para tratar outros distúrbios cerebrais (p. ex., alguns antidepressivos, fármacos antiepilépticos e antipsicóticos) ou com agonistas dos receptores de 5-hidroxitriptamina $(5-HT)_{1A}$ (p. ex., **buspirona**) que não têm efeitos hipnóticos, o que levou a uma nova classe de ansiolíticos não sedativos, que atualmente constituem tratamentos de primeira linha para a maioria dos transtornos de ansiedade. Outra distinção importante entre as classes de ansiolíticos é a sua velocidade de início de benefício clínico, em que os benzodiazepínicos começam a atuar em 30 minutos, enquanto os antidepressivos e a buspirona necessitam de várias semanas de tratamento para que o seu benefício se torne aparente. Clinicamente, a escolha do fármaco deve levar em consideração se há necessidade de um controle agudo da ansiedade, por exemplo, para um paciente submetido a um procedimento estressante, ou quando ele é necessário em situações agudas *versus* tratamento a longo prazo, em que os efeitos colaterais e a possibilidade de abuso dos benzodiazepínicos ultrapassam os seus benefícios a curto prazo. No entanto, continua havendo situações nas quais, contrariamente à recomendação geral

---

[1]DSM-5: Manual Diagnóstico e Estatístico de Transtornos Mentais, 5. ed. American Psychiatric Association, Washington, DC, 2013.

CAPÍTULO 45 • Fármacos Ansiolíticos e Hipnóticos

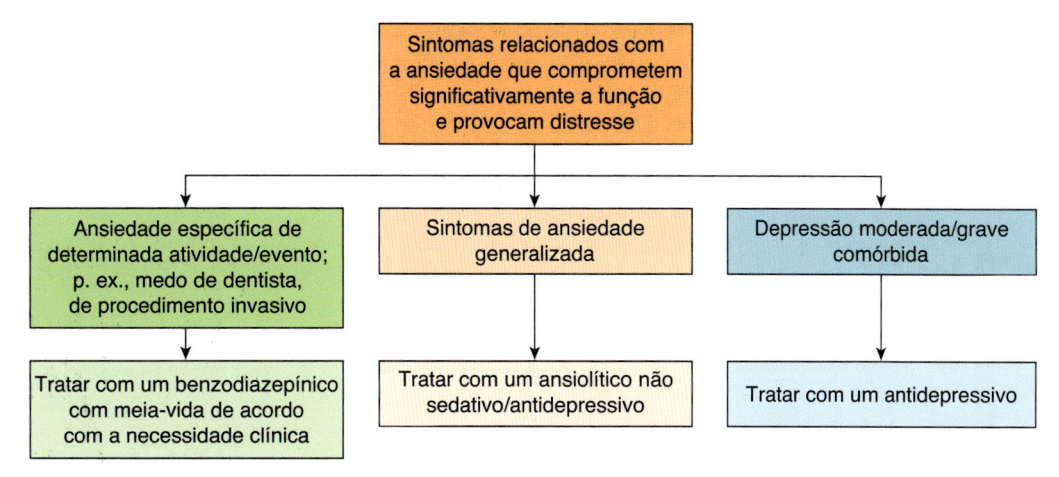

Figura 45.1 Exemplos das diferentes apresentações clínicas dos transtornos de ansiedade e como podem ter impacto na escolha do tratamento farmacológico. (Ver diretrizes da British Association for Psychopharmacology para discussão mais detalhada, https://www.bap.org.uk/pdfs/BAP_Guidelines-Anxiety.pdf.)

de menos de 3 semanas, a falta de uma resposta adequada a outros tratamentos leva à sua utilização a longo prazo, apesar desses riscos. Os sintomas de ansiedade também são bastante comórbidos com a depressão; para esses pacientes, os antidepressivos têm mais tendência a proporcionar benefícios a longo prazo, apesar de um atraso inicial no início dos efeitos terapêuticos. Nos últimos anos, foram comercializados vários suplementos para "relaxamento" de venda livre que contêm neurotransmissores do SNC, seus precursores ou outros hormônios e aminoácidos, porém sem qualquer prova de eficácia.[2]

MEDIÇÃO DA ATIVIDADE ANSIOLÍTICA

MODELOS ANIMAIS DE ANSIEDADE

A ansiedade é um estado definido pela experiência subjetiva e autorrelatada dos seres humanos e não pode ser medida diretamente em animais; no entanto, muitos dos efeitos comportamentais e fisiológicos associados ao medo ou à antecipação/expectativa de eventos aversivos podem ser medidos em animais experimentalmente. O desenvolvimento de alguns dos primeiros modelos animais de ansiedade baseou-se em respostas comportamentais naturais que podiam ser moduladas por ansiolíticos tradicionais, como os benzodiazepínicos. Métodos que induziam os comportamentos naturais de medo em animais foram usados para estabelecer ensaios farmacológicos que pudessem ser usados na prevenção dos efeitos ansiolíticos nos pacientes. O "labirinto em cruz elevado" e o "teste do campo aberto" foram desenvolvidos para induzir esse comportamento (Figura 45.2). Os roedores passam a maior parte do tempo nos braços fechados do labirinto ou perto das paredes do campo aberto, mas a administração de ansiolíticos do tipo benzodiazepínico reduz o tempo para começar a explorar e aumenta o tempo passado nas áreas abertas, porém sem aumento da atividade motora.

Uma abordagem alternativa consiste em utilizar comportamentos aprendidos, incluindo o condicionamento do medo e testes de conflito. Normalmente, o rato deixa de responder ou fica paralisado (inibição comportamental), e um fármaco ansiolítico reduz esse efeito de supressão. Outros tipos de psicotrópicos não são eficazes, nem os analgésicos, o que fornece, assim, alguma indicação de efeitos ansiolíticos seletivos.

Entretanto, esses testes relacionados com o medo e os modelos de conflito são menos eficazes para estudar ansiolíticos não sedativos. O teste da alimentação suprimida pela novidade é outro modelo de conflito e depende de uma resposta natural dos roedores a um ambiente novo, a hiponeofagia (supressão da ingestão de alimentos). Entretanto, para o desenvolvimento de novos fármacos ansiolíticos, continua sendo um desafio dispor de testes em animais que forneçam boa orientação para a sua eficácia em seres humanos, e muita engenhosidade foi usada no desenvolvimento e na validação desses testes (para uma discussão sobre modelos animais para o estudo da ansiedade, ver Campos et al., 2013, Ennaceur e Chazot, 2016).

QUANTIFICAÇÃO DA ANSIEDADE EM SERES HUMANOS

O diagnóstico dos transtornos de ansiedade e a resposta ao tratamento dependem, em grande parte, de questionários subjetivos de autorrelato. Os métodos objetivos que quantificam diretamente os efeitos fisiológicos e psicológicos dos transtornos de ansiedade constituem uma alternativa e uma abordagem potencialmente mais fiável e translacional. Por exemplo, as reações galvânicas da pele – uma medida de secreção de suor – fornecem uma medida direta da ativação autonômica na ansiedade. Testes neuropsicológicos, com base em tarefas informáticas, foram desenvolvidos e revelaram que os transtornos de ansiedade alteram as respostas da pessoa a determinadas expressões emocionais e palavras, designadas por vieses afetivos. Por exemplo, um paciente ansioso mostra desvio da sua atenção para faces emocionais de medo, designado como *viés atencional*. A medicina experimental também tem procurado desenvolver modelos humanos de transtornos de ansiedade em que voluntários saudáveis são submetidos a manipulações agudas que geram um estado transitório de ansiedade. Uma experiência semelhante a um ataque de pânico pode ser induzida em muitos indivíduos por uma única inalação de CO_2 a 35%, enquanto um estado com mais semelhança ao TAG é desencadeado por um período mais prolongado de inalação de CO_2 a 7,5% (ver Figura 45.2).

---

[2] Uma vez que os suplementos de "relaxamento" são classificados como agentes dietéticos, não estão sujeitos aos mesmos testes de eficácia e segurança que os fármacos (ver Editorial no Nature Neuroscience, 2012, vol. 15, p. 497).

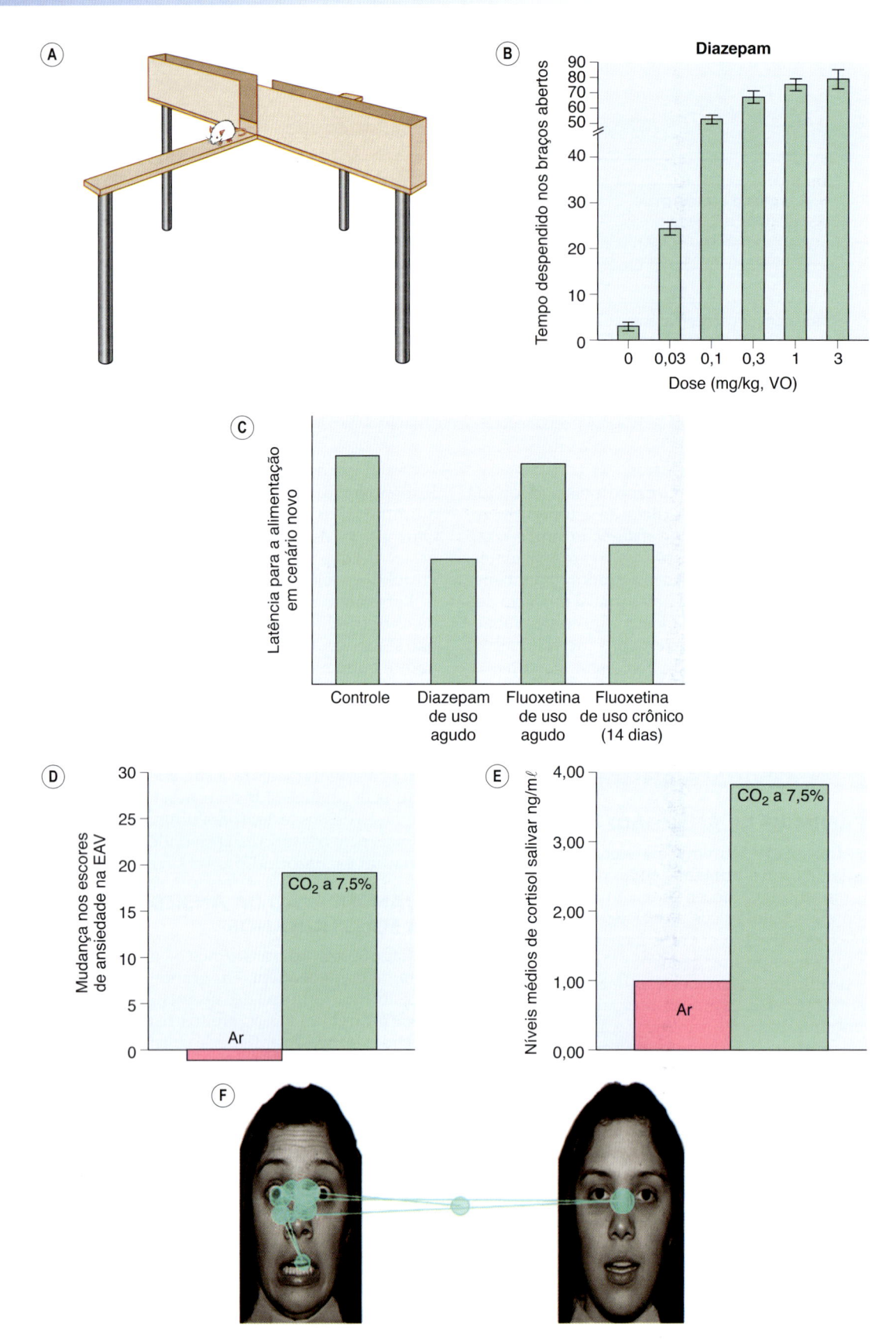

Figura 45.2 Testes de ansiedade. A. Ilustração do labirinto em cruz elevado com os braços abertos e fechados. **B.** Efeitos de uma dose única de diazepam sobre o tempo despendido por ratos nos braços abertos. Cada barra representa o tempo despendido com movimentos nos braços abertos durante um período de teste de 5 minutos. **C.** Efeitos de uma dose única de diazepam (benzodiazepínico) *versus* tratamento único ou crônico com fluoxetina sobre a alimentação suprimida em camundongos. **D** e **E.** Efeitos de um estímulo com CO_2 a 7,5% durante 20 minutos sobre a ansiedade, medidos em uma escala analógica visual (EAV) e níveis de cortisol salivares em seres humanos. **F.** Exemplo de rastreamento ocular e viés de atenção em relação a uma imagem facial de medo em um indivíduo ansioso. *VO*, administração oral.

O desafio continua sendo o desenvolvimento de modelos animais e humanos mais fidedignos para estudar ansiedade, bem como métodos objetivos e translacionais para quantificar os impactos da ansiedade. Um exemplo de modelo translacional é o teste de conflito descrito anteriormente, em que, nos seres humanos, a substituição de grânulos de alimento por dinheiro e o uso de choques elétricos graduais como punição geram uma supressão semelhante da resposta, que é atenuada pela administração do benzodiazepínico diazepam, embora os indivíduos não tenham relatado nenhuma mudança na dor do choque elétrico.

FÁRMACOS UTILIZADOS NO TRATAMENTO DA ANSIEDADE

Os principais grupos de fármacos são os seguintes:

- Antidepressivos (ver Capítulo 48 para mais detalhes). Os inibidores seletivos da captação de serotonina (5-HT) (ISRSs; p. ex., **escitalopram**, **sertralina** e **paroxetina**) e os inibidores da captação de serotonina/noradrenalina (IRSNs; p. ex., **venlafaxina** e **duloxetina**) são efetivos no tratamento do TAG, fobias, TAS, TEPT e TOC. Os antidepressivos mais antigos (antidepressivos tricíclicos [ADTs] e inibidores da monoaminoxidase [IMAOs]) também são efetivos, porém um menor perfil de efeitos colaterais favorece o uso de ISRSs. Alguns dos antidepressivos mais recentes que antagonizam certos receptores (mirtazapina e agomelatina) têm efeitos sobre os receptores de 5-HT, o que pode contribuir para seus efeitos ansiolíticos, particularmente o antagonismo nos receptores 5-HT$_2$. Esses agentes têm a vantagem adicional de reduzir a depressão, que não raramente está associada à ansiedade. A **buspirona**, um agonista parcial do 5-HT$_{1A}$, apesar de não ser um antidepressivo, tem sido utilizada como ansiolítico e atua por meio do sistema serotoninérgico
- **Benzodiazepínicos**. São utilizados no tratamento da ansiedade aguda. Os benzodiazepínicos usados para tratar a ansiedade apresentam meia-vida biológica longa (Tabela 45.1). Podem ser coadministrados durante a estabilização de um paciente tratado com um ISRS e também podem ser úteis em pacientes que não responderam a outros tratamentos
- A **gabapentina** e a **pregabalina (gabapentinoides)** são usadas no tratamento do TAG (Wensel et eal., 2012), embora os dados de ensaios clínicos sobre a gabapentina sejam limitados. Outros fármacos antiepilépticos, como a **tiagabina**, o **valproato** e o **levetiracetam** (ver Capítulo 46), também podem ser efetivos no tratamento do TAG
- Alguns agentes antipsicóticos atípicos (ver Capítulo 47), como a **olanzapina**, a **risperidona**, a **quetiapina** e a **ziprasidona**, podem ser eficazes no TAG e no TEPT
- Antagonistas dos receptores β-adrenérgicos (p.ex., **propranolol**; ver Capítulo 15). Esses fármacos são utilizados no tratamento de alguns tipos de ansiedade, particularmente quando os sintomas físicos, como sudorese, tremor e taquicardia, são incômodos. Sua eficácia depende do bloqueio de respostas simpáticas periféricas, e não de quaisquer efeitos centrais.

Os antidepressivos (ver Capítulo 48), os antiepilépticos (ver Capítulo 46) os antipsicóticos (ver Capítulo 47) e os antagonistas dos receptores β-adrenérgicos (ver Capítulo 15) são descritos de maneira detalhada em outra parte deste livro. Aqui, concentramo-nos inicialmente no modo como se acredita que os fármacos que afetam o sistema serotoninérgico exercem a sua atividade ansiolítica. Em seguida, discutiremos com detalhes os benzodiazepínicos, cuja principal utilização consiste no tratamento da ansiedade.

Tabela 45.1 Características dos benzodiazepínicos em seres humanos.

Fármaco(s)	Meia-vida do composto original (horas)	Metabólito ativo	Meia-vida do metabólito (horas)	Duração total da ação	Principais usos
Midazolam[a]	2 a 4	Derivado hidroxilado	2	Ultracurta (< 6 horas)	Hipnótico. Midazolam, usado como anestésico intravenoso e anticonvulsivante
Zolpidem[b]	2	Não	–	Ultracurta (cerca de 4 horas)	Hipnótico
Lorazepam, oxazepam, temazepam, lormetazepam	8 a 12	Não	–	Curta (12 a 18 horas)	Ansiolítico, hipnótico. O lorazepam é usado como anticonvulsivante
Alprazolam	6 a 12	Derivado hidroxilado	6	Média (24 horas)	Ansiolítico, antidepressivo
Nitrazepam	16 a 40	Não	–	Média	Ansiolítico, hipnótico[c]
Diazepam, clordiazepóxido	20 a 40	Nordazepam	60	Longa (24 a 48 horas)	Ansiolítico, relaxante muscular. O diazepam é usado como anticonvulsivante
Flurazepam	1	Desmetilflurazepam	60	Longa	Ansiolítico, hipnótico[c]
Clonazepam	50	Não	–	Longa	Anticonvulsivante, ansiolítico (particularmente na mania)

[a]Outro benzodiazepínico de ação curta, o triazolam, foi retirado do mercado no Reino Unido devido aos efeitos colaterais.
[b]O zolpidem não é um benzodiazepínico, porém atua de maneira semelhante. A zopiclona e a zaleplona são semelhantes.
[c]Devido à sua meia-vida longa, a sonolência é comum ao acordar.

> **Classes de fármacos ansiolíticos**
>
> - Os fármacos antidepressivos (ISRSs, IRSNs, ADTs e IMAOs, antidepressivos de receptores – ver Capítulo 48) são agentes ansiolíticos efetivos
> - Os benzodiazepínicos são usados no tratamento da ansiedade aguda e insônia
> - A **gabapentina** e a **pregabalina** têm propriedades ansiolíticas
> - A **buspirona** é um agonista do receptor de 5-hidroxitriptamina (5-HT)$_{1A}$ com atividade ansiolítica, porém com pouco efeito sedativo
> - Alguns agentes antipsicóticos atípicos (p. ex., **quetiapina**) podem ser úteis no tratamento de alguns tipos de ansiedade, porém possui efeitos adversos significativos
> - Os antagonistas dos receptores β-adrenérgicos (p.ex., **propranolol**) são utilizados principalmente para reduzir os sintomas físicos da ansiedade (tremor, palpitações etc.); não têm nenhum efeito sobre o componente afetivo.

EFEITO ANSIOLÍTICO TARDIO DE FÁRMACOS QUE ATUAM POR MEIO DE MECANISMOS SEROTONINÉRGICOS

A evolução temporal da melhoria clínica na ansiedade varia de acordo com as diferentes classes, e isso tem implicações importantes para o seu uso (ver Figura 45.1). Os efeitos ansiolíticos dos ISRSs (p. ex., **escitalopram** e **sertralina**) e, quando utilizada, da **buspirona**, não são imediatos, mas levam até 4 semanas para se desenvolverem após o início da terapia farmacológica. Achados clínicos recentes sugerem que o principal efeito desses fármacos consiste em produzir um embotamento emocional, que reduz a experiência subjetiva de ansiedade, o que pode estar ligado à sua capacidade de induzir uma mudança adaptativa na expressão dos receptores de serotonina, particularmente dos receptores 5-HT$_{1A}$.

Os receptores 5-HT$_{1A}$ são expressos no corpo celular e nos dendritos dos neurônios que contêm 5-HT, onde atuam como autorreceptores inibitórios, além de serem expressos em outros tipos de neurônios (p. ex., neurônios noradrenérgicos do *locus coeruleus*) onde, em conjunto com outros tipos de receptores de 5-HT (ver Capítulo 39), modulam as ações pós-sinápticas da 5-HT. Os receptores pós-sinápticos de 5-HT$_{1A}$ são altamente expressos nos circuitos corticolímbicos implicados no comportamento emocional. Uma teoria de como os ISRSs e a buspirona produzem seu efeito ansiolítico é que, ao longo do tempo, esses fármacos induzem uma dessensibilização dos autorreceptores 5-HT$_{1A}$ somatodendríticos, resultando em maior excitação dos neurônios serotoninérgicos e aumento da liberação de 5-HT (ver Capítulo 48, Figura 48.3). Isso também poderia explicar por que, no início do tratamento, a ansiedade pode ser agravada por esses fármacos, em virtude da ativação inicial dos autorreceptores 5-HT$_{1A}$ e inibição da liberação de 5-HT. Foram desenvolvidos fármacos com propriedades combinadas de antagonismo 5-HT$_{1A}$ e de ISRSs, porém não se constatou a sua eficácia em seres humanos, talvez pelo fato de que bloqueiam tanto os autorreceptores quanto os receptores pós-sinápticos 5-HT$_{1A}$, e este último efeito impedindo o efeito benéfico do primeiro. Níveis elevados de 5-HT também podem induzir outras adaptações pós-sinápticas.

Os receptores 5-HT$_2$ também foram implicados, e a sua infrarregulação pode ser importante para a ação ansiolítica. Fármacos com atividade antagonista nos receptores 5-HT$_2$ e 5-HT$_3$ estão em fase de ensaios clínicos para o tratamento da ansiedade, e os antidepressivos bloqueadores dos receptores, a mirtazapina e a agomelatina (ver Capítulo 48) bloqueiam os receptores 5-HT$_2$. A **vortioxetina** e a **vilazodona** têm ação dupla, inibindo os transportadores de captação da serotonina e atuando como agonistas nos receptores 5-HT$_{1A}$, de modo que esses fármacos podem atuar como um ISRS e buspirona combinados.

> **Antidepressivos como fármacos ansiolíticos**
>
> - Os efeitos ansiolíticos levam dias ou semanas para se desenvolverem
> - Antidepressivos (inibidores seletivos da captação de serotonina (ISRSs), inibidores da captação de serotonina/noradrenalina (IRSNs), antidepressivos tricíclicos e inibidores da monoaminoxidase (IMAOs) – ver Capítulo 48):
>   – Tratamento efetivo para o TAG, as fobias, o TAS e o TEPT
>   – Podem também reduzir a depressão associada à ansiedade.

BENZODIAZEPÍNICOS E FÁRMACOS RELACIONADOS

O **clordiazepóxido**, o primeiro benzodiazepínico, foi sintetizado acidentalmente em 1961: o anel incomum de sete membros foi produzido como resultado de uma reação que ocorreu de maneira incorreta nos laboratórios da Hoffman-La Roche. Sua atividade farmacológica inesperada foi reconhecida em um procedimento de rastreamento de rotina, e os benzodiazepínicos logo se tornaram os fármacos mais amplamente prescritos da farmacopeia.

A estrutura química básica dos benzodiazepínicos consiste em um anel de sete membros fundido com um anel aromático, com quatro grupos substituintes principais, que podem ser modificados sem perda da atividade. Foram produzidos e testados milhares de compostos, e cerca de 20 estão disponíveis para uso clínico, sendo os mais importantes listados na Tabela 45.1. São basicamente semelhantes nas suas ações farmacológicas, embora se tenha relatado algum grau de seletividade. Por exemplo, alguns, como o **clonazepam**, têm atividade anticonvulsivante com efeitos sedativos menos acentuados. Do ponto de vista clínico, as diferenças no comportamento farmacocinético entre os diferentes benzodiazepínicos (ver Tabela 45.1) são mais importantes do que as diferenças em seu perfil de atividade. Foram descobertos fármacos com estrutura semelhante, que revertem os efeitos dos benzodiazepínicos, por exemplo, o **flumazenil** (ver adiante).

O termo *benzodiazepínico* se refere a uma estrutura química distinta. São também discutidos aqui os "fármacos Z", como **zaleplona**, **zolpidem** e **zopiclona**,[3] bem como a **abecarnila** – uma β-carbolina (não licenciada para uso clínico) –, que apresentam estruturas químicas diferentes, mas ligam-se aos mesmos sítios que os benzodiazepínicos.

---

[3] Os fármacos Z são utilizados principalmente para induzir o sono e, portanto, talvez devessem ser denominados "fármacos Zzzzzz".

MECANISMO DE AÇÃO

Os benzodiazepínicos atuam seletivamente sobre os receptores $GABA_A$ (ver Capítulo 38), que modulam a transmissão sináptica inibitória em todo o SNS. Atuam como moduladores alostéricos positivos (ver Capítulo 2) para facilitar a abertura dos canais de cloreto ativados pelo ácido γ-aminobutírico (GABA), intensificando, assim, a resposta ao GABA (ver Capítulo 38, Figura 38.5). Ligam-se especificamente a um sítio modulador no receptor, distinto dos sítios de ligação do GABA, e atuam alostericamente para aumentar a afinidade do GABA pelo receptor. Registros de um único canal mostram um aumento na frequência de abertura do canal por uma determinada concentração de GABA, porém sem alteração na condutância ou no tempo médio de abertura, consistente com um efeito sobre a ligação do GABA, e não do mecanismo de comporta dos canais. Os benzodiazepínicos não afetam os receptores para outros aminoácidos, como a glicina ou o glutamato (Figura 45.3).

O receptor $GABA_A$ é um canal iônico controlado por ligante (ver Capítulo 3), que consiste em uma montagem pentamérica de diferentes subunidades, entre as quais as principais são α, β e γ (ver Capítulo 38). O receptor $GABA_A$ deve ser considerado, na realidade, como uma família de receptores, visto que existem seis subtipos diferentes de subunidade α, três subtipos da subunidade β e três subtipos da γ. Embora o número potencial de combinações seja, portanto, grande, certas combinações predominam no cérebro adulto (ver Capítulo 38). As várias combinações ocorrem em diferentes partes do cérebro, desempenham funções fisiológicas distintas e exibem diferenças sutis nas suas propriedades farmacológicas.

Os benzodiazepínicos se ligam através da interface entre as subunidades α e γ, porém apenas aos receptores que contêm subunidades γ2 e α1, α2, α3 ou α5. Foram utilizadas abordagens genéticas para estudar os papéis das diferentes subunidades nos efeitos comportamentais diferentes dos benzodiazepínicos. Uma análise comportamental de camundongos com várias mutações da subunidade do receptor $GABA_A$ indica que os receptores que contêm α1 modulam os efeitos anticonvulsivantes, sedativos/hipnóticos e relacionados a adicção, mas não o efeito ansiolítico dos benzodiazepínicos, enquanto os receptores que contêm α2 medeiam o efeito ansiolítico, os receptores contendo α2, α3 e α5 modulam o relaxamento muscular e os receptores que contêm α1 e α5 modulam os efeitos amnésicos (Tan et al., 2011).

O próximo passo óbvio foi tentar desenvolver fármacos seletivos de subunidades. Infelizmente, isso demonstrou ser difícil, devido à semelhante estrutural entre o sítio de ligação do benzodiazepínico em diferentes subunidades α. A seletividade de alguns benzodiazepínicos para a subunidade α é apresentada na Tabela 45.2. Esperava-se que a eficácia seletiva nos receptores que contêm α2 produziria fármacos ansiolíticos sem os efeitos adversos de sedação e amnésia. Entretanto, esses compostos não se tornaram agentes terapêuticos para seres humanos (Skolnick, 2012).

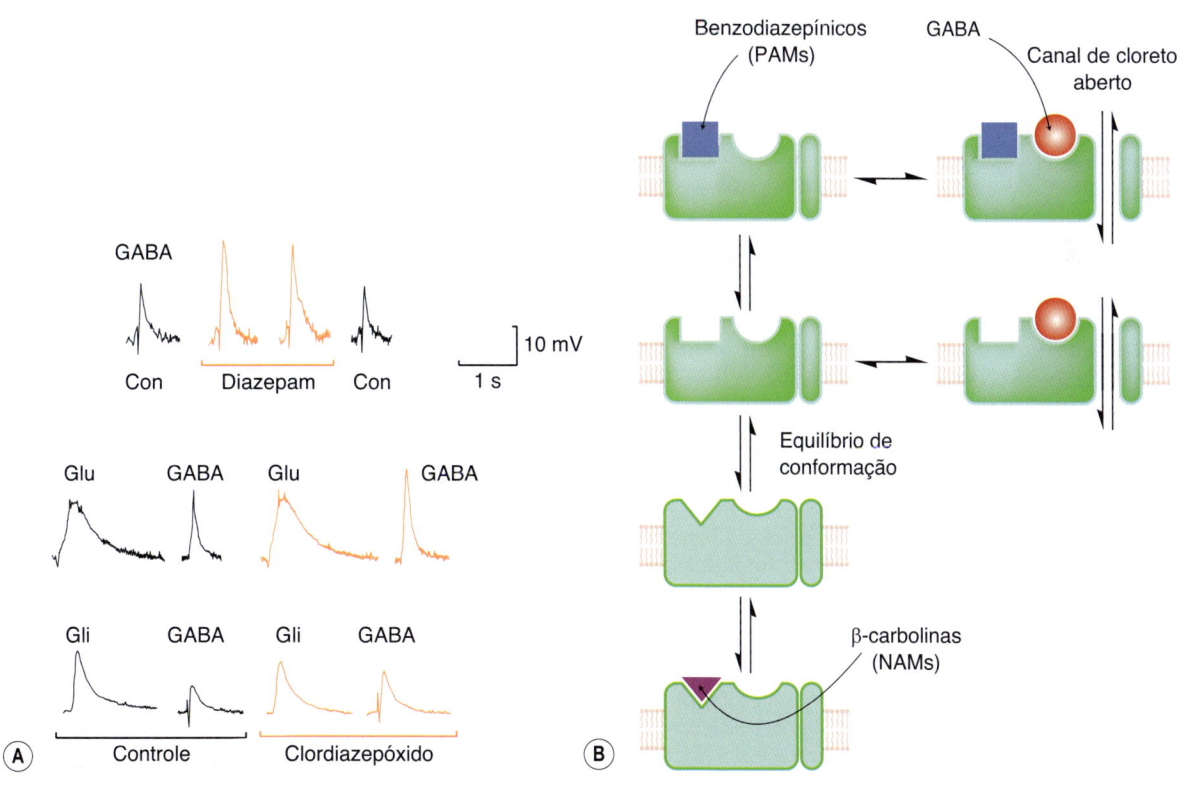

Figura 45.3 A. Efeito potencializador dos benzodiazepínicos e do clordiazepóxido sobre a ação do GABA. Os fármacos foram aplicados por iontoforese a uma cultura de tecido de neurônios da medula espinal de camundongos através de micropipetas colocadas próximo às células. A membrana foi hiperpolarizada para –90 mV, e as células foram carregadas com Cl⁻ do microeletrodo de registro, de modo que os aminoácidos inibitórios (GABA e glicina [Gly]), bem como excitatórios (glutamato [Glu]), causaram respostas despolarizantes. O efeito potencializador do diazepam é restrito às respostas do GABA, enquanto as respostas do glutamato e da glicina não são afetadas. **B.** Modelo de interações benzodiazepínico/receptor $GABA_A$. Os benzodiazepínicos e fármacos relacionados ligam-se a um sítio modulador no receptor $GABA_A$ distinto do sítio de ligação do GABA. Esse modo prevê um equilíbrio de conformação entre os estados, em que o sítio benzodiazepínico se liga a moduladores alostéricos positivos (PAMs) (i) e a moduladores alostéricos negativos (NAMs) (ii). Neste último estado, o receptor $GABA_A$ apresenta uma afinidade muito reduzida pelo GABA; em consequência, o canal de cloreto permanece fechado. *Con*, controle; *GABA*, ácido γ-aminobutírico.

Tabela 45.2 Seletividade da subunidade α do receptor GABA$_A$ de alguns benzodiazepínicos de uso terapêutico.

Fármaco	Seletividade da subunidade
Diazepam	α1, α2, α3, α4, α5, α6
Flunitrazepam	α1, α2, α5
Midazolam	α1, α2, α3, α4, α5, α6
Zolpidem	α1
Flumazenil	Antagonista em α1, α2, α3, α4, α5, α6

GABA, ácido γ-aminobutírico.
Adaptada de Tan, K.R., Rudolph, U., Lüscher, C., 2011. Hooked on benzodiazepines: GABA$_A$-receptor subtypes and addiction. Trends Neurosci. 34, 188-197.

A **pagoclona**, descrita como agonista pleno em α3, com menos eficácia em α1, α2 e α5, tem pouca ou nenhuma ação sedativa/hipnótica ou amnésica. Os ensaios clínicos desse fármaco como tratamento para a gagueira não tiveram êxito; entretanto, foi sugerido que isso poderia constituir a base para uma nova classe de fármacos sociais que poderiam produzir os efeitos do álcool com menos efeitos secundários.

ANTAGONISMO E MODULAÇÃO ALOSTÉRICA NEGATIVA

O **flumazenil** é um composto semelhante aos benzodiazepínicos, que compete com os benzodiazepínicos em seu sítio de ligação nos receptores GABA$_A$, mas que não tem nenhuma eficácia e, portanto, atua como antagonista. Inicialmente, foi relatada a ausência de efeitos sobre o comportamento ou sobre convulsões induzidas por substâncias quando administrado de maneira isolada, e estudos posteriores constataram que ele tem alguma atividade "ansiogênica" e proconvulsivante, o que pode indicar uma atividade moduladora alostérica negativa fraca. O flumazenil pode ser utilizado para reverter o efeito da superdosagem de benzodiazepínicos (em geral, administrado apenas se a respiração estiver gravemente deprimida) ou para reverter o efeito de benzodiazepínicos, como o midazolam, utilizados em procedimentos cirúrgicos de pequeno porte. O flumazenil atua rápido e de forma eficaz quando administrado por injeção, porém a duração de sua ação é de apenas cerca de 2 horas, de modo que a sonolência tende a retornar. Podem ocorrer convulsões em pacientes tratados com flumazenil, o que é mais comum em pacientes que recebem ADTs (ver Capítulo 48). Os relatos de que o flumazenil melhora o estado mental de pacientes com doença hepática grave (encefalopatia hepática) e intoxicação alcoólica não foram confirmados em ensaios clínicos controlados.

Os fármacos que se ligam ao sítio dos benzodiazepínicos e exercem o efeito oposto ao dos benzodiazepínicos convencionais (moduladores alostéricos negativos, ver Capítulo 2) produzem sinais de aumento da ansiedade, pânico e convulsões. Incluem o etil-β-carbolina-3-carboxilato (βCCE) e alguns análogos dos benzodiazepínicos.

EFEITOS E USOS FARMACOLÓGICOS

Os principais efeitos dos benzodiazepínicos são os seguintes:

- Redução da ansiedade e da agressividade
- Indução do sono (ver seção sobre fármacos hipnóticos)
- Redução do tônus muscular
- Efeito anticonvulsivante
- Amnésia anterógrada.

Redução da ansiedade e da agressividade

Os benzodiazepínicos possuem efeitos ansiolíticos rápidos, reduzindo a ansiedade tanto em seres humanos quanto em modelos animais após uma dose única. Com a possível exceção do alprazolam (ver Tabela 45.1), os benzodiazepínicos não apresentam efeitos antidepressivos. Paradoxalmente, os benzodiazepínicos podem produzir aumento da irritabilidade e da agressividade em alguns indivíduos. Isso parece ser particularmente pronunciado com o triazolam de ação ultracurta (o que levou à sua retirada no Reino Unido e em alguns outros países) e costuma ser mais comum com os compostos de ação curta. Trata-se provavelmente de uma manifestação da síndrome de abstinência dos benzodiazepínicos, que ocorre com todos esses fármacos, mas que é mais aguda com fármacos cuja ação desaparece de maneira rápida.

Os benzodiazepínicos são recomendados para o tratamento dos estados de ansiedade aguda, emergências comportamentais e durante procedimentos como a endoscopia. São também utilizados como medicação pré-anestésica antes de cirurgias (tanto médicas quanto dentárias). Nessas circunstâncias, as suas propriedades ansiolíticas, sedativas e amnésicas podem ser benéficas. O midazolam por via intravenosa pode ser utilizado para induzir a anestesia (ver Capítulo 41).

Redução do tônus muscular

Os benzodiazepínicos reduzem o tônus muscular por uma ação central sobre os receptores GABA$_A$, sobretudo na medula espinal.

O aumento do tônus muscular constitui uma característica comum dos estados de ansiedade nos seres humanos e pode contribuir para as dores, incluindo cefaleia, que com frequência incomodam os pacientes ansiosos. Por conseguinte, o efeito relaxante dos benzodiazepínicos pode ser clinicamente útil. Uma redução do tônus muscular parece ser possível, sem perda apreciável da coordenação. Entretanto, com a sua administração intravenosa na anestesia e em superdosagem, quando esses fármacos são utilizados de forma não medicinal, pode ocorrer obstrução das vias respiratórias. Outros usos clínicos dos relaxantes musculares são discutidos no Capítulo 14.

Efeitos anticonvulsivantes

Todos os benzodiazepínicos demonstram atividade anticonvulsivante em testes com animais de laboratório. São muito efetivos contra convulsões induzidas quimicamente por **pentilenotetrazol**, **bicuculina** e fármacos semelhantes que atuam por meio de bloqueio dos receptores GABA$_A$ (ver Capítulos 38 e 46), porém são menos efetivos contra convulsões eletricamente induzidas.

O **clonazepam** (ver Tabela 45.1), o **diazepam**, o **midazolam** e o **lorazepam** são utilizados no tratamento da epilepsia (ver Capítulo 46). Podem ser administrados por via intravenosa para controlar convulsões que comportam risco de vida no estado de mal epiléptico. O diazepam pode ser administrado por via retal em crianças para controlar as convulsões agudas. Observa-se o desenvolvimento de tolerância às ações anticonvulsivantes dos benzodiazepínicos.

Amnésia anterógrada

Os benzodiazepínicos impedem a memória de acontecimentos experimentados durante a sua influência, um efeito não observado com outros depressores do SNC. Assim, pequenos procedimentos cirúrgicos ou invasivos podem ser realizados sem deixar memórias desagradáveis. O **flunitrazepam** (mais conhecido do público geral por um de seus nomes comerciais, Rohypnol) é infame como droga de violação, e as vítimas com frequência têm dificuldade em lembrar-se exatamente do ocorrido durante o ataque.

Acredita-se que a amnésia se deva à ligação dos benzodiazepínicos a receptores $GABA_A$ que contêm a subunidade α5. Camundongos com nocaute de α5 apresentam um fenótipo de aprendizagem e memória aprimorado. Isso levanta a possibilidade de que um modulador alostérico negativo seletivo da subunidade α5 possa melhorar a memória.

Aspectos farmacocinéticos

Os benzodiazepínicos são bem absorvidos quando administrados por via oral, em geral com um pico de concentração plasmática em cerca de 1 hora. Alguns (p. ex., oxazepam, lorazepam) são absorvidos de maneira mais lenta. Ligam-se fortemente às proteínas plasmáticas, e a sua elevada lipossolubilidade faz com que muitos deles se acumulem gradualmente no tecido adiposo periférico. Normalmente, são administrados por via oral, mas podem ser usados por via intravenosa (p. ex. diazepam no estado de mal epiléptico, midazolam na anestesia), via bucal ou retal. A injeção intramuscular tende a resultar em absorção lenta.

Todos os benzodiazepínicos são metabolizados e, por fim, excretados como conjugados de glucuronídeos na urina. Variam acentuadamente na duração de sua ação e podem ser divididos, de maneira mais genérica, em compostos de ação curta, média e longa (ver Tabela 45.1). A duração da ação influencia o seu uso: os compostos de ação curta são hipnóticos úteis com efeito de ressaca reduzido ao acordar, enquanto os de ação prolongada são mais úteis como fármacos ansiolíticos e anticonvulsivantes. Vários deles são convertidos em metabólitos ativos, como o N-desmetil diazepam (**nordazepam**), que possui meia-vida de cerca de 60 horas, o que explica a tendência de muitos benzodiazepínicos a produzir efeitos cumulativos e ressaca prolongada quando são administrados repetidas vezes. Os compostos de curta duração são fármacos metabolizados diretamente por conjugação com glucuronídeo.

O avanço da idade afeta a velocidade das reações oxidativas mais do que a das reações de conjugação. Por conseguinte, o efeito dos benzodiazepínicos de ação prolongada tende a aumentar com a idade, e é comum o desenvolvimento insidioso de sonolência e confusão por esse motivo.[4]

EFEITOS ADVERSOS

Esses efeitos podem ser divididos em:

- Efeitos tóxicos em decorrência de superdosagem aguda
- Efeitos adversos que ocorrem durante o uso terapêutico normal
- Tolerância e dependência.

Toxicidade aguda

Os benzodiazepínicos em superdosagem aguda são bem menos perigosos do que outros fármacos ansiolíticos/hipnóticos. Uma vez que esses agentes são frequentemente usados em tentativas de suicídio, essa é uma vantagem importante. Em superdosagem, os benzodiazepínicos provocam sono prolongado, sem depressão grave da respiração ou da função cardiovascular. Entretanto, havendo outros depressores do SNC, em particular álcool e opioides, os benzodiazepínicos podem causar depressão respiratória grave e até potencialmente fatal. Esse é um problema frequente quando os benzodiazepínicos são usados de maneira não medicinal (ver Capítulos 50 e 59). A disponibilidade de um antagonista eficaz, o flumazenil, significa que os efeitos de uma superdosagem aguda podem ser neutralizados,[5] o que não é possível com a maioria dos depressores do SNC.

Efeitos colaterais durante o uso terapêutico

Os principais efeitos colaterais dos benzodiazepínicos consistem em sonolência, confusão, amnésia e comprometimento da coordenação, o que prejudica de maneira considerável as habilidades manuais, como o desempenho em dirigir veículos. Os benzodiazepínicos potencializam o efeito depressor de outras substâncias, incluindo álcool, de um modo mais do que aditivo. A duração de ação longa e imprevisível de muitos benzodiazepínicos é importante em relação aos efeitos colaterais. Os fármacos de ação prolongada, como o nitrazepam, raramente são utilizados como hipnóticos, e até mesmo os compostos de ação mais curta, como o lorazepam, podem produzir um prejuízo substancial no desempenho laboral e na capacidade de dirigir veículos.

Tolerância e dependência

Ocorre tolerância (ou seja, aumento gradual da dose necessária para produzir o efeito desejado) com todos os benzodiazepínicos, assim como a dependência, que constitui a sua principal desvantagem. A tolerância parece representar uma mudança no nível dos receptores, porém o mecanismo envolvido não está bem compreendido.

No nível dos receptores, o grau de tolerância é determinado tanto pelo número de sítios ocupados (i. e., pela dose) quanto pela duração de ocupação dos sítios (que pode variar de acordo com o uso terapêutico). Por conseguinte, ocorre desenvolvimento de tolerância acentuada quando os benzodiazepínicos são usados de modo contínuo no tratamento da epilepsia, ao passo que há uma menor tolerância ao efeito indutor do sono no caso dos agentes de ação curta, quando o indivíduo está relativamente livre do fármaco durante o dia. Ainda não foi esclarecido até que ponto ocorre desenvolvimento de tolerância ao efeito ansiolítico.

Os benzodiazepínicos produzem dependência, o que constitui um importante problema e a principal razão por que não são recomendados como tratamento de primeira linha para transtornos de ansiedade. Em seres humanos e pacientes, a interrupção abrupta do tratamento com benzodiazepínicos depois de semanas ou meses provoca ansiedade de rebote intensificada, juntamente com tremor, tontura, zumbido, perda de peso e perturbação do sono, devido ao aumento do movimento rápido dos olhos (REM). Recomenda-se que os benzodiazepínicos sejam retirados de maneira gradual por meio de redução gradativa da dose. A retirada após administração crônica provoca sintomas físicos, sobretudo nervosismo, tremores, perda do apetite e,

---

[4] Aos 91 anos de idade, a avó de um dos autores estava cada vez mais esquecida e levemente "maluca", tendo tomado nitrazepam regularmente para a insônia durante anos. Para vergonha do autor, foi preciso um clínico geral astuto que diagnosticasse o problema. A suspensão da prescrição do nitrazepam produziu uma acentuada melhora.

[5] Na prática, em geral os pacientes são deixados dormindo, visto que existe um risco de convulsões com o flumazenil; entretanto, esse fármaco pode ser útil no diagnóstico para excluir o coma de outras causas.

algumas vezes, convulsões.⁶ A síndrome de abstinência é de início mais lento que a dos opioides, provavelmente devido à meia-vida plasmática longa da maioria dos benzodiazepínicos. No caso do diazepam, os sintomas de abstinência podem levar até 3 semanas para se manifestarem. Os benzodiazepínicos de ação curta causam efeitos de abstinência mais abruptos.

Os sintomas de abstinência físicos e psicológicos dificultam o abandono dos benzodiazepínicos, porém a fissura (*i. e.*, a dependência psicológica grave que ultrapassa a síndrome de abstinência física), que ocorre com muitas substâncias de abuso (ver Capítulo 50), é menos problemática.

USO NÃO MEDICINAL

Com frequência, os benzodiazepínicos são usados para fins não medicinais, frequentemente ingeridos em combinação com outros fármacos, como opioides ou álcool (ver Capítulo 50). A maior parte do uso ilícito provém de desvio de benzodiazepínicos prescritos, porém o etizolam, sintetizado de maneira ilícita, tornou-se recentemente muito disponível, em particular na Escócia. Os benzodiazepínicos induzem uma sensação de calma e redução da ansiedade, e os usuários descrevem um estado onírico, em que se sentem protegidos da realidade. O risco de superdosagem é bastante aumentado quando os benzodiazepínicos são utilizados em combinação com álcool. Ocorrem tolerância e dependência física, conforme já descrito.

GABAPENTINOIDES

Originalmente desenvolvido como fármaco para o tratamento da epilepsia, o gabapentinoide **pregabalina** é hoje um fármaco ansiolítico de segunda linha, utilizado em pacientes que não respondem a um fármaco serotoninérgico ou em pacientes que não conseguem tolerar os efeitos colaterais dos ISRSs/IRSNs (Baldwin et al., 2011). Seus efeitos clínicos se desenvolvem mais rápido que os dos ISRSs e, em geral, tornam-se evidentes dentro de 1 semana após o início do tratamento, porém não são tão rápidos quanto os efeitos dos benzodiazepínicos. Têm também efeito sedativo. Em pacientes com TAG, foi constatado que a pregabalina também melhora os sintomas associados de depressão e reduz o transtorno do sono. Em geral, a pregabalina é bem tolerada, mas pode causar sonolência e tontura, embora esses efeitos colaterais possam ser mais bem tolerados do que algumas outras opções de tratamento. A interrupção abrupta está associada à abstinência, sugerindo o desenvolvimento de alterações adaptativas, e há uma conscientização crescente do potencial não medicinal dos gabapentinoides, em particular nos indivíduos com histórico de outro transtorno por uso de substância (ver Capítulo 50). Diferentemente de muitos outros ansiolíticos, a pregabalina é excretada de modo inalterado, o que pode ser vantajoso em pacientes com comprometimento hepático, mas não naqueles com doença renal.

OUTROS FÁRMACOS ANSIOLÍTICOS POTENCIAIS

O TEPT é causado pela experiência de acontecimentos estressantes, assustadores ou angustiantes. Com frequência, os pacientes revivem os eventos traumáticos por meio de

---

> **Benzodiazepínicos**
>
> - Atuam pela sua ligação a um sítio modulador alostérico específico no receptor GABA$_A$, aumentando, assim, o efeito inibitório do GABA. Existem subtipos do receptor GABA$_A$ em diferentes regiões do cérebro, que diferem nos seus efeitos funcionais
> - Os benzodiazepínicos ansiolíticos são agonistas nesse sítio modulador. Outros benzodiazepínicos (p. ex., **flumazenil**) são antagonistas ou moduladores alostéricos negativos fracos e impedem as ações dos benzodiazepínicos ansiolíticos. Os moduladores alostéricos negativos fortes (não usados clinicamente) são ansiogênicos e pró-convulsivantes
> - Os efeitos ansiolíticos são modulados por receptores GABA$_A$ que contêm a subunidade α2, enquanto a sedação ocorre por meio dos receptores que têm a subunidade α1
> - Os benzodiazepínicos causam:
>   - Redução da ansiedade e de agressividade
>   - Sedação, levando a uma melhora da insônia
>   - Relaxamento muscular e perda da coordenação motora
>   - Supressão das convulsões (efeito antiepiléptico)
>   - Amnésia anterógrada
> - As diferenças no perfil farmacológico de diferentes benzodiazepínicos são mínimas; o **clonazepam** parece exercer ação mais anticonvulsivante em relação a seus outros efeitos
> - Os benzodiazepínicos são ativos por via oral e diferem sobretudo na sua duração de ação. Os agentes de ação curta (p. ex., **lorazepam** e **temazepam**, com meias-vidas de 8 a 12 horas) são metabolizados a compostos inativos e utilizados principalmente como comprimidos para dormir. Alguns agentes de ação longa (p. ex., **diazepam** e **clordiazepóxido**) são convertidos em um metabólito ativo de longa duração (**nordazepam**)
> - Alguns são usados por via intravenosa, por exemplo, **diazepam** e **lorazepam** no estado de mal epiléptico, e **midazolam** na anestesia
> - Os benzodiazepínicos são relativamente seguros em superdosagem. Suas principais desvantagens são a sua interação com o álcool, os efeitos de "ressaca" de longa duração e o desenvolvimento de tolerância e dependência física – a síndrome de abstinência característica com a interrupção do uso.

pesadelos e *flashbacks* e podem experimentar sentimentos de isolamento, irritabilidade e culpa. Os sintomas consistem em ansiedade, depressão e insônia. Se o tratamento com psicoterapia não for bem-sucedido, pode-se tentar a terapia farmacológica com fármacos ansiolíticos/antidepressivos (ver Capítulo 48) (p. ex., **paroxetina, sertralina** e **mirtazapina**). Além disso, os agentes hipnóticos (ver adiante) podem ajudar a dormir.

Um avanço recente foi o reconhecimento de que as memórias negativas e desagradáveis que estão na base do medo não são necessariamente permanentes. Quando essas memórias são reativadas (recordadas), elas retornam de maneira transitória a um estado lábil, que pode ser interrompido. Nos seres humanos, o propranolol, quando administrado antes da reativação da memória, pode apagar as emoções negativas associadas a memórias traumáticas (AlOkda et al., 2019). A cetamina, a psilocibina, a dietilamida

---

⁶Os sintomas de abstinência podem ser mais graves. Um familiar de um dos autores, aconselhado a interromper o uso de benzodiazepínicos depois de 20 anos, sofreu alucinações e, um dia, arrancou todas as cortinas, convencido de que estavam pegando fogo.

do ácido lisérgico (LSD), a dimetiltriptamina (encontrada na ayahuasca) e a 3,4-metilenodioximetanfetamina (MDMA ou *ecstasy*) podem ter um efeito semelhante (Glavonic et al., 2022). A interrupção das memórias desagradáveis dessa maneira pode proporcionar um novo tratamento para o TEPT.

Além dos mecanismos do GABA e da 5-HT já discutidos, muitos outros transmissores e hormônios têm sido implicados nos transtornos de ansiedade e do pânico, especificamente a noradrenalina, o glutamato, a melatonina, o fator liberador de corticotropina, a colecistocinina (CCK), a substância P, o neuropeptídeo Y, a galanina, as orexinas e os neuroesteroides. A agomelatina, um agonista dos receptores da melatonina, foi licenciada para o tratamento da depressão (ver Capítulo 48), enquanto inibidores da captação de serotonina e noradrenalina são usados como alternativa aos ISRSs, porém outros alvos potenciais ainda resultarão em novos tratamentos.

> **Uso clínico de fármacos como ansiolíticos**
>
> - Os antidepressivos (inibidores seletivos da captação de serotonina [ISRSs] ou os inibidores da captação de serotonina/noradrenalina [IRSNs]) constituem agora os principais fármacos usados no tratamento da ansiedade, particularmente quando associada à depressão. Seus efeitos são de início lento (> 2 semanas)
> - Os benzodiazepínicos são agora recomendados apenas como medida a curto prazo, habitualmente limitados ao alívio agudo da ansiedade grave e debilitante.

FÁRMACOS USADOS NO TRATAMENTO DA INSÔNIA (FÁRMACOS HIPNÓTICOS)

A insônia pode ser *transitória*, em pessoas que costumam dormir bem, mas que precisam trabalhar por turnos ou que apresentam dissincronose (*jet lag*); de *curta duração*, habitualmente devido a uma doença ou problema emocional; ou *crônica*, quando existe uma causa subjacente, como ansiedade, depressão, transtorno por uso de substância, dor, prurido ou dispneia. Enquanto na ansiedade e na depressão o transtorno psiquiátrico subjacente deve ser tratado, a melhoria dos padrões de sono pode melhorar a condição subjacente. Os fármacos utilizados no tratamento da insônia são os seguintes:

- Benzodiazepínicos. Os benzodiazepínicos de ação curta (p. ex., lorazepam e temazepam) são utilizados no tratamento da insônia, visto que têm pouco efeito de ressaca. A meia-vida curta possibilita um maior tempo livre do fármaco, reduzindo, assim, o desenvolvimento de tolerância. O diazepam, que tem ação mais prolongada, pode ser utilizado no tratamento da insônia associada à ansiedade diurna
- Fármacos Z (p. ex., **zaleplona, zolpidem** e **zopiclona**). Embora sejam quimicamente distintos, esses hipnóticos de ação curta atuam no sítio dos benzodiazepínicos nos receptores $GABA_A$ que contêm a subunidade α1. Não apresentam atividade ansiolítica apreciável. A **eszopiclona** é o estereoisômero ativo da zopiclona
- **Clometiazol**. Atua como modulador alostérico positivo dos receptores $GABA_A$, agindo em um sítio distinto daquele dos benzodiazepínicos

- Agonistas dos receptores de melatonina. A **melatonina**, a **ramelteona** e a **tasimelteona** são agonistas nos receptores MT_1 e MT_2 (ver Capítulo 39). Mostram-se eficazes no tratamento da insônia em indivíduos idosos e crianças autistas, bem como em indivíduos totalmente cegos
- Antagonista do receptor de orexina. O **suvorexanto** é um antagonista dos receptores OX_1 e OX_2, que modula as ações das orexinas, isto é, transmissores peptídicos no SNC que são importantes no estabelecimento do ritmo circadiano. Os níveis de orexina normalmente estão elevados durante o dia e baixos à noite, de modo que o fármaco reduz o estado de vigília
- Os anti-histamínicos[7] (ver Capítulo 25; p. ex., **difenidramina** e **prometazina**) podem ser utilizados para induzir o sono. Estão incluídos em várias preparações de venda livre. A **mirtazapina** é um antidepressivo bloqueador dos receptores (ver Capítulo 48) com propriedades antagonista dos receptores de histamina H_1 e H_2, e muitos dos antidepressivos mais antigos (ADTs e IMAOs), bem como alguns fármacos antipsicóticos (ver Tabela 47.1), incluem um antagonismo H_1 e podem beneficiar indivíduos com insônia
- Outros fármacos diversos (p. ex., **hidrato de cloral** e **meprobamato**). Esses fármacos não são mais recomendados, porém os hábitos terapêuticos são difíceis de abandonar, de modo que são utilizados em certas ocasiões.

INDUÇÃO DO SONO PELOS BENZODIAZEPÍNICOS

Os benzodiazepínicos diminuem o tempo necessário para adormecer e aumentam a duração total do sono, embora este último efeito só ocorra em indivíduos que normalmente dormem menos de cerca de 6 horas por noite. Com o uso de agentes que apresentam curta duração de ação (p. ex., zolpidem ou temazepam), é possível evitar um efeito de ressaca pronunciado ao despertar.

Com base em medições eletroencefalográficas, é possível reconhecer vários níveis do sono. O sono REM é de importância psicológica particular e está associado aos sonhos; consiste em sono de ondas lentas, que corresponde ao nível mais profundo do sono, quando a taxa metabólica e a secreção de esteroides suprarrenais estão em seu nível mais baixo, e a secreção de hormônio do crescimento está em seu ponto mais alto (ver Capítulo 33). A maioria dos fármacos hipnóticos reduz a proporção de sono REM, porém os benzodiazepínicos o afetam menos do que outros hipnóticos, e o zolpidem é o que menos o afeta. A interrupção artificial do sono REM provoca irritabilidade e ansiedade, mesmo quando a quantidade total de sono não é reduzida, e o sono REM perdido é compensado no final dessa experiência por um aumento de rebote. O mesmo rebote do sono REM é observado no final de um período de administração de benzodiazepínicos ou outros hipnóticos. A proporção de sono de ondas lentas é significativamente reduzida pelos benzodiazepínicos, embora a secreção do hormônio do crescimento não seja afetada.

A Figura 45.4 mostra a melhora das avaliações subjetivas da qualidade do sono produzida por um benzodiazepínico e a diminuição de rebote no final de um período de 32 semanas

---

[7]Este é um exemplo interessante de um efeito colateral adverso inicial – a sedação não é desejada no tratamento da febre do feno – tornando-se posteriormente um uso terapêutico.

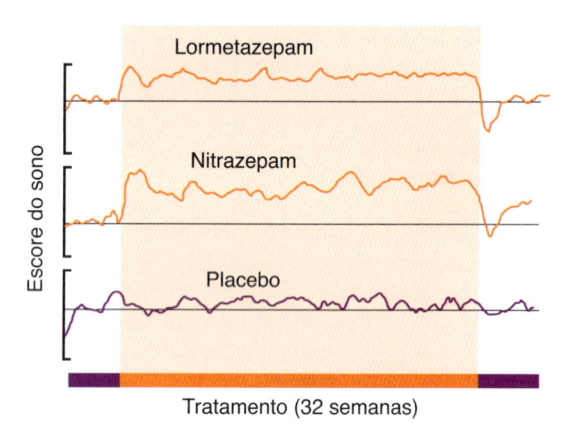

Figura 45.4 Efeitos do tratamento com benzodiazepínicos a longo prazo sobre a qualidade do sono. Em casos duplo-cegos, um grupo de 100 indivíduos com problemas do sono receberam 5 mg de lormetazepam, 2 mg de nitrazepam ou placebo todas as noites, durante 24 semanas, sendo o período do teste precedido e seguido de 4 semanas de tratamento com placebo. Foram solicitados a avaliar, em uma escala de classificação subjetiva, a qualidade do sono em cada noite, e os resultados são expressos como média de 5 dias dessas pontuações. A melhora na qualidade do sono foi mantida durante o período de teste de 24 semanas e foi seguida de um agravamento de "rebote" do sono quando terminou o período do teste. (De Oswald, I., et al., 1982. Br. Med. J. 284, 860-864.)

de tratamento farmacológico. É notável observar que, embora a tolerância aos efeitos objetivos, como redução da latência do sono, ocorra em poucos dias, isso não é óbvio nas avaliações subjetivas.

Entretanto, os benzodiazepínicos são, agora, apenas recomendados para tratamento de curta duração da insônia. Há desenvolvimento de tolerância no decorrer de 1 a 2 semanas com uso contínuo e, após interrupção, ocorrem insônia de rebote e abstinência.

Fármacos hipnóticos

- Os fármacos que potencializam a ação do GABA nos receptores GABA$_A$ (p. ex., benzodiazepínicos, **zolpidem**, **zopiclona**, **zaleplona** e **clometiazol**) são utilizados para induzir o sono
- Os fármacos com meia-vida mais curta no corpo reduzem a incidência de ressaca na manhã seguinte
- Os fármacos com propriedades antagonistas dos receptores H$_1$ induzem sedação e sono
- Foram desenvolvidos fármacos com novos mecanismos de ação, por exemplo, agonistas dos receptores de melatonina e antagonistas dos receptores de orexina.

Uso clínico dos hipnóticos ("comprimidos para dormir")

- A causa da insônia deve ser estabelecida antes da administração de fármacos hipnóticos. As causas comuns consistem em transtorno por uso de álcool ou por uso de substâncias (ver Capítulo 50), distúrbios físicos ou transtornos psiquiátricos (particularmente depressão)
- Os antidepressivos tricíclicos (ver Capítulo 48) causam sonolência, de modo que podem "matar dois coelhos com uma cajadada só" se forem tomados à noite por pacientes deprimidos com transtorno do sono
- O tratamento ideal da insônia crônica com frequência consiste em mudança de comportamento (p. ex., aumentar a quantidade de exercício, permanecer acordado durante o dia), e não na administração de fármacos
- Os benzodiazepínicos só devem ser usados por curtos períodos de tempo (< 4 semanas) e nos casos de insônia grave. Podem ser úteis durante algumas noites, quando a insônia é causada por fatores transitórios, como internação hospitalar, dissincronose (*jet lag*) ou procedimento iminente
- Os fármacos usados no tratamento da insônia incluem:
  - Benzodiazepínicos (p. ex., **temazepam**) e fármacos relacionados (p. ex., **zolpidem**, **zopiclona**, que também atuam no sítio de ligação dos benzodiazepínicos)
  - **Hidrato de cloral** e **triclofos**, que no passado eram usados em crianças, mas que raramente se justificam
  - Os anti-histamínicos sedativos (p. ex., **prometazina**), que provocam sonolência (ver Capítulo 25), são menos adequados para o tratamento da insônia. Podem comprometer o desempenho no dia seguinte.

BIBLIOGRAFIA E LEITURA COMPLEMENTAR

AlOkda, A.M., Nasr, M.M., Amin, S.N., 2019. Between an ugly truth and a perfect lie: wiping off fearful memories using beta-adrenergic receptors antagonists. J. Cell. Physiol. 234, 5722–5727.

Baldwin, D., Woods, R., Lawson, R., Taylor, D., 2011. Efficacy of drug treatments for generalised anxiety disorder: systematic review and meta-analysis. BMJ 342, d1199.

Bandelow, B., Michaelis, S., Wedekind, 2017. Treatment of anxiety disorders. Dialogues Clin. Neurosci. 19, 93–107.

British Association for Psychopharmacology guidelines for treatment of anxiety disorders. Available at: https://www.bap.org.uk/pdfs/BAP_Guidelines-Anxiety.pdf.

Campos, A.C., V Fogaça, M., Aguiar, D.C., Guimarães, F.S., 2013. Animal models of anxiety disorders and stress. Braz. J. Psychiatry 35 (Suppl. 2), S101–S111.

Ennaceur, A., Chazot, P.L., 2016. Preclinical animal anxiety research – flaws and prejudices. Pharmacol. Res. Perspect. 4, e00223.

Garakani, A., Murrough, J.W., Freire, R.C., et al., 2020. Pharmacotherapy of anxiety disorders: current and emerging treatment options. Front. Psychiatry. 11, 595584.

Glavonic, E., Mitic, M., Adzic, M., 2022. Hallucinogenic drugs and their potential for treating fear-related disorders: through the lens of fear extinction. J. Neurosci. Res. 100, 947–969.

Jacob, T.C., Michels, G., Silayeva, L., Haydonm, J., Succol, F., Moss, S.J., 2012. Benzodiazepine treatment induces subtype-specific changes in GABA$_A$ receptor trafficking and decreases synaptic inhibition. Proc. Natl. Acad. Sci. U. S. A. 109, 18595–18600.

Murrough, J.W., Yaqubi, S., Sayed, S., Charney, D.S., 2015. Emerging drugs for the treatment of anxiety. Expert Opin. Emerg. Drugs 20, 393–406.

Skolnick, P., 2012. Anxioselective anxiolytics: on a quest for the holy grail. Trends Pharmacol. Sci. 33, 611–620.

Tan, K.R., Rudolph, U., Lüscher, C., 2011. Hooked on benzodiazepines: GABA$_A$ receptor subtypes and addiction. Trends Neurosci. 34, 188–197.

Wensel, T.M., Powe, K.W., Cates, M.E., 2012. Pregabalin for the treatment of generalized anxiety disorder. Ann. Pharmacother. 46, 424–429.

Fármacos Antiepilépticos

Sistema Nervoso • SEÇÃO 4
46

CONSIDERAÇÕES GERAIS

Neste capítulo, descrevemos a natureza da epilepsia, os mecanismos neurobiológicos subjacentes envolvidos e os modelos animais que podem ser usados para o seu estudo. Em seguida, prosseguiremos com a descrição das várias classes de fármacos utilizados para tratá-la, os mecanismos pelos quais atuam e suas características farmacológicas.

Os relaxantes musculares de ação central são discutidos de forma sucinta no fim do capítulo.

INTRODUÇÃO

A epilepsia é uma doença muito comum, caracterizada por *convulsões*, que assumem várias formas e que resultam de descargas neuronais episódicas. O tipo de convulsão que ocorre depende da parte do cérebro afetada. A epilepsia acomete 0,5 a 1% da população, ou seja, cerca de 50 milhões de pessoas em todo o mundo. Pode ser de origem genética (com frequência referida como idiopática) ou desenvolver-se após dano cerebral, como trauma, acidente vascular cerebral (AVC), infecção ou crescimento tumoral, ou em associação a outros tipos de doença neurológica. Em muitas situações, a causa é desconhecida. A epilepsia é tratada sobretudo com fármacos, porém é possível recorrer à cirurgia do cérebro para casos graves especiais. Os fármacos antiepilépticos atuais são efetivos para controlar as convulsões em cerca de 70% dos casos, porém o seu uso costuma ser limitado por efeitos colaterais. Os fármacos antiepilépticos também são utilizados no tratamento ou na prevenção de convulsões causadas por outros distúrbios cerebrais, como, por exemplo, trauma (inclusive após neurocirurgia), infecção (como adjuvante de antibióticos), tumores cerebrais e acidente vascular cerebral. Por essa razão, são algumas vezes denominados *anticonvulsivantes*, em vez de *antiepilépticos*. Cada vez mais, constata-se que alguns fármacos antiepilépticos têm efeitos benéficos em distúrbios não convulsivos, como dor neuropática (ver Capítulo 43), depressão bipolar (ver Capítulo 48) e ansiedade (ver Capítulo 45). Foram desenvolvidos muitos fármacos antiepilépticos novos ao longo dos últimos 30 anos, na tentativa de melhorar sua eficácia e o perfil de efeitos colaterais. Os avanços têm sido constantes, mas não espetaculares, e a epilepsia continua sendo um problema difícil.

NATUREZA DA EPILEPSIA

O termo *epilepsia* é empregado para definir um grupo de distúrbios neurológicos nos quais ocorrem convulsões periódicas. Pode ser de origem genética ou resultar de alterações estruturais, infecciosas, metabólicas e imunes. Para informações sobre as causas subjacentes da epilepsia, ver Shorvon et al. (2019). Conforme explicado adiante, nem todas as crises envolvem convulsões. As crises estão associadas à descarga episódica de alta frequência de impulsos por um grupo de neurônios (algumas vezes referido como *foco*) no cérebro. O que começa como uma descarga local anormal pode, em seguida, propagar-se para outras áreas do cérebro. O local da descarga primária e a extensão de sua propagação determinam os sintomas produzidos, que variam desde um breve lapso de atenção até uma crise convulsiva completa com duração de vários minutos, bem como sensações ou comportamentos estranhos. Os sintomas particulares produzidos dependem da função da região do cérebro afetada. Assim, o envolvimento do córtex motor provoca convulsões, o do hipotálamo causa descarga autonômica periférica, e o da formação reticular na parte superior do tronco encefálico leva à perda da consciência.

A atividade elétrica anormal durante e após uma convulsão pode ser detectada por registro eletroencefalográfico (EEG) a partir de eletrodos distribuídos na superfície do couro cabeludo. É possível reconhecer vários tipos de convulsões com base na natureza e na distribuição da descarga anormal (Figura 46.1). As modernas técnicas de imagem cerebral, como a ressonância magnética e a tomografia por emissão de pósitrons, são agora utilizadas de forma rotineira na avaliação de pacientes com convulsões (Figura 46.2) (Bernasconi et al., 2019).

TIPOS DE EPILEPSIA

A classificação clínica da epilepsia é feita com base nas características da convulsão, e não da causa ou patologia subjacente. Existem duas categorias principais de convulsões, as *convulsões focais* (ou parciais, localizadas em uma parte do cérebro) e as *convulsões generalizadas* (que envolvem todo o cérebro).

CONVULSÕES FOCAIS

As convulsões focais (parciais) são aquelas em que a descarga começa localmente e, com frequência, permanece localizada. Os sintomas dependem da região ou regiões do cérebro envolvidas e consistem em contrações musculares involuntárias, experiências sensitivas anormais ou descarga autonômica ou efeitos sobre o humor e o comportamento – com frequência denominada *epilepsia psicomotora* –, que podem surgir a partir de um foco em um lobo temporal. A descarga no EEG nesse tipo de epilepsia costuma estar confinada a um hemisfério (ver Figura 46.1D). As convulsões focais frequentemente podem ser atribuídas a lesões cerebrais locais, e a sua incidência aumenta com a idade. Nas convulsões focais complexas, pode ocorrer perda de consciência no início da crise ou um pouco mais tarde, quando a descarga tiver se propagado de seu local de origem para regiões da formação reticular do tronco encefálico. Em alguns indivíduos, uma convulsão focal pode, durante a crise, se tornar generalizada, quando a atividade neuronal anormal se propaga por todo o cérebro.

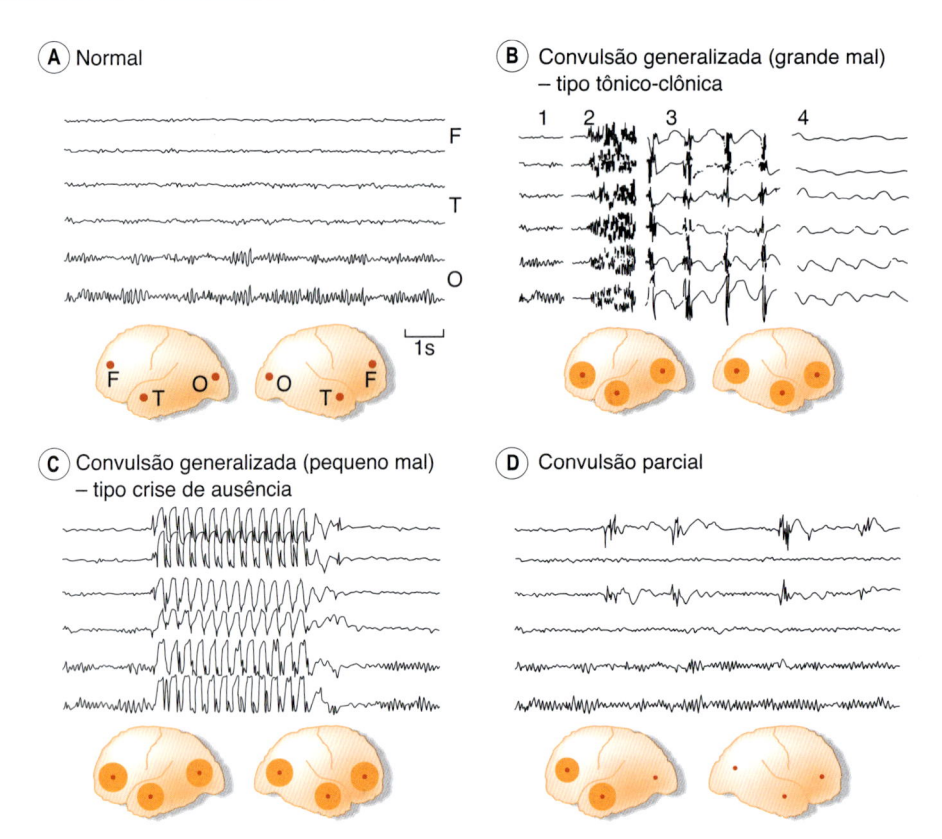

Figura 46.1 Registros eletroencefalográficos (EEG) na epilepsia. **A.** EEG normal registrado em pontos frontais (F), temporais (T) e occipitais (O) de ambos os lados, conforme mostrado no diagrama em detalhe. O ritmo α (10/s) pode ser observado na região occipital. **B.** Seções de EEG registrado durante uma crise tônico-clônica generalizada (grande mal): *1*, registro normal; *2*, início da fase tônica; *3*, fase clônica; *4*, coma pós-convulsivo. **C.** Crise de ausência generalizada (pequeno mal), mostrando o episódio breve e súbito de descarga de "pico e onda" de 3/s. **D.** Convulsão parcial com descargas anormais sincrônicas nas regiões frontal e temporal esquerdas. (De Eliasson, S.G. et al., 1978. Neurological Pathophysiology, second ed. Oxford University Press, New York.)

Um foco epiléptico no córtex motor resulta em crises, algumas vezes denominadas *epilepsia jacksoniana*,[1] que consistem em abalos repetitivos de determinado grupo muscular, que começam em um lado do corpo, com frequência no polegar, no hálux ou no ângulo da boca e propagam-se e podem envolver grande parte do corpo em cerca de 2 minutos antes de desaparecer. O paciente perde o controle voluntário das partes afetadas do corpo, mas não perde necessariamente a consciência. Na *epilepsia psicomotora*, a crise pode consistir em movimentos voluntários estereotipados, como movimentos de esfregar ou acariciar, ou comportamentos muito mais complexos, como se vestir, caminhar ou pentear os cabelos. Em geral, a convulsão tem uma duração de poucos minutos, quando então o paciente se recupera sem se lembrar do evento. O comportamento durante a convulsão pode ser estranho e acompanhado de forte resposta emocional.

CONVULSÕES GENERALIZADAS

As convulsões generalizadas envolvem todo o cérebro, inclusive o sistema reticular, produzindo, assim, uma atividade elétrica anormal em ambos os hemisférios. A perda imediata de consciência é característica das convulsões generalizadas. Existem vários tipos de convulsões generalizadas; duas categorias importantes são as convulsões

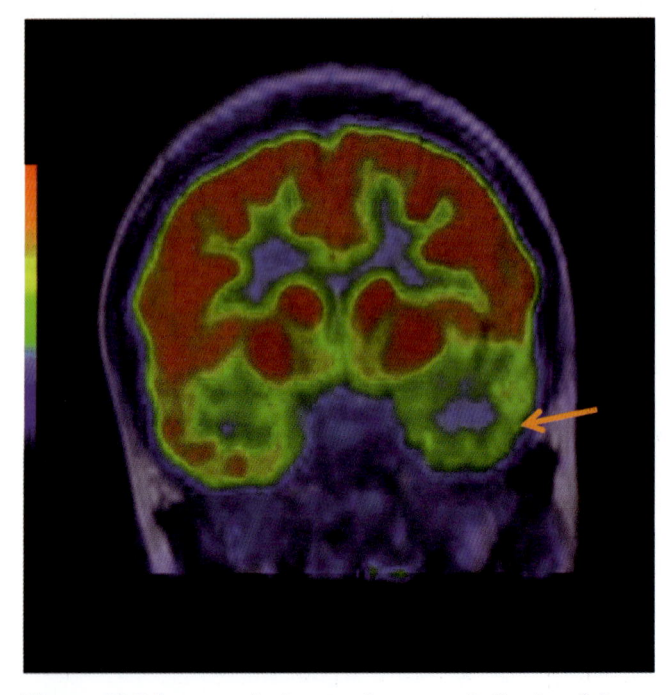

Figura 46.2 Imagem de tomografia por emissão de pósitrons (PET) com [^{18}F]-fluoro-2-desoxiglicose (FDG) do cérebro de uma paciente com epilepsia do lobo temporal. A área interictal de hipometabolismo no lobo temporal esquerdo (*seta*) é sugestiva do local do foco epiléptico. (Imagem gentilmente cedida pelo Prof. John Duncan e pelo Prof. Peter Ell, UCL Institute of Neurology, London.)

---

[1]Em homenagem a Hughlings Jackson, um destacado neurologista de Yorkshire, do século XIX, que publicou seu notável trabalho nos *Annals of the West Riding Lunatic Asylum*.

tônico-clônicas (antigamente designadas como "grande mal", ver Figura 46.1B) e as *crises de ausência* ("pequeno mal", ver Figura 46.1C); outras incluem convulsões mioclônicas, tônicas, atônicas e clônicas.

A *convulsão tônico-clônica* consiste em forte contração inicial de toda a musculatura, provocando espasmo extensor rígido e grito involuntário. A respiração cessa, e com frequência ocorrem defecação, micção e salivação. Essa fase tônica dura cerca de 1 minuto, durante o qual a face fica ruborizada e cianótica (uma importante distinção clínica da síncope, o principal distúrbio do qual as crises epilépticas precisam ser distinguidas, em que a face apresenta palidez acinzentada) e é seguida por uma série de abalos sincrônicos violentos, que gradualmente desaparecem depois de 2 a 4 minutos. O paciente permanece inconsciente por alguns minutos mais e, em seguida, recupera-se de forma gradual, sentindo-se mal e confuso. Podem ocorrer lesões durante o episódio convulsivo. O EEG mostra uma atividade contínua generalizada de alta frequência na fase tônica e uma descarga intermitente na fase clônica (ver Figura 46.1B).

As *crises de ausência* ocorrem em crianças; são muito menos dramáticas, mas podem acontecer com mais frequência (muitas crises por dia) do que as convulsões tônico-clônicas. O paciente interrompe de repente o que quer que estivesse fazendo, algumas vezes parando de falar no meio de uma frase, e olha no vazio por alguns segundos, com pouco ou nenhum distúrbio motor. Os pacientes não têm consciência daquilo que os cerca e recuperam-se de súbito, sem quaisquer efeitos posteriores. O padrão do EEG mostra uma descarga rítmica característica durante o período da convulsão (ver Figura 46.1C). A ritmicidade parece ser causada por retroalimentação oscilatória entre o córtex e o tálamo, sendo as propriedades especiais dos neurônios talâmicos dependentes dos canais de cálcio do tipo T que expressam. O padrão difere daquele observado nas convulsões focais, em que uma descarga assincrônica de alta frequência propaga-se a partir de um foco local. Por conseguinte, os fármacos utilizados especificamente no tratamento das crises de ausência atuam sobretudo por meio do bloqueio dos canais de cálcio do tipo T, enquanto os fármacos efetivos contra outros tipos de epilepsia atuam mais pelo bloqueio dos canais de sódio ou por potencialização da inibição mediada pelo GABA.

Um tipo particularmente grave de epilepsia, a *síndrome de Lennox-Gastaut*, ocorre em crianças e está associada à deficiência intelectual progressiva, um possível reflexo da neurodegeneração excitotóxica (ver Capítulo 40).

Com o avanço das técnicas de detecção, tornou-se cada vez mais evidente que muitas formas de epilepsia resultam de anormalidades genéticas (Perucca et al., 2020). Enquanto algumas são causadas por uma mutação genética única, a maioria resulta de mutações poligenéticas. Diversos genes associados a epilepsias familiares codificam canais iônicos neuronais estreitamente envolvidos no controle da geração de potenciais de ação (ver Capítulo 4), como canais de sódio e de potássio voltagem-dependentes, receptores de GABA e receptores nicotínicos de acetilcolina (Weber e Lerche, 2008). Outros genes codificam proteínas que interagem com canais iônicos.

O *estado de mal epiléptico* se refere a uma convulsão com duração de mais de 5 minutos ou que apresenta mais de uma convulsão no decorrer de um período de 5 minutos, sem retorno ao nível normal de consciência entre os episódios. Trata-se de uma emergência médica que pode levar ao dano cerebral permanente ou à morte.

MECANISMOS NEURAIS E MODELOS ANIMAIS DE EPILEPSIA

A anormalidade neuronal subjacente na epilepsia não é bem compreendida. Em geral, a excitação tende a se propagar naturalmente por toda uma rede de neurônios interconectados, porém costuma ser impedida de fazê-lo por mecanismos inibitórios. Assim, pode ocorrer *epileptogênese* se a transmissão excitatória for facilitada ou se a transmissão inibitória for reduzida (exemplificada por antagonistas do receptor $GABA_A$ que causam convulsões; ver Capítulo 38). Em certos aspectos, a epileptogênese se assemelha à potencialização a longo prazo (ver Capítulo 38), e podem estar envolvidos tipos semelhantes de plasticidade sináptica dependente do uso. Os neurônios a partir dos quais se origina a descarga epiléptica exibem um tipo incomum de comportamento elétrico, denominado desvio paroxístico da despolarização (DPD), durante o qual o potencial de membrana diminui subitamente em cerca de 30 mV e permanece despolarizado por alguns segundos, antes de retornar ao normal. Essa despolarização com frequência é acompanhada de uma salva de potenciais de ação (Figura 46.3). Esse evento provavelmente resulta da ação anormal exagerada e prolongada de um transmissor excitatório. A ativação dos receptores de N-metil-D-aspartato (NMDA) (ver Capítulo 38) produz respostas despolarizantes em "forma de platô" muito semelhantes ao DPD.

Devido à dificuldade na realização de estudos detalhados em pacientes epilépticos, foram investigados muitos modelos animais diferentes de epilepsia (Bialer e White, 2010; Grone e Baraban, 2015). Foi relatado que uma cepa de camundongos transgênicos apresentam convulsões espontâneas. Entre elas, animais nocaute de vários canais tipos de iônicos, receptores e outras proteínas sinápticas. A aplicação local de cristais de penicilina ao córtex cerebral resulta em convulsões focais, provavelmente ao interferir na transmissão sináptica inibitória. Com frequência, são utilizados fármacos convulsivantes (p. ex., **pentilenotetrazol** [PTZ]), bem como convulsões provocadas por estimulação elétrica de todo o cérebro. No *modelo de cainato*, uma injeção única de ácido caínico, um agonista dos receptores de glutamato, no núcleo amigdaloide de um rato pode produzir convulsões espontâneas dentro de 2 a 4 semanas, que continuam indefinidamente. Acredita-se que isso seja o resultado do dano excitotóxico aos neurônios inibitórios.

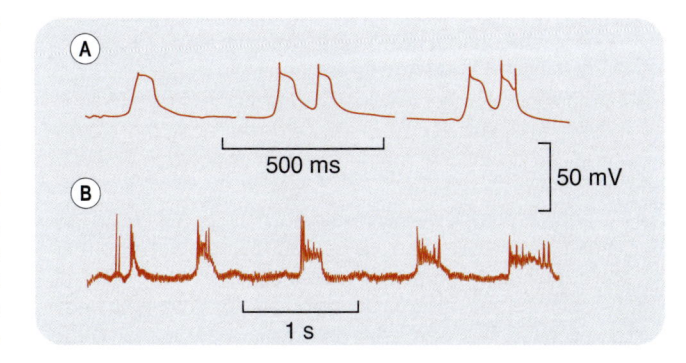

Figura 46.3 Desvio paroxístico da despolarização (DPD) em comparação com a ativação experimental dos receptores de glutamato do tipo *N*-metil-D-aspartato (NMDA). **A.** DPD registrado com um microeletrodo intracelular de neurônios corticais de gatos anestesiados. A atividade convulsivante foi induzida pela aplicação tópica de penicilina. **B.** Registro intracelular do núcleo caudado de gato anestesiado. O análogo do glutamato NMDA foi aplicado por iontoforese com uma micropipeta adjacente. (A de Matsumoto, H., Marsan, C.A., 1964. Exp. Neurol. 9, 286; painel B de Herrling, P.L. et al., 1983. J. Physiol. 339, 207.)

No *modelo de ignição* (do inglês: *kindling*), uma breve estimulação elétrica de baixa intensidade em certas regiões do sistema límbico, como a amígdala, em geral não produz nenhuma resposta convulsiva; entretanto, se for repetida por vários dias seguidos, a resposta aumenta de forma gradual até que níveis muito baixos de estimulação provocarão uma convulsão completa e, por fim, ocorrerão convulsões espontaneamente. Esse estado de ignição pode persistir de forma indefinida, porém é impedido por antagonistas do receptor NMDA ou pela deleção do receptor de neurotrofina, TrKB, consistente com um mecanismo envolvendo a plasticidade sináptica.

Nas epilepsias focais humanas, a remoção cirúrgica de uma região danificada do córtex pode não curar a condição, como se a descarga anormal da região do dano primário tivesse produzido, de algum modo, uma hiperexcitabilidade secundária em outra parte do cérebro. Além disso, após traumatismo craniano grave, o tratamento profilático com fármacos antiepilépticos reduz a incidência de epilepsia pós-traumática, o que sugere que um fenômeno semelhante ao da ignição pode estar subjacente a essa forma de epilepsia.

Mais recentemente, o peixe-zebra tem sido utilizado para estudar fenótipos epilépticos resultantes de manipulação genética, tanto *knock-out* de genes e *knock-in* de mutações específicas. Essa abordagem é promissora no rastreamento de fármacos com atividade contra formas específicas de epilepsias genéticas (Grone e Baraban, 2015; Gawel et al., 2020).

Natureza da epilepsia

- A epilepsia afeta cerca de 0,5% da população
- O evento característico é a crise, que pode estar associada a convulsões, mas também pode assumir outras formas
- A convulsão é causada por uma descarga de alta frequência assincrônica de um grupo de neurônios, que começa localmente e propaga-se em extensão variável para afetar outras partes do cérebro. Nas crises de ausência, a descarga é regular e oscilatória
- As convulsões focais (parciais) afetam regiões localizadas do cérebro, e a crise pode envolver sobretudo fenômenos motores, sensoriais ou comportamentais. Ocorre perda da consciência quando a formação reticular está envolvida
- As convulsões generalizadas afetam todo o cérebro. Duas formas comuns de convulsão generalizada são as tônico-clônica e as de ausência. O estado de mal epiléptico é uma condição de risco à vida na qual a atividade convulsiva é ininterrupta
- As convulsões focais (parciais) podem se tornar secundariamente generalizadas, se a atividade neuronal anormal localizada se propagar por todo o cérebro
- A base neuroquímica da descarga anormal não está bem compreendida. Pode estar associada a um aumento da transmissão de aminoácidos excitatórios, comprometimento da transmissão inibitória ou propriedades elétricas anormais das células afetadas. Foram identificados vários genes susceptíveis, que modificam sobretudo os canais iônicos neuronais
- A descarga epiléptica repetida pode causar morte neuronal (excitotoxicidade)
- A terapia farmacológica atual é efetiva em 70 a 80% dos pacientes.

FÁRMACOS ANTIEPILÉPTICOS

Os fármacos antiepilépticos (algumas vezes conhecidos como *anticonvulsivantes*) são utilizados no tratamento da epilepsia, bem como de distúrbios convulsivos não epilépticos.

Quando o paciente não responde a um único fármaco (monoterapia), a terapia combinada com dois ou até mesmo três fármacos antiepilépticos pode ser benéfica. Com a otimização da terapia farmacológica, a epilepsia é controlada por completo em cerca de 75% dos pacientes, porém cerca de 10% (50 mil na Inglaterra) continuam apresentando convulsões a intervalos de 1 mês ou menos, o que compromete gravemente a vida e o trabalho. Portanto, existe a necessidade de melhorar a eficácia da terapia.

Em geral, os pacientes com epilepsia precisam tomar medicamentos do modo contínuo por muitos anos, de modo que é particularmente importante evitar efeitos colaterais e interações medicamentosas (ver Capítulo 58). Entretanto, alguns fármacos que apresentam efeitos adversos consideráveis ainda são bastante usados, embora não sejam fármacos de escolha para pacientes recém-diagnosticados.[2] Existe ainda uma necessidade de fármacos mais efetivos, e vários fármacos novos foram introduzidos para uso clínico. A Tabela 46.1 lista fármacos antiepilépticos estabelecidos há muito tempo. Os novos fármacos (Tabela 46.2), com mecanismos de ação semelhantes aos fármacos mais antigos ou com novos mecanismos de ação, podem oferecer vantagens em termos de eficácia nos casos de epilepsia resistente a fármacos, melhor perfil farmacocinético, melhor tolerabilidade, baixo potencial de interação com outros fármacos (ver Capítulo 58) e menos efeitos adversos. O uso apropriado de fármacos a partir dessa grande lista disponível depende de muitos fatores clínicos (Shih et al., 2017).

MECANISMO DE AÇÃO

Os fármacos antiepilépticos têm como objetivo inibir a descarga neuronal anormal, em vez de corrigir a causa do fenômeno. Três mecanismos de ação principais parecem ser importantes:

1. Intensificação da ação do GABA.
2. Inibição da função dos canais de sódio.
3. Inibição da função dos canais de cálcio.

Mais recentemente foram desenvolvidos novos fármacos com outros mecanismos de ação distintos.

Os fármacos antiepilépticos podem exercer mais de uma ação benéfica, e os principais exemplos são o **valproato** e o **topiramato** (ver Tabelas 46.1 e 46.2). A importância relativa e a contribuição de cada uma dessas ações para o efeito terapêutico ainda são incertas.

À semelhança dos fármacos usados no tratamento das arritmias cardíacas (ver Capítulo 20), o objetivo é impedir a descarga paroxística, sem afetar a transmissão normal. É evidente que certas propriedades, como dependência do uso e dependência de voltagem dos fármacos bloqueadores de canais (ver Capítulo 4) são importantes para obter essa seletividade, porém nossa compreensão continua incompleta.

---

[2] O brometo foi o primeiro agente antiepiléptico. Sua propensão a induzir sedação e outros efeitos colaterais indesejáveis resultou em sua retirada, em grande parte da medicina humana, embora ainda seja aprovado para uso em seres humanos, em alguns países, e possa ser utilizado na epilepsia infantil resistente a fármacos. O brometo continua sendo muito utilizado na prática veterinária para o tratamento da epilepsia em cães e gatos.

Tabela 46.1 Propriedades dos fármacos antiepilépticos estabelecidos há muito tempo.

Fármaco	Local de ação				Principais usos	Principais efeitos adversos	Farmacocinética
	Canal de sódio	Receptor $GABA_A$	Canal de cálcio	Outro			
Carbamazepina[a]	+	–	–	–	Todos os tipos, com exceção das crises de ausência sobretudo convulsões focais, como epilepsia do lobo temporal; além disso, neuralgia do trigêmeo	Sedação, ataxia, visão embaçada, retenção hídrica, reações de hipersensibilidade, leucopenia, insuficiência hepática (raras)	Meia-vida de 12 a 18 horas (inicialmente mais longa). Forte indução de enzimas hepáticas, com consequente risco de interações medicamentosas
Fenitoína[b]	+	–	–	–	Todos os tipos, com exceção das crises de ausência	Ataxia, vertigem, hipertrofia gengival, hirsutismo, anemia megaloblástica, malformação fetal, reações de hipersensibilidade	Meia-vida de cerca 24 horas. Cinética de saturação, portanto, com níveis plasmáticos imprevisíveis. Com frequência, necessidade de monitoramento dos níveis plasmáticos
Valproato	+	?+	+	Inibição da GABA transaminase	Maioria dos tipos, incluindo crises de ausência	Em geral, menos do que os outros fármacos. Náuseas, queda dos cabelos, ganho de peso, malformações fetais	Meia-vida de 12 a 15 horas
Etossuximida[c]	–	–	+	–	Crises de ausência. Pode exacerbar as convulsões tônico-clônicas	Náuseas, anorexia, mudança do humor, cefaleia	Meia-vida plasmática longa (cerca de 60 horas)
Fenobarbital[d]	?+	+	–	–	Todos os tipos, com exceção das crises de ausência	Sedação, depressão	Meia-vida plasmática longa (> 60 horas). Forte indução de enzimas hepáticas, com consequente risco de interações medicamentosas (p. ex., com a fenitoína)
Benzodiazepínicos (p. ex., clonazepam, clobazam, lorazepam, midazolam, diazepam)	–	+	–	–	O lorazepam é usado IV para controlar o estado de mal epiléptico	Sedação. Síndrome de abstinência (ver Capítulo 45)	Ver Capítulo 45

[a]A oxcarbazepina e eslicarbazepina recém-introduzidas são semelhantes; alega-se que tenham menos efeitos colaterais.
[b]A fosfenitoína é um profármaco da fenitoína hidrossolúvel, mais segura do que a fenitoína quando administrada por injeção.
[c]A trimetadiona se assemelha à etossuximida, visto que atua seletivamente nas crises de ausência, porém apresenta maior toxicidade (sobretudo risco de reações de hipersensibilidade graves e teratogenicidade).
[d]A primidona é farmacologicamente semelhante ao fenobarbital e é convertida em fenobarbital no organismo. Não apresenta nenhuma vantagem clara e tem mais tendência a produzir reações de hipersensibilidade, de modo que agora é raramente utilizada.

Tabela 46.2 Propriedades dos fármacos antiepilépticos mais novos.

Fármaco	Local de ação				Principais usos	Principais efeitos adversos	Farmacocinética
	Canal de sódio	Receptor GABA$_A$	Canal de cálcio	Outro			
Vigabatrina	–	–	–	Inibição da GABA transaminase	Todos os tipos. Parece ser mais efetiva em pacientes resistentes a outros fármacos	Sedação, alterações comportamentais e do humor (em certas ocasiões, psicose) Defeitos do campo visual	Meia-vida plasmática curta, porém, a inibição enzimática é de longa duração
Lamotrigina	+	–	?+	Inibe a liberação de glutamato	Todos os tipos	Tontura, sedação, exantema	Meia-vida plasmática de 24 a 36 horas
Gabapentina Pregabalina	–	–	+	–	Convulsões focais (parciais)	Poucos efeitos colaterais, principalmente sedação	Meia-vida plasmática de 6 a 9 horas Excretada de modo inalterado
Tiagabina	–	–	–	Inibe a captação de GABA	Convulsões focais (parciais)	Sedação, tontura, vertigem	Meia-vida plasmática de cerca de 7 horas Metabolismo hepático
Topiramato	+	?+	?+	Bloqueio do receptor AMPA	Convulsões focais e tônico-clônicas generalizadas Síndrome Lennox-Gastaut	Sedação Menos interações farmacocinéticas do que a fenitoína Malformação fetal	Meia-vida plasmática de cerca de 20 horas; Excretado de modo inalterado
Levetiracetam[a]	–	–	–	Liga-se à proteína SV2A	Convulsões focais e tônico-clônicas generalizadas	Sedação (leve)	Meia-vida plasmática de cerca de 7 horas; Excretado de modo inalterado
Zonisamida	+	?+	+	–	Convulsões focais (parciais)	Sedação (leve) Supressão do apetite, perda de peso	Meia-vida plasmática de cerca de 70 horas
Rufinamida	+	–	–	–	Convulsões focais (parciais)	Cefaleia, tontura, fadiga	Meia-vida plasmática de 6 a 10 horas
Perampanel	–	–	–	Antagonista AMPA não competitivo	Convulsões focais (parciais)	Tontura, ganho de peso, sedação, coordenação comprometida, alterações do humor e do comportamento	Meia-vida plasmática de 70 a 100 horas
Lacosamida	+	–	–	–	Convulsões focais (parciais)	Náuseas e vômitos, tontura, distúrbios visuais, coordenação comprometida, mudanças do humor	Meia-vida plasmática de 13 horas

(Continua)

Tabela 46.2 Propriedades dos fármacos antiepilépticos mais novos. *(Continuação)*

Fármaco	Local de ação				Principais usos	Principais efeitos adversos	Farmacocinética
	Canal de sódio	Receptor GABA$_A$	Canal de cálcio	Outro			
Estiripentol	–	+	–	Intensifica a liberação de GABA	Síndrome de Dravet	Sonolência, diminuição do apetite, agitação, ataxia, redução do peso, hipotonia, náuseas, tremor, disartria e insônia	A meia-vida plasmática aumenta com a dose, variando de 4,5 a 13 horas
Cenobamato	+	–	–	Intensifica a liberação de GABA	Convulsões focais (parciais)	Sonolência (em até 40% dos indivíduos que tomam o fármaco), tontura e fadiga	A meia-vida plasmática aumenta com a dose e varia de 30 a 76 horas
Canabidiol (CBD)	–	–	–	?	Tratamento adjuvante das síndromes de Lennox-Gastaut e Dravet	Relativamente menores – boca seca, redução do apetite, sonolência e fadiga, diarreia	Meia-vida plasmática de 18 a 32 horas
Felbamato	+	+	?+	? Bloqueio do receptor NMDA	Usado principalmente para a epilepsia grave (síndrome de Lennox-Gastaut), devido ao risco de reação adversa	Poucos efeitos colaterais agudos, porém, pode causar anemia aplásica e dano hepático (raro, porém grave)	Meia-vida plasmática de cerca de 20 horas. Excretado de modo inalterado
Ganaxolona	–	+	–	–	Convulsões associadas a distúrbio com deficiência de CDKL5	Sonolência, tontura e fadiga	Decomposição bifásica, com meia-vida plasmática terminal de 37 a 70 horas

[a]O brivaracetam é um análogo estrutural.
AMPA, ácido α-amino-3-hidroxi-5-metil-4-isoxazol propiônico; *NMDA*, N-metil-D-aspartato; *SV2A*, proteína da vesícula sináptica 2A.

POTENCIALIZAÇÃO DA AÇÃO DO GABA

Vários fármacos antiepilépticos (p. ex., **fenobarbital, estiripentol** e **benzodiazepínicos**) intensificam a ativação dos receptores GABA$_A$, facilitando, assim, a abertura dos canais de cloreto mediada pelo GABA (ver Capítulos 3 e 45).[3] A **vigabatrina** atua por meio da inibição irreversível da enzima GABA transaminase, responsável pela inativação do GABA (ver Capítulo 38) nos astrócitos e nas terminações nervosas GABAérgicas. A **tiagabina** é um inibidor do transportador de GABA "neuronal", GAT1, que é expresso nas terminações nervosas GABAérgicas e, em menor grau, nos astrócitos vizinhos, inibindo, assim, a remoção do GABA da sinapse. Aumenta a concentração extracelular de GABA, conforme medido em experimentos de microdiálise, e potencializa e prolonga as respostas sinápticas mediadas pelo GABA no cérebro.

INIBIÇÃO DA FUNÇÃO DOS CANAIS DE SÓDIO

Muitos fármacos antiepilépticos (p. ex., **carbamazepina, fenitoína, lamotrigina** e **cenobamato**; ver Tabelas 46.1 e 46.2) afetam a excitabilidade da membrana por meio de uma ação sobre os canais de sódio voltagem-dependentes (ver Capítulos 4 e 44), que têm uma corrente de membrana de entrada necessária para a geração de um potencial de ação. Sua ação bloqueadora exibe a propriedade de dependência do uso; em outras palavras, bloqueiam preferencialmente a excitação das células que apresentam disparo repetitivo e, quanto mais alta a frequência dos disparos, maior o bloqueio produzido. Essa característica é relevante para a capacidade dos fármacos de bloquear a descarga de alta frequência que ocorre em uma crise epiléptica, sem uma interferência indevida no disparo de baixa frequência dos neurônios no estado normal, e decorre da capacidade dos fármacos bloqueadores de discriminar entre canais de sódio em seus estados de repouso, aberto e inativado (ver Capítulos 4 e 44). A despolarização de um neurônio (como a que ocorre no DPD, já descrita) aumenta a proporção de canais de sódio no estado inativado. Alguns fármacos antiepilépticos se ligam preferencialmente aos canais nesse estado, impedindo o seu retorno ao estado de repouso e, assim, reduzem o número de canais funcionais disponíveis para gerar potenciais de ação subsequentes. A **lacosamida** intensifica a inativação dos canais de sódio; todavia, diferente de outros fármacos antiepilépticos, parece afetar os processos de inativação lentos, em vez de os processos rápidos.

---

[3]Paradoxalmente, as crises de ausência são, com frequência, exacerbadas por fármacos que intensificam a atividade do GABA e são mais bem tratadas por fármacos que atuem por diferentes mecanismos, como a inibição dos canais de cálcio do tipo T.

INIBIÇÃO DOS CANAIS DE CÁLCIO

Os fármacos usados no tratamento das crises de ausência (p. ex., **etossuximida** e **valproato**) compartilham a capacidade de bloquear os canais de cálcio voltagem-dependentes (ver Capítulo 4). A atividade dos canais do tipo T é importante para determinar a descarga rítmica dos neurônios do tálamo associados às crises de ausência (Khosravani et al., 2004).

A **gabapentina**, embora tenha sido projetada como análogo simples do GABA, que seria lipossolúvel o suficiente para penetrar na barreira hematoencefálica, deve seu efeito antiepiléptico sobretudo a uma ação sobre os canais de cálcio do tipo P/Q. Por meio de sua ligação a uma subunidade particular do canal ($\alpha 2\delta 1$), tanto a gabapentina quanto a **pregabalina** (um análogo relacionado) reduzem o tráfego para a membrana plasmática dos canais de cálcio que contêm essa subunidade, reduzindo, assim, a entrada de cálcio nas terminações nervosas e diminuindo também a liberação de vários neurotransmissores e moduladores.

OUTROS MECANISMOS

Muitos dos fármacos antiepilépticos mais novos foram desenvolvidos de modo empírico com base na sua atividade em modelos animais. Seu mecanismo de ação em nível celular ainda não está totalmente elucidado.

Acredita-se que o **levetiracetam** interfira na liberação de neurotransmissores por meio de sua ligação à proteína da vesícula sináptica 2A (SV2A) que está envolvida no acoplamento e na fusão da vesícula sináptica. O **brivaracetam**, um agente antiepiléptico relacionado, também se liga à SV2A com afinidade 10 vezes maior.

Enquanto um fármaco pode parecer atuar por um dos principais mecanismos descritos, uma investigação rigorosa com frequência revela outras ações, que também podem ser terapeuticamente relevantes. Por exemplo, a **fenitoína** não apenas causa bloqueio dependente do uso dos canais de sódio, mas também afeta outros aspectos da função da membrana, incluindo os canais de cálcio e a potencialização pós-tetânica, bem como a fosforilação de proteínas intracelulares por quinases ativadas pela calmodulina, o que também pode interferir na excitabilidade da membrana e na função sináptica.

O antagonismo nos receptores ionotrópicos de aminoácidos excitatórios tem sido um importante foco na pesquisa de novos fármacos antiepilépticos. Apesar de exibirem eficácia em modelos animais, em geral não demonstraram ser úteis na clínica, visto que a margem entre o efeito anticonvulsivante desejado e os efeitos adversos colaterais inaceitáveis, como perda da coordenação motora, foi demasiado estreita. Todavia, o **perampanel**, um antagonista não competitivo dos receptores de ácido α-amino-3-hidroxi-5-metil-4-isoxazol propiônico (AMPA), foi aprovado como tratamento adjuvante para as convulsões focais.

CARBAMAZEPINA

A carbamazepina é quimicamente relacionada com os fármacos antidepressivos tricíclicos (ver Capítulo 48) e, em um teste de rastreamento de rotina, foi constatado que ela inibe convulsões eletricamente induzidas em camundongos. Do ponto de vista farmacológico e clínico, suas ações se assemelham às da fenitoína, embora pareça ser particularmente eficaz no tratamento de certas convulsões focais (p. ex., epilepsia psicomotora). A carbamazepina também é utilizada no tratamento de outras afecções, como dor neuropática (ver Capítulo 43) e transtorno bipolar (ver Capítulo 48).

> **Mecanismo de ação dos fármacos antiepilépticos**
>
> - Acredita-se que os principais fármacos antiepilépticos atuem por três mecanismos principais:
>   - Redução da excitabilidade elétrica das membranas celulares, sobretudo por meio de bloqueio dependente do uso dos canais de sódio
>   - Potencialização da inibição sináptica mediada por GABA. Isso pode ser obtido por uma ação pós-sináptica intensificada do GABA, inibição da GABA transaminase ou inibição da captação de GABA nos neurônios e nas células gliais
>   - Inibição dos canais de cálcio do tipo T (importantes no controle das crises de ausência)
> - Os fármacos mais recentes atuam por outros mecanismos, alguns dos quais ainda não foram elucidados.

ASPECTOS FARMACOCINÉTICOS

A carbamazepina é bem absorvida, porém devagar, após administração oral. Sua meia-vida plasmática é de cerca de 30 horas quando administrada em dose única; todavia, é um forte indutor das enzimas hepáticas, e a sua meia-vida plasmática é reduzida a cerca de 15 horas quando administrada repetidas vezes. Alguns de seus metabólitos têm propriedades antiepilépticas. Utiliza-se uma preparação de liberação lenta para pacientes que apresentam efeitos colaterais transitórios que coincidem com os picos de concentração plasmática após a administração de doses orais.

EFEITOS ADVERSOS

A carbamazepina produz uma variedade de efeitos adversos, que incluem desde sonolência, tontura e ataxia até transtornos mentais e distúrbios motores mais graves.[4] Também pode causar retenção hídrica (e, portanto, hiponatremia; ver Capítulo 29) e uma variedade de efeitos colaterais gastrointestinais e cardiovasculares. Entretanto, a incidência e a gravidade desses efeitos são relativamente baixas em comparação com outros fármacos. Em geral, o tratamento é iniciado com uma dose baixa, que é aumentada de forma gradual para evitar a toxicidade relacionada com a dose. Podem ocorrer grave depressão da medula óssea, causando neutropenia, e outras formas graves de reação de hipersensibilidade, em particular em indivíduos de origem asiática (ver Capítulo 12).

A carbamazepina é poderoso indutor das enzimas microssômicas hepáticas e, portanto, acelera o metabolismo de muitos outros fármacos, como a fenitoína, os contraceptivos orais, a varfarina e os corticosteroides, bem como dela própria. Quando se inicia o tratamento, emprega-se o oposto da estratégia de "dose de ataque": pequenas doses iniciais são aumentadas de forma gradual, porque, no início do tratamento, as enzimas envolvidas no metabolismo não são induzidas, e até mesmo o uso de baixas doses pode provocar efeitos adversos (em particular ataxia); à medida que ocorre indução enzimática, são necessárias doses crescentes para manter as concentrações plasmáticas terapêuticas. Em geral,

---

[4] Um dos autores, um jogador de hóquei perspicaz, jogou em uma equipe com um goleiro que, algumas vezes, cometia erros absurdos no início do jogo. Descobriu-se que ele sofria de epilepsia e tomava a sua dose de carbamazepina quase no início da partida.

não se aconselha combiná-la com outros fármacos antiepilépticos, e as interações com outros fármacos (p. ex., varfarina) metabolizados por enzimas do citocromo P450 (CYP) são comuns e clinicamente importantes. A **oxcarbazepina** é um profármaco metabolizado a um composto que se assemelha bastante à carbamazepina, com ações semelhantes, porém com menos tendência a induzir as enzimas envolvidas no metabolismo de fármacos. Outro fármaco estruturalmente relacionado, a **eslicarbazepina**, pode ter menos efeitos sobre as enzimas envolvidas no metabolismo.

FENITOÍNA

A fenitoína é o membro mais importante do grupo de compostos da hidantoína, que são estruturalmente relacionados com os barbitúricos. A fenitoína é muito eficaz na redução da intensidade e duração das convulsões induzidas eletricamente em camundongos, embora seja ineficaz contra convulsões induzidas por PTZ. Em virtude de seus numerosos efeitos colaterais e comportamento farmacocinético imprevisível, o uso da fenitoína está diminuindo. O fármaco se mostra eficaz contra várias formas de convulsões focais e generalizadas, mas não contra as crises de ausência, que podem até sofrer agravamento. A **fosfenitoína** é um profármaco fosforilado da fenitoína hidrossolúvel e que pode ser administrado por infusão intravenosa ou por injeção intramuscular em situações em que a administração de fenitoína por via oral seria inapropriada, como, por exemplo, no estado de mal epiléptico ou na presença de vômitos.

ASPECTOS FARMACOCINÉTICOS

A fenitoína tem certas peculiaridades farmacocinéticas que precisam ser consideradas no uso clínico. É bem absorvida quando administrada por via oral, e cerca de 80 a 90% dos níveis plasmáticos estão ligados à albumina. Outros fármacos, como os salicilatos, a fenilbutazona e o valproato, inibem competitivamente essa ligação (ver Capítulo 58). Isso aumenta a concentração de fenitoína livre, mas também aumenta a depuração hepática da fenitoína, de modo que seu efeito pode aumentar ou diminuir de maneira imprevisível. A fenitoína é metabolizada pelo sistema de oxidase de função mista hepática e excretada sobretudo como glucuronídeo. Causa indução enzimática e, assim, aumenta a taxa de metabolismo de outros fármacos (p. ex., anticoagulantes orais). O metabolismo da própria fenitoína pode ser aumentado ou inibido competitivamente por vários outros fármacos que compartilham as mesmas enzimas hepáticas. O **fenobarbital** produz ambos os efeitos, e, como a inibição competitiva é imediata, enquanto a indução leva tempo, ele inicialmente aumenta e, em seguida, diminui a atividade farmacológica da fenitoína. O **etanol** apresenta um efeito duplo semelhante.

O metabolismo da fenitoína mostra a característica de saturação (ver Capítulo 10), o que significa que, acima da faixa terapêutica de concentração plasmática, a taxa de inativação não aumenta proporcionalmente com a concentração plasmática. As consequências disso são:

- A meia-vida plasmática (cerca de 20 horas) aumenta à medida que aumenta a dose
- A concentração plasmática média no estado de equilíbrio dinâmico, alcançada quando um paciente recebe uma dose diária constante, varia desproporcionalmente com a dose. A Figura 46.4 mostra que, em um paciente, o aumento da dose em 50% levou a um aumento de mais de quatro vezes na concentração plasmática em estado de equilíbrio dinâmico.

A faixa de concentração plasmática acima da qual a fenitoína é eficaz, sem causar efeitos adversos excessivos, é bastante estreita (cerca de 40 a 100 µmol/ℓ). A relação muito inclinada entre dose e concentração plasmática e os numerosos fatores de interação significam que existe uma considerável variação individual na concentração plasmática obtida com determinada dose. O monitoramento regular da concentração plasmática tem ajudado de modo considerável a obter um efeito terapêutico ótimo. A tendência no passado era acrescentar mais fármacos nos casos em que a fenitoína, isoladamente, não conseguia proporcionar um controle adequado. Hoje, sabe-se que grande parte da imprevisibilidade pode ser atribuída à variabilidade farmacocinética, e o monitoramento regular da concentração plasmática reduziu o uso de polifarmácia.

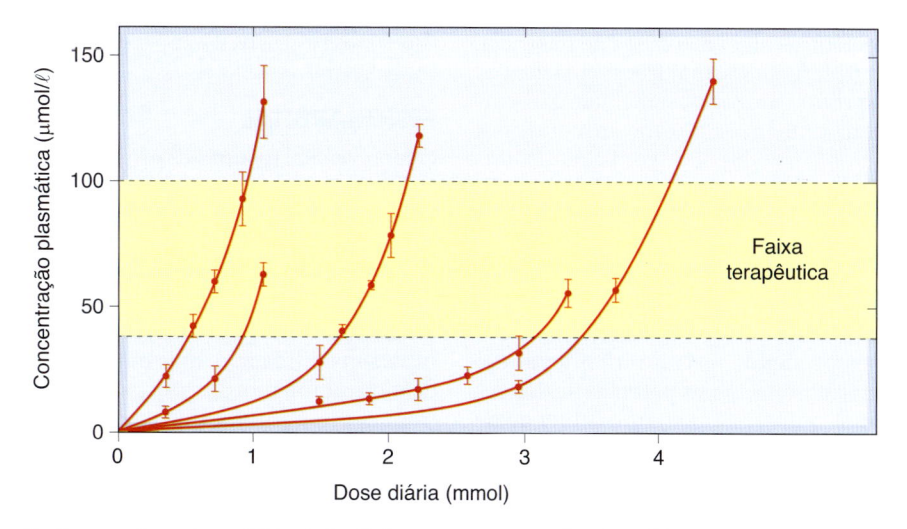

Figura 46.4 Relação não linear entre a dose diária de fenitoína e a concentração plasmática no estado de equilíbrio dinâmico em cinco indivíduos. A dose diária exigida para obter a faixa terapêutica de concentração plasmática (40 a 100 µmol/ℓ) varia acentuadamente entre os indivíduos, e, para qualquer pessoa, a dose precisa ser ajustada com bastante precisão para manter a faixa aceitável de concentração plasmática. (Redesenhada de Richens, A., Dunlop, A., 1975. Lancet 2, 247.)

EFEITOS ADVERSOS

Os efeitos colaterais da fenitoína começam a aparecer com concentrações plasmáticas que ultrapassam 100 μmol/ℓ, podendo ser graves acima de cerca de 150 μmol/ℓ. Os efeitos colaterais mais leves consistem em vertigem, ataxia, cefaleia e nistagmo, mas não sedação. Na presença de concentrações plasmáticas mais elevadas, ocorre confusão acentuada com deterioração intelectual; um aumento paradoxal da frequência de convulsões representa uma armadilha particular para o profissional desavisado que prescreve o fármaco. Esses efeitos ocorrem de forma aguda e são rapidamente reversíveis. Com frequência, ocorre desenvolvimento gradual de hiperplasia das gengivas, bem como hirsutismo e traços mais grosseiros, que provavelmente resultam do aumento da secreção de androgênios. Algumas vezes, ocorre anemia megaloblástica associada a um distúrbio do metabolismo do folato, que pode ser corrigida pela administração de ácido fólico (ver Capítulo 24). As reações de hipersensibilidade, sobretudo exantemas, são muito comuns. A fenitoína também foi implicada como causa de incidência aumentada de malformações fetais em crianças que nasceram de mães epilépticas, em particular a ocorrência de fenda palatina, associada à formação de um metabólito epóxido. Em uma pequena proporção de pacientes, ocorrem reações idiossincráticas graves, incluindo hepatite, reações cutâneas e distúrbios neoplásicos dos linfócitos.

VALPROATO

O **valproato** é um ácido monocarboxílico simples em geral administrado na forma de sal de sódio (**valproato de sódio**). O **ácido valproico** atua de modo semelhante ao valproato de sódio, e o **valproato semissódico** consiste em quantidades equimolares de valproato de sódio e ácido valproico. O valproato não tem nenhuma relação química com qualquer outra classe de fármacos antiepilépticos. Em 1963, foram descobertas, de modo bastante acidental, suas propriedades anticonvulsivantes em camundongos. Inibe a maioria dos tipos de convulsões induzidas experimentalmente e mostra-se efetivo em muitos tipos de epilepsia, sendo útil sobretudo em certos tipos de epilepsia infantil, em que a sua baixa toxicidade e ausência de ação sedativa são importantes, bem como em adolescentes que exibem convulsões tônico-clônicas ou mioclônicas além das crises de ausência, visto que o valproato (diferente da maioria dos fármacos antiepilépticos) é eficaz contra ambas. À semelhança da carbamazepina, o valproato também é utilizado em condições psiquiátricas, como o transtorno bipolar (ver Capítulo 48).

O valproato atua por vários mecanismos (ver Tabela 46.1), a sua importância relativa ainda não foi esclarecida. Produz aumento significativo no conteúdo de GABA do cérebro e atua como inibidor fraco do sistema enzimático que inativa o GABA, isto é, a GABA transaminase e a semialdeído succínico desidrogenase (ver Capítulo 38); entretanto, estudos *in vitro* sugerem que esses efeitos seriam muito leves em dosagem clínica. Outros inibidores mais potentes dessas enzimas (p. ex., **vigabatrina**) também aumentam o conteúdo de GABA e tem efeito anticonvulsivante em animais de laboratório. Há algumas evidências de que o fármaco potencializa a ação do GABA por uma ação pós-sináptica, porém não há evidências claras que afete as respostas sinápticas inibitórias. O valproato inibe os canais de sódio, porém menos do que a fenitoína, e inibe os canais de cálcio do tipo T, o que poderia explicar a razão de sua eficácia contra as crises de ausência.

O valproato é bem absorvido por via oral e é excretado, sobretudo como glucuronídeo, na urina, com meia-vida plasmática de cerca de 15 horas.

EFEITOS ADVERSOS

O valproato está contraindicado para mulheres em idade fértil, visto que se trata de um potente teratógeno (ainda mais do que outros anticonvulsivantes que tendem a compartilhar essa farmacologia secundária), causando espinha bífida e outras alterações do tubo neural.

Outro efeito colateral grave, porém raro, é a hepatotoxicidade. Em geral, ocorre elevação da transaminase glutâmico-oxaloacética no plasma, o que sinaliza algum grau de dano hepático, porém os casos comprovados de hepatite induzida por valproato são raros. Os poucos casos de hepatite fatal em pacientes tratados com valproato podem ter sido causados por outros fatores. O valproato provoca adelgaçamento e encrespamento dos cabelos em cerca de 10% dos pacientes.

ETOSSUXIMIDA

A etossuximida é outro fármaco desenvolvido empiricamente pela modificação da estrutura em anel do ácido barbitúrico. Entretanto, do ponto de vista farmacológico e clínico, é diferente dos fármacos até agora discutidos, visto que é ativa contra as convulsões induzidas por PTZ em animais e contra as crises de ausência nos seres humanos, com pouco ou nenhum efeito sobre outros tipos de epilepsia. A etossuximida superou a **trimetadiona**, o primeiro fármaco efetivo nas crises de ausência, mas que apresentava efeitos colaterais significativos. A etossuximida é utilizada clinicamente pelo seu efeito seletivo sobre as crises de ausência.

A etossuximida e a trimetadiona, diferente de outros fármacos antiepilépticos, atuam, em grande parte, pela inibição dos canais de cálcio do tipo T, que desempenham um papel na geração do ritmo de disparo nos neurônios de retransmissão talâmicos, que gera o padrão de EEG de pico-e-onda de 3/s característico das crises de ausência.

A etossuximida é bem absorvida e é metabolizada e excretada de forma muito semelhante ao fenobarbital, com meia-vida plasmática de cerca de 60 horas. Os principais efeitos colaterais consistem em náuseas e anorexia, algumas vezes letargia e tontura, e diz-se que ela precipita convulsões tônico-clônicas em pacientes suscetíveis. Muito raramente, pode causar reações de hipersensibilidade graves.

FENOBARBITAL

O fenobarbital foi um dos primeiros barbitúricos a ser desenvolvido, porém seu uso hoje em dia é raro. A sua efetividade clínica se assemelha muito à da fenitoína; afeta a duração e a intensidade das convulsões induzidas artificialmente, em vez do limiar convulsivo, e é (como a fenitoína) ineficaz no tratamento das crises de ausência. A **primidona** atua ao ser metabolizada em fenobarbital. Pode causar reações de hipersensibilidade e, hoje em dia, não costuma ser utilizada no tratamento da epilepsia, porém é administrada no tratamento do tremor essencial (ver Capítulo 40). Os usos clínicos do fenobarbital são quase os mesmos que os da fenitoína, porém é raramente usado hoje em dia, uma vez que provoca sedação. Durante muitos anos, o fenobarbital foi muito usado em crianças, incluindo para profilaxia após convulsões febris na infância; entretanto, pode causar transtornos do comportamento e hipercinesia. Todavia, é muito usado na prática veterinária.

ASPECTOS FARMACOCINÉTICOS

O fenobarbital é bem absorvido, e cerca de 50% do fármaco no sangue estão ligados à albumina plasmática. É eliminado lentamente do plasma (meia-vida de 50 a 140 horas). Cerca de 25% são excretados em sua forma inalterada na urina. Como o fenobarbital é um ácido fraco, a sua ionização e, portanto, a sua eliminação renal aumentam se a urina se tornar alcalina (ver Capítulo 10). Os 75% restantes são metabolizados, sobretudo por oxidação e conjugação, pelas enzimas microssômicas hepáticas. O fenobarbital é um poderoso indutor das enzimas CYP hepáticas e diminui a concentração plasmática de vários outros fármacos (p. ex., esteroides, contraceptivos orais, varfarina, antidepressivos tricíclicos) até um grau que se torna importante do ponto de vista clínico.

EFEITOS ADVERSOS

O principal efeito adverso do fenobarbital é a sedação, que com frequência ocorre com concentrações plasmáticas dentro da faixa terapêutica para o controle das convulsões. Trata-se de uma séria desvantagem, visto que é possível que o fármaco tenha que ser usado durante anos. Parece ocorrer certo grau de tolerância ao efeito sedativo, porém os testes objetivos de cognição e desempenho motor mostram um comprometimento até mesmo durante o tratamento prolongado. Outros efeitos adversos que podem ocorrer com dosagem clínica incluem anemia megaloblástica (semelhante àquela causada pela fenitoína), reações de hipersensibilidade leves e osteomalacia. À semelhança de outros barbitúricos, o fenobarbital não deve ser administrado a pacientes com porfiria (ver Capítulo 12). Em superdosagem, o fenobarbital deprime a função do tronco encefálico, produzindo coma e depressão respiratória e circulatória, como fazem todos os barbitúricos.

BENZODIAZEPÍNICOS

Os benzodiazepínicos podem ser usados para o tratamento das convulsões agudas, em particular em crianças – **midazolam**, administrado por via oral, ou **diazepam**, administrado por via retal –, e do estado de mal epiléptico (condição potencialmente fatal, na qual ocorrem crises epilépticas quase sem interrupção), para o qual são administrados agentes como **lorazepam**, diazepam ou **clonazepam**, por via intravenosa. A vantagem no estado de mal epiléptico é que esses fármacos atuam muito rápido, quando comparados com outros antiepilépticos. Com a maioria dos benzodiazepínicos (ver Capítulo 45), o efeito sedativo é muito pronunciado para que seja utilizado como terapia de manutenção, e ocorre desenvolvimento de tolerância ao longo de 1 a 6 meses. O **clonazepam** é singular entre os benzodiazepínicos, visto que, além de sua ação no receptor GABA$_A$, também inibe os canais de cálcio do tipo T. Tanto ele quanto o composto relacionado, o **clobazam**, são considerados relativamente seletivos como fármacos antiepilépticos. A sedação constitui o principal efeito colateral desses compostos, e um problema adicional é a síndrome de abstinência, que resulta em exacerbação das convulsões se o fármaco for interrompido de maneira abrupta.

FÁRMACOS ANTIEPILÉPTICOS MAIS NOVOS

VIGABATRINA

A vigabatrina, o primeiro "fármaco planejado" no campo da epilepsia, é um análogo com substituição vinil do GABA que foi desenvolvido como inibidor irreversível da enzima do metabolismo do GABA, a GABA transaminase. Em estudos animais, a vigabatrina aumenta o conteúdo de GABA no cérebro e aumenta a liberação de GABA induzida por estimulação, o que significa que a inibição da GABA transaminase pode aumentar o reservatório liberável de GABA e aumentar efetivamente a transmissão inibitória. Nos seres humanos, a vigabatrina aumenta o conteúdo de GABA no líquido cefalorraquidiano. Embora sua meia-vida plasmática seja curta, produz um efeito prolongado, visto que a enzima é bloqueada de modo irreversível, e o fármaco pode ser administrado por via oral, 1 vez/dia.

A autorização da vigabatrina está restrita a pacientes com epilepsia resistente, que não responderam ou que não toleraram outras combinações adequadas de fármacos. Uma importante desvantagem da vigabatrina é o desenvolvimento de defeitos dos campos visuais periféricos irreversíveis em uma proporção de pacientes que recebem terapia a longo prazo, exigindo, portanto, exames de rastreamento sistemáticos dos campos visuais em intervalos regulares. A vigabatrina pode causar depressão e, em certas ocasiões, transtornos psicóticos e alucinações em uma minoria de pacientes.

LAMOTRIGINA

A lamotrigina, embora não tenha nenhuma relação química, assemelha-se à fenitoína e à carbamazepina nos seus efeitos farmacológicos, porém parece que, apesar de seu mecanismo de ação semelhante, a lamotrigina apresenta um perfil terapêutico mais amplo do que os fármacos mais antigos, com eficácia significativa contra as crises de ausência (também é utilizada no tratamento de transtornos psiquiátricos não relacionados). Os principais efeitos colaterais consistem em náuseas, tontura e ataxia, bem como reações de hipersensibilidade (sobretudo exantemas leves, porém mais graves em certas ocasiões). A meia-vida plasmática é de cerca de 24 horas, sem qualquer anormalidade farmacocinética particular. É administrada por via oral.

GABAPENTINA E PREGABALINA

A gabapentina e a pregabalina são efetivas contra as convulsões focais. Os efeitos colaterais (sonolência, cefaleia, fadiga, tontura e ganho de peso) são menos graves do que os de muitos fármacos antiepilépticos. A absorção da gabapentina pelo intestino depende do sistema de carreador de L-aminoácidos e exibe a propriedade de saturabilidade, o que significa que o aumento da dose não leva a um aumento proporcional na quantidade absorvida. A absorção da pregabalina pelo intestino é mais rápida. A gabapentina e a pregabalina apresentam meia-vida plasmática de cerca de 6 horas, exigindo a administração de doses 2 a 3 vezes/dia. Como esses fármacos são excretados em sua forma inalterada na urina, precisam ser usados com cuidado em pacientes com comprometimento da função renal. Ambos os fármacos também são usados como analgésicos para o tratamento da dor neuropática (ver Capítulo 43) e como ansiolíticos no tratamento do transtorno de ansiedade generalizada (ver Capítulo 45). Recentemente, o uso indevido da gabapentina e da pregabalina tornou-se popular, em particular entre usuários de heroína, o que pode contribuir para os casos de morte por superdosagem de opioides (ver Capítulo 50).

TIAGABINA

A **tiagabina** é um análogo do GABA que tem a capacidade de atravessar a barreira hematoencefálica. Apresenta meia-vida plasmática curta e é usado principalmente como terapia adjuvante nas convulsões focais. Seus principais efeitos colaterais consistem em sonolência, confusão, tontura, fadiga, agitação e tremor.

TOPIRAMATO

O **topiramato** é um fármaco que parece fazer um pouco de tudo: bloqueia os canais de sódio e de cálcio, intensifica a ação do GABA, bloqueia os receptores AMPA e, em boa medida, inibe fracamente a anidrase carbônica. A sua efetividade clínica se assemelha à da fenitoína, e alega-se que produz menos efeitos colaterais graves, além de ser desprovido das propriedades farmacocinéticas que causam problemas com a fenitoína. Hoje em dia, é utilizado sobretudo como terapia adjuvante nos casos refratários de convulsões focais e generalizadas.

LEVETIRACETAM

O **levetiracetam** foi desenvolvido como análogo do **piracetam**, um fármaco elaborado para melhorar a função cognitiva e que se descobriu, por acaso, que ele apresentava atividade antiepiléptica em modelos animais. Incomumente, não apresenta atividade em modelos convencionais, como testes de choque elétrico e PTZ, porém é eficaz em modelos audiogênico e de excitação. O levetiracetam é excretado de modo inalterado na urina. Os efeitos colaterais comuns incluem cefaleias, inflamação do nariz e da garganta, sonolência, vômitos e irritabilidade. O **brivaracetam** se assemelha ao levetiracetam.

ZONISAMIDA

A **zonisamida** é um composto da sulfonamida, originalmente desenvolvido como fármaco antibacteriano e que demonstrou, por acaso, ter propriedades antiepilépticas. É basicamente livre de efeitos adversos significativos, apesar de causar sonolência, e de interações graves com outros fármacos. Tende a suprimir o apetite e a causar perda de peso e, algumas vezes, é usado com essa finalidade. A zonisamida, que apresenta meia-vida plasmática longa de 60 a 80 horas, é em parte excretada na sua forma inalterada e, em parte, convertida em um metabólito glucuronídico. É licenciada para uso como tratamento adjuvante das convulsões focais e generalizadas, mas pode ser efetiva como monoterapia.

RUFINAMIDA

A **rufinamida** é um derivado triazol que não tem nenhuma relação estrutural com outros fármacos antiepilépticos. É licenciada para o tratamento da síndrome de Lennox-Gastaut e pode ser efetiva nas convulsões focais. Apresenta baixa ligação às proteínas plasmáticas e não é metabolizada pelas enzimas CYP.

PERAMPANEL

O **perampanel** é efetivo nas convulsões focais refratárias. Os efeitos colaterais consistem em tontura, sedação, fadiga, irritabilidade, ganho de peso e perda da coordenação motora. Em alguns indivíduos, existe um risco de problemas psiquiátricos graves (pensamentos violentos e até mesmo homicidas e comportamento ameaçador).

LACOSAMIDA

A **lacosamida** é um aminoácido funcionalizado utilizada isoladamente ou em combinação com outros fármacos para o tratamento das convulsões focais. Os efeitos colaterais consistem em náuseas, tontura, sedação e fadiga. Produz alívio da dor causada pela neuropatia diabética.

ESTIRIPENTOL

O **estiripentol** é usado como terapia adjuvante para a síndrome de Dravet em crianças. Intensifica a liberação de GABA e prolonga os eventos sinápticos mediados por GABA de maneira semelhante à do fenobarbital. Inibe também a lactato desidrogenase (LDH), o que pode reduzir a produção de energia metabólica necessária para manter as convulsões. Inibe as isoenzimas do citocromo P450 e, portanto, interage com vários fármacos antiepilépticos, bem como com outros fármacos (ver Capítulo 58).

CENOBAMATO

O **cenobamato** é usado como terapia adjuvante para convulsões de início parcial. O fármaco é bem absorvido pelo intestino e alcança concentrações plasmáticas máximas em 1 a 4 horas.

CANABIDIOL

Canabidiol, um importante fitocanabinoide desprovido das propriedades psicoativas do Δ^9-**tetra-hidrocanabinol** (Δ^9-THC; ver Capítulo 18), foi aprovado para o tratamento da síndrome de Dravet e da síndrome de Lennox-Gastaut, bem como para as convulsões associadas ao complexo da esclerose tuberosa, uma condição genética rara que causa o desenvolvimento sobretudo de tumores não cancerosos. Os mecanismos subjacentes envolvidos na sua eficácia antiepiléptica não estão bem definidos, visto que apresenta baixa afinidade pelos receptores canabinoides CB_1 e CB_2. Outros fitocanabinoides também podem ter propriedades anticonvulsivantes.

FELBAMATO

O **felbamato** é um análogo de um ansiolítico obsoleto, o **meprobamato**. Mostra-se ativo em muitos modelos animais de convulsão e apresenta um espectro clínico mais amplo que os antiepilépticos mais antigos, porém o seu mecanismo de ação em nível celular não está bem estabelecido. Os efeitos colaterais agudos são leves, principalmente náuseas, irritabilidade e insônia; todavia, em certas ocasiões o fármaco provoca reações intensas, resultando em anemia aplásica ou hepatite. Por essa razão, seu uso recomendado limita-se a uma epilepsia intratável (p. ex., em crianças com síndrome de Lennox-Gastaut) que não responda a outros fármacos. Sua meia-vida plasmática é de cerca de 24 horas, e o felbamato pode aumentar a concentração plasmática de outros antiepilépticos administrados concomitantemente.

NOVOS FÁRMACOS

Há um número de novos agentes antiepilépticos com novo mecanismo de ação aprovados ou que se encontram em estágios finais de ensaios clínicos.[5] A **ganaxolona**, que se assemelha estruturalmente aos neuroesteroides endógenos (ver Capítulo 38), é um modulador alostérico positivo dos receptores $GABA_A$, com subunidades δ, que recentemente foi aprovada para o tratamento do distúrbio CDKL5, uma forma rara de epilepsia genética que afeta sobretudo

---

[5] O site da Epilepsy Foundation (http://www.epilepsy.com/accelerating-new-therapies/new-therapies-pipeline#drugs) fornece detalhes sobre o grande número de fármacos em desenvolvimento para o tratamento das epilepsias.

meninas jovens. Pode ser efetiva contra outras formas de epilepsia, em particular em crianças. Os efeitos colaterais consistem em sonolência, tontura e fadiga. O **everolimo**, um inibidor do alvo da rapamicina em mamíferos (mTOR, ver Capítulo 25), encontra-se em ensaios clínicos de fase III para convulsões focais. O **tonabersate** é um novo inibidor neuronal de junções comunicantes, que mostra ser promissor.

OUTROS USOS DOS FÁRMACOS ANTIEPILÉPTICOS

Os fármacos antiepilépticos demonstraram ter aplicações clínicas muito mais amplas do que se acreditava originalmente, e os ensaios clínicos mostraram que muitos deles são efetivos nas seguintes condições:

- Transtorno bipolar (**valproato, carbamazepina, oxcarbazepina, lamotrigina, topiramato**; ver Capítulo 48)
- Profilaxia da enxaqueca (**valproato, gabapentina, topiramato**; ver Capítulo 42)
- Transtornos de ansiedade (**gabapentina, pregabalina**; ver Capítulo 45)
- Dor neuropática (**gabapentina, pregabalina, carbamazepina, lamotrigina, lacosamida**; ver Capítulo 43).

Essa surpreendente multiplicidade de indicações clínicas pode refletir o fato de que mecanismos neurobiológicos semelhantes, envolvendo plasticidade sináptica e aumento da excitabilidade de populações interconectadas de neurônios, estão subjacentes a cada uma desses transtornos.

FÁRMACOS ANTIEPILÉPTICOS E GRAVIDEZ

Existem várias implicações importantes para as mulheres que fazem uso de fármacos antiepilépticos. Por meio da indução das enzimas CYP3A4 hepáticas, alguns deles podem aumentar o metabolismo dos contraceptivos orais, reduzindo, assim, a sua efetividade (ver Capítulo 35). Acredita-se que, quando tomados durante a gravidez, fármacos como a fenitoína, a carbamazepina, a lamotrigina, o topiramato e o valproato estejam associados a algum risco de efeitos teratogênicos, embora a magnitude do risco pareça ser maior com o valproato. Ainda não foi esclarecido se os agentes mais novos também apresentam esse problema. A indução das enzimas CYP pode resultar em deficiência de vitamina K no recém-nascido (ver Capítulo 24).

ESPASMO MUSCULAR E RELAXANTES MUSCULARES

Muitas doenças do encéfalo e da medula espinal produzem aumento do tônus muscular, que pode ser doloroso e incapacitante. São exemplos a espasticidade que resulta de lesão ao nascimento ou doença vascular encefálica e a paralisia produzida por lesões da medula espinal. A esclerose múltipla é uma doença neurodegenerativa, desencadeada por ataque inflamatório do sistema nervoso central (ver Capítulo 40). Quando a doença progride por alguns anos, pode causar rigidez e espasmos musculares, bem como outros sintomas, como dor, fadiga, dificuldade para urinar e tremores. A lesão ou a inflamação local, como na artrite, também pode causar espasmo muscular, e a dor lombar crônica com frequência também está associada a espasmo muscular local.

Dispõe-se de alguns fármacos de ação central que têm o efeito de reduzir o tônus basal do músculo, sem afetar seriamente a sua capacidade de contração transitória sob controle voluntário. A distinção entre movimentos voluntários e "tônus basal" não é bem definida, e a seletividade desses fármacos não é completa. Por exemplo, é comum o controle postural ser prejudicado por relaxantes musculares de ação central. Além disso, os fármacos que afetam o controle motor costumam produzir efeitos bastante generalizados sobre o sistema nervoso central, e a sonolência e confusão constituem efeitos colaterais muito comuns desses agentes.

O **baclofeno** (ver Capítulo 38) é um derivado clorofenila do GABA, originalmente preparado como agente lipofílico semelhante ao GABA, de modo a auxiliar a penetração na barreira hematoencefálica, impermeável ao próprio GABA. O baclofeno é um agonista seletivo dos receptores $GABA_B$ (ver Capítulo 38). O baclofeno exerce a sua ação antiespástica sobretudo na medula espinal, onde inibe a ativação tanto monossináptica quanto polissináptica dos neurônios motores. Mostra-se eficaz quando administrado por via oral e é utilizado no tratamento da espasticidade associada à esclerose múltipla ou à lesão da medula espinal. Entretanto, é ineficaz na espasticidade cerebral causada por lesão ao nascimento.

O baclofeno produz vários efeitos adversos, em particular sonolência, falta de coordenação motora e náuseas; também pode ter efeitos comportamentais. Não é útil na epilepsia.

Os **benzodiazepínicos** são discutidos de forma detalhada no Capítulo 45. Produzem relaxamento muscular por um efeito na medula espinal. Também são ansiolíticos.

A **tizanidina** é um agonista dos receptores α_2-adrenérgicos que alivia a espasticidade associada à esclerose múltipla e à lesão da medula espinal.

Durante muitos anos, evidências jocosas sugeriram que fumar **maconha** (ver Capítulo 18) alivia os espasmos musculares dolorosos associados à esclerose múltipla. O **sativex**,

---

Usos clínicos dos fármacos antiepilépticos

- Convulsões tônico-clônicas generalizadas:
  - **Valproato, lamotrigina** ou **carbamazepina**
  - Prefere-se o uso de um único fármaco, quando possível, para evitar interações farmacocinéticas
  - Os agentes mais recentes incluem **topiramato** e **levetiracetam**
- Convulsões focais (parciais): **carbamazepina** ou **lamotrigina**; as alternativas incluem **valproato, levetiracetam, clobazam, gabapentina, topiramato**
- Crises de ausência: **etossuximida, valproato**
  - O **valproato** é o fármaco de primeira escolha quando as crises de ausência coexistem com convulsões tônico-clônicas, visto que a maioria dos outros fármacos utilizados para as convulsões tônico-clônicas podem agravar as crises de ausência
- Convulsões mioclônicas: **valproato, topiramato, levetiracetam**
- Estado de mal epiléptico: **lorazepam** por via intravenosa (ou, na ausência de veias acessíveis, **midazolam** intramuscular ou oromucoso ou **diazepam** retal)
- Dor neuropática: por exemplo, **carbamazepina, gabapentina** (ver Capítulo 43)
- Para estabilizar o humor no transtorno afetivo uni ou bipolar (como alternativa ao **lítio**): por exemplo, **carbamazepina, valproato** (ver Capítulo 48).

um extrato de *Cannabis* que contém Δ^9-THC (também conhecido como **dronabinol**; ver Capítulo 18) e canabidiol, é licenciado em alguns países como tratamento para a espasticidade na esclerose múltipla. Também tem propriedades analgésicas (ver Capítulos 18 e 43).

O **metocarbamol** é utilizado no tratamento da dor e rigidez musculares. Seu mecanismo de ação não está bem esclarecido.

O **dantroleno** atua perifericamente, em vez de centralmente para produzir relaxamento muscular (ver Capítulo 4).

A **toxina botulínica** (ver Capítulo 14), injetada no músculo, inibe a liberação de acetilcolina, causando paralisia de longa duração confinada ao local de injeção; seu uso no tratamento do espasmo muscular local está aumentando. A sua utilização não medicinal como tratamento de "beleza" tornou-se generalizada.

BIBLIOGRAFIA E LEITURA COMPLEMENTAR

Geral

Shorvon, S., Guerrini, R., Schachter, S., Trinka, E., 2019. The Causes of Epilepsy: Common and Uncommon Causes in Adults and Children. Cambridge University Press, Cambridge.

Patogenia e tipos de epilepsia

Bernasconi, A., Cendes, F., Theodore, W.H., et al., 2019. Recommendations for the use of structural magnetic resonance imaging in the care of patients with epilepsy: a consensus report from the international league against epilepsy neuroimaging task force. Epilepsia 60, 1054–1068.

Gawel, K., Langlois, M., Martins, T., et al., 2020. Seizing the moment: zebrafish epilepsy models. Neurosci. Biobehav. Rev. 116, 1–20.

Grone, B.P., Baraban, S.C., 2015. Animal models in epilepsy research: legacies and new directions. Nat. Neurosci. 18, 339–343.

Khosravani, H., Altier, C., Simms, B., et al., 2004. Gating effects of mutations in the $Ca_v3.2$ T-type calcium channel associated with childhood absence epilepsy. J. Biol. Chem. 279, 9681–9684.

Perucca, P., Bahlo, M., Berkovic, S.F., 2020. The genetics of epilepsy. Annu. Rev. Genom. Hum. Genet. 21, 205–230.

Weber, Y.G., Lerche, H., 2008. Genetic mechanisms in idiopathic epilepsies. Dev. Med. Child Neurol. 50, 648–654.

Fármacos antiepilépticos

Bialer, M., White, H.S., 2010. Key factors in the discovery and development of new antiepileptic drugs. Nat. Rev. Drug Discov. 9, 68–82.

Shih, J.J., Whitlock, J.B., Chimato, N., Vargas, E., Karceski, S.C., Frank, R.D., 2017. Epilepsy treatment in adults and adolescents. Epilepsy Behav. 69, 186–222.

Sistema Nervoso • SEÇÃO 4

Fármacos Antipsicóticos

47

CONSIDERAÇÕES GERAIS

Os fármacos antipsicóticos são usados no tratamento de transtornos associados à psicose, em particular a esquizofrenia, que afeta cerca de 1% da população. À semelhança de outros tratamentos para transtornos psiquiátricos, a relação entre os mecanismos de ação dos fármacos antipsicóticos e a patologia subjacente dos transtornos não está bem compreendida. Houve também uma tendência semelhante a relacionar a farmacologia dos tratamentos com a causa do transtorno, porém com evidências empíricas relativamente limitadas. Incluímos aqui uma discussão dessas várias hipóteses neuroquímicas e a sua relação com as ações dos principais tipos de fármacos antipsicóticos.

INTRODUÇÃO

As doenças psicóticas englobam vários transtornos, porém o termo "fármacos antipsicóticos" – antes conhecidos como *fármacos neurolépticos*, *fármacos antiesquizofrênicos* ou *tranquilizantes maiores* – refere-se convencionalmente aos fármacos utilizados no tratamento da esquizofrenia. Esses mesmos fármacos também são usados no tratamento da mania (ver Capítulo 48) e de outros transtornos comportamentais agudos, incluindo psicoses induzidas por substâncias, por exemplo, a que resulta do uso não medicinal de estimulantes ou antagonistas do receptor de *N*-metil-D-aspartato (NMDA), como fenciclidina (PCP ou "pó de anjo") (ver Capítulo 49). Do ponto de vista farmacológico, a maioria consiste em antagonista dos receptores de dopamina, porém muitos deles também atuem sobre outros alvos, particularmente nos receptores de 5-hidroxitriptamina 2 (5-HT_2), o que pode contribuir para a sua eficácia clínica, além de afetar o seu perfil de efeitos colaterais. Os fármacos disponíveis ainda apresentam muitas desvantagens em termos de sua eficácia e dos efeitos colaterais. Foram obtidas melhorias graduais com os fármacos mais recentes, porém novas abordagens radicais exigirão uma melhor compreensão das causas e da patologia subjacente da doença, ainda são pouco compreendidas.[1]

A NATUREZA DA ESQUIZOFRENIA

A esquizofrenia[2] (Stahl, 2021) afeta cerca de 1% da população. Trata-se de uma das formas mais importantes de doença psiquiátrica, visto que afeta pessoas jovens, é frequentemente crônica e, em geral, muito incapacitante.[3] Existe um forte fator hereditário na sua etiologia, bem como evidências sugestivas de um distúrbio biológico fundamental. As principais características clínicas da doença são as seguintes.

Sintomas positivos

- Delírios (com frequência de natureza paranoide)
- Alucinações (com frequência, na forma de vozes, cujas mensagens podem ser de exortação)
- Transtorno do pensamento (que compreende linhas de pensamento extravagantes, delírios de grandeza, frases distorcidas e conclusões irracionais)
- Comportamento desorganizado anormal (como movimentos estereotipados, desorientação e, em certas ocasiões, comportamentos agressivos)
- Catatonia (que pode ser aparente na forma de imobilidade ou atividade motora sem propósito).

Sintomas negativos

- Retraimento de contatos sociais
- Embotamento das respostas emocionais
- Anedonia (incapacidade de sentir prazer)
- Relutância em executar tarefas diárias.

Cognição

- Déficits da função cognitiva (p. ex., flexibilidade cognitiva, atenção, memória).

Além dos sintomas psicóticos mais reconhecidos, observa-se, com frequência, ansiedade, sentimento de culpa, depressão e autopunição, levando a tentativas de suicídio em até 50% dos casos, dos quais cerca de 10% têm sucesso. O fenótipo clínico varia de maneira acentuada, em particular no que se refere ao equilíbrio entre sintomas positivos e negativos, e isso pode ter influência sobre a eficácia dos fármacos antipsicóticos nos casos individuais. A esquizofrenia pode manifestar-se de forma drástica, na maioria dos casos em indivíduos jovens com características predominantemente positivas, como alucinações, delírios e comportamento incontrolável, ou de forma mais insidiosa em pacientes de mais idade com sintomas negativos, como humor aplainado e retraimento social. Estes últimos podem estar mais debilitados do que os que têm apresentação florida, e o prognóstico é, em geral, mais negativo. O comprometimento cognitivo pode ser evidente até mesmo antes do aparecimento de outros sintomas. É possível que a esquizofrenia tenha uma evolução com recaídas e remissões,

---

[1]Nesse aspecto, o estudo da esquizofrenia está alguns anos atrás do da doença de Alzheimer (ver Capítulo 40), em que a compreensão da patogenia progrediu rapidamente até o ponto de terem sido identificados alvos promissores de fármacos. Em contrapartida, os pragmáticos podem argumentar que os fármacos para o tratamento da doença de Alzheimer são, até o momento, apenas marginalmente efetivos, enquanto os antipsicóticos atuais proporcionam grandes benefícios, mesmo não se sabendo muito bem como funcionam.

[2]A esquizofrenia é uma condição em que o paciente apresenta sintomas de psicose (p. ex., delírios, alucinações e comportamento desorganizado).

Podem ocorrer também episódios psicóticos como resultado do uso de certas substâncias por motivos não medicinais (ver Capítulo 49); como efeito adverso de tratamento farmacológico, como, por exemplo, psicoses induzidas por esteroides; ou em transtornos como mania, transtorno bipolar, depressão (ver Capítulo 48) e demências (ver Capítulo 40).

[3]Um relato convincente sobre como é sofrer de esquizofrenia é encontrado em Kean (2009) *Schizophrenia Bulletin* 35, 1034-1036. O autor é formado em farmacologia e agora professor de saúde mental.

ou seja crônica e progressiva, particularmente nos casos de início mais tardio. A esquizofrenia crônica habitualmente afetava a maioria dos pacientes com internamento prolongado em hospitais psiquiátricos; após o fechamento de um grande número desses hospitais no Reino Unido, ela agora responde por muitos dos marginais na sociedade.

Um aspecto característico da esquizofrenia é uma deficiência na "atenção seletiva". Enquanto a maioria dos indivíduos se acomoda rapidamente a estímulos de natureza familiar ou inconsequentes e responde apenas a estímulos inesperados ou significativos, a capacidade dos indivíduos com esquizofrenia de discriminar entre estímulos significativos e não significativos parece estar prejudicada. Assim, o tique-taque de um relógio pode atrair tanta atenção quanto as palavras de um acompanhante; um pensamento casual, considerado como inconsequente por uma pessoa normal, pode se tornar um imperativo importante.

ETIOLOGIA E PATOGENIA DA ESQUIZOFRENIA

FATORES GENÉTICOS E AMBIENTAIS

As causas da esquizofrenia continuam pouco claras, porém estão relacionadas a uma combinação de fatores genéticos e ambientais. Assim, um indivíduo pode ter predisposição genética à esquizofrenia, porém é necessária uma exposição a fatores ambientais para que ocorra o desenvolvimento da doença. À semelhança de outros problemas de saúde mental, o estresse constitui um importante fator de risco para o desenvolvimento da esquizofrenia. As diferentes formas que a interação entre gene e ambiente pode assumir são discutidas detalhadamente em Ayhan et al. (2016).

A doença exibe uma tendência hereditária forte, porém incompleta. Em parentes de primeiro grau, o risco é de cerca de 10%, porém até mesmo em gêmeos monozigóticos (idênticos), um dos quais com esquizofrenia, a probabilidade de o outro ser afetado é de apenas cerca de 50%, o que indica a importância dos fatores ambientais. Estudos de ligação genética identificaram mais de 100 regiões genéticas (*loci*) associadas a um risco de esquizofrenia (McCutcheon et al., 2020). Existem associações significativas entre polimorfismos em genes individuais e a possibilidade de desenvolvimento de esquizofrenia, mas parece não existir nenhum gene isolado que tenha uma influência dominante. Alguns dos genes implicados na esquizofrenia também estão associados ao transtorno bipolar (ver Capítulo 48).

As associações mais robustas ocorrem com genes que controlam o desenvolvimento neuronal, a conectividade sináptica e a neurotransmissão glutamatérgica. Incluem *componente 4A (C4A) do complemento, neurorregulina, disbindina, DISC-1, TCF4* e *NOTCH4*. Aumentos na expressão de C4A resultam em aumento da poda sináptica (processo de eliminação de sinapses que ocorre entre o início da infância e o início da puberdade) e podem ajudar a explicar o número reduzido de sinapses no cérebro de pacientes com esquizofrenia. Camundongos transgênicos que subexpressam a neuregulina-1, uma proteína envolvida no desenvolvimento sináptico e na plasticidade e que controla a expressão do receptor NMDA, exibem um fenótipo que, em certos aspectos, assemelha-se à esquizofrenia humana. A disfunção dos receptores NMDA é ainda mais envolvida pela associação genética com os genes da D-aminoácido-oxidase (DAAO), a enzima responsável pelo metabolismo da D-serina, um modulador alostérico dos receptores NMDA (ver Capítulo 39), e do ativador de DAAO (G72). A disbindina está localizada em domínios de densidade pós-sinápticos e pode estar envolvida na fixação de receptores, incluindo os receptores NMDA. A DISC-1 – que se refere à disrupção na esquizofrenia-1 (*disrupted in schizophrenia-1*) – é uma proteína associada a proteínas do citoesqueleto e que está envolvida na migração celular, no crescimento de neuritos e no tráfego de receptores. Estudos de genética populacional sugeriram que o *NOTCH4*, um gene de expressão no desenvolvimento, e o TCF-4, um gene também associado à deficiência intelectual, estão fortemente associados à suscetibilidade a sintomas semelhantes aos da esquizofrenia, porém seus papéis precisos na etiologia ainda não foram elucidados. Entre outros genes de suscetibilidade sugeridos, alguns (como os genes para a monoaminoxidase A [MAO-A], a tirosina hidroxilase e o receptor de dopamina D_2) estão envolvidos na transmissão monoaminérgica no sistema nervoso central. Entretanto, o peso das evidências atuais parece sugerir que a esquizofrenia resulta de consequências de fatores tanto genéticos quanto ambientais no neurodesenvolvimento. Afetam o modo pelo qual os circuitos neuronais se desenvolvem e as conexões entre diferentes regiões do cérebro, e são essas redes cerebrais anormais que provocam o transtorno, mais do que um déficit em qualquer um dos sistemas de transmissores.

Algumas influências ambientais precoces do desenvolvimento foram identificadas como possíveis fatores predisponentes, em particular infecções virais maternas, levando a alterações do córtex cerebral, que ocorrem nos primeiros meses de desenvolvimento pré-natal. Essas alterações do desenvolvimento parecem se manifestar, então, na adolescência, à medida que o cérebro sofre poda sináptica durante esse importante estágio do desenvolvimento cerebral. É também quando regiões fundamentais, como o córtex pré-frontal, sofrem maturação. Esse ponto de vista é sustentado por exames de imagem do cérebro que mostram a presença de alterações neuroanatômicas no início da evolução da doença, as quais podem aumentar ao longo do tempo e se correlacionar com a progressão da doença (Fusar-Poli et al., 2012). A arquitetura da rede funcional do cérebro também está alterada (Kambeitz et al., 2016).

BASES NEUROANATÔMICAS E NEUROQUÍMICAS DOS SINTOMAS DA ESQUIZOFRENIA

Os sintomas da esquizofrenia parecem resultar de disfunção dos circuitos neuronais que regulam o comportamento; entretanto, faltam evidências confiáveis de alterações anatômicas macroscópicas ou neuroquímicas em qualquer região do cérebro ou em sistemas de neurotransmissão. Com efeito, acredita-se que as alterações do neurodesenvolvimento no córtex cerebral levem a uma alteração da regulação das regiões subcorticais, resultando em sintomas positivos, enquanto também contribuem para deficiências emocionais e cognitivas e, assim, para os sintomas negativos e cognitivos da esquizofrenia. A manifestação comportamental dos sintomas positivos da esquizofrenia assemelha-se àquela observada em indivíduos saudáveis após a ingestão de substâncias que induzem alterações neuroquímicas na dopamina subcortical (p. ex., anfetamina, cocaína) ou nas vias glutamatérgicas corticais (p. ex., antagonistas do receptor NMDA, agonistas $5-HT_{2A}$). Essas observações, com a identificação dos principais alvos para os fármacos antipsicóticos, levaram à formulação de diferentes hipóteses neuroquímicas da esquizofrenia, embora com evidências clínicas inconclusivas. Estudos mais recentes mudaram o foco para teorias baseadas em mudanças na conectividade neural, incluindo poda sináptica, equilíbrio excitatório-inibitório em regiões como córtex pré-frontal e mecanismos imunomediados; até o momento, porém, não foi estabelecida nenhuma patologia específica.

Dopamina

A teoria dopaminérgica original da esquizofrenia foi proposta por Carlson,[4] com base em evidência farmacológica indireta em seres humanos e animais de laboratório. A **anfetamina** libera dopamina no cérebro e pode produzir nos seres humanos uma síndrome comportamental que lembra um episódio agudo de esquizofrenia. Além disso, as alucinações constituem um efeito colateral da **levodopa** e dos agonistas da dopamina, usados para a doença de Parkinson (ver Capítulo 40). Nos animais, a liberação de dopamina provoca um padrão específico de comportamento estereotipado que se assemelha aos comportamentos repetitivos algumas vezes observados em pacientes com esquizofrenia. Agonistas potentes do receptor D_2, como a **bromocriptina**, produzem efeitos semelhantes em animais, e essas substâncias, como a anfetamina, exacerbam os sintomas de pacientes com esquizofrenia. Além disso, os antagonistas da dopamina e fármacos que bloqueiam o armazenamento de dopamina neuronal (p. ex., **reserpina**) são efetivos no controle dos sintomas positivos da esquizofrenia, bem como na prevenção de alterações comportamentais induzidas por anfetaminas.

Existe forte correlação entre a potência antipsicótica na redução dos sintomas positivos e a atividade no bloqueio dos receptores D_2 (Figura 47.1), e exames de imagem de receptores mostraram que a eficácia clínica dos fármacos antipsicóticos é alcançada quando a ocupação dos receptores D_2 alcança 65 a 80% com fármacos antipsicóticos de primeira geração, mas pode ser mais baixa com antipsicóticos de segunda geração (Figura 47.2).[5]

---

[4]Carlson recebeu o Prêmio Nobel em 2000 por esse trabalho.
[5]Há, entretanto, exceções a essa regra simples. Até um terço dos pacientes com esquizofrenia não responde até mesmo quando o bloqueio dos receptores D_2 ultrapassa 90%, e a clozapina (ver Tabela 47.1) pode ser efetiva em níveis de bloqueio muito mais baixos.

Foi relatado aumento na densidade dos receptores de dopamina na esquizofrenia em alguns estudos, mas não de modo consistente. Houve também achados mistos em termos de evidência de aumento dos níveis de dopamina mesolímbica ou alteração da regulação da liberação de dopamina, e a interpretação é complicada porque o tratamento crônico com fármacos antipsicóticos é conhecido por aumentar a expressão dos receptores de dopamina. De fato, um efeito colateral do tratamento antipsicótico consiste em risco aumentado de psicose de rebote se a medicação dos pacientes for interrompida.

Glutamato

Nos seres humanos, os antagonistas do receptor NMDA, como **PCP**, **cetamina** e **dizocilpina** (ver Capítulo 39), podem reproduzir sintomas característicos dos sintomas positivos, negativos e de déficit cognitivo –, diferente da anfetamina, que produz apenas sintomas positivos. Muitos dos agentes ligados à esquizofrenia estão envolvidos na formação de sinapses que desempenham um papel fundamental no desenvolvimento das redes neuronais, particularmente durante o desenvolvimento do cérebro dos adolescentes, e foi postulado que isso se manifesta em alteração da neurotransmissão glutamatérgica. Uma informação interessante sobre o possível papel da sinalização alterada do glutamato na esquizofrenia provém de uma doença autoimune rara, a encefalite por antirreceptor NMDA, na qual os pacientes com frequência apresentam sintomas muito semelhantes aos da esquizofrenia, mas que resultam do comprometimento da função dos receptores NMDA.

Outra classe de fármacos que induzem uma alteração na sinalização glutamatérgica e que também podem afetar a dopamina subcortical são os antagonistas do receptor 5-HT_{2A}. Os receptores 5-HT_{2A}, altamente expressos nas

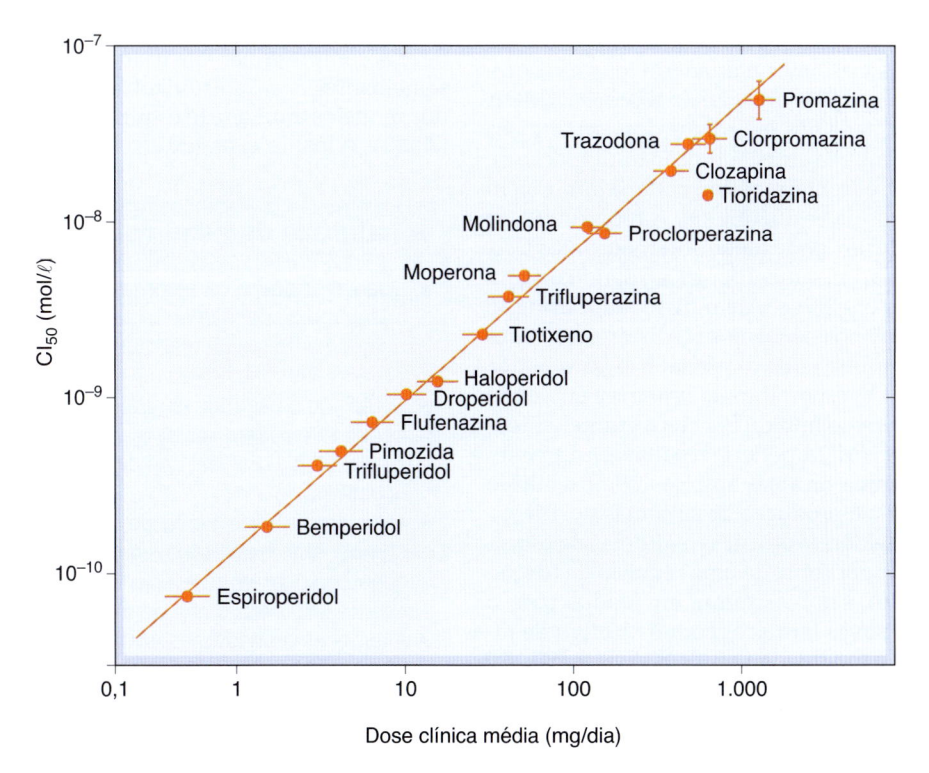

Figura 47.1 Correlação entre a potência clínica e a afinidade pelos receptores de dopamina D_2 entre fármacos antipsicóticos. A potência clínica é expressa como a dose diária usada no tratamento da esquizofrenia, enquanto a atividade de ligação é expressa como a concentração necessária para produzir inibição de 50% da ligação do haloperidol. (De Seeman, P. et al., 1976. Nature 361, 717.)

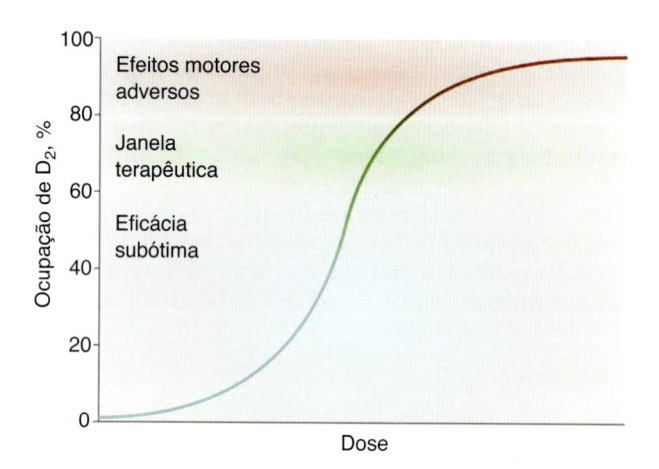

Figura 47.2 É necessária uma ocupação dos receptores D_2 do estriado maior que 60% para os efeitos terapêuticos dos antipsicóticos, porém uma ocupação de mais de 80% resulta em efeitos colaterais motores. Estudos utilizando a tomografia por emissão de pósitrons de fármacos antipsicóticos antagonistas de D_2 sugerem que exista uma janela terapêutica entre 60 e 80% de ocupação dos receptores D_2. Isso está associado a efeitos benéficos em relação aos sintomas positivos, porém com redução do risco de efeitos colaterais extrapiramidais. Isso é válido para a maioria dos antagonistas D_2, mas há exceções no caso da clozapina, que produz efeitos terapêuticos com níveis mais baixos de ocupação D_2, enquanto agonistas parciais exigem maior ocupação.

regiões corticais e particularmente associados a efeitos no córtex pré-frontal, modulam a neurotransmissão glutamatérgica intracortical e cortical-subcortical, e os agonistas e agonistas parciais induzem potentes efeitos psicodélicos, que incluem alteração da percepção, alucinações e alterações no processamento cognitivo e emocional.

Os neurônios glutamatérgicos e os neurônios GABAérgicos desempenham funções complexas no controle do nível de atividade nas vias neuronais envolvidas na esquizofrenia. Acredita-se que a hipofunção do receptor NMDA *reduza* o nível de atividade nos neurônios dopaminérgicos mesocorticais. Isso resultaria em diminuição da liberação de dopamina no córtex pré-frontal e, assim, poderia dar origem aos sintomas negativos da esquizofrenia. A hipofunção do receptor NMDA no córtex pode afetar interneurônios GABAérgicos e alterar o processamento cortical, dando origem ao comprometimento cognitivo. Além disso, a hipofunção dos receptores NMDA nos neurônios GABAérgicos reduziria a inibição do impulso cortical excitatório para a área tegmentar ventral (ATV) e, portanto, *aumentaria* a atividade na via dopaminérgica mesolímbica. Por conseguinte, a hipofunção dos receptores NMDA poderia resultar em aumento da liberação de dopamina em áreas límbicas, como o núcleo *accumbens*, resultando na produção de sintomas positivos.

Tendo em vista a evidência de que os sintomas da esquizofrenia podem se dar por conta de uma redução da função dos receptores NMDA, esforços foram envidados para o desenvolvimento de novos fármacos com o objetivo de intensificar a sinalização modulada por NMDA, mas não até um nível em que se tornaria neurotóxico (ver Capítulo 40), por exemplo, ao ativar o sítio de glicina facilitador no receptor NMDA (ver Capítulo 38) com um agonista ou ao elevar os níveis extracelulares de glicina por meio da inibição do transportador GlyT1. Entretanto, a **bitopertina**, um inibidor do GlyT1, não teve sucesso como fármaco antipsicótico em ensaios clínicos. Uma abordagem alternativa para a modulação da sinalização do glutamato é ter como alvo autorreceptores; entretanto, em ensaios clínicos, agonistas mGlu2/3 (ver Capítulo 38) falharam, apesar de demonstrarem efeitos promissores em modelos animais.

Outras vias glutamatérgicas, que se acredita estejam envolvidas na esquizofrenia, são as vias corticostriatais, talamocorticais, corticotalâmicas e corticotroncoencefálicas. Em geral, o tálamo funciona como filtro sensitivo a fim de limitar impulsos sensitivos desnecessários para o córtex. A perturbação dos impulsos normais para o tálamo, por exemplo, por meio de uma redução na transmissão glutamatérgica ou GABAérgica, desativa essa função de "comporta sensorial", possibilitando que impulsos não inibidos alcancem o córtex. O papel do tálamo na esquizofrenia é analisado por Pergola et al. (2015).

Modelos animais

Os modelos farmacológicos tradicionais da esquizofrenia em geral refletem comportamentos que resultam do aumento da transmissão dopaminérgica no cérebro e proporcionam uma triagem útil para fármacos que têm atividade antagonista do receptor de dopamina. Os modelos que se baseiam na inibição da função do NMDA por comportamentos induzidos pela PCP, ou por agonistas do $5\text{-}HT_{2A}$ como a resposta de contração da cabeça, também fornecem uma triagem útil, porém não refletem a etiologia subjacente da esquizofrenia. Com a compreensão cada vez maior dos fatores genéticos e de risco ambiental, vários modelos genéticos e de desenvolvimento foram avaliados para tentar fornecer um fenótipo mais relevante. Entretanto, é difícil recapitular por completo, em um modelo animal e no contexto laboratorial, os fatores genéticos e ambientais multifatoriais que contribuem para o transtorno humano, muitos dos quais ainda não estão de todo compreendidos. Além disso, faltam modelos de déficits cognitivos e de sintomas negativos. Para mais detalhes sobre tarefas comportamentais usadas na avaliação de sintomas semelhantes aos da esquizofrenia e para uma visão geral dos modelos animais de esquizofrenia, consultar Ang et al. (2021) e Winship et al. (2019).

A natureza da esquizofrenia

- Doença psicótica caracterizada por delírios, alucinações e transtorno do pensamento (sintomas positivos), juntamente a retraimento social e aplainamento das respostas emocionais (sintomas negativos) e comprometimento cognitivo.
- Os episódios agudos (sobretudo sintomas positivos) com frequência sofrem recidiva e podem se desenvolver em esquizofrenia crônica, com sintomas predominantemente negativos.
- A incidência é de cerca de 1% da população, com um componente hereditário significativo. Estudos de ligação genética sugerem o envolvimento de múltiplos genes, mas não de um único "gene da esquizofrenia".
- Alterações do neurodesenvolvimento ligadas a fatores de risco genético e ambientais, resultando em aumento da perda da substância cinzenta e organização aberrante das redes, parecem constituir a causa mais provável de esquizofrenia, porém nenhum gene único, região cerebral ou sistema de neurotransmissão foi consistentemente identificado como subjacente ao transtorno.

FÁRMACOS ANTIPSICÓTICOS

CLASSIFICAÇÃO DOS FÁRMACOS ANTIPSICÓTICOS

Dispõe-se de mais de 80 fármacos antipsicóticos diferentes para uso clínico. Esses fármacos foram divididos em dois grupos: os fármacos originalmente desenvolvidos (p. ex., **clorpromazina**, **haloperidol** e muitos compostos similares), em geral referidos como *fármacos antipsicóticos de primeira geração*, *típicos* ou *convencionais*, e os agentes desenvolvidos mais recentemente (p. ex., **clozapina**, **risperidona**), denominados *fármacos antipsicóticos de segunda geração* ou *atípicos*. A Tabela 47.1 fornece um resumo dos principais fármacos de uso clínico.[6]

---

[6] A Wikipedia (https://en.wikipedia.org/wiki/List_of_antipsychotics) lista nada menos do que 49 agentes de primeira geração e 33 de segunda geração, aprovados para uso clínico. Apesar desse enorme investimento da indústria farmacêutica e da grande quantidade de compostos *me-too*, os benefícios clínicos continuam sendo modestos.

Tabela 47.1 Características de alguns dos principais fármacos antipsicóticos.

Fármaco	Afinidade por receptores						Principais efeitos colaterais			Outros	Observações
	D_1	D_2	α_1	H_1	mACh	$5\text{-}HT_{2A}$	SEP	Sed	Hipo		
Clorpromazina	++	++	+++	+++	++	+++	++	+++	++	Aumento da prolactina (ginecomastia)	Classe das fenotiazinas
										Hipotermia	A perfenazina e a proclorperazina são semelhantes
										Efeitos anticolinérgicos	
										Reações de hipersensibilidade	A flufenazina, e a trifluoperazina são semelhantes, porém:
										Icterícia obstrutiva	• Não causam icterícia
											• Causam menos hipotensão
											• Causam mais SEP
											A flufenazina está disponível como preparação de depósito
											A periciazina provoca menos SEP, provavelmente devido a suas maiores ações antagonistas muscarínicas
											A pipotiazina foi retirada do mercado
Haloperidol	++	+++	++	+	−	++	+++	−	+	Iguais aos da clorpromazina, porém não causa icterícia	Classe das butirofenonas
										Menos efeitos adversos anticolinérgicos	Fármaco antipsicótico amplamente utilizado
											Forte tendência a SEP
											Disponível como preparação de depósito
Flupentixol	+++	+++		+++	−	+	++	+	+	Aumento da prolactina (ginecomastia)	Classe dos tioxantenos
										Inquietação	O zuclopentixol é semelhante
											Disponível como preparação de depósito

(Continua)

Tabela 47.1 Características de alguns dos principais fármacos antipsicóticos. *(Continuação)*

Fármaco	Afinidade por receptores						Principais efeitos colaterais				Observações
	D_1	D_2	α_1	H_1	mACh	$5\text{-}HT_{2A}$	SEP	Sed	Hipo	Outros	
Amissulprida	–	++	–	–	–	–	+	+	–	Aumento da prolactina (ginecomastia)	Classe das benzamidas (incluindo a sulpirida)
											Antagonista D_2/D_3 seletivo
											Menos SEP do que o haloperidol (a razão disso é pouco clara, mas pode resultar de uma ação em D_3 ou de agonismo parcial muito fraco em D_2)
											Aumenta o estado de alerta em pacientes apáticos
											Pouco absorvida
											A amissulprida e a pimozida (de ação prolongada) são semelhantes
Clozapina	+	+	+++	++++	++	+++	–	++	++	Risco de agranulocitose (~1%): são necessárias contagens hematológicas regulares	Classe dos dibenzodiazepínicos
										Convulsões	Sem SEP (primeiro agente antipsicótico de segunda geração)
										Salivação	Mostra-se eficaz em pacientes "resistentes ao tratamento" e diminui a incidência de suicídio
										Efeitos colaterais anticolinérgicos	Efetiva para sintomas negativos e positivos
										Ganho de peso	A olanzapina é um pouco menos sedativa, sem risco de agranulocitose, porém é de eficácia questionável em pacientes resistentes ao tratamento
Risperidona	+	+++	+++	++	–	++++ (AI?)	+	++	++	Ganho de peso	Risco significativo de SEP
										SEP em altas doses	Efetiva para sintomas negativos?
										Hipotensão	Potente nos receptores D_4
											Disponível como preparação de depósito
											A paliperidona é um metabólito da risperidona
											Foi relatado que a iloperidona apresenta baixa incidência de SEP e ganho de peso

(Continua)

Tabela 47.1 Características de alguns dos principais fármacos antipsicóticos. (Continuação)

Fármaco	Afinidade por receptores						Principais efeitos colaterais				Observações
	D_1	D_2	α_1	H_1	mACh	$5\text{-}HT_{2A}$	SEP	Sed	Hipo	Outros	
Quetiapina	+	+	+++	+++	+	+	–	++	++	Taquicardia	Baixa incidência de SEP
										Sonolência	Sem aumento da secreção de prolactina
										Boca seca	Agonista parcial de $5\text{-}HT_{1A}$
										Constipação intestinal	Ação curta (meia-vida plasmática ~6 h)
										Ganho de peso	
Aripiprazol	+	++++ (AP)	++	++	–	+++	–	+	–	–	Ação prolongada (meia-vida plasmática ~3 dias)
											Perfil incomum de agonista parcial D_2, podendo contribuir para a escassez de efeitos colaterais
											Atua também como agonista parcial de $5\text{-}HT_{1A}$
											Sem efeito na secreção de prolactina
											Sem ganho de peso
											Disponível como preparação de depósito
											O brexpiprazol também pode ser útil no tratamento da depressão
Ziprasidona	++	+++	+++	++	–	++++	+	–	+	Cansaço	Baixa incidência de SEP
										Náuseas	Sem ganho de peso
											A lurasidona é semelhante
											Efetiva para os sintomas negativos?
											Ação curta (meia-vida plasmática ~8 h), porém dispõe-se de uma preparação de depósito
Lumateperona	++	++	+	–	–	++++	–	+	–	Sonolência	Alta afinidade pelo transportador de serotonina
											Modula indiretamente a transmissão de glutamato

+, pki 5 a 7; ++, pki 7 a 8; +++, pki 8 a 9; ++++, pki > 9.
$5\text{-}HT_{1A}$, $5\text{-}HT_{2A}$, receptores de 5-hidroxitriptamina dos tipos 1A e 2A; α_1, receptor α_1-adrenérgico; D_1, D_2, D_3, D_4, receptores de dopamina dos tipos 1, 2, 3 e 4, respectivamente; SEP, sintomas extrapiramidais; H_1, receptor de histamina do tipo 1; Hipo, hipotensão; AI, agonista inverso; mACh, receptor muscarínico de acetilcolina; AP, agonista parcial; Sed, sedação.
(Tabela baseada em dados contidos no Guide to Pharmacology (http://www.guidetopharmacology.org/) e no NIMH Psychoactive Drug Screening Program database (http://pdsp.med.unc.edu/). Quando disponíveis, são fornecidos dados obtidos em receptores humanos.)

O termo *atípico* se refere à menor tendência de causar efeitos colaterais motores indesejáveis, mas também é utilizado para descrever compostos com perfil farmacológico diferente dos fármacos de primeira geração. Entretanto, na prática, serve frequentemente – mas não com muita utilidade – para diferenciar o grande grupo de antagonistas da dopamina de primeira geração semelhantes do grupo mais diversificado de compostos mais recentes.

A atividade terapêutica do fármaco protótipo, a **clorpromazina**, em pacientes com esquizofrenia foi descoberta com as observações agudas de um cirurgião francês, Laborit, em 1947. Ele testou várias substâncias, incluindo a **prometazina**, pela sua capacidade de aliviar sinais de estresse em pacientes submetidos à cirurgia e concluiu que a prometazina tinha efeito calmante, diferente de uma simples sedação. A elaboração da estrutura fenotiazina levou à clorpromazina, cujo efeito antipsicótico foi demonstrado no homem, por instigação de Laborit, por Delay e Deniker, em 1953. Esse fármaco era único no controle dos sintomas de pacientes com transtornos psicóticos. A eficácia clínica das fenotiazinas foi descoberta bem antes de seu mecanismo ter sido suposto e compreendido.

A investigação farmacológica mostrou que as fenotiazinas, os agentes antipsicóticos de primeira geração, bloqueiam muitos mediadores diferentes, incluindo dopamina, histamina, catecolaminas, acetilcolina e 5-HT, e essa multiplicidade de ações levou ao nome comercial de Largactil para a clorpromazina.

> **Classificação dos fármacos antipsicóticos**
>
> - As principais categorias são:
>   – Antipsicóticos de primeira geração ("típicos", "clássicos" ou "convencionais") (p. ex., **clorpromazina, haloperidol, flufenazina, flupentixol, zuclopentixol**)
>   – Antipsicóticos de segunda geração ("atípicos") (p. ex., **clozapina, risperidona, quetiapina, amissulprida, aripiprazol, ziprasidona**)
> - A distinção entre fármacos de primeira e de segunda gerações não está claramente definida, porém baseia-se em:
>   – Perfil dos receptores
>   – Incidência de efeitos adversos extrapiramidais (SEPs) (menor no grupo de segunda geração)
>   – Eficácia (especialmente da **clozapina**) em pacientes "resistentes ao tratamento"
>   – Eficácia contra os sintomas negativos e cognitivos, embora ainda haja controvérsia sobre isso ser devido a efeitos benéficos específicos ou a uma redução dos efeitos colaterais, em comparação com os fármacos de primeira geração.

EFICÁCIA CLÍNICA NO TRATAMENTO DA ESQUIZOFRENIA

A eficácia clínica dos fármacos antipsicóticos em possibilitar que pacientes com esquizofrenia tenham uma vida mais normal foi demonstrada em muitos ensaios clínicos controlados (Leucht et al., 2013). A população internada (sobretudo pacientes com esquizofrenia crônica) em hospitais psiquiátricos diminuiu de modo acentuado nas décadas de 1950 e 1960. A introdução de fármacos antipsicóticos foi um fator facilitador significativo, assim como a mudança nas atitudes públicas e profissionais em relação à hospitalização de indivíduos com transtornos psiquiátricos.

Os fármacos antipsicóticos apresentam graves desvantagens, que incluem:

- Nem todos os pacientes com esquizofrenia respondem à terapia farmacológica. Recomenda-se tentar a **clozapina** em pacientes resistentes a outros fármacos antipsicóticos. Os 30% de pacientes que não respondem são classificados como "resistentes ao tratamento" e representam um importante problema terapêutico. A razão para a diferença entre pacientes que respondem e os que não respondem é atualmente desconhecida
- Enquanto controlam os sintomas positivos (transtorno do pensamento, alucinações, delírios etc.) efetivamente, a maioria é ineficaz no alívio dos sintomas negativos (embotamento emocional, isolamento social) e do comprometimento cognitivo, e alguns antipsicóticos podem agravar esses sintomas
- Induzem uma variedade de efeitos colaterais, que incluem efeitos motores extrapiramidais, endócrinos e sedativos (ver Tabela 47.1), que podem ser graves e limitar a adesão do paciente ao tratamento
- Podem produzir efeitos cardíacos (pró-arrítmicos) indesejados (ver Capítulo 21).

Acreditava-se que os fármacos antipsicóticos de segunda geração superariam, até certo ponto, esses inconvenientes. Entretanto, uma metanálise (Leucht et al., 2013) concluiu que apenas alguns antipsicóticos de segunda geração examinados mostraram ter uma melhor eficácia global. Uma consideração importante nessa discussão é até que ponto uma redução da carga de efeitos colaterais, sobretudo em relação aos efeitos colaterais cognitivos e emocionais, pode melhorar os resultados globais, porém isso não está diretamente ligado à eficácia induzida pelos fármacos.

A interrupção abrupta da administração de fármacos antipsicóticos pode levar a um episódio psicótico de início rápido ligado às mudanças adaptativas induzidas pelo tratamento com antipsicóticos e é distinto da doença subjacente.

OUTROS USOS DOS FÁRMACOS ANTIPSICÓTICOS

Um tema emergente comum com os fármacos de ação central é que, embora tenham sido inicialmente desenvolvidos para tratar um distúrbio cerebral, foi constatada depois a sua eficácia no tratamento de outras doenças. Esse também é o caso dos fármacos antipsicóticos, agora utilizados para controlar os sintomas comportamentais associados a uma variedade de distúrbios, incluindo:

- Transtorno bipolar, mania e depressão (ver Capítulo 48)
- Agitação psicomotora e ansiedade grave (**clorpromazina** e **haloperidol**)
- Agitação e inquietação em indivíduos idosos, incluindo pacientes com demência (**risperidona**), embora essa prática seja desencorajada em virtude do potencial de resultados adversos a longo prazo
- Psicose associada à doença de Parkinson (**pimavanserina**) (ver Capítulo 41)
- Inquietude e dor em cuidados paliativos (**levomepromazina**)

- Náuseas e vômitos (p. ex., **clorpromazina** e **haloperidol**), refletindo o antagonismo nos receptores dopaminérgicos, muscarínicos, de histamina e, possivelmente, de 5-HT
- Tiques motores e soluços intratáveis (**clorpromazina** e **haloperidol**)
- Comportamento sexual antissocial (**bemperidol**)
- Movimentos involuntários causados pela doença de Huntington (principalmente **haloperidol**; ver Capítulo 40).

PROPRIEDADES FARMACOLÓGICAS

RECEPTORES DE DOPAMINA

A classificação dos receptores de dopamina no sistema nervoso central é discutida no Capítulo 39 (ver Tabela 39.1). Existem cinco subtipos, divididos em duas classes funcionais: o tipo D_1, que compreende D_1 e D_5; e o tipo D_2, que compreende D_2, D_3 e D_4. Os fármacos antipsicóticos devem seus efeitos terapêuticos principalmente ao bloqueio dos receptores D_2.[7] Conforme já assinalado, os efeitos antipsicóticos surgem quando a ocupação alcança entre 65 e 80%, enquanto uma ocupação de mais de 80% tem sido ligada a efeitos colaterais motores (ver Figura 47.2). Os compostos de primeira geração exibem alguma preferência pelos receptores D_2 em comparação com os receptores D_1, enquanto alguns dos agentes mais recentes (p. ex., **sulpirida**, **amissulprida**) são altamente seletivos para os receptores D_2. Foram introduzidos antagonistas D_2, que se dissociam rapidamente do receptor (p. ex., **quetiapina**), e agonistas parciais D_2 (p. ex., **aripiprazol**) na tentativa de reduzir os efeitos colaterais motores extrapiramidais. A **cariprazina**, um novo fármaco antipsicótico, é um agonista parcial de D_2 e D_3, com maior afinidade pelo receptor D_3 do que pelo D_2.

Acredita-se que seja o antagonismo dos receptores D_2 na via mesolímbica que tenha o efeito de reduzir os sintomas positivos da esquizofrenia (Figura 47.3). Infelizmente, os fármacos antipsicóticos de administração sistêmica não discriminam entre os receptores D_2 em regiões distintas do cérebro, de modo que os receptores D_2 presentes em outras vias cerebrais também serão bloqueados. Por conseguinte, os fármacos antipsicóticos produzem efeitos motores indesejáveis (bloqueio dos receptores D_2 na via nigroestriatal), aumentam a secreção de prolactina (bloqueio dos receptores D_2 na via tuberoinfundibular), produzem embotamento emocional e anedonia (bloqueio dos receptores D_2 no componente de recompensa da via mesolímbica) e, talvez, até mesmo agravem os sintomas cognitivos e negativos da esquizofrenia (ver Figura 47.3). A expressão dos receptores D_2 no córtex pré-frontal é baixa, porém os receptores D_1

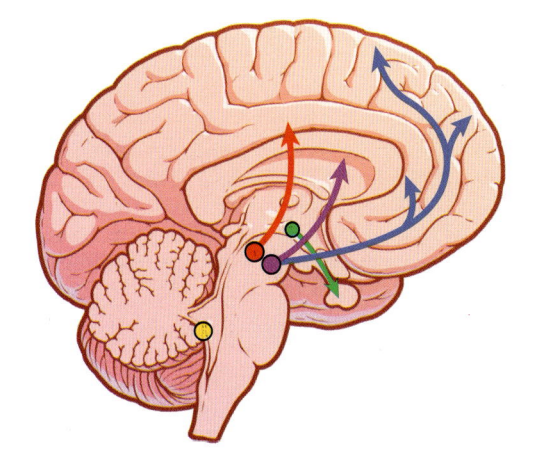

---

[7] O receptor D_4 atraiu a atenção em razão de seu alto grau de polimorfismo genético apresentado em seres humanos e porque alguns dos fármacos antipsicóticos mais recentes (p. ex., clozapina) têm alta afinidade por esse subtipo de receptor. Entretanto, um antagonista específico do receptor D_4 demonstrou ser ineficaz nos ensaios clínicos conduzidos.

Antagonismo dos receptores de dopamina$_2$ e vias dopaminérgicas

- ▪ Mesolímbica – antipsicótico
- ▪ Mesocortical – comprometimento cognitivo e emocional
- ▪ Nigroestriatal – sintomas extrapiramidais
- ▪ Túbero-hipofisário – hiperprolactinemia
- ▪ Zona de gatilho quimiorreceptora – antiemético

Receptores-chave ligados à eficácia e aos efeitos colaterais de antipsicóticos típicos e atípicos

RECEPTOR-ALVO	PAPEL NA EFICÁCIA	PAPEL NOS EFEITOS COLATERAIS
Antagonismo do receptor D_2	Antipsicótico	SEP, hiperprolactinemia, embotamento emocional, comprometimento cognitivo
Antagonismo do receptor 5-HT$_{2A}$	Antipsicótico	Redução dos SEP, reduz a acatisia induzida por antagonismo D_2
Antagonismo do receptor 5-HT$_{2C}$	?	Aumento do apetite, efeitos metabólicos
Antagonismo dos receptores muscarínicos$_1$	?	Constipação intestinal, boca seca, visão embaçada. Redução dos SEP
Antagonismo do receptor de histamina$_1$	Sedação*	Sedação*
Antagonismo dos receptores α-adrenérgicos	?	Hipotensão postural
TSER/TNA	Antidepressivo	?

*Dependendo das circunstâncias, a sedação pode contribuir para a eficácia ou para os efeitos colaterais, isto é, na psicose aguda, a sedação pode ser benéfica

Figura 47.3 Receptores afetados por fármacos antipsicóticos e sua relação com eficácia e efeitos colaterais. A figura ilustra os efeitos do antagonismo D_2 nas diferentes vias dopaminérgicas no cérebro, enquanto a tabela fornece detalhes de alguns dos receptores comumente afetados em doses terapêuticas. Os efeitos benéficos e os efeitos colaterais associados aos antipsicóticos individuais dependem de seu perfil de receptores específicos. SEP, sintomas extrapiramidais; 5-HT, 5-hidroxitriptamina; TNA, transportador de noradrenalina; TSER, transportador de serotonina.

estão presentes em maior abundância. Isso é particularmente relevante para os fármacos antipsicóticos de primeira geração, que também atuam como potentes antagonistas D_1. Enquanto todos os fármacos antipsicóticos de primeira geração bloqueiam os receptores D_2 e, portanto, devem em teoria induzir todos esses efeitos adversos, alguns exibem atividade farmacológica adicional (p. ex., antagonismo do receptor mACh e antagonismo do receptor $5-HT_{2A}$) que, em graus variáveis, melhoram alguns dos efeitos adversos.

Classicamente, acreditava-se que os fármacos antipsicóticos tivessem um início tardio de suas ações terapêuticas, embora a sua ação de bloqueio dos receptores de dopamina seja imediata. Entretanto, esse ponto de vista tem sido questionado (Kappur et al., 2005; Leucht et al., 2005). Em estudos animais, a administração crônica de fármacos antipsicóticos produz mudanças compensatórias no cérebro, como, por exemplo, redução na atividade dos neurônios dopaminérgicos e proliferação dos receptores de dopamina, detectáveis como um aumento da ligação do haloperidol, com supersensibilidade farmacológica à dopamina, reminiscente do fenômeno de supersensibilidade por denervação (ver Capítulo 13). Os mecanismos desses efeitos tardios são pouco compreendidos. É provável que contribuam para o desenvolvimento das *discinesias tardias* indesejáveis e também para a psicose de rebote aguda se o agente antipsicótico for interrompido abruptamente. O efeito sedativo de alguns fármacos antipsicóticos é imediato, tornando-os úteis nas emergências comportamentais agudas.

> **Mecanismos de ação dos fármacos antipsicóticos**
>
> - Os fármacos antipsicóticos são, em sua maioria, antagonistas ou agonistas parciais nos receptores de dopamina D_2, porém variam na sua potência e também bloqueiam uma variedade de outros receptores
> - A eficácia no tratamento dos sintomas positivos, em geral, acompanha paralelamente a atividade nos receptores D_2, porém acredita-se que a atividade nos receptores $5-HT_{2A}$ contribua para a eficácia, enquanto interações com outros receptores (p. ex., receptores $5-HT_{2A}$ e muscarínico) podem reduzir os efeitos colaterais extrapiramidais (SEP)
> - A atividade nos receptores muscarínicos, H_1 e α podem determinar o perfil de efeitos colaterais indesejáveis
> - Os exames de imagem sugerem que, normalmente, os efeitos terapêuticos exigem uma ocupação de 65 a 80% dos receptores D_2, com a ocupação > 80% ligada aos SEPs.

RECEPTORES DE 5-HIDROXITRIPTAMINA

A ideia de que a disfunção da 5-HT possa estar envolvida na esquizofrenia tem sido aceita e refutada muitas vezes. Originalmente, baseou-se no fato de que o LSD, um agonista parcial dos receptores $5-HT_{2A}$ (ver Capítulos 16 e 49), pode induzir psicose, com algumas semelhanças com os sintomas da esquizofrenia. A maioria dos fármacos antipsicóticos mais recentes tem afinidade pelos receptores de 5-HT, e o antagonismo no receptor $5-HT_{2A}$ e, em menor grau, no receptor $5-HT_{1A}$ está ligado aos efeitos terapêuticos e a uma redução dos SEPs. A manipulação farmacológica da atividade dos receptores de 5-HT, combinada com antagonismo do receptor D_2, resultou em fármacos com melhor perfil terapêutico (ver Tabela 47.1).[8] Existe uma infinidade de receptores de 5-HT (ver Capítulos 16 e 39) com funções distintas no corpo. Curiosamente, o antagonismo no receptor $5-HT_{2A}$ constitui não apenas uma característica de alguns antipsicóticos, mas também de alguns antidepressivos (ver Capítulo 48), e tem sido associado a efeitos ansiolíticos, antidepressivos e antipsicóticos. Ainda não se sabe exatamente por que o receptor $5-HT_{2A}$ constitui um alvo comum para muitos desses fármacos, porém esse receptor é um importante alvo terapêutico em psiquiatria. Os receptores $5-HT_{2A}$ podem induzir efeitos pleiotrópicos dependentes de sua sinalização intracelular associada. O mecanismo intracelular mais comum consiste em aumentar a sinalização do cálcio por meio da estimulação modulada por G_q da produção de fosfolipase C e de trifosfato de inositol, mas foram também relatados outros mecanismos, dependendo da região do cérebro e do tipo de célula estudados. Os fármacos com propriedades antagonistas de $5-HT_{2A}$ (p. ex., olanzapina e risperidona) são capazes de aumentar a liberação de dopamina no estriado por meio de redução do efeito inibitório da 5-HT. Isso pode reduzir os SEPs (ver adiante). Em contrapartida, na via mesolímbica, acredita-se que os efeitos combinados do antagonismo D_2 e $5-HT_{2A}$ tenham efeitos benéficos sobre os sintomas positivos da esquizofrenia. Além disso, com o aumento na liberação tanto de dopamina quanto de glutamato no circuito mesocortical, o antagonismo dos receptores $5-HT_{2A}$ pode melhorar os sintomas negativos da esquizofrenia (Stahl, 2021). A pimavanserina, um fármaco recentemente introduzido para o tratamento da psicose associada à doença de Parkinson (ver Capítulo 40) e que pode ser benéfica como adjuvante de outros fármacos antipsicóticos no tratamento da esquizofrenia, é um agonista inverso do receptor $5-HT_{2A}$ e não apresenta nenhuma atividade nos receptores dopaminérgicos.

Os receptores $5-HT_{1A}$ são encontrados pós-sinapticamente, além de atuar como autorreceptores somatodendríticos que inibem a liberação de 5-HT (ver Capítulo 39). Os fármacos antipsicóticos que são agonistas parciais ou antagonistas nos receptores $5-HT_{1A}$ (p. ex., quetiapina; ver Tabela 47.1) podem atuar ao diminuir a liberação de 5-HT, com consequente aumento da liberação de dopamina no estriado e no córtex pré-frontal.

RECEPTORES MUSCARÍNICOS DE ACETILCOLINA

Foi relatado que alguns fármacos antipsicóticos fenotiazínicos (p. ex., **periciazina**) produzem menos SEPs do que outros, e acreditou-se que isso estava correlacionado com suas ações antagonistas muscarínicas. Além disso, alguns fármacos de segunda geração também têm propriedades antagonistas muscarínicas (p. ex., olanzapina). No estriado, acredita-se que as terminações nervosas dopaminérgicas inervem interneurônios colinérgicos que expressam receptores inibitórios D_2 (Pisani et al., 2007). Foi sugerido que há, normalmente, um equilíbrio entre a ativação dos receptores D_2 e a ativação dos receptores muscarínicos. O bloqueio dos receptores D_2 no estriado com um agente antipsicótico resultará em aumento da liberação de acetilcolina nos receptores muscarínicos, produzindo, assim, SEPs, que serão

---

[8] Os primeiros fármacos antipsicóticos (p. ex., clorpromazina) tinham ações em vários receptores, mas também apresentavam efeitos colaterais indesejáveis que resultavam de sua atividade em outros receptores. No final do século XX, o desenvolvimento de fármacos, não apenas de fármacos antipsicóticos, concentrou-se, em grande parte, no desenvolvimento de agentes com uma única ação, na intenção de reduzir os efeitos colaterais indesejáveis. Essa filosofia orientou a pesquisa de antagonistas seletivos dos receptores D_4, que demonstraram ser ineficazes. O que aparentemente se sabe agora é que os fármacos com múltiplas ações selecionadas (p. ex., combinação de antagonismo D_2 e antagonismo $5-HT_{2A}$) podem exibir um melhor perfil terapêutico.

neutralizados se o antipsicótico também tiver atividade antagonista muscarínica. Manter o equilíbrio dopamina/acetilcolina também foi a justificativa para o uso do antagonista muscarínico, a **benztropina**, a fim de reduzir os efeitos extrapiramidais dos fármacos antipsicóticos. Entretanto, a atividade antagonista muscarínica induz efeitos adversos, como constipação intestinal, boca seca e visão embaçada.

EFEITOS ADVERSOS

DISTÚRBIOS MOTORES EXTRAPIRAMIDAIS

Os fármacos antipsicóticos produzem dois tipos principais de distúrbios motores em seres humanos: a *distonia aguda* e *acatisia* e as *discinesias tardias*, coletivamente denominadas *sintomas extrapiramidais* (SEPs). Todos eles resultam, direta ou indiretamente, do bloqueio dos receptores D_2 na via nigroestriatal. Os SEPs constituem uma das principais desvantagens dos fármacos antipsicóticos de primeira geração. Os fármacos de segunda geração foram definidos com base na sua capacidade de induzir uma menor incidência de SEPs em doses efetivas contra os sintomas positivos da esquizofrenia. Embora possa haver uma redução dos SEPs, os fármacos antipsicóticos de segunda geração não são desprovidos desses efeitos colaterais motores, e um estudo a longo prazo da olanzapina, risperidona, quetiapina e **ziprasidona** concluiu que esses agentes também podem induzir SEPs (Lieberman e Stroup, 2011). Foi relatado que até mesmo o aripiprazol – um agonista parcial de D_2 – produz esse efeito adverso.

As ***distonias agudas*** são movimentos involuntários (inquietação, espasmos musculares, protrusão da língua, desvio fixo do olhar para cima, espasmos dos músculos do pescoço) e a *acatisia*, uma necessidade de se mover que não pode ser controlada, são sintomas da doença de Parkinson (ver Capítulo 40). Costumam ocorrer nas primeiras semanas, diminuem frequentemente com o tempo e são reversíveis com a interrupção do tratamento farmacológico. O momento é consistente com o bloqueio da via dopaminérgica nigroestriatal. O bloqueio concomitante dos receptores muscarínicos e dos receptores $5-HT_{2A}$ pode atenuar os efeitos motores dos antagonistas dos receptores de dopamina (ver anteriormente).

A *discinesia tardia* (Klawans et al., 1988) desenvolve-se depois de meses ou anos (daí o termo "tardia") em 20 a 40% dos pacientes tratados com fármacos antipsicóticos de primeira geração e constitui um dos principais problemas da terapia antipsicótica. A sua gravidade reside no fato de ser uma condição incapacitante e, muitas vezes, irreversível, que com frequência se agrava quando a terapia antipsicótica é interrompida e resistente ao tratamento. A síndrome consiste em movimentos involuntários, frequentemente da face e da língua, mas também do tronco e dos membros, que podem ser gravemente incapacitantes. Assemelha-se àquela observada após tratamento prolongado da doença de Parkinson com **levodopa** (ver Capítulo 40). A incidência depende enormemente do fármaco, da dose e da idade (mais comum em pacientes com mais de 50 anos de idade).

Existem várias teorias formuladas sobre o mecanismo da discinesia tardia (Casey, 1995). Uma delas é que a condição está associada a um aumento gradual no número de receptores de D_2 no estriado, que é menos acentuado durante o tratamento com fármacos antipsicóticos de segunda geração do que com antipsicóticos de primeira geração. Outra possibilidade é que o bloqueio crônico dos receptores inibitórios de dopamina aumenta a liberação de catecolamina e/ou glutamato no estriado, levando à neurodegeneração excitotóxica (ver Capítulo 41).

Os fármacos que se dissociam rapidamente dos receptores D_2 (p. ex., clozapina, olanzapina) induzem SEPs menos graves. Uma possível explicação para isso (Kapur e Seeman, 2001) é que, com um composto de rápida dissociação, um breve surto de dopamina pode efetivamente superar o bloqueio por competição (Capítulo 2), ao passo que, com um composto de dissociação lenta, o nível de bloqueio leva mais tempo para responder à presença de dopamina endógena e é, na prática, não competitivo. É possível evitar os efeitos adversos motores se a ocupação fracionada dos receptores pelo antagonista cair durante os surtos fisiológicos de dopamina. Uma extensão dessa ideia é que talvez uma pequena ativação dos receptores D_2 possa ser benéfica. Isso poderia ser produzido, por exemplo, por fármacos que são agonistas parciais de D_2 (p. ex., aripiprazol), diferentemente dos simples antagonistas. Acredita-se que os agonistas parciais reduzam a hiperativação de D_2 na via mesolímbica, aliviando, assim, os sintomas positivos da esquizofrenia, mas proporcionando uma estimulação suficiente dos receptores D_2 na via mesocortical para prevenir os sintomas negativos e, na via nigroestriatal, para reduzir a incidência de SEPs.

As teorias para a redução dos SEPs com antipsicóticos de segunda geração incluem antagonismo nos receptores $5-HT_{2A}$, bem como rápida dissociação do receptor D_2 e melhor perfil farmacocinético, que possibilita que a ocupação dos receptores D_2 seja mais facilmente mantida entre níveis que são antipsicóticos, mas que não provocam SEPs.

EFEITOS ENDÓCRINOS

A dopamina, que é liberada na eminência mediana por neurônios da via túbero-hipofisário (ver Capítulos 33 e 39), atua fisiologicamente por meio dos receptores D_2 para inibir a secreção de prolactina. Por conseguinte, o bloqueio dos receptores D_2 por fármacos antipsicóticos pode aumentar a concentração plasmática de prolactina (Figura 47.4), resultando em inchaço das mamas, dor e lactação (conhecida

---

Distúrbios motores induzidos por antipsicóticos

- Principal problema do tratamento com fármacos antipsicóticos
- Ocorrem dois tipos principais de distúrbios:
  - Distonias agudas reversíveis, acatisia e sintomas de tipo Parkinson (de fato, os fármacos antipsicóticos geralmente agravam a doença de Parkinson e bloqueiam as ações dos fármacos usados no tratamento da doença)
  - Discinesia tardia de desenvolvimento lento, frequentemente irreversível
- Os sintomas agudos consistem em movimentos involuntários, tremor e rigidez e, provavelmente, constituem a consequência direta do bloqueio dos receptores de dopamina nigroestriatais
- A discinesia tardia caracteriza-se sobretudo por movimentos involuntários da face e dos membros, que aparecem vários meses ou anos após tratamento com fármacos antipsicóticos. Pode estar associada à proliferação de receptores de dopamina no corpo estriado. Em geral, o tratamento não tem sucesso
- A incidência de distonia aguda e de discinesia tardia é menor com os antipsicóticos de segunda geração mais recentes e é particularmente baixa com a **clozapina**, o **aripiprazol** e a **zotepina**.

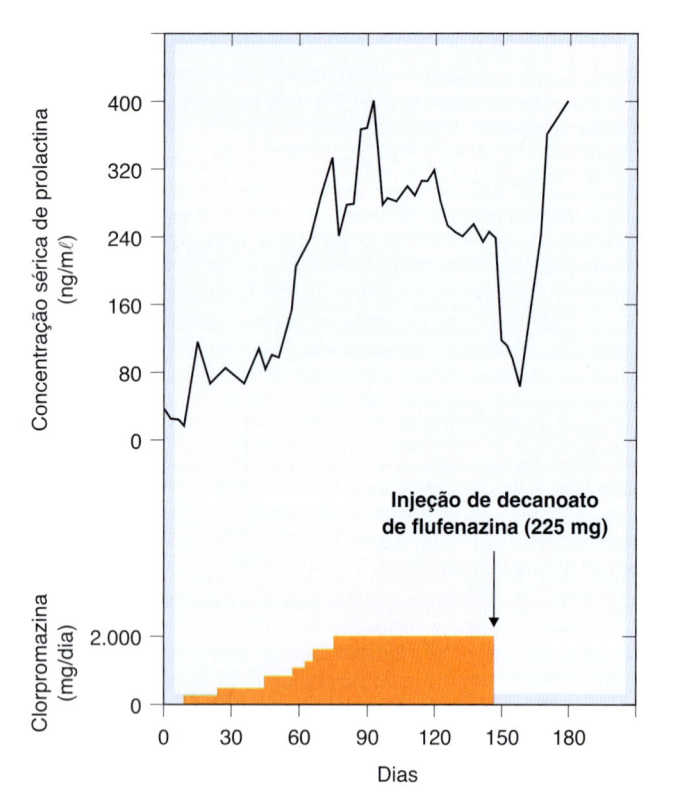

Figura 47.4 Efeitos dos fármacos antipsicóticos sobre a secreção de prolactina em um paciente com esquizofrenia. A dosagem diária de clorpromazina foi substituída por uma injeção de depósito de flufenazina, a prolactina plasmática inicialmente diminuiu, devido ao atraso na absorção, e, em seguida, retornou para um nível elevado. (De Meltzer, H.Y. et al., 1978. In: Lipton et al. (Eds). Psychopharmacology: A Generation in Progress. Raven Press, New York.)

como "galactorreia"), que podem ocorrer tanto em homens quanto em mulheres. Como mostra a Figura 47.4, o efeito é mantido durante a administração crônica de antipsicóticos, sem haver qualquer habituação. Foram também relatadas outras alterações endócrinas menos pronunciadas, incluindo diminuição da secreção do hormônio do crescimento, porém acredita-se que essas alterações, diferente da resposta da prolactina, sejam relativamente pouco importantes do ponto de vista clínico. Devido à sua ação agonista parcial no receptor D_2, o aripiprazol, diferentemente de outros fármacos antipsicóticos, diminui a secreção de prolactina.

OUTROS EFEITOS ADVERSOS

A maioria dos fármacos antipsicóticos bloqueia uma variedade de receptores, particularmente os receptores de acetilcolina (muscarínicos), de histamina (H_1), de noradrenalina (α) e de 5-HT (ver Tabela 47.1). Isso resulta em uma grande variedade de efeitos colaterais (ver Figura 47.3).

Podem produzir disfunção sexual – diminuição da libido e da excitação, bem como dificuldades de ereção e ejaculação nos homens – por meio do bloqueio dos receptores de dopamina, muscarínicos e α_1.

Com muitos fármacos antipsicóticos ocorrem sonolência e sedação, que tendem a diminuir com o uso continuado. A atividade anti-histamínica (H_1) é uma propriedade de alguns antipsicóticos fenotiazínicos (p. ex., clorpromazina e **metotrimeprazina**) e contribui para as suas propriedades sedativas e antieméticas (ver Capítulo 30), mas não para a sua ação antipsicótica.

Embora o bloqueio dos receptores muscarínicos produza uma variedade de efeitos periféricos, incluindo visão embaçada e aumento da pressão intraocular, boca e olhos secos, constipação intestinal e retenção urinária (ver Capítulo 14), pode, entretanto, ser benéfico em relação aos efeitos SEPs.

O bloqueio dos receptores α-adrenérgicos provoca *hipotensão ortostática* (ver Capítulo 15), mas não parece ser importante para a sua ação antipsicótica.

O ganho de peso é um efeito colateral comum e grave, particularmente associado aos antipsicóticos de segunda geração, e está associado ao antagonismo no receptor 5-HT$_{2C}$, levando a efeitos sobre o apetite e o metabolismo. Ocorre aumento no risco de diabetes melito e doença cardiovascular com vários fármacos antipsicóticos de segunda geração. As ações antagonistas nos receptores H_1 e muscarínicos também podem contribuir para esses efeitos.

Os fármacos antipsicóticos podem prolongar o intervalo QT no coração (ver Capítulo 20), produzindo arritmias e risco de morte súbita (Jolly et al., 2009). Por esse motivo, antes de se iniciar a administração de fármacos antipsicóticos, recomenda-se habitualmente um conjunto de medições basais, incluindo peso, pressão arterial, nível de glicemia e eletrocardiograma.

Podem ocorrer várias reações idiossincráticas e de hipersensibilidade, das quais as mais importantes incluem:

- *Icterícia,* que ocorre com fenotiazinas mais antigas, como a clorpromazina. Em geral, a icterícia é leve, está associada a uma elevação da atividade da fosfatase alcalina sérica (padrão "obstrutivo") e decai rápido quando o fármaco é interrompido ou substituído por um antipsicótico quimicamente não relacionado
- A *leucopenia* e a *agranulocitose* são raras, porém potencialmente fatais e ocorrem nas primeiras semanas de tratamento. A incidência de leucopenia (habitualmente reversível) é inferior a 1 por 10 mil para a maioria dos fármacos antipsicóticos, porém muito mais alta (1 a 2%) com a clozapina, cujo uso exige, portanto, monitoramento

> **Efeitos adversos dos fármacos antipsicóticos**
>
> - Os efeitos adversos importantes comuns a muitos fármacos antipsicóticos incluem:
>   - Distúrbios motores (ver boxe *Distúrbios motores induzidos por antipsicóticos*)
>   - Distúrbios endócrinos (aumento da liberação de prolactina)
>   - São secundários ao bloqueio dos receptores de dopamina
> - É comum a ocorrência de sedação, hipotensão e ganho de peso
> - Algumas vezes, ocorre icterícia obstrutiva com as fenotiazinas
> - Outros efeitos colaterais (boca seca, visão embaçada, hipotensão etc.) resultam do bloqueio de outros receptores, sobretudo dos receptores muscarínicos e dos receptores α adrenérgicos
> - Alguns fármacos antipsicóticos causam agranulocitose como reação idiossincrática rara e grave. Com a **clozapina**, a leucopenia é comum e exige monitoramento de rotina
> - A síndrome maligna por antipsicóticos é uma reação idiossincrática rara, porém potencialmente perigosa.

regular da contagem de células sanguíneas. Contanto que o fármaco seja interrompido ao primeiro sinal de leucopenia ou de anemia, o efeito é reversível. A olanzapina parece não ter essa desvantagem
- As *reações cutâneas tipo urticariformes* são comuns, porém habitualmente leves. Pode ocorrer também sensibilidade excessiva à luz ultravioleta
- A *síndrome maligna por antipsicóticos* é uma complicação rara, porém grave, semelhante à síndrome da hipertermia maligna observada com certos anestésicos (ver Capítulo 41). A rigidez muscular é acompanhada de rápida elevação da temperatura corporal e confusão mental. Em geral, é reversível, mas ocorre morte por insuficiência renal ou cardiovascular em 10 a 20% dos casos.

ASPECTOS FARMACOCINÉTICOS

A clorpromazina, em comum com outras fenotiazinas, sofre absorção errática após administração oral. A Figura 47.5 mostra a ampla faixa de variação do pico de concentração plasmática como função da dosagem em 14 pacientes. Entre quatro pacientes tratados com o nível de dosagem elevado de 6 a 8 mg/kg, a variação no pico de concentração plasmática foi quase 90 vezes; dois deles apresentaram efeitos colaterais acentuados, um foi bem controlado, e o outro não apresentou nenhuma resposta clínica.

A relação entre a concentração plasmática e o efeito clínico dos fármacos antipsicóticos é bastante variável, e a dosagem precisa ser ajustada em uma base de tentativa e erro. Isso se torna ainda mais difícil pelo fato de que pelo menos 40% dos pacientes com esquizofrenia não tomam fármacos conforme prescrito. É uma sorte notável que a toxicidade aguda dos fármacos antipsicóticos seja leve, tendo em vista a imprevisibilidade da resposta clínica.

A meia-vida plasmática da maioria dos fármacos antipsicóticos é de 15 a 30 horas, e a sua depuração depende totalmente da transformação hepática por uma combinação de reações oxidativas e de conjugação.

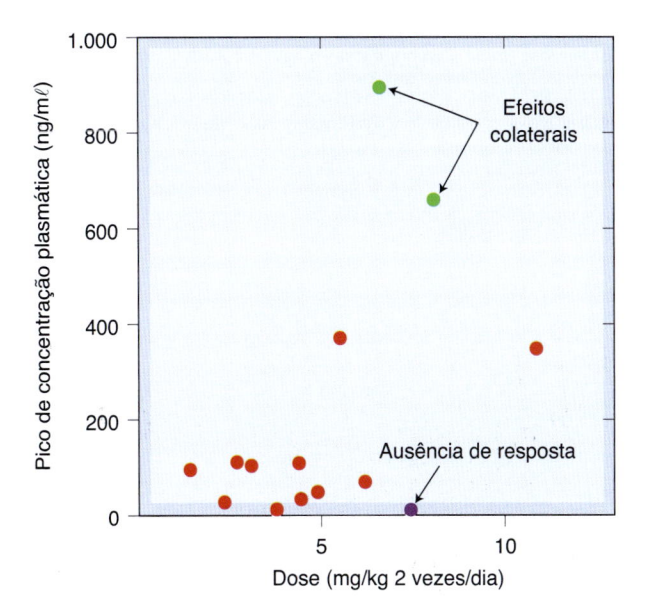

Figura 47.5 Variação individual na relação entre a dose e a concentração plasmática de clorpromazina em um grupo de pacientes com esquizofrenia. (Dados de Curry, S.H. et al., 1970. Arch. Gen. Psychiatry 22, 289.)

A maioria dos fármacos antipsicóticos pode ser administrada por via oral ou, em situações de emergência, por injeção intramuscular. Dispõe-se de preparações de liberação lenta (de depósito) de muitos antipsicóticos, em que o fármaco ativo é esterificado com ácido heptanoico ou decanoico e dissolvido em óleo. O fármaco, quando administrado como injeção intramuscular, atua por 2 a 4 semanas, porém inicialmente pode produzir efeitos colaterais agudos. Essas preparações são bastante utilizadas para minimizar os problemas de adesão do paciente ao tratamento.

O perfil farmacocinético mais previsível dos antipsicóticos de segunda geração, bem como suas interações mais dinâmicas com o receptor D_2, pode constituir um fator em seu melhor perfil de SEPs. Os exames de imagem sugerem que a ocupação de > 80% dos receptores D_2 na via nigroestriatal leve à ocorrência de SEPs. A farmacologia dos antipsicóticos de primeira geração pode dificultar a obtenção da dose ideal, porém é mais fácil com muitos dos fármacos de segunda geração, em virtude de sua farmacocinética mais previsível e da associação e dissociação mais rápidas do receptor D_2.

DESENVOLVIMENTOS FUTUROS

O progresso no desenvolvimento de novos antipsicóticos tem sido decepcionante, e grande parte do entusiasmo em torno dos tratamentos à base de glutamato foi aniquilada quando fármacos concebidos por modificar a transmissão glutamatérgica falharam em ensaios clínicos, apesar de se mostrarem promissores em modelos animais e em ensaios

---

Usos clínicos dos fármacos antipsicóticos

- *Emergências comportamentais* (p. ex., pacientes violentos com uma variedade de psicopatologias, incluindo *mania*, *delírio tóxico*, *esquizofrenia* e outras):
  - Os fármacos antipsicóticos (p. ex., **clorpromazina**, **haloperidol**, **olanzapina**, **risperidona**) podem controlar rapidamente estados psicóticos hiperativos
  - Observe que a dose intramuscular é menor do que a dose oral do mesmo fármaco, devido ao metabolismo pré-sistêmico
- *Esquizofrenia*:
  - Recomenda-se o uso de antipsicóticos de segunda geração como tratamento de primeira linha para tratamento crônico devido à redução da carga de efeitos colaterais; entretanto, os fármacos de primeira geração ainda são utilizados para pacientes que não conseguem responder ou alcançar um controle sintomático adequado. As injeções de depósito (p. ex., **decanoato de flupentixol**) podem ser úteis para o tratamento da manutenção quando a adesão ao tratamento oral é um problema
  - O **flupentixol** possui propriedades antidepressivas distintas de sua ação antipsicótica
  - A **clozapina** pode causar *agranulocitose* e é reservada a pacientes cuja condição permanece inadequadamente controlada, apesar do uso prévio de dois ou mais fármacos antipsicóticos, dos quais pelo menos um é um fármaco de segunda geração. As contagens de células sanguíneas são monitoradas semanalmente nas primeiras 18 semanas e, em seguida, com menos frequência.

clínicos iniciais em seres humanos. Isso inclui os agonistas ortostéricos e alostéricos dos receptores metabotrópicos de glutamato mGluR$_2$ e mGluR$_3$ e os agonistas do receptor mGluR$_5$ (ver Capítulo 38). Uma abordagem alternativa para a modulação da função glutamatérgica é a modulação alostérica positiva no receptor AMPA, e um desses agentes, BIIB-104, está em fase de desenvolvimento para o tratamento dos sintomas cognitivos na esquizofrenia.

Roluperidona é um antagonista dos receptores 5-HT$_{2A}$ e σ$_2$ e possui um metabólito ativo com alguma afinidade nos receptores H$_1$. Entretanto, depois de uma promessa inicial, os dados de fase III mais recentes foram decepcionantes. Outros fármacos atualmente submetidos a ensaios clínicos incluem aqueles com mecanismos de ação mais novos, como agonistas muscarínicos M$_1$ e M$_4$, como a **xanomelina**, que demonstraram ter potencial como fármacos antipsicóticos e pró-cognitivos; entretanto, seus efeitos colaterais periféricos (ver Capítulo 14) têm limitado o progresso. Uma combinação de xanomelina e do **tróspio**, um antagonista muscarínico de ação restrita na periferia, está em fase de ensaios clínicos na esquizofrenia. Pode ser também útil no tratamento do comprometimento cognitivo em outros distúrbios, como a doença de Alzheimer. Um novo inibidor da fosfodiesterase10A, TAK-063, também está em ensaio clínico de estágio II.

Utilizando-se uma abordagem diferente aos métodos clássicos de desenvolvimento de fármacos (ver Capítulo 60), foi identificado um fármaco psicotrópico não D$_2$ com base em uma nova plataforma de fenotipagem de comportamento de camundongo de alto rendimento e alto conteúdo, em combinação com rastreamento *in vitro*. O(s) mecanismo(s) de ação da molécula líder emergente, o ulotaront (SEP-363856), ainda não foi/foram totalmente elucidado(s), porém abrange(m) ação agonista no receptor associado a aminas-traço 1 e no receptor 5-HT$_{1A}$. Será interessante acompanhar o seu trajeto pelos ensaios clínicos, e, se for bem-sucedido, poderá fornecer um exemplo de uma abordagem diferente para a identificação de novas moléculas e alvos para transtornos psiquiátricos complexos – uma espécie de "serendipidade direcionada".

BIBLIOGRAFIA E LEITURA COMPLEMENTAR

Leitura geral

Gross, G., Geyer, M.A., 2012. Current Antipsychotics. Handbook of Experimental Pharmacology. Springer Verlag.
Kean, C., 2009. Silencing the self: schizophrenia as a self-disturbance. Schizophr. Bull. 35 (6), 1034–1036.
McCutcheon, R.A., Reis Marques, T., Howes, O.D., 2020. Schizophrenia – an overview. JAMA Psychiatr. 77 (2), 201–210.
Stahl, S.M., 2021. Stahl's Essential Psychopharmacology Neuroscientific Basis and Practical Applications, fifth ed. Cambridge University Press, Cambridge.

Patogenia da esquizofrenia

Ayhan, Y., McFarland, R., Pletnikov, M.V., 2016. Animal models of gene-environment interaction in schizophrenia: a dimensional perspective. Prog. Neurobiol. 136, 1–27.
Fusar-Poli, P., Radua, J., McGuire, P., Borgwardt, S., 2012. Neuroanatomical maps of psychosis onset: voxel-wise meta-analysis of antipsychotic-naive VBM studies. Schizophr. Bull. 38 (6), 1297–1307.
Kambeitz, J., Kambeitz-Ilankovic, L., Cabral, C., et al., 2016. Aberrant functional whole-brain network architecture in patients with schizophrenia: a meta-analysis. Schizophr. Bull. 42 (Suppl. 1): S13–S21.
Pergola, G., Selvaggi, P., Trizio, S., et al., 2015. The role of the thalamus in schizophrenia from a neuroimaging perspective. Neurosci. Biobehav. Rev. 54, 57–75.

Modelos animais

Ang, M.J., Lee, S., Kim, J.-C., Kim, S.-H., Moon, C., 2021. Behavioral tasks evaluating schizophrenia-like symptoms in animal models: a recent update. Curr. Neuropharmacol. 19 (5), 641–664.
Winship, I.R., Dursun, S.N., Baker, G.B., et al., 2019. An overview of animal models related to schizophrenia. Can. J. Psychiatry 64 (1), 5–17.

Fármacos antipsicóticos

Jolly, K., Gammage, M.D., Cheng, K.K., Bradburn, P., Banting, M.V., Langman, M.J., 2009. Sudden death in patients receiving drugs tending to prolong the QT interval. Br. J. Clin. Pharmacol. 68, 743–751.
Kapur, S., Arenovich, T., Agid, O., et al., 2005. Evidence for onset of antipsychotic effects within the first 24 hours of treatment. Am. J. Psychiatry 162, 939–946.
Kapur, S., Seeman, P., 2001. Does fast dissociation from the dopamine D$_2$ receptor explain the action of atypical antipsychotics? A new hypothesis. Am. J. Psychiatry 158, 360–369.
Leucht, S., Busch, R., Hamann, J., Kissling, W., Kane, J.M., 2005. Early-onset hypothesis of antipsychotic drug action: a hypothesis tested, confirmed and extended. Biol. Psychiatry 57, 1543–1549.
Leucht, S., Cipriani, A., Spineli, L., et al., 2013. Comparative efficacy and tolerability of 15 antipsychotic drugs in schizophrenia: a multiple-treatments meta-analysis. Lancet 382, 951–962.

Efeitos colaterais extrapiramidais

Casey, D.E., 1995. Tardive dyskinesia: pathophysiology. In: Bloom, F.E., Kupfer, D.J. (Eds.), Psychopharmacology: A Fourth Generation of Progress. Raven Press, New York.
Klawans, H.L., Tanner, C.M., Goetz, C.G., 1988. Epidemiology and pathophysiology of tardive dyskinesias. Adv. Neurol. 49, 185–197.
Lieberman, J.A., Stroup, T.S., 2011. The NIMH-CATIE Schizophrenia Study: what did we learn? Am. J. Psychiatry 68, 770–775.
Pisani, A., Bernardi, G., Ding, J., Surmeier, D.J., 2007. Re-emergence of striatal cholinergic interneurons in movement disorders. Trends Neurosci. 30, 545–553.

Fármacos Antidepressivos

CONSIDERAÇÕES GERAIS

A depressão é um transtorno psiquiátrico bastante comum, porém com compreensão limitada da neurobiologia subjacente ou de como os antidepressivos reduzem os sintomas. O transtorno bipolar é menos comum, mas também pouco compreendido. Trata-se de um campo em que o empirismo terapêutico tem liderado o caminho e cuja compreensão mecanicística tende a permanecer atrasada, sendo parte do problema atribuída à dificuldade em desenvolver modelos animais que reproduzem as características que definem a condição humana. Neste capítulo, discutiremos a compreensão atual da natureza do transtorno e descreveremos os principais fármacos usados para o seu tratamento.

NATUREZA DA DEPRESSÃO

A depressão e a ansiedade, que são altamente comórbidas, constituem os transtornos psiquiátricos mais comuns. Os sintomas de depressão podem variar desde uma condição muito leve, na fronteira com a normalidade, até uma depressão grave (psicótica), acompanhada de alucinações e delírios. Em todo o mundo, a depressão constitui uma importante causa de incapacidade e morte prematura. Além do risco significativo de suicídio, os indivíduos com depressão têm mais probabilidade de morrer de outras causas, como doença cardíaca ou câncer. A depressão é um transtorno heterogêneo, e os pacientes afetados apresentam um ou mais sintomas centrais; além disso, está frequentemente associada a outros transtornos psiquiátricos, como ansiedade, transtornos alimentares, esquizofrenia, doença de Parkinson e transtornos relacionados a substâncias.

Os sintomas de depressão abrangem componentes emocionais e biológicos. Os sintomas emocionais incluem:

- Humor depressivo, ruminação excessiva de pensamentos negativos, tristeza, apatia e pessimismo
- Autoestima baixa: sentimentos de culpa, inadequação e feiura
- Indecisão, perda de motivação
- Anedonia, perda de interesse por atividades anteriormente gratificantes.

Os sintomas biológicos incluem:

- Atraso no pensamento e na ação
- Perda de libido
- Transtornos do sono e perda de apetite.

Existem dois tipos distintos de síndrome depressiva, nomeadamente a *depressão unipolar*, na qual as mudanças de humor ocorrem sempre na mesma direção, e o *transtorno bipolar*, em que a depressão se alterna com a mania. Na maioria dos aspectos, a mania é exatamente o oposto, com exuberância, entusiasmo e autoconfiança excessivos, acompanhados de ações impulsivas; com frequência, esses sinais são combinados com irritabilidade, impaciência e agressão e, algumas vezes, com delírios de grandiosidade. À semelhança da depressão, o humor e as ações são inapropriados para as circunstâncias.

A depressão unipolar é comumente (cerca de 75% dos casos) não familiar, está claramente associada a eventos estressantes da vida e, em geral, é acompanhada de sintomas de ansiedade e agitação. Esse tipo de depressão é às vezes denominado *depressão reativa*. Outras causas (cerca de 25% desse tipo de depressão, às vezes denominado *endógena*) exibem um padrão familiar, menos obviamente relacionado com estresses externos e com uma sintomatologia um pouco diferente. Essa distinção é feita de modo clínico, porém há poucas evidências de que os fármacos antidepressivos demonstrem uma seletividade significativa entre esses dois transtornos. Os estudos genéticos populacionais, depois de um início pouco auspicioso, começaram a identificar novas variações genéticas associadas à depressão, porém esta é, provavelmente, um transtorno poligênico, em que diversas variações genéticas individuais, bem como fatores ambientais, contribuem. Conforme ilustrado na Figura 48.1, a depressão está ligada a fatores de risco genéticos e ambientais que aumentam a vulnerabilidade com fatores precipitantes relacionados ao estresse em adolescentes e adultos. Esses estressores podem ser psicológicos e/ou fisiológicos, e a depressão constitui uma característica comum de pacientes com outras doenças crônicas. Surgiram também algumas teorias interessantes relacionadas com o papel da inflamação e do microbioma intestinal e com o benefício dessa microflora sobre a saúde mental (para aqueles interessados em uma investigação mais aprofundada, ver Bastiaanssen et al., 2020; Duman et al., 2021; Gonda et al., 2019; Pariante, 2017; Saavedra e Salazar, 2021).

A depressão não pode ser atribuída a uma alteração da atividade neuronal dentro de uma única região cerebral; com efeito, o circuito que liga as diferentes partes no cérebro provavelmente é mais importante. Exames de imagens do cérebro indicaram que o córtex pré-frontal, a amígdala e o hipocampo podem estar envolvidos em componentes desses transtornos. Essas regiões desempenham um papel fundamental no comportamento cognitivo e emocional, e é provável que fatores psicológicos também sejam importantes, porém não é simples a compreensão de como esses fatores biológicos e dependentes da experiência interagem.

O transtorno bipolar, que em geral aparece no início da vida adulta, é menos comum e resulta em depressão e mania oscilantes durante um período de semanas/meses. Pode ser difícil diferenciar o transtorno bipolar leve da depressão unipolar. Além disso, episódios de mania bipolares podem ser confundidos com episódios de psicose esquizofrênica (ver Capítulo 47). Existe uma tendência hereditária mais forte para o transtorno bipolar, e estudos de associação genômica ampla (GWASs) identificaram diversos novos agentes de suscetibilidade que podem exercer um efeito sobre as funções cerebrais afetadas no transtorno bipolar; todavia, até o momento não tiveram impacto na terapia farmacológica do transtorno.

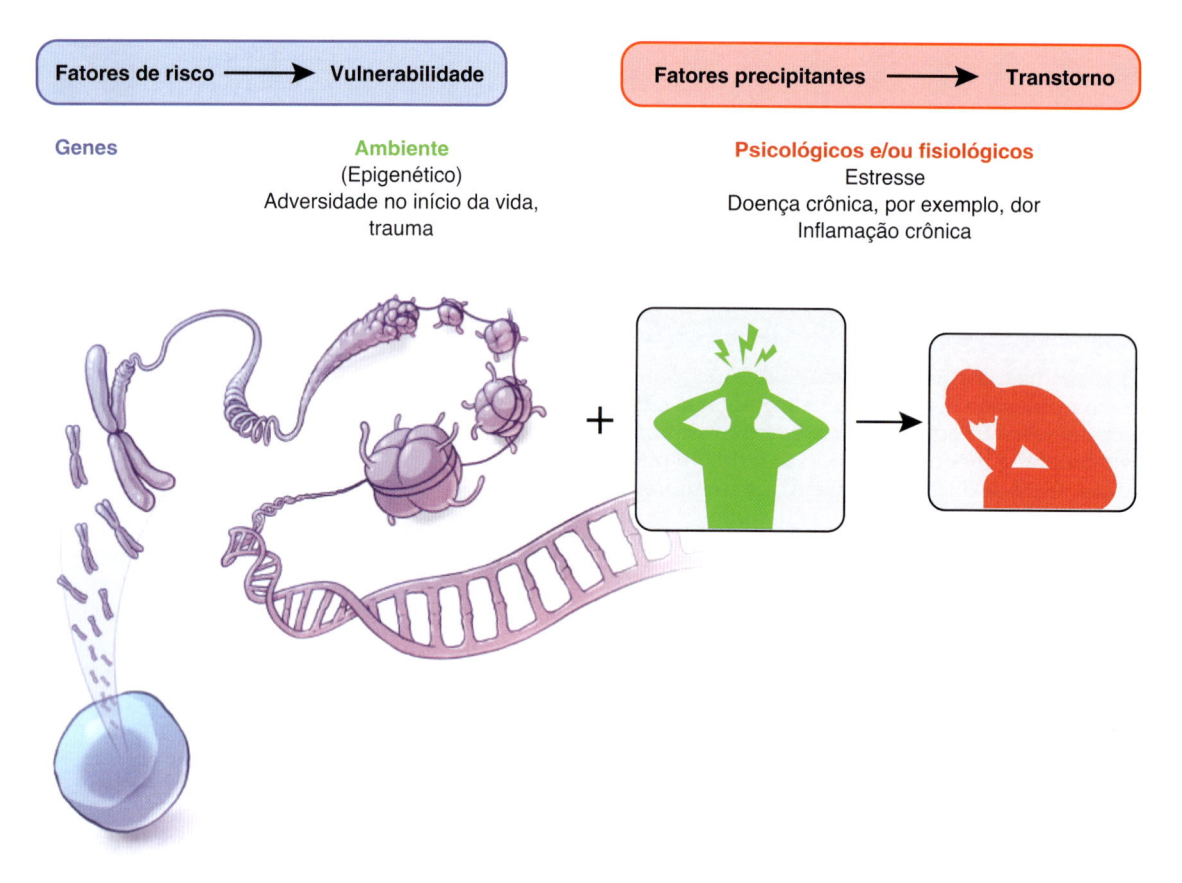

Figura 48.1 Fatores genéticos e ambientais que contribuem para os riscos de desenvolver depressão. As causas da depressão são complexas e pouco compreendidas, porém esse diagrama ilustra os diferentes fatores de risco que têm sido associados ao desenvolvimento dos transtornos do humor. Os fatores genéticos e os eventos no início da vida, como, por exemplo, abuso infantil, negligência com trauma, levam a um aumento da vulnerabilidade, possivelmente devido a uma sensibilização do sistema de estresse. Em seguida, na adolescência e na idade adulta, os fatores precipitantes levam ao desenvolvimento da depressão. O estresse, em particular o incontrolável e o social, assim como outras doenças crônicas e distúrbios inflamatórios crônicos, têm sido associados ao desencadeamento de um episódio de depressão. Os indivíduos mais vulneráveis podem desenvolver depressão com mais facilidade quando expostos ao estresse crônico, porém até mesmo aqueles com baixa vulnerabilidade podem experienciar eventos na vida adulta que os levem ao desenvolvimento de depressão. Décadas de pesquisas não conseguiram encontrar um comprometimento biológico ou biomarcador específico capaz de ser atribuído à causa de depressão.

TEORIAS DA DEPRESSÃO

Foram propostas várias teorias para explicar as causas da depressão, embora com evidência clínica limitada e deduzidas sobretudo dos efeitos farmacológicos dos tratamentos com antidepressivos – citamos, por exemplo, a hipótese monoaminérgica, que surgiu da observação de que os transmissores monoaminérgicos constituíam o principal alvo dos fármacos antidepressivos, bem como de estudos em modelos animais. Nenhuma dessas teorias explica por completo todas as observações, e não foi identificado até o momento nenhum marcador biológico. Grande parte dos conhecimentos estabelecidos nos últimos 70 anos passou por recente reavaliação à luz da descoberta de que alguns fármacos, como a **cetamina**, têm efeitos antidepressivos rápidos e duradouros. Isso representa o oposto do que foi constatado antes com os fármacos antidepressivos clássicos, hoje referidos como antidepressivos convencionais ou antidepressivos de início tardio, para refletir o intervalo amplamente observado de 4 a 6 semanas entre o início do tratamento farmacológico e a observação de uma melhora clínica dos sintomas. Qualquer teoria da depressão agora precisa levar em consideração o fato de que os efeitos neuroquímicos diretos da maioria dos fármacos antidepressivos aparecem muito rápido (de minutos a horas), enquanto os benefícios terapêuticos dos antidepressivos convencionais levam semanas para se desenvolver por completo. Além disso, precisam também integrar os avanços dos últimos 20 anos após a descoberta de que o antagonista do receptor N-metil-D-aspartato (NMDA), a cetamina, em baixas doses, tem efeitos antidepressivos rápidos e sustentados. A descoberta dos efeitos antidepressivos da cetamina também levou a uma nova classe de antidepressivos, designados como antidepressivos de ação rápida (ADARs).

Para explicar o fenômeno de início tardio, os proponentes da teoria monoaminérgica sugeriram que mudanças adaptativas lentas e secundárias nos receptores monoaminérgicos, em vez do efeito primário do fármaco, são responsáveis pela melhora clínica. Outros defendem uma hipótese neurotrófica, em que os efeitos dos sistemas monoaminérgicos do cérebro resultam em efeitos tróficos a longo prazo, incluindo neurogênese, aumentos da arborização dendrítica e sinapses, cujo curso de tempo é paralelo às mudanças de humor. Mais recentemente, foi proposto um modelo neuropsicológico de eficácia antidepressiva que liga os efeitos biológicos do antidepressivo aos efeitos psicológicos. Aqui, resumimos as principais teorias relacionadas com os mecanismos de ação das terapias farmacológicas atuais. Uma revisão e análise mais abrangentes dessas teorias são fornecidas por Harmer et al. (2017) e Duman et al. (2021).

TEORIA MONOAMINÉRGICA

A teoria monoaminérgica da depressão, proposta pela primeira vez em 1965, afirma que a depressão é causada por um déficit funcional dos transmissores monoaminérgicos, a noradrenalina e a 5-hidroxitriptamina (5-HT), em certos locais do cérebro, enquanto a mania resulta de um excesso funcional.

A hipótese monoaminérgica surgiu originalmente de associações entre os efeitos clínicos de vários fármacos que causam ou que aliviam sintomas de depressão e seus efeitos neuroquímicos sobre a transmissão monoaminérgica no cérebro. Essas evidências farmacológicas, que estão resumidas na Tabela 48.1, fornecem um suporte geral ao papel das monoaminas na modulação do humor. Isso fornece uma explicação potencial sobre como os fármacos que alteram os níveis de monoaminas no cérebro podem alterar o humor, porém não foi estabelecida nenhuma evidência de déficit nos pacientes. Estudos realizados sobre o metabolismo das monoaminas em pacientes com depressão ou a medição de mudanças no número de receptores de monoaminas em tecido cerebral *post mortem* têm sido inconsistentes, e a interpretação é, com frequência, problemática, visto que as alterações descritas não são específicas da depressão.

Do ponto de vista clínico, parece que os inibidores da captação de noradrenalina e da captação de 5-HT são igualmente efetivos como antidepressivos, embora pacientes possam responder individualmente melhor a um ou a outro. Tendo em vista as estreitas interações entre esses dois sistemas de transmissão, isso pode não ser surpreendente.

MECANISMOS NEUROENDÓCRINOS

Foram feitas várias tentativas para testar, na depressão, a existência de um déficit funcional nas vias de monoaminas ligadas às respostas neuroendócrinas, particularmente em relação aos hormônios do estresse. Os neurônios hipotalâmicos que controlam a função hipofisária recebem impulsos noradrenérgicos e 5-HT, que controlam a descarga dessas células. As células hipotalâmicas liberam o fator liberador de corticotropina (CRF, também conhecido como *hormônio liberador de corticotropina*), que estimula as células da hipófise a secretar o hormônio adrenocorticotrófico (ACTH), o que leva, por sua vez, à liberação de cortisol, o hormônio do estresse (ver Capítulo 33). A concentração plasmática de cortisol algumas vezes é mais alta em pacientes com depressão. Outros hormônios no plasma também estão algumas vezes afetados; por exemplo, a concentração de hormônio do crescimento encontra-se reduzida, enquanto a prolactina está aumentada em alguns estudos. Embora essas mudanças sejam consistentes com deficiências na transmissão monoaminérgica, elas não são específicas de síndromes depressivas nem encontradas de maneira confiável nos pacientes.

EFEITOS NEUROTRÓFICOS E NEUROPLASTICIDADE

Foi sugerido que a presença de níveis reduzidos do fator neurotrófico derivado do cérebro (BDNF) ou a disfunção de seu receptor, TrkB, desempenham um papel significativo na patologia da depressão. Houve algumas evidências da redução da expressão do BDNF em pacientes, e o tratamento com antidepressivos produz elevação dos níveis de BDNF, bem como potencialização da sinalização a jusante por meio do alvo da rapamicina em mamíferos (mTOR) ou de glicogênio sintase quinase 3β (GSK3β). Alterações na neurotransmissão glutamatérgica têm sido associadas a essa perda de neurônios e atrofia no hipocampo e no córtex pré-frontal. À semelhança de outras teorias da depressão, a maioria das pesquisas concentrou-se nas ações dos antidepressivos e em estudos experimentais com animais e, em seguida, formulou hipóteses a partir disso sobre um possível processo patológico capaz de ser revertido pelos fármacos. É provável que isso seja demasiado simplista, tendo em vista os complexos fatores biológicos, psicológicos e ambientais que contribuem para a depressão. Entretanto, estudos pré-clínicos demonstraram que tanto os fármacos convencionais quanto os ADARs induzem efeitos positivos sobre

Tabela 48.1 Evidências farmacológicas que sustentam o papel das monoaminas na regulação do humor.

Fármaco(s)	Ação principal	Efeito em pacientes com depressão
Antidepressivos tricíclicos	Bloqueiam a captação de noradrenalina e de 5-HT	Humor ↑
Inibidores da MAO	Aumentam os estoques de noradrenalina e de 5-HT	Humor ↑
Tetrabenazina	Inibe reversivelmente o transportador vesicular de monoaminas 2, levando à depleção do armazenamento de monoaminas	Humor ↓
α-Metiltirosina	Inibe a síntese de noradrenalina	Humor ↓ (calmante para pacientes maníacos)
Metildopa	Inibe a síntese de noradrenalina	Humor ↓
Eletroconvulsoterapia	Aumenta as respostas do sistema nervoso central à noradrenalina e 5-HT?	Humor ↑
Triptofano (5-hidroxitriptofano)	Aumenta a síntese de 5-HT	Humor? ↑ em alguns estudos
Depleção de triptofano	Diminui a síntese de 5-HT no cérebro	Induz recidiva em pacientes tratados com ISRS[a]

[a]Embora inicialmente observados como evidência que sustenta uma hipótese monoaminérgica da depressão, esses efeitos podem estar mais relacionados às mudanças adaptativas induzidas pelos ISRSs que também estão ligados a embotamento emocional e sintomas de retraimento (ver Figura 48.3).
5-HT, 5-hidroxitriptamina; ISRS, inibidor seletivo da captação de serotonina; MAO, monoaminoxidase.

a neuroplasticidade e a neurogênese.[1] Foi constatado que a cetamina, um ADAR, aumenta a sinaptogênese, o desenvolvimento de novas sinapses, enquanto os antidepressivos convencionais aumentam o BDNF e outros efeitos a jusante associados, incluindo neurogênese, possivelmente por meio de efeitos sobre os transmissores monoaminérgicos. O lítio, um estabilizador de humor, também demonstrou interagir com a GSK3β e tem sido ligado a efeitos neuroprotetores e neurotróficos (Won e Kim, 2017). As principais evidências que sustentam um papel para o mecanismo neuroplástico e neurotrófico na depressão e eficácia antidepressiva incluem:

- Os exames de imagem do cérebro e os estudos *post mortem* mostram reduções no volume do hipocampo e do córtex pré-frontal de pacientes com depressão, com perda de neurônios e glia. O exame de imagem funcional revela uma atividade cerebral alterada em circuitos emocionais possivelmente ligada a essa perda neuronal
- Em animais, o mesmo efeito é produzido por vários tipos de estresse crônico ou pela administração de glicocorticoides, mimetizando o aumento da secreção de cortisol na depressão humana. A secreção excessiva de glicocorticoides em humanos (síndrome de Cushing; ver Capítulo 33) com frequência provoca depressão
- Em animais de laboratório, os fármacos antidepressivos ou outros tratamentos, como eletroconvulsoterapia (ver seção adiante sobre *Terapias de estimulação cerebral*), promovem a neurogênese no hipocampo e (como nos seres humanos) restauram a atividade funcional. Os efeitos comportamentais dos antidepressivos em ratos são impedidos por meio de prevenção da neurogênese do hipocampo
- A 5-HT e a noradrenalina, cujas ações são intensificadas por muitos antidepressivos, promovem a neurogênese, sendo provável que isso ocorra por meio da ativação dos receptores 5-HT$_{1A}$ e dos receptores α$_2$-adrenérgicos, respectivamente. Esse efeito pode ser mediado pelo BDNF
- Foi demonstrado que o exercício promove a neurogênese em animais e mostra-se eficaz em alguns pacientes com depressão leve a moderada
- A cetamina e outros supostos ADAR aumentam o desenvolvimento de novas sinapses em neurônios glutamatérgicos no córtex pré-frontal (Krystal et al., 2019; Vargas et al., 2021).

HIPÓTESE NEUROPSICOLÓGICA

Os indivíduos que sofrem de depressão tendem a perceber os eventos de maneira pessimista, concentram-se nas informações negativas e lembram-se delas de modo negativo, em vez de positivo – um padrão de comportamento que os psicólogos chamam de *viés afetivo negativo*. Estudos realizados em voluntários saudáveis e em pacientes com depressão sugerem que os fármacos antidepressivos possam, de fato, exercer efeitos agudos sobre o modo por meio do qual a informação é processada (processamento cognitivo), levando a um efeito positivo sobre o comportamento emocional. Por exemplo, quando uma série de fotos com expressões faciais de diferentes níveis de felicidade ou tristeza é mostrada a pacientes com depressão, eles reconhecem menos rostos com expressão feliz do que voluntários sadios aos quais são apresentados os mesmos rostos. Entretanto, após a administração de uma dose única de antidepressivo, tanto os voluntários saudáveis quanto os pacientes com depressão reconhecem mais os mesmos rostos com expressão feliz (ou seja, a sua percepção do que é ser feliz [positivo] mudou) (Figura 48.2). Foi sugerido que os pacientes com depressão podem não ser inicialmente conscientes do efeito produzido pelo fármaco antidepressivo; entretanto, com a administração prolongada do fármaco, esses efeitos neuropsicológicos influenciam positivamente uma nova aprendizagem que, com o passar do tempo, leva a uma melhora subjetiva do humor. Usando modelos animais translacionais de viés afetivo, foram observados efeitos neuropsicológicos agudos semelhantes em animais e seres humanos durante a realização de tarefas de memória (ver Figura 48.2).

> ### Teoria da depressão
>
> - A *teoria monoaminérgica*, proposta pela primeira vez em 1965, sugere que a depressão resulte de deficiência funcional da transmissão monoaminérgica (noradrenalina e/ou 5-hidroxitriptamina) no sistema nervoso central (SNC)
> - A teoria se baseia na capacidade da maioria dos fármacos antidepressivos (antidepressivos tricíclicos [ADTs] e inibidores da monoaminoxidase [IMAOs]) de facilitar a transmissão monoaminérgica, e de fármacos que produzem depleção de monoaminas, como **tetrabenazina** e **reserpina**, para causar depressão
> - Embora a *hipótese monoaminérgica*, em sua forma simples, não seja suficiente para explicar a depressão, a manipulação farmacológica da transmissão monoaminérgica continua sendo a abordagem terapêutica mais bem-sucedida
> - A *hipótese neuropsicológica* da eficácia dos antidepressivos sugere que esses fármacos podem produzir efeitos psicológicos imediatos, porém os pacientes que os recebem necessitam de tempo para que influenciem um novo aprendizado antes de conscientizar-se das melhorias no seu humor
> - A depressão pode estar associada à neurodegeneração em regiões do cérebro que regulam o comportamento emocional e à redução da neurogênese no hipocampo, efeitos que podem ser revertidos tanto por antidepressivos de início tardio convencionais quanto por antidepressivos de ação rápida (ADARs)
> Os estudos bioquímicos realizados em pacientes com depressão não sustentam claramente nenhuma hipótese isolada, sem marcador biológico identificado que possa mostrar mudanças confiáveis em todos os pacientes
> - A descoberta dos ADARs, como a cetamina, exige uma reavaliação de muitas dessas hipóteses, porém a pesquisa até o momento forneceu evidências de efeitos tanto neurotróficos quanto neuropsicológicos associados aos ADARs.

FÁRMACOS ANTIDEPRESSIVOS

TIPOS DE FÁRMACOS ANTIDEPRESSIVOS

Com o surgimento de uma nova classe de ADARs, os tipos de antidepressivos podem ser divididos em dois grupos principais com base na velocidade de início dos efeitos terapêuticos. Os *antidepressivos convencionais* constituem uma terminologia agora frequentemente usada para descrever fármacos que apresentam início tardio e que têm como alvo sistemas monoaminérgicos, enquanto aqueles que

---

[1] A neurogênese (ver Capítulo 40) – a formação de novos neurônios a partir de precursores de células-tronco – ocorre em grau significativo no hipocampo do adulto e, possivelmente, em outras partes do cérebro, contradizendo o antigo dogma de que ela só ocorre durante o desenvolvimento do cérebro.

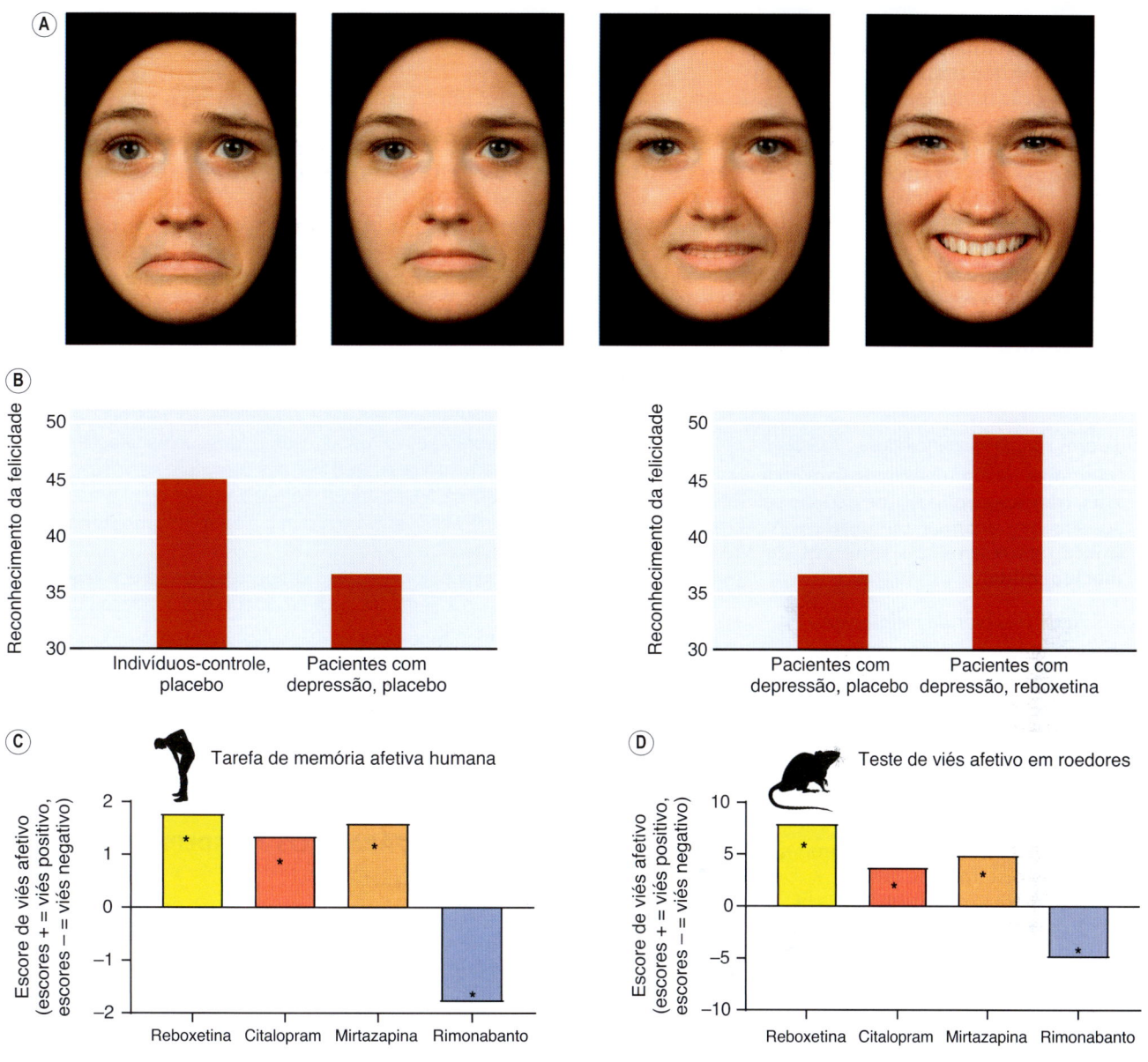

Figura 48.2 Efeitos neuropsicológicos agudos de diferentes tratamentos farmacológicos sobre vieses afetivos em seres humanos e roedores. Os vieses afetivos descrevem como o processamento da informação pode ser alterado pelo estado emocional do indivíduo e medido em seres humanos ou animais. **A.** Ilustração das expressões faciais de felicidade e tristeza utilizadas para avaliar o quão bem os pacientes com depressão reconhecem expressões faciais de felicidade. Quando apresentados a uma série de rostos, como aqueles mostrados em **A**, os pacientes com depressão consideraram menos as expressões faciais felizes do que os indivíduos-controle. Após administração de uma dose aguda de reboxetina, os pacientes com depressão consideraram um número maior das expressões faciais de felicidade. **B.** Tarefas que medem vieses afetivos associados à aprendizagem e à memória também revelaram que o tratamento agudo com fármacos antidepressivos induz um viés de memória positivo, enquanto o pró-depressor antagonista do receptor de canabinoide 1, o rimonabanto, induz um viés de memória negativo com efeitos semelhantes observados em seres humanos **C** e em ratos **D**. (Rostos em **A** reimpressos da P1vital Oxford Emotional Test Battery, P1vital Products Ltd. Os dados em **B** são adaptados de Harmer, et al., 2009. Am. J. Psychiatry 166, 1178-1184.) **C** e **D** criados usando-se dados de Harmer, C.J., Shelley, N.C., Cowen, P.J., et al., 2004. Am. J. Psychiatry 161, 1586-1592; Harmer et al., 2013; Harmer, C.J., Shelley, N.C., Cowen, P.J., et al., 2004. Am. J. Psychiatry 161, 1256-1263; Pringle, A., Browning, M., Cowen, P.J., et al., 2011. Prog. Neuropsychopharmacol. Biol. Psychiatry 35, 1586-1592; Horder, J., Browning, M., Di Simplicio, M., et al., 2012. J. Psychopharmacol. 26, 125-132; Arnone, D., Horder, J., Cwen, P.J. et al., 2009. Psychopharmacology (Berl) 203, 685-691; and Stuart, S.A., Butler, P., Munafo, M.R., et al., 2013. Neuropsychopharmacology 38, 1625-1635.)

apresentam efeitos antidepressivos imediatos e sustentados são referidos como ADARs. Os fármacos antidepressivos são classificados nas seguintes categorias farmacológicas:

Inibidores da captação de monoaminas

- Inibidores seletivos da captação de serotonina (5-HT) (ISRSs) (p. ex., fluoxetina, fluvoxamina, paroxetina, sertralina, citalopram, escitalopram, vilazodona)
- ADTs clássicos (p. ex., imipramina, desipramina, amitriptilina, nortriptilina, clomipramina). Esses antidepressivos variam na sua atividade e seletividade no que diz respeito à inibição da captação de noradrenalina e 5-HT
- Inibidores mistos da captação de 5-HT e noradrenalina (p. ex., venlafaxina [um tanto seletiva para a 5-HT, embora tenha menos seletividade do que os ISRSs], desvenlafaxina, duloxetina)

- Inibidores da captação de noradrenalina (p. ex., **reboxetina**, **atomoxetina**, **bupropiona** [também um inibidor da captação de dopamina])
- A preparação fitoterápica erva-de-são-joão, cujo principal ingrediente ativo é a hiperforina: apresenta eficácia clínica semelhante à maioria dos antidepressivos prescritos. Atua como inibidor fraco da captação de monoaminas, mas também tem outras ações.[2]

Antidepressivos antagonistas de receptores

- Fármacos como a **mirtazapina** e a **mianserina** inibem uma variedade de receptores de aminas, incluindo receptores α_2-adrenérgicos e receptores 5-HT$_2$. A **trazodona** possui uma mistura de efeitos agonistas e antagonistas em uma variedade de receptores de monoaminas e efeitos fracos sobre a captação de monoaminas.

Inibidores da monoaminoxidase (IMAOs)

- Inibidores não competitivos irreversíveis (p. ex., **fenelzina**, **tranilcipromina**), que não são seletivos em relação aos subtipos de monoaminoxidase (MAO)-A e B
- Inibidores reversíveis seletivos da MAO-A (p. ex., **moclobemida**).

Agonista do receptor de melatonina

- A **agomelatina** é um agonista dos receptores de melatonina MT$_1$ e MT$_2$ e um antagonista fraco 5-HT$_{2C}$.

Antidepressivos de ação rápida

- A **cetamina** é um bloqueador de canal do receptor NMDA não competitivo, que exerce efeitos antidepressivos rápidos e sustentados em doses baixas.

A Tabela 48.2 fornece um resumo das principais características desses tipos de fármacos. Devem-se mencionar também a eletroconvulsoterapia (ECT), a terapia eletromagnética, a estimulação cerebral profunda e a estimulação vagal, que podem ser eficazes em pacientes que não responderam à terapia farmacológica e que, em geral, atuam mais rapidamente do que os fármacos antidepressivos convencionais.

Até certo ponto, a terminologia *fármaco antidepressivo* é enganosa, visto que muitos deles agora são também utilizados no tratamento de outros transtornos além da depressão. Incluem:

- Dor neuropática (p. ex., amitriptilina, nortriptilina, duloxetina; ver Capítulo 43)
- Transtornos de ansiedade (p. ex., ISRSs, venlafaxina, duloxetina; ver Capítulo 45)
- Fibromialgia (p. ex., duloxetina, venlafaxina, ISRSs, ADTs; ver Capítulo 43)
- Transtorno bipolar (p. ex., fluoxetina em conjunto com a **olanzapina**; ver adiante)
- Abandono do tabagismo (p. ex., bupropiona; ver Capítulo 50)
- Transtorno de déficit de atenção/hiperatividade (p. ex., atomoxetina; ver Capítulo 49).

---

[2]Embora relativamente desprovida de efeitos colaterais agudos, a hiperforina ativa o citocromo P450, resultando em perda da eficácia (ver Capítulo 10), com graves consequências, de vários fármacos importantes, incluindo ciclosporina, contraceptivos orais, alguns fármacos anti-HIV e anticancerígenos e anticoagulantes orais –, reforçando o princípio de que os fitoterápicos não são inerentemente seguros e precisam ser usados com o mesmo nível de cautela informado como qualquer outro fármaco.

> **Tipos de fármacos antidepressivos**
>
> - Os principais tipos são:
>   - Inibidores da captação de monoaminas (antidepressivos tricíclicos, inibidores seletivos da captação de serotonina, inibidores mais recentes da captação de noradrenalina e 5-HT)
>   - Antagonistas dos receptores de monoaminas
>   - Inibidores da monoaminoxidase (IMAOs)
> - Os inibidores da captação de monoaminas atuam por meio da inibição da captação de noradrenalina e/ou 5-HT pelas terminações nervosas monoaminérgicas
> - Os antagonistas dos receptores α_2-adrenérgicos podem elevar indiretamente a liberação de 5-HT (ver Figura 48.3)
> - Os IMAOs inibem uma ou ambas as formas de MAO cerebral, aumentando, assim, as reservas citosólicas de noradrenalina e de 5-HT nos terminais nervosos. A inibição da MAO tipo A correlaciona-se com a atividade antidepressiva. A maioria não é seletiva; a **moclobemida** é específica para a MAO-A
> - A maioria dos fármacos antidepressivos parece levar pelo menos 2 semanas para produzir qualquer efeito benéfico percebido
> - A escetamina, um dos estereoisômeros da cetamina, é fornecida como *spray* nasal, enquanto a cetamina também é administrada como infusão intravenosa (sem licença) e produz uma resposta rápida com duração de até 2 semanas.

TESTES PARA FÁRMACOS ANTIDEPRESSIVOS

MODELOS ANIMAIS

O progresso na identificação dos mecanismos neuroquímicos é, como em tantas áreas da psicofarmacologia, limitada pela falta de bons modelos animais da condição clínica. A investigação de transtornos psiquiátricos complexos em animais enfrenta pelo menos dois desafios significativos. É necessário um modelo do transtorno para compreender a fisiopatologia subjacente e leituras que sejam relevantes para os sintomas de depressão nos humanos de modo a testar os efeitos de novos tratamentos. Os métodos que expõem os animais ao estresse podem causar desespero comportamental (p. ex., teste de natação forçada, desamparo aprendido), e esses comportamentos são sensíveis aos antidepressivos monoaminérgicos originais, porém a interpretação de tais modelos no contexto de doenças subjacentes ou fármacos não monoaminérgicos é limitada. Foi obtido um pouco mais de sucesso com o uso de diferentes tipos de estresse para induzir um fenótipo semelhante à depressão, incluindo adversidades no início da vida e experiência de estressores sociais e/ou ambientais crônicos. A detecção de mudanças no comportamento emocional do animal concentra-se sobretudo em mudanças de comportamentos relacionados à recompensa, semelhantes à anedonia observada em muitos pacientes. Mais recentemente, as tentativas de melhorar a tradução entre estudos em humanos e animais levaram a novos modelos neuropsicológicos baseados em vieses afetivos do tipo negativo. Para uma discussão mais detalhada sobre as limitações dos atuais modelos animais de depressão e perspectivas futuras, ver Gururajan et al. (2019).

Tabela 48.2 Tipos de fármacos antidepressivos e suas características.

Tipo e exemplos	Ação(ões)	Efeitos adversos	Risco de superdosagem	Farmacocinética	Observações
Inibidores da captação de monoaminas					
(1) ISRSs	Seletivos para a 5-HT	Náuseas, diarreia, agitação, insônia, anorgasmia Inibem o metabolismo de outros fármacos, com consequente risco de interações Efeitos de abstinência	Baixo risco de superdosagem, porém não devem ser usados em combinação com inibidores da MAO	–	–
Fluoxetina	Igual à anterior	Iguais aos anteriores	Igual ao anterior	$t_{1/2}$ Longa (de 24 a 96 horas)	–
Fluvoxamina	Igual à anterior	Iguais aos anteriores	Igual ao anterior	$t_{1/2}$ de 18 a 24 horas	Menos náuseas do que outros ISRSs
Paroxetina	Igual à anterior	Iguais aos anteriores	Igual ao anterior	$t_{1/2}$ de 18 a 24 horas	Reação de abstinência
Citalopram	Igual à anterior	Iguais aos anteriores	Igual ao anterior	$t_{1/2}$ de 24 a 36 horas	–
Escitalopram	Igual à anterior	Iguais aos anteriores	Igual ao anterior	$t_{1/2}$ de 24 a 36 horas	Isômero S ativo do citalopram Menos efeitos adversos relatados
Sertralina	Igual à anterior	Iguais aos anteriores	Igual ao anterior	$t_{1/2}$ de 24 a 36 horas	–
Vilazodona	Igual à anterior. Além disso, possui atividade agonista parcial no receptor 5-HT_{1A}	Iguais aos anteriores	Igual ao anterior	$t_{1/2}$ 25 horas	–
Vortioxetina	Igual à anterior. Apresenta também atividade agonista parcial nos receptores 5-HT_{1A} e 5-HT_{1B} e atividade antagonista nos receptores 5-HT_{3A}	Iguais aos anteriores	Igual ao anterior	$t_{1/2}$ > 60 horas	–
(2) Grupo dos ADTs clássicos[a]	Inibição da captação de NA e 5-HT	Sedação Efeitos anticolinérgicos (boca seca, constipação intestinal, visão embaçada, retenção urinária etc.) Hipotensão postural Convulsões Impotência Interação com depressores do SNC (especialmente álcool, inibidores da MAO) Efeitos de abstinência	Arritmias ventriculares Alto risco em combinação com depressores do SNC	–	Antidepressivos de "primeira geração", ainda amplamente usados, embora compostos mais recentes costumem ter menos efeitos colaterais e menor risco de superdosagem
Imipramina	Não seletiva Convertida em desipramina	Iguais aos anteriores	Igual ao anterior	$t_{1/2}$ de 4 a 18 horas	–
Desipramina	Seletiva para NA	Iguais aos anteriores	Igual ao anterior	$t_{1/2}$ de 12 a 24 horas	

(Continua)

Tabela 48.2 Tipos de fármacos antidepressivos e suas características. (Continuação)

Tipo e exemplos	Ação(ões)	Efeitos adversos	Risco de superdosagem	Farmacocinética	Observações
Amitriptilina	Não seletiva	Iguais aos anteriores	Igual ao anterior	$t_{1/2}$ de 12 a 24 horas; convertida em nortriptilina	Amplamente usada, também para a dor neuropática (ver Capítulo 43)
Nortriptilina	Seletiva para NA (leve)	Iguais aos anteriores	Igual ao anterior	$t_{1/2}$ Longa (de 24 a 96 horas)	Longa duração, menos sedativa
Clomipramina	Não seletiva	Iguais aos anteriores	Igual ao anterior	$t_{1/2}$ de 18 a 24 horas	Também utilizada para transtornos de ansiedade
(3) Outros inibidores da captação de 5-HT/NE[b]					
Venlafaxina	Inibidor não seletivo fraco da captação de NA/5-HT. Além disso, efeitos não seletivos de bloqueio de receptores	Iguais aos dos ISRSs. Efeitos de abstinência comuns e incômodos se houver omissão de doses ou se a dose for reduzida com demasiada rapidez	Segura em superdosagem	$t_{1/2}$ Curta (~5 horas). Convertida em desvenlafaxina, que inibe a captação de NA	Afirma-se que ela atua mais rapidamente do que outros antidepressivos e age melhor em pacientes "resistentes ao tratamento". Em geral, é classificada como bloqueador não seletivo da captação de NA/5-HT, embora dados *in vitro* mostrem seletividade para a 5-HT
Duloxetina	Potente inibidor não seletivo da captação de NA/5-HT. Sem ação sobre os receptores de monoaminas	Menos efeitos colaterais do que a venlafaxina. Sedação, tontura, náuseas. Disfunção sexual	Ver os ISRSs anteriormente	$t_{1/2}$ ~14 horas	Usada também no tratamento da incontinência urinária (ver Capítulo 30) e dos transtornos de ansiedade
Erva-de-são-joão (princípio ativo: hiperforina)	Inibidor fraco não seletivo da captação de NA/5-HT. Além disso, efeito bloqueador não seletivo de receptores	Poucos efeitos colaterais relatados. Risco de interações medicamentosas, devido ao aumento do metabolismo de fármaco (p. ex., perda de eficácia da ciclosporina, dos antidiabéticos etc.)	–	$t_{1/2}$ ~12 horas	Livremente disponível na forma de preparação fitoterápica integral. Eficácia semelhante à de outros antidepressivos, com menos efeitos colaterais agudos, porém com risco de graves interações medicamentosas
(4) Inibidores seletivos da NA					
Bupropiona	Inibidor seletivo da captação de NA em relação à 5-HT, mas também inibe a captação de dopamina. Converte-se em metabólitos ativos (p. ex., radafaxina)	Cefaleia, boca seca, agitação, insônia	Convulsões em altas doses	$t_{1/2}$ ~12 horas. Meia-vida plasmática ~20 horas	Usada na depressão associada com ansiedade. A formulação de liberação lenta é usada para o tratamento da dependência de nicotina (ver Capítulo 50)

(Continua)

Tabela 48.2 Tipos de fármacos antidepressivos e suas características. *(Continuação)*

Tipo e exemplos	Ação(ões)	Efeitos adversos	Risco de superdosagem	Farmacocinética	Observações
Reboxetina	Inibidor seletivo da captação de NA	Tontura Insônia Efeitos anticolinérgicos	Segura em superdosagem (baixo risco de arritmias cardíacas)	$t_{1/2}$ ~12 horas	Menos efetiva do que os ADTs O fármaco relacionado, a atomoxetina, é agora usado principalmente para o tratamento do TDAH (ver Capítulo 49)
Maprotilina	Inibidor seletivo da captação de NA	Iguais aos dos ADTs; sem vantagens significativas	Igual ao dos ADTs	$t_{1/2}$ Longa (~40 horas)	Sem vantagens significativas em relação aos ADTs
Antagonistas dos receptores de monoaminas					
Mirtazapina	Bloqueia os receptores α_2, 5-HT_{2C} e 5-HT_3	Boca seca Sedação Ganho de peso	Sem interações medicamentosas graves	$t_{1/2}$ de 20 a 40 horas	Afirma-se que tem início de ação mais rápido que outros antidepressivos
Trazodona	Bloqueia os receptores 5-HT_{2A} e 5-HT_{2C}, bem como os receptores H_1 Inibidor fraco da captação de 5-HT (aumenta a liberação de NA/5-HT)	Sedação Hipotensão Arritmias cardíacas	Segura na superdosagem	$t_{1/2}$ de 6 a 12 horas	A nefazodona é semelhante
Mianserina	Bloqueia os receptores α_1, α_2, 5-HT_{2A} e H_1	Efeitos antimuscarínicos e cardiovasculares mais leves que os dos ADTs Agranulocitose, anemia aplásica	–	$t_{1/2}$ de 10 a 35 horas	Aconselha-se contagem das células sanguíneas no início de seu uso
Inibidores da MAO	Inibem a MAO-A e/ou MAO-B Os compostos mais antigos apresentam duração de ação prolongada, devido à ligação covalente à enzima				
Fenelzina	Não seletiva	"Reação ao queijo" com alimentos que contêm tiramina (ver o texto) Efeitos colaterais anticolinérgicos Hipotensão Insônia Ganho de peso Dano hepático (raro)	Muitas interações (ADTs, opioides, fármacos simpaticomiméticos) – risco de hipertensão grave, devido à "reação ao queijo"	$t_{1/2}$ de 1 a 2 horas Longa duração de ação devido à sua ligação irreversível	–
Tranilcipromina	Não seletiva	Iguais aos da fenelzina	Igual ao da fenelzina	$t_{1/2}$ de 1 a 2 horas Longa duração de ação, devido à sua ligação irreversível	–

(Continua)

Tabela 48.2 Tipos de fármacos antidepressivos e suas características. (Continuação)

Tipo e exemplos	Ação(ões)	Efeitos adversos	Risco de superdosagem	Farmacocinética	Observações
Isocarboxazida	Não seletiva	Iguais aos da fenelzina	Igual ao da fenelzina	$t_{1/2}$ longa (~36 horas)	–
Moclobemida	Seletiva para MAO-A Ação curta	Náuseas, insônia, agitação	As interações são menos graves do que com outros inibidores da MAO; não foi relatada a ocorrência de "reação ao queijo"	$t_{1/2}$ de 1 a 2 horas	Alternativa mais segura aos primeiros inibidores da MAO
Agonista da melatonina					
Agomelatina	Agonista dos receptores MT_1 e MT_2 Antagonismo $5-HT_{2C}$ fraco	Cefaleia, tontura, sonolência, fadiga, transtorno do sono, ansiedade, náuseas, distúrbios GIs, sudorese	Atualmente, disponibilidade de dados limitados	$t_{1/2}$ de 1 a 2 horas	Não deve ser combinada com etanol Normalmente tomada 1 vez/dia antes de dormir
Antagonista de NMDA					
Cetamina	Bloqueador do canal de NMDA	Efeitos psicotomiméticos (ver Capítulo 49) O uso prolongado de altas doses pode causar cistite Propensão ao uso abusivo	As mortes por superdosagem são raras	$t_{1/2}$ de 2 a 4 horas Administrada IV	Rápido início da ação antidepressiva, com duração de poucos dias após uma dose única IV Efetiva em pacientes resistentes a outros antidepressivos Potencialmente, os metabólitos da cetamina são responsáveis pelos efeitos antidepressivos

[a]Outros ADTs incluem dosulepina, doxepina, lofepramina, trimipramina.
[b]Outros inibidores da captação de 5-HT/NA incluem milnaciprana e levomilnaciprana.
5-HT, 5-hidroxitriptamina; ADT, antidepressivo tricíclico; GI, gastrointestinal; IV, via intravenosa; ISRS, inibidor seletivo da captação de serotonina; MAO, monoaminoxidase; NA, noradrenalina; NMDA, N-metil-D-aspartato; SNC, sistema nervoso central; TDAH, transtorno de déficit de atenção/hiperatividade.

TESTES EM SERES HUMANOS

Clinicamente, o efeito dos fármacos antidepressivos, em geral, é medido por uma escala de classificação subjetiva, como a Escala de Classificação da Depressão de Hamilton ou o Inventário de Depressão de Beck. A depressão clínica assume muitas formas, e os sintomas variam entre pacientes e ao longo do tempo. Por conseguinte, a quantificação é difícil, e os numerosos ensaios clínicos de antidepressivos em geral mostraram efeitos muito fracos, após levar em consideração respostas bastante grandes ao placebo. Há também um alto grau de variação individual, e 30 a 40% dos pacientes não conseguem apresentar qualquer melhora, possivelmente devido a fatores genéticos (ver seção mais adiante sobre *eficácia clínica*). Foram desenvolvidos métodos objetivos que se basearam em tarefas computadorizadas para pesquisa em medicina experimental; atualmente, esses métodos estão começando a ser utilizados, junto a escalas de avaliação tradicionais em estudos clínicos iniciais.

MECANISMO DE AÇÃO DOS FÁRMACOS ANTIDEPRESSIVOS CONVENCIONAIS

MUDANÇAS ADAPTATIVAS CRÔNICAS

Existe uma discrepância entre os efeitos neuroquímicos imediatos dos antidepressivos convencionais e a experiência subjetiva do paciente em relação a seu humor e os benefícios terapêuticos que habitualmente não são observados por várias semanas após o início do tratamento. Há poucas evidências de que diferentes tipos de antidepressivos convencionais sejam efetivos ao longo de diferentes escalas de tempo, embora os estudos iniciais com imipramina tenham relatado um início mais rápido dos efeitos do que aquele observado em estudos com os antidepressivos de segunda geração.

O foco inicial da pesquisa sobre o início tardio concentrou-se nas mudanças adaptativas que surgem após o tratamento crônico em certos receptores de monoaminas, como, por exemplo, $5-HT_{1A}$, receptores α_2-adrenérgicos, receptores α₁-adrenérgicos. Foram também observados efeitos semelhantes após ECT.

Demonstrou-se experimentalmente a ocorrência de infrarregulação dos receptores em seres humanos e em animais, que pode envolver receptores tanto pré quanto pós-sinápticos. As mudanças observadas na densidade de autorreceptores que fornecem uma retroalimentação negativa e regulam a liberação adicional de neurotransmissores têm sido de interesse particular.

Com administração aguda, seria de se esperar que a inibição da captação de 5-HT (p. ex., por ISRSs) aumentasse o nível de 5-HT na sinapse por meio de inibição da captação nos terminais nervosos. Entretanto, foi observado que o aumento nos níveis sinápticos de 5-HT é menor do que o esperado. Isso porque o aumento da ativação dos receptores 5-HT$_{1A}$ no corpo celular e dendritos de neurônios da rafe que contêm 5-HT (Figura 48.3A) inibe esses neurônios e, assim, diminui a liberação de 5-HT, anulando consequentemente, até certo ponto, o efeito de inibir a captação nos terminais. Com tratamento farmacológico prolongado, o nível elevado de 5-HT na região somatodendrítica dessensibiliza os receptores 5-HT$_{1A}$, reduzindo o seu efeito inibitório sobre a liberação de 5-HT dos terminais nervosos. Efeitos semelhantes também podem explicar a infrarregulação dos receptores α₂-adrenérgicos observada quando são administrados cronicamente inibidores da captação de noradrenalina ou inibidores mistos da captação.

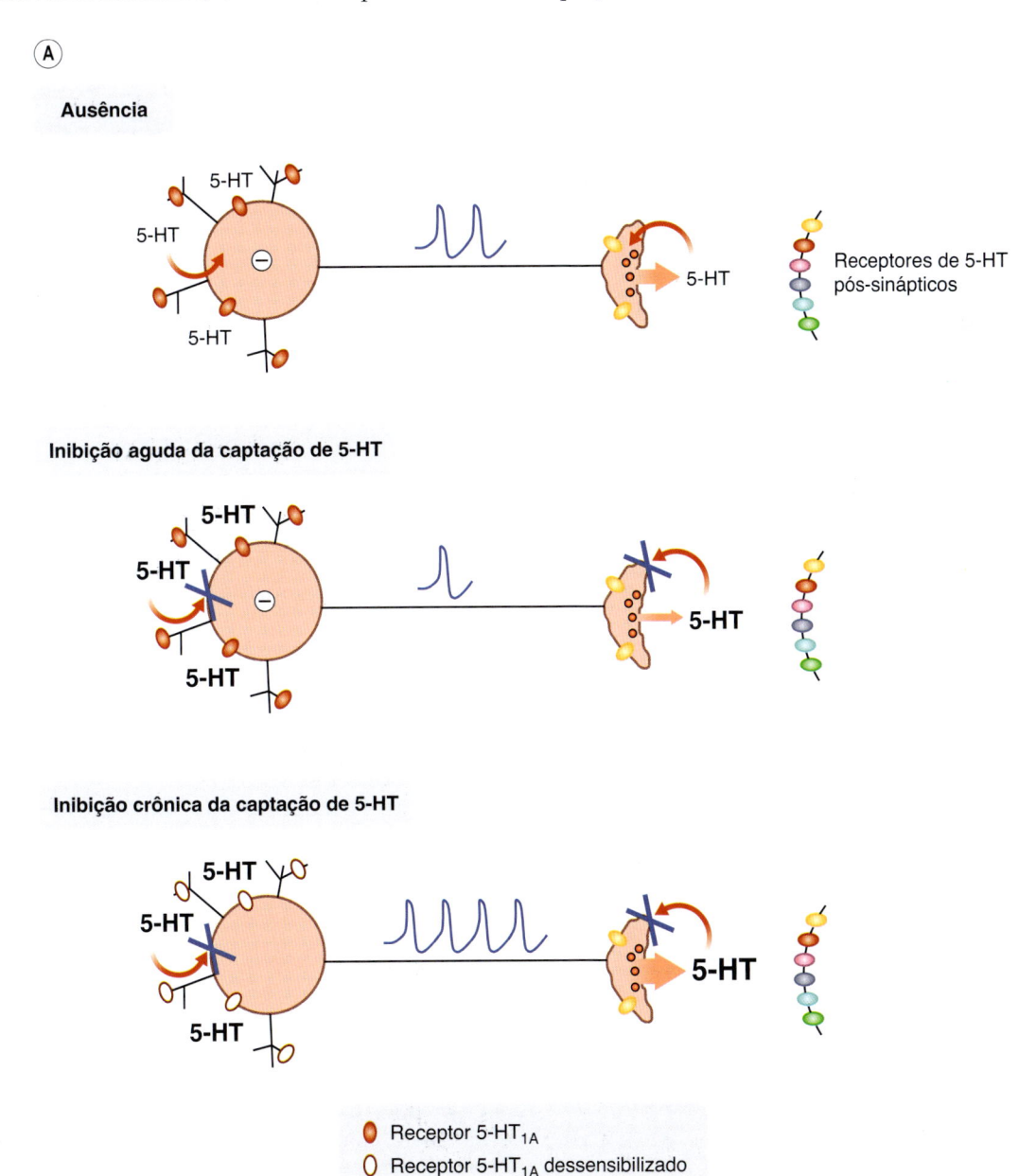

Figura 48.3 Controle da liberação de 5-hidroxitriptamina (5-HT) e impacto do tratamento crônico com inibidores seletivos da captação de serotonina (ISRS). **A.** A liberação de 5-HT é controlada pela ação inibitória da 5-HT sobre os receptores 5-HT$_{1A}$ somatodendríticos. A inibição aguda da captação de 5-HT resulta em aumento dos níveis extracelulares de 5-HT, porém isso aumenta a inibição somatodendrítica mediada pelos receptores 5-HT$_{1A}$, de modo que os níveis sinápticos de 5-HT não aumentam tanto quanto o esperado. Por fim, os receptores 5-HT$_{1A}$ sofrem dessensibilização, reduzindo a inibição e consequentemente aumentando a liberação de 5-HT. Essas mudanças adaptativas podem contribuir para os efeitos dos ISRSs sobre o humor e, provavelmente também, para os efeitos de abstinência apresentados pelos pacientes quando interrompem a sua medicação. (*Continua*)

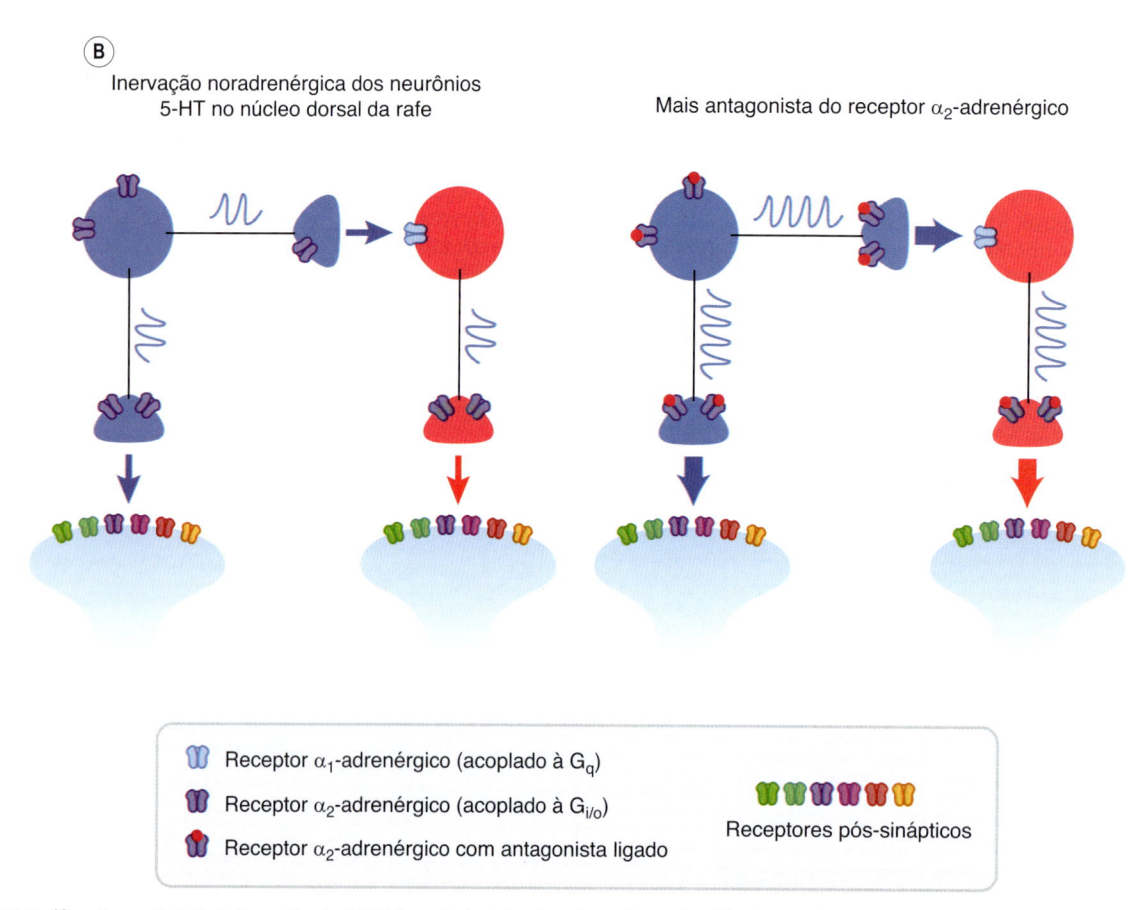

Figura 48.3 *(Continuação)* **B.** A liberação de 5-HT é controlada tanto pela ação excitatória da noradrenalina (NA) sobre os receptores α_1-adrenérgicos somatodendríticos quanto pela ação inibitória sobre os receptores α_2-adrenérgicos nas terminações nervosas serotoninérgicas. O bloqueio dos receptores α_2-adrenérgicos localizados nos neurônios noradrenérgicos aumenta a liberação de noradrenalina, resultando em maior excitação dos neurônios serotoninérgicos, enquanto o bloqueio dos receptores α_2-adrenérgicos nos neurônios serotoninérgicos remove a inibição pré-sináptica, e, assim, ocorre aumento da liberação de 5-HT. Por conseguinte, a NA pode atuar tanto como acelerador quanto como freio nos neurônios 5-HT.

Se a ativação dos autorreceptores constituir a principal causa do início tardio, então a coadministração de um antagonista dos receptores 5-HT$_{1A}$ ou dos receptores α_2-adrenérgicos podem levar a um início mais rápido de efeitos clínicos. A maioria das tentativas realizadas com antagonistas 5-HT$_{1A}$ não conseguiu identificar efeitos benéficos, porém os antagonistas dos receptores α_2-adrenérgicos, como a mirtazapina e a mianserina, provaram ser antidepressivos efetivos, mas não com benefícios clínicos mais rápidos.

O bloqueio dos autorreceptores α_2 pré-sinápticos nas terminações nervosas noradrenérgicas em todo o SNC reduz a retroalimentação negativa da noradrenlina liberada e, assim, aumenta a liberação adicional de noradrenalina (ver Capítulos 15 e 37). Além disso, os antagonistas dos receptores α_2-adrenérgicos podem indiretamente aumentar a liberação de 5-HT por meio de aumento na ativação dos receptores α_1-adrenérgicos encontrados nos corpos celulares dos núcleos da rafe e aumentar a frequência de disparo.

EXPRESSÃO GÊNICA E NEUROGÊNESE

A perspectiva alternativa sustenta que as mudanças adaptativas não estão diretamente relacionadas com a eficácia e que o início tardio está ligado à ativação a jusante de fatores neurotróficos que modulam uma reversão lenta da perda neuronal induzida pelo estresse. Conforme já descrito, vários fármacos antidepressivos parecem promover a neurogênese no hipocampo, um mecanismo que poderia explicar o desenvolvimento lento do efeito terapêutico. Isso oferece o potencial de utilizar diretamente como alvo esses mecanismos; entretanto, se a neurogênese for o mediador primário dos efeitos antidepressivos, não seria de se esperar a ocorrência de mudanças rápidas na depressão, mesmo com modulação mais direta dessas vias.

Impacto da descoberta dos antidepressivos de ação rápida

Um grande desafio para as teorias de adaptação dos receptores e neurotrófica sobre o início tardio veio com a publicação de um artigo de referência em 2000, que mostrou que uma única infusão intravenosa de dose baixa do antagonista do receptor NMDA, a cetamina, induziu um efeito antidepressivo rápido (< 24 horas) e duradouro (cerca de 7 dias). Estudos subsequentes também constataram que a cetamina induzia uma atenuação imediata e sustentada da ideação suicida no transtorno bipolar. A adaptação dos receptores era bem pouco provável para explicar esses efeitos, porém estudos em animais revelaram que a cetamina em doses baixas induzia rápidas mudanças na formação de sinapses no córtex pré-frontal. Esses efeitos sinaptogênicos ainda não foram estudados em seres humanos, porém existe uma literatura crescente de estudos em animais, incluindo exames de imagem, mostrando como as sinapses perdidas devido ao estresse crônico podem ser reintegradas após tratamento agudo com cetamina ou escetamina.

Com base em uma série de ensaios clínicos, foi constatado que a cetamina possui efeitos antidepressivos rápidos e sustentados, e também se observaram efeitos semelhantes com o antagonista muscarínico, a escopolamina, e o agonista 5-HT psicodélico, a psilocibina (ver Capítulo 49). Todos esses fármacos atuam em diferentes alvos primários; no entanto, demonstraram resultar em aumento da transmissão de glutamato no córtex pré-frontal. Foi sugerido que este último efeito leva ao aumento da sinalização do BDNF que atua por meio de mediadores a jusante, como mTOR, para induzir mudanças rápidas na plasticidade sináptica e na sinaptogênese. Existe agora um interesse crescente nesses fármacos como possível nova classe de "psicoplastógenos", capazes de promover a plasticidade sináptica e de reverter rapidamente mudanças mal adaptativas que levaram à depressão (Vargas et al., 2021).

Efeitos neuropsicológicos dos antidepressivos convencionais e de ação rápida

Um fator importante que contribui para a depressão, mas que com frequência passa despercebido, é a experiência psicológica do paciente. O humor surge a partir de uma complexa integração de experiências passadas (memórias), circunstâncias atuais e expectativas futuras, e uma explicação apenas bioquímica da depressão não considera esses fatores psicológicos. A hipótese neuropsicológica da eficácia dos antidepressivos postula que os antidepressivos convencionais promovem um estado neuroquímico que facilita uma aprendizagem emocional e memória mais positivas, porém o paciente precisa formar novas memórias para superar aquelas com viés negativo acumuladas. Estudos pré-clínicos também sugerem que os ADARs contrastam com os antidepressivos convencionais e não dependem de uma nova aprendizagem, mas podem modificar os vieses associados a memórias previamente aprendidas. Para uma discussão mais detalhada dessa hipótese emergente, ver Godlewska e Harmer (2021) e Harmer et al. (2017), que abordam a integração das duas hipóteses, neurotrófica e neuropsicológica.

RESUMO

Os mecanismos subjacentes aos efeitos antidepressivos permanecem pouco compreendidos, e essa compreensão é dificultada pelos desafios das limitações dos modelos animais, complexidade dos fatores psicológicos e biológicos e heterogeneidade da doença. O surgimento dos ADARs representa um avanço incrível para essa área, porém apresenta novos desafios para as teorias estabelecidas e está levando a uma rápida reavaliação. É também viável que a complexidade da regulação emocional e dos transtornos de humor signifique que mais de um mecanismo possa estar envolvido, e aspectos de todas essas diferentes hipóteses ainda podem surgir como elementos de contribuição para os sintomas observados nos pacientes.

INIBIDORES DA CAPTAÇÃO DE MONOAMINAS

INIBIDORES SELETIVOS DA CAPTAÇÃO DE 5-HIDROXITRIPTAMINA

Trata-se do grupo de antidepressivos prescrito com mais frequência. Os exemplos incluem **fluoxetina**, **fluvoxamina**, **paroxetina**, **citalopram**, **escitalopram** e **sertralina** (ver Tabela 48.2). Além de demonstrarem seletividade pela captação de 5-HT em relação à noradrenalina (Figura 48.4), esses antidepressivos têm menos probabilidade do que os ADTs de causar efeitos colaterais anticolinérgicos e são menos perigosos em superdosagem. Diferentemente dos IMAOs, os

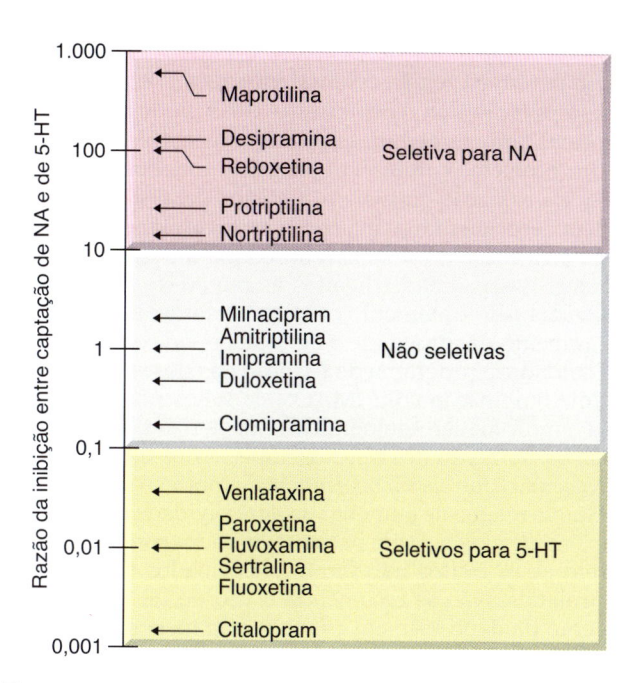

Figura 48.4 Seletividade da inibição da captação de noradrenalina (NA) e de 5-hidroxitriptamina (5-HT) por vários antidepressivos.

ISRSs não causam "reação ao queijo". São também utilizados no tratamento dos transtornos de ansiedade (ver Capítulo 45) e ejaculação precoce. A **vortioxetina** é um novo ISRS que atua como agonista no receptor 5-HT_{1A}, como agonista parcial nos receptores 5-HT_{1B} e como antagonista em outros receptores de 5-HT, incluindo receptores 5-HT_{3A}.

Alguns pacientes podem responder de modo mais favorável a um ISRS do que a outro. Isso pode refletir outras propriedades farmacológicas de cada fármaco individualmente, visto que nenhum é desprovido de outras ações. A fluoxetina tem atividade antagonista no 5-HT_{2C}, uma propriedade que ela compartilha com outros antidepressivos não ISRS, como a **mirtazapina**. A sertralina é um inibidor fraco da captação de dopamina. O escitalopram é o isômero S do citalopram racêmico. Carece das propriedades anti-histamínica e inibitória da CYP2D6 do isômero R.

Aspectos farmacocinéticos

Os ISRSs são bem absorvidos quando administrados por via oral, e a maioria apresenta meia-vida plasmática de 18 a 24 horas (a fluoxetina tem ação mais longa, de 24 a 96 horas). A paroxetina e a fluoxetina não são utilizadas em combinação com ADTs, pois esses ISRSs inibem o metabolismo hepático dos ADTs, por meio de uma interação com CYP2D6.

Efeitos adversos

Os efeitos adversos comuns consistem em náuseas, anorexia, insônia, perda da libido e ausência de orgasmo.[3] Alguns desses efeitos indesejáveis resultam do aumento da estimulação dos receptores de 5-HT pós-sinápticos, como resultado da capacidade desses fármacos de aumentar os níveis extracelulares de 5-HT. Isso pode resultar da estimulação do tipo incorreto de receptor de 5-HT (p. ex., receptores 5-HT_2, 5-HT_3 e 5-HT_4) ou da estimulação do mesmo receptor que produz

---

[3]Em contrapartida, os ISRSs podem ser usados no tratamento da ejaculação precoce. A dapoxetina apresenta meia-vida curta e é tomada 1 a 3 horas antes da relação sexual.

benefício terapêutico (p. ex., receptores 5-HT$_{1A}$ pós-sinápticos), porém na região cerebral incorreta (*i. e.*, o aumento da estimulação dos receptores de 5-HT pode resultar em respostas tanto terapêuticas quanto adversas).

Um problema comum em pacientes tratados com inibidores da captação consiste nos efeitos de abstinência que podem experimentar se interromperem de maneira abrupta a sua medicação ou se tentarem reduzir a dose com muita rapidez. Possivelmente ligados às mudanças adaptativas induzidas pelo tratamento crônico, os sintomas consistem em aumento da ansiedade e agitação, e seu controle exige um cuidadoso programa de redução das doses.

Em combinação com IMAOs, os ISRSs podem causar uma "síndrome serotoninérgica", caracterizada por tremor, agitação, aumento dos reflexos, hipertermia e colapso cardiovascular, que leva à ocorrência de mortes.

Houve relatos de aumento da agressividade e, em certas ocasiões, de violência em pacientes tratados com fluoxetina, porém esses efeitos não foram confirmados por estudos controlados. Não se recomenda o uso de ISRSs para tratamento da depressão em crianças com menos de 18 anos de idade, nas quais a eficácia é duvidosa e podem ocorrer efeitos adversos, incluindo excitação, insônia e agressividade nas primeiras semanas de tratamento. A possibilidade de aumento da ideação suicida é uma preocupação nessa faixa etária. Apesar disso, os ISRSs, em particular a fluoxetina, são cada vez mais prescritos para pacientes com menos de 18 anos de idade.

Apesar das aparentes vantagens dos inibidores da captação de 5-HT sobre os ADTs em termos de efeitos colaterais, os resultados combinados de muitos ensaios clínicos mostram pouca diferença global em termos de eficácia (Cipriani et al., 2018).

São relativamente seguros em superdosagem, em comparação com os ADTs (ver seção adiante, *Suicídio e antidepressivos*), mas podem prolongar o intervalo QT cardíaco, dando origem a arritmias ventriculares (ver Capítulo 22) e risco de morte súbita.

Os inibidores da captação de 5-HT são utilizados para uma variedade de outros transtornos psiquiátricos, incluindo transtorno de ansiedade, transtorno obsessivo-compulsivo e transtornos alimentares (ver Capítulo 45).

FÁRMACOS ANTIDEPRESSIVOS TRICÍCLICOS

Os ADTs (**imipramina, desipramina, amitriptilina, nortriptilina, clomipramina**) ainda são amplamente utilizados. Entretanto, estão longe do ideal na prática, e foi a necessidade de fármacos que produzissem menos efeitos colaterais e que fossem menos perigosos em superdosagem que levou à introdução de novos inibidores da captação de 5-HT e outros antidepressivos.

Os ADTs têm uma estrutura estreitamente relacionada com a das fenotiazinas (ver Capítulo 47) e foram no início sintetizados (em 1949) como potenciais fármacos antipsicóticos. Vários dos ADTs são aminas terciárias e sofrem desmetilação bastante rápida *in vivo* (Figura 48.5) às aminas secundárias correspondentes (p. ex., imipramina em desipramina, amitriptilina em nortriptilina), que são, elas próprias, ativas e que podem ser administradas como fármacos propriamente dito. Outros derivados tricíclicos com estruturas em ponte ligeiramente modificadas incluem a **doxepina**. As diferenças farmacológicas entre esses fármacos não são muito acentuadas e relacionam-se principalmente com seus efeitos colaterais, que serão discutidos adiante.

> **Inibidores seletivos da captação de serotonina (ISRSs)**
>
> - Os exemplos incluem fluoxetina, fluvoxamina, paroxetina, sertralina, citalopram, escitalopram
> - As ações antidepressivas são semelhantes às dos antidepressivos tricíclicos (ADTs) quanto à sua eficácia e tempo de duração
> - A toxicidade aguda (particularmente a cardiotoxicidade) é menor que a dos inibidores da monoaminoxidase (IMAOs) ou dos ADTs, de modo que o risco de superdosagem é reduzido
> - Os efeitos colaterais consistem em náuseas, insônia e disfunção sexual. Os ISRSs são menos sedativos e apresentam menos efeitos adversos antimuscarínicos do que os ADTs mais antigos
> - Não provocam reações a alimentos, porém pode ocorrer a perigosa "reação serotoninérgica" (hipertermia, rigidez muscular, colapso cardiovascular) se forem administrados com IMAOs
> - Existe uma preocupação sobre o uso de ISRSs em crianças e adolescentes, devido a relatos de aumento dos pensamentos suicidas no início do tratamento
> - São também usados para outras indicações psiquiátricas (p. ex., ansiedade e transtorno obsessivo-compulsivo)

Alguns ADTs também são utilizados no tratamento da dor neuropática (ver Capítulo 43).

Mecanismo de ação

Conforme discutido anteriormente, o principal efeito imediato dos ADTs consiste em bloquear a captação de aminas pelas terminações nervosas por meio de competição pelo sítio de ligação do transportador de aminas (ver Capítulo 15). A maioria dos ADTs inibe a captação de noradrenalina e de 5-HT (ver Figura 48.4), porém exerce muito menos efeito na captação de dopamina. Foi sugerido que a melhora dos sintomas emocionais reflete principalmente um aumento da transmissão mediada pela 5-HT, enquanto o alívio dos sintomas biológicos resulta da facilitação da transmissão noradrenérgica. A interpretação torna-se difícil, pois os principais metabólitos dos ADTs apresentam considerável atividade farmacológica (em alguns casos, mais que o fármaco original) e, com frequência, diferem do fármaco de origem no que concerne à sua seletividade pela noradrenalina/5-HT (Tabela 48.3).

Além de seus efeitos sobre a captação de aminas, a maioria dos ADTs afeta outros receptores, incluindo receptores muscarínicos de acetilcolina, receptores de histamina, receptores α-adrenérgicos e receptores de 5-HT.

Efeitos adversos

Nos seres humanos sem depressão, os ADTs causam sedação, confusão e falta de coordenação motora. Esses efeitos também ocorrem em pacientes com depressão nos primeiros dias de tratamento, mas tendem a desaparecer ao longo de 1 a 2 semanas, à medida que ocorre desenvolvimento de tolerância.

Os ADTs produzem diversos efeitos colaterais desagradáveis, sobretudo devido à interferência no controle autonômico.

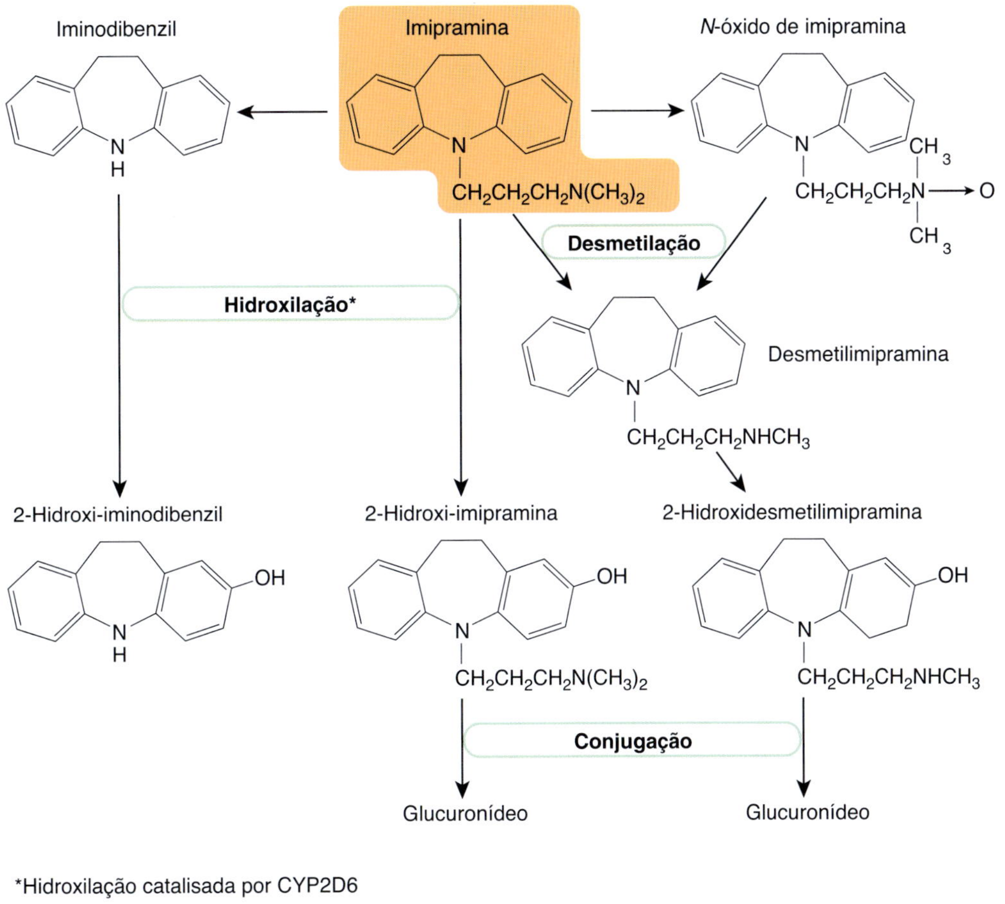

Figura 48.5 Metabolismo da imipramina, que é típico do metabolismo de outros antidepressivos tricíclicos. *A enzima de hidroxilação, CYP2D6, está sujeita a polimorfismo genético, que pode ser responsável pela variação individual que ocorre na resposta aos antidepressivos tricíclicos (ver Capítulo 12).

*Hidroxilação catalisada por CYP2D6

Tabela 48.3 Inibição da captação neuronal de noradrenalina (NA) e de 5-hidroxitriptamina (5-HT) por antidepressivos tricíclicos e seus metabólitos.

Fármaco/Metabólito	Captação de NA	Captação de 5-HT
Imipramina	+++	++
Desmetilimipramina (DMI) (também conhecida como desipramina)	++++	+
Hidroxi-DMI	+++	–
Clomipramina (CMI)	++	+++
Desmetil-CMI	+++	+
Amitriptilina (AMI)	++	++
Nortriptilina (desmetil-AMI)	+++	++
Hidroxinortriptilina	++	++

Os efeitos antimuscarínicos incluem boca seca, visão embaçada, constipação intestinal e retenção urinária. Esses efeitos são pronunciados com a amitriptilina e muito mais fracos com a desipramina. Ocorre hipotensão postural com o uso de ADTs, sobretudo devido à ação antagonista nos receptores α_1-adrenérgicos. O outro efeito colateral é a sedação devido ao antagonismo nos receptores de histamina$_1$, e a longa duração de ação significa que o desempenho diurno do indivíduo frequentemente é afetado por sonolência e dificuldade de concentração. Os ADTs, particularmente em superdosagem, podem causar arritmias ventriculares associadas ao prolongamento do intervalo QT (ver Capítulo 60). As doses terapêuticas habituais de ADTs aumentam ligeiramente, porém de maneira significativa, o risco de morte súbita cardíaca.

São também observados efeitos de abstinência com os ADTs, semelhantes aos observados com os inibidores de captação específicos, e deve-se efetuar uma redução gradual da dose.

Interações com outros fármacos

Os ADTs são particularmente propensos a causar efeitos adversos quando administrados em conjunto com outros fármacos (ver Capítulo 58). Dependem do metabolismo hepático por meio das enzimas do citocromo P450 (CYP) microssomal para a sua eliminação, e esse processo pode ser inibido por fármacos competidores (p. ex., fármacos antipsicóticos e alguns esteroides).

Os ADTs potencializam os efeitos do álcool e dos agentes anestésicos por motivos que não são bem compreendidos, e foram relatados casos de morte em consequência disso, com ocorrência de depressão respiratória grave após uma bebedeira. Os ADTs também interferem na ação de vários fármacos anti-hipertensivos (ver Capítulo 21), com consequências potencialmente perigosas, de modo que o seu uso em pacientes hipertensos exige monitoramento rigoroso.

Toxicidade aguda

Os ADTs são perigosos em superdosagem e já foram comumente usados em tentativas de suicídio, o que constituiu um fator importante que levou à introdução de antidepressivos mais seguros. Os principais efeitos são observados no SNC e no coração. O efeito inicial da superdosagem de ADTs consiste em excitação e delírio, que podem ser acompanhados de convulsões. Esses efeitos são seguidos de coma e depressão respiratória, cuja duração é de alguns dias. Os efeitos semelhantes aos da atropina são pronunciados, incluindo boca e pele secas, midríase e inibição do intestino e da bexiga. Os anticolinesterásicos têm sido usados para neutralizar os efeitos atropínicos, porém não são mais recomendados. As arritmias cardíacas são comuns, e pode ocorrer morte súbita por fibrilação ventricular.

Aspectos farmacocinéticos

Todos os ADTs sofrem absorção rápida quando administrados por via oral e ligam-se fortemente à albumina plasmática, a maior parte com ligação de 90 a 95% em concentrações plasmáticas terapêuticas. Ligam-se também aos tecidos extravasculares, o que explica o seu volume de distribuição em geral muito elevado (habitualmente 10 a 50 ℓ/kg; ver Capítulo 9) e baixa taxa de eliminação. O sequestro extravascular, com a ligação forte à albumina plasmática, significa que a hemodiálise não é eficaz como meio de aumentar a eliminação do fármaco.

Os ADTs são metabolizados no fígado por duas vias principais, a *N*-desmetilação e a hidroxilação do anel (ver Figura 48.5). Ambos os metabólitos desmetil e hidroxilado retêm comumente a sua atividade biológica (Tabela 48.4). Durante o tratamento prolongado com ADTs, a concentração plasmática desses metabólitos costuma ser comparável à do fármaco original, embora haja uma ampla variação entre indivíduos. A inativação dos fármacos ocorre por conjugação dos metabólitos hidroxilados com glucuronídeo, os quais são excretados na urina.

As meias-vidas globais para a eliminação dos ADTs em geral são longas e variam de 10 a 20 horas, para a imipramina e a desipramina, até cerca de 80 horas, para a **protriptilina**. A meia-vida é ainda mais longa em pacientes idosos. Por conseguinte, é possível haver acúmulo gradual, levando ao desenvolvimento lento de efeitos colaterais.

Tabela 48.4 Substratos e inibidores da monoaminoxidase tipo A e tipo B.

	Tipo A	Tipo B
Substratos preferidos	Noradrenalina 5-Hidroxitriptamina	Feniletilamina Benzilamina
Substratos inespecíficos	Dopamina Tiramina	Dopamina Tiramina
Inibidores específicos	Clorgilina Moclobemida	Selegilina
Inibidores inespecíficos	Pargilina Tranilcipromina Isocarboxazida	Pargilina Tranilcipromina Isocarboxazida

> **Antidepressivos tricíclicos**
>
> - Os antidepressivos tricíclicos são quimicamente relacionados com os fármacos antipsicóticos da fenotiazina (ver Capítulo 47), e alguns apresentam ações de bloqueio não seletivo de receptores
> - Os exemplos importantes incluem a **imipramina**, a **amitriptilina** e a **clomipramina**
> - A maioria tem ação longa, e, com frequência, são convertidos em metabólitos ativos
> - Efeitos colaterais importantes: sedação (bloqueio H_1); hipotensão postural (bloqueio dos receptores α-adrenérgicos); boca seca, visão embaçada, constipação intestinal (bloqueio muscarínico); em certas ocasiões, mania e convulsões. Risco de arritmias ventriculares
> - Perigos da superdosagem aguda: confusão e mania, arritmias cardíacas
> - Tendência a interagir com outros fármacos (p. ex., álcool, agentes anestésicos, fármacos hipotensores e anti-inflamatórios não esteroides; não devem ser administrados com inibidores da monoaminoxidase)
> - Usados também para tratamento da dor neuropática.

INIBIDORES DA CAPTAÇÃO DE SEROTONINA E NORADRENALINA

Esses fármacos são relativamente não seletivos para a captação de 5-HT e de noradrenalina. Incluem a **venlafaxina**, a **desvenlafaxina** e a **duloxetina** (ver Tabela 48.2).

À medida que a dose de venlafaxina é aumentada, a eficácia desse fármaco também aumenta, o que foi interpretado como demonstração de que a sua ação fraca para inibir a captação de noradrenalina pode ser acrescentada à sua inibição da captação de 5-HT que ocorre em doses mais baixas, e essa combinação proporciona um benefício terapêutico adicional. Todos são ativos por via oral; dispõem-se de formulações de liberação lenta que reduzem a incidência de náuseas. A venlafaxina, a desvenlafaxina e a duloxetina são efetivas em alguns transtornos de ansiedade (ver Capítulo 45). A desvenlafaxina pode ser útil no tratamento de alguns sintomas da perimenopausa, como ondas de calor e insônia. A duloxetina também é utilizada no tratamento da dor neuropática e fibromialgia (ver Capítulo 43) e da incontinência urinária.

A venlafaxina e a duloxetina são metabolizadas pela CYP2D6. A venlafaxina é convertida em desvenlafaxina, que apresenta maior inibição da captação de noradrenalina. Os efeitos adversos desses fármacos – em grande parte devido ao aumento da ativação dos receptores adrenérgicos – consistem em cefaleia, insônia, disfunção sexual, boca seca, tontura, sudorese e diminuição do apetite. Em superdosagem, os sintomas mais comuns incluem depressão do SNC, toxicidade da serotonina, convulsão e anormalidades da condução cardíaca. Foi relatado que a duloxetina provoca hepatotoxicidade, de modo que o fármaco está contraindicado para pacientes com comprometimento hepático.

OUTROS INIBIDORES DA CAPTAÇÃO DE NORADRENALINA

A **bupropiona** inibe tanto a captação de noradrenalina quanto a da dopamina (mas não da 5-HT); entretanto, diferente da cocaína e da anfetamina (ver Capítulo 49), ela não induz euforia, e, até o momento, não foi observado nenhum potencial de uso abusivo. É metabolizada a metabólitos ativos. A bupropiona também é utilizada no tratamento da dependência da nicotina (ver Capítulo 50). Em altas doses, pode induzir convulsões. A reboxetina e a atomoxetina são inibidores altamente seletivos da captação de noradrenalina, porém a sua eficácia na depressão é menor que a dos ISRSs e ADTs, possivelmente devido à pouca tolerabilidade (Cipriani et al., 2018). A atomoxetina está aprovada para o tratamento do transtorno de déficit de atenção/hiperatividade (ver Capítulo 49).

> **Outros inibidores da captação de monoaminas**
>
> - A **venlafaxina** é um inibidor da captação de 5-HT, porém é menos seletiva para 5-HT *versus* noradrenalina do que os ISRSs. É metabolizada a **desvenlafaxina**, que também é um antidepressivo
> - A **duloxetina** inibe a captação de noradrenalina e de 5-HT
> - A **bupropiona** é um inibidor da captação de noradrenalina e de dopamina
> - Geralmente são semelhantes aos antidepressivos tricíclicos, porém carecem de ações importantes de bloqueio de receptores, de modo que apresentam menos efeitos colaterais
> - Apresentam menor risco de efeitos cardíacos, de modo que são mais seguros em superdosagem do que os antidepressivos tricíclicos
> - Podem ser usados no tratamento de outros transtornos:
>   - **Venlafaxina**, **desvenlafaxina** e **duloxetina** – transtornos de ansiedade
>   - **Duloxetina** – dor neuropática e fibromialgia
>   - **Duloxetina** – incontinência urinária
>   - **Bupropiona** – dependência de nicotina.

ANTIDEPRESSIVOS BLOQUEADORES DE RECEPTORES

A **mirtazapina** bloqueia não apenas os receptores α_2-adrenérgicos, como também outros receptores, incluindo os receptores 5-HT$_2$ e 5.HT$_3$, que podem contribuir para suas ações antidepressivas e reduzir alguns dos efeitos colaterais que surgem em decorrência da liberação aumentada de 5-HT. O bloqueio dos receptores α_2-adrenérgicos aumenta a liberação não apenas de noradrenalina, mas também de 5-HT (ver Figura 48.3B). Entretanto, com o bloqueio simultâneo dos receptores 5-HT$_{2A}$ e 5-HT$_3$, ocorre redução dos efeitos adversos mediados por esses receptores (p. ex., disfunção sexual e náuseas), porém deixando intacta a estimulação dos receptores 5-HT$_{1A}$ pós-sinápticos. A mirtazapina também bloqueia os receptores H$_1$ de histamina, o que provoca sedação, sobretudo em doses baixas. A **trazodona** é um agonista e antagonista misto de vários receptores de 5-HT, antagonista dos receptores adrenérgicos, antagonista fraco do receptor H$_1$ de histamina e inibidor fraco da captação de serotonina. O antagonismo combinado dos receptores 5-HT$_{2A}$ e 5-HT$_{2C}$ com a inibição fraca da captação de 5-HT pode levar a efeitos antidepressivos, com redução dos efeitos colaterais relacionados ao 5-HT$_2$, por exemplo, transtorno do sono, disfunção sexual e ansiedade.

A **mianserina**, outro antagonista dos receptores α_2-adrenérgicos que também bloqueia os receptores H$_1$, 5-HT$_{2A}$ e α_1-adrenérgicos (reduzindo os efeitos da 5-HT em comparação com a mirtazapina), pode causar depressão da medula óssea, exigindo contagens hematológicas regulares, de modo que o seu uso declinou nos últimos anos.

> **Fármacos antidepressivos antagonistas dos receptores de monoaminas**
>
> - A **mirtazapina** bloqueia os receptores α_2-adrenérgicos e os receptores 5-HT$_2$ e 5 HT$_3$, aumentando a liberação de noradrenalina e de 5-HT e reduzindo os efeitos colaterais relacionados com a 5-HT
> - A **mirtazapina** causa menos náuseas e disfunção sexual do que os ISRSs, mas pode levar a um ganho de peso, devido aos efeitos 5-HT$_{2C}$
> - A **trazodona** bloqueia os receptores 5-HT$_{2A}$ e 5-HT$_{2C}$ e também a captação de 5-HT
> - A **mianserina** é um antagonista em múltiplos receptores de 5-HT (incluindo 5-HT$_{2A}$), bem como nos receptores H$_1$, α_1 e α_2. Atua também como agonista inverso nos receptores H$_1$. O seu uso está diminuindo, devido ao risco de depressão da medula óssea. Aconselha-se a realização de contagens hematológicas regulares
> - Os efeitos colaterais cardiovasculares desses fármacos são menores do que os dos antidepressivos tricíclicos
> - A **vortioxetina** tem ação de inibição sobre a captação de 5-HT e também apresenta múltiplas ações de agonista parcial, agonista pleno ou antagonista dos receptores de 5-HT.

INIBIDORES DA MONOAMINOXIDASE

Os IMAOs estão incluídos entre os primeiros fármacos introduzidos clinicamente como antidepressivos, porém foram superados, em grande parte, por outros tipos de antidepressivos, cuja eficácia clínica foi considerada superior e cujos efeitos colaterais em geral são menores que os dos IMAOs. Os principais exemplos são a **fenelzina**, a **tranilcipromina** e a **iproniazida**. Esses fármacos causam inibição irreversível da enzima e não distinguem as duas isoenzimas principais (ver adiante). A descoberta de inibidores reversíveis que demonstram seletividade para as isoenzimas reacendeu o interesse por essa classe de fármacos. Embora vários estudos tenham mostrado redução na atividade da MAO plaquetária em certos grupos de pacientes com depressão, não há evidências claras de que a atividade anormal da MAO esteja envolvida na patogenia da depressão.

A MAO (ver Capítulo 15) é encontrada em quase todos os tecidos e existe em duas formas moleculares semelhantes codificadas por genes separados (ver Tabela 48.4). A MAO-A tem preferência de substrato para a 5-HT e a noradrenalina e constitui o principal alvo dos antidepressivos IMAOs. A MAO-B tem preferência de substrato pela feniletilamina e dopamina. O tipo B é inibido seletivamente pela **selegilina**, usada no tratamento da doença de Parkinson (ver Capítulo 40). A maioria dos IMAOs antidepressivos atua sobre ambas as formas de MAO, entretanto, estudos clínicos com inibidores específicos dos subtipos demonstraram claramente que a atividade antidepressiva, bem como os principais efeitos adversos dos IMAOs, está associada à inibição da MAO-A. A MAO é de localização intracelular e está associada principalmente às mitocôndrias e desempenha duas funções principais:

1. Dentro das terminações nervosas, a MAO regula a concentração intraneuronal livre de noradrenalina ou de 5-HT. Não está envolvida na inativação do transmissor liberado.
2. A MAO na parede intestinal é importante na inativação de aminas endógenas e ingeridas, como a tiramina, que, de outro modo, produziriam efeitos adversos.

ASPECTOS QUÍMICOS

Os IMAOs são análogos de substratos com estrutura semelhante à da feniletilamina, e a maioria contém um grupo reativo (p. ex., hidrazina, propargilamina, ciclopropilamina), que possibilita a ligação covalente do inibidor à enzima, resultando em inibição não competitiva e de longa duração. A recuperação da atividade da MAO após inibição leva várias semanas com a maioria dos fármacos, porém é mais rápida após a administração de **tranilcipromina**, que forma uma ligação menos estável com a enzima. A **moclobemida** atua como inibidor competitivo reversível.

Os IMAOs não são específicos nas suas ações e inibem uma variedade de outras enzimas, bem como a MAO, incluindo muitas enzimas envolvidas no metabolismo de outros fármacos. Isso é responsável por algumas das numerosas interações medicamentosas clinicamente importantes associadas aos IMAOs.

EFEITOS FARMACOLÓGICOS

Os IMAOs produzem aumento rápido e sustentado do conteúdo de 5-HT, noradrenalina e dopamina no cérebro, sendo a 5-HT mais afetada, e a dopamina, a menos afetada. São observadas alterações semelhantes nos tecidos periféricos, como o coração, o fígado e o intestino, e também podem ser detectados aumentos nas concentrações plasmáticas dessas aminas. Embora esses aumentos no conteúdo tecidual de aminas sejam, em grande parte, devido ao acúmulo dentro dos neurônios, a liberação dos transmissores em resposta à atividade nervosa não está aumentada. Diferentemente do efeito dos ADTs, os IMAOs não aumentam a resposta dos órgãos periféricos, como o coração e os vasos sanguíneos, à estimulação nervosa simpática. O principal efeito dos IMAOs consiste em aumentar a concentração citoplasmática de monoaminas nas terminações nervosas, sem afetar de modo acentuado as reservas vesiculares que podem ser liberadas por meio de estimulação nervosa. O aumento do reservatório citoplasmático resulta em elevação da taxa de extravasamento espontâneo de monoaminas e também aumento da liberação por aminas simpaticomiméticas de ação indireta, como a anfetamina e a tiramina (ver Capítulo 15 e Figura 15.7). Assim, a tiramina produz uma elevação muito maior da pressão arterial em animais tratados com IMAOs do que em controles. Esse mecanismo é importante em relação à "reação ao queijo" produzida pelos IMAOs nos seres humanos (ver adiante).

Em indivíduos normais, os IMAOs provocam aumento imediato da atividade motora; observa-se o desenvolvimento de euforia e excitação ao longo de alguns dias. Isso difere dos ADTs, que causam apenas sedação e confusão quando administrados a indivíduos sem depressão. Os efeitos dos IMAOs sobre o metabolismo das aminas desenvolvem-se rapidamente, e o efeito de uma dose única dura vários dias. Há uma clara discrepância, assim como no caso dos ISRSs e ADTs, entre a resposta bioquímica rápida e o efeito antidepressivo tardio.

EFEITOS ADVERSOS E TOXICIDADE

Muitos dos efeitos adversos dos IMAOs resultam diretamente da inibição da MAO, porém alguns são produzidos por outros mecanismos.

A hipotensão constitui um efeito colateral comum; na verdade, a **pargilina** era antigamente usada como fármaco anti-hipertensivo. Uma explicação possível para esse efeito – o oposto do que poderia ser esperado – é que as aminas, como a dopamina ou a octopamina, acumulam-se dentro das terminações nervosas simpáticas periféricas e deslocam a noradrenalina das vesículas de armazenamento, reduzindo, assim, a liberação de noradrenalina associada à atividade simpática.

A estimulação central excessiva pode causar tremores, excitação, insônia e, em superdosagem, convulsões.

O aumento do apetite, que leva ao ganho de peso, pode ser extremo a ponto de exigir a interrupção do fármaco.

Os efeitos colaterais semelhantes aos da atropina (boca seca, visão embaçada, retenção urinária etc.) são comuns com os IMAOs, embora sejam um problema menor do que com os ADTs.

Os IMAOs do tipo hidrazina (p. ex., fenelzina e iproniazida) produzem, muito raramente (menos de 1 em 10.000), hepatotoxicidade grave, que parece ser causada pela parte hidrazina da molécula. Por conseguinte, o seu uso não é recomendado em pacientes com doença hepática.

INTERAÇÃO COM OUTROS FÁRMACOS E ALIMENTOS

A interação com outros fármacos e alimentos constitui o problema mais grave observado com os IMAOs e é o principal fator responsável pelo declínio de seu uso clínico. A vantagem especial alegada para os novos IMAOs reversíveis, como a moclobemida, é que essas interações são reduzidas.

A "reação ao queijo" é uma consequência direta da inibição da MAO e ocorre quando são ingeridas aminas normalmente inócuas (em especial, a tiramina) produzidas durante a fermentação. A tiramina costuma ser metabolizada pela MAO na parede intestinal e no fígado, e uma pequena quantidade de tiramina da dieta alcança a circulação sistêmica. A inibição da MAO possibilita a absorção da tiramina e também intensifica o seu efeito simpaticomimético, conforme já discutido. O resultado consiste em hipertensão aguda, dando origem a uma cefaleia latejante intensa e, em certas ocasiões, até mesmo hemorragia intracraniana. Embora muitos alimentos contenham certa quantidade de tiramina, parece ser necessária a ingestão de pelo menos 10 mg de tiramina para produzir essa resposta, e o principal risco provém de queijos amadurecidos e de produtos de levedura concentrados, como marmite. A administração de aminas simpaticomiméticas de ação indireta (p. ex., **efedrina** – um descongestionante nasal – ou **anfetamina**) também provoca hipertensão grave em pacientes que recebem IMAOs; os agentes de ação direta, como a noradrenalina (usada, por exemplo, em conjunto com anestésicos locais; ver Capítulo 44), não são perigosos. A moclobemida, um inibidor específico da MAO-A, não provoca "reação ao queijo", provavelmente pelo fato de a tiramina ainda poder ser metabolizada pela MAO-B e por meio de competição com a moclobemida na MAO-A.

Foram relatados episódios hipertensivos em pacientes que receberam ADTs e IMAOs simultaneamente. A explicação provável é que a inibição da captação de noradrenalina aumenta ainda mais a resposta cardiovascular à tiramina da dieta, acentuando, assim, a "reação ao queijo". Essa combinação de fármacos também pode produzir excitação e hiperatividade.

Os IMAOs podem interagir com a **petidina** (ver Capítulo 43), provocando hiperpirexia grave, com inquietação, coma e hipotensão. O mecanismo envolvido é incerto, mas provavelmente consiste na produção de um metabólito anormal da petidina, devido à inibição da desmetilação.

AGONISTA DA MELATONINA

A **agomelatina** é um potente agonista dos receptores MT_1 e MT_2 (ver Capítulo 39), com atividade antagonista fraca nos receptores $5\text{-}HT_{2A,2B,2C}$ (potência quase mil vezes menor). Apresenta meia-vida biológica curta e não produz os efeitos colaterais associados a outros fármacos antidepressivos. Quando usada no tratamento da depressão grave, é habitualmente tomada 1 vez/dia, antes de dormir, e pode atuar ao corrigir distúrbios dos ritmos circadianos que frequentemente estão associados à depressão. Há relatos de hepatotoxicidade em alguns pacientes, e a agomelatina não deve ser utilizada em pacientes com doença hepática.

ANTIDEPRESSIVOS DE AÇÃO RÁPIDA

A **escetamina** é o enantiômero S(+) da cetamina, que foi licenciada como *spray* nasal para administração 1 ou 2 vezes/semana em caso de depressão resistente ao tratamento. O enantiômero S(+) da cetamina é cerca de quatro vezes mais potente no receptor NMDA. Atualmente, a escetamina está aprovada nos EUA. No Reino Unido, há um número crescente de clínicas que oferecem infusões intravenosas de baixas doses da mistura racêmica de cetamina para pacientes que não conseguem responder aos antidepressivos convencionais. Uma dose subanestésica única de cetamina ou a escetamina intranasal induzem um efeito dissociativo inicial, acompanhado de elevação da pressão arterial, que pode causar uma variedade de efeitos colaterais desagradáveis (ver Capítulo 41). Entretanto, eles duram apenas um breve período de tempo (< 1 hora), e surgem efeitos antidepressivos nas primeiras horas, que persistem por até 14 dias. A cetamina é um bloqueador não competitivo do canal NMDA (ver Capítulo 41); todavia, apresenta também efeitos em vários outros receptores em doses clínicas, incluindo ações nos receptores opioides μ. Até o momento, os ensaios clínicos com outros antagonistas do receptor NMDA, como, por exemplo, a memantina, não conseguiram detectar efeitos antidepressivos semelhantes. Há controvérsia sobre a capacidade ou não da própria cetamina produzir o suposto efeito antidepressivo e sobre a definição do receptor que seja o principal mediador, ou pelo seu metabólito, a R,R-hidroxinorcetamina. Diferentemente da cetamina, a hidroxinorcetamina teria a vantagem adicional de poder não produzir efeitos psicotomiméticos, visto que possui baixa afinidade pelo receptor NMDA e, portanto, seria improvável levar ao uso abusivo (ver Capítulo 50).

Várias outras classes de alucinógenos foram investigadas como ADARs. A **escopolamina** (ver Capítulo 14), um antagonista muscarínico que também é referido como "delirante", refletindo a potente indução de um estado de delírio, demonstrou produzir efeitos antidepressivos rápidos e sustentados. Os agonistas da serotonina psicodélicos são potentes agonistas de $5\text{-}HT_{2A}$ (além de atuar em outros receptores de 5-HT) e incluem substâncias como a psilocibina, a dimetiltriptamina e a dietilamida do ácido lisérgico (LSD). Vários ensaios clínicos foram conduzidos e sugerem que essas substâncias também possam induzir efeitos antidepressivos rápidos e sustentados, incluindo algumas evidências de efeitos com duração de vários meses após um tratamento único. Embora anteriormente utilizados na psicoterapia assistida por substâncias, até serem banidos na década de 1970, a pesquisa está apenas começando a revelar a eficácia clínica dessas substâncias e como interagem com tratamentos psicológicos para gerar seus efeitos. Um desafio com todos esses ADARs é a sua história como substâncias que têm sido usadas não medicinalmente e seus poderosos efeitos dissociativos, delirantes ou psicodélicos, que exigem tratamento intensivo do paciente. Embora ainda esteja em seus primórdios, a descoberta dos ADARs proporcionou um novo caminho para a pesquisa, que esperamos produzir novos conhecimentos sobre os mecanismos subjacentes à eficácia antidepressiva dessas substâncias, podendo até mesmo nos ajudar a aprender mais sobre os antidepressivos convencionais.

> ### Inibidores da monoaminoxidase (IMAOs)
>
> - Os principais exemplos são a **fenelzina**, a **tranilcipromina**, a **isocarboxazida** (irreversíveis, de ação prolongada e não seletivos entre a MAO-A e B) e **moclobemida** (reversível, de ação curta e seletiva para a MAO-A)
> - IMAOs de ação longa:
>   - Principais efeitos colaterais: hipotensão postural (bloqueio simpático); efeitos semelhantes aos da atropina (como os antidepressivos tricíclicos [ADTs]); ganho de peso; estimulação do SNC, causando inquietação, insônia; hepatotoxicidade e neurotoxicidade (rara)
>   - A superdosagem aguda provoca estimulação do SNC, algumas vezes convulsões
>   - "Reação ao queijo", ou seja, resposta hipertensiva grave a alimentos que contêm tiramina (p. ex., queijo, cerveja, vinho, carne de caça, extratos de leveduras ou de soja); essas reações podem ocorrer até 2 semanas após a interrupção do tratamento
> - A interação com outras aminas (p. ex., **efedrina** em descongestionantes de venda livre, **clomipramina** e outros ADTs) e alguns outros fármacos (p. ex., **petidina**) também é potencialmente letal
> - A **moclobemida** é utilizada para a depressão maior e a fobia social. A "reação ao queijo" e outras interações medicamentosas são menos graves e de duração mais curta em comparação com os IMAOs irreversíveis
> - Os IMAOs são muito menos utilizados do que outros antidepressivos, em virtude de seus efeitos adversos e interações graves. Estão indicados para a depressão maior em pacientes que não responderam a outros fármacos.

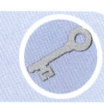

OUTRAS ABORDAGENS ANTIDEPRESSIVAS

A **brexanolona** é um tratamento à base de alopregnanolona recentemente licenciado nos EUA para a depressão pós-parto. O fármaco atua como esteroide neuroativo e é um modulador alostérico positivo no receptor $GABA_A$ (ver Capítulo 38), que se acredita seja o principal mecanismo mediador de seus efeitos terapêuticos.

O **estrógeno**, conhecido por melhorar o humor em mulheres na perimenopausa, também pode ser valioso para o tratamento da depressão pós-parto. Sua eficácia no tratamento de outras formas de depressão não está clara. Além de suas ações hormonais bem documentadas no corpo (ver Capítulo 35), o estrógeno também tem ações nos sistemas monoaminérgico, GABAérgico e glutamatérgico no cérebro (ver Capítulos 38 e 39).

EFICÁCIA CLÍNICA DOS TRATAMENTOS ANTIDEPRESSIVOS

A eficácia clínica global dos antidepressivos geralmente é aceita para a depressão grave, embora exista a preocupação de que as evidências dos ensaios clínicos publicados possam ser enganosas, visto que muitos ensaios clínicos negativos não foram registrados. Entretanto, 30 a 40% dos pacientes com depressão não apresentam melhora, e os que melhoram podem apenas demonstrar uma melhoria parcial, reforçando a necessidade de novos fármacos com novos mecanismos de ação. Faltam evidências claras do benefício dos atuais fármacos antidepressivos na depressão leve a moderada. A interpretação dos dados obtidos de ensaios clínicos é complicada, devido à elevada resposta ao placebo e à recuperação espontânea independente de qualquer tratamento. Os dados dos ensaios clínicos conduzidos não sugerem que os fármacos atualmente utilizados sejam diferentes quanto à sua eficácia. Entretanto, a experiência clínica mostra que pacientes individuais podem, por motivos desconhecidos, responder melhor a um fármaco do que a outro. As diretrizes atuais de tratamento recomendam procedimentos psicológicos baseados em evidências como tratamentos de primeira linha na maioria dos casos antes do uso de fármacos antidepressivos.

FATORES FARMACOGENÉTICOS

A variação individual na resposta aos antidepressivos e a incidência de efeitos adversos podem ocorrer devido, em parte, a fatores genéticos (Crisafulli et al., 2014). Dois fatores genéticos receberam atenção particular, a saber:

- Polimorfismo dos genes do citocromo P450, especialmente *CYP2D6* e *CYP2C19, que são responsáveis pela hidroxilação e desmetilação dos ADTs e dos ISRSs*
- Polimorfismo dos genes dos transportadores de serotonina e de noradrenalina.

Até 10% dos indivíduos brancos possuem um gene *CYP2D6* disfuncional e, como consequência, podem ser suscetíveis aos efeitos colaterais dos antidepressivos e de vários outros fármacos (ver Capítulo 12) que são metabolizados por essa via. O efeito oposto, causado pela duplicação do gene, é comum em populações da Europa Oriental e do Leste da África e pode ser responsável pela falta de eficácia clínica em alguns indivíduos. Algumas evidências sugerem que a capacidade de resposta aos ISRSs e inibidores da captação de serotonina e noradrenalina (ICSNs) está relacionada com o polimorfismo dos genes dos transportadores de serotonina e de noradrenalina.

Embora a genotipagem possa demonstrar ser uma abordagem útil no futuro para individualizar a terapia antidepressiva, a sua realização prática ainda está longe.

SUICÍDIO E ANTIDEPRESSIVOS

Os antidepressivos ISRSs e ICSNs podem aumentar o risco de "suicidalidade" e também aumentar a agressividade em crianças, adolescentes e adultos jovens (Sharma et al., 2016).

O termo *suicidalidade* abrange pensamentos e planejamento suicidas, bem como tentativas malsucedidas; o suicídio efetivo, embora seja uma das principais causas de morte em indivíduos jovens, é muito mais raro do que a suicidalidade. O risco é menor em grupos de faixa etária mais avançada. Entretanto, o risco deve ser pensando contra os efeitos benéficos desses fármacos, não apenas na depressão, mas também nos transtornos de ansiedade, do pânico e obsessivo-compulsivo (ver Capítulo 45).

> **Usos clínicos de fármacos na depressão**
>
> - Com frequência, a depressão leve é mais bem tratada inicialmente com medidas não farmacológicas (como terapia cognitivo-comportamental), com uso adicional de fármacos antidepressivos se a resposta for precária
> - Aconselha-se o uso de fármacos antidepressivos no tratamento da depressão moderada a grave
> - A eficácia clínica dos fármacos antidepressivos é limitada e varia entre indivíduos. Os ensaios clínicos realizados forneceram resultados inconsistentes, devido às respostas ao placebo e às flutuações espontâneas no nível de depressão
> - As diferentes classes de fármacos antidepressivos têm eficácia semelhante, porém efeitos colaterais diferentes
> - A escolha do fármaco baseia-se em aspectos individuais, incluindo tratamento de doença concomitante, risco de suicídio e resposta anterior ao tratamento. Com os demais aspectos iguais, prefere-se o uso de ISRSs, visto que, em geral, apresentam melhor tolerância e são menos perigosos em superdosagem
> - Os fármacos antidepressivos convencionais levam várias semanas antes de produzir o seu efeito, de modo que as decisões sobre o aumento da dose ou a mudança para outra classe do fármaco não devem ser precipitadas. O uso de IMAOs é feito por especialistas
> - Um esquema efetivo deve ser continuado durante pelo menos 2 anos
> - Os pacientes resistentes ao tratamento podem beneficiar-se do tratamento com um antidepressivo de ação rápida, a cetamina
> - Os fármacos ansiolíticos (p. ex., benzodiazepínicos, ver Capítulo 45) ou antipsicóticos (ver Capítulo 47) são úteis como adjuvantes em alguns pacientes.

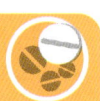

FÁRMACOS ANTIDEPRESSIVOS NO FUTURO

Os sucessivos fracassos das terapias adjuvantes direcionadas para autorreceptores limitaram os avanços nessa área, e a maioria dos novos ensaios clínicos na depressão concentra-se nos ADARs. Incluem ensaios clínicos em andamento com diferentes antagonistas do receptor NMDA, em particular os que têm como alvo a subunidade NR2B que supostamente devem produzir efeitos semelhantes aos da cetamina, porém com redução da dissociação e da propensão ao uso abusivo. Há também interesse em métodos passíveis de prolongar os efeitos da cetamina (e, possivelmente, de outros ADARs) direcionados para efeitos a jusante que se acredita possam mediar os efeitos neurotróficos. Ensaios clínicos com os psicodélicos estão em andamento, e os projetos pré-clínicos estão procurando identificar novos alvos que poderiam produzir esses efeitos dos ADARs, mas com redução dos efeitos dissociativos e alucinógenos e redução da tendência ao uso abusivo.

TERAPIAS DE ESTIMULAÇÃO CEREBRAL

Atualmente, diversas técnicas de estimulação cerebral estão sendo utilizadas ou desenvolvidas para o tratamento da depressão. A estimulação com luz brilhante foi proposta como tratamento para o transtorno afetivo sazonal. As técnicas de estimulação cerebral mais bem estabelecidas são a ECT e a estimulação magnética transcraniana (EMT) repetitiva. Os tratamentos de estimulação cerebral são frequentemente usados como abordagem terapêutica de último recurso para pacientes que não responderam aos fármacos antidepressivos.

A ECT envolve a estimulação por meio de eletrodos colocados em cada lado da cabeça, com o paciente levemente anestesiado, paralisado com um bloqueador neuromuscular de ação curta (p. ex., **suxametônio**; ver Capítulo 14) para evitar qualquer lesão física, e sob ventilação artificial. Ensaios clínicos controlados mostraram que a ECT é pelo menos tão efetiva quanto os fármacos antidepressivos, com taxas de resposta que variam entre 60 e 80%; parece constituir um tratamento efetivo para a depressão suicida grave, além de apresentar a vantagem de produzir uma resposta de início rápido. A principal desvantagem da ECT é que ela frequentemente provoca confusão e perda de memória de vários dias ou semanas de duração. A EMT administra a estimulação elétrica sem anestesia ou convulsão e não provoca comprometimento cognitivo; entretanto, os estudos comparativos sugerem que a sua eficácia antidepressiva seja inferior à da ECT convencional.

O efeito da ECT sobre animais de laboratório tem sido cuidadosamente analisado para verificar se essa técnica fornece indícios sobre o modo de ação dos fármacos antidepressivos, porém os indícios fornecidos são enigmáticos. A síntese e a captação de 5-HT são inalteradas, e a captação de noradrenalina aumenta um pouco (diferentemente do efeito dos ADTs). Ocorre diminuição da responsividade dos receptores β-adrenérgicos, tanto bioquímica quanto comportamental, com a ECT e a administração de fármacos antidepressivos a longo prazo, porém as alterações nas respostas mediadas pela 5-HT tendem a seguir direções opostas.

Houve relatos de que a estimulação cerebral profunda, que também tem sido utilizada no tratamento da doença de Parkinson (ver Capítulo 40), em que a estimulação é aplicada a uma região específica do cérebro por meio de eletrodos cirurgicamente implantados, é eficaz em pacientes que não respondem a outros tratamentos (Sullivan et al., 2021). A eficácia de outra técnica, a estimulação vagal, na produção de benefícios a longo prazo na depressão ainda não está bem definida.

> **Antidepressivos de ação nova**
>
> - A **agomelatina** é um agonista nos receptores de melatonina MT_1 e MT_2, que melhora o humor, provavelmente por meio de uma melhora nos padrões do sono
> - A **cetamina**, um bloqueador dos canais do receptor NMDA, produz efeitos antidepressivos rápidos e duradouros em pacientes resistentes a outras terapias.

TRATAMENTO FARMACOLÓGICO DO TRANSTORNO BIPOLAR

Os estabilizadores do humor constituem a principal classe de fármacos usados para controlar os sintomas do transtorno bipolar. Os principais fármacos utilizados são:

- **Lítio**
- Certos fármacos antiepilépticos, por exemplo, **carbamazepina**, **valproato**, **lamotrigina** e
- Alguns fármacos antipsicóticos, por exemplo, **olanzapina**, **risperidona**, **quetiapina**, **aripiprazol**, **brexpiprazol**, **cariprazina**.

Outros agentes que podem ter alguns efeitos benéficos no tratamento do transtorno bipolar são os benzodiazepínicos (para acalmar, induzir o sono e reduzir a ansiedade), a **memantina**, a **amantadina** (para melhorar a depressão e o comprometimento cognitivo) e a **cetamina** (para tratar a ideação suicida). O uso de fármacos antidepressivos no transtorno bipolar é um tanto controverso. Recomenda-se que sejam administrados em combinação com um agente antimania, visto que, em alguns pacientes, podem induzir ou intensificar a mania.

Quando utilizados de forma profilática no transtorno bipolar, esses fármacos impedem as oscilações de humor e, assim, podem reduzir tanto a fase depressiva quanto a maníaca da doença. São administrados durante longos períodos, e seus efeitos benéficos levam 3 a 4 semanas para se desenvolver. Quando administrados em uma crise aguda, mostram-se efetivos apenas para reduzir a mania, mas não a fase depressiva (embora o lítio seja algumas vezes usado como adjuvante dos antidepressivos em casos graves de depressão unipolar). Pouco se sabe sobre a fisiopatologia do transtorno bipolar, embora tenha um risco genético muito maior do que a depressão unipolar, e alguns aspectos do transtorno refletem os sintomas observados na esquizofrenia. Os mecanismos de ação dos estabilizadores do humor também são pouco compreendidos e, embora os alvos moleculares tenham sido investigados, ainda não se sabe como as ações nesses receptores ou a sinalização a jusante das vias se traduzem em efeitos sobre o humor.

LÍTIO

O efeito psicotrópico do lítio foi descoberto em 1949 por Cade, que antecipou que os sais de urato deveriam prevenir a indução de um estado de hiperexcitabilidade em cobaias pela uremia. Constatou que o urato de lítio produzia um efeito, que rapidamente descobriu ser devido mais ao lítio do que ao urato, e prosseguiu a sua investigação, mostrando que o lítio produzia uma rápida melhora em um grupo de pacientes maníacos.

Os fármacos antiepilépticos e os antipsicóticos atípicos (ver adiante) são igualmente efetivos no tratamento da mania aguda; atuam mais rápido e são consideravelmente mais seguros, de modo que o uso clínico do lítio fica restrito, em grande parte, ao controle profilático do transtorno bipolar. O uso do lítio está diminuindo.[4] O seu uso é relativamente difícil, visto que é necessário o monitoramento de sua concentração plasmática, e existe o potencial de

---

[4]O declínio do uso do lítio pode ter sido influenciado pelo desequilíbrio na comercialização desse íon inorgânico simples *versus* agentes farmacológicos mais lucrativos.

problemas em pacientes com comprometimento renal e de interações medicamentosas, por exemplo, com diuréticos (ver Capítulo 58).

EFEITOS FARMACOLÓGICOS E MECANISMO DE AÇÃO

O lítio é clinicamente eficaz em uma concentração plasmática de 0,5 a 1 mmol/ℓ e, acima de 1,5 mmol/ℓ, produz uma variedade de efeitos tóxicos, de modo que a sua janela terapêutica é estreita. Em indivíduos normais, uma concentração plasmática de lítio de 1 mmol/ℓ não tem efeitos psicotrópicos apreciáveis. Entretanto, produz muitas alterações bioquímicas detectáveis, e ainda não está bem esclarecido de que modo elas podem estar relacionadas com o seu efeito terapêutico.

O lítio é um cátion monovalente, que pode mimetizar o papel do Na^+ nos tecidos excitáveis e tem a capacidade de atravessar os canais de Na^+ voltagem-dependentes, responsáveis pela geração de potenciais de ação (ver Capítulo 4). Entretanto, não é bombeado para fora pela Na^+/K^+-ATPase e, portanto, tende a se acumular dentro das células excitáveis, levando a uma perda parcial de K^+ intracelular e à despolarização da célula.

Os efeitos bioquímicos do lítio são complexos, e ele inibe muitas enzimas que participam de vias de transdução de sinais. Acredita-se que os efeitos bioquímicos relevantes para suas ações terapêuticas sejam:

- Inibição da inositol monofosfatase, que bloqueia a via do fosfatidilinositol (PI) (ver Capítulo 3) no ponto em que o fosfato de inositol é hidrolisado a inositol livre, resultando em depleção de PI. Isso impede a formação de trifosfato de inositol estimulada por agonista por meio de vários receptores ligados ao PI e, portanto, bloqueia muitos efeitos mediados pelos receptores
- Inibição das isoformas da GSK3, possivelmente por meio da competição com o magnésio pela sua associação a essas quinases. As isoformas da GSK3 fosforilam várias enzimas essenciais envolvidas em vias que levam à apoptose e formação de amiloide. O lítio também pode afetar indiretamente as isoformas de GSK3 ao interferir na sua regulação por Akt, uma serina/treonina quinase estreitamente relacionada, regulada por meio de sinalização mediada por PI e arrestinas (ver Capítulo 3).

Os efeitos neuroprotetores e neurotróficos podem responder pelo seu início tardio e pela eficácia profilática e efeitos benéficos do lítio em doenças neurodegenerativas, como a doença de Alzheimer (ver Capítulo 40).

O lítio inibe a função das proteínas G, reduzindo, assim, a ativação do canal de K^+ e a produção de AMPc induzida por hormônios. Além disso, bloqueia outras respostas celulares (p. ex., a resposta das células tubulares renais ao hormônio antidiurético e da tireoide ao hormônio tireoestimulante; ver os Capítulos 29 e 34, respectivamente). Todavia, isso não tem um efeito pronunciado no cérebro.

A seletividade celular do lítio parece depender de sua captação seletiva, refletindo a atividade dos canais de sódio em diferentes células. Isso poderia explicar a sua ação relativamente seletiva no cérebro e no rim, embora muitos outros tecidos utilizem os mesmos segundos mensageiros. Apesar desses dados, nossa ignorância sobre a natureza do distúrbio subjacente às oscilações do humor no transtorno bipolar nos deixa à procura de ligações entre os efeitos bioquímicos e profiláticos do lítio.

ASPECTOS FARMACOCINÉTICOS E TOXICIDADE

O lítio é administrado por via oral, como sal de carbonato, e é excretado pelos rins. Cerca da metade de uma dose oral é eliminada em cerca de 12 horas – o restante, que presumivelmente representa o lítio captado pelas células, é excretado ao longo das próximas 1 a 2 semanas. Essa fase muito lenta significa que, com uma dosagem regular, o lítio acumula-se lentamente ao longo de 2 semanas ou mais antes que seja alcançado um estado de equilíbrio dinâmico. A janela terapêutica estreita significa a necessidade de monitorar as concentrações plasmáticas. A depleção de Na^+ reduz a taxa de excreção ao aumentar a reabsorção de lítio pelo túbulo proximal, o que aumenta, assim, a probabilidade de toxicidade. Os diuréticos que atuam distalmente ao túbulo proximal (ver Capítulo 29) também têm esse efeito, e a presença de doença renal também predispõe à toxicidade do lítio.

Os principais efeitos tóxicos que podem ocorrer durante o tratamento são:

- Náuseas, vômitos e diarreia
- Tremor
- Efeitos renais: poliúria (com consequente sede), decorrente da inibição da ação do hormônio antidiurético. Ao mesmo tempo, ocorre alguma retenção de Na^+ associada ao aumento da secreção de aldosterona. Com tratamento prolongado, pode ocorrer lesão tubular renal grave, o que torna essencial o monitoramento regular da função renal em pacientes tratados com lítio
- Aumento de glândula tireoide, algumas vezes associado ao hipotireoidismo
- Ganho de peso
- Queda dos cabelos.

A toxicidade aguda do lítio resulta em vários efeitos neurológicos, que progridem da confusão e do comprometimento motor ao coma, a convulsões e à morte, se a concentração plasmática alcançar a 3 a 5 mmol/ℓ.

FÁRMACOS ANTIEPILÉPTICOS

A **carbamazepina**, o **valproato** e a **lamotrigina** (ver Capítulo 46) apresentam menos efeitos colaterais do que o lítio e demonstraram ser eficazes no tratamento do transtorno bipolar.

Presume-se que os mecanismos de ação dos fármacos anticonvulsivantes na redução do transtorno bipolar estejam relacionados com sua atividade anticonvulsivante, embora também possam interagir com moléculas de sinalização intracelulares ligadas aos efeitos do lítio. Enquanto cada fármaco tem múltiplas ações (ver Tabela 46.1), os antiepilépticos efetivos no tratamento bipolar compartilham a propriedade de bloqueio dos canais de sódio, embora existam diferenças sutis na sua eficácia contra as diferentes fases do transtorno bipolar. O valproato e a carbamazepina mostram-se eficazes no tratamento das crises agudas de mania e no tratamento a longo prazo do transtorno, embora a carbamazepina possa não ser tão eficaz no tratamento na fase de depressão. Algumas vezes, o valproato é administrado em conjunto com outros fármacos, como o lítio. A lamotrigina é efetiva na prevenção da recorrência tanto da mania quanto da depressão.

FÁRMACOS ANTIPSICÓTICOS DE SEGUNDA GERAÇÃO

Um número cada vez maior de fármacos antipsicóticos de segunda geração (p. ex., **olanzapina**, **risperidona**, **quetiapina**, aripiprazol, cariprazina, brexipiprazol, asenapina) (ver Capítulo 47) demonstra ser efetivo no tratamento do transtorno bipolar. Esses agentes têm propriedades antagonistas dos receptores de dopamina D_2 e $5.HT_{2A}$, bem como ações sobre outros receptores e transportadores de aminas, que podem contribuir para a sua eficácia. Todos parecem ser efetivos contra a mania, enquanto alguns também podem ser eficazes contra a depressão bipolar. Na depressão bipolar, são com frequência usados em combinação com o lítio ou com o valproato. A olanzapina é administrada em combinação com o antidepressivo fluoxetina. O haloperidol, um fármaco antipsicótico de primeira geração, também é usado algumas vezes no tratamento do transtorno bipolar.

Tratamento do transtorno bipolar

- O **lítio**, um íon inorgânico, é administrado por via oral na forma de carbonato de lítio
- O mecanismo de ação não é compreendido. As principais possibilidades bioquímicas são:
  - Interferência na formação do trifosfato de inositol
  - Inibição de quinases
  - Efeitos sobre mecanismos neutrotróficos, que levam a efeitos neuroprotetores
- Fármacos antiepilépticos (p. ex., **carbamazepina**, **valproato**, **lamotrigina**)
  - Melhor perfil de efeitos colaterais e de segurança
- Fármacos antipsicóticos atípicos (p. ex., **olanzapina**, **risperidona**, **quetiapina**, **aripiprazol**), bem como **haloperidol**.

Usos clínicos dos fármacos estabilizadores do humor

- O **lítio** (na forma de carbonato) é o fármaco clássico. É usado:
  - Na profilaxia e no tratamento da *mania* e na profilaxia do *transtorno bipolar* ou *unipolar* (transtorno bipolar ou depressão recorrente)
- Os pontos a serem observados incluem:
  - Há uma janela terapêutica estreita e longa duração de ação
  - Os efeitos tóxicos agudos incluem efeitos cerebelares, *diabetes insípido* nefrogênico (ver Capítulo 29) e *insuficiência renal*
  - É preciso ajustar a dose de acordo com a concentração plasmática
  - A eliminação ocorre pelos rins e é reduzida pela reabsorção tubular proximal. Os diuréticos aumentam a atividade do mecanismo de reabsorção e, portanto, podem precipitar toxicidade do lítio
  - Ocorrem distúrbios da tireoide e comprometimento cognitivo leve durante o uso crônico
- A **carbamazepina**, o **valproato** e a **lamotrigina** (bloqueadores dos canais de sódio com ações antiepilépticas; ver Capítulo 46) são utilizados para:
  - Profilaxia e tratamento dos episódios de mania em pacientes com *transtorno bipolar*
  - Tratamento do *transtorno bipolar* (**valproato**, **lamotrigina**)
- A **olanzapina**, a **risperidona**, a **quetiapina** e o **aripiprazol** (fármacos antipsicóticos atípicos) são utilizados principalmente no tratamento da *mania*.

BIBLIOGRAFIA E LEITURA COMPLEMENTAR

Patogenia da doença depressiva

Bastiaanssen, T.F.S., Cussotto, S., Claesson, M.J., Clarke, G., Dinan, T.G., Cryan, J.F., 2020. Gutted! unraveling the role of the microbiome in major depressive disorder. Harv. Rev. Psychiatry. 28, 26–39.

Duman, R.S., Deyama, S., Fogaça, M.V., 2021. Role of BDNF in the pathophysiology and treatment of depression: activity-dependent effects distinguish rapid-acting antidepressants. Eur. J. Neurosci. 53, 126–139.

Gonda, X., Petschner, P., Eszlari, N., et al., 2019. Genetic variants in major depressive disorder: from pathophysiology to therapy. Pharmacol. Ther. 194, 22–43.

Pariante, C.M., 2017. Why are depressed patients inflamed? A reflection on 20 years of research on depression, glucocorticoid resistance and inflammation. Eur. Neuropsychopharmacol. 27, 554–559.

Saavedra, K., Salazar, L.A., 2021. Epigenetics: a missing link between early life stress and depression. Adv. Exp. Med. Biol. 1305, 117–128.

Modelos animais

Gururajan, A., Reif, A., Cryan, J.F., Slattery, D.A., 2019. The future of rodent models in depression research. Nat. Rev. Neurosci. 20, 686–701.

Tratamentos com antidepressivos convencionais

Cipriani, A., Furukawa, T.A., Salanti, G., 2018. Comparative efficacy and acceptability of 21 antidepressant drugs for the acute treatment of adults with major depressive disorder: a systematic review and network meta-analysis. Lancet 391, 1357–1366.

Cleare, A., Pariante, C.M., Young, A.H., 2015. Evidence-based Guidelines for Treating Depressive Disorders with Antidepressants: A Revision of the 2008 British Association for Psychopharmacology Guidelines. Available at: https://www.bap.org.uk/pdfs/BAP_Guidelines-Antidepressants.pdf.

Godlewska, B.R., Harmer, C.J., 2021. Cognitive neuropsychological theory of antidepressant action: a modern-day approach to depression and its treatment. Psychopharmacology 238, 1265–1278.

Harmer, C.J., Duman, R.S., Cowen, P.J., 2017. How do antidepressants work? new perspectives for refining future treatment approaches. Lancet Psychiatr. 4, 409–418.

Jolly, K., Gammage, M.D., Cheng, K.K., Bradburn, P., Banting, M.V., Langman, M.J., 2009. Sudden death in patients receiving drugs tending to prolong the QT interval. Br. J. Clin. Pharmacol. 68, 743–751.

Sharma, T., Guski, L.S., Freund, N., Gøtzsche, P.C., 2016. Suicidality and aggression during antidepressant treatment: systematic review and meta-analyses based on clinical study reports. Brit. Med. J. 352, i65.

Sullivan, C.R.P., Olsen, S., Widge, A.S., 2021. Deep brain stimulation for psychiatric disorders: from focal brain targets to cognitive networks. Neuroimage 225, 117515.

Antidepressivos de ação rápida

Krystal, J.H., Abdallah, C.G., Sanacora, G., Charney, D.S., Duman, R.S., 2019. Ketamine: a paradigm shift for depression research and treatment. Neuron 101, 774–778.

Malhi, G.S., Byrow, Y., Cassidy, F., et al., 2016. Ketamine: stimulating antidepressant treatment? Brit. J. Psychiatry Open 2, e5–e9.

Vargas, M.V., Meyer, R., Avanes, A.A., Rus, M., Olson, D.E., 2021. Psychedelics and other psychoplastogens for treating mental illness. Front. Psychiatry 12, 727117.

Fatores farmacogenéticos

Crisafulli, C., Drago, A., Calabro, M., et al., 2014. Pharmacogenetics of antidepressant drugs; an update. Hosp. Pharmacol. 1, 33–51.

Lítio

Malhi, G.S., Tanious, M., Das, P., et al., 2013. Potential mechanisms of action of lithium in bipolar disorder. CNS Drugs 27, 135–153.

Won, E., Kim, Y., 2017. An oldie but goodie: lithium in the treatment of bipolar disorder through neuroprotective and neurotrophic mechanisms. Int. J. Mol. Sci. 2017 18 (12), 2679.

SEÇÃO 4 • Sistema Nervoso

49 Fármacos Psicoativos

CONSIDERAÇÕES GERAIS

Em seu sentido mais amplo, o termo *fármaco psicoativo* englobaria todos os fármacos que atuam no cérebro para produzir mudanças na percepção, no humor, no estado de consciência e no comportamento e, portanto, incluiria os fármacos anestésicos, ansiolíticos, antipsicóticos e antidepressivos que são descritos em outros capítulos deste livro. Aqui, discutiremos os fármacos psicoativos que não são considerados de forma detalhada em outras partes do livro. Alguns desses fármacos demonstraram ter utilidade terapêutica no tratamento de transtornos comportamentais, como o transtorno de déficit de atenção com hiperatividade (TDAH) e a narcolepsia. Outros podem demonstrar potencial clínico como antidepressivos, ansiolíticos e potencializadores cognitivos. Substâncias como a nicotina e o etanol têm pouco ou nenhum valor medicinal, porém o seu uso é legal em muitos países, ao passo que a maioria das outras substâncias é ilegal.

Mais informações sobre fármacos psicoativos podem ser encontradas em Miller (2015).

INTRODUÇÃO

A tentativa de classificar os fármacos psicoativos de acordo com seus mecanismos farmacológicos de ação e seus efeitos comportamentais representa uma tarefa desafiadora. Vários dos fármacos exercem mais de uma ação farmacológica importante, enquanto fármacos com atividade farmacológica aparentemente semelhante podem induzir experiências subjetivas diferentes (p. ex., anfetamina e 3,4-metilenodioximetanfetamina [MDMA]), e, para uma única substância, a resposta comportamental pode mudar de acordo com a dose utilizada (p. ex., o etanol provoca excitação em baixas doses, porém é um depressor em doses mais altas). Aqui, para conveniência, agrupamos os fármacos psicoativos da seguinte maneira:

- Estimulantes psicomotores
- Psicodélicos
- Dissociativos
- Depressores
- Agonistas sintéticos dos receptores canabinoides (SCRAs).

O século XXI assistiu a uma explosão na disponibilidade de novas substâncias psicoativas (NSP). De modo geral, elas foram desenvolvidas para escapar das restrições legais impostas a substâncias mais estabelecidas (p. ex., anfetaminas, cocaína, MDMA e canabinoides) e, por algum tempo, foram conhecidas como "drogas legais". Isso levou a mudanças na legislação de muitos países de modo a torná-las ilegais. O conjunto de substâncias psicoativas é muito grande.[1] Neste capítulo, vamos nos concentrar nas substâncias psicoativas para as quais se dispõe de boa evidência de seus efeitos comportamentais e mecanismos de ação.

---

[1] A Drugs Wheel (http://www.thedrugswheel.com/) fornece uma classificação atualizada e de fácil compreensão das substâncias psicoativas mais prevalentes.

ESTIMULANTES PSICOMOTORES

A Tabela 49.1 lista os principais estimulantes psicomotores, com seus mecanismos de ação e usos clínicos.

ANFETAMINAS[2]

A **DL-anfetamina** (*speed* ou *Billy whizz*), o seu dextroisômero ativo, a **dextroanfetamina** (*dexies*) e a **metanfetamina** (*crystal meth* ou *ice*) têm estruturas químicas (Figura 49.1) e propriedades farmacológicas muito semelhantes.

EFEITOS FARMACOLÓGICOS

As anfetaminas atuam por meio da liberação de monoaminas, sobretudo a dopamina (DA) e noradrenalina (NA), das terminações nervosas no cérebro, de diversas maneiras. São substratos dos transportadores de dopamina (DAT) e de noradrenalina (NAT) na membrana plasmática neuronal, mas não atuam no transportador da 5-hidroxitriptamina (SERT) (ver Capítulos 15, 16 e 39) e, assim, atuam como inibidores competitivos, reduzindo a captação de DA e de NA. Além disso, as anfetaminas entram nos terminais nervosos por meio dos processos de captação ou por difusão e interagem com o transportador de monoamina vesicular VMAT-2, inibindo a captação de DA e NA citoplasmáticas para as vesículas sinápticas. As anfetaminas são captadas dentro das vesículas de armazenamento pelo VMAT-2 e deslocam as monoaminas das vesículas para o citoplasma. Em altas concentrações, as anfetaminas podem inibir a monoaminoxidase, que, de outro modo, degradaria as monoaminas citoplasmáticas, e os inibidores da monoaminoxidase (ver Capítulo 48) potencializam os efeitos da anfetamina. Em seguida, as monoaminas citoplasmáticas podem ser transportadas para fora das terminações nervosas por meio dos transportadores de membrana plasmática, DAT e NAT, que atuam em sentido reverso, um processo que se acredita seja facilitado pela ligação da anfetamina a esses transportadores. Todos esses processos se combinam para aumentar a concentração extracelular de DA e de NA na fenda sináptica (ver Capítulos 15 e 39).

Em animais, a administração prolongada resulta em degeneração das terminações nervosas que contêm monoaminas e, por fim, em morte celular. Esse efeito é observado com doses tóxicas e provavelmente se deve ao acúmulo de metabólitos reativos dos compostos originais dentro das terminações nervosas. Em estudos de imagem de cérebro humano, foi constatado uma redução dos níveis de DAT e dos receptores D_2 no cérebro de usuários de anfetamina. Entretanto, não está bem esclarecido se isso se deve à expressão prolongada ao dano nervoso induzido pela substância ou se representa uma vulnerabilidade subjacente que foi responsável pela busca da substância em primeira instância.

---

[2] Conforme discutido no Prefácio deste livro e nos Capítulos 49 e 50, nos quais se descreve principalmente o uso de substâncias ilícitas, utilizamos os nomes e grafias comuns (p. ex., anfetamina e heroína), em lugar de seus nomes internacionais não comerciais recomendados (anfetamina e 3,6-diacetil morfina).

Tabela 49.1 Principais estimulantes psicomotores do sistema nervoso central.

Substâncias	Mecanismo(s) de ação	Importância clínica	Observações
Anfetamina e compostos relacionados (p. ex., dexanfetamina, metanfetamina)	Liberação de DA e NA Inibição da captação de DA e NA	A dexanfetamina é usada no tratamento do TDAH em crianças Algum uso clínico no tratamento da narcolepsia	Risco de dependência, efeitos colaterais simpaticomiméticos e hipertensão pulmonar A **fenetilina** é um profármaco que sofre degradação para liberar tanto anfetamina quanto teofilina. Trata-se de uma substância popular nos países árabes
Metilfenidato	Inibição da captação de DA e de NA	Usado no tratamento do TDAH em crianças	Estruturalmente relacionado com as anfetaminas (ver Figura 49.1) O **oetilfenidato** tem ações semelhantes
Modafinila	Inibição da captação de DA	Pode ter uso clínico para reduzir a fadiga e potencializar a cognição	–
Cocaína	Inibição da captação de DA, 5-HT e NA Anestésico local	Risco de dano fetal Ocasionalmente usada para anestesia nasofaríngea e oftalmológica (ver Capítulo 44)	Uso não medicinal disseminado
MDMA (*ecstasy*)	Liberação de 5-HT e inibição da captação de 5-HT	Pode ter potencial no tratamento do transtorno do estresse pós-traumático (TEPT)	Outras substâncias relacionadas são **3,4-metilenodioxianfetamina** (MDA), **4-bromo-2,5-dimetoxifenetilamina** (2CB) e **4-metiltioanfetamina** (4-MTA)
Parametoxianfetamina (PMA)	Liberação de 5-HT e inibição da captação de 5-HT	–	Frequentemente adicionada ou vendida como MDMA; a **parametoximetanfetamina** (PMMA) é semelhante, porém menos potente
Derivados do benzoflurano	Liberação de 5-HT e NA e inibição da captação de 5-HT e NA	–	Têm propriedades semelhantes ao MDMA e à anfetamina Os exemplos incluem **1-(benzofuran-5-il)-propan-2-amina** (5APB) e **1-(benzofuran-6-il)-propan-2-amina** (6APB)
Catinona	Liberação de DA e inibição da captação de DA, NA e 5-HT	–	Quimicamente relacionada com as anfetaminas, porém com um grupo funcional cetona. Presente no khat
Mefedrona	Inibição de DA e absorção da 5-HT	–	Derivada da catinona **Metedrona** e **mexedrona** são semelhantes
Metilona	Inibição da captação de NA, DA e 5-HT	–	Derivado da catinona contendo o anel dioxi de MDMA A **etilona** e a **butilona** são semelhantes
Benzilpiperazina (BZP)	Inibição da captação de DA, NA e 5-HT Agonista do receptor α_2-adrenérgico, agonista do receptor 5-HT$_{2A}$	–	Os efeitos são comparáveis aos da anfetamina, porém menos potentes
Metilxantinas (p. ex., cafeína, teofilina)	Inibição da fosfodiesterase Antagonismo dos receptores de adenosina A$_2$	A teofilina é usada pela sua ação no músculo cardíaco e brônquico (ver Capítulos 20 e 28)	A cafeína é um constituinte de bebidas e tônicos. Também está disponível na forma de comprimidos
Nicotina	Estimula e dessensibiliza os receptores nicotínicos (ver Capítulos 14 e 39)	–	Consumida como tabaco ou por *vaping*
Arecolina	Agonista muscarínico	–	Estimulante leve presente na noz de betel. O seu uso é disseminado na Índia, Tailândia, Indonésia e em outros países asiáticos

TDAH, transtorno de déficit de atenção com hiperatividade; *DA*, dopamina; *5-HT*, 5-hidroxitriptamina; *NA*, noradrenalina.

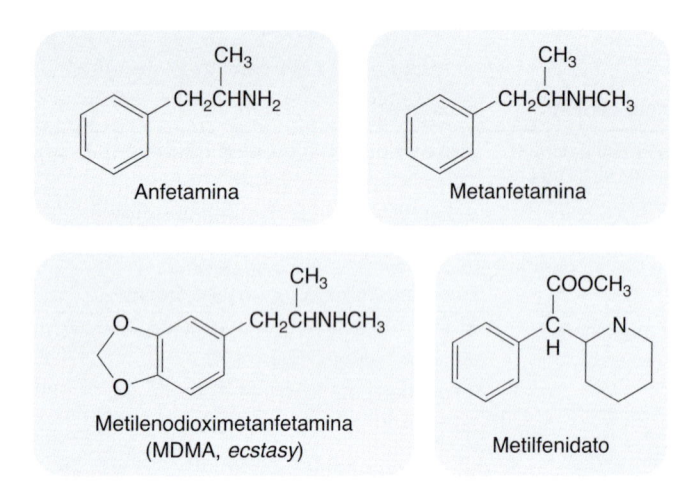

Figura 49.1 Estruturas da anfetamina, MDMA e substâncias relacionadas.

Os principais efeitos centrais das substâncias semelhantes à anfetamina são:

- Estimulação locomotora
- Euforia e excitação
- Insônia
- Aumento da energia
- Anorexia
- Efeitos psicológicos a longo prazo: sintomas psicóticos, ansiedade, depressão e comprometimento cognitivo.

Além disso, as anfetaminas têm ações simpaticomiméticas periféricas (ver Capítulo 15), produzindo elevação da pressão arterial e inibição da motilidade gastrointestinal.

Nos seres humanos, as anfetaminas provocam euforia; com injeção intravenosa, a euforia pode ser tão intensa a ponto de ser descrita como "orgástica". Ratos aprendem rápido a puxar uma alavanca para obter uma dose de anfetamina, uma indicação de que a substância é muito reforçadora. Os seres humanos tornam-se confiantes, hiperativos e verborreicos, e diz-se que o desejo sexual é intensificado. A fadiga, tanto física quanto mental, é reduzida. As anfetaminas (e substâncias semelhantes, como **dexfenfluramina** e **sibutramina**), provocam anorexia acentuada; entretanto, com administração contínua, esse efeito desaparece, e a ingestão de alimento retorna ao normal. As anfetaminas não são mais utilizadas clinicamente para a redução do peso (ver Capítulo 32).

Os efeitos adversos das anfetaminas consistem em sentimentos de ansiedade, irritabilidade e inquietação. Altas doses podem induzir pânico e paranoia.

Os efeitos locomotores e gratificantes da anfetamina devem-se sobretudo à liberação de DA, em vez de NA, visto que, em modelos animais, a destruição do núcleo *accumbens* que contém projeções de neurônios dopaminérgicos (ver Capítulo 39) ou a administração de antagonistas do receptor D_2 (ver Capítulo 47) inibem essas respostas, e os efeitos estão ausentes em camundongos *nocautes* para DAT.

USO CRÔNICO, TOLERÂNCIA E DEPENDÊNCIA

Se as anfetaminas forem usadas de modo repetido durante alguns dias, pode haver desenvolvimento de um estado de "psicose por anfetamina", que se assemelha a uma crise aguda de esquizofrenia (ver Capítulo 47), com alucinações, paranoia e comportamento agressivo. Ao mesmo tempo, pode ocorrer comportamento repetitivo estereotipado. A estreita semelhança dessa condição com a esquizofrenia e a eficácia dos fármacos antipsicóticos no seu controle são consistentes com um efeito mediado pela DA (ver Capítulo 47).

Observa-se um rápido desenvolvimento de tolerância aos efeitos eufóricos e anoréxicos das anfetaminas, porém ela é mais lenta para outros efeitos. A tolerância se deve, presumivelmente, à depleção de DA nas terminações nervosas ou a uma dessensibilização dos receptores de DA.

A adicção das anfetaminas, que constitui uma consequência da memória insistente da euforia, é muito forte (ver Capítulo 50). Quando o consumo da substância é interrompido, há, em geral, um período de sono profundo, e, ao acordar, o indivíduo se sente letárgico, deprimido, ansioso, irritável (algumas vezes, até mesmo suicida) e com fome. Esses efeitos posteriores podem resultar da depleção das reservas normais de DA e de NA. Estima-se cerca de 10 a 15% dos usuários evoluam para a dependência completa, e o padrão habitual é o aumento da dose à medida que a tolerância se desenvolve; em seguida, ocorre "compulsão" descontrolada, quando o usuário usa a substância repetidas vezes ao longo de 1 dia ou mais, permanecendo continuamente intoxicado. Nesses períodos de compulsão, podem ser consumidas grandes doses, com alto risco de toxicidade aguda, e a demanda da substância afasta todas as outras questões diárias do indivíduo.

Animais de laboratório com acesso ilimitado à anfetamina utilizam quantidades tão grandes que morrem dos efeitos cardiovasculares em poucos dias. Quando recebem quantidades limitadas, eles também desenvolvem um padrão de dependência compulsivo.

ASPECTOS FARMACOCINÉTICOS

As anfetaminas são prontamente absorvidas pelo trato gastrointestinal; entretanto, para aumentar a intensidade do "barato", elas podem ser cheiradas ou injetadas. Na forma de cristais, a base livre da metanfetamina pode ser acendida e fumada de forma semelhante ao *crack*. As anfetaminas atravessam livremente a barreira hematoencefálica; foi constatado que a metanfetamina a atravessa muito rápido, o que em parte pode explicar a sua natureza mais potente e aditiva). Penetram no cérebro com mais facilidade do que outras aminas simpaticomiméticas de ação indireta, como a **efedrina** ou a **tiramina** (ver Capítulo 15), o que provavelmente explica por que produzem efeitos centrais mais acentuados do que essas substâncias. As anfetaminas são excretadas principalmente em sua forma inalterada na urina, e a taxa de excreção aumenta quando a urina fica mais ácida (ver Figura 10.6).

METILFENIDATO

O **metilfenidato** (*Ritalina*®) inibe os transportadores NAT e DAT na membrana plasmática neuronal. Ao contrário das anfetaminas, o metilfenidato não é um substrato desses transportadores e, portanto, não entra nas terminações nervosas para facilitar a liberação de NA e de DA (Heal et al., 2009). Entretanto, produz uma elevação profunda e sustentada de NA e DA extracelulares.

O metilfenidato é ativo por via oral e absorvido pelo intestino, porém sofre metabolismo pré-sistêmico, de modo que apenas cerca de 20% entram na circulação sistêmica. A absorção é lenta após administração oral – $T_{máx.}$ de cerca de 2 horas –, o que pode limitar a intensidade de qualquer resposta eufórica ao fármaco. O metilfenidato é metabolizado pela carboxilesterase e apresenta meia-vida de cerca de 2 a 4 horas. É usado terapeuticamente para o tratamento do TDAH e pode ter efeitos potencializadores da cognição.

> **Anfetaminas**
>
> - Os principais efeitos consistem em:
>   - Aumento da atividade motora
>   - Euforia e excitação
>   - Insônia
>   - Anorexia
>   - Com administração prolongada, comportamento estereotipado e psicótico
> - Os efeitos devem-se, sobretudo, à liberação de catecolaminas, especialmente DA e NA
> - O efeito estimulante tem duração de algumas horas e é seguido de depressão e ansiedade
> - A tolerância aos efeitos estimulantes desenvolve-se logo, porém os efeitos simpaticomiméticos periféricos podem persistir
> - As anfetaminas são bastante aditivas
> - A psicose por anfetamina, que se assemelha muito à esquizofrenia, pode se desenvolver após uso prolongado
> - As anfetaminas podem ser úteis no tratamento da narcolepsia e (paradoxalmente) para controlar crianças hipercinéticas. Não são mais prescritas como supressores do apetite
> - Sua principal importância reside no seu uso não medicinal.

MODAFINILA

A modafinila é o principal metabólito da **adrafinila**, um fármaco que foi introduzido como tratamento para a narcolepsia na década de 1980. Desde 1994, a modafinila está disponível como fármaco propriamente dito. Ela inibe a captação de DA por meio de sua ligação ao DAT, porém com baixa potência. No cérebro humano, bloqueia o DAT e aumenta os níveis extracelulares de DA no caudado, putame e núcleo *accumbens*. Produz também uma variedade de outros efeitos, incluindo ativação dos receptores α_1-adrenérgicos; aumento da liberação de 5-hidroxitriptamina (5-HT), glutamato e histamina; inibição da liberação de GABA; e aumento do acoplamento elétrico entre neurônios. A contribuição de cada ação para os efeitos comportamentais da modafinila ainda precisa ser esclarecida. A modafinila intensifica alguns aspectos do desempenho cognitivo e ganhou popularidade como "medicamento de estilo de vida" (ver Capítulo 59) por esse motivo.

A modafinila é bem absorvida pelo intestino e metabolizada no fígado; apresenta meia-vida de 10 a 14 horas. Embora seja conhecida por "alegrar o humor", existem poucas evidências de que ela produza níveis significativos de euforia quando administrada por via oral, mas os comprimidos podem ser triturados e cheirados para se obter um efeito de início mais rápido. A modafinila é muito insolúvel para ser usada por injeção intravenosa.

USO CLÍNICO DE ESTIMULANTES

Transtorno de déficit de atenção com hiperatividade

O principal uso das anfetaminas e do metilfenidato é no tratamento do TDAH, uma condição comum e cada vez mais diagnosticada, que, segundo estimativas, ocorre em até 9% das crianças cuja hiperatividade e capacidade de atenção limitada prejudicam a sua educação e seu desenvolvimento social. A eficácia do tratamento farmacológico (p. ex., com metilfenidato) foi confirmada em ensaio clínicos controlados; existe, porém, uma preocupação quanto aos possíveis efeitos adversos a longo prazo, visto que o tratamento algumas vezes continua até a adolescência ou depois dela. O tratamento farmacológico deve fazer parte de um programa que inclua intervenções psicológica e comportamental, devendo ser iniciado após confirmação do diagnóstico por um especialista.

Foram desenvolvidas formulações de liberação lenta de anfetamina e metilfenidato para fornecer concentrações mais estáveis do fármaco, abaixo daquelas necessárias para produzir euforia. A D-anfetamina conjugada com lisina (**lisdexanfetamina**) é um profármaco inativo que, após administração oral, sofre clivagem enzimática para liberar D-anfetamina, resultando em uma ação de início mais lento.

Outros tratamentos farmacológicos para o TDAH incluem os inibidores da captação de NA, a **atomoxetina** e a **viloxazina** (ver Capítulo 48), e agonistas dos receptores α_2-adrenérgicos, como a **clonidina** e a **guanfacina**. O inibidor da captação de monoaminas, a modafinila, não está aprovado para uso pediátrico, mas pode ser eficaz no TDAH do adulto, assim como a **bupropiona**. A **melatonina** (ver Capítulo 39) melhora os padrões de sono em pacientes com TDAH. A farmacologia dos fármacos utilizados no tratamento do TDAH foi revisada por Heal et al. (2009).

Narcolepsia

Trata-se de um transtorno do sono raro e incapacitante em que o paciente adormece de maneira súbita e imprevisível a intervalos frequentes durante o dia, enquanto sofre de insônia noturna. A anfetamina se mostra útil, mas não é totalmente efetiva. A modafinila também é eficaz na redução das crises. A narcolepsia com frequência é acompanhada de *cataplexia* (início abrupto de paralisia de extensão variável desencadeada, com frequência, por emoção, algumas vezes com postura "congelada"). Em geral, o tratamento consiste em **fluoxetina**, um inibidor seletivo da captação de 5-HT, ou em **venlafaxina**, um inibidor da captação de 5-HT e de noradrenalina (ver Capítulo 48). O **oxibato de sódio**, o sal sódico do γ-hidroxibutirato (também conhecido como GHB; ver Capítulos 38 e 59), é um depressor do sistema nervoso central (SNC) que, paradoxalmente, é utilizado na prevenção da cataplexia.

> **Usos clínicos dos estimulantes do sistema nervoso central**
>
> - Os estimulantes do SNC têm poucas indicações terapêuticas legítimas. Quando apropriados, são iniciados por especialistas
> - TDAH: **metilfenidato, atomoxetina** (ver Capítulo 48). A **dexanfetamina** é uma alternativa para crianças que não respondem ao metilfenidato
> - Narcolepsia: **modafinila** para a sonolência excessiva; **oxibato** para reduzir a cataplexia (que pode estar associada à narcolepsia)
> - Apneia da prematuridade: os *alcaloides da xantina* (sob supervisão de especialista em hospital) são efetivos; prefere-se a **cafeína** à **teofilina**.

COCAÍNA

A **cocaína** é encontrada nas folhas do arbusto de coca na América do Sul. Essas folhas são usadas pelas suas propriedades estimulantes por nativos da América do Sul, em particular aqueles que vivem em regiões montanhosas, que as utilizam para reduzir a fadiga durante o trabalho em altas altitudes.

Um considerável significado místico foi associado aos poderes da cocaína em energizar o espírito humano deprimido, e Freud a testou exaustivamente em seus pacientes e sua família, publicando uma monografia influente em 1884, que defendia o seu uso como psicoestimulante.[3] Um colega oftalmologista de Freud, Köller, obteve suprimentos da substância e descobriu a sua ação como anestésico local (ver Capítulo 44), porém os efeitos psicoestimulantes da cocaína não demonstraram ser úteis do ponto de vista clínico, embora tenham levado a seu uso não medicinal generalizado nos países ocidentais. Os mecanismos e o tratamento da adicção de cocaína são discutidos no Capítulo 50.

EFEITOS FARMACOLÓGICOS

A cocaína se liga aos transportadores NAT, DAT e SERT e os inibe (ver Capítulos 15, 16 e 39), produzindo, assim, um acentuado efeito estimulante psicomotor e intensificando os efeitos periféricos da atividade nervosa simpática.

Nos seres humanos, a cocaína produz euforia, loquacidade, aumento da atividade motora e intensificação do prazer. Os usuários se sentem alertas, enérgicos e fisicamente fortes e acreditam que têm capacidades mentais potencializadas. Seus efeitos se assemelham aos das anfetaminas, embora a cocaína tenha menos tendência a produzir comportamento estereotipado, delírios, alucinações e paranoia. Evidências de camundongos transgênicos nocaute indicam que os efeitos eufóricos da cocaína envolvem a inibição da captação tanto de DA quanto de 5-HT. As ações simpaticomiméticas periféricas levam à taquicardia, vasoconstrição e elevação da pressão arterial. A temperatura corporal pode subir devido ao aumento da atividade motora acoplado a uma redução da perda de calor. Com doses excessivas, podem ocorrer tremores e convulsões, seguidos de depressão respiratória e vasomotora.

Animais de laboratório rapidamente aprendem a pressionar uma alavanca para autoadministrar cocaína e consumirão quantidades tóxicas da substância se o acesso não for limitado. Em camundongos transgênicos que carecem do receptor D_2, os efeitos locomotores intensificados da cocaína são reduzidos, porém, surpreendentemente, a autoadministração de cocaína aumenta, diferente do que se observa com outras substâncias autoadministradas, como o etanol e a morfina.

USO CRÔNICO, ADICÇÃO E TOLERÂNCIA

A cocaína é bastante aditiva (ver Capítulo 50), mas existe uma polêmica sobre o fato de o seu uso continuado levar ou não à tolerância e à dependência física. Os usuários podem aumentar o consumo da substância, porém isso pode refletir mais um desejo de obter um maior efeito do que o desenvolvimento de tolerância. Em animais de laboratório, pode-se observar uma sensibilização (o oposto da tolerância), mas a relevância disso para a situação observada nos seres humanos não está bem esclarecida. A cocaína não produz uma síndrome de abstinência bem definida, mas podem ocorrer depressão, disforia e fadiga após o efeito estimulante inicial. A cocaína induz adicção, em que os usuários anseiam pelos seus efeitos eufóricos e estimulantes. Os mecanismos celulares subjacentes à fissura e as abordagens farmacológicas usadas para reduzi-la são discutidos no Capítulo 50. O padrão de uso da substância, que evolui a partir de seu uso ocasional e passa pelo escalonamento da dose até o seu uso compulsivo, assemelha-se àquele observado com as anfetaminas.

ASPECTOS FARMACOCINÉTICOS

A cocaína é logo absorvida por diversas vias. Durante muitos anos, os suprimentos ilícitos consistiram no sal cloridrato, que podia ser usado por inalação nasal ou por via intravenosa. Essa última via produz uma euforia imediata e intensa, enquanto a inalação nasal produz uma sensação menos dramática e tende a provocar atrofia e necrose da mucosa nasal e do septo.

O uso de cocaína aumentou de modo drástico quando a forma de base livre (*crack*) tornou-se disponível como substância de rua. Quando uma solução aquosa de cloridrato de cocaína é aquecida com bicarbonato de sódio, ocorre produção de cocaína de base livre, água, CO_2 e NaCl. A cocaína de base livre é insolúvel em água, precipita e, em seguida, pode ser transformada em "pedras" de *crack*. A cocaína de base livre vaporiza em torno de 90°C, uma temperatura muito mais baixa do que o ponto de fusão do cloridrato de cocaína (190°C), que queima, em vez de vaporizar. Dessa maneira, o *crack* pode ser fumado, sendo a base livre sem carga rapidamente absorvida através da grande área de superfície dos alvéolos, o que produz um maior efeito no SNC do que aquele obtido com ao se cheirar a cocaína. De fato, o efeito é quase tão rápido quanto quando é administrado por via intravenosa. As consequências sociais e econômicas dessa pequena mudança na formulação têm sido de longo alcance.

A duração do efeito estimulante da cocaína é de cerca de 30 minutos, muito mais curta do que a da anfetamina. É logo metabolizada no fígado. Os usuários de heroína podem injetar cocaína e heroína juntas por via intravenosa (conhecida como *sppedballing*) para obter o rápido efeito da cocaína antes que apareça o efeito prolongado da heroína.

Um metabólito da cocaína se deposita no cabelo, e a análise do seu conteúdo ao longo da haste do cabelo permite o monitoramento do padrão de consumo de cocaína, uma técnica que revelou uma incidência muito mais alta de uso de cocaína do que aquele relatado voluntariamente. A exposição à cocaína *in utero* pode ser estimada a partir da análise do cabelo de recém-nascidos.

Algumas vezes, a cocaína ainda é usada de maneira tópica como anestésico local, sobretudo em cirurgia oftalmológica e em pequenas cirurgias de nariz e garganta, em que a sua vasoconstritora local constitui uma vantagem, embora não tenha outros usos clínicos.

EFEITOS ADVERSOS

É comum a ocorrência de efeitos tóxicos em usuários de cocaína. Os principais perigos agudos consistem em eventos cardiovasculares graves (arritmias cardíacas, dissecção da aorta, infarto agudo do miocárdio ou infarto ou hemorragia cerebral). O dano progressivo ao miocárdio pode levar à insuficiência cardíaca, mesmo na ausência de história de efeitos cardíacos agudos.

A cocaína pode causar grave comprometimento do desenvolvimento do cérebro *in utero*. O tamanho do cérebro é reduzido de modo significativo em lactentes expostos à cocaína durante a gravidez, e observa-se um aumento de

---

[3]Na década de 1860, um farmacêutico da Córsega, Mariani, criou bebidas que continham cocaína, Vin Mariani e Thé Mariani, vendidas com muito sucesso como tônicos. Os imitadores rapidamente o seguiram, e o Thé Marini tornou-se o precursor da Coca-Cola. Em 1903, a cocaína foi retirada da Coca-Cola devido à sua crescente associação com adicção e criminalidade.

malformações neurológicas e dos membros. A incidência de lesões cerebrais isquêmicas e hemorrágicas e de morte súbita infantil também é mais alta em lactentes expostos à cocaína. A interpretação dos dados é difícil, visto que muitas usuárias de cocaína também fazem uso de outras drogas ilícitas que podem afetar o desenvolvimento fetal, porém é provável que a cocaína seja muito prejudicial.

A adicção de cocaína tem efeitos potencialmente graves sobre a qualidade de vida (ver Capítulo 50).

> **Cocaína**
>
> - A **cocaína** atua por meio da inibição da captação de catecolaminas (particularmente a DA) pelas terminações nervosas
> - Os efeitos comportamentais da cocaína são muitos semelhantes aos das anfetaminas, embora os efeitos psicotomiméticos sejam mais raros. A duração da ação é mais curta
> - A **cocaína** usada durante a gravidez compromete o desenvolvimento fetal e pode provocar malformações fetais
> - O uso regular de **cocaína** pode levar à adicção.

MDMA

O MDMA (*ecstasy* ou *molly*) e substâncias relacionadas são bastante usados como "drogas para festas" devido aos sentimentos de empatia e euforia e à perda de inibição, exacerbação das sensações e impulso de energia que elas produzem. Algumas vezes, são designadas como "empatógenos" ou "entactógenos". Também têm efeitos alucinógenos leves. Exemplos comuns estão listados na Tabela 49.1. Na área da psicoterapia, o MDMA está em fase 3 de ensaios clínicos para o tratamento do TEPT.

EFEITOS FARMACOLÓGICOS

Apesar de ser um derivado da anfetamina (ver Figura 49.1), o MDMA afeta a função monoaminérgica de maneira diferente das anfetaminas. Inibe os transportadores de monoaminas, sobretudo o transporte de 5-HT, e libera 5-HT, sendo o efeito final um acentuado aumento da 5-HT livre em certas regiões do cérebro, seguido de depleção. Ocorrem alterações semelhantes, porém menores, em relação à liberação de DA e de NA. De maneira simplista, os efeitos sobre a função da 5-HT determinam os efeitos psicotomiméticos, enquanto as alterações na DA e na NA podem explicar a euforia inicial e a disforia de rebote posterior. O MDMA não induz dependência física nem adicção, porém o seu uso é acompanhado de vários riscos graves. Pode ocorrer consumo não intencional de altas doses se as pílulas tiverem um conteúdo de MDMA maior do que o esperado, ou quando o MDMA é consumido na forma de pó. Além disso, os comprimidos ou o pó de MDMA ilícito podem ser contaminados ou totalmente substituídos por *para*metoxianfetamina (PMA), um agente psicoativo mais perigoso.

Os efeitos adversos comuns da ingestão de MDMA incluem:

- A sensação de náuseas é comum, mas o vômito tem muito menos probabilidade de ocorrer
- Hipertermia aguda (Figura 49.2), que resulta em dano ao músculo esquelético e consequente insuficiência renal. Ainda não está bem esclarecido como a hipertermia é produzida nos seres humanos. Pode ser mediada centralmente por meio da liberação de 5-HT, DA e NA,

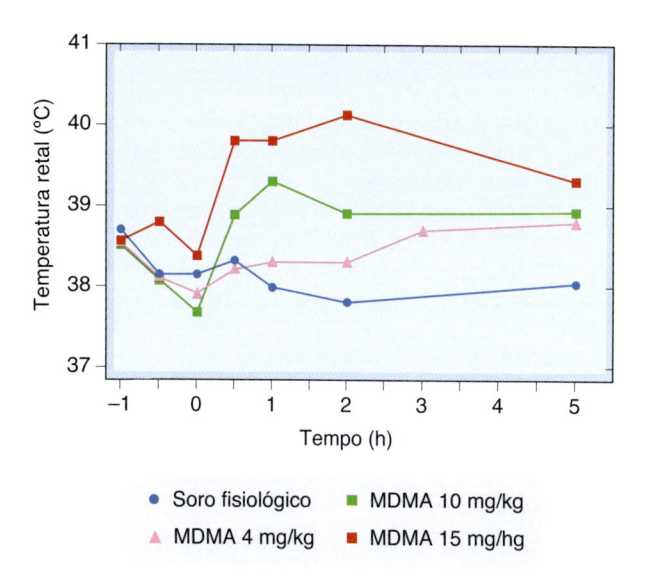

Figura 49.2 Uma única injeção de 3,4-metilenodioximetanfetamina (MDMA) produz aumento da temperatura corporal relacionado com a dose em ratos. Fármaco administrado no tempo zero. (Reproduzida, com autorização, de Green et al., 2004. Eur. J. Pharmacol. 500, 3-13.)

que atuam sobre vários receptores dessas monoaminas (Docherty e Green, 2010). Pode refletir também uma ação do MDMA sobre a função mitocondrial. A hipertermia aguda é exacerbada pela dança vigorosa e pela alta temperatura ambiente, e certos indivíduos podem ser mais suscetíveis a esse perigo
- Excesso de ingestão e retenção de água. Os usuários podem consumir grandes quantidades de água em consequência do aumento da atividade física e pela sensação de calor. Além disso, o MDMA provoca secreção inapropriada de hormônio antidiurético (ver Capítulo 33). Isso pode levar à hiperidratação e hiponatremia ("intoxicação hídrica"). Os sintomas consistem em tontura e desorientação, levando ao colapso para o coma
- Insuficiência cardíaca em indivíduos com doença cardíaca não diagnosticada.

Os efeitos posteriores do MDMA persistem por alguns dias e incluem sintomas de depressão, ansiedade, irritabilidade e aumento da agressividade, a "tristeza do meio da semana". Há também evidências de efeitos deletérios a longo prazo sobre a memória e a função cognitiva de usuários pesados de MDMA. Em estudos animais, o MDMA pode provocar degeneração dos neurônios de 5-HT e DA, porém não se sabe ao certo se ela ocorre nos seres humanos (Green et al., 2012).

USO TERAPÊUTICO POTENCIAL

O TEPT é um transtorno comum e debilitante. Os tratamentos atuais consistem em inibidores seletivos da captação de serotonina (ISRS) (ver Capítulo 48) e psicoterapia, como a terapia cognitivo-comportamental. Entretanto, a eficácia desses tratamentos é limitada, e muitos indivíduos com TEPT não respondem ou continuam apresentando sintomas significativos. Ensaios clínicos recentes demonstraram uma acentuada melhoria dos pacientes que recebem MDMA com a psicoterapia (Mitchell et al., 2021; ver Capítulo 45). O potencial do MDMA no tratamento do transtorno relacionado ao uso de álcool está sendo avaliado.

> **MDMA (ecstasy)**
>
> - O **MDMA** é um análogo da anfetamina que apresenta poderosos efeitos psicoestimulantes, bem como efeitos psicotomiméticos leves
> - O **MDMA** inibe os transportadores de monoamina, sobretudo o transportador de 5-HT, e libera 5-HT
> - O **MDMA** pode causar uma reação de hipertermia aguda, bem como hiperidratação e hiponatremia, algumas vezes fatal
> - O **MDMA** não provoca dependência física
> - O **MDMA** demonstrou ter benefício no tratamento do TEPT.

CATINONAS

A **catinona** e a **catina** são os ingredientes ativos da planta khat. É um hábito mastigar as folhas dela em partes da África, como a Etiópia e a Somália, e o seu uso está se espalhando entre populações imigrantes nos países ocidentais. Esses ingredientes ativos são quimicamente relacionados com as anfetaminas, porém com um grupo cetona funcional, em vez de um grupo metila na cadeia lateral.

Os derivados sintéticos da catinona tornaram-se drogas populares de rua por produzirem sensações de humor elevado e melhora da função mental. A **mefedrona** aumenta os níveis extracelulares de DA e de 5-HT, possivelmente por meio da inibição da captação e do aumento de sua liberação.

METILXANTINAS

Diversas bebidas, em particular o chá, o café e o chocolate devem seus efeitos estimulantes centrais leves às metilxantinas. Os principais compostos responsáveis são a **cafeína** e a **teofilina**. As nozes da planta cola também contêm cafeína, presente em refrigerantes com sabor de cola. Entretanto, sem dúvida alguma, as fontes mais importantes são o café e o chá, que podem responder por mais de 90% do consumo de cafeína. Maiores informações sobre a farmacologia e a toxicologia da cafeína são fornecidas por Fredholm et al. (1999).

EFEITOS FARMACOLÓGICOS

As metilxantinas têm as seguintes ações farmacológicas importantes:

- Estimulação do SNC
- Diurese leve, porém não clinicamente significativa
- Estimulação do músculo cardíaco (ver Capítulo 20)
- Relaxamento do músculo liso, em particular o brônquico (ver Capítulo 28).

Os dois últimos efeitos se assemelham aos da estimulação dos receptores β-adrenérgicos (ver Capítulos 15, 20 e 28). Acredita-se que isso se deva ao fato de que as metilxantinas (especialmente a **teofilina**) inibem a fosfodiesterase, responsável pelo metabolismo intracelular do AMPc (ver Capítulo 3). Portanto, aumentam o AMPc intracelular e produzem efeitos que mimetizam os dos mediadores que estimulam a adenilato ciclase. As metilxantinas também antagonizam muitos dos efeitos da adenosina, atuando sobre os receptores tanto A_1 quanto A_2 (ver Capítulo 16). Camundongos transgênicos que carecem de receptores A_2 funcionais são anormalmente ativos e agressivos e não demonstram aumento da atividade motora em resposta à cafeína, o que sugere que o antagonismo nos receptores A_2 é responsável, ao menos em parte, pela sua ação estimulante no SNC. A cafeína também sensibiliza os receptores de rianodina (ver Capítulo 4), porém esse efeito é observado na presença de concentrações mais altas (> 10 mmol/ℓ) do que aquelas alcançadas com a ingestão recreativa de cafeína. A concentração de cafeína alcançada no plasma e no cérebro depois de duas ou três xícaras de café forte – cerca de 100 μmol/ℓ – é suficiente para produzir um bloqueio apreciável do receptor de adenosina e um pequeno grau de inibição da fosfodiesterase. O bloqueio dos receptores de adenosina provavelmente provoca o efeito diurético observado ao reduzir a reabsorção tubular proximal de sódio.

A cafeína e a teofilina têm efeitos estimulantes muito semelhantes sobre o SNC. Os seres humanos apresentam uma redução da fadiga, com melhora da concentração e fluxo mais claro de pensamento. Esses efeitos são confirmados por estudos objetivos, que demonstraram que a cafeína reduz o tempo de reação e produz aumento na velocidade com a qual cálculos simples podem ser realizados (embora sem muita melhora na acurácia). Há também uma melhora no desempenho de tarefas motoras, como digitação e simulação de direção, em particular em indivíduos cansados. As tarefas mentais, como aprendizado de sílabas, testes de associação e assim por diante, também são facilitadas com doses moderadas (até cerca de 200 mg de cafeína ou cerca de duas xícaras de café), porém prejudicadas com o consumo de doses mais altas. É comum a ocorrência de insônia. Em comparação com as anfetaminas, as metilxantinas produzem menos estimulação locomotora e não induzem euforia, padrões de comportamento estereotipado ou estado psicótico, mas seus efeitos sobre a fadiga e a função mental são semelhantes.

Ocorre desenvolvimento de tolerância e habituação em pequeno grau, porém muito menor do que aquele observado com as anfetaminas. Os efeitos da abstinência são modestos, mas podem ser incômodos.[4] A cafeína não é classificada como substância produtora de dependência.

USO CLÍNICO E EFEITOS ADVERSOS

A cafeína tem poucos usos clínicos. É incluída com o ácido acetilsalicílico em algumas preparações para tratar cefaleias e outras dores, e com a ergotamina, em algumas preparações, para combater a enxaqueca; o objetivo é produzir uma sensação levemente agradável de estado de alerta. As metilxantinas são estimulantes respiratórios eficazes no tratamento da apneia da prematuridade (um distúrbio do desenvolvimento causado por imaturidade do controle respiratório central), para a qual prefere-se a cafeína à teofilina devido à sua meia-vida longa e segurança. A teofilina (formulada como **aminofilina**) é mais usada como broncodilatador no tratamento de crises de asma graves (ver Capítulo 28). Testes *in vitro* mostram que ela possui atividade mutagênica, e a administração de grandes doses é teratogênica em animais. Todavia, estudos epidemiológicos não mostraram qualquer evidência de efeitos carcinogênicos ou teratogênicos do consumo de chá ou de café em seres humanos. Alguns indivíduos apresentam uma elevada sensibilidade à cafeína e, nessas pessoas, ela pode desencadear taquicardia e arritmias.

---

[4] Os sintomas de abstinência da cafeína constituem uma causa bem reconhecida de eventos adversos (cefaleia, irritabilidade) em unidades residenciais de ensaios clínicos de fase 1, em que bebidas que contêm cafeína costumam ser proibidas.

> **Metilxantinas**
>
> - A **cafeína** e a **teofilina** produzem efeitos estimulantes psicomotores
> - O consumo médio de **cafeína** em bebidas é de cerca de 200 mg/dia
> - Os principais efeitos psicológicos consistem em redução da fadiga e melhora do desempenho mental, sem euforia. Até mesmo doses altas não causam comportamento estereotipado nem efeitos psicotomiméticos
> - As metilxantinas atuam sobretudo por antagonismo nos receptores de purina A_2 e, em parte, por meio da inibição da fosfodiesterase
> - As ações periféricas são exercidas em especial no coração, no músculo liso e nos rins
> - A **teofilina** é usada clinicamente como broncodilatador; já a **cafeína** é utilizada como estimulante respiratório para tratar a apneia da prematuridade e como aditivo em muitas bebidas e analgésicos de venda livre.

NICOTINA

A nicotina[5] é o ingrediente psicoativo do tabaco.

A plantação de tabaco, a sua mastigação e fumo eram um hábito autóctone em todo o subcontinente americano e na Austrália na época em que os exploradores europeus visitaram pela primeira vez esses locais. O tabagismo se espalhou por toda a Europa durante o século XVI, chegando à Inglaterra principalmente como resultado de sua adoção entusiástica por Walter Raleigh na corte de Elizabeth I. James I demonstrou grande desaprovação tanto a Raleigh quanto ao tabaco e, no início do século XVII. Ele iniciou a primeira campanha antifumo com o apoio do Royal College of Physicians. O Parlamento respondeu com a imposição de um imposto substancial sobre o tabaco, proporcionando ao Estado um interesse econômico na continuação do tabagismo, ao mesmo tempo que seus conselheiros especialistas oficiais apresentavam advertências enfáticas sobre seus perigos.

Até a segunda metade do século XIX, o tabaco era fumado em cachimbos e sobretudo por homens. A fabricação de cigarros começou no fim desse século. Os cigarros com filtro (que fornecem menor teor de alcatrões carcinogênicos e nicotina do que os cigarros convencionais) e os cigarros com "baixo teor de alcatrão" (que também apresentam baixo teor de nicotina) tornaram-se disponíveis na década de 1950, e acreditava-se que eram menos prejudiciais.[6] Mais recentemente, o uso de cigarros eletrônicos (e-cigarros) para o fornecimento de nicotina, sem os alcatrões carcinogênicos da fumaça do cigarro, tornou-se popular. Leis proibindo o fumo em lugares públicos e o aumento no uso de cigarros eletrônicos levaram a uma redução do consumo de cigarros em alguns países. Entretanto, a Organização Mundial da Saúde (OMS) estima que mais de 80% dos 1,3 bilhão de usuários de tabaco no mundo inteiro vivem em países de baixa e média renda, onde há menos controle.

EFEITOS FARMACOLÓGICOS DA NICOTINA

EFEITOS NO SISTEMA NERVOSO CENTRAL

No nível neuronal, a nicotina atua nos receptores nicotínicos de acetilcolina (nAChRs) (ver Capítulo 39), que são amplamente expressos no cérebro, em particular no córtex e no hipocampo, e acredita-se que desempenhem um papel na função cognitiva, bem como na área tegmental ventral (ATV), a partir da qual neurônios dopaminérgicos se projetam para o núcleo *accumbens* (a via de recompensa, ver Figura 39.3). Os nAChRs são canais catiônicos controlados por ligantes de localização pré e pós-sináptica, que causam, respectivamente, aumento da liberação do transmissor e excitação neuronal (Wonnacott et al., 2005). A nicotina aumenta a frequência de disparo e a atividade fásica dos neurônios dopaminérgicos da ATV (Figura 49.3). Entre os vários subtipos de nAChR (ver Tabela 39.2), os subtipos α4β1, α6β2 e α6β2 e α7 receberam mais atenção, porém outros subtipos também podem estar envolvidos nos efeitos de recompensa da nicotina. Além de ativar os receptores, a

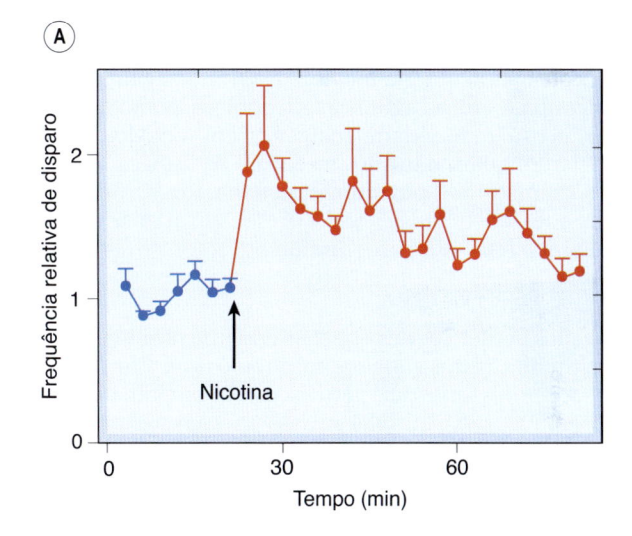

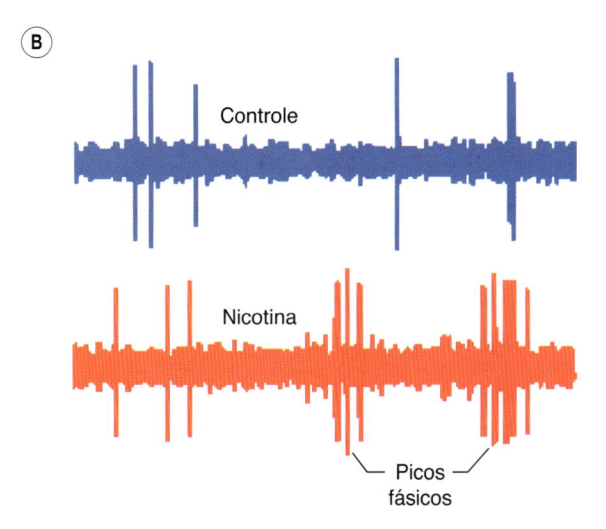

Figura 49.3 A nicotina altera as características de descarga do potencial de ação dos neurônios dopaminérgicos da área tegmental ventral (ATV) em camundongos com movimentação livre. **A.** A frequência de disparo neuronal aumenta após a injeção i.p. de nicotina. **B.** O disparo do potencial de ação é fásico após a injeção de nicotina. (Adaptada de De Biasi, M., Dani, J.A., 2011. Reward, addiction, withdrawal to nicotine. Annu. Rev. Neurosci. 34, 105-130.)

---

[5] Da planta *nicotiana*, assim denominada em homenagem a Jean Nicot, embaixador da França em Portugal, que apresentou sementes ao rei da França em 1560, após ter sido persuadido pelos nativos da América do Sul sobre o valor medicinal do fumo das folhas de tabaco. Acreditava-se que o fumo de tabaco protegia contra doenças, em particular a peste.

[6] Entretanto, os tabagistas se adaptaram a fumar mais cigarros com baixo teor de alcatrão e a inalar mais profundamente para manter o seu consumo de nicotina.

nicotina também provoca dessensibilização, de modo que os efeitos de uma dose de nicotina diminuem após exposição sustentada à substância. A administração crônica de nicotina leva a um aumento substancial no número de nAChRs (um efeito oposto ao produzido pela administração sustentada da maioria dos agonistas do receptor), o que pode representar uma resposta adaptativa à dessensibilização prolongada dos receptores. É provável que o efeito global da nicotina reflita um equilíbrio entre a ativação dos nAChRs, causando excitação neuronal, e a dessensibilização, que provoca bloqueio sináptico.

O nível mais elevado de funcionamento do cérebro, como refletido pela sensação subjetiva de alerta ou pelo padrão de eletroencefalografia (EEG), pode ser afetado em qualquer direção pela nicotina, de acordo com a dose e as circunstâncias. A nicotina desperta as pessoas, quando estão sonolentas, e as acalma, quando estão tensas; os registros do EEG confirmam amplamente essas observações. Além disso, parece que a nicotina em pequenas doses tende a causar excitação, enquanto grandes doses têm o efeito oposto. Nos seres humanos, testes de desempenho motor e sensitivo (p. ex., medidas de tempo de reação ou testes de vigilância), em geral, mostram uma melhora com a nicotina, e foi constatado que ela melhora a aprendizagem em ratos. A nicotina e outros agonistas nicotínicos, como a **epibatidina**, possuem atividade analgésica em modelos animais; entretanto, quando usados na forma de fumaça de tabaco ou administrados por outros sistemas de fornecimento, como adesivos ou *spray* nasal, apresentam apenas um efeito analgésico fraco nos seres humanos.

EFEITOS PERIFÉRICOS

Os efeitos periféricos de pequenas doses de nicotina resultam da estimulação dos gânglios autônomos (ver Capítulo 14) e dos receptores sensoriais periféricos, em especial no coração e nos pulmões. A estimulação desses receptores provoca taquicardia, aumento do débito cardíaco e da pressão arterial, sudorese e redução da motilidade gastrointestinal. Quando indivíduos usam nicotina pela primeira vez, costumam sentir náuseas e, algumas vezes, vomitam, provavelmente devido à estimulação dos receptores sensoriais no estômago. Todos esses efeitos diminuem com doses repetidas, embora os efeitos centrais permaneçam. A secreção de adrenalina e de noradrenalina pela medula da suprarrenal contribui para os efeitos cardiovasculares, e a liberação de hormônio antidiurético da neuro-hipófise causa diminuição do fluxo de urina.[7] A concentração plasmática de ácidos graxos livres aumenta, provavelmente devido à estimulação simpática e à secreção de adrenalina.

Os tabagistas pesam, em média, cerca de 4 kg menos do que os não fumantes, principalmente devido à diminuição da ingestão de alimentos; o abandono do tabagismo em geral provoca ganho de peso associado ao aumento da ingestão de alimentos.

ASPECTOS FARMACOCINÉTICOS

A nicotina sofre rápida absorção pelos pulmões, porém é absorvida menos prontamente pela boca e nasofaringe.[8]

Por conseguinte, a inalação é necessária para obter uma absorção apreciável de nicotina, e cada tragada fornece um bólus distinto da substância ao SNC. A quantidade de nicotina absorvida varia acentuadamente com os hábitos do usuário e a maneira de autoadministração de nicotina.

Um cigarro médio, fumado durante 10 minutos, produz uma elevação da concentração plasmática de nicotina de 15 a 30 ng/mℓ (100 a 200 nmol/ℓ), caindo para cerca da metade em 10 minutos e, em seguida, mais lentamente ao longo das próximas 1 a 2 horas (Figura 49.4). O rápido declínio resulta sobretudo de uma redistribuição entre o sangue e outros tecidos; o declínio mais lento se deve ao metabolismo hepático, sobretudo por oxidação de um metabólito de cetona inativo, a *cotinina*. Esta apresenta uma meia-vida plasmática longa, e a medição da cotinina urinária fornece uma indicação útil do consumo de nicotina.

Os cigarros eletrônicos atuam ao aquecer um líquido (em geral propilenoglicol e glicerina) para gerar um vapor contendo nicotina, que então é inalado (um processo comumente denominado *vaping*). O *vaping* evita a inalação das substâncias químicas tóxicas presentes na fumaça do tabaco. Os primeiros dispositivos de cigarros eletrônicos forneciam apenas quantidades mínimas de nicotina ao usuário. Entretanto, a tecnologia avançou rápido, e foram desenvolvidos dispositivos de nova geração para fornecer uma maior quantidade de nicotina em menos tempo, porém, mesmo assim, não tão veloz quanto o cigarro tradicional (ver Figura 49.4).

Outras vias de administração de nicotina que proporcionam uma disponibilidade mais sustentada são usadas por fumantes que tentam abandonar o tabagismo. Um adesivo transdérmico de nicotina, aplicado por 24 horas, provoca elevação da concentração plasmática de nicotina para 75 a 150 nmol/ℓ ao longo de 6 horas, permanecendo bastante constante por cerca de 20 horas. A administração por *spray* nasal ou goma de mascar resulta em um tempo intermediário entre o do fumo e o do adesivo de nicotina.

ADICÇÃO E TOLERÂNCIA

A nicotina é uma substância altamente aditiva. O seu uso regular também resulta no desenvolvimento de tolerância. Para revisões sobre a nicotina e adicção, ver De Biasi e Dani (2011) e Leslie et al. (2013).

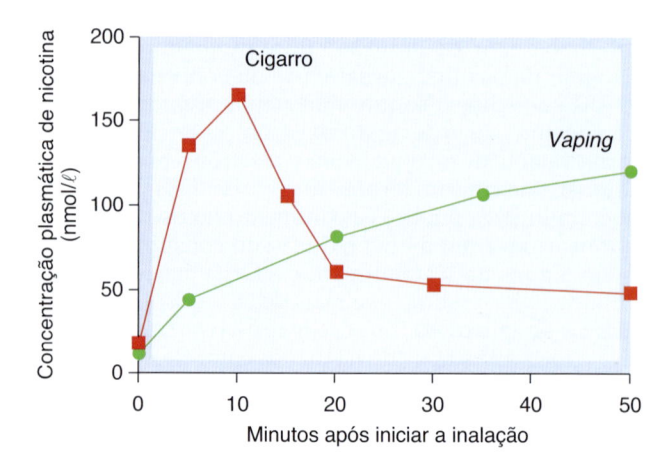

Figura 49.4 Concentração plasmática de nicotina durante o fumo ou o *vaping*. Os indivíduos eram usuários habituais que a inalavam de cigarro tradicional ou eletrônico, de acordo com seu hábito usual. (Dados de Bowman, W.C., Rand, M., 1980. Chapter 4. In: Textbook of Pharmacology. Blackwell, Oxford; Farsalinos et al., 2015. Sci. Rep. 5, 11269.)

---

[7] Isso pode explicar a razão pela qual, no passado, os homens fumavam charutos enquanto conversavam e bebiam depois do jantar.

[8] A nicotina da fumaça do charuto é absorvida pela mucosa oral, mas os charutos fornecem uma dose muito maior por tragada do que os cigarros, de modo que uma quantidade substancial entra, apesar de uma baixa fração ser absorvida.

Os efeitos da nicotina associados à estimulação ganglionar periférica mostram uma rápida tolerância, talvez como resultado da dessensibilização dos nAChRs. Com altas doses de nicotina, essa dessensibilização produz bloqueio da transmissão ganglionar (ver Capítulo 14). A tolerância aos efeitos centrais da nicotina (p. ex., na resposta de excitação) é muito menor do que na periferia. O aumento no número de nAChRs no cérebro, produzido pela administração crônica de nicotina a animais, também ocorre em fumantes pesados. Como os efeitos celulares da nicotina são diminuídos, é possível que os locais de ligação adicionais representem receptores dessensibilizados, em vez de funcionais.

A capacidade da nicotina de produzir adicção deve-se aos efeitos da substância combinados com o ritual de seu uso (Le Foll e Goldberg, 2005). Os ratos preferem ingerir uma solução diluída de nicotina, em vez de em água, se puderem escolher, e, em uma situação em que a pressão de uma alavanca leva a uma injeção de nicotina – propositadamente em altas doses – eles logo aprendem a autoadministrar a substância. De modo semelhante, macacos treinados a fumar (recebendo uma recompensa em resposta a esse comportamento), continuarão a fazê-lo espontaneamente (ou seja, sem recompensa), se o fumo tiver nicotina, mas não se for oferecido tabaco sem nicotina. Entretanto, os seres humanos não têm tendência a desenvolver adicção de nicotina fornecida por adesivos, o que sugere que outros fatores também estão envolvidos, como o fornecimento pulsátil controlado associado ao fumo e ao *vaping*.

> **Farmacologia da nicotina**
>
> - Em nível celular, a **nicotina** atua sobre os receptores nicotínicos de acetilcolina (nAChRs) para intensificar a liberação de neurotransmissor e aumentar a excitação neuronal. Seus efeitos centrais são bloqueados por antagonistas dos receptores, como a **mecamilamina**
> - Em nível comportamental, a nicotina produz uma mistura de efeitos inibitórios e excitatórios
> - A **nicotina** apresenta propriedades de reforço associadas a um aumento da atividade da via dopaminérgica mesolímbica, e pode-se induzir a sua autoadministração em estudos de animais
> - As alterações na eletroencefalografia mostram uma resposta de excitação, e os indivíduos relatam um aumento do estado de alerta, acompanhado de redução da ansiedade e da tensão
> - A aprendizagem, em particular sob estresse, é facilitada pela **nicotina**
> - Os efeitos periféricos da **nicotina** devem-se, sobretudo, à estimulação ganglionar: taquicardia, aumento da pressão arterial e redução da motilidade gastrointestinal. Ocorre rápido desenvolvimento de tolerância a esses efeitos
> - A **nicotina** é metabolizada a cotinina, principalmente no fígado, em 1 a 2 horas
> - A **nicotina** leva à tolerância, dependência física e adicção. As tentativas de abandono do tabagismo a longo prazo são bem-sucedidas em apenas cerca de 20% dos casos
> - A terapia de reposição com **nicotina** (cigarros eletrônicos, goma de mascar e adesivos cutâneos) melhora as chances de abandono do tabagismo quando combinada com aconselhamento ativo.

À semelhança de outras substâncias aditivas, a nicotina causa excitação da via mesolímbica de recompensa e aumento da liberação de DA no núcleo *accumbens*. Camundongos transgênicos que carecem da subunidade β2 do nAChRs perdem o efeito de recompensa da nicotina e seu efeito de liberação de DA, o que confirma a importância dos subtipos de nAChRs contendo β2 e da liberação mesolímbica de DA em resposta à nicotina. Diferente dos camundongos normais, os mutantes não podem ser induzidos a autoadministrar nicotina, embora o tenham feito com cocaína.

Diferentemente da euforia, a indução de dependência física envolve os receptores nicotínicos que contêm as subunidades α5 e β4 na via habênula medial - núcleo interpeduncular. Nos seres humanos, ocorre uma síndrome de abstinência física com a interrupção do tabagismo. Suas principais características consistem em aumento da irritabilidade, comprometimento do desempenho de tarefas psicomotoras, agressividade e transtorno do sono. A síndrome de abstinência é muito menos grave do que a produzida pelos opioides e pode ser aliviada com a reposição de nicotina. Tem uma duração de 2 a 3 semanas, embora a fissura por cigarros persista por muito mais tempo. As recaídas durante as tentativas de abandono do tabagismo são mais comuns quando a síndrome de abstinência física já desapareceu há muito tempo.

EFEITOS PREJUDICIAIS DO FUMO DE TABACO

A expectativa de vida dos fumantes é menor que a dos não fumantes. O tabagismo é responsável por quase 90% das mortes por câncer de pulmão, cerca de 80% das mortes por bronquite e enfisema e 17% das mortes por doença cardíaca. O aumento no uso de cigarros eletrônicos deve reduzir o número dessas mortes. Cerca de ⅓ de todas as mortes por câncer pode ser atribuído ao tabagismo. Ele é, com uma ampla margem, a maior causa evitável de morte, responsável por cerca de 1 em 10 mortes de adultos em todo o mundo. Apesar da introdução dos cigarros eletrônicos, as mortes por tabagismo em todo o mundo continuam aumentando. Estima-se que, em 2021, o tabagismo tenha sido responsável por cerca de 7 milhões de mortes (e 1,2 milhão de mortes adicionais de não fumantes por inalação secundária involuntária).

Os principais riscos para a saúde são:

- *Câncer, particularmente de pulmão e das vias respiratórias superiores, mas também de esôfago, pâncreas e bexiga.* Estima-se que fumar 20 cigarros por dia aumente o risco de câncer de pulmão em cerca de 10 vezes. O alcatrão, e não a nicotina, é responsável pelo risco de câncer. Variantes genéticas de subunidades do receptor nicotínico têm sido associadas ao câncer de pulmão, porém os mecanismos subjacentes a essa associação não estão bem esclarecidos (Hung et al., 2008)
- *Cardiopatia coronariana e outras formas de doença vascular periférica.* A mortalidade entre homens de 55 a 64 anos por trombose coronariana é cerca de 60% maior em homens que fumam 20 cigarros por dia do que em não fumantes. Embora o aumento do risco seja menor do que para o câncer de pulmão, o número real de mortes adicionais associadas ao tabagismo é maior, visto que a cardiopatia coronariana é muito comum. Outros tipos de doença vascular (p. ex., acidente vascular cerebral, claudicação intermitente e gangrena diabética) também apresentam uma forte relação com o tabagismo. Não se acredita que os cigarros eletrônicos e as preparações de nicotina, usados para ajudar fumantes a abandonar o tabagismo, estejam

associados a um risco grave. O monóxido de carbono (ver adiante) pode constituir um fator. Entretanto, não há nenhum aumento bem definido na doença isquêmica entre fumantes de cachimbo e de charuto, embora sejam alcançadas concentrações sanguíneas semelhantes de nicotina e de carboxi-hemoglobina, sugerindo que outros fatores podem ser responsáveis pelo risco associado aos cigarros

- A *doença pulmonar obstrutiva crônica* (DPOC; ver Capítulo 28) representa um importante problema de saúde mundial. O fumo de cigarros constitui a principal causa. O abandono do tabagismo diminui a progressão da doença. A bronquite, a inflamação das mucosas dos brônquios, é muito mais comum em fumantes do que em não fumantes. Esses efeitos provavelmente decorrem do alcatrão e de outros irritantes, e não da nicotina
- *Efeitos prejudiciais durante a gravidez*. O tabagismo, em particular durante a segunda metade da gestação, reduz de modo substancial o peso do recém-nascido (em cerca de 8% em mulheres que fumam 25 ou mais cigarros por dia durante a gravidez) e aumenta a mortalidade perinatal (em uma estimativa de 28% em lactentes nascidos de mães que fumaram durante a segunda metade da gestação). Há evidências de que crianças nascidas de mães tabagistas apresentam um atraso no desenvolvimento tanto físico quanto mental por até pelo menos 7 anos. Aos 11 anos de idade, a diferença já não é mais significativa. Esses efeitos do tabagismo, apesar de mensuráveis, são muito menores do que os efeitos de outros fatores, como classe social e ordem de nascimento. Várias outras complicações da gravidez também são mais comuns em mulheres que fumam, incluindo aborto espontâneo (aumentado de 30 a 70% pelo tabagismo), parto prematuro (aumentado em cerca de 40%) e placenta prévia (em que a placenta obstrui o parto vaginal normal, aumentado de 25 a 90%). A nicotina é excretada no leite materno em quantidades suficientes para causar taquicardia no lactente

Os prováveis agentes responsáveis pelos efeitos prejudiciais são:

- Alcatrão e irritantes, como dióxido de nitrogênio e formaldeído. O alcatrão presente na fumaça do cigarro contém muitos hidrocarbonetos carcinogênicos, bem como promotores de tumores, que, em conjunto, são responsáveis pelo alto risco de câncer. É provável que as várias substâncias irritantes também sejam responsáveis pelo aumento da bronquite e do enfisema
- A nicotina provavelmente é responsável pelo atraso do desenvolvimento fetal, em decorrência de suas propriedades vasoconstritoras
- Monóxido de carbono. A fumaça do cigarro contém cerca de 3% de monóxido de carbono, que tem alta afinidade pela hemoglobina. O conteúdo médio de carboxi-hemoglobina no sangue de fumantes de cigarros é de cerca de 2,5% (em comparação com 0,4% para moradores urbanos não fumantes). Em fumantes muito pesados, até 15% da hemoglobina podem estar carboxiladas, e esse nível afeta o desenvolvimento fetal em ratos. A hemoglobina fetal tem maior afinidade pelo monóxido de carbono do que a hemoglobina do adulto, e a proporção de carboxi-hemoglobina é maior no sangue fetal do que no materno
- O aumento do estresse oxidativo pode contribuir para a aterogênese (ver Capítulo 22) e para a DPOC (ver Capítulo 28).

OUTROS EFEITOS DO FUMO DE TABACO

A doença de Parkinson é cerca de duas vezes mais comum em não fumantes do que em fumantes. É possível que isso reflita um efeito protetor da nicotina. A colite ulcerativa parece ser uma doença de não fumantes. Ex-fumantes correm alto risco de desenvolver colite ulcerativa, enquanto fumantes ativos apresentam o menor risco. Essa tendência indica que o fumo de cigarros pode prevenir o início da colite ulcerativa. Em contrapartida, o tabagismo tende a agravar os efeitos da doença de Crohn (outro tipo de doença inflamatória intestinal). Relatos antigos de que a doença de Alzheimer é menos comum em fumantes não foram confirmados; com efeito, há evidências de que o tabagismo pode aumentar a ocorrência de doença de Alzheimer em alguns grupos genéticos.

> **Efeitos do fumo de tabaco**
>
> - O tabagismo é responsável por mais de 10% das mortes em todo o mundo, principalmente por:
>   - Câncer, em especial o de pulmão, em que cerca de 90% dos casos estão relacionados com o tabagismo; os alcatrões carcinogênicos são os responsáveis
>   - Bronquite crônica; os alcatrões são os principais responsáveis
> - O tabagismo durante a gravidez reduz o peso do recém-nascido e retarda o desenvolvimento infantil. Além disso, aumenta a taxa de aborto e a mortalidade perinatal. A **nicotina** e, possivelmente, o monóxido de carbono são os responsáveis
> - O uso de cigarros eletrônicos (*vaping*) evita a inalação de alcatrão e de monóxido de carbono que ocorre com o fumo
> - A incidência de doença de Parkinson é menor em fumantes do que em não fumantes.

SUBSTÂNCIAS QUE POTENCIALIZAM A COGNIÇÃO

A "cognição" abrange muitos aspectos da função mental, incluindo memória, raciocínio e habilidades na solução de problemas, julgamentos situacionais, tomada de decisão e função executiva. Foi desenvolvida uma variedade de diferentes baterias de testes para medir essas funções nos seres humanos (p. ex., Cambridge Neurpsychological Test Automated Battery [CANTAB]) e avaliar os efeitos das substâncias. Muitos transtornos clínicos, como demência (ver Capítulo 40), esquizofrenia (ver Capítulo 47), depressão (ver Capítulo 48) e adicção de substâncias (ver Capítulo 50), comprometem essas funções, e a esperança é desenvolver fármacos potencializadores da cognição para restaurá-las. O progresso tem sido limitado, embora muito divulgado, tanto com o objetivo questionável de "melhorar" a função mental nos seres humanos saudáveis quanto aliviar os déficits apresentados pelos pacientes.

Os fármacos atualmente disponíveis demonstraram:

- Alterar o processamento da memória (ou seja, aumentar a memória)
- Reduzir a fadiga (estimulantes), permitindo ao usuário executar funções por mais tempo (i. e., executar tarefas complexas, estudar para exames, superar a dissincronose)
- Aumentar a motivação, a energia, a confiança e a concentração.

Essas substâncias são também conhecidas como "drogas da inteligência" (*smart drugs*) ou "nootrópicos".

Os fármacos para os quais há algumas evidências de capacidade de potencializar o desempenho cognitivo incluem **cafeína, anfetaminas, metilfenidato, modafinila, arecolina, donepezila, vortioxetina** e **piracetam**, porém a eficácia clínica desses fármacos é limitada, e o desenvolvimento de potencializadores da cognição mais efetivos poderia ter benefícios significativos para muitos grupos de pacientes.

Os fármacos potencializadores da cognição também são utilizados por indivíduos saudáveis com o objetivo de melhorar o seu desempenho, por exemplo, no estudo e na realização de exames (D'Angelo et al., 2017) ou no desempenho profissional exigente. O uso de fármacos por indivíduos saudáveis para potencializar o desempenho acadêmico levanta questões éticas em relação à equidade, pressão acadêmica e medo de coerção por pais "controladores". Há também questões de segurança. Embora muitos dos fármacos usados estejam disponíveis como medicamentos (*i. e.*, os que foram submetidos a testes de segurança padrão), ainda existe uma falta de informação sobre seus efeitos agudos e a longo prazo em crianças e adolescentes cujos cérebros ainda estão em desenvolvimento. Nos indivíduos saudáveis, o desempenho cognitivo pode ser intensificado por uma melhora do sono e do humor, bem como por uma redução da ansiedade. Parece ser mais apropriado alcançar esses objetivos por meio de mudanças no estilo de vida e terapia comportamental, do que recorrer ao uso de substâncias.[9]

EFICÁCIA

Embora a eficácia dos potencializadores da cognição em indivíduos saudáveis frequentemente seja divulgada por seus usuários e pela mídia, sua eficácia real, quando avaliada por estudos científicos, é, de certo modo, inconclusiva e ambígua.[10] Além disso, as substâncias podem afetar diferentes tipos de memória de maneira distinta (D'Angelo et al., 2017). É importante distinguir entre substâncias que apenas melhoram as habilidades de um indivíduo cansado e as que podem melhorar a capacidade cognitiva em alguém que não apresentam fadiga.

Muitos estudos mostraram que as anfetaminas melhoram o desempenho mental em indivíduos cansados. O desempenho mental é melhorado muito mais para a execução de tarefas tediosas simples do que para tarefas difíceis. Acredita-se que as anfetaminas aumentem a capacidade de focar e manter o autocontrole. Além de reduzir a fadiga, o metilfenidato tem um efeito positivo na consolidação da memória a longo prazo. As anfetaminas e a modafinila têm sido usadas para melhorar o desempenho de soldados, pilotos militares e outros que precisam permanecer em estado de alerta em condições de extrema fadiga. A modafinila parece intensificar a cognição em indivíduos não cansados (Battleday e Brem, 2015), enquanto também melhora o estado de vigília, a memória e as funções executivas em indivíduos com privação de sono. A evidência de sua eficácia em pacientes com comprometimento crônico da cognição é controversa.

FÁRMACOS NÃO ESTIMULANTES

O novo antidepressivo **vortioxetina** (ver Capítulo 48) melhora a disfunção cognitiva de pacientes que sofrem de depressão maior.

O **piracetam**, um modulador alostérico positivo nos receptores AMPA (ver Capítulo 38), melhora a memória em adultos não cansados, e há evidências clínicas limitadas de melhora da leitura em crianças com dislexia. O **fenilpiracetam** é considerado mais potente e pode apresentar propriedades antagonistas nicotínicas. À semelhança de muitas doenças do SNC, a possível importância do glutamato e seus receptores foi amplamente especulada, porém ainda se aguardam novos fármacos eficazes que atuem sobre o sistema glutamatérgico (Collingridge et al., 2013; Harms et al., 2013).

PSICODÉLICOS

Os psicodélicos (algumas vezes também denominados *alucinógenos* ou *psicotomiméticos*) afetam o pensamento, a percepção e o humor, sem provocar estimulação psicomotora ou depressão acentuadas (Nichols, 2004). Os pensamentos e as percepções tendem a tornar-se distorcidas e oníricas, em vez de apenas vívidos ou embotados, e a mudança no humor, da mesma maneira, é mais complexa do que uma simples mudança em direção à euforia ou à depressão. Curiosamente, os psicodélicos não causam dependência. As substâncias psicodélicas comuns estão listadas na Tabela 49.2.

DIETILAMIDA DO ÁCIDO LISÉRGICO, PSILOCIBINA E MESCALINA

A dietilamida do ácido lisérgico (LSD, do inglês *lysergic acid diethylamide*) é uma substância psicotomimética bem potente que tem a capacidade de produzir efeitos fortes nos seres humanos, em doses inferiores a 1 μg/kg. Trata-se de um derivado químico do ácido lisérgico, que ocorre no fungo de cereais do *ergot* (esporão do centeio) (ver Capítulo 16).

O LSD foi sintetizado pela primeira vez por Hoffman, em 1943, que tomou deliberadamente cerca de 250 μg de LSD (hoje, sabe-se que a dose limiar é de cerca de 20 μg) e, 30 anos depois, escreveu sobre a sua experiência: Os rostos das pessoas ao meu redor pareciam máscaras coloridas grotescas... agitação motora acentuada, alternando com paralisia... sensação de peso na cabeça, nos membros e em todo o corpo, como se estivessem cheios de chumbo... reconhecimento nítido do meu estado, cuja condição eu, algumas vezes, observava como se fosse um observador independente, para quem eu próprio gritava de maneira quase insana. Esses efeitos duraram algumas horas, quando então Hoffman adormeceu, "e acordou na manhã seguinte sentindo-se perfeitamente bem". Além desses efeitos psicológicos dramáticos, o LSD tem alguns efeitos fisiológicos nos seres humanos em doses que causam alucinações.

A **mescalina**, derivada do cacto peiote mexicano e tem sido conhecida como agente alucinógeno há muitos séculos, tornou-se famosa com o livro *As portas da percepção*, de Aldous Huxley.

---

[9] Um fenômeno popular é a "microdosagem" com quantidades muito pequenas de psicodélicos, como o LSD, a psilocibina ou a mescalina, a intervalos de poucos dias, com o objetivo de melhorar a concentração, a criatividade e a solução de problemas. Com doses tão baixas, os usuários não experimentam os efeitos psicodélicos. Estudos científicos adequadamente controlados revelaram que, enquanto os resultados psicológicos de fato melhoram com o passar do tempo, o grupo placebo também teve melhoras, e não houve diferenças significativas entre microdosagem com um psicodélico e com placebo.

[10] Um levantamento das informações disponíveis na internet resultou em 142 substâncias (plantas, ervas e fármacos) que supostamente têm a capacidade de potencializar a cognição (Napoletano et al., 2020). Entretanto, para a maioria dos agentes, existia pouca ou nenhuma evidência científica satisfatória que pudesse confirmar as alegações de sua eficácia.

Tabela 49.2 Principais psicodélicos.		
Substâncias	Modo(s) de ação	Observações
LSD	Interage com os receptores de 5-HT e DA Acredita-se que os efeitos psicodélicos sejam devidos sobretudo à ativação do receptor 5-HT$_{2A}$	O seu potencial como antidepressivo está sendo avaliado (ver Capítulo 48)
Mescalina	Agonista parcial de menor potência no receptor 5-HT$_{2A}$ e outros receptores de 5-HT Quimicamente relacionada com a anfetamina	Sem uso clínico atual Encontrada no cacto peiote
Psilocibina	Rapidamente metabolizada a psilocina, um agonista parcial nos receptores de 5-HT, incluindo os receptores 5-HT$_{1A}$ e 5-HT$_{2A}$ Quimicamente relacionada com a 5-HT	Pode ter potencial para o tratamento de depressão e algumas formas de ansiedade (ver Capítulos 45 e 48)
DMT	Interage com uma ampla variedade de receptores de aminas, incluindo os receptores 5-HT$_{2A}$	Principal componente da *ayahuasca*, um "chá" psicoativo originário da região amazônica
Salvinorina A	Agonista do receptor opioide κ (ver Capítulo 43)	Sem uso clínico Encontrada na *Salvia divinorum* (planta)

DA, dopamina; *DMT*, dimetiltriptamina; *5-HT*, 5-hidroxitriptamina; *LSD*, dietilamida do ácido lisérgico.

A **psilocibina** é obtida de fungos ("cogumelos mágicos"). É rapidamente desfosforilada em psilocina, a fração ativa. Seus efeitos se assemelham aos experimentados com o LSD.

O potencial do LSD e da psilocibina como tratamentos para a depressão e algumas formas de ansiedade é discutido nos Capítulos 45 e 48.

EFEITOS FARMACOLÓGICOS

Os principais efeitos dessas substâncias ocorrem na função mental; mais notavelmente uma alteração da percepção de maneira que as visões e os sons aparecem distorcidos e fantásticos. Ocorrem também alucinações – visuais, auditivas, táteis ou olfatórias –, e as modalidades sensoriais podem se tornar confusas, de tal modo que os sons passam a ser percebidos como visões. Os processos do pensamento tendem a se tornar ilógicos e desconectados, porém os indivíduos mantêm a consciência do fato de que o seu distúrbio é induzido por drogas e, em geral, consideram a experiência excitante. Em certas ocasiões, em particular quando o usuário já é ansioso, o LSD produz uma síndrome muito perturbadora (a *bad trip*, viagem ruim), na qual a experiência alucinógena adquire uma qualidade ameaçadora e pode ser acompanhada de delírios paranoides. Podem ocorrer *flashbacks* da experiência alucinatória após o uso da substância.

O LSD atua sobre vários subtipos de receptores de 5-HT (ver Capítulos 16 e 39); acredita-se que seus efeitos psicotomiméticos sejam mediados sobretudo pelas suas ações agonistas no receptor 5-HT$_{2A}$ (Nichols, 2004). O LSD inibe o disparo dos neurônios que contêm 5-HT nos núcleos da rafe (ver Capítulo 39), ao que parece, por meio de sua ação como agonista nos receptores 5-HT$_{1A}$ somatodendríticos inibitórios dessas células. O significado dessa resposta a seus efeitos psicotomiméticos não está bem esclarecido. A psilocibina é desfosforilada a psilocina, que é um agonista fraco em vários receptores de 5-HT, incluindo o receptor 5-HT$_{2A}$. O mecanismo de ação da mescalina não é tão bem definido. Ela tem menor afinidade e eficácia do que o LSD, e a psilocibina nos receptores 5-HT$_{2A}$. A afinidade de ligação e a eficácia agonista do LSD, da psilocibina, da mescalina e de outros psicodélicos nos receptores e transportadores monoaminérgicos são descritas de forma detalhada por Rickli et al. (2016).

SUSCETIBILIDADE À ADICÇÃO

O LSD, a psilocibina e a mescalina raramente são autoadministrados por animais de laboratório. De fato, diferente da maioria das substâncias psicoativas que são muito usadas por seres humanos, os animais apresentam propriedades mais aversivas do que de reforço nos testes comportamentais. A tolerância a seus efeitos se desenvolve com bastante rapidez, porém não há nenhuma síndrome de abstinência física em animais ou em seres humanos.

Os psicodélicos induzem espasmos na cabeça de roedores pela ativação dos receptores 5-HT$_{2A}$. Entretanto, os principais efeitos desses psicodélicos nos seres humanos são subjetivos, de modo que não surpreende que não tenham sido planejados testes em animais que modelem a atividade psicodélica em humanos.[11]

OUTROS PSICODÉLICOS

A **salvinorina A** é um agente alucinógeno presente na *Salvia divinorum*, uma planta membro da família da menta. Ela foi usada originalmente pelos Mazatecas no México. Há pouco tempo, o seu uso se difundiu, e ela se tornou conhecida como *ecstasy à base de erva*. Trata-se de um agonista do receptor opioide κ (ver Capítulo 43).[12] Também produz efeitos dissociativos (ver adiante) e, em altas doses, delírio.

Outros alucinógenos incluem α-**MT** (metiltriptamina) e **DMT** (dimetiltriptamina), de ocorrência natural, e **DPT** (dipropiltriptamina) e **DOM** (2,5-dimetoxi-4-metilanfetamina).

Antagonistas dos receptores muscarínicos (ver Capítulos 14 e 39), a **hioscina**, a **hiosciamina** e a **atropina**, são encontrados em várias plantas, como meimendro e mandrágora. O consumo dessas substâncias pode causar alucinações, sonolência, desorientação, amnésia e delírio.

---

[11]Uma das tentativas mais bizarras envolve aranhas, cujas teias normais, elegantemente simétricas, tornam-se emaranhadas e erráticas se os animais forem tratados com LSD. Procure, na internet, não "aracnídeo", mas "LSD em aranhas", para ver as imagens.

[12]Em ensaios clínicos de fase 1 sobre agonistas sintéticos dos receptores opioides κ como potenciais agentes analgésicos, foi relatado que as substâncias induziram uma sensação de disforia. Os voluntários "normais" desses ensaios talvez tenham ficado perturbados com as alucinações que experimentaram. Portanto, é interessante que um agonista κ de ocorrência natural agora tenha se tornado popular entre alguns usuários de substâncias.

A **ibogaína** está presente na casca da raiz de arbustos iboga, na África, na América do Sul e na Austrália. É alucinógena em altas doses. Os usuários relataram a sensação de redução do desejo de usar outras drogas, como a cocaína e a heroína, o que levou a ibogaína a ser adotada como tratamento para a fissura por substâncias (ver Capítulo 50).

> **Psicodélicos**
>
> - Os principais tipos são a dietilamida do ácido lisérgico (LSD), a psilocibina e a mescalina
> - O LSD e a psilocibina são agonistas do receptor 5-HT$_{2A}$
> - Causam distorção sensorial e experiências alucinógenas
> - O **LSD** é excepcionalmente potente e produz uma sensação de dissociação de longa duração e pensamento desordenado. Os episódios alucinatórios podem recorrer depois de um longo intervalo
> - Em testes comportamentais em animais, os psicodélicos exibem propriedades aversivas, em vez de gratificantes
> - A **salvinorina A** é um agonista do receptor opioide κ, que produz efeitos alucinatórios e dissociativos.

FÁRMACOS DISSOCIATIVOS

A **cetamina** (*Special K*), um anestésico dissociativo (ver Capítulo 41) com propriedades antidepressivas (ver Capítulo 48), também é usada pelas suas propriedades psicoativas (Morgan e Curran, 2012). Seu antecessor, a **fenciclidina** (PCP, "*pó de anjo*"), foi um alucinógeno popular na década de 1970, porém o seu uso diminuiu. Essas substâncias produzem uma sensação de euforia. Em doses mais altas, provocam alucinações e sensação de distanciamento, desorientação e dormência. Relatos de que a PCP causa episódios psicóticos, fez com ela fosse empregada em animais de laboratório para produzir um modelo de esquizofrenia (Morris et al., 2005; ver Capítulo 47).

EFEITOS FARMACOLÓGICOS

Seu principal efeito farmacológico consiste em bloqueio não competitivo do canal do receptor de *N*-metil-D-aspartato (NMDA) (ver Capítulo 38). A **metoxetamina,** um derivado químico da cetamina, é um antagonista de NMDA, bem como um inibidor da recaptação de 5-HT, o que pode contribuir para seus efeitos no SNC.

EFEITOS ADVERSOS

Ocorre desenvolvimento de tolerância com o uso repetido de cetamina, resultando na ingestão de doses mais altas para obter o mesmo efeito. O uso repetido está associado a efeitos graves e persistentes, incluindo dor abdominal, cistite ulcerativa (com dor intensa associada da bexiga), dano hepático e comprometimento cognitivo (Morgan e Curran, 2012). A combinação de cetamina com fármacos depressores, como ál**cool, barbitúricos** e **heroína,** pode resultar em superdosagem perigosa.

O **óxido nitroso** é um anestésico geral fraco com propriedades analgésicas, que atua como antagonista nos receptores NMDA (ver Capítulo 41). Trata-se de um gás incolor e de odor levemente adocicado, que também é usado no preparo de chantili. Os usuários recreativos costumam adquirir óxido nitroso na forma de pequenos carregadores de chantili com os quais enchem um balão e, em seguida, inalam o gás.[13] Eles experimentam uma breve onda de tontura, euforia (o óxido nitroso com frequência é designado como "gás hilariante"), relaxamento e dissociação que dura apenas alguns minutos, de modo que podem tomar vários *hits* no espaço de poucas horas. O uso regular e prolongado pode resultar em deficiência de B$_{12}$, que provoca neuropatia periférica (ver Capítulo 41).

DEPRESSORES

Muitos depressores do SNC (Tabela 49.3), utilizados por seus efeitos psicoativos, também têm importantes aplicações terapêuticas que são descritas de forma detalhada em outras partes deste livro. Aqui, concentramo-nos no etanol, que tem pouco ou nenhum valor terapêutico, mas é amplamente usado em muitos países por suas propriedades psicoativas.

---

[13]Absorver o gás diretamente pela boca, a partir do recipiente pressurizado, pode resultar em grave congelamento dos lábios e da boca, visto que a temperatura pode chegar a –40°C. Respirar apenas óxido nitroso (p. ex., enchendo um grande saco e colocando-o sobre a cabeça) é muito perigoso, pois não haverá oxigênio no gás inalado (ver Capítulo 41).

Tabela 49.3 Depressores.

Fármacos e substâncias	Descritos com mais detalhes no capítulo	Observações
Benzodiazepínicos (diazepam, temazepam, alprazolam, etizolam)	45	O etizolam e o pirazolam são derivados dos benzodiazepínicos e atuam de forma semelhante
Zopiclona e outras substâncias Z	45	Ação curta, porém com efeitos semelhantes aos dos benzodiazepínicos
Gabapentina e pregabalina	46	Frequentemente usadas em altas doses para induzir uma sensação de embriaguez e torpor Podem aumentar a possibilidade de superdosagem em usuários de opioides
Ácido γ-hidroxibutírico (GHB)	39, 59	A γ-butirolactona (GBL) e o 1,4-butanediol (BD) são degradados a GHB no corpo
Etanol	49	
Propofol	42	Doses subanestésicas induzem uma sensação geral de bem-estar, euforia e desinibição sexual

ETANOL

À primeira vista, pode parecer estranho classificar o etanol como substância depressora,[14] tendo em vista que o seu consumo em bebidas alcoólicas pode fazer com que o indivíduo fique excitado, verborreico e violento. Entretanto, à semelhança dos anestésicos gerais (ver Capítulo 41), o etanol em baixas concentrações deprime as inibições, resultando em aparente estimulação comportamental, ao passo que, em concentrações mais altas, todas as funções cerebrais são deprimidas.

Quando avaliado em uma base molar, o consumo de etanol excede, de longe, o de qualquer outra substância. O teor de etanol em bebidas varia de cerca de 2,5% (cerveja fraca) até cerca de 55% (bebidas fortes), e o tamanho da medida normal é tal que uma única dose em geral contém cerca de 8 a 12 g (0,17 a 0,26 mol) de etanol. Sua baixa potência farmacológica se reflete na faixa de concentrações plasmáticas necessária para produzir efeitos farmacológicos: ocorrem efeitos mínimos com cerca de 10 mmol/ℓ (46 mg/100 mℓ), e uma concentração 10 vezes maior do que essa pode ser letal. No Reino Unido, o consumo médio *per capita* de etanol duplicou entre 1970 e 2007, porém caiu um pouco desde então. Houve um aumento no número de pessoas que não bebem, sobretudo entre os jovens. Entre aqueles que bebem, as principais mudanças foram um consumo crescente de vinho em relação ao de cerveja entre adultos, maior consumo em casa e tendência crescente ao consumo compulsivo de bebida, em particular entre jovens.

Para fins práticos, a ingestão de etanol costuma ser expressa em unidades. Uma unidade é igual a 8 g (10 mℓ) de etanol e é a quantidade contida em 570 mℓ de cerveja de teor normal, uma medida de aguardente ou uma pequena taça de vinho. As diretrizes atuais do governo do Reino Unido estabeleceram que, tanto para homens quanto mulheres, é mais seguro não beber regularmente mais de 14 unidades por semana e, se essa quantidade for consumida, é melhor distribuí-la de modo uniforme em 3 dias ou mais. No Reino Unido, estima-se que cerca de 31% dos homens e 16% das mulheres ultrapassam esses níveis. Os governos dos países mais desenvolvidos estão procurando refrear o consumo de álcool.

Uma excelente revisão detalhada de todos os aspectos do álcool e do alcoolismo é fornecida por Spanagel (2009).

EFEITOS FARMACOLÓGICOS DO ETANOL

EFEITOS SOBRE OS NEURÔNIOS DO SNC

Os principais efeitos do etanol são observados no SNC, onde suas ações depressoras se assemelham àquela dos anestésicos voláteis (ver Capítulo 41). Em nível neuronal, o efeito do etanol é depressor, apesar de aumentar a atividade neuronal – presume-se que por causar desinibição – em algumas partes do SNC, notavelmente na via dopaminérgica mesolímbica, que está envolvida na recompensa. Os principais efeitos celulares agudos do etanol que ocorrem em concentrações (5 a 100 mmol/ℓ) relevantes para o consumo de álcool por seres humanos são:

- Aumento da inibição mediada pelo GABA e pela glicina
- Inibição da entrada de Ca^{2+} através dos canais de cálcio voltagem-dependentes
- Ativação de certos tipos de canais de K^+
- Inibição da função do receptor ionotrópico de glutamato
- Inibição do transporte de adenosina.

Para uma revisão, ver Harris et al., (2008).

O etanol potencializa a ação do GABA nos receptores $GABA_A$ de maneira semelhante aos benzodiazepínicos (ver Capítulo 45). Entretanto, seu efeito é menor e menos consistente que o daqueles, e não foi demonstrado nenhum efeito bem definido do etanol sobre a transmissão sináptica inibitória no SNC. Isso porque o efeito do etanol pode ser observado apenas em alguns subtipos do receptor $GABA_A$ (ver Capítulo 38). Foi relatado, por exemplo, que o subtipo de receptor $GABA_A$ α6β3δ extrassináptico é sensível ao etanol. O etanol também pode atuar pré-sinapticamente para intensificar a liberação de GABA.

O etanol potencializa a função do receptor de glicina devido a uma interação direta com a subunidade α1 do receptor de glicina e a efeitos indiretos mediados pela ativação da proteína quinase C (PKC). Ele também pode aumentar a liberação de glicina a partir das terminações nervosas.

O etanol reduz a liberação de transmissor em resposta à despolarização do terminal nervoso ao inibir a abertura dos canais de cálcio voltagem-dependentes nos neurônios. Além disso, reduz a excitabilidade neuronal ao ativar os canais de K^+ retificadores de influxo ativado pela proteína G (GIRK) e potencializar a atividade do canal de potássio ativado por cálcio (BK).

Os efeitos excitatórios do glutamato são inibidos pelo etanol em concentrações que produzem efeitos depressores no SNC *in vivo*. A ativação do receptor NMDA é inibida em concentrações de etanol inferiores àquelas necessárias para afetar os receptores AMPA (ver Capítulo 38). Outros efeitos produzidos pelo etanol incluem intensificação dos efeitos excitatórios produzidos pela ativação dos nAChRs e dos receptores $5-HT_3$. A importância relativa desses vários efeitos nas ações globais do etanol sobre a função do SNC não está bem esclarecida.

Os efeitos depressores do etanol sobre a função neuronal assemelham-se aos da adenosina que atua nos receptores A_1 (ver Capítulo 16). O etanol em sistemas de cultura celular aumenta a adenosina extracelular ao inibir a captação de adenosina, e há algumas evidências de que a inibição do transportador de adenosina possa responder por alguns de seus efeitos no SNC.

Os opioides endógenos também desempenham um papel nos efeitos do etanol sobre o SNC, visto que estudos tanto em seres humanos quanto em animais mostraram que a **naltrexona,** um antagonista dos receptores opioides, reduz a recompensa associada ao etanol.

EFEITOS COMPORTAMENTAIS

Os efeitos da intoxicação aguda por etanol em seres humanos são bem conhecidos e consistem em fala arrastada, descoordenação motora, aumento da autoconfiança e euforia. O efeito sobre o humor varia entre indivíduos; a maioria se torna mais barulhenta e extrovertida, enquanto alguns ficam taciturnos e retraídos. Com níveis mais altos de intoxicação, o humor tende a se tornar bem lábil, com euforia e melancolia, agressão e submissão, que com frequência ocorrem sucessivamente. A associação entre o consumo de álcool e a violência está bem documentada.

O etanol compromete o desempenho intelectual e motor, bem como a discriminação sensorial, porém os indivíduos geralmente são incapazes de reconhecer isso por si

---

[14]Em alguns países, o etanol é classificado como alimento, e não como medicamento! Isso reflete o poder de influência da indústria do álcool. O etanol preenche os critérios para "O que é um fármaco?", no Capítulo 1.

próprios.[15] Muito esforço foi envidado para medir o efeito do etanol no desempenho da condução de veículos na vida real, em oposição a testes artificiais em condições experimentais. Em um estudo de motoristas urbanos nos EUA, foi constatado que a probabilidade de envolver-se em um acidente não era afetada com concentrações sanguíneas de etanol de até 50 mg/100 mℓ (10,9 mmol/ℓ); com 80 mg/100 mℓ (17,4 mmol/ℓ), a probabilidade aumentou em cerca de quatro vezes; e, com 150 mg/100 mℓ (32,6 mmol/ℓ), em cerca de 25 vezes. Na Escócia, dirigir com uma concentração de etanol no sangue superior a 50 mg/100 mℓ é ilegal, ao passo que, no resto do Reino Unido, o limite legal é de 80 mg/100 mℓ.

A relação entre concentração plasmática de etanol e seu efeito é bastante variável. Certa concentração, produz um efeito maior quando aumenta do que quando está estável ou decai. Observa-se o desenvolvimento de um grau substancial de tolerância celular em consumidores habituais, logo é necessária uma maior concentração plasmática de etanol para produzir determinado efeito. Em um estudo, ocorreu "intoxicação visível" (avaliada por uma bateria de testes que medem a fala, a marcha, etc.) em 30% dos indivíduos com 50 a 100 mg/100 mℓ e em 90% dos indivíduos com mais de 150 mg/100 mℓ. Em geral, ocorre coma com cerca de 400 mg/100 mℓ, e é provável a ocorrência de morte por insuficiência respiratória com níveis acima de 500 mg/100 mℓ.

O etanol aumenta de modo significativo – algumas vezes de maneira perigosa – os efeitos depressores de muitos fármacos sobre o SNC, incluindo benzodiazepínicos, antidepressivos, fármacos antipsicóticos e opioides.

NEUROTOXICIDADE

Além dos efeitos agudos do etanol sobre o sistema nervoso, a administração crônica também provoca dano neurológico irreversível (Harper e Matsumoto, 2005), que pode ser devido ao próprio etanol ou a metabólitos, como acetaldeído ou ésteres de ácidos graxos, ou a deficiências dietéticas (p. ex., de tiamina), que são comuns em alcoolistas. Acredita-se que o consumo compulsivo produza maior dano, provavelmente devido às altas concentrações de etanol alcançadas no cérebro e a fases repetidas de abstinência entre os episódios de consumo compulsivo. Com frequência, os consumidores pesados sofrem convulsões e podem desenvolver demência irreversível e dano motor associados ao adelgaçamento do córtex cerebral (aparente como aumento ventricular), detectável por técnicas de imagem cerebral. Além disso, pode ocorrer degeneração do verme cerebelar, dos corpos mamilares e de outras regiões específicas do cérebro, bem como neuropatia periférica.

EFEITOS SOBRE OUTROS SISTEMAS

O principal efeito cardiovascular agudo do etanol consiste na produção de vasodilatação cutânea, de origem central, que causa sensação de calor, mas que na verdade aumenta a perda de calor.[16] Foi proposto que o consumo leve de álcool diminui a incidência de doença arterial coronariana ao aumentar os níveis circulantes de lipoproteínas de alta densidade (HDL, do inglês *high-density lipoprotein*), reduzindo, assim, a incidência de aterosclerose (ver Capítulo 22). A noção muito divulgada de que uma taça de vinho tinto por dia (o vinho tinto contém o antioxidante resveratrol) reduz a doença arterial coronariana tem sido criticada nos últimos anos. O consumo moderado de etanol pode proteger contra a cardiopatia isquêmica, em particular em indivíduos idosos, talvez em parte pela inibição da agregação plaquetária. Esse efeito ocorre com concentrações de etanol na faixa alcançada com um consumo moderado (10 a 20 mmol/ℓ) e provavelmente resulta da inibição da formação de ácido araquidônico a partir de fosfolipídeo. Entretanto, o consumo intermitente ou crônico de quantidades excessivas de etanol provoca elevação da pressão arterial, que constitui um dos fatores de risco mais importantes para ataque cardíaco ou acidente vascular cerebral.

A diurese é um efeito familiar do etanol. É causada pela inibição da secreção do hormônio antidiurético e ocorre rápido desenvolvimento de tolerância, de modo que a diurese não é sustentada. Ocorre inibição semelhante da secreção de ocitocina, o que pode retardar o parto.

O etanol aumenta a secreção salivar e gástrica, o que talvez seja, em algumas culturas, uma razão para a popularidade de uma taça de xerez antes do jantar. Todavia, o consumo pesado de aguardentes provoca dano direto à mucosa gástrica, causando gastrite crônica. Esse efeito e o aumento da secreção ácida constituem fatores envolvidos na elevada incidência de sangramento gástrico em alcoolistas. A depressão do SNC predispõe à pneumonia por aspiração e à formação de abscessos no pulmão. A pancreatite aguda pode se tornar crônica, com formação de pseudocistos (coleções de líquido no saco peritoneal), má absorção de gordura e, por fim, perda da função dos linfócitos B e diabetes melito insulinodependente.

O etanol produz uma variedade de efeitos endócrinos. Em particular, aumenta a produção de hormônios esteroides da suprarrenal estimulando a secreção de hormônio adrenocorticotrófico pela adeno-hipófise. Entretanto, o aumento da hidrocortisona plasmática observado, em geral, em alcoolistas (que leva a uma "pseudossíndrome de Cushing" [ver Capítulo 33]) é devido, em parte, à inibição do metabolismo da hidrocortisona no fígado pelo etanol.

Os efeitos tóxicos agudos sobre o músculo são exacerbados por convulsões e imobilidade prolongada. A miosite ("rabdomiólise") grave com mioglobinúria pode causar insuficiência renal aguda. A toxicidade crônica afeta particularmente o músculo cardíaco, resultando em cardiomiopatia alcoólica e em insuficiência cardíaca crônica.

O consumo crônico de etanol também pode resultar em imunossupressão, levando a um aumento na incidência de infecções, como pneumonia (a imunização com vacina pneumocócica é importante em alcoolistas crônicos) e maior risco de câncer, em particular da boca, laringe e esôfago.

Os alcoolistas do sexo masculino com frequência apresentam impotência e sinais de feminização. Esse efeito está associado à síntese prejudicada de esteroides testiculares, porém a indução das enzimas microssomais hepáticas pelo etanol e, portanto, o aumento da taxa de inativação da testosterona também contribuem.

EFEITOS DO ETANOL NO FÍGADO

Junto ao dano cerebral, o dano hepático constitui a consequência a longo prazo grave mais comum do consumo excessivo de etanol (Lieber, 1995). O etanol aumenta o acúmulo de gordura no fígado, até mesmo depois de uma única dose.

---

[15] Motoristas de ônibus foram solicitados a dirigir em um espaço selecionado por eles próprios como mínimo para que o veículo conseguisse passar. O etanol não apenas fez com que batessem nas barreiras com mais frequência em qualquer um dos espaços, como também fez com que escolhessem o mais apertado, frequentemente mais estreito do que o ônibus.

[16] A imagem de um grande cão são-bernardo carregando um pequeno barril de conhaque em torno do pescoço para reanimar vítimas de avalanches é um apócrifo criado pelo pintor inglês Edwin Landseer que, em 1820, pintou o quadro *Mastins alpinos reanimando um viajante aflito*. Com seu olfato apurado, esses cães eram úteis na busca de pessoas enterradas na neve, mas tomar um gole de conhaque só teria aumentado a perda de calor da vítima.

Esse aumento (esteatose hepática) progride para a hepatite (*i. e.*, inflamação do fígado) e, por fim, para a necrose e fibrose hepáticas irreversíveis. A cirrose representa um estágio final, com fibrose extensa e focos de hepatócitos em regeneração que não estão corretamente "inseridos" no sistema sanguíneo e biliar. O desvio do fluxo sanguíneo porta ao redor do fígado cirrótico com frequência provoca hipertensão portal e desenvolvimento de varizes esofágicas, que podem sofrer sangramento súbito e catastrófico.

Com o consumo crônico de etanol, muitos outros fatores contribuem para o dano hepático. Um deles é a desnutrição, pois alcoolistas podem satisfazer grande parte das necessidades calóricas com o próprio etanol. Trezentos gramas de etanol (o equivalente a uma garrafa de uísque) fornecem cerca de 2.000 kcal; entretanto, diferentemente de uma dieta normal, não fornece quaisquer vitaminas, aminoácidos ou ácidos graxos. A deficiência de tiamina constitui um importante fator no dano neurológico crônico. A deficiência de folato (ver Capítulo 24) também é comum em alcoolistas e, com frequência, está associada à macrocitose dos eritrócitos.

A incidência global de doença hepática crônica é uma função do consumo cumulativo de etanol ao longo de muitos anos. Um aumento na concentração plasmática da enzima hepática γ-glutamil transpeptidase (um marcador da indução do citocromo P450; ver Capítulo 10) costuma levantar a suspeita de dano hepático relacionado ao etanol, embora não seja específica dele.

EFEITOS DO ETANOL NO DESENVOLVIMENTO FETAL

A ingestão de álcool, em particular nos primeiros 3 meses de gestação, aumenta o risco de aborto, parto prematuro e baixo peso do recém-nascido. O efeito adverso do consumo pesado de etanol durante a gravidez sobre o desenvolvimento fetal foi demonstrado no início da década de 1970, quando foi criado a expressão *síndrome alcoólica fetal* (SAF).

As características da SAF totalmente desenvolvida incluem:

- Desenvolvimento facial anormal, com olhos afastados, fissuras palpebrais curtas e malares pequenos
- Circunferência craniana reduzida
- Atraso do crescimento
- Deficiência intelectual e anormalidades comportamentais, que frequentemente se manifestam na forma de hiperatividade e dificuldade na integração social
- Outras anormalidades anatômicas, que podem ser maiores ou menores (p. ex., anormalidades cardíacas congênitas, malformação dos olhos e das orelhas).

Um grau menor de comprometimento, denominado *distúrbio de neurodesenvolvimento relacionado ao álcool* (DNRA), resulta em problemas comportamentais e déficits cognitivos e motores, frequentemente associados a um tamanho reduzido do cérebro. Ocorre SAF completa em cerca de 3 em cada mil nascidos vivos, e a síndrome afeta cerca de 30% das crianças nascidas de mães alcoolistas. É rara quando as mães bebem menos de cerca de 5 unidades/dia, porém é mais comum em mulheres com consumo compulsivo que esporadicamente consomem quantidades muito maiores, resultando em picos de altos níveis de etanol. O DNRA é cerca de três vezes mais comum. Embora não exista nenhum limiar seguro claramente definido, não há evidências de que quantidades inferiores a cerca de duas unidades/dia sejam prejudiciais. Não há período crítico da gravidez durante o qual o consumo de etanol tende a levar à SAF, embora um estudo tenha sugerido que a incidência dessa síndrome está mais correlacionada com o consumo de etanol no início da gravidez, até mesmo antes do reconhecimento da gravidez, sugerindo que não apenas mulheres grávidas, mas também as que têm probabilidade de engravidar devem ser orientadas a não consumir álcool em excesso. Experimentos realizados em ratos e camundongos sugerem que o efeito sobre o desenvolvimento facial pode ser produzido bem no início da gravidez (até 4 semanas nos seres humanos), enquanto o efeito sobre o desenvolvimento do cérebro é produzido mais tarde (até 10 semanas).

> **Efeitos do etanol**
>
> - O **etanol** atua como depressor geral do SNC, à semelhança dos agentes anestésicos voláteis, produzindo os efeitos bem conhecidos da intoxicação aguda
> - Foram postulados vários mecanismos celulares: aumento da ação do GABA e da glicina, inibição da abertura dos canais de cálcio, ativação dos canais de potássio e inibição dos receptores NMDA
> - Concentrações plasmáticas efetivas:
>   - Efeitos limiares: cerca de 20 mg/100 mℓ (5 mmol/ℓ)
>   - Intoxicação grave: cerca de 150 mg/100 mℓ
>   - Morte por insuficiência respiratória: cerca de 500 mg/100 mℓ
> - Os principais efeitos periféricos consistem em diurese autolimitada (redução da secreção de hormônio antidiurético) e vasodilatação cutânea
> - Ocorre degeneração neurológica com consumo pesado e compulsivo, causando demência e neuropatias periféricas
> - O consumo de etanol a longo prazo provoca doença hepática, que progride para a cirrose e a insuficiência hepática
> - O consumo excessivo durante a gravidez causa comprometimento do desenvolvimento fetal, associado a tamanho pequeno, desenvolvimento facial anormal e outras anormalidades físicas, bem como deficiência intelectual
> - Ocorrem adicção, dependência física e tolerância com o **etanol**.

ASPECTOS FARMACOCINÉTICOS

MECANISMO DO ETANOL

O etanol sofre rápida absorção, e uma quantidade apreciável é absorvida a partir do estômago. Uma fração substancial é eliminada por metabolismo hepático de primeira passagem. O metabolismo hepático do etanol apresenta uma cinética de saturação (ver Capítulos 10 e 11) em concentrações bastante baixas de etanol, de modo que a fração de etanol removida diminui à medida que aumenta a concentração que alcança o fígado. Por conseguinte, se a absorção de etanol for rápida, e a concentração na veia porta for alta, a maior parte do etanol escapa para a circulação sistêmica, ao passo que, com uma absorção lenta, uma maior quantidade é removida pelo metabolismo de primeira passagem. Essa é uma razão pela qual o consumo de etanol com estômago vazio produz um efeito farmacológico muito maior. O etanol se distribui rapidamente em toda a água corporal, e a taxa de redistribuição depende sobretudo do fluxo sanguíneo para os tecidos individuais, à semelhança dos anestésicos voláteis (ver Capítulo 41).

Cerca de 90% do etanol são metabolizados, e 5 a 10% são excretados de modo inalterado no ar expirado e na urina. Essa fração não é significativa do ponto de vista farmacocinético, porém fornece a base para calcular a concentração sanguínea de etanol a partir de medições realizadas na respiração ou na urina. A razão das concentrações de etanol entre o sangue e o ar alveolar, medida no fim de uma expiração profunda, é relativamente constante, em que 80 mg/100 ml de etanol no sangue produzem 35 µg/100 ml no ar expirado, constituindo a base para o teste do bafômetro. A concentração na urina é mais variável e fornece uma medição menos acurada da concentração sanguínea.

O metabolismo do etanol ocorre quase totalmente no fígado e, em grande parte, por uma via envolvendo oxidações sucessivas, primeiro a acetaldeído e, em seguida, a ácido acético (Figura 49.5). Como o etanol é, com frequência, consumido em grandes quantidades (em comparação com a maioria das substâncias), em que 1 a 2 mol por dia não é de forma alguma incomum, ele representa uma considerável carga para os sistemas oxidativos hepáticos. A oxidação de 2 mol de etanol consome cerca de 1,5 kg do cofator dinucleotídeo de nicotinamida adenina (NAD^+). A disponibilidade de NAD^+ limita a velocidade de oxidação do etanol para cerca de 8 g/h no adulto normal, independentemente da concentração de etanol (Figura 49.6), levando o processo a exibir uma cinética de saturação (ver Capítulo 10). Além disso, leva à competição entre o etanol e outros substratos metabólicos para as reservas disponíveis de NAD^+, o que pode constituir um fator no dano hepático induzido pelo etanol (ver Capítulo 58). O metabólito intermediário, o acetaldeído, é um composto reativo e tóxico, e isso também pode contribuir para a hepatotoxicidade. Ocorre também um pequeno grau de esterificação do etanol com vários ácidos graxos nos tecidos, e esses ésteres também podem contribuir para a toxicidade a longo prazo.

A á*lcool desidrogenase* é uma enzima citoplasmática solúvel, confinada sobretudo às células hepáticas, que oxida o etanol ao mesmo tempo que reduz o NAD^+ a NADH (ver Figura 49.5). O metabolismo do etanol leva a uma queda da razão entre NAD^+ a NADH, o que gera outras consequências metabólicas (p. ex., aumento do lactato e alentecimento do ciclo de Krebs). A limitação imposta pela taxa limitada de regeneração do NAD^+ no metabolismo do etanol levou a tentativas de encontrar um agente de "sobriedade" que atue ao regenerar o NAD^+ a partir do NADH. Um desses agentes é a frutose, que é reduzida por uma enzima que exige NADH. Em altas doses, produz um aumento mensurável na taxa de metabolismo do etanol, porém não o suficiente para ter um efeito útil sobre a taxa de retorno à sobriedade.

Em geral, apenas uma pequena quantidade de etanol é metabolizada pelo sistema de oxidase de função mista microssomal (ver Capítulo 10), mas ocorre indução desse sistema em alcoolistas. O etanol pode afetar o metabolismo de outros fármacos metabolizados pelo sistema de oxidase de função mista (p. ex., **fenobarbital, varfarina** e **esteroides**), com efeito inibitório inicial produzido por competição, seguido de potencialização devido à indução enzimática.

Quase todo o acetaldeído produzido é convertido em acetato no fígado pela *aldeído desidrogenase* (ver Figura 49.5). Em geral, apenas uma pequena quantidade de acetaldeído escapa do fígado, produzindo uma concentração sanguínea de acetaldeído de 20 a 50 µmol/ℓ após uma dose intoxicante de etanol em seres humanos. Em geral, o acetaldeído circulante tem pouco ou nenhum efeito, porém a concentração pode se tornar muito maior em certas circunstâncias e provocar efeitos tóxicos. Isso ocorre se a aldeído desidrogenase for inibida por fármacos como o **dissulfiram**. Na presença de dissulfiram, que não produz nenhum efeito acentuado quando administrado sozinho, o consumo de etanol é seguido de uma grave reação que consiste em ruborização, taquicardia, hiperventilação e pânico e angústia consideráveis devido

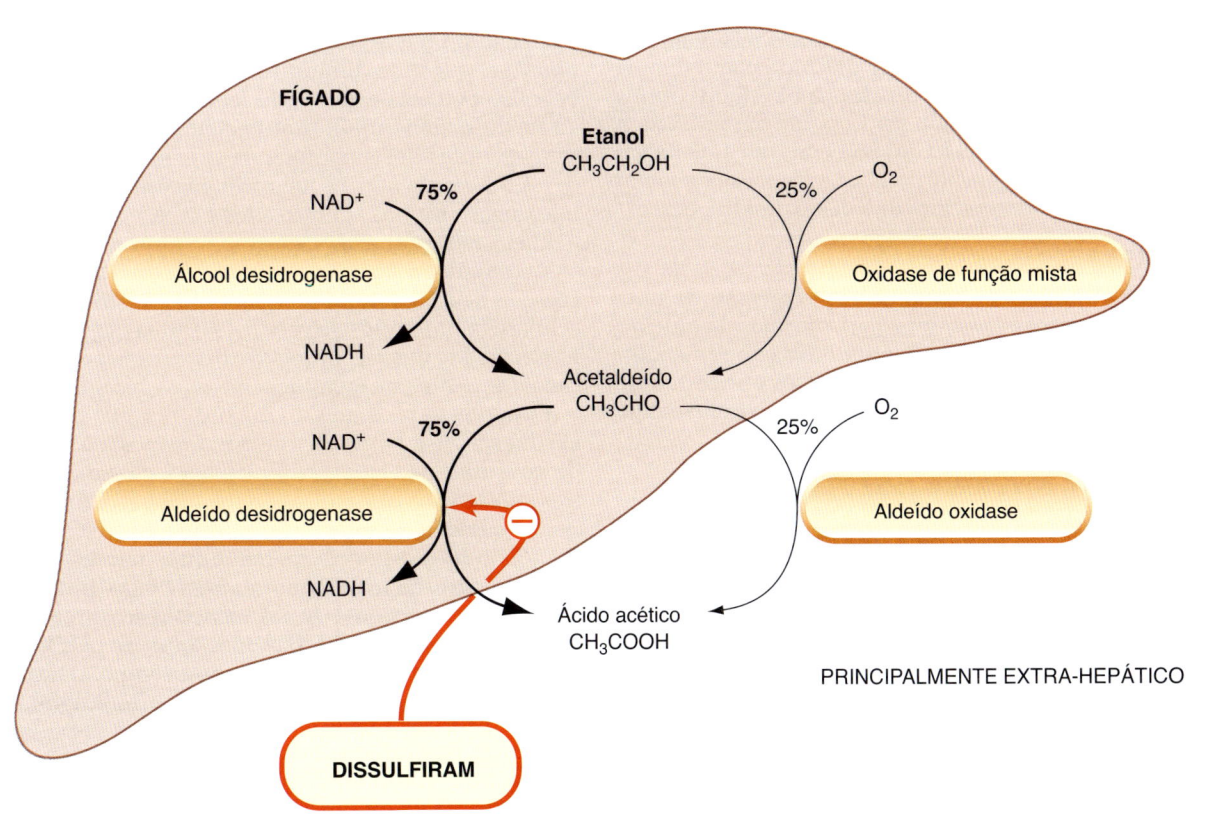

Figura 49.5 Metabolismo do etanol. *NAD*, dinucleotídeo de nicotinamida adenina.

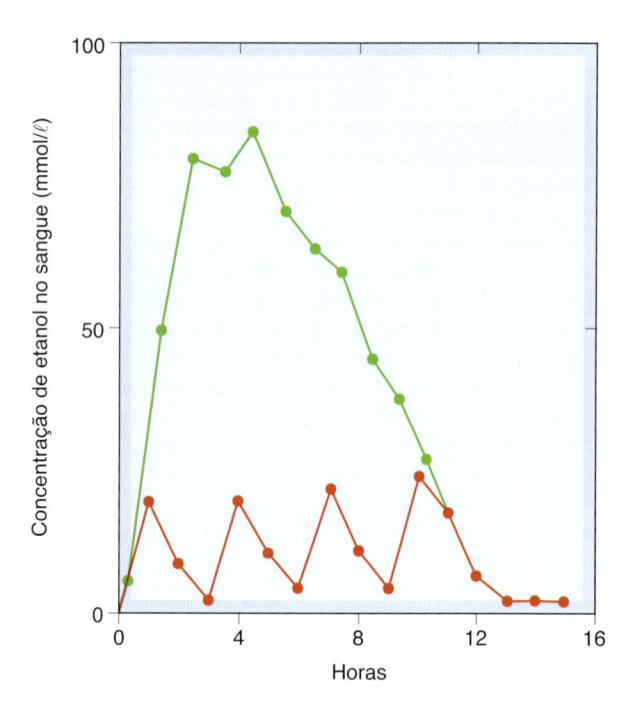

Figura 49.6 Cinética de ordem zero da eliminação de etanol em camundongos. Ratos receberam etanol por via oral (104 mmol/kg), em dose única ou em quatro doses fracionadas. A dose única resulta em uma concentração de etanol no sangue muito mais alta e mais sustentada do que a mesma quantidade administrada em doses fracionadas. Observe que, após a dose única, a concentração de etanol declina de modo linear, sendo a taxa de declínio semelhante depois de uma dose pequena ou grande devido ao fenômeno de saturação. (De Kalant, H., et al., 1975. Biochem. Pharmacol. 24, 431.)

ao acúmulo excessivo de acetaldeído na corrente sanguínea. Essa reação é bastante desagradável, porém, em geral, não é prejudicial, ao menos em consumidores relativamente saudáveis, e o dissulfiram pode ser utilizado como terapia de aversão para desencorajar o uso de etanol. Alguns outros fármacos (p. ex., **metronidazol**; ver Capítulo 52) produzem reações semelhantes ao etanol. Curiosamente, um fitoterápico chinês usado tradicionalmente para curar alcoolistas contém **daidzeína**, um inibidor específico da aldeído desidrogenase.[17]

FATORES GENÉTICOS

Em 50% da população asiática, ocorre expressão de uma variante genética inativa de uma das isoformas da aldeído desidrogenase (ALDH-2). Esses indivíduos experimentam uma reação semelhante ao dissulfiram após a ingestão de álcool, e a incidência de alcoolismo no grupo é extremamente baixa (Tyndale, 2003).

METABOLISMO E TOXICIDADE DO METANOL E DO ETILENOGLICOL

O metanol é metabolizado da mesma forma que o etanol, porém produz formaldeído em vez de acetaldeído na primeira etapa de oxidação. O formaldeído é mais reativo do que o acetaldeído e reage rapidamente com proteínas, causando a inativação das enzimas envolvidas no ciclo do ácido tricarboxílico. É convertido em outro metabólito tóxico, o ácido fórmico. Diferente do ácido acético, o ácido fórmico não pode ser utilizado no ciclo do ácido tricarboxílico e tende a causar dano tecidual. A conversão de alcoóis em aldeídos ocorre não apenas no fígado, mas também na retina, catalisada pela desidrogenase responsável pela conversão do retinol-retinal. A formação de formaldeído na retina é responsável por um dos principais efeitos tóxicos do metanol, a cegueira, que pode ocorrer após a ingestão de uma dose tão pequena quanto 10 g. A produção de ácido fórmico e a desorganização do ciclo do ácido tricarboxílico também produzem acidose grave.

O metanol é usado como solvente industrial e para adulterar o etanol industrial, de modo a torná-lo inadequado para ingestão. O envenenamento por metanol é bastante comum e costumava ser tratado pela administração de grandes doses de etanol, que atua retardando o metabolismo do metanol por competição pela álcool desidrogenase. O **fomepizol** inibe a álcool desidrogenase e é o medicamento preferido, quando disponível. Esse tratamento pode ser feito em conjunto com hemodiálise para remover o metanol inalterado, que tem pequeno volume de distribuição.

O envenenamento por etilenoglicol, usado em líquido anticongelante e freio de automóveis, constitui uma emergência médica. O etilenoglicol é rapidamente absorvido pelo intestino e metabolizado a glicolato e, em seguida, mais devagar, a oxalato. O glicolato interfere nos processos metabólicos e produz acidose metabólica. Afeta o cérebro, o coração e os rins. O tratamento consiste em fomepizol ou, com cautela, etanol[18] e hemodiálise.

TOLERÂNCIA E DEPENDÊNCIA FÍSICA

A tolerância aos efeitos do etanol pode ser demonstrada tanto em seres humanos quanto em animais de laboratório, com redução da potência de duas a três vezes ao longo de 1 a 3 semanas de administração contínua de etanol. Uma pequena parte disso se deve à eliminação mais rápida do etanol. O principal componente é a tolerância celular, responsável por uma diminuição de aproximadamente duas vezes na potência e que pode ser observada *in vitro* (p. ex., ao medir o efeito inibitório do etanol sobre a liberação de transmissores dos sinaptossomos) e *in vivo*. O mecanismo dessa tolerância não é conhecido. Ela está associada a uma tolerância a muitos agentes anestésicos, e, com frequência, é difícil anestesiar alcoolistas.

A administração crônica de etanol provoca várias alterações nos neurônios do SNC, que tendem a opor-se aos efeitos celulares agudos que ela produz. Há uma pequena redução na densidade dos receptores $GABA_A$ e uma proliferação de canais de cálcio voltagem-dependentes e receptores NMDA.

Observa-se o desenvolvimento de uma síndrome de abstinência física bem definida em resposta à interrupção do consumo de etanol. À semelhança da maioria das outras substâncias que causam dependência, é provável que isso seja relevante como fator a curto prazo na sustentação do hábito da substância, porém outros fatores (sobretudo psicológicos) são mais importantes a longo prazo (ver Capítulo 50). A síndrome de abstinência física em geral desaparece depois de alguns dias, mas a fissura pelo etanol e a tendência à recaída duram muito mais tempo. O tratamento da dependência ao álcool é descrito no Capítulo 50.

---

[17]Em hamsters (que consomem espontaneamente álcool em quantidades que derrotaria até mesmo o mais forte dos bebedores de duas pernas, mas que permanecem, até onde se possa dizer de um hamster, completamente sóbrios), a daidzeína inibe muito o consumo de álcool.

[18]Quando se deparou com um envenenamento de emergência, no meio da noite, de um cachorro por etilenoglicol, um veterinário, colega de um dos autores, correu até o supermercado local e comprou uma garrafa de vodca – o cachorro sobreviveu.

Nos seres humanos, a síndrome de abstinência física em sua forma grave desenvolve-se depois de cerca de 8 horas. No primeiro estágio, os principais sintomas consistem em tremor, náuseas, sudorese, febre e, algumas vezes, alucinações e duram cerca de 24 horas. Essa fase pode ser seguida de convulsões (*rum fits*). Nos próximos dias, há desenvolvimento da condição de *delirium tremens*, em que o paciente se torna confuso, agitado e, com frequência, agressivo e pode sofrer alucinações muito mais graves. O tratamento dessa emergência médica consiste em sedação com grandes doses de um benzodiazepínico, como o **clordiazepóxido** (ver Capítulo 45), com grandes doses de tiamina.

AGONISTAS SINTÉTICOS DOS RECEPTORES CANABINOIDES

O sistema canabinoide endógeno e os canabinoides presentes na planta *Cannabis sativa* (fitocanabinoides) são descritos de modo detalhado no Capítulo 18. Aqui, concentramo-nos nos SCRAs, que algumas vezes são coloquialmente referidos como *Spice*, *K2* ou *Black Mamba*. As estruturas químicas dos SCRAs são diversas, com descrição de mais de 10 famílias químicas (Davidson et al., 2017; Advisory Council on the Misure of Drugs, 2020). Algumas se originaram de tentativas legítimas de indústrias farmacêuticas de desenvolver novos compostos terapêuticos; entretanto, mais recentemente, outras foram desenvolvidas apenas para fins não medicinais. As soluções de SCRAs com frequência são pulverizadas em material vegetal ou papel e, depois, fumadas, porém os SCRAs também estão disponíveis na forma de cristais e pó. O fumo, o *vaping*, a insuflação e a ingestão constituem as principais formas de utilização dos SCRAs. Trata-se de agonistas plenos do receptor canabinoide CB_1, o alvo por meio do qual o **Δ9-tetra-hidrocanabinol** (THC), o principal ingrediente psicoativo da *Cannabis*, tem seus efeitos. O THC é um agonista parcial nos receptores CB_1. Diz-se que os SCRAs exercem uma ativação "mais vigorosa" do receptor CB_1, visto que os usuários costumam se tornar "zumbis" ou catalépticos. Isso pode explicar a sua popularidade entre os sem-teto e os presidiários, proporcionando-lhes um período de fuga de sua vida diária.

> **Metabolismo do etanol**
>
> - O **etanol** é metabolizado principalmente pelo fígado, primeiro pela álcool desidrogenase a acetaldeído e, em seguida, pela aldeído desidrogenase a acetato. Cerca de 25% do acetaldeído sofrem metabolismo extra-hepático
> - Pequenas quantidades de **etanol** são excretadas na urina e no ar expirado
> - O metabolismo hepático apresenta cinética de saturação, sobretudo devido à disponibilidade limitada de dinucleotídeo de nicotinamida adenina (NAD^+). A taxa máxima de metabolismo do **etanol** é de cerca de 10 mℓ/h. Por conseguinte, a concentração plasmática cai de modo linear, e não de modo exponencial
> - O acetaldeído pode produzir efeitos tóxicos. A inibição da aldeído desidrogenase pelo **dissulfiram** acentua náuseas etc. causadas pelo acetaldeído e pode ser usada na terapia de aversão
> - De modo semelhante, o **metanol** é metabolizado a ácido fórmico, tóxico particularmente para a retina
> - A população asiática apresenta uma elevada taxa de polimorfismo da álcool desidrogenase e da aldeído desidrogenase, associada ao alcoolismo e à intolerância ao álcool, respectivamente.

Diferentemente da própria *Cannabis*, o SCRAs são muito prejudiciais e podem induzir alucinações, episódios psicóticos, ataques de pânico, convulsões, depressão respiratória e morte. As razões precisas para esses efeitos tóxicos não são conhecidas. Podem ter efeitos "fora do alvo" não relacionados com suas ações nos receptores CB_1. Além disso, quando fumados, os compostos originais estão sujeitos a sofrer pirólise, dando origem a derivados inesperados, que podem ser responsáveis por alguns dos efeitos prejudiciais. O controle de qualidade não é uma prioridade para os produtores desses agentes, de modo que pode haver contaminantes tóxicos em lotes ocasionais de produtos químicos. A interrupção do uso pode resultar em sintomas de abstinência em usuários pesados.

BIBLIOGRAFIA E LEITURA COMPLEMENTAR

Referência geral

Miller, R.J., 2015. Drugged: The Science and Culture behind Psychotropic Drugs. Oxford University Press, Oxford.

Estimulantes

Docherty, J.R., Green, A.R., 2010. The role of monoamines in the changes in body temperature induced by 3,4-methylenedioxymethamphetamine (MDMA, ecstasy) and its derivatives. Br. J. Pharmacol. 160, 1029–1044.

Fredholm, B.B., Battig, K., Holmes, J., et al., 1999. Actions of caffeine in the brain with special reference to factors that contribute to its widespread use. Pharmacol. Rev. 51, 83–133.

Green, A.R., King, M.V., Shortall, S.E., Fone, K.C., 2012. Lost in translation: preclinical studies on 3,4-methylenedioxy-methamphetamine provide information on mechanisms of action, but do not allow accurate prediction of adverse events in humans. Br. J. Pharmacol. 166, 1523–1536.

Heal, D.J., Cheetham, S.C., Smith, S.L., 2009. The neuropharmacology of ADHD drugs in vivo: insights on efficacy and safety. Neuropharmacology 57, 608–618.

Mitchell, J.M., Bogenschutz, M., Lilienstein, A., et al., 2021. MDMA-assisted therapy for severe PTSD: a randomized, double-blind, placebo-controlled phase 3 study. Nat. Med. 27, 1025–1033.

Nicotina

De Biasi, M., Dani, J.A., 2011. Reward, addiction, withdrawal to nicotine. Annu. Rev. Neurosci. 34, 105–130.

Hung, R.J., McKay, J.D., Gaborieau, V., et al., 2008. A susceptibility locus for lung cancer maps to nicotinic acetylcholine receptor subunit genes on 15q25. Nature 452, 633–637.

Le Foll, B., Goldberg, S.R., 2005. Control of the reinforcing effects of nicotine by associated environmental stimuli in animals and humans. Trends Pharmacol. Sci. 26, 287–293.

Leslie, F.M., Mojica, C.Y., Reynaga, D.D., 2013. Nicotinic receptors in addiction pathways. Mol. Pharmacol. 83, 753–758.

Wonnacott, S., Sidhpura, N., Balfour, D.J.K., 2005. Nicotine: from molecular mechanisms to behaviour. Curr. Opin. Pharmacol. 5, 53–59.

Potencializadores da cognição

Battleday, R.M., Brem, A.K., 2015. Modafinil for cognitive neuroenhancement in healthy non-sleep-deprived subjects: a systematic review. Eur. Neuropsychopharmacol. 25, 1865–1881.

Collingridge, G.L., Volianskis, A., Bannister, N., et al., 2013. The NMDA receptor as a target for cognitive enhancement. Neuropharmacology 64, 13–26.

D'Angelo, L.S.C., Savulich, D., Sahakian, B.J., 2017. Lifestyle use of drugs by healthy people for enhancing cognition, creativity, motivation and pleasure. Br. J. Pharmacol. 174, 3257–3267.

Harms, J.E., Benveniste, M., Maclean, J.K., Partin, K.M., Jamieson, C., 2013. Functional analysis of a novel positive allosteric modulator of AMPA receptors derived from a structure-based drug design strategy. Neuropharmacology 64, 45–52.

Napoletano, F., Schifano, F., Corkery, J.M., et al., 2020. The psychonauts' world of cognitive enhancers. Front. Psychiatr. 11, 546796.

Psicodélicos

Nichols, D.E., 2004. Hallucinogens. Pharmacol. Ther. 101, 131–181.

Rickli, A., Moning, O.D., Hoener, M.C., Liechti, M.E., 2016. Receptor interaction profiles of novel psychoactive tryptamines compared with classic hallucinogens. Eur. Neuropsychopharmacol. 26 (8), 1327–1337.

Etanol

Garbutt, J.C., 2009. The state of pharmacotherapy for the treatment of alcohol dependence. J. Subst. Abuse Treat. 36, S15–S21.

Harper, C., Matsumoto, I., 2005. Ethanol and brain damage. Curr. Opin. Pharmacol. 5, 73–78.

Harris, R.A., Trudell, J.R., Mihic, S.J., 2008. Ethanol's molecular targets. Sci. Signal. 1, re7.

Lieber, C.S., 1995. Medical disorders of alcoholism. N. Engl. J. Med. 333, 1058–1065.

Spanagel, R., 2009. Alcoholism: a systems approach from molecular physiology to addictive behaviour. Physiol. Rev. 89, 649–705.

Tyndale, R.F., 2003. Genetics of alcohol and tobacco use in humans. Ann. Med. 35, 94–121.

Substâncias dissociativas

Morgan, C.J., Curran, H.V., 2012. Ketamine use: a review. Addiction 107, 27–38.

Morris, B.J., Cochran, S.M., Pratt, J.A., 2005. PCP: from pharmacology to modelling schizophrenia. Curr. Opin. Pharmacol. 5, 101–106.

Agonistas sintéticos do receptor canabinoide

Advisory Council on the Misuse of Drugs, 2020. Synthetic cannabinoid receptor agonists (SCRA). Available at: https://assets.publishing.service.gov.uk/government/uploads/system/uploads/attachment_data/file/929909/FOR_PUBLICATION_-_ACMD_SCRA_report_final.pdf.

Davidson, C., Opacka-Juffry, J., Arevalo-Martin, A., Garcia-Ovejero, D., Molina-Holgado, E., Molina-Holgado, F., 2017. Spicing up pharmacology: a review of synthetic cannabinoids from structure to adverse events. Adv. Pharmacol. 80, 135–168.

Sistema Nervoso • SEÇÃO 4

Uso de Substâncias e Drogadição

CONSIDERAÇÕES GERAIS

Em outros capítulos, consideramos como as drogas, que são administradas por algumas pessoas acharem seus efeitos prazerosos (hedônicos), atuam de forma profunda no cérebro. Neste capítulo, concentramo-nos nos fatores que se relacionam especificamente com o seu uso: vias de administração, efeitos nocivos e consumo compulsivo de substâncias (adicção). Por fim, são descritos os tratamentos farmacológicos para o uso compulsivo de substâncias. As razões pelas quais o uso de determinada substância pode ser considerado um problema para algumas sociedades, mas não para outras, são complexas e, em grande parte, estão fora do escopo deste livro. O uso de substâncias para aumentar a excitação sexual é discutido no Capítulo 59.

USO DE SUBSTÂNCIAS

Diversos termos são empregados – algumas vezes como sinônimos e outras de modo incorreto – para descrever o uso de substâncias e as consequências do consumo das que não foram prescritas para aquela pessoa ou determinado propósito. Os termos cujo uso devem ser evitados estão listados na Tabela 50.1. Outros termos mais úteis são definidos no texto.

Uma vasta e crescente variedade de substâncias é usada para alterar o humor e a percepção,[1] incluindo as que também são usadas como medicamentos – ansiolíticos (ver Capítulo 45), opioides (ver Capítulo 43), anestésicos gerais (ver Capítulo 41), canabinoides (ver Capítulo 18) e alguns estimulantes (ver Capítulo 49) –, substâncias psicoativas não medicinais (ver Capítulo 49) e solventes orgânicos voláteis (presentes em colas e aerossóis). A popularidade de cada uma delas varia entre diferentes sociedades no mundo inteiro, e, dentro de uma mesma sociedade, a popularidade difere entre grupos distintos de indivíduos.[2] Com frequência, os usuários utilizam de modo concomitante mais de uma substância (p. ex., os usuários de heroína injetam cocaína e heroína juntas, uma atividade conhecida como *speedballing*) ou sequencialmente. O uso sequencial pretende, com frequência, reduzir os efeitos adversos que ocorrem quando o efeito da primeira substância diminui (p. ex., uso de benzodiazepínicos quando diminui o efeito de estimulantes). O policonsumo de drogas é uma área muito pouco pesquisada em relação ao motivo pelo qual é realizada, como diferentes substâncias podem interagir e ao potencial efeito nocivo que pode surgir em decorrência de sua prática. Por exemplo, o etanol altera o metabolismo da cocaína, resultando na produção de *cocaetileno*, que é mais potente do que a cocaína e apresenta toxicidade cardiovascular potencialmente maior.

As substâncias usadas representam um grupo farmacológico bastante heterogêneo; podemos encontrar pouco em comum nos efeitos comportamentais produzidos, por exemplo, pela **heroína**, pela **cocaína** e pelo **LSD** (dietilamida do ácido lisérgico). O que liga essas substâncias é o fato de que algumas pessoas consideram seus efeitos prazerosos (hedônicos) e tendem a querer repetir a experiência, a qual pode assumir a forma de intensa euforia, elevação do humor, alucinações, estimulação, calma ou sedação, dependendo da substância específica consumida. Muitos usuários de substâncias apresentam problemas de saúde mental, e, para eles, o consumo de drogas representa uma maneira de automedicação para aliviar os sintomas que estão apresentando.

A popularidade e a disponibilidade de substâncias mudam com o tempo. Por exemplo, ao longo dos últimos 20 anos, a epidemia de opioides nos EUA foi estimulada pela facilidade de obter prescrições de opioides, como a **oxicodona**, e, mais recentemente, pela ampla disponibilidade de **fentanila** de produção ilícita e substâncias relacionadas (**fentanilas**), de modo que, em 2019, nos EUA, de mais de 70 mil mortes por superdosagem, cerca de 52% envolveram **fentanilas**, 20% foram causadas por opioides obtidos com prescrição (p. ex., **oxicodona**) e apenas 20% envolveram a **heroína** (nome oficial: **diamorfina**). A situação é diferente em outros países, como no Reino Unido, onde a heroína continua sendo o opioide disponível predominante.

O uso de substâncias envolve efeitos no cérebro, que podem ser tanto agudos quanto crônicos (Figura 50.1). O efeito agudo imediato sobre o humor é a razão do consumo. Para algumas substâncias (p. ex., **anfetaminas** e **3,4-metilenodioximetanfetamina [MDMA]**, ver Capítulo 49), esse efeito pode ser seguido de uma fase negativa ou depressiva de rebote. O uso persistente de uma substância pode levar ao seu uso compulsivo e ao desenvolvimento de tolerância.

ADMINISTRAÇÃO DE SUBSTÂNCIAS

Para as substâncias que induzem fortes emoções de euforia, existem dois componentes da experiência: um efeito inicial rápido (o *rush* ou *buzz*) e um efeito prazeroso mais prolongado (o *high*) que, no caso de algumas substâncias (p. ex., gabapentinoides ou opioides), pode ser acompanhado de um período de sedação (*gouching*). A intensidade do efeito inicial é determinada pela velocidade com a qual a substância chega ao cérebro e ativa o seu mecanismo efetor. Para muitos usuários casuais de substâncias, a facilidade de administração define a maneira como a substância é consumida (p. ex., fumar, engolir ou aspirar uma substância constituem formas de administração relativamente fáceis). Entretanto, para outros usuários que procuram obter uma experiência mais intensa, a via de administração e a escolha da substância específica tornam-se importantes. A injeção por via intravenosa ou o fumo resultam em absorção mais rápida da substância do que quando ela é ingerida por

---

[1] A Drugs Wheel (http://www.thedrugswheel.com/) fornece uma classificação atualizada e de fácil compreensão da variedade de substâncias em constante expansão. A maioria é ilegal, porém existem fortes *lobbies* para legalizar aquelas que são consideradas menos prejudiciais, um processo que está bem encaminhado para a maconha (*Cannabis*) em vários países.
[2] Uma pesquisa realizada em uma cidade do Reino Unido mostrou que, entre os frequentadores de casas noturnas de sexta-feira, a escolha da substância estava associada ao tipo de música tocada (Measham e Moore, 2009).

Tabela 50.1 Glossário de termos frequentemente usados e "abusados".

Adicto	Indivíduo cujo desejo de experenciar os efeitos de uma substância ultrapassa qualquer consideração acerca dos graves problemas físicos, sociais ou psicológicos que essa substância possa causar a ele ou a outros. Termo empregado com frequência em círculos não científicos para transmitir uma intenção criminosa, razão pela qual deixou de ser usada pelos envolvidos no tratamento de pessoas com transtornos de uso de substâncias
Drogado (*junkie*)	Termo pejorativo para referir-se a alguém que apresenta um transtorno de uso de substâncias envolvendo habitualmente opioides
Abuso e mau uso de substâncias	Uso de substâncias não medicinais (há controvérsia se o consumo de substâncias para alterar o humor/induzir alucinações deve ser descrito como "mau uso" ou "abuso")
Uso de substâncias recreativas	Expressão originalmente utilizada para descrever o uso de todas as substâncias; agora, algumas vezes é empregada para descrever o uso de substâncias em ambientes de bares/clubes/discotecas
Narcóticos	Termo originalmente usado para descrever opioides, visto que induzem o sono (narcose). Depois, o termo passou a ser usado por pessoas não cientistas para descrever uma ampla variedade de substâncias (incluindo a cocaína, que é um estimulante)

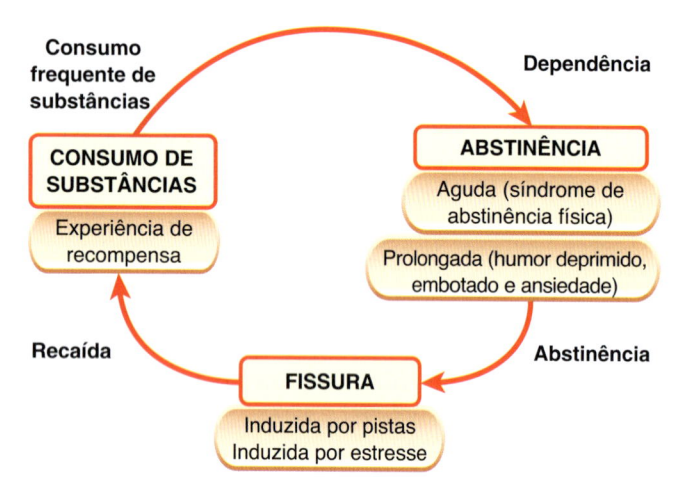

Figura 50.1 Esquema simplificado do ciclo recorrente de uso compulsivo de substâncias.

via oral. A heroína, a cocaína, as anfetaminas, o tabaco e a *Cannabis* são todas consumidas por uma dessas vias. A heroína é mais popular como droga de rua do que a morfina, apesar de sua falta de atividade nos receptores opioides μ (ver Capítulo 43). Isso se deve ao fato de a heroína ser logo desacetilada a um metabólito ativo, a 6-acetilmorfina, que entra rápido no cérebro e estimula os receptores (Gottås et al., 2013). A conversão subsequente da 6-acetilmorfina em morfina ocorre de forma relativamente lenta.

EFEITOS NOCIVOS DAS SUBSTÂNCIAS

Todas as substâncias de abuso são nocivas, porém em graus variáveis. Os efeitos adversos podem ser o resultado de superdosagem (p. ex., depressão respiratória produzida por opioides), dos efeitos sobre outros tecidos diferentes do cérebro (p. ex., necrose do septo nasal em consequência do uso crônico de cocaína), da via de administração (p. ex., infecções pelo HIV e pelo vírus da hepatite C e outras infecções em usuários de drogas que compartilham agulhas), de efeitos não relacionados com as ações específicas da substância (p. ex., carcinogenicidade da fumaça do tabaco, dor vesical intensa em usuários regulares de **cetamina**) ou do uso para propósitos nefastos (p. ex., **flunitrazepam** ou γ-**hidroxibutirato [GHB]** como drogas de estupro). Muitos efeitos nocivos importantes estão relacionados com a natureza aditiva de algumas substâncias (p. ex., psicoestimulantes, opioides, etanol e tabaco) ou sua capacidade de revelar uma suscetibilidade a doença psicótica em alguns indivíduos (p. ex., anfetaminas e *Cannabis*).

Houve tentativas, por parte de grupos de especialistas no Reino Unido, na União Europeia e na Austrália, de produzir uma escala racional dos efeitos nocivos das drogas – físicos, psicológicos e sociais –, com base na avaliação dos danos aos usuários e a outras pessoas (Bonomo et al., 2019). O etanol foi classificado como a substância mais nociva no mundo em todos os estudos. Embora os grupos tenham divergido sobre os danos relativos de outras substâncias, houve um consenso de que o tabaco (nicotina), a metanfetamina, a heroína, as fentanilas, o *crack* e a cocaína são os mais prejudiciais depois do etanol, e o **LSD** e **MDMA** muito menos.[3]

ADICÇÃO EM SUBSTÂNCIAS

A drogadição, também referida como *transtorno por uso de substâncias*,[4] descreve a condição humana em que:

- O consumo de substâncias se torna compulsivo, tendo prioridade sobre outras necessidades do indivíduo
- Há perda de controle sobre a quantidade de substância consumida
- Ocorrem mudanças físicas e psicológicas quando o acesso à substância é negado.

Por conseguinte, a adicção envolve componentes tanto psicológicos quanto fisiológicos e pode ser considerada como um processo em três estágios, em torno do qual os usuários seguem o ciclo repetidamente (ver Figura 50.1). À medida que a adicção progride, o consumo da substância pode apenas reverter o humor deprimido que se desenvolve entre as doses, em vez de produzir o efeito (*rather*) experienciado nos estágios iniciais do consumo. A neurobiologia da

---

[3]Essa ordem de efeitos nocivos não se reflete na classificação das substâncias de acordo com a lei no Reino Unido, onde o LSD e o MDMA estão incluídos na Classe A, enquanto o etanol e o tabaco são legais.

[4]Os farmacologistas são mais propensos a preferir a expressão *transtorno por uso de drogas* à expressão *transtorno por uso de substâncias*, visto que, para eles, o álcool e os solventes são drogas (ver Capítulo 1 para uma definição farmacológica do que é uma droga), porém outros interessados decidiram sobre o termo *transtorno por uso de substâncias*.

adicção de substância é descrita de maneira detalhada por Koob e Volkow (2016).

A drogadição se torna um problema quando a necessidade passa a ser tão insistente que domina o estilo de vida do indivíduo e prejudica a sua qualidade de vida, e o próprio consumo de substância provoca danos reais ao indivíduo ou à comunidade. Exemplo desses últimos efeitos são a incapacidade mental e o dano ao fígado causados pelo etanol, as numerosas doenças associadas ao fumo de tabaco, o elevado risco de infecção com o uso de injeções intravenosas (em particular HIV e hepatite C), o grave risco de superdosagem com a maioria dos opioides e o comportamento criminoso quando usuários de drogas precisam financiar o seu consumo.

Nem todas as substâncias psicoativas induzem adicção grave. As altamente aditivas incluem a nicotina, o etanol, os opioides, o *crack* e a cocaína em pó, a metanfetamina, a anfetamina e os benzodiazepínicos. Por outro lado, a *Cannabis*, o MDMA e os psicodélicos são menos aditivos.

Nem todas as pessoas que consomem substâncias progridem para a adicção. Estudos de famílias mostram claramente que a suscetibilidade à adicção é uma característica herdada. Cerca de 50% do risco de se tornar adicto são genéticos. Variantes de muitos genes diferentes podem, cada uma delas, fazer uma pequena contribuição para a suscetibilidade geral de um indivíduo à adicção, um cenário familiar que fornece alguns indicadores para intervenção terapêutica. Os polimorfismos em genes envolvidos no metabolismo do etanol (ver Capítulo 49) fornecem o melhor exemplo de genes que afetam diretamente a tendência ao uso de uma substância.

Outros fatores que contribuem para a drogadição são os associados ao desenvolvimento (os adolescentes correm mais risco do que os adultos) e ambientais, por exemplo, estresse, pressões sociais e disponibilidade de substâncias. Muitos indivíduos que se tornam adictos também sofrem de doenças mentais – *ansiedade grave, depressão, transtorno de déficit de atenção com hiperatividade (TDAH), transtorno bipolar, transtornos de personalidade ou esquizofrenia* – ou sofreram abuso físico ou mental. Essas questões subjacentes podem contribuir para o desejo de consumir substâncias, bem como para a incapacidade de interromper o consumo.

RECOMPENSA INDUZIDA POR SUBSTÂNCIAS

A característica comum dos vários tipos de agentes psicoativos aditivos é que todos eles produzem uma experiência *gratificante* (p. ex., elevação do humor ou sensação de euforia ou de calma).

Em estudos animais, nos quais o estado de humor não pode ser deduzido diretamente, a recompensa manifesta-se na forma de *reforço positivo*, isto é, um aumento na probabilidade de ocorrência de qualquer comportamento que esteja associado à experiência da substância. Em estudos de *preferência de local condicionada*, os animais recebem uma substância ou placebo e, em seguida, são colocados em diferentes ambientes. Depois, quando testados em um estado livre de substâncias, passarão a maior parte do tempo no ambiente associado a uma experiência anterior de gratificação da substância. Outra maneira para determinar se uma substância é gratificante é testar se os animais a autoadministram ou não ao acionarem uma alavanca para obtê-la. Os estimulantes e os opioides são autoadministrados por animais de laboratório, enquanto a tendência à autoadministração é menor com os psicodélicos, o que pode indicar que, diferente dos seres humanos, eles consideram a experiência não gratificante.

Os seres humanos têm a escolha de querer ou não experimentar drogas e de continuar consumindo-as – pode haver, portanto, um elemento de tomada de risco quando o indivíduo experimenta drogas. Em testes comportamentais, foi observado que alguns ratos são muito mais impulsivos do que outros (Jupp et al., 2013). Os impulsivos apresentaram uma maior taxa de autoadministração de cocaína, nicotina, álcool e metilfenidato e um nível mais baixo de expressão de receptores de dopamina D_2 e D_3 no núcleo *accumbens* (ver adiante sobre a importância dessa região cerebral no uso de substâncias). Entretanto, os ratos impulsivos não foram mais propensos à autoadministração de opioides.

VIAS DE RECOMPENSA

Praticamente todas as principais substâncias produtoras de adicção testadas até o momento, incluindo opioides, nicotina, anfetaminas, etanol e cocaína, ativam a *via de recompensa*, a via mesolímbica dopaminérgica (ver Capítulo 39), que se estende, por meio do feixe medial do prosencéfalo, da área tegmental ventral (ATV) do mesencéfalo até o núcleo *accumbens* e a região límbica. Embora, para algumas dessas substâncias, seus principais locais de ação possam ser em outras partes do cérebro, todas aumentam o nível extracelular de dopamina no núcleo *accumbens*, conforme mostrado por microdiálise em animais e por técnicas de imagem cerebral *in vivo* em seres humanos. Os opioides aumentam o disparo dos neurônios dopaminérgicos da ATV reduzindo o nível de inibição GABAérgica (desinibição) dentro da ATV, enquanto a anfetamina e a cocaína atuam nos terminais nervosos dopaminérgicos no núcleo *accumbens* para liberar dopamina ou impedir a sua captação (ver Capítulo 15). Tendo em vista que a liberação de dopamina no núcleo *accumbens* também é intensificada por estímulos naturalmente gratificantes, como comida, água, sexo e carinho, parece que as substâncias estão apenas ativando ou superativando o sistema de prazer do próprio corpo. Em usuários experientes de substâncias, a antecipação do efeito pode se tornar suficiente para desencadear a liberação de dopamina. Paradoxalmente, os exames de imagem cerebral revelaram que, em usuários crônicos, o aumento da dopamina pode ser menor do que o esperado quando comparado com o observado nos que usam eventualmente, embora a euforia subjetiva ainda seja intensa. Isso pode refletir algum grau de sensibilização, porém o mecanismo envolvido ainda não é bem compreendido.

A interrupção química ou cirúrgica da via dopaminérgica da ATV-núcleo *accumbens* compromete os comportamentos de busca de substâncias em muitas situações experimentais. A deleção dos receptores D_2 em uma cepa de camundongos transgênicos mostrou eliminar as propriedades de recompensa da administração de morfina, sem reduzir outros efeitos do opioide, e não impediu a ocorrência de sinais de abstinência física em animais dependentes de morfina (Maldonado et al., 1997), sugerindo que a via dopaminérgica é responsável pela recompensa positiva, mas não pelos efeitos negativos de abstinência. Entretanto, antagonistas dos receptores D_2 (fármacos antipsicóticos; ver Capítulo 47) não tiveram sucesso no tratamento da adicção, e evidências mais recentes sugerem que os receptores D_1 ativados por aumentos acentuados na liberação de dopamina e, possivelmente, dos receptores D_3 desempenham papéis importantes. A tradução de estudos pré-clínicos no desenvolvimento de antagonistas ou de agonistas parciais dos receptores D_3 como tratamentos para a adicção tem sido muito lenta (Galaj et al., 2020).

DEPENDÊNCIA FÍSICA

Caracteriza-se por uma *síndrome de abstinência*, em que a interrupção da administração da substância ou a administração de um antagonista provocam efeitos fisiológicos adversos. Com a cessação prolongada da administração da substância, os efeitos da abstinência podem persistir por um período de vários dias ou semanas, e as respostas precisas à abstinência são características do tipo de substância consumida. A intensidade da síndrome de abstinência também varia entre substâncias do mesmo tipo, de acordo com suas características farmacocinéticas. O desejo de evitar ou de suprimir a síndrome de abstinência aumenta a vontade de voltar a consumir a substância. Em indivíduos submetidos a tratamento de desintoxicação, pode-se utilizar a intervenção farmacológica para reduzir a intensidade da abstinência (Tabela 50.2).

Tabela 50.2 Abordagens farmacológicas para o tratamento da drogadição.

Mecanismo	Exemplos
Terapias com agonistas	• Metadona (agonista opioide ativo por via oral, com meia-vida biológica longa) e buprenorfina (agonista parcial de opioide de absorção oromucosa, agora também disponível como preparação de liberação prolongada SC) ou heroína legal (administrada por via IM ou IV) como tratamento de manutenção de pacientes com dependência de opioides • Adesivos ou goma de mascar de nicotina para aliviar os sintomas de abstinência da nicotina e reduzir a fissura
Bloqueio da resposta de prazer	• Naltrexona (antagonista não seletivo de opioides) para bloquear os efeitos opioides em pacientes com abstinência da substância • Naltrexona e nalmefeno (agonista não seletivo de opioides/agonista parcial fraco) para reduzir o uso de etanol (presumivelmente ao bloquear os efeitos dos opioides endógenos liberados pelo etanol no cérebro) • Mecamilamina (antagonista nicotínico) para bloquear os efeitos da nicotina • Imunização contra a nicotina, a cocaína e os opioides para produzir anticorpos circulantes (ainda em fase de desenvolvimento)
Terapias aversivas	• Dissulfiram (inibidor da aldeído desidrogenase) para induzir uma resposta desagradável ao etanol
Para aliviar os sintomas de abstinência	• A metadona ou a buprenorfina são usadas a curto prazo para atenuar a abstinência de opioides • A ibogaína (um agente psicoativo de ocorrência natural) é usada por alguns para reduzir os sintomas de abstinência de opioides • Lofexidina (agonista dos receptores α_2-adrenérgicos) para diminuir os sintomas de abstinência de opioides, do álcool e da nicotina • Propranolol (antagonista dos receptores β-adrenérgicos) para diminuir a atividade simpática periférica excessiva • Vareniclina (agonista parcial do receptor nicotínico $\alpha4\beta2$) para aliviar os sintomas de abstinência da nicotina. O tratamento pode ser continuado em indivíduos com abstinência para reduzir o risco de recaída • Benzodiazepínicos (p. ex., clordiazepóxido), clometiazol, topiramato e GHB para atenuar os sintomas de abstinência do álcool
Redução do uso contínuo de substâncias (pode atuar pela redução da fissura)	• Bupropiona (antidepressivo com alguma atividade de antagonista dos receptores nicotínicos) e nortriptilina (antidepressivo inibidor da captação de noradrenalina) para reduzir o uso de tabaco • Clonidina (agonista dos receptores α_2-adrenérgicos) para reduzir a incontrolável fissura por nicotina[a] • Acamprosato (antagonista dos receptores NMDA) para tratamento do alcoolismo[a] • Topiramato e lamotrigina (agentes antiepilépticos) para o tratamento do alcoolismo e uso de cocaína[a] • Foi relatado que o GHB reduz a incontrolável fissura por álcool e cocaína[a] • Foi relatado que o baclofeno (agonista dos receptores $GABA_B$) reduz o uso de opioides, de álcool e de estimulantes[a] • Modafinila (inibidor da captação de dopamina) para reduzir o uso de cocaína[a] • Foi relatado que a ibogaína (alucinógeno natural) reduz a incontrolável fissura por estimulantes e opioides[a] • A MDMA, a psilocibina e o LSD podem ter efeitos benéficos no tratamento do alcoolismo[a]

[a]A eficácia desses agentes na redução do uso continuado de outras drogas além daquelas listadas ainda não foi determinada. Os medicamentos antidepressivos, estabilizadores do humor, ansiolíticos e antipsicóticos são úteis no tratamento de pacientes que, além do consumo de substâncias, também sofrem de outros transtornos mentais. O antagonista dos receptores canabinoides CB_1, o rimonabanto, além de seus efeitos antiobesidade, também reduz o consumo de nicotina, etanol, estimulantes e opioides. Entretanto, induz também depressão, e seu uso foi interrompido.

GHB, ácido γ-hidroxibutírico; LSD, dietilamida do ácido lisérgico; MDMA, 3,4-metilenodioximetanfetamina; NMDA, N-metil-D-aspartato.

Os mecanismos responsáveis pela síndrome de abstinência foram caracterizados de modo mais completo para a dependência de opioides, porém mecanismos semelhantes podem aplicar-se à abstinência de cocaína e de etanol. Em nível celular, os opioides inibem a formação de AMPc, e a abstinência resulta em aumento de rebote como resultado da "superativação" da adenilato ciclase, bem como da suprarregulação da quantidade dessa enzima. Isso resulta em ativação da proteína quinase A (PKA), em aumento da adenosina como consequência da conversão do AMPc em adenosina e na ativação de um fator de transcrição: a proteína de ligação do elemento de resposta ao AMPc (CREB). O aumento na atividade da PKA eleva a excitabilidade dos terminais nervosos pela fosforilação de transportadores de neurotransmissores, ampliando a sua condutância iônica (Bagley et al., 2005) e a liberação de neurotransmissores por uma ação direta sobre o processo secretor (Williams et al., 2001). A abstinência resulta em aumento da liberação de GABA em várias partes do cérebro, provavelmente por meio dos mecanismos já descritos (Bagley et al., 2011). A liberação de outros neurotransmissores provavelmente também aumenta. Em contrapartida, os níveis extracelulares elevados de adenosina, que atuam nos receptores pré-sinápticos A_1 (ver Capítulo 16), inibem a liberação de glutamato nas sinapses excitatórias e, assim, neutralizam a hiperexcitabilidade neuronal que ocorre durante a abstinência de substâncias, sugerindo a possibilidade – ainda não clinicamente comprovada – de que os agonistas da adenosina podem ser úteis na redução da síndrome de abstinência. O CREB, que está suprarregulado no núcleo *accumbens* pela administração prolongada de opioides ou de cocaína, desempenha um papel fundamental na regulação de vários componentes das vias de sinalização do AMPc, e animais transgênicos que carecem de CREB apresentam uma redução dos sintomas de abstinência (Chao e Nestler, 2004).

Vários tipos de agentes terapêuticos, incluindo antidepressivos e fármacos antipsicóticos, também produzem sintomas de abstinência com a interrupção de sua administração, porém é importante diferenciar esse tipo de fenômeno de "rebote" observado com frequência da dependência física associada ao uso de substâncias. É comum observar um grau de dependência física quando pacientes recebem analgésicos opioides no hospital por vários dias, mas isso raramente leva à adicção.

ALTERAÇÕES PSICOLÓGICAS

Nos períodos de abstinência de substâncias, os indivíduos experimentam irritabilidade, estresse, ansiedade, humor depressivo e respostas embotadas a experiências que normalmente seriam prazerosas. Essas alterações comportamentais aversivas podem ser duradouras e podem contribuir para o desejo de consumir a substância, de modo a escapar desse estado emocional negativo (*afeto negativo*). Além disso, a memória de experiências anteriores induzidas por substâncias pode ser muito intensa e duradoura, dando origem à *fissura*; pode levar o indivíduo a consumir novamente a substância – um processo designado como *recaída* –, até mesmo após um período prolongado de abstinência (Weiss, 2005). O esforço relativo necessário para a transição pela desintoxicação até a abstinência e recuperação é ilustrado na Figura 50.2.

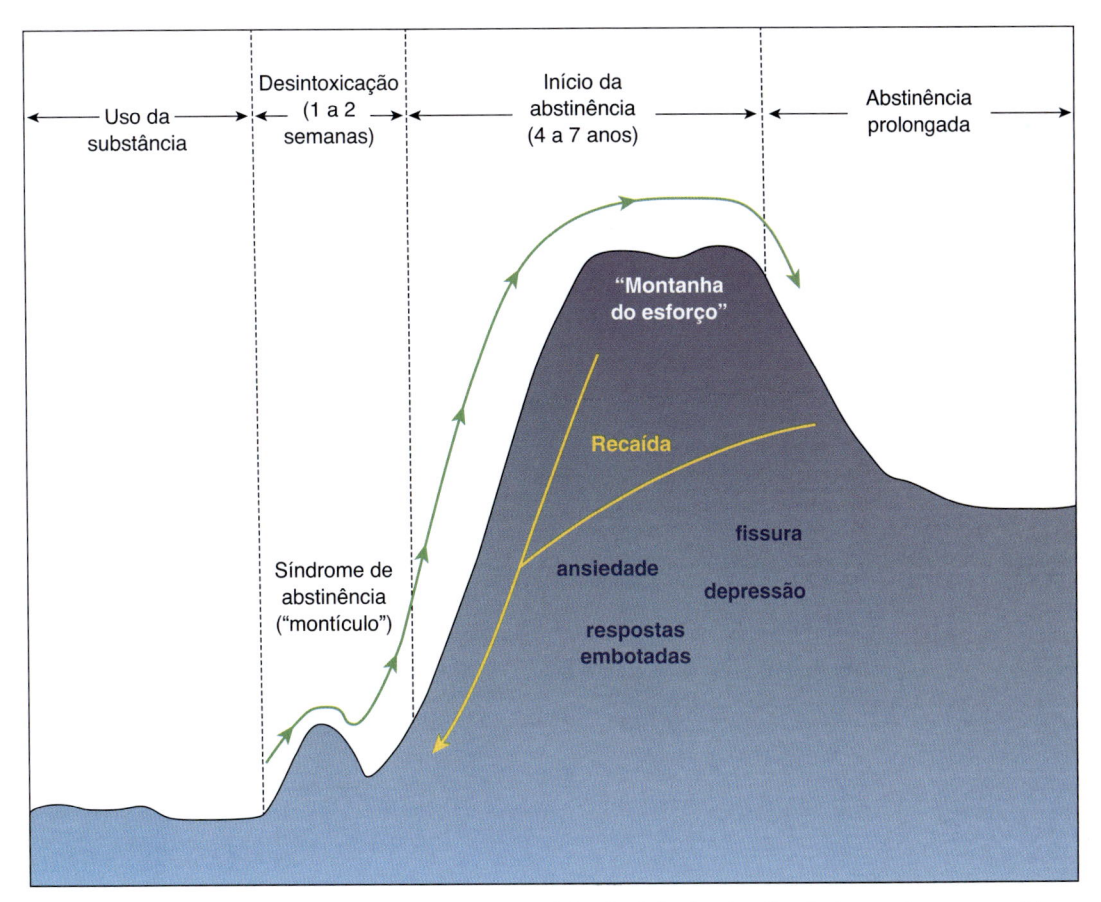

Figura 50.2 O "montículo" da desintoxicação *versus* a "montanha" da abstinência. O gráfico ilustra o esforço necessário para passar pela desintoxicação e manter a abstinência. Adaptada de Diaper, A.M., Law, F.M., Melichar, J.K., 2014. Pharmacological strategies for detoxification. Brit. J. Clin. Pharmacol. 77, 302-314.

A fissura pode ser desencadeada por estresse ou por pistas, como se deparar com o ambiente que a pessoa associa ao consumo anterior da substância ou ver a parafernália de administração dela, como, por exemplo, cachimbo de *crack* ou seringa. Isso sugere que a aprendizagem associativa pode ser importante (Robbins et al., 2008). Foi sugerido que as substâncias alteram a formação das memórias para aumentar a recordação da experiência anterior com elas. Nesse aspecto, é interessante assinalar que várias substâncias, como cocaína, morfina, nicotina e etanol, podem produzir alterações na plasticidade sináptica, uma correlação celular da formação de memória (ver Capítulo 38), tanto na ATV quanto no núcleo *accumbens* (Hyman et al., 2006; Nestler e Lüscher, 2019).

Os fatores psicológicos da adicção de substâncias são discutidos de forma detalhada por Koob e Volkow (2016) e estão resumidos na Figura 50.3.

TOLERÂNCIA

A tolerância (ver Capítulo 2) descreve a redução do efeito farmacológico com a administração repetida de uma substância e desenvolve-se ao longo do tempo, assim como a dependência física. Não ocorre com todas as substâncias. Diferente do que se pensava inicialmente, acredita-se agora que a dependência física e a tolerância envolvem diferentes mecanismos celulares (Bailey e Connor, 2005).

Para substâncias como os opioides, que são agonistas em receptores específicos (ver Capítulo 43), a tolerância celular resulta, em parte, da dessensibilização dos receptores. Com ativação prolongada por um agonista, o receptor μ é fosforilado por várias quinases intracelulares (Williams et al., 2013), o que dessensibiliza diretamente o receptor ou provoca a ligação de outras proteínas ao receptor, como arrestinas, que desacoplam o receptor de sua proteína G (ver Capítulo 3). No animal intacto, a inibição ou a eliminação dessas quinases reduzem o nível de tolerância.

ABORDAGENS FARMACOLÓGICAS PARA O TRATAMENTO DA DROGADIÇÃO

Existe uma variedade de abordagens usadas para o tratamento da adicção em substâncias. A Tabela 50.2 fornece exemplos específicos dos fármacos usados em cada uma delas.

- Terapia com agonistas, em que uma substância de grau medicinal é fornecida a longo prazo para "*manter*" o indivíduo, impedindo que sofra abstinência e reduzindo a fissura pelas substâncias. Para usuários de heroína, essa forma de tratamento também demonstrou reduzir as

Adicção

- Ocorre adicção quando, como resultado da administração repetida da substância, o desejo de sentir novamente os efeitos de uma substância torna-se compulsivo
- Ocorre adicção com uma ampla variedade de substâncias psicotrópicas, que atuam por meio de muitos mecanismos diferentes
- A característica comum das principais substâncias que provocam adicção é que elas exercem uma ação de reforço positivo ("recompensa"), associada à ativação da via dopaminérgica mesolímbica
- A dependência física se caracteriza por uma síndrome de abstinência com a interrupção do uso da substância e varia quanto ao tipo e intensidade para diferentes classes de substâncias
- A abstinência da substância também resulta em alterações prolongadas do humor – irritabilidade, estresse, ansiedade, depressão e respostas embotadas a experiências normalmente gratificantes – e fissura
- A fissura pode ser desencadeada por estresse ou por pistas relacionadas com a experiência anterior com a substância e pode ocorrer em indivíduos que estavam livres do consumo da substância por um período considerável
- Com a administração repetida da substância, pode ocorrer tolerância a seus efeitos
- Embora fatores genéticos contribuam para o comportamento de busca de substâncias, ainda não foram identificados genes específicos.

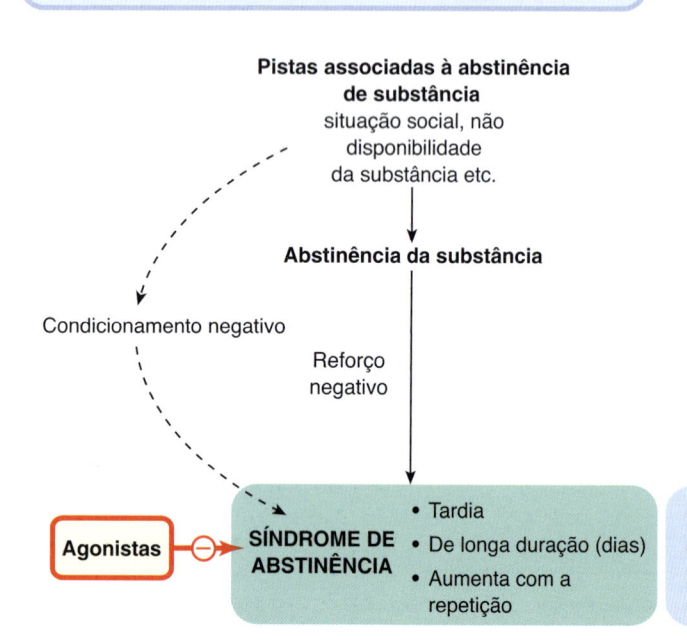

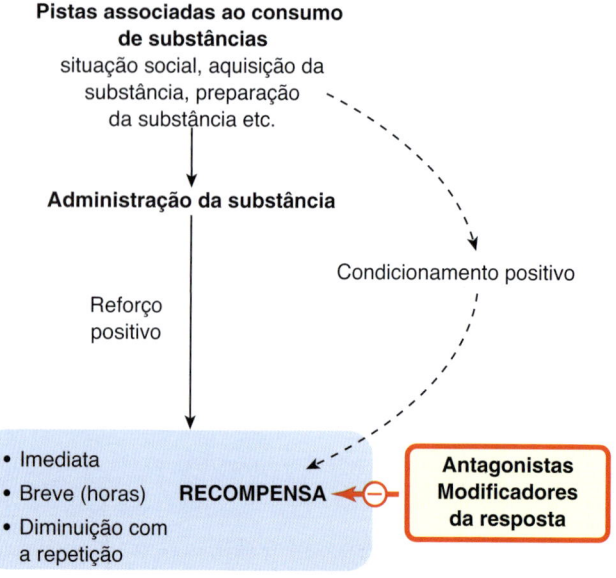

Figura 50.3 Esquema simplificado de alguns dos fatores psicológicos envolvidos no uso de substâncias.

atividades criminosas para financiar a compra de drogas ilícitas, os riscos de saúde associados (como a infecção pelo HIV e pelo vírus da hepatite C) e as mortes por superdosagem
- Facilitação da abstinência de substâncias (desintoxicação) pela substituição por uma substância da mesma classe, da qual a abstinência subsequente é menos intensa, ou pela administração de outros fármacos durante o processo de abstinência, de modo a reduzir a intensidade dos sintomas de abstinência
- Bloqueio dos efeitos de uma substância pela administração prévia de um antagonista, de modo que, se o indivíduo foi desintoxicado, porém sofre recaída e volta a consumir a droga, ele não experimentará os efeitos prazerosos da substância. Para que essa abordagem tenha sucesso, o antagonista precisa ter uma ação de longa duração ou ser administrada na forma de preparação de liberação prolongada que libera o antagonista durante um período prolongado
- Bloqueio dos efeitos de uma substância por imunização, de modo a induzir a produção de anticorpos circulantes que sequestram a substância e impedem que ela atravesse a barreira hematoencefálica. Vacinas contra a nicotina, a heroína, as fentanilas ou a cocaína demonstraram ter eficácia em testes realizados em animais, porém, até o momento, demonstraram ser menos efetivas em ensaios clínicos com seres humanos. A falta de eficácia em humanos pode ser devido aos baixos títulos de anticorpos ou ao fato de os indivíduos passarem a consumir maiores quantidades da substância para superar os efeitos de sequestro dos anticorpos produzidos (Truong e Kosten, 2022)
- Tornar a experiência da substância desagradável. O melhor exemplo dessa abordagem é a do etanol, que é rapidamente metabolizado a ácido acético por um processo em duas etapas (ver Capítulo 49 e Figura 49.5). O dissulfiram, um inibidor da aldeído desidrogenase, inibe a segunda etapa, resultando em acúmulo de acetaldeído, que provoca uma resposta desagradável quando o etanol é consumido
- Redução da fissura por uma substância. Foram sugeridos diversos fármacos para reduzir a fissura por várias substâncias. A sua efetividade é uma área de debate e investigação contínuos.

A adicção de substâncias envolve muitos fatores psicossociais e alguns genéticos, bem como mecanismos neurofarmacológicos, de modo que, embora as abordagens farmacológicas para o seu tratamento sejam importantes, elas constituem apenas um componente das abordagens terapêuticas necessárias. A psicoterapia, o tratamento dos transtornos mentais subjacentes e o tratamento dos problemas de saúde física e melhoria das condições sociais (p. ex., fornecer acomodações para desabrigados) são essenciais para o processo de recuperação.

REDUÇÃO DE DANOS

Para os usuários de drogas intravenosas, o fornecimento de equipamento esterilizado (agulhas, seringas, colheres e água) reduz o compartilhamento do equipamento e a disseminação de doenças transmitidas pelo sangue, como HIV e hepatite C. A superdosagem de opioides resulta em grave depressão respiratória, que pode levar à morte. A depressão respiratória induzida por opioides é rapidamente revertida pela administração de um antagonista de opioides, a **naloxona.** Salas de injeção supervisionadas e a distribuição de naloxona (na forma de *kit* de injeção intramuscular ou de *spray* nasal) dentro da comunidade de usuários de drogas são maneiras de reduzir as mortes por superdosagem de opioides.

Uso clínico de fármacos nos transtornos relacionados ao uso de substâncias

Tabaco
- A **nicotina** a curto prazo é um adjuvante da terapia comportamental em fumantes comprometidos a abandonar o tabagismo; a **vareniclina** também é usada como adjuvante, porém foi associada a ideação suicida
- A **bupropiona** também é efetiva, mas diminui o limiar de convulsões, de modo que está contraindicada para indivíduos com fatores de risco para convulsões (e se houver história de transtorno alimentar)

Álcool
- Podem ser utilizados benzodiazepínicos de ação longa (p. ex., **clordiazepóxido**) para reduzir os sintomas de abstinência e o risco de convulsões; devem ser reduzidos de forma gradual ao longo de 1 a 2 semanas e, em seguida, interrompidos
- O **dissulfiram** é usado como adjuvante da terapia comportamental em pacientes adequadamente motivados com transtorno por uso de álcool após desintoxicação; está contraindicado para pacientes nos quais a hipotensão seria perigosa (p. ex., pacientes com doença coronariana ou vascular cerebral)
- O **acamprosato** pode ajudar a manter a abstinência; seu uso é iniciado assim que ocorrer abstinência e mantido se houver recidiva; é continuado por 1 ano

Opioides
- A **naloxona**, um antagonista competitivo dos opioides, tornou-se disponível para uso no contexto de comunidades para reverter a depressão respiratória da superdosagem de opioides. Pode ser administrada como *spray* nasal ou por injeção intramuscular
- Os agonistas plenos ou agonistas parciais dos opioides (p. ex., **metadona** ou **buprenorfina**, respectivamente), administrados por via oral ou sublingual, podem substituir os narcóticos injetáveis, cujos efeitos nocivos são atribuíveis à via de administração
- A **naltrexona**, um antagonista dos opioides de ação longa, é utilizada como adjuvante para ajudar a prevenir a recaída em usuários de opioides que foram desintoxicados (livres de opioides durante pelo menos 1 semana)
- A **lefexidina**, um agonista α_2 (como a **clonidina**; ver Capítulo 15), é usada a curto prazo (geralmente por até 10 dias) para melhorar os sintomas de abstinência dos opioides e, em seguida, é reduzida gradualmente por um período adicional de 2 a 4 dias.

BIBLIOGRAFIA E LEITURA COMPLEMENTAR

Geral

Chao, J., Nestler, E.J., 2004. Molecular neurobiology of addiction. Annu. Rev. Med. 55, 113-132.

Gottås, A., Øiestad, E.L., Boix, F., et al., 2013. Levels of heroin and its metabolites in blood and brain extracellular fluid after i.v. heroin administration to freely moving rats. Br. J. Pharmacol. 170, 546-556.

Koob, G.F., Volkow, N.D., 2016. Neurobiology of addiction: a neurocircuitry analysis. Lancet Psychiatr. 3, 760-773.

Measham, F., Moore, K., 2009. Repertoires of distinction. exploring patterns of weekend polydrug use within local leisure scenes across the English night time economy. Criminol. Crim. Justice 9, 437-464.

Efeitos nocivos das substâncias

Bonomo, Y., Norman, A., Biondo, S., et al., 2019. The Australian drug harms ranking study. J. Psychopharmacol. 33, 759-768.

Nutt, D., King, L.A., Phillips, L.D., 2010. Drug harms in the UK: a multicriteria decision analysis. Lancet 376, 558-565.

van Amsterdam, J., Nutt, D., Phillips, L., van den Brink, W., 2015. European rating of drug harms. J. Psychopharmacol. 29, 655-660.

Recompensa

Galaj, E., Newman, A.H., Xi, Z.X., 2020. Dopamine D3 receptor-based medication development for the treatment of opioid use disorder: rationale, progress, and challenges. Neurosci. Biobehav. Rev. 114, 38-52.

Hyman, S.E., Malenka, R.C., Nestler, E.J., 2006. Neural mechanisms of addiction: the role of reward-related learning and memory. Annu. Rev. Neurosci. 29, 565-598.

Jupp, B., Caprioli, D., Dalley, J.W., 2013. Highly impulsive rats: modelling an endophenotype to determine the neurobiological, genetic and environmental mechanisms of addiction. Dis. Model. Mech. 6, 302-311.

Maldonado, R., Saiardi, A., Valverde, O., et al., 1997. Absence of opiate rewarding effects in mice lacking dopamine D_2 receptors. Nature 388, 586-589.

Nestler, E.J., Lüscher, C., 2019. The molecular basis of drug addiction: linking epigenetic to synaptic and circuit mechanisms. Neuron 102, 48-59.

Dependência física e tolerância

Bagley, E.E., Gerke, M.B., Vaughan, C.W., et al., 2005. GABA transporter currents activated by protein kinase A excite midbrain neurons during opioid withdrawal. Neuron 45, 433-445.

Bagley, E.E., Hacker, J., Chefer, V.I., et al., 2011. Drug-induced GABA transporter currents enhance GABA release to induce opioid withdrawal behaviors. Nat. Neurosci. 14, 1548-1554.

Bailey, C.P., Connor, M., 2005. Opioids: cellular mechanisms of tolerance and physical dependence. Curr. Opin. Pharmacol. 5, 60-68.

Robbins, T.W., Ersche, K.D., Everitt, B.J., 2008. Drug addiction and the memory systems of the brain. Ann. N. Y. Acad. Sci. 1141, 1-21.

Weiss, F., 2005. Neurobiology of craving, conditioned reward and relapse. Curr. Opin. Pharmacol. 5, 9-19.

Williams, J.T., Christie, M.J., Manzoni, O., 2001. Cellular and synaptic adaptations mediating opioid dependence. Physiol. Rev. 81, 299-343.

Williams, J.T., Ingram, S.L., Henderson, G., et al., 2013. Regulation of μ-opioid receptors: desensitization, phosphorylation, internalization, and tolerance. Pharmacol. Rev. 65, 223-254.

Tratamento

Truong, T.T., Kosten, T.R., 2022. Current status of vaccines for substance use disorders: a brief review of human studies. J. Neurol. Sci. 434, 120098.

Fármacos Usados no Tratamento das Infecções e do Câncer • SEÇÃO 5

Princípios Básicos de Quimioterapia Antimicrobiana

51

CONSIDERAÇÕES GERAIS

O termo *quimioterapia* foi originalmente empregado para descrever o uso de fármacos que eram "seletivamente tóxicos" para patógenos microbianos (p. ex., bactérias, vírus, protozoários, fungos e helmintos), produzindo efeitos mínimos no hospedeiro. O termo também se refere ao uso de fármacos para o tratamento de tumores; e, ao menos na mente do público, a quimioterapia habitualmente está associada aos fármacos antineoplásicos citotóxicos que provocam efeitos angustiantes e indesejáveis, como queda de cabelo, náuseas e vômito. Neste capítulo, concentramo-nos na quimioterapia antimicrobiana, a passo que, no Capítulo 57, os fármacos antineoplásicos são discutidos. A viabilidade da estratégia de toxicidade seletiva depende da capacidade de explorar as diferenças bioquímicas, como as que podem existir entre o organismo infeccioso e o hospedeiro. Enquanto a maior parte desta seção do livro descreve os fármacos utilizados para combater essas infecções, neste capítulo introdutório consideraremos a natureza dessas diferenças bioquímicas, descreveremos em linhas gerais os alvos moleculares da ação farmacológica e discutiremos o grave problema da resistência aos antibióticos e suas possíveis soluções.

HISTÓRICO

Todos os organismos vivos são vulneráveis à infecção. Os seres humanos não são exceção; desse modo, são suscetíveis a doenças causadas por microrganismos, incluindo vírus, bactérias, protozoários e fungos (coletivamente designados como *patógenos microbianos*), bem como por alguns parasitas maiores, como os helmintos. O conceito de "agentes quimioterápicos" remonta ao trabalho de Ehrlich, et al. e ao desenvolvimento de substâncias arsenicais seletivamente tóxicas, como o **salvarsan**, para o tratamento da sífilis.[1] Com efeito, foi o próprio Ehrlich que criou o termo *quimioterapia* para descrever o uso de substâncias químicas sintéticas destinadas a destruir esses patógenos; com o passar do tempo, a definição do termo foi ampliada para incluir os *antibióticos* – estritamente falando, substâncias produzidas por microrganismos (e depois por químicos farmacêuticos também) – que matam outros microrganismos ou que inibem o seu crescimento. O desenvolvimento bem-sucedido desses fármacos durante a "idade de ouro" da pesquisa de antibióticos (décadas de 1940 a 1970) constitui um dos mais importantes avanços terapêuticos na história da medicina.

Infelizmente, nosso sucesso alcançado no desenvolvimento de fármacos para neutralizar esses invasores foi seguido pelo seu próprio sucesso em anular esses efeitos, resultando no surgimento da *resistência a fármacos*. E, no momento atual, os invasores – sobretudo algumas bactérias – estão perto de nos ultrapassar. Trata-se de um problema clínico muito importante, razão por que dedicaremos algum espaço para discutir os mecanismos de resistência e os meios pelos quais ela se propaga.

BASE MOLECULAR DA QUIMIOTERAPIA

Os agentes quimioterápicos são, portanto, substâncias químicas que pretendem ser tóxicas para um organismo patogênico, porém inócuas para o hospedeiro. É importante lembrar que muitos microrganismos compartilham nossos espaços corporais (p. ex., o intestino),[2] sem provocar doença (são denominados *comensais*), embora possam se tornar patogênicos em circunstâncias adversas (*i.e.*, se o hospedeiro estiver imunocomprometido, ou se a quebra de uma barreira resultar na sua instalação em algum local inapropriado do nosso corpo).

As células que não têm núcleos (p. ex., bactérias) são denominadas *procariontes*, enquanto as que contêm núcleos (p. ex., protozoários, fungos, helmintos e a maioria das células em nosso próprio corpo) são *eucariontes*. Em uma categoria separada estão os vírus, que precisam utilizar a maquinaria metabólica da célula hospedeira para se replicar e que, portanto, representam um tipo particular de problema para o ataque quimioterápico. À espreita nas sombras taxonômicas, são encontradas proteínas infecciosas misteriosas denominadas *príons* (ver Capítulo 40), que provocam doença, mas que resistem a todas as tentativas de classificação e de tratamento.

Praticamente todas as criaturas, hospedeiros e parasitas, utilizam o mesmo código genético e, embora existam diferenças na constituição genética, muitos processos bioquímicos são comuns à maioria dos organismos, se não a todos eles. Assim, encontrar fármacos capazes de afetar apenas patógenos, mas não outras células do hospedeiro, requer a identificação de diferenças bioquímicas ou genéticas qualitativas ou quantitativas entre eles, passíveis de serem exploradas terapeuticamente.

BACTÉRIAS

As bactérias constituem uma causa comum de doenças infecciosas tanto leves quanto graves. A Figura 51.1 mostra, de maneira diagramática simplificada, os principais componentes de uma célula bacteriana hipotética e suas funções. A bactéria é envolvida pela *parede celular*, que contém caracteristicamente *peptideoglicanos* (o *Mycoplasma pneumoniae*, uma bactéria muito pequena que causa uma infecção pulmonar atípica – "pneumonia" – resistente a vários antibióticos, é

---

[1] No passado, era também comum usar compostos contendo mercúrio tóxico para o tratamento da sífilis. "Uma noite com Vênus, uma vida com Mercúrio" era um ditado comum antes do advento da era dos antibióticos.

[2] Os seres humanos abrigam cerca de 2 kg de bactérias no intestino, compreendendo um grande "órgão esquecido" no corpo, que desempenha importantes funções metabólicas. Junto aos comensais que vivem em nossa pele e em outros órgãos, esses microrganismos são coletivamente conhecidos como *microbioma*.

uma exceção). O peptideoglicano é exclusivo das células procariontes e não tem nenhum equivalente nos eucariontes. Dentro da parede celular, encontra-se a *membrana plasmática*, que, à semelhança das células eucariontes, consiste em uma bicamada de fosfolipídeos e proteínas associadas. Atua como membrana seletivamente permeável, dotada de mecanismos de transporte específicos para vários íons e nutrientes. Entretanto, a membrana plasmática das bactérias, diferente daquela dos mamíferos, não contém *esteróis* (p. ex., colesterol), o que pode alterar a penetração de alguns fármacos.

A parede celular sustenta a membrana plasmática subjacente, que é sujeita a uma pressão osmótica interna de cerca de 5 atmosferas nos microrganismos *gram-negativos* e de cerca de 20 atmosferas nos microrganismos *gram-positivos* (ver Capítulo 52 para explicação sobre a coloração de Gram). A membrana plasmática e a parede celular constituem, juntas, o *envelope bacteriano*.

À semelhança das células eucariontes, a membrana plasmática envolve o *citoplasma* e as organelas celulares. As células bacterianas não têm núcleo nem mitocôndrias. Em vez disso, o material genético assume a forma de um único *cromossomo* localizado no citoplasma, sem membrana nuclear circundante, enquanto a energia celular é gerada por sistemas enzimáticos localizados na membrana plasmática, em vez de em organelas específicas, como as mitocôndrias.

A Figura 51.1 mostra as reações bioquímicas que constituem potenciais alvos para os fármacos antibacterianos. Essas reações podem ser amplamente classificadas em três grupos que se sobrepõem; um fármaco pode afetar mais de uma classe de reações ou mais de um subgrupo de reações dentro de uma classe específica.

- *Classe I:* reações catabólicas envolvidas na utilização da glicose ou de alguma fonte de carbono alternativa para a geração de energia (ATP) e para a síntese de compostos de carbono simples usados como precursores na próxima classe de reações
- *Classe II:* vias de síntese que utilizam esses precursores em um processo de síntese dependente de energia de todos os aminoácidos, nucleotídeos, fosfolipídeos, amino açúcares, carboidratos e fatores de crescimento necessários para a sobrevida e o crescimento da célula
- *Classe III:* reações anabólicas que montam essas pequenas moléculas em macromoléculas – proteínas, RNA, DNA, polissacarídeos e peptideoglicano.

Outros potenciais alvos para fármacos incluem as *estruturas formadas*, como, por exemplo, a membrana celular, os *microtúbulos* nos fungos ou a junção neuromuscular nos helmintos. Além disso, em uma era em que os biofármacos estão tendo impacto no tratamento de doenças (ver Capítulo 5), precisamos mencionar o genoma dos patógenos como potencial alvo.

Em nossa discussão, daremos ênfase às bactérias, visto que adquirimos uma razoável compreensão da quimioterapia bacteriana, porém faremos também referências aos protozoários, helmintos, fungos e vírus.

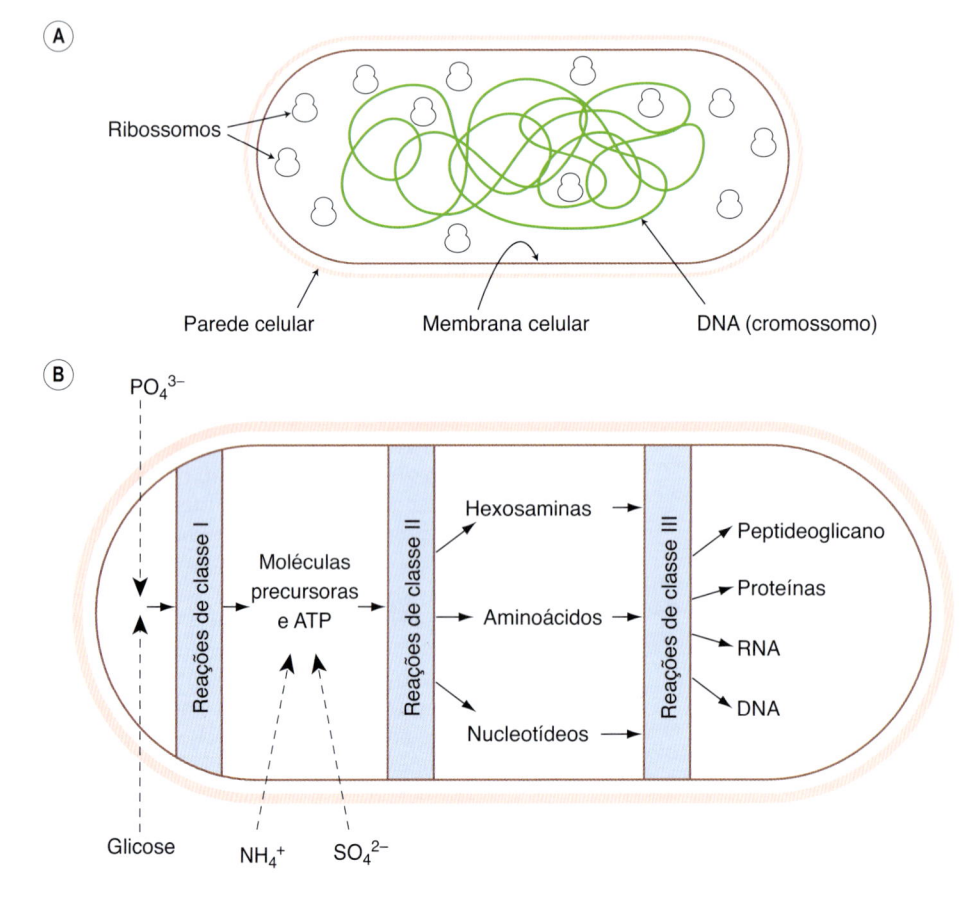

Figura 51.1 Diagrama da estrutura do metabolismo de uma célula bacteriana "típica". **A.** Representação esquemática de uma célula bacteriana. **B.** Fluxograma mostrando a síntese dos principais tipos de macromoléculas de uma célula bacteriana. As *reações de classe I* resultam na síntese das moléculas precursoras necessárias para as *reações de classe II*, que resultam na síntese das moléculas constituintes; em seguida, essas moléculas são montadas em macromoléculas por *reações de classe III*. (Modificada de Mandelstam, J., Mcquillen, K., Dawes, I. (Eds), 1982. Biochemistry of Bacterial Growth. Blackwell Scientific, Oxford.)

Base molecular da quimioterapia antibacteriana

- Os fármacos quimioterápicos devem ser tóxicos para os organismos invasores e inócuos para o hospedeiro. Essa toxicidade seletiva depende da identificação de diferenças bioquímicas entre o patógeno e o hospedeiro que possam ser apropriadamente aproveitadas
- Três classes gerais de reações bioquímicas constituem alvos potenciais para a quimioterapia contra bactérias:
  - *Classe I:* reações bioquímicas que utilizam a glicose e outras fontes de carbono para produzir ATP e compostos de carbono simples
  - *Classe II:* vias metabólicas que utilizam energia e compostos da classe I para produzir pequenas moléculas (p. ex., aminoácidos e nucleotídeos)
  - *Classe III:* vias anabólicas que convertem pequenas moléculas em macromoléculas, como proteínas, ácidos nucleicos e peptideoglicano.

REAÇÕES BIOQUÍMICAS COMO POTENCIAIS ALVOS

REAÇÕES DE CLASSE I

Em geral, as reações de classe I não são alvos promissores por duas razões. Em primeiro lugar, as células bacterianas e as células humanas utilizam mecanismos semelhantes para obter energia a partir da glicose (ver a *via de Embden-Meyerhof* e o *ciclo dos ácidos tricarboxílicos*). Em segundo lugar, mesmo se a oxidação da glicose for bloqueada, muitos outros compostos (aminoácidos, lactato etc.) podem ser utilizados pelas bactérias como fonte alternativa de energia.

REAÇÕES DE CLASSE II

As reações de classe II representam alvos melhores, visto que algumas vias são encontradas em patógenos, mas não nas células humanas. Existem vários exemplos, entre os quais o mais significativo é a via de biossíntese de folato.

Biossíntese e utilização do folato

O folato é necessário para a síntese de DNA tanto nas bactérias quanto nos seres humanos (ver Capítulos 24 e 52); entretanto, em humanos, que não possuem nenhuma via de biossíntese, o folato precisa ser obtido a partir da dieta e concentrado nas células por meio de mecanismos de captação específicos. Felizmente, para os farmacologistas, a maioria das espécies de bactérias e as formas assexuadas de protozoários causadores da malária carecem desses mecanismos de transporte; por esse motivo, precisam sintetizar folato *de novo*. As **sulfonamidas** contêm um componente que é um análogo estrutural do ácido *p*-aminobenzoico (PABA). O PABA é essencial para a síntese bacteriana de folato (ver Capítulo 52), e as sulfonamidas competem com ele, inibindo, assim, o crescimento bacteriano sem comprometer a função das células dos mamíferos.

A utilização intracelular de folato, na forma de *tetra-hidrofolato*, como cofator na síntese de timidilato fornece um bom exemplo de uma via na qual as enzimas humanas e bacterianas exibem uma sensibilidade diferencial aos compostos químicos (Tabela 51.1; ver Volpato e Pelletier, 2009). Embora a via seja quase idêntica nos microrganismos e nos seres humanos, uma das enzimas essenciais, a *di-hidrofolato redutase*, que reduz o di-hidrofolato à tetra-hidrofolato (ver Capítulo 52), é muitas vezes mais sensível ao fármaco **trimetoprima** nas bactérias do que nos seres humanos. Em alguns protozoários causadores da malária, essa enzima é um pouco menos sensível do que a enzima bacteriana à **trimetoprima**, porém é mais sensível à **pirimetamina** e ao **proguanil**, que são usados como agentes antimaláricos (ver Capítulo 55). Os valores relativos de CI_{50} (a concentração que causa 50% de inibição) para as enzimas bacterianas, maláricas, de protozoários e mamíferos são apresentados na Tabela 51.1. Em comparação, a enzima humana é muito sensível ao efeito do análogo do fosfato, o **metotrexato,** utilizado no tratamento da psoríase grave (ver Capítulo 26), do câncer (ver Capítulo 57) e da artrite inflamatória (ver Capítulo 25), embora, neste último caso, a inibição do metabolismo do folato não seja o seu principal modo de ação.

O *tratamento* com uma combinação de dois fármacos que afetam a mesma via em diferentes pontos, como, por exemplo, sulfonamidas e os antagonistas do folato, podem ter mais sucesso do que o uso de qualquer um desses fármacos isoladamente. Assim, a pirimetamina e uma sulfonamida (a **sulfadoxina**) são utilizadas no tratamento da malária por *falciparum* (ver Capítulo 55). O **cotrimoxazol** é uma formulação antibacteriana que contém sulfonamida e a **trimetoprima**. Outrora bastante usada, essa combinação se tornou menos popular para o tratamento de infecções bacterianas, visto que a **trimetoprima** isoladamente possui eficácia semelhante e não provoca os efeitos adversos específicos das sulfonamidas; seu uso agora está restrito, em grande parte, ao tratamento do *Pneumocystis jirovecii*, uma infecção oportunista que acomete pacientes imunossuprimidos, como os que apresentam doença por imunodeficiência adquirida (AIDS) e para os quais são necessárias altas doses (ver Capítulos 52 e 53).

REAÇÕES DE CLASSE III

Como os patógenos são incapazes de captar suas próprias moléculas originais, as reações de classe III representam alvos particularmente adequados para toxicidade seletiva; algumas vezes, existem diferenças entre as células dos mamíferos e as dos parasitas nesse aspecto. Mais uma vez, existem vários exemplos.

Síntese de peptideoglicano

A parede celular das bactérias contém *peptideoglicano*, uma substância que não ocorre nos eucariontes e que contém D-aminoácidos e açúcares incomuns. É o equivalente a uma

Tabela 51.1 Especificidade dos inibidores da di-hidrofolato redutase.

Inibidor	CI_{50} (µmol/ℓ para a di-hidrofolato redutase)		
	Humano	Protozoário	Bacteriano
Trimetoprima	260	0,07	0,005
Pirimetamina	0,7	0,0005	2,5
Metotrexato	0,001	cerca de 0,1[a]	Inativo

[a]Testado no *Plasmodium berghei*, causador de malária em roedores.
CI_{50}, concentração que causa 50% de inibição.

bolsa de fio não elástico que envolve toda a bactéria. Nas bactérias gram-negativas, esse saco é formado por uma única camada de espessura; por outro lado, nas bactérias gram-positivas, pode haver até 40 camadas de peptideoglicano. Cada camada consiste em múltiplas estruturas de amino açúcares – resíduos alternados de N-acetilglicosamina e ácido N-acetilmurâmico (Figura 51.2) – apresentando este último, cadeias laterais peptídicas curtas, que, por meio de ligações cruzadas, formam uma rede polimérica. Esses resíduos podem constituir até 10 a 15% do peso seco da célula, e a rede é forte o suficiente para resistir a uma elevada pressão osmótica interna. As ligações cruzadas diferem em diferentes espécies. Por exemplo, nos *estafilococos*, consistem em cinco resíduos de glicina.

Para construir essa camada de peptideoglicano insolúvel e extensa, na parte externa da membrana celular, a célula bacteriana deve enfrentar o problema de como transportar os "blocos de construção" citoplasmáticos hidrofílicos através da estrutura hidrofóbica da membrana celular. Esse transporte é conseguido por meio de sua ligação a um carreador lipídico muito grande, que contém 55 átomos de carbono e que os "reboca" através da membrana. O processo de síntese de peptideoglicano é delineado na Figura 51.3. Em primeiro lugar, o ácido N-acetilmurâmico, ligado ao difosfato de uridina (UDP) e a um pentapeptídeo, é transferido para o carreador lipídico C55 na membrana, com liberação de monofosfato de uridina. Esse processo é seguido de uma reação com UDP-N-acetilglicosamina, resultando na formação de um complexo dissacarídeo-pentapeptídeo ligado ao carreador. Esse complexo constitui o "bloco de construção" básico do peptideoglicano. No *Staphylococcus aureus*, os cinco resíduos de glicina estão ligados à cadeia peptídica nessa fase. O bloco de construção é agora transportado para fora da célula e acrescentado à extremidade terminal em crescimento do peptideoglicano, o "aceptor",

com liberação do lipídeo C55, que ainda possui dois fosfatos ligados. Em seguida, o carreador lipídico perde um grupo fosfato e, portanto, torna-se disponível para realizar outro ciclo. Ocorre então a ligação cruzada entre as cadeias laterais peptídicas dos resíduos de açúcar na camada de peptideoglicano, e a energia necessária é fornecida pela remoção hidrolítica da alanina terminal.

Essa síntese de peptideoglicano constitui uma etapa vulnerável que pode ser bloqueada em vários pontos por antibióticos (ver Figura 51.3 e Capítulo 52). A ciclosserina, que é um análogo estrutural da D-alanina, impede a adição de dois resíduos de alanina terminais à cadeia lateral tripeptídica inicial no ácido N-acetilmurâmico por inibição competitiva. A **vancomicina** inibe a liberação da unidade do bloco de construção do carreador e, assim, impede a sua adição à extremidade em crescimento do peptideoglicano. A **bacitracina** interfere na regeneração do carreador lipídico por meio do bloqueio de sua desfosforilação. As penicilinas, as cefalosporinas e outros β-lactâmicos inibem a transpeptidação final pela formação de ligações covalentes com *proteínas de ligação da penicilina*, que possuem atividades de transpeptidase e de carboxipeptidase, impedindo, dessa maneira, a formação das ligações cruzadas.

Síntese de proteínas

Outro alvo de classe III muito importante é a síntese de proteínas. A síntese de proteínas ocorre nos ribossomos, porém os ribossomos dos eucariontes e dos procariontes são diferentes, o que fornece a base para a ação seletiva de alguns antibióticos. O ribossomo bacteriano consiste em uma subunidade 50S e uma subunidade 30S (Figura 51.4), ao passo que, no ribossomo dos mamíferos, as subunidades são 60S e 40S. Os outros elementos envolvidos na síntese de peptídeos são o RNA mensageiro (mRNA), que forma o molde para a síntese de proteínas, e o RNA transportador (tRNA), que transfere especificamente os aminoácidos individuais para o ribossomo. O ribossomo possui três sítios de ligação para o tRNA, denominados *sítios A, P e E*. De modo notável, a reação final da peptidil transferase por meio da qual a cadeia peptídica em crescimento é estendida não é catalisada por uma enzima, mas por uma *ribozima*. Isso significa que, diferente da grande maioria dos outros fármacos, os antibióticos atuam especificamente sobre um polinucleotídeo, em vez de um alvo proteico.

Em um *tour de force* técnico em 2000, foi elucidada a estrutura detalhada completa da subunidade 30S bacteriana (Carter et al., 2000 e outros), conferindo o Prêmio Nobel a Venki Ramakrishnan, Thomas Steitz e Ada Yonath em 2009. Esse trabalho, juntamente com outra pesquisa (revisada em Wilson, 2014), forneceu informações atualizadas sobre o local detalhado de ação dos antibióticos, proporcionando novas pistas para a pesquisa e a descoberta de antibióticos.

A Figura 51.4 fornece uma versão bem simplificada do sistema ribossômico de síntese proteica nas bactérias, com os locais de ação de alguns antibióticos. Para iniciar a tradução, o mRNA, transcrito a partir do molde de DNA, liga-se à subunidade 30S do ribossomo. Em seguida, a subunidade 50S se liga à subunidade 30S para formar uma subunidade 70S,[3] que se move ao longo do mRNA de modo que códons sucessivos do mensageiro passam ao longo do ribossomo, da posição A para a posição P.

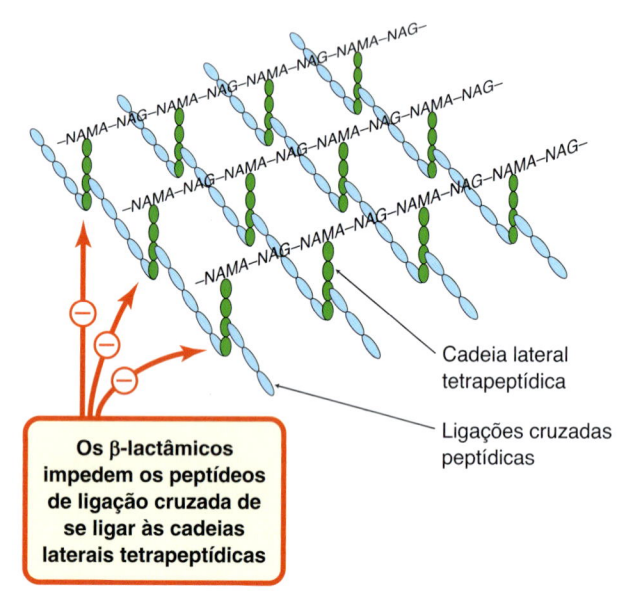

Figura 51.2 Diagrama esquemático de uma única camada de peptideoglicano de uma célula bacteriana (p. ex., *Staphylococcus aureus*), mostrando o local de ação dos antibióticos β-lactâmicos. No *S. aureus*, as ligações cruzadas peptídicas consistem em cinco resíduos de glicina. As bactérias gram-positivas possuem várias camadas de peptideoglicano. Mais detalhes são fornecidos na Figura 51.3. *NAG*, N-acetilglicosamina; *NAMA*, ácido N-acetilmurâmico.

---

[3]Você pode questionar se 30S + 50S = 70S? Sim, isso está correto, visto que falamos de *unidades Svedberg*, que medem a *velocidade* de sedimentação, que é apenas parcialmente dependente da *massa*.

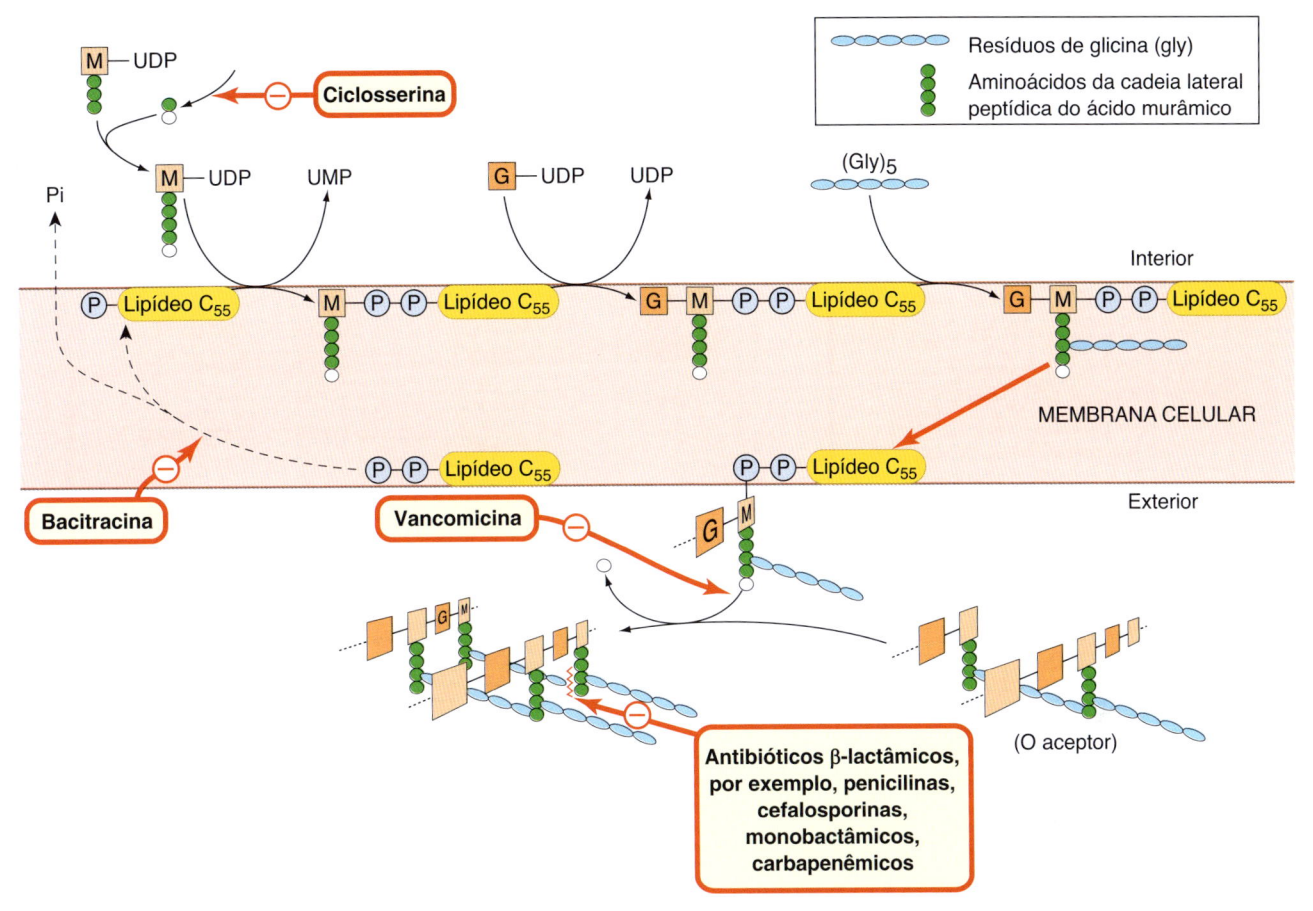

Figura 51.3 Diagrama esquemático da biossíntese de peptideoglicano em uma célula bacteriana (p. ex., *Staphylococcus aureus*), com os locais de ação de vários antibióticos. O dissacarídeo-pentapeptídeo hidrofílico é transferido através da membrana celular lipídica ligado a um lipídeo grande (o lipídeo C_{55}) por uma ponte de pirofosfato (-P-P). No lado externo, é enzimaticamente ligado ao "aceptor" (camada de peptideoglicano em crescimento). A reação final é uma transpeptidação, na qual a extremidade frouxa da cadeia (Gly) 5 liga-se a uma cadeia lateral peptídica de um M no aceptor e durante a qual ocorre perda do aminoácido terminal (alanina). O lipídeo é regenerado pela perda de um grupo fosfato (Pi) antes de voltar a funcionar como carreador. *G*, *N*-acetilglicosamina; *M*, ácido *N*-acetilmurâmico; *UDP*, difosfato de uridina; *UMP*, monofosfato de uridina.

Síntese de ácidos nucleicos

A expressão gênica e a divisão celular também necessitam da síntese de ácidos nucleicos, e essa reação de classe III constitui um importante local de ação de muitos fármacos quimioterápicos, bem como de alguns biofármacos. É possível interferir na síntese de ácidos nucleicos de várias maneiras diferentes:

- Por inibição da síntese de nucleotídeos
- Pela alteração das propriedades de pareamento de bases do molde de DNA
- Por inibição da DNA ou da RNA polimerase
- Por inibição da DNA girase, que desenrola o DNA superrespiralado para possibilitar a transcrição
- Pela interferência na transcrição de genes microbianos
- Por um efeito direto no próprio DNA. Alguns fármacos antineoplásicos (mas não os antimicrobianos) atuam dessa maneira.

Inibição da síntese de nucleotídeos

Pode ser obtida por um efeito sobre as vias metabólicas que geram os precursores de nucleotídeos. Foram descritos exemplos de agentes que exercem esse efeito nas reações de classe II.

Alteração das propriedades de pareamento de bases do molde

Os agentes que se intercalam no DNA possuem esse efeito. Os exemplos incluem acridinas (**proflavina** e **acriflavina**), que são aplicadas topicamente como antissépticos. As acridinas duplicam a distância entre os pares de bases adjacentes e provocam uma *mutação frame shift* (mudança de matriz de leitura), enquanto alguns análogos das purinas e pirimidinas causam *emparelhamento incorreto* de bases.

Inibição da DNA ou da RNA polimerase

A **rifamicina** e a **rifampicina**, que são particularmente úteis no tratamento da tuberculose (ver Capítulo 52), são inibidores específicos da RNA polimerase bacteriana e atuam por meio de ligação a essa enzima nas células procariontes, mas não eucariontes. O **aciclovir** (um análogo da guanina) é fosforilado nas células infectadas por herpes-vírus, em que a fosforilação inicial é realizada por uma quinase específica do vírus, produzindo o metabólito **trifosfato de aciclovir**, que inibe a DNA polimerase do herpes-vírus (ver Capítulo 53).

Os retrovírus de RNA possuem uma *transcriptase reversa* (DNA polimerase dependente de RNA viral) que copia o RNA viral em DNA, que, em seguida, integra-se no genoma da célula hospedeira na forma de *provírus*. Vários fármacos antivirais, como a **zidovudina** e a **didanosina**, são fosforilados por enzimas celulares nas formas trifosfato, que competem com os precursores da célula hospedeira essenciais para a formação de DNA proviral pela transcriptase reversa do vírus.

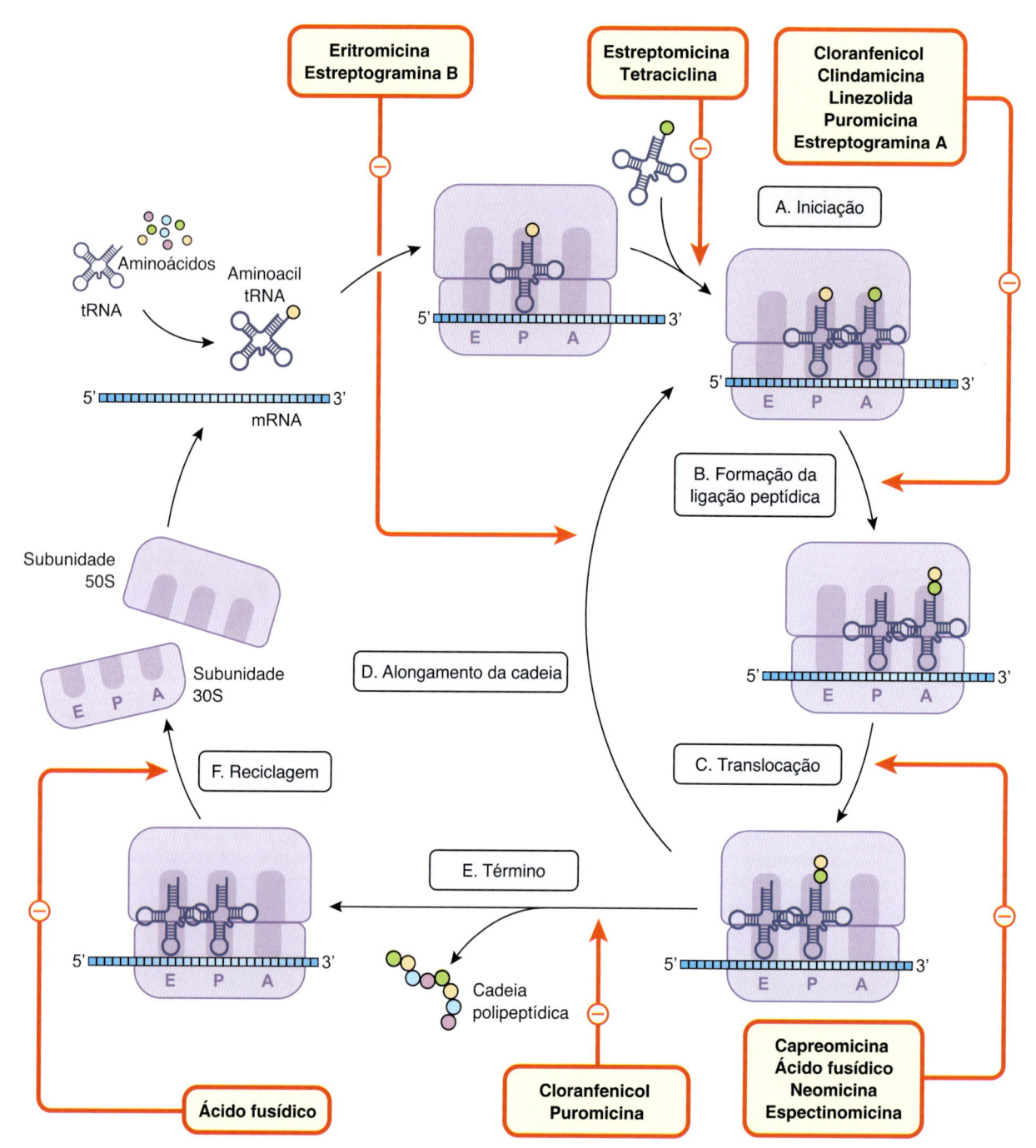

Figura 51.4 Diagrama esquemático da síntese de proteínas bacterianas, indicando os pontos nos quais alguns antibióticos comuns inibem o processo. O mRNA está ligado aos ribossomos montados; os aminoácidos, ligados a seus carreadores correspondentes de aminoacil tRNA, estão ligados ao sítio P da subunidade 30S e em (A), o dipeptídeo é unido pela ribozima aminoacil tRNA sintase ao sítio A do ribossomo (B). A molécula de mRNA sofre translocação, deslocando o dipeptídeo para o sítio P. Em seguida, ocorre liberação do tRNA "desocupado". Esse processo de alongamento da cadeia (D) continua até ser alcançado um códon de terminação. Nesse ponto (E), o polipeptídeo nascente é liberado, o aparato ribossômico se dissocia e os componentes são reciclados (F) para começar mais uma vez o processo. Observe que alguns antibióticos são capazes de atuar em vários pontos do processo. Para maior simplicidade, foram omitidos os cofatores nesse processo. (Adaptada e modificada de Wilson, D.N., 2014. Ribosome-targeting antibiotics and mechanisms of bacterial resistance. Nat. Rev. Microbiol. 12, 35-48.)

Interferência na transcrição dos genes microbianos

Os biofármacos baseados no RNA (ver Capítulo 5), como os agentes *antissense*, têm sido usados para impedir a replicação viral. Por exemplo, o **fomivirseno**, um fármaco anticitomegalovírus, bloqueia a transcrição de um gene essencial para a proteína viral IE2. Isso interrompe a progressão da retinite por citomegalovírus, embora esse fármaco tenha sido retirado posteriormente do comércio.

Inibição da DNA girase

A Figura 51.6 é um esquema simplificado que mostra a ação funcional da DNA girase. As *fluoroquinolonas* (**cinoxacino, ciprofloxacino, ácido nalidíxico** e **norfloxacino**) atuam pela inibição da DNA girase e são seletivas para a enzima bacteriana. Esses agentes quimioterápicos são particularmente úteis para o tratamento de infecções causadas por microrganismos gram-negativos (ver Capítulo 52).

CAPÍTULO 51 • Princípios Básicos de Quimioterapia Antimicrobiana **717**

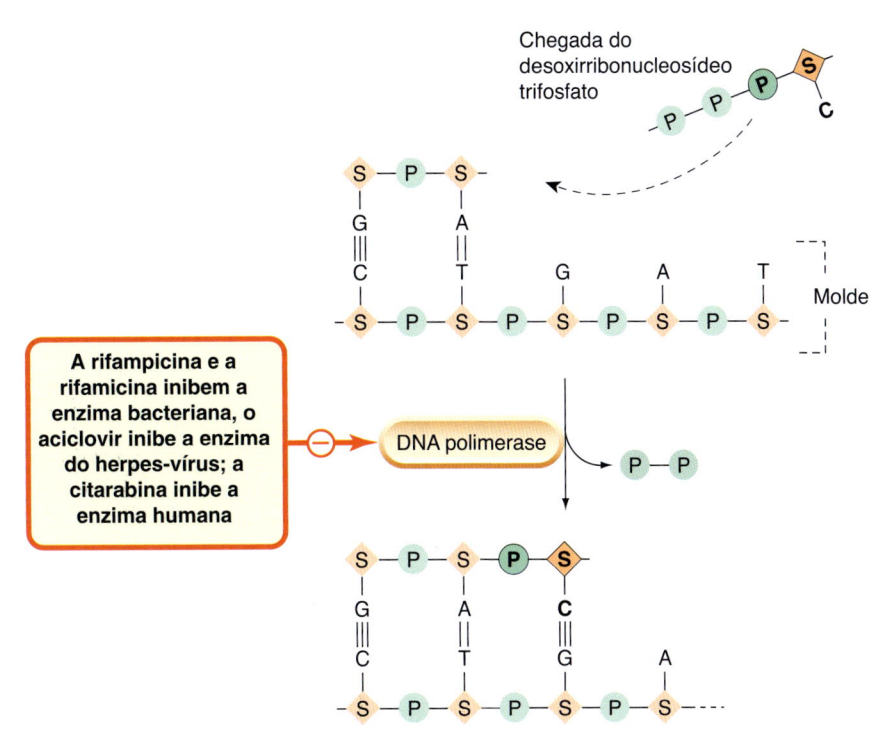

Figura 51.5 Diagrama esquemático da replicação do DNA, mostrando que alguns antibióticos podem inibi-la por meio de sua ação sobre a DNA polimerase. Os nucleotídeos são adicionados, um de cada vez, por pareamento de bases a uma fita-molde exposta e, em seguida, são ligados de modo covalente entre si, em uma reação catalisada pela DNA polimerase. As unidades que sofrem pareamento com os resíduos complementares no molde consistem em uma base ligada a um açúcar e a três grupos fosfato. Ocorre condensação com a eliminação de dois fosfatos. Os elementos adicionados ao molde são mostrados em cores mais escuras e em negrito. A, adenina; C, citosina; G, guanina; P, fosfato; S, açúcar; T, timina.

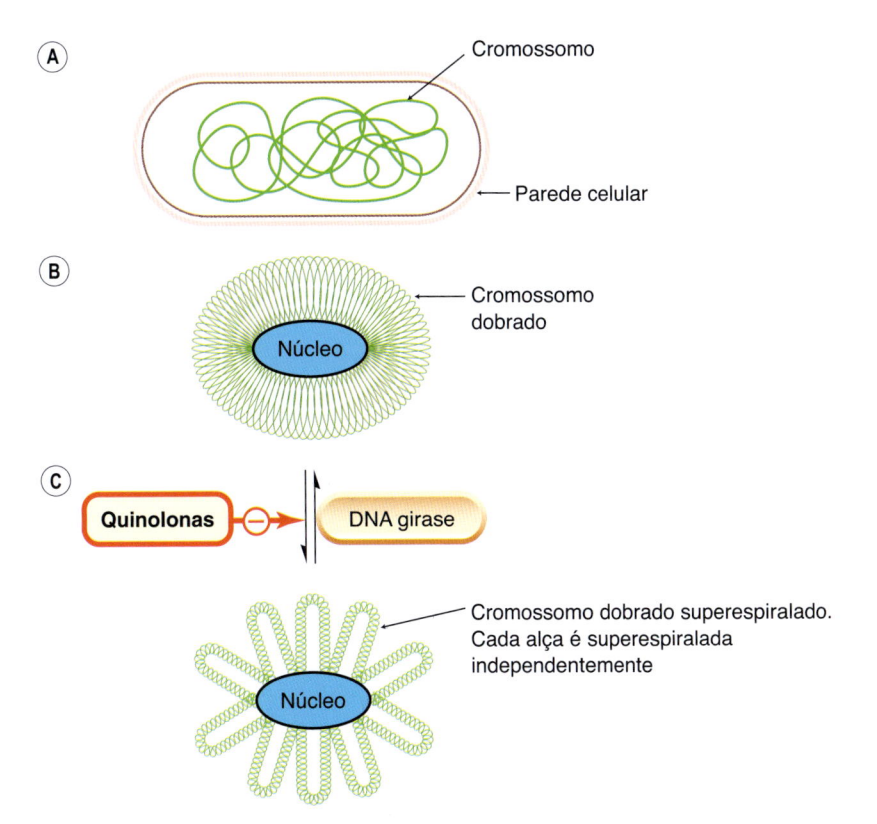

Figura 51.6 Diagrama esquemático da ação da DNA girase: o local de ação das quinolonas antibacterianas. **A.** Diagrama convencional utilizado para ilustrar uma célula bacteriana e seu cromossomo (p. ex., *Escherichia coli*). Observe que o cromossomo da *E. coli* mede 1.300 mm de comprimento e está contido dentro de um envelope celular de 2 μm × 1 μm; isso equivale aproximadamente a 50 m de algodão enrolado em uma caixa de fósforos. **B.** Cromossomo enrolado em torno do núcleo de RNA e, em seguida **C**, superespiralado pela DNA girase (topoisomerase II). As quinolonas antibacterianas interferem na ação dessa enzima. (Modificada de Smith J.T., 1985. In: Greenwood, D., O'Grady F. (Eds). Scientific Basis of Antimicrobial Therapy. Cambridge University Press, Cambridge, p. 69.)

ESTRUTURAS FORMADAS DA CÉLULA COMO POTENCIAIS ALVOS

MEMBRANA

Vários agentes antimicrobianos importantes atuam sobre as membranas celulares. A membrana plasmática das células bacterianas é semelhante à das células dos mamíferos, visto que consiste em uma bicamada de fosfolipídeos na qual estão inseridas proteínas; entretanto, pode ser mais facilmente rompida em certas bactérias e fungos.

As *polimixinas* são antibióticos peptídicos catiônicos que contêm resíduos hidrofílicos e lipofílicos, que exercem um efeito seletivo sobre as membranas celulares bacterianas. Esses antibióticos atuam como detergentes, rompendo os componentes fosfolipídicos da estrutura da membrana, com consequente morte da célula.

Diferente das células bacterianas e dos mamíferos, as membranas celulares dos fungos contêm grandes quantidades de *ergosterol*. Isso facilita a ligação de *antibióticos poliênicos* (p. ex., **nistatina** e **anfotericina**; ver Capítulo 54), que atuam como ionóforos e que causam extravasamento de cátions do citoplasma.

Os azóis, como o **itraconazol**, matam as células fúngicas por meio de inibição da síntese de ergosterol, interrompendo, assim, a função das enzimas associadas à membrana. Os azóis também afetam as bactérias gram-positivas, e a sua seletividade está associada à presença de altos níveis de ácidos graxos livres na membrana dos organismos suscetíveis (ver Capítulo 54).

> **Reações bioquímicas como potenciais alvos para a quimioterapia**
>
> - As reações de classe I são alvos fracos
> - As reações de classe II são alvos melhores:
>   - A *síntese de folato* nas bactérias é inibida pelas sulfonamidas
>   - A *utilização do folato* é inibida por antagonistas do folato, por exemplo, **trimetoprima** (bactérias), **pirimetamina** (parasita da malária)
> - As reações de classe III constituem alvos importantes:
>   - A *síntese de peptideoglicano* nas bactérias pode ser inibida seletivamente por antibióticos β-lactâmicos (p. ex., **penicilina**)
>   - A *síntese de proteínas bacterianas* pode ser inibida seletivamente por antibióticos que impedem a ligação do tRNA (p. ex., tetraciclinas), promovem a leitura incorreta do mRNA (p. ex., aminoglicosídeos), inibem a transpeptidação (p. ex., **cloranfenicol**) ou a translocação do tRNA (p. ex., **eritromicina**); os biofármacos de RNA *antissense* podem impedir seletivamente a expressão de determinadas proteínas
>   - A *síntese de ácidos nucleicos* pode ser inibida pela alteração do pareamento de bases do molde de DNA (p. ex., o agente antiviral **vidarabina**), pela inibição da DNA polimerase (p. ex., os agentes antivirais **aciclovir** e **foscarnete**) ou da DNA girase (p. ex., o antibacteriano **ciprofloxacino**).

ORGANELAS INTRACELULARES

Mitocôndrias

As mitocôndrias provavelmente se originaram como resultado de uma relação simbiótica entre uma célula procarionte e outra célula eucarionte durante a evolução. Como os procariontes não contêm mitocôndrias, os fármacos como a **atovaquona** (ver Capítulo 55) que são direcionados contra essas organelas nos parasitas são ineficazes nas bactérias. Entretanto, podem causar lesão às mitocôndrias do hospedeiro, o que pode contribuir para a toxicidade observada no hospedeiro durante o seu uso.

Microtúbulos e/ou microfilamentos

Os benzimidazois (p. ex., **albendazol**) exercem a sua ação anti-helmíntica por meio de sua ligação seletiva à tubulina do parasita, impedindo a formação de microtúbulos (ver Capítulo 56).

Vacúolos alimentares

É a forma eritrocitária de o plasmódio da malária alimentar-se da hemoglobina do hospedeiro, que é digerida por proteases no vacúolo alimentar do parasita, sendo o produto final, o heme, destoxificado por polimerização. A **cloroquina** e vários outros agentes antimaláricos exercem suas ações antimaláricas pela inibição da heme polimerase do plasmódio (ver Capítulo 55).

Canais iônicos e receptores

Alguns fármacos anti-helmínticos exercem uma ação seletiva sobre as células musculares dos helmintos (ver Capítulo 56). A **piperazina** atua como agonista nos canais de cloreto específicos do parasita controlados pelo GABA no músculo de nematódeos, com consequente hiperpolarização da membrana das fibras musculares e paralisia do verme; as avermectinas aumentam a permeabilidade dos músculos dos helmintos ao Cl⁻ – possivelmente por um mecanismo semelhante. O **pirantel** e o **levamisol** são agonistas de receptores nicotínicos de acetilcolina de nematódeos nos músculos do parasita, causando contração, seguida de paralisia (ver Capítulo 56).

> **Estruturas formadas nas células que constituem alvos para a quimioterapia**
>
> - A parede celular das bactérias pode ser afetada por várias classes de antibióticos, incluindo os β-lactâmicos
> - A membrana plasmática é afetada:
>   - Pela **anfotericina**, que atua como ionóforo nas células fúngicas
>   - Pelos azóis, que inibem a síntese de ergosterol da membrana fúngica
> - A função dos microtúbulos é alterada:
>   - Pelos benzimidazois (fármacos anti-helmínticos)
> - As fibras musculares são afetadas:
>   - Pelas avermectinas (anti-helmínticos), que aumentam a permeabilidade ao Cl⁻
>   - Pelo **pirantel** (anti-helmíntico), que estimula os receptores nicotínicos dos nematódeos, causando por fim paralisia muscular por meio de bloqueio neuromuscular despolarizante.

RESISTÊNCIA AOS FÁRMACOS ANTIBACTERIANOS

O desenvolvimento e o uso das sulfonamidas, na década de 1930, e dos antibióticos propriamente ditos, na década de 1940, para o tratamento de infecções bacterianas e outras infecções revolucionaram o tratamento médico, e houve uma drástica redução na morbidade e na mortalidade associadas a essas doenças. Infelizmente, esse avanço bem-vindo foi acompanhado pela disseminação de organismos resistentes aos fármacos e, com ela, o medo de que estejamos nos aproximando de uma era "pós-antibiótica". Convém ressaltar aqui que a "resistência" à intervenção terapêutica é um problema geral, que não se restringe aos antibióticos; as vacinas também podem perder a sua eficácia devido à ocorrência de mutação e de seleção natural dos organismos-alvo ou devido à "deriva antigênica" aleatória.

A Organização Mundial da Saúde (OMS) se referiu à resistência antimicrobiana (sobretudo antibiótica) como "uma das maiores ameaças à saúde global, segurança dos alimentos e avanços atuais", e a crescente preocupação levou a várias respostas políticas supranacionais e nacionais. A OMS formulou um *Plano de Ação Global para a Resistência aos Antibióticos* e publica regularmente planilhas atualizadas sobre o problema. Outras organizações apoiadas pela OMS incluem a *Global Antibiotic Resistance Development Partnership* (GARDP), o *Global Antimicrobial Resistance Surveillance System* (GLASS) e o *Interagency Coordination Group on Antimicrobial Resistance* (IACG). Essas organizações têm monitorado o surgimento de cepas resistentes em todo o mundo desde 2009 e têm fornecido orientações sobre estratégias de tratamento local. Houve também iniciativas nacionais; nos EUA, foi anunciado um plano de ação nacional em 2015, e muitos outros países introduziram estratégias semelhantes, talvez menos formais, para implementar as recomendações fornecidas pela OMS, GARDP e outras organizações. Os países em desenvolvimento costumam lutar para introduzir essas medidas, mas (como sempre) não estão tendo resultados tão satisfatórios, visto que, com frequência, estão sobrecarregados com um grande número de pacientes imunocomprometidos, sem acesso a água potável, a medicamentos e a sistemas de saúde, não dispõem de políticas de execução, têm falta de higiene e de controle das infecções, além de pobreza e superpopulação.

Assim, qual é a causa desse problema? A visão prevalente costumava ser o fato de que a resistência aos antibióticos era um fenômeno exclusivo de nossa era que tinha surgido, em grande parte, devido ao uso humano incorreto dos recursos antibióticos. Essa visão "antropogênica" parecia ser sustentada pela ausência relativa de elementos de resistência em amostras de bactérias obtidas de locais remotos (como as ilhas Galápagos) ou de amostras antigas que precediam a era antibiótica. Por outro lado, o sequenciamento do DNA recuperado de fósseis do Pleistoceno (cerca de 30 mil anos) sugeriu que ao menos alguns dos elementos de resistência aos antibióticos têm uma origem muito antiga (Bhullar et al., 2012). Essa pressuposição foi radicalmente confirmada pela descoberta (entre outras), no Novo México, de bactérias multirresistentes em um sistema de cavernas profundas, que tinham sido isoladas de qualquer contato humano e animal por 4 a 7 milhões de anos (Bhullar et al., 2012). Uma análise detalhada de uma das espécies recuperadas, *Paenibacillus*, que é resistente à maior parte dos antibióticos clinicamente usados, revelou que esses genes de resistência nessa bactéria tinham sido conservados durante milhões de anos. E não só isso, esse estudo também descobriu vários mecanismos de resistência até então desconhecidos (Pawlowski et al., 2016).

Curiosamente, enquanto a resistência a antibióticos de ocorrência natural (p. ex., a penicilina) era extensa entre esses microrganismos, foi constatada pouca resistência a fármacos sintéticos, como a **linezolida**. Além disso, nenhum desses genes era expresso em amostras dessa bactéria coletadas da superfície da caverna, sugerindo que os microrganismos na caverna expressavam esses genes sob alguma forma de pressão seletiva. Achados como esses levaram a uma reavaliação da origem e do papel do "resistoma" (o reservatório de genes envolvidos na resistência a antibióticos) bacteriano e da questão da resistência aos antibióticos em geral; agora, ficou claro que precisamos adquirir uma visão mais diferenciada do problema.

Muitos antibióticos de uso clínico são substâncias químicas complexas e de ocorrência natural, derivadas de bactérias ou de fungos. Essas substâncias são liberadas como parte de uma estratégia de defesa por esses organismos. Obviamente, os organismos que liberam antibióticos também precisam se proteger contra os efeitos dessas substâncias, o que talvez explique, ao menos em parte, por que o resistoma é tão significativo nos organismos que residem no solo. Além disso, acredita-se agora que esses antibióticos endógenos, com seus mecanismos de resistência, também possam desempenhar um papel "fisiológico". Talvez de regulação de vias metabólicas, atuando como moléculas de comunicação ou como parte de mecanismos de *quorum sensing* bacterianos.[4] Muitos dos genes de resistência estão localizados em elementos móveis do DNA, e é comum a transferência entre organismos no solo por *transferência horizontal de genes* (em oposição à *transferência vertical de genes*, que ocorre durante a reprodução). Isso explica, em parte, por que a incidência da resistência é alta em locais onde as bactérias proliferam e onde o uso de antibióticos é elevado, como na agricultura e em hospitais.

Sob a "pressão seletiva" do intenso uso clínico (e, sobretudo, do uso *incorreto*) de antibióticos, os patógenos acumularam múltiplos elementos de resistência. Isso obviamente impõe sérias restrições às opções disponíveis para o tratamento médico de muitas infecções bacterianas. Embora a resistência aos agentes quimioterápicos também possa se desenvolver em parasitas multicelulares e protozoários (bem como em populações de células malignas; ver Capítulo 57), limitaremos nossa discussão aqui aos mecanismos de resistência observados nas bactérias, visto que são os mais estudados.

DISSEMINAÇÃO DA RESISTÊNCIA AOS ANTIBIÓTICOS

A resistência aos antibióticos pode ser *inata* – preexistente em determinada cepa – ou *adquirida* de alguma maneira a partir de outras células bacterianas. Em ambos os casos, a *seleção natural* trabalha para favorecer as cepas resistentes quando o antibiótico é prevalente no ambiente. O aspecto fundamental de todo o problema é o modo como os genes de resistência bacterianos se deslocam entre o DNA cromossômico e elementos móveis tanto no *interior* das bactérias quanto *entre* elas.

Foram identificados vários mecanismos básicos:

- Por transferência de genes de resistência entre elementos genéticos *dentro* das bactérias, em transposons
- Por transferência de genes de resistência *entre* bactérias por elementos móveis (como os plasmídeos)
- Por transferência de bactérias resistentes entre pessoas ou animais.

---

[4] O *quorum sensing* é um mecanismo por meio do qual colônias de bactérias são capazes de regular a sua expressão gênica (e outras atividades metabólicas), de acordo com a sua densidade populacional.

A compreensão desses mecanismos é crucial para o uso clínico racional dos medicamentos existentes ("gestão de antibióticos"), bem como no planejamento de novos fármacos antibacterianos. Examinaremos primeiro os mecanismos por meio dos quais a informação genética pode ser trocada e, em seguida, o modo como esses genes transferidos comprometem a atividade dos antibióticos.

MOVIMENTO DA INFORMAÇÃO GENÉTICA

Plasmídeos e elementos móveis

Além do DNA cromossômico, muitas espécies de bactérias contêm elementos genéticos *extracromossômicos*, denominados plasmídeos, que são encontrados livres no citoplasma. Esses elementos genéticos podem se replicar de modo independente. Do ponto de vista estrutural, trata-se de alças fechadas de DNA, que podem compreender um único gene, até 500 genes ou, em alguns casos, ainda mais. Podem existir apenas algumas cópias de plasmídeos na célula; entretanto, com frequência, observa-se a presença de múltiplas cópias; também pode haver mais de um tipo de plasmídeo em cada célula bacteriana. Os plasmídeos que possuem genes de resistência a antibióticos (*genes r*) são chamados *plasmídeos R*. Grande parte da resistência a fármacos encontrada na medicina clínica é determinada por plasmídeos.

Todo o processo pode ocorrer em uma velocidade assustadora. Por exemplo, o *S. aureus* é um mestre antigo da arte de resistência a antibióticos. Após ter-se tornado completamente resistente à **penicilina** por meio de mecanismos mediados por plasmídeos, esse microrganismo, no decorrer de apenas 1 a 2 anos, foi capaz de adquirir resistência a **meticilina**, uma penicilina resistente à β-lactamase (ver adiante) (de Lencastre et al., 2007).

Transposons

Alguns segmentos de DNA são prontamente transferidos (transpostos) de um plasmídeo para outro, bem como de um plasmídeo para o cromossomo ou vice-versa.[5] Isso ocorre porque a integração desses segmentos de DNA, que são denominados *transposons*, pode ocorrer dentro do DNA aceptor independente do mecanismo normal de recombinação genética homóloga. Diferente dos plasmídeos, os transposons não são capazes de sofrer replicação independente, embora alguns possam se replicar durante o processo de integração (Figura 51.7), resultando em uma cópia tanto no DNA doador quanto no DNA aceptor. Os transposons podem transportar um ou mais genes de resistência e podem ter uma "carona" em um plasmídeo para alcançar uma nova espécie de bactéria. Mesmo se o plasmídeo for incapaz de se replicar no novo hospedeiro, o transposon pode integrar-se em seu cromossomo ou nos plasmídeos nativos. Isso provavelmente explica a distribuição generalizada de certos genes de resistência em diferentes plasmídeos R e entre bactérias não relacionadas.

Cassetes de genes e integrons

Os plasmídeos e os transposons não totalizam o número de mecanismos que a seleção natural forneceu para complicar as esperanças do microbiologista/quimioterapeuta. A resistência – de fato, a resistência a múltiplos fármacos – também pode se disseminar por meio de outro elemento móvel, o

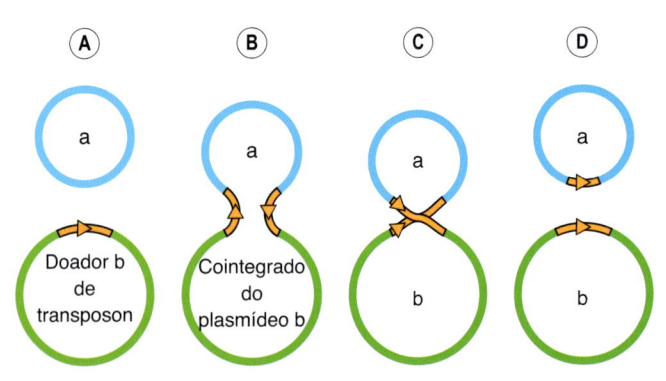

Figura 51.7 Exemplo de transferência e replicação de um transposon (que pode transportar genes que codificam resistência aos antibióticos). **A.** Dois plasmídeos, *a* e *b*, em que o plasmídeo *b* contém um transposon (mostrado em laranja). **B.** Uma enzima codificada pelo transposon corta o DNA do plasmídeo doador e do plasmídeo-alvo para formar um cointegrado. Durante esse processo, ocorre replicação do transposon. **C.** Uma enzima codificada pelo transposon resolve o cointegrado. **D.** Ambos os plasmídeos contêm agora o DNA do transposon.

cassete de genes, que consiste em um gene de resistência ligado a um pequeno sítio de reconhecimento. Vários cassetes podem ser empacotados juntos em um *conjunto de multicassetes*, que pode, por sua vez, ser integrado em uma unidade móvel de DNA maior, denominada *integron*. O integron (que pode estar localizado em um transposon) contém um gene para uma enzima, a *integrase* (recombinase), que insere(os) cassete(s) em sítios únicos no DNA do hospedeiro. Esse sistema – conjunto de transposon/integron/cassete multirresistente – permite uma transferência particularmente rápida e eficiente de resistência a múltiplos fármacos entre elementos genéticos tanto no interior das bactérias quanto entre elas.

TRANSFERÊNCIA DE GENES DE RESISTÊNCIA ENTRE BACTÉRIAS

A transferência horizontal de genes entre bactérias da mesma espécie ou, na verdade, de espécies diferentes é considerada o mecanismo mais significativo pelo qual a resistência a antibióticos se propaga. Existem vários mecanismos importantes, incluindo conjugação, transdução, transformação e vesidução, entre os quais o primeiro é o mais significativo. Esses mecanismos assumiram um novo significado à luz da descoberta de que os genes de resistência a antibióticos são abundantes no ambiente, particularmente no solo, nos efluentes e nos resíduos agrícolas.

Conjugação

A conjugação constitui o principal mecanismo para a propagação dos genes de resistência. Envolve o contato entre células durante o qual ocorre transferência do DNA cromossômico ou extracromossômico de uma bactéria para outra. A capacidade de conjugação é codificada em *plasmídeos de conjugação*: trata-se de plasmídeos que contêm genes de transferência e que, nas bactérias coliformes (p. ex.), codificam a produção pela bactéria hospedeira de túbulos de superfície proteináceos, denominados *pili sexuais*, que conectam as duas células. Em seguida, o plasmídeo de conjugação passa através de uma célula bacteriana para outra (em geral da mesma espécie).

Muitas bactérias gram-negativas e algumas gram-positivas podem sofrer conjugação. Alguns plasmídeos promíscuos podem até mesmo atravessar a barreira da espécie, adotando um hospedeiro tão facilmente quanto outro.

---

[5]De acordo com uma escola de pensamento, os vírus podem ter surgido como transposons que escaparam das células e que agora continuam exercendo a sua atividade independentemente.

Muitos plasmídeos R são conjugativos. Os plasmídeos não conjugativos, quando coexistem em uma célula "doadora" com plasmídeos de conjugação, podem "pegar carona" de uma bactéria para a outra com os plasmídeos de conjugação. A transferência de resistência por conjugação é particularmente significativa em populações de bactérias que em geral são encontradas em alta densidade, como no intestino.

Transdução

A *transdução* é um processo por meio do qual o DNA do plasmídeo é encerrado em um vírus que infecta bactérias (denominado *fago*) e transferido para outra bactéria da mesma espécie. É uma forma relativamente ineficaz de transferência de material genético, porém de importância clínica na transmissão de genes de resistência entre cepas de *estafilococos* e de *estreptococos*.

Transformação

Em condições naturais, poucas espécies de bactérias são capazes de sofrer transformação por meio da captação de DNA do ambiente e de incorporá-lo em seu genoma por recombinação homóloga normal. Surpreendentemente, as bactérias capazes de fazer isso podem importar apenas uma única fita do DNA através de *pili* especiais em sua superfície, com degradação subsequente da fita indesejada (Ellison et al., 2018).

Vesidução

Outro mecanismo recentemente proposto para a transferência do DNA é denominado *vesidução* (Soler e Forterre, 2020). Esse termo se refere a um processo bem estudado por meio do qual vesículas contendo várias cargas são liberadas de células bacterianas (p. ex.) e fundem-se com as membranas de células adjacentes, liberando o seu conteúdo intracelularmente. De maneira notável, isso pode ocorrer entre células de diferentes espécies, como, por exemplo, de procariontes para eucariontes. Essas vesículas podem incluir DNA e, portanto, podem propagar sua carga genética.

MUTAÇÕES CROMOSSÔMICAS

A taxa de mutação espontânea nas populações bacterianas em qualquer gene particular é muito baixa; apenas uma célula em aproximadamente 10 milhões apresentará uma mutação que será transferida. Entretanto, como é provável que existam muito mais células do que isso no curso de uma infecção, a probabilidade de uma mutação causadora de mudança de sensibilidade para a resistência a fármacos pode ser bastante alta. Felizmente, a presença de alguns mutantes em geral não é suficiente para produzir resistência; apesar da vantagem seletiva apresentada pelos mutantes resistentes, a redução drástica da população pelo antibiótico em geral permite que as defesas naturais do hospedeiro (ver Capítulo 7) prevaleçam ao menos nas infecções agudas, senão também nas crônicas. Entretanto, o resultado pode não ser tão desejável se a infecção primária for causada por uma cepa resistente a fármacos.

AMPLIFICAÇÃO GÊNICA

A *duplicação* e a *amplificação de genes* constituem mecanismos importantes de resistência em alguns organismos (Sandegren e Andersson, 2009). De acordo com essa ideia, o tratamento com antibióticos pode induzir um número aumentado de cópias de genes de resistência preexistentes, como enzimas envolvidas na destruição de antibióticos e bombas de efluxo.

Resistência a antibióticos

- A resistência a antibióticos é um fenômeno de ocorrência natural que desempenha um papel na ecologia bacteriana normal
- Em muitas espécies de bactérias, os genes de resistência (genes *r*) são de origem antiga e em geral são expressos na presença do antibiótico
- Os genes R podem se deslocar entre elementos genéticos dentro de bactérias individuais. Existem vários mecanismos:
  - Os plasmídeos são elementos genéticos extracromossômicos que podem sofrer replicação independente e transportar genes que codificam a resistência a antibióticos
  - Os transposons são segmentos de DNA que podem ser transpostos de um plasmídeo para outro, de um plasmídeo para um cromossomo, ou vice-versa. Um plasmídeo contendo um transposon carreador de um gene *r* pode codificar enzimas que causam a integração do plasmídeo com outro plasmídeo. Após a sua separação, esse transposon replica-se, de modo que ambos os plasmídeos passam a conter o gene *r*
- Os genes *r*, incluindo *conjuntos de multicassetes* de genes de resistência a fármacos, também podem ser transferidos para outras bactérias da mesma espécie ou de espécies diferentes. Existem vários mecanismos:
  - O principal método de transferência de genes *r* de uma bactéria para outra ocorre por plasmídeos conjugativos. A bactéria forma um tubo de conexão com outra bactéria através do qual os plasmídeos passam
  - Um método menos comum de transferência ocorre por transdução, isto é, a transmissão de um vírus bacteriano (fago) de um plasmídeo com gene *r* para outra bactéria

---

MECANISMOS BIOQUÍMICOS DE RESISTÊNCIA A ANTIBIÓTICOS

Os genes de resistência são traduzidos em proteínas que subvertem de várias maneiras a ação dos antibióticos. Aqui, discutiremos várias delas, porém novos mecanismos estão sendo constantemente descobertos (Pawlowski et al., 2016). A Figura 51.8 ilustra os principais mecanismos pelos quais pode ocorrer resistência.

PRODUÇÃO DE ENZIMAS QUE INATIVAM OS FÁRMACOS

Inativação dos antibióticos β-lactâmicos

Talvez o exemplo mais importante de resistência produzida por inativação seja a dos antibióticos β-lactâmicos. As enzimas envolvidas são β-*lactamases*, que clivam o anel β-lactâmico das penicilinas e das cefalosporinas (ver Capítulo 52). A resistência cruzada entre as duas classes de antibióticos não é completa, visto que algumas β-lactamases demonstram preferência pelas penicilinas, enquanto outras têm preferência pelas cefalosporinas.

Os estafilococos são a principal espécie de bactérias produtoras de β-lactamases, e os genes que codificam as enzimas estão localizados em plasmídeos, que podem ser transferidos por transdução. Nos estafilococos, a enzima é induzível e é pouco expressa na ausência do fármaco.

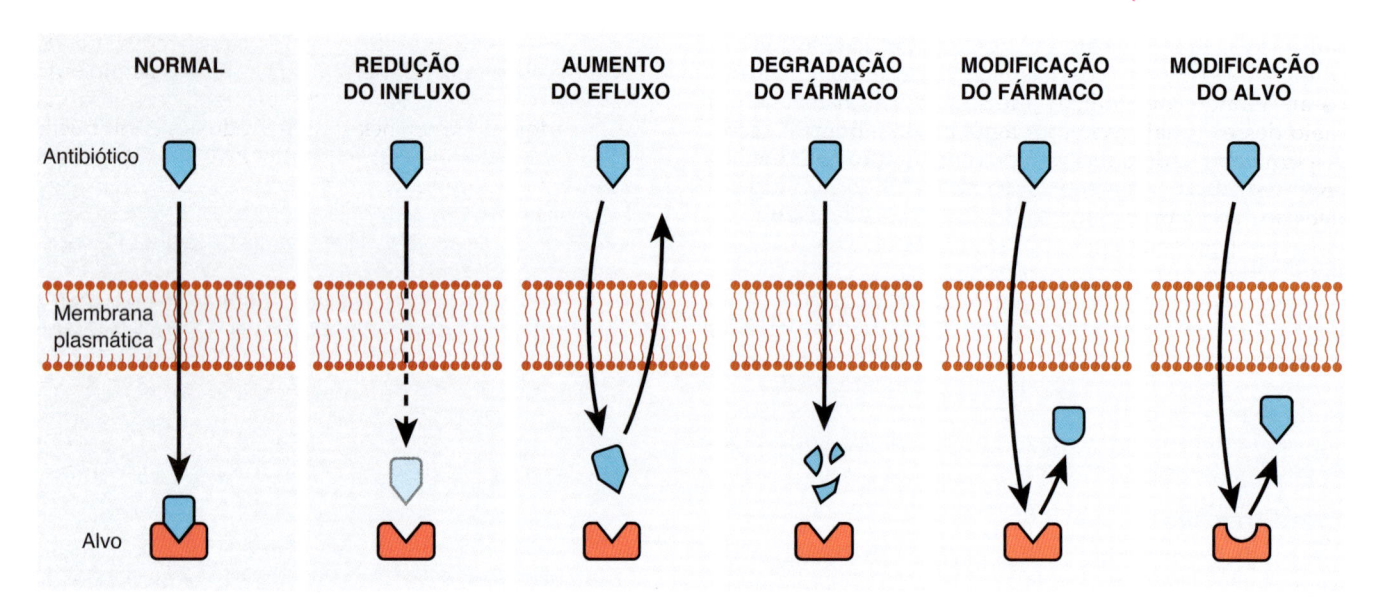

Figura 51.8 Principais mecanismos de resistência bioquímica aos antibióticos. (Adaptada e modificada de Wilson, D.N., 2014. Ribosometargeting antibiotics and mechanisms of bacterial resistance. Nat. Rev. Microbiol. 12, 35-48.)

A presença de concentrações mínimas subinibitórias de antibióticos reduz a repressão do gene e resulta em um aumento de 50 a 80 vezes na expressão. A enzima atravessa o envelope bacteriano e inativa as moléculas do antibiótico no meio circundante. O grave problema clínico produzido pelos estafilococos resistentes secretores de β-lactamases foi combatido pelo desenvolvimento de penicilinas semissintéticas (como a **meticilina**) e por novos antibióticos β-lactâmicos (os monobactâmicos e os carbapenêmicos) e cefalosporinas (como o **cefamandol**), que são menos suscetíveis à inativação. Além de adquirir resistência aos β-lactâmicos, algumas cepas de *S. aureus* se tornaram resistentes a alguns antibióticos que não são inativados significativamente pela β-lactamase (p. ex., **meticilina**), visto que expressam uma proteína adicional de ligação aos β-lactâmicos, codificada por um gene cromossômico mutado. Ver Lambert (2005) para outros exemplos desse tipo de ação.

Os organismos gram-negativos também podem produzir β-lactamases, e isso representa um fator significativo na resistência aos antibióticos β-lactâmicos de amplo espectro semissintéticos. Nesses microrganismos, as enzimas podem ser codificadas por genes cromossômicos ou de plasmídeos. No primeiro caso, as enzimas podem ser induzíveis; entretanto, no segundo caso, são produzidas de modo constitutivo. Quando isso ocorre, a enzima não inativa o fármaco no meio circundante, porém permanece ligada à parede celular, impedindo o acesso do fármaco a sítios-alvo associados à membrana. Muitas dessas β-lactamases são codificadas por transposons, alguns dos quais também podem transportar determinantes de resistência para várias outras classes de antibióticos.

Inativação do cloranfenicol

O **cloranfenicol** é inativado pela *cloranfenicol acetiltransferase*, uma enzima produzida por cepas resistentes de microrganismos tanto gram-positivos quanto gram-negativos, sendo o gene de resistência transportado por plasmídeos. Nas bactérias gram-negativas, a enzima é produzida constitutivamente, resultando em níveis de resistência cinco vezes mais altos do que nas bactérias gram-positivas, nas quais a enzima é induzível.

Inativação dos aminoglicosídeos

Os **aminoglicosídeos** são inativados por fosforilação, adenilação ou acetilação, e as enzimas necessárias são encontradas em microrganismos tanto gram-negativos quanto em gram-positivos. Os genes de resistência são carreados em plasmídeos, e vários são encontrados em transposons. Muitos outros exemplos desse tipo são fornecidos por Wright (2005) e por Giedraitiene et al. (2001).

ALTERAÇÃO DO SÍTIO DE LIGAÇÃO AO FÁRMACO

O sítio de ligação dos aminoglicosídeos na subunidade 30S do ribossomo pode ser alterado por mutação cromossômica. Uma alteração da proteína do sítio de ligação na subunidade 50S, mediada por plasmídeos, também está na base da resistência à **eritromicina** e uma diminuição da ligação das fluoroquinolonas, devido a uma mutação pontual na DNA girase A também foi descrita. Uma alteração da RNA polimerase dependente de DNA, provocada por uma mutação cromossômica, foi relatada como base para a resistência à **rifampicina**.

DIMINUIÇÃO DO ACÚMULO DE FÁRMACOS PELAS BACTÉRIAS

Um importante exemplo de diminuição do acúmulo de fármacos é a resistência às tetraciclinas mediada por plasmídeos, que é observada nas bactérias gram-positivas e gram-negativas. Nesse caso, os genes de resistência no plasmídeo codificam bombas de proteínas induzíveis na membrana bacteriana que promovem o efluxo dependente de energia das tetraciclinas e, portanto, da resistência. Esse tipo de resistência é comum e reduziu bastante o valor terapêutico das tetraciclinas na medicina humana e na veterinária. A resistência do *S. aureus* à **eritromicina** e a outros macrolídeos, bem como às fluoroquinolonas, também é obtida por efluxo dependente de energia. De modo notável, essas bombas podem ser seletivas para uma classe de antibióticos ou podem ser mais promíscuas em sua ação – o que constitui um importante problema na resistência das células neoplásicas a múltiplos fármacos (ver Capítulo 57). Os inibidores dessas bombas podem ser adjuvantes úteis dos antibióticos (Thakur et al., 2021).

Há também evidências recentes de inibição da síntese de porinas determinada por plasmídeos, o que poderia afetar os antibióticos hidrofílicos que entram nas bactérias por meio desses canais cheios de água na membrana externa. A permeabilidade alterada, como resultado de mutações cromossômicas envolvendo os componentes de polissacarídeos de membrana externa dos microrganismos gram-negativos, também pode conferir maior resistência à ampicilina. Foi relatado que mutações que afetam os componentes do envelope afetam também o acúmulo de aminoglicosídeos, β-lactâmicos, **cloranfenicol**, antibióticos peptídicos e **tetraciclina**.

ALTERAÇÃO DA SELETIVIDADE ENZIMÁTICA

A resistência à **trimetoprima** é o resultado da síntese dirigida por plasmídeos de uma *di-hidrofolato redutase* com afinidade baixa ou nula pela trimetoprima. É transferida por transdução e pode ser propagada por transposons.

Em muitas bactérias, a resistência às sulfonamidas é mediada por plasmídeos e resulta da produção de uma forma de *di-hidropteroato sintetase* com baixa afinidade pelas sulfonamidas, porém sem alteração na afinidade pelo PABA. Foram relatadas bactérias que causam infecções graves e que transportam plasmídeos com genes de resistência às sulfonamidas e à **trimetoprima**.

> **Mecanismos bioquímicos da resistência aos antibióticos**
>
> Os principais mecanismos são os seguintes:
> - *Produção de enzimas que inativam o fármaco:* por exemplo, β-lactamases, que inativam a **penicilina**; acetiltransferases, que inativam o **cloranfenicol**; quinases e outras enzimas, que inativam os aminoglicosídeos
> - *Alteração dos sítios de ligação de fármacos:* isso ocorre com aminoglicosídeos, **eritromicina, penicilina**
> - *Redução da captação de fármacos pela bactéria ou aumento do efluxo:* por exemplo, tetraciclinas
> - *Alteração da sensibilidade a enzimas:* por exemplo, a di-hidrofolato redutase torna-se insensível à **trimetoprima**.

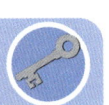

ESTADO ATUAL DE RESISTÊNCIA AOS ANTIBIÓTICOS NAS BACTÉRIAS

A última avaliação da OMS (2020) ressalta o fato de que a resistência aos antibióticos é agora observada em todos os países. As estimativas da carga global desse problema variam, porém uma delas (Antibiotic Research UK) cita um número de 700 mil mortes por ano, aumentando para 10 milhões em 2050. Sem a disponibilidade de antibióticos efetivos, muitos procedimentos cirúrgicos de rotina e outras intervenções médicas são impossíveis. A OMS também destaca os seguintes casos como sendo de importância especial:

- *Klebsiella pneumoniae.* A resistência desse microrganismo intestinal a antibióticos de "último recurso", como carbapenêmicos, propagou-se pelo mundo, e, em muitos países, ocorre falha do tratamento em cerca da metade de todos os casos
- *Escherichia coli.* Em muitos países, esse microrganismo se tornou resistente às fluoroquinolonas, e, mais uma vez, o tratamento falha em cerca da metade dos pacientes em algumas partes do mundo. A resistência ao tratamento de último recurso, a **colistina**, também está se disseminando
- *Neisseria gonorrhoea.* Em muitos países, esse microrganismo adquiriu resistência a quase todos os antibióticos comuns, e o fármaco de último recurso, a **ceftriaxona**, representa a última esperança restante para o tratamento das cepas resistentes
- *S. aureus.* A resistência desse microrganismo, da pele, aos fármacos de primeira linha está agora difundida, e os pacientes com *S. aureus* resistente à **meticilina** (MRSA) têm uma probabilidade duas vezes maior de morrer após a infecção. Enquanto a mortalidade está diminuindo na América do Norte e na Europa, ela está aumentando nos países em desenvolvimento
- *Enterobacteriaceae.* Esses microrganismos podem causar infecções potencialmente fatais; recentemente, foi relatada uma resistência ao fármaco de "último recurso", a **colistina**
- *Mycobacterium tuberculosis.* Essa doença tratável se tornou agora uma importante emergência de saúde global. Em 2018, a OMS estimou que metade de um milhão de novos casos de TB resistente à **rifampicina** foram observados anualmente e que a maioria desses casos abrigava cepas da doença resistentes a múltiplos fármacos. Nesses casos, as taxas de cura são inferiores a 60%.

> **Resistência a múltiplos fármacos**
>
> Algumas bactérias patogênicas desenvolveram resistência a muitos antibióticos comumente usados ou à maioria deles. Os exemplos incluem os seguintes:
> - Algumas cepas de estafilococos e enterococos que são resistentes a quase todos os antibióticos atuais, sendo a resistência transferida por transposons e/ou plasmídeos; esses microrganismos podem causar infecções hospitalares (denominadas nosocomiais) graves e praticamente intratáveis
> - Algumas cepas de *Mycobacterium tuberculosis* que se tornaram resistentes à maioria dos agentes antituberculose.

RESISTÊNCIA A OUTROS FÁRMACOS ANTIMICROBIANOS

Embora tenhamos ressaltado a resistência bacteriana aos antibióticos neste capítulo, é importante perceber que esse problema se estende a todos os agentes antimicrobianos. A OMS alertou sobre o desenvolvimento de resistência à maioria dos agentes antivirais. Um exemplo bem flagrante é o surgimento de uma cepa de HIV que é totalmente resistente ao atual conjunto de fármacos antirretrovirais (ver Capítulo 53). Mais da metade de todos os lactentes com HIV na África Subsaariana já estão infectados por essa cepa resistente. Os pacientes infectados pelo HIV são imunocomprometidos, de modo que as infecções fúngicas são capazes de, com facilidade, assumir uma posição segura na presença de um sistema imune enfraquecido. É deprimente constatar que algumas cepas de *Candida* também desenvolveram resistência a uma bateria de fármacos antifúngicos, incluindo os do grupo azol e a **anfotericina** (ver Capítulo 56). A situação com os fármacos antimaláricos também é grave, e algumas cepas de parasitas na África e na Ásia desenvolveram resistência a um fármaco importante, a **artemisinina,** bem como a outros agentes antimaláricos convencionais.

Então, qual é o caminho a seguir? Independente da antiga origem dos mecanismos de resistência bacteriana, todos concordam com o fato de que o uso indiscriminado de antibióticos na agricultura, nos seres humanos, na medicina veterinária e a sua utilização em alimentos para animais sem dúvida alguma favoreceram a propagação de cepas resistentes. A situação é aguda sobretudo nos países em desenvolvimento, onde a pobreza, a superpopulação, a falta de água potável e o saneamento mínimo exacerbam o problema.

A tendência atual é combater a resistência clínica aos fármacos como parte de uma abordagem mais holística de "uma única saúde" que abrange não apenas a saúde humana, mas também a das plantas e a de todos os animais, tanto terrestres quanto aquáticos, além de práticas agrícolas, ambientais e ecológicas (p. ex., Ben et al., 2019). Para apoiar isso, a OMS publicou numerosos relatórios, atualizações, diretrizes, políticas e listas de "patógenos prioritários" e iniciou diversas iniciativas, mais recentemente a *World Antimicrobial Awareness Week* (Semana Mundial de Conscientização Antimicrobiana) anual, em 2020, com o seu *slogan* "Antimicrobials: Handle with Care" (Antimicrobianos: manuseie com cuidado).

Tanto prescritores quanto consumidores precisam adotar uma medida de responsabilidade pelo crescente problema da resistência. A maioria dos membros do público em geral tem apenas uma vaga noção das causas do problema, de suas prováveis implicações finais e de seu papel no seu desenvolvimento (McCullough et al., 2016). O mais preocupante é que, embora reconhecendo a extensão do problema, muitos médicos também parecem inconscientes do papel crucial que eles desempenham na sua propagação (McCullough et al., 2015).

Alguns autores (p. ex., Chaudhary, 2016) defenderam combater o problema no momento do diagnóstico e prescrição, sugerindo que o teste de sensibilidade bacteriana deveria ser obrigatório antes da prescrição do fármaco.

A prescrição desnecessária (p. ex., para infecções virais), a dose inadequada ou a duração inapropriada do tratamento (que frequentemente levam à resistência) devem ser escrupulosamente evitadas; uma adesão mais rigorosa dos pacientes aos esquemas de antibióticos também ajudaria. A terapia com múltiplos antibióticos que atuem por meio de diferentes mecanismos pode ser uma estratégia útil em alguns casos, e foram propostas várias outras terapias não convencionais (Kumar et al., 2021). As medidas de saúde pública, como procedimentos de controle de infecção, também desempenham um papel fundamental. A remoção de genes de resistência a antibióticos do solo e dos efluentes é de importância particular, e foram propostas diversas soluções inovadoras, incluindo a construção de zonas úmidas artificiais e outras medidas (Herraiz-Carbone et al., 2021; Liu et al., 2019).

Outro problema (que não apenas se aplica aos agentes antimicrobianos, mas também a outras áreas da medicina) é o modelo de financiamento dessas pesquisas. O "funil" dos fármacos antimicrobianos é deprimentemente estreito, porém a indústria farmacêutica está cautelosa em relação ao investimento no campo, visto que os potenciais lucros dificilmente cobrirão os enormes custos de desenvolvimento, e a maioria dos governos não tem "estômago" para assumir os riscos assombrosos associados ao investimento na descoberta de fármacos. Foram propostas várias técnicas para neutralizar a resistência, incluindo o reaproveitamento de outros fármacos, terapias de combinação, bem como o uso da inteligência artificial (IA) e técnicas associadas (Alvarez-Martinez et al., 2020) para prever prováveis candidatos a fármacos. Uma série de parcerias públicas/privadas, como *Antimicrobial Resistance Multi Partner Trust Fund* e *Global Antibiotic Research & Development Partnership* interveio para preencher o vácuo do financiamento. Esperemos todos que essa ação não seja tarde demais.

BIBLIOGRAFIA E LEITURA COMPLEMENTAR

Livros

Davies, S., 2013. The Drugs Don't Work: A Global Threat. Penguin, London, p. 272.
Ramakrishnan, V., 2018. Gene Machine. Oneworld Publications Ltd, London, p. 112.

Artigos originais e resenhas

Alvarez-Martinez, F.J., Barrajon-Catalan, E., Micol, V., 2020. Tackling antibiotic resistance with compounds of natural origin: a comprehensive review. Biomedicines 8, 405.
Arias, C.A., Murray, B.E., 2012. The rise of the *Enterococcus*: beyond vancomycin resistance. Nat. Rev. Microbiol. 10, 266–278.
Barrett, C.T., Barrett, J.F., 2003. Antibacterials: are the new entries enough to deal with the emerging resistance problem? Curr. Opin. Biotechnol. 14, 621–626.
Bax, R., Mullan, N., Verhoef, J., 2000. The millennium bugs – the need for and development of new antibacterials. Int. J. Antimicrob. Agents 16, 51–59.
Ben, Y., Fu, C., Hu, M., Liu, L., Wong, M.H., Zheng, C., 2019. Human health risk assessment of antibiotic resistance associated with antibiotic residues in the environment: a review. Environ Res. 169, 483–493.
Bhullar, K., Waglechner, N., Pawlowski, A., et al., 2012. Antibiotic resistance is prevalent in an isolated cave microbiome. PLoS One 7, e34953.
Carter, A.P., Clemons, W.M., Brodersen, D.E., Morgan-Warren, R.J., Wimberly, B.T., Ramakrishnan, V., 2000. Functional insights from the structure of the 30S ribosomal subunit and its interactions with antibiotics. Nature 407, 340–348.
Chaudhary, A.S., 2016. A review of global initiatives to fight antibiotic resistance and recent antibiotics discovery. Acta. Pharm. Sin. B. 6, 552–556.
Cox, G., Wright, G.D., 2013. Intrinsic antibiotic resistance: mechanisms, origins, challenges and solutions. Int. J. Med. Microbiol. 303, 287–292.
de Lencastre, H., Oliveira, D., Tomasz, A., 2007. Antibiotic resistant *Staphylococcus aureus*: a paradigm of adaptive power. Curr. Opin. Microbiol. 10, 428–435.
Ellison, C.K., Dalia, T.N., Vidal Ceballos, A., et al., 2018. Retraction of DNA-bound type IV competence pili initiates DNA uptake during natural transformation in Vibrio cholerae. Nat. Microbiol. 3, 773–780.
Giedraitiene, A., Vitkauskiene, A., Naginiene, R., Pavilonis, A., 2011. Antibiotic resistance mechanisms of clinically important bacteria. Medicina 47, 137–146.
Herraiz-Carbone, M., Cotillas, S., Lacasa, E., et al., 2021. A review on disinfection technologies for controlling the antibiotic resistance spread. Sci. Total Environ. 797, 149150.
Knodler, L.A., Celli, J., Finlay, B.B., 2001. Pathogenic trickery: deception of host cell processes. Mol. Cell. Biol. 2, 578–588.
Kumar, M., Sarma, D.K., Shubham, S., et al., 2021. Futuristic non-antibiotic therapies to combat antibiotic resistance: a review. Front. Microbiol. 12, 609459.
Lambert, P.A., 2005. Bacterial resistance to antibiotics: modified target sites. Adv. Drug Deliv. Rev. 57, 1471–1485.
Levy, S.B., 1998. The challenge of antibiotic resistance. Sci. Am. 278, 32–39.
Liu, X., Guo, X., Liu, Y., et al., 2019. A review on removing antibiotics and antibiotic resistance genes from wastewater by constructed wetlands: performance and microbial response. Environ. Pollut. 254, 112996.
McCullough, A.R., Parekh, S., Rathbone, J., Del Mar, C.B., Hoffmann, T.C., 2016. A systematic review of the public's knowledge and beliefs about antibiotic resistance. J. Antimicrob. Chemother. 71, 27–33.
McCullough, A.R., Rathbone, J., Parekh, S., Hoffmann, T.C., Del Mar, C.B., 2015. Not in my backyard: a systematic review of clinicians' knowledge and beliefs about antibiotic resistance. J. Antimicrob. Chemother. 70, 2465–2473.

Nesme, J., Simonet, P., 2015. The soil resistome: a critical review on antibiotic resistance origins, ecology and dissemination potential in telluric bacteria. Environ. Microbiol. 17, 913-930.

Pawlowski, A.C., Wang, W., Koteva, K., Barton, H.A., McArthur, A.G., Wright, G.D., 2016. A diverse intrinsic antibiotic resistome from a cave bacterium. Nat. Commun. 7, 13803.

Sandegren, L., Andersson, D.I., 2009. Bacterial gene amplification: implications for the evolution of antibiotic resistance. Nat. Rev. Microbiol. 7, 578-588.

Shlaes, D.M., 2003. The abandonment of antibacterials: why and wherefore? Curr. Opin. Pharmacol. 3, 470-473.

Soler, N., Forterre, P., 2020. Vesiduction: the fourth way of HGT. Environ. Microbiol. 22, 2457-2460.

St Georgiev, V., 2000. Membrane transporters and antifungal drug resistance. Curr. Drug Targets 1, 184-261.

Thakur, V., Uniyal, A., Tiwari, V., 2021. A comprehensive review on pharmacology of efflux pumps and their inhibitors in antibiotic resistance. Eur. J. Pharmacol. 903, 174151.

Van Bambeke, F., Pages, J.M., Lee, V.J., 2006. Inhibitors of bacterial efflux pumps as adjuvants in antibiotic treatments and diagnostic tools for detection of resistance by efflux. Recent. Pat. Antiinfect. Drug Discov. 1, 157-175.

Volpato, J.P., Pelletier, J.N., 2009. Mutational 'hot-spots' in mammalian, bacterial and protozoal dihydrofolate reductases associated with antifolate resistance: sequence and structural comparison. Drug Resist. Updat. 12, 28-41.

Walsh, C., 2000. Molecular mechanisms that confer antibacterial drug resistance. Nature 406, 775-781.

Wilson, D.N., 2014. Ribosome-targeting antibiotics and mechanisms of bacterial resistance. Nat. Rev. Microbiol. 12, 35-48.

Woodford, N., 2005. Biological counterstrike: antibiotic resistance mechanisms of gram-positive cocci. Clin. Microbiol. Infect. 3, 2-21.

Wright, G.D., 2005. Bacterial resistance to antibiotics: enzymatic degradation and modification. Adv. Drug Deliv. Rev. 57, 1451-1470.

Zasloff, M., 2002. Antimicrobial peptides of multicellular organisms. Nature 415, 389-395.

Recursos úteis na web

The AntiBiotic Research UK website also contains some interesting data relevant to this problem and also offers support for patients (see https://www.antibioticresearch.org.uk).

The World Health Organisation (WHO) hosts web pages that deal with the global problem of microbial resistance, and the regularly updated *Antibiotic Resistance* Fact Sheet (see https://www.who.int/news-room/fact-sheets/detail/antibiotic-resistance) contains definitive information on the current situation around the world.

SEÇÃO 5 • Fármacos Usados no Tratamento das Infecções e do Câncer

52 Fármacos Antibacterianos

CONSIDERAÇÕES GERAIS

Neste capítulo, discutiremos os fármacos antibacterianos. A bacteriologia é um vasto assunto, e uma discussão detalhada está além do âmbito deste livro; entretanto, para proporcionar o contexto necessário, incluímos informações sobre alguns patógenos clinicamente importantes. São descritas as propriedades farmacológicas e os efeitos terapêuticos das principais classes de fármacos antibacterianos. Concluímos com uma avaliação das perspectivas dos novos agentes antibacterianos e os riscos inerentes.

INTRODUÇÃO

Em 1928, Alexander Fleming, que trabalhava no St Mary's Hospital, em Londres, descobriu que uma placa de cultura na qual estavam crescendo estafilococos foi contaminada por um fungo do gênero *Penicillium* e fez a observação crucial de que o crescimento bacteriano nas proximidades do fungo tinha sido inibido. Posteriormente, Fleming isolou o fungo em cultura pura e demonstrou este que produzia uma substância antibacteriana, a qual chamou **penicilina**. A substância foi preparada em grande quantidade, extraída, e seus efeitos antibacterianos foram analisados por Florey, Chain Heatley e seus colegas em Oxford, em 1940. Demonstraram que a **penicilina** não era tóxica para o hospedeiro, porém matava os patógenos em camundongos infectados e, ao fazê-lo, deram início à "era antibiótica". Desde então, foram descobertos muitos tipos novos de antibióticos, e a prática da medicina hoje seria impensável sem eles.

COLORAÇÃO DE GRAM E SUA IMPORTÂNCIA NA AÇÃO DOS FÁRMACOS

As bactérias podem ser classificadas, em sua maioria, como *gram-positivas* ou *gram-negativas*, dependendo de sua coloração com a *técnica de Gram*.[1] Essa coloração reflete diferenças fundamentais na estrutura das paredes celulares das bactérias e tem implicações importantes para a ação dos antibióticos (Tabela 52.1).

A parede celular dos microrganismos gram-positivos é uma estrutura relativamente simples. Possui cerca de 15 a 50 nm de espessura e é constituída por mais ou menos 50% de peptideoglicano (ver Capítulo 51), 40 a 45% de polímero ácido e 5 a 10% de proteínas e polissacarídeos. A superfície celular é bastante polar e com carga negativa, o que influencia na penetração de alguns fármacos.

A parede celular dos microrganismos gram-negativos é muito mais complexa. Da membrana plasmática para o exterior, consiste em:

- Um *espaço periplasmático*, que contém enzimas e outros componentes

- Uma *camada de peptideoglicano* de 2 nm de espessura, que representa 5% da massa da parede celular. Com frequência, o peptideoglicano está ligado a moléculas de lipoproteínas que se projetam para fora
- Uma *membrana externa*, que consiste em uma bicamada lipídica – semelhante, em alguns aspectos, à membrana plasmática –, que contém moléculas de proteínas e (em sua face interna) lipoproteínas ligadas ao peptideoglicano. Outras proteínas formam canais transmembrana repletos de água, denominados *porinas*, através dos quais alguns antibióticos hidrofílicos podem se movimentar livremente (ver Capítulo 9)
- Uma *superfície externa rica em polissacarídeos complexos*. Diferem entre cepas de bactérias e constituem os principais determinantes de sua antigenicidade. Além disso, constituem a fonte de *endotoxina*, um lipolissacarídeo que, quando liberado *in vivo*, desencadeia vários aspectos da reação inflamatória por meio da ativação do complemento e liberação de citocinas, causando febre etc. (ver Capítulo 7).

O lipolissacarídeo da parede celular forma uma importante barreira à penetração de alguns antibióticos, incluindo **benzilpenicilina, meticilina,** macrolídeos, **rifampicina, ácido fusídico** e **vancomicina**, e a dificuldade em penetrar essa complexa camada externa explica porque alguns antibióticos são menos ativos contra bactérias gram-negativas do que contra gram-positivas. Fornece também uma razão para a extraordinária resistência a antibióticos, demonstrada por *Pseudomonas aeruginosa*, um patógeno que pode provocar infecções potencialmente fatais em pacientes com neutropenia e naqueles que apresentam queimaduras e feridas, bem como infecção brônquica crônica em pacientes com fibrose cística.

FÁRMACOS BACTERIOSTÁTICOS E BACTERICIDAS

Os antibióticos que interferem na síntese da parede celular bacteriana (p. ex., penicilinas) ou que inibem enzimas cruciais (como as quinolonas) em geral matam as bactérias (*i.e.*, são *bactericidas*), enquanto os que inibem a síntese de proteínas, como as tetraciclinas, em geral são *bacteriostáticos*, ou seja, não matam as células, porém impedem o seu crescimento e replicação. Essa distinção não é particularmente relevante do ponto de vista clínico, visto que o resultado terapêutico da antibioticoterapia depende, em essência, da resposta do hospedeiro ao lidar com uma carga bacteriana comprometida.

Na discussão da farmacologia dos agentes antibacterianos, é conveniente dividi-los em diferentes grupos, com base no seu mecanismo de ação.

AGENTES ANTIBACTERIANOS QUE INTERFEREM NA SÍNTESE OU NA AÇÃO DO FOLATO

(Ver Figuras 52.1 e 52.2.)

---

[1]Denominada em homenagem a seu inventor, Hans Christian Gram, um bacteriologista dinamarquês do século XIX.

Tabela 52.1 Algumas bactérias patogênicas de importância clínica.

Gênero	Morfologia	Espécie	Doença
Microrganismos gram-negativos			
Bordetella	Cocos	B. pertussis	Coqueluche
Brucella	Bacilos curvos	B. abortus	Brucelose (bovina e humana)
Campylobacter	Bacilos espirilados	C. jejuni	Intoxicação alimentar
Escherichia	Bacilos	E. coli	Septicemia, infecções de feridas, ITUs
Haemophilus	Bacilos	H. influenzae	Infecção aguda das vias respiratórias, meningite
Helicobacter	Bacilos móveis	H. pylori	Úlceras pépticas, câncer gástrico
Klebsiella	Bacilos encapsulados	K. pneumonia	Pneumonia, septicemia
Legionella	Bacilos flagelados	L. pneumophila	Doença dos legionários
Neisseria	Cocos, em pares	N. gonorrhoeae	Gonorreia
Pseudomonas	Bacilos flagelados	P. aeruginosa	Septicemia, infecções respiratórias, ITUs
Rickettsiae	Cocos ou filamentos	Várias espécies	Infecções transmitidas por carrapatos e insetos
Salmonella	Bacilos móveis	S. typhimurium	Intoxicação alimentar
Shigella	Bacilos	S. dysenteriae	Disenteria bacilar
Yersinia	Bacilos	Y. pestis	Peste bubônica
Vibrio	Bacilos flagelados	V. cholera	Cólera
Microrganismos gram-positivos			
Bacillus	Bacilos, cadeias	B. anthrax	Antraz
Clostridium	Bacilos	C. tetani	Tétano
Corynebacterium	Bacilo	C. diphtheriae	Difteria
Mycobacterium	Bacilos	M. tuberculosis	Tuberculose
		M. leprae	Hanseníase
Staphylococcus	Cocos, grupos	S. aureus	Infecções de feridas, furúnculos, septicemia
Streptococcus	Cocos, em pares	S. pneumoniae	Pneumonia, meningite
	Cocos, em cadeias	S. pyogenes	Escarlatina, febre reumática, celulite
Outros			
Chlamydia	Gram "incerto"	C. trachomatis	Doenças oculares, infertilidade
Treponema	Bacilos espiralados flagelados	T. pallidum	Sífilis

ITU, infecção do trato urinário.

SULFONAMIDAS

Em uma descoberta histórica na década de 1930, antes do advento da penicilina na clínica, Domagk demonstrou que um fármaco talvez fosse capaz de suprimir uma infecção bacteriana. O fármaco era um corante denominado **prontosil rubro**,[2] que demonstrou ser um profármaco inativo, metabolizado *in vivo* em um produto ativo, a **sulfanilamida** (ver Figura 52.1). Desde então, foram desenvolvidas muitas sulfonamidas, porém a sua importância diminuiu em função da resistência crescente. As únicas sulfonamidas ainda utilizadas como agentes antibacterianos *sistêmicos* são o **sulfametoxazol** (em geral em combinação com a **trimotoprima,** na forma de **cotrimoxazol**) e a **sulfassalazina,** pouco absorvida pelo trato gastrointestinal (GI), mas muito usada no tratamento da colite ulcerativa e da doença de Crohn (ver Capítulos 25 e 30). A **sulfadiazina de prata** é outra sulfonamida; é aplicada topicamente para o tratamento de queimaduras infectadas. Alguns fármacos com usos clínicos bastante diferentes (p. ex., o antiplaquetário **prasugrel**, ver Capítulo 23, e a **acetazolamida**, um inibidor da anidrase carbônica, ver Capítulo 30) também são sulfonamidas que compartilham alguns dos efeitos adversos fora da bula dessa classe de fármacos (ver adiante).

MECANISMO DE AÇÃO

A **sulfanilamida**, o metabólito ativo do **prontosil**, é um análogo estrutural do ácido *p*-aminobenzoico (PABA; ver Figura 52.1), um precursor essencial na biossíntese do ácido fólico cuja presença é necessária para a síntese do DNA e do RNA nas bactérias (ver Capítulo 51). As sulfonamidas competem com o PABA pela enzima *di-hidropteroato sintetase*, e o efeito da sulfonamida pode ser superado pelo acréscimo

---

[2]Domagk incorretamente acreditava que a propriedade de coloração dos corantes azo, como o prontosil, era responsável pela sua seletividade antibacteriana. Utilizou o **prontosil** – um corante vermelho – para tratar uma infecção estreptocócica potencialmente fatal de sua filha mais nova. Ela sobreviveu, porém ficou com a pele manchada de vermelho de modo permanente – um testemunho de sua falta de seletividade para as bactérias invasoras.

Figura 52.1 Estruturas de duas sulfonamidas representativas e da trimetoprima. As estruturas ilustram a relação entre as sulfonamidas e a porção ácido *p*-aminobenzoico do ácido fólico (*retângulo laranja*), bem como entre os fármacos antifolato e a porção pteridina (*laranja*). O cotrimoxazol é uma mistura de sulfametoxazol e trimetoprima.

> **Usos clínicos das sulfonamidas**
>
> - Combinadas com a **trimetoprima** (**cotrimoxazol**) para *Pneumocystis carinii* (agora conhecido como *P. jirovecii*), para tratar toxoplasmose e nocardiose
> - Combinadas com **pirimetamina** para tratar a malária resistente a fármacos (ver Capítulo 55) e a toxoplasmose
> - Na doença inflamatória intestinal, utiliza-se a **sulfassalazina** (combinação de sulfapiridina-aminossalicilato) (ver Capítulo 30)
> - Para queimaduras infectadas, **sulfadiazina de prata**, aplicada topicamente.

de PABA em excesso, razão pela qual os anestésicos locais, que são ésteres de PABA (como a **procaína**; ver Capítulo 44), antagonizam o efeito antibacteriano desses agentes.

A ação das sulfonamidas é anulada na presença de pus ou de produtos de degradação tecidual, visto que contêm timidina e purinas, utilizadas diretamente pelas bactérias, dispensando, assim, a necessidade de ácido fólico. A resistência às sulfonamidas, que é comum, é mediada por plasmídeos (ver Capítulo 51) e resulta da síntese de uma enzima bacteriana insensível aos fármacos.

Aspectos farmacocinéticos. As sulfonamidas, em sua maioria, podem ser administradas por via oral e, com exceção da **sulfassalazina** e da **sulfadiazina de prata** (ver anteriormente), são bem absorvidas e bem distribuídas pelo corpo. Esses fármacos penetram nos exsudatos inflamatórios e atravessam as barreiras tanto placentária quanto hematoencefálica. As sulfonamidas são metabolizadas sobretudo no fígado, e o principal produto é um derivado acetilado que não tem ação antibacteriana. Existe um risco de sensibilização ou de reações alérgicas quando esses fármacos são administrados topicamente.

Efeitos adversos. Os efeitos adversos graves que exigem a interrupção do tratamento consistem em hepatite, reações de hipersensibilidade (exantemas, incluindo formas graves de eritema multiforme, febre, reações anafilactoides; ver Capítulo 58), depressão da medula óssea e insuficiência renal aguda devido à nefrite intersticial ou à cristalúria. Este último efeito resulta da precipitação de metabólitos acetilados na urina (ver Capítulo 29). A cianose, que é causada por metemoglobinemia, pode ocorrer, porém é muito menos alarmante do que parece ser. Os efeitos colaterais leves a moderados incluem náuseas e vômito, cefaleia e depressão mental.

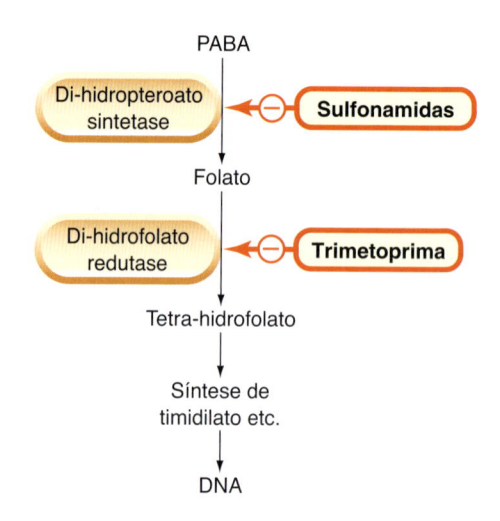

Figura 52.2 Ação das sulfonamidas e da trimetoprima sobre a síntese de folato bacteriano. Ver o Capítulo 24 para mais detalhes sobre a síntese de tetra-hidrofolato e o Capítulo 51 para comparações entre fármacos antifolato. *PABA*, ácido *p*-aminobenzoico.

TRIMETOPRIMA

MECANISMO DE AÇÃO

A **trimetoprima** é quimicamente relacionada com o fármaco antimalárico, a **pirimetamina** (ver Capítulo 55), e ambas são antagonistas do folato. Do ponto de vista estrutural, a trimetoprima se assemelha à porção pteridina do folato, e a semelhança é forte o suficiente para "enganar" a *di-hidrofolato redutase* bacteriana, que é muito mais sensível à **trimetoprima** do que a enzima equivalente presente nos seres humanos.

A **trimetoprima** é ativa contra as bactérias patogênicas mais comuns, bem como contra os protozoários, e é utilizada no tratamento de várias infecções urinárias, pulmonares e outras infecções. Algumas vezes, é administrada em combinação com **sulfametoxazol**, na forma de **cotrimoxazol**. Como as sulfonamidas inibem uma etapa diferente na mesma via metabólica bacteriana, são capazes de potencializar a ação da **trimetoprima**; entretanto, para serem eficazes, precisam apresentar uma *pK* semelhante ao fármaco. O **sulfametoxazol** tem essa propriedade. No Reino Unido, o uso do **cotrimoxazol** geralmente é restrito ao tratamento da pneumonia por *Pneumocystis*, uma infecção oportunista que pode estar presente na AIDS (ver Capítulo 53), causada pelo fungo *Pneumocystis carinii* (agora conhecido como *Pneumocystis jirovecii*), da toxoplasmose (uma infecção por protozoários) ou da nocardiose (uma infecção bacteriana).

Aspectos farmacocinéticos. A **trimetoprima** é absorvida por via oral e distribui-se amplamente pelos tecidos e líquidos corporais. Alcança altas concentrações nos pulmões e nos rins, bem como concentrações bastante elevadas no líquido cefalorraquidiano (LCR). Quando administrada com **sulfametoxazol**, a única sulfonamida com *p*K semelhante à da trimetoprima, cerca da metade da dose de cada um dos fármacos é excretada em 24 horas. Como a **trimetoprima** é uma base fraca, a sua eliminação pelos rins aumenta com a diminuição do pH da urina.

Efeitos adversos. A deficiência de folato pode resultar da administração a longo prazo de **trimetoprima**, com consequente desenvolvimento de anemia megaloblástica (ver Capítulo 24). Outros efeitos adversos incluem náuseas, vômito, distúrbios hematológicos e exantemas.

> **Agentes antimicrobianos que interferem na síntese ou na ação do folato**
>
> - As sulfonamidas são bacteriostáticas; atuam por meio de sua interferência na síntese de folato e, portanto, na síntese de nucleotídeos. Os efeitos adversos consistem em cristalúria e hipersensibilidade
> - A **trimetoprima** é bacteriostática; atua por meio de antagonismo do folato
> - O **cotrimoxazol** é uma mistura de **trimetoprima** com **sulfametoxazol**, que afeta a síntese de nucleotídeos bacterianos em dois pontos na via de biossíntese
> - A **pirimetamina** e o **proguanil** também são agentes antimaláricos (ver Capítulo 55).

ANTIBIÓTICOS β-LACTÂMICOS E OUTROS AGENTES QUE INTERFEREM NA PAREDE OU NA SÍNTESE DA MEMBRANA DAS BACTÉRIAS

(Ver Capítulo 51, Figura 52.3 e Tabela 52.2.)

PENICILINAS

Os notáveis efeitos antibacterianos da penicilina sistêmica nos seres humanos foram claramente demonstrados em 1941. Uma pequena quantidade de **penicilina**, extraída com bastante trabalho de culturas nos laboratórios da Dunn School of Pathology, em Oxford, foi administrada a um policial muito doente que apresentava septicemia e múltiplos abscessos. Apesar da disponibilidade de sulfonamidas, esses fármacos não teriam tido nenhum efeito na presença de pus. Foram administradas injeções intravenosas de **penicilina** a cada 3 horas. Toda a urina do paciente foi coletada, e, diariamente, a quantidade de **penicilina** excretada era extraída e reutilizada. Depois de 5 dias, houve uma acentuada melhora da condição do paciente, e ocorreu resolução óbvia dos abscessos. Além disso, o fármaco aparentemente não produzia efeitos tóxicos. Infelizmente, quando o fornecimento de **penicilina** terminou, houve uma deterioração gradual da condição, e o paciente morreu 1 mês depois.

As penicilinas, com frequência combinadas com outros antibióticos, continuam tendo uma importância crucial na quimioterapia antibacteriana; entretanto, lamentavelmente, são destruídas por *amidases* e *β-lactamases* (*penicilinases*) bacterianas, o que limita a sua eficácia. Este é um dos principais tipos de resistência aos antibióticos.

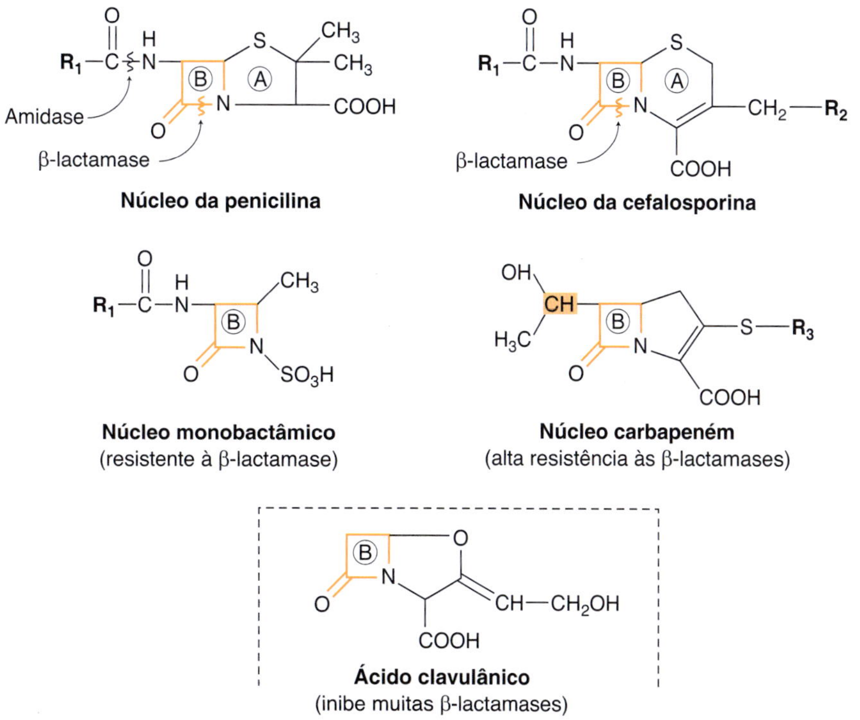

Figura 52.3 Estruturas básicas de quatro grupos de antibióticos β-lactâmicos e do ácido clavulânico. As estruturas ilustram o anel β-lactâmico (marcado como B; *em laranja*) e os locais de ação das enzimas bacterianas que inativam esses antibióticos (A, anel de tiazolidina). São acrescentados vários substituintes em R1, R2 e R3 para produzir agentes com diferentes propriedades. Nos carbapenêmicos, a configuração estereoquímica da parte do anel β-lactâmico, *em laranja*, é diferente da parte correspondente das moléculas de penicilina e de cefalosporina, é provável que essa seja a base da resistência dos carbapenêmicos à β-lactamase. Acredita-se que o anel β-lactâmico do ácido clavulânico se ligue fortemente à β-lactamase, ao mesmo tempo que protege outros β-lactâmicos da enzima.

Tabela 52.2 Antibióticos que inibem a síntese da parede ou da membrana das bactérias.

Local de ação	Família	Tipo	Exemplos	Microrganismos-alvo típicos
Síntese da membrana ou parede celular bacteriana/peptideoglicano (Geralmente bactericidas)	β-lactâmicos	Penicilinas	Benzilpenicilina, fenoximetilpenicilina	De modo geral, sobretudo espécies gram-positivas e algumas espécies gram-negativas
			Penicilinas resistentes à penicilinase Flucloxacilina, temocilina	Usadas para infecções estafilocócicas
			Penicilinas de amplo espectro Amoxicilina, ampicilina	Uma ampla variedade de espécies gram-positivas e gram-negativas
			Penicilinas antipseudômonas Piperacilina, ticarcilina (usadas com inibidores da β-lactamase)	Espécies gram-negativas selecionadas, particularmente *P. aeruginosa*
		Mecilinam	Pivmecilinam	Principalmente espécies gram-negativas
		Cefalosporinas	Cefaclor, cefadroxila, cefalexina, cefixima, cefotaxima, cefradina, ceftarolina, ceftazidima, ceftriaxona, cefuroxima	Amplo espectro de atividade contra espécies gram-negativas e gram-positivas
		Carbapenêmicos	Ertapeném, imipeném, meropeném	Muitas espécies gram-negativas e gram-positivas. Alguns anaeróbios
		Monobactâmicos	Aztreonam	Aeróbios gram-negativos
	Glico/lipopeptídeos	–	Vancomicina, teicoplanina, televancina, dalbavancina e daptomicina (na verdade, um lipopeptídeo)	Muitas espécies gram-positivas Incluindo MRSA
	Ácidos fosfônicos	–	Fosfomicina	Muitas espécies gram-positivas e gram-negativas. Tratamento de ITU
Estrutura da membrana celular externa bacteriana (Geralmente bactericidas)	Polimixinas	–	Colistina (polimixinas B e E)	Espécies gram-negativas

As misturas de fármacos (p. ex., cofluampicila – flucloxacilina com ampicilina) não são mostradas.
MRSA, *Staphylococcus aureus* resistente à meticilina; *ITU*, infecção do trato urinário.
Fontes: BNF (2021) e outras.

Usos clínicos das penicilinas

- As penicilinas são administradas por via oral ou, na presença de infecções mais graves, por via intravenosa e, com frequência, em combinação com outros antibióticos
- São usadas para microrganismos sensíveis e podem (ou não, com frequência, é apropriado realizar um teste de sensibilidade individual, dependendo das condições locais) incluir:
  – *Meningite bacteriana* (p. ex., causada por *Neisseria meningitidis*; *Streptococcus pneumoniae*): **benzilpenicilina** em altas doses por via intravenosa
  – *Infecções ósseas e articulares* (p. ex., *Staphylococcus aureus*): **flucloxacilina**
  – *Infecções da pele e dos tecidos moles* (p. ex., *Streptococcus pyogenes* ou *S. aureus*): **benzilpenicilina, flucloxacilina**; mordidas de animais: **amoxicilina/ácido clavulânico**
  – *Faringite* (por *S. pyogenes*): **fenoximetilpenicilina**
  – *Otite média* (os micrórganismos em geral incluem *S. pyogenes*, *Haemophilus influenzae*): **amoxicilina**
  – *Bronquite* (é comum a ocorrência de infecções mistas): **amoxicilina**
  – *Pneumonia*: **amoxicilina**
  – *Infecções do trato urinário* (p. ex., por *Escherichia coli*): **amoxicilina**
  – *Gonorreia*: **amoxicilina** (mais **probenecida**)
  – *Sífilis*: **benzilpenicilina procaína**
  – *Endocardite* (p. ex., por *Streptococcus viridans* ou *Enterococcus faecalis*): **benzilpenicilina** em altas doses por via intravenosa, algumas vezes com um aminoglicosídeo
  – *Infecções graves por P. aeruginosa*: **ticarcilina, piperacilina**

Essa lista não é exaustiva. Na infecção grave, em particular na sepse, o tratamento com penicilinas, geralmente em combinação com um aminoglicosídeo, com frequência é iniciado de maneira empírica enquanto são aguardados os resultados dos exames laboratoriais para identificar o microrganismo e determinar a sua suscetibilidade aos antibióticos.

MECANISMO DE AÇÃO

Todos os antibióticos β-lactâmicos interferem na síntese do peptideoglicano da parede celular bacteriana. Após a sua ligação às proteínas de ligação da **penicilina** nas bactérias (podem existir sete ou mais tipos de microrganismos diferentes), os antibióticos β-lactâmicos inibem a enzima de transpeptidação que estabelece ligações cruzadas com as cadeias peptídicas ligadas à estrutura do peptideoglicano.

O evento bactericida final é a inativação de um inibidor das enzimas autolíticas na parede celular, levando à lise da bactéria. Alguns organismos, designados como "tolerantes", têm enzimas autolíticas "defeituosas", e, neste caso, não ocorre lise em resposta ao fármaco. A resistência à **penicilina**, que é discutida detalhadamente no Capítulo 51, pode resultar de diversas causas diferentes.

TIPOS DE PENICILINA E SUA ATIVIDADE ANTIMICROBIANA

As primeiras penicilinas foram a **benzilpenicilina (penicilina G)** de ocorrência natural e seus congêneres, incluindo a **fenoximetilpenicilina (penicilina V)**. A **benzilpenicilina** é ativa contra uma ampla variedade de organismos e continua sendo o fármaco de primeira escolha para o tratamento de muitas infecções (ver boxe clínico). Suas principais desvantagens incluem a sua inativação pelo ácido gástrico e, portanto, absorção geralmente precária no trato GI (o que significa que ela precisa ser administrada por injeção).

As penicilinas semissintéticas, que incorporam diferentes cadeias laterais ligadas ao núcleo de penicilina (em R1 na Figura 52.3), incluem as penicilinas resistentes às β-lactamases (p. ex., **meticilina**,[3] **flucloxacilina, temocilina**) e as penicilinas de amplo espectro (p. ex., **ampicilina, amoxicilina**). As penicilinas de espectro estendido (p. ex., **ticarcilina, piperacilina**), com atividade contra *Pseudomonas*, contribuíram de alguma maneira para superar o problema das infecções graves causadas por *P. aeruginosa*. A **amoxicilina** e a **ticarcilina** às vezes são administradas em combinação com o inibidor de β-lactamase, o **ácido clavulânico**. O **pivmecilinam** é um profármaco do **mecilinam**, que também tem amplo espectro de ação.

Aspectos farmacocinéticos. A absorção oral das penicilinas varia, dependendo de sua estabilidade em ácido e de sua adsorção aos alimentos no intestino. As penicilinas também podem ser administradas por injeção intravenosa. Dispõe-se também de preparações para injeção intramuscular, incluindo preparações de liberação lenta, como a **benzilpenicilina benzatina**, que se mostra útil no tratamento da sífilis, visto que o *Treponema pallidum* é um microrganismo de divisão muito lenta. A administração intratecal de **benzilpenicilina** (historicamente usada para o tratamento da meningite) não é mais utilizada, porque a penicilina não é excluída pela barreira hematoencefálica inflamada (ver Capítulo 9), e a superdosagem pela via intratecal provoca convulsões.[4]

As penicilinas são amplamente distribuídas em outras partes do corpo, penetrando nas articulações, nas cavidades pleural e pericárdica, na bile, na saliva, no leite e através da placenta. Por serem insolúveis em lipídeos, elas não penetram nas células dos mamíferos.

A eliminação da maioria das penicilinas é rápida e, em grande parte, renal, com secreção tubular de 90%. A meia-vida plasmática relativamente curta representa um potencial problema no uso clínico da **benzilpenicilina**; entretanto, como a **penicilina** atua impedindo a síntese da parede celular nos microrganismos em divisão, a exposição intermitente, em vez de contínua, ao fármaco pode constituir uma vantagem.

Efeitos adversos. As penicilinas são relativamente desprovidas de efeitos tóxicos diretos (exceto pelo seu efeito convulsivante quando administradas por via intratecal). Os principais efeitos adversos consistem em reações de hipersensibilidade causadas pelos produtos de degradação da penicilina, que se combinam com as proteínas do hospedeiro e tornam-se antigênicos. É comum a ocorrência de exantemas e febre; raramente, observa-se um tipo tardio de doença do soro. Muito mais grave é o *choque anafilático agudo* que, apesar de raro, pode ser fatal. Quando administradas por via oral, as penicilinas, em particular as de amplo espectro, também alteram a flora bacteriana do intestino. Isso com frequência provoca diarreia e predispõe à infecção por outros microrganismos *insensíveis* à *penicilina*, levando, menos comumente, a problemas graves, como *colite pseudomembranosa* (causada por *Clostridium difficile*; ver adiante).

CEFALOSPORINAS E CEFAMICINAS

As cefalosporinas e as cefamicinas, inicialmente isoladas de fungos na água do mar próximo a uma saída de esgoto na Sardenha, também são antibióticos β-lactâmicos que apresentam o mesmo mecanismo de ação das penicilinas. Cefalosporinas de amplo espectro semissintéticos foram produzidas pela adição ao núcleo da cefalosporina C de diferentes cadeias laterais em R1 e/ou R2 (ver Figura 52.3). Esses agentes são hidrossolúveis e relativamente estáveis em ácido. Variam na sua suscetibilidade às β-lactamases.

Muitas cefalosporinas e cefamicinas estão disponíveis para uso clínico. A resistência a esse grupo de fármacos aumentou, devido à β-lactamase codificada por plasmídeos ou cromossômica. Esta última é encontrada em quase todas as bactérias gram-negativas e é mais ativa na hidrólise das cefalosporinas do que das penicilinas. Em vários microrganismos, uma única mutação pode resultar em alto nível de produção constitutiva dessa enzima. Ocorre também resistência quando há uma diminuição da penetração do fármaco em decorrência de alterações nas proteínas da membrana externa ou mutações das proteínas de ligação.

Aspectos farmacocinéticos. Algumas cefalosporinas são administradas por via oral, porém a maioria é administrada por via intramuscular (que pode ser dolorosa) ou intravenosa. Após absorção, distribuem-se amplamente no corpo e algumas, como a **cefotaxima**, a **cefuroxima** e a **ceftriaxona**, atravessam a barreira hematoencefálica. A excreção ocorre sobretudo pelos rins, em grande parte por secreção tubular, porém 40% da **ceftriaxona** são eliminadas na bile.

Efeitos adversos. Podem ocorrer reações de hipersensibilidade, que se assemelham muito àquelas observadas com as penicilinas, e pode haver alguma sensibilidade cruzada; cerca de 10% dos indivíduos sensíveis à penicilina também apresentarão reações alérgicas às cefalosporinas. Foi relatada a ocorrência de nefrotoxicidade (em particular com **cefradina**), assim como intolerância ao álcool induzida pelo fármaco, um efeito semelhante ao ***dissulfiram*** (ver Capítulo 50), visto que a porção metiltiotetrazol inibe a aldeído desidrogenase. A diarreia é comum e pode ser causada por *C. difficile*.

---

[3] A **meticilina** foi a primeira **penicilina** resistente às β-lactamases. Não é mais utilizada clinicamente, visto que foi associada à ocorrência de nefrite intersticial, porém é lembrada no acrônimo MRSA – *S. aureus* resistente à **meticilina** (*meticillin-resistant S. aureus*, em inglês), uma cepa resistente a outras penicilinas β-lactamase resistentes, assim como à **meticilina**.

[4] Com efeito, as penicilinas aplicadas localmente ao córtex são usadas para induzir convulsões em um modelo animal de epilepsia (ver Capítulo 46).

> **Usos clínicos das cefalosporinas**
>
> As cefalosporinas são usadas no tratamento das infecções causadas por microrganismos sensíveis. À semelhança de outros antibióticos, os padrões de sensibilidade exibem variação geográfica, e, com frequência, o tratamento é iniciado de modo empírico. Muitos tipos diferentes de infecções podem ser tratados, incluindo:
> - *Septicemia* (p. ex., **cefuroxima**, **cefotaxima**)
> - *Pneumonia* causada por microrganismos suscetíveis
> - *Meningite* (p. ex., **ceftriaxona**, **cefotaxima**)
> - *Infecção do trato biliar*
> - *Infecção do trato urinário* (em particular durante a gravidez e em pacientes que não respondem a outros fármacos)
> - *Sinusite* (p. ex., **cefadroxila**).

OUTROS ANTIBIÓTICOS β-LACTÂMICOS

Os carbapenêmicos e os monobactâmicos (ver Figura 52.3) foram desenvolvidos para lidar com microrganismos gram-negativos produtores de β-lactamases resistentes às penicilinas. Os carbapenêmicos não são, em sua maioria, ativos por via oral e são usados apenas em situações especiais.

CARBAPENÊMICOS

O **imipeném**, um exemplo de carbapeném, atua da mesma forma que outros β-lactâmicos. Apresenta um espectro muito amplo de atividade antimicrobiana e é ativo contra muitos microrganismos gram-positivos e gram-negativos aeróbios e anaeróbios. Entretanto, muitos dos estafilococos "resistentes à **meticilina**" são menos suscetíveis, e surgiram cepas resistentes de *P. aeruginosa* durante a terapia. Inicialmente, a resistência ao **imipeném** era baixa, porém está aumentando, visto que agora alguns microrganismos têm genes cromossômicos codificadores de β-lactamases que hidrolisam o **imipeném**.

Algumas vezes, o **imipeném** é administrado em conjunto com **cilastatina**, que inibe a sua inativação pelas enzimas renais. O **meropeném** é semelhante, porém não é metabolizado pelos rins. O **ertapeném** tem amplo espectro de ação antibacteriana, mas é licenciado apenas para um número limitado de indicações.

Efeitos adversos. Em geral, assemelham-se àqueles observados com outros β-lactâmicos, e observa-se com mais frequência a ocorrência de náuseas e vômito. Pode ocorrer neurotoxicidade com concentrações plasmáticas elevadas.

MONOBACTÂMICOS

O principal monobactâmico é o **aztreonam**, que é resistente à maioria das β-lactamases. É administrado por injeção e apresenta uma meia-vida plasmática de 2 horas. O **aztreonam** possui um espectro de atividade incomum e mostra-se efetivo apenas contra bacilos gram-negativos aeróbios, como espécies de *Pseudomonas*, *Neisseria meningitidis* e *Haemophilus influenzae*. Não tem ação contra microrganismos gram-positivos ou anaeróbios.

Efeitos adversos. Em geral, assemelham-se aos de outros antibióticos β-lactâmicos, porém esse agente não apresenta necessariamente reação cruzada imunológica com a **penicilina** e seus produtos e não costuma provocar reações alérgicas em indivíduos sensíveis à **penicilina**.

> **Antibióticos β-lactâmicos**
>
> São bactericidas, visto que inibem a síntese de peptideoglicano.
>
> **Penicilinas**
> - Primeira escolha para muitas infecções
> - **Benzilpenicilinas**
>   – Administrada por injeção, apresenta meia-vida curta e é destruída pelas β-lactamases
>   – Espectro: cocos gram-positivos e gram-negativos e algumas bactérias gram-negativas
>   – Muitos estafilococos são resistentes
> - Penicilinas resistentes às β-lactamases (p. ex., **flucloxacilina**):
>   – Administradas por via oral
>   – Espectro: igual ao da **benzilpenicilina**
>   – Atualmente, muitos estafilococos são resistentes
> - Penicilinas de amplo espectro (p. ex., **amoxicilina**):
>   – Administradas por via oral; são destruídas pelas β-lactamases
>   – Igual ao da **benzilpenicilina** (embora menos potente); também são ativas contra bactérias gram-negativas
> - Penicilinas de espectro estendido (p. ex., **ticarcilina**):
>   – Administradas por via oral; são suscetíveis à β-lactamases
>   – Espectro: igual ao das penicilinas de amplo espectro; também são ativas contra pseudômonas
> - Efeitos adversos das penicilinas: principalmente hipersensibilidade
> - Uma combinação de **ácido clavulânico** e **amoxicilina** ou **ticarcilina** mostra-se efetiva contra muitos microrganismos produtores de β-lactamases
>
> **Cefalosporinas e cefamicinas**
> - Segunda escolha para muitas infecções
> - Os fármacos orais (p. ex., **cefaclor**) são usados nas infecções urinárias
> - Os fármacos por via parenteral (p. ex., **cefuroxima**, que é ativa contra *S. aureus*, *H. influenzae*, Enterobacteriaceae)
> - Efeitos adversos: principalmente hipersensibilidade
>
> **Carbapenêmicos**
> - O **imipeném** é um antibiótico de amplo espectro
> - O **imipeném** é utilizado com **cilastatina**, que impede a sua degradação nos rins
>
> **Monobactâmicos**
> - **Aztreonam**: ativo apenas contra bactérias gram-negativas aeróbicas e resistente à maioria das β-lactamases (ver Tabela 52.2 para mais exemplos).

OUTROS ANTIBIÓTICOS QUE INIBEM A SÍNTESE DE PEPTIDEOGLICANO DA PAREDE CELULAR BACTERIANA

GLICOPEPTÍDEOS

A **vancomicina** é um antibiótico glicopeptídico, e a **teicoplanina** é semelhante, porém de duração mais longa. A **vancomicina** inibe a síntese da parede celular. Mostra-se efetiva principalmente contra bactérias gram-positivas. A **vancomicina** não é absorvida pelo intestino e é apenas administrada por via oral para o tratamento da infecção GI por *C. difficile*.

O principal uso clínico da **vancomicina** consiste no tratamento do *Staphylococcus aureus* resistente à **meticilina** (MRSA, do inglês *meticillin-resistant Staphylococcus aureus*).

Com frequência, trata-se do fármaco de último recurso para essa condição, o que representa uma situação alarmante devido ao surgimento de *S. aureus* resistente à **vancomicina** (VRSA, do inglês *vancomycin-resistant S. aureus*). A **vancomicina** também é valiosa no tratamento de algumas outras infecções graves, incluindo infecções estafilocócicas graves em pacientes alérgicos às penicilinas e às cefalosporinas.

Aspectos farmacocinéticos. Para uso sistêmico, a vancomicina é administrada por via intravenosa e apresenta uma meia-vida plasmática de cerca de 8 horas.

Efeitos adversos. Consistem em febre, exantemas e flebite no local de infusão. Podem ocorrer ototoxicidade e nefrotoxicidade, e, em certas ocasiões, são observadas reações de hipersensibilidade.

A **daptomicina** é um antibacteriano lipopeptídico, com espectro de ação semelhante ao da **vancomicina**. É utilizada em combinação com outros fármacos para o tratamento do MRSA. A **telavancina** (outro lipopeptídeo) também é ativa contra o MRSA e apresenta maior duração de ação do que a **vancomicina**.

POLIMIXINAS

Os antibióticos polimixinas compreendem as **polimixinas B e E**, a **colistina** e o **colistimetato** (seu sal sulfometato). Têm propriedades de detergentes catiônicos e rompem a membrana celular externa das bactérias. Exercem uma ação bactericida seletiva e rápida sobre bacilos gram-negativos, especialmente pseudômonas e microrganismos coliformes, e podem se ligar a algumas endotoxinas bacterianas e neutralizá-las. As polimixinas são cada vez mais utilizadas no tratamento de microrganismos resistentes a múltiplos fármacos (MDR, do inglês *multidrug-resistant*).

Aspectos farmacocinéticos. As polimixinas não são absorvidas pelo trato GI e, portanto, precisam ser administradas por via sistêmica. O uso clínico desses fármacos é limitado pela sua toxicidade e, em geral, restrito às infecções intestinais e tratamento tópico de infecções do ouvido, dos olhos ou da pele causadas por microrganismos suscetíveis.

Efeitos adversos. Consistem em neurotoxicidade e nefrotoxicidade, que podem ser graves.

A **fosfomicina**, também relacionada com esse grupo de fármacos, é uma pequena molécula orgânica originalmente encontrada em *Streptomyces*, que bloqueia a síntese de peptideoglicano por meio da inativação de uma enzima essencial, *Mur A*. Apresenta um bom espectro de atividade, porém hoje o seu uso é bastante limitado no tratamento das infecções do trato urinário.

> **Diversos agentes antibacterianos que impedem a síntese da parede celular ou da membrana celular**
>
> - *Antibióticos glicopeptídicos.* A **vancomicina** é bactericida e atua por meio da inibição da síntese da parede celular. É utilizada por via intravenosa para infecções estafilocócicas multirresistentes ou por via oral para a colite pseudomembranosa. Os efeitos adversos consistem em ototoxicidade e nefrotoxicidade
> - *Polimixinas* (p. ex., **colistimetato**). São bactericidas, uma vez que rompem as membranas celulares bacterianas. São bastante neurotóxicas e nefrotóxicas e usadas apenas topicamente (ver Tabela 52.2 para mais exemplos).

AGENTES ANTIMICROBIANOS QUE AFETAM A SÍNTESE DAS PROTEÍNAS BACTERIANAS

(Ver Tabela 52.3.)

TETRACICLINAS

As tetraciclinas são antibióticos de amplo espectro. Esse grupo compreende a **tetraciclina**, **oxitetraciclina**, **demeclociclina**, **limeciclina**, **doxiciclina**, **minociclina** e **tigeciclina**.

> **Usos clínicos das tetraciclinas**
>
> - O uso das tetraciclinas diminuiu devido à resistência generalizada aos fármacos, porém voltaram a ser utilizadas, por exemplo, no tratamento de infecções respiratórias, visto que houve uma regressão da resistência com a redução de seu uso. Os membros do grupo são, em sua maioria, microbiologicamente semelhantes. A **doxiciclina** é administrada 1 vez/dia e pode ser utilizada em pacientes com comprometimento renal. Os usos desses fármacos (algumas vezes em combinação com outros antibióticos) incluem:
>   – Infecções por riquétsias e clamídias, brucelose, antraz e doença de Lyme
>   – Como segunda escolha útil, por exemplo, em pacientes com alergias, para o tratamento de várias infecções (ver Tabela 52.3), incluindo *Mycoplasma* e *Leptospira*
>   – Infecções das vias respiratórias (p. ex., exacerbações da bronquite crônica, pneumonia adquirida na comunidade)
>   – Acne
>   – Secreção inapropriada de hormônio antidiurético (p. ex., por alguns tumores malignos de pulmão), causando hiponatremia: a **demeclociclina** inibe a ação desse hormônio por meio de uma ação totalmente distinta de seu efeito antibacteriano (ver Capítulo 33).

MECANISMO DE AÇÃO

Após a sua captação por microrganismos suscetíveis por meio de transporte ativo, as tetraciclinas exercem um efeito bacteriostático ao inibir a síntese de proteínas, conforme explicado no Capítulo 51.

ESPECTRO ANTIBACTERIANO

O espectro de atividade antimicrobiana das tetraciclinas é muito amplo e abrange bactérias gram-positivas e gram-negativas, *Mycoplasma*, *Rickettsia*, *Chlamydia* spp., espiroquetas e alguns protozoários (p. ex., amebas). A **minociclina** também é efetiva contra *N. meningitidis* e tem sido utilizada para a erradicação desse microrganismo da nasofaringe de indivíduos portadores. Entretanto, a resistência generalizada a esses fármacos diminuiu a sua utilidade. A resistência é transmitida sobretudo por plasmídeos e, como os genes que controlam a resistência às tetraciclinas estão estreitamente associados aos genes de resistência a outros antibióticos, os microrganismos podem desenvolver resistência simultânea a muitos fármacos.

Aspectos farmacocinéticos. Em geral, as tetraciclinas são administradas por via oral, mas também podem ser usadas por via parenteral. A **minociclina** e a **doxiciclina** são bem absorvidas por via oral. A absorção da maioria das outras tetraciclinas é irregular e incompleta, porém melhora na ausência de alimentos. Como as tetraciclinas são agentes

Tabela 52.3 Antibióticos que inibem a síntese de proteínas ou DNA bacterianos.

Local de ação	Família	Exemplos	Microrganismos-alvo típicos
Síntese de proteínas bacterianas (múltiplos mecanismos inibidos, incluindo iniciação, transpeptidação e translocação; ver Capítulo 51) (geralmente bacteriostáticos)	Tetraciclinas	Demeclociclina, doxiciclina, limeciclina, minociclina, oxitetraciclina, tetraciclina, tigeciclina	Atividade de amplo espectro contra muitas espécies gram-negativas e gram-positivas
	Aminoglicosídeos	Amicacina, gentamicina, neomicina, estreptomicina, tobramicina	Muitas espécies gram-negativas, algumas espécies gram-positivas
	Macrolídeos	Azitromicina, claritromicina, eritromicina	Semelhantes aos da penicilina
	Oxazolidinonas	Linezolida, tedizolida	Espécies gram-positivas, incluindo MRSA
	Lincosamidas	Clindamicina	Espécies gram-positivas. Muitos anaeróbios
	Anfenicois	Cloranfenicol	Atividade de amplo espectro contra espécies gram-negativas e gram-positivas
	Estreptograminas	Quinupristina – dalfopristina	Espécies gram-positivas. Especialmente *Enterococcus faecium*
	Esteroides	Ácido fusídico	Espectro estreito. Espécies gram-positivas
Síntese, estrutura e replicação do DNA bacteriano (geralmente bacteriostáticos)	Quinolonas	Ciprofloxacino, levofloxacino, moxifloxacino, ácido nalidíxico, norfloxacino, ofloxacino	Espécies gram-negativas e gram-positivas

MRSA, *Stapylococcus aureus* resistente à meticilina.
Fontes: BNF (2021) e outras.

quelantes de íons de metais (cálcio, magnésio, ferro, alumínio), com formação de complexos não absorvíveis, ocorre diminuição da absorção na presença de leite, alguns antiácidos e preparações com ferro.

Efeitos adversos. Os mais comuns consistem em distúrbios GI causados, inicialmente, por irritação direta e, depois, pela modificação da flora intestinal. Pode ocorrer deficiência de vitaminas do complexo B, assim como superinfecção. Devido à quelação do Ca^{2+}, as tetraciclinas se depositam nos ossos em crescimento e dentes, causando pigmentação e, algumas vezes, hipoplasia dentária e deformidades ósseas. Por essa razão, não devem ser administradas em crianças e mulheres grávidas, ou durante a amamentação. Outro perigo para as mulheres grávidas é a hepatotoxicidade. Além disso, pode-se observar a ocorrência de fototoxicidade (sensibilidade à luz solar), em particular com a **demeclociclina**. A **minociclina** pode produzir distúrbios vestibulares (tontura e náuseas). As tetraciclinas em altas doses podem diminuir a síntese de proteínas nas células do hospedeiro, um efeito antianabólico que pode resultar em dano renal. O tratamento a longo prazo pode causar distúrbios da medula óssea.

CLORANFENICOL

O **cloranfenicol** foi originalmente isolado de culturas de *Streptomyces*. Inibe a síntese de proteínas bacterianas por meio da inibição da formação de ligações peptídicas e interrupção da cadeia (ver Capítulo 51).

ESPECTRO ANTIBACTERIANO

O **cloranfenicol** possui amplo espectro de atividade antimicrobiana, incluindo microrganismos gram-negativos e gram-positivos e riquétsias. É bacteriostático para a maioria dos microrganismos, porém mata o *H. influenzae*. A resistência, causada pela produção de *cloranfenicol acetiltransferase*, é mediada por plasmídeos.

Aspectos farmacocinéticos. O cloranfenicol, quando administrado por via oral, sofre absorção rápida e completa e alcança a sua concentração máxima no plasma nas primeiras 2 horas. Também pode ser administrado por via parenteral. É um fármaco amplamente distribuído por todos os tecidos e líquidos corporais, incluindo o LCR. Sua meia-vida é de cerca de 2 horas. Cerca de 10% são excretados de modo inalterado na urina, enquanto o restante é inativado no fígado.

Efeitos adversos. O mais importante do **cloranfenicol** é a depressão idiossincrática grave da medula óssea, com consequente *pancitopenia* (diminuição de todos os elementos figurados do sangue), um efeito que, apesar de raro, pode ocorrer até mesmo com doses baixas administradas a indivíduos suscetíveis. O **cloranfenicol** deve ser utilizado com muita cautela em recém-nascidos, com monitoramento das concentrações plasmáticas, visto que a inativação e a excreção inadequadas do fármaco podem resultar na "síndrome do bebê cinzento" – vômito, diarreia, flacidez, baixa temperatura e cor acinzentada, associada a uma mortalidade de 40%. Podem ocorrer reações de hipersensibilidade, bem como distúrbios GI secundários à alteração da flora microbiana intestinal.

AMINOGLICOSÍDEOS

Os aminoglicosídeos são um grupo de antibióticos de estrutura química complexa que se assemelham entre si na sua atividade antimicrobiana, características farmacocinéticas e toxicidade. Os principais agentes são: **gentamicina, estreptomicina, amicacina, tobramicina** e **neomicina**.

> **Usos clínicos do cloranfenicol**
>
> - O uso sistêmico deve ser reservado para infecções graves, nas quais o benefício do fármaco supera a sua toxicidade hematológica incomum, porém grave. Esses usos podem incluir:
>   - Infecções causadas por *H. influenzae* resistente a outros fármacos
>   - *Meningite* em pacientes nos quais a penicilina não pode ser utilizada
>   - *Febre tifoide*, embora o **ciprofloxacino** ou a **amoxicilina** e o **cotrimoxazol** sejam igualmente eficazes e menos tóxicos
> - Uso tópico: seguro e efetivo na conjuntivite bacteriana.

MECANISMO DE AÇÃO

Os aminoglicosídeos inibem a síntese de proteínas bacterianas por meio de vários locais possíveis de ação. Sua penetração através da membrana celular da bactéria ocorre, em parte, com o transporte ativo dependente de oxigênio por um sistema carreador de poliaminas (que, incidentalmente, é bloqueado pelo **cloranfenicol**), e esses agentes têm ação mínima contra microrganismos anaeróbios. O efeito dos aminoglicosídeos é bactericida e intensificado por agentes que interferem na síntese da parede celular (p. ex., penicilinas).

RESISTÊNCIA

A resistência aos aminoglicosídeos está se tornando um problema. Ela ocorre por meio de vários mecanismos distintos, sendo o mais importante a inativação por enzimas microbianas, das quais são conhecidas nove ou mais. A **amicacina** foi projetada para ser um substrato fraco para essas enzimas, porém alguns microrganismos também são capazes de inativá-la. A resistência como resultado da incapacidade de penetração pode ser superada, em grande parte, pelo uso concomitante de **penicilina** e/ou **vancomicina**, a custo de um maior risco de efeitos adversos graves.

ESPECTRO ANTIBACTERIANO

Os aminoglicosídeos se mostram efetivos contra muitos microrganismos gram-negativos aeróbios e alguns gram-positivos. São mais amplamente utilizados contra microrganismos gram-negativos entéricos e no tratamento da sepse. Podem ser administrados em conjunto com penicilina nas infecções estreptocócicas e naquelas causadas por *Listeria* spp e *P. aeruginosa*. A **gentamicina** é o aminoglicosídeo utilizado com mais frequência, porém a **tobramicina** é ligeiramente mais ativa contra infecções causadas por *P. aeruginosa*. A **amicacina** tem o espectro antimicrobiano mais amplo e pode ser efetiva nas infecções causadas por microrganismos resistentes à **gentamicina** e à **tobramicina**. A **estreptomicina**, o primeiro aminoglicosídeo descoberto, mostra-se ativa contra *Mycobacterium tuberculosis*, e é raramente usada para outras indicações.

Aspectos farmacocinéticos. Os aminoglicosídeos são policátions e, portanto, polares em pH neutro. Não são absorvidos pelo trato gastrointestinal e, em geral, são administrados por via intramuscular ou intravenosa. Esses fármacos atravessam a placenta, mas não a barreira hematoencefálica, embora altas concentrações possam ser alcançadas nos líquidos articulares e pleurais. A meia-vida plasmática é de 2 a 3 horas. A eliminação ocorre por filtração glomerular no rim, e 50 a 60% de uma dose são excretados de forma inalterada nas primeiras 24 horas. Se houver comprometimento da função renal, ocorre rápido acúmulo, com consequente aumento dos efeitos tóxicos relacionados com a dose (como ototoxicidade e nefrotoxicidade).

Efeitos adversos. Podem surgir efeitos tóxicos graves e relacionados com a dose, os quais podem aumentar à medida que o tratamento prossegue, e os principais riscos consistem em ototoxicidade e nefrotoxicidade. A ototoxicidade envolve dano progressivo e, por fim, destruição das células sensoriais na cóclea e no órgão vestibular da orelha. O resultado, que em geral é irreversível, pode se manifestar como vertigem, ataxia e perda de equilíbrio no caso de dano vestibular, bem como distúrbios auditivos ou surdez no caso de lesão da cóclea. Qualquer aminoglicosídeo pode provocar ambos os efeitos, porém a **estreptomicina** e a **gentamicina** têm mais tendência a interferir na função vestibular, enquanto a **neomicina** e a **amicacina** afetam mais a audição. A ototoxicidade é potencializada pelo uso concomitante de outros fármacos ototóxicos (p. ex., diuréticos de alça, ver Capítulo 29, e **vancomicina**, já citado neste capítulo), e a suscetibilidade é geneticamente determinada pelo DNA mitocondrial (ver Capítulo 12). Diferente da nefrotoxicidade, o monitoramento regular da concentração plasmática de aminoglicosídeos não diminui de modo confiável o risco de ototoxicidade.

A nefrotoxicidade consiste em dano aos túbulos renais e pode exigir diálise, embora, em geral, ocorra recuperação da função se a administração do fármaco for interrompida tão logo seja detectada a ocorrência de toxicidade renal. A nefrotoxicidade tem mais probabilidade de ocorrer em pacientes com doença renal preexistente ou com condições nas quais o volume de urina esteja diminuído, e o uso concomitante de outros agentes nefrotóxicos (p. ex., cefalosporinas de primeira geração, **vancomicina**) aumenta o risco. Tendo em vista que a eliminação desses fármacos é quase totalmente renal, essa ação nefrotóxica pode comprometer a sua própria excreção, de modo que haja desenvolvimento de um ciclo vicioso. As concentrações plasmáticas devem ser monitoradas repetidas vezes, e as doses ou o intervalo entre elas devem ser ajustados em conformidade.

A paralisia causada por bloqueio neuromuscular de longa duração constitui uma reação tóxica rara, porém grave. Em geral, essa reação é apenas observada se os agentes forem administrados com fármacos bloqueadores neuromusculares. Resulta da inibição da captação de Ca^{2+} necessária para a liberação de acetilcolina por exocitose (ver Capítulo 14).

MACROLÍDEOS

O termo *macrolídeo* está relacionado com uma característica estrutural desse grupo de fármacos, um anel de lactona de muitos membros ao qual estão ligados um ou mais desoxiaçúcares. Os principais macrolídeos e antibióticos relacionados incluem a **eritromicina**, **claritromicina** e **azitromicina**. A **telitromicina** é de menor utilidade.

MECANISMO DE AÇÃO

Os macrolídeos inibem a síntese de proteínas bacterianas por meio de sua ação em diferentes locais na síntese de novas proteínas bacterianas (ver Capítulo 51).

ESPECTRO ANTIMICROBIANO

O espectro antimicrobiano da **eritromicina** é muito semelhante ao da **penicilina**, e o fármaco constitui uma alternativa segura e efetiva para pacientes sensíveis à **penicilina**.

A **eritromicina** se mostra eficaz contra bactérias gram-positivas e espiroquetas, mas não contra a maioria dos microrganismos gram-negativos, exceto *Neisseria gonorrhoeae* e, em menor grau, *H. influenzae*. O *M. pneumoniae*, *Legionella* spp. e algumas clamídias também são suscetíveis (ver Tabela 52.3). Pode ocorrer resistência, que resulta de uma alteração controlada por plasmídeo no sítio de ligação da **eritromicina** no ribossomo bacteriano.

A **azitromicina** é menos ativa do que a **eritromicina** contra bactérias gram-positivas, porém é bem mais efetiva contra *H. influenzae* e pode ser mais ativa contra *Legionella*. Pode ser utilizada no tratamento de *Toxoplasma gondii*, visto que elimina os cistos. A **claritromicina** é tão ativa quanto a **eritromicina**, e seu metabólito é duas vezes mais ativo contra *H. influenzae*. Também é eficaz contra *Mycobacterium avium-intracellulare* (que pode infectar indivíduos imunologicamente comprometidos e pacientes idosos com doença pulmonar crônica) e pode ser útil no tratamento da hanseníase e contra *Helicobacter pylori* (ver Capítulo 30). Esses dois macrolídeos também são efetivos na *doença de Lyme*.

Aspectos farmacocinéticos. Os macrolídeos são administrados por via oral ou por via parenteral, porém as injeções intravenosas podem provocar tromboflebite local. Os macrolídeos sofrem rápida difusão na maioria dos tecidos, mas não atravessam a barreira hematoencefálica, e ocorre pouca penetração no líquido sinovial. A meia-vida plasmática da **eritromicina** é de cerca de 90 minutos, enquanto a da **claritromicina** é três vezes mais longa, e a da **azitromicina**, 8 a 16 vezes mais longa. Os macrolídeos entram nos fagócitos e, de fato, concentram-se neles – as concentrações de **azitromicina** nos lisossomos dos fagócitos podem ser 40 vezes mais altas do que as concentrações alcançadas no sangue – e podem intensificar a eliminação intracelular das bactérias pelos fagócitos.

A *eritromicina* é inativada, em parte, no fígado. A **azitromicina** é mais resistente à inativação, enquanto a **claritromicina** é convertida em um metabólito ativo. A inibição do sistema do citocromo P450 por esses agentes pode afetar a biodisponibilidade de outros fármacos, levando a interações clinicamente importantes, por exemplo, com a **teofilina** (ver Capítulo 12). A bile constitui a principal via de eliminação desses fármacos.

Efeitos adversos. Os distúrbios GI são comuns e desagradáveis, porém não são graves. Com o uso da **eritromicina**, também foram relatados os seguintes efeitos adversos: reações de hipersensibilidade, como exantemas e febre; distúrbios transitórios da audição; e, raramente, após tratamento por mais de 2 semanas, icterícia colestática. Podem ocorrer infecções oportunistas do trato GI ou da vagina.

OXAZOLIDINONAS

Após a sua descoberta em meados da década de 1990, as oxazolidinonas foram aclamadas como "a primeira classe verdadeiramente nova de agentes antibacterianos a chegar ao mercado em várias décadas" (Zurenko et al., 2001). Esse grupo de fármacos inibe a síntese de proteínas bacterianas por um novo mecanismo: inibição da ligação do *N*-formilmetionil-tRNA ao ribossomo 70S. A **linezolida** foi o primeiro membro dessa nova família de antibióticos a ser introduzida. Mostra-se ativa contra uma ampla variedade de bactérias gram-positivas e é bastante útil no tratamento de bactérias resistentes a fármacos, como o MRSA, *Streptococcus pneumoniae* resistente à **penicilina** e enterococos resistente à **vancomicina**. O fármaco também é efetivo contra alguns anaeróbios, como *C. difficile*. Os microrganismos gram-negativos comuns não são suscetíveis ao fármaco. A **linezolida** pode ser utilizada para o tratamento da pneumonia, septicemia e infecções da pele e dos tecidos moles. Seu uso é restrito às infecções bacterianas graves nas quais outros antibióticos não tiveram sucesso, e até o momento, houve poucos relatos de resistência.

Efeitos adversos. Consistem em trombocitopenia, diarreia, náuseas e, raramente, exantema e tontura. A **linezolida** é um inibidor não seletivo da monoamino-oxidase, e precauções apropriadas precisam ser observadas (ver Capítulo 48).

ÁCIDO FUSÍDICO

O **ácido fusídico** é um antibiótico esteroide de espectro estreito ativo principalmente contra bactérias gram-positivas. Atua inibindo a síntese de proteínas bacterianas, porém é comum o surgimento de resistência se o ácido fusídico for usado como único agente. É administrado em combinação com outros agentes antiestafilocócicos na sepse estafilocócica e é usado topicamente para infecções estafilocócicas (p. ex., na forma de colírio ou creme).

Aspectos farmacocinéticos. O fármaco na forma de sal de sódio é bem absorvido pelo intestino e amplamente distribuído pelos tecidos. Uma parte é excretada na bile, e outra parte é metabolizada.

Efeitos adversos. São bastante comuns efeitos como distúrbios GI. Podem ocorrer erupções cutâneas e icterícia. Há resistência se o ácido fusídico for usado de modo sistêmico como único agente, de modo que ele sempre é combinado com outros fármacos antibacterianos quando administrado sistemicamente.

ESTREPTOGRAMINAS

A **dalfopristina** e a **quinupristina** são peptídeos cíclicos usados em combinação. Inibem a síntese de proteínas bacterianas pela sua ligação à subunidade 50S do ribossomo bacteriano. Outros membros da família incluem a **pristinamicina** e a **virginiamicina**. A **dalfopristina** altera a estrutura do ribossomo, de modo a promover a ligação da **quinupristina**. Individualmente, exibem apenas atividade bacteriostática muito modesta; entretanto, quando combinadas na forma de injeção intravenosa, apresentam boa atividade contra muitas bactérias gram-positivas. A combinação é utilizada no tratamento de infecções graves, habitualmente quando nenhum outro fármaco antibacteriano é efetivo, por exemplo, contra MRSA e *Enterococcus faecium* resistente à **vancomicina**.

Aspectos farmacocinéticos. Ambos os fármacos sofrem extenso metabolismo hepático de primeira passagem e, portanto, precisam ser administrados por infusão intravenosa. A meia-vida de cada composto é de 1 a 2 horas.

Efeitos adversos. Consistem em inflamação e dor no local de infusão, artralgia, mialgia, náuseas, vômito e diarreia. Até o momento, a resistência à **quinupristina** e à **dalfopristina** não parece ser um grande problema.

CLINDAMICINA

A lincosamida **clindamicina** é ativa contra cocos gram-positivos, incluindo muitos estafilococos resistentes à penicilina e muitas bactérias anaeróbicas, como *Bacteroides* spp. Atua da mesma maneira que os macrolídeos e o **cloranfenicol**. Além de seu uso nas infecções causadas por *Bacteroides*, a clindamicina é utilizada no tratamento de infecções estafilocócicas de ossos e articulações. É também administrada topicamente, na forma de colírio, para a conjuntivite estafilocócica, e é usada como fármaco antiprotozoário (ver Capítulo 55).

Efeitos adversos. Consistem sobretudo em distúrbios GI, que variam desde diarreia desconfortável até colite pseudomembranosa potencialmente fatal causada por *C. difficile* formador de toxina.[5]

> **Agentes antimicrobianos que afetam a síntese de proteínas bacterianas**
>
> - *Tetraciclinas* (p. ex., **minociclina**). São antibióticos de amplo espectro, bacteriostáticos e ativos por via oral. A resistência vem aumentando. É comum a ocorrência de distúrbios GI. Além disso, atuam como quelantes do cálcio e depositam-se nos ossos em crescimento. Estão contraindicadas em crianças e mulheres grávidas
> - **Cloranfenicol**. Trata-se de um antibiótico bacteriostático de amplo espectro e ativo por via oral. É possível a ocorrência de efeitos tóxicos graves, incluindo depressão da medula óssea e "síndrome do bebê cinzento". O seu uso sistêmico deve ser reservado para infecções que comportam risco de vida
> - *Aminoglicosídeos* (p. ex., **gentamicina**). São administrados por injeção. São antibióticos bactericidas de amplo espectro (porém com baixa atividade contra anaeróbios, estreptococos e pneumococos). A resistência vem aumentando. Os principais efeitos adversos consistem em nefrotoxicidade e ototoxicidade relacionadas com a dose. Os níveis séricos devem ser monitorados. (A **estreptomicina** é um aminoglicosídeo usado no tratamento da tuberculose)
> - *Macrolídeos* (p. ex., **eritromicina**). Podem ser administrados por via oral e parenteral. São bactericidas/bacteriostáticos. O espectro antibacteriano é o mesmo da **penicilina**. A **eritromicina** pode causar icterícia. Os agentes mais recentes incluem **claritromicina** e **azitromicina**
> - *Lincosamidas* (p. ex., **clindamicina**). Podem ser administradas por via oral e parenteral. Podem causar colite pseudomembranosa
> - *Estreptograminas* (p. ex., **quinupristina/dalfopristina**). São administradas por infusão intravenosa em combinação. São consideravelmente menos efetivas quando administradas em separado. Mostram-se ativas contra várias cepas de bactérias resistentes a fármacos
> - **Ácido fusídico**. Trata-se de um antibiótico antiestafilocócico, que atua inibindo a síntese de proteínas. Penetra nos ossos. Os efeitos adversos incluem distúrbios GI. É usado por via sistêmica em combinação com outros fármacos antiestafilocócicos (p. ex., **flucloxacilina**) e topicamente para a conjuntivite estafilocócica
> - **Linezolida**. É administrada por via oral ou por injeção intravenosa. Mostra-se ativa contra várias cepas de bactérias resistentes a fármacos (ver Tabela 52.3 para mais exemplos).

AGENTES ANTIMICROBIANOS QUE AFETAM A TOPOISOMERASE

QUINOLONAS

As quinolonas compreendem agentes de amplo espectro, como **ciprofloxacino, levofloxacino, ofloxacino, norfloxacino** e **moxifloxacino**, bem como **ácido nalidíxico**, um fármaco de espectro estreito utilizado no tratamento de infecções do trato urinário. A maioria é fluorada (fluoroquinolonas). Esses agentes inibem a *topoisomerase II*, uma DNA girase bacteriana que produz uma superespiral negativa no DNA e, assim, permite a transcrição ou replicação (Figura 52.4; ver Tabela 52.3).

ESPECTRO ANTIBACTERIANO E USOS CLÍNICOS

O **ciprofloxacino** é amplamente utilizado e é típico do grupo. Trata-se de um antibiótico de amplo espectro efetivo contra microrganismos tanto gram-positivos quanto gram-negativos, incluindo as Enterobacteriaceae (bacilos gram-negativos entéricos), muitos microrganismos resistentes às penicilinas, cefalosporinas e aminoglicosídeos e contra *H. influenzae, N. gonorrhoeae* produtora de penicilinase, *Campylobacter* spp. e pseudômonas. Entre os microrganismos gram-positivos, os estreptococos e os pneumococos são apenas fracamente inibidos, e observa-se uma alta incidência de resistência dos estafilococos. O **ciprofloxacino** deve ser evitado em infecções por MRSA. Clinicamente, as fluoroquinolonas são mais bem reservadas para infecções por bacilos e cocos gram-negativos facultativos e aeróbios.[6] Surgiram cepas resistentes de *S. aureus* e *P.aeruginosa*.

Aspectos farmacocinéticos. As fluoroquinolonas são bem absorvidas após administração oral. Esses fármacos se acumulam em diversos tecidos, em particular nos rins, na próstata e nos pulmões. Todas as quinolonas se concentram dentro dos fagócitos. A maioria não consegue atravessar a barreira hematoencefálica, porém o **ofloxacino** tem essa capacidade. Os antiácidos de alumínio e magnésio interferem na absorção das quinolonas. A eliminação do **ciprofloxacino** e do **norfloxacino** é, em parte, por metabolismo hepático por meio das enzimas P450 (que eles podem inibir, dando origem a interações com outros fármacos) e, em parte, por excreção renal. O **ofloxacino** é excretado na urina.

Efeitos adversos. Nos hospitais, as infecções por *C. difficile* podem ser perigosas. A *tendinite* é mais comum em crianças e em adultos com mais de 60 anos e pode levar à ruptura de tendão, de modo que o tratamento precisa ser interrompido imediatamente se houver suspeita de tendinite. O cotratamento com corticosteroides é um fator de risco. Existe também um risco de dissecção da aorta e aneurisma aórtico. Os distúrbios GI são comuns, e podem ocorrer exantemas. Os sintomas do sistema nervoso central (SNC) – cefaleia e tontura – têm ocorrido, assim como, embora com menos frequência, convulsões associadas a patologias do SNC ou ao uso concomitante de anti-inflamatório não esteroide (AINE; ver Capítulo 25).

---

[5]Pode ocorrer também com penicilinas de amplo espectro e cefalosporinas em decorrência de infecção cruzada (em geral no hospital) por *C. difficile* em pacientes suscetíveis devido ao distúrbio causado ao microbioma intestinal pelo antibiótico de amplo espectro. Isso pode ser evitado com a lavagem das mãos da equipe com água e sabão (o uso de álcool não é efetivo, visto que não mata os esporos bacterianos).

[6]Quando o **ciprofloxacino** foi introduzido, farmacologistas clínicos e microbiologistas foram sensatos ao sugerir que, para prevenir o surgimento de resistência, ele deveria ser reservado a microrganismos já refratários aos efeitos de outros fármacos. Entretanto, em 1989, já se estimava que o ciprofloxacino era prescrito para 1 em cada 44 americanos, de modo que parece que o cavalo não apenas deixou a baia, mas também disparou fora do alcance terapêutico!

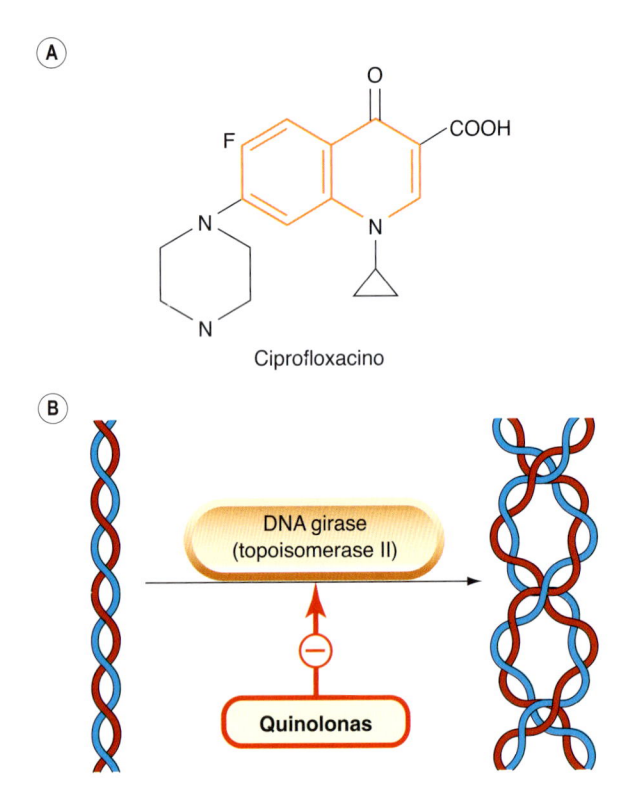

Figura 52.4 Diagrama simplificado do mecanismo de ação das fluoroquinolonas. **A.** Exemplo de uma quinolona (*em laranja*). **B.** Diagrama esquemático (*à esquerda*) da dupla hélice e a dupla hélice (*à direita*) na forma superespiralada (ver Capítulo 51). Em linhas gerais, a DNA girase desenrola a superespiral positiva (não mostrada) induzida pelo RNA e introduz uma superespiral negativa.

Ocorre uma interação clinicamente importante entre o **ciprofloxacino** e a **teofilina** (por meio da inibição das enzimas P450), que pode levar à toxicidade da **teofilina** (incluindo convulsões) em pacientes asmáticos tratados com fluoroquinolonas. Esse tópico é discutido de modo mais detalhado no Capítulo 28. O **moxifloxacino** prolonga o intervalo QT do eletrocardiograma e é bastante usado, de acordo com as orientações da FDA, como controle positivo em estudos realizados em voluntários saudáveis que avaliam os possíveis efeitos de novos fármacos sobre a repolarização cardíaca.

> **Agentes antimicrobianos que afetam a DNA topoisomerase II**
>
> - As quinolonas interferem no superespiralamento do DNA
> - O **ciprofloxacino** tem amplo espectro antibacteriano e é particularmente ativo contra microrganismos coliformes entéricos gram-negativos, incluindo muitos microrganismos resistentes às penicilinas, cefalosporinas e aminoglicosídeos; também é efetivo contra *H. influenzae*, *N. gonorrhoeae* produtora de penicilinase, *Campylobacter* spp. e pseudômonas. Há uma elevada incidência de resistência dos estafilococos
> - Os efeitos adversos consistem em tendinite, ruptura de tendão, raramente dissecção e aneurisma de aorta; os distúrbios do trato GI são comuns e podem ocorrer reações de hipersensibilidade e, raramente, distúrbios do SNC (ver Tabela 52.3 para mais exemplos).

AGENTES ANTIBACTERIANOS DIVERSOS

A **fidaxomicina** foi descoberta em actinomicetos. Ela inibe a RNA polimerase bacteriana. Não é usada no tratamento de infecções sistêmicas devido à sua pouca absorção pelo intestino, porém desempenha um papel no tratamento das infecções por *C. difficile*.

METRONIDAZOL

O **metronidazol** foi introduzido como agente antiprotozoário (ver Capítulo 55), porém também é ativo contra bactérias anaeróbicas, como *Bacteroides*, *Clostridia* spp. e alguns estreptococos. É eficaz no tratamento da colite pseudomembranosa e é importante no tratamento de infecções graves por anaeróbios (p. ex., sepse secundária a doenças intestinais). Possui ação semelhante à do dissulfiram (ver Capítulo 50), de modo que os pacientes devem evitar o consumo de bebidas alcoólicas durante o tratamento.

NITROFURANTOÍNA

A **nitrofurantoína** é um composto sintético ativo contra uma variedade de microrganismos gram-positivos e gram-negativos. O desenvolvimento de resistência em microrganismos suscetíveis é raro, e não há resistência cruzada. Seu mecanismo de ação provavelmente está relacionado com a sua capacidade de danificar o DNA bacteriano.

Aspectos farmacocinéticos. A **nitrofurantoína** é administrada por via oral, sofre absorção rápida e completa no trato GI e sua excreção pelos rins é rápida. Seu uso se limita ao tratamento das infecções de bexiga ("cistite") e profilaticamente na prevenção dessas infecções em pacientes com cistite recorrente.

Efeitos adversos. Os distúrbios GI são relativamente comuns, e podem ocorrer reações de hipersensibilidade envolvendo a pele e a medula óssea (p. ex., leucopenia). Foi relatada a ocorrência de hepatotoxicidade e neuropatia periférica.

AGENTES ANTIMICROBIANOS

(Ver Tabela 52.4.)

Nos seres humanos, as principais infecções micobacterianas são a tuberculose (TB) e a hanseníase, que são infecções crônicas causadas por *M. tuberculosis* e *Mycobacterium leprae*, respectivamente. Outra infecção micobacteriana é causada por *M. avium-intracellulare* (na verdade, trata-se de dois microrganismos), que pode afetar alguns pacientes com AIDS. Um problema particular observado com as micobactérias é que elas podem sobreviver dentro dos macrófagos após fagocitose, a não ser que essas células sejam "ativadas" por citocinas produzidas pelos linfócitos T auxiliares (*helpers*/Th) 1 (ver Capítulo 7). Os fármacos mencionados nesta seção são, em geral, considerados em separado, visto que alguns deles são específicos contra micobactérias ou utilizados apenas para tratar essas infecções por outras razões.

FÁRMACOS USADOS NO TRATAMENTO DA TUBERCULOSE

Durante séculos, a TB foi uma importante doença fatal; entretanto, a introdução da **estreptomicina** no fim da década de 1940, seguida da **isoniazida** e, na década de 1960, da **rifampicina** e do **etambutol** revolucionou a terapia, e a TB passou a ser considerada uma doença de tratamento fácil.

Tabela 52.4 Antibióticos com diversos mecanismos de ação.

Local de ação	Família	Exemplos	Microrganismos-alvo típicos
Vários mecanismos não relacionados (incluindo inibição da síntese de componentes e proteínas da membrana; ver texto)	Antimicobacterianos	Bedaquilina, capreomicina, clofazimina, ciclosserina, delamanida, dapsona, etambutol, isoniazida, pirazinamida, rifabutina, rifampicina[a]	Em geral, são usados apenas para combater infecções micobacterianas, por exemplo, Mycobacterium tuberculosis e Mycobacterium leprae
Profármaco do formaldeído (bacteriostático)	Diversa	Metenamina	ITUs por gram-negativos

[a]Esses fármacos são frequentemente usados em combinação.
ITU, infecção do trato urinário.
Fontes: BNF (2021) e outras.

Lamentavelmente, isso não é mais válido. Hoje, é comum a existência de cepas com maior virulência ou com resistência a múltiplos fármacos (Bloom e Small, 1998), e por ocasião da redação deste capítulo, a TB provoca mais mortes do que qualquer outro agente infeccioso isolado, com exceção da covid-19. Embora as taxas de infecção estejam caindo cerca de 2% anualmente, por volta de 10 milhões de pessoas contraíram a doença em 2020 (incluindo 1,1 milhão de crianças) e houve 1,5 milhão de mortes em decorrência da doença, de acordo com as últimas divulgações da OMS. Embora a TB seja uma doença global, cerca de 86% das novas infecções ocorrem em cerca de 30 países, sendo a Índia e a China os mais afetados. A TB MDR é comum, e, devido ao sinergismo preocupante entre micobactérias (p. ex., *M. tuberculosis, M. avium-intracellulare*) e o HIV, as infecções por este último aumentam o risco de contrair a doença por volta de 20 vezes, e cerca de 25% das mortes associadas ao HIV são causadas por TB.

O tratamento costuma ser iniciado com **isoniazida, rifampicina, rifabutina, etambutol** e **pirazinamida**. Os fármacos de segunda linha incluem **capreomicina, ciclosserina, estreptomicina** (raramente usada para esse propósito no Reino Unido), **claritromicina** e **ciprofloxacino**. Esses fármacos são utilizados para tratar infecções provavelmente resistentes aos fármacos de primeira linha, ou quando esses agentes precisam ser abandonados devido à ocorrência de efeitos adversos. Dois novos fármacos, a **bedaquilina** e a **delamanida**, foram introduzidos para uso em casos de TB MDR, em geral em conjunto com outros agentes.

Para diminuir a probabilidade do surgimento de microrganismos resistentes, a terapia farmacológica combinada é, em geral, obrigatória.[7] Esse tratamento costuma envolver:

- Uma fase inicial (de cerca de 2 meses) com uma combinação de **isoniazida, rifampicina** e **pirazinamida** (mais **etambutol** se houver suspeita de resistência do microrganismo)
- Uma segunda fase de continuação (de cerca de 4 meses) da terapia com **isoniazida** e **rifampicina**. É necessário um tratamento mais prolongado para pacientes com meningite, comprometimento ósseo/articular ou infecção resistente aos fármacos.

---

[7]Uma exceção é o uso da monoterapia com **isoniazida** em indivíduos saudáveis selecionados com tuberculose latente, que é diagnosticada por um teste sanguíneo positivo baseado na liberação de interferon-gama (IFN-γ) em resposta a antígenos micobacterianos (teste IGRA).

ISONIAZIDA

A atividade antibacteriana da **isoniazida** limita-se às micobactérias. A isoniazida interrompe o crescimento dos microrganismos em repouso (*i.e.*, é bacteriostática), mas também pode eliminar as bactérias que se dividem. O fármaco penetra livremente nas células dos mamíferos e, assim, é eficaz contra os microrganismos intracelulares. A **isoniazida** é um profármaco que precisa ser ativado por enzimas bacterianas antes que possa exercer a sua atividade inibitória sobre a síntese de *ácidos micólicos*, que são importantes constituintes da parede celular específicos das micobactérias. Pode haver resistência ao fármaco, em decorrência da penetração reduzida na bactéria, porém não ocorre resistência cruzada a outros fármacos tuberculostáticos.

Aspectos farmacocinéticos. A **isoniazida** é prontamente absorvida pelo trato gastrointestinal e apresenta ampla distribuição pelos tecidos e líquidos corporais, incluindo o LCR. Uma importante característica é a sua boa penetração nas lesões tuberculosas "caseosas" (*i.e.*, em lesões necróticas com consistência semelhante à de um queijo). O metabolismo, que envolve acetilação, depende de fatores genéticos que determinam se o indivíduo é um acetilador lento ou rápido do fármaco (ver Capítulo 12). Os inativadores lentos apresentam uma melhor resposta terapêutica. A meia-vida nos inativadores lentos é de 3 horas e, nos inativadores rápidos, de 1 hora. A **isoniazida** é excretada na urina em parte como fármaco inalterado e, em parte, na forma acetilada ou, de outro modo, inativada.

Efeitos adversos. Dependem da dosagem e são observados em cerca de 5% dos pacientes, sendo os mais comuns as erupções cutâneas alérgicas. Foram relatadas várias outras reações adversas, incluindo febre, hepatotoxicidade, alterações hematológicas, sintomas artríticos e vasculite. Os efeitos adversos que envolvem os sistemas nervoso central ou periférico são, em grande parte, consequência da deficiência de piridoxina e eram comuns em pacientes desnutridos antes que a suplementação dessa vitamina durante o tratamento com isoniazida se tornasse rotina. A **isoniazida** pode provocar anemia hemolítica em indivíduos com deficiência de glicose 6-fosfato desidrogenase, e o fármaco diminui o metabolismo dos agentes antiepilépticos, a **fenitoína**, a **etossuximida** e a **carbamazepina**, resultando em elevação da concentração plasmática e em toxicidade desses fármacos.

RIFAMPICINA

A **rifampicina** (também chamada de rifampina) age ligando-se e inibindo a RNA polimerase dependente de DNA em células procarióticas, mas não em células eucarióticas. (ver Capítulo 51). Trata-se de um dos agentes antituberculosos conhecidos mais ativos que também é eficaz contra a hanseníase e a maioria das bactérias gram-positivas, assim como muitas espécies gram-negativas. Todavia, costuma ser reservada para o tratamento da TB e da hanseníase. Penetra nas células fagocitárias e mata os bacilos intracelulares da tuberculose. Pode haver rápido desenvolvimento de resistência em um processo de uma única etapa, em que uma mutação cromossômica modifica o seu sítio-alvo na RNA polimerase dependente de DNA, razão por que é utilizada em combinação com outros antibióticos antituberculose.

Aspectos farmacocinéticos. A **rifampicina** é administrada por via oral e distribui-se amplamente pelos tecidos e líquidos corporais (incluindo o LCR), conferindo uma tonalidade laranja à saliva, ao escarro, às lágrimas e ao suor. É excretada, em parte, na urina e, em parte, na bile, e uma certa quantidade desta última entra no ciclo êntero-hepático. O metabólito mantém a atividade antibacteriana, porém não é bem absorvido pelo trato GI. A meia-vida é de 1 a 5 horas, podendo tornar-se mais curta durante o tratamento devido à indução das enzimas microssômicas hepáticas.

Efeitos adversos. São relativamente pouco frequentes. Os mais comuns consistem em erupções cutâneas, febre e distúrbios GI. Foi relatada a ocorrência de dano ao fígado com icterícia, que demonstrou ser fatal em uma proporção muito pequena de pacientes, de modo que é necessário avaliar a função hepática antes de iniciar o tratamento. A **rifampicina** induz as enzimas do metabolismo hepático (ver Capítulo 11), aumentando a degradação da **varfarina**, dos glicocorticoides, analgésicos narcóticos, fármacos antidiabéticos orais, **dapsona** e estrógenos; este último efeito leva à falha dos contraceptivos orais.

ETAMBUTOL

O **etambutol** não exerce nenhum efeito sobre os microrganismos, a não ser as micobactérias. É captado pelas micobactérias e exerce um efeito bacteriostático depois de um período de 24 horas, provavelmente ao inibir a síntese da parede celular das micobactérias. A resistência logo surge se o fármaco for utilizado isoladamente.

Aspectos farmacocinéticos. O **etambutol** é administrado por via oral e é bem absorvido. Pode alcançar concentrações terapêuticas no LCR na presença de meningite tuberculosa. No sangue, é captado pelos eritrócitos e liberado devagar. O **etambutol** é, em parte, metabolizado e excretado na urina.

Efeitos adversos. São incomuns, e o mais significativo consiste em neurite óptica, que está relacionada com a dose e tem mais probabilidade de ocorrer se a função renal estiver diminuída. Isso resulta em distúrbios visuais, que se manifestam inicialmente por daltonismo vermelho-verde, progredindo para a diminuição da acuidade visual. Deve-se monitorar a visão para cores antes e no decorrer do tratamento prolongado.

PIRAZINAMIDA

A **pirazinamida** é inativa em pH neutro, porém tuberculostática em pH ácido. Mostra-se eficaz contra os microrganismos intracelulares nos macrófagos, visto que, após sofrer fagocitose, os microrganismos ficam contidos em fagolisossomos, onde o pH é baixo. É provável que o fármaco iniba a síntese bacteriana de ácidos graxos. A resistência se desenvolve com bastante rapidez, porém não ocorre resistência cruzada com **isoniazida**.

Aspectos farmacocinéticos. A pirazinamida é bem absorvida após administração oral e sua distribuição é ampla, penetrando nas meninges. É excretada pelos rins, principalmente por filtração glomerular.

> ### Fármacos antituberculosos
>
> Para evitar o surgimento de microrganismos resistentes, utiliza-se a terapia combinada (p. ex., três fármacos no início, seguidos de um esquema de dois fármacos).
>
> #### Fármacos de primeira linha
> - A **isoniazida** elimina as micobactérias que crescem ativamente dentro das células do hospedeiro. A isoniazida, administrada por via oral, penetra nas lesões necróticas, bem como no LCR. Os "aceiladores lentos" (geneticamente determinados) respondem de modo adequado. O fármaco tem baixa toxicidade. A deficiência de piridoxina aumenta o risco de neurotoxicidade. Não há resistência cruzada com outros agentes
> - A **rifampicina** é um fármaco potente e ativo por via oral que inibe a RNA polimerase das micobactérias. Penetra no LCR. Os efeitos adversos são pouco frequentes (porém já ocorreu dano hepático grave). O fármaco induz as enzimas hepáticas do metabolismo de fármacos. Pode ocorrer rápido desenvolvimento de resistência
> - O **etambutol** inibe o crescimento das micobactérias. É administrado por via oral e pode penetrar no LCR. Os efeitos adversos são incomuns, porém pode ocorrer neurite óptica e rápido surgimento de resistência
> - A **pirazinamida** é um agente tuberculostático contra micobactérias intracelulares. É administrada por via oral e penetra no LCR. Pode ocorrer rápido desenvolvimento de resistência. Os efeitos adversos consistem em aumento do urato plasmático e hepatotoxicidade com doses elevadas
>
> #### Fármacos de segunda linha
> - A **capreomicina** é administrada por via intramuscular. Os efeitos adversos consistem em dano ao rim e ao nervo auditivo
> - A **ciclosserina** é um agente de amplo espectro. Inibe a síntese de peptideoglicano em um estágio inicial. É administrada por via oral e penetra no LCR. Os efeitos adversos afetam principalmente o SNC
> - A **estreptomicina**, um antibiótico aminoglicosídeo, atua por meio da inibição da síntese de proteínas bacterianas. É administrada por via intramuscular. Os efeitos adversos consistem em ototoxicidade (sobretudo vestibular) e nefrotoxicidade (ver Tabela 52.4 para mais exemplos).

Efeitos adversos. Consistem em gota, associada a altas concentrações plasmáticas de ácido úrico com o qual a pirazinamida compete pelo OAT tubular renal (ver Capítulos 9 e 10). Foi também relatada a ocorrência de desconforto GI, mal-estar e febre. O dano hepático grave em decorrência de altas doses antigamente era um problema, porém tem menos tendência a ocorrer com os esquemas de doses mais baixas/ciclos mais curtos utilizados hoje; todavia, deve-se avaliar a função hepática antes do tratamento.

CAPREOMICINA

A **capreomicina** é um antibiótico peptídico administrado por injeção intramuscular. Acredita-se que o seu principal mecanismo de ação consista na inibição da translocação, com consequente inibição da síntese de proteínas; entretanto, o fármaco também pode ter outros efeitos sobre a membrana celular bacteriana.

Efeitos adversos. São numerosos, e a capreomicina deve ser utilizada com muita cautela. Consistem em dano renal e lesão do nervo auditivo, com consequente surdez e ataxia. Não deve ser administrado concomitantemente com a **estreptomicina** ou outros fármacos passíveis de provocar surdez. Em geral, a capreomicina é reservada a pacientes com doença causada por microrganismos resistentes a fármacos.

CICLOSSERINA

A **ciclosserina** é um antibiótico de amplo espectro que inibe o crescimento de muitas bactérias, incluindo coliformes e micobactérias. É hidrossolúvel e destruída em pH ácido. Atua pela inibição competitiva da síntese da parede celular bacteriana. Trata-se de um análogo da D-alanina, que inibe a formação do dipeptídeo D-Ala-D-Ala, adicionado à cadeia lateral de tripeptídeo inicial no ácido *N*-acetilmurâmico, ou seja, impede a formação final do principal bloco de construção do peptideoglicano. A ciclosserina é administrada por via oral e distribui-se pelos tecidos e líquidos corporais, incluindo o LCR. Seu uso é limitado ao tratamento da TB resistente a outros fármacos.

Aspectos farmacocinéticos. A maior parte da ciclosserina é eliminada em sua forma ativa na urina, porém cerca de 35% são metabolizados.

Efeitos adversos. Ocorrem, em sua maior parte, no SNC, possivelmente por um efeito inibitório da GABA-transaminase. Pode ocorrer uma ampla variedade de distúrbios, desde cefaleia e irritabilidade até depressão, convulsões e estados psicóticos.

FÁRMACOS USADOS NO TRATAMENTO DA HANSENÍASE

A hanseníase é uma das doenças mais antigas conhecidas do homem, e sua menção em texto data de 600 a.c. O microrganismo causador é a *M. leprae*. Trata-se de uma doença crônica desfigurante com longo período de latência; historicamente, os que sofriam da doença eram colocados no ostracismo e forçados a viver longe de suas comunidades, embora não seja particularmente contagiosa. Outrora considerada incurável, a introdução da **dapsona**, na década de 1940, e da **rifampicina** e da **clofazimina**, na década de 1960, mudou por completo nossa perspectiva sobre a hanseníase. Hoje, ela é, em geral, curável, e os números globais mostram que as taxas de prevalência da doença caíram em cerca de 99% como resultado de medidas de saúde pública e de esquemas de tratamento com múltiplos fármacos (MDT, do inglês *multidrug treatment*), essencial para evitar a resistência aos fármacos implementados pela OMS desde 1981, com apoio de algumas empresas farmacêuticas. A doença foi eliminada de muitos países, com exceção de alguns países pequenos. Entretanto, em 2020, a OMS relatou cerca de 127 mil novos casos, sobretudo na Ásia e na África.

Existem duas formas:

- A *hanseníase paucibacilar*, caracterizada por uma a cinco placas anestésicas, é principalmente do tipo *tuberculoide*[8] e, em geral, é tratada durante 6 meses com **dapsona** e **rifampicina**
- A *hanseníase multibacilar*, caracterizada por mais de cinco placas cutâneas anestésicas, é principalmente do tipo *lepromatoso*, e o tratamento consiste em **rifampicina**, **dapsona** e **clofazimina** durante pelo menos 2 anos.

---

[8] A diferença entre doença *tuberculoide* e *lepromatosa* parece residir no fato de que os linfócitos T dos pacientes com a forma tuberculoide produzem vigorosamente interferon-γ, o que permite que os macrófagos eliminem os micróbios intracelulares, ao passo que, na forma lepromatosa, a resposta imune é dominada pela interleucina-4, que bloqueia a ação do interferon-γ (ver Capítulo 17).

DAPSONA

A **dapsona** está quimicamente relacionada com as sulfonamidas. Sua ação é antagonizada pelo PABA, de modo que o fármaco atue por meio da inibição da síntese de folato bacteriano. A resistência à **dapsona** tem aumentado de modo uniforme desde a sua introdução; hoje, recomenda-se o tratamento combinado com outros fármacos.

Aspectos farmacocinéticos. A **dapsona** é administrada por via oral e é bem absorvida e amplamente distribuída pela água corporal e por todos os tecidos. A meia-vida plasmática é de 24 a 48 horas, porém parte do fármaco permanece no fígado, nos rins e, em certo grau, na pele e nos músculos por um período muito mais longo. A dapsona sofre circulação êntero-hepático, mas parte dela é acetilada e excretada na urina. Também é utilizada no tratamento da *dermatite herpetiforme*, uma doença bolhosa crônica associada à doença celíaca.

Efeitos adversos. Ocorrem com bastante frequência e consistem em hemólise dos eritrócitos (embora, em geral, não seja grave o suficiente para provocar anemia franca), metemoglobinemia, anorexia, náuseas, vômito, febre, dermatite alérgica e neuropatia. Podem ocorrer *reações lepromatosas* (exacerbação das lesões lepromatosas) e foi observada uma síndrome potencialmente fatal semelhante à mononucleose infecciosa.

CLOFAZIMINA

A **clofazimina** é um corante de estrutura complexa. Seu mecanismo de ação contra os bacilos da hanseníase pode envolver uma ação sobre o DNA. Também tem atividade anti-inflamatória e mostra-se útil em pacientes nos quais a **dapsona** provoca efeitos colaterais inflamatórios.

Aspectos farmacocinéticos. A **clofazimina** é administrada por via oral e acumula-se no corpo, sendo sequestrada no sistema mononuclear fagocítico. A meia-vida plasmática pode se prolongar por até 8 semanas. O efeito contra hanseníase é tardio e, em geral, só se torna evidente a partir de 6 a 7 semanas.

Efeitos adversos. Podem estar relacionados com o fato de a **clofazimina** ser um corante. A pele e a urina podem adquirir uma coloração avermelhada, e as lesões, uma pigmentação negro-azulada. Além disso, podem ocorrer náuseas, tontura, cefaleia e distúrbios GI relacionados com a dose.

Fármacos usados no tratamento da hanseníase

- Para a *hanseníase tuberculoide*: **dapsona** e **rifampicina (rifampina)**
  - A **dapsona** é semelhante às sulfonamidas e inibe a síntese de folato. É administrada por via oral. Os efeitos adversos são bastante frequentes, e alguns são graves. A resistência vem aumentando
  - **Rifampicina** (ver boxe sobre fármacos antituberculosos)
- Para a *hanseníase lepromatosa*: dapsona, **rifampicina** e **clofazimina**
  - A **clofazimina** é um corante administrado por via oral, que pode se acumular em decorrência de seu sequestro nos macrófagos. A ação é retardada em 6 a 7 semanas, e a meia-vida é de 8 semanas. Os efeitos adversos consistem em coloração vermelha da pele e da urina e, algumas vezes, em distúrbios GI (ver Tabela 52.4 para mais exemplos).

PERSPECTIVAS PARA NOVOS FÁRMACOS ANTIBACTERIANOS

Entre 2015 e 2020, apenas 12 "novos" antibióticos foram aprovados pela FDA, e, como uma revisão recente deixou claro, quase todos eram apenas variações de estruturas de antibióticos já existentes, com a única exceção de um derivado de **cefalosporina**, cuja ação é exercida por meio de um novo mecanismo (Provenzani et al., 2020).

Historicamente, os antibióticos foram um dos pilares da indústria farmacêutica. As rápidas descobertas e os avanços que caracterizam os anos "heroicos" da pesquisa sobre antibióticos (que abrangeu o período de 1930 a 1960) levaram à descoberta de cerca de 20 novas classes de antibióticos que ainda hoje constituem o cerne de nosso arsenal de fármacos antibacterianos. O dado deprimente é que, para compensar a perda de eficácia dos fármacos devido a mecanismos de resistência, precisaríamos de outras 20 novas classes de antibióticos nos próximos 50 anos. Apesar do surgimento de relatos isolados de novos antibióticos na literatura científica, hoje, há poucas perspectivas de alcançar esse objetivo.

A arrogância é, em parte, culpada. Os antibióticos originalmente descobertos tiveram tanto sucesso que, em 1970, acreditou-se que as doenças infecciosas estavam vencidas de modo efetivo.[9] Muitas empresas farmacêuticas reduziram seus esforços na área, apesar da contínua necessidade de compostos capazes de atuar por meio de novos mecanismos para acompanhar o ritmo do potencial adaptativo dos patógenos.

Poderíamos legitimamente nos perguntar como permitiram que isso acontecesse, tendo em vista a importância fundamental desse grupo de fármacos. As razões são multifatoriais. A inovação pela indústria farmacêutica tem sido afligida por problemas de regulamentação e por questões éticas com os ensaios clínicos de novos antibióticos. Talvez o mais importante seja o apoio financeiro para a descoberta de novos fármacos. O setor privado é o principal iniciador da descoberta de fármacos; entretanto, com um assombroso investimento orçado, hoje, em cerca de 2,9 bilhões de dólares (Provenzani et al., 2020) necessários para o desenvolvimento desses fármacos, o retorno para a indústria farmacêutica raramente é suficiente para recuperar um investimento tão grande. É difícil obter evidências da eficácia dos antibióticos, e o "sucesso" é recompensado por um produto que será utilizado pelo menor tempo possível para minimizar o surgimento de resistência e que, provavelmente, não pode ser comprado pelos habitantes de países pobres que, com frequência, têm maior necessidade desses medicamentos. Essas e outras razões complexas para o fracasso no desenvolvimento de novos antibióticos foram analisadas de forma detalhada por Coates et al. (2011).

Legislações e iniciativas governamentais foram criadas em alguns países (p. ex., nos EUA) e prometem uma aprovação regulamentar rápida e uma patente estendida para aqueles que desejam assumir enormes riscos financeiros. Essas e outras estratégias potencialmente úteis foram revisadas por Renwick et al. (2016), mas parece que tiveram pouco impacto até agora.

Ao mesmo tempo, a resistência aos fármacos tem aumentado e pode se desenvolver com uma velocidade chocante. Bax et al. (2000) observaram o aparecimento de cepas resistentes nos primeiros 2 anos após a introdução de um novo agente, e Costelloe et al. (2010) concluíram que a maioria dos pacientes para os quais foram prescritos antibióticos para o tratamento de infecção das vias respiratórias ou do trato urinário desenvolveram, dentro de poucas semanas, resistência ao medicamento, o que pode persistir por até 1 ano após o tratamento. De fato, as mortes por bactérias resistentes a fármacos hoje excedem aquelas causadas por HIV/AIDS ou malária, com a *Escherichia coli*, o *S. aureus* e a *Klebsiella pneumoniae* no topo da lista como causas frequentes de morte (Murray, 2022).[10] Como cerca da metade do uso de antibióticos é para fins veterinários, não é apenas a medicina humana que está envolvida nesse fenômeno.

A dura realidade é que, a menos que haja progressos substanciais, em breve entraremos na era "pós-antibiótica", e a medicina, tal como a conhecemos hoje, não será possível. Todavia, talvez não devêssemos subestimar a habilidade coletiva dos cientistas biomédicos. Muitos laboratórios, tanto acadêmicos quanto comerciais, estão utilizando o poder dos monitores de alto rendimento para investigar e avaliar novos candidatos antibióticos de ocorrência natural. Outros estão explorando diferentes tipos de agentes antibacterianos, como os biofármacos (ver Capítulo 5), ou projetando maneiras cada vez mais sofisticadas de derrotar os mecanismos de resistência bacterianos. Em todos os casos, seus esforços são fundamentados pelas mais recentes ferramentas conceituais, como análise bioinformática de genomas de patógenos. Enquanto isso, o mundo aguarda novos avanços terapêuticos com a respiração suspensa.

---

[9] Em 1967, o US Surgeon General anunciou (com efeito) que as doenças infecciosas tinham sido vencidas e que os pesquisadores deveriam voltar a sua atenção para as doenças crônicas.

[10] Os piores agressores são, algumas vezes, coletivamente referidos, de forma bastante apropriada, como "patógenos ESKAPE". O acrônimo é formado pelas iniciais de *E. faecium, S. aureus, K. pneumoniae, A. baumanii, P. aeruginosa* e *Enterobacter* spp.

BIBLIOGRAFIA E LEITURA COMPLEMENTAR

Allington, D.R., Rivey, M.P., 2001. Quinupristin/dalfopristin: a therapeutic review. Clin. Ther. 23, 24–44.

Ball, P., 2001. Future of the quinolones. Semin. Resp. Infect. 16, 215–224.

Bax, R., Mullan, N., Verhoef, J., 2000. The millennium bugs – the need for and development of new antibacterials. Int. J. Antimicrob. Agents 16, 51–59.

Bloom, B.R., Small, P.M., 1998. The evolving relation between humans and *Mycobacterium tuberculosis*. Lancet 338, 677–678.

Blondeau, J.M., 1999. Expanded activity and utility of the new fluoroquinolones: a review. Clin. Ther. 21, 3–15.

Coates, A.R., Halls, G., Hu, Y., 2011. Novel classes of antibiotics or more of the same? Br. J. Pharmacol. 163, 184–194.

Costelloe, C., Metcalfe, C., Lovering, A., Mant, D., Hay, A.D., 2010. Effect of antibiotic prescribing in primary care on antimicrobial resistance in individual patients: systematic review and meta-analysis. BMJ 340, c2096.

Draenert, R., Seybold, U., Grutzner, E., Bogner, J.R., 2015. Novel antibiotics: are we still in the pre-post-antibiotic era? Infection 43, 145–151.

Duran, J.M., Amsden, G.W., 2000. Azithromycin: indications for the future? Expert Opin. Pharmacother. 1, 489–505.

Escaich, S., 2008. Antivirulence as a new antibacterial approach for chemotherapy. Curr. Opin. Chem. Biol. 12, 400–408.

Falconer, S.B., Brown, E.D., 2009. New screens and targets in antibacterial drug discovery. Curr. Opin. Microbiol. 12, 497–504.

Jagusztyn-Krynicka, E.K., Wyszynska, A., 2008. The decline of antibiotic era – new approaches for antibacterial drug discovery. Pol. J. Microbiol. 57, 91–98.

Ji, Y., Lei, T., 2013. Antisense RNA regulation and application in the development of novel antibiotics to combat multidrug resistant bacteria. Sci. Prog. 96, 43-60.

Livermore, D.M., 2000. Antibiotic resistance in staphylococci. J. Antimicrob. Agents 16, S3-S10.

Loferer, H., 2000. Mining bacterial genomes for antimicrobial targets. Mol. Med. Today 6, 470-474.

Lowy, F.D., 1998. *Staphylococcus aureus* infections. N. Engl. J. Med. 339, 520-541.

Michel, M., Gutman, L., 1997. Methicillin-resistant *Staphylococcus aureus* and vancomycin-resistant enterococci: therapeutic realities and possibilities. Lancet 349, 1901-1906.

Murray, C.J.L., 2022. BSAC vanguard series: tracking the global rise of antimicrobial resistance. J. Antimicrob. Chemother. 77, 2586-2587.

O'Neill, A.J., 2008. New antibacterial agents for treating infections caused by multi-drug resistant gram-negative bacteria. Expert Opin. Invest. Drugs 17, 297-302.

Perry, C.M., Jarvis, B., 2001. Linezolid: a review of its use in the management of serious gram-positive infections. Drugs 61, 525-551.

Provenzani, A., Hospodar, A.R., Meyer, A.L., et al., 2020. Multidrug-resistant gram-negative organisms: a review of recently approved antibiotics and novel pipeline agents. Int. J. Clin. Pharm. 42, 1016-1025.

Renwick, M.J., Brogan, D.M., Mossialos, E., 2016. A systematic review and critical assessment of incentive strategies for discovery and development of novel antibiotics. J. Antibiot. (Tokyo) 69, 73-88.

Shimada, J., Hori, S., 1992. Adverse effects of fluoroquinolones. Prog. Drug Res. 38, 133-143.

Zurenko, G.E., Gibson, J.K., Shinabarger, D.L., et al., 2001. Oxazolidinones: a new class of antibacterials. Curr. Opin. Pharmacol. 1, 470-476.

Livros

Davies, S., Grant, J., Catchpole, M., 2013. The Drugs Don't Work: A Global Threat. Penguin Books, London. pp 112.

Website útil

http://www.who.int

SEÇÃO 5 • Fármacos Usados no Tratamento das Infecções e do Câncer

53 Fármacos Antivirais

CONSIDERAÇÕES GERAIS

Este capítulo trata dos fármacos utilizados no tratamento das infecções causadas por vírus. Inicialmente, forneceremos algumas informações básicas sobre os vírus, incluindo um esboço simples de sua estrutura e classificação, bem como um breve sumário de seu ciclo de vida. Continuaremos com uma discussão da interação vírus-hospedeiro: as defesas desenvolvidas pelo hospedeiro humano contra vírus e as estratégias empregadas pelo vírus para escapar dessas medidas. Em seguida, descreveremos os vários tipos de fármacos antivirais e seus mecanismos de ação. Ilustraremos essa discussão com referência particular à síndrome respiratória aguda grave por infecção pelo coronavírus 2 (SARS-CoV-2), que causa a covid-19, e ao vírus da imunodeficiência humana (HIV), responsável por uma perigosa síndrome de imunodeficiência adquirida (AIDS, do inglês *acquired immunodeficiency syndrome*).

INFORMAÇÕES BÁSICAS SOBRE OS VÍRUS

VISÃO GERAL DA ESTRUTURA DOS VÍRUS

Os vírus são pequenos agentes infecciosos cujo tamanho varia desde o minúsculo parvovírus (cerca de 20 nm) até o vírus Ebola (relativamente) gigante (> 900 nm). Sua característica diferencial é a ausência de qualquer mecanismo ou capacidade metabólicos, de modo que precisam infectar outras células para a sua replicação. A partícula viral de "vida livre" é denominada *vírion* e consiste em segmentos de ácido nucleico dentro de uma capa de proteína composta de unidades estruturais repetitivas simétricas denominada *capsídeo* (Figura 53.1). A capa viral, com o núcleo de ácido nucleico, é denominada *nucleocapsídeo*. Alguns vírus têm um envelope externo adicional de lipoproteína, que pode ser decorado com glicoproteínas virais antigênicas ou fosfolipídeos adquiridos do hospedeiro quando o nucleocapsídeo brota através das membranas da célula infectada. Ninguém sabe quantas espécies distintas de vírus existem, porém o seu número provavelmente é da ordem dos milhões (ao menos).[1] Hoje, acredita-se que os vírus desempenham um papel crucial no ecossistema planetário e que eles foram fundamentais na evolução dos seres vivos, de modo que nem todas as notícias são más.[2]

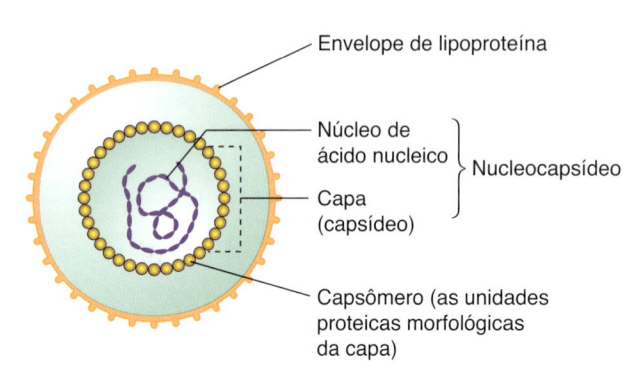

Figura 53.1 Diagrama esquemático dos componentes de uma partícula viral ou vírion.

Os vírus podem infectar praticamente todos os organismos vivos. Embora nem todos sejam patogênicos – estima-se que o próprio genoma humano contenha de 8 a 10% de material viral –, eles, entretanto, constituem uma causa comum e importante de doença nos seres humanos. Alguns exemplos importantes incluem:

- *Vírus de DNA:* poxvírus (varíola), herpes-vírus (varicela, herpes-zóster, herpes labial, febre glandular), adenovírus (faringite, conjuntivite) e papilomavírus (verrugas, carcinoma do colo do útero)
- *Vírus de RNA:* ortomixovírus (influenza), paramixovírus (sarampo, caxumba), coronavírus (infecções das vias respiratórias, incluindo covid-19), vírus da rubéola (rubéola), rabdovírus (raiva), picornavírus (resfriado, meningite, poliomielite), retrovírus (HIV, leucemia de células T), arenavírus (meningite, febre de Lassa), hepadnavírus (hepatite sérica) e arbovírus (várias doenças transmitidas por artrópodes, por exemplo, encefalite, febre amarela).

Apesar de serem tão numerosos, apenas cerca de 9 mil vírus foram caracterizados e classificados. Diferente dos animais ou das plantas, os vírus não descendem de um ancestral comum, de modo que a sua classificação é, portanto, um problema. São utilizados dois sistemas: um se baseia em sua morfologia (p. ex., rotavírus, coronavírus etc.), enquanto o outro considera o seu modo de replicação. Do ponto de vista farmacológico, este último sistema proporciona um esquema mais útil, porque sugere alvos úteis para fármacos.

O CICLO DE VIDA DOS VÍRUS

Para se replicarem, os vírus precisam inicialmente se ligar a uma célula hospedeira viva e penetrar nela – seja uma célula animal, vegetal ou bacteriana – e sequestrar sua capacidade metabólica. O primeiro passo nesse processo é facilitado por sítios de ligação polipeptídicos presentes no envelope ou no capsídeo, que interagem com pontos correspondentes de fixação na célula hospedeira. Esses "receptores" virais são, na realidade, constituintes normais da membrana, receptores de citocinas, neurotransmissores ou hormônios, canais iônicos ou outras glicoproteínas de membrana integrais. Por exemplo, o coronavírus utiliza a *enzima conversora de*

---

[1] O número de cópias de genes virais na Terra é "para além de astronômico. Existem centenas de bilhões de estrelas na Via Láctea e alguns trilhões de galáxias no universo observável. Os vírions nas águas de superfície de qualquer mar pequeno dificilmente superam todas as estrelas em todos os céus das quais a ciência pode falar". (*The viral universe*, Economist, 22 de agosto de 2020.)

[2] Em 1960, o imunologista britânico Peter Medawar opinou que: "Já foi dito, com razão, que um vírus é uma má notícia embrulhada em proteína".

angiotensina 2 (ECA2) para esse propósito, enquanto o vírus causador da AIDS utiliza a proteína CD4. Algumas vezes, outras proteínas acessórias são cooptadas para auxiliar o processo de entrada do vírus. No primeiro caso, a protease transmembrana, serina 2 (TMPRSS22), é utilizada, ao passo que, no último caso, os receptores de quimiocinas estão envolvidos. A Tabela 53.1 lista alguns outros exemplos de receptores virais celulares.

Após ocorrer ligação, o complexo receptor-vírus entra na célula, frequentemente utilizando o processo de endocitose mediada por receptor (embora alguns vírus evitem essa via). A capa do vírus é removida por enzimas da célula hospedeira (com frequência de natureza lisossomal), e o vírion é desmontado, liberando, assim, um material genético com quaisquer outras enzimas virais ou outros fatores importantes para a replicação. O período que se segue é conhecido como *fase de eclipse* da infecção viral, porque não é mais possível observar partículas virais individuais dentro da célula hospedeira.

O ácido nucleico viral utiliza então a maquinaria da célula hospedeira para sintetizar as proteínas virais e cópias adicionais do material genético viral. Após o processamento, esses componentes são montados para formar novas partículas de vírus em membranas especializadas do complexo de Golgi e liberados da célula durante a fase final de *liberação* (ou *brotamento*). As novas partículas virais se tornam livres para infectar outras células.

MECANISMOS DE REPLICAÇÃO VIRAL

Quando infectam células, os vírus precisam resolver dois problemas: devem produzir mais proteínas virais, mas também precisam regenerar e sintetizar cópias adicionais de seu material genético.

Como alguns vírus não têm ribossomos, a célula hospedeira não é capaz de traduzir diretamente a informação genética do vírus para produzir mais proteínas virais, e podem ser necessárias várias etapas enzimáticas para transformar o material genético viral em uma forma que possa ser "lida" pelo hospedeiro. O modo pelo qual isso é obtido depende do material genético ser constituído de *DNA* ou de *RNA*, da presença de uma configuração de fita simples ou de dupla fita e se estão em uma forma de sentido (+) ou de sentido (–) (em outras palavras, se são iguais (+) ou complementares (–) à molécula final de mRNA). A verdadeira enzimologia é complexa e, algumas vezes, envolve enzimas virais e, outras vezes, do hospedeiro, porém a maneira pela qual os vírus produzem um mRNA passível de leitura constitui a base para o sistema de classificação comumente utilizado, conhecido como *sistema de Baltimore*.[3] A Figura 53.2 e o texto que se segue fornecem um resumo simplificado desse sistema.

REPLICAÇÃO DOS VÍRUS DE DNA

Os mecanismos pelos quais a replicação do DNA viral ocorre dependem de sua configuração. Em alguns casos, pode-se utilizar uma via convencional de DNA-mRNA-proteína. Por exemplo, o DNA de fita dupla dos poxvírus ou dos herpesvírus é transcrito diretamente por um hospedeiro ou por uma *RNA polimerase dependente de DNA* viral em mRNA, o qual pode, então, ser traduzido pela célula hospedeira para produzir proteínas virais de maneira habitual. Algumas dessas proteínas são enzimas, enquanto outras são proteínas estruturais que compõem a capa e o envelope do vírus. Para sintetizar mais cópias de DNA viral, é preciso utilizar uma *DNA polimerase dependente de DNA* separada, que, mais uma vez, pode se originar do vírus ou do hospedeiro.

A montagem final das proteínas da capa em torno do novo DNA viral ocorre em estruturas especializadas no complexo de Golgi, e os vírions maduros são liberados por eliminação ou após a lise da célula hospedeira.

No caso dos vírus, como os da família dos parvovírus, o DNA se encontra em uma forma de fita simples (+), de modo que é necessário que uma espécie complementar (–) seja produzida em primeiro lugar para formar uma forma replicativa de dsDNA, que, então, pode ser transcrita em mRNA viral e, em seguida, traduzida em proteínas virais pelos ribossomos do hospedeiro. Essa espécie de dsRNA também é utilizada para regenerar o material genômico viral.

---

[3] Assim denominado em homenagem a David Baltimore, o biólogo norte-americano e ganhador do prêmio Nobel (1975) que desenvolveu esse sistema.

Tabela 53.1 Algumas estruturas de superfície celular do hospedeiro que podem funcionar como receptores para a entrada de vírus.

Estrutura da célula do hospedeiro[a]	Vírus
Receptor de acetilcolina no músculo esquelético	Vírus da raiva
Enzima conversora de angiotensina 2 (ACE2)	Coronavírus, incluindo SARS-CoV E SARS-CoV-2 (covid-19[b])
Receptores β-adrenérgicos	Vírus da diarreia infantil
Receptor do complemento C3d dos linfócitos B	Vírus da febre glandular
Receptor CCR5 para quimiocinas MCP-1 e RANTES	HIV (causador de AIDS)
Receptor de quimiocina CXCR4 para a citocina SDF-1	HIV (causador de AIDS)
Glicoproteína CD4 dos linfócitos T *helper*	HIV (causador de AIDS)
Moléculas MHC	Adenovírus (que causam faringite e conjuntivite)
	Vírus da leucemia de células T
Receptor de interleucina-2 dos linfócitos T	Vírus da leucemia de células T

[a] Para mais detalhes sobre o complemento, a interleucina-2, a glicoproteína CD4 nos linfócitos T *helper*, as moléculas do MHC etc., ver Capítulo 7.
[b] O covid-19 também utiliza TMPRSS2 (protease transmembrana, serina 2).
MCP-1, proteína quimioatraente de monócito 1; *MHC*, complexo principal de histocompatibilidade; *RANTES*, regulada sob ativação, expressa e secretada por linfócitos T; *SDF-1*, fator derivado da célula estromal 1.

Grupo	Exemplos	Genoma viral	No hospedeiro
I	Herpes-vírus, poxvírus, adenovírus, papilomavírus	dsDNA	→ mRNA → PV
II	Parvovírus (muitas doenças em animais)	+ssDNA	→ −ssDNA → dsDNA → mRNA → PV
III	Reovírus (p. ex., doenças diarreicas por rotavírus)	dsRNA	→ mRNA → PV
IV	Coronavírus, picornavírus, togavírus (p. ex., poliomielite, doenças respiratórias, hepatites A e C)	+ssRNA	→ (−) ssRNA → mRNA → PV
V	Ortomixovírus, rabdovírus (p. ex., vírus Ebola, sarampo, influenza, raiva)	−ssRNA	→ mRNA → PV
VI	Retrovírus (p. ex., HIV)	+ssRNA (+RT)	→ dsRNA → dsDNA → mRNA → PV
VII	Hepadnavírus (p. ex., hepatite B)	dsDNA (+RT)	→ +ssRNA → dsRNA → dsDNA → mRNA → PV

Figura 53.2 Diagrama esquemático simplificado do sistema de classificação dos vírus de Baltimore. Esse sistema classifica os vírus de acordo com a produção de um mRNA legível a partir de seus genomas. Observe que a regeneração do material genômico viral, obviamente é essencial para a reprodução do vírus, não é mostrada aqui. *PV*, proteína viral.

Os hepadnavírus de dsDNA, como o vírus da hepatite, utilizam ainda outro método. Como seu genoma de dsDNA contém segmentos de DNA de fita simples, deixando "lacunas" na sequência de codificação, as enzimas no núcleo do hospedeiro precisam inicialmente acrescentar bases adicionais para produzir uma cópia de dsRNA capaz de replicação. A partir disso, ocorre síntese de (+) ssRNA, de modo que possa ser produzida uma espécie de dsRNA. Uma enzima *transcriptase reversa* (uma enzima *DNA polimerase dependente de RNA*) utiliza esse molde para sintetizar dsDNA, que, então, pode ser utilizado pelo hospedeiro para produzir mRNA para tradução subsequente.

REPLICAÇÃO DOS VÍRUS DE RNA

A replicação dos vírus de RNA mais uma vez reflete a complexidade das diferentes configurações adotadas pelo genoma viral. Os reovírus, como os rotavírus, por exemplo, contêm dsRNA, que pode ser transcrito em um mRNA utilizável para tradução pela célula do hospedeiro e também copiado por uma *RNA polimerase dependente de RNA* a fim de replicar o genoma viral. Isso precisa ocorrer dentro do próprio capsídeo viral, porque as células podem detectar e destruir espécies de dsRNA.

Os vírus (+) ssRNA, como os coronavírus e o vírus da raiva, podem ser modificados pela ligação de uma cauda poli A e uma capa 5', a fim de fornecer uma fonte de mRNA utilizável, porém esse (+) ssRNA é amplificado por uma *RNA polimerase dependente de RNA* viral, produzindo uma cópia de (−) ssRNA como molde para produzir mais (+) ssRNA que, em seguida, pode ser utilizado para sintetizar mais proteínas, bem como para reabastecer o genoma viral. No caso dos vírus de (−) ssRNA, como o vírus influenza, pode ser transcrito diretamente em mRNA e copiado para produzir uma fita de (+) ssRNA utilizando a *RNA polimerase dependente de RNA* viral. Isso é usado como molde para a produção de mais espécies de (−) ssRNA para os vírus nascentes.

O vírus da imunodeficiência humana (HIV) tem um genoma (+) ssRNA. Entretanto, neste caso, uma *transcriptase reversa* utiliza isso para sintetizar uma espécie de dsDNA por meio de um intermediário de dsRNA. Além de utilizar essa fonte para o mRNA, o dsDNA pode ser inserido no genoma do hospedeiro, formando um *provírus estável*, o qual pode permanecer indefinidamente no hospedeiro, tornando-se ativado em determinadas circunstâncias. Os vírus de RNA, como o HIV, que utilizam uma transcriptase reversa dessa maneira, são conhecidos como *retrovírus*.

À semelhança de alguns vírus de DNA, os retrovírus podem permanecer associados ao genoma do hospedeiro e, em alguns casos (p. ex., HIV) replicados com o material genético do hospedeiro quando a célula se divide. Isso explica a natureza periódica de algumas doenças virais, como aquelas causadas pelo *herpes labial* ou pelos vírus *varicela-zóster* – outro tipo de herpes-vírus (que causa varicela e herpes-zóster) –, que podem sofrer recorrência quando a replicação viral é reativada por algum fator (ou quando ocorre, de alguma maneira, comprometimento do sistema imune). Outros retrovírus de RNA (p. ex., o vírus do *sarcoma de Rous*) podem transformar células normais em células malignas (uma séria preocupação com o uso de vetores retrovirais para a terapia gênica, ver Capítulo 5).

INTERAÇÃO HOSPEDEIRO-VÍRUS

DEFESAS DO HOSPEDEIRO CONTRA VÍRUS

A primeira linha de defesa do hospedeiro é constituída pela simples função de barreira da pele intacta, na qual a maioria dos vírus é incapaz de penetrar. As membranas mucosas e a solução de continuidade da pele (p. ex., em locais de feridas ou picadas de inseto) são outro problema e são mais vulneráveis ao ataque dos vírus. Se o vírus tiver acesso ao corpo, o hospedeiro desencadeia então uma resposta imune inata e, subsequentemente, adaptativa (ver Capítulo 7) para limitar a incursão. A célula infectada apresenta complexos de peptídeos virais com moléculas do complexo principal de histocompatibilidade (MHC) da classe I em sua superfície. Esse complexo é reconhecido pelos linfócitos T, que, então, destroem a célula infectada (Figura 53.3). A destruição pode ser realizada pela liberação de proteínas líticas (como perforinas, granzimas) ou pelo desencadeamento da via apoptótica da célula infectada pela ativação de seu receptor Fas ("receptor da morte", ver Capítulo 6). Este último processo também pode ser desencadeado indiretamente pela liberação de uma citocina, como o fator de necrose tumoral (TNF)-α. As células natural *killer* (NK) também reagem à ausência de moléculas do MHC normais, matando a célula. Essa estratégia é denominada "mãe peru" (matar tudo o que não se assemelha exatamente a um peru bebê; ver Capítulo 7). O vírus pode escapar da detecção imune pelos linfócitos citotóxicos ao modificar a expressão do complexo peptídeo-MHC, porém ainda será vítima das células NK, embora alguns vírus também tenham desenvolvido maneiras de evadir-se das células NK (ver adiante).

No interior da própria célula, o *silenciamento gênico* proporciona um nível adicional de proteção (Schutze, 2004). Fragmentos curtos de RNA de dupla fita, como os que podem resultar das tentativas do vírus de recrutar o sistema de transcrição/tradução do hospedeiro, fazem com que, na realidade, o gene que codifica o RNA seja "silenciado", para ser desativado. Como resultado, o gene não é mais capaz de dirigir qualquer síntese adicional de proteína viral, e a replicação é interrompida. Esse mecanismo pode ser explorado com propósito experimental em muitas áreas da biologia, e o siRNA (*pequeno ou curto RNA de interferência*) personalizado e uma técnica barata[4] e útil para suprimir a expressão de determinado gene de interesse. As tentativas de explorar essa técnica com propósitos viricida e terapêutico mais generalizado obtiveram algum sucesso (Barik, 2004; Bo et al., 2020) e estão começando a encontrar a sua aplicação no uso terapêutico (ver Capítulo 5).

ESTRATÉGIAS VIRAIS PARA EVADIR-SE DAS DEFESAS DO HOSPEDEIRO

Os vírus desenvolveram uma variedade de estratégias para assegurar o sucesso da infecção, e algumas envolvem o redirecionamento da resposta do hospedeiro para a vantagem do vírus (ver Xu et al., 2021; Konig e Munk, 2021, para revisões recentes).

SUBVERSÃO DA RESPOSTA IMUNE

Os vírus podem inibir a síntese ou a ação das citocinas, como a interleucina 1, o TNF-α e os interferons (IFNs) antivirais, ou seja, os sinais químicos que normalmente coordenam as respostas imunes inatas e adaptativas. Por exemplo, após uma infecção, alguns poxvírus expressam proteínas que mimetizam os domínios de ligação de ligantes extracelulares dos receptores de citocinas. Esses pseudorreceptores se ligam às citocinas, impedindo-as de alcançar seus alvos naturais nas células do sistema imune e, assim, inibem a resposta imune normal às células infectadas por vírus. Outros vírus que podem interferir na sinalização das citocinas incluem o citomegalovírus humano, o vírus Epstein-Barr, o herpes-vírus e o adenovírus.

EVASÃO DA DETECÇÃO IMUNE E DO ATAQUE POR CÉLULAS *KILLER*

Uma vez dentro das células do hospedeiro, os vírus também podem escapar da detecção imune e evadir-se do ataque letal dos linfócitos citotóxicos e das células NK de várias maneiras, que incluem:

- *Interferência nos marcadores proteicos de superfície nas células infectadas que são essenciais para o reconhecimento e o ataque das células killer.* Alguns vírus inibem a geração do peptídeo antigênico e/ou a apresentação das moléculas de MHC-peptídeo, que sinalizam que as células estão infectadas. Dessa maneira, os vírus podem permanecer indetectáveis. Entre os exemplos, destacam-se os adenovírus, o herpes-vírus simples, o citomegalovírus humano, o vírus Epstein-Barr e o vírus influenza
- *Interferência na via apoptótica.* Os adenovírus, o citomegalovírus humano e o vírus Epstein-Barr também podem subverter essa via para assegurar a própria sobrevivência
- *Enganar a estratégia do "bebê peru".* Outros vírus (p. ex., citomegalovírus) driblam a "estratégia da mamãe peru" das células NK por meio da expressão de um homólogo do MHC da classe I (o equivalente ao piado de um filhote de peru), que é próximo o suficiente do produto verdadeiro para enganar as células NK.

É evidente que a seleção natural equipou os vírus patogênicos com muitas táticas eficazes com o objetivo de evadir-se

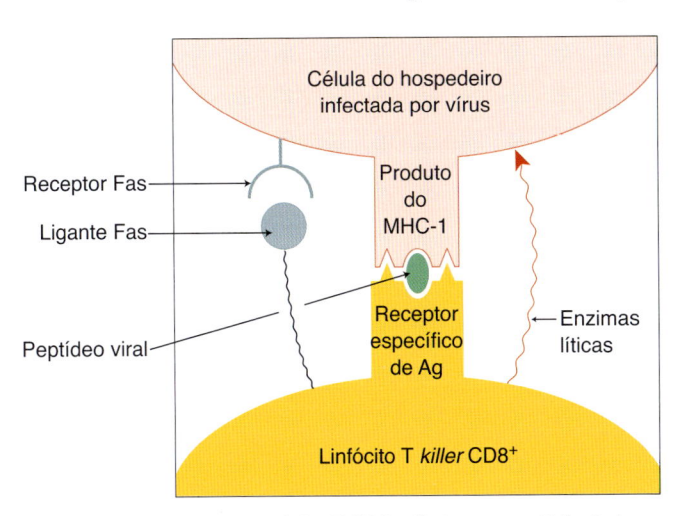

Figura 53.3 Como um linfócito T CD8+ elimina uma célula do hospedeiro infectada por vírus. A célula do hospedeiro infectada expressa um complexo de peptídeos em conjunto com um produto do complexo principal de histocompatibilidade da classe I (MHC-I) em sua superfície. Esse complexo é reconhecido pelo linfócito T CD8+ que, em seguida, libera enzimas líticas na célula infectada pelo vírus. O linfócito T *killer* também expressa um ligante Fas, que desencadeia o processo de apoptose na célula infectada ao estimular o seu "receptor de morte" Fas.

---

[4] A técnica é, de fato, barata no laboratório, mas não os fármacos de siRNA. O tratamento com **givosirana**, um fármaco de siRNA, custa cerca de meio milhão de dólares por ano.

das defesas do hospedeiro, e a compreensão mais detalhada dessas estratégias deverá sugerir novos tipos de terapia antiviral. Felizmente, a corrida das armas biológicas não é apenas unilateral; a evolução também equipou o hospedeiro com contramedidas sofisticadas. Na maioria dos casos, estas prevalecem, e grande parte das infecções virais acaba sofrendo resolução espontânea, exceto em hospedeiros imunocomprometidos. A situação nem sempre apresenta um final feliz; algumas infecções virais, como a febre de Lassa e a infecção pelo vírus Ebola, apresentam elevada mortalidade ou podem resultar em doença crônica. Discutiremos agora dois exemplos adicionais de vírus perigosos: o HIV e o coronavírus, causador da covid-19. Apesar de diferentes em muitos aspectos, esses exemplos exibem muitas das características comuns a outras infecções virais. A escala do problema global da AIDS levou o HIV à lista de prioridades de alvos antivirais, e enquanto este capítulo estava sendo redigido, o mundo se encontrava em meio a uma pandemia de covid-19 que, além de causar uma enfermidade em um enorme número de pessoas, teve um profundo efeito na economia global e interrompeu a pesquisa no tratamento de outras doenças, além de desviar preciosos recursos destinados aos cuidados da saúde.

> **Vírus**
>
> - Os vírus são pequenos agentes infecciosos que consistem em ácido nucleico (RNA ou DNA) envolvido por uma capa de proteína
> - Não são células e, como não têm uma maquinaria metabólica própria, são parasitas intracelulares obrigatórios, que utilizam os processos metabólicos da célula do hospedeiro para se replicar
> - Em geral, os *vírus de DNA* (p. ex., herpes-vírus) entram no núcleo da célula do hospedeiro e dirigem a geração de novos vírus
> - Em geral, os *vírus de RNA* (p. ex., coronavírus) dirigem a geração de novos vírus sem envolver o núcleo da célula do hospedeiro (o vírus influenza representa uma exceção)
> - Os *retrovírus de RNA* (p. ex., HIV, vírus da leucemia de células T) contêm uma enzima, a transcriptase reversa, que faz uma cópia de DNA do RNA viral. Essa cópia se integra ao genoma da célula do hospedeiro e dirige a geração de novas partículas virais. A infecção pode permanecer latente no genoma do hospedeiro e sofre reativação durante períodos de estresse ou de imunossupressão.

HIV E AIDS

O HIV é um retrovírus de RNA. São conhecidas duas formas: o *HIV-1* é o principal microrganismo responsável pela AIDS humana. O *HIV-2* se assemelha ao HIV-1, pois também provoca imunossupressão, porém é menos virulento. O HIV-1 é distribuído em todo o mundo, enquanto o HIV-2 fica confinado a partes da África. Embora tenha sido identificado pela primeira vez no Ocidente na década de 1960, acredita-se que o vírus de fato tenha sido transferido dos chimpanzés para os seres humanos em algum momento no fim do século XIX ou início do século XX. Desde então, quase 80 milhões de indivíduos foram infectados pelo vírus e mais de 36 milhões morreram. Avaliações recentes realizadas pelo The Joint United Nations Programme on HIV/AIDS (Unaids, 2021) sugerem que mais de 37 milhões de indivíduos estejam hoje vivendo com o HIV, incluindo mais de 1,7 milhão de crianças (um pensamento alarmante), e que novas infecções estejam aparecendo em uma taxa de cerca de 1,5 milhão por ano.

A busca de fármacos efetivos para o tratamento de pacientes com HIV foi responsável por avanços dramáticos na farmacoterapia antiviral, e, graças à disponibilidade atual de medicamentos antivirais, a situação global está melhorando e o número de mortes relacionadas à AIDS está diminuindo. Hoje, o HIV/AIDS está concentrado esmagadoramente na África Subsaariana, que responde por ⅔ do número global total de indivíduos infectados e onde a prevalência em adultos é mais de 10 vezes maior que na Europa. Estima-se que, hoje, haja cerca de 28 milhões de indivíduos que recebem esses fármacos, cerca de 75% de todos os que sofrem da doença. De modo geral, a mortalidade caiu em mais da metade desde o pico da pandemia e em ⅓ na última década. Para uma revisão da patogenia (e de muitos outros aspectos) da AIDS, ver Moss (2013).

INDUÇÃO DA DOENÇA

A interação do HIV com o sistema imune do hospedeiro é complexa; os linfócitos T citotóxicos (LTCs; linfócitos T $CD8^+$) e os linfócitos T *helper* $CD4^+$ (células $CD4^+$) constituem os principais alvos, porém outras células podem estar envolvidas. O vírion do HIV liga-se habilmente ao CD4 (o marcador de glicoproteína de um grupo específico de linfócitos T *helper*) e ao CCR5 (um correceptor para determinadas quimiocinas, incluindo a proteína quimioatraente de monócitos 1 e RANTES; ver Capítulo 7 e Figura 53.4A). O hospedeiro produz anticorpos contra vários componentes do HIV, porém é a ação dos LTCs e das células $CD4^+$ que inicialmente impede a propagação do HIV dentro do hospedeiro. Os LTCs matam diretamente as células infectadas por vírus e produzem e liberam citocinas antivirais. O evento letal é a lise da célula-alvo, porém a indução de apoptose por meio da interação do ligante Fas (ver Capítulo 6) no LTC com receptores Fas na célula infectada por vírus também exerce um papel. As células $CD4^+$ desempenham um importante papel como células auxiliares e podem ter uma função direta no controle da replicação do HIV (p. ex., lise das células-alvo: Norris et al., 2004). É a perda progressiva dessas células que constitui a característica de definição da infecção pelo HIV.

Os LTCs são efetivos durante os estágios iniciais da infecção, porém não são capazes de interromper a progressão da doença. Acredita-se que isso ocorra porque eles se tornam "exaustos" e incapazes de manter a sua função protetora. Diferentes mecanismos podem estar envolvidos (ver Jansen et al., 2004 e Barber et al., 2006, para mais detalhes).

Em geral, as células $CD4^+$ orquestram a resposta imune aos vírus, porém o HIV praticamente incapacita esse aspecto da resposta imune. Evidências de indivíduos expostos que, de alguma forma, escapam da infecção indicam que o CCR5 também exerce um papel central na patogenia do HIV. Hoje, são utilizados clinicamente fármacos que inibem a entrada do HIV nas células por meio do bloqueio do CCR5.

Quando, por fim, a vigilância imune sofre colapso, surgem no paciente outras cepas mutadas do HIV que reconhecem outras moléculas de superfície da célula hospedeira. Por exemplo, a gp120, uma glicoproteína de superfície no envelope do HIV, liga-se ao CD4 e ao correceptor de quimiocinas dos linfócitos T, CXCR4. Outra glicoproteína viral, a gp41, produz, em seguida, fusão do envelope viral com a membrana plasmática da célula.

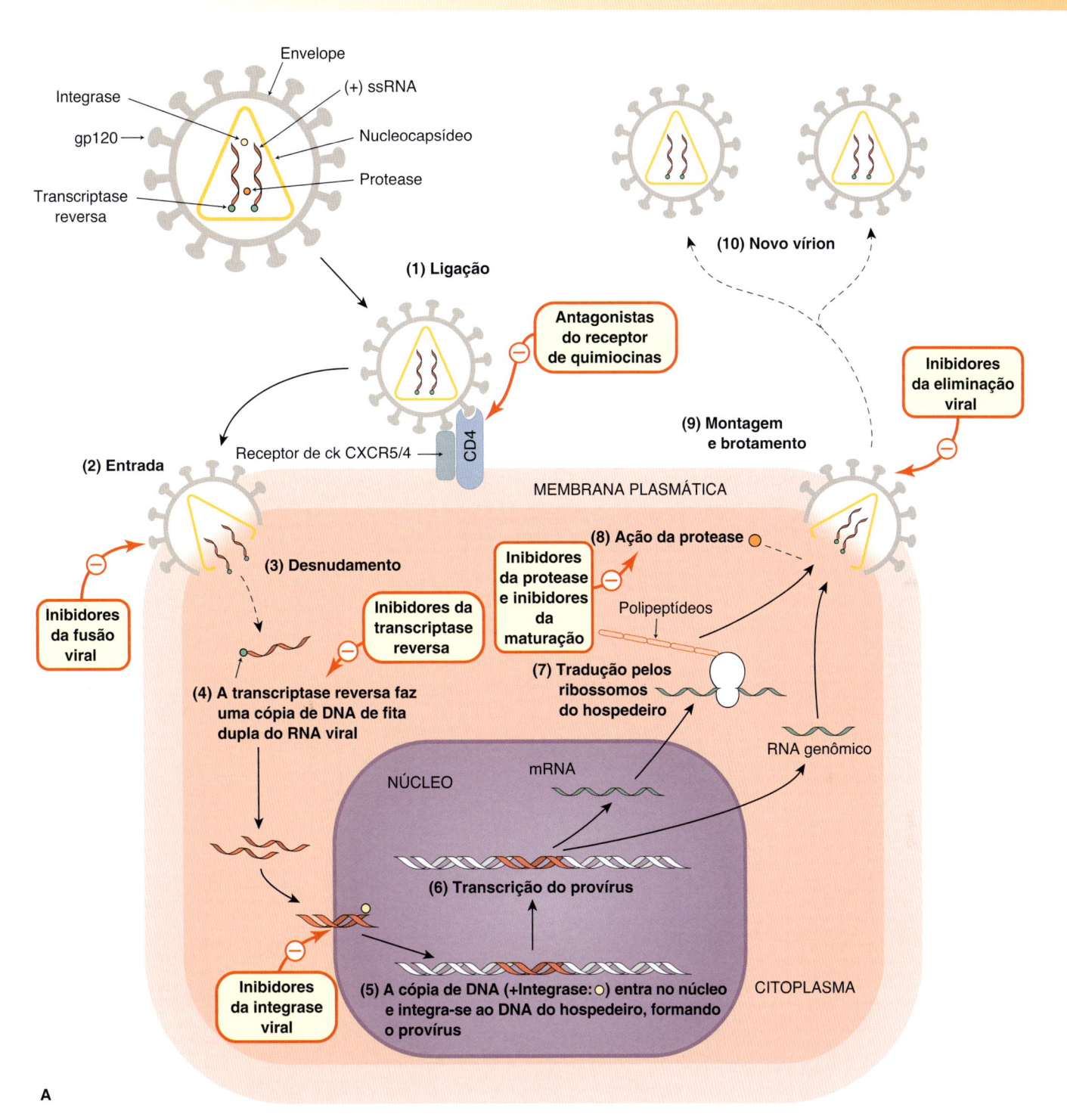

Figura 53.4 Diagramas esquemáticos de infecção pelo (A) vírion do HIV e (B) coronavírus da covid-19, com os locais de ação das principais classes de fármacos antivirais. **A.** O vírus HIV utiliza o correceptor CD4 e os receptores de quimiocinas (ck) CCR5/CXCR4 como sítios de ligação para facilitar a sua entrada na célula, onde se incorpora ao DNA do hospedeiro (etapas 1 a 5). Quando ocorre transcrição (etapa 6), o próprio linfócito T é ativado, e o fator nuclear de transcrição κB inicia a transcrição do DNA tanto da célula hospedeira quanto proviral. Uma protease viral cliva os polipeptídeos virais nascentes (etapas 7 e 8) nas enzimas (integrase, transcriptase reversa, protease) e proteínas estruturais para os novos vírions. Esses vírions são montados e liberados das células, iniciando um novo ciclo de infecção (etapas 9 e 10). São mostrados os locais de ação dos fármacos anti-HIV. (*Continua*)

750 SEÇÃO 5 ● Fármacos Usados no Tratamento das Infecções e do Câncer

Figura 53.4 (*Continuação*). B. Infecção de células epiteliais respiratórias pelo vírion do coronavírus da covid-19. O vírus se liga ao receptor ACE2 utilizando a sua proteína "espícula" (*1*). Isso pode ser modificado pela protease transmembrana TMPRSS2, que facilita a fusão e a entrada do vírion na célula (*2*). O genoma viral de (+) ssRNA pode ser usado como mRNA (*3*), mas também é utilizado como molde para a síntese (pela RNA polimerase dependente de RNA) de (–) ssRNA (*4*), que pode ser usado como molde para produzir mais (+) ssRNA para a síntese de proteínas ou para empacotamento em novos vírions (*5*). Os ribossomos do hospedeiro produzem poliproteínas (*6*), que são clivadas (*7*) em proteínas virais. Essas proteínas são empacotadas (*8*) com cópias de (+) ssRNA em novos vírions (*9*) e liberadas (*10*). Observe que algumas organelas e outros componentes celulares foram omitidos para melhorar a clareza da figura.

PROGRESSÃO DA INFECÇÃO

Os novos vírions do HIV produzidos após a infecção (em geral nas primeiras 48 horas) podem levar à liberação de um número impressionante de 10^{10} novas partículas de vírus a cada dia.

A replicação viral é bastante propensa a erro. Muitas mutações ocorrem diariamente em cada sítio do genoma do HIV, de modo que, em pouco tempo, o HIV escapa do reconhecimento pelos linfócitos citotóxicos originais (uma nova cepa muito virulenta estava circulando agora na Europa, enquanto este capítulo estava sendo redigido). Embora outros linfócitos citotóxicos surjam e reconheçam a(s) proteína(s) viral(ais) alterada(s), mutações adicionais finalmente permitem o escape da vigilância por essas células.

Foi sugerido que ondas após ondas de linfócitos citotóxicos atuam contra novos mutantes à medida que surgem, causando depleção gradual de um repertório de linfócitos T já com sério comprometimento pela perda de linfócitos T *helper* CD4+, até finalmente a resposta imune fraquejar ou falhar por completo.

O HIV intracelular pode permanecer "silencioso" (latente) por longo tempo antes que apareçam sinais clínicos, e existe uma considerável variabilidade na progressão da doença; todavia, a evolução clínica habitual de uma infecção por HIV não tratada é mostrada na Figura 53.5. Uma doença aguda inicial semelhante à influenza está associada a um aumento no número de partículas de vírus no sangue, sua ampla disseminação pelos tecidos e semeadura do tecido linfoide com partículas do vírion. Dentro de poucas semanas, essa viremia é reduzida pela ação dos linfócitos citotóxicos, conforme explicado anteriormente.

A doença inicial aguda é seguida de um período assintomático, durante o qual há redução da viremia, acompanhada de replicação silenciosa dos vírus nos linfonodos, associada a dano à arquitetura dos linfonodos e perda dos linfócitos CD4+ e das células dendríticas. A latência clínica (com duração mediana de 10 anos) termina quando a resposta imune finalmente falha, e aparecem os sinais e sintomas da AIDS – infecções oportunistas (p. ex., pneumonia por *Pneumocystis* ou tuberculose), sintomas neurológicos (p. ex., confusão, paralisia, demência) causados pela infecção direta do tecido neuronal pelo HIV ou por infecções oportunistas, depressão da medula óssea e neoplasias malignas, como linfoma e sarcoma de Kaposi.[5] As infecções gastrointestinais (GI) crônicas contribuem para a grave perda de peso; também pode ocorrer dano cardiovascular e renal. No paciente sem tratamento, a morte em geral ocorre nos primeiros 2 anos.

---

[5]Um tumor causado pela infecção por herpes-vírus humano 8 (HHV8), também conhecido como herpes-vírus associado ao sarcoma de Kaposi (HVSK) ou agente SK, foi originalmente descrito por Moritz Kaposi, um dermatologista húngaro que trabalhava na Universidade de Viena, em 1872. Tornou-se mais conhecido como uma das doenças definidoras de AIDS na década de 1980.

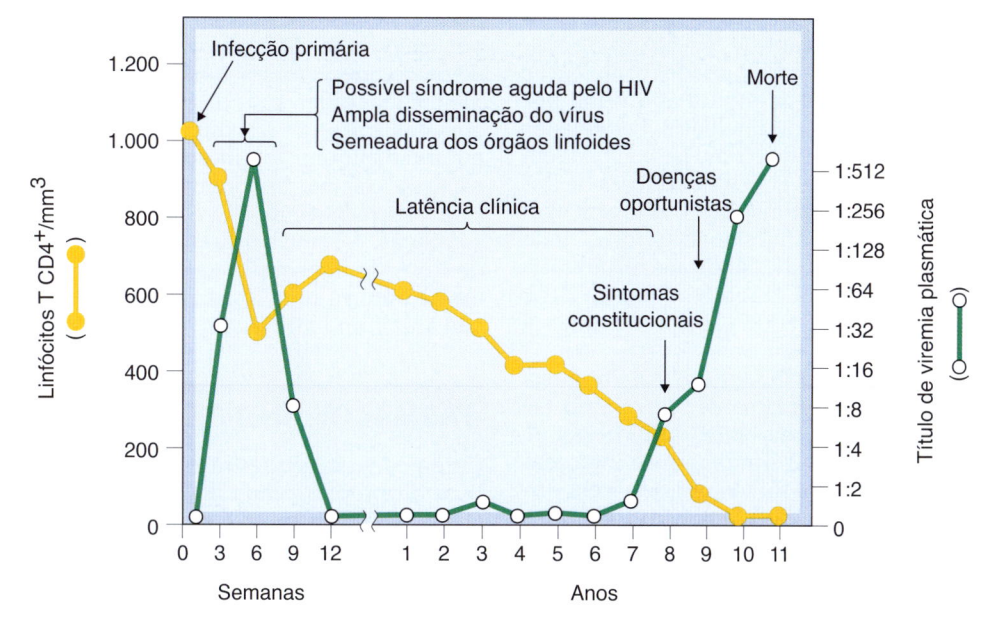

Figura 53.5 Esboço esquemático da evolução da infecção pelo HIV. O título de linfócitos T CD4+ é frequentemente expresso como células/mm³. (Adaptada de Pantaleo, G., Graziosi, C., Fauci, A.S., 1993. New concepts in the immunopathogenesis of human immunodeficiency virus infection. N. Engl. J. Med. 328, 327-335.)

Mecanismos farmacológicos nas infecções por HIV

- Inibidores da transcriptase reversa (ITRs):
  - Os *ITRs análogos de nucleosídeos (ou de nucleotídeos)* são fosforilados por enzimas da célula hospedeira para produzir 5'-trifosfato, que compete com os trifosfatos equivalentes da célula hospedeira, que são substratos essenciais para a formação do DNA proviral pela transcriptase reversa do vírus (p. ex., **zidovudina** e **abacavir**); são utilizados em combinação com inibidores da protease
  - Os *ITRs não nucleosídeos* são compostos quimicamente diversos, que se ligam à transcriptase reversa próximo ao sítio catalítico e que causam a sua desnaturação; um exemplo é a **nevirapina**
- Os inibidores da protease inibem a clivagem da proteína viral nascente em proteínas estruturais e funcionais. Com frequência, são usados em combinação com ITRs. Um exemplo é o **saquinavir**
- A terapia combinada é essencial no tratamento do HIV; compreende, caracteristicamente, dois ITRs de nucleosídeos com um ITR não nucleosídeo ou um ou dois inibidores da protease. Outros fármacos, como o inibidor da integrase do HIV, o **raltegravir**, o antagonista do receptor de quimiocinas, o **maraviroque**, e o inibidor de fusão do HIV, a **enfuvirtida**, também podem ser utilizados nesses esquemas de terapia combinada. As terapias combinadas em "dose única diária" melhoram muito a adesão do paciente, e existe a perspectiva de desenvolvimento de formulações de maior duração (p. ex., uma vez por mês ou mais).

O advento de esquemas farmacológicos efetivos melhorou muito o prognóstico em países que são capazes de implementá-los, e os pacientes assim tratados podem desfrutar de uma expectativa de vida quase normal.

Há evidências de que os fatores genéticos desempenham um importante papel na determinação da suscetibilidade – ou da resistência – ao HIV (Flores-Villanueva et al., 2003).

COVID-19

Os primeiros relatos dessa doença viral surgiram em dezembro de 2019, na cidade de Wuhan, na China, divulgados por casos de um tipo não familiar de pneumonia que progredia para uma doença respiratória grave. Embora a origem da infecção inicial ainda seja incerta – e, de fato, o objeto contínuo de especulação e teorias da conspiração –, pode ser significativo que todas as primeiras 10 vítimas tenham sido ligadas de alguma maneira ao mercado atacadista de frutos de mar de Wuhan, que, além de peixes, também vende animais vivos, inclusive morcegos, aves e cobras.

O agente etiológico foi logo identificado como um novo coronavírus com genoma semelhante (> 95%) a um coronavírus de morcego, RaTG13 (Wacharapluesadee et al., 2021), sugerindo que foi uma infecção zoonótica adquirida por meio de um hospedeiro animal intermediário. Pelo menos sete outros coronavírus reconhecidos como patogênicos em seres humanos e duas epidemias globais anteriores de doença respiratória mediada por coronavírus já estavam bem documentados: o SARS-CoV, que mais uma vez foi relatada pela primeira vez na China, e a MERS (síndrome respiratória do Oriente Médio), que surgiu na Arábia Saudita, em 2012. O novo agente foi denominado SARS-CoV-2, e a doença que causa, covid-19.

Sem dúvida favorecido pela facilidade das viagens internacionais, o vírus se espalhou rapidamente pelo mundo. De acordo com os últimos dados globais (2022) da OMS, houve um total assombroso de quase 316 milhões de infecções *confirmadas* pelo vírus desde que foi identificado pela primeira vez. Houve também cerca de 5,5 milhões de mortes confirmadas relacionadas com a covid-19, porém o número real de mortes é estimado em 3 a 5 vezes mais. Europa e Américas registraram os maiores números de infecções, seguidas do Sudeste Asiático, que apresentou cerca de um terço desse número.

O vírus é transmitido de pessoa para pessoa sobretudo por gotículas respiratórias exaladas e, como qualquer doença, em geral se desenvolve alguns dias após a infecção. Embora a sintomatologia seja variada, os indivíduos que adoecem costumam apresentar tosse seca, febre, mialgia e fadiga, bem como uma mudança no olfato e paladar, embora tenham sido descritos muitos outros efeitos do vírus. Em alguns indivíduos, esses sintomas iniciais podem evoluir para uma doença respiratória grave, caracterizada por dano alveolar generalizado e síndrome do desconforto respiratório agudo (SDRA), exigindo cuidados médicos intensivos, incluindo oxigênio suplementar, administrado de forma não invasiva, ou por ventilação mecânica nos casos mais graves. A maioria dos pacientes hospitalizados consiste em indivíduos com mais de 50 anos, e os homens são um pouco mais suscetíveis do que as mulheres. Em geral, crianças com menos de 15 anos não são afetadas pela forma grave da doença. Entre 10 e 20% dos indivíduos que adoecem podem sofrer de *covid longa*, o que na maioria das vezes significa que os sintomas da doença duram mais de 3 meses. Muitos dos infectados pelo vírus da covid-19 são assintomáticos, e é provável que essa coorte seja a principal responsável pela propagação da infecção.

Desde a detecção inicial da doença, diversas variantes do vírus foram identificadas pelo mundo, em geral com mutações na proteína da "espícula" característica do coronavírus. A OMS deu nomes gregos a essas variantes, sendo a *alfa* o vírus original identificado, seguida, em pouco tempo, de uma cepa *beta*, *gama* e, até recentemente a cepa dominante, *delta*. Há pouco tempo (fim de 2021), foi detectada uma variante *ômicron* de propagação ainda mais rápida. A evolução de variantes com transmissibilidade ainda mais alta é inevitável enquanto os casos globais permanecem tão elevados, e a virulência dessas futuras variantes é imprevisível.

O vírus tem acesso às células por meio de sua ligação ao receptor de superfície celular, a *enzima conversora de angiotensina 2* (ECA-2), uma proteína que reconhecidamente é usada como ponto de entrada por outros coronavírus, como SARS-CoV. Essa enzima é expressa em muitos tecidos por todo o corpo, incluindo o epitélio intestinal e as células ciliadas das vias respiratórias inferiores e, em particular, das vias respiratórias superiores. Um correceptor, TMPRSS2 (protease transmembrana, serina 2 já mencionada), auxilia essa ligação por meio de modificação proteolítica da proteína espícula, de modo que o vírus se torne mais capaz de se fundir com a membrana celular. Todavia, esta última enzima é muito menos abundante nas vias respiratórias inferiores, o que explica por que a variante ômicron, incapaz de entrar nas células na ausência desse cofator, provoca menos dano às células alveolares.

A Figura 53.4B mostra como o vírus da covid-19 infecta as células. À semelhança do HIV, seu genoma é composto de RNA de fita simples (+); entretanto, diferente do HIV, ele não utiliza uma transcriptase reversa e seu RNA viral não atua como mRNA.

FÁRMACOS ANTIVIRAIS

Como os vírus sequestram muitos dos processos metabólicos da própria célula do hospedeiro, é difícil encontrar fármacos que sejam seletivos para o patógeno. Felizmente, existem algumas enzimas que são (relativa ou totalmente) específicas do vírus, e essas enzimas demonstraram ser alvos úteis de fármacos. A maior parte dos agentes antivirais agora disponíveis (excluindo as vacinas) é eficaz apenas durante a replicação do vírus. Como as fases iniciais da infecção viral com frequência são assintomáticas, o tratamento em geral só é iniciado quando a infecção já está bem estabelecida. Isso é lamentável porque, como costuma ocorrer com doenças infecciosas, a prevenção farmacológica é muito mais eficaz e valiosa do que o tratamento após a infecção. Por isso, a profilaxia pré-exposição é tão importante sempre que for possível. Os fármacos antivirais (muitos já disponíveis) podem ser agrupados de maneira conveniente de acordo com seus mecanismos de ação. A Tabela 53.2 apresenta os agentes mais comuns, em conjunto com algumas das doenças para as quais são indicados. Como a farmacologia antiviral do HIV foi tão bem explorada, a Tabela 53.3 lista os principais agentes especificamente utilizados nessa doença.

INIBIDORES DA DNA POLIMERASE

ACICLOVIR

O desenvolvimento do fármaco de marco histórico, o **aciclovir**, iniciou a era da terapia antiviral efetiva seletiva. Típico dos fármacos desse grupo, trata-se de um derivado da guanosina convertido no monofosfato pela timidina quinase

Tabela 53.2 Alguns fármacos usados no tratamento das infecções virais (com exceção do HIV).

Uso terapêutico	Fármaco	Mecanismo de ação
Citomegalovírus	Cidofovir, foscarnete, ganciclovir, valganciclovir	Análogos de Ns ou Nc e outros fármacos que inibem a DNA polimerase viral
Hepatite B	Adefovir, entecavir, lamivudina, telbivudina, tenofovir	Análogos de Ns ou Nc que inibem a transcriptase reversa
Hepatite C	Elbasvir, ledipasvir, ombitasvir, pibrentasvir, ritonavir	Inibidores da NS 5A protease
	Glecaprevir, grazoprevir, paritaprevir, velpatasvir, voxilaprevir	Inibidores da NS 3/4 protease
	Dasabuvir, sofosbuvir	Inibidor da NS 5B RNA polimerase
Hepatites B e C	Interferon-α, interferon-α peguilado	Imunoestimulante
Herpes	Aciclovir, fanciclovir[a] (penciclovir), valaciclovir	Inibidores de Ns e outras DNA polimerases virais
	Ionosina pranobex	Imunomodulador
Influenza	Oseltamivir, zanamivir	Inibidores da neuraminidase
Vírus sincicial respiratório	Palivizumabe	Direcionado contra proteína viral crucial para a internalização celular

Obs.: Alguns fármacos são usados apenas como componentes de terapias combinadas.
[a]Profármaco do penciclovir.
Nc, nucleotídeo; Ns, nucleosídeo.
Dados de várias fontes, incluindo BNF (2021).

Tabela 53.3 Alguns fármacos usados no tratamento da infecção pelo HIV.

Fármaco	Mecanismo de ação
Abacavir, bictegravir, didanosina, entricitabina, lamivudina, estavudina, tenofovir, zidovudina	Inibidores Ns ou Nc da transcriptase reversa
Doravirina, efavirenz, etravirina, nevirapina, rilpivirina	Inibidores não Ns da transcriptase reversa
Atazanavir, darunavir, fosamprenavir (PF), indinavir, lopinavir, ritonavir, saquinavir, tipranavir	Inibidores da protease
Enfuvirtida	Inibidor da fusão do HIV com células do hospedeiro
Cabotegravir, dolutegravir, elvitegravir, raltegravir	Inibidor da integrase do HIV
Maraviroque	Antagonista do receptor de quimiocinas (CCR5)
Cobicistate[a]	Potencializador farmacocinético

[a]Sem atividade antiviral intrínseca, porém prolonga a ação do atazanavir e do darunavir.
Obs.: Alguns fármacos são usados apenas como componentes de terapias combinadas.
Nc, nucleotídeo; Ns, nucleosídeo; PF, profármaco.
Dados de várias fontes, incluindo BNF (2021).

viral. Essa enzima viral é muito mais efetiva na realização da fosforilação do que a enzima da célula hospedeira, de modo que o **aciclovir** é predominantemente ativado nas células infectadas. Em seguida, as quinases na célula hospedeira convertem o monofosfato em trifosfato, a forma ativa que inibe a DNA polimerase viral, interrompendo a cadeia de nucleotídeo. É 30 vezes mais potente contra a enzima do herpes-vírus do que contra a enzima do hospedeiro. O **trifosfato de aciclovir** é inativado dentro das células hospedeiras, presumivelmente por fosfatases celulares. Foi relatado o desenvolvimento de resistência causada por alterações nos genes virais que codificam a timidina quinase ou a DNA polimerase, e o herpes-vírus simples resistente ao **aciclovir** pode causar pneumonia, encefalite e infecções mucocutâneas em pacientes imunocomprometidos.

O **aciclovir** pode ser administrado por via oral, intravenosa ou topicamente. Quando administrado por via oral, apenas 20% da dose é absorvida. O fármaco é amplamente distribuído e alcança concentrações efetivas no líquido cefalorraquidiano (LCR). É excretado pelos rins, em parte por filtração glomerular e, em parte, por secreção tubular.

Efeitos adversos. São mínimos, pode ocorrer inflamação local durante a injeção intravenosa se houver extravasamento da solução. Foi relatada a ocorrência de disfunção renal quando o **aciclovir** é administrado por via intravenosa, porém a infusão lenta diminui o risco. Podem ocorrer náuseas e cefaleia e, raramente, encefalopatia.

Hoje, existem outros fármacos com ação semelhante à do **aciclovir**, como **fanciclovir** e **valaciclovir** (ver lista na Tabela 53.2). O **foscarnete** produz o mesmo efeito por um mecanismo um pouco diferente.

> **Uso clínicos de fármacos para herpes-vírus**
>
> - Infecções por *varicela-zóster* (varicela, herpes-zóster):
>   – Por via oral (p. ex., **fanciclovir**), incluindo em pacientes imunocomprometidos
>   – Por via intravenosa (p.ex., na encefalite, **aciclovir**), incluindo em pacientes imunocomprometidos
> - Infecções por *herpes simples*: herpes *genital* (tratamento sistêmico e/ou tópico, dependendo da gravidade, se o paciente estiver ou não imunocomprometido e se for um primeiro episódio ou não), herpes *mucocutâneo* (p. ex., **aciclovir** ou, se não for obtida uma resposta, **foscarnete**) e *encefalite* herpética (p. ex., aciclovir intravenoso)
> - Profilaticamente:
>   – Pacientes que serão tratados com fármacos imunossupressores ou radioterapia e que correm risco de infecção por herpes-vírus, devido à reativação de vírus latente
>   – Em indivíduos que sofrem recorrências frequentes de infecção genital por herpes-vírus simples
> - Citomegalovírus (CMV)
>   – O CMV, apesar de ser um herpes-vírus, é menos sensível ao **aciclovir** do que o *herpes simples* ou o *herpes-zóster*. O **valaciclovir** é licenciado para prevenção do CMV durante a imunossupressão após transplante de órgãos. O **ganciclovir** e o **valganciclovir** são mais ativos contra o CMV do que o **aciclovir**, porém são mais tóxicos. São usados por especialistas para problemas graves, como retinite por CMV em pacientes com AIDS.

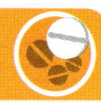

INIBIDORES DA TRANSCRIPTASE REVERSA

Incluem *análogos de nucleosídeos* ou de *nucleotídeos*, exemplificados pela **zidovudina** e **tenofovir**, respectivamente. Os nucleosídeos inicialmente são fosforilados aos nucleotídeos correspondentes e, em seguida, podem atuar como falsos substratos, sendo ainda fosforilados por enzimas da célula hospedeira e incorporados à cadeia de DNA crescente, causando o término da cadeia. Enquanto a α-DNA polimerase de mamífero é relativamente resistente, a γ-DNA polimerase mitocondrial é suscetível à inibição por esses fármacos, e podem ocorrer efeitos indesejáveis em consequência da administração de altas doses. O principal uso desses fármacos consiste no tratamento do HIV, porém vários deles também têm atividade útil contra outros vírus (p. ex., hepatite B que, embora não seja um retrovírus, também utiliza uma transcriptase reversa para a sua replicação).

ZIDOVUDINA

A **zidovudina** (ou **azidotimidina**, AZT) foi o primeiro fármaco a ser introduzido para o tratamento do HIV e mantém um lugar importante na terapia. Pode prolongar a vida de indivíduos infectados pelo HIV e diminui a demência associada ao HIV. Quando administrada durante a gravidez e, em seguida, ao recém-nascido, a zidovudina pode reduzir a transmissão da mãe para o lactente em mais de 20%. Em geral, é administrada por via oral, 2 a 3 vezes/dia, mas também pode ser usada por infusão intravenosa. A sua meia-vida plasmática é de 1 hora, porém a meia-vida intracelular do trifosfato ativo é de 3 horas. A concentração no LCR corresponde a 65% dos níveis plasmáticos. A maior parte da zidovudina é metabolizada ao glucuronídeo inativo no fígado, e apenas 20% da forma ativa são excretados na urina.

Em virtude de sua rápida mutação, o vírus é um alvo em movimento constante, e ocorre desenvolvimento de resistência com o uso da **zidovudina** a longo prazo, em particular no estágio final da infecção pelo HIV. Além disso, as cepas resistentes podem ser transferidas entre indivíduos. Outros fatores subjacentes à perda da eficácia do fármaco incluem diminuição da ativação da **zidovudina** ao trifosfato e aumento da carga viral à medida que a resposta imune do hospedeiro falha.

Efeitos adversos. Consistem em distúrbios GI (p. ex., náuseas, vômitos, dor abdominal), distúrbios hematológicos (algumas vezes, anemia ou neutropenia) e efeitos sobre o sistema nervoso central (SNC) (p. ex., insônia, tontura, cefaleia), bem como o risco de acidose láctica (possivelmente secundária à toxicidade mitocondrial) em alguns pacientes. Todos esses efeitos são compartilhados pelo grupo inteiro de fármacos em maior ou menor grau.

Outros fármacos antivirais aprovados desse grupo incluem **abacavir**, **adefovir**, **entricitabina**, **entecavir**, **lamivudina**, **estavudina**, **telbivudina** e **tenofovir**, que são usados para a hepatite B, bem como para o tratamento da infecção pelo HIV.

INIBIDORES NÃO NUCLEOSÍDICOS DA TRANSCRIPTASE REVERSA

Os inibidores não nucleosídicos da transcriptase reversa são compostos quimicamente diversos que se ligam à enzima transcriptase reversa próximo ao sítio catalítico, inativando-o. Em sua maioria, esses inibidores também são, em graus variáveis, indutores, substratos ou inibidores do sistema enzimático hepático do citocromo P450 (ver Capítulo 10). Os fármacos disponíveis hoje incluem **efavirenz** e **nevirapina**, bem como os compostos relacionados, **etravirina** e **rilpivirina**.

O **efavirenz** (com meia-vida plasmática de cerca de 50 horas) é administrado por via oral, 1 vez/dia. A sua ligação à albumina plasmática é de 99%, e a concentração do LCR é de cerca de 1% daquela do plasma. Os principais efeitos adversos consistem em insônia, pesadelos e, algumas vezes, sintomas psicóticos. É teratogênico.

A **nevirapina** apresenta boa biodisponibilidade oral e penetra no LCR. É metabolizada no fígado, e o metabólito é excretado na urina. A **nevirapina** pode impedir a transmissão do HIV da mãe para o lactente.

Efeitos adversos. Consistem em exantema (comum) e em uma variedade de outros efeitos.

INIBIDORES DE PROTEASE

Em muitos casos, o mRNA viral é traduzido em *poliproteínas* bioquimicamente inertes. Em seguida, uma protease específica do vírus converte as poliproteínas em várias proteínas estruturais e funcionais por clivagem nas posições apropriadas. Como essa protease funcionalmente crítica não ocorre no hospedeiro, trata-se de um alvo útil para intervenção quimioterápica. A infecção pelo HIV gera duas dessas poliproteínas, denominadas *Gag* e *Gag-Pol*. Os inibidores específicos de protease ligam-se ao sítio onde ocorre a clivagem, e seu uso, em combinação com inibidores da transcriptase reversa, transformou a terapia da AIDS. No caso do vírus da hepatite C, também foram identificados dois alvos de proteases, a *proteína não estrutural (NS) 3*, uma serina protease, e *NS 5A*, que parece atuar como proteína acessória para a NS3. As Tabelas 53.2 e 53.3 trazem exemplos de inibidores de protease disponíveis hoje.

O **darunavir**, um exemplo típico, liga-se firmemente às retropepsina proteases específicas do HIV-1 ou do HIV-2, inativando o sítio catalítico. O **ritonavir** atua de maneira semelhante, mas também inibe as enzimas P450 que metabolizam esses fármacos, potencializando a sua atividade; por esse motivo, com frequência é administrado em combinação com outros inibidores de protease (p. ex., **lopinavir**).

Efeitos adversos. Incluem distúrbios GI (p. ex., náuseas, vômitos, dor abdominal), distúrbios hematológicos (algumas vezes, anemia ou neutropenia) e efeitos no SNC (p. ex., insônia, tontura, cefaleia), bem como o risco de hiperglicemia.

Interações medicamentosas são numerosas, clinicamente importantes e imprevisíveis. À semelhança de outros fármacos antirretrovirais, é essencial verificar a possibilidade de interações antes de prescrever quaisquer outros fármacos a pacientes submetidos a tratamento antirretroviral.

INIBIDORES DA NEURAMINIDASE E INIBIDORES DA DESMONTAGEM DO CAPSÍDEO VIRAL

A neuraminidase viral é uma das três proteínas transmembrana codificadas pelo genoma do vírus influenza. A infecção por esses vírus de RNA começa com a ligação da hemaglutinina viral a resíduos de ácido neurâmico (siálico) nas células do hospedeiro. Em seguida, a partícula viral entra na célula por endocitose. O endossomo é acidificado após influxo de H+ através de outra proteína viral, o *canal iônico M2*. Isso facilita a desmontagem da estrutura viral, permitindo a entrada do RNA no núcleo do hospedeiro, iniciando, assim, um ciclo de replicação viral. Os vírions recém replicados escapam da célula do hospedeiro por brotamento através da membrana celular. Esse processo é promovido pela neuraminidase viral, que rompe as ligações entre o capsídeo de partículas e o ácido siálico do hospedeiro.

Os inibidores da neuraminidase, o **oseltamivir** e o **zanamivir** são ativos contra os vírus influenza A e B e foram licenciados para uso nos estágios iniciais da infecção, ou quando o uso da vacina é impossível. O **zanamivir** está disponível na forma de pó para inalação, enquanto o **oseltamivir** é uma preparação oral. Embora, no passado, o **oseltamivir** tenha sido "armazenado" pelos governos quando havia previsão de pandemias de gripe (p. ex., a gripe "suína" – H1N1), ensaios clínicos sugerem que a sua eficácia na redução da gravidade da doença é muito limitada.

Efeitos adversos. Incluem sintomas GI (náuseas, vômitos, dispepsia e diarreia), porém são menos frequentes e menos graves na preparação por inalação. O **zanamivir** costuma provocar exantema.

FÁRMACOS QUE ATUAM POR MEIO DE OUTROS MECANISMOS

A **enfuvirtida** inibe a fusão do HIV com as células do hospedeiro. Em geral, é administrada por injeção subcutânea em combinação com outros fármacos no tratamento do HIV quando a resistência se torna um problema, ou quando o paciente apresenta intolerância a outros fármacos antirretrovirais.

Efeitos adversos. Consistem em sintomas semelhantes aos da gripe, efeitos centrais, como cefaleia, tontura, alterações do humor, efeitos GI e, algumas vezes, reações de hipersensibilidade.

O **raltegravir** e agentes relacionados (ver Tabela 53.3) atuam por meio de inibição da DNA integrase do HIV, a enzima que insere o DNA viral no genoma do hospedeiro durante a formação do provírus. O raltegravir é usado no tratamento da infecção por HIV como parte da terapia combinada e, em geral, é reservado para casos que se mostram resistentes a outros agentes antirretrovirais.

Maraviroque. O CCR5, com o CXCR4, são receptores de quimiocinas de superfície celular que têm sido explorados por algumas cepas de HIV para ter acesso à célula (ver anteriormente). Em pacientes que abrigam cepas R5, pode-se utilizar o **maraviroque**, um antagonista do receptor de quimiocinas, em combinação com fármacos antirretrovirais mais convencionais (Dhami et al., 2009). Hoje, seu uso, em combinação com outros fármacos antirretrovirais, é restrito à infecção por HIV com tropismo para o CCR5 em pacientes tratados antes com outros agentes antirretrovirais.

O **cobicistate** é classificado como *potencializador farmacocinético*. Não apresenta atividade intrínseca, porém potencializa as ações do **atazanavir** e do **darunavir** ao inibir as enzimas CYP3A, e, portanto, ao inibir o metabolismo de fármacos.

> ### Fármacos antivirais
>
> Os fármacos antivirais em geral são classificados, em sua maioria, nos seguintes grupos:
> - *Análogos de nucleosídeos (ou de nucleotídeos)*, que inibem a enzima transcriptase reversa do vírus, impedindo a sua replicação (p. ex., **lamivudina**, **zidovudina**)
> - *Análogos não nucleosídicos* têm o mesmo efeito (p. ex., **efavirenz**)
> - *Inibidores de proteases* impedem o processamento das proteínas virais (p. ex., **saquinavir**, **indinavir**)
> - *Inibidores da DNA polimerase viral* impedem a replicação (p. ex., **aciclovir**, **fanciclovir**)
> - *Inibidores da integrase do HIV* impedem a incorporação do DNA viral ao genoma do hospedeiro (p. ex., **raltegravir**)
> - *Inibidores da fusão viral com células* (p. ex., **enfuvirtida**)
> - *Inibidores da entrada do vírus* bloqueiam o uso dos receptores de superfície celular do hospedeiro, que são usados como pontos de entrada pelos vírus (**maraviroque**)
> - *Inibidores da neuraminidase* impedem o escape dos vírus das células infectadas (p. ex., **oseltamivir**)
> - *Imunomoduladores* geralmente potencializam as defesas do hospedeiro (p. ex., interferons e **inosina pranobex**)
> - *Imunoglobulina e preparações relacionadas* contêm anticorpos neutralizantes contra diversos vírus.

BIOFÁRMACOS COMO FÁRMACOS ANTIVIRAIS

Os biofármacos (ver Capítulo 5) que foram recrutados na luta contra infecções virais incluem preparações de imunoglobulina, IFNs e anticorpos monoclonais.

IMUNOGLOBULINAS

As imunoglobulinas combinadas contêm anticorpos contra vários vírus presentes na população. Os anticorpos são dirigidos contra o envelope viral e podem "neutralizar" alguns vírus e impedir a sua ligação às células do hospedeiro. A imunoglobulina é usada antes do início dos sinais e sintomas e pode atenuar ou evitar o sarampo, a rubéola, a hepatite infecciosa, a raiva ou a poliomielite. A globulina *hiperimune,* específica contra determinados vírus, é usada contra a hepatite B, a varicela-zóster, a raiva e, mais recentemente, a covid-19.

PALIVIZUMABE

O **palivizumabe**, que está relacionado com as imunoglobulinas no que diz respeito a seu mecanismo de ação, é um anticorpo monoclonal (ver Capítulo 5) dirigido contra uma glicoproteína na superfície do vírus sincicial respiratório. Administrado por injeção intramuscular sob supervisão de um especialista, o palivizumabe demonstrou ser útil em crianças de alto risco para prevenir a infecção por esse microrganismo.

INTERFERONS

Os IFNs são uma família de proteínas induzíveis sintetizadas por células de mamíferos e, em geral, já produzidas em nível comercial pela tecnologia do DNA recombinante. Existem pelo menos três tipos, α, β e γ, que constituem uma família de hormônios envolvidos no crescimento e na regulação celulares e modulação das reações imunes. O IFN-γ, denominado *interferon imune*, é produzido principalmente pelos linfócitos T como parte de uma resposta imunológica contra antígenos tanto virais quanto não virais, incluindo bactérias e seus produtos, riquétsias, protozoários, polissacarídeos fúngicos e uma variedade de substâncias químicas poliméricas e outras citocinas. O IFN-α e o IFN-β são produzidos pelos linfócitos B e T, por macrófagos e fibroblastos em resposta à presença de vírus e citocinas. As ações gerais dos IFNs são descritas de forma sucinta no Capítulo 7.

Os IFNs se ligam a receptores de gangliosídeos específicos nas membranas celulares do hospedeiro. Nos ribossomos das células do hospedeiro, induzem a produção de enzimas que inibem a tradução do mRNA viral em proteínas virais, interrompendo, assim, a replicação do vírus. Os IFNs apresentam amplo espectro de ação e inibem a replicação da maioria dos vírus *in vitro*. Quando administrados por via intravenosa, têm meia-vida de 2 a 4 horas. Não cruzam a barreira hematoencefálica.

O **IFN-α-2a** é usado no tratamento das infecções pelo vírus da hepatite B e do sarcoma de Kaposi relacionado com a AIDS. O **IFN-α-2b** é usado para a hepatite C (uma infecção viral crônica que pode progredir de maneira insidiosa em indivíduos aparentemente saudáveis, levando à doença hepática de estágio terminal ou ao câncer hepático). Existem relatos de que os IFNs podem impedir a reativação do herpes-vírus simples após secção da raiz do nervo trigêmeo em animais e evitar a disseminação do herpes-zóster em pacientes com câncer. As preparações de IFNs conjugados com polietilenoglicol (IFNs peguilados) apresentam um maior tempo de vida na circulação.

Efeitos adversos. São comuns e assemelham-se aos sintomas da gripe (que são mediados pela liberação de citocinas), incluindo febre, lassidão, cefaleia e mialgia. As injeções repetidas provocam mal-estar crônico. Podem ocorrer também depressão da medula óssea, exantemas, alopecia e distúrbios das funções cardiovascular, tireoidiana e hepática.

OUTROS AGENTES

Os *imunomoduladores* são fármacos que atuam pela modulação da resposta imune aos vírus ou utilizam um mecanismo imune para se direcionar contra um vírus ou outro organismo. A **inosina pranobex** pode interferir na síntese de ácido nucleico viral, mas também apresenta uma ação imunopotencializadora no hospedeiro. Algumas vezes, esse fármaco é usado no tratamento das infecções herpéticas de tecidos mucosos ou da pele.

A **tribavirina (ribavirina)** é um nucleosídeo sintético, com estrutura semelhante à da guanosina. Interfere na síntese de mRNA viral, embora o mecanismo exato de sua ação não esteja bem esclarecido. Enquanto inibe uma ampla variedade de vírus de DNA e de RNA, incluindo muitos que afetam as vias respiratórias inferiores, a tribavirina é usada sobretudo no tratamento de infecções pelo *vírus sincicial respiratório* (paramixovírus de RNA), na forma de aerossol ou comprimido. Além disso, demonstrou ser efetiva na hepatite C, bem como na febre de Lassa, uma infecção bastante grave causada por *arenavírus*. Quando administrada prontamente a vítimas desta última doença, demonstrou reduzir as taxas de mortalidade (em geral, de cerca de 76%) em cerca de oito vezes.

TRATAMENTO COMBINADO PARA O HIV

Como as duas principais classes de fármacos antivirais usados no tratamento da infecção pelo HIV (inibidores da transcriptase reversa e inibidores de protease) apresentam diferentes mecanismos de ação (ver Figura 53.4A), podem ser usadas de forma útil em combinações sinérgicas, e essa estratégia melhorou de modo drástico o prognóstico da doença. Essa terapia combinada foi originalmente denominada terapia antirretroviral altamente ativa (HAART, do inglês *highly active antiretroviral therapy*; também designada TARV). Uma combinação típica de três ou quatro fármacos na TARV envolve dois inibidores nucleosídeos da transcriptase reversa com um inibidor não nucleosídico da transcriptase reversa ou um ou dois inibidores de protease.

O uso de um protocolo de TARV produz inibição da replicação do HIV, a presença de RNA do HIV no plasma é reduzida para níveis indetectáveis, e a sobrevida do paciente é bastante prolongada, tanto que agora é possível obter um tempo de vida quase normal, tendo em vista o diagnóstico e o tratamento imediatos e uma boa adesão do paciente à terapia. Esta última representa um ponto-chave: é necessária uma taxa de adesão ao tratamento de 95% ou mais para se obter esse resultado e evitar o fracasso do tratamento. Essa meta é difícil de alcançar, visto que os esquemas de múltiplas doses diárias são complexos, e esses fármacos apresentam muitos efeitos adversos. Como é necessário um tratamento durante toda a vida, a "fadiga do tratamento" representa um problema real.

Para contornar pelo menos alguns desses problemas, foram projetadas várias formulações de "1 vez/dia". A primeira a ser aprovada, **atripla**, consistia em uma mistura em dose fixa de inibidores nucleosídeos, e não nucleosídeos da transcriptase reversa (**tenofovir**, **entricitabina** e **efavirenz**). Várias outras combinações comerciais foram aprovadas com diferentes fármacos. Estima-se que a mudança para uma administração "1 vez/dia" duplique a probabilidade de manter a taxa de adesão de 95%, crucial para o sucesso do tratamento (Truong et al., 2015). Mais recentemente, essas combinações de três fármacos foram substituídas com sucesso por combinações de dois fármacos, consistindo em um inibidor da DNA integrase, como o **dolutegravir**, em conjunto com o inibidor da transcriptase reversa **rilpivirina**, por exemplo. Entretanto, talvez o passo mais importante para os pacientes seja o uso de combinações de fármacos injetáveis de longa duração. Enquanto esse capítulo era redigido (janeiro de 2022), o UK National Institute for Health and Care Excellence acabava de aprovar o uso do **cabotegravir** e da **rilpivirina** em forma injetável, a cada 2 meses, para pacientes selecionados com um bom nível de controle preexistente. O uso desse tipo de terapia combinada foi aplicado com sucesso a outras infecções virais, além do HIV.

Podem ocorrer interações indesejáveis entre os fármacos que compõem as combinações da TARV, além de variações interindividuais na absorção. As complicações metabólicas e cardiovasculares acompanham o uso desses fármacos e representam um problema para pacientes que necessitam de terapia ao longo de toda a vida (Hester, 2012). Alguns fármacos penetram pouco no cérebro, e isso pode levar a uma proliferação local do vírus. Até agora, existe pouca resistência cruzada entre os três grupos de fármacos, porém o vírus apresenta uma elevada taxa de mutação, o que pode representar um problema no futuro.

A escolha dos fármacos para o tratamento de mulheres com HIV grávidas ou durante a amamentação é difícil e depende do fato de a paciente já estar ou não bem controlada com a TARV. Os principais objetivos são evitar qualquer dano ao feto e prevenir a transmissão da doença ao recém-nascido. O aconselhamento por um especialista é essencial, e, embora a terapia combinada seja bastante efetiva, ela aumenta as probabilidades de toxicidade fetal.

Outras aplicações que exigem consideração especial são a profilaxia para indivíduos que possam ter sido expostos acidentalmente ao vírus ou que tenham probabilidade de se tornarem infectados. O primeiro caso consiste em *profilaxia pós-exposição* (PEP) e o segundo, *profilaxia pré-exposição* (PREP). A **entricitabina** e o **tenofovir desoproxila** é usada com frequência nesses casos, porém, mais uma vez, é essencial ter o aconselhamento de um especialista.

Tratamento do HIV/AIDS

- O tratamento atual (supervisionado por médicos especialistas) não é curativo, mas tem como objetivo otimizar a quantidade e a qualidade da vida por meio de TARV, que consiste em combinações de fármacos (p. ex., de dois inibidores nucleosídeos da transcriptase reversa com um inibidor não nucleosídeo da transcriptase reversa ou com um inibidor de protease ativado ou com um inibidor da integrase). Fármacos com efeitos terapêuticos aditivos ou sinérgicos são selecionados para minimizar o surgimento de resistência, minimizar a toxicidade e otimizar a adesão à terapia durante toda a vida
- A carga viral plasmática e a contagem de células CD4$^+$ são monitoradas; a sensibilidade viral é determinada antes do início do tratamento e antes da mudança dos fármacos, se houver aumento da carga viral
- O tratamento é iniciado com base na contagem de células CD4$^+$ e tem como objetivo reduzir a carga viral ao máximo e pelo maior tempo possíveis
- As situações especiais (p. ex., profilaxia após exposição acidental por picada com agulha, tratamento de crianças e mulheres durante a gravidez) são mais bem manejadas por especialistas.

FARMACOTERAPIA PARA COVID-19

A progressão do vírus da AIDS pode ter sido interrompida por medicamentos modernos, mas certamente ainda não foi vencida; o mesmo é válido para o vírus da covid-19.

A AIDS não é erradicada por meio de tratamento farmacológico, porém seu vírus permanece latente no genoma dos linfócitos T de memória do hospedeiro, pronto para reativar se a terapia for interrompida. O vírus da covid-19 ainda devasta os sistemas de saúde e a economia em todo o mundo; apenas alguns países ainda estão intocados. A vacinação demonstrou ser uma estratégia segura e efetiva no controle da infecção (ver Capítulo 58). No momento em que este capítulo era redigido, havia cerca de 120 vacinas candidatas submetidas a ensaios clínicos, com 17 já aprovadas em diversos países (Mohammed et al., 2022), mas até que seja alcançada uma cobertura global, surgirão novas mutações com maior transmissibilidade. A covid-19 provavelmente se tornará endêmica, com diferentes variantes se tornando dominantes a cada inverno (no Hemisfério Norte) e a necessidade de repetir a vacinação.

Diferente do HIV, a farmacoterapia da covid-19 ainda está relativamente pouco desenvolvida. Houve várias tentativas para identificar fármacos úteis no tratamento da infecção aguda, e esses fármacos são divididos em duas classes principais: fármacos "reposicionados" – medicamentos originalmente desenvolvidos para tratar outras doenças, mas para os quais as evidências presumíveis sugerem alguma ação antiviral ou outra ação potencialmente benéfica – e fármacos com propriedades antivirais estabelecidos que em geral já são utilizados no tratamento de outros tipos de infecções virais.

O primeiro grupo incluiu como candidatos antimaláricos da quinolona, a **cloroquina** e a **hidroxicloroquina** (ver Capítulo 55), o antiparasitário **ivermectina** (ver Capítulo 56), o antibiótico **azitromicina** (ver Capítulo 52) e o glicocorticoide **dexametasona** (ver Capítulos 3 e 25).[6] Embora alguns desses fármacos tenham demonstrado alguma atividade antiviral *in vitro*, ensaios clínicos subsequentes os descartaram, considerando-os ineficazes e prejudiciais. A exceção é a **dexametasona**, que demonstrou ser efetiva e segura em pacientes gravemente doentes com potencial necessidade de ventilação. Nesse grupo, a administração do fármaco reduz a mortalidade em cerca de ⅓. Entretanto, isso não se deve a nenhuma ação antiviral, mas provavelmente ao fato de o fármaco prevenir a inflamação pulmonar local, que exacerba a gravidade da pneumonia viral.

O segundo grupo de fármacos submetidos a ensaio clínico como terapia anti-covid são fármacos antivirais já existentes. Esse grupo inclui a **tribavirina** (**ribavirina**, um inibidor da síntese de RNA viral), o **rendesivir** e o **favipiravir** (inibidores da RNA polimerase dependente de RNA) e o **umifenovir** (um inibidor da entrada do vírus). Agentes mais recentes e ativos por via oral, como o **molnupiravir**, que proporciona uma proteção modesta (Figura 53.6), e o **paxlovid** (uma combinação de **ritonavir** e **nirmatrelvir**) foram autorizados em alguns países, inclusive no Reino Unido.

Essa área de extrema importância foi revisada por Ahsan et al. (2020), Ghasemiyeh e Mohammadi-Samani (2020) e Siddiqui et al. (2021).

---

[6] Em uma conferência de imprensa realizada em abril de 2021, Trump, presidente dos EUA, deixou seus conselheiros médicos horrorizados ao sugerir que alvejantes e desinfetantes deveriam ser testados para uso intravenoso como tratamento anti-covid. Embora mais tarde ele tenha considerado isso uma brincadeira, o US Centre for Disease Control and Prevention observou um aumento no número de chamadas para centros de envenenamento no mês seguinte, e vários fornecedores de "produtos de limpeza" que alegaram a sua eficácia foram processados.

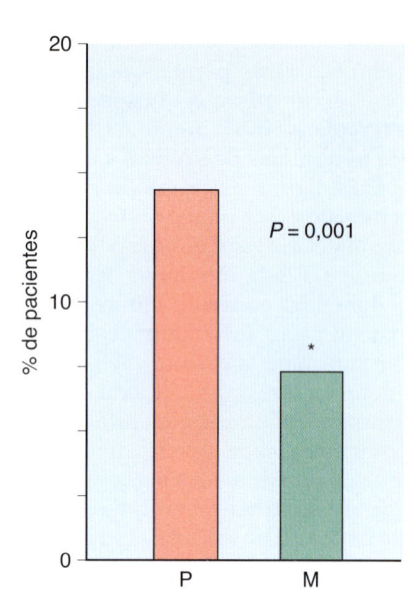

Figura 53.6 O análogo de nucleosídeo molnupiravir, que inibe a síntese de RNA viral, diminui a taxa de hospitalização ou de morte em pacientes não vacinados com covid-19. O gráfico de barras resume os dados em 29 dias. Em comparação com o tratamento com placebo (P), o **molnupiravir** (M) reduziu a porcentagem de pacientes hospitalizados ou que morreram após infecção por covid-19 de 14,1 para 7,3% em um ensaio clínico randomizado duplo-cego. (Dados de Jayk Bernal, A., Gomes da Silva, M.M., Musungaie, D.B., et al., 2022. Molnupiravir for oral treatment of Covid-19 in nonhospitalized patients. N. Engl. J. Med. 386, 509-520.)

PERSPECTIVAS PARA NOVOS FÁRMACOS ANTIVIRAIS

No início da década de 1990, existiam apenas cinco fármacos disponíveis para o tratamento das infecções virais, porém esse número aumentou cerca de 10 vezes nos anos seguintes. Nossa compreensão da biologia dos vírus patogênicos e de suas ações no hospedeiro cresceu muito. Isso levou à descoberta e ao desenvolvimento de fármacos antivirais e à formulação e implementação da TARV, que representou um triunfo na luta contra o HIV, transformando de maneira dramática a vida de milhões de pessoas. Entretanto, a arma final na luta contra o HIV seria a vacinação. As vacinas demonstraram ser altamente efetivas no passado contra doenças como a poliomielite, varíola, o sarampo, a caxumba e a rubéola; e, mais recentemente, a influenza (ambos os tipos), a hepatite B, a covid-19 e outros patógenos. Esse avanço teria várias vantagens, incluindo o fato de que seria de grande benefício para muitas pessoas que vivem em países em desenvolvimento e que são incapazes de comprar fármacos antirretrovirais de alto custo. Além disso, enquanto esses últimos fármacos são muito efetivos quando o paciente adere com rigor ao esquema posológico, a sua proteção pode falhar se doses forem omitidas.

Desde o fim da década de 1980, centenas de vacinas candidatas foram testadas, porém, infelizmente – e apesar de alguns resultados encorajadores em modelos animais –, os ensaios clínicos realizados mostraram-se decepcionantes. Existem várias razões para essa relativa falta de sucesso: além do fato de que os pacientes poderem se infectar com um ou outro dos diferentes subtipos de vírus ou por uma mistura deles, a *deriva antigênica* representa um problema importante. A transcriptase reversa do HIV é muito propensa a erros, resultando em mudanças no capsídeo viral e, portanto, em diferentes propriedades antigênicas.

Apesar desses problemas, houve algumas tentativas parcialmente bem-sucedidas. Um ensaio clínico de vacinas (RV144), que testou uma combinação de duas vacinas que provaram ser ineficazes quando administradas separadas obteve uma eficácia de 60% um ano após a vacinação, diminuindo para cerca de 30% em 3,5 anos. Todavia, esse ensaio clínico foi importante sobretudo pelo fato de confirmar que uma abordagem baseada em vacina para o HIV era pelo menos viável, embora difícil de realizar. Hoje, as tentativas de produzir imunidade duradoura contra a doença com uma vacina estão se concentrando em vacinas baseadas no mRNA e em melhorar a compreensão dos mecanismos de imunidade da mucosa no trato genital feminino e na mucosa retal humana, visto que eles constituem os locais mais comuns de infecção. Toda essa área foi revisada de forma abrangente (ver Hargrave et al., 2021; Sobia e Archary, 2021, para uma avaliação recente dessa área).

A deriva antigênica também representa um problema com as vacinas da covid-19. Podem surgir variantes após a pressão evolutiva causada pelo tratamento com uma vacina, minimizando a chance de se obter uma resposta imune efetiva e duradoura. Enquanto este capítulo era redigido, surgiram cinco variantes de covid-19, todas com diferentes características infecciosas. Uma vacina capaz de induzir uma ampla produção de *anticorpos neutralizantes pelo hospedeiro* é considerada um objetivo fundamental hoje.

BIBLIOGRAFIA E LEITURA COMPLEMENTAR

Ahsan, W., Alhazmi, H.A., Patel, K.S., et al., 2020. Recent advancements in the diagnosis, prevention, and prospective drug therapy of COVID-19. Front. Public Health 8, 384.

Barber, D.L., Wherry, E.J., Masopust, D., et al., 2006. Restoring function in exhausted CD8 T cells during chronic viral infection. Nature 439, 682–687.

Barik, S., 2004. Control of nonsegmented negative-strand RNA virus replication by siRNA. Virus Res. 102, 27–35.

Bo, H., Liping, Z., Yuhua, W., et al., 2020. Therapeutic siRNA: state of the art. signal transduct. Targeted Ther. 5, 101.

Dhami, H., Fritz, C.E., Gankin, B., et al., 2009. The chemokine system and CCR5 antagonists: potential in HIV treatment and other novel therapies. J. Clin. Pharm. Ther. 34, 147–160.

Flores-Villanueva, P.O., Hendel, H., Caillat-Zucman, S., et al., 2003. Associations of MHC ancestral haplotypes with resistance/susceptibility to AIDS disease development. J. Immunol. 170, 1925–1929.

Ghasemiyeh, P., Mohammadi-Samani, S., 2020. COVID-19 outbreak: challenges in pharmacotherapy based on pharmacokinetic and pharmacodynamic aspects of drug therapy in patients with moderate to severe infection. Heart Lung 49, 763–773.

Hargrave, A., Mustafa, A.S., Hanif, A., Tunio, J.H., Hanif, S.N.M., 2021. Current status of HIV-1 vaccines. Vaccines (Basel) 9, 1026.

Hester, E.K., 2012. HIV medications: an update and review of metabolic complications. Nutr. Clin. Pract. 27, 51–64.

Jansen, C.A., Piriou, E., Bronke, C., et al., 2004. Characterisation of virus-specific CD8(+) effector T cells in the course of HIV-1 infection: longitudinal analyses in slow and rapid progressors. Clin. Immunol. 11, 299–309.

Konig, R., Munk, C., 2021. Special Issue: "Innate Immune Sensing of Viruses and Viral Evasion". Viruses 13, 567–569.

Mohammed, I., Nauman, A., Paul, P., et al., 2022. The efficacy and effectiveness of the COVID-19 vaccines in reducing infection, severity, hospitalization, and mortality: a systematic review. Hum. Vaccin. Immunother. 18, 2027160.

Moss, J.A., 2013. HIV/AIDS review. Radiol. Technol. 84, 247–267.

Murphy, P.M., 2001. Viral exploitation and subversion of the immune system through chemokine mimicry. Nat. Immunol. 2, 116–122.

Norris, P.J., Moffett, H.F., Brander, C., et al., 2004. Fine specificity and cross-clade reactivity of HIV type 1 Gag-specific CD4+ T cells. AIDS Res. Hum. Retroviruses 20, 315–325.

Pantaleo, G., Graziosi, C., Fauci, A.S., 1993. New concepts in the immunopathogenesis of human immunodeficiency virus infection. N. Engl. J. Med. 328, 327–335.

Schutze, N., 2004. siRNA technology. Mol. Cell. Endocrinol. 213, 115–119.

Siddiqui, A.J., Jahan, S., Ashraf, S.A., et al., 2021. Current status and strategic possibilities on potential use of combinational drug therapy against COVID-19 caused by SARS-CoV-2. J. Biomol. Struct. Dyn. 39, 6828–6841.

Sobia, P., Archary, D., 2021. Preventive HIV Vaccines–leveraging on lessons from the past to pave the way forward. Vaccines (Basel) 9, 1011–1032.

Truong, W.R., Schafer, J.J., Short, W.R., 2015. Once-daily, single-tablet regimens for the treatment of HIV-1 Infection. P. T. 40, 44-55.

Wacharapluesadee, S., Tan, C.W., Maneeorn, P., et al., 2021. Evidence for SARS-CoV-2 related coronaviruses circulating in bats and pangolins in Southeast Asia. Nat. Commun. 12, 972.

Xu, C., Chen, J., Chen, X., 2021. Host innate immunity against hepatitis viruses and viral immune evasion. Front. Microbiol. 12, 740464.

Recursos úteis na web

https://www.aidsinfo.nih.gov/ (also deals with COVID-19 infections).
https://www.unaids.org/en (The Joint United Nations Programme on HIV/AIDS (UNAIDS))

SEÇÃO 5
Fármacos Usados no Tratamento das Infecções e do Câncer

54 Fármacos Antifúngicos

CONSIDERAÇÕES GERAIS

As infecções fúngicas (*micoses*) estão disseminadas nas populações. Nos climas temperados, como o do Reino Unido, essas infecções em geral estão associadas à pele (p. ex., "pé de atleta") ou às membranas mucosas (p. ex., "sapinho").[1] Em indivíduos saudáveis, essas infecções são, em sua maior parte, de menor importância e representam mais um incômodo do que uma ameaça. Entretanto, podem constituir um problema mais grave (e, algumas vezes, fatal) quando o sistema imune da pessoa está comprometido ou quando o fungo ganha acesso à circulação sistêmica. Neste capítulo, analisaremos de forma sucinta os principais tipos de infecções fúngicas e discutiremos os fármacos que podem ser usados no seu tratamento.

FUNGOS E INFECÇÕES FÚNGICAS

Os fungos são células eucarióticas desprovidas de mobilidade, e milhares de espécies já foram caracterizadas. Diferente das plantas verdes, são incapazes de realizar a fotossíntese, e muitos fungos são parasitas ou saprófitos na natureza. Vários são de importância econômica, seja por serem comestíveis (p. ex., cogumelos) ou úteis na fabricação de produtos (p. ex., leveduras na indústria da cerveja e na produção de antibióticos), seja pelo dano que causam a animais, colheitas ou alimentos. Junto às bactérias, os fungos são os principais *decompositores* na maioria dos ecossistemas terrestres.

Cerca de 50 espécies têm potencial patogênico nos seres humanos. Esses organismos estão presentes no meio ambiente ou podem coexistir com os seres humanos como *comensais* (i. e., não patogênicos), sem causar nenhum risco manifesto à saúde. Entretanto, desde a década de 1970, foi constatado um aumento constante na incidência de infecções fúngicas sistêmicas secundárias graves, responsáveis por cerca de 2 milhões de mortes por ano, afetando, em geral, indivíduos imunologicamente vulneráveis. Um dos fatores contribuintes tem sido o uso generalizado de antibióticos de amplo espectro,[2] que erradicam as populações de bactérias não patogênicas que costumam competir com os fungos pelos recursos nutricionais. Outras causas incluem doenças nas quais ocorre comprometimento do sistema imune, como a AIDS, bem como o uso generalizado de agentes imunossupressores e agentes quimioterápicos para o câncer. O resultado tem sido um aumento na prevalência de *infecções oportunistas*, ou seja, que se aproveitam das vulnerabilidades do sistema imune do hospedeiro. Indivíduos idosos, pessoas com diabetes, mulheres grávidas e vítimas de queimaduras são mais vulneráveis a infecções fúngicas como a *candidíase*. As infecções fúngicas sistêmicas primárias, outrora raras em regiões de clima temperado, agora também são encontradas com mais frequência devido ao aumento das viagens internacionais.

Os fungos clinicamente importantes podem ser classificados em quatro tipos principais, com base nas suas características morfológicas e outros aspectos.

De particular importância taxonômica é a presença de hifas, projeções filamentosas que podem unir as células fúngicas para formar um *micélio* complexo, uma estrutura semelhante a um tapete, responsável pela aparência característica do mofo.

Os fungos são notavelmente específicos na escolha de sua localização preferida. Os principais grupos são:

- Leveduras (p. ex., *Cryptococcus neoformans*)
- Fungos semelhantes a leveduras, que produzem uma estrutura parecida com um micélio (p. ex., *Candida albicans*)
- Fungos filamentosos com um micélio verdadeiro (p. ex., *Aspergillus fumigatus*)
- Fungos "dimórficos" que, dependendo das limitações nutricionais, podem crescer tanto como leveduras quanto como fungos filamentosos (p. ex., *Histoplasma capsulatu*[3]).

A maior parte dos fungos causa apenas infecções sistêmicas em indivíduos imunocomprometidos, porém os fungos dimórficos podem infectar indivíduos saudáveis. Outro organismo, o *Pneumocystis jirovecii* (antes conhecido como *P. carinii*), descrito no Capítulo 55, compartilha características tanto de protozoários quanto de fungos; trata-se de um importante patógeno oportunista em pacientes com sistema imune comprometido, mas que não é suscetível a medicamentos antifúngicos.

As infecções fúngicas superficiais podem ser classificadas em *dermatomicoses* e *candidíase*. As dermatomicoses incluem infecções da pele, dos cabelos e das unhas (*onicomicose*). Costumam ser causadas por *Trichophyton*, *Microsporum* ou *Epidermophyton*, dando origem a exantemas circulares conhecidos genericamente como *Tinea ou Tinha* (não deve ser confundida com infecções helmínticas genuínas; ver Capítulo 56). *Tinea capitis* afeta o couro cabeludo; *Tinea cruris*, a virilha ("coceira do lavador de roupa", "coceira do atleta"); *Tinea pedis*, os pés ("pé de atleta"); e *Tinea corporis*, o corpo. A candidíase superficial, causada pelo organismo leveduriforme *Candida*, pode infectar as membranas mucosas da boca ("sapinho") ou da vagina, ou a pele em uma área onde duas superfícies estão em contato e podem fazer atrito (áreas "intertriginosas"), como sob as mamas, na virilha ou entre os dedos dos

---

[1] Entretanto, eles também podem "infectar" edifícios e contribuir para a "síndrome do edifício doente".

[2] Na época em que o uso da tetraciclina era generalizado, um sinal físico comum de usuários crônicos era a língua negra, causada por crescimento excessivo do comensal *Aspergillus niger*: sinal dramático e potencialmente alarmante, porém inócuo nessa situação.

[3] O *histoplasma* é endêmico no centro-oeste dos EUA. O organismo é captado intracelularmente por histiócitos, no interior dos quais pode sobreviver e provocar uma reação granulomatosa como a tuberculose (TB). Com frequência, os indivíduos são assintomáticos, e a infecção passada é detectada em radiografias como calcificações presentes em vários órgãos, como pulmão, baço etc., devido a granulomas calcificados como a TB antiga, porém com calcificação mais densa. À semelhança da TB, as glândulas suprarrenais podem ser infectadas e, como a TB, constitui uma causa da doença de Addison.

pés. A evolução e o tratamento dessas condições podem ser complicados por infecções bacterianas secundárias.

As doenças fúngicas sistêmicas (ou "disseminadas") são muito mais graves do que as infecções superficiais. No Reino Unido, a mais comum é a *candidíase*. Outras condições graves incluem a *meningite criptocócica*, a endocardite (em particular de valvas artificiais), a *aspergilose pulmonar* e a *mucormicose rinocerebral*. Atualmente, a *aspergilose pulmonar* invasiva constitui uma importante causa de morte entre receptores de transplante de medula óssea ou em pacientes com neutropenia. A colonização dos pulmões por *Aspergillus* de pacientes com asma ou com fibrose cística pode levar a uma condição denominada *aspergilose broncopulmonar alérgica*, e o crescimento do *Aspergillus* dentro de uma cavidade patológica do tecido pulmonar (que costuma ser causada por tuberculose anterior) pode resultar em uma bola de fungo, conhecida como *aspergiloma*. Os aspergilomas podem ser assintomáticos; entretanto, se invadirem os vasos pulmonares, podem causar morte por hemoptise maciça.

Em outras partes do mundo, as infecções fúngicas sistêmicas incluem *blastomicose, histoplasmose* (que provoca calcificações características nas radiografias de tórax), *coccidioidomicose* e *paracoccidioidomicose*. Trata-se, com frequência, de infecções *primárias*, ou seja, não são secundárias a uma redução da função imunológica ou a uma alteração dos microrganismos comensais.

Além de um estilo de vida livre e flutuante, alguns fungos podem se desenvolver e crescer em *biofilmes*, ou seja, comunidades fúngicas ligadas às superfícies inertes (p. ex., de cateteres) ou vivas (p. ex., implantes). Essas colônias são muito resistentes ao estresse e aos fármacos antifúngicos, tornando o seu tratamento muito difícil.

FÁRMACOS USADOS NO TRATAMENTO DAS INFECÇÕES FÚNGICAS

Os fármacos variam quanto à sua eficácia entre os diferentes grupos de fungos. A Tabela 54.1 lista exemplos de cada tipo de organismo e algumas das doenças causadas, bem como os fármacos de escolha mais comuns usados no seu tratamento. As infecções graves com frequência são tratadas com combinações desses fármacos.

Os agentes terapêuticos atuais podem ser amplamente classificados em dois grupos: o primeiro, composto por antibióticos antifúngicos de ocorrência natural, como os *polienos* e as *equinocandinas*, e o segundo, constituído por fármacos sintéticos, incluindo os *azóis* e as *piridinas fluoradas*. Como muitas infecções fúngicas são superficiais, dispõe-se de muitas preparações tópicas. Muitos agentes antifúngicos são bastante tóxicos e, quando há necessidade de tratamento sistêmico, em geral é realizado sob supervisão médica especializada.

A Figura 54.1 mostra os locais de ação dos fármacos antifúngicos comuns.

ANTIBIÓTICOS ANTIFÚNGICOS

ANFOTERICINA

A **anfotericina** (também denominada **anfotericina B**) era originalmente uma mistura de substâncias antifúngicas derivadas de culturas de *Streptomyces*. Do ponto de vista estrutural, o composto puro é uma grande molécula ("macrolídeo"), que pertence ao grupo poliênico de agentes antifúngicos.

À semelhança de outros antibióticos poliênicos (ver Capítulo 52), o local de ação da **anfotericina** é a membrana celular do fungo. O centro hidrofílico da molécula de anfotericina, em formato de rosquinha, cria um canal iônico transmembrana que provoca alterações acentuadas do equilíbrio iônico, com perda do K^+ intracelular, alterando a permeabilidade celular e interrompendo os sistemas de transporte. A **anfotericina** age de maneira seletiva e liga-se avidamente às membranas dos fungos e a alguns protozoários e, com menos avidez, a células dos mamíferos, porém não se liga às bactérias. A base dessa especificidade relativa é a maior avidez do fármaco pelo ergosterol, um esterol da membrana fúngica que não é encontrado em células animais (onde o colesterol é o principal esterol). A **anfotericina** é ativa contra a maioria dos fungos e das leveduras e constitui o padrão ouro no tratamento das infecções disseminadas causadas por organismos como *Aspergillus* e *Candida*. A **anfotericina** também intensifica o efeito antifúngico da **flucitosina,** proporcionando uma combinação sinérgica útil.

Tabela 54.1 Algumas infecções fúngicas (micoses) clinicamente significativas e primeira escolha típica de terapia com fármacos antifúngicos.

Organismo(s) responsável(eis)		Doença(s) principal(ais)	Tratamentos farmacológicos comuns
Leveduras	*Cryptococcus neoformans*	Meningite	Anfotericina, flucitosina, fluconazol
Fungos leveduriformes	*Candida albicans*	Sapinho (e outras infecções superficiais)	Fluconazol, itraconazol, miconazol
		Candidíase sistêmica	Equinocandinas, anfotericina, fluconazol, outros azóis
Fungos filamentosos	*Trichophyton* spp. *Epidermophyton floccosum* *Microsporum* spp.	Todos esses organismos provocam infecções da pele e das unhas e são referidos como *tineas* ou *tinhas*	Itraconazol, terbinafina, griseofulvina
	Aspergillus fumigatus	Aspergilose pulmonar	Anfotericina, caspofungina, voriconazol, outros azóis
Fungos dimórficos	*Histoplasma capsulatum*	Histoplasmose	Itraconazol, anfotericina
	Coccidioides immitis	Coccidiodomicose	
	Blastomyces dermatitidis	Blastomicose	

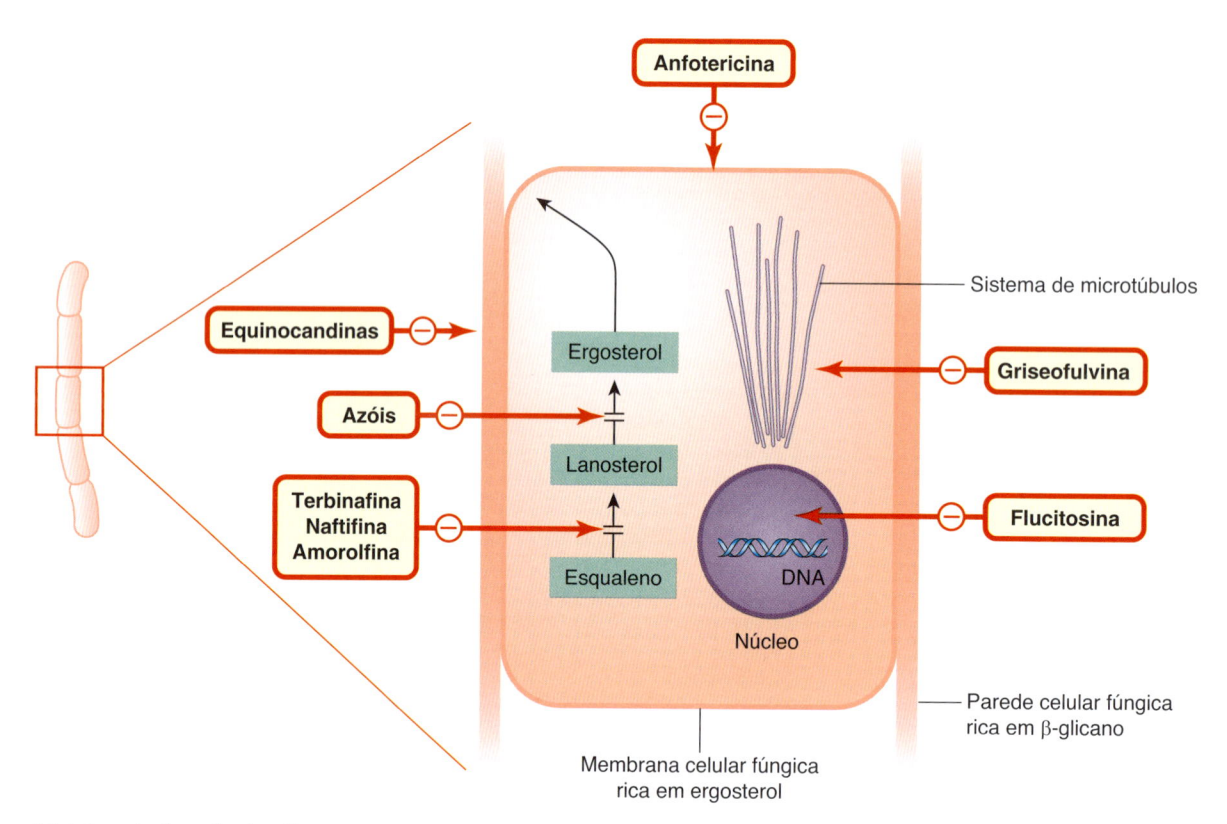

Figura 54.1 Locais de ação dos fármacos antifúngicos comuns. Os fungos são organismos morfologicamente muito diversos, e esse diagrama esquemático de uma célula fúngica "típica" não pretende ser estruturalmente acurado. Os principais locais de ação dos agentes antifúngicos mais importantes mencionados neste capítulo estão indicados em *quadros com bordas vermelhas*.

Aspectos farmacocinéticos

A **anfotericina** é muito pouco absorvida quando administrada por via oral, e essa via só é utilizada para o tratamento das infecções fúngicas do trato gastrointestinal (GI) superior. Pode ser utilizada topicamente; entretanto, para as infecções sistêmicas geralmente é formulada em lipossomas, ou outras preparações que contém lipídeos, e administrada por infusão intravenosa lenta. Isso melhora a farmacocinética e diminui a carga (considerável) dos efeitos adversos.

A **anfotericina** se liga altamente às proteínas. Penetra pouco nos tecidos e nas membranas, embora seja encontrada em concentrações bastante elevadas em exsudatos inflamatórios e possa atravessar a barreira hematoencefálica com facilidade quando as meninges estão inflamadas. A **anfotericina** por via intravenosa é essencial no tratamento da meningite criptocócica, com frequência com **flucitosina**. É excretada devagar pelos rins; são encontrados traços na urina durante 2 meses ou mais após o término de sua administração.

Efeitos adversos

Os efeitos adversos mais comuns (na verdade, quase invariáveis) da **anfotericina** consistem em calafrios, febre, tremores e cefaleia durante a infusão do fármaco; ocorrem hipotensão e reações anafilactoides em indivíduos gravemente afetados. As preparações encapsuladas em lipossomas e complexadas em lipídeos (que são bem mais caras) não apresentam maior eficácia do que o fármaco nativo, porém causam reações bem menos frequentes e graves à infusão.

O efeito adverso mais grave da **anfotericina** é a toxicidade renal. Em mais de 80% dos pacientes que recebem esse fármaco, ocorre alguma redução da função renal; embora isso, em geral, melhore após a interrupção do tratamento, pode permanecer algum comprometimento da filtração glomerular. Ocorre hipopotassemia em 25% dos pacientes devido à ação do fármaco sobre as células tubulares renais, exigindo, com frequência, suplementação com cloreto de potássio. Ocorre também hipomagnesemia pelo mesmo motivo. Os distúrbios ácido-básicos e a anemia podem constituir problemas adicionais. Outros efeitos adversos incluem comprometimento da função hepática e trombocitopenia. O fármaco é irritante para o endotélio venoso e pode causar tromboflebite local. As injeções intratecais podem provocar neurotoxicidade, e as aplicações tópicas causam exantema.

GRISEOFULVINA

A griseofulvina é um agente antifúngico de espectro estreito, isolado de culturas de *Penicillium griseofulvum*. O fármaco interfere na mitose por meio de sua ligação aos microtúbulos fúngicos. A griseofulvina pode ser usada no tratamento das infecções da pele ou das unhas por dermatófitos quando a administração local é ineficaz, porém o tratamento precisa ser prolongado. A griseofulvina induz poderosamente as enzimas do citocromo P450 e causa várias interações medicamentosas importantes do ponto de vista clínico, por isso é raramente utilizada.

EQUINOCANDINAS

As equinocandinas são compostas por um anel de seis aminoácidos ligado a uma cadeia lateral lipofílica. Todos os fármacos desse grupo são modificações sintéticas da **equinocandina B**, encontrada naturalmente no *Aspergillus nidulans*. Como grupo, as equinocandinas são fungicidas para *Candida* e fungistáticas para *Aspergillus*. Esses fármacos inibem a síntese de 1,3-β-glicano, um polímero de glicose necessário para a manutenção da estrutura da parede celular fúngica.

Na ausência desse polímero, as células fúngicas perdem a sua integridade e sofrem lise. Foram identificados genes de resistência em *Candida* (Chen et al., 2011).

A **caspofungina** se mostra ativa *in vitro* contra uma ampla variedade de fungos e demonstrou ser efetiva no tratamento da candidíase e de formas de aspergilose invasiva refratárias à **anfotericina**. A absorção oral é fraca, e o fármaco é administrado por via intravenosa, 1 vez/dia. A **anidulafungina** é utilizada sobretudo no tratamento da candidíase invasiva; ela também é administrada por via intravenosa. Os principais efeitos colaterais de ambos os fármacos consistem em náuseas, vômito, diarreia e exantema. A **micafungina**, relativamente nova, também é muito utilizada no tratamento da candidíase invasiva. Ela compartilha muitos dos efeitos colaterais do grupo, mas também pode causar hepatotoxicidade grave.

NISTATINA

A **nistatina** (também denominada **fungicidina**) é um antibiótico macrolídeo poliênico com estrutura semelhante à da **anfotericina** e com o mesmo mecanismo de ação. Seu uso se limita principalmente às infecções da mucosa oral causadas por *Candida*. Não é absorvida através das membranas mucosas ou da pele e é administrada como suspensão oral.* Os *efeitos adversos* podem incluir náuseas, vômito e diarreia.

FÁRMACOS ANTIFÚNGICOS SINTÉTICOS

AZÓIS

Os azóis são um grupo de agentes fungistáticos sintéticos com amplo espectro de atividade antifúngica. O **clotrimazol**, **econozol**, **fenticonazol**, **cetoconazol**, **miconazol**, **tioconazol** e **sulconazol** (não disponível no Reino Unido) baseiam-se no núcleo imidazol, enquanto o **isavuconazol**, **itraconazol**, **posaconazol**, **voriconazol** e **fluconazol** são derivados triazóis.

Os azóis inibem a enzima fúngica 3A do citocromo P450, a *lanosina 14α-desmetilase*, que converte o lanosterol em ergosterol, o principal esterol encontrado nas membranas celulares dos fungos. A depleção resultante de ergosterol altera a fluidez da membrana, e isso interfere na ação das enzimas associadas à membrana. O efeito final consiste em inibição da replicação. Os azóis também inibem a transformação das células leveduriformes de *Candida* em hifas, a forma invasiva e patogênica do organismo. A depleção do ergosterol da membrana diminui a ligação da **anfotericina**, porém não se sabe se isso leva a uma interação clinicamente importante.

Cetoconazol

O **cetoconazol** foi o primeiro azol administrado por via oral para tratamento das infecções fúngicas sistêmicas. Mostra-se efetivo contra vários tipos diferentes de organismos. Entretanto, é tóxico, e a recidiva é comum após tratamento aparentemente bem-sucedido. O cetoconazol é bem absorvido pelo trato GI e distribui-se de modo amplo pelos tecidos e líquidos teciduais, embora não alcance concentrações terapêuticas no sistema nervoso central, a não ser que sejam administradas altas doses. É inativado no fígado e excretado na bile e na urina. A sua meia-vida no plasma é de 8 horas.

Efeitos adversos

O principal risco de **cetoconazol** é a toxicidade hepática, que é rara, mas que pode ser fatal. Por conseguinte, a função hepática é monitorada antes e no decorrer do tratamento. Outros efeitos adversos incluem distúrbios GI e prurido. Foi relatada a inibição da síntese de esteroides adrenocorticais e de testosterona com doses elevadas, resultando esta última em ginecomastia em alguns pacientes do sexo masculino. Podem ocorrer interações adversas com outros fármacos. A **ciclosporina** e o **astemizol** competem com o **cetoconazol** pelas enzimas oxidases de função mista do citocromo P450, produzindo aumento nas concentrações plasmáticas de ambos os fármacos. Os fármacos que reduzem a acidez gástrica diminuem a absorção do **cetoconazol**, e a **rifampicina** diminui a concentração plasmática pela indução das enzimas envolvidas no metabolismo.

Fluconazol

O **fluconazol** é bem absorvido e pode ser administrado por via oral ou intravenosa. Alcança concentrações elevadas no líquido cefalorraquidiano e líquido ocular e é utilizado como agente de segunda linha no tratamento da maioria dos tipos de meningite fúngica. São também alcançadas concentrações fungicidas no tecido vaginal, na saliva, na pele e nas unhas. O fluconazol apresenta meia-vida de cerca de 25 horas e é excretado sobretudo na forma inalterada na urina.

Efeitos adversos

Os efeitos adversos, que costumam ser leves, consistem em náuseas, cefaleia e dor abdominal. Entretanto, foram observadas lesões cutâneas esfoliativas (incluindo, em certas ocasiões, a síndrome de Stevens-Johnson)[4] em alguns indivíduos, em especial em pacientes com AIDS que recebem tratamento com múltiplos fármacos. Apesar de rara, foi relatada a ocorrência de hepatite, e o **fluconazol**, nas doses usuais, não inibe a esteroidogênese e o metabolismo hepático dos fármacos na mesma extensão do **cetoconazol**.

Itraconazol

O **itraconazol** é ativo contra uma variedade de dermatófitos. Pode ser administrado por via oral; entretanto, após a sua absorção (que é variável), sofre extenso metabolismo hepático. É altamente lipossolúvel (e insolúvel em água) e dispõe-se de uma formulação na qual o fármaco é retido dentro de bolsas de β-ciclodextrina. Nessa forma, o **itraconazol** pode ser administrado por via intravenosa, superando, assim, o problema de sua absorção variável pelo trato GI. O itraconazol não penetra no líquido cefalorraquidiano. Quando administrado por via oral, a meia-vida é de cerca de 36 horas, e é excretado na urina.

Efeitos adversos

Os efeitos adversos mais graves consistem em hepatotoxicidade e síndrome de Stevens-Johnson. Podem ocorrer distúrbios GI, cefaleia e reações alérgicas da pele. Não foi relatada nenhuma inibição da esteroidogênese. Ocorrem interações medicamentosas como resultado da inibição das enzimas do citocromo P450 (à semelhança do **cetoconazol**).

---

*N.R.T.: A suspensão oral tem como objetivo o efeito local nas infecções da mucosa oral, já que a nistatina não é absorvida no trato GI. No Brasil, a nistatina também é comercializada em creme vaginal ou pomada.

[4]Trata-se de uma condição grave e, por vezes, fatal que envolve bolhas na pele, boca, trato GI, olhos e órgãos genitais, frequentemente acompanhadas de febre, poliartrite e insuficiência renal.

Miconazol

O **miconazol** é, em geral, usado topicamente (com frequência, na forma de gel) para infecções orais e outras infecções do trato GI ou para infecções fúngicas da pele ou das mucosas. Se ocorrer absorção sistêmica significativa, as interações medicamentosas podem constituir um problema.

Outros azóis

O **clotrimazol**, o **econazol**, o **tioconazol** e o **sulconazol** são usados apenas em aplicação tópica. O **clotrimazol** interfere no transporte de aminoácidos para o interior do fungo por uma ação sobre a membrana celular. Mostra-se ativo contra uma ampla variedade de fungos, incluindo *Candida*. Algumas vezes, esses fármacos são combinados com glicocorticoides anti-inflamatórios (ver Capítulo 25). O **isavuconazol**, o **posaconazol** e o **voriconazol** são usados principalmente no tratamento de infecções invasivas que comportam risco de vida, como a aspergilose.

OUTROS FÁRMACOS ANTIFÚNGICOS

A **flucitosina** é um agente antifúngico sintético, ativo por via oral, eficaz contra uma gama limitada (principalmente leveduras) de infecções fúngicas sistêmicas. Nas células fúngicas, mas não nas humanas, a flucitosina é convertida no antimetabólito 5-fluoruracila, que inibe a timidilato sintetase e, portanto, a síntese de DNA (ver Capítulos 6 e 57). Quando administrada de maneira isolada, costuma surgir resistência ao fármaco durante o tratamento, de modo que a flucitosina é habitualmente combinada com **anfotericina** para infecções sistêmicas graves, como a candidíase sistêmica e a meningite criptocócica.

Em geral, a **flucitosina** é administrada por infusão intravenosa (visto que esses pacientes estão, com frequência, muito doentes para tomar medicamentos por via oral), mas também pode ser usada por via oral. Distribui-se amplamente por todos os líquidos corporais, incluindo o líquido cefalorraquidiano. Cerca de 90% são excretados de modo inalterado pelos rins, e a meia-vida plasmática é de cerca de 3 a 5 horas. A dosagem deve ser reduzida se houver comprometimento da função renal.

Os *efeitos adversos* consistem em distúrbios GI, anemia, neutropenia, trombocitopenia e alopecia (possivelmente devido à formação de fluoruracila [ver Capítulo 57] a partir da **flucitosina** pelas bactérias intestinais), porém, em geral, são controláveis. Foi relatado que a uracila diminui os efeitos tóxicos sobre a medula óssea, sem comprometer a ação antimicótica. Foi relatada a ocorrência de hepatite, mas é rara.

A **terbinafina** é um composto fungicida queratinofílico altamente lipofílico, ativo contra uma ampla variedade de patógenos da pele. É particularmente útil contra infecções das unhas. Atua por meio da inibição seletiva da enzima *esqualeno epoxidase*, que catalisa uma etapa essencial na síntese do ergosterol a partir do esqualeno na parede celular fúngica. O acúmulo de esqualeno dentro da célula é tóxico para o organismo.

Quando utilizada no tratamento de infecções fúngicas ou *tinea* das unhas, a terbinafina é administrada por via oral. É logo absorvida e captada pela pele, unhas e tecido adiposo. Com aplicação tópica, a terbinafina penetra na pele e nas membranas mucosas. É metabolizada no fígado pelo sistema do citocromo P450, e os metabólitos são excretados na urina.

Ocorrem *efeitos adversos* que costumam ser leves e autolimitados em cerca de 10% dos indivíduos. Consistem em distúrbios GI, exantema, prurido, cefaleia e tontura. Foram relatadas dores articulares e musculares e raramente hepatite.

A **naftifina** se assemelha, na sua ação, à **terbinafina**. Entre outros avanços, um derivado da morfolina, a **amorolfina**, que interfere na síntese de esteróis fúngicos, está disponível como esmalte para unha e mostra-se eficaz contra as onicomicoses.

DESENVOLVIMENTOS FUTUROS

As infecções fúngicas vem aumentando, sem dúvida estimuladas pela prevalência da quimioterapia do câncer, aumento no diabetes melito tipo 2 e imunossupressão associada a transplantes. Muitos fármacos disponíveis possuem baixa eficácia, e estão surgindo problemas com a toxicidade e com novas cepas de fungos comensais que se tornaram patogênicos. Além disso, números crescentes de cepas fúngicas estão se tornando resistentes aos fármacos antifúngicos atuais (ver Capítulo 51) à medida que desenvolvem genes de resistência ou adquirem mutações protetoras de ocorrência natural. A capacidade de algumas espécies de desenvolver biofilmes exacerba esse problema (embora também ofereça outras oportunidades para o desenvolvimento de fármacos; de Mello et al., 2017). Felizmente, a resistência a fármacos não é transferível entre fungos, como ocorre entre bactérias.

Existe, portanto, uma necessidade premente de mais agentes antifúngicos. É encorajador constatar que vários compostos sintéticos novos estão em processo de desenvolvimento (Gintjee et al., 2020), incluindo novos fármacos azóis e novos derivados da **anfotericina**, bem como alguns com mecanismos de ação inovadores, como o **ibrexafungerp** (aprovado nos EUA para a candidíase vulvovaginal), um inibidor oral da glicano sintetase, e **olorofim** (o primeiro de uma nova classe de agentes antifúngicos), que apresenta alta atividade contra espécies de *Aspergillus*. A **rezafungina** é uma nova equinocandina antifúngica derivada por modificação química da **anidulafungina**, que foi aprovada nos EUA e na União Europeia (mas ainda não no Reino Unido). Caracteriza-se por alta potência contra uma variedade de fungos patogênicos e por um efeito duradouro, que exige apenas uma administração 1 vez/semana.

Novas estratégias terapêuticas também estão sendo desenvolvidas, incluindo novas formulações de fármacos (Asadi et al., 2021; Nagaraj et al., 2021) e o desenvolvimento de substâncias de ocorrência natural, incluindo peptídeos microbianos (Li et al., 2021) e extratos de ervas (Hsu et al., 2021). Uma solução ideal seria uma vacina antifúngica. A ideia foi discutida pela primeira vez na década de 1960, mas até agora o sucesso tem sido ilusório, e não há nenhuma vacina antifúngica disponível e clinicamente aprovada no momento em que este capítulo está sendo redigido. Várias abordagens estão sendo testadas (Taborda e Nosanchuk, 2017). O uso de moléculas "híbridas" que contêm antígenos peptídicos e de carboidratos é um avanço promissor. Essa estratégia já demonstrou provocar respostas imunes robustas em animais (Liao et al., 2019), porém um problema fundamental com qualquer solução baseada em vacina é que ela depende da função adequada do sistema imune do paciente, e é precisamente o paciente imunocomprometido que com frequência necessita de tratamento.

BIBLIOGRAFIA E LEITURA COMPLEMENTAR

Asadi, P., Mehravaran, A., Soltanloo, N., Abastabar, M., Akhtari, J., 2021. Nanoliposome-loaded antifungal drugs for dermal administration: a review. Curr. Med. Mycol. 7, 71–78.

Chen, S.C., Slavin, M.A., Sorrell, T.C., 2011. Echinocandin antifungal drugs in fungal infections: a comparison. Drugs 71, 11–41.

Datta, K., Hamad, M., 2015. Immunotherapy of fungal infections. Immunol. Invest. 44, 738–776.

de Mello, T.P., de Souza Ramos, L., Braga-Silva, L.A., et al., 2017. Fungal biofilm – a real obstacle against an efficient therapy: lessons from Candida. Curr. Top. Med. Chem.

Denning, D.W., 2003. Echinocandin antifungal drugs. Lancet 362, 1142–1151.

Gintjee, T.J., Donnelley, M.A., Thompson 3rd, G.R., 2020. Aspiring antifungals: review of current antifungal pipeline developments. J. Fungi. (Basel) 6, 28.

Hadrich, I., Makni, F., Neji, S., et al., 2012. Invasive aspergillosis: resistance to antifungal drugs. Mycopathologia 174, 131–141.

Hsu, H., Sheth, C.C., Veses, V., 2021. Herbal extracts with antifungal activity against *Candida albicans*: a systematic review. Mini Rev. Med. Chem. 21, 90–117.

Li, T., Li, L., Du, F., et al., 2021. Activity and mechanism of action of antifungal peptides from microorganisms: a review. Molecules 26, 3438.

Liao, J., Pan, B., Liao, G., et al., 2019. Synthesis and immunological studies of beta-1,2-mannan-peptide conjugates as antifungal vaccines. Eur. J. Med. Chem. 173, 250–260.

Lupetti, A., Nibbering, P.H., Campa, M., et al., 2003. Molecular targeted treatments for fungal infections: the role of drug combinations. Trends Mol. Med. 9, 269–276.

Nagaraj, S., Manivannan, S., Narayan, S., 2021. Potent antifungal agents and use of nanocarriers to improve delivery to the infected site: a systematic review. J. Basic Microbiol. 61, 849–873.

Nanjappa, S.G., Klein, B.S., 2014. Vaccine immunity against fungal infections. Curr. Opin. Immunol. 28, 27–33.

Noel, T., 2012. The cellular and molecular defense mechanisms of the Candida yeasts against azole antifungal drugs. J. Mycol. Med. 22, 173–178.

Sant, D.G., Tupe, S.G., Ramana, C.V., et al., 2016. Fungal cell membrane-promising drug target for antifungal therapy. J. Appl. Microbiol. 121 (6), 1498–1510.

Taborda, C.P., Nosanchuk, J.D., 2017. Editorial: vaccines, immunotherapy and new antifungal therapy against fungi: updates in the new frontier. Front. Microbiol. 8, 1743.

Thursky, K.A., Playford, E.G., Seymour, J.F., et al., 2008. Recommendations for the treatment of established fungal infections. Intern. Med. J. 38, 496–520.

SEÇÃO 5 — Fármacos Usados no Tratamento das Infecções e do Câncer

55 Fármacos Antiprotozoários

CONSIDERAÇÕES GERAIS

Os protozoários são organismos eucariontes, unicelulares e móveis, que colonizaram quase todos os hábitats e nichos ecológicos e que, coletivamente, são responsáveis por uma enorme carga de doença nos seres humanos, bem como em populações de animais domésticos e selvagens. Historicamente, a malária foi um dos maiores flagelos da humanidade. Mesmo hoje, ocorrem mais de 200 milhões de casos da doença por ano e cerca de meio milhão de mortes, sendo a maior parte das vítimas mulheres grávidas e crianças. Neste capítulo, primeiro descreveremos algumas características gerais dos protozoários, discutiremos as interações desses parasitas com seus hospedeiros e, em seguida, consideraremos a terapia de cada grupo de doenças. Tendo em vista a sua contínua importância global, a malária será o tema principal.

INTRODUÇÃO

Os protozoários podem ser convenientemente classificados em quatro grupos principais, com base no seu modo de locomoção: as *amebas*, os *flagelados* e os *esporozoários* são caracterizados com facilidade, porém o último grupo, que compreende os *ciliados*, também inclui outros organismos de filiação incerta, como o *Pneumocystis jirovecii*, mencionado no último capítulo. Os protozoários apresentam diversos comportamentos alimentares, e alguns são parasitas. Muitos apresentam ciclos de vida muito complexos, envolvendo, algumas vezes, vários hospedeiros, o que lembra os helmintos, discutidos no Capítulo 56. A Tabela 55.1 lista alguns dos organismos clinicamente importantes, em conjunto com as doenças que causam e uma visão geral dos fármacos anti-infecciosos atuais.

INTERAÇÕES HOSPEDEIRO-PARASITA

Enquanto os mamíferos desenvolveram mecanismos muito eficientes para se defender dos parasitas invasores, muitas espécies elaboraram táticas sofisticadas de evasão. Uma estratégia comum dos parasitas é refugiar-se no interior das células do hospedeiro, onde os anticorpos não conseguem alcançá-los. A maioria dos protozoários utiliza essa estratégia. Por exemplo, as espécies de *Plasmodium* estabelecem residência nos eritrócitos, as espécies de *Leishmania* infectam exclusivamente os macrófagos, enquanto as espécies de *Trypanosoma* invadem muitos outros tipos de células. O hospedeiro lida com essas estratégias intracelulares ao mobilizar linfócitos T CD8$^+$ citotóxicos e citocinas da via T *helper* (Th1),

Tabela 55.1 Principais infecções por protozoários e tratamentos farmacológicos comuns.

Tipo	Espécie	Doença	Tratamento farmacológico comum
Amebas	*Entamoeba histolytica*	Disenteria	Metronidazol, tinidazol, diloxanida
Flagelados	*Trypanosoma brucei rhodesiense*	Doença do sono	Suramina, pentamidina, melarsoprol, eflornitina, nifurtimox
	Trypanosoma brucei gambiense		
	Trypanosoma cruzi	Doença de Chagas	Nifurtimox, benznidazol
	Leishmania tropica	Calazar	Estibogliconato de sódio, anfotericina, pentamidina, isetionato
	Leishmania donovani	Úlcera de Chiclero	
	Leishmania mexicana	Espúndia	
	Leishmania braziliensis	Úlcera oriental	
	Trichomonas vaginalis	Vaginite	Metronidazol, tinidazol
	Giardia lamblia	Diarreia, esteatorreia	Metronidazol, tinidazol, mepacrina
Esporozoários	*Plasmodium falciparum*[a]	Malária terçã maligna	Artemeter, atovaquona, cloroquina, clindamicina, dapsona, doxiciclina, lumefantrina, mefloquina, primaquina, proguanil, pirimetamina, quinina, sulfadoxina, tafenoquina e tetraciclina
	Plasmodium vivax	Malária terçã benigna	
	Plasmodium ovale	Malária terçã benigna	
	Plasmodium malariae	Malária quartã	
	Toxoplasma gondii	Encefalite, malformações congênitas, doença ocular	Pirimetamina-sulfadiazina
Ciliados e outros	*Pneumocystis carinii*[b]	Pneumonia	Cotrimoxazol, atovaquona, isetionato de pentamidina

[a]Ver também Tabela 55.2.
[b]Esse organismo é de classificação incerta. Ver o texto para mais detalhes, bem como o Capítulo 54 para outros comentários.

como interleucina (IL)-2, fator de necrose tumoral (TNF)-α e interferon-γ. Essas citocinas (ver Capítulo 17) ativam os macrófagos, que podem, em seguida, eliminar as células infectadas, com os parasitas intracelulares.

Conforme explicado no Capítulo 7, as respostas da via Th1 podem ser infrarreguladas por citocinas da via Th2 (p. ex., TGF-β [fator de crescimento transformador β], IL-4 e IL-10) e alguns parasitas intracelulares exploraram esse mecanismo ao estimular a produção de citocinas Th2, reduzindo, assim, a sua vulnerabilidade a macrófagos ativados por impulso Th1. Por exemplo, a invasão de macrófagos por espécies de *Leishmania* induz o TGF-β e a IL-10, inativa vias do complemento e infrarregula muitos outros mecanismos de defesa intracelulares (Singh et al., 2012). Mecanismos de contramedidas semelhantes operam durante as infestações por helmintos (ver Capítulo 56).

O *Toxoplasma gondii* desenvolveu um estratagema diferente e contraintuitivo: a *suprarregulação* das respostas de defesa do hospedeiro. O hospedeiro definitivo (*i. e.*, no qual ocorre a recombinação sexual) desse protozoário é o gato; entretanto, os seres humanos podem inadvertidamente se tornar hospedeiros intermediários, abrigando a forma assexuada do parasita. Nos seres humanos, o *T. gondii* infecta numerosos tipos de células e tem um estágio replicativo muito virulento. Para garantir que o hospedeiro sobreviva, o parasita estimula a produção de interferon-γ, modulando as respostas mediadas por células do hospedeiro, de modo a promover o encistamento (e, assim, a persistência) do parasita nos tecidos.

MALÁRIA E FÁRMACOS ANTIMALÁRICOS

A malária[1] é causada por parasitas que pertencem ao gênero *Plasmodium*. Os seres humanos são infectados por quatro espécies principais: *Plasmodium falciparum*, *Plasmodium vivax*, *Plasmodium ovale* e *Plasmodium malariae*. Um parasita relacionado que infecta macacos, o *Plasmodium knowlesi*, também pode infectar os seres humanos e está causando preocupação crescente em algumas regiões, como o Sudeste Asiático. Em todos os casos, o inseto vetor é a fêmea do mosquito *Anopheles*, que se reproduz em águas paradas. Estima-se que a doença que o inseto transmite tenha matado metade dos seres humanos que já existiram. Apesar dos avanços terapêuticos substanciais, há poucos sinais que ele abandone a sua fúria assassina.

A malária foi erradicada da maioria dos países temperados no século XX, e a Organização Mundial da Saúde (OMS) tentou erradicá-la em outros locais, utilizando os poderosos inseticidas "residuais" e fármacos antimaláricos muito efetivos, como a **cloroquina**, que se tornou disponível naquela época. No fim da década de 1950, houve uma queda acentuada na incidência da malária. Entretanto, na década de 1970, ficou claro que essa tentativa de erradicação tinha fracassado, sobretudo devido à resistência crescente dos mosquitos aos inseticidas e do parasita aos fármacos antimaláricos.

Os aumentos maciços nos gastos com campanhas de saúde pública, patrocinadas por uma parceria de entidades privadas, governos nacionais e organizações transnacionais, como a OMS e o Banco Mundial, produziram sucessos significativos, e o número global de mortes caiu 60% ao longo dos últimos 20 anos. No último *Relatório mundial sobre a malária*, a OMS estimou que 1,5 milhão de infecções foram evitadas e 7,6 milhões de vidas salvas. O progresso na África Subsaariana, que carrega o maior fardo da doença, tem sido particularmente impressionante, com uma queda da taxa de mortalidade de mais de 40% na última década. No Sudeste Asiático, a queda nas infecções foi de 75% e, no subcontinente indiano, de 70%.

Apesar desses sucessos, as estatísticas globais ainda são bem preocupantes. De acordo com o último relatório (2019), os números atingiram quase 230 milhões de casos e 409 mil mortes, o que não é muito diferente daquilo observado no ano anterior. Metade da população mundial ainda corre risco de contrair a doença, com cerca de 94% de todos os casos relatados na África Subsaariana. Mesmo os que sobrevivem podem sofrer danos duradouros, e as gestantes, os refugiados e trabalhadores que entram em regiões endêmicas correm risco mais elevado. A malária também impõe uma enorme carga econômica para os países onde a doença predomina.

Também é preocupante o fato de a malária ter conquistado uma presença segura em outros países onde normalmente não é endêmica. Na Europa (declarada "livre de malária" em 2015), por exemplo, quase todos os casos notificados (> 8.641, em 2019) da doença consistiram em malária importada,[2] e esse número permaneceu constante, diferente da queda global de casos. Esse fenômeno deve-se, em parte, ao número crescente de viagens internacionais, em parte, devido à imigração de países onde a doença é endêmica e, possivelmente, por causa do aquecimento global.

> ### Malária
>
> A malária é causada por várias espécies de plasmódios que são transmitidos pela fêmea infectada do mosquito *Anopheles*. Os esporozoítos (a forma assexuada do parasita) são introduzidos no hospedeiro após picada do inseto e desenvolvem-se no fígado em:
> - Esquizontes (o estágio pré-eritrocítico), que libera merozoítos, os quais infectam os eritrócitos, formando trofozoítos móveis, que, após o desenvolvimento, liberam outro grupo de merozoítos que infectam os eritrócitos, causando febre; isso constitui o *ciclo eritrocitário*
> - Hipnozoítos dormentes, que podem liberar merozoítos depois (o estágio exoeritrocítico)
>
> Os principais parasitas da malária que causam malária terçã (a "cada terceiro dia") são:
> - *P. vivax*, que causa a malária terçã benigna
> - *P. falciparum*, que causa a malária terçã maligna; diferentemente do *P. vivax*, plasmódio que não tem estágio exoeritrocítico
>
> Alguns merozoítos se desenvolvem em gametócitos, as formas sexuadas do parasita. Quando ingeridos pelo mosquito, dão origem a estágios adicionais do ciclo de vida do parasita dentro do inseto.

---

[1] Antigamente, considerava-se que a doença surgia em terras pantanosas e que era transportada de alguma maneira pelo ar, daí o nome latino *mal aria*, que significa ar de má qualidade ou venenoso.

[2] Mais terminologia: a "malária dos aeroportos" é causada por mosquitos infectados em aeronaves que chegam de áreas onde a doença é endêmica; a "malária das bagagens" é causada pela sua presença na bagagem que chega dessas áreas; e a "malária da pista" foi contraída por alguns passageiros bastante azarados que pararam em áreas endêmicas, mesmo não tendo de fato saído da aeronave.

CICLO DE VIDA DO PARASITA DA MALÁRIA

Os sintomas da malária consistem em febre, calafrios, dores nas articulações, cefaleia, vômitos repetidos, convulsões generalizadas e coma. Os sintomas, que aparecem durante a fase eritrocítica da infecção, só se tornam aparentes 7 a 9 dias após a picada por um mosquito infectado. Sem dúvida alguma, o parasita mais perigoso é *P. falciparum* (predominante na África), seguido do *P. vivax* (a forma dominante do parasita em outros países).

O ciclo de vida do parasita consiste em um *ciclo sexuado*, que ocorre na fêmea do mosquito *Anopheles*, e em um *ciclo assexuado*, que ocorre nos seres humanos (Figura 55.1; ver boxe *Malária*). Portanto, é o mosquito, e não o homem, o hospedeiro *definitivo* dos plasmódios. Na verdade, foi afirmado que a única função dos seres humanos é permitir ao parasita infectar mais mosquitos, de modo que possa ocorrer maior recombinação sexual.

O ciclo sexuado no mosquito envolve a fertilização do *gametócito* feminino pelo gametócito masculino, com formação de um *zigoto*, que se desenvolve em um *oocisto* (*esporocisto*). Ocorre um estágio adicional de divisão e de multiplicação, levando à ruptura do esporocisto, com liberação de *esporozoítos*, que, em seguida, migram para as glândulas salivares do mosquito e, assim, entram no hospedeiro humano após a picada do mosquito.

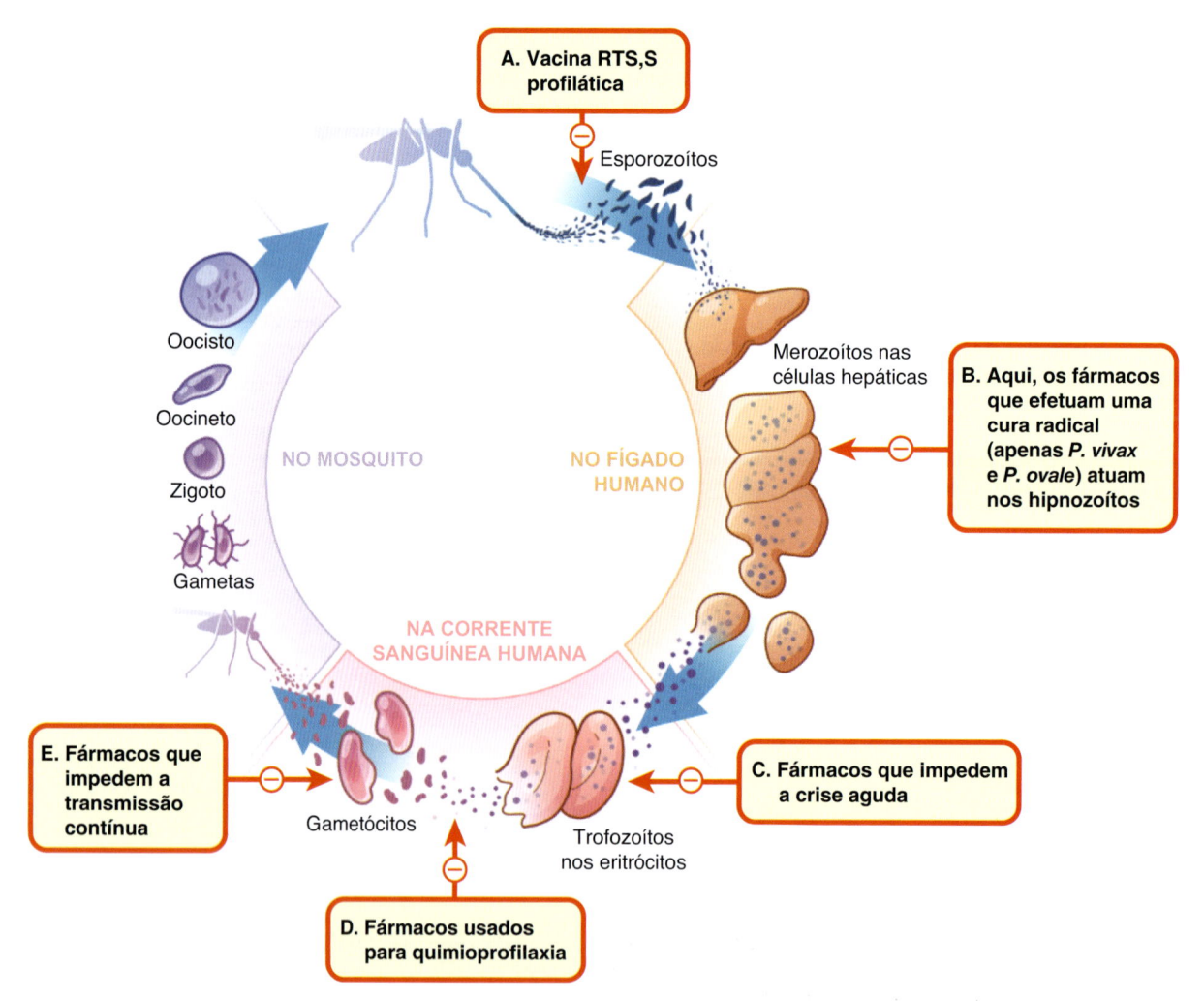

Figura 55.1 Ciclo de vida do parasita da malária e local de ação de alguns fármacos antimaláricos atuais. A infecção é iniciada pela picada de um mosquito fêmea *Anopheles* infectado pelo parasita, que introduz a forma esporozoíto do parasita no sangue da vítima. Esses esporozoítos são suscetíveis à eliminação imunomediada pela vacina RTS,S (quadro amarelo A). Em seguida, os esporozoítos entram em um *ciclo pré* ou *exoeritrocítico* no fígado, infectando as células hepáticas, e entram no estágio merozoíto. Nesse local, os merozoítos se multiplicam, causando a ruptura das células hepáticas e liberando vesículas que contêm grandes números do parasita. Alguns podem entrar de novo em outras células hepáticas para se transformar em hipnozoítos, que são as formas dormentes do parasita. No caso do *Plasmodium vivax* e do *Plasmodium ovale*, essas formas podem sofrer reativação dentro de vários anos, causando recidiva da doença. Os fármacos que efetuam uma cura radical atuam aqui (quadro amarelo B). Uma vez liberados no sangue, os merozoítos começam a fase eritrocítica de seu ciclo de vida, entram nos eritrócitos, dividem-se e multiplicam-se (esquizogonia). Os fármacos que impedem as crises agudas de malária podem atuar nesse estágio (quadro amarelo C). Por fim, ocorre ruptura dos eritrócitos infectados, que liberam grandes números de trofozoítos móveis no sangue; nesse ponto aparecem os sintomas clínicos característicos da doença. Os fármacos que bloqueiam a ligação entre o estágio exoeritrocítico e o estágio eritrocítico, que são usados para quimioprofilaxia, atuam aqui (quadro amarelo D). Alguns merozoítos se desenvolvem em gametócitos masculinos e femininos nos eritrócitos. Se forem consumidos por outro mosquito, esses gametócitos podem amadurecer no intestino do inseto para formar oocistos. Penetram nas glândulas salivares do mosquito, onde dão origem a mais esporozoítos, que podem entrar na próxima vítima para iniciar mais uma vez o ciclo. Os fármacos que bloqueiam a transmissão contínua da infecção atuam nessa etapa (quadro amarelo E). (Adaptada e modificada de http://www.malariavaccine.org/malaria-and-vaccines/vaccin-development/life-cyclemalaria-parasite).

Quando os esporozoítos penetram no hospedeiro humano, eles desaparecem da corrente sanguínea nos primeiros 30 minutos e entram nas células parenquimatosas do fígado, onde, no decorrer dos próximos 10 a 14 dias, passam por um estágio *pré-eritrocítico* de desenvolvimento e multiplicação. Em seguida, as células hepáticas parasitadas sofrem ruptura, e ocorre liberação de um grande número de *merozoítos* novos. Esses merozoítos se ligam aos eritrócitos e penetram neles, desenvolvendo-se em parasitas intracelulares móveis, denominados *trofozoítos*. Durante o *estágio eritrocítico*, o parasita remodela a célula hospedeira, inserindo proteínas e fosfolipídeos do parasita na membrana celular do eritrócito. A hemoglobina do hospedeiro é transportada para o vacúolo alimentar do parasita, onde é digerida, fornecendo uma fonte de aminoácidos. O heme livre, que seria tóxico para o plasmódio, torna-se inócuo pela polimerização, com formação de *hemozoína*. Alguns fármacos antimaláricos atuam inibindo a enzima heme polimerase responsável por essa etapa.

Após replicação mitótica, o parasita no eritrócito é denominado *esquizonte*, e o processo de seu rápido crescimento e divisão, *esquizogonia*. Outra fase de multiplicação resulta na produção de *merozoítos* adicionais, que são liberados quando o eritrócito sofre ruptura. Em seguida, esses merozoítos se ligam a novos eritrócitos e penetram neles, e começa mais uma vez o ciclo eritrocítico. Em certas formas de malária, alguns esporozoítos que entram nas células hepáticas formam *hipnozoítos* ou formas "dormentes" do parasita, que podem ser reativadas meses ou anos mais tarde para continuar um ciclo *exoeritrocítico* de multiplicação.

Os parasitas da malária podem se multiplicar no corpo em uma taxa fenomenal: um único parasita de *P. vivax* pode dar origem a 250 milhões de merozoítos em 14 dias. Para estimar os desafios terapêuticos que isso envolve, observe que a destruição de 94% dos parasitas a cada 48 horas serve apenas para manter o equilíbrio, e não para reduzir o seu número ou a sua propensão à proliferação. Alguns merozoítos, após a sua entrada nos eritrócitos, diferenciam-se em gametócitos masculinos e femininos. Esses gametócitos podem completar o seu ciclo de vida apenas quando ingeridos mais uma vez pelo mosquito, quando este suga o sangue do hospedeiro infectado.

Os episódios periódicos de febre que caracterizam a malária resultam da ruptura sincronizada dos eritrócitos, com liberação de merozoítos e resíduos celulares. A elevação da temperatura está associada a um aumento na concentração plasmática de TNF-α. As recidivas da malária provavelmente ocorrem com as formas de malária que têm um ciclo exoeritrocítico, visto que a forma do hipnozoíto dormente no fígado pode emergir depois de um intervalo de semanas ou meses para iniciar mais uma vez a infecção.

As apresentações clínicas características das diferentes formas da malária humana são:

- O *P. falciparum*, que tem um ciclo eritrocítico de 48 horas nos seres humanos, produz a *malária terçã maligna*, "terçã" porque se acreditava que a febre recorria a cada terceiro dia (na verdade, ela varia), e "maligna" porque constitui a forma mais grave de malária, responsável pela maioria das mortes pela doença. O plasmódio induz moléculas de adesão nas células infectadas, que, em seguida, aderem aos eritrócitos não infectados, formando aglomerados (rosetas). Essas rosetas aderem aos vasos da microcirculação e causa a sua obstrução, interferindo no fluxo sanguíneo tecidual e causando disfunção orgânica, inclusive insuficiência renal e encefalopatia (malária cerebral).

O *P. falciparum* não apresenta um estágio exoeritrocítico, de modo que, se o estágio eritrocítico for erradicado, não ocorrem recidivas
- O *P. vivax* produz a *malária terçã benigna*, que é menos grave do que a por *falciparum* e raramente é fatal. Entretanto, as formas exoeritrocíticas podem persistir por anos e causar recidivas
- O *P. ovale*, que apresenta um ciclo de 48 horas e um estágio exoeritrocítico, constitui a causa de uma forma rara de malária
- O *P. malariae*, é considerado a causa da *malária quartã* e apresenta um ciclo de 72 horas. Não tem nenhum ciclo exoeritrocítico.

Os indivíduos que vivem em áreas onde a malária é endêmica podem adquirir imunidade natural, mas esta pode ser perdida se o indivíduo permanecer ausente da área por mais de 6 meses. A *doença falciforme*, que também é comum na África, pode ter persistido na população, visto que os indivíduos que carregam a única cópia do gene da hemoglobina mutado (e que, portanto, não desenvolve a doença) têm cerca de 30% menos incidência de malária. A melhor maneira de prevenir a malária é evitar as picadas de mosquitos usando roupas adequadas, repelentes de insetos e mosquiteiros. Os mosquiteiros pulverizados com inseticidas, como a permetrina, são muito eficazes e constituem a base de muitas campanhas de saúde pública.

A *babesiose*, algumas vezes confundida com a malária, é causada por parasitas transmitidos por carrapatos do gênero *Babesia* (são conhecidos cinco tipos). O vetor principal parece ser o artrópode *Ixodes ricinus*. A doença é endêmica em muitos países, incluindo alguns na Europa, porém os casos são raros e podem ser assintomáticos. À semelhança da malária, o ciclo de vida do parasita também inclui um estágio eritrocítico. O tratamento, quando necessário, em geral consiste em **clindamicina**, **quinina** ou **atovaquona**.

FÁRMACOS ANTIMALÁRICOS

Em geral, os fármacos antimaláricos são classificados com base na sua ação contra os diferentes estágios do ciclo de vida do parasita (ver Figura 55.1). A Figura 55.2 mostra as estruturas químicas de alguns agentes significativos, enquanto a Figura 55.3 resume os conhecimentos sobre seus alvos moleculares. Os fármacos atuais são, em sua maioria, apenas eficazes contra a fase eritrocítica do ciclo de vida do parasita (a **primaquina** é uma exceção). Alguns são utilizados de forma profilática para prevenir a malária (Tabela 55.2), enquanto outros são usados para o tratamento dos ataques agudos.

O uso dos antimaláricos mudou de forma considerável na segunda metade do século, sobretudo devido ao desenvolvimento de resistência à **cloroquina** e a outras combinações iniciais bem-sucedidas de fármacos (Butler et al., 2010). Nos locais onde isso ocorreu, a monoterapia foi, em grande parte, abandonada a favor de esquemas de terapia de combinação baseada na **artemisinina** (TCA). A página sobre "malária" da OMS (ver a lista em *Bibliografia e Leitura Complementar*) indica *links* para suas mais recentes recomendações, cobrindo todas as áreas do mundo, enquanto o boxe *Fármacos antimaláricos* e a Tabela 55.2 fornecem um breve resumo dos esquemas de tratamento atualmente recomendados. Neste capítulo, são descritos apenas os fármacos antimaláricos de uso comum.

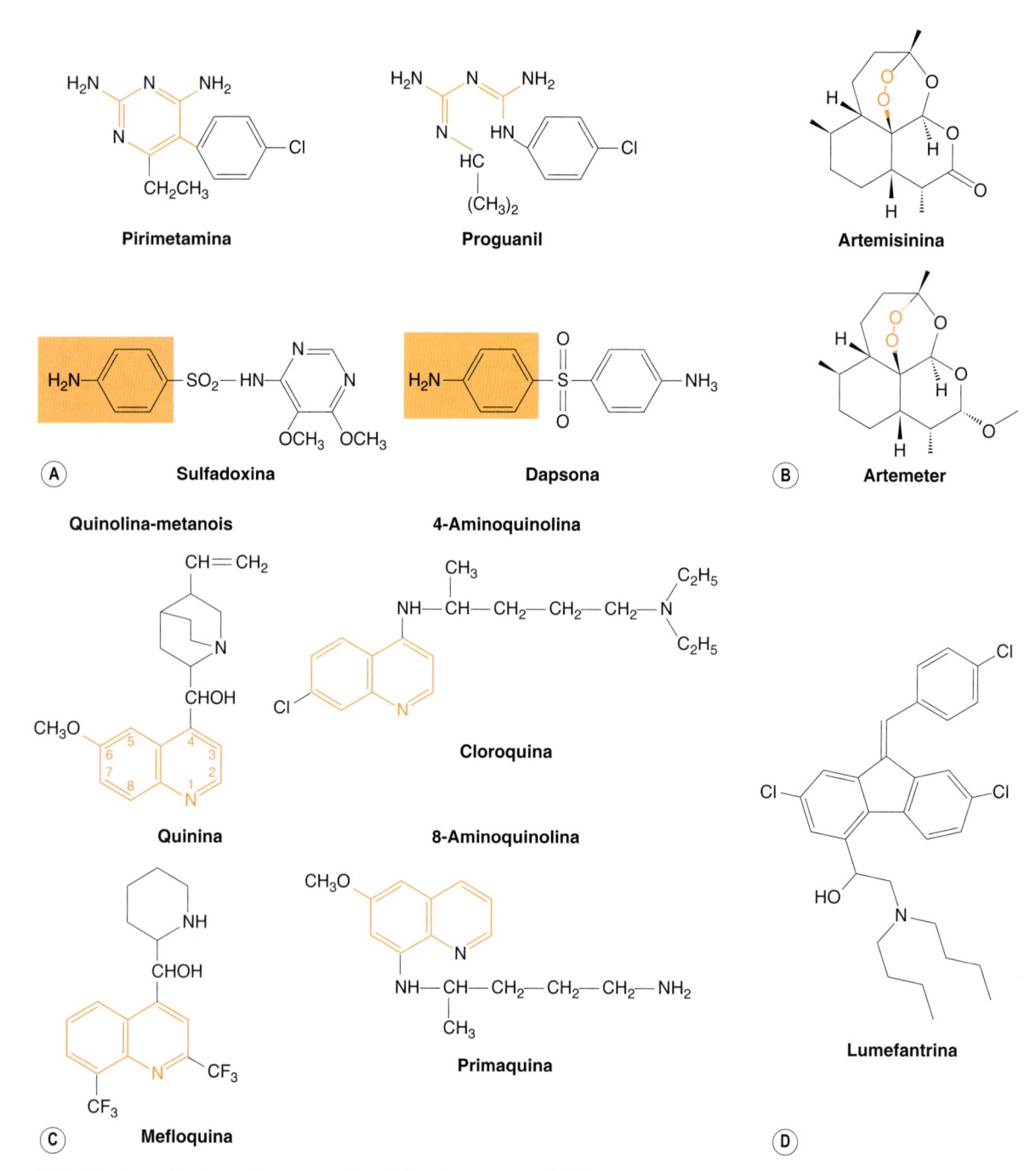

Figura 55.2 Estruturas de alguns fármacos antimaláricos importantes. **A.** Fármacos que atuam na via do ácido fólico dos plasmódios. Os antagonistas do folato (**pirimetamina, proguanil**) inibem a di-hidrofolato redutase; a relação entre esses fármacos e a porção pteridina é mostrada em *laranja*. As sulfonas (p. ex., **dapsona**) e as sulfonamidas (p. ex., **sulfadoxina**) competem com o ácido *p*-aminobenzoico pela di-hidropteroato sintetase (a relação é mostrada no *quadro alaranjado*; ver Capítulos 51 e 52). **B. Artemisinina** e um derivado, artemeter. Observe a estrutura em ponte de endoperóxido (*em laranja*), crucial para a sua ação. **C.** Alguns antimaláricos da quinolona. A porção quinolina é mostrada em *laranja*. **D.** Aril amino álcool, a **lumefantrina**.

FÁRMACOS USADOS NO TRATAMENTO DA MALÁRIA AGUDA

Os agentes esquizonticidas sanguíneos, que atuam sobre as formas eritrocíticas do plasmódio (ver Figura 55.1A), podem suprimir as manifestações agudas da doença. No caso do *P. falciparum* ou do *P. malariae*, que não apresentam estágio exoeritrocítico, esses fármacos efetuam uma cura "supressiva" ou "clínica". Entretanto, no caso de *P. vivax* ou *P. ovale*, que são formas exoeritrocíticas, o parasita pode reemergir depois para causar recidivas.

Esse grupo de fármacos inclui:

- **Artemisinina** e compostos relacionados derivados da erva chinesa *qinghao*, que habitualmente é utilizada em combinação com outros fármacos
- As quinolinas-metanois (p. ex., **quinina** e **mefloquina**) e várias 4-aminoquinolinas (p. ex., **cloroquina**)
- Agentes que interferem na síntese de folato (p. ex., **dapsona**) ou na sua ação (p. ex., **pirimetamina** e **proguanil**)
- **Atovaquona**, que afeta a função mitocondrial.

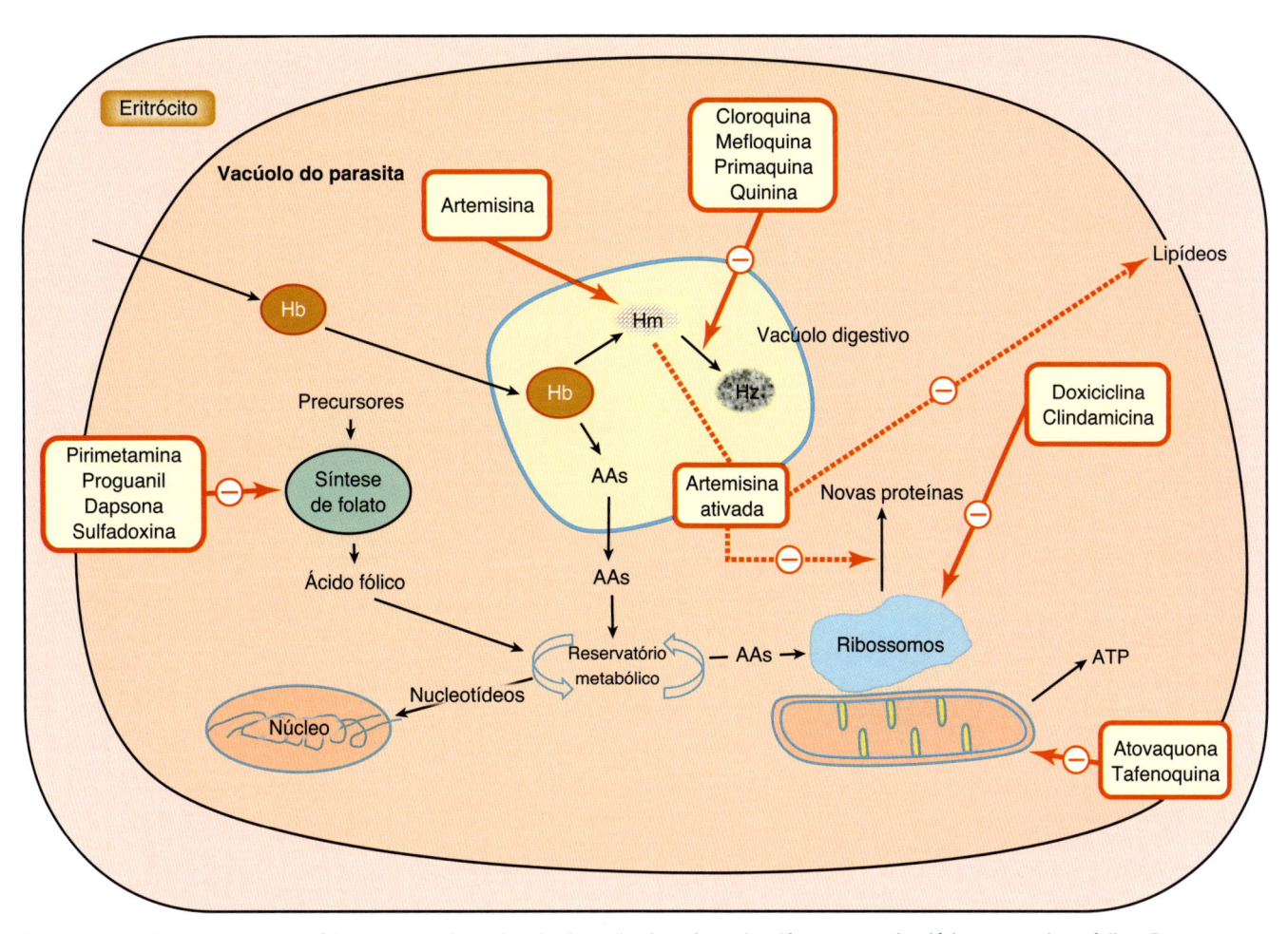

Figura 55.3 Diagrama esquemático mostrando os locais de ação dos alvos dos fármacos antimaláricos nos plasmódios. Durante o estágio eritrocítico da infecção, o parasita vive dentro dos eritrócitos, em um *vacúolo parasitóforo*, e alimenta-se de hemoglobina (Hb), que é enviada para o *vacúolo digestivo*, onde é metabolizada a aminoácidos (AAs) para uso pelo parasita. O resíduo heme (Hm) remanescente é tóxico para o parasita, de modo que é metabolizado a hemozoína (Hz). Alguns antimaláricos da quinolona (p. ex., **cloroquina**) impedem a conversão para heme, intoxicando, assim, o parasita. Outros fármacos (p. ex., **pirimetamina**) impedem a síntese do ácido fólico, essencial para a síntese de nucleotídeos, e têm como alvo a síntese de proteínas nascentes pelos ribossomos (p. ex., antibióticos como a **clindamicina**) ou inibem a função mitocondrial (p. ex., **atovaquona**). A **artemisinina** e seus derivados entram no vacúolo digestivo, onde são "ativados" pelo heme para formar compostos que reagem com as proteínas e os lipídeos, danificando-os. (De Blasco, B., Leroy, D., Fidock, D.A., 2017. Antimalarial drug resistance: linking *Plasmodium falciparum* parasite biology to the clinic. Nat. Med. 23, 917-928.)

Terapia antimalárica e ciclo de vida do parasita

Os fármacos utilizados no tratamento da malária são direcionados para vários locais de ação, e nenhum agente isolado tem a capacidade de atuar em todas as fases do ciclo de vida do parasita.

Os principais agentes usados são:
- Fármacos que tratam a crise aguda da malária por sua ação sobre os parasitas presentes no sangue; podem curar as infecções pelos parasitas (p. ex., *P. falciparum*) que não têm estágio exoeritrocítico
- Os fármacos que fornecem proteção profilática atuam sobre os merozoítos que emergem das células hepáticas
- Os fármacos que efetuam uma "cura radical" são ativos contra os parasitas no fígado
- Alguns fármacos atuam sobre os gametócitos e evitam a transmissão pelo mosquito.

Com frequência, são utilizadas combinações desses agentes. Alguns antibióticos, como a tetraciclina **doxiciclina** (ver Capítulo 52), demonstraram ser úteis quando combinados com os agentes já citados. Têm efeito antiparasitário próprio, mas também controlam outras infecções concomitantes.

FÁRMACOS QUE EFETUAM UMA CURA RADICAL

Os agentes esquizonticidas teciduais efetuam uma cura "radical" pela erradicação dos parasitas *P. vivax* e *P. ovale* no fígado (ver Figura 55.1B). Apenas as 8-aminoquinolinas (p. ex., **primaquina** e **tafenoquina**) têm essa ação. Esses fármacos também destroem os gametócitos e, portanto, reduzem a disseminação da infecção.

FÁRMACOS USADOS PARA QUIMIOPROFILAXIA

Os fármacos usados para quimioprofilaxia (também conhecidos como *fármacos profiláticos causais*) bloqueiam a ligação entre o estágio exoeritrocítico e o estágio eritrocítico e, portanto, impedem o desenvolvimento das crises de malária. A profilaxia causal verdadeira – a prevenção da infecção pela morte dos esporozoítos no momento de sua entrada

Tabela 55.2 Exemplos de tratamento farmacológico e quimioprofilaxia da malária.[a]

	Razão para administração	Escolhas típicas de fármacos
Infecção ativa	...por *Plasmodium falciparum*	**Quinina**, seguida de **doxiciclina** ou **clindamicina**
		Algumas vezes, **pirimetamina** com **sulfadoxina**, quando apropriado, ou **Malarone**®[b] ou **Riamet**®[c]
	...por organismos desconhecidos ou mistos	**Quinina**, **Malarone** ou **Riamet**
	...por *Plasmodium malariae*, *Plasmodium vivax* ou *Plasmodium ovale*	**Cloroquina** (se não estiver em uma área resistente) ou **Quinina**, **Malarone**® ou **Riamet**® (se estiver em uma área resistente à cloroquina), possivelmente seguidos de **primaquina** no caso de *P. vivax* ou *P. ovale*
Quimioprofilaxia	A curto prazo	**Malarone**® ou **doxiciclina**
	A longo prazo	A **cloroquina** e o **proguanil** frequentemente constituem a primeira escolha. **Malarone**®, **mefloquina** e **doxiciclina** também podem ser utilizadas, dependendo da duração do tratamento necessária e da tolerância aos fármacos

[a]Essa informação se baseia nas recomendações atuais do Reino Unido, incluindo o *British National Formulary* 2022. É preciso reconhecer que isso é apenas um resumo, um guia definitivo para prescrição, visto que as combinações de fármacos recomendadas variam, dependendo do paciente, da área visitada, do risco global de infecção, da presença de formas resistentes da doença e da ajuda especializada a ser procurada. Além disso, esses esquemas precisam ser usados com outras medidas preventivas.
[b]**Malarone**® é uma combinação de dose fixa comercializada de **atovaquona** e **cloridrato de proguanil**.
[c]**Riamet**® é uma combinação de dose fixa comercializada de **artemeter** e **lumefantrina**.

no hospedeiro – não é viável com os fármacos atualmente disponíveis, embora possa ser possível com vacinas (ver adiante). As crises clínicas podem ser evitadas com o uso de fármacos quimioprofiláticos que matam os parasitas quando estes emergem do fígado após o estágio pré-eritrocítico (ver Figura 55.1C). Os fármacos usados para esse propósito são principalmente derivados da **artemisinina**, **cloroquina**, **piperaquina**, **lumefantrina**, **mefloquina**, **proguanil**, **pirimetamina**, **dapsona** e **doxiciclina**. Com frequência, são utilizados em combinações com outros fármacos.

Os agentes quimioprofiláticos são administrados a indivíduos que pretendem viajar para uma área onde a malária é endêmica. A administração deve começar pelo menos 1 semana antes da entrada na área e deve ser continuada por toda a estadia e durante pelo menos 1 mês depois. Nenhum esquema quimioprofilático é 100% efetivo, e podem ocorrer efeitos adversos. Um problema adicional é a complexidade de alguns esquemas, que exigem o uso de diferentes fármacos em horas diferentes e o fato de que pode ser necessário o uso de agentes diferentes para viagens com destinos diferentes. A Tabela 55.2 faz um breve resumo dos esquemas de quimioprofilaxia mais recomendados na atualidade.

FÁRMACOS USADOS PARA PREVENIR A TRANSMISSÃO

Alguns fármacos (p. ex., **primaquina**, **proguanil** e **pirimetamina**) podem destruir os gametócitos (ver Figura 55.1D), evitando a transmissão pelo mosquito e, assim, diminuindo o reservatório humano da doença, embora raramente sejam utilizados apenas para essa ação.

RESISTÊNCIA AOS FÁRMACOS

A resistência do parasita constitui um problema sério e constante com quase todos os fármacos antimaláricos, com a possível exceção da **lumefantrina**. Em muitos casos, aparecem cepas resistentes do parasita dentro de uma década ou até mesmo menos após a introdução de um novo fármaco. A maior parte da resistência deve-se a mutações pontuais que surgem espontaneamente, por exemplo em proteínas-alvo, como a di-hidrofolato redutase (que confere resistência aos fármacos antifolato, como o **proguanil**) ou na subunidade do citocromo B mitocondrial (que confere resistência à **atovaquona**). As mutações em transportadores do parasita que facilitam a entrada ou que controlam a saída de quinolonas dentro dos vacúolos digestivos também podem conferir resistência, e acredita-se também que a ocorrência de mutações em outras enzimas seja importante (Blasco et al., 2017).

Um problema bastante alarmante é o aumento da *resistência a múltiplos fármacos* em certas partes do mundo. Isso pode estar ligado à adesão deficiente ao tratamento, à terapia ineficaz ou a variações locais nas respostas imunes do hospedeiro à infecção.

CLOROQUINA

A **cloroquina**, uma 4-aminoquinolina, data da década de 1940, porém ainda é amplamente usada como agente esquizonticida sanguíneo (ver Figura 55.1A) e mostra-se efetiva contra as formas eritrocíticas de todas as quatro espécies de plasmódios (em áreas onde a resistência não é um problema), porém não causa nenhum efeito sobre os esporozoítos, hipnozoítos ou gametócitos. Não tem carga elétrica em pH neutro e, portanto, pode sofrer difusão livre no lisossomo do parasita. No pH ácido do lisossomo, a cloroquina é convertida em uma forma protonada à qual a membrana é impermeável e, portanto, fica "aprisionada" dentro do parasita. Sua principal ação antimalárica deriva da inibição da *heme polimerase*, a enzima que polimeriza o heme livre tóxico em *hemozoína* inócua. Isso intoxica o parasita e impede que ele utilize os aminoácidos da proteólise da hemoglobina. A **cloroquina** também tem sido utilizada como fármaco antirreumatoide modificador da doença (ver Capítulo 25) e apresenta algumas ações semelhantes à **quinidina** sobre o coração (ver Capítulo 20).

Resistência

Atualmente, o *P. falciparum* é resistente à **cloroquina** na maior parte do mundo. A resistência parece resultar do efluxo aumentado do fármaco das vesículas parasitárias como resultado de mutações nos genes transportadores de plasmódio (Baird, 2005). A resistência do *P. vivax* à **cloroquina** também é um problema crescente.

Administração e aspectos farmacocinéticos

Em geral, a **cloroquina** é administrada por via oral, porém a malária por *falciparum* grave pode ser tratada por injeções intramusculares ou subcutâneas frequentes de pequenas doses ou por infusão intravenosa contínua lenta. Após administração oral de uma dose, a cloroquina sofre absorção completa e extensa distribuição pelos tecidos e concentra-se nos eritrócitos parasitados. A liberação dos tecidos e dos eritrócitos infectados é lenta. O fármaco é metabolizado no fígado e excretado na urina, 70% na forma inalterada e 30% na forma de metabólitos. A eliminação é lenta, com uma fase principal que apresenta meia-vida de 50 horas e persistência de um resíduo por semanas ou meses.

Efeitos adversos

A **cloroquina** causa poucos efeitos adversos quando administrada para quimioprofilaxia. Entretanto, podem ocorrer efeitos indesejáveis, incluindo náuseas, vômito, tontura, visão embaçada, cefaleia e sintomas urticariformes, quando são administradas doses maiores para tratar crises agudas de malária. Algumas vezes, a administração de doses maiores também resultou em retinopatia e perda da audição. As injeções intravenosas em bólus de **cloroquina** podem causar hipotensão e, se forem usadas doses elevadas, arritmias fatais. A **cloroquina** é considerada segura para uso em mulheres grávidas.

A **amodiaquina** tem ação muito semelhante à da cloroquina. Foi retirada do mercado há vários anos devido ao risco de agranulocitose, porém foi reintroduzida em diversas áreas do mundo onde a resistência à cloroquina é endêmica. A **piperaquina** também está estruturalmente relacionada com a **cloroquina** e compartilha uma farmacologia semelhante. Com frequência, é usada em combinação com **artenimol**.

QUININA

A **quinina**, um derivado da casca da cinchona, tem sido usada no tratamento das "febres" desde o século XVI, quando missionários jesuítas levaram a casca e o conhecimento de sua ação do Peru para a Europa. Trata-se de um fármaco esquizonticida sanguíneo efetivo contra as formas eritrocíticas de todas as quatro espécies de *Plasmodium* (ver Figura 55.1A); todavia, não tem nenhum efeito sobre as formas exoeritrocíticas ou sobre os gametócitos de *P. falciparum*. Seu mecanismo de ação é idêntico ao da **cloroquina**, porém a **quinina** não se concentra tão extensamente no plasmódio quanto a **cloroquina**, de modo que outros mecanismos também podem estar envolvidos. Com o surgimento e a propagação da resistência à **cloroquina**, a **quinina** é agora o principal agente quimioterápico para o *P. falciparum* em certas partes do mundo. As ações farmacológicas sobre o tecido do hospedeiro incluem ação depressora sobre o coração, efeito ocitócico leve sobre o útero durante a gravidez, ação bloqueadora marginal na junção neuromuscular e efeito antipirético fraco.

Resistência

Houve desenvolvimento de algum grau de resistência à **quinina** devido à expressão aumentada de transportadores de efluxo de fármacos nos plasmódios.

Aspectos farmacocinéticos

A **quinina** é bem absorvida e, em geral, administrada por via oral em um ciclo de 7 dias; entretanto, também pode ser administrada por infusão intravenosa lenta nas infecções graves por *P. falciparum* e em pacientes que apresentam vômitos. Pode ser necessária uma dose de ataque, porém a administração intravenosa em bólus está contraindicada devido ao risco de arritmias cardíacas. A meia-vida do fármaco é de 10 horas; é metabolizado no fígado, e os metabólitos são excretados na urina em aproximadamente 24 horas.

Efeitos adversos

A **quinina** tem sabor amargo, e a adesão ao tratamento por via oral é, com frequência, deficiente.[3] É irritante para a mucosa gástrica e pode causar náuseas e vômitos. Se a concentração plasmática ultrapassar 30 a 60 μmol/ℓ, pode ocorrer "cinchonismo" – caracterizado por náuseas, tontura, zumbido, cefaleia e turvação da visão. Níveis plasmáticos excessivos também podem causar hipotensão, arritmias cardíacas e distúrbios graves do sistema nervoso central (SNC), como delírio e coma.

Outras reações adversas pouco frequentes relatadas incluem depressão da medula óssea (sobretudo trombocitopenia) e a reações de hipersensibilidade. A **quinina** pode estimular a liberação de insulina. Pacientes com parasitemia acentuada causada por *falciparum* podem desenvolver hipoglicemia por essa razão e como consequência do consumo de glicose pelo parasita. Isso pode dificultar o diagnóstico diferencial entre coma causado por malária cerebral e coma hipoglicêmico. Um resultado raro do tratamento da malária com **quinina** ou do uso errático e inapropriado do fármaco é a *febre hemoglobinúrica*, uma condição grave e com frequência fatal, em que a anemia hemolítica aguda está associada à insuficiência renal.

MEFLOQUINA

A **mefloquina** (ver Figura 55.2) é um composto esquizonticida sanguíneo ativo contra *P. falciparum* e *P. vivax* (ver Figura 55.1A). Todavia, não apresenta nenhum efeito sobre as formas hepáticas dos parasitas, de modo que o tratamento das infecções por *P. vivax* geralmente é seguido de um ciclo de **primaquina** para erradicar os hipnozoítos. A **mefloquina** atua da mesma maneira que a quinina e, com frequência, é combinada com **pirimetamina**.

Resistência

O *P. falciparum* é resistente à **mefloquina** em algumas áreas – particularmente no Sudeste Asiático –, e acredita-se que a resistência seja causada, como ocorre com a **quinina**, pela expressão aumentada de transportadores de efluxo de fármacos do parasita.

Aspectos farmacocinéticos e efeitos adversos

A **mefloquina** é administrada por via oral e sofre rápida absorção. O início de ação é lento, e o fármaco apresenta meia-vida plasmática muito longa (até 30 dias), o que pode

---

[3] A quinina pode ser o primeiro agente anti-infeccioso documentado. Atribui-se ao médico escocês George Leghorn a sua reintrodução como remédio para "febres" (frequentemente de origem malárica) no século XVIII. Soldados britânicos locados na Índia, na década de 1970, foram encorajados a tomar o medicamento para eliminar o risco da doença. O sabor amargo da quinina era mascarado pela sua incorporação a bebidas saborosas, que incluíam frutas, gin, vodca e outras bebidas. Originalmente denominada "água tônica indiana", ainda é popular, embora seja utilizada uma menor quantidade de quinina em seu preparo.

resultar do ciclo êntero-hepático ou do seu armazenamento tecidual.

Quando a **mefloquina** é usada no tratamento da crise aguda, cerca de 50% dos pacientes queixam-se de distúrbios gastrointestinais (GI). Podem ocorrer efeitos colaterais transitórios no SNC – vertigem, confusão, disforia e insônia –, e há alguns relatos de condução atrioventricular alterada e, raramente, doenças de pele ou reações neuropsiquiátricas graves. A mefloquina está contraindicada para mulheres grávidas ou para aquelas com probabilidade de engravidar nos primeiros 3 meses após a interrupção do fármaco devido à sua meia-vida longa e à incerteza de seu potencial teratogênico. Quando usada para quimioprofilaxia, as ações adversas habitualmente são mais leves, porém o fármaco não deve ser usado dessa maneira, a não ser que exista um alto risco de adquirir malária resistente à cloroquina.

LUMEFANTRINA

Esse fármaco aril-amino-álcool está relacionado com um composto mais antigo, a **halofantrina**, que hoje raramente é utilizada. A **lumefantrina** nunca é administrada de modo isolado, porém é combinada com **artemeter**. É provável que seu mecanismo de ação consista em prevenir a conversão do heme pelo parasita. A farmacocinética da combinação é complexa (Ezzet et al., 1998). Os efeitos adversos da combinação podem incluir sintomas GI e do SNC.

FÁRMACOS QUE AFETAM O METABOLISMO DO FOLATO

Embora conhecidos como fármacos antibacterianos, os agentes que afetam o metabolismo do folato também apresentam atividade antiprotozoária. A **pirimetamina** e o **proguanil** inibem a di-hidrofolato redutase, o que impede a utilização do folato na síntese de DNA. Quando usados em conjunto, bloqueiam a via do folato em diferentes pontos, atuando, assim, de forma sinérgica.

A pirimetamina tem estrutura semelhante ao fármaco antibacteriano, a **trimetoprima** (ver Capítulo 52). O **proguanil** apresenta uma estrutura um pouco diferente, porém o seu metabólito (ativo) pode assumir uma configuração semelhante. Ambos exibem maior afinidade pela enzima do plasmódio do que pela enzima humana. Sua atuação contra as formas eritrocíticas do parasita é lenta (ver Figura 55.1A), e acredita-se que o proguanil tenha um efeito adicional no estágio hepático inicial (ver Figura 55.1), mas não nos hipnozoítos de *P. vivax* (ver Figura 55.1B). A **pirimetamina** é usada apenas em combinação com uma sulfona ou uma sulfonamida.

As sulfonamidas e as sulfonas inibem a síntese de folato nos plasmódios competindo com o ácido *p*-aminobenzoico (ver Capítulo 52). A principal sulfonamida utilizada no tratamento da malária é a **sulfadoxina**, e a única sulfona usada é a **dapsona**. No Capítulo 52, são fornecidos detalhes desses fármacos. As sulfonamidas e as sulfonas são ativas contra as formas eritrocíticas de *P. falciparum*, porém são menos ativas contra as do *P. vivax* e não apresentam atividade contra as formas de esporozoítos ou hipnozoítos dos plasmódios. A **pirimetamina-sulfadoxina** tem sido bastante utilizada para a malária resistente à cloroquina, porém infelizmente houve desenvolvimento de resistência a essa combinação em muitas áreas.

Resistência

A ocorrência de mutações pontuais nas enzimas da via de síntese de folato pode conferir resistência a esses fármacos.

Aspectos farmacocinéticos

Tanto a **pirimetamina** quanto o **proguanil** são administrados por via oral e são bem absorvidos, embora lentamente. A **pirimetamina** apresenta meia-vida plasmática de 4 dias, e as concentrações plasmáticas "supressivas" efetivas podem persistir por 14 dias. É administrada 1 vez/semana. A meia-vida do **proguanil** é de 16 horas. Trata-se de um profármaco metabolizado no fígado à sua forma ativa, o *cicloguanil*, que é excretado principalmente na urina. Deve ser administrado diariamente.

Efeitos adversos

Esses fármacos têm poucos efeitos adversos quando administrados em doses terapêuticas. Entretanto, doses maiores da combinação **pirimetamina-dapsona** podem causar reações graves, como anemia hemolítica, agranulocitose e inflamação pulmonar. A combinação **pirimetamina-sulfadoxina** pode causar reações cutâneas graves, discrasias sanguíneas e alveolite alérgica, e o seu uso não é mais recomendado para quimioprofilaxia. A **pirimetamina** em altas doses pode inibir a di-hidrofolato redutase dos mamíferos e causar *anemia megaloblástica* (ver Capítulo 24), e devem-se administrar suplementos de ácido fólico se esse fármaco for utilizado durante a gravidez. Pode surgir resistência aos fármacos antifolato em consequência de mutações pontuais isoladas nos genes que codificam a di-hidrofolato redutase do parasita.

PRIMAQUINA

A **primaquina**, uma 8-aminoquinolina, é ativa (quase o único entre os fármacos antimaláricos clinicamente disponíveis) contra os hipnozoítos hepáticos (ver Figura 55.2). A **etaquina** e a **tafenoquina** são análogos da **primaquina** mais ativos e lentamente metabolizados. Esses fármacos podem efetuar uma cura radical da malária por *P. vivax* e *P. ovale*, em que os parasitas apresentam um estágio dormente no fígado. A **primaquina** não afeta os esporozoítos e exerce pouca ou nenhuma ação contra o estágio eritrocítico do parasita. Entretanto, tem ação gametocida e constitui o fármaco antimalárico mais efetivo para prevenir a transmissão de todas as quatro espécies de plasmódios. É quase sempre usada em combinação com outro fármaco, em geral a **cloroquina**. A farmacologia da **primaquina** e fármacos semelhantes foi revisada por Shanks et al. (2001).

Resistência

A resistência à primaquina é (felizmente) escassa, porém foram relatadas evidências de diminuição da sensibilidade de algumas cepas de *P. vivax*.

Aspectos farmacocinéticos

A **primaquina** é administrada por via oral e é bem absorvida. Seu metabolismo é rápido, e o fármaco está presente no corpo em quantidade muito pequena depois de 10 a 12 horas. A meia-vida é de 3 a 6 horas. A **tafenoquina** é metabolizada muito mais lentamente e, portanto, tem a vantagem de poder ser administrada em dose semanal.

Efeitos adversos

A **primaquina** apresenta poucos efeitos adversos na maioria dos pacientes quando usada na dosagem terapêutica normal. Entretanto, podem ocorrer sintomas GI relacionados com a dose, e o uso de altas doses pode causar metemoglobinemia com cianose.

A **primaquina** também pode causar hemólise em indivíduos com a condição metabólica genética ligada ao cromossomo X nos eritrócitos, a *deficiência de glicose 6-fosfato desidrogenase* (ver Capítulo 12). Na presença dessa deficiência, os eritrócitos não são capazes de regenerar o fosfato de nicotinamida adenina dinucleotídeo (NADPH), que é depletado pelos derivados metabólicos oxidantes da **primaquina**. Em consequência, as funções metabólicas dos eritrócitos ficam comprometidas e ocorre hemólise. A deficiência da enzima é observada em até 15% dos homens negros e é bastante comum em alguns outros grupos étnicos. Deve-se estimar a atividade da glicose 6-fosfato desidrogenase antes da administração de **primaquina**.

ARTEMISININA E COMPOSTOS RELACIONADOS

Nunca é demais ressaltar a importância desse grupo, visto que, com frequência, esses fármacos constituem o único tratamento efetivo para o *P. falciparum* resistente a fármacos. Essas lactonas sesquiterpênicas são derivados do *absinto doce, qinghao*, um remédio chinês tradicional para febres. O nome científico conferido à erva por Linnaeus é *Artemisia*.[4] A **artemisinina**, um extrato químico pouco solúvel da *Artemisia*, é um esquizonticida sanguíneo de ação rápida, efetivo no tratamento da crise aguda de malária (incluindo a malária resistente à **cloroquina** e a malária cerebral). Em ensaios clínicos randomizados, artemisininas curaram crises de malária, incluindo a malária cerebral, mais rapidamente e com menos efeitos adversos do que qualquer outro agente antimalárico. A **artemisinina** e derivados mostram-se eficazes contra o *P. falciparum* multirresistente na África Subsaariana e, em combinação com a **mefloquina**, contra o *P. falciparum* multirresistente no Sudeste Asiático.

Aspectos farmacocinéticos

Os derivados da artemisinina, que incluem o **artenimol** (di-hidroartemisinina, o metabólito ativo da **artemisinina**), o **artesunato** (um derivado hidrossolúvel disponível em alguns países) e o **artemeter**, são mais potentes e mais bem absorvidos do que o composto original. Todas as artemisininas se concentram nos eritrócitos parasitados. Após a sua entrada nos vacúolos digestivos, o ferro do heme ativa a sua "ponte de endoperóxido" incomum, dando origem a compostos que contêm oxigênio altamente reativo. Esses compostos provocam dano irreversível às proteínas, membranas lipídicas e outros alvos do parasita e não têm nenhum efeito nos hipnozoítos hepáticos.

A **artemisinina** pode ser administrada por via oral, intramuscular ou por supositório. O **artemeter** é administrado por via oral ou intramuscular, e o artesunato, por via intramuscular ou intravenosa. Esses fármacos sofrem rápida absorção, são amplamente distribuídos e convertidos no fígado no metabólito ativo, a *di-hidroartemisinina*. A meia-vida da **artemisinina** é de cerca de 4 horas, a do **artesunato**, de 45 minutos, e a do **artemeter**, de 4 a 11 horas.

---

[4]Os extratos de *Artemisia* têm sido usados durante milhares de anos na China para o tratamento das "febres". Artemísia era a esposa e irmã do rei de Halicarnassus, no século IV. Com a morte dele, ela ficou tão desconcertada que misturou as cinzas com o que costumava beber para torná-lo amargo. Como o absinto doce é notável pelo seu extremo sabor amargo, recebeu o seu nome em homenagem a Artemísia. A artemisinina, o composto biologicamente ativo, foi isolada por químicos chineses em 1972, mas foi ignorada no Oeste por mais de 10 anos, até a OMS reconhecer a sua importância e, em 2002, incluí-la em sua lista de "fármacos essenciais" para o tratamento da malária. Em 2015, a farmacologista chinesa Youyou Tu ganhou o prêmio Nobel pela sua atuação no desenvolvimento desse fármaco.

Efeitos adversos. São poucos; foram relatados bloqueio cardíaco transitório, diminuição da contagem de neutrófilos no sangue periférico e episódios breves de febre. Em estudos com animais, a **artemisinina** provoca lesão incomum em alguns núcleos do tronco encefálico, em particular naqueles envolvidos na função auditiva; entretanto, não houve nenhuma incidência relatada de neurotoxicidade nos seres humanos.

Em estudos realizados com roedores, a **artemisinina** potencializou os efeitos da **mefloquina**, **primaquina** e **tetraciclina**, foi aditiva com a **cloroquina** e antagonizou as sulfonamidas e os antagonistas do folato. Por esse motivo, os derivados da **artemisinina** costumam ser usados em combinação com outros fármacos antimaláricos como parte de esquemas de ACT; por exemplo, o **artemeter** é administrado, com frequência, em combinação com **lumefantrina**.

Resistência

Inicialmente, a resistência não era um grande problema; entretanto, de modo alarmante, relatos de que o parasita em algumas áreas do mundo (p. ex., Sudeste Asiático) estava se tornando menos sensível a esses fármacos – isoladamente ou em combinações de ACT – começaram a surgir há cerca de uma década (Blasco et al., 2017). A situação está sendo monitorada com muito cuidado.

ATOVAQUONA

A **atovaquona** é um fármaco de hidroxinaftoquinona usado de modo profilático para prevenir a malária e tratar casos resistentes a outros fármacos. Sua principal ação é a inibição da cadeia de transporte de elétrons mitocondrial do parasita, possivelmente mimetizando o substrato natural, a ubiquinona. Em geral, a **atovaquona** é usada em combinação com o fármaco antifolato **proguanil**, porque atuam de modo sinérgico. O mecanismo subjacente ao sinergismo não é conhecido, porém é específico para esse par particular de fármacos, visto que outros fármacos antifolato ou inibidores do transporte de elétrons não produzem esse efeito sinérgico. Quando combinada com **proguanil**, a **atovaquona** é muito efetiva e bem tolerada. Foram relatados poucos efeitos adversos desse tratamento de combinação, porém podem ocorrer dor abdominal, náuseas e vômitos. As mulheres grávidas ou as que amamentam não devem tomar **atovaquona**.

Resistência

A resistência à **atovaquona** isoladamente é rápida e resulta de uma mutação pontual no gene para o citocromo B. A resistência ao tratamento combinado com **atovaquona** e **proguanil** é menos comum.

NOVOS E POTENCIAIS FÁRMACOS ANTIMALÁRICOS

A malária tem sido apelidada de "doença reemergente", em grande parte devido ao aparecimento crescente de cepas do parasita resistentes aos fármacos. Nenhum fármaco *sintético* novo foi descoberto em mais de 40 anos e, em consequência, o progresso se tornou uma questão de certa urgência.

Nesse contexto, Ceravolo et al. (2021) procederam a uma revisão da busca de substâncias de ocorrência natural com ações antimaláricas (lembre-se de o primeiro antimalárico foi a **quinina**) e relataram a obtenção de algum sucesso, enquanto Nweze et al. (2021) concentraram-se em produtos derivados de organismos marinhos com propriedades antiprotozoárias. Miller et al. (2019) discutiram o progresso na busca de novos fármacos capazes de inibir as proteases do vacúolo digestivo do parasita. Junto a uma melhor compreensão dos aspectos farmacocinéticos dos medicamentos atuais (Elewa e Wilby, 2017), esses avanços podem permitir o desenvolvimento de novos esquemas de tratamento mais seletivos no futuro.

Um avanço significativo nos fármacos antimaláricos já existentes resultou da aplicação da biologia sintética para solucionar o problema da produção de **artemisinina**. É notória a dificuldade de sintetizar a **artemisinina** pelas técnicas químicas convencionais e de coletá-la em grandes quantidades. Com o uso de levedura geneticamente modificada transfectada com genes da *Artemisia*, foi possível produzir quantidades substanciais do precursor, o ácido artemisínico, que pode ser facilmente convertido em **artemisinina** (Paddon et al., 2013), aliviando, assim, a escassez desesperada do fármaco.

Ao longo da história, a criação de uma vacina antimalárica demonstrou ser tecnicamente problemática devido às diferentes formas que o parasita assume durante o seu ciclo de vida; entretanto, depois de décadas de frustração, o ano de 2021 por fim testemunhou um importante avanço (Laurens, 2020). O lançamento da vacina *RTS,S* (**Mosquirix**), a primeira antimalárica (e a primeira antiprotozoária de todos os tempos) a ser aprovada para uso clínico, foi o resultado de mais de 30 anos de trabalho financiado por uma iniciativa pública-privada, que incluiu um financiamento filantrópico substancial da Bill and Melinda Gates Foundation.

A vacina foi lançada em 2020 e aprovada pela OMS como tratamento para crianças vulneráveis (que constituem a maioria das vítimas) na África Subsaariana, um continente onde predomina a forma mais mortal do parasita, *P. falciparum*. Seu alvo é o *antígeno circum esporozoíto* que, como o nome indica, está presente nas primeiras formas do parasita introduzidas na corrente sanguínea pela picada infectante do mosquito. Por conseguinte, impede a propagação do parasita no fígado e, portanto, os estágios subsequentes de seu desenvolvimento. Os estudos realizados demonstraram que a vacina proporciona uma proteção de 30% contra a infecção por *P. falciparum*. Isso pode não parecer um grande resultado, porém é altamente significativo, em particular quando considerado em conjunto com outras medidas preventivas concomitantes, como mosquiteiros impregnados de inseticida, tratamento da água parada etc.

Entretanto, talvez a principal lição do desenvolvimento dessa vacina é o fato de que ela é tecnicamente viável. Com efeito, várias outras vacinas estão em fase de preparação (Almeida et al., 2021; Bonam et al., 2021); todavia, enquanto a profilaxia com vacina representa, de fato, um avanço no tratamento da saúde pública, ainda é importante lembrar que ela não pode tratar a doença aguda e que os fármacos antimaláricos ainda serão importantes, mesmo após a adoção generalizada da vacina.

AMEBÍASE E FÁRMACOS AMEBICIDAS

A amebíase é causada pela infecção por uma ou mais cepas do organismo *Entamoeba*. A infecção pode ser assintomática ou pode provocar uma variedade de sintomas GI, alguns dos quais podem ser graves. O principal organismo envolvido é a *Entamoeba histolytica*, o agente etiológico da disenteria amebiana, que pode provocar colite grave (disenteria) e, algumas vezes, abscessos hepáticos.

> ### Fármacos antimaláricos
>
> - A **cloroquina** é um esquizonticida sanguíneo, que se concentra dentro do parasita e inibe a heme polimerase. A resistência atualmente é comum. A **piperaquina** é um derivado da **cloroquina** de ação prolongada
> - A **quinina** é um esquizonticida sanguíneo. Em geral, é administrada como terapia combinada com:
>   - **Pirimetamina**, um antagonista do folato que atua como esquizonticida sanguíneo lento, e
>   - **Dapsona**, uma sulfona, ou
>   - **Sulfadoxina**, uma sulfonamida de ação prolongada (oralmente ativa; meia-vida de 7 a 9 dias)
> - O **proguanil**, um antagonista do folato, é um esquizonticida sanguíneo lento com alguma ação sobre as formas hepáticas primárias do *P. vivax*
> - A **mefloquina** é um agente esquizonticida sanguíneo ativo contra o *P. falciparum* e o *P. vixax*, que atua inibindo a heme polimerase do parasita
> - A **primaquina** é efetiva contra os hipnozoítos hepáticos e contra os gametócitos
> - Os derivados da **artemisinina** agora são amplamente usados, particularmente em combinação com outros fármacos, como a **lumefantrina** e o **artenimol**. Trata-se de agentes esquizonticidas sanguíneos de ação rápida, que são efetivos contra o *P. falciparum* e o *P. vivax*
> - O **artenimol** (di-hidroxiartemisinina) é o metabólito ativo da **artemisinina**
> - O **artesunato** é hidrossolúvel e pode ser administrado por via oral ou intravenosa, intramuscular ou retal. A resistência é, até o momento, incomum
> - A **atovaquona** (em combinação com **proguanil**) é utilizada na prevenção e no tratamento da malária aguda e não complicada por *P. falciparum*. A resistência à **atovaquona** desenvolve-se rapidamente se for administrada de modo isolado.

A infecção é encontrada em todo o mundo, porém é mais frequente em climas mais quentes e está associada a condições sanitárias precárias. Atualmente, acredita-se que cerca de 50 milhões de pessoas abriguem a doença, resultando em cerca de 100 mil mortes por ano. É considerada a segunda principal causa de morte por doença parasitária em todo o mundo.

O organismo apresenta um ciclo de vida simples, e os seres humanos são os principais hospedeiros. A infecção, que em geral é disseminada por falta de higiene, ocorre após a ingestão dos cistos maduros na água ou em alimentos contaminados com fezes humanas. Os cistos infecciosos passam para o cólon, onde se desenvolvem em *trofozoítos*. Esses organismos móveis aderem às células epiteliais do cólon, utilizando uma lectina que contém galactose na membrana celular do hospedeiro. Ali, os trofozoítos se alimentam, multiplicam-se, sofrem encistamento e, por fim, são eliminados nas fezes, completando, assim, o seu ciclo de vida. Alguns indivíduos são "portadores" assintomáticos e abrigam o parasita sem desenvolver a doença, porém os cistos estão presentes em suas fezes e podem infectar outros indivíduos. Os cistos podem sobreviver fora do corpo durante pelo menos 1 semana em ambiente úmido e fresco.

> **Fármacos usados na amebíase**
>
> A amebíase é causada pela infecção por *E. histolytica*, que provoca disenteria e abscessos hepáticos. O organismo pode estar presente na forma invasiva móvel ou como cisto. Os principais fármacos usados são:
> - **Metronidazol** administrado por via oral (meia-vida de 7 horas). É ativo contra a forma invasiva no intestino e no fígado, mas não contra os cistos. Efeitos adversos (raros): distúrbios GI e sintomas do SNC. O **tinidazol** é semelhante. O acompanhamento do tratamento direcionado para o lúmen GI é necessário para assegurar a erradicação
> - A **diloxanida** é um agente luminal administrado por via oral, sem efeitos adversos graves. Apesar de não ser absorvida, é ativa contra a forma não invasiva no sistema GI.

O trofozoíto lisa as células da mucosa do cólon (daí o termo *histolytica*) usando proteases, os *amebaporos* (peptídeos que formam poros nas membranas celulares), ou induzindo a apoptose da célula do hospedeiro. Em seguida, o organismo invade a submucosa, onde secreta fatores que modificam a resposta do hospedeiro que, caso contrário, seria letal para o parasita. É esse processo que provoca a diarreia sanguinolenta característica e a dor abdominal, embora a infecção intestinal crônica possa estar presente na ausência de disenteria. Em alguns pacientes, pode haver um *granuloma amebiano* (*ameboma*) na parede intestinal. Os trofozoítos também podem migrar através do tecido intestinal danificado para o sangue portal e, assim, para o fígado, dando origem aos sintomas extraintestinais mais comuns da doença: os abscessos hepáticos amebianos.

O uso de fármacos para tratar essa condição depende, em grande parte, do local e do tipo de infecção. Os fármacos de escolha, que frequentemente são usados em combinação para as várias formas de amebíase, são:

- **Metronidazol** (ou **tinidazol**), seguido de **diloxanida** para a amebíase intestinal invasiva aguda, que resulta em disenteria amebiana aguda grave
- **Diloxanida** para a amebíase intestinal crônica
- **Metronidazol**, seguido de **diloxanida** para a amebíase hepática
- **Diloxanida** para o estado de "portador" assintomático.

METRONIDAZOL

O **metronidazol** mata os trofozoítos da *E. histolytica*, porém não tem nenhum efeito sobre os cistos. Trata-se do fármaco de escolha para a amebíase invasiva do intestino ou do fígado, mas mostra-se menos efetivo contra os microrganismos presentes no lúmen do intestino. O metronidazol é ativado por microrganismos anaeróbicos em um composto que provoca dano ao DNA, levando à apoptose dos parasitas.

Em geral, o **metronidazol** é administrado por via oral e sofre absorção rápida e completa. Dispõe-se também de preparações retais e intravenosas. Distribui-se rapidamente pelos tecidos e alcança concentrações elevadas nos líquidos corporais, incluindo o líquido cefalorraquidiano. Parte do fármaco é metabolizado, porém a maior parte é excretada na urina.

Efeitos adversos. São leves. O fármaco produz um sabor amargo e metálico na boca, porém causa poucos efeitos adversos quando administrado em doses terapêuticas. Foram relatados distúrbios GI menores, bem como sintomas do SNC (tontura, cefaleia, neuropatias sensitivas). O **metronidazol** provoca uma reação semelhante ao **dissulfiram** com o álcool (ver Capítulo 50), cujo consumo deve ser estritamente evitado. Não deve ser usado durante a gravidez.

O **tinidazol** é semelhante ao **metronidazol** no seu mecanismo de ação e efeitos adversos, porém é eliminado de modo mais lento, com meia-vida de 12 a 24 horas.

DILOXANIDA

A **diloxanida** e, mais comumente, um éster insolúvel, o **furoato de diloxanida**, constituem os fármacos de escolha para o paciente infectado assintomático e, com frequência, são administrados como acompanhamento após a doença ter sido revertida com metronidazol. Ambos têm ação amebicida direta e afetam os parasitas antes de seu encistamento. O **furoato de diloxanida** é administrado por via oral e atua sem ser absorvido. Podem ser observados efeitos GI ou outros efeitos adversos, porém o fármaco apresenta um excelente perfil de segurança.

Outros fármacos que algumas vezes são utilizados incluem o antibiótico **paramomicina** (ver a lista em *Bibliografia e Leitura Complementar* para mais informações). Alguns novos fármacos foram identificados como candidatos promissores por Shrivastav et al. (2020).

TRIPANOSSOMÍASE E FÁRMACOS TRIPANOSSOMICIDAS

Os tripanossomos pertencem ao grupo dos protozoários flagelados patogênicos. Dois subtipos de *Trypanosoma brucei* (*rhodesiense* e *gambiense*) causam a doença do sono na África (também conhecida como tripanossomíase humana africana [THA, do inglês, *human african trypanosomiasis*]). Na América do Sul, outra espécie, o *Trypanosoma cruzi*, causa a *doença de Chagas* (também conhecida como tripanossomíase americana).

Quase eliminada em 1960, a THA reapareceu; entretanto, graças a campanhas de saúde pública conjuntas, o número de casos está novamente diminuindo. Como resultado de uma melhor conscientização, tratamento e medidas preventivas, a OMS divulgou, em 2019, a detecção de menos de mil casos (em 1995, foram 25 mil) entre cerca de 60 milhões de pessoas com risco de contrair a doença do sono. A doença é causada pelo *T. brucei gambiense* (TbG) e *T. brucei rhodesiense* (TbR), sendo o TbR a forma mais agressiva, embora menos disseminada. A agitação civil, a fome, a AIDS e as doenças pandêmicas, como a covid-19, aumentaram a disseminação da doença ao reduzir as chances de uma distribuição dos medicamentos ou devido ao imunocomprometimento dos pacientes. As infecções tripanossômicas relacionadas também representam um grande risco para a pecuária e, portanto, têm impacto secundário à saúde e o bem-estar humanos. No caso da doença de Chagas, acredita-se que cerca de 6 a 7 milhões de pessoas tenham a infecção, de acordo com o último levantamento da OMS.

O vetor da THA é a mosca tsé-tsé. Em ambos os tipos da doença, há uma lesão local inicial de entrada, que pode (no caso do TbR) se desenvolver em um *cancro* doloroso (úlcera). Essa fase é seguida de surtos de parasitemia e febre, à medida que o parasita entra no sistema hemolinfático. Os parasitas e as toxinas que liberam durante a segunda fase da doença provocam dano aos órgãos. Isso se manifesta como "doença do sono" quando os parasitas alcançam o SNC, causando sonolência e colapso neurológico progressivo. Sem tratamento, essas infecções são fatais.

O *T. cruzi* é transmitido por outros insetos hematófagos, incluindo os "barbeiros". As fases iniciais da infecção são semelhantes, porém os parasitas provocam dano ao coração, aos músculos e, por vezes, ao fígado, baço, ossos e intestino. Muitas pessoas apresentam infecções crônicas. A taxa de cura é satisfatória se o tratamento for iniciado imediatamente após a infecção, mas é menos bem-sucedido se for adiado. Uma discussão acessível da tripanossomíase é fornecida por Buscher et al. (2017).

Os principais fármacos usados no tratamento da THA são a **suramina,** com a **pentamidina** como alternativa, no estágio hemolinfático da doença, e o arsenical **melarsoprol** para o estágio tardio, com comprometimento do SNC, e/ou a **eflornitina** (Burchmore et al., 2002; Burri e Brun, 2003). Todos esses fármacos apresentam efeitos colaterais tóxicos. O **nifurtimox,** a **eflornitina** e o **benznidazol** são usados na doença de Chagas; todavia, não se dispõe de um tratamento totalmente efetivo para essa forma de tripanossomíase.

SURAMINA

A **suramina** foi introduzida no tratamento da tripanossomíase em 1920. Esse fármaco liga-se firmemente às proteínas plasmáticas do hospedeiro, e o complexo entra no tripanossomo por endocitose e, em seguida, é liberado por proteases lisossômicas. A suramina inibe as enzimas essenciais do parasita, induzindo a destruição gradual das organelas, de modo que os organismos são eliminados da circulação depois de um curto intervalo.

A suramina é *administrada* por injeção intravenosa lenta. A concentração sanguínea cai rapidamente nas primeiras horas e, em seguida, mais devagar ao longo dos dias seguintes. Uma concentração residual permanece por 3 a 4 meses. A **suramina** tende a se acumular nos fagócitos mononucleares e nas células do túbulo proximal do rim.

Os efeitos adversos são comuns. A **suramina** é relativamente tóxica, em particular nos pacientes desnutridos, e o rim é o principal órgão afetado. Foram relatados muitos outros efeitos adversos de desenvolvimento lento, incluindo atrofia óptica, insuficiência suprarrenal, exantemas, anemia hemolítica e agranulocitose. Uma pequena proporção de indivíduos apresenta reação idiossincrática imediata à injeção de **suramina,** que pode incluir náuseas, vômitos, choque, convulsões e perda da consciência.

PENTAMIDINA

A **pentamidina** tem ação tripanossomicida direta *in vitro.* É logo captada pelos parasitas por um carreador dependente de energia de alta afinidade, e acredita-se que interaja com seu DNA. O fármaco é administrado por via intravenosa ou por injeção intramuscular profunda, em geral diariamente por 10 a 15 dias. Após absorção no local de injeção, a pentamidina se liga fortemente aos tecidos (em particular no rim) e é eliminada devagar, com excreção de apenas 50% de uma dose ao longo de 5 dias. Concentrações bastante elevadas do fármaco persistem no rim, no fígado e no baço por vários meses, porém não atravessa a barreira hematoencefálica. A pentamidina também é ativa na pneumonia por *Pneumocystis* (ver Capítulo 52). Sua utilidade é limitada pelos seus efeitos adversos: redução imediata da pressão arterial com taquicardia, falta de ar e vômitos, com toxicidade grave tardia, como dano renal, comprometimento hepático, discrasias sanguíneas e hipoglicemia.

MELARSOPROL

Trata-se de um composto arsenical orgânico utilizado sobretudo quando o SNC está envolvido. É administrado por via intravenosa e penetra no SNC em altas concentrações, onde mata o parasita. O melarsoprol é um fármaco muito tóxico, que produz vários efeitos adversos, incluindo encefalopatia e, algumas vezes, morte imediata. Por isso, é apenas administrado sob estrita supervisão.

EFLORNITINA

A **eflornitina** inibe a enzima *ornitina descarboxilase* do parasita. Demonstra boa atividade contra o *TbG* e é usada como *back-up* para o **melarsoprol,** embora, infelizmente, tenha atividade limitada contra o *TbR.* Os efeitos colaterais são comuns e podem ser graves, porém, são prontamente revertidos quando o tratamento é interrompido. A terapia combinada com **nifurtimox** e **eflornitina** tem produzido resultados promissores em pacientes com doença em estágio avançado.

Até a recente introdução do **fexinidazol** (apenas aprovado em 2021 e não discutido aqui), a **eflornitina** era o único fármaco novo adotado nos últimos 30 anos. Há, portanto, uma necessidade urgente de novos agentes para o tratamento das infecções por tripanossomos, em parte, devido à toxicidade dos fármacos já existentes e, em parte, devido ao desenvolvimento de resistência aos fármacos. Várias revisões fornecem detalhes dos recentes progressos na área, tanto no que diz respeito a agentes terapêuticos naturais (Simoben et al., 2018) quanto a outros agentes sintéticos (Altamura et al., 2022; Kourbeli et al., 2021).

OUTRAS INFECÇÕES CAUSADAS POR PROTOZOÁRIOS E FÁRMACOS UTILIZADOS NO SEU TRATAMENTO

LEISHMANIOSE

Os organismos do gênero *Leishmania* são protozoários flagelados, e a infecção por eles causada é transmitida pela fêmea do flebótomo. De acordo com as últimas estimativas da OMS (2020), mais de 1 bilhão de pessoas correm risco de contrair a doença e, atualmente, há no mundo inteiro cerca de 30 mil casos de *leishmaniose* visceral e 1 milhão de casos da doença cutânea. Muitos casos são assintomáticos, de modo que a doença não ocorre em todos os indivíduos infectados. Com o aumento das viagens internacionais, a leishmaniose está sendo importada para novas áreas, e, agora, são relatadas infecções oportunistas (sobretudo em pacientes com AIDS).

O parasita existe em uma forma flagelada (*promastigota*) no intestino do inseto infectado, e em uma forma não flagelada intracelular (*amastigota*) nos fagócitos mononucleares do hospedeiro mamífero infectado. No interior dessas células, os parasitas se desenvolvem em fagolisossomos modificados. O parasita, ao utilizar uma série de contramedidas (Singh et al., 2012) promove a geração de citocinas Th2 e subverte os sistemas microbicidas do macrófago para assegurar a sua sobrevivência. Os amastigotas se multiplicam, e, por fim, a célula infectada libera uma nova geração de parasitas no sistema hemolinfático, onde podem infectar mais macrófagos e, possivelmente, outras células.

Existem diferentes espécies de *Leishmania* em diferentes áreas geográficas, que provocam manifestações clínicas distintas (ver Tabela 55.1). As apresentações típicas incluem:

- Uma *forma cutânea*, que se manifesta como uma ferida desagradável ("úlcera oriental", "úlcera de Chiclero" e outros nomes), que pode apresentar cura espontânea, mas que pode deixar uma cicatriz. Trata-se da forma mais comum, encontrada nas Américas, em alguns países do Mediterrâneo e em partes da Ásia Central
- Uma *forma mucocutânea* ("espúndia" e outros nomes) que se manifesta como grandes úlceras das membranas mucosas da boca, do nariz e da faringe. A maioria dos casos é observada na América do Sul
- Uma *forma visceral* grave ("calazar" e outros nomes) em que o parasita se dissemina através da corrente sanguínea, provocando hepatomegalia, esplenomegalia, anemia e febre intermitente. Essa manifestação é encontrada sobretudo no subcontinente indiano e na África Ocidental.

Os principais fármacos utilizados na leishmaniose visceral são compostos de antimônio pentavalente, como o **estibogliconato de sódio** e a **pentamidina**, bem como a **anfotericina** (ver Capítulo 54), que algumas vezes é usada como tratamento de acompanhamento. A **miltefosina**, um fármaco antitumoral, também é utilizado em alguns países (mas não no Reino Unido), bem como o **antimoniato de meglumina**.

O **estibogliconato de sódio** é administrado por via intramuscular ou por injeção intravenosa lenta em um ciclo de 10 dias. É rapidamente eliminado na urina, e 70% são excretados nas primeiras 6 horas. Pode ser necessário mais de um ciclo de tratamento. O mecanismo de sua ação não está bem esclarecido, porém o fármaco pode aumentar a produção de radicais livres de oxigênio tóxicos no parasita.

Efeitos adversos. Consistem em anorexia, vômitos, bradicardia e hipotensão. Podem ocorrer tosse e dor subesternal durante a infusão intravenosa. É comum a ocorrência de hepatite reversível e pancreatite.

A **miltefosina** (hexadecilfosfocolina) também é ativa no tratamento da leishmaniose tanto cutânea quanto visceral. O fármaco pode ser administrado por via oral e é bem tolerado. Os efeitos colaterais são leves e incluem náuseas e vômitos. O fármaco *in vitro* induz a fragmentação do DNA e apoptose nos parasitas.

Outros fármacos, como antibióticos e agentes antifúngicos, podem ser administrados concomitantemente aos fármacos já citados. Podem exercer alguma ação própria sobre o parasita, porém a sua principal utilidade consiste em controlar a disseminação das infecções secundárias.

A resistência aos fármacos atuais, em particular aos antimoniais pentavalentes (possivelmente causada pelo aumento da expressão de uma bomba de efluxo de antimoniais), representa um sério problema, e não há perspectiva imediata de uma vacina. A farmacologia dos fármacos atuais e as perspectivas de novos agentes foram revisadas por Singh et al. (2012), Altamura et al. (2022) e Santana et al. (2020).

TRICOMONÍASE

O principal organismo *Trichomonas* que produz doença nos seres humanos é o *Trichomonas vaginalis*. As cepas virulentas causam inflamação da vagina e, algumas vezes, da uretra nos homens. O principal fármaco usado no tratamento é o **metronidazol** (ver Capítulo 52), embora haja aumento na resistência a ele. O **tinidazol** em altas doses também é efetivo, com poucos efeitos colaterais.

GIARDÍASE

A *Giardia lamblia* coloniza o trato GI superior na sua forma de trofozoíto, e os cistos são eliminados nas fezes. Em seguida, a infecção se propaga pela ingestão de água ou alimentos contaminados com material fecal contendo cistos. A giardíase é encontrada em todo o mundo, e as epidemias causadas por condições sanitárias precárias não são incomuns. O **metronidazol** constitui o fármaco de escolha, e o tratamento é, em geral, muito efetivo. O **tinidazol** ou a **mepacrina** podem ser utilizados como alternativas.

TOXOPLASMOSE

O gato é o hospedeiro definitivo do *T. gondii*, um membro patogênico desse grupo de organismos (*i. e.*, é o único hospedeiro no qual pode ocorrer o ciclo sexuado). O gato expele os cistos infecciosos nas fezes, e os seres humanos podem inadvertidamente se tornar hospedeiros intermediários, abrigando a forma assexuada do parasita. Os oocistos ingeridos se desenvolvem em esporozoítos; em seguida; em trofozoítos; e, por fim, sofrem encistamento nos tecidos. Na maioria dos indivíduos, a doença é assintomática ou autolimitada, embora as infecções intrauterinas possam causar grave dano ao feto em desenvolvimento e infecção generalizada fatal em pacientes imunossuprimidos ou com AIDS, nos quais pode ocorrer *encefalite por toxoplasma*. Nos seres humanos, o *T. gondii* infecta numerosos tipos de células e apresenta um estágio de replicação altamente virulento.

O tratamento de escolha consiste em **pirimetamina-sulfadiazina** (cujo uso deve ser evitado em mulheres grávidas), **sulfametoxazol-trimetoprima** (**cotrimoxazol**, ver Capítulo 52); ou combinações de **pirimetamina** com **clindamicina**, **claritromicina** ou **azitromicina** (ver Capítulo 52).

PNEUMOCYSTIS

Reconhecido pela primeira vez em 1909, o *Pneumocystis carinii* (agora conhecido como *P. jirovecii*; ver Capítulo 54), compartilha características estruturais com os protozoários e os fungos, de modo que a sua taxonomia precisa permanece incerta. Antes considerado como um microrganismo de ampla distribuição, porém em grande parte inócuo, é agora reconhecido como uma importante causa de infecções oportunistas em pacientes imunocomprometidos. É comum na AIDS, em que a pneumonia por *P. carinii* com frequência constitui o sintoma de apresentação, bem como uma importante causa de morte.

O **cotrimoxazol** em alta dose (ver Capítulos 51 e 52) é o fármaco de escolha nos casos graves, enquanto a **pentamidina** parenteral constitui uma alternativa. O tratamento de formas mais leves da doença (ou profilaxia) pode ser realizado com **atovaquona** e combinações de **trimetoprima-dapsona** ou **clindamicina-primaquina**.

AVANÇOS FUTUROS

A farmacologia antiprotozoária representa um enorme desafio global, em que cada espécie apresenta seus próprios problemas distintos para o potencial criador de novos fármacos antiprotozoários. Entretanto, o problema não é apenas a falta de novos fármacos: por motivos políticos e econômicos, os países e as populações mais afetados com frequência carecem de uma infraestrutura eficiente para a distribuição e a administração segura dos fármacos que já estão disponíveis. Esse problema também é exacerbado por atitudes culturais, guerras civis, fome, pandemias, circulação de fármacos falsos ou defeituosos, seca e desastres naturais.

BIBLIOGRAFIA E LEITURA COMPLEMENTAR

Interações hospedeiro-parasita

Brenier-Pinchart, M.P., Pelloux, H., Derouich-Guergour, D., et al., 2001. Chemokines in host–parasite interactions. Trends Parasitol. 17, 292–296.

Langhorne, J., Duffy, P.E., 2016. Expanding the antimalarial toolkit: targeting host-parasite interactions. J. Exp. Med. 213, 143–153.

Malária

Achieng, A.O., Rawat, M., Ogutu, B., et al., 2017. Antimalarials: molecular drug targets and mechanism of action. Curr. Top. Med. Chem. 17, 2114–2128.

Almeida, M.E.M., Vasconcelos, M.G.S., Tarrago, A.M., Mariuba, L.A.M., 2021. Circumsporozoite surface protein-based malaria vaccines: a review. Rev. Inst. Med. Trop. Sao Paulo 63, e11.

Baird, J.K., 2005. Effectiveness of antimalarial drugs. N. Engl. J. Med. 352, 1565–1577.

Basore, K., Cheng, Y., Kushwaha, A.K., Nguyen, S.T., Desai, S.A., 2015. How do antimalarial drugs reach their intracellular targets? Front. Pharmacol. 6, 91.

Blasco, B., Leroy, D., Fidock, D.A., 2017. Antimalarial drug resistance: linking *Plasmodium falciparum* parasite biology to the clinic. Nat. Med. 23, 917–928.

Bonam, S.R., Renia, L., Tadepalli, G., Bayry, J., Kumar, H.M.S., 2021. Plasmodium *falciparum* malaria vaccines and vaccine adjuvants. Vaccines (Basel) 9, 1–35.

Butler, A.R., Khan, S., Ferguson, E., 2010. A brief history of malaria chemotherapy. J. R. Coll. Physicians Edinb. 40, 172–177.

Ceravolo, I.P., Aguiar, A.C., Adebayo, J.O., Krettli, A.U., 2021. Studies on activities and chemical characterization of medicinal plants in search for new antimalarials: a ten year review on ethnopharmacology. Front. Pharmacol. 12, 734263.

Deu, E., 2017. Proteases as antimalarial targets: strategies for genetic, chemical, and therapeutic validation. FEBS J. 284 (16), 2604–2628.

Elewa, H., Wilby, K.J., 2017. A Review of Pharmacogenetics of Antimalarials and associated clinical implications. Eur. J. Drug Metab. Pharmacokinet. 42, 745–756.

Ezzet, F., Mull, R., Karbwang, J., 1998. Population pharmacokinetics and therapeutic response of CGP 56697 (artemether + benflumetol) in malaria patients. Br. J. Clin. Pharmacol. 46, 553–561.

Fidock, D.A., Rosenthal, P.J., Croft, S.L., et al., 2004. Antimalarial drug discovery: efficacy models for compound screening. Nat. Rev. Drug Discov. 3, 509–520.

Foley, M., Tilley, L., 1997. Quinoline antimalarials: mechanisms of action and resistance. Int. J. Parasitol. 27, 231–240.

Gorobets, N.Y., Sedash, Y.V., Singh, B.K., et al., 2017. An overview of currently available antimalarials. Curr. Top. Med. Chem. 17, 2143–2157.

Greenwood, B.M., Fidock, D.A., Kyle, D.E., et al., 2008. Malaria: progress, perils, and prospects for eradication. J. Clin. Invest. 118, 1266–1276.

Hoffman, S.L., Vekemans, J., Richie, T.L., Duffy, P.E., 2015. The march toward malaria vaccines. Am. J. Prev. Med. 49, S319–S333.

Laurens, M.B., 2020. RTS,S/AS01 vaccine (Mosquirix): an overview. Hum. Vaccin. Immunother. 16, 480–489.

Miller Iii, W.A., Teye, J., Achieng, A.O., et al., 2019. Antimalarials: review of plasmepsins as drug targets and HIV protease inhibitors interactions. Curr. Top. Med. Chem. 18, 2022–2028.

Mishra, M., Mishra, V.K., Kashaw, V., et al., 2017. Comprehensive review on various strategies for antimalarial drug discovery. Eur. J. Med. Chem. 125, 1300–1320.

Muregi, F.W., Wamakima, H.N., Kimani, F.T., 2012. Novel drug targets in malaria parasite with potential to yield antimalarial drugs with long useful therapeutic lives. Curr. Pharm. Des. 18, 3505–3521.

Nweze, J.A., Mbaoji, F.N., Li, Y.M., et al., 2021. Potentials of marine natural products against malaria, leishmaniasis, and trypanosomiasis parasites: a review of recent articles. Infect. Dis. Poverty 10, 9.

Paddon, C.J., Westfall, P.J., Pitera, D.J., et al., 2013. High-level semi-synthetic production of the potent antimalarial artemisinin. Nature 25, 528–532.

Shanks, G.D., Kain, K.C., Keystone, J.S., 2001. Malaria chemoprophylaxis in the age of drug resistance. II. Drugs that may be available in the future. Clin. Infect. Dis. 33, 381–385.

Thota, S., Yerra, R., 2016. Drug discovery and development of antimalarial agents: recent advances. Curr. Protein Pept. Sci. 17, 275–279.

Amebíase

Haque, R., Huston, C.D., Hughes, M., et al., 2003. Amebiasis. N. Engl. J. Med. 348, 1565–1573.

Shrivastav, M.T., Malik, Z., Somlata, 2020. Revisiting drug development against the neglected tropical disease, amebiasis. Front. Cell. Infect. Microbiol. 10, 628257.

Stanley, S.L., 2001. Pathophysiology of amoebiasis. Trends Parasitol. 17, 280–285.

Stanley, S.L., 2003. Amoebiasis. Lancet 361, 1025–1034.

Tripanossomíase

Aksoy, S., Gibson, W.C., Lehane, M.J., 2003. Interactions between tsetse and trypanosomes with implications for the control of trypanosomiasis. Adv. Parasitol. 53, 1–83.

Altamura, F., Rajesh, R., Catta-Preta, C.M.C., Moretti, N.S., Cestari, I., 2022. The current drug discovery landscape for trypanosomiasis and leishmaniasis: challenges and strategies to identify drug targets. Drug Dev. Res. 83, 225–252.

Barrett, M.P., 2010. Potential new drugs for human African trypanosomiasis: some progress at last. Curr. Opin. Infect. Dis. 23, 603–608.

Brun, R., Don, R., Jacobs, R.T., Wang, M.Z., Barrett, M.P., 2011. Development of novel drugs for human African trypanosomiasis. Future Microbiol. 6, 677–691.

Burchmore, R.J., Ogbunude, P.O., Enanga, B., Barrett, M.P., 2002. Chemotherapy of human African trypanosomiasis. Curr. Pharm. Des. 8, 256–267.

Burri, C., Brun, R., 2003. Eflornithine for the treatment of human African trypanosomiasis. Parasitol. Res. 90 (Suppl. 1), S49–S52.

Buscher, P., Cecchi, G., Jamonneau, V., Priotto, G., 2017. Human African trypanosomiasis. Lancet 390, 2397–2409.

Denise, H., Barrett, M.P., 2001. Uptake and mode of action of drugs used against sleeping sickness. Biochem. Pharmacol. 61, 1–5.

Gehrig, S., Efferth, T., 2008. Development of drug resistance in *trypanosoma brucei rhodesiense* and *trypanosoma brucei gambiense*. treatment of human African trypanosomiasis with natural products (review). Int. J. Mol. Med. 22, 411–419.

Keiser, J., Stich, A., Burri, C., 2001. New drugs for the treatment of human African trypanosomiasis: research and development. Trends Parasitol. 17, 42–49.

Kourbeli, V., Chontzopoulou, E., Moschovou, K., Pavlos, D., Mavromoustakos, T., Papanastasiou, I.P., 2021. An overview on target-based drug design against kinetoplastid protozoan infections: human African trypanosomiasis, chagas disease and leishmaniases. Molecules 26, 1–41.

Simoben, C.V., Ntie-Kang, F., Akone, S.H., Sippl, W., 2018. Compounds from African medicinal plants with activities against selected parasitic diseases: schistosomiasis, trypanosomiasis and leishmaniasis. Nat. Prod. Bioprospect. 8, 151–169.

Leishmaniose

Handman, E., Bullen, D.V.R., 2002. Interaction of *leishmania* with the host macrophage. Trends Parasitol. 18, 332–334.

Mishra, J., Saxena, A., Singh, S., 2007. Chemotherapy of leishmaniasis: past, present and future. Curr. Med. Chem. 14, 1153–1169.

Santana, W., de Oliveira, S.S.C., Ramos, M.H., et al, 2021. Exploring innovative leishmaniasis treatment: drug targets from pre-clinical to clinical findings. Chem. Biodivers. 18, e2100336.

Singh, N., Kumar, M., Singh, R.K., 2012. Leishmaniasis: current status of available drugs and new potential drug targets. Asian Pac. J. Trop. Med. 5, 485–497.

Recursos úteis *online*

https://www.who.int

Fármacos Usados no Tratamento das Infecções e do Câncer • SEÇÃO 5

Fármacos Anti-Helmínticos

CONSIDERAÇÕES GERAIS

Em todo o mundo, cerca de 1,5 bilhão de pessoas sofrem de *helmintíase*, infecção causada por várias espécies de *helmintos* (vermes) parasitas. Os residentes de países tropicais ou subtropicais de baixa renda correm maior risco; com frequência, as crianças são infectadas ao nascimento (a poliparasitemia é comum) e podem permanecer assim ao longo da vida. As consequências clínicas da helmintíase variam; por exemplo, as infecções por nematódeos causam sobretudo desconforto, porém a *esquistossomose* (*bilharzíase*) ou a infecção por ancilostomídeos estão associadas à morbidade grave. É comum a ocorrência de anemia, problemas nutricionais e comprometimento cognitivo em crianças infectadas por helmintos. Com frequência, a helmintíase é coendêmica com a malária, a tuberculose e o HIV/AIDS, contribuindo para a carga de doença, além de interferir nas campanhas de vacinação. As infecções por helmintos são motivo de preocupação ainda maior em medicina veterinária, afetando tanto os animais domésticos quanto os de criação, com consequentes desafios significativos em termos econômicos e do bem-estar dos animais. Devido à sua prevalência e importância econômica, o tratamento farmacológico da helmintíase com fármacos anti-helmínticos é, portanto, de grande importância na prática terapêutica.

INFECÇÕES POR HELMINTOS

Os helmintos compreendem dois grandes grupos: os *nematelmintos* (nematódeos, vermes cilíndricos) e os *platelmintos* (vermes planos). Este último grupo é subdividido nos *trematódeos* e nos *cestódeos* (tênias). Foram identificadas quase 350 espécies de helmintos nos seres humanos, e a maior parte coloniza o trato gastrointestinal (GI). O alcance mundial e a incidência da helmintíase foram revistos por Lustigman et al. (2012).

Os helmintos apresentam um ciclo de vida complexo, envolvendo, com frequência, várias espécies de hospedeiros. A infecção pode ocorrer de muitas maneiras, e a falta de higiene constitui um importante fator contribuinte. Os seres humanos, em geral, são os hospedeiros *primários* (ou *definitivos*) para as infecções helmínticas importantes, no sentido de que abrigam a forma reprodutiva sexualmente madura. A ingestão direta é comum: ovos ou larvas presentes nas fezes de humanos infectados entram no solo; em seguida, na água potável; e, depois, são ingeridos e infectam o hospedeiro *secundário* (*intermediário*). Em alguns casos, os ovos ou as larvas podem persistir no hospedeiro humano e tornam-se *encistados*, recobertos com tecido de granulação, dando origem à cisticercose. As larvas encistadas podem alojar-se nos músculos e nas vísceras ou, mais gravemente, no olho ou no cérebro.

Cerca de 20 espécies de helmintos são consideradas clinicamente significativas (Figuras 56.1 e 56.2) e são classificadas em duas categorias principais: as espécies em que o verme vive no canal alimentar do hospedeiro e as em que ele vive em outros tecidos do corpo do hospedeiro.

Os principais exemplos de helmintos intestinais são:

- *Tênias*: *Taenia saginata*, *Taenia solium*, *Hymenolepis nana* e *Diphyllobothrium latum*. Cerca de 85 milhões de pessoas na Ásia, na África e em partes da América abrigam uma ou outra dessas espécies de tênias. Apenas as duas primeiras têm probabilidade de serem observadas no Reino Unido. O gado e os porcos constituem os hospedeiros intermediários habituais das tênias mais comuns (*T. saginata* e *T. solium*). Os seres humanos se tornam infectados ao consumir carne crua ou mal cozida contendo larvas que se encistaram no tecido muscular dos animais. *H. nana* pode existir tanto no estágio adulto (verme intestinal) quanto no estágio larval no mesmo hospedeiro, que pode ser um ser humano ou um roedor, embora alguns insetos (moscas, besouros) também possam servir como hospedeiros intermediários. A infecção é, em geral, assintomática.[1] O *D. latum* tem dois hospedeiros intermediários sequenciais: um crustáceo de água doce e um peixe também de água doce. Os seres humanos se tornam infectados ao consumir peixe cru ou não completamente cozido contendo larvas

- *Nematelmintos intestinais*: *Ascaris lumbricoides* (nematódeo comum), *Enterobius vermicularis* (nematódeo filiforme, também denominado oxiúro), *Trichuris trichiura* ("verme-chicote"), *Strongyloides stercoralis* (nematódeo), *Necator americanus* e *Ancylostoma duodenale* (ancilostomídeos). Mais uma vez, a carne mal cozida ou o alimento contaminado constituem uma importante causa de infecções por nematelmintos, nematódeos filiformes e verme-chicote, enquanto os ancilostomídeos em geral são adquiridos quando suas larvas penetram na pele. A perda intestinal de sangue constitui uma causa comum de anemia em regiões onde os ancilostomídeos são endêmicos.

Os principais exemplos de helmintos que vivem em outros locais em tecidos do hospedeiro incluem:

- *Trematódeos*: *Schistosoma haematobium*, *Schistosoma mansoni* e *Schistosoma japonicum*. Causam a esquistossomose (bilharzíase). Os vermes adultos de ambos os sexos vivem e acasalam-se nas veias ou nas vênulas da bexiga ou da parede intestinal. A fêmea deposita os ovos que passam para a bexiga ou para o intestino, provocando inflamação nesses órgãos. Isso resulta em hematúria no primeiro caso e, em certas ocasiões, em perda de sangue nas fezes no segundo caso. Os ovos eclodem na água após a sua eliminação do corpo e, assim, penetram no hospedeiro secundário – neste caso, uma espécie particular de caramujo. Depois de um período de desenvolvimento no hospedeiro, emergem as *cercárias* de nado livre. As cercárias

---

[1]Um princípio geral é que o vetor infectante (neste caso, helmintos) se propaga de modo mais eficiente se for menos prejudicial aos hospedeiros. O vetor menos eficaz mataria rapidamente o seu hospedeiro secundário e, portanto, não seria muito efetivo em se disseminar entre sua população. A sobrevivência do mais sorrateiro.

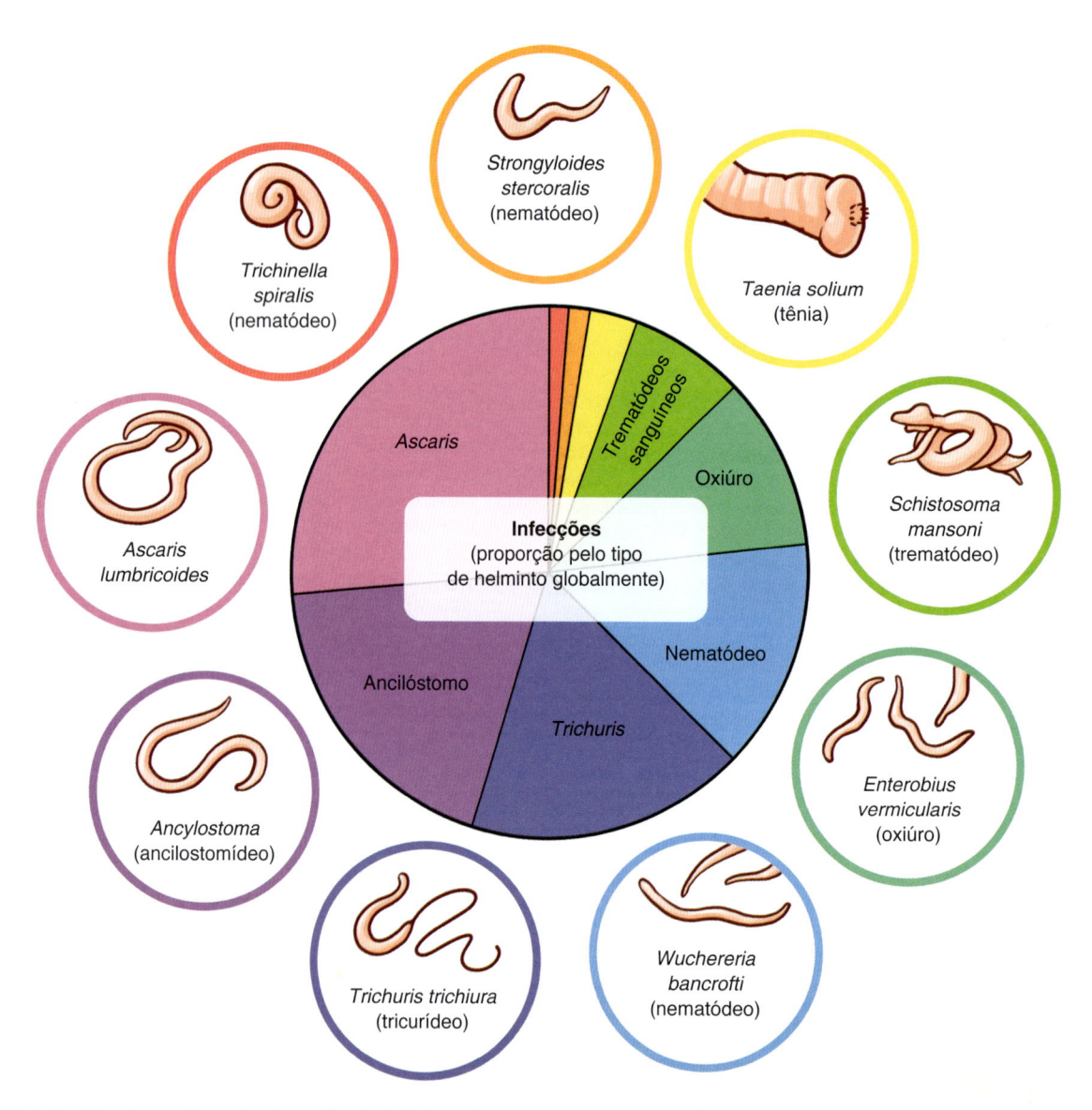

Figura 56.1 Incidência de diferentes infecções helmínticas de acordo com a proporção da população mundial e tipo de infecção. As ilustrações em volta fornecem exemplos de espécies associadas a cada um dos principais gêneros.

são capazes de infectar humanos penetrando na pele. Cerca de 200 milhões de pessoas são infectadas dessa maneira por esquistossomos
• *Nematelmintos teciduais*: *Trichinella spiralis*, *Dracunculus medinensis* (*verme-da-guiné*) e as *filárias*, que incluem *Wuchereria bancrofti*, *Loa loa*, *Onchocerca volvulus* e *Brugia malayi*. As filárias adultas vivem nos vasos linfáticos, nos tecidos conjuntivos ou no mesentério do hospedeiro e produzem embriões vivos ou microfilárias, que seguem o seu percurso na corrente sanguínea e podem ser ingeridas por mosquitos ou outros insetos que picam. Depois de um período de desenvolvimento dentro desse hospedeiro secundário, as larvas passam para o aparelho bucal do inseto e, assim, infectam a próxima vítima. As principais filarioses são causadas por *Wuchereria* ou *Brugia*, que provocam obstrução dos vasos linfáticos, causando *elefantíase* – pernas muito edemaciadas. Outras doenças relacionadas são a *oncocercose* (em que a presença de microfilárias nos olhos provoca a "cegueira do rio", uma importante causa evitável de cegueira na África e na América Latina) e a *loíase* (em que as microfilárias causam inflamação da pele e de outros tecidos). A *T. spiralis* causa triquinose; as larvas das fêmeas vivíparas no intestino migram para o músculo esquelético, onde se encistam. Na doença do verme-da-guiné,[2] as larvas de *D. medinensis*, liberadas de crustáceos em poços e poças de água são ingeridas e migram a partir do trato intestinal para amadurecer e acasalar nos tecidos; em seguida, a fêmea grávida migra para os tecidos subcutâneos da perna ou do pé e pode fazer protrusão através de uma úlcera na pele. O verme pode atingir até 1 metro de comprimento e precisa ser removido cirurgicamente ou por meio de enrolamento mecânico lento do verme em um bastão por um período de dias, de modo a assegurar que o verme não se romperá, visto que os remanescentes apodreceriam

---

[2]Felizmente já foi eliminada de muitas partes do mundo. Não existem tratamentos farmacológicos efetivos para a *doença do verme-da-guiné*, porém o consumo de água potável limpa e a filtração de água contaminada com larvas através de malhas de náilon ajudaram a reduzir a infecção global de 3,5 milhões para 5 casos em apenas 30 anos, a primeira doença parasitária globalmente erradicada.

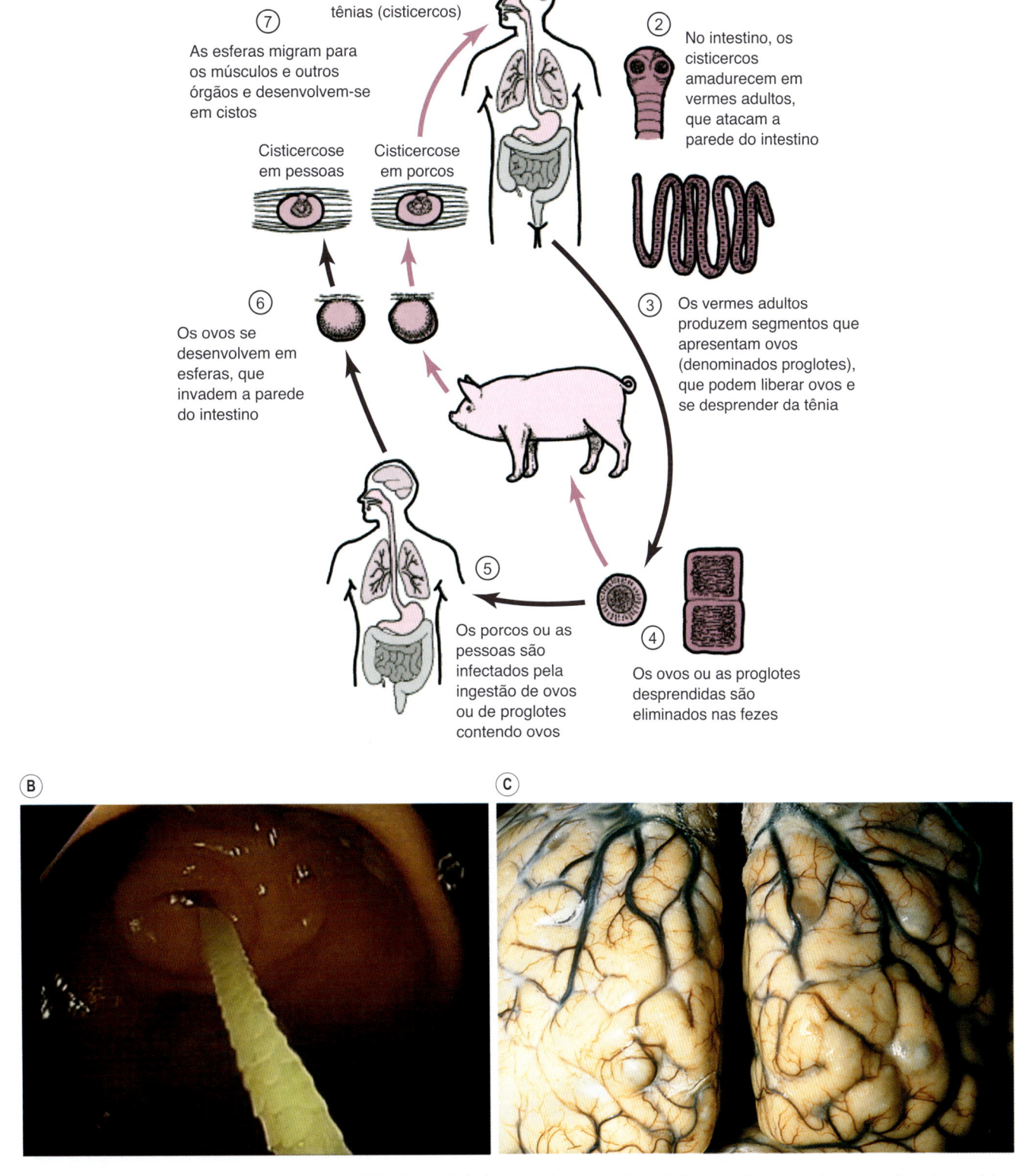

Figura 56.2 Ciclo de vida da *Taenia solium*. A. A *T. solium*, a tênia do porco, é encontrada em todo o mundo; os seres humanos são os hospedeiros definitivos, enquanto os porcos são os hospedeiros intermediários ou secundários. Os seres humanos podem ser infectados pela ingestão de carne de porco mal cozida contendo cistos intermediários ou pela ingestão de água potável ou alimentos contaminados com fezes que contêm ovos de tênia. **B.** A primeira infecção, conhecida como teníase, resulta da presença da tênia adulta no intestino, que costuma ser assintomática e facilmente tratada com medicamentos anti-helmínticos. A segunda, conhecida como cisticercose, resulta na formação de cistos em diferentes órgãos do corpo. Em geral, ocorre no músculo e apresenta sintomas mínimos. **C.** Os cistos, entretanto, podem se formar no cérebro, com sintomas mais graves.

- *Helminto causador de hidatidose*: são cestódeos do gênero *Echinococcus*, cujo hospedeiro primário é o cão, e o intermediário, as ovelhas. O estágio intestinal primário não ocorre nos seres humanos; todavia, em certas circunstâncias, podem atuar como hospedeiros intermediários; neste caso, as larvas se desenvolvem em *cistos hidáticos* dentro dos tecidos, algumas vezes com consequências fatais.

Alguns nematódeos, que, em geral, vivem no trato gastrointestinal (GI) de animais, podem infectar os seres humanos e penetrar nos tecidos. Uma infestação da pele, denominada *erupção serpiginosa* ou *larva migrans cutânea*, é causada pelas larvas de anciclóstomos de cães e gatos, que com frequência entram através do pé. A *larva migrans visceral* é causada por larvas de nematelmintos do gênero *Toxocara* de cães e gatos.

FÁRMACOS ANTI-HELMÍNTICOS

O tratamento tem por objetivo eliminar os parasitas, porém sem afetar de modo adverso a biologia do hospedeiro. Os helmintos, por serem espécies distintas, têm a vantagem de apresentar uma biologia diferente (p. ex., função motora), e o metabolismo oferece uma via para alcançar uma toxicidade seletiva, o que representa um conceito semelhante aos antibióticos (ver Capítulo 51). Esses mesmos princípios se baseiam na toxicidade seletiva de um fármaco, em que ele é mais tóxico para o parasita ou a célula cancerosa do que para o próprio hospedeiro.

Os primeiros fármacos anti-helmínticos efetivos foram descobertos no século XX, incorporavam metais tóxicos, como arsênio (*atoxil*) ou antimônio (*tártaro emético*), e eram usados no tratamento das infecções por tripanossomos e esquistossomos.

Os fármacos anti-helmínticos atuais em geral atuam paralisando o parasita (p. ex., impedindo a contração muscular); causando dano ao verme, de modo que o sistema imune do hospedeiro possa eliminá-lo; ou alterando seu metabolismo (p. ex., afetando a função dos microtúbulos). Como as necessidades metabólicas desses parasitas variam muito de uma espécie para outra, os fármacos que demonstram ser bastante efetivos contra um tipo de verme podem ser ineficazes contra outros.

Para exercer a sua ação, o fármaco precisa penetrar na cutícula externa resistente do verme ou ter acesso a seu trato alimentar. Isso pode apresentar dificuldades, porque os helmintos têm diferentes estilos de vida, e alguns vermes são exclusivamente *hematófagos* ("que se alimentam de sangue"), enquanto outros são mais bem descritos como "pastores de tecidos". Uma complicação adicional é o fato de que muitos helmintos têm bombas de efluxo de fármacos ativas, que reduzem a concentração do fármaco no parasita. A via de administração e a dose dos fármacos anti-helmínticos são, portanto, importantes. Em uma inversão da ordem normal das coisas, vários fármacos anti-helmínticos utilizados na medicina humana foram desenvolvidos para uso veterinário.

Alguns fármacos anti-helmínticos individuais são descritos aqui de forma sucinta, e as indicações para seu uso são fornecidas na Tabela 56.1. Muitos desses fármacos não são licenciados no Reino Unido, porém são usados com base no "paciente nomeado";[3] em alguns casos (p. ex., mebendazol), as farmácias dispõem de formas farmacêuticas restritas.

---

[3]Situação em que o médico procura ter acesso a um medicamento não licenciado de uma empresa farmacêutica para utilizar em um indivíduo nomeado. O fármaco é um "recém-chegado", que se mostrou promissor em ensaios clínicos, mas que ainda não foi licenciado ou, como nesses casos, é um fármaco estabelecido que não foi licenciado porque a empresa não solicitou uma licença do produto para essa indicação (possivelmente por motivos comerciais).

Tabela 56.1 Principais fármacos usados em infecções helmínticas e algumas indicações comuns.

	Helminto	Principal(is) fármaco(s) usado(s)
Oxiúro	*Enterobius vermicularis*	Mebendazol, piperazina (não no Reino Unido)
	Strongyloides stercoralis (nematódeo filiforme)	Ivermectina, albendazol, mebendazol
Nematódeo comum	*Ascaris lumbricoides*	Levamisol, mebendazol, piperazina (não no Reino Unido)
Outros nematódeos (filárias)	Filariose linfática ou "elefantíase" (*Wuchereria bancrofti, Brugia malayi*)	Dietilcarbamazina, ivermectina
	Filariose subcutânea ou "larva do olho" (*Loa loa*)	Dietilcarbamazina
	Oncocercose ou "cegueira dos rios" (*Onchocerca volvulus*)	Ivermectina
	Verme-da-guiné (*Dracunculus medinensis*)	Praziquantel, mebendazol
	Triquinose (*Trichinella spiralis*)	Tiabendazol, mebendazol
	Cisticercose (infecção pela larva de *Taenia solium*)	Praziquantel, albendazol
	Tênia (*Taenia saginata, T. solium*)	Praziquantel, niclosamida
	Hidatidose (*Echinococcus granulosus*)	Albendazol
	Ancilostomídeos (*Ancylostoma duodenale, Necator americanus*)	Mebendazol, albendazol, levamisol
	Tricuríase (*Trichuris trichiura*)	Mebendazol, albendazol, dietilcarbamazina
Trematódeos sanguíneos (*Schistosoma* spp.)	Bilharzíase: *Schistosoma haematobium, Schistosoma mansoni, Schistosoma japonicum*	Praziquantel
Larva *migrans* cutânea	*Ancylostoma caninum*	Albendazol, tiabendazol, ivermectina
Larva *migrans* visceral	*Toxocara canis*	Albendazol, tiabendazol, dietilcarbamazina

BENZIMIDAZÓIS

Esse grupo inclui o **mebendazol**, o **tiabendazol** e o **albendazol**, que são anti-helmínticos de amplo espectro muito utilizados. Acredita-se que atuem pela inibição da polimerização da β-tubulina do helminto, interferindo, assim, nas funções dependentes dos microtúbulos, como a captação de glicose. Exercem ação inibidora seletiva, e são 250 a 400 vezes mais efetivos na produção desse efeito no tecido dos helmintos do que no tecido de mamíferos. Entretanto, o efeito leva algum tempo para se desenvolver, e os vermes podem não ser expelidos por vários dias. Em geral, as taxas de cura situam-se entre 60 e 100% na maioria dos parasitas.

Apenas 10% do mebendazol são absorvidos após administração oral, porém ocorre aumento da absorção com uma refeição gordurosa. É rapidamente metabolizado, e os produtos são excretados na urina e na bile em 24 a 48 horas. Em geral, é administrado em dose única para os nematódeos filiformes e 2 vezes/dia, por 3 dias, nas infestações por ancilostomídeos e nematódeos. O tiabendazol sofre rápida absorção pelo trato GI e é metabolizado muito rápido e excretado na urina na forma conjugada. Pode ser administrado 2 vezes/dia, por 3 dias, nas infestações pelo verme-da-guiné e *Strongyloides*, e por até 5 dias para infestações por ancilostomídeos e nematódeos. O albendazol também é pouco absorvido; entretanto, à semelhança do mebendazol, a absorção aumenta com a presença de alimento, em particular gorduras. É metabolizado de maneira extensiva por metabolismo pré-sistêmico a metabólitos de sulfóxido e sulfona. É provável que o primeiro seja a forma farmacologicamente ativa.

Efeitos adversos. São poucos com o albendazol ou o mebendazol, embora, em certas ocasiões, possam ocorrer distúrbios GI. Os efeitos adversos com o tiabendazol são mais frequentes, porém, em geral, transitórios, e os mais comuns consistem em distúrbios GI, embora tenha sido relatada a ocorrência de cefaleia, tontura e sonolência e possam ocorrer reações alérgicas (febre, exantemas). O mebendazol é considerado inadequado para mulheres grávidas ou crianças com menos de 2 anos, mas orientações mais recentes da OMS sugerem que o albendazol ou o mebendazol poderiam ser mais apropriados para mulheres grávidas depois do primeiro trimestre.

PRAZIQUANTEL

O praziquantel é um fármaco anti-helmíntico de amplo espectro e altamente efetivo, que foi introduzido há mais de 20 anos. Trata-se do fármaco de escolha para todas as formas de esquistossomose e constitui o agente, em geral, utilizado em programas de larga escala para erradicação dos esquistossomos. Também é efetivo na cisticercose. O fármaco afeta não apenas os esquistossomos adultos, mas também as formas imaturas e as cercárias, a forma do parasita que infecta os seres humanos através de sua penetração pela pele.

O praziquantel compromete a homeostase do Ca^{2+} no parasita ligando-se a sítios de ligação da proteína quinase C em uma subunidade β dos canais de cálcio voltagem-dependentes do esquistossomo (Greenberg, 2005). Isso induz o influxo de Ca^{2+}, contração rápida e prolongada da musculatura e, por fim, paralisia e morte do verme. O praziquantel também compromete o tegumento do parasita, revelando novos antígenos; assim, pode tornar o verme mais suscetível às respostas imunes normais do hospedeiro.

O praziquantel administrado por via oral é bem absorvido; grande parte do fármaco é rapidamente metabolizada a metabólitos inativos em sua primeira passagem pelo fígado, e esses metabólitos são excretados na urina. A meia-vida plasmática do composto original é de 60 a 90 minutos.

O praziquantel apresenta efeitos colaterais mínimos em dosagem terapêutica. Quando ocorrem, esses efeitos adversos são, em geral, transitórios e raramente de importância clínica. Os efeitos podem ser mais acentuados em pacientes com grande carga de vermes devido aos produtos liberados pelos vermes mortos. O praziquantel é considerado seguro em mulheres grávidas e durante a lactação, uma propriedade importante para um fármaco que costuma ser utilizado em programas de controle nacional da doença. Houve desenvolvimento de alguma resistência ao fármaco.

PIPERAZINA

A **piperazina** (retirada do mercado no Reino Unido devido a problemas de fornecimento de matérias-primas) pode ser utilizada no tratamento de infecções por nematódeos comuns (*A. lumbricoides*) e pelo nematódeo filiforme (*E. vermicularis*). Ela inibe, de modo reversível, a transmissão neuromuscular no verme, provavelmente pelo mimetismo do GABA (ver Capítulo 38) nos canais de cloreto controlados pelo GABA no músculo do nematódeo. Os vermes paralisados são expelidos vivos pelos movimentos peristálticos normais do intestino. A piperazina é administrada com um laxante estimulante, como **sene** (ver Capítulo 30), de modo a facilitar a expulsão dos vermes.

A piperazina é administrada por via oral e parte, mas não toda, é absorvida. Sofre metabolismo parcial, e o restante é eliminado de modo inalterado pelos rins. O fármaco exerce pouca ação farmacológica no hospedeiro. Quando utilizada no tratamento de infecções por nematódeos, a piperazina é efetiva em dose única. No caso dos nematódeos filiformes, é necessário um ciclo mais prolongado (7 dias) em dosagem menor.

Efeitos adversos. Podem consistir em distúrbios GI, urticária e broncoespasmo. Alguns pacientes apresentam tontura, parestesias, vertigem e perda da coordenação. O fármaco não deve ser administrado a pacientes grávidas ou com comprometimento da função renal ou hepática.

DIETILCARBAMAZINA

A **dietilcarbamazina** é um derivado da piperazina ativo nas infecções por filárias causadas por *B. malayi*, *W. bancrofti* e *L. loa*. A dietilcarbamazina remove rapidamente as microfilárias da circulação sanguínea e exerce efeito limitado nos vermes adultos dentro dos vasos linfáticos, com pouca ação nas microfilárias *in vitro*. Pode atuar alterando o parasita de modo que se torne suscetível às respostas imunes normais do hospedeiro, ou interferindo no metabolismo do araquidônico do helminto.

A dietilcarbamazina é absorvida após administração oral e distribui-se por todas as células e tecidos do corpo, com exceção do tecido adiposo. É parcialmente metabolizada, e tanto o fármaco original quanto seus metabólitos são excretados na urina, sendo eliminados do corpo dentro de cerca de 48 horas.

Efeitos adversos. São comuns, porém transitórios e desaparecem em cerca de 1 dia ou mais, mesmo se o fármaco for mantido. Os efeitos colaterais do fármaco em si incluem distúrbios GI, dor articular, cefaleia e sensação generalizada de fraqueza. Os efeitos colaterais alérgicos atribuídos aos produtos das filárias mortas são comuns e variam de acordo com a espécie do verme. Em geral, surgem no primeiro dia de tratamento, duram 3 a 7 dias e consistem em reações cutâneas, aumento das glândulas linfáticas, tontura, taquicardia e distúrbios GI e respiratórios. Quando esses sintomas desaparecem, podem ser administradas doses maiores do fármaco, sem qualquer problema adicional. O fármaco não é administrado a pacientes com oncocercose, nos quais podem ocorrer efeitos adversos graves.

NICLOSAMIDA

A **niclosamida** é amplamente usada no tratamento de infecções por tênias, junto com praziquantel. O *escólex* (a cabeça do verme que se fixa ao intestino do hospedeiro) e um segmento proximal são irreversivelmente danificados pelo fármaco, de modo que o verme se separa da parede intestinal e é expelido. No caso da *T. solium*, o fármaco é administrado em dose única depois de uma refeição leve, em geral seguido de um purgativo, no caso de os segmentos danificados de tênia liberarem ovos, que não são afetados pelo fármaco. Para outras infecções por tênia, essa precaução não é necessária. Ocorre absorção insignificante do fármaco pelo trato GI.

Efeitos adversos. Podem ocorrer náuseas, vômitos, prurido e tontura; todavia, em geral, esses efeitos são poucos, raros e transitórios.

LEVAMISOL

O **levamisol** é efetivo em infecções pelo nematódeo comum (*A. lumbricoides*). Tem ação semelhante à da nicotina (ver Capítulo 14), estimulando e, depois, bloqueando as junções neuromusculares. Os vermes paralisados são expelidos nas fezes, mas os ovos não são destruídos. O fármaco administrado por via oral sofre rápida absorção e é amplamente distribuído, atravessando a barreira hematoencefálica. É metabolizado no fígado a metabólitos inativos, que são excretados pelo rim. A meia-vida plasmática é de 4 horas. Tem efeitos imunomoduladores e, no passado, foi usado no tratamento de vários tumores sólidos.

Pode causar distúrbios do sistema nervoso central (SNC) e gastrointestinais, bem como vários outros efeitos indesejados, incluindo agranulocitose. O fármaco foi retirado do mercado norte-americano.

IVERMECTINA

Introduzida inicialmente em 1981 para uso veterinário, a **ivermectina** é um antiparasitário de amplo espectro seguro e muito efetivo nos seres humanos.[4] Com frequência, a ivermectina é usada em campanhas de saúde pública em todo o mundo,[5] e constitui o fármaco de primeira escolha para o tratamento de muitas infecções por filárias. Produz bons resultados contra *W. bancrofti*, que causa a elefantíase. Uma dose única destrói as microfilárias imaturas de *O. volvulus*, mas não os vermes adultos. A ivermectina também é o fármaco de escolha para a oncocercose, que causa a cegueira do rio, e diminui a incidência dessa doença em até 80%. Mostra-se também ativa contra alguns nematódeos: *Ascaris*, verme-chicote e *Strongyloides* tanto do Reino Unido (*E. vermicularis*) quanto nos EUA (*S. stercoralis*), mas não ancilostomídeos.

Do ponto de vista químico, a ivermectina é um agente semissintético derivado de um grupo de substâncias naturais, as *avermectinas*, que são obtidas de um actinomiceto. O fármaco é administrado por via oral e apresenta meia-vida de 11 horas. Acredita-se que a ivermectina destrua o verme por meio da abertura dos canais de cloreto controlados por glutamato (encontrados apenas nos invertebrados) e aumento da condutância ao Cl^-, ligação a receptores de GABA; ou pela ligação a um novo sítio alostérico no receptor nicotínico da acetilcolina, que provoca aumento da transmissão, levando à paralisia motora.

Efeitos adversos. Incluem exantemas cutâneos e prurido; todavia, em geral, o fármaco é muito bem tolerado. Uma exceção interessante na medicina veterinária é a toxicidade do SNC observada em cães da raça Collie.[6]

RESISTÊNCIA AOS FÁRMACOS ANTI-HELMÍNTICOS

A resistência aos fármacos anti-helmínticos é um problema generalizado e crescente, que afeta não apenas os seres humanos, mas também o mercado de saúde animal. Os mecanismos de mutações helmínticas nas formas resistentes a fármacos não estão bem elucidados ou investigados, como no caso de outros micróbios. Durante a década de 1990, infestações helmínticas em ovelhas (e, em menor grau, no gado) desenvolveram graus variáveis de resistência a diversos fármacos diferentes. Os parasitas que desenvolvem resistência transmitem essa capacidade à sua prole, levando ao fracasso do tratamento. O uso generalizado de agentes anti-helmínticos na agricultura foi responsabilizado pela propagação de espécies resistentes.

Provavelmente existem vários mecanismos moleculares que contribuem para a resistência a fármacos. A presença do transportador glicoproteína-P (ver Capítulo 10) em algumas espécies de nematódeos já foi mencionada, e agentes como o **verapamil**, que bloqueiam esse transportador nos tripanossomos, podem reverter parcialmente a resistência aos benzimidazóis. Entretanto, alguns aspectos da resistência aos benzimidazóis podem ser atribuídos a alterações na sua capacidade de ligação de alta afinidade à β-tubulina do parasita. De modo semelhante, a resistência ao levamisol está associada a mudanças na estrutura do receptor-alvo nicotínico de acetilcolina.

A maneira por meio da qual os helmintos escapam do sistema imune do hospedeiro é de grande importância. Embora possam residir em locais imunologicamente expostos, como os vasos linfáticos ou a corrente sanguínea, muitos são de vida longa e podem coexistir com seus hospedeiros por muitos anos sem afetar seriamente a sua saúde ou, em alguns casos, sem serem notados. É impressionante que as duas principais famílias de helmintos, embora tenham evoluído separadamente, tenham estratégias similares para escapar à destruição pelo sistema imune. Fica claro que isso deve ser de grande valor para a sobrevivência das espécies.

Além da rápida mudança dos antígenos externos, o que dificulta o reconhecimento imune, parece que muitos helmintos secretam produtos imunomoduladores que direcionam o sistema imune do hospedeiro para longe da resposta Th1 local (ver Capítulo 7), o que provocaria dano

---

[4]O mundo ocidental perdeu coletivamente a cabeça quanto ao uso potencial e reaproveitamento da ivermectina como possível tratamento para a covid-19, o que é surpreendente para um medicamento que rendeu a seus inventores o prêmio Nobel, em 2015.

[5]A ivermectina é fornecida gratuitamente pelos fabricantes nos países onde a cegueira dos rios é endêmica. Como os vermes se desenvolvem devagar, uma única dose anual de ivermectina é suficiente para prevenir a doença.

[6]Um gene de resistência a múltiplos fármacos (MDR) (ver Capítulo 3), que codifica um transportador que expele a ivermectina do SNC, está mutado em uma forma inativa em cães da raça Collie.

ao parasita, e, em vez disso, promovem um tipo de resposta Th2 sistêmica modificada. Isso está associado à produção de citocinas "anti-inflamatórias" pelo hospedeiro, como a interleucina-10, e é favorável aos parasitas ou, pelo menos, mais bem tolerado por eles. A imunologia subjacente é fascinante, porém complexa (Harris, 2011; Harnett, 2014; McNeilly e Nisbet, 2014).

É irônico que a capacidade dos helmintos de modificar dessa maneira a resposta imune do hospedeiro possa conferir algum valor de sobrevivência aos próprios hospedeiros. Por exemplo, além do efeito anti-inflamatório local exercido pelas infecções helmínticas, observa-se também uma rápida cicatrização das feridas. Claramente, isso representa uma vantagem para os parasitas que precisam penetrar nos tecidos sem matar o hospedeiro, mas também pode ser benéfico para o hospedeiro. Foi proposto que as infestações helmínticas podem atenuar algumas formas de malária e outras doenças, conferindo, possivelmente, uma vantagem de sobrevivência nas populações em que essas doenças são endêmicas. A ingestão "terapêutica" deliberada de helmintos por pacientes foi avaliada como uma estratégia (ainda que pouco atraente) para induzir a remissão de doenças inflamatórias, como a doença de Crohn, a colite ulcerativa e até mesmo a esclerose múltipla (ver Capítulo 30; Benzel et al., 2012; Heylen et al., 2014; Peon e Terrazas, 2016; Summers et al., 2005a, 2005b), embora a sua eficácia em ensaios clínicos seja variada.

Com base no fato de que as respostas Th2 inibem de forma recíproca o desenvolvimento de doenças induzidas por Th1, também foi formulada a hipótese de que a ausência comparativa de doença de Crohn – bem como de algumas outras doenças autoimunes – nos países em desenvolvimento pode estar associada à elevada incidência de infecções parasitárias, e o aumento dessas doenças no Ocidente está associado a uma assistência sanitária superior e redução da infecção por helmintos! Esse tipo de argumento geralmente é conhecido como "hipótese da higiene".

Entretanto, do lado negativo, as infecções helmínticas podem comprometer a eficácia de programas para tuberculose e outros programas de vacinação que dependem de uma resposta Th1 vigorosa (Elias et al., 2006 e Apiwattanakul et al., 2014).

VACINAS E OUTRAS ABORDAGENS NOVAS

Apesar da enormidade dos problemas clínicos (e econômicos) associados à infecção por helmintos, existem alguns novos fármacos anti-helmínticos em desenvolvimento, possivelmente pelo fato de que a semelhança entre os alvos dos helmintos e dos mamíferos dificulta a obtenção de uma toxicidade seletiva. Novos candidatos, como a **tribendimidina**, estão sendo avaliados em uma variedade de infecções humanas e demonstraram ser promissores na infecção por fascíola hepática (Duthaler et al., 2016), e alguns novos fármacos veterinários (p. ex., **derquantel**) também foram testados em seres humanos (Prichard et al., 2012). A identificação de novas enzimas metabólicas do parasita como alvos pode ajudar no futuro desenvolvimento de fármacos (Timson, 2016).

As medidas de saúde pública para eliminar as infecções por helmintos dependem da promoção de um melhor saneamento e programas de administração de fármacos em massa (McCarty et al., 2014). O desenvolvimento de vacinas anti-helmínticas eficazes representaria um importante passo para esse desafio. O uso de antígenos de proteína e glicoproteína de superfície como imunógenos levou à obtenção de algum sucesso com vacinas veterinárias (Sciutto et al., 2013; Bassetto e Amarante, 2015). O uso de ferramentas sofisticadas, como genômica, transcriptômica, proteômica, metabolômica, lipidômica (coletivamente conhecidas como OMICS) para a identificação de novos agentes pode facilitar o progresso (Loukas et al., 2011).

BIBLIOGRAFIA E LEITURA COMPLEMENTAR

Artigos gerais sobre helmintos e suas doenças

Boatin, B.A., Basanez, M.G., Prichard, R.K., et al., 2012. A research agenda for helminth diseases of humans: towards control and elimination. PLoS Negl. Trop. Dis. 6, e1547.

Horton, J., 2003. Human gastrointestinal helminth infections: are they now neglected diseases? Trends Parasitol. 19, 527–531.

Lustigman, S., Prichard, R.K., Gazzinelli, A., et al., 2012. A research agenda for helminth diseases of humans: the problem of helminthiases. PLoS Negl. Trop. Dis. 6, e1582.

McCarty, T.R., Turkeltaub, J.A., Hotez, P.J., 2014. Global progress towards eliminating gastrointestinal helminth infections. Curr. Opin. Gastroenterol. 30, 18–24.

Fármacos anti-helmínticos

Burkhart, C.N., 2000. Ivermectin: an assessment of its pharmacology, microbiology and safety. Vet. Hum. Toxicol. 42, 30–35.

Croft, S.L., 1997. The current status of antiparasite chemotherapy. Parasitology 114, S3–S15.

Geary, T.G., Sangster, N.C., Thompson, D.P., 1999. Frontiers in anthelmintic pharmacology. Vet. Parasitol. 84, 275–295.

Greenberg, R.M., 2005. Are Ca^{2+} channels targets of praziquantel action? Int. J. Parasitol. 35, 1–9.

Prichard, R., Tait, A., 2001. The role of molecular biology in veterinary parasitology. Vet. Parasitol. 98, 169–194.

Prichard, R.K., Basanez, M.G., Boatin, B.A., et al., 2012. A research agenda for helminth diseases of humans: intervention for control and elimination. PLoS Negl. Trop. Dis. 6, e1549.

Robertson, A.P., Bjorn, H.E., Martin, R.J., 2000. Pyrantel resistance alters nematode nicotinic acetylcholine receptor single channel properties. Eur. J. Pharmacol. 394, 1–8.

Timson, D.J., 2016. Metabolic enzymes of helminth parasites: potential as drug targets. Curr. Protein Pept. Sci. 17, 280–295.

Vacinas anti-helmínticas

Bassetto, C.C., Amarante, A.F., 2015. Vaccination of sheep and cattle against haemonchosis. J. Helminthol. 89, 517–525.

Harris, N.L., 2011. Advances in helminth immunology: optimism for future vaccine design? Trends Parasitol. 27, 288–293.

Loukas, A., Gaze, S., Mulvenna, J.P., et al., 2011. Vaccinomics for the major blood feeding helminths of humans. OMICS 15, 567–577.

Sciutto, E., Fragoso, G., Hernandez, M., et al., 2013. Development of the S3Pvac vaccine against porcine *Taenia solium* cysticercosis: a historical review. J. Parasitol. 99, 686–692.

Evasão imune dos helmintos e exploração terapêutica

Apiwattanakul, N., Thomas, P.G., Iverson, A.R., McCullers, J.A., 2014. Chronic helminth infections impair pneumococcal vaccine responses. Vaccine 32, 5405–5410.

Benzel, F., Erdur, H., Kohler, S., et al., 2012. Immune monitoring of *Trichuris suis* egg therapy in multiple sclerosis patients. J. Helminthol. 86, 339–347.

Duthaler, U., Sayasone, S., Vanobbergen, F., et al., 2016. Single-ascending-dose pharmacokinetic study of tribendimidine in *Opisthorchis viverrini*-infected patients. Antimicrob. Agents Chemother. 60, 5705–5715.

Elias, D., Akuffo, H., Britton, S., 2006. Helminths could influence the outcome of vaccines against TB in the tropics. Parasite Immunol. 28, 507–513.

Harnett, W., 2014. Secretory products of helminth parasites as immunomodulators. Mol. Biochem. Parasitol. 195, 130–136.

Heylen, M., Ruyssers, N.E., Gielis, E.M., et al., 2014. Of worms, mice and man: an overview of experimental and clinical helminth-based therapy for inflammatory bowel disease. Pharmacol. Ther. 143, 153–167.

McNeilly, T.N., Nisbet, A.J., 2014. Immune modulation by helminth parasites of ruminants: implications for vaccine development and host immune competence. Parasite 21, 51.

Peon, A.N., Terrazas, L.I., 2016. Immune-regulatory mechanisms of classical and experimental multiple sclerosis drugs: a special focus on helminth-derived treatments. Curr. Med. Chem. 23, 1152–1170.

Summers, R.W., Elliott, D.E., Urban Jr., J.F., Thompson, R., Weinstock, J.V., 2005a. *Trichuris suis* therapy in Crohn's disease. Gut 54, 87–90.

Summers, R.W., Elliott, D.E., Urban Jr., J.F., Thompson, R.A., Weinstock, J.V., 2005b. *Trichuris suis* therapy for active ulcerative colitis: a randomized controlled trial. Gastroenterology 128, 825–832.

Fármacos Contra o Câncer

CONSIDERAÇÕES GERAIS

O câncer representa um dos grandes desafios da farmacologia. Houve grandes avanços no tratamento geral do câncer, e alguns tipos da doença apresentaram uma acentuada melhoria na sobrevida como resultado dos avanços farmacológicos; entretanto, muitos tipos de câncer permanecem obstinadamente intratáveis até o momento. Uma grande quantidade de novos fármacos foi introduzida no mercado, em parte devido à natureza terminal da doença e à disposição dos pacientes de experimentar um tratamento novo na esperança de prolongar sua vida. Muitas das toxicidades associadas aos tratamentos para o câncer são toleradas na esperança de obter uma cura. As empresas se esforçam para melhorar a eficácia dos fármacos contra o câncer, sem aumentar a toxicidade, resultando em uma gama de novas terapias contra o câncer, que evoluíram e melhoraram nessas últimas décadas. Neste capítulo, consideraremos o câncer em geral e a farmacoterapia da doença. Discutiremos primeiro a patogenia do câncer e, em seguida, descreveremos os fármacos que podem ser usados no tratamento das doenças malignas. Por fim, consideraremos em que medida os nossos novos conhecimentos sobre a biologia do câncer estão levando a novas terapias.

INTRODUÇÃO

O câncer se caracteriza pela multiplicação descontrolada e propagação de formas anormais das próprias células do corpo. Perde apenas para as doenças cardiovasculares como causa de morte nos países desenvolvidos. Depois de 1960, uma em cada duas pessoas nascidas no Reino Unido receberá o diagnóstico de algum tipo de câncer durante a vida. De acordo com o Cancer Research UK (2018), foram relatados mais de 375 mil novos casos por ano no Reino Unido, e a mortalidade foi superior a 166 mil (os números globais são de 17 e 9,6 milhões, respectivamente). O câncer é responsável por cerca de 30% de todas as mortes no Reino Unido. O câncer de pulmão e o de intestino constituem as neoplasias malignas mais comuns, seguidos, de perto, pelo de mama e o de próstata. As estatísticas da maioria dos outros países do mundo desenvolvido contam quase a mesma história.

Uma comparação da incidência de câncer nos últimos 100 anos dá a impressão de que a doença vem aumentando nos países desenvolvidos, porém não é assim. O câncer ocorre sobretudo na fase tardia da vida; e, com os avanços na saúde pública e na ciência médica, agora muito mais pessoas vivem até uma idade em que as neoplasias malignas são comuns.[1]

Os termos *câncer*, *neoplasia maligna* e *tumor maligno* com frequência são utilizados como sinônimos.[2] Os tumores tanto benignos quanto malignos manifestam uma proliferação descontrolada, porém os malignos se distinguem pela capacidade de *desdiferenciação*, de *invasão* e de produção de *metástases* (propagação da doença para outras partes do corpo). O aparecimento dessas características anormais reflete padrões alterados de expressão gênica nas células tumorais decorrentes de mutações hereditárias ou adquiridas.

Existem três abordagens principais para o tratamento do câncer estabelecido – *excisão cirúrgica*, *irradiação* e *farmacoterapia* (antes denominada, com frequência, *quimioterapia*, mas que hoje inclui agentes hormonais e biológicos, como descrito adiante e nos Capítulos 5 e 35) –, e o valor relativo de cada uma delas depende da doença e do estágio de seu desenvolvimento. A terapia farmacológica pode ser usada isoladamente ou como adjuvante de outras formas de terapia.

Em comparação com o tratamento das doenças bacterianas, a quimioterapia do câncer apresenta um problema conceitual difícil. Os microrganismos diferem qualitativamente das células humanas (ver Capítulo 51), porém as células tumorais e as normais são tão semelhantes na maioria dos aspectos que é mais difícil descobrir diferenças bioquímicas gerais e exploráveis entre esses diferentes tipos de células. Os *fármacos citotóxicos* convencionais atuam sobre todas as células e dependem de uma pequena margem de seletividade para que sejam úteis como agentes contra o câncer, mas o âmbito da terapia para a doença foi ampliado para incluir fármacos que afetam a regulação hormonal do crescimento do tumor ou o controle defeituoso do ciclo celular subjacente à neoplasia maligna (ver Capítulo 6 e Croce, 2008; Weinberg, 1996). Numerosos biofármacos, incluindo anticorpos monoclonais (ver Capítulo 5), bem como outros novos imunomoduladores, transformaram o cenário quimioterápico.

PATOGENIA DO CÂNCER

É importante considerar a biopatologia de maneira mais detalhada para compreender como os fármacos contra o câncer atuam e podem ser melhorados no futuro.

As células tumorais manifestam, em graus variáveis, quatro características que as distinguem das células normais. Essas características são:

- *Proliferação descontrolada*
- *Desdiferenciação e perda da função*
- *Invasividade*
- *Metástase*.

---

[1] Em geral, o câncer é uma doença da idade avançada; a pessoa precisa viver por tempo suficiente para que todas as mutações se acumulem dentro de uma célula e criem um fenótipo de câncer, que escapa ao sistema de vigilância imunológica do corpo. Os oncologistas clínicos estão melhorando gradualmente o seu tratamento. Seu objetivo é mantê-la vivo tempo suficiente para que morra de alguma outra causa diferente do câncer; uma medida de seu sucesso.

[2] As neoplasias malignas de células sanguíneas – linfomas e leucemias – não formam tumores e, algumas vezes, não são referidas como cânceres. Em conjunto com os mielomas, em geral são classificadas como "cânceres hematológicos". Nessa descrição, o termo "câncer" é usado para abranger todos os tipos de neoplasias malignas.

GÊNESE DE UMA CÉLULA CANCEROSA

Uma célula normal se transforma em cancerosa em decorrência de uma ou, com mais frequência, várias mutações no seu DNA. Essas mutações podem ser herdadas ou adquiridas, em geral pela exposição a vírus ou a *carcinógenos* (p. ex., produtos de tabaco, radiação ultravioleta, amianto). Um bom exemplo é o câncer de mama; as mulheres que herdam uma única cópia defeituosa dos genes supressores de tumores, BRCA1 e BRCA2, correm *risco* significativamente aumentado de desenvolver câncer de mama. Entretanto, a carcinogênese é um complexo processo em múltiplos estágios, que costuma envolver mais de uma alteração genética, bem como outros fatores *epigenéticos* (efeitos hormonais, cocarcinogênicos e promotores de tumor – ver adiante) que, por si mesmos, não produzem câncer, mas aumentam a *probabilidade* de que mutação ou mutações genéticas levem ao seu desenvolvimento. Essas mutações se acumulam e resultam em *"instabilidade genômica"*, que constitui uma característica fundamental da carcinogênese.

Existem duas categorias principais de alterações genéticas relevantes:

- A ativação de *proto-oncogenes* em *oncogenes*. Os proto-oncogenes são genes que em geral controlam a divisão, a apoptose e a diferenciação celulares (ver Capítulo 6), mas que podem ser convertidos por vírus ou por carcinógenos em oncogenes que induzem alterações malignas
- A inativação de *genes supressores de tumores*. As células normais contêm genes que suprimem alterações malignas – denominados *genes supressores de tumores (antioncogenes)* –, e a ocorrência de mutações nesses genes em geral está envolvida em muitos tipos diferentes de câncer. A perda de função dos genes supressores de tumores pode constituir o evento fundamental na carcinogênese.

O Cancer Gene Census catalogou mais de 500 genes com mutações que desempenham um papel causal no câncer (https://cancer.sanger.ac.uk/cosmic/census). Entre as alterações que levam ao desenvolvimento de neoplasia maligna, destacam-se as mutações (p. ex., mutações inativadoras nos genes supressores de tumores e mutações *missense* para oncogenes dominantes), amplificação gênica e translocação cromossômica (Hanahan e Weinberg, 2011).

CARACTERÍSTICAS ESPECIAIS DAS CÉLULAS TUMORAIS

PROLIFERAÇÃO DESCONTROLADA

A afirmação de que as células tumorais proliferam com mais rapidez do que as normais não costuma ser verdadeira. Muitas células saudáveis na medula óssea e no epitélio do trato gastrintestinal (GI), por exemplo, sofrem divisão rápida e contínua. Algumas células tumorais multiplicam-se lentamente (p. ex., as de tumores de plasmócitos), enquanto outras o fazem muito mais rápido (p. ex., as células do linfoma de Burkitt). A questão importante é que as células tumorais *escaparam dos mecanismos que normalmente regulam a divisão celular e o crescimento tecidual; os freios normais para a divisão celular, que estão presentes em uma célula saudável, foram cortados.* É essa característica, mais do que a sua taxa de proliferação, que as distingue das células normais.

Quais são as alterações que levam à proliferação descontrolada das células tumorais? A inativação dos genes supressores de tumores ou a transformação de proto-oncogenes em oncogenes podem conferir autonomia de crescimento a uma célula e, assim, resultar em proliferação descontrolada ao produzir alterações em sistemas celulares (Figura 57.1), incluindo:

- *Fatores de crescimento,* seus receptores e vias de sinalização
- Os *transdutores do ciclo celular,* como, por exemplo, ciclinas, quinases dependentes de ciclinas (cdks) ou inibidores de cdk
- A *maquinaria apoptótica,* que costuma eliminar as células anormais
- *Expressão da telomerase*
- *Suprimento sanguíneo local,* que resulta da angiogênese direcionada para o tumor.

Potencialmente, todos os genes que codificam os componentes citados podem ser considerados como oncogenes ou genes supressores de tumores (Figura 57.2), embora nem todos sejam igualmente propensos à transformação maligna, e é necessária a ocorrência de transformação maligna de vários componentes para o desenvolvimento de câncer.

Resistência à apoptose

A apoptose se refere à morte celular programada (ver Capítulo 6), e as mutações em genes antiapoptóticos em geral constituem um pré-requisito para o câncer; na verdade, a resistência à apoptose constitui uma característica fundamental da doença maligna. Pode ser produzida por inativação de fatores pró-apoptóticos ou por ativação de fatores antiapoptóticos.

Expressão da telomerase

Os telômeros são estruturas especializadas que recobrem as extremidades dos cromossomos – como os pequenos tubos de metal na ponta dos cadarços de sapatos –, protegendo-os da degradação, do rearranjo e da fusão com outros cromossomos. Além disso, a DNA polimerase é incapaz de duplicar com facilidade os últimos nucleotídeos nas extremidades do DNA, e os telômeros impedem a perda desses genes "terminais". A cada ciclo de divisão celular, ocorre erosão de uma porção do telômero, de modo que ele acaba se tornando não funcional. Nesse estágio, a replicação do DNA cessa, e a célula torna-se senescente.[3]

As células-tronco saudáveis expressam a *telomerase*, uma enzima *transferase terminal* que mantêm e alonga as extremidades dos telômeros. Embora esteja ausente na maioria das células somáticas totalmente diferenciadas, cerca de 95% dos tumores malignos de estágio terminal expressam telomerases para reconstruir, de modo contínuo, a extremidade dos telômeros e prolongar a capacidade de replicação da célula, alongando, assim, as extremidades dos telômeros e conferindo efetivamente uma "imortalidade" às células tumorais (Buys, 2000; Keith et al., 2004).

---

[3] Uma vez desgastadas, as extremidades dos telômeros sinalizam às células para pararem de se replicar em definitivo, o que explica por que os humanos têm uma vida útil limitada. No entanto, as células tumorais expressam telomerases, que constantemente reconstroem as extremidades dos telômeros, perdendo assim o sinal de "fim de replicação" que limita sua vida útil – algumas linhagens de células tumorais foram se replicando no laboratório durante muitas décadas. O peso total de uma linhagem tumoral individual desenvolvida em todos os laboratórios do mundo significa que a única célula cancerosa original acumulou, agora, muitas toneladas dela própria no total, muito mais pesado do que o tumor individual do qual se originou. O paciente pode ter falecido há muito tempo, mas suas células tumorais continuam a se proliferar – em teoria, indefinidamente!

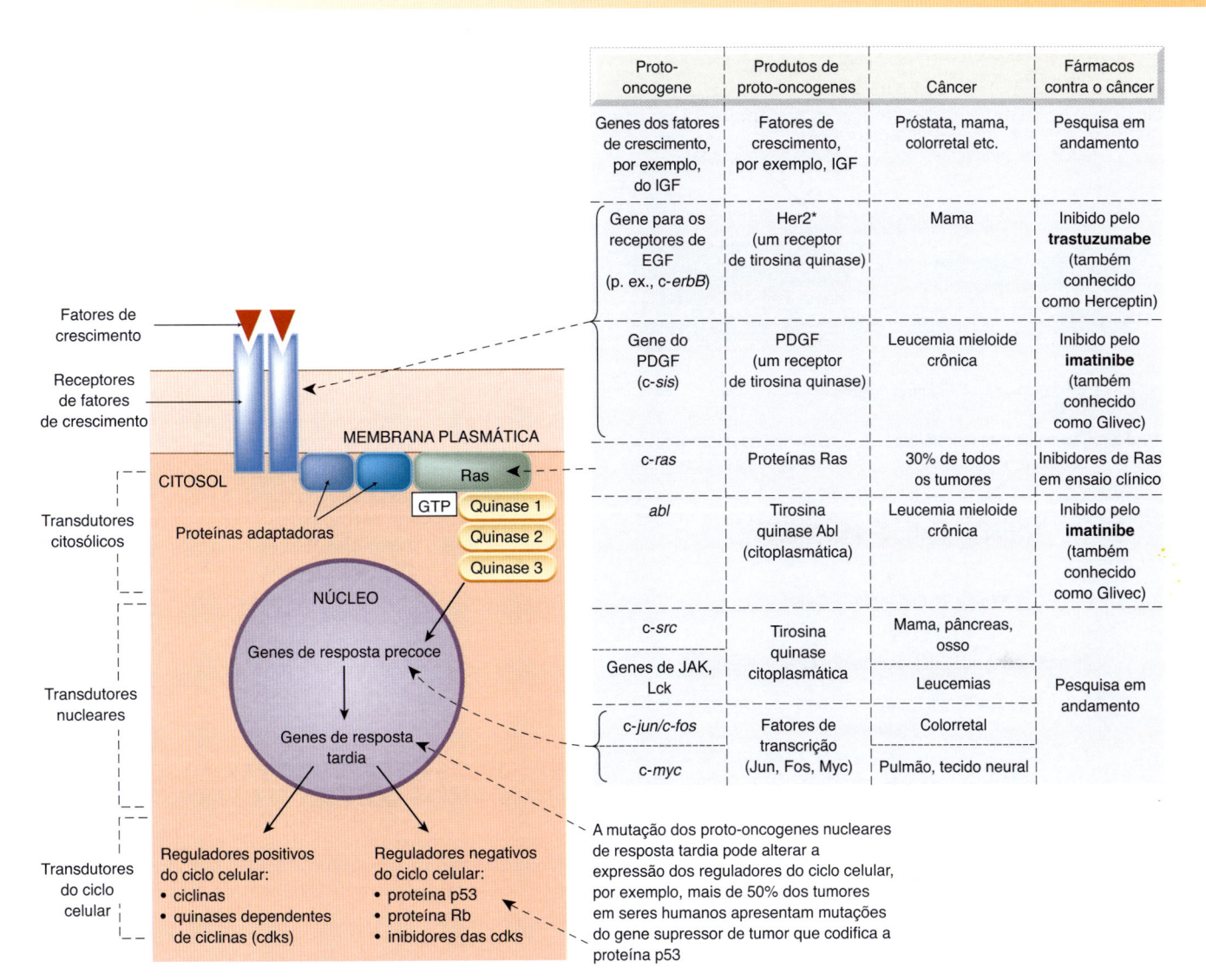

Proto-oncogene	Produtos de proto-oncogenes	Câncer	Fármacos contra o câncer
Genes dos fatores de crescimento, por exemplo, do IGF	Fatores de crescimento, por exemplo, IGF	Próstata, mama, colorretal etc.	Pesquisa em andamento
Gene para os receptores de EGF (p. ex., c-erbB)	Her2* (um receptor de tirosina quinase)	Mama	Inibido pelo **trastuzumabe** (também conhecido como Herceptin)
Gene do PDGF (c-sis)	PDGF (um receptor de tirosina quinase)	Leucemia mieloide crônica	Inibido pelo **imatinibe** (também conhecido como Glivec)
c-ras	Proteínas Ras	30% de todos os tumores	Inibidores de Ras em ensaio clínico
abl	Tirosina quinase Abl (citoplasmática)	Leucemia mieloide crônica	Inibido pelo **imatinibe** (também conhecido como Glivec)
c-src	Tirosina quinase citoplasmática	Mama, pâncreas, osso	Pesquisa em andamento
Genes de JAK, Lck		Leucemias	
c-jun/c-fos	Fatores de transcrição (Jun, Fos, Myc)	Colorretal	
c-myc		Pulmão, tecido neural	

Figura 57.1 Vias de transdução de sinais iniciadas por fatores de crescimento e sua relação com o desenvolvimento de câncer. Na tabela, são fornecidos alguns exemplos de proto-oncogenes e os produtos que eles codificam, bem como exemplos dos tipos de câncer associados à sua conversão em oncogenes. Muitos receptores de fatores de crescimento são receptores de tirosina quinases, e os transdutores citosólicos incluem proteínas adaptadoras que se ligam aos resíduos de tirosina fosforilada nos receptores. As proteínas Ras são proteínas de ligação de nucleotídeos de guanina e tem uma ação de GTPase; uma diminuição da ação da GTPase significa que a proteína Ras permanece ativada. O *Her2* também é denominado *her2/neu*. *EGF*, fator de crescimento epidérmico; *IGF*, fator de crescimento semelhante à insulina; *PDGF*, fator de crescimento derivado de plaquetas.

Controle dos vasos sanguíneos relacionados ao tumor

Os fatores descritos levam à proliferação descontrolada de células tumorais individuais, porém outros fatores, em particular o suprimento sanguíneo, determinam o crescimento efetivo de um tumor sólido. Tumores com de 1 a 2 mm de diâmetro podem obter nutrientes por difusão através de sua parede externa, mas a sua expansão adicional exige o processo de *angiogênese*, isto é, o desenvolvimento de novos vasos sanguíneos em resposta a fatores de crescimento produzidos pelo próprio tumor em crescimento, para fornecer nutrientes ao tumor em propagação (Griffioen e Molema, 2000).

DESDIFERENCIAÇÃO E PERDA DE FUNÇÃO

A multiplicação de células normais em um tecido começa com a divisão das células-tronco indiferenciadas, que dá origem a duas *células-filhas*, uma das quais se diferencia para se tornar uma célula madura que não se divide, pronta para desempenhar funções apropriadas a esse tecido diferenciado. Uma das principais características das células tumorais é a sua desdiferenciação em vários graus. Em geral, os cânceres pouco diferenciados apresentam um prognóstico pior do que os cânceres bem diferenciados.

INVASIVIDADE

As células normais, com exceção das células do sangue e dos tecidos linfoides, em geral não são encontradas fora de seu tecido de origem "designado". Isso se deve ao fato de que, durante o processo de diferenciação e o crescimento de tecidos ou órgãos, essas células desenvolvem certas relações espaciais umas com as outras. Essas relações são mantidas por diversos fatores de sobrevivência específicos dos tecidos, que impedem a apoptose (ver Capítulo 6). Assim, qualquer célula que escape acidentalmente perde esses sinais de sobrevivência e morre.

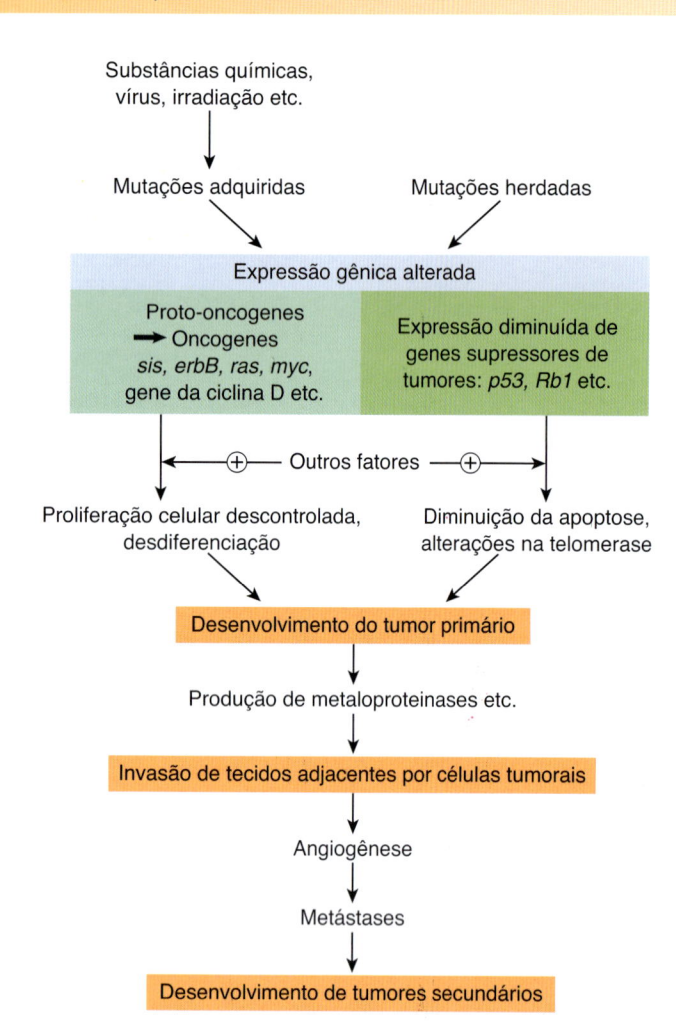

Figura 57.2 Visão geral simplificada da gênese do câncer. O diagrama resume as informações fornecidas no texto. Em geral, a gênese do câncer é multifatorial e envolve mais de uma alteração genética. "Outros fatores", conforme especificado na imagem, podem envolver as ações de promotores, cocarcinógenos, hormônios etc., que, embora por si mesmos, não sejam carcinogênicos, aumentam a probabilidade de mutação ou mutações genéticas que resultarão em câncer.

Por exemplo, enquanto as células do epitélio da mucosa normal do reto se proliferam de modo contínuo à medida que o revestimento se desprende, elas permanecem como epitélio de revestimento. Em contrapartida, um câncer da mucosa retal invade outros tecidos circundantes. As células tumorais não só perderam, por meio de mutação, as restrições que atuam sobre as células normais, como também secretam enzimas (p. ex., metaloproteinases; ver Capítulo 6) que degradam a matriz extracelular, permitindo a sua movimentação.

METÁSTASES

As metástases são *tumores secundários* formados por células que foram liberadas do *tumor primário* ou inicial e que alcançaram outros locais por meio dos vasos sanguíneos ou linfáticos, pelo transporte em outras células ou como resultado de seu desprendimento nas cavidades corporais. Com frequência, o tumor primário é assintomático, e somente quando o câncer se dissemina é que os tumores secundários provocam sintomas que levam ao diagnóstico da doença. Por isso, as metástases constituem a principal causa de mortalidade e morbidade na maioria dos tumores sólidos e representam um grande problema para a terapia contra o câncer[4] (Chambers et al., 2002).

Como discutido, o deslocamento ou a migração aberrante de células normais levam à morte celular programada como resultado da retirada dos fatores antiapoptóticos necessários. As células tumorais que produzem metástases sofreram uma série de alterações genéticas que alteram suas respostas aos fatores reguladores que controlam a arquitetura celular dos tecidos normais, permitindo o seu próprio estabelecimento "extraterritorialmente". O crescimento angiogênico local de novos vasos sanguíneos induzido pelo tumor favorece a metástase.

Os tumores secundários ocorrem mais com mais frequência em alguns tecidos do que em outros. Por exemplo, é comum a ocorrência de metástases de câncer de mama no cérebro, nos pulmões, nos ossos e no fígado. A razão disso é que as células do câncer de mama expressam receptores de quimiocinas, como CXCR4 (ver Capítulo 7 e Hughes e Nibbs, 2018) em sua superfície, e as quimiocinas que reconhecem esses receptores são expressas em altos níveis nesses tecidos, mas não em outros (p. ex., o rim), o que facilita o acúmulo seletivo de células nesses locais, proporcionando um nicho microambiental para que elas residam e prosperem. De forma semelhante, o câncer de pulmão se propaga mais para o cérebro, o osso e as glândulas suprarrenais; o melanoma maligno, para o cérebro; os tumores colorretais e ovarianos se disseminam mais para o fígado, e o câncer de pâncreas, em geral para o fígado e os pulmões.

PRINCÍPIOS GERAIS DOS FÁRMACOS CITOTÓXICOS CONTRA O CÂNCER

Em experimentos com leucemias de rápido crescimento transplantáveis em camundongos, foi constatado que determinada dose terapêutica de um fármaco citotóxico[5] destrói uma fração constante das células malignas. Quando usada para tratar um tumor que contém 10^{11} células, uma dose do fármaco que destrói 99,99% das células ainda deixará 10 milhões (10^7) de células malignas viáveis. Como o mesmo princípio se aplica aos tumores de crescimento rápido nos seres humanos, os esquemas de quimioterapia têm por objetivo produzir um número mais próximo possível de destruição do número total de células, visto que, diferente do que ocorre nos microrganismos, só é possível ter uma mínima confiança nos mecanismos de defesa imunológica do hospedeiro contra as células tumorais remanescentes. Se um tumor for removido (ou, pelo menos, *citorreduzido*) cirurgicamente, qualquer *micrometástase* remanescente agora é mais acessível à quimioterapia, o que explica o seu uso como terapia adjuvante nessas circunstâncias.

Uma das principais dificuldades no tratamento do câncer é que o crescimento do tumor em geral está muito avançado antes que seja diagnosticado. Suponhamos que um tumor surja a partir de uma única célula, e que o crescimento seja exponencial, o que pode realmente ocorrer durante os estágios iniciais. Os tempos de "duplicação" variam, sendo,

---
[4]Embora não seja amplamente aceito, existe uma linha de pensamento que defende que manter a integridade do tumor primário e impedir sua disseminação prolongaria a vida do paciente com câncer. Pode parecer um anátema nutrir um tumor para mantê-lo feliz e evitar o seu estresse, de modo a prevenir qualquer comportamento metastático.
[5]O termo *agente citotóxico* se aplica a qualquer fármaco capaz de danificar ou de matar as células. Na prática, é utilizado de maneira mais restrita para se referir a fármacos que inibem a divisão celular e que, portanto, são potencialmente úteis na quimioterapia do câncer.

por exemplo, de cerca de 24 horas o linfoma de Burkitt, de 2 semanas no caso de algumas leucemias e de 3 meses nos cânceres de mama. Seriam necessárias mais ou menos 30 duplicações para produzir uma massa celular com diâmetro de 2 cm, contendo 10^9 células. Esse tumor se encontra dentro dos limites dos procedimentos diagnósticos, embora possa passar despercebido com facilidade. Outras 10 duplicações a mais produziriam 10^{12} células, ou seja, uma massa tumoral que provavelmente seria letal e que mediaria cerca de 20 cm de diâmetro, se fosse uma única massa sólida.

Entretanto, esse tipo de crescimento exponencial contínuo em geral não ocorre. No caso da maioria dos tumores sólidos, diferente das *leucemias* (tumores de leucócitos), a taxa de crescimento cai à medida que a neoplasia cresce. Isso se deve, em parte, ao fato de que o tumor cresce mais do que o seu suprimento sanguíneo e, em parte, devido ao fato de que nem todas as células proliferam de forma contínua. As células de um tumor sólido podem ser incluídas em três compartimentos:

1. O *compartimento A* consiste em células em divisão, possivelmente de modo contínuo no ciclo celular.
2. O *compartimento B* consiste em células em repouso (fase G_0) que, embora não estejam em divisão, têm o potencial para fazê-lo.
3. O *compartimento C* consiste em células que não têm mais a capacidade de se dividir, mas que contribuem para o volume do tumor.

Em essência, apenas as células no *compartimento A*, que podem formar apenas 5% de alguns tumores sólidos, são suscetíveis aos principais fármacos citotóxicos atuais. As células no *compartimento C* não representam um problema, porém a existência do *compartimento B* dificulta a quimioterapia do câncer, visto que essas células não são muito sensíveis aos fármacos citotóxicos e tendem a entrar de novo no *compartimento A* depois da quimioterapia.

Os tumores benignos ainda podem crescer (com frequência de modo mais lento), porém caracterizam-se pela sua incapacidade de metastizar e disseminar-se, de modo que são considerados muito menos perigosos para o indivíduo. Um exemplo desse tipo de tumor é o carcinoma basocelular (CBC), um câncer de pele que continua se expandindo, mas que não produz metástases, diferente do melanoma maligno, que metastatiza rapidamente e ameaça órgãos de importância crítica, como o cérebro. O CBC ainda tem o potencial de se transformar de sua forma benigna em uma forma maligna e levar à morte. Alguns tumores benignos, como os pólipos colônicos, têm o potencial de se tornar malignos e, portanto, exige monitoramento rigoroso e remoção. Por outro lado, outros tumores benignos (como os miomas uterinos) apresentam baixo risco de transformação maligna e não necessitam de remoção cirúrgica, a não ser que haja sintomas de sangramento ou compressão local de outros órgãos.

Os fármacos atuais contra o câncer, em particular os agentes citotóxicos, afetam, em sua maioria, apenas um aspecto característico da biologia da célula cancerosa – a divisão celular –, mas não têm efeito inibitório específico sobre a invasão, a perda de um fenótipo diferenciado ou a tendência à metastização. Em muitos casos, a ação antiproliferativa resulta de uma ação durante a fase S do ciclo celular (ver Capítulo 6), e o dano resultante ao DNA inicia a apoptose. Além disso, como a divisão celular constitui o seu principal alvo, esses fármacos afetarão todos os tecidos normais em rápida divisão, e, por conseguinte, é provável que produzam, em maior ou menor grau, os seguintes efeitos tóxicos gerais:

- *Toxicidade da medula óssea* (mielossupressão) com diminuição na produção de leucócitos e, portanto, diminuição da resistência às infecções
- *Comprometimento da cicatrização de feridas*
- *Queda de cabelo* (alopecia)
- Dano ao *epitélio* GI (incluindo as membranas da mucosa oral)
- *Depressão do crescimento* em crianças
- *Esterilidade*
- *Teratogenicidade*
- *Carcinogenicidade* – visto que muitos fármacos citotóxicos são mutagênicos.

A rápida destruição celular também acarreta extenso catabolismo das purinas, e os uratos podem precipitar nos túbulos renais e provocar dano aos rins. Por fim, além dos efeitos tóxicos específicos associados a cada fármaco individual, praticamente todos os agentes citotóxicos produzem náuseas e vômitos intensos, um "obstáculo inerente" em grande parte superado por meio da moderna profilaxia com fármacos antieméticos (ver Capítulo 30).

Os fármacos citotóxicos, junto à cirurgia e à radioterapia, continuam a ser a base do tratamento do câncer. No entanto, tratamentos mais recentes, que se baseiam no direcionamento das disfunções específicas do controle do ciclo celular presentes nas células tumorais e no aumento da sua susceptibilidade ao ataque imunológico, estão se tornando cada vez mais importantes. Esses novos tratamentos incluem antagonistas hormonais, inibidores da quinase e anticorpos monoclonais, fármacos que não são citotóxicos no sentido convencional e que apresentam uma variedade

> **Patogenia e quimioterapia do câncer: princípios gerais**
>
> - O câncer surge em decorrência de uma série de alterações genéticas e epigenéticas, e as principais lesões genéticas são:
>   - Inativação de genes supressores de tumores
>   - Ativação de oncogenes (mutação dos genes normais que controlam a divisão celular e outros processos)
> - As células tumorais apresentam quatro características que as distinguem das células normais:
>   - Proliferação descontrolada
>   - Perda de função, devido à falta de capacidade de sofrer diferenciação
>   - Invasividade local
>   - Capacidade de produzir metástases
> - As células tumorais com frequência apresentam proliferação descontrolada devido a alterações:
>   - Nos fatores de crescimento e seus receptores
>   - Nas vias de sinalização intracelular, em particular as que controlam o ciclo celular e a apoptose
>   - Na expressão da telomerase
> - A proliferação pode ser sustentada por angiogênese relacionada com o tumor
> - Os fármacos contra o câncer são, em sua maioria, antiproliferativos; a maior parte provoca dano ao DNA e, assim, inicia o processo de apoptose. Além disso, afetam as células normais que sofrem divisão rápida e, portanto, tendem a deprimir a medula óssea, a comprometer a cicatrização e a deprimir o crescimento. A maioria provoca náuseas, vômitos, esterilidade, queda de cabelo e teratogenicidade.

diferente de efeitos colaterais. Esses fármacos, descritos mais adiante, anunciam uma mudança significativa nas abordagens farmacológicas do tratamento do câncer. Com frequência, esses novos tipos de terapia são guiados pelo perfil genômico do câncer usado como alvo, um princípio que está se tornando cada vez mais uma realidade para a maior parte dos fármacos destinados ao tratamento da doença (ver Capítulo 12).

FÁRMACOS CONTRA O CÂNCER

Os principais fármacos para tratamento do câncer podem ser divididos nas seguintes categorias gerais:

- *Fármacos citotóxicos.* Incluem:
  - *Agentes alquilantes* e compostos relacionados, que atuam por meio da formação de ligações covalentes com o DNA e, assim, impedem a sua replicação
  - *Antimetabólitos,* que bloqueiam ou subvertem uma ou mais das vias catabólicas envolvidas na síntese do DNA
  - *Antibióticos citotóxicos*, substâncias de origem microbiana que impedem a divisão das células de mamíferos
  - *Derivados de plantas* (p. ex., alcaloides da vinca, taxanos, camptotecinas); a maioria desses agentes afeta especificamente a função dos microtúbulos e, portanto, a formação do fuso mitótico
- *Hormônios*, em especial esteroides e seus antagonistas (ver Capítulos 33 e 35)
- *Inibidores de proteína quinase*, que inibem a transdução de sinal do receptor de fatores de crescimento (Krause e Van Etten, 2005) e outros efeitos não proliferativos de tirosina quinases, como adesão celular
- Anticorpos monoclonais
- Diversos agentes.

O uso clínico dos fármacos contra o câncer constitui o território do especialista, que seleciona esquemas de tratamento apropriados para o paciente com o objetivo de cura, prolongamento da vida ou fornecimento de terapia paliativa.[6] Existem centenas de fármacos disponíveis no Reino Unido para essa finalidade e, com frequência, são usados em combinação. Os principais tratamentos clinicamente usados estão listados na Tabela 57.1. Por motivos de espaço, restringimos nossa discussão dos mecanismos de ação aos exemplos mais comuns de cada grupo. A farmacologia do câncer é um campo em rápida expansão e mudança de novas entidades químicas (NCEs, *new chemical entities*), com a introdução contínua de novos fármacos no mercado, enquanto outros fármacos deixam de ser usados na clínica. Uma leitura adicional (Goldberg e Airley, 2020; Sun et al., 2017) fornecerá informações mais detalhadas.

AGENTES ALQUILANTES E COMPOSTOS RELACIONADOS

Os agentes alquilantes e compostos relacionados contêm grupos químicos que são capazes de formar ligações covalentes com substâncias nucleofílicas particulares na célula (como o DNA). Com os próprios agentes alquilantes, a primeira etapa consiste na formação de um *íon carbônio* – um átomo de carbono com apenas seis elétrons em sua camada externa. Esses íons são altamente reativos e reagem de maneira instantânea com um doador de elétrons, como um grupo amina, hidroxila ou sulfidrila. A maioria dos agentes alquilantes citotóxicos contra o câncer é *bifuncional*, ou seja, tem dois grupos alquilantes (Figura 57.3).

O nitrogênio da posição 7 (N7) da guanina, por ser muito nucleofílico, constitui, provavelmente, o principal alvo molecular da alquilação no DNA (ver Figura 57.3), embora os N1 e N3 da adenina e o N3 da citosina também possam ser afetados. O agente bifuncional, por meio de sua reação com dois grupos, pode causar ligação cruzada intra ou intercadeia. Isso interfere e impede não apenas a transcrição, mas também a replicação do DNA, o que provavelmente constitui o efeito essencial dos agentes alquilantes contra o câncer.

Todos os agentes alquilantes deprimem a função da medula óssea e causam queda do cabelo e diarreia. Com uso prolongado, ocorrem depressão da gametogênese, levando à esterilidade, e maior risco de segunda neoplasia maligna.

Os agentes alquilantes estão entre os mais empregados de todos os fármacos contra o câncer. Apenas alguns exemplos mais usados serão discutidos aqui.

MOSTARDAS NITROGENADAS

As mostardas nitrogenadas estão relacionadas com o "gás mostarda" usado durante a Primeira Guerra Mundial,[7] sua fórmula básica (R-*N-bis*-[2-cloroetil]) é mostrada na Figura 57.4. No corpo, cada cadeia lateral de 2-cloroetil sofre ciclização intramolecular, com liberação de um Cl⁻. O derivado *etileno imônio* altamente reativo assim formado pode interagir com o DNA (ver Figuras 57.3 e 57.4) e outras moléculas.

A **ciclofosfamida** é um agente alquilante utilizado com frequência. A ciclofosfamida é inativa até ser metabolizada no fígado pelas oxidases de função mista do P450 (ver Capítulo 10). Tem efeito pronunciado sobre os linfócitos e também pode ser usada como agente imunossupressor (ver Capítulo 25). É administrada por via oral ou intravenosa. Os efeitos tóxicos importantes consistem em náuseas, vômitos, depressão da medula óssea e cistite hemorrágica. Este último efeito (que também é observado com o fármaco relacionado, a **ifosfamida**) é causado pelo metabólito acroleína e pode ser reduzido com um aumento da ingestão de líquidos e com a administração de compostos doadores de sulfidrila, como **N-acetilcisteína** ou **mesna** (sódio-2-mercaptoetano sulfonato). Esses agentes reagem com acroleína para formar então um composto atóxico (ver Capítulos 10 e 58).

Outras mostardas nitrogenadas utilizadas incluem a **bendamustina**, ifosfamida, **clorambucila** e **melfalana**. A **estramustina** é uma combinação de **clormetina** (mustina) com um estrógeno. Sua ação é tanto citotóxica quanto hormonal e é usada no tratamento do câncer de próstata.

NITROSUREIAS

Os exemplos incluem a **lomustina** e a **carmustina**. Por serem lipossolúveis e terem a capacidade de atravessar a barreira hematoencefálica, são utilizadas no tratamento de pacientes do cérebro e das meninges. Entretanto, a maioria das nitrosureias apresenta um grave efeito depressor cumulativo sobre a medula óssea, que começa 3 a 6 semanas após o início do tratamento.

---

[6]Você deve ter deduzido que muitos fármacos contra o câncer são tóxicos. Um médico comentou que "para ser um oncologista, deve-se odiar o câncer mais do que se ama a vida".

[7]Foi a visão clínica de Alfred Goodman e de Louis Gilman que levou ao teste da mustina (que se tornou o primeiro fármaco efetivo contra o câncer), uma versão modificada e estável do "gás mostarda", para tratar linfomas. Eles também escreveram o que viria a se tornar um famoso livro de farmacologia.

Tabela 57.1 Visão geral dos fármacos contra o câncer.

Grupo	Exemplos (alvo específico, ano de aprovação)	Principal mecanismo
Tipo de fármaco: fármacos alquilantes e agentes relacionados		
Mostardas	Mustina (1949), clorambucila (1957), ciclofosfamida (1959), estramustina (ER, 1981),[a] ifosfamida (1988), mefalana (1992), bendamustina (2008)	Ligação cruzada intracadeia do DNA
Nitrosoureias	Lomustina (1976), carmustina (1977)	
Compostos de platina	Cisplatina (1978), carboplatina (1989), oxaliplatina (2002)	
Outros	Bussulfano (1954), procarbazina (1969), dacarbazina (1975), estreptozotocina (1982), mitobronitol (1985), tiotepa (1994), temozolomida (1999), hidroxicarbamida (2010), treossulfano (2019)	
Tipos de fármacos: antimetabólitos		
Antagonistas do folato	Metotrexato (1953), raltitrexede (1986), pemetrexede (2004), pralatrexato (2009), trifluridina/tipiracila (2015)	Bloqueio da síntese do DNA e/ou do RNA
Via da pirimidina	Floxuridina (1970), fluoruracila (1970), tegafur (1972), altretamina (1990), gencitabina (1996), capecitabina (1998), citarabina (1999), azacitidina (2004), decitabina (2006)	
Via da purina	Mercaptopurina (1953), tioguanina (1966), cladribina (1993), fludarabina (1990), pentostatina (1991), clofarabina (2004), nelarabina (2005)	
Tipo de fármacos: antibióticos citotóxicos		
Antraciclinas	Doxorrubicina (1974), ansacrina (1992), idarrubicina (1997), daunorrubicina (1998), valrrubicina (1998), epirrubicina (1999), mitoxantrona (2000)	Múltiplos efeitos sobre a síntese de DNA/RNA e a ação da topoisomerase
Outros	Dactinomicina (1964), bleomicina (1973), trabectedina (1996), mitomicina (2002)	
Tipo de fármacos: derivados de plantas e compostos semelhantes		
Taxanos	Paclitaxel (1992), docetaxel (1996), ixabepilona (2007), cabazitaxel (2010)	Montagem dos microtúbulos; impede a formação do fuso
Alcaloides da vinca	Vincristina (1963), vimblastina (1965), vinorelbina (1994), vindesina (2009), eribulina (2010), vinflunina (2012)	
Camptotecinas	Irinotecano (1996), topotecana (1996)	Inibição da topoisomerase
Outros	Etoposídeo (1983), teniposídeo (1992)	
Tipo de fármacos: hormônios/antagonistas		
Hormônios/análogos	Etiniloestradiol (ER, 1943), dietilestilbestrol (ER, 1947), noretisterona (PR, 1957), metiltestosterona (AR, 1973), busserrelina (GR, 1985), octreotida (SSR, 1988), gosserrelina (GR, 1989), megestrol (PR, 1993), triptorrelina (GR, 2000), leuprorrelina (GR, 2002), abarrelix (GR, 2003), medroxiprogesterona (PR, 2004), histrelina (GR, 2005), enzalutamida (AR, 2012), pasireotida (SSR, 2012), lanreotida (SSR, 2014)	Atuam como agonistas fisiológicos, antagonistas ou inibidores da síntese hormonal para interromper o crescimento do tumor dependente de hormônio
Antagonistas	Fluoximesterona (AR, 1956), mitotano (AR, 1960), ciproterona (AR, 1973), tamoxifeno (ER, 1977), flutamida (AR, 1989), bicalutamida (AR, 1995), nilutamida (AR, 1996), toremifeno (ER, 1997), raloxifeno (ER, 1997), fulvestranto (ER, 2001), degarrelix (GR, 2008), darolutamida (AR, 2019), relugolix (GR, 2020)	
Inibidores da aromatase	Anastrozol (1995), letrozol (1997), exemestano (1999), abiraterona (2011)	
Tipo de fármacos: inibidores de proteína quinases		
Inibidores da tirosina quinase BCR-Abl	Imatinibe (2001), dasatinibe (2006), nilotinibe (2007), bosutinibe (2012), ponatinibe (2012), asciminibe (2021)	Inibição do cromossomo Filadélfia

(Continua)

Tabela 57.1 Visão geral dos fármacos contra o câncer. *(Continuação)*

Grupo	Exemplos (alvo específico, ano de aprovação)	Principal mecanismo
Inibidores da tirosina ou outra quinase	Gefitinibe (EGFR, 2003), erlotinibe (EGFR, 2004), lapatinibe (EGFR, 2007), crizotinibe (ALK, 2011), ruxolitinibe (JAK, 2011), vemurafenibe (BRAF, 2011), trametinibe (MEK, 2013), afatinibe (EGFR, 2013), ibrutinibe (BTK, 2013), debrafenibe (BRAF, 2013), idelalisibe (PI3 K, 2014), ceritinibe (ALK, 2014), icotinibe (EGFR, 2014), palbociclibe (CDK, 2015), cobimetinibe (MEK, 2015), osimertinibe (EGFR, 2015), alectinibe (ALK, 2015), lenvatinibe (VEGFR, 2016), olmutinibe (EGFR, 2016), abemaciclibe (CDK, 2017), acalabrutinibe (BTK, 2017), ribociclibe (CDK, 2017), tivozanibe (VEGFR, 2017), copanlisibe (PI3 K, 2017), midostaurina (FLT3, 2017), duvelisibe (PI3 K, 2018), encorafenibe (BRAF, 2018), binimetinibe (MEK, 2018), gilteritinibe (FLT3, 2018), ivosidenibe (IDH, 2018), larotrectinibe (Trk, 2018), dacomitinibe (EGFR, 2018), fruquintinibe (VEGFR, 2018), erdafitinibe (FGFR, 2019), alpelisibe (PI3 K, 2019), selumetinibe (MEK, 2020), pralsetinibe (RET, 2020), selpercatinibe (RET, 2020), capmatinibe (MET, 2020), pemigatinibe (FGFR, 2021), mobocertinibe (EGFR, 2021), infigratinibe (FGFR, 2021), tepotinibe (MET, 2021), almonertinibe (EGFR, 2021), zanubrutinibe (BTK, 2021), trilaciclibe (CDK, 2021), olutasidenibe (IDH, 2022)	Inibição das quinases envolvidas na transdução do receptor de fatores de crescimento
Inibidores de panquinases	Sorafenibe (2005), sunitinibe (2006), tensirolimo (2007), everolimo (2009), pazopanibe (2009), vandetanibe (2011), axitinibe (2012), cabozantinibe (2012), regorafenibe (2012), aflibercepte (2012), dabrafenibe (2012), nintedanibe (2014), brigatinibe (2017), enasidenibe (2017), neratinibe (2017), lorlatinibe (2018), anlotinibe (2018), entrectinibe (2019), fedratinibe (2019), avapritinibe (2020), ripretinibe (2020), umbralisibe (2021), pacritinibe (2022)	
Tipo de fármacos: anticorpos monoclonais		
Anti-EGF, EGF-2/EGFR	Trastuzumabe (EGF-2, 1998), cetiximabe (EGFR, 2004), panitumumabe (EGFR, 2006), cetuximabe (EGFR, 2009), pertuzumabe (EGFR, 2012), necitumumabe (EGFR, 2019), margetuximabe (EGF-2, 2020), tucatinibe (EGF2, 2020), amivantamabe (EGF, 2021)	Bloqueiam a proliferação celular ou a angiogênese
Anti-CD20/CD30/CD52/CD19	Rituximabe (CD20, 1997), alentuzumabe (CD52, 2001), tositumomabe (CD20, 2003), ofatumumabe (CD20, 2009), obinutuzumabe (CD20, 2013), tafasitamabe (CD19, 2020)	Inibição da proliferação dos linfócitos
Anti-CD3/EpCAM/MHC/ Engajador de células biespecífico (BiTE)	Catumaxomabe (2009), blinatumomabe (2014), tebentafuspe (2022), solitomabe (2022)	Ligam-se a moléculas de adesão, promovendo a morte celular
Anti-CD22/CD33/IgG1 etc.	Gentuzumabe ozogamicina (CD33, 2000), inotuzumabe ozogamicina (CD22, 2017), ibritumomabe tiuxetana (IgG1, 2001), trastuzumabe entansina (2013), enfortumabe vedotina (Nectin, 2019), polatuzumabe vedotina (CD20, 2019), trastuzumabe deruxtecana (HER2, 2019), moxetumomabe pasudotox (CD22, 2020), belantamabe mafodotina (BCMA, 2020), loncastuximabe tesirina (CD19, 2021) mirvetuximabe soravtansina-gynx (FR, 2022), teclistamabe-cqyv (BCMA, 2022), mosunetuzumabe-axgb (CD20, 2023)	Conjugado de anticorpo-citotoxina
Anti-MCP-1/MCP-L1 ou CTLA4	Ipilimumabe (CTLA4, 2011), pembrolizumabe (MCP-1, 2014), nivolumabe (MCP-1, 2014), elotuzumabe (SLAMF7, 2015), atezolizumabe (MCP-L1, 2016) avelumabe (MCP-L1, 2017), cemiplimabe (MCP-1, 2018), durvalumabe (MCP-L1, 2020), dostarlimabe (MCP-1, 2021)	Inibidores de pontos de controle (*checkpoint*) imunes que impedem a supressão das células imunes
Anti-VEGF/VEGFR	Bevacizumabe (VEGF, 2004), ramucirumabe (VEGFR, 2014)	Impedem a angiogênese
Diversos	Tocilizumabe (IL6R, 2006), denosumabe (TNFSF11, 2010), brentuxumabe (TNFRSF8, 2011), mogamulizumabe (CCR4, 2012), siltuximabe (IL6, 2014), daratumumabe (CD38, 2015), dinutuximabe (GD2, 2015), emapalumabe (IFNAR, 2018), naxitamabe (GD2, 2020), isatuximabe (CD38, 2020), sotorasibe (RAS, 2021), sacituzumabe govitecana (EGP, 2021), adagrasibe (RAS, 2022)	Mieloma múltiplo, câncer de próstata, câncer ósseo etc.

(Continua)

Tabela 57.1 Visão geral dos fármacos contra o câncer. (Continuação)

Grupo	Exemplos (alvo específico, ano de aprovação)	Principal mecanismo
Tipo de fármacos: diversos		
Moduladores do ácido retinoico e receptor X retinoide	Alitretinoína (1999), bexaroteno (1999)	Inibem a proliferação e a diferenciação celulares
Inibição do proteassoma	Talidomida (CRBN, 1998), bortezomibe (PSMB, 2003), lenalidomida (CRBN, 2005), carfilzomibe (CRBN, 2012), pomalidomida (CRBN, 2013), ixazomibe (PSMB, 2015)	Ativação da morte celular programada
Enzima	Asparaginase (1978), cristantaspase (2011)	Provoca depleção da asparagina
Ligantes de receptores	Interferon-α (IFNAR, 1986); aldesleucina (IL2R, 1992), imiquimode (TLR7, 1997), denileucina (IL2R, 1999), peginterferon (IFNAR, 2001), palifermina (FGF, 2004), vismodegibe (SMO, 2012), sonidegibe (SMO, 2015), luspatercepte (TGF, 2015), glasdegibe (SHH, 2018), tagraxofuspe (IL3R, 2018), pexidartinibe (CSF1R, 2019)	Modulação dos receptores
Agentes citotóxicos fotoativados	Porfímer (1995), temoporfina (2001)	Acumulam-se nas células e as matam quando ativados pela luz
Inibidores da histona desacetilase (HDAC)	Vorinostate (2006), romidepsina (2009), belinostate (2014), panobinostate (2015), tazemetostate (2020), tucidinostate (2021)	Atividade epigenética de amplo espetro
Imunoterapias baseadas em células	Sipuleucel-T (PSA, 2010), talimogeno laherparepveque (HSV, 2015), tisagenlecleucel (CD19, 2017), axicabtageno ciloleucel (CD19, 2017), brexucabtageno autoleucel (CD19, 2020), lisocabtageno maraleucel (CD19, 2021), idecabtageno vicleucel (TNFRSF17, 2021), ciltacabtegeno autoleucel (TNFRSF17, 2022)	Incluindo células CAR-T direcionadas
	Omacetaxina (2012), lurbinectedina (2020)	Síntese de RNA/mista
Inibidores de PARP	Olaparibe (2014), rucaparibe (2016), niraparibe (2017), talazoparibe (2018)	Bloqueiam o reparo do DNA
BH3- mimético	Venetoclax (2016)	Morte mitocondrial
Inibidores do HIF	Belzutifano (2021)	
Inibidores de exportação	Selinexor (2020)	
	Trióxido de arsênico (2000)	Desconhecido

[a]A combinação de estrógeno e clorometina. Os fármacos entre parênteses apresentam ações farmacológicas semelhantes, mas não têm necessariamente uma relação química.

ALK, quinase do linfoma anaplásico; AR, receptor de androgênio; BCMA, antígeno de maturação dos linfócitos B; BCR-A, proteína da região do grupo de quebra-tirosina quinase quimérica de Abelson (cromossomo de Filadélfia); BRAF, quinase B-Raf; BTK, tirosina quinase de Bruton; CAR-T, terapia com linfócitos T com receptor quimérico de antígenos; CCR, receptor de quimiocinas; CD, grupo de diferenciação; CDK, quinases dependentes de ciclina; CRBN, cereblon; EGF, fator de crescimento epidérmico; EGFR, receptor do EGF; EGP, glicoproteína epitelial-1; EpCAM, molécula de adesão da célula epitelial; ER, receptor de estrógeno; FGF, fator de crescimento dos fibroblastos; FGFR, receptor do FGF; FLT3, tirosina quinase semelhante a fms 3; FR, receptor de folato; GR, receptor do hormônio liberador de gonadotrofinas; HIF, fator induzível por hipoxia; HSV, herpes vírus simples; IDH, isocitrato desidrogenase-1; IFNAR, receptor do interferon-α; ILxR, receptor de interleucina-x; JAK, tirosina quinase Janus; MEK, MAP-quinase quinase; MET, proteína tirosina quinase; MHC, complexo de histocompatibilidade; MCP, proteína da morte celular programada; PI3K, fosfoinositídeo 3-quinase; PR, receptor de progesterona; PSA, antígeno prostático específico; PSMB, proteassoma; RET, receptor de tirosina quinase; SHH, ligante Sonic hedgehog; SLAMF7, antígeno de superfície CD319; SMO, receptor *smoothened* de SHH; SSR, receptor de somatostatina; TGF, fator de crescimento transformador; TLR7, receptor semelhante ao *toll*-7; TNFRSF, superfamília do receptor do fator de necrose tumoral; TNFSF, superfamília do fator de necrose tumoral; VEGF, fator de crescimento do endotélio vascular; VEGFR, receptor do VEGF.

OUTROS AGENTES ALQUILANTES

O **bussulfano** tem efeito seletivo sobre a medula óssea, deprimindo a formação de granulócitos e plaquetas em baixa dose e de eritrócitos em dose mais elevada. Apresenta pouco ou nenhum efeito sobre o tecido linfoide no trato GI. O bussulfano é utilizado na leucemia mieloide crônica (LMC) e nas síndromes mielodisplásicas, bem como em pacientes com outros tipos de câncer hematológico antes de se submeter a transplante de células-tronco ou de medula óssea.

A **dacarbazina,** um pró-fármaco, é ativada no fígado, e, em seguida, o composto resultante é clivado na célula-alvo para liberar um derivado alquilante. Os efeitos adversos consistem em mielotoxicidade, náuseas e vômitos intensos. A **temozolomida** é um composto relacionado com uso restrito (glioma maligno).

A **procarbazina** inibe a síntese de DNA e de RNA e interfere na mitose na interfase. Seus efeitos podem ser mediados pela produção de metabólitos ativos. É administrada por via

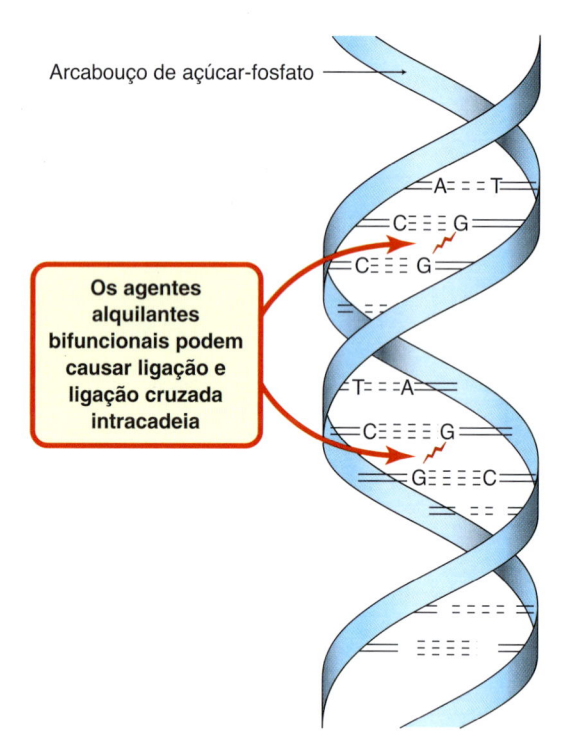

Figura 57.3 Efeitos dos agentes alquilantes bifuncionais no DNA. Observe a ligação cruzada das duas guaninas. *A*, adenina; *C*, citosina; *G*, guanina; *T*, timina.

Os agentes alquilantes bifuncionais podem causar ligação e ligação cruzada intracadeia

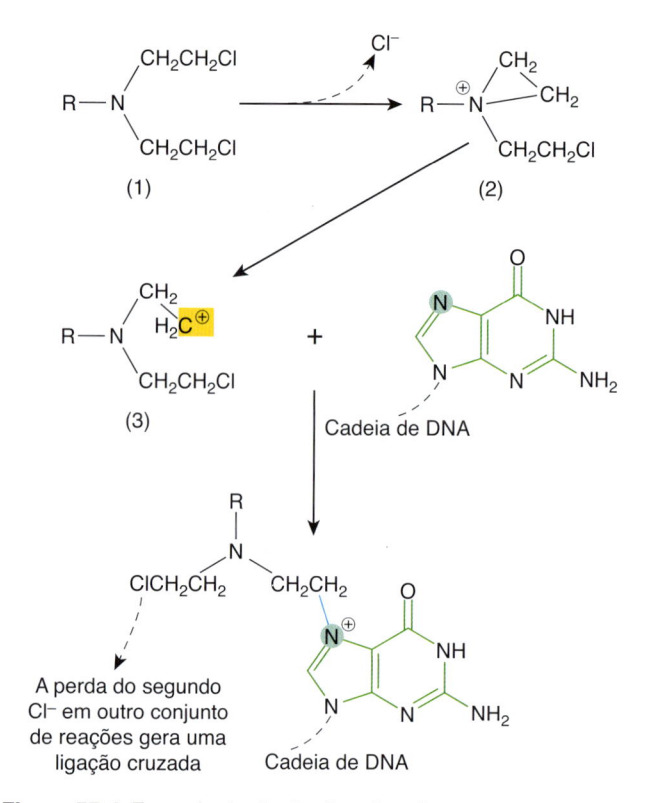

Arcabouço de açúcar-fosfato

Figura 57.4 Exemplo de alquilação e ligação cruzada do DNA por uma mostarda nitrogenada. Uma bis(cloroetil)amina (*1*) sofre ciclização intramolecular, formando um cátion etileno imônio instável (*2*) e liberando Cl⁻, sendo a amina terciária transformada em um composto de amônio quaternário. O anel tenso do intermediário etileno imônio se abre para formar um íon carbônio reativo (no *quadro amarelo*) (*3*), que reage imediatamente com o N7 da guanina (*círculo verde*), com produção de *7-alquilguanina* (ligação mostrada em *azul*), sendo o N7 convertido em um nitrogênio de amônio quaternário. Essas reações podem, então, ser repetidas com o outro –CH₂CH₂Cl para produzir uma ligação cruzada.

oral e usada principalmente na doença de Hodgkin. Exerce ações semelhantes ao **dissulfiram** com álcool (ver Capítulo 50), exacerba os efeitos dos depressores do sistema nervoso central e, como se trata de um inibidor fraco da monoamina oxidase, pode provocar hipertensão se for administrada com certos agentes simpaticomiméticos (ver Capítulo 48). Outros agentes alquilantes de uso clínico incluem a **hidroxicarbamida**, o **mitobronitol**, a **tiotepa** e **treossulfano**.

COMPOSTOS DE PLATINA

A **cisplatina** é um complexo de coordenação planar hidrossolúvel, que contém um átomo de platina central circundado por dois átomos de cloro e dois grupos amônia. Sua ação é análoga à dos agentes alquilantes. Quando entra na célula, ocorre dissociação do Cl⁻, deixando um complexo reativo que reage com água e, em seguida, que interage com o DNA. Causa a formação de ligação cruzada intracadeia, provavelmente entre N7 e O6 das moléculas de guanina adjacentes, resultando em desnaturação local do DNA.

A cisplatina é clinicamente útil em uma ampla variedade de tumores e mostra-se importante sobretudo no tratamento de tumores sólidos de testículo e de ovário. Terapeuticamente, é administrada por injeção ou infusão intravenosa lenta. É muito nefrotóxica, e é necessário instituir esquemas rígidos de hidratação e diurese. Apresenta baixa mielotoxicidade, porém provoca náuseas e vômitos muito intensos, que são mais bem controlados com uso profilático de várias combinações de fármacos antieméticos (ver adiante e Capítulo 30). Podem ocorrer zumbido e perda auditiva na faixa de alta frequência, bem como neuropatias periféricas, hiperuricemia e reações anafiláticas.

Os derivados mais recentes da cisplatina (**carboplatina** e **oxaliplatina**) apresentam diferentes padrões de toxicidade e são potencialmente mais fáceis de administrar, visto que têm menos tendência a causar nefrotoxicidade.

Fármacos contra o câncer: agentes alquilantes e compostos relacionados

- Os agentes alquilantes apresentam grupos que formam ligações covalentes com substituintes celulares; o intermediário reativo é um íon carbônio. A maioria tem dois grupos alquilantes e pode estabelecer ligações cruzadas no DNA. Isso provoca replicação defeituosa e quebra de cadeia
- O principal efeito é observado durante a síntese de DNA, e o dano resultante desencadeia o processo de apoptose
- Os efeitos adversos consistem em mielossupressão, esterilidade e risco de leucemia não linfocítica
- Os principais agentes alquilantes são:
  – Mostardas nitrogenadas, como, por exemplo, a **ciclofosfamida**, que é convertida em mostarda de fosforamida (a molécula citotóxica); a mielossupressão causada pela **ciclofosfamida** afeta particularmente os linfócitos
  – Nitrosureias, como, por exemplo, **lomustina**; podem atuar nas células que não se dividem, são capazes de atravessar a barreira hematoencefálica e podem causar mielotoxicidade cumulativa tardia
- Os compostos de platina (p. ex., **cisplatina**) causam ligação intracadeia no DNA. A **cisplatina** apresenta baixa mielotoxicidade, porém provoca náuseas e vômitos intensos e está associada a um alto risco de nefrotoxicidade.

ANTIMETABÓLITOS

ANTAGONISTAS DO FOLATO

O principal antagonista do folato na quimioterapia do câncer é o **metotrexato** (ver Capítulo 25 para descrição de seu uso como agente imunossupressor em reumatologia). Os folatos são essenciais para a síntese de nucleotídeos de purina e timidilato, os quais, por sua vez, são essenciais para a síntese de DNA e a divisão celular. (Esse tópico também é discutido nos Capítulos 24, 51 e 55.) A principal ação dos antagonistas do folato consiste em interferir na síntese de timidilato. Os folatos são constituídos por três elementos: um anel de pteridina, ácido *p*-aminobenzoico e ácido glutâmico.

O metotrexato apresenta uma estrutura estreitamente relacionada (Figura 57.5). A Figura 57.6 resume seu efeito sobre a síntese de timidilato.

Em geral, o metotrexato é administrado por via oral, mas também pode ser administrado por via intramuscular, intravenosa ou intratecal. O fármaco apresenta baixa lipossolubilidade e, portanto, não atravessa a barreira hematoencefálica com facilidade. Entretanto, é ativamente captado nas células pelo sistema de transporte do folato e é metabolizado a derivados de poliglutamato, que são retidos na célula por semanas ou meses, até mesmo na ausência de fármaco extracelular. A resistência ao metotrexato nas células tumorais pode se desenvolver por uma variedade de mecanismos.

Figura 57.5 Estrutura do ácido fólico e do metotrexato. Ambos os compostos são mostrados na forma de poliglutamatos. No tetra-hidrofolato, grupos de um carbono (R, no *quadro laranja*) são transportados no N5 ou N10 ou em ambos (*linhas tracejadas*). Os pontos nos quais o metotrexato difere do ácido fólico endógeno são mostrados nos *quadros azuis*.

Os efeitos adversos incluem depressão da medula óssea e dano ao epitélio do trato GI. Pode ocorrer pneumonite. Além disso, os esquemas de altas doses – doses 10 vezes maiores do que as doses padrão, algumas vezes administradas a pacientes com resistência ao metotrexato – podem levar à nefrotoxicidade. Essa nefrotoxicidade é causada pela precipitação do fármaco ou de metabólito nos túbulos renais. Os esquemas de altas doses precisam ser seguidos de "resgate" com ácido folínico (uma forma de FH_4).

O **raltitrexede**, que inibe a timidilato sintetase, e o **pemetrexede**, que inibe a timidilato transferase, também estão relacionados quimicamente com o folato.

ANÁLOGOS DA PIRIMIDINA

A **fluoruracila**, um análogo da uracila, também interfere na síntese de 2'-desoxitimidilato (dTMP) (ver Figura 57.6). É convertida em um nucleotídeo "falso", o *monofosfato de fluorodesoxiuridina* (FdUMP). Esse nucleotídeo interage com a timidilato sintetase, mas não pode ser convertido em dTMP. O resultado consiste em inibição da síntese de DNA, mas não da síntese de RNA ou de proteínas.

Em geral, a fluoruracila é administrada por via parenteral, mas pode ser fornecida em uma formulação oral mais conveniente utilizando seus pró-fármacos orais, a **capecitabina** e o **tegafur**. Os principais efeitos adversos consistem em dano ao epitélio GI e mielotoxicidade. Além disso, podem ocorrer distúrbios cerebelares. Recomenda-se a realização de um teste farmacogenômico para pacientes aos quais esses agentes são administrados, de modo que os

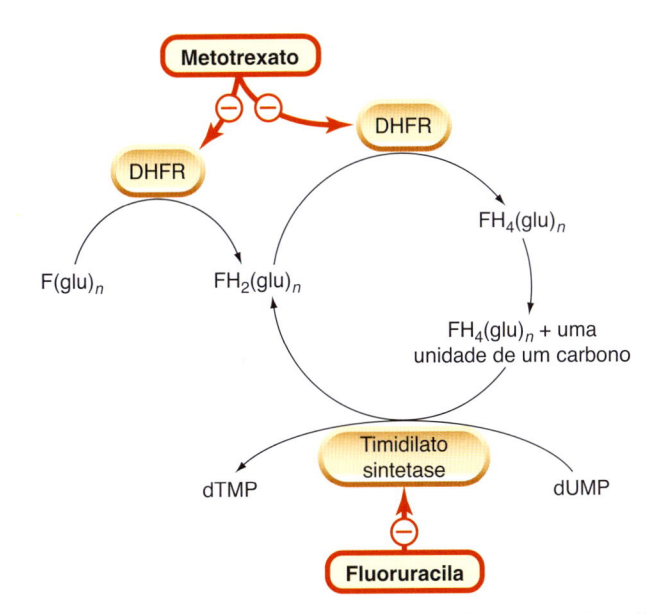

Figura 57.6 Diagrama simplificado da ação do metotrexato e da fluoruracila sobre a síntese de timidilato. O poliglutamato tetra-hidrofolato, $FH_4(glu)_n$ atua como carreador de uma unidade de um carbono, fornecendo o grupo metila necessário para a conversão do 2'-desoxiuridilato (dUMP) em 2'-desoxitimidilato (dTMP) pela *timidilato sintetase*. Essa transferência de um carbono resulta da oxidação do $FH_4(glu)_n$ a $FH_2(glu)_n$. A fluoruracila é convertida em FdUMP, que inibe a timidilato sintetase. *DHFR*, di-hidrofolato redutase.

ajustes no tratamento possam ser feitos com base no estado do metabolizador e risco de toxicidade (ver Capítulo 12).

A **citarabina** (citosina arabinosídio [ara-C]) é um análogo do nucleosídeo de ocorrência natural, a 2'-desoxicitidina. O fármaco entra na célula-alvo e sofre as mesmas reações de fosforilação que o nucleosídeo endógeno, gerando trifosfato de citosina arabinosídeo, que inibe a DNA polimerase (Figura 57.7). Os principais efeitos adversos envolvem a medula óssea e o trato GI.

A **gencitabina,** um análogo da citarabina, exibe menos ações adversas, das quais as principais consistem em uma síndrome semelhante à influenza e mielotoxicidade leve. Com frequência, é administrada em combinação com outros fármacos, como a cisplatina. A **azacitidina** e a **decitabina** inibem a DNA metilase.

ANÁLOGOS DA PURINA

Os principais análogos da purina contra o câncer incluem a cladribina, a clofarabina, a fludarabina, a pentostatina, a nelarabina, a mercaptopurina e a tioguanina.

A fludarabina é metabolizada ao trifosfato e inibe a síntese de DNA por ações semelhantes às da citarabina. É mielossupressora. A pentostatina tem um mecanismo de ação diferente. Ela inibe a adenosina deaminase, a enzima que transforma a adenosina em inosina. Essa ação interfere em vias de importância crítica no metabolismo da purina e pode ter efeitos significativos sobre a proliferação celular. A cladribina, a mercaptopurina e a tioguanina são usadas sobretudo no tratamento da leucemia.

ANTIBIÓTICOS CITOTÓXICOS

Trata-se de um grupo de fármacos amplamente utilizados, que produzem seus efeitos sobretudo por meio de ação direta sobre o DNA. Em geral, não devem ser administrados em conjunto com radioterapia, visto que a carga cumulativa de toxicidade é muito alta.

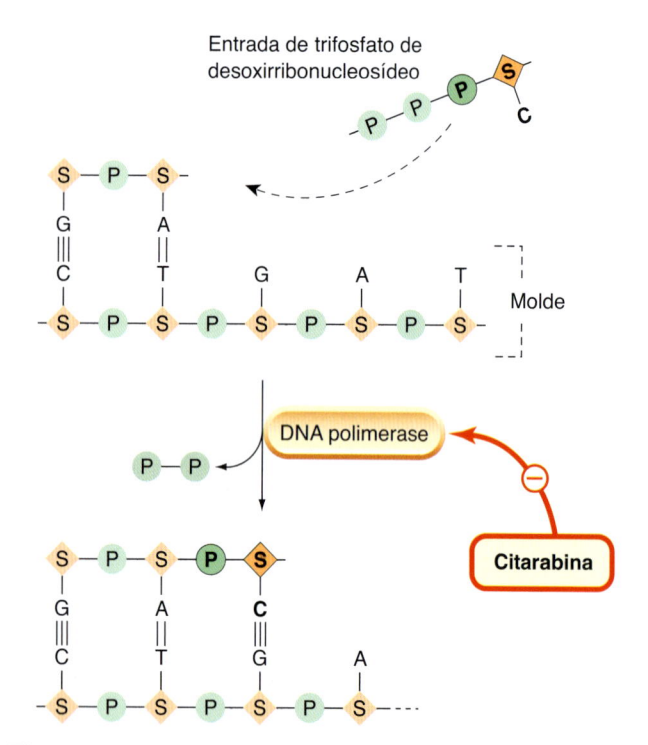

Figura 57.7 O mecanismo de ação da citarabina (citosina arabinosídeo). Para detalhes da ação da DNA polimerase, ver Figura 51.5. A *citarabina* é um análogo da citosina.

> **Fármacos contra o câncer: antimetabólitos**
>
> Os antimetabólitos bloqueiam ou subvertem as vias de síntese do DNA.
> - *Antagonistas do folato.* O **metotrexato** inibe a di-hidrofolato redutase, impedindo a geração de tetra-hidrofolato que interfere na síntese de timidilato
> - *Análogos da pirimidina.* A **fluoruracila** é convertida em um nucleotídeo "falso" e inibe a síntese de timidilato. A **citarabina,** em sua forma trifosfato, inibe a DNA polimerase. São agentes mielossupressores potentes
> - *Análogos da purina.* A **mercaptopurina** é convertida em falso nucleotídeo. A **fludarabina** em sua forma trifosfato inibe a DNA polimerase e é mielossupressora. A **pentostatina** inibe a adenosina deaminase, uma via de importância crítica no metabolismo da purina.

DOXORRUBICINA E ANTRACICLINAS

A **doxorrubicina**, a **idarrubicina**, a **daunorrubicina** e a **epirrubicina** são antibióticos da antraciclina amplamente utilizados; a **mitoxantrona** (**mitozantrona**) é um derivado.

A doxorrubicina tem várias ações citotóxicas. Liga-se ao DNA e inibe a síntese tanto de DNA quanto de RNA, porém a sua principal ação citotóxica parece ser mediada por um efeito na topoisomerase II (uma DNA girase; ver Capítulo 51), cuja atividade é bastante aumentada nas células em proliferação. Durante a replicação da hélice do DNA, é preciso haver rotação reversível em torno da forquilha de replicação para evitar que a molécula-filha de DNA fique inextricavelmente emaranhada durante a segregação mitótica. O "giro" é produzido pela topoisomerase II, que "corta" ambas as fitas do DNA e, em seguida, volta a fechar as quebras. A doxorrubicina se intercala no DNA, e seu efeito consiste, em essência, em estabilizar o complexo DNA-topoisomerase II após o corte das fitas, interrompendo, assim, o processo nesse ponto.

A doxorrubicina é administrada por infusão intravenosa. O extravasamento no local de injeção pode provocar necrose local. As antraciclinas como classe apresentam efeitos adversos muito graves relacionados com a dose sobre o coração, resultando em arritmias e insuficiência cardíaca. Essa ação pode resultar da geração de estresse oxidativo de radicais livres dependentes de ferro, bem como da inibição da topoisomerase 2β. A cardiotoxicidade pode ser reduzida por meio de monitoramento cuidadoso, redução da dose máxima e uso profilático de dexrazoxano (que se liga a íons metálicos) em pacientes de alto risco.

DACTINOMICINA

A **dactinomicina** se intercala no sulco menor do DNA, entre pares adjacentes de guanosina-citosina, interferindo no movimento da RNA polimerase ao longo do gene e, assim, impedindo a transcrição. Há também evidências de que a dactinomicina tem ação semelhante à das antraciclinas sobre a topoisomerase II. O fármaco produz a maioria dos efeitos tóxicos já citados, exceto cardiotoxicidade. A dactinomicina é usada sobretudo no tratamento de cânceres pediátricos.

BLEOMICINAS

As bleomicinas formam um grupo de antibióticos glicopeptídicos quelantes de metais que degradam o DNA pré-formado, causando fragmentação da cadeia e liberação de bases livres. Acredita-se que essa ação envolva a quelação de ferro ferroso e a interação com oxigênio, resultando na oxidação do ferro e geração de radicais superóxido e/ou hidroxila. A **bleomicina** é mais efetiva na fase G_2 do ciclo celular e mitose, mas também é ativa contra as células que não se dividem (i. e., células na fase G_0; ver Capítulo 6, Figura 6.4). Com frequência, é usada no tratamento do câncer de células germinativas. Diferente da maioria dos fármacos contra o câncer, a bleomicina provoca pouca mielossupressão; seu efeito tóxico mais grave consiste em fibrose pulmonar, que ocorre em 10% dos pacientes tratados e que é fatal em 1% dos casos. Além disso, podem ocorrer reações alérgicas. Cerca de 50% dos pacientes manifestam reações mucocutâneas (as palmas das mãos com frequência são afetadas), e muitos desenvolvem hiperpirexia.

MITOMICINA

Após ativação enzimática, a **mitomicina** atua como agente alquilante bifuncional e liga-se preferencialmente ao O6 do núcleo de guanina. Estabelece ligações cruzadas no DNA, podendo degradá-lo pela geração de radicais livres. Causa mielossupressão tardia acentuada e tem o potencial de provocar dano renal e fibrose do tecido pulmonar.

> **Fármacos contra o câncer: antibióticos citotóxicos**
>
> - A **doxorrubicina** inibe a síntese de DNA e de RNA. Seu efeito sobre o DNA ocorre sobretudo pela interferência na ação da topoisomerase II. Os efeitos adversos incluem náuseas, vômitos, mielossupressão e queda de cabelo. O principal problema consiste em cardiotoxicidade com altas doses cumulativas
> - A **bleomicina** causa fragmentação das cadeias do DNA. Atua sobre as células que não se dividem. Os efeitos adversos consistem em febre, alergias, reações mucocutâneas e fibrose pulmonar. Quase não há mielossupressão
> - A **dactinomicina** se intercala no DNA, interferindo na RNA polimerase e inibindo a transcrição. Além disso, interfere na ação da topoisomerase II. Os efeitos adversos consistem em náuseas, vômitos e mielossupressão
> - A **mitomicina** é ativada para produzir um metabólito alquilante.

DERIVADOS DE PLANTAS

À semelhança de todos os ramos da farmacologia, vários produtos vegetais de ocorrência natural exercem potentes efeitos citotóxicos e têm aplicação como fármacos contra o câncer.

ALCALOIDE DA VINCA

Os alcaloides da vinca derivam da pervinca de Madagascar (*Catharanthus roseus*). Os principais membros do grupo são a **vincristina**, a **vimblastina** e a **vindesina**. A **vinflunina** (um alcaloide da vinca fluorado) e a **vinorelbina** são alcaloides da vinca semissintéticos com propriedades semelhantes. Os fármacos se ligam à tubulina e inibem a sua polimerização em microtúbulos, o que impede a formação do fuso nas células em divisão e resulta em parada na metáfase. Seus efeitos só se manifestam durante a mitose. Além disso, os alcaloides da vinca inibem outras atividades celulares que exigem o funcionamento dos microtúbulos, como fagocitose por leucócitos e quimiotaxia, bem como o transporte axonal nos neurônios.

Como seria de esperar, os efeitos adversos dos alcaloides da vinca diferem daqueles de outros fármacos contra o câncer. A vincristina tem atividade mielossupressora muito leve, porém é neurotóxica e, em geral, provoca *parestesia* (alterações sensoriais), dor abdominal e fraqueza. A vimblastina é menos neurotóxica, mas provoca leucopenia, enquanto a vindesina apresenta mielotoxicidade e neurotoxicidade moderadas. Todos os membros do grupo podem causar queda reversível do cabelo.

PACLITAXEL E COMPOSTOS RELACIONADOS

Esses *taxanos* são derivados de um composto de ocorrência natural encontrado na casca da árvore do teixo do Pacífico (*Taxus* spp.). O grupo inclui o **paclitaxel** e os derivados semissintéticos, o **docetaxel** e o **cabazitaxel**. Esses agentes atuam sobre os microtúbulos, estabilizando-os (na verdade, "congelando-os" ou "aprisionando-os") no estado polimerizado, produzindo um efeito semelhante ao dos alcaloides da vinca. Em geral, esses fármacos são administrados por infusão intravenosa e utilizados no tratamento do câncer de pulmão e no de mama, e o paclitaxel, administrado com carboplatina, constitui o tratamento de escolha para o câncer de ovário.

Os *efeitos adversos*, que podem ser graves, incluem supressão da medula óssea e neurotoxicidade cumulativa. Pode ocorrer retenção hídrica resistente (em particular edema das pernas) com o docetaxel. É comum a ocorrência de hipersensibilidade a esses compostos, que exige pré-tratamento com corticosteroides e anti-histamínicos.

CAMPTOTECINAS

As camptotecinas **irinotecano** e **topotecana**, isoladas do tronco da árvore *Camptotheca acuminata*, ligam-se e inibem a topoisomerase I, cujos níveis elevados estão presentes durante todo o ciclo celular. Ocorrem diarreia e depressão reversível da medula óssea; todavia, em geral, esses alcaloides produzem menos efeitos adversos do que a maioria dos outros agentes contra o câncer.

ETOPOSÍDEO

O etoposídeo deriva da raiz da mandrágora (*Podophyllum peltatum*). Seu modo de ação ainda não está totalmente esclarecido, mas pode atuar pela inibição da função mitocondrial e do transporte de nucleosídeo, além de um efeito sobre a topoisomerase II semelhante ao da doxorrubicina. Os *efeitos adversos* consistem em náuseas, vômitos, mielossupressão e queda de cabelo.

Compostos obtidos de esponjas marinhas. A **eribulina** e a **trabectedina** são compostos de ocorrência natural de esponjas marinhas. A principal ação inibitória da eribulina sobre a divisão celular ocorre pela inibição da função dos microtúbulos, e o fármaco é utilizado no tratamento do câncer de mama avançado. A **trabectedina** também causa disrupção do DNA, porém utiliza um mecanismo relacionado com o superóxido. A trabectedina é usada no tratamento do sarcoma de tecidos moles, bem como no câncer de ovário.

HORMÔNIOS

Todos os tecidos são sensíveis às ações hormonais, porém os tumores que surgem nos tecidos mais sensíveis a hormônios (p. ex., mama, útero, próstata) podem ser fundamentalmente *dependentes de hormônios*, um efeito relacionado com a presença aumentada de receptores hormonais nessas células

> **Fármacos contra o câncer: derivados de plantas**
>
> - A **vincristina** (e alcaloides relacionados) inibe a mitose na metáfase por meio de sua ligação à tubulina. É relativamente atóxica, mas pode causar efeitos neuromusculares adversos
> - O **etoposídeo** inibe a síntese de DNA pela sua ação sobre a topoisomerase II e inibe a função mitocondrial. Os efeitos adversos comuns consistem em vômitos, mielossupressão e alopecia
> - O **paclitaxel** (e outros taxanos) estabiliza os microtúbulos, inibindo a mitose; é relativamente tóxico, e ocorrem reações de hipersensibilidade
> - O **irinotecano** e a **topotecana** inibem a topoisomerase I. Pode ocorrer síndrome colinérgica aguda com o irinotecano.

malignas, avaliados pelos receptores presentes em amostras de biopsia. Em essência, seu crescimento pode ser inibido por agonistas ou antagonistas hormonais ou por agentes que inibem a síntese do hormônio.

Os hormônios ou seus análogos que têm ações inibitórias em tecidos-alvo podem ser usados no tratamento de tumores desses tecidos. São procedimentos que, por si mesmos, raramente levam a uma cura, porém retardam de modo efetivo o crescimento do tumor e aliviam os sintomas do câncer, desempenhando um importante papel no manejo clínico dos tumores dependentes de hormônios sexuais.

GLICOCORTICOIDES

Os glicocorticoides, como a **prednisolona,** têm efeitos inibitórios acentuados sobre a proliferação dos linfócitos (ver Capítulos 25 e 33) e são usados no tratamento de leucemias e de linfomas. A capacidade da **dexametasona** de reduzir a pressão intracraniana elevada é explorada no tratamento de pacientes com tumores cerebrais. Os glicocorticoides atenuam alguns dos efeitos colaterais dos fármacos contra o câncer, como náuseas e vômitos, tornando-os úteis como terapia de suporte no tratamento de outros cânceres, bem como em cuidados paliativos.

ESTRÓGENOS

O **dietilestilbestrol** e o **etinilestradiol** ainda são utilizados, em certas ocasiões, no tratamento paliativo de tumores de próstata dependentes de androgênios. Esses tumores também podem ser tratados com análogos do hormônio liberador de gonadotrofinas (ver Capítulo 33).

PROGESTÁGENOS

Os progestágenos como o **megestrol**, a **noretisterona** e a **medroxiprogesterona**, desempenham um papel no tratamento do câncer de endométrio.

ANÁLOGOS DO HORMÔNIO LIBERADOR DE GONADOTROFINAS

Conforme explicado no Capítulo 35, os análogos do hormônio liberador de gonadotrofinas, como a **gosserrelina**, **busserrelina**, **leuprorrelina** e **triptorrelina**, podem, quando administrados cronicamente, inibir a liberação de gonadotrofinas. Por conseguinte, esses agentes são usados no tratamento de câncer de próstata e de de mama avançado em mulheres na pré-menopausa. O efeito do surto transitório de secreção de testosterona, que pode ocorrer em pacientes com câncer de próstata tratados dessa maneira, precisa ser evitado por um antiandrogênio, como a **ciproterona**. O **degarrelix** é um antagonista do hormônio liberador de gonadotrofinas usado no tratamento do câncer de próstata.

ANÁLOGOS DA SOMATOSTATINA

Os análogos da somatostatina, como a **octreotida** e a **lanreotida** (ver Capítulo 33), são usados para aliviar os sintomas de tumores neuroendócrinos, incluindo os secretores de hormônios do trato GI, como VIPomas, glucagonomas, tumores carcinoides e gastrinomas. Esses tumores expressam receptores de somatostatina, cuja ativação inibe a proliferação celular, bem como a secreção hormonal.

ANTAGONISTAS HORMONAIS

Além dos próprios hormônios, os antagonistas hormonais também podem ser efetivos no tratamento de vários tipos de tumores sensíveis a hormônios.

ANTIESTRÓGENOS

O **tamoxifeno**, um antiestrógeno, mostra-se efetivo em alguns casos de câncer de mama dependente de hormônio e pode desempenhar um papel em sua prevenção. No tecido mamário, o tamoxifeno compete com os estrógenos endógenos pelos receptores de estrógeno (ERs) e, portanto, inibe a transcrição de genes responsivos aos estrógenos. O tamoxifeno causa efeitos menos destrutivos, visto que é um agonista parcial nos tipos de ERs encontrados no endométrio, no osso e no sistema cardiovascular. Outros antagonistas dos ERs são o **toremifeno** e o **fulvestranto**.

Os *efeitos adversos* se assemelham aos apresentados por mulheres após a menopausa. Os efeitos potencialmente mais graves incluem eventos hiperplásicos no endométrio, que podem evoluir para alterações malignas, e risco de tromboembolismo. Os fármacos como o **raloxifeno** são conhecidos como moduladores seletivos dos receptores de estrógenos (SERMs), o que significa que apresentam uma mistura de propriedades tanto agonistas quanto antagonistas nas combinações de ERs em diferentes tecidos. Por exemplo, o fármaco pode ser estrogênico no osso (prevenindo a osteoporose) e, ao mesmo tempo, antiestrogênico na mama e no tecido uterino, se for desejável evitar os efeitos positivos do estrógeno no tratamento do câncer de mama e de útero.

Os inibidores da aromatase, como o **anastrozol**, **letrozol** e **exemestano**, que suprimem a síntese de estrógeno a partir dos androgênios no córtex da suprarrenal (mas não no ovário), também são efetivos no tratamento do câncer de mama em mulheres na pós-menopausa (mas não na pré-menopausa), nas quais são ligeiramente mais eficazes do que o tamoxifeno.

ANTIANDROGÊNIOS

Os antagonistas dos androgênios, a **flutamida**, a **ciproterona** e a **bicalutamida**, podem ser usados isoladamente ou combinados com outros agentes no tratamento de tumores de próstata. Esses antagonistas também são utilizados para controlar o pico ("surto") de testosterona observado durante o tratamento de pacientes com análogos da gonadorrelina. O degarrelix não provoca esse pico. Um gene de interesse no câncer de próstata é o gene da protease serina transmembrana 2 (TMPRSS2), suprarregulado por hormônios androgênicos e infrarregulado no câncer de próstata independente de androgênio. Alguns vírus, como o SARS-CoV-2, utilizam a atividade de protease da TMPRSS2 para entrar em suas células hospedeiras e infectá-las.

> **Agentes contra o câncer: hormônios**
>
> Os hormônios ou seus antagonistas são utilizados em tumores sensíveis a hormônios:
> - **Glicocorticoides**, para leucemias e linfomas
> - **Tamoxifeno**, para tumores de mama
> - **Análogos do hormônio liberador das gonadotrofinas**, para tumores de próstata e de mama
> - **Antiandrogênios**, para câncer de próstata
> - **Inibidores da aromatase**, para câncer de mama na pós-menopausa.

ANTICORPOS MONOCLONAIS

Os anticorpos monoclonais (ver Capítulo 5) representam uma aquisição relativamente recente no arsenal contra o câncer e estão se tornando uma nova classe de fármacos confiáveis no tratamento do câncer.[8] Em alguns casos, a ligação do anticorpo a seu alvo ativa os mecanismos imunes do hospedeiro, e a célula cancerosa é eliminada por meio de lise mediada pelo complemento ou por células natural *killer* (ver Capítulo 7). Outros anticorpos monoclonais se ligam a fatores de crescimento ou seus receptores sobre as células tumorais e os inativam, inibindo, assim, a via de sobrevida e promovendo a apoptose (ver Capítulo 6, Figura 6.5). Diferente da maioria dos fármacos citotóxicos já descritos, os anticorpos monoclonais oferecem a perspectiva de uma terapia altamente direcionada, sem causar os numerosos efeitos colaterais da quimioterapia convencional. Essa vantagem é compensada, na maioria dos casos, pelo fato de que com frequência eles são administrados em combinação com fármacos mais tradicionais. Hoje, são usados clinicamente mais de 50 anticorpos monoclonais contra o câncer (ver Tabela 57.1). Seu elevado custo de desenvolvimento e fabricação constitui ainda um grande problema. Aqui, são apresentados alguns exemplos fundamentais dos anticorpos monoclonais usados no tratamento do câncer.

RITUXIMABE

O **rituximabe** é um anticorpo monoclonal (mAb) utilizado (em combinação com outros agentes quimioterápicos) no tratamento de certos tipos de *linfoma*, incluindo o não Hodgkin (LNH). Provoca lise dos linfócitos B por meio de sua ligação à proteína CD20 formadora de canais de cálcio e pela ativação do complemento. Além disso, sensibiliza as células resistentes a outros fármacos quimioterápicos. Proporciona uma sobrevida livre de progressão em 40 a 50% dos casos quando combinado com quimioterapia padrão (na clínica denominada **R-CHOP**; rituximabe-ciclofosfamida, hidroxidaunorrubicina [doxorrubicina], oncovin [vincristina] mais prednisolona).

O rituximabe é administrado por infusão, e a sua meia-vida de eliminação é de cerca 3 a 4 semanas.

Os *efeitos adversos* consistem em hipotensão, calafrios e febre durante as infusões iniciais e, subsequentemente, reações de hipersensibilidade. Pode ocorrer uma reação de liberação de citocinas, que tem sido fatal. O rituximabe (à semelhança de vários fármacos comuns contra o câncer) pode exacerbar os distúrbios cardiovasculares.

O **alentuzumabe** é outro mAb que provoca lise dos linfócitos B. É utilizado no tratamento da leucemia linfocítica crônica resistente. Pode causar também uma reação de liberação de citocinas semelhante àquela do rituximabe. O **ofatumumabe** é semelhante. O **brentuximabe** também tem como alvo os linfócitos T, porém de maneira diferente. Trata-se de um conjugado de um fármaco citotóxico ligado a um anticorpo que se liga ao CD30 nas células malignas. É utilizado no tratamento do *linfoma de Hodgkin*.

ANTICORPOS CONTRA O RECEPTOR HER2

O **trastuzumabe** (Herceptin) é um mAb murino humanizado que se liga à proteína oncogênica denominada *HER2* (receptor do fator de crescimento epidérmico [EGFR] 2 humano), um membro da família mais ampla de receptores com atividade integral de tirosina quinase (ver Figura 57.1). Há algumas evidências de que, além de induzir as respostas imunes do hospedeiro, o trastuzumabe induza os inibidores do ciclo celular p21 e p27 (ver Capítulo 6, Figura 6.2). Estudos imunológicos foram conduzidos em tecido de tumor de mama para identificar cerca de um em cinco cânceres de mama que expressam esse receptor e que proliferam rapidamente. O trastuzumabe e anticorpos relacionados (p. ex., pertuzumabe, margetuximabe) têm eficácia demonstrável em vários estágios do câncer de mama positivo para HER2. Entretanto, a insuficiência cardíaca constitui um efeito adverso reconhecido que exige monitoramento cuidadoso durante a quimioterapia com esses agentes.

O **cetuximabe** e o **panitumumabe** são dois compostos mecanicamente relacionados que se ligam aos EGFRs (que também estão superexpressos em uma alta proporção de tumores). São utilizados no tratamento do câncer colorretal, em geral em combinação com outros agentes.

BEVACIZUMABE

O **bevacizumabe** é um mAb humanizado utilizado no tratamento do câncer colorretal e atualmente administrado em uma ampla variedade de outros tipos de câncer. O bevacizumabe neutraliza o *VEGF* (fator de crescimento do endotélio vascular), impedindo, assim, a angiogênese, crucial para a sobrevida do tumor. É administrado por infusão intravenosa e, em geral, combinado com outros agentes. O bevacizumabe e outros inibidores relacionados do VEGF também são administrados por injeção direta no olho com o objetivo de retardar a progressão da *degeneração macular aguda* úmida e outras patologias associadas à neovascularização ocular (ver Capítulo 27).

CATUMAXOMABE

O **catumaxomabe** se liga a uma molécula de adesão epitelial, EpCAM, superexpressa em algumas células malignas. O catumaxomabe é administrado por injeção intraperitoneal para o tratamento da ascite maligna, uma coleção de líquido e células tumorais na cavidade peritoneal. O anticorpo se liga a essa molécula de adesão, aos linfócitos T e às células apresentadoras de antígeno, facilitando, assim, a ação do sistema imune na eliminação do câncer.

GENTUZUMABE

O **gentuzumabe ozogamicina** é um conjugado de fármacos que liga uma citotoxina direcionada para o DNA, a caliqueamicina (ozogamicina), a um mAb dirigido contra o receptor de superfície celular CD33, encontrado na linhagem mieloide de células sanguíneas. O gentuzumabe ozogamicina (também conhecido como Mylotarg®) é usado no tratamento da

---

[8]Em 2022, 10 dos 15 fármacos contra o câncer mais vendidos em todo o mundo eram anticorpos monoclonais, e estima-se que a sua proporção só aumentará.

leucemia mieloide aguda. De modo semelhante, o **inotuzumabe ozogamicina** foi aprovado em 2017; é direcionado contra o CD22 e usado para o tratamento da leucemia linfocítica aguda. O conjugado CD22, **moxetumomabe pasudotox** é usado no tratamento de leucemia de células pilosas.

NIVOLUMABE

O **nivolumabe** é um mAb totalmente humanizado dirigido contra a proteína-1 da morte celular programada (MCP-1), um receptor de superfície celular que deprime o sistema imune para promover autotolerância e suprimir a ativação das linfócitos T. Seu ligante é o MCP-L1. O nivolumabe tem sido utilizado para reativar o sistema imune, de modo que possa reconhecer e destruir as células tumorais que escaparam da imunovigilância. Foi aprovado para o tratamento do melanoma metastático, linfoma e cânceres de pulmão, rim e cabeça e pescoço. O **prembrolizumabe** é outra variante aprovada de mAb dirigido contra MCP-1. O **atezolizumabe** é um mAb dirigido contra MCP-L1 aprovado, em 2016, para o tratamento do câncer de bexiga.

IPILIMUMABE

O **ipilimumabe**, aprovado em 2011 para o tratamento do melanoma, tem como alvo o sistema de ponto de controle (*checkpoint*) imune, conhecido como proteína 4 associada ao linfócito T citotóxico (CTLA-4), que atua de forma semelhante ao sistema MCP-1 para "deprimir" o sistema imune. Com frequência, os cânceres empregam ambos os mecanismos para escapar da imunodetecção. Os inibidores dos dois sistemas são denominados *inibidores de pontos de controle* (*checkpoint*) imunes. O ipilimumabe tem sido usado no tratamento do melanoma, com eficácia demonstrada no combate aos cânceres de pulmão e de pâncreas. Ensaios clínicos que combinaram inibidores de MCP-1 e de CTLA-4 demonstraram que a terapia combinada com esses inibidores de pontos de controle constitui uma estratégia útil para reativar nosso sistema imune e direcioná-lo contra células tumorais em geral.

Esses anticorpos inibidores de pontos de controle que têm como alvo MCP-1/MCP-L1 e CTLA-4 (ver Tabela 57.1) representam um desvio de paradigma no tratamento do câncer, em que fármacos reativam nosso sistema imune para torná-lo mais uma vez capaz de caçar e destruir células tumorais "escondidas" (o trabalho diário do sistema imune).

INIBIDORES DE PROTEÍNA QUINASE

IMATINIBE

Aclamado como um avanço conceitual na quimioterapia direcionada para alvos, o **imatinibe** (Savage e Antman, 2002) é uma pequena molécula inibidora de quinases de vias de sinalização. O imatinibe inibe uma quinase citoplasmática oncogênica (BCR-Abl [cromossomo Filadélfia]; ver Figuras 57.1 e 57.8), considerada um fator singular na patogenia da LMC. Transformou o prognóstico (até então sombrio) dos pacientes com LMC. Além disso, inibe duas outras tirosina quinases, o receptor do fator de crescimento derivado de plaquetas (ver Figura 57.1) e o receptor c-kit (CD117), cujo ligante é o fator de célula-tronco (SCF), e foi licenciado para o tratamento de tumores do estroma GI (GISTs, do inglês *GI stromal tumours*), c-kit positivos, não suscetíveis à cirurgia.

O fármaco é administrado por via oral. A meia-vida é de cerca de 18 horas, e o principal local de seu metabolismo é o fígado, onde cerca de 75% do fármaco é convertido em um metabólito, que também tem atividade biológica. A maior parte (81%) do fármaco metabolizado é excretada nas fezes.

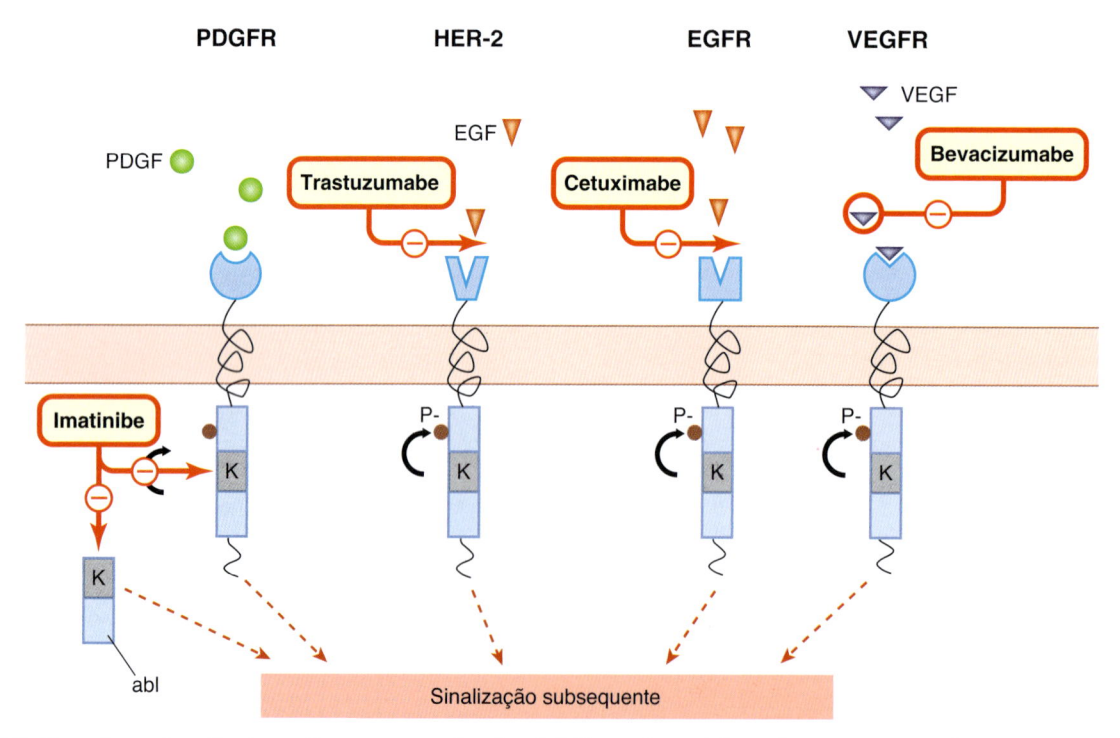

Figura 57.8 Mecanismo de ação dos anticorpos monoclonais e inibidores de proteína quinases contra o câncer. Muitos tumores superexpressam receptores de fatores de crescimento, como o fator de crescimento epidérmico (*EGFR*), o proto-oncogene, o fator de crescimento epidérmico humano 2 (*HER2*) ou o receptor do fator de crescimento do endotélio vascular (*VEGFR*). Os anticorpos monoclonais terapêuticos podem impedir esse processo por meio de sua interação direta com o próprio receptor (p. ex., *trastuzumabe*, *cetuximabe*) ou com o ligante (p. ex., *bevacizumabe*). Uma via alternativa para reduzir esse estímulo na proliferação celular consiste em inibir a cascata de sinalização subsequente. Os receptores de tirosina quinases são bons alvos, assim como algumas quinases oncogênicas, como BCR-Abl. *K*, domínio de quinase no receptor; *P-*, grupo fosfato; *PDGFR*, receptor do fator de crescimento derivado de plaquetas.

Os *efeitos adversos* consistem em sintomas GI (dor, diarreia, náuseas), fadiga, cefaleia e, algumas vezes, exantemas. A resistência ao imatinibe, que resulta de mutação do gene da quinase, representa um problema clínico crescente. Resulta em pouca ou nenhuma resistência cruzada a outros inibidores da quinase. Foram desenvolvidos vários inibidores de tirosina quinase BCR-Abl de segunda geração (**nilotinibe, dasatinibe, bosutinibe**) e de terceira geração (**ponatinibe**) para combater, em graus variáveis, uma mutação de resistência a fármacos típica em BCR-Abl (T315I), que ocorre em pacientes com LMC tratados com imatinibe.

Recentemente, foram desenvolvidos muitos inibidores semelhantes da tirosina quinase, incluindo **axitinibe, crizotinibe, erlotinibe, gefitinibe, imatinibe, lapatinibe, pazopanibe, sunitinibe** e **vandetanibe**. O **ruxolitinibe** inibe as quinases JAK1 e JAK2, enquanto o **vemurafenibe** inibe a quinase BRAF. O **sorafenibe**, o **everolimo** e o **tensirolimo** são inibidores de panquinases com utilidade semelhante. O **ibrutinibe**, o **acalabrutinibe** e o **zanubrutinibe** inibem a tirosina quinase de Bruton (BTK) (ver Capítulo 7). Modificam de forma covalente o resíduo C481 na BTK e inibem irreversivelmente suas ações celulares, que incluem quimiotaxia e secreção de fatores necessários para adesão ao microambiente. Curiosamente, sua eficácia nas leucemias linfoides B e linfomas deriva de sua capacidade de impedir a migração e a adesão dessas células tumorais a seus tecidos residentes. A linfocitose (liberação de linfócitos B dos linfonodos, do baço e da medula óssea para o sangue periférico) constitui um dos primeiros efeitos desses fármacos e é usada como marcador de seu efeito quimioterápico. Assim, semelhantes aos inibidores de pontos de controle, esses fármacos contra o câncer produzem respostas celulares que vão além das simples ações citotóxicas diretas, representando uma nova abordagem na quimioterapia.

> **Fármacos contra o câncer: anticorpos monoclonais e inibidores de proteína quinases**
>
> - Muitos tumores superexpressam receptores de fatores de crescimento que, assim, estimulam a proliferação celular e o crescimento do tumor. Esse processo pode ser inibido por:
>   – Anticorpos monoclonais, que se ligam ao domínio extracelular do receptor do fator de crescimento epidérmico (EGF) (p. ex., **panitumumabe**), do receptor oncogênico, o receptor HER2 (p. ex., **trastuzumabe**) ou que neutralizam os próprios fatores de crescimento (p. ex., VEGF; **bevacizumabe**)
>   – Inibidores de proteína quinases, que impedem a sinalização subsequente desencadeada pelos fatores de crescimento, pela inibição de quinases oncogênicas específicas (p. ex., **imatinibe**; BCR-Abl) ou inibição de receptores específicos de tirosina quinases (p. ex., receptor do EGF, **erlotinibe**; BTK, **ibrutinibe**) ou várias quinases associadas a receptores (p. ex., **sorafenibe**)
>   – Os inibidores de pontos de controle (*checkpoint*) (**nivolumabe, ipilimumabe**) atuam por meio das vias MCP-1/MCP-L1 ou CTLA-4 para "revelar" células tumorais, permitindo que sejam alvo de um sistema imune reativado
> - Alguns anticorpos monoclonais atuam diretamente sobre proteínas de superfície de linfócitos, causando lise (p. ex., **rituximabe**), impedindo, assim, a sua proliferação.

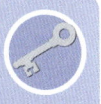

DIVERSOS AGENTES

CRISANTASPASE

A **crisantaspase** é uma preparação da enzima *asparaginase* administrada por injeção. Converte a asparagina em ácido aspártico e amônia e mostra-se ativa contra células tumorais, como as da leucemia linfoblástica aguda, que perderam a capacidade de sintetizar asparagina e que, portanto, necessitam de uma fonte exógena. Como a maioria das células normais tem a capacidade de sintetizar asparagina, o fármaco tem ação bastante seletiva e pouco efeito supressor na medula óssea, na mucosa do trato GI ou nos folículos pilosos. Os efeitos adversos clinicamente mais importantes consistem em reações de hipersensibilidade e trombose vascular.

HIDROXICARBAMIDA

A **hidroxicarbamida** (hidroxiureia) é um análogo da ureia, que inibe a ribonucleotídeo redutase, interferindo, assim, na conversão de ribonucleotídeos em desoxirribonucleotídeos. É utilizada principalmente no tratamento da *policitemia rubra vera* (um distúrbio mieloproliferativo da linhagem eritrocitária) e (no passado) da leucemia mielógena crônica. Seu uso (em doses um pouco menores) no tratamento da anemia falciforme é descrito no Capítulo 24. Apresenta o espectro habitual de efeitos adversos, dos quais o mais significativo é a depressão da medula óssea.

BORTEZOMIBE

O **bortezomibe** é um tripeptídeo que contém boro e que inibe a função do proteassoma celular. Por algum motivo, as células que sofrem rápida divisão são mais sensíveis a esse fármaco do que as células normais, o que o torna um agente útil contra o câncer. O bortezomibe inibe componentes das subunidades do complexo proteassoma β 26S (PMSB) constitutivo (β5, β2 e β1). É utilizado sobretudo no tratamento do mieloma (neoplasia maligna clonal de plasmócitos).

TALIDOMIDA

Pesquisas sobre o conhecido efeito teratogênico da **talidomida** revelaram que ela afeta a transcrição gênica, a angiogênese e a função do proteassoma, o que levou a realização de ensaios clínicos para avaliar sua eficácia como medicamento contra o câncer[9]. Esses testes demonstraram que a talidomida é eficaz no tratamento do mieloma, sendo agora amplamente utilizada para essa finalidade. O principal efeito adverso da talidomida, além do seu potencial teratogênico (irrelevante no contexto do tratamento do mieloma), é a neuropatia periférica, que pode causar fraqueza irreversível e perda sensorial (ver Capítulo 58). Além disso, a talidomida aumenta a incidência de trombose e acidente vascular cerebral (AVC).

Acredita-se que a **lenalidomida**, um derivado da talidomida, tenha menos efeitos adversos; todavia, diferente da talidomida, pode causar depressão da medula óssea e neutropenia. A **pomalidomida** é um derivado mais recente introduzido no mercado. Esses fármacos atuam de modo semelhante para inibir a degradação do proteassoma por meio de modificação do cereblon (CRBN), um receptor substrato do complexo ubiquitina ligase E3.

---

[9]Antes, já havia sido descoberto, de modo inesperado, que a talidomida, quando usada como sedativo, causa redução dos inchaços cutâneos da hanseníase (ver Capítulo 52), e seu uso foi aprovado para essa indicação, bem como para o mieloma.

INIBIDORES DA PARP

A poli ADP ribose polimerase (PARP) é uma enzima encontrada no núcleo, que está envolvida no reparo do DNA para manter a estabilidade genômica. A PARP detecta e procede ao reparo de quebras de filamento simples induzidas por substâncias químicas ou radiação, impedindo a apoptose das células induzida por dano ao DNA. À semelhança da inibição do proteassoma já mencionada, as células tumorais evoluíram para ignorar os mecanismos de morte celular induzida por dano ao DNA, em comparação com as células normais não tumorais, porém são relativamente suscetíveis à inibição da PARP. Os inibidores da PARP, que são agentes contra o câncer mais recentemente desenvolvidos, como o **olaparibe**, **rucaparibe**, **niraparibe** e **talazoparibe**, constituem uma nova vertente de agentes que são úteis no tratamento de câncer de ovário e câncer peritoneal, em particular os tipos de câncer que apresentam mutações em suas enzimas de reparo do DNA BRCA. Os inibidores da PARP com frequência são administrados em conjunto com radioterapia, que provoca dano ao DNA dos tecidos tumorais.

MODIFICADORES DA RESPOSTA BIOLÓGICA E OUTROS AGENTES

Os agentes que intensificam a resposta do hospedeiro são referidos como *modificadores da resposta biológica*. Alguns deles, como, por exemplo, o **interferon-α** (e seu derivado peguilado), são utilizados no tratamento de alguns tumores sólidos e linfomas, enquanto a **aldesleucina** (interleucina-2 recombinante) é usada em alguns casos de tumores renais. A **tretinoína** (uma forma de vitamina A/ATRA [ácido *all-trans-retinoico*]; ver Capítulo 26) é um potente indutor de diferenciação nas células leucêmicas e é usada como adjuvante da quimioterapia para induzir remissão. Um composto relacionado é o **bexaroteno,** um antagonista do receptor X retinoide (ver Capítulo 3) que inibe a proliferação e a diferenciação celulares.

A **porfímer** e a **temoporfina** são agentes fotossensibilizadores hematoporfirínicos. Acumulam-se nas células e provocam a sua morte quando excitados pela luz de comprimento de onda apropriado. Esses agentes são administrados por via intravenosa como parte da terapia fotodinâmica, quando a fonte de luz de *laser* pode ser direcionada seletivamente para o tumor (p. ex., no caso de tumores obstrutivos de esôfago ou no câncer escamoso de cabeça e pescoço).

RESISTÊNCIA AOS FÁRMACOS CONTRA O CÂNCER

Diz-se que a resistência manifestada pelas células neoplásicas aos fármacos citotóxicos pode ser *primária* (presente quando o fármaco é administrado pela primeira vez) ou *adquirida* (que se desenvolve durante o tratamento com o fármaco). A resistência adquirida pode resultar de *adaptação* das células tumorais ou de *mutação*, com o aparecimento de células que são menos suscetíveis ou que são resistentes ao fármaco e, como consequência, têm uma vantagem seletiva sobre as células sensíveis. A resistência pode resultar de uma denominada pressão terapêutica seletiva (Vasan et al., 2019). A seguir, são fornecidos exemplos de vários mecanismos de resistência. Ver Mimeault et al. (2008) para uma análise crítica desse problema.

- *Diminuição do acúmulo de fármacos citotóxicos nas células* como resultado da maior expressão de proteínas de transporte de fármacos de superfície celular dependentes de energia. São responsáveis pela multirresistência a muitos fármacos contra o câncer estruturalmente diferentes (p. ex., doxorrubicina, vimblastina e dactinomicina; Gottesman et al., 2002). A *glicoproteína P* (P-gp/MDR1; ver Capítulo 9) é um importante membro desse grupo de transportadores. A P-gp protege as células contra toxinas ambientais. Atua como "aspirador de pó" hidrofóbico, coletando as substâncias químicas estranhas, como os fármacos, à medida que atravessam a membrana celular e expelindo-as. Agentes não citotóxicos que revertem a resistência a múltiplos fármacos estão sendo investigados como potenciais adjuvantes ao tratamento
- *Diminuição da quantidade de fármaco captado pela célula* (p. ex., no caso do metotrexato).
- *Ativação insuficiente do fármaco.* Alguns fármacos necessitam de ativação metabólica para manifestar a sua atividade antitumoral. Se isso falhar, poderão não ser mais eficazes. Alguns exemplos incluem a conversão da fluoruracila em FdUMP, a fosforilação da citarabina e a conversão da mercaptopurina em um falso nucleotídeo.
- *Aumento da inativação* (p. ex., citarabina e mercaptopurina)
- *Aumento da concentração da enzima-alvo* (metotrexato)
- *Menor necessidade de substrato* (crisantaspase)
- *Aumento da utilização de vias metabólicas alternativas* (antimetabólitos)
- *Reparo rápido de dano ao DNA induzido por fármacos* (agentes alquilantes)
- *Atividade alterada do alvo,* por exemplo, topoisomerase II modificada (doxorrubicina)
- *Mutações em vários genes*, dando origem a moléculas-alvo resistentes, por exemplo, o gene *p53*, a mutação C481S no gene BTK, que se desenvolve na resistência ao ibrutinibe, e a superexpressão da família de genes *Bcl-2* (vários fármacos citotóxicos).

TERAPIAS COMBINADAS

O tratamento com combinações de agentes contra o câncer aumenta a citotoxicidade contra as células tumorais sem aumentar necessariamente a toxicidade geral. Por exemplo, o metotrexato, que apresenta sobretudo toxicidade mielossupressora, pode ser utilizado em um esquema de combinação com a vincristina, que apresenta principalmente neurotoxicidade. Os poucos fármacos que apresentam baixa mielotoxicidade, como a cisplatina e a bleomicina, são bons candidatos a esquemas combinados. O tratamento com combinações de fármacos também diminui a possibilidade de desenvolvimento de resistência a agentes individuais. Os fármacos são administrados, com frequência, em altas doses de modo intermitente, em vários ciclos, com intervalos de 2 a 3 semanas, em vez de sua administração contínua em pequenas doses, visto que isso possibilita a regeneração da medula óssea durante os intervalos. Além disso, foi demonstrado que a mesma dose total de um agente é mais efetiva quando administrada em uma ou duas doses grandes, do que em múltiplas doses pequenas.

As combinações comuns de fármacos administrados juntos na forma de esquemas-padrão de terapia incluem **ADE** (citarabina, daunorrubicina, etoposídeo), **FAC** (fluoruracila, doxorrubicina, ciclofosfamida), **FEC** (fluoruracila, epirrubicina, ciclofosfamida), **FOLFIRI** (leucovorina, fluoruracila, irinotecano), **FOLFOX** (leucovorina, fluoruracila, oxilaplatina), **XELIRI** (capecitabina, irinotecano), **PAD** (bortezomida, doxorrubicina, dexametasona), **CHOP** (ciclofosfamida, doxorrubicina, vincristina, prednisolona), **OFF** (gencitabina, fluoruracila, leucovorina), **BEP** (bleomicina, etoposídeo, cisplatina) e **VIP** (vimblastina, ifosfamida, cisplatina).

CONTROLE DA ÊMESE E DA MIELOSSUPRESSÃO

ÊMESE

As náuseas e os vômitos induzidos por muitos agentes quimioterápicos para tratar o câncer representam um sério obstáculo à adesão do paciente. Esse problema já pode ser evitado com o uso de combinações de diferentes antieméticos, que podem incluir antagonistas de 5 HT_3, corticosteroides, antagonistas da neurocinina ou nabilona (ver Capítulo 30).

MIELOSSUPRESSÃO

A mielossupressão limita o uso de muitos agentes contra o câncer. Podem-se administrar transfusões de hemácias e plaquetas para suporte do paciente, porém a neutropenia febril continua sendo um risco significativo. Aqui, o fator estimulador de colônias de granulócitos humano recombinante (rhG-CSF) pode ser usado após quimioterapia citotóxica para estimular a produção de neutrófilos e encurtar a duração do período de risco para infecções graves. O filgrastim (e seus compostos relacionados) podem ser administrados por injeção diária no fim de cada ciclo de quimioterapia para restaurar a contagem de leucócitos.

PERSPECTIVAS FUTURAS

Como o leitor provavelmente já percebeu, nossa abordagem atual para a quimioterapia do câncer abraça uma mistura eclética de medicamentos – alguns muito antigos e outros muito novos – na tentativa de direcionar seletivamente as células tumorais. Foi alcançado um verdadeiro progresso terapêutico, embora o "câncer" como doença (na verdade, muitas doenças diferentes com resultado semelhante) continue sendo um enorme desafio para as futuras gerações de pesquisadores. Nessa área terapêutica, provavelmente mais do que em qualquer outra, o debate sobre o risco-benefício do tratamento e sobre as questões de qualidade de vida do paciente passou a ocupar o centro das atenções e continua sendo uma importante área de preocupação (Duric e Stockler, 2001; Klatersky e Paesmans, 2001).

Entre os avanços recentes na farmacoterapia, os inibidores da tirosina quinase e os biofármacos foram, indiscutivelmente, os mais inovadores. Muitos fármacos do tipo inibidor de quinase entraram com sucesso no cenário terapêutico, e essa área continua sendo objeto de ativa investigação (Vargas et al., 2013; Cohen et al., 2021). Além disso, avanços recentes nos inibidores de BTK – cujos alvos principais consistem nos mecanismos de sinalização não citotóxicos –, além do uso de inibidores de pontos de controle imunes para restaurar nosso sistema imune – de modo que ele possa mais uma vez reconhecer e destruir as células tumorais – são paradigmas interessantes para o futuro do desenho inteligente de fármacos contra o câncer. Além disso, o uso de células geneticamente modificadas como terapia com "fármacos vivos" contra o câncer está se tornando uma realidade. Por exemplo, os linfócitos T com receptores quiméricos de antígenos (células CAR-T) foram aprovados para o tratamento da leucemia linfoblástica aguda, e existem ensaios clínicos em andamento para outros tipos de câncer (ver Tabela 57.1 para exemplos atualizados). Essas células expressam antígenos modificados que direcionam e matam as células tumorais. Os avanços na tecnologia de edição de genes (p. ex., CRISPR-Cas9 [repetições palindrômicas curtas agrupadas regularmente espaçadas; proteína 9 associada a CRISPR] e TALENs [nucleases efetoras semelhantes ao ativador de transcrição]) tornaram possível para os pacientes receberem linfócitos T modificados para matar o câncer gerados a partir de seus próprios linfócitos T ou de um doador (Delhove e Qasim, 2017). Foram observados avanços impressionantes com esses "fármacos vivos" em pacientes com câncer, cujo tratamento anterior falhou com o uso de quimioterapia padrão.

A genotipagem e os testes imunológicos do tecido tumoral são agora amplamente utilizados na prática clínica para orientar a seleção da combinação ideal para personalizar a medicina, com base nas características particulares das células tumorais (ver Capítulo 12).

BIBLIOGRAFIA E LEITURA COMPLEMENTAR

Livro didático geral

Goldberg, G.S., Airley, R., 2020. Cancer Chemotherapy: Basic Science to the Clinic, second ed. Wiley-Blackwell, Chichester.

Mecanismos da carcinogênese

Buys, C.H.C.M., 2000. Telomeres, telomerase and cancer. N. Engl. J. Med. 342, 1282–1283.
Chambers, A.F., Groom, A.C., MacDonald, I.C., 2002. Dissemination and growth of cancer cells in metastatic sites. Nat. Rev. Cancer 2, 563–567.
Croce, C.M., 2008. Oncogenes and cancer. N. Engl. J. Med. 358, 502–511.
Griffioen, A., Molema, G., 2000. Angiogenesis: potentials for pharmacologic intervention in the treatment of cancer, cardiovascular diseases and chronic inflammation. Pharmacol. Rev. 52, 237–268.
Hanahan, D., Weinberg, R.A., 2011. Hallmarks of cancer: the next generation. Cell 144, 646–674.
Hughes, C.E., Nibbs, R.J.B., 2018. A guide to chemokines and their receptors. FEBS J. 285, 2944–2971.
Mimeault, M., Hauke, R., Batra, S.K., 2008. Recent advances on the molecular mechanisms involved in the drug resistance of cancer cells and novel targeting therapies. Clin. Pharmacol. Ther. 83, 673–691.
Weinberg, R.A., 1996. How cancer arises. Sci. Am. 275 (3), 62–70.

Terapia contra o câncer

Gottesman, M.M., Fojo, T., Bates, S.E., 2002. Multidrug resistance in cancer: role of ATP-dependent transporters. Nat. Rev. Cancer 2, 48–56.
Krause, D.S., Van Etten, R., 2005. Tyrosine kinases as targets for cancer therapy. N. Engl. J. Med. 353, 172–187.
Savage, D.G., Antman, K.H., 2002. Imatinib mesylate – a new oral targeted therapy. N. Engl. J. Med. 346, 683–693.
Sun, J., Wei, Q., Zhou, Y., Wang, J., Liu, Q., Xu, H., 2017. A systematic analysis of FDA-approved anticancer drugs. BMC Syst. Biol. 11, 87.

Novas diretrizes e assuntos diversos

Cohen, P., Cross, D., Jänne, P.A., 2021. Kinase drug discovery 20 years after imatinib: progress and future directions. Nat. Rev. Drug Discov. 20, 551–569.
Dagogo-Jack, I., Shaw, A.T., 2018. Tumour heterogeneity and resistance to cancer therapies. Nat. Rev. Clin. Oncol. 15, 81–94.
Delhove, J.M.K.M., Qasim, W., 2017. Genome-edited T cell therapies. Curr. Stem Cell Rep. 3 (2), 124–136.
Duric, V., Stockler, M., 2001. Patients' preferences for adjuvant chemotherapy in early breast cancer. Lancet Oncol. 2, 691–697.
Ferrarotto, R., Hoff, P.M., 2013. Antiangiogenic drugs for colorectal cancer: exploring new possibilities. Clin. Colorectal Cancer 12, 1–7.
Keith, W.N., Bilsland, A., Hardie, M., Evans, T.R., 2004. Drug insight: cancer cell immortality – telomerase as a target for novel cancer gene therapies. Nat. Clin. Pract. Oncol. 1, 88–96.
Klastersky, J., Paesmans, M., 2001. Response to chemotherapy, quality of life benefits and survival in advanced non-small lung cancer: review of literature results. Lung Cancer 34, S95–S101.
Vargas, L., Hamasy, A., Nore, B.F., Smith, C.I., 2013. Inhibitors of BTK and ITK: state of the new drugs for cancer, autoimmunity and inflammatory diseases. Scand. J. Immunol. 78, 130–139.
Vasan, N., Baselga, J., Hyman, D.M., 2019. A view on drug resistance in cancer. Nature 575, 299–309.

Recursos úteis na Web

http://www.cancer.org/.
http://www.cancerresearchuk.org/.

SEÇÃO 6 • Tópicos Especiais

58 Efeitos Nocivos dos Fármacos

CONSIDERAÇÕES GERAIS

Este capítulo aborda os efeitos nocivos dos fármacos, tanto no contexto do uso terapêutico – as denominadas reações adversas medicamentosas – quanto na superdosagem deliberada ou acidental. Estamos preocupados aqui com os efeitos prejudiciais graves, algumas vezes potencialmente fatais ou irreversíveis, distintos dos efeitos colaterais menores que quase todos os fármacos produzem, conforme descrito ao longo do livro. Considera-se a classificação das reações adversas, seguida dos aspectos da toxicidade farmacológica, especificamente testes de toxicidade no desenvolvimento de fármacos, mecanismos de dano celular induzido por toxinas, mutagênese e carcinogenicidade, teratogênese e reações alérgicas.

INTRODUÇÃO

Atribui-se a Paracelso, alquimista do século XVI, o aforismo de que todos os medicamentos são venenos: "… é a dosagem que faz uma substância ser um veneno ou um remédio". Atualmente, os efeitos tóxicos dos fármacos continuam sendo clinicamente importantes no contexto da superdosagem (o autoenvenenamento responde por cerca de 10% dos casos de atendimento de emergência no Reino Unido; em contrapartida, o envenenamento homicida é muito raro).* Alguns indivíduos suscetíveis podem experimentar toxicidade relacionada com a dose, até mesmo com dose terapêutica, e parte dessa suscetibilidade é geneticamente determinada. Dispõe-se agora de uma ampla variedade de testes genéticos para a identificação e a previsão de risco de indivíduos suscetíveis, porém poucos desses testes são usados de forma rotineira na prática clínica atual (ver Capítulo 12).

Testes rigorosos de toxicidade em animais (ver adiante), incluindo testes para carcinogenicidade, teratogenicidade e toxicidade específica de órgãos, são realizados com possíveis novos fármacos durante o seu desenvolvimento (ver Capítulo 60), levando, com frequência, ao abandono do composto antes de serem testado em seres humanos. Esses estudos de toxicidade fazem parte do conjunto de informações rotineiramente submetidas às agências reguladoras pelas empresas farmacêuticas, buscando a aprovação de um novo fármaco para sua comercialização. Entretanto, efeitos prejudiciais com frequência são identificados após a comercialização de um fármaco para uso humano devido ao surgimento de efeitos adversos que não foram detectados em animais. Em geral, esses danos são referidos como "reações adversas medicamentosas" (RAMs) e constituem motivo de grande preocupação pelas autoridades reguladoras de medicamentos, que são encarregadas de estabelecer a segurança, bem como a eficácia, dos fármacos. Eventos imprevisíveis causam preocupação particular. Algumas RAMs são previsíveis como consequência do principal efeito farmacológico do fármaco, e seu reconhecimento é relativamente fácil, porém outras RAMs (p. ex., reações imunológicas) são imprevisíveis; algumas vezes graves e tendem a ocorrer apenas em alguns pacientes.

As RAMs clinicamente importantes constituem causas comuns de internação, são dispendiosas e, com frequência, evitáveis** (Pirmohamed et al., 2004).[1]

Qualquer órgão pode ser o alvo principal, e muitas vezes vários órgãos podem estar envolvidos ao mesmo tempo. Às vezes, os sinais e sintomas acompanham de perto a administração e a interrupção do fármaco; todavia, em outros casos, os efeitos adversos só ocorrem com uso prolongado (p. ex., *osteoporose* durante a terapia continuada com glicocorticoides em altas doses [ver Capítulo 33] ou a *discinesia tardia* durante o uso contínuo de fármacos antipsicóticos [ver Capítulo 47]). Alguns efeitos adversos podem ocorrerem poucos dias após o término do tratamento (p. ex., taquicardia com a interrupção abrupta de bloqueadores dos receptores β-adrenérgicos) ou depois de certo período, surgindo pela primeira vez meses ou anos após o término do tratamento, como no caso de algumas neoplasias malignas após quimioterapia bem-sucedida. Em consequência, antecipar, evitar, reconhecer e responder às RAMs estão entre os aspectos mais importantes e desafiadores da prática clínica.

A avaliação de danos causados por reações adversas inesperadas ou raras após longos períodos de terapia é bem problemática. Nessas circunstâncias, raramente podem ser obtidas estimativas precisas do risco. Os ensaios clínicos randomizados podem não ter um tamanho da amostra ou uma duração de acompanhamento grandes o suficiente para eventos raros graves, em particular se o ensaio clínico tiver excluído pacientes frágeis e com múltiplas morbidades, que são mais suscetíveis a reações adversas. Embora os sistemas de notificação espontânea e os estudos de bancos de dados de cuidados de saúde possam não ter o rigor dos ensaios clínicos randomizados, devido sobretudo à dificuldade de excluir várias fontes de viés entre populações de pacientes tratados e não tratados. Esses conjuntos de dados observacionais são essenciais para a compreensão das reações adversas a longo prazo ou raras em grandes populações

---

*N.R.T.: No Brasil, no período de 2012 a 2021, foram registrados 11,44% casos de intoxicação acidental envolvendo medicamentos, 65,7% casos de tentativa de suicídio com medicamentos e apenas 0,58% tentativas de homicídio também envolvendo medicamentos (Ministério da Saúde/SINAN).

**N.R.T.: No Brasil, segundo Freitas et al. (2018), uma estimativa indica que cerca de 59% de todos os pacientes assistidos pelo Sistema Único de Saúde (SUS) sofrem algum tipo de comorbidade associada a RAM. O custo médio para gerenciar um paciente com qualquer doença relacionada a RAM seria de cerca de US$ 155. Isso pode representar aproximadamente US$ 18 bilhões (variando de US$ 9 a US$ 27 bilhões) anuais. Internações e estadias prolongadas em hospitais podem corresponder a 75% desses custos. (Freitas GRM, Neyeloff JL, Balbinotto Neto G, Heineck I. Drug-Related Morbidity in Brazil: A Cost-of-Illness Model. [Value Health Reg Issues.2018:17:150-157]).

[1]Entre as internações hospitalares no Reino Unido, 6,5% resultaram de RAMs, com um custo anual projetado de 466 milhões de libras. Os fármacos antiplaquetários, os diuréticos, os anti-inflamatórios não esteroidais e os anticoagulantes responderam por 50% das RAMs, e 2,3% dos pacientes faleceram. A maioria dos eventos era evitável.

do mundo real. Aqui, convém ressaltar que os danos raros e graves, como trombocitopenia trombótica ou miocardite induzidas pela vacina, não foram detectados em milhares de participantes randomizados durante os ensaios clínicos das vacinas contra covid-19, e esses eventos adversos só se tornaram claros depois que milhões de indivíduos foram vacinados (ver Capítulo 53).

CLASSIFICAÇÃO DAS REAÇÕES ADVERSAS AOS FÁRMACOS

Os efeitos nocivos dos fármacos podem ou não estar relacionados com seu principal mecanismo de ação conhecido. Em qualquer caso, a variação individual (ver Capítulo 12) constitui um fator importante na determinação da resposta de um paciente específico e sua suscetibilidade ao dano. Aronson e Ferner (2003) sugeriram que as RAMs fossem descritas de acordo com a dose, a evolução temporal e a suscetibilidade (DoTS, do inglês *dose, time course and susceptibility*). Potenciais fatores de suscetibilidade, como idade e comorbidades, são assim explicitamente considerados.

EFEITOS ADVERSOS RELACIONADOS COM A AÇÃO FARMACOLÓGICA CONHECIDA DO FÁRMACO

Muitos efeitos adversos relacionados com as ações farmacológicas conhecidas do fármaco são previsíveis, pelo menos quando essas ações são bem compreendidas. Algumas vezes, são referidas como reações adversas do tipo A ("aumentadas"), em uma classificação proposta por Rawlins e Thompson (1977), e estão relacionadas com a dose e a suscetibilidade individual. Muitas dessas reações foram descritas em capítulos anteriores. Por exemplo, ocorre hipotensão postural com antagonistas dos receptores α_1-adrenérgicos, sangramento com anticoagulantes, sedação com ansiolíticos e assim por diante. Em muitos casos, esse tipo de efeito indesejável é reversível, e, com frequência, o problema pode ser solucionado por meio de ajuste da dose para se chegar a um equilíbrio mais favorável entre eficácia e segurança. Algumas vezes, esses efeitos são graves (p. ex., sangramento intracerebral causado por anticoagulantes, coma hipoglicêmico induzido por insulina) e, em certas ocasiões, não são facilmente reversíveis, como, por exemplo, a dependência produzida por analgésicos opioides (ver Capítulo 50).

Alguns efeitos adversos relacionados com a principal ação de um fármaco resultam em eventos distintos, em vez de sintomas graduados, e sua detecção pode ser difícil. Por exemplo, os fármacos que bloqueiam a ciclo-oxigenase (COX)-2 (incluindo "coxibes", por exemplo, **rofecoxibe, celecoxibe** e **valdecoxibe**, bem como anti-inflamatórios não esteroidais [AINEs] convencionais) aumentam o risco de infarto do miocárdio de maneira dependente da dose (ver Capítulo 25). Esse potencial era previsível com base na capacidade desses fármacos de inibir a biossíntese de prostaciclinas e de aumentar a pressão arterial, e os estudos preliminares forneceram um indício de tais problemas. O efeito era difícil de provar devido à incidência basal de trombose coronariana, e sua confirmação inequívoca ocorreu apenas quando ensaios clínicos controlados por placebo foram realizados para outra indicação (na esperança de que os inibidores da COX-2 pudessem prevenir o câncer do intestino).

EFEITOS ADVERSOS NÃO RELACIONADOS COM A AÇÃO FARMACOLÓGICA CONHECIDA DO FÁRMACO

Os efeitos adversos não relacionados com o principal efeito farmacológico podem ser previsíveis quando um fármaco é tomado em doses excessivas, como, por exemplo, hepatotoxicidade provocada por **paracetamol** (ver adiante) ou zumbido induzido pelo **ácido acetilsalicílico**, ou quando há aumento da suscetibilidade, por exemplo, durante a gravidez ou em decorrência de um distúrbio predisponente, como a deficiência de glicose 6-fosfato desidrogenase (ver Capítulo 12).

Reações imprevisíveis não relacionadas com o efeito principal do fármaco (algumas vezes denominadas *reações idiossincráticas* ou tipo B [de "bizarras"], de acordo com a classificação de Rawlins e Thompson) são iniciadas, com frequência, por um metabólito quimicamente reativo, e não pelo fármaco original. Exemplos desse tipo de RAMs, que com frequência são de natureza imunológica, incluem dano hepático ou renal induzido por fármaco, supressão da medula óssea, carcinogênese e desenvolvimento fetal defeituoso. Os efeitos adversos imprevisíveis raros, porém graves, mencionados em capítulos anteriores, incluem anemia aplásica induzida por **cloranfenicol** e anafilaxia em resposta à **penicilina**. Em geral, são graves – caso contrário, não seriam reconhecidos –, e, a sua existência é importante para estabelecer a segurança dos fármacos. A natureza imprevisível dessas reações significa que o ajuste do esquema posológico recomendado (p. ex., uso de uma dose mais baixa) pode não preveni-las.

O *Side Effects of Drugs de Meyler* constitui uma fonte enciclopédica de cobertura detalhada e regularmente atualizada de RAMs e suas manifestações clínicas (Aronson, 2016).

TOXICIDADE FARMACOLÓGICA

TESTE DE TOXICIDADE

O teste de toxicidade em animais é realizado com novos fármacos para identificar potenciais riscos antes de sua administração a seres humanos. Envolve o uso de uma ampla gama de testes em diferentes espécies, com administração do fármaco a longo prazo, monitoramento regular à procura de anormalidades fisiológicas ou bioquímicas e exame *post-mortem* detalhado no fim do ensaio clínico para detectar quaisquer anormalidades macroscópicas ou histológicas. O teste de toxicidade é realizado com doses bem acima da faixa terapêutica esperada e estabelece quais tecidos ou órgãos constituem prováveis "alvos" dos efeitos tóxicos do fármaco. São realizados estudos de recuperação para avaliar se os efeitos tóxicos são reversíveis, e dedica-se uma atenção particular às alterações irreversíveis, como carcinogênese ou neurodegeneração. A premissa básica é a de que os efeitos tóxicos causados por um fármaco são semelhantes em seres humanos e em outros animais. Entretanto, existem grandes variações interespécies, em particular nas enzimas envolvidas no metabolismo de fármacos; em consequência, um metabólito tóxico formado em uma espécie pode não ser formado em outra, de modo que os testes de toxicidade em animais nem sempre constituem um guia confiável. O **pronetalol,** o primeiro antagonista dos receptores β-adrenérgicos sintetizado, não foi desenvolvido porque causava carcinogenicidade em camundongos; posteriormente, foi constatado que a carcinogenicidade só ocorria na cepa testada – todavia, a essa altura, outros β-bloqueadores já estavam em desenvolvimento.

Os efeitos tóxicos podem variar desde insignificantes a graves ao ponto de impedir o desenvolvimento futuro do composto. Os níveis de toxicidade intermediários são mais aceitáveis para fármacos desenvolvidos para doenças graves (p. ex., AIDS ou câncer), e quase sempre é difícil tomar decisões sobre prosseguir ou não com o desenvolvimento de um fármaco. Se o desenvolvimento avançar, o monitoramento da segurança pode se concentrar no sistema "identificado" como potencial alvo de toxicidade nos estudos realizados em animais.[2] Entretanto, pode haver uma incompatibilidade entre os dados pré-clínicos e os estudos clínicos subsequentes, quando novos compostos de baixo risco, porém potencialmente efetivos, têm o seu desenvolvimento erroneamente interrompido (ver Vargas et al., 2021, para um debate cuidadoso sobre o prolongamento do intervalo QT e o risco pró-arrítmico). A *segurança* de um fármaco (distinto da toxicidade) só pode ser estabelecida durante o uso em seres humanos.

> **Tipos de toxicidade farmacológica**
>
> - Os efeitos tóxicos dos fármacos podem estar:
>   - Relacionados com a principal ação farmacológica (p. ex., sangramento com anticoagulantes) e, em geral, podem ser previstos a partir do conhecimento dos locais-alvo
>   - Não relacionados com a principal ação farmacológica (p. ex., dano hepático por **paracetamol**). Pode ser difícil de prever e, algumas vezes, é referido como dano "fora do alvo", colateral ou incidental
> - Algumas reações adversas que ocorrem com doses terapêuticas habituais são inicialmente imprevisíveis, graves e incomuns (p. ex., agranulocitose com o **carbimazol**). Essas reações (denominadas idiossincráticas) são muitas vezes detectadas apenas após o uso generalizado de um novo fármaco. Algumas vezes, é possível desenvolver um teste para excluir indivíduos suscetíveis à exposição ao fármaco (p. ex., estado do antígeno leucocitário humano em pacientes que podem necessitar de abacavir)
> - Os efeitos adversos não relacionados com a principal ação de um fármaco são, com frequência, causados por metabólitos reativos e/ou reações imunológicas.

MECANISMOS GERAIS DE DANO E MORTE CELULAR INDUZIDOS POR TOXINAS

As concentrações tóxicas de fármacos ou de seus metabólitos podem causar necrose, entretanto, a morte celular programada (apoptose; ver Capítulo 6) é cada vez mais reconhecida como de importância igual ou maior, em particular na toxicidade crônica.

Os metabólitos de fármacos quimicamente reativos podem formar ligações covalentes com moléculas-alvo ou podem danificar o tecido por mecanismos não covalentes. O fígado é de suma importância no metabolismo dos fármacos (ver Capítulo 10), e os hepatócitos ficam expostos a altas concentrações de metabólitos nascentes. Os fármacos e seus metabólitos polares se concentram no líquido tubular renal à medida que a água é reabsorvida, de modo que os túbulos renais ficam expostos a concentrações mais altas do que as de outros tecidos. Vários fármacos hepatotóxicos (p. ex., paracetamol) também são nefrotóxicos. Em consequência, os danos hepáticos ou renais constituem razões comuns para abandonar o desenvolvimento de fármacos durante os testes de toxicidade, e os testes de patologia química para dano hepático (em geral, determinação dos níveis das enzimas transaminases no plasma ou no soro) ou da função renal (habitualmente concentração sérica de creatinina) são realizados de modo rotineiro.

INTERAÇÕES NÃO COVALENTES

Os metabólitos reativos de fármacos estão envolvidos em vários processos não covalentes e potencialmente citotóxicos, incluindo:

- Peroxidação de lipídeos, que pode iniciar uma reação em cadeia em todos os lipídeos da membrana
- Geração de espécies reativas de oxigênio tóxicas
- Depleção da glutationa reduzida (GSH)
- Modificação de grupos sulfidrila.

INTERAÇÕES COVALENTES

Os alvos para interações covalentes incluem DNA, proteínas/peptídeos, lipídeos e carboidratos. A ligação covalente ao DNA constitui um mecanismo básico de substâncias químicas mutagênicas, e isso será considerado mais adiante. Várias substâncias químicas não mutagênicas também formam ligações covalentes com macromoléculas, porém a relação entre elas e o dano celular não está totalmente compreendida. Por exemplo, o inibidor da colinesterase paraoxon (o metabólito ativo do inseticida parátion) liga-se à acetilcolinesterase na junção neuromuscular (ver

> **Mecanismos gerais de dano e morte celulares**
>
> - O dano/morte das células induzido por fármacos é, geralmente, causado por metabólitos reativos do fármaco, envolvendo interações não covalentes e/ou covalentes com moléculas-alvo. Com frequência, a morte celular ocorre por apoptose
> - As interações não covalentes incluem:
>   - Peroxidação dos lipídeos por meio de uma reação em cadeia
>   - Geração de espécies reativas de oxigênio citotóxicas
>   - Depleção da glutationa reduzida
>   - Modificação de grupos sulfidrila em enzimas-chave (p. ex., Ca^{2+}-ATPase) e proteínas estruturais
> - Interações covalentes, como, por exemplo, formação de adutos entre um metabólito do **paracetamol** (N-acetil-p-benzoquinona imina [NAPQI e macromoléculas celulares (ver Figura 58.1). A ligação covalente à proteína pode produzir um imunógeno; a ligação ao DNA pode causar carcinogênese e teratogênese.

---

[2] O valor do teste de toxicidade é ilustrado pela experiência com o **triparanol**, um fármaco com a ação de reduzir o colesterol, comercializado nos EUA em 1959. Três anos depois, uma equipe do FDA, atendendo a uma denúncia, fez uma visita surpresa ao fabricante e constatou a falsificação dos dados toxicológicos, que demonstravam a ocorrência de cataratas em ratos e cães. O fármaco foi retirado do mercado, porém alguns pacientes que tinham tomado o medicamento por 1 ano ou mais desenvolveram cataratas. Hoje, as autoridades regulatórias exigem que o teste de toxicidade seja realizado sob um código de prática rigorosamente definido (*Good Laboratory Practice*, Boas Práticas de Laboratório), que incorpora muitas medidas de segurança para minimizar o risco de erro ou de fraude.

Capítulo 14) e provoca necrose do músculo esquelético. Uma toxina de um cogumelo muito venenoso, *Amanita phalloides*, liga-se à actina, enquanto outra se liga à RNA polimerase, interferindo na despolimerização da actina e na síntese de proteínas, respectivamente.

HEPATOTOXICIDADE

Muitos fármacos provocam dano hepático, que se manifesta clinicamente como hepatite ou (nos casos menos graves) apenas por exames laboratoriais (p. ex., aumento da atividade de aspartato transaminase plasmática, uma enzima liberada pelas células hepáticas danificadas). O **paracetamol** e o **halotano** provocam hepatotoxicidade pelos mecanismos de dano celular já delineados. Diferenças genéticas no metabolismo dos fármacos (ver Capítulo 12) foram implicadas em alguns casos (p. ex., **isoniazida, fenitoína**). Não é raro haver anormalidades leves da função hepática induzidas por fármacos, porém o mecanismo de lesão hepática é, com frequência, incerto (p. ex., *estatinas;* ver Capítulo 22). Nem sempre é necessário interromper um fármaco quando ocorrem essas anormalidades laboratoriais leves, mas a ocorrência de cirrose como resultado de tratamento a longo prazo com baixas doses de **metotrexato** para artrite ou psoríase (ver Capítulos 25 e 26) indica a necessidade de monitoramento regular da função hepática. Ocorre um tipo diferente de hepatotoxicidade, isto é, icterícia obstrutiva reversível, com a **clorpromazina** (ver Capítulo 47) e os androgênios (ver Capítulo 35).

A hepatotoxicidade causada por superdosagem de **paracetamol** continua sendo uma causa comum de morte após autoenvenenamento. Uma descrição é fornecida no Capítulo 25. A intoxicação por paracetamol exemplifica muitos dos mecanismos gerais de dano celular já descritos. Com doses tóxicas de paracetamol, as enzimas que catalisam as reações de conjugação normais ficam saturadas, e, como resultado, as oxidases de função mista convertem o fármaco no metabólito ativo NAPQI. Conforme explicado no Capítulo 10, a toxicidade do paracetamol está aumentada em pacientes nos quais as enzimas do citocromo P450 foram induzidas, por exemplo, pelo consumo excessivo e crônico de álcool. A NAPQI inicia várias das interações covalentes e não covalentes já descritas e ilustradas na Figura 58.1. O estresse oxidativo decorrente da depleção de GSH é importante para levar à morte celular. A regeneração de GSH a partir de dissulfeto de glutationa (GSSG) depende da disponibilidade de cisteína, cuja presença intracelular pode ser um fator limitante. A *acetilcisteína* ou a *metionina* podem substituir a cisteína, aumentando a disponibilidade de GSH. A *N*-acetilcisteína por via intravenosa constitui o principal tratamento para a intoxicação pelo paracetamol.

O dano hepático também pode ser produzido por mecanismos imunológicos (ver adiante), que foram particularmente implicados na hepatite por halotano (ver Capítulo 41).

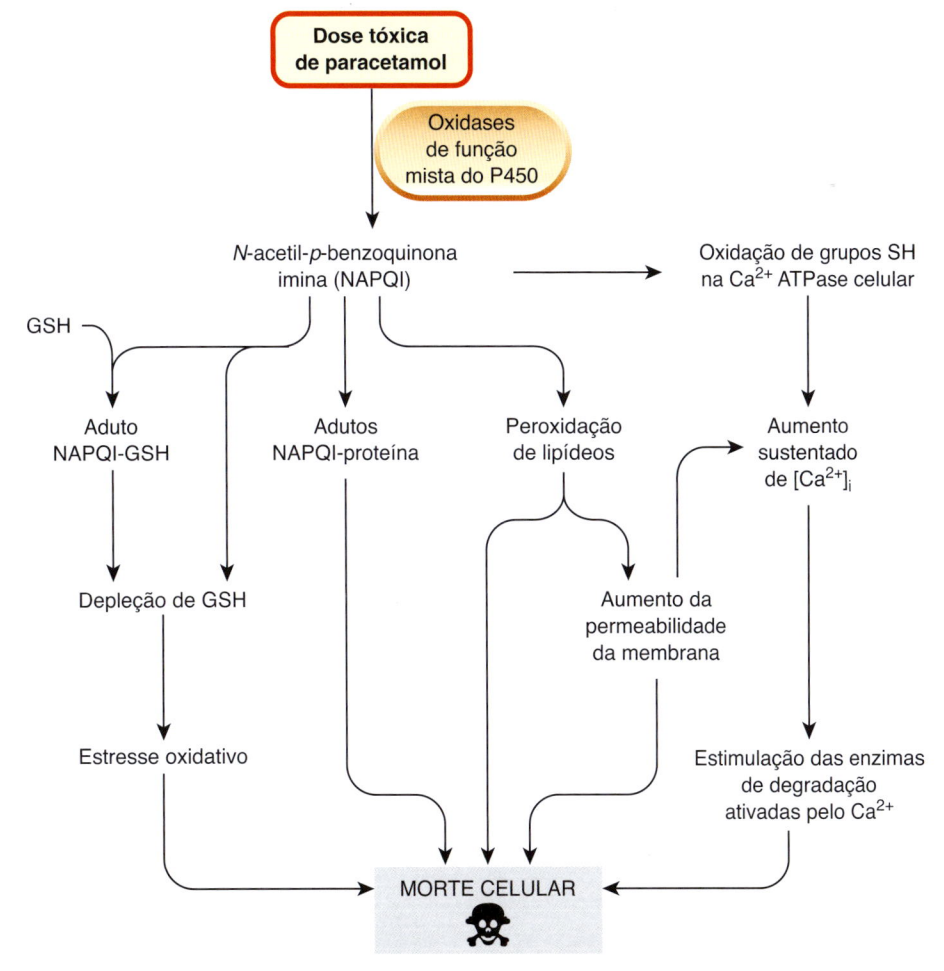

Figura 58.1 Potenciais mecanismos de morte das células hepáticas em decorrência do metabolismo do paracetamol à *N*-acetil-*p*-benzoquinona imina (NAPQI). *GSH*, glutationa. (Baseada em dados de Boobis, A.R., et al., 1989. Trends Pharmacol. Sci. 10, 275-280; and Nelson, S.D., Pearson, P.G., 1990. Annu. Rev. Pharmacol. Toxicol. 30, 169.)

> **Hepatotoxicidade**
>
> - Os hepatócitos são expostos a metabólitos reativos de fármacos à medida que são formados por enzimas do citocromo P450
> - O dano hepático é produzido por vários mecanismos de lesão celular; o **paracetamol** exemplifica muito desses processos (ver Figura 58.1)
> - Alguns fármacos (p. ex., **clorpromazina**, coamoxiclav) podem causar icterícia colestática reversível
> - Algumas vezes, mecanismos imunológicos estão envolvidos (p. ex., **halotano**).

NEFROTOXICIDADE

A nefrotoxicidade induzida por fármacos representa um problema clínico comum: os AINEs (Tabela 58.1) e os inibidores da enzima conversora de angiotensina (ECA) estão entre os fatores precipitantes mais comuns da insuficiência renal aguda, em geral causada pelas principais ações farmacológicas desses fármacos. A doença renal crônica, que está associada a dano tubular ou papilar renal, pode ser causada por uma ampla variedade de fármacos, incluindo antibióticos aminoglicosídeos, fármacos antivirais e lítio. Os fármacos nefrotóxicos com frequência são bem tolerados em indivíduos saudáveis, mas podem causar insuficiência renal em idosos, crianças ou em indivíduos que apresentam doença renal concomitante.

> **Nefrotoxicidade**
>
> - As células tubulares renais são expostas a altas concentrações de fármacos e seus metabólitos quando a urina é concentrada
> - O dano renal pode causar necrose papilar e/ou tubular
> - A inibição da síntese de prostaglandinas pelos AINEs provoca vasoconstrição e diminui a taxa de filtração glomerular.

Tabela 58.1 Efeitos adversos dos anti-inflamatórios não esteroidais sobre o rim.

Causa	Efeitos adversos
Ação farmacológica principal (i. e., inibição da biossíntese de prostaglandinas)	Insuficiência renal aguda isquêmica
	Retenção de sódio (levando à hipertensão e/ou insuficiência cardíaca ou causando a sua exacerbação)
	Retenção hídrica
	Hipoaldosteronismo hiporreninêmico (levando à hiperpotassemia)
Não relacionada com a ação farmacológica principal (nefrite intersticial do tipo alérgica)	Insuficiência renal
	Proteinúria
Não se sabe se está ou não relacionada com a ação farmacológica principal (nefropatia por analgésicos)	Necrose papilar
	Insuficiência renal crônica

Adaptada de Murray e Brater (1993).

MUTAGÊNESE E AVALIAÇÃO DO POTENCIAL GENOTÓXICO

A mutagênese induzida por fármacos constitui uma causa importante de carcinogênese e teratogênese. O registro de fármacos exige uma avaliação abrangente de seu potencial genotóxico. Como não existe nenhum teste por si só adequado, a abordagem habitual consiste na realização de uma bateria de testes *in vitro* e *in vivo* para genotoxicidade, incluindo, em geral, testes para mutação gênica em bactérias, testes *in vitro* e *in vivo* para dano cromossômico e testes *in vivo* para toxicidade reprodutiva e carcinogenicidade (ver adiante).

MECANISMOS BIOQUÍMICOS DA MUTAGÊNESE

Os agentes químicos provocam mutação por meio de modificação covalente do DNA. Certas mutações resultam em carcinogênese, visto que a sequência de DNA afetada codifica uma proteína que regula o crescimento celular. Em geral, isso requer mais de uma mutação em uma célula para iniciar as mudanças que resultarão em neoplasia maligna, com envolvimento particular de mutações em proto-oncogenes (que regulam o crescimento celular) e em genes supressores de tumores (que codificam produtos que inibem a transcrição de oncogenes) (ver Capítulos 6, 12 e 57).

> **Mutagênese e carcinogenicidade**
>
> - A mutagênese envolve a modificação do DNA
> - A mutação de proto-oncogenes ou de genes supressores de tumores leva à carcinogênese. Em geral, é necessária mais de uma mutação
> - Os fármacos constituem causas relativamente incomuns (porém não sem importância) de defeitos congênitos e cânceres.

CARCINOGÊNESE

A alteração do DNA constitui a primeira etapa no processo de carcinogênese (ver Capítulos 6 e 57). Os compostos carcinogênicos podem interagir diretamente com o DNA (carcinógenos genotóxicos), ou podem atuar em um estágio mais avançado, aumentando a probabilidade de a mutação resultar em tumor (carcinógenos epigenéticos; Figura 58.2).

MEDIDA DA MUTAGENICIDADE E DA CARCINOGENICIDADE

Muitos esforços foram envidados no desenvolvimento de ensaios para detectar a mutagenicidade e a carcinogenicidade. São utilizados testes *in vitro* para *mutagenicidade* para rastreamento de grandes números de compostos; todavia, não são confiáveis como preditores de carcinogenicidade. Os testes realizados em animais íntegros para carcinogenicidade são de alto custo e consomem tempo, porém são habitualmente exigidos pelas autoridades reguladoras antes que um novo fármaco possa ser licenciado para uso em humanos. A principal limitação desse tipo de estudo é a existência de importantes diferenças entre espécies, principalmente aquelas relacionadas com o metabolismo do composto estranho e a formação de produtos reativos.

O *teste de Ames*, muito utilizado para mutagenicidade, mede os efeitos das substâncias sobre a taxa de mutação reversa (i. e., reversão da forma mutante para a selvagem) em *Salmonella typhimurium*. Além disso, o teste de

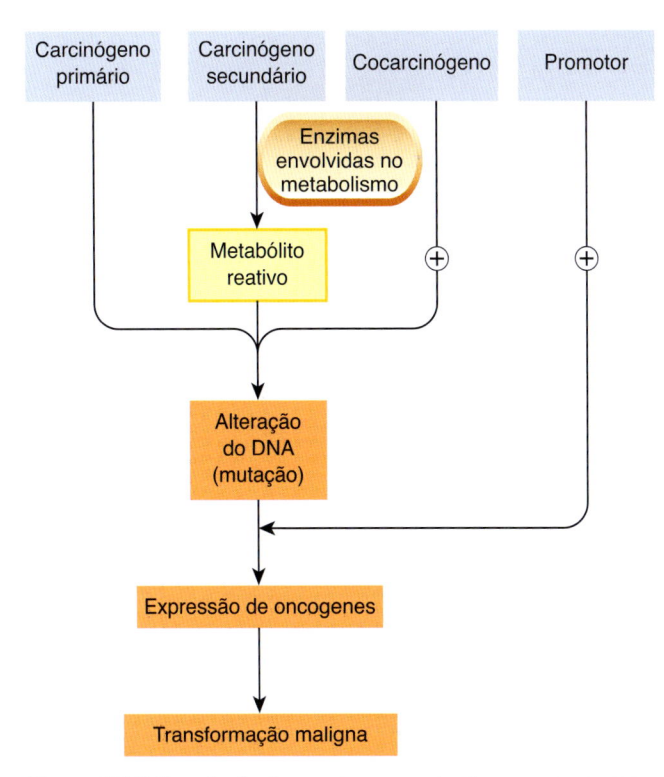

Figura 58.2 Sequência de eventos na mutagênese e na carcinogênese. As alterações nos padrões de metilação e de acetilação do DNA e das estonas de forma epigenética podem modificar a expressão gênica durante a transcrição, a tradução ou até mesmo depois da tradução, aumentando a probabilidade de formação de carcinoma.

> **Carcinógenos**
>
> - Os carcinógenos podem ser:
>   - Genotóxicos, ou seja, que causam mutações diretamente (carcinógenos primários) ou após a sua conversão em metabólitos reativos (carcinógenos secundários)
>   - Epigenéticos, isto é, que aumentam a possibilidade de um mutágeno causar câncer, embora eles próprios não sejam mutagênicos
> - Novos fármacos estão sendo testados para mutagenicidade e carcinogenicidade
> - Os testes *in vitro* para mutagenicidade incluem o teste de Ames, bem como a avaliação da formação de micronúcleos como evidência de dano cromossômico O teste para carcinogenicidade:
>   - Envolve a dosagem crônica em grupos de animais
>   - É de elevado custo e demorado
>   - Não detecta prontamente carcinógenos epigenéticos.

micronúcleo *in vitro* é utilizado para detectar a formação de micronúcleos que contêm fragmentos cromossômicos (quebras de DNA) ou cromossomos inteiros devido ao dano da estrutura mitótica.

Outros testes *in vitro* a curto prazo para substâncias químicas genotóxicas incluem a medição da mutagênese em células de linfoma murino e ensaios para aberrações cromossômicas e trocas de cromátides irmãs em células ovarianas de fêmea de hamster chinês. Entretanto, todos os testes *in vitro* fornecem alguns resultados falso-positivos e alguns falso-negativos.

Os testes *in vivo* para carcinogenicidade envolvem a detecção de tumores em grupos de animais teste. Os testes para carcinogenicidade são inevitavelmente lentos, visto que há, em geral, uma latência de meses ou anos antes do desenvolvimento dos tumores. Além disso, pode ocorrer desenvolvimento espontâneo de tumores em animais controle, e os resultados com frequência fornecem apenas evidências equívocas de carcinogenicidade do fármaco testado, o que dificulta a tomada de decisão da indústria e das autoridades reguladoras sobre o posterior desenvolvimento e possível licenciamento de um produto. Nenhum dos testes descritos até agora tem a capacidade de detectar de forma confiável a presença de carcinógenos epigenéticos. Para isso, estão sendo avaliados testes que medem os efeitos da substância sobre a formação de tumores, na presença de uma dose limiar de um agente genotóxico separado.

São conhecidos poucos fármacos de uso clínico que aumentem o risco de câncer, e os grupos mais importantes incluem fármacos que atuam sobre o DNA, isto é, fármacos citotóxicos e imunossupressores (ver Capítulos 57 e 25, respectivamente) e hormônios sexuais (p. ex., *estrógenos*, ver Capítulo 35).

TERATOGÊNESE E ANOMALIAS CONGÊNITAS INDUZIDAS POR FÁRMACOS

A *teratogênese* significa a produção de malformações estruturais visíveis durante o desenvolvimento fetal em comparação com outros tipos de dano fetal induzido por fármacos, como comprometimento do crescimento, displasia (p. ex., bócio associado a iodeto) ou redução assimétrica dos membros em decorrência de vasoconstrição causada por **cocaína** (ver Capítulo 50) em um membro que, de outro modo, se desenvolveria normalmente.

Outras anomalias congênitas podem estar relacionadas com a função neurocomportamental. Por exemplo, sabe-se ou suspeita-se que muitos fármacos psicoativos (ver Capítulo 46), administrados durante a gravidez, aumentam o risco de problemas cognitivos e comportamentais nos descendentes. A Tabela 58.2 lista exemplos de fármacos que afetam adversamente o desenvolvimento fetal.

A importância dos raios X e da infecção por rubéola como causas de malformação fetal foi reconhecida no início do século XX, porém foi somente em 1960 que os fármacos foram implicados como agentes causadores de teratogenicidade. A experiência chocante com a **talidomida** levou a uma reavaliação generalizada de muitos outros fármacos de uso clínico e à criação de órgãos reguladores de fármacos em muitos países. A maioria dos defeitos congênitos (cerca de 70%) ocorre sem nenhum fator causal reconhecível. Acredita-se que a exposição a fármacos ou a substâncias químicas durante a gestação seja responsável por apenas cerca de 1% de todas as malformações fetais. As malformações fetais são comuns, de modo que o número absoluto de crianças afetadas é substancial.

MECANISMO DA TERATOGENICIDADE

O momento de ocorrência da lesão teratogênica em relação ao desenvolvimento fetal é de importância crítica na determinação do tipo e extensão do dano. O desenvolvimento fetal dos mamíferos passa por três fases (Tabela 58.3):

1. Formação do blastocisto.
2. Organogênese.
3. Histogênese e maturação da função.

Tabela 58.2 Alguns fármacos com relato de efeitos adversos sobre o desenvolvimento fetal humano.

Agente	Efeito(s)	Risco de anomalia congênita[a]	Capítulo
Talidomida	Focomelia, defeitos cardíacos, atresia intestinal etc.	C	Este capítulo
Varfarina	Nariz em sela; comprometimento do crescimento; defeitos dos membros, dos olhos e do sistema nervoso central	C	23
Corticosteroides	Fenda palatina e catarata congênita – raramente	–	33
Androgênios	Masculinização em mulheres	–	35
Estrógenos	Atrofia testicular em homens	–	35
Estilbestrol	Adenose vaginal no feto do sexo feminino, também câncer de vagina ou de colo do útero	20+ anos depois	35
Fenitoína	Fenda labial/palatina, microcefalia, retardo do desenvolvimento	C	46
Valproato	Defeitos do tubo neural (p. ex., espinha bífida, anomalias da face)	C	46
Carbamazepina	Comprometimento do crescimento da cabeça fetal	S	46
Fármacos citotóxicos (especialmente antagonistas do folato)	Hidrocefalia, fenda palatina, defeitos do tubo neural etc.	C	57
Aminoglicosídeos	Surdez	–	52
Tetraciclina	Pigmentação dos ossos e dos dentes, esmalte dentário fino, comprometimento do crescimento ósseo	S	52
Etanol	Síndrome fetal alcoólica	C	50
Nicotina	Alteração da função neurológica	C	49
Retinoides	Hidrocefalia etc.	C	26
Inibidores da enzima conversora de angiotensina	Oligoidrâmnio e insuficiência renal	C	21

[a]C, agente conhecido por estar associado a um elevado risco de anomalia congênita (em animais de laboratório e/ou seres humanos); S, com suspeita de causar ou de aumentar o risco de anomalia congênita (em animais de laboratório e/ou seres humanos).
Adaptada de Juchau, M.R., 1989. Bioactivation in chemical teratogenesis. Ann. Rev. Pharmacol. Toxicol. 29, 165.

Tabela 58.3 Natureza dos efeitos dos fármacos sobre o desenvolvimento fetal.

Estágio	Período da gestação em seres humanos	Principais processos celulares	Afetado por
Formação do blastocisto	0 a 16 dias	Divisão	Fármacos citotóxicos, álcool?
Organogênese	17 a 60 dias aproximadamente	Divisão	Teratógenos
		Migração	Teratógenos
		Diferenciação	Teratógenos
		Apoptose	Teratógenos
Histogênese e maturação funcional	60 dias até a termo	Igual ao anterior	Diversos fármacos e substâncias (p. ex., álcool, nicotina, fármacos antitireoidianos, esteroides)

A divisão celular é o principal processo que ocorre durante a formação do blastocisto. Nessa fase, os fármacos podem matar o embrião ao inibir a divisão celular; entretanto, se ele sobreviver, o seu desenvolvimento subsequente em geral não parece ser comprometido. O etanol é uma exceção, visto que afeta o desenvolvimento até mesmo no estágio muito inicial (ver Capítulo 50).

Os fármacos podem causar malformações visíveis se forem administrados durante a organogênese (17 a 60 dias nos seres humanos). A organização estrutural do embrião ocorre em uma sequência bem definida: olhos e cérebro, esqueleto e membros, coração e principais vasos, palato e sistema geniturinário. Por conseguinte, o tipo de malformação produzida depende do momento de exposição ao teratógeno.

Os mecanismos celulares pelos quais as substâncias teratogênicas produzem seus efeitos não são bem compreendidos. Existe uma considerável sobreposição entre mutagenicidade e teratogenicidade. Em uma grande pesquisa, entre 78 compostos, 34 foram tanto teratogênicos quanto mutagênicos, 19 foram negativos em ambos os testes e 25 (entre eles, a talidomida) foram positivos em um, mas não em outro. O dano ao DNA é importante, mas não representa o único fator. O controle da morfogênese é pouco compreendido, os derivados da vitamina A (retinoides) estão envolvidos e constituem potentes teratógenos (ver adiante e Capítulo 26). Os teratógenos conhecidos também incluem vários fármacos (p. ex., **metotrexato** e **fenitoína**) que não reagem diretamente com o DNA, mas que inibem a sua síntese pelos seus efeitos sobre o metabolismo do folato (ver Capítulo 24). A administração de **folato** durante a gravidez diminui a frequência de malformações tanto espontâneas quanto induzidas por fármacos, em particular defeitos do tubo neural.

O feto depende de um suprimento adequado de nutrientes durante o estágio final da histogênese e da maturação funcional, e o seu desenvolvimento é regulado por uma variedade de hormônios. Nesse estágio, as malformações estruturais visíveis não surgem em decorrência da exposição a mutágenos, porém os fármacos que interferem no suprimento de nutrientes ou no meio hormonal podem apresentar efeitos deletérios sobre o crescimento e o desenvolvimento. A exposição de um feto do sexo feminino a androgênios nesse estágio pode causar masculinização. O **estilbestrol** (um estrógeno sintético, agora raramente utilizado, licenciado para tratamento do câncer de mama ou de próstata) costumava ser administrado a mulheres grávidas com histórico de aborto recorrente durante a década de 1950 (por motivos infundados). Utilizado dessa maneira, provocou displasia da vagina de lactentes do sexo feminino e aumento da incidência de carcinoma de vagina, uma neoplasia maligna rara, com quase nenhuma incidência prévia, em descendentes dela, da adolescência aos 20 anos. A angiotensina II desempenha um importante papel nos estágios mais avançados do desenvolvimento fetal e na função renal do feto, e os inibidores da ECA e antagonistas dos receptores de angiotensina (ver Capítulo 21) provocam oligoidrâmnio e insuficiência renal, se forem administrados nos estágios mais avançados da gravidez, e malformações fetais, quando administrados mais cedo.

TESTE PARA TERATOGENICIDADE

O desastre com a talidomida trouxe, de maneira dramática, a necessidade de estudos de teratogenicidade e desenvolvimento fetal no projeto de novos fármacos. Em geral, as autoridades reguladoras exigem a realização de testes em um roedor, bem como em espécies não roedoras (p. ex., coelho), envolvendo a administração de doses em ambos os sexos. Entretanto, uma baixa correlação entre espécies cruzadas significa que os testes desse tipo não são confiáveis como preditores em seres humanos. Da mesma forma, os testes de embrião *in vitro* ainda não atingiram o nível de confiança total como ferramenta preditiva acurada para teratogenicidade.

A detecção da teratogênese induzida por fármacos em seres humanos é um problema bem difícil, pois a taxa de malformações "espontâneas" é elevada (3 a 10%, dependendo da definição de malformação significativa) e muito variável entre diferentes regiões, faixas etárias e classes sociais. No momento, estudos em larga escala e a longo prazo estão sendo conduzidos sobre registros específicos de gravidez ou doença, porém os resultados são, com frequência, inconclusivos devido a dificuldades em controlar a diversidade de fatores que predispõem à teratogenicidade e às anomalias de desenvolvimento.

ALGUNS TERATÓGENOS HUMANOS DEFINIDOS E PROVÁVEIS

Embora tenha sido constatado em animais de laboratório, que muitos fármacos são teratogênicos em graus variáveis, poucos são comprovadamente teratogênicos nos seres humanos (ver Tabela 58.2). A seguir, são discutidos alguns dos mais importantes.

Talidomida

Em doses terapêuticas, a talidomida é quase única na produção de praticamente 100% de lactentes com malformações quando administrada nas primeiras 3 a 6 semanas de gestação. Ela foi introduzida em 1957 como hipnótico e sedativo, com a característica especial de ser muito menos perigosa em superdosagem do que os barbitúricos, e foi até mesmo recomendada de modo específico para uso durante a gravidez (com o *slogan* publicitário de "o hipnótico seguro"). Foi submetida a teste de toxicidade apenas em camundongos, que são resistentes à teratogenicidade da talidomida. A talidomida foi comercializada com sucesso, e a primeira suspeita de sua teratogenicidade surgiu no início de 1961, com relatos de um aumento súbito na incidência de focomelia ("membros de foca", para se referir à ausência de desenvolvimento dos ossos longos dos braços e das pernas) que, até aquele momento, era quase desconhecida. Nessa época, um milhão de comprimidos já eram vendidos por dia na Alemanha Ocidental. Relatos de focomelia surgiram ao mesmo tempo em Hamburgo e Sidney, e foi estabelecida a conexão com a talidomida.[3] O fármaco foi retirado do mercado no fim de 1961, quando foi estimado um número de 10 mil recém-nascidos com malformações (a Figura 58.3 ilustra o uso de ligação de dados na detecção de RAMs tardias). A investigação epidemiológica mostrou com muita clareza a correlação entre o tempo de exposição e o tipo de disfunção produzida (Tabela 58.4). Embora o mecanismo não esteja compreendido com clareza, acredita-se que a inibição da formação de vasos sanguíneos (angiogênese) esteja envolvida.

Fármacos citotóxicos

Muitos agentes alquilantes (p. ex., **clorambucila** e **ciclofosfamida**) e antimetabólitos (p. ex., **azatioprina** e **mercaptopurina**) causam malformações quando utilizados no início da gravidez; todavia, com mais frequência, levam ao aborto (ver Capítulo 57). Os antagonistas do folato (p. ex., **metotrexato**) produzem uma incidência muito mais alta de malformações significativas, em particular defeitos do tubo neural, evidente tanto em nascidos vivos quanto em fetos natimortos.

---

[3] Uma neuropatia periférica grave, que leva à paralisia irreversível e perda sensitiva, foi relatada no decorrer do primeiro ano após a introdução do fármaco e, depois, confirmada em muitos relatos. A empresa responsável pelo fármaco não foi muito escrupulosa ao agir com base nesses relatos (Sjöström e Nilsson, 1972), o que foi logo eclipsado pela descoberta de efeitos teratogênicos; entretanto, o efeito neurotóxico por si só era grave o suficiente para exigir uma restrição no uso geral do fármaco. Hoje, o uso da talidomida ressurgiu para várias aplicações muito especializadas. É prescrita por especialistas (em dermatologia, hematologia e oncologia) em condições estritamente controladas e restritas. A **lenalidomida**, um teratógeno e análogo estrutural da talidomida, é utilizada no tratamento do mieloma (ver Capítulo 57) e de síndromes displásicas hematológicas, com rigorosa supervisão envolvendo um teste de gravidez a cada 4 semanas.

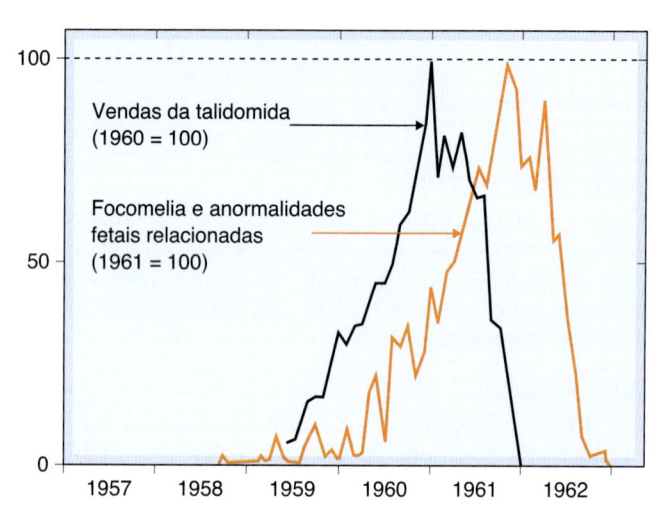

Figura 58.3 Incidência das principais anormalidades fetais na Europa Ocidental após a introdução e a retirada da talidomida, ligada aos dados de venda do fármaco.

Tabela 58.4 Teratogenicidade da talidomida.

Dia de gestação	Tipo de deformidade
21 a 22	Malformação das orelhas
	Defeitos dos nervos cranianos
24 a 27	Focomelia dos braços
28 a 29	Focomelia dos braços e das pernas
30 a 36	Malformação das mãos
	Estenose anorretal

Retinoides

O **etretinato**, um retinoide (i. e., derivado da vitamina A) com efeitos pronunciados sobre a diferenciação da epiderme, é um teratógeno conhecido, que provoca uma alta proporção de anormalidades graves (notavelmente deformidades esqueléticas) em fetos expostos. Os dermatologistas utilizam retinoides no tratamento de doenças de pele, incluindo várias doenças comuns em mulheres jovens, como acne e psoríase. O etretinato acumula-se na gordura subcutânea e é eliminado de forma muito lenta, com persistência de quantidades detectáveis por muitos meses após a interrupção da dosagem crônica. Por esse motivo, as mulheres devem evitar a gravidez durante pelo menos 2 anos após o tratamento. A **acitretina** é um metabólito ativo do etretinato. Também é teratogênica, porém o acúmulo nos tecidos é menos pronunciado, e a sua eliminação pode ser mais rápida.

Metais pesados

O *chumbo*, o *cádmio* e o *mercúrio* causam malformações fetais nos seres humanos. A principal evidência provém da *doença de Minammata*, assim denominada em razão do lugar no Japão onde ocorreu uma epidemia quando a população local consumiu peixe contaminado com metilmercúrio, que havia sido utilizado como fungicida na agricultura. Isso prejudicou o desenvolvimento no cérebro nos fetos expostos, resultando em paralisia cerebral e retardo do desenvolvimento, com frequente microcefalia. À semelhança de outros metais pesados, o mercúrio inativa muitas enzimas por meio da formação de ligações covalentes com grupos sulfidrila e outros grupos, e acredita-se que isso seja responsável por essas anormalidades de desenvolvimento.

Fármacos antiepilépticos (ver Capítulo 46)

Há um aumento de duas a três vezes nas malformações congênitas de lactentes de mães epilépticas, em grande parte daquelas tratadas com dois ou mais fármacos antiepilépticos durante o primeiro trimestre, e em associação a concentrações plasmáticas acima dos níveis terapêuticos. Muitos fármacos antiepilépticos foram envolvidos, incluindo **fenitoína** (sobretudo fenda labial/palatina), **valproato** (defeitos do tubo neural) e **carbamazepina** (espinha bífida e hipospadia, uma malformação da uretra masculina) (ver Capítulo 46). Os riscos relativos atribuíveis a diferentes fármacos antiepilépticos não estão bem definidos, porém o valproato é considerado muito prejudicial (taxa de anomalias congênitas de cerca de 10%, em comparação com 2 a 3% na população geral) e está contraindicado para mulheres de idade fértil.

Varfarina

A administração de **varfarina** (ver Capítulo 23) no primeiro trimestre está associada a hipoplasia nasal e a várias anormalidades do sistema nervoso central, afetando cerca de 25% dos recém-nascidos expostos. Não deve ser usado no último trimestre devido ao risco de hemorragia intracraniana no bebê durante o parto.

Teratogênese e dano fetal induzido por fármacos

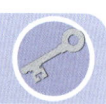

- A teratogênese se refere à produção de malformações estruturais visíveis do feto (p. ex., ausência de membros após o uso de **talidomida**). Um dano menos abrangente pode ser produzido por vários fármacos (ver Tabela 58.2). Menos de 1% dos defeitos fetais congênitos é atribuído a fármacos administrados à mãe
- As malformações visíveis são produzidas apenas quando os teratógenos atuam durante a organogênese. Isso ocorre durante os primeiros 3 meses de gestação, mas só após a formação do blastocisto. O dano fetal induzido por fármacos é raro durante a formação do blastocisto (exceção: síndrome alcoólica fetal) e depois dos primeiros 3 meses (exceção: inibidores da ECA e sartanas)
- Os mecanismos de ação dos teratógenos não são claramente compreendidos, porém o dano ao DNA constitui um fator.

REAÇÕES IMUNOLÓGICAS AOS FÁRMACOS

Os agentes biológicos (ver Capítulo 5) podem provocar uma resposta imune; é comum a produção de anticorpos dirigidos contra a insulina em pacientes diabéticos, embora raras vezes causem problemas; todavia, os anticorpos dirigidos contra a eritropoetina e a trombopoetina podem ter graves consequências para pacientes tratados com esses agentes (ver Capítulo 24). Hoje, a detecção de anticorpos antifármacos é realizada de forma rotineira durante o desenvolvimento de produtos biológicos. Diferenças aparentemente triviais no processo de fabricação (p. ex., entre lotes diferentes, ou quando um novo fabricante faz uma cópia de um produto biológico após não estar mais protegido por patente – os denominados produtos biossimilares) podem resultar em alterações acentuadas na imunogenicidade.

Reações adversas de vários tipos constituem uma forma comum de RAMs. Os fármacos com baixo peso molecular não são, por si só, imunogênicos. Entretanto, um fármaco ou seus metabólitos podem atuar como *hapteno* ao interagir com proteínas, formando um conjugado imunogênico estável (ver Capítulo 7). A base imunológica de algumas reações alérgicas a fármacos tem sido bem definida; entretanto, com frequência, é inferida pelas características clínicas da reação, e faltam evidências diretas de um mecanismo imunológico. A existência de uma reação alérgica é sugerida pelo seu início tardio ou pela sua ocorrência apenas após exposição repetida ao fármaco. Em geral, as reações alérgicas não estão relacionadas com a ação principal do fármaco e estão em conformidade com as síndromes associadas aos tipos I, II, III e IV da classificação de Gell e Coombs (ver adiante e Capítulo 7).

A incidência geral de reações alérgicas a fármacos é relatada de diversas maneiras, variando entre 2 e 25%. A maioria consiste em erupções cutâneas de menor importância. As reações graves são raras (p. ex., anafilaxia, hemólise e depressão da medula óssea). As penicilinas, que constituem a causa mais comum de anafilaxia induzida por fármacos, produzem essa resposta em cerca de 1 em cada 50 mil pacientes expostos. Os exantemas podem ser graves, e ocorrem casos fatais com o *continuum* da síndrome de Stevens-Johnson/necrólise epidérmica tóxica (um grupo de doenças potencialmente fatais que afetam a pele, provocadas, com frequência, por fármacos como sulfonamidas, **alopurinol** ou **carbamazepina**). A associação entre a doença cutânea grave induzida por **carbamazepina** e o gene para um antígeno leucocitário humano (HLA) em particular, o alelo *HLAB*1502,* em indivíduos de ascendência asiática é mencionada no Capítulo 12. A suscetibilidade a exantemas graves em resposta ao **abacavir** tem uma estreita ligação com a variante *HLAB*5701,* e isso forma a base de um teste genômico clinicamente útil (ver Capítulo 12).

MECANISMOS IMUNOLÓGICOS

A formação de um conjugado imunogênico entre uma pequena molécula e uma proteína endógena exige uma ligação covalente. Na maioria dos casos, os responsáveis são metabólitos reativos, e não o próprio fármaco. Esses metabólitos reativos podem ser produzidos durante a oxidação do fármaco ou por foto ativação na pele. Podem ser também produzidos pela ação de metabólitos tóxicos de oxigênio gerados por leucócitos ativados. Raramente (p. ex., no lúpus eritematoso induzido por fármacos), a parte reativa interage para formar um imunógeno com componentes nucleares (DNA, histona), em vez de proteínas. A conjugação com uma macromolécula costuma ser essencial, embora a penicilina seja uma exceção, porque pode formar polímeros grandes o suficiente em solução para desencadear uma reação anafilática em indivíduos sensibilizados, mesmo sem conjugação com uma proteína, embora os conjugados de penicilina-proteína também possam atuar como imunógenos.

TIPOS CLÍNICOS DE RESPOSTAS ALÉRGICAS A FÁRMACOS

As reações de hipersensibilidade dos tipos I, II e III (ver Capítulo 7) são reações mediadas por anticorpos, enquanto a reação do tipo IV é mediada por células. As reações adversas a fármacos envolvem reações tanto mediadas por anticorpos quanto por células. As manifestações clínicas mais importantes de hipersensibilidade consistem em choque anafilático, reações hematológicas, dano hepático induzido por alergia ou hipersensibilidade e outras reações de hipersensibilidade.

CHOQUE ANAFILÁTICO

O choque anafilático – ver Capítulos 7 e 28 – é uma resposta de hipersensibilidade do tipo I. Trata-se de uma reação súbita e potencialmente fatal que resulta da liberação de histamina, leucotrienos e outros mediadores. As principais características incluem exantema (*rash*) urticariforme, edema de tecidos moles, broncoconstrição e hipotensão.

As penicilinas respondem por cerca de 75% das mortes anafiláticas, o que reflete a frequência de seu uso na prática clínica. Outros fármacos que podem causar anafilaxia incluem: enzimas, como a **asparaginase** (ver Capítulo 57); anticorpos monoclonais terapêuticos (ver Capítulo 5), hormônios como **corticotropina** (ver Capítulo 33), dextranas, meios de contraste radiológicos, vacinas e outros produtos sorológicos. A anafilaxia também pode ser causada por anestésicos locais (ver Capítulo 44), o antisséptico clorexidina e muitos outros medicamentos (algumas vezes, em consequência de contaminantes, como o látex utilizado para selar frascos reutilizáveis, ou de excipientes e corantes, em vez de o próprio fármaco). O tratamento da anafilaxia é mencionado no Capítulo 28.

Algumas vezes, é possível realizar um teste cutâneo para detectar hipersensibilidade, o qual envolve a injeção intradérmica de uma dose muito pequena. Um paciente que relata ser alérgico a determinado fármaco, como a penicilina, pode, na realidade, ser alérgico a fungos contaminantes que eram comuns nas primeiras preparações, e não à penicilina em si. O uso de peniciloilpolisina como reagente para teste cutâneo de alergia à penicilina representa um avanço em relação ao uso da própria penicilina, visto que dispensa a necessidade de conjugação da substância do teste, reduzindo, assim, a probabilidade de um resultado falso-negativo. Dispõe-se de outros testes especializados para detectar a presença de imunoglobulina específica no plasma ou para medir a liberação de histamina dos basófilos do paciente, porém esses testes não são utilizados de modo rotineiro.

REAÇÕES HEMATOLÓGICAS

As reações hematológicas induzidas por fármacos podem ser produzidas por hipersensibilidade dos tipos II, III ou IV. As reações do tipo II podem afetar qualquer ou todos os elementos figurados do sangue, que podem ser destruídos por efeitos nas próprias células sanguíneas circulantes ou seus progenitores na medula óssea. Essas reações envolvem a ligação de anticorpos a um complexo fármaco-macromolécula na membrana da superfície celular. A reação antígeno-anticorpo ativa o complemento, levando à lise, ou promove o ataque por linfócitos *killer* ou por leucócitos fagocíticos (ver Capítulo 7). A *anemia hemolítica* tem sido relatada mais comumente com o uso de sulfonamidas e fármacos relacionados (ver Capítulo 52), bem como com o agente hipotensor **metildopa** (ver Capítulo 15), que ainda é utilizada no tratamento da hipertensão durante a gravidez. No caso da metildopa, ocorre hemólise significativa em menos de 1% dos pacientes, porém o aparecimento de anticorpos dirigidos contra a superfície dos eritrócitos pode ser detectado em 15% pelo teste de antiglobulina direto. Os anticorpos são dirigidos contra antígenos Rh, porém não se sabe como a metildopa produz esse efeito.

A *agranulocitose* (ausência completa de neutrófilos circulantes) induzida por fármacos costuma ser observada de 2 a 12 semanas após o início do tratamento, mas também pode surgir de forma repentina. Com frequência, manifesta-se com úlceras na boca, faringite grave ou outra infecção. O soro do paciente provoca lise dos leucócitos de outros indivíduos, e anticorpos antileucocitários circulantes podem, em geral, ser detectados imunologicamente. Os fármacos associados à agranulocitose incluem **carbimazol** (ver Capítulo 34), **clozapina** (ver Capítulo 47), **sulfonamidas** e fármacos relacionados (p. ex., *tiazídicos* e *sulfonilureias*). A agranulocitose é rara, porém potencialmente fatal. A recuperação quando o fármaco causador é interrompido, com frequência é lenta ou ausente. A destruição dos leucócitos mediada por anticorpos precisa ser diferenciada do efeito direto de fármacos citotóxicos (ver Capítulo 57), que causam granulocitopenia de início rápido, previsivelmente relacionada com a dose e reversível.

A *trombocitopenia* (redução no número de plaquetas) pode ser causada por reações do tipo II à **quinina** (ver Capítulo 55) e à **heparina** (ver Capítulo 23).

Alguns fármacos (notavelmente o **cloranfenicol**) podem suprimir todas as três linhagens de células hematopoiéticas, dando origem à *anemia aplásica* (anemia com agranulocitose e trombocitopenia associadas).

A distinção entre reações de hipersensibilidade dos tipos III e IV como causa de reações hematológicas não é bem definida, e um ou ambos os mecanismos podem estar envolvidos.

DANO ALÉRGICO AO FÍGADO

A maior parte dos danos hepáticos induzidos por fármacos resulta dos efeitos tóxicos diretos dos fármacos ou de seus metabólitos, conforme já descrito. Todavia, reações de hipersensibilidade estão algumas vezes envolvidas, e um exemplo particular é fornecido pela necrose hepática induzida por **halotano** (ver Capítulo 41). O *trifluoracetilcloreto*, um metabólito reativo do halotano, liga-se a uma macromolécula para formar um imunógeno. A maioria dos pacientes com dano hepático induzido por halotano apresenta anticorpos que reagem com conjugados de halotano-carreador. Os antígenos de halotano-proteína podem ser expressos na superfície dos hepatócitos. A destruição das células ocorre por reações de hipersensibilidade do tipo II que envolvem linfócitos T *killer*, mas as reações do tipo III também podem contribuir.

OUTRAS REAÇÕES DE HIPERSENSIBILIDADE

As manifestações clínicas das reações de hipersensibilidade do tipo IV são diversas e variam desde exantemas de importância menor até doença autoimune generalizada. Essas reações podem ser acompanhadas de febre. Os exantemas podem ser mediados por anticorpos; todavia, em geral, são mediados por células. Variam desde erupções leves até esfoliação fatal. Acredita-se agora que a síndrome de Stevens-Johnson/necrólise epidérmica tóxica represente um *continuum* de exantema generalizado muito grave, que se estende até o trato alimentar, com formação de bolhas e esfoliação. Em alguns casos, as lesões são fotossensíveis, provavelmente porque a luz ultravioleta converte o fármaco em produtos reativos.

> **Reações alérgicas a fármacos**
>
> - Os fármacos e seus metabólitos reativos podem ligar-se de modo covalente a proteínas para formar imunógenos. A **penicilina** (que também forma polímeros imunogênicos) é um exemplo importante
> - As reações alérgicas (de hipersensibilidade) induzidas por fármacos podem ser mediadas por anticorpos (tipos I, II, III) ou por células (tipo IV). As manifestações clínicas importantes incluem:
>   - Choque anafilático (tipo I): pode ser causado por muitos fármacos, e a maioria das mortes é provocada pela **penicilina**
>   - Reações hematológicas (tipos II, III ou IV): incluem a anemia hemolítica (p. ex., **metildopa**), a agranulocitose (p. ex., **carbimazol**), a trombocitopenia (p. ex., **quinina**) e a anemia aplásica (p. ex., **cloranfenicol**)
>   - Hepatite (tipos II, III): por exemplo, **halotano, fenitoína**
>   - Exantemas (tipos I, IV): em geral, são leves, mas podem comportar risco de vida (p. ex., síndrome de Stevens-Johnson)
>   - Lúpus eritematoso sistêmico induzido por fármacos (principalmente tipo II): ocorre formação de anticorpos dirigidos contra o material nuclear (p. ex., **hidralazina**).

BIBLIOGRAFIA E LEITURA COMPLEMENTAR

Reações adversas a fármacos

Aronson, J.K. (Ed.), 2016. Meyler's Side Effects of Drugs: The International Encyclopedia of Adverse Drug Reactions and Interactions, sixteenth ed. Elsevier Science, Amsterdam.

Aronson, J.K., Ferner, R.E., 2003. Joining the DoTS: a new approach to classifying adverse drug reactions. Br. Med. J. 327, 1222–1225.

Pirmohamed, M., James, S., Meakin, S., et al., 2004. Adverse drug reactions as cause of admission to hospital: prospective analysis of 18820 patients. Br. Med. J. 329, 15–19.

Rawlins, M.D., Thompson, J.W., 1977. Pathogenesis of adverse drug reactions. In: Davies, D.M. (Ed.), Textbook of Adverse Drug Reactions. Oxford University Press, Oxford.

Talbot, J., Aronson, J.K. (Eds.), 2012. Stephens' Detection and Evaluation of Adverse Drug Reactions, sixth ed. Wiley–Blackwell, Oxford.

Toxicidade dos fármacos: aspectos gerais e mecanicistas

Andrade, E.L., Bento, A.F., Cavalli, J., et al., 2016. Non-clinical studies in the process of new drug development – part II: good laboratory practice, metabolism, pharmacokinetics, safety and dose translation to clinical studies. Braz. J. Med. Biol. Res. 49, e5646.

Toxicidade dos fármacos: carcinogênese, teratogênese

Briggs, G.G., Freeman, R.K., Towers, C.V., Forinash, A.B., 2021. Briggs' Drugs in Pregnancy and Lactation, twelfth ed. Walters Kluwer, Philadelphia.

Sjöström, H., Nilsson, R., 1972. Thalidomide and the Power of the Drug Companies. Penguin Books, London.

Toxicidade dos fármacos: comprometimento de órgãos

Hoetzenecker, W., Nägeli, M., Mehra, E.T., et al., 2016. Adverse cutaneous drug eruptions: current understanding. Semin. Immunopathol. 38, 75–86.

Gómez-Lechón, M.J., Tolosa, L., Donato, M.T., 2016. Metabolic activation and drug-induced liver injury: in vitro approaches for the safety risk assessment of new drugs. J. Appl. Toxicol. 36, 752–768.

Ritter, J.M., Harding, I., Warren, J.B., 2009. Precaution, cyclooxygenase inhibition, and cardiovascular risk. Trends Pharmacol. Sci. 30, 503–514.

Vargas, H.M., Rolf, M.G., Wisialowski, T.A., et al., 2021. Time for a fully integrated nonclinical-clinical risk assessment to streamline QT prolongation liability determinations: a pharma industry perspective. Clin. Pharmacol. Ther. 109, 310–318.

Tópicos Especiais • SEÇÃO 6

Estilo de Vida e Fármacos no Esporte

CONSIDERAÇÕES GERAIS

As substâncias usadas por motivos não terapêuticos, para fins cosméticos, por razões puramente sociais ou para melhorar habilidades atléticas ou outras competências, são coletivamente referidas como *substâncias ou fármacos do estilo de vida*. Trata-se de uma categoria diversificada de substâncias não relacionadas, e, tendo em vista que muitas também são usadas para outros propósitos clínicos convencionais, sua farmacologia é descrita em outras partes deste livro. Neste capítulo, apresentamos uma visão geral das substâncias/fármacos do estilo de vida, ilustrando esse tópico com três exemplos específicos: intensificadores cognitivos, "sexo e fármacos" e uso de substâncias e fármacos no esporte. Discutimos também alguns dos problemas éticos, sociais e médico legais associados ao "fenômeno das substâncias do estilo de vida", bem como o conceito relacionado de "aprimoramento humano".

O QUE SÃO SUBSTÂNCIAS/FÁRMACOS DO ESTILO DE VIDA?

Alguns comentaristas descreveriam as substâncias e fármacos do estilo de vida como substâncias utilizadas para tratar "doenças do estilo de vida", como tabagismo ou álcool; todavia, em geral (e especificamente neste capítulo), o termo se refere a substâncias ou medicamentos que são tomados por escolha própria para satisfazer uma aspiração ou a um objetivo não relacionado com a saúde, em vez de tratar uma doença ou enfermidade. Como muitas dessas substâncias são agentes terapêuticos convencionais já usados clinicamente para algum propósito, uma expressão mais correta para se referir a esse grupo seria *usos associados ao estilo de vida*.

Alguns exemplos deixarão isso mais claro. A maioria das mulheres que toma a pílula anticoncepcional não está "doente", toma esses poderosos fármacos com o objetivo de planejar a sua família; em outras palavras, para fins relacionados com o estilo de vida. Da mesma maneira, embora a **sildenafila** seja usada clinicamente para o tratamento da disfunção erétil masculina, esse fármaco é utilizado sobretudo por homens normais que desejam melhorar a sua atividade sexual. Muitas pessoas que usam intensificadores cognitivos o fazem por motivos de estilo de vida, para melhorar a concentração ou o desempenho nas provas, por exemplo, e não porque estejam sofrendo de transtorno de déficit de atenção com hiperatividade (TDAH). Nas palavras de um comentarista, as substâncias associadas ao estilo de vida são utilizadas para tratar "não doenças" (Smith, 2002).

O "setor" de medicamentos do estilo de vida vem crescendo rapidamente, com vendas que algumas vezes ultrapassam as dos medicamentos convencionais. A demanda pública é aumentada pela disponibilidade generalizada de informações médicas na internet e "autodiagnóstico". Hoje, qualquer pessoa que tenha um computador pode investigar seus "sintomas", a provável causa deles e o remédio apropriado. É fácil encontrar conselhos sobre como medicamentos podem aliviar o seu problema real ou imaginário, ou ajudar com o reconhecimento de algum outro objetivo físico ou mental. *Sites* na internet que hospedam "grupos de apoio de pacientes" são um fórum conveniente no qual é possível comparar observações com outras pessoas, aprender quais são os melhores medicamentos e até mesmo obter conselhos sobre o que dizer a seu médico para garantir que você receba o medicamento de sua escolha. Se isso falhar, farmácias *on-line* certamente ajudarão.

O "fenômeno" das substâncias/fármacos do estilo de vida faz parte de um debate mais amplo que também abrange o conceito de *aprimoramento humano*, o uso das tecnologias farmacêuticas, genéticas e outras biotecnologias para aumentar as capacidades humanas além daquelas normalmente desfrutadas pela humanidade. Como se pode imaginar, tratam-se de ideias controversas, que provavelmente manterão os especialistas em bioética e reguladores de fármacos ocupados por algum tempo. A possibilidade – muito procurada, porém até o momento lamentavelmente não concretizada – de encontrar substâncias capazes de prolongar a vida, retardando as mudanças funcionais e degenerativas características da idade avançada, é outro campo minado social e ético.

Enquanto abordaremos algumas dessas questões espinhosas mais adiante, focaremos nossa atenção sobretudo nos aspectos farmacológicos das substâncias/fármacos do estilo de vida, deixando outras questões éticas não resolvidas para nossos colegas de pensamento mais filosófico. Para uma discussão mais completa do aprimoramento humano por meios farmacológicos, ver Buchanan (2011), Flower (2012) e Hofmann (2007).

CLASSIFICAÇÃO DAS SUBSTÂNCIAS/ FÁRMACOS DO ESTILO DE VIDA

A categoria "substâncias/fármacos do estilo de vida" compreende uma variedade de grupos química e farmacologicamente não relacionados de substâncias e medicamentos. O esquema de classificação apresentado na Tabela 59.1 baseia-se no tratamento de vários autores e, tendo em vista que essas substâncias/fármacos atravessam a classificação farmacológica utilizada ao longo deste livro, inclui as referências cruzadas dos capítulos apropriados.

A lista abrange substâncias e fármacos que têm sido usados para escolhas do estilo de vida, com base em precedentes históricos, como contraceptivos orais; agentes utilizados no controle de doenças do estilo de vida potencialmente debilitantes, como tabagismo (p. ex., **bupropiona**); substâncias como a **cafeína** e o **álcool**, que são consumidas em escala maciça em todo o mundo como componentes de bebidas, suplementos nutricionais; substâncias de abuso, como **cocaína** e NSPs (novas substâncias psicoativas), que vêm aumentando as drogas de rua comuns.

Tabela 59.1 Alguns exemplos de substâncias e medicamentos do estilo de vida (excluindo as substâncias e fármacos usados no esporte).

Categoria	Exemplo(s)	Uso clínico (se houver)	Uso para "estilo de vida"	Capítulo
Medicamentos aprovados para indicações clínicas específicas e que apresentam usos associados ao estilo de vida semelhantes	Sildenafila[a]	Disfunção erétil	Aumento da função erétil	35
	Contraceptivos orais	Prevenção da concepção	Prevenção da concepção	35
	Orlistate	Obesidade	Perda de peso	32
	Sibutramina	Anorexígeno (atualmente retirado do mercado)	Perda de peso	32
Medicamentos aprovados para indicações clínicas específicas e que apresentam usos associados ao estilo de vida diferentes	Minoxidil	Hipertensão	Recrescimento do cabelo	21
	Metilfenidato	Tratamento do TDAH	Intensificador cognitivo	49
	Modafinila	Tratamento do TDAH	Intensificador cognitivo	49
	Opiáceos	Analgesia	Uso "recreativo"	50
Medicamentos que têm uso clínico apenas mínimo ou inexistente, mas que são incluídos na categoria do estilo de vida	Álcool	Nenhum	Componente generalizado de bebidas	50
	Toxina botulínica	Alívio do espasmo muscular	Potencializador cosmético	14
	Cafeína	Anteriormente, tratamento da enxaqueca	Componente de bebidas	42, 49
	Cannabis (que contém THC e CBD)	Controle da dor crônica, náusea e, possivelmente, espasmo muscular (THC) e algumas formas de epilepsia e convulsões (CBD)	Uso "recreativo"	18, 46, 50
Substâncias (geralmente ilegais) que não têm nenhuma utilidade clínica, mas que são utilizadas para satisfazer as necessidades do estilo de vida[b]	MDMA, ecstasy	Nenhum (no momento atual)	Uso "recreativo"	49
	Tabaco (nicotina)	Preparações de nicotina para adição do tabaco (p. ex., adesivos etc.)	Uso "recreativo"	50
	Cocaína (algumas formulações)	Anestesia local (agora, em grande parte obsoleta)	Uso "recreativo"	44
	NSPs (novas substâncias psicoativas)	Nenhum	Uso "recreativo"	50

[a]Obviamente apenas em homens.
[b]Além disso, existem inúmeras preparações fitoterápicas e outros produtos naturais, em grande parte não regulamentados, que são comercializados como promotores de saúde, potencializadores para a vida e benéficos em muitas doenças, apesar da falta de evidências rigorosas de sua eficácia terapêutica. Os exemplos incluem numerosos preparados vitamínicos, óleos de peixe, melatonina, *ginseng*, *Echinacea*, *Ginkgo* e muito mais.
TDAH, transtorno de déficit de atenção com hiperatividade; MDMA, metilenodioximetanfetamina (ecstasy).
De Flower, 2004; Gilbert et al., 2000 e Young, 2003.

Ilustrando as potenciais armadilhas de qualquer tentativa de definir substâncias/fármacos do estilo de vida, talvez possamos observar como, ao longo do tempo, as substâncias ou fármacos podem alternar entre categorias de "estilo de vida" e "clínica", dependendo, com frequência, dos costumes sociais do momento. Por exemplo, a **cocaína** foi usada como substância do estilo de vida por povos indígenas da América do Sul. Os primeiros exploradores comentaram que a cocaína "satisfaz os famintos, dá novas forças para os indivíduos cansados e exaustos e faz com que o infeliz esqueça suas tristezas". Originalmente adotada na medicina europeia como anestésico local, a cocaína retomou, em grande parte, à sua posição de substância do estilo de vida e, lamentavelmente, é a base de uma indústria internacional multimilionária e ilegal. A *Cannabis* é outro bom exemplo de uma substância que vinha sendo considerada (pelo menos no Ocidente) como apenas recreativa, mas que, agora (na forma de extrato vegetal contendo **tetra-hidrocanabinol** e **canabidiol**), é licenciada para diversos usos clínicos. Existem muitos outros exemplos (Flower, 2004).

Além das substâncias/fármacos mencionados na Tabela 59.1, muitas "substâncias" ou "suplementos esportivos" do estilo de vida bastante usados consistem em produtos naturais (p. ex., extratos de *Ginkgo*, melatonina, erva-de-são-joão, extratos de *Cinchona*), cuja fabricação e venda historicamente não foram regulamentados.[1] Por conseguinte, a sua composição é muito variável e, em geral, a sua eficácia e segurança não são testadas. Muitos desses produtos são "enriquecidos" com substâncias e fármacos sintéticos farmacologicamente ativos, dando uma ilusão de eficácia (Rocha et al., 2016), ou contêm substâncias de ocorrência natural e biologicamente ativas que, à semelhança das substâncias sintéticas, podem produzir efeitos prejudiciais e benéficos.

Tendo em vista a amplitude do debate sobre as substâncias/fármacos do estilo de vida, consideraremos apenas três tópicos específicos neste capítulo: intensificadores cognitivos, substâncias/fármacos do estilo de vida e sexo e substâncias e fármacos usados no esporte.

INTENSIFICADORES COGNITIVOS

No momento em que este capítulo estava sendo redigido, o uso de intensificadores cognitivos – *agentes nootrópicos* – do estilo de vida tornou-se um assunto atual muito veiculado na imprensa popular.[2] Embora o uso clínico de fármacos que melhoram déficits cognitivos em condições clínicas como o *TDAH*, a demência, a esquizofrenia e a depressão, esteja bem estabelecido (ver Capítulos 40 e 47 a 49), o que provocou controvérsia tem sido o seu uso (em grande parte sem prescrição médica) para melhorar o desempenho ou vigor intelectual em indivíduos saudáveis, em particular, ao que parece, em acadêmicos e estudantes (d'Angelo et al., 2017).

Os agentes mais comuns de "estimuladores neurais" (ver Capítulo 49) de uso clínico incluem a **modafinila**, a **dextroanfetamina** (Adderall®) e o **metilfenidato**. Alguns agentes anticolinérgicos, como a **donepezila**, que são utilizados para retardar o declínio cognitivo associado à doença de Alzheimer, também têm sido testados como intensificadores cognitivos. Embora suas ações clínicas não sejam contestadas, as evidências de sua suposta atividade em pessoas *saudáveis* com frequência estão longe de ser claras; como o grupo de Sahakian declarou: "... pode ser que as expectativas de eficácia dessas substâncias ultrapassem seus efeitos reais" (d'Angelo et al., 2017), embora fármacos melhores e mais efetivos possam estar disponíveis no futuro. Existem várias razões para essa aparente desconexão, incluindo a diversidade de testes usados para avaliar a função cognitiva por diferentes grupos, a capacidade desses fármacos de produzir efeitos sobre vários sistemas de neurotransmissores simultaneamente e o fato de que alguns desses fármacos apresentam curvas dose-resposta em forma de sino, em que doses mais altas produzem pontuações reduzidas, ao invés de pontuações melhores. Outro problema é o "efeito de linha de base". Enquanto alguns intensificadores cognitivos, como a **dextroanfetamina** e o **metilfenidato**, aumentam aspectos da função cognitiva quando esta está abaixo do normal devido, por exemplo, à falta de sono ou à dessincronose (*jet lag*), eles apresentam muito menos efeito sobre o funcionamento "normal". Entre os fármacos já mencionados, a **modafinila** parece produzir uma melhora consistente dos índices cognitivos em indivíduos saudáveis, normais e sem privação do sono. Em estudos realizados em pilotos, foi relatada que a **donepezila** melhora o desempenho do treinamento e a capacidade de lidar com emergências; todavia, no que diz respeito a outras medidas de eficácia, parece, mais uma vez, ser mais eficaz em indivíduos com privação de sono do que em indivíduos descansados.

Apesar de algumas reservas sobre seus verdadeiros efeitos em indivíduos normais, os potenciais intensificadores cognitivos têm sido adotados com entusiasmo por aqueles que enfrentam tarefas que exigem aplicação mental, mais do que física, devido a seus potenciais benefícios. A escala de seu uso é impressionante. De acordo com o grupo de Sahakian (d'Angelo et al., 2017; Mohamed e Sahakian, 2012; Sahakian e Morein-Zamir, 2007), houve um acentuado aumento nesse tipo de uso, em particular entre comunidades acadêmicas. Nos EUA, 16% dos estudantes universitários relataram ter obtido de forma ilícita novos estimulantes adquiridos com prescrição, e, no Reino Unido, uma pesquisa mostrou que, em 2009, 10% dos estudantes tomaram fármacos adquiridos com prescrição médica para melhora cognitiva, e 10 a 20% dos alunos em Oxford e Cambridge admitiram o seu uso (citação de Teodorini et al., 2020). Em 2008, a revista *Nature* conduziu uma pesquisa (Maher, 2008) para avaliar o uso dessas substâncias por acadêmicos saudáveis, e alguns dos resultados foram surpreendentes. Respostas de 1.400 cientistas de 60 países revelaram que cerca de 20% usavam substâncias/fármacos para melhora cognitiva, e cerca de ⅓ dos entrevistados os obteve de *sites* da internet, onde pouca ou nenhuma avaliação médica seria feita antes do fornecimento do produto.

Os militares também empregam, há muito tempo, estimulantes e intensificadores cognitivos para aumentar a resistência e reduzir a necessidade de sono entre as tropas, e, na aviação militar, é comum o uso dessas substâncias para facilitar a concentração do piloto durante longas missões (Tracey e Flower, 2014).

O aparente nível de uso por alunos levou muitos a exigir regras mais rígidas para garantir que alguns estudantes não obtenham uma vantagem injusta nos exames,[3] embora, como Sahakian argumentou, seja difícil traçar o limite dessas proibições. Presumivelmente, ninguém se queixaria se os alunos tomassem um duplo café expresso antes de realizar um exame. Contudo, a **cafeína** é um estimulante muito efetivo por si só, talvez também igual, se não superior, a muitos outros "intensificadores" e apenas esquecido devido à sua familiaridade. Então, qual é a diferença?

SUBSTÂNCIAS, FÁRMACOS E SEXO

O uso de substâncias/fármacos do estilo de vida para reduzir inibições ou aumentar o desejo ou a experiência do sexo tornou-se conhecido como "fármaco-sexo" (*pharmacosex*). O conceito de substâncias "afrodisíacas" (em geral na forma de extratos vegetais) é muito antigo. Alegou-se que uma infinidade de alimentos e produtos naturais aumenta o desejo sexual (a definição original de "afrodisíaco"), embora existam, na verdade, muito poucos agentes com efeitos libidinosos bem validados. Na verdade, as substâncias que de fato aumentam a libido, em oposição às que aliviam a

---

[1]Felizmente, isso agora mudou. Desde 2014, o United Kingdom Medicines and Healthcare Products Regulatory Agency tem um comitê, denominado *Herbal Medicines Advisory Committee*, concebido para cumprir esse papel exigente. Muitos desses compostos escapam da regulamentação, afirmando ter algum benefício para a saúde, enquanto evitam quaisquer alegações médicas específicas.

[2]Ver "Drogas inteligentes 'tão comuns como o café': campanha publicitária sobre os estimuladores neurais" (Partridge et al., 2011).

[3]*Substâncias para "impulsionar exames", que supostamente melhoram a capacidade cognitiva, estão à base para estudantes por apenas £2, mostra um relatório.* Mail Online, 8 de abril de 2022.

inibição (como álcool) são poucas, com a exceção óbvia da **testosterona** (em ambos os sexos), embora um efeito afrodisíaco possa constituir um resultado incidental de alguns fármacos quando usados terapeuticamente. Por exemplo, o **pramipexol**, um agonista do receptor de dopamina, algumas vezes é utilizado para neutralizar a diminuição da libido induzida por fármacos antidepressivos, como os inibidores seletivos da recaptação de serotonina (ISRSs). De modo semelhante, o antidepressivo **fibanserina** (um agonista 5-HT$_{1A/2A}$) demonstrou ter utilidade secundária no tratamento do desejo sexual hipoativo em mulheres na pré-menopausa.

A variedade de substâncias que, de uma maneira ou de outra, influenciam a experiência sexual é enorme (Tabela 59.2). Uma revisão das experiências de pessoas com diversas orientações sexuais, realizada por Moyle et al. (2020), relata o uso de numerosos agentes, incluindo **metilenodioximetanfetamina (MDMA,** *ecstasy*), **cocaína** e **GHB** (γ-hidroxibutirato), para intensificar a experiência do sexo e, em alguns casos, produzir um "efeito empático" em seus consumidores, levando a sentimentos de maior intimidade e "conexão" (lamentavelmente, em geral, apenas temporários). Com frequência, essas substâncias são usadas em combinação ("policonsumo de substâncias"), e há algumas evidências de que os que as utilizam dessa maneira podem ter mais tendência a explorar comportamentos sexuais "não tradicionais" (McCormack et al., 2021). Todavia, algumas vezes é difícil separar os efeitos de agentes que reduzem as barreiras inibitórias à intimidade daqueles que produzem um genuíno efeito afrodisíaco.

Outros agentes listados na Tabela 59.2 provavelmente seriam, em sua maioria, denominados de maneira mais correta "acessórios sexuais" ou "intensificadores", por promoverem a capacidade de praticar sexo (p. ex., **sildenafila** e outros inibidores da PDE5), ou por prolongar (p. ex., **benzocaína**) ou aumentar (p. ex., **MDMA**) o prazer obtido da atividade sexual.[4] O restante é constituído sobretudo por fármacos usados para prevenir as consequências negativas do sexo, como gravidez indesejada e infecção pelo HIV.

Uma subcategoria de práticas sexuais com drogas é denominada *chemsex*. Em geral, o termo se aplica ao uso de substâncias por homens *gays* para aumentar a intensidade e a duração do sexo, com frequência com múltiplos parceiros, em sessões com duração de várias horas ou dias (ver Moyle et al., 2020; McCall et al., 2015, para uma descrição mais completa). As substâncias usadas costumam incluir combinações de fármacos psicoativos, como **mefedrona**, **γ-hidroxibutirato** (GHB) e **metanfetamina** e **nitrito de amila**.

[4]Não incluímos as numerosas preparações patenteadas, como "cremes para contrair a vagina", com nomes como *Forever Virgin* ("Sempre virgem") e *Virgin Again* ("Novamente virgem"), que prometem aumentos bastante alarmantes na força de preensão da vagina.

Tabela 59.2 Substâncias, fármacos e sexo.

Tipo	Substância/fármaco	Ação	Observações
"Afrodisíacos"	Testosterona (ver Capítulo 35)	Estimula o desejo, o desenvolvimento e a função sexuais	Mantém e promove o desejo sexual em ambos os sexos
	Agentes dopaminérgicos p. ex., pramipexol (ver Capítulo 37)	Agonistas da dopamina	A dopamina é importante no desejo e prazer sexuais
"Intensificadores"	Nitrito de amila (ver Capítulo 20)	Relaxamento do esfíncter anal	*Poppers*, utilizado principalmente em homens *gays*
	Benzocaína (ver Capítulo 44)	Atrasa a ejaculação	Contida em preservativos para aplicação tópica no pênis
	Sildenafila e inibidores da PDE5 (ver Capítulos 19 e 35)	Manutenção da ereção	Para melhorar a função sexual masculina
	Fibanserina	Intensifica o prazer sexual feminino	Usada em mulheres na pré-menopausa para tratamento do desejo sexual hipoativo
Fármacos psicoativos	Inclui metanfetamina (*crystal meth*), GHB, MDMA, cocaína e mefedrona (ver Capítulo 50)	Afirma-se que intensificam a experiência sexual	Frequentemente tomados em combinação. Além disso, podem diminuir restrições inibitórias na intimidade e/ou exercer um efeito empatogênico
Medicina sexual	Estrógenos e progestógenos (ver Capítulo 35)	Contracepção	–
	Levonorgestrel (ver Capítulo 35)	Contracepção pós-coito	"Pílula do dia seguinte", tomada para evitar a concepção após o ato sexual desprotegido
	Fármacos antirretrovirais (ver Capítulo 53)	Tratamento pré- ou pós-exposição para a infecção pelo HIV	Usados por homens *gays* que participam de sexo desprotegido

GHB, γ-hidroxibutirato; MDMA, metilenodioximetanfetamina (*ecstasy*).

Substâncias/fármacos do estilo de vida

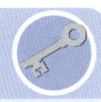

- Mais precisamente denominados *uso de substâncias/fármacos do estilo de vida*, trata-se da terminologia utilizada para descrever um grupo não relacionado de substâncias e medicamentos ingeridos por motivos não médicos, incluindo aumento ilícito do desempenho atlético no esporte competitivo
- Incluem fármacos adquiridos com prescrição médica, como **sildenafila** e **metilfenidato**, substâncias como o **álcool** e a **cafeína**, substâncias de abuso, incluindo outras "drogas de ruas" e vários preparados nutricionais
- O seu uso está ligado aos conceitos de "autodiagnóstico" e "não doença"
- Trata-se de um setor crescente do mercado farmacêutico
- Com frequência, são levados ao conhecimento do consumidor pela internet ou por *marketing* direto
- Fazem parte de um debate mais amplo sobre "aprimoramento humano".

SUBSTÂNCIAS/FÁRMACOS NO ESPORTE

Embora o uso de substâncias/fármacos para melhorar o desempenho (*doping*) em competições desportivas de elite, como os Jogos Olímpicos, sejam oficialmente proibidos, é evidente que seu uso é generalizado. A *The World Anti-Doping Agency* (WADA), que foi estabelecida, em parte, em resposta a alguns casos de *doping* de alto rendimento e a mortes induzidas por fármacos ou substâncias entre atletas, publica todo ano uma lista atualizada de substâncias proibidas, que não podem ser usadas por esportistas de ambos os sexos dentro ou fora de competições. Essa proibição é garantida por testes aleatórios e rotineiros de substâncias no sangue ou na urina de um atleta por meio de cromatografia gasosa/espectrometria de massa ou técnicas de imunoensaio. Os protocolos dos testes para essas amostras são bem definidos e devem ser realizados por laboratórios aprovados. O uso de fármacos por atletas por motivos clínicos genuínos é permitido no esquema *therapeutic use exemptions*. Com base nesse acordo, que foi introduzido na década de 1990, um atleta pode usar um medicamento (p. ex., glicocorticoides para a asma) se for determinado clinicamente a justificativa dessa isenção. É evidente que esse sistema fica sujeito a abusos e foi explorado em várias ocasiões.

As infrações aos regulamentos antidopagem no esporte profissional são punidas com rigor; entretanto, apesar da ameaça de sanções, houve muitos casos em que foram desrespeitadas tanto por atletas individuais quanto, em alguns casos, por equipes inteiras. Por exemplo, o ciclista norte-americano Lance Armstrong era um herói nacional. Tendo superado o câncer de testículo, venceu o Tour de France em nada menos do que sete ocasiões. Durante anos, acusações persistentes de abuso de substâncias foram negadas com veemência, porém, em janeiro de 2013, Armstrong finalmente admitiu ter usado um coquetel de substâncias para melhorar seu desempenho ao longo de muitos anos.[5] E não só atletas, individualmente, foram pegos em flagrante. Uma investigação de atletas russos pela WADA, em 2016, concluiu que um programa de dopagem patrocinado pelo estado em larga escala estava trabalhando de modo rotineiro para ocultar o uso de substâncias por seus atletas. Isso levou à proibição da participação russa nos Jogos Olímpicos de verão subsequentes e de outros eventos, embora seja discutível se isso tenha tido o efeito salutar desejado; nos Jogos Olímpicos de inverno de Pequim, em 2022, foi descoberto que a patinadora russa de 15 anos, Kamila Valieva, já considerada uma das melhores atletas do esporte, tinha tomado **trimetazidina**, um modulador metabólico (proibido pela WADA) usado para melhorar o fluxo sanguíneo coronariano. De acordo com um comunicado da International Testing Agency, ela recebeu uma suspensão provisória enquanto aguarda uma investigação mais aprofundada. Episódios vergonhosos como esses levaram mais de um comentarista ao desespero da "farsa do esporte sem drogas" (Sparling, 2013), e muitos acreditam que o esporte profissional foi prejudicado de modo permanente. É lamentável, mas a prática está cada vez mais se ampliando para também incluir o esporte amador e recreativo.

Embora os atletas sejam facilmente persuadidos do potencial de uma ampla variedade de substâncias para aumentar suas chances de ganhar, ensaios clínicos controlados dessas alegações são difíceis. É provável que, em muitos casos, esses agentes produzam pouco ou nenhum efeito, embora melhorias marginais do desempenho (com frequência, de 1% ou menos), que são difíceis de medir experimentalmente, possam fazer a diferença entre ganhar e perder, e os instintos competitivos dos atletas e seus treinadores em geral têm mais peso do que as evidências científicas.

A Tabela 59.3 resume as principais classes de substâncias/fármacos utilizados no esporte, dos quais a maior parte foi proibida pela WADA. Em seguida, um breve relato de algumas das substâncias mais importantes de uso comum. Para uma cobertura mais ampla e completa, consultar La Gerche e Brosnan (2017), Reardon e Creado (2014) e Mottram (2005). Gould (2013) analisou o uso potencial da terapia gênica na promoção do desempenho atlético: outro potencial pesadelo para os órgãos reguladores!

ESTEROIDES ANABOLIZANTES E COMPOSTOS RELACIONADOS

Os esteroides anabolizantes (ver Capítulo 35) abrangem um grande grupo de compostos com efeitos semelhantes aos da testosterona e incluem cerca de 50 compostos na lista proibida. Em seu conjunto, representam mais da metade do número de casos de "dopagem" detectados. Com frequência, são utilizados em combinação com a **eritropoetina (EPO)** ou outros fármacos para melhorar o desempenho em eventos tanto de *endurance* quanto de força.

Quando administrados em combinação com treinamento e alta ingestão de proteínas, os esteroides anabolizantes sem dúvida reduzem a gordura corporal, aumentam a massa muscular e a força, mas provavelmente não outros parâmetros do desempenho esportivo. Apresentam também graves efeitos a longo prazo, incluindo infertilidade masculina, masculinização feminina, tumores hepáticos e renais, hipertensão, aumento do risco cardiovascular e (em adolescentes) maturação esquelética prematura, causando a interrupção irreversível do crescimento. Os esteroides anabolizantes produzem uma sensação de bem-estar físico, aumento da competitividade e agressividade, progredindo, algumas vezes, para uma psicose real. A depressão é comum quando

---

[5] Entre essas substâncias estavam a EPO, a testosterona, diuréticos, glicocorticoides e hormônio do crescimento humano. Ele também usou técnicas de "dopagem sanguínea" e apresentou documentos falsos para apoiar suas afirmações de que estava "livre de drogas".

Tabela 59.3 Alguns exemplos de substâncias/fármacos utilizados no esporte.

Classe de substância/fármaco	Exemplo(s)	Efeitos	Capítulo
"Esteroides" anabolizantes	Esteroides androgênicos (p. ex., testosterona e nandrolona) e moduladores dos receptores de androgênios	Aumento do desenvolvimento muscular, agressividade e competitividade; redução da gordura. Efeitos colaterais graves em longo prazo	35
	Clembuterol	Ação combinada de anabolizante e agonista dos receptores β_2-adrenérgicos; pode aumentar a força muscular	15
Hormônios e substâncias relacionadas	Eritropoetina (também agonistas sintéticos)	Aumento da formação dos eritrócitos e transporte de oxigênio. O aumento da viscosidade do sangue provoca hipertensão e risco de acidente vascular cerebral e ataques coronarianos. Com frequência, usada em combinação com suplementos de ferro. Usada principalmente em esportes de *endurance*[a]	24
	Hormônio do crescimento humano, fator de crescimento semelhante à insulina-1	Aumento da massa corporal magra e redução da gordura. Pode acelerar a recuperação de lesões teciduais. Provoca hipertrofia cardíaca, acromegalia, dano hepático e aumento do risco de câncer	33
	Insulina	Algumas vezes usada (com glicose, de modo a evitar a hipoglicemia) para promover a captação de glicose e a produção de energia no músculo. Provavelmente ineficaz na melhora do desempenho	31
	Tiroxina	Aumenta a produção de energia	34
	Glicocorticoides	Múltiplos efeitos metabólicos e anti-inflamatórios, que reduzem o estresse fisiológico e as lesões	25, 33
Fármacos cardiovasculares	Agonistas dos receptores β_2-adrenérgicos (p. ex., salbutamol)	Usados por corredores, ciclistas, nadadores etc. para aumentar a captação de oxigênio (por meio de broncodilatação) e aumento da função cardíaca. Estudos controlados não mostram nenhuma melhora no desempenho	15
	Antagonistas dos receptores β-adrenérgicos (p. ex., propranolol)	Usados para reduzir o tremor e a ansiedade nos esportes de "precisão" (p. ex., tiro, arco e flecha, ginástica, mergulho)	15
"Estimulantes do SNC"	Efedrina e derivados; anfetaminas, cocaína, cafeína	Os ensaios clínicos mostraram um discreto aumento da força muscular e do desempenho em eventos de não *endurance* (corrida de curta distância, natação, eventos de campo etc.)	49
Analgésicos narcóticos e AINEs	Codeína, morfina, ibuprofeno etc.	Utilizados para mascarar a dor associada a lesões	25, 42
Diuréticos	Tiazídicos, furosemida	Usados principalmente para obter uma rápida perda de peso antes da "pesagem". Também são utilizados para "mascarar" a presença de outros agentes na urina por diluição	29
"Agentes mascarantes"	Epitestosterona	Mascara a administração de testosterona ao modificar a razão entre o hormônio e seu metabólito	35

[a] A "dopagem sanguínea" (remoção de 1 a 2 ℓ de sangue antes da competição, seguida de retransfusão imediatamente antes do evento) tem um efeito semelhante, e a sua detecção é ainda mais difícil. O treinamento em grandes altitudes ou em um ambiente hipóxico produz um efeito semelhante e não é proibido.
SNC, sistema nervoso central; AINEs, anti-inflamatórios não esteroides.

as substâncias são interrompidas e, algumas vezes, leva a problemas psiquiátricos a longo prazo. Há um aumento da mortalidade entre usuários habituais, e as alterações cardíacas constituem a principal causa de morte. Na tentativa de contornar os protocolos de testes, outras substâncias que liberam androgênios (p. ex., **gonadotropina coriônica humana, hCG**), ou que modificam a sua ação, como moduladores dos receptores de androgênios, são cada vez mais usadas.

Além dos esteroides endógenos, também são utilizados compostos sintéticos, como **estanozolol** e **nandrolona**, e novos derivados químicos ("esteroides desenhados"), como a **tetra-hidrogestrinona** (THG), são regularmente desenvolvidos e oferecidos de forma ilícita aos atletas, representando um problema contínuo para as autoridades encarregadas de detectá-los e identificá-los. Como alguns são compostos endógenos (ou seus metabólitos), sua concentração pode variar muito por motivos fisiológicos, de modo que são necessários resultados bem acima da faixa normal para confirmar o seu uso ilícito. Felizmente, técnicas de espectrometria de massa de razão isotópica (IRMS), baseadas no fato de que os esteroides endógenos e exógenos apresentam uma composição de $^{12}C:^{13}C$ um pouco diferente, hoje permitem diferenciar os dois analiticamente. Como os esteroides anabolizantes produzem efeitos a longo prazo e costumam ser usados durante o treinamento, e não durante o evento em si, é essencial a realização de testes fora de competição.

O **clembuterol** é um agonista dos receptores β-adrenérgicos. Por meio de um mecanismo de ação desconhecida, produz efeitos anabólicos semelhantes aos dos esteroides androgênicos, que aparenta ter menos efeitos adversos. Pode ser detectado na urina, e o seu uso no esporte é proibido.

O uso do **hormônio do crescimento humano (hGH)** por atletas começou após a disponibilidade da forma recombinante do hormônio, usado clinicamente para o tratamento de distúrbios endócrinos. É administrado por injeção, e seus efeitos parecem ser semelhantes aos dos esteroides anabolizantes. Foi também relatado que o **hGH** produz uma sensação semelhante de bem-estar, embora sem ser acompanhada de agressividade e alterações no desenvolvimento e comportamento sexuais. Aumenta a massa magra corporal, reduz a gordura e melhora a capacidade de velocidade na corrida, porém seus efeitos em outros aspectos do desempenho atlético não são claros. Foi alegado que ele aumenta a taxa de recuperação de lesões teciduais, permitindo rotinas de treinamento mais intensivo. O principal efeito adverso do **hGH** consiste no desenvolvimento de acromegalia, causando crescimento excessivo da mandíbula e espessamento dos dedos das mãos, mas o seu uso também pode levar à hipertrofia cardíaca e cardiomiopatia e, talvez também, a um aumento no risco de câncer.

A detecção da administração de **hGH** é difícil, visto que a secreção fisiológica é pulsátil, fazendo com que as concentrações plasmáticas normais variem muito. A meia-vida plasmática é curta (20 a 30 minutos), e apenas quantidades mínimas são excretadas na urina. Entretanto, o **hGH** fisiológico consiste em três isoformas, que variam quanto ao peso molecular, enquanto o **hGH** recombinante contém apenas uma isoforma, de modo que é possível usar as quantidades relativas das isoformas para detectar o material exógeno. O hormônio do crescimento atua, em parte, por meio da liberação do fator de crescimento semelhante à insulina (**IGF-1**) do fígado, e esse hormônio algumas vezes é usado por atletas. Aumenta também a massa magra corporal, reduz a gordura e pode acelerar a recuperação de lesões teciduais, mas também pode causar hipertrofia cardíaca, acromegalia, dano hepático e aumento do risco de câncer.

FÁRMACOS QUE AUMENTAM O FORNECIMENTO DE OXIGÊNIO AOS MÚSCULOS

A **EPO**, que aumenta a formação de eritrócitos e o transporte de oxigênio, é administrada por injeção durante vários dias ou semanas antes da competição para aumentar a contagem de eritrócitos e, assim, melhorar a capacidade de transporte de O_2 do sangue. Sem dúvida alguma, a **EPO** é muito efetiva e amplamente utilizada em esportes de *endurance*. O desenvolvimento da **EPO** recombinante tornou-a bastante disponível e difícil de detectar. Como a **EPO** aumenta a viscosidade do sangue, pode provocar hipertensão e aumentar o risco de acidente vascular cerebral (AVC) e ataques coronarianos, bem como de doenças neurológicas. Foi relatado que uma duplicação na concentração plasmática de **EPO** aumentará a insuficiência cardíaca em 25% ao longo da próxima década (citado em La Gerche e Brosnan, 2017). A administração de agonistas sintéticos da **EPO** mimetiza a ação do próprio hormônio endógeno e representa uma maneira alternativa de obter o efeito desejado.

Outra maneira relacionada de aumentar o fornecimento de oxigênio ao músculo é deslocar a curva de dissociação da oxi-hemoglobina para a direita, o que aumenta a liberação de oxigênio do sangue para os tecidos. Diz-se que o composto sintético **efaproxiral** melhora a oxigenação tecidual dessa forma, embora haja poucas evidências de que isso ocorra nos seres humanos. Entretanto, é classificado pela WADA como "método proibido" para melhorar o desempenho. Outro agente com efeitos semelhantes é o cobalto. Os sais solúveis de cobalto, como cloreto de cobalto, que provavelmente atua por meio dos mecanismos de sinalização de hipoxia, estimula a eritropoese e a angiogênese, produzindo um efeito qualitativamente semelhante à **EPO** e ao **efaproxiral**.

Algumas vezes, a **insulina** é utilizada (com glicose, de modo a evitar a ocorrência de hipoglicemia) para promover a captação de glicose e a produção de energia no músculo, porém é provável que seja ineficaz na melhora do desempenho atlético.

FÁRMACOS CARDIOVASCULARES

Agonistas dos receptores $β_2$-adrenérgicos (p. ex., **salbutamol**) têm sido usados por corredores, ciclistas, nadadores e outros atletas para aumentar a captação de oxigênio (por broncodilatação) e aumentar a função cardíaca, embora estudos controlados tenham mostrado pouco ou nenhum aumento no desempenho. Antagonistas dos receptores β-adrenérgicos (p. ex., **propranolol**) são tomados por competidores para reduzir o tremor e a ansiedade em esportes de "precisão" (p. ex., dardos, sinuca, tiro, ginástica, mergulho), assim como pequenas quantidades de álcool. Não são proibidos explicitamente em muitos esportes, visto que podem, na realidade, prejudicar o desempenho. Foi relatado, por atletas, a pressuposição de que a **sildenafila** aumente o fluxo sanguíneo pulmonar, produzindo aumento concomitante do desempenho cardíaco, com menor carga ventricular direita, porém isso não foi rigorosamente confirmado, pelo menos em condições de normóxia.

INTENSIFICADORES COGNITIVOS E SUBSTÂNCIAS ESTIMULANTES

As substâncias e fármacos desse tipo são utilizados por atletas para melhorar o foco e a concentração (Smith et al., 2020), e alguns atletas aparentemente justificam o seu uso com base no diagnóstico de TDAH ou outro transtorno cognitivo. Os benefícios aparentes incluem aumento da capacidade de preparação mental para eventos futuros, maior lembrança de detalhes importantes das estratégias de concorrentes ou das forças e fraquezas da equipe adversária. Particularmente os praticantes de esportes de precisão (p. ex., tiro com arco e de tiro) podem beneficiar-se do uso dessas substâncias, bem como os de "esportes" que impõem uma carga cognitiva substancial sobre o jogador (p. ex., xadrez). As substâncias mais usadas incluem a **metilefedrina**, várias anfetaminas e compostos relacionados – como **modafinila** e **metilfenidato** –, **cocaína** e uma variedade de outros estimulantes do sistema nervoso central – como **nicetamida**, **amifenazol** (não mais usado clinicamente) – e **estricnina**. A **cafeína** também é utilizada; algumas "bebidas energéticas" disponíveis no comércio contêm **taurina**, além da **cafeína**. Entretanto, a **taurina** é um agonista nos receptores de glicina e receptores extrassinápticos de $GABA_A$. Por conseguinte, seus efeitos no cérebro provavelmente são mais inibitórios do que estimulantes. Nesse aspecto, a **taurina** pode ser responsável pela pouca energia posterior experimentada quando passa o efeito estimulante da **cafeína**.

É provável que o efeito psicológico dos estimulantes seja tão importante quanto seus efeitos fisiológicos. De modo bastante surpreendente e diferente dos esteroides anabolizantes, alguns ensaios clínicos demonstraram que as substâncias estimulantes, como a **efedrina**, melhoram o desempenho em eventos como corrida de curta distância, e, em condições experimentais, aumentam a força muscular e reduzem de maneira significativa a fadiga muscular. Também surpreende que a **cafeína** pareça ser mais consistentemente efetiva na melhora do desempenho muscular do que outros estimulantes mais poderosos e esteja entre as poucas substâncias (incluindo **nicotina** e **álcool**) que não são proibidas.

Lamentavelmente, ocorreram várias mortes entre atletas que tomaram anfetaminas e substâncias semelhantes à **efedrina** em provas de *endurance*. As principais causas consistem em insuficiência coronariana, associada à hipertensão; hipertermia, associada à vasoconstrição cutânea; e desidratação. O ciclista Tommy Simpson desmaiou e morreu durante o Tour de France de 1967 enquanto tentava subir o monte Ventoux.[6] Foi detectada a presença de anfetaminas e álcool em sua corrente sanguínea.

Substâncias/fármacos no esporte

- Substâncias e fármacos de muitos tipos diferentes são utilizados por atletas para melhorar o desempenho na competição
- Os principais tipos utilizados são:
  - Agentes anabolizantes, habitualmente esteroides androgênicos e **clembuterol**
  - Hormônios, em particular a **eritropoetina** e o **hormônio do crescimento humano**
  - Estimulantes, principalmente **anfetamina**, derivados da **efedrina** e **cafeína**
  - Antagonistas dos receptores β-adrenérgicos, que reduzem a ansiedade e o tremor em esportes de "precisão"
- O uso de substâncias e fármacos no esporte é proibido – na maioria dos casos, tanto dentro quanto fora da competição
- A detecção depende principalmente da análise da substância ou de seus metabólitos em amostras de urina ou de sangue. A detecção de abuso é difícil no caso dos hormônios endógenos, como **EPO**, **hormônio do crescimento** e **testosterona**
- Ensaios clínicos controlados demonstraram que, embora algumas substâncias (p. ex., **EPO**) sejam bastante eficazes, muitas outras produzem pouca melhoria no desempenho esportivo. Os agentes anabolizantes aumentam o peso corporal e o volume dos músculos, porém sem aumentar claramente a força. O efeito dos estimulantes com frequência é mais psicológico do que fisiológico.

QUESTÕES REGULATÓRIAS, SOCIAIS E ÉTICAS

Poucos aspectos do debate das substâncias e fármacos do estilo de vida e intensificadores nos seres humanos atraíram mais injúria moral do que o uso de substâncias no esporte.

A dopagem é proibida nos esportes profissionais, visto que é considerada uma vantagem injusta para atletas que "trapaceiam" em relação àqueles que não o fazem. Muitos percebem que isso prejudica o propósito do esporte, que por certo deveria ser de encorajar um senso de "jogo limpo", inspirar outros a alcançar a excelência física com um (provável) benefício concomitante para a saúde pública e o bem-estar. Esses críticos percebem que a própria noção de esporte profissional já foi irrevogavelmente manchada e tornou-se, na realidade, uma competição não de proezas atléticas, mas sim de engenhosidade farmacêutica dos médicos das equipes.

Entretanto, muitos fatores são importantes para determinar por que um atleta pode ter uma vantagem sobre outro – constituição genética, por exemplo –, de modo que podemos argumentar que, para começar, não existe uma verdadeira "igualdade de condições". De fato, uma escola de pensamento argumenta que os atletas deveriam ter acesso irrestrito a substâncias que melhoram o desempenho, contanto que não prejudiquem a saúde do atleta (Savulescu et al., 2004), embora pareça improvável que essa visão obtenha aceitação pública no futuro próximo.

Os incentivos financeiros e de reputação para atletas tomarem substâncias para melhorar o desempenho são grandes, enquanto a chance de serem pegos é muito pequena, o que alimenta a procura de agentes melhores e menos detectáveis. Há até mesmo relatos de que os atletas têm sido usados para testar intensificadores novos ou experimentais sem os habituais controles e balanços regulamentares de saúde e segurança. Isso, por sua vez, representa mais problemas analíticos para as entidades reguladoras, que precisam conceber testes de rastreamento para monitorar uma variedade crescente de agentes, alguns dos quais são difíceis de avaliar. A disputa continua, à medida que novas substâncias "desenhadas", *agentes mascarantes* (que dificultam ainda mais a detecção de determinada substância no sangue ou na urina) ou outros procedimentos são concebidos por químicos e médicos engenhosos para despistar os protocolos dos testes para substâncias.

Embora seja fácil tomar partido no debate intelectual polarizado sobre as substâncias ou fármacos de estilo de vida e seu consumo, alguns autores (Chatterjee, 2004) personalizaram os dilemas éticos, convidando-nos a responder a algumas perguntas desafiadoras sobre o nosso comportamento provável. Por exemplo, você faria uso de intensificadores cognitivos se isso significasse que você poderia executar uma tarefa difícil, como terminar a sua tese dentro do prazo estipulado, aprender um idioma mais rapidamente ou dominar um instrumento musical? Você os daria a seu filho antes de um exame se soubesse que os outros alunos da turma fossem tomá-los? Como ficou demonstrado que a **donepezila** acelera os tempos de reação dos pilotos em uma emergência aérea, você escolheria uma companhia aérea que especificasse que o seu pessoal recebeu a substância?

A pressão dos colegas e a conveniência pessoal, mais do que a bioética, provavelmente constituem os principais fatores determinantes de sua decisão em muitos casos, pois, em última análise, ninguém quer ficar em uma posição de desvantagem em comparação com seus colegas.

CONCLUSÃO

O fenômeno das substâncias e dos fármacos do estilo de vida constitui um aspecto de um debate mais amplo sobre o que de fato constitui uma "doença", em que os limites de fato se situam entre terapia e aprimoramento, e até que ponto

---

[6] Um memorial erguido no local tornou-se uma espécie de ponto de peregrinação para ciclistas competitivos.

a ciência médica e os sistemas de saúde já sobrecarregados devem ir para satisfazer esses objetivos.

Os cidadãos do mundo desenvolvido afluente constituem os principais consumidores de substâncias e fármacos do estilo de vida; portanto, a indústria farmacêutica é incentivada a atender a esse mercado lucrativo, talvez dependendo até mesmo deles para fornecer resultados valiosos que possam ser transmitidos para outras linhas de negócios menos lucrativas de pesquisa e desenvolvimento.

Apesar das vantagens que, sem dúvida, podem trazer para seus usuários, existem vários motivos pelos quais as substâncias e fármacos do estilo de vida – independente de como escolhemos defini-los – são motivo de preocupação para nós como farmacologistas. Tradicionalmente, os medicamentos têm sido desenvolvidos para combater as doenças, e a questão de como se deve procurar, testar ou regulamentar substâncias ou fármacos concebidos para produzir efeitos em pessoas saudáveis que sofrem apenas de "não doenças" ainda não foi resolvida. A crescente disponibilidade de fármacos (alguns falsificados) de "e-farmácias", com o poder de pressão dos pacientes, cria demandas para essas substâncias que independem de seus potenciais custos ou de sua comprovada utilidade. É inevitável que essa situação cause problemas para médicos, reguladores farmacêuticos e, em última análise, para os que definem as prioridades de saúde para os sistemas de medicina social financiados pelo Estado.

A discussão dessas questões complexas está além do escopo deste livro, mas pode ser encontrada em artigos citados no fim deste capítulo (p. ex., Buchanan, 2011; Flower, 2004, 2012). O debate sobre a ética e a gestão das substâncias e fármacos do estilo de vida sem dúvida se prolongará por muito tempo.

BIBLIOGRAFIA E LEITURA COMPLEMENTAR

d'Angelo, L.C., Savulich, G., Sahakian, B.J., 2017. Lifestyle use of drugs by healthy people for enhancing cognition, creativity, motivation and pleasure. Br. J. Pharmacol. 174, 3257–3267.

Buchanan, A., 2011. Better than Human. The Promise and Perils of Enhancing Ourselves. Oxford University Press Inc., New York, p. 199.

Chatterjee, A., 2004. Cosmetic neurology: the controversy over enhancing movement, mentation, and mood. Neurology 63, 968–974.

Flower, R., 2012. The Osler Lecture 2012: pharmacology 2.0, medicines, drugs and human enhancement. QJM 105, 823–830.

Flower, R.J., 2004. Lifestyle drugs: pharmacology and the social agenda. Trends Pharmacol. Sci. 25, 182–185.

Gilbert, D., Walley, T., New, B., 2000. Lifestyle medicines. BMJ 321, 1341–1344.

Gould, D., 2013. Gene doping: gene delivery for olympic victory. Br. J. Clin. Pharmacol. 76, 292–298.

Hofmann, B., 2017. Limits to human enhancement: nature, disease, therapy or betterment? BMC Med. Ethics 18, 56.

La Gerche, A., Brosnan, M.J., 2017. Cardiovascular effects of performance-enhancing drugs. Circulation 135, 8999.

Maher, B., 2008. Poll results: look who's doping. Nature 452, 674–675.

McCall, H., Adams, N., Mason, D., Willis, J., 2015. What is chemsex and why does it matter? BMJ 351, h5790.

McCormack, M., Measham, F., Wignall, L., 2021. The normalization of leisure sex and reacreational drugs: exploring associations between polydrug use and sexual practices by English festival-goers. Contemp. Drug Probl. 48, 185–200.

Mohamed, A.D., Sahakian, B.J., 2012. The ethics of elective psychopharmacology. Int. J. Neuropsychopharmacol. 15, 559–571.

Mottram, D.R. (Ed.), 2005. Drugs in Sport, fourth ed. Routledge, London.

Moyle, L., Dymock, A., Aldridge, A., Mechen, B., 2020. Pharmacosex: reimagining sex, drugs and enhancement. Int. J. Drug Policy 86, 102943.

Partridge, B.J., Bell, S.K., Lucke, J.C., Yeates, S., Hall, W.D., 2011. Smart drugs "as common as coffee": media hype about neuroenhancement. PLoS One 6, e28416.

Reardon, C.L., Creado, S., 2014. Drug abuse in athletes. Subst. Abuse Rehabil. 5, 95–105.

Rocha, T., Amaral, J.S., Oliveira, M., 2016. Adulteration of dietary supplements by the illegal addition of synthetic drugs: a review. Compr. Rev. Food Sci. Food Saf. 15, 43–62.

Sahakian, B., Morein-Zamir, S., 2007. Professor's little helper. Nature 450, 1157–1159.

Savulescu, J., Foddy, B., Clayton, M., 2004. Why we should allow performance enhancing drugs in sport. Br. J. Sports Med. 38, 666–670.

Smith, A.C.T., Stavros, C., Westberg, K., 2020. Cognitive enhancing drugs in sport: current and future concerns. Subst. Use Misuse 55, 2064–2075.

Smith, R., 2002. In search of "non-disease". BMJ 324, 883–885.

Sparling, P.B., 2013. The Lance Armstrong saga: a wake-up call for drug reform in sports. Curr. Sports Med. Rep. 12, 53–54.

Teodorini, R.D., Rycroft, N., Smith-Spark, J.H., 2020. The off-prescription use of modafinil: an online survey of perceived risks and benefits. PLoS One 15, e0227818.

Tracey, I., Flower, R., 2014. The warrior in the machine: neuroscience goes to war. Nat. Rev. Neurosci. 15, 825–834.

Walley, T., 2002. Lifestyle medicines and the elderly. Drugs Aging 19, 163–168.

Young, S.N., 2003. Lifestyle drugs, mood, behaviour and cognition. J. Psychiatry Neurosci. 28, 87–89.

60 Descoberta e Desenvolvimento dos Fármacos

SEÇÃO 6 • Tópicos Especiais

CONSIDERAÇÕES GERAIS

Com o surgimento da indústria farmacêutica no final do século XIX, a descoberta de fármacos tornou-se um processo altamente focado e gerenciado e passou do domínio dos médicos inventivos para o dos cientistas contratados para esse propósito. A maior parte da terapia e da farmacologia modernas baseia-se em fármacos provenientes dos laboratórios dessas empresas farmacêuticas, sem as quais nem a prática da terapia nem a ciência da farmacologia seriam mais do que um pálido fragmento daquilo que se tornaram.

Neste capítulo, descreveremos as principais etapas do processo, especificamente (1) a fase de descoberta, ou seja, a identificação de uma nova entidade química como potencial agente terapêutico, e (2) a fase de desenvolvimento, durante a qual o composto é testado quanto à segurança e à eficácia em uma ou mais indicações clínicas, e são desenvolvidas formulações e formas posológicas apropriadas. O objetivo é obter o registro por uma ou mais autoridades reguladoras, permitindo que o fármaco seja comercializado de modo legal como medicamento para uso humano. Além disso, mencionaremos, de maneira breve, alguns dos outros caminhos para o licenciamento de um novo medicamento – incluindo reaproveitamento, em que um fármaco com um portfólio pré-clínico estabelecido e, com frequência, um portfólio de desenvolvimento clínico, é submetido a ensaio clínico para uma indicação diferente. Os ensaios clínicos iniciados com rapidez e a aprovação subsequente de novos tratamentos para a covid-19 são excelentes exemplos dessa abordagem.

Nossa discussão é breve, mas existem muitos livros didáticos detalhados e artigos de revisão dedicados a esse assunto (p. ex., Hill e Richards, 2021).

DESCOBERTA DE FÁRMACOS: ANTECEDENTES HISTÓRICOS

O **éter dietílico** (também conhecido como "éter etílico") foi sintetizado em 1540, porém só foi administrado como anestésico até 1846, enquanto a **morfina** foi purificada a partir do extrato de papoula, em 1806, e demonstrou ser o princípio ativo do ópio. O impacto dessas descobertas pioneiras sobre os fármacos pode ser visto hoje, sobretudo o fato de que a química é necessária, mas não suficiente – a farmacologia é, em essência, interdisciplinar – e que os produtos naturais continuam sendo pontos de partida potencialmente férteis. A criação de novos fármacos efetivos e seguros é difícil e dispendiosa. Nesta seção de antecedentes históricos, apresentaremos uma breve visão geral da importância relativa da *serendipidade* (exemplificada pela placa de cultura de Fleming, na qual pousaram os esporos de *Penicillium*) versus o *desenho racional de fármacos* – o desenho de novas entidades químicas previstas para terem efeitos biológicos específicos com base nas estruturas químicas dos fármacos e seus alvos.

Ao longo da história, os químicos modificavam as estruturas de substâncias farmacologicamente ativas derivadas de plantas ou sintetizadas na indústria de corantes, e muitas descobertas de fármacos no século XX resultaram da modificação química de protótipos. Essas abordagens progrediram rápido para uma estratégia mais racional, baseada na compreensão dos processos bioquímicos e fisiológicos básicos. Cada uma dessas descobertas exigiu ensaios funcionais para seu reconhecimento, impulsionando o desenvolvimento de novas tecnologias, incluindo, mais recentemente, sofisticadas técnicas *in silico* e até a introdução de métodos que incorporam inteligência artificial (IA).

George Hitchings e Gertrude Elion estiveram entre os primeiros a conceber fármacos direcionados para alvos bioquímicos específicos, o que pode ser considerado o antepassado da descoberta de fármacos baseados na estrutura. Colaboraram no laboratório de bioquímica da Burroughs Wellcome e concentraram-se na via do ácido fólico, fundamental para a ação das sulfonamidas e, em particular, da di-hidrofolato redutase (ver Capítulo 52). Sintetizaram uma série de "antimetabólitos" das purinas e pirimidinas, com seletividade para diferentes formas da enzima (de mamíferos, bactérias e protozoários). Os fármacos que surgiram de seu programa incluem o agente antibacteriano, **trimetoprima** (ver Capítulo 52), o agente antimalárico **pirimetamina** (ver Capítulo 55), o antineoplásico **6-mercaptopurina** (ver Capítulo 57) e seu pro-fármaco, o imunossupressor **azatioprina** (ver Capítulo 25). Os *spin-offs* incluíram o **alopurinol** (inibidor da xantina oxidase utilizado na prevenção da gota; ver Capítulo 25 – e complicações da lise tumoral relacionadas com o urato; ver Capítulo 57), o **aciclovir** (um dos primeiros fármacos antivirais; ver Capítulo 53) e a **zidovudina** (o primeiro inibidor da transcriptase reversa terapêutico, que ainda é usado no tratamento combinado para HIV; ver Capítulo 53). À semelhança dos fármacos direcionados para o receptor de James Black (antagonistas dos receptores β-adrenérgicos e antagonistas H_2, entre outros), essas notáveis descobertas foram realizadas com o uso de esquemas de síntese, em que cada etapa resulta em um único produto, e capitalizadas na natureza interdisciplinar da farmacologia, com colaborações entre químicos, farmacologistas e médicos.

Enquanto isso, a *química combinatória* (ver adiante), em que grandes números (de dezenas a milhões) de compostos são preparados como bibliotecas de produtos, foi concebida e desenvolvida em conjunto com métodos para descomplicar as bibliotecas de compostos e extrair os produtos com as propriedades desejadas a partir das complexas misturas finais de produtos. Esses métodos foram desenvolvidos em paralelo com o sequenciamento do genoma humano, que permitiu a rápida clonagem e síntese de grandes quantidades de proteínas purificadas e a determinação das estruturas tridimensionais de muitos complexos proteicos como potencial alvo de fármacos. Grande parte da descoberta de fármacos modernos envolve a seleção de uma potencial proteína-alvo, como um receptor para um neurotransmissor ou uma enzima em uma via fisiopatológica fundamental, seguida de triagem de alto rendimento para estabelecer moléculas *hit* para testes em células ou tecidos (ver adiante).

A evolução dos métodos *in silico*, permitindo uma modelagem detalhada do acoplamento do fármaco, e a microscopia eletrônica criogênica (crio-ME) e estruturas cristalinas e o uso da IA sustentam a identificação de moléculas candidatas.

Apesar das oportunidades apresentadas pelos avanços na química combinatória, o interesse continua focado em fármacos derivados de produtos naturais que evoluíram ao longo de milênios. Esses produtos exibem diversidade química muito maior, em particular no que concerne ao número de centros quirais e à rigidez da estrutura do fármaco, que são maiores em produtos naturais do que em bibliotecas combinatórias convencionais. A descoberta e o desenvolvimento da organocatálise, que facilitou muito a síntese de moléculas assimétricas para uso como blocos iniciais, podem ajudar a corrigir isso (ver, por exemplo, as palestras do prêmio Nobel de 2021, quando o prêmio de química foi concedido pela descoberta da organocatálise – https://www.youtube.com/watch?v=IW4zgOHhefc). Levou também a um renovado interesse na busca de produtos naturais ("bioprospecção") e de derivados semissintéticos de produtos naturais.

Os avanços na biologia estrutural de diferentes estados de proteínas receptoras ligadas a fármacos, incluindo as que residem naturalmente em um ambiente de membrana (ver adiante e Capítulo 3), são tais que é possível a meros mortais (que carecem da imaginação química de Gertrude Elion ou de James Black) prever com precisão estruturas de fármacos que influenciarão a estrutura do receptor de maneira desejada. O número de potenciais moléculas orgânicas é astronômico, e foram desenvolvidas bibliotecas virtuais de bilhões de compostos reais ou criados sob demanda, com estratégias de "menos é mais", conforme explicado adiante com mais detalhes.

No caso especial de fármacos de RNA, já foi obtido um paradigma de descoberta de fármacos baseado na estrutura de "previsão precisa" (ver Capítulo 5). Isso se deve tanto à compreensão de como o RNA codifica a síntese de proteínas (como o antígeno proteico da espícula para vacinas SARS-CoV-2, ver Capítulo 53) quanto à descoberta do silenciamento do RNA por sequências curtas de fita dupla de RNA de interferência (siRNA). Se determinada proteína for de importância crítica para a progressão de uma doença, a supressão de sua expressão requer apenas uma sequência curta e previsível de RNA de fita dupla para silenciar a sua expressão. Entretanto, para trabalhar *in vivo*, esses fármacos de silenciamento de RNA precisam ser fornecidos intracelularmente ao citoplasma das células, onde a proteína-alvo específica é traduzida. Por exemplo, isso foi conseguido para o siRNA que atua nos hepatócitos por meio de modificação química do anel ribose para aumentar a estabilidade e conjugação do RNA modificado com tris-*N*-acetilgalactosamina (GalNAc). A GalNAc é reconhecida por receptores de asialoglicoproteína (ASG) nas membranas sinusoidais dos hepatócitos, resultando em rápida ligação aos receptores de ASG e na endocitose do complexo do fármaco no citoplasma dos hepatócitos (para uma revisão, ver Springer e Dowdy, 2018). Um exemplo desse tipo de fármaco de uso clínico é a **inclisirana** (ver Capítulo 22), administrada por injeção subcutânea 2 vezes/ano, de modo que é potencialmente apropriada para administração na atenção primária. Outros fármacos que utilizam o fornecimento de GalNAc ao citoplasma dos hepatócitos foram licenciados, como, por exemplo, a **givosirana** que, administrada por via subcutânea 1 vez/mês, reduziu a frequência anual de crises graves de *porfiria hepática aguda* (ver Capítulo 12) em cerca de 70%.

A epidemiologia genômica foi a fonte para a ideia de que a supressão de PSCK9 reduziria com segurança o colesterol da lipoproteína de baixa densidade (LDL), e outros fármacos novos para inúmeras necessidades médicas não atendidas (doenças tanto comuns quanto raras) serão viabilizados se for possível distribuir fármacos de RNA nos tipos celulares relevantes (Springer e Dowdy, 2018), modificando potencialmente e de forma fundamental a futura prática da medicina.

ETAPAS DE UM PROJETO

A Figura 60.1 mostra, de maneira idealizada, os estágios de um projeto "típico", com o objetivo de produzir um fármaco comercialmente disponível que atenda a uma necessidade médica particular (p. ex., aliviar os sintomas da asma, retardar a progressão da insuficiência cardíaca ou tratar uma infecção). É importante ressaltar que o processo de desenvolvimento de fármacos depende de um amplo conjunto de pesquisas fundamentais, que ocorre tanto na academia quanto na indústria, e do qual novos alvos de fármacos emergem e impulsionam o processo de desenvolvimento de outros. Uma quantidade substancial de conhecimento foi adquirida com o uso da expressão de proteínas recombinantes em linhagens celulares. Isso permitiu que triagens de alto rendimento, estudos de mutagênese e aplicação de técnicas como a crio-ME resolvessem as estruturas de receptores dentro de seu ambiente de membrana fisiológica (ver adiante), e esses métodos estão revolucionando a descoberta de fármacos. A pesquisa em animais desempenha um importante papel tanto na investigação fundamental quanto no processo de desenvolvimento de fármacos, porém essas tecnologias significam apenas que os melhores candidatos progridem para estudos *in vivo*. A Figura 60.2 mostra como os animais são utilizados em diferentes áreas da pesquisa científica, incluindo o processo de desenvolvimento de fármacos.

Em termos gerais, o processo pode ser dividido em três componentes principais projetados para responder a diversas questões específicas:

1. *Descoberta de fármacos*, uma etapa em que as moléculas candidatas são escolhidas com base nas suas propriedades farmacológicas.
2. *Desenvolvimento pré-clínico*, durante o qual se realiza uma ampla variedade de estudos não humanos.
   a. É possível melhorar a formulação farmacêutica (a otimização pode ser estendida para o desenvolvimento clínico)?
   b. Que órgãos são mais sensíveis à sua toxicidade?
   c. Testes específicos de segurança (p. ex., oftalmológicos) devem ser incorporados em futuros estudos humanos?
   d. Qual é a primeira dose apropriada para estudos humanos? O candidato é efetivo em modelos animais de doença?
3. *Desenvolvimento clínico* (habitualmente realizado primeiro em voluntários saudáveis e, em seguida, em pacientes): o fármaco alcança o seu local de ação? Ele se liga a seu alvo? Isso causa os efeitos bioquímicos e fisiológicos desejados e previstos? É tolerado (muitas moléculas derivadas de plantas são reconhecidas como estranhas e potencialmente tóxicas na zona de gatilho quimiorreceptora no tronco encefálico e induzem vômitos, ver Capítulo 30)? Que esquemas posológicos são apropriados para a sua eficácia em ensaios clínicos em pacientes? O fármaco funciona? É seguro? Essas perguntas parecem simples, mas podem ter respostas desconfortáveis (p. ex., fármacos inotrópicos positivos que melhoram os sintomas da insuficiência cardíaca, mas reduzem a sobrevida, ver Capítulo 20).

Figura 60.1

DESCOBERTA DO FÁRMACO	DESENVOLVIMENTO PRÉ-CLÍNICO	DESENVOLVIMENTO CLÍNICO			APROVAÇÃO REGULAMENTAR	Fase IV
		Fase I	Fase II	Fase III		
Desenho e rastreamento do fármaco *in silico*	Farmacocinética	Farmacocinética, tolerabilidade, efeitos colaterais em voluntários saudáveis	Ensaios clínicos em pequena escala em pacientes para avaliação da eficácia e dosagem	Ensaios clínicos controlados em larga escala	Apresentação dos dados completos e análise por agências reguladoras	Vigilância pós-comercialização
Estudos de eficácia em modelos animais	Toxicologia a curto prazo					
Seleção do alvo	Formulação		Estudos de toxicologia a longo prazo			
Descoberta do protótipo	Escalonamento da síntese					
Otimização de protótipos						
Perfil farmacológico						
← 2 a 5 anos →	← 1,5 ano →	← 5 a 7 anos →			← 1 a 2 anos →	
~100 projetos	20 compostos	10	5	2	1,2	1
	Candidato a fármaco	Desenvolvimento do composto			Submissão reguladora	Fármaco aprovado para comercialização

Reaproveitamento do fármaco

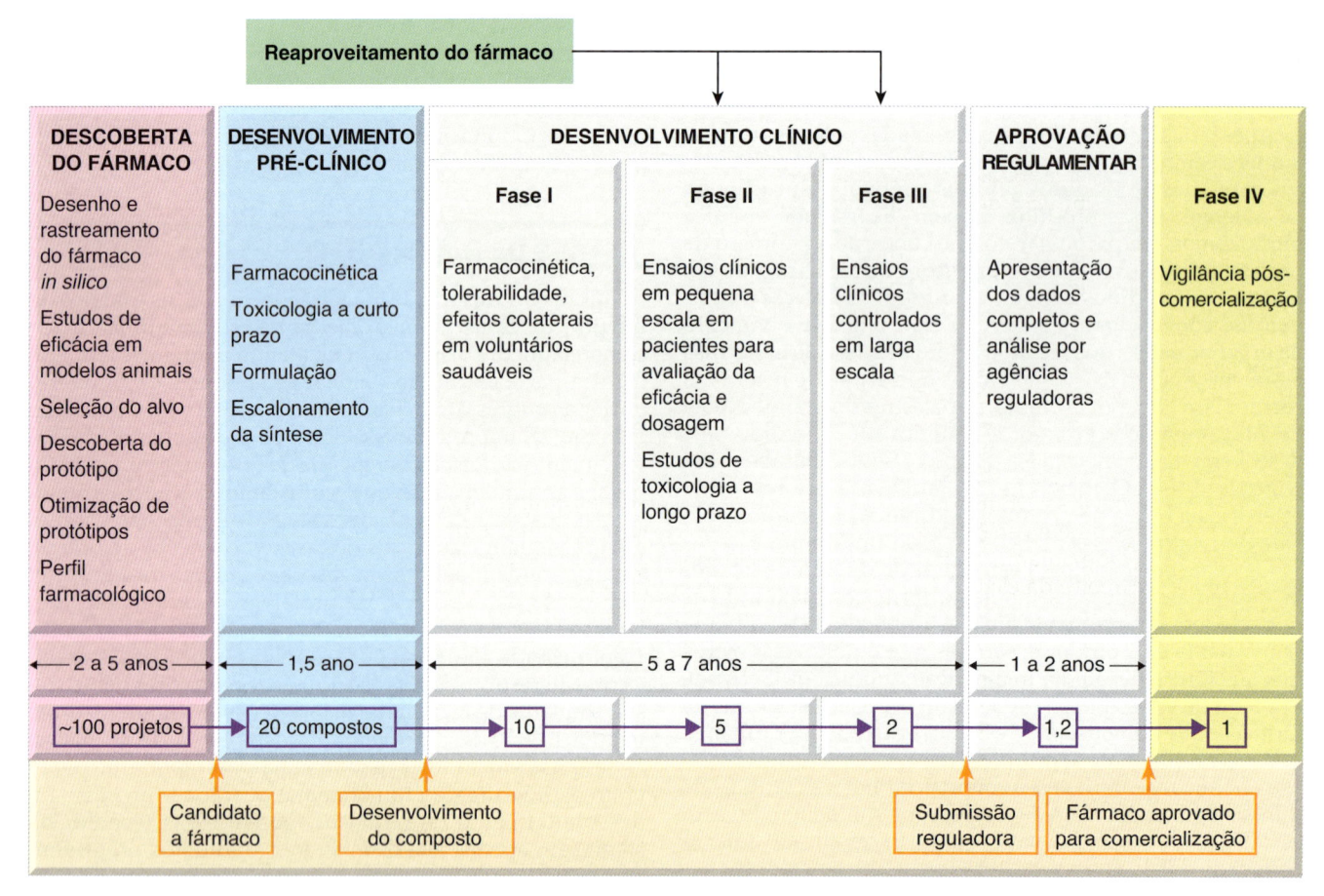

Figura 60.1 Estágios de desenvolvimento de um novo fármaco "típico", ou seja, um composto sintético desenvolvido para uso sistêmico. São mostradas apenas as principais atividades executadas em cada fase, e os detalhes variam acentuadamente, de acordo com o tipo de fármaco em fase de desenvolvimento.

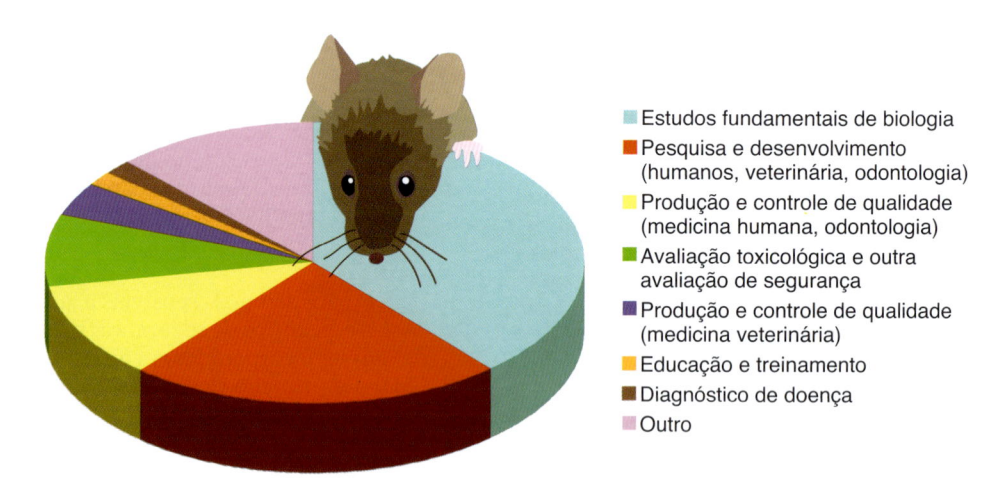

Figura 60.2 Estudos em animais no processo de desenvolvimento de fármacos. As áreas do gráfico refletem o número de animais utilizados anualmente no Reino Unido em diferentes componentes do processo, desde a pesquisa fundamental que sustenta a identificação de alvos de novos fármacos, até estudos de farmacologia e toxicologia. A maioria desses estudos envolve modelos de roedores. (Adaptada de Dolgin, E., 2010. Nat. Med. 16, 1172.)

- Estudos fundamentais de biologia
- Pesquisa e desenvolvimento (humanos, veterinária, odontologia)
- Produção e controle de qualidade (medicina humana, odontologia)
- Avaliação toxicológica e outra avaliação de segurança
- Produção e controle de qualidade (medicina veterinária)
- Educação e treinamento
- Diagnóstico de doença
- Outro

Essas fases não necessariamente seguem em estrita sucessão, como indicado na Figura 60.1, mas podem se sobrepor. Os principais fatores que influenciam os prazos para o desenvolvimento de fármaco são financeiros (para um fármaco moderadamente bem-sucedido com vendas de 40 milhões de dólares/ano, cada semana de atraso no seu desenvolvimento custará à empresa cerca 8 milhões ao reduzir a janela de vendas sem concorrência, proporcionada pela proteção de patentes) e equilíbrio dos riscos financeiros, de modo que as empresas com frequência aguardam cada marco e uma reavaliação dos riscos antes de avançar para a próxima fase. À medida que o processo de desenvolvimento de fármacos avança, os custos aumentam de modo desproporcional e, portanto, também o risco. Como discutido mais adiante neste capítulo, os desvios dessa "abordagem-padrão" não são incomuns. Por exemplo, o reaproveitamento de fármacos oferece uma via alternativa para a clínica. Os custos, os riscos e o interesse comercial associado às empresas farmacêuticas em geral são fatores necessários no processo de desenvolvimento de fármacos; entretanto, abordagens alternativas, como aquela estabelecida pelo Cancer Research UK, o CRUK Center for Drug Development permitiram uma avaliação clínica de fármacos e de suas indicações que poderiam não ter progredido com um modelo comercial mais típico.

FASE DE DESCOBERTA DE FÁRMACOS

O desenho racional de fármacos (ver anteriormente) só é viável quando existe uma biologia fundamental forte e uma hipótese clara, conforme observado para doenças como o diabetes melito (ver Capítulo 31). Para muitas doenças, em particular as do sistema nervoso central (SNC), o conhecimento da patologia e fisiopatologia subjacentes (ver Capítulo 40) permanece limitado, o que pode resultar em altas taxas de fracasso. Muitos novos fármacos não são inteiramente novos, porém versões *me-too* de fármacos já em uso.[1] Como explicado adiante, o desenvolvimento de um novo fármaco "primeiro da classe" começa, em geral, com a identificação de um novo alvo molecular, seguindo pistas de uma série de fontes, incluindo serendipidade, genômica e/ou pesquisa de biologia fundamental. A sabedoria da biologia convencional, extraída de uma base rica, porém incompleta, de conhecimento dos mecanismos da doença e vias de sinalização química, junto a dados de genômica, constitui a fundação a partir da qual novos alvos são escolhidos com mais frequência. Disciplinas como a genômica, a bioinformática, a proteômica e a análise de sistemas desempenham um papel crescente ao revelar novas proteínas envolvidas na sinalização química, novos genes envolvidos em doenças e novos modelos de progressão de doença.

SELEÇÃO DO ALVO

Como discutido no Capítulo 2, os alvos dos fármacos são, com poucas exceções, importantes proteínas funcionais (p. ex., receptores, enzimas, proteínas transportadoras), porém um aumento nos alvos de ácidos nucleicos é antecipado (ver anteriormente). Embora, no passado, os programas de descoberta de fármacos com frequência tenham sido baseados – com sucesso – na medição de uma resposta complexa *in vivo* (como prevenção de convulsões induzidas experimentalmente, redução do nível de glicemia ou supressão de uma resposta inflamatória, sem a necessidade de identificação prévia de um alvo molecular para o fármaco), hoje isso é menos comum, e a primeira etapa consiste na *identificação do alvo*. Isso provém com mais frequência da inteligência biológica. Por exemplo, sabe-se que a inibição da enzima conversora de angiotensina diminui a pressão arterial por meio da supressão da formação de angiotensina II; assim, faz sentido procurar antagonistas do receptor de angiotensina II vascular – daí o sucesso da série de fármacos anti-hipertensivos "sartanas" (ver Capítulo 21). O sucesso dos biofármacos como tratamento para uma ampla variedade de doenças, desde o câncer a doenças imunes, origina-se da biologia fundamental. Todavia, para muitos distúrbios, em particular os que envolvem o sistema nervoso central, o conhecimento das vias causais permanece pouco compreendido, o que, junto à complexidade do cérebro, tornou o desenho racional de fármacos mais desafiador do que em outros órgãos, onde o mecanismo é mais bem compreendido. A serendipidade continua desempenhando o seu papel na descoberta de novos tratamentos, como o exemplo do hemangioma infantil grave (ver Capítulo 15), que agora é tratado com propranolol depois que um lactente com esse tumor foi tratado com o fármaco para cardiomiopatia hipertrófica (CMH) coincidente, levando a um ensaio controlado randomizado (ECR) de grande porte, que confirmou a sua eficácia. Uma pesquisa de 1.194 medicamentos humanos aprovados pela FDA (Santos et al., 2017) observou que estes atuaram em um total de 893 alvos, dos quais 667 eram proteínas humanas (compreendendo 549 alvos para moléculas pequenas e 146 alvos para biofármacos), e outros 189 consistiram em alvos proteicos de patógenos. Com base no conhecimento derivado do projeto genoma humano, existem muitos milhares de potenciais alvos de fármacos aguardando exploração terapêutica para a descoberta de fármacos. A seleção de alvos *válidos* e "drogáveis" a partir dessa infinidade representa um grande desafio.

DESCOBERTA DE PROTÓTIPOS

Após decidir o alvo bioquímico e avaliar a viabilidade do projeto, a etapa seguinte é encontrar *protótipos*. Aqui, concentramo-nos em protótipos derivados da química sintética (ver neste capítulo, bem como no Capítulo 5, biofármacos protótipos da indústria de biotecnologia e academia). Em geral, o achado de protótipo envolve clonagem e expressão da proteína-alvo humana. Em seguida, utiliza-se um sistema de ensaio que permite a medida da atividade funcional da proteína-alvo para triagem de alto rendimento. Isso pode ser um ensaio enzimático sem células, um ensaio de ligação baseado em membrana ou um ensaio de resposta celular; é projetado para funcionar de modo automático, de preferência com uma leitura óptica (p. ex., fluorescência ou absorbância óptica) e em formato de placa de múltiplos poços (dispõe-se de versões com 96-, 384-, 1.536- ou 3.456 poços) por motivos de velocidade e economia. Hoje, é comum a disponibilidade de meios de ensaios controlados por robôs, capazes de testar dezenas de milhares de compostos por dia[2] em vários ensaios paralelos na indústria farmacêutica, que se tornaram o ponto de partida padrão para a maioria dos projetos de descoberta de fármacos de pequenas moléculas. Para mais detalhes sobre a triagem de alto rendimento, ver Ross e Bittker (2016).

Para manter esses "monstros famintos" funcionando, é necessário *bibliotecas de compostos* muito grandes. Normalmente, as grandes empresas mantêm uma coleção crescente de 1 milhão ou mais de produtos sintéticos, que serão examinados sempre que um novo ensaio for configurado. No passado, enquanto os compostos costumavam ser sintetizados e purificados um por um, levando, com frequência, 1 semana ou mais para cada, o uso atual da química combinatória possibilita a produção simultânea de grandes famílias de compostos relacionados. Por meio de acoplamento dessa

---

[1] No passado, muitos fármacos comercializados com sucesso surgiram exatamente a partir desses projetos *me-too*; os exemplos incluem os numerosos fármacos bloqueadores dos receptores β-adrenérgicos desenvolvidos na sequência do propranolol, as "triptanas" que surgiram após a introdução da sumatriptana para o tratamento da enxaqueca e os inibidores seletivos da recaptação de serotonina (ISRSs) para a ansiedade e a depressão. Melhorias muito pequenas (p. ex., na farmacocinética ou nos efeitos colaterais), junto ao *marketing*, com frequência demonstraram ser suficientes. Entretanto, as barreiras para o registro estão se tornando mais altas, de modo que a ênfase passou para o desenvolvimento de fármacos inovadores (os primeiros da classe) direcionados para novos alvos moleculares.

[2] É possível testar até 100 mil compostos por dia, o que é conhecido como triagem de rendimento ultrarrápido.

síntese em alta velocidade com sistemas de ensaios de alto rendimento, o tempo levado na fase inicial de busca de protótipos nos projetos foi reduzido a poucos meses, ou menos, na maioria dos casos, tendo levado vários anos.

Na descoberta de fármacos baseada na estrutura, utiliza-se a cristalografia de raios X e, mais recentemente, recorre-se à crio-ME para obter o conhecimento da estrutura tridimensional da proteína-alvo. Esta última técnica, que evoluiu ao longo de décadas, foi aclamada no comunicado à imprensa do prêmio Nobel de 2017 em química, concedido a Jacques Dubochet, Joachim Frank e Richard Henderson, como tendo "transferido a bioquímica para uma nova era". Essa técnica visualiza biomoléculas vitrificadas com moléculas de água associadas, sem a necessidade de cristalização, o que possibilita o estudo de proteínas transmembrana e outros complexos de difícil cristalização, incluindo estados intermediários e de equilíbrio de complexos ligante-proteína (Robertson et al., 2021). Essa técnica foi adotada por grandes empresas farmacêuticas e por muitos laboratórios acadêmicos e já influenciou o desenho de fármacos baseado na estrutura para receptores acoplados à proteína G (GPCRs), canais iônicos e proteínas carreadoras de solutos (SLCs), bem como no desenvolvimento de vacinas, onde possibilita um melhor desenho de antígenos. Entretanto, ainda se encontra em sua infância, em comparação com a cristalografia de raios X, que atualmente fornece uma maior resolução quando aplicável (Lees et al., 2021). Por conseguinte, parece provável que essas duas tecnologias permaneçam complementares, pelo menos durante algum tempo (Renaud et al., 2018).

A modelagem molecular baseada em computador é utilizada para identificar possíveis estruturas de protótipos dentro da biblioteca de compostos, de modo a reduzir o número de compostos a ser rastreado. Como já destacado, a modelagem molecular também pode ser usada para triagem de um enorme número de moléculas hipotéticas – ainda não sintetizadas – para fornecer indicadores para a síntese e a triagem de novas famílias de compostos. Refinada dessa maneira, a triagem consegue identificar protótipos que apresentem a atividade farmacológica apropriada e que sejam passíveis de modificações químicas adicionais. Um método recente, o V-SYNTH (em inglês, *virtual synthon hierarchical enumeration screening*), foi descrito com base na combinação de números muito menores (centenas de milhares) de fragmentos de compostos (*synthons*) com reações químicas conhecidas e confiáveis. Isso faz com que a síntese de potenciais substâncias (*hits*) seja rápida (4 a 6 semanas), confiável (> 80% de sucesso) e acessível. A biblioteca virtual é submetida a triagem pela identificação das melhores combinações *scaffold-synthon* para iniciar o crescimento e, em seguida, elaborar iterativamente essas sementes. Podem ser utilizadas para construir moléculas por meio de adições progressivas (ciclo por ciclo) de *synthons* a um arcabouço crescente, com melhor acoplamento ao alvo a cada ciclo, reduzindo de modo substancial o recurso computacional necessário. Isso funcionou bem na identificação de substâncias ativas para receptores CB1 e CB2 e para um alvo de quinase (Sadybekov et al., 2022; Deane e Mokaya, 2022).

"Substâncias ativas" (*hits*) detectados na triagem inicial com frequência tornam-se moléculas que apresentam características indesejáveis em um fármaco, como peso molecular ou polaridade excessivos ou presença de grupos conhecidos por estarem associados à toxicidade. Com frequência, utiliza-se a "pré-triagem" computacional de bibliotecas de compostos para eliminar essas substâncias. Por outro lado, alguns aspectos da estrutura molecular, como quiralidade e rigidez, têm sido associados a fármacos bem-sucedidos, apresentando o desenho com escolha entre triagem de candidatos que não estão em conformidade e perdendo potencialmente novas possibilidades.

As substâncias ativas (*hits*) identificadas na triagem primária são utilizadas como base para preparação de conjuntos de homólogos como química combinatória para estabelecer características estruturais fundamentais necessárias para a ligação seletiva ao alvo. Em geral, são necessários vários desses ciclos iterativos de síntese e triagem para identificar um ou mais protótipos para o próximo estágio.

Produtos naturais como protótipos

Historicamente, os produtos naturais, derivados sobretudo de fungos e fontes vegetais, provaram ser uma fonte frutífera de novos agentes terapêuticos, em particular no campo dos fármacos anti-infecciosos, para o câncer e imunossupressores. Exemplos familiares incluem a **penicilina**, a **estreptomicina** e muitos outros antibióticos; alcaloides da vinca; **paclitaxel**; **ciclosporina** e **sirolimo** (**rapamicina**). A RMN com frequência é usada para determinar suas estruturas complexas. Há pouco tempo, houve um renovado interesse por psicodélicos, muitos dos quais derivam de plantas; essas substâncias estão sendo investigadas como tratamentos para a ansiedade, a depressão e a adicção (ver Capítulos 48 e 50). Presume-se que essas substâncias desempenhem uma função protetora específica e que tenham evoluído para reconhecer, com grande precisão, moléculas-alvo vulneráveis nos inimigos ou competidores de um organismo. A superfície desse recurso ainda não foi examinada em todo seu potencial, e muitas empresas estão ativamente envolvidas na geração e teste de bibliotecas de produtos naturais com a finalidade de identificar protótipos. Os fungos e outros microrganismos são bem apropriados para isso, visto que são ubíquos, muito diversificados e fáceis de coletar e cultivar em laboratório. Além disso, tiveram éons de evolução para desenvolver um arsenal de substâncias efetivas e adequadas para funções específicas (p. ex., antibacterianas), que, algumas vezes, podem ser utilizadas como composto inicial na busca do fármaco desejado. Entretanto, é muito mais difícil produzir comercialmente compostos obtidos de plantas, animais ou organismos marinhos. Sua principal desvantagem como protótipo é que eles, com frequência, são moléculas complexas difíceis de serem sintetizadas ou modificadas por meio da química sintética convencional, de modo que a *otimização de protótipos* pode ser difícil, e a sua produção comercial muito dispendiosa.

OTIMIZAÇÃO DE PROTÓTIPOS

Como já mencionado, a otimização de protótipos tem por objetivo aumentar a potência do composto sobre o seu alvo e otimizá-lo em relação a outras características, como seletividade e propriedades farmacocinéticas. Embora isso tenha sido uma abordagem bastante adotada, em algumas áreas, como transtornos psiquiátricos, fármacos altamente seletivos que atuam em um único alvo em geral falharam em ensaios clínicos, apesar das previsões de modelos animais. Com frequência, são fármacos que apresentam múltiplos locais de ação, descobertos por meio de abordagens mais tradicionais, que progrediram, o que talvez reflita a complexidade dos transtornos cerebrais e a nossa limitada compreensão de sua fisiopatologia.

Os testes aplicados durante a otimização de protótipos incluem uma variedade mais ampla de ensaios do que aqueles utilizados durante a triagem inicial, incluindo estudos para medir a atividade e o curso temporal dos compostos *in vivo* (quando possível, em modelos animais que mimetizam aspectos da condição clínica; ver Capítulo 8) e verificação de efeitos adversos, evidências de genotoxicidade e, quando apropriado, disponibilidade oral. O objetivo da fase de otimização de protótipos é identificar um ou mais *candidatos a fármacos* adequados para desenvolvimento posterior.

Como mostra a Figura 60.1, apenas cerca de um em cada cinco projetos consegue gerar um candidato a fármaco, o que pode levar até 5 anos. O problema mais comum é que a otimização de protótipos demonstra ser impossível; apesar da química muito engenhosa e exaustiva, os protótipos, à semelhança de adolescentes antissociais, recusam-se a desistir de seus maus hábitos. Em outros casos, os protótipos candidatos, embora produzam os efeitos desejados na molécula-alvo e não tenham outros defeitos óbvios, não conseguem produzir os efeitos esperados em modelos animais da doença, indicando que o alvo também pode não ser útil em seres humanos. A minoria virtuosa de fármacos passa, então, para a fase seguinte, isto é, o desenvolvimento pré-clínico.

DESENVOLVIMENTO PRÉ-CLÍNICO

O objetivo do desenvolvimento pré-clínico é satisfazer todas as exigências para permitir a aprovação para os primeiros estudos em seres humanos. O trabalho se divide em quatro categorias principais:

1. *Farmacologia de segurança*. Testes farmacológicos para verificar se o fármaco não produz efeitos nocivos, incluindo estudos para estabelecer seus efeitos sobre os sistemas cardiovascular e respiratório e sobre outros órgãos importantes, como fígado, e efeitos envolvendo o sistema nervoso central, como ataxia (ausência de movimento muscular coordenado). Muitos fármacos podem falhar nessa fase inicial devido a efeitos farmacológicos indesejados, como prolongamento do intervalo QT (ver Capítulo 20), um indicador de que o fármaco pode apresentar graves efeitos colaterais cardíacos ou efeitos sobre outros órgãos importantes, como o fígado. Fármacos que inibem a atividade do canal hERG são rotineiramente descartados, visto que isso implica um efeito de prolongamento do intervalo QT com potencial de predispor à arritmia ventricular fatal. Qualquer fármaco que penetre no cérebro ou que tenha alvos dentro do sistema nervoso central precisa ser submetido a uma avaliação para propensão a induzir dependência. Esses estudos costumam ser realizados em ratos e fornecem dados de segurança essenciais.
2. *Toxicologia*. Testes toxicológicos para eliminar a genotoxicidade e determinar a dose não tóxica máxima do fármaco, em geral quando administrado diariamente por 28 dias e testado em duas espécies, das quais uma é um roedor. A espécie mais sensível é usada para determinar o "nível de efeito adverso não observado" (NOAEL, *no observed adverse effect level*), que, por sua vez, é usado para estimar uma "dose equivalente humana" (HED, *human equivalent dose*), em geral com base na escala para estimativa da área de superfície corporal. A HED é combinada com um fator de segurança determinado por aspectos individuais da farmacologia pré-clínica para selecionar uma dose inicial adequada para primeiro estudo em seres humanos.[3]

   Os animais, além de serem examinados de modo regular, à procura de perda de peso e de outras alterações significativas, também são examinados *post-mortem* no fim do experimento, para investigar evidências histológicas e bioquímicas de dano tecidual (ver Capítulo 58). (A toxicidade reprodutiva, relevante quando um fármaco provavelmente será administrado a mulheres com potencial de engravidar, é de elevado custo, e os estudos podem se sobrepor aos estudos clínicos iniciais em humanos.)
3. *Testes farmacocinéticos e farmacodinâmicos (FC/FD)*, incluindo estudos sobre a absorção, o metabolismo, a distribuição e a eliminação (*estudos ADME*) nas espécies de animais de laboratório usadas para testes de toxicologia, para relacionar os efeitos farmacológicos e toxicológicos com a concentração plasmática e a exposição ao fármaco.
4. *Desenvolvimento químico e farmacêutico* para analisar a viabilidade da síntese e da purificação em larga escala, avaliar a estabilidade do composto em várias condições e desenvolver a formulação adequada para os estudos clínicos.

Grande parte do trabalho de desenvolvimento pré-clínico, em particular aquele relacionado com questões de segurança, é realizada por um código operacional formal, conhecido como *boas práticas de laboratório* (BPL), que cobre aspectos como procedimentos de manutenção dos registros, análise de dados, calibração dos instrumentos e treinamento do pessoal. O objetivo das BPL é eliminar o erro humano tanto quanto possível e assegurar a confiabilidade dos dados apresentados à autoridade reguladora. Os laboratórios, com regularidade, são monitorados quanto à adesão aos padrões de BPL. Em geral, esses padrões não são adotados até que os projetos estejam avançados além da fase de descoberta.

Cerca de metade dos compostos identificados como candidatos a fármacos falha durante a fase de desenvolvimento pré-clínico. Para o restante, prepara-se um relatório detalhado (a "brochura do investigador") para submissão, junto a protocolos específicos de estudo, à autoridade reguladora responsável, como a Medicines and Healthcare Products Regulatory Agency (MHRA), do Reino Unido; a European Medicines Agency; a Food and Drug Administration (FDA), dos EUA; ou no Brasil, a Agência de Vigilância Sanitária (ANVISA). Essas organizações utilizam os resultados dos estudos pré-clínicos para tomar uma decisão sobre a permissão de prosseguir com estudos em seres humanos. Essa permissão não é obtida com facilidade, e a autoridade reguladora pode recusá-la ou exigir a realização de pesquisas adicionais antes que seja concedida a aprovação.

O trabalho de desenvolvimento não clínico continua ao longo de todo o período de ensaios clínicos, quando mais dados precisam ser gerados, em particular em relação à toxicidade reprodutiva e a longo prazo em animais. A falha de um composto nessa fase é muito dispendiosa, e são realizados esforços consideráveis para eliminar compostos potencialmente tóxicos muito mais cedo no processo de descoberta de fármacos por métodos *in vitro* ou até mesmo *in silico*.

DESENVOLVIMENTO CLÍNICO

O desenvolvimento clínico prossegue por quatro fases distintas, porém sobrepostas, de ensaios clínicos (ver Capítulo 8). Assim como as autoridades reguladoras exigem estudos de BPL, os ensaios clínicos precisam ser realizados em condições igualmente estritas de *boas práticas clínicas* (BPC). Em geral, os ensaios clínicos de fase 1 a 3 são todos

---
[3]Em geral, utiliza-se uma abordagem diferente para biofármacos, em que se calcula um "nível mínimo antecipado biologicamente efetivo" (MABEL, *minimum antecipated biologically effective level*) a partir dos dados relevantes disponíveis, como efeitos sobre células ou tecidos humanos (ou humanizados). Isso foi introduzido após a grave toxicidade de alvo de um anticorpo monoclonal TGN 1412 em voluntários saudáveis internados no hospital Northwick Park em 2006 (ver Capítulo 5 e adiante).

controlados por placebo, randomizados e duplos-cegos para informações detalhadas, consultar Friedman et al. (2015).

- Os *estudos de fase 1* são realizados em um pequeno grupo (em geral 20 a 80) de voluntários, com frequência, pessoas jovens e saudáveis, porém algumas vezes pacientes. Os voluntários saudáveis são mais fáceis de recrutar, têm mais capacidade de tolerar efeitos adversos, se ocorrerem, e são mais homogêneos, mesmo na ausência de medicação concomitante que pode ser necessária para pacientes. Os voluntários saudáveis não são apropriados quando se espera que até mesmo doses baixas do fármaco do teste provoquem dano, como o caso dos fármacos citotóxicos e de alguns outros agentes contra o câncer, ou quando pessoas saudáveis não expressam o alvo sobre o qual atua o fármaco. Seu objetivo é verificar a ocorrência de sinais de quaisquer *efeitos* potencialmente *nocivos*, por exemplo, sobre as funções cardiovascular,[4] respiratória, hepática ou renal, e a *tolerabilidade* (o fármaco produz qualquer sintoma desagradável, por exemplo, cefaleia, náuseas, sonolência?) e explorar suas *propriedades farmacocinéticas* (o fármaco é bem absorvido? A absorção é afetada pela presença de alimento? Qual é o curso temporal da concentração plasmática em relação à dosagem? Há evidência de acúmulo ou de cinética não linear?). Esses aspectos são integrados para estabelecer o esquema posológico a ser usado em estudos de fase 2 e definir quando a amostragem FC e o registro de efeitos do fármaco devem ser obtidos durante a fase 2. Os estudos de fase 1 também podem testar a ocorrência de efeitos farmacodinâmicos em voluntários, algumas vezes denominados estudos de medicina experimental de "prova de conceito". Por vezes, incluem estudos de provocação (p. ex., um novo composto analgésico bloqueará uma dor induzida experimentalmente? Um novo fármaco anti-inflamatório bloqueará o efeito de uma pequena dose de carga intravenosa de endotoxina de lipopolissacarídeo? Como o efeito desejado varia com a dose?). São utilizados vários desenhos experimentais para os ensaios clínicos, sendo comum iniciar com doses únicas crescentes em coortes individuais, seguidas de múltiplas doses (repetidas) crescentes (os denominados estudos SAD/MAD).
- Os *estudos de fase 2* são realizados em grupos de pacientes (em geral de 100 a 300) e são concebidos para determinar efeitos farmacodinâmicos clinicamente benéficos em pacientes e para estabelecer se a doença altera a farmacocinética do fármaco. Se o efeito farmacodinâmico e a farmacocinética aceitável forem confirmados, o objetivo consiste em estabelecer o esquema posológico a ser utilizado no estudo definitivo de fase 3. Algumas vezes, esses estudos abrangem vários distúrbios clínicos distintos (p. ex., depressão, estados de ansiedade e fobias). Durante o estudo de novos alvos de fármacos, somente quando esses ensaios clínicos de fase 2 são concluídos é que a equipe descobre se a hipótese inicial estava ou não

correta, e a ausência do efeito desejado constitui uma razão comum de fracasso. Por outro lado, não é incomum o aparecimento de resultados otimistas demais em um estudo de fase 2, não são confirmados nos ensaios clínicos de fase 3, que utilizam critérios clínicos mais rigorosos (como mortalidade), em vez de apenas o efeito de fármacos sobre os resultados bioquímicos ou fisiológicos intermediários (ver adiante)

- Os *estudos de fase 3* quase sempre são exigidos para aprovação regulamentar. Em geral, são realizados como ensaios clínicos multicêntricos em milhares de pacientes, com o objetivo de comparar o novo fármaco com alternativas mais usadas ou com placebos, como em estudos de tratamento padrão + placebo *versus* terapia padrão + agente ativo experimental. Esses estudos são extremamente dispendiosos e difíceis de organizar e, com frequência, levam anos para serem concluídos, em particular se o tratamento for projetado para retardar a progressão de uma doença crônica. Não é raro que um fármaco que pareça ser muito efetivo nos grupos limitados de pacientes testados na fase 2 demonstre ser menos impressionante nas condições mais rigorosas dos ensaios clínicos de fase 3. Cada vez mais, os ensaios clínicos de fase 3 incluem uma *análise farmacoeconômica* (ver Capítulo 1), de modo que não apenas o impacto clínico, mas também o econômico do novo tratamento é avaliado. No fim da fase 3, o fármaco é submetido à autoridade reguladora relevante para licenciamento. O dossiê necessário para isso consiste em uma enorme compilação detalhada de dados pré-clínicos e clínicos. A avaliação pela autoridade reguladora com frequência leva 1 ano ou mais. Por fim, cerca de ⅔ das apresentações obtêm aprovação para comercialização. As estimativas variam, porém só cerca de 8% dos compostos que entram na fase 1 serão aprovados. Aumentar essa proporção por meio de uma melhor seleção de compostos no estágio laboratorial representa um dos principais desafios da indústria farmacêutica
- Os *estudos de fase 4* compreendem a vigilância obrigatória pós-comercialização desenvolvida para detectar quaisquer efeitos adversos raros ou a longo prazo que resultam do uso do fármaco em um ambiente clínico em milhares de pacientes. Esses eventos podem exigir a restrição do uso do fármaco a determinados grupos de pacientes ou até mesmo a retirada do fármaco.[5]

Divulgação e publicação de dados de ensaios clínicos

Foi expressa a preocupação de que os ensaios clínicos que demonstram resultados negativos ou inconclusivos têm menos probabilidade de ser publicados do que os que apresentam resultados positivos, criando assim uma impressão mais favorável sobre a eficácia clínica de um novo fármaco do que se cada ensaio clínico fosse publicado. Para assegurar que todos os dados, bons e ruins, sejam publicados e estejam disponíveis para as autoridades reguladoras e os pesquisadores, agora é obrigatório registrar o início de qualquer ensaio clínico em humanos e de publicar seus resultados na íntegra quando estiver concluído. A difícil questão sobre

---

[4]O prolongamento do QT, que é um sinal de arritmia cardíaca potencialmente perigosa (ver Capítulo 22), constitui uma causa comum de fracasso no desenvolvimento inicial, e as autoridades reguladoras exigem estudos extensos e dispendiosos para avaliar esse risco. Hoje, esses estudos em geral são realizados em células que expressam o hERG (gene humano relacionado a Ether-à-go-go – não seriamente), que produz o canal de potássio $K_v 11.1$. Os fármacos que inibem a atividade do canal de hERG são rotineiramente descartados, porque isso implica um efeito de prolongamento do intervalo QT com potencial de predispor a arritmia ventricular fatal.

[5]Casos notórios recentes incluem a retirada do rofecoxibe (um inibidor da ciclo-oxigenase 2; ver Capítulo 25) quando foi constatado (em um ensaio clínico de fase 3 para uma nova indicação) que ele aumentava a frequência de ataques cardíacos, e da cerivastatina (ver Capítulo 22), um fármaco para redução do colesterol, que provocou dano muscular grave em alguns pacientes.

se exigir ou não o resultado de todos os ensaios clínicos de fármacos já registrados está em discussão. A acessibilidade a dados anteriores, muitos dos quais na forma de registros em papel em repositórios empoeirados, e o custo desse exercício representam sérios problemas.

BIOFÁRMACOS

Os biofármacos são discutidos no Capítulo 5. Esses agentes terapêuticos compreendem, agora, cerca de 30% dos novos produtos registrados a cada ano. Os princípios subjacentes ao desenvolvimento e teste de biofármacos são basicamente os mesmo que para os fármacos sintéticos. Na prática, os biofármacos (com frequência compostos por proteínas ou por ácidos nucleicos que são hidrolisados a seus aminoácidos ou bases constituintes) em geral apresentam menos problemas toxicológicos do que os sintéticos, porém mais problemas relacionados com a produção, o controle de qualidade, a imunogenicidade e o seu fornecimento. Entretanto, mudanças sutis, potencialmente prejudiciais no produto quando este é produzido por outro fabricante, são quase inevitáveis. Isso tem consequências regulamentares quando termina o tempo de patente do produto e outras empresas desejam competir com a produção e a venda daquilo que parece ser o mesmo produto. Esses produtos concorrentes são denominados "biossimilares", em vez de "bioequivalentes", em reconhecimento à situação, e é necessária a realização de um ensaio clínico de eficácia de fase 3 para aprovação do licenciamento. Entretanto, se essa etapa for bem-sucedida, não há necessidade de repetir estudos de fase 3 para outras indicações para os quais o protótipo do mercado está licenciado. Walsh (2009) e Revers e Furczon (2010) cobrem de forma mais detalhada esse campo especializado. Em 2017, os primeiros produtos de terapia gênica (para a atrofia muscular espinhal, ver Capítulo 40) e as terapias baseadas em células para o câncer avançado (ver Capítulo 57) foram aprovadas, constituindo marcos significativos.

ASPECTOS COMERCIAIS

A Figura 60.1 mostra o tempo aproximado necessário para um projeto desse tipo e a taxa de desgaste (em cada fase e no geral), com base em dados recentes de várias empresas farmacêuticas de grande porte. As principais mensagens são as de que (1) se trata de um empreendimento de alto risco, em que apenas cerca de um projeto de descoberta de fármacos em 50 e um composto em desenvolvimento em cada 10 atingem a meta de comercialização de um novo fármaco; (2) leva muito tempo, em média, cerca de 12 anos; e (3) há um elevado custo para desenvolver um fármaco, as estimativas variam muito, e a indústria farmacêutica alega custos de até 4 bilhões de dólares por fármaco, enquanto uma análise mais independente, em 2019, sugeriu custos mais próximos de 1 bilhão de dólares (Wouters et al., 2020). Para qualquer projeto, os custos aumentam rapidamente à medida que o desenvolvimento prossegue, visto que os ensaios clínicos de fase 3 e os estudos de toxicologia a longo prazo são particularmente dispendiosos. O fator tempo é crucial, porque o novo medicamento precisa ser patenteado, em geral no fim da fase de descoberta, e, nessa data, começa o período de exclusividade (20 anos na maioria dos países), durante o qual a empresa está livre de concorrência no mercado. Depois de 20 anos, a patente expira, e outras empresas, que não participaram dos custos de desenvolvimento, são livres para produzir e vender o fármaco muito mais barato, de modo que as receitas da empresa original diminuem rápido depois dessa data. A redução do tempo de desenvolvimento após o patenteamento é uma grande preocupação para todas as empresas; todavia, até agora, permaneceu fixado em torno de 10 anos, em parte porque as autoridades reguladoras estão exigindo um maior número de dados clínicos antes de concederem uma licença. Na prática, apenas cerca de um em cada três fármacos que entram no mercado gera uma receita suficiente para cobrir os custos de desenvolvimento. O sucesso da empresa depende desse fármaco para gerar um lucro suficiente de modo a pagar o restante.[6]

REAPROVEITAMENTO DE FÁRMACOS

Uma via alternativa para propor um novo tratamento consiste em testar fármacos que já foram submetidos aos estágios iniciais de desenvolvimento para uma indicação específica, mas que, então, são testados para uma doença diferente e, com frequência, não relacionada. Essa abordagem, comumente referida como reaproveitamento ou reposicionamento, tem sido usada para fármacos que falharam devido à falta de eficácia em estudos clínicos de fase 2 ou de fase 3, bem como para fármacos que foram licenciados para determinada doença, mas que também demonstraram ser úteis para uma condição diferente (Pushpakom et al., 2019). Os riscos e custos são reduzidos, pois o fármaco já passou pela maior parte dos obstáculos no processo de seu desenvolvimento e foi considerado "seguro". Vários fármacos para transtornos psiquiátricos foram reaproveitados dessa maneira; assim, por exemplo, certos fármacos utilizados no tratamento da epilepsia (ver Capítulo 46) agora também são prescritos para transtornos de ansiedade (ver Capítulo 45), enquanto outros são usados como estabilizadores do humor (ver Capítulo 48). Os antidepressivos constituem, no momento, tratamentos de primeira linha para o transtorno de ansiedade generalizada (ver Capítulos 45 e 48) e alguns antipsicóticos também são usados para a depressão e o transtorno bipolar (ver Capítulos 47 e 48). O reaproveitamento foi fundamental para a rápida testagem e aprovação de tratamentos para a infecção por covid-19 (Chakraborty et al., 2021).

MEDICAMENTOS GENÉRICOS

Os novos fármacos lançados no mercado no início são a princípio protegidos por uma patente (ver anteriormente). Um medicamento genérico é a mesma entidade química do original, formulado para alcançar uma bioequivalência, definida pelas entidades reguladoras de forma que o genérico possa substituir com segurança o produto original licenciado, sem perda de eficácia (ver Capítulo 9 sobre biodisponibilidade e bioequivalência).

PERSPECTIVAS FUTURAS

Desde cerca de 1990, o processo de descoberta de fármacos alcançou o auge de uma revolução metodológica substancial e contínua, seguindo a rápida ascensão da biologia molecular, genômica e informática, entre altas expectativas de que isso poderia trazer notáveis dividendos em termos de velocidade, custo e taxa de sucesso. A triagem de alto

---

[6]Entretanto, observe que as empresas gastam pelo menos o mesmo valor com a propaganda e a gerência que com a pesquisa e o desenvolvimento.

rendimento emergiu como poderosa tecnologia de busca de protótipos, porém, no geral, os benefícios não foram concretizados: os custos aumentaram de maneira constante, a taxa de sucesso não melhorou, e não houve redução no tempo de desenvolvimento.

A Figura 60.3 mostra a tendência no número de novos fármacos lançados nos principais mercados no mundo, que tinha, até recentemente, diminuído de modo uniforme, apesar do aumento dos custos e da tecnologia aprimorada, causando sérias preocupações para a indústria. Houve muita especulação sobre as causas do declínio, e a visão otimista é a de que menos fármacos, porém de melhor qualidade, foram introduzidos, e que a revolução da genômica ainda não produziu o seu impacto. Esse otimismo pode ser bem fundamentado, pois, como mostra a Figura 60.3, o número de aprovações tem mostrado uma recuperação encorajadora nesses últimos anos.

Se os novos fármacos que estão sendo desenvolvidos melhorarem a qualidade da assistência médica, há espaço para o otimismo. Na segunda metade do século XX, os fármacos sintéticos direcionados para novos alvos (p. ex., ISRSs, estatinas, inibidores de quinases e vários anticorpos monoclonais) fizeram importantes contribuições para a assistência ao paciente. A capacidade das novas tecnologias de produzir novos alvos disponíveis para a máquina de descoberta de fármacos está começando a ter um verdadeiro efeito na assistência ao paciente. A criatividade continua alta, apesar da elevação dos custos e do declínio dos lucros, que permanecem representando um desafio para a indústria farmacêutica.

O processo de desenvolvimento de fármacos continua evoluindo, com os biofármacos permanecendo como uma área de crescimento para muitas doenças, em especial aquelas envolvendo o sistema imune e distúrbios inflamatórios, e a recente licença dos primeiros de uma onda esperada de medicamentos baseados em RNA. As tecnologias que possibilitam o processo de desenvolvimento de fármacos continuam progredindo, com métodos mais sofisticados para triagem de fármacos tanto *in silico* quanto *in vitro* de alto rendimento. Novas ferramentas incluem "órgãos em um *chip*" e organoides, que podem recapitular aspectos da biologia mais complexa do que culturas de linhagens unicelulares. Os métodos de alto rendimento, combinados com enormes bibliotecas de compostos, podem ter aprimorado o processo de desenvolvimento de fármacos; entretanto, mesmo quando um novo alvo farmacológico é identificado, a sua tradução em um novo tratamento não é tão simples como poderia parecer à primeira vista. Os tratamentos baseados em anticorpos contra placas amiloides intraneuronais na doença de Alzheimer são um bom exemplo. Apesar das evidências genéticas e patológicas que sugerem um papel fundamental do amiloide no desenvolvimento da doença de Alzheimer, os ensaios clínicos de fase 3 produziram resultados clínicos decepcionantes. A ideia de utilizar o genótipo do paciente para "individualizar" os tratamentos continua sendo uma importante área da farmacologia (ver Capítulo 12), e as recomendações de um relatório recente do Royal College of Physicians e da British Pharmacological Society têm por objetivo que isso se torne totalmente integrado ao NHS (Royal College of Physicians e British Pharmacological Society, 2022). Essa abordagem pode melhorar os resultados dos pacientes, evitando a administração de fármacos àqueles que não respondem ou reduzindo o risco de eventos adversos por meio da identificação dos que apresentam fatores de risco genéticos (Klein et al., 2017).

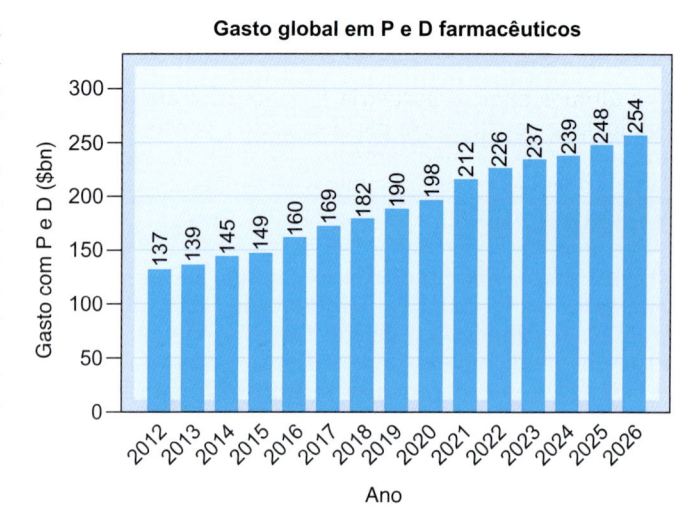

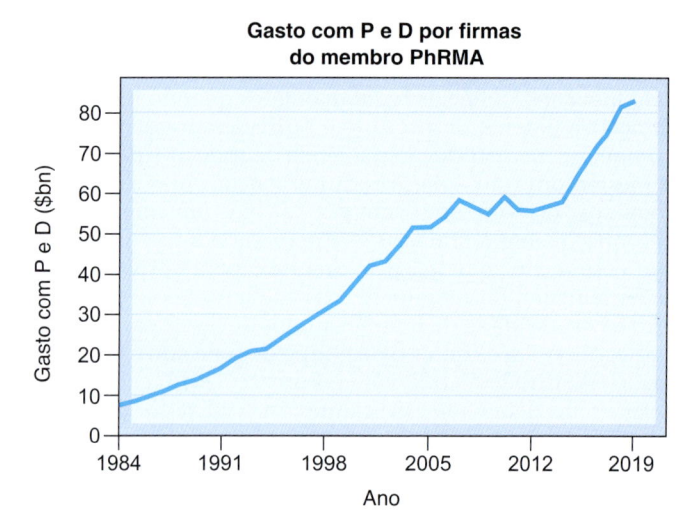

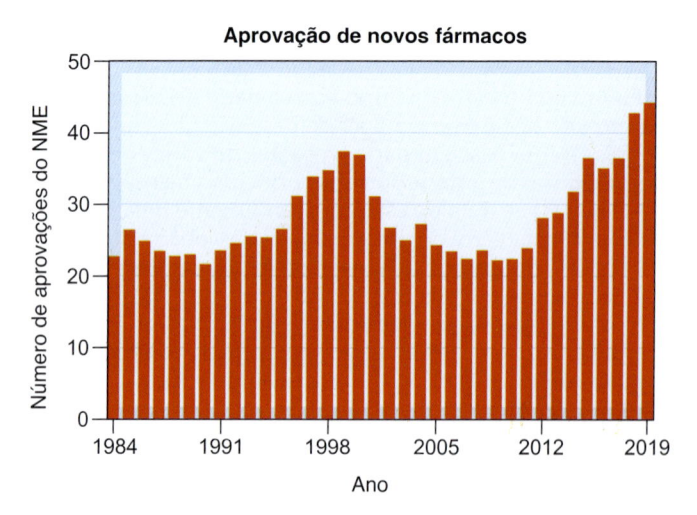

Figura 60.3 Gastos em pesquisa e desenvolvimento (P e D), vendas e registros de novos fármacos, 1980-2017. As inscrições se referem a novas entidades químicas (incluindo biofarmacêuticos e excluindo novas formulações e combinações de compostos registrados existentes). O declínio nos registos até 2010 tiveram, desde então, alguma inversão nos anos mais recentes. (Dados de várias fontes, incluindo Center for Medicines Research, Pharmaceutical Research e Manufacturers Association of America.)

CONSIDERAÇÕES FINAIS

Nos últimos anos, a indústria farmacêutica atraiu muita publicidade negativa, em parte merecida, concernente aos preços e lucros dos medicamentos, à falta de divulgação de dados adversos de ensaios clínicos, à relutância em abordar os principais problemas de saúde global (como tuberculose e malária), às práticas agressivas de *marketing*[7] e muito mais (Angell, 2004; Goldacre, 2012). Esses aspectos talvez mais comerciais da indústria não devem prejudicar os enormes avanços conquistados na biologia fundamental e no desenvolvimento de tecnologias importantes, que foram liderados por cientistas que trabalham na indústria farmacêutica. A indústria farmacêutica tem sido diretamente responsável pela maior parte dos avanços terapêuticos da última metade do século passado e desempenhou um papel fundamental no desenvolvimento de novas tecnologias que sustentam os avanços científicos. Sem esses novos medicamentos, os cuidados médicos teriam efetivamente parado. A inovação não parou. Na última década, o desenvolvimento de fármacos se expandiu para além das tradicionais moléculas pequenas, e tanto os biofármacos quanto os medicamentos baseados no RNA ainda se encontram na sua infância com muitas oportunidades que provavelmente surgirão à medida que aprendermos mais. Houve também uma mudança na estrutura da indústria com o desenvolvimento pré-clínico e até mesmo com ensaios clínicos iniciais de novos tratamentos realizados por empresas de pequeno e médio porte. Até mesmo a pesquisa em psiquiatria tem visto um renovado entusiasmo, em particular em relação ao potencial de fármacos à base de psicodélicos para o tratamento de transtornos emocionais e adicção (ver Capítulos 48 e 50). A farmacologia continua sendo um campo em rápida evolução. Em 2021, a European Medicines Agency aprovou 54 novas substâncias ativas, muitas das quais foram as primeiras da classe. Entre essas substâncias, sete estão relacionadas com a covid-19, porém outras indicações também estão amplamente representadas: outras infecções (2), cardiovasculares (3), metabólicas (2), reprodução (3), gastrointestinal (1), neurológicos (5), endócrinos (4), pele (3), olhos (2), reumatologia (3), hematologia (5), câncer (12) e outras vacinas distintas daquelas dirigidas contra o SARS-CoV-2 (2).

---

[7]O *marketing* agressivo do medicamento opioide OxyContin (oxicodona) nos EUA foi um importante fator envolvido na atual crise dos opioides. Para os interessados, ver *Empire of Pain: The Secret History of the Sackler Dynasty*, de Patrick Radden Keefe.

BIBLIOGRAFIA E LEITURA COMPLEMENTAR

Angell, M., 2004. The Truth about the Drug Companies. Random House, New York.
Chakraborty, C., Sharma, A.R., Bhattacharya, M., 2021. The drug repurposing for COVID-19 clinical trials provide very effective therapeutic combinations: lessons learned from major clinical studies. Front. Pharmacol. 12, 704205.
Deane, C., Mokaya, M., 2022. A virtual drug-screening approach to conquer huge chemical libraries. Nature 601, 322–323.
Friedman, L.M., Furberg, C.D., DeMets, D.L., 2015. Fundamentals of Clinical Trials, fifth ed. Mosby, St Louis.
Goldacre, B., 2012. Bad Pharma. Fourth Estate, London.
Hill, R.G., Richards, D. (Eds.), 2021. Drug Discovery and Development, third ed. Elsevier, Amsterdam.
Klein, M.E., Parvez, M.M., Shin, J.G., 2017. Clinical implementation of pharmacogenomics for personalized precision medicine: barriers and solutions. J. Pharm. Sci. 106, 2368–2379.
Lees, J.A., Dias, J.M., Han, S., 2021. Applications of cryo-EM in small molecule and biologics drug design. Biochem. Soc. Trans. 49, 2627–2638.
Munos, B., 2009. Lessons from 60 years of pharmaceutical innovation. Nat. Rev. Drug Discov. 8, 959–968.
Pushpakom, S., Iorio, F., Eyers, P.A., et al., 2019. Drug repurposing: progress, challenges and recommendations. Nat. Rev. Drug Discov. 18, 41–58.
Renaud, J.-P., Chari, A., Ciferri, C., et al., 2018. Cryo-EM in drug discovery: achievements, limitations and prospects. Nat. Rev. Drug Discov. 17, 471–492.
Revers, L., Furczon, E., 2010. An introduction to biologics and biosimilars. Part II: subsequent entry biologics: biosame or biodifferent? Can. Pharm. J. 143, 184–191.
Robertson, M.J., Meyerowitz, J.G., Skiniotis, G., 2021. Drug discovery in the era of cryo-electron microscopy. Trends Biochem. Sci. 47, 124–135.
Ross, N.T., Bittker, J.A. (Eds.), 2016. High Throughput Screening Methods. Royal Society of Chemistry, Cambridge.
Royal College of Physicians and British Pharmacological Society, 2022. Personalised Prescribing: Using Pharmacogenomics to Improve Patient Outcomes. Report of a Working Party. RCP and BPS, London.
Sadybekov, A.A., Sadybekov, A.V., Liu, Y., et al., 2022. Synthon-based ligand discovery in virtual libraries of over 11 billion compounds. Nature 601, 452–459.
Santos, R., Ursu, O., Gaulton, A., et al., 2017. A comprehensive map of molecular drug targets. Nat. Rev. Drug Discov. 16, 19–34.
Springer, A.D., Dowdy, S.F., 2018. GalNAc-siRNA conjugates: leading the way for delivery of RNAi therapeutics. Nucleic Acid Therapeut. 28, 109–118.
Walsh, G., 2009. Biopharmaceuticals: Biochemistry and Biotechnology, second ed. Wiley, Chichester.
Wouters, O.J., McKee, M., Luyten, J., 2020. Estimated research and development investment needed to bring a new medicine to market, 2009–2018. JAMA 323 (9), 844–853.

Índice Alfabético

A

Abacavir, 171, 172, 754, 817
Abaloparatida, 509
Abatacepte, 375
Abatecepte, 375
Abciximabe, 92, 342
Abecarnila, 624
Abeparvoveque, 518
Absorção
- de fármacos, 127, 135
- de fármacos pelo intestino, 135
- de ferro, 349
- e biodisponibilidade dos fármacos, 139
- e vias de administração de fármacos, 134
- gastrointestinal, 136

Abstinência de substâncias alterações psicológicas, 707
Abuso e mau uso de substâncias, 704
Acalabrutinibe, 805
Ação(ões)
- dos fármacos no sistema nervoso central, 518
- dos hormônios tireoidianos, 484
- dos leucotrienos, 252
- dos prostanoides, 250
- muscarínicas e nicotínicas, 186

Acarbose, 452
Acatisia, 655
Acetaminofeno, 608
Acetato
- de ciproterona, 390
- de glatirâmer, 570

Acetazolamida, 130, 398, 423, 727
Acetilação, 256
Acetilcisteína, 811
Acetilcolina, 57, 177, 179, 194, 196, 428, 545
Acetilcolinesterase, 182, 191
Acetil-hidrolase, 254
Acetiltransferase, 254
Aciclovir, 142, 388, 397, 715, 752, 753
Acidente vascular cerebral, 557, 558
- hemorrágico, 557
- isquêmicos, 557

Ácido
- (S)-α-amino-3-hidroxi-5-metilisoxazol-4-propiônico (AMPA), 524
- 12-S-hidroxieicosatetraenoico, 442
- 5-hidroperoxi-eicosatetraenoico, 252
- 7-cloro-cinurênico, 531
- acetilsalicílico, 13, 25, 129, 146, 148, 163, 167, 241, 289, 318, 336, 339, 342, 348, 360, 361, 557, 558, 589, 809
- γ-aminobutírico (GABA), 523, 532
- araquidônico, 246, 550
- bempedoico, 326
- caínico, 555
- cinurênico, 531
- clavulânico, 731
- decosaexanoico, 249
- di-hidroxifenilacético, 540
- domoico, 555
- eicosapentenoico, 249
- eicosatrienoico, 249
- fólico, 351
- folínico, 352
- fusídico, 726, 736
- graxo ciclo-oxigenase, 248
- homovanílico, 540
- iopanoico, 486
- L-aromático descarboxilase, 232
- mefenâmico, 364, 501, 589
- nalidíxico, 716, 737
- retinoico, 390
- salicílico, 362, 392
- tolfenâmico, 589
- tranexâmico, 343, 408
- ursodesoxicólico, 438
- valproico, 610, 640
- vanililmandélico, 215

Acitretina, 390, 816
Aclidínio, 406
Acne, 382, 384
Acoplamento excitação-contração, 67
Acriflavina, 715
Acromegalia, 466, 468
Adalimumabe, 76, 374, 388
Adapaleno, 390
Adaptação fisiológica, 20
Adderall®, 821
Adefovir, 754
Adenilato ciclase, 34, 35
Adeno-hipófise, 465, 470
Adenosina, 239, 240, 287, 293, 547
- desaminase, 239

Adesão e ativação das plaquetas, 339
Adicção, 603, 686, 704, 708
Adicto, 704
ADME, acrônimo, 127
Administração
- cutânea, 137
- de ferro, 350
- de substâncias, 703
- de vitamina B_{12}, 353
- em doses repetidas, 158
- oral, 135
- pela mucosa oral (sublingual ou bucal), 137
- por inalação, 138
- por injeção, 138
- retal, 137

Ado-trastuzumabe entansina, 142, 143
Adrafinila, 685
Adrenalina, 7, 57, 141, 174, 209, 217, 222, 288, 292, 318, 408, 441, 617
Adrenomedulina, 42, 303
Adsorventes, 437
Aducanumabe, 561
Aequorina, 55
Afeto negativo, 707
Aflibercepte, 139, 399
Afrodisíacos, 822
Ágar, 435
Agentes
- alquilantes, 794, 797
- anestésicos
- - gerais, 521, 572
- - intravenosos, 575, 578
- antibacterianos diversos, 738
- antidiarreicos, 436
- anti-inflamatórios, 406, 589
- - não esteroides, 589
- antimicrobianos, 388, 733, 737, 738
- - que afetam a síntese das proteínas bacterianas, 733
- - que afetam a topoisomerase, 737
- antimotilidade e espasmolíticos, 437
- biológicos
- - de introdução subsequente, 76
- - de seguimento, 76
- bloqueadores
- - despolarizantes, 201
- - não despolarizantes, 198
- de reversão de DOACs, 336
- hematínicos, 348
- intravenosos, 577
- mascarantes, 824
- quimioterápicos, 711
- uricosúricos, 376, 424

AGMs, 120
Agomelatina, 549, 664, 668, 677, 679
Agonismo tendencioso, 16, 41
Agonista(s)
- $α_1$, 220
- bitópicos, 18
- da dopamina, 566
- da melatonina, 668, 677
- do receptor(es)
- - de melatonina, 664
- - adrenérgicos, 216, 217
- - de GLP-1, 463
- - de prostaglandinas FP, 397
- - $α_2$-adrenérgicos, 398
- - β-adrenérgicos, 404
- e moduladores positivos, 531
- inversos, 14
- muscarínicos, 193, 194, 398
- parciais, 9, 13, 14
- - como antagonistas, 14
- plenos, 9, 13
- sintéticos dos receptores canabinoides, 701

Agonistas, 7
Agranulocitose, 113, 656, 818
Agregação das proteínas, 553
Ajuste posológico baseado em preditores genéticos do metabolismo de fármacos, 172
β-alanina, 535
Alarminas, 102
Albendazol, 718, 785
Albiglutida, 450
Albinismo, 169
Albumina, 133, 134, 639
Alça de Henle, 413, 415
Alcaloide(s)
- da vinca, 417, 471, 801
- do ergot, 236, 237

Alcatrão
- de hulha, 392
- e irritantes, 692

Álcool, 267, 695, 819, 826
- desidrogenase, 699

Aldeído desidrogenase, 215, 699
Aldesleucina, 806
Aldosterona, 417, 472
Alendronato, 510, 511
Alentuzumabe, 375, 569, 570, 803
Alfacalcidol, 512
Alfaconestate, 387
Alfaporactante, 410
Alfaxalona, 534, 572, 575
Alfentanila, 575, 577, 582, 607

Alginatos, 430
Alimentação, 545
Alimento(s)
- bociogênicos, 486
- terapêutico, 74
Alipogene tiparvovec (Glybera), 86
Alirocumabe, 326
Alisquireno, 309, 310
Alitretinoína, 390
Almotriptana, 588
Alodinia, 593
Alopatia, 3
Alopecia, 382
- androgênica, 386
- areata, 386
- de padrão masculino, 386
Alopregnanolona, 534
Alopurinol, 150, 376, 424, 817
Alosetrona, 437
Alprenolol, 218, 224
Alprostadil, 502
Alteplase, 343, 558
Alteração(ões)
- da distribuição
- - como consequência da ligação alterada às proteínas, 141
- - em consequência da competição por transportadores compartilhados, 142
- da seletividade enzimática, 723
- do fluxo
- - e do pH urinários, 152
- - sanguíneo, 330
- do metabolismo de fármacos, 20
- do sítio de ligação ao fármaco, 722
- morfológicas na apoptose, 94
- nos receptores, 19
Alucinógenos, 521, 693
Alvimopan, 140, 602, 608
Alvos
- das proteínas G, 35
- farmacológicos, 6
- para a ação dos fármacos, 7
- proteicos para a ação de fármacos, 24
Amantadina, 567, 679
Ambrisentana, 304, 319
Amebíase, 776
Amebicidas, 776
Ametocaína, 616
Amicacina, 734, 735
Amida hidrolase de ácidos graxos (FAAH), 269
Amidação, 256, 258
Amifampridina, 208
Amifenazol, 825
Amígdala, 540
Amilina, 445
Amiloide a sérico, 112
Amilorida, 71, 418, 422
Aminas simpatomiméticas de ação indireta, 228
Aminoácidos
- excitatórios, 523, 532
- inibitórios, 536
- transmissores, 523
Aminofilina, 405, 688
Aminoglicosídeos, 722, 734
Aminoglutetimida, 473, 474
4-aminopiridina, 64
Aminossalicilatos, 438
Amiodarona, 134, 142, 150, 151, 159, 162, 292, 293, 295, 337, 401, 486
Amissulprida, 650, 653

Amitriptilina, 431, 522, 587, 589, 609, 610, 666, 672
Amnésia anterógrada, 626
Amodiaquina, 773
Amorolfina, 764
Amoxicilina, 431, 731
Ampalex, 531
AMPc, 52
Amplificação gênica, 721
Anacetrapibe, 324
Anacinra, 375, 376
Anáfase, 90
Anafilatoxina, 104
Anafilaxia, 408
Analgesia, 574, 601
- placebo, 595
Analgésicos, 359, 521
- antipiréticos, 359
- narcóticos, 824
- opioides, 599, 606
Análogos
- da pirimidina, 799
- da purina, 800
- da somatostatina, 802
- da vitamina D, 391
- do hormônio liberador de gonadotrofinas, 802
Anandamida, 269, 596
Anastrozol, 493, 802
Ancylostoma duodenale, 781
α-andexanete, 336
Androgênios, 495
Anemia, 348
- da doença renal crônica, 355
- falciforme, 318, 351, 356, 357
- hemolítica, 356, 817
Anestesia
- balanceada, 582
- de superfície, 618
- epidural, 618
- espinal, 618
- infiltrativa, 618
- por bloqueio do nervo, 618
- regional intravenosa, 618
Anestésicos
- inalatórios, 577, 579
- - individuais, 581
- locais, 613
- - aspectos químicos, 613
- - efeitos adversos, 614
- - histórico, 613
- - mecanismo de ação, 613
- - propriedades dos, 616
Anexina-1, 106, 407, 475
Anfenicois, 734
Anfetamina, 20, 70, 219, 228, 461, 542, 647, 676, 682, 683, 693, 703
Anfotericina, 143, 718, 723, 761, 762
Angina, 289
- estável, 289
- instável, 289
- vasoespástica, 289
Angioedema, 260, 310, 386, 408
- hereditário, 260
Angiogênese, 89, 93, 98
Angiotensina, 8, 69
- I, 303, 305, 306, 333
- II, 303, 305, 306
- IV, 333
Angiotensinogenase, 413
Anidulafungina, 763, 764
Anifrolumabe, 263

Anlodipino, 298, 299
Anomalias
- congênitas induzidas por fármacos, 813
- da função tireoidiana, 485
Anorexia, 566
Anorexígeno, 458
Anos de vida ajustados pela qualidade (QALY), 5, 124
Anrinona, 295
Ansiedade, 620
Ansiolíticos, 521, 620
Antagonismo
- competitivo, 11, 12
- - irreversível, 12
- - reversível, 12
- e modulação alostérica negativa, 626
- farmacocinético, 18
- fisiológico, 18
- químico, 18
- superável, 11
Antagonista(s)
- α_1 seletivos, 223
- α_2 seletivos, 223
- competitivo, 11, 12, 13
- da 5-HT$_3$, 433
- da acetilcolina, 567
- da aldosterona, 422
- da dopamina, 433, 434
- da histamina, 377
- da IL-5, 408
- da neurocinina-1, 433
- da proteína linfopoetina do estroma tímico, 408
- de IL-4/IL-13, 408
- de NMDA, 668
- de receptores β-adrenérgicos (classe II), 292
- do folato, 799
- do(s) receptor(es), 8
- - adrenérgicos, 218, 222
- - α-adrenérgicos, 223, 224
- - - não seletivos, 223
- - β-adrenérgicos, 218, 224, 297
- - β$_1$-adrenérgicos, 397
- - de angiotensina II, 310
- - de cisteinil-leucotrienos, 406
- - de glicoproteína IIb/IIIa, 342
- - de purina, 341
- - H$_1$ de histamina, 406, 434
- - H$_2$ de histamina, 429
- - 5-HT$_3$, 434
- - ionotrópicos de glutamato, 530
- - metabotrópicos de glutamato, 531
- - muscarínicos, 406, 434
- - NK$_1$, 435
- dos opioides, 607
- e moduladores negativos, 530
- hormonais, 802
- muscarínicos, 194, 195, 196
- neutros, 14
Antazolina, 377
Antiácidos, 430
Antiandrogênios, 496, 802
Antibacterianos, 726
Antibióticos, 318, 711, 761, 801
- aminoglicosídeos, 167
- antifúngicos, 761
- citotóxicos, 794, 800
- β-lactâmicos, 729, 732
- que inibem a síntese de peptideoglicano da parede celular bacteriana, 732

Anticoagulantes orais, 338
Anticolinesterásicos
- de ação curta, 204
- de duração intermediária, 204
- irreversíveis, 204
Anticonvulsivantes, 521, 522, 631, 634
Anticorpo(s)
- anti-βA, 561
- contra o receptor HER2, 803
- de camelídeos, 76
- e complemento, 111
- e fagocitose de bactérias, 111
- e mastócitos ou basófilos, 111
- e toxicidade celular, 111
- monoclonais, 75, 803
- - quiméricos ou humanizados, 75
- - terapêuticos, 75
- - totalmente humano, 75
- monovalente, 75
- policlonais, 75
Antidepressivos, 521, 623, 624, 659, 662, 673, 674
- antagonistas de receptores, 664
- bloqueadores de receptores, 675
- convencionais e de ação rápida, 671
- de ação nova, 679
- de ação rápida, 664, 670, 677
- no futuro, 678
- suicídio e, 678
- tricíclicos, 8, 228, 229, 522, 589, 661, 673, 674
Antiepilépticos, 521, 631, 680
Antiestrógenos, 493, 494, 802
Antifúngicos, 760
Antígeno(s)
- da leucemia linfoblástica aguda comum, 259
- leucocitários humanos (HLAS), 170
- solúveis, 113
Anti-helmínticos, 781, 784
Anti-histamínicos, 433, 589
Anti-inflamatórios, 389, 824
- não esteroides, 824
Antimaláricos, 775
Antimetabólitos, 794, 799, 800
Antimoniato de meglumina, 779
Antimuscarínicos, 433
Antiportadores, 414
Antiprogestógenos, 494
Antiprotozoários, 766
Antipsicóticos, 521, 645, 680
- de segunda geração, 680
Antissoros, 75
α₁-antitripsina, 112
Antitrombina III, 330
Antitussígenos, 410
Antivirais, 744
Antraciclinas, 800
Antraquinona, 436
Aparelho justaglomerular, 305, 413
Apetite, 545
Apixabana, 336
Aplasia eritroide pura, 354
Aplicação(ões)
- da farmacocinética, 155
- em superfícies epiteliais, 137
Apoferritina, 350
Apolipoproteínas, 322
Apomorfina, 140, 502, 566
Apoptose, 57, 89, 93, 94, 96, 554, 555
Apremilaste, 373
Aprepitanto, 260, 435

Apresentação
- de benefícios e prejuízos, 125
- do antígeno, 106
Aprimoramento humano, 819
Aprocitentana, 307
Aptâmeros, 79
Aquaporinas, 128
Araquidonato, 248
Área
- cinzenta periaquedutal, 595
- sob a curva, 137
Arecolina, 683, 693
Aripiprazol, 651, 653, 681
Armazenamento de noradrenalina, 213
Arquitetura molecular dos canais iônicos, 50
Arrestinas, 19, 39, 42
Arritmias, 283, 284, 285
- cardíacas, 285
- ventriculares induzidas por fármacos, 284
Artemeter, 774, 775
Artemisinina, 723, 769, 770, 772, 775, 776
Artenimol, 775
Artérias de resistência, 177
Articaína, 616
Artrite
- gotosa, 375
- psoriática, 387
5-ASA, 438
Ascaris lumbricoides, 781
Asenapina, 681
Asma, 241, 401, 404, 408
- aguda grave, 408
- brônquica, 401
- e inflamação, 241
Aspartato, 526
Aspectos
- celulares, 55
- comerciais, 835
- quantitativos das interações fármaco-receptor, 20
Aspergilose pulmonar, 761
Aspirina (ácido acetilsalicílico), 361, 365, 366
- aspectos farmacocinéticos, 366
- efeitos adversos, 366
- interações medicamentosas, 366
Atalureno, 87
Ataques isquêmicos transitórios (AITs), 557
Atazanavir, 755
Atenolol, 224, 292
Aterogênese, 321
Ateroma, 321, 325
Aterosclerose, 321
Atezolizumabe, 804
Atipamezol, 577
Ativação
- constitutiva de receptores, 14
- da ciclase, 307
Ativador(es)
- do plasminogênio tecidual, 333, 342
- dos canais de potássio, 297
Atividade
- da renina, 309
- de marca-passo espontânea, 62
Atogepanto, 589
Atomoxetina, 228, 664, 685
Atorvastatina, 325
Atosibana, 500, 501
Atovaquona, 718, 769, 770, 772, 775

ATP, 52, 183
- intracelular, 52
Atracúrio, 197, 199, 200, 202
Atrasentana, 307
Atrofia
- cutânea, 390
- muscular espinal, 569
Atropina, 174, 186, 188, 189, 194, 195, 196, 207, 396, 437, 583, 694
Aumento
- da força da contração cardíaca, 317
- da natriurese, 316
- da pressão intraocular, 202
Aura, 585
Ausência de risco, 172
Automaticidade, 283
Automatismo, 287
Autorreceptores pré-sinápticos, 181
Avaliação do potencial genotóxico, 812
Avanços
- futuros na terapia anti-inflamatória, 378
- na biologia dos gpcrs, 39
Axitinibe, 805
Azacitidina, 87, 800
5'-azacitidina, 87
Azatioprina, 148, 150, 172, 207, 371, 372, 438, 815
Azelastina, 377, 397
Azidotimidina, 754
Azitromicina, 735, 736, 757
Azóis, 763
Aztreonam, 732

B

Babesiose, 769
Bacitracina, 714
Baclofeno, 139, 536, 568, 569, 643
Bactérias, 711, 727
- patogênicas, 727
Bactericidas, 726
Bacteriostáticos, 726
Balanço energético, 456, 460
Balsalazida, 438
Barbitúricos, 20, 503, 695
Baricitinibe, 369, 373
Barreira(s)
- celulares, 127
- de Weismann, 86
- hematoencefálica, 127, 139, 520
Basiliximabe, 375
Basófilos, 106
Batracotoxina, 62
Beclometasona, 407
Bedaquilina, 739
Beladon, 194
Belatacepte, 375
Belimumabe, 375
Belzutifano, 346
Bendamustina, 794
Bendroflumetiazida, 421
Benserazida, 564
Benzilpenicilina, 726, 731
Benzilpiperazina, 683
Benzimidazóis, 785
Benznidazol, 778
Benzocaína, 613, 616, 617
Benzodiazepínicos, 24, 623, 624, 629, 635, 637, 641, 643
- aspectos farmacocinéticos, 627
- efeitos adversos, 627

- efeitos colaterais durante o uso terapêutico, 627
- efeitos e usos farmacológicos, 626
- mecanismo de ação, 625
- tolerância e dependência, 627
- toxicidade aguda, 627
- uso não medicinal, 628
Benztropina, 655
Beractanto, 410
Berotralstato, 387
Betabloqueadores, 590
Betaepoetina metoxipolietilenoglicol, 354
Beta-interferon, 570
Betaistina, 434
Betametasona, 397
Betanecol, 193, 194
Betanidina, 227
Betaxolol, 397
Bevacizumabe, 76, 93, 98, 399, 803
Bexaroteno, 806
Bezafibrato, 326
Bibliotecas de compostos, 831
Bicalutamida, 802
Bicuculina, 532, 534, 536, 626
Bifosfonatos, 510, 511
Biguanidas, 448
Bimatoprosta, 250
Biodisponibilidade, 137, 155
Bioensaios, 115, 117, 119
Bioequivalência, 137, 155
Biofarmacêuticos, 6
Biofármacos, 4, 6, 115, 374, 388, 407, 512, 835
- como fármacos antivirais, 755
- de oligonucleotídeos, 76, 77
- de primeira geração, 73
- de proteínas, 73, 76, 77, 78
- - e peptídeos, 73
- de segunda geração, 73
- melhorados, 77
Biossimilares, 77
Biossíntese
- do óxido nítrico, 273
- dos endocanabinoides, 269
- e regulação de peptídeos, 256
- e utilização do folato, 713
Biotecnologia, 4
Bisacodil, 436
Bismuto, 429
Bisoprolol, 224, 226, 291, 292, 316
Bitopertina, 536, 648
Bivalirudina, 336
Blefaroespasmo, 203
Bleomicinas, 800, 801
Bloqueadores
- dos canais de cálcio, 290, 298, 300, 307
- dos neurônios adrenérgicos, 313
- ganglionares, 313
Bloqueio
- cardíaco, 283, 284
- da relação receptor-resposta, 18
- da resposta de prazer, 706
- dependente do uso, 62
- dos receptores β-adrenérgicos, 316
- não despolarizante, 192
- por despolarização, 192
Bócio
- exoftálmico, 485
- simples atóxico, 486
- tóxico
- - difuso, 485
- - nodular, 485

Bordetella pertussis, 34
Bortezomibe, 98, 99, 805
Bosentana, 304, 312
Bosutinibe, 805
Bradicardia, 201, 226, 283
Bradicinesia, 562, 563
Bradicinina, 597
- ações e papel na inflamação, 260
- fonte e formação da, 259
- metabolismo e inativação da, 259
- receptores de, 259
Branaplam, 568
Brentuximabe, 142, 803
Brentuximabe vedotina, 142
Bretílio, 227
Brexipiprazol, 681
Brimonidina, 398
Brinzolamida, 398
Brivaracetam, 638, 642
Brodalumabe, 383, 389
Brometo de metilnaltrexona, 140, 602, 608
Bromocriptina, 236, 468, 469, 542, 566, 647
Broncoconstrição, 226
Broncodilatadores, 404, 409
- de ação prolongada, 409
Bronquiectasia, 410
Brugia malayi, 782
Buclizina, 589
Budesonida, 407, 438
Bumetanida, 419, 420
β-bungarotoxina, 203
Bupivacaína, 139, 615, 616
Buprenorfina, 137, 605, 607
Bupropiona, 461, 664, 666, 674, 685, 819
Buspirona, 620, 624
Busserrelina, 467, 497, 802
Bussulfano, 797
Butilbrometo de hioscina, 194, 195
Butirilcolinesterase, 203
Butoxamina, 218

C

Cabazitaxel, 801
Cabergolina, 469, 543, 566
Cabotegravir, 756
Cabozantinibe, 486
Cadeia(s)
- leve da miosina, 68
- paravertebrais dos gânglios simpáticos, 176
Cádmio, 816
Cafeína, 36, 58, 240, 406, 548, 551, 688, 689, 693, 819, 821, 825, 826
Cainato, 524
Calcifediol, 509
Calcineurina, 372
Cálcio intracelular, 55, 281
Calcipotriol, 392
Calcitonina, 138, 258, 482, 509, 513
Calcitriol, 391, 392, 417, 508, 509, 512
Calicreína, 259
Calidina, 259, 597
Calmodulina, 59
Camada
- de peptideoglicano, 726
- papilar, 383
- reticular, 383
Camptotecinas, 801
Canabidiol, 569, 637, 642, 820
Canabinoides, 266, 267, 271, 272, 433, 611
- aspectos farmacocinéticos, 267

- dependência, 267
- derivados de plantas, 266
- efeitos adversos, 267
- efeitos farmacológicos, 266
- receptores de, 267
- sintéticos, 271
- tolerância, 267
Canagliflozina, 415, 449
Canais
- controlados por ligantes, 24, 50, 56
- controlados por ligantes e ativados fisicamente, 56
- de cálcio, 50, 55, 298
- - operados por reserva, 50
- - voltagem-dependentes, 55
- de cloreto ativados pelo cálcio, 50
- de K+, 574
- de liberação de cálcio, 50
- de potássio, 50, 63, 64, 65
- - ativados pelo cálcio, 50
- - com domínio de dois poros, 65
- - retificadores de influxo, 64
- - sensíveis a ATP, 50
- - voltagem-dependentes, 64
- de receptores de potencial transitório, 596
- de sódio, 62, 71, 291
- - epiteliais, 71
- iônicos, 6, 24, 35, 37, 48, 66, 574
- - como alvos de fármacos, 48
- - como alvos para proteínas G, 37
- - controlados por ligantes, 26, 28, 29, 30, 573
- - - com alça cys, 573
- - - estrutura molecular, 29
- - - mecanismo de comporta, 30
- - e receptores, 718
- - operados por receptores, 57
- voltagem-dependentes, 50
Canaquinumabe, 375
Câncer, 366, 499, 691, 789
Candesartana, 309, 310, 590
Candidíase, 760, 761
Cangrelor, 240, 241
Cannabis sativa, 266, 820
Canrenona, 422
Capacidade de ligação, 9
Capecitabina, 799
Capreomicina, 739, 740
Capsaicina, 596, 610
Capsídeo, 744
Cápsula de Tenon, 395
Captação
- de catecolaminas, 214
- do iodeto do plasma pelas células foliculares, 482
Captopril, 25, 306, 309, 310
Carbacol, 193, 194, 196
Carbamazepina, 147, 149, 170, 171, 172, 406, 471, 499, 503, 522, 610, 635, 637, 638, 680, 739, 816, 817
Carbapenêmicos, 730, 732
Carbenicilina, 140
Carbenoxolona, 479
Carbidopa, 219, 227, 564
Carbimazol, 486, 487, 818
Carbonato
- de cálcio, 513
- de magnésio, 430
Carboplatina, 131, 798
Carboprosta, 501
Carboxilação, 256

Carboximaltose férrica, 350
Carcinogênese, 812
Carcinogenicidade, 812
Carcinógenos, 790, 813
Cardiopatia
- coronariana, 691
- isquêmica, 289
Carfentanila, 607
Cariprazina, 653, 681
Carmustina, 794
Carreador de solutos, 128
Carvedilol, 218, 223, 224, 226, 316
Cascata
- da coagulação, 330
- de quinases, 44
Casimerseno, 80
Caspases, 94
- "executoras", 94
Caspofungina, 763
Cassetes de genes, 720
Catabolismo dos prostanoides, 249
Catalase, 557
Catalisadores de superfície, 331
Cataplexia, 685
Catecolaminas, 209, 221
Catecol-O-metil transferase, 215
Catina, 688
Catinona, 683, 688
Catumaxomabe, 803
Cebranopadol, 607
Cefalalgias trigêmino-autonômicas, 587
Cefaleia(s), 584, 587
- da covid-19, 584
- do tipo tensional, 587
- em salvas, 587
- persistente diária desde o início, 587
- primária(s), 584, 587
Cefalosporinas, 730, 731
Cefamandol, 722
Cefamicinas, 731
Cefotaxima, 731
Cefradina, 731
Ceftriaxona, 723, 731
Cefuroxima, 731
Celecoxibe, 368, 428, 809
Célula(s)
- apresentadora de antígeno, 110
- AS, 97
- D, 428
- de Langerhans, 106, 381
- de Leydig, 491
- de memória, 108
- dendríticas, 103, 106
- ECL, 427
- em repouso, 60
- endoteliais, 105
- - vasculares, 107
- enterocromafins, 231
- epiteliais intestinais, 103
- ES, 97, 98, 321
- espumosas, 321
- eucariontes, 711
- foliculares, 482
- foliculoestreladas, 465
- gliais, 517
- *natural killer*, 107, 246, 747
- procariontes, 711
- progenitoras, 97, 98
- quiescentes, 89
- tumorais, 790
Células-tronco, 97, 98
- adultas, 97
- derivadas de músculos, 98
- embrionárias, 97
- mesenquimais derivadas da medula óssea, 98
- pluripotentes, 98
Celulite, 387
Cenobamato, 637, 642
Centro do vômito, 432
Ceramida, 254
Cerivastatina, 325
Certolizumabe pegol, 374, 375
Cestódeos, 781
Cetamina, 521, 526, 573, 574, 575, 576, 577, 578, 593, 610, 647, 660, 664, 668, 679, 695, 704
Cetanserina, 235, 236
Cetirizina, 244
Cetoacidose diabética, 446
Cetoconazol, 147, 388, 474, 763
Cetorolaco, 397
Cetotifeno, 377
Cetuximabe, 803
Cevimelina, 188, 189, 193, 194, 196
Chaperonas, 46, 554
Choque
- anafilático, 113, 817
- por vasodilatação, 317
- vasodilatador, 312
Chumbo, 816
Cicatrização, 96, 97
Ciclesonida, 407
Ciclinas, 90
Ciclizina, 434
Ciclo
- celular, 89, 92, 96
- de vida
- - do parasita da malária, 768, 771
- - dos vírus, 744
- do fosfatidilinositol, 38
- dos ácidos tricarboxílicos, 713
- exoeritrocítico, 769
- menstrual, 489
Ciclofilina, 372
Ciclofosfamida, 142, 147, 148, 372, 794
Ciclopentolato, 195, 396
Cicloplegia, 396
Ciclopropano, 573
Ciclosporina, 24, 207, 324, 371, 372, 390, 438, 462, 832
Cicloserina, 739, 741
Ciclossilicato de zircônio dissódico, 424
Ciclotiazida, 531
Cigarros eletrônicos, 690
Ciglitazona, 452
Cilastatina, 732
Cimetidina, 131, 150, 244, 429, 503
Cinacalcete, 18, 509, 513
Cinarizina, 434
Cinética
- de ordem zero, 161
- de saturação, 161
- linear, 156
Cininas, 69, 597
Cininogênio, 259
Cinoxacino, 716
Ciprofibrato, 326
Ciprofloxacino, 337, 406, 436, 716, 737, 738, 739
Cipro-heptadina, 237, 378
Ciproterona, 802
Circuitos neurológicos, 457
Circulação êntero-hepática, 150
Cisaprida, 236
Cisatracúrio, 198
Cisplatina, 131, 387, 434, 798
Cisticercose, 781
Cistos hidáticos, 784
Citalopram, 610, 665, 671
Citarabina, 263, 800
Citocinas, 103, 261, 262, 507, 517
Citocinese, 91
Citocromo C, 96
Citoplasma, 712
Citotoxicidade celular dependente de anticorpos, 111
Citotóxicos, 801
Citrato, 423
Cladribina, 570
Claritromicina, 406, 431, 735, 736, 739
Classificação
- dos receptores, 8, 209
- dos receptores adrenérgicos, 209
Clembuterol, 217, 222, 825
Clindamicina, 736, 769
Clivagem endoproteolítica, 258
Clobazam, 641
Clodronato, 240, 510, 511
Clofazimina, 741
Clofibrato, 326, 452
Clometiazol, 629
Clomifeno, 493, 498
Clomipramina, 666, 672
Clonazepam, 610, 624, 626, 641
Clonidina, 211, 217, 222, 308, 313, 539, 685
Clopidogrel, 150, 163, 240, 241, 290, 318, 336, 341, 342
Clorambucila, 794, 815
Cloranfenicol, 451, 722, 723, 734, 809
Clordiazepóxido, 624, 701
Cloreto de amônio, 424
Clorfenamina, 378, 408
Clorfeniramina, 245
Clormetiazol, 558
Clormetina, 794
Cloroquina, 134, 369, 757, 767, 769, 772, 773
Clorpromazina, 434, 563, 568, 652, 657, 811
Clorpropamida, 450
Clortalidona, 421
Clotrimazol, 763
Clozapina, 649, 650, 818
Coadjuvantes da terapia, 567
Coagulabilidade anormal do sangue, 330
Coagulação
- intravascular disseminada, 333
- sanguínea, 330
Coágulo, 330
Cobicistate, 755
Cocaína, 214, 220, 229, 542, 613, 615, 616, 683, 685, 686, 687, 703, 819, 820, 822, 825
Cochaperonas, 46
Cociprindiol, 390
Codeína, 118, 367, 411, 437, 589, 599, 602, 605, 606
Coeficiente
- de difusão, 127
- de partição, 578
- - óleo:gás, 578
- - sangue:gás, 578
- de permeabilidade, 128
Cognição, 645, 692
Colchicina, 24, 376, 377, 417, 471
Colecalciferol, 509

Colecistocinina, 458
Colelitíase por colesterol, 438
Colesterol de lipoproteína de baixa densidade, 321
Colestipol, 328
Colestiramina, 141, 328
Cólica biliar, 438
Colina acetiltransferase, 191
Colinesterase, 206
Colírios, 138
Colistimetato, 733
Colistina, 723, 733
Colite ulcerativa, 438
Coloração de Gram, 726
Compartimentalização, 274
Compartimento(s)
- de líquidos corporais, 139
- plasmático, 140
Complexo
- de ataque à membrana, 104
- de histocompatibilidade principal (MHC), 107
- de silenciamento induzido por siRNA, 80
- principal de histocompatibilidade, 747
- silenciador, 81
Componentes CRISPR-Cas9, 87
Comportamento alimentar, 457, 458
Compostos
- calcimiméticos, 513
- de ouro, 369, 370
- de platina, 798
- obtidos de esponjas marinhas, 801
Comunicação da presença, 172
Concentração, 9, 115, 154, 155, 346
- de fármaco, 115
- de hemoglobina, 346
- do fármaco, 154
- plasmática, 154, 155
- plasmática máxima, 155
Conexões recíprocas, 519
Conivaptana, 417
Conjugação, 720
Conjugados anticorpo-fármaco, 142
Conjunto
- de multicassetes, 720
- de repetições palindrômicas curtas regularmente interespaçadas (CRISPR), 87
Constante
- de afinidade da ligação, 20
- de dissociação de equilíbrio, 20
- de velocidade de eliminação, 157
Constrição pupilar, 602
Consumo de oxigênio do miocárdio, 286
Contração, 55
- cardíaca, 284
- do miocárdio, 286
- muscular, 66, 68
Contracepção pós-coito (de emergência), 499
Contraceptivos orais, 498, 499
Contratilidade e viabilidade do miocárdio, 285
Controle(s)
- autonômico da lente e da pupila, 395
- autônomo do coração, 287, 289
- da êmese e da mielossupressão, 807
- da expressão dos receptores, 52
- da glicemia, 440
- da ingestão de alimentos, 457
- da pressão intraocular, 397
- da respiração, 400

- de transcrição, 258
- - gênica pelos NRS, 47
- do gasto energético, 458
- do tônus da musculatura lisa vascular, 302
- dos vasos sanguíneos relacionados ao tumor, 791
- endócrino da reprodução, 489
- hormonal, 426, 491
- - do sistema reprodutor feminino, 491
- inibitórios descendentes, 595
- neural e humoral, 287
- neuro-hormonal
- - do sistema reprodutor feminino, 489
- - do sistema reprodutor masculino, 491
- neuronal, 426
- organizacional dos esteroides, 492
- vascular por metabólitos/mediadores, 287
Conversão de metil-FH4 em FH4, 352
Convulsão(ões)
- focais, 631
- generalizadas, 631, 632
- tônico-clônica, 633
Coordenação dos fatores que regulam a secreção de ácido, 428
Coração, 281
Corneócitos, 383
Corno lateral, 176
Coronavírus da covid-19, 750
Corpo(s)
- ciliar, 396
- de leucemia promielocítica, 95
- de Lewy, 564
- estriado, 540
- lúteo, 490
Corpúsculos
- de Meissner, 381
- de Paccini, 381
Correceptores, 108
Córtex da glândula suprarrenal, 465, 471
Corticosteroides, 229, 318
Corticosterona, 472
Corticotrofos, 465
Cortisol, 472, 477
Cotransmissão, 181
Cotransportadores, 414, 415
- de sódio/glicose (SGLT), 415
Cotrimoxazol, 337, 713, 727, 728
Covid-19, 477, 752
Coxibes, 368
Crescimento, 97
Crisanlizumabe, 346
Crisantaspase, 805
Crise(s)
- carcinoide, 237
- de ausência, 633
- de Stokes-Adams, 284
CRISPR, 120
Crizanlizumabe, 357
Crizotinibe, 805
Cromoglicato, 264, 397, 404, 407
Cromogranina a, 213
Cromossomo, 712
Crotamitona, 389
CSF de granulócitos, 355
Curare, 136, 174
Curativo de oclusão, 388
Curva(s)
- de concentração-efeito, 10
- de dose-resposta, 10, 118
- de função ventricular, 285
- de ligação, 9

D

Dabigatrana, 336
Dacarbazina, 797
Daclizumabe, 375, 569, 570
Dactinomicina, 800
DAG, 36
Daidzeína, 700
Dalfopristina, 736
Dalteparina, 335
Danaparoide, 336
Danazol, 408, 497
Dano
- alérgico ao fígado, 818
- fetal induzido por fármacos, 816
Dantroleno, 58, 644
Dantrona, 436
Dapagliflozina, 415, 449
Dapsona, 740, 741, 772
Daptomicina, 733
Darbepoetina, 354
Daridorexanto, 260
Darifenacina, 188, 195, 196
Darunavir, 755
Dasatinibe, 171, 805
Daunorrubicina; 800
Debrisoquina, 227
Decametônio, 197
Decitabina, 800
Dedos de zinco, 47
Defeitos da coagulação, 333
Defensinas, 101
Deferasirox, 351
Deferiprona, 351
Defesas do hospedeiro, 101, 747
- contra vírus, 747
Deficiência
- de adesão de leucócitos, 101
- de colinesterase plasmática, 169, 171
- de glicose-6-fosfato desidrogenase, 171
- de hormônio do crescimento, 468
- de ornitina descarboxilase, 86
Degarrelix, 802
Degeneração macular aguda, 803
Degradação
- das catecolaminas, 214
- e transporte do óxido nítrico, 275
- metabólica das catecolaminas, 215
Delamanida, 739
Demeclociclina, 417, 471, 734
Demência, 554, 559, 561
- associada a corpos de Lewy, 554
- com corpos de Lewy, 561
Denosumabe, 510, 512
Densitometria óssea de raios X de dupla energia (DEXA), 510
Dependência
- de uso e voltagem-dependência, 62
- física, 603, 706
Depleção
- de mediadores, 20
- de triptofano, 661
Depósitos amiloides, 554, 559
Depressão, 226, 527, 585, 602, 659
- a longo prazo, 527
- alastrante cortical, 585
- cardíaca, 226
- do reflexo da tosse, 602
- endógena, 659
- reativa, 659
- respiratória, 602
- unipolar, 659

Depressores, 695
Depuração, 151, 155, 156
- renal, 151
- total de um fármaco, 156
Derisomaltose férrica, 350
Derivados
- da teofilina, 241
- de plantas, 794, 801
- do benzoflurano, 683
- do ergot, 223, 588
- importantes de ácidos graxos, 253
Dermatite
- atópica, 386
- de contato, 386
Dermatomicoses, 760
Derme, 383, 384
Dermografia, 386
Derquantel, 787
Desacoplamento, 19, 585
- neurovascular, 585
Descoberta
- de protótipos, 831
- e desenvolvimento dos fármacos, 828
Desdiferenciação, 791
Desenho de grupos paralelos, 122
Desenvolvimento
- clínico, 833
- pré-clínico, 833
- químico e farmacêutico, 833
Desferroxamina, 351
Desflurano, 577, 579, 580, 581
Desipramina, 609, 665, 672
Desmopressina, 425, 471
Desmossomos, 383
Desogestrel, 494, 498, 499
Dessensibilização, 19, 39, 40, 52
- dos GPCRS, 39
- heteróloga, 39
- homóloga, 39, 40
Desvenlafaxina, 674
Dexametasona, 139, 397, 478, 757, 802
Dexanfetamina, 683
Dexfenfluramina, 237, 318, 461, 684
Dexmedetomidina, 217, 221
Dextroanfetamina, 682, 821
Dextrometorfano, 411, 558, 602, 610
Dextropropoxifeno, 605
Diabetes
- insípido, 167, 417, 471
- - nefrogênico, 167, 417
- melito, 440, 446, 447
- - tipo 1, 446
- - tipo 2, 446, 447
- - tratamento com insulina, 447
Diacetilmorfina, 142
Diamorfina, 599, 604, 606, 703
Diarreia do viajante, 437
Diazepam, 166, 626, 641
Diazóxido, 64, 307, 421
Dibucaína, 169
Diciclomina, 438
Dicicloverina, 437
Diclofenaco, 365, 397, 589
Dicloroisoprenalina, 224
Didanosina, 715
Didrogesterona, 494
Dietilamida do ácido lisérgico, 234, 543, 693, 703
Dietilcarbamazina, 147, 785
Dietilestilbestrol, 493, 802
Difenidramina, 629
Difenoxilato, 437

Diflos, 201
Diflunisal, 366
Difusão
- através de lipídeos, 128
- através do epitélio tubular renal, 151
Difusibilidade, 128
Digoxina, 58, 136, 144, 152, 159, 162, 165, 167, 293, 294, 317, 420, 431
Di-hidrocodeína, 606
Di-hidroergotamina, 223, 236, 588
Di-hidropiridina, 25, 56, 298
Di-hidroxifenilserina, 227
Diloxanida, 777
Diltiazem, 56, 293, 298, 312, 406
Dimaprita, 244
Dimercaprol, 18
Dimetil fumarato, 570
Dimetiltriptamina, 694
Diminuição do acúmulo de fármacos pelas bactérias, 722
Dinitrofenol, 461
Dinoprostona, 250, 501
Diphyllobothrium latum, 781
Dipipanona, 605
Dipiridamol, 240, 294, 296, 308, 341
Dipropiltriptamina, 694
Dipropionato de beclometasona, 138
Discinesia, 565
- tardia, 654, 655
Disfunção
- endotelial, 321
- erétil, 421, 501
Dislipidemia, 323
Dismenorreia, 501
Disopiramida, 291, 292
Dispositivos implantáveis revestidos, 143
Disseminação
- da infecção, 390
- da resistência aos antibióticos, 719
Dissulfiram, 150, 212, 699, 731, 798
Distonia(s)
- agudas, 655
- de torção, 203
Distribuição
- de fármacos, 127
- dos fármacos, 133, 139, 141
- - no organismo, 139
- - nos tecidos, 133
- e função da colinesterase, 203
- pela água corporal, 141
Distúrbio(s)
- de neurodesenvolvimento relacionado ao álcool, 698
- do ritmo cardíaco, 283
- gastrointestinais, 363
- motores
- - extrapiramidais, 655
- - induzidos por antipsicóticos, 655
Ditanas, 234, 588
Ditranol, 392
Diurese, 697
Diuréticos, 20, 419, 421, 423, 824
- de alça, 419
- osmóticos, 423
- que atuam
- - diretamente sobre as células do néfron, 419
- - indiretamente pela modificação do conteúdo do filtrado, 423
- - no túbulo distal, 421
- tiazídicos, 20

Divulgação e publicação de dados de ensaios clínicos, 834
Dizocilpina, 647
DL-anfetamina, 682
DNA
- plasmidial, 86
- polimerase dependente de DNA, 745
- polimerase dependente de RNA, 746
DOACs, 336
Doadores/precursores de óxido nítrico, 277
Dobramento incorreto, 553
Dobutamina, 217, 222, 288, 295, 317, 318
Docetaxel, 801
Docusato de sódio, 435
Doença(s), 73, 81
- ateromatosa, 324, 325
- autoimune, 113, 261
- autoinflamatórias, 261
- comuns da pele, 384
- de Addison, 472
- de Alzheimer, 121, 366, 531, 551, 554, 559, 561, 562
- de Creutzfeldt-Jakob, 73, 468, 554
- - neurodegenerativa, 73
- de Crohn, 438
- de Graves, 485, 486
- de Huntington, 81, 119, 554, 563, 568
- de Minammata, 816
- de Paget, 510
- de Parkinson, 121, 468, 554, 562, 563, 564, 692
- de Raynaud, 312, 318
- do refluxo gastroesofágico, 426
- do soro, 113
- falciforme, 769
- farmacocinéticas de um único gene, 169
- granulomatosa crônica, 263
- intestinal crônica, 437
- neurodegenerativas, 553
- oculares, 395
- ósseas, 510
- pulmonar, 401
- - obstrutiva crônica, 408, 692
- trombótica e tromboembólica, 334
- vascular periférica, 312, 318, 691
Dolutegravir, 756
Domínio
- central do receptor, 47
- C-terminal, 47
- N-terminal, 47
Domperidona, 140, 434, 436, 499, 566
Donepezila, 204, 207, 561, 562, 693, 821, 826
DOPA descarboxilase, 212
Dopamina, 183, 209, 212, 307, 540, 541, 647, 655
- no sistema nervoso central, 543
Dopamina-β-hidroxilase, 212
Dor, 592, 596
- aguda, 592
- crônica, 608, 609, 610
- - primária, 609, 610
- - secundária, 609
Dorzolamida, 138, 398
Dose, 154
- de ataque, 158
- equivalente humana, 833
Doxapram, 409
Doxazosina, 223, 313, 425
Doxepina, 672
Doxiciclina, 86, 93, 733, 772
Doxilamina, 434
Doxorrubicina, 290, 314, 800

Dracunculus medinensis, 782
Droga, 1
Drogadição, 703, 704, 708
Drogado (*junkie*), 704
Dronabinol, 611, 644
Dronedarona, 293
Droperidol, 434
Droxidopa, 227
D-serina, 525
D-sotalol, 292
Ducto coletor, 413, 417
Dulaglutida, 450
Duloxetina, 609, 610, 666, 674
Dupilumabe, 383, 389, 408
Duteplase, 343

E

Ecalantida, 387
Econazol, 764
Econozol, 763
Ecotiopato, 201, 204
Ecstasy, 688
Eculizimabe, 357
Eculizumabe, 76, 346
Eczema, 382, 386
- atópico, 386
- xerótico, 386
Edaravona, 569
Edoxabana, 336
Edrofônio, 201, 204, 207
Efaproxiral, 825
Efavirenz, 754, 756
Efedrina, 167, 219, 228, 676, 684, 826
Efeito(s)
- adversos
- - não relacionados com a ação farmacológica conhecida do fármaco, 809
- - relacionados com a ação farmacológica conhecida do fármaco, 809
- alucinatórios, 545
- anticonvulsivantes, 626
- ativacional dos esteroides, 492
- comportamentais dos hormônios sexuais, 492
- cronotrópico, 221, 287
- da idade
- - na excreção renal de fármacos, 165
- - no metabolismo de fármacos, 166
- da variação sobre a velocidade de absorção, 159
- de agonistas, 9
- de concentração, 579
- de fármacos sobre a transmissão colinérgica, 193
- do óxido nítrico, 276
- farmacológicos, 23
- "fora do alvo", 7
- inotrópico, 221, 287
- neurotróficos, 516, 661
- nocivos
- - das substâncias, 704
- - dos fármacos, 808
- oculares dos agentes muscarínicos, 194
- prejudiciais do fumo de tabaco, 691
Eferência
- craniana, 176
- sacral, 176
- simpático-toracolombar, 176

Eferocitose, 106
Efetores controlados por proteínas G, 39
Eficácia, 9, 13
- intrínseca, 13
Eficiência cardíaca, 287
Eflornitina, 390, 778
Eicosanoides, 246
- biossíntese, 246
- estrutura, 246
Eixo
- gastrina-ECL-célula parietal, 428
- hipotalâmico-hipofisário, 470
- hipotálamo-hipófise-suprarrenal, 465
Elastina, 92
Elementos
- de resposta hormonal, 48
- genéticos extracromossômicos, 720
- móveis, 720
Eletriptana, 588
Eletroconvulsoterapia, 661
Elexacaftor, 410
Eliminação de fármacos, 144, 153
- pelo rim, 153
- expressa como depuração, 156
Eliprodil, 526, 558
Elobixibate, 436
Eltrombopague, 354, 355, 356
Eluxadolina, 437, 438
Emaranhados neurofibrilares, 559, 560
Emedastina, 377
Emergências
- alérgicas, 408
- comportamentais, 657
Êmese, 807
Emolientes, 388
- fecais, 435
Empacotamento em lipossomas, 143
Empagliflozina, 415, 449
Emricasan, 98
Enalapril, 25, 148, 309
Enalaprilato, 148
Encainida, 291, 292
Endocanabinoide(s)
- anandamida, 249
- aplicações clínicas, 271
- biossíntese dos, 269
- envolvimento patológico, 270
- mecanismos fisiológicos, 270
Endocanabinoides, 268, 269
Endopeptidase neutra, 259
Endoperóxidos cíclicos, 248
Endotelina, 303, 304, 305, 306
- descoberta, biossíntese e secreção, 304
- funções da, 305
Endotélio
- na angiogênese, 303
- vascular, 302
- - na hemostasia e na trombose, 332
Endotoxina, 333, 726
Enflurano, 579, 581
Enfuvirtida, 755
Engenharia genética, 73
Enoxaparina, 335
Ensaio(s)
- biológico, 115
- clínico(s), 121, 125
- - controlado randomizado, 122
- de linhas paralelas, 118
Entacapona, 564, 566
Entamoeba histolytica, 776
Entecavir, 754
Enterobacteriaceae, 723

Enterobius vermicularis, 781
Entrada de cálcio operada por estoque, 58
Entrega de genes, 83
Entricitabina, 754, 756, 757
Envelope bacteriano, 712
Envenenamento por etilenoglicol, 700
Enxaqueca, 584, 585
- clássica, 585
- crônica, 585
- episódica, 585
Enzima(s), 6, 25
- conversora de angiotensina, 259
- do citocromo P450, 144
- P450, 145, 338
- transferase terminal, 790
Eosinófilos, 106
Eotaxina, 262
Epibatidina, 197
Epiderme, 383, 384
Epilepsia
- jacksoniana, 632
- mecanismos neurais e modelos animais de, 633
- natureza da, 631
- psicomotora, 631, 632
- tipos de, 631
Epileptogênese, 633
Epinastina, 377
Epinefrina, 7, 57, 141, 174, 209, 217
Epirrubicina, 800
Eplerenona, 309, 316, 418, 422, 479
EPO, 825, 826
Epoetina, 346, 353, 424
Epoprostenol, 250, 312, 342
Eptifibatida, 342
Eptinezumabe, 589
Equação de Schild, 21
Equilíbrio
- ácido-básico, 418
- do potássio, 418
Equinocandinas, 761, 762
Erenumabe, 589
Ergocalciferol, 509, 512
Ergometrina, 236, 500
Ergot, 236
Ergotamina, 223, 236, 588
Eribulina, 801
Erisipela, 387
Eritema cutâneo com pápulas, 390
Eritromicina, 406, 722, 735, 736
Eritropoese, 346
Eritropoetina, 346, 353, 354, 823
Erlotinibe, 99, 805
Erro(s)
- do tipo I, 123
- do tipo II, 123
- inatos do metabolismo, 169
- no dobramento das proteínas, 553
Ertapeném, 732
Erupção serpiginosa, 784
Erva-de-são-joão, 666
Escetamina, 677
Escherichia coli, 723
Escitalopram, 623, 624, 665, 671
Esclerose
- lateral amiotrófica, 554, 569
- múltipla, 569, 570
- sistêmica, 238
Esclerostina, 505
Escopolamina, 194, 677
Esfingomielina, 254
Esfingomielinases, 254

Esfingosina 1-fosfato, 254, 255
- ações, 255
- biossíntese, 254
- metabolismo, 254
- receptores, 255
Eslicarbazepina, 639
Esôfago de Barrett, 428
Esomeprazol, 430
Espaço periplasmático, 726
Espasmo muscular, 643
Espasticidade, 203
Espécies
- de colágeno, 92
- de RNA com potencial farmacológico, 81
Especificidade
- do agonista, 41
- dos fármacos, 7
Espermidina, 526
Espermina, 526
Espironolactona, 295, 309, 312, 313, 316, 418, 419, 422, 479
Esporão do centeio, 236, 237
Esquizofrenia, 645
- bases neuroanatômicas e neuroquímicas, 646
- eficácia clínica no tratamento, 652
- etiologia e patogenia da, 646
- fatores genéticos e ambientais, 646
- natureza da, 648
Esquizogonia, 769
Esquizonte, 769
Estabilizadores do humor, 681
Estado(s)
- de mal
- - asmático, 408
- - epiléptico, 633
- de vigília e humor, 545
- hipotensivos, 317
Estanozolol, 824
Estatinas, 325, 558
Estavudina, 754
Estereosseletividade, 147
Ésteres de forbol, 36
Esteroides, 517, 699, 734
- anabolizantes, 496, 823, 824
Estibogliconato de sódio, 779
Estilo de vida, 819
Estimulação
- cerebral, 567
- vagal, 288
Estimulantes
- do SNC, 824
- ganglionares, 197
- psicomotores, 521, 682
Estiripentol, 637, 642
Estrabismo, 203
Estradiol, 492
Estratégia de concentração-alvo, 154
Estrato
- basal, 381, 383, 387
- córneo, 383
- espinhoso, 381, 383
- lúcido, 383
Estreptograminas, 734, 736
Estreptomicina, 203, 734, 735, 738, 739, 832
Estreptoquinase, 343
Estresse
- de cisalhamento, 274
- oxidativo, 557
Estrias gordurosas, 322
Estricnina, 535, 536, 825
Estriol, 492

Estrógenos, 137, 492, 494, 509, 512, 677, 802
Estrona, 492
Estrutura
- da pele, 383
- dos vírus, 744
- e composição do osso, 505
- e função do néfron, 413
- molecular dos receptores, 27
Estudo(s)
- cruzado, 122
- farmacológicos em humanos, 121
Eszopiclona, 629
Etambutol, 738, 739, 740
Etamina, 18
Etanercepte, 75, 374, 375, 388
Etanol, 20, 141, 146, 147, 161, 308, 417, 639, 696, 814
- aspectos farmacocinéticos, 698
- mecanismo do, 698
- no desenvolvimento fetal, 698
- no fígado, 697
- tolerância e dependência física, 700
Etapas de um projeto, 829
Etelcalcetida, 513
Eteplirsena, 80, 82, 172
Éter, 579, 828
Éter dietílico, 828
Etexilato de dabigatrana, 336
Etidronato, 510, 511
Etilenoglicol, 700
Etinilestradiol, 150, 390, 493, 498, 802
Etinodiol, 494, 498, 499
Etnia, 165
Etomidato, 575, 576, 577, 578, 582
Etoposídeo, 801
Etorfina, 607
Etoricoxibe, 368
Etossuximida, 299, 635, 638, 640, 739
Etravirina, 754
Etretinato, 816
Euforia, 601
Evasão da detecção imune e do ataque por células *killer*, 747
Eventos
- celulares, 105
- elétricos
- - da transmissão nas sinapses colinérgicas rápidas, 191
- - e iônicos subjacentes ao potencial de ação, 60
- vasculares, 103
Everolimo, 805
Evolocumabe, 326
Exacerbações agudas, 409
Excitabilidade
- da célula, 62
- elétrica, 66
Excitação, 55, 59
Excitotoxicidade, 57, 527, 555, 557
Excreção
- biliar, 150
- de fármacos e seus metabólitos, 150
- de moléculas orgânicas, 418
- renal de fármacos, 151
Exemestano, 802
Exenatida, 450
Exercício físico e obesidade, 460
Exocitose, 69
- do tipo *kiss-and-run*, 70
Expressão
- da telomerase, 790
- gênica, 86, 670

Extrato de *cannabis*, 272
Extremidades frias, 226
Ezetimiba, 328, 329

F

Fadiga, 201, 226
- tetânica, 201
Fagocitose de bactérias, 111
Família
- CIP, 91
- de NRS na saúde e na doença, 48
- de receptores nucleares, 46
- Ink, 91
Famotidina, 429
Fampridina, 569
Fanciclovir, 142, 753
Farelo e casca da ispagula (*psyllium*), 435
Fármaco(s)
- amebicidas, 776
- analgésicos, 592, 598
- anestésicos, 572
- ansiolíticos, 624, 628
- antianginosos, 296
- antiarrítmicos, 167, 290, 291, 292, 293
- - classe I, 167, 291, 292
- - classe Ia, 292
- - classe II, 167, 291, 292, 293
- - classe III, 167, 292, 293
- - classe IV, 292, 293
- - mecanismos de ação, 291
- antibacterianos, 726
- anticitocinas, 374
- anticolinesterásicos, 205, 206
- antidepressivos, 659, 662
- - antagonistas dos receptores de monoaminas, 675
- - convencionais, 668
- - no futuro, 678
- - tricíclicos, 672
- antieméticos, 433, 435
- antiepilépticos, 631, 680, 816
- - e gravidez, 643
- - mais novos, 641
- - mecanismo de ação, 634
- antiesquizofrênicos, 645
- antifibrinolíticos e hemostáticos, 343
- antifúngicos, 760
- - sintéticos, 763
- anti-helmínticos, 781, 784
- anti-hipertensivos, 315
- anti-inflamatório, 7, 167, 359, 589
- - ações farmacológicas, 361
- - comuns, 7
- - distúrbios gastrointestinais, 363
- - efeitos
- - - adversos renais, 364
- - - analgésicos, 362
- - - anti-inflamatórios, 362
- - - antipiréticos, 362
- - - colaterais cardiovasculares, 364
- - - indesejáveis, 363
- - mecanismo de ação, 361
- - não esteroides, 167
- - reações e hipersensibilidade, 364
- antimaláricos, 371, 767, 769, 775
- antiplaquetários, 339, 342
- antiprotozoários, 766
- antipsicóticos, 645, 649, 652
- - de segunda geração, 680
- antirreabsortivos, 510

- antirreumáticos, 359
- - modificadores da doença, 368, 369, 373, 374
- - - biológicos, 374
- - - sintéticos convencionais, 369
- - - sintéticos direcionados para alvos, 373
- antivirais, 744, 752, 755
- aspectos
- - celulares, 55
- - moleculares, 24
- bacteriostáticos e bactericidas, 726
- biofármacos e terapia gênica, 73
- bloqueadores
- - dos neurônios noradrenérgicos, 227
- - ganglionares, 197, 198
- - não despolarizantes, 200
- - neuromusculares, 198
- cardiovasculares, 590, 824, 825
- citotóxicos, 789, 792, 794, 815
- - contra o câncer, 792
- como agem, 6
- contra o câncer, 789, 794, 800
- convencional, 77
- de ação central, 589
- de RNA
- - que têm como alvo outros nucleotídeos, 79
- - que têm como alvo proteínas, 79
- - usados na codificação de proteínas, 81
- dissociativos, 695
- distribuídos no compartimento extracelular, 140
- fibrinolíticos, 343
- hipnóticos, 629, 630
- hipoglicemiantes orais, 451, 453
- hipolipemiantes, 325
- imunossupressores, 371
- modificadores da fibrinólise, 344
- na dislipidemia, 329
- não estimulantes, 693
- neurolépticos, 645
- no esporte, 819
- opioides, 598
- para a doença intestinal crônica, 437
- parassimpaticolíticos, 194
- psicoativos, 682, 822
- psicotrópicos, 521
- que afetam
- - a função
- - - cardíaca, 290
- - - reprodutora, 492
- - a liberação de noradrenalina, 227
- - a síntese de noradrenalina, 227
- - o armazenamento de noradrenalina, 227
- - o metabolismo do folato, 774
- - o sistema biliar, 438
- - os canais de sódio, 613, 619
- - os gânglios autônomos, 197
- - os neurônios noradrenérgicos, 227
- que alteram
- - a excreção de moléculas orgânicas, 424
- - o pH da urina, 423
- - que ativam os canais de potássio, 307
- - que atuam
- - em local pré-sináptico, 202
- - na cascata da coagulação, 333
- - na pele, 388
- - no rim, 419
- - no sistema 5-HT, 587
- - no sistema do CGRP, 588
- - nos receptores de 5-HT, 235
- - por meio de nucleotídeos cíclicos, 307
- - por meio de outros mecanismos, 755
- - sobre a contração do miocárdio, 294, 295
- - sobre a transmissão noradrenérgica, 216
- - sobre os receptores
- - - adrenérgicos, 216
- - - de glutamato, 530
- - - GABA, 534
- - que aumentam
- - - a motilidade gastrointestinal, 436
- - - o fornecimento de oxigênio aos músculos, 825
- - que efetuam uma cura radical, 771
- - que estimulam
- - - a secreção de insulina, 451
- - - o útero, 500
- - que inibem
- - - a absorção do colesterol, 328
- - - a colinesterase, 204
- - - a contração do útero, 501
- - - a enzima ciclo-oxigenase, 359
- - - a liberação de acetilcolina, 203
- - - a síntese de acetilcolina, 202
- - que intensificam a transmissão colinérgica, 203, 207
- - radiomarcado, 9
- - semelhantes à aspirina, 359
- - terapêuticos, 170
- - tripanossomicidas, 777
- - usados
- - - em distúrbios do trato urinário, 425
- - - na amebíase, 777
- - - na doença de Parkinson, 567
- - - na enxaqueca, 584
- - - na gota, 375
- - - na insuficiência renal, 424
- - - nas doenças da tireoide, 486
- - - nas doenças ósseas, 510
- - - no controle do
- - - - crescimento capilar, 390
- - - - da hanseníase, 741
- - - - da insônia, 629
- - - - da malária aguda, 770
- - - - da tuberculose, 738
- - - - das anemias hemolíticas, 357
- - - - das infecções fúngicas, 761
- - - - do diabetes melito, 447, 453
- - - - e na prevenção da asma, 404
- - - para a tosse, 410
- - - para contracepção, 498
- - - para inibir ou neutralizar a secreção de ácido gástrico, 428
- - - para prevenir a transmissão, 772
- - - para quimioprofilaxia, 771
- - - utilizados no tratamento da ansiedade, 623
- - - vasoativos, 306, 312
- - - vasoconstritores, 306
- - - vasodilatadores, 307, 312
- - - de ação indireta, 308
- - Z, 629
Farmacocinética, 154, 160
- populacional, 162
Farmacodinâmica, 154
Farmacoeconomia, 5
Farmacoepidemiologia, 5
Farmacogenética, 171
Farmacogenômica, 5, 164, 171
Farmacologia, 1, 2, 4, 6, 51, 52, 76, 115, 833
- atual, 4
- de biofármacos de proteínas, 76
- de segurança, 833
- dos canais iônicos, 51
- nos séculos XX e XXI, 2
- origens e antecedentes, 1
- secundária, 52
Farmacoterapia para covid-19, 757
Fase
- de descoberta de fármacos, 831
- de eclipse, 745
- de indução, 107
- efetora, 107, 108
- imediata da crise asmática, 403
- tardia da crise asmática, 403
Fasitibanto, 260
Fasudil, 38
Fator(es)
- ativador de plaquetas (PAF), 106, 248, 254
- de crescimento, 42, 89, 106, 256
- - dependente de plaquetas, 92
- - do endotélio vascular, 92, 303
- - do fibroblasto, 92
- - dos nervos, 42, 106
- - epidérmico, 42, 92
- - hematopoiéticos, 346, 353
- - neural, 556
- - transformador, 42, 92
- - de necrose tumoral, 95, 103, 261
- - de relaxamento derivado do endotélio, 273, 303
- - de sobrevivência, 94
- - de transcrição ativados por ligantes, 47
- - de troca denucleotídeo de guanosina, 38
- - epigenéticos, 790
- - estimuladores de colônias, 42, 346, 355
- - - de granulócitos, 75
- - genéticos e obesidade, 460
- - iniciador de apoptose, 95
- - intrínseco, 352
- - liberador
- - - de corticotrofina, 467
- - - do hormônio do crescimento, 467
- - neurotrófico derivado do cérebro, 529, 531, 556
- - nuclear kappa B, 44
- - reumatoide, 370
- - tecidual, 331
Febuxostate, 376
Felbamato, 637, 642
Felipressina, 471, 617
Fenacetina, 364
Fenamatos, 360
Fenciclidina, 526, 695
Fenelzina, 664, 667, 675
Fenfluramina, 237, 461
Fenilacetatos, 360
Fenilefrina, 13, 217, 222, 396, 502, 617
Feniletanolamina N-metiltransferase, 213
Fenilpiracetam, 693
Fenindiona, 336
Fenitoína, 18, 141, 142, 161, 162, 406, 499, 610, 635, 637, 638, 639, 739, 811, 815, 816
Fenobarbital, 147, 635, 637, 639, 640, 699
Fenofibrato, 326, 327
Fenoldopam, 314
Fenômeno de wind-up, 593
Fenoxibenzamina, 218, 223, 229
Fenoximetilpenicilina, 731
Fentanila, 137, 582, 599, 604, 607, 703
Fentermina, 461
Fenticonazol, 763
Fentolamina, 218, 223, 502
Feocromocitoma, 223, 313
Ferritina, 348, 349
Ferro, 348, 349, 350, 351

Ferrodextrana, 350
Fevipiprante, 408
Fexinidazol, 778
Fexofenadina, 378
Fibanserina, 822
Fibratos, 326
Fibrilação
- atrial, 283
- ventricular, 283
Fibrina, 330
Fibrinogênio, 112, 330
Fibrinoligase, 331
Fibrinólise, 342, 344
Fibronectina, 92
Fibrose
- cística, 82, 119, 410
- pulmonar idiopática, 410
- retroperitoneal e mediastinal, 236, 588
Fidaxomicina, 738
Fígado, 97
Filamentos helicoidais pareados, 560
Filárias, 782
Filgrastrim, 353, 355
Filtração glomerular, 151, 414
Finasterida, 390, 425, 496
Finerenona, 418, 422
Fingolimode, 256, 570
Fisiologia
- da função cardíaca, 281
- da respiração, 400
- da transmissão
- - colinérgica, 190
- - noradrenérgica, 212
Fisiopatologia da obesidade, 459
Fisostigmina, 175, 196, 201, 204, 206
Fissura, 707, 708
Fita passageira, 80
Fita-guia, 80
Fitocanabinoides, 266
Fitomenadiona, 334
Fixação
- de placas, 298
- de voltagem, 298
Flavopiridol, 99
Flecainida, 291, 292, 610
Flucitosina, 764
Flucloxacilina, 731
Fluconazol, 406, 763
Fludrocortisona, 479
Flumazenil, 577, 624, 626
Flunarizina, 590
Flunitrazepam, 627, 704
Fluocinolona, 139, 397
Fluoroquinolonas, 716
Fluoruracila, 25, 136, 799
5-fluoruracila, 388
Fluoxetina, 543, 610, 665, 671, 685
Flupentixol, 649
Flutamida, 496, 802
Fluticasona, 407
Fluvoxamina, 665, 671
Fluxo
- coronariano, 287
- sanguíneo coronariano, 286
Fobia(s), 620
- social, 620
Folato, 713, 726, 815
Folcodina, 411, 602
Folículos pilosos, 383
Folitropina, 497
Fomepizol, 700
Fomivirseno, 79, 716

Fondaparinux, 335
Formas de antagonismo de fármacos, 18
Formoterol, 138, 404, 405, 409
Forscolina, 36
Fosaprepitanto, 260, 435
Foscarnete, 753
Fosfatidilinositol-3-quinase, 45
Fosfato(s)
- de inositol e cálcio intracelular, 36
- sódico de menadiol, 334
Fosfenitoína, 558
Fosfodiesterases, 308
Fosfolipase(s)
- A_2, 248
- C, 35, 248
- D, 35, 248
Fosfomicina, 733
Fosfoproteína regulada por AMPc, 541
Fosforilação, 256
- de proteínas, 44
Fosforotioato, 81
Fospropofol, 572, 575
Fototerapia, 391
Fremanezumabe, 589
Frequência
- cardíaca, 195, 284
- e ritmo cardíacos, 281
- urinária, 421
Frovatriptana, 588
5-FU, 172
Fulvestranto, 802
Fumarato ferrosos, 350
Fumo de tabaco, 691, 692
Função
- de ativação 1, 47
- dos canais, 61
- neuroendócrina, 542
- plaquetária, 339
- renal, 412
- tubular, 414
Fungos, 760, 761
- dimórficos, 761
- filamentosos, 761
- leveduriformes, 761
Fura-2, 55
Furoato de diloxanida, 777
Furosemida, 167, 418, 419, 420
Fuso mitótico, 91

G

GABA, 183, 536
Gabapentina, 25, 610, 623, 636, 638, 641
Gabapentinoide, 522 623, 628
Gabazina, 534
Gaboxadol, 534
Galactoesfingolipídeos, 254
Galamina, 188, 189
Galanina, 468
Galantamina, 561, 562
Galcenezumabe, 589
Ganaxolona, 637, 642
Gânglio(s)
- autônomos, 176
- pélvicos, 176
- pré-vertebrais, 176
- trigeminal, 585
Gastrina, 427
Gefapixanto, 411, 598
Gefitinibe, 99, 805
Gel de hidróxido de alumínio, 430

Gemeprosta, 501
Gencitabina, 800
Gendicine, 86
Gene(s)
- *CFTR*, 72, 83
- da calcitonina, 593
- induzível pelo ácido retinóico, 102
- supressores de tumores, 790
- *Toll*, 102
Gênese de uma célula cancerosa, 790
Genfibrozila, 326, 329
Genisteína, 493
Genoma, 78
Gentamicina, 140, 162, 165, 203, 734, 735
Gentuzumabe, 142, 803
Gentuzumabe ozogamicina, 142, 803
Gepantos, 588
Gestodeno, 147, 494, 498, 499
Giardia lamblia, 779
Giardíase, 779
Gigantismo, 468
Givosirana, 80, 81, 82, 170
Glândula(s)
- apócrinas, 383
- écrinas, 381
- salivares, 177
- sebáceas, 383
- sudoríparas, 176, 383
- suprarrenal, 465
- tireoide, 482, 487
Glaucoma, 397
- de ângulo fechado agudo, 397
Glibenclamida, 450, 451
Glicerofosfocolinas, 254
Glicina, 535, 536
Gliclazida, 450, 451
Glicocorticoides, 106, 372, 389, 406, 433, 438, 441, 472, 589, 802
- ações, 476, 478
- aspectos farmacocinéticos, 477
- efeitos adversos, 477
- mecanismo de ação dos, 474, 476
- usos clínicos dos, 479
Glicoesfingolipídeos, 254
Gliconato, 350
- de cálcio, 513
Glicopeptídeos, 732
Glicopirrolato, 406, 583
Glicopirrônio, 195
Glicose-6-fosfato desidrogenase (G6PD), 168
Glicosídeos cardíacos, 294
Glicosilação, 256
Glipizida, 450, 451
Gliptinas, 450
Glitazonas, 452
Globulina de ligação
- da tiroxina, 482
- de corticosteroides, 478
Glomérulo, 413
Glucagon, 441, 442
- ações, 445
- síntese e secreção, 444
- usos clínicos do, 445
Glutamato, 523, 524, 555, 574, 647
GM-CSF, 262
GMPc, 52
Golimumabe, 374, 375
Golodirsena, 80, 82
Gonadorrelina, 467, 497
Gonadotrofinas, 497
Gonadotrofos, 465

Gosserrelina, 467, 497, 802
Gota, 375
Gráfico
- de Scatchard, 21
- de Schild, 21
Granisetrona, 236, 434, 544
Granulomas, 114
Gravidez, 166, 643, 692
- e tabagismo, 692
Grelina, 442, 457
Griseofulvina, 170, 762
Guanetidina, 219, 227, 228, 488
Guanfacina, 685
Guselcumabe, 383, 389

H

Halofantrina, 774
Haloperidol, 141, 434, 568, 649, 652
Halotano, 577, 579, 580, 581, 811, 818
Hanseníase, 741
Hapteno, 113
Helicobacter pylori, 428
Helmintos, 781, 784
Hemangioma infantil, 226
Hematócrito, 346
Hematopoese megaloblástica, 351
Hemicolínio, 203
Hemocromatose, 350
Hemoglobinopatias, 82
Hemoglobinúria paroxística noturna, 357
Hemorragia, 335, 338
Hemossiderina, 348, 349
Hemostasia, 330
Hemozoína, 769
Heparina, 106, 140, 151, 167, 334, 818
- de baixo peso molecular, 334
Hepatotoxicidade, 811, 812
Herceptin®, 75
Heroína, 604, 606, 695, 703
Herpes
- labial, 746
- simples, 387
Herpes-vírus, 85
Herpes-zóster, 387
Heterodímero
- não permissivo, 47
- permissivo, 47
Heterogeneidade, 27, 28
Hétero-oligômeros, 51
Hexametônio, 197
Hialuronidase, 617
Hibridoma, 75
Hidatidose, 784
Hidralazina, 308
Hidrato de cloral, 141, 338, 629
Hidroclorotiazida, 421
Hidrocodona, 606
Hidrocortisona, 389, 390, 472, 477, 478, 488
Hidromorfona, 604
Hidrotalcita, 430
5-hidroxitriptamina, 231
6-hidroxidopamina, 227, 540
γ-hidroxibutirato (GHB), 704, 822
Hidroxicarbamida, 346, 357, 798, 805
Hidroxicloroquina, 371, 757
Hidróxido
- de alumínio, 424
- de magnésio, 430
Hidroxiprogesterona, 494
Hidroxiureia, 357

Hidroxocobalamina, 352, 353
Hiosciamina, 694
Hioscina, 188, 194, 195, 196, 434, 547, 694
Hiperaldosteronismo
- primário, 472, 479
- secundário, 472
Hiperalgesia, 593, 601
Hipérbole retangular, 21
Hipercitocinemia, 263
Hipercolesterolemia familiar, 167, 323
Hiperfosfatemia, 424
Hiper-hidrose, 203
Hiperperfusão, 585
Hiperplasia, 97,
- prostática benigna, 220
Hiperpotassemia, 424
Hiperqueratinização, 387
Hiper-reatividade brônquica, 401
Hiper-responsividade brônquica, 400
Hipersensibilidade
- citotóxica dependente de anticorpos, 113
- de tipo I, 113
- de tipo II, 113
- de tipo III, 113
- de tipo IV, 113
- imediata ou anafilática, 113
- mediada
- - por células, 113
- - por complexo, 113
- - por denervação, 183
Hipertensão
- essencial, 313
- pulmonar, 237, 312, 318
- sistêmica, 312, 313
Hipertermia maligna, 58, 169, 202, 581
Hipertireoidismo, 167, 485, 486
Hipertrofia
- cardíaca, 287
- prostática benigna, 223
Hiperuricemia, 422
Hipnóticos, 620, 629, 630
Hipoaldosteronismo, 336
Hipocútis, 384
Hipoderme, 383, 384
Hipófise, 465
Hipoglicemia, 226, 441, 448
Hiponatremia, 422, 471
Hipoparatireoidismo, 53
Hipoperfusão, 585
Hipotálamo, 470
Hipotensão ortostática, 656
Hipotermia, 167
Hipótese
- dos receptores de reserva, 9
- neuropsicológica, 662
Hipotireoidismo, 167, 486, 488
Hipovolemia, 471
Hipoxia, 348, 582
- difusional, 582
Hirsutismo, 382, 386
Hirudinas, 336
Histamina, 18, 57, 243, 244, 246, 427, 548, 551
- ações da, 244
- receptores de, 244
Histidina-decarboxilase, 244
Histona desacetilase, 405
HIV, 748, 750
Homeopatia, 3
Homeostasia do sono/vigília, 245
Homocisteato, 526

Homocisteína-metionina metiltransferase, 352
Homologia Src, 44
Homo-oligômeros, 51
Hormônio(s), 510, 801, 824
- adrenocorticotrófico, 53, 467, 469
- anabólico, 442
- antidiurético, 138, 306, 467
- antimülleriano, 489
- da adeno-hipófise, 467
- da tireoide, 482
- das glicoses pancreáticas, 442
- de fontes não neurais, 256
- do crescimento, 441, 467, 825
- e nível de glicemia, 441
- envolvidos no metabolismo e na remodelação do osso, 509
- estimuladores dos melanócitos, 465, 470
- estimulante
- - da tireoide, 483
- - das células intersticiais, 491
- foliculoestimulante, 467
- hipotalâmicos, 466
- liberador
- - da tireotrofina, 467, 483
- - de corticotropina, 661
- - de gonadotrofinas, 466, 467, 497
- - de gonadotropinas, 138, 183
- locais, 243
- luteinizante, 467
- periféricos, 458
- secretados pelo hipotálamo e pela adeno-hipófise, 466
- tireoidianos, 482, 484, 485
- - ações dos, 484
- - efeitos sobre o crescimento e o desenvolvimento, 484
- - efeitos sobre o metabolismo, 484
- - mecanismo de ação, 485
- - transporte e metabolismo, 485
- vasopressina, 53
Hospedeiro(s)
- primários, 781
- secundário, 781
5-HT 5-hidroxitriptamina, 183, 231, 232, 234, 235, 237, 543, 545
- ações e funções da, 232
- biossíntese, 231
- classificação dos receptores de, 232
- condições clínicas, 237
- degradação, 231
- distribuição, 231
- efeitos farmacológicos, 234
- fármacos que atuam nos receptores de, 235
Humor, 394, 539
- aquoso, 394
- vítreo, 394
Hymenolepis nana, 781

I

Ibandronato, 510, 511
Ibogaína, 695
Ibrexafungerp, 764
Ibritumomabe tiuxetana, 77
Ibrutinibe, 13, 805
Ibuprofeno, 137, 167, 359, 368, 589
Icatibanto, 260, 387, 408, 598
Iclofosfamida, 815
Icterícia, 656
Idarrubicina, 800

Idarucizimabe, 336
Idazoxano, 223
Identificação do alvo, 831
Ifenprodil, 526
IFN-α, 262
IFN-γ, 262
Ifosfamida, 794
Ilhotas de Langerhans, 442
Iloprosta, 250, 312, 342
Imatinibe, 45, 99, 171, 804, 805
Imidazolquinolonas, 102
Imipeném, 732
Imipramina, 220, 228, 229, 665, 672, 673
Imiquimode, 392
Imlygic, 83
Impetigo, 387
Imunidade
- humoral, 110
- mediada por células, 110
- passiva, 75
Imunodeficiência severa combinada grave, 87
Imunogenicidade, 78
Imunoglobulinas, 755
Imunomoduladores, 756
Imunossupressores, 359
Inatibanto, 260
Inativação, 40, 51, 721, 722
- do cloranfenicol, 722
- dos aminoglicosídeos, 722
- dos antibióticos β-lactâmicos, 721
Inclisirana, 80, 322, 326
Inconsciência, 574
Incontinência urinária, 203
Incretinas, 441, 442, 445
Indapamida, 421
Indois e derivados, 360
Indometacina, 167, 501
Indução, 147, 149, 579, 629, 748
- da doença, 748
- de enzimas microssomais, 147
- do sono pelos benzodiazepínicos, 629
- enzimática, 149
Inervação
- autônoma, 400
- e hormônios do trato gastrointestinal, 426
Infarto, 287
Infecções, 382, 387, 751, 753, 760, 781
- causadas por protozoários, 778
- do olho, 396
- fúngicas, 760
- por *Helicobacter pylori*, 431
- por helmintos, 781
- por HIV, 751, 753
- virais, 753
Inflamação
- do olho, 396
- do sistema nervoso central, 112
- neurogênica, 260, 594
Inflamossomos, 103
Infliximabe, 18, 76, 77, 374, 375, 389
Ingestão alimentar e obesidade, 460
Inibição
- da DNA
- - girase, 716
- - ou da RNA polimerase, 715
- da endopeptidase neutra, 310
- da função dos canais de sódio, 637
- da inositol monofosfatase, 680
- da PCSK9, 326

- da secreção tubular, 152
- da síntese
- - de nucleotídeos, 715
- - de óxido nítrico, 277
- - das fosfodiesterases, 308
- - das isoformas da GSK3, 680
- - das secreções, 194
- do ciclo
- - celular no ponto de controle 2, 91
- - no ponto de controle 1, 91
- do citocromo P450, 147
- do sistema renina-angiotensina-aldosterona/potencialização da NEP, 316
- dos canais de cálcio, 638
- enzimática, 149
Inibidor(es)
- da aldose redutase, 446
- da anidrase carbônica, 398, 423
- da aromatase, 493
- da bomba de prótons, 430
- da captação
- - de monoaminas, 663, 671, 675
- - de noradrenalina, 229, 674
- - de serotonina e noradrenalina, 674
- da ciclo-oxigenase, 359, 360
- da colinesterase, 561, 562
- da desmontagem do capsídeo viral, 755
- da DNA polimerase, 752
- da enzima conversora de angiotensina, 310, 408
- da fosfodiesterase tipo V, 502
- da HMG-CoA redutase, 325
- da MAO, 661, 667
- da MAO-B, 566
- da monoaminoxidase, 167, 664, 675, 677
- da neuraminidase, 755
- da PARP, 806
- da proteína de transporte microssomal de triglicerídeos (MTP), 328
- da renina, 310
- da rho quinase, 398
- da transcriptase reversa, 754
- da α-glicosidase, 452
- de Jak em doenças reumáticas, 373
- de protease, 754
- de proteína quinase, 794, 804
- diretos da trombina e do fator Xa, 336
- do ativador de plasminogênio 1 do endotélio, 305
- do fator de crescimento do endotélio vascular, 398, 399
- do transporte de glicose, 449
- não nucleosídicos da transcriptase reversa, 754
- seletivos da captação
- - de 5-hidroxitriptamina, 671
- - de serotonina (ISRSS), 672
- seletivos da recaptação de serotonina, 232, 543
Injeção
- intratecal, 138
- intravítrea, 139
Inosina, 239, 756
- pranobex, 756
Inositol (1,4,5) trifosfato (IP3), 36
Inotuzumabe ozogamicina, 804
Instabilidade genômica, 790
Insuficiência
- cardíaca, 285, 286, 312, 314
- renal crônica, 424

Insulina, 825
- ações, 442
- degludeca, 138, 448
- detemir, 138, 448
- efeitos
- - a longo prazo, 443
- - indesejáveis, 448
- glargina, 138, 448
- isófana, 447
- mecanismo de ação, 443
- síntese e secreção, 442
- solúvel, 447
- zíncica, 447
Insulinomas, 442
Integrase, 85, 720
Integrase retroviral, 85
Integrinas, 7, 92, 103, 105
Integrons, 720
Intensificadores, 822
- cognitivos, 821, 825
Interação(ões)
- causadas por inibição enzimática, 149
- covalentes, 810
- entre células fatores de crescimento matriz extracelular, 92
- fármaco-receptor, 8
- farmacocinética, 168
- farmacodinâmica, 167
- heterotrópicas, 179
- homotrópicas, 179
- hospedeiro-parasita, 766
- hospedeiro-vírus, 747
- medicamentosas, 167, 168
- - causadas por alteração da absorção, 141
- - causadas por alteração da distribuição, 141
- - devido à alteração da excreção de fármacos, 152
- - devido à indução ou inibição enzimática, 149
- não covalentes, 810
Interfase, 89
Interferência na transcrição dos genes microbianos, 716
Interferons, 107, 263, 756
Interferon-α, 806
Interleucinas, 261
- IL-1, 103, 262
- IL-2, 262
- IL-4, 262
- IL-5, 262
- IL-6, 262
- IL-8, 262
- IL-10, 262
Internalização dos receptores, 19
Intervenção coronariana percutânea, 290
Intoxicação
- aguda por anticolinesterásicos, 206
- por cianeto, 297
Invasão, 97
Invasividade, 791
Iodação dos resíduos de tirosina, 482
Iodo, 487
- de lugol, 487
- radioativo, 486
Ioimbina, 218, 223, 502
Iorfano, 437
Ipilimumabe, 383, 804
Ipratrópio, 138, 195, 406
Iproniazida, 675
Irbesartana, 310
Irinotecano, 801

Íris, 396
Isavuconazol, 763, 764
Isocarboxazida, 668
Isoflurano, 65, 572, 575, 577, 579, 581
Isomerização da metilmalonil-coenzima A (CoA) em succinil-CoA, 352
Isometepteno, 589
Isoniazida, 738, 739, 740, 811
Ispagula, 437
Isoprenalina, 209, 217
Isoproterenol, 209
Isotretinoína, 324, 390
Isquemia, 287, 288
- do miocárdio, 288
Istradefilina, 566
Itraconazol, 718, 763
Ivabradina, 282, 296
Ivacaftor, 410
Ivacúrio, 198
Ivermectina, 131, 757, 786
Ixequizumabe, 383, 389
Ixodes ricinus, 769

J

Junção
- dermoepidérmica, 383
- neuromuscular, 206

K

Kernicterus, 141
Kisspeptina, 489
Klebsiella pneumoniae, 723
Kymriah (tisagenlecleucel), 87

L

L-17, 262
Labetalol, 218, 223
Lacosamida, 636, 637, 642
Lacrimação, 194
β-lactamases, 721
Lactato de cálcio, 513
Lactotrofos, 465
Lactulose, 435
Lamivudina, 754
Lamotrigina, 610, 636, 637, 680
Lanadelumabe, 387
Lanreotida, 467, 802
Lansoprazol, 430
Lapatinibe, 99, 805
Larva migrans cutânea, 784
Lasmiditana, 234, 236, 588
Latanoprosta, 250, 397
Laxantes
- estimulantes, 436
- formadores de volume e osmóticos, 435
- osmóticos, 435
Lecanemabe, 561
Leflunomida, 369, 370
Lei
- da ação das massas, 20
- de Frank-Starling, 285
Leishmaniose, 778
Lenalidomida, 805
Lenograstim, 353, 355
Lente, 395, 396
Lentivírus, 85
Lenvatinibe, 486

Lepirudina, 336
Leptina, 221
Lesão
- cerebral isquêmica, 557
- da parede vascular, 330
- do endotélio disfuncional, 321
Letrozol, 802
Leucócitos polimorfonucleares, 105
Leucopenia, 656
Leucopoese, 348
Leucotrienos, 106, 246, 252, 253
- ações dos, 252
- na inflamação, 253
- receptores de, 252
Leuprorrelina, 467, 497, 802
Levamisol, 718, 786
Levcromakalim, 586
Levetiracetam, 589, 610, 623, 636, 638, 642
Levobunolol, 397
Levobupivacaína, 615
Levodopa, 136, 139, 520, 531, 543, 564, 647, 655
Levofloxacino, 737
Levomepromazina, 434, 652
Levonorgestrel, 498, 499, 500
Levorfanol, 602
Levosimendana, 285
Levotiroxina, 488
Lexatumumabe, 98
Lexipafanto, 254
L-glutamato, 523
Liberação
- da histamina, 244
- de cálcio induzida por cálcio, 58
- de mediadores químicos, 69, 71
- de noradrenalina, 213
- de potássio, 201
- de renina, 309
Lidocaína, 291, 292, 610, 615, 616
Ligação de fármacos, 6, 9, 21, 22, 133, 134
- a receptores, 9
- aos receptores, 22
- às proteínas plasmáticas, 133, 134
- quando há mais de um fármaco presente, 21
Ligante de Rank, 507
Lignocaína, 616
Limitações da farmacocinética, 162
Linaclotida, 438
Linagliptina, 450
Lincosamidas, 734
Linezolida, 719, 736
Linfócitos, 107, 108, 111, 112
- auxiliares, 108
- B, 107
- T, 107, 108, 111, 112
- - CD8+naive, 108
- - citotóxicas, 111
- - Th1 CD4+, 108
- - ativadores de macrófagos, 112
Linhagem germinativa ou hereditárias, 168
Liotironina, 488
Lipase diacilglicerol, 248
Lipídeos, 243
Lipo-oxigenases, 248
5-lipo-oxigenase, 252
Lipoproteínas, 322, 697
- (a), 323, 342
- de alta densidade, 697
Lipossolubilidade, 572
Lipossomas, 85
Lipoxinas, 246, 253

Líquido
- extracelular, 139
- intracelular, 139
Liraglutida, 450, 463
Lisdexanfetamina, 685
Lisofosfolipídeo fosfatase 3, 254
Lítio, 387, 417, 471, 521, 679
Lixisenatida, 450
Loa loa, 782
Lobelina, 197
Locais imunologicamente privilegiados, 112
Lofexidina, 217
Lomitapida, 323, 328, 329
Lomustina, 794
Loperamida, 437, 607
Lopinavir, 755
Loratadina, 378
Lorazepam, 626, 641
Lorcasserina, 462, 544, 545
Losartana, 306, 309, 310
Lovastatina, 99, 325
LSD, 235, 693, 694, 703
Lubeluzol, 558
Lubiprostona, 436
Lumacaftor, 410
Lumateperona, 651
Lumefantrina, 772, 774
Lúmen do folículo, 482
Lúpus eritematoso, 113
- sistêmico, 308
Lurasidona, 544
Lutropina, 497
Luxturna, 83

M

mAbs anti-CGRP, 589
Maconha, 643
Macrófagos, 103, 106
- regulatório, 106
Macrogol, 435
α₂-macroglobulina, 112
Macro-heparina, 244
Macrolídeos, 734, 735
Mácula, 305, 395, 413
Mácula densa, 305, 413
Mal epiléptico, 137
Malária, 767, 769
- quartã, 769
- terçã benigna, 769
- terçã maligna, 769
Mamotrofos, 465
Manitol, 423
Maprotilina, 667
Maraviroque, 755
Marcadores substitutos, 124
Maresinas, 253
Mastócitos, 103, 106
Mavacanteno, 295
McNA343, 188
MCP-1, 106, 262
MDMA (3,4-metilenodioximetanfetamina), 545, 683, 687, 688, 822
Mebendazol, 785
Mebeverina, 437
Mecamilamina, 547
Mecanismo(s)
- apoptóticos, 98
- bioquímicos
- - da mutagênese, 812
- - de resistência a antibióticos, 721

Índice Alfabético

- celulares, 101
- da dor, 598
- da teratogenicidade, 813
- de comporta, 50, 51
- - dos canais de sódio, 619
- de entrada de cálcio, 55
- de extrusão de cálcio, 58
- de fosforilação de proteínas e cascata de quinases, 44
- de liberação
- - de cálcio, 58
- - não vesiculares, 70
- de morte neuronal, 554
- de *quorum sensing*, 719
- de replicação viral, 745
- gerais de dano e morte celular induzidos por toxinas, 810
- homeostáticos que controlam o balanço energético, 456
- imunológicos, 817
- neurais da dor, 592
- neuroendócrinos, 661
- reflexo do vômito, 431, 433
Mecassermina, 468
Mecilinam, 730, 731
Medetomidina, 539
Mediador, 243, 244
Mediadores
- de pequenas moléculas convencionais, 517
- derivados do endotélio, 302
- do sistema
- - imune, 256
- - nervoso central, 548
- "gasosos", 517
- lipídicos, 517, 550, 552
- peptídicos e proteicos, 256
- periféricos, 598
- químicos, 69, 174
Medicamentos genéricos, 835
Medição da atividade ansiolítica, 621
Medicina
- personalizada, 5, 164
- sexual, 822
Medida(s), 115
- da ligação a receptores, 10
- da mutagenicidade e da carcinogenicidade, 812
- dos resultados clínicos, 124
Medo, 620
Medroxiprogesterona, 494, 499, 802
Mefedrona, 683, 688, 822
Mefloquina, 772, 773, 774
Megestrol, 802
Meia-vida de eliminação, 158
Meios-sítios, 48
Melanina, 169, 381
Melanócitos, 470
Melanocortinas, 470
Melanoma, 382, 387
Melanossomos, 383
Melarsoprol, 778
Melatonina, 549, 551, 629, 685
Melfalana, 794
Memantina, 531, 555, 561, 610, 679
Membrana, 62, 712, 718, 726
- externa, 726
- plasmática, 712
- refratária, 62
Meningite criptocócica, 761
Menorragia, 501
Mepacrina, 371, 779
Mepivacaína, 616

Mepolizumabe, 408
Meprobamato, 629, 642
Meptazinol, 607
Mercaptopurina, 148, 150, 172, 815
6-mercaptopurina, 146, 438
Mercúrio, 816
Meropeném, 732
Merozoítos, 769
Mesalazina, 136, 137, 438
Mescalina, 693, 694
Mesna, 794
Mestranol, 493, 498
Metabolismo
- das lipoproteínas, 321
- das proteínas, 443
- de fármacos, 144, 148
- do cálcio, 507
- do etanol, 701
- do fosfato, 508
- dos carboidratos, 443
- dos lipídeos, 443
- ósseo, 505
- pré-sistêmico, 148
Metabólitos farmacologicamente ativos, 148
Metacolina, 193, 194, 196
Metadona, 65, 155, 599, 604, 607
Metáfase, 90
Metais pesados, 816
Metaloproteinases, 92, 98
- da matriz, 92
Metanálise, 124
Metanfetamina, 682, 683, 822
Metanol, 700
Metástases, 97, 792
- de tumores, 97
Metemoglobina, 297
Metformina, 131, 448
Meticilina, 720, 722, 723, 726, 731
Metil 2-metil-5-HT, 235
Metil α-metilnoradrenalina, 222
Metil α-metil-P-tirosina, 219
Metil α-metiltirosina, 212, 227, 661
Metilcelulose, 435
Metilcobalamina, 352
Metildopa, 219, 222, 227, 313, 539, 661, 817
Metilefedrina, 825
Metilenodioximetanfetamina (MDMA), 545, 683, 687, 688, 822
Metilfenidato, 228, 683, 684, 693, 821, 825
Metilfosfonato, 81
Metilnaltrexona, 436
Metilona, 683
Metiltriptamina, 694
Metilxantinas, 308, 405, 683, 688, 689
Metionina, 811
Metirapona, 473
Metisergida, 236, 237, 238, 544, 588
Metocarbamol, 644
Metoclopramida, 129, 136, 235, 236, 434, 436, 543
Métodos, 74, 115, 138
- de produção, 74
- para reduzir a absorção, 138
Metolazona, 421
Metoprolol, 218, 224, 226, 291, 292, 316, 590
Metotrexato, 7, 138, 142, 241, 369, 370, 401, 438, 713, 799, 815
Metotrimeprazina, 656
Metoxamina, 217
3-metoxi-4-hidroxifenilglicol, 215
Metronidazol, 149, 150, 337, 431, 700, 738, 777, 779

Mexiletina, 610
Mianserina, 664, 667, 675
Miastenia gravis, 52, 167, 207
Micafungina, 763
Micofenolato, 207, 371, 372
- de mofetila, 371, 372
Miconazol, 763, 764
Microesferas, 85
Microfilamentos, 718
Micrometástase, 792
Microrganismos
- comensais, 711
- gram-negativos, 712
- gram-positivos, 712
MicroRNAs, 79, 81, 96
Microtúbulos, 712, 718
Midazolam, 137, 576, 577, 578, 582, 626, 641
Midodrina, 217, 222
Midríase, 396
Mielossupressão, 807
Mifepristona, 494
Migrânea, 584
Milrinona, 36, 295, 308
Miltefosina, 779
Miméticos da incretina, 450
Mineralocorticoides, 472, 478, 479
- mecanismo de ação, 479
- uso clínicos dos, 479
Minociclina, 733
Minoxidil, 64, 146, 303, 307, 312, 313, 390
Miosina fosfatase, 68
MIP-1, 262
Mipomerseno, 80, 328
Mirabegrona, 217, 222, 425
Mirtazapina, 587, 589, 628, 629, 664, 667, 671, 675
Misoprostol, 250, 363, 428, 431, 501
Mitobronitol, 798
Mitocôndrias, 59, 557, 718
Mitomicina, 801
Mitose, 90
Mitotano, 474
Mitoxantrona, 800
Mitozantrona, 800
Mivacúrio, 169, 199, 200, 202
Moclobemida, 664, 668, 676
Modafinila, 683, 685, 693, 821, 825
Modelo(s)
- animais, 648, 664
- - de ansiedade, 621
- - de doenças, 119
- - geneticamente modificados, 120
- cinéticos mais complexos, 159
- de cainato, 633
- de dois
- - compartimentos, 160
- - estados dos receptores, 15, 16
- de ignição, 634
- de um compartimento, 157
- farmacocinético de compartimento único, 157
- farmacológicos, 120
- médico, 3
Modificações pós-tradução, 258
Modificadores da resposta biológica, 806
Modipafanto, 254
Modos, 298
Modulação
- alostérica, 16, 17
- da transmissão da dor, 596
- na via nociceptiva, 593
- pós-sináptica, 181

- pré-sináptica, 177, 191
- - da liberação, 520
Moduladores, 493, 538
- seletivos do receptor de estrógeno, 493
Módulo de ligação do ligante, 47
Molécula(s)
- biológicas, 73
- carregadoras (transportadoras), 6
- de adesão, 103, 105
- - de plaquetas, 105
- - intercelular, 105
Mometasona, 407
Monitoramento terapêutico de fármacos, 154
Monoaminoxidase, 215
Monobactâmicos, 730, 732
Monócitos, 106
Monocrotalina, 318
Mononitrato de isossorbida, 296, 297
Monóxido de carbono, 280, 550, 692
Montelucaste, 253, 404, 406
Morfina, 73, 118, 150, 166, 244, 411, 437, 438, 545, 580, 583, 598, 601, 604, 828
Morte por negligência, 94
Mosquirix, 776
Mostardas nitrogenadas, 794
Motilidade
- do trato gastrointestinal, 435
- do útero, 500
- gastrointestinal, 436
Movimento
- circular, 283
- da informação genética, 720
- das moléculas de fármacos, 127
- de fármacos através das barreiras celulares, 132
Moxetumomabe pasudotox, 804
Moxifloxacino, 737, 738
Moxonidina, 217, 222, 308, 313
MPTP (1-metil-4-fenil-1,2,3,5-tetra-hidropiridina), 227
Mucormicose rinocerebral, 761
Mudança(s)
- adaptativas crônicas, 668
- pós-tradução, 74
Múltiplas aferências, 520
Multiplicador e trocador por contracorrente medular, 415
Muscarina, 174, 186, 194, 196
Muscimol, 534, 536
Músculo
- cardíaco, 66, 67
- esquelético, 66, 67
- liso, 66, 67, 193, 235
- - dos brônquios, 176
- - vascular, 299, 303
Mutações, 53, 168, 721
- constitutivamente ativas, 53
- cromossômicas, 721
- somáticas ou adquiridas, 168
Mutagênese, 812
Mycobacterium tuberculosis, 723

N

Nabilona, 267, 271, 435, 611
Nabiximol, 271, 569, 611
N-acetilcisteína, 367, 794
Nadolol, 487
Nafarrelina, 467, 497
Naftifina, 764
Nalbufina, 607

Naldemedina, 140, 436, 602, 608
Nalmefeno, 608
Naloxegol, 140, 436, 602, 608
Naloxona, 435, 596, 599, 607, 709
Naltrexona, 461, 608, 696
Nandrolona, 496, 824
Nanismo hipofisário, 468
Nanocarreadores, 85
Naproxcinode, 378
Naproxeno, 378, 589
N-araquidoniletanolamida, 269
Naratriptana, 588
Narcolepsia, 685
Narcóticos, 704
Natalizumabe, 92, 375, 569, 570
Nateglinida, 451
Natureza dos efeitos farmacológicos, 22
Náuseas e vômitos, 566, 602
Navitoclax, 98
Nebivolol, 218, 224, 316
Necator americanus, 781
Necrólise epidérmica tóxica, 172
Necrose, 93, 338, 554
- de tecidos moles, 338
Nedocromila, 397, 407
Nefopam, 610
Néfron(s), 413
- justamedulares, 413
Nefrotoxicidade, 132, 812
- da cisplatina, 132
Neisseria gonorrhoea, 723
Nematelmintos, 781, 782
- intestinais, 781
- teciduais, 782
Neomicina, 734, 735
Neoplasia maligna, 789
Neostigmina, 200, 201, 204, 207, 583
Neprilisina, 259, 310, 419
Nervo(s)
- erigentes, 176
- facial e glossofaríngeo, 176
- oculomotor, 176
- vago, 176
Nesfatina 1, 457
Nesiritida, 308
Netarsudil, 38, 398
Netazepida, 427
Netupitanto, 260
Neurocininas A e B, 258
Neurogênese, 670
Neuro-hipófise, 465, 470, 472
Neurolépticos, 521
Neuromodulação, 181, 516
Neuromodulador, 516
Neurônio(s)
- aferentes nociceptivos, 593
- inexcitáveis, 517
- noradrenérgico, 212, 538
- sensitivos periféricos, 112
Neuropeptídeos, 260, 517
- Y, 183
Neuroplasticidade, 661
Neurotoxicidade, 206, 697
- tardia dos organofosforados, 206
Neurotoxina, 106, 403, 563
- derivada de eosinófilos, 403
Neurotransmissão, 516
Neurotransmissores, 256
Neurotrófico derivado do cérebro, 594
Neurotrofinas, 517
Neutrófilos, 105, 106
- polimorfonucleares, 105

Nevibolol, 226
Nevirapina, 754
Nicetamida, 825
Niclosamida, 786
Nicorandil, 296, 297, 307, 503
Nicotina, 174, 186, 197, 267, 417, 683, 826
- adicção e tolerância, 690
- aspectos farmacocinéticos, 690
- efeitos farmacológicos, 689
- farmacologia, 691
Nifedipino, 18, 56, 298, 303, 312
Nifurtimox, 778
Nilotinibe, 805
Nimodipino, 299, 558
Nintedanibe, 410
Niraparibe, 806
Nistatina, 718
Nitratos orgânicos, 296, 298
Nitrito de amila, 296, 297, 822
Nitrofurantoína, 738
Nitroglicerina, 137, 316
Nitroprussiato, 276, 279, 308, 312
Nitrosureias, 794
Nitrovasodilatadores, 20
Nível de efeito adverso não observado, 833
Nivolumabe, 76, 98, 383, 804
Nizatidina, 429
N-metil-D-aspartato (NMDA), 524, 660
Nocicepção, 592, 598
Noradrenalina, 146, 175, 177, 179, 209, 217, 222, 312, 538, 539
Norepinefrina, 175, 209, 217
Noretisterona, 494, 498, 499, 802
Norfloxacino, 716, 737
Norgestrel, 494
Nortriptilina, 589, 609, 666, 672
Novas substâncias psicoativas, 237
Novos fármacos
- antibacterianos, 742
- antivirais, 758
NPY, 181
Núcleo
- *accumbens*, 540
- basal de Meyner, 545
- caudal do trigêmeo, 585
- septo-hipocampal, 545
- supraóptico e paraventriculares, 470
- vestibulares, 432
Nucleocapsídeo, 744
Nucleotídeos, 52
Número necessário para tratar, 125
Nusinersena, 82, 139, 203, 569

O

Obatoclax, 98
Obesidade, 455
- abordagens farmacológicas, 461
- como problema de saúde, 455
- definição de, 455
- exercício físico e, 460
- fatores genéticos e, 460
- ingestão alimentar e, 460
- novas abordagens para a terapia, 463
Obestatina, 457
Oblimersen, 98
Ocitocina, 468, 470, 500
Ocrelizumabe, 569, 570
Octreotida, 237, 306, 466, 802
Ocupação, 13

Ofatumumabe, 803
Ofloxacino, 737
Olanzapina, 623, 664, 680
Olaparibe, 806
Óleo de amendoim, 435
Olho, 394, 395
Oliceridina, 599
Oligomerização do GPCR, 40
Oligonucleotídeos, 73, 78, 79, 328
- antissense, 73, 79, 328
Olopatadina, 377
Olorofim, 764
Olsalazina, 136, 438
Omalizumabe, 76, 402, 407
Omapatrilato, 310
Omecamtiv, 295
Omeprazol, 13, 18, 150, 341, 430
Onadotropina coriônica humana, 824
Onasemnogeno, 518, 569
- abeparvoveque, 569
Onchocerca volvulus, 782
Oncogene Src, 44
Oncogenes, 790
Ondansetrona, 235, 236, 434, 544, 582
Opicapona, 564
Opioides, 600
Opsonina, 104
Orexígenos, 458
Orfenadrina, 567
Organelas intracelulares, 718
Organificação do iodeto, 482
Órgão sensorial, 384
Orlistate, 462
Ornitina descarboxilase, 390
Oseltamivir, 755
Osteoblastos, 505
Osteocalcina, 505
Osteócitos, 505
Osteoclastos, 505
Osteomalacia, 510
Osteonectina, 505
Osteopenia, 510
Osteopontina, 92
Osteoporose, 336, 477, 510
Osteoprotegerina, 507
Otenaproxesul, 280
Otimização de protótipos, 832
Ouabaína, 294
Oxaliplatina, 131, 798
Oxazolidinonas, 734, 736
Oxcarbazepina, 610, 639
Oxibato de sódio, 534, 685
Oxibutinina, 196, 425
Oxicans, 360
Oxicodona, 599, 604, 606, 703
Oxidação do iodeto, 482
Óxido
- nítrico, 70, 107, 183, 549, 552
- - aspectos
- - - bioquímicos e celulares, 276
- - - terapêuticos, 277
- - biossíntese do, 273
- - condições clínicas, 278
- - defesa do hospedeiro, 277
- - degradação e transporte, 275
- - doadores/precursores de, 277
- - efeitos, 276
- - - neuronais, 277
- - - vasculares, 277
- - inibição da síntese de, 277
- - mediadores relacionados, 280
- - na fisiopatologia, 279

- - na terapia, 279
- - substituição ou potencialização, 278
- nitroso, 572, 574, 575, 579, 581
Oximetazolina, 222
Oxintomodulina, 457
Oxotremorina, 194
Oxprenolol, 224
Ozanimode, 256

P

P. falciparum, 769
P450 e variação biológica, 145
Paclitaxel, 801
Padrões moleculares
- associados a danos (DAMPs), 42, 102
- associados aos patógenos (PAMPs), 42, 102
Pagoclona, 626
Palivizumabe, 756
Palonosetrona, 235, 236, 434
Pamidronato, 510
Pâncreas endócrino e glicemia, 445
Pancreatite, 260
Pancurônio, 197, 198, 199, 200, 202
Panitumumabe, 803
Pantoprazol, 430
Papaverina, 308, 502
Paracetamol, 25, 146, 149, 359, 360, 365, 367, 589, 606, 608, 809, 811
Parafina líquida, 436
Paralisia prolongada, 202
Parametoxianfetamina (PMA), 683, 687
Paramomicina, 777
Paration, 201
Paratormônio, 417, 509, 512
Parecoxibe, 368
Parede
- arterial, 322
- celular, 711
- do intestino, 231
Pargilina, 676
Paricalcitol, 512
Paroxetina, 610, 623, 628, 665, 671
Partição
- no tecido adiposo, 134
- pelo pH, 129
Participantes da apoptose, 94
Pasireotida, 467
Patch clamp, 49
Patiromer de cálcio, 424
Patisirana, 80, 82
Patogenia do câncer, 789
Patógenos microbianos, 711
Pazopanibe, 805
P-clorofenilalanina, 543
PCP, 647
Pegaptanibe, 79, 82
Pegbovigrastim, 75
Pegfilgrastim, 353
Pegfilgrastrim, 355
Pegvisomanto, 468
Pembrolizumabe, 76, 383
Pemetrexede, 799
Penciclovir, 142, 388
Penicilamina, 369, 370, 371
Penicilina, 73, 138, 151, 152, 520, 720, 726, 729, 732, 809, 832
- mecanismo de ação, 731
- tipos de, 731
- usos clínicos, 730
- V, 731

Pentamidina, 778
Pentazocina, 607
Pentilenotetrazol, 626, 633
Pepsinogênio, 426
Peptídeo(s)
- C3a, 104
- C3b, 104
- C5a, 104
- curtos, 73
- diversidade dentro das famílias de, 258
- intestinal vasoativo, 183
- natriurético, 289, 303, 418
- - atrial, 289
- - cardíacos, 289
- pancreático tirosina tirosina, 457
- relacionado
- - a *agouti*, 470
- - com gene da calcitonina, 183
- - com o gene da calcitonina, 42, 246
- tráfego e secreção de, 258
Peptideoglicano, 712, 713
Peptideoglicanos, 711
Peptídeos, 183, 243, 303
Pequenos RNAs de interferência, 79, 80
Perampanel, 531, 636, 638, 642
Perda
- de função, 791
- de potássio, 421
- dos neurônios colinérgicos, 560
Perfenazina, 434
Pergolida, 566
Periciazina, 654
Pericitos, 127
Perifosina, 99
Permeação dos canais iônicos voltagem-dependentes, 51
Peroxidase, 106
Peso corporal, 456, 457
Petidina, 129, 167, 437, 438, 599, 604, 607, 677
PGD2, 106
PGE1, 502
P-glicoproteínas, 131
pH e ionização, 129
Picossulfato de sódio, 436
Picrotoxina, 534, 536
Pili sexuais, 720
Pilocarpina, 193, 194, 196, 398
Pílula
- anticoncepcional oral combinada, 498
- apenas com progestógeno, 499
Pimavanserina, 14, 652
Pimecrolimo, 372, 390
Pinocitose, 128
Pioglitazona, 452
Piperacilina, 731
Piperaquina, 772, 773
Piperazina, 718, 785
Piracetam, 531, 642, 693
Pirantel, 718
Pirazinamida, 739, 740
Pirenzepina, 188, 189, 195
Pirfenidona, 410
Piridostigmina, 201, 204
Pirimetamina, 713, 728, 770, 772, 773, 774
Pitolisanto, 244
Pivmecilinam, 731
Pizotifeno, 589
PLA$_2$ citosólica, 248
Placas amiloides, 559
Placebos, 124

Planejamento de bioensaios, 117
Plaquetas, 107, 235, 241
Plasma sanguíneo, 154
Plasmídeos, 720
- de conjugação, 720
- R, 720
Plasmina, 323
Plasmócitos, 108
Plasticidade sináptica, 527
Platelmintos, 781
Plecanatida, 438
Plexo
- de Auerbach, 426
- de Meissner, 426
- mioentérico, 426
- primário, 465
- secundário, 465
- submucoso, 426
Pneumocystis jirovecii, 760, 779
Podofilotoxina, 392
Policitemia rubra vera, 357
Polimixina, 718, 733
Polimorfismos, 131, 169
- de nucleotídeo único, 131, 169
Polipeptídeo
- amiloide das ilhotas, 445
- intestinal vasoativo, 232, 400
- pancreático, 442
Polistireno sulfonato
- de cálcio, 424
- de sódio, 424
Pomalidomida, 805
Ponatinibe, 172, 805
Ponesimode, 256, 570
Pontos
- de controle, 89
- de restrição, 89
Porfímer, 806
Porfiria intermitente aguda, 169, 171
Porfobilinogênio desaminase, 169
Porinas, 726
Posaconazol, 763, 764
Pós-carga, 285, 301
Pós-despolarização, 283
Potência relativa, 117
Potencial
- da placa motora em miniatura, 69
- de ação, 59, 281
- de placa motora, 191
- pós-sináptico
- - excitatório rápido, 191
- - inibitório, 192
- - transitório do receptor, 58
Potencialização
- a longo prazo, 527
- da ação do gaba, 637
Potencializadores da cognição/ nootrópicos, 521
Pralidoxima, 206
Pramipexol, 566, 611, 822
Pranlintida, 445
Prasugrel, 240, 241, 290, 341, 727
Pravastatina, 325
Praziquantel, 785
Prazosina, 218, 223
Pré-carga, 285, 301
Precursor(es)
- da proteína amiloide, 559
- peptídicos, 257
Prednisolona, 207, 404, 438, 478, 488, 802
Prednisona, 478
Preferência de local condicionada, 705

Pregabalina, 522, 610, 623, 628, 636, 638, 641
Pregnenolona, 473
Prembrolizumabe, 804
Prenilação, 33
Preparações
- de prostaglandinas, 501
- de vitamina D, 512
Pré-pró-hormônio, 257
Pressão
- arterial, 499, 539
- de pulso, 302
- intraocular, 397
Prevenção de doença ateromatosa, 324
Prilocaína, 615, 616
Primaquina, 168, 171, 769, 771, 772, 773, 774, 775
Primidona, 640
Princípios terapêuticos alternativos, 3
Príons, 711
Pristinamicina, 736
Probenecida, 131, 151, 152, 366, 376, 424
Problemas relacionados com biofármacos de RNA, 81
Procaína, 202, 204, 613, 615, 616
Procainamida, 131, 291, 292
Procarbazina, 797
Processamento pós-tradução, 74
Prociclidina, 567
Proclorperazina, 434
Pró-colecistocinina, 258
Pró-dinorfina, 258
Produção de enzimas que inativam os fármacos, 721
Produtos
- finais da glicosilação avançada (AGEs), 446
- naturais como protótipos, 832
Profármacos, 142, 148
Prófase, 90
Profilaxia das cefaleias, 203
Proflavina, 715
Progestágenos, 802
Progestógenos, 494
Proglumida, 427
Proguanil, 713, 770, 772, 774, 775
Pró-hormônio, 257
- convertases, 258
Prolactina, 468
Proliferação
- celular, 89
- de receptores, 184
- descontrolada, 790
Prometazina, 168, 378, 434, 629, 652
Pronetalol, 809
Prontosil rubro, 727
Propanidida, 202, 204, 575
Propantelina, 129, 194, 437
Propiltiouracila, 486, 487
Propionatos, 360
Propofol, 308, 572, 575, 576, 578, 582
Propranolol, 136, 218, 224, 487, 590, 623, 825
Pró-renina, 425
Prostaglandina, 246, 428, 501, 598
- da série e, 251
- e função renal, 419
Prostamida, 249
- bimatoprosta, 397
Prostanoides, 246, 252, 303
- ações dos, 250
- catabolismo dos, 249
- ciclopentenona, 249

- função na inflamação, 250
- receptores de, 250
Proteassomo, 90
Proteção de tecidos isquêmicos, 299
Proteína(s), 243
- adaptadoras, 42
- básica principal, 106, 403
- C, 6, 48, 106, 108, 333, 403
- - reativa, 112
- catiônica dos eosinófilos, 106, 403
- CD4, 108
- coativadoras ou correpressoras, 48
- como alvos para a ligação de fármacos, 6
- de choque térmico, 46, 47
- - acessórias, 47
- de domínio SH2, 44
- de fusão, 74
- de ligação da penicilina, 714
- de sinalização de *agouti*, 470
- de sobrevivência do neurônio motor (SMN), 569
- de transferência de ésteres de colesterol, 322
- de transporte de triglicerídeos microssomal, 323
- do MHC, 107
- dos substratos do receptor da insulina, 443
- e peptídeos que infrarregulam a inflamação, 263
- G, 33, 35
- modificadas, 74
- modificadoras da atividade dos receptores, 41
- morfogênicas do osso, 507
- p21, 91
- plasmáticas, 133
- precursora do amiloide, 121
- quimiotática dos monócitos-1, 106
- quinase
- - A, 35, 36
- - ativada por mitógenos, 35
- - C, 36
- - dependentes de AMPc, 36
- Rb, 90
- receptoras, 26, 52
- recombinante, 73
Proteoglicanos, 505
Proteoma, 78
Protirrelina, 467, 483
Proto-oncogenes, 790
Protótipos, 831
Provírus estável, 746
Prucaloprida, 436
Prurido, 382, 386
Pseudogenes, 78
Pseudo-hipoparatireoidismo, 167
Pseudomonas aeruginosa, 726
Psicoativos, 682
Psicodélicos, 693, 694, 695
Psicoestimulantes, 521
Psicose por anfetamina, 684
Psicotomiméticos, 521, 693
Psilocibina, 693, 694
Psoríase, 382
- em placas, 387
Puberdade precoce familiar, 167
Pulmão de fazendeiro, 113
Purgativos, 435
Purinas, 231, 238, 241, 547, 551
- como neurotransmissores, 241
Púrpura trombocitopênica, 113, 339

Q

Qsymia, 461
Qualidade de vida relacionada com a saúde, 124
Quantificação da ansiedade, 621
Quelato de bismuto, 431
Questões
- regulatórias, sociais e éticas, 826
- sociais e de segurança, 86
Quetiapina, 623, 651, 653, 680
Quimiocinas, 104, 261, 263
Quimiossensibilidade das terminações nervosas nociceptivas, 596
Quimiotaxia, 105
Quimioterapia, 711, 793
- antimicrobiana, 711
- do câncer, 793
Quinagolida, 469
Quinase(s)
- da cadeia leve de miosina, 36, 68
- de adesão focal, 92
- dependentes de ciclinas, 90
Quinidina, 142, 147, 291, 292
Quinina, 131, 769, 773, 775, 818
Quinolonas, 734, 737
Quinupristina, 736
Quiralidade, 144

R

(R)-metil-histamina, 244
Rabdomiólise, 327
Rabeprazol, 430
Racecadotril, 437
Radioatividade, 9
Raloxifeno, 493, 512, 802
Raltegravir, 755
Raltitrexede, 799
Ramelteona, 549, 629
Ramipril, 259, 318
Randomização estratificada, 123
Ranibizumabe, 139, 399
Ranitidina, 429
Ranolazina, 296
Rantes, 106, 262
Rapamicina, 832
Raquitismo, 510
Rasagilina, 567
Rastreamento de pacientes altamente suscetíveis a reações adversas graves a fármacos, 172
Razão(ões)
- de dose, 11, 21
- de dose do agonista, 21
Reação(ões)
- à tuberculina, 113
- adversas
- - aos fármacos, 809
- - medicamentosas, 808
- alérgicas ou de hipersensibilidade, 113
- bioquímicas como potenciais alvos, 713
- cutâneas tipo urticariformes, 657
- de "luta ou fuga", 177
- de Arthus, 113
- de classe I, 713
- de classe II, 713
- de classe III, 713
- de fase 1, 144
- de fase 2, 146
- de hidrólise, 146
- de hipersensibilidade, 818
- de ligação, 20
- hematológicas, 817
- imunes mediadas por células, 107
- imunológicas aos fármacos, 816
Reaproveitamento de fármacos, 835
Reativação da colinesterase, 206
Rebote por esteroides, 390
Reboxetina, 664, 667
Recaída, 707
Receptor(es), 6, 24
- 5-HT1, 234
- 5-HT2, 234
- 5-HT3, 234
- 5-HT4, 234
- 5-HT5, 5-HT6 e 5-HT7, 234
- 7-transmembranares, 26
- α_2-adrenérgicos, 211
- acoplados à proteína G, 26, 30, 31, 32, 33, 42
- adrenérgicos, 210, 211
- AT_2, 306
- ativador do fator nuclear kappa B, 507
- ativados por proteinases, 32
- β_1-adrenérgico, 7
- CB_1, 267, 268
- CB_2, 267, 268
- constitutivamente ativos, 41
- constitutivo de androstano, 46
- da acetilcolina, 189
- da endotelina e respostas, 304
- da glicina, 535
- de 5-hidroxitriptamina, 543, 654
- de acetilcolina, 187, 546
- de adenosina, 239
- de aldosterona, 309
- de angiotensina II, 309
- de aril-hidrocarboneto (AHR), 147, 392
- de asialoglicoproteína, 142
- de bradicinina, 259
- de canabinoides, 267
- de citocinas, 42
- de di-hidropiridina, 58, 66
- de dopamina, 541, 542, 653
- de fatores de crescimento, 89
- de formil peptídeo 2, 253
- de gaba, 532
- de glutamato, 524
- de histamina, 244
- de imidazolina, 211, 308
- de LDL, 322
- de lectina tipo C, 102
- de leucotrienos, 252
- de linfócitos T, 7
- de lipoproteínas de baixa densidade, 7
- de morte, 94, 95
- de N-metil-D-aspartato, 525
- de opioides, 600
- de PCD de superfície, 94
- de prostanoides, 250
- de quemerina 23, 253
- de reconhecimento de padrões, 42, 102
- de reserva, 11
- de rianodina, 58
- de serina/treonina quinases, 42
- de sulfonilureias, 51
- de tirosina quinase, 102
- de transferrina, 7
- de trifosfato de inositol, 58
- de vasopressina, 471
- do fator de necrose tumoral, 42
- do tipo *toll*, 103
- e doença, 52
- em sistemas fisiológicos, 7
- EP_1, 250
- EP_2, 250
- EP_3, 250
- EP_4, 250
- Fas, 95
- $GABA_A$, 532, 533, 534
- $GABA_B$, 533, 534
- ionotrópicos, 26, 240, 524, 531
- - de glutamato, 524, 531
- - P2X, 240
- ligados a quinases, 42, 44, 49
- M_1, 188
- M_2, 188
- M_3, 188
- M_4 e M_5, 188
- metabotrópicos, 26, 240, 527, 531
- - de glutamato, 527, 531
- - P2Y, 240
- muscarínicos, 177, 188, 189
- - de acetilcolina, 654
- nicotínicos, 28, 177, 187, 547
- NMDA, 574
- nucleares, 26, 46, 49
- - farmacologicamente significativos, 49
- opioides, 599
- órfãos, 24, 46
- para fármacos, 7
- pré-sinápticos, 180
- purinérgicos, 238, 239
- relacionados, 26, 42
- - e ligados à quinases, 26
- semelhante(s)
- - ao receptor de calcitonina, 42
- - a ausentes no melanoma-2, 102
- - a NOD, 42, 102
- - a RIG-I, 42
- - a toll, 42
- sensitivos e vias aferentes, 401
- termo, 7
- tirosina quinases, 42
- Toll, 7
- X de retinoide, 46
- α ou β-adrenérgicos, 177
Recompensa induzida por substâncias, 705
Reconhecimento de padrões, 102
Recuperação, 579
Redução, 121, 146
- da ansiedade e da agressividade, 626
- de danos, 709
- do tônus muscular, 626
- do uso
- - contínuo de substâncias, 706
- - de animais em pesquisas, 121
Reentrada, 283
Reflexo axonal, 246
Reforço positivo, 705
Refratariedade, 19
Regadenosona, 240, 294, 296
Regeneração, 89, 96, 97, 351
- celular, 89
- combinada subaguda, 351
Região(ões)
- de dobradiça, 47
- hipervariáveis, 75
Regulação
- autonômica da lente, 395
- da atividade dos NRS, 48
- da função tireoidiana, 483
- da liberação de noradrenalina, 214

- da musculatura, dos vasos sanguíneos e das glândulas das vias respiratórias, 400
- da pressão arterial, 539
- da secreção de ácido pelas células parietais, 426
- do cálcio, 55, 60
- do ciclo celular, 99
Regulador(es)
- da condutância transmembranar da fibrose cística, 71
- do transporte da fibrose cística, 83
- negativos do ciclo celular, 91
- positivos do ciclo celular, 90
Relaxamento muscular, 574
Relaxantes musculares, 643
Reldesemtiv, 569
Remifentanila, 575, 582, 604, 605, 607
Remimazolam, 577
Remoção das células, 93
Remodelação óssea, 505, 508
Renina, 413
Renovação
- dos minerais ósseos, 507
- e equilíbrio do ferro, 349
Repaglinida, 451
Reparo, 89, 96, 97
Repetição(ões)
- de trinucleotídeos, 568
- invertidas, 48
Replicação dos vírus de DNA, 745
Reposição de volume, 318
Reserpina, 213, 219, 227, 313, 437, 647
Resistência
- à apoptose, 790
- a múltiplos fármacos, 25, 772
- a outros fármacos antimicrobianos, 723
- antimicrobiana, 719
- aos antibióticos nas bactérias, 723
- aos fármacos, 19, 711
- - antibacterianos, 718
- - anti-helmínticos, 786
- - contra o câncer, 806
Reslizumabe, 408
Resolvinas, 246, 253
Respiração, 400
Responsividade pós-juncional, 184
Resposta
- fibroproliferativa inflamatória, 322
- imune, 747
- - adaptativa, 101, 107, 108
- - humoral, 107
- - inata, 101, 102
- - mediada por células, 111
- inata, 101
- inflamatória, 101
- mediada por anticorpos (humoral), 111
- padrão automática, 94
- placebo, 124
Respostas
- alérgicas a fármacos, 817
- ao reconhecimento de padrões, 103
- imediatas e tardias aos fármacos, 22
- inflamatórias e imunes indesejadas, 113
- sistêmicas na inflamação, 112
Ressensibilização, 40
Ressonância magnética funcional, 121
Resultado da resposta inflamatória, 113
Reteplase, 343
Retículo
- endoplasmático, 55
- sarcoplasmático, 55

Retina, 395
Retinal, 390
Retinoides, 390, 391, 816
Retroalimentação
- (*feedback*) autoinibitório, 179
- autoinibitória, 214
- negativa
- - curta, 465
- - longa, 465
Retrovírus, 85, 746
Revaprazana, 439
Revisões sistemáticas, 125
Rezafungina, 764
Rho A/Rho quinase, 35
Rianodina, 50, 58
Ribavirina, 263
Ribonucleotídeo redutase, 357
Rifabutina, 499, 739
Rifamicina, 715
Rifampicina, 144, 147, 149, 151, 341, 406, 499, 503, 715, 722, 723, 726, 738, 739, 740, 741
Rilmenidina, 217, 222
Rilpivirina, 754, 756
Riluzol, 555, 569
Rim, 412
Rimegepanto, 588
Rimonabanto, 270, 271, 462, 551
Rinofima, 384
Riociguate, 276, 319
Ripasudil, 398
Risanquizumabe, 383, 389
Risco de viés em ensaios clínicos controlados randomizados, 123
Risdiplam, 569
Risedronato, 151, 510, 511
Risperidona, 623, 649, 650, 652, 680
Ritmo sinusal, 281
Ritodrina, 501
Ritonavir, 755
Rituximabe, 76, 77, 375, 803
Rivaroxabana, 336
Rivastigmina, 561, 562
Rizatriptana, 588
RNA
- *antissense*, 80
- guia, 79
- mensageiro, 79
- não codificante longo, 78
- polimerase dependente
- - de DNA, 745
- - de RNA, 746
Rock 1, 38
Rock 2, 38
Roctavian, 83
Rocurônio, 201
Rofecoxibe, 363, 364, 809
Roflumilaste, 36, 405, 409
Rolamento dos neutrófilos, 105
Roluperidona, 658
Romiplostim, 354, 355
Romosozumabe, 505, 513
Ropinirol, 566, 611
Ropivacaína, 615
Rosácea, 382, 384
- por esteroides, 390
Rosuvastatina, 325
Rotenona, 564
Rotigotina, 566, 611
Roubo vascular, 296
Rucaparibe, 806
Rufinamida, 636, 642

Rugas da fronte, 203
Rupatadina, 254, 378
Ruptura da placa, 322
Ruxolitinibe, 805

S

S. aureus, 723
Sacarato de hidróxido férrico, 350
Sacubitril, 259, 289, 308, 310, 316, 419
Sacubitrilato, 316
Safinamida, 567
Sais de cálcio, 513
Salbutamol, 138, 146, 167, 217, 221, 222, 404, 405, 424, 501, 825
Salcatonina, 510, 513
Salicilato, 142, 152, 161, 360, 366, 370
Salivação, 194
Salmeterol, 217, 222, 404, 405, 409
Salvarsan, 711
Salvinorina a, 694
Sangue, 232
Sarcoma de Rous, 746
Sarilumabe, 375
Sarin, 204
Sativex®, 611
Saxagliptina, 450
Saxitoxina, 619
Schistosoma
- *haematobium*, 781
- *japonicum*, 781
- *mansoni*, 781
Secreção, 55
- brônquica, 194
- de ácido gástrico, 428
- de hormônio tireoidiano, 482
- gástrica, 245, 426
- inapropriada de ADH, 417
- tubular, 151
Sedação e anestesia equilibrada, 582
Sedativos, 521
Segundo(s)
- efeito do gás, 579
- mensageiros, 59
Seleção do alvo, 831
Selectinas, 105
Selegilina, 564, 566, 675
Seletividade iônica, 50
Selfotel, 558
Semaglutida, 463
Sena, 436
Sensação térmica, 596
Sensor de oxigênio, 347
Separador de células ativado por fluorescência, 116
Sepse, 113, 278
Sequência
- de consenso, 48
- de sinal, 257
- de sinal N-terminal, 257
Sequestro de íons, 129
Sermorrelina, 467
Serotonina, 231
Sertralina, 610, 623, 624, 628, 665, 671
Sevelâmer, 424
Sevoflurano, 577, 579, 580, 581
Sexo, 821
Sialorreia, 203
Sibutramina, 461, 684
Sífilis, 731
Sildenafila, 36, 167, 276, 279, 308, 312, 502, 819, 822, 825

Silenciamento gênico, 747
Simeticona, 430, 431
Simportadores, 414
Sinais
- de localização nuclear, 47
- de parada, 253
- intracelulares, 52
Sinalização
- independente das proteínas g, 42
- periférica na regulação do peso corporal, 456
- química
- - na via nociceptiva, 596
- - no sistema nervoso, 515
Sinapses colinérgicas autonômicas, 205
Sinaptobrevina, 70
Sinaptobrevinas, 203
Síndrome(s)
- alcoólica fetal, 698
- carcinoide, 237
- coronariana aguda, 290
- de abstinência, 706
- de angústia respiratória aguda, 106
- de Conn, 472, 478, 479
- de Cushing, 467, 472, 473, 476, 477
- de deficiência de iodo congênita, 486
- de Lennox-Gastaut, 633
- de secreção inapropriada de ADH, 417, 471
- de Stevens-Johnson, 172
- de Turner, 468
- de Wolff-Parkinson-White, 293
- de Zollinger-Ellison, 428
- do desconforto respiratório, 410
- do QT longo, 65
- maligna por antipsicóticos, 657
- metabólica, 455
- serotoninérgica, 237, 672
Sintaxina, 70, 203
Síntese
- da membrana das bactérias, 729
- de ácidos nucleicos, 715
- de noradrenalina e de adrenalina, 212
- de peptideoglicano, 713
- de proteínas, 714
- de vitamina D, 384
- e armazenamento da histamina, 244
- e liberação de acetilcolina, 190
Sintomas extrapiramidais, 655
Sinucleína, 121
Sinvastatina, 318, 325, 329
Siponimode, 256, 570
Sirolimo, 143, 372, 832
Sistema(s)
- biliar, 438
- cardiovascular, 240, 575
- complemento, 104
- da coagulação, 104
- da melanocortina, 264
- de adenilato ciclase/AMPc, 35
- de Anx-A1, 264
- de Baltimore, 745
- de cininas, 104
- de expressão, 73, 86
- - induzível, 86
- de MAP quinase, 38
- de repetições palindrômicas curtas regularmente interespaçadas (CRISPR), 78
- de Rho/Rho quinase, 38
- de testes biológicos, 115
- de ubiquitina/protease, 90

- do complemento, 104
- especiais de fornecimento de fármacos, 142
- fibrinolítico, 104
- fosfoinositídeo, 36
- fosfolipase C/fosfato de inositol, 36
- hematopoiético, 346
- mono-oxigenase P450, 144
- motores, 541
- nervoso
- - autônomo, 112, 174, 175
- - central, 112, 176, 232, 235, 515, 601
- - entérico, 426
- - na inflamação, 112
- - neuroendócrino, 112
- - parassimpático, 288
- - purinérgico na saúde e na doença, 240
- - renina-angiotensina, 305
- - reprodutor, 489
- - respiratório, 400, 575
- - simpático, 287
- - trigeminovascular, 585
- - túbero-hipofisário (ou tuberoifundibular), 541
- - vascular, 301
Sitagliptina, 450
Sítio de ligação
- alostérico, 16
- ortostérico, 16
Sobrecarga de ferro, 350
Sofosbuvir, 263
Solifenacina, 195
Solubilidade
- dos anestésicos inalatórios, 578
- na membrana, 128
Somatorrelina, 467
Somatostatina, 232, 428, 442, 445, 466, 468, 484
Somatotrofos, 465
Somatotropina, 467
Sono, 545
Sorafenibe, 486, 805
Sorbitol, 424
Sotalol, 147, 293
Splicing gênico, 258
Sppedballing, 686
Sprays nasais, 138
Staphylococcus aureus resistente à meticilina, 732
Sterculia, 435
Strimvelis, 83, 87
Strongyloides stercoralis, 781
Subcutis, 383
Subderme, 383, 384
Substância(s)
- de reação lenta da anafilaxia, 252
- estimulantes, 825
- gelatinosa, 593
- P, 181, 183, 232, 258
- que potencializam a cognição, 692
- vasoconstritoras, 307
Substâncias/fármacos
- do estilo de vida, 819, 821
- no esporte, 823
Substituição ou potencialização do óxido nítrico, 278
Subtipos de receptores, 27
Succinato, 350
Sucralfato, 431
Sudorese, 194
Sufentanila, 607
Sugamadex, 201, 202, 583

Suicidalidade, 678
Suicídio e antidepressivos, 678
Sulconazol, 763, 764
Sulfadiazina de prata, 727
Sulfadoxina, 713
Sulfametoxazol, 727, 728
Sulfanilamida, 727
Sulfapiridina, 370, 438
Sulfassalazina, 241, 366, 369, 370, 371, 438, 727
Sulfatação, 256
Sulfato
- de heparana, 332
- de minoxidil, 390
- de protamina, 335
- ferroso, 350
Sulfeto de hidrogênio, 280, 550
Sulfimpirazona, 340, 366, 424, 451
Sulfinpirazona, 376
Sulfonamida coxibes, 360
Sulfonamidas, 134, 141, 167, 423, 713, 727, 818
Sulfonil, 64, 360, 450, 451
Sulfonilureias, 64, 450, 451
Sulindaco, 362, 364
Sulpirida, 653
Sumatriptana, 234, 306, 544, 588
Sunitinibe, 99, 805
Superóxido dismutase, 557
Supersensibilidade de denervação, 9
Supressão
- da inibição induzida por despolarização, 270
- da resposta a infecções ou lesões, 477
Supressores do apetite de ação central, 461
Suprimento sanguíneo do néfron, 413
Suramina, 240, 778
Surfactantes, 410
Survivina, 98
Suvorexanto, 260, 629
Suxametônio, 146, 167, 169, 192, 197, 198, 199, 200, 202, 204, 679

T

Tacalcitol, 392
Tacrina, 561
Tacrolimo, 207, 371, 372, 388, 390, 438
Tadalafila, 276, 279, 502
Taenia
- *saginata*, 781
- *solium*, 781
Tafenoquina, 771, 774
Tafluprosta, 250, 397
Talassemias, 350
Talazoparibe, 806
Talidomida, 805, 813, 815
Tamanho da amostra, 123
Tamoxifeno, 48, 324, 493, 802
Tansulosina, 218, 223, 425
Tapentadol, 606, 610
Tapinarof, 148, 392
Tapsigargina, 58
Taquicardia, 283
- supraventricular, 283
- ventricular, 283
Taquicininas, 260
Taquifilaxia, 19
Tasimelteona, 629
Taurina, 825

Taxa de filtração glomerular, 165
Tazaroteno, 390
Tecido adiposo, 134
Técnica
- de clampeamento de voltagem, 49
- de *patch clamp*, 30, 188
Tegafur, 799
Tegaserode, 236, 436, 437
Tegoprazana, 439
Teicoplanina, 732
Telavancina, 733
Telbivudina, 754
Telcagepanto, 588
Telitromicina, 735
Telófase, 90
Telomerase, 790
Telotristate, 237
Temocilina, 731
Temoporfina, 806
Temozolomida, 797
Tempestade
- de citocinas, 78, 263
- tireoidiana, 487
Tenapanor, 438
Tenofovir, 263, 754, 756, 757
Tenofovir desoproxila, 757
Tensirolimo, 805
Teofilina, 36, 240, 241, 294, 308, 404, 405, 431, 688, 689, 738
Teoria(s)
- da anestesia, 574
- da depressão, 660, 662
- dos receptores, 20
- monoaminérgica, 661
Terapia(s)
- antimalárica, 771
- aversivas, 706
- com agonistas, 706
- de estimulação cerebral, 679
- de reposição, 472
- - hormonal, 495
- gênica, 73, 82, 567
Teratogênese, 813, 816
Teratógenos humanos, 815
Terazosina, 223
Terbinafina, 764
Terbutalina, 217, 222, 404, 405
Terfenadina, 378
Teriflunomida, 570
Teriparatida, 509, 510, 512
Terlipressina, 306, 471
Terminações nervosas, 220, 235
Término
- da ação dos transmissores, 182
- do sinal endocanabinoide, 269
Termorregulação, 384
Teste(s)
- de ansiedade, 622
- de toxicidade, 809
- farmacocinéticos e farmacodinâmicos, 833
- farmacogenômicos, 170
- para fármacos antidepressivos, 664
- para teratogenicidade, 815
Testosterona, 137, 491, 495, 496, 822
Δ9-tetra-hidrocanabinol (THC), 267, 569, 642, 701, 820
Tetrabenazina, 568, 661
Tetracaína, 616, 617
Tetraciclina, 141, 349, 723, 733, 734
Tetracosactida, 469, 470
Tetracosactrina, 469

Tetradotoxina, 619
Tetraetilamônio, 64, 207
Tetra-hidrogestrinona, 824
Tetralina, 236
Tetrodotoxina, 62
Tezacaftor, 410
Tezepelumabe, 408
TGF-β, 262
Tiabendazol, 785
Tiagabina, 532, 623, 636, 637, 641
Tiazolidinedionas, 452
Tibolona, 495
Ticagrelor, 240, 241, 290, 341, 557, 558
Ticarcilina, 731
Ticlopidina, 241, 341
Tildraquizumabe, 383, 389
Timapiprante, 408
Timolol, 397, 590
Tinidazol, 777, 779
Tioconazol, 763, 764
Tioguanina, 172
Tiopental, 134, 167, 572, 575, 576, 578
Tiopurinas, 172
Tiossulfato de sódio, 280
Tiotepa, 798
Tiotrópio, 195, 404, 406, 409
Tioureilenos, 486
Tipos de receptor, 26
Tiramina, 146, 167, 219, 228, 684
Tireoglobulina, 482
Tireoidite autoimune, 113
Tireoperoxidase, 482
Tireotoxicose, 485
Tireotrofos, 465
Tirilazade, 558
Tirofibana, 342
Tirosina quinase citosólica (Jak), 44
Tirotropina, 53
Tiroxina, 482
Tirzepatida, 450, 463
Tizanidina, 643
TNF-α, 262
TNF-β, 262
Tobramicina, 734
Tocainida, 610
Tocilizumabe, 375
Tofacitinibe, 369, 373
Tolazolina, 13
Tolbutamida, 133, 450, 451
Tolcapona, 564
Tolerância, 19, 107, 421, 603, 686, 708
- aos antígenos, 107
- diminuída à glicose, 421
Tolterodina, 195, 196
Tolvaptana, 417, 471
Tomografia por emissão de pósitrons, 9
Tonabersate, 643
Tônus da musculatura lisa, 216
Topiramato, 461, 589, 610, 634, 636, 642
Topoisomerase, 737
Topotecana, 801
Torasemida, 419
Torcicolo espasmódico, 203
Toremifeno, 802
Torsades de pointes, 284
Tosse, 410
Toxicidade
- aguda por ferro, 350
- celular, 111
- farmacológica, 809, 810

Toxicologia, 1, 833
Toxina
- botulínica, 203, 536, 590, 611, 644
- da cólera, 34
- onabotulínica, 590
- pertússis, 34
- tetânica, 536
Toxoplasmose, 779
Trabectedina, 801
Tramadol, 604, 606, 610
Tramustina, 794
Tranilcipromina, 664, 667, 675, 676
Tranquilizantes maiores, 645
Transativação, 480
Transcriptase reversa, 746
Transcriptoma, 78
Transdução, 43, 73, 721
- de receptores ligados a quinases, 43
Transferência
- de genes de resistência entre bactérias, 720
- horizontal de genes, 719
- vertical de genes, 719
Transferrina, 349
Transformação, 721
Translocação
- de fármacos, 127
- de receptores, 19
Transmissão
- colinérgica, 186, 192
- da dor para os centros superiores, 595
- não adrenérgica não colinérgica, 181
- noradrenérgica, 209
- química, 177, 515, 518
- química no sistema nervoso central, 518
- sensorial, 545
Transmissores, 538
- além da acetilcolina e da noradrenalina, 181
- do sistema nervoso autônomo, 179
- gasosos, 549
- no sistema nervoso autônomo, 177
Transplante neural, 567
Transportador(es), 25
- de captação de serotonina, 234
- de cassete de ligação de ATP, 130
- de cátions e de ânions orgânicos, 130
- de membrana de endocanabinoides, 269
- de monoaminas extraneuronal, 214
- de noradrenalina, 214
- de P-glicoproteína, 131
- SLC, 130
- vesiculares, 182
Transporte
- de lipoproteínas, 322
- e metabolismo dos hormônios tireoidianos, 485
- epitelial de íons, 71, 72
- mediado por carreador, 130
- reverso do colesterol, 322
Transposons, 720
Transrepressão, 480
Transtorno
- bipolar, 659, 679, 681
- de ansiedade
- - generalizada, 620
- - por doença, 620
- - social, 620
- de déficit de atenção com hiperatividade, 685
- de estresse pós-traumático, 620
- de pânico, 620

Índice Alfabético

- obsessivo-compulsivo, 620
- por uso de substâncias, 704
Trastuzumabe, 75, 76, 171, 314, 803
Tratamento(s)
- antidepressivos, 678
- combinado para o HIV, 756
- da anemia, 346
- da drogadição, 708
- da infecção por *Helicobacter pylori*, 431
- do diabetes melito, 452
- do glaucoma, 397, 398
- do HIV/AIDS, 757
- e prevenção da asma, 404
- farmacológico do diabetes melito, 440
Trato
- gastrointestinal, 426, 602
- urinário, 412
Travoprosta, 250, 397
Traxoprodil, 526
Trazodona, 664, 667, 675
Trematódeos, 781
Tremor
- em repouso, 562
- essencial, 568
Treossulfano, 798
Treponema pallidum, 731
Tretinoína, 390, 806
Tríade de Virchow, 330
Triantereno, 418, 422
Tribavirina, 756
Tribendimidina, 787
Trichinella spiralis, 782
Trichomonas vaginalis, 779
Trichuris trichiura, 781
Tricomoníase, 779
Triexifenidil, 567
Trifluoperazina, 434
Trifluoracetilcloreto, 818
Trifosfato
- de aciclovir, 715, 753
- de adenosina, 183
Tri-iodotironina, 482
Trilostano, 473, 474
Trimetadiona, 640
Trimetafana, 197
Trimetazidina, 286, 823
Trimetoprima, 167, 451, 713, 723, 728, 729, 774
Trimotoprima, 727
Trinitrato de glicerina, 296, 312, 316, 438
Tripanossomíase, 777
Tripanossomicidas, 777
Triptanas, 234, 588
Triptofano, 232, 661
- 5-hidroxitriptofano, 661
- hidroxilase, 232
Triptorrelina, 467, 802
Trissilicato de magnésio, 430
Trofozoítos, 769, 776
Trombina, 331
Trombo
- arterial, 330
- venoso, 330
Trombocitopenia, 336, 818
- induzida por heparina, 336
Trombofilia, 330
Trombólise, 342
Trombomodulina, 333
Trombopoese, 348
Trombopoetina, 348, 355, 356
Trombose, 330, 334, 335
Trombospondina, 92

Tromboxanos, 246
Tropicamida, 195, 396
Tróspio, 658
Tuberculose, 738
Tubocurarina, 191, 197, 198, 199, 202, 244, 547
Túbulo
- coletor, 417
- contorcido
- - distal, 413
- - proximal, 414
- distal, 417
- proximal, 413
Tumor(es)
- das células de Sertoli-Leydig, 386
- maligno, 789

U

Ubiquitinação, 554
Ubrogepanto, 588
Úlcera péptica, 428
Ulipristal, 494
Ultrassonografia, 121
Umeclidínio, 406
Upadacitinibe, 373
Urodilatana, 419
Urticária, 382, 386
- crônica, 386
- solar, 386
Uso
- combinado de opioides e AINEs, 608
- de substâncias, 703
- - recreativas, 704
Ustequinumabe, 76, 375
Útero, 500

V

Vacina(s), 787
- contra covid-19, 81, 82
Vacúolos alimentares, 718
Valaciclovir, 142, 753
Valdecoxibe, 368, 809
Validade
- de constructo, 119
- de face, 119
- preditiva, 119
Valproato, 520, 623, 634, 635, 638, 680, 816
- de sódio, 640
- semissódico, 640
Valsartana, 289, 308, 309, 310, 316
Vancomicina, 136, 714, 726, 732, 733, 735
Vandetanibe, 805
Vardenafila, 502
Vareniclina, 197, 547
Varfarina, 18, 146, 147, 149, 150, 151, 164, 167, 171, 333, 334, 336, 366, 699, 816
- administração e aspectos farmacocinéticos, 337
- efeitos adversos da, 338
- fatores
- - que potencializam, 337
- - que reduzem o efeito da, 338
- mecanismo de ação, 337
Variação
- farmacocinética, 164
- farmacodinâmica, 164

- genética na capacidade de resposta a fármacos, 168
- individual, 164, 165
- na sensibilidade a fármacos relacionada com a idade, 166
Varicela-zóster, 746
Varizes esofágicas, 466
Vascularização ocular, 398
Vasodilatadores, 307, 308, 312, 316
- com mecanismo de ação incerto, 308
- de ação direta, 307, 312
Vasopressina, 318, 470, 471
Vasos porta-hipofisários, 465
Vasos sanguíneos, 176, 235
Vazegepanto, 589
Vecurônio, 131, 151, 167, 197, 198, 199, 201, 202
Vemurafenibe, 805
Venlafaxina, 587, 589, 609, 666, 674, 685
Verapamil, 18, 56, 142, 240, 293, 295, 298, 312, 590, 786
Veratridina, 62, 619
Vericiguate, 276, 317
Vermelhidão da pele, 245
Vermes hematófagos, 784
Vernacalanto, 292
Verrugas, 382
- anogenitais, 387
Vesamicol, 191, 203
Vesidução, 721
Vetores
- de adenovírus, 85
- não virais, 85
- retrovirais, 85
- virais, 85
Via(s)
- alternativa, 104
- clássica, 104
- colinérgicas, 545
- da 5-HT, 543
- de Embden-Meyerhof, 713
- de recompensa, 705
- de sinalização de Rho/Rho quinase, 38
- dopaminérgica(s), 540
- - túbero-hipofisária, 465
- dos retinoides, 391
- eferentes, 400
- endógena, 322
- exógena, 322
- extrínseca, 95
- mesocortical, 541
- mesolímbica, 540
- mitocondrial, 95
- nigrostriatal, 540
- noradrenérgicas, 538
- para a apoptose, 95
Vigabatrina, 532, 636, 637, 640, 641
Vilazodona, 624, 665
Vildagliptina, 450
Viloxazina, 685
Vimblastina, 801
Vincristina, 801
Vindesina, 801
Vinflunina, 801
Vinorelbina, 801
Virginiamicina, 736
Víron, 744
Vírus, 85, 744
- adenoassociado, 85
- da imunodeficiência humana, 85
- de DNA, 744
- de RNA, 744

Vitamina
- A, 390
- B_{12}, 351, 352, 353
- D, 391, 509, 512
- K, 333, 334, 337, 338
- - epóxido-redutase componente 1, 337
Vitolarsena, 80
Volanesorsena, 328
Voltagem-dependência, 62
Volume de distribuição, 140, 155
Vômitos, 431, 543
Vonoprazana, 439
Voriconazol, 763, 764
Vortioxetina, 624, 665, 671, 693
VX, 204

W

Wuchereria bancrofti, 782

X

Xamoterol, 226
Xanomelina, 658
Xenobióticos, 130, 144
Xenônio, 558, 572, 573, 574, 575
Xilazina, 577

Y

Yescarta, 83, 84

Z

Zafirlucaste, 253, 406
Zaleplona, 624, 629
Zanamivir, 755
Zanubrutinibe, 805
Ziconotida, 610
Zidovudina, 142, 152, 715, 754
Ziprasidona, 623, 651, 655
Zoledronato, 510, 511
Zolgensma, 83
Zolmitriptana, 588
Zolpidem, 624, 629
Zona
- de gatilho quimiorreceptora, 140, 432
- fasciculada, 472
- glomerulosa, 471
- reticular, 472
Zonisamida, 636, 642
Zônula de oclusão, 417
Zônulas de oclusão, 417
Zopiclona, 610, 624, 629
ZyCoV-D, 86
Zynteglo, 83